Klinische Psychologie & Psychotherapie

Jürgen Hoyer · Susanne Knappe

(*Hrsg.*)

Klinische Psychologie & Psychotherapie

3., vollständig überarbeitete und erweiterte Auflage

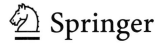 Springer

Hrsg.
Jürgen Hoyer
Institut für Klinische Psychologie
und Psychotherapie
Technische Universität Dresden
Dresden, Deutschland

Susanne Knappe
Institut für Klinische Psychologie
und Psychotherapie
Technische Universität Dresden
Dresden, Deutschland

Zusätzliches Material zu diesem Buch finden Sie auf http://www.lehrbuch-psychologie.springer.com

ISBN 978-3-662-61813-4   ISBN 978-3-662-61814-1   (eBook)
https://doi.org/10.1007/978-3-662-61814-1

Die Deutsche Nationalbibliothek verzeichnet diese Publikation in der Deutschen Nationalbibliografie; detaillierte bibliografische Daten sind im Internet über ► http://dnb.d-nb.de abrufbar.

Einbandabbildung: © [M] ozgurdonmaz/Getty Images/iStock, © drbimages/Getty Images/iStock, © samuel/stock.adobe.com

Planung/Lektorat: Joachim Coch, Judith Danziger
Springer ist ein Imprint der eingetragenen Gesellschaft Springer-Verlag GmbH, DE und ist ein Teil von Springer Nature.
Die Anschrift der Gesellschaft ist: Heidelberger Platz 3, 14197 Berlin, Germany

Vorwort zur 3. Auflage

Seit dem Erscheinen der 2. Auflage dieses Lehrbuchs sind nunmehr 10 Jahre vergangen. In dieser Zeit sind erhebliche Neuerungen im Feld der Klinischen Psychologie zu verzeichnen. Diese müssen in einer grundsätzlichen Überarbeitung dieses erfolgreichen Lehrbuches ihren Ausdruck finden: Das beständig und immens wachsende Wissen zu den Grundlagen und Anwendungsfeldern der Klinischen Psychologie, die Entwicklung neuer Forschungsmethoden und nicht zuletzt die mit dem DSM-5 und der ICD-11 reformierten diagnostischen Kriterien sorgen dafür, dass sich unser Fach fortlaufend dynamisch umgestaltet. Auch die sich in Deutschland mit dem Psychotherapeutengesetz (2019) und der reformierten Approbationsordnung (2020) deutlich verändernden Rahmenbedingungen sind zu berücksichtigen.

Das Lehrbuch Klinische Psychologie und Psychotherapie bewahrt seine Grundstruktur mit drei Teilen (I – Grundlagen, II – Therapeutische Verfahren, Methoden und Settings, III – Psychische Störungen), und es erneuert sich, indem Inhalte aktualisiert, überarbeitet und neue Kapitel integriert wurden. Dies betrifft besonders den Teil II. Hier sind nun, anders als zuvor, Kapitel zu therapeutischen Verfahren wie den psychodynamischen, den humanistischen und den systemischen Therapien enthalten, und es wurde ein neues Kapitel zur Akzeptanz- und Commitment-Therapie aufgenommen. Auch im Bereich der therapeutischen Methoden und Settings haben wir Ansätze integriert, die in den letzten Jahren an Bedeutung gewonnen haben: die Verhaltensaktivierung, Achtsamkeit und Embodiment, kognitive Trainings, internet- und mobilbasierte Interventionen oder die Gruppenpsychotherapie. Zudem wurden zahlreiche Kapitel von neuen Autorenteams gänzlich neu geschrieben, wie etwa zur Epidemiologie psychischer Störungen, zu psychischen Störungen des Kinder- und Jugendalters oder Persönlichkeitsstörungen. Insgesamt legen wir damit ein aktuelles Lehrbuch vor, das den gegenwärtigen Wissens- und Forschungsstand auf der Grundlage einer sorgfältigen Auswahl abbildet. Wir sind zuversichtlich, dass es wieder gelungen ist, eine breite und tragfähige Plattform sowohl für das Bachelor- wie auch das Masterstudium zu erstellen. Das Buch soll damit gleichermaßen Studierende und Lehrende durch das gesamte Studium der Klinischen Psychologie und Psychotherapie begleiten!

Wie gewohnt wird der Leser anhand zahlreicher Beispiele, Kästen, Merksätze und Hervorhebungen animiert, sich mit zentralen Fragen zugleich grundlagen- wie auch anwendungsorientiert auseinanderzusetzen. Diese, das Lernen unterstützende Gestaltungsmerkmale finden Sie auf den nächsten Seiten als „Wegweiser zu diesem Lehrbuch" übersichtlich dargestellt.

Das Lehrbuch versucht ferner, die relevanten Informationen für die Bachelor- und Masterprüfung (im Schwerpunkt Klinische Psychologie und Psychotherapie) so zu vermitteln, dass deutlich wird, was eher „schön zu wissen" ist und was als unverzichtbares „Muss" gelten kann. Alle Beiträge sind ausgewogen gestaltet, zwischen zum Teil hochkomplexer Grundlagenorientierung und anwendungsnaher Praxisdarstellung.

Auf folgende Aspekte legt das Lehrbuch weiterhin besonderen Wert:
- eine übersichtliche Gliederung des gesamten Stoffgebietes,
- Kennzeichnung von Grundlagen und Vertiefungsaspekten („Gut zu wissen"),
- vertiefende kurze Darstellungen, die sich im Sinne eines „Clinical track" (Kasten „Klinisch betrachtet", u. a. mit Fallbeispielen), eines „Science track" („Studienboxen" mit Ergebnissen aus der Grundlagen- und Anwendungsforschung) und eines „Educational track" (Kästen „Gut zu wissen" und „Wichtig") durch das gesamte Lehrbuch ziehen,
- Hervorhebungen von Definitionen und Prüfungsfragen mit Lösungshinweisen,
- intensiven Einsatz von Abbildungen und Tabellen sowie

- Förderung des eigenständigen Weitererarbeitens der Lerninhalte, indem zu jedem Kapitel wichtige weiterführende Literatur und Online-Materialien vorgeschlagen und kommentiert werden.

Wir haben ebenso das Online-Lernportal zum Buch unter ▶ www.lehrbuch-psychologie.springer.com als wichtige didaktische Hilfestellung beibehalten, aktualisiert und erweitert. Neben Kurzzusammenfassungen zu jedem Kapitel, virtuellen Lernkarten, einer kommentierten Linksammlung und einem Glossar finden Sie dort auch Antworten zu den Prüfungsfragen des Buches. Zusätzlich kann auf Powerpoint-Präsentationen zurückgegriffen werden. Dadurch kann eine didaktisch noch bessere Vertiefung und Konsolidierung des Lehrbuchwissens erfolgen. Aus Praktikabilitätserwägungen und aus Gründen der besseren Lesbarkeit wird das generische Maskulinum verwendet. Weibliche und anderweitige Geschlechteridentitäten sind dabei ausdrücklich mitgemeint!

Unbedingt möchten wir uns für die zahlreichen Ideen und Anregungen zu früheren Auflagen bedanken! Die Rückmeldungen der Leser greifen wir gern auf! Unser Dank gilt auch besonders den Autorinnen und Autoren für ihre kollegiale Unterstützung, Ermutigung und ihre Geduld das Lehrbuch weiter voranzutreiben. Diese Zusammenarbeit in einem so großen „Team" hat uns große Freude bereitet und konnte auch deshalb so gut gelingen, weil Dipl.-Psych. Martin Holst das Buchprojekt über längere Zeit intensiv redaktionell betreut hat. Wir danken recht herzlich unserem geschätzten Kollegen Prof. Gerhard Bühringer für die Koordination und Abstimmung des übergreifenden Beitrages zu Substanzkonsumstörungen und den Kapiteln zu den spezifischen Substanzklassen. Unser Dank geht zudem an Frau Dr. Christiane Grosser für das sorgfältige Lektorat. Ebenso danken wir sehr herzlich Herrn Joachim Coch und Frau Judith Danziger vom Springer-Verlag, die den Werdegang der nunmehr 3. Auflage des Lehrbuchs professionell und über das zu erwartende Maß hinaus betreut und vorangetrieben haben. Wir danken ebenso Johannes Beier, Janice Bresch, Lena Brunke, Greta Brückner, Melissa-Claire Daugelat, Julia Ernst, Johannes Hoffmann, Patricia Porst, Anabel Söhlemann, Katlen Trautmann, Jonathan Walther und Max Weniger für ihre sorgfältige Durchsicht der einzelnen Kapitel, Zuarbeiten zum Glossar und Prüfung zahlreicher Referenzen und Verweise.

Den letzten Absatz dieses Vorworts möchten wir aus gutem Grund allein dem Erstherausgeber der ersten beiden Auflagen des Lehrbuchs widmen. Prof. Hans-Ulrich Wittchen ist über Jahrzehnte einer der wichtigsten „Opinion Leader" der Klinischen Psychologie und Psychotherapie und ist bis heute einer ihrer produktivsten, einflussreichsten und international anerkanntesten Vertreter. Er hat das Fach Klinische Psychologie maßgeblich geprägt und gestaltet. Der Facettenreichtum der Klinischen Psychologie, der dieses Lehrbuch ausmacht und charakterisiert, ist nicht zuletzt durch sein unermüdliches Schaffen sichtbar geworden. Er widmet sich nach seiner Zeit an der Technischen Universität Dresden seit Juni 2017 u. a. als Gastprofessor am Klinikum der Ludwig-Maximilians-Universität der Leitung der Forschungsgruppe „Clinical Psychology and Psychotherapy" und hat sich deshalb aus der Herausgeberschaft dieses Lehrbuchs zurückgezogen. Ihm gebührt unser Dank, da der Erfolg dieses Lehrbuchs in erster Linie seinem gestaltungskräftigen Weitblick und seiner wissenschaftlichen und herausgeberischen Kompetenz zu verdanken ist. Auch der vorliegende 3. Band wurde ganz wesentlich von ihm mit konzipiert, trägt erkennbar seine Handschrift und enthält zahlreiche Beiträge von ihm. Danke Uli! Wir haben nun gemeinsam die Herausgeberschaft für die 3. Auflage des Lehrbuches übernommen. Wir möchten die Vielgestalt des Faches weitertragen, neue Impulse setzen und freuen uns auf einen regen Austausch mit den Lesern, Autoren und Kollegen!

Jürgen Hoyer
Susanne Knappe
Dresden
im Herbst 2020

Nutzungshinweise

Bei der Gliederung des Buches trennen wir zwischen einem breiten, differenzierten Grundlagenteil (Teil I), einem Interventionsteil (Teil II) und einem vertiefenden, störungsbezogenen Teil (Teil III).

Teil I (Grundlagen) ist mit 12 Kapiteln so angelegt, dass er unserer Meinung nach die Lehre in den für das Bachelor-Studium in Psychologie grundlegenden klinisch-psychologischen Modulen und Wissensbeständen optimal unterstützt; insbesondere die Querverbindungen zu den Grundlagenfächern der Psychologie werden hier deutlich und auf neuestem Kenntnisstand dargestellt.

In **Teil II (Verfahren, Methoden und Settings)** gehen wir auf das Basiswissen in den klinisch-psychologischen Interventionen und Verfahren ein. Diese Kapitel gehen zurück auf Überlegungen, zwischen dem Grundlagenwissen und dem Störungswissen ein Bindeglied zu schaffen, bei denen ausgewählte grundlegende Diagnostik- und Interventionskompetenzen („basic skills") stärker handlungs- und übungsbezogen vermittelt werden. Dieser Teil geht konzeptuell auf einen bei Studierenden beliebten übungspraktischen Teil zurück, wie er sich an den meisten Universitäten seit vielen Jahren bewährt hat. Dabei geht es um Basiswissen und -fertigkeiten hinsichtlich Klassifikation und Diagnostik, um Gesprächsführung und Gesprächstechniken sowie ausgewählte Interventionskomponenten. Diese Kenntnisse, einschließlich einer grundlegenden Darstellung zur Psychotherapieforschung, scheinen uns für alle akademisch ausgebildeten Psychologen ungeachtet der Schwerpunktorientierung eine wichtige grundlegende und zugleich übende Komponente in der Ausbildung zu sein.

Die Kapitel in **Teil III (Störungslehre)** sind darauf aufbauend als Vertiefungskapitel zu den wichtigsten Störungsbildern angelegt. Dieser Teil ist mit 21 Kapiteln umfangreich. Jedes Kapitel bietet einen umfassenden Überblick zur klinischen Phänomenologie, Ätiologie, Pathogenese und zu Behandlungsmöglichkeiten des Störungsbildes. Dieser Abschnitt des Buches eignet sich daher auch für die Konzeption vertiefender Veranstaltungen, insbesondere Übungen und Seminare im Masterstudium.

Zahlreiche Zusatzmerkmale des Buches können Studierende und Dozierende gleichermaßen bei ihrer Arbeit unterstützen. Hierzu zählen die Prüfungsfragen am Ende jedes Kapitels, die als Grundlage für die Vorbereitung auf Klausuren herangezogen werden können. Die Linksammlung zum Lehrbuch kann helfen, Inhalte und Querverbindungen auf anregende Weise zu vertiefen. Besonders möchten wir schließlich darauf hinweisen, dass viele Abbildungen, Tabellen und Definitionskästen online (▶ www.lehrbuch-psychologie.springer.com) zum Download bereitstehen und damit die Ausarbeitung von Vorlesungs- oder Seminarfolien erheblich erleichtern können.

Abschließend gilt der Hinweis, dass die meisten Kapitel der Teile B und C über eine einheitliche Gliederung verfügen, um das systematische und zusammenhängende Lernen und die Strukturierung des Wissens zu erleichtern.

Hoyer, Knappe: Klinische Psychologie & Psychotherapie
Der Wegweiser zu diesem Lehrbuch

Studienbox [Science track]: Experimente, Studien, Forschungsergebnisse

Griffregister: zur schnellen Orientierung

Klinisch betrachtet [Clinical track]: Fallbeispiele, Instrumente, Anwendungsaspekte

Definition: erläutert wichtige Begriffe

Abkürzungsverzeichnis

Anschaulich – über 350 Abbildungen

Exkurs: Für die, die es genau wissen wollen

6.1 Differentielle und Klinische Psychologie: Grundlegende Konzepte

In diesem Kapitel soll das große Potenzial der differentiellen Perspektive in der Klinischen Psychologie aufgezeigt werden. Dabei werden zunächst grundlegende Konzepte dargestellt, die für den Zusammenhang differentieller und klinischer Fragestellungen

Klinisch betrachtet

Beispielitems der „Hypomanen Persönlichkeits Skala" (HPS)

- Ich bin oft so aufgedreht, dass meine Freunde mich im Spaß fragen, was für Drogen ich nehme.
- Ich war oft von einer interessanten Aufgabe so fasziniert, dass ich mir keine Gedanken über Essen und Schlafen machte.
- Andere sehen mich als etwas „überdrehte" Person.
- Ich bin oft so glücklich und energiegeladen, dass ich fast leichtsinnig werde.
- Wenn ich ein Gefühl erlebe, spüre ich es gewöhnlich mit extremer Intensität bzw. Stärke.
- Ich bin oft so guter Laune, dass ich mich auf nichts allzu lange konzentrieren kann.
- Ich komme leicht in Stimmungen, in denen ich mich aufgedreht und reizbar fühle.

Definition

Ziel der **Differentiellen Psychologie** ist die Beschreibung, Erklärung und Vorhersage interindividueller Unterschiede im Erleben und Verhalten.

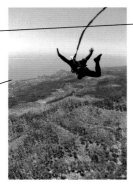

□ **Abb. 6.2** Sensation Seeking. (© Vitalii Nesterchuk/▶ shutterstock.com)

Studienbox

Hyperstabile Arousalregulation bei Major Depression

ZNS-Arousal bezeichnet einen globalen Hirnfunktionszustand, der mit dem EEG erfasst werden kann. So lassen sich verschiedene **Arousalniveaus**, wie sie entlang der Schlaf-Wach-Dimension auftreten, unterscheiden. Unter **Arousalregulation** versteht man die Veränderung des Arousalniveaus unter bestimmten Bedingungen, beispielsweise beim Zu-Bett-Gehen das Arousalniveau zu senken, oder umgekehrt die Fähigkeit, ein stabiles Arousalniveau auch unter reizarmen, monotonen Bedingungen aufrechtzuerhalten (z. B. bei einer monotonen Autofahrt oder langweiligen Vorlesung).

Ebenso kann man vermuten, dass sich eine biologische Disposition beispielsweise zu Novelty oder Sensation Seeking (▶ Abschn. 6.3.1) nicht zwingend in Drogenabusus und Risikoverhalten äußern muss, sondern dass sich unter günstigen Umgebungsbedingungen auch andere positive Formen von Reizsucheverhalten entfalten können. Je nach Umweltbedingungen können Traits sich also ganz unterschiedlich in Verhalten äußern. In der molekulargenetischen Forschung zu psychischen Störungen werden solche Interaktionen zwischen Dispositionen, (in diesem Fall auf genetischer Ebene) und Umwelteinflüssen intensiv erforscht, indem man untersucht, wie sich genetische Polymorphismen (▶ Abschn. 6.3.2) bei Auftreten bestimmter Lebensereignisse auswirken (Gen-Umwelt-Interaktion).

Exkurs

Differentielle Effekte auf Psychopharmaka: von Eysencks Drogenpostulat zum Arousalregulationsmodell

Nach Eysenck sollte, vereinfacht formuliert, ein niedriges ZNS Arousal (Hypoarousal) Ursache für Extraversion sein. Dementsprechend wurde aus Eysencks sog. Drogenpostulat beispielsweise abgeleitet, dass sedierende Pharmaka bei Extravertierten schneller zu Leistungsdefiziten führen sollten. Auch wenn die Studienlage zu Psychopharmakaeffekten in Abhängigkeit von Extraversion recht alt und uneinheitlich ist, so hat sich die Hypothese der differentiellen Pharmakaresponse in Abhängigkeit vom habituellen Arousal dennoch in einem neuen Modell als fruchtbar erwiesen: Das Arousalregulationsmodell affektiver Störungen und ADHS (Hegerl und Hensch 2014; Hegerl et al. 2016) rekurriert neben vielen anderen Befunden auf die Theorien von Eysenck und Zuckerman, die Extraversion bzw. Sensation Seeking als autoregulatorisches Verhalten zur Kompensation von Hypoarousal erklärten.

Navigation:
mit Seitenzahl und
Kapitelnummer

Gut zu wissen

Neurotizismus

Neurotizismus bezeichnet die stabile Tendenz, negative Emotionen und damit einhergehende Beschwerden und Kognitionen (z. B. Grübeln) zu erfahren. Neurotizismus weist eine hohe Erblichkeit (40–50 %) auf, lässt sich kulturübergreifend finden und ist – wenn auch mit unterschiedlichen Benennungen und Facettierungen – in nahezu jedem Persönlichkeitsmodell vertreten. Es handelt sich also um eine der zentralen Eigenschaften, in denen sich Menschen stabil und reliabel unterscheiden.

Neurotizismus ist ein multidimensionales Konstrukt, das verschiedene miteinander korrelierende Facetten emotionaler Labilität zusammenfasst. Im NEO-Persönlichkeitsinventar (NEO-PI-R, Ostendorf und Angleitner 2004) umfasst Neurotizismus folgende sechs Dimensionen, hier jeweils mit einem Beispielitem dargestellt:

- Anxiety (Ängstlichkeit): Ich bin häufig beunruhigt über Dinge, die schief gehen könnten.
- Angry Hostility (Reizbarkeit): Ich ärgere mich oft darüber, wie andere Leute mich behandeln.
- Depression (Depressivität): Ich fühle mich selten einsam und traurig (umzucodieren).
- Self-Consciousness (Soziale Befangenheit): Im Umgang mit anderen befürchte ich häufig, dass ich unangenehm auffallen könnte.
- Impulsiveness (Impulsivität): Manchmal handele ich aus einem spontanen Gefühl heraus und bereue es später.
- Vulnerability (Verletzlichkeit): Wenn ich unter starkem Stress stehe, fühle ich mich manchmal, als ob ich zusammenbräche.

Gut zu wissen
[Educational track]:
Prüfungsrelevante
Inhalte zum Lernen
aufbereitet

◻ Tab. 6.2 Genotyp, Endophänotyp und Phänotyp

Ebene	Beispiele
Genotyp	Serotonintransporterpolymorphismus
Endophänotyp	Amygdalaresponse in Bildgebungsstudien
	Verringerte funktionelle und strukturelle Neurotizismus[a]
Phänotyp	Depression/Angst

[a] Neurotizismus wird in der Literatur unterschiedlichen Ebenen zugeteilt: Zwar kann er als psychometrischer Endophänotyp der Depression gelten.

❯ Wichtig

Ein Großteil der Patienten mit Depression spricht nicht auf das erste Antidepressivum an. Daher wäre ein Responseprädiktor prinzipiell von großem Nutzen, um Leidenszeit, Suizidrisiko und Nebenwirkungen beim Patienten durch eine individualisierte Behandlung zu reduzieren und auch Kosten einzusparen. Im Rahmen der personalisierten Medizin (auch „precision medicine" genannt; ▶ Kap. 1) versucht man vorherzusagen, wer auf welche Behandlungsmethode am besten anspricht und am wenigsten Nebenwirkungen hat.

Übersichtlich – über
150 Tabellen

Wichtig: hervorgehobene Merksätze

❓ Prüfen Sie Ihr Wissen

1. Welche generellen Faktoren beeinflussen den Zusammenhang von Persönlichkeitstraits mit psychischen Störungen? Oder anders formuliert: Wovon hängt das Ausmaß an Varianzaufklärung zwischen beiden ab? ▶ Abschn. 6.1

ⓘ Weiterführende Literatur

Eine umfassende Darstellung der Konzepte und Bereiche der Differentiellen Psychologie findet sich in Stemmler et al. (2016). Ausführlich mit der High-Risk-Forschung beschäftigten sich Miller (1995).

Lesen Sie mehr: Tipps
für die weitere Lektüre

Literatur

Akiskal, H. S., Brieger, P., Mundt, C., Angst, J., & Marneros, A. (2002). Temperament und affektive Störungen. *Nervenarzt, 73,* 262–271.

Alloy, L. B., Nusslock, R., & Boland, E. M. (2015). The development and course of bipolar spectrum disorders: An integrated reward and circadian rhythm dysregulation model. *Annual Review of Clinical Psychology, 11,* 213–250.

Amelang, M., & Schmidt-Rathjens, C. (2000). Kohärenzsinn als Prädiktor und Suppressor bei der Unterscheidung von Gesundheit und Krankheit. *Zeitschrift für Gesundheitspsychologie, 8,* 85–93.

Andresen, B. (2001). Konzepte und Fragebogenskalen zur Einordnung von Psychosetendenzen in die differentiell-psychologischen Faktoren der Persönlichkeit. In B. Andresen & R. Maß (Hrsg.), *Schizotypie* (S. 3–43). Göttingen: Hogrefe.

Andresen, B. (2002). *Hamburger Persönlichkeits-Inventar (HPI).* Göttingen: Hogrefe.

Andresen, B., & Maß, R. (Hrsg.). (2001). *Schizotypie.* Göttingen: Hogrefe.

Angleitner, A. (1997). Minnesota Multiphasic Personality Inventory (MMPI). *Zeitschrift für Differentielle und Diagnostische Psychologie, 18,* 5–10.

Angleitner, A., Langert, R., Schilling, J., & Spinath, F.M. (1993). *Deutsche Form des Multidimensional Personality Questionnaire (MPQ).* Unveröffentlichtes Manuskript, Universität Bielefeld.

Angleitner, A., Ruch, W., Jennings, D., Harrow, J., & Spinath, F. (1992). *ZKPQ-III – Deutsche Bearbeitung.* Unveröffentlichtes Manuskript, Universität Bielefeld.

Fit für die Prüfung?
Prüfungsfragen
zu jedem Kapitel

Alles verstanden? Lerncenter, Glossar und
umfangreiches Dozentenmaterial auf
www.lehrbuch-psychologie.springer.com

Lernmaterialien zum Lehrbuch *Klinische Psychologie & Psychotherapie* im Internet –

► www.lehrbuch-psychologie.springer.com

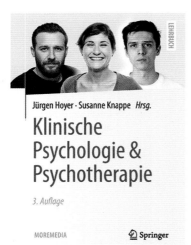

– Kapitelzusammenfassungen: Das steckt drin im Lehrbuch
– Verständnisfragen: Üben Sie für die Prüfung
– Karteikarten: Überprüfen Sie Ihr Wissen
– Glossar mit zahlreichen Fachbegriffen
– Umfangreiche kommentierte Linksammlung
– Abbildungen und Tabellen für Dozentinnen und Dozenten zum Download

Weitere Websites unter www.lehrbuch-psychologie.springer.com

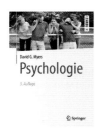

– Glossar mit über 600 Fachbegriffen
– Karteikarten, Multiple-Choice-Fragen, Verständnisfragen und „Prüfen Sie Ihr Wissen"
– Kommentierte Weblinks
– Zusammenfassungen aller Buchkapitel
– Tabellen und Abbildungen für Dozentinnen und Dozenten zum Download

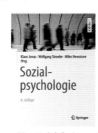

– Verständnisfragen und Antworten
– Kommentierte Linksammlung
– Karteikarten: Fachbegriffe pauken
– Kapitelzusammenfassungen
– Foliensätze sowie Tabellen und Abbildungen für Dozentinnen und Dozenten zum Download

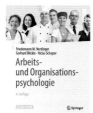

– Deutsch-englisches Glossar mit zahlreichen Fachbegriffen
– Karteikarten: Überprüfen Sie Ihr Wissen
– Kommentierte Linksammlung
– Zusammenfassungen aller Buchkapitel
– Tabellen und Abbildungen für Dozentinnen und Dozenten zum Download

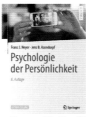

– Glossar: Alle Begriffe im Überblick
– Karteikarten: Prüfen Sie Ihr Wissen
– Verständnisfragen und Antworten
– Kapitelzusammenfassungen
– Tabellen und Abbildungen für Dozentinnen und Dozenten zum Download

Inhaltsverzeichnis

III Psychische Störungen

Autorenverzeichnis

Prof. Dr. Mareike Altgassen Psychologisches Institut, Abteilung Entwicklungspsychologie, Johannes Gutenberg-Universität Mainz, Mainz, Deutschland

Prof. Dr. Sven Barnow Psychologisches Institut, Universität Heidelberg, Heidelberg, Deutschland

Prof. Dr. med. Dr. rer. nat. Michael Bauer Klinik und Poliklinik für Psychiatrie und Psychotherapie, Universitätsklinikum Carl Gustav Carus Dresden, Dresden, Deutschland

Prof. Dr. Harald Baumeister Universität Ulm, Ulm, Deutschland

Prof. Dr. Eni S. Becker Faculty of Social Sciences, Chair of Clinical Psychology, Professur für Behaviorale Epidemiologie, Radboud University, HR Nijmegen, Niederlande

Prof. Dr. Katja Beesdo-Baum Institut für Klinische Psychologie und Psychotherapie, Technische Universität Dresden, Dresden, Deutschland

Assoc. Prof. Dr. Silke Behrendt Department of Psychology, University of Southern Denmark, Odense M, Dänemark

Dr. phil. Charles Benoy Zentrum für Psychosomatik und Psychotherapie ZPPVTS, Zentrum für Psychosomatik und Psychotherapie ZPP, Universitäre Psychiatrische Kliniken Basel, Basel, Schweiz

Prof. Dr. Matthias Berking Friedrich-Alexander Universität Erlangen-Nürnberg, Erlangen, Deutschland

Dr. rer. nat. Dipl.-Psych. Antje Bittner Universitätsklinikum Carl Gustav Carus Dresden, Dresden, Deutschland

Prof. Dr. Anna Buchheim Universität Innsbruck, Innsbruck, Österreich

Prof. em. Dr. Peter Buchheim Klinik und Poliklinik für Psychosomatische Medizin und Psychotherapie, Technische Universität München, München, Deutschland

Prof. Dr. Gerhard Bühringer Institut für Klinische Psychologie und Psychotherapie, Technische Universität Dresden, Dresden, Deutschland

Dr. M.Sc. Psych. Annika Clamor Institut für Psychologie, Klinische Psychologie und Psychotherapie, Universität Hamburg, Hamburg, Deutschland

Dr. rer. nat. Dipl.-Psych. Raoul Dieterich Institut für Klinische Psychologie und Psychotherapie, Technische Universität Dresden, Dresden, Deutschland

Prof. Dr. phil. Beate Ditzen Institut für Medizinische Psychologie, Universitätsklinikum Heidelberg, Heidelberg, Deutschland

Prof. Dr. Dr. Katharina Domschke Klinik für Psychiatrie und Psychotherapie, Universitätsklinikum Freiburg, Freiburg, Deutschland

Prof. Dr. Gesine Dreisbach Institut für Psychologie, Chair for General and Applied Psychology, Universität Regensburg, Regensburg, Deutschland

Prof. Dr. David Daniel Ebert Vrije Universiteit Amsterdam, Amsterdam, Niederlande

Prof. Dr. Ulrike Ehlert Psychologisches Institut, Klinische Psychologie und Psychotherapie, Universität Zürich, Zürich, Schweiz

Prof. Dr. Thomas Ehring Department Psychologie, Klinische Psychologie und Psychotherapie, Ludwig-Maximilians-Universität München, München, Deutschland

Prof. em. Dr. Georg H. Eifert Crean College of Health and Behavioral Sciences, Department Psychology, Chapman University, Orange, USA

Prof. Dr. Tanja Endrass Institut für Klinische Psychologie und Psychotherapie, Technische Universität Dresden, Dresden, Deutschland

Prof. Dr. Lydia Fehm Institut für Psychologie, Zentrum für Psychotherapie, Humboldt-Universität zu Berlin, Berlin, Deutschland

Prof. Dr. Christoph Flückiger Psychologisches Institut, Allgemeine Interventionspsychologie und Psychotherapie, Universität Zürich, Zürich, Schweiz

Dr. rer. nat. Inga Frantz Institut für Psychologie, Klinische Psychologie und Psychotherapie, Universität Bremen, Bremen, Deutschland

Prof. Dr. Jens Gaab Universität Basel, Basel, Schweiz

Prof. Dr. Siegfried Gauggel Institut für Medizinische Psychologie und Medizinische Soziologie, Uniklinik RWTH Aachen, Aachen, Deutschland

Prof. Dr. Andrew T. Gloster Universität Basel, Basel, Schweiz

Prof. Dr. Thomas Goschke Institut für Allgemeine Psychologie, Biopsychologie und Methoden der Psychologie, Professur Allgemeine Psychologie, Technische Universität Dresden, Dresden, Deutschland

Dr. med. Isabel Hach Praxis für Psychotherapie, Nürnberg, Deutschland

Prof. Dr. Alfons O. Hamm Institut für Psychologie, Universität Greifswald, Greifswald, Deutschland

Prof. Dr. Philipp Hammelstein Praxis für Psychotherapie, Köln, Deutschland

Dipl.-Psych. Timo Harfst Bundespsychotherapeutenkammer, Berlin, Deutschland

Prof. Dr. Samia Härtling Hochschule Meißen (FH) und Fortbildungszentrum, Meißen, Deutschland

Prof. Dr. Thomas Heidenreich Hochschule Esslingen, Esslingen, Deutschland

Prof. Dr. Markus Heinrichs Institut für Psychologie, Lehrstuhl für Biologische und Differentielle Psychologie, Albert-Ludwigs-Universität Freiburg, Freiburg, Deutschland

PD Dr. rer. nat. Sylvia Helbig-Lang Psychotherapieausbildung an der Universität Hamburg, Hamburg, Deutschland

Prof. Dr. rer. nat. Tilman Hensch Klinik und Poliklinik für Psychiatrie und Psychotherapie, Universitätsklinikum Leipzig, Leipzig, Deutschland

Dipl.-Soz. Jessy Herrmann Universitätsklinikum Leipzig, Leipzig, Deutschland

Priv.-Doz. Dr. rer. nat. Eva Hoch Klinikum der Universität München, Klinik für Psychiatrie und Psychotherapie, Ludwig-Maximilians-Universität München, München, Deutschland

Dr. phil. Michael Höfler Institut für Klinische Psychologie und Psychotherapie, Technische Universität Dresden, Dresden, Deutschland

Dipl.-Psych. Martin Holst QUEST Center for Transforming Biomedical Research, Charité – Universitätsmedizin Berlin, Berlin, Deutschland

Prof. Dr. Jürgen Hoyer Institut für Klinische Psychologie und Psychotherapie, Professur für Behaviorale Pychotherapie, Technische Universität Dresden, Dresden, Deutschland

Prof. Dr. Tina In-Albon Fachbereich Psychologie, Klinische Psychologie und Psychotherapie des Kinder- und Jugendalters, Universität Koblenz-Landau, Landau, Deutschland

Prof. Dr. Corinna Jacobi Institut für Klinische Psychologie und Psychotherapie, Professur für Klinische Psychologie und E-Mental-Health, Technische Universität Dresden, Dresden, Deutschland

Prof. Dr. Frank Jacobi Institut für Klinische Psychologie und Psychotherapie, Professur für Klinische Psychologie und Psychotherapie (Schwerpunkt Verhaltenstherapie), Psychologische Hochschule Berlin, Berlin, Deutschland

Dr. rer. nat. Dipl.-Psych. Juliane Junge-Hoffmeister Klinik und Poliklinik für Psychotherapie und Psychosomatik, Universitätsklinikum Carl Gustav Carus Dresden, Dresden, Deutschland

Prof. Dr. Clemens Kirschbaum Institut für Allgemeine Psychologie, Biopsychologie und Methoden der Psychologie, Professur Biopsychologie, Technische Universität Dresden, Dresden, Deutschland

Prof. Dr. Matthias Kliegel Department of Psychology, University of Geneva, Genève 4, Schweiz

Dipl.-Psych. Michael Klose Universitätsklinikum Carl Gustav Carus Dresden, Dresden, Deutschland

Prof. Dr. Susanne Knappe Institut für Klinische Psychologie und Psychotherapie, Technische Universität Dresden, Dresden, Deutschland

Prof. Dr. Dr. Thomas Köhler Fachbereich Psychologie, Universität Hamburg, Hamburg, Deutschland

Dr. rer. nat. Anja Kräplin Institut für Klinische Psychologie und Psychotherapie, Technische Universität Dresden, Dresden, Deutschland

Dr. Dipl.-Psych. Christoph B. Kröger IFT-Gesundheitsförderung München, München, Deutschland

Dr. phil. Heinrich Küfner München, Deutschland

Dr. Anna Kunze Department Psychologie, Klinische Psychologie und Psychotherapie, Ludwig-Maximilians-Universität München, München, Deutschland

Prof. Dr. Thomas Lang Jacobs University Bremen, Bremen, Deutschland

Prof. Dr. Tania M. Lincoln Institut für Psychologie, Klinische Psychologie und Psychotherapie, Universität Hamburg, Hamburg, Deutschland

Prof. Dr. Johannes Lindenmeyer Lindow, Deutschland

Prof. Dr. Jürgen Margraf Ruhr-Universität Bochum, Bochum, Deutschland

Prof. Dr. rer. nat. Alexandra Martin Abteilung für Klinische Psychologie und Psychotherapie, Bergische Universität Wuppertal, Wuppertal, Deutschland

Dr. Thomas D. Meyer McGovern Medical School, Department of Psychiatry and Behavioral Sciences, The University of Texas, Housten, USA

Dr. Annemarie Miano Psychologisches Institut, Universität Heidelberg, Heidelberg, Deutschland

Prof. Dr. Johannes Michalak Universität Witten/Herdecke, Witten, Deutschland

Prof. Dr. Stephan Mühlig Institut für Psychologie, Professur für Klinische Psychologie und Psychotherapie, Technische Universität Chemnitz, Chemnitz, Deutschland

Prof. Dr. Urs Markus Nater Institut für Klinische und Gesundheitspsychologie, Universität Wien, Wien, Österreich

Dr. Dipl.-Psych. Peter Neudeck Praxis am Volksgarten, Psychotherapie, Supervision, Coaching, Lehrpraxis der AVT Köln, Köln, Deutschland

Prof. em. Dr. Rolf Oerter Fakultät für Psychologie und Pädagogik, Lehrstuhl für Entwicklungspsychologie und Pädagogische Psychologie, Ludwig-Maximilians-Universität München, München, Deutschland

Prof. Dr. Franz Petermann Zentrum für Klinische Psychologie und Rehabilitation, Universität Bremen, Bremen, Deutschland

Dr. Dipl.-Psych. Tim Pfeiffer-Gerschel IFT Institut für Therapieforschung München, München, Deutschland

Dr. Dipl.-Psych. Andre Pittig Institut für Psychologie, Universität Würzburg, Würzburg, Deutschland

Dr. rer. nat. Andreas Poldrack Dresdner Praxis für Angewandte Psychologie, Dresden, Deutschland

Dr. Jan Richter Institut für Psychologie, Universität Greifswald, Professur für Klinische und Physiologische, Greifswald, Deutschland

Prof. Dr. Winfried Rief Klinische Psychologie und Psychotherapie, Philipps Universität Marburg, Marburg, Deutschland

Prof. Dr. Mike Rinck Faculty of Social Sciences, Chair of Clinical Psychology, Radboud University, HR Nijmegen, Niederlande

Dr. phil. Uwe Ruhl Praxis für Psychotherapie, Nürnberg, Deutschland

Dr. rer. nat. Judith Schäfer Institut für Klinische Psychologie und Psychotherapie, Technische Universität Dresden, Deutschland

Dr. rer. med. Florian Schepper Universitätsklinikum Leipzig, Leipzig, Deutschland

Prof. Dr. Dr. Günter Schiepek Institut für Synergetik und Psychotherapieforschung, Paracelsus Medizinische Privatuniversität, Salzburg, Österreich

Dipl.-Psych. Juliane Schmidt-Hantke Institut für Klinische Psychologie und Psychotherapie, Technische Universität Dresden, Dresden, Deutschland

Prof. Dr. Julian Schmitz Institut für Psychologie, AG Klinische Kinder- und Jugendpsychologie, Universität Leipzig, Leipzig, Deutschland

Prof. Dr. Holger Schulz Institut und Poliklinik für Medizinische Psychologie, Zentrum für Psychosoziale Medizin, Universitätsklinikum Hamburg-Eppendorf, Hamburg, Deutschland

Prof. Dr. Jochen Schweitzer-Rothers Institut für Medizinische Psychologie, Universitätsklinikum Heidelberg, Heidelberg, Deutschland

Dr. Mona Céline Schwörer Zentrum für Klinische Psychologie und Rehabilitation, Universität Bremen, Bremen, Deutschland

Prof. Dr. Alexander Strobel Institut für Allgemeine Psychologie, Biopsychologie und Methoden der Psychologie, Professur für Differentielle und Persönlichkeitspsychologie, Technische Universität Dresden, Dresden, Deutschland

PD Dr. Tobias Teismann Fakultät für Psychologie, Ruhr-Universität Bochum, Bochum, Deutschland

PD Dr. rer. nat. Julia Velten Forschungs- und Behandlungszentrum für psychische Gesundheit, Arbeitseinheit für Klinische Psychologie und Psychotherapie, Ruhr-Universität Bochum, Bochum, Deutschland

Prof. Dr. Hans-Ulrich Wittchen Klinik für Psychiatrie und Psychotherapie, Ludwig-Maximilians-Universität München, München, Deutschland

M. Sc. Psych. Max Ziem Technische Universität Dresden, Dresden, Deutschland

Prof. Dr. med. Martina de Zwaan Klinik für Psychosomatik und Psychotherapie, Medizinische Hochschule Hannover, Hannover, Deutschland

Abkürzungsverzeichnis

5-HTTLPR	Serotonin-Transporter-Linked Polymorphic Region (Serotonintransporterpolymorphismus)
ACh	Azetylcholin
ACTH	Adrenokortikotropes Hormon
ADHS	Aufmerksamkeitsdefizit-/Hyperaktivitätsstörung
AEP	Akustisch evoziertes Potenzial
AMDP	Arbeitsgemeinschaft für Methodik und Dokumentation in der Psychiatrie e. V.
ANP	Atriales natriuretisches Peptid
APA	American Psychiatric Association
APA	American Psychological Association
ARAS	Aufsteigendes retikuläres Aktivierungssystem
ASI	Addiction Severity Index, Anxiety Sensitivity Index
AT	Autogenes Training
BAS	Behavioural-Approach-System (oder Behavioral-Activation-System)
BDNF	Brain-Derived Neutrophic Factor (Wachstumsfaktor BDNF)
BGS	Bundesgesundheitssurvey
BIS	Behavioural-Inhibition-System
BMI	Body Mass Index
BMBF	Bundesministeriums für Bildung und Forschung
CA	Kalzium
cAMP	Zyklisches Aminomonophosphat
CBASP	Cognitive Behavioral Analysis System of Psychotherapy
CCK	Cholezystokinin
CFS	Chronic Fatigue Syndrome
cGMP	Zyklisches Guanosinmonophosphat
CIDI	Composite International Diagnostic Interview
CI	Chlorid
CNV	Contingent Negative Variation (kontingente negative Variation)
COMT	Katecholamin-O-Methyltransferase
COPD	Chronisch obstruktive pulmonale Erkrankung
CR	Konditionierte Reaktion
CRH	Kortikotropin-Releasing-Hormon
CS	Konditionierter Stimulus/Reiz
CT	Computertomografie
DA	Dopamin
DALY	Disability Adjusted Life Years
dB	Dezibel
DHEA	Dehydroepiandrosteron
DNA	Desoxyribonukleinsäure
DRG	Diagnosis-Related Groups (diagnosenbezogene Fallgruppen)
DSM	Diagnostisches und Statistisches Manual Psychischer Störungen (Diagnostic and Statistical Manual of Mental Disorders)
EBC	European Brain Council
EDSP	Early Developmental Stages of Psychopathology Study
EEG	Elektroenzephalogramm
EKG	Elektrokardiogramm
EKP	Ereigniskorreliertes Potenzial
EKT	Elektrokrampftherapie
EMG	Elektromyogramm
EMPS	Extrapyramidale Symptomatik
EPOS	Entwicklung positiver Perspektiven
EPSP	Evozierendes postsynaptisches Potenzial
ES	Effektstärke
EST	Empirically Supported Treatments (empirisch gestützte Therapien)
FFFS	Fight-Flight-Freeze-System
FFT	Family Focused Treatment

fMRT	Funktionelle Magnetreso-nanztomographie		**IPSP**	Inhibitorisches postsynapti-sches Potenzial
FPI-R	Freiburger Persönlichkeitsin-ventar		**IPT**	Integriertes psychologisches Therapieprogramm (für schizo-phrene Erkrankte)
FSH	Follikelstimulierendes Hormon			
GABA	Gammaaminobuttersäure		**JDC**	Job-Demand-Control
GAD, GAS	Generalisierte Angststörung		**K**	Kalium
GAF	Global Assessment of Funcio-ning		**KBV**	Kassenärztliche Bundesvereini-gung
G-BA	Gemeinsamer Bundesaus-schuss		**KI**	Konfidenzintervall
GH	Wachstumshormon		**KVT**	Kognitive Verhaltenstherapie
GHIH	Somatostatin		**LAST**	Lübecker Alkoholismus Sreening Test
GnRH	Gonadotropin-Releasing-Hor-mon		**LH**	Luteinisierendes Hormon
HHNA	Hypothalamus-Hypophysen-Nebennierenrinden-Achse (Hypothalamic-Pituitary-Adrenal Axis; engl. HPA)		**LOT**	Life Orientation Test
			LTP	Long Term Potentation (Lang-zeitpotenzierung)
HIV	Human Immunodeficiency Vi-rus (menschliches Immun-schwächevirus)		**MALT**	Münchner Alkoholismustest
			MAO	Monoaminoxidase
HOPS	Hirnorganisches Psychosyn-drom		**MAS**	Multiaxiales Klassifikations-schema
HPA	Hypothalamic-Pituitary-Ad-renal Axis (Hypothalamus-Hy-pophysen-Nebennierenrin-den-Achse)		**MCD**	Minimale zerebrale Dysfunk-tion
			MDA	Methylendioxyamphetamin
			MDD	Major Depression
I.E.	Internationale Einheiten		**MEG**	Magnetenzephalogramm
ICD	Internationale Klassifikation der Krankheiten (International Classification of Diseases)		**MKT**	Metakognitive Therapie
			MMPI	Minnesota Multiphasic Perso-nality Inventory
ICF	Internationale Klassifikation der Funktionsfähigkeit, Behin-derung und Gesundheit (Inter-national Classification of Func-tioning, Disability and Health)		**MRT**	Kernspintomografie (Magnet-resonanztomografie)
			Na	Natrium
			NA	Noradrenalin
ICHI	International Classification of Health Interventions		**NCS**	National Comorbidity Survey
			NEO-PI-R	NEO-Persönlichkeitsinventar (Neurotizismus, Extraversion, Openness)
IES-R	Impact of Event Skala – Revi-sed			
IGF	Insulinlike Growth Factor (in-sulinähnlicher Wachstumsfak-tor)		**NFκB**	Nukleärer Faktor Kappa B
			NMDA	N-Methyl-D-Aspartat
			NO	Stickstoffmonoxid
IPDE	International Personality Dis-order Examination		**NS**	Neutraler Stimulus/Reiz
			OR	Odds Ratio

PAMP	Pathogen Associated Molecular Pattern (pathogen-assoziierte molekulare Muster)
PDS	Posttraumatic Diagnostic Scale
PET	Positronenemissionstomographie
PMR	Progressive Muskelentspannung
PRH	Prolaktin-Releasing-Hormon
PRR	Pattern Recognition Receptor (mustererkennender Rezeptor)
PsychThG	Psychotherapeutengesetz
PTB, PTBS	Posttraumatische Belastungsstörung
PTCI	Posttraumatic Cognitions Inventory
QALY	Quality Adjusted Life Years
RCT	Randomized Clinical Trials (randomisierte klinische Studien)
REBA	Rechnergestützte Bewertung von Arbeitsinhalten
REM	Rapid Eye Movement
RR	Risk Ratio
RST	Reinforcement Sensitivity Theory
RTK	Rezeptor-Tyrosinkinasen
SAMS	Sympathikoadrenomedullares System
SANS	Scale for the Assessment of Negative Symptoms
SE	Standardfehler
SGB V	Sozialgesetzbuch V
SKID	Strukturiertes Klinisches Interview
SMR	Sensomotorischer Rhythmus
SNRI	Serotonin-Norepinephrin-Wiederaufnahmehemmer
SOGS	South Oaks Gamble Screen
SORK	Situation-Organismus-Reaktion-Konsequenz
SORKC	Situation-Organismus-Reaktion-Konsequenz-Kontingenz
SPECT	Single-Photon-Emissionscomputertomographie
SPL	Sound Pressure Level (Schalldruckpegel)
SSI	Somatic Symptom Index
SSRI	Selektive Serotoninwiederaufnahmehemmer
T3	Trijodthyronin
T4	Thyroxin
tDCS	Transkranielle Gleichstromstimulation
TEMPS-A	Fragebogen zur Erfassung des Temperaments
TMS	Transkranielle Magnetstimulation
TPF	Trierer Persönlichkeitsfragebogen
TRH	Thyreotropin-Releasing-Hormon
TZA	Trizyklische Antidepressiva
UR	Unkonditionierte Reaktion
US	Unkonditionierter Stimulus/Reiz
VRET	Virtual Reality Exposure Therapy
VT	Verhaltenstherapie
WBP	Wissenschaftlicher Beirat Psychotherapie
WHO	Weltgesundheitsorganisation (World Health Organisation)
γ-GT	Gamma-Glutamat-Transferase

Grundlagen

Inhaltsverzeichnis

Was ist Klinische Psychologie? Definitionen, Konzepte und Modelle

Hans-Ulrich Wittchen, Susanne Knappe und Jürgen Hoyer

Inhaltsverzeichnis

© Springer-Verlag GmbH Deutschland, ein Teil von Springer Nature 2020
J. Hoyer und S. Knappe (Hrsg.), *Klinische Psychologie & Psychotherapie*,
https://doi.org/10.1007/978-3-662-61814-1_1

1

1.1 Was ist Klinische Psychologie?

In der Psychologie als Wissenschaft vom Erleben und Verhalten und von den mentalen Prozessen nimmt die Klinische Psychologie als Anwendungsfach eine zentrale Rolle ein. Vor dem Hintergrund vieler neuer wissenschaftlicher Modelle, Paradigmen und Methoden hat die Klinische Psychologie in mehr als 100 Jahren eine erhebliche Ausweitung und Differenzierung erfahren. Mit der Weiterentwicklung von Methoden und Verfahren zur Beobachtung und Beschreibung neurowissenschaftlicher Korrelate von Verhalten im Allgemeinen und psychischen Störungen im Speziellen wurde zudem in den letzten 15 Jahren eine enorme Wandlung des Fachgebietes eingeleitet (Holmes et al. 2018).

Die Ausweitung des Fachs Klinische Psychologie betrifft grundlagen- und anwendungswissenschaftliche Aspekte sowie die beruflichen Anwendungsfelder. Sie schließt auch neue berufspolitische und -rechtliche Implikationen ein. So wurde z. B. im Jahre 2000 vor dem Hintergrund der zentralen Rolle Klinischer Psychologen in der Entwicklung, Erforschung und Anwendung von Psychotherapie in der Gesundheitsversorgung die Fachbezeichnung „Klinische Psychologie" vielerorts um den Zusatz „… und Psychotherapie" ergänzt. Dies soll nicht nur den gewachsenen Stellenwert dieser Interventionsgruppe in der Klinischen Psychologie unterstreichen, sondern hat zugleich programmatischen Signalcharakter nach außen. Die erweiterte Fachbenennung „Klinische Psychologie und Psychotherapie" unterstreicht den wissenschaftstheoretischen und berufspolitischen Anspruch, breite gesellschaftliche und gesundheitspolitische Verantwortung für die Diagnostik, Prävention, Therapie und Rehabilitation psychischer Störungen in der Bevölkerung zu übernehmen. Dabei bleibt zu beachten, dass Psychotherapie lediglich *einen* Teilbereich der Klinischen Psychologie umfasst, nämlich den, der sich auf der Grundlage der gesamten wissenschaftlichen Psychologie mit der psychologischen Therapie von Menschen befasst, die unter definierten psychischen Störungen mit Krankheitswert leiden.

Ein wichtiger differenzierter Definitionsversuch des Fachs wurde von Baumann und Perrez (2005) vorgelegt:

> **Definition**
>
> **Klinische Psychologie** ist diejenige Teildisziplin der Psychologie, die sich mit psychischen Störungen und den psychischen Aspekten somatischer Störungen und Krankheiten in der Forschung, der Diagnostik und Therapie beschäftigt. Dazu gehören u. a. die Themen
> - Ätiologie und Bedingungsanalyse;
> - Klassifikation und Diagnostik;
> - Prävention, Psychotherapie und Rehabilitation;
> - Epidemiologie, Gesundheitsversorgung und Evaluation.
>
> Klinische Psychologie umfasst die Erforschung, Diagnostik und Therapie der Gesamtheit psychischer Störungen bei Menschen aller Altersstufen. Aufbauend auf den wissenschaftlichen Grundlagen der Psychologie mit ihren Teildisziplinen ist es ein Charakteristikum der Klinischen Psychologie, dass sie enge Beziehungen zu vielen anderen Wissenschaftsdisziplinen aufweist, insbesondere zur Psychiatrie, der Soziologie, den neurobiologischen Fächern (einschließlich der Gebiete Genetik und Psychopharmakologie), der Neurologie und anderen medizinischen Fächern.

Auf Strotzka (1969) geht eine methodenübergreifende Definition der Psychotherapie zurück, die u. a. als Basis für das Forschungsgutachten gewählt wurde, welches 1991 für die Bundesregierung in der Vorbereitung des Psychotherapeutengesetzes, ausgefertigt 1998, erstellt wurde. Sie unterstreicht in großer Deutlichkeit, dass Psychotherapie nicht mit Klinischer Psychologie gleichgesetzt werden kann, sondern nur einen kleinen, wenn auch überaus bedeutsamen Teil des interventionsbezogenen Aufgabenkatalogs der Klinischen Psychologie darstellt. In ähnlicher Weise wird derzeit die Reform des Psychotherapeutengesetzes, und damit verbunden auch der Ausbildung zukünftiger Psychologen und Psychotherapeuten seit dem 01.09.2020, umfassend diskutiert. Führt die Neugestaltung der Ausbildungscurricula dazu, dass Inhalte der Klinischen Psychologie und Psychotherapie zulasten der Grundlagen- und Methodenfächer der Psychologie ausgeweitet werden? Läuft gar die Klinische Psychologie – als Mutterdisziplin der Psychotherapie – Gefahr, zu wenig in der Ausbildung für zukünftige Psychotherapeuten Berücksichtigung zu finden? Oder ist die Einheit des gesamten Faches Psychologie gefährdet? (▶ Kap. 12).

> **Definition**
>
> **Psychotherapie,** als ein Teilgebiet der Klinischen Psychologie, lässt sich definieren als: „(…) ein bewusster und geplanter interaktionaler Prozess zur Beeinflussung von Verhaltensstörungen und Leidenszuständen, die in einem Konsensus (möglichst zwischen Patient, Therapeut und Bezugsgruppe) für behandlungsbedürftig gehalten werden, mit psychologischen Mitteln (durch Kommunikation) meist verbal, aber auch averbal, in Richtung auf ein definiertes, nach Möglichkeit gemeinsam erarbeitetes Ziel (Symptomminimalisierung und/oder Strukturänderung der Persönlichkeit) mittels lehrbarer Techniken auf der Basis einer Theorie des normalen und pathologischen Verhaltens. In der Regel ist dazu eine tragfähige emotionale Bindung notwendig" (Strotzka 1969, S. 32).

Was ist Klinische Psychologie? Definitionen, Konzepte und Modelle

5

1

Auf der Grundlage dieser Arbeitsdefinitionen sollen im Folgenden die strukturelle Gliederung sowie einige wesentliche Bestimmungsstücke des Fachs „Klinische Psychologie und Psychotherapie" exemplarisch und überblicksartig verdeutlicht werden.

Zur übersichtlichen Charakterisierung des Spektrums und Gegenstandskatalogs des Fachs „Klinische Psychologie und Psychotherapie" bietet sich eine von Baumann und Perrez erstellte Matrix der Klinischen Psychologie an, bei der sich facettenartig die störungsübergreifenden Aspekte von störungsbezogenen Aspekten trennen lassen (◘ Abb. 1.1).

Die in ◘ Abb. 1.1 dargestellte Matrix kann als ein umfassender Gliederungsvorschlag des Faches und als hilfreiches – wenn auch nicht ganz vollständiges – Organisationsprinzip für das vorliegende Lehrbuch

Störungsübergreifende Aspekte	Störungsbezogene Aspekte											
	Intrapersonell								Interpersonell			
	Gestörte Funktion			Gestörtes Funktionsmuster					Gestörtes System			
	Wahrnehmung	Denken	Lernen	Depressive Störung	Angststörung	Schmerz	Neurodermitis		Paar	Familie	Schule	Betrieb
Grundbegriffe (Definitionen, Spektrum etc.)												
Gesundheit/Störung/Krankheit												
Modelle und Paradigmen												
Klassifikation und Diagnostik												
Epidemiologie und Gesundheitsvorsorge (Prävention)												
Ätiologie/Bedingungsanalyse • Methodiken • Allgemeine Determinanten (Genetik, Biologische Aspekte, Entwicklung, Umwelteinflüsse: Sozialisation, Stress etc.)												
Intervention • Methodische Gesichtspunkte • Gesundheitsversorgung • Interventionen (Prävention, Psychotherapie, Rehabilitation)												
Evaluation												
Rehabilitation												

◘ **Abb. 1.1** Die Struktur der Klinischen Psychologie. (Nach Baumann und Perrez 2005, mit freundlicher Genehmigung vom Hogrefe Verlag)

betrachtet werden. Auf der Ebene der störungsbezogenen Aspekte werden in der Matrix – jeweils aus einer intra- und interpersonellen Perspektive – gestörte Funktionen bzw. gestörte Funktionsmuster betrachtet. „Gestörte Funktionen" orientieren sich dabei weitgehend an psychischen Funktionen, wie sie auch in der Allgemeinen Psychologie sowie der Biopsychologie und Neuropsychologie, z. B. in Hinblick auf Prozesse wie Wahrnehmung, Lernen und Denken, definiert sind. Bezüglich „gestörter Funktionsmuster" und der „psychischen Störungen" im engeren Sinne, bezieht sich die Klinische Psychologie auf die etablierten diagnostischen Klassifikationssysteme psychischer Störungen. Diese Klassifikationssysteme teilt sie mit den Nachbardisziplinen der Medizin, insbesondere der Psychiatrie, sowie mit anderen Gesundheitsberufen. Die im Kapitel V (F) der 10. Revision der Internationalen Klassifikation der Erkrankungen (International Classification of Diseases; ICD-10; WHO 1992) codifizierten diagnostischen Konventionen sind trotz ihrer Schwächen (► Kap. 2) international für alle Gesundheitssysteme und -berufe verbindlich. In der Klinischen Psychologie und Psychotherapie, wie auch in der Psychiatrie als Nachbarwissenschaft beziehen wir uns aber darüber hinaus auf das Diagnostic and Statistical Manual of Mental Disorders in seiner aktuell 5. Revision (DSM-5; APA 2013; deutsche Übersetzung: APA 2015) als Standard in der Forschung und Lehre. Es ist mit der ICD-10, welche sich derzeit in Überarbeitung zur ICD-11 befindet, kompatibel, definiert aber spezifischer und ausführlicher das Regelsystem für die einzelnen Störungskategorien und ist zudem auch für nichtmedizinische Fächer zuverlässiger anwendbar. Aus diesem Grund orientiert sich dieses Lehrbuch auch vorrangig an der DSM-Nomenklatur und -Klassifikation.

Das Spektrum klinisch-psychologischer Forschungs-, Interventions- und Einsatzbereiche ist sehr viel breiter und geht über die in DSM-5 und ICD-10 bzw. ICD-11 definierten psychischen Störungen weit hinaus. Zum Gegenstandsbereich des Faches gehören alle gestörten Funktions-, Verhaltens-, und Entwicklungsmuster, die bei Menschen und Organisationssystemen auftreten können. Hierzu gehört auch die Betrachtung von „gestörten Systemen", wie sie z. B. in der Arbeit, in Familien oder (Arbeits-)Organisationen thematisiert werden. Dabei ergeben sich also große Überlappungsbereiche mit anderen Teilbereichen der Psychologie und vielen medizinischen Fachdisziplinen:

Beispiele für Überlappungsbereiche der Klinischen Psychologie

Mit Teilbereichen der Psychologie
- Schulpsychologie: Schulische Probleme von Individuen oder Gruppen (z. B. Gestaltung von Lernumwelten, Lernschwierigkeiten, Bullying, Mobbing)
- Arbeits- und Organisationspsychologie und Occupational Health: Arbeitsprozesse und Aspekte der Arbeits- und Berufswelt (z. B. Führungsverhalten, Entgrenzung von Arbeits- und Privatleben)
- Gesundheitspsychologie und Public Health: Prozesse der Gesunderhaltung und Förderung des Wohlbefindens von Individuen und Gruppen bis hin zur Gesamtbevölkerung (z. B. Reduktion gesundheitsgefährdender Verhaltensweisen wie Rauchen, Übergewicht und Bewegungsmangel)
- Entwicklungspsychologie: Veränderungen menschlichen Erlebens und Verhaltens über die Lebensspanne, einschließlich Entwicklungsbeeinträchtigungen und -störungen

Mit medizinischen Fachdisziplinen
- Kinder- und Jugendpsychiatrie: Psychische Störungen des Kindes- und Jugendalters
- Erwachsenenpsychiatrie: Akutbehandlung und Rezidivprophylaxe bei Patienten mit schweren psychischen und psychiatrischen Erkrankungsbildern
- Neurologie: Rehabilitation ausgefallener Wahrnehmungsfunktionen und motorischer Funktionen, z. B. nach einem Schlaganfall
- Verhaltensmedizin: Zusammenhang zwischen psychologischen und Verhaltensfaktoren mit körperlichen Erkrankungen (z. B. Rauchen, Übergewicht und Bewegungsmangel bei koronaren Herzerkrankungen
- Orthopädie: Schmerztherapie bei chronischen Erkrankungen des muskuloskelettären Systems

---

Jedem dieser Bereiche lässt sich eine Reihe von klinisch-psychologischen störungsübergreifenden grundlagen- und anwendungsbezogenen wissenschaftlichen Inhaltsbereichen zuordnen. Diese reichen von der Klärung der Grundbegriffe und diagnostischen Störungskonzeptionen über wissenschaftliche Modelle und Paradigmen zur Erklärung der Entstehung und Aufrechterhaltung von Störungen bis hin zu Grundlagen der Intervention und Evaluation.

1.2 Interdisziplinäre Grundorientierung

Ein Hauptcharakteristikum der Klinischen Psychologie ist ihre interdisziplinäre Grundorientierung. Angesichts der Breite des Gegenstandsbereichs und der Vielschichtigkeit des Faches Klinische Psychologie ist es nicht überraschend, dass enge Beziehungen zu verschiedenen anderen wissenschaftlichen Disziplinen bestehen. Diese interdisziplinäre Grundorientierung bedeutet allgemein, dass wir uns bei der wissenschaftlichen Untersuchung klinisch-psychologischer Fragestellungen

Was ist Klinische Psychologie? Definitionen, Konzepte und Modelle

7

1

◘ Tab. 1.1 Klinische Psychologie und Psychotherapie: Überschneidungs- und Nachbargebiete

Fachgebiet	Erläuterung
Verhaltensmedizin	Interdisziplinäres Forschungs- und Praxisfeld, das sich an einem umfassenden biopsychosozialen Modell für Gesundheits- und Krankheitsprobleme orientiert; es integriert die Erkenntnisse der verhaltens- und biomedizinischen Wissenschaften zur Anwendung auf Gesundheits- und Krankheitsprobleme sowie Intervention und Rehabilitation
Gesundheitspsychologie	Diejenige Teildisziplin der Psychologie, die sich mit Förderung und Erhaltung von Gesundheit, Verhütung von Krankheiten, Bestimmung von Risikoverhaltensweisen sowie der Verbesserung des Systems gesundheitlicher Versorgung beschäftigt
Klinische Neuropsychologie	Diejenige Teildisziplin der Psychologie, die sich mit den Auswirkungen von Erkrankungen und Verletzungen des Gehirns auf das Erleben und Verhalten in Forschung und Praxis befasst; vor dem Hintergrund der stärkeren neurowissenschaftlichen Orientierung der Psychologie finden sich aber auch erhebliche Ausweitungen der Anwendungsfelder, die große Überlappung mit der Klinischen Psychologie im engeren Sinne aufweisen
Psychopathologie	Psychiatrische Lehre von der Beschreibung abnormen Erlebens, Befindens und Verhaltens im Zusammenhang mit psychischen Störungen
Biologische Psychiatrie	Unter diesem Begriff werden sehr weitgehend alle Forschungsansätze zusammengefasst, die sich biologischen bzw. neurobiologischen Methoden der Forschung, Diagnostik und Therapie psychischer Störungen widmen
Psychopharmakologie	Lehre von der Beeinflussung seelischer Vorgänge durch Psychopharmaka (auch Psychoneuropharmakologie genannt)
Sozialpsychiatrie	Lehrfach der Psychiatrie, in dem insbesondere epidemiologische und soziologische Aspekte psychischer Krankheiten bearbeitet werden
Forensische Psychiatrie	Teilgebiet und Lehrfach der Psychiatrie, das sich mit allen Rechtsfragen, die psychisch Kranke betreffen, beschäftigt
Psychoanalyse	Teilgebiet der Psychotherapie, das sich auf psychoanalytische Konzepte bezieht, wie sie vor allem von Sigmund Freud entwickelt wurden
Kinder- und Jugendpsychiatrie	Teilgebiet der Psychiatrie, das sich mit der Erforschung und Behandlung seelischer Störungen vom Säuglingsalter bis zur Adoleszenz beschäftigt
Psychosomatische Medizin	Lehrfach der Medizin, in dem vor allem körperlich in Erscheinung tretende Krankheiten im Vordergrund stehen, die seelisch bedingt oder mitbedingt sind
Neurologie	Teilgebiet und Lehrfach der Medizin; Lehre von den organischen Erkrankungen des zentralen, peripheren und vegetativen Nervensystems

einer Vielzahl nützlicher Modelle, Paradigmen, Methoden und Techniken anderer Fachdisziplinen bedienen, die ein besseres und umfassenderes Verständnis gestörter psychischer Funktionen und psychischer Störungsmuster versprechen und letztlich zu einer verbesserten Diagnostik und zu effizienteren Interventionsansätzen führen könnten. Im Hinblick auf die Anwendung und die Berufspraxis ist eine enge interdisziplinäre Zusammenarbeit auch die Grundlage für Spezialisierungen der Arbeitsfelder und Tätigkeitsbereiche mit dem Ziel verfahrens- oder zielgruppenbezogener Optimierung.

Die interdisziplinäre Grundorientierung ist mit einer terminologischen Vielfalt von Fach- und Gebietsbezeichnungen verknüpft, die vielfach keine eindeutigen Abgrenzungen mehr erlaubt. Innerhalb des psychologischen Fächerkanons sind dies z. B. die Begriffe **Verhaltensmedizin, Gesundheitspsychologie, Klinische Neuropsychologie** und **Medizinische Psychologie.** Fachgrenzen überschreitend trifft dies z. B. zu auf die vielen Fächerbezeichnungen der Psychiatrie und Neurologie sowie vieler ihrer Teilgebiete (◘ Tab. 1.1).

Im Hinblick auf die Lehre und Ausbildung in Klinischer Psychologie impliziert die interdisziplinäre Perspektive die Notwendigkeit, dass Klinische Psychologen die Konzepte, Modelle und Erkenntnisse aller Nachbardisziplinen lernen und kennen müssen.

1.3 Was sind psychische Störungen?

Ein essenzielles Merkmal der Definition des Faches Klinische Psychologie und Psychotherapie ist das Konstrukt „psychische Störungen". Psychische Störungen sind grundlagenwissenschaftlich nicht eindeutig definierte, feststehende Entitäten und stellen letztlich nach dem aktuellen Stand der Forschung sowie für die Praxis sinnvolle und nützliche Konstrukte dar, auf die sich Forscher und Praktiker als bestmögliche Lösung für

1

eine begrenzte Zeit geeinigt haben. Das bedeutet auch, dass sich die Definition psychischer Störungen oder ganzer Teile eines Klassifikationssystems ändern kann, z. B. wenn neue wissenschaftliche Erkenntnisse verfügbar werden, die eine bessere Klassifikation und Nomenklatur ermöglichen. Ein bekanntes Beispiel für solche Änderungen ist die 1980 erfolgte Aufgabe der früheren diagnostischen Bezeichnungen Angstneurose zugunsten der zuverlässigeren und valideren Diagnosen Panikstörung und generalisierte Angststörung. Entsprechende Revisionen erfolgen in etwa 10-jährigen Abständen. Die 5. Revision des DSM (DSM-5) erfolgte 2013; die 11. Revision der ICD (ICD-11) wurde im Mai 2019 verabschiedet und soll zum 01.01.2022 in Kraft treten.

> **Wichtig**
>
> Diagnosen psychischer Störungen sind als zeitlich begrenzte Konstrukte anzusehen, die auf dem jeweiligen Stand der wissenschaftlichen Forschung und Erkenntnis in einem Konsensusverfahren von internationalen Experten für einen gewissen Zeitraum festgelegt werden. Wann immer neue Erkenntnisse nahelegen, einzelne Störungen, Einteilungsgründe oder Strukturen zu ändern, wird eine neuerliche Revision vorgenommen.

Unter psychischen Störungen subsumieren wir diagnostische Bezeichnungen, wie z. B. Schizophrenie und Alkoholkonsumstörung, ebenso wie psychische Störungsphänomene bei somatischen Erkrankungen, verschiedenartige Verhaltensstörungen des Kindesalters sowie Persönlichkeitsstörungen. Der seit 1980 über die DSM-Klassifikation eingeführte Begriff **psychische Störung** ist dabei konzeptuell und inhaltlich wesentlich weiter gefasst sowie berufspolitisch neutraler als die älteren und daher nicht mehr aktuellen Bezeichnungen **psychiatrische Störung** bzw. **psychiatrische Erkrankung**. Dies drückt sich seither deutlich auch in der Nomenklatur der ICD aus, die im Kapitel V (F) der ICD-10 von „psychischen und Verhaltensstörungen" spricht.

> **Wichtig**
>
> Ist die Differenzierung von psychischen und somatischen Störungen ein reduktionistischer Anachronismus aus der Zeit des Leib-Seele-Dualismus? Haben Neurowissenschaftler recht, die vertreten, dass nur Hirnprozesse „kausale" Auswirkungen auf die Psyche haben können, aber nicht umgekehrt (Churchland 1986)? Oder bleibt es dabei: Gehirnprozesse haben einen kausalen Einfluss auf psychische Prozesse, aber die Psyche beeinflusst als eigenständige Entität auch Vorgänge im Gehirn? (Popper und Eccles 1977).

Die Forschung zeigt zumindest, dass psychische Störungen viel „Körperliches" enthalten und körperliche Störungen viel „Psychisches". Dieses Problem ist gut dokumentiert – eine angemessene Lösung dieses vielleicht nur terminologischen Problems ist noch nicht gefunden.

Fundiertes Wissen um die Erscheinungsformen psychischer Störungen, ihre Klassifikation und die damit verbundenen diagnostischen Vorgehensweisen sind für nahezu alle psychologischen Anwendungsfelder eine Conditio sine qua non. Nicht nur im Kontext des engeren Versorgungsbereichs psychischer Störungen, also in psychotherapeutischen Praxen, Ambulanzen oder psychiatrischen Kliniken, sondern auch im Beratungssektor, dem arbeits- und organisationspsychologischen, dem schulpsychologischen und präventiven Arbeitsbereich wird von Psychologen zumindest das Erkennen einer klinisch bedeutsamen psychischen Störung erwartet. Es ist ein weit verbreitetes Missverständnis, dass das Wissen um psychische Störungen nur von denjenigen Psychologen zu erwarten ist, die im klinischen Kontext tätig sind.

> **Wichtig**
>
> Auch im betrieblichen Sektor, in Beratungsstellen und im schulpsychologischen Bereich wird von Psychologen allgemein erwartet, dass sie psychische Störungen zumindest erkennen können. Dabei geht es nicht zwangsläufig um die Fähigkeit, eine präzise Diagnose mit Behandlungsimplikationen zu stellen, sondern darum, allgemein das Vorliegen psychischer Störungen zu erkennen, um die Betroffenen zu einer entsprechend differenzierteren klinisch-diagnostischen Abklärung zu motivieren und ggf. zuzuweisen.

1.3.1 Wie lassen sich psychische Störungen definieren?

Über ihre Lebensspanne hinweg unterscheiden sich alle Menschen hinsichtlich ihrer Fähigkeit, Konflikte und Belastungen des Lebens zu bewältigen. Art und Schwierigkeit von Lebensproblemen sind nicht nur von Person zu Person verschieden, sondern ändern sich auch je nach ihrer Entwicklungsphase und ihren normativen Entwicklungsschritten. Menschen, die sich die wechselnden Anforderungen und Herausforderungen anpassen und den elementaren Funktionsaufgaben des Alltagslebens gerecht werden, werden gewöhnlich als „psychisch gesund" angesehen. Wenn aber Verhaltens- und psychische Probleme die Fähigkeiten eines Menschen zu oft, zu lange und/oder zu massiv beeinträchtigen,

Was ist Klinische Psychologie? Definitionen, Konzepte und Modelle

9

1

sodass es bei den alltäglichen Anforderungen zu Hause, in der Schule oder bei der Arbeit zu Schwierigkeiten kommt, bzw. wenn psychische oder Verhaltensprobleme die Person daran hindern, gesellschaftliche, normative oder persönliche Ziele zu erreichen oder wenn sie darunter „leiden", sprechen wir bei Vorliegen bestimmter Kriterien von sog. psychischen Störungen.

Die wohl weitgehendste und am ehesten konsensusfähige Definition für den Begriff der psychischen Störung wurde im Zusammenhang mit dem US-amerikanischen DSM vorgelegt (modifiziert nach APA 1989, S. 944 sowie APA 2013, S. 26).

Definition

Psychische Störungen sind ein klinisch bedeutsames Verhaltens- oder psychisches Syndrom oder Muster, das bei einer Person auftritt und das mit momentanem Leiden (z. B. einem schmerzhaften Symptom) oder einer Beeinträchtigung (z. B. Einschränkungen in einem oder in mehreren wichtigen sozialen oder Leistungsbereichen) oder mit einem stark erhöhten Risiko einhergeht, zu sterben, Schmerz, Beeinträchtigung oder einen tiefgreifenden Verlust an Freiheit zu erleiden. Das Syndrom oder Muster darf nicht nur eine verständliche und kulturell sanktionierte Reaktion auf ein Ereignis sein, wie z. B. eine normale Trauerreaktion bei Verlust eines geliebten Menschen. Unabhängig vom ursprünglichen Auslöser muss bei der betroffenen Person eine verhaltensmäßige, psychische, entwicklungsbezogene oder biologische Funktionsstörung zu beobachten sein. Weder normabweichendes Verhalten (z. B. politischer, religiöser oder sexueller Art) noch Konflikte des Einzelnen mit der Gesellschaft sind psychische Störungen, solange die Abweichung oder der Konflikt kein Symptom einer oben beschriebenen Funktionsstörung bei der betroffenen Person darstellt.

An dieser Definition ist zu erkennen, dass das Konstrukt „psychische Störungen" eine Vielzahl von Indikatoren, Prozessen und Interaktionen umfasst, die sich keineswegs nur auf psychische Prozesse im engeren Sinne, sondern auf die Gesamtheit menschlichen Verhaltens einschließlich des soziokulturellen Kontexts und der biologischen Betrachtungsebene beziehen. Ferner wird deutlich, dass es sich um einen „deskriptiven" Ansatz handelt, der weitgehend auf ursachenbezogene (ätiologische) Erklärungen als Klassifikationsgrund verzichtet. Dieser beschreibende, aber wenig erklärende Ansatz hat neben einigen Vorteilen, z. B. Zuverlässigkeit

und erleichterte Kommunikation, fraglos auch Nachteile (s. Beutler und Malik 2002, sowie ▶ Kap. 2).

1.3.2 Problematik der Definition und Klassifikation

Die Grenzen zwischen „gestört und nicht gestört" oder „krank und gesund" werden zwar in Form von allgemeinen deskriptiven Aspekten (klinisch bedeutsam, Leiden, Beeinträchtigung, Funktionsstörung) angesprochen, sind aber ungeachtet des kategorialen Charakters (liegt vor versus liegt nicht vor) in vielen Bereichen fließend und nicht eindeutig definierbar. Der Begriff psychische Störung kann zudem durchaus auch problematisch sein, da er u. a. sowohl eine alltagssprachliche Bedeutung als auch eine fachlich definierte Bedeutung haben kann. Hinzu tritt die Gefahr, dass Diagnosen psychischer Störungen auch negative soziale Implikationen für den Betroffenen (Stigmata) haben können, z. B. wenn die Diagnosevergabe mit potenziell stigmatisierenden (z. B. Schizophrenie, Alkoholabhängigkeit) oder anderen gesellschaftlichen Nachteilen (z. B. Nichtaufnahme in eine private Krankenversicherung/Lebensversicherung) verbunden sein kann. Verwirrend kann ferner sein, dass der diagnostische Begriff psychische Störung auf der einen Seite in der traditionellen Psychiatrie und Psychopathologie oft durch die älteren Begriffe psychische oder psychiatrische Krankheit (▶ Kap. 2) ersetzt wird bzw. auf der anderen Seite in der Psychologie auch manchmal deckungsgleich mit dem Begriff abnormes Verhalten benutzt wird (im Englischen ist der Begriff „abnormal psychology" für die Klinische Psychologie weit verbreitet).

Zweifellos haben alle diese Kritikpunkte, jeweils abhängig von der Perspektive bzw. des Anwendungsgebietes oder der historischen Entwicklung, eine mehr oder minder große Berechtigung. Allerdings ist zu konstatieren, dass bislang kein Ansatz oder Modell vorliegt, das befriedigender das Wesen psychischer Störungen abbildet. Die jüngste Revision des DSM (DSM-5) hat sich daher auch zum Ziel gesetzt, zusätzlich zum kategorialen diagnostischen Ansatz dimensionale und störungsübergreifende sowie entwicklungsbezogene Aspekte psychischer Störungen stärker zu berücksichtigen (▶ Gut zu wissen). Die ursprüngliche Vision, eine basierend auf aktuellen nosologischen Erkenntnissen gänzlich neue Metastruktur psychischer Störungen zu schaffen („carving nature at its joints", Andrews et al. 2009; Regier et al. 2009), war jedoch aufgrund der noch unzureichenden und uneinheitlichen Befundlage nicht umsetzbar.

1

Was ist neu im DSM-5?

Wie auch seine Vorgängerversionen (DSM-IV und frühere) gilt das DSM-5 als Wegweiser für die ICD-11. Mit dem Ziel einer Verbesserung der klinischen Nützlichkeit, Erhöhung der Reliabilität bzw. Validität der diagnostischen Kategorien und vor allem der Integration neuer Forschungsbefunde zur Symptomatologie, Epidemiologie, Ätiologie und Pathogenese psychischer Störungen gab es gegenüber dem DSM-IV und DSM-IV-TR eine Reihe bedeutsamer Änderungen. So wurde die multiaxiale Struktur aufgegeben. Stattdessen werden einzelne Störungen und Störungsklassen nun entlang einer an der Individualentwicklung und phänomenologischen Ähnlichkeit der Störungen orientierten Metastruktur angeordnet. So werden z. B. zuerst die Störungen der neuronalen und mentalen Entwicklung („neurodevelopmental disorders") angeführt, anschließend folgen Schizophreniespektrum- und andere psychotische Störungen sowie bipolare und verwandte Störungen usw., zuletzt werden medikamenteninduzierte Bewegungsstörungen und andere unerwünschte Medikamentenwirkungen sowie andere klinisch relevante Probleme beschrieben. Es wurden neue Diagnosen in das Klassifikationssystem aufgenommen (z. B. leichte kognitive Störungen, Binge-Eating-Störung, prämenstruelle dysphorische Störung, pathologisches Horten oder Glücksspielsucht), die zuvor nur als sog. Forschungsdiagnosen aufgeführt waren. Insgesamt wurde jedoch die Diagnosenanzahl reduziert. Für die einzelnen Störungsklassen ergaben sich unterschiedliche, teils nur geringe Änderungen (Teil III). Ein Vorschlag für eine alternative Taxonomie der Persönlichkeitsstörungen konnte sich nicht gänzlich durchsetzen, wird aber als alternativer Klassifikationsvorschlag im DSM-5 und neben der bisherigen Klassifikation der Persönlichkeitsstörungen angeführt. Zusätzlich zum kategorialen diagnostischen Ansatz werden dimensionale und störungsübergreifende Aspekte psychischer Störungen stärker als bisher berücksichtigt. So fanden zwei starke Forschungs-

initiativen ihren Niederschlag im DSM-5. Zum einen wurden einzelnen Störungsbildern und -klassen dimensionale Instrumente hinzugefügt. Dies wird insbesondere für die Angststörungen deutlich: Dort ist mit Ausnahme des selektiven Mutismus für jedes Störungsbild eine dimensionale Skala entwickelt und in mehrere Sprachen übersetzt worden (▶ https://www.psychiatry.org/psychiatrists/practice/dsm/educational-resources/assessment-measures, für deutschsprachige Instrumente, s. auch: ▶ https://www.hogrefe.de/downloads/dsm-5-online-material), die im Selbstbericht den Schweregrad über die Auftretenshäufigkeit assoziierter klinischer Merkmale (z. B. Vermeidungsverhalten) erfasst.

Mehr als seine Vorgängerversionen versteht sich das DSM-5 als „living document", das fortwährend aktualisiert werden kann (▶ https://www.psychiatry.org/psychiatrists/practice/dsm); derzeit befindet sich die erste Textrevision des DSM-5 in Vorbereitung.

1.3.3 Möglichkeiten der Klassifikation

Vor dem Hintergrund des in der Psychologie seit vielen Jahrzehnten etablierten multimodalen und multimethodalen Ansatzes (Seidenstücker und Baumann 1978) hat sich die Einsicht durchgesetzt, dass psychische Störungen derzeit am besten mittels eines deskriptiven **multiaxialen Ansatzes** (▶ Klinisch betrachtet) beschrieben werden können. Dabei werden nicht nur die Symptome einer Störung auf mehreren Ebenen charakterisiert (körperlich, kognitiv, affektiv, verhaltensbezogen, sozial), sondern darüber hinaus auch der körperliche Gesamtzustand, weitere psychologische, verhaltensbezogene und soziale Merkmale der Person sowie ihr globales Funktionsniveau berücksichtigt. Aber auch dieser umfassendere multiaxiale Ansatz wird u. a. wegen der Vernachlässigung funktionaler Aspekte sowie der Zeitdynamik als unvollständig angesehen und kritisiert.

Was ist Klinische Psychologie? Definitionen, Konzepte und Modelle

11

1

Klinisch betrachtet

Drei Fallbeispiele

1. Normale Krise oder Depression?

Gerold M. veränderte sich – scheinbar ohne Anlass – in den letzten Wochen. Als ein bislang eher ausgeglichener und fröhlicher Mensch wurde er niedergeschlagen und verzweifelt. Der betriebspsychologische Dienst wurde hinzugezogen, als Herr M. bei einem Seminar morgens offensichtlich alkoholisiert einen Vortrag hielt. Als Führungskraft eines größeren mittelständigen Unternehmens schien es Herrn M. sehr gut zu gehen. Er war finanziell abgesichert und verfolgte ein breites Spektrum von Interessen, er war körperlich gesund und hatte eine ihn liebende Familie. Kurz nach seinem 50. Geburtstag verlor er allmählich das Interesse an seiner Arbeit, wollte nicht mehr mit Freunden oder der Familie ausgehen und zog es vor, sich in sein Arbeitszimmer zurückzuziehen. Dort trank er – für ihn ungewöhnlich – nahezu täglich Alkohol und grübelte vor sich hin. Er war ohne Appetit, schlief schlecht und hatte an nichts Vergnügen, auch nicht am Zusammensein mit seiner Frau und den Kindern. Mehr und mehr beherrschte ihn das Gefühl, dass er die Kontrolle über die Dinge verloren habe und dass kaum noch eine Chance bestehe, sein Leben je wieder voll in den Griff zu bekommen. Herr M. merkte, dass sein Blick häufig zu den Jagdwaffen schweifte, die er in dem Landhaus aufbewahrte. Er fragte sich, ob seine Finanzen genügend geordnet seien, um seiner Familie den Unterhalt zu sichern, falls er sterben würde.

2. Verhaltensprobleme in der Kindheit

Patrizia T. war 7 Jahre alt, als ihr Bruder zur Welt kam. Kurz nach seiner Geburt fing sie an, zu Hause regelmäßig und bei kleineren Anlässen Wutanfälle zu bekommen. In der Grundschule wurde sie trotzig und aufsässig den Lehrern gegenüber. Sie war zuvor ein aktives und umgängliches Kind gewesen, aber jetzt begann sie, andere Kinder bei der geringsten Provokation zu schlagen. In der Folge gingen diese ihr bald aus dem Weg. Als ihr Bruder 6 Monate alt war, stieß sie ihn bei einem Wutanfall so grob um, dass er sich den Kopf an der Wand seines Bettchens anschlug. Er verletzte sich zwar nicht ernstlich, aber Patrizias Mutter verlor die Geduld und ohrfeigte ihre Tochter. Außer sich schrie Herr T. seine Frau an, weil sie Patrizia geschlagen hatte. In der folgenden Woche konsultierte sie die Kinderärztin.

3. Psychotisches Erleben oder nicht?

Während seines zweiten Studienjahres begann Thomas G. Selbstgespräche zu führen. Seine Mitbewohner in der Wohngemeinschaft beobachteten immer öfter, wie er mit sich selbst sprach. Im Gespräch mit seiner Freundin zeigte sich, dass er in Wirklichkeit mit Stimmen, die er zu vernehmen glaubte, eine wechselseitige Unterhaltung führte. In den folgenden Monaten begann er sich zunehmend zu vernachlässigen – er hörte auf zu duschen und die Kleider zu wechseln. Er blieb zu Hause und besuchte keine Vorlesungen und Seminare mehr. Eines Nachts wurde sein Zimmernachbar Georg H. durch den aufgebrachten Herrn G. geweckt, der sich über ihn beugte und ihn wild beschimpfte. Georg H. gelang es, Herrn G. zu beruhigen und ihn zu überreden, mit ihm zur Notaufnahme des nahe gelegenen Krankenhauses zu fahren.

Definition

Multiaxiale Klassifikationssysteme psychischer Störungen sind ein Versuch, den in der Psychologie etablierten multimodal-multimethodalen Ansatz approximativ zu berücksichtigen, um der Komplexität von Manifestations- und Betrachtungsebenen von gestörtem Verhalten besser gerecht zu werden.

Was heißt multiaxiale Betrachtung konkret? Hiermit soll die Komplexität und das Gefüge psychischen Leidens, assoziierter Beeinträchtigungen und der Lebensumstände abgebildet werden. So kann ein Patient mit einer Agoraphobie zusätzlich unter einer körperlichen Erkrankungen leiden, unabhängig davon, ob die Krankheit im direkten Zusammenhang mit der Agoraphobie steht. Für die Einordnung und Beurteilung der Störung ist außerdem wichtig, Aspekte im Zusammenhang mit der Hauptbezugsgruppe, dem sozialen Umfeld, Beruf, Wohnung, Finanzen etc. zu berücksichtigen (vgl. sog. Z-Diagnosen in der ICD-10 bzw. DSM-5 Kapitel „andere klinisch relevante Probleme" sowie das allgemeine Funktionsniveau (das mehr oder weniger eingeschränkt bzw. durch Behinderungen charakterisiert sein kann; (vgl. WHODAS-Skala, APA 2013) zu erfassen.

Wenngleich im DSM-5 die Codierung auf bisher fünf Achsen aufgegeben wurde, bedienen sich andere (weniger prominente) Klassifikationssysteme weiterhin einer multiaxialen Struktur, z. B. die Operationalisierte Psychodynamische Diagnostik (Arbeitskreis OPD 1996) oder das Multiaxiale Klassifikationsschema für psychische Störungen des Kindes- und Jugendalters (MAS; Remschmidt et al. 2012; ► Kap. 37).

1.3.4 Bewertung der Klassifikationssysteme

Trotz vieler und zum Teil berechtigter Kritik an den derzeit international gebräuchlichen diagnostischen Klassifikationssystemen mit ihrer kategorialen Struktur bleibt zu konstatieren, dass das DSM-5 wie auch die ICD-10 (bzw. zukünftig die ICD-11) derzeit den „größten gemeinsamen Nenner" darstellen; deshalb sind sie auch für alle Gesundheitssysteme und Einrichtungen verbindlich. Befriedigendere „ursachenorientierte" oder entsprechende „interventionsorientierte" Klassifikationen psychischer Störungen sind derzeit wegen der noch unzureichenden und bruchstückhaften Erkenntnislage über die Entstehungsbedingungen und den Verlauf psychischer Störungen noch nicht möglich. Die Entwicklung derartiger Klassifikationssystematiken ist eine vorrangige Forschungsaufgabe für das Fach Klinische Psychologie und ihre Nachbargebiete wie die kognitiven Neurowissenschaften (▶ Gut zu wissen).

Gut zu wissen

Die Research Domain Criteria – RDoC: Ein alternatives Klassifikationssystem?

Die Research Domain Criteria, kurz RDoC, gehen auf eine Initiative am National Institute of Mental Health (Bethesda, USA) zurück und wurden kurz vor der Veröffentlichung des DSM-5 und zunächst als alternatives Diagnosemanual vorgeschlagen (Cuthbert 2015). Hierbei wird ein dimensionaler und diagnoseunabhängiger sog. Mehrebenen-Ansatz verfolgt, bei dem nicht psychische Störungen im engeren Sinne charakterisiert werden, sondern fünf (menschliche) Basisfunktionen (Domänen). Zu diesen Domänen gehören Systeme mit negativer Valenz („negative valence systems"), Systeme mit positiver Valenz („positive valence systems"), kognitive Systeme („cognitive systems"), Systeme für soziale Prozesse („systems for social processes") sowie Aktivierungs- und regulatorische Systeme („arousal and regulatory systems"), die sich jeweils in verschiedene Unterkonstrukte aufsplitten (z. B. akute Bedrohung, potenzielle Bedrohung, anhaltende Bedrohung, Verlust und frustrierende Nichtbelohnung als negative Valenzsysteme). Diese Domänen bzw. Konstrukte werden jeweils anhand einer Reihe von Analyseeinheiten betrachtet, die von Genen, Molekülen und Zellen, über Hirnschaltkreise und Physiologie, bis hin zu Verhalten und Selbstberichten reichen. Die sich daraus ergebende Matrix (◘ Abb. 1.2) stellt eine neue Systematik für die Erforschung menschlichen Verhaltens, einschließlich (aber nicht ausschließlich!) psychischer Störungen dar und bezieht explizit die stetig wachsenden Erkenntnisse der kognitiven Neurowissenschaften ein. Bei den RDoC handelt es sich also nicht um eine Klassifikation nach Diagnosen, sondern um eine Heuristik zur Betrachtung neurobiologischer Systeme, die dann mit klinischen Phänomenen verlinkt werden. Hintergrund dieser Initiative ist auch die Suche nach einer Neuausrichtung psychiatrischer Forschung mit die Ziel, die Klassifikation von psychischen Störungen zu überdenken und mittels beobachtbarer Verhaltensdimensionen (z. B. experimentalpsychologische Paradigmen) sowie neurobiologischer Untersuchungen einen Alternativvorschlag zu entwickeln. Dies schien aussichtsreich, da trotz mehr als drei Jahrzehnten intensiver Forschungsanstrengungen im Modus der DSM-Kategorien sich die Hoffnung auf biologische oder genetische Marker zur Bestimmung psychischer Störungen nicht erfüllen ließ. Während also das rein symptombasierte DSM- und ICD-System agnostisch bezüglich der Pathogenese psychischer Erkrankungen ist, hat die RDoC-Initiative das erklärte Ziel, biologisches Wissen über Risikofaktoren und Ursachen psychischer Störungen zu systematisieren.

Wenngleich die RDoC kein praktikables alternatives Klassifikationssystem darstellen, so mag doch die Heuristik dazu dienen, neue, auf Krankheitsmechanismen basierende sowie individualisierte Therapiestrategien zu entwickeln. Trotz einiger Kritikpunkte ist sie der zurzeit am besten ausgearbeitete Rahmen für eine multidisziplinäre Erforschung psychischer Störungen (▶ Abschn. 6.3.2, „▶ Gut zu wissen: Von Endophänotypen zu RDoC").

1.4 Modellperspektiven in der Klinischen Psychologie

Angesichts der Themenbreite der Klinischen Psychologie und der Vielgestaltigkeit psychischer Störungen kann es eigentlich nicht überraschen, dass es keine allseits akzeptierte und umfassend gültige Gesamttheorie psychischer Störungen gibt. Es liegt zwar eine kaum überschaubare Vielfalt an Theorien und Modellen sowie Befunden vor, ihr Geltungsbereich ist aber zumeist auf Teilaspekte, ausgewählte Störungen oder bestenfalls Störungsgruppen sowie Verfahren beschränkt.

Als wissenschaftliches Fach mit einer zudem im Vergleich zur Medizin und Psychiatrie jungen professionellen Tradition in den Anwendungsfeldern ist die Klinische Psychologie deshalb in besonderem Ausmaß wissenschaftlichen Theorien, Modellen, ihrer Prüfung, Weiterentwicklung und ihrer Umsetzung verpflichtet. Damit ist ein weiteres Schlüsselcharakteristikum der Klinischen Psychologie angesprochen, ihre Forschungsorientierung.

Was ist Klinische Psychologie? Definitionen, Konzepte und Modelle

13

1

Domains/constructs	UNITS OF ANALYSIS							
	Genes	Molecules	Cells	Circuits	Physiology	Behavior	Self-reports	Paradigms
Negative valence systems								
Acute threat ("fear")								
Potential threat ("anxiety")								
Sustained threat								
Loss								
Frustrative nonreward								
Positive valence systems								
Approach motivation								
Initial responsiveness to reward								
Sustained responsiveness to reward								
Reward learning								
Habit								
Cognitive systems								
Attention								
Perception								
Working memory								
Declarative memory								
Language behavior								
Cognitive (effortful) control								
Systems for social processes								
Imitation; theory of mind								
Social dominance								
Facial expression identification								
Attachment/separation fear								
Self-representation areas								
Arousal/regulatory systems								
Arousal and regulation (multiple)								
Resting state activity								

Abb. 1.2 Die Matrix für die Research Domain Criteria (RDoC). (Aus Lilienfeld und Treadway 2016, S. 446, republished with permission of Annual Reviews, © 2016; permission conveyed through Copyright Clearance Center, Inc.)

> **Wichtig**
>
> Theorien und Modelle dienen dazu, Wissen und Erklärungen über Phänomene zu ordnen, besser zu strukturieren und zu organisieren. Sie sollen helfen, Geltungsbereiche und Grenzen von Erklärungsansätzen besser zu verstehen. Damit geben sie Anleitung für weiterführende wissenschaftliche Untersuchungen.

Wissenschaftliche Theorien und Modelle können nicht vollständig, umfassend und endgültig sein, weil sie jeweils von einem bestimmten Erkenntnisstand abhängig sind und weil fast immer bestimmte Teilaspekte ungeklärt oder unbekannt sind. Aber selbst unvollständige Theorien sind möglicherweise sehr nützlich, weil sie neue Perspektiven eröffnen können.

Auf der Grundlage von verschiedenen Theorien und Modellen geht es in der Klinischen Psychologie ganz allgemein um fünf übergeordnete allgemeine wissenschaftliche Zielsetzungen, die im Zusammenhang mit störungsbezogenen Aspekten verfolgt werden:

1. **Beschreibung des interessierenden Verhaltens:** d. h. eine möglichst objektive, reliable und das gesamte Verhalten (kognitive, affektive, biologische, soziale Ebene) umfassende Beschreibung.
2. **Erklärung:** die Auffindung regelhafter Muster und Prozesse und der mit ihnen verknüpften Faktoren, einschließlich der Faktorenkombinationen und -interaktionen.
3. **Vorhersage:** Verstehen der Art und Weise, wie Verhaltensereignisse zusammenhängen und über welche Mechanismen diese mit Prädiktoren verknüpft sind.
4. **Beeinflussung und Kontrolle:** Ableitung von Interventionen, die Verhalten „kontrollieren" bzw. verändern, z. B. Auftreten verhindern, wahrscheinlicher machen oder abschwächen.

5. **Reduktion von Leiden, Behinderung und Verbesserung der Lebensqualität:** Reduktion von Störungsfaktoren, um der Person eine selbstständige kognitive, affektive, körperliche und soziale Weiterentwicklung zu ermöglichen.

Im Hinblick auf diese Ziele lassen sich in der Klinischen Psychologie und bei psychischen Störungen je nach Auflösungsgrad mindestens drei sich zum Teil überlappende und mehr oder minder befriedigende Perspektiven unterscheiden. Unter diesen Perspektiven lässt sich jeweils eine Vielzahl wissenschaftlich begründeter oder deduzierter Modelle subsumieren, die in der Vergangenheit und Gegenwart unser Fach beeinflussen:

- die (neuro-)biologische (neurowissenschaftliche) Perspektive,
- die psychodynamische Perspektive und
- die kognitiv-behaviorale Perspektive.

Als vierte Gruppe lassen sich die sog. integrativen Modelle anführen, die eine Synthese verschiedener Perspektiven versuchen. Diese integrativen Modelle haben in der aktuellen Forschung die größte Bedeutung (▶ Kap. 13).

In der traditionellen Lehrbuchliteratur werden noch häufig weitere Perspektiven (z. B. die humanistische, die evolutionäre oder die systemische Perspektive) unterschieden. Da diese aber weitgehend in die oben genannten Hauptperspektiven oder die integrativen Modelle überführbar sind bzw. ihr Erklärungswert nur in Bezug auf Teilziele oder Teilaspekte gestörten Verhaltens überzeugt, werden Aspekte dieser Perspektiven lediglich in den Einzelkapiteln angesprochen (s. Übersicht).

Im Folgenden werden die Hauptperspektiven kurz charakterisiert. Dabei sollen einige historische Anregungen die Entwicklung und z. T. Überlappung der Konzepte verdeutlichen, um den früheren Stellenwert einzelner Ansätze, ihre Entwicklung und aktuelle Bedeutung für die Klinische Psychologie nachzuvollziehen. Bei dieser Betrachtung ist zu erkennen, dass z. B. die (neuro-)biologische und die kognitiv-behaviorale Orientierung enge Querverbindungen untereinander aufweisen (▶ Exkurs). Die historische Perspektive wird zumeist auf die Neuzeit verkürzt und die Entwicklung in der Antike und im Mittelalter unberücksichtigt gelassen (s. hierzu Lück und Miller 1999).

Modellperspektiven in der Klinischen Psychologie

(Neuro-)biologische Perspektive

Ursachen psychischer Störungen liegen in der Funktionsweise der Gene, der Beschaffenheit und dem Stoffwechsel des Gehirns, des Nerven- und endokrinen Systems. Störungen werden durch strukturelle und biochemische Prozesse erklärt. Varianten sind u. a. das traditionelle medizinische Krankheitsmodell und das psychobiologische Modell. Methodische Aspekte beinhalten das Experiment, objektive psychophysiologische, neurochemische und labortechnische Marker.

Psychodynamische Perspektive

Ursachen des Verhaltens und psychischer Störungen liegen in intrapsychischen, zumeist unbewussten, Konflikten, Impulsen und Prozessen (Instinkte, biologische Triebe, Gedanken, Emotionen), die häufig auf frühkindliche Konflikte rückführbar sind. Die Varianten sind vielfältig (psychoanalytische Schulen). Methodische Zugänge umfassen das Gespräch und indirekte subjektive Maße (Träume, Widerstände).

Kognitiv-behaviorale Perspektive

Psychische Störungen sind auf der Grundlage von Vulnerabilitäten und Stress entstehende fehlangepasste erlernte (z. B. operante, klassische Konditionierung, Modelllernen) Verhaltens- und Einstellungsmuster, einschließlich kognitiver Prozesse (Aufmerksamkeit, Erinnern, Denkmuster, Attributionsmuster, Problemlösen). Varianten sind die Verhaltenstherapie und die kognitive Therapie. Die Methoden umfassen das Experiment, kontrollierte Studiendesigns, direkte objektive (labortechnische) und indirekte Maße.

Integrative Perspektive

Psychische Störungen sind das Ergebnis von komplexen Vulnerabilitäts-Stress-Interaktionen, bei denen gleichermaßen biologische, kognitiv-affektive, soziale und umweltbezogene sowie Verhaltensaspekte in ihrer entwicklungs- und zeitbezogenen Dynamik in Wechselwirkung stehen. Dabei wird auf alle verfügbaren wissenschaftlichen Erkenntniskomponenten unter Einschluss der vorgenannten Perspektiven zurückgegriffen.

Was ist Klinische Psychologie? Definitionen, Konzepte und Modelle

15   **1**

Exkurs

Modellperspektiven im Alltag: Wer hat Recht?

Gerd S., 46 Jahre, wurde auf Bemühen seiner Ehefrau in einem mittelschweren depressiven Zustand in die Aufnahme einer psychiatrischen Universitätsklinik gebracht: Wegen akuter Suizidgefahr stimmte er einer stationären Aufnahme zu. In der 10-tägigen Diagnosephase wurde er von drei Spezialisten gesehen:

Der Stationspsychiater kam zu dem Ergebnis, dass es sich um eine ausgeprägte Episode einer Major Depression handelt. Die Symptome führte er auf eine gestörte Expression von 5-HTT-1a-Neurotransmittern in bestimmten Hirnregionen zurück und empfahl die Therapie mit serotonerg wirksamen Antidepressiva.

Die hinzugezogene Klinische Psychologin und Psychotherapeutin stellte ebenfalls eine Major Depression fest. Diese führte sie auf dysfunktionale Kognitionen im Rahmen eines seit vielen Jahren bestehenden geringen Selbstwertgefühls zurück, welche sich seit dem 3 Monate zurückliegenden Arbeitsplatzverlust drastisch verstärkt haben. Sie empfahl eine kognitive Verhaltenstherapie.

Der Psychoanalytiker beschreibt das Störungsbild als depressive Neurose, deren Ursache er im Zusammenhang mit einer frühkindlichen Trennungssituation der Eltern auf einen verdrängten Kindheitskonflikt (Aggression gegen den die Familie verlassenden Vater) zurückführt, der unbewusst durch Enttäuschungs- und Kränkungserlebnisse am Arbeitsplatz aktualisiert wurde. Der Psychoanalytiker empfiehlt eine psychoanalytische Therapie, um zu versuchen, die frühere Verdrängung aufzuheben.

1.4.1 (Neuro-)biologische Perspektive

Diese Perspektive geht davon aus, dass psychische Störungen die direkten oder indirekten Folgen von Störungen oder Erkrankungen des Gehirns sind. Die Grundannahme ist: Alle psychischen Funktionen und das Verhalten sind direkt abhängig von der Funktion und der anatomischen Beschaffenheit von Gehirnzellen, -strukturen und dem Nervensystem.

Der Begriff neurobiologisch ist dabei weit gefasst und schließt u. a. biochemische, anatomische, neuroendokrine, physiologische und genetische (Gen- und Proteom-)Ansätze ein. Diese methoden- und theorienreiche Perspektive wird oft – in wenig adäquater Weise – verknüpft mit dem sog. **medizinischen Krankheitsmodell** (früher auch organmedizinische Theorie) und entwickelte sich vor allem unter dem Einfluss der bis heute andauernden Fortschritte in der Physiologie, Neurobiologie, Anatomie sowie der bildgebenden Verfahren. Unter dem derzeit häufig zitierten Slogan „psychische Störungen sind Hirnerkrankungen" geht dieses Paradigma davon aus, dass die Ursachen psychischer Störungen in spezifizierbaren Defekten und Fehlfunktionen des Gehirns und des Nervensystems liegen. Daraus wird gefolgert, dass eine erfolgreiche „kausale" Therapie (oder gar Heilung) daran gebunden ist, dass wir über eine gesicherte Kenntnis der Funktionsweise des Gehirns und der die Störung bzw. Krankheit verursachenden Faktoren verfügen.

Die Attraktivität der neurobiologischen Perspektive hat sich in den letzten zwei Dekaden angesichts neuer Entwicklungen in der neurobiologischen Forschung und aufgrund einer verstärkten interdisziplinären („Neuroscience"-)Ausrichtung erheblich ausgeweitet, und sogar zur Konzeption einer Neuropsychotherapie (Grawe 2004) geführt.

Mit einer Vielzahl teilweise neuer Methoden genetischer, neurophysiologischer, neuropharmakologischer, neuroendokrinologischer und neuroanatomischer Art wurden dabei vielfältige psychologische und psychopathologische Korrelate struktureller und funktioneller Störungen des Gehirns nachgewiesen. Damit hat der heutige neurobiologische Ansatz zu einem wesentlich fundierteren Wissen nicht nur über die Entwicklung psychischer Störungen geführt, sondern auch neue Zugänge sowie ein besseres Verständnis psychologischer Funktionen und Prozesse ermöglicht. Auf diese Implikationen wird u. a. in ▶ Kap. 5 und 7 eingegangen.

Kritisiert wird an der neurobiologischen Perspektive aus psychologischer Sicht vielfach der einseitige Anspruch, psychische Phänomene, Verhalten und psychopathologische Symptome allein durch „kausal" wirkende neurobiologische Auffälligkeiten erklären zu wollen. Zudem wird eingewandt, dass diese Perspektive Wechselwirkungen, z. B. zwischen kognitiven, affektiven, verhaltensbezogenen und psychobiologischen Prozessen, nur unzureichend beachtet.

» Es wäre ein wissenschaftlich nicht zu rechtfertigendes Missverständnis, wenn behauptet würde, die substantielle Erklärungsebene für psychische Phänomene liege allein auf neurophysiologischer Ebene, und psychologische Theorien seien bestenfalls Hilfskonstruktionen. Eine solche Auffassung verkennt die Tatsache, dass das gesamte Gefüge der Wissenschaften auf der Anerkennung jeweils eigenständiger Analyseebenen beruht. Auch die Psychologie ist eine solche

1

eigenständige Analyseebene. Wie es nicht sinnvoll wäre zu sagen, biologische Theorien seien nur Hilfskonstruktionen bis man auf der Ebene der Quantentheorie die „eigentlichen" Erklärungen gefunden habe, so wenig sinnvoll ist es auch, genuin psychologische Fragen auf neurowissenschaftliche reduzieren zu wollen. … Psychologie und Hirnforschung beziehen sich auf ganz unterschiedliche Analyseebenen; sie können daher nicht in Konkurrenz zueinander stehen. Vielmehr kann ihr Verhältnis – dort wo sich Berührungspunkte bieten – nur das einer Kooperation sein (Fiedler et al. 2005, S. 59).

■ **Historischer Hintergrund**

Bis ins Mittelalter waren dämonologische Ansätze des Irreseins weit verbreitet. Die „Verwahrung" von Geisteskranken war zumeist Angelegenheit der Klöster und Kirchen oder gar Gefängnisse, von Therapie und Heilung war noch keine Rede. Im 18. Jahrhundert entwickelten sich vielerorts sog. „rationale" Ansätze, die in Verbindung mit ersten „humanitären" Betreuungsansätzen einen Durchbruch in der Betreuung von psychisch Kranken bedeuten. Die Befreiung der Kranken von ihren Fesseln im Kerker war eine große humanitäre Reform, für die sich z. B. Philippe Pinel (1745–1826) in der Zeit der französischen Revolution einsetzte. In Übereinstimmung mit dem Gleichheitsgebot der neuen französischen Republik war er der Ansicht, dass seine geisteskranken Patienten im Grunde ganz normale Leute seien, denen man mit Mitleid und Verständnis begegnen und die man als Menschen mit persönli-

cher Würde behandeln sollte. Zeitgleich ergaben sich im Rahmen der aufklärerischen Bewegung vielerorts vor dem Hintergrund der empirischen Medizin erste Ansätze für eine rationale „Behandlung" psychischer Erkrankungen. Thomas Sydenham (1624–1689) war in diesem Zusammenhang ein besonders einflussreicher Befürworter eines empirischen Ansatzes der Klassifikation und Diagnose in der Medizin, auf den sich auch spätere Ansätze einer Klassifikation und Diagnostik psychischer Störungen beziehen.

Mit der Formulierung „Geisteskrankheiten sind Gehirnkrankheiten" im Jahre 1845 propagierte Wilhelm Griesinger (1817–1868; Exkurs) in seinem berühmten Lehrbuch „Die Pathologie und Therapie der psychischen Krankheiten" (Griesinger 1845) erstmals die damals neue Einstellung, dass „Geisteskrankheiten den körperlichen Krankheiten gleichzustellen seien und durch Erkenntnisse der hirnanatomischen und physiologischen Forschung zu überwinden seien". Dieses Lehrbuch war bis in das frühe 20. Jahrhundert in vielen Ländern und für viele Wissenschaftler, wie z. B. Sigmund Freud, das Standardwerk. In der Tradition einer somatogenen Sichtweise, die bereits von Hippokrates vertreten worden war, forderte Griesinger, dass mit jeder Diagnose einer psychischen Störung auch eine physiologische Ursache spezifiziert werden müsse. Häufig übersehen wird dabei, dass er sich explizit auch um eine Integration psychologischer Aspekte bemühte; so entwarf er z. B. eine Psychologie des Ichs und eine Konzeption der unbewussten pathogenen Faktoren.

Exkurs

Das traditionelle medizinische Krankheitsmodell

Gemäß dem traditionellen medizinischen Krankheitsmodell sind psychische Störungen „Geisteskrankheiten" oder „Erkrankungen des Gehirns" (Charney et al. 1999). Krankheit ist ein theoretisches Konstrukt und ein praktisches Denkmodell. Die wesentlichen Korrolarien lauten:

▬ Beschwerden, Abweichungen körperlicher und seelischer Funktionen und Verhaltensauffälligkeiten (= das Kranksein) sind auf eine primäre Störung eines spezifizierbaren Defekts oder einer Störung einer Funktion zurückzuführen (die möglicherweise noch nicht entdeckt/bekannt ist).

▬ Dieser Defekt ist in der Person gelegen und bildet die eigentliche Krankheit.

▬ Der Defekt ist zurückzuführen auf eine eindeutige Ursache (kausal) bzw. auf ein immer wiederkehrendes Muster von Ursachen.

▬ Dieser Defekt (und nicht unbedingt die Ursache) ist ausnahmslos körperlicher Art.

Das traditionelle Krankheitsmodell (◘ Abb. 1.3) erscheint durchaus praktikabel und wird als handlungsleitendes Modell daher auch reduktionistisch (aus der Diagnose ergibt sich die Therapie) nicht nur in der medizinischen Versorgung, sondern auch im Zusammenhang mit psychologischen Interventionen angewendet. Unter der Annahme, dass Depressionen auf Störungen des Serotoninhaushalts rückführbar sind, ist vom Einsatz serotonerg wirksamer Substanzen eine Symptombesserung und Heilung zu erwarten. Ebenso könnte ein Psychologe bei Vorliegen ausgeprägter depressionstypischer dysfunktionaler Kognitionen mittels der kognitiven Therapie eine Besserung erwarten.

Was ist Klinische Psychologie? Definitionen, Konzepte und Modelle

17   **1**

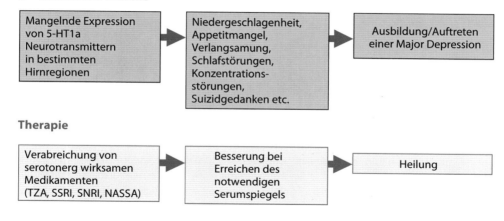

a   Somatische Ursache

Therapie

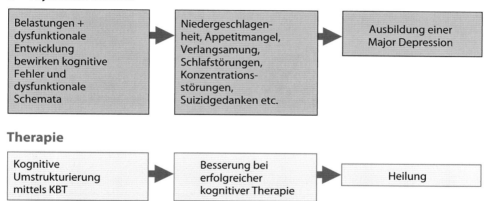

b   Psychische Ursache

Therapie

◻ **Abb. 1.3**   Das traditionelle medizinische Modell. **a** Seine Anwendung auf psychische Störungen: ein Beispiel. **b** Seine „naive" Anwendung in psychologischen Störungsmodellen: ein alternatives Beispiel

Die progressive Paralyse als Modell

Die Geschlechtskrankheit Syphilis mit ihren psychischen Folgen war seit vielen Jahrhunderten bekannt. Seit 1798 wusste man, dass es bei vielen Geisteskrankheiten zu einem Verfall der körperlichen und geistigen Kräfte kam. So wurden bei vielen Kranken u. a. Größenwahn und ein progredienter Verlauf festgestellt, für die keine Besserung mehr möglich war. 1825 wurde dieser Symptomkomplex unter dem Namen **progressive Paralyse** als Krankheit benannt. Man stellte zwar früh fest, dass diese Paralysepatienten früher eine Syphilis hatten, aber es dauerte viele Jahre, bis Louis Pasteur eine „Keimtheorie" der Krankheiten aufstellte, die es möglich machte, den Zusammenhang zwischen Syphilis und progressiver Paralyse nachzu-

weisen. 1897 impfte Richard von Kraft-Ebing Paralysepatienten Eiter aus syphilitischen Wunden ein. Die Kranken entwickelten keine Syphilis, waren also bereits früher infiziert worden. 1905 wurde schließlich auch der die Syphilis verursachende Mikroorganismus von Fritz Schaudinn entdeckt. Damit war erstmals ein Kausalzusammenhang zwischen Infektion, Zerstörung bestimmter Bereiche des Gehirns und einer psychischen Störung nachgewiesen worden und es konnten wirksame medikamentöse Behandlungsstrategien abgeleitet werden. Dieser Modellfall, der sich mit dem medizinischen Krankheitsmodell deckt, bleibt bis heute der Idealfall vieler Suchstrategien im biomedizinischen Bereich.

Wilhelm Griesinger

Wilhelm Griesinger (Abb. 1.4), der von 1860–1864 in Zürich Professor für Innere Medizin und Direktor der medizinischen Klinik mit angeschlossener Irrenabteilung war, hatte darüber hinaus entscheidenden Einfluss auf die bauliche und organisationstechnische Ausgestaltung der stationären Versorgung und Therapie. Die bekannte „Irren-Heilanstalt Burghölzli" am Rande von Zürich wurde zusammen mit Heinrich Hoffmann nach seinen Konzepten 1865–1870 erbaut und war bis ins späte 20. Jahrhundert ein Modell für die Einrichtung vieler Kliniken für psychische Störungen. Dies umso mehr, als er sich dafür einsetzte, nicht nur psychisch Kranke aus dem Schattendasein von Wohltätigkeit und Ausgrenzung herauszuführen, sondern auch, indem er den Verzicht auf Zwangsmaßnahmen propagierte. Nach seiner Berufung an die Charité in Berlin (1864) veröffentlichte er als erster einen durchaus noch modernen sozialpsychiatrischen Ansatz. So empfahl er in Ergänzung zu den derzeit grundsätzlich üblichen wohnortfernen „Heilanstalten" schon damals die Einrichtung kleinerer, zentral in der Stadt gelegener Einrichtungen für Kurzzeitpatienten und „Pflegefamilien" für die Unterbringung von Rekonvaleszenten.

Neben Griesinger gilt Emil Kraepelin (1856–1926; Exkurs) als Begründer der modernen Psychiatrie und Vater der noch heute durchaus aktuellen psychopathologischen Klassifikation. In seinem Lehrbuch (1883) konzipierte er als erster ein Klassifikationssystem, das den Grundlagen eines medizinischen Krankheitsmodells psychischer Störungen den Weg bahnte. Kraepelin beobachtete, dass Geisteskrankheiten regelhaft mit bestimmten Gruppen von Symptomen, für die er den Begriff **Syndrom** einführte, verbunden sind. Diese Regelhaftigkeit in den Syndromen ließ ihn auf eine zugrunde liegende physische Ursache schließen, so wie man medizinische Krankheiten und ihre Symptome und Syndrome im Idealfall auch immer auf eine physiologische Dysfunktion des Körpers zurückführen könne. Jede psychische Krankheit hat nach Kraepelin (1883) definierte Unterschiede zu anderen psychischen Krankheiten. Diese Unterschiedlichkeit äußere sich nicht nur in ihren Symptomen und Syndromen, sondern auch in ihrer spezifischen Genese, ihrem Verlauf und in ihrer Prognose. Darüber hinaus stand Kraepelin in engem Austausch mit Wilhelm Wundt und seiner durch ihn begründeten experimentalpsychologischen Orientierung. Auf dieser Basis entwickelte Kraepelin auch die Tradition der experimentellen Psychopathologie als Grundlage einer wissenschaftlich begründeten Psychiatrie.

Emil Kraepelin

Emil Kraepelin (Abb. 1.5) gilt als „Vater der experimentellen Psychopathologie und der ersten Klassifikation". Er unterschied zwei Hauptgruppen schwerer psychischer Krankheiten: die Dementia praecox – eine Bezeichnung, für die später der Begriff **Schizophrenie** eingeführt wurde – und die **manisch-depressive Psychose.** Er postulierte als Ursache ein klinisches Ungleichgewicht im Falle der Schizophrenie und eine Stoffwechselstörung als Ursache der manisch-depressiven Psychose. Obwohl es damals weder labortechnische Verfahren zur Prüfung dieser Hypothesen und zudem noch keine entsprechend spezifischen Behandlungsmethoden gab, bestand der Wert des Kraepelin'schen Modells darin, dass man zumindest den Verlauf der Krankheit vorhersagen sowie eindeutige Kriterien ihrer Diagnose ableiten konnte. Das Kraepelin'sche Klassifikationsschema ist bis heute eine der wesentlichen Grundlagen der gebräuchlichen diagnostischen kategorialen Klassifikationssysteme in der Psychiatrie und der psychischen Störungen insgesamt. Kraepelin und seine Mitarbeiter haben außerdem in ihrem Münchener Labor um die Jahrhundertwende wesentliche experimentalpsychologische Traditionen in der Psychopathologie begründet, so u. a. im Zusammenhang mit einer Klassifikation der Assoziationen und Gesetzmäßigkeiten bei verschiedenen Geisteskrankheiten sowie unter Fieber, Alkoholeinfluss und Ermüdung. Diese Tradition wurde später von vielen anderen aufgegriffen und experimentell fortgesetzt, so z. B. von Max Wertheimer, C.G. Jung und Eugen Bleuler.

Was ist Klinische Psychologie? Definitionen, Konzepte und Modelle

19

1

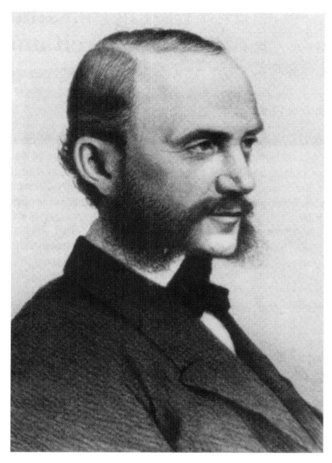

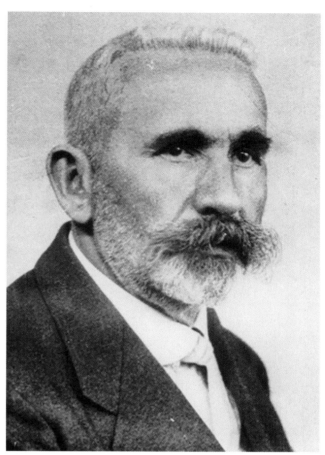

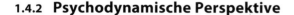 **Abb. 1.4** Wilhelm Griesinger (1817–1868). (© Psychiatrische Universitätsklinik Zürich, mit freundlicher Genehmigung der Universität Zürich)

Abb. 1.5 Emil Kraepelin (1856–1926). (Foto: UAL_FS_N00155, Universitätsarchiv Leipzig, Universität Leipzig)

1.4.2 Psychodynamische Perspektive

Nach dem traditionellen psychodynamischen Modell sind die Ursachen psychischer Störungen primär intrapsychischer und nicht biologischer Natur. Die hoch komplexen und in weiten Bereichen empirisch nicht belegten psychoanalytischen Theorien gehen dabei davon aus, dass die meisten psychischen Störungen lediglich Erweiterungen eigentlich normaler, d. h. von allen Menschen erfahrbarer Prozesse darstellen. Es wird davon ausgegangen, dass entscheidende Determinanten menschlichen Verhaltens unbewusst sind. Kern des psychodynamischen Paradigmas ist die These, dass psychische Krankheiten aus Problemen des Unbewussten entstehen. Freud selbst hat die Entdeckung des Unbewussten als dritte große Revolution nach der kopernikanischen und der darwinistischen Wende bezeichnet (vgl. Schüßler 2002).

So genannte – von Psychosen abgegrenzte – Neurosen, die ursprünglich im Vordergrund dieser Perspektive standen, lassen sich danach zurückführen auf ungelöste, verdrängte frühkindliche Konflikte, die durch spätere auslösende Situationen aktiviert werden können. Neurotische Symptome werden als misslungene Verarbeitungsversuche oder Ersatz für derartige verdrängte Konflikte oder als Ersatzbefriedigung für darauf zurückgehende Impulse gesehen. Eine weitere zentrale Modellannahme betrifft sog. Abwehrmechanismen, die der Neutralisierung teilweise unbewusster Tendenzen dienen.

■ **Historischer Hintergrund**

In der ersten Hälfte des 19. Jahrhunderts erhielten Emotion, Motivation, Gedanken und innere Konflikte des Menschen sowohl hinsichtlich der normalen als auch der pathologischen Ausprägung mehr Aufmerksamkeit. Dieses neu erwachte Interesse stand möglicherweise einerseits damit in Verbindung, dass die neuen Theorien zwar viele neue Erkenntnisse über das Nervensystem erbrachten, aber keine Antwort auf Strukturabnormitäten im Sinne von physiologischen Dysfunktionen gaben. Zudem wurde deutlich, dass es neben der Dementia praecox und dem manisch-depressiven Kranksein eine Fülle weiterer

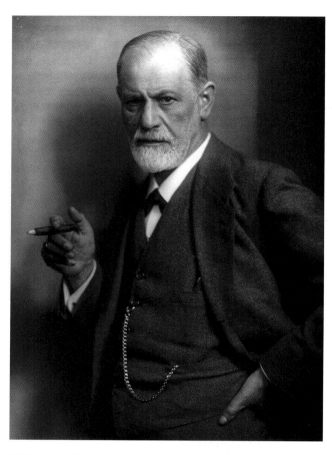

■ Abb. 1.6   Sigmund Freud (1856–1939). (© Writer Pictures Ltd/ Interfoto)

„nervöser Erkrankungen" gab, bei denen offensichtlich, wie wir heute sagen würden, dysfunktionale Gedanken eine entscheidende Rolle spielten. Die Vernachlässigung dieser Phänomene durch Philosophen und Wissenschaftler hat viele Kliniker und Forschergruppen motiviert, sog. intrapsychischen Konflikten als Ursache verschiedener psychischer Störungen eine größere Rolle zuzuweisen. Die sog. **psychogenetischen Auffassungen und Modelle** machten für Geisteskrankheiten Funktionsstörungen psychischer Natur verantwortlich. Der Wiener Arzt Franz Anton Mesmer (1734–1815) ging z. B. davon aus, dass hysterische Störungen durch eine bestimmte Verteilung eines universellen magnetischen Fluidums verursacht würden und mittels Hypnose heilbar seien. Mit dieser Perspektive werden auch Jean-Martin Charcot (1825–1893), Pierre Janet (1859–1947) sowie der Wiener Arzt Josef Breuer (1842–1925) verbunden.

Vor diesem Hintergrund entwickelte Sigmund Freud (1856–1939) sein bis heute einflussreiches und durch mehrere weitere Perspektiven (Jung, Adler, Sullivan) vielfach modifiziertes psychoanalytisches Modell der menschlichen Entwicklung, der Persönlichkeit und bestimmter psychischer Störungen (Neurosen). Dieses ist heute auch als das psychodynamische bzw. das tiefenpsychologische Modell bekannt (Exkurs). Der Begriff Psychoanalyse bezeichnet einerseits eine Theorie zur Erklärung psychologischer und psychopathologischer Phänomene, andererseits ein psychotherapeutisches Behandlungsverfahren.

Exkurs

Freuds Theorien des Unbewussten

Am Beginn der **psychodynamischen Theorie des Unbewussten** standen zwei, allerdings widersprüchliche, theoretische Vorschläge von Freud (vgl. Schüßler 2002). Im sog. topografischen Modell (Freud 1915) wird zwischen dem Unbewussten, Vorbewussten und Bewussten als Regionen des „psychischen Apparates" unterschieden. Das Unbewusste ist durch nonverbales, „primärprozesshaftes" Denken gekennzeichnet und arbeitet nach dem Lustprinzip. Das Vorbewusste und das Bewusste folgen hingegen dem „Sekundärprozess" (also z. B. den Regeln der Vernunft). In der Strukturtheorie schlägt Freud (1923) eine neue Einteilung des seelischen Apparates vor, nämlich diejenige in Über-Ich, Ich und Es als Bereiche, die weniger (wie im topografischen Modell) durch ihre spezifischen seelischen Qualitäten gekennzeichnet sind, sondern durch ihre Beziehung zu den Trieben und der äußeren Wirklichkeit. Das Es enthält demnach den Gesamtbereich der Triebe und wird als Quelle der seelischen Energie konzipiert. Die Operationen des Es sind unbewusst und werden gemäß dem Primärprozess und dem Lustprinzip ausgeführt. Auch Ich und Über-Ich enthalten jedoch unbewusste Anteile. Die für psychopathologische Symptome ausschlaggebenden Konflikte entstehen durch Widersprüche zwischen Ich, Es und Über-Ich sowie den Anforderungen der äußeren Realität.

Beide Modelle erscheinen jedoch inkompatibel: Während im topografischen Modell der Primärprozess als grundlegende Arbeitsweise des Unbewussten beschrieben wird, ist das Unbewusste im Strukturmodell durch die psychische Abwehr bestimmt und beinhaltet verdrängte Inhalte.

Was ist Klinische Psychologie? Definitionen, Konzepte und Modelle

21

1

Moderne psychoanalytische Theorien wie die Objektbeziehungstheorie und die interpersonelle Konflikttheorie versuchen, diese Widersprüche zu überwinden und die Theorie des Unbewussten weiterzuentwickeln. Ihnen ist nach wie vor die Grundannahme der psychodynamischen Perspektive gemeinsam, dass unbewusste Phantasien und unbewusste mentale Repräsentanzen des Selbst in Beziehung zu Objekten eine zentrale Rolle in der Determination menschlichen Verhaltens spielen. Die Psychoanalyse hat also nicht nur historisch beeindruckende Konzepte für das Verständnis und die psychotherapeutische Behandlung von Patienten und Patientinnen hervorgebracht. In den letzten Jahren sind neue Entwicklungen hinzugekommen, die klassische Konzepte erweitern, ergänzen und für den therapeutischen Alltag fruchtbar machen (Rudolf 2014; ▶ Kap. 15).

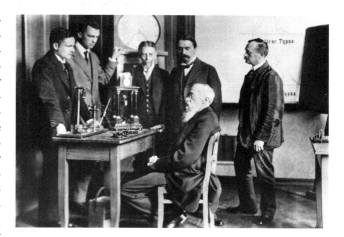

◧ **Abb. 1.7** Wilhelm Wundt (1832–1920, 3. v. r.) in seinem psychologischen Labor in Leipzig zusammen mit Assistenten. (Foto: UAL_FS_N 06176–2, Universitätsarchiv Leipzig, Fechnerakte, Universität Leipzig)

Beispiele für Modifikationen der psychodynamischen Perspektive

Individualpsychologie nach A. Adler
Betont neben der Bedeutung angeborener „Organminderwertigkeit" (z. B. Missbildungen) die Bedeutung aus pathogenen frühkindlichen Erziehungseinflüssen resultierender Frustrationen und Minderwertigkeitsgefühle.

Analytische Psychologie nach C.G. Jung
Erweitert den Begriff der Libido im Sinne einer allgemeinen Energiequelle des Psychischen. Ferner wird das persönliche Unbewusste um ein kollektives Unbewusstes ergänzt, welches allen Menschen von Beginn der Menschheitsgeschichte gemein ist (Archetypen).

1.4.3 Kognitiv-behaviorale Perspektive

Diese Perspektive ist gebunden an die Entwicklung der Psychologie als wissenschaftliches Fach und als genuin psychologische Perspektive zu betrachten. Sie wird üblicherweise in anderen Lehrbüchern getrennt für die zeitlich frühere „behaviorale" und die spätere „kognitive" Komponente dargestellt, eine Differenzierung, die wir vor dem Hintergrund der aktuellen wissenschaftlichen Forschung nicht aufrechterhalten wollen.

■ **Historischer Hintergrund**
Vor dem Hintergrund des Strukturalismus des frühen 20. Jahrhunderts, der zum Ziel hatte, das Funktionieren und die Struktur des menschlichen Geistes zu untersuchen, begründete Wilhelm Wundt (1832–1920; ◧ Abb. 1.7) im Jahre 1879 ein erstes psychologisches Laboratorium. Im Vordergrund seiner experimentellen zumeist psychophysischen Methoden stand zunächst

die sorgfältige Introspektion. Über die Introspektion sollten die Erfahrungen der Probanden in den Experimenten identifiziert und die Struktur des „Bewusstseins" herausgearbeitet werden.

Die Grenzen dieses introspektiven Ansatzes bei der befriedigenden Aufklärung dieser Fragen führten um die Jahrhundertwende zu einer verstärkten Hinwendung zum **Behaviorismus.** Dabei rückte – ausgehend von tierexperimentellen Verfahren – in der behavioralen Sichtweise die Untersuchung des beobachtbaren Verhaltens mit objektiveren Methoden in den Vordergrund. Dabei sollte herausgefunden werden, welche Reize bzw. Stimuli (S) welche unmittelbar beobachtbaren Reaktionen (R) hervorrufen. Mittels objektiverer S-R-Informationen und dadurch gewonnener Erkenntnisse über Lernprozesse wurden eine zuverlässigere Vorhersage von menschlichem Verhalten wie auch eine systematische Beeinflussung angestrebt. Vor diesem historischen Hintergrund entwickelten sich zunächst die behavioralen Komponenten in Form der lerntheoretischen Modelle. Diese bilden nicht nur eine wesentliche Grundlage der folgenden kognitiven und kognitiv-behavioralen Perspektiven, sondern stellen auch die Geburtsstunde der **Verhaltenstherapie** dar. Auf der Grundlage des klassischen Konditionierens (Iwan Petrowitsch Pawlow, 1849–1936), Edward Thorndikes (1874–1949) Überlegungen zum instrumentellen Lernen, Frederik Skinners (1904–1990) Prinzipien des operanten Konditionierens sowie Albert Banduras Untersuchungen zum Modelllernen konnte sich in den 50er Jahren des vergangenen Jahrhunderts die Verhaltenstherapie als einflussreichste psychotherapeutische Behandlungsform neben den psychoanalytischen Verfahren etablieren. Zugleich ging mit dieser Entwicklung auch vielerorts die Gründung klinisch-psychologischer Beratungsstellen, Kliniken und Institute einher.

1

Verhaltenstherapie bezeichnete ursprünglich die Anwendung aller modernen Lerntheorien auf die Behandlung abweichenden Verhaltens. Psychische Störungen wurden als Ergebnis fehlgelaufener Konditionierungsprozesse angesehen. Sie werden nach diesem Ansatz – wie jedes andere Verhalten auch – durch Lernen und Verstärkung erworben und sind ebenso wieder ver- oder umlernbar. Wesentliches Element der behavioralen Perspektive ist neben dem komplexen Methoden- und Handlungsinventar, das sich aus den drei Lerntypen ergibt, z. B. die Methode der funktionalen Bedingungsanalyse (z. B. im Sinne der Verhaltensgleichung nach Kanfer und Saslow 1969; ► Gut zu wissen). Verhaltenstherapie stellt nach heutigem Verständnis eine psychotherapeutische Grundorientierung dar, die störungsspezifische und -unspezifische Therapieverfahren umfasst und aufgrund von möglichst hinreichend überprüftem Störungswissen und psychologischen Änderungswissen eine systematische Besserung von Verhaltensproblemen anstrebt (► Kap. 14).

> **Gut zu wissen**
>
> **Verhaltensgleichung nach Kanfer und Saslow (1969): Das SORKC-Modell**
> Ziel der Verhaltensanalyse ist es, möglichst vollständig die funktionalen Beziehungen von situativen Reizen (S) jeglicher objektivierbarer Art und einem Zielverhalten, der Reaktion (R), an einem konkreten und spezifisch beschreibbaren Beobachtungssegment herauszuarbeiten. Der Schwerpunkt des behavioralen Ansatzes betont dabei die Bedeutung des beobachtbaren Verhaltens. Dabei ist die Organismusvariable (O) eine entscheidende vermittelnde Größe, unter der körperliche, wie auch kognitive und affektive Faktoren und Prozesse Berücksichtigung finden. Unter dem Verstärkungsplan (K) werden alle die Reaktion beeinflussenden Konsequenzen der Reaktion berücksichtigt, und zwar im Hinblick darauf, welche Konsequenzen die Auftrittswahrscheinlichkeit von R erhöhen und senken, sowie einschließlich ihres Kontingenzverhältnisses (Verstärkerpläne).
> Dieses Vorgehen ist durch verschiedene Ergänzungen bis hin zu einer „Problem- und Plananalyse" (► Kap. 16 und ► Kap. 21; Schulte 1974; Grawe und Caspar 1984; Caspar 2018) schrittweise erweitert worden. Dabei finden externe und interne Reize, Einstellungen und Pläne, sowie affektive und soziale Modalitäten stärkere Berücksichtigung.

Schon früh in der Entwicklung der Verhaltenstherapie wurde deutlich, dass das behaviorale Modell allein weder theoretisch noch praktisch bei der Erklärung psychischer Störungen sowie der Ableitung und Erklärung der Wirkweise entsprechender verhaltenstherapeutischer Interventionen voll befriedigen kann. Deshalb wurden von Beginn an verschiedene Erweiterungen des Ansatzes vorgenommen. Beispiele hierfür sind die Beiträge von Hans-Jürgen Eysenck (1916–1997) sowie Johannes C. Brengelmann (1920–1999) zur Bedeutung von Persönlichkeit, biologischen und genetischen Faktoren. Einflussreich und bis heute aktuell sind in diesem Zusammenhang der konzeptuellen Erweiterungen besonders die Arbeiten zum „Drei-Ebenen-Ansatz" von Peter Lang (1993; ◘ Abb. 1.8).

Dieser psychophysiologische Ansatz betrachtet psychologische Reaktionen und Störungen als drei assoziierte, aber unterschiedliche Reaktionssysteme oder „Ebenen", die zwar untereinander verbunden sind, aber nicht immer zur gleichen Zeit, in gleicher Weise oder in der gleichen Richtung. Der sich daraus ergebenden Desynchronosie der Reaktionssysteme der biologischen, kognitiv-affektiven und verhaltensbezogenen Ebene wird ein wichtiger Informationsgehalt zugeschrieben, der nicht nur grundlagenbezogene, sondern auch therapeutische Implikationen besitzt. Diese Differenzierung hat die Entwicklung einflussreicher psychophysiologischer Störungsmodelle bei Angststörungen befruchtet sowie die Akzeptanz kognitiver Variablen und Ansätze in der Verhaltenstherapie erhöht.

Der **kognitive-behaviorale Ansatz** geht über die Beschreibung und Erklärung von Verhalten im objektiven Kontext von Reizen, Verstärkern und beobachtbarem (offenen) Verhalten hinaus. Psychische Störungen werden in der kognitiven Perspektive als das Ergebnis einer fehlerhaften Wahrnehmung der Situationswirklichkeit, fehlerhafter Schlussfolgerungen oder inadäquater Problemlösungen konzeptualisiert. Der Ansatz greift dabei auf das Erkenntnis- und Methodeninventar der gesamten Psychologie zurück und schließt alle Prozesse des Wahrnehmens, Begreifens, Urteilens und Schlussfolgerns einschließlich der Handlungskontrolle ein.

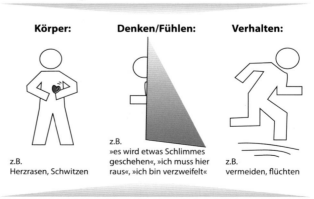

Angst hat immer drei Anteile

Körper: Denken/Fühlen: Verhalten:

z.B. Herzrasen, Schwitzen

z.B. »es wird etwas Schlimmes geschehen«, »ich muss hier raus«, »ich bin verzweifelt«

z.B. vermeiden, flüchten

◘ **Abb. 1.8** Drei-Ebenen-Modell nach Lang am Beispiel der Angst. (Aus Wittchen 2003, © IAP Verlagsgesellschaft)

Nach dem kognitiven Modellansatz sind neben dem „objektiven" Kontext von Reizen, Verstärkern und offenem Verhalten die Selbstwahrnehmung der Person und die Wahrnehmung ihrer Beziehungen und ihrer Umwelt ebenso von Bedeutung. Unter den vielen möglichen kognitiven Faktoren, die das Verhalten einer Person leiten und fehlleiten können, sind z. B. die wahrgenommene Kontrolle über Verstärker, die Überzeugungen einer Person, kritische Situationen bewältigen zu können, und ihre Interpretation der Ereignisse, z. B. hinsichtlich situativer und persönlicher Einflussfaktoren, einige wichtige Beispiele. Im Hinblick auf die psychischen Störungen geht der kognitive Ansatz davon aus, dass diese das Resultat einer fehlerhaften Wahrnehmung von objektiven Situationswirklichkeiten und/oder fehlerhafter Schlussfolgerungen oder Problemlösungen sind (dysfunktionale Kognitionen).

Auf dieser zunehmend breiteren wissenschaftlichen Grundlage öffnete sich seit den 70er Jahren die anfangs eher behavioristisch orientierte Verhaltenstherapie zunehmend stärker kognitiven Prozessen und Modellen. Damit wurde über eine kognitiv-behaviorale Orientierung zugleich auch der Grundstein für eine breite Integration der Erkenntnisse der gesamten empirischen Psychologie in die Klinische Psychologie und die Verhaltenstherapie im Besonderen gelegt (▶ Kap. 4 und 5). Die aktuell gebräuchliche Definition der Verhaltenstherapie beschreibt diese deshalb nicht mehr „schulenspezifisch", sondern als genuin psychologisches Behandlungsverfahren der wissenschaftlichen Psychologie (vgl. Margraf 2018; ▶ Kap. 14).

Wesentliche Erkenntnisbeiträge des kognitiv-behavioralen Ansatzes
- Beschreibung der Rolle von internalen Prozessen wie etwa internaler Verstärker bei der Handlungsregulation, z. B. im Zusammenhang mit der späteren Ableitung der Theorie der „Selbstwirksamkeit" („self-efficacy"; Bandura 1986)
- Beschreibung von gestörten Prozessen der Informationsverarbeitung (Aufmerksamkeit und Gedächtnis) bei psychischen Störungen und ihrer Rolle z. B. für die Aufrechterhaltung depressiver und Angststörungen (Mineka et al. 1998; Becker und Rinck 2000)
- Beschreibung der Bedeutung von Attributionen und des Attributionsstils bei der Entwicklung und Ausgestaltung psychischer Störungen, z. B. im Zusammenhang mit depressiven Kognitionen und Störungen in verschiedenen Ausformulierungen des „Modells der erlernten Hilflosigkeit" (Abramson et al. 1978; Henkel et al. 2002)
- Beschreibung der Bedeutung von „kognitiven Schemata" (Neisser 1982) als eine den Aufmerk-

samkeits-, Gedächtnis- und Verständnisverzerrungen zugrunde liegende Repräsentation des Wissens
- Anwendung derartiger Erkenntnisse auf psychopathologische Prozesse; in diesem Zusammenhang ist vor allem auf die sog. „kognitive Therapie" nach A. T. Beck (1967; Beck und Freeman 1990; ◻ Abb. 1.9) hinzuweisen, die großen Einfluss auf die spätere Ableitung komplexerer kognitiv-behavioraler Verfahren hatte
- Grundlage für die experimentelle Untersuchung psycho- und neurobiologischer Prozesse

1.4.4 Integrative Ansätze

Seit den 70er Jahren konvergiert die Entwicklung nahezu aller oben diskutierter Paradigmen mehr oder minder explizit auf einen **interaktionalen** oder auch **biopsychosozialen** Ansatz hin, der unter verschiedenen Modellbezeichnungen mit ähnlicher Konnotation verbreitet ist: z. B. Diathese-Stress-Modell oder Vulnerabilitäts-Stress-Modell. Dieser Ansatz erklärt das menschliche Verhalten und das Auftreten von psychischen Störungen als Interaktion biologischer, psychologischer und sozialer Faktoren unter Berücksichtigung von entwicklungsbezogen Aspekten, wie z. B. entwicklungspsychologischer und -biologischer Art.

Derartige integrative Modelle mit der Betonung interaktionaler Prozesse finden sich in der Psychologie bereits seit vielen Jahrzehnten, u. a. im Konstrukt „Coping" (Lazarus 1966, zusammenfassend Perrez und Reicherts 1992) oder der „erlernten Hilflosigkeit" (Seligman 1975), der Psychophysiologie (Birbaumer und Schmidt 1985) oder der Entwicklungspsychologie (Werner 1948), um nur einige Beispiele zu nennen.

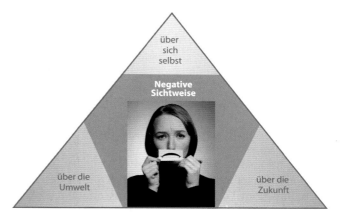

◻ **Abb. 1.9** Die kognitive Trias nach Timothy Aaron Beck. (Foto: © photos.com)

In den Neurowissenschaften war eine gleichermaßen empirisch bzw. experimentell gestützte Entwicklung erst später zu beobachten. Gebunden an die zunehmend differenziertere Entschlüsselung der funktionalen Bedeutung des Transmitterstoffwechsels seit den 1980er Jahren, die Erkenntnisse zur enormen Plastizität des Gehirns, die Entwicklung der modernen bildgebenden Verfahren und die genetische Forschung mit ihren Gen × Umwelt-Modellen und epigenetischen Mechanismen wird nunmehr auch in diesem Bereich die systematische Ableitung zunehmend komplexerer und spezifischerer Wechselwirkungsmodelle möglich (Andreasen 2002). Wie sehr diese nahezu explosionsartige Entwicklung der Erkenntnisse aber in den letzten drei Dekaden nicht nur unser Wissen über psychische Störungen erweitert hat, sondern auch die Psychologie als Ganzes verändert hat, zeigt sich wohl am deutlichsten an den neuen interdisziplinären Fächern der „cognitive neuroscience" bzw. der „cognitive-affective neuroscience" (► Kap. 5; LeDoux 2001, 2015; Panksepp 1998), die für die Klinische Psychologie wie für die Psychologie insgesamt von zentraler Bedeutung geworden sind (Grawe 2004).

Im Zusammenhang mit psychischen Störungen kann die relative Bedeutung und Rolle jedes einzelnen dieser Faktoren, Prozesse und Perspektiven in der Auslösung oder Aufrechterhaltung bestimmter Problemkonstellationen unterschiedlich sowie kontextabhängig und auch z. B. entwicklungs- und stadienspezifisch verschieden relevant sein. Manche Faktoren entfalten ihre kritische Bedeutung nur oder vor allem in bestimmten frühen Lebensphasen, während sie im späteren Verlauf sogar protektiv, z. B. im Sinne einer Erhöhung der Resilienz, wirken können. So wird z. B. für den Beginn der Schizophrenie eine besonders ausgeprägte und möglicherweise diagnostisch spezifische Bedeutung genetischer Vulnerabilitätsfaktoren angenommen. Zugleich wird jedoch nicht postuliert, dass diese genetischen Faktoren allein das Auftreten und den Verlauf determinieren oder gar dass psychologische und soziale Faktoren keine Bedeutung haben. Vielmehr sind die vermuteten genetischen Faktoren lediglich Indikatoren für eine erhöhte Anfälligkeit (= **Vulnerabilität oder Diathese**), die nur beim Eintreten entsprechender weiterer Faktoren (Stress, Lebensereignisse) sowie weiterer moderierender Einflüsse zum Störungsausbruch führen. Darüber hinaus wirken dann weitere Einflussfaktoren bei der Ausgestaltung und dem Verlauf des Störungsbildes zusammen und formen damit die akuten und längerfristigen Konsequenzen.

Charakteristisch für integrative Modelle ist also, dass alle Perspektiven eine wichtige Rolle in der Ausformung, beim Verlauf und beim Ausgang von psychischen Störungen spielen können. Zudem nimmt das Modell an, dass die relative Bedeutung eines jeden dieser Faktoren über die Lebensspanne variiert.

Ein Beispiel für derartige interaktionale integrative Makromodelle und ihre Komponenten im Zusammenhang mit psychischen Störungen gibt ◻ Abb. 1.10. Dabei wird die Mikroebene, also z. B. die Dynamik spezifischer neurobiologischer und psychologischer Prozesse, nicht ausdifferenziert. Übergeordnete Modellstrukturmerkmale sind einerseits die Differenzierung von Vulnerabilitäten von triggernden Auslösern (Stress bzw. Exposition), moderierenden Faktoren sowie Konsequenzen, die sich aus der Störung ergeben. Andererseits werden diese Faktoren in Hinblick auf eine stadienspezifische Zuordnung der Einflüsse im Zeitverlauf berücksichtigt. Diese betreffen im Falle psychischer Störungen klinisch bedeutsame Stadien der Entstehung und Aufrechterhaltung. Charakteristische psychologische Komponenten derartiger psychologischer Vulnerabilitäts-Stress-Interaktionsmodelle sind z. B. die Konstrukte, Dispositionen, Stressereignisse, Resilienz und Coping (► Gut zu wissen).

> **Gut zu wissen**
>
> **Zentrale Komponenten von Vulnerabilitäts-Stress-Modellen**
>
> **Vulnerabilität**
> Vulnerabilität bedeutet Anfälligkeit und kennzeichnet damit eine Disposition. Vulnerabilität bezieht sich also darauf, wie wir auf der psychologischen, biologischen und sozialen Ebene bei entsprechenden Anforderungssituationen reagieren. Vulnerabilität an sich führt nicht zur Störung; hinzutreten muss eine dazu „passende" Auslösersituation oder Konstellation, die zusammen mit der Vulnerabilität in Wechselwirkung eine pathogene Dynamik entfaltet. Vulnerabilität kann einerseits genetisch beeinflusst und bestimmt sein, andererseits können Vulnerabilitäten auch erworben oder gelernt werden. Zumeist kommt es zu einer Mischung dieser beiden Pfade. Zum Beispiel wird ein Kind mit einer Mutter, die unter Angst- und depressiven Störungen leidet, mit höherer Wahrscheinlichkeit ätiologisch relevante Persönlichkeits- und Verhaltenseigenschaften zeigen, wie z. B. eine ausgeprägtere Tendenz, in unvertrauten Situationen mit Angst oder Rückzug zu reagieren. Auch kann die Reaktion auf unerwartete und belastende Ereignisse häufiger fehlangepasst sein als bei Personen ohne diese familiäre Vulnerabilität.
>
> Diese Merkmale gehen mit einem erhöhten Risiko für das erstmalige Auftreten einer psychischen Störung einher, ohne dass im Einzelfall bislang gesichert zu beurteilen ist, ob die Anfälligkeit auf der genetischen Ähnlichkeit mit der Mutter oder auf sozialem Lernen (am Modell der Mutter) beruht: Die Determinanten der Vulnerabilität können also sowohl biologischer

Was ist Klinische Psychologie? Definitionen, Konzepte und Modelle

25

1

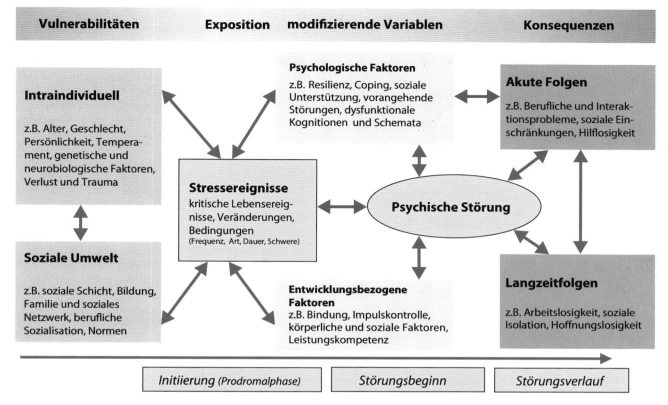

| Vulnerabilitäten | Exposition | modifizierende Variablen | Konsequenzen |

Psychologische Faktoren
z.B. Resilienz, Coping, soziale Unterstützung, vorangehende Störungen, dysfunktionale Kognitionen und Schemata

Intraindividuell

z.B. Alter, Geschlecht, Persönlichkeit, Temperament, genetische und neurobiologische Faktoren, Verlust und Trauma

Akute Folgen

z.B. Berufliche und Interaktionsprobleme, soziale Einschränkungen, Hilflosigkeit

Stressereignisse
kritische Lebensereignisse, Veränderungen, Bedingungen
(Frequenz, Art, Dauer, Schwere)

Psychische Störung

Soziale Umwelt

z.B. soziale Schicht, Bildung, Familie und soziales Netzwerk, berufliche Sozialisation, Normen

Entwicklungsbezogene Faktoren
z.B. Bindung, Impulskontrolle, körperliche und soziale Faktoren, Leistungskompetenz

Langzeitfolgen

z.B. Arbeitslosigkeit, soziale Isolation, Hoffnungslosigkeit

| Initiierung (Prodromalphase) | Störungsbeginn | Störungsverlauf |

Abb. 1.10 Vulnerabilitäts-Stress-Modell psychischer Störungen

Art sein, z. B. in Form von genetischen Belastungsdispositionen. Vulnerabilität kann sich aber auch auf der sozialen Ebene beschreiben lassen, z. B. wenn die sozialen Lebens- und Entwicklungsbedingungen einer Person nachteilig sind. Zugleich können die Vulnerabilitätsfaktoren additiv oder multiplikativ zusammenspielen.

Mit dem Vulnerabilitätskonzept beschreiben wir also auf jeder Manifestationsebene – der biologischen, psychologischen und sozialen – individuelle angeborene und/oder erlernte Anfälligkeiten, die beim Eintreten von bestimmten Ereignissen zu einer erhöhten Verletzlichkeit der Person führen und damit zum Ausbruch einer Störung beitragen können.

Stress bzw. Exposition
Der inflationär gebrauchte, vielschichtige Begriff Stress beschreibt im Zusammenhang mit Vulnerabilitäts-Stress-Modellen alle Anforderungssituationen einer Person auf der biologischen, sozialen und psychologischen Ebene, bei der die Person (oder ein Organismus) eine Anpassungsreaktion zeigen muss, um z. B. die Herausforderung von traumatischen Ereignissen, aber auch Alltagssituationen zu bewältigen. Im Vulnerabilitäts-Stress-Modell lassen sich „Stressfaktoren" auf unterschiedlichste Art und Weise operationalisieren. Die Möglichkeiten reichen von sog. „kritischen

Lebensereignissen" als zeitlich genau bestimmbare Vorkommnisse bis hin zu diffuseren Belastungsbedingungen, die sich zeitlich über Wochen oder Monate hin erstrecken, von subjektiven Belastungswahrnehmungen bis hin zu subjektiv nicht wahrgenommenen, aber über Stresshormone nachweisbaren Belastungskonstellationen. Die Bedeutung bestimmter Stressereignisse oder das Ausmaß von Stressbelastungen und ihre Auswirkungen sind von vielen Faktoren und Prozessen abhängig: den Vulnerabilitäten, dem neurobiologischen und psychologischen Entwicklungsstadium, der Koaggregation mit anderen Lebensereignissen im Ereignisstrom sowie den Copingressourcen und der Resilienz einer Person.

Resilienz
Im Umgang mit herausfordernden Belastungssituationen lassen sich Risiko- und protektive Faktoren unterscheiden. Risikofaktoren sind Faktoren, die die Wahrscheinlichkeit eines negativen Outcomes erhöhen, während protektive Faktoren vor dem Eintreten eines negativen Outcomes schützen (vgl. Risiko- und Schutzfaktoren in der Epidemiologie psychischer Störungen, ► Kap. 3). Während Risikofaktoren eher in Verbindung mit der Entwicklung von Vulnerabilität und ihrer Bedeutung in der Störungsauslösung gesehen werden, werden protektive Faktoren

1

oftmals im Zusammenhang mit dem Begriff der Resilienz diskutiert. Als Resilienz wird die Fähigkeit einer Person bezeichnet, auch in Gegenwart von extremen Belastungsfaktoren und ungünstigen Lebenseinflüssen adaptiv und proaktiv zu handeln. Das heißt, resiliente Menschen können auch bei negativen Lebensereignissen in Gegenwart von Risikofaktoren und bei hoher Vulnerabilität oft eine erfolgreiche Anpassung an veränderte Bedingungen erreichen. Beispiele für protektive Faktoren, die resilienzsteigernd wirken können, sind eine vertrauensvolle Beziehung („social support"), z. B. im familiären Kontext, eine gute Einbettung im Kreis der Gleichaltrigen, ein breites Spektrum von Fähigkeiten und Fertigkeiten sozialer und leistungsbezogener Art und gute soziale und sozioökonomische Rahmenbedingungen. Resilienz kann als das Ergebnis einer günstigen Entwicklung trotz ungünstiger Entwicklungsbedingungen verstanden werden, aber auch als dynamischer Prozess selbst, der im Wechselspiel zwischen Person und den Anforderungen der Umwelt erfolgt und je nach Lebensbereich und Entwicklungsphase variieren kann.

Coping
Coping oder Handlungskompetenz beschreibt das Ausmaß, in dem Personen mit Schwierigkeiten und stressreichen Lebensereignissen umgehen und sie bewältigen können. Als Bewältigungskompetenzen („coping skills") werden Fähigkeiten bezeichnet, die der Person ermöglichen, zumeist über verschiedene Situationsklassen hinweg, flexibel und effizient zu reagieren. Aber auch Copingstrategien sind in der Regel abhängig von der Situation sowie den spezifischen Vulnerabilitäten und Fertigkeiten, die die Person in eine konkrete Bewältigungssituation hineinbringt. Ein effektives Repertoire an Coping Skills ist nach vielen Untersuchungen hoch korreliert mit einem hohen Ausmaß an Selbstkontrolle und Selbsteffizienz.

Mit derartigen interaktionalen Diathese-Stress-Modellen ist nicht nur eine breitere und widerspruchsfreiere Integration aller neuen Erkenntnisbeiträge zum Verständnis psychischer Störungen möglich. Die integrativen Modelle werden auch der Grundforderung der Klinischen Psychologie nach einem umfassenden multimodalen und multimethodalen interdisziplinären Ansatz gerechter. Zugleich erlauben sie die bessere Integration von Anlage-Umwelt-Interaktionen und vermittelnden Konstrukten und Prozessen, wie z. B. die Integration von Entwicklungsaspekten, Zeiteffekten und dispositionellen Konstrukten.

Allerdings sind derartige Modelle noch weit von einer umfassenden wissenschaftlichen Begründung entfernt. Weder die entscheidenden Subprozesse noch die

übergeordneten Zusammenhänge sind für einzelne psychische Störungen oder Gruppen von Störungen hinreichend spezifiziert und wissenschaftlich abgesichert. Nichtsdestotrotz besitzen sie einen erheblichen Wert in Bezug auf die weiterführende Grundlagen- und Anwendungsforschung. Darüber hinaus sind sie auch heuristisch hilfreich für die therapeutische Praxis im Zusammenhang mit der Diagnostik und der Steuerung des Einsatzes von Interventionen.

> **Wichtig**
> Keine der bislang vorliegenden Theorien ist statisch, endgültig oder allgemeingültig. Der Wert einiger Theorien besteht darin, dass sie aktuell zur Erklärung bestimmter psychischer Prozesse und Verhaltensweisen wertvolle Erkenntnisfortschritte erlauben. Der Wert anderer Theorien liegt z. B. eher darin, dass sie in der historischen Entwicklung eine zentrale Rolle gespielt haben.

1.5 Herausforderungen

Die Klinische Psychologie und Psychotherapie verfügt zwar zwischenzeitlich über ein breites Arsenal an Theorien, Methoden und anwendungsorientierten Interventionen für nahezu alle Formen klinisch und nicht klinisch relevanter psychischer und Verhaltensstörungen. Dies darf aber nicht darüber hinwegtäuschen, dass die gesicherte wissenschaftliche Erkenntnisbasis über psychische Störungen insgesamt noch außerordentlich schmal ist. Bis heute haben wir für keine einzige psychische Störung hinreichend gesicherte ätiologische und pathogenetische Modelle, die es erlauben, alle relevanten Befunde widerspruchsfrei einzuordnen und entsprechende wissenschaftlich begründete Interventionen abzuleiten. Selbst relativ einfach erscheinende Fragen nach den wichtigsten Risikofaktoren und Vulnerabilitäten können zumeist nicht mit hinreichender Präzision beantwortet werden.

Die Suche nach adäquateren Modellen und die bessere Aufklärung von spezifischen Schlüsselprozessen für die Entstehung und den Verlauf gestörter Funktionen und gestörter Funktionsmuster im Sinne psychischer Störungen ist und bleibt damit eine Schlüsselaufgabe der Klinischen Psychologie. Die wissenschaftlichen Erkenntnisdefizite sind in allen Bereichen – den Grundlagen und der Anwendung – markant und unterstreichen, dass eine kontinuierliche und systematische interdisziplinäre Forschungsorientierung eine Grundforderung des Fachs Klinische Psychologie ist. Diese Situation ist kein Spezifikum der Klinischen Psychologie, sondern gilt gleichermaßen für alle Fächer, die sich mit psychischen Störungen und klinischen Fragestellungen befassen.

Was ist Klinische Psychologie? Definitionen, Konzepte und Modelle

27

1

Für die Klinische Psychologie haben also bis heute alle diskutierten Perspektiven einen mehr oder minder großen Wert im Hinblick auf das Verständnis und die Erklärung, z. B. hinsichtlich der Frage, warum psychische Störungen auftreten, aber auch in Hinblick auf die Wirkmechanismen effektiver Interventionen.

Wie sehr sich zwischenzeitlich diese Perspektiven miteinander verschränken und wie sehr insbesondere die Grenzen zwischen Psychologie und Neurowissenschaften fließend geworden sind, hat der 2005 verstorbene Psychotherapieforscher Klaus Grawe in seinem Buch „*Neuropsychotherapie*" auf faszinierende Weise ausgearbeitet. Mit Hinblick auf die Psychotherapie resümiert er:

» Wenn man sich einmal an den Gedanken gewöhnt hat, dass man als Psychotherapeut das Gehirn verändert, wenn man wirksam therapiert, ist es nicht mehr weit zu der Frage, ob man das Gehirn noch wirksamer verändern könnte, wenn man psychologische Verfahren mit neurowissenschaftlichen kombinierte. … Ich sehe aber auch eine Gefahr, nämlich die, dass sich die Aufmerksamkeit solcher Neuropsychotherapeuten dann ganz auf den problematischen Teil des Gehirns richten wird und der Mensch mit seinem ganzen Leben, seiner Entwicklungsgeschichte, seinen Wünschen und Befürchtungen in den Hintergrund rückt (Grawe 2004, S. 447).

❓ Prüfen Sie Ihr Wissen

1. Was ist der Unterschied zwischen Klinischer Psychologie und Psychotherapie? ▶ Abschn. 1.1
2. Was sind die wesentlichen Merkmale der neurobiologischen Perspektive bei psychischen Störungen? ▶ Abschn. 1.4.1
3. Warum wird die Verhaltenstherapie als „genuin psychologisches Verfahren" eingeordnet? ▶ Abschn. 1.4.3
4. Was sind die wesentlichen Bausteine des „Vulnerabilitäts-Stress-Modells"? ▶ Abschn. 1.4.4

ℹ Weiterführende Literatur

Eine Einführung in wissenschaftstheoretische Grundlagen zur Klassifikation, Diagnostik und Ätiologie gibt Westmeyer (2005). Stimulierende Überlegungen zum Verhältnis der Klinischen Psychologie, Psychotherapie und Neurowissenschaften finden sich in den Büchern *Neuropsychotherapie* von Klaus Grawe (2004) oder *Anxious* von Joseph LeDoux (2015).

Literatur

Abramson, L. Y., Seligmann, M. E. P., & Teasdale, J. D. (1978). Learned helplessness in humans: Critique and reformulation. *Journal of Abnormal Psychology, 87*, 49–74.

American Psychiatric Association (APA). (1989). *Diagnostic and Statistical Manual of Mental Disorders* (3rd ed. rev.) (DSM-III-R). Washington, DC: American Psychiatric Association. [Dt.: Wittchen, H.-U., Saß, H., Zaudig, M., Koehler, K. (1989). *Diagnostisches und Statistisches Manual Psychischer Störungen DSM-III-R. Deutsche Bearbeitung und Einführung*. Weinheim. Weinheim: Beltz.

American Psychiatric Association (APA). (2013). *Diagnostic and Statistical Manual of Mental Disorders, fifth edition (DSM-5)*. Arlington: American Psychiatric Association.

American Psychiatric Association (APA). (2015). *Diagnostisches und Statistisches Manual Psychischer Störungen – DSM-5* (deutsche Ausgabe herausgegeben von Peter Falkai und Hans-Ulrich Wittchen, mitherausgegeben von Manfred Döpfner, Wolfgang Gaebel, Wolfgang Maier, Winfried Rief, Henning Saß und Michael Zaudig). Göttingen: Hogrefe.

Andreasen, N. (2002). *Brave new brain. Geist, Gehirn, Genom*. Berlin: Springer.

Andrews, G., Goldberg, D. P., Krueger, R. F., Carpenter, W. T., Hyman, S. E., Sachdev, P., & Pine, D. S. (2009). Exploring the feasibility of a meta-structure for DSM-V and ICD-11: Could it improve utility and validity? *Psychological Medicine, 39*(12), 1993–2000.

Arbeitskreis, O. P. D. (Hrsg.). (1996). *Operationalisierte Psychodynamische Diagnostik. Grundlagen und Manual*. Bern: Huber.

Bandura, A. (1986). *Social foundation of thought and action: A social-cognitive theory*. Englewood Cliffs: Prentice Hall.

Baumann, U., & Perrez, M. (Hrsg.). (2005). *Lehrbuch Klinische Psychologie – Psychotherapie*. Bern: Huber.

Beck, A. T. (1967). *Depression: Causes and treatment*. Philadelphia: University of Pennsylvania Press.

Beck, A.T., Freeman, A. & Associates (1990). *Cognitive therapy of personality disorders*. New York: Guilford.

Becker, E. S., & Rinck, M. (2000). Aufmerksamkeit und Gedächtnis bei Angst und Depression. *Psychologische Rundschau, 51*(2), 67–74.

Beutler, M. E., & Malik, M. L. (Hrsg.). (2002). *Rethinking the DSM. A psychological perspective*. Washington: APA.

Birbaumer, N., & Schmidt, R. F. (1985). *Physiologische Psychologie*. Berlin: Springer.

Caspar, F. (2018). *Beziehungen und Probleme verstehen. Eine Einführung in die psychotherapeutische Plananalyse* (4. Aufl.) Bern: Huber.

Charney, D. S., Nestler, E., & Bunney, B. S. (1999). *Neurobiology of mental illness*. New York: Oxford University Press.

Churchland, P. S. (1986). *Neurophilosophy*. London: MIT Press.

Cuthbert, B. N. (2015). Research domain criteria: Toward future psychiatric nosologies. *Dialogues Clin Neurosci, 17*(1), 89–97.

Fiedler, K., Kliegl, R., Lindenberger, U., Mausfeld, R., Mummendey, A., & Prinz, W. (2005). Psychologie im 21. Jahrhundert: Führende deutsche Psychologen über Lage und Zukunft ihres Fachs und die Rolle der psychologischen Grundlagenforschung. *Gehirn & Geist, 7*(8), 56–60.

Freud, S. (1915). *Das Unbewusste. Gesammelte Werke* (Bd. 10, S. 264–303). Frankfurt a. M.: Fischer.

Freud, S. (1923). *Das Ich und das Es. Gesammelte Werke* (Bd. 13, S. 237–289). Frankfurt a. M.: Fischer.

Grawe, K. (2004). *Neuropsychotherapie*. Göttingen: Hogrefe.

Grawe, K., & Caspar, F. (1984). Die Plananalyse als Konzept und Instrument für die Psychotherapieforschung. In U. Baumann (Hrsg.), *Psychotherapie: Makro- und Mikroperspektiven*. Göttingen: Hogrefe.

Griesinger, W. (1845). *Die Pathologie und Therapie der psychischen Krankheiten*. Stuttgart: Krabbe.

Henkel, V., Bussfeld, P., Möller, H.-J., & Hegerl, U. (2002). Cognitive-behavioral theories of helplessness/hopelessness: Valid models of depression. *European Archives of Psychiatry and Clinical Neurosciences, 252,* 240–249.

Holmes, E. A., Ghaderi, A., Harmer, C. J., Ramchandani, P. G., Cuijpers P., et al. (2018). The Lancet Psychiatry Commission on psychological treatments research in tomorrow's science. *Lancet Psychiatry, 5*(3), 237–286.

Kanfer, F. H., & Saslow, G. (1969). Behavioral diagnosis. In C. M. Franks (Hrsg.), *Behavior therapy: Appraisal and status.* New York: McGraw-Hill.

Kraepelin, E. (1883). *Compendium der Psychiatrie.* Leipzig: Abel.

Lang, P. J. (1993). The three-system approach to emotion. In N. Birbaumer & A. Öhman (Hrsg.), *The structure of emotion* (S. 18–30). Seattle: Hogrefe & Huber.

Lazarus, R. S. (1966). *Psychological stress and the coping process.* New York: McGraw Hill.

LeDoux, J. E. (2001). *Das Netz der Gefühle.* München: dtv.

LeDoux, J. E. (2015). *Anxious. The modern mind in the age of anxiety.* London: Oneworld.

Lilienfeld, S. O., & Treadway, M. T. (2016). Clashing diagnostic approaches: DSM-ICD versus RDoC. *Annual Review of Clinical Psychology, 12,* 435–463.

Lück, H. E., & Miller, R. (Hrsg.). (1999). *Illustrierte Geschichte der Psychologie.* Weinheim: PVU.

Margraf, J. (2018). Hintergründe und Entwicklung. In J. Margraf & S. Schneider (Hrsg.), *Lehrbuch der Verhaltenstherapie* (Bd. 1, S. 3–35). Berlin: Springer.

Mineka, S., Watson, D., & Clark, L. A. (1998). Comorbidity of anxiety and unipolar mood disorders. *Annual Review of Psychology, 49,* 377–412.

Neisser, U. (1982). *Memory observed: Remembering in natural contexts.* New York: Freeman.

Panksepp, J. (1998). *Affective neuroscience. The foundations of human and animal emotions.* New York: Oxford University Press.

Perrez, M., & Reicherts, M. (1992). *Stress, coping, and health.* Seattle: Hogrefe & Huber.

Popper, K., & Eccles, J. (1977). *The self and the brain.* Berlin: Springer.

Regier, D. A., Narrow, W. E., Kuhl, E. A., & Kupfer, D. J. (2009). The conceptual development of DSM-V. *American Journal of Psychiatry, 166*(6), 645–650.

Remschmidt, H., Schmidt, M., & Poustka, F. (2012). *Multiaxiales Klassifikationsschema für psychische Störungen des Kinder- und Jugendalters nach ICD-10 der WHO – Mit einem synoptischen Vergleich von ICD-10 und DSM-IV* (6. Aufl.). Bern: Huber.

Rudolf, G. (2014). *Psychodynamische Psychotherapie,* 2. Aufl. Schattauer: Stuttgart (Erstveröffentlichung 2010)

Schüßler, G. (2002). Aktuelle Konzeption des Unbewussten – Empirische Ergebnisse der Neurobiologie, Kognitionswissenschaften, Sozialpsychologie und Emotionsforschung. *Zeitschrift für Psychosomatische Medizin und Psychiatrie, 48,* 192–214.

Schulte, D. (Hrsg.). (1974). *Diagnostik der Verhaltenstherapie.* München: Urban & Schwarzenberg.

Seidenstücker, G. & Baumann, U. (1978). Multimethodale Diagnostik. In U. Baumann, H. Berbalk & G. Seidenstücker (Hrsg.), *Klinische Psychologie – Trends in Forschung und Praxis* (Bd. 1, S. 134–182). Bern: Huber.

Seligman, M. E. P. (1975). *Helplessness: On depression, development, and death.* New York: Freeman.

Strotzka, H. (1969). *Psychotherapie und soziale Sicherheit.* Bern: Huber.

Werner, H. (1948). *Einführung in die Entwicklungspsychologie.* München: Barth.

Westmeyer, H. (2005). Wissenschaftstheoretische Grundlagen; Klassifikation, Ätiologie und Diagnostik. In U. Baumann & M. Perrez (Hrsg.), *Lehrbuch Klinische Psychologie – Psychotherapie* (3. Aufl., S. 54–67). Bern: Huber.

Wittchen, H.-U. (2003). *Wenn Angst krank macht.* Dresden: IAP Bonitas.

World Health Organization (WHO). (1992). *The ICD-10 Classification of mental and behavioural disorders: Clinical descriptions and diagnostic guidelines.* Geneva: World Health Organization.

Diagnostische Klassifikation psychischer Störungen

Susanne Knappe und Hans-Ulrich Wittchen

Inhaltsverzeichnis

© Springer-Verlag GmbH Deutschland, ein Teil von Springer Nature 2020
J. Hoyer und S. Knappe (Hrsg.), *Klinische Psychologie & Psychotherapie*,
https://doi.org/10.1007/978-3-662-61814-1_2

2

2.1 Abnorm oder normal – Krank oder gesund?

Wohl jedem ist aus dem Alltag geläufig, dass wir Auffälligkeiten im Verhalten und Erleben von uns selbst oder anderen mit Begriffen belegen, die scheinbar den klinisch-psychologischen und psychiatrischen Terminologien nahestehen: „Der spinnt ja; der ist verrückt; der hat eine Macke; die ist neurotisch; der hat eine Depression; die hat Prüfungsangst; der ist paranoid" und so fort (Abb. 2.1). Dies sind offensichtlich weder trennscharf noch wissenschaftlich begründete Terminologien, sondern wenig schmeichelhafte, verletzende und abwertende umgangssprachliche Etiketten.

Derartige Aussagen berühren aber durchaus ein Kernthema der Klinischen Psychologie, nämlich die Frage nach einer Grenzziehung zwischen „normalem" und „abnormem" Verhalten bzw. „gesund versus krank" oder „klinisch bedeutsam versus nicht bedeutsam".

In der Psychologie und in den Sozialwissenschaften sind wir es gewohnt, psychische und Verhaltensphänomene dimensional zu beschreiben. Wir beschreiben Menschen z. B. auf der Grundlage psychometrisch entwickelter Skalen auf einem Kontinuum von Merkmalsausprägungen oder anhand von Testwerten. Dies ermöglicht uns dann, über die Analyse der Werteverteilung und über Zusatzannahmen kategoriale Entscheidungen zu definieren: Danach ist „abnorm" was z. B. selten ist. Für den klinischen Kontext ist diese Vorgehensweise aus verschiedenen Gründen oft nur begrenzt hilfreich und nützlich. Hier wünschen wir

uns zunächst möglichst eindeutige kategoriale Entscheidungen darüber, ob es sich um einen „Fall mit einer psychischen Störung" bzw. mit einer bestimmten psychischen Störung handelt oder nicht. Denn wir wollen im klinischen Kontext auch interventionsbezogene Entscheidungen ableiten. Da aber Festlegungen von Diagnosen in der Regel zugleich mehrere Entscheidungsaspekte beinhalten, wobei neben den aktuellen Beschwerden (Symptomen) auch z. B. ihr Beginn, ihre Persistenz, ihr Verlauf sowie weitere beeinflussende Faktoren eine wichtige Rolle spielen, besteht zwischen dimensionalen Skalen und klinischen kategorialen diagnostischen Entscheidungen oft nur eine begrenzte Konvergenz.

In Abb. 2.2 ist das beispielsweise daran ersichtlich, dass ein nicht unwesentlicher Anteil von Personen mit hohen Depressivitätswerten im Test keine Diagnose „Depression" erhält. Demnach wäre der Anteil von Personen mit falsch positiven Diagnosen beträchtlich. Umgekehrt können klinische Diagnosen auch bei Personen mit niedrigeren Depressivitätswerten im Test vorkommen (falsch negative Diagnosen). Dieses nicht befriedigende Ergebnis hinsichtlich der Fehlklassifikationen liegt darin begründet, dass die Depressivitätsskala nur die Dimension der aktuellen depressiven Beschwerden abbildet, während die kategoriale klinische Diagnose darüber hinaus mehrere weitere Aspekte berücksichtigt, nämlich z. B. die Dauer (mindestens 2 Wochen), Beeinträchtigungen (Unfähigkeit, z. B. den sozialen Rollenaufgaben nachzugehen) und Ausschlusskriterien (z. B. dass die depressive Symptomatik nicht auf eine zeitgleich eingenommene Medikation zurückzuführen ist, die diese Symptome verursacht hat).

… der spinnt ja

… der ist verrückt

… der hat 'ne Macke

… die ist neurotisch

… der hat 'ne Depression …

… die hat 'ne Prüfungsangst

… die reagiert ja vollkommen paranoid

… der ist doch schizophren

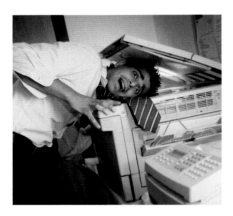

> † Wie kann man psychische Störungen definieren? Gibt es eindeutige Grenzen zwischen normal und abnorm, gesund und krank?
>
> † Wie kann man psychische Störungen verlässlich beschreiben (= Nomenklatur),
>
> † sowie einordnen und klassifizieren (diagnostisches Klassifikationssystem)?

 Abb. 2.1 Psychische Störungen im Alltag. (Foto: © photos.com PLUS)

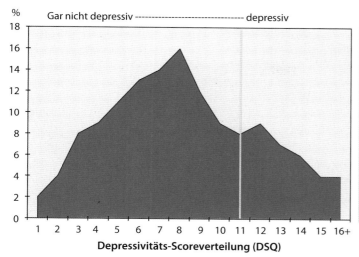

%

Gar nicht depressiv --------------------------------- depressiv

Depressivitäts-Scoreverteilung (DSQ)

Wenden wir eine dimensionale Depressivitätsskala (DSQ) in der Allgemeinbevölkerung an, finden wir gewöhnlich:

Nur wenige haben überhaupt keine depressiven Beschwerden, viele berichten mittlere und einige wiederum sehr hohe Werte.

Nach klinischen Konventionen werden in dem verwendeten Instrument Werte über 10 als klinisch auffällig und als Hinweis auf das Vorliegen einer klinisch-bedeutsamen Depression angesehen.

Im Vergleich zu standardisierten klinischen Diagnosen beträgt die Sensitivität des DSQ (= Ausmaß, in dem »wahre« Fälle erkannt werden) 92%, die Spezifität (= Ausmaß der korrekten spezifischen Diagnose) aber nur 72%.

Das heißt, die Depressivitätsskala ist lediglich ein sensitives Screening-Instrument.

◻ **Abb. 2.2** Dimensional versus kategorial: Depressivitätswerte und Depression in der deutschen Allgemeinbevölkerung (Häufigkeitsverteilung aktueller depressiver Beschwerden in der Bevölkerung auf der Grundlage des Depression Screening Questionnaires, DSQ, in %)

Dimensionale Selbst- und Fremdbeurteilungsskalen sind also nur begrenzt hilfreich für klinische Entscheidungen über das Vorliegen psychischer Störungen. Sie sind geeignet und unverzichtbar zur objektivierenden Beschreibung von Einzelbeschwerden und Komplexen von Beschwerden. Auch zur Feststellung des Schweregrads sowie unter bestimmten Voraussetzungen auch für ein Screening nach bestimmten Störungen können solche Skalen hilfreich sein. Für die Diagnostik psychischer Störungen in ihrer gesamten Breite sind sie für sich genommen in der Regel zu unspezifisch.

Bevor im Folgenden geeignetere Lösungen für den klinischen Kontext diskutiert werden, sollen zunächst die Begriffe Gesundheit und Krankheit, bzw. psychische Störung betrachtet werden. Gibt es eine Definition, die für den Bereich der psychischen Störungen allgemein gültig und anwendungsnah ist?

2.1.1 Definition von Gesundheit und Krankheit

Ein Blick auf verschiedene Definitionsversuche seit der Antike zeigt, dass es keine allgemein gültigen zufriedenstellenden Definitionen für Gesundheit und Krankheit gibt. Gesundheit ist offensichtlich ein idealtypischer Begriff, der sich einer befriedigenden Gesamtdefinition entzieht. Sinnvoll erscheint es allerdings, bestimmte wohl definierte funktionale Aspekte zu unterscheiden, z. B. subjektives Wohlbefinden, Funktionieren in Rollenbereichen, Ausmaß erfolgreichen Copings oder Lebensqualität.

> **Definition**
>
> **Gesundheit**
>
> Körperliches und geistiges Wohlbefinden; Unversehrtheit; Freiheit von Defekt, Schmerz oder Krankheit; Normalität körperlicher und geistiger Funktionen. (Webster's Dictionary 1985)
> Zustand der vollen Leistungsfähigkeit eines Organismus (...) gegeben, wenn alle seine Teile im richtigen Wirkungsverhältnis zueinander stehen und alle Verrichtungen ihren normalen Gang gehen. Ein Körper, der absolut gesund wäre (...) wird nie gefunden. Unter relativer Gesundheit versteht man das persönliche Wohlgefühl, verbunden mit ungehemmter Leistungsfähigkeit, obwohl im Bau (...) Ungleichheiten, ja sogar Ausfälle bestehen. (Brockhaus 1928)
> Zustand vollkommenen körperlichen, psychischen und sozialen Wohlbefindens, nicht nur definiert durch die Abwesenheit von Krankheit und Behinderung. (Konstitution der Weltgesundheitsorganisation 1958)
> Was gesund und was krank bedeute, darüber zerbricht sich der Mediziner am wenigsten den Kopf (...) Was krank im allgemeinen sei, das hängt weniger vom Urteil der Ärzte, als vom Urteil des Patienten ab und von den herrschenden Auffassungen der jeweiligen Kulturkreise. (Karl Jaspers 1973)
> Fähigkeit zu lieben und schöpferisch zu sein. (Erich Fromm 1964)
> Geistige Krankheit ist ein Mythos. (Thomas Szasz 1960)

Auch der Gegenpol – der medizinische Krankheitsbegriff – ist gegenüber der variablen Definition von

2

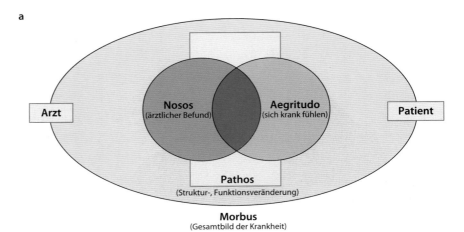

Abb. 2.3 Die Erkenntnisebenen von Krankheit **a** und das biomedizinische Krankheitsmodell **b**

Gesundheit nur auf den ersten Blick hilfreicher. Denn auch er wird sehr unterschiedlich benutzt. Je nach Perspektive kann Krankheit etwas anderes bedeuten:

- ein biologisch veränderter Zustand des Körpers (z. B. Krebs),
- das Erleben von Unwohlsein oder Beeinträchtigung („Ich kann einfach nicht mehr!"),
- eine zugeschriebene Krankenrolle mit Ansprüchen und Privilegien (z. B. Frühberentung) oder
- das, was Ärzte diagnostizieren (Diagnose).

2.1.2 Krankheit als hypothetisches Konstrukt

Krankheit ist also ebenso wie Gesundheit ein vielschichtiges Konstrukt, das im Rahmen des sog. medizinischen Krankheitsmodells und seinen Erweiterungen (▶ Kap. 1) ausdifferenziert werden kann. In der allgemeinen klassischen Formulierung werden die **Krankheitsursachen,** die in der medizinischen Störungslehre mit den Begriffen **Ätiologie** (Entstehung) und **Patho-**

genese (Ausgestaltung) verbunden werden, von der eigentlichen ärztlich objektivierbaren Krankheit mit ihren Korrelaten und der subjektiven **Krankheitsäußerung** (= Aegritudo: Leiden, Kranksein, Schmerzen) unterschieden (▶ Abb. 2.3).

Hinzu treten bei der Krankheit die Krankheitsfolgen, welche die **Krankenrolle** sowie die psychischen, sozialen und verhaltensmäßigen Folgen kennzeichnen, die durchaus wieder einen Einfluss auf die vorgenannten Ebenen haben können. Für die Untersuchung der Ursachen für „Krankheiten" können breitere biopsychosoziale Störungsmodelle herangezogen werden. Diese gehen davon aus, dass bei der Entstehung und Aufrechterhaltung aller Krankheiten biologische, psychische und soziale Bedingungen in wechselseitiger Interaktion beteiligt sind, ohne in Teilbereichen die Gültigkeit des traditionellen medizinischen Modells auszuschließen. Sie enthalten, neben der traditionellen – kausal orientierten – somatischen Krankheitskonzeption, auch dimensionale psychologische, sozialwissenschaftliche und umweltbezogene Komponenten, um Krankheiten umfassender beschreiben zu können (▶ Abb. 2.4).

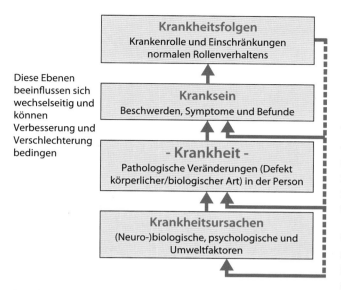

Diese Ebenen beeinflussen sich wechselseitig und können Verbesserung und Verschlechterung bedingen

☐ **Abb. 2.4** Die Ebenen des allgemeinen Krankheitsparadigmas. (Aus Perrez und Baumann 2011, mit freundlicher Genehmigung vom Hogrefe Verlag)

Haupteinwand gegen diesen Krankheitsbegriff ist, dass sich psychische Störungen nur selten eindeutig auf spezifizierbare Substrate bzw. entsprechende neurobiologische Dysfunktionen, Defekte oder Ausfälle körperlicher Art, wie sie im Modell gefordert werden, zurückführen lassen. Selbst wenn wir unterstellen, dass psychische Störungen z. B. immer mit prinzipiell objektivierbaren Neurotransmitterstörungen einhergehen,

bleibt die Frage, ob es sich dabei tatsächlich um die eigentliche Krankheit handelt. Auch einfache Kausalitäten, z. B. von der Art, dass Störungen des Serotoninstoffwechsels eine Depression verursachen, sind häufig unzureichend angesichts der multifaktoriellen Ätiologie und Pathogenese psychischer Störungen. Weitere Kritikpunkte beziehen sich auf die möglichen negativen sozialen und stigmatisierenden Aspekte von Diagnosen sowie den Vorwurf, dass die kategoriale Entscheidung Krankheit versus keine Krankheit schwer mit der Vielschichtigkeit und dem dimensionalen Charakter der Einzelmerkmale in Einklang zu bringen ist (☐ Tab. 2.1).

Dabei wird übersehen, dass eine kategoriale Definition letztlich auf der „Krankheitsebene" kein Widerspruch zur dimensionalen Herangehensweise sein muss (▶ Gut zu wissen). In der Psychiatrie und in der wissenschaftlichen Untersuchung psychischer Störungen ist es grundsätzlich anerkannt, dass die meisten psychischen Phänomene befriedigender dimensional als kategorial zu beschreiben sind. Dieses Nebeneinander von kategorial und dimensional ist auch in der klinischen Medizin weit verbreitet. Als Beispiel lassen sich die Diagnosen Hypertonus, Übergewicht und Dyslipidämie anführen, die zwar alle dimensional erfasst, aber dann über Cut-off-Werte kategorial interpretiert werden. Dabei können sich die diagnostischen Schwellenwerte fortlaufend ändern, z. B. wenn neue Forschungserkenntnisse zum Zusammenhang erhöhter Lipidwerte für das Risiko koronarer Herzerkrankungen verfügbar werden.

☐ **Tab. 2.1** Einwände gegen Krankheitsdiagnosen aus der soziologischen und humanistischen Perspektive

Einwand	Erläuterung
„Die Krankenrolle existiert auch ohne Krankheit – das Kranksein ist primär Folge der zugeschriebenen Krankenrolle" (s. Scheff 1973; Keupp 1976)	Diese Position der sog. Antipsychiatrie (Bopp 1980) sieht die Ursachen nicht nur im klinischen System und der Familie, sondern vor allem in der Gesellschaft. Der zentrale „Defekt" wird nicht in der Person, sondern in gesellschaftlichen Prozessen gesehen – damit verliert das Krankheitsmodell seine Bedeutung!
Das Etikett „psychisch krank" ist nicht die Beschreibung eines realen Zustands, sondern die Zuschreibung einer Diagnose und damit der Krankenrolle (Szasz 1960)	Der Ansatz wird heute nur noch für wenige Störungen und dann zumeist von Vertretern der Familientherapie (Hoffmann 1982) und einigen interpersonellen Modellen (Kiesler, 1982) verfolgt
„Wir haben keine Alternative – sondern ignorieren das Krankheitskonzept" (Perls 1969, zit. nach Stemberger 2002); psychische Störungen sind „Wachstums- bzw. Reifungsstörungen"; Umwelt hindert Menschen daran, bestimmte Bedürfnisse zu befriedigen und Affekte auszuleben. Die resultierenden „unabgeschlossenen Gestalten führen zu fortschreitender Entfremdung!	Diese Position wird in der Gestalt- und bioenergetischen Therapie wie auch teilweise in der Gesprächstherapie nach wie vor präferiert
Der entscheidende grundlegende Unterschied zur traditionell eher kategorialen Psychopathologie ist die Annahme der *Kontinuität* von normal zu abnormal. Das heißt, psychische Störungen sind lediglich Hemmungen oder Steigerungen (= Abweichungen) normaler (abnormal) psychischer Prozesse	Diese Position hat sich inzwischen in der wissenschaftlichen Psychologie und in der wissenschaftlichen Erforschung psychischer Störungen allgemein durchgesetzt und hat zu einer Synthese mit kategorialen Modellen geführt

2

Was ist Krankheit?

Die Definition von Krankheit setzt ein medizinisches Krankheitsmodell als hypothetisches Konstrukt voraus. Dieses kann durch breitere interaktionale Störungsmodelle ergänzt werden, die in der Regel dimensionale Konstrukte einschließen.

Bei der Definition von Krankheit wirken in der Regel dimensionale und kategoriale Konzepte zusammen, bei denen jeweils unterschiedliche Normbegriffe gemeinsam eine Rolle spielen (z. B. statistische Norm: abnorm oder krankhaft ist das Ungewöhnliche; funktionale Norm: abnorm ist das Schädliche; soziale Norm: abnorm ist das gesellschaftlich Abweichende). Kategorial versus dimensional ist oft nur ein scheinbarer Widerspruch.

Eine grundsätzliche Besonderheit im Bereich der psychischen Störung ist im Unterschied zu den meisten Bereichen der Medizin der Verzicht auf den Begriff Krankheit. Angesichts des Fehlens eindeutig nachgewiesener kausaler ätiologischer und pathogenetischer Beziehungen wird grundsätzlich in den Klassifikationssystemen der neutralere Begriff „Störung" präferiert.

2.1.3 Manifestationsebenen und Definition psychischer Störungen

Bei der Anwendung dieser einleitenden Überlegungen zu Gesundheit und Krankheit auf psychische Störungen sind einige Besonderheiten zu beachten.

Definition

In Anlehnung an das DSM-5 (APA 2015, S. 26) lassen sich **psychische Störungen** definieren als ein Verhaltens- oder psychisches Syndrom oder Muster, das durch klinisch bedeutsame „Störungen in den Kognitionen, in der Emotionsregulation und im Verhalten einer Person charakterisiert ist. Diese Störungen sind Ausdruck von dysfunktionalen psychologischen, biologischen oder entwicklungsbezogenen Prozessen, die psychischen und seelischen Funktionen zugrunde liegen. Psychische Störungen sind typischerweise verbunden mit bedeutsamen Leiden oder Behinderung hinsichtlich sozialer oder berufs-/ausbildungsbezogener und anderer wichtiger Aktivitäten".

Nach dem aktuellen Stand der Erkenntnisse lassen sich psychische Störungen in zumindest vier miteinander interagierenden Schlüsselbereichen menschlicher Aktivität bzw. menschlichen Verhaltens mehrschichtig genauer beschreiben und definieren:

1. der Art und Weise, wie Menschen ihre Gefühle erleben und äußern (Emotion),
2. der Art und Weise, wie sie denken, urteilen und lernen (z. B. Informationsverarbeitung und Kognition),
3. der Art und Weise, wie sie sich verhalten (z. B. Motorik und soziale Interaktion), und
4. dahingehend, welche körperlichen bzw. biopsychologischen Phänomene (z. B. Herzschlag, Muskelspannung, Veränderungen des Transmitterhaushalts, neuroanatomische Abweichungen etc.) sie aufweisen.

Keine der Ebenen wird im Zusammenhang mit der diagnostischen Klassifikation psychischer Störungen als allein ausschlaggebend gewertet. Dies gilt übrigens auch hinsichtlich gut untersuchter und nahezu regelhaft bestätigter neurobiologischer Auffälligkeiten (z. B. Störungen der Hypophysen-Nebennieren-Achse, des Hirnstoffwechsels etc.). Obwohl derartige „objektivierende Befunde" ein Ideal in einer verlässlicheren Diagnostik psychischer Störungen darstellen, ist trotz aller Entwicklungen auf diesem Gebiet bis heute kein einziger neurobiologischer oder genetischer Marker so weit etabliert, dass er als verlässlicher diagnostischer Test Bestand hätte.

Das Fehlen eindeutiger labordiagnostischer Tests bedeutet, dass wir in der Diagnostik der meisten psychischen Störungen, wie sie derzeit charakterisiert und definiert sind, weitgehend auf subjektiv-verbale Indikatoren sowie die Beobachtung des offenen Verhaltens angewiesen sind. Damit kommt dem klinisch-diagnostischen Prozess, also der Art und Weise, wie wir das Verhalten eines Patienten erfragen, erfassen und beurteilen, um zu einer zuverlässigen (im Sinne der Beurteilerkonsistenz) und validen diagnostischen Entscheidung zu kommen, ein besonderer Stellenwert zu (▶ Gut zu wissen).

Dieser Prozess und seine Implikationen, z. B. im Hinblick auf eine multimethodale Diagnostik sowie den Einsatz diagnostischer Instrumente (s. diagnostische Interviews), werden ausführlich in ▶ Kap. 21 beschrieben.

Relevanz von psychologischen und anderen objektivierenden Testverfahren

Trotz der überwiegenden Abhängigkeit von subjektiv-verbalen Indikatoren bei der Diagnostik psychischer Störungen gibt es – insbesondere im Bereich der Störungen im Kindes- und Jugendalter – durchaus eine Reihe von Diagnosen, bei denen psychologische Testverfahren unerlässlich sind: So ist zum Nachweis von Entwicklungsstörungen, z. B. für die Diagnose einer geistigen Behinderung bzw. Intelligenzminderung oder umschriebenen Formen von Lernstörungen, explizit die Durchführung von psychologischen Tests als Voraussetzung für eine gesicherte Diagnose erforderlich (► Kap. 37).

Ähnlich ist die Situation bei der Diagnostik der Demenz im höheren Alter, die in der Regel die Durchführung von Testverfahren wie dem „Syndrom Kurz-Test" (SKT; Stemmler und Horn 2015) oder die „Mini Mental Status Examination" (MMSE) erfordert. Organmedizinische und labortechnische Verfahren werden für die differenzialdiagnostische Betrachtung, z. B. zum Ausschluss bestimmter organmedizinischer Erkrankungen, die gleichsam Symptome psychischer Störungen hervorrufen können, benötigt.

2.2 Warum brauchen wir eigentlich eine Klassifikation psychischer Störungen?

Unter **klassifikatorischer Diagnostik** wird die Zuweisung von Diagnosen zum Symptomkomplex der Person verstanden. Die Regeln hierfür sind in der sog. Psychopathologie (der Lehre von psychischen Störungsphänomenen) festgelegt.

Von der klassifikatorischen Diagnostik sind abzugrenzen:

- die **funktionale Diagnostik** als Bedingungsanalyse z. B. zur Mikroplanung der Indikation und Therapie,
- die **Prozessdiagnostik** als Verlaufs- und Erfolgsmessung sowie zur Steuerung und Adaption von Interventionen und Veränderungen und
- die **Strukturdiagnostik** als Zuweisung zu dispositionellen Typen (z. B. Persönlichkeit).

Definition

Klassifikation – Einteilung oder Einordnung von Phänomenen, die durch bestimmte gemeinsame Merkmale charakterisiert sind, in ein nach Klassen gegliedertes System. Spezifisch sind damit die Taxonomie sowie die diagnostische Identifikation (oder der diagnostische Prozess) angesprochen.

Definition

Taxonomie – Systematische Ordnung nach festen Regeln.

Definition

Klassen – Gruppen mit gemeinsamen Merkmalen.

2.2.1 Begriffe und Konzepte

Jedes Wissenschaftsgebiet verfügt über Konventionen, wie die Phänomene des Untersuchungsgebiets benannt, nach welchen Gesichtspunkten sie geordnet und klassifiziert werden können, um sie damit einer systematischen Erforschung zugänglich sowie die Beobachtungsergebnisse mitteilbar und vergleichbar zu machen. Allgemein versteht man dabei unter Klassifikation die Einteilung oder Einordnung von Phänomenen, die durch bestimmte gemeinsame Merkmale charakterisiert sind, in ein nach Klassen gegliedertes System. Spezifisch sind damit aber die „Taxonomie", die systematische Ordnung nach festen Regeln sowie die diagnostische Identifikation (oder der diagnostische Prozess) angesprochen. Letztere beschreibt die Zuordnung bzw. den Prozess der Zuordnung bestimmter Merkmale oder Individuen in diagnostische Klassen bzw. Kategorien eines bestehenden Klassifikationssystems (Wittchen und Lachner 1996).

Vermischt mit dem Begriff **Klassifikation** werden in der Psychiatrie und Klinischen Psychologie häufig die Termini Nomenklatur und Nosologie genannt. Unter **Nomenklatur** versteht man spezifische Begriffsbeschreibungen, die benutzt werden, um die Klassen und Elemente eines Systems zu identifizieren. Dabei werden sowohl die Namen der Klassen wie auch die technischen Begriffe definiert. Praktisch gesehen kann eine Nomenklatur als eine unter Experten anerkannte Liste von Begriffen verstanden werden, die im Prinzip unabhängig von den zugrunde liegenden Charakteristika der Klassen ist. Als Beispiel für solche Nomenklaturen lassen sich das US-amerikanische Diagnostic and Statistical Manual of Mental Disorders in seiner 5. Version (APA 2013, 2015) mit seinem Glossar sowie das entsprechende Kapitel V (F) der 10. Revision der International Classification of Diseases (ICD-10; WHO, 1992) anführen, mit der psychische und Verhaltensstörungen weltweit codiert werden.

Ein zweiter kritischer Begriff ist der der **Nosologie** (medizinische Krankheitslehre). Der Begriff Nosologie bezieht sich im Zusammenhang mit der Klassifikation von Krankheiten auf den Versuch einer eindeutigen und logischen Unter-, Neben- und Überordnung beschriebener Krankheiten nach einheitlichen Gesichtspunkten. Dabei spielen in der Medizin folgende Begriffe eine entscheidende Rolle bei der Definition von Krankheiten:

- **Einheitlichkeit der Symptome und Syndrome:** Krankheiten sollten durch einheitliche charakteristische „Zeichen" der Krankheiten, die sog. Symptome, und durch typische Symptomkonstellationen, die sog. Syndrome, charakterisiert sein.
- **Ätiologie:** Hierunter wird die wissenschaftliche Erklärung der Entstehung einer Krankheit verstan-

2

den; sie umfasst alle relevanten genetischen, körperlichen, dispositionellen, Umwelt- und Situationsfaktoren, die distal oder proximal mit dem Beginn der Erkrankung verbunden sind. Ergänzend werden oft auch verlaufsbeeinflussende Faktoren im Sinne eines Hinweises auf derartige ätiologische Zusammenhänge mitberücksichtigt. Krankheiten sollten sich zu relativ einheitlichen ätiologischen Konstellationen voneinander abgrenzen lassen.

- **Pathogenese:** Hierunter werden die Gesetzmäßigkeiten des weiteren Verlaufs einer Krankheit verstanden. Also z. B. die typische Erkrankungsdauer und Form einschließlich etwaiger Komplikationen sowie bleibender und vorübergehender Folgen und Konsequenzen. Einen Spezialfall der pathogenetischen Betrachtung können die sog. Prodrome darstellen, unter denen eindeutige Vorboten der beginnenden Krankheit zusammengefasst werden, sowie die sog. Residuen, die als symptomatische „Überreste" einer abgelaufenen Krankheit definiert sind. Prodrome und Residuen spielen vor allem bei den schizophrenen Störungen eine wichtige Rolle (▶ Kap. 44).
- **Differenzialdiagnose:** Sie beschreibt schließlich den klinischen Prozess, durch den unter Würdigung der Symptome, Syndrome, ätiologischen und pathogenetischen Besonderheiten ein Krankheitsbild von einem anderen abgegrenzt wird. Hierfür wird bei psychischen Störungen auch der Begriff „diagnostische Ausschlusskriterien" benutzt.

Definition

Nomenklatur – Spezifische Begriffsbeschreibungen, die benutzt werden, um die Klassen und Elemente eines Systems zu identifizieren. Praktisch gesehen kann eine Nomenklatur als eine unter Experten anerkannte Liste von Begriffen verstanden werden, die im Prinzip unabhängig von den zugrunde liegenden Charakteristika der Klassen ist.

Definition

Diagnostische Identifikation (oder diagnostischer Prozess) – Die diagnostische Identifikation beschreibt die Zuordnung bzw. den Prozess der Zuordnung bestimmter Merkmale oder Individuen zu diagnostischen Klassen bzw. Kategorien eines bestehenden Klassifikationssystems.

Definition

Nosologie (Krankheitslehre) – Der Begriff Nosologie bezieht sich im Zusammenhang mit der Klassifikation von Krankheiten auf den Versuch einer eindeutigen und logischen Unter-, Neben- und Überordnung be-

schriebener Krankheiten nach einheitlichen Gesichtspunkten. Zugleich sollen die vorgenommenen nosologischen Differenzierungen bzw. Gruppierungen mit wesentlichen Unterschieden bzw. Zusammenhängen im Bereich der objektiv gegebenen pathologischen Erscheinungen sowie der sie bedingenden Faktoren möglichst weit übereinstimmen und dabei alle tatsächlich vorkommenden Phänomene und Faktoren berücksichtigen. Das Ziel einer nosologischen Klassifikation ist es, ein ebenso logisches wie natürliches und zugleich vollständiges System der Krankheiten zu schaffen.

Definition

Systematik der Krankheiten – Eine Systematik ordnet Teile zu einem einheitlichen und wohl gegliederten Ganzen, in dem das Einzelne im Verhältnis zum Ganzen und den übrigen Teilen eine ihm angemessene Stelle einnimmt.

Nach diesen nosologischen Kriterien werden Krankheiten wie auch psychische Störungen in der Regel beschrieben und voneinander abgegrenzt. In Verbindung mit den Annahmen des medizinischen Krankheitsmodells (▶ Kap. 1) ist dieses Konzept prinzipiell von großem klinischen Nutzen. Es ermöglicht nicht nur die Zuweisung einer Diagnose, sondern zugleich auch Aussagen über den zu erwartenden Verlauf (Heilung, Wiedererkrankungs- und Chronizitätsrisiko), die zu erwartenden Komplikationen und Risiken, den Rückschluss auf wahrscheinliche Ursachen bzw. Bedingungsfaktoren und damit im Idealfall auch die Therapie. Darüber hinaus ist nicht zu übersehen, dass eine eindeutige Diagnose den Patienten auch unmittelbar entlasten kann, wenn sein vormals unbenanntes Leiden nunmehr einen Namen hat mit der Aussicht auf Behandlungsmöglichkeiten.

Das damit angesprochene Idealziel einer nosologischen Klassifikation, nämlich ein ebenso logisches wie natürliches und zugleich vollständiges System der Krankheiten zu schaffen, bleibt aber nicht nur auf vielen Gebieten der Medizin, sondern vor allen Dingen bei psychischen Störungen aufgrund der in vielen Bereichen noch unvollständigen Erkenntnisse unerreicht.

2.2.2 Ziele diagnostischer Klassifikationssysteme

Klassifikationssysteme psychischer Störungen sind aus vielen klinischen wie auch wissenschaftlichen Gründen hilfreich und unverzichtbar. Eine einheitliche Systematik psychischer Störungen und ein differenziertes diagnostisches Klassifikationssystem sind Voraussetzung für:

- die nachvollziehbare und überprüfbare (reliable) Ableitung von Diagnosen,
- die wissenschaftliche Erforschung psychischer Störungen von der Grundlagenforschung bis zur klinischen Versorgungsforschung,
- wissenschaftliche Untersuchungen zu den Symptomen und Syndromen (z. B. experimentelle Psychopathologie) einschließlich ihrer Präzisierung, Differenzierung und Validierung,
- die interdisziplinäre wissenschaftliche Kommunikation als entscheidendes Bindeglied zwischen den kognitiven, sozialpsychologischen, psychophysiologischen, epidemiologischen und neurobiologischen Forschungsparadigmen,
- die Verknüpfung von Diagnosen mit verschiedenen Ebenen von Interventionsentscheidungen bis hin zur Ableitung einer spezifischen Therapie,
- die Spezifikation und Definition von eindeutigen Kontraindikationen,
- die Bestimmung der Prognose, z. B. im Hinblick auf den weiteren Verlauf, die Remission, das Rückfallrisiko, aber auch der weiteren und langfristigen Planung von Rehabilitationsmaßnahmen,
- die transregionale und internationale Kommunikation auch zwischen Einrichtungen unterschiedlicher Länder und Kulturkreise,
- versicherungsrechtliche, juristische und abrechnungstechnische Belange (diagnosenbezogene Fallgruppen [„diagnosis-related groups", DRG] als Steuerinstrumente),
- Qualitätssicherung und Steuerung (z. B. Krankenstatistik und Bedarfsplanung),
- Erhöhung der Ökonomie von Diagnostik und Therapie,
- Entwicklung von Screening- und Diagnoseverfahren,
- Lehr- und didaktische Zwecke (Ausbildung und Patientenaufklärung).

Allgemeine Aufgaben der klassifikatorischen Diagnostik
- Beschreibung
- Klassifikation
- Diagnose
- Differenzialdiagnostik
- Erklärung
- Indikation
- Prognose
- Begründung und Rechtfertigung
- Institutionelle Zuweisung
- Evaluation
- Qualitätskontrolle und -sicherung
- Dokumentation
- Grobe Interventionszuweisung

Die Vielfalt und z. T. auch Unterschiedlichkeit der Zielaspekte zeigt, dass die Entwicklung von Klassifikationssystemen wohl kaum zugleich alle Aspekte gleichermaßen umfassend und optimal berücksichtigen können wird. Klassifikationssysteme sind deshalb im klinischen Bereich eher ein Kompromiss zwischen z. T. widersprüchlichen Zielen sowie unterschiedlichen Interessen- und Nutzergruppen.

2.3 Einteilungsgesichtspunkte für Klassifikationssysteme

2.3.1 Mögliche Ansatzpunkte

Das Bemühen um nützliche Klassifikationssysteme psychischer Störungen lässt sich bis in das Altertum zurückverfolgen. Dabei wird deutlich, dass Klassifikationssysteme für psychische Störungen grundsätzlich nach verschiedenen inhaltlichen und formalen Aspekten konstruiert sein können und dass sich nur wenige Systeme auf einen einzigen Einteilungsgrund beziehen. Einteilungsmerkmale bzw. Gründe können neben dem Erscheinungsbild (Symptomatologie), Zeit- und Verlaufscharakteristika eine Vielzahl von einzelnen Aspekten sein, wie sie beispielsweise von Helmchen (1975, ◨ Tab. 2.2) zusammengestellt wurden.

Die Geschichte der Klassifikationssysteme psychischer Störungen ist u. a. wegen der vielen möglichen Einteilungskriterien verwirrend. Dies gilt vor allem, wenn es um Systeme geht, die den selten gelungenen Versuch unternehmen, sich primär auf bestimmte ätiologische und pathogenetische Mechanismen und Vorstellungen zu gründen. Denn der wissenschaftliche Erkenntnisstand erlaubt es noch nicht, derartige überzeugende „ätiologische" Modelle psychischer Störungen abzuleiten (▶ Exkurs).

Die Vielgestaltigkeit der Ansätze führte in der Vergangenheit dazu, dass bis 1950 auf der Welt mehrere hundert verschiedene Klassifikationssysteme psychischer Störungen verbreitet waren, die – weitgehend inkompatibel – jeweils eines oder mehrere dieser Einteilungskriterien in unterschiedlicher Gewichtung und Ausformulierung in den Vordergrund gestellt haben. Diese Situation verhinderte u. a. eine einheitliche und verlässliche Kommunikation über psychische Störungen und verunmöglichte eine systematische internationale Forschung. Jedoch hat sich diese unübersichtliche und wissenschaftlich nicht tragbare Situation seit 1980 mit der Einführung „deskriptiver Klassifikationssysteme" einschneidend geändert.

2

Historischer Exkurs: Mangelhafte Reliabilität

Die Mängel traditioneller Klassifikationssysteme psychischer Störungen haben seit den 50er Jahren zu massiver, in den letzten Jahren aber nachlassender Kritik an der Klassifikation psychischer Störungen geführt. Diese Kritik gründet sich neben Arbeiten zur mangelhaften Validität und negativen Stigmatisierungseffekten vor allem auf empirische Studien, die quantitativ die mangelhafte Reliabilität psychiatrischer Diagnosen dokumentiert haben. Das Problem der mangelhaften Reliabilität psychiatrischer Diagnosen wurde dabei relativ übereinstimmend als gravierend bezeichnet (Wittchen und Schulte 1988). Eindrucksvoll unterstrichen wird diese Einschätzung z. B. durch Befunde zur Ergebnisvarianz epidemiologischer und klinischer Studien. Epidemiologische Studien, die den „wahren" Anteil psychischer Störungen in der Bevölkerung ermitteln sollen, kamen vor der Einführung der neuen Klassifikationssysteme z. B. aufgrund des Fehlens klarer und verlässlicher diagnostischer Kriterien zu äußerst divergierenden Ergebnissen von ca. 3 bis 70 % psychiatrischer Morbidität. Klinische Studien an ambulanten Patienten klassifizierten im Mittel 46 % der untersuchten Patienten unterschiedlich (Wittchen und Lachner 1996). Ähnlich sah die Situation bei schwer gestörten stationär behandelten Patienten mit Abweichungsprozentsätzen zwischen 8 und 33 % aus (Helzer et al. 1983).

Zumindest in wissenschaftlichen Studien konnte durch Standardisierung der Befunderhebung und den Einsatz psychometrischer Skalen das Problem auf der Symptom- und Syndromebene partiell gemindert werden (Übersicht in Wittchen 1994). Nichtsdestotrotz blieb das Problem nicht replizierbarer Diagnosen mit eingeschränkter Funktion und geringem Nutzen ungelöst. Die Vergleichbarkeit von Ergebnissen über verschiedene Einrichtungen hinweg war eingeschränkt. Patienten wurden häufig gar nicht oder falsch diagnostiziert, die kommunikative Funktion der Diagnostik war reduziert und der Nutzen (die Validität) für die Praxis bei vielen der diagnostischen Kategorien fraglich. Insofern kann es kaum überraschen, wenn deswegen und z. T. bis heute psychiatrische Diagnosen im Hinblick auf die Indikation bestimmter Behandlungsmaßnahmen und die weitere Prognose einer Störung einen schlechten Ruf haben und ihr Wert bei der Effektivitätsbestimmung neuer Therapieverfahren als außerordentlich begrenzt beurteilt wird. Diese Situation hat in der Vergangenheit die grundsätzliche Ablehnung einer differenzierteren Klassifikation psychischer Störungen gefördert (vgl. die Diskussion zu dieser Frage in der Verhaltenstherapie: Schulte 1976; in der „antipsychiatrischen" Orientierung: Szasz 1976; im „Labeling"-Ansatz: Keupp 1976). Sie führten aber zugleich auch zu intensiven Bemühungen um eine international umsetzbare Alternative, bei der die Verbesserung der Reliabilität im Sinne der Beobachterzuverlässigkeit im diagnostischen Prozess bei psychischen Störungen eine entscheidende Rolle spielte.

Mängel traditioneller Klassifikationssysteme psychischer Störungen

- Geringe Reliabilität
- Keine Übereinstimmung zwischen „Schulen", Institutionen und Ländern
- Mangelhafte prognostische und therapeutische Validität
- Hohe Stigmatisierungsgefahr
- Keine Bindung an wissenschaftliche Kriterien der Forschung
- Keine sinnvolle Sprache für alle an der Versorgung beteiligten Berufsgruppen

2.3.2 Idealtypische und deskriptive Klassifikationssysteme

Der Idealtypus wäre ein an der Störungslehre orientiertes System, das in der Medizin auch als nosologisches System bezeichnet wird. Derartige Systeme beziehen sich im Zusammenhang mit der Klassifikation von Krankheiten auf den Versuch einer konsistenten, eindeutigen und logischen Unter-, Neben- und Überordnung von Krankheiten nach einheitlichen Gesichtspunkten. Zugleich sollen die Differenzierungen:

- mit den wesentlichen Unterschieden bzw. Zusammenhängen der möglichst objektiven (in unserem Falle psychopathologischen) Erscheinungen sowie
- den sie bedingenden Faktoren (z. B. psychobiologischen oder kognitiven Befunden) möglichst weit übereinstimmen und
- alle tatsächlich vorkommenden Phänomene und Faktoren berücksichtigen.

Dieses idealtypische Ziel eines ebenso logischen, wie auch natürlichen und vollständigen Klassifikationssystems ist im Bereich psychischer Störungen derzeit nicht verfügbar.

In Ermangelung der Voraussetzungen für idealtypische Klassifikationen beziehen sich alle aktuellen Klassifikationsansätze psychischer Störungen weitgehend

◻ Tab. 2.2 Dimensionen und Kriterien der Diagnose. (Nach Helmchen 1975, mit freundlicher Genehmigung von Hanfried Helmchen)

Dimension	Kriterium
1. Symptomatologie	Art der Symptome
	Konfiguration von Symptomgruppen, Syndrome
2. Zeit (Verlauf)	Erkrankungsalter
	Tempo des Ersterkrankungsbeginns (Akuität)
	Verlauf (intermittierend, chronisch)
	Dauer
	Ausgang
3. Ätiologie	Disposition (genetisch, Persönlichkeitsstruktur)
	Auslösung (psychoreaktiv, somatisch, therapeutisch)
	Verlaufsbeeinflussung (morbogen, psychoreaktiv, sozial, therapeutisch)
4. Intensität	Die meisten Kriterien auf den Dimensionen 1–3
5. Sicherheit	Jedes Kriterium auf den Dimensionen 1–3
	Verbale Diagnose
	Codierte Diagnose

Beschwerden, Klagen, Verhaltensweisen
(physiologisch, motorisch, sozial, kognitiv, affektiv)

⬇

Symptome/Befunde
Ausgewählte spezifisch und explizit definierte Aspekte

⬇

Syndrom
Eine überzufällig häufige, theoretisch und empirisch sinnvolle Symptomkombination

⬇

Diagnose (Störung/Krankheit)
Einbeziehung von Zusatzkriterien
(Beginn, Verlauf, Ausschlusskriterien)

◻ Abb. 2.5 Der deskriptive Ansatz: Vom Merkmal über Symptome und Syndrome zur Diagnose

---

> **Definition**
>
> **Syndrome** sind definiert als überzufällig häufige oder typische Muster von Symptomen. Sie können kategorial oder typologisch definiert sein und sich sowohl aus obligaten wie auch fakultativen Symptomen zusammensetzen (Beispiel: Das depressive Syndrom setzt sich aus den obligaten Symptomen niedergedrückte Stimmung oder Verlust von Interesse sowie den fakultativen Symptomen Konzentrationsstörungen, Appetitverlust etc. zusammen).

---

auf einen **deskriptiven Ansatz mit expliziten Kriterien.** Die Kriterien stützen sich dabei überwiegend auf subjektiv-verbale Informationen sowie Beobachtung und Beurteilung.

Diesem deskriptiven Ansatz liegt in Anlehnung an das medizinische Modell ein Strukturierungsmodell des diagnostischen Prozesses zugrunde (◻ Abb. 2.5). Dieser beschreibt und regelt, welche notwendigen und hinreichenden Bedingungen erfüllt sein müssen, um Zeichen, Beschwerden, Auffälligkeiten und Befunden eines Patienten den Stellenwert eines Symptoms zuzuordnen, sowie welche Symptomkonstellationen als überzufällig häufiges und bedeutungsvolles Syndrom zu werten sind. Syndrome bestimmen weitgehend die aktuelle Schwere einer Störung und können durch entsprechende Syndromskalen quantifiziert werden.

> **Definition**
>
> **Symptome** werden auf der Grundlage der Psychopathologie als Zeichen einer Störung definiert. Sie können objektiv beobachtbar (Fremdbeurteilung) oder subjektiv erlebbar (Selbstbeurteilung) sein und werden häufig über entsprechende psychometrische Skalen quantifizierbar gemacht (Beispiel: Ein Patient berichtet über Traurigkeit und innere Leere, begleitet von Unlust und Appetitmangel).

> **Definition**
>
> **Diagnosen** setzen sich aus Symptomen und Syndromen sowie unterschiedlich komplexen Zusatzkriterien zusammen. Sie sind definiert als die eigentlichen Krankheitsbezeichnungen. Die Zusatzkriterien können sich auf die Zeitdauer, Verlaufskriterien, Schweregradkriterien wie auch ätiologische Merkmale beziehen. Diagnosekriterien regeln aber auch bestimmte Konventionen, wie bezüglich der Überlappung von Diagnosekriterien zu verfahren ist. Diese Kriterien werden oft auch als Differenzialdiagnosen bezeichnet bzw. als Ausschluss- oder Hierarchieregeln (Beispiel: Die Diagnose Major Depression darf nur vergeben werden, wenn u. a. die Symptom- und die Syndromkriterien über mindestens 2 Wochen erfüllt sind und zudem keine hypomanische oder manische Episode im bisherigen Lebensverlauf aufgetreten ist).

Diagnosen sind also letztlich Schlussfolgerungen hinsichtlich der Symptome, Syndrome sowie möglicher

2

Nosologische Entitäten oder Prototypen?

Klassifikationssysteme für psychische Störungen sind in der Mehrzahl klinisch-intuitiv entstanden und sind damit letztlich Konventionen von Expertengruppen, in die u. a. politisch geprägte Kompromisse einfließen. Sie erheben in ihren neueren Ausgaben (seit DSM-III-R; Wittchen et al. 1989) auch konsequenterweise nicht mehr den Anspruch, „nosologische Entitäten" abzubilden. Im Gegensatz zu logischen Klassifikationen, die charakterisiert sind durch a) die präzise Festlegung der die einzelnen Klassen definierenden Merkmale/Merkmalskombinationen, b) Beibehaltung des Einteilungsgrunds, c) Berücksichtigung aller vorkommenden Phänomene, d) Definition von Ein- und Ausschlusskriterien, stellen sich dadurch eine Reihe von Grundproblemen. Hierzu gehören die Komplexität der Erscheinungsbilder, die fließenden Übergänge zwischen den verschiedenen Formen sowie das unzureichende Wissen über Entstehungsbedingungen psychischer Störungen.

Damit sind die abgeleiteten Klassen als theoretische Begriffe bzw. Konstrukte anzusehen und damit auch vom

jeweiligen Stand der Theorie und Forschung abhängig (▶ Gut zu wissen „Wie werden psychische Störungen derzeit klassifiziert"). Von Zerssen hat bereits 1973 darauf hingewiesen, dass die Klassifikation psychischer Störungen im Grunde eine typologische Klassifikation darstellt. Typen umfassen alle Merkmale, auf denen die Ähnlichkeiten zwischen den ihnen zugehörigen Gegenständen beruhen, auch wenn einige oder sogar die meisten dieser Gegenstände nicht jedes der den Typus konstituierenden Merkmale aufweisen. Mit anderen Worten, Typen kommen real nicht vor, sondern entstehen durch Abstraktion von realen Gegebenheiten. Sie stellen eine Art Urform (Prototyp; prototypischer Ansatz) dar, um die die wirklichen Gegenstände in ihrer individuellen Merkmalskonfiguration variieren. Dieser Ansatz, der durch die Abbildung zu Autoprototypen (◘ Abb. 2.6) verdeutlicht wird, hat in den letzten Jahren unter dem Stichwort „prototypischer Ansatz" Eingang in das DSM gefunden und stellt eine interessante Alternative zum traditionellen „Krankheitsmodell" psychischer Störungen dar (Blashfield und Livesley 1991).

ätiologischer oder Verlaufsgesichtspunkte. Wissenschaftstheoretisch sind sie als hypothetische Konstrukte zu verstehen (▶ Exkurs).

Wie werden psychische Störungen derzeit klassifiziert?
Es gibt aktuell zwei international gebräuchliche und kompatible Klassifikationssysteme:
- die ICD-10 (International Classification of Diseases) und
- das DSM-5 (Diagnostic and Statistical Manual of Mental Disorders) mit den korrespondierenden ICD-10-Codierungen (F-Nummern)

Sie unterscheiden sich nur geringfügig hinsichtlich der diagnostischen Kategorien und Definitionen.
- Das **DSM-5** ist ausführlicher, homogener, konsistenter, expliziter und für alle Gesundheitsberufe verwendbar – deshalb für Psychologen und Psychotherapeuten leichter zu benutzen (▶ Gut zu wissen „DSM-5").

- Die **ICD-10** ist zur Klassifikation *aller* Krankheiten und Störungen sowie Anlässe in der Gesundheitsversorgung konzipiert; es gibt ferner eine ganze Familie von ICD-10-Manualen, z. B.:
  - die klinischen Richtlinien („blaues Buch", grobe Charakteristik für die klinische Anwendung),
  - die ICD-10-Forschungskriterien („grünes Buch", differenzierter für Forschungszwecke),
  - die „Classification of Functioning, Disability and Health" (ICF; nicht in deutscher Sprache),
  - die „Classification of Health Interventions" (ICHI; nicht in deutscher Sprache verfügbar).

DSM-5
Das DSM in seiner aktuellen 5. Version (DSM-5) beschreibt, definiert und klassifiziert mehrere hundert Formen psychischer Störungen. Charakteristisch ist eine differenzierte Beschreibung von Symptomen, expliziten diagnostischen Kriterien und Algorithmen zu-

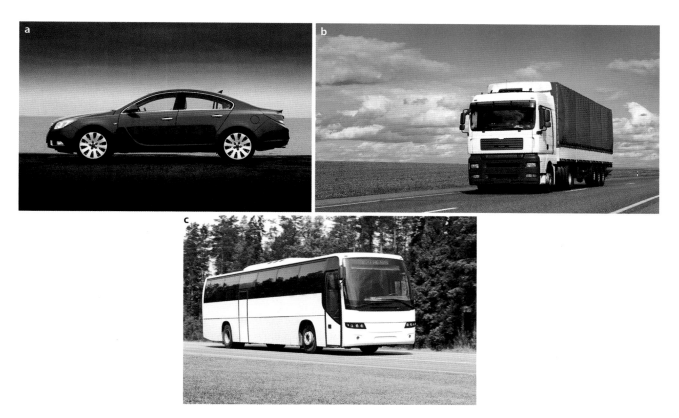

◻ **Abb. 2.6** Autoprototypen. (**a**: © Maksim Toome/shutterstock.com, **b**: © Dmitry Kalinovsky/shutterstock.com, **c**: © alma_sacra/fotolia.com)

sammen mit einer Kurzcharakteristik der bestimmenden Merkmale und Hintergrundinformationen. Es ist in der psychologischen und neurobiologischen Forschung das Referenzsystem, das der Mehrzahl der wissenschaftlichen Studien zugrunde liegt. Darüber hinaus liegt für dieses System eine Vielzahl von diagnostischen Hilfen in Form von Interview- und Beurteilungsverfahren vor, die auf der sehr detaillierten algorithmischen Struktur des DSM beruhen. Es ist weiterhin stark einem deskriptiven Ansatz und damit der Ablehnung von nicht hinreichend begründeten ätiologischen Konzeptionen als Einteilungsgrund verpflichtet. Darüber hinaus weist es für den westlichen Kulturraum eine größere Spezifität und Passung auf als die Internationale Klassifikation der Erkrankungen (ICD) in ihrer 10. Revision.

2.3.3 Der Wendepunkt: Die Einführung des US-amerikanischen DSM-III

Im Jahre 1980 stellte die US-amerikanische American Psychiatric Association (APA) nach mehrjährigen internationalen Vorarbeiten und Studien mit dem Diagnostic and Statistical Manual of Mental Disorders (DSM-III) erstmals ein neuartiges diagnostisches Klassifikationsmanual vor. Dieses Manual stellte einen radikalen Paradigmenwechsel im Vergleich zu früheren Systemen dar. Im Vordergrund stand ein sog. atheoretischer Ansatz, der durch die weitgehend konsequente Ablehnung aller empirisch unzureichend gestützter ätiologischer Annahmen gekennzeichnet war. Stattdessen standen methodologische Neuerungen im Vordergrund, die alle ein Hauptziel verfolgten, nämlich die Verbesserung der Reliabilität auf allen Ebenen des diagnostischen Prozesses. Mit der Diskussion um die Entwicklung und Entstehung des DSM-5 sind eine Reihe spannender Publikationen verbunden, wie z. B. von Helzer et al. (2008) zur Frage nach der Ergänzung kategorialer Diagnostik um dimensionale Ansätze.

Die Beurteilerreliabilität wurde als Voraussetzung für das letztlich übergeordnete Ziel einer längerfristig angestrebten Validität im Sinne des idealtypischen Krankheitsmodells in den Vordergrund gestellt. Dies wurde erreicht durch

- detailliert kommentierte und explizit ausformulierte Kriterien auf der Symptom- und Syndromebene,
- den Versuch, sich vor allem auf zuverlässig (durch Fragen oder Beobachtung) erfassbare Symptome zu beschränken, sowie

2

— eine breitere Mehrebenencharakteristik des Störungsverhaltens hinsichtlich körperlicher, kognitiver, affektiver und verhaltensmäßiger Symptome einschließlich von Zeit- und Schweregradkriterien.

Ferner wurde die Ableitung der Diagnose explizit und operationalisiert algorithmisch spezifiziert, sodass alle relevanten Ausschlusskriterien ohne wesentlichen Interpretationsspielraum vorgegeben sind. Darüber hinaus wurde das DSM-III-System multiaxial angelegt, um eine vollständigere klinische Charakteristik sicherzustellen und zugleich eine Vermischung der Ebenen mit der Gefahr reduzierter Reliabilität der Einzelebenen zu vermeiden.

Diese Bemühungen wurden unterstützt durch systematische Begleitstudien zur Konstruktion und Validierung der Kriterien sowie ihre schrittweise Präzisierung. Hinzu trat die Entwicklung standardisierter und strukturierter Interviews zur weitergehenden Standardisierung der Befunderhebung. Leitendes Prinzip war ferner, das Klassifikationsmanual für alle an der Versorgung beteiligten Berufsgruppen anwendbar zu gestalten.

Zielsetzungen des deskriptiven DSM-III/IV-TR– bzw. DSM-5-Systems
- Für alle Gesundheitsberufe anwendbar
- Für alle „Schulen" verbindlich
- Eindeutige Nomenklatur
- Reliabilität (Beurteilerkonsistenz) als Voraussetzung für verbesserte Forschung und klinische Validität
- Explizite deskriptive Kriterien und Überwindung unscharfer Definitionen
- Mehrebenenansatz auf der Symptomebene und Ablehnung von Terminologien mit Interpretationsspielraum
- Neutralität in Hinblick auf ätiologische Theorien
- Standardisierung (algorithmische Operationalisierung) diagnostischer Entscheidungen
- Verbesserung der Kommunikation zwischen Forschung und Praxis
- Multiaxiale Struktur (bis einschl. DSM-IV-TR; ▶ Gut zu wissen „Abkehr von der multiaxialen Einteilung")

Gut zu wissen

Abkehr von der multiaxialen Einteilung
Das DSM-IV und DSM-IV-TR enthielten ein multiaxiales System, das es dem Diagnostiker ermöglichte, eine umfassende und systematische Beurteilung nicht nur der verschiedenen psychischen Störungen sowie

möglicherweise relevanter medizinischer Krankheitsfaktoren vorzunehmen, sondern auch die psychologischen, sozialen und umweltbezogenen Manifestationsebenen psychischer Störungen umfassender zu betrachten. Dazu wurden fünf Achsen unterschieden, auf denen Informationen zum Zustandsbild eines Patienten beurteilt und codiert werden können. Auf Achse I wurden die klinischen Störungen bzw. andere klinisch relevante Probleme, Störungen und Verhaltensweisen codiert, auf Achse II Persönlichkeitsstörungen sowie die geistige Behinderung (Intelligenzminderung). Auf Achse III wurden relevante medizinische Krankheitsfaktoren und auf Achse IV psychosoziale und umgebungsbedingte Probleme sowie auf Achse V eine Globalbeurteilung des psychosozialen Funktionsniveaus codiert. Damit spiegelte das multiaxiale System die Anwendung des biopsychosozialen Modells in der klinischen Anwendung sowie der Ausbildung und Forschung wider. Obwohl das multiaxiale System des DSM-IV weit verbreitet war, war es zur Diagnosestellung psychischer Störungen nicht erforderlich. Das DSM-IV erhielt auch ein nicht axiales Beurteilungssystem, das einfach die betreffenden Störungsbilder aus den Achsen I, II und III ohne weiter axiale Beurteilung umfasste. Das DSM-5 hat diesen multiaxialen Ansatz nicht weiter aufgegriffen. Damit wird auch deutlich gemacht, dass psychische Störungen unabhängig von körperlichen oder biologischen Faktoren oder Prozessen auftreten können. Der Ansatz, Diagnosen getrennt von psychosozialen und kontextuellen Faktoren zu vermerken, ist auch mit den etablierten WHO- und ICF-Richtlinien konsistent, wonach das individuelle Funktionsniveau einer Person getrennt vom eigentlichen Symptomstatus und Diagnosen zu vermerken ist.

Das DSM-III kann als großer Entwicklungsfortschritt im Hinblick auf die Diagnostik psychischer Störungen sowie die Grundlagen und klinische Forschung betrachtet werden. Die Verfügbarkeit eines nunmehr in weiten Bereichen zumindest hinsichtlich der Beurteilerkonsistenz reliablen Systems mit dazugehörigen diagnostischen Instrumenten gab der internationalen und vergleichenden Forschung in nahezu allen Bereichen einschließlich der Klinischen Psychologie erheblichen Aufschwung. Bereits fünf Jahre nach Einführung des DSM-III hatte sich dieses Klassifikationssystem als Standard in der weltweiten Forschung etabliert.

Zugleich erweiterte sich durch die Begleitstudien die verfügbare Datenlage zu vielen psychischen Störungen exponentiell, sodass sich die folgenden Revisionen bis hin zum DSM-5 auf eine zwischenzeitlich wesentlich differenziertere und breitere Datenbasis stützen konnten.

2.4 Die Internationale Klassifikation der Krankheiten (ICD) in ihrer 10. Revision

Für alle Gesundheitssysteme in der Welt – auch für Psychologen in der Gesundheitsversorgung – ist prinzipiell die ICD mit ihren Codierungen für alle Erkrankungen zu Dokumentationszwecken verbindlich. Bis 1992 war die 9. Revision (ICD-9) gültig, die allerdings noch stark der traditionellen problembehafteten psychiatrischen Klassifikation verpflichtet war. Erst im Jahre 1992 wurde im Kapitel „Psychische und Verhaltensstörungen" der ICD-10 weitgehend der DSM-III-Ansatz aufgenommen. Dabei entspricht nunmehr die ICD-10 weitgehend in Prinzipien, Aufbau und Diagnose dem System des DSM-IV bzw. DSM-5 und ist mit ihm kompatibel. Jedoch sind wegen des übergeordneten und einheitlichen Charakters der ICD-10, die für alle Erkrankungen konzipiert ist, einige Besonderheiten zu beachten: Da die ICD-10-Codierungsoptionen für psychische Störungen beschränkt sind, werden einzelne Diagnosengruppen der ICD-10 unterschiedlich zusammengefasst, sodass es keine vollständige Entsprechung gibt. Ferner ist zu beachten, dass die einzelnen Diagnosen in der ICD-10 nicht gleichermaßen trennscharf und operationalisiert dargeboten werden. Dies wird u. a. damit begründet, Klinikern im internationalen Kontext implizite Anpassungsprozesse zu erlauben, die möglicherweise durch kulturelle, ethnische oder andere Faktoren erforderlich sind.

Die ICD-10 hat sich aufgrund dieses Dilemmas dazu entschieden, eine Familie von zusätzlichen Klassifikationsmanualen zu entwickeln, die von der Ableitung einer ICD-10-Forschungskriterienversion (Dilling et al. 1994) bis hin zu multiaxialen Varianten, z. B. zur Klassifikation und Beschreibung von im Zusammenhang mit psychischen Störungen auftretenden Einschränkungen und Funktionsstörungen reicht („International Classification of Functioning, Disability and Health", ICF; WHO 2001; ☐ Abb. 2.7). Mit der Veröffentlichung der ICD-11 (voraussichtlich zum 1.1.2022) werden wohl auch diese zusätzlichen Manuale der ICD-Familie aktualisiert werden.

2.4.1 Geschichte und Struktur der ICD

1893 wurde die Bertillon-Klassifikation bzw. das **Internationale Todesursachenverzeichnis** eingeführt. 1948 dehnte die WHO diese Systematik in der 6. Revision auf Krankheiten und Verletzungen aus. Bis zur ICD-9 (1976) erfolgten etwa alle 10 Jahre Revisionen, da aufgrund der Fortschritte in der Medizin Änderungen und Ergänzungen erzwungen wurden. Die Arbeit an der 10. Revision begann 1983 und wurde 1992 abgeschlossen. Eine ICD-11 ist für 2022 vorgesehen. Dementsprechend ist die aktuelle Version die ICD-10 (Stand Herbst 2020).

In Deutschland stellt ein modifiziertes Diagnosesystem die Abrechnungsgrundlage von Gesundheitsleistungen im ambulanten wie im stationären Sektor dar. Dieses wurde 2005 unter dem Namen ICD-10-GM 2005 veröffentlicht (Internationale Statistische Klassifikation der Krankheiten und verwandter Gesundheitsprobleme, 10. Revision German Modification 2005; Deutsches Institut für Medizinische Dokumentation und Information 2005).

Nach den §§ 295 und 301 Sozialgesetzbuch V sind in der Bundesrepublik Deutschland Ärzte und Krankenhäuser zur Diagnoseverschlüsselung nach ICD verpflichtet. Aus dem ICD- und dem OPS- (Operationen- und Prozedurenschlüssel-)Code wird eine DRG („diagnosis related group") errechnet, sodass eine fall- und diagnosebezogene Abrechnung möglich wird. Die ICD ist zusammen mit der OPS-Verschlüsselung für Krankenhäuser Grundlage des DRG-Systems, das seit 2003 als Berechnungsgrundlage für Leistungsvergütung in Deutschland eingeführt wird. Ziel dieses Systems ist es, trotz zunehmender Belastung des Gesundheitswesens durch die demografische Entwicklung eine Steuerungsmöglichkeit der Kostenentwicklung zu erhalten.

Als Notation wird jeder ICD-Klasse (A–U) ein bis zu fünfstelliger Schlüssel zugeordnet (☐ Tab. 2.3). Buchstaben und Ziffern schränken dabei die vorliegende Erkrankung diagnostisch immer genauer ein:

Das Kapitel F enthält die psychischen und Verhaltensstörungen (☐ Tab. 2.4); ☐ Tab. 2.5 zeigt eine Reihe von Codierungsbeispielen für die Bedeutung der weiteren 5- und 6-stelligen Merkmalsbedeutungen.

2.4.2 Kritik an der ICD

In Deutschland sollte bereits 1996 die vertragsärztliche Abrechnung ausschließlich auf Basis der Verschlüsselung nach ICD-10 erfolgen. Nach massivem Widerstand aus der Ärzteschaft wurde die ICD-10 zunächst als freiwillige Option eingeführt; die Verwendung einer überarbeiteten Version ist seit 2000 Pflicht. Hauptkritikpunkte an der ICD waren:

- Es wurde befürchtet, dass durch datentechnische Auswertungsverfahren die ärztliche Schweigepflicht ausgehöhlt werden könnte („gläserner Patient").

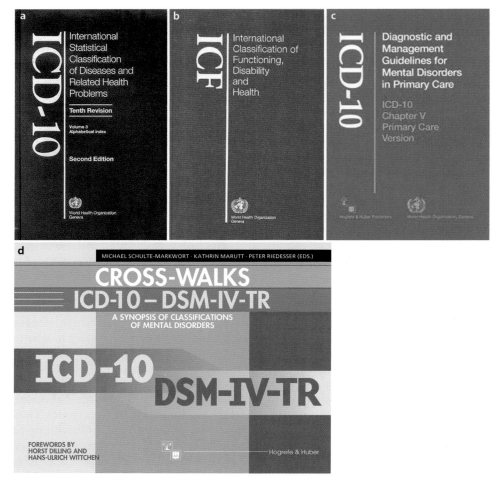

Abb. 2.7 Titelseiten der ICD-Familie. (**a**: Cover des ICD-10, reproduced from International Statistical Classification of Diseases and Related Health Problems, 10th edition, World Health Organization, © 2019; **b**: Cover des ICF, reproduced from International Classification of Functioning, Disability and Health, World Health Organization, © 2018; **c**: Cover des Diagnostic and Management Guidelines for Mental Disorders in Primary Care: ICD-10 Chapter V Primary Care Version, copyright 1996 by World Health Organization; **d**: Cover des Cross-Walks ICD-10-DSM-IV-TR, copyright 2003 by Hogrefe & Huber Publishers, [now Hogrefe Publishing], www.hogrefe.com)

- Durch die Möglichkeit einer maschinellen Auswertung der Abrechnungsdaten solle die ärztliche Tätigkeit in unzulässigem Maß transparent und kontrollierbar gemacht werden („gläserner Arzt").
- Die Gliederung entspricht nicht medizinischen oder praktischen Gesichtspunkten, sondern folgt lediglich statistischen Erfordernissen. So werden etwa unter K alle Krankheiten des Verdauungssystems zusammengefasst (von den Zähnen bis zum Darmausgang), die in der ärztlichen Praxis ganz verschiedene Fachgruppen betreffen. Andererseits fehlen dort wichtige Krankheiten wie Karzinome, die unter C eingeordnet sind.
- Die offizielle Formulierung der Diagnosetexte entspricht nicht dem ärztlichen Sprachgebrauch, sondern stellt mehr ein „Behördendeutsch" dar.
- Viele ICD-Codes stehen nicht für eine einzelne, sondern für eine Reihe von Diagnosen, die der Arzt in

seiner praktischen Arbeit noch feiner untergliedern muss.

- Die Verwendung mancher Diagnosen, speziell unter Z, könnte eine unzulässige Offenlegung der persönlichen Situation und Umgebung des Patienten sein, z. B. Angaben über Einflüsse aus dem familiären oder beruflichen Umfeld.
- Wie allen Klassifikationsverfahren liegt der ICD ein Weltbild zugrunde, das sich im Einzelnen kritisieren lässt. So war beispielsweise bis zur ICD-9 Homosexualität (Klasse 302.0) als eigene Krankheit vertreten.
- Nicht jede Symptomatik entspricht einem Krankheitsbild nach ICD; das erschwert dem Arzt klare Angaben, wenn zunächst kein Krankheitsbild hundertprozentig passt.
- Die ICD ist verbindliche Grundlage für die Abrechnung verschiedener Leistungen im Gesundheits- und Heilwesen und damit nicht nur für Ärzte bindend.

◻ Tab. 2.3 Gliederung der ICD-10

Codierung	Störung
A00–B99	Bestimmte infektiöse und parasitäre Krankheiten
C00-D48	Neubildungen
D50-D89	Krankheiten des Blutes und der blutbildenden Organe sowie bestimmte Störungen mit Beteiligung des Immunsystems
E00-E90	Endokrine, Ernährungs- und Stoffwechselkrankheiten
F00-F99	Psychische und Verhaltensstörungen
G00-G99	Krankheiten des Nervensystems
H00-H59	Krankheiten des Auges und der Augenanhanggebilde
H60-H95	Krankheiten des Ohres und des Warzenfortsatzes
I00-I99	Krankheiten des Kreislaufsystems
J00-J99	Krankheiten des Atmungssystems
K00-K93	Krankheiten des Verdauungssystems
L00-L99	Krankheiten der Haut und der Unterhaut
M00-M99	Krankheiten des Muskel-Skelett-Systems und des Bindegewebes
N00-N99	Krankheiten des Urogenitalsystems
O00-O99	Schwangerschaft, Geburt und Wochenbett
P00-P96	Bestimmte Zustände, die ihren Ursprung in der Perinatalperiode haben
Q00-Q99	Angeborene Fehlbildungen, Deformitäten und Chromosomenanomalien
R00-R99	Symptome und abnorme klinische und Laborbefunde, die anderenorts nicht klassifiziert sind
S00-T98	Verletzungen, Vergiftungen und bestimmte andere Folgen äußerer Ursachen
V01-Y98	Äußere Ursachen von Morbidität und Mortalität
Z00-Z99	Faktoren, die den Gesundheitszustand beeinflussen und zur Inanspruchnahme des Gesundheitswesens führen
U00-U99	Schlüsselnummern für besondere Zwecke

◻ Tab. 2.4 Hauptkategorien der ICD-10 (Kapitel V: Psychische Störungen und Verhaltensstörungen) und des DSM-5 im Vergleich

ICD-10		DSM-5
F0	Organische, einschließlich symptomatischer psychischer Störungen	Neurokognitive Störungen
F1	Psychische und Verhaltensstörungen durch psychotrope Substanzen	Störungen im Zusammenhang mit psychotropen Substanzen und abhängigen Verhaltensweisen
F2	Schizophrenie, schizotype und wahnhafte Störungen	Schizophreniespektrum und andere psychotische Störungen
F3	Affektive Störungen	Bipolare und verwandte Störungen, depressive Störungen
F4	Neurotische-, Belastungs- und somatoforme Störungen	Angststörungen; Zwangsstörungen und verwandte Störungen, somatische Belastungsstörung und verwandte Störungen; dissoziative Störungen; Trauma- und belastungsbezogene Störungen
F5	Verhaltensauffälligkeiten mit körperlichen Störungen und Faktoren	Fütter- und Essstörungen; Schlaf-Wach-Störungen; sexuelle Funktionsstörungen, Geschlechtsdysphorie (auch F6)
F6	Persönlichkeits- und Verhaltensstörungen	Persönlichkeitsstörungen; disruptive, Impulskontroll- und Sozialverhaltensstörungen
F7	Intelligenzminderung	Störungen der neuronalen und mentalen Entwicklung
F8	Entwicklungsstörungen	Störungen der neuronalen und mentalen Entwicklung, s. a. Autismusspektrumsstörungen
F9	Verhaltens- und emotionale Störungen mit Beginn in der Kindheit und Jugend	– gesonderte Konventionen –
		Psychische Störungen aufgrund eines medizinischen Krankheitsfaktors
		Andere klinisch relevante Probleme (auch F5)

2

Auch Psychotherapeuten, Physiotherapeuten sowie weitere gesundheitsbezogene Versorger orientieren sich an der ICD für die Klassifikation von Beschwerden und als Maßstab für ihre Leistungserbringung.

Die Überarbeitung der ICD, also die ICD 11 wird zum Jahresbeginn 2022 veröffentlicht. Eine deutsche Übersetzung wird möglicherweise in 5 Jahren verfügbar sein (▶ Gut zu wissen).

Gut zu wissen

Was ist neu in der ICD-11?
Wesentliche Gründe für eine Revision der ICD waren neben der Berücksichtigung von Fortschritten im Verständnis und Wissen über psychische Störungen und körperliche Erkrankungen u. a. der Wunsch, spezielle Sachverhalte differenzierter als bisher verschlüsseln zu können und das Klassifikationssystem auch für digitale Neuerungen in den Gesundheitssystemen zu öffnen (zum Überblick: Jakob 2018).

- Die ICD wird in der 11. Version rund 55.000 Codes für Verletzungen, Krankheiten und Todesursachen enthalten.
- Mit dieser Vielzahl an diagnostischen Codes geht auch eine Digitalisierung des Klassifikationssystems einher: Abkehr vom klassischen Buch hin zu einer modernen technischen Infrastruktur, orientiert an den Bedürfnissen des Nutzers (z. B. Codiertool, Systematik, Handbuch mit Überleitungstabellen, Übersetzungsanleitung, Informations- und Trainingsmaterial).
- Einführung arabischer statt römischer Ziffern für die Kapitelbezeichnungen.
- Einführung neuer Kapitel:
  - Die Störungen des Immunsystems werden aus dem alten ICD-10-Kapitel „Krankheiten des Blutes und der blutbildenden Organe sowie bestimmte Störungen mit Beteiligung des Immunsystems" herausgezogen, ergänzt und in einem neuen Kapitel „Diseases of the immune system" zusammengefasst, etwa zur Klassifikation von Antibiotikaresistenzen.
  - Erkrankungen des Blutes und der Blutbildenden Organe.
  - Störungen der sexuellen Gesundheit: Hier wird u. a. die Gender-Inkongruenz ohne Verbindung zu somatischen oder geistigen Erkrankungen beschrieben.
  - Zusammenfassung von „Erkrankungen des Schlafes": Schlafprobleme und Schlafstörungen, die

vormals in verschiedenen Kapitel (z. B. F-Kapitel „Psychische und Verhaltensstörungen", G-Kapitel „Krankheiten des Nervensystems" und J-Kapitel „Krankheiten des Atmungssystems" der ICD-10) verteilt waren.
  - Darüber hinaus wurden in einigen Kapiteln zu somatischen Aspekten inhaltliche Änderungen vorgenommen (ein aktueller Überblick findet sich unter ▶ https://www.dimdi.de/dynamic/de/klassifikationen/icd/icd-11/).
- Aufnahme neuer Diagnosen, vergleichbar der Entwicklung im DSM-5: „gaming disorder" (Spielstörung, Computerspielsucht), zwanghaftes Sexualverhalten, prolongierte Trauer, komplexe posttraumatische Belastungsstörung, Aufmerksamkeitsdefizitstörung.
- Überarbeitung des Abschnittes zu Persönlichkeitsstörungen: Aufgabe der Vielzahl an einzelnen Persönlichkeitsstörungen zugunsten einer übergreifenden Persönlichkeitsstörung mit Schweregradbeurteilung („mild", „moderate", „severe") bezüglich sechs Traits (▶ Kap. 57)
- Ergänzung eines neuen Abschnittes „Funktionsfähigkeit", der der ICF entnommen ist und die Beschreibung der Funktionsfähigkeit einer Person in den Bereichen Aktivität und Teilhabe erlaubt. Auf diese Weise können Hilfsbedürftigkeit und Auswirkungen von krankheitsbezogenen Verläufen auf den Grad der Funktionsfähigkeit bestimmt werden.
- Berücksichtigung von Dokumentationshilfen im Zusammenhang mit Patientensicherheit.

2.5 Das Diagnostische und Statistische Manual Psychischer Störungen in seiner 5. Revision: Die DSM-5-Klassifikation

Das DSM-5 ist ein diagnostisches Klassifikationssystem und prozedurales Manual, das beschreibt, wie und nach welchen Regeln und Richtlinien Diagnosen psychischer Störungen abgeleitet und begründet werden. Es ist damit das Standardreferenzwerk für die klinische Praxis und die Versorgung psychischer Störungen. Es organisiert und sammelt Informationen, die für eine zutreffende Diagnostik und Behandlung erforderlich sind. Zugleich enthält das DSM-5 eine Zusammenfassung des aktuellen Erkenntnisstandes zum Erscheinungs-

◘ Tab. 2.5 ICD-10-Klassifikation: F-Codierungsbeispiele der psychischen Störungen. (Aus Baumann und Stieglitz 2011, mit freundlicher Genehmigung vom Hogrefe Verlag)

Code	Klassifikationsebene	Bedeutung	Beispiele
F	Einstellig	Hinweis auf psychische Störung	
Fa	Zweistellig: Hauptkategorie	Umfasst verschiedene, als zusammengehörig betrachtete Störungen	F4 Neurotische-, Belastungs- und somatoforme Störungen
Fab	Dreistellig: Kategorie	Einzelne Störungseinheiten	F40 Phobische Störungen F14 Psychische und Verhaltensstörungen durch Kokain
Fab.c	Vierstellig: Subkategorie	Spezifikation u. a. aufgrund inhaltlicher Gestaltung (z. B. Art der Phobie) oder Schweregrad	F40.0 Agoraphobie F32.0 Leichte depressive Episode F14.2 Abhängigkeitssyndrom von Kokain
Fab.cd	Fünfstellig: Zusatzspezifikationen	Spezifikation u. a. aufgrund von Verlauf, somatischer Syndromatik, inhaltlicher Gestaltung	F40.00 Agoraphobie ohne Panikstörung F40.01 Agoraphobie mit Panikstörung F14.24 Abhängigkeitssyndrom von Kokain, bei gegenwärtigem Substanzgebrauch
Fab.cde	Sechsstellig: Zusatzspezifikation	Wird nur bei einigen Störungsgruppen (z. B. Abhängigkeitssyndrom, bipolare affektive Störungen) zur Zusatzspezifizierung verwendet	F14.241 Abhängigkeitssyndrom von Kokain, bei gegenwärtigem Substanzgebrauch, mit körperlichen Symptomen

bild und zur Manifestation psychischer Störungen und ist damit der Bezugsrahmen für die Erforschung psychischer Störungen, auch unabhängig von der eigenen Profession (Psychiatrie, Psychotherapie, Neurobiologie) oder therapeutischen Grundhaltung (psychodynamische, kognitive, verhaltensbezogene, interpersonelle oder systemische Ausrichtung). Nicht zuletzt dient das DSM-5 auch als Trainings- und Ausbildungsressource für Studierende und Praktiker.

Im Unterschied zur alle Krankheiten umfassenden ICD-10 ist die DSM-5-Klassifikation ausschließlich auf psychische Störungen bezogen. Diese Begrenzung erlaubt eine wesentlich differenziertere Klassifikation, Beschreibung und Kommentierung sowie eine Optimierung für Forschungs- und Praxisbelange. Aus diesem Grund ist das DSM-5-Manual nicht nur für die Forschung entscheidend, sondern auch für Psychologen leichter anwendbar und lernbar. Deshalb werden im Folgenden Aufbau und Prinzipien ausschließlich für das DSM-5 zusammen mit den jeweils zutreffenden, kompatiblen ICD-10-Codierungsziffern dargestellt.

2.5.1 Konzeption und Aufbau des DSM-5

Das DSM-5 gliedert sich in drei wesentliche Teile: Teil I enthält grundlegende Informationen zum Gebrauch des Manuals und liefert eine erste Orientierung über Ziele, Struktur und Inhalte und Anwendungsbereiche. Hier ist auch der öffentliche expertenbasierte Revisionsprozess umrissen, dessen Ergebnisse letztlich in die Inhalte von Teil II und III münden (► Gut zu wissen). Teil II beinhaltet die diagnostischen Kriterien psychischer Störungen und die dazugehörigen Codierungen. Dabei werden in den dazugehörigen Erläuterungen die Fortschritte der neurobiologischen, psychiatrischen und psychologischen Forschung der letzten zwei Jahrzehnte berücksichtigt, aber auch weiter fortbestehende Erkenntnislücken und Probleme der Phänomenologie, Nosologie und Klassifikation psychischer Störungen aufgezeigt. Teil III umfasst in Entwicklung befindliche Instrumente und Modelle: Da ist zum einen ein alternatives hybrides Modell für die Beschreibung von Persönlichkeitsstörungen (► Exkurs), zum zweiten werden hier Störungsformen aufgeführt, die bislang nicht ausreichend etabliert (validiert) sind, um in einer offiziellen Klassifikation psychischer Störungen und für den klinischen Gebrauch verlässlich berücksichtigt zu werden. Zudem enthält Teil III dimensionale Maße für 13 verschiedene psychopathologische Störungsbereiche. Darüber hinaus beinhaltet das DSM-5 einen umfassenden Anhang zu den jüngsten Änderungen vom DSM-IV zum DSM-5, ein Glossar der wichtigsten Fachbegriffe und kulturell gebundener Konzepte sowie die Zuordnung von DSM-5-Diagnosen und ICD-Codes.

Diagnostische Kriterien und Codierungen nach DSM-5 (Teil II)

- Störungen der neuronalen und mentalen Entwicklung
- Schizophreniespektrum und andere psychotische Erkrankungen
- Bipolare und verwandte Störungen
- Depressive Störungen
- Angststörungen
- Zwangsstörungen und verwandte Störungen
- Trauma- und belastungsbezogene Störungen
- Dissoziative Störungen
- Somatische Belastungsstörung und verwandte Störungen
- Fütter- und Essstörungen
- Ausscheidungsstörungen
- Schlaf-Wach-Störungen
- Sexuelle Funktionsstörungen
- Geschlechtsdysphorie
- Disruptive, Impulskontroll- und Sozialverhaltensstörungen
- Störungen im Zusammenhang mit psychotropen Substanzen und abhängigen Verhaltensweisen
- Neurokognitive Störungen
- Persönlichkeitsstörungen
- Paraphile Störungen
- Andere psychische Störungen
- Medikamenteninduzierte Bewegungsstörungen und andere unerwünschte Medikamentenwirkungen
- Andere klinisch relevante Probleme

Gut zu wissen

Der DSM-5-Revisionsprozess

Bereits mehr als 10 Jahre vor dem Erscheinen der englischsprachigen Originalausgabe des DSM-5 begannen die Arbeiten an seiner Entstehung. 1999 wurde ein bis dato einmaliger systematischer Evaluationsprozess initiiert, um die Stärken und Schwächen des DSM zu bestimmen. Bis etwa 2002 wurden diagnostische Kategorien, Schwellenwerte und Grenzen in Frage gestellt und ein Arbeitsplan entwickelt (Helzer et al. 2008). Zu dessen Umsetzung wurden unter Federführung der American Psychiatric Association (APA) von 2003 bis 2008 dreizehn interdisziplinäre Arbeitsgruppen („task forces") eingerichtet, denen 130 Arbeitsgruppenmitglieder und über 400 zusätzliche Arbeitsgruppenberater („advisors") angehörten. Zusätzliche Gremien überwachten die Arbeits- und Veränderungsprozesse bis zur Neufassung und Veröffentlichung des DSM-5-Manuals. Die Arbeitsgruppen kamen auf zwölf internationalen Tagungen zur DSM-5-Forschungsplanung mit über 400 Teilnehmern aus 39 Ländern zusammen. Dort vereinbarten sie zunächst die Sichtung der (weltweit!) verfügbaren Literatur zu psychischen Störungen sowie Sekundärdatenanalysen, um Vorschläge für die Revision des DSM-5 und die ICD-11 zu erarbeiten. 2010 wurden die vorläufigen diagnostischen Kriterien auf ► www.dsm5.org. veröffentlicht und konnten über zwei Monate hinweg von der zumeist wissenschaftlichen Öffentlichkeit kritisch diskutiert werden. Zahlreiche Kommentare und Änderungsvorschläge führten zur überarbeiteten diagnostischen Kriterien, einschließlich einer zweiten Rückmelderunde. Es gingen insgesamt mehr als 13.000 Kommentare und Stellungnahmen, Petitionen, Rückmeldungen von Forschenden, Klinikern, Patienten sowie Interessenvertretungen ein, die wiederum von den Task Forces gesichtet, in Feldstudien und bei der Erarbeitung von Revisionsvorschlägen berücksichtigt wurden. Die Task Forces legten allgemeine Kriterien für Veränderungsvorschläge zu den diagnostischen Kriterien fest: So mussten die Vorschläge systematisch erbracht, sorgsam abgewogen und schließlich konsensuell beschlossen werden. Berücksichtigt wurden dabei die Begründung für die Notwendigkeit der Veränderung und vorliegende Forschungsevidenz, das Ausmaß der Veränderungen (von einzelnen Veränderungen in der Wortwahl, über Änderungen eines einzelnen diagnostischen Kriteriums, z. B. Zeitdauer, bis hin zur Neuformulierung diagnostischer Merkmale), die Auswirkungen auf die klinische Versorgung und das öffentliche Gesundheitswesen, Klarheit der Veränderung und klinische Nützlichkeit. Die endgültigen diagnostischen Kriterien wurden schließlich 2012 online gestellt und 2013 mit der Revision des DSM-5 (APA 2013) weltweit publiziert.

Ein alternatives Modell für die Beschreibung von Persönlichkeitsstörungen?

Im Zuge der Revision des DSM-5 wurde auch die Klassifikation und Taxonomie von Persönlichkeitsstörungen kritisch betrachtet, gerade weil der Nutzen eines dimensionalen Ansatzes für die Darstellung und unser Verständnis von Persönlichkeitsstörungen seit Jahrzehnten bekannt ist. Für eine solche radikale Neu-Formulierung ist die bisherige Forschungs- und Datenlage aber weiterhin noch zu begrenzt, auch aufgrund der vergleichsweise geringen relativen Häufigkeit einzelner Merkmale. Somit bleibt der kategoriale Ansatz zur Beschreibung von Persönlichkeitsstörungen unverändert und ist in Teil II des DSM-5 abgebildet. Allerdings wird im Teil III des DSM-5 alternatives, sog. Hybrides Modell der Persönlichkeitsstörungen vorgeschlagen: Demnach werden Persönlichkeitsstörungen durch Beeinträchtigungen im Funktionsniveau der Persönlichkeit und durch problematische Persönlichkeitsmerkmale charakterisiert. Dies wird für sechs Störungen beschrieben, nämlich für die antisoziale, vermeidend-selbstunsichere, Borderline-, narzisstische, zwanghafte und schizotype Persönlichkeitsstörung. Zusätzlich wird ein dimensionaler Profilansatz für Persönlichkeitszüge auf Grundlage eines Trait-Ansatzes vorgeschlagen, wenn die Merkmale spezifischer Persönlichkeitsstörungen vorliegen, aber nicht alle diagnostischen Kriterien des Störungsbildes erfüllt sind. Beide Versionen, das bisher bekannte wie auch das alternative Modell, sollen klinische, praktische und Forschungsinitiativen zur Nosologie und Ätiologie der Persönlichkeitsstörungen befördern.

Persönlichkeitsstörungen

Persönlichkeitsstörungen gemäß DSM-5
- Paranoide Persönlichkeitsstörung
- Schizoide Persönlichkeitsstörung
- Schizotype Persönlichkeitsstörung
- Antisoziale Persönlichkeitsstörung
- Borderline-Persönlichkeitsstörung
- Histrionische Persönlichkeitsstörung
- Narzisstische Persönlichkeitsstörung
- Vermeidend-selbstunsichere Persönlichkeitsstörung
- Dependente Persönlichkeitsstörung
- Zwanghafte Persönlichkeitsstörung
- Persönlichkeitsstörungen aufgrund eines anderen medizinischen Krankheitsfaktors
- Andere näher bezeichnete Persönlichkeitsstörung
- Nicht näher bezeichnete Persönlichkeitsstörung

Im Einzelnen zeichnet sich das DSM-5 auch durch Besonderheiten aus, die in dieser Form in anderen (bisherigen) Klassifikationssystemen nicht zu finden sind. Diese stellen wir hier kurz vor:

Berücksichtigung entwicklungsbezogener Aspekte Die Anordnung und Reihenfolge innerhalb der diagnostischen Kapitel berücksichtigt die Entwicklungsbezogenheit psychischer Störungen. Störungen, die zu Beginn der Lebensspanne bzw. erstmalig in der Kindheit auftreten, sind am Anfang des Manuals zu finden. Störungsbilder, die eher im Erwachsenen- oder höheren Lebensalter erstmals eintreten, sind am Ende aufgeführt. Dazu gehören auch die Erläuterungen im Text zu Entwicklung, Verlauf und – sofern vorhanden – Informationen zu altersabhängigen Häufigkeiten, Merkmalen und Erscheinungsbildern.

Überwindung einer strengen klassifikatorischen Perspektive Um eine möglichst passgenaue Beschreibung von Störungsbildern und ihren Facetten zu erreichen, wurden die diagnostischen Kategorien immer weiter verfeinert und ausdifferenziert. Dies bringt jedoch zwei eher nachteilige Aspekte mit sich: Zum einen entsteht mit dieser Ausdifferenzierung eine definitionsbedingte Komorbidität – so können z. B. überlappende Merkmale bei Angststörungen die Anzahl der vergebenen Angststörungsdiagnosen erhöhen. Zum zweiten gibt es immer noch eine hohe Anzahl von Restkategorien, für deren Validierung bislang wenig Evidenz vorliegt. Diese Kritikpunkte an der strengen Taxonomie und dem klassifikatorischen diagnostischen Ansatz (Diagnose liegt vor/nicht vor) haben zur Entwicklung dimensionaler diagnostischer Ansätze geführt – auch um kategoriale Diagnosen sinnvoll zu ergänzen. So wurden symptomübergreifende Instrumente („cross-cutting measures") und symptomspezifische Skalen eingeführt, die zusätzlich zur Prüfung der diagnostischen Kriterien eingesetzt werden können. So wurden z. B. für jede Angststörung (mit Ausnahme für den selektiven Mutismus) dimensionale Skalen entwickelt, um die Anzahl, Frequenz, Intensität und Ausmaß von Leiden und Beeinträchtigungen infolge von Angstsymptomen quantifizierbar zu machen.

Zusammenfassung ähnlicher Störungskategorien Während im DSM-IV und in der ICD-10 noch zwischen Autismus, Asperger-Syndrom und tiefgreifender

2

Entwicklungsstörung unterschieden wurde, werden all diese Störungen im DSM-5 unter dem Begriff Autismusspektrumsstörung zusammengefasst, wobei ein Kontinuum von leichten zu schwerwiegenden Einschränkung in den Kernbereichen sozialer Kommunikation, repetitive Verhaltensweisen und eingeschränkte Interessen angenommen wird. Mit der Zusammenlegung der Begriffe soll die Sensitivität und Spezifität der Kriterien für die Diagnose Autismusspektrumsstörung verbessert werden und dadurch auch erreicht werden, dass sich eine Behandlung stärker an den drei Kernbereichen orientiert als an vermeintlichen qualitativ unterschiedlichen Formen des Autismus.

Umfangreiches Online-Material Zusätzliche syndromübergreifende sowie spezifische diagnostische Schwergeradmaße werden im Teil III des DSM-5 sowie noch ausführlicher unter ▶ www.psychiatry.org/dsm5 dargestellt. Die Instrumente können in der Regel kostenfrei für die Anwendung in der klinischen Praxis genutzt werden und sind in verschiedenen Sprachen gelistet.

Komorbidität Die Mehrfachcodierung von Diagnosen bei einer Person wird auch Komorbidität genannt. Wenn mehr als eine psychische Störung auftritt, soll die Hauptdiagnose oder im Falle von anderen klinisch relevanten Problemen der Konsultationsgrund der Person in der Einrichtung an erster Stelle aufgeführt werden. Jede psychische Störung wird im DSM-5 mittels deskriptiver expliziter diagnostischer Kriterien, die nach Bereichen gruppiert und ausformuliert werden, sowie einem diagnostischen Algorithmus spezifiziert. Dieser Algorithmus gibt an, wie die Einzelkriterien oder Symptomgruppen zu einer Diagnose zu verrechnen sind. Da sowohl die Symptom- und Verhaltensmerkmale psychischer Störungen als auch ihre syndromale Verrechnung zu einer Diagnose einschließlich der Zusatzkriterien spezifiziert sind, spricht man auch von einer operationalisierten Diagnose.

Neben diesen Kriterien werden für viele DSM-Diagnosen zusätzlich Spezifikationen zu Subtypen angegeben sowie Zusatzangaben, die das Stadium des Patienten im Krankheitsverlauf aktuell kennzeichnen sollen. Diese operationalisierte Diagnose wird ergänzt durch eine für alle Kapitel gleich strukturierte, kommentierte systematische Beschreibung

- des klinischen Erscheinungsbildes und diagnostischer Merkmale,
- der Subtypen und Codierungsregeln,
- zugehöriger Merkmale und Störungen (Laborbefunde, körperliche Befunde) sowie
- Angaben zu besonderen kulturellen, Alters- und Geschlechtsmerkmalen, Angaben zur Prävalenz, des Verlaufs, des familiären Verteilungsmusters und Risiko- und prognostische Faktoren jeder Störung.

Hauptpunkte der systematischen Beschreibung
- Hauptmerkmale
- Nebenmerkmale
- Alter bei Beginn
- Verlauf
- Behinderungen
- Prädisponierende Faktoren
- Prävalenz
- Geschlechtsverteilung
- Familiäre Häufung
- Risiko- und prognostische Faktoren
- Differenzialdiagnose

Die diagnostischen Merkmale der Persönlichkeitsstörungen dienen zur Beschreibung auffallend unangepasster Persönlichkeitszüge sowie der Abwehrmechanismen. Persönlichkeitszüge werden dann diagnostiziert, wenn die Kriterien für eine Persönlichkeitsstörung nicht voll erfüllt sind, aber ihre Einzelmerkmale klinisch so ausgeprägt sind, dass von einem bedeutsamen Einfluss auf das Störungsbild ausgegangen werden kann. Die einzelnen Persönlichkeitsstörungen werden aufgrund deskriptiver Ähnlichkeiten in drei Clustern angeordnet (▶ Kap. 57). Die operationalisierten Kriterien und die systematische Beschreibung jeder einzelnen Persönlichkeitsstörung werden durch einen Katalog allgemeiner Richtlinien ergänzt, die über die einzelnen Diagnosekriterien für jede spezifische Persönlichkeitsstörung hinaus erfüllt sein müssen. Auch hier ist es möglich, einer Person mehr als eine Achse-II-Diagnose zuzuordnen.

Psychosoziale und umgebungsbedingte Probleme bzw. andere klinische Probleme

Die Achse IV des DSM-IV-TR bezog sich auf die Erfassung psychologischer, sozialer und umgebungsbedingter Probleme, welche die Diagnose, Therapie und Prognose einer psychischen Störung beeinflussen könnten. Da aber das DSM-5 keine Klassifikation psychosozialer und umgebungsbedingter Probleme erzeugen wollte, wurde diese Achse aufgegeben und stattdessen eine Reihe der relevanten ICD-10-CM und Z-Codierungen des ICD-10 ausgewählt. Hierzu zählen zwischenmenschliche Probleme, Missbrauch, Misshandlung und Vernachlässigung, Probleme im Zusammenhang mit Ausbildung und Beruf oder im Zusammenhang mit Wohnbedingungen oder wirtschaftlichen Verhältnissen. Eine Bedingung oder ein Problem werden nur dann diagnostisch verschlüsselt, wenn sie Anlass zum Hilfeersuchen geben oder den Bedarf für eine diagnostische, therapeutische oder andere Maßnahme erklären. So genannte positive Stressoren wie berufliche Beförderung sollen nur aufgeführt werden, wenn sie zu einem Problem führen oder ein Problem darstellen. Auch bei dieser Codierung gilt, dass alle relevanten Problemkategorien aufgeführt werden sollen.

Erfassung des Funktionsniveaus

Das DSM-5 sieht darüber hinaus eine Gesamtbeurteilung des allgemeinen Funktionsniveaus des Patienten mittels der World Health Organization Disability Assessment Schedule 2.0 (WHODAS) vor. Mit 36 Items werden krankheitsunabhängig sechs Funktionsbereiche erfragt: Verständnis und Kommunikation, Mobilität, Selbstversorgung, Umgang mit andere Menschen, Tätigkeiten des alltäglichen Lebens und Teilhabe am gesellschaftlichen Leben. Jedes Item fragt danach, wie viele Schwierigkeiten die Person in dem jeweiligen Funktionsbereich in den letzten 30 Tagen hatte. Eine Kurzversion mit 12 Items deckt ebenfalls alle sechs Gesundheitsfunktionen ab und hat pro Bereich zwei Fragen. Die Information soll bei der Therapieplanung, Messung von Wirksamkeit und Prognosestellung helfen. Die Skala ist online abrufbar unter ► www.psychiatry.org/dsm5 (URL vom 17.06.2019) und ersetzt die bis zum DSM-IV-TR genutzte Global-Assessment-of-Functioning-(GAF-)Skala, die für fehlende konzeptueller Klarheit (Mischung von Symptomen,

Suizidalität, Behinderung) und mangelnder psychometrischer Qualität kritisiert wurde. Die WHODAS 2.0 ist in allen Bereichen der Medizin anwendbar. Es liegen Adaptationen für Kinder und Jugendliche sowie ihre Eltern vor. Die Auswertung kann spezifisch für einzelne Bereiche sowie basierend auf der Item-Response-Theorie erfolgen.

2.5.2 Diagnostische Gesamtbeurteilung

Aus der konsequenten Anwendung dieses Klassifikationssystems ergibt sich eine fallbezogene diagnostische Beurteilung, die im Gegensatz zu der früheren Praxis, ausschließlich psychopathologische Syndrome diagnostisch zu verschlüsseln, wesentlich umfassender und differenzierter ist. Diese größere Differenzierung ergibt sich einerseits durch die Vergabe von allen vorliegenden Diagnosen, deren Kriterien erfüllt sind (Komorbidität), sodass die Komplexität des Störungsgeschehens auch im Verlauf besser abgebildet ist. Andererseits wird durch die dimensionalen Ergänzungen die Diagnose weiter ausdifferenziert (► Klinisch betrachtet; ◘ Abb. 2.8).

Klinisch betrachtet

Fallbeispiel: Ein junger Mann, der Angst hat, das Haus zu verlassen – Von den Beschwerden des Patienten zur Ableitung klassifikatorischer Diagnosen und dimensionaler Beurteilung des Schweregrades

Derzeitige Beschwerden und Situation

Herr A. ist ein 28-jähriger kaufmännischer Angestellter ohne Anstellung, der unter Panikattacken und „Sorgen um seine Gesundheit" leidet. Er könne nicht mehr alleine sein und das Haus nur noch in Begleitung verlassen, da er befürchtet, dass wieder Attacken auftreten und er dann hilflos zusammenbricht. Der Patient leidet unter diesen Attacken seit seiner frühen Jugend; seinen ersten unerwarteten Panikanfall berichtet er im Alter von 15 Jahren gehabt zu haben. Anfangs kamen die Attacken nur etwa einmal im Monat vor, aber über die Jahre wurden sie schwerer, häufiger und traten in allen möglichen Situationen außer Haus auf. Nur zu Hause, und wenn andere Personen bei ihm seien, träten keine Attacken auf. Vor drei Jahren verlor er wegen seiner häufigen Fehlzeiten seinen Arbeitsplatz und vor drei Monaten habe ihn seine Freundin verlassen; sie habe das alles und seine „Passivität" nicht mehr ertragen. Seither sei er verzweifelt und seine Beschwerden hätten sich dramatisch verschlechtert. Herr A. hat Angst davor, verrückt zu werden und so etwas wie eine Schizophrenie zu bekommen. Momentan verbringt der Patient die meiste Zeit zu Hause bei seinen

Eltern, wo er sich wie ein „Behinderter" zurückgezogen habe und entsprechend behandelt wird.

Vorgeschichte

Der Patient ist das einzige Kind seiner Eltern, die zum Zeitpunkt seiner Geburt Ende 30 waren, da sie dachten, keine Kinder bekommen zu können. Aus seiner Kindheit berichtet Herr A. Trennungsängste, er konnte keinem Babysitter anvertraut werden. Er sei extrem schüchtern gewesen, fehlte oft in der Schule und „kränkelte" eigentlich immer. Nur bei seinen Eltern und anderen ihnen bekannten Erwachsenen habe er sich wohl gefühlt, mit Gleichaltrigen habe er kaum Kontakt gehabt. Herr A. hatte eine Abneigung gegen die Schule in der 1. und 4. Klasse, weigerte sich, mit ins Schullandheim zu gehen. Die Fachschule und eine berufliche Ausbildung absolvierte er am Wohnort, um weiterhin zu Hause wohnen zu können. Anschließend arbeitete er im Familienbetrieb mit. Er interessierte sich für Mädchen, war aber zu schüchtern, um von sich aus eine Beziehung aufzunehmen. Seine spätere, bislang einzige Freundin sei von seiner Mutter vor 5 Jahren mit ihm verkuppelt worden.

2

Verlauf

Die Beschwerden von Herrn A. nahmen vor allem nach Ende der Schulzeit zu. Besser sei es eigentlich nur gewesen, als er vor 4 Jahren – „auf Druck der Freundin" – zusammen mit ihr eine Überseereise machte. Danach sei es ihm viel besser gegangen und er habe sich getraut, sogar aus der Firma seines Vaters auszuscheiden und bei seiner Freundin einzuziehen. In der gleichen Firma wie seine Freundin trat er einen neuen Arbeitsplatz an. Diese Tätigkeit endete aber nach wenigen Monaten mit dem Ende der Probezeit. Er habe immer mehr Angst vor einem Misserfolg gehabt und wieder „ganz schlimme" Panikattacken bekommen. Die Nichtverlängerung seines Arbeitsvertrags habe er als sehr demütigend erlebt. In der Folge sei er zunehmend verzweifelter geworden, grübelte darüber nach, etwas falsch gemacht zu haben, und „pilgerte eigentlich nur noch" von Arzt zu Arzt, um einen Ausweg aus den Panikattacken zu finden. Die Beziehung zur Freundin wurde schlechter, sodass er schließlich in den „Schoß der Familie" zurückkehrte, da seine Freundin ihn nicht verstände. Der Patient sorgte sich zunehmend um seine kränkelnde Mutter und hatte Angst, dass sie bald stirbt. Auch belastete ihn der Gedanke sehr, dass sie sich ohne ihn einsam fühlt, so wie er sich ohne sie. Die Mutter von Herrn A. hängt ebenso an ihm. Sie kann sein Leiden nicht ertragen und ist bereit, ihre Ehe und ihre sozialen Kontakte für ein Leben mit ihm zu opfern. Herr A. ist aber gleichzeitig auch wütend auf seine Eltern und macht ihnen Vorwürfe wegen der Schwierigkeiten, die er hat, weil sie ihn nicht geliebt haben oder weil sie ihn zu sehr liebten, weil sie sich nicht um ihn gekümmert haben und weil sie ihn abhängig von sich gemacht haben. Besonders verachte er den Vater, der die Mutter nicht liebevoll behandle.

Herr A. fühlt sich unzulänglich und unterlegen. Er befürchtet, dass ihn andere kritisieren und reagiert empfindlich auf Zurückweisung. Er zeigt sich anderen gegenüber äußerst kritisch und fühlt sich ständig von anderen im Stich gelassen. Früher hatte er einige Freunde, doch wäre es ihm jetzt viel zu peinlich, sie anzurufen.

Herr A. berichtet über Behandlungen beim Hausarzt mit Beruhigungsmitteln, die er seit seinem 17. Lebensjahr täglich einnimmt („Das ist das Einzige, was mir etwas hilft!"); aber er schafft es nicht, sie in der vorgeschriebenen Dosierung einzunehmen. Er sei auch mehrere Male bei Internisten gewesen, die aber nur festgestellt hätten, er sei ganz gesund. Im Alter von 21 Jahren sei er auch zum Psychiater geschickt worden, der ihn mit Antidepressiva behandelt habe. Wegen Nebenwirkungen habe er diese aber nach 6 Wochen abgesetzt. Zuletzt sei er mit der Diagnose Angstneurose an eine Psychotherapeutin überwiesen worden, bei der er 12 Behandlungssitzungen hatte. Aber die hätte immer nur Fragen gestellt und über seine Beziehung zu seiner Mutter reden wollen. Da ihn das immer mehr „runterzog", habe er dies abgebrochen. Im Gespräch ist Herr A. fordernd („Man muss mir doch helfen können!"), zugleich aber enttäuscht und desillusioniert („Therapie führt ja doch zu nichts!").

DSM-5-Diagnosen (ICD-10)

— Panikstörung mit Agoraphobie (F40.01)
— Sedativa-, Hypnotika oder Anxiolytikamissbrauch (F13.1)
— Störung mit Trennungsangst (in der Vorgeschichte) (F93.0)
— Verdacht auf vermeidend-selbstunsichere Persönlichkeitsstörung (F60.6)
— Verdacht auf dependente Persönlichkeitsstörung (F60.7)
— Andere klinische Probleme: Verlust der Freundin und des Arbeitsplatzes, Arbeitslosigkeit

Diskussion der Diagnose und Differenzialdiagnose der Panikstörung mit Agoraphobie

Im Vordergrund der Beschwerden von Herrn A. stehen Panikattacken und Agoraphobie. Zum Untersuchungszeitpunkt war er nicht in der Lage, alleine zu sein, konnte das Haus nicht ohne Begleitung verlassen und verbrachte die meiste Zeit zu Hause bei den Eltern, wo er wie ein Invalide behandelt wurde. Herr A. arbeitete nicht und kam auch keinen anderen Aufgaben nach. Seine Beeinträchtigung war schwer genug, um die Diagnose einer Panikstörung mit Agoraphobie zu rechtfertigen.

Die Anamnese von Herrn A. weist ein für Patienten mit Panikstörung mit Agoraphobie häufiges Muster auf. Diese Patienten bieten in der Kindheit oft Anzeichen für eine Störung mit Trennungsangst und für **vermeidende und dependente Persönlichkeitszüge**. Besonders häufig entwickeln diese Menschen nach Auftreten der ersten Panikattacken ein Vermeidungsverhalten. Andere wiederum entwickeln dependentes und Vermeidungsverhalten erst als Folge der Panikstörung. In diesen Fällen würde das Vermeidungs- und dependente Verhalten nicht als Hinweis auf eine **Persönlichkeitsstörung** gewertet werden, da weder ein früher Beginn noch ein von der Panikstörung unabhängiger Verlauf vorliegt. Insbesondere wenn die Panikstörung erst im Alter von ungefähr 20 Jahren oder im frühen Erwachsenenalter auftritt und einen chronischen Verlauf zeigt, ist nicht mehr zu unterscheiden, welches Verhalten Ausdruck der Persönlichkeitsstörung ist und welches eine Folge der Panikattacken. Wegen dieser Schwierigkeit sollte die Diagnose nur als weiter im Therapieverlauf zu klärende Verdachtsdiagnose vermerkt werden.

Schwierig kann auch die diagnostische Unterscheidung von Panikstörung mit Agoraphobie und spezifischer Phobie oder sozialer Angststörung sein. Herr A. kann nicht alleine sein und ohne Begleitung das Haus verlassen, weil er eine Panikattacke befürchtet und keiner ihm dann helfen kann. Die Angst vor einer Panikattacke hat diese

Veränderung in seinem Verhalten bedingt. Obwohl eine Person mit einer **sozialen Angststörung** die Öffentlichkeit auch meidet, ist der Grund dafür nicht in erster Linie die Angst vor einer Panikattacke, sondern eher, weil sie befürchtet, sich in einer Weise zu verhalten, die beschämend oder demütigend für sie wäre. Jedoch kann jemand mit einer sozialen Angststörung eine Panikattacke erleiden, wenn er gezwungen wird, sich in eine angstauslösende soziale Situation zu begeben. In ähnlicher Weise vermeidet es jemand mit einer **spezifischen Phobie,** die sich auf Autos bezieht, mit einem Auto oder Taxi zu fahren, weil er bestimmte gefürchtete Objekte oder Situationen vermeidet. Auch dieser Mensch kann eine Panikattacke bekommen, wenn er gezwungen wird, Auto zu fahren, allerdings wird die Attacke dann eher durch die spezifische Situation selbst als durch die Angst vor einer Panikattacke ausgelöst. Im Gegensatz dazu hat Herr A. Panikattacken, die nicht direkt mit spezifischen Auslösern zusammenhängen. Seine Angst vor einer Panikattacke bedingt, dass er viele Situationen vermeidet, in denen er sich unsicher fühlen könnte oder die möglicherweise beschämend sein könnten. Eine weitere differenzialdiagnostische Überlegung ist, dass Panikattacken, die typisch sind für die spezifische Phobie und soziale Angststörung mit höherer Wahrscheinlichkeit direkt bei der Konfrontation mit dem phobischen Reiz auftreten (z. B. wenn jemand mit Höhenangst auf einen Turm steigen muss, oder jemand mit einer Schlangenphobie auf eine Schlange trifft), während Panikattacken, die Panikstörung mit und ohne Agoraphobie kennzeichnen, nicht unbedingt bei der Konfrontation mit einer Stresssituation, sondern erst nach einer gewissen Zeit auftreten (z. B. eine Panikattacke, die erst auftritt, nachdem ein Patient mit einer Panikstörung ohne irgendeine Angst 20 min lang U-Bahn gefahren ist).

Auf die Diagnose eines Sedativamissbrauchs, die bei diesem Patienten ebenfalls vorliegt, wird hier aus Platzgründen nicht weiter eingegangen.

Therapieaspekte bei Panikstörung mit Agoraphobie

Der Behandlungsschwerpunkt für die meisten Patienten mit dieser Störung ist die Vermittlung kognitiv-verhaltenstherapeutischer Strategien zum Umgang mit den Panikattacken, Konfrontation mit den bisher vermiedenen Situationen sowie ggf. ergänzend medikamentöse Behandlungen mit Antidepressiva. Verschiedene **kognitiv-verhaltenstherapeutische Ansätze,** die auf eine Konfrontation mit angstauslösenden Situationen abzielen, sind besonders hilfreich. Diese Behandlungsform beinhaltet eine motivationale Vorbereitung des Patienten, um freiwillig angst- und panikauslösende Situationen aufzusuchen.

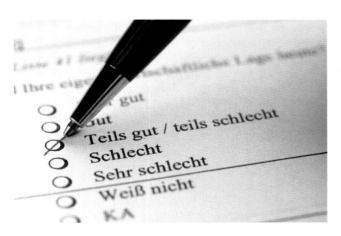

□ **Abb. 2.8** Beispiel für Antwortkategorien und ein Papier-Bleistift-Verfahren. (© Michael S./panthermedia.net)

2.5.3 Weitere Besonderheiten des DSM-5-Systems

Nach diesem Überblick über die diagnostische Klassifikation nach DSM-5 soll abschließend auf einige technische und inhaltliche Gesichtspunkte eingegangen werden. Eine häufige Frage ist die nach einer effizienten Lernstrategie der Klassifikation mit ihren Prinzipien und Definitionsinhalten. Die zweite betrifft die spezifischen inhaltlichen Besonderheiten, die sich im DSM-5 aus der Operationalisierung der Diagnosen ergeben.

Lernstrategie

> **Wie kann man das lernen? – Zum Umgang mit der DSM-5-Diagnostik**
> - **Lesen des DSM-5-Manuals:** Einführungskapitel und Anleitung zum Gebrauch des Manuals, Sichtung der jeweils relevanten Störungskapitel und Texte zu häufigen Diagnosen und ihrer Differenzialdiagnostik
> - **Lernen** der wichtigsten DSM-5-Diagnosekriterien
> - **Überprüfen** mittels Fällen und Fallgeschichten DSM-5-Fallbuch: First et al. 2017)
> - **Einsatz von diagnostischen Instrumenten** (CIDI, DIPS u. a.), um die Fragen zur Beurteilung der diagnostischen Kriterien kennenzulernen

Die Lektüre des DSM-5-Manuals wird als unerlässlich erachtet. Dabei geht es nicht nur um den Überblick

2

und das Verständnis der Prinzipien. Die diagnostischen Kriterien der wichtigsten Störungsgruppen sollten auswendig gelernt werden. Es ist von Klinischen Psychologen zu erwarten, dass sie die Kriterien von den häufigsten Störungsformen detailgenau kennen (▶ Gut zu wissen). Dies betrifft insbesondere die Angst- und affektiven Störungen, aber auch die Kriterien und Prinzipien in der Diagnostik von Substanzkonsumstörungen und somatoformen Belastungsstörungen. Die Kenntnis der diagnostischen Kriterien ist allein jedoch nicht ausreichend, um das System auch anzuwenden. Um zu lernen, wie diagnostische Kriterien in Fragen und Beurteilung übersetzt werden können, hilft der Einsatz von diagnostischen Interviews. Diese werden in ▶ Kap. 21 dargestellt. Bei Verständnisproblemen und Unkenntnis der diagnostischen Terminologie hilft das Glossar im Anhang des DSM-5.

> **Gut zu wissen**
>
> **Zur Bedeutung der klassifikatorischen Diagnostik**
> Klassifikatorische Diagnostik ersetzt nicht Strukturdiagnostik (Persönlichkeit), Prozessdiagnostik (Verlauf) und verfahrensspezifische funktionale Diagnostik. Allerdings gibt es für viele Diagnosen eine direkte Beziehung zwischen Diagnose und differenzieller Therapieindikation (Panikstörung, Agoraphobie, soziale Angststörung).
> Die DSM-Diagnosen sind das Bindeglied zur wissenschaftlichen Literatur (Kommunikation). Eine formalisierte (Instrumenten-)Diagnostik ist wegen des Umfangs moderner Klassifikationssysteme angeraten.

Inhaltliche Besonderheiten

Die Prinzipien des DSM-5 sind mit einer Reihe von inhaltlichen Besonderheiten verbunden, die zum Teil im Widerspruch zu der traditionellen psychiatrischen Diagnosepraxis stehen. Einige der wichtigsten Merkmale sollen hier hervorgehoben werden:

Längsschnittliche Perspektive Das DSM-5 betont wie seine Vorgänger in der diagnostischen Klassifikation eine längsschnittliche Perspektive, die zur Ableitung einer Diagnose in der Regel die Berücksichtigung der gesamten Lebensspanne erfordert. Derartige lebenszeitbezogene Kriterien spielen nicht nur bei episodischen Erkrankungen wie den affektiven Störungen, sondern auch bei Angststörungen eine große Rolle. Zum Beispiel kann man die Diagnose einer Major Depression erst dann stellen, wenn man für den Lebensverlauf der betroffenen Person das Vorliegen einer manischen oder hypomanischen Episode ausgeschlossen hat. Oder: Die Diagnose Panikstörung wird immer dann vergeben,

wenn zumindest zu Beginn des Störungsverlaufs wiederholte (unerwartete) Panikattacken aufgetreten sind.

Komorbidität Im Unterschied zur psychiatrischen Routinediagnostik, bei der zumeist nur aktuell im Vordergrund stehende Diagnosen codiert werden, sollen im DSM-5 alle im Lebensverlauf relevanten Störungen codiert werden. Diese Mehrfachdiagnosen werden auch unter dem Begriff Komorbidität geführt. Die deskriptive Struktur des DSM-5 fördert solche Komorbidität außerordentlich und es ist nicht selten, dass ein Patient fünf oder sechs Diagnosen zugeschrieben erhält. Komorbidität ist ein Charakteristikum psychischer Störungen und hat wichtige Implikationen für die Aufklärung der Ätiologie und Pathogenese sowie die Therapieplanung.

Auflösung des Neurosenkonzepts Vor dem Hintergrund erheblicher Probleme bei einer reliablen Diagnostik dieser Störungsgruppe, Stigmatisierungseffekten sowie der empirisch unzureichend nachgewiesenen ätiologischen Implikationen wurde bereits im DSM-IV das Neurosenkonzept als Einteilungsgrund verlassen. Vormals etablierte Diagnosen wie die Angstneurose (inzwischen benannt als Panikstörung oder generalisierte Angststörung) oder die depressive Neurose werden jetzt spezifisch (Major Depression oder Dysthymie) benannt.

Sucht Sowohl in der ICD-10 als auch im DSM-IV wurde zwischen Substanzmissbrauch und Substanzabhängigkeit unterschieden. Im DSM-5 wird diese Trennung nun zugunsten einer neuen zusammenfassenden und übergreifenden Kategorie der Substanzkonsumstörungen für die jeweiligen Substanzklassen aufgehoben. Hintergrund hierfür ist u. a., dass ein Abhängigkeitssyndrom häufig mit „Sucht" gleichgesetzt wurde und zwar auch dann, wenn z. B. die Entwicklung von Toleranz und Entzug als Kernmerkmale einer Abhängigkeit eine (erwartbare) Reaktion auf verschriebene Medikamente darstellte.

Diese Änderungen beschränken erheblich die Kompatibilität älterer diagnostischer mit den neuen Konzeptionen und sind insbesondere bei der Lektüre der älteren Literatur zu beachten.

2.6 Die Definition psychischer Störungen bleibt im Wandel

Angesichts der beschleunigten Entwicklung in den Neurowissenschaften, der Entwicklung diagnostischer Verfahren, dem Fortschritt in der Entwicklung von neuen Interventionsverfahren und den zunehmend differenzierteren Erkenntnissen zu Gemeinsamkeiten und

Unterschieden der Vulnerabilitäts-Stress-Faktoren bei psychischen Störungen ist zu erwarten, dass die Frage der diagnostischen Klassifikation auch in den nächsten Jahrzehnten weiter auf dem Prüfstand stehen wird (▶ Abschn. 1.3.4). Auch die aktuell gültigen diagnostischen Kriterien bilden letztlich eine derzeit (aktuell) verfügbare Beschreibung ab; eine vollständige oder gar abschließende Beschreibung und Klärung des ätiopathologischen Prozesses ist bislang nicht verfügbar. Damit werden die Möglichkeiten, aber auch Grenzen eines (jedweden) klassifikatorischen Diagnosemanuals deutlich. Einteilungsgründe, Einteilungskategorien und Kriterien werden sich unter dem Einfluss neuer Forschungsergebnisse verändern müssen, damit das Klassifikationssystem für Menschen mit psychischen Störungen immer ein Optimum an Nützlichkeit entfaltet. Damit bleibt das DSM-5 auch im Sinne der beteiligten Experten ein „lebendiges Dokument", offen für zukünftige Entwicklungen und Erkenntnisgewinne in den Neurowissenschaften, der Genetik und Epidemiologie.

Für zukünftige Revisionen des DSM-5 und vermutlich auch der ICD-11 könnten für einzelne Bereiche hinreichende Evidenz vorliegen, um die stark segmentierte Aufsplittung von diagnostischen Gruppen zugunsten neuer Einteilungsgründe und Prinzipien zusammenzufassen. Im Zuge der Entstehung des DSM-5 wurde u. a. die Frage diskutiert, ob es unter den Angststörungen nicht einen großen gemeinsamen Nenner gibt, der in Verbindung mit unseren Therapieverfahren nahelegt, diese Gruppe von Störungen als „fear circuit disorders" zu konzipieren. Noch ist die Ergebnislage hierzu nicht ausreichend, um die Entwicklungsdynamik auf diesem Gebiet abschließend zu beurteilen.

❓ Prüfen Sie Ihr Wissen

1. Was verstehen wir unter einer operationalisierten Diagnostik? Erläutern Sie dies an einem Beispiel! ▶ Abschn. 2.5
2. Auf welchen Grunddimensionen und nach welchen Merkmalen lassen sich psychische Störungen definieren? ▶ Abschn. 2.3
3. Welche Arten von Diagnostik unterscheiden wir in der Klinischen Psychologie? ▶ Abschn. 2.2
4. Was verstehen wir unter Differenzialdiagnostik? ▶ Abschn. 2.2

ℹ️ Weiterführende Literatur

Für ein ausreichend differenziertes Verständnis der Klassifikation und Diagnostik psychischer Störungen ist das Durcharbeiten des DSM-5-Manuals (APA 2015) unerlässlich; dabei sollte man insbesondere die Einleitung differenziert durcharbeiten. Bei den einzelnen Störungen sind folgende Diagnosen zu bearbeiten: die Substanzkonsumstörungen, die psychotischen Störungen, die affektiven und Angststörungen.

Literatur

American Psychiatric Association (APA). (1980). *Diagnostic and statistical manual of mental disorders* (3. Aufl.). Washington D.C.: American Psychiatric Association.

American Psychiatric Association (APA). (2013). *Diagnostic and Statistical Manual of Mental Disorders, Fifth Edition (DSM-5)*. Arlington: American Psychiatric Association.

American Psychiatric Association (APA). (2015). *Diagnostisches und Statistisches Manual Psychischer Störungen – DSM-5*. Göttingen: Hogrefe. (deutsche Ausgabe herausgegeben von Peter Falkai und Hans-Ulrich Wittchen, mitherausgegeben von Manfred Döpfner, Wolfgang Gaebel, Wolfgang Maier, Winfried Rief, Henning Saß und Michael Zaudig).

Baumann, U., & Stieglitz, R. D. (2011). Klassifikation. In M. Perrez & U. Baumann (Hrsg.), *Lehrbuch Klinische Psychologie – Psychotherapie* (4. Aufl., Kap. 4, S. 115). Bern: Hans Huber.

Blashfield, R. K., & Livesley, W. J. (1991). A metaphorical analysis of psychiatric classification as a psychological test. *Journal of Abnormal Psychology, 100*, 262–270.

Bopp, J. (1980). *Antipsychiatrie. Theorien, Therapien, Politik*. Frankfurt a. M.: Syndikat.

Brockhaus (1928). *Der Große Brockhaus. Handbuch des Wissens in 20 Bänden* (15. Aufl.).

Deutsches Institut für Medizinische Dokumentation und Information. (2005). *ICD-10 GM Version 2005. Systematisches Verzeichnis: Internationale statistische Klassifikation der Krankheiten und verwandter Gesundheitsprobleme (10. Revision – German Modification)*. Niebüll: Videel.

Dilling, H., Mombour, W., Schmidt, M. H., & Schulte-Markwort, E. (1994). *Internationale Klassifikation psychischer Störungen ICD-10 Forschungskriterien*. Bern: Huber.

First, M. B., Skodol, A. E., Williams, J. B. W., & Soitzer, R. (2017). *Learning DSM-5 by case example*. Arlington: American Psychiatric Association.

Fromm, E. (1964). *The heart of man: It's genius for good and evil*. New York: Harper & Row.

Helmchen, H. (1975). Der Einfluß der statistischen Erfassung psychopathologischer Daten auf nosologische Konzepte in der Psychiatrie. In K. Heinrich (Hrsg.), *Zur Kritik der psychiatrischen Nosologie*. Stuttgart: Schattauer.

Helzer, J. E., Kendell, R. E., & Brockington, I. F. (1983). Contribution of the six-month criterion to the predictive validity of the DSM-III definition of schizophrenia. *Archives of General Psychiatry, 40*, 1277–1280.

Helzer, J. E., Kraemer, H. C., Wittchen, H.-U., Sirovatka, P. J., & Regier, D. A. (2008). *Dimensional approaches in diagnostic classification. Refining the research agenda for DSM-V*. Arlington: American Psychiatric Association.

Hoffmann, L. (1982). *Grundlagen der Familientherapie. Konzepte für die Entwicklung von Systemen*. Hamburg: Isko Press.

Jakob, R. (2018). ICD-11. Anpassung der ICD an das 21. Jahrhundert. *Bundesgesundheitsblatt Gesundheitsforschung-Gesundheitsschutz, 61*(7), 771–777.

Jaspers, K. (1973). *Allgemeine Psychopathologie*. Berlin: Springer.

Keupp, H. (1976). *Abweichung und Alltagsroutine. Die Labeling-Perspektive in Theorie und Praxis*. Hamburg: Hoffmann & Campe.

Kiesler, D. J. (1982). Interpersonal theory for personality and psychotherapy. In J. C. Anchin & D. J. Kiesler (Hrsg.), *Handbook of interpersonal psychotherapy* (S. 2–24). New York: Pergamon.

Perls, F. (1969). *Gestalt therapy verbatim. dt.: Gestalttherapie in Aktion*. Klett-Cotta: Stuttgart 1974.

Perrez, M., & Baumann, U. (Hrsg.). (2011). *Lehrbuch Klinische Psychologie – Psychotherapie* (4. Aufl.). Bern: Huber.

Scheff, T. (1973). *Das Etikett „Geisteskrankheit". Soziale Interaktion und psychische Störung*. Frankfurt a. M.: Suhrkamp.

Schulte, D. (1976). *Diagnostik in der Verhaltenstherapie.* München: Urban & Schwarzenberg.

Schulte, D. (1998). Psychische Gesundheit, Psychische Krankheit, Psychische Störung. In U. Baumann & M. Perrez (Hrsg.), *Lehrbuch Klinische Psychologie – Psychotherapie* (2. vollständig überarbeitete Aufl.). Bern: Huber.

Stemberger, G. (Hrsg.). (2002). *Psychische Störungen im Ich-Welt-Verhältnis: Gestalttheorie und psychotherapeutische Krankheitslehre.* Wien: Verlag Wolfgang Krammer.

Stemmler, M., & Horn, R. (2015). *Syndrom-Kurz-Test nach Erzigkeit. SKT Manual Edition 2015.* Erlangen: Universität Erlangen-Nürnberg.

Szasz, T. (1960). The myth of mental illness. *American Psychologist, 15,* 113–118.

Szasz, T. (1976). *Psychiatrie – Die verschleierte Macht.* Frankfurt a. M.: Suhrkamp.

Wittchen, H.-U. (1994). Reliability and validity studies of the WHO-Composite International Diagnostic Interview (CIDI): A critical review. *Journal of Psychiatric Research, 28*(1), 57–84.

Wittchen, H.-U., & Lachner, G. (1996). Klassifikation. In A. Ehlers & K. Hahlweg (Hrsg.), *Enzyklopädie der Psychologie: Themenbereich D Praxisgebiete, Serie 2 Klinische Psychologie* (Bd. 1, S. 3–67). Göttingen: Hogrefe.

Wittchen, H.-U., Saß, H., Zaudig, M., & Koehler, K. (1989). *Diagnostisches und Statistisches Manual Psychischer Störungen DSM-III-R. Deutsche Bearbeitung und Einführung.* Weinheim: Beltz.

Wittchen, H.-U., & Schulte, D. (1988). Diagnostische Kriterien und operationalisierte Diagnosen. *Grundlagen der Klassifikation psychischer Störungen. Diagnostica, 34,* 3–27.

World Health Organization (WHO). (1992). *The ICD-10 classification of mental and behavioural disorders: Clinical descriptions and diagnostic guidelines.* Geneva: World Health Organization.

World Health Organization (WHO). (2001). *International classification of functioning, disability and health.* Geneva: World Health Organization.

World Health Organization (WHO). (2005). *International statistical-classification of diseases and related health problems* (10. Aufl.). Geneva: World Health Organization.

Epidemiologische Beiträge zur Klinischen Psychologie

Katja Beesdo-Baum, Michael Höfler, Frank Jacobi und Hans-Ulrich Wittchen

Inhaltsverzeichnis

© Springer-Verlag GmbH Deutschland, ein Teil von Springer Nature 2020
J. Hoyer und S. Knappe (Hrsg.), *Klinische Psychologie & Psychotherapie*,
https://doi.org/10.1007/978-3-662-61814-1_3

3.1 **Warum ist die Epidemiologie relevant?**

Wie häufig sind psychische Störungen in der Allgemeinbevölkerung, wie häufig sind schwergradige Störungen und wie häufig treten damit verbundene Komplikationen und Behinderungen auf? Wie viele Menschen mit psychischen Störungen werden überhaupt vom Versorgungssystem erkannt und diagnostiziert, und welche psychischen Störungen werden wie häufig in welchen Einrichtungen behandelt? Wie groß sind der gedeckte und ungedeckte Bedarf an Interventionen und Diensten, was sind förderliche und hemmende Faktoren der Hilfesuche und Inanspruchnahme? Welche Menschen sind am anfälligsten für psychische Störungen (und in welchen Lebensphasen)? Wie ist der natürliche Verlauf psychischer Störungen – wann beginnen sie, und welche Verlaufstypen lassen sich finden? Was sind die Risikofaktoren und kausale Faktoren für Beginn und Verlauf? Wie wirken dabei genetische und nichtgenetische Faktoren zusammen?

Die Auflistung solcher Fragen ließe sich fortsetzen. Gemeinsam ist ihnen, dass sie alle in den Gegenstandsbereich der Epidemiologie psychischer Störungen fallen. Zur Beantwortung dieser Fragen liefert die Epidemiologie spezielle Ansätze und Methoden, die das klinisch-psychologische Handwerkszeug ergänzen.

Zugleich zeigt diese Themenübersicht, welche wichtige Stellung die Epidemiologie nicht nur für unser Fach Klinische Psychologie, sondern auch für die Medizin, Gesundheitsökonomie und Gesundheitspolitik einnimmt. Diese allgemeinere Bedeutung lässt sich beispielhaft anhand des berühmten, aus epidemiologischen Daten abgeleiteten „Global Burden of Disease Project" der Weltgesundheitsorganisation verdeutlichen. Dieses Projekt hat nicht nur über viele Jahre hinweg die überaus große globale Bedeutung psychischer Störungen allgemein und depressiver Störungen im Besonderen auch im Vergleich zu anderen Erkrankungen herausgearbeitet, sondern auch verdeutlicht, dass klinisch-psychologisch beeinflussbare psychische und Verhaltensfaktoren bei der Mehrzahl aller Ursachen für Behinderung und Tod eine wichtige Rolle spielen. Unter den 22 Hauptgruppen von Ursachen für die globale Krankheitslast, wiedergegeben über „verlorene Lebensjahre" („disability adjusted life years"; DALY), nehmen psychische Störungen insgesamt Platz 6 und unter Jugendlichen und jungen Erwachsenen (Alter 15–49 Jahre) den Spitzenplatz ein (■ Abb. 3.1). Nach Rücken- und Kopfschmerzen sind

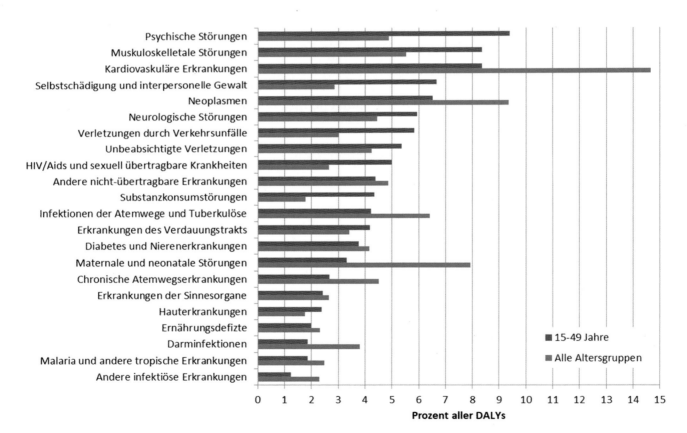

■ **Abb. 3.1**   Die 22 Hauptursachen für verlorene Lebensjahre durch Tod oder Behinderung („disability adjusted life years", DALY; Jahr 2017): Psychische Störungen stehen weltweit an Platz 6 und in der Altersgruppe der Jugendlichen und jungen Erwachsenen an Platz 1. (Global Burden of Disease 2017, Source: Institute for Health Metrics and Evaluation (IHME); 2019 University of Washington. ▶ https://vizhub.healthdata.org/gbd-compare/ accessed: 28.06.2019. Used with permission. All rights reserved.)

depressive Störungen insgesamt unter 354 betrachteten Störungen und Erkrankungen global an dritter Stelle der Hauptursachen für „Lebensjahre mit Behinderung" („years lived with disability, YLD"; James et al. 2018), welche aufgrund des weltweiten Populationswachstums und der älter werdenden Bevölkerung in den letzten nahezu 30 Jahren insgesamt deutlich zugenommen haben (Vos et al. 2017).

Zudem tragen behaviorale Risikofaktoren, allen voran Tabakkonsum, aber auch Alkohol- und Drogenkonsum, ungünstiges Ernährungsverhalten oder geringe körperliche Aktivität, entscheidend zum Ausmaß der DALY aufgrund körperlicher Erkrankungen wie koronare Herzerkrankungen, Atemwegserkrankungen, Neoplasmen etc. bei oder spielen im Rahmen klinisch-psychologischer Interventionen bei solchen Erkrankungen eine Rolle (ständig aktualisierte Daten und interaktive grafische Veranschaulichungen finden sich unter: ▶ https://vizhub.healthdata.org).

Das Aufgabenspektrum der Epidemiologie ist breit und facettenreich. Die zentralen Aufgaben der Epidemiologie für die Klinische Psychologie und Psychotherapie bestehen in Beiträgen zur:

1. Bestimmung der Häufigkeit, der Verteilung und des Spontanverlaufs psychischer Störungen (deskriptive Epidemiologie),
2. Evaluation des Versorgungssystems sowie der Abschätzung des Versorgungsbedarfs (Versorgungsepidemiologie),
3. Erforschung der Entstehungs- (Ätiologie) und Entwicklungsbedingungen (Pathogenese) psychischer Störungen (analytische Epidemiologie) und
4. Ableitung von Konsequenzen für Gesundheitsförderung, Prävention, Therapie und Rehabilitation sowie deren Überprüfung (experimentelle Epidemiologie und Public Health).
5. Darüber hinaus trägt die epidemiologische Forschung zu psychischen Störungen zu einer besseren Definition psychopathologischer Konstrukte und einer optimierten Klassifikation bei.

3.2 Epidemiologische Grundlagen und Konzepte

3.2.1 Definition und Aufgabenspektrum

Die Epidemiologie beschäftigt sich mit der räumlichen und zeitlichen Verteilung sowie den Determinanten von Gesundheit und Krankheit, Morbidität (Krankheitshäufigkeit), Verletzungen, Beeinträchtigungen und Mortalität (Sterblichkeit) in definierten Populationen.

Das klassische Modell der Epidemiologie ist die sog. **epidemiologische Trias.** Ursprünglich ausgehend von der Untersuchung von Infektionskrankheiten be-

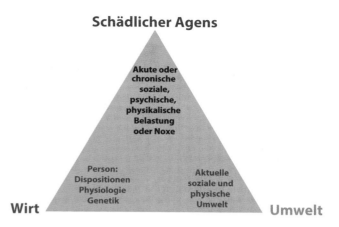

Schädlicher Agens

Akute oder chronische soziale, psychische, physikalische Belastung oder Noxe

Person: Dispositionen Physiologie Genetik

Aktuelle soziale und physische Umwelt

Wirt **Umwelt**

◻ **Abb. 3.2** Die klassische epidemiologische Trias – heute in biopsychosozialen Modellen eher als Diathese-Stress-Modell bezeichnet

schreibt die Trias das wechselseitige Zusammenwirken von Wirt (betroffene Person mit ihren individuellen genetischen, biochemischen, physiologischen und psychischen Dispositionen), schädlichen Agenzien oder Noxen (wie z. B. akute oder chronische Einflüsse der psychischen, physikalischen oder psychologischen Umgebung) und der Umwelt (aktuelle soziale oder physische Umgebung, in der ein Wirt vom schädlichen Agens getroffen wird) (◻ Abb. 3.2). Dieses von dem Mediziner Robert Koch ursprünglich für übertragbare Krankheiten entwickelte Modell lässt sich auch auf nicht infektiöse Krankheiten gut übertragen (z. B. in der sog. Life-Event-Forschung). Allerdings werden bei psychischen Störungen wie auch bei chronischen Erkrankungen in der Regel Zusatzannahmen erforderlich. In der Forschung zu psychischen Störungen sind beispielsweise häufig Art und Intensität der schädlichen Agenzien (z. B. kritische Lebensereignisse) getrennt von protektiven („social support") und Vulnerabilitätsfaktoren (familiäre Belastung mit psychischen Störungen) zu berücksichtigen.

Definition

Die **deskriptive Epidemiologie** beschäftigt sich mit der räumlichen und zeitlichen Verteilung von Erkrankungen oder anderen gesundheitsrelevanten Variablen in einer genau definierten Zielpopulation, über die man Schlüsse ziehen will. Außerdem beschreibt sie die Häufigkeit ihres Auftretens sowie den Beginn und natürlichen Verlauf in Abhängigkeit von soziodemografischen Faktoren. Die Zielpopulation kann dabei unterschiedlich definiert sein: Die Allgemeinbevölkerung untersucht man am besten mit repräsentativen Stichproben der ganzen Bevölkerung eines Landes, einer Region oder Stadt. Man spricht dann auch von epidemiologischen **„Feldstudien"**, weil man Individuen in ihrer natürlichen Umgebung untersucht. Zielpopulation kann aber z. B. auch die Gesamtheit aller stationär psychiatrischen Patienten einer Einrichtung, Region oder eines Landes in einem Bezugsjahr sein oder die Gesamtheit aller Patienten, die an einem Stichtag den Allgemeinarzt aufsuchen. Die **Quellpopulation** ist die Population, aus der man eine Stichprobe zieht. Idealerweise ist die Quellpopulation identisch mit der Zielpopulation. Ein Gegenbeispiel ist, dass man sich für die gesamte Bevölkerung Deutschlands interessiert (Zielpopulation), aber nur eine bestimmte Region untersucht (Quellpopulation). Wenn die Quellpopulation aus Einrichtungen besteht und die Daten einer Studie aus vorhandenen Routinestatistiken der Einrichtungen, aus systematischen Registern (sog. Fallregistern) oder Datensammlungen der Krankenkassen gewonnen werden, spricht man von **administrativen Daten.** Obwohl die Nutzung solcher sog. Sekundärdaten viele Vorteile hat (Kostengünstigkeit, große Populationen, Statistiken über lange Zeiträume), so sind auch die erheblichen Nachteile oder Einschränkungen (z. B. unbekannte Mängel in der Datenerhebung, unbekannte Störfaktoren, unklare Qualität ambulanter Diagnosen) zu beachten (Kreienbrock et al. 2012). Möglich sind auch Untersuchungen in ereignisbezogenen Populationen. Wollen wir z. B. wissen, wie häufig sich posttraumatische Belastungsstörungen bei Überlebenden eines Flugzeugabsturzes entwickeln, wäre die Quellpopulation (auch Bezugspopulation) die Gesamtheit aller Überlebenden (Zielpopulation könnten auch alle Überlebenden aller Flugzeugabstürze oder sogar alle Opfer irgendeines Traumas sein). Solche Studien, die Personen unter Risiko hinsichtlich des Eintretens einer Erkrankung oder Störung untersuchen, werden auch als **Kohortenstudien** bezeichnet. Allgemein definiert sich eine Kohorte als Gesamtheit einer Population, die ein Merkmal teilt (z. B. gemeinsam erlebtes Ereignis, Geburtsjahrgang = Geburtskohorte). Aufgrund der Erfassung der Verbreitung von Erkrankungen oder Störungen in Populationen werden deskriptiv-epidemiologische Studien auch für die Evaluation von Gesundheitssystemen und die Ermittlung von Versorgungsbedarfen und -defiziten sowie Barrieren der Inanspruchnahme genutzt (Versorgungsforschung).

Definition

Die **analytische Epidemiologie** geht über die Beschreibung von Populationen hinaus, indem sie Faktoren untersucht, die eine Krankheit oder Störung vorhersagen oder gar an deren Verursachung beteiligt sind. Ebenso beschäftigt sie sich mit Faktoren des Verlaufs von Krankheiten oder Störungen. Ziel ist also, Erkenntnisse über Ursachen, Risiko- und Auslösefaktoren genetischer (genetische Epidemiologie), biologischer, sozialer, psychologischer und umweltbezo-

gener Art und deren Zusammenwirken zu gewinnen. Die analytische Epidemiologie misst solche Faktoren und quantifiziert deren Zusammenhänge mit Symptomen, Krankheitsepisoden, -verläufen und -folgen. Epidemiologische Studien, die derartige Fragestellungen an klinischen Kohorten untersuchen (z. B. definierten Krankheitsgruppen), werden auch häufig als klinisch-epidemiologische Studien bezeichnet.

Deskriptive und analytische epidemiologische Studien gehören zur „beobachtenden" Epidemiologie, d. h., es wird gemessen, was unter natürlichen Bedingungen auftritt („observational studies"). In vielen Publikationen (wie auch im C-Teil dieses Lehrbuchs) werden für bestimmte Erkrankungen oder Störungen unter der Überschrift „Epidemiologie" vor allem Befunde aus der beobachtenden Epidemiologie berichtet. Allerdings werden auch interventionelle Studien der Epidemiologie zugeordnet (vgl. z. B. Bonita et al. 2013). Die sog. **experimentelle Epidemiologie** prüft im Rahmen von randomisierten kontrollierten Interventionsstudien den Nutzen von Maßnahmen, die sich u. a. aus der deskriptiven und analytischen Epidemiologie ableiten lassen. Hierunter fallen Maßnahmen zur Gesundheitsförderung und Prävention, um die Entwicklung von Erkrankungen oder Störungen zu verhindern, sowie Therapien, um die Gesundheit wieder herzustellen, zu verbessern oder eine Verschlechterung zu verhindern (► Gut zu wissen).

> **Wichtig**
>
> Im Zusammenhang mit der Epidemiologie psychischer Störungen wird vielfach der Begriff **psychiatrische Epidemiologie** verwendet. Hierauf verzichten wir, da sich das Verständnis und Wesen psychischer Störungen nicht auf den Fachbereich Psychiatrie begrenzen lässt. Neutral spricht man am besten von der „Epidemiologie psychischer Störungen".

Gut zu wissen

„Behaviorale Epidemiologie": Erforschung von Gesundheit und Krankheit im Zusammenhang mit menschlichem Verhalten

Die „traditionelle" Epidemiologie beschäftigte sich zunächst mit der Verbreitung und Ätiologie übertragbarer Erkrankungen. Mit der Eindämmung von Erkrankungserregern und Epidemien richtete sich der Fokus der Epidemiologie zunehmend auf nicht übertragbare Erkrankungen und Krankheitsrisiken. Da die klassische Epidemiologie für Erkrankungen mit bedeutsamen verhaltensbezogenen Ursachen keine direkten Hinweise erbringen konnte, wie Verhaltensweisen geändert werden können (z. B. bei kardiovaskulären Erkrankungen, Diabetes etc.), etablierte sich seit den späten 1970er Jahren der Begriff **behaviorale Epidemiologie** (z. B. Kaplan 1985; Sexton 1979), der aber erst mit der Jahrtausendwende im Rahmen verhaltensmedizinischer Forschung explizit definiert wurde: „behavioral epidemiology can be considered a subset of research that studies the distribution and etiology of health-related behaviors in populations, as contrasted with research on clinical cases. Further, behavioral epidemiology concerns itself with research that has the explicit purpose of understanding and influencing healthful behavior patterns, as part of population-wide initiatives to prevent disease and promote health" (Sallis et al. 2000a, S. 294).

Beispiele für gesundheitsrelevante verhaltensbezogene Faktoren sind Substanzkonsum, körperliche Inaktivität, sexuelles Risikoverhalten oder ungesunde Ernährung (Friis und Sellers 2013). Im Kontext psychischer Störungen und im weiteren Sinne einer „Behavioral-Science"-Perspektive, die Disziplinen wie Psychologie, Soziologie, Kommunikation, kognitive Neurowissenschaften und Anthropologie einschließt, ist „behavior" nicht auf direkt beobachtbares Verhalten begrenzbar, sondern breiter zu definieren, nämlich als jegliche Reaktion eines Organismus. „Behaviorale Epidemiologie" kann somit verstanden werden als die Anwendung epidemiologischer Konzepte und Prinzipien zur Erforschung von Gesundheit und Krankheit im Zusammenhang mit menschlichem Verhalten, welches offene Handlungen, zugrunde liegende psychologische Prozesse (wie Kognition, Emotion, Motivation) und Interaktionen mit biologischen und sozial-umweltbedingten Faktoren einschließt (vgl. auch Merrill et al. 2016).

3.2.2 Epidemiologische Konzepte und Prinzipien

Für das Verständnis des Gültigkeitsbereichs und die Interpretation epidemiologischer Befunde sind vier Aspekte entscheidend (vgl. Ahrens und Pigeot 2013; Bonita et al. 2013; Dohoo et al. 2012; Rothman et al. 2013):

1. Epidemiologie ist immer auf eine Zielpopulation bezogen, über die sie Aussagen treffen will.
2. Epidemiologie beruht auf „Falldefinitionen", die nicht deckungsgleich mit klinischen Diagnosen (relevant für administrative Zwecke im Gesundheitssystem) sein müssen.
3. Epidemiologie benutzt genau definierte epidemiologische Maße (z. B. Krankheitshäufigkeit bzw. Prävalenz), die nur den spezifizierten zeitlichen Gül-

tigkeitsbereich haben (z. B. Lebenszeitprävalenz, Punktprävalenz).
4. Epidemiologie ergänzt klinische Befunde in biopsychosozialen Bedingungsmodellen (vgl. epidemiologische Trias).

Populationsbezogenheit

Die Populationsbezogenheit ist für jegliche Form epidemiologischer Studien und Forschungsansätze das Charakteristikum, das sie von klinischen Studien in der Psychologie, Psychotherapie und Psychiatrie unterscheidet. Klinische Studien sind in der Regel mit einem **Bias durch Selektion** behaftet: Der untersuchte Parameter (Prävalenzrate, Assoziation eines Faktors X mit dem Risiko für Krankheit Y, Effekt von X auf Y) unterscheidet sich zwischen Zielpopulation und Quellpopulation. Dieser Bias hängt von den Determinanten des interessierenden Parameters ab. Variiert die Prävalenz (Vorhandensein einer Störung) über Alter, Geschlecht und Bildung, ist ein Selektionsbias zu erwarten, falls die Quellpopulation sich in Alter, Geschlecht und Bildung von der Zielpopulation unterscheidet. Bei Assoziationen und kausalen Effekten müssen die Moderatoren (Variablen, die mit unterschiedlicher Assoziation/Effekt einhergehen) in Quellpopulation und Zielpopulation dieselbe Verteilung aufweisen. Eine Stichprobe muss allgemein die Zielpopulation nicht in allem repräsentieren, sondern nur in den Variablen, von denen die untersuchten Parameter abhängen.

Bei klinischen Studien sind es vor allem Merkmale der Schwere einer Krankheit, die mit einem Bias durch Selektion einhergehen. In therapeutischen Einrichtungen rekrutierte Patienten mit Diagnose X sind nur eine Teilgruppe aller in der Bevölkerung tatsächlich anzutreffenden „Fälle" – nämlich diejenigen, die möglicherweise wegen der Schwere der Symptome, dem Komplexitätsgrad, dem Stadium der Störung und Komorbiditäten (und vor dem Hintergrund versicherungsrechtlicher und sozialer Rahmenbedingungen) Hilfe gesucht haben und dann tatsächlich in eine entsprechende Einrichtung vermittelt wurden. Diese Merkmale können aber mit unterschiedlichem Verlauf, unterschiedlichen Charakteristika und unterschiedlicher Ätiologie zusammenhängen. Besteht das Untersuchungsziel darin, für eine Krankheit oder Störung allgemeine Aussagen über Korrelate (z. B. Arbeitsproduktivität, Lebensqualität oder Behinderungen), Verlauf oder Faktoren des Verlaufs zu machen, ergeben sich bei klinischen Stichproben möglicherweise gravierende Einschränkungen, denn man kann keinen gültigen Schluss über die Population *aller* Fälle ziehen (man spricht hier auch von „externer Validität" und „transportability" eines Ergebnisses von einer Population auf eine andere).

Diesen Nachteil vermeiden epidemiologische Studien, indem sie nichtselektive Stichproben aus der Allgemeinbevölkerung untersuchen. Insbesondere bei Aussagen über ätiologische Fragestellungen (Vulnerabilitäten, Risikofaktoren) sowie bei der Beurteilung des Spontanverlaufs von Störungen (wie Beginn, Remission, Progression, Eintreten bestimmter Behinderungen oder Komorbiditäten) können epidemiologische Studien also zu Aussagen mit höherer externer Validität kommen. Methodisch betrachtet, hat man es bei klinischen Studien oft mit dem Phänomen des „conditioning on a collider" (Elwert und Winship 2014) zu tun: Man untersucht nur Individuen, bei denen eine Folge von X (Faktor) und Y (Outcome) eingetreten ist (oder etwas, das damit assoziiert ist), z. B. Behandlung, was einen Bias durch Selektion zur Folge hat. Beispielsweise könnten sowohl ein Trauma (X), als auch eine Depression (Y) die Wahrscheinlichkeit erhöhen, professionelle Hilfe bei Psychotherapeuten zu suchen. Untersucht man den Zusammenhang zwischen Trauma und Depression nur unter Patienten von Psychotherapiepraxen, weicht die Assoziation systematisch von der in der Allgemeinbevölkerung ab (meist kommt es zu einer Unterschätzung, im Hinblick auf Komorbiditätsraten spricht man auch von „Berkson's Bias").

Mit der Populationsbezogenheit verbunden sind eine Vielzahl von Methoden der Stichprobenziehung, die einen Selektionsbias gering zu halten versuchen (kleiner *systematischer* Fehler), aber auch möglichst große Aussagekraft für stabile, reproduzierbare Schätzungen haben sollen (kleiner *zufälliger* Fehler). Dem gegenüber stehen Aspekte der Machbarkeit im Sinne einer möglichst aufwands- und kosteneffizienten Durchführung. Hier geht es z. B. im Falle von nationalen Prävalenzstudien um folgende Fragen: Wie kann ich eine ausreichend große Stichprobe aus der Allgemeinbevölkerung ziehen, um die Häufigkeit bestimmter psychischer Störungen, z. B. Major Depression, für Deutschland in einem möglichst schmalen Vertrauensintervall (=kleiner zufälliger Fehler) adäquat abzubilden? Kann man sich ohne großen systematischen Fehler auf eine kleinere Anzahl umschriebener Regionen beschränken, um den Untersuchungsaufwand regional zu bündeln und so Kosten zu sparen? Lassen sich bei Zufallsstichproben aus dem Einwohnermeldeamtsregister unterschiedliche Ziehungswahrscheinlichkeiten benutzen, um auch über kleine Subpopulationen (z. B. hochbetagte Probanden) stabile Aussagen zu machen? Zur Lösung solcher Fragen verwendet die Epidemiologie gut bewährte statistische Ansätze (aus der Stichprobentheorie) sowie logistische und technische Hilfsmittel (z. B. Feldteams, Callcenter).

Exakte Falldefinition

Ein zweites Charakteristikum epidemiologischer Studien ist die exakte Falldefinition. Diese kann deckungsgleich mit dem Vorliegen einer interessieren-

den, spezifischen Diagnose sein. Häufiger streben aber epidemiologische Untersuchungen an, auch epidemiologische Informationen über einzelne Symptome, Syndrome, Schwere und Komplexität von Beschwerdebildern und Faktoren dieser klinischen Variablen bereitzustellen. Deshalb ist es für das Verständnis epidemiologischer Arbeit essenziell, die Details der Falldefinition zu beachten: Werden die etablierten diagnostischen Kriterien für psychische Störungen (z. B. nach DSM-5; APA 2013, oder ICD-10; WHO 1993) verwendet (Klassifikation; ▶ Kap. 2)? Falls ja, über welche diagnostische Methode (diagnostische Interviews; ▶ Kap. 21)? Werden aus inhaltlichen Gründen Modifikationen in den diagnostischen Kriterien vorgenommen, z. B. um die sich aus Symptomen ergebenden sozialen und psychologischen Einschränkungen genauer zu untersuchen oder um den Wert neuer bzw. alternativer Kriterien in Hinblick auf eine verbesserte Klassifikation zu prüfen (Berücksichtigung „unterschwelliger" Fälle)? Werden Approximationen herangezogen, z. B. statt der DSM-5-Kriterien für Major Depression lediglich ein syndromaler Depressionsfragebogen (z. B. der „Beck Depression Inventory", BDI) oder ein Depressions-Screener (z. B. das Depressionsmodul aus dem „Patient Health Questionnaire", PHQ-9)? Wenn ja, wie werden die Cut-off-Werte für die Falldefinition abgeleitet und begründet?

Selbst minimale Unterschiede in der Falldefinition (z. B. ist die „depressive Episode" gemäß ICD-10 bereits beim Vorliegen von 4 Symptomen erfüllt und gemäß DSM-5 erst ab 5 Symptomen) und kleine Variationen in den Fallfindungsinstrumenten (z. B. hinsichtlich der Zeitkriterien) können bei psychischen Störungen große Effekte auf die Prävalenzschätzung haben. Methodisch spricht man hierbei von **Bias durch Messfehler:** Der Wert einer gemessenen Variable entspricht nicht dem „wahren Wert" der Variable. Hier können sowohl Personen, die als „Nichtfall" einer Störung klassifiziert wurden, tatsächlich ein „Fall" sein (falsch Negative), als auch Personen, die gemäß einer Messmethode als „Fall" gelten, tatsächlich kein Fall sein (falsch Positive). Man spricht hierbei auch von Fehlklassifikation. Die Folge ist ein (weiterer) systematischer Fehler in der Schätzung einer Prävalenz, einer Assoziation oder eines Effekts (Höfler 2005a, b).

Die Variation in der Falldefinition psychischer Störungen, die mit einem unterschiedlich großen Bias durch Messfehler einhergeht, hat viel zu der früheren Konfusion über die Häufigkeit psychischer Störungen beigetragen. Seit Einführung standardisierter diagnostischer Instrumente (z. B. dem „Composite International Diagnostic Interview", CIDI; ▶ Kap. 2 und 21) mit definierten diagnostischen und syndrombezogenen Algorithmen und Auswertungskriterien ist die Ergebniskonvergenz erheblich angestiegen (▶ Exkurs).

Exkurs

Fallfindung bei Älteren und bei Kindern

Eine zuverlässige Fallfindung ist vor allem bei Kindern (bis zum 14. Lebensjahr) auf der einen und bei älteren Personen (über 65 Jahre) auf der anderen Seite eine besondere Herausforderung. Bei Älteren sind die etablierten diagnostischen Interviews oft aufgrund kognitiver Einschränkungen bis hin zu demenziellen Syndromen und Verständnisproblemen problematisch und somit mit erhöhten Validitäts- und Reliabilitätsproblemen verbunden. Zudem erschwert die natürliche Zunahme körperlicher Erkrankungen und Ausfälle die Zuordnung von Symptomen zu Diagnosen (z. B. Schmerzen, Schlafprobleme, Erschöpfung). Zur Erfassung psychischer Störungen im Kindesalter – zumindest bis zum 14. Lebensjahr – sind die standardisierten Interviews meist gar nicht geeignet. Hier sind häufig gänzlich andere, komplexere, multimethodale (Beurteilung der Kinder durch Tests, Befragung und Beobachtung in Verbindung mit der Befragung der Eltern) und multiaxiale (getrennte Erfassung kognitiver, affektiver, Verhaltens- und entwicklungsbezogener Aspekte) Erfassungsmethoden erforderlich. Dabei stehen im Vergleich zu Erwachsenen häufiger dimensionale als kategoriale Beurteilungsaspekte im Vordergrund (▶ Kap. 37).

Definition

Prävalenz bezeichnet die Häufigkeit einer Erkrankung und beschreibt den Anteil aller Krankheitsfälle unter allen Individuen in einer definierten Population (z. B. in Deutschland lebende Personen im Alter von 18–65 Jahren). Die Krankheit muss zu einem bestimmten Zeitpunkt (Punktprävalenz an einem bestimmten Stichtag) bzw. innerhalb einer bestimmten Zeitperiode (Periodenprävalenz, z. B. 12-Monats-Prävalenz für das vergangene Jahr oder Lebenszeit-(Lifetime-)Prävalenz für die gesamte Lebensspanne) vorliegen. Die ermittelte (geschätzte) Prävalenz ist in besonderem Maße von den eingesetzten Diagnosekriterien (z. B. gemäß ICD versus DSM), Erhebungsmethoden (z. B. standardisiertes diagnostisches Interview versus Screeningfragebogen; vgl. Bias durch Messfehler) und der Stichprobenziehung (Wahl der Quellpopulation und Ausschöpfungsquote; vgl. Selektionsbias) abhängig.

Definition

Während die **„wahre"** **Prävalenz** die Häufigkeit von Erkrankungen in der Zielpopulation ist (Allgemeinbevölkerung; ungeachtet von Hilfesuchverhalten), betrachtet die **Behandlungsprävalenz** nur diejenigen als Fälle, die auch in Kontakt mit Versorgungs- bzw. Behandlungseinrichtungen stehen. Beruht die Behandlungsprävalenz ausschließlich auf administrativen Routinestatistiken, sprechen wir auch von **administrativer Prävalenz**. Ein methodischer Sonderfall sind sog. Fallregister, bei denen in einer umschriebenen Region oder Einrichtungsart alle Krankheitsfälle mit bestimmten Merkmalen systematisch gesammelt werden (z. B. Krebsregister).

Definition

Unter **Inzidenz** versteht man die Häufigkeit des *Neuauftretens* einer Erkrankung. Die Inzidenzrate bezeichnet den Anteil der Personen in einer definierten Population, die eine Krankheit innerhalb eines bestimmten Zeitraumes *neu* bekommen haben (z. B. 12-Monats-Inzidenz) – unabhängig davon, ob die Erkrankung am Ende der Zeitperiode noch besteht oder nicht. Der Nenner (die „Risikopopulation": alle, die die Krankheit haben könnten) umfasst hier nur die Personen, die die Erkrankung vorher noch *nicht* hatten. (Genau genommen ist dies die „Fallinzidenz". Bei der für psychische Störungen weniger gebräuchlichen „Episodeninzidenz" würden in Zähler und Nenner auch Personen mitgezählt, die die betreffende Störung *bereits hatten*, und eine neue Episode bekommen könnten.)

Definition

Allgemein versteht man unter **Risiko** die Wahrscheinlichkeit für ein unerwünschtes Ereignis, z. B. eine Krankheit zu bekommen. Das **Lebenszeitrisiko** ist die Erkrankungswahrscheinlichkeit eigentlich bis zum Lebensende, praktisch aber bis zu dem höchsten in einer Studie untersuchten Alter (wenn dies 65 Jahre beträgt, kann man anhand der Daten nichts über das Alter von über 65 Jahren aussagen). Das Maximalalter in Studien zur Häufigkeit psychischer Störungen bei Erwachsenen beträgt meist 65 Jahre, manchmal aber auch 79 Jahre (oder höher). Hier meint „Lebenszeitrisiko" also die Wahrscheinlichkeit, eine Störung jemals bis zum Alter von 65 bzw. 79 zu entwickeln. In der Regel variieren solche Studien im Alter, wodurch bei den Jüngeren ein Teil der „Lebensgeschichte" fehlt

3

(„Zensierung", s. unten). Das Lebenszeitrisiko wird daher durch eine statistische Projektion der Älteren auf die Jüngeren geschätzt. Wichtig ist, dass das Lebenszeitrisiko größer ist als die Lebenszeitprävalenz, da die Lebenszeitprävalenz sich nur auf das *bisherige* Leben bezieht (nicht auf die künftigen Lebensjahre, die bis zum Alter von 65 bzw. 79 noch fehlen).

Definition

Unter **Falldefinition** versteht man im Zusammenhang mit epidemiologischen Aussagen die exakte Definition und Zielbeschreibung der Zähleinheit. Fallkriterien können beispielsweise sein:

- eine oder mehrere spezifische etablierte Diagnosen, z. B. die DSM-5-Diagnose Panikstörung oder Major Depression,
- eine oder mehrere Syndrome, d. h. störungsübergreifende Symptomcluster, wie z. B. depressives Syndrom (ohne alle DSM-5-Kriterien für die Major Depression voll zu erfüllen),
- einzelne diagnostische Merkmale (z. B. Auftreten von Panikattacken).

Falldefinitionen können nicht nur **kategorial** (dichotom: ja vs. nein) sondern auch **dimensional** (quantitativ) angelegt sein. Dabei wird zumeist auf etablierte Symptom- oder Trait-Skalen, z. B. Depressions- oder Angstskalen bzw. Temperaments- und Persönlichkeitsskalen zurückgegriffen. Die Scores aus solchen Skalen quantifizieren, in welchem Ausmaß jemand z. B. depressiv ist. Die dimensionalen Maße werden vor allem bei epidemiologischen Studien bevorzugt, bei denen es um die Prüfung von komplexeren Bedingungsmodellen oder genetische Fragestellungen (Auffindung von Polymorphismen) geht. Mit dimensionalen Maßen geht in der Regel eine viel größere statistische Präzision (geringerer Zufallsfehler) einher (Kraemer und Thieman 1987).

Definition

Komorbidität bezeichnet eigentlich das Vorliegen mindestens einer weiteren Diagnose, zusätzlich zu der einer interessierenden Krankheit; oft aber auch einfach das Vorliegen mehrerer Diagnosen (ohne sich dabei für eine bestimmte besonders zu interessieren) bei einer Person innerhalb eines definierten Zeitraums. Dabei ist u. a. Folgendes zu beachten (Wittchen 1996; Kraemer 1995):

- der konzeptuelle Rahmen: vollständig erfüllte Diagnosekriterien (DSM-5, ICD-10) versus Einbezug unterschwelliger Syndrome;
- die diagnostische Bandbreite und der Auflösungsgrad: aggregierte Diagnosen oder spezifische Diagnosen bis hin zu Subtypen (z. B. irgendeine Angststörung versus Panikstörung, generalisierte Angststörung etc., verschiedene Subtypen der Phobien), Einbezug von Persönlichkeitsstörungen, körperlichen Erkrankungen etc.;
- das Zeitfenster: Werden nur simultan auftretende Diagnosen als komorbid betrachtet oder bezieht sich die Analyse auf einen längeren Zeitraum? (z. B. können in der Lebenszeit zwei Störungen in unterschiedlichen Zeiträumen aufgetreten sein; sequenzielle Komorbidität).

Epidemiologische Grundbegriffe

Zur Charakteristik epidemiologischer Befunde werden in der Epidemiologie spezifische Maße verwendet, von denen die wichtigsten die Begriffe Prävalenz, Inzidenz und Risiko sind. Jeder dieser Begriffe kann nur in Abhängigkeit von der Art der Studie (z. B. Längsschnitts- oder Querschnittstudie), Quellpopulation (Ort, Zeit), Falldefinition (Kriterien) und Zeit, in der die Krankheit vorgelegen haben muss (z. B. Punkt- oder Periodenprävalenz, 1-Jahres-Inzidenz), sinnvoll interpretiert werden. Prävalenz und Inzidenz sind **Maßzahlen der Erkrankungshäufigkeit,** die in Prozent oder Promille der Bezugspopulation ausgedrückt werden. Manchmal verwendet man im Nenner auch Personenjahre, d. h. die Summe aller von allen Individuen durchlebten Jahre, in der eine Krankheit vorgelegen haben könnte. Die Schätzung einer Prävalenz oder Inzidenz sollte immer zusammen mit einem Konfidenzintervall (üblicherweise 95 %) angegeben werden.

Bei Schätzungen der **Prävalenz** basierend auf dimensionalen Skalen (z. B. Depressionsskalenwert über einem bestimmten Cut-off) wird in der Regel nur ein enges Zeitintervall der letzten 2–4 Wochen – die sog. Punktprävalenz – abgedeckt. Bei kategorialen Diagnoseentscheidungen (z. B.: Wie häufig sind die generalisierte Angststörung, Alkoholkonsumstörung oder persistierende depressive Störung [Dysthymie]?) ist allein wegen der diagnostischen Zeitkriterien für diese Störungen ein längeres Zeitintervall erforderlich. In der aktuellen epidemiologischen Forschung über psychische Störungen wird deshalb die 12-Monats-Prävalenz sowie die Lebenszeit- (oder Lifetime-)Prävalenz bevorzugt. Die Erhebung erfolgt hier in der Regel über strukturierte oder standardisierte diagnostische Interviews. Diese ermöglichen auch differenzialdiagnostische Entscheidungen (z. B. Major Depression versus bipolare Störung; ▶ Kap. 21).

Konzeptuell anders und schwieriger zu untersuchen ist die **Inzidenz.** Die Inzidenz gibt an, wie viele Personen in einem vorgegebenen Zeitintervall die Erkrankung *neu* entwickelt haben. Voraussetzungen der Inzidenzberechnung sind also, dass bekannt ist, wie viele Personen vorher die interessierende Störung ur-

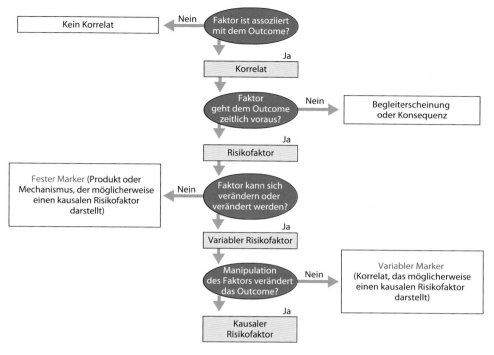

◻ Abb. 3.3 Typologie Risikofaktoren (nach Kraemer et al. 1997, © American Medical Association). Die Grafik zeigt vereinfacht den Prozess der Feststellung des Risikofaktorstatus für einen Faktor in einer Population. Zunächst wird festgestellt, ob überhaupt ein Zusammenhang zwischen einem interessierenden Faktor (z. B. frühe Missbrauchserfahrung) mit einem Outcome (z. B. Entwicklung einer Major Depression im Jugendalter) besteht. Ist dieser vorhanden, handelt es sich zumindest um ein Korrelat. Da im Beispiel „frühe Missbrauchserfahrung" der Depression vorausgeht, kann man von einem Risikofaktor sprechen; wenn dem nicht so ist, handelt es sich um eine Begleiterscheinung oder eine Konsequenz. Ein fester Marker (z. B. weibliches Geschlecht) bzw. ein variabler Marker (z. B. Diätverhalten) ist möglicherweise ein kausaler Risikofaktor; von einem echten kausalen Risikofaktor spricht man aber erst dann, wenn seine Manipulation das Outcome verändert.

sprünglich *nicht* hatten und wie viele in einem spezifizierten Beobachtungszeitraum (z. B. im Verlauf eines 12-Monats-Zeitraums) die Störung *erstmals* entwickelten. Inzidenzuntersuchungen erfordern also in der Regel eine longitudinale Studie mit zumindest zwei Untersuchungszeitpunkten. Ein Sonderfall der Inzidenz ist die **kumulierte Lebenszeitinzidenz.** Diese gibt an, wie viele Menschen einer Population jemals von einer Störung betroffen waren. Die kumulierte Lebenszeitinzidenz verwendet Längsschnittdesigns, deren Erhebungen zusammengenommen das gesamte bisherige Leben abdecken. Die untersuchten Individuen werden mehrmals untersucht: Wenn sie bei mindestens einer Untersuchung die Kriterien einer Störung erfüllen, gelten sie als Lebenszeitfall. In einer Querschnittstudie wird, dem Namen zum Trotz, oft das gesamte bisherige Leben erfragt, aber in nur einer Befragung. Hier schätzt man die „Lebenszeitprävalenz"; diese untersucht zwar das gleiche (Wahrscheinlichkeit für die Störung im bisherigen Leben), hier fallen die Schätzungen aber in der Regel durch die nur einmalige Befragung deutlich geringer aus. Für beide Arten von Studien gilt: Untersucht man auch Hochbetagte, kann man mittels statistischer Projektion von den Älteren auf die Jüngeren das **Lebenszeitrisiko** (aller, bis zum maximal untersuchten Alter) schätzen.

Mit dem Begriff der Inzidenz verbunden ist der Begriff des **Risikofaktors.** Ein Risikofaktor ist ein Faktor, der vor dem Beginn einer Störung auftritt. Genauer gesagt handelt es sich um einen Faktor (binäre Variable), der eine Population in Individuen mit niedrigerem und Individuen mit höherem Risiko einteilt. Ein Risikofaktor muss einer Krankheit zeitlich vorausgehen und mit einem erhöhten Risiko (statistisch und möglichst auch praktisch signifikant) einhergehen. Krankheitsfaktoren lassen sich in der in ◻ Abb. 3.3 dargestellten Taxonomie von Kraemer et al. (1997) genauer klassifizieren, z. B. dahingehend, ob sie modifizierbar sind und dadurch für Interventionen in Frage kommen.

Zu beachten ist, dass man mit epidemiologischen Studien die möglichen Ursachen (kausale Risikofaktoren) von Erkrankungen und Störungen eher *entdecken* (und damit Modelle für deren Entstehung generieren), als deren kausale Wirkung wirklich *nachweisen* kann. Dies gilt, grob gesagt, wenn Assoziationen größer sind als die kausalen Effekte. In Beobachtungsstudien, in denen man den interessierenden Faktor nur beobachten, aber nicht manipulieren (verändern) kann, führen gemeinsame Ursachen, die einen Faktor wie Krankheit positiv (oder beide negativ) beeinflussen, oft zu einer Überschätzung, also zu Assoziationen, die größer sind als die entsprechenden kausalen Effekte. Beispielsweise könnten frühkindliche Ereignisse sowohl das Risiko einer Angststörung (X) wie das Risiko einer Depression (Y) erhöhen. Allgemein kann angenommen werden, dass in der Klinischen Psychologie viele Faktoren viele Faktoren X und Outcomes Y mit gleichem Vorzeichen beeinflussen („Unerwünschtes korreliert positiv"). Ausnahme ist das Geschlecht als gemeinsamer Faktor: Frauen haben z. B. ein höheres Risiko für „internalisierende" Störungen (Angst und Depression), Männer haben ein höheres Risiko für „externalisierende" Störungen (Substanzkonsumstörungen, Störungen des Sozialverhaltens). Solche gemeinsamen Ursachen sollte man schon beim Design einer Studie beachten (Light und Singer 1990), möglichst miterheben (mit geringem Messfehler) und aus einer Assoziation herausrechnen (Adjustierung oder auch z. B. geschlechtsspezifische Analysen; Shadish et al. 2002; Rosenbaum 2010).

Von einer Überschätzung kausaler Effekte in epidemiologischen Studien kann man aber nur ausgehen, wenn die Biases durch Selektion und Messfehler im Vergleich zu einem Bias durch Störfaktoren gering sind, wenn beispielsweise eine Zufallsstichprobe aus der Allgemeinbevölkerung gezogen wurde, die Teilnahmerate sehr hoch war und exzellente Messmethoden verwendet wurden (ohne nennenswerte Messfehler, z. B. durch Erinnerungseffekte). Biases durch Messfehler führen oft, aber nicht immer, zu Überschätzungen. Biases durch Selektion können in beide Richtungen gehen – je nachdem, ob eine Stichprobe systematisch Individuen mit größeren oder kleineren Effekten im Vergleich zu einer Zielpopulation enthält.

Im Gegensatz zu epidemiologischen Beobachtungsstudien wird in RCT („randomized controlled trials", Interventionsstudien; ▶ Kap. 13) und randomisierten Experimenten der interessierende Faktor X verändert statt nur beobachtet, d. h. systematisch manipuliert (experimentelle Epidemiologie). Damit wird X von allen seinen Ursachen im natürlichen Setting abgekoppelt, und es kann keine gemeinsamen Ursachen von X und Y geben. Ein Bias durch Störfaktoren wird vermieden. Andererseits ist ein Bias durch Selektion in solchen Studien oft größer, weil sie oft in klinischen Einrichtungen oder in einer anderweitig eingeschränkten Population durchgeführt werden. Darum ist es möglich, dass der Gesamtbias in randomisierten Studien größer ist (▶ Exkurs).

Exkurs

Bias und Umgang mit Bias

In der analytischen Epidemiologie nimmt man an, dass im Wesentlichen drei Mechanismen die Daten erzeugen, mittels derer man am Ende kausale Effekte schätzt (für eine Gesamtübersicht, s. Maclure und Schneeweiß 2001).

1. Ein Faktor X und ein Outcome Y sind nur zwei Variablen in einem wahrscheinlich komplexen System vieler Variablen, die sich gegenseitig beeinflussen. Durch gemeinsame Ursachen von X und Y kommt es zu einem **Bias durch Störfaktoren (Confounding)**. $X = 1$ und $X = 0$ sind nicht kausal vergleichbar, weil sie sich auch in anderen Variablen unterscheiden, die einen Einfluss auf Y haben (Kahlert et al 2017). Confounding erzeugt somit die Assoziationen, die man potenziell beobachten könnte.

2. Auswahlmechanismen entscheiden darüber, bei welchen Individuen man die Assoziation zwischen X und Y beobachten kann. Hier tritt der **Bias durch Selektion** auf. Bei diesem misst man schließlich X und Y.

3. Die Messwerte von X und Y können vom wahren X bzw. Y abweichen. Den dadurch entstehenden Bias nennt man **Bias durch Messfehler**.

Zu beachten ist, dass diese drei Arten von Bias oft interagieren, z. B. ist leicht vorstellbar, dass in Studien mit klinischen Populationen (größerer Bias durch Selektion) andere Messinstrumente verwendet werden (Lash et al. 2009).

Da man niemals den wahren Effekt von X auf Y beobachten kann, sondern nur ein mehrfach verzerrtes Abbild davon, werden stets Annahmen benötigt, die über die Daten hinausgehen (Robins und Wassermann 1999). Kausale Schlüsse benötigen immer Annahmen über die Mechanismen, die die Daten erzeugt haben. Sensitivitätsanalysen versuchen dementsprechend, anhand von Annahmen über diese Mechanismen (z. B. Fehlklassifikationswahrscheinlichkeiten), aus einer beobachteten X-Y-Kreuztabelle die „wahre" kausale X-Y-Kreuztabelle zu rekonstruieren. Monte-Carlo-Sensitivitätsanalysen und bayesianische Biasmodelle berücksichtigen überdies die Unsicherheit über diese Mechanismen („Biasparametern" wie Fehlklassifikationswahrscheinlichkeiten werden Verteilungen zugeordnet, die die Unsicherheit über diese widerspiegeln; Greenland 2005a, 2014; Höfler et al. 2007).

In der Praxis werden die Auswirkungen von Bias meist (wenn überhaupt) nur diskutiert. Dabei zeigen quantitative Analysen, dass die Annahmen darin oft zu simpel sind. Beispielsweise trifft es nicht zu, dass Messfehler immer zur Unterschätzung von Effekten führen. Wichtig ist, dass keine Methode der kausalen Inferenz immer hinreichend oder notwendig ist, dass jede ihre Grenzen hat und jede Anwendung jeder Methode viele Kontextüberlegungen benötigt (Greenland 2017a, b).

Individuelle kausale Effekte und Bevölkerungsdurchschnittseffekte

Individueller kausaler Effekt In den letzten dreißig Jahren hat sich die kontrafaktische (ähnlich: „potential outcome") Definition eines kausalen Effekts durchgesetzt. Zunächst definiert man einen kausalen Effekt an einem festen Individuum (zu festem Zeitpunkt). Nehmen wir an, das Individuum habe Kopfschmerzen und nimmt dagegen eine Kopfschmerztablette ein ($X = 1$). Eine Stunde später sind die Kopfschmerzen vorbei, der faktische (unter $X = 1$ beobachtete) Outcome Y beträgt 0. Das Einnehmen der Tablette war im Vergleich zum Nichteinnehmen der Tablette ($X = 0$) genau dann ein kausaler Faktor für Y, wenn unter (kontrafaktischem) Nichteinnehmen der Tablette die Kopfschmerzen eine Stunde später fortbestanden hätten ($Y = 1$ unter $X = 0$). Dieser kontrafaktische Outcome ist per definitionem unbeobachtbar und muss geschätzt werden (Pearl 2009; Pearl et al 2016). Dazu muss man entweder dieselbe Person unter möglichst gleichen Bedingungen nochmal, aber unter Nichteinnahme der Tablette (entspricht Within-Designs von Studien), oder eine andere, möglichst vergleichbare Person, die die Tablette unter ähnlichen Bedingungen nicht einnimmt (entspricht Between-Designs von Studien), beobachten (Keyes 2015).

Bevölkerungsdurchschnittseffekt In epidemiologischen Studien lassen sich meist nur Bevölkerungsdurchschnittseffekte schätzen, d. h. der durchschnittliche Effekt von X auf Y über alle Personen in der Zielpopulation. Dazu beobachtet man möglichst viele Individuen unter beiden verglichenen Bedingungen. Selbst wenn es gelingt, einen Durchschnittseffekt mit geringem Bias und geringem zufälligem Fehler zu schätzen, sagt dies wenig über individuelle kausale Effekte aus. Je nach anderen Faktoren (Moderatoren, s. unten) können individuelle Effekte stark variieren.

Die für das Verständnis von kausalen Effekten entscheidende Idee ist die, was mit einem Outcome Y passieren würde, wenn man einen Faktor X endogen, also von außen, verändern würde (z. B. durch eine Intervention oder durch eine politische Maßnahme). In der Praxis kommt es aber entscheidend darauf an, *wie* man einen Faktor verändert, und welche anderen Faktoren, so diese Y ebenfalls beeinflussen, man mit beeinflusst. Gute kausale Fragestellungen sind deshalb immer eng an die Vorstellung einer konkreten Intervention gekoppelt (Greenland 2005b; Gopnik und Schulz 2007; Morgan und Winship 2015).

Generell ist es möglich, kausale Faktoren zu entdecken und sogar nachzuweisen, ohne die Mechanismen zu kennen, über die ein Faktor einen Outcome beeinflusst. So hat in einem oft angeführten Beispiel John Snow 1849 aufgrund der Assoziation zwischen Cholerafällen und dem Wassertrinken aus einer bestimmten Quelle empfohlen, Wasser aus einer anderen Quelle zu trinken (z. B. Bonita et al. 2013). Obwohl die Wasserquelle wirklich ursächlich für die entsprechende Epidemie war (sie verschwand anschließend), war der Mikroorganismus, der die Cholera verursacht hat, damals noch nicht bekannt (▸ Studienbox).

Studienbox

Ein Ausgangspunkt moderner epidemiologischer Forschung

In einer klassischen Studie, die als ein Ausgangspunkt epidemiologischer Forschung betrachtet werden darf, untersuchte der Arzt John Snow Mitte des 19. Jahrhunderts die Verbreitungswege der Cholera während einer großen Epidemie in London. Ihm fiel anhand seiner akribischen kartografischen Aufzeichnungen in einzelnen Stadtteilen auf, dass sich Neuerkrankungen und Todesfälle nicht gleichmäßig auf die Anwohner verteilten. Damals waren verschiedene Unternehmen für die Wasserversorgung der Bevölkerung zuständig und Snow konnte die Verbindung herstellen, dass diese Ungleichverteilung in verschiedenen Straßenzügen den Wasserleitungen der verschiedenen Wasserversorger entsprach, die das Leitungswasser aus unterschiedlichen Teilen der Themse abzapften. So bezogen etwa auf der Broad Street die reihenweise infizierten Bewohner der einen Straßenseite ihr Wasser von der Lambeth Company, während die weitaus seltener erkrankten Bewohner der anderen Straßenseite von der Southwark & Vauxhall Company mit Wasser versorgt wurden. Aus dieser Beobachtung leitete er die Empfehlung ab, das Wasser der Lambeth Company nicht zu trinken, und leistete damit einen unmittelbaren Beitrag zur Eindämmung der Epidemie – obwohl der ursächliche Zusammenhang zwischen der spezifischen Kontamination und dem Ausbruch der Cholera erst Jahre später durch Robert Koch entdeckt werden sollte (s. epidemiologische Trias, ◨ Abb. 3.2).

Snow benutzte damit Methoden, die für die moderne Epidemiologie zentral sind, nämlich die logische Organisation von Beobachtungen (anhand der Kartografierung der Inzidenzen) und den Einsatz quantitativer Methoden (systematischer Vergleich der Auszählung der Todesfälle) auf der Grundlage eines „natürlichen Experiments" (systematisch unterschiedliche Exposition der Anwohner mit der Infektionsquelle). Nach dem Rückgang der – epidemischen – Infektionskrankheiten im 20. Jahrhundert erweiterte sich in den letzten 60 Jahren die Epidemiologie auf das gesamte Spektrum körperlicher Erkrankungen und psychischer Störungen.

3.2.3 Designs, Auswertung und Interpretation epidemiologischer Studien

Designs

Die deskriptive Epidemiologie benutzt verschiedene Designs zur Untersuchung von Prävalenz, Inzidenz und soziodemografischen Korrelaten, ebenso die analytische Epidemiologie zur Untersuchung von Risiko- und kausalen Faktoren (◘ Tab. 3.1). Von diesen rein beobachtenden („observational") Studien sind experimentelle Designs (Interventionsstudien) zu unterscheiden, welche gezielt in die Exposition eingreifen (z. B. Präventionsmaßnahme, Therapie). Auch hybride Designs, in denen Interventionsstudien bzw. experimentelle Designs in Beobachtungsstudien integriert werden, sind möglich.

◘ **Tab. 3.1** Typen epidemiologischer Studiendesigns

Design	Merkmale
Beobachtungsstudien (nicht-experimentelle Studien)	Deskriptive und analytische epidemiologische Beobachtungsstudien untersuchen Populationen ohne zu intervenieren. Diese nichtexperimentellen Designs (auch naturalistisch oder „observational" genannt) weisen keine oder nur geringe Untersucherkontrolle auf und unterliegen daher Einschränkungen bei der Suche nach Kausalfaktoren.
– Querschnittstudie (◘ Abb. 3.4)	Eine Querschnittstudie liefert eine Momentaufnahme (z. B. die Prävalenz bestimmter Symptome, die für das vergangene Jahr von den Studienteilnehmern erfragt werden) anhand der einmaligen Untersuchung einer geografisch definierten Population oder einer definierten Kohorte zu einem bestimmten Zeitpunkt. Gleichzeitig in solchen „Prävalenzstudien" erhobene Expositionen können in der Regel nicht hinsichtlich der zeitlichen Zusammenhänge untersucht werden (es sei denn, es handelt sich um unveränderliche Faktoren wie etwa genetischer Polymorphismus, Blutgruppe, Ethnizität etc.) Häufig werden jedoch auch in Querschnittstudien über Zusatzannahmen retrospektiv erhobene Merkmale (z. B. Alter bei Exposition, Alter bei Beginn einer Störung) berücksichtigt. Diese können dann analog eines Fall-Kontrollgruppen-Designs (s. unten) ausgewertet werden.
– Fall-Kontroll-Studie (◘ Abb. 3.5)	Bei Fall-Kontroll-Studien geht man von Personen mit einer bestimmten Störung, Erkrankung oder anderen Zielgröße aus (Fälle) und vergleicht diese hinsichtlich zeitlich früherer Expositionsmerkmale mit Personen, die die Störung, Erkrankung oder andere Zielvariable nicht haben (Kontrollgruppe). Diese Form der Suche nach Ursachen eignet sich insbesondere für sehr seltene Outcomes (mit möglichst kürzlicher Inzidenz). Im Gegensatz zur reinen Querschnittstudie sind Fall-Kontroll-Studien somit als retrospektive Längsschnittstudien zu betrachten. Sie können allerdings auch prospektiv angelegt sein (wenn die Datenerhebung in der Zukunft weitergeführt wird), nicht jedoch wie Längsschnittstudien Krankheitsinzidenzen feststellen (sondern nur das relative Krankheitsrisiko).
– Kohortenstudie (Longitudinalstudie; ◘ Abb. 3.6)	Kohortenstudien gehen von einer gesunden Population (Kohorte) aus und differenzieren diese basierend auf einer Expositionsvariable (potenzielle Krankheitsursache), um nachzubeobachten, ob Unterschiede in der Krankheitsinzidenz auftreten. Entscheidend für eine Kohortenstudie ist, a) dass die Auswahl der Personen anhand von Merkmalen erfolgt, die vor Eintreten des interessierenden Krankheitsmerkmals vorhanden sind (z. B. Trauma, Temperamentsstil, genetisches Merkmal). b) Ferner spielt bei Kohortenstudien die Zeit (Zeit seit dem Ereignis) eine wichtige Rolle, z. B. wenn prospektiv-longitudinal untersucht wird, wie lange es nach der Exposition zu einem Risikofaktor dauert, bis ein Krankheitszustand auftritt.
Experimentelle Studien (Interventionsstudien; ◘ Abb. 3.7)	Mit Hilfe von Interventionsstudien ist es möglich, Ursache-Wirkungs-Beziehungen dadurch zu untersuchen, dass der vermutete kausale Faktor bei weitgehender Kontrolle der Untersuchungsbedingungen (experimentell) modifiziert wird. Interventionsstudien werden in der Regel als randomisierte, kontrollierte Studie angelegt, in denen die nach Ein- und Ausschlusskriterien eligiblen Teilnehmer (Patienten, Hochrisikopersonen, Gemeinden etc.) zufällig einer Interventions- oder Kontrollgruppe zugewiesen und dann hinsichtlich apriori definierter Outcome-Kriterien nachverfolgt werden. Als Spezialfall der Interventionsstudie ist das „natürliche Experiment" zu betrachten, bei dem eine Anzahl von Menschen durch ungeplante gleichartige und gleich schwere oder nach Schwere graduierbare Ereignisse (z. B. Naturkatastrophen) getroffen wird, die als unabhängige Variablen von großem Interesse sind.

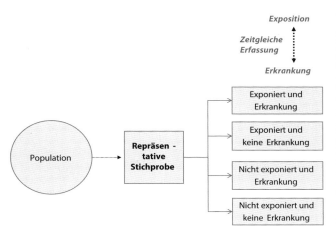

Abb. 3.4 Studientyp: Querschnittstudie

Die häufigsten klassisch-epidemiologischen, nicht-experimentellen Studienformen sind **Querschnittstudien**. Sie untersuchen die zu einem Stichtag zufällig ausgewählten Personen aus einer Zielpopulation einmalig und eignen sich somit am besten zur Feststellung der Prävalenz von Erkrankungen oder Störungen bzw. der Häufigkeit von Risikofaktoren (Expositionsprävalenz). In ihnen wird die Information über Exposition (X, z. B. soziale Faktoren) und Outcome (Y, z. B. Diagnose Major Depression) zum gleichen Zeitpunkt erhoben. Diese Studien geben für die definierten Zeiträume (z. B. Stichtag oder festgelegter Bezugszeitraum wie z. B die letzten 12 Monate) eine Momentaufnahme wider, die jedoch durch retrospektive Zusatzinformationen (lebenszeitbezogen) erweitert werden kann. Eine Reihenfolge zwischen X und Y lässt sich somit nur über Angaben zum Auftretensalter (z. B. X = Trauma bis Alter 10, Y = Angststörung nach Alter 10) oder durch theoretische Annahmen rechtfertigen (z. B. X = Trait-Merkmal und Y = State-Merkmal). Ansonsten kann man in Querschnittstudien nur Korrelate untersuchen. Als wichtiges Beispiel einer epidemiologischen Querschnittstudie in Deutschland gelten die nationalen Gesundheitssurveys des Robert-Koch-Instituts (Bundesgesundheitssurvey, BGS98, Bellach et al. 1998; Studie zur Gesundheit Erwachsener in Deutschland, DEGS1, Scheidt-Nave et al. 2012). Ähnliche Studien in vielen Ländern weltweit werden in der World Mental Health (WMH) Initiative zusammengefasst (Kess-

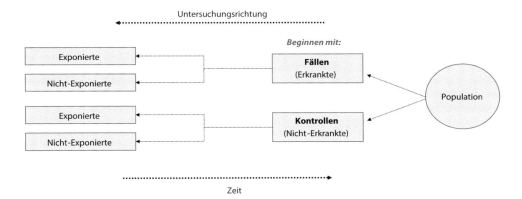

Abb. 3.5 Fall-Kontroll-Studie. (Mod. nach Bonita et al. 2013, © WHO)

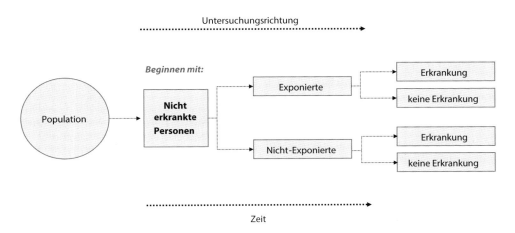

Abb. 3.6 Kohortenstudie. (Mod. nach Bonita et al. 2013, © WHO)

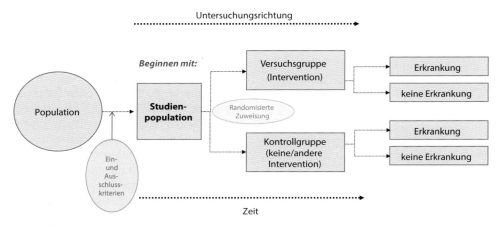

◘ Abb. 3.7 Experimentelle Studie (RCT). (Mod. nach Bonita et al. 2013, © WHO)

ler und Ustun 2008). Mit multiplen Querschnittstudien in unabhängigen Stichproben sind auch Trendanalysen möglich. Zudem können aus stichtagbezogenen Querschnittstudien Fälle für **Fall-Kontroll-Studien** ermittelt werden (◘ Tab 3.1).

> **Wichtig**
>
> Querschnittuntersuchungen sind die Methode der Wahl für Prävalenzuntersuchungen und versorgungsepidemiologische Fragestellungen. Sie liefern wichtige Anregungen z. B. für neue Hypothesen zu Risikofaktoren. Eine verlässliche Ermittlung von kausalen Zusammenhängen ist allerdings nur unter noch stärkeren Annahmen als in Längsschnittstudien möglich. Insbesondere kann es zu „reverse causation" kommen: Statt wie angenommen verursacht X nicht Y, sondern Y verursacht X. Dies kann man nicht beurteilen, weil man die zeitliche Reihenfolge von X und Y nicht kennt.

Kohortenstudien werden durch das Vorliegen von Merkmalen definiert, die *vor* dem interessierenden Outcome aufgetreten sind. Die eine Kohorte definierenden Merkmale können beispielsweise bestimmte Ereignisse (z. B. eine Katastrophe oder ein Terroranschlag), soziodemografisch (z. B. ein Geburtsjahrgang, Geburtskohorte) oder genetisch sein (z. B. ein Polymorphismus). Kohortenstudien sind Längsschnittstudien, bei denen eine definierte Probandenkohorte mehrfach untersucht wird. Wiederholte Querschnittuntersuchungen sind dagegen keine Kohortenstudien, weil sie zwar mehrfach über die Zeit untersuchen (vergleichbare Stichproben zur Ermittlung von Veränderungen in Prävalenzen), aber nicht dieselben Personen, womit sie keine Information über individuelle Zusammenhänge und Veränderungen liefern (▶ Gut zu wissen).

Gut zu wissen

Mehrzweckkohorten

Deskriptiv-analytische epidemiologische Studien im Zusammenhang mit psychischen Störungen basieren häufig auf sog. Mehrzweckkohorten. Dabei erfolgt zunächst eine umfangreiche Basisuntersuchung einer repräsentativen Ausgangsstichprobe im Querschnitt (Baseline), gefolgt von einer oder mehreren weiteren Untersuchungswellen im Längsschnitt (Follow-ups) in gleichen oder unterschiedlichen Zeitabständen unter allen erneut teilnahmewilligen Probanden, unabhängig von ihrem Expositions- oder Krankheitsstatus zur Erstuntersuchung. Dies erlaubt (a) die Feststellung von Prävalenzen (im Querschnitt) und (b) Inzidenzen (im Längsschnitt), (c) die Deskription des Beginns und Verlaufs sowie (d) die Untersuchung von Beziehungen und Wechselwirkungen zwischen unterschiedlichen Expositionen (Vulnerabilitäts- und Risikofaktoren) und unterschiedlichen interessierenden Outcomes. Der Einbezug einer Vielzahl bekannter und potenzieller Risikofaktoren für die zu untersuchenden psychischen Störungen ermöglicht auch die Berücksichtigung von Störfaktoren (Rosenbaum 2010; Shadish et al. 2002). Neben Analysen nach dem klassischen Kohortenstudiendesign sind in solchen Mehrzweckkohorten auch eingebettete („nested") Fall-Kontroll-Studien möglich. Als Beispiele für solche Mehrzweckkohortenstudien zu psychischen Störungen in Deutschland sind u. a. die KiGGS/BELLA-Studie (Ravens-Sieberer und Kurth 2008; Ravens-Sieberer et al. 2015, Klasen et al. 2017) oder die EDSP-Studie (Wittchen et al. 1998; Lieb et al. 2000; Beesdo-Baum et al. 2015) zu nennen.

Experimentelle Designs (klinische Studien, randomisierte kontrollierte Interventionsstudien, ◼ Tab. 3.1; ► Gut zu wissen) gehören nicht im engeren Sinne zu den klassischen epidemiologischen Studien. Im Rahmen von **hybriden Designs** werden sie aber manchmal mit beobachtenden Studiendesigns in einem Forschungsansatz kombiniert (z. B. Durchführung einer Intervention an einer Teilstichprobe innerhalb einer epidemiologischen Längsschnittstudie). Als Beispiel ist die VERA-Studie zu nennen – eine deskriptiv-epidemiologische Quer- und Längsschnittstudie bei Hausärztinnen und -ärzten sowie Ihren Patientinnen und Patienten (Beesdo-Baum et al. 2018), in welcher eine clusterrandomisierte Studie zur Prüfung der Wirksamkeit einer niedrigschwelligen Intervention zur leitlinienorientierten Behandlung der Depression eingebettet wurde (Knappe et al. 2018).

> **Gut zu wissen**
>
> **Randomisierte klinische Studien**
> Klinische Studien („clinical trials"; ► Kap. 13) gehören zu den wichtigsten experimentellen Designs. Die weitestgehende Kontrolle der Auswahl von Patienten (über strikt kontrollierte Ein- und Ausschlusskriterien) und die systematische und kontrollierte Variation der Untersuchungsbedingungen (z. B. randomisierte, ggf. blinde Gruppenzuordnung zu Interventions- und Kontrollgruppen) sind hierbei die Hauptmerkmale („randomized clinical trials", RCT). Werden nicht Patienten, sondern noch gesunde Personen hinsichtlich der Effektivität von Präventionsmaßnahmen untersucht, sprechen wir von Präventionsstudien. Diese können auf Verhaltensänderungen auf Individualebene abzielen, oder auf Verhältnisprävention auf kommunaler Ebene.
> Überblicke über eine Vielzahl solcher und anderer Designs finden sich in Ahrens und Pigeot (2013), Dohoo et al. (2012) und Rothman et al. (2013).

Auswertung

Die Auswertung epidemiologischer Daten verwendet oft gängige Regressionsmethoden (linear, logistisch etc.) und Modelle der Survivalanalyse (Cox-Regression), z. B. um beim Zusammenhang zwischen Faktoren und einer Krankheit Störfaktoren zu eliminieren. Daneben weist sie eine Reihe von Besonderheiten auf, die über das traditionelle, an experimentellen Studien orientierte Inventar der Psychologie hinausgehen. Eine Besonderheit ist die **Stichprobengewichtung** der untersuchten Personen, um den Bias durch Selektion zu verringern. Diese Gewichtung stellt sicher, dass die Verteilung von Merkmalen wie Alter und Geschlecht der Verteilung in der Zielpopulation entspricht. Enthält eine Stichprobe z. B. doppelt so viele Männer, wie es Männer in der Zielpopulation gibt, kompensiert man dies, indem man Frauen in der Stichprobe doppelt so hoch wie Männer gewichtet. So eine Gewichtung kann, falls die Determinanten der Teilnahme zuverlässig erhoben werden und deren Verteilungen in der Population bekannt sind, sowohl für durch das Design vorgegebene Unterschiede in der Teilnahmewahrscheinlichkeit (z. B. höhere Ziehungswahrscheinlichkeiten für Hochbetagte) als auch unerwünschte, durch Nichtteilnahme („unit nonresponse") bedingte Abweichungen von einer Population verwendet werden (Little et al. 1997; Höfler et al. 2005).

Designbedingte Unterschiede treten auf, wenn eine besonders interessierende Teilstichprobe (z. B. eine Altersgruppe) überproportional häufig gezogen wird, um über diese Teilstichprobe zuverlässige Aussagen machen zu können. Zu beachten ist allgemein beim Gewichten von Daten, dass, je größer die Varianz in den Ziehungswahrscheinlichkeiten ist, was man durch Gewichtung korrigiert, desto breiter die Konfidenzintervalle werden. Die Gewichtung der Daten ist nur ein Beispiel **komplexer Stichprobendesigns,** die eine spezielle Berechnung der Standardfehler von Schätzungen benötigen, was in Regressionsmodellen am einfachsten ist (Royall 1986). Standardmäßig geht die Statistiksoftware dabei von einer einfachen Zufallsstichprobe aus, bei der alle Stichproben von festem Umfang n mit gleicher Wahrscheinlichkeit gezogen werden. Diese Annahme ist auch verletzt, wenn die Stichprobe stratifiziert (z. B. nach Altersgruppen), geclustert (z. B. Stichprobe aus Allgemeinarztpraxen verschiedener Regionen, in denen man Patienten untersucht) oder mehrstufig gezogen wird (z. B. Stichprobe von Gemeinden und innerhalb der Gemeinden Stichprobe von Personen; Levy und Lemeshow 2008).

Im Folgenden werden einige Begriffe zur Auswertung von epidemiologischen Daten erklärt:

> **Definition**
>
> **Zensierte Daten, Survivalanalyse** – In der Regel sind die Probanden einer Studie unterschiedlich alt, wodurch nicht alle Probanden das in einer Studie untersuchte Höchstalter erreicht und die entsprechende „Risikophase" noch nicht vollständig durchschritten haben. Man spricht dabei von **zensierten Daten:** Je nach Alter fehlt ein Teil der „Lebensgeschichte". Verfahren, die die Zensierung von Daten berücksichtigen, werden unter dem Begriff der **Survivalanalyse** zusammengefasst (z. B. Kaplan-Meier-Schätzung für altersspezifische Lebenszeit-Inzidenzen, Cox-Regression für Unterschiede in Inzidenzraten).

3

> **Definition**
>
> **Risikofaktor** – Eine vorausgehende, binäre Variable, die mit einem erhöhten Risiko einer späteren Erkrankung bzw. Störung einhergeht (z. B. frühkindliche Traumatisierung vs. keine frühkindliche Traumatisierung für spätere Angststörung). Ein **variabler Risikofaktor** kann sich von allein verändern (z. B. Alter oder Körpergewicht, dichotomisiert) oder verändert werden (z. B. Medikamenteneinnahme); ein **fester Marker** dagegen ist unveränderlich (z. B. Geschlecht). Ein **kausaler Risikofaktor** ist ein Faktor, der, wenn man ihn verändert, danach auch das Risiko einer Krankheit verändert. Bei einem Faktor, der mit einer Krankheit assoziiert ist, ohne dass der Faktor vorausgeht, spricht man von einem **Korrelat** (s. auch ◻ Abb. 3.3; Kraemer et al. 1997).

> **Definition**
>
> Eine **Mediatorvariable** ist eine Variable ME, die zeitlich zwischen Risikofaktor X und Outcome Y liegt und den möglichen Einfluss von X auf Y vermittelt. X muss also mit ME zusammenhängen und ME mit Y. So kann z. B. der Zusammenhang zwischen Depression und ungünstigem Verlauf koronarer Herzerkrankungen über ein ungünstiges Copingverhalten in einem quantifizierbaren Ausmaß („proportion mediated") mediiert werden. Für Mediation im kausalen Sinne müssen u. a. konfundierende Variablen, gemeinsame Ursachen von X und ME, X und Y sowie ME und Y beachtet werden. Hier muss X ME beeinflussen und ME Y. Dann erklärt sich zumindest ein Teil des Einflusses von X auf Y durch ME (Vanderweele 2015).

> **Definition**
>
> Eine **Moderatorvariable** MO im assoziativen Sinne sagt einen unterschiedlichen Zusammenhang zwischen X und Y voraus; z. B. könnte mit größerer sozialer Unterstützung (MO) die Assoziation zwischen frühkindlichem Trauma und späterem psychischem Befinden kleiner werden. Im Extremfall ist nur bei denen, die kaum soziale Unterstützung erfahren haben, bei frühkindlichem Trauma das Risiko einer späteren Depression erhöht. Im Fall eines kausalen Effekts von X auf Y gibt es zum einen Moderatoren, die einen unterschiedlichen Effekt vorhersagen, z. B. könnte in einem RCT bei komorbiden Patienten (MO) ein kleinerer Therapieeffekt gefunden worden sein (statistisch signifikante Interaktion in einem Regressionsmodell). Es könnten aber MO und Y gemeinsame Ursachen haben (MO und X nicht, da X randomisiert), in welchem Fall eine Intervention gegen MO den Effekt nicht verändern würde. MO beschreibt in

diesem Fall nichtsdestotrotz Patienten (Komorbide), die von der Therapie weniger profitieren. Davon zu unterscheiden sind Moderatoren, die einen kausalen Effekt kausal verändern, also Faktoren, die, wenn man sie verändert, z. B. einen Therapieeffekt erhöhen. Diese können in zweifaktoriell randomisierten Designs (MO und X) untersucht werden (Vanderweele 2015).

Risikodifferenz (RD), relatives Risiko (RR) und Odds Ratio (OR) sind Maßzahlen, die die Größe eines Zusammenhanges zwischen einem Faktor und dem Risiko einer Erkrankung quantifizieren und werden wie folgt definiert:

> **Definition**
>
> **Risikodifferenz** (RD)
> - *Differenz* im Risiko für eine Krankheit zwischen den Individuen mit (X = 1) und ohne (X = 0) einen Faktor (in der Zielpopulation).
> - Beispiel:
>   Die Risikodifferenz zwischen dem Risiko einer Angststörung bei Frauen (p_{Frauen}) und Männern ($p_{Männer}$) beträgt $RD = p_{Frauen} - p_{Männer}$

> **Definition**
>
> **Risk Ratio (RR); relatives Risiko**
> - *Quotient* des Risikos für eine Krankheit bei Individuen mit einem Faktor (X = 1) dividiert durch das Risiko bei Individuen ohne den Faktor (X = 0) (in der Zielpopulation).
> - Beispiele:
>   - Das Risk Ratio für das Risiko einer Angststörung im Vergleich von Frauen (p_{Frauen}) und Männern ($p_{Männer}$)
>   beträgt $RR_{Frauen/Männer} = p_{Frauen}/p_{Männer}$
>   - $RR_{Frauen/Männer} = 3 \rightarrow$ Frauen haben ein 3-mal so hohes Risiko wie Männer
>   - $RR_{Frauen/Männer} = 4 \rightarrow$ Frauen habe ein 300% höheres Risiko (RR-1*100)
>   - RR kann nur in Studien berechnet werden, die Inzidenzraten (Wahrscheinlichkeit, eine Störung zu entwickeln) erfassen (Kohortenstudien)

> **Definition**
>
> **Odds Ratio (OR)**
> - *Quotient* des Odds für eine Krankheit bei Individuen mit einem Faktor (X = 1) dividiert durch das Risiko bei Individuen ohne den Faktor (X = 0) (in der Zielpopulation).
> - Das „Odds" ist der Quotient p/(1–p) aus dem Risiko (z. B. für eine Angststörung) und der Gegen-

wahrscheinlichkeit (keine Angststörung). Man spricht auch von Chancenverhältnis. Ein Odds von 1 bedeutet, dass ein Ereignis mit derselben Wahrscheinlichkeit eintritt und nicht eintritt ($p = 0,5$). Odds > 1 steht für wahrscheinliche Ereignisse ($p > 0,5$), und Odds < 1 für unwahrscheinliche Ereignisse ($p < 0,5$).

- Das Odds Ratio (OR) berechnet sich dann als Quotient aus den Odds in zwei Gruppen, etwa Frauen versus Männer:

$$OR_{Frauen/Männer} = Odds_{Frauen}/Odds_{Männer}$$
$$= [p_{Frauen}/(1\text{-}p_{Frauen})]/[p_{Männer}/(1\text{-}p_{Männer})]$$

- Das OR wird oft fälschlicherweise mit dem RR verwechselt, ist bei geringen Basisraten (grob gesagt: $p < 0,1$ in beiden Gruppen) approximativ gleich. Es wird öfter eingesetzt, weil es zum einen auch für querschnittliche Zusammenhänge sinnvoll ist. Das liegt daran, dass die Rollen von X und Y als unabhängige und abhängige Variable vertauscht werden können, OR bleibt unverändert (symmetrisches Zusammenhangsmaß; nützlich, wenn die zeitliche Reihenfolge von X und Y unklar ist). Außerdem können OR aus logistischer Regression berechnet werden, und logistische Regression liefert häufig Modelle zur Vorhersage eines binären Y, die gut zu den Daten passen.
- Das OR liegt zwischen null und + unendlich.
- Beispiele:
  - $OR_{Frauen/Männer} = 1 \rightarrow$ Frauen und Männern sind gleich häufig betroffen
  - $OR_{Frauen/Männer} > 1 \rightarrow$ Frauen sind häufiger betroffen als Männer
  - $OR_{Frauen/Männer} < 1 \rightarrow$ Frauen sind seltener betroffen als Männer
  - $OR_{Frauen/Männer} = 2 \rightarrow$ Frauen haben ein doppeltes Odds (nicht Risiko) wie Männer
  - $OR_{Frauen/Männer} = 6 \rightarrow$ Frauen haben ein 6-mal so hohes Odds (nicht Risiko) wie Männer

---

Definition

Population Attributable Fraction

- Maßzahl für die Größe des Zusammenhangs zwischen einem Faktor X und einer Krankheit Y, die auch die *Prävalenz von X* berücksichtigt. Die „population attributable fraction" (PAF) ist, anders als RD, RR und OR, kein Maß dafür, in welchem Ausmaß X mit dem Risiko für Y *bei einem Individuum* zusammenhängt, sondern PAF quantifiziert, wie wichtig X für die *Risikoerhöhung in der Bevölkerung* ist. Konkret ist PAF der Anteil der inzidenten Fälle von Y, der verhindert werden könnte, wenn man die Prävalenz von X auf 0 reduzieren würde.

- Beispiel: Wenn 30% der Individuen einer Population eine frühkindliche Störung haben, und eine frühkindliche Störung das Risiko einer späteren Depression von 10 % auf 20 % erhöht (relatives Risiko = 2), dann beträgt PAF 23 %. In derselben Population, in der es aber frühkindliche Störungen nicht gäbe, würde man eine um 23 % geringere Inzidenzrate von Depression erwarten. Dies setzt jedoch voraus, dass das relative Risiko von 2 die kausale Risikoerhöhung ist. Praktisch kann man durch Interventionen die Prävalenz frühkindlicher Störung natürlich nur reduzieren und die Größe des tatsächlichen Effekts auf die Inzidenzrate hängt entscheidend davon ab, *wie* und *wann* man interveniert.

- Die „attributable fraction" dagegen bezieht sich nur auf diejenigen mit dem Faktor (X = 1, die Exponierten), nicht auf die ganze Population (Exponierte und Nichtexponierte). Sie beschreibt den Anteil unter den Exponierten, die die Krankheit entwickeln, und berechnet sich als (RR-1)/RR.

Definition

Konfidenzintervall (KI)

- Um die Genauigkeit in der Schätzung einer unbekannten Größe, z. B. einer Prävalenz oder eines OR transparent zu machen, sollte das Konfidenzintervall (KI) angegeben werden.
- Die Breite eines KI spiegelt den zufälligen Fehler einer Schätzung wider (nicht den systematischen Fehler = Bias). Damit hängt es entscheidend von der Stichprobengröße n ab. Man muss eine Stichprobe vervierfachen, um die Länge des Konfidenzintervalls zu halbieren. Das sog. Konfidenzniveau $1-\alpha$ eines Konfidenzintervalls entspricht dem Niveau α des damit korrespondierenden statistischen Tests (z. B. zweiseitiger Test auf Gleichheit zweier Mittelwert zum Niveau α entspricht dem zweiseitigen $(1-\alpha\text{-})$ Konfidenzintervall für die Mittelwertsdifferenz). Wenn $p \geq 0,05$, enthält das Konfidenzintervall den Wert 0 – und umgekehrt). In der Regel wird auch bei Konfidenzintervallen $\alpha = 0,05$ gewählt, es werden also 95 %ige Konfidenzintervalle berechnet.
- Bei normalverteilten Schätzungen (z. B. Regressionskoeffizienten und log(OR) in großen Stichproben) berechnet sich das KI als die Punktschätzung plus/minus Standardfehler (SE) multipliziert mit dem $(1\text{-}\alpha/2)$-Quantil (1,96 für $\alpha = 0.05$)
- SE quantifiziert den zufälligen Fehler einer Schätzung. Einfaches Beispiel: Schätzung einer Prävalenz p bei einer einfachen Zufallsstichprobe (jede Stichprobe von festem Umfang n gleichwahr-

3

scheinlich). Hier schätzt man SE wie folgt (Annahme: großer Stichprobe): $SE = p(1-p)n$

— Rechenbeispiel nach folgender Kreuztabelle:

		Aktueller Suizidversuch		
		Ja	Nein	
Früherer Suizidversuch	Ja	82	160	242
	Nein	10	117	127
		92	277	369

In einer psychiatrischen Einrichtung soll der Anteil der Patienten ermittelt werden, die wegen eines aktuellen Suizidversuchs untergebracht sind. Insgesamt sind dies in der Stichprobe 92 von 369 Patienten, also 23 %. Der Standardfehler wird hier auf 0,028 (2,8 %) geschätzt. Dies ergibt ein approximatives 95 %-Konfidenzintervall von 23 +/–1,96 * 2,8 = 17,8–28,7 %.

Nun soll zusätzlich untersucht werden, inwieweit das Vorliegen eines oder mehrerer früherer Suizidversuche mit der Wahrscheinlichkeit eines aktuellen Suizidversuchs zusammenhängt. Das Odds derjenigen mit Suizid in der Vorgeschichte beträgt (82/242)/(1–82/242) = 0,52 und das Odds der übrigen (10/127)/(1–10/127) = 0,09. Das Odds Ratio ist der Quotient daraus: OR = 5,8 (95 % KI = 1,08–2,20).

Für kausale und nichtkausale Fragestellungen werden heute in der Epidemiologie psychischer Störungen je nach Untersuchungsziel, Art und Erhebungsmethode der Daten und Design einer Studie sehr unterschiedliche, oft komplexe Auswertungsmethoden verwendet. Beispielsweise benötigt die Auswertung von „big data" (z. B. aus GPS-Tracking) spezielle Verfahren, die mit einer großen Zahl von Variablen umgehen können. Der ▶ Exkurs listet einige neuere statistische Methoden auf.

Interpretation

Bei der Interpretation von Assoziationen ist zunächst entscheidend, ob es sich nur um korrelative Zusammenhänge ohne eindeutige Wirkrichtung handelt (z. B. Vorliegen von X = Angststörung und Y = Depression in einem bestimmten Zeitintervall). Idealerweise kann man per Design von einer Richtung zwischen X und Y ausgehen (Risikofaktoren; z. B. Angststörung bei einer Baseline-Untersuchung und inzidente Depression bei einer Follow-up-Untersuchung, Fälle mit einer Lifetime-Depression bei Baseline werden ausgeschlossen). Ansonsten kann man eine zeitliche Reihenfolge eventuell durch eine theoretische Annahme rechtfertigen (z. B. X = Trait-Merkmal, Y = State-Merkmal). Eine dritte Möglichkeit besteht darin, retrospektiv erhobene Information zu verwenden. Hängt z. B. eine vor dem Alter von 18 Jahren aufgetretene Angststörung mit dem Risiko einer Depression nach dem Alter von 18 Jahren zusammen (unter allen, die vor dem Alter von 18 noch keine Depression hatten)? Dabei muss man aber mit Messfehlern in retrospektiven Angaben rechnen. Diese können auch zu einer falsch gemessenen Reihenfolge führen. Tatsächlich kann es auch bei manchen Personen einen Effekt von X auf Y geben, bei anderen aber einen von Y auf X. Messfehler in den Angaben zum Alter bei Beginn kann man erheblich reduzieren, wenn man diese Angaben in einem Zeitstrahl mit wichtigen biografischen Ereignissen (Schulabschluss, Hochzeit, Kind bekommen) verankert.

Kann die Vorzeitigkeit von X angenommen werden, sind viele weitere Annahmen nötig, um einen kausalen Schluss zu ziehen. So ist ein Bias in der Schätzung eines kausalen Effekts nur dann garantiert gleich 0, wenn man eine Zufallsstichprobe aus der Zielpopulation mit 100 % Teilnahme zieht, wenn man X randomisiert und die Compliance bei allen Individuen perfekt ist (das Protokoll, das X = 0 und X = 1 definiert, wird exakt eingehalten), und wenn es keinerlei Dropout (Ausscheiden aus der Studie vor Messung von Y) und Messfehler in Y gibt. Alternative Annahmen sind aber möglich (Greenland 2005a; Imbens und Rubin 2015).

Daher können kausale Effekte niemals zweifelsfrei nachgewiesen werden, kausale Schlüsse benötigen immer Annahmen über die Mechanismen, die die Daten erzeugt haben (Kausalsystem aller Variablen, die mit X und Y zusammenhängen, Selektion und Messung). In Studien, die einen Faktor X randomisieren (z. B. Rauchstopp ja/nein) sind obige Annahmen schwächer, weil hier qua Randomisierung (von X) X und Y keine gemeinsamen Ursachen haben können. Ein Bias durch Störfaktoren ist unmöglich. Wohl aber können Biases durch Selektion und Messfehler die Schätzung des kausalen Effekts verzerren.

Epidemiologische Studien untersuchen jedoch oft Faktoren wie Beginn des Rauchens (Beginn des Rauchens könnte einen anderen Effekt haben, als mit dem Rauchen aufzuhören), die unter Laborbedingungen nicht manipulierbar sind oder deren Manipulierung (jemanden zum Rauchen zu bringen) unethisch wäre. Hier kann man den Status von X nicht experimentell festlegen, randomisieren und das Befolgen der jeweils zugewiesenen X-Bedingung kontrollieren (durch Spezifizierung von Rahmenbedingungen), sondern nur beobachten. Solche **Beobachtungsstudien** müssen also versuchen, den Einfluss gemeinsamer Faktoren von X und Y statistisch zu eliminieren. Dazu müssen solche Variablen mit möglichst geringem Messfehler erhoben und die X-Y-Assoziation nach diesen adjustiert werden (z. B. durch Regressionsmodelle oder Propensity-Score-Verfahren; Rosenbaum 2010). Dabei müssen nicht alle gemeinsamen Ursachen berücksichtigt werden, sondern nur eine Auswahl solcher Variablen, so dass,

Neuere Statistische Methoden in der Epidemiologie

- **Propensity-Score-Methoden:** Verfahren, die auf einem Modell für die Wahrscheinlichkeit von X = 1 („propensity score") die Gruppen X = 0 und X = 1 oft besser kausal vergleichbar machen als die einfachste Methode der Regression, bei denen man nach konfundierenden Variablen adjustiert, indem man sie als zusätzliche Einflussvariablen in ein Regressionsmodell von X (unabhängige Variable) auf Y (abhängige Variable) aufnimmt. Die Methoden unterscheiden sich u. a. danach, wie man in einer Analyse zur Schätzung des Effekts mit dem Propensity Score umgeht (Gewichtung, statistisches Matchen, etc.) und auf welche Population man die Schätzungen anwenden kann (die Exponierten, die Nichtexponierten oder beide Gruppen; Elze et al. 2017; Thoemmes und Ong 2016).
- **Doubly-Robust Estimation:** Verfahren, die nicht nur die Zuteilung zu X modellieren, sondern konfundierende Variablen auch benutzen, um simultan Y vorherzusagen (Linden 2017). Dabei werden die Erkrankungswahrscheinlichkeiten a) für nichtexponierte Individuen (X = 0) unter hypothetischer Exposition (X = 1) und b) für exponierte Individuen (X = 1) unter hypothetischer Nichtexposition (X = 0) vorhergesagt. „Doubly-robust" meint, dass das Verfahren einen Bias durch Störfaktoren vollständig eliminiert, wenn nur eines der beiden Modelle stimmt.
- **Bayesianische Modelle:** Allgemein kann man in der Bayesianischen Statistik, anders als in der üblichen, frequentistischen Statistik die Wahrscheinlichkeit für die Richtigkeit einer Hypothese berechnen, z. B. dafür, dass ein Effekt größer als 0 oder größer als eine Unter-grenze für praktische Relevanz ist – gegeben die Daten, das Modell, das die Daten darstellt und eine Apriori-Verteilung des unbekannten Effekts (die das Vorwissen über diesen, bevor die Daten erhoben wurden, widerspiegelt). Heute können in einer Software wie R oder Stata alle gängigen Regressionsmodelle bayesianisch berechnet werden. Bayesianische Modelle sind in der Epidemiologie nützlich, um Schätzungen zu stabilisieren, z. B. bei leeren Zellen, wo das OR sonst nicht berechenbar ist, bei der Modellselektion mit vielen Einflussvariablen, oder um einen Bias und die Unsicherheit über eine Bias zu berücksichtigen (Greenland 2006, 2007, 2009; Baldwin 2017).
- **(Latent-)Growth-Modelle:** Growth-Modelle erlauben die Analyse von zeitlichen Verläufen, egal mit welcher mathematischen Funktion sich diese beschreiben lassen (z. B. linear, exponentiell, logarithmisch, abschnittsweise linear etc.). Die Parameter des Verlaufs (z. B. der Anstieg bei linearem Verlauf) können geschätzt, getestet und mit anderen beobachteten Variablen in Beziehung gesetzt werden (z. B. Komorbidität am Anfang einer Behandlung). Dabei kann die Heterogenität in Parametern (z. B. für Y = akutes Stressausmaß im Grundniveau von Stress oder dem linearen Anstieg) berücksichtigt werden („random effects"). Außerdem sind fehlende Werte erlaubt. Latent-Growth-Modelle können darüber hinaus „latente Klassen" in einem Verlauf identifizieren, z. B. Patienten mit unterschiedlichem linearem Anstieg (Singer und Willett 2003; Oi-Man K et al. 2008; Rabe-Hesketh und Skrondal 2012a, b).

gegeben diese, andere nicht mehr mit X und Y in Verbindung stehen („backdoor criterion"; Pearl 2009; Pearl und Glymour 2016).

Beobachtungsstudien versuchen, die „natürliche" Komplexität (naturalistische Studien) der Bedingungsfaktoren in der Realität der jeweiligen Population abzubilden. Dadurch haben sie eine größere externe Validität (geringerer Bias durch Selektion) als experimentelle Labor- und Interventionsstudien, die oft unter sehr engen Ein- und Ausschlusskriterien einen Faktor „verengen". Dem steht die größere interne Validität von Labor- und Interventionsstudien gegenüber (kein Bias durch Störfaktoren).

In der Epidemiologie wird die Kausalität eines Faktors oft mit den sog. Bradford-Hill-Kriterien beurteilt (Hill 1965; Friis und Sellers 2013; Bonita et al. 2013). Dieses Vorgehen ist jedoch sehr heuristisch, denn die Anwendbarkeit dieser Kriterien ist stark kontextabhängig (Höfler 2005b, 2006) und sie stellen damit lediglich eine Bewertungshilfe dar (Kreienbrock et al. 2012; Greenland 2017b). Sieben davon sind in folgender Übersicht zusammengefasst.

Heuristiken zur praktischen Beurteilung von Kausalität

1. **Größe einer Assoziation:** Eine größere Assoziation hat mit größerer Wahrscheinlichkeit eine kausale Komponente.
2. **Konsistenz:** Eine Assoziation findet sich wiederholt in unterschiedlichen Studien.
3. **Spezifität:** Der Faktor ist spezifisch mit der Auftretenswahrscheinlichkeit mit *einem* späteren Outcome Y assoziiert, nicht mit mehreren.
4. **Zeitliche Reihenfolge:** Das einzige wirkliche Kriterium in Hills Betrachtungen (Hill 1965). Ein Faktor X kann ein Outcome nur beeinflussen, wenn er diesem vorausgeht.

5. **Dosis-Wirkungs-Beziehung**: Der Zusammenhang wird monoton mit der „Dosis" eines Faktors größer. Zum Beispiel: Je häufiger spontane Panikattacken in der Vergangenheit auftraten, umso höher das Risiko, im späteren Verlauf depressive Episoden zu entwickeln.
6. **Plausibilität/Kohärenz**: Der Zusammenhang hat eine plausible und substanzwissenschaftliche Erklärung, z. B. durch Vorliegen einer experimentell fundierten Theorie oder eines biologischen Wirkmechanismus und konnte aufgrund früherer Forschungsergebnisse vorhergesagt werden.
7. **Experimentelles Studiendesign**: Ein in einer randomisierten, kontrollierten Studie gefundener Zusammenhang ist mit größerer Wahrscheinlichkeit kausal. Damit verbunden ist auch der Begriff der **Reversibilität**: Wenn die Veränderung (z. B. Eliminierung) der möglichen Ursache das Krankheitsrisiko verändert (verringert), so handelt es sich mit höherer Wahrscheinlichkeit um einen kausalen Zusammenhang. Obgleich Befunde aus Beobachtungsstudien, insbesondere gut geplante Kohortenstudien, hier auch Evidenz beitragen können, so sind die selteneren experimentellen Studien dennoch besser zum „Nachweis" eines kausalen Zusammenhangs geeignet.

Praktisch wird oft beim Ziehen eines Kausalschlusses empfohlen, dass der Faktor reversibel ist (d. h., die Änderung des Faktors auch eine Änderung im Outcome herbeiführt) und die Assoziation zwischen Risikofaktor und Erkrankung nicht durch Störvariablen erklärt werden kann (Kreienbrock et al. 2012). Dabei sind jedoch auch die anderen erwähnten Arten von Bias (durch Messfehler und Selektion) zu beachten. Einen exzellenten, nicht technischen Überblick über kausale Konzepte und Methoden, um auch außerhalb randomisierter Studien kausale Effekte zu untersuchen, bieten Pearl und Mackenzie (2018). Eine breite Übersicht über Auswertungsverfahren geben Morgan und Winship (2015).

Allgemein muss die Anwendung von Statistik aus inhaltlichen Überlegungen abgeleitet werden (Gigerenzer und Majewski 2015), und die Interpretation von epidemiologischen Ergebnissen sollte an einige allgemeine Grundsätze angelehnt sein (Höfler et al. 2018):

- Bei allen Schlussfolgerungen die dafür notwenigen Annahmen benennen und diese zur Diskussion stellen.
- Diskutieren, zu welchen Schlussfolgerungen alternative Annahmen geführt hätten.

- Kausalsprache vermeiden („eine Angststörung erhöht das Risiko für eine Depression"), wo dies ungerechtfertigt ist.
- Fehlinterpretationen von p-Werten (z. B. „Wahrscheinlichkeit, dass die Alternativhypothese vorliegt") vermeiden (Greenland et al 2016).
- Bias zumindest sorgfältig diskutieren.
- Alle Auswertungsschritte, die einer publizierten Analyse vorausgegangen sind, ehrlich benennen, weil man sonst leicht falsch-negative, nicht replizierbare Ergebnisse in die Welt setzt.
- Hypothesen, die erst post hoc, aufgrund der Ergebnisse einer möglicherweise komplexen Hypothese aufgestellt wurden („harking" = „hypothesizing after the results are known"; Kerr 1998), sind keine durch die Analyse überprüften Hypothesen, sondern neue Hypothesen, die erst in einer neuen Studie bestätigt oder verworfen werden können.
- Bei Sekundäranalysen vorsichtig mit negativen Schlussfolgerungen sein. Bei einer Sekundäranalyse wurde die Stichprobengröße nicht für die Fragestellung geplant. Daher ist der Fehler 2. Art (eine Nullhypothese zu Unrecht beizubehalten) unbekannt und in kleinen Stichproben oft groß.

3.3 Epidemiologische Befunde

Im Folgenden sollen hinsichtlich der Klinischen Psychologie exemplarisch einige Anwendungsbereiche und Befunde epidemiologischer Studien dargestellt werden. Dabei ist nochmals zu betonen, dass für ein Verständnis epidemiologischer Befunde zu psychischen Störungen die Beurteilung der Qualität von Studiendesign und Erhebungsmethodik von großer Bedeutung ist, denn eine statistische Analyse kann Fehler im Design nicht reparieren: „You can't fix by analysis what is skrewed-up in design" (Singer und Willett 1990, S. 7 und persönliche Kommunikation).

3.3.1 Historische Entwicklung und Qualitätskriterien

Historische Entwicklung

Als allgemeine Hilfestellung zur historischen Entwicklung der Epidemiologie psychischer Störungen sei in Anlehnung an Robins und Regier (1991) darauf hingewiesen, dass die bisherige epidemiologische Forschung drei „Generationen" zuzuordnen ist, die jeweils ihren eigenen methodischen Verständnisrahmen erfordern. Diese drei Generationen sind angelehnt an die sukzessive (Weiter-)Entwicklung expliziter deskriptiver Kriterien und der diagnostischen Klassifikation psychischer Störungen (▶ Kap. 2), zu deren Erfassung die Epidemiologie entsprechende Erhebungsinstrumente (▶ Kap. 21) entwickelt hat:

In der **ersten Generation** bis etwa 1980 gab es noch keine expliziten deskriptiven diagnostischen Kriterien und operationalisierte Diagnosen (DSM I–II). Es bestand weder national noch international Einigkeit über die klinische Diagnostik psychischer Störungen, noch darüber, wie diese in epidemiologischen Feldstudien reliabel und valide zu definieren und erheben seien. Dohrenwend und Dohrenwend (1982) wiesen darauf hin, dass ein wesentlicher Teil der damaligen enormen Ergebnisvarianz von 1 bis 69 % bei Prävalenzschätzungen psychischer Störungen von Studien aus den 1960er und 1970er Jahren zumeist auf gravierende Unterschiede zwischen und methodische Mängel in der Falldefinition zurückzuführen war. Dies bestimmte auch die Datenlage der Behandlungs- und administrativen Prävalenz und der Public-Health-Implikationen. Das Problem, reliable Prävalenzschätzungen und verlässliche Korrelate aus diesen Studien abzuleiten, erschwerte notwendigerweise auch die Beurteilung weitergehender epidemiologischer Fragestellungen (Inzidenz, Spontanverlauf, Ersterkrankungsalter, Ätiologie, Pathogenese etc.). Somit ist die erste Generation epidemiologischer Studien in weiten Bereichen grundsätzlich als problematisch zu betrachten (Bias durch Messfehler).

Im Zusammenhang mit der Vorbereitung und Einführung der modernen klassifikatorischen Diagnostik eröffnete sich zu Beginn der 1980er Jahre mit der **zweiten Generation** epidemiologischer Forschung erstmals eine rationale und methodisch befriedigendere Lösung dieses Grundsatzproblems. Da nunmehr ein explizit definierter erster Katalog psychischer Störungen zusammen mit einer einheitlichen Nomenklatur, expliziten Kriterien und diagnostischen Algorithmen (Hierarchieregeln) vorlag (DSM-III), konnten erste strukturierte und später standardisierte Instrumente zur

Erfassung und diagnostischen Falldefinition in der Epidemiologie entwickelt werden, die bis heute in modifizierter Form auch in der klinischen Praxis gebräuchlich sind. Diese in Hinblick auf die Untersucherkonsistenz reliablen diagnostischen Instrumente ermöglichten in den 1980er Jahren erstmals nationale und internationale vergleichende Prävalenzstudien psychischer Störungen, die bei einem breiten Spektrum psychischer Störungen zu relativ gut übereinstimmenden Ergebnissen kamen. Als entscheidende Studie in diesem Zusammenhang ist auf das US-amerikanische „Epidemiological Catchment Area Program" (ECA; Robins und Regier 1990) hinzuweisen. Diese Studie und ihre späteren Ergänzungen gaben weltweit den Impuls für ähnliche epidemiologische Querschnittstudien, die nicht nur bis heute wegweisend sind, sondern auch die systematische psychopathologische Forschung zur verbesserten Diagnostik psychischer Störungen insgesamt befruchtet haben (Überblick s. Wittchen und Perkonigg 1996).

Auf dieser Grundlage befinden wir uns seit Beginn der 1990er Jahre nunmehr in der **dritten Generation** epidemiologischer Forschung (z. B. Kessler et al. 1994). Diese ist charakterisiert durch

1. verbesserte diagnostische Kriterien und reliablere Instrumente zur Erfassung psychischer Störungen,
2. die Berücksichtigung eines wesentlich breiteren Störungsspektrums,
3. hohe Ergebniskonvergenz über Regionen und Länder hinweg,
4. die Anwendung epidemiologischer Methoden nicht nur in Feld-, sondern auch in klinischen und Präventionsstudien (experimentelle Epidemiologie) sowie
5. eine wachsende Anzahl von groß angelegten prospektiv-longitudinalen Studien zur Identifizierung der ätiologischen Faktoren psychischer Störungen (kausal-analytische Epidemiologie), die in jüngerer Zeit verstärkt auch (epi-)genetische, (neuro-)biologische sowie moderne Monitoring-Methoden einsetzen (▶ Exkurs).

3

Erfassung von Erleben und Verhalten im Alltag – Die Methodik des Ecological Momentary Assessment findet Einzug in die epidemiologische Forschung zu psychischen Störungen

Ecological Momentary Assessment (EMA) auch Ambulatory Assessment (AA) oder Experience Sampling Methodology (ESM) ist eine Erhebungsstrategie zur unmittelbaren und möglichst unverzerrten Erfassung des Erlebens und Verhaltens von Personen (beispielsweise Stimmung, Gedanken, Verhalten, Symptome) im natürlichen Umfeld, in dem diese Phänomene auftreten (Shiffman et al. 2008). EMA ist in diesem Sinne kein spezielles Assessment-Instrument, sondern eine konzeptuelle Messstrategie, die eine Erhöhung der Validität zum Ziel hat. Bedingt durch die zunehmende Verfügbarkeit von mobilen Geräten (Smartphones, tragbare Sensoren etc.), die einen Zugang zu Individuen in ihrer natürlichen Umgebung ermöglichen, hielt die EMA-Methodik neben anderen Forschungsdisziplinen auch verstärkt Einzug in die epidemiologische Forschungslandschaft. Im Gegensatz zu den traditionell weit verbreiteten retrospektiven Fragebogen- und Interviewtechniken ermöglicht es die EMA-Methodik, dynamische Alltagsprozesse situationsspezifisch und alltagsnah – und damit mit verringerten Erinnerungsverzerrungen – zu erfassen. Je nach Zielstellung können mittels unterschiedlicher Samplingstrategien (zeit- oder ereignisbasiert) über einen längeren Zeitraum (Tage, Wochen oder Monate) entweder einzelne Ereignisse oder dynamische Verläufe auf Mikroebene untersucht werden. So ermöglichen beispielsweise sog. Netzwerkanalysen die Darstellung von temporalen Zusammenhängen im Alltag erfasster Erlebnisse, Affekte und Emotionen. Ein Netzwerkmodell gibt einen visuellen Gesamteindruck über das Ausmaß vom temporalen Zusammenspiel verschiedener Aspekte von All-

tagserleben und es können einzelne zentrale Merkmale (solche, die besonders stark oder besonders häufig mit anderen Merkmalen verknüpft sind) erkennbar werden (Bringmann et al. 2013, 2016). Die Verwendung tragbarer Sensoren während des EMA ermöglicht zudem eine kontinuierliche Erfassung („real time data capturing" – RTDC) physiologischer Parameter (beispielsweise Herzrate, Bewegungsverhalten, elektrodermale Aktivität). Damit bietet sich die Möglichkeit, objektive Parameter mit subjektiven Selbstauskünften zu kombinieren und dadurch einen detaillierten Einblick in die vielschichtigen Within-Person-Mikroprozesse bei der Entstehung und Aufrechterhaltung von Erleben und Verhalten im Alltag zu erhalten. Gerade im Bereich der epidemiologischen Forschung ergeben sich im Rahmen groß angelegter longitudinaler Forschungsprojekte, wie beispielsweise der BeMIND-Studie (Beesdo-Baum et al. 2020), vielfältige Möglichkeiten, EMA mit klassischen Erhebungsstrategien (standardisierte diagnostische Interviews, Fragebögen) sowie genetischen und biologischen Parametern zu kombinieren. Bei allen Vorteilen, die die EMA-Methodik mit sich bringt, sowie den stetig wachsenden technischen Möglichkeiten sollte aber bei der Wahl der Erhebungsmethodik der Aufwand, der den Studienteilnehmern durch die engmaschige longitudinale Datenerfassung entsteht, nicht vernachlässigt werden. In diesem Zusammenhang gewinnen insbesondere mobile Sensing-Methoden, mit dem Ziel, ohne subjektive Datenerfassung Veränderungen in der psychischen Gesundheit zu prädizieren, besondere Bedeutung (◘ Abb. 3.8 und 3.9).

Merkmale der Qualität epidemiologischer Studien

Obwohl auch in der dritten Generation viele grundsätzliche Probleme, z. B. in Hinblick auf verbesserte Validität psychischer Störungskategorien, verlässlichere Daten bei Kindern und Personen in hohem Alter und bessere Inzidenzdaten bei vielen Störungen noch nicht gelöst sind, erlauben die neueren epidemiologischen Studienbefunde doch eine in vielen Bereichen befriedigendere deskriptive Charakterisierung der Bevölkerung und spezieller Teilpopulationen (z. B. Studierende, Streitkräfte im Auslandseinsatz). Auch im primärärztlichen Bereich (z. B.: Wie häufig

sind Angst- und depressive Störungen bei Hausarztpatienten?) und in anderen Sektoren des Gesundheitssystems (z. B. Heimsektor bei Hochbetagten) liegen zunehmend mehr differenzierte epidemiologische Befunde vor. Für ihre Interpretation gilt jedoch grundsätzlich, dass es ohne Kenntnis der methodischen Qualität der einzelnen Studie und ihres Gültigkeitsbereichs leicht zu Missverständnissen und Fehlschlüssen kommen kann.

Im Kasten ► Gut zu wissen sind einige wichtige Merkmale zusammengefasst, nach denen die Aussagekraft (deskriptiver/analytischer) epidemiologischer Studien zu psychischen Störungen beurteilt werden kann.

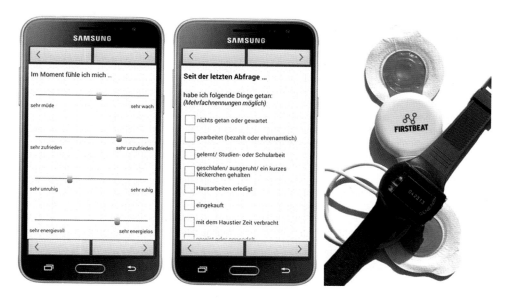

▪ Abb. 3.8 Beispielitems der EMA-Befragung in der BeMIND-Studie sowie verwendete tragbare Sensoren (Herzratenvariabilität und Akzelerometrie)

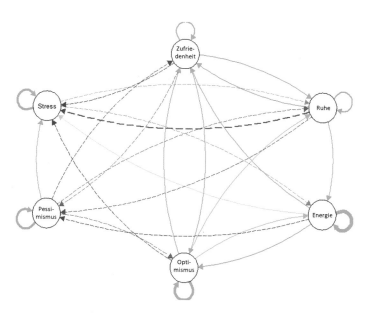

▪ Abb. 3.9 Ein temporales Netzwerkmodell von über 4 Tage erhobenen Befindlichkeits- und Affektmerkmalen aus 25.439 Beobachtungen von 1.054 Teilnehmern der Dresdner BeMIND-Studie. *Grüne Pfeile* bedeuten positive temporale Assoziationen, *rote Pfeile* sind negative temporale Assoziationen, die *Dicke der Pfeile* repräsentiert die Stärke des Zusammenhangs. Die stärkste Verbindung besteht in negativer Richtung von „Ruhe" auf „Stress", was bedeutet, dass im Alltag nach einer Befragung, in der viel Ruhe angegeben wurde, bei der zeitlich folgenden Befragung häufig wenig Stress berichtet wird. Die Stärke von Self-Loops ist ein Indiz, wie stark sich im Alltag Zustandsmerkmale über die Zeit selbst aufrechterhalten.

3

Methodische Merkmale guter epidemiologischer Studien

Stichprobe und Stichprobenziehung

- Möglichst repräsentativ für die Population, über die eine Aussage getroffen werden soll (optimal für die Gesamtbevölkerung: entsprechend offizieller Statistiken geschichtete zufällige Einwohnermelderegisterstichprobe).
- Möglichst hohe Ausschöpfungsquote (Response-Rate) unter denjenigen, die in die Stichprobe gezogen worden sind. Eine Stichprobe, in die jeder aus der Zielpopulation mit gleicher Wahrscheinlichkeit gelangt ist, repräsentiert bei 100 % Ausschöpfung die Bevölkerung *in allem*. Es kann keinen Bias durch Selektion geben. Praktisch tritt dieses Szenario allerdings kaum ein und daher kommt es darauf an, dass Ziehungs- und Teilnahmewahrscheinlichkeit nicht mit Determinanten zu schätender Parameter (Prävalenz, Assoziation, Effekt) zusammenhängen.
- Angemessene Stichprobengröße, um die Parameter verlässlich schätzen zu können und beim Hypothesentesten den Fehler zweiter Art (z. B. die Wahrscheinlichkeit, eine tatsächlich vorhandene Assoziation nicht nachweisen zu können) gering zu halten. Wenn man beispielsweise die Folgen einer Schizophrenie untersuchen würde und die Prävalenz dieses Faktors nur ein Prozent betrüge, würde man in einer Stichprobe von $n = 1000$ nur zehn Fälle mit einer Schizophrenie erwarten, womit man Risikounterschiede zwischen Teilnehmern mit und ohne Schizophrenie nicht verlässlich untersuchen kann.
- Eine größere Stichprobe darf nicht zu Lasten der Messqualität gehen. In großen Stichproben dominiert der Bias den Gesamtfehler in einer Schätzung (MSE = „mean square error" = Bias^2 + Varianz, Varianz = SE^2). Während der zufällige Fehler (Standardfehler) mit wachsender Stichprobengröße abnimmt, bleibt der Bias bei gleichen Messmethoden konstant. Verwendet man z. B. in größeren Stichproben wesentlich gröbere Messinstrumente (z. B. Screener statt Diagnoseinstrumente), kann der MSE in größeren Stichproben größer sein (Greenland 2005a).

Datenerhebung

- Einsatz bewährter standardisierter Verfahren und diagnostischer Interviews, insbesondere zur exakten Falldefinition (dadurch z. B. höhere Reliabilität und Validität gegenüber Screeningfragebögen oder administrativen Statistiken etwa der Diagnosedaten der Krankenkassen).
- Sorgfältige Durchführung: Einsatz klinisch geschulter Interviewer, Interviewertraining und Supervision, Plausibilitätsprüfung, Analyse fehlender Werte durch an der Erhebung nicht selbst beteiligte Editoren, stichprobenartige Prüfung von Eingabefehlern und weitere Qualitätschecks etc.
- Auswahl von Faktoren von Krankheiten und konfundierender Variablen sowie von Messinstrumenten, die diese mit möglichst geringem Messfehler erheben.
- Erfragte Ereignisse im Zeitstrahl wichtiger Lebensereignisse (Schule/Ausbildung begonnen/beendet, Heirat, Trennungen ...) „verankern" lassen.
- Verstehen, was Messfehler verursacht (z. B. hastiges und nicht ernsthaftes Ausfüllen von Fragebögen) und diese Ursachen abstellen (z. B. am Computer ausfüllen lassen und zu schnelle Antworten zurückweisen; Schüler beim Ausfüllen beaufsichtigen lassen).
- Weniger ist mehr: Lieber weniger, aber dafür genauer messen. Im Laufe einer mehrstündigen Untersuchung sinkt die Aufmerksamkeit und die Angaben werden unzuverlässiger.

Darstellung der Ergebnisse

- Nachvollziehbarkeit aller Methoden der Datenerhebung, -verarbeitung und -analyse, am besten auch Bereitstellen und Dokumentation von Daten und Auswertungssyntax. Wird z. B. die Falldefinition (Instrumente, Diagnosekriterien) genau beschrieben? Wurden etwa auch Migranten mit unzureichenden Sprachkenntnissen des Studienlandes untersucht oder sind diese ausgeschlossen worden? Wie repräsentativ war die Altersverteilung der Stichprobe, wenn der untersuchte Parameter vom Alter abhängt? Sind ggf. alle Vorauswertungsschritte (Auswahl und Kategorisierung von Variablen, Ausschluss von Extremwerten, Umgang mit fehlenden Werten, Analysen von anderen Outcomes) gegeben? Wurden *apriori festgelegte* Hypothesen untersucht, oder wurde eine explorative Posthoc-Analyse durchgeführt, die zur *Generierung neuer Hypothesen* geführt haben?
- Angabe von Konfidenzintervallen, um die Genauigkeit der Schätzungen beurteilen zu können, um zu beurteilen, ob wirklich ein „Nullergebnis" (z. B. vernachlässigbar kleiner Zusammenhang) vorliegt, oder ob die Stichprobe zu klein war, um einen möglichen Zusammenhang nachzuweisen (vgl. Cumming und Finch 2005).
- Angemessene statistische Methoden; z. B.: Stimmt der in einem Regressionsmodell beschriebene Zusammenhang mit den Daten überein? Wurden gewichtete Daten adäquat mit robuster Schätzung der Standardfehler ausgewertet?

Die Deutsche Gesellschaft für Epidemiologie (DGEpi) ist Herausgeber von „Leitlinien und Empfehlungen zur Sicherung von Guter Epidemiologischer Praxis", welche zuletzt 2018 revidiert wurden und im Internet für all diejenige verfügbar sind, die sich mit der Planung, Vorbereitung, Durchführung, Auswertung und Beurteilung epidemiologischer Studien befassen (DGEpi 2018). Diese Leitlinien beinhalten auch die Forderung, dass die in der Epidemiologie übliche Modellgenerierung gemäß einer vor Datenerhebung bzw. -auswertung registrierten Abfolge von Auswertungsschritten erfolgen muss. Damit soll „p-Hacking", dem Missbrauch der Variation der Ergebnisse durch unterschiedliche Möglichkeiten der Datenauswertung, und der damit zusammenhängenden „Replikationskrise" entgegengewirkt werden (Head et al. 2013). Explorative Fragestellungen sind von konfirmatorischen klar abzugrenzen und entsprechend ihrer Limitationen zu diskutieren. Hierzu gehört auch die hypothesenfreie Untersuchung der oftmals reichhaltigen epidemiologischen Datensätze aus großangelegten Kohortenstudien (Big Data) mittels neuerer Methoden (z. B. „machine learning" Algorithmen, Netzwerkanalysen), um neue Zusammenhänge zu entdecken. Auch die American Association for Public Opinion Research (AAPOR 2019) stellt eine übersichtliche Aufstellung methodischer Standards im Internet bereit (► https://www.aapor.org/ Standards-Ethics/Best-Practices.aspx) und gibt zudem Empfehlungen zur einheitlichen Ermittlung von Response-Raten (AAPOR 2016). Mit den STROBE-Leitlinien (Strengthening the Reporting of Observational Studies in Epidemiology) wurden zudem explizite Empfehlungen und Checklisten entwickelt, welche Informationen in Publikationen basierend auf epidemiologischen Beobachtungsdaten zwingend enthalten sein sollten (von Elm et al. 2007).

3.3.2 Wie häufig sind psychische Störungen? Prävalenz- und Inzidenzmuster

Die 12-Monats-Prävalenz psychischer Störungen in der Europäischen Union

Zur Frage der Häufigkeit von psychischen Störungen liegen aus den letzten drei Jahrzehnten eine Vielzahl von regionalen, nationalen und z. T. internationalen Vergleichsstudien vor. Diese haben mit recht vergleichbarer Methodik untersucht, welcher Prozentsatz der Bevölkerung von einer oder mehreren psychischen Störungen betroffen ist. Wittchen et al. (2011) haben im Auftrag des European Brain Council (EBC) die Befundlage in den europäischen Staaten kritisch gesichtet, analysiert und bewertet, um so zu einer Gesamtein-

schätzung der Prävalenz psychischer Störungen in Europa zu kommen (◘ Abb. 3.10). Eine Arbeitsgruppe aus einer Vielzahl von Experten hatte mittels eines multimethodalen Ansatzes zunächst eine iterative Literatursuche aller epidemiologischen Publikationen und eine darauf folgende systematische Datenanalyse des Materials vorgenommen. Daraufhin wurden, wenn möglich, Reanalysen des zugänglichen Datenmaterials durchgeführt, um methodische Unterschiede zu berücksichtigen. Schließlich wurde dieses Vorgehen durch eine EU-weite Expertenbefragung ergänzt, um festzustellen, inwieweit auch in Ländern ohne Studien eine ähnliche Situation anzunehmen sei. Einschlusskriterium für diese Übersicht war, dass eine Studie etablierte Diagnosekriterien (z. B. die Kriterien des DSM-IV oder der ICD-10) und ein entsprechendes diagnostisches Instrument verwendete. Nach Einschätzung der methodischen Eigenheiten jeder einzelnen Untersuchung (Bezugspopulation, Erhebungszeitraum, Altersspektrum, diagnostischen Kriterien, betrachtete Diagnosen) wurden 30 Länder in Europa in die Gesamtanalyse und -beurteilung einbezogen. Die meisten Studien finden sich für Erwachsene, zumeist im Altersspektrum zwischen 18 und 65 Jahren; einige Studien liegen auch für Jugendliche, weniger für Kinder und ältere Erwachsene vor.

Die Analyse kommt zu dem Ergebnis, dass mehr als ein Drittel der EU-Bevölkerung im vergangenen Jahr von einer oder mehreren psychischen Störungen betroffen war (12-Monats-Prävalenz). Die häufigsten Diagnosen waren dabei verschiedene Angststörungen (zusammen ca. 14 %), gefolgt von Insomnie und unipolarer Depression mit jeweils etwa 7 % sowie demenziellen Erkrankungen, Aufmerksamkeitsdefizit-/Hyperaktivitäts- bzw. hyperkinetische Störungen (ADHS) und somatoforme Störungen mit jeweils um die 5 %. Seltener waren Alkoholabhängigkeit (3,4 %), Störungen des Sozialverhaltens (3 %), posttraumatische Belastungsstörungen (2 %) sowie Persönlichkeitsstörungen, psychotische Störungen, Essstörungen und Zwangsstörungen (je um die 1 %). Nahezu jede zweite betroffene Person litt unter mehr als einer psychischen Störung (Komorbidität).

Es kann insgesamt und unter Berücksichtigung von Zufallsfehler (95 % Konfidenzintervall) davon ausgegangen werden, dass in der EU-Bevölkerung etwa 165 Mio. Menschen in den vergangenen 12 Monaten von psychischen Störungen betroffen waren. Aus verschiedenen Gründen kann diese Schätzung als konservativ angesehen werden. So wurden nicht alle psychischen Störungen untersucht, z. B. waren Nikotinabhängigkeit sowie Missbrauch (ohne Abhängigkeit) von Alkohol oder Drogen bei den substanzbezogenen Diagnosen nicht vertreten. Es fehlen gleichermaßen sexuelle Störungen und bestimmte altersspezifische Störungen in der früheren Kindheit, der Adoleszenz und im hohen Erwachsenenalter (weil diese nicht in genügend Ländern bzw. nicht methodisch befriedigend untersucht wurden).

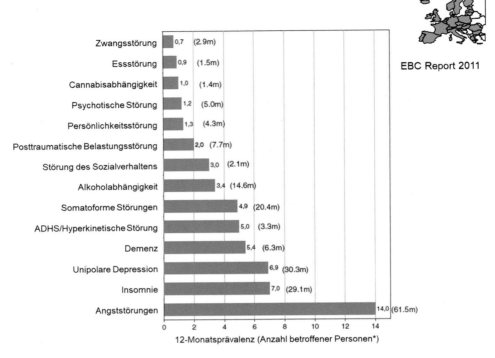

■ **Abb. 3.10** Psychische Störungen nach Prävalenz (und in Klammern die geschätzte Anzahl betroffener Personen in Europa, in Millionen; Wittchen et al. 2011, © 2011, with permission from Elsevier). Trotz höherer Prävalenz kann die Anzahl betroffener Personen in einzelnen Fällen geringer ausfallen als bei Störungen mit geringerer Prävalenz, weil sich die Schätzungen bei den einzelnen Störungen auf unterschiedliche Altersgruppen beziehen können

Häufigkeit psychischer Störungen in Deutschland

Diese Ergebnisse sind im Wesentlichen auf die Situation in Deutschland übertragbar. In Deutschland gibt es aus den nationalen Gesundheitssurveys des Robert-Koch-Instituts, speziell den Zusatzmodulen zur psychischen Gesundheit, differenzierte Prävalenzbefunde zu psychischen Störungen (Jacobi et al. 2004b, 2015). 1998/1999 wurde der Bundesgesundheitssurvey (BGS 98) und 2008-2011 die Studie zur Gesundheit Erwachsener in Deutschland (DEGS1) durchgeführt. Beide Studien bestanden aus einem allgemeinen medizinischen Morbiditätsteil (Kernsurvey) und u. a. einem Zusatzmodul zur psychischen Gesundheit.

Der BGS 98 beruhte auf einer zweistufigen Zufallsstichprobe 18- bis 79-Jähriger aus den Einwohnermelderegistern in 120 repräsentativ ausgewählten Regionen („sample points"), die die Gesamtbevölkerung abbilden sollen. Von der Ausgangsstichprobe des BGS 98 (n=7.121, Ausschöpfungsquote/Response-Rate: 61 %) konnten 88 % (n=4.181) der für das Modul „Psychische Störungen" in Frage kommenden Teilnehmer im Alter von 18 bis 65 Jahren mittels eines standardisierten klinisch-diagnostischen Interviews (DIA-X/M-CIDI) untersucht werden. Bei der Stichprobenziehung für DEGS1 wurde ähnlich vorgegangen, wobei hier neben den 120 BGS-98-Untersuchungsorten 60 weitere Sample Points gewählt wurden (■ Abb. 3.11). Ehema-

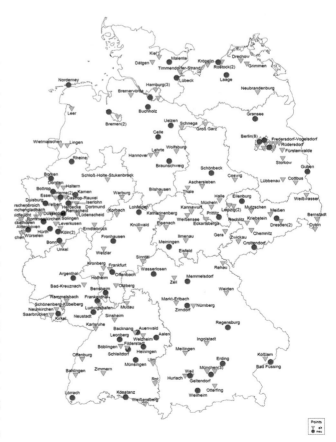

■ **Abb. 3.11** Sample Points des BGS 98 und DEGS1

lige BGS-98-Teilnehmer wurden erneut zur Teilnahme eingeladen, um längsschnittliche Analysen zu ermöglichen (Teilnehmer DEGS1 gesamt: n=8.152, Alter 18–91 Jahre, Response-Rate: 62 % unter Wiederteilnehmern und 42 % unter neu gezogenen Teilnehmern; Kamtsiuris et al. 2013). Unter den N=6.028 für das Modul „Psychische Gesundheit (Mental Health)" in Frage kommenden DEGS1-Teilnehmern (mit vollständiger DEGS1-Teilnahme, Einwilligung für Rekontaktierung, Alter 18–79 Jahre, ausreichend Sprachkenntnisse etc.) konnten 5317 im sog. DEGS1-MH ebenfalls mittels DIA-X/M-CIDI untersucht werden (konditionale Teilnahmequote 88,2 %); darunter 4.483 Personen vollständig und 834 Personen mittels Screening. Insgesamt wurden 1920 ehemalige BGS-98-Teilnehmer erneut hinsichtlich der psychischen Gesundheit untersucht (Jacobi et al. 2013). Das Altersspektrum im DEGS-MH reichte von 18 bis 79 Jahre.

Um die Ausschöpfungsquote (Response-Rate) in den Gesundheitssurveys zu erhöhen, wurden nach der schriftlichen Einladung umfangreiche schriftliche Erinnerungs- und telefonische Kontaktroutinen sowie persönliche Hausbesuche („regionale Feldvorbegehung") angewandt. Die Stichproben der Gesundheitssurveys konnte für die jeweilige deutsche Bevölkerung von 18–65 Jahren bzw. 18–79 Jahren hinsichtlich Alter, Geschlecht, Region und Gemeindegrößeklasse als repräsentativ erachtet werden (durch die Zufallsauswahl, und da durch Gewichtung die Daten der Verteilung dieser Merkmale in der Population angeglichen wurden). Für folgende, ausgeschlossene Bevölkerungsteile konnten die Daten keine Aussagen machen: nicht gemeldete Personen (z. B. Obdachlose), Personen, die dauerhaft in Einrichtungen (z. B. Krankenhaus, Gefängnis) untergebracht waren, Personen mit für die Erhebung unzureichenden Sprachkenntnissen bzw. sprachlichen Fertigkeiten (z. B. Migranten, geistig Behinderte). Für diese Personengruppen müssten eigene spezialisierte Studien durchgeführt werden. Es kann vermutet werden, dass in diesen Gruppen die Prävalenz psychischer Störungen im Vergleich zur Gesamtbevölkerung erhöht ist.

Alle Teilnehmer des BGS 98 bzw. DEGS1 wurden zunächst ausführlich medizinisch und labortechnisch untersucht und von Studienärzten mittels des standardisierten „Kernsurvey"-Interviews befragt. Im Anschluss wurden sie für die getrennt durchgeführte klinisch-psychologische Untersuchung eingeladen. Als diagnostisches Interview wurde die computerisierte Version des „Munich Composite International Diagnostic Interview" (DIA-X/M-CIDI, Wittchen und Pfister 1997; ► Kap. 21) eingesetzt, das von klinisch geschulten Interviewern (meist Diplom-Psychologen und nicht, wie häufig in internationalen Studien üblich, von Laieninterviewern) bei den Teilnehmern zu Hause oder in einem Untersuchungszentrum, in seltenen Fällen auch telefonisch, durchgeführt wurde (durchschnittliche Dauer ca. 1 h). Es gab neben der kontinuierlichen Supervision der Interviewer umfangreiche weitere Qua-

litätschecks auf allen Ebenen der Datenerhebung und -eingabe. Die Datensätze der psychischen Gesundheitsmodule können mit den jeweiligen umfangreichen Angaben des entsprechenden Kernsurveys gekoppelt werden, so dass über Schätzungen von Prävalenz- und Komorbiditätsraten psychischer Störungen hinaus weitere Analysen durchgeführt werden können. Besonders interessant sind hier Untersuchungen zum Zusammenhang von psychischen Störungen und im ärztlichen Interview berichteten diagnostizierten körperlichen Erkrankungen. Die Daten der Gesundheitssurveys wurden vom Robert-Koch-Institut als „public use files" interessierten Kollegen für eigene Analysen zugänglich gemacht.

◘ Tab. 3.2 zeigt aus dem DEGS1-MH getrennt für Frauen und Männer die 12-Monats-Prävalenzen für psychische Störungen nach diagnostischen Gruppen sowie für Einzeldiagnosen und informiert über die bevölkerungsbezogene Störungslast in Deutschland (Jacobi et al. 2014, 2016). Deutliche Abweichungen zu den Ergebnissen des BGS 98 waren nicht festzustellen. In Übereinstimmung mit der internationalen Datenlage (z. B. Wittchen et al. 2011; Kessler und Ustun 2008) waren in den 12 Monaten vor Durchführung der Untersuchung schätzungsweise mehr als ein Viertel (27,7 %) der deutschen Durchschnittsbevölkerung von mindestens einer der aufgeführten psychischen Störungen betroffen. Frauen waren dies zwar insgesamt häufiger als Männer (33,3 versus 22,0 %), insbesondere bei Angst- (21,4 versus 9,3 %) und affektiven Störungen (13,1 versus 6,4 %); Männer wiesen jedoch deutlich häufiger Störungen durch Substanzkonsum auf als Frauen (8,0 versus 3,5 %, ohne Nikotinabhängigkeit, deren 12-Monats-Prävalenz allein 13,3 % betrug). Die häufigsten Störungsformen waren Angststörungen (insbesondere spezifische Phobien), affektive Störungen (insbesondere Major Depression) und Störungen durch Substanzkonsum (neben Nikotinabhängigkeit insbesondere Alkoholabhängigkeit). Zwangsstörungen (3,6 %), somatoforme Störungen (3,5 %), psychotische Störungen (2,6 %), posttraumatische Belastungsstörungen (2,3 %) und Essstörungen (0,9 %) zeigten sich zwar als niedrig prävalente Störungsbilder, sind jedoch üblicherweise mit besonders schwerwiegenden Konsequenzen und Chronizität assoziiert.

Insgesamt wurden für psychische Störungen mit zunehmendem Alter geringere 12-Monats-Prävalenzen gefunden (irgendeine psychische Störung in Altersgruppe 18–34 Jahre: 44,0 %, 35–49 Jahre: 36,4 %, 50–64 Jahre: 32,9 % und 65–79 Jahre: 22,6 %). Dies trifft mit wenigen Ausnahmen auf alle Störungsgruppen und Einzeldiagnosen zu. Beispielsweise steigt jedoch die 12-Monats-Prävalenz des Medikamentenmissbrauchs in der Gruppe der 35- bis 49-Jährigen (2,1 %) gegenüber der 18- bis 34-Jährigen (1,5 %) leicht an und reduziert sich zum höheren Alter weniger deutlich als die Prävalenzen anderer psychischer Störungen (50–64 Jahre: 1,4 %, und 65–79 Jahre: 1,0 % (Jacobi et al. 2015).

◻ Tab. 3.2   12-Monats-Prävalenzen (DSM-IV-TR) in der erwachsenen Allgemeinbevölkerung (Alter 18–79 Jahre)[a]

Störung bzw. Störungsgruppe (mit ICD-10 Code)	12-Monats-Prävalenz: % (95%-KI)		
	Frauen	Männer	gesamt
Psychische Störung aufgrund medizinischem Krankheitsfaktor oder substanzinduzierte Störung (F06)	1,2 (0,8–1,9)	1,2 (0,8–1,8)	1,2 (0,9–1,6)
Störung durch Substanzgebrauch (F1)[b]	14,0 (12,5–15,7)	19,4 (17,5–21,3)	16,7 (15,5–18,0)
Störung durch Substanzgebrauch (ohne Nikotinabhängigkeit)	3,5 (2,8–4,5)	8,0 (6,7–9,4)	5,7 (5,0–6,6)
Alkoholmissbrauch	0,4 (0,2–0,9)	3,1 (2,4–4,1)	1,8 (1,4–2,3)
Alkoholabhängigkeit	1,6 (1,1–2,2)	4,4 (3,5–5,5)	3,0 (2,5–3,6)
Medikamentenmissbrauch	1,7 (1,1–2,4)	1,5 (1,0–2,2)	1,6 (1,2–2,1)
Medikamentenabhängigkeit	0,7 (0,4–1,3)	0,3 (0,1–0,6)	0,5 (0,3–0,8)
Nikotinabhängigkeit	11,8 (10,4–13,4)	14,6 (13,0–16,3)	13,2 (12,1–14,3)
Mögliche psychotische Störung (F2 und andere Gruppen psychotischer Störungen) [c]	3,1 (2,3–4,1)	2,1 (1,6–2,9)	2,6 (2,1–3,2)
Affektive Störungen (F3)	13,1 (11,5–14,8)	6,4 (5,4–7,6)	9,8 (8,8–10,8)
Unipolare Depression	11,3 (9,8–12,9)	5,1 (4,3–6,1)	8,2 (7,3–9,2)
Major Depression	9,5 (8,2–11,1)	4,0 (3,3–4,9)	6,8 (6,0–7,7)
Dysthyme Störung	2,1 (1,6–2,8)	1,2 (0,8–1,8)	1,7 (1,3–2,1)
Bipolare Störung	1,7 (1,2–2,5)	1,3 (0,8–2,0)	1,5 (1,1–2,0)
Bipolar I	1,1 (0,8–1,7)	0,9 (0,5–1,5)	1,0 (0,7–1,4)
Bipolar II	0,7 (0,4–1,4)	0,5 (0,2–1,1)	0,6 (0,4–1,0)
Angststörungen (F40, F41)	21,4 (19,5–23,4)	9,3 (8,1–10,8)	15,4 (14,2–16,6)
Panikstörung[d]	2,8 (2,2–3,6)	1,2 (0,8–1,8)	2,0 (1,6–2,5)
Agoraphobie	5,6 (4,6–6,9)	2,3 (1,7–3,1)	4,0 (3,4–4,7)
Soziale Phobie	3,6 (2,7–4,9)	1,9 (1,4–2,6)	2,8 (2,2–3,4)
Generalisierte Angststörung	3,0 (2,2–4,0)	1,5 (1,1–2,2)	2,3 (1,8–2,9)
Spezifische Phobien[e]	15,5 (13,9–17,2)	5,1 (4,2–6,2)	10,3 (9,3–11,4)
Zwangsstörung	4,0 (3,1–5,1)	3,3 (2,5–4,2)	3,6 (3,0–4,3)
Posttraumatische Belastungsstörung	3,6 (2,8–4,7)	0,9 (0,6–1,5)	2,3 (1,8–2,9)
Somatoforme Störungen (F45)	5,2 (4,3–6,4)	1,7 (1,3–2,4)	3,5 (3,0–4,2)
SSI4,6[f]	0,9 (0,6–1,6)	0,6 (0,4–1,0)	0,8 (0,6–1,1)
Schmerzstörung	5,0 (4,1–6,2)	1,3 (0,9–1,8)	3,2 (2,6–3,8)
Essstörungen (F50)	1,4 (0,9–2,1)	0,5 (0,3–0,9)	0,9 (0,7–1,3)
Anorexia nervosa	1,2 (0,7–1,8)	0,3 (0,2–0,8)	0,8 (0,5–1,1)
Bulimia nervosa	0,3 (0,2–0,5)	0,1 (0,0–0,3)	0,2 (0,1–0,3)
Binge-Eating-Störung	0,1 (0,0–0,4)	0,1 (0,0–0,2)	0,1 (0,0–0,2)
Irgendeine der genannten (ohne Nikotinabhängigkeit)	33,5 (31,4–35,7)	22,1 (20,2–24,1)	27,8 (26,4–29,3)
Unter diesen: % mit einer Diagnose	49,8	63,2	55,0
Zwei Diagnosen	22,2	21,8	22,0
Drei Diagnosen	12,0	6,9	10,0
Vier und mehr Diagnosen	16,0	8,2	13,0

[a]DEGS1-MH (Jacobi et al. 2014, 2016), N = 5.303, Daten (% und Konfidenzintervalle) gewichtet nach Alter, Geschlecht und Designfaktoren; ohne Anwendung von DSM-IV Hierarchieregeln; eine Addition der einzelnen Prävalenzen (insgesamt und in Unterkategorien) ergibt aufgrund Komorbidität der Diagnosen untereinander eine höhere Zahl als die jeweils angegebene Gesamtprävalenz und ist daher nicht zulässig
[b]Ohne Missbrauch/Abhängigkeit illegaler Drogen (nicht erhoben)
[c]Screening für Schizophrenie und andere psychotische Störungen ohne weitere Differenzialdiagnose; enthält psychotische Merkmale bei affektiven Störungen sowie psychotische Störungen aufgrund medizinischem Krankheitsfaktor und substanzinduzierte psychische Störungen
[d]Mit und ohne Agoraphobie
[e]Tierphobien, Phobien vor Naturereignissen (z. B. Gewitter), situationale Phobien (z. B. Höhe), Blut-/Spritzen-/Verletzungsphobien
[f]Somatic Symptom Index 4,6

Die quantitative Bedeutung psychischer Störungen ist mit über 17 Mio. Betroffenen in Deutschland bemerkenswert und nahezu doppelt so hoch wie in den frühen 1980er Jahren vermutet. Dabei muss beachtet werden, dass dieses Ergebnis unter einer versorgungsbezogenen Perspektive als konservative Schätzung betrachtet werden kann:

1. Weitere 10–15 % der Bevölkerung hatten vor mehr als einem Jahr psychische Störungen, die jedoch in den letzten 12 Monaten möglicherweise nur teilweise remittiert sind (z. B. wiederkehrende Depressionen, die zwar weitgehend abgeklungen, dennoch aber derzeit wegen Restsymptomatik oder zur Verhinderung eines Rückfalls weiter in Behandlung sind).

2. Einige Störungen wurden nicht untersucht (z. B. Demenzen, Schlafstörungen, sexuelle Funktionsstörungen, Persönlichkeitsstörungen).

3. In den nationalen Gesundheitssurveys wurden nur Personen im Altersbereich von 18 bis 65 Jahren

(BGS 98) bzw. 79 Jahren (DEGS1) in den Modulen zur psychischen Gesundheit berücksichtigt.

Aus der Studie zur Gesundheit von Kindern und Jugendlichen in Deutschland (KiGGS, Lange et al. 2018), die ebenfalls vom Robert Koch-Institut im Rahmen des nationalen Gesundheitsmonitorings durchgeführt wird, und dem begleitendem Modul zur seelischen Gesundheit (BELLA, Ravens-Sieberer et al. 2015, Klasen et al. 2017; ▶ Studienbox) sind leider keine Schätzungen der Prävalenz psychischer Störungen bei Kindern gemäß der vollen diagnostischer Kriterien nach ICD-10 oder DSM-IV/5 verfügbar; die Ergebnisse basieren lediglich auf Screeninginstrumenten und Fragebogenmaßen zur psychischen Gesundheit. Die Durchführung von mehreren Untersuchungswellen in KiGGS (◘ Abb. 3.12a) mit parallelen Erhebungen speziell zur psychischen Gesundheit (◘ Abb. 3.12b: Basiserhebung 2003–2006, Welle 1: 2004–2007, Welle 2: 2005–2008,

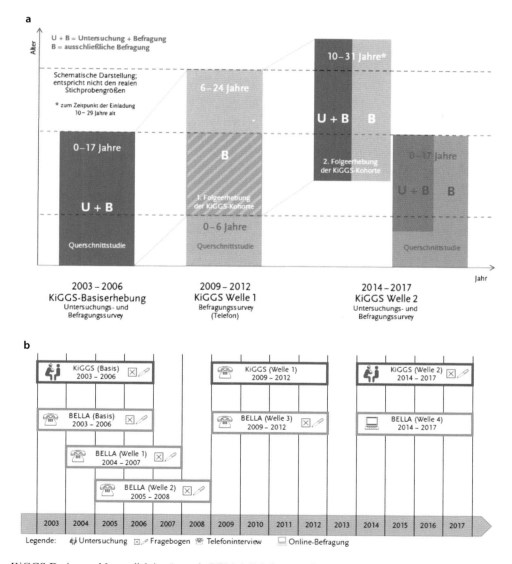

◘ **Abb. 3.12** **a** KiGGS-Design und **b** parallele/ergänzende BELLA-Erhebungswellen. (a: Aus Lange et al. 2018, lizensiert unter CC BY 4.0; b: Aus Klasen et al. 2017, lizensiert unter CC BY 4.0)

◻ Tab. 3.3 Psychische Auffälligkeiten bei Kindern und Jugendlichen in Deutschland – Ergebnisse der KiGGS-Studie. Die Prozentwerte zeigen die Prävalenz von Kindern und Jugendlichen im Alter von 3 bis 17 Jahren mit erhöhtem Risiko für psychische Auffälligkeiten (SDQ-Gesamtproblemwert grenzwertig auffällig oder auffällig, Elternversion) nach Erhebungszeitraum, Geschlecht, Alter und Sozialstatus. (Aus Hölling et al. 2014)

		KIGGS-Basiserhebung (2003-2006) Deutsche Normwerte, altersstandardisiert[ab]	KIGGS Welle 1 (2009-2012) Deutsche Normwerte[c]	p-Wert[d]
		% (95%-KI)	%(95%-KI)	
Gesamt		20,0 (19,1-20,9)	20,2 (18,9-21,6)	0,743
Geschlecht	Jungen	23,8 (22,5-25,1)	23,4 (21,5-25,4)	0,710
	Mädchen	16,0 (15,0-17,1)	16,9 (15,2-18,7)	0,357
Altersgruppen	3 bis 6 Jahre	19,3 (17,8-20,9)	17,2 (14,9-19,9)	0,158
	7 bis 10 Jahre	22,6 (21,1-24,2)	23,1 (20,6-25,8)	0,750
	11 bis 13 Jahre	21,5 (19,6-23,5)	23,3 (20,8-26,1)	0,256
	14 bis 17 Jahre	17,0 (15,5-18,7)	17,8 (15,9-20,0)	0,539
Sozialstatus	Niedrig	30,8 (28,5-33,2)	33,5 (29,6-37,6)	0,211
	Mittel	19,2 (18,1-20,3)	19,0 (17,5-20,6)	0,818
	Hoch	11,3 (10,4-12,3)	9,8 (8,6-11,3)	0,078

[a]Altersstandardisiert auf den Bevölkerungsstand zum 31.10.2010
[b]KiGGS-Basiserhebung: $N_{(ungewichtet)}$ = 14.447
[c]KiGGS-Welle 1: $N_{(ungewichtet)}$ = 10.353
[d]Chi-Quadrat-Test 2. Ordnung nach Rao-Scott

Welle 3: 2009–2012, Welle 4: 2014–2017; Klasen et al. 2017) erlaubt jedoch zumindest eine grobe Abschätzung der aktuellen Prävalenz psychischer Probleme bei Kindern und Jugendlichen in Deutschland als auch die Möglichkeit der Feststellung von Trends. Hölling et al. (2014) berichteten, dass psychische Auffälligkeiten bei Kindern – erfasst über den Symptomfragebogen des „Strength and Difficulties Questionnaire" (SDQ), welcher bei 14.477 Sorgeberichtigten zur KiGGS-Basisbefragung per Fragebogen und bei 10.353 Sorgeberechtigten zur 1. Welle über Telefoninterview eingesetzt wurde – bei insgesamt ca. 20 % der Kinder und Jugendlichen im Alter von 3–17 Jahren jeweils vorhanden waren (◻ Tab. 3.3). Somit wurden insgesamt für psychische Auffälligkeiten keine bedeutsamen Trendveränderungen in der Häufigkeit über 6 Jahre hinweg beobachtet. Beim Vergleich der Skalenmittelwerte zeigte sich jedoch eine Zunahme der Werte auf den Subskalen für emotionale Probleme, Verhaltensprobleme und prosoziales Verhalten über die Zeit und eine Abnahme der Mittelwerte für Peer-Probleme. In der 2. KiGGS-Welle, in der erneut 13.205 Sorgeberechtigte hinsichtlich der

psychischen Gesundheit ihrer 3- bis 17-jährigen Kinder befragt wurden, zeigte sich gegenüber der Basiserhebung ein geringfügiger Trend in Richtung Abnahme psychischer Auffälligkeiten insbesondere bei Jungen ab 9 Jahren, die von den Autoren mit einer möglicherweise verbesserte Gesundheitsvorsorge und -versorgung in Verbindung gebracht wird (Klipker et al. 2018). Ravens-Sieberer et al. (2007) haben im BELLA-Modul des KiGGS weitere Screeningverfahren in zufällig ausgewählten Familien von Kindern im Alter von 7–17 Jahren (N = 2863) angewandt, die annäherungsweise Schätzungen für die aktuelle Auftretenshäufigkeit spezifischer psychischer Auffälligkeiten ermöglichen. So weisen 5,4 % der Kinder Anzeichen für eine aktuelle depressive Störung auf, 10 % für eine Angststörung, 2,2 % für ADHS und 7,6 % für eine Störung des Sozialverhaltens, wobei nur bei ADHS bei Jungen eine deutlich höhere Auftretenshäufigkeit (2,9 %) als bei Mädchen (1,4 %) zu beobachten war.

Klinisch-diagnostische Daten sind jedoch aus Querschnitt- und Kohortenstudien regional repräsentativer Stichproben Jugendlicher verfügbar. Als Beispiel

Design der Studie zur Gesundheit von Kindern und Jugendlichen in Deutschland (KiGGS) und der Zusatzstudie zur psychischen Gesundheit (BELLA)

Die Studie zur Gesundheit von Kindern und Jugendlichen in Deutschland (KiGGS) besteht aus regelmäßigen Querschnittserhebungen sowie aus einer längsschnittlichen Komponente (■ Abb. 3.12a). Die KiGGS-Basiserhebung erfolgte basierend auf einem zweistufigen Stichprobenziehungsverfahren von 2003 bis 2006 als bundesweiter Untersuchungs- und Befragungssurvey für Kinder und Jugendliche im Alter von 0 bis 17 Jahren (N = 17.641) in 167 Untersuchungsorten (Sample Points). Die Response-Rate betrug 66,6 %. Die wiederholt Teilnehmenden bei den Folgewellen bilden die KiGGS-Kohorte. In der KiGGS Welle 1 (2009–2012, N = 11.992) erfolgte eine telefonische Befragung und zur KiGGS Welle 2 (2014–2017) erneut eine Befragung (N = 10.853 Wiederteilnehmende) und Untersuchung (N = 6.465). Von 50,9 % der Teilnehmenden der Basiser-

hebung liegen Erhebungsdaten für alle bisher durchgeführten Erhebungswellen vor. Somit ist es möglich, gesundheitliche Entwicklungen im Lebensverlauf sowie deren Einflussfaktoren zu untersuchen.

An der angeschlossenen BELLA-Zusatzstudie zur psychischen Gesundheit nahmen zur Basisbefragung zufällig ausgewählte KiGGS-Familien mit Kindern im Alter zwischen 7 und 17 Jahren teil, darunter mindestens ein Elternteil sowie das Kind selbst, sofern es mindestens 11 Jahre alt war. Die Response-Quote lag bei 68 % (N = 2863 der 4199 ausgewählten Familien). Auch diese Familien wurden längsschnittlich in mehreren Erhebungswellen untersucht (■ Abb. 3.12b). Zudem wurde wie in KiGGS die Stichprobe auch bei den Folgewellen durch neu gezogene Probanden erweitert. Somit liegt das Altersspektrum bei der 4. BELLA-Folgewelle bei 7–29 Jahren.

---

ist die Early Developmental Stages of Psychopathology (EDSP) Studie zu nennen, die in München und Umfeld eine Zufallsstichprobe von 3021 14- bis 24-Jährigen mittels DIA-X/M-CIDI untersuchte und wiederholt über bis zu 10 Jahre nachverfolgte (Details s. unten). Konsistent mit internationalen epidemiologischen Studien bei Jugendlichen (z. B. der US-amerikanische National Comorbidity Survey – Adolescent Supplement, NCS-A; Merikangas et al. 2011) zeigten sich in dieser Studie bereits zur

Basiserhebung beträchtliche 12-Monats-Prävalenzen, insbesondere für Angststörungen (9,3 %), affektive Störungen (10,1 %) und Substanzkonsumstörungen (11,4 %, ohne Tabak) (Wittchen et al. 1998). Die höheren Lebenszeitprävalenzen lassen indirekt erkennen, dass psychische Störungen im Kindes- und Jugendalter durchaus fluktuierend und nicht zwangsläufig chronisch-persistent sind. Allerdings sind Komorbiditäten bereits in jungen Jahren nicht selten (► Exkurs).

Komorbidität

Bemerkenswert häufig sind in allen epidemiologischen Beobachtungsstudien Komorbiditäten: Im DEGS1-MH wiesen beispielsweise im Querschnitt (12-Monats-Diagnosen) nur 55 % eine „pure" Störung auf; 13 % erfüllten sogar die Kriterien von vier oder mehr Diagnosen (■ Tab. 3.2). Dabei zeigen sich generell zwischen allen Störungsgruppen große Überschneidungen. Zur Bedeutung dieser Komorbidität werden verschiedene pathogenetische Erklärungen diskutiert. Dabei stehen u. a. die Fragen im Vordergrund, inwieweit gemeinsame Risikofaktoren für die Entwicklung zweier unterschiedlicher Störungen verantwortlich sind oder ob z. B. auch „frühe" psychische Störungen selbst Risikofaktoren für spätere Störungen sind.

Neben der Komorbidität innerhalb der psychischen Störungen ist Komorbidität aber auch hinsichtlich des ge-

meinsamen Auftretens von körperlichen und psychischen Störungen von Relevanz. ■ Tab. 3.4 zeigt am Beispiel der Depression, dass Personen mit psychischen Störungen im BGS 98 überzufällig häufig körperliche Erkrankungen haben (7 der 16 erfassten Krankheitsgruppen). Die Odds Ratios dieser Berechnungen wurden nach Alter und Geschlecht adjustiert (z. B. fanden sich körperliche Erkrankungen eher bei Älteren und Depression eher bei Frauen). Differenzierte Angaben zur Komorbidität psychischer Störungen mit körperlichen Erkrankungen finden sich bei Härter et al. (2006).

Eine der vordringlichen Aufgaben für die Epidemiologie in der Klinischen Psychologie ist es, die Ursachen der Störungs- und Komorbiditätsentwicklung und die Mechanismen, über die die Ursachen wirken, zu entschlüsseln.

□ Tab. 3.4   12-Monats-Komorbidität von körperlichen Erkrankungen und Depressionen (Major Depression und/oder Dysthymie)[a]. (Jacobi 2007)

	% der Erkrankung bei Personen ohne Depression	% der Erkrankung bei Personen mit Depression	OR[b]	95% KI
Chronisch obstruktive pulmonale Erkrankungen (COPD)	7,0	11,7	1,69	1,21–2,36
Ulkus/Gastritis	6,9	13,7	2,03	1,47–2,80
Endokrine Störungen	10,7	19,0	1,51	1,14–2,00
Nierenerkrankungen	1,7	4,6	2,66	1,51–4,67
Neurologische Erkrankungen	9,5	21,7	2,29	1,75–2,98
Muskuloskelletale Erkrankungen	25,5	34,1	1,56	1,23–1,98
Allergien	23,0	31,7	1,49	1,17–1,89

[a]Keine entsprechenden signifikanten Zusammenhänge zur Depression wiesen die folgenden im Bundesgesundheitssurvey erfassten körperlichen Erkrankungsgruppen auf: Bluthochdruck, Herzerkrankungen, zerebrovaskuläre und andere vaskuläre Erkrankungen, Lebererkrankungen, Diabetes, metabolische Syndrome, Krebserkrankungen, gynäkologische Erkrankungen
[b]OR: Odds Ratio (kontrolliert nach Alter und Geschlecht) mit 95 % Konfidenzintervall; in allen Fällen p < 0,05

Korrelate psychischer Störungen

Die Prävalenz psychischer Störungen, insbesondere bei einzelnen Diagnosen, variiert über soziodemografische Variablen. Neben Alter und Geschlecht werden in Querschnittstudien Prävalenzen auch untersucht nach:
- Familienstand,
- Berufstätigkeit,
- Ausbildungsstand,
- Urbanisierung: (Groß-)Stadt vs. ländliche Region,
- soziale Schicht.

Eine deutsche Besonderheit ist die Wiedervereinigung 1989/1990, was die Untersuchung von „Ost-West-Unterschieden" nahelegt (► Gut zu wissen).

Gut zu wissen

Ost-West-Unterschiede nach der Wiedervereinigung: Psychische Störungen in den alten und neuen Bundesländern
Oettingen und Seligman (1990) postulierten, dass das Leben in der DDR von „Hilflosigkeit" geprägt und möglicherweise depressionsfördernd gewirkt haben könne. Und auch der radikale Umbruch nach der Wiedervereinigung insbesondere in den neuen Bundesländern, verbunden mit psychologischen Vergleichsprozessen vor dem Hintergrund der objektiv schlechteren ökonomischen Bedingungen gegenüber „dem Westen", könnte dort theoretisch psychische Störungen begünstigen. Leider liegen aus Vorwendezeiten weder repräsentative Studien zur psychischen Gesundheit in der Bevölkerung Ost- wie auch Westdeutschlands vor. Dies hätte ermöglicht, die deutsche Wiedervereinigung und ihre psychologischen Auswirkungen im Sinne eines „natürlichen Experiments" dafür heranzuziehen, Hypothesen zur Entstehung bzw. Beeinflussung psychischer Störungen epidemiologisch zu testen. Anhand der Daten des BGS98 etwa 10 Jahre nach der Wiedervereinigung (Jacobi et al. 2004a) und des DEGS1-MH mehr als 20 Jahre nach der Wiedervereinigung (Jacobi et al. 2013) konnten keine wesentlichen Unterschiede in der Prävalenz psychischer Störungen in den neuen versus alten Bundesländern festgestellt werden.

Hinter diesen Indikatoren stehen meist komplexe soziale und soziologische Annahmen aus sozialen Rollentheorien, deren Stellenwert und Implikationen bis heute noch unbefriedigend geklärt sind. Im BGS 98 ergaben sich, ähnlich wie in anderen epidemiologischen Studien, in Abhängigkeit von diesen Variablen die folgenden Assoziationen (aus Gründen der Übersichtlichkeit bleiben diagnosenspezifische Unterschiede an dieser Stelle unberücksichtigt):
- Familienstand ledig oder getrennt lebend/geschieden/verwitwet ist (gegenüber verheiratet) mit erhöhten Raten psychischer Störungen verbunden.
- Berufsstatus berentet oder arbeitslos ist (gegenüber Vollzeitbeschäftigung) mit erhöhten Raten psychischer Störungen verbunden.

- Mittlere und obere soziale Schicht sind (gegenüber niedriger sozialer Schicht) mit niedrigeren Raten psychischer Störungen verbunden.
- In Großstädten (> 500.000 Einwohner) finden sich mehr Fälle mit psychischen Störungen als in ländlichen Gebieten und kleineren Gemeinden.

Allerdings ist zu beachten, dass diese Assoziationen nach Alter und Geschlecht recht unterschiedlich ausfallen und zudem miteinander assoziiert sind bzw. interagieren. Im DEGS1-MH konnten diese Ergebnisse im Wesentlichen, jedoch teilweise begrenzt auf bestimmte diagnostische Gruppen, bestätigt werden (Jacobi et al. 2014). So zeigte sich hier für Urbanisierung nur eine Assoziation bei möglichen psychotischen Störungen und affektiven Störungen und bei Familienstand mit Störungen durch Substanzkonsum. Dass der sozioökonomische Status jedoch robust mit psychischen Störungen assoziiert ist, zeigt ◘ Abb. 3.13. Auch die Ergebnisse des KiGGS zeigen, dass Kinder und Jugendliche aus Familien mit niedrigem sozioökonomischem Status bereits deutlich häufiger von psychischen Auffälligkeiten betroffen sind als Kinder und Jugendliche aus Familien mit mittlerem oder hohem sozioökonomischem Status (Klipker 2018; ► Exkurs zum Zusammenhang von gesellschaftlichen Rahmenbedingungen und psychischen Störungen).

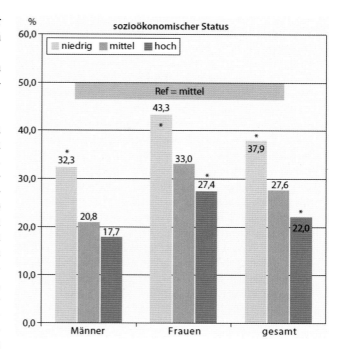

◘ **Abb. 3.13** 12-Monats-Prävalenz irgendeiner psychischen Störungen nach sozioökonomischem Status (DEGS1). *Odds Ratio signifikant; Abweichung von angegebener Referenzkategorie (REF) $p < 0,05$ (nach Jacobi et al. 2014)

Exkurs

Gesellschaftliche Veränderungen und Prävalenz psychischer Diagnosen

Vor dem Hintergrund, dass bei den Krankenkassen dokumentierte Diagnosen sowie Krankheitstage aufgrund psychischer Störungen in den vergangenen Jahrzehnten enorm zugenommen haben, wird in der Öffentlichkeit häufig diskutiert, ob dies ein Ausdruck gesellschaftlicher Veränderungen sei: Leben wir angesichts von Entwicklungen wie Globalisierung, Digitalisierung, veränderten Arbeitswelten und Berufsbiografien, Zunahme an „Patchwork-Familien", allgemeiner „Entfremdung" etc. in Zeiten, die so stressig sind, dass sie psychisch krank machen? Solches wird, z. B. in essayistischen „Zeitdiagnosen", häufig behauptet – entbehrt aber meist empirischem Gehalt und beruft sich häufig auf unzulässige Kausalitätsannahmen und Verallgemeinerungen (vgl. Handerer et al. 2018).
Zunächst einmal ist zu konstatieren, dass es keinen Hinweis dafür gibt, dass psychische Störungen – im Sinne von beobachteten Diagnosen auf Grundlage der genauen Anwendung ihrer diagnostischen Kriterien – in der Bevölkerung zunehmen (vgl. DEGS1-MH). Der im Vergleich zu somatischen Diagnosen deutliche relative Anstieg psychischer Diagnosen an der Gesamtzahl der Erkrankungen in

administrativen Krankenkassenstatistiken sowie der Berentungen (die Gesamtzahl der Arbeitsunfähigkeitsfälle und Erwerbsunfähigkeitsberentungen hat über die Jahre hin eher abgenommen) legt eher nahe, dass im Vergleich zu früher mehr Menschen als psychisch belastet erkannt und diagnostiziert werden. Zum anderen muss darauf hingewiesen werden, dass administrative Diagnosestellungen mit zum Teil erheblichen Limitationen behaftet sind und somit – stärker als die standardisiert erhobenen Diagnosen in epidemiologischen Feldstudien – stark von regionalen und zeitlichen Trends, Rahmenbedingungen und gesellschaftlichem Wandel abhängig sind (Jacobi und Linden 2018).
Allerdings können im Wandel von Arbeits- und Lebenswelten durchaus mögliche Ursachen für erhöhte administrative Prävalenzraten gefunden werden. Zwar gibt es keine wissenschaftlichen Belege dafür, dass die moderne Arbeitswelt *an sich* Menschen krank macht (wie manche „Zeitdiagnosen" postulieren), und auch Untersuchungen der Bundesanstalt für Arbeitssicherheit und Arbeitsschutz sprechen dafür, dass die Menschen, die in Arbeit sind, sich überwiegend nicht gestresst fühlen und

dass auch die Rate der subjektiv gestressten Arbeitnehmer über die Jahre hin nicht wesentlich zugenommen hat (Lohmann-Heislah/BAuA 2012). Dennoch gibt es zunehmend Schwierigkeiten in der modernen Arbeitswelt für Menschen mit psychischen Störungen, da spezielle Fertigkeiten, die häufig bei den Betroffenen beeinträchtigt sind, im Berufsleben heute relevanter geworden sind. Jacobi und Linden (2018) diskutieren dabei u. a. folgende Aspekte: Übergang von der „Handarbeit" zur „Kopfarbeit", vermehrte Bedeutung von „soft skills" und „Emotionsarbeit" in einer Dienstleistungsgesellschaft, Mangel an Inklusion und ganz allgemein erhöhte Anforderungen an Fähigkeiten, die bei Betroffenen mit psychischen Störungen häufig beeinträchtigt sind. Dabei darf allerdings nicht vergessen werden, dass Überforderungen am Arbeitsplatz nicht durch die reine Beschreibung von Anforderungen erkannt werden können, sondern gemäß der ICF (Internationale Klassifikation der Funktionsfähigkeit, Behinderung und Gesundheit; WHO 2001; Linden et al. 2014) eine komplexe Wechselwirkung von Kontext und Fähigkeit darstellen, was im Personalmanagement seit jeher als Person-Environment-Fit bekannt ist.

Eine weitere interessante Frage zu (versorgungs-)politischen Veränderungen und psychischen Störungen betrifft den deutlichen Ausbau von Behandlungsangeboten für psychische Störungen und Probleme der letzten Dekaden: Warum sinken die Prävalenzen trotz vermehrter Versorgungsangebote nicht ab? Thom et al. (2019) diskutieren hierzu mehrere Hypothesen, u. a., ob Prävention und Versorgung schlichtweg ineffektiv sind, ob neue Stressoren dafür verantwortlich sind oder ob eine auch hierzulande steigende Gesundheitskompetenz („mental health literacy"; vgl. Jorm et al. 2017) in der Bevölkerung hinsichtlich psychischer Störungen dazu führt, dass (Lebens-)Probleme heute häufiger psychologisch interpretiert und behandelt werden.

Inzidenz und Ersterkrankungsalter

In Querschnittuntersuchungen bei Erwachsenen ergaben retrospektive Angaben zum Beginn, dass in mehr als 75 % aller Fälle die Störung erstmals in der Jugend oder im jungen Erwachsenenalter auftrat, wobei depressive und psychotische Störungen später zu beginnen scheinen als Angst-, Impulskontroll-, Substanz-, bipolare und somatoforme Störungen (z. B. Kessler et al. 2005a). Im Gegensatz zur recht differenzierten Datenlage zur Prävalenz aus Querschnittuntersuchungen liegen zur kumulierten Lebenszeitinzidenz und zum Lebenszeitrisiko nur unvollständige Befunde aus vergleichsweise wenigen Untersuchungen vor. Zweifelsfrei ergaben diese Untersuchungen aber, dass

1. das Lebenszeitrisiko deutlich höher als die jeweiligen störungsspezifischen Querschnittprävalenzen liegt,

2. die (längsschnittlichen) Komorbiditätsraten erheblich höher sind und

3. das Gesamtrisiko, an irgendeiner psychischen Störung zu erkranken, über den gesamten Lebensverlauf über 50 % beträgt.

Kessler et al. (2005a, b) hatten diese Maßzahlen erstmals in der gesamten US-Bevölkerung geschätzt. Es zeigte sich, dass das Lebenszeitrisiko für psychische Störungen (die Wahrscheinlichkeit, jemals im Leben eine Diagnose zu haben) in jüngeren Kohorten in allen Bereichen (am deutlichsten bei Drogenkonsumstörungen) gegenüber den zum Befragungszeitpunkt über 60-Jährigen deutlich höher liegt (◘ Tab. 3.5).

Längsschnittstudien für die Gesamtbevölkerung, die es erlauben, Inzidenzraten zu schätzen, liegen bislang nicht vor. Der Längsschnitt von BGS98/DEGS1-MH ist insofern begrenzt, als die Mehrzahl

◘ Tab. 3.5   Kohorte (Alter zum Erhebungszeitpunkt) als Prädiktor für das Lebenszeitrisiko psychischer Störungen. (Kessler et al. 2005a)

Kohorte	Irgendeine psychische Störung		Angststörungen		Affektive Störungen		Substanzstörungen	
	OR[a]	95% KI	OR[a]	95% KI	OR[a]	95% KI	OR[a]	95% KI
18–29 Jahre	4,1	3,5–4,9	3,0	2,4–3,6	8,6	6,8–10,8	4,9	3,6–6,6
30–44 Jahre	3,6	2,9–4,3	3,1	2,5–3,9	4,9	3,8–6,3	3,7	2,8–4,8
45–59 Jahre	2,4	2,0–2,8	2,5	2,0–3,1	2,9	2,3–3,7	2,7	2,0–3,7

[a]Odds Ratio (und 95 % Konfidenzintervall) im Vergleich zu den über 60-Jährigen; alle OR sind signifikant (p < 0,05)

der psychischen Störungen bei den teilnehmenden Erwachsenen jeweils nur für die letzten 12 Monate erfasst wurde; KiGGS/BELLA erfasst psychopathologische Probleme bei den Kindern und Jugendlichen ebenfalls nur mit Querschnittinstrumenten. Inzidenzbefunde gibt es daher nur aus regionalen Kohortenstudien. Die bereits erwähnte EDSP-Studie berücksichtigte zur Basisuntersuchung die ganze bisherige Lebensspanne durch den Einsatz der „Lifetime-Version" des DIA-X/M-CIDI und zu den späteren Messzeitpunkten den Zeitraum seit der jeweils letzten Befragung durch den Einsatz der sog. „Intervall-Version" dieses diagnostischen Instruments. Somit lässt sich neben den üblichen Querschnittprävalenzschätzungen auch prospektiv die Inzidenz, also der Anteil der nach der Baseline-Untersuchung neu erkrankten Fälle unter allen bisherigen Nichtfällen, sowie die kumulierte Lifetime-Inzidenz, also der Anteil aller Fälle unter den Untersuchten, bestimmen. Durch das ebenfalls erhobene Alter bei Beginn einer Störung ist es zudem möglich, die altersspezifische kumulierte Lebenszeitinzidenz mittels Survivalanalyse zu schätzen. Diese berücksichtigt auch die Zensierung der Daten (▶ Abschn. 3.2.3). ◻ Tab. 3.6 zeigt, dass bereits in der Baseline-Erhebung in der EDSP-Studie hohe Lebenszeitprävalenzen beobachtet wurden, insbesondere für Substanzkonsumstörungen (28,9 %, einschließlich Tabak), Angststörungen (17,8 %) und affektive Störungen (16,6 %), während somatoforme (3,2 %) und Essstörungen (3,0 %) deutlich seltener waren. Die Inzidenz für mindestens eine spezifische Störung aus diesen Störungsgruppen im 10-jährigen Follow-up-Zeitraum fällt mit Ausnahme der Essstörungen nahezu ebenso hoch (Angst-, affektive und Substanzkonsumstörung) oder sogar deutlich höher (somatoforme Störung) aus, was auf gänzlich neu inzidente Fälle oder Komorbiditätsentwicklung innerhalb der diagnostischen Gruppe zurückzuführen ist. Die Kumulierung der Prävalenzen und Inzidenzen führt zu sehr hohen Werten von 45 % für Substanzkonsumstörungen und jeweils etwa 30 % für Angst- und affektive Störungen beim letzten Follow-up. Auch aus anderen prospektiven Kohortenstudien (Copeland et al. 2011; Moffitt et al. 2010) ist bekannt, dass eine wiederholte Erfassung psychischer Störungen über die Zeit in jüngeren Populationen deutlich höhere Gesamtprävalenzen ergeben kann als eine einzelne, wenn auch lebenszeitbezogene Querschnittstudie bei Erwachsenen. ◻ Abb. 3.14a zeigt die Verteilungskurven des Alters bei Beginn für Angst-, affektive und Substanzkonsumstörungen aus der EDSP-Studie. Während Angststörungen (zumindest die erste, meist spezifische Phobie, ◻ Abb. 3.14b) im Kindesalter beginnen, so zeigen Substanzkonsumstörungen ein hohes Ersterkrankungsrisiko im Jugendalter. Auch bei affektiven Störungen findet sich ein deutlicher Inzidenzanstieg um das

13. Lebensjahr, wobei hier neue Fälle auch nach dem 20. Lebensjahr kontinuierlich auftreten.

Natürlicher Verlauf

Bei der Untersuchung des natürlichen Verlaufs psychischer Störungen sind die Dauer der Symptomatik, Stabilität, Persistenz und Remission sowie das Hinzutreten bzw. die Übergänge in weitere Störungen wichtige Merkmale. Retrospektive Daten aus Querschnittstudien können die Chronizität einer Störung überschätzen, da die Berechnung der Dauer über Differenzbildung zwischen letztmaligem Auftreten und erstmaligen Beginn oder über das Verhältnis von Lebenszeit- zu 12-Monats-Prävalenz symptomfreie Intervalle nicht abbilden können. Prospektive Kohortenstudien zeigen zwar, dass praktisch alle psychischen Störungen mit einer erhöhten Wahrscheinlichkeit, später die gleiche oder andere psychische Störungen zu haben, verbunden sind, die Stabilitätsraten numerisch aber eher moderat sind (Beesdo et al. 2009). Beispielsweise zeigten in der EDSP-Studie nur 19,7 % der Adoleszenten nach 2 Jahren wieder ähnliche Angstsymptome (Wittchen et al. 2000b). Die Stabilitätsraten der verschiedenen Angststörungen zeigen eine große Variabilität: So waren die Panikstörung (44 %) und die spezifische Phobie (30,1 %) die stabilsten Angststörungen, während Agoraphobie (13,4 %) und soziale Angststörung (15,8 %) die niedrigsten Stabilitätsraten über die Zeit aufwiesen. Im Allgemeinen fluktuieren psychische Auffälligkeiten bei Kindern und Jugendlichen erheblich. Dies bestätigen auch die Befunde aus dem KiGGS (◻ Abb. 3.15; Baumgarten et al. 2018). Aber selbst nach Remission einer Störung sind Kinder und Jugendliche prospektiv selten vollständig psychisch gesund. Mit zunehmendem Alter nimmt der Anteil von lebenszeitbezogenen Komorbiditäten zu. So waren in der EDSP-Studie nur 10 % der Probanden mit einer anfänglichen spezifischen Phobie nach 10 Jahren vollständig remittiert, während 41 % weiterhin eine spezifische Phobie zeigten (**strikte homotypische Kontinuität**) und 73% eine andere Angststörung und/oder eine Depression zeigten (**heterotypische Kontinuität**) (Emmelkamp und Wittchen 2009).

Es gilt als gut belegt, dass das Vorliegen einer psychischen Störung die Entwicklung weiterer psychischer Störungen begünstigt. Beispielsweise folgen auf Angststörungen besonders häufig sekundäre Depressionen (Beesdo et al. 2007; Bittner et al. 2004). Aufgrund der bisherigen Befundlage ist davon auszugehen, dass die Entwicklung sekundärer Depression bei Personen mit Angststörung Ergebnis einiger gemeinsamer Risikofaktoren ist, aber insbesondere auch Merkmal der Belastung durch die Angststörung und ihre klinischen Charakteristika (Panik, Vermeidung, Ausmaß an Leiden und Beeinträchtigung), was über Demoralisierung

◻ Tab. 3.6 Lebenszeitprävalenz, Inzidenzraten (ca. 1,5, 4 und 10 Jahre nach Baseline), kumulierte Lebenszeitinzidenz und Lebenszeitrisiko (bis zum Alter von 33 Jahren) für psychische Störungen ermittelt in der EDSP-Studie (adaptiert nach Beesdo-Baum et al. 2015)

Störungen (DSM-IV – CIDI)	Lebenszeitprävalenz T0 (Baseline; N=3021)		Inzidenz T0-T1 (~1,5 Jahre; N=1228)		Inzidenz T0-T2 (~4 Jahre; N=2548)		Inzidenz T0-T3 (~8 Jahre; N=2210)		Kumulative Lebenszeitinzidenz (T0, T1, T2, T3; N=3021)		Projiziertes Lebenszeitrisiko im Alter von 33 Jahren[a]
	N	%w	N	%w	N	%w	N	%w	N	%w	%w
Substanzkonsumstörungen, -missbrauch und -abhängigkeit											
Irgendeine Substanzkonsumstörung	743	28,9	172	15,1	472	21,1	533	27,1	1361	45,5	48,3
Irgendein Substanzmissbrauch	277	10,6	9	0,8	327	13,2	294	13,7	576	18,8	19,8
Irgendeine Substanzabhängigkeit	558	22,0	110	9,0	283	10,9	383	17,1	1007	33,6	36,2
Nikotinabhängigkeit	482	18,8	100	8,3	235	8,7	309	13,7	847	28,5	30,7
Alkoholmissbrauch	249	9,7	92	7,8	302	11,9	253	11,6	519	17,2	17,9
Alkoholabhängigkeit	149	6,2	26	2,1	96	3,5	159	6,2	327	11,0	11,8
Drogenkonsumstörung	127	4,6	28	2,5	130	4,5	209	7,8	366	11,0	12,2
Drogenmissbrauch	75	2,6	23	2,1	103	3,6	140	5,5	227	6,7	7,5
Drogenabhängigkeit	53	2,0	7	0,5	35	1,3	81	2,9	141	4,4	4,8
Affektive Störungen											
Irgendeine affektive Störung	441	16,6	92	8,4	284	12,5	376	18,8	885	30,4	35,1
Major Depressive Episode	326	12,7	70	6,2	227	9,7	330	15,9	713	24,8	29,4
Irgendeine depressive Störung	345	13,2	69	6,5	214	9,5	305	15,5	686	23,8	28,6
Major Depression	294	11,5	63	5,9	201	8,8	295	14,7	623	21,8	26,3
Dysthymie	76	2,7	19	1,7	46	1,7	61	2,8	148	5,0	6,1
Hypomane Episode	55	2,0	14	0,9	53	2,0	56	2,4	123	4,1	4,3
Manische Episode	41	1,5	14	1,2	33	1,1	35	1,3	84	2,8	2,9
Irgendeine bipolare Störung	52	1,9	19	1,6	50	1,7	295	12,7	123	4,0	4,2
Bipolar-1-Störung	41	1,5	14	1,2	33	1,2	35	1,1	84	2,8	2,9
Bipolar-2-Störung	11	0,4	5	0,4	17	0,6	260	11,3	39	1,2	1,3

◻ Tab. 3.6 (Fortsetzung)

Störungen (DSM-IV – CIDI)	Lebenszeitprävalenz T0 (Baseline; N=3021)		Inzidenz T0-T1 (~1,5 Jahre; N=1228)		Inzidenz T0-T2 (~4 Jahre; N=2548)		Inzidenz T0-T3 (~8 Jahre; N=2210)		Kumulative Lebenszeitinzidenz (T0, T1, T2, T3; N=3021)		Projiziertes Lebenszeitrisiko im Alter von 33 Jahren[a]
	N	%w	N	%w	N	%w	N	%w	N	%w	%w
Angststörungen											
Irgendeine Angststörung[b]	573	17,8	71	7,5	237	11,1	322	17,4	951	30,0	31,3
Panikstörung	42	1,6	8	0,6	27	1,0	53	2,2	101	3,4	3,8
Agoraphobie ohne Panikstörung	69	2,3	8	0,7	25	1,0	33	1,5	100	3,3	3,8
Phobie, nicht näher bezeichnet (nur eine agoraphobe Situation)	164	5,2	24	2,1	73	2,7	95	4,3	273	8,6	9,0
Generalisierte Angststörung	51	2,1	3	0,3	20	0,9	48	2,2	106	3,9	4,3
Irgendeine spezifische Phobie	242	6,2	41	3,7	173	7,3	212	10,3	498	14,8	14,7
Spezifische Phobie: Tier-Typus	87	2,3	19	1,8	72	2,9	87	3,8	192	5,6	5,5
Spezifische Phobie: Umwelt-Typus	56	1,3	6	0,5	56	2,3	80	3,6	147	4,3	4,3
Spezifische Phobie: Blut-Spritzen-Verletzungs-Typus	81	2,1	18	1,4	74	2,9	78	3,6	175	5,2	5,2
Spezifische Phobie: Situativer Typus	43	1,2	13	1,2	39	1,6	61	2,8	119	3,7	4,0
Spezifische Phobie: Anderer Typus	13	0,3	2	0,1	5	0,1	8	0,3	23	0,6	0,6
Soziale Phobie	128	4,1	18	1,6	50	1,9	63	2,7	209	6,6	7,0
Zwangsstörung	20	0,7	3	0,2	15	0,6	32	1,4	55	1,8	1,9
Posttraumatische Belastungsstörung	32	1,3	3	0,2	17	0,7	47	2,2	85	3,1	4,3

◼ Tab. 3.6 (Fortsetzung)

Störungen (DSM-IV – CIDI)	Lebenszeitprävalenz T0 (Baseline; N=3021)		Inzidenz T0-T1 (~1,5 Jahre; N=1228)		Inzidenz T0-T2 (~4 Jahre; N=2548)		Inzidenz T0-T3 (~8 Jahre; N=2210)		Kumulative Lebenszeitinzidenz (T0, T1, T2, T3; N=3021)		Projiziertes Lebenszeitrisiko im Alter von 33 Jahren[a]
	N	%w	N	%w	N	%w	N	%w	N	%w	%w
Somatoforme Störungen											
Irgendeine somatoforme Störung (breit definiert)	359	12,6	198	17,7	602	25,7	551	27,5	1055	34,3	37,0
Irgendeine somatoforme Störung (eng definiert)	91	3,2	59	5,2	181	7,1	258	11,4	394	12,8	15,1
Somatoforme Schmerzstörung	47	1,7	55	4,6	180	6,9	256	11,2	348	11,2	13,6
Somatic Symptom Index (SSI 4,6)[c]	49	1,7	7	0,8	21	0,9	37	1,7	92	3,1	3,3
Hypochondrie	1	0,0	0	0,0	0	0,0	0	0,0	1	0,0	0,0
Essstörungen											
Irgendeine Essstörung	70	3,0	9	0,9	43	1,6	47	2,0	127	4,7	4,7
Anorexia nervosa	19	0,8	5	0,5	24	0,9	23	1,0	46	1,7	1,7
Atypische Anorexia nervosa	16	0,6	2	0,2	12	0,4	15	0,6	35	1,2	1,2
Bulimia nervosa	19	0,9	1	0,1	4	0,2	9	0,4	28	1,2	1,2
Atypische Bulimia nervosa	24	1,0	1	0,1	10	0,4	10	0,4	37	1,4	1,4

N ungewichtete Anzahl; *%w* gewichtete Prozent
[a] Kaplan-Meier Schätzer
[b] Beeinträchtigungskriterium bei Phobien gefordert bei Alter >=18
[c] Somatisierungssyndrom mit 4 Symptomen bei Männern und 6 Symptomen bei Frauen

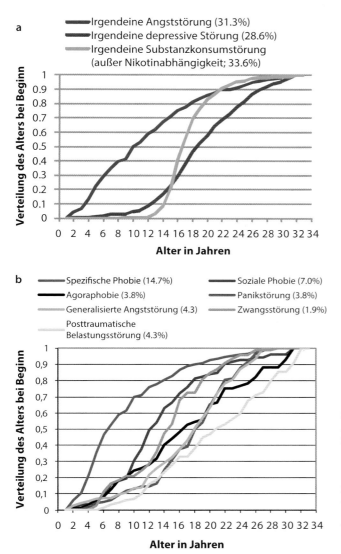

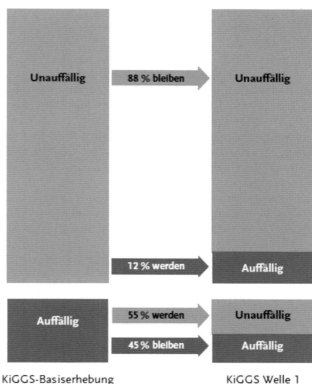

KiGGS-Basiserhebung   KiGGS Welle 1

◨ **Abb. 3.15** Veränderung des Status psychopathologischer Auffälligkeiten (SDQ) über 6 Jahre (KiGGS). (Aus Baumgarten et al. 2018, lizensiert unter CC BY 4.0)

◨ **Abb. 3.14** **a** Verteilung des Alters bei Beginn von irgendeiner (der ersten) Angststörung, Substanzkonsumstörung und depressiven Störung. **b** Verteilung des Alters bei Beginn spezifischer Angststörungen

miologie basieren, werden sensible Zeitfenster der Entwicklung und Progression psychischer Störungen aufgezeigt.

3.3.3 Behinderungen, Einschränkungen und Lebensqualität

und Rückzug die Entwicklung einer depressiven Episode begünstigt. Auch Substanzkonsumstörungen stellen eine weitere häufige Komplikation im Verlauf von anderen psychischen Störungen dar. Es wird angenommen, dass Alkohol, Drogen oder Medikamente als dysfunktionale Copingstrategien missbraucht werden („Selbstmedikation") und über einen längeren Zeitraum zur Abhängigkeit führen können (Zimmermann 2003). Im Rahmen von sog. Symptomprogressions- oder Stadienmodellen psychischer Störungen (Shear et al. 2007; Wittchen und Beesdo-Baum 2018), die im Wesentlichen auf Erkenntnissen zu Beginn und Verlauf psychischer Störungen aus der deskriptiven Epide-

Nicht nur aus gesellschaftlich-gesundheitsökonomischen Gründen, sondern auch zur Vervollständigung des klinischen Grundlagenwissens ist die epidemiologisch fundierte Beschreibung von Behinderungen, Einschränkungen und der reduzierten Lebensqualität, die mit psychischen Störungen einhergehen, eine weitere zentrale Aufgabe der Epidemiologie. Zur Erfassung dieser Bereiche liegen eine Vielzahl an Konstrukten und Erfassungsinstrumenten vor, die von einfachen Indizes wie z. B. der Anzahl symptombedingter Arbeitsunfähigkeitstage über komplexere Maßzahlen der Arbeitsproduktivität (z. B. „Work Productivity Index") bis hin zu umfassenden Interviewverfahren und Fragebogen zur Erfassung der sozialen Integration (z. B. „Social Interview Schedule", SIS) und der gesundheitsbezogenen Lebensqualität („Short Form 36", SF-36) reichen.

Es liegen differenzierte Befunde für nahezu alle psychischen Störungen, national wie international, vor, die darin übereinstimmen, dass psychische Störungen in der Regel mit massiven Einschränkungen der Lebensqualität, Funktionstüchtigkeit und Arbeitsproduktivität verbunden sind. Erfreulicherweise zeigt sich aber auch, dass diese Einschränkungen mit der Remission der Störung zurückgehen können (◨ Abb. 3.16).

Aus dem Zusammenspiel einer hohen Prävalenz, eines oft frühen Beginns, eines persistierenden Verlaufs und der Komorbidität psychischer Störungen ergeben sich zumeist auch sehr hohe allgemeingesellschaftliche und gesundheitsökonomische Belastungswerte. Diese fließen u. a. in die Berechnung der „disability adjusted life years" (DALY) und der „quality adjusted life years" (QALY) ein. Mittels solcher Indizes fand man, dass die volkswirtschaftliche Belastung durch psychische Störungen die durch körperliche Störungen übersteigt (▶ Studienbox). Auch wenn psychische Störun-

gen insbesondere zu Behinderungen, Einschränkungen und reduzierter Lebensqualität führen, darf im Übrigen nicht vergessen werden, dass auch die Mortalität der Betroffenen erhöht ist (Schneider et al. 2019; ▶ Exkurs)

Definition

DALY („disability adjusted life years") gehören zu den Indikatoren der Krankheitslast, die als Summenmaß aus „years lived with disability" (YLD) und „years of life lost due to premature death" (YLL) berechnet werden.

QALY („quality adjusted life years") ist eine Kennzahl, die die noch verbleibenden Lebensjahre mit der entsprechenden Störung/Krankheit hinsichtlich der angenommenen Minderung der Lebensqualität „korrigiert". Dabei entspricht 1 der vollen Gesundheit und 0 dem Versterben.

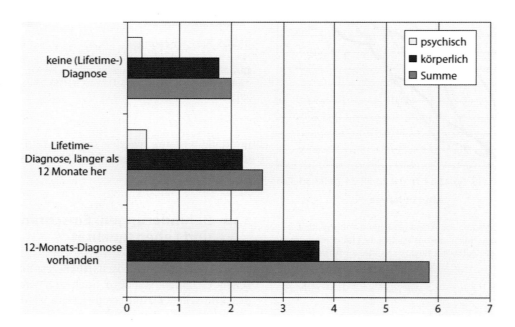

◨ **Abb. 3.16** Anzahl selbstberichteter Einschränkungstage in den letzten 4 Wochen („teilweise" Einschränkungstage gehen mit dem Faktor 0,5 in die jeweilige Summe ein) bei Erwachsenen mit irgendeiner psychischen Störung (DEGS1, n = 4483 mit vollständigen diagnostischen Daten). (Jacobi et al. 2014)

Gesellschaftliche Kosten psychischer Störungen

Dass psychische Störungen „teure" Störungen sind, ist bereits seit den ersten Ergebnissen der WHO-Studie zum „burden of disease" (Murray und Lopez 1996) bekannt. Dort wurden die Kosten, bei denen die Depression einen vorderen Rangplatz unter allen Krankheiten einnimmt, jedoch nicht anhand „harter" Daten (z. B. direkte Kosten durch Behandlungen oder indirekte Kosten durch Produktivitätsminderung) ermittelt, sondern lediglich anhand von Experteneinschätzungen des Schweregrades, z. B. im QALY-Index. Aktuelle differenzierte und umfassendere Daten zu einem weiten Spektrum psychischer und neurologischer Störungen und zum „wahren" Ausmaß sind durch das bereits erwähnte Forschungsprojekt des European Brain Council seit 2005 verfügbar (Wittchen et al. 2005; Gustavsson et al. 2011). Hier wurden basierend auf epidemiologischen Arbeiten zunächst die Prävalenz und dann in einem gesundheitsökonomischen Bewertungsprozess die direkten und indirekten Kosten für verschiedene Störungen auf der Grundlage von Studien und verfügbaren Datenbanken geschätzt. Danach betragen die jährlichen Kosten für neuropsychiatrische Störungen in Europa etwa 798 Mrd. Euro (Gustavsson et al. 2011). Den größten Anteil an diesen Kosten haben psychische Störungen (◨ Abb. 3.17). Dabei ist in Gegenüberstellung zu den hohen direkten (z. B. neurochirurgischen) Behandlungskosten bei Erkrankungen wie Hirntraumata zu beachten, dass für alle psychischen Störungen zumeist die indirekten Kosten, vor allem Produktivitätsminderung, den Großteil der Kosten ausmachen. Angesichts der niedrigen Behandlungsquoten kann spekuliert werden, inwieweit durch eine höhere Behandlungsquote und den breiteren Einsatz effektiver Interventionen eine positivere Bilanz zwischen erhöhten direkten Behandlungskosten und möglicherweise wesentlich niedrigeren indirekten Kosten aufgrund günstigerer Verläufe erzielbar wäre.

Oft vernachlässigt: Schlechte körperliche Gesundheit bei Menschen mit schweren psychischen Störungen

Bei der Bewertung der gesellschaftlichen Krankheitslast psychischer Störungen sollte nicht vergessen werden, dass dabei nicht nur Behinderungen und beeinträchtigte Lebensqualität, sondern auch ganz real verlorene Lebensjahre (auch jenseits von Suiziden) eine wichtige Rolle spielen. Dabei führen nicht die psychischen Störungen selbst zu erhöhter Mortalität, sondern eine Akkumulation von Gesundheitsrisiken wie z. B. die Kombination aus ungünstigem Gesundheits- und Inanspruchnahmeverhalten auf Patientenseite und unzureichender somatischer Diagnostik und Behandlungsangeboten auf der Versorgungsseite sowie ggf. auch Nebenwirkungen einer Langzeitmedikation. Dass Betroffene oft nur wenig an unserem sehr gut ausgebauten medizinischen System und damit auch an der stetig steigenden Lebenserwartung in der Bevölkerung nur unzureichend partizipieren, liegt u. a. daran, dass die psychische Störung bei den Behandlern stark im Fokus steht und dadurch die körperliche Gesundheit in den Hintergrund gerät („over-shadowing"; Jones et al. 2008).

Während das Phänomen der „Übersterblichkeit" insbesondere bei schweren psychischen Störungen wie etwa chronischen Schizophrenien und schweren Depressionen („serious mental illness", SMI; vgl. De Hert et al. 2011) in der internationalen Forschung schon länger beschrieben wird (Walker et al. 2015), wurde in einer umfangreichen epidemiologischen Analyse kürzlich erstmals auch für Deutschland die somatische Komorbidität und die verkürzte Lebensdauer von SMI-Patienten herausgearbeitet (Schneider et al. 2019).

3.3.4 Versorgungsepidemiologische Beiträge

Abschätzung der Versorgungslage und des Bedarfs an Einrichtungen und Maßnahmen

Grundlage für eine gezielte Planung des tatsächlichen Bedarfs an Behandlungseinrichtungen und professioneller Hilfe sind zunächst Angaben über Zahl und Art der Krankheitsfälle in einer bestimmten Population und darüber hinausgehend eine Überprüfung, in welchem Ausmaß Betroffene Hilfe suchen, vom Versorgungssystem erkannt werden und mit bestimmten Einrichtungen in Kontakt stehen.

Für Kinder und Jugendliche mit psychischen Auffälligkeiten liegen für Deutschland nur wenige Daten vor. Aus der BELLA-Studie ist bekannt, dass etwa 6 % aller Kinder und Jugendlichen in den 12 Monaten vor der jeweiligen Erhebung Hilfe hinsichtlich der psychischen Gesundheit aufsuchten (Hintzpeter et al. 2015). Unter denjenigen mit psychischen Problemen (gemäß

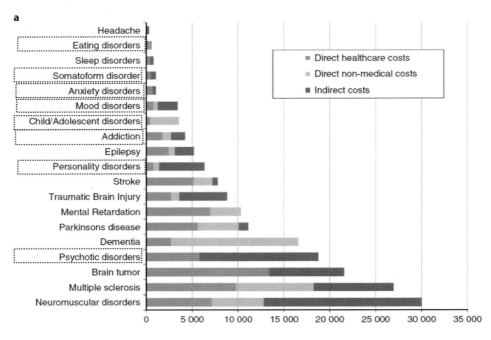

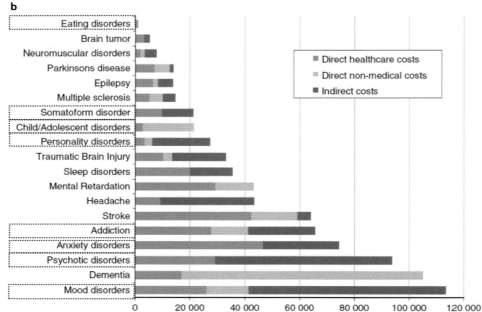

◻ Abb. 3.17 Kosten psychischer Störungen in Europa nach Kostentyp (€PPP); **a** pro Person, **b** gesamt. (Aus Gustavsson et al. 2011, © 2011, with permission from Elsevier)

DSQ) lag der Anteil mit knapp 30 % deutlich höher. Ravens-Sieberer et al. (2007) berichteten für Kinder der BELLA-Studie, deren Eltern die direkte Frage nach dem Vorliegen einer psychischen Störung bejahten (5,5 %), dass nur etwa die Hälfte der Betreffenden deswegen eine psychologische, psychotherapeutische oder psychiatrische Behandlung in Anspruch genommen hatten. Eine etwas geringere Behandlungsrate (43 %) fand sich bei Jugendlichen und jungen Erwachsenen

in der EDSP-Studie, bei denen mittels diagnostischem Interview lebenszeitbezogen mindestens eine Angststörung nach DSM-IV diagnostiziert worden war, wobei die Werte zwischen den Angststörungen stark variierten (11,0 % für nicht näher bezeichnete Phobie bis 74,7 % für Panikstörung) und speziell für Psychotherapie nochmals deutlich niedriger lagen (für irgendeine Angststörung 27,8 %; Runge et al. 2008). Weibliches Geschlecht, Leben in der Großstadt und höhere

Beeinträchtigungen durch Psychopathologie sind dabei mit professioneller Hilfesuche assoziiert (Hintzpeter et al. 2015), ebenso wie höheres Alter und das Vorliegen von Komorbidität (Runge et al. 2008).

Für Erwachsene in Deutschland konnten mittels der DEGS1-MH-Daten recht übereinstimmende Ergebnisse ermittelt werden, welche sich auch im Vergleich zu den früheren BGS-98-Ergebnissen und den Ergebnissen in anderen europäischen Ländern (Bijl et al. 2003, Wittchen und Jacobi 2005) trotz des vergleichsweise bzw. im internationalen Vergleich relativ barrierefreien Zugangs zur Gesundheitsversorgung in Deutschland kaum unterscheiden. Etwa 43 % aller Personen mit einer 12-Monats-Diagnose einer psychischen Störung berichteten, jemals Kontakt zum Versorgungssystem aufgrund psychischer Probleme gehabt zu haben und 19 % in den letzten 12 Monaten (Mack et al. 2014). Ambulante Versorger wurden dabei häufiger in Anspruch genommen (Lebenszeit: 35 %, 12 Monate: 16 %) als stationäre Behandlungen (Lebenszeit: 15 %, 12 Monate: 2 %), darunter am häufigsten Psychotherapeuten (Lebenszeit: 21 %, 12 Monate: 7 %) gefolgt von Hausärzten (Lebenszeit: 13 %, 12 Monate: 6 %) und Psychiatern (Lebenszeit: 12 %, 12 Monate: 5 %). Zu beachten ist, dass für diese Behandlungsraten jeder professionelle Kontakt ungeachtet Dauer, Intensität, Qualität und Ort gewertet wurde; es handelt sich daher um eine sehr breite Definition. Darüber hinaus zeigte sich eine große Variabilität je nach Diagnose: Besonders hohe Behandlungsraten finden sich bei psychotischen Störungen und der Panikstörung (je 72 %), besonders geringe bei Alkoholmissbrauch (22 %). Je mehr psychische Störungen vorlagen, umso höher war die Inanspruchnahme. Obgleich bei über 40 % derjenigen mit Angst- bzw. depressiver Störung und Inanspruchnahme diese bereits im Jahr des Beginns der Störung erfolgt, so vergehen bei den anderen Betroffenen im Mittel 6–7 Jahre bis zur Aufnahme einer Behandlung.

Im Zusammenhang mit Behandlungsraten muss jedoch betont werden, dass allein das Vorliegen einer Diagnose nicht automatisch mit Behandlungsbedarf gleichgesetzt werden darf. Obgleich **Behandlungsbedarf** ein unscharfer Begriff ist, mögen als behandlungsbedürftig Zustände angesehen werden, die beim Betroffenen zu Funktionseinschränkungen führen und die auf eine (behandelbare!) Ursache (Symptome der Störung) zurückgeführt werden können sowie auch eine subjektive Komponente („wahrgenommene Behandlungsbedürftigkeit") enthalten. Die Einschätzung von Behandlungsbedarf ist Teil einer komplexen Indikationsentscheidung (Erst- und wiederholte Behandlung, zeitliche Dringlichkeit, Dauer und Qua-

lität der Behandlung etc.; Bebbington et al. 1996; ten Have et al. 2004). So gibt es etwa diagnosenspezifisch unterschiedlich häufig (analog zu körperlichen Erkrankungen) einerseits Fälle mit für eine Behandlung hinreichenden Belastungen und Beeinträchtigungen, die nicht aktuell die vollen Kriterien für eine Diagnose erfüllen, andererseits aber auch Fälle mit Diagnose, die keinerlei Behandlungsbedarf äußern oder deren noch vorhandenes Funktionsniveau nicht unbedingt eine Behandlung nahelegt. Zudem gilt es bei einigen Diagnosen zu beachten, dass krankheitstypisch keine Krankheitseinsicht vorliegt (z. B. bei manchen Formen psychotischer Störungen und bei Suchterkrankungen) und dass es bei psychotherapeutischen Interventionen bestimmte Behandlungsvoraussetzungen gibt (z. B. Motivation).

Epidemiologische Feldstudien in der Allgemeinbevölkerung zur Erfassung psychischer Störungen und der Inanspruchnahme von Behandlungen erfordern einen hohen Aufwand und liefern zudem nur rudimentäre Informationen über die Qualität der Versorgung, da nur die subjektiven Aussagen der Betroffenen ausgewertet werden können. Administrative Daten (Diagnose- und Abrechnungsdaten der Krankenkassen) liefern zwar mehr Informationen zur Behandlung (auch über die Zeit hinweg), geben aber keine Auskunft über die fehlende Erkennung und Inanspruchnahme. Daher sind epidemiologische Untersuchungen in bestimmten Einrichtungstypen, z. B. Allgemeinarztpraxen nützlich, da hier Informationen sowohl von den Patienten als auch den Behandlern direkt erhoben werden können (▶ Studienbox). Allerdings können auch solche auf Institutionen beschränkte Studien bei der Planung des bevölkerungsbezogenen Bedarfs an psychiatrischen oder psychotherapeutischen Behandlungseinrichtungen nur grobe Schätzungen liefern. Als ideal für versorgungsepidemiologische Fragestellungen können bevölkerungsbasierte epidemiologische Studien angesehen werden, die parallel die Einwilligung der Patienten zur Verlinkung ihrer administrativen Gesundheitsdaten einholen. Solche Studien sind allerdings in Deutschland bisher im Bereich der psychischen Gesundheit nicht umgesetzt. Auch die jüngst initiierte NAKO Gesundheitsstudie (▶ https://nako.de), Deutschlands größte Kohortenstudie mit avisierten 200.000 Teilnehmern im Alter zwischen 20 und 69 Jahren mit dem Ziel, den Ursachen von „Volkskrankheiten" auf den Grund zu gehen, wird diesbezüglich nur begrenzt neue Erkenntnisse liefern können, da die Erhebung der psychischen Gesundheit auf wenige Domänen (Depressivität, Angst, Schmerz, Schlaf) beschränkt ist und lediglich mittels Symptomfragebögen erfolgt.

Studienbox

Studientyp Stichtagserhebungen in Allgemeinarztpraxen: Depression-2000 und VERA-Studie

Die Depression-2000-Studie (Wittchen 2000) untersuchte auf der Grundlage von bundesweit 412 zufällig ausgewählten Hausarztpraxen an einem Stichtag die Häufigkeit von Depression bei den an diesem Tag den Hausarzt aufsuchenden Patienten sowie den Anteil, zu dem die Störung vom Hausarzt erkannt und behandelt wurde. Basierend auf dem „Depressions-Screening-Questionnaire" (DSQ) wurde festgestellt, dass 10,9 % unter allen befragten Hausarztpatientinnen und -patienten (N = 14.746) die definierten Fallkriterien einer depressiven Episode gemäß ICD-10 erfüllten. Bei der Mehrzahl (74,1 %) erkannte die Hausärztin bzw. der Hausarzt, dass es sich um eine behandlungsbedürftige psychische Störung handelte, aber nur bei 55 % wurde auch eine Depression diagnostiziert. In der ähnlich angelegten VERA-Studie etwa 15 Jahre später zeigten sich nahezu identische Ergebnisse (Beesdo-Baum et al. 2018; auch ► Kap. 46).

Die diagnostische Unsicherheit hing in beiden Studien stark mit der Wahrscheinlichkeit zusammen, mit der eine Patientin bzw. ein Patient auch formal adäquat vom Hausarzt behandelt wurde ◘ Abb. 3.18 zeigt, dass nicht erkannte Fälle in der Regel keinerlei Intervention erhielten. Nicht mit einer Depression diagnostizierte Patienten erhielten überzufällig häufig nur niedrigschwellige Interventionen (Beratung) oder Interventionen, die bei der Depression nicht als Therapie erster Wahl (z. B. pflanzliche Mittel) oder sogar als problematisch angesehen wer-

den (insbesondere sedierende Substanzklassen mit Abhängigkeitspotenzial). Nur bei Depressionen, die auch vom Arzt erkannt und richtig diagnostiziert wurden, war die Wahrscheinlichkeit einer formal adäquaten Therapie mit über 60 % hoch. Unter Anlegen der aktuell gültigen Empfehlungen zur leitlinienorientierten Behandlung der Depression (DGPPN et al. 2018) fanden Trautmann et al. (2017), dass die Unterversorgung bei schwerer Depression besonders häufig und somit kritisch war: Insgesamt 60 % der Patientinnen und Patienten mit schwerer Depression (gemäß DSQ) wurden nicht mittels Antidepressiva *und* Psychotherapie behandelt (40 % unter den vom Hausarzt korrekt diagnostizierten und 94 % unter den nicht erkannten Fällen), selbst wenn bereits bestehende und anderweitige als durch den Hausarzt initiierte Behandlungen berücksichtigt wurden (auch ► Kap. 46).

Derartige Studien können Hinweise zum Ausmaß von Unter- und ggf. Fehlversorgung liefern, letztlich aber die diagnostischen Prozesse und (ausbleibenden) Interventionsentscheidungen in der Versorgungsrealität nicht gänzlich abbilden (z. B. können Patientinnen und Patienten eine leitlinienorientierte Behandlungsempfehlung des Arztes nach adäquater Aufklärung auch selbst ablehnen). Sie ermöglichen jedoch durch die weitergehende Untersuchung von Einflussfaktoren für das Erkennen und die adäquate Behandlung neue Erkenntnisse zur Entwicklung von Ansätzen zur Verbesserung der Versorgungssituation.

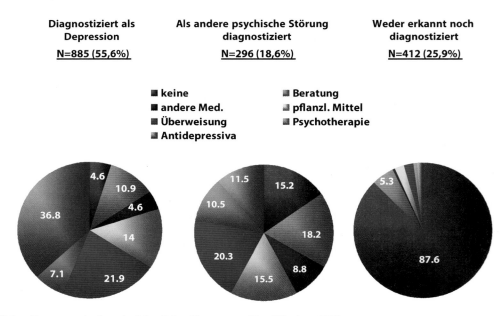

◘ **Abb. 3.18**   Behandlungsraten in der primärärztlichen Versorgung. (Aus Wittchen 2000)

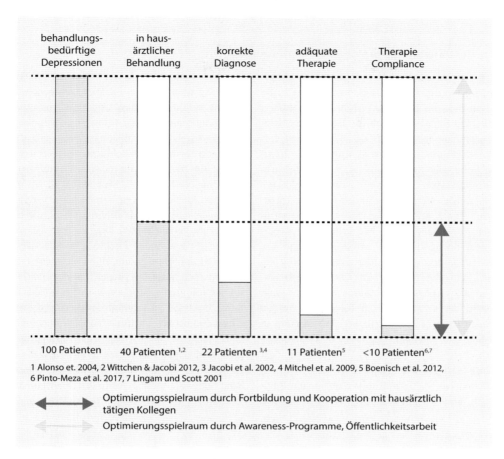

behandlungs-
bedürftige
Depressionen

in haus-
ärztlicher
Behandlung

korrekte
Diagnose

adäquate
Therapie

Therapie
Compliance

100 Patienten   40 Patienten [1,2]   22 Patienten [3,4]   11 Patienten [5]   <10 Patienten [6,7]

1 Alonso et. 2004, 2 Wittchen & Jacobi 2012, 3 Jacobi et al. 2002, 4 Mitchel et al. 2009, 5 Boenisch et al. 2012, 6 Pinto-Meza et al. 2017, 7 Lingam und Scott 2001

Optimierungsspielraum durch Fortbildung und Kooperation mit hausärztlich tätigen Kollegen

Optimierungsspielraum durch Awareness-Programme, Öffentlichkeitsarbeit

Abb. 3.19 Erkennung und Versorgung am Beispiel der Depression. (Adaptiert nach Möller et al. 2015, republished with permission of Georg Thieme Verlag KG, © 2015; permission conveyed through Copyright Clearance Center, Inc.)

Wiederholte bzw. kontinuierliche Anstrengungen sind notwendig, um den Versorgungsfehlbedarf (Differenz des tatsächlichen Bedarfs in der Allgemeinbevölkerung und der versorgten Krankheitsfälle) einzuschätzen und Veränderungen über die Zeit zu messen (z. B. nach deutlichen Änderungen im Gesundheitssystem, Schulungsmaßnahmen etc.). Befragungen von Betroffenen, warum sie keine Hilfe in Anspruch nehmen oder Behandlungen ablehnen, sind ebenfalls von Relevanz (Mojtabai et al. 2011).

Evaluation des Versorgungssystems

Im Gegensatz zur Bedarfsfeststellung (▶ Kap. 15) geht es bei der Evaluation von Behandlungseinrichtungen und des Gesundheitssystems um eine Bewertung der Wirksamkeit medizinischer, psychologischer und sozialer Maßnahmen. Für die Überprüfung der Güte eines Versorgungssystems werden spezielle epidemiologische Methoden verwendet, die eine Untersuchung der Effekte, Effektivität und Effektdetermination auf der Ebene komplexer Versorgungssysteme, Behandlungseinrichtungen oder einzelner Behandlungsmaßnahmen

erlauben. Zu beachten ist neben den erwähnten Schwierigkeiten bei der Schätzung kausaler Zusammenhänge, dass bei entsprechenden Untersuchungen Begriffe wie „Bedürfnis" oder „Bedarf" exakt zu definieren sind und neben einer Bewertung der Behandlungseinrichtung auch die allgemeine versorgungspolitische Situation berücksichtigt werden muss.

Derartige komplexe bevölkerungsbezogene Untersuchungen zur Qualität von ganzen Sektoren eines Versorgungssystems sind selten, da sie äußerst aufwändig und teuer sind. Deshalb werden in der Regel expertengestützte Ansätze herangezogen, die unter Berücksichtigung der vielen Einzelbefunde zu Abschätzungen der Größenordnung von Mängeln auf der einen und Verbesserungsbedarf auf der anderen Seite kommen. Als Beispiel gibt ☐ Abb. 3.19 eine solche Gesamtschau für behandlungsbedürftige Depressionen. Wichtig bei einer Gesamtbewertung von Versorgungssystemen ist die Betrachtung regionaler Unterschiede, die – gerade in einem großen Land wie Deutschland – im Bereich der Versorgung psychischer Störungen erheblich sind (▶ Exkurs).

3

Analyse regionaler Unterschiede in Morbidität und Versorgung

Die Betrachtung regionaler Variationen von Versorgungsstrukturen gewinnt in der Versorgungs- und Gesundheitssystemforschung stark an Bedeutung. John E. Wennberg, der sich bereits seit den 1970er Jahren dem Problem regionaler Unterschiede im Bereich der Gesundheitsversorgung widmet, stellte fest, dass Umfang und Qualität der Versorgung, die man erhält, statt vom eigentlichem Behandlungsbedarf viel eher davon abhängt, wo man lebt bzw. welche Versorgungsangebote dort vorgehalten werden. Eine Untersuchung der versorgungsepidemiologischen Fragestellung, ob Menschen mit psychischen Störungen flächendeckend, wohnortnah und am Bedarf orientiert versorgt werden oder nicht, benötigt neben Prävalenzzahlen weitere Daten zur Versorgungssituation in Deutschland. Daten zur ambulanten Versorgung, u. a. zur Anzahl der Arztsitze nach Regionen, werden vom Zentralinstitut der Kassenärztlichen Vereinigung in Deutschland (Zi) zur Verfügung gestellt (▶ www.versorgungsatlas.de).

Für eine (evidenzbasierte) Bedarfsplanung werden epidemiologische Daten zur Morbidität in verschiedenen Regionen gebraucht, denn im Bereich psychischer Störungen

sind evidenzbasierte Interventionsmethoden vorhanden, und die Patientenpräferenzen scheinen sich regional nicht so sehr zu unterscheiden, dass damit die großen regionalen Variationen an Behandlungsmöglichkeiten gerechtfertigt werden könnten. Bislang gibt es allerdings zur Passung von regionaler Morbidität und Versorgungsangebot nur wenige Befunde, die meist aus administrativen Daten gewonnen wurden (z. B. Melchior et al. 2014), welche mit gewissen Unsicherheiten behaftet und zugleich vom Versorgungsangebot selbst abhängig sind (die bei den Krankenkassen verzeichneten Diagnoseraten korrelieren positiv mit der regionalen Dichte an Psychiatern, Psychotherapeuten und Hausärzten, d. h., wo mehr Behandler sind, werden auch mehr Diagnosen vergeben).

Epidemiologische Studien wie DEGS1-MH liefern Hinweise, dass die Variabilität der Versorgungsangebote nur schwach mit der „wahren" Morbidität zusammenhängt (z. B. hinsichtlich Ost-West- oder Stadt-Land-Unterschieden), und zeigen damit eine Diskrepanz zur sog. Bedarfsplanung für die ambulante Psychotherapie auf, die deutliche regionale Unterschiede für die entsprechenden Kassenarztsitze vorsieht (Jacobi et al. 2016).

3.3.5 Ätiologische und pathogenetische Beiträge

Mit den Methoden der analytischen Epidemiologie wird versucht, das klinische Bild zu vervollständigen, das in deskriptiv-epidemiologischen sowie klinischen Studien gewonnen wird. Dabei geht es um die Aufdeckung von Determinanten, die die Entstehung, den Verlauf und den Ausgang einer Krankheit bzw. Störung in einer bestimmten Population beeinflussen und die ätiologische Bedeutung haben können. Dies betrifft die Entwicklung von ätiologischen (Entstehung) und pathogenetischen (Ausformung im Verlauf) Bedingungsmodellen.

Kausalen Zusammenhängen kommen Studien am nächsten, die einen Bias durch Selektion, Messfehler und Störfaktoren am geringsten halten können. Epidemiologische Studien, die längsschnittlich angelegt sind (Reihenfolge zwischen Faktor X und Outcome Y), deren Stichproben zufällig aus der Allgemeinbevölkerung gezogen sind und die Messinstrumente mit guten psychometrischen Eigenschaften verwenden, halten den Bias durch Selektion und Messfehler gering. Der Bias durch Störfaktoren kann ebenso gering gehalten werden, wenn man die wichtigsten gemeinsamen Ursachen kennt, mit geringem Messfehler erhebt, und Assoziationen danach adjustiert. Als Beispiel eines solchen Studientyps kann die EDSP-Studie gelten (▶ Studienbox).

Das Design der EDSP-Studie (Wittchen et al. 1998; Lieb et al. 2000, Beesdo-Baum et al. 2015) erlaubt neben der Erfassung von Prävalenzen (Baseline), die Ermittlung von Inzidenzen und Störungsverläufen sowie Analysen zeitlich gerichteter Zusammenhänge zwischen potenziellen Risikofaktoren und psychischen Störungen. Der Altersbereich des Jugend- und jungen Erwachsenenalters ist besonders relevant, weil sich dieser als Hochrisikophase für das (erstmalige) Auftreten psychischer Störungen erwiesen hat. Außerdem erlaubt die Beschränkung auf diese Altersspanne Analysen mit größerer statistischer Power als bei Einbezug des gesamten Lebensalters (bei gleicher Stichprobengröße). Neben der Befragung der Jugendlichen und jungen Erwachsenen wurden im Rahmen eines Familienmoduls durch Elternbefragungen retrospektiv Informationen über die perinatale und frühkindliche Entwicklung erhoben, um relevante gesundheits- und entwicklungsbezogene Informationen als mögliche Prädiktoren zu erfassen. Ergänzt wurden die prospektiv-longitudinalen Aspekte der EDSP-Studie durch drei Komponenten:

- **Familiengenetische Untersuchung:** Durch direkte Untersuchung der Eltern (vor allem der Mütter) mit dem gleichen diagnostischen Interview (DIA-X/M-CIDI) wurden deren psychische Störungen erfasst. Daneben wurde versucht, mit einem „family history approach" (Probanden wurden über Angehörige befragt) zu ei-

Die EDSP-Studie

Die Early Developmental Stages of Psychopathology (EDSP-) Studie ist eine prospektiv-longitudinale Studie, bei der zum ersten Untersuchungszeitpunkt (1995) eine altersstratifizierte Einwohnermeldeamtsstichprobe 14–24 Jähriger aus der Allgemeinbevölkerung im Großraum München untersucht (N = 3021) und in drei Folgewellen (1996/1997, 1998/1999, 2003/4/5) mit vergleichbarer Methodik (DIA-X/M-CIDI-Interview, umfangreiche Fragebögen etc.) erneut befragt wurde (◘ Abb. 3.20). Die Teilnahmebereitschaft war mit 71 % bei der Ausgangsuntersuchung und 88, 85 und 73 % bei den 3 Nachuntersuchungen (unter den Baseline-Teilnehmern) hoch.

In jeder der Untersuchungswellen wurden sowohl der 12-Monats-Zeitraum vor der Untersuchung als auch das ganze Zeitintervall seit Beginn des Lebens (Baseline) bzw. seit der vorherigen Untersuchung (Follow-ups) erfasst. Erhoben wurden neben dem Vorliegen von Symptomen und Störungen durch klinisch geschulte Interviewer auch Korrelate und vermutete Vulnerabilitäts- und Risikofaktoren mittels etablierter Instrumente. Mit ihrem prospektiv-longitudinalen Design konnte die EDSP-Studie substanzielle und vielfältige Beiträge zur deskriptiven und analytischen Epidemiologie psychischer Störungen liefern (Beesdo-Baum et al. 2015)

ner Störungscharakteristik aller Angehörigen 1. Grades (einschließlich der Geschwister) zu kommen.

— **Molekularbiologische Untersuchung**: In einer Teilstichprobe der letzten Untersuchungswelle wurden im Rahmen einer Zusatzstudie von Probanden mit affektiven Störungen, deren Eltern und Geschwistern Blutproben entnommen, um molekulargenetische Zusammenhänge und Polymorphismen aufzudecken.

— **Experimentelle Untersuchungen:** Im Rahmen eines „nested Design" wurden z. B. auf der Grundlage von familiengenetischen oder anderen Risikomerkmalen ausgesuchte Probanden eingeladen, zusätzlich an experimentellen Studien teilzunehmen, z. B. zur Prüfung von Hypothesen zur Interaktion von Vulnerabilitäts- und Risikofaktoren bei der Entwicklung substanzbezogener Störungen (Alkoholabhängigkeit, Ecstasy-bezogene neuropsychologische Defizite).

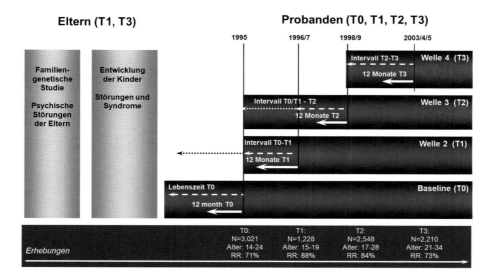

◘ **Abb. 3.20** Das Design der EDSP-Studie

Übergeordnete und sich zumeist überlappende Ziele derartiger Studiendesigns waren:

1. Beschreibung des Spontanverlaufs psychischer Störungen einschließlich der epidemiologischen Charakterisierung von Früh- und Spätstadien, Remission und Chronifizierung, Übergängen und Komplikationen (◻ Abb. 3.21);
2. Identifikation von epidemiologisch fundierten Aussagen über störungsspezifische (z. B.: Welche Vulnerabilitäts- und Risikofaktoren und ihre Interaktion sind diagnosespezifisch?) und übergeordnete, unspezifische Vulnerabilitäts- und Risikofaktoren und deren Interaktion (z. B.: Welche Vulnerabilitäts- und Risikofaktoren betreffen mehrere Störungen zugleich oder hängen mit der konsekutiven Entwicklung zusammen?);
3. Ableitung von bedingungsanalytischen Störungsmodellen bzw. Prüfung von Teilaspekten solcher bestehender heuristischer Modelle unter Beachtung von entwicklungspsychologischen und entwicklungsbiologischen Faktoren (▶ Kap. 46, ◻ Abb. 46.4).

Derartige komplexe, hybride epidemiologische Designs und Methoden, wie sie seit einigen Jahren international an mehreren Orten durchgeführt werden, erfordern meist große interdisziplinäre Arbeitsgruppen, um der Vielfalt der zum Einsatz kommenden Modelle, Methoden und Techniken gerecht zu werden. Zu den bekanntesten dieser Studien gehören die neuseeländische „Dunedin-Geburtskohortenstudie" sowie die US-amerikanische „Great Smoky Mountain Studie". In Deutschland wurde kürzlich die „Behavior and Mind Health Studie" ins Leben gerufen, die die bisherigen Standards solcher Studien methodisch durch Ecologic Momentary Assessment (EMA) ergänzt, um Erleben und Verhalten auch alltagsnah zu erfassen, und

somit auch auf der Mikroebene neue Erkenntnisse zur Entwicklung psychischer Störungen zu erlangen.

Die vielfältigen Erkenntnisse prospektiv-longitudinaler Studien zur Entwicklung psychischer Störungen können an dieser Stelle nur äußerst grob zusammengefasst skizziert werden:

— Entwicklungsbezogen finden sich unterschiedlichste **familiäre Risikofaktoren**, welche von einer genetischen Prädisposition oder adversen Bedingungen in der Schwangerschaft (Tabak- oder Drogenkonsum der Mutter, Stress) über Erfahrungen im Zusammenleben mit einem oder zwei psychisch erkrankten Eltern bis hin zum Erziehungsstil, dem Familienklima und familiär bedingten Stressoren (z. B. Gewalterfahrungen, Vernachlässigung oder Verlust wichtiger Bezugspersonen) reichen (z. B. Beesdo-Baum et al. 2015, Hintzpeter et al. 2015).
— Verschiedene **individuelle Faktoren** wie Temperament, Persönlichkeitsstile, Selbstwert und Selbstwirksamkeit haben sich für die Entwicklung verschiedener psychischer Störungen als relevant herauskristallisiert.
— Ein **Zusammenwirken** prädisponierender familiärer bzw. individueller Faktoren mit **umweltbedingten Stressoren** wie kritische Lebensereignisse oder adverse Lebensbedingungen wird in zahlreichen Studien berichtet (z. B. Asselmann et al. 2016).

Während kein Zweifel an der Komplexität der Interaktionen verschiedenster Risikofaktoren bei der Entwicklung psychischer Störungen besteht, so ist bislang noch unklar, inwiefern bestimmte Faktoren oder Faktorenkombinationen spezifisch mit bestimmten Störungen assoziiert sind oder allgemein das Risiko für Psychopathologie erhöhen (▶ Studienbox). Zudem sind für die meisten Faktoren auch die zugrunde liegenden Mechanismen der Störungsentwicklung noch ungeklärt.

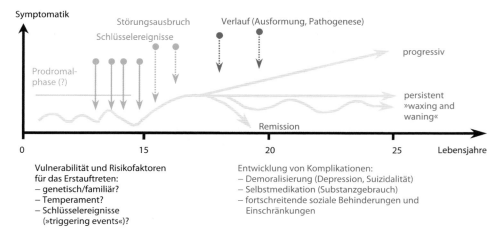

◻ **Abb. 3.21**   Störungsmodell: Die Entwicklung der sozialen Angststörung

Gemeinsame und unterschiedliche Risikofaktoren für unterschiedliche psychische Störungen

Anhand der Daten der EDSP-Studie wurde vor dem Hintergrund offener Fragen zur Klassifikation der generalisierten Angststörung (GAS) der Frage nachgegangen, ob dieses Störungsbild hinsichtlich der Risikofaktorenkonstellation mehr den depressiven oder mehr den anderen Angststörungen gleicht (Beesdo et al. 2010). Hierzu wurden 15 Faktoren aus den Gruppen elterliche Psychopathologie, Temperament/Persönlichkeit und Umweltfaktoren herangezogen und sich gegenseitig ausschließende Outcome-Gruppen gebildet: GAS, reine Angststörung (aber keine GAS oder Depression), reine Depression (keine GAS und keine andere Angststörung), komorbide Angststörung und Depression (keine GAS). Die Ergebnisse zeigten, dass die GAS mit elterlicher GAS und reinen depressiven Störungen assoziiert war, ebenso mit den Temperaments-/Persönlichkeitsmerkmalen der Verhaltenshemmung („behavioral inhibition"), Schadensvermeidung („harm avoidance") und Belohnungsabhängigkeit („reward dependence") sowie den Umweltfaktoren früher Trennungserfahrungen in der Kindheit, elterlicher Überbehütung und dysfunktionales Familienklima. Der Vergleich mit den anderen diagnostischen Outcome-Gruppen ergab, dass die GAS hinsichtlich des Risikofaktorenprofils eher mit den für andere Angststörungen spezifischen Risikofaktoren überlappte (elterliche GAS, „behavioral inhibition", frühe Trennungen, Überbehütung) als mit den für depressiven Störungen spezifischen Risikofaktoren (elterliche Depression, geringe Resilienz, elterliche Ablehnung und geringe emotionale Wärme). Nur ein Faktor – „harm avoidance" – stellte sich als transdiagnostischer Risikofaktor heraus. Komorbide Angst- und depressive Störungen wiesen das breiteste Risikofaktorenprofil auf. Hierbei ist auch zu beachten, dass epidemiologische Studien wie die EDSP-Studie recht einheitlich zeigen konnten, dass vorausgehende Angststörungen selbst das Risiko für die Entwicklung depressiver Störungen erhöhen (z. B. Beesdo et al. 2007). Hierfür werden Sensitivierungs- bzw. Demoralisierungsprozesse, z. B. aufgrund des mit der Angst verbundenen Vermeidungsverhaltens, seit Längerem diskutiert (◘ Abb. 3.22; Wittchen et al. 2000a) mit wachsender empirischer Evidenz (z. B. Bittner et al. 2004, Beesdo-Baum et al. 2015)

Darüber hinaus spielt die Identifikation von Schutzfaktoren in der epidemiologischen Forschung eine zunehmend größere Rolle, denn diese sind von besonderer Bedeutung für Maßnahmen der Gesundheitsförderung und Prävention. So haben sich beispielsweise soziale Unterstützung und positives Familienklima nicht nur allgemein als förderlich für die psychische Gesundheit herausgestellt, sondern diese können auch die negative Wirkung von Risikofaktoren, z. B. psychische Belastung der Eltern auf die psychische Gesundheit der Kinder, abmildern (Klasen et al. 2015).

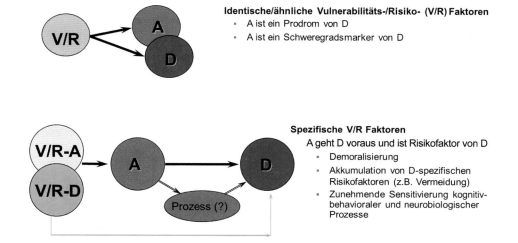

◘ **Abb. 3.22** Hypothesen, warum Angststörungen und Depression häufig komorbid auftreten. (Adaptiert aus Wittchen et al. 2000a. Republished with permission of John Wiley & Sons – Books, © 2000; permission conveyed through Copyright Clearance Center, Inc.)

3.3.6 Prävention, Public Health und gesundheitsökonomische Aspekte

■ **Präventionsansätze**

Eng verknüpft mit der Ätiologieforschung gehen Modelle der Prävention davon aus, dass sich aus erkannten Risikofaktoren Maßnahmen ableiten lassen, die die Wahrscheinlichkeit des Auftretens von psychischen Störungen verringern. Dabei wird zurückgegriffen auf Diathese-Stress-Modelle, die auf der Annahme beruhen, dass sich die Wahrscheinlichkeit, eine psychische Störung zu entwickeln, aus dem Verhältnis von dispositionellen „Vulnerabilitäten" und Risiken einerseits und protektiven Faktoren andererseits ergibt. Diese Dispositionen interagieren mit Belastungen und Risikofaktoren, aber auch mit Ressourcen (z. B. soziale Unterstützung, soziale Kompetenzen, Copingstrategien).

Während eine ganze Reihe universeller Präventionsprogramme in unterschiedlichen Settings im Sinne einer allgemeinen Förderung seelischer Gesundheit geprüft (Johnstone et al. 2018; Moreno-Peral et al. 2017; Hennessy und Tanner-Smith 2015) und teilweise auch in Deutschland disseminiert wurde, so ist aufgrund ihrer eher kleinen Effekte kaum eine Änderung der Prävalenz psychischer Störungen in der Allgemeinbevölkerung zu erwarten und auch bis dato nicht beobachtet worden. Deutlich vielversprechender scheinen Ansätze der selektiven und indikativen Prävention, die an in der epidemiologischen Forschung identifizierten modifizierbaren Risikofaktoren bzw. Frühstadien der Störungsentwicklung (erste Symptome) ansetzen (Ginsburg et al. 2015, Brent et al. 2015). Mit dem Präventionsgesetz und den in diesem Zusammenhang eta-

blierten Gesundheitsförderungs- und Präventionsangeboten (wie Entspannung oder Stressmanagement) werden Maßnahmen zur Primärprävention im engeren Sinne in Deutschland derzeit favorisiert und finanziell unterstützt. Ebenso ist ein recht barrierefreier Zugang zu Therapiemaßnahmen bei bereits bestehenden psychischen Störungen gegeben. Eine „Versorgungslücke" ergibt sich für Maßnahmen der indikativen Prävention bzw. Frühintervention bei symptomatischen oder unterschwelligen Störungen. Gerade hier scheinen Interventionsmaßnahmen jedoch besonders wirksam und könnten möglicherweise nachhaltige Public-Health-Benefits erzeugen (◘ Abb. 3.23).

3.4 Ungelöste Forschungsfragen

Die weitgehend widerspruchsfreie wechselseitige Integration epidemiologischer Strategien und traditioneller klinisch-psychologischer Methoden hat zweifellos nicht nur eine inhaltliche und methodenkritische Auseinandersetzung mit den Modellen in der Klinischen Psychologie befördert, sondern auch wichtige Anregungen und Erkenntnisfortschritte für ein umfassenderes und wissenschaftlich kohärenteres Verständnis psychischer Störungen ermöglicht. Nichtsdestotrotz bleiben sowohl hinsichtlich der deskriptiven Epidemiologie als auch der analytischen Epidemiologie im Hinblick auf klinisch-psychologische Fragestellungen Forschungslücken zu konstatieren. Hierzu gehört die insgesamt noch unbefriedigende Datenlage bei Kindern ebenso wie die bei Personen im höheren Alter, wie auch eine angemessene Berücksichtigung von psychologischen Konstruk-

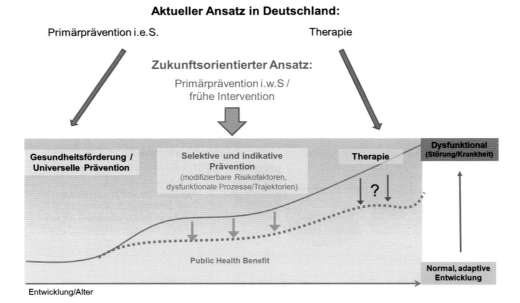

◘ **Abb. 3.23** Störungsentwicklung und Möglichkeiten der Intervention. (Adaptiert nach Wittchen et al. 2014. Republished with permission of John Wiley & Sons – Books, © 2014; permission conveyed through Copyright Clearance Center, Inc.)

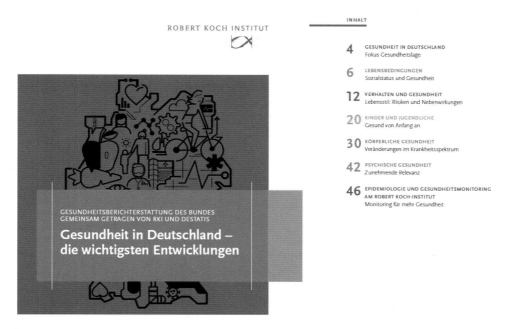

Abb. 3.24 Gesundheitsberichterstattung des Bundes: Cover und Inhalt der Kurzfassung des Berichts *Gesundheit in Deutschland 2015* (Herausgeber: Robert Koch-Institut). Kurz- und Langfassung des Berichts sind als PDF abrufbar unter: ▶ https://www.rki.de/DE/Content/Gesundheitsmonitoring/Gesundheitsberichterstattung/GBEDownloadsGiD/2015/kurzfassung_gesundheit_in_deutschland.html?nn=2379316

ten als Vulnerabilitäts-, Protektions- und Risikofaktoren. Die Einbeziehung (epi-)genetischer und (neuro-) biologischer Informationen zur vollständigeren Beschreibung des Bedingungsgefüges bei psychischen Störungen unter gleichzeitiger Beachtung entwicklungspsychologischer Aspekte ist angesichts des zumeist frühen Beginns psychischer Störungen Schlüsselvoraussetzungen für verbesserte ätiopathogenetischer Modelle und damit neue Ansätze in der Interventionsforschung – von der Primärprävention über die Therapie bis hin zur Rehabilitation. Hinzu tritt die Notwendigkeit einer intensiveren Forschung zum Zusammenhang psychischer und somatischer Erkrankungen. Generell müssen immer zumindest die wichtigsten gemeinsamen Ursachen eines Faktors X und eines Outcome Y (mit großen Effekten auf X *und* Y) reliabel und valide erhoben werden, um bessere Schätzungen kausaler Effekte zu ermöglichen. Nur so besteht die Chance, mittel- oder langfristig die Inzidenz und Prävalenz psychischer und verwandter Störungen zu reduzieren (Wittchen et al. 2014).

? Prüfen Sie Ihr Wissen

1. Erläutern Sie die „epidemiologische Trias"! ▶ Abschn. 3.2.1
2. Geben Sie Beispiele für unterschiedliche Falldefinitionen, die in einer epidemiologischen Studie herangezogen werden können! ▶ Abschn. 3.2.2
3. Definieren Sie folgende Begriffe: Prävalenz, Inzidenz, Risikofaktor, Komorbidität, Odds Ratio, Population Attributable Fraction, Relatives Risiko, Risikodifferenz! ▶ Abschn. 3.2.2 und 3.2.3
4. Erklären Sie kontrafaktische Kausalität anhand des folgenden Beispiels: Eine Patientin hat vor der Psychotherapie Angstsymptome ($Y = 1$), nach der Psychotherapie sind die Angstsymptome verschwunden ($Y = 0$). ▶ Abschn. 3.2.2
5. Welche Heuristiken kann man im epidemiologischen Kontext heranziehen, um sich ausgehend von (korrelativen) Zusammenhängen einer kausalen Aussage anzunähern? Überlegen Sie sich ein Beispiel für deren Kontextabhängigkeit! ▶ Abschn. 3.2.3
6. Erklären Sie kurz den wesentlichen Unterschied zwischen randomisierten Studien und Beobachtungsstudien. Welche Arten von Bias können in beiden Designs auftreten? Welcher Bias ist in randomisierten klinischen Studien oft größer? ▶ Abschn. 3.2.3
7. Welche Merkmale zeichnen gute bzw. valide epidemiologische Studien aus? ▶ Abschn. 3.3.1
8. Wie häufig sind psychische Störungen? Geben Sie einige Beispiele und diskutieren Sie, was bei der Nennung konkreter Prävalenzangaben zu berücksichtigen ist. ▶ Abschn. 3.3.1
9. Beziehen Sie Stellung zur Lage der Versorgung psychischer Störungen! ▶ Abschn. 3.3.4
10. Nennen Sie Ansätze, um mit epidemiologischen Studien ätiologische Fragestellungen zu untersuchen (analytische Epidemiologie)! ▶ Abschn. 3.3.5
11. Inwiefern sind psychische Störungen teure (d. h. mit hohen gesellschaftlichen Kosten verbundene) Störungen? ▶ Abschn. 3.3.3

3

ⓘ Weiterführende Literatur

Wissenschaftstheoretische und historische Informationen zur Epidemiologie finden sich z. B. bei Rothman et al. (2013), Ahrens und Pigeeot (2013) und stärker auf Public-Health-Aspekte bezogen bei Friis und Sellers (2013). Als deutschsprachige Grundlagenlehrbücher zu epidemiologischen Konzepten und Methoden sind die Werke von Bonita et al. (2013) sowie Kreienbrock et al. (2012) zu empfehlen. Für den Bereich der Klinischen Psychologie, Psychotherapie und Psychiatrie seien besonders die epidemiologischen Überblicksartikel von Wittchen et al. (2011) sowie Beesdo-Baum und Wittchen (2015) empfohlen. Seit 1994 ist das Robert Koch-Institut für Deutschland die selbstständige verantwortliche nationale Koordinationsstelle und damit u. a. auch Herausgeber der Gesundheitsberichterstattung des Bundes (◘ Abb. 3.24). Hier erscheinen regelmäßig themenbezogene Übersichten. Das neu etablierte *Journal of Health Monitoring* publiziert Ergebnisse der nationalen Gesundheitssurveys (▸ https://www.rki.de/DE/Content/Gesundheitsmonitoring/JoHM/JoHM_node.html). Statistische Aspekte werden zusammenfassend z. B. bei Höfler (2004) abgehandelt.

Literatur

American Association for Public Opinion Research (AAPOR). (2019). *Best Practices for Survey Research*. Available: ▸ https://www.aapor.org/Standards-Ethics/Best-Practices.aspx. Zugegriffen: 26. Juli 2019.

American Association for Public Opinion Research. (2016). Standard Definitions: Final Dispositions of Case Codes and Outcome Rates for Surveys (9. Aufl.). AAPOR.

Ahrens, W., & Pigeot, I. (2013). *Handbook of epidemiology* (2. Aufl.). New York: Springer.

APA. (2013). *Diagnostic and Statistical Manual of Mental Disorders, Fifth Edition (DSM-5)* (5. Aufl.). Arlington: American Psychiatric Association.

Asselmann, E., Wittchen, H. U., Lieb, R., Hofler, M., & Beesdo-Baum, K. (2016). Does low coping efficacy mediate the association between negative life events and incident psychopathology? A prospective-longitudinal community study among adolescents and young adults. *Epidemiology and Psychiatric Sciences, 25*(2), 171–180.

Baldwin, S. A., & Larson, M. J. (2017). An introduction to using Bayesian linear regression with clinical data. *Behaviour Research and Therapy, 98,* 58–75.

Baumgarten, F., Klipker, K., Göbel, K., Janitza, S., & Hölling, H. (2018). Der Verlauf psychischer Auffälligkeiten bei Kindern und Jugendlichen – Ergebnisse der KiGGS-Kohorte (Bd. 3): Robert Koch-Institut, Epidemiologie und Gesundheitsberichterstattung.

Beesdo, K., Bittner, A., Pine, D. S., Stein, M. B., Hofler, M., Lieb, R., & Wittchen, H. U. (2007). Incidence of social anxiety disorder and the consistent risk for secondary depression in the first three decades of life. *Archives of General Psychiatry, 64*(8), 903–912.

Beesdo-Baum, K., Knappe, S., Einsle, F., Knothe, L., Wieder, G., Venz, J., Rummel-Kluge, C., Heinz, I., Koburger, N., Schou-

ler-Ocak, M., Wilbertz, T., Unger, H.-P., Walter, U., Hein, J., Hegerl, U., Lieb, R., Pfennig, A., Schmitt, J., Hoyer, J., Wittchen, H.-U., & Bergmann, A. (2018). Wie häufig werden Patienten mit depressiven Störungen in der hausärztlichen Praxis erkannt? *Bundesgesundheitsblatt – Gesundheitsforschung – Gesundheitsschutz, 61*(1), 52–64.

Beesdo, K., Knappe, S., & Pine, D. S. (2009). Anxiety and anxiety disorders in children and adolescents: Developmental issues and implications for DSM-V. *Psychiatric Clinics of North America, 32*(3), 483–524.

Beesdo, K., Pine, D. S., Lieb, R., & Wittchen, H. U. (2010). Incidence and risk patterns of anxiety and depressive disorders and categorization of Generalized Anxiety Disorder. *Archives of General Psychiatry, 67*(1), 47–57.

Beesdo-Baum, K., Voss, C., Hoyer, J., Berwanger, J., Venz, J., Seibel, L., Frech, C. & Pieper, L. (under review). The Behavior and Mind Health (BeMIND) Study: Methods, Design and Baseline Sample Characteristics of a Cohort Study among Adolescents and Young Adults. *International Journal of Methods in Psychiatric Research.*

Beesdo-Baum, K. & Wittchen, H.-U. (2015). Epidemiology of mental disorders. In J.D. Wright (Ed.), *International Encyclopedia of the Social & Behavioral Sciences* (2nd ed., Vol. 15, pp. 179-185): Elsevier.

Bellach BM, Knopf H, Thefeld W (1998) Der Bundes-Gesundheitssurvey 1997/98. Das Gesundheitswesen 60 (Sonderheft 2): 59–68.

Bittner, A., Goodwin, R. D., Wittchen, H. U., Beesdo, K., Hofler, M., & Lieb, R. (2004). What characteristics of primary anxiety disorders predict subsequent major depressive disorder? *Journal of Clinical Psychiatry, 65*(5), 618–626.

Bonita, R., Beaglehole, R., & Kjellström, T. (2013). *Einführung in die Epidemiologie* (2. Aufl.). Bern: Huber.

Bebbington, P., Brewin, C. R., Marsden, L., & Lesage, A. (1996). Measuring the need for psychiatric treatment in the general population: The community version of the MRC Needs for Care Assessment. *Psychological Medicine, 26,* 229–236.

Brent, D. A., Brunwasser, S. M., Hollon, S. D., Weersing, V. R., Clarke, G. N., Dickerson, J. F., Beardslee, W. R., Gladstone, T. R. G., Porta, G., Lynch, F. L., Iyengar, S., & Garber, J. (2015). Effect of a Cognitive-Behavioral Prevention Program on Depression 6 Years After Implementation Among At-Risk Adolescents: A Randomized Clinical Trial Prevention of Depression in At-Risk Adolescents. *JAMA Psychiatry, 72*(11), 1110–1118.

Bringmann, L. F., Vissers, N., Wichers, M., Geschwind, N., Kuppens, P., Peeters, F., Borsboom, D., & Tuerlinckx, F. (2013). A network approach to psychopathology: New insights into clinical longitudinal data. *PLoS One, 8,* 1–13.

Bringmann, L. F., Madeline, L. P., Vissers, N., Ceulemans, E., Borsboom, D., Vanpaemel, W., Tuerlinckx, F., & Kuppens, P. (2016). Assessing temporal emotion dynamics using networks. *Assessment, 23,* 425–435.

Bijl, R. V., de Graaf, R., Hiripi, E., Kessler, R. C., Kohn, R., Offord, D. R., et al. (2003). The prevalence of treated and untreated mental disorders in five countries. *Health Affairs, 22*(3), 122–133.

Copeland, W., Shanahan, L., Costello, E. J., & Angold, A. (2011). Cumulative Prevalence of Psychiatric Disorders by Young Adulthood: A Prospective Cohort Analysis From the Great Smoky Mountains Study. *Journal of the American Academy of Child and Adolescent Psychiatry, 50*(3), 252–261.

Cumming, G., & Finch, S. (2005). Inference by eye: Confidence intervals, and how to read pictures of data. *American Psychologist, 60,* 170–180.

De Hert, M., Correll, C. U., Bobes, J., et al. (2011). Physical illness in patients with severe mental disorders. I. Prevalence, impact of medications and disparities in health care. *World Psychiatry, 10,* 52–77.

Dohoo, I., Martin, W., & Stryhn, H. (2012). *Methods in epidemiologic research.* Prince Edward Island: AVC Inc.

Deutsche Gesellschaft für Epidemiologie (DGEpi). (2018). *Leitlinien und Empfehlungen zur Sicherung von Guter Epidemiologischer Praxis (GEP).* Available: ▶ https://www.dgepi.de/assets/Leitlinien-und-Empfehlungen/66777155c7/Leitlinien_fuer_Gute_Epidemiologische_Praxis_GEP_vom_September_2018.pdf (downloaded: 26.06.2019).

Dohrenwend, B. P., & Dohrenwend, B. S. (1982). Perspectives on the past and future of psychiatric epidemiology. *American Journal of Public Health, 72,* 1271–1279.

Elwert, F., & Winship, C. (2014). Endogenous Selection Bias: The Problem of Conditioning on a Collider Variable. *Annual Review of Sociology, 40,* 31–53.

Elze, M. C., et al. (2017). Comparison of Propensity Score Methods and Covariate Adjustment. *Journal ot the American College of Cardiology, 69,* 345–357.

Emmelkamp, P.M.G. & Wittchen, H.U. (2009). Specific phobias. In G. Andrews, D.S. Charney, P.J. Sirovatka & D.A. Regier (Eds.), *Stress-induced and fear circuitry disorders. Refining the research Agenda for DSM-V* (pp. 77-101). Arlington, VA: APA.

Friis, R., & Sellers, T. (2013). *Epidemiology for public health practice* (5. Aufl.). Boston: Jones & Bartlett Publishers.

Gigerenzer, G., Majewski, J.N. (2015). Surrogate science: The idol of a universal method for scientific inference. Journal of Management 20156; Vol. 41 No. 2.

Ginsburg, G. S., Drake, K. L., Tein, J. Y., Teetsel, R., & Riddle, M. A. (2015). Preventing onset of anxiety disorders in offspring of anxious parents: A randomized controlled trial of a family-based intervention. *American Journal of Psychiatry, 172*(12), 1207–1214.

Gopnik, A. & Schulz, L. (2007). Causal learning: Psychology, philosophy, and computation. New York: Oxford University Press.

Greenland, S. (2005a). Multiple-Bias modelling for analysis of observational data. *J Roy Stat Soc: Series A (Stat Soc).168*(2): 267–306.

Greenland, S. (2005b). Epidemiologic measures and policy formulation: Lessons from potential outcomes. *Emerging Themes in Epidemiology, 2, 5.*

Greenland, S. (2006). Bayesian perspectives for epidemiologic research. I. Foundations and basic methods (with comment and reply). *Int J Epidemiol 35,* 765–78.

Greenland S. (2007). Bayesian perspectives for epidemiologic research. II. Regression analysis. *Int J Epidemiol 36,* 195–202.

Greenland, S. (2009) Bayesian perspectives for epidemiologic research: III. Bias analysis via missing-data methods. *Int J Epidemiol 38,* 1662–1673.

Greenland, S. (2014). Sensitivity Analysis and Bias Analysis. In W. Arens & I. Pigeot (Hrsg.), *Handbook of Epidemiology* (2. Aufl.). Spinger: New York.

Greenland, S. (2017a). Invited commentary: The need for cognitive science in methodology. *Amer J Epidemiol, 186,* 639–645.

Greenland, S. (2017b). For and against methodologies: Some perspectives on recent causal and statistical inference debates. *Eur J Epidemiol, 32*(1), 3–20.

Greenland, S., Senn, S. J., Rothman, K. J., Carlin, C., Poole, S., Goodman, N., & Altman, D. G. (2016). Statistical tests, P-values, confidence intervals, and power: A guide to misinterpretations. *European Journal of Epidemiology, 31,* 337–350.

Gustavsson, A., Svensson, M., Jacobi, F., Allgulander, C., Alonso, J., Beghi, E., et al. (2011). Cost of disorders of the brain in Europe 2010. *European Neuropsychopharmacology, 21*(10), 718–779.

Härter, M., Baumeister, H., & Bengel, J. (2006). *Psychische Störungen bei körperlichen Erkrankungen.* Berlin: Springer.

Handerer, J., Thom, J., Jacobi, F. (2018). Die vermeintliche Zunahme der Depression auf dem Prüfstand. Epistemologische Prämissen, epidemiologische Daten, transdisziplinäre Implikationen. In T. Fuchs, L. Iwer, S. Micali (Hrsg.): Das überforderte Subjekt, S. 159-209. Frankfurt: Suhrkamp.

Head, M.L., Holman, L., Lanfear, R., Kahn, A.T. & Jennions, M.D. (2013). The extent and consequences of P-hacking in science. *PLoS Biology, 13.*

Hennessy, E. A., & Tanner-Smith, E. E. (2015). Effectiveness of Brief School-Based Interventions for Adolescents: A Meta-analysis of Alcohol Use Prevention Programs. *Prevention Science, 16*(3), 463–474.

Hill, A.B. (1965). The environment and disease: Association or causation? Proceed Royal Society of Medicine – London, 58, 295–300.

Hintzpeter, B., Klasen, F., Schon, G., Voss, C., Holling, H., & Ravens-Sieberer, U. (2015). Mental health care use among children and adolescents in Germany: Results of the longitudinal BELLA study. *Eur Child Adolesc Psychiatry, 24*(6), 705–713.

Höfler, M. (2004). *Statistik in der Epidemiologie psychischer Störungen.* Berlin: Springer.

Höfler, M. (2005a). The effect of misclassification on the estimation of association: A Review. *International Journal of Methods in Psychiatric Research, 14,* 92–101.

Höfler, M. (2006). Getting causal considerations back on the right track. *Emerging Themes in Epidemiology, 3, 8.*

Höfler, M., Lieb, R., & Wittchen, H. U. (2007). Estimating causal effect from observational data conditionally on a model for multiple bias. *International Journal of Methods in Psychiatry Research, 16,* 77–87.

Höfler, M. (2005b). The Bradford Hill considerations on causality: A counterfactual perspective. *Emerging Themes in Epidemiology, 2,* 11.

Höfler, M., Pfister, H., Lieb, R., & Wittchen, H. U. (2005). The use of weights to account for non-response and drop-out. *Social Psychiatry and Psychiatric Epidemiology, 40,* 291–299.

Höfler M. Venz J, Trautmann S. Miller R. Writing a discussion section: How to integrate substantive and statistical expertise. BMC Medical Research Methodology 2018; 18: 34.

Imbens, G. W., & Rubin, D. B. (2015). *Causal inference in statistics, social, and biomedical sciences.* Cambridge: Cambridge University Press.

Hölling, H., Schlack, R., Petermann, F., Ravens-Sieberer, U., & Mauz, E. (2014). Psychische Auffälligkeiten und psychosoziale Beeinträchtigungen bei Kindern und Jugendlichen im Alter von 3 bis 17 Jahren in Deutschland – Prävalenz und zeitliche Trends zu 2 Erhebungszeitpunkten (2003–2006 und 2009–2012). *Bundesgesundheitsbl., 57,* 807–819. ▶ https://doi.org/10.1007/s00103-014-1979-3.

Jacobi, F. (2007). Psychische Storungen bei Patienten mit körperlichen Erkrankungen in der Allgemeinbevölkerung. In: M. Harter, H. Baumeister, & J. Bengel (Hrsg.), *Psychische Störungen bei körperlichen Erkrankungen* (S. 45–54). Berlin: Springer.

Jacobi, F., Becker, M., Bretschneider, J., Müllender, S., Thom, J., Hapke, U., & Maier, W. (2016). Ambulante fachärztliche Versorgung psychischer Störungen: Kleine regionale Unterschiede im Bedarf, große regionale Unterschiede in der Versorgungsdichte. *Der Nervenarzt, 87*(11), 1211–1221.

Jacobi, F., Höfler, M., Strehle, J., Mack, S., Gerschler, A., Scholl, L. et al. (2015). Twelve-months prevalence of mental disorders in the German Health Interview and Examination Survey for Adults – Mental Health Module (DEGS1-MH): A methodological addendum and correction. *International Journal of Methods in Psychiatric Research, 24*(4), 305–313.

Jacobi, F., Höfler, M., Strehle, J., Mack, S., Gerschler, A., Scholl, L., Busch, M.A., Maske, U., Hapke, U., Gaebel, W., Maier, W., Wagner, M., Zielasek, J. & Wittchen, H.-U. (2014). Psychische

Störungen in der Allgemeinbevölkerung. Studie zur Gesundheit Erwachsener in Deutschland und ihr Zusatzmodul „Psychische Gesundheit" (DEGS1-MH). *Der Nervenarzt, 85*(1), 77-87.

Jacobi, F., Hoyer, J., & Wittchen, H.-U. (2004a). Seelische Gesundheit in Ost und West: Analysen auf der Grundlage des Bundesgesundheitssurveys. *Zeitschrift für Klinische Psychologie, 33*(4), 251–260.

Jacobi, F. & Linden, M. (2018). Macht die moderne Arbeitswelt psychisch krank – oder kommen psychisch Kranke in der modernen Arbeitswelt nicht mehr mit? Arbeitsmedizin – Sozialmedizin – Umweltmedizin (ASU), 53, 530-536.

Jacobi, F., Mack, S., Gerschler, A., Scholl, L., Höfler, M., Siegert, J. et al. (2013). The design and methods of the mental health module in the German Health Interview and Examination Survey for Adults (DEGS1-MH). *International Journal of Methods in Psychiatric Research, 22*(2), 83–99.

Jacobi, F., Wittchen, H.-U., Hölting, C., Höfler, M., Pfister, H., Müller, N., & Lieb, R. (2004b). Prevalence, comorbidity and correlates of mental disorders in the general population: Results from the German Health Interview and Examination Survey (GHS). *Psychological Medicine, 34*(4), 597–611.

James, S. L., Abate, D., Abate, K. H., Abay, S. M., Abbafati, C., Abbasi, N. et al. (2018). Global, regional, and national incidence, prevalence, and years lived with disability for 354 diseases and injuries for 195 countries and territories, 1990–2017: A systematic analysis for the Global Burden of Disease Study 2017. *Lancet, 392*(10159), 1789–1858.

Johnstone, K. M., Kemps, E., & Chen, J. W. (2018). A Meta-Analysis of Universal School-Based Prevention Programs for Anxiety and Depression in Children. *Clinical Child and Family Psychology Review, 21*(4), 466–481.

Jones, S., Howard, L., & Thornicroft, G. (2008). Diagnostic overshadowing: Worse physical health care for people with mental illness. *Acta Psychiatrica Scandinavica, 118*, 169–171.

Jorm, A. F., Patten, S. B., Brugha, T. S., & Mojtabai, R. (2017). Has increased provision of treatment reduced the prevalence of common mental disorders? Review of the evidence from four countries. *World Psychiatry, 16*, 90–99.

Kahlert, J., et al. (2017). Control of confounding in the analysis phase – an overview for clinicians. *Clinical Journal of Epidemiology, 9*, 195–204.

Kamtsiuris, P., Lange, M., Hoffmann, R., Rosario, A.S., Dahm, S., Kuhnert, R. & Kurth, B.M. (2013). Die erste Welle der Studie zur Gesundheit Erwachsener in Deutschland (DEGS1). Stichprobendesign, Response, Gewichtung und Repräsentativität. Bundesgesundheitsblatt-Gesundheitsforschung-Gesundheitsschutz, 56(5-6), 620-630.

Kaplan, R. M. (1985). Behavioral epidemiology, health promotion, and health services. *Medical Care., 23*, 564–583.

Kerr, N. L. (1998). HARKing: Hypothesizing after the results are known. *Personality & Social Psychology Review, 2*(3), 196–217.

Kessler, R. C., McGonagle, K. A., Zhao, S., Nelson, C. B., Hughes, M., Eshleman, S., Wittchen, H.-U., & Kendler, K.S. (1994). Lifetime and 12-month prevalence of DSM-III-R psychiatric disorders in the United States: Results from the National Comorbidity Survey. *Archives of General Psychiatry, 51*, 8–19.

Kessler, R. C., Berglund, P., Demler, O., Jin, R., Merikangas, K. R., & Walters, E. E. (2005a). Lifetime prevalence and age-of-onset distributions of DSM-IV disorders in the National Comorbidity Survey Replication. *Archives of General Psychiatry, 62*(6), 593–602.

Kessler, R. C., Chiu, W. T., Demler, O., & Walters, E. E. (2005b). Prevalence, severity, and comorbidity of 12-month DSM-IV disorders in the National Comorbidity Survey Replication. *Archives of General Psychiatry, 62*(6), 617–627.

Kessler, R. C., & Ustun, T. B. (2008). *The WHO World Mental Health survey: Global perspectives on the epidemiology of mental disorders*. New York: Cambridge University Press.

Keyes, K., & Galeo, S. (2015). What matters most: Quantifying an epidemiology of consequence. *Annals of Epidemiology, 25*, 1–7.

Klasen, F., Otto, C., Kriston, L., Patalay, P., Schlack, R., & Ravens-Sieberer, U. (2015). Risk and protective factors for the development of depressive symptoms in children and adolescents: Results of the longitudinal BELLA study. *Eur Child Adolesc Psychiatry, 24*(6), 695–703.

Klasen, F., Reiß, F., Otto, C., Haller, A.-C., Meyrose, A.-K., Barthel, D., & Ravens-Sieberer, U. (2017). Die BELLA-Studie – das Modul zur psychischen Gesundheit in KiGGS Welle 2. *Journal of Health Monitoring, 2*(s3), 55–65.

Klipker, K., Baumgarten, F., Göbel, K., Lampert, T. & Hölling, H. (2018). Psychische Auffälligkeiten bei Kindern und Jugendlichen in Deutschland – Querschnittergebnisse aus KiGGS Welle 2 und Trends. *Journal of Health Monitoring, 3*(3).

Knappe, S., Einsle, F., Rummel-Kluge, C., Heinz, I., Wieder, G., Venz, J., Schouler-Ocak, M., Wittchen, H. U., Lieb, R., Hoyer, J., Schmitt, J., Bergmann, A., & Beesdo-Baum, K. (2018). Niederschwellige leitlinienorientierte supportive Materialien (NILS) in der primärärztlichen Versorgung: Effekte auf die Orientierung an der S3/NV-Leitlinie Unipolare Depression. *Zeitschrift Für Psychosomatische Medizin Und Psychotherapie, 64*(3), 298–311.

Kraemer, H. C. (1995). Statistical issues in assessing comorbidity. *Statistics in Medicine, 14*, 721–733.

Kraemer, H. C., Kazdin, A. E., Offord, D. R., Kessler, R. C., Jensen, P., & Kupfer, D. J. (1997). Coming to terms with the terms of risk. *Archives of General Psychiatry, 54*, 337–343.

Kraemer, H. C., & Thieman, S. (1987). *How many subjects? Statistical power analysis in research*. Newbury Park: Sage Publications.

Kreienbrock, L., Pigeot, I., & Ahrens, W. (2012). *Epidemiologische Methoden* (5. Aufl.). Berlin: Springer.

Lange, M., Hoffmann, R., Mauz, E., Houben, R., Antje Gößwald, Rosario, A.S. & Kurth, B.-M. (2018). Längsschnitterhebung von KiGGS Welle 2 – Erhebungsdesign und Fallzahlentwicklung der KiGGS-Kohorte. *Journal of Health Monitoring, 3*(1).

Lash, T. L., Fox, M. P., & Fink, A. (2009). *Applying Quantitative Bias Analysis to Epidemiologic Data*. New York: Springer.

Levy, P.S., Lemewhow, S. (2008). Sampling Populations. Methods and Applications. 4th ed, Wiley: New York.

Lieb, R., Isensee, B., von Sydow, K., & Wittchen, H.-U. (2000). The Early Developmental Stages of Psychopathology Study (EDSP). *A methodological update. European Addiction Research, 6*(4), 170–182.

Light, R. J., & Singer, J. D. (1990). *By Design. Planning Research on Higher Education*. Cambridge: Harvard University Press.

Linden, A. (2017). Improving causal inference with a doubly robust estimator that combines propensity score stratification and weighting. *Journal of Evaluation in Clinical Practice, 23*, 697–702.

Linden, M., Baron, S., Muschalla, B., Ostholt-Corsten, M. (2014). Fähigkeitsbeeinträchtigungen bei psychischen Erkrankungen. Diagnostik, Therapie und sozialmedizinische Beurteilung in Anlehnung an das Mini-ICF-APP. Bern: Huber.

Little, R. J. A., Lewitzky, S., Heeringa, S., Lepkowski, J., & Kessler, R. C. (1997). Assessment of weighted methodology for the national comorbidity survey. *American Journal of Epidemiology, 146*, 439–449.

Lohmann-Haislah, A. et al. (2012). BAuA Stressreport Deutschland 2012. ► https://www.baua.de/DE/Angebote/Publikationen/Berichte/Gd68.html. Zugegriffen: 16. Juni 2019.

Maclure, M., & Schneeweiss, S. (2001). Causation of bias: The episcope. *Epidemiology, 12*, 114–122.

Mack, S., Jacobi, F., Gerschler, A., Strehle, J., Hofler, M., Busch, M. A., Maske, U. E., Hapke, U., Seiffert, I., Gaebel, W., Zielasek, J., Maier, W., & Wittchen, H. U. (2014). Self-reported utilization of mental health services in the adult German population – evidence for unmet needs? Results of the DEGS1-MentalHealth-Module (DEGS1-MH). *International Journal of Methods in Psychiatric Research, 23*(3), 289–303.

Melchior, H., Schulz, H., & Härter, M. (2014). *Faktencheck Gesundheit – Regionale Unterschiede in der Diagnostik und Behandlung von Depressionen.* Gütersloh: Bertelsmann.

Merikangas, K.R., He, J.P., Burstein, M., Swanson, S.A., Avenevoli, S., Cui, L.H., Benjet, C., Georgiades, K. & Swendsen, J. (2011). Lifetime Prevalence of Mental Disorders in U.S. Adolescents: Results from the National Comorbidity Survey Replication-Adolescent Supplement (NCS-A). *Journal of the American Academy of Child and Adolescent Psychiatry, 49*(10), 980-989.

Merrill, R. M., Frankenfeld, C., Mink, M., & Freeborne, N. (2016). *Behavioral epidemiology. Principles and applications.* Burlington: Jones & Bartlett Learning.

Moffitt, T. E., Caspi, A., Taylor, A., Kokaua, J., Milne, B. J., Polanczyk, G., & Poulton, R. (2010). How common are common mental disorders? Evidence that lifetime prevalence rates are doubled by prospective versus retrospective ascertainment. *Psychological Medicine, 40*(6), 899–909.

Mojtabai, R., Olfson, M., Sampson, N. A., Jin, R., Druss, B., Wang, P. S. et al. (2011). Barriers to mental health treatment: Results from the National Comorbidity Survey Replication. *Psychological Medicine, 41*(8), 1751–1761.

Möller, H. J., Laux, G., & Deister, A. (2015). *Psychiatrie, Psychosomatik und Psychotherapie* (6. Aufl.). Stuttgart: Thieme.

Moreno-Peral, P., Conejo-Ceron, S., Rubio-Valera, M., Fernandez, A., Navas-Campana, D., Rodriguez-Morejon, A. et al. (2017). Effectiveness of Psychological and/or Educational Interventions in the Prevention of Anxiety: A Systematic Review, Meta-analysis, and Meta-regression. *JAMA Psychiatry, 74*(10), 1021–1029.

Morgan, S.L. & Winship C.H. (2015). Counterfactuals and Causal Inference. Methods and Principles for Social Research. 2nd edition,. Cambridge University Press.

Murray, C. J. L., & Lopez, A. D. (Hrsg.). (1996). *The global burden of disease: A comprehensive assessment of mortality and disability for diseases, injuries, and risk factors in 1990 and projected to 2020.* Geneva: World Health Organization.

Oettingen, G., & Seligman, M. E. P. (1990). Pessimism and behavioural signs of depression in East versus West Berlin. *European Journal of Social Psychology, 20,* 207–220.

Oi-Man, K., Underhill, A. T., Berry, J. W., Luo, W., Elliott, T. R., & Yoon, M. (2008). Analyzing longitudinal data with multilevel models: An example with individuals living with lower extremity intra-articular fractures. *Rehabilitation Psychology, 53,* 370–386.

Pearl, J. (2009) Causality: Models, Reasoning, and Inference. Cambridge University Press, 2n edition.

Pearl, J., & Mackenzie, D. (2018). *The Book of Why The New Science of Cause and Effect.* New York: Basic Books.

Pearl, J., Glymour, E., & Jewell, D. P. (2016). *Causal inference in statistics. A primer.* Wiley: New York.

Rabe-Hesketh S, Skrondal A. Multilevel and Longitudinal Modeling using Stata. Vol. I: Continous responses 3rd edit. Stata Press, 2012.

Rabe-Hesketh S, Skrondal A. (2012) Multilevel and Longitudinal Modeling using Stata. Vol. II: Categorical responses, Counts, and Survival. 3rd edit. Stata Press.

Ravens-Sieberer, U., & Kurth, B. M. (2008). The mental health module (BELLA study) within the German Health Interview and Examination Survey of Children and Adolescents (KiGGS): Study design and methods. *Eur Child Adolesc Psychiatry, 17*(Suppl 1), 10–21.

Ravens-Sieberer, U., Wille, N., Bettge, S., & Erhart, M. (2007). Psychische Gesundheit von Kindern und Jugendlichen in Deutschland: Ergebnisse aus der BELLA-Studie im Kinder- und Jugendgesundheitssurvey (KiGGS). *Bundesgesundheitsblatt – Gesundheitsforschung – Gesundheitsschutz, 50,* 871–878.

Ravens-Sieberer, U., Otto, C., Kriston, L., Rothenberger, A., Dopfner, M., Herpertz-Dahlmann, B. et al. (2015). The longitudinal BELLA study: Design, methods and first results on the course of mental health problems. *Eur Child Adolesc Psychiatry, 24*(6), 651–663.

Robins, N. L., & Regier, D. A. (1991). *Psychiatric disorders in America: The epidemiologic catchment area Study.* Portland: Book News.

Robins, J. M., & Wasserman, L. (1999). On the impossibility of inferring causation from association without background knowledge. In C. N. Glymour & G. G. Cooper (Hrsg.), *Computation, Causation and Discovery* (S. 305–321). Cambridge, MA: AAAI/ MIT Press.

Rosenbaum, P. R. (2010). *Design of observational studies.* New York: Springer.

Rothman, K. J., Greenland, S., & Lash, Tl. (2013). *Modern epidemiology* (3. Aufl.). Philadelphia: Wolters Kluwer.

Royall, R. M. (1986). Model robust confidence intervals using maximum likelihood estimators. *International Statistical Review, 54,* 221–226.

Runge, A. J., Beesdo, K., Lieb, R., & Wittchen, H.-U. (2008). Wie häufig nehmen Jugendliche und junge Erwachsene mit Angststörungen eine psychotherapeutische Behandlung in Anspruch? *Verhaltenstherapie, 18,* 26–34.

Sallis, J. F., Owen, N., & Fotheringham, M. J. (2000). Behavioral epidemiology: A systematic framework to classify phases of research on health promotion and disease prevention. *Annals of Behavioral Medicine, 22*(4), 294–298.

Scheidt-Nave, C., Kamtsiuris, P., Gosswald, A., Holling, H., Lange, M., Busch, M. A. et al. (2012). German health interview and examination survey for adults (DEGS) – Design, objectives and implementation of the first data collection wave. *BMC Public Health, 12,* 16.

Schneider, F., Erhart, M., Hewer, W., Loeffler, L. A. K., & Jacobi, F. (2019). Mortality and medical comorbidity in the severely mentally ill – A German registry study. *Deutsches Ärzteblatt International, 116,* 405–411.

Sexton, M. M. (1979). Behavioral epidemiology. In O. F. Pomerleau & J. P. Brady (Hrsg), *Behavioral Medicine: Theory and Practice* (S. 3–21). Baltimore, MD: Williams and Wilkins.

Shear, M. K., Bjelland, I., Beesdo, K., Gloster, A. T., & Wittchen, H.-U. (2007). Supplementary dimensional assessment in anxiety disorders. *International Journal of Methods in Psychiatric Research, 16*(Suppl. 1), S52–S64.

Shadish, W.R., Cook, T.D. & Campbell D.T. (2002). Experimental and Quasi-Experimental Designs for Generalized Causal Inference. Houghton Mifflin Company.

Shiffman S, Stone AA, Hufford MR. (2008) Ecological momentary assessment. Annu Rev Clin Psychol; (4): 1–32.

Singer JD, Willett JB: Applied Longitutinal Data Analysis. Oxford University Press, 2003.

Snow, J. (1849). *On the mode of communication of cholera.* London: John Churchill.

ten Have, M., de Graaf, R., Vollebergh, W., & Beekman, A. (2004). What depressive symptoms are associated with the use of care services? Results from the Netherlands Mental Health Survey and Incidence Study (NEMESIS). *Journal of Affective Disorders, 80,* 239–248.

Thoemmes, F., & Ong, A. D. (2016). A Primer on Inverse Probability of Treatment Weighting and Marginal Structural Models. *Emerging Adulthood, 4,* 40–59.

Thom, J., Bretschneider, J., Kraus, N., Handerer, J., Jacobi, F. (2019). Versorgungsepidemiologie psychischer Störungen. Warum sinken die Prävalenzen trotz vermehrter Versorgungsangebote nicht ab? *Bundesgesundheitsblatt – Gesundheitsforschung – Gesundheitsschutz, 2*, 128–139.

Trautmann, S., Beesdo-Baum, K., Knappe, S., Einsle, F., Knothe, L., Wieder, G. et al. (2017). Behandlung depressiver Störungen in der primärärztlichen Versorgung – Eine epidemiologische Querschnittsstudie. *Deutsches Ärzteblatt, 114*(43), 121–128.

VanderWeele, T. (2015). Explanation in Causal Inference: Methods for Mediation and Interaction. Oxford University Press.

von Elm E, Altman DG, Egger M, Pocock SJ, Gøtzsche PC, Vandenbroucke JP (2007). STROBE Initiative. The Strengthening the Reporting of Observational Studies in Epidemiology (STROBE) statement: Guidelines for reporting observational studies. PLoS Med. 4(10):e296. PMID: 17941714.

Vos, T., Abajobir, A.A., Abbafati, C., Abbas, K.M., Abate, K.H., Abd-Allah, F. et al. (2017). Global, regional, and national incidence, prevalence, and years lived with disability for 328 diseases and injuries for 195 countries, 1990–2016: A systematic analysis for the Global Burden of Disease Study 2016. *Lancet, 390*(10100), 1211–1259.

Walker, E. R., McGee, R. E., & Druss, B. G. (2015). Mortality in mental disorders and global disease burden implications: A systematic review and meta-analysis. *JAMA Psychiatry, 2015*(72), 334–341.

WHO. (1993). *The ICD-10 classification of mental and behavioural disorders: Diagnostic criteria for research.* Geneva, Switzerland: World Health Organization.

WHO. (2019). *Global Burden of Disease Project.* ▶ http://www.who.int/healthinfo/global_burden_disease/en/index.html. Zugegriffen: 26. Apr. 2019.

WHO. (2001). *International Classification of Functioning, Disability and Health (ICF).* Genf: WHO.

Wittchen, H.-U. (1996). Critical issues in the evaluation of comorbidity of psychiatric disorders. *The British Journal of Psychiatry, 168*(Suppl. 30), 9–16.

Wittchen, H.-U. (Hrsg.). (2000). Depression 2000. Eine bundesweite Depressions-Screening-Studie in Allgemeinarztpraxen. *MMW Fortschritte der Medizin, 118* (Sonderheft 1), 1–41.

Wittchen, H.-U., & Beesdo-Baum, K. (2018). „Throwing out the baby with the bathwater"? Conceptual and methodological limitations of the HiTOP approach. *World Psychiatry, 17*(3), 298–299.

Wittchen, H.-U., Jacobi, F., Rehm, J., Gustavsson, C., Svensson, M., Jönsson, B. et al. (2011). The size and burden of mental disorders and other disorders of the brain in Europe 2010. *European Neuropsychopharmacology, 21,* 655–679.

Wittchen, H.-U., Knappe, S., Andersson, G., Araya, R., Banos Rivera, R. M., Barkham, M. et al. (2014). The need for a behavioural science focus in research on mental health and mental disorders. *International Journal of Methods in Psychiatric Research, 23*(S1), 28–40.

Wittchen, H.-U., & Jacobi, F. (2005). Size and burden of mental disorders in Europe – a critical review and appraisal of 27 studies. *European Neuropsychopharmacology, 15,* 357–376.

Wittchen, H.-U., Jönsson, B., & Olesen, J. (2005). Editorial: Towards a better understanding of the size and burden and cost of brain disorders in Europe. *European Neuropsychopharmacology, 15*(4), 355–356.

Wittchen, H.-U., Kessler, R. C., Pfister, H., & Lieb, R. (2000a). Why do people with anxiety disorders become depressed? A prospective-longitudinal community study. *Acta Psychiatrica Scandinavica, 102*(Suppl. 406), 14–23.

Wittchen, H.-U., Lieb, R., Pfister, H. & Schuster, P. (2000b). The waxing and waning of mental disorders: evaluating the stability of syndromes of mental disorders in the population. *Comprehensive Psychiatry, 41*(2, suppl. 1), 122–132.

Wittchen, H.-U., Nelson, C. B., & Lachner, G. (1998). Prevalence of mental disorders and psychosocial impairments in adolescents and young adults. *Psychological Medicine, 28,* 109–126.

Wittchen, H.-U. & Perkonigg, A. (1996). Epidemiologie psychischer Störungen. Grundlagen, Häufigkeit, Risikofaktoren und Konsequenzen. In A. Ehlers & K. Hahlweg (Hrsg.), *Enzyklopädie der Psychologie. Themenbereich D Praxisgebiete, Serie 2 Klinische Psychologie, Bd. 1* (S. 69–144). Göttingen: Hogrefe.

Wittchen, H.-U., & Pfister, H. (1997). *DIA-X-Interviews: Manual für Screeningverfahren und Interview; Interviewheft Längsschnittuntersuchung (DIA-X-Lifetime); Ergänzungsheft (DIA-X-Lifetime) … Auswertungsprogramm.* Frankfurt a. M.: Swets & Zeitlinger.

Zimmermann, P., Wittchen, H.-U., Höfler, M., Pfister, H., Kessler, R. C., & Lieb, R. (2003). Primary anxiety disorders and the development of subsequent alcohol use disorder: A 4-year community study of adolescents and young adults. *Psychological Medicine, 33*(7), 1211–1222.

Lernpsychologische Grundlagen

Mike Rinck und Eni S. Becker

Inhaltsverzeichnis

© Springer-Verlag GmbH Deutschland, ein Teil von Springer Nature 2020
J. Hoyer und S. Knappe (Hrsg.), *Klinische Psychologie & Psychotherapie*,
https://doi.org/10.1007/978-3-662-61814-1_4

4.1 Grundlagen und Grundbegriffe

Lernen ist eine solch allgemeingültige Erfahrung des Menschen, dass wir kaum jemals darüber nachdenken, was der Begriff eigentlich bezeichnet. Vielmehr haben wir das Gefühl, zu *wissen,* was Lernen ist, und möglicherweise lesen Sie diese Zeilen gerade, um etwas über das Lernen zu lernen. Es gibt jedoch viele Arten des Lernens, und eine Definition ist für eine genauere Betrachtung unerlässlich. Eine wissenschaftliche Definition, mit der viele Forscher übereinstimmen würden, lautet:

> **Definition**
>
> **Lernen** ist eine auf Erfahrung basierende, dauerhafte Veränderung in der Verhaltensdisposition eines Individuums.

Diese Definition unterscheidet sich in mancherlei Hinsicht vom umgangssprachlichen Gebrauch des Wortes Lernen. Sie ist auf das Individuum bezogen, d. h., Modebegriffe wie „lernende Organisationen" fallen nicht darunter. Ein wichtiges Detail der Definition ist der Begriff „Verhaltens*disposition*", welcher anzeigt, dass Lernen nicht sofort und direkt zu einer Veränderung des Verhaltens führen muss. Vielmehr reicht es aus, wenn eine Verhaltensänderung möglich wird. Dies bedeutet nicht mehr als die Alltagsweisheit, dass wir nicht alles tun müssen, was wir gelernt haben. Lernforscher unterscheiden hier zwischen **Kompetenz** (was wir tun können) und **Performanz** (was wir tatsächlich tun). Lernen bezieht sich somit immer auf Veränderungen der Kompetenz, und zwar nur auf Veränderungen, die einigermaßen dauerhaft sind (z. B. nicht zufällige Veränderungen) und die auf Erfahrungen beruhen (d. h. nicht auf Medikamenten, Drogen, Müdigkeit etc.). Veränderungen der Kompetenz müssen dabei keineswegs sichtbar werden. Dies ist ein Dilemma der Lernforschung: Kompetenzveränderungen sind nicht direkt beobachtbar, sondern nur indirekt aus Veränderungen der Performanz erschließbar. Die wissenschaftliche Definition ist auch umfassender als die umgangssprachliche: Zum einen umfasst sie, wie wir weiter unten sehen werden, auch Lernformen, die dem Laien eher ungewöhnlich erscheinen. Zum anderen schließt sie auch Veränderungen zum Schlechteren ein, d. h., Lernen führt keineswegs immer zu einer Verbesserung von Kompetenz und Performanz. Dies ist der Punkt, an dem die Lernforschung für die Klinische Psychologie relevant wird, denn viele klinische Störungen lassen sich zumindest teilweise durch Lernprozesse erklären, ebenso wie diese Prozesse bei vielen Therapien eine wichtige Rolle spielen. Es ist deshalb auch für klinische Psychologen notwendig, sowohl die allgemeinen lernpsychologischen Grundlagen als auch die störungsspezifischen Lernprozesse zu kennen.

Lernen ist traditionell aus zwei unterschiedlichen Richtungen untersucht worden, zum einen innerhalb der Psychologie von den **Behavioristen** (Watson, Skinner u. a.). Diese waren vor allem an den Mechanismen des Lernens interessiert. Sie suchten Lerngesetze, die für alle Lebewesen gültig waren. Sie untersuchten in der Regel unterschiedliche Tiere in kontrollierten Laborsituationen und übertrugen die gefundenen Ergebnisse auf den Menschen. Dabei sahen sie den Organismus weitgehend als Tabula rasa an, der erst durch seine Lernerfahrungen gebildet wird.

Zur ungefähr selben Zeit wurde Lernen unter einer ganz anderen Perspektive untersucht, nämlich innerhalb der Biologie von den **Verhaltensforschern** (z. B. Konrad Lorenz). Für sie war ein Organismus kein unbeschriebenes Blatt; ganz im Gegenteil, sie sahen Lernen im Rahmen von evolutionären Entwicklungen. Sie waren daher vor allem an der Funktion von Lernen interessiert: Wie erhöht Verhalten die Chance des Organismus zu überleben und sich fortzupflanzen? Welche Rolle spielt hierbei das Lernen?

Beide Ansätze sind notwendig, um dem Phänomen Lernen gerecht zu werden, aber es gibt leider kaum Integrationsversuche. Vielversprechend erscheinen hier vor allem die neuen neurokognitiven Ansätze (▶ Kap. 5 und 9), die die biologischen Grundlagen des Lernens wieder stärker betonen. In der Psychologie herrschen noch immer die behavioralen Ansätze vor, die auch wichtige Grundlagen für die Therapie von Störungen darstellen. Für die Verhaltenstherapie sind sie die unverzichtbare theoretische Basis und sollen deshalb hier ausführlich dargestellt werden.

4.1.1 Klassische Konditionierung

> **Definition**
>
> **Klassisches Konditionieren** ist das Lernen von Signalen: Wenn wir lernen, dass ein neutraler Reiz einen anderen, wichtigen Reiz vorhersagt, dann können wir bereits auf das Signal reagieren statt erst auf den wichtigen Reiz.

Zu Beginn des 20. Jahrhunderts führten unabhängig voneinander ein amerikanischer Doktorand (Edwin Twitmeyer, 1873–1943) und ein russischer Physiologe (Iwan Pawlow, 1849–1936) bahnbrechende Experimente durch, die bei beiden zur Entdeckung des klassischen Konditionierens führten (◻ Abb. 4.1). Wie so oft bei wissenschaftlichen Erkenntnissen wurde auch diese Art des Lernens in beiden Fällen durch Zufall in

Kombination mit hervorragender Beobachtungsfähigkeit gefunden. Die Beobachtungen von Twitmeyer wurden leider ignoriert und schnell vergessen, aber die Studien von Pawlow wurden zu Klassikern der Psychologie. Pawlow, der zu diesem Zeitpunkt schon einen Nobelpreis für seine physiologischen Studien erhalten hatte, wollte eigentlich den Speichelreflex bei Hunden untersuchen. Dabei fiel ihm irgendwann auf, dass der Speichelreflex oft schon einsetzte, wenn die Tiere die Schritte des Pflegers hörten, und nicht erst, wenn der Pfleger ihnen das Futter gab. Zum Glück ignorierte Pawlow diese merkwürdige Beobachtung nicht einfach, sondern untersuchte sie systematisch weiter (Pawlow 1927).

Ein Hund wurde in einen besonderen Apparat gestellt, mit dem die Intensität des Speichelflusses als Reaktion auf bestimmte Reize gemessen werden konnte (◘ Abb. 4.2 gibt die Vorgehensweise schematisch wieder). Dem Hund wurde Futter gezeigt, dieser Reiz wurde als unkonditionierter Reiz (US, „unconditioned stimulus") bezeichnet. Auf diesen Reiz hin erfolgte ein angeborener Reflex, nämlich Speichelfluss, die sog. unkonditionierte Reaktion (UR). Reiz und Reaktion werden als unkonditioniert bezeichnet, weil sie schon vor dem Experiment bestanden. Ob und auf welche Weise sie vorher gelernt wurden, ist dabei nicht relevant. Auf das Läuten einer Glocke zeigte der Hund keinerlei Reaktion, außer einer gewissen Neugier. Die Glocke wird als neutraler Reiz (NS) bezeichnet, denn sie ruft keinen Speichelfluss hervor. Pawlow kombinierte nun die beiden Reize (US + NS), d. h., wenn Futter dargeboten

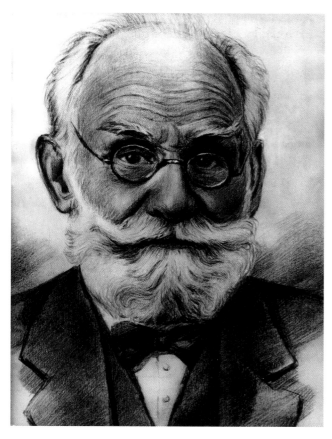

◘ **Abb. 4.1**   Iwan Pawlow. (© Sammlung Rauch/INTERFOTO)

Vor der Konditionierung

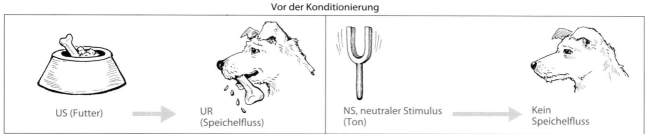

Ein unkonditionierter Stimulus (US) löst eine unkonditionierte Reaktion aus (UR)

Ein neutraler Reiz löst keinen Speichelfluss aus

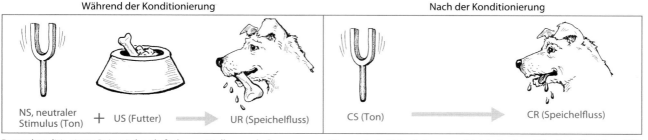

Der unkonditionierte Reiz wird mehrfach unmittelbar nach dem neutralen Reiz dargeboten. Der unkonditionierte Reiz löst weiterhin eine unkonditionierte Reaktion aus

Der neutrale Reiz allein erzeugt jetzt eine konditionierte Reaktion (CR), wodurch er zu einem konditionierten Reiz wird (CS)

◘ **Abb. 4.2**   Pawlows klassisches Experiment

wurde, erklang vorher die Glocke, wobei der Hund weiterhin mit Speichelfluss auf das Futter reagierte (UR). Nach mehrmaligem Wiederholen dieser Reizkombination reagierte der Hund erstaunlicherweise auch mit Speichelfluss, wenn nur die Glocke läutete und kein Futter dargeboten wurde. Ab diesem Zeitpunkt wird die Reaktion als konditionierte Reaktion (CR) bezeichnet, und der vorher neutrale Reiz wird zu einem konditionierten Reiz (CS).

Nach der klassischen Konditionierung ruft also ein vorher neutraler Reiz eine Reaktion hervor, die vorher nur durch einen unkonditionierten Reiz ausgelöst werden konnte. Beim klassischen Konditionieren lernt das Individuum, dass ein Signal (hier die Glocke) ein wichtiges Ereignis (hier das Futter) ankündigt. Das klassische Konditionieren wird deshalb auch als **Signallernen** bezeichnet. Dies ist eine immens wichtige und überlebensdienliche Schlüsselfunktion des Lernens, denn durch sie wird die Umwelt vorhersagbarer. Der Nutzen wird besonders deutlich, wenn man bedenkt, dass der konditionierte Reiz nicht nur angenehme Ereignisse wie Futter ankündigen kann, sondern ebenso unangenehme und gefährliche. In diesem Falle haben Individuen, die durch klassisches Konditionieren lernen können, einen erheblichen Überlebensvorteil, z. B. indem sie schon beim entfernten Brüllen eines Raubtiers flüchten und nicht erst beim Betrachten aus der Nähe (detailliertere Informationen zur klassischen Konditionierung finden sich z. B. in Baldwin und Baldwin 2000; Domjan 2010; Mazur 2004; Rinck 2016).

Eine Voraussetzung für klassische Konditionierung ist meistens, dass der NS wiederholt zusammen mit dem US dargeboten wird. Wenn US oder UR allerdings intensiv und aversiv sind, dann reicht manchmal eine einzige Koppelung. Ein typisches Beispiel hierfür ist das Nahrungsvermeidungslernen: Wird uns nach dem Genuss einer bestimmten Speise übel, verzichten wir gern auf einen zweiten Versuch.

Bedingungen für eine schnellere klassische Konditionierung
- Wenn der US intensiv ist
- Wenn NS und US wiederholt kombiniert werden
- Wenn das Intervall zwischen NS und US kurz ist
- Wenn der NS vor dem US auftritt (nur dann kann er ihn vorhersagen)
- Wenn der NS den US tatsächlich verlässlich ankündigt (d. h. keine Fälle von NS ohne US danach)
- Wenn CS und UR funktional zusammenpassen (d. h. Futter mit Übelkeit sowie Licht mit Schmerz statt Futter mit Schmerz und Licht mit Übelkeit)

Welche Assoziation wird beim klassischen Konditionieren eigentlich gelernt? Lange ging man davon aus, dass

dies die Verbindung von konditioniertem Stimulus (CS) und konditionierter Reaktion (CR) sei, dies hat sich aber als falsch herausgestellt. Stattdessen ist es vor allem die Verbindung von CS und unkonditioniertem Stimulus (US), die gelernt wird. Man spricht deshalb auch von „Stimulussubstitution", d. h., der CS ersetzt den US beim Hervorrufen der Reaktion. Die Reaktion selbst ist nur das äußere Anzeichen (s. oben Performanz), das uns erlaubt, das Erlernen der CS-US-Verbindung (s. oben Kompetenz) zu beobachten.

In jedem Falle verschwindet die konditionierte Reaktion (CR) aber allmählich, wenn der CS längere Zeit allein, d. h. ohne den US, dargeboten wird. In diesem Falle spricht man von **Löschung** oder Extinktion. Dieser Ausdruck ist eigentlich falsch; Pawlow selbst sprach von „Hemmung" oder „Abschwächung", was falsch übersetzt wurde. Das ist bedauerlich, denn tatsächlich handelt es sich hier nicht um Löschung, sondern eher um eine Art des Umlernens. Dies kann man erkennen, wenn CS und US nach der „Löschung" erneut zusammen dargeboten werden. In diesem Fall zeigt sich nach wesentlich weniger Durchgängen wieder die CR auf den CS allein. Die Assoziation von CS und US wurde also nicht wirklich gelöscht, sondern es wurde gelernt, dass die Assoziation während der Löschungsphase nicht mehr existiert. Man spricht deshalb vom sog. Extinktions- oder Inhibitionslernen (vgl. z. B. Bouton 2007). Wenn die ursprüngliche Assoziation noch existiert, kann sie auch sehr schnell reaktiviert werden. Dies ist ein wichtiges Phänomen, das beispielsweise erklärt, warum scheinbar gelöschte Angstassoziationen zuweilen sehr plötzlich wieder auftreten.

Konditionierte emotionale Reaktion und evaluative Konditionierung

In den ersten Studien zur klassischen Konditionierung waren die konditionierten Reaktionen motorische oder physiologische Reflexe (Kniesehnenreflex bei Twitmeyer, Speichelreflex bei Pawlow). Sehr häufig ist die Reaktion aber wie beim kleinen Albert (▶ Studienbox) eine emotionale; wir sprechen dann von einer **konditionierten emotionalen Reaktion.** In Experimenten zur konditionierten emotionalen Reaktion ist Angst meist die ausgelöste Reaktion. Dabei zeigt sich, dass der konditionierte Stimulus nach der Konditionierung nicht nur ein Signal für den angstauslösenden unkonditionierten Stimulus ist, sondern auch selbst Angst auslöst. Dies gilt auch für eigentlich vollkommen harmlose konditionierte Stimuli, z. B. weiße Kittel von Ärzten. Eigentlich ist dies ein sehr überlebensdienlicher Effekt, denn die vom konditionierten Stimulus ausgelöste Angst motiviert uns, den gefährlichen unkonditionierten Stimulus zu vermeiden. Es wird jedoch dysfunktional, wenn die konditionierte Angst dazu führt, dass auch der harmlose konditionierte Stimulus generell vermieden wird, z. B. weiße Kittel bei anderen Personen.

„Der kleine Albert" – Ein „klassisches Experiment" und sein Mythos

Ende 1919 führten John Watson und Rosalie Rayner jenes berühmte Experiment durch, das zeigen sollte, dass Angst konditionierbar ist (vgl. Watson und Rayner 1920). Seitdem gibt es kaum ein Lehrbuch der Allgemeinen, der Entwicklungs- und der Klinischen Psychologie, in dem nicht wenigstens eine kurze Darstellung dieses Experiments zu finden wäre. Im Allgemeinen wird es so dargestellt, dass der Eindruck entsteht, es hätte den Beweis für das Erlernen von Angst erbracht. Dies überrascht, weil auch sehr viele Veröffentlichungen (s. Paul und Blumenthal 1989) folgten, die zu Recht ernsthafte Zweifel an den Methoden des Experiments und der Interpretation der Ergebnisse anmeldeten. Zudem sind Replikationsversuche meist gescheitert (Bregman 1934). Trotzdem ist der „kleine Albert" fest als Beispiel eines Kindes, das das Fürchten lernte, in den Köpfen verankert.

Wie ist das damalige Experiment abgelaufen?

Leider gibt es mehr als eine Darstellung der Autoren, deshalb beziehen wir uns hier auf den ersten Bericht von 1920. Die Versuchsperson Albert ist zu Beginn des Experiments 9 Monate alt und wird als gesund und „unemotional" beschrieben. In der ersten Phase wird Albert daraufhin untersucht, ob er Furcht vor lebenden Tieren wie z. B. einer weißen Ratte, einem Kaninchen oder einem Hund zeigt; auch eine Reihe anderer Gegenstände werden als neutrale Reize getestet. Albert fürchtet sich nicht, sondern greift stets neugierig nach den Gegenständen. Um die Furchtreaktion hervorzurufen, wird hinter ihm mit einem Hammer auf eine Eisenstange geschlagen – der Lärm ist der US, die Angst die UR.

Nachdem neutrale und unkonditionierte Reize sowie die unkonditionierte Reaktion getestet sind, beginnt die Konditionierung. Eine weiße Ratte wird aus einem Korb vor Albert genommen. Albert streckt die Hand nach ihr aus. Als er das Tier berühren will, wird unmittelbar hinter seinem Kopf auf die Stange geschlagen. Albert schreckt auf, versteckt sein Gesicht, weint aber nicht. Er beruhigt sich und will erneut nach der Ratte greifen, daraufhin wird die Stange wieder geschlagen; Albert erschrickt wieder und beginnt nun zu wimmern. Eine Woche später wird Albert die Ratte erneut „plötzlich dargeboten". Albert schaut sie an, ohne zunächst nach ihr zu greifen, zeigt dann aber doch zaghafte Greifbewegungen. Das leise Zögern interpretieren Watson und Rayner dahingehend, dass die beiden kombinierten Reizungen der vergangenen Woche nicht ohne Wirkung geblieben sind. Gleich anschließend werden die Ratte und der Schlag auf den Stab noch fünfmal kombiniert. Als die Ratte nun ohne Lärm dargeboten wird, schreit Albert und krabbelt weg. Watson und Rayner schließen, dass dies der überzeugende Fall einer vollständig konditionierten Furchtreaktion sei.

Fünf Tage später wird erneut getestet, nun auf mögliche Generalisierung (◼ Abb. 4.3). Zunächst wird die Ratte zweimal dargeboten, Albert krabbelt weg, weint aber nicht. Bei anderen Reizen zeigt er manchmal Angst (Kaninchen, Watsons Haare), i. Allg. aber nicht. Wieder 5 Tage später wird erneut getestet. Albert zeigt keine Angst vor der Ratte, daraufhin wird diese wieder gemeinsam mit dem Lärm dargeboten. Nun ist er wieder ängstlicher, weint aber nicht. Auch auf das Kaninchen reagiert er nicht mit Angst. Vier Wochen später – Alberts Mutter hat angekündigt, dass sie ihn aus der Klinik nehmen werde – findet die nächste und letzte experimentelle Sitzung statt. Watson und Rayner testen noch einmal die Ratte und alle generalisierten Reize. Die Reaktion auf die Ratte selbst wird wie folgt beschrieben: „Er erlaubte der Ratte, auf ihn zu krabbeln, ohne dass er zurückzuckte. Er saß still und fixierte die Ratte gespannt. Die Ratte berührte seine Hand. Albert zog sie sofort zurück, lehnte sich dann so weit wie möglich zurück, schrie aber nicht. Als die Ratte auf seinen Arm gesetzt wurde, wich er zurück, begann ärgerlich zu werden und neigte den Kopf. Er erlaubte dann der Ratte, auf seine Brust zu krabbeln. Zunächst wurde er wieder etwas ärgerlich und bedeckte dann seine Augen mit beiden Händen." Trotzdem folgern Watson und Rayner: „Diese Experimente zeigen, dass direkt konditionierte emotionale Reaktionen, ebenso wie solche, die durch Generalisierung entstanden sind, länger als einen Monat anhalten, wenn auch mit einem gewissen Verlust an Intensität der Reaktion. Unserer Ansicht nach bleiben sie ein ganzes Leben lang bestehen und verändern die Persönlichkeit."

Welche Schlussfolgerungen lassen sich ziehen?

Erlaubt dieses Experiment solch weitreichende Schlüsse? Nein, es ist methodisch zu schwach, und die Interpretation, inwieweit Albert eine Angstreaktion zeigt, ist sehr subjektiv. So zeigen Videoaufnahmen, dass Albert während der Versuche am Daumen nuckeln wollte. Der Daumen wurde ihm aber wiederholt aus dem Mund genommen, woraufhin er weinte. Weinte er nun, weil er Angst vor der Ratte hatte oder weil der Daumen fort war? Zudem hat Watson sowohl den aversiven Lärm produziert als auch alle Gegenstände dargeboten – war Watson vielleicht zum konditionierten Reiz geworden und nicht die Gegenstände, die er präsentierte? Hierfür spricht auch, dass Albert weinte, als Watson seine Haare zeigte. Eigentlich zeigte Albert erstaunlich wenig Angst vor der Ratte (sein Verhalten deutete eher auf einen Annäherungs-Vermeidungs-Konflikt hin), was Watson veranlasste, immer wieder Ratte und Lärm zu paaren. Aber selbst dies hatte am Ende kaum Angst zur Folge. Zudem ist dies ein Experiment mit nur einer einzigen Versuchsperson. Bei einem Replikationsversuch ist es Bregman (1934) in analogen Experimenten nicht gelungen, auch nur bei einem von 15 untersuchten Kindern durch Lärm eine bedingte Furchtreaktion zu induzieren (vgl. dazu Harris 1979).

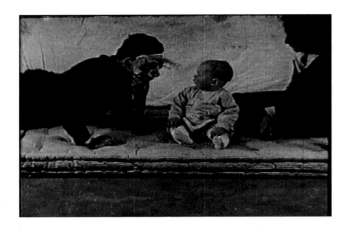

Abb. 4.3 Der kleine Albert und John Watson (mit Maske). (© The Drs. Nicholas and Dorothy Cummings Center for the History of Psychology, The University of Akron)

Die konditionierte emotionale Reaktion ähnelt sehr einer anderen Form der Konditionierung, nämlich der sog. **evaluativen Konditionierung.** Hierbei geht es, vereinfacht gesagt, um das „Abfärben" der emotionalen Valenz von einem Reiz auf einen anderen. Dazu werden zwei Reize zusammen dargeboten, wobei einer emotional relativ neutral ist und der andere deutlich angenehm (bzw. unangenehm). Als Ergebnis dieser Paarung beobachtet man, dass der neutrale Reiz danach angenehmer (bzw. unangenehmer) geworden ist. Seine Valenz hat sich also in Richtung des emotional gefärbten Reizes verschoben. Zahlreiche Studien zeigen, dass unsere Vorlieben und Abneigungen tatsächlich durch evaluative Konditionierung beeinflusst werden können (einen Überblick geben z. B. De Houwer et al. 2001). Zum Beispiel zeigte Field (2006) Kindern Bilder von vergleichbar neutralen Zeichentrickfiguren und ihren Lieblingsspeisen. Nach der Information über die Lieblingsspeisen fanden die Kinder die Eiscreme-liebende Figur sympathischer als die Rosenkohl-liebende Figur. Unter Forschern herrscht Einigkeit darüber, dass das Phänomen der evaluativen Konditionierung existiert. Es ist aber umstritten, ob es eine eigenständige Lernform darstellt oder nur ein Nebenprodukt der klassischen Konditionierung ist. Einen wichtigen Unterschied gibt es aber: Bei der klassischen Konditionierung ist die Reihenfolge der beiden Stimuli entscheidend, denn der konditionierte Stimulus kann den unkonditionierten ja nur ankündigen, wenn er vorher erscheint. Für die evaluative Konditionierung ist die Reihenfolge hingegen unwichtig: Solange die beiden Reize nur zusammen dargeboten werden, kann die Valenz des neutralen Reizes durch den stark emotionalen Reiz verändert werden.

Klassische Konditionierung im Alltag

Es gibt viele Beispiele von klassischer Konditionierung im Alltag (s. auch Baldwin und Baldwin 2000; Rinck 2016). Ärzte und geplagte Patienten mit allergischen Atemwegserkrankungen kennen es nur zu gut: Niesen oder Asthmaanfälle können auch auftreten, ohne dass der Stoff, gegen den man allergisch ist, vorhanden ist. Dieser Zusammenhang wurde schon 1886 von MacKenzie beschrieben, der schilderte, wie ein Patient auf eine Seidenrose hin einen Asthmaanfall erlitt. Wie kann diese Reaktion erklärt werden? Es handelt sich um einen Fall klassischer Konditionierung: Zunächst gibt es den Anblick einer Blume als NS, den die allergische Reaktion produzierenden Blütenstaub als US und den Asthmaanfall als UR. Der Anblick der Blume kann bei wiederholter Paarung von US und UR zum konditionierten Reiz (CS) werden, d. h., allein der Anblick einer Blume kann einen Asthmaanfall (nun CR) auslösen. Durch Generalisierung der auslösenden Reize kann dann auch eine ähnlich aussehende Seidenrose als CS fungieren und eine Attacke auslösen. Somit können auch „harmlose" Reize durch die klassische Konditionierung zu Auslösern für durchaus gefährliche Asthmaattacken werden. Die Umwelt wird hierdurch für den Asthmatiker gefährlicher und seine Krankheit wird verschlimmert.

Klassische Konditionierung in der Therapie

Klassische Konditionierung kann aber auch zur Behandlung eingesetzt werden. So wird studiert, welche Rolle klassische Konditionierung bei der Reaktion des Immunsystems spielt. Es gibt eine ganze Reihe von Tierstudien und einige Studien mit Menschen, die die klassische Konditionierung der Immunreaktion bei der Gabe von immunsuppressiven Medikamenten untersuchten. So gelang es, Personen so zu konditionieren, dass allein die Gabe eines CS (also eines Placebos) eine immunsuppressive Reaktion (CR) hervorrief, die der Reaktion auf die Gabe des Medikaments (US) sehr ähnlich war. Somit könnten evtl. Medikamente mit deutlichen Nebenwirkungen ersetzt oder doch zumindest ihre Dosis deutlich verringert werden. Klassische Konditionierung kann also auch zum Nutzen von Patienten eingesetzt werden. Dieser Bereich ist nur einer von vielen, der veranschaulicht, welche Rolle klassische Konditionierung spielt. Der wohl bekannteste Bereich in der klinischen Psychologie ist aber die Entstehung und Behandlung von Ängsten, die in der ▶ Studienbox sowie in ▶ Kap. 50 und 26 genauer beleuchtet wird.

Bei kritischer Betrachtung muss man allerdings schließen, dass bei Experimenten mit Menschen kaum jemals dauerhafte starke Furcht durch klassische Konditionierung ausgelöst werden konnte. Es fehlt an Replikationen der Studie von Watson und Rayner (1920), und dies muss auch so sein, denn neben

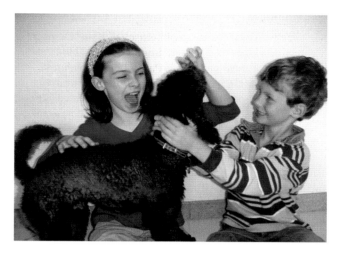

◘ Abb. 4.4 Frühe positive Lernerfahrungen können vor späteren Ängsten schützen: Zwei mit ihrem Hund spielende Kinder. (© Eni Becker)

seinen methodischen Mängeln ist das Experiment auch ethisch nicht vertretbar. Dass Angst tatsächlich erlernt werden kann, zeigen stattdessen Tierexperimente, beispielsweise von Susan Mineka und ihren Kollegen (► Kap. 50). Hier handelt es sich aber nicht um Lernen durch klassische Konditionierung, sondern durch das weiter unten vorgestellte Modelllernen. Zudem können frühe positive Lernerfahrungen vor späteren Ängsten schützen, beispielsweise vor spezifischen Phobien, ein Phänomen, das als „latente Hemmung" bezeichnet wird (◘ Abb. 4.4).

4.1.2 Operante bzw. instrumentelle Konditionierung

Das klassische Konditionieren kann eine Reihe von Lernphänomenen nicht erklären, darunter das Entstehen neuer Verhaltensweisen, die bisher nicht im Verhaltensrepertoire eines Individuums waren. Dies gilt auch für häufig zu beobachtende Verhaltensänderungen, die unabhängig von vorausgehenden Stimulusbedingungen sind. Vor allem aber bleibt ungeklärt, wie Organismen es schaffen, ihre Verhaltensweisen optimal einzusetzen, um Überlebensvorteile zu gewinnen und Überlebensnachteile zu vermeiden. Hier setzt die **instrumentelle Konditionierung** an, denn diese berücksichtigt die Konsequenzen des Verhaltens.

> **Definition**
>
> **Operantes Konditionieren** ist das Lernen von Verhaltenskonsequenzen: Wenn wir lernen, welches Verhalten in welchen Situationen positive Folgen hat, können wir das Verhalten in Zukunft häufiger zeigen.

Ungefähr zur gleichen Zeit wie Pawlow führte Edward Lee Thorndike (1874–1949) Experimente zum Problemlösen bei Tieren durch. Er setzte hungrige Tiere (meist Katzen) in einen Käfig, der durch einen Hebel zu öffnen war; Nahrung befand sich außerhalb des Käfigs. Die Tiere versuchten natürlich, dem Käfig zu entkommen und zum Futter zu gelangen. Während sie kratzten und versuchten, die Tür zu öffnen, kamen sie zufällig an den Hebel, und die Käfigtür öffnete sich. Bei den weiteren Versuchsdurchgängen berührten sie den Hebel immer häufiger und entkamen dem Käfig immer schneller. Anscheinend lernten die Tiere langsam, dass der Hebel den Käfig öffnete (dies ist allerdings eine kognitive Interpretation, die strenge Behavioristen wie Thorndike abgelehnt hätten).

Thorndike leitete aus dem Verhalten der Tiere das **Gesetz des Effektes („law of effect")** ab: Verhalten, das zu einem befriedigenden Ergebnis führt, wird in Zukunft häufiger auftreten; Verhalten, das zu unbefriedigenden Konsequenzen führt, wird seltener auftreten (s. z. B. Thorndike 1932).

Burrhus F. Skinner (1904–1990) entwickelte diese Ideen weiter und prägte den Begriff der **operanten Konditionierung** (s. z. B. Skinner 1938, 1953; ◘ Abb. 4.5). Auf die Lernprinzipien und zentralen Begriffe des operanten Konditionierens soll im Folgenden genauer eingegangen werden.

Verstärkung und Bestrafung

Skinner identifizierte zunächst verschiedene Arten von Konsequenzen: Zum einen gibt es **Verstärkung,** d. h. Situationen, in denen ein Verhalten durch seine Folgen verstärkt wird, sodass es in Zukunft mit höherer Wahrscheinlichkeit wieder auftreten wird (Behavioristen pflegen hier einen strengen Sprachgebrauch: Es werden nicht die Akteure verstärkt oder bestraft, sondern die spezifischen Verhaltensweisen). Hier ist zu beachten, dass keinerlei inhaltliche Definition vorgenommen wird: Wenn eine Verhaltenskonsequenz das Verhalten wahrscheinlicher macht, dann war die Konsequenz ein Verstärker, ganz egal, was die Konsequenz war. Wichtig ist hier auch die Unterscheidung zwischen positiver Verstärkung und negativer Verstärkung (für weitere Beispiele s. auch ► Kap. 21 und 25; ◘ Abb. 4.6).

> **Definition**
>
> Bei **positiver Verstärkung** folgt auf das Verhalten ein positives, im weitesten Sinne angenehmes Ereignis. Typische positive Verstärker sind Essen, Lob, physischer angenehmer Kontakt oder auch Geld.

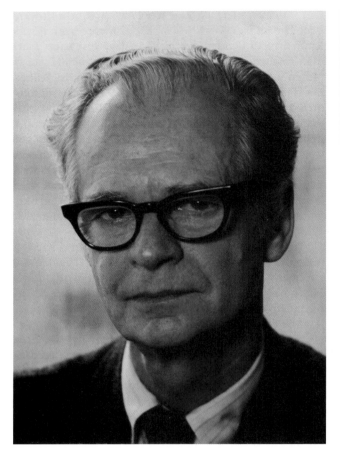

Abb. 4.5   B. F. Skinner. (© NAS/Omikron/OKAPIA)

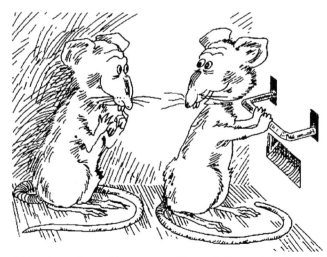

"Boy, have I got this guy conditioned! Every time I press the bar down, he drops in a piece of food."

Abb. 4.6   Wer konditioniert wen? (© Jester of Columbia, Columbia University)

> **Definition**
>
> **Negative Verstärkung** bezeichnet das Ausbleiben eines unangenehmen Ereignisses, das infolge des Verhaltens endet oder auch gar nicht erst eintritt. Solch ein unangenehmes Ereignis könnte Kopfschmerz sein. Wenn dieser nach der Einnahme einer Kopfschmerztablette aufhört, dann wird das Verhalten „Kopfschmerztabletten einnehmen" negativ verstärkt.

Ein weiteres Beispiel für negative Verstärkung ist Vermeidungsverhalten, durch welches das unangenehme Ereignis gar nicht erst eintritt. Das Vermeidungsverhalten spielt eine enorm wichtige Rolle bei vielen klinischen Störungen, vor allem Angststörungen. Wenn beispielsweise ein Patient mit Panikstörung und Agoraphobie beim ersten Anzeichen von Angst den Ort der Angst verlässt (z. B. aus dem Kaufhaus flieht), kann er möglicherweise einen Panikanfall verhindern.

Negative Verstärkung wird gern mit **Bestrafung** verwechselt, obwohl sie gegensätzlicher nicht sein könnten. Grundsätzlich erhöht Verstärkung die Wahrscheinlichkeit eines Verhaltens, Bestrafung macht es hingegen unwahrscheinlicher. Eigentlich sollte Bestrafung besser „Abschwächung" heißen, denn es geht nicht darum, dass (wie im Alltagssprachgebrauch) Individuen bestraft werden, sondern darum, dass Verhalten abgeschwächt wird. Auch bei der Bestrafung werden zwei Formen unterschieden (weitere Beispiele finden sich in ► Kap. 21 und 25).

> **Definition**
>
> Bei der **direkten Bestrafung** (synonym: positive Bestrafung oder Bestrafung erster Art) folgt auf das Verhalten ein unangenehmes Ereignis; es handelt sich also um eine Bestrafung durch unangenehme Reize. Dies gilt beispielsweise, wenn ein Kind wegen eines unerwünschten Verhaltens von den Eltern ausgeschimpft wird oder wenn das Verhalten „Herdplatte berühren" zu einer schmerzhaften Verbrennung führt.

> **Definition**
>
> Die **indirekte Bestrafung** (synonym: negative Bestrafung oder Bestrafung zweiter Art) ist gekennzeichnet durch den Entzug positiver Reize. So darf beispielsweise ein quengelndes Kind nicht mehr fernsehen oder ein Verkehrsdelinquent darf nach dem Führerscheinentzug nicht mehr Auto fahren. Im Alltag treten beide Arten von Bestrafung häufig zusammen auf, denn meist bedeutet das Eintreten einer unangenehmen Konsequenz gleichzeitig den Entzug positiver Konsequenzen.

◻ Tab. 4.1 Konsequenzen des Verhaltens bei der operanten Konditionierung

	Positive Situation	Negative Situation
Situation beginnt	C+ positive Verstärkung R ↑	C– direkte Bestrafung R ↓
Situation endet	~~C+~~ indirekte Bestrafung R ↓	~~C–~~ negative Verstärkung R ↑

In ◻ Tab. 4.1 sind die Konsequenzen des Verhaltens systematisch zusammengestellt. Dabei bezeichnen C+ und C- positive versus negative Konsequenzen, und die Richtung der Pfeile hinter dem R gibt an, ob die Verhaltenshäufigkeit ansteigt oder absinkt. Zudem zeigen durchgestrichene C+ und C-, dass die Konsequenzen enden statt einzutreten.

Hinweisreize

Auch beim operanten Lernen spielen Reize, die dem Verhalten vorausgehen, eine wichtige Rolle. Diese Reize können anzeigen, ob einem bestimmten Verhalten eine bestimmte Verstärkung folgen wird (positiver diskriminativer Hinweisreiz) oder nicht (negativer diskriminativer Hinweisreiz). So lernen Kinder beispielsweise schnell, bei welchem Elternteil das Verhalten „Betteln" zum gewünschten Ereignis führt und bei welchem nicht. Auch Autofahrer beachten diskriminative Hinweisreize, z. B. in Form der bekannten „Blitzkästen": In ihrer Nähe werden Geschwindigkeitsbeschränkungen eher beachtet, da die Kästen anzeigen, dass dem unerwünschten Verhalten mit höherer Wahrscheinlichkeit negative Konsequenzen folgen werden. Zusätzlich zur Diskrimination kann auch Generalisierung auftreten (wie übrigens auch bei der klassischen Konditionierung): So wird ein Kind, das sich an einer bestimmten heißen Herdplatte verbrennt, zukünftig auch andere heiße Herdplatten vermeiden.

Shaping und Chaining

> **Wichtig**
> Operante Konditionierung ist das Mittel der Wahl, um neues Verhalten zu erwerben, es zu trainieren, und es in Abhängigkeit von den Umweltbedingungen optimal einzusetzen. Allerdings kann nur Verhalten verstärkt werden, das auch auftritt.

Somit könnte man meinen, dass operantes Konditionieren nur die Performanz von Organismen beeinflusst, indem sie lernen, wann sie eine bestimmte Verhaltensweise zeigen sollten und wann besser nicht.

Allein dies wäre bereits enorm nützlich, aber operante Konditionierung ist keineswegs darauf beschränkt. Vielmehr können operante Lernprinzipien auch dazu genutzt werden, die Kompetenz zu erweitern, indem ganz neue Verhaltensweisen erlernt werden. Nehmen wir das Beispiel eines kleinen Jungen, der im Kindergarten sehr zurückgezogen ist und kaum spielt. Wie kann aktives Spielen verstärkt werden? Zunächst muss ein klar definiertes Ziel gewählt werden, z. B. mit einem Kind ein Puzzle zusammenlegen. Dann muss ein Verstärker gewählt werden, in diesem Fall Aufmerksamkeit durch die Erzieherin. Nun kann es allerdings sehr lange dauern, bis der Junge spontan mit einem anderen Kind ein Puzzle zusammenlegt. Hier hilft es, das Ziel in Teilziele zu zerlegen und zunächst jede kleine Annäherung zu verstärken. Die erste Verstärkung gibt es also schon, wenn der Junge an einen Tisch mit anderen Kindern tritt, auf dem ein Puzzle liegt. Tut er dies häufig genug, wird später erst verstärkt, dass er sich an den Tisch setzt und den anderen Kindern zuschaut. Dann, wenn er einem anderen Kind hilft, und schließlich erst, wenn er selbst mit dem Puzzle und den anderen Kindern spielt. Dieses Vorgehen wird als Shaping bezeichnet. Ein ähnliches Vorgehen ist das Chaining.

> **Definition**
> **Shaping** bedeutet, dass schrittweise Annäherungen an ein Ziel verstärkt werden.

> **Definition**
> Beim **Chaining** wird gelernt, einzelne, schon existierende Verhaltensweisen zu einer neuen Kette von Handlungen zu verbinden.

Beispielsweise können lernbehinderte Kinder durch Chaining lernen, sich selbstständig anzuziehen. Dazu werden sie zunächst so weit angezogen, bis sie nur noch den letzten Schritt allein tun müssen, beispielsweise das Aufsetzen der Mütze. Dieser letzte Schritt wird verstärkt, beispielsweise durch Lob und Aufmerksamkeit oder durch den nachfolgenden, attraktiven Spaziergang. Sobald dies sicher gelingt, muss das Kind für die Verstärkung die letzten zwei Schritte selbst ausführen, dann die letzten drei, und so weiter, bis zur Beherrschung der vollständigen Verhaltenskette. Es erscheint zunächst merkwürdig, dass auf diese Weise rückwärts verstärkt wird (und die Methode heißt auch „backward chaining"). Tatsächlich funktioniert dieses kontraintuitive Vorgehen aber viel besser als die umgekehrte Variante. Dies liegt vor allem daran, dass immer dasselbe Verhalten verstärkt wird, nämlich das letzte.

4

Verstärkungspläne

Im Allgemeinen hat Verstärkung oder Bestrafung, die direkt auf das Verhalten folgt, einen stärkeren Effekt als verzögert dargebotene Konsequenzen, d. h., der **zeitliche Abstand** zwischen Verhalten und Verstärkung oder Bestrafung ist für die Effektivität der Konditionierung von Bedeutung. Dies gilt vor allem für Tiere, da Menschen über die Fähigkeit verfügen, sich Konsequenzen vorstellen zu können. Sie sind deshalb nicht ganz so abhängig von einem engen zeitlichen Zusammenhang. Aber auch Menschen reagieren auf kurzfristige Konsequenzen deutlich stärker als auf langfristige (◻ Abb. 4.7). Ein gutes Beispiel hierfür ist das Rauchen, dessen kurzfristige Konsequenzen angenehm und verstärkend sind (z. B. Spannungsreduktion), während die langfristigen unangenehm und bestrafend sind (z. B. erhöhte Wahrscheinlichkeit von Krankheit und Tod). Offensichtlich sind hier die langfristigen Konsequenzen, obwohl drastisch und jedem Raucher bekannt, weniger verhaltensbestimmend als die kurzfristigen: Die langfristigen Konsequenzen sind weit weg und treten nicht mit Sicherheit ein.

Ein anderer Faktor, der die Wirksamkeit von Verstärkung beeinflusst, ist die Häufigkeit, mit der das gezeigte Verhalten verstärkt wird. Im Extremfall wird konsequent jedes Auftreten des Verhaltens verstärkt, in diesem Falle spricht man von **kontinuierlicher Verstärkung**. Dies ist aber nicht notwendig, und im Alltag ist es eher die Ausnahme als die Regel.

Wenn nicht jedes Auftreten des Verhaltens verstärkt wird, handelt es sich um die sog. **intermittierende Verstärkung**. Diese kann unterschiedlichen Verstärkungsplänen folgen:

- Bei sog. **Quotenplänen** wird ein festgelegter Prozentsatz der Verhaltensweisen verstärkt, beispielsweise nur jedes dritte Auftreten. Dies kann **fixiert** geschehen, d. h., exakt jedes dritte Auftreten wird verstärkt, oder **variabel,** d. h., die Quote beträgt im Durchschnitt jedes dritte Auftreten.

- Ähnlich verhält es sich bei den sog. **Intervallplänen**, die ebenfalls **fixiert** oder **variabel** verfolgt werden können. Bei einem fixierten Intervallplan wird ein Zeitintervall festgelegt (z. B. 3 min), und dieses Intervall ist dann die Mindestdauer der Pause zwischen zwei Verstärkungen. Es wird immer nur das erste Auftreten des Verhaltens nach dieser Pause verstärkt. Danach wird es nicht mehr verstärkt, bis die Pause wieder abgelaufen ist. Bei einem variablen Intervallplan gilt die gleiche Regel, allerdings ist die Intervalllänge hier variabel und ergibt nur im Durchschnitt die festgelegte Dauer der Pause, z. B. 3 min.

Löschung

Kontinuierliche und intermittierende Verstärkungspläne haben sehr unterschiedliche Auswirkungen auf das Erlernen und das Beibehalten des verstärkten Verhaltens. Für das Lernen ist kontinuierliche Verstärkung hilfreich, damit das Individuum möglichst leicht die Assoziation von Verhalten und Konsequenz erlernen kann. Intermittierende Verstärkung ist hingegen geeignet, das gelernte Verhalten löschungsresistent zu machen. Es gibt nämlich auch bei der operanten Konditionierung das Phänomen der Löschung (s. auch ▶ Kap. 25 und 26):

> **Definition**
>
> **Löschung** bedeutet, dass ein Verhalten immer seltener oder gar nicht mehr gezeigt wird, sobald es nicht mehr verstärkt wird.

Wie bei der klassischen Konditionierung handelt es sich auch bei dieser Löschung nicht um einen passiven Vergessensprozess, sondern um aktives Extinktionslernen (Bouton 2007). Die Löschung tritt recht schnell ein, wenn zuvor kontinuierlich verstärkt wurde. War

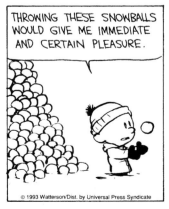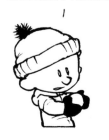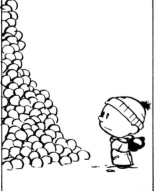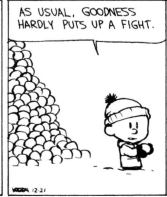

◻ **Abb. 4.7**   Der Effekt von kurzfristigen versus langfristigen Konsequenzen. (CALVIN AND HOBBES © 1993 Watterson. Reprinted with permission of ANDREWS MCMEEL SYNDICATION. All rights reserved.)

die Verstärkung jedoch intermittierend, ist das Verhalten löschungsresistenter, d. h., es wird auch nach dem Ende der Verstärkung über längere Zeit weiter ausgeführt. Dies gilt vor allem für variable Pläne, egal ob sie durch Quoten oder Intervalle definiert sind. Offensichtlich lernt das Individuum bei variablen Plänen, dass die Verstärkung zwar selten erfolgt und ihr Zeitpunkt unvorhersehbar ist, dass sie aber irgendwann bestimmt eintreten wird, sodass es sich „lohnt", das Verhalten weiter zu zeigen (auch diese kognitivistische Interpretation ist sehr auf Menschen bezogen und wäre von strengen Behavioristen strikt abgelehnt worden).

> **Wichtig**
>
> Operante Konditionierung fokussiert vor allem auf die Konsequenzen von Verhalten, während klassische Konditionierung stärker die Entstehungsbedingungen des Verhaltens betrachtet. Bei der klassischen Konditionierung geht es um die Assoziation von zwei Reizen, bei der operanten Konditionierung hingegen um die Assoziation von Handlung und Konsequenz.

Beide Lernformen sind aber natürlich kombinierbar und interagieren im Alltag. Auch aus klinischer Sicht ist das Zusammenspiel beider Lernformen untersucht worden. Das bekannteste Beispiel hierfür ist vermutlich die Zwei-Faktoren-Theorie von Mowrer, die die Entstehung von Angst auf klassische Konditionierung zurückführt und die Aufrechterhaltung der Angst durch operante Konditionierung erklärt (Mowrer 1947; ◘ Abb. 4.8). Diese Theorie wird in ► Kap. 50 genauer erläutert. Detailliertere Informationen zur operanten Konditionierung finden sich z. B. in Baldwin und Baldwin (2000), Domjan (2010) oder Rinck (2016).

Habituation

Es gibt noch weitere Formen des Lernens, die beschreiben, wie Reaktionen verlernt werden können und wieder unterbleiben. Hierzu gehört die Habituation, die vielleicht einfachste Form des Lernens. Habituation beschreibt die Abschwächung einer Reaktion auf einen Reiz, wenn der Reiz wiederholt dargeboten wird. Hier ein Beispiel: Eine Versuchsperson wartet auf den Beginn des Experiments und plötzlich erklingt ein lauter Ton. Sie reagiert zunächst mit einem Schreck und sucht die Quelle des Lärms (eine sog. Orientierungsreaktion). Wenn der Ton nun immer wieder erklingt, ohne dass etwas passiert, wird die Orientierungsreaktion nachlassen und schließlich völlig verschwinden (der Ton ist „langweilig" geworden).

Definition

Habituation bezeichnet die Abnahme der Reaktionswahrscheinlichkeit und -stärke nach wiederholter Darbietung eines Stimulus, der zunächst eine Reaktion auslöst.

Durch Habituation wird sozusagen die Irrelevanz von Reizen erlernt. Diese Definition ist etwas allgemeiner als die Definition, welche im Rahmen von Reizkonfrontationsverfahren (► Kap. 26) benutzt wird, da es dort vor allem um die Abnahme physiologischer Reaktionen auf phobische Reize geht. Habituation wird gern mit Löschung verwechselt, weil sich beide darauf beziehen, dass ein Verhalten immer seltener gezeigt wird. Bei der Habituation ist dies immer eine Orientierungsreaktion, d. h. eine Zuwendung der Aufmerksamkeit auf ei-

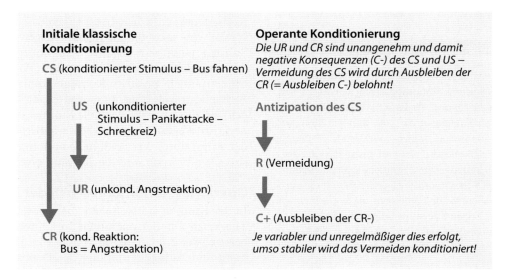

◘ **Abb. 4.8** Mowrer & Mowrer: Die Zwei-Faktoren-Theorie der Angst. Klassische Konditionierung und Vermeidung (operant)

nen äußeren Reiz. Diese Orientierungsreaktion erfolgt automatisch, sie muss nicht gelernt werden. Bei der Löschung ist es hingegen eine gelernte Reaktion, die entweder verschwindet, weil der unkonditionierte Stimulus nicht mehr auf den konditionierten folgt (klassische Konditionierung) oder weil auf die Reaktion keine Verstärkung mehr folgt (operante Konditionierung).

Operante Konditionierung im Alltag

Auch wenn Menschen die Verhaltensweisen von anderen Menschen verstärken oder bestrafen, geschieht das in aller Regel nicht absichtlich oder gar planmäßig. Und selbst wenn es absichtlich geschieht, ist das Ergebnis keineswegs immer wunschgemäß (▶ Gut zu wissen). Dies ist nicht der Fall, weil die Lernprinzipien des operanten Konditionierens unsicher oder nur eingeschränkt gültig wären, sondern weil es bei ihrer Anwendung in Alltagssituationen viele Fallstricke gibt. So belohnen Eltern ihre Kinder häufig unbedacht: Manchmal geben sie Kleinkindern im Falle von Fehlverhalten Süßigkeiten oder Spielzeug zur Ablenkung, beispielsweise wenn das Kind quengelt. Damit wird das unerwünschte Verhalten zwar schnell beendet, aber eben auch verstärkt. In einer ähnlichen Situation wird das Kind deshalb erneut quengeln, und zwar so lange, bis wieder eine Belohnung erfolgt. Besonders lange hält sich dieses unerwünschte Verhalten, wenn es intermittierend verstärkt wurde, beispielsweise wenn die Mutter im Supermarkt meistens standhaft bleibt und ihrem Kind an der Kasse keine Süßigkeiten kauft, aber ab und zu doch nachgibt, weil sie das Quengeln einfach nicht mehr hören möchte. Hier ist die Löschung extrem langsam, zudem wird das Kind zunächst mit immer heftigerem Quengeln oder Schreien reagieren, in der Hoffnung, doch noch zum Ziel zu kommen. Diese Zusammenhänge sind vielen Eltern nicht klar, den Supermarktbetreibern aber sehr wohl – ein Grund, weshalb diese Süßigkeiten an den Kassen postiert werden.

Gut zu wissen

Die allgegenwärtige Konditionierung des Menschen
Obwohl die operante Konditionierung vor allem bei Tieren untersucht wurde (bekannt wurden vor allem die Ratten und Tauben in der sog. Skinner-Box), ist sie auch für Menschen immens wichtig. Kein Organismus könnte überleben, wenn er nicht in der Lage wäre, Zusammenhänge zwischen dem eigenen Verhalten und seinen Konsequenzen zu erlernen und daraufhin das Verhalten so zu optimieren, dass angenehme Folgen maximiert und negative Folgen minimiert werden. Durch unsere Fähigkeit, diese Zusammenhänge auch kognitiv zu verarbeiten (s. unten „kognitives Lernen"), sie zu erwarten und durch Beobachtung zu erschließen, werden die Zusammenhänge nicht weniger

wichtig, es wird nur leichter, sie zu erlernen. Ein weiterer weit verbreiteter Irrtum besteht darin, bei operanter Konditionierung nur an Tierdressur oder Kindererziehung zu denken, also an Situationen, in denen das Verhalten absichtlich und zielgerichtet beeinflusst wird. Dies sind einleuchtende, aber keineswegs repräsentative Beispiele. Vielmehr wird Verhalten sehr viel häufiger von Objekten oder Situationen verstärkt statt von Menschen. Beispielsweise bestrafen Computer ihre Nutzer dafür, keine Backups zu machen, oder, um ein berühmtes Zitat zu nennen: „Wer zu spät kommt, den bestraft das Leben." Und auch bei der Kindererziehung erfolgt die Beeinflussung keineswegs immer systematisch. Häufig erfolgt Verstärkung zufällig oder unabsichtlich, wodurch allzu oft auch unerwünschtes und unangemessenes Verhalten verstärkt wird.

Eine andere **Verstärkungsfalle** besteht aus zu viel oder zu wenig Aufmerksamkeit. Schimpfen oder lange Diskussionen können, entgegen der Intention, als Belohnung empfunden werden und unerwünschtes Verhalten aufrechterhalten, da sie mit der Zuwendung von Aufmerksamkeit verbunden sind. So wird ein Kind, das die Aufmerksamkeit der Eltern erregen will, möglicherweise auch Schimpfen als Verstärkung empfinden. Ein anderer häufiger Fehler ist das Ignorieren von erwünschtem Verhalten. Wenn die Kinder sich gut verhalten, leise spielen und nicht streiten, sind die Eltern oft erleichtert und erledigen Dinge, bei denen sie nicht gestört werden möchten. Die Aufmerksamkeit richtet sich erst wieder auf die Kinder, wenn unerwünschtes Verhalten auftritt, z. B. Streiten. So wird nicht das positive Verhalten verstärkt, sondern evtl. das unerwünschte.

Auch in der Psychotherapie können unbeachtete Konsequenzen zu negativen Ergebnissen führen: Man spricht von sekundärem Krankheitsgewinn, wenn eine Störung nicht nur negative Konsequenzen hat (z. B. Einschränkungen des Lebens bei Angststörungen), sondern auch positive Konsequenzen (z. B. erhöhte Aufmerksamkeit und Fürsorge durch die Angehörigen). In diesem Falle wird die Störung nicht nur durch negative Verstärkung aufrechterhalten (Verringerung der Angst durch Vermeidung), sondern auch durch positive Verstärkung, was die Therapie erschwert.

Operantes Konditionieren in der Therapie

In der Klinischen Psychologie bauen viele Modelle und Therapien auf der operanten Konditionierung auf, so beispielsweise die Theorie von Lewinsohn zur Entstehung und Aufrechterhaltung der Depression (Verstärker-Verlust-Theorie; Lewinsohn et al. 1979; ▶ Kap. 46). Die Grundannahmen dieses verstärkungstheoretischen

Modells lauten, dass eine zu geringe Anzahl von positiv erlebten, verstärkenden Aktivitäten und eine zu hohe Anzahl negativer, belastender Ereignisse und Aktivitäten auslösend für Depressionen sind. Nach Lewinsohn ist die Depression eine direkte Folge eines Verlustes gewohnter Verstärker, z. B. Verlust des Arbeitsplatzes. Depressives Erleben und Verhalten wird begleitet von Antriebslosigkeit und sozialem Rückzug. Dies hat einen Teufelskreis zur Folge, bei dem sich die Möglichkeiten für positiv (verstärkend) erlebte Aktivitäten und Erlebnisse weiter reduzieren und der Betroffene noch tiefer in die Depression hineingerät. Zudem

wird depressives Verhalten manchmal aufrechterhalten durch die Art der Bestätigung (Verstärkung) wie Anteilnahme, Hilfe, Sympathie, die der Patient kurzfristig durch die (meist engere) soziale Umwelt erhält. Die Therapie ist darauf ausgerichtet, diesen Teufelskreis zu durchbrechen. Der Patient wird ermuntert, bestimmte Aktivitäten wieder aufzunehmen bzw. neue Aktivitäten zu suchen. Der Therapeut ist bei dieser Therapieform sehr aktiv, übernimmt die Führung und leitet den Patienten, bis die Aktivität des Patienten wieder durch intrinsische Verstärkung aufrechterhalten wird (▶ Kap. 27; ▶ Studienbox).

Studienbox

Erlernte Hilflosigkeit

Martin Seligman begründete die Theorie der erlernten Hilflosigkeit, die in den 1970er Jahren einen großen Einfluss auf die wissenschaftliche Erforschung der Depression hatte. Seligman entdeckte die erlernte Hilflosigkeit durch Zufall, während er bei Hunden studierte, wie sich ein unausweichlicher Schock auf das Vermeidungsverhalten auswirkt.

Seligman befestigte Hunde in einem Geschirr und setzte sie zusammen mit einem konditionierten Stimulus wie einem Glockenton (CS) einem aversiven unkonditionierten Stimulus (US, einem leichten Stromschlag) aus, ein Paradigma der klassischen Konditionierung. Dann wurden die Hunde in eine sog. Shuttle Box gesetzt, in der sie die Stromschläge vermeiden konnten, indem sie über eine Sperre sprangen. Die Shuttle Box wurde benutzt, um die Rolle des operanten Konditionierens zu studieren. Doch zu Seligmans Überraschung lernten die meisten Hunde nicht, den Stromschlag zu vermeiden. Sie lagen passiv in der Shuttle Box und ertrugen die Stromschläge. Seligman begann nun mit systematischen Studien am Tiermodell. In der Standardversuchsanordnung gab es eine Versuchsgruppe, die in der Shuttle Box den Stromschlägen ausweichen konnte, wenn es ihr gelang, über die Begrenzung zu springen; eine Kontrollgruppe („yoked controls") – ebenfalls in der Shuttle Box – konnte den Schlägen dagegen nicht ausweichen. Zu jedem Tier der Versuchsgruppe gab es ein Partnertier in der Kontrollgruppe. Dieses Tier bekam so lange Stromschläge, bis sein Partner gelernt hatte, dem Strom auszuweichen. Wurden die beiden Gruppen dann erneut in eine Shuttle Box gesetzt, versuchte die Versuchsgruppe aktiv, wieder den Schlägen zu entkommen, während die vorher gezwunge-

nermaßen passive Kontrollgruppe meistens resigniert abwartete. Dabei erschienen diese Hunde auch außerhalb der Versuche immer passiver, verlangsamt, unwillig sich zu bewegen und fraßen weniger. Seligman sah deutliche Parallelen zur Depression (Seligman 1975).

Die zentrale Idee der Theorie der erlernten Hilflosigkeit lautet, dass alle Tiere (einschließlich des Menschen) lernen können, dass Verstärker unkontrollierbar sind. Diese Beobachtung war eine deutliche Erweiterung vorhergehender Studien zum operanten Lernen, die sich bislang auf das Lernen in kontrollierbaren Situationen konzentriert hatten (s. auch ▶ Kap. 46). Seligman ging davon aus, dass Depressionen entstehen können, wenn keine Kontrolle über Verstärker ausgeübt werden kann. Allerdings gab es schon bei seinen Tierversuchen wichtige Einschränkungen, denn die erlernte Hilflosigkeit trat keineswegs bei allen Hunden auf. Seligman studierte zwischen 1965 und 1969 das Verhalten von ungefähr 150 Hunden. Davon zeigten ungefähr 100 Hunde die Hilflosigkeitsreaktion. Das restliche Drittel lernte trotz des vorherigen unausweichlichen Schocks, in der Shuttle Box zu springen und weitere Schläge zu vermeiden. Interessanterweise gab es dabei keine Abstufungen: Die Hunde wurden entweder passiv und versuchten gar nicht auszuweichen, oder sie waren aktiv und wichen aus. Auch zeigten ca. 5 % der Hunde in der Shuttle Box Hilflosigkeit, selbst wenn sie nie einem unvermeidlichen Schock ausgesetzt waren. Somit wird offensichtlich, dass neben dem Lernen in der Situation noch andere Bedingungen über die Hilflosigkeitsreaktion entscheiden, sei es „Temperament", seien es frühere Lernerfahrungen (s. auch ▶ Kap. 11).

4

4.1.3 Modelllernen

Durch klassische und operante Konditionierung können viele Lernvorgänge nicht vollständig erklärt werden. Wie beispielsweise lernt ein Kind ein Brot zu streichen, zu tanzen, seine Schnürsenkel zu binden? Sicher spielt hier Verstärkung eine Rolle, aber ganz sicher auch das Beobachten und dann das Nachahmen von Eltern, Geschwistern oder Freunden. Dies gilt natürlich auch für unerwünschtes Verhalten wie Fluchen oder Prügeln. Gerade der Mensch ist biologisch besonders gut vorbereitet auf das **Nachahmungslernen,** nach Bandura auch **Modelllernen** genannt. Albert Bandura führte diese Bezeichnung für einen kognitiven Lernprozess ein, der vorliegt, wenn sich ein Individuum neue Verhaltensweisen aneignet als Folge der Beobachtung des Verhaltens anderer Individuen. Der Lernende wird dabei Beobachter („observer") genannt und der Beobachtete Modell („model").

> **Definition**
>
> **Modelllernen** ist das Lernen durch Beobachtung und Imitation von anderen. Wir können dabei neues Verhalten erlernen (Kompetenzerwerb) und unser Verhalten an den vom Modell erfahrenen Konsequenzen ausrichten (stellvertretende Verstärkung).

Im Rahmen seiner sozialen Lerntheorie beschrieb Bandura (1977, 1986) das Modelllernen als einen Lernprozess, der vier Phasen durchläuft:
1. Aufmerksamkeit,
2. Behalten,
3. Reproduktion
4. Motivation.

In der **Aufmerksamkeitsphase** muss zunächst dem Modell Beachtung geschenkt werden. Damit ein Modell als solches angenommen wird, muss es bestimmte Eigenschaften haben, die es in den Augen des Beobachters als Vorbild geeignet erscheinen lassen. So kann z. B. in einer Clique für einige der Anführer ein Modell sein, für andere ein Außenseiter. Dabei spielt die emotionale Beziehung zwischen Beobachter und Modell eine wichtige Rolle: Je intensiver die Beziehung, desto höher ist die Wahrscheinlichkeit der Verhaltensnachahmung. Zudem werden Personen, die einen höheren sozialen Status als der Beobachter haben, eher nachgeahmt als Personen mit gleichem oder niedrigerem Status.

In der zweiten Phase, der **Behaltensphase,** wird das beobachtete Verhalten in leicht erinnerliche Schemata umgeformt, klassifiziert und organisiert. Es wird im Gedächtnis so gespeichert, dass es bei Bedarf schnell und problemlos abgerufen werden kann.

Nun sind die Voraussetzungen für die Ausführung in der motorischen **Reproduktionsphase** gegeben. Die Ausführung ist abhängig von den antizipierten Erwartungen des Beobachters, die dieser an das Verhalten knüpft. Diese Erwartungen können variieren, sodass z. B. in einer bestimmten Situation unter verschiedenen Rahmenbedingungen durchaus von einer Person verschiedene Verhaltensweisen als geeignet angesehen werden können.

Der Einfluss von äußeren Anreizen auf die **Motivation** zur Nachahmung konnte deutlich gezeigt werden. Sieht der Beobachter das Modell als erfolgreich mit seinem Verhalten an (z. B. hatte das Modell Spaß), dann ist die Wahrscheinlichkeit der Nachahmung größer. Auch wenn das Verhalten des Modells direkt belohnt wird, ahmen die Beobachter das Verhalten deutlich häufiger nach (stellvertretende Verstärkung).

Besonders bekannt wurde Bandura durch seine Experimente zu Nachahmung von aggressivem Verhalten, die „Bobo-Doll"-Studien (z. B. Bandura et al. 1963; ▶ Studienbox).

Experimente zur Nachahmung aggressiven Verhaltens: Die „Bobo-Doll"-Experimente

Bandura et al. (1963) führten Experimente zur Nachahmung aggressiven Verhaltens mit Hilfe der sog. Bobo-Puppe durch. Eine Bobo-Puppe ist eine mit Luft gefüllte Clownsfigur, die an den Füßen mit einem Gewicht beschwert ist. Bandura filmte ein Modell, eine Studentin, die den Clown anschrie, trat, sich auf ihn setzte, mit einem kleinen Hammer auf ihn einschlug und ihn dabei beschimpfte. In einer zweiten Version des Films verhielt sich das Modell friedlich gegenüber der Bobo-Puppe. Bandura zeigte die Filme zwei Gruppen von Kindergartenkindern, die anschließend frustriert wurden: Sie durften nicht in ein Zimmer mit attraktivem Spielzeug gehen, sondern mussten in einem Raum mit Schreibutensilien, einer Bobo-Puppe sowie einigen kleinen Hämmern bleiben. Viele der Kinder ahmten alle Verhaltensweisen nach, die die Studentin zuvor im Film gezeigt hatte – und zwar sehr präzise und in Abhängigkeit vom zuvor gesehenen Film: Die Kinder, welche das aggressive Modell beobachtet hatten, waren sehr viel aggressiver als diejenigen, die das friedliche Modell gesehen hatten. Diese Kinder änderten somit ihr Verhalten, ohne zuvor dafür belohnt worden zu sein, operante und klassische Konditionierung konnten dies nicht erklären (◨ Abb. 4.9).

In weiteren Studien zeigte Bandura, dass das Modelllernen sowohl die Performanz als auch die Kompetenz der

Kinder beeinflusste. Die Performanz hing stark von den Konsequenzen ab, die das Modell erfuhr: Wurde das Modell durch Lob für aggressives Verhalten belohnt, zeigten die beobachtenden Kinder später mehr eigenes aggressives Verhalten. Wurde das Modell bestraft, zeigten die Kinder entsprechend weniger aggressives Verhalten. Aber auch diese Kinder hatten das beobachtete Verhalten gelernt (sie konnten zeigen, was das Modell getan hatte, als sie zum „Petzen" aufgefordert wurden), sie hatten zusätzlich aber auch gelernt, dass es klüger war, das Verhalten nicht zu zeigen.

Durch einen raffinierten Trick bewies Bandura zudem, dass die Kinder durch die Beobachtung des Modells auch ihre Kompetenz erweitert hatten: Sie ahmten die Schimpfwörter des Modells wörtlich nach. Nun mag man einwenden, dass jedes Kindergartenkind über ein reichliches Repertoire an Schimpfwörtern und aggressiven Verhaltensweisen verfügt, sodass nichts davon neu gelernt werden musste. Die vom Modell gebrauchten Schimpfwörter waren jedoch frei erfundene Kunstwörter, die die Kinder deshalb noch nicht kennen konnten. Es handelt sich somit um einen klaren Fall von Kompetenzerwerb (obgleich zweifelhaft ist, ob die Eltern der Kinder diese Kompetenz begrüßenswert fanden).

Bandura führte seine Studien mit unterschiedlichen Variationen fort und zeigte, dass Modelllernen ein sehr robustes Phänomen ist, das auch beim Erlernen von aggressivem Verhalten eine große Rolle spielt. So konnte in unzähligen Experimenten gezeigt werden, dass durch Modelllernen aggressive Verhaltensweisen ins Verhaltensrepertoire aufgenommen werden. Eine Reihe von Studien beleuchtete dabei auch die Rolle des Fernsehens und sein aggressionsförderndes Potenzial. Es konnte häufig gezeigt werden, dass Fernsehmodelle aggressive Modelle sind, die von den Kindern imitiert werden. Aber auch prosoziales Verhalten wird nachgeahmt (z. B. ein Film über Lassie, s. Sprafkin et al. 1975). So kann Modelllernen zu positivem wie zu aggressivem Verhalten führen.

4.1.4 Kognitives Lernen

Neben den behavioristischen Ansätzen, die die Beobachtung des Verhaltens in den Vordergrund stellen und sich wenig mit den geistigen Leistungen des Gehirns beschäftigen, gibt es auf der anderen Seite die kognitiven Konzepte, die gerade diesen Aspekt stark betonen, erforschen und hinterfragen. Lernen ist für Menschen

selbstverständlich nicht nur anhand von Reiz-Reaktions-Mustern oder durch Orientierung an Vorbildern möglich, sondern auch durch das Extrapolieren bekannter Informationen auf neue Situationen. Wenn ich beispielsweise weiß, was an einem gezeigten Verhalten falsch und was richtig war, kann ich schlussfolgern, welches Verhalten in Zukunft in ähnlichen Situationen vorteilhaft ist. Kognitives Lernen ist beim Menschen somit ein sehr wichtiger Lernmechanismus, und die Kognitionspsychologie ist ein eigener und wichtiger Bereich in der Psychologie. Ihren Gegenstandsbereich könnte man folgendermaßen definieren:

> **Definition**
>
> Unter **Kognitionen** versteht man jene Vorgänge, durch die ein Organismus Kenntnis von seiner Umwelt erlangt. Im menschlichen Bereich sind dies besonders: Wahrnehmung, Vorstellung, Denken, Urteilen, Sprache. Durch Kognition wird Wissen erworben (Edelmann 1995, S. 8).

Erstaunlicherweise haben aber die Erkenntnisse der kognitiven Psychologie für lange Zeit relativ wenig Eingang in die Klinische Psychologie gefunden. Erst in den

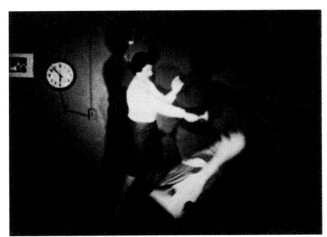

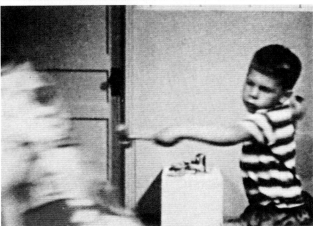

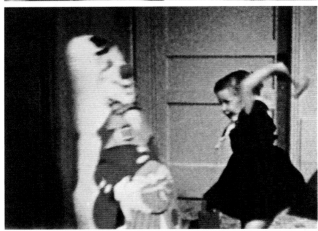

◻ **Abb. 4.9** Ein erwachsenes Modell und zwei imitierende Kinder aus den Studien zum Modelllernen von Bandura und seinen Kollegen. (© Albert Bandura, Stanford University)

gie veranschaulichen kann. So wird kognitiven Prozessen (z. B. Aufmerksamkeits-, Interpretations- und Gedächtnisprozessen) bei der Entstehung und vor allem bei der Aufrechterhaltung psychischer Störungen eine wichtige Rolle zugewiesen. Dies gilt besonders für Angststörungen und Depressionen, die zu den häufigsten psychischen Störungen gehören. Bei beiden Störungsgruppen werden derzeit kognitionspsychologische Modelle der Entstehung und Aufrechterhaltung favorisiert (z. B. Barlow 1988; Beck 1976; Eysenck 1992; Williams, Watts, MacLeod und Mathews 1997).

Kognitives Lernen und Angststörungen

Eine Wechselwirkung zwischen verzerrten kognitiven Prozessen und Angststörungen lässt sich besonders gut am Beispiel von Angstanfällen bei einer Panikstörung verdeutlichen (▶ Gut zu wissen).

Gut zu wissen

Das psychophysiologische Angstmodell

Das psychophysiologische Modell der Angstanfälle (Ehlers und Margraf 1989) erklärt Angst und Panik durch eine enge Verbindung von Stressoren und äußeren Reizen, körperlichen Veränderungen und Assoziationsprozessen. Ausgangspunkt des Modells sind interne oder externe Reize, die zum Angstanfall führen können. Diese Stressoren rufen körperliche Veränderungen hervor, wie z. B. verstärktes Herzklopfen, Schwindel oder Schwitzen. Voraussetzung für das Auftreten eines Angstanfalls ist die Wahrnehmung dieser Veränderungen. Hier spielt also die Aufmerksamkeit eine Rolle. Angstpatienten sollen hier zu einer Verzerrung neigen: Interne Veränderungen werden von ihnen besonders gut wahrgenommen, sie zeigen eine sog. selektive Aufmerksamkeit. Ein zweiter wichtiger kognitiver Prozess ist dann die Bewertung oder Interpretation dieser Reize. Ein Angstanfall entsteht nach dem Modell nur, wenn körperliche Veränderungen erst wahrgenommen und dann als gefährlich interpretiert und mit Gefahr und Angst assoziiert werden. Diese Assoziation steigert selbstverständlich die Angst und führt zu weiteren physiologischen Veränderungen und körperlichen Reaktionen. Diese werden von den Patienten als sehr bedrohlich erlebt, und der Teufelskreis der Angst setzt ein (▶ Kap. 47).

---

letzten Jahren wurde die Zusammenarbeit hier deutlich enger.

Die kognitiven Aspekte des Lernens sind deutlich zu umfassend, um sie hier komplett darzustellen. Daher soll nur ein kleiner Bereich herausgegriffen werden, der ihre Bedeutung für die Klinische Psycholo-

Es gibt mittlerweile eine ansehnliche Anzahl empirischer Belege für das psychophysiologische Angstmodell. So konnte in Untersuchungen mit standardisierten Interviews bestätigt werden, dass Angstanfälle häufig mit der Wahrnehmung körperlicher Symptome beginnen (Zucker et al. 1989). Auch konnte gezeigt werden, dass Patienten mit einem Paniksyndrom Körperempfindungen eher mit Gefahr assoziieren als andere Patienten oder gesunde Kontrollpersonen (Foa 1988). Sehr gut belegt sind mittlerweile auch selektive Aufmerksamkeitseffekte, die zeigen, dass Angstpatienten unwillkürlich ihre Aufmerksamkeit auf Angstreize lenken (Übersichten geben z. B. Becker und Rinck 2000; Cisler und Koster 2010). Somit ist gut belegt, dass kognitives Lernen bei der Entwicklung von Angststörungen von Bedeutung ist.

Kognitive Therapien

Kognitives Lernen spielt aber auch bei der Therapie von Störungen eine wichtige Rolle, beispielsweise in der kognitiven Verhaltenstherapie. So beruhen alle kognitiven Therapien, z. B. von Beck (1976), Ellis (1962) oder Meichenbaum (1977), wie auch Ansätze von Hawton et al. (1989), auf kognitivem Lernen. Patienten wird dabei vermittelt, ihre Gedanken und Interpretationen zu erkennen, zu hinterfragen, zu beurteilen und zu ändern. Dysfunktionale Gedanken und logische Fehler sollen abgebaut und durch hilfreichere Gedanken ersetzt werden. Des Weiteren wird die Validität der neuen Sichtweise in Verhaltensexperimenten überprüft und bewertet. Ausführlichere Darstellungen der kognitiven Therapien finden sich in Teil II dieses Buches.

4.1.5 Biologische Grundlagen des Lernens

Lernen findet selbstverständlich nicht im Nichts statt, sondern das Wissen entsteht im Netzwerk des Gehirns selbst. Mit den neuen bildgebenden Verfahren der Neurowissenschaften wird verstärkt nach den Lernmechanismen direkt am Ort ihrer Entstehung geforscht. Dabei hat sich das Hirn als äußerst plastisch erwiesen. Beim Lernen in frühester Jugend hinterlassen Erfahrungen und Lernprozesse im kindlichen Gehirn dauerhafte Spuren – ein Prozess, der sich in schwächerer Form beim Erwachsenen fortsetzt. Neben der Erkenntnis, dass unser Gehirn sich mit dem Lernen ständig verändert, zeigte sich auch, dass Lernen und Emotionen sehr eng verknüpft sind.

Tierexperimentelle Forschungsergebnisse weisen darauf hin, dass frühe Sinneseindrücke und Lernprozesse hirnbiologisch betrachtet dazu genutzt werden, die Ausreifung der noch unreifen funktionellen Schaltkreise, insbesondere des limbischen „Belohnungssystems" im Gehirn zu optimieren. Innerhalb dieses Zeitfensters werden Strukturen für späteres Lernen und auch für die mit jedem Lernprozess untrennbar verknüpfte emotionale Erlebniswelt angelegt. Lernen ist immer mit Emotionen verknüpft, was auch darin begründet liegt, dass die beteiligten hirnbiologischen Strukturen, das limbische System, sowohl beim Lernen als auch bei der emotionalen Verhaltenssteuerung eine herausragende Rolle spielen.

Ganz zweifellos wird das Gebiet der Neurokognition in Zukunft viele neue Erkenntnisse über das Lernen im Allgemeinen wie auch über klinisch relevante Lernprozesse erbringen. Genauere Angaben über neurobiologische Grundlagen finden sich in den ► Kap. 5 und 9.

4.2 Lernpsychologische Grundlagen der Verhaltenstherapie

Aus den Lerntheorien entwickelte sich die empirisch am besten überprüfte und derzeit wohl auch einflussreichste Therapieform, die Verhaltenstherapie (VT). So verstand man in der Gründungsphase unter Verhaltenstherapie die Anwendung der durch psychologische Forschung etablierten Prinzipien der Lerntheorien (vgl. Eysenck 1959). Zwanzig Jahre später umfasste die Verhaltenstherapie neben den behavioralen Ansätzen auch kognitive und sozialpsychologische Prinzipien.

Definition

Die **Verhaltenstherapie** ist eine auf der empirischen Psychologie basierende psychotherapeutische Grundorientierung. Sie umfasst störungsspezifische und -unspezifische Therapieverfahren, die aufgrund von möglichst hinreichend überprüftem Störungswissen und psychologischem Änderungswissen eine systematische Besserung der zu behandelnden Problematik anstreben. Die Maßnahmen verfolgen konkrete und operationalisierte Ziele auf den verschiedenen Ebenen des Verhaltens und Erlebens, leiten sich aus einer Störungsdiagnostik und individuellen Problemanalyse ab und setzen an prädisponierenden, auslösenden und/ oder aufrechterhaltenden Problembedingungen an. Die in ständiger Entwicklung befindliche Verhaltenstherapie hat den Anspruch, ihre Effektivität empirisch abzusichern (Margraf 2009, S. 6).

Für eine Beschreibung der Verhaltenstherapie ist es hilfreich, die gemeinsamen Prinzipien der verschiedenen verhaltenstherapeutischen Verfahren zu betrachten.

Zentrale Merkmale der Verhaltenstherapie sind:
- die Anwendung von Erkenntnissen aus der empirisch-psychologischen Grundlagenforschung,
- die Annahme, dass Verhalten lern- und verlernbar sei,
- die Betonung der empirischen Überprüfung und
- der starke Einsatz übender Verfahren.

Das Vorgehen der Verhaltenstherapie ist stark problem- und zielorientiert. Die Zusammenarbeit mit dem Patienten ist ein weiteres Kennzeichen der verhaltenstherapeutischen Verfahren.

Der Begriff „Behavior Therapy" wurde erstmals in den 50er Jahren erwähnt (Lazarus 1958). Dabei gab es zwei Strömungen; in den USA wurden vor allem operante Verfahren wie die frühen Münzsysteme entwickelt (Ayllon und Azin 1961). Diese bauen auf einer direkten Verstärkung (Belohnung) von erwünschtem Verhalten auf. Sie werden sehr erfolgreich bei chronisch hospitalisierten Patienten, geistigen Behinderungen oder kindlichen Verhaltensstörungen eingesetzt. Zum anderen wurde in Südafrika und England die **systematische Desensibilisierung** – eines der ersten und wohl bekanntesten Verfahren der Verhaltenstherapie – entwickelt (Wolpe 1958). Sie wurde und wird vor allem bei Ängsten eingesetzt. Die Grundidee der systematischen Desensibilisierung lautet, dass die Koppelung eines aversiven Reizes mit einer inkompatiblen Reaktion die Angst reduziert. Aus den historisch ersten Interventionen lassen sich sofort die lerntheoretischen Grundlagen ersehen. Hier sollen nun einige Beispiele gegeben werden, die die Anwendung der lerntheoretischen Grundlagen verdeutlichen.

4.2.1 Klassische Konditionierung: Klingelmatte, Aversionstherapie, Stimuluskontrolle

Die ersten Ansätze der Verhaltenstherapie begannen schon in den 30er Jahren, aufbauend auf der klassischen Konditionierung. Hier ist zunächst die vom Ehepaar Mowrer entwickelte sog. **„Klingelmatte"** zu erwähnen (Mowrer und Mowrer 1938). Sie wurde und wird bei der Behandlung von Enuresis (nächtliches Einnässen) eingesetzt. Die „Klingelmatte" gibt Alarm, wenn das Kind einnässt, sodass es zur Toilette gehen kann. Wenn der erste Tropfen Urin in der Hose (Klingelhose) oder auf der Schlafunterlage (Klingelmatte; 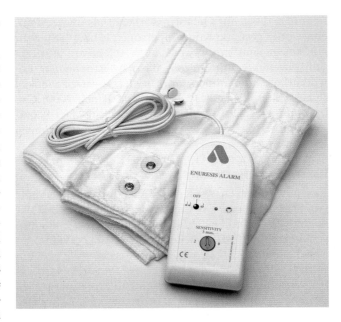 Abb. 4.10) landet, ertönt ein Klingelsignal. Hiervon wird das Kind geweckt, es kann seinen Schließmuskel zusammenziehen und auf die Toilette gehen. Zunächst reduziert dies nur die Menge des Urins im Bett, aber nach einigen Tagen oder Wochen wird das Kind dann schon *vor* dem Einnässen wach und geht auf die Toilette. Diese Methode gehört neben der Medikamentenbehandlung zu den effektivsten bei Enuresis. Darüber hinaus sind die Erfolge der Klingelmatte dauerhaft, auch wenn später auf das Hilfsmittel wieder verzichtet wird.

Auch die sog. **Aversionstherapie** beruht direkt auf der klassischen Konditionierung. Bei ihr wird ein für den Patienten angenehmer Reiz (z. B. Alkohol) mit einem aversiven Reiz gekoppelt (z. B. Übelkeit), um das unerwünschte Verhalten (Alkoholkonsum) zu verringern. Dieses Verfahren hat sich aber als einer der ersten

Abb. 4.10   Klingelmatte. (© Astrid Leisner & Sons)

ten Misserfolge der Verhaltenstherapie erwiesen. Die Aversionstherapie wurde vor allem bei problematischen Verhaltensweisen angewandt, die aus der Sicht der betroffenen Personen unmittelbar positiv erfahren werden (z. B. Süchte wie Alkoholismus, Drogen, Rauchen, Glücksspiele), während die gravierenden negativen Konsequenzen meist mit großer zeitlicher Verzögerung auftreten, sodass sie kaum eine verhaltenssteuernde Wirkung haben (z. B. gesundheitliche Schäden). Daher ist es notwendig, die kurzfristig positiven Erlebnisse zu verändern bzw. negative Erfahrungen herbeizuführen, z. B. durch Gabe eines Medikaments, das erst mit der Droge zusammen zu Übelkeit führt. Diese Therapie hat z. B. bei Alkoholabhängigkeit gute Erfolge, so lange das Medikament eingenommen wird. Allerdings zeigt die Therapie nach Absetzen des Medikaments oft nur sehr geringe Langzeiterfolge, da die gelernten Assoziationen (z. B. Alkohol–Übelkeit) nach Absetzen des Medikaments eine sehr geringe Löschungsresistenz aufweisen (vgl. Hajek und Stead 2004).

Eine andere Anwendung von Prinzipien der klassischen Konditionierung ist die sog. **Stimuluskontrolle** („Reiz-Kontroll-Technik"), die z. B. zur Behandlung von Schlafstörungen eingesetzt wird. Hierbei wird davon ausgegangen, dass bestimmte Verhaltensweisen im Bett (wie Fernsehen, Lesen, Grübeln) auf Dauer dazu führen, dass das Bett zu einem Ort (Reiz) wird, der mehr und mehr mit diesen zumeist „aktivierenden" Tätigkeiten als mit „Schlafen" assoziiert wird. So zeigt sich, dass bei Patienten mit chronischen Schlafstörungen oft schon der Anblick des Bettes ausreicht, um den Blutdruck steigen zu lassen. Bei gesunden Schläfern löst der Anblick des Bettes hingegen eher einen Schlaf fördernden leichten Abfall des Blutdruckes aus. Entsprechend schildern viele Patienten, dass sie abends „todmüde" zu Bett gehen, aber plötzlich „hellwach" sind, sobald sie das Licht löschen. Damit das Bett wieder zu einem Ort wird, der nur mit Schlafen verbunden ist, müssen wieder neue Assoziationen gelernt werden. Die Patienten sollen deshalb nur zu Bett gehen, wenn sie ausreichend müde sind und das Gefühl haben, einschlafen zu können. Das Bett darf zu nichts anderem als zum Schlafen genutzt werden. Kann der Patient innerhalb von 10 min nicht einschlafen, muss er das Bett wieder verlassen und sich in einem anderen Raum eine ruhige Aktivität suchen. Erst wenn er wieder schläfrig wird, kann er erneut zu Bett gehen und darf dort nur bleiben, wenn er schnell einschläft. Konsequent jede Nacht über mehrere Wochen angewendet, zählt die Stimulus-Kontroll-Technik zu den wirksamsten Verfahren bei der Behandlung von Ein- und Durchschlafstörungen. Insbesondere Patienten, die das nächtliche Wachliegen und Grübeln als quälend empfinden, erleben durch diese Technik eine Entlastung (Jacobs et al. 1993).

4.2.2 Operante Konditionierung: Selbstmodifikation, Kontingenzmanagement, Shaping, Chaining, Token-Economy-Programme, Verhaltensanalyse

Techniken der systematisch angewandten operanten Konditionierung kommen in allen sog. Selbstmodifikationsprogrammen zum Einsatz. Diese Programme sind sehr geeignet, wenn man ein gewünschtes positives Verhalten häufiger zeigen möchte oder ein ungewünschtes negatives Verhalten seltener. Typische Verhaltensweisen sind z. B. lernen und Sport treiben (sehr positiv, aber meist zu wenig getan) auf der einen Seite, und Süßigkeiten essen, Alkohol trinken oder rauchen (langfristig negativ, trotzdem häufig zu viel getan) auf der anderen Seite. Oft reichen gute Vorsätze nicht aus, um diese eigenen Verhaltensweisen wie gewünscht zu verändern. Deshalb kann man auf Prinzipien des operanten Konditionierens basierende Selbstmodifikationsprogramme anwenden, um die Erfolgschancen zu erhöhen. Zu den verwendeten Prinzipien gehören u. a. die exakte Definition von Zielen und Zwischenzielen sowie ein genaues Belohnungsschema für das Erreichen der Ziele (s. z. B. das Kapitel über „Behavior Modification" in Baldwin und Baldwin 2000). Auch bei der Behandlung von Kindern mit Erziehungsproblemen oder Autismus wird das operante Konditionieren systematisch angewendet, ebenso bei schwer psychotischen Patienten. Hier ist vor allem das sog. **Kontingenzmanagement** zu erwähnen, bei

dem auf ein genau definiertes Verhalten hin eine ebenfalls genau definierte Verstärkung erfolgt. Ein typisches Beispiel: Wenn ein Kind sich morgens alleine angezogen, gekämmt und gewaschen hat, darf es nachmittags eine halbe Stunde am Computer spielen. Wichtig ist u. a., dass die Belohnung der investierten Anstrengung angemessen ist. Auch ist es für das Erziehungsklima wünschenswert, dass auch soziale Verstärker zur Anwendung kommen. Für die Anwendung im Unterricht hat es sich als besonders hilfreich erwiesen, formelle, schriftliche Kontingenzverträge abzuschließen. Dies geschieht aber auch bei der Behandlung von Patientinnen mit Anorexia nervosa: Genau ausformulierte Kontingenzverträge regeln, welche Gewichtszunahme nötig ist, um bestimmte Verstärker zu erhalten. Auch die oben bereits erwähnten Verfahren **Shaping** und **Chaining** sind bei Kindern, geistig Behinderten und anderen Personen sehr erfolgreich eingesetzt worden (vgl. Austin und Carr 2000).

Eine Erweiterung des Kontingenzmanagements sind **Token- bzw. Münzsysteme,** die auf dem Prinzip der intermittierenden Verstärkung beruhen. So ist es nicht immer möglich, jede erwünschte Reaktion immer und sofort mit einem adäquaten Verstärker zu belohnen. Stattdessen werden als Verstärker sog. „tokens" (Chips, Spielmarken oder auch symbolische Sternchen, Punkte) eingeführt, die gesammelt und später gegen attraktive Verstärker eingetauscht werden können. Münzsysteme werden vornehmlich in Institutionen wie psychiatrischen Kliniken, Kinder- und Jugendheimen und Gefängnissen angewendet. In der jeweiligen Institution werden erwünschte Verhaltensweisen definiert und ihr Auftreten wird mit Tokens belohnt. Ebenfalls definiertes Fehlverhalten kann mit dem Entzug dieser Tokens bestraft werden. Diese Methode hat sich als sehr effektiv beim Erhalt der Ordnung in diesen oftmals schwierigen Institutionen erwiesen. Auch beim Aufbau alltäglichen Verhaltens bei langzeitig hospitalisierten psychiatrischen Patienten waren Tokensysteme sehr erfolgreich (► Gut zu wissen).

Gut zu wissen

Vorgehensweise und Probleme bei der Einführung von Tokensystemen
Tokensysteme sind nicht einfach zu installieren. So muss das gewünschte Verhalten sehr exakt definiert und auch registriert werden; dies erfordert gut trainiertes Personal mit viel Geduld. Zudem sind viele Tokensysteme so konzipiert, dass für ein Token nach und nach immer komplexeres Verhalten bzw. immer mehr erwünschtes Verhalten gefordert wird. Dies geschieht mit dem Ziel, irgendwann das Tokensystem wieder ausschleichen zu können. Ein wesentlicher Aspekt der Wirksamkeit eines Tokensystems besteht im

Übergang von kontinuierlicher zu intermittierender Verstärkung. Zum einen ist kontinuierliche Verstärkung außerhalb eines psychologischen Labors kaum möglich, zum anderen führt intermittierende Verstärkung zu größerer Löschungsresistenz des Verhaltens. Das gelingt aber nicht immer. Probleme gibt es auch oft, wenn Betroffene aus den Institutionen entlassen werden und nun gar keine Verstärkung mehr erhalten. Hier kann es zu deutlichen Rückfällen kommen. Trotzdem sind die Tokensysteme oft sehr erfolgreich, wenn es darum geht, erwünschtes Verhalten überhaupt erst einmal aufzubauen.

Eine weitere, sehr systematische Anwendung operanter Lerntheorien ist die **Verhaltensanalyse** mittels des sog. **SORC-Schemas.** Mit diesem Schema wird in der verhaltenstherapeutischen Praxis analysiert, wie Verhalten entsteht, und wie problematisches Verhalten verändert werden kann. Das SORC-Schema dient dazu, Verhalten nicht nur zu beobachten, sondern genau zu analysieren, welche Faktoren es beeinflussen. Diese Faktoren sind äußere Reize (S = „stimulus"), Eigenschaften des handelnden Lebewesens (O = „organism"), das Verhalten, das vom Lebewesen als Reaktion auf die Stimuli gezeigt wird (R = „reaction"), und die Konsequenzen dieses Verhaltens (C = „consequences"). Zu den äußeren Reizen S gehören u. a. konditionierte und unkonditionierte Reize sowie diskriminative Hinweisreize. Wichtige Eigenschaften des Organismus O sind seine körperlichen und geistigen Voraussetzungen, die bedingen, welche Reize überhaupt wahrgenommen werden können und welche Reaktionen überhaupt gezeigt werden können. Die Reaktion R lässt sich unterteilen in motorische, emotionale, physiologische und kognitive Reaktionen. Und die Konsequenzen unterteilt man, wie in ◘ Tab. 4.1 dargestellt, in positive und negative Verstärkung sowie direkte und indirekte Bestrafung. Zu diesen vier Komponenten kann noch eine fünfte hinzugefügt werden, nämlich die Komponente K, die für Kontiguität und Kontingenz steht (sodass man eigentlich von einem SORCK- oder SORKC-Schema sprechen müsste). Sie spielt an zwei Stellen eine Rolle: Einmal geht es darum, wie zuverlässig (Kontingenz) und wie zeitnah (Kontiguität) die Reaktion R auf die auslösenden Stimuli S gezeigt wird. Unabhängig davon ist auch wichtig, wie zuverlässig (Kontingenz) und wie zeitnah (Kontiguität) die Konsequenzen C auf die Reaktion R folgen. Beispiele für unterschiedliche C-R-Kontingenzen sind die weiter oben beschriebenen Verstärkungspläne. Es gibt viele verschiedene Varianten von Verhaltensanalysen, die sich häufig nur in Details unterscheiden. Weitere Informationen hierzu finden sich u. a. bei Caspar (1996) sowie in ▶ Kap. 21.

4.2.3 Modelllernen

Modelllernen ist ein in der Verhaltenstherapie häufig eingesetztes Mittel, um neue Verhaltensweisen zu erlernen. Modelllernen kann im Prinzip bei allen Störungen eingesetzt werden, ein Schwerpunkt liegt aber bei den Störungen, bei denen die Interaktion mit anderen Menschen besonders betroffen ist, z. B. bei der sozialen Angststörung. Als Modelle bieten sich Therapeut, Gruppenmitglieder oder manchmal auch abstrakte Modelle (Ideen oder Verhaltensweisen nicht persönlich anwesender Menschen) an. Ein zentraler Bestandteil sind Rollenspiele, in denen erwünschtes Verhalten oder neue Fertigkeiten am Modell gezeigt werden. Dieses Vorgehen wird auch besonders häufig bei der Behandlung von Kindern eingesetzt, und hier vor allem auch bei Expositionsverfahren (s. unten).

4.2.4 Expositionsbehandlung (Konfrontation)

Expositionsbehandlungen werden derzeit bei einer Vielzahl von Störungen eingesetzt, z. B. bei Süchten, Essstörungen und allen Angststörungen. Bei der Expositionsbehandlung von Angststörungen werden die Patienten genau den Reizen oder Situationen ausgesetzt, vor denen sie sich fürchten. Wenn möglich, geschieht dies über Expositionsübungen in vivo, z. B. durch Flüge bei Personen mit Agoraphobie oder Flugangst. Allerdings kann Exposition auch in sensu durchgeführt werden, ganz modern sind hier die Virtual-Reality-Therapien.

Die Exposition wirkt wahrscheinlich über mindestens zwei Mechanismen. Lange Zeit wurde angenommen, dass die Wirkung vor allem auf dem natürlichen Verlauf der **physiologischen Reaktion** beruht: Wenn der Patient mit dem gefürchteten Stimulus konfrontiert wird, zeigt er zunächst eine sehr starke physiologische Angstreaktion. Diese klingt jedoch (wenn der Stimulus und der Kontext sich nicht verändern) natürlicherweise langsam ab, d. h. die körperliche Erregung lässt nach, da der Körper den starken Erregungszustand nicht unbegrenzt lange aufrechterhalten kann (Habituation). Mittlerweile belegen aber einige Studien, dass der Erfolg der Expositionsbehandlung vor allem auf dem **Inhibitionslernen** beruht (einen Überblick gibt z. B. Craske 2015). Wie weiter oben schon erläutert, bedeutet Inhibitionslernen beim klassischen Konditionieren, dass die ursprüngliche Assoziation von konditioniertem Stimulus CS und unkonditioniertem Stimulus US in der Extinktionsphase nicht wirklich gelöscht wird, sondern neben einer neuen Assoziation bestehen bleibt, sodass die CS-US-Verbindung nun zwei mögliche Bedeutungen hat. Wenn also beispielsweise ein Einkaufszentrum assoziiert ist mit der Gefahr von Panikanfällen, dann wird während einer erfolgreichen Expositionstherapie eine neue, inkompatible Assoziation gelernt, nämlich von Einkaufzentrum mit Sicherheit. Beide Assoziationen bestehen nun nebeneinander, und welche von beiden später eher aktiviert wird, hängt von vielen verschiedenen Faktoren ab, die den Erfolg der Behandlung beeinflussen.

Ein wichtiger Faktor ist der Zeitraum zwischen verschiedenen Expositionen: Je länger der zeitliche Abstand ist, desto wahrscheinlicher wird die ursprüngliche Bedeutung reaktiviert, es kommt zur sog. Spontanerholung der Angstassoziation. Es spielt auch eine Rolle, in welchen und wie vielen Kontexten die neue Assoziation gelehrt wurde. Falls die Exposition in nur wenigen Kontexten ausgeführt wurde, z. B. nur mit einer bestimmten Spinne und nur im Therapiezentrum, dann wird in einem anderen Kontext (z. B. eine andere Spinne zu Hause), sehr wahrscheinlich wieder die ursprüngliche Angstassoziation aktiviert. Wenn man diese Gesetzmäßigkeiten beachtet, ergeben sich neue Möglichkeiten, um den Therapieerfolg bei Angststörungen zu verbessern. So sollten die zeitlichen Abstände zwischen den Konfrontationssitzungen kurz sein und die Patienten sollten zwischen den Therapiesitzungen und nach Therapieende weiterhin üben. Zudem sollte in möglichst vielen verschiedenen Kontexten geübt werden, also z. B. mit verschiedenen Spinnen, an verschiedenen Orten oder auch mit und ohne Therapeut. Je mehr Variation, desto besser sind die Therapieerfolge (Rowe und Craske 1998).

Wird Inhibitionslernen als zentraler Mechanismus gesehen, ergeben sich noch weitere innovative Ansätze, um die Expositionstherapie zu verbessern. Zentral ist all diesen Ansätzen, dass die katastrophalen Erwartungen, die auf der ursprünglichen Angstassoziation beruhen, möglichst klar widerlegt werden sollten. Dazu müssen die Erwartungen zunächst explizit ausformuliert werden, um sie dann ganz gezielt zu testen. So sollten beispielsweise Patienten mit Panikstörung angeben, wie lange es dauern würde, bis sie bei einem Panikanfall ohnmächtig werden. Dann wurden Übungen durchgeführt, in denen die Angst möglichst lange ausgelöst wurde, deutlich länger als in der Erwartung der Patienten möglich war. Diese gezielten Konfrontationsübungen waren erfolgreicher als solche, bei denen die Erwartungen nicht explizit geprüft wurden (Baker et al. 2010). Eine andere Möglichkeit, die Exposition zu optimieren, besteht darin, gleich zwei Vorhersagen gemeinsam zu prüfen. Es kann z. B. ein Einkaufszentrum aufgesucht und dann dort auch noch hyperventiliert werden. Die Befürchtung, ohnmächtig zu werden, ist deutlich stärker, wenn beide Dinge gleichzeitig getan werden. Wenn dann keine Ohnmacht eintritt, ist die ursprüngliche Erwartung noch eindrücklicher widerlegt

worden. Dies ist für die Patienten eine neue und unerwartete Erfahrung, da sie die Angst bisher nur durch Flucht oder Vermeidung reduzieren konnten, wodurch ihre Erwartungen aber nicht widerlegt wurden.

In den letzten 20 Jahren wurde die Expositionsbehandlung systematisiert und empirisch überprüft, wobei ihre Effektivität in der Therapie von Angststörungen klar belegt werden konnte. Nach Marks (1987) stellt sie eine der am besten dokumentierten Erfolgsgeschichten im Bereich der psychischen Gesundheit dar. Katamnesen von bis zu 9 Jahren zeigen, dass einmal erzielte Erfolge auch über lange Zeiträume stabil bleiben und Rückfälle selten sind (Margraf et al. 1993).

4.3 Neuere Entwicklungen

Obwohl die lernpsychologischen Grundlagen des Verhaltens seit Langem untersucht werden, ist die lernpsychologische Forschung keineswegs abgeschlossen. Vielmehr gibt es auch heute noch viele interessante Weiterentwicklungen und Anwendungen, von denen hier nur beispielhaft einige wenige genannt werden können. Für die Psychotherapie besonders interessant sind alle Fragen im Zusammenhang mit der langfristigen Etablierung neuer, alternativer neuronaler Erregungsmuster (Bouton 2007; Grawe 2004). Vor dem Hintergrund einer Optimierung der Angsttherapie werden die Variablen untersucht, die das Inhibitionslernen beeinflussen (s. oben; auch Craske et al. 2008). Allgemein ist auch die Untersuchung der neuropsychologischen Grundlagen des Lernens ein wichtiger und sich rasant entwickelnder Bereich; hier wird untersucht, was in unserem Gehirn geschieht, wenn Lern- und Konditionierungsprozesse ablaufen (▶ Kap. 5 und 9). Auch die oben genannte evaluative Konditionierung wird aktuell intensiv untersucht, u. a. um Anwendungsmöglichkeiten im therapeutischen Kontext zu bestimmen (De Houwer et al. 2005). Und seit kurzem werden auch computerbasierte Trainingsprogramme eingesetzt, um verzerrte kognitive Prozesse bei Angststörungen, Depression und Suchtstörungen therapeutisch zu beeinflussen. Mit diesen Programmen trainieren Patienten automatische Prozesse wie Aufmerksamkeit, Interpretation und Annäherung–Vermeidung, da diese Prozesse der Einsicht und bewussten Kontrolle meist nicht zugänglich sind. Diese Ansätze zur „**Cognitive Bias Modification**" (CBM; ▶ Kap. 30) ergänzen herkömmliche verhaltenstherapeutische Verfahren, welche eher mit bewussten Einstellungen und Erwartungen (s. oben) arbeiten. In einigen Bereichen, z. B. der Rückfallprophylaxe von Alkoholabhängigen (Wiers et al. 2011), haben CBM-Verfahren bereits erstaunliche Erfolge erzielt, in anderen muss die klinische Relevanz erst noch gezeigt werden (s. Mogoase et al. 2014). Die den CBM-Verfahren zugrunde liegenden Lernmechanismen müssen allerdings noch genauer erforscht werden: Neben dem Einüben motorischer Reaktionen sind vermutlich auch evaluative und operante Konditionierung von Bedeutung.

❓ Prüfen Sie Ihr Wissen

1. Das Nahrungsvermeidungslernen gilt als ein besonders beeindruckendes Beispiel für klassische Konditionierung durch eine einmalige Koppelung von NS und US. Aber was genau sind in dieser Situation der US, der NS, welcher zum CS wird, und die UR, welche zur CR wird? ▶ Abschn. 4.1.1

2. Die Klingelmatte ist ein Beispiel für eine sehr erfolgreiche therapeutische Anwendung des klassischen Konditionierens. Ihre Benutzung ist einfach; schwierig ist es hingegen, ihren Wirkmechanismus zu erklären: Welcher Reiz ist der US, welche Reaktion ist die UR und später CR, welcher Reiz wird durch die Therapie vom NS zum CS? ▶ Abschn. 4.2

3. Ein Vater beobachtet, wie sein Sohn die kleine Schwester schlägt. Der Vater gibt dem Sohn dafür zur Strafe eine Ohrfeige. Welche Lernprinzipien werden bewirken, dass der Sohn das Verhalten „Schwesterschlagen" in Zukunft seltener oder häufiger zeigen wird? ▶ Abschn. 4.1.2 und 4.1.3

4. Ein 2-jähriges Mädchen wacht nachts auf und weint. Dies ist schon häufiger passiert, und wie immer wachen die Eltern auf und versuchen, das Weinen zu ignorieren. Das Mädchen hört aber nicht auf zu weinen, sodass der Vater schließlich aufgibt und das Mädchen in das Bett der Eltern holt. Dort schläft sie schnell ein, gefolgt von den Eltern. Analysieren Sie diese Situation mit Hilfe der operanten Konditionierung: Welche Verhaltensweisen werden von wem, wie, nach welchem Verstärkungsplan verstärkt oder bestraft? Welche Folgen wird dies haben? ▶ Abschn. 4.1.2

5. Einige Studien haben gezeigt, dass Patienten mit einer spezifischen Phobie entgegen der Theorie von Mowrer meist kein traumatisches Erlebnis als Auslöser der Phobie berichten können (z. B. Hundephobiker, die nie von einem Hund gebissen wurden). Wie lässt sich die Entstehung der Phobie dann erklären? ▶ Abschn. 4.1.2 und 4.1.3

6. Die Entstehung und Aufrechterhaltung von Spielsucht wird dadurch begünstigt, dass Glücksspiele einem bestimmten Verstärkungsplan folgen. Welches Verhalten wird hier wie und wodurch verstärkt, und warum wird dadurch das Aufhören schwierig? ▶ Abschn. 4.1.2

7. Bei der Therapie von Adipositas wird häufig das Prinzip der „Stimuluskontrolle" angewendet. Wie sollte dies getan werden? Welche Stimuli sollten wie kontrolliert werden? Welche Probleme sind dabei zu erwarten? ▶ Abschn. 4.2

8. Bei der stationären Anorexia-Therapie werden mit den Patientinnen häufig Kontingenzverträge mit dem Ziel der Gewichtszunahme geschlossen. Wie sollte solch ein Vertrag aussehen (Verhaltensweisen, Verstärker, Kontingenzen etc.)? Welche Probleme sind dabei zu erwarten? ▶ Abschn. 4.2.1

ⓘ Weiterführende Literatur

Eine detaillierte Darstellung von Lernmechanismen gibt Domjan (2010). Begleitend zu diesem Buch ist eine (auch allein benutzbare) CD mit „Sniffy, the Virtual Rat" erhältlich. Hiermit lassen sich Konditionierungsprozesse und -experimente selbst ausprobieren. Alltagsnahe und leicht verständliche Darstellungen von Lernprozessen geben Rinck (2016) sowie Baldwin und Baldwin (2000). Für Interessierte, die eine deutsche Übersetzung bevorzugen, empfiehlt sich Mazur (2004). Ein kurzer historischer Überblick über die lerntheoretischen Wurzeln der Verhaltenstherapie findet sich in ▶ Kap. 1 des von Hawton et al. (1989) herausgegebenen Buchs.

Literatur

Austin, J. A., & Carr, J. E. (2000). *Handbook of applied behavior analysis*. Reno: Context Press.

Ayllon, T., & Azrin, N. H. (1961). *The token economy: A motivational system for therapy and rehabilitation*. New York: Appleton-Century-Crofts.

Baker, A., Mystkowski, J., Culver, N., et al. (2010). Does habituation matter? Emotional processing theory and exposure therapy for acrophobia. *Behaviour Research and Therapy, 48*, 1139–1143.

Baldwin, J. D., & Baldwin, J. I. (2000). *Behavior principles in everyday life*. Englewood Cliffs: Prentice Hall.

Bandura, A. (1977). *Social learning theory*. Englewood Cliffs: Prentice Hall.

Bandura, A. (1986). *Social foundations of thought and action: A socialcognitive theory*. Englewood Cliffs: Prentice Hall.

Bandura, A., Ross, D., & Ross, S. A. (1963). A comparative test of the status envy, social power, and secondary reinforcement theories of identificatory learning. *Journal of Abnormal and Social Psychology, 67*, 527–534.

Barlow, D. H. (1988). *Anxiety and its disorders. The nature and treatment of anxiety and panic*. New York: Guilford.

Beck, A. T. (1976). *Cognitive therapy and the emotional disorders*. New York: International Universities Press.

Becker, E. S., & Rinck, M. (2000). Aufmerksamkeit und Gedächtnis bei Angst und Depression. *Psychologische Rundschau, 51*, 67–74.

Bouton, M. E. (2007). *Learning and behaviour: A contemporary synthesis*. Sunderland: Sinauer Associates.

Bregman, E. O. (1934). An attempt to modify the emotional attitudes of infants by the conditioned response technique. *Journal of Genetic Psychology, 45,* 169–198.

Caspar, F. (Hrsg.). (1996). *Psychotherapeutische Problemanalyse.* Tübingen: DGVT.

Cisler, J. M., & Koster, E. H. W. (2010). Mechanisms of attentional biases towards threat in anxiety disorders: An integrative review. *Clinical Psychology Review, 30,* 203–216.

Craske, M. G. (2015). Optimizing exposure therapy for anxiety disorders: An inhibitory learning and inhibitory regulation approach. *Verhaltenstherapie, 25,* 134–143.

Craske, M. G., Kircanski, K., Zelikowsky, M., Mystkowski, J. L., Chowdhury, N., & Baker, A. (2008). Optimizing inhibitory learning during exposure therapy. *Behaviour Research and Therapy, 46,* 5–27.

De Houwer, J., Baeyens, F., & Field, A. P. (2005). Associative learning of likes and dislikes: Some current controversies and possible ways forward. *Cognition and Emotion, 19,* 161–174.

De Houwer, J., Thomas, S., & Baeyens, F. (2001). Associative learning of likes and dislikes: A review of 25 years of research on human evaluative conditioning. *Psychological Bulletin, 127,* 853–869.

Domjan, M. (2010). *The principles of learning and behavior.* Belmont: Thomson Wadsworth.

Edelmann, W. (1995). *Lernpsychologie.* Weinheim: PVU.

Ehlers, A., & Margraf, J. (1989). The psychophysiological model of panic. In P. M. G. Emmelkamp, W. Everead, F. Kraaymaat, & M. van Son (Hrsg.), *Fresh perspectives on anxiety disorders.* Amsterdam: Swets & Zeitlinger.

Ellis, A. (1962). *Reason and emotion in psychotherapy.* New York: LyleStuart.

Eysenck, H. J. (1959). Learning theory and behaviour therapy. *Journal of Mental Science, 195,* 61–75.

Eysenck, M. W. (1992). *Anxiety: The cognitive perspective.* Hillsdale: Erlbaum.

Field, A. P. (2006). I don't like it because it eats sprouts: Conditioning preferences in children. *Behaviour Research and Therapy, 44,* 439–455.

Foa, E. B. (1988). *What cognitions differentiate panic disorder from other anxiety disorders?* Berlin: Springer.

Grawe, K. (2004). *Neuropsychotherapie.* Göttingen: Hogrefe.

Hajek, P., & Stead, L. F. (2004). Aversive smoking for smoking cessation. *Cochrane Database of Systematic Reviews, 3.* doi: 10.1002/14651858.CD000546.pub2.

Harris, B. (1979). Whatever happened to little Albert? *American Psychologist, 34,* 151–160.

Hawton, K., Salkovskis, P. M., Kirk, J., & Clark, D. M. (1989). *Cognitive behaviour therapy for psychiatric problems: A practical guide.* New York: Oxford University Press.

Jacobs, G. D., Rosenberg, P. A., Friedman, R., Matheson, J., Peavy, G. M., Domar, A. D., & Benson, H. (1993). Multifactor behavioral treatment of chronic sleep-onset insomnia using stimulus control and the relaxation response: A preliminary study. *Behavioral Modification, 17,* 498–509.

Lazarus, A. (1958). New methods in psychotherapy: A case study. *South African Medical Journal, 32,* 660–664.

Lewinsohn, P. M., Youngren, M. A., & Grosscup, S. J. (1979). Reinforcement and depression. In R. Depue (Hrsg.), *The psychobiology of depressive disorders.* New York: Academic Press.

Margraf, J. (2009). Hintergründe und Entwicklung. In J. Margraf & S. Schneider (Hrsg.), *Lehrbuch der Verhaltenstherapie* (3. Aufl., Bd. 1). Berlin: Springer.

Margraf, J., Barlow, D. H., Clark, D. M., & Telch, M. J. (1993). Psychological treatment of panic: Work in progress on outcome, active ingredients, and follow-up. *Behaviour Research and Therapy, 31,* 1–8.

Marks, I. M. (1987). *Fears, phobias, and rituals.* New York: Oxford University Press.

Mazur, J. E. (2004). *Lernen und Gedächtnis.* München: Pearson.

Meichenbaum, D. (1977). *Cognitive behavior modification.* New York: Plenum.

Mogoase, C., David, D., & Koster, E. (2014). Clinical efficacy of attentional bias modification procedures: An updated meta-analysis. *Journal of Clinical Psychology, 70,* 1133–1157.

Mowrer, O. H. (1947). On the dual nature of learning: A reinterpretation of „conditioning" and „problem-solving". *Harvard Educational Review, 17,* 102–150.

Mowrer, O. H., & Mowrer, W. M. (1938). Enuresis: A method for its study and treatment. *American Journal of Orthopsychiatry, 8,* 436–459.

Paul, D., & Blumenthal, A. (1989). On the trail of little Albert. *Psychological Record, 39,* 547–553.

Pavlov, I. P. (1927). *Conditioned reflexes.* New York: Oxford University Press.

Rinck, M. (2016). *Lernen: Ein Lehrbuch für Studium und Praxis.* Kohlhammer.

Rowe, M. K., & Craske, M. (1998). Effects of varied-stimulus exposure training on fear reduction and return of fear. *Behaviour Research and Therapy, 36,* 719–734.

Seligman, M. E. P. (1975). *Helplessness: On depression, development, and death.* New York: Freeman.

Skinner, B. F. (1938). *The behavior of organisms.* New York: Appleton-Century-Crofts.

Skinner, B. F. (1953). *Science and human behavior.* New York: Macmillan.

Sprafkin, J. N., Liebert, R. M., & Poulos, R. W. (1975). Effects of a prosocial televised example on children's helping. *Journal of Experimental Child Psychology, 20,* 119–126.

Thorndike, E. L. (1932). *The fundamentals of learning.* Columbia: Columbia University.

Watson, J. B., & Rayner, R. (1920). Conditioned emotional reactions. *Journal of Experimental Psychology, 3,* 1–14.

Wiers, R. W., Eberl, C., Rinck, M., Becker, E. S., & Lindenmeyer, J. (2011). Re-training automatic action tendencies changes alcoholic patients' approach bias for alcohol and improves treatment outcome. *Psychological Science, 22,* 490–497.

Williams, J. M. G., Watts, F. N., MacLeod, C., & Mathews, A. (1997). *Cognitive psychology and emotional disorders.* New York: Wiley.

Wolpe, J. (1958). *Psychotherapy by reciprocal inhibition.* Stanford: Stanford University Press.

Zucker, D., Taylor, C. B., Brouillard, M., Ehlers, A., Margraf, J., Telch, M., et al. (1989). Cognitive aspects of panic attacks: Content, course and relationship to laboratory stressors. *British Journal of Psychiatry, 155,* 86–91.

Kognitiv-affektive Neurowissenschaft: Emotionale Modulation des Erinnerns, Entscheidens und Handelns

Thomas Goschke und Gesine Dreisbach

Inhaltsverzeichnis

© Springer-Verlag GmbH Deutschland, ein Teil von Springer Nature 2020
J. Hoyer und S. Knappe (Hrsg.), *Klinische Psychologie & Psychotherapie*,
https://doi.org/10.1007/978-3-662-61814-1_5

5.1 Warum ist die kognitive und affektive Neurowissenschaft relevant für die Klinische Psychologie?

In den letzten zwei Jahrzehnten hat die Erforschung der Informationsverarbeitungsmechanismen und neurobiologischen Systeme, die kognitiven, emotionalen und verhaltenssteuernden Prozessen zugrunde liegen, rasante Fortschritte gemacht. Durch die Kombination von experimental- und allgemeinpsychologischen Methoden mit funktionellen Bildgebungstechniken (z. B. funktionelle Magnetresonanztomografie, fMRT, und Positronenemissionstomografie, PET) ist es möglich geworden, hämodynamische Korrelate der neuronalen Aktivität wie die regionale Hirndurchblutung oder den Oxygenierungsgrad des Bluts in bestimmten Hirnregionen mit hoher räumlicher Auflösung zu messen, während Probanden kognitive Aufgaben ausführen oder emotionale Reize verarbeiten. Das Ziel der kognitiven und affektiven Neurowissenschaften ist dabei nicht mehr allein die neuronale Lokalisierung psychischer Funktionen, sondern die Entwicklung von Modellen der funktionellen Netzwerke und dynamischen Interaktionen zwischen Hirnregionen, die kognitiven und affektiven Prozessen zugrunde liegen (für einführende Überblicksdarstellungen s. Banich und Compton 2018; Purves et al. 2013). Während der inhaltliche Fokus dabei anfänglich auf kognitiven Leistungen wie Wahrnehmung, Gedächtnis oder Sprache lag, werden inzwischen auch die neuronalen Grundlagen emotionaler Prozesse intensiv erforscht (für eine Sammlung von Übersichtsartikeln s. Armony und Vuilleumier 2013).

Warum sollten sich Klinische Psychologen und Psychotherapeuten mit den Ergebnissen der affektiven und kognitiven Neurowissenschaft befassen? Zunächst sind diese Ergebnisse für die klinische Psychologie insofern von Bedeutung, als eine gestörte Interaktion emotionaler und kognitiver Prozesse und eine Dysregulation der zugrunde liegenden neurobiologischen Funktionssysteme ein Kennzeichen zahlreicher psychischer Störungen ist (Buckholtz und Meyer-Lindenberg 2012; Goschke 2014; Menon 2011). Vor dem Hintergrund der hohen persönlichen Belastungen und immensen gesellschaftlichen Kosten, die mit psychischen Störungen verbunden sind (Wittchen et al. 2011), erhofft man sich von der Integration klinisch-psychologischer mit experimentalpsychologischen und neurowissenschaftlichen Forschungsansätzen Fortschritte bei der Entschlüsselung der Determinanten und Mechanismen psychischer Störungen. Das langfristige Ziel ist es, von einer symptomorientierten zu einer auf Mechanismen basierenden Klassifikation psychischer Störungen zu kommen und auf dieser Grundlage neue diagnostische Instrumente zu entwickeln, Biomarker und Endophänotypen für psychische Störungen zu identifizieren und ein besseres Verständnis der Wirkmechanismen von Therapie- und Interventionsverfahren zu gewinnen (Carcone und Ruocco 2017; S. E. Morris und Cuthbert 2012; Yager und Feinstein 2017).

Darüber hinaus kann eine Auseinandersetzung mit Ergebnissen der kognitiv-affektiven Neurowissenschaften aber auch dazu beitragen, noch immer weit verbreitete dualistische Vorurteile über das Verhältnis psychologischer und neurobiologischer Beschreibungsebenen zu überwinden. Während in der klinischen Psychologie nicht selten die Auffassung vertreten wurde, dass psychologische und neurowissenschaftliche Ansätze alternative oder sogar einander ausschließende Erklärungen für gestörtes Verhalten darstellen oder dass eine neurowissenschaftliche Perspektive eine unzulässige „Reduktion" psychischer Phänomene auf neurobiologische Vorgänge bedeute, handelt es sich in Wirklichkeit um komplementäre Ansätze, die sich den gleichen Phänomenen auf unterschiedlichen Analyseebenen nähern. Aus der Tatsache, dass psychische Störungen eine neuronale Grundlage haben, folgt keineswegs, dass diese Störungen angeboren sind oder soziale und entwicklungsbezogene Faktoren keine Bedeutung haben, und auch nicht, dass sie unveränderbar sind oder allein durch pharmakologische Interventionen modifiziert werden können. Im Gegenteil haben kognitiv-neurowissenschaftliche Erkenntnisse nicht nur deutlich gemacht, dass die neuronalen Strukturen, die menschlichem Erleben und Verhalten zugrunde liegen, auf komplexen Wechselwirkungen zwischen genetischen Anlagen und Lernerfahrungen beruhen, sondern sie belegen auch, dass diese Strukturen durch psychotherapeutische Interventionen nachweislich in ihrer Funktionsweise verändert werden können (Cozolino 2017). Wenn aber Psychotherapie menschliches Erleben und Verhalten verändert, weil sie Lernprozesse in Gang setzt, durch die – um eine Formulierung von LeDoux (1996) zu gebrauchen – das Gehirn „neu verdrahtet" wird, dann sind Erkenntnisse darüber, auf welche Weise neuronale Schaltkreise durch Erfahrungen und Lernprozesse verändert werden, von zentraler Bedeutung für das Verständnis der zugrunde liegenden Wirkprinzipien.

In diesem Kapitel geben wir einen Überblick über ausgewählte Theorien und Befunde zur Interaktion von Emotionen mit kognitiven Prozessen, wobei wir auf Themen fokussieren, die von Relevanz für das Verständnis psychischer Störungen sind. Nach einer Einführung in grundlegende Merkmale von Emotionen und ausgewählte Emotionstheorien (für ausführlichere Darstellungen s. Schirmer 2015; Shiota und Kalat 2012) gehen wir insbesondere auf folgende Fragen ein:

1. Welche Rolle spielen körperliche Reaktionen und kognitive Bewertungsprozesse bei der Auslösung von Emotionen?

2. Welche Gehirnsysteme liegen emotionalen Prozessen und speziell der Furcht zugrunde?
3. Was sind neurobiologische Grundlagen von Belohnung, Anreizmotivation und wertbasierten Entscheidungen?
4. Wie werden Gedächtnisprozesse und der Modus der Informationsverarbeitung durch Emotionen, Stimmungen und Stress beeinflusst?
5. Welche neuronalen Mechanismen liegen der kognitiven Kontrolle von Emotionen zugrunde?

Während wir in diesem Kapitel auf die Darstellung grundlagenwissenschaftlicher Ergebnisse fokussieren, werden wir bei allen Themen exemplarisch auch auf Implikationen für die Klinische Psychologie und die Frage eingehen, wie dysfunktionale Interaktionen emotionaler und kognitiver Prozesse zur Entstehung und Aufrechterhaltung psychischer Störungen beitragen.

5.2 Definition, Klassifikation und Funktion von Emotionen

5.2.1 Definition und Merkmale von Emotionen

Obwohl wir alle schon einmal Freude, Angst, Ärger oder Traurigkeit erlebt haben, hat es sich als bemerkenswert schwierig erwiesen, den Emotionsbegriff zu definieren. Wir gehen in diesem Kapitel von der folgenden Arbeitsdefinition aus:

> **Definition**
>
> **Emotionen** sind psychophysische Reaktionsmuster, die auf mehr oder weniger komplexen Bewertungen einer Reizsituation beruhen, die mit einer Reihe peripherer physiologischer Veränderungen sowie der Aktivierung bestimmter zentralnervöser Systeme einhergehen, zu bestimmten Klassen von Verhalten motivieren, sich in spezifischer Mimik und Körperhaltung ausdrücken können und häufig (aber nicht notwendig) mit einer subjektiven Erlebnisqualität verbunden sind.

Emotionen können also in Bezug auf unterschiedliche Komponenten beschrieben werden.

> **Merkmale von Emotionen**
> - **Kognitive Bewertung:** Emotionen beruhen auf Bewertungen von Reizen in Bezug zu den eigenen Erwartungen, Bedürfnissen, Motiven oder Zielen.
> - **Körperliche (peripher-physiologische) Reaktionen:** Emotionen gehen mit Reaktionen des autonomen

Nervensystems einher (z. B. einer erhöhten Herzrate oder Hautleitfähigkeit).
> - **Ausdrucksverhalten:** Emotionen sind häufig mit charakteristischen Gesichtsausdrücken und Körperhaltungen verbunden, über die der eigene Gefühlszustand kommuniziert wird.
> - **Handlungsbereitschaft:** Emotionen haben motivierende und handlungsvorbereitende Funktionen, insofern sie bestimmte Reaktionsklassen (z. B. Kampf versus Flucht) in erhöhte Bereitschaft versetzen.
> - **Zentralnervöse Prozesse:** Emotionen beruhen auf der Aktivität und dem Zusammenspiel kortikaler und subkortikaler Gehirnstrukturen und neuronaler Netzwerke.
> - **Subjektives Erleben:** Emotionen sind (zumindest beim Menschen und vermutlich auch einigen anderen höheren Tierarten) mit spezifischen Erlebnisqualitäten verbunden. Während einige Emotionspsychologen das bewusste Gefühlserleben als notwendigen Bestandteil „echter" Emotionen ansehen, neigen evolutionspsychologische und neurowissenschaftliche Theoretiker eher zu der Auffassung, dass es auch unbewusste emotionale Reaktionen gibt, die auf evolutionär entstandenen Reaktionssystemen beruhen und sich nicht notwendigerweise im subjektiven Erleben manifestieren müssen (Smith und Lane 2016).

Diese verschiedenen Komponenten lassen sich am Beispiel einer akuten Furchtreaktion veranschaulichen. Im Zustand intensiver Furcht
1. ist die Aufmerksamkeit auf den vorhandenen, vorgestellten oder antizipierten Auslöser der Angst fokussiert (z. B. eine sich vor einem im Wüstensand aufrichtende Klapperschlange), und das Denken kreist darum, was geschehen könnte oder wie man der Situation entfliehen kann **(kognitive Komponente);**
2. rast unser Herz, der Blutdruck steigt, wir beginnen zu schwitzen und atmen schneller, die Muskeln spannen an, Adrenalin und andere Stresshormone werden ausgeschüttet **(physiologische Komponente);**
3. erstarren wir und zeigen einen furchtsamen Gesichtsausdruck **(expressive Komponente);**
4. haben wir die starke Neigung, der Situation zu entfliehen oder sie zu meiden **(motivationale Komponente);**
5. kommt es in bestimmten Regionen unseres Gehirns wie der Amygdala zu erhöhter neuronaler Aktivität **(zentralnervöse Komponente)** und
6. erleben wir einen aversiven Erregungszustand **(Erlebenskomponente).**

Emotionen, die im so verstandenen Sinn durch bestimmte Reize ausgelöst werden und auf ein bestimmtes Objekt gerichtet sind (z. B. Angst *vor* etwas, Freude *über* etwas), sind dabei von **Stimmungen** zu unterscheiden:

Definition

Unter **Stimmungen** versteht man länger andauernde, mildere emotionale Zustände, die nicht notwendig auf ein Objekt oder eine bestimmte Ursache bezogen sein müssen und sich durch ihren ungerichteten, kolorierenden Hintergrundcharakter auszeichnen.

5.2.2 Klassifikation von Emotionen

Eine der ältesten Fragen der Emotionsforschung ist die danach, welche und wie viele Emotionen es gibt und wie man diese klassifizieren kann. Dabei lassen sich dimensionale und kategoriale Ansätze unterscheiden. Ein klassisches Beispiel eines dimensionalen Ansatzes stammt von Wundt (1905), der davon ausging, dass sich alle Emotionen auf den drei bipolaren Erlebensdimensionen Lust–Unlust, Erregung–Beruhigung und Spannung–Lösung beschreiben lassen. In neueren Untersuchungen, in denen man verschiedene Maße der Ähnlichkeit von Emotionswörtern erhoben und mit Hilfe multidimensionaler Skalierungs- oder faktorenanalytischer Techniken analysiert hat, haben sich die beiden erstgenannten Dimensionen Valenz und Erregung zumeist replizieren lassen. Ohne hier auf die methodischen Probleme dieses **sprachanalytischen Ansatzes** eingehen zu können, sei angemerkt, dass einige Emotionsforscher die Auffassung vertreten, dass Valenz keine bipolare Dimension ist, sondern es separate neurobiologische Systeme für Belohnung, Lust und Annäherungsverhalten einerseits und Bestrafung, Unlust und Vermeidungsverhalten andererseits gibt (Rolls 2014; Watson et al. 1988).

Ein einflussreicher dimensionaler Ansatz zur Beschreibung von Emotionen ist das von Russell (1991) entwickelte **Circumplex-Modell,** das auf Faktorenanalysen von Ratings von Emotionsbegriffen, emotionalen Gesichtsausdrücken und erlebten Emotionen beruht. Im Circumplex-Modell werden Emotionen um einen Kreis angeordnet, dessen Zentrum im Schnittpunkt von zwei orthogonalen Achsen - einer Aktivierungsdimension („arousal") und einer Lustdimension („pleasure") - angeordnet sind. Emotionen, die nah beieinanderliegen, sind ähnlich in Bezug auf ihre dimensionalen Merkmale. Das Modell soll es ermöglichen, den emotionalen Zustand einer Person zu wechselnden Zeitpunkten abzubilden, wobei es eine völlige Abwesenheit von Emotionen nicht gibt, sondern ein sog. Kernaffekt im-

mer vorliegt und nur mehr oder weniger stark und damit subjektiv wahrnehmbar ist. In Bezug auf die ontogenetische Entwicklung von Emotionen wird angenommen, dass Menschen zwar von Geburt an Emotionen erleben, die sich auf diesen beiden Dimensionen abbilden lassen, sie aber erst in der Interaktion mit ihrer Umwelt lernen, diese Empfindungen zu unterscheiden und zu benennen (für eine ausführlichere Darstellung s. Horstmann und Dreisbach 2017).

Während Erregung und Valenz als Grunddimensionen von Emotionen als gut validiert betrachtet werden können, besteht eine Einschränkung dimensionaler Emotionsmodelle darin, dass sie qualitative Unterschiede zwischen Emotionen, die im zweidimensionalen Raum nahe beieinanderliegen, nicht angemessen abbilden können (so liegen Ärger und Angst in Bezug auf Valenz und Erregung im Circumplex-Modell nah beieinander, unterscheiden sich aber im Erleben und ihren funktionalen Eigenschaften sehr deutlich).

Ein alternativer Ansatz zur Emotionsklassifikation beruht auf der auf Charles Darwin zurückgehenden Annahme einer begrenzten Zahl universeller und angeborener **Basisemotionen.** Basisemotionen werden als adaptive Reaktionssysteme betrachtet, die sich im Verlauf der Evolution als Antworten auf überlebenswichtige Anforderungen bei der Verhaltenssteuerung entwickelt haben und eng mit grundlegenden Motivationssystemen (z. B. Fortpflanzung, Exploration, Kampf, Flucht) zusammenhängen (Plutchik 1980). Als Beleg für Basisemotionen wird u. a. angeführt, dass Gesichtsausdrücke für Emotionen wie Freude, Trauer, Angst, Ärger, Ekel und Überraschung nicht erlernt werden müssen und vermutlich angeboren sind. Ferner sind emotionale Gesichtsausdrücke interkulturell sehr ähnlich und werden von Angehörigen verschiedener Kulturen mit relativ hoher Übereinstimmung Emotionskategorien zugeordnet (Ekman 1992, 1993). Das mit Basisemotionen verknüpfte mimische Ausdrucksverhalten kann zudem in homologer Form auch bei nichtmenschlichen Primaten beobachtet werden.

Als weiteres Kriterium wird häufig angeführt, dass Basisemotionen auf spezifischen Gehirnsystemen beruhen, wobei funktionelle Bildgebungsstudien allerdings bislang keine klaren Belege für eine Eins-zu-Eins-Zuordnung von Basisemotionen zu bestimmten Hirnregionen erbracht haben (wir kommen in ▶ Abschn. 5.4.1 darauf zurück). Dies hat einige Emotionsforschern bewogen, eine konstruktivistische **Konzeption** von Emotionen zu vertreten (Lindquist und Barrett 2012), nach der Emotionen – im Einklang mit der oben getroffenen Unterscheidung verschiedener Emotionskomponenten – komplexe Zustände sind, die aus dem Zusammenspiel einer Reihe grundlegender Prozesse hervorgehen. Dazu gehören u. a. die interozeptive Repräsentationen körperlicher Vorgänge, die Interpretation der Bedeutung von Reizen in Bezug auf Bedürfnisse, Motive und Ziele, das kommunikative Ausdrucksverhalten, die Ausrichtung der Aufmerksamkeit auf bedeutsame Reize, spezifische Handlungsbereitschaften sowie die individuelle Lerngeschichte. Dabei sind einzelne Prozesse nicht spezifisch für nur eine bestimmte Emotion, sondern können an verschiedenen Emotionen beteiligt sein.

5.2.3 Adaptive Funktionen von Emotionen

Ein wichtiger Verdienst evolutionspsychologischer Ansätze besteht darin, dass sie darauf hingewiesen haben, dass Emotionen – entgegen einer in der westlichen Geistesgeschichte weit verbreiteten Auffassung – nicht in erster Linie Widersacher der Vernunft oder Störungen des rationalen Denkens und Handelns sind, sondern dass sich emotionale Reaktionssysteme im Verlauf der Evolution entwickelt haben, weil dies mit einem Selektionsvorteil verbunden war und sie adaptive Funktionen bei der Verhaltenssteuerung haben (Damasio 1994; LeDoux 1996; Plutchik 1980).

Adaptive Funktionen von Emotionen
- **Motivation:** Indem Emotionen signalisieren, ob etwas gut oder schlecht, gefährlich oder harmlos ist, und mit welcher allgemeinen Klasse von Verhaltensweisen (z. B. Flucht, Verteidigung) darauf reagiert werden sollte, spielen sie eine zentrale Rolle bei der Motivation zielgerichteten Verhaltens.
- **Handlungsvorbereitung:** Einige der mit Emotionen einhergehenden physiologischen Veränderungen dienen dazu, das Lebewesen auf adaptives Verhalten (z. B. Flucht oder Kampf) vorzubereiten.
- **Lernen:** Indem Emotionen mit den Konsequenzen des eigenen Verhaltens (Belohnung versus Bestrafung; Erfolg versus Misserfolg) assoziiert werden, sind sie wichtige Determinanten von Lernprozessen und beeinflussen die zukünftige Verhaltensselektion.
- **Kognition:** Emotionen modulieren Aufmerksamkeits-, Gedächtnis- und Denkprozesse dahingehend, dass Reize mit hoher Priorität beachtet und verarbeitet werden, die relevant für wichtige Motive und Ziele des Lebewesens sind.
- **Kommunikation:** Emotionales Ausdrucksverhalten, das in homologer Form auch bei nichtmenschlichen Primaten auftritt, dient der Kommunikation von Verhaltensdispositionen und der Koordination sozialer Beziehungen (z. B. der Klärung von Rangstreitigkeiten ohne blutige Auseinandersetzung).

5.3 Determinanten von Emotionen

Eine zentrale Frage der Emotionspsychologie ist, welche Rolle die oben genannten Komponenten (Verhalten, Physiologie, subjektives Erleben) bei der Auslösung spezifischer Emotionen in einer konkreten Situation spielen. Während viele klassische Theorien *einen* bestimmten Aspekt als entscheidend für die Emotionsauslösung betrachtet haben, ist eine **systemtheoretische Konzeption** angemessener, derzufolge Emotionen das Ergebnis von Informationsverarbeitungsprozessen auf unterschiedlichen Verarbeitungsebenen sind, die auf verteilten Netzwerken subkortikaler und kortikaler Hirnsysteme beruhen. In den folgenden Abschnitten gehen wir zunächst auf die Bedeutung körperlicher Reaktionen sowie bewusster und unbewusster kognitiver Bewertungen für die Emotionsauslösung ein, bevor wir neurobiologische Grundlagen von Emotionen diskutieren.

5.3.1 Zur Bedeutung körperlicher Reaktionen für das Emotionserleben

Eine bis heute nicht abschließend geklärte Frage betrifft die Bedeutung peripherer körperlicher Reaktionen für die Emotionsgenese. Nach einer Auffassung, die unabhängig voneinander von William James (1884) und dem dänischen Psychologen Carl Lange (1885) entwickelt wurde, ist das Emotionserleben nichts anderes als die Wahrnehmung der körperlichen Veränderungen (insbesondere in den viszeralen [Eingeweide-]Organen), die in Reaktion auf einen emotionalen Reiz auftreten. Wenn wir einen emotionalen Reiz wahrnehmen (z. B. eine Schlange bei einer Wanderung durch die Wüste), löst dies nach dieser Hypothese eine Reihe körperlicher Reaktionen aus (z. B. erhöhten Puls, Schwitzen) und erst die Wahrnehmung dieser physiologischen Veränderungen konstituiert das erlebte Gefühl. James brachte dies pointiert durch den Satz auf den Punkt, dass wir nicht zittern, weil wir Angst haben, sondern Angst haben, weil wir zittern. In einer späteren Version seiner Theorie ergänzte James (1894) diese Hypothese dahingehend, dass für das Emotionserleben nicht die reine Wahrnehmung der körperlichen Reaktionen ausreiche, sondern eine als *bedeutsam bewertete* „Vorstellung der Gesamtsituation" vorliegen müsse, womit er spätere kognitive Bewertungstheorien der Emotionen vorwegnahm (▶ Abschn. 5.3.2).

In einer einflussreichen Kritik wies Cannon (1927) auf eine Reihe von Problemen dieser Hypothese hin. Insbesondere führte er an,
- dass eine Durchtrennung der Nervenverbindungen von den viszeralen Organen zum Gehirn nicht zu einem völligen Ausfall emotionalen Verhaltens führt,

- dass unterschiedliche Emotionen mit den gleichen viszeralen Veränderungen einhergehen und diese Veränderungen auch bei nicht emotionalen Erregungszuständen auftreten können,
- dass die viszeralen Rückmeldungen zu diffus und zu langsam seien und
- dass körperliche Veränderungen, die künstlich (z. B. durch eine Adrenalininjektion) erzeugt werden, nicht zu echten Emotionen führen.

Aus heutiger Sicht ist diese Kritik allerdings zu relativieren. Zum einen betreffen einige dieser Kritikpunkte das emotionale **Verhalten,** während James sich primär auf das **Emotionserleben** bezog. Ferner konnte gezeigt werden, dass sich die **Muster** von physiologischen Veränderungen bei unterschiedlichen Emotionen bis zu einem gewissen Maß unterscheiden (Ekman et al. 1983). Allerdings ist nach wie vor fraglich, ob diese Spezifität hinreicht, um die Differenziertheit des Emotionserlebens vollständig erklären zu können (für einen Überblick s. Kreibig 2010).

Ein Versuch, diese Kontroverse aufzulösen, war die viel beachtete **Zwei-Faktoren-Theorie** von Schachter und Singer (1962), nach der Emotionen auf der kognitiven Interpretation eines unspezifischen physiologischen Erregungszustands und der Zuschreibung der erlebten Erregung auf eine emotionale Ursache beruhen. Nach dieser Theorie ist ein physiologischer Erregungszustand eine notwendige, aber nicht hinreichende Bedingung für Emotionen. Da der Erregungszustand unspezifisch sei, müsse er zunächst kognitiv interpretiert werden, damit eine Emotion entsteht, und welche Emotion erlebt wird, hänge davon ab, wie der Erregungszustand interpretiert wird (▶ Studienbox).

Während umstritten ist, ob die Wahrnehmung körperlicher Reaktionsmuster eine notwendige oder hinreichende Bedingung für das Vorliegen einer Emotion ist, herrscht weitgehend Einigkeit darüber, dass physiologische Erregung zu der spezifischen Erlebensqualität beiträgt, die Emotionen von „kalten" Kognitionen unterscheidet. Sehr einflussreich war in diesem Zusammenhang die Theorie der „somatischen Marker" von Antonio Damasio (1994), die an James (1894) anknüpft, insofern sie zentralnervösen Repräsentationen körperlicher Veränderungen eine entscheidende Rolle für das Emotionserleben beimisst (▶ Abschn. 5.4.5).

5.3.2 Zur Bedeutung kognitiver Bewertungen für die Emotionsauslösung

Die meisten aktuellen Emotionstheorien enthalten in der einen oder anderen Form die Annahme, dass die Intensität und Qualität von Emotionen auf kognitiven Bewertungen und Einschätzungen (engl. „appraisal") einer Situation beruhen (Scherer et al. 2001). Dabei lassen sich unterschiedlich komplexe Einschätzungsprozesse auf verschiedenen Stufen der Informationsverarbeitung unterscheiden (Ellsworth und Scherer 2003; Lazarus 1991) (▶ Gut zu wissen).

1. Bei der **primären Einschätzung** („primary appraisal") wird bewertet, ob ein Ereignis relevant (z. B. förderlich oder hinderlich) für die eigenen Motive und Ziele ist.
2. Bei der **sekundären Bewertung** („secondary appraisal") kommt es darüber hinaus zu einer Beurteilung der eigenen Handlungs- und Bewältigungsmöglichkei-

Studienbox

Überprüfung der Zwei-Faktoren-Theorie von Schachter und Singer

Schachter und Singer (1962) konnten in einem klassischen Experiment zeigen, dass Versuchspersonen, die eine Adrenalininjektion erhalten hatten, aber über deren physiologischen Effekte (erhöhte Erregung, Herzrasen etc.) nicht oder falsch informiert wurden, sich in ihrem Emotionserleben und Verhalten stärker durch einen entweder euphorisch oder ärgerlich agierenden Konföderierten des Versuchsleiters anstecken ließen als Probanden, die korrekt über die Auswirkung der Injektion informiert wurden. Dies steht im Einklang mit der Annahme, dass die falsch informierten Personen ihre wahrgenommene Erregung je nach Verhalten des Konföderierten darauf zurückführten, dass die Situation offenbar fröhlich bzw. ärgerlich war und infolgedessen die

entsprechende Emotion erlebten. Allerdings ergab das Experiment auch Befunde, die nicht im Einklang mit der Zwei-Faktoren-Theorie stehen. Wichtiger noch ist, dass spätere Replikationsversuche negative oder sogar gegenläufige Befunde erbracht haben, insbesondere zeigten Probanden in einer uninformierten Adrenalingruppe auch in der Euphoriebedingung stärkere negative Emotionen (Marshall und Zimbardo 1979). Obwohl Ursachenzuschreibungen physiologischer Veränderungen zweifellos das Emotionserleben beeinflussen können, hat sich die Annahme, dass Erregungszustände völlig unspezifisch und beliebig kognitiv (um)interpretierbar seien, in dieser extremen Form nicht halten lassen (für einen kritischen Überblick s. Reisenzein 1983).

ten, insbesondere ob man die Situation durch eigenes
Eingreifen meistern kann (problembezogenes Bewältigungspotenzial) oder ob man die eigenen Ziele der Situation anpassen kann (emotionsbezogenes Bewältigungspotenzial).

3. Schließlich kann es aufgrund neuer Informationen
oder Überlegungen zu einer **Neueinschätzung** („reappraisal") kommen (z. B. wenn ein nächtliches
Geräusch, das zunächst einen Schreck auslöst, im
nächsten Moment auf eine streunende Katze zurückgeführt wird). Neueinschätzungen spielen eine
wichtige Rolle bei der Bewältigung (Coping) negativer Emotionen und Stresssituationen (wir kommen
darauf im ▶ Abschn. 5.6.2 zurück).

Die Unterschiede zwischen verschiedenen Emotionen
werden dabei auf unterschiedliche **Muster von Einschätzungen** auf einer begrenzten Anzahl von **Einschätzungs-
dimensionen** zurückgeführt. Lazarus (1991) hat 15 Basisemotionen postuliert, die jeweils eine charakteristische
Person-Umwelt-Beziehung („core relational theme") betreffen und sich durch ein spezifisches Bewertungsmuster
auszeichnen. Beispielsweise entstehe Freude, wenn ein
Ereignis kongruent mit wichtigen eigenen Zielen ist und
man bei der Verfolgung der Ziele gut vorankommt, wohingegen Furcht entstehe, wenn ein Ereignis als relevant
für eigene Motive bewertet wird, inkongruent mit den eigenen Zielen ist und das Bewältigungspotenzial als gering oder unsicher eingeschätzt wird. Moralische Emotionen wie Schuld oder Scham schließen darüber hinaus Einschätzungen darüber ein, ob ethische Prinzipien
durch eigenes oder fremdes Verschulden verletzt wurden.
Eine interkulturelle Studie mit Probanden aus 37 Ländern hat gezeigt, dass die Einschätzungsmuster, die mit
unterschiedlichen Emotionen assoziiert sind, trotz einzelner Abweichungen insgesamt eine hohe interkulturelle Übereinstimmung aufweisen (Scherer 1997).

> **Gut zu wissen**
>
> **Die Bewertungstheorie von Scherer**
> Eine sehr differenzierte Bewertungstheorie hat Scherer
> (Ellsworth und Scherer 2003) vorgelegt, der fünf un-
> terschiedliche Ebenen der Reizbewertung (sog. „sti-
> mulus evaluation checks") unterscheidet, die jeweils
> zu unterschiedlichen Emotionen führen können:
> 1. die Einschätzung der Vertrautheit versus Unerwartet-
>   heit eines Reizes mit den korrespondierenden Emoti-
>   onen Schreck, Überraschung oder Langeweile;
> 2. die Einschätzung eines Reizes hinsichtlich seiner
>   Valenz (Lust/Unlust);
> 3. die Einschätzung der Relevanz des Reizes für die
>   Befriedigung aktueller Bedürfnisse oder die Verfol-
> gung aktueller Ziele, die Emotionen wie Zufrieden-
> heit, Freude, Furcht oder Wut auslösen können;
> 4. die Bewertung der eigenen Bewältigungsmöglich-
>   keiten und Kontrollierbarkeit der Situation, die
>   je nach Einschätzung zu Traurigkeit, Wut oder
>   Furcht führen kann;
> 5. die Einschätzung der Situation und der eigenen
>   oder der Handlungen anderer mit Bezug zu gesell-
>   schaftlichen oder individuellen Normen, was zu
>   Emotionen wie Verlegenheit, Scham und Stolz füh-
>   ren kann.

Eine weitere Form von kognitiven Einschätzungen, die
von Bedeutung für die Emotionsgenese sind, sind **Ursachenzuschreibungen** für eigenes oder fremdes Verhalten. Beispielsweise hängt die emotionale Reaktion auf
eine nicht bestandene Prüfung entscheidend davon ab,
ob man den Misserfolg eher der eigenen Unfähigkeit,
mangelnder Anstrengung, der Schwierigkeit der Fragen
oder aber dem Zufall zuschreibt (Weiner 1986).

5.3.3 Bewusste und unbewusste Auslösung von Emotionen

Eine Frage, die auch für die Psychotherapie von großer
Bedeutung ist, ob bewusste kognitive Einschätzungen
eine notwendige Bedingung für Emotionen sind oder
ob Emotionen auch unbewusst ausgelöst werden können. In einem viel beachteten Aufsatz hat Robert Zajonc
(1980) dafür argumentiert, dass Emotionen oft unmittelbare Reaktionen auf eine Situation sind, die ohne Vermittlung durch bewusste kognitive Bewertungen ausgelöst werden. Als Beleg führte er u. a. den Befund an, dass
Personen affektive Präferenzen erwerben können, ohne
sich der Grundlage dieser Präferenzen bewusst zu sein.
Beispielsweise schätzen Probanden sinnlose geometrische
Figuren oder fremdartige Melodien als umso schöner
ein, je häufiger ihnen diese Reize zuvor dargeboten wurden, auch wenn sie sich nicht bewusst an die Reize erinnern (sog. „mere exposure effect").

Demgegenüber hat Lazarus (1984) die Auffassung
verteidigt, dass Emotionen stets eine kognitive Bewertung einer Reizsituation im Lichte relevanter Ziele und
Motive voraussetzen. Aus zwei Gründen kann diese sei-
nerzeit mit großem Engagement ausgetragene Kontroverse aus heutiger Sicht als gelöst angesehen werden.
Zum einen beruht sie auf unterschiedlichen Definitionen der Begriffe Emotion und Kognition. Schränkt man
wie Zajonc (1980) den Kognitionsbegriff auf bewusste
Denk- und Schlussfolgerungsprozesse ein und betrachtet
gleichzeitig einfache Präferenzurteile bereits als emotionale Reaktionen, so wird man Emotionen als „präkogni-

tiv" ansehen, da sie ohne bewusste Bewertungen ausgelöst werden können. Verwendet man dagegen wie Lazarus einen weiten Kognitionsbegriff, der auch unbewusste Informationsverarbeitungsprozesse einschließt, wird man zu dem Schluss kommen, dass Emotionen „postkognitiv" sind, da ihnen notwendigerweise *irgendeine* Form von Informationsverarbeitung vorausgehen muss.

> **Wichtig**
>
> Wichtiger als der Streit um Begriffsdefinitionen ist die Erkenntnis, dass an der Entstehung von Emotionen unterschiedlich elaborierte (bewusste als auch unbewusste) Bewertungsprozesse beteiligt sind. Dementsprechend sind auf neuronaler Ebene an der Auslösung von Emotionen sowohl neokortikale Hirnregionen beteiligt, die bewussten kognitiven Einschätzungen zugrunde liegen, als auch subkortikale Strukturen, die automatische und teilweise unbewusste Reizbewertungen vermitteln (Smith und Lane 2016).

5.4 Neurobiologische Grundlagen der Interaktion von Emotion und Kognition

Die Frage nach den neurobiologischen Grundlagen von Emotionen war lange Zeit durch das Konzept des sog. „limbischen Systems" (MacLean 1949) geprägt, zu dem u. a. die Amygdala, der orbitofrontale Kortex, der Hippocampus, der Hypothalamus und Teile der Basalganglien gezählt wurden und das lange Zeit als „emotionales Gehirn" betrachtet wurde (◘ Abb. 5.1). Allerdings ist aus heutiger Sicht kritisch anzumerken, dass an Emotionen auch neokortikale Regionen wie Teile des präfrontalen Kortex (Dixon et al. 2017) maßgeblich beteiligt sind, während auf der anderen Seite die ursprüngliche Konzeption des limbischen Systems auch Regionen wie den Hippocampus umfasste, von denen wir heute wissen, dass sie primär an kognitiven, insbesondere Gedächtnisfunktionen beteiligt sind. Generell hat sich die Vorstellung, dass „emotionale" und „kognitive" Hirnregionen klar voneinander abgegrenzt werden können, als unhaltbar erwiesen. Emotionen beruhen auf komplexen Netzwerken von Hirnregionen, die sowohl neokortikale als auch subkortikale Regionen umfassen, die über mehrere parallele Schleifen mitein-

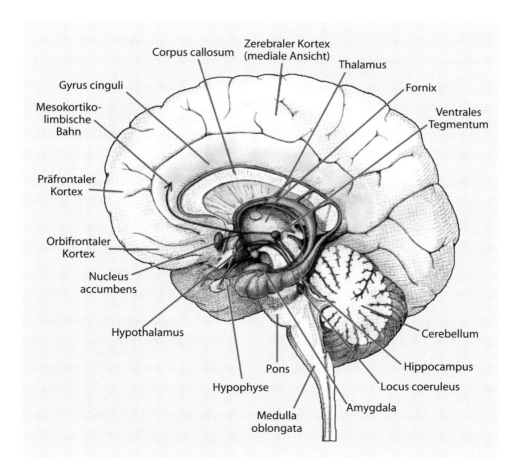

◘ **Abb. 5.1**   Einige emotionsrelevante Hirnregionen (mediale Ansicht des Gehirns)

ander interagieren (Pessoa 2017). Subkortikale Regionen wie die Basalganglien und die Amygdala erhalten dabei Informationen aus sensorischen, kognitiven, motivationalen und motorischen Systemen und projizieren einerseits auf indirektem Weg zurück in den Kortex und andererseits zu Kernen im Hirnstamm, die Ausgangspunkt aufsteigender neuromodulatorischer (z. B. dopaminerger, serotonerger und noradreneger) Systeme sind. Dabei können einzelne Regionen zu mehreren funktionellen Netzwerken gehören und diese Netzwerke können sich dynamisch je nach Kontext und Aufgabenanforderungen bis zu einem gewissen Grad neu konfigurieren (Calhoun et al. 2014).

> **Wichtig**
> Emotionen beruhen auf Prozessen in weit verteilten, dynamischen und kontextabhängigen kortikalen und subkortikalen Netzwerken, die sensitiv für körperliche Signale sind und sensorische, kognitive, motivationale und handlungsbezogene Informationen integrieren.

5.4.1 Gibt es neurobiologische Evidenz für Basisemotionen?

Wir hatten bereits erwähnt, dass ein wichtiges Kriterium für die Existenz von Basisemotionen darin gesehen wird, dass sie sich eindeutig bestimmten Hirnregionen zuordnen lassen. Allerdings haben Metaanalysen einer großen Zahl von fMRT- und PET-Studien zu neuronalen Korrelaten induzierter Emotionen oder der Verarbeitung emotionaler Reize bislang keine eindeutige Evidenz für diese Annahme erbracht. Zwar haben solche Metaanalysen ergeben, dass Emotionen wie Furcht, Ärger, Ekel, Trauer und Freude konsistent mit Aktivierungen in bestimmten Gruppen von Hirnregionen assoziiert werden konnten und sich aufgrund der aktivierten Regionen auch voneinander diskriminieren ließen. Beispielsweise fanden Vytal und Hamann (2010), dass Furcht (neben diversen anderen Regionen) konsistent die Amygdala und die Insula aktivierte und sich aufgrund dieser Aktivierungen von Freude und Trauer abgrenzen ließ. Demgegenüber war Trauer u. a. mit einer Aktivierung im medialen frontalen Gyrus und im subgenualen anterioren cingulären Kortex (ACC) assoziiert und konnte aufgrund dieser Aktivierung von den anderen Emotionen unterschieden werden. Allerdings wurden viele Hirnregionen bei mehr als einer Emotion aktiviert und konnten nicht spezifisch nur einer Emotion zugeordnet werden. Auch eine weitere Metaanalyse von 91 fMRT- und PET-Studien (Lindquist et al. 2012) zeigte, dass beispielsweise die Aktivierung der Amygdala keineswegs nur mit Furcht assoziiert war, sondern sich auch bei Ekel, Ärger oder sogar Freude zeigte (was zu der Annahme passt, dass die Amygdala Teil eines emotionsübergreifenden „Salienznetzwerks" (s. unten) ist, das die Bedeutsamkeit von Reizen signalisiert). Auch andere Regionen wie die anteriore Insula, der ACC oder der orbitofrontale Kortex wurden bei mehr als einer Emotion aktiviert. Ergebnisse neuerer Studien, in denen multivariate Mustererkennungsverfahren eingesetzt wurden, um Emotionen anhand der Muster aktivierter Hirnregionen zu diskriminieren, weisen in die gleiche Richtung (Kragel und LaBar 2016).

Während Emotionen wie Angst, Ärger und Freude also konsistent mit Aktivierungen in bestimmten Netzwerken von Hirnregionen einhergehen, sind viele dieser Regionen nicht spezifisch an nur einer bestimmten Emotion beteiligt. Emotionen sind komplexe Zustände, die multiple Teilprozesse beinhalten, die auf großräumigen Netzwerken von Hirnsystemen („large-scale brain networks") beruhen, wobei einzelne Regionen Funktionen vermitteln, die für mehrere emotionale Zustände relevant sein können. Diese Annahme steht in Einklang mit Erkenntnissen zu den neuronalen Grundlagen psychischer Störungen. Auch hier hat in den letzten Jahren ein Wechsel von der Fokussierung auf einzelne Hirnregionen hin zu der Annahme stattgefunden, dass psychische Störungen mit dysfunktionalen Interaktionen verteilter Hirnstrukturen einhergehen (Buckholtz und Meyer-Lindenberg 2012; Goschke 2014; Menon 2011; L. M. Williams 2017). Analysen der funktionellen Konnektivitäten zwischen Hirnregionen auf der Basis von MRT-Daten haben Evidenz für eine Reihe solcher großräumigen Netzwerke ergeben, die für die Emotionsforschung und Klinische Psychologie gleichermaßen relevant sind:

- Ein sog. **Default Mode Network** umfasst den anterioren medialen präfrontalen Kortex, den posterioren cingulären Kortex und Precuneus, den inferioren Parietalkortex und den medialen Temporallappen. Dieses Netzwerk wird u. a. mit einer nach innen gerichteten Aufmerksamkeit und selbstreferenziellen Kognitionen in Verbindung gebracht, wohingegen es deaktiviert wird, wenn externe Aufgaben ausgeführt werden (Raichle 2015).
- Ein **Salienznetzwerk** umfasst die anteriore Insula, den dorsalen ACC und die erweiterte Amygdala. Dieses Netzwerk vermittelt die Detektion „salienter", also überraschender, emotional oder motivational bedeutsamer und verhaltensrelevanter (innerer sowie äußerer) Reize (Menon und Uddin 2010). Dabei wird der dorsale ACC speziell mit der Registrierung von Reaktionskonflikten und der kontextabhängigen Mobilisierung kognitiver Kontrolle in Verbindung gebracht (Mansouri et al. 2017). Dieses Netzwerk überlappt teilweise mit Regionen, die mit negativem Affekt und der Verarbeitung bedrohlicher Reize in Verbindung gebracht werden (L. M. Williams 2017).
- Ein **Bewertungsnetzwerk** umfasst den orbitofrontalen und ventromedialen präfrontalen Kortex sowie das

ventrale Striatum und ist an der Prädiktion von Belohnungen und der Repräsentation des subjektiven Werts von Reizen, Handlungen und Zielen beteiligt (Peters und Büchel 2010; Rangel und Clithero 2014).

— Ein **exekutives Kontrollnetzwerk** umfasst den dorsolateralen Präfrontalkortex und posterioren Parietalkortex und vermittelt die Aufrechterhaltung von Zielen im Arbeitsgedächtnis, die Inhibition automatischer oder habitueller Reaktionen, die zielgerichtete Steuerung der Aufmerksamkeit und die „Top-Down"-Modulation perzeptueller, emotionaler, motivationaler und motorischer Prozesse im Sinne übergeordneter Ziele (Botvinick und Cohen 2014; Egner 2017; Goschke 2017a).

Wenn wir im Folgenden auf einzelne für die Emotionsverarbeitung wichtige Schlüsselregionen wie die Amygdala und den orbitofrontalen Kortex eingehen, ist im Blick zu behalten, dass diese Regionen stets in weit verteilte Netzwerke eingebunden sind.

5.4.2 Die Bedeutung der Amygdala für die Furchtverarbeitung und das implizite Emotionsgedächtnis

In den 30er Jahren des letzten Jahrhunderts beobachteten Klüver und Bucy (1937), dass Affen nach Läsionen im medialen Temporallappen ungewöhnliche emotionale Reaktionen zeigten und sich beispielsweise Objekten annäherten, die normalerweise eine Furchtreaktion

auslösen würden (die Autoren sprachen von „psychischer Blindheit"). Erst in den 1950er Jahren fand man heraus, dass die entscheidende Struktur, die für diese Beeinträchtigungen verantwortlich ist, die Amygdala ist, eine beidseitig im medialen Temporallappen liegende Gruppe von Kernen (◘ Abb. 5.2). Besonders gut untersucht wurde die Rolle der Amygdala am Beispiel der Furchtkonditionierung im Tierversuch (◘ Abb. 5.3; ► Kap. 4). Dabei wird ein neutraler Reiz (z. B. ein Ton), der abgesehen von einer momentanen Aufmerksamkeitszuwendung keine spezifischen Reaktionen bei dem Tier auslöst, mit einem nachfolgenden aversiven Reiz (z. B. einem leichten Elektroschock) gepaart, der eine angeborene Furchtreaktion auslöst, die sich u. a. darin ausdrückt, dass das Tier erstarrt („Einfrieren"), sich sein Puls erhöht und Stresshormone ausgeschüttet werden. Die Versuchstiere lernen unter diesen Bedingungen schnell, Ton und Schock miteinander zu assoziieren und reagieren nach einigen Lerndurchgängen bereits auf den Ton mit den charakteristischen Anzeichen einer Furchtreaktion.

> **Wichtig**
> Für zahlreiche Tierarten als auch für den Menschen ist gezeigt worden, dass eine Schädigung der Amygdala die Furchtkonditionierung beeinträchtigt. Im Gegensatz dazu lassen Läsionen der Amygdala angeborene emotionale Reaktionen auf unkonditionierte Reize intakt, d. h., die Beeinträchtigung betrifft spezifisch die Bildung neuer Assoziationen zwischen neutralen Reizen und emotionalen Reaktionen.

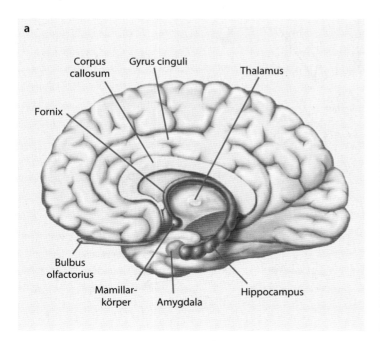

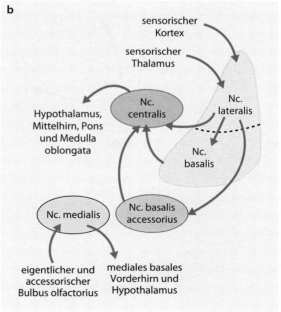

◘ **Abb. 5.2** **a** Anatomische Lage der Amygdala im medialen Temporallappen; **b** vereinfachte Darstellung wichtiger Kerne (Nuclei, Nc.) und Verbindungen der Amygdala. (Modifiziert nach Gazzaniga et al. 2002, © W. W. Norton)

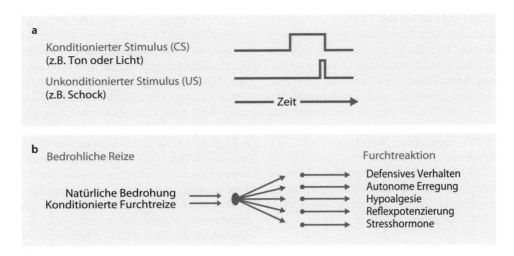

◘ **Abb. 5.3**   Prinzip der klassischen Furchtkonditionierung

■ **Das Furchtmodell von LeDoux**

Die Arbeitsgruppe um LeDoux hat in Tierexperimenten (zumeist mit Ratten) zeigen können, dass die Amygdala Informationen über sensorische Reize auf zwei Wegen erhält (zusammenfassend LeDoux 2000; ◘ Abb. 5.4). Zum einen erhält der laterale Kern der Amygdala Informationen aus uni- und polymodalen Assoziationsarealen des Neokortex, in denen Reize aus verschiedenen Sinnesmodalitäten bereits auf einem hohen Niveau verarbeitet und im Lichte gespeicherter Gedächtnisinhalte, Erwartungen und Ziele des Lebewesens klassifiziert und bewertet wurden. Diese Informa-

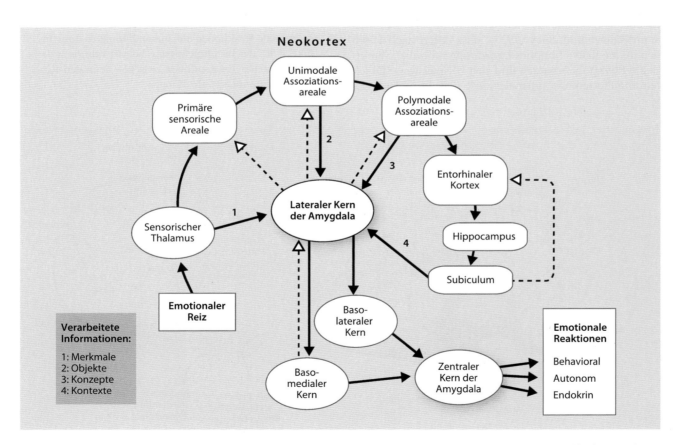

◘ **Abb. 5.4**   Darstellung afferenter und efferenter Verbindungen der Amygdala, die in LeDoux's Theorie der Furchtkonditionierung relevant sind. (Modifiziert nach Gazzaniga et al. 2002, © W. W. Norton)

tionen werden vom lateralen Kern weiter zum zentralen Kern der Amygdala geleitet, der seinerseits efferente Verbindungen zu Hirnstrukturen hat, die viszerale und neuroendokrine Körperreaktionen kontrollieren (u. a. zum paraventrikulären Kern des Hypothalamus und zum Locus coeruleus, die für die Ausschüttung von Stresshormonen und erhöhte Vigilanz verantwortlich sind, zum parabrachialen Kern, der eine erhöhte Atemfrequenz bewirkt, zum zentralen Höhlengrau, das für das „Einfrieren" verantwortlich ist, zu motorischen Gesichtsnerven, die den ängstlichen Gesichtsausdruck auslösen; ◨ Abb. 5.4). Die Amygdala ist also in einer idealen anatomischen Position, um Repräsentationen sensorischer Reize mit einer emotionalen Signifikanz auszustatten und mit somatischen, endokrinen und viszeralen Reaktionen zu verknüpfen.

Zum anderen erreichen sensorische Informationen den lateralen Kern der Amygdala auch über eine direkte Verbindung vom Thalamus, also der ersten Schaltstelle für Reizinformation auf dem Weg von den Sinnesorganen zum Neokortex. Wie LeDoux und Mitarbeiter zeigen konnten, ist diese direkte Verbindung vom Thalamus zur Amygdala hinreichend für den Erwerb klassisch konditionierter Furchtreaktionen auf einfache auditorische Reize (LeDoux 2000). So ist eine Furchtkonditionierung auf Töne selbst nach einer Zerstörung des auditorischen Kortex noch möglich. Offenbar können bedrohliche Reize bereits auf einer sehr frühen Verarbeitungsstufe und ohne Beteiligung höherer kognitiver Prozesse erlernte Furchtreaktionen auslösen, wobei auf dieser Ebene natürlich nur elementare Reizmerkmale repräsentiert werden. LeDoux vermutet, dass es sich bei dieser subkortikalen Bahn um ein Frühwarnsystem handelt, das Lebewesen in die Lage versetzt, sehr schnell auf einfache Gefahrenreize zu reagieren und das nachfolgende, langsamere neokortikale Verarbeitungsprozesse bevorzugt auf potenziell bedrohliche Reize lenkt (allerdings ist kritisch angemerkt worden, dass emotionale visuelle Reize auch in neokortikalen Regionen wie dem inferotemporalen oder orbitofrontalen Kortex neuronale Reaktionen ebenfalls sehr schnell – nach 100 bis 200 ms – auslösen können, was die funktionale Bedeutung eines subkortikalen Verarbeitungsweges relativiert (Pessoa 2010).

Unabhängig davon ist in den meisten Situationen eine detailliertere, über neokortikale Systeme vermittelte Analyse der Reizsituation erforderlich, um die Bedeutung und emotionale Valenz von Reizen angemessen einschätzen zu können (Rolls 2014). Von großer Bedeutung ist dabei die kontextuelle Einbettung emotionaler Reize. Eine furchtauslösende Situation enthält neben dem eigentlichen Auslösereiz (z. B. einer Schlange) stets zahlreiche Umgebungs- oder Kontextreize (z. B. ein bestimmter Geruch, die Farbe des Himmels, Geräu-

sche im Hintergrund), die ebenfalls mit der Furchtreaktion assoziiert werden können. Dies zeigt sich im kontextuellen Konditionieren: So wird eine Ratte, die in einem bestimmten Käfig nach einem Ton einen Elektroschock erhalten hat, später eine stärkere Furchtreaktion auf den Ton zeigen, wenn sie sich im gleichen Käfig befindet, wohingegen sie auf den Ton mit einer geringeren konditionierten Furchtreaktion reagieren wird, wenn sie sich in einem anderen, deutlich unterscheidbaren Käfig befindet. Auch nach einer Extinktionsphase, in der der konditionierte Reiz wiederholt dargeboten wird, ohne dass er von einem Schmerzreiz gefolgt wird, kommt es häufiger zu einem erneuten Auftreten der konditionierten Reaktion, wenn der Kontext identisch mit dem ist, in dem die ursprüngliche Furchtkonditionierung stattfand. Für die kontextuelle Furchtkonditionierung und die Enkodierung von Reizen in einem raumzeitlichen Kontext ist ein intakter Hippocampus erforderlich, der sich im medialen Temporallappen in Nachbarschaft zur Amygdala befindet und wechselseitig mit ihr verbunden ist (▸ Abschn. 5.5).

> **Wichtig**
>
> Für eine situationsangemessene Verhaltenssteuerung ist es wichtig, die emotionale Bedeutung von Reizen **kontextabhängig** bewerten zu können (so löst der Anblick einer Schlange im Terrarium während eines Zoobesuchs in der Regel weniger Furcht, sondern eher Neugier oder Faszination aus). Für die kontextuelle Einbettung von Erfahrungen ist der Hippocampus von zentraler Bedeutung.

5.4.3 Unbewusste Auslösung emotionaler Reaktionen bei Menschen

Funktionelle Bildgebungsstudien sprechen dafür, dass einfache emotionale Reaktionen auch beim Menschen durch unbewusste Reize ausgelöst werden können, die nur sehr beschränkt kognitiv verarbeitet wurden (▸ Studienbox). Beispielsweise lösen Bilder von ängstlichen im Vergleich zu freundlichen Gesichtern eine stärkere Aktivierung in der Amygdala aus, selbst wenn die Gesichter sehr kurzzeitig dargeboten und durch ein neutrales Gesicht maskiert wurden, sodass sie von den meisten Probanden nicht bewusst wahrgenommen wurden (Whalen et al. 1998).

Während diese Studien belegen, dass unbewusst verarbeitete Furchtreize eine bereits konditionierte emotionale Reaktion auslösen können, hat eine neuropsychologische Studie von Bechara et al. (1995) gezeigt, dass auch der Erwerb einer klassisch konditionierten Furchtreaktion ohne bewusste Erinnerung an die furchtauslösende Situation möglich ist (▸ Studienbox).

Studienbox

Auslösung einfacher emotionaler Reaktionen durch unbewusst verarbeitete Reize

Morris et al. (1998) gelang der Nachweis, dass auch klassisch konditionierte Furchtreize, die nicht bewusst erkannt werden, eine Aktivierung der Amygdala auslösen können. Dazu wurden Probanden in einer ersten Phase des Experiments ängstliche Gesichter mit einem lauten Geräusch gepaart, das eine unkonditionierte Schreckreaktion auslöste (◻ Abb. 5.5a). Nach dem Prinzip der klassischen Konditionierung (▶ Kap. 4) zeigt sich diese Reaktion nach einigen Lerndurchgängen bereits auf das ängstliche Gesicht alleine. In der einer nachfol-

genden zweiten Phase des Experiments wurden ängstliche und neutrale Gesichter für jeweils 30 ms dargeboten und sofort durch ein neutrales Gesicht maskiert, sodass die meisten Probanden das Gesicht nicht bewusst erkannten (◻ Abb. 5.5b). Gleichzeitig wurde die Gehirnaktivität der Probanden mittels PET gemessen. Tatsächlich zeigte sich bei der unterschwelligen Darbietung der ängstlichen Gesichter eine erhöhte Aktivierung in der rechten Amygdala im Vergleich zu den neutralen Gesichtern (◻ Abb. 5.5c).

Darüber hinaus wurde gezeigt, dass bedrohliche Reize die Aufmerksamkeit auf sich ziehen, selbst wenn sie unter Bedingungen dargeboten werden, unter denen vergleichbare neutrale Reize häufig übersehen werden, wobei auch dieser Effekt über die Amygdala vermittelt ist (▶ Studienbox).

Studienbox

Funktionale Dissoziation von Furchtkonditionierung und deklarativem Gedächtnis

Bechara et al. (1995) untersuchten drei hirngeschädigte Patienten, von denen einer eine beidseitige Läsion des Hippocampus (aber eine intakte Amygdala), einer eine beidseitige Läsion der Amygdala (aber einen intakten Hippocampus) und einer eine Läsion von Amygdala und Hippocampus aufwies. Die Probanden wurden einer klassischen Furchtkonditionierung unterzogen, wobei ihnen eine Reihe von farbigen Dias gezeigt wurde, wobei ein Dia mit der Farbe Blau von einem unerwarteten Schreckreiz – einem lauten Nebelhorn – (der unkonditionierte Reiz) gefolgt wurde. Der Patient mit der bilateralen Hippocampusläsion zeigte eine völlig intakte Furchtkonditionierung. Präsentierte man ihm später erneut das blaue Dia (also den konditionierten Reiz), so reagierte er mit erhöhter physiologischer Erregung (gemessen über die elektrodermale Reaktion). Dies war der Fall, obwohl er als Folge seiner Hippocampusläsion an

einer anterograden Amnesie litt und sich weder daran erinnern konnte, welche Farben zuvor dargeboten worden waren, noch welche davon mit dem Ton gepaart worden war. Im Gegensatz dazu erinnerten sich die Patienten mit einer bilateralen Läsion der Amygdala perfekt daran, welches Dia mit dem Ton gepaart worden war, zeigten allerdings keine konditionierte Furchtreaktion (◻ Abb. 5.6). Diese doppelte Dissoziation spricht dafür, dass der Erwerb einfacher konditionierter Furchtreaktionen unabhängig von den Hirnregionen (insbesondere dem Hippocampus) ist, die notwendig für das deklarative Gedächtnis sind. Man kann den Erwerb von konditionierten Furchtreaktionen insofern als ein implizites Emotionsgedächtnis betrachten, das sich in emotionalen Reaktionen manifestieren kann, auch wenn sich die Person nicht bewusst an die ursprünglich auslösende Situation erinnert.

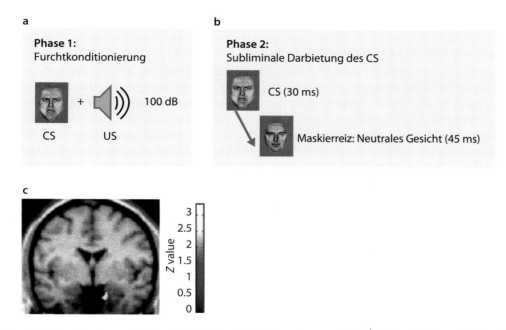

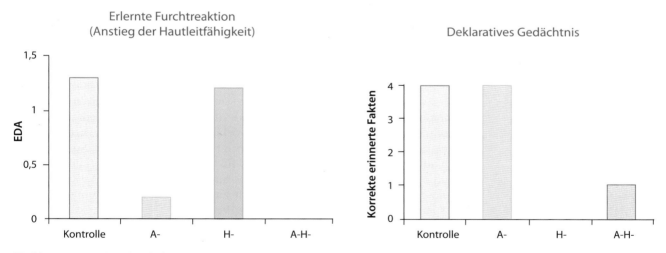

Abb. 5.5 Ablauf des Experiments von Morris et al. (1998). **a** In der Lernphase wurden ängstliche Gesichter mit einem lauten Geräusch gepaart. **b** In der Testphase wurden ängstliche und neutrale Gesichter für 30 ms dargeboten und durch ein anschließendes neutrales Gesicht maskiert, sodass sie nicht bewusst erkannt wurden. **c** Die maskierte Darbietung ängstlicher führte im Vergleich zu den neutralen Gesichtern zu einer erhöhten Aktivierung in der rechten Amygdala

Abb. 5.6 Doppelte Dissoziation von Furchtkonditionierung und deklarativem Gedächtnis in der Studie von Bechara et al. (1995, reprinted with permission from AAAS). **a** Elektrodermale Reaktion (*EDA*) auf einen furchtkonditionierten Reiz (ein blaues Dia, das zuvor mit einem lauten Geräusch gepaart worden war) für Kontrollprobanden sowie einen Patienten mit bilateraler Amygdaláläsion (*A-*), einen Patienten mit bilateraler Hippocampusläsion (*H-*) und einen Patienten mit Läsionen von Amygdala und Hippocampus (*A-H-*). **b** Deklaratives Gedächtnis (Anzahl korrekter beantworteter Fragen zu der Konditionierungssituation; Maximalwert = 4)

5

Die Aufmerksamkeitswirkung bedrohlicher Reize

Anderson und Phelps (2001) boten ihren Probanden 15 Worte nacheinander in schneller Abfolge dar (jedes Wort erschien für 130 ms). Die Aufgabe bestand darin, zwei grüne Worte in dieser Sequenz von ansonsten schwarzen Wörtern zu erkennen und am Ende der Sequenz zu berichten. Folgte das zweite grüne Wort sehr schnell (100–450 ms) auf das erste grüne Wort, wurde es von den Probanden häufig übersehen (sog. „Attentional-blink"-Effekt). Handelte es sich bei dem zweiten grünen Wort allerdings um ein emotional negatives Wort (z. B. Mord), so wurde es signifikant häufiger korrekt erkannt, selbst wenn es kurz nach dem ersten grünen Wort erschien (◨ Abb. 5.7). Dieser Vorteil emotionaler gegenüber neutralen Zielreizen war bei einer hirngeschädigten Patientin mit einer bilateralen Läsion der Amygdala nicht vorhanden, was belegt, dass die Amygdala eine wichtige Rolle bei der automatischen Verarbeitung emotionaler Reize und der Lenkung der Aufmerksamkeit auf potenziell bedrohliche Reize spielt.

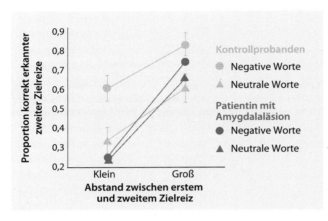

◨ **Abb. 5.7** Proportion korrekt erkannter neutraler und negativer Wörter im Attentional-blink-Paradigma für eine Patientin mit Amygdalaläsion und Kontrollprobanden. (Nach Anderson und Phelps 2001)

Automatisch ausgelöste emotionale Reaktionen sind nicht auf Laborsituationen beschränkt, sondern spielen auch im Alltag eine Rolle. Man denke etwa daran, wie Personen oder Situationen häufig eine unmittelbare („intuitive") emotionale Reaktion (z. B. Sympathie oder Abneigung) in uns auslösen, ohne dass wir angeben könnten, auf welchen spezifischen Reizmerkmalen unser Eindruck beruht und ohne dass die emotionale Reaktion darüber vermittelt wäre, dass wir zunächst explizites Wissen aus dem deklarativen Gedächtnis abrufen. Tatsächlich haben Bildgebungsstudien aus dem Forschungsgebiet der **sozialen Neurowissenschaft** gezeigt, dass Personen beim Betrachten von Gesichtern, die als wenig vertrauenswürdig eingeschätzt wurden, eine erhöhte Aktivierung in der Amygdala zeigten, selbst wenn die Probanden lediglich das Geschlecht der abgebildeten Personen einschätzen sollten und nicht explizit auf die Vertrauenswürdigkeit achteten (Adolphs et al. 1998). Analoges war der Fall, wenn weißen amerikanischen Probanden Gesichter von Schwarzen so kurzzeitig dargeboten wurden, dass sie die Gesichter nicht bewusst erkannten. Unbewusst verarbeitete schwarze Gesichter führten im Vergleich zu weißen Gesichtern zu einer stärkeren Aktivierung der Amygdala, was auf eine automatische emotionale Reaktion auf die schwarzen Gesichter hindeutet. Dies war der Fall, obwohl die Probanden angaben, keine Vorurteile gegen Schwarze zu haben (Phelps et al. 2000). Wurden die schwarzen Gesichter so lange präsentiert, dass sie bewusst wahrgenommen wurden, war die Amygdalaaktivierung deutlich reduziert, während eine erhöhte Aktivierung im präfrontalen Kortex beobachtet wurde, der an kognitiven Kontrollfunktionen beteiligt ist (▶ Abschn. 5.6). Dies legt nahe, dass automatisch ausgelöste emotionale Reaktionen durch die bewussten Einstellungen der Probanden korrigiert wurden (Cunningham et al. 2004).

▪ Implikationen für die Klinische Psychologie

Die Befunde zu unbewusst ausgelösten emotionalen Reaktionen und zur Dissoziation von Furchtkonditionierung und deklarativem Gedächtnis haben wichtige Implikationen für die Psychotherapie. So liefern sie eine Erklärung für die häufig gemachte klinische Beobachtung, dass automatische emotionale Reaktionen im Widerspruch zu bewussten Einschätzungen stehen können und das Verhalten einer Person gegen ihr besseres Wissen beeinflussen (so mag ein Patient mit sozialer Angststörung wissen, dass eine bestimmte Gesprächssituation harmlos ist, aber dennoch nicht in der Lage sein, die automatisch auftretende Angst zu unterdrücken). Nichtdeklarative Formen des Gedächtnisses wie die Furchtkonditionierung oder der Erwerb von Gewohnheiten sind schwerer „kognitiv" zu modifizieren, weil sie auf neuronalen Veränderungen in sensorischen, affektiven und motorischen Systemen beruhen, die nur bedingt durch explizites Wissen verändert werden können und nicht in einen raumzeitlichen episodischen Kontext eingebettet sind (▶ Abschn. 5.5). Für die Therapie bedeutet dies, dass ein implizit erworbenes unerwünschtes Verhalten nur bedingt durch kognitive Einsicht, sondern eher durch neues Verhalten ersetzt bzw. durch prozedurales Umlernen verändert werden kann. Darüber hinaus sind die beschriebenen Belege für die automatische Anziehung der Aufmerksamkeit durch negative emotionale Reize von direkter Relevanz für kognitive Verzerrungen bei Angst und Depression (▶ Abschn. 5.5.5).

5.4.4 Neurobiologie von Belohnung und Anreizmotivation

In den letzten zwei Jahrzehnten sind nicht nur wichtige Erkenntnisse über negative Emotionen wie Furcht gewonnen worden, sondern auch über die Gehirnsysteme, die der Anreizmotivation, Belohnungseffekten und aufsuchendem Verhalten zugrunde liegen (für Übersichten s. O'Doherty et al. 2017). Auch hier hat sich gezeigt, dass es nicht *ein* „Motivationszentrum" gibt, sondern dass an der Regulation motivierten Verhaltens komplexe Netzwerke von Hirnregionen beteiligt sind, die sowohl kortikale als auch subkortikale Regionen umfassen. Ein Meilenstein in der Erforschung der neurobiologischen Grundlagen der Anreizmotivation war die von Olds und Milner (1954) eher zufällig gemachte Beobachtung, dass eine direkte elektrische Reizung bestimmter Regionen im Gehirn von Ratten von den Tieren offenbar als angenehm und verstärkend empfunden wurde. Konnten die Versuchstiere durch das Drücken eines Hebels über implantierte Elektroden eine schwache elektrische Reizung in ihrem Gehirn im Bereich des Hypothalamus auslösen, drückten sie den Hebel bis zu mehrere 1000 Mal pro Stunde und manchmal bis zur Erschöpfung, selbst wenn sie nahrungsdepriviert waren und die Wahl hatten, anstelle der Selbstreizung zu fressen. Aufgrund dieser Befunde glaubte man, ein „Belohnungszentrum" gefunden zu haben, das möglicherweise auch die positiven Effekte natürlicher Verstärker (Futter, Sex) vermittelt. Man weiß heute, dass der kritische Ort der Reizung nicht der Hypothalamus selbst, sondern das sog. mediale Vorderhirnbündel ist, ein Strang von Nervenfasern, die vom Hirnstamm über den Hypothalamus zum basalen Vorderhirn ziehen. Von besonderer Bedeutung für die Anreizmotivation ist dabei das **mesolimbische Dopaminsystem,** das seinen Ursprung im ventralen Tegmentum des Hirnstamms hat und von dort zum Nucleus accumbens, einem Kern im basalen Vorderhirn zieht (▪ Abb. 5.8). Zahlreiche tierexperimentelle Beobachtungen belegen, dass dieses System an Belohnungswirkungen beteiligt ist. So ist eine elektrische Direktreizung besonders effektiv, wenn sie im mesolimbischen Dopaminsystem (oder in Regionen, die in dieses System projizieren) erfolgt. Primäre Verstärker (Nahrung, Wasser, Zugang zu Sexualpartnern) ebenso wie erlernte Belohnungssignale führen zu einer erhöh-

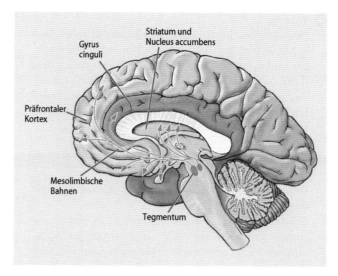

▪ **Abb. 5.8** Mesolimbisches Dopaminsystem. (Mod. nach Kolb und Whishaw 1996)

ten Dopaminausschüttung im Nucleus accumbens. Dopaminagonisten verstärken eine intrakranielle Selbstreizung und Ratten, denen die Gelegenheit dazu gegeben wird, injizieren sich selbst Dopaminagonisten wie Kokain oder Amphetamine direkt in den Nucleus accumbens.

> **Wichtig**
>
> Eine Läsion des mesolimbischen Dopaminsystems oder eine Blockade der Dopaminrezeptoren im Nucleus accumbens reduziert anreizmotiviertes Verhalten (Trinken, Essen, Kopulieren). Umgekehrt verstärkt eine Reizung der entsprechenden Zentren anreizmotiviertes Verhalten, sofern ein adäquates Anreizobjekt (Futter, Sexualpartner) vorhanden ist.

Während man ursprünglich glaubte, dass Dopamin verantwortlich für das subjektive Glücks- oder Lustgefühl und der Nucleus accumbens Teil eines Belohnungssystems ist, das die hedonistischen Gefühle vermittelt, die durch natürliche Verstärker, aber auch durch suchterzeugende Drogen ausgelöst werden, wurde wird dies durch nachfolgende Ergebnisse in Frage gestellt. So führt eine Blockade von Dopamin in den genannten Regionen in erster Linie dazu, dass die Versuchstiere kein instrumentelles Verhalten (z. B. durch einen Gang laufen) mehr zeigen, um eine Belohnung zu erhalten. Verabreicht man ihnen aber die Belohnung (z. B. süßes Futter) direkt, so konsumieren sie diese nach wie vor und reagieren mit den üblichen Anzeichen des Mögens (z. B. einem charakteristischen Gesichtsausdruck; Berridge 2012). Dies hat zu der folgenden Hypothese geführt, die nicht zuletzt von Bedeutung für Modelle der Drogensucht ist (▶ Gut zu wissen).

> **Wichtig**
>
> Dopamin ist für die Initiierung instrumenteller Verhaltensweisen zur Erlangung antizipierter Belohnungen und damit zur Ausrichtung des Verhaltens an motivational bedeutsamen Zielen erforderlich („wanting"), vermittelt aber nicht die angenehmen oder lustvollen Empfindungen, die durch die Belohnung ausgelöst werden („liking").

Gut zu wissen

Drogensucht, Belohnungslernen und Gewohnheitsbildung

Substanzkonsumstörungen zeichnen sich durch ein starkes Verlangen nach der suchterzeugenden Substanz und einem zunehmenden Kontrollverlust und wiederholten Rückfällen trotz Einsicht in die schädlichen Konsequenzen des Verhaltens aus. Ob eine Person mit dem Konsum suchterzeugender Drogen beginnt, hängt von der Interaktion einer Vielzahl von genetischen, psychischen und sozialen Faktoren ab (Bühringer et al. 2012; Redish et al. 2008). Während anfänglich die durch die Substanz ausgelösten positiven oder euphorischen Gefühle eine zentrale Rolle spielen, kommt es als Folge wiederholten Missbrauchs zu Veränderungen in einer Reihe von neuronalen Systemen, die sich in einer zunehmenden Toleranz und Abhängigkeit manifestieren. Während die Auffassung verbreitet ist, dass das Verlangen nach der Droge bei chronisch Abhängigen primär durch das Bestreben motiviert ist, die aversiven Entzugserscheinungen zu vermeiden, sprechen viele Ergebnisse dafür, dass weder die positiven hedonistischen Gefühle noch die Vermeidung von Entzugserscheinungen das zwanghafte Verlangen nach der Droge vollständig erklären können. So kann es auch lange nach Abklingen der akuten Entzugserscheinungen zu spontanen Rückfällen kommen.

Alternative Erklärungen fokussieren daher auf Veränderungen im mesolimbischen Dopaminsystem, die mit Veränderungen in der Anreizmotivation und der Balance von modellbasiertem und modellfreiem Verstärkungslernen einhergehen (dabei ist zu beachten, dass Dopamin eine Vielzahl von Funktionen hat, die u. a. von den beteiligten Hirnsystemen, Rezeptortypen sowie Interaktionen mit anderen Neurotransmittersystemen abhängen (Nutt et al. 2015). Berridge und Robinson (2016) haben eine einflussreiche **Anreiz-Sensitivierungs-Hypothese** („incentive sensitization") vorgeschlagen, derzufolge suchterzeugende Drogen zu einer Hypersensitivität belohnungssensibler Hirnregionen im mesolimbischen Dopaminsystem führen. Als Folge davon erhalten konditionierte Hinweisreize (z. B. mit der Droge assoziierte Utensilien, Situationen oder Personen) einen übermäßig starken Anreizcharakter und lösen ein extremes Verlangen („wanting") aus, während der Anreiz natürlicher Verstärker und langfristiger Ziele abnimmt (MacKillop et al. 2011). In Tierexperimenten konnte gezeigt werden, dass eine Sensitivierung belohnungsrelevanter Hirnregionen (z. B. als Folge der Gabe von Amphetaminen) bei Ratten dazu führt, dass diese schneller ein instrumentelles Verhalten erlernen, mit dem sie sich die Droge verschaffen können, härter für eine Belohnung „arbeiten" (z. B. schneller durch ein Labyrinth laufen) und eine stärker ausgeprägte Präferenz für Orte entwickeln, an denen sie die Droge erhalten haben (Überblick bei Berridge und Robinson 2016). Wichtig ist, dass die neuronalen Systeme, die dem Verlangen zugrunde liegen, von den Systemen zu unterscheiden sind, die lustvolle hedonistische Gefühle vermitteln. Beispielsweise löst im Tierexperiment eine Sensitivierung dopaminerger Neurotransmission im Nucleus accumbens als Folge einer Drogengabe oder einer direkten Mikroinjektion von Amphetamin ein verstärktes Verlangen nach einem konditionierten Verstärker aus (d. h., das Tier reagiert auf einen konditionierten Hinweisreiz, der eine Belohnung vorhersagt, mit einer erhöhten Rate instrumenteller Reaktionen). Dies ist auch dann der Fall, wenn die Belohnungswirkung der Verstärkung unverändert bleibt (d. h., wenn die Tiere keine Anzeichen für ein stärkeres „Mögen" der Belohnung zeigen). Ein solches durch den konditionierten Hinweisreiz ausgelöstes Verlangen war auch noch nach 2 Wochen nachweisbar, während der die Tiere keine Drogen mehr erhielten. Dies könnte ein Modell für die Rückfälle Drogenabhängiger sein, die mitunter auch nach längerer Abstinenz und nach Abklingen der Entzugserscheinungen in Anwesenheit drogenassoziierter Hinweisreize erneut ein heftiges Verlangen nach der Droge verspüren, selbst wenn sie die explizite Absicht haben, keine Drogen mehr zu nehmen und negative Konsequenzen des Drogenkonsums erwarten. Neben einer Anreizsensitivierung kommt es im Zuge chronischen Drogenkonsums zu einem Übergang von anreizmotiviertem (modellbasiertem) zu einem zunehmend habituellen (modellfreien) Verhalten, das durch Reiz-Reaktions-Assoziationen kontrolliert wird, die über das dorsale Striatum vermittelt werden (Everitt und Robbins 2016). Die negativen Auswirkungen dieser Veränderungen werden zusätzlich durch Beeinträchtigungen kognitiver Kontrollprozesse verstärkt, die normalerweise die Inhibition impulsiver oder habitueller Reaktionen und die Ausrichtung des Verhaltens an langfristigen Konsequenzen unterstützen (wir kommen in ▶ Abschn. 5.6.3 ausführlich darauf zurück).

Einer einflussreichen Theorie zufolge ist phasische Dopaminaktivität im **Nucleus accumbens** von Bedeutung für die Vorhersage von Belohnungen und das Lernen von Belohnungsassoziationen. Experimente von Schultz et al. (1997), in denen bei Affen die Aktivität einzelner dopaminerger Nervenzellen im ventralen Tegmentum (das zum Nucleus accumbens projiziert) abgeleitet wurde, haben gezeigt, dass die Nervenzellen nur dann mit einer erhöhten Feuerungsrate auf Belohnungen reagierten, wenn diese unvorhersehbar waren. Vorhersagbare Belohnungen führten dagegen nicht zu erhöhter neuronaler Aktivität, wohl aber nicht vorhersagbare Hinweisreize, die eine nachfolgende Belohnung ankündigten. Das Ausbleiben einer erwarteten Belohnung führte demgegenüber zu einer verminderten neuronalen Aktivität. Die phasische Dopaminreaktion codiert also vermutlich einen **Belohnungsvorhersagefehler** („reward prediction error"), der signalisiert, dass neuronale Verbindungen modifiziert werden müssen, um Belohnungen in Zukunft besser vorhersagen zu können (für einen Überblick s. Schultz 2016).

Im Zusammenhang mit dem Belohnungslernen ist eine auch für die klinische Psychologie wichtige Unterscheidung die zwischen *modellfreiem* und *modellbasiertem* Verstärkungslernen (Dolan und Dayan 2013). Beim **modellfreien Lernen** bewirken belohnende Konsequenzen, die in einer Situation auf ein Verhalten folgen, direkt eine Stärkung der entsprechenden Reiz-Reaktions-Assoziationen. Modellfreies Lernen führt beim Organismus nicht zum Aufbau eines inneren Modells der Relationen zwischen Reizen, Verhalten und Konsequenzen, sondern zur Bildung von Gewohnheiten („habits"), also Reiz-Reaktions-Assoziationen, die Lebewesen befähigen, schnell und ohne komplexe kognitive Verarbeitung auf Reize zu reagieren. Der Nachteil ist allerdings, dass Gewohnheiten unflexibel und schwer zu modifizieren sind. Dies zeigt sich u. a. darin, dass habituelles Verhalten weiter aufrechterhalten wird, nachdem ein Verstärker (z. B. durch Sättigung) entwertet („devaluiert") wurde. Demgegenüber beruht **modellbasiertes Verstärkungslernen** auf dem Erwerb innerer Modelle der Beziehungen zwischen Reizen, Reaktionen und Konsequenzen, die es dem Lebewesen ermöglichen, sein Verhalten zielgerichtet auf der Basis antizipierter Konsequenzen auszuwählen und flexibel an wechselnde Belohnungskontingenzen anzupassen.

5.4.5 Orbitofrontaler und ventromedialer präfrontaler Kortex: Wertrepräsentationen, emotionale Entscheidungen und Extinktionslernen

Eine weitere für die Interaktion emotionaler, motivationaler und kognitiver Prozesse wichtige Hirnregion ist der **orbitofrontale Kortex**. Dabei handelt es sich um den unteren Teil des präfrontalen Kortex, der sich hinter der oberen Wand der Augenhöhlen (Orbitae) befindet (◌ Abb. 5.9). Der medial gelegene Teil wird als **ventromedialer präfrontaler Kortex** bezeichnet und vom lateralen orbitofrontalen Kortex im engeren Sinn unterschieden. Der orbitofrontale Kortex erhält Informationen u. a. aus visuellen, somatosensorischen, olfaktorischen und gustatorischen Regionen, von der Amygdala, vom dorsomedialen Thalamus und vom ventralen tegmentalen Areal. Efferente Verbindungen bestehen u. a. zum Gyrus cinguli, zum Hippocampus, zum Temporalkortex, zum lateralen Hypothalamus, zur Amygdala sowie zu anderen Frontalhirnregionen. Der orbitofrontale Kortex erhält also sowohl Informationen über Umweltreize als auch über motivationale Zustände sowie Ziele und Handlungspläne, die im lateralen präfrontalen Kortex aktiv gehalten werden (Miller und Cohen 2001).

Konvergierende Evidenz aus neurophysiologischen und funktionellen Bildgebungsstudien spricht dafür, dass ein breites Spektrum von Belohnungsreizen Aktivierungen im orbitofrontalen und ventromedialen präfrontalen Kortex und z. T. auch der Amygdala auslöst. Sollen Probanden beispielsweise den subjektiven Wert von Reizen (z. B. Geldbelohnungen, attraktive Gesichter, Süßigkeiten, Konsumgüter, Musikstücke) einschätzen oder eine Auswahl aus mehreren Optionen treffen, so korreliert die neuronale Aktivierung im ventromedialen präfrontalen Kortex positiv mit dem subjektiven Wert der Optionen (für einen Überblick s. Peters und Büchel 2010; Rangel und Clithero 2014). Dies hat zu der Hypothese geführt, dass der ventromediale Präfrontalkortex Informationen über externe Reize und innere motivationale Zustände zu einer einheitlichen Wertrepräsentation integriert, die die Präferenzen bestimmt, die Probanden in ihrem Entscheidungsverhalten zeigen (Padoa-Schioppa und Conen 2017).

5

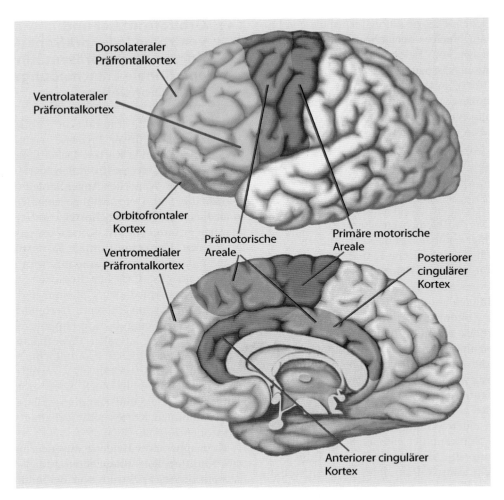

◘ Abb. 5.9   Subregionen des präfrontalen Kortex. (Mod. nach Gazzaniga et al. 2002, © W. W. Norton)

Klinisch betrachtet

Der Fall des Phineas Gage

Gage war Vorarbeiter einer Eisenbahnbaugesellschaft und zu seinen Aufgaben gehörte es, Sprengungen durchzuführen. An besagtem Tag klopfte Gage wie gewohnt mit einer drei Zentimeter dicken und über einen Meter langen Eisenstange eine explosive Ladung fest, wobei allerdings vergessen worden war, diese zuvor mit Sand aufzufüllen. Als Folge davon entzündete sich ein Funke und es kam zu einer vorzeitigen Explosion, sodass die Eisenstange wie ein Geschoss unterhalb Gages linker Wange in seinen Kopf eintrat und an der Schädeloberfläche wieder austrat und noch mehrere Meter weit flog. Wie durch ein Wunder überlebte Gage den Unfall und erholte sich nach einigen Wochen körperlich weitgehend. Auch in Bezug auf intellektuelle Fähigkeiten, Gedächtnisleistungen und Sprache beschrieb sein Arzt Dr. John

D. Harlow keine nennenswerten Beeinträchtigungen. Allerdings scheint sich nach dem Unfall – soweit dies aus Dr. Harlows Aufzeichnungen geschlossen werden kann – Gages Persönlichkeit dramatisch verändert zu haben. Während er vor dem Unfall als ausgeglichen, pflichtbewusst, kompetent und verlässlich beschrieben wurde, schien er sich nach seinem Unfall in eine Person verwandelt zu haben, die als impulsiv, kindisch, unzuverlässig und launisch beschrieben wurde. Fast 150 Jahre später haben Hanna Damasio und ihre Mitarbeiter anhand des Schädels von Gage Ort und Ausdehnung von dessen Hirnläsion mittels Computersimulationen rekonstruiert und kamen zu dem Ergebnis, dass höchstwahrscheinlich der ventromediale Kortex geschädigt wurde (Damasio et al. 1994).

Folgen von Schädigungen des orbitofrontalen Kortex

Tragische Berühmtheit hat der Fall von Phineas Gage erlangt, der 1848 Opfer eines spektakulären Unfalls wurde, bei dem vermutlich der orbitofrontale Kortex geschädigt wurde (▶ Klinisch betrachtet).

Neuere Studien von Patienten mit Verletzungen in diesem Bereich des Frontalhirns haben gezeigt, dass diese häufig ähnliche Verhaltens- und Persönlichkeitsveränderungen aufwiesen, wie sie für Phineas Gage beschrieben wurden. Dazu gehört eine beeinträchtigte Selbstregulation emotionaler und motivationaler Antriebe, sozial unangemessenes und mitunter enthemmtes Verhalten, eine mangelnde Ausrichtung des Verhaltens an zukünftigen Konsequenzen und eine defizitäre Handlungsplanung im Alltag (Bechara et al. 2000). Darüber hinaus ist berichtet worden, dass die Patienten Probleme haben, persönlich bedeutsame Entscheidungen zu fällen, Abwägungen zu einem Abschluss zu bringen und wichtige von unwichtigen Aspekten einer Entscheidung zu trennen (▶ Klinisch betrachtet).

Die Hypothese der somatischen Marker

Eine viel beachtete Theorie des orbitofrontalen Kortex ist die Hypothese der „somatischen Marker" von Antonio Damasio (1994). Ausgangspunkt ist die Annahme, dass nach Handlungen, die zu emotional bedeutsamen Konsequenzen (Belohnung oder Bestrafung) führen, eine kognitive Repräsentation des Handlungsergebnisses mit dem gleichzeitig bestehenden Muster körperlicher Veränderungen (z. B. feuchte Hände, rasender Puls, Druck im Magen) assoziiert wird. Wird bei in einer späteren Entscheidungssituation das Handlungsergebnis antizipiert, werden auch die damit assoziierten somatischen Reaktionsmuster reaktiviert. Dies kann auf zwei Wegen geschehen. Zum einen können die körperlichen Reaktionen tatsächlich wieder ausgelöst und infolgedessen im somatosensorischen Kortex und der Insula repräsentiert werden („body loop") (die Insula ist eine versteckt hinter den Opercula des Frontal- und

Temporallappen liegenden Kortexregion, die an interozeptiven Funktionen und der Repräsentation von körperlichen Zuständen sowie der Geschmacks-, Schmerz- und Ekelempfindung beteiligt ist). Zum anderen kann die Repräsentation der somatisch-affektiven Reaktion direkt, d. h. ohne den Umweg über periphere Körperreaktionen, in somatosensorischen und insulären Kortexregionen aktiviert werden („as-if-body loop").

Somatische Marker sind Damasio zufolge besonders bei Entscheidungen unter Unsicherheit von Bedeutung, da sie signalisieren, ob eine Handlungsoption in der Vergangenheit zu positiven oder negativen emotionalen Konsequenzen geführt hat, und so den Suchraum auf solche Alternativen einschränken, die mit positiven Folgen assoziiert sind. Damasio vermutet weiter, dass der orbitofrontale Kortex bzw. der ventromediale präfrontale Kortex eine zentrale Rolle bei der Verknüpfung von Repräsentationen von Handlungsergebnissen mit emotional-somatischen Markern spielt. Patienten mit Schädigungen in diesen Regionen seien daher nicht mehr in der Lage, antizipierte Handlungsfolgen mit Repräsentationen von emotional gefärbten Körperzuständen zu verbinden, was die beschriebenen Verhaltensauffälligkeiten erkläre.

> **Wichtig**
>
> Nach der Hypothese der somatischen Marker stehen rationale Entscheidungen nicht im Widerspruch zu Emotionen, sondern im Gegenteil beruhen vernünftige Entscheidungen in komplexen, nur teilweise vorhersehbaren Situationen darauf, dass antizipierte Konsequenzen möglicher Handlungen affektiv-somatische Signale aktivieren, die aufgrund früherer Erfahrungen in ähnlichen Situationen mit den Handlungsalternativen assoziiert wurden.

Zur empirischen Überprüfung der Hypothese der somatischen Marker haben Bechara et al. (1994) eine Glücksspielaufgabe entwickelt, die es ermöglichen soll, Entscheidungen unter Unsicherheit zu untersuchen (▶ Studienbox).

Klinisch betrachtet

Folgen der Schädigung des ventromedialen frontalen Kortex

Eslinger und Damasio (1985) haben den Patienten EVR beschrieben, bei dem wegen eines Meningioms eine bilaterale Ablation des ventromedialen frontalen Kortex vorgenommen werden musste. EVR wurde vor der Operation als hochintelligent und sozial kompetent beschrieben und hatte einen anspruchsvollen Beruf. Auch nach seiner Operation zeigte er normale bis überdurchschnittliche Leistungen in Intelligenz- und Gedächtnistests und verfügte über eine intakte Sprache. Allerdings war er offenbar nicht mehr in der Lage, vernünftige langfristige Entscheidungen zu fällen oder aus Fehlern zu lernen und Risiken abzuschätzen. So behielt er keine Anstellung mehr für längere Zeit, ließ sich auf riskante Geschäfte ein und geriet in finanzielle und soziale Schwierigkeiten. Er konnte mitunter auch bei relativ belanglosen Entscheidungen (z. B. in welches Restaurant man geht) sehr lang über alle nur erdenklichen Aspekte nachdenken, ohne zu einem Entschluss zu kommen. Diese Beeinträchtigungen gingen bemerkenswerterweise mit weitgehend normalen Leistungen in Standardintelligenztests oder abstrakten Planungs- oder Problemlöseaufgaben einher.

Die Iowa-Glücksspielaufgabe

In der Iowa-Glücksspielaufgabe sollen die Probanden versuchen, so viel Spielgeld wie möglich zu gewinnen, indem sie nacheinander Karten von einem von vier Stapeln ziehen. Das Ziehen einer Karte führt in den meisten Fällen zu einem Gewinn, mitunter führen Karten aber auch zum Verlust eines bestimmten Geldbetrags. Bei zweien der Stapel (A und B) sind zwar die Gewinne durchweg relativ hoch, aber mitunter kommt es auch zu sehr hohen Verlusten, sodass auf lange Sicht ein Nettoverlust resultiert. Bei den anderen beiden Stapeln (C und D) sind die Gewinne relativ niedrig, aber auch die mitunter auftretenden Verluste sind klein, sodass es langfristig zu einem Nettogewinn kommt. Die Probanden wissen nicht, wann oder wie oft ein Verlust auftreten wird, oder wann das Spiel beendet sein wird. Hirngesunde Versuchspersonen lernten schnell, überwiegend Karten von den beiden vorteilhaften Stapeln zu ziehen (◘ Abb. 5.10). Außerdem zeigten sie unmittelbar *vor* einer riskanten Wahl von einem ungünstigen Stapel eine verstärkte elektrodermale Reaktion, was auf eine erhöhte physiologische Erregung schließen lässt. Interessanterweise zeigten sie diese erhöhte Erregung vor riskanten Entscheidungen bereits in einer Phase des Versuchs, in der sie die dem Spiel zugrunde liegenden Belohnungskontingenzen noch nicht verbal beschreiben konnten (Bechara et al. 1997). Im Gegensatz dazu wählten Patienten mit Läsionen des ventromedialen präfrontalen Kortex während des gesamten Spielverlaufs überwiegend Karten von den kurzfristig belohnenden, aber langfristig ungünstigen Stapeln und zeigten zudem keine erhöhte elektrodermale Reaktion vor riskanten Wahlen, selbst wenn sie die Regeln des Spiels explizit beschreiben konnten (allerdings beruhte das letztgenannte Ergebnis auf einer sehr kleinen Anzahl von Patienten). Die Autoren schlossen daraus, dass in einer Entscheidungssituation zwei parallele Ereignisketten ausgelöst werden (◘ Abb. 5.11). Zum einen kommt es zu einer bewussten Suche nach Lösungsstrategien, wobei Handlungsoptionen und deren Konsequenzen mental durchgespielt werden. Zum anderen werden emotionale Reaktionen ausgelöst, die auf früheren Erfahrungen in ähnlichen Situationen beruhen und sich in einer erhöhten physiologischen Erregung manifestieren. Diese **somatischen Marker** signalisieren positive oder negative Konsequenzen von Handlungsalternativen und beeinflussen die Entscheidung, noch bevor die Person die Konsequenzen

verbalisieren kann. Da bei Patienten mit orbitofrontalen Läsionen die Generierung oder Nutzung somatischer Marker gestört sei, ist ihr Verhalten primär durch unmittelbare Belohnungen und Bestrafungen bestimmt und unzureichend an antizipierten langfristigen Konsequenzen orientiert (Damasio spricht von einer „Myopie für die Zukunft").

Ob somatische Marker tatsächlich – wie von Bechara et al. (1997) behauptet – *unbewusst* wirken, muss allerdings als offen angesehen werden. In einer Replikationsstudie (Maia und McClelland 2004), in der die Probanden sehr viel detaillierter nach ihrem expliziten Wissen befragt wurden, zeigte sich, dass sie im Verlauf des Spiels weitgehend zutreffendes Wissen über das Risiko der verschiedenen Kartenstapel erwarben. Eine weitere Kritik an der Glücksspielaufgabe (Tomb et al. 2002) betrifft den Umstand, dass die „schlechten" Stapel nicht nur langfristig zu einem Nettoverlust führen, sondern auch mit absolut höheren Gewinnen und Verlusten assoziiert sind als die „guten" Stapel. Die erhöhte elektrodermale Aktivität vor dem Ziehen einer Karte von einem schlechten Stapel, die Bechara et al. (1997) auf die Antizipation der negativen emotionalen Konsequenzen zurückführten, könnte also einfach daher rühren, dass bei schlechten Stapeln generell „mehr auf dem Spiel steht". Tomb et al. (2002) verwendeten eine Variante der Glücksspielaufgabe, bei der umgekehrt die *guten* Stapel mit höheren absoluten Gewinnen und Verlusten verbunden waren und fanden, dass sich unter diesen Bedingungen auch die physiologischen Effekte umkehrten: Obwohl die Probanden weiterhin überwiegend Karten von den günstigen Stapeln wählten, zeigten sie nun auch eine erhöhte elektrodermale Reaktion vor dem Ziehen einer Karte von den guten Stapeln. Die Autoren schlossen, dass die Kartenwahlen durch die antizipierten langfristigen Konsequenzen bestimmt werden, dass aber die antizipatorischen Hautleitfähigkeitsreaktionen die absolute Höhe eines unmittelbar bevorstehenden Gewinns oder Verlusts spiegeln.

Trotz dieser Kritikpunkte hat sich die Iowa-Glücksspielaufgabe als fruchtbare Methode erwiesen, die in zahlreichen Studien zur Untersuchung diverser klinischer Populationen eingesetzt wurde (z. B. bei Patienten mit Substanzkonsumstörungen; für eine aktuelle Diskussion der Aufgabe s. die von Chiu et al. 2018, herausgegebene Sammlung von Artikeln).

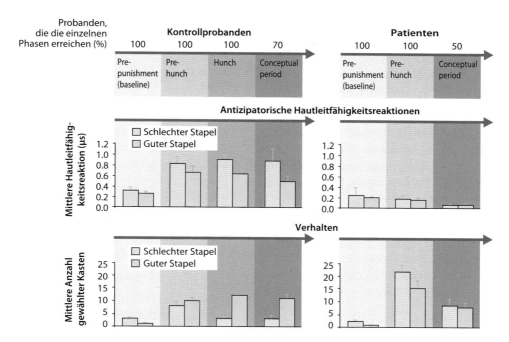

Abb. 5.10 Entscheidungsverhalten, explizites Wissen und antizipatorische Hautleitfähigkeitsreaktionen von Kontrollpersonen und Patienten mit orbitofrontalen Läsionen in verschiedenen Phasen der Iowa-Glücksspielaufgabe (nach Bechara et al. 1997, reprinted with permission from AAAS). *Prepunishment:* Phase vor der ersten Bestrafung; *Prehunch:* Phase, in der die Probanden noch keine Vermutung darüber haben, welche Stapel günstig und ungünstig sind; *Hunch:* Phase, in der die Probanden ein intuitives Gefühl haben, welche Stapel günstig sind; *Conceptual period:* Phase, in der die Probanden die Belohnungs- und Bestrafungskontingenzen der Aufgabe verbalisieren können

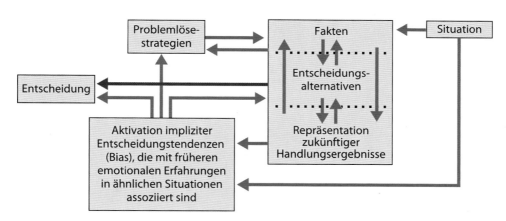

Abb. 5.11 Modell des Entscheidungsverhaltens. (Nach Bechara et al. 2000, by permission of Oxford University Press)

Umkehrlernen und Extinktion

Zwei weitere Funktionen, die dem orbitofrontale Kortex zugeschrieben werden und direkt relevant für die Klinische Psychologie sind, haben mit der flexiblen Anpassung an veränderliche Belohnungskontingenzen zu tun. Beim **Umkehrlernen** („reversal learning") lernen Probanden zunächst Assoziationen zwischen Reizen, Reaktionen und deren belohnenden oder bestrafenden Konsequenzen. Nach Erreichen eines Lernkriteriums werden die Belohnungskontingenzen ohne Ankündigung umgekehrt (d. h. die vormals belohnten werden zu bestraften Reizen und umgekehrt). Läsionen des orbitofrontalen Kortex lassen in der Regel das initiale

Lernen von Belohnungs- und Bestrafungsassoziationen intakt, führen aber häufig zu Beeinträchtigungen beim Umkehrlernen (für einen Überblick s. Izquierdo et al. 2017).

Darüber hinaus führen Läsionen des ventromedialen präfrontalen Kortex zu Beeinträchtigungen bei der **Extinktion** konditionierter emotionaler Reaktionen (für einen Überblick s. Dunsmoor et al. 2015). So reagieren Versuchstiere mit Schädigungen in dieser Region beim klassischen Konditionieren in der Löschungsphase, in der der konditionierte Stimulus ohne den unkonditionierten Stimulus dargeboten wird, länger als Kontrolltiere weiter mit der konditionierten Reaktion und benötigen mehr Durchgänge, bis sie die konditionierte Reaktion nicht zeigen. Für die Erklärung dieses Verhaltens ist es relevant, dass zahlreiche Befunde dafür sprechen, dass beim Extinktionslernen Assoziationen zwischen Reizen, Reaktionen und emotionalen Konsequenzen nicht im wörtlichen Sinn ausgelöscht werden. Vielmehr wird während des Extinktionslernens eine neue Assoziation etabliert, die die Erfahrung codiert, das auf den konditionierten Reiz kein aversiver Reiz mehr folgt, sodass die neue und die bereits gelernte Assoziation um die Kontrolle über das Verhalten konkurrieren. Ein intakter ventromedialer präfrontaler Kortex scheint dabei (in Interaktion mit der Amygdala und dem Hippocampus) notwendig für erfolgreiches Extinktionslernen zu sein. Da präfrontale Kortexregionen und der Hippocampus durch starken Stress in ihrer Funktion beeinträchtigt werden, kann es dazu kommen, dass scheinbar gelöschte Furchtreaktionen spontan wiederauftauchen, insbesondere wenn der situative Kontext ähnlich zur ursprünglichen Lernsituation ist (▶ Abschn. 5.5.4). Abschließend sei darauf hingewiesen, dass die Funktionen orbitofrontaler und ventromedialer präfrontaler Kortexregionen nur teilweise verstanden sind und es eine Reihe alternativer Theorien gibt, auf die wir hier nicht eingehen können (für eine kritische Diskussion s. Stalnaker et al. 2015).

5.5 Emotionale Einflüsse auf das Gedächtnis

Im Folgenden widmen wir uns dem Einfluss von Emotionen auf bewusste Erinnerungen und das deklarative Gedächtnis. Die Fähigkeit, sich Ereignisse und Fakten bewusst in Erinnerung zu rufen, gehört sicher zu den wichtigsten kognitiven Fähigkeiten des Menschen und ist die Grundlage dafür, dass wir unsere Handlungen und Erlebnisse in ein kohärentes autobiografisches Selbstmodell integrieren können. Gedächtnisprozesse sind zugleich von zentraler Bedeutung für das Verständnis psychischer Störungen, etwa, wenn sich Erinnerungen an ein traumatisches Erlebnis unkontrollierbar ins Bewusstsein drängen oder die Gedanken einer Person mit Depression fast ausschließlich um negative Inhalte kreisen. Bevor wir auf diesbezügliche Ergebnisse eingehen, seien einige allgemeine Erkenntnisse der Gedächtnisforschung hervorgehoben.

❯ Wichtig

Entgegen einer verbreiteten Vorstellung ist das Gedächtnis kein passiver „Speicher", in dem Erinnerungen an bestimmten Orten aufbewahrt werden wie Akten in einem Archiv. Vielmehr sind Einprägen, Speichern und Erinnern höchst dynamische Prozesse, die auf kontinuierlich ablaufenden, durch Erfahrungen in Gang gesetzten Veränderungen neuronaler Verknüpfungsmuster beruhen. Erinnern ist kein Abruf statischer Speicherinhalte, sondern ein (re-)konstruktiver Prozess, wobei Erinnerungen in vielfältiger Weise durch den aktuellen Kontext, das eigene Vorwissen, Schlussfolgerungen und nachträglich verarbeitete Informationen beeinflusst werden (Loftus 2003; Schacter et al. 2011). Das Gedächtnis ist insofern anfällig für vielfältige Arten von Verzerrungen, die zu fehlerhaften Erinnerungen führen können, was sowohl bei Zeugenaussagen vor Gericht (Lacy und Stark 2013; Schacter und Loftus 2013) als auch bei Psychotherapien im Zusammenhang mit Erinnerungen an traumatische Erlebnisse von großer Relevanz ist (Loftus und Davis 2006) (s. ▶ Abschn. 6.5.4).

5.5.1 Multiple Formen des Gedächtnisses

Es gibt nicht *das* Gedächtnis als ein einheitliches System, sondern es lassen sich eine Reihe unterschiedlicher Formen des Gedächtnisses differenzieren, die sich durch unterschiedliche Funktionsmerkmale auszeichnen und denen unterschiedliche Gehirnsysteme zugrunde liegen (◘ Abb. 5.12; für ausführlichere Darstellungen s. Eichenbaum 2011; Goschke 1996b; Henke 2010; Schacter et al. 2000; Squire und Dede 2015). Eine grundlegende Unterscheidung ist die zwischen dem **deklarativen** oder **expliziten** Gedächtnis und verschiedenen **nichtdeklarativen** bzw. **impliziten** Gedächtnisformen.

Definition

Als **deklaratives (explizites) Gedächtnis** wird die Fähigkeit bezeichnet, sich Ereignisse oder Fakten (z. B. Gesichter, Erlebnisse, Melodien, Wortbedeutungen) wieder ins Bewusstsein zu rufen und sprachlich beschreiben zu können (engl. „to declare"). Das deklarative Gedächtnis umfasst das **episodische Gedächtnis** für Erlebnisse in einem raumzeitlichen Kontext (z. B. dass man gestern Abend mit Freunden in einem bestimmten Restaurant war) sowie das **semantische Gedächtnis**, das Wissen über Fakten und Begriffe beinhaltet, ohne dass man sich noch daran erinnern könnte, wann und wo man das Wissen erworben hat (z. B. dass Forellen Fische sind).

Definition

Das **nichtdeklarative (implizite) Gedächtnis** ist nicht notwendigerweise mit bewussten Erinnerungen an einzelne Erfahrungsepisoden verbunden, sondern drückt sich primär im Verhalten aus. Nichtdeklarative Gedächtnisformen umfassen einfache Formen des Lernens wie das nichtkontextuelle klassische Konditionieren, das prozedurale Lernen und den Fertigkeitserwerb, das implizite Regellernen und das implizite Gedächtnis (Priming).

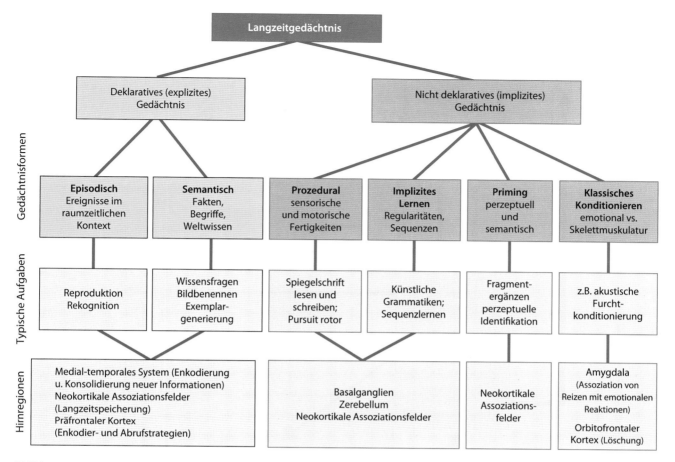

Abb. 5.12 Taxonomie multipler Gedächtnisformen

Das deklarative Gedächtnis wird mittels **direkter Gedächtnistests** untersucht, in denen die Probanden instruiert werden, sich bewusst an zuvor dargebotene Informationen (z. B. eine Liste von Wörtern oder Bildern) zu erinnern. Dazu gehören freie oder durch Abrufhinweise unterstützte **Reproduktionstests** sowie **Rekognitionstests**, bei denen die Probanden zwischen alten (zuvor dargebotenen) und neuen Items unterscheiden sollen. Nichtdeklarative Gedächtnisformen werden mittels **indirekter Tests** untersucht, wobei die Probanden nicht instruiert werden, sich bewusst an eine frühere Episode zu erinnern, sondern man die Nachwirkungen früherer Erfahrungen aus Veränderungen im Verhalten erschließt. Zum nichtdeklarativen Gedächtnis gehören zum einen Formen des **prozeduralen** bzw. **impliziten Lernens** (für eine Übersicht s. Goschke 1997). Beispiele dafür sind der Erwerb von Fertigkeiten (z. B. Fahrradfahren) sowie der unbewusste Erwerb von regelhaften Strukturen oder Ereignisfolgen (z. B. das Lernen grammatischer Regeln bei Kindern, ohne dass diesen die Regeln explizit vermittelt werden und ohne dass sie die Regeln verbal beschreiben könnten). Eine weitere Form des nichtdeklarativen Gedächtnisses ist das

sog. **Priming** („Bahnung"), das sich darin ausdrückt, dass die Verarbeitung von Reizen die Verarbeitung gleicher oder ähnlicher Reize zu einem späteren Zeitpunkt erleichtert, selbst wenn man sich nicht bewusst an die Reize erinnert. Sollen Probanden beispielsweise Wortfragmente wie _E_Ä__TNI_ oder Wortstämme wie GED_____ mit dem ersten Wort ergänzen, das ihnen in den Sinn kommt, so fallen ihnen häufiger solche Lösungsworte ein, die sie zuvor in einer Wortliste gelesen haben, auch wenn sie diese Worte in direkten Gedächtnistests nicht bewusst erinnern oder wiedererkennen (für einen Überblick s. Schacter et al. 1993).

Neuropsychologische Untersuchungen zeigen, dass deklarative und nichtdeklarative Gedächtnisleistungen auf unterschiedlichen Hirnregionen beruhen. So führen Verletzungen u. a. im Bereich des medialen Temporallappens, insbesondere des Hippocampus und angrenzender Regionen (Abb. 5.13), zu anterograden Amnesien, d. h., die Patienten sind nicht mehr in der Lage, sich bewusst an neue Fakten oder Erlebnisse zu erinnern, die nach der Verletzung enkodiert wurden. Demgegenüber bleiben implizite Formen des Lernens und Gedächtnisses meist weitgehend intakt. Obwohl

5

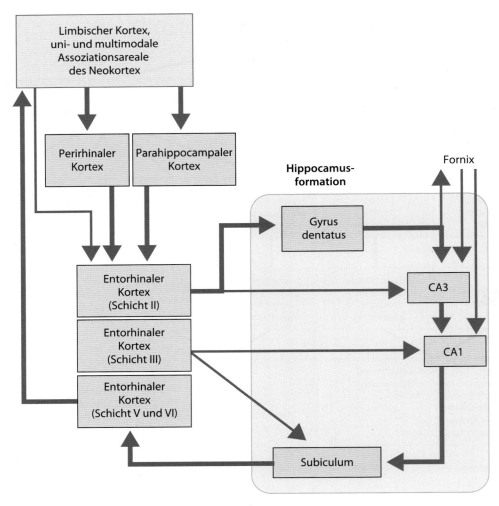

◘ Abb. 5.13 Schema eines Teils der Verbindungen des Hippocampus mit anderen Hirnregionen. Sensorische Assoziationsareale des Neokortexes projizieren in den parahippocampalen und perirhinalen Kortex, von wo aus die Information in den entorhinalen Kortex gelangt, der Informationen aus verschiedenen neokortikalen Regionen zu einer Gesamtrepräsentation integriert. Diese Information gelangt über den Gyrus dentatus zur CA3- und CA1-Region des Hippocampus, von wo aus Projektionen über das Subiculum und den entorhinalen Kortex zurück in neokortikale Regionen führen. (Mod. nach Gluck et al. 2003, © 2003, with permission from Elsevier)

sich die Patienten in schweren Fällen bereits nach wenigen Minuten der Ablenkung nicht mehr an ein Gesicht, eine Wortliste oder ein Gespräch erinnern, sind sie nach wie vor in der Lage, neue sensorische oder motorische Fertigkeiten zu erlernen (z. B. spiegelverkehrte Schrift zu lesen oder spiegelverkehrt zu zeichnen), ohne dass sie explizite Erinnerungen an die Aufgabe haben. Ferner zeigen amnestische Patienten weitgehend normale implizite Primingeffekte in indirekten Tests wie dem oben beschriebenen Wortstammergänzen.

■ **Dissoziationen zwischen deklarativem und nichtde-**
klarativem Gedächtnis

Neben neuropsychologischen Befunden sprechen auch funktionale Dissoziationen dafür, dass es sich bei deklarativen und nichtdeklarativen Gedächtnisformen um

Manifestationen separater Gedächtnissysteme handelt (Schacter et al. 1993). Beispielsweise hängt die Leistung in direkten Tests wie der freien Reproduktion stark davon ab, ob die Information beim Einprägen elaboriert (d. h. mit bereits gespeicherten Inhalten vernetzt) wurde und semantisch (d. h. in Bezug auf ihre Bedeutung) verarbeitet wurde. Dagegen spielt die Darbietungsmodalität (z. B. visuell oder akustisch) der Lernreize von Ausnahmen abgesehen eine eher geringe Rolle. Das Umgekehrte gilt für indirekte Tests wie das Wortfragmentergänzen: Während semantische Verarbeitung oder Elaboration zumeist nur einen geringen oder keinen Einfluss auf implizite Primingeffekte haben, werden diese deutlich reduziert, wenn zwischen der Lern- und Testphase die Darbietungsmodalität oder andere Oberflächenmerkmale der Reize verändert werden.

5.5.2 Konsolidierung neuer Inhalte im deklarativen Gedächtnis

Während der Hippocampus und benachbarte medial-temporale Strukturen an der Enkodierung neuer Informationen ins deklarative Gedächtnis beteiligt sind, ist der Hippocampus nicht der anatomische Ort, an dem Gedächtnisspuren langfristig gespeichert werden. So beeinträchtigen Läsionen des Hippocampus den Abruf von Gedächtnisinhalten, die kurz vor der Operation enkodiert wurden, meist deutlich stärker als den Abruf länger zurückliegender Erlebnisse (Squire 1992). Dies spricht dafür, dass das medial-temporale System nur für eine begrenzte Zeit notwendig für das Einspeichern und Abrufen neuer Inhalte ist (▶ Gut zu wissen).

Gut zu wissen

Die Konsolidierungshypothese
Schon Müller und Pilzecker (1900) nahmen an, dass neue Gedächtnisspuren anfänglich noch labil und leicht störbar sind und erst im Verlauf eines sog. Konsolidierungsprozesses stabilisiert werden. Heute geht man davon aus, dass die Konsolidierung neuer Gedächtnisspuren Prozesse auf unterschiedlichen Zeitskalen beinhaltet (Dudai et al. 2015; McGaugh 2015). Innerhalb von Minuten bis Stunden nach der Enkodierung einer neuen Erfahrung finden lokale neuronale Veränderungen statt wie die Bildung neuer oder die Modifikation bestehender synaptischer Verbindungen zwischen Nervenzellen. Während dieser Zeit kann die neue Gedächtnisspur durch Interventionen wie Elektroschocks, die Hemmung der Proteinsynthese, elektrische Reizung, die Blockierung bestimmter Neurotransmitter oder die Ausschüttung bestimmter Hormone gestört werden, wobei die Effekte mit zunehmendem Abstand zur Lernepisode schwächer werden. Bei der zweiten Form der Konsolidierung, die sich über Wochen bis möglicherweise sogar Jahre erstrecken kann, kommt es zu einer globalen Reorganisation der Gehirnsysteme, in denen die neue Gedächtnisspur repräsentiert wird. Insbesondere scheint sich die Speicherung der neuen Gedächtnisspur zunehmend in neokortikale Regionen zu verlagern, sodass der Abruf nach und nach unabhängig vom medial-temporalen System wird. Es wird vermutet, dass Einzelaspekte einer neuen Gedächtnisspur (z. B. ein Gesicht, der Klang der Stimme, die Augenfarbe und der Name einer Person) letztendlich in verteilten neokortikalen Arealen repräsentiert werden, die mit den Arealen überlappen, die auch sonst an der Verarbeitung der jeweiligen Information beteiligt sind (Kumaran et al. 2016).

Im Rahmen der Konsolidierungshypothese wird dem **Hippocampus** vereinfacht gesagt die Funktion zugeschrieben, die Einzelelemente einer neuen Episode zusammen mit dem raumzeitlichen Kontext schnell zu einer integrierten Repräsentation „zusammenzubinden" (Kumaran et al. 2016; O'Reilly et al. 2014). Der Hippocampus ist aufgrund seiner anatomischen Verbindungen (◘ Abb. 5.13) für eine solche Funktion prädestiniert. So projizieren die sensorischen Assoziationsareale des Neokortexes in den entorhinalen Kortex, von wo aus die Information weiter zum Hippocampus geleitet wird, der seinerseits Rückprojektionen in die neokortikalen Regionen hat, aus denen er die Information erhält. Das hippocampale System kann also als Konvergenzzone betrachtet werden, die Information aus verschiedenen neokortikalen Regionen zu einer Gesamtrepräsentation integriert. Wird die Repräsentation einer neuen Episode wiederholt reaktiviert, bilden sich der Hypothese zufolge nach und nach direkte Verbindungen zwischen den einzelnen Aspekten der Gesamtrepräsentation in verteilten neokortikalen Regionen. Sobald diese Verbindungen hinreichend stark sind, reicht bereits die Aktivierung eines Teils der neokortikalen Gedächtnisspur durch einen Hinweisreiz (z. B. der Klang der Stimme im obigen Beispiel), um die fehlenden Elemente zu reaktivieren und die Gedächtnisspur als Ganze abzurufen, ohne dass dazu noch das hippocampale Systems notwendig wäre.

Die Konsolidierungstheorie hat eine Reihe wichtiger Konsequenzen für das Verständnis klinischer Störungen und die Psychotherapie. Die vielleicht wichtigste ist, dass das Gedächtnis kein statischer Speicher, sondern ein dynamischer Prozess ist, der auf einer Reorganisation neuronaler Verknüpfungsmuster und Hirnsysteme auf unterschiedlichen Zeitskalen beruht. Dies ist der Grund, warum Gedächtnisinhalte auch nach der ursprünglichen Enkodierung weithin plastisch bleiben und durch nachträglich enkodierte Informationen und rekonstruktive Prozesse verändert werden können (Loftus 2003; Schacter et al. 2011).

❯ Wichtig

Gedächtnisspuren sind keine unveränderlichen, isoliert gespeicherten und voneinander unabhängigen Datenstrukturen, sondern neu enkodierte Inhalte können bereits gespeicherte Inhalte mehr oder weniger stark verändern.

Tatsächlich weiß man inzwischen, dass Gedächtnisspuren noch weitaus dynamischer sind als man ursprünglich vermutet hat. Wie zunächst am Beispiel der Furchtkonditionierung im Tierversuch gezeigt wurde, kann die Reaktivierung einer Gedächtnisspur diese selbst nach einer längeren Konsolidierungsphase wieder in einen labilen und störbaren Zustand versetzen.

Beispielsweise können bestimmte pharmakologische Interventionen kurz nach der Reaktivierung einer Gedächtnisspur den späteren Abruf der Gedächtnisspur dauerhaft beeinträchtigen. Reaktivierte Gedächtnisspuren müssen also offenbar erneut stabilisiert werden, was als **Rekonsolidierung** bezeichnet wird. Neuere Experimente haben analoge Effekte auch beim menschlichen deklarativen Gedächtnis nachweisen können und gezeigt, dass reaktivierte Gedächtnisspuren empfänglich für Interferenz durch störende Reize und Einflüsse nachträglicher Informationen werden (wobei allerdings sehr gut eingeprägte Gedächtnisinhalte in der Regel resistenter gegen solche Einflüsse sind als weniger starke Gedächtnisspuren) (für Übersichten s. Agren 2014; Lee et al. 2017; ▶ Studienbox).

■ **Relevanz für die Psychotherapie**
Diese Befunde werfen ein interessantes Licht auf die Rekonstruktion und Reinterpretation autobiografischer Erfahrungen im Zuge psychotherapeutischer Interventionen, da sie die Vermutung nahelegen, dass eine Reaktivierung autobiografischer Erinnerungen diese anfällig für Veränderungen (z. B. eine Neuinterpretation ihrer Bedeutung) macht. Tatsächlich gibt es erste Studien zur Frage, inwieweit Rekonsolidierungsmechanismen für die Psychotherapie von posttraumatischen Belastungsstörungen nutzbar gemacht werden können, indem traumatische Gedächtnisspuren in einem neuen emotionalen und interpretativen Kontext reaktiviert werden, sodass die alten Gedächtnisinhalte zusammen mit neuen Erfahrungen und Interpretationen im Zuge der Rekonsolidierung in eine neue kohärente Gedächtnisspur integriert werden (Beckers und Kindt 2017; Elsey und Kindt 2017). Ähnliche Ansätze werden im Zu-

sammenhang mit konditionierten Furchtreaktionen und Suchterkrankungen erprobt (Treanor et al. 2017), wobei es noch zu früh für eine Beurteilung der Wirksamkeit solcher Interventionen ist.

5.5.3 Effekte von emotionaler Erregung und Stress auf das Gedächtnis

Emotionale Erregung und Stress haben komplexe Effekte auf die Enkodierung, Konsolidierung und den Abruf von Gedächtnisinhalten. Im Alltag haben wir häufig den Eindruck, dass wir uns besonders gut an Erlebnisse erinnern können, die mit starken Emotionen einhergingen. Im Einklang damit gaben Personen an, sich sehr lebhaft und detailgetreu an die Umstände erinnern zu können, unter denen sie von emotional aufwühlenden Ereignissen wie der Ermordung John F. Kennedys oder dem Absturz der Raumfähre Challenger erfahren hatten (Bohannon 1988). Dies hat Brown und Kulik (1977) bewogen, von „Blitzlichterinnerungen" („flashbulb memories") zu sprechen, die sich durch hohe Detailtreue und Dauerhaftigkeit auszeichnen sollen. Allerdings zeigten spätere Untersuchungen, dass Blitzlichterinnerungen im Lauf der Zeit – wie andere Erinnerungen auch – ungenauer werden und teilweise auf nachträglichen Rekonstruktionen beruhen (Christianson 1989).

Ein differenzierteres Bild haben Laborexperimente gezeichnet, in denen das Gedächtnis für emotionale Ereignisse unter kontrollierten Bedingungen untersucht wurde, indem Probanden emotional erregende Filme oder Bilder (z. B. von Verkehrsunfällen) dargeboten wurden. Dabei wurde wiederholt gefunden, dass sich

---

Studienbox

Rekonsolidierung im deklarativen Gedächtnis

In einer Serie von Experimenten zeigten Chan und LaPaglia (2013) Probanden zunächst einen Film über einen terroristischen Anschlag. Zu unterschiedlichen Zeiten nach dem Anschauen des Films sollten die Probanden ein spezifisches Detail (wie ein Flugbegleiter mit einer Spritze attackiert wird) abrufen. Danach lernten Probanden neue (falsche) Information (dass der Terrorist eine Pistole hatte). Es zeigte sich, dass das Lernen der neuen Information direkt nach der Reaktivierung der alten Gedächtnisspur das Wiedererkennen des ursprünglichen Gedächtnisinhalts signifikant verschlechterte. Nachträgliche Information ohne vorherige Reaktivierung der alten Gedächtnisspur hatte keinen Effekt. Wurde die neue Information erst 48 h nach der Reaktivierung dargeboten, hatte sie ebenfalls keinen Effekt

mehr, d. h. die reaktivierte Gedächtnisspur war nur anfällig für Interferenz, solange ihre Rekonsolidierung noch nicht hinreichend fortgeschritten war. Im Unterschied dazu führte neue falsche Information unmittelbar nach einer Reaktivierung auch 48 h nach dem ursprünglichen Lernen zu einer Gedächtnisbeeinträchtigung, was dafür spricht, dass die Gedächtnisspur auch nach einer längeren Konsolidierungsphase wieder anfällig für Interferenz wurde. Wichtig ist, dass neue Information nur dann zu Beeinträchtigungen einer alten Gedächtnisspur führte, wenn die neue Information in einem inhaltlichen Zusammenhang zur ursprünglich enkodierten Episode stand (für eine rezente Metaanalyse von Studien zur Rekonsolidierung beim episodischen Gedächtnis s. Scully et al. 2017).

Probanden bei emotional erregenden Reizen später signifikant besser an zentrale Details (z. B. die Kleidung eines Unfallopfers; eine bei einem Überfall verwendete Waffe), aber schlechter an periphere Details (z. B. ein im Hintergrund parkendes Auto) erinnern (Christianson und Loftus 1991). Dies passt zu der bereits von Easterbrook (1959) formulierten Hypothese, dass ein erhöhter Erregungszustand mit einer Einengung der Aufmerksamkeit auf zentrale Aspekte eines Ereignisses einhergeht.

> **Wichtig**
>
> Dass zentrale Aspekte emotional erregender Erfahrungen besser erinnert werden, dürfte daran liegen, dass emotionale Erlebnisse wie bereits dargestellt automatisch die Aufmerksamkeit auf sich ziehen und elaborierter verarbeitet werden.

Die Effekte emotionaler Erregung auf die Enkodierung und Konsolidierung neuer emotionaler Gedächtnisspuren wird auf neurobiologischer Ebene durch den Einfluss der Amygdala auf das hippocampale Systeme vermittelt (LaBar und Cabeza 2006). So ist bei Patienten mit Läsionen der Amygdala der normalerweise zu beobachtende Gedächtnisvorteil für emotionale im Vergleich zu neutralen Inhalten vermindert oder völlig abwesend (Adolphs et al. 1997). Weitere Evidenz stammt aus einer funktionellen Bildgebungsstudie (Cahill et al. 1996), in der Probanden emotional erregende oder neutrale Filme sahen, währenddessen die regionale Hirndurchblutung mittels der Positronenemissionstomografie gemessen wurde. Je stärker die rechte Amygdala während des Anschauens der Filme aktiviert war, umso besser konnten sich die Probanden drei Wochen später an die emotionalen Filme erinnern. In einer neueren Studie wurde zudem gezeigt, dass die Enkodierung positiver und negativer im Vergleich zu neutralen Bildern mit einer verstärkten funktionalen Konnektivität von der Amygdala zum Hippocampus einherging (Fastenrath et al. 2014).

5.5.4 Stress und Gedächtnis

In den letzten zwei Jahrzehnten wurden große Fortschritte bei der Aufklärung der neurobiologischen Mechanismen gemacht, die den Auswirkungen von emotionaler Erregung und akutem Stress auf deklarative und nichtdeklarative Gedächtnissysteme zugrunde liegen. Der Begriff Stress bezeichnet ein komplexes Muster psychophysiologischer Reaktionen auf als übermäßig stark und unkontrollierbar erlebte Belastungen (z. B. Katastrophen und Kriege, den Verlust einer geliebten Person, Arbeitslosigkeit, soziale Zurückwei-

sung, Partnerschaftskonflikte oder berufliche Überforderung) (▶ Kap. 54). Bei der Konfrontation mit einem Stressor kommt es zunächst zu einer schnellen Aktivierung des sympathischen Nervensystems und einer erhöhten Adrenalinausschüttung, die die Enkodierung besonders salienter oder emotional erregender Reize fördert. Parallel dazu wird über den zentralen Kern der Amygdala die Hypothalamus-Hypophysen-Nebennierenrinden-Achse aktiviert und es kommt zur Ausschüttung des Kortikotropin-Releasing-Hormons aus dem paraventrikulären Kern des Hypothalamus in die Hypophyse, die ihrerseits adrenokortikotropes Hormon (ACTH) in den Blutkreislauf freisetzt. Dieses bewirkt 5–10 min nach Beginn der Stressepisode die Ausschüttung von Kortikosteroidhormonen (den sog. Glukokortikoiden, beim Menschen das Kortisol) in der Nebennierenrinde, wobei der Stresshormonlevel seinen Peak nach 15–30 min nach Stressende erreicht. Da Glukokortikoide die Blut-Hirn-Schranke passieren, gelangen sie auch ins Gehirn und wirken dort u. a. auf gedächtnisrelevante Strukturen wie den Hippocampus, die Amygdala sowie den präfrontalen Kortex, die eine hohe Dichte von Glukokortikoidrezeptoren aufweisen (▶ Gut zu wissen).

> **Gut zu wissen**
>
> **Differenzielle Effekte des Stressniveaus**
>
> Bei einem geringen bis mittleren akuten Stressniveau kommt es als Folge der Ausschüttung von Stresshormonen zunächst zu einer Aktivierung von Hippocampus und Amygdala, was erklärt, warum emotional mäßig erregende Ereignisse oft besser erinnert werden als neutrale Reize. Der Hippocampus wirkt dabei hemmend auf die weitere Ausschüttung von Glukokortikoiden und ist an der Beendigung der Stressreaktion beteiligt. Steigt das Stressniveau allerdings über ein bestimmtes Maß oder wird die stressauslösende Situation als nicht zu bewältigend erlebt, kommt es zu einer zunehmenden Beeinträchtigung des Hippocampus, die sich in Störungen des deklarativen Gedächtnisses, insbesondere beim Abruf gespeicherter Inhalte, manifestieren kann. Darüber hinaus kann übermäßig starker unkontrollierbarer Stress kognitive Kontrollfunktionen des präfrontalen Kortex beeinträchtigen, sodass das Verhalten nicht mehr adäquat durch Zielrepräsentationen gesteuert wird, sondern habituelle Reaktionsmuster dominieren (Arnsten 2009). Dies könnte u. a. erklären, warum es auch nach einer zunächst erfolgreich scheinenden Psychotherapie unter hohem Stress gehäuft zu Rückfällen in alte Reaktionsmuster kommt (z. B. bei Suchtverhalten).

Tierexperimente mit Ratten haben gezeigt, dass intensiver Stress (z. B. Sichtkontakt mit einer Katze) hippocampusabhängige räumliche Gedächtnisleistungen beeinträchtigt (s. Überblick bei Kim et al. 2015; Kim und Diamond 2002). In Humanexperimenten kann aus ethischen Gründen Stress natürlich nur bis zu einer gewissen Intensität induziert werden (z. B. indem man Probanden spontan eine Rede vor einem kritischen Zuhörergremium halten lässt; R. Miller und Kirschbaum 2013). In anderen Studien wurde das Niveau von Stresshormonen pharmakologisch beeinflusst, indem den Probanden Kortisol in einer Dosierung verabreicht wurde, die nach einer gewissen Zeit zu einem Kortisolspiegel im Speichel führt, der dem bei intensivem Stress entspricht. Frühe Studien zeigten, dass akuter Stress oder eine Erhöhung des Glukokortikoidspiegels durch Kortisolgabe deklarative Gedächtnisleistungen (z. B. das Reproduzieren von Wortlisten) sowohl beeinträchtigen (z. B. de Quervain et al. 2000; Kirschbaum et al. 1996) als auch fördern können (z. B. Buchanan und Lovallo 2001). Inzwischen weiß man, das Stresshormone differenzielle und z. T. gegensätzliche Effekte auf unterschiedliche Formen des Gedächtnisses und auf unterschiedliche Teilprozesse des Gedächtnisses haben (für einen Überblick s. de Quervain et al. 2017). Auf der einen Seite moduliert eine Erhöhung des Glukokortikoidspiegels während der Enkodierung die Konsolidierung von emotional erregendem Material gemäß einer umgekehrt U-förmigen Beziehung: Während moderate Dosen das Gedächtnis verbessern, haben geringe oder hohe Dosen schwächere oder beeinträchtigende Effekte. Die Effekte von Glukokortikoiden hängen dabei davon ab, inwieweit es durch emotional erregende Reize über die Aktivierung der Amygdala zur Ausschüttung von Noradrenalin kommt, die einen modulierenden Einfluss auf den Hippocampus hat. Dementsprechend zeigen sich gedächtnisfördernde Effekte von Glukokortikoiden auf die Enkodierung und Konsolidierung in erster Linie bei emotional erregendem Material (de Quervain et al. 2017). Im Gegensatz zu den gedächtnisförderlichen Effekten auf die Enkodierung und Konsolidierung neuer emotionaler Information wird der Abruf bereits gespeicherter Inhalte aus dem deklarativen Gedächtnis durch hohe Glukokortikoidspiegel in der Regel beeinträchtigt. Auch diese Effekte für emotional erregende Inhalte zumeist stärker ausgeprägt als für neutrale Inhalte (für eine Übersicht s. Wolf 2017).

> **Wichtig**
>
> Glukokortikoide fördern die Konsolidierung neuer emotional erregender Gedächtnisinhalte, aber beeinträchtigen den Abruf bereits gespeicherter Inhalte aus dem deklarativen Gedächtnis.

Akuter Stress moduliert allerdings nicht nur isoliert das hippocampusabhängige deklarative Gedächtnis, sondern geht mit einer globalen Rekonfiguration verteilter neuronaler Netzwerke einher. So kommt es in einer stressauslösenden Situation unter dem Einfluss von Katecholaminen und Glukokortikoiden zu einer Aktivierung des oben beschriebenen Salienznetzwerks, was sich in einer erhöhten Aufmerksamkeitsfokussierung und bevorzugten Verarbeitung bedrohlicher Reize manifestiert. Gleichzeitig wird der Einfluss des exekutiven Kontrollnetzwerks abgeschwächt (Hermans et al. 2014) und es kommt zu einem Wechsel von einem kognitiv kontrollierten Verarbeitungsmodus und der kontextuellen Speicherung deklarativer Gedächtnisinhalte hin zu einer Dominanz habitueller Lernsysteme und einer über das dorsale Striatum vermittelten Speicherung unflexibler Reiz-Reaktions-Assoziationen (Poldrack und Packard 2003; Quaedflieg und Schwabe 2018; Schwabe 2017; Schwabe und Wolf 2009). Dieser Wechsel von deklarativen zu habituellen Formen des Gedächtnisses und von zielgerichteter zu reizgesteuerter Verhaltenskontrolle kann als adaptive Reaktion auf die Bewältigung akuter Bedrohungen interpretiert werden, die allerdings zu Lasten einer Integration neuer Informationen in einen raumzeitlich-autobiografischen Kontext geht.

Klinische Implikationen

Stressbedingte Veränderungen der relativen Dominanz deklarativer und habitueller Gedächtnissysteme haben wichtige Implikationen für das Verständnis von Angststörungen. (▶ Kap. 51). Beispielsweise sind bei Patienten mit posttraumatischer Belastungsstörung (PTBS) Erinnerungen an das traumatisierende Ereignis häufig fragmentiert und können nicht in kohärenter Weise in die narrative Struktur des übrigen autobiografischen Wissens integriert werden (Brewin 2011). Auf der anderen Seite werden bei Patienten mit einer PTBS zentrale, insbesondere wahrnehmungsnahe sensorische Elemente der traumatischen Episode (z. B. Erinnerungen an Kampfgeräusche) unwillkürlich und in großer Lebhaftigkeit durch traumabezogene Reize reaktiviert oder drängen als schwer kontrollierbare wiederkehrende Intrusionen ins Bewusstsein (McNally 2003). Dies ist vermutlich darauf zurückzuführen, dass Gehirnsysteme, die an nichtdeklarativen Gedächtnisformen beteiligt sind (z. B. die an der Furchtkonditionierung beteiligte Amygdala, die an impliziten Primingeffekten beteiligten sensorischen Assoziationsregionen des Neokortexes sowie Systeme für das modellfreie Lernen von Gewohnheiten) auch bei starkem Stress weiter funktionsfähig bleiben. Als Folge davon werden unzureichend elaborierte, sensorische Einzelaspekte der traumatischen Episode mit intensiven Furchtreaktionen assoziiert und können durch mit dem Trauma assoziierte Reize (z. B.

Geräusche oder Gerüche) automatisch reaktiviert werden. Dagegen ist die über den Hippocampus vermittelte Integration von Einzelelementen der Erfahrung in eine kohärente narrative Episode und die kontextuelle, raumzeitliche Einbettung in das autobiografische Gedächtnis beeinträchtigt (▶ Exkurs).

> **Wichtig**
>
> Beeinträchtigungen bei der Integration traumatischer Erfahrungen in das episodische bzw. autobiografische Gedächtnis lassen sich vermutlich auf eine beeinträchtigte Hippocampusfunktion und die Dominanz nichtdeklarativer, insbesondere habitueller Lernsysteme unter extremem Stress zurückführen.

Neben den beschriebenen Beeinträchtigungen hippocampusabhängiger Gedächtnisfunktionen sprechen neuere Bildgebungsstudien dafür, dass die PTBS auf der Ebene globaler neuronaler Netzwerke mit einem hyperaktiven Saliensznetzwerk bei einem gleichzeitig hypoaktiven und schwach vernetzten exekutivem Kontrollnetzwerk assoziiert ist (Akiki et al. 2017). Bislang nicht geklärt ist dabei, inwieweit es sich hier um eine Folge traumatischer Erfahrungen oder um einen Vulnerabilitätsfaktor handelt, der das Risiko erhöht, unter extremem Stress eine PTBS zu entwickeln. Ein vorläufiger Hinweis darauf, dass eine erhöhte Responsivität des dorsalen ACC – als zentralem Teil des Saliensznetzes – möglicherweise ein prädisponierender Faktor für die Entwicklung einer PTBS sein könnte, stammt aus einer funktionellen Bildgebungsstudie, in der die Hirnaktivierung der Probanden während einer kognitiven Interferenzaufgabe gemessen wurde (Shin et al. 2011). Es zeigte sich, dass in dieser Aufgabe sowohl kampferfahrene Probanden mit PTBS als auch ihre Zwillingsbrüder ohne Kampferfahrung eine signifikant stärkere Aktivierung im dorsalen ACC zeigten als kampferfahrene Probanden ohne PTBS oder deren Zwillingsbrüder. Die Stärke der PTBS-Symptome der kampferfahrenen Probanden war zudem sowohl mit ihrer eigenen Aktivierung im dorsalen ACC als auch mit der Aktivierung ihrer Zwillingsbrüder ohne Kampferfahrung positiv korreliert. Eine Hyperresponsivität von Teilen des Saliensznetzwerks könnte also ein Vulnerabilitätsfaktor für die Entwicklung einer PTBS nach der Konfrontation mit einem psychischen Trauma sein.

Exkurs

Traumatische Erlebnisse und „Aufdeckungstechniken"

Die Frage nach den Auswirkungen traumatischer Erlebnisse auf das Gedächtnis war insbesondere in den USA Gegenstand einer heftigen Kontroverse, die um die Frage kreist, ob Erinnerungen an traumatische Erlebnisse (z. B. einen sexuellen Missbrauch) mitunter „verdrängt" werden und ob solche verdrängten Erinnerungen noch nach Jahrzehnten durch besondere therapeutische „Aufdeckungstechniken" wieder bewusst gemacht werden können. So wurde in den 1990er Jahren eine zunehmende Zahl von Fällen bekannt, bei denen Personen angaben, sich während einer Psychotherapie wieder an einen erlittenen Kindesmissbrauch erinnert zu haben. Auf der anderen Seite haben Gedächtnisforscher darauf hingewiesen, dass es nur wenig belastbare empirische Evidenz dafür gibt, dass zentrale Aspekte traumatischer Erlebnisse über Jahre hinweg vollständig verdrängt werden (Conway 1997; Loftus und Ketcham 1994; McNally 2005; Pope et al. 1998; Schacter et al. 1996).

Unabhängig von dieser Kontroverse ist allerdings in jedem Fall der Einsatz suggestiver Befragungen oder anderer sog. „Aufdeckungstechniken" wie Hypnose oder geleitete Imagination mit großem Vorbehalt zu betrachten. So gibt es eine große Zahl gut gesicherter experimenteller Belege dafür, dass Erinnerungen durch nachträgliche Informationen, induzierte Imagination oder suggestive Fragen verzerrt werden können (bis hin zur „Implantierung" von Erinnerungen an Ereignisse, die nachweislich nie stattgefunden haben) (Loftus 2003; Loftus und Davis 2006; Schacter et al. 2011; Schacter und Loftus 2013). Gerade bei Erinnerungsberichten, die das Ergebnis wiederholter suggestiver Befragungen durch vertrauenswürdige Personen oder andere Autoritäten sind, besteht ein ernstzunehmendes Risiko, dass es sich teilweise oder ganz um rekonstruierte fälschliche Erinnerungen handelt. Mit diesem Vorbehalt soll in keiner Weise in Frage gestellt werden, dass Kindesmissbrauch ein erschütternd häufig vorkommender Straftatbestand mit einer vermutlich hohen Dunkelziffer ist oder dass traumatische Erinnerungen zumindest temporären Abrufblockaden unterliegen können. Er soll vielmehr deutlich machen, wie wichtig ein intensiverer Austausch zwischen kognitionspsychologischer Grundlagenforschung, klinischen Studien und psychotherapeutischem Erfahrungswissen ist, um folgenschwere Fehldiagnosen zu vermeiden.

Strukturelle Effekte von extremem und chronischem Stress

In Tierversuchen zeigte sich, dass andauernder sozialer Stress (z. B. die Konfrontation eines rangniederen Tieres mit einem dominanten Männchen) zu einer Schrumpfung und geringeren Verzweigungsdichte der Dendriten hippocampaler Neurone und einer Blockierung der Neurogenese, also der Bildung neuer Nervenzellen im Hippocampus führen kann (für Übersichten s. Kim et al. 2015; Kim und Diamond 2002; Lupien et al. 2018; McEwen et al. 2016). Ist der Stress zeitlich begrenzt, sind diese Effekte allerdings offenbar bis zu einem gewissen Grad reversibel und können sich nach einigen Wochen zurückbilden.

> **Wichtig**
> Neben akuten Effekten auf Hippocampusfunktionen kann extremer oder chronischer Stress auch zu strukturellen Veränderungen des Hippocampus führen.

In der klinischen Forschung hat der Befund große Beachtung auf sich gezogen, dass Kriegsveteranen, die an PTBS leiden, und Personen, die als Kind Opfer von sexuellem Missbrauch waren, ein bis zu 20 % reduziertes Volumen der Hippocampusformation aufwiesen (Bremner et al. 1995; Gurvits et al. 1996). Während dies als Beleg für eine durch intensiven Stress verursachte strukturelle Schädigung des Hippocampus interpretiert wurde, könnte es ebenso gut sein, dass ein angeborenes kleineres Hippocampusvolumen Ursache einer suboptimalen Stressregulation und damit ein Vulnerabilitätsfaktor für die Ausbildung einer posttraumatischen Belastungsstörung in Reaktion auf extremen Stress ist. Für die letztere Möglichkeit spricht eine Studie von (Gilbertson et al. 2002) (▶ Studienbox).

Insgesamt spricht der derzeitige Forschungsstand am ehesten für dynamische Interaktionsmodelle, denen zufolge genetische Prädispositionen im Zusammenspiel mit stressreichen oder traumatischen Erfahrungen in der Kindheit oder in späteren sensitiven Entwicklungsphasen zu strukturellen Veränderungen des Hippocampus und anderer Regionen mit einer hohen Dichte an Glukokortikoidrezeptoren wie dem präfrontalen Kortex führen können, die wiederum das Risiko erhöhen, im Erwachsenenalter in Reaktion auf extremen oder chronischen Stress eine PTBS zu entwickeln. Allerdings bedarf es weiterer längsschnittlicher Studien, um diese Hypothese empirisch zu erhärten.

5.5.5 Effekte von Stimmungen auf das Gedächtnis und die Aufmerksamkeit

Effekte induzierter Stimmungen

Während wir uns bislang mit dem Gedächtnis für emotional erregende Ereignisse befasst haben, wollen wir in diesem Abschnitt auf den Einfluss von Stimmungen auf das Gedächtnis eingehen. In zahlreichen Studien wurde überprüft, inwieweit natürlich auftretende oder im Labor induzierte fröhliche oder depressive Stimmungen beeinflussen, welche Inhalte bevorzugt enkodiert oder aus dem Gedächtnis abgerufen werden. Im Labor hat man dazu Stimmungen beispielsweise durch hypnotische Suggestion, mittels des Lesens emotionaler Aussagen, durch das Imaginieren emotionaler Erlebnisse oder kleine Geschenke induziert. Es konnte wiederholt gezeigt werden, dass sich Personen, die vor dem Lernen trauriger oder fröhlicher Inhalte (z. B. einer Liste mit emotionalen Wörtern oder der Beschreibung eines emotionalen Ereignisses) in eine traurige

---

Studienbox

Eine Zwillingsstudie mit Kriegsveteranen

Gilbertson et al. (2002) bestimmten mittels der Magnetresonanztomografie das Hippocampusvolumen eineiiger Zwillinge, von denen jeweils einer in Vietnam gekämpft hatte, während der andere keine Kampferfahrungen hatte. Von den Vietnamveteranen hatten einige eine PTBS entwickelt, während dies bei anderen nicht der Fall war. Keiner der nicht traumatisierten Zwillingsbrüder hatte eine PTBS. Es zeigte sich, dass nicht nur der Hippocampus der traumatisierten Patienten mit PTBS, sondern auch der ihrer nicht traumatisierten Zwillingsbrüder kleiner war als der von Vietnamveteranen ohne PTBS oder der von deren nicht traumatisierten Zwillingsbrüdern. Zudem korrelierte die Stärke der posttraumatischen Belastungsstörung in der Gruppe der traumatisierten Probanden nicht nur mit ihrem eigenen Hippocampusvolumen negativ, sondern auch mit dem ihrer Zwillingsbrüder. Dies spricht dafür, dass ein (vermutlich genetisch bedingter) kleinerer Hippocampus die Vulnerabilität für die Ausbildung einer posttraumatischen Belastungsstörung in Reaktion auf ein Trauma erhöht.

oder fröhliche Stimmung versetzt wurden, sich später besser an Inhalte erinnerten, deren emotionale Valenz kongruent mit der Stimmung beim Enkodieren war **(stimmungskongruentes Enkodieren)**. Analog wurde beobachtet, dass Personen, die vor dem Gedächtnisabruf in eine traurige oder fröhliche Stimmung versetzt wurden, sich besser an stimmungskongruente Wörter, Sätze oder Kindheitserlebnisse erinnerten **(stimmungskongruenter Abruf;** für eine Übersicht s. Goschke 1996a). Stimmungskongruenzeffekte sind umso stärker, je weniger sonstige Abrufhinweise die Abrufsituation enthält (z. B. bei der freien Reproduktion im Vergleich zum Wiedererkennen) und sie sind beim Abruf von autobiografischen Erinnerungen stärker als bei künstlichem Material wie Wortlisten.

Stimmungskongruenzeffekte bei Angst und Depression

Stimmungskongruenzeffekte sind für das Verständnis psychischer Störungen relevant, da emotionskongruente Verzerrungen des Gedächtnisses und der Aufmerksamkeit zentrale Merkmale u. a. von Angststörungen und Depression sind. Beispielsweise sieht Beck (1976) in seiner einflussreichen Depressionstheorie einen entscheidenden Risikofaktor für die Ausbildung depressiver Störungen in sog. negativen Schemata, unter denen Wissensstrukturen verstanden werden, die negative Überzeugungen über die Welt, die Zukunft und die eigene Person enthalten und zu Verzerrungen der Wahrnehmung, des Gedächtnisses und des Denkens in Richtung auf negative Inhalte führen.

Die Forschung zu emotionsabhängigen kognitiven Verzerrungen bei affektiven Störungen ist stark durch eine Hypothese von Williams et al. (1997) beeinflusst worden, derzufolge sich die Verarbeitung negativer Informationen bei Depression und Angst qualitativ unterscheidet. Demnach sollen Personen mit Depression dazu neigen, negative Inhalte besonders extensiv zu elaborieren, wodurch sie mit vielen anderen Gedächtnisinhalten vernetzt werden. Personen mit Depression sollten daher in direkten Gedächtnistests, die von semantischer Elaboration profitieren, negative Inhalte besser erinnern als Personen ohne Depression. Im Unterschied dazu sollen sich hochängstliche Personen primär dadurch auszeichnen, dass ihre Aufmerksamkeit zwar automatisch von bedrohlichen Reizen angezogen wird, sie diese Reize aber primär auf einem perzeptuellen Niveau verarbeiten und nicht tiefergehend semantisch elaborieren. Daher sollten sie keine ausgeprägten Kongruenzeffekte in direkten Gedächtnistests zeigen.

Die zahlreichen Studien, die in den letzten zwei Jahrzehnten zu kognitiven Verzerrungen bei Angst und Depression durchgeführt wurden, stützen diese Hypothese nur teilweise und haben gezeigt, dass weitere Differenzierungen notwendig sind, um das gesamte Befundmuster zu erklären. Im Einklang mit der Hypothese, dass Personen mit Depression negative Inhalte stärker elaborieren als nicht depressive Personen, gibt es in der Tat konsistente Evidenz dafür, dass (klinisch wie subklinisch) von Depression Betroffene in direkten Gedächtnistests negative Inhalte besser erinnern als nicht depressive Kontrollprobanden (für Übersichten und Metaanalysen s. Everaert et al. 2017; Marchetti et al. 2018). Insbesondere scheinen sich Personen mit Depression nur schwer von negativen (insbesondere selbstbezogenen) Gedanken lösen zu können, sobald diese Zugang zum Arbeitsgedächtnis erhalten haben (Gotlib und Joormann 2010).

Bei hochängstlichen Probanden ist die Evidenz für emotionskongruente Gedächtnisverzerrungen uneinheitlicher. So ergab eine umfangreiche Metanalyse (Mitte 2008), dass subklinisch Hochängstliche und Angstpatienten bedrohliche Informationen in direkten Reproduktionstests zwar häufig bevorzugt abriefen, aber die Stärke dieser Effekte war oft klein und die Studien wiesen ein hohes Maß an Inkonsistenz auf. Während Hochängstliche in einigen Studien bedrohliche Inhalte besser erinnerten als Niedrigängstliche, gab es in anderen Studien keine Unterschiede oder sogar Evidenz für eine Vermeidung bedrohlicher Erinnerungen. Möglicherweise spiegelt dies – wie von Williams et al. vermutet – den Umstand, dass zumindest ein Teil der hochängstlichen Personen dispositionell zur Vermeidung bedrohlicher Reize neigt, sodass diese Reize zwar automatisch Aufmerksamkeit auf sich ziehen, aber nicht semantisch elaboriert werden.

Aufmerksamkeitsverzerrungen bei Angst und Depression

In Bezug auf automatische Aufmerksamkeitsverzerrungen sprechen die Befunde im Einklang mit der Hypothese von Williams et al. (1997) konsistent dafür, dass bedrohliche Reize bei Personen mit (klinischer und subklinischer) Ängstlichkeit automatisch die Aufmerksamkeit auf sich ziehen. Dementsprechend zeigen sie in Aufgaben, die die automatische Aufmerksamkeitsanziehung durch bedrohliche Reize messen, im Vergleich zu Kontrollprobanden eine bevorzugte Beachtung potenziell bedrohlicher Reize („attention bias"; ▶ Studienbox; für Übersichten und Metaanalysen s. Cisler und Koster 2010; Goodwin et al. 2017; Marchetti et al. 2018). Diese Befunde stehen im Einklang damit, dass Hochängstliche in Bildgebungsstudien eine Hypersensitivität des Salienznetzwerks zeigen (▶ Abschn. 5.4), was zu der chronisch erhöhten Vigilanz für potenziell bedrohliche Reize und körperliche Erregungssymptome

5

Aufgaben zur Messung von Aufmerksamkeitsverzerrungen

Dot Probe Task

In der „Dot Probe Task" werden zwei Wörter gleichzeitig übereinander dargeboten, wobei das eine Wort einen bedrohlichen und das andere einen neutralen Inhalt hat. Um die Aufmerksamkeitsfokussierung zu messen, wird in jedem Durchgang entweder das eine oder das andere Wort durch einen Punkt ersetzt, auf den die Probanden so schnell wie möglich mit einem Tastendruck reagieren sollen. Probanden, die aufgrund eines Angstfragebogens als hoch ängstlich eingestuft worden waren, entdeckten den Punkt schneller, wenn er an der Stelle erschien, an der zuvor das bedrohliche Wort stand, während dies bei niedrig ängstlichen Personen nicht der Fall war (MacLeod et al. 1986).

Stroop-Aufgabe

Eine andere Methode zur Messung von Aufmerksamkeitsverzerrungen ist die emotionale Stroop-Aufgabe (■ Abb. 5.14), bei der die Probanden so schnell wie möglich die Farbe von neutralen und emotionalen Worten benennen sollen. Hoch ängstliche Personen zeigten dabei verlängerte Reaktionszeiten beim Benennen der Farbe von bedrohlichen Worten, was dafür spricht, dass diese Worte automatisch die Aufmerksamkeit auf sich zogen und daher mit der Farbbenennung interferierten (Mogg et al. 1993).

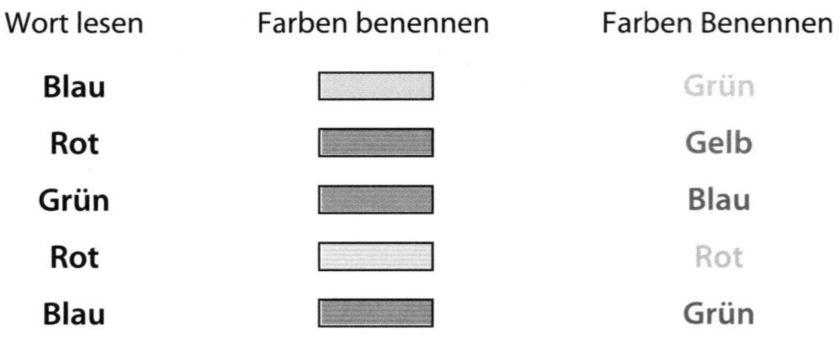

Wort lesen	Farben benennen	Farben Benennen
Blau	▭	Grün
Rot	▭	**Gelb**
Grün	▭	**Blau**
Rot	▭	Rot
Blau	▭	**Grün**

■ **Abb. 5.14**   Die Stroop-Aufgabe

bei Angstpatienten passt (Etkin und Wager 2007; LeDoux 2012; Pessoa und Adolphs 2010; ► Kap. 47–52).

Bei Depression ist die Evidenz für automatische Aufmerksamkeitsverzerrungen weniger eindeutig. So ergab eine Metaanalyse von 29 Studien (Peckham et al. 2010), dass sich Personen mit Depression im Vergleich zu Personen ohne Depression in der emotionalen Stroop-Aufgabe (► Studienbox) nicht signifikant von Kontrollprobanden unterschieden, wohingegen sie allerdings in der Dot-Probe-Aufgabe (► Studienbox) eine stärkere Beachtung negativer Reize zeigten, die nicht durch komorbide dispositionelle Ängstlichkeit erklärt werden konnte. Allerdings wurden in anderen Studien keine signifikanten Zusammenhänge zwischen der Schwere von Depressionssymptomen und automatischen Aufmerksamkeitsverzerrungen gefunden (Marchetti et al. 2018).

Vor dem Hintergrund dieser teilweise diskrepanten Ergebnisse ist es erforderlich, genauer zwischen Teilprozessen der selektiven Aufmerksamkeit und unterschiedlichen Aspekten der Automatizität kognitiver Prozesse zu differenzieren, um Unterschiede zwischen Depression und Angst in Bezug auf kognitive Verzerrungen zu erklären. So wird automatische Verarbeitung in der Kognitionspsychologie als **unbewusst, unab-**

hängig von Intentionen und **unkontrollierbar** charakterisiert, wobei diese Merkmale dissoziieren können (d. h., ein unbewusster Prozess kann dennoch von Intentionen abhängen und ein Prozess kann bewusst, aber dennoch unkontrollierbar sein; (Goschke 1996c; Moors 2016). Eine Analyse von Studien zu Aufmerksamkeitsverzerrungen bei Angst und Depression anhand dieser Komponenten automatischer Verarbeitung ergab ein differenzierteres Bild (Teachman et al. 2012). So waren die generalisierte Angststörung und in geringerem Maß auch andere Angststörungen mit einer bevorzugten Verarbeitung bedrohlicher Reize insbesondere in Aufgaben assoziiert, in denen die bewusste Reizverarbeitung beeinträchtigt war (z. B. durch perzeptuelle Maskierung). Dagegen ergab die Auswertung der Studien keine überzeugende Evidenz für eine bevorzugte Verarbeitung unbewusster negativer Reize bei Patienten mit Depression. In Bezug auf das Kriterium der Unabhängigkeit von Intentionen zeigten Patienten mit generalisierter Angststörung, PTBS und sozialer Angststörung eine bevorzugte nicht intentionale Verarbeitung aufgabenirrelevanter bedrohlicher Informationen in Stroop- und Dot-Probe-Aufgaben. Auch hier gab es weniger eindeutige Evidenz für eine nicht intentionale Verarbeitung negativer Information bei Personen mit Depression.

Was schließlich das Kriterium der Unkontrollierbarkeit angeht, so gab es bei Patienten mit Angststörung überzeugende Evidenz für eine bevorzugte Verarbeitung bedrohlicher Informationen, wenn diese schwer zu kontrollieren waren (z. B. in der emotionalen Stroop-Aufgabe). Demgegenüber zeigten Patienten mit Depression eine unkontrollierbare bevorzugte Verarbeitung insbesondere für negatives Material, das bereits im Arbeitsgedächtnis aktiv gehalten wurde. Personen mit Depression scheinen negative emotionale Reize also nicht unbedingt bevorzugt zu beachten, aber sobald negative Inhalte Zugang zum Arbeitsgedächtnis erhalten, fällt es ihnen offenbar schwer, sie zu kontrollieren und durch andere Inhalte zu ersetzen.

Modifikation von kognitiven Verzerrungen

In den letzten Jahren hat man begonnen, auf der Grundlage von kognitionspsychologischen Aufgaben Trainingsverfahren zur Modifikation von kognitiven Verzerrungen zu entwickeln („cognitive bias modification") (Bar-Haim 2010; ▶ Kap. 30). Bislang sind die Ergebnisse von Studien zur Wirksamkeit solcher Interventionen allerdings noch uneindeutig. Während einige Autoren (MacLeod und Mathews 2012) zu einem überwiegend positiven Fazit kommen und Trainings zur Modifikation kognitive Verzerrungen als effektive und potenziell für therapeutische Interventionen geeignete Methoden zur Behandlung dysfunktionaler Ängstlichkeit betrachten, legen mehrere neuere Metaanalysen vorsichtigere Einschätzungen nahe. So ergaben Auswertungen von Studien zur Wirksamkeit von Aufmerksamkeitstrainings bei Angstpatienten und Personen mit Depression relativ geringe Effektstärken und häufig nichtsignifikante Effekte, insbesondere in Bezug auf längerfristige Symptomveränderungen (Cristea et al. 2015; Heeren et al. 2015). Allgemein scheinen die Effekte für Interpretationsverzerrungen (als die Neigung, neutralen oder mehrdeutigen Reizen eine negative Bedeutung zuzuschreiben) stärker zu sein als für automatische Aufmerksamkeitsverzerrungen (Hallion und Ruscio 2011). Die Aussagekraft bisheriger Studien wird allerdings oft durch geringe Stichprobengrößen und andere methodische Probleme eingeschränkt, so dass weitere Forschung erforderlich ist, um Wirkmechanismen kognitiver Trainings sowie die Randbedingungen zu identifizieren, unter denen diese im Rahmen therapeutischer Interventionen effektiv sind (Mogg und Bradley 2018).

5.5.6 Emotionale Modulation des Informationsverarbeitungsmodus: Kognitive Flexibilität vs. Stabilität

Effekte von Stimmungen auf die kognitive Flexibilität

Stimmungen und Emotionen beeinflussen nicht nur, *welche* Inhalte bevorzugt enkodiert oder abgerufen werden, sondern modulieren auch die Art und Weise, *wie* Informationen verarbeitet werden (für Übersichten s. Bolte und Goschke 2010; Fredrickson 2013; Goschke und Bolte 2014). So scheint eine positive Stimmung mit einer erhöhten kognitiven Flexibilität einherzugehen, was sich u. a. darin manifestiert, dass positiv gestimmte Personen ungewöhnlichere Wortassoziationen beim freien Assoziieren produzieren (Isen et al. 1985), im Gedächtnis entferntere Assoziationen aktivieren (Topolinski und Deutsch 2013) und in Aufgaben zum kreativen Problemlösen besser abschneiden (Baas et al. 2008). Ein direkter Beleg dafür, dass eine positive Stimmungen die Aktivierung entfernter und schwacher semantischer Assoziationen fördert, führt stammt aus einer Untersuchung von Bolte et al. (2003; ▶ Studienbox).

Der Einfluss von Stimmungen auf die Aktivierung semantischer Assoziationen

In einer Studie von Bolte et al. (2003) wurden den Versuchspersonen Worttriaden dargeboten, bei denen entweder alle drei Worte schwach mit einem vierten, nicht präsentierten Wort assoziiert waren (z. B. „Butter, Seiten, Kanarienvogel" mit „gelb") oder es kein gemeinsames assoziiertes Wort gab. Die Versuchspersonen sollten versuchen, jeweils das Lösungswort zu finden. Gelang ihnen dies nicht innerhalb einer festgelegten Zeit, sollten sie intuitiv („nach Gefühl") entscheiden, ob die Worttriade semantisch kohärent ist oder nicht, d. h., ob es ein Lösungswort gibt oder nicht. Zuvor wurden die Versuchspersonen entweder in eine positive oder negative Stimmung versetzt, indem sie sich ein fröhliches oder trauriges Erlebnis aus ihrer eigenen Biografie möglichst anschaulich vorstellen sollten. Es zeigte sich, dass positiv gestimmte Personen kohärente und inkohärente Worttriaden signifikant und deutlich besser als nach Zufall intuitiv unterscheiden konnten, während die intuitiven Urteile der traurig gestimmten Personen auf Zufallsniveau lagen (◘ Abb. 5.15). Dies spricht dafür, dass eine positive Stimmung die Aktivierung weit gespannter assoziativer Bedeutungsnetze begünstigt, die auch schwache und entfernte Assoziationen beinhalten, wohingegen eine traurige Stimmung zur Aktivierung eng umgrenzter semantischer Netzwerke und zur Hemmung entfernter Assoziationen führt. Dies steht in Einklang mit Ergebnissen, die einen förderlichen Einfluss positiver Stimmung auf die kognitive Flexibilität, beispielsweise beim Lösen von Kreativitätsaufgaben belegen (für eine Übersicht s. Fredrickson 2013).

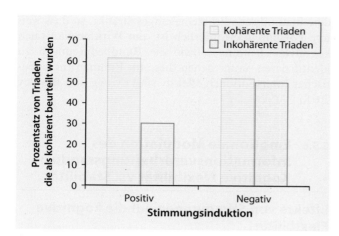

Effekte von Stimmungen auf die Aufmerksamkeitsbreite und den Aufgabenwechsel

Darüber hinaus wurde in einigen Studien gefunden, dass positive Emotionen mit einem breiteren Aufmerksamkeitsfokus einhergehen. Beispielsweise fanden Rowe et al. (2007), dass die Induktion einer positiven Stimmung mit einer erhöhten Interferenzanfälligkeit in einer Flankierreizaufgabe einherging, in der Probanden auf einen zentralen Pfeil reagieren sollten, der von irrelevanten reaktionsinkompatiblen Pfeilen umgeben war. Dies spricht dafür, dass die Aufmerksamkeit in positiver Stimmung weniger fokussiert war, sodass die peripheren Flankierreize schlechter ausgeblendet werden konnten. Dieser Befund deckt sich mit Studien, die zeigen, dass die erhöhte kognitive Flexibilität unter positivem Affekt zu Lasten erhöhter Ablenkbarkeit geht (Dreisbach und Goschke 2004; ▸ Studienbox). Allerdings konnten Effekte positiver Emotionen auf die Aufmerksamkeitsbreite nicht immer repliziert werden (s. z. B. Bruyneel et al. 2013) und inzwischen ist deutlich geworden, dass emotionale Modulationen der Aufmerksamkeitsbreite von weiteren Moderatorvariablen abhängen (Goschke und Bolte 2014; Dreisbach und Fröber 2019). Harmon-Jones et al. (2012) zufolge spielt dabei insbesondere die motivationale Qualität von Emotionen eine wichtige Rolle. Den Autoren zufolge sollen positive Emotionen, die mit einer niedrigen Annäherungsmotivation verbunden sind (z. B. die positive Stimmung beim Anblick eines schönen Sonnenuntergangs), die kognitive Flexibilität erhöhen, wohingegen positive Emotionen, die mit einer hohen Annäherungsmotivation assoziiert sind (z. B. das positive Gefühl beim Anblick eines leckeren Desserts), zu einer stärkeren Fokussierung der Aufmerksamkeit führen sollen. Belege dafür stammen aus Experimenten, in denen Probanden eine Global-Lokal-Aufgabe bearbeiteten, in der ihnen große Buchstaben dargeboten wurden, die ihrerseits aus kleinen Buchstaben zusammengesetzt waren. Die Probanden sollten so schnell wie möglich entscheiden, ob das Display bestimmte Zielbuchstaben enthielt. Wurde vor jedem Reiz ein positives emotionales Bild dargeboten, das mit einer hohen Annäherungsmotivation assoziiert war, so benötigten Probanden länger, um Zielbuchstaben auf der globalen Ebene zu lokalisieren, und identifizierten lokale Zielbuchstaben schneller als nach neutralen Bildern, was wie vorhergesagt für einen engeren Aufmerksamkeitsfokus spricht (Domachowska et al. 2016; Gable und Harmon-Jones 2008).

Der Einfluss von positivem Affekt auf die Balance von kognitiver Stabilität vs. Flexibilität

Dreisbach und Goschke (2004) haben den Einfluss emotionaler Reaktionen auf das flexible Wechseln zwischen verschiedenen Aufgabenregeln untersucht. Den Probanden wurden in jedem Durchgang gleichzeitig zwei Buchstaben in unterschiedlichen Farben (z. B. rot und grün) dargeboten. Ein Hinweisreiz zu Beginn eines Blocks informierte die Probanden darüber, dass sie nur auf Buchstaben in einer bestimmten Farbe (z. B. rot) reagieren sollten, während die Buchstaben der jeweils anderen Farbe ignoriert werden sollten. Die Aufgabe bestand darin, für den Zielbuchstaben so schnell wie möglich zu entscheiden, ob es sich um einen Vokal oder Konsonanten handelt. Nach einer längeren Serie von Durchgängen kündigte ein erneuter Hinweisreiz einen Wechsel der Zielfarbe an. In einer sog. Perseverationsbedingung sollten die Probanden nach dem Wechsel auf Reize in einer neuen Farbe (blau) reagieren, während die irrelevanten Störreize in der vormals relevanten Farbe (rot) erschienen. Wenn die Probanden perseverieren und Schwierigkeiten haben, sich von der zuvor relevanten Aufgabenregel („Reagiere auf rote Reize") zu lösen, sollte dies zu erhöhten Wechselkosten (d. h. verlängerten Reaktionszeiten nach dem Wechsel) führen. In einer Distraktibilitätsbedingung sollten die Probanden nach dem Wechsel auf Buchstaben in der zuvor irrelevanten Farbe (grün) reagieren, während die Störreize eine neue Farbe (blau) hatten. In dieser Bedingung sollte insbesondere die Neigung, die Aufmerksamkeit bevorzugt auf neue Reize zu richten, zu erhöhten Wechselkosten führen. Um in der Aufgabe emotionale Reaktionen zu induzieren, wurde vor jedem Versuchsdurchgang für 250 ms entweder ein emotional positives oder ein neutrales Bild dargeboten. Es zeigte sich, dass die Wechselkosten in der Perseverationsbedingung nach positiven Bildern signifikant kleiner ausfielen als nach neutralen Bildern. Dies spricht für eine reduzierte Perseveration der vormals relevanten Aufgabenregel und zeigt, dass die Pro-

banden ihre Aufmerksamkeit schneller von der alten Reizkategorie ablösen konnten. Interessanterweise zeigte sich in der Distraktibilitätsbedingung der umgekehrte Effekt: Hier waren die Wechselkosten nach positiven Bildern signifikant erhöht, was für eine erhöhte Ablenkbarkeit durch neue Störreize spricht (❏ Abb. 5.16). Diese Effekte waren nicht durch das höhere Erregungspotenzial, sondern durch die Valenz der positiven Bilder vermittelt, da negative Bilder mit gleich hohem Erregungspotenzial keine solchen Effekte hatten. Dieses Befundmuster spricht dafür, dass positive Emotionen die kognitive Flexibilität erhöhen, gleichzeitig aber auch Kosten in Folge verstärkter Ablenkbarkeit verursachen können.

Eine wichtige Erweiterung dieser Ergebnisse stammt aus einer Replikationsstudie von Liu und Wang (2014), die die gleiche Aufgabe wie Dreisbach und Goschke (2004) verwendeten, zusätzlich zur Valenz der emotionalen Bilder aber auch deren motivationale Qualität manipulierten. Im Einklang mit der oben beschriebenen Hypothese von Gable und Harmon-Jones (2012) fanden die Autoren, dass positive emotionale Bilder mit einem niedrigen Anregungspotenzial für Annäherungsmotivation Perseveration reduzierten und Distraktibilität erhöhten (was die Ergebnisse von Dreisbach und Goschke exakt replizieren), wohingegen positive Bilder mit einem hohen Anregungspotenzial für Annäherungsmotivation das umgekehrte Befundmuster (erhöhte Perseveration und reduzierte Distraktibilität) bewirkten.

	Vor dem Wechsel	Nach dem Wechsel	
		Perseverationsbedingung	Distraktibilitätsbedingung
Farbe des Zielreizes	Rot	Blau	Grün
Farbe des Störreizes	Grün	Rot	Blau

Dissoziationen zwischen positivem Affekt und Belohnung

Positiver Affekt stellt sich typischerweise auch in Folge einer Belohnung ein. Dies dürfte mit ein Grund dafür sein, dass lange Zeit nicht zwischen dem Einfluss von positivem Affekt und Belohnung auf kognitive Prozesse unterschieden wurde. Inzwischen hat sich jedoch gezeigt, dass positiver Affekt und Belohnung tatsächlich gegensätzliche Einflüsse auf die Balance von kognitiver Flexibilität und Stabilität haben, wobei es entscheidend ist, ob die Belohnung leistungskontingent ist oder nicht (für Übersichten s. Chiew und Bra-

ver 2011; Dreisbach und Fischer 2012; Goschke und Bolte 2014). Während leistungskontingente Belohnung nur gewährt wird, wenn Probanden in einer Aufgabe ein bestimmtes Leistungskriterium erfüllen, wird leistungsinkontingente Belohnung unabhängig von der Leistung (quasi als Geschenk) gewährt. Mehrere Studien haben gezeigt, dass leistungsinkontingente Belohnung analoge Effekte hat wie die Induktion positiven Affekts und die kognitive Flexibilität erhöht, wohingegen Belohnungen, die abhängig von der gezeigten Leistung sind, den gegenteiligen Effekt haben und die kognitive Stabilität erhöhen. So haben Fröber und Dreis-

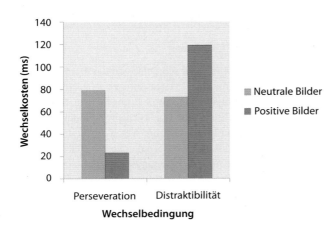

Abb. 5.16 Reaktionszeitkosten beim Wechseln zwischen Aufgabenregeln in einer Perseverations- und einer Distraktibilitätsbedingung nach emotional positiven oder neutralen Bildern. (Mod. nach Dreisbach und Goschke 2004, Copyright © 2004, American Psychological Association)

bach (2014, 2016) gezeigt, dass positiver Affekt ebenso wie leistungsinkontingente Belohnungen die Aufrechterhaltung von aufgabenrelevanten Kontextinformationen (und damit die Verhaltensstabilität) reduzierten, aber Reaktionen auf unerwartete Ereignisse (also die kognitive Flexibilität) verbesserten. Belohnte man hingegen leistungsabhängig (für schnelle und korrekte Antworten), änderte sich das Ergebnismuster dramatisch: Nun zeigte sich eine stärkere Aufrechterhaltung von Kontextinformationen (höhere Stabilität) bei gleichzeitig reduzierter Fähigkeit, auf unerwartete Reize adäquat zu reagieren (reduzierte Flexibilität). Diese Befunde zeigen, dass der Einsatz von Belohnung und die Art der Belohnung mit Bedacht gewählt werden müssen, um unerwünschte Nebeneffekte zu vermeiden (► Kap. 4).

Relevanz für die klinische Psychologie

Befunde zur emotionalen Modulation von kognitiver Flexibilität und Stabilität sind für die klinische Psychologie insofern relevant, als dass sich psychische Störungen nicht nur durch eine bevorzugte Verarbeitung emotionaler (z. B. bedrohlicher Reize) auszeichnen, sondern oft auch mit qualitativ unterschiedlichen kognitiven Verarbeitungsmodi einhergehen. Beispielsweise zeigen Personen mit Depression, die über schwer kontrollierbare negative Gedanken („rumination") klagen, auch beim Wechseln zwischen Aufgaben oder der Aktualisierung von Inhalten im Arbeitsgedächtnis perseverative Tendenzen und eine reduzierte kognitive Flexibilität (Davis und Nolen-Hoeksema 2000; De Lissnyder et al. 2012; Whitmer und Banich 2007). Allgemein

sind Effekte von Emotionen auf qualitativ verschiedene Verarbeitungsmodi und Parameter der Informationsverarbeitung (z. B. die Enge vs. Breite der Aufmerksamkeit, die Flexibilität vs. Stabilität des Verhaltens, die Abschirmung vs. das Wechseln von Zielen) von potenziell großer Relevanz für ein Verständnis der Informationsverarbeitungsmechanismen bei psychischen Störungen (Goschke 2014; Hasler 2012). Da unterschiedliche Verarbeitungsmodi je nach Kontext mit komplementären Vor- und Nachteilen verbunden sind, können rigide und chronische Fixierungen auf einen bestimmten Verarbeitungsmodus zur Aufrechterhaltung dysfunktionaler Verhaltensmuster beitragen.

5.6 Kognitive Kontrolle: Emotionsregulation und Selbstkontrolle

Nachdem wir vielfältige Einflüsse von Emotionen auf kognitive Prozesse diskutiert haben, wollen wir im letzten Abschnitt die umgekehrte Perspektive einnehmen und auf die kognitive Kontrolle von Emotionen eingehen. Wie eingangs beschrieben erfüllen Emotionen eine adaptive Funktion, indem sie uns beispielsweise vor unerwarteten Gefahren oder riskanten Entscheidungen warnen. Allerdings können Emotionen unser Verhalten auch nachteilig beeinflussen, etwa wenn uns ein unkontrollierter Gefühlsausbruch zu Handlungen verleitet, die wir nachträglich bereuen oder wenn wir trotz massiver Nachteile einer kurzfristigen Versuchung nachgeben. Die Kontrolle der eigenen Emotionen und Motivationszustände stellt also eine wichtige menschliche Fähigkeit dar, wohingegen eine beeinträchtigte Emotionsregulation ein Merkmal zahlreicher psychischer Störungen ist (Sheppes et al. 2015).

5.6.1 Kognitive Kontrolle und exekutive Funktionen

Allgemein versteht man unter kognitiven Kontrollprozessen – die oft auch als **exekutive Funktionen** bezeichnet werden – Mechanismen, die dazu dienen,
1. Absichten gegen starke automatisierte Gewohnheiten oder konkurrierende Motivationstendenzen durchzusetzen,
2. flexibel zwischen verschiedenen Zielen und Reiz-Reaktions-Regeln zu wechseln,
3. neue Handlungspläne zu generieren und geistig durchzuspielen und

4. neue, wenig geübte oder schwierige Handlungen auszuführen.

Der Begriff der kognitiven Kontrolle umfasst eine Reihe von Teilfunktionen (für ausführliche Übersichten s. Egner 2017; Goschke 2017a). Faktorenanalysen von Aufgabenbatterien zur Messung kognitiver Kontrollfunktionen haben ergeben, dass sich mindestens drei Teilkomponenten unterscheiden lassen (Miyake et al. 2000; Wolff et al. 2016): das flexible Wechseln zwischen Aufgaben oder Reaktionsregeln („set shifting"), die Aktualisierung von Informationen im Arbeitsgedächtnis („updating") und die Unterdrückung dominanter, aber unerwünschter Reaktionen („inhibition"; ▶ Gut zu wissen). Diese drei Komponenten kognitiver Kontrolle sind auch untereinander moderat korreliert, was darauf hindeutet, dass es neben spezifischen auch generelle Kontrollfunktionen gibt (eine generelle Funktion ist vermutlich die Aufrechterhaltung von ziel- und aufgabenrelevanter Information, die in fast allen nicht automatisierten Aufgaben benötigt wird).

Selbstversuch zur kognitiven Kontrolle – Der Stroop-Test
Ein klassisches Beispiel dafür, dass die Unterdrückung von automatisierten Reaktionen auch bei gesunden Probanden spürbare „kognitive Kosten" verursacht, ist die Farbbenennungsaufgabe von Stroop (1935). Sie können diesen Test leicht an sich selbst ausprobieren. Betrachten Sie ◪ Abb. 5.14: Lesen Sie zunächst die Farbworte in der linken Spalte, benennen Sie dann die Farben in der mittleren Spalte. Als Letztes sollen Sie die Farbe benennen, in der das Wort in der dritten Spalte geschrieben ist. Wie Sie sicherlich festgestellt haben, ist es Ihnen schwergefallen, die Farbe der Wörter in der dritten Spalte zu benennen. Was Sie hier erleben ist ein sog. Antwortkonflikt. Um die eigentlich „schwächere", aber intentionsgemäße Reaktion (Druckfarbe benennen) auszuführen, muss die Verarbeitung des aufgabenrelevanten Reizmerkmals (Druckfarbe) selektiv verstärkt bzw. die hoch automatisierte Verarbeitung der irrelevanten Reizdimension (Wortbedeutung) gehemmt oder von der Reaktionsselektion abgekoppelt werden.

Auf neuronaler Ebene werden kognitive Kontrollprozesse durch das bereits erwähnte **exekutive Kontrollnetzwerk** vermittelt, das den lateralen Präfrontalkortex und posterioren Parietalkortex als Kernregionen umfasst. Der laterale **präfrontale Kortex** kann grob in dorsolaterale und ventrolaterale Regionen sowie den am weitesten anterior gelegenen frontopolaren Kortex (BA 10) gegliedert werden (◪ Abb. 5.9). Der präfrontale Kortex ist hochgradig vernetzt (◪ Abb. 5.17) und besitzt (zumeist reziproke) Verbindungen zu den meisten neokortikalen Assoziationsfeldern, zum sup-

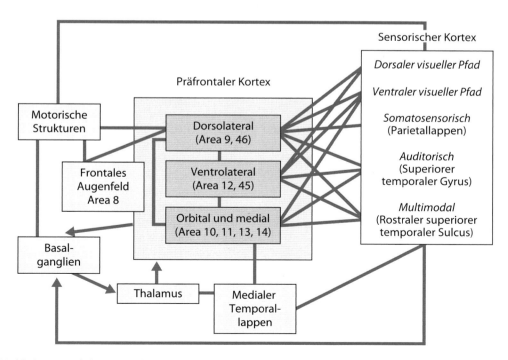

◪ **Abb. 5.17** Verbindungen zwischen Teilregionen des präfrontalen Kortex und vom präfrontalen Kortex zu anderen Hirnregionen (die meisten Verbindungen sind reziprok; Ausnahmen sind durch *Pfeile* gekennzeichnet). (Mod. nach Miller und Cohen 2001. Reproduced with permission from the Annual Review of Neuroscience, Volume 24 © 2001 by Annual Reviews, http://www.annualreviews.org)

plementärmotorischen Areal (SMA), zum prä-supple-mentärmotorischen Areal (prä-SMA) und zum prämo-torischen Kortex sowie zu subkortikalen Regionen wie dem Thalamus, den Basalganglien, dem Hippocampus und Kernen des Stammhirns. Ferner sind laterale, ven-tromediale und orbitale präfrontale Regionen unterein-ander eng vernetzt (▶ Abschn. 5.4.5), wobei die bei-den letztgenannten enge Verbindungen zu limbischen Regionen wie der Amygdala, dem cingulären Kortex, dem Hypothalamus, dem Hippocampus und dem Stri-atum haben, die an der Verarbeitung von Emotionen, Motivation und Belohnungen sowie an Gedächtnis-funktionen beteiligt sind. Ebenfalls für kognitive Kon-trollfunktionen relevant ist der dorsale ACC, der Ver-bindungen zum dorsolateralen Präfrontalkortex, zum Parietalkortex sowie zum SMA und prä-SMA aufweist. Der dorsale ACC ist an der Registrierung von Fehlern und Reaktionskonflikten beteiligt und ihm wird eine Rolle bei der kontextabhängigen Mobilisierung von kognitiver Kontrolle zugeschrieben (Mansouri et al. 2017).

Der präfrontale Kortex befindet sich in einer idea-len anatomischen Position, um einerseits Informatio-nen über innere (emotionale und motivationale) Zu-stände und äußere Reize zu integrieren und anderer-seits die Verarbeitung in kortikalen und subkortikalen Systemen, die an Wahrnehmungs-, Gedächtnis- und Reaktionsprozessen beteiligt sind, im Sinne von Zielen und Absichten zu modulieren (Botvinick und Cohen 2014; Goschke 2017a; E. K. Miller und Cohen 2001). Vor diesem Hintergrund bestehen zentrale Funktions-merkmale des präfrontalen Kortex darin, dass er

1. neuronale Aktivierungsmuster, die Ziele, Aufgaben-regeln und andere Kontextinformationen repräsen-tieren, auch in Abwesenheit sensorischer Reize **aktiv aufrechterhalten** und gegen Störungen **abschirmen** kann,
2. diese Repräsentationen **schnell und flexibel aktuali-sieren** kann und
3. Prozesse in sensorischen, gedächtnisbezogenen und motorischen Verarbeitungssystemen im Sinne der aktiv gehaltenen Ziele **„top-down" moduliert**, sodass in diesen Systemen solche Repräsentationen selek-tiv verstärkt werden, die in Einklang mit dem je-weils aktiv gehaltenen Ziel stehen, wohingegen der Einfluss aufgabenirrelevanter oder störender Infor-mationen auf die Reaktionsselektion abgeschwächt wird.

Obwohl zahlreiche neuropsychologische und Bildge-bungsstudien die zentrale Rolle des präfrontalen Kor-tex für kognitive Kontrollfunktionen wie die Unter-drückung automatisierter Reaktionen, die Handlungs-planung und die flexible Anpassung an wechselnde

Kontextbedingungen belegen, wäre es eine zu einfache Vorstellung, im präfrontalen Kortex eine Art Kontroll-zentrale oder „zentrale Exekutive" an der Spitze un-tergeordneter Systeme zu sehen. Vielmehr ist der prä-frontale Kortex in komplexe Netzwerke kortikaler und subkortikaler Hirnstrukturen eingebunden und wird in seiner Funktion ebenso durch andere Hirnsysteme be-einflusst, wie er diese seinerseits moduliert (Stuss und Knight 2013). Ferner ist der präfrontale Kortex weder funktional noch anatomisch ein einheitliches System, sondern separate präfrontale Regionen sind an unter-schiedlichen Funktionen beteiligt (Goschke 2017a) Da-rüber hinaus gibt es Evidenz dafür, dass der laterale Präfrontalkortex eine hierarchische Organisation auf-weist, wobei rostrale, weiter anterior gelegene Regionen an der Verarbeitung abstrakter Inhalte und komplexer Aufgabenregeln (Badre und D'Esposito 2009) und der Verhaltenskontrolle durch längerfristige Ziele (Koech-lin und Summerfield 2007) beteiligt sind, während kau-dale, weiter posterior gelegene Regionen die Verarbei-tung konkreter Inhalte und die Kontrolle untergeord-neter oder kurzfristiger Handlungsziele vermitteln.

Im Folgenden gehen wir auf zwei ausgewählte Be-reiche der Forschung zur kognitiven Kontrolle näher ein: die Emotionsregulation und die Selbstkontrolle.

5.6.2 Emotionsregulation

Unter dem Begriff der Emotionsregulation werden eine Reihe kognitiver Strategien subsumiert, deren Funk-tion darin besteht, die Stärke, Qualität oder den Aus-druck eigener Emotionen zu modifizieren. Grund-sätzlich kann zwischen expliziten (kontrollierten) und impliziten (automatischen) Formen der Emotionsregu-lation unterschieden werden (Braunstein et al. 2017). **Implizite Emotionsregulation** bezeichnet Modifikatio-nen von Emotionen, die nicht direkt intentional gesteu-ert werden, sondern sich als Nebeneffekt von Aufga-ben einstellen (z. B. wenn eine anspruchsvolle Aufgabe die Aufmerksamkeit an sich bindet, sodass emotio-nale Reize in der Umgebung weniger beachtet werden). Auch die weiter oben besprochene Extinktion konditio-nierter emotionaler Reaktionen (▶ Abschn. 5.4.5) wird mitunter als implizite Form der Emotionsregulation be-trachtet. **Explizite Emotionsregulation** beruht demge-genüber auf bewussten, intentionalen Strategien, die in verschiedenen Phasen des Emotionsprozesses anset-zen können. So kann man versuchen, emotionsauslö-sende Reize nicht zu beachten, sich von ihnen abzulen-ken, ihre Bedeutung kognitiv umzuinterpretieren oder den mit einer Emotion verbundenen Gesichtsausdruck zu unterdrücken (Gross 2015). Im Folgenden fokussie-ren wir auf explizite Formen der Emotionsregulation.

Die Fähigkeit, spontane emotionale Impulse willentlich unterdrücken zu können, ist eine Voraussetzung für selbstkontrolliertes Verhalten und die Ausrichtung des Verhaltens an langfristigen, durch antizipierte zukünftige Bedürfnisse motivierten Zielen.

Dass kognitive Uminterpretationen emotionaler Reize die Intensität von emotionalen Reaktionen modifizieren können, wurde bereits in den 60er Jahren von Lazarus und Kollegen nachgewiesen. In einer klassischen Studie zeigten Speisman et al. (1964), dass die emotionale Erregung beim Anschauen eines Film mit stark negativem affektivem Gehalt (ein Beschneidungsritual bei australischen Ureinwohnern) entscheidend von der kognitiven Bewertung durch die Probanden abhing. Präsentierte man zusammen mit dem Film Kommentare, die die Authentizität des Gezeigten anzweifelten oder intellektualisierten, zeigten die Probanden eine deutlich verringerte Hautleitfähigkeitsreaktion im Vergleich zu Probanden, bei denen der Kommentar die Bedrohlichkeit und Schmerzhaftigkeit der Prozedur betonte. Die kognitive Bewertung der Situation führte also zu sehr unterschiedlichen emotionalen Reaktionen auf den gleichen sensorischen Input.

Neuere bildgebende Studien haben es ermöglicht, auch die hirnphysiologischen Korrelate der Emotionskontrolle zu entschlüsseln (für Übersichten s. Etkin et al. 2015; Buhle et al. 2014). In einigen dieser Studien wurden Probanden instruiert, emotionale Reaktionen auf stark aversive Bilder (z. B. Unfallopfer) entweder zu unterdrücken, aufrechtzuerhalten oder zu verstärken, während ihre Hirnaktivität mittels fMRT aufgezeichnet wurde. Die Unterdrückung des negativen Affekts ging dabei mit einer reduzierten Aktivität in Zentren der emotionalen Verarbeitung wie der Amygdala und einer erhöhten Aktivität im exekutiven Kontrollnetzwerk (u. a. im dorso- und ventrolateralen Präfrontalkortex, Parietalkortex und dorsalen ACC) einher (Kanske et al. 2011; Ochsner et al. 2002; Walter et al. 2009). Analoge Ergebnisse zeigten sich bei der Kontrolle positiver emotionaler Reaktionen. Sollten männliche Probanden ihre sexuelle Erregung beim Anschauen erotischer Filme unterdrücken, so ging dies mit erhöhter Aktivierung im lateralen und medialen präfrontalen Kortex und reduzierter Aktivierung in limbischen Hirnregionen wie der Amygdala und dem Hypothalamus einher (Beauregard et al. 2001). In anderen Studien wurden Probanden instruiert, ihre Aufmerksamkeit von einem angekündigten Geldgewinn abzulenken (Delgado et al. 2008) oder beim Anschauen von Bildern mit leckeren, aber ungesunden Nahrungsmitteln ihr Verlangen herabzuregulieren, indem sie an die negativen gesundheitlichen Konsequenzen denken sollten (Hare et al. 2011; Kober et al. 2010). Auch hier war das Herunterregulieren der emotionalen Reaktionen auf Belohnungsreize mit einer Aktivierung des Kontrollnetzwerkes und einer reduzierten Aktivierung in belohnungssensitiven Regionen wie dem ventralen Striatum und dem ventromedialen präfrontalen Kortex assoziiert.

Obwohl solche korrelativen Zusammenhänge keinen Rückschluss auf Ursache-Wirkungs-Zusammenhänge erlauben, stehen sie im Einklang mit der Vermutung, dass der laterale präfrontale Kortex (zusammen mit anderen Regionen des Kontrollnetzwerks) an der willentlichen Kontrolle von Emotionen beteiligt ist, wobei einzelne Teilregionen jeweils unterschiedliche Prozesse vermitteln (Braunstein et al. 2017). So wird dem dorsolateralen präfrontalen Kortex eine wichtige Rolle bei der Aufrechterhaltung von Regulationszielen sowie der zielgerichteten Aufmerksamkeitssteuerung zugeschrieben, während der ventrolaterale präfrontale Kortex an der Selektion alternativer Interpretationen bei der kognitiven Umbewertung beteiligt zu sein scheint. Darüber hinaus gehen kognitive Uminterpretationen emotionaler Reize häufig mit Aktivierung von Regionen im lateralen Temporalkortex einher, die vermutlich den Abruf und die Generierung alternativer semantischer Interpretationen vermitteln (Buhle et al. 2014).

■ **Relevanz für die klinische Psychologie**

Viele psychische Störungen sind durch eine beeinträchtigte kognitive Kontrolle und dysfunktionale Emotionsregulation charakterisiert. So gibt es auf neuronaler Ebene konsistente Evidenz dafür, dass Angststörungen durch Veränderungen der funktionellen Konnektivität zwischen der Amygdala, dem rostralen ACC und dem ventromedialen präfrontalen Kortex charakterisiert sind, die sich in einer gestörten Regulation negativer emotionaler Reaktionen manifestieren (Berking und Wupperman 2012; Cisler et al. 2010; Etkin et al. 2015). Auch bei Patienten mit Depression sind ungünstige Emotionsregulationsstrategien (Liu und Thompson 2017) sowie eine mangelnde Mobilisierung des Kontrollnetzwerks in schwierigen Aufgaben oder nach Fehlern beobachtet worden (Gotlib und Joormann 2010; Rive et al. 2013). Insofern wird vermutet, dass eine dysfunktionale Emotionsregulation und defizitäre kognitive Kontrolle transdiagnostische Merkmale unterschiedlicher psychischer Störungen sind (Goschke 2014). Im Einklang damit hat eine rezente Auswertung einer größeren Zahl von Interventionsstudien (Sloan et al. 2017) gezeigt, dass effektive therapeutische Behandlungen – unabhängig von der spezifischen Interventionsmethode und spezifischen Störung – zu einer signifikanten Reduktion ungünstiger Emotionsregulationsstrategien sowie einer Reduktion von Symptomen bei Depression, Angst-, Substanzkonsum- und Essstörungen führte. Darüber hinaus gibt es erste Evidenz dafür, dass Trainings kognitiver Kontrolle zu einer

Verbesserung depressiver Symptome beitragen können (Koster et al. 2017).

Während wir die adaptiven Funktionen der Emotionsregulation betont haben, gibt es bislang weniger Forschung zu möglichen dysfunktionalen Auswirkungen einer übermäßigen Unterdrückung emotionaler Impulse. Allerdings weisen erste Befunde darauf hin, dass auch eine übermäßige Emotionsregulation und chronische Unterdrückung motivationaler Impulse etwa bei Patientinnen mit Anorexia nervosa negative Konsequenzen in Form von Ruminationen und verstärktem negativem Affekt haben kann (Seidel et al. 2018).

> **Wichtig**
> Während die Fähigkeit zur Kontrolle emotionaler Impulse einerseits für die Erreichung langfristiger Ziele sehr wichtig ist, kann eine chronische Unterdrückung von Emotionen auch dysfunktionale Auswirkungen haben (Polivy 1998).

5.6.3 Kognitive Kontrolle bei Substanzkonsumstörungen und alltäglichen Selbstkontrollfehlern

Dysfunktionen der kognitiven Kontrolle sind von besonderer Relevanz für das Verständnis von Beeinträchtigungen der Selbststeuerung bei Substanzkonsumstörungen sowie nicht substanzgebundenen suchtartigen Verhaltensweisen (z. B. dem pathologischen Glücksspielen), die sich durch einen zunehmenden Kontrollverlust trotz Einsicht in die negativen Konsequenzen des eigenen Verhaltens auszeichnen. In Aufgaben, die die Inhibition automatisierter Reaktionen oder impulsiver Reaktionen zugunsten langfristiger Verhaltenskonsequenzen erfordern, zeigen Probanden mit Substanzkonsumstörungen (z. B. Amphetamin- und Kokainabhängige) häufig beeinträchtigte Leistungen (Garavan und Stout 2005; MacKillop et al. 2011) sowie eine reduzierte Aktivierung in präfrontalen Kontrollregionen (für Übersichten s. Bühringer et al. 2008; Goldstein und Volkow 2011; Volkow und Baler 2015). Analoge Beeinträchtigungen von kognitiven Kontrollfunktionen sind auch bei Personen mit nicht substanzgebundenen suchtartigen Verhaltensweisen (insbesondere im Zusammenhang mit pathologischem Spielen) gefunden worden (Frascella et al. 2010; Kräplin et al. 2014, 2015; van Holst et al. 2010), was darauf hindeutet, dass es sich um störungsübergreifende Mechanismen beeinträchtigter Selbstkontrolle handeln könnte (Goschke 2014; ► Studienbox).

Darüber wurde gefunden, dass Personen mit Substanzkonsumstörungen (z. B. Opiat- und Kokainabhän-gigen) im Vergleich zu Kontrollprobanden eine reduzierte Aktivität im dorsalen ACC zeigen, wenn sie in einer Aufgabe Fehler machen oder mit Reaktionskonflikten konfrontiert werden (Forman et al. 2004; Franken et al. 2007; Hester und Garavan 2004; Kaufman et al. 2003). Nach der **Konflikt-Überwachungs-Theorie** von Botvinick et al. (2001) ist der dorsale ACC an der Überwachung von Konflikten („conflict monitoring") und Fehlern („error monitoring") beteiligt und signalisiert im Falle eines Konflikts, dass kognitive Kontrolle mobilisiert werden muss, um ein Ziel gegen konkurrierende Reaktionen durchzusetzen. Ist die Konfliktüberwachung beeinträchtigt, wird das exekutive Kontrollnetzwerk und speziell der dorsolaterale präfrontale Kortex unzureichend aktiviert, sodass kognitive Kontrollprozesse nicht in hinreichendem Maß mobilisiert werden. Dies wiederum sollte die Inhibition des durch drogenassoziierte Hinweisreize ausgelösten Verlangens beeinträchtigen und zu einer stärker habituellen, statt an langfristigen Zielen orientierten Verhaltenskontrolle führen (► Abschn. 5.4.4).

Bislang ist ungeklärt, ob Beeinträchtigungen kognitiver Kontrolle eine Folge chronischen Substanzmissbrauchs sind oder ob sie als Vulnerabilitätsfaktoren das Risiko erhöhen, im Zusammenspiel mit ungünstigen situativen Bedingungen eine Substanzkonsumstörung zu entwickeln. Um dies zu klären, sind prospektive Längsschnittstudien erforderlich. Ein weiteres aktuelles Forschungsfeld widmet sich dem Einfluss von Stress auf kognitive Kontrollprozesse. Wie schon erwähnt (► Abschn. 5.5.4) kann die mit Stress verbundene Ausschüttung von Stresshormonen und Katecholaminen die Informationsverarbeitung im präfrontalen Kortex beeinträchtigen (Arnsten 2009). Dementsprechend wurde gezeigt, dass akuter Stress die flexible Anpassung von kognitiven Kontrollprozessen an wechselnde Aufgabenanforderungen beeinträchtigt (Plessow et al. 2011, 2012). Darüber hinaus trafen Probanden nach einer Stressinduktion weniger selbstkontrollierte Entscheidungen, wenn sie zwischen leckeren ungesunden und weniger leckeren, aber gesunden Speisen wählen sollten (Maier et al. 2015). Bei den gestressten Probanden zeigte sich dabei eine stärkere funktionale Koppelung des ventromedialen Präfrontalkortex mit belohnungssensitiven Strukturen im Striatum, wohingegen die Verbindung zum lateralen Präfrontalkortex abgeschwächt war. Akuter Stress verstärkte also vermutlich den Einfluss unmittelbarer Anreize auf Wertrepräsentationen im ventromedialen Präfrontalkortex und schwächte zugleich den Einfluss langfristiger Konsequenzen ab. Dies könnte mit dazu beitragen, dass Rückfälle bei Substanzkonsumstörungen gehäuft in Phasen hoher Stressbelastung auftreten.

Kann beeinträchtigte Selbstkontrolle im Alltag durch die Hirnaktivierung im Kontrollnetzwerk vorhergesagt werden?

Bislang gibt es nur wenige Studien, in denen untersucht wurde, ob im Labor gemessene kognitive Kontrollfunktionen und die mit diesen assoziierte Hirnaktivierung mit Beeinträchtigungen der Selbstkontrolle im Alltagshandeln korreliert sind. Ein Beispiel ist eine Studie mit Rauchern, die an einem Entwöhnungsprogramm teilnahmen (Berkman et al. 2011). Die Probanden absolvierten im MRT eine Go-Nogo-Aufgabe, in der sie in den meisten Durchgängen möglichst schnell auf einen visuellen Reiz mit einem Tastendruck reagieren sollten, aber die Reaktion in seltenen, zufällig eingestreuten Nogo-Durchgängen unterdrücken sollten. Probanden, die in den Nogo-Durchgängen eine relativ geringe Aktivierung im rechten inferioren frontalen Gyrus zeigten (einer für die Reaktionsinhibition wichtigen Region), gaben im Alltag – entgegen ihrem Abstinenzvorsatz – häufiger dem Verlangen nach zu rauchen als Probanden, die eine starke rechtsfrontale Aktivierung zeigten. Im Einklang damit zeigte eine weitere Studie, dass ehemalige Raucher, die erfolgreich das Rauchen aufgegeben hatten, in einer Stroop-Aufgabe geringere Interferenzeffekte und eine stärkere Aktivierung im rechten Frontalkortex und im ACC zeigten als Probanden, die mehrfach rückfällig geworden waren (Krönke et al. 2015).

Eine rezente Studie hat darüber hinaus gezeigt, dass auch die Aktivierung in Hirnregionen, die an der Fehlerüberwachung beteiligt sind, mit individuellen Unterschieden in der Selbstkontrolle im Alltagshandeln assoziiert ist (Krönke et al. 2018). Dazu führten 118 Probanden im MRT-Scanner eine Go-Nogo-Aufgabe durch, in der die Hirnaktivierung der Probanden bei Fehlern gemessen wurde. Es zeigte sich, dass Fehler mit erhöhter Aktivierung in der anterioren Insula einhergingen, die mit der bewussten Registrierung von Fehlern in Verbindung gebracht wird (Ullsperger et al. 2014). Ferner zeigte sich in Durchgängen unmittelbar *nach* einem Fehler erhöhte Aktivierung im rechten inferioren frontalen Gyrus, was im Einklang damit steht, dass Fehler eine verstärkte Mobilisierung kognitiver Kontrollregionen auslösten. Im zweiten Teil der Studie wurden die Probanden mittels Smartphones eine Woche lang mehrmals täglich zu zufälligen Zeiten gebeten, in einer Fragebogen-App einzutragen, ob sie kurz vor dem Alarm irgendein Verlangen oder Bedürfnis verspürt hatten, ob dieses Verlangen in Konflikt mit eigenen langfristigen Zielen stand und ob sie dem Verlangen nachgegeben oder widerstanden hatten. In mehr als einem Drittel der über 5000 erfassten Situationen gaben die Probanden an, ein aktuelles Bedürfnis gehabt zu haben, wobei etwa ein Drittel davon als konflikthaltig eingeschätzt wurde. In etwa der Hälfte der Konfliktsituationen gaben die Probanden an, dem Verlangen nachgegeben zu haben, obwohl dies im Widerspruch zu ihren übergeordneten Zielen stand. Das zentrale Ergebnis war, dass die Wahrscheinlichkeit, mit der Probanden im Alltag solche Selbstkontrollfehler machten, reliabel mit ihrer fehlerbezogenen Hirnaktivierung im Scanner korreliert war: Probanden, die eine geringe fehlerbezogene Aktivierung in der anterioren Insula und eine geringe Aktivierung im rechten inferioren Präfrontalkortex unmittelbar nach einem Fehler zeigten, machten im Alltag signifikant mehr Selbstkontrollfehler als Probanden mit einer starken Aktivierung in den beiden Regionen.

Diese Befunde stehen im Einklang mit einem Modell der Selbstkontrolle (Bühringer et al. 2008; Goschke 2017b), demzufolge es aufgrund eines hypoaktiven Überwachungsnetzwerks zu einer unzureichenden Fehler- und Konfliktüberwachung kommt, was wiederum zu einer mangelnden Mobilisierung kognitiver Kontrolle führt. Als Folge wird der Einfluss langfristiger Ziele auf die Bewertung und Auswahl von Handlungen vermindert und der Einfluss kurzfristiger Belohnungen und Gewohnheiten verstärkt, was das Risiko von Selbstkontrollfehlern erhöht (Krönke et al. 2020).

5.6.4 Kontrolldilemmata und die adaptive Regulation kognitiver Kontrolle

Zum Abschluss sei darauf hingewiesen, dass zielgerichtetes Verhalten einen dynamischen Ausgleich zwischen komplementären oder sogar antagonistischen Kontrollanforderungen erfordert, die man als **Kontrolldilemmata** konzipieren kann (Goschke 1996c, 2003, 2013; Goschke und Bolte 2014, 2017; Gruber und Goschke 2004). Ein Beispiel für solche antagonistischen Anforderungen ist das **Selektions-Überwachungs-Dilemma:** Während es einerseits adaptiv ist, die Aufmerksamkeit selektiv auf solche Reize zu richten, die relevant für die Erreichung eines aktuellen Ziels sind, und dabei störende Reize möglichst auszublenden (z. B. wenn man versucht, während einer wichtigen Arbeit die Musik von einer benachbarten Party zu ignorieren), ist es auf der anderen Seite ebenso wichtig, die Umwelt kontinuierlich auf potenziell relevante Reize (z. B. ein verdächtiges Geräusch im Keller) zu überwachen, um unter Umständen die aktuelle Handlung zu unterbrechen und auf ein anderes Ziel zu wechseln. Es wäre kaum adaptiv, wenn wir wichtige Reize, nur weil sie die aktuelle Zielverfolgung stören, einfach ausblenden könnten. Es muss vielmehr eine **Hintergrundüberwachung** geben, bei der ignorierte Reize zumindest so weit verarbeitet werden, dass ihre Relevanz für wichtige Bedürfnisse und Ziele bewertet werden kann. Dass emotionale Reize automatisch Aufmerksamkeit auf sich ziehen, hat insofern die adaptive Funktion sicherzustellen, dass Gefahrenreize oder vitale Bedürfnisse eine hohe Priorität bei der Verhaltensselektion erhalten. Eben dies dürfte der Grund dafür sein, dass trotz der Evolution höherer kognitiver Prozesse emotionale Verarbeitungssysteme nach wie vor einen starken und nur in Grenzen kontrollierbaren Einfluss auf die Aufmerksamkeits- und Verhaltenssteuerung haben. Insofern stellt sich Handlungssteuerung als ein Optimierungsproblem dar, das eine dynamische, kontextabhängige Balance zwischen antagonistischen Anforderungen, insbesondere der kognitiven Kontrolle emotionaler Impulse einerseits und der emotionalen Modulation der Aufmerksamkeit andererseits erfordert (Dreisbach und Goschke 2004; Goschke 1996b, 2013, 2017a, b; Goschke und Bolte 2014, 2017). Daher kann eine chronische Fixierung auf einen Verarbeitungsmodus (z. B. ein übermäßig rigides Festhalten an Zielen, das zu perseverativem Verhalten führt, ebenso wie eine extrem unfokussierte Aufmerksamkeit, die zu einem ständigen Wechseln von Zielen führt) zu dysfunktionalem Verhalten bei psychischen Störungen beitragen.

Obwohl wir in diesem Kapitel nur einen selektiven Überblick über einige Ergebnisse der kognitiv-affektiven Neurowissenschaft geben konnten, hoffen wir, dass deutlich geworden ist, wie wichtig der Austausch zwischen der allgemeinpsychologischen und neurowissenschaftlichen Grundlagenforschung einerseits und der klinischen Psychologie und Psychotherapie andererseits für ein vertieftes Verständnis und eine optimale Behandlung psychischer Störungen ist.

? Prüfen Sie Ihr Wissen

1. Wie kann man Emotionen definieren und klassifizieren und welche adaptiven Funktionen erfüllen sie? ▶ Abschn. 5.2
2. Welche Rolle spielen körperliche Reaktionen und kognitive Bewertungen bei der Emotionsentstehung? ▶ Abschn. 5.3
3. Was ist die anatomische Verschaltung und vermutete Funktion der zwei Wege der Furchtauslösung in der Theorie von LeDoux? ▶ Abschn. 5.4
4. Welche Belege gibt es dafür, dass Emotionen auch unbewusst ausgelöst werden können und welche Konsequenzen für die Verhaltenssteuerung lassen sich daraus ableiten? ▶ Abschn. 5.4
5. Welche Rolle spielt der Neurotransmitter Dopamin bei der Anreizmotivation und welche Implika-

tionen hat dies für das Verständnis von Substanzkonsumstörungen? ▶ Abschn. 5.4
6. Könnten Menschen rationalere Entscheidungen treffen, wenn es ihnen gelänge, ihre Emotionen „abzuschalten"? ▶ Abschn. 5.4
7. Was wurde mit der Iowa-Glücksspielaufgabe untersucht, wie wurden die Ergebnisse von Damasio interpretiert und welche Kritik wurde an der Aufgabe und Damasios Interpretation geübt? ▶ Abschn. 5.4
8. Was ist der Unterschied zwischen deklarativen (expliziten) und nicht deklarativen (impliziten) Gedächtnisformen? ▶ Abschn. 5.5
9. Welche Rolle spielt der Hippocampus beim Gedächtnis und was besagt die Konsolidierungshypothese? ▶ Abschn. 5.5
10. Was versteht man unter Rekonsolidierung und welche klinische Relevanz haben Rekonsolidierungsprozesse? ▶ Abschn. 5.5
11. Wir wirken sich Stimmungen auf die Enkodierung und den Abruf von Gedächtnisinhalten und die Lenkung der Aufmerksamkeit aus und welche Relevanz hat dies für kognitive Verzerrungen bei Angststörungen und Depression? ▶ Abschn. 5.5
12. Wie wirken sich positive und negative Stimmungen auf den Informationsverarbeitungsmodus aus? ▶ Abschn. 5.5
13. Welchen Einfluss hat Stress auf das Gedächtnis und wie werden diese Effekte neurobiologisch vermittelt? ▶ Abschn. 5.5
14. Welche Beeinträchtigungen von Gedächtnisfunktionen können bei der posttraumatischen Belastungsstörung beobachtet werden und welche Erklärungen gibt es dafür? ▶ Abschn. 5.5
15. Was versteht man unter kognitiver Kontrolle und was sind die typischen Merkmale von Situationen bzw. Aufgaben, in denen kognitive Kontrolle benötigt wird? ▶ Abschn. 5.6
16. Welche Gehirnareale sind an der Emotionsregulation beteiligt und wie wurde dies nachgewiesen? ▶ Abschn. 5.6

ℹ Weiterführende Literatur

Empfehlenswerte Lehrbücher der Emotionspsychologie stammen von Shiota und Kalat (2012); Fox (2008); Schirmer (2015). Vertiefende Übersichtsartikel zur Emotionsforschung finden sich im Handbuch von Barrett et al. (2016), eine Sammlung von Überblicksartikeln zu neuronalen Grundlagen emotionaler Prozesse hat Armony (2013) herausgegeben. Empfehlenswerte Lehrbücher der kognitiven Neurowissenschaft stammen von Banich und Compton (2018); Purves et al. (2013); Gazzaniga et al. (2013); Ward (2015). Übersichtsartikel zur Relevanz der kognitiv-affektiven Neurowissenschaft für die Psychopathologie finden sich in Buckholtz und Meyer-Lindenberg (2012); Menon (2011), einen Überblick zur Neurowissenschaft der Psychotherapie gibt Cozolino (2017) und ein Handbuch zur Neurobiologie psychischer Störungen ist von Charney et al. (2018) herausgegeben worden. Einen einführenden Überblick über die Forschung zur kognitiven Kontrolle gibt Goschke (2017a); sowie vertiefend das von Egner (2017) herausgegebene Handbuch. Für ein Positionspapier zur Relevanz kognitiver Kontrollprozesse als transdiagnostischen Mechanismen psychischer Störungen sei auf Goschke (2014) verwiesen.

Literatur

Adolphs, R., Cahill, L., Schul, R., & Babinsky, R. (1997). Impaired declarative memory for emotional material following bilateral amygdala damage in humans. *Learn Mem, 4*(3), 291–300.

Adolphs, R., Tranel, D., & Damasio, A. R. (1998). The human amygdala in social judgment. *Nature, 393*(6684), 470–474.

Agren, T. (2014). Human reconsolidation: A reactivation and update. *Brain Research Bulletin, 105,* 70–82.

Akiki, T. J., Averill, C. L., & Abdallah, C. G. (2017). A network-based neurobiological model of PTSD: Evidence from structural and functional neuroimaging studies. *Current Psychiatry Reports, 19*(11), 81.

Anderson, A. K., & Phelps, E. A. (2001). Lesions of the human amygdala impair enhanced perception of emotionally salient events. *Nature, 411*(6835), 305–309.

Armony, J. L., & Vuilleumier, P. (Hrsg.). (2013). *The Cambridge handbook of human affective neuroscience.* New York: Cambridge University Press.

Arnsten, A. F. T. (2009). Stress signalling pathways that impair prefrontal cortex structure and function. *Nature Reviews Neuroscience, 10*(6), 410–422.

Baas, M., De Dreu, C. K. W., & Nijstad, B. A. (2008). A meta-analysis of 25 years of mood-creativity research: Hedonic tone, activation, or regulatory focus? *Psychological Bulletin, 134*(6), 779–806.

Badre, D., & D'Esposito, M. (2009). Is the rostro-caudal axis of the frontal lobe hierarchical? *Nature Reviews Neuroscience, 10*(9), 659–669.

Banich, M. T., & Compton, R. J. (2018). *Cognitive neuroscience.* Cambridge: Cambridge University Press.

Bar-Haim, Y. (2010). Research review: Attention bias modification (ABM): A novel treatment for anxiety disorders. *Journal of Child Psychology and Psychiatry, 51*(8), 859–870.

Barrett, L. F., Lewis, M., & Haviland-Jones, J. M. (Hrsg.). (2016). *Handbook of emotions* (4. Aufl.). New York: The Guilford Press.

Beauregard, M., Levesque, J., & Bourgouin, P. (2001). Neural correlates of conscious self-regulation of emotion. *Journal of Neuroscience, 21*(18), 6993–7000.

Bechara, A., Damasio, A. R., Damasio, H., & Anderson, S. W. (1994). Insensitivity to future consequences following damage to human prefrontal cortex. *Cognition, 50*(1–3), 7–15.

Bechara, A., Damasio, H., Tranel, D., & Damasio, A. R. (1997). Deciding advantageously before knowing the advantageous strategy. *Science, 275*(5304), 1293–1294.

Bechara, A., Tranel, D., & Damasio, H. (2000). Characterization of the decision-making deficit of patients with ventromedial prefrontal cortex lesions. *Brain: A Journal of Neurology, 123*(11), 2189–2202.

Bechara, A., Tranel, D., Damasio, H., Adolphs, R., Rockland, C., & Damasio, A. R. (1995). Double dissociation of conditioning and declarative knowledge relative to the amygdala and hippocampus in humans. *Science, 269*(5227), 1115–1118.

Beck, A. (1976). *Cognitive therapy and the emotional disorders.* New York: International Universities Press.

Beckers, T., & Kindt, M. (2017). Memory reconsolidation interference as an emerging treatment for emotional disorders: Strengths, limitations, challenges, and opportunities. *Annual Review of Clinical Psychology, 13,* 99–121.

Berking, M., & Wupperman, P. (2012). Emotion regulation and mental health: Recent findings, current challenges, and future directions. *Current Opinion in Psychiatry, 25*(2), 128–134.

Berkman, E. T., Falk, E. B., & Lieberman, M. D. (2011). In the trenches of real-world self-control: Neural correlates of breaking the link between craving and smoking. *Psychological Science, 22*(4), 498–506.

Berridge, K. C. (2012). From prediction error to incentive salience: Mesolimbic computation of reward motivation. *European Journal of Neuroscience, 35*(7), 1124–1143.

Berridge, K. C., & Robinson, T. E. (2016). Liking, wanting, and the incentive-sensitization theory of addiction. *American Psychologist, 71*(8), 670–679.

Bohannon, J. N. (1988). Flashbulb memories for the space shuttle disaster: A tale of two stories. *Cognition, 29*(2), 179–196.

Bolte, A., & Goschke, T. (2010). Thinking and emotion: Affective modulation of cognitive processing modes. In B. Glatzeder, V. Goel, & Av Müller (Hrsg.), *On thinking: Bd. II. Towards a theory of thinking.* Heidelberg: Springer.

Bolte, A., Goschke, T., & Kuhl, J. (2003). Emotion and intuition: Effects of positive and negative mood on implicit judgments of semantic coherence. *Psychological Science, 14*(5), 416–421.

Botvinick, M., Braver, T. S., Barch, D. M., Carter, C. S., & Cohen, J. D. (2001). Conflict monitoring and cognitive control. *Psychological Review, 108*(3), 624–652.

Botvinick, M., & Cohen, J. D. (2014). The computational and neural basis of cognitive control: charted territory and new frontiers. *Cognitive Science, 38*(6), 1249–1285.

Braunstein, L. M., Gross, J. J., & Ochsner, K. N. (2017). Explicit and implicit emotion regulation: A multi-level framework. *Social Cognitive and Affective Neuroscience, 12*(10), 1545–1557.

Bremner, J. D., Randall, P., Scott, T. M., Bronen, R. A., Seibyl, J. P., Southwick, S. M., & Innis, R. B. (1995). MRI-based measurement of hippocampal volume in patients with combat-related posttraumatic stress disorder. *American Journal of Psychiatry, 152*(7), 973–981.

Brewin, C. R. (2011). The nature and significance of memory disturbance in posttraumatic stress disorder. In S. C. T. D. W. T. Nolen-Hoeksema (Hrsg.), *Annual Review of Clinical Psychology, 7,* 203–227.

Brown, R., & Kulik, J. (1977). Flashbulb memories. *Cognition, 5*(1), 73–99.

Bruyneel, L., van Steenbergen, H., Hommel, B., Band, G. P. H., De Raedt, R., & Koster, E. H. W. (2013). Happy but still focused: Failures to find evidence for a mood-induced widening of visual attention. *Psychological Research-Psychologische Forschung, 77*(3), 320–332.

Buchanan, T. W., & Lovallo, W. R. (2001). Enhanced memory for emotional material following stress-level cortisol treatment in humans. *Psychoneuroendocrinology, 26*(3), 307–317.

Buckholtz, J. W., & Meyer-Lindenberg, A. (2012). Psychopathology and the human connectome: Toward a transdiagnostic model of risk for mental illness. *Neuron, 74*(6), 990–1004.

Buhle, J. T., Silvers, J. A., Wager, T. D., Lopez, R., Onyemekwu, C., Kober, H., & Ochsner, K. N. (2014). Cognitive reappraisal of emotion: A meta-analysis of human neuroimaging studies. *Cerebral Cortex, 24*(11), 2981–2990.

Bühringer, G., Kräplin, A., & Behrendt, S. (2012). Universal characteristics and consequences of the addiction syndrome. In H. J.

Shaffer, D. A. LaPlante, & S. E. Nelson (Hrsg.), *APA Addiction syndrome handbook: Bd. 1. Foundations, influences, and expressions of addiction* (S. 219–316). Washington, D.C.: American Psychological Association.

Bühringer, G., Wittchen, H.-U., Gottlebe, K., Kufeld, C., & Goschke, T. (2008). Why people change? The role of cognitive-control processes in the onset and cessation of substance abuse disorders. *International Journal of Methods in Psychiatric Research, 17*(Suppl1), S4–S15.

Cahill, L., Haier, R. J., Fallon, J., Alkire, M. T., Tang, C., Keator, D., & McGaugh, J. L. (1996). Amygdala activity at encoding correlated with long-term, free recall of emotional information. *Proceedings of the National Academy of Sciences of the United States of America, 93*(15), 8016–8021.

Calhoun, V. D., Miller, R., Pearlson, G., & Adali, T. (2014). The chronnectome: Time-varying connectivity networks as the next frontier in fMRI data discovery. *Neuron, 84*(2), 262–274.

Cannon, W. B. (1927). The James-Lange theory of emotions: A critical examination and an alternative theory. *American Journal of Psychology, 39,* 106–124.

Carcone, D., & Ruocco, A. C. (2017). Six years of Research on the National Institute of Mental Health's Research Domain Criteria (RDoC) initiative: A systematic review. *Frontiers in Cellular Neuroscience, 11,* 46.

Chan, J. C., & LaPaglia, J. A. (2013). Impairing existing declarative memory in humans by disrupting reconsolidation. *Proceeding of the National Academy of Science of the United States of America, 110*(23), 9309–9313.

Charney, D. S., Nestler, E. J., & Sklar, P. (Hrsg.). (2018). *Charney & Nestler's neurobiology of mental illness* (5. Aufl.). New York: Oxford University Press.

Chiew, K. S., & Braver, T. S. (2011). Positive affect versus reward: Emotional and motivational influences on cognitive control. *Frontiers in Psychology, 2,* 279.

Chiu, Y.-C., Huang, J.-T., Duann, J.-R., & Lin, C.-H. (2018). Editorial: Twenty years after the Iowa gambling task: Rationality, emotion, and decision-making. *Frontiers in Psychology, 8,* 2353.

Christianson, S.-Á. (1989). Flashbulb memories: Special, but not so special. *Memory & Cognition, 17*(4), 435–443.

Christianson, S. A., & Loftus, E. F. (1991). Remembering emotional events: The fate of detailed information. *Cognition and Emotion, 5*(2), 81–108.

Cisler, J. M., & Koster, E. H. (2010). Mechanisms of attentional biases towards threat in anxiety disorders: An integrative review. *Clinical Psychology Review, 30*(2), 203–216.

Cisler, J. M., Olatunji, B. O., Feldner, M. T., & Forsyth, J. P. (2010). Emotion regulation and the anxiety disorders: An integrative review. *Journal of Psychopathology and Behavioral Assessment, 32*(1), 68–82.

Conway, M. (Hrsg.). (1997). *Recovered memories and false memories.* New York: Oxford University Press.

Cozolino, L. (2017). *The neuroscience of psychotherapy* (3. Aufl.). New York: W. W. Norton.

Cristea, I. A., Kok, R. N., & Cuijpers, P. (2015). Efficacy of cognitive bias modification interventions in anxiety and depression: Meta-analysis. *British Journal of Psychiatry, 206*(1), 7–16.

Cunningham, W. A., Johnson, M. K., Raye, C. L., Gatenby, J. C., Gore, J. C., & Banaji, M. R. (2004). Separable neural components in the processing of black and white faces. *Psychological Science, 15*(12), 806–813.

Damasio, A. R. (1994). *Descartes' error.* New York: Grosset Putnam.

Damasio, H., Grabowski, T., Frank, R., Galaburda, A. M., & Damasio, A. R. (1994). The return of Phineas Gage: clues about the brain from the skull of a famous patient. *Science, 264*(5162), 1102–1105.

Davis, R. N., & Nolen-Hoeksema, S. (2000). Cognitive inflexibility among ruminators and nonruminators. *Cognitive Therapy and Research, 24,* 699–711.

De Lissnyder, E., Koster, E. H. W., Everaert, J., Schacht, R., Van den Abeele, D., & De Raedt, R. (2012). Internal cognitive control in clinical depression: General but no emotion-specific impairments. *Psychiatry Research, 199*(2), 124–130.

de Quervain, D. J., Roozendaal, B., Nitsch, R. M., McGaugh, J. L., & Hock, C. (2000). Acute cortisone administration impairs retrieval of long-term declarative memory in humans. *Nature Neuroscience, 3*(4), 313–314.

de Quervain, D. J., Schwabe, L., & Roozendaal, B. (2017). Stress, glucocorticoids and memory: implications for treating fear-related disorders. *Nature Reviews Neuroscience, 18*(1), 7–19.

Delgado, M. R., Gillis, M. M., & Phelps, E. A. (2008). Regulating the expectation of reward via cognitive strategies. *Nature Neuroscience, 11*(8), 880–881.

Dixon, M. L., Thiruchselvam, R., Todd, R., & Christoff, K. (2017). Emotion and the prefrontal cortex: An integrative review. *Psychological Bulletin, 143*(10), 1033–1081.

Dolan, R. J., & Dayan, P. (2013). Goals and habits in the brain. *Neuron, 80*(2), 312–325.

Domachowska, I., Heitmann, C., Deutsch, R., Goschke, T., Scherbaum, S., & Bolte, A. (2016). Approach-motivated positive affect reduces breadth of attention: Registered replication report of Gable and Harmon-Jones (2008). *Journal of Experimental Social Psychology, 67,* 50–56.

Dreisbach, G., & Fischer, R. (2012). The role of affect and reward in the conflict-triggered adjustment of cognitive control. *Frontiers in Human Neuroscience, 6,* 342.

Dreisbach, G., & Fröber, K. (2019). How to be flexible (or not): Modulation of the flexibility-stability-balance. *Current Directions in Psychological Science, 28*(1), 3–9.

Dreisbach, G., & Goschke, T. (2004). How positive affect modulates cognitive control: Reduced perseveration at the cost of increased distractibility. *Journal of Experimental Psychology-Learning Memory and Cognition, 30*(2), 343–353.

Dudai, Y., Karni, A., & Born, J. (2015). The consolidation and transformation of memory. *Neuron, 88*(1), 20–32.

Dunsmoor, J. E., Niv, Y., Daw, N., & Phelps, E. A. (2015). Rethinking extinction. *Neuron, 88*(1), 47–63.

Easterbrook, J. A. (1959). The effect of emotion on cue utilization and the organization of behavior. *Psychological Review, 66*(3), 183–201.

Egner, T. (Hrsg.). (2017). *The wiley handbook of cognitive control.* Chichester: Wiley-Blackwell.

Eichenbaum, H. (2011). *The cognitive neuroscience of memory: An introduction.* New York: Oxford University Press.

Ekman, P. (1992). Are there basic emotions. *Psychological Review, 99*(3), 550–553.

Ekman, P. (1993). Facial expression and emotion. *American Psychologist, 48*(4), 384–392.

Ekman, P., Levenson, R., & Friesen, W. (1983). Autonomic nervous system activity distinguishes among emotions. *Science, 221*(4616), 1208–1210.

Ellsworth, P., & Scherer, K. R. (2003). Appraisal processes in emotion. In R. J. Davidson, K. R. Scherer, & H. H. Goldsmith (Hrsg.), *Handbook of Affective Science* (S. 572–595). New York: Oxford University Press.

Elsey, J. W. B., & Kindt, M. (2017). Tackling maladaptive memories through reconsolidation: From neural to clinical science. *Neurobiology of Learning and Memory, 142,* 108–117.

Eslinger, P. J., & Damasio, A. R. (1985). Severe disturbances of higher cognition after bilateral frontal ablation. *Neurology, 35*(12), 1731–1741.

Etkin, A., Büchel, C., & Gross, J. J. (2015). The neural bases of emotion regulation. *Nature Reviews Neuroscience, 16*(11), 693–700.

Etkin, A., & Wager, T. D. (2007). Functional neuroimaging of anxiety: A meta-analysis of emotional processing in PTSD, social anxiety disorder, and specific phobia. *American Journal of Psychiatry, 164,* 1476–1488.

Everaert, J., Podina, I. R., & Koster, E. H. W. (2017). A comprehensive meta-analysis of interpretation biases in depression. *Clinical Psychology Review, 58,* 33–48.

Everitt, B. J., & Robbins, T. W. (2016). Drug addiction: Updating actions to habits to compulsions ten years on. *Annual Review of Psychology, 67*(1), 23–50.

Fastenrath, M., Coynel, D., Spalek, K., Milnik, A., Gschwind, L., Roozendaal, B., & de Quervain, D. J. (2014). Dynamic modulation of amygdala-hippocampal connectivity by emotional arousal. *Journal of Neuroscience, 34*(42), 13935–13947.

Forman, S. D., Dougherty, G. G., Casey, B. J., Siegle, G. J., Braver, T. S., Barch, D. M., & Lorensen, E. (2004). Opiate addicts lack error-dependent activation of rostral anterior cingulate. *Biological Psychiatry, 55*(5), 531–537.

Fox, E. (2008). *Emotion science. Cognitive and neuroscientific approaches to understanding human emotions.* New York: Palgrave.

Franken, I. H., van Strien, J. W., Franzek, E. J., & van de Wetering, B. J. (2007). Error-processing deficits in patients with cocaine dependence. *Biological Psychology, 75*(1), 45–51.

Frascella, J., Potenza, M. N., Brown, L. L., & Childress, A. R. (2010). Shared brain vulnerabilities open the way for nonsubstance addictions: Carving addiction at a new joint? *Annals of the New York Academy of Science, 1187,* 294–315.

Fredrickson, B. L. (2013). Positive emotions broaden and build. In D. Patricia & P. Ashby (Hrsg.), *Advances in experimental social psychology* (Bd. 47, S. 1–53). Burlington: Academic Press.

Fröber, K., & Dreisbach, G. (2014). The differential influences of positive affect, random reward, and performance-contingent reward on cognitive control. *Cognitive, Affective, & Behavioral Neuroscience, 14*(2), 530–547.

Fröber, K., & Dreisbach, G. (2016). How performance (non-)contingent reward modulates cognitive control. *Acta Psychologica, 168,* 65–77.

Gable, P. A., & Harmon-Jones, E. (2008). Approach-motivated positive affect reduces breadth of attention. *Psychological Science, 19*(5), 476–482.

Garavan, H., & Stout, J. C. (2005). Neurocognitive insights into substance abuse. *Trends in Cognitive Sciences, 9,* 195–201.

Gazzaniga, M. S., Ivry, R. B., & Mangun, G. R. (2013). *Cognitive Neuroscience: The Biology of the Mind* (4. Aufl.). Ney York: W. W. Norton.

Gilbertson, M. W., Shenton, M. E., Ciszewski, A., Kasai, K., Lasko, N. B., Orr, S. P., & Pitman, R. K. (2002). Smaller hippocampal volume predicts pathologic vulnerability to psychological trauma. *Nature Neuroscience, 5*(11), 1242–1247.

Gluck, M. A., Meeter, M., & Myers, C. (2003). Computational models of the hippocampal region: Linking incremental learning and episodic memory. *Trends in Cognitive Sciences, 7*(6), 269–276.

Goldstein, R. Z., & Volkow, N. D. (2011). Dysfunction of the prefrontal cortex in addiction: Neuroimaging findings and clinical implications. *Nature Reviews Neuroscience, 12*(11), 652–669.

Goodwin, H., Yiend, J., & Hirsch, C. R. (2017). Generalized anxiety disorder, worry and attention to threat: A systematic review. *Clinical Psychology Review, 54,* 107–122.

Goschke, T. (1996a). Gedächtnis und Emotion: Affektive Bedingungen des Einprägens, Behaltens und Vergessens. In D. Albert & K.-H. Stapf (Hrsg.), *Enzyklopädie der Psychologie Serie II: Bd. 4. Gedächtnis* (S. 605–694). Göttingen: Hogrefe.

Goschke, T. (1996b). Gedächtnis: Kognitive Prozesse, emotionale modulation und neuronale Systeme. In B. Strauß, F. Hohagen, & F. Caspar (Hrsg.), *Lehrbuch der Verhaltenstherapie* (S. 93–110). Göttingen: Hogrefe.

Goschke, T. (1996c). Wille und Kognition. Zur funktionalen Architektur der intentionalen Handlungssteuerung. In J. Kuhl & H. Heckhausen (Hrsg.), *Enzyklopädie der Psychologie Serie IV: Bd. 4. Motivation, Volition und Handeln* (S. 583–663). Göttingen: Hogrefe.

Goschke, T. (1997). Implicit learning and unconscious knowledge: Mental representation, computational mechanisms, and brain structures. In K. Lamberts & D. R. Shanks (Hrsg.), *Knowledge, concepts and categories* (S. 247–333). Cambridge: The MIT Press.

Goschke, T. (2003). Voluntary action and cognitive control from a cognitive neuroscience perspective. In S. Maasen, W. Prinz, & G. Roth (Hrsg.), *Voluntary action: Brains, minds, and sociality* (S. 49–85). New York: Oxford University Press.

Goschke, T. (2013). Volition in action: Intentions, control dilemmas and the dynamic regulation of cognitive control. In W. Prinz, A. Beisert, & A. Herwig (Hrsg.), *Action science: Foundations of an emerging discipline* (S. 409–434). Cambridge: MIT Press.

Goschke, T. (2014). Dysfunctions of decision-making and cognitive control as transdiagnostic mechanisms of mental disorders: Advances, gaps, and needs in current research. *International Journal of Methods in Psychiatric Research, 23*(S1), 41–57.

Goschke, T. (2017a). Volition und kognitive Kontrolle. In J. Müsseler & M. Rieger (Hrsg.), *Allgemeine Psychologie* (3. Aufl., S. 251–315). Berlin Heidelberg: Springer.

Goschke, T. (2017b). Warum wir nicht immer tun, was wir wollen. Motivationskonflikte und die neurokognitiven Mechanismen der Selbstkontrolle. In C. Gorr & M. C. Bauer (Hrsg.), *Was treibt uns an? Motivation und Frustration aus Sicht der Hirnforschung* (S. 37–66). Berlin: Springer.

Goschke, T., & Bolte, A. (2014). Emotional modulation of control dilemmas: The role of positive affect, reward, and dopamine in cognitive stability and flexibility. *Neuropsychologia, 62,* 403–423.

Goschke, T., & Bolte, A. (2017). A dynamic perspective on intention, conflict, and volition: Adaptive regulation and emotional modulation of cognitive control dilemmas. In N. Baumann, M. Kazén, M. Quirin, & S. Koole (Hrsg.), *Why people do the things they do: Building on Julius Kuhl's contribution to motivation and volition psychology.* Göttingen: Hogrefe.

Gotlib, I. H., & Joormann, J. (2010). Cognition and Depression: Current status and future directions. *Annual Review of Clinical Psychology, 6,* 285–312.

Gross, J. J. (2015). Emotion regulation: Current status and future prospects. *Psychological Inquiry, 26*(1), 1–26.

Gruber, O., & Goschke, T. (2004). Executive control emerging from dynamic interactions between brain systems mediating language, working memory and attentional processes. *Acta Psychologica, 115*(2), 105–121.

Gurvits, T. V., Shenton, M. E., Hokama, H., Ohta, H., Lasko, N. B., Gilbertson, M. W., & Pitman, R. K. (1996). Magnetic resonance imaging study of hippocampal volume in chronic, combat-related posttraumatic stress disorder. *Biological Psychiatry, 40*(11), 1091–1099.

Hallion, L. S., & Ruscio, A. M. (2011). A meta-analysis of the effect of cognitive bias modification on anxiety and depression. *Psychological Bulletin, 137*(6), 940–958.

Hare, T. A., Malmaud, J., & Rangel, A. (2011). Focusing attention on the health aspects of foods changes value signals in vmPFC and improves dietary choice. *Journal of Neuroscience, 31*(30), 11077–11087.

Harmon-Jones, E., Gable, P. A., & Price, T. F. (2012). The influence of affective states varying in motivational intensity on cognitive scope. *Frontiers in Integrative Neuroscience, 6,* 73.

Hasler, G. (2012). Can the neuroeconomics revolution revolutionize psychiatry? *Neuroscience and Biobehavioral Reviews, 36*(1), 64–78.

Heeren, A., Mogoase, C., Philippot, P., & McNally, R. J. (2015). Attention bias modification for social anxiety: A systematic review and meta-analysis. *Clinical Psychology Review, 40,* 76–90.

Henke, K. (2010). A model for memory systems based on processing modes rather than consciousness. *Nature Reviews Neuroscience, 11*(7), 523–532.

Hermans, E. J., Henckens, M. J. A. G., Joëls, M., & Fernández, G. (2014). Dynamic adaptation of large-scale brain networks in response to acute stressors. *Trends in Neurosciences, 37*(6), 304–314.

Hester, R., & Garavan, H. (2004). Executive dysfunction in cocaine addiction: Evidence for discordant frontal, cingulate, and cerebellar activity. *Journal of Neuroscience, 24*(49), 11017–11022.

Horstman, G., & Dreisbach, G. (2017). *Allgemeine Psychologie 2: Kompakt* (2. Aufl.). Weinheim: Beltz.

Isen, A. M., Johnson, M. M., Mertz, E., & Robinson, G. F. (1985). The influence of positive affect on the unusualness of word associations. *Journal of Personality and Social Psychology, 48*(6), 1413–1426.

Izquierdo, A., Brigman, J. L., Radke, A. K., Rudebeck, P. H., & Holmes, A. (2017). The neural basis of reversal learning: An updated perspective. *Neuroscience, 345,* 12–26.

James, W. (1884). Wat is an emotion? *Mind, os-IX, 34,* 188–205.

James, W. (1894). The physical basis of emotion. *Psychological Review, 101*(2), 205–210.

Kanske, P., Heissler, J., Schonfelder, S., Bongers, A., & Wessa, M. (2011). How to regulate emotion? Neural networks for reappraisal and distraction. *Cerebral Cortex, 21*(6), 1379–1388.

Kaufman, J. N., Ross, T. J., Stein, E. A., & Garavan, H. (2003). Cingulate hypoactivity in cocaine users during a GO-NOGO task as revealed by event-related functional magnetic resonance imaging. *Journal of Neuroscience, 23*(21), 7839–7843.

Kim, E. J., Pellman, B., & Kim, J. J. (2015). Stress effects on the hippocampus: A critical review. *Learning & Memory, 22*(9), 411–416.

Kim, J. J., & Diamond, D. M. (2002). The stressed hippocampus, synaptic plasticity and lost memories. *Nature Reviews Neuroscience, 3*(6), 453–462.

Kirschbaum, C., Wolf, O. T., May, M., Wippich, W., & Hellhammer, D. H. (1996). Stress- and treatment-induced elevations of cortisol levels associated with impaired declarative memory in healthy adults. *Life Sciences, 58*(17), 1475–1483.

Klüver, H., & Bucy, P. C. (1937). „Psychic blindness" and other symptoms following bilateral temporal lobectomy in Rhesus monkeys. *American Journal of Physiology, 119,* 352–353.

Kober, H., Kross, E. F., Mischel, W., Hart, C. L., & Ochsner, K. N. (2010). Regulation of craving by cognitive strategies in cigarette smokers. *Drug and Alcohol Dependence, 106*(1), 52–55.

Koechlin, E., & Summerfield, C. (2007). An information theoretical approach to prefrontal executive function. *Trends in Cognitive Sciences, 11*(6), 229–235.

Kolb, B., & Wishaw, I. Q. (1996). *Neuropsychologie* (2. Aufl.). Heidelberg: Spektrum.

Koster, E. H. W., Hoorelbeke, K., Onraedt, T., Owens, M., & Derakshan, N. (2017). Cognitive control interventions for depression: A systematic review of findings from training studies. *Clinical Psychology Review, 53,* 79–92.

Kragel, P. A., & LaBar, K. S. (2016). Decoding the nature of emotion in the brain. *Trends in Cognitive Sciences, 20*(6), 444–455.

Kräplin, A., Behrendt, S., Scherbaum, S., Dshemuchadse, M., Bühringer, G., & Goschke, T. (2015). Increased impulsivity in pathological gambling: Considering nicotine dependence. *Journal of Clinical and Experimental Neuropsychology, 37*(4), 367–378.

Kräplin, A., Dshemuchadse, M., Behrendt, S., Scherbaum, S., Goschke, T., & Buehringer, G. (2014). Dysfunctional decision-making in pathological gambling: Pattern specificity and the role of impulsivity. *Psychiatry Research, 215*(3), 675–682.

Kreibig, S. D. (2010). Autonomic nervous system activity in emotion: A review. *Biological Psychology, 84*(3), 394–421.

Krönke, K. M., Wolff, M., Benz, A., & Goschke, T. (2015). Successful smoking cessation is associated with prefrontal cortical function during a Stroop task: A preliminary study. *Psychiatry Research: Neuroimaging, 234*(1), 52–56.

Krönke, K. M., Wolff, M., Mohr, H., Kräplin, A., Smolka, M., Bühringer, G., & Goschke, T. (2018). Monitor yourself! Deficient error-related brain activity predicts real-fife self-control failures. *Cognitive, Affective & Behavioral Neuroscience, 18*(4), 622–637.

Krönke, K.-M., Wolff, M., Mohr, H., Kräplin, A., Smolka, M. N., Bühringer, G., & Goschke, T. (2020). Predicting real-life self-control from brain activity encoding the value of anticipated future outcomes. *Psychological Science, 31*(3), 268–279.

Kumaran, D., Hassabis, D., & McClelland, J. L. (2016). What learning systems do intelligent agents need? complementary learning systems theory updated. *Trends in Cognitive Sciences, 20*(7), 512–534.

LaBar, K. S., & Cabeza, R. (2006). Cognitive neuroscience of emotional memory. *Nature Reviews Neuroscience, 7,* 54.

Lacy, J. W., & Stark, C. E. L. (2013). The neuroscience of memory: Implications for the courtroom. *Nature Reviews Neuroscience, 14*(9), 649–658.

Lange, C. G. (1885). *Om Sindsbevoegelser: Et psykofysiologiske Studie. Kopenhagen: Kronar (deutsch 1887: Über Gemüthsbewegungen).* Leipzig: Theodor Thomas.

Lazarus, R. S. (1984). On the primacy of cognition. *American Psychologist, 39*(2), 124–129.

Lazarus, R. S. (1991). *Emotion and adaptation.* New York: Oxford University Press.

LeDoux, J. E. (1996). *The emotional brain.* New York: Simon and Schuster.

LeDoux, J. E. (2012). Rethinking the emotional brain. *Neuron, 73*(4), 653–676.

LeDoux, J. E. E. (2000). Emotion circuits in the brain. *Annual Review of Neuroscience, 23,* 155–184.

Lee, J. L. C., Nader, K., & Schiller, D. (2017). An update on memory reconsolidation updating. *Trends in Cognitive Sciences, 21*(7), 531–545.

Lindquist, K. A., & Barrett, L. F. (2012). A functional architecture of the human brain: Emerging insights from the science of emotion. *Trends in Cognitive Sciences, 16*(11), 533–540.

Lindquist, K. A., Wager, T. D., Kober, H., Bliss-Moreau, E., & Barrett, L. F. (2012). The brain basis of emotion: A meta-analytic review. *Behavioral and Brain Sciences, 35*(3), 121–143.

Liu, D. Y., & Thompson, R. J. (2017). Selection and implementation of emotion regulation strategies in major depressive disorder: An integrative review. *Clinical Psychology Review, 57,* 183–194.

Liu, Y., & Wang, Z. (2014). Positive affect and cognitive control: Approach-motivation intensity influences the balance between cognitive flexibility and stability. *Psychological Science, 25*(5), 1116–1123.

Loftus, E. F. (2003). Our changeable memories: Legal and practical implications. *Nature Reviews Neuroscience, 4,* 231.

Loftus, E. F., & Davis, D. (2006). Recovered memories. *Annual Review of Clinical Psychology, 2,* 469–498.

Loftus, E. F., & Ketcham, K. (1994). *The myth of repressed memory: False memories and allegations of sexual abuse.* New York: St. Martin's Press.

Lupien, S. J., Juster, R.-P., Raymond, C., & Marin, M.-F. (2018). The effects of chronic stress on the human brain: From neurotoxicity, to vulnerability, to opportunity. *Frontiers in Neuroendocrinology, 49,* 91–105.

MacKillop, J., Amlung, M. T., Few, L. R., Ray, L. A., Sweet, L. H., & Munafo, M. R. (2011). Delayed reward discounting and addictive behavior: A meta-analysis. *Psychopharmacology (Berl), 216*(3), 305–321.

MacLean, P. D. (1949). Psychosomatic disease and the „Visceral Brain": Recent developments bearing on the papez theory of emotion. *Psychosomatic Medicine, 11*(6), 338–353.

MacLeod, C., & Mathews, A. (2012). Cognitive bias modification approaches to anxiety. *Annual Review of Clinical Psychology, 8,* 189–217.

MacLeod, C., Mathews, A., & Tata, P. (1986). Attentional bias in emotional disorders. *Journal of Abnormal Psychology, 95*(1), 15–20.

Maia, T. V., & McClelland, J. L. (2004). A reexamination of the evidence for the somatic marker hypothesis: What participants really know in the Iowa gambling task. *Proceeding of the National Academy of Science of the United States of America, 101*(45), 16075–16080.

Maier, S. U., Makwana, A. B., & Hare, T. A. (2015). Acute stress impairs self-control in goal-directed choice by altering multiple functional connections within the brain's decision circuits. *Neuron, 87*(3), 621–631.

Mansouri, F. A., Egner, T., & Buckley, M. J. (2017). Monitoring demands for executive control: Shared functions between human and nonhuman primates. *Trends in Neurosciences, 40*(1), 15–27.

Marchetti, I., Everaert, J., Dainer-Best, J., Loeys, T., Beevers, C. G., & Koster, E. H. W. (2018). Specificity and overlap of attention and memory biases in depression. *Journal of Affective Disorders, 225,* 404–412.

Marshall, G. D., & Zimbardo, P. G. (1979). Affective consequences of inadequately explained physiological arousal. *Journal of Personality and Social Psychology, 37*(6), 970–988.

McEwen, B. S., Nasca, C., & Gray, J. D. (2016). Stress effects on neuronal structure: Hippocampus, amygdala, and prefrontal cortex. *Neuropsychopharmacology, 41*(1), 3–23.

McGaugh, J. L. (2015). Consolidating memories. *Annual Review of Psychology, 66,* 1–24.

McNally, R. J. (2003). Progress and controversy in the study of posttraumatic stress disorder. *Annual Review of Psychology, 54,* 229–252.

McNally, R. J. (2005). Debunking myths about trauma and memory. *Canadian Journal of Psychiatry, 50*(13), 817–822.

Menon, V. (2011). Large-scale brain networks and psychopathology: A unifying triple network model. *Trends in Cognitive Sciences, 15*(10), 483–506.

Menon, V., & Uddin, L. Q. (2010). Saliency, switching, attention and control: A network model of insula function. *Brain Structure & Function, 214*(5–6), 655–667.

Miller, E. K., & Cohen, J. D. (2001). An integrative theory of prefrontal cortex function. *Annual Review of Neuroscience, 24,* 167–202.

Miller, R., & Kirschbaum, C. (2013). Trier social stress test. In M. D. Gellman & J. R. Turner (Hrsg.), *Encyclopedia of behavioral medicine* (S. 2005–2008). Berlin: Springer.

Mitte, K. (2008). Memory bias for threatening information in anxiety and anxiety disorders: A meta-analytic review. *Psychological Bulletin, 134*(6), 886–911.

Miyake, A., Friedman, N. P., Emerson, M. J., Witzki, A. H., Howerter, A., & Wager, T. D. (2000). The unity and diversity of executive functions and their contributions to complex ‚frontal lobe' tasks: A latent variable analysis. *Cognitive Psychology, 41*(1), 49–100.

Mogg, K., & Bradley, B. P. (2018). Anxiety and threat-related attention: Cognitive-motivational framework and treatment. *Trends in Cognitive Sciences, 22*(3), 225–240.

Mogg, K., Kentish, J., & Bradley, B. P. (1993). Effects of anxiety and awareness on colour-identification latencies for emotional words. *Behaviour Research and Therapy, 31*(6), 559–567.

Moors, A. (2016). Automaticity: Componential, causal, and mechanistic explanations. *Annual Review of Psychology, 67*(1), 263–287.

Morris, J. S., Ohman, A., & Dolan, R. J. (1998). Conscious and unconscious emotional learning in the human amygdala. *Nature, 393*(6684), 467–470.

Morris, S. E., & Cuthbert, B. N. (2012). Research domain criteria: Cognitive systems, neural circuits, and dimensions of behavior. *Dialogues in Clinical Neuroscience, 14*(1), 29–37.

Müller, G. E., & Pilzecker, A. (1900). Experimentelle Beiträge zur Lehre vom Gedächtnis. *Zeitschrift für Psychologie (Ergänzungsband), 1,* 1–300.

Nutt, D. J., Lingford-Hughes, A., Erritzoe, D., & Stokes, P. R. (2015). The dopamine theory of addiction: 40 years of highs and lows. *Nature Reviews Neuroscience, 16*(5), 305–312.

O'Doherty, J. P., Cockburn, J., & Pauli, W. M. (2017). Learning, reward, and decision making. *Annual Review of Psychology, 68,* 73–100.

O'Reilly, R. C., Bhattacharyya, R., Howard, M. D., & Ketz, N. (2014). Complementary learning systems. *Cognitive Science, 38*(6), 1229–1248.

Ochsner, K. N., Bunge, S. A., Gross, J. J., & Gabrieli, J. D. E. (2002). Rethinking feelings: An fMRI study of the cognitive regulation of emotion. *Journal of Cognitive Neuroscience, 14*(8), 1215–1229.

Olds, J., & Milner, P. (1954). Positive reinforcement produced by electrical stimulation of septal area and other regions of rat brain. *Journal of Comparative and Physiological Psychology, 47*(6), 419–427.

Padoa-Schioppa, C., & Conen, K. E. (2017). A-analysis of the magnitude of biased attention in depression. *Depression and Anxiety, 27*(12), 1135–1142.

Peckham, A. D., McHugh, R. K., & Otto, M. W. (2010). A meta-analysis of the magnitude of biased attention in depression. *Depression and anxiety, 27*(12), 1135–1142. ► https://doi.org/10.1002/da.20755.

Pessoa, L. (2010). Emotion and cognition and the amydala: From "what is it?" to "what's to be done?". *Neuropsychologia, 48,* 3416–3429.

Pessoa, L. (2017). A network model of the emotional brain. *Trends in Cognitive Sciences, 21*(5), 357–371.

Pessoa, L., & Adolphs, R. (2010). Emotion processing and the amygdala: From a ‚low road' to ‚many roads' of evaluating biological significance. *Nature Reviews Neuroscience, 11*(11), 773–782.

Peters, J., & Büchel, C. (2010). Neural representations of subjective reward value. *Behavioural Brain Research, 213*(2), 135–141.

Phelps, E. A., O'Connor, K. J., Cunningham, W. A., Funayma, E. S., Gatenby, J. C., Gore, J. C., & Banaji, M. R. (2000). Performance on indirect measures of race evaluation predicts amygdala activity. *Journal of Cognitive Neuroscience, 12,* 1–10.

Plessow, F., Fischer, R., Kirschbaum, C., & Goschke, T. (2011). Inflexibly focused under stress: Acute psychosocial stress increases shielding of action goals at the expense of reduced cognitive flexibility with increasing time lag to the stressor. *Journal of Cognitive Neuroscience, 23*(11), 3218–3227.

Plessow, F., Schade, S., Kirschbaum, C., & Fischer, R. (2012). Better not to deal with two tasks at the same time when stressed? Acute psychosocial stress reduces task shielding in dual-task performance. *Cognitive Affective & Behavioral Neuroscience, 12*(3), 557–570.

Plutchik, R. (1980). *Emotion. A psychoevolutionary synthesis.* New York: Harper & Row.

Poldrack, R. A., & Packard, M. G. (2003). Competition among multiple memory systems: converging evidence from animal and human brain studies. *Neuropsychologia, 41*(3), 245–251.

Polivy, J. (1998). The effects of behavioral inhibition: Integrating internal cues, cognition, behavior, and affect. *Psychological Inquiry, 9*(3), 181–204.

Pope, H. G., Hudson, J. I., Bodkin, J. A., & Oliva, P. (1998). Questionable validity of ‚dissociative amnesia' in trauma victims –

Evidence from prospective studies. *British Journal of Psychiatry, 172,* 210–215.

Purves, D., Cabeza, R., Huettel, S. A., LaBar, K. S., Platt, M. L., & Wolfdorff, M. (Eds.). (2013). *Principles of Cognitive Neuroscience* (2nd Ed.). Sinauer.

Quaedflieg, C., & Schwabe, L. (2018). Memory dynamics under stress. *Memory, 26*(3), 364–376.

Raichle, M. E. (2015). The brain's default mode network. *Annual Review of Neuroscience, 38,* 433–447.

Rangel, A., & Clithero, J. A. (2014). The computation of stimulus values in simple choice. In P. W. Glimcher & E. Fehr (Hrsg.), *Neuroeconomics Decision making and the brain* (2. Aufl., S. 125–148). London: Academic Press.

Redish, A. D., Jensen, S., & Johnson, A. (2008). A unified framework for addiction: Vulnerabilities in the decision process. *The Behavioral and Brain Sciences, 31*(4), 415–437.

Reisenzein, R. (1983). The schachter theory of emotion: Two decades later. *Psychological Bulletin, 94*(2), 239–264.

Rive, M. M., van Rooijen, G., Veltman, D. J., Phillips, M. L., Schene, A. H., & Ruhe, H. G. (2013). Neural correlates of dysfunctional emotion regulation in major depressive disorder. A systematic review of neuroimaging studies. *Neuroscience and Biobehavioral Reviews, 37*(10), 2529–2553.

Rolls, E. T. (2014). *Emotion and decision-making explained.* Oxford: Oxford University Press.

Rowe, G., Hirsh, J. B., & Anderson, A. K. (2007). Positive affect increases the breadth of attentional selection. *Proceeding of the National Academy of Science of the United States of America, 104*(1), 383–388.

Russell, J. A. (1991). In defense of a prototype approach to emotion concepts. *Journal of Personality and Social Psychology, 60*(1), 37–47.

Schachter, S., & Singer, J. E. (1962). Cognitive, social, and physiological determinants of emotional state. *Psychological Review, 69*(5), 379–399.

Schacter, D. L., Chiu, C. Y. P., & Ochsner, K. N. (1993). Implicit memory – A selective review. *Annual Review of Neuroscience, 16,* 159–182.

Schacter, D. L., Guerin, S. A., & St Jacques, P. L. (2011). Memory distortion: An adaptive perspective. *Trends in Cognitive Sciences, 15*(10), 467–474.

Schacter, D. L., Koutstaal, W., & Norman, K. A. (1996). Can cognitive neuroscience illuminate the nature of traumatic childhood memories? *Current Opinion in Neurobiology, 6*(2), 207–214.

Schacter, D. L., & Loftus, E. F. (2013). Memory and law: What can cognitive neuroscience contribute? *Nature Neuroscience, 16*(2), 119–123.

Schacter, D. L., Wagner, A. D., & Buckner, R. L. (2000). Memory systems of 1999. In E. Tulving & F. I. M. Craik (Hrsg.), *The Oxford handbook of memory* (S. 627–643). Oxford: Oxford University Press.

Scherer, K. R. (1997). Profiles of emotion-antecedent appraisal: Testing theoretical predictions across cultures. *Cognition and Emotion, 11*(2), 113–150.

Scherer, K. R., Schorr, A., & Johnstone, T. (Hrsg.). (2001). *Appraisal processes in emotion: Theory, methods, research.* New York: Oxford University Press.

Schirmer, A. (2015). *Emotion.* Thousand Oaks, CA: Sage.

Schultz, W. (2016). Dopamine reward prediction-error signalling: A two-component response. *Nature Reviews Neuroscience, 17*(3), 183–195.

Schultz, W., Dayan, P., & Montague, P. R. (1997). A neural substrate of prediction and reward. *Science, 275*(5306), 1593–1599.

Schwabe, L. (2017). Memory under stress: From single systems to network changes. *European Journal of Neuroscience, 45*(4), 478–489.

Schwabe, L., & Wolf, O. T. (2009). Stress prompts habit behavior in humans. *Journal of Neuroscience, 29*(22), 7191–7198.

Scully, I. D., Napper, L. E., & Hupbach, A. (2017). Does reactivation trigger episodic memory change? A meta-analysis. *Neurobiology of Learning and Memory, 142,* 99–107.

Seidel, M., King, J. A., Ritschel, F., Boehm, I., Geisler, D., Bernardoni, F., & Ehrlich, S. (2018). The real-life costs of emotion regulation in anorexia nervosa: A combined ecological momentary assessment and fMRI study. *Translational Psychiatry, 8,* 1–10.

Sheppes, G., Suri, G., & Gross, J. J. (2015). Emotion regulation and psychopathology. *Annual Review of Clinical Psychology, 11*(1), 379–405.

Shin, L. M., Bush, G., Milad, M. R., Lasko, N. B., Brohawn, K. H., Hughes, K. C., & Pitman, R. K. (2011). Exaggerated activation of dorsal anterior cingulate cortex during cognitive interference: A monozygotic twin study of posttraumatic Stress disorder. *American Journal of Psychiatry, 168*(9), 979–985.

Shiota, M. N., & Kalat, J. W. (2012). *Emotion* (2. Aufl.). Cengage Learning: Wadsworth.

Sloan, E., Hall, K., Moulding, R., Bryce, S., Mildred, H., & Staiger, P. K. (2017). Emotion regulation as a transdiagnostic treatment construct across anxiety, depression, substance, eating and borderline personality disorders: A systematic review. *Clinical Psychology Review, 57,* 141–163.

Smith, R., & Lane, R. D. (2016). Unconscious emotion: A cognitive neuroscientific perspective. *Neuroscience and Biobehavioral Reviews, 69,* 216–238.

Speisman, J. C., Lazarus, R. S., Mordkoff, A., & Davison, L. (1964). Experimental reduction of stress based on ego-defence theory. *Journal of Abnormal and Social Psychology, 68*(4), 367–380.

Squire, L. R. (1992). Memory and the hippocampus: A synthesis from findings with rats, monkeys, and humans. *Psychological Review, 99*(2), 195–231.

Squire, L. R., & Dede, A. J. (2015). Conscious and unconscious memory systems. *Cold Spring Harbor Perspectives in Biology, 7*(3), a021667.

Stalnaker, T. A., Cooch, N. K., & Schoenbaum, G. (2015). What the orbitofrontal cortex does not do. *Nature Neuroscience, 18*(5), 620–627.

Stroop, J. R. (1935). Studies of interference in serial verbal reactions. *Journal of Experimental Psychology, 18,* 643–662.

Stuss, D. T., & Knight, R. T. (2013). *Handbook of frontal lobe function* (2. Aufl.). Oxford: Oxford University Press.

Teachman, B. A., Joormann, J., Steinman, S. A., & Gotlib, I. H. (2012). Automaticity in anxiety disorders and major depressive disorder. *Clinical Psychology Review, 32*(6), 575–603.

Tomb, I., Hauser, M., Deldin, P., & Caramazza, A. (2002). Do somatic markers mediate decisions on the gambling task? *Nature Neuroscience, 5*(11), 1103–1104.

Topolinski, S., & Deutsch, R. (2013). Phasic affective modulation of semantic priming. *Journal of Experimental Psychology-Learning Memory and Cognition, 39*(2), 414–436.

Treanor, M., Brown, L. A., Rissman, J., & Craske, M. G. (2017). Can memories of traumatic experiences or addiction be erased or modified? a critical review of research on the disruption of memory reconsolidation and its applications. *Perspectives on Psychological Science, 12*(2), 290–305.

Ullsperger, M., Fischer, A. G., Nigbur, R., & Endrass, T. (2014). Neural mechanisms and temporal dynamics of performance monitoring. *Trends in Cognitive Sciences, 18*(5), 259–267.

van Holst, R. J., van den Brink, W., Veltman, D. J., & Goudriaan, A. E. (2010). Why gamblers fail to win: A review of cognitive and neuroimaging findings in pathological gambling. *Neuroscience and Biobehavioral Reviews, 34*(1), 87–107.

Volkow, N. D., & Baler, R. D. (2015). NOW vs LATER brain circuits: Implications for obesity and addiction. *Trends in Neurosciences, 38*(6), 345–352.

Vytal, K., & Hamann, S. (2010). Neuroimaging support for discrete neural correlates of basic emotions: A voxel-based meta-analysis. *Journal of Cognitive Neuroscience, 22*(12), 2864–2885.

Walter, H., Kalckreuth, Av, Schardt, D., Stephan, A., Goschke, T., & Erk, S. (2009). The temporal dynamics of voluntary emotion regulation. *PLoS ONE, 4*(8), e6726. ▶ https://doi.org/6710.1371/journal.pone.0006726.

Ward, J. (2015). *The student's guide to cognitive neuroscience* (3. Aufl.). Ney York: Psychology Press.

Watson, D., Clark, L. A., & Tellegen, A. (1988). Development and validation of brief measures of positive and negative affect – The PANAS scales. *Journal of Personality and Social Psychology, 54,* 1063–1070.

Weiner, B. H. (1986). *An attributional theory of motivation and emotion.* New York: Springer.

Whalen, P. J., Rauch, S. L., Etcoff, N. L., McInerney, S. C., Lee, M. B., & Jenike, M. A. (1998). Masked presentations of emotional facial expressions modulate amygdala activity without explicit knowledge. *Journal of Neuroscience, 18*(1), 411–418.

Whitmer, A. J., & Banich, M. T. (2007). Inhibition versus switching deficits in different forms of rumination. *Psychological Science, 18*(6), 546–553.

Williams, J. M. G., Watts, F. N., MacLeod, C., & Mathews, A. (1997). *Cognitive psychology and emotional disorders* (2. Aufl.). Chichester: John Wiley.

Williams, L. M. (2017). Defining biotypes for depression and anxiety based on large-scale circuit dysfunction: A theoretical review of the evidence and future directions for clinical translation. *Depression and Anxiety, 34*(1), 9–24.

Wittchen, H.-U., Jacobi, F., Rehm, J., Gustavsson, A., Svensson, M., Jonsson, B., & Steinhausen, H. C. (2011). The size and burden of mental disorders and other disorders of the brain in Europe 2010. *European Neuropsychopharmacology, 21*(9), 655–679.

Wolf, O. T. (2017). Stress and memory retrieval: Mechanisms and consequences. *Current Opinion in Behavioral Sciences, 14,* 40–46.

Wolff, M., Krönke, K. M., Venz, J., Kräplin, A., Bühringer, G., Smolka, M. N., & Goschke, T. (2016). Action versus state orientation moderates the impact of executive functioning on real-life self-control. *Journal of Experimental Psychology: General, 145*(12), 1635–1653.

Wundt, W. (1905). *Grundriß der Psychologie* (7. Aufl.). Leipzig: Engelmann.

Yager, J., & Feinstein, R. E. (2017). Potential applications of the national institute of mental health's Research Domain Criteria (RDoC) to clinical psychiatric practice: How RDoC might be used in assessment, diagnostic processes, case formulation, treatment planning, and clinical notes. *Journal of Clinical Psychiatry, 78*(4), 423–432.

Zajonc, R. B. (1980). Feeling and thinking: Preferences need no inferences. *American Psychologist, 35*(2), 151–175.

Differentiellpsychologische Perspektive in der Klinischen Psychologie

Tilman Hensch und Alexander Strobel

Inhaltsverzeichnis

© Springer-Verlag GmbH Deutschland, ein Teil von Springer Nature 2020
J. Hoyer und S. Knappe (Hrsg.), *Klinische Psychologie & Psychotherapie*,
https://doi.org/10.1007/978-3-662-61814-1_6

6.1 Differentielle und Klinische Psychologie: Grundlegende Konzepte

In diesem Kapitel soll das große Potenzial der differentiellen Perspektive in der Klinischen Psychologie aufgezeigt werden. Dabei werden zunächst grundlegende Konzepte dargestellt, die für den Zusammenhang differentieller und klinischer Fragestellungen zentral sind. Anschließend werden klinische Persönlichkeitskonzepte besprochen, die sich differentiellpsychologischer Herangehensweisen bedienen. Dies sind vor allem Vulnerabilitäts- und Protektivfaktoren. In den letzten drei Abschnitten werden die originär differentiellpsychologischen Theorien besprochen, die sich als klinisch relevant herausgestellt haben, die stark mit den Vulnerabilitäts- und Protektivfaktoren überlappen und vor allem durch das Beschreiben fundamentaler Verhaltensbereiche (Approach und Avoidance) für das Verständnis klinischer Phänomene nützlich sind.

Definition

Ziel der **Differentiellen Psychologie** ist die Beschreibung, Erklärung und Vorhersage interindividueller Unterschiede im Erleben und Verhalten.

Diese interindividuellen Unterschiede beschränken sich dabei nicht nur auf klassische Bereiche individueller Besonderheiten wie Intelligenz oder Temperament, sondern betreffen grundsätzlich alle Bereiche der Psychologie, beispielsweise interindividuelle Besonderheiten der Motivation, Emotion und Kognition sowie Unterschiede auf physiologischer, biochemischer und genetischer Ebene. Diese interindividuellen Besonderheiten bieten vielfältige Anknüpfungspunkte für die Klinische Psychologie.

Zur Beschreibung individueller Unterschiede werden häufig Eigenschaftsbegriffe, sog. Traits, verwendet (Brocke 2000).

Definition

Ein **Trait** bezeichnet eine relativ überdauernde Disposition, in Trait-spezifischen Situationen mit einer bestimmten Wahrscheinlichkeit ein Trait-spezifisches Verhalten zu zeigen.

In einer Partysituation kann beispielsweise Extraversion verhaltenswirksam werden, ein Arztbesuch führt jedoch nicht zwingend zur Manifestation dieses Traits in extraversionsspezifischem Verhalten. In diesem Ansatz ist Verhalten also das Ergebnis einer Interaktion aus Trait-Ausprägungen und Situationsvariablen.

> **Wichtig**
>
> Dieses Trait-Situations-Verhaltensmodell entspricht im klinischen Bereich dem sog. Diathese-Stress-Modell (auch: Vulnerabilitäts-Stress-Modell), das beschreibt, wie Dispositions- bzw. Vulnerabilitätsfaktoren in Kombination mit externen Stressoren zum Auftreten einer Störung führen können. Auch protektive Traits einer Person (Protektivfaktoren) können in das grundlegende Trait-Situations-Verhaltensmodell eingehen. Allerdings werden in diesem Kapitel mehrere Beispiele dafür genannt, dass Traits je nach Situation sowohl Vulnerabilitätsfaktoren als auch Protektivfaktoren darstellen können. So werden in ▶ Abschn. 6.2 auch protektive Effekte von Risikofaktoren für affektive Störungen besprochen sowie negative Konsequenzen von Optimismus.

Ebenso kann man vermuten, dass sich eine biologische Disposition beispielsweise zu Novelty oder Sensation Seeking (▶ Abschn. 6.3.1) nicht zwingend in Drogenabusus und Risikoverhalten äußern muss, sondern dass sich unter günstigen Umgebungsbedingungen auch andere positive Formen von Reizsucheverhalten entfalten können. Je nach Umweltbedingungen können Traits sich also ganz unterschiedlich in Verhalten äußern. In der molekulargenetischen Forschung zu psychischen Störungen werden solche Interaktionen zwischen Dispositionen, (in diesem Fall auf genetischer Ebene) und Umwelteinflüssen intensiv erforscht, indem man untersucht, wie sich genetische Polymorphismen (▶ Abschn. 6.3.2) bei Auftreten bestimmter Lebensereignisse auswirken (Gen-Umwelt-Interaktion). Die epigenetische Forschung (▶ Kap. 7) geht noch einen Schritt weiter und untersucht u. a., wie genau sich solche Umweltfaktoren, z. B. Ernährung, Stress oder elterliche Zuwendung, auf die überdauernde Expression von Genen auswirken.

Bei der Untersuchung von Zusammenhängen zwischen Persönlichkeit und psychischen Störungen sind einige Aspekte zu beachten, die im Folgenden genannt werden:

1. Der Zusammenhang von Persönlichkeit und Störung hängt davon ab, auf welcher Ebene die Traits erfasst werden. Viele Persönlichkeitsmodelle haben auf oberster Hierarchieebene stark generalisierte Superfaktoren bzw. Faktoren zweiter Ordnung, wie z. B. Neurotizismus. Diese Faktoren zweiter Ordnung ergeben sich faktorenanalytisch aus noch miteinander korrelierenden Faktoren erster Ordnung, in diesem Fall den Neurotizismus-Subskalen.
   Wenn man nun wissen will, ob eine Person sich z. B. in einer sozialen Situation selbstsicher verhält, wird eine dieser Subskalen, nämlich „Soziale Befangenheit", sicher eine bessere Vorhersage erlauben als

der stärker abstrahierte Superfaktor „Neurotizismus", der auch noch ganz andere Aspekte habitueller emotionaler Labilität erfasst. Auch bei der Suche nach biologischen Korrelaten von Persönlichkeit sollte man die Ebene der homogenen Subskalen berücksichtigen. Die Neurotizismus-Subskalen korrelieren zwar aufgrund ähnlichen Ankreuzverhaltens der Probanden, ob jedoch allen Subfacetten gleichermaßen dieselben biologischen Grundlagen zugrunde liegen, kann bezweifelt werden. So zeigte sich beispielsweise, dass das s-Allel des unten besprochen Serotonintransporterpolymorphismus 5-HTTLPR besonders mit der Neurotizismus-Subskala „Angry Hostility" des NEO-PI-R korreliert und eher schwächer mit der Neurotizismus-Subskala „Anxiety" (Lesch et al. 1996; Greenberg et al. 2000; ► Gut zu wissen „Neurotizismus").

Neurotizismus
Neurotizismus bezeichnet die stabile Tendenz, negative Emotionen und damit einhergehende Beschwerden und Kognitionen (z. B. Grübeln) zu erfahren. Neurotizismus weist eine hohe Erblichkeit (40–50 %) auf, lässt sich kulturübergreifend finden und ist – wenn auch mit unterschiedlichen Benennungen und Facettierungen – in nahezu jedem Persönlichkeitsmodell vertreten. Es handelt sich also um eine der zentralen Eigenschaften, in denen sich Menschen stabil und reliabel unterscheiden.
Neurotizismus ist ein multidimensionales Konstrukt, das verschiedene miteinander korrelierende Facetten emotionaler Labilität zusammenfasst. Im NEO-Persönlichkeitsinventar (NEO-PI-R, Ostendorf und Angleitner 2004) umfasst Neurotizismus folgende sechs Dimensionen, hier jeweils mit einem Beispielitem dargestellt:

- Anxiety (Ängstlichkeit): Ich bin häufig beunruhigt über Dinge, die schief gehen könnten.
- Angry Hostility (Reizbarkeit): Ich ärgere mich oft darüber, wie andere Leute mich behandeln.
- Depression (Depressivität): Ich fühle mich selten einsam und traurig (umzucodieren).
- Self-Consciousness (Soziale Befangenheit): Im Umgang mit anderen befürchte ich häufig, dass ich unangenehm auffallen könnte.
- Impulsiveness (Impulsivität): Manchmal handele ich aus einem spontanen Gefühl heraus und bereue es später.
- Vulnerability (Verletzlichkeit): Wenn ich unter starkem Stress stehe, fühle ich mich manchmal, als ob ich zusammenbräche.

2. Neben der Wahl der angemessenen Beschreibungsebene sollte man bei der Verhaltensvorhersage neben den Traits stets auch die aktuellen Zustände (States) berücksichtigen.
3. Persönlichkeitseigenschaften können nicht nur die Erstmanifestation oder den Verlauf von Störungen beeinflussen, sondern werden ihrerseits auch durch Störungen beeinflusst. Zerssen (2001) verdeutlicht dies mit den Begriffen **prämorbide, morbide und postmorbide Persönlichkeit** (► Gut zu wissen). Die prämorbide Persönlichkeit ist diejenige vor dem ersten Auftreten der Erkrankung, und leider bei dem sich vorstellenden Patienten häufig unbekannt. Meist ist nur die Persönlichkeit während (morbide) oder nach der Erkrankung (postmorbide) bekannt. Letztere können beide von der Erkrankung selbst und von der Behandlung (z. B. Hospitalisierung oder Pharmakotherapie) beeinflusst sein.

Warum ist es wichtig, zwischen prämorbider, morbider und postmorbider Persönlichkeit zu unterscheiden?
Eine depressive Phase geht mit erhöhten Neurotizismuswerten einher. Wenn man während der depressiven Phase einen Persönlichkeitsfragebogen vorgibt, misst man mit der morbiden Persönlichkeit also auch State-Aspekte. Auch nach Abklingen der Depression können die Neurotizismuswerte durch Nachwirkungen der Störung oder durch die Behandlung verändert sein, weshalb man von postmorbider Persönlichkeit spricht. Längsschnittstudien konnten jedoch auch zeigen, dass bereits die prämorbide Persönlichkeit von später an Depression erkrankenden Personen höhere Neurotizismuswerte aufweist (► Abschn. 6.2 und 6.3).

4. Bei der Frage, inwieweit man mit Persönlichkeitstraits psychische Störungen aufklären oder vorhersagen kann, sollte auch bedacht werden, dass es auf die Summe vieler verschiedener Traits und deren potenzielle Wechselwirkungen ankommt.

6.2 Klinische Persönlichkeitskonzepte mit differentiellpsychologischer Herangehensweise

In diesem Abschnitt sollen Persönlichkeitseigenschaften besprochen werden, die aus dem klinischen Kontext heraus entstanden sind, sich jedoch differentiellpsychologischer Methoden bedienen. Dies sind Vulnerabilitäts- und Protektivfaktoren, die einen Beitrag zur Vorhersage von Erkrankung und Gesundheit leisten, und Persönlichkeitskonzepte, bei deren Entwicklung klinisch relevante Persönlichkeitsbereiche explizit berücksichtigt wurden.

6.2.1 Vulnerabilitäts- und Protektivfaktoren

Zur Ermittlung von Erkrankungsrisiken wurden verschiedene Persönlichkeitskonzepte vorgeschlagen. Im Folgenden werden Vulnerabilitätsfaktoren für psychische und nicht psychische (körperliche) Störungen sowie Protektivfaktoren (Schutzfaktoren) dargestellt. Anschließend erfolgt eine Bewertung der Konzepte, wobei deren Überschneidung mit dem unspezifischen Neurotizismusfaktor eine wesentliche Rolle spielt.

Vulnerabilitätsfaktoren

Affektive Störungen lassen sich (wie viele andere psychische Störungen) auch sehr gut dimensional statt kategorial beschreiben (► Gut zu wissen), wobei dann die Diagnose einer Major Depression am Ende eines Kontinuums affektiver Symptome liegt. Die TEMPS-A („Temperamentsskalen-Autoversion"; Akiskal et al. 2002) erfassen in diesem Sinne affektive Temperamentseigenschaften nicht als Krankheitskategorien, sondern als subpathologische, dimensionale Traits, in denen auch Personen ohne Störungsdiagnose Varianz aufweisen: das depressive, hyperthyme, zyklothyme, ängstliche und reizbare Temperament.

(zumindest nach einer zu kurzen Nachtruhe), sodass hier eine kontinuierliche Annahme der Symptome besonders plausibel ist. Aber auch für andere Störungen sind dimensionale Konzepte passend, deren Implementierung im DSM-5 jedoch trotz langer Diskussion dazu kaum umgesetzt wurde (Lupien et al. 2017). Allerdings hat in letzter Zeit in der klinischen Psychologie die Berücksichtigung dimensionaler Ansätze durch den Endophänotypenansatz und das RDoC-Projekt des NIMH stark zugenommen (► Abschn. 6.3.2, ► Gut zu wissen „Von Endophänotypen zu RDoC"; zur Problematik der Cut-off-Bestimmungen und der Auflösung dimensionaler versus kategorialer Aspekte ► Kap. 1 und 7).

Mit Neurotizismus und Extraversion zeigen die TEMPS-A deutliche Überlappungen (Blöink et al. 2005): Das depressive Temperament z. B. wird erwartungsgemäß durch hohe Werte in Neurotizismus und niedrige Werte in Extraversion gekennzeichnet. Diese Kombination von hohem Neurotizismus und niedriger Extraversion nehmen auch biopsychologische Persönlichkeitstheorien für Depressivität an (s. unten). Nichtsdestoweniger konnten die TEMPS-A in einer Studie von Kwapil et al. (2013) über die Big Five (► Abschn. 6.4) hinaus eigenständige Varianz an affektiven Symptomen und Erkrankungen aufklären; und es liegen auch erste Daten zur prädiktiven Validität der TEMPS-A für bipolare Störungen vor (DeGeorge et al. 2014).

Gut zu wissen

Dimensionale versus kategoriale Trait-Konzeptionen
Dimensionale Eigenschaftskonzeptionen dominieren in der Differentiellen Psychologie gegenüber einer primär kategorialen Diagnostik in der Klinischen Psychologie. Psychische Störungen lassen sich jedoch auch dimensional beschreiben, wobei dann die Störungsdiagnose am Ende eines Kontinuums von Symptomen liegt. Eine Studie, die Daten für eine kontinuierliche Konzeptionalisierung von ADHS vorlegte (Lubke et al. 2009), verglich den dimensionalen Ansatz bei psychischen Störungen mit Blutdruck, bei dem es auch ein Kontinuum von normal bis pathologisch gibt, wobei die Cut-off-Werte für „pathologisch" durchaus variabel sind, je nachdem, welche Risikofaktoren der Patient noch aufweist. Die Kernsymptome von ADHS, Aufmerksamkeitsdefizit und Hyperaktivität, unterscheiden sich nicht qualitativ von den Symptomen, die jeder mehr oder weniger kennt

---

Klinisch betrachtet

Beispielitems der „Hypomanen Persönlichkeits Skala" (HPS)
— Ich bin oft so aufgedreht, dass meine Freunde mich im Spaß fragen, was für Drogen ich nehme.
— Ich war oft von einer interessanten Aufgabe so fasziniert, dass ich mir keine Gedanken über Essen und Schlafen machte.
— Andere sehen mich als etwas „überdrehte" Person.
— Ich bin oft so glücklich und energiegeladen, dass ich fast leichtsinnig werde.
— Wenn ich ein Gefühl erlebe, spüre ich es gewöhnlich mit extremer Intensität bzw. Stärke.
— Ich bin oft so guter Laune, dass ich mich auf nichts allzu lange konzentrieren kann.
— Ich komme leicht in Stimmungen, in denen ich mich aufgedreht und reizbar fühle.

Die „Hypomane Persönlichkeits Skala" (HPS; Eckblad und Chapman 1986; dt.: Meyer et al. 2000; Subskalen finden sich bei Hensch et al. 2019; ▶ Klinisch betrachtet) wurde entwickelt, um im Rahmen der psychometrischen **High-Risk-Forschung** (▶ Gut zu wissen) Personen zu identifizieren, die ein erhöhtes Risiko für bipolar-affektive Störungen haben. Personen mit hohen Werten auf der HPS beschreiben sich als euphorisch, aufgedreht, selbstsicher, optimistisch, ruhelos und energiegeladen. Auch wenn in Längsschnittstudien (Blechert und Meyer 2005; Kwapil et al. 2000; Walsh et al. 2015) die HPS bipolare Erkrankungen und assoziierte Störungen wie Substanzkonsumstörungen vorhersagen konnte, dürften hohe Werte auf dieser Persönlichkeitseigenschaft oft auch von Vorteil sein, z. B. in Führungspositionen, in denen sich gehäuft Personen mit hohen Werten in „hypomaner Persönlichkeit" finden (Ecklad und Chapman 1986). Trotz ihrer Korrelationen mit Extraversion konnte die HPS darüber hinaus eigenständige Varianz in affektiven Symptomen und beispielsweise auch der IAEP, einem Indikator serotonerger Neurotransmission (▶ Abschn. 6.3.2), erklären (Meyer 2002; Hensch et al. 2007).

High-Risk-Forschung: Genetisch, endophänotypisch und psychometrisch
Bei der genetischen High-Risk-Forschung werden Verwandte von bereits z. B. an Schizophrenie Erkrankten untersucht. Die längsschnittliche Beobachtung dieser Personen mit genetisch erhöhtem Erkrankungsrisiko kann wichtige Erkenntnisse zur Ätiologie der Störung bringen. Die genetische High-Risk-Forschung hat jedoch den Nachteil, dass keine Erkenntnisse über Personen gewonnen werden können, die eine Vulnerabilität tragen, ohne dass z. B. ein Elternteil an Schizophrenie erkrankt ist.
Eine alternative Möglichkeit zur Risikogruppenbildung ist es, Extremwerte in biologischen Indikatoren heranzuziehen, z. B. EEG-Parameter (Abschn.6.3.2). Diese biologischen Indikatoren liegen „Gen-näher" als das unmittelbar sichtbare Verhalten, der Phänotyp. Daher spricht man bei der Verwendung von biologischen Parametern auch von endophänotypischer Strategie der Risikogruppenbildung.
Die ökonomischste Art der High-Risk-Gruppenbildung ist jedoch die psychometrische High-Risk-Forschung, die keine Diagnosen von Verwandten und auch keine aufwändigen experimentellen Paradigmen benötigt: In sehr umfangreichen, unausgelesenen Stichproben werden Risikopersonen aufgrund von Extremwerten in Fragebögen (z. B. der HPS oder den Psychoserisikoskalen) identifiziert.

Psychoserisiken werden mit verschiedenen Skalen erfasst, z. B. mit den Skalen „Soziale Anhedonie", „Wahrnehmungsabweichungen" und „Magisches Denken" aus der Arbeitsgruppe um Chapman (ausführlich zu Psychoserisikoskalen s. Andresen und Maß 2001).

Somatoforme Störungen wurden u. a. im Zusammenhang mit dem Trait Alexithymie untersucht. Alexithymie bezeichnet das Defizit, Emotionen wahrzunehmen und auszudrücken. Alexithymie ist allerdings positiv mit Neurotizismus und negativ mit Extraversion assoziiert und geht außerdem mit Depression einher, sodass ihr eigenständiger Prognosebeitrag bis heute noch Forschungsgegenstand ist (De Gucht et al. 2004; Klinger-König et al. 2018; Zunhammer et al. 2013).

Koronare Herzerkrankungen wurden bereits in den 50er Jahren mit einem Eigenschaftsmuster in Zusammenhang gebracht, das man als **Typ A** (Ungeduld, Feindseligkeit und Ehrgeiz) bezeichnete. Nachfolgende Studien mit widersprüchlichen Befunden führten zu einer Konzentration der Forschung auf Teilkomponenten des heterogenen Typ-A-Konzeptes, und einem Alternativkonzept, dem **Typ D** („distress"), der Personen beschreibt, die hohe Werte auf der Dimension „negative Emotionalität" haben und darüber hinaus gehemmt sind, diese auszudrücken. Typ D lässt sich teilweise mit den Big-Five-Dimensionen aufklären, und zwar durch hohe Werte in Neurotizismus und geringe in Extraversion und Gewissenhaftigkeit; und die Vorhersagekraft bezüglich gesundheitsbezogener Variablen erwies sich in einer Studie von Horwood und Anglim (2017) gegenüber den Big Five unterlegen. Ferner hängt Typ D nach bisher vorliegenden Studien nicht nur mit kardiovaskulärer Erkrankung und Sterblichkeit zusammen, sondern insgesamt mit schlechterer Gesundheit (Chapman et al. 2011; Mols und Denollet 2010).

Protektivfaktoren

Protektivfaktoren wurden zahlreich untersucht, nachdem die lange vorherrschende pathogenetische Orientierung der Forschung (Was macht krank?) um die ebenso wichtige salutogenetische Perspektive (Was hält gesund?) ergänzt worden war.

Antonovsky (1987) führte das Konstrukt **Kohärenzgefühl** als Protektivfaktor ein (Zuversicht, dass Welt verstehbar, beeinflussbar, sinnhaft ist). Ob dieses Konstrukt neben Neurotizismus und Depression eigenständig für die Gesundheitsvorhersage von Bedeutung ist, wurde vielfach bezweifelt (Amelang und Schmidt-Rathjens 2000). Kürzlich wurden jedoch erste Daten zur inkrementellen Validität vorgelegt (Grevenstein et al. 2016).

Das Persönlichkeitskonzept **Hardiness** wurde ebenfalls intensiv als Protektivfaktor gegenüber Stress untersucht. Es umfasst die drei Komponenten Engagement/Verpflichtung (eigenes Tun richtig und sinnhaft), Kontrollierbarkeit (Geschehnisse beeinflussbar) und Herausforderung (Veränderung wird weniger als Bedrohung, vielmehr als Chance, wahrgenommen). An der Operationalisierung und Konfundierung mit Neurotizismus wurde Kritik geübt (s. Klag und Bradley 2004), allerdings konnte eine inkrementelle Validität von Hardiness gegenüber etablierten Persönlichkeitskonstrukten metaanalytisch gezeigt werden (Eschleman et al. 2010).

Optimismus wurde unterschiedlich konzeptionalisiert. Scheier und Carver (1985) erfassen mit ihrem „Life Orientation Test" (LOT) Optimismus als stabile generalisierte Erwartungshaltung, dass positive Ereignisse eintreten. Diese generalisierte Erwartungshaltung lässt sich mit dem Motto „Es wird schon alles gut gehen" umschreiben und wurde z. B. längsschnittlich mit einer besseren Genesung nach Operationen in Verbindung gebracht (s. Schwarzer und Renner 1997). Allerdings zeigte sich, dass der LOT zweidimensional ist, sodass man zwei getrennte Skalenwerte für Optimismus und für Pessimismus bilden sollte. Problematisch ist jedoch vor allem, dass in diesem Modell nicht zwischen Konsequenzerwartung und Kompetenzerwartung differenziert wird. Ob man beispielsweise mit dem Rauchen aufhört, hängt von der Konsequenzerwartung ab, damit tatsächlich Lungenkrebs zu vermeiden, und außerdem von der optimistischen Kompetenzerwartung, zu diesem Verhalten auch in der Lage zu sein. Wegen der fehlenden Spezifizierung, worauf sich die optimistische Erwartungshaltung bezieht, verwundert es nicht, dass sich die Varianzaufklärung von Gesundheit durch den LOT deutlich reduziert, wenn man Neurotizismus und Extraversion auspartialisiert. Ferner wurde bezweifelt, ob Optimismus in dieser generalisierten Form überhaupt sinnvoll als unabhängiges Konstrukt von Gesundheit zu trennen ist (Hoyer 2000). Eine demnach sinnvolle Differenzierung des Konzeptes berücksichtigt dann also auch potenziell negative Konsequenzen von optimistischen Erwartungen. So könnte eine unrealistisch optimistische Einschätzung des Lungenkrebsrisikos für die Handlungsmotivation, mit dem Rauchen aufzuhören, ungünstig sein (Hoyer 2000).

Neurotizismus: Genereller Vulnerabilitäts-/Protektivfaktor und genereller Beschwerdenfaktor

Neurotizismus überlappt, wie gezeigt, mit vielen der dargestellten Vulnerabilitäts- und Protektivfaktoren. Neurotizismus selbst korreliert positiv mit Depression und negativ mit deren Behandlungserfolg und ist darüber hinaus auch **längsschnittlich ein Risikofaktor** für Depression (Kendler et al. 2004). Genomweite Studien und Zwillingsstudien zeigen, dass Neurotizismus und Depression gemeinsame genetische Grundlagen teilen (de Moor et al. 2015; Kendler et al. 1993). Einige Autoren sehen den Vulnerabilitätsfaktor Neurotizismus

als **Mediator,** also als ein Bindeglied in der Kausalkette, die beispielsweise zu Depression führt (Munafò et al. 2005; Tang et al. 2009).

Neurotizismus ist ein wesentliches Element des oben besprochenen Herz-Kreislauf-Risikofaktors Typ D. In Bezug auf Neurotizismus als alleiniger Risikofaktor für Herz-Kreislauf-Erkrankungen oder Mortalität ist die Befundlage jedoch inkonsistent (Wilson et al. 2005). Ein Teil dieser Inkonsistenz mag auf Methodenunterschiede der Studien zurückzuführen sein (z. B. unterschiedliche Katamnesezeiträume), aber auch gegenläufige Wirkungen von Neurotizismus könnten Inkonsistenzen und Nullbefunde erzeugen: Neurotizismus erhöht zwar die Stressanfälligkeit, aber eventuell auch die Wahrscheinlichkeit, Warnsymptome rechtzeitig wahrzunehmen und behandeln zu lassen.

Querschnittlich korreliert Neurotizismus mit zahlreichen weiteren psychischen und körperlichen Störungen, von Schmerzen bis zu Erkältungssymptomen. Dies ist nicht verwunderlich, handelt es sich bei Neurotizismus doch um einen grundlegenden Trait, der habituelle Beschwerden und negativen Affekt umfasst. Daher ist Neurotizismus transdiagnostisch bedeutsam, aber seine Spezifität für Störungen ist gering. Für die querschnittliche Bedeutung von Neurotizismus spricht jedoch, dass er auch als Moderator für die Wirkung anderer Eigenschaften fungiert (Claridge und Davis 2001). Hier zeigt sich erneut die Notwendigkeit, mehrere Traits simultan zur Verhaltensvorhersage heranzuziehen (▶ Abschn. 6.1). Schließlich finden sich auch querschnittliche Studien mit objektiven Korrelaten von Neurotizismus, z. B. physiologische Stress- und Immunreaktionen (Phillips et al. 2005).

Probleme bisheriger Forschung zu Vulnerabilitäts- und Protektivfaktoren

Die aus dem klinischen Kontext heraus entwickelten Vulnerabilitäts- und Protektivfaktoren konvergieren z. T. mit Neurotizismus und Extraversion, also mit grundlegenden Faktoren, die auch in den biopsychologischen und korrelativen Persönlichkeitstheorien zentral sind (s. unten). Bei vielen der dargestellten gesundheitspsychologischen Faktoren wäre eine **stärkere Berücksichtigung bereits vorliegender Konzepte,** insbesondere Neurotizismus, wünschenswert gewesen, um den spezifischen Beitrag des jeweiligen Konstruktes herauszuarbeiten **(inkrementelle Validität).** Nicht nur mit Neurotizismus, sondern auch untereinander dürften sich die Konzepte z. T. erheblich überlappen.

Außerdem sollte geklärt werden, welches Messverfahren das jeweilige Konstrukt valide und reliabel erfasst **(Operationalisierung).** So wurde z. B. zur Erfassung von Typ A das ursprüngliche strukturierte Interview unter Stressbedingungen zunehmend durch einen einfachen Fragebogen ersetzt, obwohl beide Verfahren nur gering korrelieren und die Brauchbarkeit der Fragebögen angezweifelt wurde (Boxberg und Rüddel 1995). In Bezug auf Typ A sei außerdem angemerkt, dass allein eine Verbesserung der medizinischen Prävention und Behandlung über die Jahre hinweg die Varianzaufklärung durch die Persönlichkeitseigenschaft zum Verschwinden bringen könnte.

Bei den Längsschnittstudien sollten die **Katamnesezeiträume** lang genug sein, damit sich auch tatsächlich die Vulnerabilitäten in Erkrankungen manifestieren können. Nur **längsschnittliche Studien** können ferner die Konfundierung vermeiden, dass bereits bestehende Erkrankungen oder Prodromalsymptome die Persönlichkeit beeinflussen.

Wenn Erkrankungen nur mit Fragebögen erfasst werden, ist zumindest darauf zu achten, ob ein **Item-Overlap** besteht zwischen den Fragebögen zur Erfassung der Persönlichkeit und den Fragebögen zur Erfassung der Erkrankungen. Solch ein Item-Overlap besteht z. B., wenn man mit der Persönlichkeitseigenschaft Sensation Seeking (▶ Abschn. 6.3) Drogenkonsum vorhersagen will. Einige Sensation-Seeking-Items fragen nämlich direkt nach Drogenkonsum. Durch das Herauslassen solcher tautologisch korrelierenden Items sowie durch die Konstruktion von „drogenfreien" Sensation-Seeking-Skalen konnte jedoch gezeigt werden, dass auch andere Sensation-Seeking-Aspekte mit Drogenkonsum zusammenhängen (s. Roth und Hammelstein 2003).

6.2.2 Weitere klinisch nah konstruierte Persönlichkeitsverfahren

Kliniker interessierten sich nicht nur für die Persönlichkeit zur Risiko- und Verlaufsvorhersage, sondern auch für eine weitergehende Persönlichkeitserfassung unter Berücksichtigung klinisch relevanter Eigenschaften. Dieses Bemühen schlug sich in der Entwicklung von einer Reihe von Verfahren nieder, die hier, geordnet nach ihrem Konstruktionsprinzip (kriterienorientiert, deduktiv, induktiv), exemplarisch dargestellt werden.

Kriterienorientierte Verfahren

Bei kriterienorientiert entwickelten Verfahren werden diejenigen Items zu einer Skala zusammengestellt, die in der Lage sind, klinische Gruppen zu trennen. Das bekannteste und trotz erheblicher psychometrischer und konzeptioneller Schwächen (Angleitner 1997) immer noch sehr häufig verwendete Persönlichkeitsverfahren ist das „Minnesota Multiphasic Personality Inventory" (MMPI; neueste deutschsprachige Version: MMPI-2, Hathaway et al. 2000. Eine deutschsprachige Version des aktuellsten MMPI-2-RF, Ben-Porath und Tellegen 2008, ist in Vorbereitung). Ziel dieses bereits in

den 40er Jahren entwickelten Verfahrens war die Trennung „psychiatrisch diagnostizierter" Personengruppen von „unauffällig-normalen".

Selbstverständlich verwendet man bei der Entwicklung kriterienorientierter Verfahren in der Regel nur solche Items, von denen man annimmt, dass sie Patientengruppen untereinander oder Patienten von Gesunden trennen könnten. Ein gewisses Ausmaß an Theorie spielt bei der Itemauswahl also auch eine Rolle.

Deduktive Verfahren

Dominiert jedoch die Theorie, und werden die Items speziell als Operationalisierung der Theorie formuliert, spricht man von deduktiven Testverfahren. Dies trifft z. B. auf die Messverfahren der Theorien von Gray und Cloninger zu (▶ Abschn. 6.3.1).

Induktive Verfahren

Auch wenn Items einer Skala deduktiv aus einer Theorie heraus entwickelt wurden, so werden dennoch zusätzlich faktorenanalytische Techniken und Itemkennwerte herangezogen, um die Skala zu optimieren. Wenn von vornherein die faktorenanalytische Zusammenfassung von Items zu Skalen dominiert, so spricht man von induktiven Verfahren. Der Big-Five-Ansatz (▶ Abschn. 6.4) ist ein prominentes Beispiel. Ein häufig im klinischen Bereich verwendetes Verfahren, das „Freiburger Persönlichkeitsinventar" (FPI-R, revidierte Version; Fahrenberg et al. 2010), wurde teils induktiv, teils deduktiv entwickelt. Dem FPI-R liegt keine Persönlichkeitstheorie zugrunde, sondern es wurden Items ausgewählt, die die Autoren für bedeutsam hielten (hier also eine gewisse Deduktivität), die dann faktorenanalytisch und nach Trennschärfekriterien zusammengefasst wurden. So enthält das FPI-R klinisch bedeutsame Skalen wie Beanspruchung, körperliche Beschwerden, Lebenszufriedenheit und Erregbarkeit. Es ist nicht verwunderlich, dass diese Skalen starke Überlappung mit Neurotizismus haben, sodass man sie – bei Interesse an Superfaktoren – auch unter Neurotizismus subsumieren könnte.

6.3 Biopsychologische Persönlichkeitstheorien, biologische Einzeltraits und Klinische Psychologie

Zwei große Gruppen von Persönlichkeitstheorien lassen sich unterscheiden: rein korrelative Ansätze, die in ▶ Abschn. 6.4 besprochen werden, und kausale Theorien, die das Verhalten **nicht nur beschreiben, sondern auch erklären** wollen. Zu Letzteren gehören die biopsychologischen Persönlichkeitstheorien, die hier dargestellt werden sollen. Diese Theorien integrieren auch eine Reihe von Befunden zu einzelnen biologischen

Parametern. Solche biologischen „Einzeltraits" sollen hier ebenfalls besprochen werden, soweit sie klinisch relevant sind.

Die biopsychologischen Persönlichkeitstheorien ermöglichen die Ableitung testbarer Hypothesen, besitzen also einen besonderen heuristischen Wert. Als Beispiel dafür seien Hypothesen über differentielle Response auf Psychopharmaka genannt, die ursprünglich aus biopsychologischen Persönlichkeitstheorien abgeleitet wurden (▶ Exkurs).

Exkurs

Differentielle Effekte auf Psychopharmaka: von Eysencks Drogenpostulat zum Arousalregulationsmodell

Nach Eysenck sollte, vereinfacht formuliert, ein niedriges ZNS-Arousal (Hypoarousal) Ursache für Extraversion sein. Dementsprechend wurde aus Eysencks sog. Drogenpostulat beispielsweise abgeleitet, dass sedierende Pharmaka bei Extravertierten schneller zu Leistungsdefiziten führen sollten. Auch wenn die Studienlage zu Psychopharmakaeffekten in Abhängigkeit von Extraversion recht alt und uneinheitlich ist, so hat sich die Hypothese der differentiellen Pharmakaresponse in Abhängigkeit vom habituellen Arousal dennoch in einem neuen Modell als fruchtbar erwiesen: Das Arousalregulationsmodell affektiver Störungen und ADHS (Hegerl und Hensch 2014; Hegerl et al. 2016) rekurriert neben vielen anderen Befunden auf die Theorien von Eysenck und Zuckerman, die Extraversion bzw. Sensation Seeking als autoregulatorisches Verhalten zur Kompensation von Hypoarousal erklärten.

Autoregulatorisches Verhalten bedeutet, dass ein Organismus über das Verhalten selbst, sowie durch das Schaffen einer mehr oder weniger stimulierenden Umwelt, regulierend auf das ZNS-Arousal einwirkt, um ein optimales Arousalniveau zu erreichen. Dies könnte, durch verschiedenste Verhaltensweisen erreicht werden (z. B. in einer monotonen Situation am Arbeitsplatz: sich strecken, herumzappeln, aufstehen, Fenster öffnen, mit Kollegen reden, Musik anstellen, Mails abfragen oder im Internet surfen). Auch das aufgedrehte Verhalten mit Hyperaktivität und Sensation Seeking bei übermüdeten Kindern, die trotzdem nicht ins Bett gehen wollen, könnte man als autoregulatorisches Verhalten interpretieren. Auch bei ADHS könnte nun die Hyperaktivität und Impulsivität teilweise autoregulatorisch erklärt werden, da auch bei dieser Störung in einer Reihe von Studien ein Hypoarousal gezeigt wurde (Geissler et al. 2014). Schließlich könnte ebenfalls bei Manie ein Teil der Pathologie autoregulatorisch erklärbar sein. Manie und ADHS überlappen stark in ihrer Symptomatik (Hegerl et al. 2010), und das Arousalregulationsmodell sieht in einer instabilen Arousalregulation bei beiden Erkrankungen einen pathogenetischen Faktor. Für die dem Arousalregulationsmodell zugrunde liegenden Befunde kann hier nur auf die oben genannte Literatur verwiesen werden; ein Faktor sei jedoch genannt: Arousaldestabilisierender Schlafmangel, gleich welcher Ursache, kann die Symptomatik beider Erkrankungen verschlechtern oder auslösen; und eine Verbesserung des Schlafes ist somit ein sinnvoller Therapiebaustein. Im Gegensatz zu ADHS und Manie geht Depression oft mit einer hohen und hyperstabilen Arousalregulation einher, und depressive Verhaltensweisen könnten ebenfalls teilweise autoregulatorische Verhaltensweisen widerspiegeln, die das Ziel haben zusätzliche Stimulation zu vermeiden (▶ Studienbox).

Das Arousalregulationsmodell stimmt nun sowohl mit der *im Mittel* sehr guten Wirksamkeit von arousalerhöhenden Psychostimulanzien bei ADHS überein, als auch mit den zahlreichen erfolglosen Studien zu Stimulanzien bei Depression (Hegerl und Hensch 2017). Allerdings sind aber sowohl Depression als auch ADHS sehr heterogene Störungsgruppen, sodass es sicherlich auch Subgruppen gibt, die jeweils eine andere habituelle Arousalregulation aufweisen. So wird man vermutlich besonders häufig bei Patienten mit atypischer Depression eine instabile statt hyperstabile Arousalregulation beobachten können (s. Hegerl und Hensch 2014). Insofern besteht die Hoffnung, dass mit der Arousalregulation, **heterogene Störungskategorien stratifiziert** werden können, woraus sich entsprechend individualisierte Treatments ergeben würden (▶ Abschn. 6.3.2, ▶ Gut zu wissen „Von Endophänotypen zu RDoC"). In einer ersten Studie zeigte sich, dass eine stabilere Arousalregulation das Ansprechen auf arousalreduzierende Antidepressiva vorhersagen konnte (Schmidt et al. 2017), während umgekehrt eine instabile Arousalregulation als **Responseprädiktor** für das Ansprechen auf arousalstabilisierende Stimulantien bei ADHS gerade getestet wird.

Differentielle Effekte auf Psychopharmaka zeigen generell, dass man nicht voreilig von der im Mittel beobachteten Wirkung eines Treatments auf den Einzelfall schließen kann. Bei bestimmten Personen kann die Wirkung sogar diametral sein, sodass sich eine „paradoxe Reaktion" zeigt. Eine solche differentielle Sicht zu bewahren, und Subgruppen in klinischen Studien zu identifizieren, ist ein bisher noch nicht ausgeschöpftes Potenzial.

Hyperstabile Arousalregulation bei Major Depression

ZNS-Arousal bezeichnet einen globalen Hirnfunktionszustand, der mit dem EEG erfasst werden kann. So lassen sich verschiedene **Arousalniveaus**, wie sie entlang der Schlaf-Wach-Dimension auftreten, unterscheiden. Unter **Arousalregulation** versteht man die Veränderung des Arousalniveaus unter bestimmten Bedingungen, beispielsweise beim Zu-Bett-Gehen das Arousalniveau zu senken, oder umgekehrt die Fähigkeit, ein stabiles Arousalniveau auch unter reizarmen, monotonen Bedingungen aufrechtzuerhalten (z. B. bei einer monotonen Autofahrt oder langweiligen Vorlesung).

Die Studie von Hegerl et al. (2012) testete u. a. die Hypothese, dass unmedizierte Personen mit unipolarer Depression bei einer Ruhe-EEG Aufnahme bei geschlossenen Augen ein langsamer abfallendes Arousal (hyperstabile Arousalregulation) im Vergleich zu gesunden Kontrollpersonen aufweisen. Dazu wurden 30 Patienten mit Major Depression (DSM-IV) mit 30 nach Alter und Geschlecht gematchten Kontrollpersonen verglichen, die keine aktuelle Achse-I-Störung und keine Lebenszeitdiagnose einer affektiven Störung hatten.

Die Hypothese eines langsamer abfallenden Arousals bei Depression war aus dem **Arousalregulationsmodell affektiver Störungen und ADHS** (Übersicht in Hegerl und Hensch 2014) abgeleitet worden, demzufolge eine hyperstabile Arousalregulation einen pathogenetischen Faktor bei Depression darstellt. Diese Annahme steht u. a. in Übereinstimmung mit den imponierenden insomnischen Beschwerden, der HPA-Achsen-Überaktivität und der berichteten inneren Unruhe und Anspannung bei Patienten mit Depression. Dem Modell nach könnte auch das Rückzugsverhalten und die Reizvermeidung von Personen mit Depression teils als autoregulatorisches Verhalten zur Arousalreduktion verstanden werden. Erwähnenswert ist auch, dass viele antidepressiv wirkende Interventionen Arousal reduzieren (Schlafentzug, anticholinerge Substanzen, Ketamin) bzw. eine wichtige Struktur zur Arousalregulation, den Locus Coeruleus, in seiner Aktivität herunterregulieren (Standard-Antidepressiva, Elektrokrampftherapie).

Während bereits frühere EEG-Studien ein Hyperarousal bei Depression mittels gröberer EEG-Auswertungen (α-Power) nahelegten, war die hier vorgestellte und inzwischen replizierte Studie die erste, die den Vigilanz-Algorithmus-Leipzig (VIGALL; kostenloses Download unter ► https://research.uni-leipzig.de/vigall/) verwendete. VIGALL ist eine EEG- und EOG-basierte Software, die eines von sieben Arousalstadien jeweils 1-sekündigen EEG-Segmenten zuordnet. Diese sieben Arousalstadien liegen auf dem Kontinuum, das auf der Verhaltensebene von kognitiv aktiver Wachheit, über entspannte Wachheit, über Dösigkeit bis Schlafbeginn reicht. Zur Erfassung der Arousalregulation wird ein Ruhe-EEG in halbliegender Position bei schwacher Beleuchtung, geschlossenen Augen und unter Geräuschabschirmung aufgezeichnet. Für die Dynamik des Arousalverlaufs während der EEG-Aufzeichnung wurden zwischenzeitlich verschiedene Parametrisierungen entwickelt (Huang et al. 2015), die zur damaligen Studie jedoch noch nicht verfügbar waren. Daher soll hier, analog zur 2012er Auswertung, exemplarisch der Verlauf der Stadien über die Zeit dargestellt werden, jedoch basierend auf einer Reanalyse der Daten mit der neusten Softwareversion, VIGALL 2.1 (Hegerl et al. 2017).

In ◘ Abb. 6.1 wird der prozentuale Anteil an Stadium A1 dargestellt, wobei A1 auf dem Kontinuum bis zum Schlafbeginn *hohes* Arousal anzeigt. Wie zu erkennen, fallen die gesunden Kontrollpersonen über die Zeit hinweg stärker in ihrem Arousal ab, kommen also leichter „zur Ruhe", während die Personen mit Depression nur schwer „runterkommen". In einer ANOVA mit Messwiederholung über die 14 min wurde diese Interaktion Gruppe × Messwiederholungsfaktor *Zeit* signifikant (p < 0,00001; partielles Eta^2 = 0,10).

Man sollte sich gewahr sein, dass eine solche hyperstabile Arousalregulation vermutlich nicht nur bei Depression zu finden ist, sondern auch bei Insomnie und bestimmten Angststörungen, zwei stark mit Depression überlappenden Kategorien. Dies ist jedoch auch erwartungsgemäß, da grundlegende Funktionsbereiche, wie Arousal oder serotonerge Aktivität (► Abschn. 6.3.2, IAEP) normalerweise **transdiagnostisch** bedeutsam sind. Die Idee des unten erläuterten RDoC-Projektes ist es, langfristig Diagnostik und Therapie von Psychopathologie direkt an solchen grundlegenden dimensionalen Funktionsbereichen auszurichten (► Abschn. 6.3.2, ► Gut zu wissen „Von Endophänotypen zu RDoC").

Ferner muss man sich im Klaren darüber sein, dass natürlich nicht alle Patienten mit Depression eine hyperstabile Arousalregulation aufweisen. Im Mittel zeigten hier die Personen mit Depression (zumindest diese hier untersuchte Population von Psychiatriepatienten), eine hyperstabile Arousalregulation. Das langfristige Ziel ist aber, Subgruppen zu identifizieren, die zwar alle ähnliche Symptome haben mögen, aber sich auf solchen Funktionsebenen differenzieren. Mit anderen Worten: Es ist plausibel anzunehmen, dass es Depressive mit hyperstabilem Arousal, Depressive mit hypostabilem Arousal und vielleicht auch Depressive ohne Störung des Arousals gibt; und eine individualisierte Therapie sollte sich perspektivisch jeweils nach der Beschaffenheit von Störungen in solchen Funktionsbereichen richten.

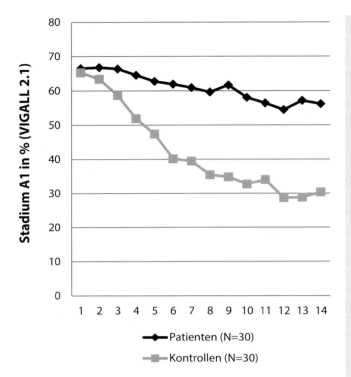

6

◘ Abb. 6.1   Verlauf des hohen Arousalstadiums A1 (in % an allen Stadien) über 14 min Ruhe-EEG bei geschlossenen Augen bei unmedizierten Patienten mit Major Depression und Kontrollpersonen. Gezeigt werden Daten von Hegerl et al. (2012, reprinted by permission of Taylor & Francis Ltd, http://www.tandfonline.com, reanalysiert mit aktueller VIGALL 2.1 Version

6.3.1 Biopsychologische Persönlichkeitstheorien

Die biopsychologischen Persönlichkeitstheorien weisen trotz ihrer Unterschiede die Gemeinsamkeit auf, dass bei ihnen jeweils zwei sehr grundlegende Verhaltensbereiche vorkommen, die für Persönlichkeitsunterschiede und Psychopathologie von Bedeutung sind:
- **Approach** (Annäherung) und
- **Avoidance** (Vermeidung).

Diese beiden Verhaltensbereiche wurden mit neuroanatomischen Strukturen, mit Neurotransmittern und mit affektiven Zuständen in Verbindung gebracht. Die Aktivierung des Approach-Systems geht mit dopaminerger Aktivität und positiver Affektivität einher; die Aktivierung des Avoidance-Systems führt hingegen zu negativer Affektivität und wird stärker durch Noradrenalin und Serotonin moduliert (▶ Gut zu wissen).

> **Gut zu wissen**
>
> **Positive und negative Affektivität**
> Positive und negative Affektivität sind zwei grundlegende Gefühlszustände, die faktorenanalytisch aus der Vielzahl berichteter Stimmungen ermittelt wurden. Zu negativer Affektivität gehören Stimmungen wie Traurigkeit, Furcht, Schuldgefühle, Feindseligkeit und Unbehagen; positive Affektivität umfasst z. B. Enthusiasmus, Glück und Aktiviertheit (Watson 2000). Es konnte gezeigt werden, dass es neben den **States** positive und negative Affektivität auch transsituational und transtemporal stabile **Trait-Unterschiede** in der Tendenz gibt, positive und negative Affektivität zu erfahren. Jemand der hohe Werte in dem Trait positive Affektivität hat, wird häufiger Gefühle wie Enthusiasmus, Glück und dergleichen erfahren (Watson 2000).
>
> Fragebögen für negative Affektivität (Trait) korrelieren hoch mit Neurotizismus, und negative Affektivität kann als wesentliche Komponente („Kern") des komplexen Konstruktes Neurotizismus angesehen werden. Daher spricht man statt von Neurotizismus auch von **negativer Emotionalität.** Skalen zur Erfassung von negativer Emotionalität bzw. Neurotizismus enthalten neben der Affektkomponente negative Affektivität jedoch noch zusätzlich damit einhergehende Verhaltensweisen, Kognitionen oder Beschwerden (z. B. Grübeln).
>
> Fragebögen für positive Affektivität (Trait) korrelieren hoch mit Extraversion, und positive Affektivität wurde als „Kern" von Extraversion vorgeschlagen. Um dies zu verdeutlichen, nennt Tellegen (◘ Tab. 6.1) seinen Extraversionsfaktor **positive Emotionalität.** Skalen zur Erfassung von positiver Emotionalität enthalten neben der positiven Affektivität noch weitere, vor allem geselligkeitsbezogene Subskalen. McCrae und Costa (1987; Big Five, ▶ Abschn. 6.4) sehen eher diese Geselligkeit als Kern von Extraversion an, nehmen aber auch positive Affektivität als einen von sechs Subfaktoren von Extraversion in ihr Modell auf. Depression und Angst sind nach Watson (2000) durch hohe negative Affektivität gekennzeichnet, Depression zeichnet sich zusätzlich spezifisch durch niedrige positive Affektivität aus. Im klinischen Kontext wird zunehmend die Bedeutung von positiver Affektivität gesehen, und bei der Erfassung von Lebensqualität und Wohlbefinden sollten Maße zur Erfassung der positiven Affektivität nicht fehlen.

Im Folgenden sollen die biopsychologischen Persönlichkeitstheorien kurz skizziert werden und ihre Zusammenhänge untereinander sowie mit psychischen Störungen erläutert werden. Beginnend bei Eysenck, sind dies im Weiteren die Theorien von Gray, Davidson, Depue, Cloninger und Zuckerman. Einen Überblick über die biopsychologischen Persönlichkeitstheorien und die Arbeiten von Tellegen und Watson, vereinfacht geordnet nach den Bereichen Approach und Avoidance, gibt ◘ Tab. 6.1. Für eine ausführliche Dar-

◻ Tab. 6.1 Approach und Avoidance als zentrale Persönlichkeitsdimensionen

Autor der Theorie	Approach	Avoidance	Operationalisierung[a]
Watson	Positiver Affekt	Negativer Affekt	Deutsche Version des „Positive and Negative Affect Schedule" (PANAS; Krohne et al. 1996)
Tellegen	Positive Emotionalität	Negative Emotionalität	Deutsche Version des „Multidimensional Personality Questionnaire" (MPQ; Angleitner et al. 1993): 3 Sekundärskalen: positive Emotionalität, negative Emotionalität, Constraint
Eysenck	Extraversion	Neurotizismus	„Eysenck Personality Questionnaire revised" (EPQ-R; Ruch 1999). Extraversion und Neurotizismus in fast jedem Persönlichkeitsinventar enthalten
Gray	Behavioral Approach System	Fight-Flight-Freeze-System (FFFS)	Psychophysiologische Maße und Lernparadigmen; Fragebögen: BIS/BAS-Fragebogen (Strobel et al. 2001), ARES-Skalen (Hartig und Moosbrugger 2003), Reuter and Montag's rRST-Q (Reuter et al. 2015), RST-PQ (Corr und Cooper 2016)
Davidson	Approach System	Withdrawal System	EEG: Asymmetrie der frontalen α-Aktivität
Depue	Behavioral Facilitation System ⇒ positive Emotionalität; moduliert durch Constraint	Negative Emotionalität; moduliert durch Constraint (CON)	„Multidimensional Personality Questionnaire" (MPQ; Angleitner et al. 1993): 3 Sekundärskalen: positive Emotionalität, negative Emotionalität, Constraint
Cloninger	Novelty Seeking	Harm Avoidance	„Temperaments und Charakter Inventar" (TCI; Cloninger et al. 1999)
Zuckerman	Sensation Seeking	Neuroticism–Anxiety (Skala im ZKPQ)	„Sensation Seeking-Skalen, Form V" (SSS-V; Beauducel et al. 2003); deutsche Version des „Arnett Inventory of Sensation Seeking" (AISS; Roth 2003); deutsche Version des ZKPQ (Angleitner et al. 1992)

[a] Bei Fragebögen wird – sofern verfügbar – die deutsche Version genannt

stellung und Kritik der Theorien muss auf die einschlägigen Literaturempfehlungen am Ende dieses Kapitels verwiesen werden.

Eysenck: Neurotizismus und Extraversion

Eysenck ermittelte in den 40er Jahren faktorenanalytisch die zwei Dimensionen Neurotizismus und Extraversion, die in fast jedem Persönlichkeitsmodell enthalten sind. Neurotizismus hängt wie bereits ausgeführt mit Beschwerden und Belastungen zusammen und zeigt quer- und längsschnittlich Zusammenhänge zu physischen und psychischen Störungen. Auf die klinische Bedeutung von Extraversion wird in Bezug auf positive Affektivität, Manie und Depression in diesem Abschnitt noch eingegangen; längsschnittlich konnte Extraversion bipolare Erkrankungen prädizieren (Lönnqvist et al. 2009).

Gray: Reinforcement Sensitivity Theory (RST)

Gray führte nicht nur Annahmen von Eysenck weiter, veränderte und erweiterte sie, sondern integrierte eine Vielzahl tierexperimenteller und pharmakologischer Befunde in einer Theorie, die den Boden für Konzepte von Cloninger, Depue und anderen bereitete. Gray geht

von drei funktionell und neuroanatomisch unterscheidbaren Systemen aus, die auf appetitive und aversive Reize ansprechen:
- ein **Behavioural-Approach-System** (BAS),
- ein **Behavioural-Inhibition-System** (BIS) und
- ein **Fight-Flight-Freeze-System** (FFFS).

In der aktuellen Fassung der Theorie von Gray – der revidierten Reinforcement Sensitivity Theory (RST; Gray und McNaughton 2000) – kommt dem BAS die Vermittlung von Annäherungsverhalten und positiver Emotionalität in Antwort auf alle Klassen appetitiver Stimuli zu, während das FFFS Vermeidungsverhalten in Antwort auf alle Klassen aversiver Stimuli mediiert. Das BIS – in der ursprünglichen Theorie mit Angst und mit der Vermittlung von Vermeidungsverhalten in Antwort auf konditionierte Hinweisreize für Bestrafung assoziiert – fungiert in der revidierten RST als Konfliktverarbeitungsmechanismus, dessen Verhaltensantwort in Aufmerksamkeitssteigerung und Erhöhung autonomer Erregung zur Reaktionsvorbereitung besteht, gleichwohl nach wie vor begleitet vom subjektiven Gefühl der Angst.

Zur **Operationalisierung von Grays Dimensionen** wurden recht unterschiedliche Verfahren verwendet: Fragebögen (◘ Tab. 6.1), Lernparadigmen mit Variation der Verstärker- und Bestrafungskontingenzen und psychophysiologische Indikatoren (frontale Hemisphärenasymmetrie [s. Davidson], elektrodermale oder Herzratenresponse auf belohnende bzw. bestrafende Stimuli, Modulation der „startle response" [Schreckreaktion] durch appetitive bzw. aversive Reize). In zukünftigen Studien wäre es sehr wichtig zu zeigen, inwieweit diese verschiedenen Operationalisierungen tatsächlich das Gleiche erfassen.

Was **klinische Fragestellungen** anbelangt, erschweren die verschiedenen Operationalisierungen die Vergleichbarkeit der zudem oft heterogenen Befunde. Wie schon in ▶ Abschn. 6.2 vorgeschlagen, sollten zukünftige Studien verschiedene Operationalisierungen mit verschiedenen psychopathologischen Zuständen quer- und längsschnittlich simultan untersuchen. Die Revision der RST wird erst nach und nach in der psychopathologischen Forschung aufgegriffen (s. z. B. Corr und McNaughton 2015), was sicher auch daran liegt, dass lange kein Inventar für die revidierte Theorie vorlag (s. aber Corr 2016). Bei allen Einschränkungen lässt sich dennoch bezüglich der BIS- und BAS-Konstellationen bei psychischen Störungen Folgendes zusammenfassen (Bijttebier et al. 2009): Angststörungen sind durch hohe BIS-Scores gekennzeichnet, während BAS nicht oder nur geringfügig assoziiert ist. Eine ausgeprägte BAS-Dominanz zeigt sich bei disinhibiertem Verhalten, u. a. Drogenmissbrauch, Aufmerksamkeitsdefizitstörung und Manie. Während die bipolare Depression durch eine BAS-Hypersensibilität charakterisiert ist, zeigt sich bei Personen mit unipolarer Depression eine BAS-Hypofunktion. Für bipolare Depression konnten mittels BAS Verlaufsprognosen aufgestellt werden (Alloy et al. 2015).

Davidson: Neurobiologische Korrelate von Affektivität

Davidson (z. B. Sutton und Davidson 1997) integrierte habituelle Muster in elektrophysiologischen Maßen, positive und negative Emotionalität und affektive Störungen: Personen mit einer stärkeren linkshemisphärischen frontalen Aktivierung sollen eine stärkere positive Emotionalität aufweisen. Personen mit einer stärkeren rechtshemisphärischen Aktivierung sollen hingegen stärkere negative Emotionalität aufweisen. Erfasst wird die Aktivierung durch die α**-Power im Spontan-EEG.** Auch Davidson beschrieb, vergleichbar mit Gray, zwei Systeme als neuroanatomische Grundlagen der differenziellen Affektivität: Das Approach-System löst appetitives Verhalten aus und seine Aktivierung geht mit positiven Affekten einher. Das With-drawal-System („withdrawal" = Rückzug) wird durch aversive Stimulation aktiviert, löst Rückzug und negative Affekte aus.

Zur Stützung der Theorie werden neuropsychologische Befunde aufgeführt, dass mit linksfrontaler Schädigung eher eine depressive Symptomatik, mit rechtsfrontaler häufiger eine manische Symptomatik einhergeht. Bei Angst zeigte sich eine Hyperaktivität rechtsfrontal; eine Hypoaktivität links hingegen fand sich, zumindest in einigen Studien bei Depression und bei Kindern von Personen mit Depression.

Depue: Anreizmotivation

Depue beschrieb den Wechsel von Aktivierung und Deaktivierung bei bipolaren Störungen als massive Schwankungen in fast allen Facetten von Extraversion und kam so zur Konzeption des Behavioral Facilitation System, das für Anreizmotivation verantwortlich ist (z. B. Depue und Collins 1999). Zur Erfassung der mit Aktivierung des Behavioral Facilitation System einhergehenden Emotion verwendete Depue die positive Emotionalität sensu Tellegen. Neben der dopaminerg modulierten positiven Emotionalität betonte Depue jedoch auch die Bedeutung serotonerger Innervation für Hemmungsprozesse und Verhaltenskontrolle, einer Dimension, die ebenfalls in Tellegens Fragebogen (MPQ; ◘ Tab. 6.1) unter der Bezeichnung Constraint erfasst wird. Mit Kombinationen von Constraint, positiver und negativer Emotionalität und sozialer Bindung („affiliation") konnte Depue die meisten Persönlichkeitsstörungen beschreiben.

Cloninger: Temperament und Neurotransmitter

Cloninger konzipierte ein lerntheoretisch-neurobiologisches Modell mit vier Temperaments- und drei Charaktereigenschaften (Cloninger et al. 1993). Die Temperamentsdimensionen stellen dabei basale, stark genetisch vermittelte und damit biologisch verankerte Reaktionstendenzen auf Klassen von Stimuli dar und sollen jeweils durch ein spezifisches Neurotransmittersystem beeinflusst sein:
- **Novelty Seeking** (primär dopaminerg moduliert) ist charakterisiert als Tendenz zu Exploration und Annäherung bzw. zu aktiver Vermeidung in Antwort auf neue Reize sowie auf Hinweisreize für potenzielle Belohnung oder potenzielle Beendigung von Monotonie oder Bestrafung.
- **Harm Avoidance** (primär serotonerg moduliert) ist definiert als Tendenz, auf aversive Stimuli mit Verhaltenshemmung im Sinne einer passiven Vermeidung von Bestrafung, frustrierender Nichtbelohnung oder Neuheit zu reagieren.

— **Reward Dependence** (primär noradrenerg moduliert) ist charakterisiert als Tendenz, intensiv auf Belohnung zu reagieren und Verhalten, das zuvor mit Belohnung oder Beendigung von Bestrafung in Verbindung gebracht wurde, aufrechtzuerhalten bzw. seiner Löschung zu widerstehen.

— Aus letzterer Dimension wurde später die vierte Temperamentsdimension **Persistence** als eigenständig herausgelöst.

Demgegenüber beziehen sich die Charaktereigenschaften auf höhere kognitive Repräsentationen von Selbstkonzepten, Zielen und Werten, die stärker durch die Sozialisation beeinflusst werden.

Insbesondere Cloningers Temperamentsmodell hat trotz oder gerade wegen der stark vereinfachten Annahme einer primären Modulation der jeweiligen Temperamentseigenschaften durch spezifische Neurotransmittersysteme einigen Widerhall vor allem in der neurobiologisch-genetischen Forschung gefunden. So wurde beobachtet, dass individuelle Unterschiede in Novelty Seeking assoziiert sind mit einer genetischen Variation in einem Subtyp von Dopaminrezeptoren, während individuelle Unterschiede in Harm Avoidance mit einer genetischen Variation im Serotonintransportergen in Verbindung gebracht wurden – in beiden Fällen allerdings mit gemischten Resultaten (Munafò et al. 2003).

Was psychische Störungen anbelangt, ist Novelty Seeking beispielsweise quer- und längsschnittlich mit Substanzmissbrauch und Kriminalität assoziiert. Wie schon in ► Abschn. 6.2 dargelegt, ist hier jedoch das Zusammenwirken mehrerer Trait-Ausprägungen wichtig: Die mit Novelty Seeking einhergehende Tendenz zu Substanzkonsum kann durch gleichzeitig hohe Werte in Harm Avoidance unterdrückt werden. Bezogen auf Persönlichkeitsstörungen geht Cloninger von spezifischen Konfigurationen von Temperaments- und Charakterdimensionen aus, die Persönlichkeitsstörungen kennzeichnen (Svrakic et al. 2002).

Zuckerman: Sensation Seeking

Zuckerman entwickelte in den 1960er Jahren das Konstrukt **Sensation Seeking:** Es beschreibt das Bedürfnis nach neuen, komplexen und intensiven Reizen sowie die Bereitschaft, Risiken beim Aufsuchen solcher Reize in Kauf zu nehmen (z. B. Zuckerman 1994; ◻ Abb. 6.2).

Sensation Seeking weist Überschneidungen mit Impulsivität auf, und hohe Werte in Sensation Seeking wurden mit diversen disinhibierten Verhaltensweisen in Verbindung gebracht, z. B. exzessiver Alkohol- und Drogenkonsum und delinquentes Verhalten. Sensation

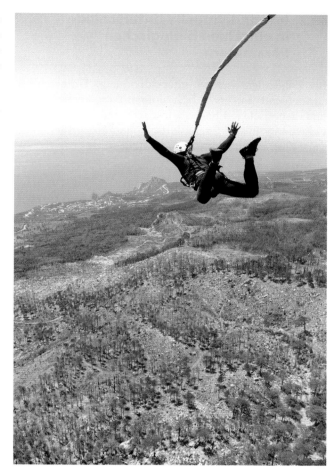

◻ **Abb. 6.2** Sensation Seeking. (© Vitalii Nesterchuk/shutterstock. com)

Seeking zeigt also ähnliche Korrelate wie die mit Sensation Seeking korrelierende Eigenschaft Novelty Seeking. Ein Zusammenhang von Sensation Seeking mit erhöhter **Risikobereitschaft** zeigte sich z. B. in waghalsigem Fahrstil. In experimentellen Arbeiten hängt Sensation Seeking mit einer geringeren Empfindlichkeit gegenüber Konditionierung durch Strafreize zusammen.

Zusammenfassend zeigen sich Zusammenhänge von Sensation Seeking mit Störungen, denen mangelnde Verhaltenskontrolle gemeinsam ist, was u. a. mit einer geringen zentralen serotonergen Neurotransmission in Verbindung gebracht wird. Zwei biologische Korrelate von Sensation Seeking, die niedrige MAO-B-Aktivität und die starke Intensitätsabhängigkeit, gelten als Indikatoren geringer serotonerger Neurotransmission (► Abschn. 6.3.2). Grundsätzlich ist das Konzept eines Stimulationsbedürfnisses mit den daraus folgenden positiven und schädlichen Verhaltensweisen für den therapeutischen Kontext sicher gewinnbringend.

6.3.2 Interindividuelle Unterschiede in einzelnen biologischen Parametern

Im Folgenden werden interindividuelle Unterschiede „absteigend" auf psychophysiologischer, biochemischer und genetischer Ebene betrachtet, indem jeweils ein Forschungsansatz exemplarisch herausgegriffen und seine klinische Bedeutung dargestellt wird.

Psychophysiologische Ebene: Intensitätsabhängigkeit akustisch evozierter Potenziale (IAEP)

Bei akustisch evozierten Potenzialen kann man mit zunehmender Intensität der Reize eine Zunahme der Amplituden feststellen (◻ Abb. 6.3). Dabei zeigen sich deutliche und Retest-reliable interindividuelle Unterschiede (Hensch et al. 2008): Während manche Personen mit zunehmender Intensität eine starke Zunahme der Amplitude zeigen (starke Intensitätsabhängigkeit), ergibt sich bei anderen eine geringere Zunahme.

Eine starke **Intensitätsabhängigkeit** des akustisch evozierten N1/P2-Potenzials (IAEP) konnte mit Persönlichkeitseigenschaften sowie Störungen mit vermuteten serotonergen Dysfunktionen in Verbindung gebracht werden, sodass die Hypothese aufgestellt wurde, dass eine starke IAEP ein Korrelat geringer serotonerger Neurotransmission sei (Hegerl und Juckel 1993).

Eine Reihe von Studien, einschließlich tierexperimenteller Untersuchungen, unterstützt die Hypothese, dass die IAEP Unterschiede in serotonerger Neurotransmission widerspiegelt. Im Folgenden sollen dazu exemplarisch nur zwei Bereiche herausgegriffen werden, die nochmals die Bedeutung einer differenziellen Perspektive in der Klinischen Psychologie aufzeigen.

— Bei depressiven Patienten unter SSRI-Behandlung korrelierte die IAEP erwartungsgemäß sowohl negativ mit den Plasmaspiegeln des SSRI als auch mit der „Serotoninsyndrom-Skala" (Hegerl et al. 1998). Das **Serotoninsyndrom** ist eine seltene aber schwerwiegende Nebenwirkung serotonerg wirkender Pharmaka (Symptome u. a.: Unruhe, Myoklonien, Tremor, Schwitzen). Die Skala wurde entwickelt, um auch leichte, subpathologische Symptome zu erfassen. Hier wird also erneut ein Kontinuum von subpathologischen Symptomen bis hin zu einer vollausgeprägten Störung angenommen (dimensionaler Ansatz).

— **Studien an verschiedenen Patientengruppen** mit vermuteter serotonerger Dysfunktion liefern weitere indirekte Evidenz für die Serotoninhypothese der IAEP. Natürlich bringen solche Assoziationen der IAEP mit Störungen, die serotonerge Auffälligkeiten zeigen, relativ schwache Evidenz für die Serotoninindikatorhypothese. Außerdem sind Patientenstudien oft mit methodischen Problemen behaftet, wie z. B. Einflüssen der Medikation auf die Ergebnisse. Unabhängig von Medikation und Krankheitsstatus wurde allerdings eine erniedrigte IAEP in verschiedenen Studien zur Schizophrenie gefunden (Gudlowski et al. 2009). Dies steht zwar in Einklang mit serotonergen Dysfunktionen bei Schizophrenie; allerdings reduziert Rauchen nach ersten Befunden die IAEP, und viele Patienten mit Schizophrenie sind starke Raucher. Es müsste also geklärt werden, ob es sich bei diesen Befunden (teilweise) um ein durch Rauchen bedingtes Artefakt handelt (▸ Gut zu wissen „Differentiell statt konfundiert").

Allein wegen der zahlreichen Interaktionen zwischen verschieden Neurotransmittern wird die IAEP nicht

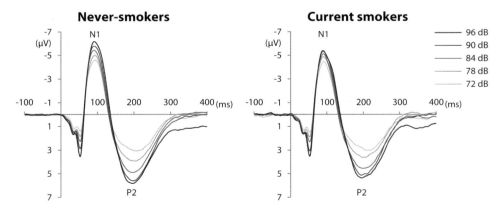

◻ **Abb. 6.3** Akustisch evozierte Potenziale bei fünf Intensitätsstufen von 72–96 dB „sound pressure level", SPL. Dargestellt sind die Grand Averages aktueller Raucher (mittleres Alter: 67,3 Jahre; durchschnittlich 10 Zigaretten/Tag) und von Personen, die niemals geraucht haben (mittleres Alter: 68,0 Jahre). Die Gruppen wurden nach Geschlecht, Alter, Alkohol- und Koffeinkonsum sowie sozioökonomischem Status gematcht. Erkennbar sind die kleineren Amplituden bei aktuellen Rauchern. Zu Rauchen als potenziell konfundierendem Faktor bei der IAEP und anderen Biomarkern siehe Text. (Mod. nach Jawinski et al. 2016)

hochspezifisch für die serotonerge Neurotransmission sein. Abgesehen davon, ließen sich aus der Serotoninhypothese der IAEP jedoch relevante Fragestellungen ableiten und testen, was im Folgenden dargestellt wird.

Individualisiertes Treatment: Die IAEP als Responseprädiktor?

Ausgehend von der Serotoninindikatorhypothese der IAEP zeigten mehrere Studien mit verschiedenen serotonergen Substanzen, insbesondere SSRI, dass eine höhere IAEP vor Therapiebeginn mit einer besseren Treatmentresponse einhergeht (s. Lee et al. 2015).

> ### ❯ Wichtig
>
> Ein Großteil der Patienten mit Depression spricht nicht auf das erste Antidepressivum an. Daher wäre ein Responseprädiktor prinzipiell von großem Nutzen, um Leidenszeit, Suizidrisiko und Nebenwirkungen beim Patienten durch eine individualisierte Behandlung zu reduzieren und auch Kosten einzusparen. Im Rahmen der personalisierten Medizin (auch „precision medicine" genannt; ▶ Kap. 1) versucht man vorherzusagen, wer auf welche Behandlungsmethode am besten anspricht und am wenigsten Nebenwirkungen hat.

Zur praktisch relevanteren Frage jedoch, ob ein Patient eher auf ein SSRI oder ein anderes, z. B. primär noradrenerges oder dopaminerges, Antidepressivum bzw. eine nichtmedikamentöse Therapie anspricht, gibt es erste Hinweise aus sehr kleinen Studien (Jaworska et al. 2013; Juckel et al. 2007). Befunde einer größeren Multicenter-Studie (Tenke et al. 2017) stehen noch aus. Weitere Studien mit ausreichender Power, randomisierter Zuteilung zu verschiedenen Behandlungsbedingungen und langen Katamnesezeiträumen wären nötig, um zu entscheiden, ob eine niedrige IAEP auf eine generell höhere Nonresponse hinweist, oder aber welche Non-SSRI-Therapieansätze bei solchen Patienten erfolgversprechend sind.

Bisherige Studien zur IAEP lassen deren Nutzen für eine Therapieresponseprädiktion vermuten; vor einem möglichen Einsatz in der klinischen Praxis müssten jedoch noch eine Reihe weiterer Untersuchungen folgen: So müssen, neben einer **Standardisierung** des Paradigmas, **Normwerte** unter Berücksichtigung von Alter und Geschlecht in großen Stichproben ermittelt werden, sodass man bei einem konkreten IAEP-Wert in Kenntnis von **Sensitivität** und **Spezifität** eine Entscheidung für oder gegen eine bestimmte Behandlung treffen könnte. Auch weitere mögliche Responseprädiktoren sollten in Konkurrenz zur IAEP berücksichtigt werden, z. B. die oben besprochene Arousalregulation, genetische Polymorphismen oder Imaging-Phänotypen. Eventuell erweist sich ein **multivariater,** aus mehreren gewichteten Prädiktoren zusammengesetzter Wert in der Therapie-

responsevorhersage als optimal. Ausgespart werden sollen an dieser Stelle aus Platzgründen vielversprechende neuere Ansätze, in denen mittels multivariater **„Machine-learning-Ansätze"** anhand von genetische, psychophysiologischen oder Bildgebungsdaten etwa Therapieresponses vorhergesagt werden (s. Lueken et al. 2016).

Biochemische Ebene: Monoaminoxidase

Monoaminoxidase (MAO) ist ein Enzym, das Serotonin, Dopamin, Noradrenalin und andere Monoamine abbaut. Es lassen sich zwei Typen, MAO-A und MAO-B, nach ihrer Präferenz beim Abbau der unterschiedlichen Monoamine unterscheiden. In den Thrombozyten findet sich nur MAO-B, deren Aktivität große stabile interindividuelle Unterschiede aufweist.

Da man zur Bestimmung der thrombozytären MAO-B-Aktivität nur eine venöse Blutentnahme braucht, wurde sie in zahlreichen Assoziationsstudien untersucht. Dabei ging eine niedrige MAO-B-Aktivität in den Thrombozyten mit denjenigen Traits einher, die auch mit der Intensitätsabhängigkeit und/oder Sensation Seeking korrelieren (Impulsivität, Alkoholmissbrauch, Bipolare Störung), sowie mit geringen Abbauprodukten von Serotonin in der Zerebrospinalflüssigkeit (Wargelius et al. 2010). So verwundert es nicht, dass die Aktivität von MAO-B in den Thrombozyten ebenfalls als peripherer Indikator zentraler serotonerger Neurotransmission vorgeschlagen wurde (Oreland 2004). Allerdings enthält Zigarettenrauch Stoffe, die MAO-hemmend wirken. Da nun aber Sensation Seeker häufiger rauchen, könnte sich allein dadurch eine Korrelation zwischen MAO-B und Sensation Seeking ergeben (▶ Gut zu wissen). Daher wurden weitere Studien durchgeführt, die zeigen konnten, dass zumindest die Zusammenhänge mit Persönlichkeit auch bei Kontrolle des Rauchens bestehen bleiben (Oreland 2004).

Gut zu wissen

Differentiell statt konfundiert

Während fast alle Studien gewissenhaft die Effekte psychotroper Medikation zu kontrollieren versuchen, wurden die ubiquitären Substanzen Tabak und Koffein in vielen Studien vernachlässigt. Nicht alle der Korrelate niedriger thrombozytärer MAO-B-Aktivität fanden sich noch nach Korrektur um das MAO-hemmende Rauchverhalten. So wurden in den 1970er Jahren Befunde zu im Mittel erstaunlich niedrigen MAO-B-Werten bei Schizophrenen hochrangig publiziert. Erst viele Jahre später erkannte man, dass dies vermutlich ein durch Rauchen bedingtes Artefakt ist, denn Patienten mit Schizophrenie rauchen häufig, unter Umständen aus Gründen einer Selbstmedikation, sehr viel.

Eine differentielle Perspektive kann helfen, solche konfundierenden Faktoren frühzeitig zu entdecken. Denn während die Mittelwertunterschiede beeindruckend waren, zeigt allein schon eine genauere Betrachtung eines Streudiagrammes der Daten, dass auch einige gesunde Kontrollpersonen extrem niedrige MAO-B-Werte aufwiesen (und manche Schizophrene normale Werte). Hätte man sich nun beispielsweise gefragt, welche Traits diese Gesunden mit den niedrigen MAO-B-Werten kennzeichnen, so wäre ein Ergebnis vermutlich gewesen, dass dies starke Raucher sind. Grundsätzlich wird ein differentiell denkender Forscher sensitiv für konfundierende Faktoren sein, wissend, dass sich beispielsweise Ängstliche von nicht Ängstlichen, Frauen von Männern, Ältere von Jüngeren und Angehörige verschiedener Bildungsschichten unterscheiden. Dies klingt banal, wird aber trotzdem oft nicht berücksichtigt und führt dann zu systematischen Verzerrungen. So ist z. B. bekannt, dass Sensation Seeking mit dem Alter abnimmt, und gleichermaßen die IAEP. Wird der konfundierende Faktor Alter jedoch nicht kontrolliert, so ergibt sich in einer altersheterogenen Stichprobe allein daraus ein artifizieller positiver Zusammenhang zwischen Sensation Seeking und IAEP, was durchaus für einige der Veröffentlichungen in diesem Bereich zutreffen kann. Auch Effekte genetischer Polymorphismen können sich zwischen Männern und Frauen unterscheiden und von der Bildungsschicht abhängen, eventuell da Letztere mit Ernährung, Umweltreizen und Lebensereignissen korreliert ist, die kurz- und langfristig über epigenetische Prozesse die Genexpression beeinflussen können.

Genetische Ebene

Genetische Polymorphismen wurden vielfältig mit Persönlichkeit und Psychopathologie in Verbindung gebracht. Ein **genetischer Polymorphismus** bezeichnet das Vorkommen unterschiedlicher Varianten von Genen in einer Population durch DNA-Sequenz-Variationen. So unterscheiden sich Menschen z. B. im Aufbau desjenigen Gens, das den Serotonintransporter codiert, der eine zentrale Rolle in der Modulation des serotonergen Systems spielt. Es gibt eine kurze Variante (das sog. Short-Allel s), das 44 Basenpaare weniger enthält als die lange Allelvariante (Long-Allel l). Personen können nun entweder homozygot für das kurze Allel sein (s/s) oder für das lange (l/l) oder sie können heterozygot sein, d. h., beide Alleltypen tragen (s/l). Das s-Allel zeigt in vitro eine geringere Effizienz beim Aufbau von Serotonintransportern, und s-Allel-Träger zeigen höhere Werte in verschiedenen serotoninmodulierten Eigenschaften, z. B. auch höhere Werte in Neurotizismus, zumindest wenn dieser mit dem NEO-PI-R erfasst wird (Munafò et al. 2009).

Bei den Korrelaten des Serotonintransportergen s-Allels, z. B. dem Zusammenhang mit Neurotizismus, sollte bedacht werden, dass die **Effektstärken** derartiger Zusammenhänge eines einzelnen genetischen Polymorphismus mit einem komplexen, durch Umwelt- und Anlageeinflüsse und deren Interaktion multideterminierten Verhalten naturgemäß gering sind. Der verhaltensgenetische Pfad vom Gen bis zum offenen Verhalten ist sehr weit; noch ergiebiger ist es daher, Polymorphismen mit „näherliegenden" Ebenen, d. h. zellulären, physiologischen und biochemischen Daten, zu verknüpfen. Mit mehreren solcher Variablen, die oft sog. **Endophänotypen** darstellen, (◘ Tab. 6.2) wurde der Serotonintransporterpolymorphismus in Verbindung gebracht: So zeigen s-Allel-Träger z. B. in Bildgebungsstudien eine erhöhte Amygdalaresponsivität bei der Präsentation aversiver Bilder sowie eine verringerte funktionelle und strukturelle Konnektivität der Amygdala mit ventromedial präfrontalen Arealen (Hariri et al. 2006) oder einen erhöhten Schreckreflex auf unerwartete, laute Geräusche (Armbruster et al. 2009). Auch bei einem Indikator zentralnervöser serotonerger Neurotransmission, der IAEP (s. oben), konnte der Serotonintransporterpolymorphismus ca. 10 % der Varianz aufklären (Hensch et al. 2006; Strobel et al. 2003). Dabei darf jedoch nicht vergessen werden, dass es sich bei genetischen Assoziationsstudien immer nur um korrelative Befunde handelt, die vielfach kausal interpretierbar sind. Ein serotonerger Polymorphismus könnte z. B. in frühen Entwicklungsphasen, die Entwicklung des auditorischen Systems und somit die IAEP beeinflussen, ohne notwendigerweise aufgrund von Adaptationsprozessen im adulten Gehirn noch die serotonerge Neurotransmission zu modulieren (Hensch et al. 2006). Die Varianzaufklärung, die Polymorphis-

◘ **Tab. 6.2** Genotyp, Endophänotyp und Phänotyp

Ebene	Beispiele
Genotyp	Serotonintransporterpolymorphismus
Endophänotyp	Amygdalaresponse in Bildgebungsstudien
	Verringerte funktionelle und strukturelle Konnektivität der Amygdala mit ventromedial präfrontalen Arealen
	Neurotizismus[a]
Phänotyp	Depression/Angst

[a] Neurotizismus wird in der Literatur unterschiedlichen Ebenen zugeteilt: Zwar kann er als psychometrischer Endophänotyp der Depression gelten (z. B. Goldstein und Klein 2014); allerdings könnte der Superfaktor Neurotizismus selbst schon zu komplex und genetisch heterogen sein, um als Endophänotyp sinnvoll eingesetzt zu werden. Die homogeneren Subskalen von Neurotizismus könnten besser geeignet sein (▸ Abschn. 6.1)

men bei komplexen Phänotypen wie z. B. Depression erreichen, ist deutlich geringer. Bis auf wenige Ausnahmen, beispielsweise im Bereich der Pharmakogenetik (Hicks et al. 2017), sind Effekte eines einzelnen genetischen Polymorphismus in der Regel zu klein, um sie zur Individualdiagnostik zu verwenden. Lediglich bei sehr selten vorkommenden genetischen Varianten sind, evolutionsbiologisch erwartungsgemäß, mitunter größere Effektstärken zu beobachten.

Hinzuzufügen ist, dass die vergleichsweise hohe Häufigkeit des s-Allels des Serotonintransportergens (> 50 % in europäischen Populationen) evolutionär betrachtet kaum vereinbar ist mit der Annahme, dass es sich dabei allein um einen Risikofaktor für psychische Störungen handelt. Vielmehr ist davon auszugehen, dass das s-Allel – ganz im Sinne des Diathese-Stress-Modells – in bestimmten Umwelten zwar einen Risikofaktor darstellen, in anderen Umwelten jedoch durchaus protektiv wirken kann. In diese Richtung deuten Befunde zur Interaktion des Serotonintransporterpolymorphismus mit kritischen Lebensereignissen: Das Depressionsrisiko bei s-Allel-Trägern erwies sich etwa bei Caspi et al. (2003) lediglich dann als erhöht, wenn zusätzlich aversive Lebensereignisse vorlagen. Insofern wird im Rahmen der Differential-Susceptibility-Hypothese zumindest für häufigere genetische Variationen davon ausgegangen, dass diese weniger als Vulnerabilitäts- denn als Plastizitätsfaktoren wirken (Belsky et al. 2009). Neuere Studien deuten zudem darauf hin, dass der interaktive Effekt von aversiven Lebensereignissen und 5-HTTLPR auf Psychopathologie von **epigenetischen Effekten,** also Einflüssen von Umweltereignissen auf die Effizienz der Gentranskription (Übersicht u. a. bei Tsankova et al. 2007) mediiert wird (Palma-Gudiel und Fañanás 2017).

Gut zu wissen

Von Endophänotypen zu RDoC
Der Begriff Endophänotyp wurde Anfang der 1970er Jahre von Gottesman und Shields eingeführt und bezeichnet den Ansatz, komplexes Verhalten, wie es sich in einer DSM-Kategorie widerspiegelt, auf weniger komplexe grundlegendere Komponenten zurückzuführen, die z. B. auf neurophysiologischer oder neuropsychologischer Ebene liegen. Zu Beginn des Jahrtausends erlebte der Endophänotypenansatz dann eine Renaissance im Rahmen der Molekulargenetik (Gottesman und Gould 2003). Ausgangspunkt war u. a. die Schwierigkeit, trotz der hohen Erblichkeit, die molekulargenetischen Grundlagen psychischer Störungen zu identifizieren. Dies wurde u. a. darauf zurückgeführt, dass eine Vielzahl von Genen mit nur kleinen Effekten und Gen-Gen- und Gen-Umwelt-Interaktionen komplex zusammenwirken. Hier sollte es helfen, einen mit der

Krankheit assoziierten, aber wesentlich weniger komplexen Endophänotyp zu untersuchen, der „gennäher" ist, indem er eine Zwischenposition auf dem Pfad von den Genen zum Phänotyp aufweist (daher auch intermediärer Phänotyp genannt). Als weiterer wichtiger Grund wurde genannt, dass die DSM-Kategorien keine biologischen Entitäten sind, sondern nur auf Grund von Symptomkonstellationen erstellt wurden, wobei hinter ein und demselben Symptom verschiedenste Ursachen liegen können. Auch wurde darauf verwiesen, dass sich die DSM-Kategorien sehr stark überlappen, was sich phänotypisch in hohen Komorbiditäten äußert. Insofern ist es auch nicht erstaunlich, dass die gleichen genetischen Risikovarianten in genomweiten Assoziationsanalysen oft für verschiedene Störungen gleichermaßen gefunden wurden (Cross-Disorder Group 2013). Wenn aber die Krankheitskategorien neurobiologisch bzw. ätiologisch so heterogen sind, ist es natürlich schwierig, einen genetischen Polymorphismus, einen biologischen Indikator oder auch ein Medikament für eine solche Kategorie zu entdecken. Die „gennäheren", homogeneren Endophänotypen sollen dagegen fundamentale Funktionsbereiche darstellen, die durchaus auch transdiagnostisch bei verschiedenen psychischen Störungen auffällig sein können. In aller Regel sind dabei die Endophänotypen dimensional, d. h., auch Gesunde zeigen in diesen Funktionsbereichen eine Varianz (Burmeister et al. 2008). Erst wenn mehrere Funktionsbereiche übermäßig dysfunktional sind, kommt es zu einer komplexen Konstellation, die sich phänotypisch in einer psychischen Störung manifestiert (Cannon und Keller 2006). Bereits für Endophänotypen war vorgeschlagen worden, diese für die Diagnose von psychischen Störungen zu verwenden sowie für die Entwicklung von Medikamenten und Tiermodellen psychischer Störungen (Gottesman und Gould 2003). Allerdings blieb der Ansatz zunächst dem primären Ziel verbunden, die Genetik psychischer Störungen aufzuklären, was auch die spezifische Forderung implizierte, dass ein Endophänotyp eine Heritabilität aufweisen solle, um dieses Ziel zu ermöglichen.
Im Jahre 2009 startete das National Institute of Mental Health (NIMH) das Research Domain Criteria (RDoC) Projekt (Cuthbert 2015), welches mit vielen grundsätzlichen Annahmen des Endophänotypenansatzes übereinstimmt, aber ein viel umfassenderes Programm darstellt (auch ► Kap. 2). RDoC wendet sich von den symptombasierten Klassifikationssystemen ab und gibt *für die Forschung* eine neue transdiagnostische Systematik vor, psychische Störungen zu konzeptualisieren und zu untersuchen. RDoC sieht vor, Psychopathologie anhand von Konstrukten (Funktionen) dimensional zu beschreiben (z. B. Arbeitsgedächt-

nis, Belohnungssensitivität), die fundamentalen Domänen zugeordnet werden. Normales wie auch gestörtes Verhalten wird also als Produkt von Funktionen bzw. Dysfunktionen in diesen Konstrukten bzw. Domänen verstanden. Die fünf Domänen sind momentan: „negative valence systems", „positive valence systems", „cognitive systems", „systems for social processes" und „arousal/regulatory systems". Unter der Domäne „positive valence systems", findet sich z. B. das Konstrukt „initiale Belohnungssensitivität", das im Zusammenhang mit Depressivität auch schon im Kontext der biopsychologischen Persönlichkeitstheorien untersucht worden war, und zwar, wie es RDoC auch fordert, auf mehreren Analyseeinheiten, also mit Verhaltensparadigmen, Selbstberichten, EEG-Untersuchungen und genetischen Korrelaten (▶ Abschn. 6.3.1, insbesondere Gray). Als Beispiel für die Domäne „arousal/regulatory systems" (▶ Abschn. 6.3; insbesondere ▶ Studienbox „Hyperstabile Arousalregulation bei Major Depression").

6.4 Korrelative Persönlichkeitstheorien und Klinische Psychologie

Die korrelativen Persönlichkeitstheorien beschäftigen sich mit der Frage, mit wie vielen Dimensionen man ökonomisch und zugleich möglichst weitgehend Persönlichkeitsunterschiede beschreiben kann, ohne dabei die gefundenen Dimensionen erklären zu wollen. Das **Big-Five-Modell** hat hierbei großen Einfluss gewonnen: Faktorenanalysen verschiedener Arbeitsgruppen hatten wiederholt fünf grundlegende Faktoren ergeben:
- Extraversion,
- Neurotizismus,
- Verträglichkeit („agreeableness"),
- Gewissenhaftigkeit („conscientiousness"),
- Offenheit für Erfahrungen („openess to experience").

Die Forschung zu den Big Five entstand aus der langen Forschungstradition des **lexikalischen Ansatzes,** d. h. der Annahme, dass alle wichtigen Beschreibungsdimensionen im Sprachvokabular sedimentiert seien und daher faktorenanalytisch aus umfassenden Adjektivsammlungen extrahiert werden könnten (kritisch zu dieser sog. Sedimentationshypothese Brocke 2000). Auch wenn mehrere Autoren, beispielsweise Andresen (2002) und Ashton et al. (2004) darauf hinweisen, dass die so gewonnenen fünf Faktoren zur Beschreibung der Persönlichkeit nicht ausreichen, so wurden die Big Five dennoch erfolgreich im klinischen Bereich verwendet: So beschreiben die Big-Five-Vertreter Persönlichkeitsstörungen mit Hilfe der fünf Faktoren und zeigen da-

mit, dass es möglich ist, mit an Gesunden gewonnenen Dimensionen psychische Störungen zu beschreiben (Livesley et al. 1998), so wie dies auch Cloninger und Depue mit ihren erklärenden, biopsychologischen Modellen leisten konnten. Außerdem wurde vorgeschlagen, die Big Five zu nutzen, um sich ein Bild von den Bedürfnissen, Motiven, Stärken und Schwächen des Patienten zu machen und die Behandlung entsprechend zu gestalten (Bagby et al. 2008; Costa 1991).

6.5 Klinische Psychologie und interindividuelle Besonderheiten der Emotion, Motivation und Kognition

Motivationale und emotionale Konzepte spielen vor allem in den biopsychologischen Persönlichkeitstheorien eine große Rolle, sind aber auch unabhängig von umfassenden Theorien zahlreich untersucht worden. So wurden z. B. verschiedene Konzepte und Skalen zu Ängstlichkeit (z. B. Becker 1997) entwickelt und Angstbewältigungsdispositionen untersucht (Repression-Sensitization; Krohne 1996). Das von Kagan und Mitarbeitern eingeführte Konzept der Behavioral Inhibition, das auf individuelle Unterschiede in der Verhaltenshemmung in ungewohnten Situationen abhebt, wird häufig in Zusammenhang mit sozialer Angst gebracht. Auf dieses Konzept wird ausführlicher im Kapitel zur sozialen Phobie (▶ Kap. 49) eingegangen (zur Messung von Behavioral Inhibition ▶ Gut zu wissen).

Gut zu wissen

Erfassung von Behavioral Inhibition
Zur Messung von Behavioral Inhibition werden üblicherweise Verhaltensbeobachtungen oder Fragebogenmaße eingesetzt. Bezüglich Ersterer wurde von Kagan und Mitarbeitern eine standardisierte Laborsituation entwickelt, innerhalb derer das Verhalten von Kleinkindern in unvertrauten Situationen beobachtet wird (Kagan et al. 1984). Die Kinder werden hierbei – zunächst begleitet von einer Bezugsperson – mit neuen Objekten oder Personen konfrontiert und dabei für eine kurze Zeit von der Bezugsperson allein gelassen. Anhand verschiedener quantitativer Parameter der Verhaltensreaktionen des Kindes (ggf. unter zusätzlicher Bezugnahme auf physiologische Parameter wie die Herzrate und deren Variabilität) werden die Kinder den Gruppen „inhibited" bzw. „uninhibited" zugeordnet. In zahlreichen Studien konnten Assoziationen zwischen solchermaßen erhobener Behavioral Inhibition und affektiven und Angststörungen aufgezeigt werden (Rohrbacher et al. 2008).

Unter den Fragebogenmaßen zur Erfassung von Behavioral Inhibition ist der „Retrospective Self Report of Inhibition" (RSRI; Reznick et al. 1992) hervorzuheben. Der RSRI umfasst 30 Items zur retrospektiven Beurteilung von Situationen aus der Kindheit (z. B. dem Bedürfnis nach Plüschtieren oder der Angst, dass die Eltern nicht zurückkehren könnten). Die Items ließen sich in der Ursprungsstudie sowie auch in Untersuchungen zur deutsche Adaption (Rohrbacher et al. 2008) überwiegend zwei Skalen zuordnen: soziale und schulbezogene Furchtsamkeit auf der einen und generelle Furchtsamkeit und Krankheit auf der anderen Seite. Für die deutsche Adaption des Fragebogens liegen dabei validitätsstützende Befunde vor, so etwa in Bezug auf das Risiko für soziale Phobie oder Depression (Rohrbacher et al. 2008).

Bezüglich der klinisch relevanten interindividuellen Unterschiede in Leistungsmotivation, Interessen und Zielen muss hier aus Platzgründen auf die weiterführende Literatur verwiesen werden. Darüber hinausgehend sind selbstverständlich auch interindividuelle Unterschiede im Leistungsbereich für Therapie, Diagnostik und Rehabilitation sowie für die Entwicklung und Aufrechterhaltung psychischer und physischer Störungen sehr bedeutsam.

Kognitive Konzepte mit klinischer Relevanz sind beispielsweise diejenigen, die auf Erwartungs-Wert-Theorien fußen. Nach diesen Theorien hängt das Verhalten einer Person in einer Situation davon ab, welche Konsequenzen sie von einer bestimmten Handlung erwartet und welchen Wert diese Konsequenz hat. Diese Erwartungen und Werte sind von Erwartungsstilen und Motiven der Person abhängig.

In der **Lerntheorie von Rotter** werden z. B. generalisierte Erwartungen, die auf Grund von Erfahrungen in einer Vielzahl von Situationen entstehen und eine Verhaltensvorhersage in verschiedenen Situationen ermöglichen sollten, untersucht, z. B. **Kontrollüberzeugung** („locus of control of reinforcement"). Dieses dimensionale Merkmal wird durch folgende zwei Pole aufgespannt: **internal** (Person fühlt sich selbst für Konsequenzen verantwortlich) und **external** (Zufall, andere Personen oder Glück sind verantwortlich). Zu Zusammenhängen z. B. zwischen internaler Kontrollüberzeugung und besserer Gesundheit sowie besserem Gesundheitsverhalten muss hier auf die Literatur verwiesen werden (Greve und Krampen 1991). Kontrollüberzeugungen darüber, ob die eigene Gesundheit durch eigenes Verhalten, durch fremdes Verhalten (Arzt, Therapeut) oder aber durch Schicksal bestimmt ist, sind gesundheitspsychologisch bedeutsam. Verwandt mit der Kontrollüberzeugung ist die **Selbstwirksamkeitserwartung**, zu der ebenfalls zahlreiche Studien zum Zusammenhang mit Gesundheit vorliegen (Bandura 1997).

Die Weiterentwicklung der Rotter'schen Konzepte erfolgte vor allem durch Krampen (1987). In aktuellen Handlungstheorien werden neben den Erwartungen und Motiven zwei weitere Komponenten berücksichtigt: Erstens die **Handlungskontrolle**, die beschreibt, ob die intendierte Handlung tatsächlich gegen konkurrierende Intentionen ausgeführt wird. Hier sind interindividuelle Handlungskontrollstile wirksam, die Kuhl (1990) mit Handlungs- und Lageorientierung beschreibt. Zweitens bestimmen **Attributionsstile** die Wahrnehmung der Handlungskonsequenzen, z. B. ob Erfolge bzw. Misserfolge external oder internal attribuiert werden (Überblick, auch über die klinischen Anwendungen bei Försterling und Stiensmeier-Pelster 1994).

6.6 Resümee

Die Differentielle Psychologie beschreibt, erklärt und prognostiziert interindividuelle Unterschiede von den Genen bis zum Verhalten. Unterschiede auf verschiedenen Ebenen können dabei bedeutsam sein für die Vorhersage von Erkrankungen, die Therapie- und Rückfallprognose, die Auswahl des optimalen Treatments, die Erklärung von Erkrankungen oder Risikoverhalten, die Diagnostik und Deskription. Auch für die Messung des Therapieoutcomes werden Persönlichkeitsverfahren eingesetzt, und Änderungen in bestimmten Persönlichkeitseigenschaften können ein direktes oder indirektes Therapieziel sein.

Persönlichkeitseigenschaften sind therapeutisch von Bedeutung, da sie die Wahrnehmung und Beurteilung von sich und anderen, den Umgang mit anderen (z. B. Verträglichkeit, Extraversion, Gehemmtheit, Impulsivität) und mit sich selbst (z. B. Selbstwert, Selbstkontrolle) beschreiben. Sehr universellen Charakter haben die Dimensionen Extraversion und Neurotizismus. Ihnen lassen sich grundlegende motivational-emotionale Systeme zuordnen, die mit Approach und Avoidance umschrieben werden können und deren Dysfunktion mit psychischen Störungen in Verbindung gebracht wird. Die besondere Bedeutung der biopsychologischen Persönlichkeitstheorien für das Verständnis dieser zwei Systeme und für die Ableitung neuer Hypothesen wurde in ▶ Abschn. 6.3 dargelegt und mit der durch EEG erfassten Arousalregulation ein Beispiel zur RDoC-Domäne „Arousal und regulatorische Systeme" gegeben. Der Endophänotypenansatz und das RDoC-Projekt beschreiben Psychopathologie über solch grundlegende Funktionssysteme. Es wurden aber auch klinische Anwendungen der rein deskriptiven korrelativen Persönlichkeitstheorien in ▶ Abschn. 6.4 aufgezeigt. Spezielle Persönlichkeitskonstrukte zur Vorhersage und Erklärung von Erkrankungen und Gesundheit wurden in ▶ Abschn. 6.2 vorgestellt. Diese Protektiv- und Vulnerabilitätsfaktoren überlappen allerdings mehr oder weniger stark miteinander sowie mit Extraversion und Neurotizismus, zeigten jedoch meist auch inkrementelle Validität. Die psychometrische und endophänotypische High-Risk-Forschung ist vor allem im Bereich affektiver und psychotischer Störungen verfolgt worden und bietet hier eine gute Ergänzung zur genetischen High-Risk-Forschung, um Erkenntnisse zur Ätiologie und Behandlung von Störungen zu gewinnen. Abschließend sei auf die grundsätzliche Bedeutung einer differentiellen Perspektive verwiesen, die nicht nur an den Beispielen individualisierter Treatments („precision medicine") und Identifizierung homogener Subgruppen illustriert wurde, sondern auch bei der dimensionalen Erfassung von Störungen (▶ Abschn. 6.2.1) oder der Identifizierung und Berücksichtigung konfundierender Traits (▶ Gut zu wissen „Differentiell statt konfundiert").

? Prüfen Sie Ihr Wissen

1. Welche generellen Faktoren beeinflussen den Zusammenhang von Persönlichkeitstraits mit psychischen Störungen? Oder anders formuliert: Wovon hängt das Ausmaß an Varianzaufklärung zwischen beiden ab? ▶ Abschn. 6.1
2. Was haben die Begriffe „Trait" und „Diathese-Stress-Modell" gemeinsam? ▶ Abschn. 6.1
3. Welche Bedeutung hat Ihrer Meinung nach das Konzept Neurotizismus in der klinischen Forschung? Wofür könnte es nützlich sein? ▶ Abschn. 6.1 Gut zu wissen „Neurotizismus", ▶ Abschn. 6.2.1 „Neurotizismus" und ◘ Tab. 6.2
4. Könnte Neurotizismus auch ein Protektivfaktor und Optimismus ein Vulnerabilitätsfaktor sein? Und auf genetischer Ebene: Ist das s-Allel des Serotonintransporterpolymorphismus pathogen oder salutogen? ▶ Abschn. 6.2.1 „Protektivfaktoren" (für Optimismus), ▶ Abschn. 6.2.1 „Neurotizismus" (für Neurotizismus) und ▶ Abschn. 6.3.2 „Psychophysiologische Ebene" (für das s-Allel)
5. Sie vermuten, dass ein bestimmter Trait ein Vulnerabilitätsindikator für eine Erkrankung ist. Welches Forschungsprogramm würden Sie konzipieren, um diese Annahme zu überprüfen? Worauf sollte besonders geachtet werden? ▶ Abschn. 6.1, 6.2.1und 6.3.2 ▶ Gut zu wissen „Differentiell statt konfundiert"
6. Instrumente zur Persönlichkeitserfassung im klinischen Kontext beruhen auf verschieden Konstruktionsprinzipien (kriterienorientiert, deduktiv und induktiv). Können Sie das erläutern und Beispiele geben? ▶ Abschn. 6.2.2

7. Die Hypothese, mit der IAEP interindividuelle Unterschiede in der serotonergen Neurotransmission abbilden zu können, hat bedeutsames Anwendungspotenzial im klinischen Bereich – welches? ▶ Abschn. 6.3.2 „Individualisiertes Treatment"
8. In diesem Kapitel wurden eine Reihe von Vorteilen einer differentiellen Sichtweise im klinischen Bereich vorgestellt. Unter anderem soll ein differentiell denkender Forscher sensitiv gegenüber konfundierenden Faktoren sein. Können Sie dazu ein Beispiel geben? ▶ Abschn. 6.3.2 ▶ Gut zu wissen „Differentiell statt konfundiert"
9. Erläutern Sie mit klinisch relevanten Beispielen die Begriffe Endophänotyp und Phänotyp! ▶ Abschn. 6.3.2 „Genetische Ebene"

ℹ Weiterführende Literatur

Eine umfassende Darstellung der Konzepte und Bereiche der Differentiellen Psychologie findet sich in Stemmler et al. (2016). Ausführlich mit der High-Risk-Forschung beschäftigten sich Miller (1995).

Literatur

Akiskal, H. S., Brieger, P., Mundt, C., Angst, J., & Marneros, A. (2002). Temperament und affektive Störungen. *Nervenarzt, 73,* 262–271.

Alloy, L. B., Nusslock, R., & Boland, E. M. (2015). The development and course of bipolar spectrum disorders: An integrated reward and circadian rhythm dysregulation model. *Annual Review of Clinical Psychology, 11,* 213–250.

Amelang, M., & Schmidt-Rathjens, C. (2000). Kohärenzsinn als Prädiktor und Suppressor bei der Unterscheidung von Gesundheit und Krankheit. *Zeitschrift für Gesundheitspsychologie, 8,* 85–93.

Andresen, B. (2002). *Hamburger Persönlichkeits-Inventar (HPI).* Göttingen: Hogrefe.

Andresen, B., & Maß, R. (Hrsg.). (2001). *Schizotypie.* Göttingen: Hogrefe.

Angleitner, A. (1997). Minnesota Multiphasic Personality Inventory (MMPI). *Zeitschrift für Differentielle und Diagnostische Psychologie, 18,* 5–10.

Angleitner, A., Langert, R., Schilling, J., & Spinath, F.M. (1993). *Deutsche Form des Multidimensional Personality Questionnaire (MPQ).* Unveröffentlichtes Manuskript, Universität Bielefeld.

Angleitner, A., Ruch, W., Jennings, D., Harrow, J., & Spinath, F. (1992). *ZKPQ-III – Deutsche Bearbeitung.* Unveröffentlichtes Manuskript, Universität Bielefeld.

Antonovsky, A. (1987). *Unravelling the mystery of health.* San Francisco: Jossey Bass Wiley.

Armbruster, D., Moser, D. A., Strobel, A., Hensch, T., Kirschbaum, C., Lesch, K.-P., & Brocke, B. (2009). Serotonin transporter gene variation and stressful life events impact processing of fear and anxiety. *International Journal of Neuropsychopharmacology, 12,* 393–401.

Ashton, M. C., Lee, K., Perugini, M., Szarota, P., de Vries, R. E., & Blas, Di. (2004). A six-factor structure of personality-descriptive adjectives: Solutions from psycholexical studies in seven languages. *Journal of Personality and Social Psychology, 86,* 356–366.

Bagby, R. M., Quilty, L. C., Segal, Z. V., McBride, C. C., Kennedy, S. H., & Costa, P. T. (2008). Personality and differential treatment response in major depression: A randomized controlled trial comparing cognitive-behavioural therapy and pharmacotherapy. *The Canadian Journal of Psychiatry, 53*(6), 361–370.

Bandura, A. (1997). *Self-efficacy*. New York: Freeman.

Beauducel, A., Strobel, A., & Brocke, B. (2003). Psychometrische Eigenschaften und Normen einer deutschsprachigen Fassung der Sensation Seeking-Skalen, Form V. *Diagnostica, 49*, 61–72.

Becker, P. (1997). *Interaktions-Angst-Fragebogen IAF* (3. Aufl.). Weinheim: Beltz Test.

Belsky, J., Jonassaint, C., Pluess, M., Stanton, M., Brummet, B., & Williams, R. (2009). Vulnerability genes or plasticity genes? *Molecular Psychiatry, 14*, 746–754.

Ben-Porath, Y. S., & Tellegen, A. (2008). *Minnesota Multiphasic Personality Inventory-2-Restructured Form (MMPI-2-RF)*. Mineanapolis: University of Minnesota Press.

Bijttebier, P., Beck, I., Claes, L., & Vandereycken, W. (2009). Gray's reinforcement sensitivity theory as a framework for research on personality–psychopathology associations. *Clinical Psychology Review, 29*, 421–430.

Blechert, J., & Meyer, T. D. (2005). Are measures of hypomanic personality, impulsive nonconformity and rigidity predictors of bipolar symptoms? *British Journal of Clinical Psychology, 44*(Pt. 1), 15–27.

Blöink, R., Brieger, P., Akiskal, H. S., & Marneros, A. (2005). Factorial structure and internal consistency of the German TEMPS-A scale: Validation against the NEO-FFI questionnaire. *Journal of Affective Disorders, 85*(1/2), 77–83.

Boxberg, Cv, & Rüddel, H. (1995). Die Bedeutung von psychosozialen Faktoren als Risikofaktoren für die koronare Herzkrankheit: Ein Methodenproblem? *Zeitschrift für Gesundheitspsychologie, 3*, 195–208.

Brocke, B. (2000). Das bemerkenswerte Comeback der Differentiellen Psychologie: Glückwünsche und Warnungen vor einem neuen Desaster. *Zeitschrift für Differentielle und Diagnostische Psychologie, 21*, 5–30.

Burmeister, M., McInnis, M. G., & Zöllner, S. (2008). Psychiatric genetics: Progress amid controversy. *Nature Reviews Genetics, 9*(7), 527–540.

Cannon, T. D., & Keller, M. C. (2006). Endophenotypes in the genetic analyses of mental disorders. *Annual Review of Clinical Psychology, 2*, 267–290.

Caspi, A., Sugden, K., Moffitt, T. E., Taylor, A., Craig, I. W., Harrington, H., et al. (2003). Influence of life stress on depression: Moderation by a polymorphism in the 5-HTT gene. *Science, 301*, 386–389.

Chapman, B. P., Roberts, B., & Duberstein, P. (2011). Personality and longevity: Knowns, unknowns, and implications for public health and personalized medicine. *Journal of Aging Studies, 2011*, 759170.

Claridge, G., & Davis, C. (2001). What's the use of neuroticism? *Personality and Individual Differences, 31*, 383–400.

Cloninger, C. R., Przybeck, T. R., Svrakic, D. M., & Wetzel, R. D. (1999). *Das Temperament- und Charakter-Inventar TCI Manual*. Frankfurt a. M.: Swets & Zeitlinger.

Cloninger, C. R., Svrakic, D. M., & Przybeck, T. R. (1993). A psychobiological model of temperament and character. *Archives of General Psychiatry, 50*, 975–990.

Costa, P. T., Jr. (1991). Clinical use of the five-factor model: An introduction. *Journal of Personality Assessment, 57*(3), 393–398.

Corr, P. J. (2016). Reinforcement sensitivity theory of personality questionnaires: Structural survey with recommendations. *Personality and Individual Differences, 89*, 60–64.

Corr, P. J., & Cooper, A. J. (2016). The Reinforcement Sensitivity Theory of Personality Questionnaire (RST-PQ): Development and validation. *Psychological Assessment, 28*(11), 1427–1440.

Corr, P. J., & McNaughton, N. (2015). Neural mechanisms of low trait anxiety and risk for externalizing behavior. In T. P. Beauchaine & S. P. Hinshaw (Hrsg.), *The Oxford handbook of externalizing spectrum disorders*. Oxford: Oxford University Press.

Cross-Disorder Group of the Psychiatric Genomics Consortium. (2013). Identification of risk loci with shared effects on five major psychiatric disorders: A genome-wide analysis. *Lancet, 381*(9875), 1371–1379.

Cuthbert, B. N. (2015). Research Domain Criteria: Toward future psychiatric nosologies. *Dialogues in Clinical Neuroscience, 17*(1), 89–97.

DeGeorge, D. P., Walsh, M. A., Barrantes-Vidal, N., & Kwapil, T. R. (2014). A three-year longitudinal study of affective temperaments and risk for psychopathology. *Journal of Affective Disorders, 164*, 94–100.

De Gucht, V., Fontaine, J., & Fischler, B. (2004). Temporal stability and differential relationships with neuroticism and extraversion of the three subscales of the 20-item Toronto Alexithymia Scale in clinical and nonclinical samples. *Journal of Psychosomatic Research, 57*(1), 25–33.

De Moor, M. H., van den Berg, S. M., Verweij, K. J., Krueger, R. F., Luciano, M., Arias Vasquez, A., et al. (2015). Meta-analysis of genome-wide association studies for neuroticism, and the polygenic association with major depressive disorder. *JAMA Psychiatry, 72*(7), 642–650.

Depue, R. A., & Collins, P. F. (1999). Neurobiology of the structure of personality: Dopamine, facilitation of incentive motivation, and extraversion. *Behavioral and Brain Sciences, 22*(3), 491–569.

Eckblad, M., & Chapman, L. J. (1986). Development and validation of a scale for hypomanic personality. *Journal of Abnormal Psychology, 95*, 214–222.

Eschleman, K. J., Bowling, N. A., & Alarcon, G. M. (2010). A meta-analytic examination of hardiness. *International Journal of Stress Management, 17*(4), 277–307.

Fahrenberg, J., Hampel, R., & Selg, H. (2010). *Das Freiburger Persönlichkeitsinventar* (8. Aufl.). Göttingen: Hogrefe.

Försterling, F., & Stiensmeier-Pelster, J. (Hrsg.). (1994). *Attributionstheorie: Grundlagen und Anwendungen*. Göttingen: Hogrefe.

Geissler, J., Romanos, M., Hegerl, U., & Hensch, T. (2014). Hyperactivity and sensation seeking as autoregulatory attempts to stabilize brain arousal in ADHD and mania? *Attention Deficit and Hyperactivity Disorders, 6*(3), 159–173.

Goldstein, B. L., & Klein, D. N. (2014). A review of selected candidate endophenotypes for depression. *Clinical Psychology Review, 34*(5), 417–427.

Gottesman, I. I., & Gould, T. D. (2003). The endophenotype concept in psychiatry: Etymology and strategic intentions. *American Journal of Psychiatry, 160*(4), 636–45.

Gray, J. A., & McNaughton, N. (2000). *The neuropsychology of anxiety: An enquiry into the functions of the septo-hippocampal system* (2. Aufl.). New York: Oxford University Press.

Greenberg, B. D., Li, Q., Lucas, F. R., Hu, S., Sirola, L. A., Benjamin, J., et al. (2000). Association between the serotonin transporter promoter polymorphism and personality traits in a primarily female population sample. *American Journal of Medical Genetics, 96*, 202–216.

Greve, W., & Krampen, G. (1991). Gesundheitsbezogene Kontrollüberzeugungen und Gesundheitsverhalten. In J. Haisch & H. P. Zeitler (Hrsg.), *Gesundheitspsychologie – zur Sozialpsychologie der Prävention und Krankeitsbewältigung* (S. 223–241). Heidelberg: Asanger.

Grevenstein, D., Bluemke, M., & Kroeninger-Jungaberle, H. (2016). Incremental validity of sense of coherence, neuroticism, extraversion, and general self-efficacy: Longitudinal prediction of substance use frequency and mental health. *Health Qual Life Outcomes, 14*, 9.

Gudlowski, Y., Ozgürdal, S., Witthaus, H., Gallinat, J., Hauser, M., Winter, C., et al. (2009). Serotonergic dysfunction in the prodromal, first-episode and chronic course of schizophrenia as assessed by the loudness dependence of auditory evoked activity. *Schizophrenia Research, 109*(1–3), 141–147.

Hariri, A. R., Drabant, E. M., & Weinberger, D. R. (2006). Imaging genetics: Perspectives from studies of genetically driven variation in serotonin function and corticolimbic affective processing. *Biological Psychiatry, 59*(10), 888–897.

Hartig, J., & Moosbrugger, H. (2003). Die „ARES"-Skalen zur Erfassung der individuellen BIS- und BAS-Sensitivität: Entwicklung einer Lang- und einer Kurzfassung. *Zeitschrift für Differentielle und Diagnostische Psychologie, 24,* 293–310.

Hathaway, S. R., McKinley, J. C., & Engel, R. R. (2000). *Minnesota Multiphasic Personality Inventory 2 (MMPI-2). Deutsche Version.* Göttingen: Hogrefe.

Hegerl, U., Bottlender, R., Gallinat, J., Kuss, H. J., Ackenheil, M., & Möller, H. J. (1998). The serotonin syndrome scale: First results on validity. *European Archives of Psychiatry and Clinical Neuroscience, 248*(2), 96–103.

Hegerl, U., & Hensch, T. (2017). Why do stimulants not work in typical depression? *Australian and New Zealand Journal of Psychiatry, 51*(1), 20–22.

Hegerl, U., & Hensch, T. (2014). The vigilance regulation model of affective disorders and ADHD. *Neuroscience and Biobehavioral Reviews, 44,* 45–57.

Hegerl, U., Himmerich, H., Engmann, B., & Hensch, T. (2010). Mania and attention-deficit/hyperactivity disorder: Common symptomatology, common pathophysiology and common treatment? *Current Opinion in Psychiatry, 23,* 1–7.

Hegerl, U., & Juckel, G. (1993). Intensity dependence of auditory evoked potentials as indicator of central serotonergic neurotransmission – A new hypothesis. *Biological Psychiatry, 33,* 173–187.

Hegerl, U., Sander, C., & Hensch, T. (2016). Arousal regulation in affective disorders. In T. Frodl (Hrsg.), *Systems Neuroscience in Depression* (S. 341–370). Amsterdam: Academic Press.

Hegerl, U., Sander, C., Ulke, C., Böttger, D., Hensch, T., Huang, J., Mauche, N., & Olbrich, S. (2017). Vigilance Algorithm Leipzig (VIGALL) Version 2.1 – Manual – updated version. ▶ http://research.uni-leipzig.de/vigall/.

Hegerl, U., Wilk, K., Olbrich, S., Schoenknecht, P., & Sander, C. (2012). Hyperstable regulation of vigilance in patients with major depressive disorder. *World J Biol Psychiatry, 13*(6), 436–446.

Hensch, T., Herold, U., & Brocke, B. (2007). An electrophysiological endophenotype of hypomanic and hyperthymic personality. *Journal of Affective Disorders, 101*(1–3), 13–26.

Hensch, T., Herold, U., Diers, K., Armbruster, D., & Brocke, B. (2008). Reliability of intensity dependence of auditory-evoked potentials. *Clinical Neurophysiology, 119*(1), 224–236.

Hensch, T., Wargelius, H., Herold, U., Lesch, K., Oreland, L., & Brocke, B. (2006). Further evidence for an association of 5-HTTLPR with intensity dependence of auditory evoked potentials. *Neuropsychopharmacology, 31*(9), 2047–2054.

Hensch, T., Wozniak, D., Spada, J., Sander, C., Ulke, C., Wittekind, D., Thiery, J., Löffler, M., Jawinski, P., & Hegerl, U. (2019). Vulnerability to bipolar disorder is linked to sleep and sleepiness. *Translational Psychiatry, 9*(1), 294. ▶ https://doi.org/10.1038/s41398-019-0632-1.

Hicks, J. K., Sangkuhl, K., Swen, J. J., Ellingrod, V. L., Müller, D. J., Shimoda, K., et al. (2017). Clinical pharmacogenetics implementation consortium guideline (CPIC) for CYP2D6 and CYP2C19 genotypes and dosing of tricyclic antidepressants: 2016 update. *Clinical Pharmacology and Therapeutics, 102*(1), 37.

Horwood, S., & Anglim, J. (2017). A critical analysis of the assumptions of Type D personality: Comparing prediction of health-related variables with the Five Factor Model. *Personality and Individual Differences, 117,* 172–176.

Hoyer, J. (2000). Optimismus und Gesundheit: Überblick, Kritik und Forschungsperspektiven. *Zeitschrift für Gesundheitspsychologie, 8*(3), 111–122.

Huang, J., Sander, C., Jawinski, P., Ulke, C., Spada, J., Hegerl, U., & Hensch, T. (2015). Test-retest reliability of brain arousal regulation as assessed with VIGALL 2.0. *Neuropsychiatric Electrophysiology, 1,* 13.

Jawinski, P., Mauche, N., Ulke, C., Huang, J., Spada, J., Enzenbach, C., Sander, C., Hegerl, U., & Hensch, T. (2016). Tobacco use is associated with reduced amplitude and intensity dependence of the cortical auditory evoked N1-P2 component. *Psychopharmacology (Berl), 233*(11), 2173–2183.

Jaworska, N., Blondeau, C., Tessier, P., Norris, S., Fusee, W., Blier, P., & Knott, V. (2013). Response prediction to antidepressants using scalp and source-localized loudness dependence of auditory evoked potential (LDAEP) slopes. *Progress in Neuro-Psychopharmacology and Biological Psychiatry, 44,* 100–107.

Juckel, G., Pogarell, O., Augustin, H., Mulert, C., Muller-Siecheneder, F., Frodl, T., et al. (2007). Differential prediction of first clinical response to serotonergic and noradrenergic antidepressants using the loudness dependence of auditory evoked potentials in patients with major depressive disorder. *The Journal of Clinical Psychiatry, 68*(8), 1206–1212.

Kagan, J., Reznick, J. S., Clarke, C., Snidman, N., & Garcia-Coll, C. (1984). Behavioral inhibition to the unfamiliar. *Child Development, 55,* 2212–2226.

Kendler, K. S., Kuhn, J., & Prescott, C. A. (2004). The interrelationship of neuroticism, sex, and stressful life events in the prediction of episodes of major depression. *American Journal of Psychiatry, 161*(4), 631–636.

Kendler, K. S., Neale, M. C., Kessler, R. C., Heath, A. C., & Eaves, L. J. (1993). A longitudinal twin study of personality and major depression in women. *Archives of General Psychiatry, 50*(11), 853–862.

Klag, S., & Bradley, G. (2004). The role of hardiness in stress and illness: An exploration of the effect of negative affectivity and gender. *British Journal of Health Psychology, 9*(Pt. 2), 137–161.

Klinger-Konig, J., Hertel, J., Terock, J., Volzke, H., Van der Auwera, S., & Grabe, H. J. (2018). Predicting physical and mental health symptoms: Additive and interactive effects of difficulty identifying feelings, neuroticism and extraversion. *Journal of Psychosomatic Research, 115,* 14–23.

Krampen, G. (1987). *Handlungstheoretische Persönlichkeitspsychologie.* Göttingen: Hogrefe.

Krohne, H. W. (1996). *Angst und Angstbewältigung.* Stuttgart: Kohlhammer.

Krohne, H. W., Egloff, B., Kohlmann, C. W., & Tausch, A. (1996). Untersuchungen mit einer deutschen Version der „Positive and Negative Affect Schedule" (PANAS). *Diagnostica, 42,* 139–156.

Kuhl, J. (1990). *Kurzanweisung zum Fragebogen HAKEMP 90 (Handlungskontrolle nach Erfolg, Mißerfolg und prospektiv).* Osnabrück: Unveröffentlichtes Manuskript.

Kwapil, T. R., DeGeorge, D., Walsh, M. A., Burgin, C. J., Silvia, P. J., & Barrantes-Vidal, N. (2013). Affective temperaments: Unique constructs or dimensions of normal personality by another name? *Journal of Affective Disorders, 151*(3), 882–890.

Kwapil, T. R., Miller, M. B., Zinser, M. C., Chapman, L. J., Chapman, J., & Eckblad, M. (2000). A longitudinal study of high scorers on the hypomanic personality scale. *Journal of Abnormal Psychology, 109*(2), 222–226.

Lee, B. H., Park, Y. M., Lee, S. H., & Shim, M. (2015). Prediction of long-term treatment response to selective serotonin reuptake inhibitors (SSRIs) using scalp and source loudness dependence of auditory evoked potentials (LDAEP) analysis in patients with major depressive disorder. *International Journal of Molecular Sciences, 16*(3), 6251–6265.

Lesch, K. P., Bengel, D., Heils, A., Sabol, S. Z., Greenberg, B. D., Petri, S., et al. (1996). Association of anxiety-related traits with a polymorphism in the serotonin transporter gene regulatory region. *Science, 274,* 1527–1531.

Livesley, W. J., Jang, K. L., & Vernon, P. A. (1998). Phenotypic and genetic structure of traits delineating personality disorder. *Archives of General Psychiatry, 55*(10), 941–948.

Lönnqvist, J. E., Verkasalo, M., Haukka, J., Nyman, K., Tiihonen, J., Laaksonen, I., et al. (2009). Premorbid personality factors in schizophrenia and bipolar disorder: Results from a large cohort study of male conscripts. *Journal of Abnormal Psychology, 118*(2), 418–423.

Lubke, G. H., Hudziak, J. J., Derks, E. M., van Bijsterveldt, T. C., & Boomsma, D. I. (2009). Maternal ratings of attention problems in ADHD: Evidence for the existence of a continuum. *Journal of the American Academy of Child and Adolescent Psychiatry, 48*(11), 1085–1093.

Lueken, U., Zierhut, K. C., Hahn, T., Straube, B., Kircher, T., Reif, A., et al. (2016). Neurobiological markers predicting treatment response in anxiety disorders: A systematic review and implications for clinical application. *Neuroscience and Biobehavioral Reviews, 66,* 143–162.

Lupien, S. J., Sasseville, M., François, N., Giguère, C. E., Boissonneault, J., Plusquellec, P., et al. (2017). The DSM5/RDoC debate on the future of mental health research: implication for studies on human stress and presentation of the signature bank. *Stress, 20*(1), 95–111.

McCrae, R. R., & Costa, P. T., Jr. (1987). Validation of a five-factor model of personality across instruments and observers. *Journal of Personality and Social Psychology, 52*(1), 81–90.

Meyer, T. D. (2002). The hypomanic personality scale, the Big Five, and their relationship to depression and mania. *Personality and Individual Differences, 32,* 649–660.

Meyer, T. D., Drüke, B., & Hautzinger, M. (2000). Hypomane Persönlichkeit – Psychometrische Evaluation und erste Ergebnisse zur Validität der deutschen Version der Chapman-Skala. *Zeitschrift für Klinische Psychologie und Psychotherapie, 29*(1), 35–42.

Miller, G. A. (Hrsg.). (1995). *The behavioral high-risk paradigm in psychopathology.* New York: Springer.

Mols, F., & Denollet, J. (2010). Type D personality among noncardiovascular patient populations: A systematic review. *General Hospital Psychiatry Part B, 32,* 66–72.

Munafò, M. R., Clark, T. G., Moore, L. R., Payne, E., Walton, R., & Flint, J. (2003). Genetic polymorphisms and personality in healthy adults: A systematic review and meta-analysis. *Molecular Psychiatry, 8,* 471–484.

Munafò, M. R., Clark, T. G., Roberts, K. H., & Johnstone, E. C. (2005). Neuroticism mediates the association of the serotonin transporter gene with lifetime major depression. *Neuropsychobiology, 53*(1), 1–8.

Munafò, M. R., Freimer, N. B., Ng, W., Ophoff, R., Veijola, J., Miettunen, J., et al. (2009). 5-HTTLPR genotype and anxiety-related personality traits: A meta-analysis and new data. *American Journal of Medical Genetics Part B, 150*(2), 271–281.

Oreland, L. (2004). Platelet monoamine oxidase, personality and alcoholism: The rise, fall and resurrection. *Neurotoxicology, 25*(1/2), 79–89.

Ostendorf, F., & Angleitner, A. (2004). *NEO-Persönlichkeitsinventar nach Costa und McCrae. Revidierte Fassung.* Göttingen: Hogrefe.

Palma-Gudiel, H., & Fañanás, L. (2017). An integrative review of methylation at the serotonin transporter gene and its dialogue with environmental risk factors, psychopathology and 5-HTTLPR. *Neuroscience and Biobehaviorral Reviews, 72,* 190–209.

Phillips, A. C., Carroll, D., Burns, V. E., & Drayson, M. (2005). Neuroticism, cortisol reactivity, and antibody response to vaccination. *Psychophysiology, 42,* 232–238.

Reuter, M., Cooper, A. J., Smillie, L. D., Markett, S., & Montag, C. (2015). A new measure for the revised reinforcement sensitivity

theory: psychometric criteria and genetic validation. *Frontiers in Systems Neuroscience, 9,* 38.

Reznick, J. S., Hegeman, I. M., Kaufman, E. R., Woods, S. W., & Jacobs, M. (1992). Retrospective and concurrent self-report of behavioral inhibition and their relation to adult mental health. *Development and Psychopathology, 4*(2), 301–321.

Rohrbacher, H., Hoyer, J., Beesdo, K., Höfler, M., Bittner, A., Lieb, R., & Wittchen, H.-U. (2008). Psychometric properties of the Retrospective Self Report of Inhibition (RSRI) in a representative German sample. *International Journal of Methods in Psychiatric Research, 17,* 80–88.

Roth, M. (2003). Die deutsche Version des AISS: Psychometrische Kennwerte und Befunde zur Reliabilität und Validität. *Zeitschrift für Differentielle und Diagnostische Psychologie, 24,* 65–76.

Roth, M., & Hammelstein, P. (2003). *Sensation Seeking – Konzeption, Diagnostik und Anwendung.* Göttingen: Hogrefe.

Ruch, W. (1999). Die revidierte Fassung des Eysenck Personality Questionnaire und die Konstruktion des deutschen EPQ-R bzw. EPQ-RK. *Zeitschrift für Differentielle und Diagnostische Psychologie, 20*(1), 1–24.

Scheier, M. F., & Carver, C. S. (1985). Optimism, coping and health: Assessment and implications of generalized out-come expectancies. *Health Psychology, 4,* 219–247.

Schmidt, F. M., Sander, C., Dietz, M. E., Nowak, C., Schröder, T., Mergl, R., et al. (2017). Brain arousal regulation as response predictor for antidepressant therapy in major depression. *Scientific Reports, 7,* 45187.

Schwarzer, R., & Renner, B. (1997). Risikoeinschätzung und Optimismus. In R. Schwarzer (Hrsg.), *Gesundheitspsychologie* (S. 43–66). Göttingen: Hogrefe.

Stemmler, G., Hagemann, D., Amelang, M., & Spinath, F. M. (2016). *Differentielle Psychologie und Persönlichkeitsforschung.* Stuttgart: Kohlhammer.

Strobel, A., Beauducel, A., Debener, S., & Brocke, B. (2001). Eine deutschsprachige Version des BIS/BAS-Fragebogens von Carver und White. *Zeitschrift für Differentielle und Diagnostische Psychologie, 22,* 216–277.

Strobel, A., Debener, S., Schmidt, D., Hünnerkopf, R., Lesch, K. P., & Brocke, B. (2003). Allelic variation in serotonin transporter function associated with the intensity dependence of the auditory evoked potential. *American Journal of Medical Genetics Part B, 118*(1), 41–47.

Sutton, S. K., & Davidson, R. J. (1997). Prefrontal brain asymmetry: A biological substrate of the behavioral approach and inhibition systems. *Psychological Science, 8*(3), 204–210.

Svrakic, D. M., Draganic, S., Hill, K., Bayon, C., Przybeck, T. R., & Cloninger, C. R. (2002). Temperament, character, and personality disorders: Etiologic, diagnostic, treatment issues. *Acta Psychiatrica Scandinavica, 106,* 189–195.

Tang, T. Z., DeRubeis, R. J., Hollon, S. D., Amsterdam, J., Shelton, R., & Schalet, B. (2009). Personality change during depression treatment: A placebo-controlled trial. *Archives of General Psychiatry, 66*(12), 1322–1330.

Tenke, C. E., Kayser, J., Pechtel, P., Webb, C. A., Dillon, D. G., Goer, F., et al. (2017). Demonstrating test-retest reliability of electrophysiological measures for healthy adults in a multisite study of biomarkers of antidepressant treatment response. *Psychophysiology, 54*(1), 34–50.

Tsankova, N., Renthal, W., Kumar, A., & Nestler, E. J. (2007). Epigenetic regulation in psychiatric disorders. *Nature Reviews Neuroscience, 8*(5), 355–367.

Wargelius, H. L., Fahlke, C., Suomi, S. J., Oreland, L., & Higley, J. D. (2010). Platelet monoamine oxidase activity predicts alcohol sensitivity and voluntary alcohol intake in rhesus monkeys. *Upsala Journal of Medical Sciences, 115*(1), 49–55.

Watson, D. (2000). *Mood and Temperament.* New York: Guilford.

Walsh, M. A., DeGeorge, D. P., Barrantes-Vidal, N., & Kwapil, T. R. (2015). A 3-Year Longitudinal Study of Risk for Bipolar Spectrum Psychopathology. *Journal of Abnormal Psychology, 124*(3), 486–497.

Wilson, R. S., Krueger, K. R., Gu, L., Bienias, J. L., Mendes de Leon, C. F., & Evans, D. A. (2005). Neuroticism, extraversion, and mortality in a defined population of older persons. *Psychosomatic Medicine, 67*(6), 841–845.

Zerssen, Dv. (2001). Diagnostik der prämorbiden Persönlichkeit. In R. D. Stieglitz, U. Baumann, & H. J. Freyberger (Hrsg.), *Psychodiagnostik in Klinischer Psychologie, Psychiatrie, Psychotherapie* (S. 271–283). Stuttgart: Thieme.

Zuckerman, M. (1994). *Behavioral expressions and biosocial bases of sensation seeking.* Cambridge: Cambridge University Press.

Zunhammer, M., Eberle, H., Eichhammer, P., & Busch, V. (2013). Somatic symptoms evoked by exam stress in university students: The role of alexithymia, neuroticism, anxiety and depression. *PLoS ONE, 8*(12), e84911.

Biopsychologische Grundlagen

Clemens Kirschbaum, Katharina Domschke und Markus Heinrichs

Inhaltsverzeichnis

© Springer-Verlag GmbH Deutschland, ein Teil von Springer Nature 2020
J. Hoyer und S. Knappe (Hrsg.), *Klinische Psychologie & Psychotherapie*,
https://doi.org/10.1007/978-3-662-61814-1_7

7.1 Biopsychologie und Klinische Psychologie

In den meisten Lehrbüchern zur Klinischen Psychologie und Psychotherapie wird auf ein gesondertes Kapitel zu den biopsychologischen Grundlagen verzichtet. Das hat in vielen Fällen sicher mit dem Selbstverständnis von Klinischer Psychologie und Psychotherapie zu tun. Warum sollen wir uns mit biologischen Grundlagen beschäftigen, wenn unsere Methoden der Diagnostik und Therapie letztlich psychologischer Art sind? Reicht es für angehende klinisch Tätige nicht völlig aus, im Studium umschriebene Pflichtveranstaltungen zu Biopsychologie oder Physiologie zu absolvieren? Und schließlich: Ist das Verständnis des Zusammenhangs biologischer Vorgänge nicht doch Sache der Medizin? Solche Fragen klingen immer noch nicht ganz abwegig – wenn da nicht vielen Erkenntnissen aus den Bio- und Neurowissenschaften so unmittelbare Relevanz für die Psychologie zukäme.

> **Wichtig**
>
> Insbesondere für die Beurteilung von Ursache (Ätiologie) sowie Entstehung und Verlauf (Pathogenese) unterschiedlicher Störungsbilder ist ein Gesamtverständnis der biopsychosozialen Zusammenhänge inzwischen unverzichtbar. Eine verstärkte Einbeziehung biologischer Mechanismen hat unmittelbare Implikationen für die Weiterentwicklung vorhandener sowie die Prüfung neuer Ansätze der Diagnostik, Prävention und Therapie.

Das vorliegende Kapitel ist nicht als „Schnelldurchlauf" durch die Biopsychologie gedacht und kann ein vertieftes Studium der einschlägigen Fachliteratur nicht ersetzen. Ziel dieses Kapitels ist es, einen Überblick über die fünf wichtigsten physiologischen Systeme zu geben. Nur unter Berücksichtigung dieser fundamentalen biologischen Grundlagen können die im weiteren Verlauf dieses Lehrbuches vorgestellten Störungen und deren Behandlung angemessen betrachtet und verstanden werden. So helfen uns beispielsweise Erkenntnisse zur Rolle von Hippocampus und Amygdala in der Verarbeitung traumatischer Erfahrungen (zentrales Nervensystem) die Entstehung und Aufrechterhaltung einer posttraumatischen Belastungsstörung besser zu verstehen. Das Wissen über die vegetativen Mechanismen der Angst (autonomes Nervensystem) kann die Verlaufsdiagnostik einer Exposition verbessern und somit die Therapie optimieren. Positive soziale Interaktion vermag die Freisetzung des Hormons Kortisol unter psychischem Stress zu reduzieren (endokrines System), und psychosozialer Stress spiegelt sich messbar in Veränderungen verschiedener Immunparameter wider (Immunsystem). Die Identifikation genetischer bzw. epigenetischer Mechanismen von psychischen Erkran-

kungen kann dazu beitragen, über eine genauere Prädiktion des Krankheitsrisikos gezielte („targetierte") und damit effektive präventive Maßnahmen zu entwickeln.

Wie auf den folgenden Seiten dargestellt, können wir beispielsweise über das Gehirn durchaus bewusst das „autonome" Nervensystem steuern (Biofeedback), umgekehrt kann das Immunsystem (Zytokine) unser Gehirn direkt beeinflussen und dort genau das induzieren, was wir als Krankheitsgefühl erleben. Während genetische Faktoren in Interaktion mit Umweltfaktoren das Risiko für psychische Erkrankungen beeinflussen, können plastische und zeitlich dynamische epigenetische Mechanismen diese Risikogene womöglich „an-" bzw. „ausschalten". Das zentrale Anliegen dieses Kapitels ist daher vor allem ein integratives Verständnis dieser einzelnen Subsysteme, welche sich im lebenden Organismus kaum als autonome Teilbereiche eindeutig voneinander abgrenzen lassen, zu vermitteln.

7.2 Anatomie und Funktion des Nervensystems

Das Verstehen von menschlichem Erleben und Verhalten setzt Kenntnisse über Aufbau und Funktionsprinzipien des Nervensystems voraus. Im Folgenden werden Anatomie und Kommunikationswege dieses schnellen Informationssystems vorgestellt.

7.2.1 Organisation des Nervensystems

Das Nervensystem lässt sich in ein **zentrales Nervensystem (ZNS)** und ein **peripheres Nervensystem** unterteilen (◨ Abb. 7.1). Während das ZNS Gehirn und Rückenmark einschließt, fasst man alle außerhalb des ZNS liegenden Nervenstrukturen unter dem Oberbegriff peripheres Nervensystem zusammen. Diese peripheren Anteile des Nervensystems bestehen ihrerseits wieder aus zwei Teilsystemen, dem **somatischen Nervensystem** und dem **vegetativen bzw. autonomen Nervensystem**, welche beide Informationen vom ZNS empfangen (afferente Nerven oder Afferenzen) und Informationen an dieses senden können (efferente Nerven oder Efferenzen). Die Kommunikation mit der physikalischen und sozialen Umwelt (Sensorik und Motorik) wird vom somatischen Nervensystem gesteuert (z. B. Schmerzwahrnehmung oder Skelettmuskelbewegung), während die Regulierung der Organfunktionen im Körper Aufgabe des autonomen Nervensystems ist (z. B. Magen-Darm-Motilität). Das autonome Nervensystem lässt sich in zwei anatomisch und funktionell unterscheidbare Anteile aufteilen, in **Sympathikus** und **Parasympathikus**. Dabei übernehmen die sympathischen Nerven in der Regel

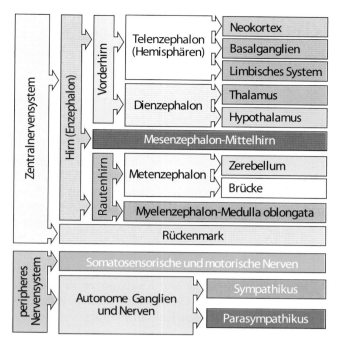

◘ Abb. 7.1   Organisation des Nervensystems mit den wichtigsten Hirnabschnitten und Kerngebieten. (Aus Birbaumer und Schmidt 2010)

eine mobilisierende und aktivierende Funktion (z. B. bei Stress), wohingegen die parasympathischen Nerven weitgehend für den „Normalbetrieb" sowie für Aufbau von Energiereserven verantwortlich sind.

Bevor wir auf die anatomischen Bestandteile der Nerven im Einzelnen zu sprechen kommen, sollen zunächst die wichtigsten Schutzmechanismen des ZNS erläutert werden. Als zentrale Schaltstationen für das gesamte Nervensystem werden Gehirn und Rückenmark besonders geschützt. Neben den knöchernen Strukturen des Schädels und der Wirbelsäule sind die Nerven von drei schützenden **Hirnhäuten** (Meninges) umgeben. Unterhalb des Schädelknochens befindet sich zunächst eine dicke, harte Hirnhaut (Dura mater), welcher nach innen eine bindegewebshaltige Membran anliegt (Arachnoidea). Darunter befindet sich der sog. Subarachnoidalraum, der neben großen Blutgefäßen auch Zerebrospinalflüssigkeit enthält. Die Hirnhaut, die sowohl das Gehirn als auch das Rückenmark direkt überzieht, bezeichnet man als Pia mater. Die Zerebrospinalflüssigkeit bietet neben ihrer Stoffwechselfunktion einen wirksamen Schutz gegen mechanische Reize (z. B. Erschütterungen), da das gesamte ZNS in ihr schwimmt. Diese Flüssigkeit wird laufend in kleinen Blutgefäßgeflechten (Plexus choroidei) erneuert, welche sich in den vier großen, mit Zerebrospinalflüssigkeit gefüllten Kammern im Gehirn (Ventrikel) befinden.

Einen weiteren Schutz des ZNS stellt die **Blut-Hirn-Schranke** dar. Darunter versteht man das besonders dichte Netz von Blutgefäßen (Kapillarnetz), welches das gesamte Nervensystem durchzieht; im Gegensatz zu peripheren Blutkapillaren wird hier durch die fußartigen Fortsätze von Gliazellen der Übertritt von Molekülen aus der Blutbahn in das Nervensystem verhindert. Die Wirksamkeit von Psychopharmaka hängt also maßgeblich davon ab, wie gut sie die Blut-Hirn-Schranke überwinden können, also aus dem Blut durch die flüssigkeitsgefüllten extrazellulären Spalträume (Interstitium) der Neurone und Gliazellen in ein Neuron gelangen. Dass dies auch für die Erforschung der Verhaltensrelevanz von Hormonen wichtig ist, wird im Abschnitt zu den endokrinologischen Grundlagen (▶ Abschn. 7.3) noch zu zeigen sein.

Wie aber erfolgt nun die Übertragung von Informationen in den verschiedenen Teilen des Nervensystems? Welche Kommunikationsmittel kommen dabei zum Einsatz? Die folgenden Abschnitte geben einen Überblick.

7.2.2 Zellen des Nervensystems

Bei den Zellen des Nervensystems lassen sich Nervenzellen (Neurone) von solchen Zellen unterscheiden, die vor allem Stütz- und Versorgungsfunktionen haben (Gliazellen).

Neurone

Die Neurone sind die eigentlichen Kommunikationsträger des Organismus. Sie sorgen im Gehirn wie im gesamten Körper dafür, dass Informationen empfangen, weitergeleitet und übertragen werden können (▶ Gut zu wissen). Je nach ihrer Funktion lassen sich folgende Neurone unterscheiden:

- Motoneurone (efferente Signale vom ZNS zu den Muskelfasern),
- sensorische Neurone (afferente Signale vom Körper zum ZNS) und
- Interneurone (Verknüpfung zwischen Neuronen im ZNS).

Damit stellen Neurone die entscheidende Schnittstelle zwischen Gehirn, Organen und Drüsen dar, welche uns ein unmittelbares anatomisches Korrelat für die emotionale und kognitive Beeinflussung körperlicher Vorgänge liefert (z. B. vegetative Wirkung von Entspannungsübungen).

Innerhalb des ZNS wird eine Ansammlung von Zellkörpern als Kern oder Nukleus bezeichnet, im peripheren Nervensystem spricht man hingegen von einem Ganglion. Auch die Bündelung von mehreren Axonen wird innerhalb und außerhalb des ZNS unterschiedlich benannt: Im ZNS spricht man von Tractus, im peripheren Nervensystem von Nerven.

Gut zu wissen

Aufbau und Aufgabe der Neurone

Neurone verfügen trotz ihrer enormen Vielfalt in Form und Größe in ihrer Grundstruktur über einen Zellkörper (Soma) und daraus abgehenden Neuronenfortsätzen (Axon und Dendriten). Die Aufgabe des Axons ist die Weiterleitung elektrischer Signale (Aktionspotenziale) vom Soma zu anderen Zellen (Neurone, Muskel- oder Drüsenzellen). Diese Weiterleitung erfolgt am ausgewölbten Ende eines Axons, dem präsynaptischen Endknöpfchen. Das Auftreffen eines Aktionspotenzials über das Axon bewirkt hier die Freisetzung chemischer Botenstoffe (Neurotransmitter) in den Zwischenraum zwischen Endknöpfchen und benachbarter Zelle (synaptischer Spalt), welche erregende oder hemmende Wirkung auf die postsynaptische Membran der aufnehmenden Zelle ausüben kann. Der Begriff Synapse umschreibt dabei alle drei Strukturen: präsynaptisches Endknöpfchen, synaptischen Spalt und postsynaptische Membran. Im Axon befindliche Röhrchensysteme (Mikrotubuli) ermöglichen außerdem den Transport von Substanzen (z. B. Neurotransmitter). Die vielfältigen anderen Fortsätze eines Neurons neben dem Axon bezeichnet man als Dendriten, welche vor allem für die Aufnahme von Signalen anderer Neurone zuständig sind. Ihre mitunter reichhaltigen Verzweigungen dienen dabei vor allem einer Erweiterung potenzieller Kontaktflächen.

Gliazellen

Obwohl phylogenetisch verwandt mit den Neuronen, spielen Gliazellen für die unmittelbare Informationsverarbeitung keine Rolle. Gliazellen (im peripheren Nervensystem sog. Satellitenzellen) dienen insbesondere als Stützgewebe, und repräsentieren rund die Hälfte unseres Gehirnvolumens. Die unterschiedlichen Gliazelltypen üben aber neben der anatomischen Stützfunktion (u. a. Ausfüllen neuronaler Zelldefekte, sog. Glianarben) auch verschiedene funktionelle Wirkungen aus, wie die Absorption und Entsorgung toter Zellen und Zelltrümmer oder den Schutz von Neuronen vor toxischen Substanzen.

7.2.3 Informationsübermittlung im Nervensystem

Um zu verstehen, wie Menschen denken, fühlen und handeln und inwieweit diese Fähigkeiten therapeutisch beeinflussbar sind, ist ein Grundverständnis der bemerkenswerten Funktionalität des Nervensystems von großer Wichtigkeit. Nach der Vorstellung der „Hardware" im vorangegangenen Abschnitt, soll im Folgenden dargestellt werden, wie Signale im Neuron entstehen, wei-

tergeleitet und schließlich auf benachbarte Neurone übertragen werden. Ein detaillierter Überblick findet sich bei Birbaumer und Schmidt (2010).

Ruhepotenzial

Die Information, die entlang eines Axons weitergeleitet wird, besteht aus kurzen Änderungen elektrischer Energie. Die Verteilung der elektrischen Ladungen über einer Zellmembran ergibt sich aus der Potenzialdifferenz zwischen dem Zellinneren und der Außenseite der Zelle (Membranpotenzial). Im Ruhezustand befinden sich mehr negativ geladene Teilchen (Ionen) im Inneren der Zelle und mehr positive Teilchen an der Außenseite. Diese negative elektrische Ladung über der Membran wird als Ruhepotenzial bezeichnet und liegt beim Menschen und anderen Säugetieren zwischen -55 und $-100\,mV$. Proteine in der Zellmembran, die aktiv Natriumionen aus der Zelle und Kaliumionen in die Zelle transportieren, sorgen für die Aufrechterhaltung des Ruhepotenzials (Natrium-Kalium-Pumpe).

> **Wichtig**
> Das Ruhepotenzial stellt die Grundvoraussetzung dafür dar, dass Neurone Informationen überhaupt aufnehmen, verarbeiten und weiterleiten können.

Spezialisierte Proteinmoleküle (Ionenkanäle) überwachen dabei die selektive Ein- und Auswanderung bestimmter Ionen (Natrium, Na^+; Kalium, K^+; Calcium, CA^{++}; Chlorid, CL^-), wobei einige ständig geöffnet sind, andere sich in Abhängigkeit vom Spannungspotenzial der Membran öffnen und schließen können.

Aktionspotenzial

Wird ein Neuron gereizt, ändern sich an seiner Membran die Ionenleitfähigkeit und das elektrische Potenzial. Überschreitet das Potenzial eine gewisse Schwelle, so kommt es zu einem Aktionspotenzial.

> **Wichtig**
> Aktionspotenziale stellen das zentrale Kommunikationsmittel des Nervensystems dar.

Hintergrund ist eine Verringerung des negativen Ruhepotenzials in positive Richtung (Depolarisation). Wird dabei ein kritischer Potenzialwert überschritten (Schwellenpotenzial), werden die Na^+-Kanäle aktiviert, was mit einem kurzfristigen Anstieg der Na^+-Leitfähigkeit in die Zelle einhergeht. Dabei führt das Erreichen des Schwellenpotenzials unabhängig von der Stärke des auslösenden Reizes nach dem „Alles-oder-Nichts-Gesetz" stets zu der für die jeweilige Zellart typischen Zellantwort. Ein Aktionspotenzial tritt also auf oder nicht auf und hat immer die gleiche Form. Eine Codierung der Reizintensität erfolgt somit über die Frequenz der Aktionspotenziale. Schließlich kollabiert das negative Membranpotenzial und weist vorübergehend ein positives Potenzial auf („overshoot"). Gleichzeitig sinkt jedoch die Na$^+$-Leitfähigkeit wieder (nach weniger als 0,1 ms), während die K$^+$-Leitfähigkeit zunimmt. In der Folge wird das Ruhepotenzial wieder aufgebaut (Repolarisationsphase), wobei das Membranpotenzial kurzfristig das Ruhepotenzial in negativer Richtung überschreitet (Hyperpolarisation). Dieser gesamte Vorgang dauert nur etwa 2 ms. Unmittelbar nach einem Aktionspotenzial ist die Auslösung eines erneuten Aktionspotenzials für etwa 1–2 ms nicht möglich (absolute Refraktärzeit). Die Fortleitung eines Aktionspotenzials entlang des Axons erreicht mit konstanter Größe das synaptische Endknöpfchen, wo dann die synaptische Übertragung stattfindet.

Synaptische Übertragung

Synaptische Übertragung bezeichnet die chemische Signalübertragung zwischen Neuronen mit Hilfe von Botenstoffen. ◼ Abb. 7.2 gibt einen schematischen Überblick über die Anatomie einer typischen Synapse und den Ablauf der chemischen Signalübertragung.

Das Eintreffen eines Aktionspotenzials am präsynaptischen Endknöpfchen bewirkt dort die Öffnung von Ca^{2+}-Kanälen, in deren Folge ein vermehrter Einstrom von Ca^{2+} die Ausschüttung (Exozytose) von Überträgerstoffen (Neurotransmitter) aus den synaptischen Vesikeln stimuliert (◼ Abb. 7.2, Schritte 1–3). Diese Neurotransmitter diffundieren zunächst durch den synaptischen Spalt und bewirken an spezifischen Rezeptormolekülen der postsynaptischen Membran nachgeschalteter Neurone eine Änderung der Ionenkanäle (◼ Abb. 7.2, Schritt 4). Dort können sie die rezeptive Membran entweder depolarisieren (also das Ruhepotenzial positiver machen) oder hyperpolarisieren (also das Ruhepotenzial weiter negativieren). Postsynaptische Depolarisationen, welche die Wahrscheinlichkeit eines Aktionspotenzials erhöhen, werden als **exzitatorische postsynaptische Potenziale (EPSP)** bezeichnet. Entsprechend werden postsynaptische Hyperpolarisationen als **inhibitorische postsynaptische Potenziale (IPSP)** bezeichnet, da sie die Wahrscheinlichkeit eines Aktionspotenzials verringern. Sowohl EPSP als auch IPSP breiten sich auf den Dendriten oder auf dem Zellkörper passiv aus (◼ Abb. 7.2, Schritt 5). Die Feuerrate des Axons des postsynaptischen Neurons wird durch die relative Aktivität der exzitatorischen und inhibitorischen Synapsen auf der Membran seiner Dendriten und seines Zellkörpers bestimmt (neuronale Integration).

Zwei Mechanismen sind dafür verantwortlich, dass die chemische Signalübertragung durch ein Neurotransmittermolekül auch wieder abgeschaltet wird. Der häufigste Mechanismus ist die Wiederaufnahme (Reuptake) in die präsynaptischen Endknöpfchen, wo die Neurotransmitter wieder in Vesikel verpackt werden. Dagegen werden Neuropeptide im synaptischen Spalt durch Enzyme abgebaut. Auch solche enzymatischen Abbauprodukte können nun wieder vom präsynaptischen Endknöpfchen aufgenommen und zur Synthese neuer Neurotransmittermoleküle verwendet werden (◼ Abb. 7.2, Schritte 6 und 7). Eine zusätzliche autoregulative Kontrollmöglichkeit der synaptischen Übertragung ist die Bindung von Neurotransmittern an der präsynaptischen Membran (Autorezeptor) (◼ Abb. 7.2, Schritt 8).

❯ **Wichtig**

Bei der synaptischen Übertragung stellen die **Neurotransmitter** die Schlüssel zu Erregung und Hemmung im Nervensystem dar.

Wir kennen heute über 70 verschiedene Neurotransmitter und es werden ständig neue Botenstoffe und ihre Rezeptoren entdeckt. Zu den niedermolekularen Neurotransmittern zählen neben dem zuerst entdeckten Azetylcholin noch die Aminosäuren (z. B. Glutamat, Gammaaminobuttersäure [GABA]), die Monoamine (z. B. Dopamin, Serotonin, Noradrenalin) sowie lösliche Gase (z. B. Stickoxid). Die Neuropeptide werden hingegen als höhermolekulare Neurotransmitter (z. B. endogene Opiate, Peptidhormone) bezeichnet. Häufig bildet die einzelne Nervenzelle mehr als nur einen Neurotransmitter und lagert diese gemeinsam in große Vesikel im synaptischen Endknöpfchen ein („Kolokalisierung" von Neurotransmittern).

Das zunehmende Wissen über die Anatomie und Funktionalität der synaptischen Übertragung hat die Entwicklung pharmakologisch wirksamer Substanzen enorm beeinflusst. Dabei bezeichnet man Substanzen, welche die Aktivierung der Synapsen eines bestimmten Neurotransmitters erleichtern, als **Agonisten**. Substanzen, welche die Aktivierung der synaptischen Rezeptoren eines bestimmten Neurotransmitters hingegen hemmen, nennt man **Antagonisten**. Für weitere Details zur psychopharmakologischen Bedeutung sei auf ▶ Kap. 8 verwiesen.

7.2.4 Das zentrale Nervensystem

Um die Arbeitsweise des Gehirns in der klinischen Anwendung optimal berücksichtigen zu können, ist eine Vertrautheit mit der Grundstruktur des zentralen Nervensystems erforderlich. Nach einem Überblick über Gesamtorganisation und Zellen des Nervensystems sowie über die Mechanismen der Informationsübertragung in den vorhergehenden Abschnitten, sollen im Folgenden die Anatomie und Funktionalität der wichtigsten zentralnervösen Strukturen vorgestellt werden.

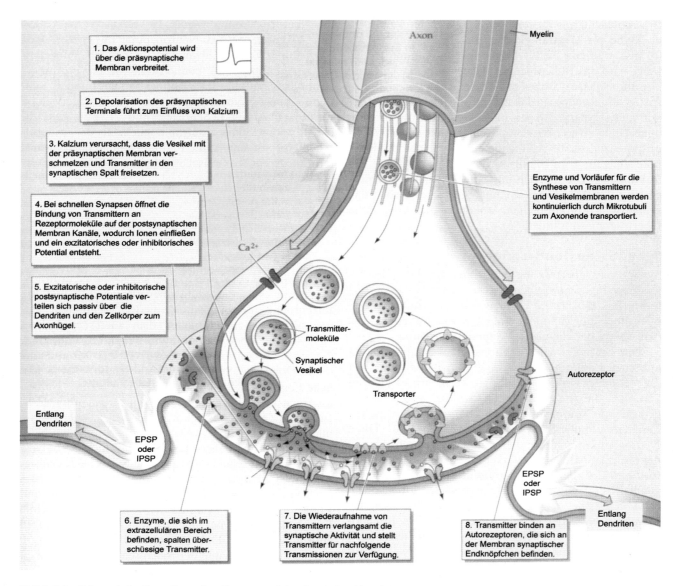

1. Das Aktionspotential wird über die präsynaptische Membran verbreitet.

2. Depolarisation des präsynaptischen Terminals führt zum Einfluss von Kalzium

3. Kalzium verursacht, dass die Vesikel mit der präsynaptischen Membran verschmelzen und Transmitter in den synaptischen Spalt freisetzen.

4. Bei schnellen Synapsen öffnet die Bindung von Transmittern an Rezeptormoleküle auf der postsynaptischen Membran Kanäle, wodurch Ionen einfließen und ein exzitatorisches oder inhibitorisches Potential entsteht.

5. Exzitatorische oder inhibitorische postsynaptische Potentiale verteilen sich passiv über die Dendriten und den Zellkörper zum Axonhügel.

Axon

Myelin

Enzyme und Vorläufer für die Synthese von Transmittern und Vesikelmembranen werden kontinuierlich durch Mikrotubuli zum Axonende transportiert.

Ca^{2+}

Transmittermoleküle

Synaptischer Vesikel

Transporter

Autorezeptor

Entlang Dendriten

EPSP oder IPSP

EPSP oder IPSP

Entlang Dendriten

6. Enzyme, die sich im extrazellulären Bereich befinden, spalten überschüssige Transmitter.

7. Die Wiederaufnahme von Transmittern verlangsamt die synaptische Aktivität und stellt Transmitter für nachfolgende Transmissionen zur Verfügung.

8. Transmitter binden an Autorezeptoren, die sich an der Membran synaptischer Endknöpfchen befinden.

Abb. 7.2   Schematische Darstellung einer Synapse und der chemischen Signalübertragung zwischen Neuronen. (Aus Ehlert 2003)

Neuroanatomische Richtungsbezeichnungen

Für das Verständnis von hirndiagnostischen Informationen und eine präzise klinische und wissenschaftliche Kommunikation sollen zunächst einige Fachbegriffe zur anatomischen Orientierung eingeführt werden. Während die gedachte Linie durch Rückenmark und Gehirn (Neuroachse) die Orientierung im Nervensystem von Wirbeltieren einfach macht, verkompliziert der aufrechte Gang und die damit verbundene veränderte Haltung des Gehirns in Bezug auf die Wirbelsäule die Richtungsbezeichnungen beim Menschen. ▢ Abb. 7.3 gibt einen Überblick über die wichtigsten Termini.

Man unterscheidet außerdem drei Ansichten oder Schnittebenen des Gehirns. Der Frontalschnitt (auch Koronarschnitt) verläuft parallel zum Gesicht, der Horizontalschnitt (auch Transversalschnitt) verläuft par-

allel zum Erdboden und der Sagittalschnitt ermöglicht die seitliche Aufsicht auf das Gehirn (rechtwinklig zum Erdboden und parallel zur Neurachse).

Rückenmark

Das Rückenmark liegt durch die knöchernen Strukturen der Wirbelkörper und die Zerebrospinalflüssigkeit geschützt in der Wirbelsäule. Im Horizontalschnitt lassen sich zwei abgegrenzte Zonen unterscheiden. Der schmetterlingsförmige Kernbereich besteht vor allem aus neuronalen Zellkörpern und unmyelinisierten Interneuronen und wird wegen seiner grauen Färbung **graue Substanz** genannt. Der die graue Substanz umgebende Bereich, der vor allem aus myelinisierten afferenten und efferenten Axonen besteht, heißt wegen seiner undurchsichtigen weißen Färbung **weiße Substanz**. Alle Spinalnerven tre-

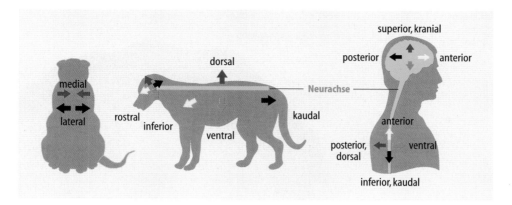

◘ Abb. 7.3 Anatomische Richtungsbezeichnungen. (Aus Birbaumer und Schmidt 2010)

ten in die Wirbelsäule zwischen den Wirbeln an 31 Stellen ein. Während die dorsalen Ausläufer der grauen Substanz (Hinterhörner) ausschließlich sensorische Afferenzen aus Muskeln, Haut und Gelenken aufnehmen (Hinterwurzeln), beinhalten die ventralen Ausläufer der grauen Substanz (Vorderhörner) motorische und vegetative Efferenzen (Vorderwurzeln). Auf Ebene des Rückenmarks erfolgt funktionell sowohl die Verarbeitung einfacher Reflexe als auch die Verschaltung von Informationen des Gehirns in den Körper sowie die Aufnahme peripherer Informationen in das zentrale Nervensystem. Insbesondere für das Verständnis und die Therapie chronischer Schmerzen spielt die funktionelle Neuroanatomie des Rückenmarks eine zentrale Rolle. ◘ Abb. 7.4 zeigt schematisch die Lage und die wichtigsten Strukturen von Gehirn und Rückenmark.

Hauptabschnitte des Gehirns

Die Grobeinteilung des Gehirns geht auf seine phylogenetische Entwicklung zurück. Dabei werden Vorderhirn, Mittelhirn und Rautenhirn anatomisch und funktionell unterschieden. Aus ontogenetischer Perspektive lassen sich von anterior nach posterior vor der Geburt schließlich fünf Hauptabschnitte beschreiben:

- Telenzephalon und Dienzephalon (Vorderhirn),
- Mesenzephalon (Mittelhirn) sowie
- Metenzephalon und Myelenzephalon (Rautenhirn).

Dabei weist das Telenzephalon (Endhirn) von allen Hirnabschnitten bei den Wirbeltieren und beim Menschen die stärkste Größenzunahme auf. Die übrigen vier Hirnabschnitte werden auch als Hirnstamm zusammengefasst. Die genannten fünf Abschnitte des Gehirns werden im Folgenden anatomisch und funktionell kurz vorgestellt.

▪ Myelenzephalon

Das Myelenzephalon (Nachhirn) besteht im Wesentlichen aus neuronalen Fasern, welche dem Informationsflusszwischen Gehirn und Körper dienen. Wegen

seiner dem Rückenmark aufsitzenden Position spricht man auch von **Medulla oblongata** (verlängertes Mark; ◘ Abb. 7.4). Gerade im klinisch-psychologischen Kontext wichtige Funktionen wie die Regulation von Schlaf, Herz-Kreislauf-Funktionen, Atemreflexen oder Aufmerksamkeitssteuerung werden hier in einem Geflecht von zahlreichen Kernen mitgesteuert, welches als **Formatio reticularis** bezeichnet wird. Wegen seiner Bedeutung in der Modulation von Aktivierungsvorgängen spricht man auch vom **aufsteigenden retikulären Aktivierungssystem** (ARAS).

▪ Metenzephalon

Auch das superior vom Myelenzephalon gelegene Metenzephalon (Hinterhirn) beinhaltet zahlreiche auf- und absteigende neuronale Fasern sowie einen Teil der Formatio reticularis. Die auf Höhe des Metenzephalons liegende ventrale Auswölbung heißt **Pons** (Brücke) und schaltet neben ihrer Bedeutung für Schlaf und Wachheit unter anderem Informationen vom Kortex zum Zerebellum um. Auf der dorsalen Seite des Pons schließt sich an der Rückseite des Hirnstamms das **Zerebellum** (Kleinhirn) an (◘ Abb. 7.4), welches für die Kontrolle sensomotorischer Leistungen von zentraler Bedeutung ist. Bei gerade einem Zehntel der gesamten Hirnmasse enthält die durch starke Faltung erreichte große Gesamtoberfläche des Zerebellums mehr als die Hälfte der Neurone des Gehirns. In Abstimmung mit motorischen Kortexarealen und den motorischen Kernen des Hirnstamms ist es vor allem für koordinierte Bewegungsabläufe (z. B. schnelle Zielmotorik, Körperhaltung) zuständig. Neuere Studien verweisen auch auf eine Beteiligung an unterschiedlichen Wahrnehmungsleistungen und kognitiven Verarbeitungen.

▪ Mesenzephalon

Das Mesenzephalon (Mittelhirn) wird in die beiden Abschnitte Tectum und Tegmentum unterteilt. Das **Tectum** steht in direkter Verbindung mit dem auditiven und visuellen System. Das **Tegmentum** umfasst neben

◻ Abb. 7.4 Überblick über die Lage von Gehirn und Rückenmark. (Aus Birbaumer und Schmidt 2010)

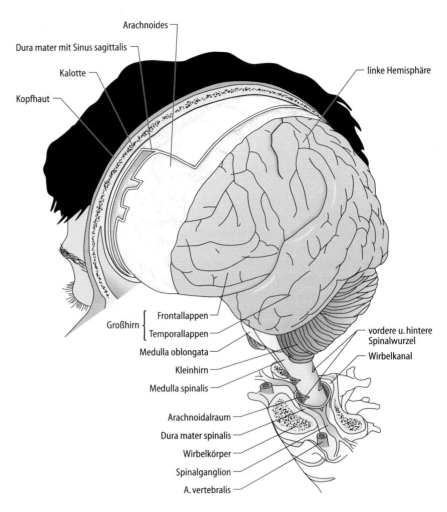

dem rostralen Ende der Formatio reticularis auch die Substantia nigra und den Nucleus ruber, welche wichtige Komponenten des motorischen Systems darstellen. Die Degeneration von Neuronen in der Substantia nigra, deren Axone in die Basalganglien projizieren, verursacht die Parkinson-Krankheit. Die ebenfalls im Tegmentum gelegene Substantia grisea centralis (zentrales Höhlengrau), die überwiegend aus neuronalen Zellkörpern (graue Substanz) besteht, hat eine wesentliche Funktion für artspezifisches Verhalten und verfügt über Neurone mit spezifischen Rezeptoren für Opiate, welche die analgetische (schmerzreduzierende) Wirkung von Opiaten vermitteln.

▪ **Dienzephalon**

Die beiden Strukturen des Dienzephalons (Zwischenhirn) sind der Thalamus und der Hypothalamus, die zwar phylogenetisch eng verwandt sind, aber anatomisch und funktionell unterschiedliche Strukturen bilden. Die zweiteilige Struktur des **Thalamus** liegt dem Mesenzephalon beider Hirnhemisphären auf und besteht aus einer Ansammlung von Kernen. Der Thalamus bildet

diverse Arbeitseinheiten mit dem Kortex und enthält sensorische Kerne, die eine Vielzahl visueller, auditorischer und somatosensorischer Informationen umschalten. Als letzter Abschnitt vor dem Kortex hat der Thalamus auch eine wichtige Rolle bei der Steuerung von Aufmerksamkeitsprozessen. Der direkt unterhalb des Thalamus gelegene **Hypothalamus** ist gewissermaßen der Brückenkopf des autonomen Nervensystems (► Abschn. 7.2.5) und reguliert die Erhaltung der Homöostase des Organismus unter wechselnden Bedingungen. Der Hypothalamus steuert sowohl motivationale Zustände als auch zahlreiche vitale Funktionen, wie Hunger, Durst, Reproduktionsverhalten oder Körpertemperatur. Neben engen neuronalen Verbindungen mit dem für Emotionen zentralen limbischen System, steuert der Hypothalamus auch die Freisetzung von Hormonen aus der vorderen und hinteren Hypophyse (Hirnanhangsdrüse; ► Abschn. 7.3.1). Im Abschnitt über die endokrinologischen Grundlagen werden aktuelle Forschungsbefunde für die Verhaltensrelevanz dieser vom Hypothalamus überwachten Hormonsekretionen in der Hypophyse vorgestellt (z. B. bei Stress oder sozialer Interaktion).

■ Telenzephalon

Den größten und phylogenetisch jüngsten Abschnitt des Gehirns bildet das Telenzephalon (Endhirn). Es ist für die komplexesten Leistungen des Gehirns zuständig (z. B. Willkürbewegungen, Lernen, Sprache, Problemlösen). Das Telenzephalon besteht aus den beiden zerebralen Hemisphären, welche vom zerebralen Kortex bedeckt werden und über Kommissurbahnen (Corpus callosum) im Austausch miteinander stehen. Zwei zum Telenzephalon zählende wichtige weitere Strukturen sind die Basalganglien und das limbische System. Die starken Windungen des zerebralen Kortex (Vertiefungen oder Sulci sowie Auftreibungen zwischen benachbarten Sulci oder Gyri) dienen dabei der Oberflächenvergrößerung, weshalb etwa zwei Drittel der kortikalen Fläche verdeckt sind. Weil hier die vorherrschende Zellform neuronale Zellkörper sind, weist der Kortex ein graubraunes Aussehen auf (graue Substanz). Unmittelbar unterhalb des zerebralen Kortex verlaufen viele Millionen Axone, die die Verbindungen zu tiefer gelegenen Hirnbereichen sichern. Wegen der hohen Dichte an Myelin um die Axone herum spricht man von weißer Substanz.

Der **zerebrale Kortex** beider Hemisphären wird grob in vier Lappen (Lobi) unterteilt:
- Lobus frontalis (Frontal- oder Stirnlappen),
- Lobus parietalis (Parietal- oder Scheitellappen),
- Lobus temporalis (Temporal- oder Schläfenlappen) und
- Lobus occipitalis (Okzipital- oder Hinterhauptlappen).

In beiden Hemisphären verläuft zwischen Lobus frontalis und Lobus parietalis eine Furche, die Sulcus centralis heißt. Zu den größten Gyri gehören der vor dem Sulcus centralis gelegene Gyrus praecentralis sowie der auf der gegenüber liegenden posterioren Seite gelegene Gyrus postcentralis. Der Gyrus praecentralis steuert vor allem willkürliche motorische Reaktionen (primärer motorischer Kortex) und weist auf seiner Oberfläche eine Repräsentation des Körpers auf, wobei motorisch dominante Körperregionen, wie Hände oder Mund, vergleichsweise größere Areale belegen. Somatosensorische Informationen, wie beispielsweise Berührung, Schmerz oder Temperatur, gelangen zum Gyrus postcentralis (primärer somatosensorischer Kortex), wo die entsprechenden Körperteile ähnlich dem primären motorischen Kortex entsprechend der Sensitivität der jeweiligen Körperareale unterschiedlich groß repräsentiert sind. Motorische und sensorische Leistungen beider Gyri werden in der der jeweiligen Körperhälfte gegenüberliegenden Hemisphäre (kontralateral) verarbeitet. Der primäre visuelle Kortex liegt im Lobus occipitalis und der primäre auditorische Kortex ist im Lobus temporalis lokalisierbar. Alle übrigen Regionen bezeichnet man als Assoziationsareale, welche vor allem komplexe kognitive Leistungen ermöglichen.

Gut zu wissen

Zur klinischen Relevanz des limbischen Systems
Obgleich das limbische System weder anatomisch noch funktional als abgegrenztes System betrachtet werden kann, werden doch einige gerade in der klinischen Psychologie relevante Strukturen hierunter subsumiert. So rechnet man etwa Amygdala, Hippocampus, Mamillarkörper, Gyrus cinguli, Septum und Fornix dazu. Die im anterioren Gyrus temporalis gelegene **Amygdala** (Mandelkern) besteht aus einer Ansammlung mandelförmiger Kerne, welche u. a. über Verbindungen mit Hypothalamus und Hirnstamm an der euroendokrinen und behavioralen Stress- und Angstreaktion beteiligt ist. Aufgrund tierexperimenteller Studien kann hier auch eine Art emotionales Gedächtnis lokalisiert werden, welches beispielsweise für das Erlernen von Angstreaktionen eine zentrale Rolle spielt. Dysfunktionale Lernerfahrungen, wie sie für die Entstehung von Angststörungen angenommen werden, haben hier ihre neurophysiologische Entsprechung. Posterior von der Amygdala liegt der **Hippocampus,** welcher im Gegensatz zur Amygdala vor allem deklarative Gedächtnisaufgaben hat. Da der Hippocampus eine hohe Dichte an Glukokortikoidrezeptoren aufweist, reagiert er sehr sensitiv auf das Stresshormon Kortisol unter verschiedenen Belastungssituationen (z. B. chronischer Stress, Psychotrauma).

Weitere wichtige subkortikale Strukturen des Telenzephalons sind das limbische System und die Basalganglien. Die **Basalganglien** setzen sich aus dem Nucleus caudatus und dem Putamen (zusammengefasst als Striatum) sowie dem Pallidum zusammen. In enger Zusammenarbeit mit Thalamus, Hirnstamm, motorischem Kortex und Rückenmark koordinieren die Basalganglien insbesondere die Planung von räumlich-zeitlichen Bewegungsprogrammen. Das **limbische System** hat seinen Namen aufgrund der saumartigen Gruppierung um den Thalamus (lat. „limbus" = Saum). Dieser Kernstruktur wird die zentrale Steuerung von Emotion und Motivation zugeschrieben (► Gut zu wissen). Gemeinsam mit subkortikal gelegenen hypothalamischen Strukturen ist das limbische System vor allem verantwortlich für die in nordamerikanischen Lehrbüchern gerne genannten „vier Fs" (die wir der deutschsprachigen Leserschaft nicht vorenthalten wollen): „fighting" (Kämpfen), „feeding" (Nahrungsaufnahme), „fleeing" (Flucht) und „f…" (Sexualverhalten).

7.2.5 Das autonome Nervensystem

Im Gegensatz zum somatischen Nervensystem, welches die sensorische und motorische Kommunikation mit der Umwelt sicherstellt (z. B. Nerven der Skelettmuskeln und Sinnesorgane) und weitgehend unter willkürlicher Kontrolle steht, kommt dem autonomen Nervensystem die Regulierung der Organfunktionen im Körper zu. Es innerviert die glatte Muskulatur aller Organsysteme sowie das Herz und die Drüsen und regelt somit zentrale Funktionen von Atmung, Kreislauf, Verdauung, Drüsensekretion, Körpertemperatur und Fortpflanzung. Das autonome Nervensystem sorgt damit ebenso wie das endokrine System (▶ Abschn. 7.3) für die Kontrolle und Steuerung des inneren Milieus. Das autonome Nervensystem hat seinen Namen aufgrund des weitgehenden Entzugs der direkten, willkürlichen Kontrolle. Autonomes und somatisches Nervensystem sind in der Körperperipherie anatomisch und funktionell weitgehend getrennt. Im zentralen Nervensystem bestehen jedoch zwischen beiden Systemen enge Verknüpfungen (z. B. Hypothalamus).

Das autonome Nervensystem lässt sich in Sympathikus, Parasympathikus und Darmnervensystem unterteilen. Obwohl die meisten Organe sowohl vom Sympathikus als auch vom Parasympathikus innerviert werden, lässt sich die vereinfachte Vorstellung einer prinzipiell antagonistischen Funktionsweise nicht aufrechterhalten. Während die Organantwort auf die Stimulation durch beide Systeme z. B. bei der Herzaktivität tatsächlich gegensätzlich ist, werden etwa die Speicheldrüsen fast gleichartig von Sympathikus und Parasympathikus stimuliert. Generell aber gilt, dass die Funktionsfähigkeit der vegetativen Organe von einem reibungslosen Miteinander von Sympathikus und Parasympathikus abhängt (funktioneller Synergismus). ◻ Abb. 7.5 gibt eine schematische Übersicht über das autonome Nervensystem mit den jeweiligen Zielorganen von Sympathikus und Parasympathikus.

Sympathikus

Eine Stimulation des Sympathikus geht in den meisten Organsystemen mit einer Aktivierungssteigerung einher (z. B. bei Stress). Anatomisch betrachtet ist der Sympathikus aus einer zweizelligen Neuronenkette aufgebaut (◻ Abb. 7.5, linke Seite). Dabei liegt jeweils ein Neuron noch innerhalb des zentralen Nervensystems im Brustmark (Thorakalmark) oder Lendenmark (Lumbalmark) und ein zweites außerhalb des Rückenmarks in einem sog. Ganglion (▶ Abschn. 7.2.2). Entsprechend bezeichnet man Erstere als präganglionäre Neurone und Letztere als postganglionäre Neurone. Die segmental zum Rückenmark verlaufende Ganglienkette wird Grenzstrang genannt. Aus dem Rückenmark ziehen die präganglionären Fasern zur Peripherie, wo sie in den Ganglien synaptisch auf postganglionäre

Fasern umgeschaltet werden. Die Signalübertragung in den Ganglien erfolgt mit Azetylcholin als Überträgerstoff (cholinerge Nervenzellen) und die Erregung des Zielorgans (auch Erfolgsorgan oder Effektor) mit Noradrenalin (adrenerge Nervenzellen; Ausnahme: Schweißdrüsen). Die Organe des Kopfes, des Brust- und Bauchraums sowie der oberen Extremitäten werden durch postganglionäre Neurone versorgt, welche durch präganglionäre Neurone aus dem Brustmark innerviert werden. Präganglionäre Neurone aus dem Lendenmark innervieren den Beckenraum und die unteren Extremitäten.

Das Nebennierenmark ist phylogenetisch betrachtet eine kuriose Mischung aus Ganglion und Hormondrüse, da seine endokrinen Zellen umgewandelte sympathische Ganglienzellen sind. Entsprechend stimulieren präganglionäre Axone des Sympathikus innerhalb des Nebennierenmarks die Freisetzung von Adrenalin (ca. 80 %) und Noradrenalin (ca. 20 %) in die Blutbahn. Über adrenerge Rezeptoren kommt es dann zur Stimulation derselben Zielorgane wie bei der Stimulation durch postganglionäre sympathische Fasern. Damit spielt das Nebennierenmark eine wichtige Rolle bei der schnellen Bereitstellung von Energie (u. a. Mobilisation von freien Fettsäuren und Glukose). Das Nebennierenmark als sympathisch gesteuerte endokrine Drüse gilt als bedeutende Schnittstelle für kardiovaskuläre Risiken chronischer Stressbelastungen.

Parasympathikus

Die Aktivität des Parasympathikus überwiegt im Ruhezustand und unterstützt beispielsweise Funktionen wie Verdauung oder Reproduktion. Die Ganglien des Parasympathikus liegen in der Nähe oder sogar innerhalb des jeweiligen Organs. Die präganglionären Neurone befinden sich im Kreuzmark (Sakralmark) sowie im Hirnstamm (◻ Abb. 7.5, rechte Seite). Im Gegensatz zum Sympathikus erfolgt die Signalübertragung sowohl im Ganglion als auch direkt am Zielorgan cholinerg, weshalb die präganglionären Axone vergleichsweise lang sind. Die parasympathische Innervation des gesamten Brust- und Bauchraums erfolgt durch den Nervus vagus (X. Hirnnerv), der auch bei vielen funktionalen Störungsbildern (z. B. Colon irritabile oder Reizdarmsyndrom) eine diagnostisch wie therapeutisch zentrale Rolle spielt. Während der Sympathikus alle Gefäße innerviert, werden die glatte Gefäßmuskulatur der Arterien und Venen sowie die Schweißdrüsen nicht durch den Parasympathikus innerviert.

Darmnervensystem

Das Darmnervensystem könnte man als das eigentliche „autonome" Nervensystem bezeichnen. Die Kontrolle und Koordination einer Vielzahl von Aktivitäten des gastrointestinalen Trakts (Magen-Darm-Trakt) ist auch ohne sympathische oder parasympathische

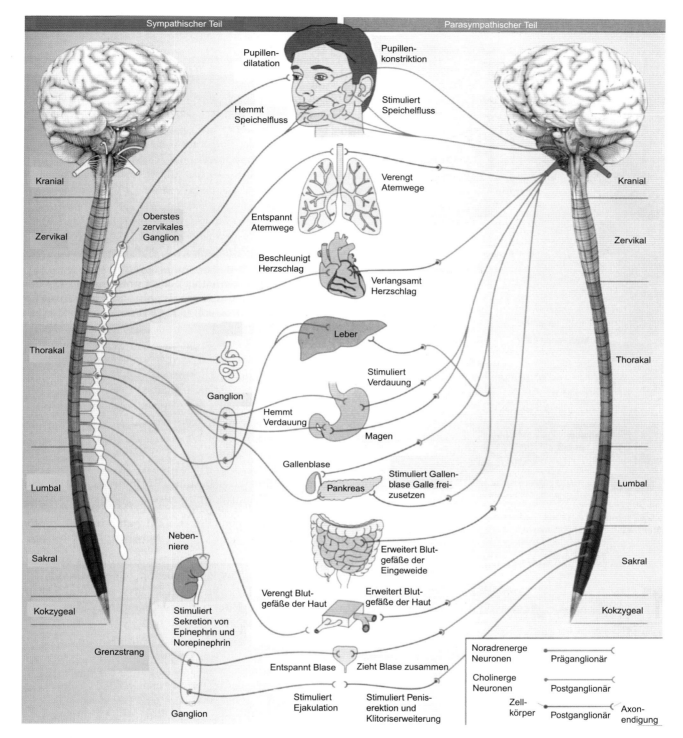

◻ Abb. 7.5 Autonomes Nervensystem mit Zielorganen von Sympathikus und Parasympathikus. (Aus Ehlert 2003)

Innervation möglich. Zu den Aufgaben des Darmnervensystems gehört sowohl die Steuerung der glatten Muskulatur (z. B. Durchmischung und Weitertransport des Darminhaltes) als auch die Regulierung verschiedener sekretorischer und endokriner Systeme. Die Neurone des Nervensystems liegen in den Wänden des gastrointestinalen Trakts. Man unterscheidet Neurone, welche auf Dehnung und Kontraktion der Darmwand reagieren (sensorische Neurone) von Neuronen, die die glatte Darmmuskulatur innervieren (motorische Neurone). Interneurone sorgen für die Verschaltung afferenter und motorischer Neurone. Diese Nomenklatur

7

Biofeedback oder: Wie autonom ist eigentlich das autonome Nervensystem?

Auch wenn es keine direkte Verbindung zwischen Kortex und autonom innervierten Organsystemen gibt, so existieren doch neuroanatomische Schnittstellen, die eine bewusste Beeinflussung der Organfunktionen ermöglichen. Dazu sind zwei Voraussetzungen notwendig: eine afferente Verbindung aus den peripheren Organsystemen zu den kortikalen Strukturen des Gehirns sowie umgekehrt eine efferente Verbindung vom Kortex auf die autonome Ebene vegetativer Strukturen.

Die Existenz der afferenten Verbindungen wird besonders deutlich am Beispiel des Nervus vagus. Etwa 80 % aller Nervenfasern in den Vagusnerven stellen afferente Nerven dar (viszerale Afferenzen) und unterstreichen die enorme sensorische Bedeutung des autonomen Nervensystems. Mechanosensitive Afferenzen bewirken über den Dehnungszustand der Wände der Hohlorgane normalerweise eine reflektorische Wiederherstellung des Organgleichgewichts auf der Ebene von Rückenmark und Hirnstamm. Im Falle eines besonderen homöostatischen Regulationsbedarfs (z. B. bei Organschädigung) aktivieren viszerale Afferenzen aber indirekt im Hirnstamm auch höhere Strukturen des zentralen Nervensystem, einschließlich des Kortex, was eine bewusste Wahrnehmung viszeraler

Informationen und eine behaviorale Erregungskontrolle ermöglicht.

Umgekehrt besteht aber auch eine zumindest indirekte efferente Verbindung über den Weg efferenter Innervationen aus dem Kortex auf autonome Steuerzentren, beispielsweise auf der Ebene der Ganglien. Im Rahmen der Biofeedbacktherapie macht man sich diese neuroanatomischen Schnittstellen zwischen zentralem und autonomem Nervensystem als „bewussten" Zugang zum vermeintlich „autonomen" Nervensystem zunutze. Ziel einer Biofeedbackanordnung ist es, dass Vorgänge im Körper für die Person zunächst wahrnehmbar gemacht werden, zu denen man eigentlich keinen Zugang hat. Physiologische Parameter (z. B. Schließmuskeltraining bei Enkopresis, Hauttemperatur) werden gemessen und durch einen Computer als visuelles oder auditorisches Signal zurückgemeldet. Auch zentralnervöse Prozesse wie evozierte Hirnpotenziale lassen sich mittels Biofeedback rückmelden und verändern. Signalveränderungen (z. B. Reduktionen der Muskelspannung bei Spannungskopfschmerz) werden wie in einem Computerspiel durch Punkte oder Symbole belohnt. Patienten lernen so durch „Versuch-und-Irrtum"-Strategien, mit denen sie das Signal, und damit den zugrunde liegenden physiologischen Prozess, selbst steuern können.

---

verschiedener Neuronentypen erinnert an diejenige des eingangs vorgestellten zentralen Nervensystems. Das „Gehirn des Darmes" verfügt dabei über genauso viele Neurone wie das gesamte Rückenmark. Die Aufgabe von Sympathikus und Parasympathikus ist demnach eine vorwiegend modulierende (▸ Exkurs).

7.3 Endokrinologische Grundlagen

Als zweites der drei großen Kommunikationsnetzwerke des Körpers nutzt das endokrine System lösliche Botenstoffe zur Regulation von Gehirn und peripheren Organen. Im Gegensatz zu den Neurotransmittern wirken diese Botenstoffe in der Regel nicht im synaptischen Spalt, sondern üben ihre Wirkungen über membranständige oder im Zytoplasma befindliche Rezeptoren an entfernten Zielorganen aus. Die Botenstoffe des endokrinen Systems, **Hormone** (griech. „hormon" = bewegen, in Gang setzen), werden in spezialisierten Drüsenzellen produziert. Da diese Drüsenzellen ihre Produkte gewöhnlich in die Blutbahn absondern, werden sie als endokrine (griech. „endo" = nach innen gerichtet; „krinein" = ausschütten) Drüsen bezeichnet.

Über das Blut erreichen die Hormone praktisch jede einzelne Zelle unseres Organismus, wo sie über spezifische Bindungsstellen (Rezeptoren) die Aktivität des Zielgewebes verändern können.

Während Veränderungen im zentralen und peripheren Nervensystem innerhalb von Bruchteilen einer Sekunde erfolgen, wirken Hormone über Minuten bis Stunden und Tage. Somit stellt das endokrine System Wachstum und Funktion des Organismus über relativ lange Zeiträume sicher.

❯ **Wichtig**

Hormone tragen wesentlich zur Entwicklung und Reifung des Körpers bei (organisierende Effekte), fördern die Aufrechterhaltung von lebenswichtigen Fließgleichgewichtsprozessen (homöostatische Effekte), verändern die Aktivität von Neuronen und peripheren Zellen (aktivierende Effekte) und tragen maßgeblich zur Reproduktionsfähigkeit von Tier und Mensch bei (reproduktive Effekte).

Hierbei ist zu bemerken, dass Hormone meist mehr als eine Funktion erfüllen. So steuert beispielsweise das Steroidhormon Testosteron wichtige Aspekte der

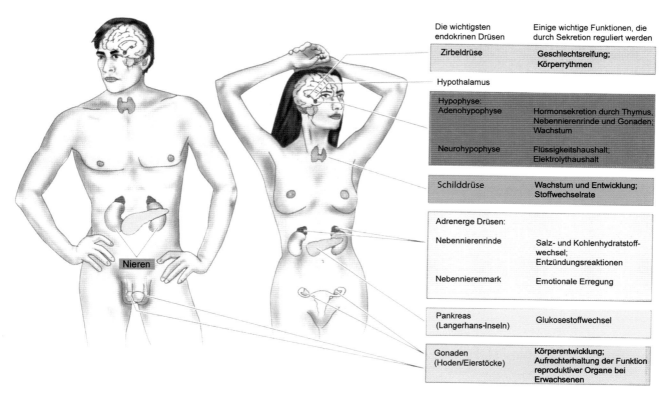

Die wichtigsten endokrinen Drüsen	Einige wichtige Funktionen, die durch Sekretion reguliert werden
Zirbeldrüse	Geschlechtsreifung; Körperrythmen
Hypothalamus	
Hypophyse: Adenohypophyse	Hormonsekretion durch Thymus, Nebennierenrinde und Gonaden; Wachstum
Neurohypophyse	Flüssigkeitshaushalt; Elektrolythaushalt
Schilddrüse	Wachstum und Entwicklung; Stoffwechselrate
Adrenerge Drüsen:	
Nebennierenrinde	Salz- und Kohlenhydratstoffwechsel; Entzündungsreaktionen
Nebennierenmark	Emotionale Erregung
Pankreas (Langerhans-Inseln)	Glukosestoffwechsel
Gonaden (Hoden/Eierstöcke)	Körperentwicklung; Aufrechterhaltung der Funktion reproduktiver Organe bei Erwachsenen

Nieren

Abb. 7.6 Hormondrüsen im Körper. (Aus Ehlert 2003)

Hirnorganisation in den ersten Lebensmonaten, bevor es Jahre später die Fortpflanzung des Mannes ermöglicht. Verhaltenssteuernde und kognitive Effekte von Testosteron sind darüber hinaus in vielen Lebensabschnitten zu beobachten.

Kommt es zu einer kurzfristigen Störung oder Überlastung des Organismus, z. B. durch Stress, erfolgt eine konzertierte Reaktion der hormonproduzierenden Drüsen, um den Körper vor schädlichen Veränderungen des inneren Milieus zu schützen und zusätzliche Energien bereitzustellen. Lang anhaltende Über- oder Unterproduktion von Hormonen in Folge von Stress können zur Entwicklung verschiedenster Krankheiten beitragen (McEwen 1998). Die Aktivität des endokrinen Systems ist sowohl im „Normalbetrieb" als auch im „Ausnahmezustand" eng mit Nerven- und Immunsystem verflochten.

7.3.1 Endokrine Drüsen und Hormone

Spezialisierte Hormondrüsen finden sich in vielen verschiedenen Körperabschnitten. So stellen Zellen in Hypothalamus, Hypophyse, Zirbeldrüse, Schilddrüse, Thymus, Nebennierenrinde und -mark, Hoden, Eierstöcken, Bauchspeicheldrüse und im Magen-Darm-Trakt Wirkstoffe her, die über den Blutstrom andere Organe erreichen. **Abb. 7.6** stellt die wichtigsten Hormondrüsen des Menschen dar.

Entsprechend ihrer chemischen Bauweise, werden Hormone in Protein- bzw. Peptidhormone, Steroide und Aminhormone unterteilt. Protein- und Peptidhormone bestehen aus unterschiedlich langen Aminosäureketten (Peptidhormone bis zu 100 Aminosäuren; Proteinhormone > 100 Aminosäuren), Amine werden durch enzymatischen Umbau einer einzigen Aminosäure zu aktiven Hormonen, während alle Steroidhormone sich aus dem Cholesterin ableiten. Welche Amin- oder Steroidhormone eine Zelle schließlich produziert, entscheidet nur die Gegenwart oder Abwesenheit von spezifischen Enzymen im Zellplasma. Die enzymatische Ausstattung wird wiederum durch Expression der entsprechenden Gene in der einzelnen Zelle gesteuert. So produziert ein Zelltyp im Pankreas (Bauchspeicheldrüse) das Hormon Insulin, während eine benachbarte Zelle das Peptidhormon Glukagon herstellt. **Tab. 7.1** führt wichtige Hormone und ihre Produktionsorte auf.

7.3.2 Hormonrezeptoren

Gemäß ihrer chemischen Struktur üben Hormone ihre Wirkungen auf das Zielgewebe über spezifische Rezeptoren auf der Zellmembran oder im Zellinneren aus. Hierbei gilt die Regel, dass Protein-, Peptid- und Aminhormone Bindungsstellen an der Zellmembran besetzen, während Steroide über intrazelluläre Rezeptoren Botschaften übertragen. Allerdings gibt es auch Ausnahmen dieser Regel:

◻ Tab. 7.1   Einteilung von Hormonen aufgrund ihrer chemischen Struktur

Hormonklasse	Hormon	Produktionsort
Protein- oder Peptidhormone	Releasing- und Inhibiting-Hormone, z. B. Kortikotropin- (CRH), Gonadotropin- (GnRH), Thyreotropin-releasing-Hormon (TRH)	Hypothalamus
	Oxytozin	
	Vasopressin	
	Orexine	
	Adrenokortikotropin (ACTH)	Hypophyse
	β-Endorphin	
	Follikel-stimulierendes Hormon (FSH)	
	Luteinisierendes Hormon (LH)	
	Prolaktin	
	Wachstumshormon (GH)	
	Thyreotropin-stimulierendes Hormon (TSH)	
	Thymopoetin	Thymus
	Glukagon	Pankreas, A-Zellen
	Insulin	Pankreas, B-Zellen
	Leptin	Fettzellen
	Ghrelin	Magen
	Cholezystokinin (CCK)	Dünndarm
	Atriales natriuretisches Peptid (ANP)	Herz
	Enkephalin	Nebennierenmark
	Insulin-like Growth Factor 1 (IGF-1)	Leber
Steroidhormone	Aldosteron	Nebennierenrinde
	Kortisol	
	Dehydroepiandrosteron (DHEA)	
	Testosteron	Hoden
	Östradiol	Eierstöcke, Follikel
	Progesteron	Uterus
Aminhormone	Melatonin	Zirbeldrüse (Epiphyse)
	Noradrenalin	Nebennierenmark
	Adrenalin	
	Trijodthyronin (T3)	Schilddrüse
	Thyroxin (T4)	
Arachidonsäure-Abkömmlinge	Prostaglandine	(Fast alle Körpergewebe)
	Thromboxane	
	Leukotriene	

Anmerkung: Die Tabelle enthält nur beispielhaft einige Vertreter der jeweiligen Hormonklassen. Eine komplette Liste aller endokrinen Botenstoffe wäre an dieser Stelle nicht angebracht. Auf eine Beschreibung der Hormoneffekte wurde bewusst verzichtet. Alle hier aufgelisteten Hormone haben vielfältige Wirkungen im Körper; ein Herausgreifen einzelner Effekte würde in aller Regel eine unzulässige Überbewertung und Vereinfachung darstellen

So wirken die Aminhormone der Schilddrüse T3 und T4 vornehmlich über intrazelluläre Rezeptoren, die zur Superfamilie der Kernrezeptoren gehören. Auf der anderen Seite werden vermehrt Befunde berichtet, dass Steroidhormone neben ihrer klassischen Wirkung über intrazelluläre Rezeptoren auch schnelle Effekte über membranständige Rezeptoren besitzen. Eine derartige Bindungsstelle findet sich auf einer Untereinheit des GABA$_A$-Rezeptors. Wird diese Bindungsstelle von einem Steroidhormon besetzt, strömen vermehrt Chloridionen in die Zelle ein. So können einige Steroide angstlösende oder -unterdrückende Wirkung entfalten.

G-Protein-gekoppelte Rezeptoren

Im Schlüssel-Schloss-Prinzip werden aus dem Blutstrom Protein-, Peptid- oder Aminhormone von Rezeptoren, die in der Zellmembran stecken, gebunden. Diese sog. G-Protein-gekoppelten Rezeptoren verändern nach Hormonbindung ihre Gestalt, und lösen im Zellinneren ein zweites Signal aus: Durch Aktivierung eines Enzyms wird die Bildung eines „second messengers" ausgelöst. Hierbei führt die Bindung des Hormons zur Bildung von cAMP (zyklisches Adenosinmonophosphat), cGMP (zyklisches Guanosinmonophosphat) oder Phosphoinositiden. Diese Second Messenger greifen in zahlreiche Stoffwechselprozesse der Zelle ein, u. a. wird die Proteinsynthese moduliert oder die Reaktionsbereitschaft des Gewebes verändert.

Nicht G-Protein-gekoppelte Membranrezeptoren

Zudem wurden die spezifischen Rezeptoren für Insulin, Insulin-ähnlicher Wachstumsfaktor (IGF-1) und weitere Wachstumsfaktoren näher charakterisiert. Sie gehören der Superfamilie sog. Rezeptor-Tyrosinkinasen (RTK) an. Nach Bindung des Hormons an den extrazellulären Teil des Rezeptors wird intrazellulär Tyrosinkinase als Second Messenger stimuliert. Wie bei den G-Protein-gekoppelten Rezeptoren führt eine hormonelle Aktivierung der RTK zu zahlreichen metabolischen Effekten, die häufig den Eiweiß- und Glukosestoffwechsel stimulieren. Daher gelten IGF-1 und andere Wachstumsfaktoren im Sport als Dopingmittel. Prolaktin, Wachstumshormon (GH) und Botenstoffe des Immunsystems (Zytokine) übermitteln ihre Signale über einen dritten membranständigen Rezeptortyp: Hier wird ein anderes Enzym (Janus-Kinase; JAK) als Second Messenger aktiviert.

Steroidrezeptoren

Die fettlöslichen, relativ kleinen Steroidhormone können passiv die Doppellipidmembran der Zelle überwinden, um im Zytosol ihre spezifischen Rezeptoren zu finden. Nach Bindung wandert der Hormonrezeptorkomplex in den Zellkern ein, bindet sich an eine spezifische Stelle auf der DNA und moduliert die Eiweißsynthese (genomischer Effekt). Auf diesem Weg hemmt Kortisol beispielsweise in Zellen des Immunsystems die Produktion von Entzündungsmediatoren (Interleukin-6, TNF-α) und verhindert so Organschäden durch ungebremste Entzündungen. Natürlich können Steroidhormone auch die Eiweißsynthese fördern. So etwa führt Testosteron zu Wachstum von Muskelzellen durch vermehrte Proteinsynthese. Wie schon erwähnt, gibt es auch nichtgenomische Effekte von Steroidhormonen. Hier besetzen Steroide Bindungsstellen auf Rezeptoren, die sich in der Zellmembran befinden. Ein Beispiel für die nichtgenomischen Steroideffekte sind die GABA-vermittelten anxiolytischen Effekte von Neurosteroiden. Andere membranständige Steroidrezeptoren werden derzeit biochemisch und funktionell charakterisiert.

7.3.3 Steuerung der Hormonproduktion und Hormonfreisetzung

Die Produktion und Freisetzung vieler Hormone erfolgt in sog. Hormonachsen. Eine Stimulation hormonproduzierender Zellen im Hypothalamus durch afferente Nervenbahnen löst die Freisetzung sog. Releasing- und Inhibiting-Hormone aus. Diese Peptide gelangen über ein engmaschiges Kapillargeflecht (Pfortadersystem) in den Vorderlappen der Hypophyse (Adenohypophyse), wo sie auf endokrine Drüsenzellen treffen. Die Bindung eines Releasing- oder Inhibiting-Hormons bewirkt hier die Produktion und Ausschüttung von tropischen Hormonen (die wichtigsten: ACTH, Prolaktin, GH, TSH, LH, FSH), welche über den Blutstrom im Körper verteilt werden. Einige von ihnen lösen eine dritte Hormonantwort am peripheren endokrinen Gewebe aus (TSH führt zur Bildung der Schilddrüsenhormone T3 und T4), während andere im gesamten Organismus Effekte zeigen. So etwa bindet das aus dem Hypophysenvorderlappen ausgeschüttete Wachstumshormon („growth hormone", GH) an Rezeptoren in praktisch allen Körpergeweben und vermittelt muskelaufbauende und das Wachstum fördernde Effekte. Gleichzeitig führt GH in der Leber zur Ausschüttung von Insulin-ähnlichem Wachstumsfaktor 1 (IGF-1), der zahlreiche GH-Effekte an den Zielorganen vermittelt. ◻ Tab. 7.2 gibt einen Überblick über die hypothalamischen Hormonachsen (zur Hormonmessung ▶ Exkurs).

◻ **Tab. 7.2** Die Hypothalamus-Hypophysen-Hormonachsen

Hypothalamus	Hypophyse	Effektorhormon(e)
Kortikotropin-Releasing-Hormon (CRH)	Adrenokortikotropes Hormon (ACTH)	Kortisol, Aldosteron
Thyreotropin-Releasing-Hormon (TRH)	Thyreotropin-stimulierendes Hormon (TSH)	T3, T4
Gonadotropin-Releasing-Hormon (GnRH)	Follikelstimulierendes Hormon (FSH)	Östradiol, Testosteron
	Luteinisierendes Hormon (LH)	
Somatotropin-Releasing-Hormon (GHRH)	Wachstumshormon (GH)	IGF-1
Somatostatin (GHIH)		
Prolaktin-Releasing-Hormon (PRH)	Prolaktin	–

Exkurs

Es muss nicht immer Blut sein: Ambulante Hormonmessung im Speichel und Haar

Da Steroide passiv in alle Körperzellen gelangen, können diese nicht nur im Blut, sondern auch in anderen Flüssigkeiten und Geweben in nahezu identischer Konzentration gemessen werden. Diese Erkenntnis führte Mitte der 1980er Jahre dazu, Kortisol und andere Steroidhormone vermehrt im Speichel zu messen (Kirschbaum und Hellhammer 1989). Die Vorteile liegen auf der Hand: Die Proben können schmerz- und stressfrei gewonnen werden, aufwändige Laborprozeduren erübrigen sich. So lassen heute viele Kliniker von ihren Patienten selbstständig Proben gewinnen, die anschließend auf dem Postweg in das Labor geschickt werden können. Viele wissenschaftliche Untersuchungen favorisieren mittlerweile die Kortisolmessung im Speichel. Mit Hilfe dieser Methode werden in großen epidemiologischen Studien (z. B. Whitehall II, British Birth Cohort Study, Rotterdam Study) Zusammenhänge zwischen Kortisol, psychischem Stress, sozioökonomischem Status, Berufsbelastung, sozialer Unterstützung etc. erforscht.

Die Probengewinnung ist denkbar einfach: Eine kleine Zelluloserolle wird für wenige Sekunden in der Mundhöhle bewegt und saugt so Speichel auf. Sie wird anschließend in ein Plastikröhrchen gesteckt und bis zur Analyse dort aufbewahrt. Alternativ kann auch Speichel direkt in ein Probengefäß abgegeben werden. Da die meisten Steroidhormone bei Raumtemperatur mehrere Tage bis Wochen stabil sind, können Proben selbst unter schwierigsten Bedingungen für Studienzwecke gesammelt und aufbewahrt werden. So wurden Proben mühelos von Raumfahrern, Marathonläufern, Antarktisforschern oder tibetanischen Mönchen gesammelt und Wochen später dem untersuchenden Labor zugestellt. Klinische Psychologen wenden die Hormonmessung im Speichel vermehrt bei Patienten mit Depression, Erschöpfungssyndrom, posttraumatischer Belastungsstörung und Phobien an.

Obgleich die Bestimmung von Steroidhormonen im Speichel eine zuverlässige Einschätzung des akuten Hormonspiegels erlaubt, lassen diese punktuellen Messwerte kaum abschätzen, wie hoch die mittlere Hormonproduktion über längere Zeiträume ist. Ergänzend zu Messungen im Speichel werden seit Kurzem daher auch die Langzeithormonwerte nichtinvasiv erfasst: durch die Analyse von Steroidhormonen aus dem Haar (Stalder und Kirschbaum 2012). Das Besondere an dieser Methode ist, dass nicht nur die Hormonlage über mehrere Monate erfasst wird. Erstmalig kann mit der Messung von Hormonen im Haar quantifiziert werden, wie hoch der mittlere Hormonspiegel war, *bevor* sich etwas Unvorhersehbares im Leben (Trauma, Herzinfarkt, Unfall etc.) ereignete.

Zwei hypothalamische Peptidhormone nehmen indes einen anderen Weg: Hergestellt im supraoptischen Kerngebiet werden Vasopressin und Oxytozin über einen axonalen Transport in den Hypophysenhinterlappen (Neurohypophyse) gebracht, wo sie direkt in das periphere Blut ausgeschüttet werden. Über die Blutbahn gelangen sie schließlich an ihre primären peripheren Zielorgane (Vasopressin: Nieren; Oxytozin: Gebärmutter und Brustdrüsen).

Neben diesen Hormonachsen existieren im Organismus zahlreiche andere endokrine Drüsen, deren Produkte ohne weitere „Umschaltung" auf das Zielgewebe einwirken. Bei diesen Drüsen handelt es sich um die Epiphyse (Zirbeldrüse; Hormon: Melatonin), den Thymus (Hormon: Thymosin), den Pankreas (Bauchspeicheldrüse; Hormone: Glukagon und Insulin), die Leber (zahlreiche Hormone, u. a. IGF-1), das Nebennierenmark (Hormone: u. a. Noradrenalin, Adrenalin, Enkephalin) sowie den Magen-Darm-Trakt (zahlreiche Hormone, u. a. Ghrelin, Leptin).

Von besonderer Bedeutung für die Klinische Psychologie ist die Tatsache, dass Hormone häufig neben ihren „klassischen" Effekten in der Peripherie ganz andersartige Wirkungen im Gehirn haben können. So etwa führt Oxytozin in der glatten Uterusmuskulatur zu Kontraktionen, die den Geburtsvorgang unterstützen; nach der Geburt fördert das Peptidhormon den Milcheinschuss in die mütterliche Brust. Dagegen übt Oxytozin, das nicht über den Hypophysenhinterlappen in die Peripherie gelangt, sondern als Neurotransmitter im ZNS ausgeschüttet wird, verschiedene behaviorale Effekte, insbesondere auf das Sozialverhalten, aus (▸ Studienbox).

Oxytozin – Ein „soziales" Hormon gegen Stress?

Menschliches Leben ist ohne soziale Interaktionen nicht vorstellbar. Entsprechend sind verschiedene Formen sozialen Verhaltens Gegenstand unterschiedlicher Wissenschaften – von der Biologie bis zur Psychologie. Während beispielsweise die Entwicklungspsychologie schon vor knapp 50 Jahren aufgrund empirischer Studien die Existenz unterschiedlicher sozialer Bindungsstile postulierte (Bowlby 1969), ist zu den neurobiologischen Mechanismen prosozialen Verhaltens bislang wenig bekannt. Gibt es ein spezifisches biologisches System zur Regulierung sozialen Verhaltens? Inwieweit wäre die Entschlüsselung eines solchen Systems für die Klinische Psychologie und Psychotherapie relevant? Das zentralnervöse Oxytozinsystem gibt uns in den letzten Jahren überraschende Antworten auf diese Fragen.

Aus tierexperimentellen Studien ist bekannt, dass das Neuropeptid Oxytozin neben seiner bekannten Bedeutung für Geburt und Stillen eine herausragende Rolle bei der Steuerung des sozialen Bindungsverhaltens spielt (z. B. Mutter-Kind-Bindung, Paarbindung; Donaldson und Young 2008; Insel und Young 2001). Jegliche Form positiven Annäherungsverhaltens scheint bei Säugetieren durch Oxytozin moduliert zu werden. Außerdem wurden angst- und stressreduzierende Effekte durch Oxytozin auf die Amygdala nachgewiesen (Huber et al. 2005; Viviani et al. 2011). Damit zielt das Wirkungsspektrum von Oxytozin im Gehirn auf die psychopathologische Schnittmenge einer Vielzahl von psychischen Störungen: Probleme im Sozialverhalten sowie Angst und Stress in sozialen Situationen. Aber lassen sich diese beeindruckenden Befunde aus der tierexperimentellen Forschung auch beim Menschen zeigen?

Da Neuropeptide nicht ohne Weiteres die Blut-Hirn-Schranke (▶ Abschn. 7.2.1) überwinden können, werden in Untersuchungen zu behavioralen Effekten von Oxytozin beim Menschen vor allem zwei Paradigmen eingesetzt. Zum einen macht man sich die durch den Saugreflex des Babys induzierte endogene Stimulation von Oxytozin bei stillenden Frauen zunutze. Hier zeigte sich in einer Reihe von Studien, dass Stillen 30 min vor psychosozialem oder körperlichem Stress die endokrine Stressreaktion bei stillenden Frauen signifikant reduziert (Überblick bei Heinrichs et al. 2002). Ein weiteres, klinisch bedeutsameres Paradigma ist die exogene Stimulation mittels intranasaler Applikation eines Neuropeptids, welche eine Überwindung der Blut-Hirn-Schranke ermöglicht (Born et al. 2002; Heinrichs et al. 2013; Heinrichs und Domes 2008). Mit dieser Methode wurden inzwischen Effekte von Oxytozin sowohl auf soziale Interaktionen als auch auf die Stressreaktivität beim Menschen untersucht.

Um die Effekte von Oxytozin auf prosoziales Verhalten erstmals beim Menschen zu prüfen, wurde ein sog. Vertrauensspiel durchgeführt. Dabei haben zwei Spieler jeweils 12 geldwerte Punkte und Spieler 1 hat nun die Möglichkeit 0, 4, 8 oder 12 Punkte an Spieler 2 zu transferieren. Der überwiesene Betrag wird dann vom Experimentator verdreifacht. Spieler 2 beendet schließlich das Spiel mit einem beliebigen Rücktransfer zwischen 0 und der maximalen Anzahl an Punkten. Da nun immer 16 Probanden gleichzeitig in einem Raum über Computer miteinander verbunden sind, absolviert jeder Spieler insgesamt 4 solcher Spiele mit 4 verschiedenen Spielpartnern. Alle Transferentscheidungen sowie die Geldauszahlung bleiben anonym. Das größte soziale Risiko trägt in einer solchen Versuchsanordnung natürlich Spieler 1: Er weiß nicht, mit wem er es zu tun hat und es gehört viel Vertrauen in eine fremde Person dazu, größere Geldbeträge zu überweisen ohne zu wissen, inwieweit man etwas zurückerhält. Was bewirkt nun eine höhere zentralnervöse Verfügbarkeit von Oxytozin (24 I.E., intranasal) im Vergleich zu Placebo? Wenn Spieler 1 intranasal Oxytozin erhalten hat, überweist er signifikant mehr Punkte an Spieler 2 als unter Placebo (Kosfeld et al. 2005). Fast die Hälfte der Personen der Oxytozingruppe (45 %) gibt sogar in allen vier zu absolvierenden Spielen immer sämtliche 12 Punkte an den Spieler 2 (■ Abb. 7.7a, „Vertrauensexperiment"). Lässt sich diese Wirkung von Oxytozin nun als ein erhöhtes soziales Vertrauen interpretieren? Oder erhöht Oxytozin vielleicht nur die allgemeine Risikobereitschaft? Um dies zu prüfen, wurde in einer Kontrollstudie die Person von Spieler 2 mit Wissen von Spieler 1 durch ein Computerprogramm ersetzt, welches die gleichen Rückzahlungswahrscheinlichkeiten – und damit das gleiche Risiko – bietet wie ein realer Mitspieler (Kosfeld et al. 2005). In dieser Variante des Spiels ohne jede soziale Interaktion hat Oxytozin keine vertrauensfördernde Wirkung mehr (■ Abb. 7.7b, „Risikoexperiment"). Damit hat Oxytozin auch beim Menschen eine ausgeprägt prosoziale Funktion und könnte eine zentrale Rolle für soziales Annäherungs- und Bindungsverhalten haben.

Hat Oxytozin zusätzlich zu den prosozialen Effekten auch – wie in der tierexperimentellen Forschung gezeigt – stress- und angstreduzierende Effekte in sozialen Stresssituationen? Um dies zu prüfen, wurden 2003 in einer Pionierstudie am Menschen Probanden randomisiert und es wurde ihnen doppelblind entweder Oxytozin (24 I.E.) oder Placebo intranasal appliziert. Um mögliche Zusammenhänge mit sozialer Unterstützung zu erfassen, wurde außerdem nach dem Zufallsprinzip die Hälfte der Versuchsteilnehmer gebeten, ihre beste Freundin oder ihren besten Freund mitzubringen (soziale Unterstützung), während die andere Hälfte alleine kam. Anschließend wurden alle Probanden mit einem standardisierten psychosozialen Stressor konfrontiert („Trier Social Stress Test", ▶ Exkurs). Die Ergebnisse zeigen, dass soziale

Unterstützung zu einer signifikant niedrigeren endokrinen (Kortisol) und psychischen Stressantwort (Angst, Unruhe) führt (Heinrichs et al. 2003). Die Kombination von zusätzlicher Oxytozinverfügbarkeit im Gehirn und sozialer Unterstützung bewirkte jedoch die geringsten Stressreaktionen: Probanden mit beiden protektiven Faktoren zeigten die geringsten Kortisol-Stress-Reaktionen und die niedrigsten subjektiven Angst- und Stressreaktionen im Verlauf des Stresstests (◘ Abb. 7.8).

Die aktuellen Befunde aus der Humanforschung bestätigen die aus der Tierforschung bekannte prosoziale und stressprotektive Wirkung von Oxytozin. Die Ergebnisse zeigen auf, dass das komplexe Zusammenspiel von Nervensystem, Hormonsystem und Verhalten im klinischen Kontext nicht nur psychologisch, sondern auch biologisch messbar und modifizierbar ist (Schiller und Heinrichs 2019). In aktuellen klinischen Studien wird derzeit geprüft, inwieweit eine Kombination von Oxytozinapplikation und Psychotherapie den Behandlungserfolg bei psychischen Störungen mit sozialen Defiziten (vor allem soziale Angststörung, Autismus, Borderline-Persönlichkeitsstörung), welche bislang nur eingeschränkt therapierbar sind, verbessern kann (Überblick bei Heinrichs et al. 2009; Meyer-Lindenberg et al. 2011).

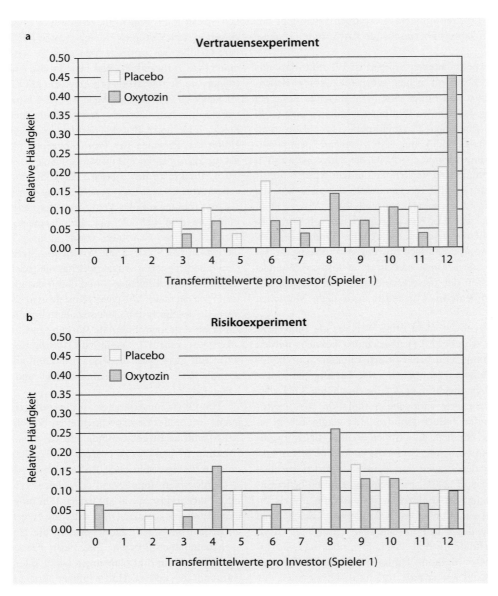

◘ **Abb. 7.7**   Transferentscheidungen der Investoren (Spieler 1) im Vertrauens- und Risikoexperiment (Mittelwerte von insgesamt vier Transfers). **a** Vertrauensexperiment: relative Häufigkeit der mittleren Transferbeträge nach intranasaler Oxytozin- oder Placebogabe (n = 58). **b** Risikoexperiment: relative Häufigkeit der mittleren Transferbeträge nach intranasaler Oxytozin- oder Placebogabe (n = 61). Nur unter realer sozialer Interaktion (Vertrauensexperiment) bewirkt Oxytozin signifikant höhere Transfers im Vergleich zu Placebo (p = 0,03). (Nach Kosfeld et al. 2005)

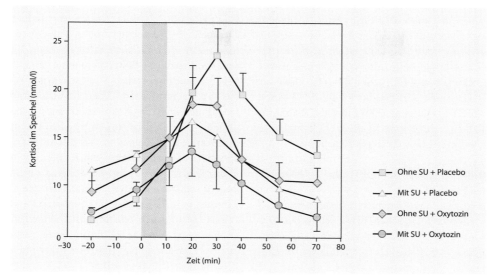

Abb. 7.8 Kortisolkonzentrationen im Speichel vor und nach dem „Trier Social Stress Test" (TSST). Die Probanden erhielten randomisiert zugeteilt entweder Oxytozin (intranasal) oder Placebo sowie entweder soziale Unterstützung (*SU)* oder keine soziale Unterstützung vor Stress (Interaktionseffekt soziale Unterstützung x Zeit: $p < 0{,}001$; Interaktionseffekt soziale Unterstützung x Oxytozin x Zeit: $p < 0{,}01$). Der *grau markierte* Bereich kennzeichnet die Zeit der Stressexposition; *SU* soziale Unterstützung. (Nach Heinrichs et al. 2003, © 2003, with permission from Elsevier)

Exkurs

Biopsychosoziale Stressdiagnostik: der „Trier Social Stress Test"

Psychosoziale Belastungen stellen Risikofaktoren für die Ätiologie und Pathogenese einer Reihe psychischer, psychosomatischer und somatischer Störungen dar. Während die langfristigen gesundheitlichen Auswirkungen in der Fachliteratur inzwischen gut beschrieben sind, ist zu den zugrunde liegenden Mechanismen stressabhängiger Störungen wenig bekannt.

- Welche charakteristischen psychobiologischen Auffälligkeiten zeigen Patienten mit bestimmten Störungen unter Stress?
- Gibt es innerhalb einer störungsspezifischen Patientenpopulation Subgruppen von Patienten, welche sich nur aufgrund ihrer biologischen Stressreaktion zeigen?
- Welche Effekte haben verschiedene Präventions- und Interventionsmethoden auf die Stressreaktivität?

Mit konventionellen Methoden klinisch-psychologischer Diagnostik können diese Fragen nicht beantwortet werden. Ein in der Stressforschung seit Langem etabliertes Verfahren kann hier zusätzliche Informationen liefern.

Der „Trier Social Stress Test" (TSST) ermöglicht die Konfrontation von Personen mit einer psychosozialen Belastungssituation unter standardisierten Laborbedingungen (Kirschbaum et al. 1993). Dazu wird der Versuchsperson zunächst in einem Testraum ein zweiköpfiges „Gremium" vorgestellt, vor dem sie nach einer Vorbereitung von 5 min (Antizipationsphase) eine fünfminütige freie Rede halten muss. Inhaltlich wird zumeist

ein Bewerbungsgespräch simuliert, in dem der Bewerber seine Stärken unter Beweis stellen soll. Die Beobachtungspersonen werden der Testperson als in Verhaltensbeobachtung geschulte Experten vorgestellt, welche für den Verlauf des Tests eine neutrale, distanzierte Haltung einnehmen. Ferner tragen eine auf die Person gerichtete Videokamera und ein Mikrophon zur Verstärkung der sozialen Bewertungswahrnehmung bei. Nach der Rede werden die Versuchsteilnehmer außerdem aufgefordert, für weitere 5 min eine Kopfrechenaufgabe durchzuführen (serielle Subtraktionsaufgabe, z. B. von 2034 in 17er-Schritten rückwärts zählen). Bei jedem Fehler wird der Kandidat unverzüglich vom Gremium darauf hingewiesen und gebeten, wieder von vorne zu beginnen.

Üblicherweise werden je nach Fragestellung wiederholt psychische Befindlichkeit (z. B. Stimmung, Angst), stresssensitive Hormone in Blut oder Speichel (z. B. Kortisol, Adrenalin) sowie kontinuierliche psychophysiologische Ableitungen (z. B. Herzrate) gemessen. Wie in zahlreichen Untersuchungen gezeigt werden konnte, induziert der TSST zuverlässig subjektive und physiologische Stressreaktionen, insbesondere signifikante Anstiege von Angst und Unruhe sowie Kortisol, ACTH, Noradrenalin, Adrenalin oder Herzrate (► Studienbox: „Oxytozin – Ein ‚soziales' Hormon gegen Stress?"). Der TSST wird seit vielen Jahren weltweit in zahlreichen Studien im Rahmen der Stressforschung an gesunden Probanden sowie an unterschiedlichen Patientenkollektiven (u. a. Depression, posttraumatische Belastungsstörung, Angststörungen) eingesetzt. Dabei wurden die beiden Elemente „soziale Bewertung" und „Unkontrollierbarkeit" als stärkste Prädiktoren für die erhöhte neuroendokrine Stressantwort identifiziert (Dickerson und Kemeny 2004). Der TSST für Kinder (TSST-C; Buske-Kirschbaum et al. 1997) sowie der „Placebo-TSST" (Het et al. 2009) und der TSST für Gruppen (TSST-G; von Dawans et al. 2011) komplettieren die Labor-Werkzeugkiste der Stressforschung.

Welche Möglichkeiten bietet der TSST für die Klinische Psychologie und Psychotherapie?
Eine wichtige Anwendungsmöglichkeit besteht beispielsweise in einer biopsychologischen Erweiterung der Differenzialdiagnostik. So ist es für alle klinisch Tätigen unbefriedigend, dass zwei Patienten mit ähnlicher Biografie und identischer psychopathologischer Diagnose auf eine therapeutische Intervention sehr unterschiedlich ansprechen. Zwei Patienten mit sozialer Angststörung unterscheiden sich vielleicht nicht in ihrem Verhalten während der sozialen Bewertungssituation im TSST, wohl aber in ihrer endokrinen Stressreaktion. Was aber würde das für Diagnostik und Therapie bedeuten? Eine Erweiterung der Diagnostik um valide biopsychologische Reaktionsmaße könnte zukünftig die Therapieindikation optimieren (z. B. kognitive Verhaltenstherapie oder Psychopharmaka) und damit die Kosten langwieriger „Trial-and-Error"-Therapien für Patient und Gesundheitssystem reduzieren helfen. Wenngleich der routinemäßige Einsatz eines standardisierten Stresstests in der klinischen Praxis bislang nicht etabliert ist, können solche biopsychologischen Ansätze zukünftig einen wichtigen Beitrag zur Spezifizierung und Individualisierung der Therapie liefern (Heinrichs et al. 2015).

Die psychoendokrinologische Forschung der letzten Jahre hat das Verständnis der zugrunde liegenden psychobiologischen Mechanismen vieler psychischer Störungen nachhaltig verbessert. Eine Vielzahl dieser Störungen geht mit charakteristischen dysfunktionalen Veränderungen der Hypothalamus-Hypophysen-Nebennierenrinden-Achse (HHNA) einher (z. B. posttraumatische Belastungsstörung, Depression; Überblick bei Ehlert et al. 2001). Entscheidend ist dabei, dass solche Veränderungen meist nicht im Ruhezustand bei einmaliger Messung eines Hormons erfassbar sind, sondern erst unter Aktivierung (z. B. Stresskonfrontation) sichtbar werden. Während die dazu notwendigen Expositionen in vivo im Rahmen der Therapie vor allem in der Verhaltenstherapie seit Langem etabliert sind, ist die klinische und psychometrische Diagnostik nach wie vor meist „abstrakt". Klinische Interviews oder Fragebögen bieten eben nur einen eingeschränkten Einblick in die psychischen und physiologischen Vorgänge in akut belastenden Situationen. Da Stressreaktivität und Stressresistenz jedoch störungsübergreifende Themen sind, wäre eine verbesserte Differenzialdiagnostik ein wichtiger Schritt hin zu einer spezifischeren Therapieindikation. Im ► Exkurs „Biopsychosoziale Stressdiagnostik" wird ein Diagnoseverfahren zur Stressreaktivität vorgestellt, das gleichsam ein Beispiel dafür gibt, welche Synergieeffekte zwischen Biopsychologie und Klinischer Psychologie möglich sind.

■ **Die HPA-Achse: Wenn zu viel *oder* zu wenig Aktivität krank macht**
Seit den frühen experimentellen Studien von Hans Selye in den 30er Jahren, steht die Hypothalamus-Hypophysen-Nebennierenrinden-Achse (HHNA; engl. HPA) im Fokus biopsychologischer und medizinischer Stressforschung. Lange bevor man das hypothalamische Steuerhormon Kortikotropin-Releasing-Hormon (CRH) oder das hypophysäre adrenokortikotrope Hormon (ACTH) entdeckt hatte, wies der aus Österreich stammende „Vater des Stressbegriffs" auf die besondere Bedeutung des Nebennierenrindenhormons Kortisol für pathologische Veränderungen infolge von physischen oder chemischen Noxen, Stressoren genannt, hin.

Psychische Belastung, Schmerzen, Unter- bzw. Überernährung und zahlreiche andere Faktoren können zu einer nachhaltigen Verstellung der CRH-ACTH-Kortisol-Achse führen und die Anfälligkeit für psychische oder körperliche Beschwerden erhöhen (Kirschbaum und Hellhammer 1999). Während das CRH im ZNS anxiogene Wirkungen besitzt und das Auftreten von Depressionen oder Angststörungen fördert (de Kloet et al. 2005), trägt eine Über- oder Unterproduktion von Kortisol zu zahlreichen peripheren Erkrankungen wie Hypertonie, koronarer Herzerkrankung oder dem metabolischen Syndrom bei (McEwen 1998). Neben bedeutenden Wirkungen auf verschiedenste Stoffwechselvorgänge tragen die starken immunsuppressiven Effekte von Kortisol zu einer erhöhten Krankheitsanfälligkeit unter chronischer Belastung bei. So können erhöhte Kortisolspiegel Infektionskrankheiten begünstigen, da wichtige zelluläre und humorale Abwehrprozesse unterdrückt werden. Auf der anderen Seite fördert eine zu geringe Kortisolproduktion unter Belastung, Hand in Hand mit einer überschießenden Reaktivität des autonomen Nervensystems, einen ungünstigen Krankheitsverlauf bei Neurodermitis, allergischem Asthma und anderen chronisch-entzündlichen oder autoimmunologischen Erkrankungen (► Studienbox).

Über welche intrazellulären Mechanismen kann psychischer Stress in körperliche Beschwerden übersetzt werden?

Zur Beantwortung dieser Frage untersuchten Bierhaus et al. (2003), wie Stress die zelluläre Entzündungsreaktion anstößt und unter Kontrolle hält. Gesunden Versuchspersonen wurde vor und nach dem „Trier Social Stress Test" (TSST; ▶ Studienbox) wiederholt Blut abgenommen, um die Aktivität des Transkriptionsfaktors NFκB (Nukleärer Faktor Kappa B) zu messen. Transkriptionsfaktoren befinden sich im Zellplasma in inaktiver Form und wandern nach Eintreffen eines aktivierenden Signals in den Zellkern. Dort binden sie sich an bestimmte Abschnitte der DNA und fördern oder hemmen das Ablesen (Transkribieren) bestimmter Gene. Der Transkriptionsfaktor NFκB spielt im Entzündungsgeschehen eine zentrale Rolle, da er die Produktion von Entzündungsmediatoren wie Interleukin-6 (IL-6) oder Tumornekrosefaktor α (TNF-α) steuert. Wie Bierhaus et al. (2003) zeigen konnten, löst psychischer Stress innerhalb von wenigen Minuten eine Aktivierung von NFkB aus, der eine Ausschüttung von Entzündungsmediatoren folgt. Urheber dieser rapiden Hochregulation der intrazellulären Reaktionskaskade ist das autonome Nervensystem: Das unter Stress ausgeschüttete Noradrenalin führt innerhalb von Sekunden zur Aktivierung von NFkB und stößt somit die Entzündungsreaktion an. Kurze Zeit später (20–120 min) greift die HPA-Achse regulierend ein und beendet das Entzündungsgeschehen durch eine Ausschüttung von Kortisol, bevor der Körper Schaden nimmt.

Warum berichten Patienten mit Neurodermitis (oder anderen chronisch-entzündlichen Erkrankungen) häufig über ein Wiederaufflammen ihrer Symptomatik nach Stress? Vermutlich ist die Yin-Yang-Regulation von autonomem Nervensystem und HPA-Achse defekt. So reagieren diese atopischen Patienten mit einer überschießenden Sympathikusreaktion auf Stress und sind gleichzeitig nicht in der Lage, durch eine angemessene Ausschüttung von Kortisol die Entzündungsreaktion rechtzeitig zu beenden, bevor die Zellen in der Haut oder Lunge Schaden anrichten.

7.4 Immunologische Grundlagen

Als drittes Kommunikationsnetzwerk unseres Organismus dient das Immunsystem dem Aufspüren und Vernichten von körperfremden Stoffen sowie der Erkennung und Zerstörung entarteter eigener Zellen. Mit einer Vielzahl unterschiedlicher Moleküle und Zellen soll das Immunsystem den Körper vor Krankheitserregern schützen und die Individualität unserer Existenz gewährleisten. Zu den Bestandteilen des Immunsystems zählen die primären und sekundären lymphatischen Organe, das Lymphsystem und das Blut. In den primären lymphatischen Organen (Knochenmark und Thymus) werden aus pluripotenten Stammzellen alle weißen Blutkörperchen (Leukozyten) gebildet. Sie stellen die Zellen des angeborenen und des adaptiven Immunsystems dar. Aus Knochenmark und Thymus wandern die reifen Zellen ins Blut, in Haut, Magen, Darm, Lunge oder Gehirn. Besonders viele Leukozyten lagern sich dicht gepackt in die sekundären lymphatischen Organe ein (Blut, Milz, Lymphknoten, Peyer'sche Platten, Blinddarm, Mandeln). Hier treten viele immunkompetente Zellen erstmalig mit Pathogenen in Kontakt, die über den Lymphstrom (Gewebswasser aus dem Zwischenzellraum, Interstitium) oder von Antigen präsentierenden Zellen hierher geschafft wurden.

Im Normalfall funktioniert dieses Abwehrsystem so perfekt, dass wir der Aktivität des Immunsystems gar nicht gewahr werden. Ein Dornenstich bei der Gartenarbeit oder eine Schürfwunde beim Fußballspiel genügen, um Millionen mikroskopisch kleiner Erreger Einlass in den Körper zu gewähren. Einige von ihnen hätten sicher das Potenzial, uns ernsthaft krank zu machen. Gleichzeitig verändern sich täglich einige unserer Körperzellen derart, dass sie ein ungebremstes Wachstum entwickeln. Werden diese Zellen nicht rechtzeitig erkannt und zerstört, so erkranken wir an Krebs. Für diese komplexen Erkennungs- und Abwehrleistungen stehen drei Abwehrreihen zur Verfügung:

- physische Barrieren,
- das angeborene Immunsystem und
- das adaptive Immunsystem.

> **Wichtig**
>
> Da viele Immunfunktionen in der Kulturschale (in vitro, ex vivo) nachgestellt oder beobachtet werden können, nahm man lange an, das Immunsystem funktioniere autonom, d. h. ohne maßgebliche Steuerung oder Modulation durch das Gehirn. Doch genauso wenig wie das autonome Nervensystem unabhängig vom ZNS agiert, arbeitet das Immunsystem ohne maßgebliche Beeinflussung durch das Nervensystem. Zahllose Forschungsergebnisse aus der Psychoneuroimmunologie (▶ Abschn. 7.4.4), belegen eindrucksvoll, dass das Immunsystem in einem ständigen Dialog mit dem Gehirn steht.

7.4.1 Erste Abwehrreihe: Physische Barrieren

So banal es klingt, so unverzichtbar ist ihr Beitrag zur erfolgreichen Abwehr von Pathogenen: An der unverletzten Haut unseres Körpers scheitern die meisten Erreger – sie gelangen nicht ins Körperinnere und bleiben so ungefährlich für den Organismus. Gelangen Erreger jedoch über Nase, Mund, Auge, Scheide oder Darm ins Innere, so sorgen die Schleimhäute für eine erste Abwehr. Lösliche Bestandteile in den Schleimhäuten (z. B. Lysozyme) und Salzsäure (im Magen) bauen die Zellwand von Bakterien ab und machen sie so unschädlich. Zusätzlich verhindern das Nasenepithel und das Flimmerepithel der Atemwege das Eindringen von größeren Fremdstoffen.

7.4.2 Zweite Abwehrreihe: Angeborene Immunität

Im Laufe der Evolution haben sich viele Organismen durch den Selektionsdruck in ihrem Erscheinungsbild oder ihren Funktionen verändert und sich so an die Umwelt angepasst. Allerdings tragen viele Krankheitserreger heute noch die gleichen molekularen Strukturmerkmale auf ihren Oberflächen wie vor Jahrmillionen. Diese Strukturmerkmale (sog. „pathogen associated molecular pattern", PAMP) werden über spezifische Rezeptoren (sog. „pattern recognition receptors", PRR) gebunden. Diese können frei im Plasma zirkulieren (lösliche Rezeptoren) oder in die Membran von Zellen des angeborenen Immunsystems eingebaut sein. Zu diesen Zellen gehören u. a. die im Blut „patrouillierenden" Monozyten, Granulozyten und natürlichen Killerzellen sowie die im Gewebe residierenden Makrophagen. ◘ Abb. 7.9 gibt einen Überblick über die Zellen der angeborenen und der adaptiven Immunität.

Sofort nach Bindung des Pathogens an diese Rezeptoren beginnen die Zellen der angeborenen Immunität mit der Vernichtung des Erregers. Eingedrungene Bakterien und andere fremde Organismen werden von den Phagozyten (Granulozyten, Makrophagen) in deren Zytoplasma aufgenommen und dort verdaut. Nachdem die Phagozyten einige Dutzend bis Hunderte von Bakterien „gefressen" haben, sterben sie ab. Der aus Wunden stammende gelb- bis grünliche Eiter besteht vornehmlich aus abgestorbenen neutrophilen Granulozyten. Oft benötigen diese Phagozyten zusätzliche Hilfe von anderen Immunzellen, um die aufgenommenen Bakterien vollständig zu verdauen. Hierzu senden beispielsweise Makrophagen einen Botenstoff – Interleukin 1 – aus, um Zellen des spezifischen Immunsystems anzulocken. Diese können u. a. durch Ausschüttung von Interleukin 2 die Fressaktivität des Makrophagen stimulieren. Die von den Zellen des Immunsystems produzierten Botenstoffe (Zytokine), dienen der Kommunikation innerhalb des Immunsystems sowie zwischen Immunsystem und dem ZNS.

Wenn körpereigene Zellen mit einem Erreger infiziert sind oder sich in eine Tumorzelle verwandelt haben, ist es Aufgabe der natürlichen Killerzellen, diese Zellen zu erkennen und zu vernichten. Die natürlichen Killerzellen verfügen über verschiedene Membranrezeptoren, über die sie veränderte körpereigene Zellen ausmachen und sich an diese binden können. Durch Einschleusung von Proteinen, die mit der Zellmembran verschmelzen (Perforine), bricht die natürliche Killerzelle eine ringförmige Pore in die angegriffene Zelle („tödlicher Kuss"). Da sie nun keine osmotische Schranke mehr aufrechterhalten kann, geht die betroffene Zelle zugrunde.

Eine ähnliche Wirkung besitzt eine Reihe von Proteinen, die ebenfalls zur angeborenen Immunität gehören: das Komplementsystem. Diese Eiweiße lagern sich in der Membran von Zellen an, bilden eine ringartige Struktur und stanzen letztlich ein Loch in diese Zellen, wodurch sie osmotisch bedingt untergehen.

Das Immunsystem verfügt seit Geburt über diese (und andere) Möglichkeiten, Pathogene unschädlich zu machen und entartetes eigenes Körpergewebe zu entfernen. Weder Qualität noch Geschwindigkeit oder Effektivität dieser Immunantwort wird durch wiederholte Konfrontation mit den gleichen Erregern verbessert. Auch ein „immunologisches Gedächtnis" wird nicht angelegt. Aus diesen Gründen wird dieser Teil des Immunsystems als „angeboren" oder „nicht adaptiv" bezeichnet.

7.4.3 Dritte Abwehrreihe: Adaptive Immunität

Im Laufe der Evolution entwickelte sich bei vielen Spezies ein höchst effektives Abwehrsystem, welches aufgrund spezifischer Erkennung und Ausschaltung von Pathogenen einen oft lebenslangen Schutz vor einer Vielzahl von Krankheiten gewährt. Als Beispiel seien die sog. Kinderkrankheiten hier aufgeführt: In der Regel erkranken wir nur einmalig an Masern, Röteln, Mumps oder Scharlach. Sobald wir in unseren ersten Lebensjahren diese Krankheiten einmal überstanden haben, ist der Körper meist bis ins hohe Alter immun gegen die Erreger (meistens Viren!). Um diesen Immunschutz zu erlangen, müssen spezifische Lymphozyten (eine Untergruppe der Leukozyten) in einem ersten Kontakt mit den Krankheitserregern sog. Gedächtniszellen (oder „Memory"-Zellen) bilden. Bei einem sekundären Kontakt mit demselben Erreger sorgen diese Gedächtniszellen für eine rasche und spezifische

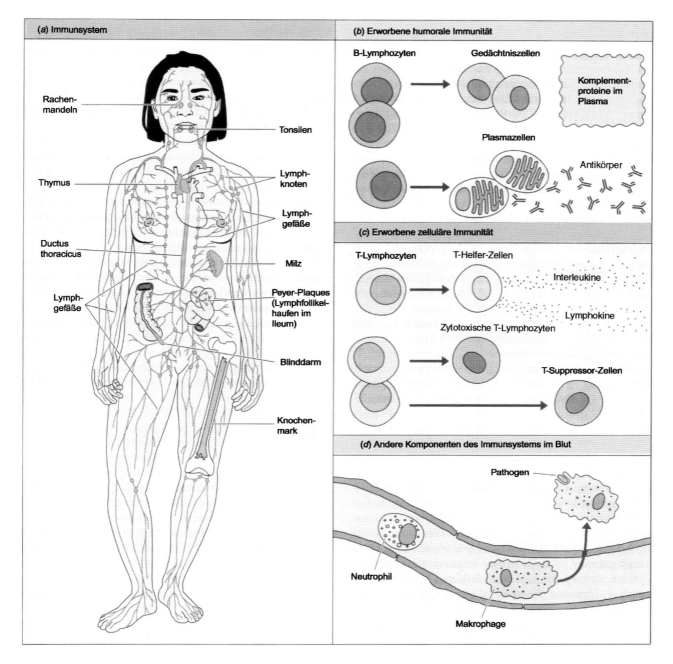

Abb. 7.9 Die wichtigsten Komponenten des Immunsystems. Die verschiedenen Komponenten des Immunsystems (**a**) schützen den Menschen durch drei verschiedene Zellklassen: B-Lymphozyten (**b**) produzieren Antikörper, um eindringende Mikroben zu bekämpfen; T-Lymphozyten (**c**) setzen Hormone frei und stimulieren dadurch B-Zellen sich zu teilen, T-Zellen wandeln sich auch in zytotoxische T-Zellen um, die gemeinsam mit den Makrophagen (**d**) direkt fremdes Gewebe oder Mikroben angreifen. (Aus Ehlert 2003)

Immunantwort, die das Auftreten von Krankheitssymptomen verhindert. Die hier hauptverantwortlichen T-Lymphozyten (T-Zellen) und B-Lymphozyten (B-Zellen) besitzen eine spezifische Erkennungsstruktur in ihrer Membran (T- bzw. B-Zell-Rezeptoren), welche in der Regel nur eine oder wenige ähnlich gebaute Teilstrukturen erkennen und diese im Schlüssel-Schloss-Prinzip binden. Die einzelnen Zellen sind Spezialisten für kleine Teilbereiche der Pathogenoberflächen; häufig werden Strukturen in einer Größe von nur 6–8 Aminosäuren spezifisch von einer einzigen Zelle erkannt und gebunden. So kann ein Virusprotein, welches über zahlreiche unterschiedliche Oberflächenmerkmale verfügt, mitunter von Dutzenden verschiedener T- oder B-Lymphozyten attackiert werden. Vermutlich verfügen wir für jede in der Natur vorkommende Kombination von Stoffen über eine oder mehrere spezifische T- und B-Zellen. Schätzungen zufolge sind das mehrere Milliarden verschiedener Zellen! T- und B-Lymphozyten gehen aus einer gemeinsamen Vorläuferzelle im Knochenmark hervor. Während der eine noch unreife Zelltyp im Knochenmark weiter ausgebildet wird, wandert der zweite Zelltyp in den Thymus ein, um dort seine spezifische Funktion zu erhalten. Entsprechend dem Reifungsort („*bone marrow*" = Knochenmark oder *T*hymus) werden die reifen Zellen als B- bzw. T-Lymphozyten bezeichnet.

T-Lymphozyten

Neben dem für das Pathogen bzw. Antigen spezifischen Rezeptor verfügen T-Lymphozyten über ein weiteres Oberflächenmerkmal, welches in unmittelbarer Nähe zum sog. T-Zell-Rezeptor in der Membran liegt. Besitzt ein T-Lymphozyt ein CD-4-Oberflächenantigen (CD = „*c*luster of *d*ifferentiation"), so handelt es sich bei dieser Zelle um eine sog. T-Helferzelle; exprimiert die Zelle hingegen ein CD-8-Antigen, so nennt man sie eine T-Killerzelle.

T-Helferzellen unterstützen die Pathogenvernichtung durch andere Zellen des Immunsystems und sorgen für die Koordination der Abwehr. Bindet eine T-Helferzelle über ihren spezifischen Rezeptor eine komplementäre Struktur, so produziert die Zelle lösliche Stoffe (Lymphokine), die u. a. Fresszellen zu einer erhöhten Aktivität stimulieren und das Wachstum anderer Lymphozyten fördern. Gleichfalls vermitteln T-Helferzellen die Immunantwort gegen zellvermittelte Entzündungsreaktionen.

Die Aufgabe von **T-Killerzellen** ist das Erkennen und Vernichten von Bakterien sowie die Vernichtung von viral bzw. tumorös veränderten körpereigenen Zellen. Hierzu bindet die T-Killerzelle über den spezifischen Rezeptor sowie das CD-8-Molekül fest an die komplementäre Struktur und initiiert die Zell-Lyse. Ähnlich wie bei den natürlichen Killerzellen versetzen auch T-Killerzellen einen „Todeskuss" durch das Einschleusen von Perforinen in die Membran der attackierten Zelle. Darüber hinaus wird der programmierte Zelltod (Apoptose) in der gebundenen Zelle aktiviert (▶ Gut zu wissen).

> **Gut zu wissen**
>
> **Bei Zerstörung: Aids – Ein Beispiel für die Bedeutung von T-Lymphozyten für die Gesundheit**
> Wie bedeutend die Funktion von T-Lymphozyten für den gesamten Organismus ist, lässt sich am eindrucksvollsten an Aids („aquired immunodeficiency syndrome") demonstrieren. Bei einer Infektion mit dem HIV („human immunodeficiency virus") dockt das Virus an den CD-4-Rezeptor an und verschafft sich so Eintritt in die Wirtszelle. Im Folgenden bemächtigt sich das HIV der Proteinmaschinerie der T-Helferzelle, um zahllose Replikate des Virus von dieser herstellen zu lassen. Da nun die zum normalen Funktionieren notwendigen Eiweiße nicht mehr von der T-Helferzelle in ausreichender Zahl hergestellt werden können, geht die T-Helferzelle unter. Sinkt die Anzahl der T-Helferzellen im Organismus unter eine kritische Marke (<200 Zellen pro Mikroliter Blut), so kann die normale zelluläre Abwehr von Krankheitserregern nicht aufrechterhalten werden. Der Patient leidet nun an verschiedensten opportunistischen Infektionen, die ein gesunder Organismus mühelos übersteht. Aids-Patienten sterben meist an diesen opportunistischen Infektionen (z. B. Lungenentzündung) oder an den Nebenwirkungen von Aids-Medikamenten (Leberversagen durch Proteaseinhibitoren).

B-Lymphozyten

Die im Knochenmark herangereiften B-Zellen (oder B-Lymphozyten) besitzen genau wie T-Zellen hochspezifische Rezeptoren in ihren Membranen, mit denen sie die passgenauen Gegenstücke von Stoffen oder Membranen anderer Zellen binden können. Die zentrale Aufgabe von B-Lymphozyten ist die Produktion von Antikörpern, die körperfremdes Material neutralisieren und für eine effiziente Vernichtung durch andere Leukozyten aufbereiten. Nach erfolgter Bindung einer komplementären Struktur und Unterstützung durch T-Helferzellen wandert die B-Zelle in die Milz oder in den nächstgelegenen Lymphknoten ein, um sich hier in rascher Folge zu vermehren. Es entstehen Millionen identischer Tochterzellen, die sich entweder zu Gedächtniszellen oder zu Antikörper produzierenden Plasmazellen entwickeln.

Plasmazellen sind wahre Hochleistungseiweißfabriken: Sie stoßen bis zu 2000 identische Antikörper pro Sekunde aus! Die Y-förmigen Antikörper sind molekulare Adaptermoleküle, die zwei Antigen bindende Domänen (die beiden „Arme" des Y-förmigen Moleküls, Fab-Fragment) sowie eine Struktur aufweisen, das von anderen körpereigenen Abwehrzellen gebunden werden kann (Fc-Fragment). Die gebildeten Antikörper setzen sich auf die entsprechenden Oberflächen von Viren und Bakterien und verhindern so das Eindringen in die Wirtszellen. Gleichzeitig markieren sie die Pathogene und erleichtern Fresszellen die Zerstörung der Krankheitserreger. Bei erstmaliger Infektion mit einem Erreger dauert es mehrere Tage oder Wochen, bis ausreichend viele Antikörper verfügbar sind und die zellulär vermittelte Zerstörung der Erreger erfolgt. Häufig geht diese Zeit einher mit Fieber und anderen Krankheitssymptomen, die das Wirken der Pathogene oder die Aktivität des Immunsystems anzeigen.

Nach überstandenem Primärkontakt verfügt ein immunkompetenter Organismus über eine ausreichende Anzahl von **B-Gedächtniszellen,** die bei einer erneuten Infektion mit dem gleichen Erreger so rasch den Antikörperspiegel ansteigen lassen, dass ein Krankheitsausbruch verhindert wird. Der Organismus ist nun immun gegen den Erreger. Dieses Prinzip wird bei der Impfung angewandt: Ein abgeschwächter Erreger wird direkt in die Blutbahn oder über den Magen-Darm-Trakt in den Körper gebracht und löst eine symptomfreie bzw. -arme Erstinfektion aus. Die hierbei gebildeten Gedächtniszellen sorgen im Ernstfall (der Sekundärinfektion mit einem hochinfektiösen Erreger) für eine massive Abwehrreaktion in kürzester Zeit. Über diese aktive Immunisierung können wir uns – in gewissem Umfang – vor zahlreichen Krankheiten schützen. Antikörper spielen auch eine mitunter lebenswichtige Rolle bei der passiven Immunisierung. „Antiseren", die beispielsweise nach dem Biss einer giftigen Schlange gespritzt werden, sind nichts anderes als ein konzentriertes Gemisch von Antikörpern gegen das spezifische Toxin!

7.4.4 Psychoneuroimmunologie

Lange Zeit galt das Immunsystem als ein weitgehend autonom agierender Komplex von Zellen und löslichen Stoffen, die der Abwehr von körperfremdem Material dienen. Genährt wurde die Überzeugung durch die Beobachtung von Immunologen und Mikrobiologen, dass Immunreaktionen auch fern jeder Nervenzelle erfolgen. Es ist einfach, in der Kulturschale die Neutralisierung durch Antikörper zu beobachten oder Krebszellen von Killerzellen abtöten zu lassen. Doch diese simplen Fakten sagen nichts über die komplexen Wechselwirkungen zwischen Immunsystem und ZNS aus. Seit mehr als vier Jahrzehnten akkumuliert eine mittlerweile unüberschaubare Zahl experimenteller Belege aus biomedizinischer und biopsychologischer Forschung, die eine enge Verschränkung der drei großen Kommunikationssysteme des Organismus dokumentieren (Ader et al. 2001). Das Immunsystem erhält ständig Informationen und Instruktionen aus dem Gehirn und beeinflusst seinerseits Verhalten und Befinden von Tier und Mensch nachhaltig. Häufig erfolgt dieser „cross talk" über die Botenstoffe des Hormonsystems.

Abgesehen von schlecht dokumentierten frühen Arbeiten russischer Forschungsgruppen wurde die Psychoneuroimmunologie als experimentelle Wissenschaftsdisziplin 1975 aus der Taufe gehoben. Robert Ader und Nicolas Cohen beobachteten bei Mäusen, dass eine Immunsuppression klassisch konditioniert werden kann. Dazu paarten sie die Präsentation von gesüßtem Wasser (neutraler Reiz) mit einer Injektion der immunsuppressiven Substanz Zyklophosphamid (unkonditionierter Reiz). Bereits nach einmaliger Paarung führte die erneute Präsentation von gesüßtem Wasser zu einer deutlich geringeren Antikörperproduktion nach Injektion von Schafserythrozyten (Ader und Cohen 1975). Dieser klassischen Studie folgten rasch vergleichbare Beobachtungen in anderen Tiermodellen zur Konditionierbarkeit von Immunreaktionen. Allerdings konnte erst im Jahre 1992 gezeigt werden, dass auch das menschliche Immunsystem konditioniert werden kann (▶ Studienbox).

Studienbox

Ein Brausebonbon stärkt das Immunsystem

Um den Nachweis zu erbringen, dass auch der Mensch Immunreaktionen lernen kann, führten Buske-Kirschbaum et al. (1992) folgenden Versuch durch: Sie gaben gesunden jungen Erwachsenen an fünf aufeinander folgenden Tagen (Tag 1 bis 5) ein Brausebonbon, das diese zwischen den angefeuchteten Lippen halten mussten (neutraler Stimulus, NS). Zeitgleich wurde ihnen eine geringe Dosis von Adrenalin unter die Haut gespritzt (unkonditionierter Reiz, US). Die Messung der natürlichen Killerzellaktivität ergab, dass die Injektion von Adrenalin zu einer verstärkten Zerstörung von Tumorzellen in vitro bei diesen Probanden führte. Die Paarung von Brausebonbon und Adrenalininjektion erfolgte an vier aufeinander folgenden Tagen (Tag 1 bis 4). Am fünften Tag jedoch erhielten die Probanden zwar wiederum das Brausebonbon, allerdings wurde ihnen an diesem Tag eine neutrale Kochsalzlösung injiziert. Die natürliche Killerzellaktivität stieg wiederum an, der neutrale Reiz war zu einem konditionierten Reiz geworden. Dass es sich hierbei um eine eindeutig gelernte Reaktion handelte, belegten die verschiedenen Kontrollgruppen, die Buske-Kirschbaum et al. parallel untersuchten. Selbst in einem differenziellen Konditionierungsparadigma konnte eine erlernte Immunreaktion von dieser Arbeitsgruppe gezeigt werden. Überraschenderweise finden Erkenntnisse aus dieser Grundlagenforschung erst in jüngster Zeit Anwendung in der Klinik (Kirchhof et al. 2018).

Neben vielen Studien zur Immunkonditionierung trugen zwei weitere Forschungsfelder maßgeblich zum Verständnis bei, wie Gehirn und Immunsystem interagieren. In dem einen Ansatz konnten verschiedene Arbeitsgruppen schon in den frühen 1980er Jahren zeigen, dass die beiden Systeme direkt miteinander „verdrahtet" sind: Verschiedene Organe des Immunsystems (u. a. Thymus, Milz) weisen eine Innervation durch das autonome Nervensystem auf, die durch die Existenz klassischer chemischer Synapsen gekennzeichnet ist. Zahlreiche Neurotransmitter kontrollieren die Aktivität des Immunsystems: Werden diese efferenten Bahnen stimuliert oder gehemmt, erfolgen eindrucksvolle Veränderungen in unterschiedlichsten Immunparametern.

Des Weiteren belegen Stressstudien die enge Vernetzung von ZNS, endokrinem System und Immunsystem, wobei Stress sowohl akut als auch chronisch die Aktivität des Immunsystems verändern kann. So führt kurzzeitige, akute Belastung (physischer Stress, mentale Belastung) häufig zu einer Ausschwemmung von immunkompetenten Leukozyten in die Blutbahn. Somit scheint systemisch die Abwehrkraft zunächst gestärkt zu werden. Dauert der Stress jedoch an und mangelt es der Person an Kontrollierbarkeit der widrigen Umstände, werden durchweg immunsuppressive Effekte berichtet. So sinkt die Teilungsfreudigkeit von Lymphozyten nach dem Tod des Lebenspartners, es verschlechtert sich die Kontrolle über virusinfizierte Zellen bei Pflegern von Alzheimer-Patienten, es sinkt die Geschwindigkeit der Wundheilung unter monatelangem Prüfungsstress. Allerdings können gezielte Interventionen auch eine verbesserte Immunfunktion bewirken, die sogar von klinischer Relevanz ist (▶ Studienbox).

Studienbox

Psychologische Gruppentherapie in der Brustkrebsnachsorge

Eigentlich wollte er nach eigenen Angaben nur den „lächerlichen Cocktail-Party-Quatsch" wissenschaftlich widerlegen. Nach Abschluss einer ersten kontrollierten Studie konnte der an der Stanford Universität arbeitende Psychiater David Spiegel seinen Daten zunächst selbst nicht glauben. Spiegel et al. (1989) hatten eine Gruppe von 86 Patientinnen mit metastasierendem Brustkrebs nach Operation und Bestrahlung zufällig in zwei Gruppen aufgeteilt. Die eine Gruppe nahm einmal pro Woche über ein Jahr an einer unterstützenden Gruppentherapie mit Selbsthypnose gegen Schmerzen teil, die zweite Gruppe erhielt keine Behandlung. Beide Patientengruppen unterzogen sich weiterhin einer onkologischen Standardtherapie. Die Effektivität der Gruppentherapie konnten Spiegel et al. eindrucksvoll durch eine Verdoppelung der Überlebenszeit demonstrieren. Während die Patientinnen in der Kontrollgruppe im Mittel nur 18,9 Monate überlebten, starben die Patientinnen in der Interventionsgruppe im Mittel nach 36,6 Monaten (◘ Abb. 7.10).

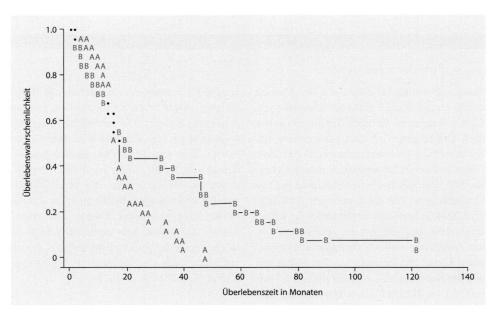

◘ **Abb. 7.10**   Überlebenswahrscheinlichkeit (Kaplan-Meier Survival Plot) von Kontrollpersonen (*A*, n = 36) und behandelten Personen (*B*, n = 50). (Spiegel et al. 1989, reprinted from The Lancet, © 1989, with permission from Elsevier)

7.5 Gene und Epigenetik

Nach der fast vollständigen Entzifferung des genetischen Codes des Menschen im Jahr 2000 schien für Laien das Buch der Ursachen von Erleben und Verhalten geschrieben zu sein. Viele erwarteten, dass Genetiker nun die Antwort auf die Frage geben könnten, welche der 20–30.000 Gene den Menschen depressiv, schizophren oder ängstlich machen. Mit der raschen Entwicklung gentechnischer Methoden wurde die Hoffnung genährt, dass diese „defekten" oder „schlechten" Erbanlagen identifiziert und ggf. repariert oder korrigiert werden könnten. Diese Vorstellung ist allerdings gerade im Hinblick auf psychische Erkrankungen noch nicht erreicht bzw. hinsichtlich des therapeutischen Einsatzes gentechnischer Manipulationen eine vielleicht sogar gefährliche Utopie. Ganz grundsätzlich bewirkt nur äußerst selten ein einzelnes Gen allein den Ausbruch einer Krankheit. Beispiele für solche „monogenetischen" Ursachen finden sich z. B. bei der Mukoviszidose und der Huntington-Krankheit. Störungen des Verhaltens und Erlebens wie sie bei psychischen Erkrankungen vorliegen sind nach heutigem Wissen aber ausnahmslos multifaktorielle Phänomene.

7.5.1 Klinische Genetik

Der Anteil biologischer und insbesondere genetischer Faktoren an der Ausprägung jeglicher Phänotypen inklusive der Pathogenese von psychischen Erkrankungen lässt sich unter Verwendung von klinisch-genetischen Studien wie Familien-, Zwillings- und Segregationsstudien genauer definieren. **Familienstudien** haben gezeigt, dass Merkmale des Verhaltens, Denkens und Fühlens wie auch psychische Erkrankungen in Familien aggregieren (**„Familialität"**). **Zwillingsstudien**, die die sog. „Konkordanz", also das Vorliegen der gleichen Erkrankung bei beiden Zwillingen, zwischen ein- und zweieiigen Zwillingspaaren vergleichen und neben den genetischen Faktoren auch gemeinsame und spezifische Umweltfaktoren berücksichtigen bzw. herausrechnen, berichten für psychische Erkrankungen eine moderate bis hohe **„Heritabilität"**. Diese Heritabilität, d. h. der Anteil genetischer Faktoren bei der Entstehung der Erkrankung, liegt z. B. für die Schizophrenie und die bipolare Erkrankung bei ca. 80 %, für die Depression bei 30–40 %. Nach Erkenntnissen aus **Segregationsstudien** konnten für psychische Erkrankungen allerdings keine definierten Erbgänge nach den Mendel'schen Regeln identifiziert werden, sodass man bei psychischen Erkrankungen – genau wie auch bei Asthma, Diabetes mellitus oder der Hypertonie – von sog. **komplex-genetischen Erkrankungen** mit einer Interaktion von Umweltfaktoren und verschiedenen das Risiko bzw. die

Vulnerabilität bzw. Suszeptibilität erhöhenden Genen spricht. Diese kleinen bis mäßigen Effekte einzelner Gene in der komplex-genetischen Entstehung einer Erkrankung lassen sich molekulargenetisch vor allem unter Verwendung von Kopplungs- („Linkage"-) und Assoziationsstudien genauer analysieren.

7.5.2 Molekulare Genetik

Bei **Kopplungs- oder „Linkage"-Untersuchungen** wird in Familienstammbäumen untersucht, ob Variationen in größeren Regionen („Loci") des menschlichen Genoms nur oder überzufällig häufig bei den erkrankten Mitgliedern auftreten. Ist das der Fall, kann man annehmen, dass diese Loci tatsächlich Risikovarianten für die Erkrankung beherbergen. Die bislang identifizierten Risikoloci für psychische Erkrankungen sind allerdings meist sehr groß und umfassen eine Vielzahl von Genen, sodass aus diesen noch sehr ungenauen „Hot Spots" des genetischen Risikos keine konkreten Risikovarianten abgeleitet werden können. **Assoziationsstudien** „zoomen", wenn man so will, in diese Risikoloci hinein und untersuchen auf Genebene, ob Varianten eines a priori ausgesuchten Kandidatengens häufiger in einer Stichprobe von erkrankten Personen als in einer Stichprobe nichterkrankter oder für die Gesamtpopulation repräsentativer Personen vorkommt. Diese Kandidatengene können sog. „positionelle" Kandidatengene sein, also innerhalb eines Risikolocus liegen, und/oder „funktionelle" Kandidatengene, also Gene, die aufgrund ihrer Funktion in relevanten Nervenbotenstoffsystemen, bei der pharmakologischen Therapie einer Erkrankung oder im Rahmen von Provokationsuntersuchungen als solche in Frage kommen. Neben den Kandidatengen-basierten Assoziationsstudien werden in letzter Zeit zunehmend auch hypothesenfrei **genomweite Assoziationsstudien (GWAS)** durchgeführt, bei denen mehrere hunderttausend, das gesamte menschliche Genom repräsentierende Marker auf Assoziation mit der betreffenden Erkrankung untersucht werden. Durch diesen Ansatz werden zum einen robustere Befunde und zum anderen die Identifikation neuer Kandidatengene für psychische Erkrankungen erwartet. So weist z. B. eine GWAS bei ca. 20.000 Patienten mit Schizophrenie auf 22 bis dahin z. T. noch nicht vermutete „Top-Risikogene" hin, wobei die Autoren auf Basis ihrer Daten aber von insgesamt 8300 Genvarianten ausgehen, die das genetische Risiko für Schizophrenie steuern (Ripke et al. 2013). Diese Befunde stützen die Annahme, dass psychische Erkrankungen eine **„polygene"** Ursache haben, also viele Gene mit jeweils kleinem individuellen Beitrag das genetische Risiko steuern.

Ein interessanter Ansatz für die Identifikation von Risikogenen für psychische Erkrankungen ist die Untersuchung von sog. **intermediären Phänotypen**, auch **Endophänotypen** genannt. Nachdem sich psychische Erkrankungen nach DSM-5 bzw. ICD-10 aus einer Reihe unterschiedlicher, ätiologisch möglicherweise heterogener psychopathologischer und neurobiologischer Merkmale sowie Schwere- und Verlaufscharakteristika zusammensetzen, wird vermutet, dass die Untersuchung eng definierter, mit der Krankheit assoziierter Charakteristika die Identifikation von Risikogenen deutlich erleichtert bzw. die funktionelle Auswirkung von genetischen Risikovarianten näher aufklärt (s. Gottesman und Gould 2003). Diese intermediären Phänotypen können neuropsychologische Merkmale wie z. B. Neurotizismus, neurobiologische Charakteristika wie z. B. neurale Aktivierungsmuster aus fMRT-Untersuchungen (dann spricht man von „Imaging-Genetics"-Studien) oder psychophysiologische Parameter wie z. B. die Startle-Reflex-Antwort sein.

Die Identifikation von Suszeptibilitätsgenen kann perspektivisch dabei helfen, die biologischen Mechanismen der Krankheitsentstehung besser zu verstehen und daraus targetierte präventive Maßnahmen und ggf. sogar innovative Therapien zu entwickeln. Auch können genetische Marker über eine Vorhersage des Therapieansprechens zu individuell maßgeschneiderten, personalisierten Therapieansätzen beitragen.

7.5.3 Gen-Umwelt-Interaktion

Eine Vielzahl von Genen leistet also sicher einen Beitrag zur Vulnerabilität der einzelnen Person. Wie schon im Stress-Vulnerabilitäts-Modell beschrieben, wirken sich diese Erbfaktoren aber erst in Interaktion mit anderen Faktoren wie z. B. Umwelteinflüssen tatsächlich günstig oder schädlich aus (**Gen-Umwelt-Interaktionen**, „gene-environment-interactions", „GxE"). Um diesem weniger deterministischen als vielmehr plastischen Einfluss genetischer Faktoren auf die Entstehung psychischer Erkrankungen gerecht zu werden, werden die Begriffe „Risiko-" oder „Vulnerabilitätsgene" zunehmend durch das Konzept der **„Plastizitätsgene"** ersetzt (Belsky et al. 2009). Paradigmatisch für diese Perspektive zeigt eine Studie von Caspi et al. (2003), dass eine erhöhte Inzidenz von depressiven Episoden oder Suizidgedanken nur dann genetisch mitbedingt ist, wenn die betroffene Person sowohl eine bestimmte Erscheinungsform eines relevanten Gens besitzt *als auch* in der frühen Kindheit körperliche und/oder sexuelle Gewalt erlebt hat (▶ Studienbox).

Studienbox

Psychopathologie als Ergebnis von Gen-Umwelt-Interaktionen

Caspi et al. (2003) werteten Daten aus einer prospektiven Längsschnittstudie aus, die 1972 in dem kleinen neuseeländischen Städtchen Dunedin ihren Anfang nahm. Damals wurden 1037 Babys in ein Forschungsprojekt der Universität von Otago aufgenommen, welches die Entwicklung und Gesundheit des Menschen detailliert erforschen soll. In der letzten Untersuchungswelle 1998–1999 konnten 96 % der ursprünglichen Kohorte 26 Jahre nach ihrer Geburt erneut untersucht werden. Es zeigte sich, dass ein für die Wirkung des Neurotransmitters Serotonin wichtiges Gen nur in enger Interaktion mit frühkindlichen Erlebnissen die Entwicklung von Psychopathologie im Erwachsenenalter bestimmt. Das hier untersuchte Gen, das festlegt, wie viele Serotonintransportermoleküle im Gehirn produziert werden und wie effektiv Serotonin aus dem synaptischen Spalt wieder in die präsynaptische Endigung aufgenommen wird, enthält einen Längen-Polymorphismus (5-HTTLPR), der zu drei verschiedenen Varianten des Gens führt. So können wir von unseren Eltern keine, eine oder zwei Kopien der sog. kurzen („short", „s") bzw. der langen („long", „l") Allelform geerbt haben. Der resultierende Genotyp wird entsprechend mit l/l, s/l, oder s/s bezeichnet.

Personen mit zwei Kopien der kurzen Allelform waren nach Caspi et al. wesentlich häufiger von Depression und Suizidgedanken betroffen, wenn sie in ihrer Kindheit Missbrauch erlebt hatten, als die Träger des s/l- oder l/l-Genotyps (◘ Abb. 7.11). Besonders bemerkenswert ist jedoch zum einen die Beobachtung, dass Personen mit zwei Kopien der Langform (l/l) völlig unabhängig von ihrer Missbrauchsgeschichte eher gering gefährdet waren. Zum zweiten sticht heraus, dass der 5-HTTLPR-Genotyp völlig irrelevant war, wenn die Kinder behütet und ohne bedeutsame Gewalterfahrung aufwuchsen. Obgleich die Ergebnisse der Studie von Caspi et al. (2003) in anderen Populationen zunächst nicht repliziert werden konnten, haben sie die Aufmerksamkeit auf die große Bedeutung von Gen-Umwelt-Interaktionen für die psychische Entwicklung gelenkt.

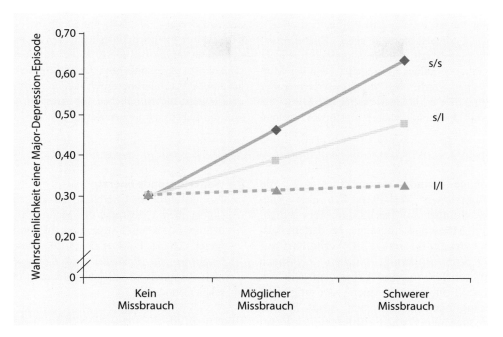

◻ Abb. 7.11 Auswirkung von frühkindlichem Missbrauch auf Depressionen in Abhängigkeit vom 5-HTTLPR-Genotyp. (Aus Caspi et al. 2003, reprinted with permission from AAAS)

7.5.4 Epigenetik

Neben diesen Gen-Umwelt-Interaktionen rücken bei der Betrachtung der Entstehung und Ausprägung psychischer Erkrankungen zunehmend epigenetische Mechanismen in den Fokus der Aufmerksamkeit. Epigenetische Prozesse wie z. B. die **DNA-Methylierung** oder die **Histon-Acetylierung/Methylierung** stellen über die statische Ebene der DNA hinaus flexible und zeitlich dynamische Mechanismen dar, die die Funktion der DNA, also z. B. deren Transkription und Translation in die entsprechenden Proteine, wesentlich mitbestimmen. Zudem scheinen epigenetische Prozesse durch Hormone oder Umweltfaktoren wie z. B. Traumata veränderbar zu sein. Damit könnten epigenetische Mechanismen als „Scharnier", d. h. als Vermittler zwischen der genetischen und der Umweltebene fungieren, indem sie Suszeptibilitätsgene an- oder abschalten (▶ Studienbox).

Studienbox

Epigenetische Mechanismen als Vermittler zwischen Stress und Genetik

Die ersten tierexperimentellen Daten zur Epigenetik im Kontext psychologischer Fragestellungen wurden von der Arbeitsgruppe um Michael Meaney an der McGill-Universität in Montreal publiziert. Meaney untersucht seit vielen Jahren die biologischen und psychologischen Auswirkungen von mütterlichem Pflegeverhalten und Stress in den ersten Lebenstagen auf die körperliche und psychische Entwicklung. Er konnte wiederholt zeigen, dass Ratten, die in ihren ersten drei Lebenswochen täglich für nur 3–15 min von ihren Müttern getrennt wurden („handling"), im weiteren Verlauf ihres Lebens ganz anders auf Stress reagierten als Tiere, die ungestört aufwuchsen. Diese Tiere sind im weiteren Lebenslauf deutlich stressresistenter und gesünder als die unbehandelten Tiere. Werden die Jungtiere jedoch nicht 3–15 min, sondern 3–6 h

von ihren Müttern entfernt (bei gleicher Wärme- und Nahrungszufuhr!), so entwickeln sie eine große Stressvulnerabilität mit übersteigerter HPA-Reaktivität und größerer Krankheitsanfälligkeit (Francis et al. 1999). Wodurch werden aus diesen Jungtieren entweder stressanfällige oder stressresistente Individuen? Es ist das mütterliche Pflegeverhalten. Werden die Tiere nur kurz von der Mutter entfernt (<15 min), so reagiert die Mutter auf das zurückgekehrte Tier mit deutlich mehr positivem physischen Kontakt (Lecken und Putzen). Dieses Pflegeverhalten führt bei diesen Jungtieren zu zahlreichen Veränderungen in verschiedenen Neurotransmittersystemen, welche zusammengenommen einen stressprotektiven Effekt besitzen. Rattenmütter lassen sich grob in zwei Kategorien einteilen: solche, die ein intensives Pflegeverhalten (verstärktes Lecken und Putzen der Jungen) zeigen, und andere, die eher wenig physischen Kontakt geben. Interessanterweise wird die Eigenschaft, die Nachkommen mit mehr oder weniger Pflegeverhalten zu versorgen, von der Mutter auf die Töchter vererbt. Wie Meaneys Arbeitsgruppe herausfand, verändert das Pflegeverhalten der Mütter ein Gen, das eng mit der biologischen Stressantwort verbun-

den ist (Weaver et al. 2004). Innerhalb der ersten Lebenswoche führt intensives Pflegeverhalten zu einer verstärkten Methylierung der DNA in der Promotorregion des Glukokortikoidrezeptorgens. Diese vergleichsweise kleine genetische Veränderung durch das mütterliche Verhalten determiniert die Anfälligkeit für Stress im weiteren Verlauf des Lebens der jungen Ratte.

Diese erstmalige Demonstration eines sog. epigenetischen Effekts von Verhalten hat eine Vielzahl von Untersuchungen im Tiermodell, aber zunehmend auch beim Menschen angeregt, in denen Auswirkungen von Umweltfaktoren (z. B. Verhalten) auf epigenetischer Ebene aufgezeigt wurden. Demnach wären wir nicht wehrlos unserem Erbgut ausgeliefert. Erst in der Interaktion mit günstigen oder ungünstigen Umweltbedingungen scheint sich unser Phänotyp vor dem ererbten genetischen Hintergrund zu entwickeln. So konnte z. B. eine signifikante DNA-Demethylierung des FK506-binding-protein 5-(*FKBP5*-) Gens in Abhängigkeit von traumatischen Erfahrungen in der Kindheit mit einer in der Folge dysregulierten Stressachse und damit einer erhöhten Vulnerabilität für „stress-related disorders" wie der PTBS in Verbindung gebracht werden (Klengel et al. 2013). Umgekehrt scheinen epigenetische Risikomuster – wie eine verminderte DNA-Methylierung des Monoaminoxidase A-(*MAOA*-)Gens bei Patientinnen mit Panikstörung – durch eine erfolgreiche kognitive Verhaltenstherapie wieder normalisierbar zu sein (Ziegler et al. 2016).

❓ Prüfen Sie Ihr Wissen

1. Wie erfolgt die Kommunikation zwischen Nervenzellen? ▶ Abschn. 7.2.3
2. Was versteht man unter Biofeedback? ▶ Abschn. 7.2.5, ▶ Exkurs „Biofeedback"
3. Inwieweit können Hormone direkte Verhaltenseffekte beim Menschen haben? Bitte nennen Sie ein Beispiel. ▶ Abschn. 7.3.3 Exkurs „Biopsychosoziale Stressdiagnostik: Trier Social Stress Test" und ▶ Studienbox „Oxytozin"
4. Was versteht man unter der zweiten Abwehrreihe des Immunsystems? ▶ Abschn. 7.4.2
5. Kennen Sie einen Nachweis für die Wirksamkeit psychotherapeutischer Intervention auf das Immunsystem? ▶ Abschn. 7.4.3, ▶ Studienbox „Psychologische Gruppentherapie in der Brustkrebsnachsorge"
6. Wie sind „komplex-genetische Erkrankungen" definiert? ▶ Abschn. 7.5.1

ℹ Weiterführende Literatur

Ein ausführlicher Überblick über die einzelnen physiologischen Teilsysteme des Menschen und ihre Bedeutung für klinisch-psychologische Problembereiche findet sich bei Pinel et al. (2019). Dieser didaktisch hervorragende „Klassiker" zur Biologischen Psychologie vermittelt einen leichten Einstieg in die biologischen Grundlagen.

Literatur

Ader, R., & Cohen, N. (1975). Behaviorally conditioned immunosuppression. *Psychosomatic Medicine, 37*, 333–340.

Ader, R., Felten, D. L., & Cohen, N. (2001). *Psychoneuroimmunology* (3. Aufl.). London: Academic Press.

Belsky, J., Jonassaint, C., Pluess, M., Stanton, M., Brummett, B., & Williams, R. (2009). Vulnerability genes or plasticity genes? *Molecular Psychiatry, 14*, 746–754.

Bierhaus, A., Wolf, J., Andrassy, M., Rohleder, N., Humpert, P. M., Petrov, D., et al. (2003). A mechanism converting psychosocial stress into mononuclear cell activation. *Proceedings of the National Academy of Sciences USA, 100*, 1920–1925.

Birbaumer, N., & Schmidt, R. F. (2010). *Biologische Psychologie* (7. Aufl.). Berlin: Springer.

Born, J., Lange, T., Kern, W., McGregor, G. P., Bickel, U., & Fehm, H. L. (2002). Sniffing neuropeptides: A transnasal approach to the human brain. *Nature Neuroscience, 5*, 514–516.

Bowlby, J. (1969). *Attachment and loss: Bd. 1 Attachment*. New York: Basic Books.

Buske-Kirschbaum, A., Kirschbaum, C., Stierle, H., Lehnert, H., & Hellhammer, D. H. (1992). Classical conditioning of natural killer cell activity (NKCA). in humans. *Psychosomatic Medicine, 54*, 123–132.

Buske-Kirschbaum, A., Jobst, S., Wustmans, A., Kirschbaum, C., Rauh, W., & Hellhammer, D. (1997). Attenuated free cortisol response to psychosocial stress in children with atopic dermatitis. *Psychosomatic Medicine, 59*, 419–426.

Caspi, A., Sugden, K., Moffitt, T. E., Taylor, A., Craig, I. W., Harrington, H., et al. (2003). Influence of life stress on depression: Moderation by a polymorphism in the 5-HTT gene. *Science, 301*, 386–389.

de Kloet, E. R., Joels, M., & Holsboer, F. (2005). Stress and the brain: From adaptation to disease. *Nature Reviews Neuroscience, 6*, 463–475.

Dickerson, S. S., & Kemeny, M. E. (2004). Acute stressors and cortisolresponses: A theoretical integration and synthesis of laboratory research. *Psychological Bulletin, 130*, 355–391.

Donaldson, Z. R., & Young, L. J. (2008). Oxytocin, vasopressin, and the neurogenetics of sociality. *Science, 322,* 900–904.

Ehlert, U. (Hrsg.). (2003). *Verhaltensmedizin.* Berlin: Springer.

Ehlert, U., Gaab, J., & Heinrichs, M. (2001). Psychoneuroendocrinological contributions to the etiology of depression, posttraumatic stress disorder, and stress-related bodily disorders: The role of the hypothalamus-pituitary-adrenal axis. *Biological Psychology, 57,* 141–152.

Francis, D., Diorio, J., Liu, D., & Meaney, M. J. (1999). Nongenomic transmission across generations of maternal behavior and stress responses in the rat. *Science, 286,* 1155–1158.

Gottesman, I. I., & Gould, T. D. (2003). The endophenotype concept in psychiatry: Etymology and strategic intentions. *The American Journal of Psychiatry, 160,* 636–645.

Heinrichs, M., Baumgartner, T., Kirschbaum, C., & Ehlert, U. (2003). Social support and oxytocin interact to suppress cortisol and subjective responses to psychosocial stress. *Biological Psychiatry, 54,* 1389–1398.

Heinrichs, M., Chen, F. S., & Domes, G. (2013). Social neuropeptides in the human brain: Oxytocin and social behavior. In S. Baron-Cohen, H. Tager-Flusberg, & M. Lombardo (Hrsg.), *Understanding other minds* (3. Aufl., S. 291–307). Oxford: Oxford University Press.

Heinrichs, M., & Domes, G. (2008). Neuropeptides and social behavior: Effects of oxytocin and vasopressin in humans. *Progress in Brain Research, 170,* 337–350.

Heinrichs, M., Neumann, I., & Ehlert, U. (2002). Lactation and stress: Protective effects of breast-feeding in humans. *Stress, 5,* 195–203.

Heinrichs, M., Stächele, T., & Domes, G. (2015). *Stress und Stressbewältigung.* Göttingen: Hogrefe.

Heinrichs, M., von Dawans, B., & Domes, G. (2009). Oxytocin, vasopressin, and human social behavior. *Frontiers in Neuroendocrinology, 30,* 548–557.

Huber, D., Veinante, P., & Stoop, R. (2005). Vasopressin and oxytocin excite distinct neuronal populations in the central amygdala. *Science, 308,* 245–248.

Het, S., Rohleder, N., Schoofs, D., Kirschbaum, C., & Wolf, O. T. (2009). Neuroendocrine and psychometric evaluation of a placebo version of the ‚Trier Social Stress Test'. *Psychoneuroendocrinology, 34,* 1075–1086.

Insel, T. R., & Young, L. J. (2001). The neurobiology of attachment. *Nature Review Neuroscience, 2,* 129–136.

Kirchhof, J., Petrakova, L., Brinkhoff, A., Benson, S., Schmidt, J., Unteroberdörster, M., et al. (2018). Learned immunosuppressive placebo response in renal transplant patients. *Proceedings of the National Academy of Sciences USA, 115,* 4223–4227.

Kirschbaum, C., & Hellhammer, D. H. (1989). Salivary cortisol in psychobiological research: An overview. *Neuropsychobiology, 22,* 150–169.

Kirschbaum, C., & Hellhammer, D. H. (1999). Hypothalamus-Hypophysen-Nebennierenrindenachse. In C. Kirschbaum & D. H. Hellhammer (Hrsg.), *Enzyklopädie der Psychologie: Psychoendokrinologie und Psychoimmunologie* (S. 79–140). Göttingen: Hogrefe.

Kirschbaum, C., Pirke, K. M., & Hellhammer, D. H. (1993). The ‚Trier Social Stress Test' – A tool for investigating psychobiological stress responses in a laboratory setting. *Neuropsychobiology, 28,* 76–81.

Klengel, T., Mehta, D., Anacker, C., Rex-Haffner, M., Pruessner, J. C., Pariante, C. M., et al. (2013). Allele-specific FKBP5 DNA demethylation mediates gene-childhood trauma interactions. *Nature Reviews Neuroscience, 16,* 33–41.

Kosfeld, M., Heinrichs, M., Zak, P., Fischbacher, U., & Fehr, E. (2005). Oxytocin increases trust in humans. *Nature, 435,* 673–676.

McEwen, B. (1998). Protective and damaging effects of stress mediators. *New England Journal of Medicine, 338,* 171–179.

Meyer-Lindenberg, A., Domes, G., Kirsch, P., & Heinrichs, M. (2011). Oxytocin and vasopressin in the human brain: Social neuropeptides for translational medicine. *Nature Reviews Neuroscience, 12,* 524–538.

Pinel, J. P. J., Barnes, S. J., & Pauli, P. (Hrsg.). (2019). *Biopsychologie* (10. Aufl.). München: Pearson.

Ripke, S., O'Dushlaine, C., Chambert, K., Moran, J. L., Kähler, A. K., Akterin, S., et al. (2013). Genome-wide association analysis identifies 13 new risk loci for schizophrenia. *Nature Genetics, 45,* 1150–1159.

Schiller, B., & Heinrichs, M. (2019). The neuroendocrinological basis of human affiliation: How oxytocin coordinates affiliation-related cognition and behavior via changing underlying brain activity. In O. C. Schultheiss & P. H. Mehta (Hrsg.), *International handbook of social neuroendocrinology* (S. 193–204). New York: Routledge.

Spiegel, D., Bloom, J. R., Kraemer, H. C., & Gottheil, E. (1989). Effect of psychosocial treatment on survival of patients with metastatic breast cancer. *Lancet, 8668,* 888–891.

Stalder, T., & Kirschbaum, C. (2012). Analysis of cortisol in hair–state of the art and future directions. *Brain, Behavior, and Immunity, 26,* 1019–1029.

Viviani, D., Charlet, A., van den Burg, E., Robinet, C., Hurni, N., Abatis, M., Magara, F., & Stoop, R. (2011). Oxytocin selectively gates fear responses through distinct outputs from the central amygdala. *Science, 333,* 104–107.

von Dawans, B., Kirschbaum, C., & Heinrichs, M. (2011). The Trier Social Stress Test for Groups (TSST-G): A new research tool for controlled simultaneous social stress exposure in a group format. *Psychoneuroendocrinology, 36,* 514–522.

Weaver, I. C. G., Cervoni, N., Champagne, F. A., Alessio, A. C. D., Sharma, S., Seckl, J. R., et al. (2004). Epigenetic programming by maternal behavior. *Nature Neuroscience, 7,* 847–854.

Ziegler, C., Richter, J., Mahr, M., Gajewska, A., Schiele, M. A., Gehrmann, A., et al. (2016). MAO-A hypomethylation in panic disorder – Reversibility of an epigenetic risk pattern by psychotherapy. *Translational Psychiatry, 6,* e3773.

Psychopharmakologische Grundlagen

Thomas Köhler

Inhaltsverzeichnis

© Springer-Verlag GmbH Deutschland, ein Teil von Springer Nature 2020
J. Hoyer und S. Knappe (Hrsg.), *Klinische Psychologie & Psychotherapie*,
https://doi.org/10.1007/978-3-662-61814-1_8

8.1 Überblick

Die folgende, aus Raumgründen sehr summarische Darstellung versucht, die wichtigsten Gruppen von Psychopharmaka, ihre Wirkweisen und Indikationen sowie (angedeutet) ihre Nebenwirkungen anzuführen. Um die Ansatzpunkte der Substanzen verständlich zu machen, findet sich zunächst eine knappe Einführung in die synaptische Übertragung, ihre pharmakologische Beeinflussung sowie die diversen Transmittersysteme. Nach einer ersten Übersicht über die zu besprechenden Substanzgruppen wird auf diese detaillierter eingegangen. Dies geschieht vor allem im Hinblick auf den therapeutischen Einsatz, sodass in diesem Kontext Störungsbilder und ihre biologischen Grundlagen skizziert werden; um die Zahl der Quellenangaben gering zu halten und die Lesbarkeit wenig zu beeinträchtigen, wurde weitgehend auf Einzelbelege verzichtet und stattdessen auf entsprechende Passagen in den Monographien von Köhler (2014a, 2018, 2019) verwiesen, denen die Darstellung weitgehend folgt. Zu betonen ist, dass vor allem bei den Nebenwirkungen der Substanzen keineswegs eine vollständige Darstellung vorliegt; ebenso wurden die oft zahlreichen Kontraindikationen nur beiläufig erwähnt. Daher lassen sich pharmakotherapeutische Interventionen keineswegs allein auf der Grundlage dieses Beitrags begründen.

8.2 Synaptische Übertragung

8.2.1 Struktur von Synapsen

> **Definition**
>
> Als **Synapse** wird die Verbindung eines Neurons mit einer anderen Zelle bezeichnet (meist einem weiteren Neuron). Die in Richtung der Erregungsausbreitung vor der Synapse liegende Nervenzelle wird als präsynaptisches, die dahinter lokalisierte als postsynaptisches Neuron bezeichnet.

Die neuronale Erregung lässt sich vereinfacht als schwacher elektrischer Strom beschreiben, der längs der Zellmembran läuft. Multipolare Neurone (ein sehr verbreiteter Typus) bestehen aus einem Gebiet um den Kern (Zellkörper = Soma oder Perikaryon), dessen Membran zahlreiche ausgedehnte Ausstülpungen, die **Dendriten,** besitzt. Der einzige lange, vom Zellkörper ausgehende Fortsatz wird **Axon** genannt; an seinem verdickten Anfang, dem **Axonhügel,** entsteht durch Verrechnung der aus anderen Neuronen einlaufenden Informationen die Erregung, die dann als sog. Aktions-

potenzial vom Zellkörper wegläuft. Das Axon spaltet sich in der Regel in größere Äste auf (Kollateralen), die sich wiederum in zahlreiche kleine Ästchen verzweigen. Jedes zeigt eine Verdickung, das Endknöpfchen, welches sich i. Allg. der dendritischen Membran einer anderen Nervenzelle auflegt.

8.2.2 Allgemeines zur synaptischen Übertragung, Rezeptoren und Ionenkanäle

Die Überbrückung des Spaltes zwischen den Membranen des präsynaptischen und des postsynaptischen Neurons geschieht im Falle der (hier allein interessierenden) chemischen Synapsen mittels sog. Transmitter (Neurotransmitter; im Deutschen häufig: Botenstoffe). Diese werden im präsynaptischen Neuron synthetisiert und in den Endknöpfchen in Bläschen (Vesikel) verpackt. Hat das Aktionspotenzial die präsynaptische Nervenzelle durchwandert, werden durch den ankommenden elektrischen Impuls Vesikel nach vorne gestoßen und Transmittermoleküle in den synaptischen Spalt entleert. Die freigesetzten Botenstoffe diffundieren zu einem gewissen Prozentsatz zur postsynaptischen Membran, wo sie sich an exakt auf sie zugeschnittene Bindungsstellen (Rezeptoren) anlagern können. Üblicherweise schüttet eine Nervenzelle nur eine Art Transmitter aus, und für diesen liegen an der postsynaptischen Membran passende Bindungsstellen bereit. Nicht alle der zahlreichen Rezeptoren dürften von den gerade freigesetzten Transmittermolekülen erreicht werden; umgekehrt gelangen viele Moleküle gar nicht an eine Bindungsstelle. Mit Verminderung der Zahl der Rezeptoren wird die absolute Zahl derer sinken, die besetzt werden; der umgekehrte Fall liegt vor, wenn sich Rezeptoren vermehrt haben, z. B. als Folge längerfristiger pharmakologischer Intervention.

Die Anlagerung des Transmitters ist ein extrem kurzer (sich in Bruchteilen von Sekunden abspielender) Prozess; ausgesprochen irreführend ist die Vorstellung, Transmitter und Rezeptor würden nun eine unlösliche Verbindung eingehen, der Transmitter vom Rezeptor gewissermaßen verschluckt werden. Der kurze Kontakt genügt jedoch für elektrische Veränderungen der postsynaptischen Membran in Rezeptornähe. Rezeptoren kontrollieren nämlich Öffnungen in der Membran, durch welche Ionen wie Na^+, K^+, Ca^{2+}, Cl^- nach außen oder innen strömen können.

In aller Regel gibt es nur eine Art von Rezeptoren an einer Synapse, und diese kontrollieren nur einen Typ von Ionenkanal (s. als Beispiel den $GABA_A$-Rezeptor in ▶ Abschn. 8.3.7). Bei erregenden Rezeptoren führt die Besetzung mit Transmittern zu einer Verringerung der negativen Ladung der unterliegenden Membran (exzitatorisches postsynaptisches Potenzial, EPSP). Indem dieses zum Axonhügel wandert, erhöht es dort die Wahrscheinlichkeit für die Ausbildung eines Aktionspotenzials. Die Besetzung hemmender Rezeptoren verstärkt die bereits vorhandene Negativität (inhibitorisches postsynaptisches Potenzial; IPSP) und vermindert so die Wahrscheinlichkeit für die Ausbildung eines Aktionspotenziales.

> **Wichtig**
>
> Da an einer Synapse normalerweise nur ein Typ von Rezeptoren sitzt, existieren erregende und hemmende Synapsen. Hingegen gibt es typischerweise nicht erregende und hemmende Transmitter; viele Neurotransmitter sind an einer Synapse erregend, an einer anderen hemmend (abhängig davon, welche Art von Ionenkanälen die Bindungsstellen kontrollieren).

8.2.3 Ionenkanal- und G-Protein-gebundene Rezeptoren

Die Regulation des Öffnungsgrades von Ionenkanälen geschieht bei den Ionenkanal-gekoppelten oder ionotropen Bindungsstellen unmittelbar durch Anlagerung des Transmitters (◻ Abb. 8.1).

Bei den G-Protein-gebundenen („second-messenger"-gekoppelten, metabotropen) Rezeptoren setzt diese Anlagerung einen komplizierten chemischen Prozess der nachgeschalteten Signaltransduktion in Gang, eine Kettenreaktion (Second-Messenger-Kaskade), deren letztes Produkt den Kanal öffnet. Der erste Schritt ist stets die Abspaltung eines G-Proteins vom Rezeptor (daher die Bezeichnung G-Protein-gebundener Rezeptor; ◻ Abb. 8.2). Von großer pharmakologischer Bedeutung ist, dass sich in den chemischen Prozess der Second-Messenger-Kaskade eingreifen lässt (z. B. mit Lithiumsalzen; ▶ Abschn. 8.7.4).

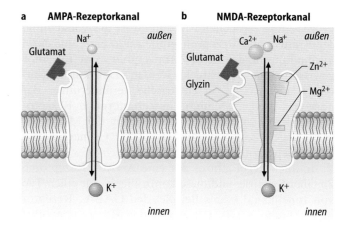

◻ **Abb. 8.1**   NMDA-Bindungsstelle für Glutamat als Beispiel für einen ionotropen Rezeptor. (Aus Birbaumer und Schmidt 2006)

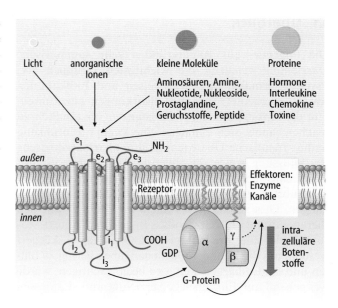

◻ **Abb. 8.2**   Modell eines metabotropen Rezeptors (G-Protein-gebundener Rezeptor). (Aus Birbaumer und Schmidt 2006)

8.2.4 Präsynaptische Autorezeptoren

Die präsynaptischen Autorezeptoren sitzen an der Membran des ausschüttenden Neurons und sprechen ebenfalls auf die freigesetzten Transmitter an. Die Anzahl der augenblicklich besetzten Autorezeptoren gibt der Nervenzelle Rückmeldung über die im synaptischen Spalt befindliche Menge von Botenstoffmolekülen. Ist diese groß, vermindert sich im Sinne einer negativen Rückkoppelung deren Freisetzung. Besetzt man die präsynaptischen Autorezeptoren mit Substanzen, die dort außer der Blockade keine Wirkung ausüben, können sich an diesen Stellen keine Botenstoffe anlagern. Das präsynaptische Neuron geht daher fälschlicherweise von einem Mangel im Spalt aus und schüttet mehr Transmittermoleküle aus. Auf der Blockade präsynaptischer Autorezeptoren basiert teilweise die Wirkung der trizyklischen Antidepressiva (und einiger anderer neuerer antidepressiver Substanzen), welche auf diese Weise indirekt die Konzentrationen von Monoamintransmittern wie Serotonin oder Noradrenalin im synaptischen Spalt erhöhen.

8.2.5 Arten von Transmittern

Augenblicklich sind etwa 100 verschiedene Neurotransmitter bekannt – um die Wirkmechanismen der gängigen Psychopharmaka zu verstehen, genügt jedoch die Kenntnis einiger weniger. Die Transmitter lassen sich zunächst in zwei große Klassen einteilen: die hochmolekularen und die niedrigmolekularen. **Hochmolekulare Botenstoffe** sind aus mehreren Molekülen zusammengesetzt, beispielsweise die wichtige Gruppe der Peptidtransmitter (wozu u. a. die endogenen Opioide gehören) aus fünf oder mehr aneinander geketteten Aminosäuren.

Niedrigmolekulare Neurotransmitter bestehen aus einem einzigen Molekül bzw. sind, wie Azetylcholin, durch Verbindung zweier kleiner Moleküle entstanden. Abgesehen von einigen als Botenstoffe fungierenden Gasen, wie z. B. dem für die Blutgefäße wichtigen Stickstoffmonoxid (NO), werden sie eingeteilt in

- Aminosäuretransmitter (Glutamat, GABA, Glyzin),
- Monoamintransmitter (u. a. Serotonin, Dopamin, Noradrenalin, Histamin) und
- Azetylcholin, welches keiner der genannten Gruppen zuzurechnen ist.

Die Transmitter der einzelnen Gruppen sind nicht nur strukturell verwandt, sondern werden auch in ähnlicher Weise synthetisiert und abgebaut. Die Wirkungen sind hingegen deutlich verschieden: Während das zu den Aminosäuretransmittern gehörige Glutamat typischerweise erregend wirkt (beispielsweise an den erregenden NMDA-Rezeptor andockt), ist das ebenfalls zu dieser Gruppe zählende GABA stets hemmend.

8.2.6 Inaktivierung von Transmittern

Damit die freigesetzten Botenstoffe ihre volle Wirkung entfalten können, müssen sie rasch wieder aus dem synaptischen Spalt verschwinden, was auf verschiedene Weise geschehen kann: So wird Azetylcholin durch das im Spalt vorhandene Enzym Azetylcholinesterase in seine Ausgangsstoffe zerlegt, welche dem präsynaptischen Neuron erneut zur Verfügung gestellt werden. Komplizierter ist die Inaktivierung der Monoamine: In einem ersten Schritt werden sie in einem aktiven Transportprozess wieder in die präsynaptische Zelle geschleust (Reuptake; zur pharmakologischen Beeinflussung dieses Prozesses ▶ Abschn. 8.4.1). Dort werden sie typischerweise in Vesikel verpackt und bei einem der nächsten Aktionspotenziale wieder freigesetzt; ist ihre Konzentration jedoch zu hoch, kommt es zu einem Abbau mittels MAO (Monoaminoxidase). Hemmt man die Aktivität dieses Enzyms, steigt die präsynaptische Konzentration der Monoamine und in weiterer Folge ihre Menge im synaptischen Spalt.

8.2.7 Subtypen von Rezeptoren für denselben Transmitter

Rezeptoren sprechen lediglich auf einen Neurotransmitter an – beispielsweise Dopaminrezeptoren

ausschließlich auf Dopamin, Azetylcholinrezeptoren nur auf Azetylcholin. Jedoch gibt es für ein und denselben Transmitter in aller Regel mehrere Subtypen von Bindungsstellen, was pharmakologisch insofern von großer Bedeutung ist, als sich mit Kenntnis der Zusammenhänge oft sehr selektiv die synaptische Übertragung beeinflussen lässt (▶ Abschn. 8.3.1 zu den besonders illustrativen Typen von Azetylcholinrezeptoren). Die Unterscheidung der Rezeptorsubtypen geschieht in der Regel pharmakologisch; daneben gibt es aber auch strukturelle und funktionelle Unterschiede.

8.3 Einzelne Transmittersysteme und ihre pharmakologische Beeinflussung

Sieht man von einer eventuellen Koexistenz mit hochmolekularen Transmittern ab, so schüttet jede Nervenzelle lediglich eine Art von niedrigmolekularem Botenstoff aus, nach dem sich Neurone zweckmäßig klassifizieren lassen: Dopaminerge Neurone benutzen also als einzigen (niedrigmolekularen) Transmitter Dopamin, cholinerge Neurone Azetylcholin usw. (▶ Gut zu wissen). Die Gesamtheit der dopaminergen Neurone wird als **dopaminerges System** bezeichnet (entsprechend die Definition beispielsweise von cholinergem oder serotonergem System). Die Neurone dieser Systeme liegen nicht diffus im Körper, sondern nehmen typischerweise von bestimmten Regionen des Zentralnervensystems ihren Ausgang (haben dort ihre Perikaryen) und enden in bestimmten anderen Strukturen (senden ihre Axone in diese).

Gut zu wissen

Wirkungsweise von Transmittern

Transmitter können nur wirken, wenn sie sich an für sie zugeschnittene Bindungsstellen (Rezeptoren) anlagern (Schlüssel-Schloss-Prinzip); an Rezeptoren kann nur eine Art von Transmitter wirken. Für jeden Transmitter gibt es jedoch mehrere Subtypen von Rezeptoren (wichtig für die gezielte pharmakologische Beeinflussung). Manche Subtypen sitzen vornehmlich präsynaptisch, sodass ihre Anregung die Transmitterausschüttung vermindert.

Die Inaktivierung von Transmittern ist mit Medikamenten häufig sehr gut zu beeinflussen. Bei den meisten Rezeptoren (den G-Protein-gekoppelten) führt die Besetzung mit einem Botenstoff nur indirekt über eine Abfolge chemischer Vorgänge zur Öffnung des Ionenkanals. In diese nachgeschaltete Signaltransduktion lässt sich gleichfalls wirkungsvoll pharmakologisch eingreifen.

◘ Tab. 8.1 Überblick über Transmittersysteme (stark vereinfacht)

System	Bedeutung	Pharmakologische Beeinflussung
Cholinerges System	Gedächtnis, Schlaf, vegetative Prozesse	*Fördernd:* Cholinesterasehemmer, Nikotin *Hemmend:* Anticholinergika (z. B. durch Blockade muskarinerger Azetylcholinrezeptoren)
Dopaminerges System	Motorik, Belohnung (Euphorisierung), Prolaktinausschüttung, psychotische Symptomatik	*Fördernd:* L-Dopa, Kokain, Amphetamine, MAO-Hemmer *Hemmend:* Neuroleptika (Antipsychotika) durch Rezeptorblockade
Noradrenerges System	Aktivierung, Angst, affektive Störungen, vegetative Prozesse	*Fördernd:* Kokain, Amphetamine, MAO-Hemmer, trizyklische Antidepressiva *Hemmend:* Neuroleptika (Antipsychotika), Betablocker
Serotonerges System	Schlaf, Angst, affektive Störungen, Zwänge, Impulskontrolle, Schmerzhemmung	*Fördernd:* trizyklische Antidepressiva, selektive Serotoninwiederaufnahmehemmer (SSRI), MAO-Hemmer, Buspiron, Serotoninpräkursoren *Hemmend:* Rezeptorenblocker, Tryptophanentzug
Histaminerges System	Allergische Reaktionen, Magensäuresekretion, Wachheit	*Fördernd:* ? *Hemmend:* H_1-Antihistaminika
GABAerges System	Sedierung, Anxiolyse	*Fördernd:* Benzodiazepine, Alkohol *Hemmend:* Benzodiazepinantagonisten
Glutamaterges System	Aktivierung, Gedächtnis	*Fördernd:* eventuell atypische Antipsychotika *Hemmend:* Alkohol, NMDA-Antagonisten
Opioiderges System	Schmerzhemmung, Euphorisierung	*Fördernd:* exogene Opioide (z. B. Morphin, Heroin) *Hemmend:* Opiatantagonisten

Im Folgenden werden nun detaillierter die wichtigsten Transmittersysteme besprochen. Diese Ausführungen sind vermutlich mit größerem Gewinn erst dann eingehender zu lesen, wenn im Rahmen der einzelnen Pharmakagruppen und der mit ihnen behandelten Störungen die Transmittersysteme in ihrer Bedeutung klar werden (also z. B. das dopaminerge System bei den Neuroleptika [Antipsychotika] und der Behandlung von Schizophrenie). Einen stark vereinfachenden Überblick, der zudem Ergänzungen und Vorgriffe auf spätere Abschnitte bringt, gibt ◘ Tab. 8.1.

8.3.1 Cholinerges System

Azetylcholin (ACh) bildet eine eigene Gruppe der niedrigmolekularen Transmitter: Es wird von den Nervenzellen selbst aus dem Alkohol Cholin und Essigsäure (genauer: aktivierter Essigsäure) synthetisiert (Herstellung einer Esterbindung). Cholin wird mit der Nahrung aufgenommen, Essigsäure ist ein gängiges Stoffwechselprodukt. Das diese Synthese katalysierende Enzym wird Cholinazetyltransferase genannt; wahrscheinlich liegt dieses bei der Alzheimer-Krankheit nicht in ausreichender Menge in bestimmten Neuronen vor.

Die Inaktivierung von Azetylcholin erfolgt – anders als die der Monoamine – durch enzymatische Zerlegung im synaptischen Spalt mittels des Enzyms Azetylcholinesterase (kürzer: Cholinesterase). Die entstehenden Produkte Cholin und Essigsäure gelangen wieder ins präsynaptische Neuron und werden dort für erneute Syntheseprozesse benutzt. Durch Hemmung der Azetylcholinesterase lässt sich die Verweildauer der Azetylcholinmoleküle im Spalt verlängern; Cholinesterasehemmer (Azetylcholinesterasehemmer, ACh-I) wirken somit agonistisch an cholinergen Synapsen (unabhängig vom Rezeptortyp).

Bei den **Bindungsstellen** für Azetylcholin werden zwei Typen unterschieden: die nikotinergen und die muskarinergen (mit diversen, in diesem Zusammenhang nicht interessierenden Subtypen). Nikotinerge Azetylcholinrezeptoren werden nicht nur durch Azetylcholin stimuliert, sondern auch durch Nikotin, welches also ein (direkter) Cholinagonist ist; an nikotinergen Bindungsstellen hat Muskarin keine Wirkung. Letzterer Stoff (Bestandteil des Fliegenpilzes Amanita muscaria) stimuliert die muskarinergen (muskarinischen) Azetylcholin-Bindungsstellen, wo wiederum Nikotin keine Wirkung zeigt.

Das cholinerge System nimmt seinen Ausgang im Wesentlichen im Vorderhirn (genauer: dem basalen Teil des Endhirns) und projiziert in verschiedene Teile des Kortex, u. a. den Hippocampus. Es gibt gute Hinweise darauf, dass Azetylcholin (neben Glutamat) eine wichtige Funktion bei der **Einspeicherung von Gedächtnisinhalten** hat. So verbessert die Stimulierung von Azetylcholinrezeptoren – z. B. durch Nikotin – die Merkfähigkeit; umgekehrt behindert ihre Blockade durch Anticholinergika wie Scopolamin die Einspeicherung. Weiter spielt Azetylcholin eine wichtige Rolle bei der

Schlafregulation. Zudem ist – was sich als ausgesprochen wichtig für das Verständnis von Medikamentennebenwirkungen (z. B. der trizyklischen Antidepressiva) erweist – Azetylcholin Transmitter im vegetativen Nervensystem, wobei es im parasympathischen Nervensystem eine größere Rolle spielt als im sympathischen. Cholinagonisten verstärken daher im Wesentlichen parasympathische Effekte, führen somit zu stärkerer Verdauungstätigkeit, während andererseits die Aktivität des Herz-Kreislauf-Systems nachlässt und die Bronchien sich verengen. Umgekehrt bewirkt die Gabe von Cholinantagonisten (Anticholinergika) eine verstärkte Herz-Kreislauf-Aktivität (z. B. Pulsbeschleunigung) und Herabsetzung der Verdauungsfunktionen.

> **Wichtig**
>
> In gewissem Sinne – z. B. was die Motorik betrifft – arbeiten cholinerges und dopaminerges System antagonistisch. So erklärt sich, dass das durch Dämpfung des dopaminergen Systems hervorgerufene neuroleptische Parkinson-Syndrom durch die Gabe des Anticholinergikums Biperiden (Akineton) zu behandeln ist (Schwächung des antagonistischen cholinergen Systems).

8.3.2 Dopaminerges System

Dopamin (DA) wird, wie u. a. Noradrenalin, Adrenalin, Serotonin und Histamin, zur Gruppe der Monoamintransmitter gerechnet. Zusammen mit Noradrenalin und dem als Transmitter weniger bedeutsamen Adrenalin bildet es die Subgruppe der **Katecholamine** – während Serotonin und Histamin eine andere chemische Struktur aufweisen. **Monoamine** (in etwa synonym: biogene Amine) sind aus Aminosäuren abgeleitet und weisen wie diese eine NH_2-Gruppe (Aminogruppe) auf. Aufgrund einer bei ihrer Bildung stattfindenden Decarboxylierung besitzen sie aber im Gegensatz zu den Aminosäuren keine COOH-Gruppe (Carboxylgruppe) mehr und sind deshalb nicht liquorgängig (d. h. unfähig, die Blut-Hirn-Schranke zu durchqueren). Fehlende Monoamine lassen sich daher nicht direkt substituieren; bei Mangelzuständen müssen Vorstufen (Präkursoren) verabreicht werden (z. B. L-Dopa als noch liquorgängige Vorstufe von Dopamin zur Therapie der Parkinson-Krankheit).

Dopamin wird in dopaminergen Neuronen aus der Aminosäure L-Tyrosin synthetisiert, wobei die einzige Zwischenstufe (das noch liquorgängige) L-Dopa ist. Aus Letzterem entsteht durch Decarboxylierung der genannte Transmitter. Gabe von L-Dopa führt zu erhöhter Dopaminsynthese und damit zu verstärkter Übertragung an dopaminergen Synapsen; L-Dopa ist also ein Dopaminagonist.

Das dopaminerge System, die Gesamtheit der mit Dopamin als Transmitter arbeitenden Neurone, hat – vernachlässigt man seine peripheren Anteile, vor allem im Magen-Darm-Bereich – seinen Ursprung hauptsächlich im Mittelhirn (Mesenzephalon) und projiziert vorwiegend ins Telenzephalon (Endhirn). Die Körper und Dendriten dieser mesenzephalen Nervenzellen treten in Kontakt mit den Endknöpfchen zahlloser anderer Neurone. Letztere sind natürlich keineswegs ausschließlich dopaminerg, und entsprechend finden sich an dopaminergen Neuronen Rezeptoren für verschiedene Transmitter. Die Endknöpfchen dieser Nervenzellen liegen in telenzephalen Strukturen, in denen Dopaminbindungsstellen vorhanden sind.

Hormonelle Nebenwirkungen von Medikamenten mit Wirkung auf das dopaminerge System lassen sich durch die Tatsache erklären, dass weitere dopaminerge Neurone vom Hypothalamus zur Hypophyse laufen (sog. tuberoinfundibuläres System). Seine Aktivierung unterdrückt die Bildung des Hypophysenhormons Prolaktin; wird dies durch Gabe der dopaminantagonistischen Neuroleptika (Antipsychotika) verhindert, kommt es zu einer Erhöhung des Prolaktinspiegels mit Libido- und Potenzverlust sowie Brustwachstum und Milchfluss.

Gegenwärtig werden fünf **Bindungsstellen** für Dopamin unterschieden (mit D_1, D_2, D_3, D_4 und D_5 bezeichnet). In ihrer Bedeutung genauer studiert sind vor allem die D_2- und D_4-Rezeptoren. Erstere werden speziell durch klassische Neuroleptika blockiert (z. B. Haloperidol), Letztere zumindest teilweise durch die atypischen – was jedoch zunehmend strittiger ist (▶ Abschn. 8.6.2, ▶ Gut zu wissen „Wie wirken atypische Antipsychotika?"). D_2-Rezeptoren sitzen vornehmlich im Striatum (dort sogar wohl ausschließlich D_2-Rezeptoren) und im limbischen System, zudem wohl in größeren Mengen im Nucleus accumbens (dem Zielort des mesotelenzephalen Belohnungssystems) sowie in der Hypophyse. D_4-Rezeptoren liegen im limbischen System, wahrscheinlich an der Hypophyse, jedoch mit gewisser Sicherheit nicht im Striatum (▶ Gut zu wissen).

Gut zu wissen

Bahnensysteme des dopaminergen Systems
Am dopaminergen mesotelenzephalen System sind drei wichtige Bahnensysteme zu unterscheiden: Die **nigrostriatalen Bahnen** beginnen in der Substantia nigra des Mittelhirns und enden im Striatum (einem Teil der Basalganglien); letzteres ist in einen motorischen Regelkreis eingebettet. Ist das Striatum ungenügend aktiviert, kommt es zu verminderter Beweglichkeit (Akinesie, besser: Hypokinesie), Muskelstarre

(Rigor) sowie zu einem charakteristischen Ruhetremor (mit anderen Worten: zum Parkinson-Syndrom). Dieses kann sich ausbilden, wenn die Substantia nigra degeneriert und deshalb die dopaminergen Neurone ins Striatum spärlicher werden (Grundlage des idiopathischen Parkinson-Syndroms oder, in älterer Terminologie, der eigentlichen Parkinson-Krankheit), ebenso aber, wenn Dopaminrezeptoren im Striatum blockiert sind (wie beim neuroleptisch induzierten Parkinson-Syndrom, s. unten).

Ein zweites Bahnensystem, das **mesotelenzephale dopaminerge Belohnungssystem,** endet hauptsächlich am Nucleus accumbens, einem paarig vorliegenden Kerngebiet des Endhirns. Seine Anregung durch dort endende dopaminerge Neurone stellt nach augenblicklichem Erkenntnisstand die biologische Grundlage lustvoller Empfindungen (von Verstärkungen) dar. Es gibt plausible Hinweise, dass euphorisierende, d. h. die Stimmung hebende Substanzen (beispielsweise Opiate, Nikotin), zu verstärkter Ausschüttung von Dopamin in dieser Region führen; Letzteres könnte wiederum z. B. durch Besetzung von Opioidbindungsstellen oder nikotinergen Azetylcholinrezeptoren im Mittelhirn zu Stande kommen (s. dazu ausführlich Köhler 2014b, S. 20 f.; kürzer Köhler 2014a, S. 254 f.).

Ein drittes dopaminerges mesotelenzephales System ist das **mesolimbische Bahnensystem,** dessen Neuronen an Strukturen des limbischen Systems enden, z. B. am Hippocampus oder dem der Augenhöhle aufliegenden basalen Teil des Stirnlappens (dem orbitofrontalen Kortex). Es besteht die begründete Annahme, dass der Positivsymptomatik der Schizophrenie (z. B. Wahn und Halluzinationen) eine Überaktivität dopaminerger mesolimbischer Bahnen zugrunde liegt (s. unten).

Die **Inaktivierung** der Monoamine (damit auch die von Dopamin) geschieht hauptsächlich durch Wiederaufnahme in die präsynaptische Zelle (Reuptake). Dies ist ein aktiver Prozess mittels Carrierproteinen (Transportereiweißen oder schlicht: Transportern), welche Bindungsstellen für den Transmitter besitzen. Durch Blockade dieser Bindungsstellen (Reuptake-Hemmung) lässt sich die Verweildauer der Monoamine im synaptischen Spalt verlängern. Reuptake-Hemmer (z. B. Kokain) wirken somit agonistisch an monoaminergen Synapsen. Liegen im präsynaptischen Neuron zu viel Monoamintransmitter vor, werden sie dort mittels des Enzyms Monoaminoxidase (MAO) abgebaut (◻ Abb. 8.3). Die Hemmung von MAO hat damit ebenfalls einen monoaminagonistischen Effekt (speziell auch einen dopaminagonistischen).

8.3.3 Noradrenerges System

Der zu den **Katecholaminen** zählende Neurotransmitter Noradrenalin (NA) – der (neben dem diesbezüglich bekannteren Adrenalin) auch als Hormon des Nebennierenmarks fungiert – wird aus L-Tyrosin über die Zwischenstufen L-Dopa und Dopamin synthetisiert. Die Bindungsstellen für Noradrenalin teilt man in α- und β-Rezeptoren ein (mit den Subtypen $α_1$ und $α_2$ sowie $β_1$ und $β_2$). Diese befinden sich u. a. an vegetativ innervierten inneren Organen, wo sie nicht nur durch aus Neuronen ausgeschüttetes Noradrenalin stimuliert werden, sondern auch durch auf dem Blutwege dorthin transportiertes Noradrenalin und Adrenalin aus dem Nebennierenmark. Deshalb spricht man oft von **adrenergen,** obwohl es sich vorwiegend um Bindungsstellen für Noradrenalin handelt. Entsprechend reagieren die verschiedenen Subtypen auf beide Monoamine, dies aber in unterschiedlicher Stärke, sodass sich komplizierte pharmakodynamische Verhältnisse ergeben. Hinzu kommt, dass $α_2$-Rezeptoren vorwiegend präsynaptisch, also am ausschüttenden Neuron sitzen, und ihre Stimulierung durch Liganden über Rückkoppelungsmechanismen daher zu verminderter Noradrenalinausschüttung führt. Agonistisch am $α_2$-Rezeptor wirkende Substanzen (z. B. das Blutdruckmittel Clonidin) sind damit eigentlich Noradrenalinantagonisten.

Die **Inaktivierung** von Noradrenalin geschieht zum Teil bereits im synaptischen Spalt durch das Enzym COMT (Katecholamin-O-Methyltransferase), hauptsächlich jedoch durch Reuptake. Wie in ▸ Abschn. 8.3.2 über das dopaminerge System erwähnt, lassen sich Transporterproteine leicht hemmen (z. B. durch Kokain oder durch trizyklische Antidepressiva), womit sich die synaptische Verfügbarkeit von Noradrenalin erhöht. Das in die präsynaptische Nervenzelle zurückgeschleuste Noradrenalin wird großteils wieder in den Vesikeln verstaut, überschüssige Moleküle werden mit Hilfe von MAO abgebaut – und zwar im Wesentlichen von der Subform MAO-A (s. unten).

Zentralnervöse noradrenerge Neurone entspringen großteils in der mittleren Partie des Hirnstamms (der Brücke, lat. „pons"), vor allem im Locus caeruleus (auch Locus coeruleus). Sie projizieren in diverse Regionen des Zwischen- und Endhirns (u. a. in Teile des limbischen Systems).

8.3.4 Serotonerges System

Der zur Subgruppe der **Indolamine** zählende Monoamintransmitter Serotonin (5-HT) wird aus der Aminosäure L-Tryptophan über die Zwischenstufe L-5-Hydroxy-Tryptophan synthetisiert; beide Substanzen

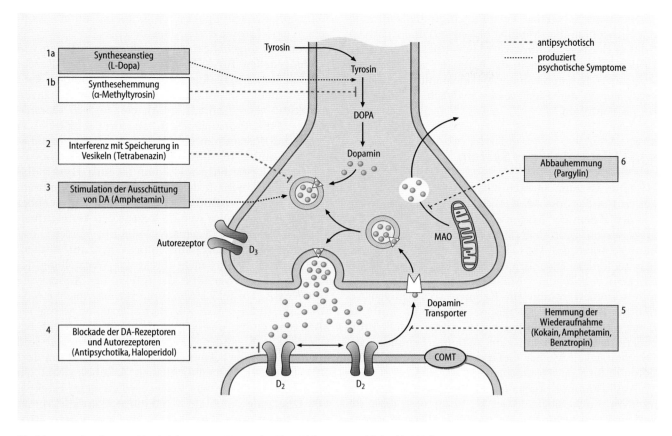

◻ Abb. 8.3 Synthese und Inaktivierung von Dopamin. (Aus Birbaumer und Schmidt 2006)

sind liquorgängig, sodass ihre Gabe die Serotonin-produktion anregt; dieser Effekt wurde zeitweise (mit eher zweifelhaftem Erfolg) zur Depressionsbehandlung sowie zu anderen therapeutischen Zwecken benutzt (L-Tryptophan z. B. zur Schlafinduktion; ▸ Abschn. 8.9.1). Durch Decarboxylierung entsteht aus L-5-Hydroxy-Tryptophan das 5-Hydroxy-Tryptamin (5-HT), welches den bekannteren Namen Serotonin trägt und – wie die anderen Monoamintransmitter – nicht liquorgängig ist; speziell zur Bezeichnung von Serotoninbindungsstellen hat sich die Abkürzung 5-HT gehalten.

Bei den **Serotoninrezeptoren** werden (augenblicklich) sieben Typen unterschieden (mit 5-HT_1 bis 5-HT_7 bezeichnet), einige (insbesondere die 5-HT_1- und die 5-HT_2-Rezeptoren) liegen wiederum in mehreren Unterformen vor, die mit Großbuchstaben indiziert werden (s. ausführlich Pytliak et al. 2011). Insgesamt kennt man augenblicklich 14 verschiedene Bindungsstellen für Serotonin. Ihre Pharmakologie wird dadurch wesentlich kompliziert, dass einige Typen vornehmlich präsynaptisch liegen und als Autorezeptoren dienen; ihre Stimulation führt somit zu verminderter Serotoninausschüttung; ein Serotoninagonist an dieser Bindungsstelle wirkt also serotoninantagonistisch an der

zugehörigen Synapse – umgekehrt fördert ein Antagonist an diesem Rezeptor die synaptische Übertragung, wirkt somit serotoninagonistisch.

❯ Wichtig

Das serotonerge System ist an einer Vielzahl von Regulationsvorgängen beteiligt (u. a. der Stimmung, des Schlafes, des Essverhaltens, der Schmerzhemmung, der Impulskontrolle), sodass Abnormitäten dieses Systems zahlreichen psychischen Störungen zugrunde liegen (z. B. Depressionen, Zwangsstörungen, Essstörungen, Impulskontrollstörungen, Angststörungen); auf den Serotoninstoffwechsel wirkende Substanzen wie Antidepressiva haben deshalb vielfältige klinische Effekte, u. a. antidepressive und analgetische (schmerzhemmende).

Die **Inaktivierung** von Serotonin geschieht durch Wiederaufnahme ins präsynaptische Neuron (Reuptake); Serotonin-Reuptake-Hemmer (ebenso wie der Großteil der sonstigen Antidepressiva) wirken entsprechend serotoninagonistisch. Überschüssiges Serotonin kann intrazellulär durch MAO (genauer: die Unterform MAO-A) abgebaut werden.

Serotonerge Neurone entspringen großteils im unteren Hirnstamm (der Medulla oblongata) und ziehen sowohl nach oben ins Endhirn wie ins Rückenmark (u. a. zu den Hinterhörnern in die Nähe der Synapsen aufsteigender „Schmerzbahnen"); zudem enthält das Nervensystem in den Eingeweiden reichlich Bindungsstellen für Serotonin.

8.3.5 Histaminerges System

Histamin ist zum einen ein Gewebshormon und befindet sich in den sog. Mastzellen des Immunsystems sowie den Zellen der Magenschleimhaut; andererseits ist Histamin ein zentralnervöser Neurotransmitter. Histaminrezeptoren des Typs H_1 sind in zahlreichen Geweben zu finden, etwa Bronchien, Darm und Gefäßen; sie werden durch aus Mastzellen freigesetztes Histamin stimuliert, womit im Rahmen von Antigen-Antikörper-Reaktionen allergische Symptome auftreten können (Gefäßerweiterung mit Blutdruckabfall, Bronchokonstriktion bis hin zum Asthma, Erhöhung der Durchlässigkeit kleiner Gefäße mit vermehrter Sekretion und Bildung von Ödemen; Juckempfindung).

Antihistaminika (genauer: H_1-Antihistaminika) vermindern durch Blockade der H_1-Rezeptoren diese Reaktionen und werden daher u. a. bei Allergien verordnet (beispielsweise bei Heuschnupfen). Weiter finden sich H_1-Bindungsstellen im ZNS; ihre Stimulierung durch Histamin (welches dort als Transmitter fungiert) führt zu einem Zustand besonderer Wachheit („alertness"). Daher haben speziell H_1-Antihistaminika der ersten Generation als Nebenwirkung eine oft beträchtliche Sedierung. Neuere Substanzen blockieren vergleichsweise selektiv periphere H_1-Bindungsstellen und sedieren daher weniger; sie haben die alten, stark müde machenden Heuschnupfenmittel weitgehend verdrängt. Die sedierende Wirkung der älteren, zentralnervös wirksamen H_1-Antihistaminika wird hingegen in einigen Schlaf- und Beruhigungsmitteln gezielt genutzt.

8.3.6 GABAerges System

Für Aktivierung und Sedierung spielen der Aminosäuretransmitter GABA und seine Bindungsstellen, speziell der $GABA_A$-Rezeptor, eine entscheidende Rolle; seine Aktivität kann durch Benzodiazepine (bzw. durch – nach wie vor nicht sicher identifizierte – benzodiazepinähnliche endogene Stoffe) modifiziert werden. GABA (Gammaaminobuttersäure, „gamma-amino butyric acid") ist der wichtigste hemmende Transmitter. Synthetisiert wird er aus dem mit der Nahrung aufgenommenen Glutamat durch Abspaltung einer Carboxylgruppe. Seine Inaktivierung geschieht teilweise durch

Diffusion aus dem Spalt; auch Reuptake mittel spezifischer Carrierproteine ist nachgewiesen.

Von den augenblicklich bekannten zwei Typen von **Bindungsstellen** für GABA hat der $GABA_A$-Rezeptor psychopharmakologisch große Bedeutung; er kontrolliert einen Chloridkanal. Um diesen sind – in einer etwas vereinfachten, jedoch eingängigen Darstellung – fünf Proteineinheiten angeordnet. Zwei von ihnen sind Rezeptoren für GABA; Besetzung mit diesem Transmitter führt zur Öffnung des Kanals, Einströmen von Chloridionen und damit zu einer Hyperpolarisation am Abschnitt der postsynaptischen Membran, welcher dem präsynaptischen Endknöpfchen gegenüber liegt (IPSP). An zwei weitere Rezeptoren können Benzodiazepine (z. B. Diazepam [Valium]), binden, weswegen sie Benzodiazepinrezeptoren genannt werden. Ihre Besetzung führt nicht direkt zur Weitstellung des Kanals, sondern verstärkt die Effekte der Andockung von GABA, sensibilisiert also nur die eigentlichen GABA-Rezeptoren – weshalb Benzodiazepine wenig toxisch sind (somit eine große therapeutische Breite besitzen). Die Liganden der fünften Proteineinheit sind noch nicht sicher bekannt; wahrscheinlich docken dort Barbiturate an, vermutlich auch Alkohol (wohl ein wichtiger Mechanismus seines sedierenden Effekts). Die Besetzung der fünften Bindungsstelle führt direkt zur Öffnung des Chloridkanals, was die höhere Toxizität der Barbiturate erklären würde. GABAerge Neurone befinden sich in großen Mengen im Gehirn sowie im Rückenmark (wo sie über die motorischen Vorderhornzellen den Muskeltonus beeinflussen, genauer: herabsetzen).

8.3.7 Glutamaterges System

Glutamat kann in geringem Maße mit der Nahrung aufgenommen werden, wird aber vornehmlich vom Körper selbst synthetisiert. Diesem Transmitter wird u. a. eine wichtige Bedeutung bei der Einspeicherung von Gedächtnisinhalten zugeschrieben; auch ist er sehr wahrscheinlich Botenstoff in den aufsteigenden Schmerzbahnen. Wenig klar ist die Bedeutung des glutamatergen Systems, auch hinsichtlich der Aktivierung und Deaktivierung. Vergleichsweise gut gesichert ist allerdings, dass die Blockade des NMDA-(N-Methyl-D-Aspartat-)Rezeptors für Glutamat ein wichtiger Mechanismus der sedierenden Wirkung von Alkohol ist.

8.3.8 Endogenes Opioidsystem

Über das endogene Opioidsystem ist weniger Definitives bekannt, als in populärwissenschaftlichen Darstellungen suggeriert. Sicher ist, dass es im Körper einige

Arten kurzkettiger Peptide (Verknüpfungen von Aminosäuren) gibt, die in ihrer Wirkung weitgehend dem Hauptalkaloid des Opiums, dem Morphin, entsprechen. Diese werden endogene Opioide genannt (häufig synonym, aber nicht ganz korrekt: Endorphine); sie erfüllen teils die Funktion von Transmittern, werden also von Nervenzellen ausgeschüttet und setzen sich an Rezeptoren auf der Gegenseite des synaptischen Spalts an, teils haben sie Hormoncharakter, werden somit, wie β-Endorphin, von Hormondrüsen freigesetzt (z. B. vom Hypophysenvorderlappen), um mit dem Blut an ihre Wirkorte zu gelangen. Auf jeden Fall existieren spezifische **Bindungsstellen** für diese Stoffe, die mit δ, κ und μ bezeichnet werden. Laut Stein (2016) führt eine Anregung aller dieser Rezeptoren zu verminderter Schmerzwahrnehmung (Analgesie), die Stimulation von Bindungsstellen des Typs μ zudem zu Euphorisierung, Verstopfung und zur gefürchteten Atemdepression. Die Besetzung von κ-Rezeptoren mit geeigneten Liganden bewirkt eine verstärkte Harnausscheidung und Dysphorie. Die Stimulation von δ-Rezeptoren hat eine anxiolytische Wirkung, kann aber auch zu Krampfanfällen führen – man beachte jedoch, dass es in der Literatur diesbezüglich auch andere Darstellungen gibt. Exogene Opioide, z. B. das natürliche Opiat Morphin, das halbsynthetische Diazetylmorphin (Heroin) oder das synthetische L-Methadon (Levomethadon) lagern sich an die Bindungsstellen für endogene Opioide an und ahmen (in meist ungleich wirksamerer Weise) deren Effekte nach. Ziel pharmakologischer Schmerzbehandlung ist es daher, Opioide zu finden, die möglichst selektiv den δ-Rezeptor (eventuell den κ-Rezeptor) stimulieren, aber am μ-Rezeptor wenig oder sogar antagonistisch wirken, um eine Suchtentwicklung zu verhindern. Will man hingegen Opiatabhängigen ein Substitutionsmittel verabreichen, ist eine Stimulation des μ-Rezeptors erwünscht (sonst würde die Substanz nicht akzeptiert).

> **Wichtig**
> Psychopharmaka greifen oft in verschiedene Systeme ein (beispielsweise trizyklische Antidepressiva u. a. fördernd in das serotonerge und noradrenerge, hemmend ins cholinerge und histaminerge System) oder beeinflussen mehrere Subsysteme eines Transmittersystems (z. B. klassische Antipsychotika außer dem mesolimbischen weitere dopaminerge Systeme, etwa deutlich das nigrostriatale). Diese Tatsache macht viele Nebenwirkungen verständlich; Ziel pharmakologischer Forschung ist daher die Entwicklung möglichst selektiv wirkender Substanzen. So beeinflussen die ebenfalls antidepressiv wirksamen selektiven Serotoninwiederaufnahmehemmer (SSRI) nur das serotonerge System, die zweite Generation der Neuroleptika (Antipsychotika) nicht mehr so stark das nigrostriatale dopaminerge System.

8.4 Pharmakologische Beeinflussung der synaptischen Übertragung

Vielen psychischen Störungen liegt eine veränderte synaptische Übertragung zugrunde; so können Botenstoffe in zu geringen Mengen vom präsynaptischen Neuron ausgeschüttet werden (wie es vermutlich für Azetylcholin bei der Alzheimer-Krankheit der Fall ist), in anderen Fällen zu viel frei gesetzt werden (Grundlage mancher drogeninduzierter Psychosen); ebenso kann die Inaktivierung der Botenstoffe gestört sein (mögliche Grundlage von ADHS bei einem Überangebot von Dopamintransportern), oder es liegen Veränderungen an postsynaptischen Rezeptoren und der nachgeschalteten Signaltransduktion vor (wie es während depressiver Episoden angenommen wird). Psychopharmakologisch wird versucht, die Effekte dieser Defizite rückgängig zu machen. Man therapiert hier keineswegs immer kausal; so liegt wahrscheinlich bei der Alzheimer-Krankheit eine verminderte Ausschüttung von Azetylcholin bei gestörter Synthese vor (aufgrund eines Mangels an Cholinazetyltransferase), nicht ein vermehrter Abbau. Pharmakologisch greift man jedoch ein, indem mit Cholinesterasehemmern (Acetylcholinesterasehemmern) der Abbau erschwert wird.

Generell sind zwei große Gruppen von Effekten pharmakologischer Intervention zu unterscheiden: die Verstärkung der synaptischen Übertragung und ihre Schwächung. Im ersten Fall spricht man von einem agonistischen Effekt (oder **Agonismus**), im zweiten von einer antagonistischen Wirkung (**Antagonismus**). Die Gabe eines Cholinesterasehemmers wirkt agonistisch an Azetylcholinrezeptoren: Nachdem damit mehr Transmitter im Spalt zur Verfügung stehen, wird das Membranpotenzial der postsynaptischen Zelle stärker verändert. Einen agonistischen Effekt hätte auch Nikotin am nikotinergen Azetylcholinrezeptor: Es lagert sich dort an und führt zu ähnlichen Veränderungen der postsynaptischen Membran wie Azetylcholin selbst. Hingegen würde Atropin, welches muskarinerge Azetylcholinrezeptoren blockiert und deren Besetzung verhindert, bestimmte Effekte von Azetylcholin aufheben, ist also ein Cholinantagonist.

8.4.1 Agonistische Effekte

Agonistische Effekte lassen sich im Prinzip durch sechs Mechanismen erzielen (◙ Abb. 8.4):
1. erhöhte Produktion des Transmitters,
2. Förderung seiner Freisetzung,
3. Hemmung seiner Inaktivierung,
4. direkte Besetzung der postsynaptischen Rezeptoren mittels eines ähnlich wirkenden Stoffes,

■ **Abb. 8.4** Formen von
Agonismus

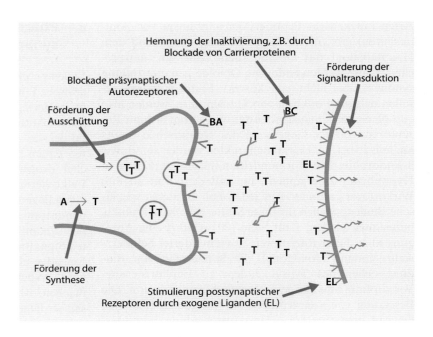

8

5. Erhöhung der Empfindlichkeit des postsynaptischen Rezeptors und
6. fördernde Eingriffe in die nachgeschaltete Signaltransduktion.

Stimulation der Produktion In aller Regel lassen sich bei Mangelzuständen Botenstoffe nicht direkt zuführen, weil sie – wie erwähnt – nicht die Blut-Hirn-Schranke überwinden. Um die Produktion der Monoamine zu stimulieren, verabreicht man liquorgängige Vorstufen (Aminpräkursoren). Diesbezüglich am bekanntesten ist die Gabe von L-Dopa bei Parkinson-Patienten, deren motorische Störungen weitgehend auf einem Dopaminmangel basieren; L-Dopa wird durch Decarboxylierung in Dopamin umgewandelt. L-Tryptophan und L-5-Hydroxy-Tryptophan regen die Serotoninproduktion an; daher leitete sich die ursprüngliche Idee ab, sie zur Depressionsbehandlung einzusetzen – was sich bedauerlicherweise als wenig erfolgreich herausstellte.

Förderung der Ausschüttung Nur wenige Psychopharmaka beruhen auf diesem Prinzip. Die Wirkung von Amphetaminen basiert nicht zuletzt auf vermehrter Freisetzung von Dopamin und Noradrenalin (s. dazu Köhler 2019, S. 95 f. und die dort angeführte Literatur). Indirekt lässt sich Ausschüttung und Produktion durch Stoffe anregen, welche präsynaptische Autorezeptoren blockieren und deshalb dem ausschüttenden Neuron Transmittermangel im Spalt vortäuschen. Darauf beruht teilweise die Wirkung der trizyklischen Antidepressiva, zudem einiger neuerer antidepressiv wirksamer Substanzen.

Hemmung der Transmitterinaktivierung Wie ausgeführt, werden die Monoamine zunächst in einem Reupta-ke-Prozess wieder in die präsynaptische Zelle geschleust, dort entweder erneut in Vesikel verpackt oder bei Überangebot mittels MAO abgebaut. Blockiert man die Carrierproteine, wie es u. a. durch Kokain, das zur Behandlung von Aufmerksamkeitsdefizit-/Hyperaktivitätsstörungen (ADHS) eingesetzte Methylphenidat (z. B. Ritalin), trizyklische Antidepressiva oder selektive Serotonin-Reuptake-Hemmer geschieht, so verbleiben mehr von den Transmittermolekülen im Spalt und können stärkere Wirkungen an der postsynaptischen Membran erzielen. Den gleichen Effekt hat die Verhinderung des Abbaus mittels MAO-Hemmern. Die bei Alzheimer-Krankheit verminderte synaptische Verfügbarkeit von Azetylcholin lässt sich durch Cholinesterasehemmstoffe (Azetylcholinesterasehemmer) verbessern.

Direkte Stimulation postsynaptischer Rezeptoren Auf diesem Effekt basiert kein gängiges Psychopharmakon – wenigstens nicht ausschließlich. Es ist jedoch Wirkmechanismus vieler „Rauschdrogen": So stimuliert Nikotin nikotinerge Azetylcholinrezeptoren, das in der Betelnuss enthaltene Arecolin muskarinerge. Die sedierende Wirkung von Alkohol dürfte – neben Blockade des NMDA-Rezeptors für Glutamat – auf direkter Stimulation der fünften Proteineinheit am GABA$_A$-Benzodiazepinrezeptor-Komplex basieren, womit die Wirkung von GABA (nämlich Öffnung von Chloridkanälen) imitiert wird.

Sensitivierung postsynaptischer Rezeptoren Darauf beruht die Wirkung der vornehmlich zur Sedierung eingesetzten Benzodiazepine. An den GABA$_A$-Benzodiazepinrezeptor-Komplexen sitzen nicht nur Bindungsstellen für GABA, sondern auch für Benzodiazepine (bzw. für endogene Liganden mit Benzodiazepinwirkung). Besetzen geeignete Liganden diese Rezeptoren, können GABA-Moleküle, wenn sie an den für sie vorgesehenen Bindungsstellen andocken, den Chloridionenkanal stärker erweitern.

Fördernde Eingriffe in die nachgeschaltete Signaltransduktion Die Besetzung metabotroper (G-Protein-gekoppelter) Rezeptoren initiiert Second-Messenger-Prozesse (nachgeschaltete Signaltransduktion): Zunächst erfolgt die Abspaltung eines G-Proteins, welches weitere Prozesse in Gang setzt (sog. Second-Messenger-Kaskade), deren letztes Produkt schließlich den Ionenkanal öffnet. Beendet wird dieser Vorgang durch das Enzym Phosphodiesterase. Dabei lässt sich fördernd eingreifen, beispielsweise durch Phosphodiesterasehemmer: Diese verhindern die Beendigung der nachgeschalteten Signaltransduktion; die Wirkung der Transmitterandockung wird verstärkt. Auf Hemmung der Phosphodiesterase basiert – neben anderen Substanzen ähnlichen Wirkprinzips – das zur Behandlung der erektilen Dysfunktion eingesetzte Sildenafil (z. B. Viagra), wodurch sich die Zeit für den Einstrom arteriellen Blutes in die Schwellkörper des Penis verlängert.

8.4.2 Antagonistische Effekte

Antagonistische Effekte lassen sich prinzipiell durch Umkehrung der beschriebenen agonistischen Eingriffe erzielen, also durch Hemmung der Produktion oder Ausschüttung von Transmittern, Beschleunigung ihrer Inaktivierung, direkte Verhinderung ihrer Wirkung an postsynaptischen Rezeptoren,

Verringerung der Empfindlichkeit postsynaptischer Rezeptoren, hemmende Eingriffe in die nachgeschaltete Signaltransduktion (◻ Abb. 8.5). Lediglich die Verhinderung des Transmittereffekts am Rezeptor (durch Rezeptorblockade) und die Hemmung der Signaltransduktion spielen jedoch eine größere Rolle in der Psychopharmakologie.

Blockade postsynaptischer Rezeptoren Es handelt sich um ein ausgesprochen wichtiges psychopharmakologisches Prinzip; auf diese Weise können sich die eigentlichen Liganden für die Bindungsstellen, d. h. die Transmitter, bei normaler synaptischer Konzentration nicht mehr in ausreichender Zahl anlagern und ihre Wirkung entfalten. Bekannte Psychopharmaka mit dieser Wirkung sind klassische Neuroleptika (Antipsychotika der ersten Generation), die vor allem Dopaminbindungsstellen des Typs D_2 blockieren, zudem Noradrenalinrezeptoren. Dabei handelt es sich um eine kompetitive Hemmung: Hohe Konzentrationen von Neuroleptika (Antipsychotika) vertreiben die Transmitter von ihren vorgesehenen Bindungsstellen, während umgekehrt große Transmittermengen die Neuroleptika verdrängen.

Hemmung der nachgeschalteten Signaltransduktion Unter anderem auf diese Weise dürften Lithiumsalze bei der Phasenprophylaxe affektiver Störungen wirken. Sie modifizieren die Effekte der Rezeptorbesetzung, ohne aber am Rezeptor selbst anzugreifen (wie Neuroleptika es tun; Malhi et al. 2013). Ein ähnlicher Wirkmechanismus wird für die ebenfalls phasenprophylaktischen Antikonvulsiva (Antiepileptika) vermutet.

◻ **Abb. 8.5** Formen von Antagonismus

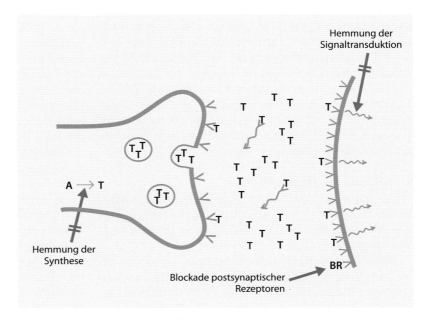

8.5 Psychopharmaka im Überblick

■ Allgemeines zur Einteilung der Psychopharmaka

Die übliche Einteilung der Substanzen ist die indikationsbezogene, also beispielsweise die in Antipsychotika, Antidepressiva, Sedativa etc. Die Schwierigkeit liegt daran, dass dies bestenfalls nach der Hauptindikation geschehen kann: So werden Antipsychotika keineswegs nur bei psychotischen Zuständen eingesetzt, sondern auch bei nicht psychotischen Manien oder bei Ticstörungen, gewisse Antidepressiva nicht nur bei Depressionen, sondern auch bei Ängsten, Zwängen, Essstörungen, ebenso zur Schmerzbehandlung. Dass dies nicht nur bei den Patienten und ihren Angehörigen Fragen aufwirft, liegt auf der Hand: Der Schmerzpatient, der beispielsweise das trizyklische Antidepressivum Amitriptylin verschrieben bekommt, kann meinen, dass der Arzt eigentlich von einer depressiven Verstimmung, nicht von tatsächlichen Schmerzzuständen, ausgeht; die Mutter mit einem ADHS-Kind wundert sich sehr, dass hier ausgerechnet Stimulanzien verschrieben werden. Um diese Schwierigkeit zu umgehen, versucht man seit gut 10 Jahren an einer neuen Nomenklatur zu arbeiten, der „Neuroscience based Nomenclature" (NbN). Gemäß dieser werden die Substanzen nach ihrem Wirkmechanismus angeordnet, etwa danach, auf welchen Transmitter sie wirken, und ob sie beispielsweise als Reuptake-Hemmer oder als Enzymhemmer fungieren; erst dann werden die Indikationen aufgeführt. Mittlerweile ist bereits eine zweite Version entwickelt worden (NbN2), und verschiedene renommierte Zeitschriften empfehlen explizit ihren Autoren, bei den Publikationen diese Terminologie zu benutzen (s. dazu beispielsweise Wilson 2018; Sultan et al. 2019). Die Schwierigkeit liegt zum einen darin, dass es nun sehr viel mehr Substanzklassen gibt, zum anderen, dass von den behandelnden Ärzten erhebliche psychopharmakologische Kenntnisse gefordert sind. Mit Apps, welche die verschreibenden Personen bei Eingabe der Indikation trotzdem schnell zur richtigen Substanzklasse führen, versucht man diese Probleme zu umgehen. Ob sich auf lange Sicht die NbN durchsetzt, bleibt abzuwarten; in fast allen Lehrbüchern findet man (wie auch hier) weiter die indikationsbezogene Nomenklatur.

■ Neuroleptika (Antipsychotika)

Diese pharmakologisch nicht einheitliche Gruppe wirkt antipsychotisch, d. h. gegen Wahn und Halluzinationen. Ein wichtiger Wirkmechanismus ist die Blockade von Dopaminrezeptoren.

Eingesetzt werden diese Substanzen in erster Linie zur Behandlung produktiver Schizophreniesymptomatik (Wahn, Halluzinationen, Zerfahrenheit), daneben u. a. zur Therapie (teilweise auch Prophylaxe) manischer Episoden, zur Behandlung von Entzugssymptomatik sowie bei anderen Unruhezuständen (beispielsweise im Rahmen von Demenzen). Atypische Neuroleptika kommen bevorzugt bei der Behandlung schizophrener Negativsymptome zum Einsatz, daneben zuweilen zur Verstärkung der Wirkung von Antidepressiva. Außerdem sind psychotische Symptome im Rahmen von Depressionen sowie schizoaffektiven Störungen ein Indikationsgebiet.

Als **Nebenwirkungen** der Neuroleptika (Antipsychotika) sind in erster Linie motorische Symptome (EPMS) zu nennen, wobei besonders die nach längerer Therapie nicht selten auftretenden Spätdyskinesien wegen ihrer häufigen Irreversibilität gefürchtet sind. Daneben muss mit hormonellen Veränderungen gerechnet werden (Erhöhung des Prolaktinspiegels mit Libidoverlust, Brustwachstum und Milchfluss), zudem mit (gesundheitlich nachteiligen) Eingriffen in Zucker- und Fettstoffwechsel (metabolisches Syndrom mit oft erschreckender Gewichtszunahme).

■ Antidepressiva

Sie wirken **stimmungsaufhellend** und werden deshalb in erster Linie bei Depressionen unterschiedlicher Genese eingesetzt. Einige, speziell jene, die spezifisch den Serotoninhaushalt beeinflussen, zeigen auch bei anderen Störungen Wirkung (z. B. bei Ess-, Zwangs-, Angst- und einigen Persönlichkeitsstörungen). Die meisten erhöhen durch Reuptake-Hemmung die synaptische Konzentration der Monoamine Serotonin und Noradrenalin, einige von ihnen, wie das trizyklische Antidepressivum Clomipramin oder die selektiven Serotoninwiederaufnahmehemmer (SSRI), ausschließlich die von Serotonin. MAO-Hemmer steigern ebenfalls die synaptische Verfügbarkeit der Monoamine, tun dies jedoch durch Hemmung des abbauenden Enzyms MAO. Weitere Wirkmechanismen von Antidepressiva werden diskutiert, z. B. die Blockade präsynaptischer Autorezeptoren und damit eine Steigerung der Transmitterfreisetzung. Allerdings ist die Erhöhung der Transmittermengen im synaptischen Spalt kaum der therapieentscheidende Effekt; bedeutsamer dürften Veränderungen der Zahl postsynaptischer Rezeptoren oder ihrer Empfindlichkeit aufgrund des erhöhten Transmitterangebots sein, vielleicht auch durch Unterdrückung von Entzündungsprozessen oder durch die Anregung der Neuronenbildung.

Während die älteren trizyklischen Antidepressiva vor allem wegen anticholinerger Effekte deutliche **Nebenwirkungen** haben können (z. B. Harnverhalt, Verstopfung mit der Gefahr der Darmlähmung, Erhöhung des Augeninnendrucks, eine negative Beeinflussung der Reizüberleitung am Herzen), gelten neuere Entwicklungen, etwa SSRI und die zweite Generation der MAO-Hemmer, als nebenwirkungsärmer.

- **Mittel zur Vorbeugung affektiver Episoden (Phasenprophylaktika)**

Bei rezidivierenden rein depressiven Störungen ist die Gabe von Antidepressiva zwischen den Phasen möglich, im Falle bipolarer Störungen jedoch nicht angebracht (Gefahr der Provokation manischer Episoden). Mittel der Wahl sind hier Lithiumsalze, deren Wirksamkeit bei der Phasenprophylaxe überzeugend nachgewiesen ist. Sie haben jedoch zahlreiche Nebenwirkungen und Kontraindikationen, zudem muss während der Behandlung laufend der Lithiumplasmaspiegel bestimmt werden. Deshalb weicht man nicht selten auf Antikonvulsiva wie Carbamazepin und Valproinsäure aus. Lithium wirkt auch während manischer Episoden therapeutisch, allerdings oft allein nicht ausreichend; antimanische Wirksamkeit besitzen auch die genannten Antikonvulsiva.

- **Anxiolytika, Sedativa und Hypnotika**

Substanzen der ersten Gruppe haben einen **angstlösenden** Effekt; Sedativa **beruhigen** und vermindern ebenfalls Angst, reduzieren dabei oft, zumindest zu Beginn der Behandlung, die psychische Aktivität und Leistungsfähigkeit. Hypnotika (Antiinsomnika) induzieren Schlaf, wirken dabei meist anxiolytisch und sedierend; die meisten Sedativa können in höheren Dosen als Hypnotika fungieren. Die Hauptgruppe der Medikamente mit diesen Eigenschaften bilden die Benzodiazepine, welche die Wirkung des hemmenden Transmitters GABA verstärken. Schlafmittel mit ähnlichem Wirkmechanismus sind die sog. Nicht-Benzodiazepin-Hypnotika; sedierend wirken zudem H_1-Antihistaminika. Gewisse hypnotische Wirkung hat auch Melatonin, das Strukturen im Hypothalamus sensibilisiert, die für die Schlafregulation und deren Anpassung an Hell-Dunkel-Verhältnisse verantwortlich sind; daneben pflanzliche Präparate (Baldrian, Hopfen, Lavendelöl).

- **Nootropika (Antidementiva)**

Sie werden zur Behandlung **kognitiver Defizite** im Rahmen demenzieller Syndrome eingesetzt. Dazu gehören zum einen eher unspezifisch wirkende Substanzen (z. B. Ginkgoextrakte), die bestenfalls wenig auf die Azetylcholinesterase wirken und in erster Linie bei Demenzen zur Anwendung kommen, die nicht auf die Alzheimer-Krankheit zurückgehen. Zur Behandlung Letzterer kommen – abhängig vom Schweregrad der demenziellen Symptomatik – bevorzugt Azetylcholinesterasehemmer (ACh-I) zum Einsatz, welche die verminderte zentralnervöse Azetylcholinkonzentration erhöhen. Auch die Gabe von NMDA-Antagonisten zeigt bei Alzheimer-Demenz Wirkung.

- **Psychostimulanzien**

Diese Substanzen, z. B. Methylphenidat (etwa Ritalin) und Amphetamin, kommen (in der Psychiatrie) vor allem bei der Aufmerksamkeitsdefizit-/Hyperaktivitätsstörung (ADHS) zum Einsatz; ihre appetitzügelnde, antriebssteigernde und euphorisierende Wirkung wird nicht mehr in der Medizin genutzt (ist jedoch im Rahmen illegalen Konsums ein nicht unerwünschter Effekt).

- **Psychopharmaka im weiteren Sinne**

Hier wären – u. a. wegen ihrer einen schädlichen Gebrauch begünstigenden euphorisierenden Wirkung – **Anticholinergika** (z. B. Biperiden [Akineton]) zu nennen, welche zur Behandlung von Nebenwirkungen der Neuroleptika verabreicht werden; sie werden kurz in diesem Zusammenhang besprochen. Weiter ließen sich **Schmerzmittel** anführen, auf deren Darstellung hier allerdings verzichtet werden muss (s. Köhler 2014a, S. 65 f.).

- **Medikamente zur Behandlung substanzbedingter Störungen**

Zur Therapie der Entzugssymptomatik werden **Entgiftungsmittel** eingesetzt, z. B. Clomethiazol (Distraneurin) beim Alkoholentzug; eine Behandlung der Abhängigkeit wird zunehmend mit **Anti-Craving-Mitteln** versucht, welche die „Stoffgier" vermindern sollen (etwa Acamprosat [Campral] oder Opiatantagonisten bei Alkoholabhängigkeit); mittlerweile seltener kommen Stoffe zum Einsatz, die bei Einnahme der zu vermeidenden psychotropen Substanz unangenehme körperliche Symptome (**Aversivreaktionen**) hervorrufen, z. B. Disulfiram (Antabus) bei Alkoholabhängigkeit. **Substitutionsmittel** führen die psychotrope Substanz oder eine ähnlich wirkende in weniger schädlicher Form zu (z. B. oral verabreichtes Methadon oder sublingual appliziertes Buprenorphin statt des intravenös zugeführten Heroins).

Einen Überblick über die Wirkmechanismen, Indikationen und Nebenwirkungen gibt ◘ Tab. 8.2.

8.6 Neuroleptika (Antipsychotika) und die Behandlung der Schizophrenie

8.6.1 Symptomatik und biologische Grundlagen der Schizophrenie

Hier ist zu unterscheiden zwischen hauptsächlich durch Positiv- oder Plussymptomatik (vor allem Halluzinationen und Wahn) gekennzeichnete Schizophrenieformen und jenen, bei denen Negativ- oder Minussymptome das Bild bestimmen (besonders Autismus, Antriebslo-

☐ Tab. 8.2 Gruppen von Psychopharmaka. (Nach Köhler 2018, © Pabst Science Publishers)

Gruppe	Wirkmechanismen	Indikationen	Nebenwirkungen; Bemerkungen
Neuroleptika (Antipsychotika)			
Klassische Neuroleptika	Blockade von D_2-Rezeptoren	Schizophrenie (vor allem mit Positivsymptomatik); Manie; Erregungszustände	Motorische Symptome; häufig Spätdyskinesien
Atypische Antipsychotika	Blockade von D_4-Rezeptoren? Selektive Blockade von D_2-Rezeptoren im mesolimbischen System? Blockade von Serotoninrezeptoren, evtl. Stimulation von NMDA-Rezeptoren	Schizophrenie (Positiv- und Negativsymptomatik); Manie	Motorische Symptome seltener; wirksam in gewissem Maße auch bei Negativsymptomatik; bei einigen starke Beeinflussung des Prolaktinspiegels, bei manchen erhebliche Gewichtszunahme und negative Wirkung auf Zucker- und Fettstoffwechsel; Behandlung teuer
Antidepressiva			
Trizyklische Antidepressiva	Reuptake-Hemmung; teils auch Blockade präsynaptischer Autorezeptoren	Behandlung von Depressionen; Prophylaxe unipolarer Depressionen; evtl. Angstzustände; Schmerztherapie	Anticholinerge Nebenwirkungen; Überleitungsstörungen; Gewichtszunahme; Suizidermöglichung; manische Symptomprovokation
Selektive Serotoninwiederaufnahmehemmer (SSRI)	Reuptake-Hemmung spezifisch für Serotonin	Wie trizyklische Antidepressiva; zusätzlich Zwangsstörungen; Bulimia nervosa; diverse Angststörungen	Keine anticholinergen Nebenwirkungen; keine Überleitungsstörungen; selten Gewichtszunahme; manische Symptomprovokation möglicherweise weniger wahrscheinlich; häufiger: sexuelle Funktionsstörungen; sonst wie trizyklische Antidepressiva
MAO-Hemmer (selektiv und reversibel)	Hemmung von MAO-A	Wie trizyklische Antidepressiva; zusätzlich soziale Phobie	Keine anticholinergen Nebenwirkungen; keine Überleitungsstörungen; keine Gewichtszunahme; sonst wie trizyklische Antidepressiva
Phasenprophylaktika (und Antimanika)			
Lithium	Eingriff in nachgeschaltete Signaltransduktion; weitere Effekte (z. B. Anregung der Neurogenese)	Prophylaxe uni- und bipolarer affektiver Störungen; nachgewiesene Suizidprophylaxe; Therapie der Manie	Bestimmung des Plasmaspiegels erforderlich; Verträglichkeit schlecht
Carbamazepin, Valproinsäure	Wohl wie Lithium	Wie Lithium	Im Allgemeinen besser vertragen, jedoch nicht ohne Nebenwirkungen
Sedativa und Hypnotika			
Benzodiazepine	Agonismus am $GABA_A$-Rezeptor	Angststörungen	Wenig toxisch; Suchtgefahr
Nootropika (Antidementiva)			
Unspezifische Nootropika	Diverse Mechanismen	Demenzen diverser Genese	Wirksamkeit nur bedingt nachgewiesen
Cholinesterasehemmer	Erhöhung der Azetylcholinkonzentration	Demenz bei Alzheimer-Krankheit	Vegetative Nebenwirkungen; Alzheimer-Krankheit muss weitgehend gesichert sein
NMDA-Antagonisten	Blockade des NMDA-Rezeptors für Glutamat	Demenz bei Alzheimer-Krankheit	Wirksamkeit gut belegt, auch bei schweren Formen der Alzheimer-Demenz einsetzbar

8

sigkeit, Affektverflachung) – wobei Mischbilder die Regel sind.

Als biologische Grundlage der schizophrenen Positivsymptomatik wird eine Überaktivität dopaminerger mesolimbischer Bahnen angenommen (Dopaminhypothese). Dabei feuern aber nicht (oder nicht nur) die Neurone verstärkt; bedeutsamer dürfte sein, dass ihnen gegenüber mehr (eventuell auch empfindlichere) Rezeptoren liegen. Dies betrifft vor allem die D_2-Rezeptoren; eine Vermehrung von D_4-Bindungsstellen im limbischen System wird ebenfalls diskutiert. Die Wirkung klassischer Neuroleptika bei der Behandlung produktiver Symptomatik (der antipsychotische Effekt) wird über eine Blockade von D_2-Rezeptoren erklärt. Unklarer ist der Wirkmechanismus der atypischen Neuroleptika (Antipsychotika der zweiten Generation); wahrscheinlich greifen auch diese vornehmlich an D_2-Rezeptoren an (aber spezifischer auf einzelne Regionen begrenzt; ► Gut zu wissen), zudem an 5-HT_{2A}-Bindungsstellen für Serotonin.

> **Gut zu wissen**
>
> **Dopaminhypothese und Parkinson-Symptomatik**
> Hinweise auf die Gültigkeit der Dopaminhypothese ergeben sich zum einen aus der häufig bei Gabe klassischer Neuroleptika (Antipsychotika der ersten Generation) auftretenden Parkinson-Symptomatik. Da die eigentliche Parkinson-Krankheit mit ähnlicher Symptomatik auf eine Verminderung dopaminerger Neurone zurückzuführen ist, lag die Vermutung nahe – was mittlerweile direkt belegt ist –, dass klassische Neuroleptika ebenfalls die Übertragung an dopaminergen Synapsen schwächen. Im Umkehrschluss war dann zu vermuten, dass die Positivsymptomatik mit einer Dopaminüberaktivität einhergeht. Letztere Annahme wurde durch die Tatsache gestützt, dass bei Einnahme der dopaminagonistischen psychotropen Substanzen Kokain und Amphetamin nicht selten Wahn und Halluzinationen auftreten (Kokain- und Amphetaminpsychosen) und dass die Gabe des Dopaminpräkursors L-Dopa bei Parkinson-Patienten psychotische Symptome induzieren kann.

Als biologisches Äquivalent der Negativsymptomatik wird nicht die Dopaminüberaktivität in mesolimbischen Bahnen angesehen, sondern – keineswegs unumstritten – eine Minderaktivität im präfrontalen Kortex (Hypofrontalitätshypothese); möglicherweise ist in dieser Region die Aktivität des dopaminergen Systems sogar reduziert. Mittlerweile geht man im Rahmen der sog. Glutamathypothese der Schizophrenie davon aus, dass der Minussymptomatik mit ihren kognitiven Defiziten eine unzureichende Empfindlichkeit

der NMDA-Rezeptoren für Glutamat zugrunde liegt (s. dazu Köhler 2019, S. 139 f. und die dort angeführten Belege). Vor diesem Hintergrund wurde die Vermutung geäußert, dass die Wirkung der atypischen Antipsychotika auf die Negativsymptome auf einer Stimulation dieser NMDA-Rezeptoren beruht.

8.6.2 Antipsychotika (Neuroleptika)

Einteilung und Überblick

Bei den Antipsychotika (Neuroleptika) unterscheidet man zwischen den klassischen (konventionellen) und den atypischen (Antipsychotika der zweiten Generation); einen Überblick über die Substanzgruppen und ihre Wirkstoffe gibt ◻ Tab. 8.3. Kernmerkmale der klassischen Neuroleptika sind die i. Allg. ausgeprägt antipsychotische Wirkung, motorische Nebenwirkungen („extrapyramidale Symptomatik") und die Tatsache, dass sie ihre Wirkung vornehmlich über eine Blockade von D_2-Rezeptoren entfalten. Hauptgruppen sind die Phenothiazine (mit der „Nebengruppe" der Thioxanthene) und die Butyrophenone (als Nebengruppe Diphenylbutylpiperidine). Atypische Antipsychotika wirken – anders als früher angenommen – (ausreichend dosiert) gleichfalls stark auf psychotische Symptome, zudem in gewissem Maße auf die Negativsymptomatik und haben seltener motorische Nebenwirkungen. Ihre Angriffspunkte sind nur bedingt geklärt (► Gut zu wissen).

> **Gut zu wissen**
>
> **Wie wirken atypische Antipsychotika?**
> Atypische Antipsychotika (Antipsychotika der zweiten Generation) haben eine starke antipsychotische Wirkung, weisen aber seltener die bei klassischen Neuroleptika häufig zu beobachtenden extrapyramidalen Nebenwirkungen auf (z. B. Parkinson-Syndrom, Spätdyskinesien). Zudem wirken sie – nicht unumstritten – besser auf die Negativsymptomatik der Schizophrenie. Da Clozapin, das erste genauer untersuchte atypische Neuroleptikum, in hohem Maße D_4-Rezeptoren blockiert, war man zeitweise der Auffassung, die neueren Antipsychotika würden ihren Effekt generell über eine Blockade dieser Bindungsstellen ausüben; da Letztere nicht im nigrostriatalen System zu finden sind, glaubte man, die fehlende Extrapyramidalsymptomatik erklären zu können. Mittlerweile wurde jedoch festgestellt, dass auch atypische Neuroleptika vor allem an D_2-Rezeptoren binden; man vermutete deshalb, dass sie – anders als klassische Neuroleptika – dies weitgehend selektiv im mesolimbischen System tun (allerdings auch im tube-

◻ Tab. 8.3   Gruppen der Antipsychotika. (Nach Köhler 2018, © Pabst Science Publishers)

Substanzgruppe	Wirkstoffe (Handelsnamen in Auswahl; Generika nicht explizit erwähnt)
Phenothiazine (trizyklische Neuroleptika)	Chlorpromazin (früher Megaphen; jetzt nicht mehr im Handel) Levomepromazin (Neurocil) Thioridazin (Melleril) Loxapin (Adasuve) Perazin (Taxilan) Fluphenazin (Dapotum, Lyogen, Omca); als Depotpräparate: Lyogen Depot, Dapotum D Perphenazin (Decentan) Prothipendyl (Dominal)
Thioxanthene	Chlorprothixen (Truxal) Flupentixol (Fluanxol); als Depotpröparat: Fluanxol Depot Zuclopenthixol (Ciatyl-Z); als Depotpräparate: Ciatyl-Z Acuphase, Ciatyl-Z Depot
Butyrophenone	Haloperidol (Haldol-Janssen; Haloneural); als Depotpräparat: Haldol-Janssen Decanoat Benperidol (Glianimon) Bromperidol (Impromen) Melperon (Generika) Pipamperon (Dipiperon)
Diphenylbutylpiperidine	Fluspirilen (Imap, nur als Depotpräparate) Pimozid (Orap)
„Atypische" Neuroleptika (Antipsychotika der zweiten Generation)	Clozapin (Leponex, Elcrit) Caraprazin (Reagila) Sulpirid (Dogmatil) Risperidon (Risperdal); als Depotpräparat: Risperdal Consta Sertindol (Serdolect) Olanzapin (Zyprexa); als Depotpräparat: Zypadhera Quetiapin (Seroquel) Amisulprid (Solian) Aripiprazol (Abilify); als Depotpräparat: Abilify Maintena Asenapin (Sycrest) Lurasidon (Latuda) Ziprasidon (Zeldox) Paliperidon (Invega); als Depotpräparat: Xeplion

roinfundibulären mit der Folge eines erhöhten Prolaktinspiegels). Wahrscheinlicher ist, dass der starke Serotoninantagonismus – den klassische Neuroleptika nicht aufweisen – eine nicht so intensive antidopaminerge Wirkung erforderlich macht.

Unklar ist ihr Wirkmechanismus bei der Beeinflussung der Negativsymptomatik. Neben dem erwähnten Serotoninantagonismus der Atypika wird im Rahmen der Glutamathypothese der Schizophrenie spekuliert, dass sie die zu wenig empfindlichen NMDA-Rezeptoren für Glutamat anregen.

Wirkungen und Indikationen

Die wichtigste Wirkung klassischer wie atypischer Neuroleptika ist die antipsychotische, d. h. gegen die produktiven Schizophreniesymptome (Wahn, Halluzinationen, Zerfahrenheit) gerichtete; auch psychomotorische Symptome, etwa katatoner Stupor und katatone Erregung, werden i. Allg. gebessert. Weniger gut sprechen Negativsymptome wie sozialer Rückzug, Interessen- und Freudlosigkeit sowie Sprachverarmung auf

klassiche Antipsychotika an. Dass atypische Neuroleptika hinsichtlich der Besserung von Negativsymptomen tatsächlich in klinisch relevantem Maße wirksam sind, ist aktuell umstritten – vor allem herrscht Uneinigkeit darüber, welche Atypika die größte Wirkung auf Negativsymptome haben (Fusar-Poli et al. 2015; Novick et al. 2017; Krause et al. 2018). Wichtigste Indikation der Neuroleptika ist daher die Schizophrenie, speziell deren Positivsymptome, daneben psychotische Symptomatik im Rahmen affektiver Störungen, zudem schizoaffektive Störungen (oft in Kombination mit Lithium oder Antidepressiva).

Weiter werden diese Substanzen zur Behandlung der Manie eingesetzt. Viele Antipsychotika wirken sedierend, weshalb sie bei diversen Erregungszuständen gegeben werden (sehr häufig beispielsweise zur Ruhigstellung dementer Personen). Weitere Indikation ist der Alkoholentzug, wobei insbesondere Phenothiazine die Krampfschwelle herabsetzen und die Entstehung der im Alkoholdelirium nicht seltenen epileptischen Anfälle begünstigen. Zum Einsatz kommen Neuroleptika zudem u. a. bei gewissen Persönlichkeitsstörungen, neurologischen

Erkrankungen mit überschießenden Bewegungen (etwa Ticstörungen) und frühkindlichem Autismus.

Wirkmechanismen

Die Substanzen wirken auf zahlreiche Rezeptortypen. Klassische Antipsychotika entfalten – wie ausgeführt – in erster Linie durch Blockade von D_2-Rezeptoren im limbischen System ihren antipsychotischen Effekt; das nicht selten bei Neuroleptikagabe zu beobachtende Parkinson-Syndrom wird durch Blockade von D_2-Rezeptoren im Striatum erklärt. Atypische Antipsychotika blockieren hingegen möglicherweise stärker die vor allem im limbischen System zu findenden D_4-Rezeptoren oder – was mittlerweile als wahrscheinlicher gilt – setzen vergleichsweise selektiv an mesolimbischen D_2-Rezeptoren an; wie bereits erwähnt, blockieren sie 5-HT_{2A}-Rezeptoren; dies hat ebenfalls einen antipsychotischen Effekt, da eine Überempfindlichkeit dieser Bindungsstellen offenbar auch eine wichtige pathogenetische Rolle spielen dürfte („Serotoninhypothese der Schizophrenie"; s. dazu Köhler, 2019, S. 140 f.). Weiter blockieren wenigstens einige Neuroleptika den α_1-Rezeptor für Noradrenalin, worauf ihre antimanische Wirkung basieren dürfte. Nachgewiesen ist zudem die Blockade bestimmter Histaminrezeptoren (u. a. Ursache für den dämpfenden Effekt), muskarinerger Azetylcholinrezeptoren (Grundlage bestimmter vegetativer [anticholinerger] Nebenwirkungen). Diskutiert wird auch eine Anregung von NMDA-Rezeptoren für Glutamat (zur „Glutamathypothese der Schizophrenie" s. Köhler 2019, S. 139 f.).

Nebenwirkungen

Die klinisch relevantesten Nebenwirkungen der klassischen Neuroleptika sind die motorischen (extrapyramidale oder extrapyramidal-motorische Symptomatik, EPS oder EPMS; ◻ Tab. 8.4). Dabei unterscheidet man frühzeitig auftretende, oft gut behandelbare und nach Absetzen der Medikamente reversible Symptome von den **Spätdyskinesien,** die stark beeinträchtigend sein können, sich kaum wirksam therapieren lassen und zu hohem Prozentsatz irreversibel sind.

Die **Frühdyskinesien** – ein missverständlicher Ausdruck, da Parkinson-Syndrom und Akathisie ebenfalls bald nach Behandlungsbeginn auftreten – haben die Form von Krämpfen und überschießenden Bewegungen, insbesondere der Gesichts-, Augen- und Zungenmuskulatur; sie treten oft schon nach Stunden auf; ihre Pathogenese ist weitgehend ungeklärt; mittlerweile setzt sich der sinnvollere Ausdruck akute Dystonie durch. Die in ihrem Entstehungsmechanismus ebenfalls unklaren Akathisien haben die Form einer quälenden motorischen Unruhe. Häufiger, zudem hinsichtlich seiner Pathogenese besser verstanden, ist das Parkinson-Syndrom (Parkinsonoid), das sich binnen eines Monats etwa bei 30 % der Behandelten einstellt, speziell bei Einnahme hochpotenter Neuroleptika. Es ist gekennzeichnet durch Rigor (Muskelsteife), Tremor (Zittern) sowie Akinesie (Bewegungsarmut) und wird durch eine Blockade von D_2-Rezeptoren im Striatum erklärt. Die genannten Bewegungsstörungen sind reversibel, verschwinden mit Absetzen der Medikamente oder bei Übergang auf ein anderes und lassen sich durch Gabe des Anticholinergikums Biperiden (Akineton) meist gut behandeln.

Spätdyskinesien (tardive Kinesien) dürften bei mindestens 20 % der mit klassischen Neuroleptika Behandelten auftreten, i. Allg. frühestens nach einem halben Jahr Therapie, oft erst nach mehreren Jahren. Es handelt sich um unwillkürliche Bewegungen im Gesichts-, Schlund- und Extremitätenbereich, welche die Betroffenen teilweise erheblich behindern; anders als die früh auftretenden Bewegungsstörungen bessern sie sich nicht durch Anticholinergika – verschlechtern sich dadurch oft sogar – und sind in etwa der Hälfte der Fälle weitgehend irreversibel. Als Mechanismus wird (nicht unumstritten) eine Vermehrung oder erhöhte Empfindlichkeit der durch die Antipsychotika lange blockierten D_2-Rezeptoren im Striatum diskutiert. Ihre Behandlung ist schwierig (◻ Tab. 8.4); zuweilen bringt erneutes Ansetzen eines Neuroleptikums hier Besserung; Spätdyskinesien – wie auch die anderen motorischen Nebenwirkungen – treten nach gegenwärtigen Erkenntnissen seltener unter Medikation mit atypischen Antipsychotika auf (Carbon et al. 2018), weswegen man diesen i. Allg. den Vorzug gibt, speziell zur Langzeittherapie (s. allerdings unten zu den metabolischen und hormonellen Nebenwirkungen).

Vegetative Begleiterscheinungen bei Neuroleptikatherapie lassen sich zumeist auf die Blockade muskarinerger Azetylcholinrezeptoren zurückführen, beispielsweise Mundtrockenheit, Akkommodationsstörungen (z. B. Schwierigkeiten beim Lesen), Harnverhaltung, Obstipation, Veränderungen des Augeninnendrucks. Daraus ergeben sich zahlreiche Kontraindikationen; zu beachten sind zudem kardiale Nebenwirkungen, etwa eine Verlängerung der QT-Zeit mit der Gefahr nicht selten tödlicher Herzrhythmusstörungen. Weiter sind Veränderungen im neuroendokrinen System zu nennen, speziell ein Anstieg des Prolaktinspiegels mit der Folge von Zyklusstörungen und Milchfluss (Galaktorrhö) bei Frauen, Beeinträchtigung von Libido und Potenz sowie Wachstum der Brüste und Galaktorrhö bei Männern. Diese Nebenwirkungen werden bei klassischen Neuroleptika beschrieben – bei einigen atypischen Antipsy-

◘ Tab. 8.4 Neuroleptisch induzierte Extrapyramidalsymptomatik und ihre Behandlung

Syndrom	Beschreibung	Erstes Auftreten	Ansprechen auf Anticholinergika wie Biperiden (Akineton)	Andere Medikamente zur Behandlung
Akathisie	Quälende motorische Unruhe; Unfähigkeit, still zu sitzen	Meist bald nach Behandlungsbeginn	Mäßig	Betablocker, diverse andere Medikamente (z. B. bestimmte Antidepressiva, Benzodiazepine)
Parkinsonoid (neuroleptisch induziertes Parkinson-Syndrom)	Rigor, Tremor, Akinesie (Bewegungsarmut)	Meist innerhalb der ersten 4 Wochen der Behandlung	Sehr gut	
Frühdyskinesien (dyskinetisches Syndrom; Dystonie)	Krämpfe und unwillkürliche Bewegungen, vor allem im Gesichtsbereich	Oft schon Stunden bis wenige Tage nach Behandlungsbeginn	Sehr gut	
Spätdyskinesien	Unwillkürliche Bewegungen im Mund-, Schlund- und Extremitätenbereich	Erst nach mehreren Monaten, üblicherweise Jahren nach Behandlungsbeginn	Nicht gut, häufig Verschlechterung	Tetrabenazin, Clozapin, Vitamin B_6, Vitamin E, Melatonin, Tiaprid (Tiapridex)

chotika sind sie seltener, bei anderen hingegen sogar besonders häufig zu beobachten (vor allem bei Amisulprid, Paliperidon und Risperidon). Sie sind eine Folge der Blockade des tuberoinfundibulären Systems (► Abschn. 8.3.2). Zudem wirkt sich eine Behandlung mit Antipsychotika der zweiten Generation häufig negativ auf den Zucker- und Fettstoffwechsel (z. B. erhöhtes Diabetesrisiko) aus; schließlich sind bei einigen, speziell Clozapin (Leponex) und Olanzapin (Zyprexa), extreme Gewichtszunahmen beschrieben worden (Stroup und Gray 2018). Zu beachten ist außerdem, dass Neuroleptika (wie viele andere Medikamente, z. B. einige trizyklische Antidepressiva) zu Blutbildveränderungen führen können. Speziell gilt dies für Clozapin (Leponex), welches zeitweise wegen Fälle schwerer Agranulozytosen aus dem Handel genommen wurde. Mittlerweile kann es unter Einschränkungen und Vorsichtsmaßnahmen wieder verordnet werden, wobei u. a. engmaschige Blutbildkontrollen erforderlich sind.

> **Wichtig**
>
> Zwar selten, aber dann sehr bedrohlich, ist das maligne neuroleptische Syndrom; neben extrapyramidal-motorischen Störungen wie Dyskinesien und Rigor finden sich Bewusstseinsstörungen bis hin zum Koma, zudem autonome Reaktionen (Herzjagen, Blutdruckschwankungen, Schwitzen, Fieber). Es stellt sich meist in den ersten Wochen nach Therapiebeginn ein, prinzipiell bei allen Antipsychotika, auch atypischen; bei Letzteren tritt dies nach der Darstellung von Tse et al. (2015) möglicherweise sogar häufiger auf, speziell unter Clozapin.

8.7 Antidepressiva, Phasenprophylaktika, Antimanika und die Behandlung affektiver Störungen

8.7.1 Monoaminhypothese der Depression, biopsychologische Annahmen zu Manie und bipolaren Störungen

Obwohl in der früheren einfachen Form wohl nicht mehr haltbar, sei die **Monoaminhypothese der Depression** kurz dargestellt, da sich auf ihrer Basis viele Pharmakawirkungen leichter verstehen lassen (► Gut zu wissen).

Gut zu wissen

Monoaminmangelhypothese der Depression
In den 1960er Jahren wurde beobachtet, dass Verarmung präsynaptischer Neurone an Noradrenalin (z. B. durch das Blutdruckmittel Reserpin) zu schweren depressiven Zuständen führen kann. Man folgerte daraus, dass ein Mangel von Noradrenalin im synaptischen Spalt die biologische Grundlage depressiven Verhaltens und Erlebens darstellt. Wenig später wurde diese sog. Katecholaminhypothese zur Monoaminhypothese (präziser: Monoaminmangelhypothese) der Depression erweitert, da bei Mangel von Serotonin (z. B. in Folge tryptophanarmer Diät) ebenfalls depressive Zustände beobachtet wurden. Als besonders eindrucksvoller Beleg für die Gültigkeit dieser Annahmen wurde die Tat-

> sache angesehen, dass antidepressiv wirksame Medikamente (trizyklische Antidepressiva, selektive Serotoninwiederaufnahmehemmer, MAO-Hemmer) die synaptische Konzentration eines oder beider genannter Transmitter erhöhen. Zudem konnte in Gehirnen suizidierter Depressiver ein Serotoninmangel nachgewiesen werden (s. dazu genauer Köhler 2019, S. 169 f.).

Auf dem Hintergrund der Monoaminmangelhypothese wurde es Ziel pharmakologischer Forschung, Stoffe zu finden, die diesen synaptischen Transmittermangel beseitigen; die heuristische Fruchtbarkeit dieser Annahme ist also nicht zu bestreiten. Nicht berücksichtigt wurde jedoch lange, dass nach Einnahme der Medikamente der synaptische Mangel spätestens nach wenigen Tagen ausgeglichen ist, die Latenz bis zum Eintreten einer klinisch relevanten Besserung aber bis zu vier Wochen beträgt; normale synaptische Verfügbarkeit von Monoaminen ist somit nicht identisch mit normaler Stimmung. Man vermutet inzwischen, dass der eigentliche Effekt der Antidepressiva in längerfristigen Veränderungen (Neuordnungen) postsynaptischer Rezeptoren besteht oder gar auf ganz anderen Mechanismen beruht (z. B. einer entzündungshemmenden Wirkung, einer Anregung der Neuroneogenese). Jedoch ist nicht alles an der alten Hypothese zu verwerfen: Zentralnervöser Monoaminmangel während depressiver Episoden ist nicht unwahrscheinlich; allerdings dürfte er sekundärer Natur sein, also eine Gegenreaktion auf veränderte Rezeptoren darstellen.

Neurochemische Theorien der Manie und bipolarer Störungen wurden nur unbestimmt formuliert. Im Wesentlichen geht man von noradrenerger Überaktivität während manischer Episoden aus. Ähnlich wie bei der Depression nahm man bei der Manie im Sinne der alten Monoaminhypothese einen synaptischen Serotoninmangel an; dieser würde dann die biologische Grundlage der Stimmungsschwankungen darstellen, auf der sich – je nach Aktivität des noradrenergen Systems – entweder eine depressive oder manische Episode entwickeln könnte (sog. Permissiveness-Hypothese).

8.7.2 Antidepressiva

Als Antidepressiva werden Substanzen mit stimmungsaufhellender Wirkung bezeichnet. Dies ist insofern nicht korrekt, als viele dieser Stoffe weitere Effekte zeigen und nicht nur bei Depressionen, sondern auch bei anderen Störungen zum Einsatz kommen, z. B. bei Zwangs-, Ess-, einigen Angst- und Persönlichkeitsstörungen, außerdem zunehmend bei Schmerzzuständen (▶ Abschn. 8.5 zur „Neuroscience based Nomenclature").

Die Einteilung der Antidepressiva kann nach verschiedenen Gesichtspunkten erfolgen; unter historischen Aspekten lassen sich jene der ersten oder älteren Generation, nämlich trizyklische Antidepressiva und nicht selektive MAO-Hemmer, von Neuentwicklungen unterscheiden. Substanzen der zweiten Generation umfassen verschiedene Gruppen, so die tetra- bzw. heterozyklischen Antidepressiva (zu denen der Einfachheit halber hier auch einige Neuentwicklungen wie beispielsweise Duloxetin, Mirtazepin oder Venlafaxin gerechnet werden sollen), selektive Serotoninwiederaufnahmehemmer oder die selektiven und reversiblen MAO-Hemmer; zu den neueren Antidepressiva ließe sich (mit gewissen Einschränkungen) auch der Aminpräkursor Tryptophan zählen, schließlich das pharmakologisch zunehmend besser untersuchte Johanniskraut (Hypericum). Einen (sehr summarischen) Überblick, auch über Wirkmechanismen, gibt ▢ Tab. 8.5.

Trizyklische Antidepressiva

Trizyklische Antidepressiva (TZA) sind strukturchemisch (wie Phenothiazine) durch ein Gerüst von drei Ringen gekennzeichnet. Zu dieser am längsten eingesetzten Gruppe antidepressiv wirksamer Substanzen gehören u. a. Amitriptylin, Imipramin, Clomipramin und das in Deutschland nicht mehr im Apothekenhandel befindliche Desipramin. Sie wirken alle stimmungsaufhellend, unterscheiden sich jedoch in ihrer **Wirkung auf den Antrieb:** Amitriptylin, Doxepin und Trimipramin gelten als sedierend, Desipramin eher als antriebssteigernd, während Clomipramin und Imipramin diesbezüglich als weitgehend neutral angesehen werden – man beachte die teils unterschiedliche Charakterisierung in der Literatur. Neben dem therapeutischen Effekt in der depressiven Episode ist von phasenprophylaktischer Wirkung bei rein depressiven rezidivierenden Störungen auszugehen.

> ❯ Wichtig
>
> Bei bipolaren Störungen sollen trizyklische Antidepressiva nicht zwischen den Phasen eingesetzt werden, weil dadurch manische Episoden provoziert werden können; selbst in der depressiven Episode ist man bei solchen Personen mit der Gabe von Trizyklika meist sehr zurückhaltend (▶ Gut zu wissen).

Gut zu wissen

Allgemeines zu Effekten von Antidepressiva
Zunächst ist darauf hinzuweisen, dass ihre stimmungsaufhellende Wirkung i. Allg. nicht sofort einsetzt, sondern typischerweise erst nach 2–4 Wochen. Somit können die durch die Substanzen bewirkten Erhöhungen der synaptischen Transmitterkonzentrationen nicht die entscheidende Veränderung darstellen –

Tab. 8.5 Antidepressiva: Stoffklassen und Wirkmechanismen. (Nach Köhler 2018, © Pabst Science Publishers)

Stoffklasse	Wirkstoffe (Handelsnamen lediglich in Auswahl)	Wirkprinzip
Trizyklische Antidepressiva	Imipramin (Tofranil) Clomipramin (Anafranil) Amitriptylin (Saroten) Amitriptylinoxid (Amioxid-neuraxpharm) Tianeptin (Tianeurax) Doxepin (Aponal) Trimipramin (Stangyl)	Erhöhung des Transmitterangebots durch Hemmung des Reuptakes; langfristig wohl Veränderung der Rezeptorempfindlichkeit
Tetrazyklische Antidepressiva und andere nicht eindeutig einzuordnende Substanzen	Agomelatin (Valdoxan) Buprion (Elontril) Mianserin (Generika) Maprotilin (Ludiomil) Milnacipran (MILNA-neuraX) Trazodon (Thombran) Venlafaxin (Trevilor) Mirtazepin (Remergil Sol) Reboxetin (Edronax, Solvex) Duloxetin (Cymbalta)	Teilweise ähnlich wohl wie trizyklische Antidepressiva; teilweise andere Wirkmechanismen
Selektive Serotoninwiederaufnahmehemmer (SSRI)	Fluoxetin (Fluctin) Fluvoxamin (Fevarin) Sertralin (Zoloft) Paroxetin (Seroxat) Citalopram (Cipramil) Vortioxetin (Brintellix) Escitalopram (Cipralex)	Hemmung der Wiederaufnahme spezifisch von Serotonin; langfristig wohl Veränderungen von Rezeptoren
MAO-Hemmer (nicht selektiv)	Tranylcypromin (Jatrosom N)	Irreversible, nicht selektive Hemmung von MAO; damit Erhöhung der Monoaminkonzentration im Spalt; langfristig wohl Veränderung von Rezeptoren
MAO-A-Hemmer (selektiv und reversibel)	Moclobemid (Aurorix)	Reversible und spezifische Blockade von MAO-A; damit Erhöhung der Monoaminkonzentration im Spalt; langfristig wohl wie MAO-Hemmer
Aminpräkursoren	Tryptophan (keine Zulassung für Behandlung von Depressionen)	Steigerung der Serotoninproduktion durch Bereitstellung von Vorstufen
Johanniskraut	Hypericum (Aristo 350, Esbericum forte, Neuroplant 300, Psychotonin 300, Jarsin 300, Remotiv)	Unklar (MAO-Hemmung, Wiederaufnahmehemmung, Bindung an GABA-Rezeptoren?)

sie treten nämlich schon sehr bald auf. Inzwischen wird angenommen, das auf medikamentösem Wege erhöhte Transmitterangebot führe zu einer Neuregulierung der Zahl oder der Empfindlichkeit postsynaptischer Rezeptoren. Erst wenn Letztere stattgefunden hat – was nachgewiesenermaßen nach 2–3 Wochen der Fall ist – liegt tatsächlich eine klinisch relevante Veränderung vor. Dies hat als therapeutische Konsequenz, dass in den ersten Tagen der Therapie mit Antidepressiva der Zustand der Patienten keineswegs hinreichend gebessert ist; manche sind sogar in dieser Zeit besonders suizidgefährdet. Oft setzt nämlich die antriebssteigernde Wirkung vor der stimmungsaufhellenden ein, wodurch Hemmungen, welche einem Suizid entgegenstanden, aufgehoben werden.

Weiter ist zu beachten, dass die Antidepressiva sich in ihrer Wirkung auf den Antrieb deutlich unterscheiden: Manche sind eher sedierend, andere antriebsneutral und viele sogar psychostimulierend. Bei letzteren Substanzen ist in besonderem Maße das Suizidrisiko zu bedenken und eventuell zusätzlich mit sedierenden Substanzen wie Benzodiazepinen zu behandeln.

Für einige trizyklische Antidepressiva liegen weitere Indikationen vor: Das weitgehend nur die Serotoninwiederaufnahme hemmende Clomipramin (z. B. Anafranil) lindert **Zwangssymptomatik** (ähnlich wie SSRI). Auch bei manchen Angststörungen kamen früher trizyklische Antidepressiva zum Einsatz (▶ Abschn. 8.9.3). Zudem zeigen sie bei **Essstörungen** (speziell Bulimia nervosa) gewisse Wirksamkeit, geringere allerdings als SSRI (mit der wahrscheinlichen Ausnahme von Clomipramin). Mittlerweile ist eine positive Wirkung bei **Schmerzzuständen** (z. B. im muskuloskeletalen System) nachgewiesen; mit großer Wahrscheinlichkeit beruht der Effekt jedoch nicht auf Veränderung der Stimmung – denn die analgetische Wirkung setzt bei deutlich geringeren Dosen und mit kürzerer Latenz ein; der eigentliche Mechanismus dürfte die Stimulierung serotonerger schmerzhemmender Bahnen im Rückenmark sein (s. Köhler 2014a, S. 65 f. zu den Angriffspunkten der diversen Schmerztherapien).

Als wichtigster Wirkmechanismus der trizyklischen Antidepressiva wird die **Reuptake-Hemmung** angesehen; die Substanzen besetzen an den Carrierproteinen (Transportern) die Bindungsstellen für Monoamine, zumeist sowohl von Noradrenalin als auch von Serotonin – wenn auch unterschiedlich stark. So hemmt Clomipramin fast ausschließlich die Wiederaufnahme von Serotonin und steht in dieser Beziehung den selektiven Serotonin-Reuptake-Inhibitoren sehr nahe, während Desipramin relativ spezifisch nur auf das Noradrenalin-Reuptake wirkt. Als weiterer (bei den verschiedenen trizyklischen Antidepressiva unterschiedlich be-

deutsamer) Wirkmechanismus wird die **Blockade präsynaptischer Autorezeptoren** diskutiert; das ausschüttende Neuron würde infolge dessen die Produktion oder die Freisetzung der Transmitter verstärken. Die **Blockade von Histaminrezeptoren** führt zu Sedierung; die mehr oder weniger starke psychomotorische Hemmung der einzelnen Substanzen hängt in erster Linie von der Größe dieses Effekts ab – nicht, wie eventuell zu vermuten, von der relativen Stärke des Noradrenalin- und Serotoninagonismus. Auf eine Blockade muskarinerger Azetylcholinrezeptoren sind die teils erheblichen **anticholinergen Effekte** zurückzuführen. Muskarinerge Azetylcholinrezeptoren kommen nämlich im parasympathischen Nervensystem vor (bei der Umschaltung vom postganglionären Neuron auf das Effektororgan). Blockiert man diese – und das ist in mehr oder weniger großem Maße bei allen trizyklischen Antidepressiva der Fall – so ergeben sich starke parasympatholytische (atropinähnliche) Effekte.

An Nebenwirkungen sind außer Sedierung bzw. oft unerwünschter Antriebssteigerung daher **vegetative Begleitsymptome** zu beachten. Neben Mundtrockenheit und Akkommodationsstörungen sind als sehr ernst zu nehmende anticholinerge Effekte Störungen der Harnentleerung, der Verdauungstätigkeit (z. B. Verstopfung bis hin zum Darmverschluss) oder Erhöhung des Augeninnendrucks zu nennen; daraus ergeben sich als Kontraindikationen u. a. Engwinkelglaukom oder Prostatahypertrophie. Auch eine unangenehme orthostatische Hypotonie (Schwindelzustand beim Aufstehen durch Absinken des Blutdrucks) ist nicht selten. Von Bedeutung sind zudem (nicht über die Blockade von Muskarinrezeptoren zu erklärende) Überleitungs- und Rückbildungsstörungen am Herzen und Arrhythmien, weshalb bei herzkranken Patienten trizyklische Antidepressiva in der Regel nicht oder nur unter entsprechenden Kontrollen und Vorsichtsmaßnahmen verordnet werden sollen. Zu erwähnen sind weiter sexuelle Funktionsstörungen sowie eine zuweilen nicht unbeträchtliche Gewichtszunahme. Schließlich senken vor allem die trizyklischen Antidepressiva – ähnlich wie Phenothiazine – nicht selten die Krampfschwelle.

Tetrazyklische (heterozyklische, neozyklische) und andere Antidepressiva

In diese schlecht definierte Gruppe sollen hier nicht nur die eigentlichen tetrazyklischen Antidepressiva (wie etwa Mianserin) eingeordnet werden, sondern auch wirkungsmäßig ähnliche Substanzen wie Maprotilin (Ludiomil) oder Trazodon; in diesem Rahmen seien weiter die Neuentwicklungen Venlafaxin (Trevilor), Mirtazepin (Remergil), Reboxetin (Edronax, Solvex), Bupropion (Elontril), Agomelatin (Valdoxan) sowie Duloxetin (Cymbalta) erwähnt. Die Wirkungen dieser Substanzen auf die Stimmung unterscheiden sich nicht wesentlich von denen der trizyklischen Antidepressiva;

anticholinerge Effekte sind jedoch i. Allg. deutlich geringer. Teils beruht ihr Effekt auf einer Wiederaufnahmehemmung, teils auf einer Blockade präsynaptischer Autorezeptoren. Je nach Affinität zu Histaminrezeptoren sind manche eher sedierend, andere antriebssteigernd oder diesbezüglich neutral.

Selektive Serotonin-Reuptake-Inhibitoren

Wie die trizyklischen Antidepressiva wirken selektive Serotoninwiederaufnahmehemmer (SSRI) über eine Wiederaufnahmehemmung, inhibieren aber ausschließlich das Serotonin-Reuptake. Daher sind sie wirkungsvoller bei der Behandlung psychischer Störungen, welche auf Dysfunktionen des serotonergen Systems basieren, u. a. Ess- und Zwangsstörungen. Da anticholinerge Effekte fast ganz fehlen, entfallen viele Kontraindikationen der trizyklischen Antidepressiva. Auch bei Schädigung des Herzens können SSRI i. Allg. verordnet werden; die nach Einnahme von trizyklischen Antidepressiva häufig beobachtete Gewichtszunahme bleibt in der Regel aus. Öfter als bei Einnahme anderer Antidepressiva treten unter SSRI jedoch sexuelle Funktionsstörungen auf, speziell verzögerte Ejakulation, daneben Libido- und Potenzstörungen (Effekte, die man mittlerweile übrigens therapeutisch zu nutzen beginnt, z. B. bei der Behandlung der Ejaculatio praecox). Zudem sind Appetitlosigkeit, Übelkeit und Erbrechen vor allem in der Anfangsphase der Einnahme recht häufig (zum zentralen Serotoninsyndrom s. Müller und Benkert 2019, S. 932). SSRI wirken stimmungsaufhellend, dabei – weil sie die Histaminrezeptoren nicht blockieren – nicht sedierend, sondern vor allem initial oft (unangenehm) agitierend. Als nicht unerheblicher Nachteil müssen die relativ hohen Kosten der Behandlung genannt werden. So werden beispielsweise die Kosten für Vortioxetin (Brintellix) von den Krankenkassen nur selten erstattet.

MAO-Hemmer

Das Enzym MAO (Monoaminoxidase) baut in der präsynaptischen Zelle die rücktransportierten Monoamintransmitter ab. Hemmt man dieses Enzym bzw. eine seiner Unterformen, erhöht sich die Transmitterausschüttung. Die erste Generation der MAO-Hemmer konnte sich trotz hoher Wirksamkeit angesichts der Notwendigkeit strenger diätetischer Einschränkungen und wegen diverser kardiovaskulärer Zwischenfälle nicht durchsetzen. Neuere Entwicklungen, die lediglich die Unterform MAO-A blockieren und zudem reversibel sind (MAO-Hemmer der zweiten Generation) gelten als gut verträglich; da anticholinerge Wirkungen fehlen, können sie auch Patienten verabreicht werden, bei denen die trizyklischen Antidepressiva kontraindiziert sind; auch die Effekte am Herzen, speziell Rhythmusstörungen, dürften geringer sein. Nachteil ist

wiederum der höhere Preis der Medikamente. Wie bei TZA und SSRI setzt die antidepressive Wirkung erst mit einer Latenz von etwa 1–3 Wochen ein (weshalb die „Neuregulierung" der Zahl oder Empfindlichkeit postsynaptischer Rezeptoren der eigentliche therapeutische Effekt sein dürfte). Sowohl ältere MAO-Hemmer (etwa Tranylcypromin [Jatrosom N]) als auch die neueren selektiven und reversiblen (z. B. Moclobemid [Aurorix]) wirken – da sie nicht Histaminrezeptoren blockieren – antriebssteigernd (▶ Gut zu wissen).

> **Gut zu wissen**
>
> **Unterformen von MAO**
>
> MAO besteht aus zwei **Unterformen**: MAO-A ist vornehmlich für Abbau von Serotonin, Noradrenalin und Adrenalin verantwortlich (in geringem Maße auch von Dopamin und Tyramin); **MAO-B** inaktiviert lediglich Dopamin und Tyramin. Bei Blockade beider Subformen, z. B. durch Tranylcypromin, kommt es nicht nur zu einer synaptischen Anreicherung der Monoamintransmitter, sondern auch zur Erhöhung der Konzentration von Tyramin, welches den Blutdruck stark erhöht. Daher müssen unter dieser Medikation strenge Diätvorschriften eingehalten werden (z. B. muss gänzlich auf Käse verzichtet werden); trotzdem drohen anfallsartige Blutdruckerhöhungen (hypertensive Krisen). Ist lediglich MAO-A blockiert, baut weiterhin MAO-B anfallendes Tyramin ab. Zudem sind MAO-Hemmer der zweiten Generation nicht nur selektiv, sondern auch reversibel: Ist viel Tyramin im Körper, kann dieses das Medikament vom Enzym verdrängen, welches dann wieder stärker für den Tyraminabbau zur Verfügung steht; diätetische Einschränkungen sind somit kaum notwendig. Histaminrezeptoren werden nicht blockiert (daher fehlende Sedierung), ebenso wenig muskarinerge Azetylcholinrezeptoren (folglich keine wesentlichen anticholinergen Effekte). MAO-Hemmer der zweiten Generation gelten als eher nebenwirkungsarm; Engwinkelglaukom und Prostatahypertrophie stellen keine Kontraindikationen dar; sexuelle Funktionsstörungen werden kaum beobachtet; jedoch ist die initiale Antriebssteigerung zu bedenken, speziell im Falle suizidaler Patienten.

Andere antidepressiv wirksame Substanzen

Zu den als Antidepressiva augenblicklich weitgehend bedeutungslosen **Aminpräkursoren** gehört L-Tryptophan (z. B. Ardeytropin), welches als Vorstufe der Serotoninsynthese die synaptische Konzentration dieses Transmitters erhöhen soll. Ob Tryptophan ein wirksames Antidepressivum darstellt, ist ungeklärt. Entsprechende langjährige Erfahrungen fehlen – wegen Nebenwirkungen war es jahrelang nicht im Handel; es wird, wenn überhaupt, eher als Schlafmittel eingesetzt.

Das (in niedrigen Dosen) auch rezeptfrei erhältliche Extrakt aus dem **Johanniskraut** (Hypericum) wird seit Langem als pflanzliches Antidepressivum eingesetzt. Gewisse Wirksamkeit, wenigstens bei leichteren Depressionen, ist nachgewiesen; die Mechanismen sind jedoch eher unklar (Reuptake-Inhibition oder MAO-Hemmung?). Keineswegs zu vernachlässigen sind allerdings auch die Nebenwirkungen (z. B. Lichtensibilität der Haut, mögliche Aufhebung der Funktion von Kontrazeptiva).

Die zur Phasenprophylaxe affektiver Störungen und Behandlung manischer Episoden eingesetzten **Lithiumsalze** haben isoliert einen (leichten) antidepressiven Effekt; zudem verstärken sie die Wirkung vieler Antidepressiva, sodass sie häufig, speziell bei therapieresistenten Depressionen, zusätzlich verabreicht werden (Lithiumaugmentation). Weiter haben u. a. Schilddrüsenhormone eine gewisse augmentative Wirkung. Benzodiazepine wirken leicht antidepressiv, reichen aber sicher allein nicht zur Behandlung schwererer Depressionen aus; ihrer sedierenden Wirkung wegen werden sie zuweilen initial als Beigabe zu Antidepressiva (speziell antriebssteigernden) verordnet.

8.7.3 Substanzen zur Behandlung manischer Episoden

◻ Tab. 8.6 zeigt zur Behandlung manischer Symptomatik eingesetzte Substanzen (Antimanika). **Lithiumsalze** haben nachgewiesenermaßen eine antimanische Wirksamkeit; da im Weiteren ohnehin oft eine Lithiumprophylaxe durchgeführt werden muss, ist ihr Einsatz in manischen Episoden zumeist ausgesprochen sinnvoll. Allerdings sind die diesbezüglichen Effekte von Lithium häufig nur bei leichteren Formen ausreichend und setzen meist auch mit Verzögerung ein, sodass zumindest initial eine zusätzliche Sedierung mit **Benzodiazepinen** oder **Antipsychotika** erforderlich ist. Letztere haben allein oft ausreichende antimanische Effekte (und sind vor allem bei gereizter Manie oder bei begleitender psychotischer Symptomatik indiziert); klassische Neuroleptika sollten wegen extrapyramidaler Nebenwirkungen zurückhaltend verordnet werden – interessanterweise scheinen Patienten mit bipolaren Störungen anfälliger für Spätdyskinesien zu sein als neuroleptisch therapierte schizophrene Patienten. Insofern wird zur Behandlung der manischen Episoden vor allem der Einsatz **atypischer Antipsychotika** empfohlen (z. B. von Olanzapin [Zyprexa], Quetiapin [Seroquel] oder Risperidon [Risperdal]).

Antimanisch wirksam sind auch die **Antikonvulsiva** Carbamazepin und Valproinsäure, wobei erstere Substanz in Deutschland gegenwärtig lediglich zur Phasen-

prophylaxe, nicht zur Therapie manischer Zustände zugelassen ist, letztere nur als Antimanikum, nicht als Stimmungsstabilisierer.

8.7.4 Phasenprophylaktika (Stimmungsstabilisierer)

Lithiumsalze

Die Wirksamkeit von Lithiumsalzen bei der Phasenprophylaxe affektiver Störungen ist gut belegt, wobei insbesondere die erhebliche Senkung der Suizidrate unter Bipolaren Störungen hervorzuheben ist. Indikation ist daher die Prophylaxe rezidivierender (unipolar) depressiver wie bipolarer Störungen. Nicht alle bipolaren Störungen sprechen auf Lithium an; speziell bei raschem Wechsel der Phasen („rapid cycling") ist der phasenprophylaktische Effekt eher schwach. Zu den Wirkmechanismen wurden verschiedene Hypothesen entwickelt; am wichtigsten dürfte die Beeinflussung von Second-Messenger-Prozessen (der nachgeschalteten Signaltransduktion) sein (▶ Gut zu wissen).

> **Gut zu wissen**
>
> **Probleme bei der Behandlung mit Lithiumsalzen**
> Die Behandlung mit Lithiumsalzen ist nicht einfach und wird nach wie vor oft gescheut: Einerseits ist ein bestimmter Spiegel im Blutplasma erforderlich, damit überhaupt ein Effekt eintritt, andererseits werden bei schon geringer Überschreitung der therapeutisch notwendigen Konzentration nicht selten starke Nebenwirkungen beobachtet, vor allem Tremor, Übelkeit, EKG-Veränderungen, Gewichtszunahme, zudem Beeinträchtigung der Nierenfunktion mit der Folge noch höherer Lithiumkonzentrationen und stärkerer Nebenwirkungen. Vor und während der Therapie, speziell in den ersten Monaten der Behandlung, sind daher sorgfältige Kontrollen erforderlich. Viele Patienten vertragen die Medikamente nicht und brechen die Behandlung häufig ab – geschieht dies abrupt, werden häufig manische Episoden provoziert. Lithiumintoxikationen (oft in suizidaler Absicht) sind nicht selten und stellen mit Erbrechen, Durchfall, neurologischen Symptomen oder Bewusstseinstrübung bis hin zum Koma ein bedrohliches Krankheitsbild dar.

Carbamazepin

Carbamazepin gilt eher als Mittel der zweiten Wahl bei der Phasenprophylaxe affektiver Störungen und kommt vor allem dann zum Einsatz, wenn die Lithiumprophylaxe nicht erfolgreich ist, die Präparate nicht vertragen werden oder Kontraindikationen vorliegen. Es wird i. Allg. besser toleriert als Lithiumsalze; auch hier sind

◻ Tab. 8.6 Medikamente zur Behandlung manischer Episoden

Wirkstoffe (Handelsnamen nur in Auswahl)	Bemerkungen
Lithiumsalze Lithiumazetat (Quilonum) Lithiumaspartat (Lithium-Aspartat) Lithiumcarbonat (Hypnorex retard, Quilonum retard)	Neben der phasenprophylaktischen eine nachgewiesene antimanische Wirkung; oft als Monotherapie nicht ausreichend
Neuroleptika (Antipsychotika) (◻ Tab. 8.3) Nicht alle davon sind zugelassen zur Therapie manischer Episoden	Atypische Antipsychotika wegen geringerer motorischer Nebenwirkungen empfohlen
Benzodiazepine	Als Monotherapie nicht ausreichend; Verstärkung der antimanischen Effekte von Lithium
Antikonvulsiva Carbamazepin (Tegretal, Timonil) Valproinsäure (Ergenyl chrono, Orfiril long)	In Deutschland mittlerweile Valproinsäure zur Therapie der Manie zugelassen, aber nicht zur Phasenprophylaxe: Carbamazepin nicht als Antimanikum zugelassen (obwohl sehr wahrscheinlich wirksam)

8

jedoch zuweilen erhebliche Nebenwirkungen und diverse Kontraindikationen zu beachten, z. B. Überleitungsstörungen am Herzen oder schwere Leberfunktionsstörungen. Obwohl die antimanische Wirksamkeit der Substanz gut belegt ist, steht in Deutschland die Zulassung für diese Indikation aus. Die Wirkmechanismen sind weitgehend ungeklärt; zur Diskussion stehen eine Beeinflussung nachgeschalteter Signaltransduktionsprozesse, die Senkung der Natriumleitfähigkeit und somit die Stabilisierung des Membranpotenzials sowie die Verstärkung GABA-erger Hemmung.

Valproinsäure

Valproinsäure besitzt nachgewiesenermaßen phasenprophylaktische und antimanische Wirkungen und ist zudem besser verträglich als Lithium. Trotz dieser positiven Befunde ist in Deutschland die Substanz nur zur Behandlung manischer Episoden, augenblicklich nicht zur Phasenprophylaxe affektiver Störungen zugelassen; das als Antikonvulsivum verbreitete Medikament (z. B. Convulex) wird bei dieser Indikation deswegen nicht selten „off label" verordnet.

Lamotrigin

Für das Antikonvulsivum Lamotrigin besteht in Deutschland (eingeschränkt) Zulassung für die Phasenprophylaxe affektiver Störungen; dabei besteht noch Unklarheit, ob es auch manischen Phasen vorbeugt; bei manischen Symptomen ist es offenbar – anders als Carbamazepin und Valproinsäure – nicht wirksam.

Atypische Antipsychotika

Mittlerweile wird auch die Wirksamkeit von Antipsychotika der zweiten Generation bei der Phasenprophylaxe affektiver Störungen diskutiert; allerdings sind die diesbezüglichen Zulassungsrichtlinien ziemlich kompliziert und häufigen Änderungen unterworfen.

◻ Tab. 8.7 gibt einen Überblick über die Medikamente zur Phasenprophylaxe affektiver Störungen sowie deren Einsatzbereich.

8.8 Antidementiva und die Behandlung von Demenzen

8.8.1 Demenzielles Syndrom und Formen von Demenzen

Demenz (unmissverständlicher: ein demenzielles Syndrom) wird bei verschiedenen Grundkrankheiten beobachtet. Es ist nicht nur gekennzeichnet durch Gedächtnisstörungen (initial speziell bei der Einspeicherung, erst später beim Abrufen älterer Gedächtnisinhalte), sondern auch durch weitere kognitive Einschränkungen (Konzentrationsverlust, gestörte Informationsverarbeitung, zunehmenden Mangel an Urteilsvermögen), zudem durch affektive und motivationale Veränderungen (etwa Affektinkontinenz, Aggressivität, pathologisches, geradezu wahnhafte Züge annehmendes Misstrauen). Ein demenzielles Syndrom kann bei der Alzheimer-Krankheit auftreten; häufig ist es Folge von Gefäßveränderungen im Gehirn (vaskuläre Demenz), und schließlich wird es im Rahmen anderer hirnorganischer Prozesse (etwa Parkinson-, Huntington-, Creutzfeldt-Jakob-, Pick-Krankheit [allgemeiner: frontotemporale Demenzen]) oder im Spätstadium der HIV-Infektion beobachtet (Aids-Demenz); zusehends stärkere Beachtung findet die Demenz mit Lewy-Körperchen. Besonders die Unterscheidung zwischen vaskulärer und Alzheimer-Demenz ist nicht immer leicht, aber wegen des unterschiedlichen therapeutischen Vorgehens von erheblicher Relevanz (▶ Gut zu wissen).

◻ Tab. 8.7 Medikamente zur Phasenprophylaxe affektiver Störungen

Wirkstoffe (Handelsnamen nur in Auswahl)	Bemerkungen
Antidepressiva (◻ Tab. 8.5)	Nur bei rezidivierenden depressiven Störungen; nicht bei bipolaren (Gefahr manischer Symptomprovokation)
Lithiumsalze Lithiumaspartat (Lithium-Aspartat) Lithiumcarbonat (Hypnorex retard, Quilonum retard) Lithiumsulfat (Lithiofor)	Nachgewiesene phasenprophylaktische und antimanische Wirkung Zulassung für diese Indikationen Gewissenhafte Kontrolle des Plasmaspiegels erforderlich, vor allem zu Beginn der Therapie; hohe Abbruchrate; wenig wirksam bei „rapid cycling" Erhebliche Verminderung des Suizidrisikos
Antikonvulsiva Carbamazepin (Tegretal, Timonil)	Zulassung als Phasenprophylaktikum; i. Allg. besser verträglich als Lithiumsalze (?); eher Mittel der zweiten Wahl
Lamotrigin (Lamictal)	Zulassung zur Prophylaxe depressiver Episoden im Rahmen bipolarer Störungen
Valproinsäure (Ergenyl chrono, Orfiril long)	Mittlerweile als Phasenprophylaktikum nicht mehr zugelassen (obwohl sehr wahrscheinlich wirksam); bei „rapid cycling" wohl Lithium überlegen
Atypische Antipsychotika Einige wohl wirksam, z. B. Olanzapin (Zyprexa)	Komplizierte Zulassungsbestimmungen

Gut zu wissen

Charakteristika der Alzheimer-Demenz im Vergleich zur vaskulären Demenz

Bei der Alzheimer-Krankheit finden sich charakteristische – augenblicklich mit letzter Sicherheit nur post mortem feststellbare – neuropathologische Veränderungen (Alzheimer-Fibrillen, gehäufte senile Plaques). Weiter ist die Anzahl kortikaler Synapsen vermindert; zudem wird eine Minderaktivität cholinerger Neurone bei Azetylcholinmangel angenommen, wobei das synthetisierende Enzym Cholinazetyltransferase reduziert sein dürfte. Die Symptomatik setzt i. Allg. schleichend ein, ist wenigstens zu Beginn nicht von neurologischer Symptomatik begleitet und verschlechtert sich progredient ohne wesentliche Sprünge im Verlauf.

Hingegen treten die kognitiven Defizite bei der vaskulären Demenz oft erstmalig im Rahmen zerebraler Durchblutungsstörungen auf. Im Gegensatz zur Alzheimer-Demenz ist der Verlauf mehr sprunghaft: Verschlechterungen werden ebenso beobachtet wie partielle Rückbildung der demenziellen Symptomatik; Kopfschmerzen und andere neurologische Begleiterscheinungen („Herdsymptome") sind sehr viel häufiger. Zugrunde liegt dieser Demenzform eine Verengung von Hirngefäßen.

Zwar gelingt die sichere Abgrenzung der vaskulären und der Alzheimer-Demenz nur post mortem mittels Autopsie; Verlauf und Begleitsymptome liefern jedoch Hinweise für das Vorliegen der einen oder der anderen Form.

8.8.2 Medikamente zur Behandlung demenzieller Syndrome (Antidementiva, Nootropika)

Hier stehen zwei große Substanzgruppen zur Verfügung, zum einen die heterogene Gruppe der eher unspezifisch wirkenden Nootropika ohne wesentlichen Effekt auf die Azetylcholinesterase, zum anderen Azetylcholinesterasehemmer. Zudem ist die antidementive Wirksamkeit von NMDA-Antagonisten nachgewiesen.

Nootropika ohne wesentliche Wirkung auf die Azetylcholinesterase Ihre Angriffspunkte sind unterschiedlich und nicht vollständig geklärt; auch ihre Wirksamkeit ist nur bedingt gesichert. Am wenigsten umstritten dürfte diese bei Ginkgopräparaten sein (z. B. Tebonin), welche u. a. den Blutfluss in den Gefäßen verbessern und die Thrombosegefahr durch Hemmung der Thrombozytenaggregation senken. Indikationen sind Demenzen, bei denen Azetylcholinesterasehemmer nicht gegeben werden können oder nicht wirksam sind.

Azetylcholinesterasehemmer Sie erhöhen durch Blockade des abbauenden Enzyms die synaptische Konzentration von Azetylcholin. Ihre Wirksamkeit ist wesentlich besser nachgewiesen als die der übrigen Nootropika, jedoch nur für leichte bis mittelschwere Demenzen bei Alzheimer-Krankheit; für schwerere Formen und die meisten Demenzen anderer Genese sind sie (augenblicklich) nicht zugelassen; allerdings werden sie in der Praxis zunehmend auch bei diesen eingesetzt, nachdem Hinweise auf ihre diesbezügliche Wirksamkeit vorliegen. Nebenwirkungen der Azetylcholinesterasehemmer lassen sich aus der Tatsache herleiten, dass die Präparate die Übertragung an cholinergen Synapsen fördern, die sich u. a. an parasympathisch innervierten Organen finden. Gerechnet werden muss deshalb u. a. mit Verengung und verstärkter Sekretion an den Bronchien, Förderung der Magensäureproduktion, Verlangsamung der Erregungsbildung und -überleitung am Herzen. Neuere Entwicklungen wirken spezifischer zentral, sodass vegetative Nebenwirkungen weniger ausgeprägt sind.

NMDA-Antagonisten Die den NMDA-Rezeptor für Glutamat blockierende Substanz Memantin ist zur Behandlung der Alzheimer-Demenz zugelassen (auch für schwere Formen), wobei die angenommenen Wirkmechanismen nicht knapp zu erklären sind (Abschwächung der Wirkung des bei Alzheimer-Demenz erhöhten, unter bestimmten Umständen neurotoxischen Glutamats).

8.9   Anxiolytika, Sedativa und Hypnotika

8.9.1   Transmittersysteme in Zusammenhang mit Angst, Sedierung und Schlafinduktion

Am besten ist die diesbezügliche Bedeutung des GABAergen Systems gesichert. Darauf weist nicht nur die Tatsache hin, dass die GABA-agonistischen Benzodiazepine sedierend und anxiolytisch wirken; auch zeigen sich Zusammenhänge zwischen der Stärke des endogenen Benzodiazepinsystems und Ängstlichkeit (s. dazu Köhler 2019, S. 212).

Noradrenalin spielt zweifellos bei der Aktivierung eine Rolle. Substanzen, die seine synaptische Konzentration erhöhen, wirken antriebssteigernd, so Kokain und Amphetamine. Umgekehrt dämpfen Betarezeptorenblocker nicht nur sympathische Reaktionen, sondern wirken auch sedierend und anxiolytisch. Zudem dürfte die übermäßige Feuerung noradrenerger Neurone, die vom Locus coeruleus vor allem ins limbische System ziehen, Panikattacken zugrunde liegen.

Sehr unklar ist die diesbezügliche Rolle von Serotonin (5-HT). Die Gabe seines Präkursors L-Tryptophan hat schlafinduzierende Wirkung, der partielle Serotoninagonist Buspiron wirkt anxiolytisch. Jedoch ist der Sachverhalt sehr kompliziert, da manche 5-HT-Bindungsstellen präsynaptisch lokalisiert sind, ihre Stimulation also serotoninantagonistisch wirkt.

Hingegen ist gesichert, dass bei Anregung des H_1-Rezeptors für Histamin die Wachheit steigt; H_1-Antihistaminika haben daher eine sedierende, therapeutisch genutzte Wirkung.

8.9.2   Medikamente zur Behandlung von Unruhe und Angst, Schlafmittel

Sedativa oder Tranquilizer („Beruhigungsmittel") zeigen als Haupteffekt eine sedierend-beruhigende, emotionale Distanz schaffende und Unruhe beseitigende Wirkung, dabei üblicherweise eine angstlösende (anxiolytische). Fast alle Tranquilizer haben, zumindest in höheren Dosierungen oder bei Personen ohne entsprechende Vorerfahrung, einen schlafinduzierenden Effekt, sodass viele auch als Hypnotika (Schlafmittel, Antiinsomnika) eingesetzt werden; einige werden so gut wie ausschließlich zur Herbeiführung von Schlaf verordnet (◘ Tab. 8.8).

Die mit Abstand wichtigste Gruppe sind **Benzodiazepine** mit ihrem bekanntesten Vertreter Diazepam (z. B. Valium); durch ihre Einführung hat sich die Therapie von Angstzuständen und Schlaflosigkeit grundsätzlich gewandelt, sodass Substanzen mit ähnlicher Wirkung, aber höherer Toxizität (besonders Barbiturate und Meprobamat), völlig ersetzt wurden. Benzodiazepine können oral ohne wesentlichen Wirkungsverlust eingenommen werden. Intravenös gespritzte Benzodiazepine haben einen stark schlafinduzierenden Effekt und werden u. a. zur Einleitung von Narkosen oder für Kurznarkosen verwendet.

Die klinischen Wirkungen der zahlreichen Benzodiazepinpräparate sind qualitativ ähnlich; Unterschiede existieren jedoch im Metabolismus und damit hinsichtlich Wirkungseintritt und Dauer: Einige wirken direkt sedierend-anxiolytisch, andere erst nach Umwandlung in Metabolite und daher langsamer; bei manchen entstehen im Abbauprozess weitere sedativ wirksame Substanzen, sodass die effektive Halbwertszeit lang ist. Um morgendlichen Hangover zu vermeiden, werden als Schlafmittel Benzodiazepine mit kurzer Halbwertszeit bevorzugt; hingegen strebt man bei Medikamenten zur Anxiolyse während des Tages einen möglichst gleichmäßigen Plasmaspiegel an und wählt deshalb vornehmlich solche mit mittlerer oder längerer Halbwertszeit. Weniger bekannt, jedoch therapeutisch und auch für das Verständnis des Entzugssyndroms von Bedeutung, ist die antikonvulsive Wirkung, daneben die muskelrelaxierende (erhöhte Gefahr von Stürzen).

Benzodiazepineffekte lassen sich auf Verstärkung der GABA-ergen Hemmung zurückführen, und zwar durch einen Agonismus am $GABA_A$-Benzodiazepinrezeptor-Komplex (▸ Abschn. 8.3.6). Die Besetzung von Benzodiazepinrezeptoren erleichtert die GABA-induzierte Öffnung des Ionenkanals; folglich können die Substanzen nur dann Wirkung entfalten, wenn genügend GABA-Moleküle im synaptischen Spalt vorhanden sind. Dieser nur indirekte Agonismus ist Ursache der geringen Toxizität der Benzodiazepine (zumindest wenn isoliert eingenommen).

Die Existenz „endogener Benzodiazepine" ist anzunehmen, ihre Bedeutung aber weitgehend unklar, und

◼ Tab. 8.8 Sedativa und Hypnotika. (Nach Köhler 2018, © Pabst Science Publishers)

Stoffgruppe	Indikationen (Auswahl)	Bemerkungen
Benzodiazepine	Sedierung, Anxiolyse	Bevorzugt Benzodiazepine mit längerer Halbwertszeit
	Schlafinduktion	Bevorzugt Benzodiazepine mit kurzer Halbwertszeit
Choralhydrat	Schlafinduktion	Vor allem in Kliniken eingesetzt
Clomethiazol	Sedierung, Schlafinduktion	Eher selten eingesetzt **Cave:** Suchtpotenzial
Nicht-Benzodiazepinhypnotika	Schlafinduktion	Stören physiologischen Schlaf weniger
Buspiron	Sedierung	Partieller Serotoninagonist; anxiolytisch, ohne müde zu machen
Pregabalin	Anxiolyse	Macht häufig müde
L-Tryptophan	Schlafinduktion	Aminpräkursor
H$_1$-Rezeptorenblocker (H$_1$-Antihistaminika)	Anxiolyse, Sedierung, Schlafinduktion	Einige als Anxiolytika, andere als Hypnotika
Betablocker	Anxiolyse	Hauptsächlich gegen Bluthochdruck und koronare Herzkrankheit; anxiolytisch, ohne wesentlich zu sedieren; Wirkmechanismus unklar (neben peripheren auch zentrale Effekte?)
Melatonin	Überwindung des Jetlag; Schlafinduktion	Sensibilisiert hypothalamische Zeitgeber; verbessert Ansprechen auf Dunkelreize; auch als Schlafmittel zugelassen
Baldrian, Hopfen, Lavendel, Passionsblume	Beruhigung; Schlafinduktion	Pflanzliche Präparate mit nachgewiesener oder zumindest wahrscheinlicher Wirkung; einige verschreibungspflichtig und erstattungsfähig

sie konnten bis jetzt auch nicht identifiziert werden; eventuell spielt Minderaktivität des „endogenen Benzodiazepinsystems" eine Rolle bei der Pathogenese von Angststörungen, speziell der generalisierten Angststörung (▶ Abschn. 8.9.3).

Die anxiolytische Wirkung der Benzodiazepine dürfte über Rezeptoren in limbischen Strukturen vermittelt sein, die sedierende über die Rezeptoren im Kortex oder der Formatio reticularis. Mittlerweile ist man dem Ziel, Benzodiazepine mit rein angstlösender (nicht gleichzeitig sedierender) Wirkung zu finden, nur bedingt näher gekommen. Jedoch verliert sich bei den üblichen therapeutischen Dosen der sedierende Effekt häufig nach einigen Tagen, während der anxiolytische erhalten bleibt. Weiterhin ist aber mit Beeinträchtigung von Konzentration und Reaktionsfähigkeit zu rechnen, u. a. mit Einschränkung der Fahrtüchtigkeit (▶ Gut zu wissen).

Wirkung, Toleranz und Entzugssymptomatik von Benzodiazepinpräparaten
Wirkung
Die unmittelbare Wirkung bei Einnahme eines vornehmlich als Anxiolytikum eingesetzten Benzodiazepinpräparats ist üblicherweise eine affektiv distanzierende und beruhigende, dabei speziell angstlösende und in der Regel aggressionsdämpfende. In höheren

Dosen, bei Benzodiazepinhypnotika schon in normalen, tritt Schlaf ein, der jedoch gegenüber dem physiologischen Schlaf verändert ist; speziell findet sich eine Verkürzung sowohl von REM-Phasen wie Tiefschlafepisoden (Störung der „Schlafarchitektur"). Zuweilen werden bei höheren Dosen Muskelschlaffheit und Störungen der Muskelkoordination beobachtet, zudem Erinnerungslücken für Geschehnisse in einem gewissen Zeitraum vor und nach Substanzeinnahme.
Toleranz
Bei Benzodiazepinen kann sich eine Toleranz entwickeln. Neben metabolischen Anpassungen (etwa beschleunigtem Abbau) dürften hauptsächlich Veränderungen am Wirkort (d. h. am GABA$_A$-Benzodiazepinrezeptor-Komplex) dafür verantwortlich sein, z. B. in Form einer verminderten Empfindlichkeit von Benzodiazepinbindungsstellen (Down-Regulation).
Entzugssymptomatik
Mit einer Entzugssymptomatik ist zu rechnen, wenn Benzodiazepine längere Zeit (in der Regel mehrere Monate) regelmäßig eingenommen wurden. Einige der beim Absetzen beobachteten Symptome lassen sich als einfache Rebound- oder Rückfallsymptome auffassen, d. h. als Wiederkehr der Beschwerden, zu deren Beseitigung die Präparate verordnet worden waren, z. B. Angst, Unruhe und Schlafstörungen. Daneben gibt es jedoch regelrechte Entzugserscheinungen,

also Symptome, welche vor Einnahme der Sedativa nicht vorhanden waren. Zu nennen sind hier in erster Linie Krampfanfälle (Senkung der Schwelle nach Absetzen der antikonvulsiv wirkenden Substanzen), Muskelzittern, daneben Verwirrtheit und Halluzinationen. Bei Stoffen mit sehr kurzer Halbwertszeit, etwa Hypnotika zur Behandlung von Einschlafstörungen, treten Entzugssymptome i. Allg. deutlich rascher auf. Generell sollte bei Benzodiazepinen auf Ausschleichen geachtet werden (stufenweise Dosisreduktion, oft über Wochen bis Monate).

Chloralhydrat (etwa Chloraldurat 500) kommt zuweilen als Schlafmittel zum Einsatz, wird aber nicht empfohlen, u. a. weil das Abhängigkeitsrisiko groß ist und Leberschäden beobachtet wurden. Das im Wesentlichen nur bei der Therapie des Alkoholentzugssyndroms eingesetzte **Clomethiazol** (Distraneurin) hat gleichfalls eine sedierend-anxiolytische Wirkung, wird aber angesichts seines erheblichen Suchtpotenzials sehr selten als Beruhigungs- oder Schlafmittel verordnet. Hingegen sind die teilweise ohne Rezept erhältlichen H_1-**Antihistaminika** sehr verbreitet; ihre sedierende bzw. hypnotische Wirkung basiert nicht auf Beeinflussung des $GABA_A$-Komplexes, sondern auf Blockade des H_1-Rezeptors für Histamin. Zu den Sedativa (Anxiolytika) dieser Gruppe gehören Hydroxyzin (Atarax) und Opipramol (Insidon), zu den (z. T. nach wie vor frei verkäuflichen) Schlafmitteln u. a. Diphenhydramin (Betadorm D, Vivinox), Doxylamin (Sedaplus, Hoggar Night) sowie das lange zu den Neuroleptika gezählte Promethazin (Atosil). Neben der antihistaminergen haben sie in der Regel mehr oder weniger stark anticholinerge Wirkungen, sodass sich als Kontraindikationen insbesondere Harnverhaltung (z. B. bei schwerer Prostatahypertrophie) und Engwinkelglaukom ergeben. Als Schlafmittel zunehmend häufiger eingesetzt werden die **Nicht-Benzodiazepinhypnotika** Zopiclon (Ximovan, diverse Generika), Zolpidem (Stilnox, diverse Generika) und (eher selten) Zaleplon (Sonata); sie haben manche unerwünschte Benzodiazepineffekte (Hangover, Veränderung der REM-Phasen) nicht und führen nach gegenwärtigem Kenntnisstand seltener zu Abhängigkeitsentwicklung; ihr Angriffspunkt ist ebenfalls die Benzodiazepinbindungsstelle am $GABA_A$-Benzodiazepinrezeptor-Komplex. Neben einigen als Sedativa und Hypnotika dienenden pflanzlichen Präparaten (Lavendelöl, Baldrian, Hopfen, Johanniskraut) gewinnt **Melatonin** zunehmend an Bedeutung; es ist mittlerweile unter dem Namen Circadin auf Rezept erhältlich, wobei die Kassen die Kostenerstattung übernehmen (▶ Exkurs).

Exkurs

Nicht mehr oder seltener verwendete Präparate

Die früher sehr gebräuchlichen Barbiturate werden bestenfalls noch zur Behandlung schwerer Epilepsien und Einleitung von Narkosen eingesetzt, nicht mehr jedoch als Sedativa oder Hypnotika, u. a. wegen erheblicher Suchtgefahr und geringer therapeutischer Breite; sie wurden früher vielfach als Suizidmittel verwendet. Auf dem illegalen Drogenmarkt spielen sie jedoch weiterhin eine gewisse Rolle. Nicht mehr im Handel (zumindest in Deutschland) sind die vor einiger Zeit noch häufig verordneten Substanzen Meprobamat und Methaqualon.

Sie entfalten ihre sedierenden Effekte wohl ebenfalls am $GABA_A$-Benzodiazepinrezeptor-Komplex, jedoch nicht an der Benzodiazepinbindungsstelle, sondern an einer anderen Proteineinheit; damit wird direkt (ohne Vermittlung durch GABA-Moleküle) die Öffnungszeit des Chloridkanals verlängert, was die deutlich höhere Toxizität dieser Substanzen erklären würde.

Augenblicklich von vergleichsweise geringer Bedeutung ist der Serotoninpräkursor L-Tryptophan (z. B. Ardeytropin), der als eher schwaches Hypnotikum eingeschätzt wird.

Therapeutisch sinnvoll sind Substanzen, welche Angst nehmen (anxiolytisch wirken), ohne gleichzeitig zu sedieren und damit die geistige Leistungsfähigkeit zu beeinträchtigen. Hier sind in erster Linie **Betarezeptorenblocker** zu nennen, die u. a. von Schauspielern zur Bekämpfung des Lampenfiebers eingenommen werden. Ob es sich allein um eine periphere Wirkung handelt (Beruhigung durch Wahrnehmung etwa der langsamen Pulsfrequenz) oder ob eine zusätzlich Beeinflussung zentralnervöser Prozesse vorliegt, ist nicht klar. Weiter ist der zur Gruppe der Azapirone zählende partielle Serotoninagonist **Buspiron** (Busp, Anxut) zu nennen, welcher anxiolytisch wirkt, ohne müde zu machen. Indikation dieser durch erhebliche Latenz bis zum Wirkungseintritt charakterisierten Substanz ist vor allem die generalisierte Angststörung.

Mittlerweile ist mit dem (wohl indirekten) GABA-Agonisten Pregabalin (Lyrica) ein weiteres Anxiolytikum auf dem Markt, welches für die Behandlung der generalisierten Angststörung im Erwachsenenalter zugelassen ist.

8.9.3 Pharmakologische Behandlung von Angststörungen

Angststörungen, zu denen hier auch die Zwangsstörung sowie die posttraumatische Belastungsstörung gerechnet werden sollen, sind an sich wirksam mit psychotherapeutischen Verfahren zu behandeln. Nicht selten findet sich jedoch eine pharmakologische Begleitmedikation, sodass eine kurze Skizzierung der eingesetzten Substanzen sinnvoll ist; um ihre Angriffspunkte zu verstehen, seien wenigstens Andeutungen über die biologischen Grundlagen gemacht (s. dazu ausführlich Köhler 2019; knapper die Abschnitte in Köhler 2014a).

Phobien

Biologische Erklärungsansätze zur Entstehung von Phobien sind eher vage formuliert: Denkbar wäre eine sympathische (noradrenerge) Überaktivität, welche generell Angstreaktionen begünstigen könnte. Auf der anderen Seite wird bei sozialer Phobie eine Dopaminminderaktivität vermutet. Dafür spricht, dass MAO-Hemmer, die auf Dopamin und Noradrenalin wirken, für die Behandlung sozialer Phobien geeigneter sind als die nur den Noradrenalinhaushalt (und das serotonerge System) beeinflussenden trizyklischen Antidepressiva.

Eine medikamentöse Therapie von Phobien ist wenig gebräuchlich. Anders als bei generalisierter Angststörung und Panikattacken wird seltener eine Behandlung mit Benzodiazepinen versucht, eher ungebräuchlich ist auch die Gabe von Betablockern zur Dämpfung der β-noradrenergen Überaktivität. Wirksam bei sozialer Phobie sind nachgewiesenermaßen MAO-Hemmer wie Moclobemid (z. B. Aurorix), welches für diese Indikation auch zugelassen ist. Vielversprechend erweisen sich zudem selektive Serotoninwiederaufnahmehemmer (SSRI), zumindest bei der Behandlung der sozialen Phobie.

Panikstörung

Letztlich finden sich kaum klar formulierte biologische Vorstellungen zur Genese. Angesichts der erheblichen Bedeutung genetischer Faktoren als auch der Ansprechbarkeit auf organische Stimuli, insbesondere solche, die auf das Atemzentrum wirken, wird die These der Überempfindlichkeit gewisser zentralnervöser Strukturen vertreten. Als diesbezüglich sehr bedeutsam sieht man den Locus coeruleus an (mit mutmaßlichen spontanen Aktivitätsspitzen); möglicherweise ist auch das Atemzentrum besonders empfindlich und stimuliert bei Reizung auf neuronalem Wege den Locus coeruleus. Zudem wird in unbestimmter Weise eine Hypersensitivität postsynaptischer Serotoninrezeptoren bei Panikpatienten diskutiert.

Es ist umstritten, ob die sonst bei Angststörungen zweifellos wirksamen Benzodiazepine hier ebenfalls erfolgreich sind. Bevorzugt werden augenblicklich, nicht zuletzt wegen des wesentlich geringeren Abhängigkeitspotenzials, Antidepressiva, speziell SSRI; einige von ihnen sind explizit für diese Indikation zugelassen. Der Wirkmechanismus ist nicht geklärt; möglicherweise stabilisieren diese Substanzen langfristig überaktive Transmittersysteme. Keinen therapeutischen Effekt hat hingegen Buspiron (Tab. 8.9).

Generalisierte Angststörung

Anders als bei der Panikstörung liegt das Augenmerk bei der generalisierten Angststörung weniger auf Noradrenalin, sondern auf Serotonin, in erster Linie jedoch auf GABA, den $GABA_A$-Rezeptoren sowie den Benzodiazepinrezeptoren und ihren endogenen Liganden.

Zum einen lässt sich zeigen, dass Ängstlichkeit bei Tieren genetisch bedingt ist; zum anderen führt eine Verminderung von Benzodiazepinrezeptoren zu erhöhter Ängstlichkeit. Die Annahme ist daher nicht unplausibel, dass „Gene für Ängstlichkeit" die Ausbildung von Benzodiazepinrezeptoren und GABA-Rezeptoren bestimmen. Spekuliert wird weiter über einen Mangel an den (noch nicht sicher identifizierten) endogenen Liganden für Benzodiazepinrezeptoren.

Vermutet wird zudem eine pathogenetische Bedeutung von Serotonin, wofür eine Besserung auf serotonerge Antidepressiva sowie den $5\text{-}HT_{1A}$-Agonisten Buspiron spricht. Angesichts der diversen 5-HT-Bindungsstellen dürften komplexe Regulationsmechanismen vorliegen; Angst ist sicher nicht eindeutig mit serotonerger Unter- oder Überaktivität gleichzusetzen.

□ Tab. 8.9 Substanzen und Substanzgruppen für die Behandlung von Angst-, Zwangs- und Belastungsstörungen (nicht Akuttherapie). (Nach Köhler 2019, mit freundlicher Genehmigung vom Hogrefe Verlag)

Störung	Substanz (Substanzgruppe)							
	Pregabalin	**Benzodiazepine**	**Clomipramin**	**Andere trizyklische Antidepressiva**	**SSRI**	**MAO-Hemmer**	**Buspiron**	**Betablocker**
Phobien	(+)?	(+)	+	(+)	+	+[a]	?	+
Panikstörung	?	(+)	+	(+)	+	?	–	(+)?
Generalisierte Angststörung	+	+	(+)	(+)	+	?	(+)	(+)?
Zwangsstörung	(−)	(+)?	+	(−)	+	(+)?	(+)?	(−)
Posttraumatische Belastungsstörung	?	(+)?[b]	(+)	(+)?	+	?	(+)?	+

Medikamentöse Behandlung geschieht hauptsächlich mit Benzodiazepinen und Antidepressiva der verschiedenen Gruppen, zunehmend auch mit Substanzen, die direkt auf die verschiedenen Typen von Serotoninrezeptoren wirken, etwa Buspiron. Verstanden im Rahmen eines pathogenetischen Modells wird augenblicklich nur die Wirkung der Benzodiazepine. Nachdem bei generalisierter Angststörung ein Mangel an GABA- oder Benzodiazepinrezeptoren vermutet wird und/oder eine verminderte Ausschüttung von GABA bzw. „endogenen Benzodiazepinen", sollte eine Verstärkung der GABAergen Hemmung durch Benzodiazepine dieses Ungleichgewicht zwischen erregenden und hemmenden Mechanismen verändern.

Keineswegs klar ist der Wirkmechanismus trizyklischer und anderer Antidepressiva, speziell der SSRI, wobei für einige der letzteren Gruppe eine explizite diesbezügliche Zulassung besteht. Dies liegt vor allem daran, dass die komplizierte Rolle von Serotonin und seiner verschiedenen Typen von Bindungsstellen bei der Angstentstehung noch nicht ausreichend verstanden wird. Anscheinend wirkt die agonistische Besetzung des 5-HT$_{1A}$-Rezeptors anxiolytisch, allerdings vornehmlich präsynaptisch, also durch Verminderung der Serotoninausschüttung; eine postsynaptische Wirkung wird diskutiert. Die Blockade anderer Bindungsstellen, speziell von 5-HT$_2$- und 5-HT$_3$-Rezeptoren, führt zur Reduktion von Angst. In diesem Modell wäre der Effekt der Antidepressiva eine Erhöhung des Serotonins im Spalt mit langfristigen Gegenregulationen auf Rezeptorebene (Herabsetzung der Rezeptorempfindlichkeit?).

Zunehmende Bedeutung gewinnt (das Antikonvulsivum) Pregabalin, das zwar strukturchemisch GABA ähnlich ist, jedoch nicht an GABA-Rezeptoren bindet, sondern die Öffnung von Kalziumkanälen erschwert und damit die Neurone unempfindlicher macht. Sorgen bereitet mittlerweile ein gewisses Missbrauchspotenzial, speziell bei Opiatabhängigen (für Belege sowie zum ebenfalls zur Therapie der generalisierten Angst-

störung zugelassene Opipramol (Insidon) s. Köhler 2019, S. 214 f.).

Zwangsstörungen

An biologischen Erklärungsmodellen für Zwangsstörungen existiert zum einen die funktionell-anatomische Basalganglienhypothese, welche hier nicht dargestellt werden kann (s. dazu ausführlich Köhler 2019, S. 218) sowie die neurochemische Serotoninhypothese. Diesbezüglich bedeutsam ist der Befund, dass bei Personen mit Zwangsstörung möglicherweise einige Typen von Serotoninrezeptoren übersensitiv sind (andere hingegen sogar wohl besonders unempfindlich). Zudem zeigt sich, dass von den trizyklischen Antidepressiva lediglich das weitgehend spezifisch die Serotoninwiederaufnahme hemmende Clomipramin therapeutische Wirkung hat, nicht aber andere zusätzlich das Noradrenalin-Reuptake beeinflussende Substanzen wie Imipramin oder Amitriptylin; ähnliche Wirksamkeit wie Clomipramin zeigen selektive Serotoninwiederaufnahmehemmer. Es wird daher (relativ unbestimmt) eine Dysregulation mehrerer Serotoninsubsysteme angenommen.

Die medikamentöse Standardbehandlung zwangsneurotischer Symptome besteht in der Gabe des trizyklischen, fast ausschließlich die Serotoninwiederaufnahme hemmenden Antidepressivums Clomipramin (Anafranil) oder von SSRI (etwa Fluoxetin [Fluctin], Fluvoxamin [Fevarin], Sertralin [Zoloft]); für alle diese Substanzen konnte in großen Studien eine Überlegenheit im Vergleich zu Placebo gezeigt werden. Zu beachten ist, dass die Zeit bis zum Wirkungseintritt bis zu 8 oder 10 Wochen betragen kann und damit noch länger als bei der Behandlung depressiver Zustände ist; zudem sind höhere Dosen nötig. Mittlerweile herrscht weitgehende Übereinstimmung darüber, dass der Effekt nicht direkt auf einer Erhöhung der Serotoninkonzentration im synaptischen Spalt beruht, sondern auf Anpassungsmechanismen postsynaptischer Rezeptoren an das vermehrte Transmitterangebot (Down-Regulation) basiert. Interessanterweise scheint die Gabe von Clomipramin initial die Symptomatik zu verschlechtern, ein Befund, der im Einklang mit der These erhöhter Ansprechbarkeit von Serotoninrezeptoren steht. Mit gewisser Sicherheit lässt sich ausschließen, dass die Verbesserung der Zwangssymptomatik ein sekundärer Effekt nach Behandlung der Depression ist, denn andere, nicht spezifisch die Wiederaufnahme von Serotonin hemmende Antidepressiva sind hier wirkungslos.

Posttraumatische Belastungsstörung

Bei der posttraumatischen Belastungsstörung, die wesentlich durch das wiederholte Erleben des Traumas in Tageserinnerungen und Träumen gekennzeichnet ist, wird vor allem die gesteigerte psychophysiologische Reaktivität der Betroffenen hervorgehoben; so zeigen Schlafstudien verzögertes Einschlafen, verkürzte Schlafdauer und häufigeres Erwachen (für Belege s. Köhler 2019, S. 222 f.). Biologische Erklärungen sind ausgesprochen unbestimmt formuliert. Einige Autoren sehen als neurophysiologische Grundlage eine verstärkte Konditionierbarkeit von Furcht, sodass nicht nur das Trauma selbst oder das Wiedererinnern der traumatischen Situation Angst erzeugen, sondern auch mehr oder weniger locker damit verbundene Stimuli. Weiter treten die üblichen Löschungsprozesse nicht ein, ein nach der Konditionierung angstauslösender Stimulus behält also diese Eigenschaft dauernd bei; oft wird die Reaktion von Mal zu Mal stärker (Sensitivierung). Bei diesen Vorgängen könnten subkortikale Strukturen eine wesentliche Funktion haben (neben Hypothalamus und Locus coeruleus speziell die Amygdala). Andere Autoren betrachten die Symptomatik hauptsächlich als Störung des Erregungsniveaus und nehmen eine Hypersensitivität subkortikaler Funktionskreise an; dies wird letztlich als prämorbides Persönlichkeitsmerkmal aufgefasst, welches bereits die Einschätzung von Situationen als traumatisierend bestimmt; dem Trauma käme damit eine lediglich auslösende Funktion zu.

Bei der Behandlung ist man von den lange eingesetzten trizyklischen Antidepressiva mittlerweile weitgehend abgekommen; in Deutschland ist kein einziges für die Indikation posttraumatische Belastungsstörung zugelassen. Hingegen sind die Effekte der SSRI hier gut belegt; Paroxetin und Sertralin sind sogar dafür explizit zugelassen, ebenso Venlafaxin und Mirtazepin. Die Wirkmechanismen der genannten Substanzen sind nicht geklärt; als am wahrscheinlichsten wird eine langfristige Herabregulation von Rezeptorempfindlichkeiten angesehen. Während man aufgrund ihres Suchtpotenzials mit Benzodiazepinen i. Allg. ausgesprochen zurückhaltend ist, werden diverse andere Substanzen eingesetzt, u. a. Betarezeptorenblocker (wenn auch eher selten).

🔲 Tab. 8.9 stellt vereinfachend die wichtigsten pharmakologischen Interventionsmöglichkeiten bei den besprochenen Störungen zusammen.

8.10 Psychostimulanzien und ADHS

Psychostimulanzien steigern die psychische Aktivität. Dazu gehören neben Koffein vor allem Amphetamin und seine Derivate, d. h. die diversen Amphetamine und Methamphetamine. Diese dem Noradrenalin und dem Dopamin strukturell ähnlichen Substanzen bewirken in erster Linie eine verstärkte Ausschüttung der genannten Transmitter; mittlerweile sind fast alle aus dem Handel genommen, Amphetamin ist seit einiger Zeit wieder zugelassen und Mittel der zweiten Wahl bei ADHS; das der ersten Wahl ist hier Methylphenidat (z. B. Ritalin, Medikinet, Concerta, Equasym). Wie Amphetamin (Attentin, Elvanse) sind sie der Betäubungsmittel-Verschreibungsverordnung unterstellt. Ein neueres Psychoanaleptikum ist Modafinil (Vigil), welches nicht zur Behandlung der Aufmerksamkeitsdefizit-/Hyperaktivitätsstörung (ADHS) zugelassen ist, aber dabei wohl Wirksamkeit zeigt. Pemolin (Tradon) ist offenbar (zumindest zur Behandlung von ADHS im Kindesalter) nicht mehr zugelassen. Nicht zu den Psychostimulanzien gehört das vor einigen Jahren recht häufig bei dieser Indikation eingesetzte Atomoxetin (Strattera), welches mittlerweile aber nicht als Mittel der ersten Wahl gilt, sondern meist dann eingesetzt wird, wenn bestimmte Begleiterkrankungen vorliegen oder Methylphenidat nicht ausreichend wirksam ist.

Zu den biologischen Grundlagen der Aufmerksamkeitsdefizit-/Hyperaktivitätsstörung ist letztlich wenig bekannt. Es gibt vorsichtig zu interpretierende Hinweise auf eine zerebrale Minderaktivierung, was zur Hypothese einer generellen Unterstimulierung passen würde. Mittlerweile seltener wird die These diskutiert, dass aufgrund einer genetisch bedingten Vermehrung von Carrierproteinen für Dopaminmoleküle Letztere beschleunigt in die präsynaptische Zelle zurücktransportiert werden und daher in unzureichender Menge für die synaptische Übertragung zur Verfügung stehen; inzwischen gilt eine verminderte Ansprechbarkeit postsynaptischer Rezeptoren als wahrscheinlicher (Köhler 2019, S. 303). Methylphenidat, welches diese Carrierproteine blockiert, würde so eine stärkere dopaminerge Übertragung herstellen.

Die pharmakologische Behandlung besteht, wie erwähnt, üblicherweise in der Verabreichung psychostimulatorisch wirkender Substanzen; am häufigsten kommt in Deutschland Methylphenidat (z. B. Ritalin) zum Einsatz. Zur Anwendung kamen diese Medikamente unter der Annahme einer chronischen Unteraktivität im Gehirn hyperkinetischer Kinder, zu deren Beseitigung das unruhige, sprunghafte Verhalten der Theorie nach dienen sollte. Pharmakologische Stimulation der minderaktiven Hirnareale würde die störenden Verhaltensweisen überflüssig machen.

Der kurzfristige positive Effekt dieser Medikamente hinsichtlich der Dämpfung von Unruhe und Impulsivität sowie der Verbesserung schulischer und feinmotorischer Leistungen ist nachgewiesen; auch längerfristig wird eine Abschwächung hyperkinetischer Symptome beobachtet. Bei sachgemäßer Dosierung scheinen Nebenwirkungen gering; allerdings ist auf Wachstumsstörungen zu achten und entsprechend Therapiepausen einzulegen. Das Abhängigkeitspotenzial gilt bei dieser Indikation als gering; das Risiko von Drogenkonsum soll bei so behandelten Kindern später nicht erhöht sein, ist sogar niedriger als bei jenen, die nicht mit Psychostimulanzien behandelt wurden (Heiser und Benkert 2019, S. 851). Kritisch anzumerken ist, dass Kinder mit ADHS offenbar zuweilen auch atypische Antipsychotika verschrieben bekommen, was man angesichts der hormonellen und metabolischen Nebenwirkungen sehr genau überdenken sollte.

Seltener kommen tri- und heterozyklische Antidepressiva sowie neuere MAO-Hemmer zum Einsatz, vor allem bei Erwachsenen mit ADHS; diese therapieren sich übrigens nicht selten selbst und zwar vorzugsweise mit Cannabisprodukten. Mittlerweile ist Methylphenidat auch für Erwachsene zugelassen, wobei die Verordnungsregeln kompliziert sind. Wie allgemein bekannt, wird Methylphenidat auch von gesunden Erwachsenen zur Leistungssteigerung eingenommen (beispielsweise von Studenten vor Prüfungen), wobei diese Medikamente auf dem Schwarzmarkt erhältlich sind, teilweise aber auch wohl von Ärzten verschrieben werden, wenn Personen über Konzentrationsstörungen klagen.

8.11 Medikamente zur Behandlung substanzbedingter Störungen

Hier sind Mittel gegen die Intoxikation, Pharmaka zur Behandlung von Entzugssymptomatik („Entgiftungsmittel"), Entwöhnungsmittel und Substitutionsmittel zu unterscheiden.

Die Behandlung der akuten Intoxikation kann als hauptsächlich intern-medizinische Notfallmaßnahme hier nicht genauer besprochen werden. Erwähnt sei lediglich, dass Effekte akuter Überdosierung von Opioiden (z. B. Atemdepression nach intravenöser Applikation von Heroin) durch Opiatantagonisten wie das intravenös verabreichbare Naloxon rasch aufgehoben werden können. Hingegen gibt es kein spezifisches Antidot gegen Alkoholvergiftung; hier müssen die diversen Effekte mit unterschiedlichen Maßnahmen behandelt werden.

Im Rahmen fortgesetzten Substanzkonsums kann eine psychopharmakologische Behandlung erforderlich werden. Hier ist zunächst das **Entzugssyndrom** anzuführen, welches typischerweise auftritt, wenn nach meist jahrelanger (bei Benzodiazepinen und Opioiden deutlich kürzerer) regelmäßiger Einnahme die psychotrope Substanz plötzlich nicht mehr verfügbar ist. Bekanntestes Beispiel ist das Alkoholentzugssyndrom, das in schweren Fällen mit epileptischen Anfällen und deliranter Symptomatik (Delirium tremens) einhergeht und unbehandelt eine hohe Letalität hat. Zur Behandlung schwerer Symptombilder ist Clomethiazol (Distraneurin) das Mittel der ersten Wahl; es verstärkt (ähnlich wie Alkohol) die GABAerge Hemmung. Unter Umständen kommen auch Antipsychotika zum Einsatz, wobei jedoch eine mögliche Senkung der Krampfschwelle zu beachten ist (bei Haloperidol wohl am wenigsten wahrscheinlich).

Weiter kann es zu regelrechter **Abhängigkeit** kommen; diese ist i. Allg. nicht nur durch die Entzugssymptomatik, sondern auch durch weitere Eigenheiten charakterisiert (etwa zwanghafte Gier nach der Substanz, fehlende Kontrolle hinsichtlich der eingenommenen Mengen, Konsum trotz bereits erfolgter oder zu erwartender Schädigungen). Insbesondere die Gier nach der Substanz („craving") bleibt oft jahre- bis jahrzehntelang vorhanden (auch wenn die akute Entzugssymptomatik längst abgeklungen ist) und wird dafür verantwortlich gemacht, dass viele nach langer Abstinenz plötzlich doch wieder rückfällig werden. Mittlerweile gibt es Substanzen, die diese Gier unterdrücken sollen (Anti-Craving-Mittel), z. B. bei Alkoholabhängigkeit Acamprosat (Campral). Seine Wirksamkeit in der Rückfallprophylaxe ist gut belegt. Als Mechanismus vermutet man Verstärkung der GABAergen Hemmung sowie Blockade der durch chronischen Alkoholkonsum vermehrten und sensitivierten NMDA-Rezeptoren für Glutamat; Acamprosat würde damit den Effekt haben, den Alkoholkonsum auf die Transmittersysteme ausübt und diesen unter neurochemischen Gesichtspunkten überflüssig machen. Während Acamprosat zur Verhinderung des Rückfalls bei total Abstinenten gedacht ist, sollen die Opiatantagonisten Naltrexon (Adepend) und wohl noch besser Nalmefen (Selincro) bei Alkoholkonsumenten das unkontrollierte Trinken reduzieren (s. dazu Mann et al. 2016); allerdings scheint diesbezüglich ein allzu großer Optimismus nicht angebracht (Ray et al. 2019).

Ein Medikament, welches die Gier nach Nikotin und Tabak dämpfen soll, ist Bupropion (Zyban), eigentlich ein Antidepressivum. Auf einem anderen Prinzip, nämlich auf Stimulation nikotinerger Azetylcholinrezeptoren, basiert Vareniclin (Champix), welches ebenfalls als Raucherentwöhnungsmittel zugelassen ist.

Naltrexon, ein Antagonist am μ-Opioidrezeptor, ist nicht nur unter dem Namen Adepend zur Unterstützung der Alkoholabstinenz zugelassen, sondern auch

Substitutionsmittel bei Opioidabhängigkeit

Die **Methadonsubstitution** wurde lange mit dem linksdrehenden L-Methadon (Levomethadon = L-Polamidon) durchgeführt; mittlerweile stehen als kostengünstigere Alternativen Racemate (Mischungen aus links- und rechtsdrehendem Methadon) zur Verfügung (Methaddict; Eptadone). Zu beachten bei der Dosierung ist, dass Levomethadon, welches ausschließlich die allein im Körper aktive linksdrehende Form L-Methadon enthält, doppelt so stark ist. Die Substanz wirkt als Agonist am μ-Rezeptor für Opioide und soll andere Opioide, speziell das intravenös applizierte Heroin, ersetzen. Methadon ist dafür besonders geeignet, da es bei oraler Gabe ohne wesentlichen Verlust resorbiert wird; ein weiterer Vorteil ist die lange Halbwertszeit, sodass – je nach Stadium der Behandlung – eine ein- bis zweimalige tägliche Einnahme genügt. Beachtet werden muss besonders der Konsum anderer Opioide (speziell intravenöser Konsum von Heroin, um den mit der plötzlichen Anflutung verbundenen „flash" zu erzeugen); so kommt es im Rahmen der Methadonsubstitution nicht selten zu lebensbedrohlichen Überdosierungen.

Mittlerweile liegt mit **Buprenorphin** (Subutex) ein weiteres Substitutionsmittel bei Opioidabhängigkeit vor; welches sublingual appliziert wird und deswegen eine deutlich verringerte Gefahr birgt, dass sich Kinder vergiften; wegen der sehr langen Halbwertszeit genügt in der Regel eine Einnahme alle 2–3 Tage. Aufgrund kombinierter agonistischer und antagonistischer Eigenschaften an Opioidrezeptoren ist zudem die Sicherheitsspanne der Substanz recht groß, sodass die Gefahr von Komplikationen geringer ist als bei Methadon. Falls bei Substituierten die Gefahr besteht, dass sie die Sublingualtablette aufgelöst intravenös injizieren, bietet sich als Alternative Buprenorphin an, das mit dem Opiatantagonisten Naloxon vermischt ist (Suboxone). Hier verhindert das mitinjizierte Naloxon den Opiateffekt.

Inzwischen ist in Deutschland sogar **Morphinsulfat** (Substitol) als Substitutionsmittel zugelassen (s. dazu genauer Benkert 2019, S. 246 ff.).

als Nemexin zur Entwöhnungsbehandlung (nach erreichter Abstinenz) bei Opiatabhängigen und vermindert in gewissem Maße die Gier nach Opioiden. Die Substanz selbst besitzt kein Abhängigkeitspotenzial. Unbedingt zu beachten ist, dass bei Personen, welche Opiate einnehmen, dadurch Entzugssymptome provoziert werden können; vor der Behandlung muss daher längere Abstinenz gesichert sein. Weiter ist in Rechnung zu setzen, dass manche Opiatabhängige den antagonistischen Effekt des Medikaments mit hohen Opiatdosen aufzuheben versuchen, sodass es zur akuten Intoxikation kommen kann (► Exkurs).

Ein weiteres Prinzip der Rückfallprophylaxe ist die Gabe von Pharmaka, welche bei Abstinenten keine Wirkung haben, im Falle des Konsums der zu meidenden psychotropen Substanz jedoch unangenehme Reaktionen nach sich ziehen. Ein Medikament, das bei Alkoholeinnahme solche aversiven Effekte hervorruft, ist Disulfiram (Antabus); seine Wirkung beruht u. a. auf einer reversiblen Hemmung des Enzyms Aldehyddehydrogenase (ALDH), womit in vermehrter Menge das aversiv wirkende Azetaldehyd entsteht. Bereits bei Aufnahme geringer Alkoholmengen tritt im typischen Fall nach einigen Minuten eine unangenehme Symptomatik auf, u. a. Hitzegefühle, Kreislauf- und Atembeschwerden, Kopfschmerzen, Übelkeit und Erbrechen; beachtet werden muss, dass ein akuter Blutdruckabfall erfolgen kann, weshalb absolute Abstinenz unabdingbar ist. Heute, wo wirksame Anti-Craving-Mittel zur Verfügung stehen, ist die Therapie mit Disulfiram keineswegs unumstritten; in Deutschland ist es mittlerweile nicht mehr auf dem Markt, kann aber aus dem Ausland bezogen werden.

Ebenfalls der Entwöhnung dienen Substitutionstherapien, bei denen die psychotrope Substanz in weniger schädlicher Form weiter zugeführt wird (z. B. Nikotinpflaster, bei denen Nikotin transdermal, durch die Haut, appliziert wird, nicht hingegen in Form des extrem gesundheitsschädlichen Tabakrauches); auch die oben beschriebene Substitution mit Methadon oder Buprenorphin bei Opioidabhängigen (anstelle des typischerweise intravenös zugeführten Heroin) ließe sich hier nennen.

◘ Tab. 8.10 stellt die wichtigsten Medikamente noch einmal zusammen. Die zur Behandlung der Entzugssymptomatik (z. B. Clomethiazol [Distraneurin]) sind als Entgiftungsmittel bezeichnet; Substanzen wie Acamprosat (Campral), Nalmefen (Selincro), Naltrexon (Adepend, Nemexin) oder Disulfiram (Antabus), die der Rückfallprophylaxe dienen, werden Entwöhnungsmittel genannt, Methadon und Substanzen ähnlicher Wirkung Substitutionsmittel.

◻ Tab. 8.10 Medikamente zur Behandlung substanzbedingter Störungen. (Nach Köhler 2019, mit freundlicher Genehmigung vom Hogrefe Verlag)

Generic Name (Auswahl von Handelsnamen in Klammern)	Charakterisierung und Anwendung
Entgiftungsmittel (Medikamente zur Behandlung von Entzugssymptomatik)	
Clomethiazol (Distraneurin)	Standardmittel bei schwerer Alkoholentzugssymptomatik
Benzodiazepine, Neuroleptika	Eventuell alternativ zu Clomethiazol beim Alkoholentzug
Entwöhnungsmittel (Mittel zur Rückfallprophylaxe)	
Anti-Craving-Mittel (Substanzen zur Dämpfung der Gier)	
Acamprosat (Campral)	Dämpfung des Verlangens (Craving) nach Alkohol
Naltrexon (Nemexin, Adepend) Nalmefen (Selincro)	Dämpfung der Opiatgier; Dämpfung des Craving nach Alkohol
Bupropion (Zyban) Vareniclin (Champix)	Bekämpfung des Craving nach Nikotin
Aversivreaktionen erzeugende Substanzen	
Disulfiram (Antabus)	Bei Alkoholgenuss unangenehme, häufig bedrohliche Begleiterscheinungen
Substitutionsmittel	
Methadon (Methaddict, Eptadone) bzw. Levomethadon (L-Polamidon) Buprenorphin (Subutex) Buprenophin/Naloxon (Suboxone)	Führt Opioid in weniger schädlicher Form zu
Nikotinpflaster und -kaugummi	Führt Ex-Rauchern Nikotin in weniger schädlicher Form zu (teilweise auch als Entwöhnungsmittel angesehen)

❓ Prüfen Sie Ihr Wissen

1. Erklären Sie die Grundzüge der synaptischen Übertragung; nennen Sie wichtige Transmitter (inklusive Grundzügen ihrer Synthese und Inaktivierung)! ► Abschn. 8.2 und ► Abschn. 8.3
2. Welche prinzipiellen Möglichkeiten der pharmakologischen Beeinflussung der synaptischen Übertragung kennen Sie? Unterscheiden Sie dabei zwischen agonistischen und antagonistischen Effekten; nennen Sie konkrete Beispiele! ► Abschn. 8.4
3. Erklären Sie den Begriff „Neuroscience based Nomenclature"! ► Abschn. 8.5
4. Was sind Neuroleptika (Antipsychotika), auf welche Weise wirken sie, was sind ihre Indikationen und Nebenwirkungen? ► Abschn. 8.5 und ► Abschn. 8.6
5. Was sind Antidepressiva, wie werden sie unterteilt, auf welche Weise wirken sie, was sind ihre Indikationen und Nebenwirkungen? ► Abschn. 8.7.2
6. Nennen Sie Substanzen zur Phasenprophylaxe affektiver Störungen und zur Behandlung manischer Episoden! ► Abschn. 8.7.3 und ► Abschn. 8.7.4
7. Schildern Sie das demenzielle Syndrom und geben Sie Ursachen dafür an! Welche Gruppen von Antidementiva kennen Sie? ► Abschn. 8.8
8. Nennen Sie die wichtigsten Gruppen von Sedativa und Hypnotika und ihre Ansatzpunkte! Welche pharmakologischen Behandlungsmöglichkeiten für Angststörungen kennen Sie? ► Abschn. 8.9
9. Welche Medikamente zur Behandlung substanzbedingter Störungen gibt es? ► Abschn. 8.11

ℹ Weiterführende Literatur

Das Standardwerk zur Psychopharmakotherapie bleibt das von Benkert und Hippius (2019), welches regelmäßig aktualisiert wird und insbesondere genaue Hinweise auf Dosierungen, Indikationen, Nebenwirkungen, Kontraindikationen und Interaktionen zwischen verschiedenen Pharmaka gibt. Allerdings ist es in erster Linie an Ärzte gerichtet und daher für Nichtmediziner i. Allg. schwer zu verstehen. Sehr viel mehr auf die Zielgruppe Psychologen und Psychotherapeuten gerichtet sind die Monographien *Biologische Grundlagen psychischer Störungen* (Köhler 2019) und *Pharmakotherapie in der Psychotherapie: Ein Kompendium für Psychologen und Psychologische Psychotherapeuten* (Köhler 2018), in denen ausführlich die Psychopharmakotherapie und ihre Wirkmechanismen dargestellt sind; auch das kleine Buch von Benkert (2009) über Psychopharmaka ist vornehmlich für ein diesbezüglich weniger vorgebildetes Publikum geschrieben.

Literatur

Benkert, O. (2009). *Psychopharmaka: Medikamente, Wirkung, Risiken* (5. Aufl.). München: Beck.

Benkert, O. (2019). *Pocket Guide. Psychopharmaka von A bis Z* (5. Aufl.). Berlin: Springer.

Benkert, O., & Hippius, H. (Hrsg.). (2019). *Kompendium der psychiatrischen Pharmakotherapie* (12. Aufl.). Berlin: Springer.

Birbaumer, N., & Schmidt, R. F. (2006). *Biologische Psychologie* (6. Aufl.). Berlin: Springer.

Carbon, M., Kane, J. M., Leucht, S., & Correll, C. U. (2018). Tardive dyskinesia risk with first- and second-generation antipsychotics in comparative randomized controlled trials: A meta-analysis. *World Psychiatry, 17,* 330–340.

Fusar-Poli, P., Papanastasiou, E., Stahl, D., Rocchetti, M., Carpenter, W., Shergill, S., et al. (2015). Treatment of negative symptoms in schizophrenia: Meta-analysis of 168 randomized placebo-controlled trials. *Schizophrenia Bulletin, 41,* 892–899.

Heiser, P., & Benkert, O. (2019). Medikamente zur Behandlung von ADHS und anderen Entwicklungsstörungen. In O. Benkert & H. Hippius (Hrsg.), *Kompendium der psychiatrischen Pharmakotherapie* (12. Aufl., S. 839–867). Berlin: Springer.

Köhler, T. (2014a). *Medizin für Psychologen und Psychotherapeuten. Orientiert an der Approbationsordnung für Psychologische Psychotherapeuten* (3. Aufl.). Stuttgart: Schattauer.

Köhler, T. (2014b). *Rauschdrogen und andere psychotrope Substanzen: Formen, Wirkungen, Wirkmechanismen.* Tübingen: dgvt.

Köhler, T. (2018). *Pharmakotherapie in der Psychotherapie. Ein Kompendium für Psychologen und psychologische Psychotherapeuten* (7. Aufl.). Lengerich: Pabst.

Köhler, T. (2019). *Biologische Grundlagen psychischer Störungen* (3. Aufl.). Göttingen: Hogrefe.

Krause, M., Zhu, Y., Huhn, M., Schneider-Thoma, J., Bighelli, I., Nikolakopoulou, A., et al. (2018). Antipsychotic drugs for patients with schizophrenia and predominant or prominent negative symptoms: A systematic review and meta-analysis. *European Archives of Psychiatry and Clinical Neuroscience, 268,* 625–639.

Malhi, G. S., Tanious, M., Das, P., Coulston, C. M., & Berk, M. (2013). Potential mechanisms of action of lithium in bipolar disorder. Current understanding. *CNS Drugs, 27,* 135–153.

Mann, K., Torup, L., Sørensen, P., Gual, A., Swift, R., Walker, B., et al. (2016). Nalmefene for the management of alcohol dependence: Review on its pharmacology, mechanism of action and meta-analysis on its clinical efficacy. *European Neuropsychopharmacology, 26,* 1941–1949.

Müller, M. J., & Benkert, O. (2019). Pharmakotherapie psychiatrischer Notfallsituationen. In O. Benkert & H. Hippius (Hrsg.), *Kompendium der psychiatrischen Pharmakotherapie* (12. Aufl., S. 887–936). Berlin: Springer.

Novick, D., Montgomery, W., Treuer, T., Moneta, M. V., & Haro, J. M. (2017). Real-world effectiveness of antipsychotics for the treatment of negative symptoms in patients with schizophrenia with predominantly negative symptoms. *Pharmacopsychiatry, 50,* 56–63.

Pytliak, M., Vargová, V., Mechírová, V., & Felšöci, M. (2011). Serotonin receptors – From molecular biology to clinical applications. *Physiological Research, 69,* 15–25.

Ray, L. A., Bujarski, S., Grodin, E., Hartwell, E., Green, R., Venegas, A., et al. (2019). State-of-the-art behavioral and pharmacological treatments for alcohol use disorder. *American Journal of Drug and Alcohol Abuse, 45,* 124–140.

Stein, C. (2016). Opioid receptors. *Annual Review of Medicine, 67,* 433–451.

Stroup, T. S., & Gray, N. (2018). Management of common adverse effects of antipsychotic medications. *World Psychiatry, 17,* 341–356.

Sultan, R. S., Correll, C. U., Zohar, J., Zalsman, G., & Veenstra-VannerWeele, J. (2019). What's in a name? Moving to neuroscience-based nomenclature. *Journal of the American Academy of Child & Adolescent Psychiatry, 57,* 719–721.

Tse, L., Barr, A. M., Scarapicchia, V., & Vila-Rodriguez, F. (2015). Neuroleptic malignant syndrome: A review from a clinically oriented perspective. *Current Neuropharmacology, 13,* 395–406.

Wilson, S. (2018). Naming the drugs we use: neuroscience-based nomenclature, a helpful innovation. *Therapeutic Advances in Psychopharmacology, 8,* 171–172.

Neuropsychologische Grundlagen

Siegfried Gauggel

Inhaltsverzeichnis

© Springer-Verlag GmbH Deutschland, ein Teil von Springer Nature 2020
J. Hoyer und S. Knappe (Hrsg.), *Klinische Psychologie & Psychotherapie*,
https://doi.org/10.1007/978-3-662-61814-1_9

9.1 Was ist Neuropsychologie?

Der Begriff „Neuropsychologie" wurde vermutlich zum ersten Mal Anfang des 20. Jahrhunderts in einer Rede von William Ostler bei der Eröffnung einer psychiatrischen Klinik am Johns Hopkins Krankenhaus verwendet (Bruce 1985).

> **Definition**
>
> Die **Neuropsychologie** ist ein Teilgebiet der Psychologie, das sich mit dem Zusammenhang von psychischen Prozessen und Hirnstrukturen beschäftigt. In der Neuropsychologie geht es also um die Frage von Struktur- und Funktionszusammenhängen. Neuropsychologen versuchen herauszufinden, welche neuronalen Systeme für die Realisierung kognitiver Prozesse wie Aufmerksamkeit, Gedächtnis, Sprache, exekutive Funktionen, Motivation und Emotionen verantwortlich sind, wie diese Systeme funktionieren und interagieren. Es sollen also die Fragen nach dem Was, dem Wie und dem Wo psychischer und kognitiver Prozesse beantwortet werden.

Innerhalb der Neuropsychologie werden zwei große Teilgebiete unterschieden:
- die kognitive Neuropsychologie und
- die klinische Neuropsychologie.

Während in der kognitiven Neuropsychologie Modelle und Theorien über normale kognitive Funktionsweisen entwickelt und empirisch überprüft werden (Rapp 2001), beschäftigt sich die klinische Neuropsychologie mit der Diagnostik und Behandlung von Patienten mit Erkrankungen und Verletzungen des Gehirns (Hartje und Poeck 2006).

Aber nicht nur Psychologen sind an der Untersuchung des Zusammenhangs zwischen dem Gehirn und den kognitiven Prozessen beteiligt, sondern auch viele andere Fachdisziplinen (Mediziner, Linguisten, Informatiker, Biologen, Philosophen etc.). Der Fokus der Forschung reicht dabei von molekularen Mechanismen und genetischen Grundlagen kognitiver Systeme bis zu sozialen und kulturellen Faktoren und deren Auswirkungen auf das Gehirn. Das gesamte Forschungsgebiet wird unter dem Begriff „Neurowissenschaften" zusammengefasst (◘ Abb. 9.1).

9.2 Wichtige historische Entwicklungsschritte

Das 19. Jahrhundert war sicherlich für die Entwicklung der modernen Neuropsychologie eine wichtige Epoche (s. Finger 2001, für eine umfassende und sehr anschauliche Darstellung der Historie der Neurowissenschaften und der klinischen Neuropsychologie). Neurologen und Psychiater publizierten Fallberichte, in denen erstmals ausführlich der Zusammenhang zwischen bestimmten kognitiven Störungen, damals als Hirnwerkzeugstörungen bezeichnet, und Hirnläsionen aufgezeigt wurde (▶ Gut zu wissen). Der Bericht von Broca 1861 über seinen aphasischen Patienten „Monsieur Tan" (Konsonant-Vokal-Automatismus bei links frontaler Läsion; der Patient hat ein intaktes Sprachverständnis, konnte aber nur „Tan" sagen) oder die Beschreibung einer schweren Persönlichkeitsveränderung nach einer frontalen Läsion (der Fall Phineas Gage) durch den

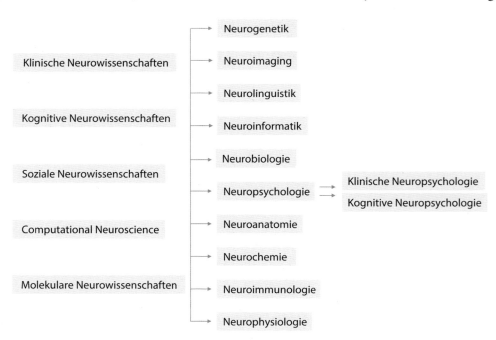

◘ **Abb. 9.1**   Überblick über die verschiedenen Teilbereiche der Neurowissenschaften. Die Abgrenzung zwischen den einzelnen Teilbereichen ist nicht immer eindeutig. Überlappungen im Forschungsgegenstand und bei den eingesetzten Methoden sind daher möglich

Arzt Harlow 1868 sind sicherlich neben der Beschreibung eines sprachgestörten Patienten durch Wernicke im Jahr 1874 drei der bekanntesten Fallberichte dieser Zeit (Code et al. 1996).

Gut zu wissen

Läsionsmethode

Bei der Läsionsmethode handelt es sich um einen Forschungszugang, bei dem durch das Setzen permanenter oder temporärer Hirnläsionen Einfluss auf die Funktionen des Gehirns genommen wird. Verständlicherweise wird die Läsionsmethodik nur in Tierexperimenten eingesetzt. Im Humanbereich greift man auf Patienten zurück, bei denen es durch eine Erkrankung oder Verletzung zu einer Schädigung des Gehirns gekommen ist (quasi-experimentelles Forschungsdesign). Die Struktur kognitiver Leistungen bei Gehirnverletzten dient dazu Modelle bzw. Theorien über normale kognitive Funktionsweisen zu entwickeln (Schädigungen führen zur Zerstörung eines oder mehrerer kognitiver Prozesse). Aus Gesetzmäßigkeiten, wie man sie bei Hirngeschädigten findet, werden dann Schlussfolgerungen über kognitive Fähigkeiten bei Gesunden gezogen. Voraussetzungen hierfür sind:
- die Modularität psychischer Funktionen und
- die interindividuelle Konstanz der Isolation und Zuordnung von kognitiver Funktion und neuronalem Korrelat.

Seit mehreren Jahren werden aber auch Studien durchgeführt, bei denen mit Hilfe bestimmter Stimulationstechniken (z. B. transkranielle Magnetstimulation oder transkranielle Gleichstromstimulation) bei gesunden Probanden versucht wird, einen Einfluss auf die Hirnaktivität zu nehmen (Reti 2015). Beispielsweise lassen sich durch eine repetitive transkranielle Magnetstimulation (rTMS) die stimulierten Hirnareale für kurze Zeit in ihrer Funktionsweise stören (Gauggel et al. 2008). Mit Hilfe der rTMS können also „virtuelle Läsionen" erzeugt und der Einfluss dieser „virtuellen Läsionen" auf kognitive Prozesse untersucht werden.

Die vielen in dieser Zeit veröffentlichten Fallberichte unterstreichen die Bedeutung des Gehirns für das Erleben und Verhalten und weisen darauf hin, dass es möglich ist, einzelne psychische Prozesse voneinander abzugrenzen und zu lokalisieren. Somit war es möglich, erste Theorien und Modelle über das Denken, Fühlen und Handeln und deren neuronale Substrate zu entwickeln.

Ein zweiter wichtiger historischer Schritt in der Etablierung des Faches bestand in der Mitarbeit von Psychologen an der Diagnostik hirnverletzter Patienten (s. Gauggel 1998). Dieses Mitwirken erfolgte erstmals während der beiden Weltkriege und fand in der Zusammenarbeit von Neurochirurgen und Psychologen nach den Kriegen ihre Fortsetzung. Getragen und gefördert wurde diese Zusammenarbeit vor allem durch das methodische Repertoire (Testverfahren, experimentelle Untersuchungsdesigns) der Psychologen. Mit Hilfe psychologischer Testverfahren war es möglich, das Verhalten hirngeschädigter Patienten detailliert zu untersuchen und Abweichungen im Erleben und Verhalten von Gesunden aufzuzeigen. Es konnten aber nicht nur Abweichungen von gesunden Personen dokumentiert, sondern auch detailliert die Art und der Umfang der kognitiven Störung beschrieben werden.

Das nachfolgende Fallbeispiel (▶ Klinisch betrachtet) einer jungen Patientin mit einer Aneurysmablutung verdeutlicht die Auswirkungen einer Hirnschädigung auf das Erleben und Verhalten. Eine ausführliche Darstellung des Falles findet sich in Gauggel und Konrad (1998).

Klinisch betrachtet

Fallbeispiel

Die Patientin B. erlitt im Alter von 26 Jahren eine Subarachnoidalblutung (Grad IV nach Hunt und Hess) der Arteria communicans anterior links mit Ventrikeleinbruch. Zum Zeitpunkt der Hirnblutung war Frau B. ledig und ohne Kinder. Sie hat noch eine 2 Jahre ältere Schwester und einen 3 Jahre jüngeren Bruder. Die Familie hat engen Kontakt zu Frau B.

Nach der mittleren Reife arbeitete Frau B. zunächst als Dienstleistungsfachkraft bei der Post. Nachdem Sie das Abitur in der Abendschule nachgeholt hatte, wechselte sie in den gehobenen Dienst und besuchte eine Verwaltungshochschule. Da ihr diese Tätigkeit jedoch keine Freude bereitete, kündigte sie und nahm eine Stelle als Bürokraft an.

Ein dreiviertel Jahr vor der Erkrankung war Frau B. mit ihrem Freund, den sie zu diesem Zeitpunkt seit ca. 5 Monaten kannte, in ein gemietetes kleines Haus in unmittelbarer Nähe ihrer Eltern gezogen. Die Blutung war aufgetreten, während die Patientin sich zu Hause aufhielt. Ihr Freund fand sie bewusstlos auf dem Boden liegend vor. Frau B. wurde sofort in eine nahe gelegene Universitätsklinik eingeliefert, wo das Aneurysma 3 Tage später geclippt wurde. Zusätzlich wurde eine externe Liquordrainage angelegt. In der darauffolgenden Woche wurde die

9

Patientin zur Frührehabilitation in eine Rehabilitationsklinik verlegt.

Zum Zeitpunkt der Verlegung war die Patientin weder zeitlich, örtlich, noch zur Situation und Person orientiert. Neben deutlichen Gedächtnisstörungen, Antriebsarmut und Desorientierung wies sie eine Gangataxie und eine Urininkontinenz auf. Im Aufnahmebericht der Rehabilitationsklinik wurde ein mittelschweres Durchgangssyndrom diagnostiziert, bei dem insbesondere die anterograden Gedächtnisleistungen der Patientin als massivst gestört beschrieben wurden. In den darauffolgenden Wochen wurde die Patientin erneut zweimal notfallmäßig in die Universitätsklinik zurückverlegt, da aufgrund eines Hydrocephalus malresorptivus eine externe Liquordrainage gelegt und zusätzlich ein ventrikuloperitonealer Shunt angelegt werden musste. Aufgrund eines erneut aufgetretenen Hydrocephalus musste 4 Wochen später das Ventil gewechselt werden.

Ca. 10 Wochen nach der Hirnblutung wurde eine erste neuropsychologische Untersuchung durchgeführt. Zum Untersuchungszeitpunkt war Frau B. zeitlich, örtlich und zur Situation immer noch nicht ausreichend orientiert. Die Orientierung zur Person war unsicher. Alle Angaben der Patientin zum Krankheitsgeschehen und auch zur Biografie waren falsch bzw. nicht erinnerbar. Beim Erinnern zeigte Frau B. Konfabulationen und Fehlorientierungen. Beispielsweise antwortete sie auf die Frage, warum sie im Krankenhaus sei, „wegen des Bauches, da sei etwas geplatzt." Auffallend war, dass trotz der deutlichen Desorientierung und der nachfolgend noch beschriebenen Denkstörungen, die Patientin Gespräche mit Mitpatienten und dem Untersucher – wenn auch mit vielen Floskeln – führen konnte. Subjektiv klagte die Patientin über eine gesteigerte Müdigkeit. Weitere Probleme wurden auch auf Nachfrage nicht berichtet. Die Frage nach der momentanen Arbeitsfähigkeit bejahte Frau B.

Eine formale testpsychologische Untersuchung war zu diesem Zeitpunkt mit der Patientin nicht durchführbar. Frau B. konnte Anweisungen und Instruktionen aufgrund der vorliegenden kognitiven Störungen nicht sicher verstehen und auch nicht richtig umsetzen. Bei einer versuchsweisen Testung („Hamburg Wechsler Intelligenztest für Erwachsene", HAWIE-R) waren erhebliche Defizite im allgemeinen Wissen feststellbar. Wiederholt wurden keine oder völlig falsche Angaben gemacht. Auch im sprachlogischen Denken zeigten sich massive Probleme. Die Patientin neigte zu konkretistischem Denken und war nicht in der Lage, Abstraktionen zu bilden. Beim Erkennen von Wesentlichem hatte Frau B. schon bei der Identifikation und Benennung der Bildvorlagen erhebliche Schwierigkeiten. Aufgaben zur Prüfung räumlich-konstruktiver Leistungen waren auch nicht in Ansätzen durchführbar.

Ebenfalls konnten Gedächtnis und Aufmerksamkeitsleistungen nicht formal geprüft werden. Die Wiedergabe eines Textes war durch massive Konfabulation entstellt. Bei der Schreibprüfung ergaben sich klinisch unauffällige Schriftproben; einfache Sätze konnten ohne Fehler produziert werden. In der Leseprüfung zeigte die Patientin eine stark verlangsamte, stockende Lesegeschwindigkeit mit zahlreichen Auslassungen. Das Gelesene konnte inhaltlich auch nicht in Ansätzen wiedergegeben werden. Frau B. konfabulierte sehr stark. Hinweise auf eine aphasische Störung gab es nicht. Die Sprache war flüssig, ohne semantische und phonematische Paraphasien.

Im weiteren Verlauf der Erkrankung kam es nach der Revision des Peritonealkatheders zur relativ raschen Rückbildung des Durchgangssyndroms. Die Patientin wurde erneut in der Rehabilitationsklinik stationär aufgenommen, wo sie gut 4 Monate lang behandelt wurde. Im Laufe dieser Zeit bildeten sich die Gangataxie und die Urininkontinenz wieder vollständig zurück. Zurück blieben massive Gedächtnisprobleme verbunden mit einem mangelnden Störungsbewusstsein. Im neuropsychologischen Abschlussbericht der Rehabilitationsklinik wurde die Patientin als subeuphorisch und affektarm beschrieben. Frau B. wurde auf eigenen Wunsch nach Hause entlassen, gleichzeitig wurde dringend die Durchführung einer ambulanten neuropsychologischen Therapie empfohlen.

Bei der Untersuchung von hirngeschädigten Patienten war und ist die Betrachtung von Dissoziationen eine wichtige Methode, um genauere Informationen über die funktionelle Organisation mentaler Vorgänge zu erhalten (Shallice 1988).

Im Rahmen der fachlichen Etablierung der Neuropsychologie an Universitäten und in Kliniken wurde in den 1960er und 1970er Jahren des letzten Jahrhunderts in einem dritten wichtigen Entwicklungsschritt zunehmend auch das Augenmerk auf die systematische Entwicklung von Methoden zur Behandlung hirngeschädigter Patienten gelegt (Diller und Gordon 1981).

Ein Grund für diesen Schritt war sicherlich nicht nur das Drängen der Betroffenen und deren Angehörigen, sondern auch die Erkenntnis, dass das Gehirn in seiner Struktur veränderbar ist und selbst nach einer schwerwiegenden Schädigung noch eine erhebliche Plastizität besitzt (Costandi 2016).

Am Anfang waren es vor allem einzelne Trainingsmethoden, die zur Behandlung isolierter Probleme (z. B. Aufmerksamkeits- und Gedächtnisstörungen) eingesetzt wurden, zunehmend aber auch breiter angelegte Interventionsprogramme. Ben-Yishay von der New York University propagierte hier insbesondere

◘ Tab. 9.1 Zusammenhang zwischen psychischen Störungen und Hirnstrukturen. (Mod. nach Halligan und David 2001)

Psychische Störungen bzw. Symptome	Vermittelnde kognitive Prozesse	Beteiligte Hirnstrukturen
Affektwahrnehmung, affektive Störungen, Depersonalisation	Furchtkonditionierung, soziale Kognition	Amygdala-Hippocampus-Komplex, orbitofrontaler Kortex, Striatum, anteriorer Gyrus cinguli, Thalamus, Pallidum
Wahn, Denkstörung	Semantik, Denken	Frontotemporales Netzwerk
Amnesie, desorganisiertes Verhalten	Episodisches bzw. autobiografisches Gedächtnis	Medialer Temporallappen, dorsolateraler präfrontaler Kortex
Jargon-Aphasie, verbale Halluzinationen	Phonologische Schleife/inneres Sprechen, verbales Self-Monitoring	Parietalkortex, supplementär motorischer Kortex, Gyrus temporalis superior
Denkstörung, nicht flüssige Aphasien	Sprachproduktion, propositionale Planung, lexikalische Verarbeitung	Linker Gyrus temporalis, linker Gyrus frontalis inferior

den Gedanken eines therapeutischen Milieus, in dessen Rahmen die einzelnen Interventionen eingebettet und durchgeführt werden müssen (Ben-Yishay 1996). Ein solches Milieu erschien vor allem deshalb sinnvoll und notwendig, um die emotionalen Probleme und das bei hirngeschädigten Patienten häufig verminderte Störungsbewusstsein zu behandeln (s. Gauggel 2017). Durch das therapeutische Milieu sollte aber auch der Persönlichkeit des Patienten, seinen meistens multiplen Störungen und den Bedürfnissen der Angehörigen, die indirekt von den Folgen der Erkrankung oder Verletzung betroffen sind, umfänglich Rechnung getragen werden. Prigatano (2004) betont diesen umfassenden Aspekt der Behandlung, in dem es nicht nur um die Wiederherstellung von Funktionen bzw. um die Beseitigung oder Verminderung einzelner Funktionsdefizite geht, sondern auch um die Entwicklung neuer Lebensziele, den Umgang mit bleibenden Beeinträchtigungen und Behinderungen und die Bewältigung der emotionalen Belastung.

Eine weitere wichtige Entwicklung ist im Bereich der Psychiatrie und der klinischen Psychologie feststellbar (Gauggel und Mainz 2018). Hier gewinnt der neuropsychologische Forschungsansatz zunehmend an Bedeutung (Lautenbacher und Gauggel 2010). Die Neuropsychologie ist hier nicht nur einer von vielen möglichen Aspekten, sondern ein wichtiger Ausgangspunkt bei der Suche nach den spezifischen neuronalen Störungen von Patienten mit einer psychischen Störung. Neuropsychologische Untersuchungen von Patienten mit psychischen Störungen (z. B. affektive Störungen, Schizophrenie) liefern Hinweise auf kognitive Defizite und somit Hinweise auf Dysfunktionen in bestimmten neuronalen Systemen. Anhand solcher Informationen, die noch durch Befunde mit anderen neuropsychologischen Methoden ergänzt werden, kann das Verständnis der Störungsmechanismen bei psychischen Störungen deutlich verbessert werden (Kandel 1998, 1999). In ◘ Tab. 9.1 findet sich eine Übersicht über ausgewählte Struktur-Funktions-Zusammenhänge bei Patienten mit psychischen Störungen.

9.3 Methoden der Neuropsychologie

Das wichtigste Handwerkszeug von Neuropsychologen sind Testverfahren. Schon in den Anfängen der Neuropsychologie wurden solche Verfahren (z. B. Falltachistoskop zur Messung von Reaktionszeiten) eingesetzt, die entweder aus anderen Bereichen der Psychologie übernommen oder völlig neu konzipiert wurden. Neuropsychologen profitieren hierbei sicherlich von der Entwicklung der psychologischen Diagnostik, die in den Arbeiten von Alfred Binet und Sir Francis Galton ihren Ursprung hat. Ein wichtiges Kriterium für die Auswahl von Tests – neben den üblichen Testgütekriterien – ist deren Sensitivität und Spezifität im Hinblick auf das Vorhandensein einer Hirnschädigung (s. hierzu Lezak et al. 2012).

Die Handbücher von Lezak et al. (2012) sowie Strauss et al. (2006) geben einen Eindruck von der enormen Vielzahl an neuropsychologischen Testverfahren, mit denen nicht nur elementare sensorische und motorische Funktionen, sondern auch komplexe kognitive Prozesse untersucht werden können. Wird die festgestellte kognitive Störung in Zusammenhang mit der Lokalisation der Läsion gebracht, können Hinweise auf die neuronalen Substrate kognitiver Prozesse (Läsionsmethode) gewonnen werden. Ein in den letzten Jahrzehnten gewonnenes, umfassendes empirisches Fundament (neuropsychologische Daten von Patienten mit ganz unterschiedlichen Erkrankungen) erleichtert dabei die Interpretation der Testergebnisse.

Die Entwicklung computergestützter Verfahren (inkl. „Virtual Reality"-Techniken) und eine weitere Verbesserung der Testnormierung werden in der Zukunft eine noch detailliertere, ökonomischere und all-

9

tagsnähere Analyse kognitiver Prozesse bzw. kognitiver Störungen ermöglichen.

Neben den klinisch-psychologischen Testverfahren hat auch die Anwendung experimenteller Studiendesigns und -paradigmen (z. B. Go-NoGo Test, Stop-Signal-Aufgabe) in der Neuropsychologie zahlreiche Erkenntnisse über die funktionelle Architektur des Gehirns geliefert. Hierbei werden nicht nur Studien mit ganzen Gruppe von Patienten oder Probanden durchgeführt, sondern auch experimentelle Einzelfallstudien, die in der Neuropsychologie eine sehr lange Tradition haben (Shallice 1988). Mit Hilfe solcher Einzelfallstudien (Untersuchung eines oder mehrerer Patienten mit einer umschriebenen Hirnläsion mit einer ganzen Reihe psychologischer Tests oder experimenteller Paradigmen) können Hinweise auf einfache und doppelte Dissoziationen gefunden werden.

Unter einer (einfachen) Dissoziation wird „das Auftrennen" eines psychischen Prozesses (z. B. Gedächtnis) in Teilprozesse (z. B. prozedurales oder deklaratives Gedächtnis) verstanden. Dieses „Auftrennen" kann durch psychologische Experimente (z. B. laterale tachistoskopische Darbietung visueller Reize) erfolgen, aber auch Folge einer Hirnschädigung sein. Eine einfache Dissoziation wird angenommen, wenn z. B. ein hirngeschädigter Patient A mit einer Läsion im Hirnareal X bei der Aufgabe 1 beeinträchtigt ist, aber normale Leistung bei Aufgabe 2 zeigt (Dissoziation von Funktionen). Der hirngeschädigte Patient kann nach einer Läsion im Bereich des Gyrus angularis beim Lesen gestört sein, aber Gesichter gut erkennen. Solche einfachen Dissoziationen sind wichtig, weil sie deutlich machen, dass die Schädigung eines bestimmten Hirnareals nicht zu einem globalen Leistungsdefizit führt,

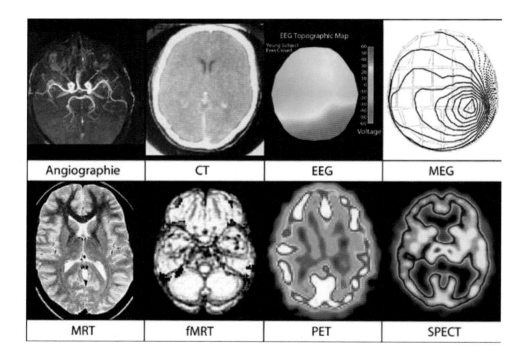

	Funktion A	Funktion B
Hirnareal 1	Störung	keine Störung
Hirnareal 2	keine Störung	Störung

◼ **Abb. 9.2**   Doppelte Dissoziation zwischen Funktion und Hirnareal. Eine doppelte Dissoziation ist ein deutlicher Hinweis darauf, dass zwei kognitive Funktionen durch zwei unterschiedliche Hirnareale realisiert werden

sondern isoliert eine spezifische Funktion beeinträchtigen kann, ohne dass andere kognitive Funktionen in Mitleidenschaft gezogen werden.

Von einer doppelten Dissoziation wird ausgegangen, wenn zwei hirngeschädigte Patienten spiegelbildliche kognitive Störungen nach Läsionen in zwei unterschiedlichen Hirnarealen aufweisen (◐ Abb. 9.2). Ein Patient A mit einer Läsion im Hirnareal X ist beim Lesen beeinträchtigt, nicht aber beim Erkennen von Gesichtern. Patient B mit einer Läsion im Hirnareal Y kann problemlos lesen, aber hat Probleme beim Erkennen von Gesichtern. Doppelte Dissoziationen sind wichtig, weil sie Hinweise auf unterschiedliche neuronale Verankerungen verschiedener kognitiver Prozesse liefern.

Der Vorteil von Einzelfallstudien liegt nicht nur in ihrer Ökonomie, sondern auch darin begründet, dass im Vergleich zu Gruppenstudien keine Informationen „weggemittelt" werden und somit Informationen über individuelle Unterschiede zwischen Patienten erhalten bleiben. Einzelfälle haben paradigmatischen Charakter, sollen also für ein bestimmtes kritisches Problem entscheidend sein. Damit Einzelfallstudien tatsächlich diese Ansprüche erfüllen, ist Folgendes notwendig:
- die Verwendung standardisierter neuropsychologischer Tests und auf den Patienten zugeschnittene (kritische) Aufgaben,
- eine kontrollierte Testbedingung,
- eine einzelfallstatistische Auswertung,
- eine Replikation und
- die Validierung durch mehrere Tests.

Neben der sorgfältigen Untersuchung und Analyse des Verhaltens von hirngeschädigten Patienten stellt die Untersuchung des Gehirns und dessen Physiologie einen weiteren wichtigen methodischen Zugang dar, um Erkenntnisse über das Gehirn und seine Funktionen zu erhalten. Während in den Anfängen der Neuropsychologie Gehirnstrukturen und mögliche Hirnläsionen nur post mortem untersucht werden konnten, stehen heute gleich mehrere Verfahren für diesen Zweck zur Verfügung. Diese Untersuchungstechniken (s. die folgende Übersicht) lassen sich in strukturelle, funktionelle oder strukturell-funktionelle Verfahren einteilen.

Übersicht über verschiedene neuropsychologische Untersuchungsmethoden und -verfahren

Neuropsychologische Tests
- Erfassung unterschiedlicher kognitiver Funktionen und Prozesse
- Registrierung des Verhaltens mit einer Genauigkeit in Millisekunden
- Qualitative Beurteilung möglich

Elektroenzephalografie (EEG)
- Messung postsynaptischer exzitatorischer Potenziale (Spontanaktivität) oder evozierter Aktivität (ereignisbezogen)
- Gute zeitliche Auflösung, ca. 1 ms (registriert neuronale Aktivität in Echtzeit)
- Schlechte räumliche (insbesondere subkortikale) Auflösung (keine genaue Lokalisation der neuronalen Aktivität)

Magnetenzephalografie (MEG)
- Messung magnetischer Felder, die sich durch elektrische Gehirnaktivitäten ergeben
- Zeitliche Auflösung vergleichbar mit EEG
- Räumliche Auflösung besser als EEG

Positronenemissionstomografie (PET)
- Messung der Stoffwechselprozesse bzw. -aktivität des Körpers auf molekularer Ebene und Darstellung derselben in ihrer räumlichen Verteilung
- Schlechte zeitliche Auflösung (1–10 min, abhängig vom verwendeten radioaktiven Isotop)
- Geringe räumliche Auflösung (cm)

Computertomografie (CT)
- Ein CT-Bild ist ein Querschnittbild (Tomografie), das mit Hilfe eines Rechners erstellt wird
- Senkrecht zur Körperachse des Patienten (Kopf-Fuß-Richtung) dreht sich eine Röntgenröhre, die einen fächerförmigen Röntgenstrahl erzeugt, der den Körper in der gewünschten Ebene durchstrahlt
- In Abhängigkeit von der Dichte, der Dicke sowie der Ordnungszahl Z des durchstrahlten Gewebes wird der Strahl mehr oder weniger stark geschwächt
- Gegenüber der Röhre befindliche halbkreisförmig angeordnete Detektoren registrieren Röntgenstrahlenintensität
- Die gewonnenen Signale werden weiterverarbeitet und in einem bestimmten Rechnerverfahren zur endgültigen Bilderzeugung verwendet

Kernspintomografie (Magnetresonanztomografie, MRT)
- Die MRT arbeitet mit einem starken Magnetfeld und mit Radiowellen
- Positiv geladene Kerne der Wasserstoffatome im Körper (die Protonen) orientieren sich im Magnetfeld in eine Richtung. Richtet man dann Radiowellen auf die Protonen, nehmen sie die Energie auf und werden dadurch etwas von ihrer Ausrichtungsachse abgelenkt. Nach Abschalten der Radiowellen kehren die Protonen in ihre Ausgangsposition zurück und geben dabei die aufgenommene Energie in Form schwacher Radiowellen wieder ab. Diese abgeschwächten Signale werden von Sensoren auf-

gefangen und durch ein computergestütztes Rechenverfahren in ein dreidimensionales Bild umgesetzt
- Räumliche Auflösung ist begrenzt (durch Stärke der zur Messung benötigten magnetischen Felder), ca. 1–5 mm² (aber besser als MEG, PET oder EEG)

Funktionelle Kernspintomografie (fMRT)
- Prinzip wie MRT
- Gemessen wird indirekt die lokale Stoffwechselaktivität des Gehirns (BOLD; „blood oxygenation level dependent"). Die aktivierungsbedingten Signaländerungen in MRT-Bildern basierten auf einer erhöhten Sauerstoffversorgung des aktivierten Hirngewebes. Dieser sog. BOLD-Effekt kommt dadurch zustande, dass eine erhöhte neuronale Aktivierung zu einer verstärkten Durchblutung, und damit auch zu einer Überversorgung des aktivierten Hirnareals mit Sauerstoff führt
- Die zeitliche Auflösung ist durch ein Signal begrenzt und liegt bei mehreren Sekunden (besser als PET)

Transkranielle Magnetstimulation (TMS)
- Kortikale Neuronen werden durch ein zeitlich veränderliches Magnetfeld nach dem physikalischen Prinzip der Induktion in ihrer elektrischen Aktivität beeinflusst (Aktivierung oder Hemmung)
- Mit Hilfe dieser Technik kann untersucht werden, ob ein Hirnbereich bei der Bearbeitung einer bestimmen Aufgabe beteiligt ist, z. B. Sprache verstehen
- Bei Patienten kann die behaviorale Leistung mit Impuls bzw. ohne gemessen und verglichen werden
- Geringe räumliche Auflösung
- Reize können aber sehr kurz appliziert werden (100–200 ms)

Strukturelle Verfahren (Computertomografie, Kernspintomografie) liefern Hinweise auf die Morphologie des Gehirns. Funktionelle Verfahren (Positronenemissionstomografie, Elektroenzephalografie, Magnetenzephalografie, Single-Photon-Emissions-Tomografie) geben dagegen primär Aufschluss über die Hirnphysiologie und -metabolik. Bei den strukturell-funktionellen Verfahren (funktionelle Kernspintomografie) werden beide Aspekte kombiniert und ermöglichen so nicht nur die Feststellung anatomischer, sondern gleichzeitig auch die Erfassung physiologischer und funktioneller Gegebenheiten. In Kombination mit Paradigmen der kognitiven Psychologie kann so „das Gehirn beim Denken" beobachtet werden.

Zusätzlich zu den bildgebenden Verfahren werden in den letzten Jahren auch Methoden zur direkten Stimulation kortikaler Areale eingesetzt. Es handelt sich hierbei um die transkranielle Magnetstimulation (TMS) und die transkranielle Gleichstromstimulation (tDCS). Bei der TMS werden kortikale Neuronen durch ein zeitlich veränderliches Magnetfeld nach dem physikalischen Prinzip der Induktion in ihrer elektrischen Aktivität hemmend oder faszilitierend beeinflusst. Bei der tDCS werden auf der Kopfhaut Elektroden angebracht und ein Gleichstrom appliziert. Hierdurch kann die kortikale Erregbarkeit und die neuronale Aktivität beeinflusst werden. ◻ Abb. 9.3 gibt einen Überblick über die räumliche und zeitliche Auflösung der verschiedenen neurowissenschaftlichen Untersuchungsmethoden und -verfahren.

9.4 Neuropsychologische Diagnostik

Bei der neuropsychologischen Diagnostik werden detaillierte Informationen über die Stärken und Schwächen von Patienten gewonnen. Hierbei gilt es nicht nur die unmittelbaren Folgen der Hirnschädigung (z. B. Lern- und Gedächtnisstörung, Aufmerksamkeitsstörung) zu dokumentieren, sondern auch die Folgen dieser Störungen für die Aktivitäten des täglichen Lebens und für den sozialen, beruflichen und schulischen Bereich. Anhand der Ergebnisse der neuropsychologischen Diagnostik werden der aktuelle Zustand, das Therapiepotenzial und der Verlauf der Erkrankung beschrieben. Darüber hinaus können anhand der Untersuchungsergebnisse Therapiemaßnahmen evaluiert werden.

Die neuropsychologische Diagnostik orientiert sich an der Internationalen Klassifikation der Funktionsfähigkeit, Behinderung und Gesundheit (ICF) der Weltgesundheitsorganisation (WHO). Dieses Klassifikationssystem ist eine länder- und fachübergreifende Beschreibung des funktionalen Gesundheitszustandes, der Behinderung, der sozialen Beeinträchtigung und der relevanten Umgebungsfaktoren. ◻ Abb. 9.4 gibt einen Überblick über die verschiedenen Elemente der ICF.

> **Wichtig**
>
> Eine besondere Stärke der neuropsychologischen Diagnostik besteht darin, dass eine große Zahl an diagnostischen Verfahren zur Verfügung steht. Eine weitere Stärke neuropsychologischer Verfahren liegt in deren Sensitivität bei der Detektion von Hirnfunktionsstörung. In einer Metaanalyse hat Zakzanis (1998) beispielsweise die Sensitivität psychometrischer Leistungstests („California Verbal Learning Test", „Wechsler Memory Scale-Revised") und strukturell bzw. funktionell bildgebender Verfahren (Magnetre-

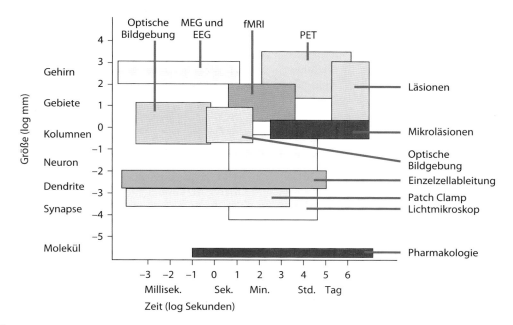

□ Abb. 9.3 Übersicht über die räumliche und zeitliche Auflösung der verschiedenen neurowissenschaftlichen Untersuchungsmethoden und -verfahren. (Aus Churchland 2002, © 2002 Massachusetts Institute of Technology, by permission of The MIT Press). *MEG* Magnetenzephalografie; *ERP* ereigniskorrelierte Potenziale; *EROS* ereigniskorrelierte optische Signale (z. B. Nahinfrarotspektroskopie); MRT Magnetresonanztomografie; *fMRT* funktionelle MRT; *PET* Positronenemissionstomografie; *Patch Clamp* elektrophysiologische Messmethode zur Darstellung der Aktivität einzelner Ionenkanäle in der Zellmembran einer Zelle)

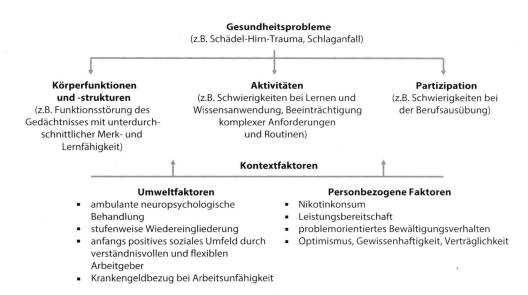

□ Abb. 9.4 Die Internationale Klassifikation der Funktionsfähigkeit, Behinderung und Gesundheit (ICF) als Grundlage der neuropsychologischen Diagnostik. Untersucht werden auf der Funktionsebene mittels Testverfahren kognitive, motivationale und emotionale Prozesse. Auf der Aktivitätsebene werden mit Ratingverfahren (Selbst- oder Fremdbeurteilungen) Einschränkungen in den Aktivitäten des täglichen Lebens (Treppen gehen, Auto fahren, einkaufen etc.) dokumentiert. Auf der Ebene der Partizipation werden mit Ratingverfahren Einschränkungen und Behinderungen sozialer Aktivitäten erfasst

sonanztomografie, Singlephotonemissionscomputertomografie, Positronenemissionstomografie) bei der Alzheimer-Demenz bestimmt. Er konnte zeigen, dass die Sensitivität neuropsychologischer Testverfahren mehr als doppelt so hoch ist wie die Sensitivität bildgebender Verfahren. Neuropsychologische Testverfahren sind also die Untersuchungsverfahren, mit denen momentan am besten ein beginnender kognitiver Abbau identifiziert werden kann. Aktuelle Studien unterstreichen die Bedeutung neurokognitiver Marker bei der Demenzfrüherkennung (Gomar et al. 2011). Die neuropsychologische Diagnostik leistet aber nicht nur einen entscheidenden Beitrag zur Früherkennung von Hirnerkrankungen, sondern auch zur Differenzialdiagnose, Verlaufsbeobachtung sowie Erfassung des Schweregrades (Report of the Therapeutics and Technology Assessment Subcommittee of the American Academy of Neurology 1996).

Spezielle neuropsychologische Verfahren wurden für forensische Zwecke zur Beschwerdevalidierung entwickelt (Horton und Hartlage 2011; Hartman 2012). Auch bei der Diagnostik affektiver Störungen bei hirngeschädigten Patienten (Spencer et al. 1997) kommt der neuropsychologischen Diagnostik eine wichtige Rolle zu.

Zur neuropsychologischen Diagnostik gehört aber auch das Erstellen eines psychischen Befundes. Es handelt sich hierbei um eine allgemeine und zusammenfassende Beschreibung des Verhaltens eines Patienten und seiner Interaktion mit anderen Menschen. Im psychischen Befund werden nicht nur Psychopathologien (Denkstörungen, Suizidalität, kognitive Störungen, Krankheitseinsicht etc.) beschrieben, sondern auch funktionales Verhalten und Erleben. Der psychische Befund ist ein wichtiger Bestandteil der Diagnostik, weil er den Rahmen liefert, in den die Ergebnisse der Testdiagnostik eingebettet werden können.

9.5 Neuronale Netzwerke

Eines der wichtigsten Konzepte der Neuropsychologie ist das des „neuronalen Netzwerks". Gemeint ist hiermit ein komplexes und dynamisches System aus parallel und sequenziell aktiven neuronalen Strukturen, die an der Realisierung kognitiver Prozesse beteiligt sind. Die Schädigung eines solchen Netzwerkes führt zu einer Störung entsprechender kognitiver, motivationaler oder emotionaler Prozesse. ◻ Abb. 9.5 zeigt, wie sich das Konzept der „neuronalen Netzwerke" ausgehend von den Überlegungen der Phrenologen historisch entwickelt hat.

Die Untersuchung solcher neuronalen Netzwerke ist vor allem durch bildgebende Verfahren wie die funktionelle Magnetresonanztomografie (fMRT) möglich geworden. Während bei der klassischen Läsionsmethode immer nur der Zusammenhang zwischen einer Läsion und den kognitiven Störungen hergestellt werden kann, können mit Hilfe der fMRT kortikale und subkortikale Areale im Hinblick auf ihre metabolische Aktivität während der Durchführung bestimmter kognitiver Anforderungen untersucht werden. Die fMRT zeigt, dass bei der Bearbeitung kognitiver Aufgaben ganz unterschiedliche kortikale und subkortikale Hirnareale aktiviert sind. Das Muster dieser Aktivierung wird als Hinweis auf die Aktivität eines neuronalen Netzwerks interpretiert (▶ Exkurs).

Exkurs

Künstliche neuronale Netzwerke

Mit künstlichen neuronalen Netzwerken versucht man die Vorgänge im Gehirn durch Computeranwendungen zu simulieren. Im Gehirn sind die Nervenzellen in komplexer Weise miteinander verknüpft. Jede Zelle kann über Dendriten Signale von anderen Zellen empfangen und diese über Neuriten weiterleiten. Die Stärke des weitergeleiteten Ausgabesignals hängt dabei von der Stärke und Frequenz des Eingabesignals ab. Entscheidend für die enorme Leistungsfähigkeit des Gehirns sind zum einen die große Anzahl an Nervenzellen (etwa 100 Mrd.) und zum anderen die extrem hohe Anzahl an Verknüpfungen (schätzungsweise 100 Billionen Verbindungen). Künstliche neuronale Netzwerke sind, angelehnt an das biologische Vorbild, Rechenmodelle für die Informationsverarbeitung. Allerdings sind in einem künstlichen neuronalen Netzwerk derzeit viel weniger Verknüpfungen (wenige 10.000) möglich. Eingabe- („input node"), innere („hidden node") und Ausgabeknoten („output node") sind meist in Schichten strukturiert und miteinander vernetzt. Zwischen dem Eingang und dem Ausgang des Netzwerkes können ein bis mehrere Schichten innerer Knoten liegen. Dem Nervensystem ähnlich gehen die Signale in einem neuronalen Netzwerk zunächst bei den Eingabeknoten ein und werden an die inneren Knoten weitergeleitet. Anhand des bei ihm eingehenden Signals führt jeder innere Knoten Berechnungen durch und sendet das Resultat an die nächste Stelle weiter. Die Berechnungsergebnisse der inneren Knoten muss man sich als eine Art Zwischenresultat vorstellen, welche für die Arbeitsweise des Netzwerkes entscheidend sind.

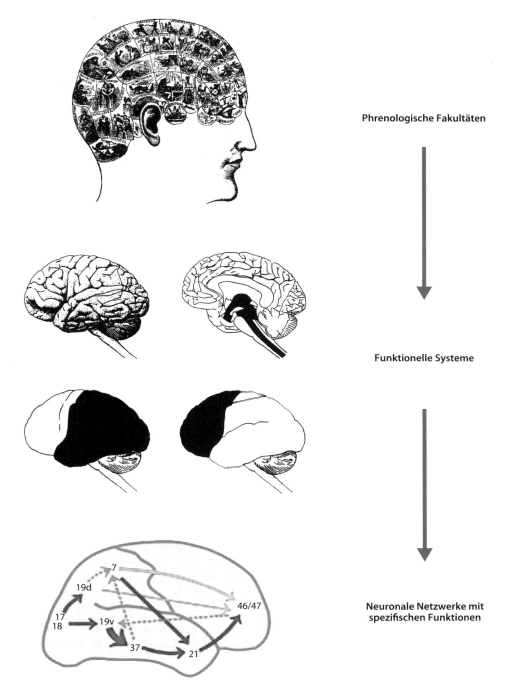

Phrenologische Fakultäten

Funktionelle Systeme

Neuronale Netzwerke mit spezifischen Funktionen

◻ **Abb. 9.5**   Verständnis psychischer Funktionen und deren neuronale Implementierung im Verlauf der letzten beiden Jahrhunderte. Phrenologen (z. B. Galen) haben unterschiedliche psychische Funktionen (Fakultäten) unterschieden, deren Existenz und Umfang anhand der Kopfform festgestellt wurde. Auf der Grundlage der Untersuchung hirnverletzter Patienten hat Luria drei funktionelle Systeme postuliert. Ein im Hirnstamm gelegenes System ist für Aktivierung und Aufmerksamkeit, ein im Parietal-, Okzipital- und Temporallappen gelegenes System für Wahrnehmung und Gedächtnis zuständig, ein im Frontalhirn gelegenes System für Handlungsplanung und -kontrolle. Heute gehen wir davon aus, dass psychische Prozesse in spezifischen neuronalen Netzwerken realisiert werden, in denen Informationen sequenziell und parallel in verschiedenen Hirnarealen verarbeitet werden

9

9.6 Neuronale Plastizität

In den letzten Jahrzehnten wurden viele Belege für die erstaunliche Plastizität des Gehirns zusammengetragen (Costandi 2016). Wir wissen heute, dass das Gehirn nicht fest verdrahtet ist, sondern dass sich die synaptischen Verbindungen strukturell oder in ihrer Effizienz kontinuierlich aufgrund von Umwelterfahrungen verändern. Umfangreiche neuronale Veränderungen sind dabei nicht nur in den Kindheitsjahren möglich, sondern auch im Erwachsenenalter und auch nach Hirnschädigungen (Elbert und Rockstroh 2004). Beispielsweise hängt die Repräsentation von Gliedmaßen im sensorischen oder motorischen Kortex stark vom Gebrauch im Alltag ab. So konnten beispielsweise Elbert et al. (1995) nachweisen, dass die kortikale Repräsentation der Finger der linken Hand bei professionellen Streichmusikern etwas größer ist als bei Kontrollpersonen, die kein Streichinstrument spielen. Genauso scheinen sich die neuronalen Aktivierungsmuster von kongenital blinden Personen beim Lesen von Brailleschrift von Personen zu unterscheiden, die erst zu einem späteren Zeitpunkt erblindet sind (Burton et al. 2002).

Aufgrund dieser Befunde ist es wichtig, sich der wechselseitigen Beeinflussbarkeit neuronaler Prozesse durch Umwelt und Genom bewusst zu werden. Die Erkenntnis, dass das Gehirn eine erhebliche Plastizität besitzt, hat auch unmittelbar Auswirkungen auf die Psychiatrie und Klinische Psychologie (inkl. der Psychotherapie). Aufgrund der Verfügbarkeit von bildgebenden Verfahren, mit denen die metabolischen Veränderungen auch bei komplexen psychischen Prozessen (z. B. Affektregulation, Gedächtnisabruf) sichtbar gemacht werden können, ist es heute möglich, nicht nur die Pathomechanismen psychischer Störungen besser zu verstehen, sondern es können auch die neuronalen Veränderungen dokumentiert werden, die mit pharmakologischen oder psychotherapeutischen Interventionen einhergehen.

> **Wichtig**
> Die Befunde aus den Plastizitätsstudien weisen darauf hin, dass neuronale Anomalien bei Patienten mit psychischen Störungen nicht einfach als Beleg für eine genetische Verursachung angesehen und als Hinweise auf den endogenen Charakter der Störung gewertet werden können. Neuronale Anomalien können auch durch (frühe) aversive Umwelterfahrungen (z. B. Deprivation, Traumatisierungen) verursacht worden sein (Grossman et al. 2003).

9.7 Neuropsychologische Störungen

Betroffen von einer hirnorganisch bedingten Veränderung können alle kognitiven Funktionen (Wahrnehmung, Aufmerksamkeit, Gedächtnis, intellektuelle Funktionen, Sprache, exekutive Funktionen) sein. Aber auch affektive und motivationale Störungen sowie Verhaltensstörungen können nach einer Erkrankung oder Verletzung des Hirns auftreten. Meist weisen die Patienten gleichzeitig mehrere kognitive Störungen (z. B. Gedächtnis- und Sprachstörung) auf, zu denen auch noch motorische und sensorische Störungen (z. B. Hemiparese) hinzukommen können.

> **Wichtig**
> Der Begriff hirnorganisches Psychosyndrom (HOPS) bezieht sich auf psychische Störungen, die entweder unmittelbar durch eine Schädigung des Gehirns oder mittelbar in einer durch Krankheiten anderer Organe bzw. durch Systemerkrankungen hervorgerufenen Funktionsstörung des Gehirns begründet sind. Da der Begriff sehr unspezifisch ist und keine Angaben zur Art und Schweregrad der psychischen und Verhaltensstörung macht, sollte er nicht mehr verwendet werden.

9.7.1 Klassifikation

In der ICD-10 Kapitel V werden neuropsychologische Störungen in der Gruppe F0 (organische, einschließlich symptomatischer psychischer Störungen, F00–F09) codiert. Kennzeichen der F0-Gruppe ist, dass es sich um psychische Störungen mit einer nachweisbaren Ätiologie in einer zerebralen Krankheit, einer Hirnverletzung oder einer anderen Schädigung, die zu einer Hirnfunktionsstörung führt, handelt. Die Funktionsstörung kann dabei primär sein, wie bei Krankheiten, Verletzungen oder Störungen, die das Gehirn direkt oder in besonderem Maße betreffen, oder sekundär wie bei systemischen Krankheiten oder Störungen, die das Gehirn als eines von vielen anderen Organen oder Körpersystemen betreffen. Die Diagnose einer F0-Störung verlangt immer auch eine entsprechende organische Diagnose (z. B. Schädel-Hirn-Trauma) aus einem der anderen Kapitel des ICD-10. Nur bei den Demenzdiagnosen ist diese Hirnstörung schon inkludiert. Damit nimmt die Kategorie F0 eine Sonderstellung in der ICD-10 Kapitel V ein, da für sie eine zugrunde liegende Pathologie und Ätiologie ausgemacht werden kann.

Im DSM sind – im Vergleich zur ICD-10 Kapitel V – organisch bedingte psychische Störungen nicht in einer einzigen Diagnosegruppe zusammengefasst (APA

2015). Es gab zwar in früheren Versionen des DSM (z. B. DSM-III-R) eine Diagnosegruppe mit der Bezeichnung „organisch bedingte psychische Störungen", diese wurde aber bei der Revision 1994 (DSM-IV) aufgelöst, weil der Eindruck vermieden werden sollte, dass nur diese Gruppe von psychischen Störungen eine organische Grundlage („ein zerebrales Substrat") aufweist. Die Diagnosegruppe „organisch bedingte psychische Störungen" wurde im DSM-IV auf die Diagnosegruppen „Delir, Demenz, Amnesie und andere kognitive Störungen", „psychische Störungen aufgrund eines medizinischen Krankheitsfaktors" und „Störungen im Zusammenhang mit psychotropen Substanzen" aufgeteilt. Im DSM-5 (APA 2015) gab es wieder eine umfangreiche Änderung. Die Diagnosegruppe „Delir, Demenz, Amnesie und andere kognitive Störungen" wurde in „neurokognitive Störungen" („neurocognitive disorders", NCD) umbenannt. In der Diagnosegruppe der NCD werden Erkrankungen beschrieben, bei denen das primäre klinische Defizit aus Einbußen der kognitiven Funktionen besteht (z. B. NCD aufgrund einer Alzheimer-Erkrankung, NCD aufgrund eines Schädel-Hirn-Traumas, substanz-/medikamenteninduzierte NCD). Diese NCD sind erworben und deshalb nicht als Entwicklungsstörungen einzuordnen.

Für diese neue Diagnosegruppe wurden neuropsychologische Merkmalsdomänen (z. B. komplexe Aufmerksamkeit, Exekutivfunktion, Sprache, Lernen und Gedächtnis, soziale Kognition) eingeführt und operationalisiert. Jetzt kann einerseits eine kategoriale Diagnose (z. B. Delir, schwere NCD aufgrund einer Parkinson-Erkrankung) gestellt und andererseits zusätzlich noch die Art und der Schweregrad der neurokognitiven Störung und auch das Vorliegen einer Verhaltensstörung angegeben werden (z. B. schwere Störung der Exekutivfunktion mit Verhaltensstörung). ◼ Tab. 9.2 gibt einen Überblick über das Kapitel F0 der ICD-10 und die Kategorie NCD im DSM-5.

Die im DSM-5 vorgenommenen Änderungen bei der Diagnose einer psychischen Störung infolge einer Hirnschädigung oder -erkrankung wurden in der jetzt gerade verabschiedeten ICD-11 nachvollzogen. Anstelle der Kategorie F0 gibt es in der ICD-11 jetzt auch eine Diagnosekategorie mit der Bezeichnung „neurokognitive Störungen" (◼ Tab. 9.3). In diese Kategorie fallen Patienten mit erworbenen kognitiven Störungen, wobei eine deutliche Verschlechterung im Vergleich zu dem früheren alters- und ausbildungsangemessenen Funktionsniveau erkennbar sein muss. Die kognitive Störung muss darüber hinaus das zentrale Störungsbild darstellen und darf nicht als Begleitsymptom einer anderen psychischen Störung (z. B. Schizophrenie) auftreten. Ist der Grund für die aufgetretene neurokognitive Störung bekannt (z. B. Schlaganfall), muss die Ätiologie zusätzlich codiert werden (z. B. leicht neurokognitive Störung aufgrund eines Schädel-Hirn-Traumas).

In einer zweiten Kategorie mit dem Namen „sekundäre psychische oder Verhaltenssyndrome im Zusammenhang mit Störungen oder Krankheiten, die an anderer Stelle klassifiziert sind" werden psychische Störungen aufgeführt, die eine direkte Folge eines pathophysiologischen Prozesses sind (◼ Tab. 9.4).

Die Gruppe der sekundären psychischen oder Verhaltenssyndrome umfasst Syndrome, die durch das Vorhandensein von prominenten psychologischen oder verhaltensbedingten Symptomen (z. B. Wahn, Ängste) gekennzeichnet sind, die als direkte pathophysiologische Folgen einer Erkrankung oder Verletzung entstanden sind. Es handelt sich also um eine Gruppe von psychischen Störungen, die im DSM-5 als „psychische Störungen aufgrund eines medizinischen Krankheitsfaktors" zusammengefasst ist. In der ICD-10 findet sich eine vergleichbare Untergruppe im Abschnitt F06 (sonstige psychische Störungen aufgrund einer Schädigung oder Funktionsstörung des Gehirns oder einer körperlichen Krankheit) und F07 (organische Persönlichkeitsstörungen). In diesen beiden Unterkategorien werden Syndrome definiert, bei denen die auffälligsten Störungen im Bereich der Wahrnehmung (Halluzinationen), der Denkinhalte (Wahn), der Stimmung und der Gefühle (Depression, gehobene Stimmung, Angst) oder im gesamten Persönlichkeits- und Verhaltensmuster liegen und kognitive oder sensorische Funktionsstörungen nur minimal oder schwierig festzustellen sind.

Der Nachweis der Pathophysiologie bei den „sekundären psychischen oder Verhaltenssyndromen" basiert auf der Anamnese, körperlichen Untersuchungen oder Laborbefunden. Die Symptome werden nicht durch ein Delir oder eine andere psychische und Verhaltensstörung erklärt und sind keine psychologisch vermittelte Reaktion auf eine schwere Erkrankung (z. B. Anpassungsstörung oder Angstsymptome als Reaktion auf die Diagnose einer lebensbedrohlichen Krankheit).

9.7.2 Organische Grunderkrankungen

Allen neuropsychologischen Störungen liegt eine organische Erkrankung zugrunde. Es kann sich hierbei um Erkrankungen oder Verletzungen des Gehirns oder um allgemeine körperliche Erkrankungen (z. B. Stoffwechselstörungen), welche das Gehirn und seine Funktion sekundär schädigen, handeln. Bei den Hirnverletzungen sind es vor allem Schädel-Hirn-Traumen aufgrund von Verkehrs- oder Arbeitsunfällen, die zu neuropsychologischen Störungen führen. Bei den Hirnerkrankungen finden sich die große Gruppe der degenerativen Erkrankungen und der Durchblutungsstörungen (ischämischer oder hämorrhagischer Infarkt) sowie die Gruppe der Entzündungen und der Hirntumore. Bei den körperlichen Erkrankungen, welche das Gehirn und seine Funktion sekundär schädigen, sind Stoff-

□ Tab. 9.2 Vergleich der 10. Version der Internationalen Klassifikation der Krankheiten (ICD-10, Kapitel V) mit der 5. Version des Diagnostischen und Statistischen Manuals Psychischer Störungen (DSM-5; APA 2015)

ICD-10, Kapitel V	DSM-5	
Organische, einschließlich symptomatischer psychischer Störungen (F0)	**Neurokognitive Störungen (NCD)**	
– F00 Demenz bei Alzheimer-Krankheit	**Delir**	**Leichte NCD mit/ohne Verhaltensstörung**
– F01 Vaskuläre Demenz	– Substanzintoxikation	– Aufgrund Alzheimer-Krankheit
– F02 Demenz bei sonstigen andernorts klassifizierten Krankheiten	– Substanzentzug	– Frontotemporal mit Lewy-Körpern
– F03 Nicht näher bezeichnete Demenz	– Medikationsinduziert	– Vaskulär
– F04 Organisches amnestisches Syndrom, nicht durch Alkohol oder sonstige psychotrope Substanzen bedingt	– Aufgrund anderem medizinischem Faktor	– Aufgrund Schädel-Hirn-Trauma
	– Aufgrund multipler Ätiologien	– Substanz-/medikationsinduziert
		– Aufgrund HIV-Infektion
– F05 Delir, nicht durch Alkohol oder sonstige psychotrope Substanzen bedingt	– Hypoaktiv	– Aufgrund Prionenkrankheit
	– Hyperaktiv	– Aufgrund Parkinson-Krankheit
– F06 Sonstige psychische Störungen aufgrund einer Schädigung oder Funktionsstörung des Gehirns oder einer körperlichen Krankheit	– Gemischt	– Aufgrund Huntington-Krankheit
		– Aufgrund anderem medizinischem Faktor
	– Akut	– Aufgrund multipler Ätiologie
– F07 Persönlichkeits- und Verhaltensstörungen aufgrund einer Krankheit, Schädigung oder Funktionsstörung des Gehirns	– Persistierend	
– F09 Nicht näher bezeichnete organische oder symptomatische psychische Störung		**Schwere NCD mit/ohne Verhaltensstörung**
		– Aufgrund Alzheimer-Krankheit
		– Frontotemporal mit Lewy-Körpern
		– Vaskulär
		– Aufgrund Schädel-Hirn-Trauma
		– Substanz-/medikationsinduziert
		– Aufgrund HIV-Infektion
		– Aufgrund Prionenkrankheit
		– Aufgrund Parkinson-Krankheit
		– Aufgrund Huntington-Krankheit
		– Aufgrund anderem medizinischem Faktor
		– Aufgrund multipler Ätiologie

Anmerkung: In den Anfängen der klinischen Neuropsychologie wurden zahlreiche Syndrome (Amnesie, Agnosie, dysexekutives Syndrom, ideatorische Apraxie etc.) postuliert. Später wurde eine dimensionale Diagnostik (Merkmalsdiagnostik) anhand von Funktionsbereichen (Gedächtnis, Aufmerksamkeit, Sprachverständnis etc.) favorisiert, weil die postulierten Syndrome eher selten in Reinform auftreten und eine dimensionale Diagnostik eine genauere Beurteilung der Leistungsfähigkeit eines Patienten ermöglicht und somit mehr Informationen für die Therapieplanung und Prognosestellung beinhaltet. Im DSM-5 werden deshalb auch verschiedene neurokognitive Domänen unterschieden, die eine differenzierte Beurteilung des betroffenen Patienten erlauben: komplexe Aufmerksamkeit, Exekutivfunktion, Lernen und Gedächtnis, Sprache, perzeptiv-motorisch, soziale Kognition

■ Tab. 9.3   Übersicht über die neurokognitiven Störungen in der ICD-11

Neurokognitive Störungen	Englische Bezeichnung	Code
Delir	„delirium"	6D70
Leichte neurokognitive Störung	„mild neurocognitive disorder"	6D71
Amnestische Störung	„amnestic disorder"	6D72
Demenz	„dementia"	6D8
Sonstige neurokognitive Störungen	„other specified neurocognitive disorders"	6E0Y
Neurokognitive Störungen, nicht näher bezeichnet	„neurocognitive disorders, unspecified"	6E0Z

■ Tab. 9.4   Übersicht über die sekundären psychischen oder Verhaltenssyndromen im Zusammenhang mit Störungen oder Krankheiten, die an anderer Stelle klassifiziert sind

Sekundäre psychische oder Verhaltenssyndrome im Zusammenhang mit Störungen oder Krankheiten, die an anderer Stelle klassifiziert sind	Englische Bezeichnung	Code
Sekundäre Neuroentwicklungsstörung	„secondary neurodevelopmental syndrome"	6E60
Sekundäre psychotische Störung	„secondary psychotic syndrome"	6E61
Sekundäre Stimmungsstörung	„secondary mood syndrome"	6E62
Sekundäre Angststörung	„secondary anxiety syndrome"	6E63
Sekundäre Zwangsstörung und verwandte Störungen	„secondary obsessive-compulsive or related syndrome"	6E64
Sekundäre dissoziative Störung	„secondary dissociative syndrome"	6E65
Sekundäre Impulskontrollstörung	„secondary impulse control syndrome"	6E66
Sekundäre neurokognitive Störung	„secondary neurocognitive syndrome"	6E67
Sekundäre Persönlichkeitsveränderung	„secondary personality change"	6E68
Sekundäre katatone Störung	„secondary catatonia syndrome"	6E69
Sonstige sekundäre psychische oder Verhaltensstörung	„other specified secondary mental or behavioural syndrome"	6E6Y
Sekundäre psychische oder Verhaltensstörung, nicht näher bezeichnet	„secondary mental or behavioural syndrome, unspecified"	6E6Z

wechselerkrankungen, Herzinsuffizienz (inkl. Herzstillstand mit einer damit einhergehenden Hypoxie), Leber- und Nierenversagen, endokrine Erkrankungen, Intoxikationen, Fieber und Anämie wichtige Erkrankungen. ■ Tab. 9.5 gibt eine Übersicht über organische Grunderkrankungen, die neuropsychologische Störungen hervorrufen können.

9.7.3 Neuropsychologische Syndrome und Funktionsstörungen

Von einer Hirnerkrankung oder -verletzung oder einer allgemeinen körperlichen Erkrankung, welche das Gehirn und seine Funktion sekundär schädigt, können alle psychischen Funktionen betroffen sein. Die Art der Störung und der Schweregrad wird vor allem beeinflusst durch

— Charakteristiken der Läsion (Lokalisation, Volumen),

— Art und Verlauf der Erkrankung (z. B. diffus versus fokal, progredient versus nicht progredient),
— Merkmale des Patienten (z. B. Geschlecht, Hemisphärenspezialisierung, Alter) sowie
— bestimmte psychosoziale und medizinische Variablen (z. B. prämorbides Leistungsvermögen, Ausbildung, Medikation, Epilepsie, Substanzmissbrauch und -abhängigkeit).

Kennzeichnend für neuropsychologische Störungen ist, dass häufig verschiedene kognitive Funktionen (z. B. Gedächtnis, Aufmerksamkeit, Sprache) gestört sind und in der Regel eine Negativsymptomatik[1] dominiert. In den Anfängen der Neuropsychologie, die durch die

---

1   Unter dem Begriff Negativsymptomatik oder auch Minussymptomatik werden verschiedene Symptome zusammengefasst, die durch eine Minderung und Verarmung psychischer Merkmale eines Menschen gekennzeichnet sind (z. B. Antriebsarmut, Affektverflachung).

▣ Tab. 9.5 Übersicht über wichtige organische Grunderkrankungen

Ätiologische Gruppe	Ätiologische Subgruppen
Schädel-Hirn-Trauma	Geschlossenes Schädel-Hirn-Trauma
	Offenes Schädel-Hirn-Trauma
Vaskuläre Erkrankungen	Ischämischer Insult
	Hirnblutung (z. B. Aneurysmablutung)
	Bluthochdruck
Degenerative Erkrankungen	Kortikale Demenzen
	Subkortikale Demenzen
	Multiple Sklerose
	Normaldruckhydrozephalus
Intoxikationen	Alkohol
	Andere psychotrope Substanzen
	Neurotoxine
Infektionen	HIV-Infektion
	Herpes-simplex-Enzephalitis
	Lyme-Erkrankung
	Chronisches Ermüdungssyndrom
Hirntumore	Primäre Hirntumore
	Sekundäre Hirntumore (Metastasen)
	Chemotherapie
Sauerstoffmangel	Akute Sauerstoffunterversorgung
	Chronische Sauerstoffunterversorgung
	Kohlenmonoxidvergiftung
Metabolische und endokrine Störungen	Diabetes mellitus
	Hypothyroidismus
	Lebererkrankung
	Urämie
Ernährungsstörungen	Vitamin-B-Mangel (z. B. Vitamin-B_6-Mangel beim Korsakoff-Syndrom)
	Folsäuremangel

systematische Beobachtung und Beschreibung von Symptomen hirngeschädigter Patienten durch Neurologen geprägt war, spielte die Syndromdiagnostik eine wichtige Rolle, was zur Postulierung und Etablierung vieler neuropsychologischer Syndrome (Agnosie, amnestisches Syndrom, Broca-Aphasie, Wernicke-Aphasie, ideomotorische und ideatorische Apraxie, Apathie etc.) führte.

Nachdem sich aber im Laufe der Zeit gezeigt hat, dass die postulierten Syndrome eher selten sind und die Syndromdiagnostik für die klinische Praxis und auch die Forschung zu ungenau ist, hat die Syndromdiagnostik Mitte des 20. Jahrhunderts zunehmend an Bedeutung verloren. Diese Entwicklung hin zu einer Merkmalsdiagnostik wurde sicherlich noch durch die Fortschritte der neuropsychologischen Diagnostik begünstigt, die eine immer feinere Untersuchung spezifischer Funktionsbereiche ermöglichte. Heute werden in der klinischen Praxis mittels neuropsychologischer Tests (computergestützte Tests bzw. Papier- und Bleistift-Tests) routinemäßig unterschiedliche kognitive Funktionen überprüft.

Aufgrund des beschränkten Platzes kann in diesem Kapitel kein vollständiger Überblick über alle möglichen neuropsychologischen Störungen gegeben werden. Ich beschränke mich daher auf wichtige Syndrome und Funktionsstörungen. Eine ausführliche Darstellung findet sich bei Goldenberg (2016), Heilman und Valenstein (2011), Karnath und Thier (2006) oder Sturm et al. (2009). Bei der Beschreibung der verschiedenen Störungen gilt es zu beachten, dass diese prototypisch ist. In der klinischen Praxis sind die Störungsbilder in vielen Fällen deutlich weniger prägnant ausgebildet oder es ist öfters aufgrund mehrerer gleichzeitig vorhandener Störungen schwierig, eine Abgrenzung vorzunehmen (z. B. Feststellen einer Störung des biografischen Gedächtnisses bei einer gleichzeitig vorhandenen Aphasie mit deutlicher Sprachverständnisstörung).

Aphasien (zentrale Sprachstörungen)

Aphasien (griech. „aphasia" = ohne Sprechen, Sprachlosigkeit) sind Beeinträchtigungen der Sprachproduktion und -rezeption (inkl. des Sprachverständnisses), die durch Hirnschädigungen nach abgeschlossener Sprachentwicklung verursacht werden. Es liegen also zentrale Störungen der Sprache vor, die linguistisch als Beeinträchtigung in den verschiedenen Komponenten des Sprachsystems (Phonologie, Lexikon, Syntax und Semantik) beschrieben werden können. Die häufigste Ursache von Aphasien sind vaskuläre Erkrankungen der linken Hirnhälfte, die bei Rechtshändern in der Regel eine Spezialisierung für Sprache aufweist. Bei diesen vaskulären Aphasien liegt in ca. 80 % der Fälle ein Gefäßverschluss aus dem Versorgungsgebiet der Arteria cerebri media vor. Aphasien durch andere zerebrale Erkrankungen sind seltener.

Bewährt und weitgehend durchgesetzt hat sich die Unterscheidung von vier Standardsyndromen der Aphasien bei Patienten mit einem Schlaganfall (▣ Tab. 9.6):
- globale Aphasie (ca. 40 % aller vaskulären Aphasien),
- Broca-Aphasie (ca. 25 %),

◻ Tab. 9.6 Aphasische Syndrome

	Globale Aphasie	Wernicke-Aphasie	Broca-Aphasie	Amnestische Aphasie (Anomie)
Leitsymptome	Sprachautomatismen	Paragrammatismus, Paraphasien, Jargon	Agrammatismus	Wortfindungsstörungen
Sprechfluss	Stark eingeschränkt, oft Sprechapraxie bzw. Dysarthrie	Unauffällig, teilweise überschießend (Logorrhoe)	Eingeschränkt, oft Sprechapraxie bzw. Dysarthrie	Unauffällig, aber häufig Suchverhalten und Satzabbrüche
Kommunikation	Sehr schwer bis schwer gestört	Bei Jargon sehr schwergestört, sonst schwer bis mittelgradig	Schwer bis mittelgradig gestört	Mittelgradig bis leicht gestört
Schreiben	Gestört	Gestört	Gestört	Teilweise gestört
Lesen	Gestört	Gestört	Gestört	Flüssig

— amnestische Aphasie (ca. 15 %) und
— Wernicke-Aphasie (ca. 10 %).

Darüber hinaus gibt es noch aphasische Sonderformen (10 %). Viele Aphasien, die durch ein Schädel-Hirn-Trauma oder eine andere neurologische Erkrankung verursacht werden, können allerdings nicht den primär bei Schlaganfallpatienten postulierten Standardsyndromen zugeordnet werden. Es handelt sich dann um nicht klassifizierbare Aphasien.

Bei einer Aphasie sind häufig nicht nur die Sprachproduktion und Sprachrezeption gestört, sondern auch schriftsprachliche Leistungen. Im Falle einer Lesestörung spricht man von einer Alexie, im Falle einer Rechenstörung von einer Akalkulie und im Falle einer Schreibstörung von einer Agrafie. Wichtig ist, dass keine der aufgeführten Störungen durch eine sensorische oder motorische Störung verursacht wird, sondern primär durch eine Störung der zentralen Repräsentation der Sprache.

Amnesie und amnestisches Syndrom

Mit dem Begriff Amnesie (griech. „amnestia" = das Vergessen) wird eine teilweise bis totale, zeitlich begrenzte oder permanente Beeinträchtigung des Erinnerungsvermögens, d. h. des Langzeitgedächtnisses (insbesondere des episodischen Gedächtnisses), bezeichnet (s. für einen Überblick Baddeley et al. 1995). Die anterograde (vorwärts gerichtete) Amnesie betrifft das Gedächtnis für Sachverhalte und Ereignisse nach Beginn der Störung, die retrograde (rückwärtsgerichtete) Amnesie solche vor der Störung (z. B. Gedächtnisstörung für biografische Informationen). Die anterograde Amnesie tritt häufig zusammen mit der retrograden auf, umgekehrt ist das nicht notwendigerweise der Fall. Aufgrund der unterschiedlichen Ursachen können Art und Ausmaß einer Amnesie stark variieren.

Verschiedene Formen der Amnesie

Retrograde (rückwirkende) Amnesie
Gedächtnisverlust für den Zeitraum vor Eintreten des schädigenden Ereignisses (kann Minuten, Tage oder noch längere Zeiträume umfassen).

Anterograde (vorwärts wirkende) Amnesie
Amnesie für eine bestimmte Zeit nach einem schädigenden Ereignis; nach der eigentlichen Bewusstlosigkeit können die Betroffenen „normal" erscheinen, vergessen aber neue Ereignisse und neue Informationen binnen weniger Minuten wieder; meist wird auch die Vergesslichkeit selbst vergessen, dadurch kann das Krankheitsbewusstsein und der Leidensdruck vermindert sein.

Transitorisch-globale Amnesie
Vorübergehende anterograde und retrograde Amnesie, zusammen mit Orientierungsstörung, oft bei Migräne.

Dissoziative (psychogene) Amnesie
Die Unfähigkeit, sich an wichtige autobiografische Informationen zu erinnern, die meist traumatischer oder belastender Natur sind und nicht mit gewöhnlichem Vergessen in Einklang stehen. Die dissoziative Amnesie besteht meist aus einer lokalisierten oder selektiven Amnesie für ein bestimmtes Ereignis oder bestimmte Ereignisse oder aus einer generalisierten Amnesie für Identität und Lebensgeschichte.

Eine anterograde Amnesie tritt häufig nach einer Schädigung des mittleren Dienzephalons (auch: Dienzephalon; Mamillarkörper, mamillothalamischer Trakt, dorsomedialer thalamischer Nucleus, periaquäduktale graue Substanz) und/oder der mittleren Schläfenlappen (insbesondere des Hippocampus, aber auch Amygdala und Fornix) auf. Am Zustandekommen von Amnesien können auch Läsionen im basalen Vorderhirn sowie im Stirnhirn (z. B. im ventromedialen frontalen

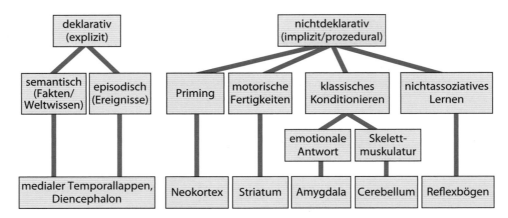

Abb. 9.6 Überblick über verschiedene Gedächtnissysteme und die beteiligten neuronalen Strukturen

Kortex) eine Rolle spielen. Das prozedurale Gedächtnis bleibt bei einer Amnesie meist intakt, ebenso das Arbeitsgedächtnis. Dies kann als Hinweis darauf gewertet werden, dass diese beiden Gedächtnissysteme unabhängig von den genannten neuronalen Strukturen und dem Langzeitgedächtnis sind (■ Abb. 9.6 für einen Überblick über Gedächtnissysteme und deren neuronale Korrelate).

Ein amnestisches Syndrom wird diagnostiziert, wenn das Lernen von neuen Informationen schwer beeinträchtigt ist (anterograde Amnesie), darüber hinaus aber keine schwerwiegenden intellektuellen Defizite und auch keine Störung des Kurzzeit- bzw. Arbeitsgedächtnisses (d. h., die unmittelbare Wiedergabe einer begrenzten Menge von Informationen, z. B. Zahlen nachzusprechen, ist möglich) vorliegt.

> **Wichtig**
> In der ICD-10 wird an dieser Stelle statt Kurzzeit- bzw. Arbeitsgedächtnisses der Begriff Immediatgedächtnis verwendet. Gleichzeitig wird in der ICD-10 als diagnostisches Kriterium das Vorliegen einer Störung des Kurzzeitgedächtnisses gefordert. Die Verwendung dieser Begriffe ist allerdings problematisch, da deren Bedeutung in der Neuropsychologie und auch in der kognitiven Psychologie eine andere ist.

Agnosie

Der Begriff Agnosie („Seelenblindheit") bezieht sich auf eine Störung des Erkennens, ohne dass eine Beeinträchtigung der Sinnesorgane (Augen, Ohren etc.), der elementaren Wahrnehmung und der Sprache vorliegt. Ein Patient mit einer Agnosie kann z. B. Elemente (Form, Größe etc.) einer Kaffeetasse beschreiben, erkennt diese aber nicht als Kaffeetasse (Objektagnosie). Genauso können Teile eines Gesichts beschrieben werden, ohne dass dieses beispielsweise als Gesicht einer guten Bekannten wahrgenommen wird (Prosopagnosie). Bei einer visuellen Agnosie haben die Betroffenen zwar normale Seheindrücke, können den Wahr-

nehmungen aber keine Bedeutung beimessen und z. B. nicht sagen, um welche Gegenstände es sich handelt. Eine Agnosie ist im Gegensatz zur Aphasie eher selten und kommt überwiegend nach rechtshemisphärischen Läsionen (inferiorer Parietallappen, okzipitotemporale Areale) oder bilateralen Läsionen vor. Abhängig von der betroffenen Modalität und dem Gegenstand der Erkennensstörung können verschiedene Formen einer Agnosie unterschieden werden (z. B. Objektagnosie = Störung beim Erkennen von Objekten; Prosopagnosie = Störung beim Erkennen von Gesichtern).

Verschiedene Formen der Agnosie

Visuelle Agnosie
Unfähigkeit, Gegenstände durch Sehen zu benennen.
Akustische Agnosie
Gestörte Identifikation von Geräuschen bei erhaltener Zuwendung hin zur Geräuschquelle.
Prosopagnosie
Störung beim Erkennen von Gesichtern.
Taktile Agnosie
Fehlende Identifikation von Gegenständen durch Betasten.
Autotopagnosie
Unfähigkeit, Körperteile zu benennen.
Anosognosie
Nichterkennen der eigenen Krankheit.

Anosognosie

Der Begriff Anosognosie (griech. „nosos" = Krankheit; „gnosis" = Erkenntnis) beschreibt die Unfähigkeit, eine Krankheit an sich selbst zu erkennen (Gauggel 2017). Er wurde Anfang des 20. Jahrhunderts von Neurologen geprägt, die Patienten zu betreuen hatten, die nach einer Hirnschädigung schwerwiegende sensorische oder motorische Störungen (z. B. Blindheit, Hemiparese) nicht wahrnahmen, das Vorhandensein dieser sogar abstritten und leugneten. In der Literatur werden zahlreiche Fälle berichtet, bei denen Patienten eine Halbseitenlähmung, kortikale Blindheit, Hemianopsie oder Taubheit nicht erkennen konnten. Studien weisen aber auch auf subtilere Formen des Nichterkennens hin. Es muss nicht immer eine Krankheit komplett nicht erkannt werden, sondern viel häufiger sind Fehleinschätzungen über den Schweregrad und das Ausmaß der durch die Störung verursachten Behinderungen. Patienten mit einem Schädel-Hirn-Trauma tendieren beispielsweise dazu, die vorhandenen Probleme weniger gravierend einzuschätzen als Angehörige oder Therapeuten. Sie überschätzen ihre Leistungsfähigkeit im Vergleich zu diesen. Insbesondere kognitive Störungen und Verhaltensstörungen sowie deren Folgen für den Alltag werden dabei häufig in ihrem Ausmaß und ihrer Bedeutung falsch eingeschätzt. Die Selektivität der Wahrnehmung von Störungen (ein Teil der Probleme wird erkannt, ein anderer Teil nicht) ist auch schon früher beschrieben worden. Bereits in den ersten Fallstudien wird berichtet, dass Patienten mit multiplen Störungen selektiv einzelne Störungen nicht erkennen können, dafür aber andere, ebenfalls vorhandene eindeutig wahrnehmen und sogar über diese klagten.

Das Problem des Nichterkennens von Störungen und Problemen bzw. des Überschätzens der eigenen Fähigkeiten und Kompetenzen betrifft nicht nur Patienten mit einem Schädel-Hirn-Trauma, sondern auch Patienten mit anderen neurologischen Erkrankungen (z. B. degenerativen Erkrankungen). Darüber hinaus ist eine Beeinträchtigung des Störungsbewusstseins auch bei einer Reihe von klassischen psychischen Störungen ein wichtiges Merkmal. Man denke hier nur an Patienten mit einer Manie oder Schizophrenie sowie an Patienten mit einer Alkoholabhängigkeit oder Anorexia nervosa.

In der akuten Phase der Erkrankung (d. h. in den ersten Monaten) ist eine Beeinträchtigung des Störungsbewusstseins häufiger zu finden als in einer späten Phase. Genauso scheint die Störung häufiger nach rechtshemisphärischen Läsionen aufzutreten. Allerdings sind genaue Angaben zur Lokalisation der Läsion bei Patienten mit einer Anosognosie schwierig. Scheinbar führen vor allem Läsionen in heteromodalen Assoziationsgebieten (frontotemporoparietale Läsionen) zu einer entsprechenden Störung der Krankheitseinsicht.

Apraxie

Eine Apraxie (griech. „apraxia" = Untätigkeit) ist eine erstmals von dem Neurologen Hugo Liepmann im Jahre 1905 beschriebene Störung, früher erlernte Bewegungen oder Bewegungsabläufe auszuführen. Dabei ist die Fähigkeit der Bewegung (Motilität) und der Wahrnehmung allein weiterhin gegeben, die Integration dieser beiden aber gestört. Nach Aufforderung sind die Betroffenen beispielsweise nicht in der Lage, Gesten nachzumachen oder so zu tun, als ob sie sich die Zähne putzen. Von einer Apraxie sind immer beide Körperhälften betroffen, obwohl die Krankheit meist durch linkshemisphärische Läsionen ausgelöst wird. Häufig geht eine Aphasie mit der Apraxie einher.

Formen der Apraxie

Ideomotorische Apraxie

Die Störung bezieht sich nur auf Einzelbewegungen oder Gesten und tritt nur nach Aufforderung oder bei Imitationsaufgaben auf. Aus diesem Grund hat eine ideomotorische Apraxie für die betroffenen Patienten kaum Auswirkungen auf den Alltag. Grundsätzlich besteht eine Beeinträchtigung in der Auswahl der motorischen Elemente, die eine Bewegung bestimmen und in der korrekten sequenziellen Anordnung dieser Elemente. Der Ablauf grundlegender Einzelbewegungen ist intakt, jedoch ist die Reihenfolge oft falsch, in der sie ablaufen. Eine der häufigsten Ursachen für eine ideomotorische Apraxie, aber auch für andere Apraxieformen, ist ein Schlaganfall (ischämischer Infarkt), bei dem es zu Läsionen des Parietallappens (Steuerung der visuellen Aufmerksamkeit und räumlicher Funktionen) und der Kommissurenbahnen (Verbindungen zwischen den Hemisphären) kommt.

Bukkofaziale Apraxie

Die bukkofaziale Apraxie ist eine spezielle Form der ideomotorischen Apraxie. Hier kann der Patient bei verbaler Aufforderung oder durch Imitation, Bewegungen des Gesichtes nicht mehr durchführen, wobei spontane Bewegungen oft richtig ausgeführt werden.

Ideatorische Apraxie

Bei der ideatorischen Apraxie besteht eine Unfähigkeit, komplexe Handlungsfolgen auszuführen. Vermutlich liegt eine Störung des Bewegungskonzeptes (Ideation) oder der Vorstellung einer Handlungsfolge vor, sodass kein korrekter Plan zur Ausführung zur Verfügung steht. Eine ideatorische Apraxie kann nach Läsionen temporoparietaler Regionen und der sprachdominanten Hemisphäre auftreten.

Unilateraler Neglect

Ein Neglect (engl. „to neglect" = vernachlässigen) ist eine Störung der Aufmerksamkeit für eine Körperseite oder deren Umgebung. Die entsprechende Körperseite oder Umgebung wird nicht mehr wahrgenommen, was zur Vernachlässigung oder Unaufmerksamkeit gegenüber dieser Körperseite führt. Typische Beispiele für Neglectsymptome sind das unbeabsichtigte Herabhängen eines Armes, das Übersehen und Nichtbeachten von Gegenständen oder das Ausbleiben einer Kopfbewegung bei Ansprache von der Seite. Bei einem unilateralen visuellen Neglect, eine der häufigsten Neglectformen, übersehen Patienten das Essen auf einer Tellerhälfte, oder es kommt zum häufigen Anrempeln von Gegenständen. Neben dem visuellen Neglect kann ein Neglect auch für andere Sinnesmodalitäten auftreten (z. B. akustischer Neglect). Ein Neglect geht häufig auch mit einem Nichterkennen und Verneinen der Störung (s. Anosognosie) einher und tritt häufiger bei rechtsseitigen als bei linksseitigen Läsionen (insbesondere Läsionen im Bereich des Parietallappens) auf, oft auch in Verbindung mit einer Hemianopsie (Ausfall einer Hälfte des Gesichtsfelds aufgrund einer Schädigung der Sehbahn). Neglect nach einer rechtsseitigen Läsion äußert sich in der Vernachlässigung oder Unaufmerksamkeit der linken (Körper-)Hälfte.

Demenz

Eine Demenz (lat. „dementia" = ohne Geist/Verstand sein) ist eine schwerwiegende Folge einer meist chronischen und fortschreitenden Krankheit des Gehirns. Kernsymptome sind eine zunehmende Störung des Gedächtnisses (insbesondere ist das Lernen neuer Informationen beeinträchtigt) sowie das Auftreten weiterer kognitiver Störungen, einschließlich Störungen des Denkens, der Orientierung, der Auffassung, des Rechnens, der Lernfähigkeit, der Sprache und des Urteilsvermögens (Jahn 2010). Das Bewusstsein ist nicht getrübt. Die kognitiven Beeinträchtigungen werden gewöhnlich von Veränderungen der emotionalen Kontrolle, des Sozialverhaltens oder der Motivation begleitet, gelegentlich treten diese auch eher auf. Die kognitiven Störungen sind so stark, dass es zu Beeinträchtigungen im täglichen Leben (z. B. beim Versorgen des Haushalts oder dem Kontakt zu Mitmenschen) kommt.

Die Alzheimer-Krankheit ist eine primär degenerative zerebrale Krankheit mit unbekannter Ätiologie und charakteristischen neuropathologischen und neurochemischen Merkmalen (Bildung neurofibrillärer Plaques und Amyloideinlagerungen in frontotemporoparietalen Hirnarealen). Sie beginnt meist schleichend und entwickelt sich langsam aber stetig mit einer zunehmenden Zustandsverschlechterung über einen Zeitraum von mehreren Jahren. Die vaskuläre Demenz ist das Ergebnis einer Infarzierung des Gehirns als Folge einer vaskulären Krankheit. Die Infarkte sind meist klein, kumulieren aber in ihrer Wirkung. Der Beginn liegt gewöhnlich im späteren Lebensalter (◘ Tab. 9.7).

Apathie

Eine Apathie stellt eine besonders schwere Störung der Motivation dar, die durch ein vermindertes zielgerichtetes Verhalten aufgrund einer verminderten Motivation gekennzeichnet ist. Die Patienten weisen im Vergleich zu ihrem früheren Funktionsniveau, ihrer Altersgruppe und ihrem kulturellen Hintergrund einen stark verminderten Antrieb auf. Die Motivationsstörung betrifft dabei gleichzeitig:

- zielgerichtete Aktivitäten,
- zielgerichtete Kognitionen und
- emotionale Aspekte des zielgerichteten Verhaltens.

Das verminderte zielgerichtete Verhalten wird nicht durch eine affektive Störung (z. B. depressive Episode), kognitive (z. B. Amnesie, Delir) oder motorische Defizite (z. B. Paresen, Akinese) verursacht. Einzelne Symptome einer Apathie können aber parallel zu anderen psychischen Störungen koexistieren.

> ❯ **Wichtig**
> Der Mangel an Motivation und Antrieb wird, wenn er das dominierende klinische Erscheinungsbild darstellt, als Apathiesyndrom klassifiziert. Steht er nicht im Mittelpunkt der klinischen Diagnose, wird die Motivationsstörung als Symptom eines anderen Syndroms (z. B. depressive Episode, Schizophrenie) eingeordnet.

Störungen der Motivation finden sich in unterschiedlichem Ausmaß bei einer ganzen Reihe von Krankheitsbildern, wobei es sich dabei nicht immer um ein voll ausgeprägtes Apathiesyndrom handeln muss. Am häufigsten werden Motivationsstörungen aber bei Patienten mit Schädel-Hirn-Traumen, zerebrovaskulären oder degenerativen Erkrankungen wie der Alzheimer-Krankheit berichtet. Bei ca. 25 % dieser Patienten treten solche Störungen auf.

Zahlreiche Fallberichte von hirngeschädigten Patienten belegen, dass es nach präfrontalen Läsionen, aber auch nach Läsionen im Bereich der Basalganglien (insbesondere bilateraler Läsionen des Caput nuclei caudati und des Thalamus) zu Störungen der Motivation kommen kann. Die genannten neuronalen Strukturen sind dabei vermutlich Bestandteile eines oder mehrerer neuronaler Netzwerke, in denen die für ein zielgerichtetes Verhalten notwendigen Prozesse realisiert werden.

Orientierung und Orientierungsstörungen

Unter dem Begriff Orientierung wird das Sich-Zurechtfinden in der eigenen, inneren Welt und der Umwelt einer Person, also die Fähigkeit die aktuelle Realität korrekt einzuschätzen, subsumiert. Gestört ist das Wissen über die eigene Person, wo man sich gerade aufhält (Ort), was gerade passiert (Situation) und welches Datum gerade ist (Zeit).

Einige Autoren betrachten die Orientierung als Indikator für generelle Beeinträchtigungen kognitiver Funktionen. Weiterhin scheint die Orientierung ein wichtiger prognostischer Indikator für die Folgen ei-

◨ Tab. 9.7   Vergleich vaskuläre Demenz und Alzheimer-Demenz

Alzheimer-Demenz	Vaskuläre Demenz
Erkrankungsbeginn	
Kann schon vor dem 65. Lebensjahr auftreten (präsenile Demenz)	Meist im späteren Lebensalter
Stadien	
1. Stadium: ausgeprägte anterograde Gedächtnisstörung, räumliche Desorientiertheit *2. Stadium:* Sprachstörungen (Wiederholung von Satzteilen, Wortfindungsstörungen) *3. Stadium:* Störungen des Bewegungsablaufs, Zittern (Tremor), Muskelverspannungen (Rigor), Gehen und Stehen sind unmöglich *4. Stadium:* Inkontinenz, Kräfteschwund, völlige Hilflosigkeit, Auszehrung	Abrupte Einbrüche mit Symptomverschlechterungen; es kann aber auch zum Stillstand oder zum schleichenden Fortschreiten kommen
Dauer der Krankheit	
Zwischen 1–15 Jahren	Über Jahre, aber kürzer als bei Alzheimer-Demenz
Neuropathologie	
Kortikale Atrophie, Regionen mit degenerierten Nervenzellen und Nervenfortsätzen, Verklumpungen feinster Nervenfasern	Im CT oder MRT finden sich typischerweise unspezifische, sog. periventrikuläre Hypodensitäten und lakunäre Infarkte
Risikofaktoren	
Alter, positive Familienanamnese (d. h. Erkrankungsfälle von Demenz, Parkinson-Krankheit, Down-Syndrom), Hirnvorschädigungen, Depressionen, Schilddrüsenunterfunktion	Alter, Hypertonie, Stoffwechselstörungen, entzündliche Gefäßerkrankungen
Ätiologie	
Die Ätiologie der Demenz ist nur zum Teil geklärt. Diskutiert werden: Genetische Veränderungen (30 % der Fälle): Es handelt sich um Punktmutationen auf den Chromosomen 1, 14 oder 21. Diese führen zu einer vermehrten Ablagerung eines krankhaften Eiweißes („Amyloid") im Gehirn Man hat außerdem gefunden, dass Menschen, auf deren Chromosom 19 das Gen für Apolipoprotein E (ApoE) in einer bestimmten Zustandsform vorliegt (als „ApoE-ε4-Allel"), überdurchschnittlich häufig an Alzheimer-Demenz erkranken Diese Zustandsform in sich zu tragen wird als Risikofaktor gewertet, ist aber eigentlich eine Normvariante. Das bedeutet, das Vorhandensein dieses Allels kann die Erkrankung nicht verursachen	Ursache dieser Erkrankung sind multiple Infarkte kleineren Ausmaßes. Die Unterbrechung der Blutzufuhr im Gehirn bewirkt einen Sauerstoffmangel und bestimmte Gehirnteile sterben ab
Pathogenese	
Es kommt, meist über Jahrzehnte, zu einem Abbau an Hirnsubstanz, die häufig in bestimmter Reihenfolge bestimmte Hirnregionen, schwerpunktmäßig Schläfenlappen (Temporallappen) und Parietallappen betreffen Im Hirngewebe finden sich Ablagerungen von Amyloid-Plaques und Neurofibrillenbündel	Bei der vaskulären Demenz werden vom histopathologischen Erscheinungsbild zwei größere Unterformen, die Multiinfarktdemenz und die subkortikale arteriosklerotische Enzephalopathie unterschieden Eine **Multiinfarktdemenz** entsteht durch vielfältige kleine Schlaganfälle (bzw. eine Unterbrechung der Blutversorgung oder eine chronischen Mangelversorgung) im Hirnrindegebiet, deren Folgen für das kognitive Leistungsvermögen immer gravierender werden. Bei einer **arteriosklerotischen Enzephalopathie** sind primär subkortikale Hirngebiete von den kleinen Schlaganfällen betroffen. Sobald das Gesamtvolumen der geschädigten Hirngebiete ein bestimmtes Volumen überschreitet oder aber Hirngebiete mit wichtigen Funktionen betroffen sind, kommt es zur Ausbildung der charakteristischen Symptome einer Demenz

◻ Tab. 9.8   Komponenten der Aufmerksamkeit und deren Lokalisation

Komponente	Lokalisation	Neurotransmitter
Alertness (Aufmerksamkeitsaktivierung)	Hirnstammanteil der Formatio reticularis, insbesondere noradrenerger Kerngebiete, dorsolateraler präfrontaler und inferiorer parietaler Kortex der rechten Hemisphäre, intralaminare und retikuläre Thalamuskerne, anteriorer Anteile des Gyrus cinguli	Noradrenalin
Daueraufmerksamkeit und Vigilanz	Hirnstamm (Formatio reticularis), intralaminare Nuclei des Thalamus, cholinerger Anteil des basalen Frontallappens, Areale des rechten präfrontalen und parietalen Kortex	–
Selektive Aufmerksamkeit (syn.: fokussierte Aufmerksamkeit; Orientierung)	Inferiorer Parietalkortex („disengage"), Colliculi superiores („shift"), posteriorlateraler Thalamus, insbesondere Pulvinar („engage"), inferiorer frontaler Kortex, insbesondere der linken Hemisphäre (Inhibition), frontothalamische Verbindungen zum Nucleus reticularis des Thalamus, anteriores Cingulum	Azetylcholin
Geteilte Aufmerksamkeit	Präfrontaler Kortex (bilateral), anteriore Abschnitte des Cingulums	–
Exekutive Aufmerksamkeit (inkl. Aufmerksamkeitswechsel)	Präfrontaler Kortex (bilateral), anteriore Abschnitte des Cingulums, Basalganglien	Dopamin

9

nes Hirninfarkts zu sein. Es findet sich häufig auch ein enger Zusammenhang zwischen der Orientierung und dem Gedächtnis (Orientierungsstörungen sind bei schwer gedächtnisgestörten Patienten häufig). Die Orientierung kann durch Hirnschädigungen jeglicher Art (z. B. Hirninfarkt, Schädel-Hirn-Trauma, degenerative Hirnerkrankungen, Tumore) und vielfältiger Lokalisation beeinträchtigt werden.

Aufmerksamkeitsstörungen

Der Begriff Aufmerksamkeit bezieht sich zum einen auf die Fähigkeit zur Aufrechterhaltung eines Aktivierungszustandes, um relevante Informationen registrieren und verarbeiten zu können (Alarmfunktion der Aufmerksamkeit), und zum anderen auf die Fähigkeit, Informationen für die bewusste Verarbeitung und für die Planung und Durchführung von Handlungen auszuwählen (Selektionsfunktion der Aufmerksamkeit). Bei neurologischen Erkrankungen (z. B. Schädel-Hirn-Trauma, Schlaganfall) kommt es häufig zu Störungen der Aufmerksamkeit, wobei verschiedene Aspekte der Aufmerksamkeit gestört sein können:

- phasische Aufmerksamkeit,
- Daueraufmerksamkeit und Vigilanz,
- selektive (fokussierte) Aufmerksamkeit,
- geteilte Aufmerksamkeit und
- exekutive Aufmerksamkeit.

Aufgrund der unterschiedlichen Aspekte und Komponenten der Aufmerksamkeit sowie deren komplexer neuronaler Implementierung kann bei einer Auf-

merksamkeitsstörung nicht von einem einheitlichen Störungsbild ausgegangen werden. Dementsprechend müssen im Rahmen einer neuropsychologischen Diagnostik unterschiedliche Aspekte der Aufmerksamkeit untersucht werden (Niemann und Gauggel 2006). Im Hinblick auf die Lokalisation der verschiedenen Aufmerksamkeitskomponenten wird heute allgemein davon ausgegangen, dass verschiedene Aufmerksamkeitsprozesse durch unterschiedliche und miteinander in Verbindung stehende neuronale Netzwerke realisiert werden (Fernandez-Duque und Posner 2001; ◻ Tab. 9.8). Belege für die Lokalisation der verschiedenen Netzwerke stammen aus Untersuchungen von Menschen mit umschriebenen Hirnschädigungen, Studien mit bildgebenden und elektrophysiologischen Verfahren sowie tierexperimentellen und neuropharmakologischen Studien (Parasuraman 1998).

Störung der phasischen Aufmerksamkeit   Bei dieser Störung ist die Fähigkeit beeinträchtigt, kurzfristig eine allgemeine Reaktionsbereitschaft herzustellen. Unterschieden wird zwischen einer Störung der tonischen oder phasischen Aufmerksamkeitsaktivierung. Tonische Alertness bezieht sich auf eine allgemeine physiologische Aktivierung und Reaktionsbereitschaft des Organismus. Diese Aktivierung unterliegt sowohl langsamen zirkadianen Schwankungen mit Leistungsspitzen und -tiefen im Verlauf von 24 h (z. B. reduzierte Aktivierung nach dem Mittagessen) als auch situativen Anforderungen (z. B. erhöhte Aktivierung in Prüfungssituationen oder bei Kontrolltätigkeiten). Die Reaktionsgeschwindigkeit (Geschwindigkeit mit der generell auf Reize reagiert werden kann) wird häufig als Indikator für die tonische Aufmerksamkeit verwendet. Als phasische Alertness wird die Fähigkeit zur kurzfristigen Steigerung der Aufmerksamkeit im Hinblick auf einen Warnreiz (z. B. vergleichbar mit der Situation an einer auf Rot gestellten Verkehrsampel) bezeichnet.

Störung der Daueraufmerksamkeit Die betroffenen Patienten haben Probleme, die selektive Aufmerksamkeit unter Einsatz mentaler Anstrengung („mental effort") willentlich und kontrolliert („conscious volition") aufrechtzuerhalten und über einen längeren Zeitraum relevante Signale und Reize zu beachten und darauf zu reagieren. Von einer Vigilanzstörung spricht man, wenn über einen längeren Zeitraum (mindestens 30 min) das Aufmerksamkeitsniveau bei extrem monotonen Aufgaben mit sehr geringer Ereignisrate (Reizfrequenz) nicht aufrechterhalten werden kann.

Störung der selektiven Aufmerksamkeit Bei dieser Störung haben die betroffenen Patienten Schwierigkeiten, bestimmte Merkmale einer Aufgabe oder Situation auszuwählen und schnell und zuverlässig auf die ausgewählten Reize zu reagieren. Sie werden häufig durch unwichtige Reize abgelenkt.

Störung der geteilten Aufmerksamkeit Hier ist die Kapazität der Aufmerksamkeit beeinträchtigt. Die betroffenen Patienten können nicht mehr zwei oder mehrere Aufgaben gleichzeitig bewältigen (z. B. beim Gehen mit einer anderen Person reden).

Störung der exekutiven Aufmerksamkeit Die willentliche Kontrolle und Steuerung von Informationsverarbeitungsprozessen ist bei einer Störung der exekutiven Aufmerksamkeit beeinträchtigt. Dabei kann die Fähigkeit zur Fokussierung der Aufmerksamkeit, das Ausblenden von interferierenden Reizen, die Reaktionshemmung auf Störreize und das flexible Reagieren auf schnell wechselnde Zielreize gestört sein.

Exekutive Funktionen und deren Störung

Der Begriff „exekutive Funktionen" bezieht sich auf kognitive Funktionen und Prozesse, die für die Handlungsplanung und -regulation relevant sind. Hierunter fallen
- die Bildung und Auswahl von Handlungszielen,
- das vorausschauende Denken,
- das Abwägen der Vor- und Nachteile von Handlungsalternativen,
- die zielgerichtete Durchführung von Handlungen,
- die interne Überwachung und Steuerung einzelner Handlungsschritte sowie
- die abschließende Bewertung des Erreichten.

Patienten mit solchen Störungen können häufig ihr Leben nicht mehr zielgerichtet organisieren und kontrollieren. Sie sind nicht mehr in der Lage zu entscheiden, welche Handlungen zum Erreichen eines bestimmten Ziels notwendig und zweckmäßig sind. Sie haben Schwierigkeiten beim Planen und Problemlösen, es fehlt ihnen an Voraussicht und Einsicht in die vorhandenen Defizite. Zusammenhänge zwischen längerfristigen Zielen und Schritten, die zum Erreichen dieser Ziele notwendig sind, werden nicht mehr erfasst. Dadurch gelingt auch eine realistische Planung der Zukunft nicht mehr. Sie erscheinen in ihrem Denken eingeengt, es mangelt ihnen an Ideen. Sie lernen nicht aus den gemachten Erfahrungen und Fehlern, die sie wiederum nur noch selten entdecken und meistens auch nicht korrigieren. Dadurch erscheinen die Patienten in ihrem Verhalten rigide und uneinsichtig. Verstärkt wird dieser Eindruck noch dadurch, dass die Patienten zwar richtig angeben können, was in einer bestimmten Situation getan werden muss, sich aber bei der Ausführung nicht an die genannten Schritte halten. Besonders gravierend ist der Umstand, dass ein Teil der betroffenen Patienten Aussagen anderer Personen nicht kritisch hinterfragt und dadurch leicht beeinflusst und gelenkt werden kann. In extremen Fällen reagieren die Patienten vorschnell und unüberlegt auf irrelevante Ereignisse in der Umgebung. In vielen Fällen sind die Betroffenen auch in ihrem emotionalen Erleben verändert. Ihre emotionale Beteiligung ist verringert oder die Emotionen sind nicht der Situation angepasst. Teilweise sind sie gleichbleibend freundlich, ja geradezu euphorisch. Vereinzelt neigen sie aber auch zu aggressiven Handlungen, sind schnell aufbrausend und können sexuell enthemmt sein.

Gut zu wissen

Frontalhirnsyndrom versus dysexekutive Störung

In der klinischen Praxis wurde für dieses Spektrum an Störungen der Begriff „Frontalhirnsyndrom" geprägt, weil insbesondere Patienten mit frontalen Hirnschädigungen solche Störungen aufweisen. Der Begriff „Frontalhirnsyndrom" ist aber irreführend, da nicht bei allen Patienten mit einer frontalen Schädigung eine Störung exekutiver Funktion auftritt und auch Patienten mit Schädigungen nichtfrontaler Hirnareale solche Beeinträchtigungen aufweisen können. Hinzu kommt, dass die Ausprägung und Schwere der Symptomatik sowie die Art der vorliegenden Beeinträchtigungen von Patient zu Patient sehr unterschiedlich sein kann und deshalb schwerlich von einem Syndrom gesprochen werden kann. Aufgrund dieser Kritikpunkte sollte für entsprechende Störungen der Begriff „exekutive Dysfunktionen" bzw. der Begriff „dysexekutive Störung" verwendet werden. Allerdings gilt es bei der Verwendung des Begriffs „dysexekutive Störung" zu beachten, dass exekutive Funktionen in ganz unterschiedliche Aspekte und Komponenten untergliedert werden und die Theoriebildung in diesem Bereich noch unscharf und empirisch noch nicht gut fundiert ist.

Bei einer **dysexekutiven Störung** (▶ Gut zu wissen) werden drei Formen unterschieden:

- **Dysexekutives Syndrom:** Läsionen im dorsolateralen präfrontalen Kortex können zu unflexiblem, rigidem und perseverativem Verhalten, Problemen beim Erkennen von Handlungsfehlern, einem gestörten Arbeitsgedächtnis und zum Fehlen von Lernstrategien führen.
- **Disinhibiertes Syndrom:** Orbitofrontale Läsionen scheinen dagegen vermehrt mit einer Persönlichkeitsveränderung (enthemmtes, impulsives und sozial unangemessenes Verhalten; emotionale Labilität oder situationsinadäquate Emotionen), einer anterograden Gedächtnisstörung mit Konfabulation und Inhibitionsproblemen sowie Problemen bei der Aufmerksamkeit (erhöhte Ablenkbarkeit, Probleme bei der Dauer- und geteilten Aufmerksamkeit) einherzugehen.
- **Apathisch-akinetisches Syndrom:** Diese Form einer dysexekutiven Störung ist häufig nach Läsionen des anterioren Gyrus cinguli zu beobachten. Sie ist vor allem durch eine schwere Motivationsstörung (Apathie) gekennzeichnet. Weitere Merkmale sind eine Affektverflachung und fehlende Reaktionen auf Verstärker oder Umweltreize.

Emotionale und motivationale Störungen

Veränderungen des emotionalen Erlebens kommen bei Patienten mit einer Hirnschädigung ebenfalls häufig vor. Über eine unangemessen wirkende indifferente oder sogar leicht gehobene Stimmungslage bei Patienten mit einer rechtshemisphärischen Hirnschädigung wurde schon sehr früh berichtet. Genauso ist bei Patienten mit einer Schädigung der sprachdominanten Hemisphäre und einer damit einhergehenden Aphasie eine ängstlich-agitierte oder traurige Befindlichkeit bekannt. Folgende affektive Veränderungen lassen sich bei hirngeschädigten Patienten jenseits der DSM- und ICD-Diagnosen feststellen:

Affektive Störungen bei hirngeschädigten Patienten jenseits von DSM-5 und ICD-10
- **Reizbarkeit:** Geringfügige Reize können heftige Ärgerreaktionen mit verbalen Aggressionen auslösen.
- **Affektlabilität:** Bereits aus geringen Anlässen kommt es zu Tränenausbrüchen, die der Patient

nicht beherrschen kann, obwohl er sich der Unangemessenheit bewusst ist.
- **Affektverflachung:** Abstumpfen der Gefühle.
- **Euphorie:** Gehobene Stimmung, kann mit erhöhter Reizbarkeit auftreten.

Bei den Patienten mit einer hirnorganischen affektiven Störung handelt es sich um eine sehr heterogene Gruppe mit unterschiedlicher Ätiologie (▶ Gut zu wissen). Während es bei einem Teil der Patienten aufgrund der Schädigung neuronaler Strukturen, die an der Emotionsverarbeitung und -regulation beteiligt sind, zu einer entsprechenden Störung kommt (organische Genese), sind sicherlich bei einem anderen Teil der betroffenen Patienten „reaktive" Faktoren (z. B. Erleben der Folgen einer Hirnschädigung) für die depressive Störung verantwortlich. Bei der Diagnostik muss deshalb belegt werden, dass die affektiven Veränderungen mit dem medizinischen Krankheitsfaktor durch einen physiologischen Wirkmechanismus ätiologisch zusammenhängen. Dies ist grundsätzlich kein leichtes Unterfangen und es gibt hierfür keine völlig sichere Methode.

Gut zu wissen

Möglichkeiten zur Abklärung des Zugrundeliegens eines medizinischen Krankheitsfaktors bei affektiven Veränderungen
Eine Überlegung betrifft den engen zeitlichen Zusammenhang zwischen Erstmanifestation, einem Schub oder einer Remission des medizinischen Krankheitsfaktors und der affektiven Symptomatik. Ein enger zeitlicher Zusammenhang (<6 Monate) zwischen dem Auftreten eines medizinischen Krankheitsfaktors (z. B. Medikamenteneinnahme) kann als Hinweis auf einen kausalen Zusammenhang gewertet werden. Zu beachten gilt es aber, dass psychische (neurokognitive) Störungen beispielsweise bei Epileptikern erst viele Jahre nach Beginn der Anfälle auftreten können. Alternativ können psychische Störungen zu den Erstmanifestationen einer systemischen oder zerebralen Erkrankung gehören, die Monate vor der Entdeckung eines zugrunde liegenden pathologischen Prozesses auftauchen können (z. B. depressive Symptome bei Personen mit einer Alzheimer-Demenz oder Persönlichkeitsveränderungen bei Personen mit frontalen Hirntumoren).
Ein zweiter Gesichtspunkt betrifft das Vorhandensein von Merkmalen, die für affektive Störungen nicht typisch sind. So können beispielsweise ein ungewöhnliches Ersterkrankungsalter, ein atypischer Verlauf, ungewöhnliche Begleitmerkmale, eine negative Familienanamnese oder diagnostische Merkmale vorhanden sein, die im Hinblick auf die Gesamtsymptomatik un-

verhältnismäßig oder ungewöhnlich sind. Insbesondere das Vorhandensein von bedeutsamen kognitiven Defiziten (z. B. Gedächtnis- und Aufmerksamkeitsstörungen) oder das Fehlen der kognitiven Trias bei depressiven Patienten kann auf das Vorliegen eines medizinischen Krankheitsfaktors hinweisen.

Depressive Episoden und Anpassungsstörung sind sicherlich die häufigsten affektiven Störungen bei hirngeschädigten Patienten (Moldover et al. 2004). Organisch bedingte affektive Störungen spielen dagegen keine so große Rolle. Epidemiologische Studien geben bei Patienten mit einem Schlaganfall Prävalenzraten für das Vorliegen einer depressiven Episode zwischen 10 und 30 % an. Bei Patienten mit einem Schädel-Hirn-Trauma scheint die Prävalenzrate für eine depressive Episode teilweise sogar noch etwas höher zu sein.

Organisch bedingte affektive Störungen treten deutlich seltener als depressive Episoden und Anpassungsstörungen auf. Sie finden sich vor allem nach Schädigungen des linken Frontallappens (insbesondere präfrontaler Anteile). Allerdings sind die genauen Pathomechanismen affektiver Störungen nach Hirnschädigungen noch weitgehend unklar. Das früher von MacLean (1955) als zentrales System der Emotionsverarbeitung postulierte limbische System ist nach neueren Untersuchungen nur zum Teil an der Emotionsverarbeitung beteiligt.

Auf eine eher selten vorkommende, aber sehr interessante Störung, die zu den emotionalen Ausdrucksstörungen gerechnet werden kann, soll zum Schluss noch hingewiesen werden. Es handelt sich um das pathologische Lachen oder Weinen. Die von dieser Störung betroffenen Patienten brechen immer wieder ohne erkennbaren situativen Anlass und ohne entsprechende Gefühle in ein abruptes Lachen oder Weinen aus. Kennzeichnend für dieses pathologische Lachen oder Weinen ist eine Dissoziation von emotionalem Erleben und stimmlich-mimischem Verhalten. Obwohl die Patienten offensichtlich lachen oder weinen, stimmt das Erleben der Emotion nicht mit dem gezeigten Gefühl überein. Die betroffenen Patienten empfinden keine Gefühle, die zu ihrem emotionalen Ausdruck bzw. zu ihrer emotionalen Reaktion passen.

Pathologisches Weinen oder Lachen: Charakteristische Merkmale

- Das Pathologische Weinen oder Lachen ist eine Störung des emotionalen Ausdrucks und tritt in Situationen, die nicht unbedingt eine entsprechende emotionale Reaktion erwarten lassen würden.
- Die Stimmung des Patienten verändert sich in der Episode und auch nach einer Episode nicht.
- Eine willkürliche Kontrolle des Lachens oder Weinens ist während einer Episode nicht möglich.

9.8 Neuropsychologische Therapie

Zur Behandlung der verschiedenen kognitiven, motivationalen und emotionalen Störungen wurden in den letzten Jahrzehnten zahlreiche Interventionsmethoden und -programme entwickelt und auch evaluiert (Gauggel 2003). Im Februar 2012 wurde die neuropsychologische Therapie (▶ Gut zu wissen) als neue Behandlungsmethode in den Leistungskatalog der gesetzlichen Krankenkassen aufgenommen. Bei Vorliegen der entsprechenden Indikation haben gesetzlich Versicherte seit diesem Zeitpunkt Anspruch auf eine ambulante neuropsychologische Therapie. Ziel dieser Therapie ist die „Behandlung von hirnorganisch verursachten Störungen geistiger (kognitiver) Funktionen, des emotionalen Erlebens, des Verhaltens und der Krankheitsverarbeitung sowie der damit verbundenen Störungen psychosozialer Beziehungen" (BAnz. Nr. 31, S. 747 vom 23.02.2012). Durch die Therapie sollen die aus einer Schädigung oder Erkrankung des Gehirns resultierenden und krankheitswertigen kognitiven, emotionalen und motivationalen Störungen sowie die daraus folgenden psychosozialen Beeinträchtigungen und Aktivitätseinschränkungen der Patientin oder des Patienten geheilt oder gelindert werden.

> **Gut zu wissen**
>
> **Auszug aus der Richtlinie Neuropsychologische Therapie (BAnz. Nr. 31, S. 747 vom 23.02.2012)**
> § 2 Definition.
> Die ambulante neuropsychologische Therapie umfasst Diagnostik und Therapie von geistigen (kognitiven) und seelischen (emotional-affektiven) Störungen, Schädigungen und Behinderungen nach erworbener Hirnschädigung oder Hirnerkrankung unter Berücksichtigung der individuellen physischen und psychischen Ressourcen, der biografischen Bezüge, der interpersonalen Beziehungen, der sozialen und beruflichen Anforderungen sowie der inneren Kontextfaktoren (z. B. Antrieb, Motivation, Anpassungsfähigkeit).

Gauggel (2003) unterscheidet drei wesentliche Behandlungsmaßnahmen bzw. -ansätze bei der neuropsychologischen Therapie, die auch in der „Richtlinie Neuropsychologische Therapie" aufgegriffen wurden. Als Behandlungsmaßnahmen können

1. Maßnahmen zur restitutiven Therapie (Maßnahmen mit dem Ziel einer neuronalen Reorganisation z. B. unspezifische und spezifische Stimulation, Beeinflussung inhibitorischer Prozesse, Aktivierung),
2. Maßnahmen zur kompensatorischen Therapie (Maßnahmen mit dem Ziel der Anpassung an kognitive Störungen und zum Erlernen von Ersatz- und Bewältigungsstrategien z. B. Erlernen neuer

Verarbeitungsstrategien, Anpassung der eigenen Ansprüche und Erwartungen) und/oder

3. Maßnahmen zur integrativen Therapie (Maßnahmen mit dem Ziel der Verarbeitung und psychosozialen Anpassung und zur Reintegration in das soziale, schulische und berufliche Umfeld z. B. auf lerntheoretischen Grundlagen basierende Programme zum Verhaltensmanagement)

durchgeführt werden (◘ Tab. 9.9).

Es handelt sich also um Maßnahmen, mit denen auf eine Funktionswiederherstellung (Restitution) und/oder eine Kompensation von neurokognitiven Störung abgezielt wird, sowie um Maßnahmen, die aus anderen psychotherapeutischen Verfahren, insbesondere der kognitiven Verhaltenstherapie, in das neuropsychologische Behandlungsmodell integriert wurden.

> **Wichtig**

Eine neuropsychologische Therapie ist kein einfaches Hirnleistungstraining, bei dem mit den Patienten die gestörten kognitiven Funktionen repetitiv, im Sinne eines Muskelmodells, trainiert werden. Behandelt wird nicht eine Gedächtnisstörung oder eine andere kognitive Störung, sondern Menschen mit individuellen physischen und psychischen Ressourcen, mit biografischen Bezügen, interpersonalen Beziehungen, sozialen und beruflichen Anforderungen sowie einem Selbstkonzept und grundlegenden Bedürfnissen (z. B. Selbstwertschutz, soziale Bindung, Autonomie, Hedonie). Zusammen mit dem Patienten und dessen Angehörigen gilt es die Frage zu beantworten, wie die Folgen der Hirnschädigung möglichst „erfolgreich" bewältigt werden können.

Eine zentrale Eigenschaft des Menschen ist es, dass er über ein Selbst und ein Bewusstsein verfügt. Menschen sind soziale Wesen und interpretieren und speichern Informationen vor dem Hintergrund ihrer bisherigen Lebenserfahrungen. Die Verarbeitung und Speicherung erfolgt dabei mit Hilfe eines komplexen kognitiven Systems nach definierten Regeln und Prinzipien (wahrnehmungs- und konzeptgesteuerte Informationsverarbeitung, assoziative Speicherung, Lernprinzipien etc.) in speziellen Denkprogrammen und -mustern (kognitive Schemata, mentale Konzepte). Denkmuster und mentale Konzepte ermöglichen eine effiziente und ökonomische Informationsverarbeitung und erlauben ein zielgerichtetes Verhalten, trotz begrenzter kognitiver Ressourcen und begrenzter Fähigkeiten.

Als soziales Wesen verfügt der Mensch aber nicht nur über die Fähigkeit über sich selbst und die Welt nachzudenken, sondern auch über die Fähigkeit, das Verhalten anderer Menschen durch Zuschreibung mentaler Zustände (Gefühlen, Bedürfnissen, Absichten und Erwartungen) zu interpretieren. Vorstellungen und Ideen über sich selbst und über andere Personen entwickeln Menschen in Interaktion mit anderen Menschen. Die Reaktion anderer Menschen stellt sozusagen einen Spiegel dar, in dem das eigene Verhalten gesehen werden kann. Angetrieben wird der Mensch durch grundlegende physiologische Bedürfnisse (Hunger, Durst, Sexualität etc.) und psychologische Motive (Selbstwertschutz und -erhöhung, Autonomie und Kontrolle, soziale Bindung etc.), die sich im Laufe des Lebens in einem kulturellen Kontext durch Erfahrungen mit der materiellen und sozialen Umwelt herausbilden. Um zielgerichtet Handeln zu können, müssen Menschen kulturelle und soziale Anforderungen berücksichtigen und lernen, ihr Verhalten zu kontrollieren und anzupassen, auch wenn Bedürfnisse und Motive diesem Handeln widersprechen. Die hierbei entstehende Psychodynamik negativer Gefühle und entsprechender Denkprozesse stellt für jeden Menschen eine große Herausforderung dar und ist kennzeichnend für das menschliche Dasein. Die neuropsychologische Therapie muss diese Aspekte bei der praktischen Umsetzung der Therapie berücksichtigen.

9.8.1 Auf Funktionsrestitution abzielende Interventionen

Ziel einer neuropsychologischen Behandlung ist es, die vorhandenen kognitiven, emotionalen und/oder motivationalen Störungen sowie die daraus resultierenden oder damit einhergehenden psychosozialen Beeinträchtigungen und Aktivitätseinschränkungen eines Patienten zu beseitigen oder, falls dies nicht möglich sein sollte, diese so weit wie möglich zu verringern. Die betroffenen Patienten sollen durch die Therapie ein möglichst hohes Funktionsniveau im Alltag wiedererlangen und soziale, berufliche und/oder schulische Anforderungen möglichst wieder alleine bewältigen können. Um diese Ziele zu erreichen, werden Behandlungsmethoden und -programme eingesetzt, bei denen durch eine intensive und repetitive Stimulation der beeinträchtigten Funktion das geschädigte neuronale Netzwerk teilweise oder vollständig wieder reaktiviert wird. Das intensive und spezifische Üben von gestörten Funktionen kennzeichnet diese Form der Behandlung. Durch die Interventionen wird versucht, die in dem geschädigten Hirnareal überlebenden Nervenzellen zu einer Wieder- und Neuverbindung anzuregen (► Gut zu wissen).

Tab. 9.9 Übersicht über die drei großen Behandlungssäulen bzw. -maßnahmen der neuropsychologischen Therapie

	Maßnahmen zur Restitution	Maßnahmen zur Kompensation	integrierte Maßnahmen
Ziel	Funktionswiederherstellung oder -verbesserung durch spezifische Stimulation geschädigter Funktionen	Ausgleich von Defiziten durch den Einsatz noch intakter Fähig- und Fertigkeiten	Verhaltensänderung durch Interventionen aus anderen psychotherapeutischen Verfahren
Methoden	Repetitive spezifische Stimulation kognitiver Funktionen mit Hilfe von speziellen (z. T. computergestützten) Trainingsprogrammen (perzept- und konzeptgesteuerte Stimulation mit und ohne Aufmerksamkeits- und Motivationslenkung)	Verhaltenstraining mit dem Fokus auf die Optimierung der Anstrengungsbereitschaft, die Substitution durch latente Fähigkeiten, die Entwicklung und den Einsatz neuer Strategien, den Einsatz von Hilfsmitteln sowie die Veränderung von Erwartungen und Zielen	Aktivitätsaufbau, empathische Konfrontation, Tokenprogramme/operante Methoden, Verhaltensexperimente, Feedbackinterventionen (z. B. mittels Video oder im Gruppensetting), Rollenspiele mit Videofeedback, Zielsetzungstechniken, sokratischer Dialog, Stühletechniken etc.
Setting	Einzel- und Gruppentherapie	Einzel- und Gruppentherapie	Einzel- und Gruppentherapie
neuronale Mechanismen	Synaptische Wieder- und Neuverbindung in den geschädigten Hirnarealen bzw. neuronalen Systemen	Nutzung der Funktion intakter neuronaler Systeme	

Gut zu wissen

Neuronale Plastizität
Die biologische Grundlage für die Reaktivierung (Restitution) einer Funktion stellt die Plastizität des Gehirns dar, die in zahlreichen Forschungsstudien in den letzten Jahrzehnten wiederholt aufgezeigt werden konnte. Entsprechende Studien machen deutlich, dass das Gehirn nicht aus einer Ansammlung fest verdrahteter Nervenzellen besteht, sondern ein dynamisches Geflecht bildet, das sich in Abhängigkeit von alltäglichen Erfahrungen oder Aktivitäten kontinuierlich verändert. Epigenetische Mechanismen spielen bei der Veränderung der synaptischen Verbindungen eine zentrale Rolle.
Voraussetzung für die erfolgreiche Durchführung von auf Restitution ausgerichteten psychologischen Interventionen ist allerdings, dass die Schädigung des neuronalen Netzwerks nicht zu umfangreich und die Erkrankung nicht progredient ist. Ein neuronales Netzwerk, das weitgehend zerstört ist, lässt sich auch durch gezielte und intensive Interventionen nicht wiederherstellen. Für die Wieder- und Neuverdrahtung (Reaktivierung) ist dann nämlich keine biologische Grundlage mehr vorhanden.

Die Restitution von Funktionen erfolgt in der neuropsychologischen Therapie durch Therapieprogramme, die durch folgende Merkmale charakterisiert sind:

- spezifisches und wiederholtes Training der gestörten kognitiven Prozesse und Funktionen, auch computergestützt oder im Gruppensetting, auf der Grundlage einer neuropsychologischen/neurokognitiven Funktionstheorie;
- gestuft, teilweise adaptiv im Hinblick auf den Schwierigkeitsgrad;
- vorgegebene oder mit dem Patienten vereinbarte Zielsetzung, evtl. zur Motivationsförderung in Verbindung mit der Vergabe von Verstärkers bei Erreichen der vereinbarten Ziele;
- kontinuierliche vorausgehende Ergebniseinschätzungen durch den Patienten mit wiederkehrenden Ergebnisrückmeldungen und Soll-Ist-Abgleichen;
- kontinuierliche Steigerung der Eigenständigkeit bei der Durchführung der Trainingsaufgaben im Sinne eines zunehmenden Selbstmanagements und Eigenverantwortlichkeit;
- im Verlauf der Therapie zunehmende Übertragung der trainierten Aufgaben bzw. Anforderungen in den Alltag der Patienten zur Erleichterung der Generalisierung der Therapieeffekte;
- Einbettung der auf Restitution abzielenden Interventionen in einen übergreifenden Therapieplan, der das Selbstkonzept, die grundlegenden Bedürfnisse, die individuellen physischen und psychischen Ressourcen, die biografischen Bezüge, die interpersonalen Beziehungen, die sozialen und beruflichen Anforderungen sowie die inneren Kontextfaktoren berücksichtigt.

Ein besonderes Merkmal der auf Restitution abzielenden psychologischen Interventionen ist die Berücksichtigung von Techniken, Theorien, Metaphern und Erkenntnissen der kognitiven Neuropsychologie (z. B. Robertson und Murre 1999). Entsprechend gibt es – je nach Störungsbild – unterschiedliche therapeutische Überlegungen und Strategien.

Beispielsweise muss bei der Konzeption der neuropsychologischen Interventionen aufgrund der unterschiedlichen kognitiven Verarbeitungsstrategien eine wahrnehmungs- und eine konzeptgesteuerte Informationsverarbeitung unterschieden werden. Bei der wahrnehmungsgesteuerten Informationsverarbeitung wird von einer seriellen Verarbeitung von Reizen ausgegangen, die die sensorischen Systeme aufgenommen haben (▶ Studienbox). In einer festen Folge von mentalen Arbeitsschritten werden diese Reize hierarchisch weiterverarbeitet, um schließlich zu einem zielgerichteten Verhalten und einem bestimmten Erleben zu kommen. Bei der konzeptgesteuerten Informationsverarbeitung wird davon ausgegangen, dass derselbe Reiz bzw. dieselbe Situation aufgrund unterschiedlicher mentaler Konzepte sehr unterschiedlich interpretiert werden kann. Denn die Interpretation eines Reizes bzw. einer Situation wird von denjenigen Konzepten beeinflusst, die in der aktuellen Situation aktiviert sind. Wenn ein hirngeschädigter Patient also eine Störung der konzeptgesteuerten Informationsverarbeitung aufweist (was häufiger bei Patienten mit einem dysexekutiven Syndrom vorkommt), sollte die Therapie auch vermehrt konzeptgesteuerte Interventionen (z. B. mentale Vorstellungsaufgaben sowie imaginative Techniken) beinhalten und sicherstellen, dass die Interpretation des Reizes bzw. der Situation auch wie gewünscht erfolgt.

Ein zweites Beispiel für die spezielle Konzeption neuropsychologischer Interventionen basiert auf der Interaktion der verschiedenen neuronalen Systeme im Gehirn. Diese Netzwerke interagieren und beeinflussen sich gegenseitig. Die Beeinflussung kann inhibierend, aber auch fazilitierend sein. So kann die deutliche Leistungsverbesserung eines Patienten nach einem zweiten Schlaganfall damit begründet werden, dass die nach dem ersten Schlaganfall überschießende inhibitorische Wirkung eines interagierenden neuronalen Systems durch die Schädigung weggefallen ist. Verschie-

dene Studien weisen auf die positive Wirkung inhibitionsreduzierender oder -aktivierender Stimulationen hin. In einer Untersuchung von Schindler et al. (2002) wurde beispielsweise zur Behandlung eines visuellen Neglects ein visuelles Explorationstraining durchgeführt, wobei die Kombination des Explorationstrainings mit einer Stimulation der Nackenmuskulatur mittels Vibrator den größten Therapieeffekt erbrachte. Dieser Behandlungseffekt war auch noch zwei Monate nach der Therapie vorhanden. Einen vergleichbaren fazilitierenden Effekt bei der Behandlung des visuellen Neglects scheinen aktive und passive Armbewegungen des kontraläsionalen Arms im kontraläsionalen Raum zu haben.

Auch die gezielte Veränderung der Aufmerksamkeit (z. B. Arousal) und/oder Motivation kann die Wirkung der auf Restitution abzielenden psychologischen Interventionen positiv beeinflussen. Veränderungen der Aufmerksamkeit und Motivation verbessern das Lernen. Eine Veränderung der Aufmerksamkeit und/oder Motivation kann in der neuropsychologischen Therapie durch pharmakologische (z. B. Gabe von Stimulanzien), behaviorale (z. B. Zielsetzungen, „Hot seat"-Technik) oder eine Kombination beider Interventionen erreicht werden. Beispielsweise konnten Robertson et al. (1998) durch phasische Aktivierungen (Darbietung von Warnreizen) die Entdeckungsleistung von Neglectpatienten in einer Computeraufgabe deutlich verbessern. Gauggel (2006) konnten zeigen, dass eine Motivierung durch die Setzung schwieriger Ziele zu einer Leistungsverbesserung bei verschiedenen Aufgabenstellungen (z. B. Rechnen, Feinmotorik) führt und die erzielten Verbesserungen auch anhaltend waren.

9.8.2 Auf Kompensation ausgerichtete Interventionen

Neben den auf Restitution von Funktionen abzielenden Interventionen stellen die auf Kompensation ausgerichteten Behandlungsmaßnahmen eine zweite zentrale Säule der neuropsychologischen Therapie dar. Bei den auf Kompensation ausgerichteten Interventionen geht es nicht nur um den Ausgleich der Funktionsdefi-

Studienbox

Aufmerksamkeitsprozesstraining

Ein Beispiel für eine solche perzeptionsgesteuerte Therapie stellt das Aufmerksamkeitsprozesstraining (APT) von Sohlberg et al. (2000) dar. Patienten mit einem Schädel-Hirn-Trauma, die Defizite in der Aufmerksamkeit aufwiesen, mussten über einen Zeitraum von 10 Wochen hierarchisch organisierte Aufmerksamkeitsaufgaben durchführen. Bei der Behandlung kamen bei jedem Patienten jene

APT-Aufgaben zum Einsatz, die spezifisch für das Störungsprofil des Patienten waren. Die Auswertung der erhobenen Daten (subjektive Berichte der Patienten, Aufmerksamkeitstests) machte deutlich, dass das APT nicht nur in Aufmerksamkeitsleistungen, sondern auch in exekutiven Funktionen zu einer deutlichen Leistungsverbesserung führte.

zite durch den Einsatz noch intakter (verbliebener) Fähigkeiten und das Lernen neuer Fertigkeiten und Strategien, sondern auch um den emotionalen Umgang mit den Folgen der Erkrankung und den vorhandenen Behinderungen. Auch die Entwicklung einer neuen Lebensperspektive und die soziale Reintegration fallen in diesen Bereich.

Bei einer auf Kompensation ausgerichteten Behandlung wird davon ausgegangen, dass eine Funktionswiederherstellung nicht mehr gelingt und eine Verbesserung der Handlungsfähigkeit eines betroffenen Patienten nur noch dadurch möglich ist, dass der Patient intakt gebliebene Funktionen und Fähigkeiten zur Bewältigung der alltäglichen Anforderungen einsetzt. Dies bedeutet für die Therapie, dass Patienten zuerst lernen müssen, ihre eigenen Stärken und Schwächen realistisch einzuschätzen. Sie müssen lernen, sich realistische Ziele zu setzen und angemessene Erwartungen zu entwickeln sowie Alltagsanforderungen mit noch vorhandenen und intakten Fähigkeiten zu bewältigen (z. B. Merken von Terminen durch Gebrauch eines Terminkalenders). In der Therapie geht es also um die Optimierung des Verhaltens, die bewusste Auswahl (Selektion) von alten und neuen Aktivitäten, das Erarbeiten von (neuen) Lebenszielen sowie die Kompensation der vorhandenen Defizite (Baltes 1997).

Der Schweregrad der Störung und die Einsicht in die Notwendigkeit der Anwendung von Kompensationsstrategien und -hilfen sowie andere Faktoren bestimmen dabei die Art und das Ausmaß an Strukturierung und an therapeutischen Hilfen. Um erfolgreich kompensieren zu können, muss eine angemessene Wahrnehmung der vorhandenen Probleme vorhanden sein, da nur dann aktiv Strategien oder Hilfen eingesetzt werden. Nur bei einer ausreichenden Krankheitseinsicht können zusammen mit der Therapeutin/dem Therapeuten und den Angehörigen Erwartungen und Ziele an die neue Lebenssituation erarbeitet werden.

Während der auf Kompensation ausgerichteten Behandlung, die häufig in einem Gruppensetting durchgeführt wird, werden Kompensationsstrategien mit den Patienten besprochen und in Rollenspielen an die individuellen Anforderungen angepasst. Die Vermittlung kognitiver Strategien (z. B. kognitive Umbewertung) für den Umgang mit den entstandenen Problemen ist für auf Kompensation ausgerichtete Interventionen zentral. Nur durch solche Interventionen können Erwartungen (d. h. Erwartungen des Patienten, aber auch Erwartungen der Angehörigen oder anderer Personen) und/oder Ziele verändert und korrigiert werden.

> **Wichtig**
> Für die Patienten geht es in der neuropsychologischen Therapie um die Entwicklung neuer Lebensperspektiven und -ziele sowie den Aufbau problem- und emotionsorientierter Bewältigungsstrategien.

Die Vermittlung von Kompensationsstrategien und -hilfen muss systematisch vorbereitet und in einem therapeutischen Setting (z. B. in einem Gruppensetting) mit Rollenspielen und Belastungserprobungen umgesetzt werden. Zusätzlich gilt es, von Anfang an kompensatorisches Verhalten (z. B. Verwendung eines Terminkalenders) zu verstärken und zu fördern. Weiterhin gilt es, eine realistische Selbsteinschätzung anhand von Feedbackinterventionen zu fördern, da die Bereitschaft zur Anwendung kompensatorischer Strategien mit dem Bewusstsein für die vorhandenen Probleme und mit der Einsicht in die Notwendigkeit der Anwendung steigt. Hinzu kommt, dass mit einem verbesserten Störungsbewusstsein auch eher Erwartungen an die eigene Leistung verändert sowie Ziele und Aufgabenstellungen ausgewählt werden, die dem momentanen Leistungsniveau entsprechen. Auch die Vermittlung von Informationen über die Erkrankung kann die Akzeptanz erhöhen und die Notwendigkeit der Verwendung von Kompensationsstrategien aufzeigen, wobei die Schaffung einer Akzeptanz nicht nur bei den Patienten, sondern teilweise auch bei den Angehörigen wichtig ist.

9.8.3 Integrierte Maßnahmen bzw. Interventionen

Bei einer neuropsychologischen Therapie werden auch Methoden (z. B. sokratischer Dialog, Rollenspiele, operante Prinzipien) eingesetzt, die aus anderen psychotherapeutischen Verfahren entliehen und in das neuropsychologische Behandlungsmodell integriert wurden. Diese Methoden werden teilweise zusätzlich zu den auf Restitution und Kompensation ausgerichteten Behandlungsmaßnahmen angewendet oder sind Bestandteil der auf Restitution und Kompensation gerichteten Maßnahmen (z. B. Zielsetzung, Rollenspiel). Häufig müssen diese Interventionen aber auf die Bedürfnisse und Kompetenzen hirngeschädigter Patienten zugeschnitten werden, da sie nicht 1:1 umgesetzt werden können (► Gut zu wissen und ► Kap. 27).

Gut zu wissen

Aktivitätsaufbau
Um die Stimmung depressiver Patienten zu verbessern, wird bei der kognitiven Verhaltenstherapie nach der Vermittlung eines umfassenden Behandlungsmodells in einem ersten großen Therapieschritt mit dem Aufbau (euthymer) Aktivitäten begonnen. Dieser Aktivitätsaufbau umfasst typischerweise folgende Schritte:
- Erfassung der aktuellen Aktivitäten und der Stimmung mittels Selbstbeobachtungsprotokollen (Aktivitäts- und Stimmungsprotokoll),

— Erarbeitung des Zusammenhangs zwischen Stimmung und Aktivität,
— Erstellen einer Liste mit positiven Aktivitäten,
— graduierte Umsetzung der Aktivitäten im Alltag sowie
— Abbau depressionsfördernder Aktivitäten.

Auch bei der Behandlung hirngeschädigter Patienten mit organisch bedingten psychischen Störungen ist es sinnvoll und hilfreich, mit dem Aufbau von Aktivitäten zu beginnen. Ziel ist allerdings nicht unbedingt die Verbesserung der Stimmung, sondern die Verbesserung des Antriebs, der Aufbau einer Tagesstruktur und die Überprüfung der Selbstständigkeit und Eigeninitiative. Bei der therapeutischen Umsetzung des Aktivitätsaufbaus ergibt sich allerdings das Problem, dass hirngeschädigte Patienten aufgrund der kognitiven, aber auch motorischen Störungen bestimmte Aktivitäten (z. B. Autofahren) überhaupt nicht mehr durchführen können. Hinzu kommt, dass schon das Führen eines Aktivitätsprotokolls für viele betroffene Patienten eine große Herausforderung darstellt. Aufgrund dieser Schwierigkeiten müssen die üblichen Behandlungsschritte beim Aktivitätsaufbau modifiziert werden:
— Erfassung alltäglicher Aktivitäten mittels eines einfachen Aktivitätsprotokolls durch den Patienten und/oder die Bezugspersonen; evtl. auch mittels einer Smartphone-App;
— Überprüfung, ob und wie Aktivitäten überhaupt noch durchgeführt werden können; Validierung der Trauer bzgl. des vorübergehenden oder für immer vorhandenen Verlust an Selbstständigkeit;
— zusammen mit Bezugspersonen Unterscheidung zwischen selbstinitiierten und vorgegebenen Aktivitäten;
— Erstellen einer Liste mit (positiven) Aktivitäten und Festlegung von Anreizen für das Erledigen/Durchführen von selbstinitiierten Aktivitäten;
— Umsetzung der Aktivitäten im Alltag mit Unterstützung der Bezugspersonen und Verstärkung der selbstinitiierten Aktivitäten;
— Erprobung neuer Aktivitäten ohne/mit Hilfe der Bezugspersonen (ggf. auch in einer Therapiegruppe).

Die Integration und Adaptation von Methoden aus anderen psychotherapeutischen Verfahren in die neuropsychologische Therapie ist notwendig, da betroffene Patienten komplexe Störungsbilder aufweisen und es nicht nur um die Verbesserung einzelner kognitiven Funktionen, sondern auch um die Verbesserung

der Selbstständigkeit, die emotionale Bewältigung der Krankheit und der vorhandenen Behinderungen, die Entwicklung einer neuen Lebensperspektive, den Umgang mit lebensüberdrüssigen Gedanken, die Verbesserung der Einsicht in die aktuellen Probleme, die Verringerung von Ängsten, die Veränderung dysfunktionaler Überzeugungen etc. geht. Insofern ist es nachvollziehbar, wenn psychotherapeutische Methoden angewendet werden, die sich in der klinischen Praxis bewährt haben:

> **Häufig in der neuropsychologischen Therapie eingesetzte Methoden anderer psychotherapeutischer Verfahren**
> — Rollenspiele
> — Zielerreichungsskalierung
> — Sokratischer Dialog
> — Selbstbeobachtungsprotokolle
> — Feedbackinterventionen (z. B. Rollenspiele mit Videofeedback)
> — Verhaltensexperimente (zur Realitätstestung)
> — Situationsanalysen
> — Diskriminationsübungen
> — Token-Economy-Programm
> — Empathische Konfrontation
> — Stühletechniken
> — Entspannungsverfahren
> — Problemlösetraining
> — Psychoedukation
> — Bio- und Neurofeedback
> — Skillstraining

9.8.4 Zusammenspiel der drei Therapiesäulen

Die in den vorausgehenden Abschnitten skizzierten Therapiesäulen bzw. -maßnahmen bilden das Fundament und Gerüst der neuropsychologischen Therapie. Restitutive, kompensatorische und integrierte Interventionen schließen sich dabei nicht gegenseitig aus, sondern ergänzen sich (s. auch Judd 2013; Klonoff 2010; Prigatano 2004; Wilson et al. 2009; Winson et al. 2016). Insbesondere die kompensatorischen und die integrierten Interventionen lassen sich schwer trennen. Kompensation umfasst nämlich nicht nur Interventionen, um Strategien und den Gebrauch von Hilfsmitteln zu vermitteln (z. B. Rollenspiele), sondern auch kognitive Interventionen (z. B. Wertedisputation). Mit diesen wird versucht, das emotionale Coping zu verbessern und dysfunktionale kognitive Bewertungen zu verändern. ◻ Tab. 9.10 gibt einen Überblick über die

□ Tab. 9.10 Bausteine einer neuropsychologischen Therapie. Das Modul „Verbesserung der Krankheitseinsicht" ist optional, da nicht jeder hirngeschädigte Patient in seiner Krankheitseinsicht gestört ist

Modul	Ziel	Intervention (Beispiele)
Beziehungsaufbau mit Patient und dessen Angehörigen	Entwicklung einer tragfähigen therapeutischen Beziehung, um u. a. bei negativen Rückmeldungen selbstwertprotektives Verhalten zu minimieren	Wertschätzende, empathische Gesprächsführung, transparente Gestaltung der Therapie, Reflektion und (wenn sinnvoll und möglich) Berücksichtigung der Bedürfnisse des Patienten/der Angehörigen
Klärung des/der Therapieziels/-ziele	Festlegen und ableiten messbarer Behandlungsziele für Patient/Angehörige (ambulant vs. stationär; kurz- vs. langfristig) für verschiedene Bereiche (Familie, Beruf/Ausbildung, Hobby, Freunde, etc.)	Goal Attainment Scaling (GAS)[a]: Zielleitern; Fragebögen mit Therapiezielen; Motivationsberatung (s. Motivational Interviewing; Messung der Aktivitäts- und Partizipationseinschränkungen; SMART-Regel („specific, measurable, achievable, realistic/relevant and timed") beachten, hierbei auch Einbezug der Angehörigen
Verbesserung der Störungseinsicht (optional)	Erarbeitung eines realistischen Verständnisses der eigenen Stärken und Schwächen bzw. bei Angehörigen der Stärken und Schwächen des Patienten	Feedbackinterventionen (z. B. Rollenspiele mit Videofeedback, Therapiegruppe mit Feedback), Realitätstestungen bei alltäglichen Aufgaben, Situationsanalysen und Diskriminationsübungen; Aufgaben mit Aufforderungen zum Perspektivwechsel; computergestütztes Zielsetzen und Abgleich mit tatsächlicher Leistung; Etablierung eines Tokenprogramms zur Reduktion dysfunktionalen Verhaltens bzw. zum Aufbau funktionalen Verhaltens
Psychoedukation	Erarbeitung grundlegender Informationen über die Erkrankung/Verletzung sowie deren Folgen; Vermittlung eines Therapierationals vor dem Hintergrund der subjektiven Behandlungstheorie des Patienten und dessen Angehörigen	Besprechen, bearbeiten und erläutern von Schautafeln und Abbildungen; besprechen, bearbeiten und bewerten von Videodokumentationen; Angehörigenarbeit
Aktivitätsaufbau	Erhöhung des Aktivitätsniveaus in Verbindung mit einer Verbesserung der Stimmung; Identifikation von wieder möglichen und noch immer unmöglichen Aktivitäten (z. B. Gehen ohne Hilfen)	Erstellen von Aktivitätsprotokollen (früher, heute), Aktivitätslisten und -plänen; Selbstmanagementtechniken (Selbstbeobachtung, Selbstinstruktionen, Zielklärung und -setzung, Selbstverstärkung, Selbstkontrolle)
Auf Restitution gerichtete Interventionen	Funktionswiederherstellung bzw. Verbesserung von Funktionsstörungen	Störungsspezifische, repetitive Übungen (daten- und konzeptgesteuert) in Verbindung mit Aufmerksamkeits- und Motivationsaktivierung; kognitiv-soziales Kompetenztraining
Auf Kompensation gerichtete Interventionen	Kompensation von Defiziten mit Hilfe intakter Funktionen/Fähigkeiten bzw. Umweltgestaltung; Akzeptanz chronischer Störungen und Beeinträchtigungen	Entwicklung und Training latenter Fähigkeiten bzw. neuer Strategien (z. B. Erlernen der Braille-Schrift); Training des Gebrauchs von Hilfsmitteln (z. B. Gedächtnistagebuch); sozial-kognitiven Kompetenztraining; kognitive Interventionen zur Veränderung von Erwartungen; Erarbeitung alternativer Lebensziele und -perspektiven mittels Disputationen und Realitätsüberprüfungen, Angehörigenarbeit

[a] Das GAS ist eine Methode, um Therapiefortschritte verhaltensnah zu erfassen. Das GAS kann aber auch zur Erarbeitung von Therapiezielen genutzt werden.

Einbettung der drei Therapiesäulen in den chronologischen Ablauf einer ambulanten neuropsychologischen Behandlung.

9.8.5 Effektivität der neuropsychologischen Therapie

Die Effektivität verschiedener neuropsychologischer Interventionen wurde in den letzten Jahrzehnten in einer Vielzahl von Therapiestudien belegt. Ein erster Überblick kann anhand von Metaanalysen und Übersichtsarbeiten gewonnen werden (Carney et al. 1999; Cattelani et al. 2010; Cicerone et al. 2000, 2005). Es gibt auch erste Ansätze zur Abschätzung der ökonomischen Folgen einer Hirnschädigung oder -erkrankung (Gustavsson et al. 2011), aber auch Überlegungen zur Kosten-Nutzen- und Kosteneffektivitätsberechnungen werden angestellt (Prigatano und Pliskin 2003).

Die neuropsychologische Therapie wurde ferner vom Wissenschaftlichen Beirat Psychotherapie (nach § 11 PsychThG) als wissenschaftlich fundierte psychotherapeutische Methode eingestuft (► https://www.wb-psychotherapie.de/). Ende 2011 hat der Gemeinsame Bundesausschuss (G-BA) nach einer mehrjährigen Evaluation die neuropsychologische Therapie als neue Behandlungsmethode in den Leistungskatalog der gesetzlichen Krankenkassen aufgenommen (s. Richtlinie Neuropsychologische Therapie).

9.9 Fazit und Perspektive

Aus der bisherigen Darstellung dürfte deutlich geworden sein, dass es sich bei der Neuropsychologie um ein spannendes Forschungs- und Anwendungsfeld handelt. Die Neuropsychologie verfügt über vielfältige Untersuchungsinstrumente, über eine theoretisch fundierte und komplexe Behandlungsmethodik sowie eine solide empirische Grundlage. Sie liefert uns wichtige Erkenntnisse über die neuronalen Grundlagen menschlichen Verhaltens und Erlebens. In den letzten Jahren hat der neuropsychologische Forschungsansatz auch erfolgreich Einzug in die Erforschung psychischer Störungen gehalten (Lautenbacher und Gauggel 2010). Die Hoffnungen und Erwartungen sind groß, dass mit Hilfe neuropsychologischer Forschungsmethoden (zusätzlich zur funktionellen Bildgebung und Molekularbiologie) unser Verständnis psychischer Störungen verbessert und ein kohärenteres Bild der Ursachen und Pathomechanismen psychischer Störungen gezeichnet werden kann, als das bisher der Fall war (Halligan und David 2001; Gauggel und Mainz 2018).

Die Entwicklung von neuropsychologischen Interventionen und Therapieprogrammen steckt – trotz aller Fortschritte – aber noch in den Kinderschuhen. In der Zukunft müssen die bereits vorhandenen, auf Restitution und Kompensation abzielenden Interventionen weiterentwickelt und optimiert werden. Gleichzeitig gilt es, neue Interventionen für die ganz unterschiedlichen kognitiven und emotionalen Störungen hirngeschädigter Patienten zu entwickeln. Hierbei muss dem häufig chronischen Verlauf sowie dem persönlichen Erleben und der Krankheitsverarbeitung der Patienten (und auch deren Angehörigen) noch stärker als bisher Rechnung getragen werden (Judd 2013; Klonoff 2010). Eine besondere Herausforderung stellen dabei Patienten mit einer verminderten Störungseinsicht oder einem progredienten Verlauf (z. B. Patienten mit einer demenziellen Erkrankung) dar (Gauggel 2017).

? Prüfen Sie Ihr Wissen

1. Welche Zusammenhänge werden in der Neuropsychologie untersucht? ► Abschn. 9.1
2. Was versteht man unter einer „doppelten Dissoziation"? ► Abschn. 9.3
3. Nennen Sie Vor- und Nachteile der verschiedenen neuropsychologischen Forschungsmethoden! ► Abschn. 9.3
4. Worin bestehen die Aufgaben der neuropsychologischen Diagnostik? ► Abschn. 9.4
5. Welche Belege gibt es für die neuronale Plastizität? ► Abschn. 9.6
6. Welche organischen Erkrankungen können neuropsychologische Störungen hervorrufen? ► Abschn. 9.7.2
7. Nennen Sie die Symptome eines amnestischen Syndroms! ► Abschn. 9.7.3 „Amnesie und amnestisches Syndrom"
8. Nennen Sie die diagnostischen Kriterien einer Demenz! ► Abschn. 9.7.2
9. Welche Aspekte müssen bei einer neuropsychologischen Therapie berücksichtigt werden? ► Abschn. 9.8
10. Erläutern Sie die Bezeichnung "auf Kompensation ausgerichtete Interventionen"! ► Abschn. 9.8.2

ℹ Weiterführende Literatur

Eine ausführliche Darstellung der kognitiven Neuropsychologie findet sich in dem Lehrbuch von Karnath und Thier (2006). Das Gebiet der klinischen Neuropsychologie wird ausführlich in dem Lehrbuch von Sturm et al. (2009) behandelt. Gauggel (2017) gibt eine praxisorientierte Einführung in die Diagnostik und Behandlung von hirngeschädigten Patienten mit einer gestörten Krankheitseinsicht. Zur Neuropsychologie psychischer Störungen gibt das Buch von Lautenbacher und Gauggel (2010) eine sehr gute und breite Übersicht.

Literatur

American Psychiatric Association (APA). (2015). *Diagnostisches und Statistisches Manual Psychischer Störungen – DSM-5 (deutsche Ausgabe herausgegeben von Peter Falkai und Hans-Ulrich Wittchen, mitherausgegeben von Manfred Döpfner, Wolfgang Gaebel, Wolfgang Maier, Winfried Rief, Henning Saß und Michael Zaudig) (deutsche Ausgabe herausgegeben von Peter Falkai und Hans-Ulrich Wittchen, mitherausgegeben von Manfred Döpfner, Wolfgang Gaebel, Wolfgang Maier, Winfried Rief, Henning Saß und Michael Zaudig)*. Göttingen: Hogrefe.

Baddeley, A. D., Wilson, B. A., & Watts, F. N. (1995). *Handbook of memory disorders*. Chichester: Wiley.

Baltes, P. B. (1997). On the incomplete architecture of human ontogeny. Selection, optimization, and compensation as foundation of developmental theory. *American Psychologist, 52*, 366–380.

Ben-Yishay, Y. (1996). Reflections on the evolution of the therapeutic milieu concept. *Neuropsychological Rehabilitation, 6*(4), 327–343.

Bruce, D. (1985). On the origin of the term "neuropsychology.". *Neuropsychologia, 23*, 813–814.

Burton, H., Snyder, A. Z., Conturo, T. E., Akbudak, E., Ollinger, J. M., & Raichle, M. E. (2002). Adaptive changes in early and late blind: a fMRI study of Braille reading. *Journal of Neurophysiology, 87*, 589–607.

Carney, N., Chesnut, R. M., Maynard, H., Mann, N. C., Patterson, P., & Helfand, M. (1999). Effect of cognitive rehabilitation on outcomes for persons with traumatic brain injury: A systematic review. *Journal of Head Trauma Rehabilitation, 14*, 277–307.

Cattelani, R., Zettin, M., & Zoccolotti, P. (2010). Rehabilitation treatments for adults with behavioral and psychosocial disorders following acquired brain injury: A systematic review. *Neuropsychology Review, 20*(1), 52–85.

Churchland, P. (2002). *Brain-Wise: Studies in neurophilosophy*. Cambridge: MIT Press.

Cicerone, K. D., Dahlberg, C., Kalmar, K., Langenbahn, D. M., Malec, J. F., Bergquist, T. F., et al. (2000). Evidence-based cognitive rehabilitation: Recommendations for clinical practice. *Archives of Physical Medicine and Rehabilitation, 81*, 1596–1615.

Cicerone, K. D., Dahlberg, C., Malec, J. F., Langenbahn, D. M., Felicetti, T., Kneipp, S., et al. (2005). Evidence-based cognitive rehabilitation: updated review of the literature from 1998 through 2002. *Archives of Physical Medicine and Rehabilitation, 86*, 1681–1692.

Code, C., Wallesch, C.-W., Joanette, Y., & Lecours, A. R. (1996). *Classic cases in neuropsychology*. Hove: Psychology.

Constandi, M. (2016). *Neuroplasticity*. Boston: The MIT Press.

Diller, L., & Gordon, W. A. (1981). Interventions for cognitive deficits in brain-injured adults. *Journal of Consulting and Clinical Psychology, 49*(6), 822–834.

Elbert, T., & Rockstroh, B. (2004). Reorganization of human cerebral cortex: The range of changes following use and injury. *Neuroscientist, 10*(2), 129–141.

Elbert, T., Pantev, C., Wienbruch, C., Rockstroh, B., & Taub, E. (1995). Increased cortical representation of the fingers of the left hand in string players. *Science, 270*, 305–307.

Fernandez-Duque, D., & Posner, M. I. (2001). Brain imaging of attentional networks in normal and pathological states. *Journal of Clinical and Experimental Neuropsychology, 23*, 74–93.

Finger, S. (2001). *The origins of neuroscience: A history of explorations into brain function*. New York: Oxford University Press.

Gauggel, S. (1998). Hirnverletztenlazarette und die Anfänge der Neurorehabilitation. In S. Gauggel & G. Kerkoff (Hrsg.), *Fallbuch der klinischen Neuropsychologie* (S. 15–24). Göttingen: Hogrefe.

Gauggel, S. (2003). Grundlagen und Empire der Neuropsychologischen Therapie: Hirnjogging oder Neuropsychotherapie? *Zeitschrift für Neuropsychologie, 14*, 217–246.

Gauggel, S. (2006). Goal setting as a motivational technique for neurorehabilitation. In W. M. Cox & E. Klinger (Hrsg.), *Handbook of motivational counseling: Motivating people for change* (S. 439–455). New York: Wiley.

Gauggel, S. (2017). *Störungen der Krankheitseinsicht*. Göttingen: Hogrefe.

Gauggel, S., & Konrad, K. (1998). Amnesie und Anosognosie. In S. Gauggel & G. Kerkoff (Hrsg.), *Fallbuch der klinischen Neuropsychologie* (S. 108–119). Göttingen: Hogrefe.

Gauggel, S., Knops, A., & Städtgen, M. (2008). Transkranielle Magnetstimulation. In S. Gauggel & M. Herrmann (Hrsg.), *Handbuch der Neuro- und Biopsychologie* (S. 220–227). Göttingen: Hogrefe.

Gauggel, S., & Mainz, V. (2018). Nutzen der Neuropsychologie und der neuropsychologischen Diagnostik für die Psychiatrie und Psychotherapie. *Zeitschrift für Psychiatrie, Psychologie und Psychotherapie, 66*, 157–168.

Goldenberg, G. (2016). *Neuropsychologie*. München: Urban & Fischer.

Gomar, J. J., Bobes-Bascaran, M. T., Conejero-Goldberg, C., Davies, P., Goldberg, T. E., & Initiative, A. D. N. (2011). Utility of combinations of biomarkers, cognitive markers, and risk factors to predict conversion from mild cognitive impairment to Alzheimer disease in patients in the Alzheimer's disease neuroimaging initiative. *Archives of General Psychiatry, 68*(9), 961–969.

Grossman, A. W., Churchill, J. D., McKinney, B. C., Kodish, I. M., Otte, S. L., & Greenough, W. T. (2003). Experience effects on brain development: Possible contributions to psychopathology. *Journal of Child Psychology and Psychiatry, 44*, 33–63.

Gustavsson, A., et al. (2011). Cost of disorders of the brain in Europe 2010. *European Neuropsychopharmacology, 21*, 718–779.

Halligan, P. W., & David, A. S. (2001). Cognitive neuropsychiatry: Towards a scientific psychopathology. *Nature Review Neuroscience, 2*, 209–215.

Hartje, W., & Poeck, K. (2006). *Klinische Neuropsychologie*. Stuttgart: Thieme.

Hartman, D. E. (2012). *Neuropsychological toxicology* (2. Aufl.). New York: Plenum.

Heilman, K. M., & Valenstein, E. (2011). *Clinical neuropsychology* (5. Aufl.). New York: Oxford University Press.

Horton, A. M., & Hartlage, L. C. (2011). *Handbook of forensic neuropsychology* (2. Aufl.). New York: Guilford.

Jahn, T. (2010). Neuropsychologie der Demenz. In S. Lautenbacher & S. Gauggel (Hrsg.), *Neuropsychologie psychischer Störungen* (S. 347–380). Berlin: Springer.

Judd, T. (2013). *Neuropsychotherapy and community integration: Brain illness, emotions, and behavior*. New York: Springer.

Kandel, E. R. (1998). A new intellectual framework for psychiatry. *American Journal of Psychiatry, 155*, 457–469.

Kandel, E. R. (1999). Biology and the future of Psychoanalysis. A new intellectual framework for psychiatry revisited. *American Journal of Psychiatry, 156*, 505–524.

Karnath, H. -O. ., & Thier, P. (2006). *Neuropsychologie* (2. Aufl.). Berlin: Springer.

Klonoff, P. S. (2010). *Psychotherapy after brain injury: Principles and techniques*. New York: Guilford.

Lautenbacher, S., & Gauggel, S. (2010). *Neuropsychologie psychischer Störungen* (2. Aufl.). Berlin: Springer.

Lezak, M. D., Howieson, D. B., Bigler, E. D., & Tranel, D. (2012). *Neuropsychological Assessment* (5. Aufl.). New York: Oxford University Press.

MacLean, C. D. (1955). The limbic system ("visceral brain") and emotional behavior. *Archives of Neurology and Psychiatry, 73*, 130–134.

Moldover, J. E., Goldberg, K. B., & Prout, M. F. (2004). Depression after traumatic brain injury: A review of evidence for clinical heterogeneity. *Neuropsychological Review, 14*, 143–154.

Niemann, H., & Gauggel, S. (2006). Störungen der Aufmerksamkeit. In H. O. Karnath, W. Hartje, & W. Ziegler (Hrsg.), *Kognitive Neurologie* (S. 111–125). Stuttgart: Thieme.

Parasuraman, R. (1998). *The attentive brain*. Cambridge: MIT Press.

Prigatano, G. P. (2004). *Neuropsychologische Rehabilitation*. Berlin: Springer.

Prigatano, G., & Pliskin, N. (2003). *Clinical neuropsychology and cost outcome research: A beginning*. New York: Psychology.

Rapp, B. (2001). *The handbook of cognitive neuropsychology*. Hove: Psychology.

Report of the Therapeutics and Technology Assessment Subcommittee of the American Academy of Neurology. (1996). Assessment: Neuropsychological testing of adults. *Neurology, 47,* 592–599.

Reti, I. (2015). *Brain stimulation: Methodologies and interventions*. Hoboken: Wiley-Blackwell.

Robertson, I. H., Mattingley, J. B., Rorden, C., & Driver, J. (1998). Phasic alerting of neglect patients overcomes their spatial deficit in visual awareness. *Nature, 395,* 169–172.

Robertson, I. H., & Murre, J. M. J. (1999). Rehabilitation of brain damage: Brain plasticity and principles of guided recovery. *Psychological Bulletin, 125,* 544–575.

Schindler, I., Kerkhoff, G., Karnath, H. O., Keller, I., & Goldenberg, G. (2002). Neck muscle vibration induces lasting recovery in spatial neglect. *Journal of Neurology, Neurosurgery, and Psychiatry, 73,* 412–419.

Shallice, T. (1988). *From neuropsychology to mental structure*. Cambridge: Cambridge University Press.

Sohlberg, M. M., McLaughlin, K. A., Pavese, A., Heidrich, A., & Posner, M. I. (2000). Evaluation of attention process training and brain injury education in persons with acquired brain injury. *Journal of Clinical and Experimental Neuropsychology, 22*(5), 656–676.

Spencer, K. A., Tompkins, C. A., & Schulz, R. (1997). Assessment of depression in patients with brain pathology: The case of stroke. *Psychological Bulletin, 122*(2), 132–152.

Strauss, E., Sherman, E., & Spreen, O. (2006). *A Compendium of neuropsychological tests: Administration, norms, and commentary* (3rd Rev). New York: Oxford University Press.

Sturm, W., Herrmann, M., & Münte, T. F. (2009). *Lehrbuch der Klinischen Neuropsychologie* (2. Aufl.). Heidelberg: Spektrum.

Wilson, B. A., Gracey, F., Evans, J. J., & Bateman, A. (2009). *Neuropsychological rehabilitation: Theory, models, therapy and outcome*. Cambridge: Cambridge University Press.

Winson, R., Wilson, B. A., & Bateman, A. (2016). *The Brain injury rehabilitation workbook*. New York: Guilford.

Zakzanis, K. K. (1998). Quantitative evidence for neuroanatomic and neuropsychological markers in dementia of the Alzheimer's type. *Journal of Clinical and Experimental Neuropsychology, 20,* 259–269.

9

Verhaltensmedizinische Grundlagen

Ulrike Ehlert

Inhaltsverzeichnis

© Springer-Verlag GmbH Deutschland, ein Teil von Springer Nature 2020
J. Hoyer und S. Knappe (Hrsg.), *Klinische Psychologie & Psychotherapie*,
https://doi.org/10.1007/978-3-662-61814-1_10

10.1 Warum „Verhaltensmedizin"?

Verhaltensmedizin ist ein interdisziplinärer Wissenschaftsbereich, der sich auf die Anwendung der **Verhaltens**therapie in der **Medizin** bezieht. Es geht also darum, Störungsmodelle und Techniken der kognitiven Verhaltenstherapie bei Patienten mit somatomedizinischen Erkrankungen einzusetzen und neue Konzepte zu entwickeln. Die Begriffswahl ist historisch gesehen als Ausdruck einer Gegenbewegung zur Psychosomatik zu sehen. Als psychosomatische Krankheiten werden körperliche Erkrankungen und Beschwerden, die durch psychische Belastungen oder Faktoren hervorgerufen werden, bezeichnet.

Ähnlich wie in der Verhaltensmedizin spiegeln sich auch im Begriff der Psychosomatik ihre therapeutischen Wurzeln wider. Dort wurde und wird allerdings primär die **Psycho**analyse zur Behandlung ausgewählter **soma**tischer Krankheitsbilder eingesetzt. Beiden Disziplinen, also der Verhaltensmedizin und der Psychosomatik, ist die Grundannahme gemeinsam, dass
1. psychische Prozesse einen wichtigen Einfluss auf die Entstehung und/oder Aufrechterhaltung von Störungen und Krankheiten nehmen können und
2. diese Annahme nicht nur für psychische Störungen im engen Sinn gilt, sondern auch für körperliche Krankheiten, die üblicherweise in den verschiedenen medizinischen Fächern behandelt werden.

Somit ist die Verhaltensmedizin ein Anwendungsfeld von Psychotherapie und deshalb ist es wichtig, dass dieser Forschungsbereich in diesem Lehrbuch der Klinischen Psychologie und Psychotherapie vorgestellt wird. Im Verlauf dieses Kapitels wird ein Einblick in das Arbeits- und Forschungsfeld der Verhaltensmedizin gegeben werden. Es wird ein „Ein"-blick, nicht der vollständige „Durch"-blick sein. Aber möglicherweise wird das Interesse an diesem Arbeitsbereich Klinischer Psychologen geweckt und interessierte Leser können unter Umständen in der am Kapitelende angegebenen Literatur weiterlesen.

10.1.1 Definition der Verhaltensmedizin

Die Grundlage der Verhaltensmedizin bildet die **interdisziplinäre, empirische** Auseinandersetzung mit Gesundheit und Krankheit. Es werden biologische, psychische und soziale Faktoren zur Erklärung der Entstehung und/oder Aufrechterhaltung von Gesundheit und Krankheit berücksichtigt. Eine derartige, multifaktorielle Sichtweise erfordert die Integration unterschiedlichster wissenschaftlicher Erkenntnisse, Methoden und Techniken aus verschiedenen Teilbereichen der **Medizin** wie beispielsweise der Epidemiologie, Physiologie, Biochemie, (Epi-)Genetik, Inneren Medizin, Neurologie und der **Verhaltenswissenschaften** wie der Psychologie, Soziologie, Ethnologie oder der Pädagogik.

Diese Interdisziplinarität ist in sehr vielen Wissenschaftsbereichen eine Notwendigkeit, jedoch sind viele Wissenschaftler oft nicht dazu bereit oder sie sehen nicht die Notwendigkeit eines gemeinsamen Arbeitens auf der Basis ihres spezifischen Wissens. Ein gelungenes Beispiel für den Versuch, verschiedene Fachdisziplinen an einen „gemeinsamen Tisch" zu bekommen, war eine Konferenz zum Thema Verhaltensmedizin, die im Februar 1977 an der Yale Universität in den USA abgehalten wurde. Wissenschaftler aus den Bereichen Anthropologie, Epidemiologie, Medizin, Psychologie und Soziologie trafen sich, um die interdisziplinäre wissenschaftliche Kommunikation und daraus resultierende Forschungsarbeiten zu den Themen Gesundheit und Krankheit voranzutreiben. Hauptziel war es dabei, die Reduktion von „Gesundheit und Krankheit" auf somatische Zustände zu beenden und die dualistische Sichtweise von „Soma und Psyche" aufzuheben. Aus der Diskussion zu diesen Themen resultierte eine Definition des Begriffes Verhaltensmedizin (Schwartz und Weiss 1978), die wie folgt lautet:

Definition

Verhaltensmedizin ist das interdisziplinäre Arbeitsfeld, in dem Gesundheits- und Krankheitsmechanismen unter Berücksichtigung psychosozialer, verhaltensbezogener und biomedizinischer Wissenschaften erforscht und die empirisch geprüften Erkenntnisse und Methoden in der Prävention, Diagnostik, Behandlung und Rehabilitation eingesetzt werden.

Ein Beispiel für diese Zusammenarbeit verschiedener Berufsgruppen bei einer, wie es auf den ersten Blick scheint, medizinischen Fragestellung wird im Folgenden kurz skizziert.

▪ Interdisziplinarität an einem Fallbeispiel

Übelkeit und Erbrechen sind häufige Begleiterscheinungen einer Schwangerschaft und werden von den betroffenen Schwangeren meist als eine unangenehme, aber erträgliche Begleiterscheinung hingenommen. Die Hyperemesis gravidarum, die durch bis zu 15-maliges Erbrechen am Tag gekennzeichnet ist, stellt jedoch einen pathologischen Schwangerschaftszustand dar, der mit gravierenden mütterlichen somatischen Komplikationen wie starkem Gewichtsverlust, Exsikkose (Austrocknung) und schwerwiegenden Stoffwechselentgleisungen einhergehen kann. Die Inzidenz der Hyperemesis gravidarum ist in den letzten Jahrzehnten rückläufig, jedoch tritt sie immer noch bei ca. 1 % aller Schwangeren auf (Grooten et al. 2016).

Trotz der unklaren physiologischen Ätiologie des schweren Schwangerschaftserbrechens (Castillo und

Phillippi 2015) scheint es einen Zusammenhang zwischen psychischen Belastungen und dem Auftreten der Hyperemesis zu geben. Dies zeigt sich in der klinischen Praxis anhand der Tatsache, dass bei der Mehrheit der Patientinnen das Erbrechen bereits kurze Zeit nach der Aufnahme in eine stationäre Behandlung abklingt und häufig bei der Rückkehr in das gewohnte Lebensumfeld wieder auftritt. In der Literatur findet sich für dieses Phänomen keine systematische Untersuchung. Im Rahmen psychologischer Konsiliar-Liaison-Arbeit, also dem Hinzuziehen eines Psychologen zur Diagnostik und ggf. Therapie eines somatisch behandelten Patienten, zeigte sich allerdings, dass Patientinnen mit Hyperemesis gravidarum

- über geringe soziale Unterstützung durch wichtige Bezugspersonen berichten,
- hohe Depressionswerte aufweisen und
- im Vergleich zu gesunden Schwangeren deutlich erhöhte Kortisolwerte vorliegen (Ehlert 1998).

Diese erhöhten Kortisolwerte können einerseits durch die generelle Stoffwechseldekompensation im mütterlichen Organismus erklärt werden (wobei die Proben zur Kortisolbestimmung erst nach Abklingen des massiven Erbrechens erhoben wurden), andererseits können sie auch das biologische Korrelat der depressiven Gestimmtheit der Patientinnen sein (vgl. Ehlert et al. 2001).

In jedem Fall scheint es jedoch notwendig, ein schweres Schwangerschaftserbrechen nicht nur als einen vorübergehenden Zustand, der akut medizinisch versorgt werden muss, einzuschätzen, sondern darüber hinaus

- die psychosoziale Situation der jeweils betroffenen Schwangeren, insbesondere im Hinblick auf die zur Verfügung stehende soziale Unterstützung, zu explorieren,
- möglicherweise vorliegende psychische Störungen zu diagnostizieren und
- ggf. eine psychotherapeutische Intervention einzuleiten.

Das Zusammenspiel zwischen ungünstigen psychosozialen Bedingungen und schwerem Schwangerschaftserbrechen wird im Folgenden an einem Fallbeispiel erläutert (vgl. Ehlert 2004).

Eine derartige psychologische Intervention bei einer Patientin, die sich in stationärer geburtshilflicher Behandlung befindet, ist nur dann möglich, wenn seitens des behandelnden medizinischen Personals ein Verständnis für den Zusammenhang von psychischen Faktoren und körperlichen (Fehl-)Funktionen vorhanden ist. Die interdisziplinäre Zusammenarbeit ist ein gutes Beispiel für die angewandte Verhaltensmedizin (▶ Klinisch betrachtet).

Klinisch betrachtet

Fallbeispiel: Zusammenspiel von psychosozialen Bedingungen und Schwangerschaftserbrechen

Eine 18-jährige Patientin, die mit 16 Jahren von Zuhause ausgezogen war, um mit ihrem 7 Jahre älteren Partner zusammenzuleben, wurde schwanger. Die Patientin hatte zwar eine abgeschlossene Berufsausbildung, arbeitete jedoch nicht in dem erlernten Beruf, sondern war im Büro ihres Lebensgefährten, der sich ein halbes Jahr vor der Schwangerschaft selbstständig gemacht hatte, beschäftigt. Die Patientin gab an, seit der 8. Schwangerschaftswoche unter Appetitlosigkeit, Müdigkeit, Erschöpfungsgefühlen und schwerem Erbrechen (bis zu 12-mal pro Tag) zu leiden. Zu Beginn der 13. Schwangerschaftswoche wurde die Patientin aufgrund einer drohenden Exsikkose zur stationären Behandlung in ein Akutspital eingewiesen. Die Patientin wurde medizinisch untersucht und es erfolgte eine Infusionstherapie; die Schwangerschaft war intakt und es lagen keine Hinweise auf eine Wachstumsretardierung des Fötus vor. Die Patientin wirkte 2 Tage nach der stationären Aufnahme trotz eines deutlich gebesserten körperlichen Zustands sehr teilnahmslos und ihre Antworten auf die Fragen der „Allgemeinen Depressionsskala" (Hautzinger et al. 2012) verwiesen auf eine depressive Verstimmung. In der Exploration gab die Patientin an, dass sie in ihrem Elternhaus kaum soziale Unterstützung erfahren habe. Zu Beginn der Beziehung zu ihrem Lebenspartner habe sie dieser „auf Händen getragen" und sie habe

geglaubt, dass dieser Zustand ein Leben lang andauern würde. Seit der Entscheidung für eine berufliche Selbstständigkeit habe sich ihr Partner jedoch kaum mehr um sie gekümmert. Auch habe er sich nicht über die Schwangerschaft gefreut, sondern er mache sich Sorgen, wie er das Leben einer Familie finanzieren solle. Sie fühle sich unverstanden und im Stich gelassen.

Während des verbleibenden stationären Aufenthaltes wurde der Partner der Patientin zu einem Paargespräch eingeladen. In diesem Gespräch konnten beide Partner ihre jeweiligen Befürchtungen über die aktuelle und die künftige Situation mit einem Kind äußern. Beiden Partnern gelang es in diesem Gespräch erstmals, sich die Vorstellungen und die Sorgen des anderen in Ruhe anzuhören. Interessanterweise zeigte der Partner der Patientin aufgrund seiner beruflichen und privaten Situation große Bereitschaft für sich selbst eine psychotherapeutische Hilfe in Anspruch zu nehmen, um eine Situationsklärung zu erreichen. Dies wiederum führte dazu, dass die Patientin dazu bereit war, ihre romantischen Vorstellungen von einer Partnerschaft bzw. einer Familie zu hinterfragen. Am Ende des stationären Aufenthaltes hatte sich nicht nur der körperliche, sondern auch der psychische Zustand der Patientin deutlich verbessert. Beide Partner willigten in eine ambulante psychotherapeutische Weiterbehandlung zur Klärung ihrer Lebenssituation ein.

10.1.2 Etablierung der Verhaltensmedizin

Nutzte die Verhaltenstherapie Mitte des 20. Jahrhunderts für die Verhaltensänderung primär verschiedene Verstärkermethoden, die aus der Lernpsychologie und den bahnbrechenden Arbeiten von Pawlow und Skinner empirisch abgeleitet wurden, erfolgte in den späteren Jahrzehnten eine genauere Berücksichtigung kognitiver Faktoren bei der Erklärung von Verhalten und damit eine deutliche Erweiterung ätiologischer Modelle und Interventionsstrategien bei dysfunktionalem Verhalten. Die Konzeption, der Einsatz und der Wirksamkeitsnachweis kognitiv-verhaltenstherapeutischer Methoden nicht nur im Bereich psychiatrischer Erkrankungen, sondern beispielsweise auch bei der Raucherentwöhnung oder der Reduktion von Übergewicht, führte dazu, dass diese Behandlungsmethoden auch in der Somatomedizin verstärkt bekannt wurden. Darüber hinaus erwies sich Biofeedback (▶ Abschn. 10.2.3) als eine weitere Methode zur Verhaltensänderung als sehr effektiv. Die Aufzeichnung und Rückmeldung physiologischer Vorgänge führt bei vielen Patienten zu einer Einsicht in den Zusammenhang zwischen psychischen und körperlichen Vorgängen und zu einem Verständnis dafür, weshalb Verhalten körperliche Fehlanpassungen auslösen kann. Die zuverlässige und objektive Aufzeichnung von Veränderungsprozessen bei ausgewählten körperlichen Beschwerden wie beispielsweise der Rückmeldung von Muskelentspannung durch den Einsatz von Entspannungstechniken erweist sich als eine wirkungsvolle, nicht pharmakologische Therapie bei Spannungskopfschmerz. Neuere verhaltenstherapeutische Behandlungsmethoden wie die Acceptance and Commitment Therapy (ACT; Hayes et al. 2011; ▶ Kap. 18) können besonders wirkungsvoll bei körperlich erkrankten Patienten eingesetzt werden, um

1. schwerwiegende, ggf. lebensbedrohliche Erkrankungen besser zu akzeptieren und
2. lebensqualitätssteigernde Verhaltensänderungen durch eine Verringerung rigider Kognitionen zu erreichen.

Gerade in den letzten Jahrzehnten hat sich immer deutlicher gezeigt, dass die meisten Erkrankungen, die heute zu behandeln sind, chronischer Natur sind. Bei deren Behandlung geht es weniger darum, durch eine kurzfristige medikamentöse oder organmedizinisch invasive Strategie (z. B. chirurgischer Eingriff) die Krankheit zu beheben, sondern den mehrheitlich multifaktoriell bedingten, chronischen Verlauf langfristig zu behandeln. Beispiele hierfür sind Herz-Kreislauf-Erkrankungen, Schmerzsyndrome, Karzinomerkrankungen oder Multiple Sklerose. Bei diesen Erkrankungen tragen genetische, körperliche, psychische und ökologische Faktoren zur Krankheitsentstehung und -aufrechterhaltung bei. Deshalb besteht Einigkeit darüber, dass auch die Diagnostik und Therapie dieser chronischen Erkrankungen multikausal und damit interdisziplinär erfolgen muss.

> **Wichtig**
> Aufgrund der nachgewiesenen Effektivität kognitiv-verhaltenstherapeutischer Maßnahmen bei chronischen Erkrankungen werden diese Strategien nicht nur zur Steigerung der Lebensqualität der Patienten, sondern auch zur Kostenreduktion im Gesundheitswesen eingesetzt.

Ein Beispiel hierfür ist die Behandlung von Patienten mit Diabetes mellitus. Die Stoffwechselentgleisungen dieser Patienten können nur dann wirkungsvoll behandelt werden, wenn

— einerseits der Insulinstoffwechsel medikamentös ausgeglichen wird,
— gleichzeitig die Patienten ihre Ernährungsweise verändern,
— drohende Unterzuckerungen erkennen (Hypoglykämiewahrnehmung) und
— ihre Medikation äußerst gewissenhaft selbst verfolgen.

Das heißt, neben einer Ernährungsberatung muss u. a. die Compliance der Patienten für die medizinische Therapie gesteigert werden, Selbstkontrolltechniken müssen eingeführt werden und der Zusammenhang zwischen „selbstbewusster" Lebensführung und der Eigenkontrolle über die Stoffwechselerkrankung mit den Patienten muss erarbeitet werden. Nur so lassen sich interdisziplinär (in diesem Fall Ernährungswissenschaften, Medizin und Psychologie) langfristig negative Krankheitsfolgen für den Patienten reduzieren und Kosten für beispielsweise stationäre Behandlungen der Patienten aufgrund von starken Blutzuckerentgleisungen einsparen.

10.1.3 Verhaltensmedizin und ihre Nachbardisziplinen

Interdisziplinarität geht mit „Nachbarschaft" einher, insbesondere wenn eine Disziplin – im vorliegenden Fall die Verhaltensmedizin – es für sich in Anspruch nimmt, ganzheitlich zu forschen und zu arbeiten und den Menschen aus einer biopsychosozialen Perspektive zu betrachten. Unter diesem Blickwinkel liegen konsequenterweise Überschneidungen mit verschiedenen wissenschaftlichen Disziplinen, die der Erforschung von Gesundheit und Krankheit auf den verschiedensten Ebenen dienen, vor. Innerhalb der Psychologie nimmt die Verhaltensmedizin „Anleihen" bei allen wichtigen Subdisziplinen wie der Biopsychologie, der Sozialpsychologie, der Pädagogischen Psychologie oder der

Gesundheitspsychologie auf, wobei aus dem deskriptiv-empirischen Forschungs- und Anwendungsbereich der Klinischen Psychologie und Psychotherapie sicherlich die wichtigsten Inhalte kommen, da beide Disziplinen explizit der Erforschung von Gesundheit und Krankheit dienen (▶ Gut zu wissen).

Gut zu wissen

Klinische Psychologie und Verhaltensmedizin
In der Klinischen Psychologie liegen die Forschungsschwerpunkte auf epidemiologischen Studien, der Entwicklung und dem Einsatz psychodiagnostischer Verfahren und psychotherapeutischer Interventionen bei psychischen Störungen wie Depression, Angststörungen, Substanzkonsumstörungen oder Essstörungen. In der Verhaltensmedizin werden darüber hinaus auch Erkrankungen aus dem primär somatomedizinischen Forschungs- und Arbeitsfeld untersucht. Das heißt, das Arbeitsfeld ist auf ein breiteres Störungs- und Krankheitsrepertoire ausgerichtet. Im Gegensatz dazu ist das psychotherapeutische Arbeits- und Forschungsfeld in der Klinischen Psychologie weiter gefasst als in der Verhaltensmedizin, da es in der Klinischen Psychologie von tiefenpsychologischen Ansätzen über verhaltenstherapeutische Methoden bis hin zu systemischen und gesprächstherapeutischen Ansätzen reicht.

Medizinische Psychologie und Verhaltensmedizin
Während die Verhaltensmedizin interdisziplinäre Forschungsstrategien verfolgt und den Einsatz spezifischer diagnostischer und (verhaltens-)therapeutischer Techniken fördert, dient die Medizinische Psychologie der Aufklärung von Zusammenhängen zwischen psychologischen und medizinischen Fragen und fokussiert weniger auf Interdisziplinarität. Die Medizinische Psychologie wird in Deutschland ausschließlich an Medizinischen Fakultäten gelehrt, damit Medizinstudierende einschlägige psychologische Erkenntnisse erwerben. Bezüglich der Interdisziplinarität ist die Verhaltensmedizin per definitionem erheblich breiter als die Medizinische Psychologie, hinsichtlich der therapeutischen Grundorientierung (Verhaltenstherapie; systemische, tiefenpsychologische Verfahren) ist die Medizinische Psychologie offener als die Verhaltensmedizin.

Gesundheitspsychologie und Verhaltensmedizin
Die Gemeinsamkeit zwischen der Gesundheitspsychologie und der Verhaltensmedizin besteht darin, dass beide Disziplinen der Förderung von Gesundheit und der Prävention von Krankheiten dienen. Die Gesundheitspsychologie wird explizit von Psychologen vertreten und gilt als ein Anwendungsfach der Psychologie.

Die grundlegenden theoretischen Konzepte entstammen der Klinischen und der Pädagogischen Psychologie sowie der Sozialpsychologie. Wesentliche Aspekte gesundheitspsychologischen Denkens und Forschens sind die kritische Analyse gesundheitspolitischer Strukturen und die Einbeziehung ökopsychologischer Konzepte in die Erhaltung bzw. Wiederherstellung von Gesundheit. Diese Fragestellungen werden zwar von der Verhaltensmedizin ebenfalls berücksichtigt, jedoch stellen sie nur ein Teilforschungs- und Teilarbeitsgebiet dar, das im Gegensatz zur Gesundheitspsychologie interdisziplinär verfolgt wird.

Um die Mechanismen zu verstehen, die dem beobachtbaren menschlichen Verhalten zugrunde liegen, werden Erkenntnisse der **Neurowissenschaften** herangezogen. Die Neurowissenschaften umfassen ein Forschungsfeld, das von der Zellbiologie über die Signaltransmission innerhalb und zwischen Nervenzellen bis hin zu kognitiven Vorgängen, Wahrnehmungsprozessen und motorischen Abläufen reicht. Neurowissenschaftler kommen aus verschiedenen Wissenschaftsbereichen, wie der Biologie, der Pharmakologie, der Human- und Veterinärmedizin, der Informatik, Linguistik und Psychologie (vgl. Pinel und Pauli 2012). Ähnlich wie die Biopsychologie liefern die Neurowissenschaften Erkenntnisse, die dazu beitragen können, verhaltensmedizinische Erklärungsmodelle empirisch prüfbar zu machen und Mechanismen der Störungs- und Krankheitsgenese oder -aufrechterhaltung untersuchen zu können.

Jedoch auch Forschungsfelder wie die Epidemiologie, Soziologie, Genetik oder Ernährungswissenschaften stehen mit der Verhaltensmedizin in Zusammenhang. In Abhängigkeit von der zu untersuchenden Fragestellung werden die Erkenntnisse der jeweiligen Disziplin benötigt, um die Komplexität der Wirkfaktoren einer Erkrankung oder Funktionsstörung erklären zu können.

10.2 Zentrale theoretische Konzepte der Verhaltensmedizin

10.2.1 Stress und Coping

Stress ist heute ein häufig gebrauchter Begriff, der sowohl dazu dient, die Anpassung an Alltagsbelastungen zu erklären, als auch den Einfluss von Überbelastungen auf die Entstehung und/oder Aufrechterhaltung von Funktionsstörungen und Erkrankungen zu begründen.

Das Zusammenspiel von Situationen, die von einem Individuum als Stress erlebt werden können, hängt einerseits von der Situation selbst ab, wird jedoch stark beeinflusst von

- der individuellen Wahrnehmung,
- ihrer kognitiven und emotionalen Verarbeitung,
- dem individuell zur Verfügung stehenden Verhaltensrepertoire und
- der abschließenden Bewertung der Situationsbewältigung.

Dieser interaktive Prozess wurde von Lazarus und Folkman (1984) als das **transaktionale Stressmodell** beschrieben. Diesem Modell zufolge wird jede Situation, in der sich eine Person befindet, bezüglich ihres Ausmaßes an Bedrohung (Primärbewertung) und bezüglich der zur Verfügung stehenden Bewältigungsmöglichkeiten (Sekundärbewertung) abgeschätzt. Aus diesen Bewertungsprozessen resultierend, werden eine Reihe von Kognitionen wie automatische Gedanken, Annahmen, Erwartungen oder Einstellungen aktiviert, die wiederum zu Emotionen, physiologischen Vorgängen und letztendlich zu Verhalten führen. In Abhängigkeit von den Resultaten dieses hoch komplexen Vorganges und der Konsequenzen aus dem gezeigten Verhalten kommt es zu einer Neubewertung der Situation, die mittel- oder langfristig das Bewältigungsverhalten in subjektiv als stressvoll erlebten Situationen nachhaltig beeinflussen wird.

Die körperlichen Vorgänge, die bei der Bewertung einer Stresssituation ablaufen, lassen sich u. a. anhand charakteristischer Veränderungen einer ganzen Reihe von Hormonen beschreiben. Neben den Katecholaminen des sympathikoadrenomedullären Systems (SAMS) spielen die Hormone der Hypothalamus-Hypophysen-Nebennierenrinden-Achse (HHNA) eine bedeutende Rolle (vgl. Ehlert und La Marca 2016). Unterschiedlichste physiologische und psychologische Stressoren führen u. a. zu einer Freisetzung des Kortikotropin-Releasing-Hormons (CRH) im Hypothalamus. Dieser Hormonanstieg bewirkt eine vermehrte Sekretion des adrenokortikotropen Hormons (ACTH) in der Hypophyse, das wiederum in einer erhöhten Freisetzung des Nebennierenrindenhormons Kortisol resultiert. Durch einen negativen Rückmeldeprozess dieser Hormone an die Hypophyse und den Hypothalamus kehrt das gesamte System nach dem Abklingen des jeweiligen Stressors wieder auf seine Ausgangswerte zurück. Die physiologischen Konsequenzen von Stress sind in ▶ Kap. 54 ausführlich beschrieben. Dort findet sich auch eine Darstellung des Allostasemodells, das von McEwen (1998) als ein integratives Modell der psychobiologischen Anpassungsleistungen an Stressoren und Traumata formuliert wurde.

❯ **Wichtig**

Inwiefern eine Person eine Stresssituation als körperlich und psychisch gesundheitserhaltend oder krankheitsfördernd verarbeitet, hängt neben Merkmalen der Situation (z. B. Ausmaß des Stressors) von ihren individuellen Voraussetzungen bzw., genauer formuliert, von ihrer individuellen Vulnerabilität (Anfälligkeit) ab.

Diese für jeden Menschen individuelle Schwelle der Belastbarkeit ist in ▫ Abb. 10.1 schematisch dargestellt. Menschen mit einem hohen Schwellenwert für Stress können sowohl Alltagsbelastungen („daily hassles") als auch kritische Lebensereignisse bis hin zu Traumata bewältigen, ohne dass sie sich überbelastet fühlen (▫ Abb. 10.1a), während andere Personen, die eine niedrige Vulnerabilitätsschwelle aufweisen (▫ Abb. 10.1b), sich bereits bei Alltagsereignissen subjektiv überfordert fühlen.

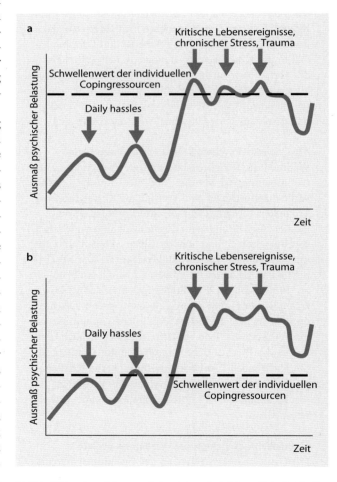

▫ **Abb. 10.1** Auswirkungen hoher (**a**) und niedriger (**b**) individueller Stressbewältigungsfähigkeiten

Entsprechend dem heutigen Kenntnisstand der Forschung ist davon auszugehen, dass diese individuelle Belastbarkeitsschwelle von einer Vielzahl von Faktoren beeinflusst wird. Zu diesen gehören u. a.

- (epi-)genetische Merkmale,
- morphologische Auffälligkeiten,
- Persönlichkeitsdispositionen sowie
- lebenslange Lernerfahrungen, ab der pränatalen Phase bis in das hohe Erwachsenenalter.

Am Beispiel der posttraumatischen Belastungsstörung (PTBS; ▶ Kap. 51), die häufig in Komorbidität mit funktionellen körperlichen Syndromen auftritt und somit auch für die Verhaltensmedizin ein hoch relevantes Störungsbild darstellt, zeigt sich diese Komplexität in besonderem Ausmaß. Die PTBS tritt zwar nur infolge eines Stressors auf, der mit einer Lebensbe-

drohung, ernsthaften Verletzung oder Missbrauchserfahrung der eigenen oder einer anderen Person einhergeht (vgl. Kriterien des DSM-5), jedoch scheinen neben Traumamerkmalen (einmalig oder wiederholt, Ausmaß der Verletzung der persönlichen Integrität) weitere Faktoren die Auftretenswahrscheinlichkeit dieser oder einer anderen psychischen Störung zu beeinflussen (▶ Studienbox). Im verhaltensmedizinischen Kontext ist traumatischen Erfahrungen beispielsweise bei Patienten mit Krebs besondere Aufmerksamkeit zu schenken. Wird von einem solchen Patienten die Diagnose, die Behandlung oder der Verlauf als traumatisch erlebt, ist die Wahrscheinlichkeit einer psychischen Fehlanpassung (Depression oder posttraumatische Belastungsstörung) deutlich erhöht und dementsprechend eine psychotherapeutische Mitbehandlung, neben der medizinischen Therapie, zur Lebensqualitätsverbesserung angezeigt.

Studienbox

Drei Studien zur Prädiktorforschung für ungünstige Belastungsverarbeitung

Es wurde nachgewiesen, dass die bei Patienten mit posttraumatischer Belastungsstörung zu beobachtende hippocampale Volumenreduktion (Shin et al. 1997) nicht, wie in den 90er Jahren vermutet wurde, die Folge neurotoxischer Effekte einer exzessiven Kortisolfreisetzung aufgrund des Traumas zu sein scheint, sondern die hippocampale Volumenreduktion bereits vor dem Trauma vorliegt. Gilbertson et al. (2002) zeigten in einer eleganten Studie an monozygoten Zwillingen, dass Zwillingspaare, bei denen jeweils a) nur ein Zwilling traumatischen Kriegserfahrungen ausgesetzt war und b) dieser eine posttraumatische Belastungsstörung entwickelte, beide Zwillingsbrüder im Mittel geringere Volumina des Hippocampus aufwiesen als Zwillingspaare bei denen zwar a) ein Zwilling ebenfalls den Kriegsbelastungen ausgesetzt war, b) dieser jedoch keine posttraumatische Belastungsstörung entwickelte.

Diese Daten legen nahe, dass eine Volumenreduktion des Hippocampus möglicherweise ein Prädiktor für die Auftretenswahrscheinlichkeit einer posttraumatischen Belastungsstörung ist und weniger die Folge eines Traumas zu sein scheint.

Auch in einer Längsschnittuntersuchung unserer Arbeitsgruppe an einer Hochrisikopopulation für Traumatisierung konnten wir nachweisen, dass es psychologische Prädiktoren zu geben scheint, die das Auftreten einer posttraumatischen Belastungsstörung begünstigen.

So fanden wir bei Berufsanfängern der Feuerwehr, dass jene Berufsfeuerwehrmänner, die 2 Jahre nach Beginn ihrer Tätigkeit deutlich häufiger Symptome einer posttraumatischen Belastungsstörung zeigten, zu Beginn ihrer Berufstätigkeit eine geringe Selbstwirksamkeit ihres eigenen Handelns und ein erhöhtes Ausmaß an Feindseligkeit in Fragebogen beschrieben hatten (Heinrichs et al. 2005).

Unklar bleibt jedoch in den beiden vorgestellten Studien, ob die gefundenen morphologischen oder psychischen prätraumatischen Prädiktoren in der individuellen Lebensgeschichte aufgrund ungünstiger Lebensbedingungen und/oder Lernerfahrungen erworben wurden oder eine genetische Vulnerabilität vorlag.

Genetische Dispositionen wurden im Kontext von Traumaerfahrungen gemessen, um Erkenntnisse darüber zu gewinnen, ob genetische Merkmale eine traumabezogene Fehlanpassung verhindern oder begünstigen können. Die Bestimmung der „single nucleotide polymorphisms" (SNP) im FKBP5-Gen, welches in die Regulation der HHNA und daraus resultierend der Kortisolfreisetzung involviert ist, hat in einer neueren Studie gezeigt, dass bei bestimmten Ausprägungen dieses Genabschnitts zwar eine ungünstige Verarbeitung von psychischen Belastungen gehäuft auftritt, diese jedoch häufiger mit einer Depression als mit einer posttraumatischen Belastungsstörung assoziiert sind (Kohrt et al. 2015).

10.2.2 Risiko- und Schutzfaktoren

In den vorangegangenen Ausführungen wurden bereits verschiedene Gruppen von **Risikofaktoren** für das Auftreten psychischer Fehlanpassungen an Stress und/oder Traumatisierung genannt. In Abhängigkeit von der zu untersuchenden Erkrankung oder Störung lassen sich darüber hinaus spezifische Risikofaktoren benennen (▶ Exkurs).

Exkurs

Der Einfluss unterschiedlicher Risikofaktoren am Beispiel der Adipositas

So sind beispielsweise für die Entstehung und/oder Aufrechterhaltung von Übergewicht (Adipositas) sicherlich folgende Risikofaktoren bedeutsam:
- hochkalorische Ernährungsgewohnheiten oder
- übermäßiges Essen zur Bewältigung von Stress.

Diese Faktoren lassen sich sehr gut durch verhaltenstherapeutische Strategien behandeln (vgl. Platte und Meule 2016).

Eine Vielzahl von Untersuchungen verweist jedoch darauf, dass auch genetische Faktoren bei der Entstehung und Aufrechterhaltung des Übergewichts eine Rolle spielen. So werden beispielsweise folgende Merkmale von genetischen Faktoren mit beeinflusst:
- der Energieverbrauch,
- die Fettverstoffwechslung im Gewebe,
- die Fettpräferenz,
- die Sensitivität des Insulins oder
- der Leptinspiegel im Körperstoffwechsel.

Demzufolge sind multifaktorielle Ätiologiekonzepte, wie sie in der Verhaltensmedizin üblich sind, in der Forschung verstärkt interdisziplinär zu verfolgen und im Rahmen der Behandlung der Patienten, die ebenfalls auf mehreren Ebenen der Verhaltens- und Einstellungsänderung ansetzen muss, zu berücksichtigen.

Entsprechend der pathologischen Orientierung in der Diskussion um Gesundheit und Krankheit spielen salutogenetische Konzepte eine deutlich untergeordnete Rolle. Eine Berücksichtigung von **Schutzfaktoren** vor negativen Einflüssen unterschiedlichster Umweltkonstellationen bei der Beurteilung von Gesundheit und Krankheit ist jedoch zwingend notwendig, um einerseits
- Präventivmaßnahmen zur Erhaltung von Gesundheit und andererseits
- Interventionsstrategien zur Therapie von Störungen und Krankheiten auf der Basis einer Ressourcenaktivierung zu entwickeln.

Dies sei an einem Beispiel erläutert: In der oben bereits erwähnten Untersuchung an Berufsanfängern der Feuerwehr zeigte sich, dass bei den Personen, die 24 Monate nach Beginn der Arbeit bei einer Berufsfeuerwehr Symptome einer posttraumatischen Belastungsstörung aufwiesen, bereits nach 12 Monaten deutlich erhöhte Alexithymiewerte (Alexithymie bedeutet die Unfähigkeit, Emotionen zu erkennen und auszudrücken) vorlagen und diese Werte bis zum Untersuchungsende noch anstiegen. Bei den Personen ohne Symptome einer posttraumatischen Belastungsstörung zeigte sich jedoch eine genau gegenteilige Entwicklung, denn je länger und intensiver die potenziell traumatisierende Arbeit war, desto stärker nahmen die Alexithymiewerte ab. Anders formuliert: Die Berufsanfänger der Feuerwehr, die symptomfrei blieben, scheinen ihre Emotionen häufiger erkannt und geäußert zu haben als ihre Kollegen mit einer psychischen Fehlanpassung. Wenngleich dies nicht explizit untersucht wurde, lässt sich der Befund dahingehend interpretieren, dass „disclosure" möglicherweise eine Schutzfunktion vor den negativen Effekten einer Traumatisierung besitzt.

Ein explizit salutogenetisches Konzept stellt der sog. **Kohärenzsinn** von Antonovsky (1987) dar. Kohärenzsinn beinhaltet die Grundannahme eines Menschen, dass
- Lebensereignisse strukturierbar, vorhersagbar und erklärbar sind (Sinnhaftigkeit, Verstehbarkeit),
- es Möglichkeiten zur Bewältigung von Problemen und zur Bedürfnisbefriedigung gibt,
- Probleme des Lebens Herausforderungen darstellen, für die Lösungen gesucht und gefunden werden sollen.

Auch hier können noch einmal Untersuchungen zu Hochrisikopopulationen für Traumatisierung herangezogen werden. Während wir bei Berufsfeuerwehrmännern eine Punktprävalenz für eine posttraumatische Belastungsstörung von 18,2 % fanden (Wagner et al. 1998), lag die Prävalenz bei Schweizer Bergführern bei nur 2,7 % (Sommer und Ehlert 2004). Wenngleich 80 % der Bergführer mindestens eine potenziell traumatisierende Situation beschrieben, gab nur die Hälfte dieser Personen an, in dieser Situation Hilflosigkeit, Angst oder Fassungslosigkeit verspürt zu haben. Es lassen sich nun unterschiedlichste Gründe dafür suchen, weshalb Bergführer in traumatischen Situationen nur in eingeschränktem Maße stark negative Emotionen empfinden. Die Messung der Höhe des Kohärenzsinns könnte eine Erklärung sein, denn die Bergführer ohne Symptome einer posttraumatischen Belastungsstörung zeigten im Vergleich zu unterschiedlichsten internationalen Referenzgruppen sehr hohe Werte. Bei Patientinnen mit Brustkrebs hat sich in einer prospektiven Studie ein hoher Kohärenzsinn ebenfalls als ein Protektivfaktor für eine psychisch stabile Anpassung an das

Leben mit einer Krebsdiagnose erwiesen (Rohani et al. 2015).

Als letztes Beispiel für Schutzfaktoren sei noch **soziale Unterstützung** genannt. Grundsätzlich gehen wir davon aus, dass soziale Unterstützung in unterschiedlichsten Lebenssituationen hilfreich ist (vgl. Fallbeispiel am Beginn dieses Kapitels). Dies scheint jedoch nur bedingt zuzutreffen, da soziale Unterstützung nicht nur interindividuell unterschiedlich wahrgenommen und situationsspezifisch unterschiedlich bewertet wird, sondern beispielsweise auch geschlechtsspezifische Unterschiede vorzuliegen scheinen. So wurde in verschiedenen laborexperimentellen Untersuchungen gezeigt, dass bei Männern soziale Unterstützung durch ihre Partnerin vor einem standardisierten Stresstest dazu beiträgt, dass diese Männer endokrinologisch weniger stark auf den Stressor reagieren als Männer ohne entsprechende soziale Unterstützung (Heinrichs et al. 2003). Hingegen hat bei Frauen die soziale Unterstützung durch ihren Partner vor dem Stresstest keinen stressdämpfenden Effekt (Ditzen et al. 2007). In einer Untersuchung zu Stress am Arbeitsplatz durch das Schweizerische Staatssekretariat für Arbeit wurde gezeigt, dass arbeitsbezogener Stress nur dann als weniger belastend wahrgenommen wurde, wenn Vorgesetzte und Kollegen soziale Unterstützung geben. Die soziale Unterstützung durch Partner und Angehörige hatte für eine günstige Verarbeitung berufsbezogener Belastungen kaum eine Bedeutung.

> **Wichtig**
> Zusammengefasst lässt sich feststellen, dass es auf der Basis der aktuellen empirischen Literatur deutliche Hinweise auf Schutz- und Risikofaktoren für stressabhängige Erkrankungen gibt, diese Faktoren jedoch sehr spezifisch sind und selektiven Einfluss auf die Verarbeitung von Stressoren bzw. Traumatisierungen nehmen.

10.2.3 Konditionierung physiologischer Prozesse

Konditionierungsvorgänge (klassische und instrumentelle Konditionierung) sind Grundparadigmen der Verhaltenstherapie und haben deshalb bei der Erklärung verhaltensmedizinischer Fragestellungen eine besondere Bedeutung. So ist die instrumentelle Konditionierung beispielsweise bei der Bewältigung von Krankheiten ein wichtiges Erklärungskonzept. Krankheitsverhalten wie Schmerzäußerungen bewirken in der sozialen Umgebung im Normalfall Zuwendung und Hilfeleistung. Das bedeutet, dass das Krankheitsverhalten des Patienten positiv verstärkt wird. Die Arbeitsgruppe um Birbaumer und Flor (Breitenstein et al. 1994) konnte zeigen, dass Patienten mit chronischen

Schmerzen in Anwesenheit eines, das Schmerzverhalten verbal unterstützenden, Partners die schmerzprovozierende Erfahrung des Eiswassertests (Arm wird solange als möglich in ca. 5 °C kaltes Wasser gehalten) deutlich weniger lang ertragen können als Patienten, deren Partner das Schmerzverhalten nicht förderten oder deren Partner abwesend war. Aus verhaltensmedizinischer Sicht sollten deshalb zur Reduktion von Schmerzverhalten die Partner aktiv in die Therapie einbezogen werden. Dabei sollten neben einer schmerzbezogenen Psychoedukation aktivitätssteigernde, nicht schmerzbezogene Interventionen zusammen mit Patient und Partner/Angehörigen geplant werden.

Die klassische Konditionierung, also die Kopplung eines neutralen Stimulus (NS) mit einem unkonditionierten Stimulus (US) und die daraus resultierende erlernte Auslösung des Verhaltens durch den dann konditionierten Stimulus (NS wird zu CS), besitzt für die Veränderung physiologischer Vorgänge eine besondere Bedeutung. Ein für die Verhaltensmedizin äußerst interessantes Forschungsfeld ist die Konditionierung immunologischer Prozesse. Die Immunkonditionierung lässt sich sehr gut am Beispiel der Geruchs- oder Nahrungsaufnahme verstehen (vgl. dazu ausführlich Schedlowski und Pacheco-Lopez 2010). Das Grundprinzip besteht darin, dass ein bestimmter Geruch oder Geschmack (neutraler Stimulus) die Funktion eines konditionierten Stimulus aufgrund mehrfacher Kopplung mit einem unkonditionierten Stimulus wie einem Allergen oder einem Toxin übernimmt. Wenngleich sich nach mehrmaligem alleinigen Auftreten des konditionierten Stimulus zwar eine allmähliche Extinktion einstellt, ist es dennoch erstaunlich, dass sich Immunparameter wie die Anzahl natürlicher Killerzellen oder die Makrophagenaktivität tatsächlich konditionieren lassen. So konnten Schedlowski und seine Mitarbeiter beispielsweise zeigen, dass die Kopplung eines neuartig schmeckenden Getränks (CS) mit einem immunsuppressiven Medikament (US) nicht nur bei gleichzeitiger CS- und US-Darbietung immunsuppressiv wirkt, sondern dieser Effekt auch bei alleiniger CS-Darbietung stattfindet. Derartige Untersuchungen geben Hinweise darauf, dass die Nutzung solcher Konditionierungsvorgänge eine Intervallgabe von Medikamenten, auch zur Behandlung somatischer Erkrankungen, ermöglichen könnte.

Ein drittes Beispiel für die Anwendung lerntheoretischer Paradigmen ist das Biofeedbacktraining. Das Grundprinzip des Biofeedbacks besteht darin, Körpersignale mittels entsprechender Messmethoden (z. B. Temperaturfühler, Elektromyogramm, Hautleitfähigkeit) zu erfassen und dem jeweiligen Probanden bzw. Patienten unmittelbar als optisches und/oder akustisches Signal rückzumelden. Die Trainingskomponente besteht darin, dass der Patient bzw. Proband lernt, diese Biosignale selbst zu beeinflussen. Am Beispiel des

Muskeltonus bedeutet das, dass der Patient durch gezielte Entspannung der entsprechenden Muskelgruppen das Biosignal beeinflussen soll. Diese Beeinflussung erfolgt dadurch, dass die betreffende Person im Sinne des Diskriminationslernen lernt, die Reafferenzen der zu kontrollierenden Körperfunktion zu identifizieren und zu diskriminieren (vgl. Rief und Birbaumer 2011).

10.3   Anwendung der Verhaltensmedizin

In den vorangegangenen Ausführungen gab es an verschiedenen Stellen bereits Hinweise auf Anwendungsfelder der Verhaltensmedizin. Durch die breite Orientierung des Forschungsfelds muss eine Skizzierung der Anwendungsfelder nach verschiedenen Gesichtspunkten geordnet werden. Einerseits wird verhaltensmedizinisches Wissen in verschiedenen Settings (z. B. ambulante versus stationäre Therapie) eingesetzt, andererseits zu unterschiedlichen Zeitpunkten auf dem Kontinuum von Gesundheit bis hin zu Krankheit (angefangen bei der Prävention bis hin zur Palliativtherapie) angewandt. Im Folgenden werden die verhaltensmedizinischen Anwendungsfelder kurz bezüglich dieser beiden Dimensionen dargestellt.

10.3.1   Verhaltensmedizin in unterschiedlichen Settings

Die Wirksamkeit verhaltensmedizinischer Maßnahmen wird stark vom Zeitpunkt ihres Einsatzes im Diagnose- und Behandlungsprozess beeinflusst. Die verschiedenen Institutionen, in denen diagnostische, beratende und therapeutische Leistungen erbracht werden, sind
- medizinische und psychologische Beratungsstellen zur Prävention von Störungen und Erkrankungen,
- ambulante medizinische und psychologische Behandlungsinstitutionen,
- stationäre somatomedizinische und psychiatrische Akutversorgung,
- Fachkliniken zur Rehabilitation sowie
- Spezialeinrichtungen zur Palliativtherapie.

Verhaltensmedizinische Diagnose- und Behandlungsangebote sind in allen genannten Versorgungsstrukturen möglich, jedoch konnten entsprechende Angebote bisher nur z. T. etabliert werden. Dies führt dazu, dass bei vielen Patienten Jahre, z. T. Jahrzehnte, vergehen, bis durch interdisziplinäre Zusammenarbeit die Verknüpfung psychischer und physischer Faktoren für die Entstehung und Aufrechterhaltung der Krankheit bzw. Störung erkannt und dem Patienten so vermittelt wird, dass diese Erklärung für ihn nachvollziehbar und

annehmbar ist. Die häufig zu beobachtende Krankheitsverfestigung aufgrund fortdauernder Diagnostik und Behandlung (iatrogene Chronifizierung) führt nicht nur zu hohen Kosten für das Gesundheitssystem, sondern auch zu einer Beeinträchtigung der Lebensqualität der Patienten.

Beispiele für Kooperationen zwischen den verschiedenen, an der Diagnostik und Behandlung von Patienten beteiligten Berufsgruppen sind auf ambulanter Ebene **Gemeinschaftspraxen** beispielsweise zwischen Physiotherapeuten, Hebammen, Ärzten und Psychotherapeuten; im stationären Setting (Akutbehandlung, Rehabilitation und Palliativtherapie) sind es **verhaltensmedizinische Konsiliar-Liaison-Dienste.** Diese Dienste stellen ein besonders gutes Beispiel für die interdisziplinäre Zusammenarbeit dar. Konsiliartätigkeit bedeutet im stationären Behandlungsumfeld, dass nach Aufforderung durch den behandelnden Stationsarzt eine verhaltensmedizinisch orientierte Untersuchung und eine Behandlungsempfehlung oder die Behandlung eines Patienten durch den Konsiliarius erfolgt. Der Konsiliarius informiert den behandelnden Arzt in der Regel durch einen schriftlichen Bericht über seine Untersuchungsresultate, Behandlungsempfehlungen oder Therapieergebnisse. Liaisontätigkeit geht mit einer relativ engen Einbindung des Psychologen in den stationären Alltag einer Fachabteilung einher. Psychologen beteiligen sich regelmäßig an den Aktivitäten der jeweiligen Station durch die Teilnahme an Visiten, Stationsbesprechungen oder informellen Besuchen auf der jeweiligen Station. Im Rahmen dieser Kontakte erfährt der Liaisonmitarbeiter von Patienten, die von ihm untersucht oder behandelt werden sollen. Ein schriftlicher oder mündlicher Bericht erfolgt auch hier an den behandelnden Arzt.

> **Wichtig**
>
> Verhaltensmedizinische Konsiliar-Liaison-Dienste sind dann besonders effektiv, wenn die Mitarbeiter zur Interdisziplinarität bereit sind, schnell verfügbar sind, bei ihrer Arbeit ein für alle beteiligten Personen (Patienten, Angehörige, medizinisches Personal) transparentes Vorgehen wählen und psychotherapeutische Interventionen anbieten, die im Rahmen des stationären Settings mit seinen Besonderheiten realisierbar sind.

10.3.2   Verhaltensmedizin in der Prävention, Intervention und Rehabilitation

Sowohl die Gesundheitspsychologie als auch die Verhaltensmedizin sind im Bereich der primären Prävention von Krankheiten und Störungen in hohem Maße engagiert. Ein wichtiger Arbeitsbereich der primären

Prävention sind psychoedukative Maßnahmen zur Aufklärung beispielsweise bezüglich des Umgangs mit Suchtmitteln, bei der Aufklärung über eine gesunde Ernährung zur Vermeidung von Übergewicht und den damit assoziierten Folgeerkrankungen oder bei der Aufklärung über die Notwendigkeit von sportlicher Betätigung zur Vermeidung von Herz-Kreislauf-Erkrankungen. Eine Psychoedukation kann auch sinnvoll sein, um körperlichen Beschwerden und Erkrankungen aufgrund von mangelndem Wissen über die eigenen Körperfunktionen vorzubeugen. Die Psychoedukation für Patienten kann anschaulich und nachvollziehbar gestaltet werden, indem der Zusammenhang zwischen Lebensstilfaktoren und physiologischen Variablen anhand von Studienbefunden aufgezeigt wird. Ein solches Beispiel wird im Folgenden für Herz-Kreislauf-Erkrankungen gegeben.

Herz-Kreislauf-Erkrankungen werden nicht nur unidirektional durch medizinische Risikofaktoren beeinflusst, sondern es kommt durch bestimmte psychologische Merkmale zu indirekter Einflussnahme (multikausale Verursachung). Grundsätzlich gilt, dass hämatologische Parameter wie Fibrinogen und Thrombin die Blutgerinnung (Koagulation) und damit die Entstehung, Aufrechterhaltung und Verschlechterung von Herz-Kreislauf-Erkrankungen maßgeblich beeinflussen. Es ist bekannt, dass Stress u. a. zu einer Erhöhung der Blutkoagulation führt, wodurch die Bildung von Thromben (Blutgerinnseln) begünstigt wird. Diese können sich an vorbelasteten Gefäßwänden festsetzen. Zusammen mit Blutfetten und Kalk können die Thromben die Gefäßwände stark verengen, bis hin zu einem Verschluss. Dieser Prozess wird als Arteriosklerose bezeichnet. Inwiefern sich Lebensstilfaktoren und Bewältigungsstrategien auf die Freisetzung von Stresshormonen und auf die Blutgerinnung nach akutem Stress bei gesunden Männern und bei Hypertonikern auswirken, ergab sich aus verschiedene Untersuchungen unserer Arbeitsgruppe (Wirtz et al. 2006, 2009): So konnte gezeigt werden, dass bei Männern, die das Ausmaß ihrer sozialen Unterstützung als gering bewerten, akuter psychosozialer Laborstress zu höheren Koagulationswerten führt als bei Männern mit hoher sozialer Unterstützung. Bei medikationsfreien Männern mit essenzieller Hypertonie fand sich im Vergleich zu Normotonikern eine erhöhte psychobiologische Reaktivität auf einen standardisierten psychosozialen Stresstest. So waren nicht nur die Kortisolwerte, sondern auch die Adrenalin- und Noradrenalinwerte bei den Hypertonikern deutlich höher als bei den Normotonikern. Interessanterweise hatten jedoch jene Versuchsteilnehmer, die ein hohes Ausmaß an sozialer Unterstützung berichteten, in beiden Gruppen niedrigere Stresshormonanstiege als jene mit einem geringen Ausmaß. Darüber hinaus fand sich ein stresspuffernder Effekt bei hoher hedonistischer Emotionsregulation, d. h. der Fähigkeit

eine positive Grundstimmung möglichst lange zu erhalten und eine negative Gestimmtheit möglichst schnell zu beenden. Sowohl bei Hyper- als auch bei Normotonikern zeigte sich eine geringere physiologische Stressreaktivität bei berichteter hoher hedonistischer Emotionsregulation.

Sekundäre Prävention erfolgt in unterschiedlichsten Bereichen der Psychologie und Medizin. Bei der Sekundärprävention geht es darum, Personen, die sich entweder einer psychisch oder einer körperlich belastenden Situation aussetzen müssen, möglichst gut auf diese Situation vorzubereiten, oder Personen, die bereits eine starke Belastung erfahren haben, frühzeitig psychotherapeutisch zu betreuen bzw. zu beraten, um psychische Fehlanpassungen zu vermeiden. Beispiele hierfür sind psychoedukative Vorbereitungsprogramme vor diagnostischen oder therapeutischen operativen Eingriffen. Diese Vorbereitungen beinhalten die Vermittlung von krankheitsbezogenen Informationen und das Einüben von Entspannungstechniken. Nachweislich können durch den Einsatz solcher Präventionsprogramme die Beschwerden der Patienten und die stationären Liegezeiten deutlich reduziert werden. Sekundärpräventionsprogramme können auch eingesetzt werden, um psychische Fehlanpassungen an emotional stark belastende medizinische Maßnahmen wie genetische Untersuchungen zu vermeiden.

Interventionen stellen ein besonders bedeutsames Arbeitsfeld der Verhaltensmedizin dar, wobei sich diese zwei großen Bereichen zuordnen lassen: Mitbehandlung körperlicher Erkrankungen und Primärbehandlung funktioneller körperlicher Störungen (◻ Tab. 10.1). Bei verhaltensmedizinischen Interventionen werden in Abhängigkeit von der zugrunde liegenden Erkrankung oder Störung kognitive und verhaltenstherapeutische Behandlungsmethoden eingesetzt. Häufig werden in Abhängigkeit von der zugrunde liegenden Erkrankung oder Störung mehrere Einzelmethoden ausgewählt und parallel oder zeitlich versetzt in die Behandlung eingebunden. Ein Beispiel hierfür stellen die verschiedenen Interventionsprogramme zur psychologischen Mitbetreuung von Patientinnen mit Brustkrebs (Mammakarzinom) dar. In allen gut evaluierten Programmen findet sich eine Kombination von Behandlungsmaßnahmen, die folgende Bausteine umfasst:

- Psychoedukation (z. B. auch in Form von Videos oder Podcasts über Frauen, die von einem positiven Umgang mit der Tatsache ihrer Karzinomerkrankung berichten),
- Entspannungsverfahren,
- Stressbewältigungstraining,
- Intervention bei Angehörigen.

Mit verhaltensmedizinischen **rehabilitativen und palliativen Maßnahmen** wird auf die gezielte professionelle

◼ **Tab. 10.1**   Beispiele für verhaltensmedizinische Interventionen bei körperliche Erkrankungen und Störungen. (In Anlehnung an Ehlert 2016)

Hauptgruppen von Krankheiten	Beispielerkrankung	Beispiele für Interventionsziele
Infektiöse Krankheiten	Sepsis	Strategien zur Bewältigung der lebensbedrohlichen Erfahrung zur Prävention einer posttraumatischen Belastungsstörung
Bösartige Neubildungen	Mammakarzinom	Psychoedukation, Krankheitsbewältigung, Vorbereitung auf den Tod in Abhängigkeit vom Krankheitsstadium
Endokrinopathien, Störungen des Immunsystems	Diabetes	Kenntnisvermittlung, Früherkennung von Krankheitssymptomen durch Wahrnehmungstrainings
	Aids	Krankheitsbewältigung in Abhängigkeit vom Krankheitsstadium und von sozialen Problemen
Krankheiten des Nervensystems und der Sinnesorgane	Erworbene Taubheit	Krankheitsbewältigung, Aufbau alternativen Verhaltens
	Glaukom	Stressmanagement einschließlich Entspannung
Krankheiten des Kreislaufsystems	Akuter Myokardinfarkt	Aktivitätsaufbau, Angstbewältigung
Krankheiten der Atmungsorgane	Chronische Bronchitis	Abbau gesundheitsschädigenden Verhaltens
	Lungenfibrose mit Lungentransplantation	Angstbewältigung, Complianceförderung
Krankheiten der Zähne	Kariöse Zähne infolge einer Dentalphobie	Abbau des phobischen Verhaltens
Krankheiten der Harn- bzw. Geschlechtsorgane	Chronisches Nierenversagen	Dialysevorbereitung, Complianceförderung, Entspannung
	Infertilität	Paartherapie, Sexualtherapie, Einstellungsmodifikation
Komplikationen in der Schwangerschaft	Fehlgeburt	Modifikation irrationaler Kognitionen
	Vorzeitiger Blasensprung	Entspannung, Krankheitsbewältigung
Krankheiten der Haut	Akne	Psychoedukation und Einstellungsmodifikation bezüglich der selbst beurteilten optischen Attraktivität
Krankheiten des Skeletts, der Muskeln, des Bindegewebes	Dorsopathien	Schmerzbewältigung, Entspannung, soziales Kompetenztraining
	Rheuma	
Kongenitale Anomalien	Gaumen- und Lippenspalte	Einstellungsmodifikation bezüglich der selbst beurteilten Attraktivität
Verletzungen und Frakturen	Rückenmarksverletzungen	Modifikation der Interaktion zwischen Patient und sozialer Umwelt
	Erblindung durch Verletzung des Nervus opticus	Umstrukturierung gewohnter Aktivitätsmuster
	Frakturen mit operativen Maßnahmen	Angstbewältigung in Zusammenhang mit Unfallgeschehen, Operationsvorbereitung
Schlecht bezeichnete Affektionen	Chronic-Fatigue-Syndrom	Erarbeitung eines Krankheitsmodells, Aktivitätsaufbau

Unterstützung (chronisch) somatisch und/oder psychisch kranker Menschen abgezielt. Mittels entsprechender verhaltensmedizinischer Maßnahmen soll ein besseres Verständnis für die jeweilige chronische Erkrankung (z. B. durch krankheitsspezifische Psychoedukation) erreicht werden, oder es wird eine verbesserte Bewältigung von Erkrankungen oder Behinderungen durch das Erlernen von Copingstrategien oder durch den Einsatz spezifisch verhaltensmedizinischer Behandlungsverfahren angestrebt. Das Hauptziel der Mitbetreuung dieser Patienten besteht darin, die Teilnahmemöglichkeiten der Patienten am familiären, beruflichen und gesellschaftlichen Leben zu verbessern bzw. zu erhalten.

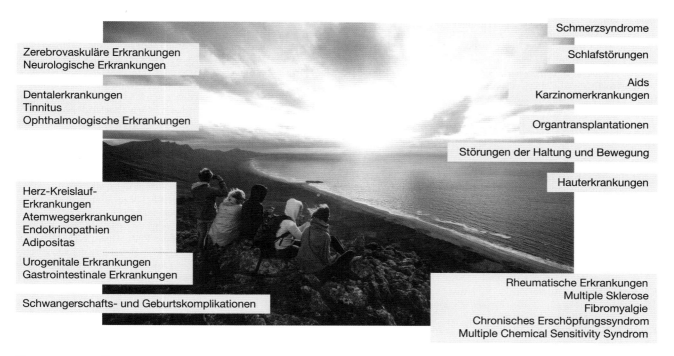

Zerebrovaskuläre Erkrankungen
Neurologische Erkrankungen

Dentalerkrankungen
Tinnitus
Ophthalmologische Erkrankungen

Herz-Kreislauf-
Erkrankungen
Atemwegserkrankungen
Endokrinopathien
Adipositas

Urogenitale Erkrankungen
Gastrointestinale Erkrankungen

Schwangerschafts- und Geburtskomplikationen

Schmerzsyndrome

Schlafstörungen

Aids
Karzinomerkrankungen

Organtransplantationen

Störungen der Haltung und Bewegung

Hauterkrankungen

Rheumatische Erkrankungen
Multiple Sklerose
Fibromyalgie
Chronisches Erschöpfungssyndrom
Multiple Chemical Sensitivity Syndrom

Abb. 10.2 Ein Überblick über verhaltensmedizinische Interventionsfelder (Foto: © TIMDAVIDCOLLECTION/stock.adobe.com, nach Ehlert 2003).

> **Wichtig**
> Zusammenfassend lässt sich festhalten, dass die Verhaltensmedizin ein interdisziplinäres Forschungs- und Arbeitsfeld ist, das der Prävention, Intervention und Rehabilitation (funktioneller) körperlicher Erkrankungen, die mit psychischen Besonderheiten in der Ätiologie und/oder Aufrechterhaltung einhergehen, dient. Die Verhaltensmedizin ist eine empirisch orientierte Wissenschaft, die für Psychologen ein hoch interessantes Arbeitsgebiet darstellt (Abb. 10.2).

Prüfen Sie Ihr Wissen
1. Wie lässt sich Stress definieren? ▶ Abschn. 10.2.1
2. Worin liegt das Besondere der Verhaltensmedizin? ▶ Abschn. 10.1.1
3. Geben Sie ein Beispiel für eine multifaktoriell bedingte chronische Erkrankung. ▶ Abschn. 10.2.2
4. Von welchen Faktoren wird die individuelle Belastbarkeit einer Person beeinflusst? ▶ Abschn. 10.2.1

Weiterführende Literatur
Ein Überblick über die theoretischen Grundlagen sowie die Anwendungsfelder der Verhaltensmedizin findet sich in Ehlert (2016). Ferner informieren Ehlert und von Känel (2010) über psychoendokrinologische und psychoimmunologische Grundlagen. In dem deutschsprachigen Standardlehrbuch der Psychosomatik, das auf Uexküll zurückgeht (Köhle et al. 2016), sind psychosomatische Krankheitskonzepte und Behandlungskonzepte vorgestellt.

Literatur

Antonovsky, A. (1987). *Unraveling the mystery of health: How people manage stress and stay well.* San Francisco: Jossey-Bass.

Breitenstein, C., Flor, H., & Birbaumer, N. (1994). Interaktionsverhalten chronischer Schmerzpatienten und ihrer Partner. *Zeitschrift für Klinische Psychologie, 23,* 105–116.

Castillo, M. J., & Phillippi, J. C. (2015). Hyperemesis gravidarum: A holistic overview and approach to clinical assessment and management. *The Journal of Perinatal & Neonatal Nursing, 29,* 12–22. doi:▶ https://doi.org/10.1097/JPN.0000000000000075.

Ditzen, B., Bodenmann, G., Neumann, I., von Dawans, B., Turner, R. A., Ehlert, U., & Heinrichs, M. (2007). Effects of different kinds of couple interaction on cortisol and heart rate responses to stress in women. *Psychoneuroendocrinology, 32,* 565–574.

Ehlert, U. (1998). *Psychologie im Allgemeinkrankenhaus.* Bern: Huber.

Ehlert, U. (Hrsg.). (2003). *Verhaltensmedizin.* Berlin: Springer.

Ehlert, U. (2004). Der Einfluss von Stress auf den Schwangerschaftsverlauf und die Geburt. *Psychotherapeut, 49,* 367–376.

Ehlert, U. (Hrsg.). (2016). *Verhaltensmedizin* (2. Aufl.). Berlin: Springer.

Ehlert, U., & La Marca, R. (2016). Interaktion zwischen Umwelt, psychischen Merkmalen und physiologischer Regulation. In K. Köhle, W. Herzog, P. Joraschky, J. Kruse, W. Langewitz, & W. Söllner (Hrsg.), *Uexküll Psychosomatische Medizin* (S. 77–88). München: Elsevier.

Ehlert, U., & von Känel, R. (Hrsg.). (2010). *Psychoendokrinologie und Psychoimmunologie.* Berlin: Springer.

Ehlert, U., Gaab, J., & Heinrichs, M. (2001). Psychoneuroendocrinological contributions to the etiology of depression, posttraumatic stress disorder and stress-related bodily disorders: The role of the hypothalamus-pituitary-adrenal axis. *Biological Psychology, 57,* 141–152.

Gilbertson, M. W., Shenton, M. E., Ciszewski, A., Kasai, K., Lasko, N. B., Orr, S. P., & Pitman, R. K. (2002). Smaller hippocampal volume predicts pathologic vulnerability to psychological trauma. *Nature Neuroscience, 5,* 1242–1247.

Grooten, I. J., Roseboom, T. J., & Painter, R. C. (2016). Barriers and challenges in hyperemesis gravidarum research. *Nutrition and Metabolic Insights, 14*(8)(Suppl 1), 33–39. doi:► https://doi.org/10.4137/NMI.S29523. eCollection 2015.

Hautzinger, M., Bailer, M., Hofmeister, D., & Keller, F. (2012). *Allgemeine Depressionsskala (ADS). Manual* (2., überarb. u. neu norm. Aufl.). Göttingen: Hogrefe.

Hayes, S. C., Strosahl, K. D., & Wilson, K. G. (2011). *Acceptance and commitment therapy: The process and practice of mindful change* (2. Aufl.). New York: Guilford.

Heinrichs, M., Baumgartner, T., Kirschbaum, C., & Ehlert, U. (2003). Social support and oxytocin interact to suppress cortisol and subjective responses to psychosocial stress. *Biological Psychiatry, 54,* 1389–1398.

Heinrichs, M., Wagner, D., Schoch, W., Soravia, L. M., Hellhammer, D. H., & Ehlert, U. (2005). Prediciting posttraumatic stress disorder symptoms in a high-risk population: A 2-year prospective follow-up study in professional firefighters. *American Journal of Psychiatry, 162,* 2276–2286.

Köhle, K., Herzog, W., Joraschky, P., Kruse, J., Langewitz, W., & Söllner, W. (Hrsg.). (2016). *Uexküll Psychosomatische Medizin* (S. 77–88). München: Elsevier.

Kohrt, B. A., Worthman, C. M., Ressler, K. J., Mercer, K. B., Upadhaya, N., Koirala, S., et al. (2015). Cross-cultural gene by environment interactions in depression, posttraumatic stress disorder, and the cortisol awakening response: FKBP5 polymorphisms and childhood trauma in South Asia. *International Review of Psychiatry (Abingdon, England), 27*(3), 180–196. ► https://doi.org/10.3109/09540261.2015.1020052

Lazarus, R. S., & Folkman, S. (1984). *Stress, appraisal and coping.* New York: Springer.

Levin, G. (1981). *Edward Hopper: 1882–1967. Gemälde und Zeichnungen.* München: Schirmer-Mosel.

McEwen, B. (1998). Protective and damaging effects of stress mediators. *New England Journal of Medicine, 338,* 171–179.

Pinel, J. P. J., & Pauli, P. (2012). *Biopsychologie* (8. Aufl.). Heidelberg: Spektrum.

Platte, P., & Meule, A. (2016). Adipositas. In U. Ehlert (Hrsg.), *Verhaltensmedizin* (S. 291–318). Berlin: Springer.

Rief, W., & Birbaumer, N. (Hrsg.). (2011). *Biofeedback. Grundlagen, Indikationen, Kommunikation* (3. Aufl.). Stuttgart: Schattauer.

Rohani, C., Abedi, H. A., Sundberg, K., & Langius-Eklöf, A. (2015). Sense of coherence as a mediator of health-related quality of life dimensions in patients with breast cancer: A longitudinal study with prospective design. *Health Qual Life Outcomes, 13,* 195. ► https://doi.org/10.1186/s12955-015-0392-4

Schedlowski, M., & Pacheco-Lopez, G. (2010). The learned immune response: Pavlov and beyond. *Brain, Behavior, and Immunity, 24,* 176–185.

Schwartz, G. E., & Weiss, S. M. (1978). Behavioral medicine revisited: An amended definition. *Journal of Behavioural Medicine, 1,* 249–251.

Shin, L. M., Kosslyn, S. M., McNally, R. J., Alpert, N. M., Thompson, W. L., Rauch, S. C., et al. (1997). Visual imagery and perception in posttraumatic stress disorder. A positron emission tomographic investigation. *Archives of General Psychiatry, 54,* 233–241.

Sommer, I., & Ehlert, U. (2004). Adjustment to trauma exposure: Prevalence of posttraumatic stress disorder symptoms in Swiss mountain guides. *Journal of Psychosomatic Research, 57,* 329–335.

Wagner, D., Heinrichs, M., & Ehlert, U. (1998). Prevalence of PTSD symptoms in German professional firefighters. *American Journal of Psychiatry, 155,* 1727–1732.

Wirtz, P. H., von Känel, R., Mohiyeddini, C., Emini, L., Ruedisueli, K., Groessbauer, S., & Ehlert, U. (2006). Low social support and poor emotional regulation are associated with increased stress hormone reactivity to mental stress in systemic hypertension. *Journal of Clinical Endocrinology and Metabolism, 91,* 3857–3865.

Wirtz, P. H., Redwine, L. S., Ehlert, U., & von Känel, R. (2009). Independent association between lower level of social support and higher coagulation activity before and after acute psychosocial stress. *Psychosomatic Medicine, 71,* 30–37.

10

Entwicklungspsychologische Grundlagen

Rolf Oerter, Mareike Altgassen und Matthias Kliegel

Inhaltsverzeichnis

© Springer-Verlag GmbH Deutschland, ein Teil von Springer Nature 2020
J. Hoyer und S. Knappe (Hrsg.), *Klinische Psychologie & Psychotherapie*,
https://doi.org/10.1007/978-3-662-61814-1_11

11.1 Entwicklungspsychologie als Basis der Klinischen Psychologie

Die Bedeutung der Entwicklungspsychologie als Grundlage für die Klinische Psychologie wird je nach Therapierichtung und der ihr zugrunde liegenden Theorie unterschiedlich eingeschätzt. Freud hat bekanntlich die gesamte Psychotherapie und das Verständnis der Genese von Störungen auf einer Theorie der menschlichen Entwicklung aufgebaut. Sein Hauptverdienst heute liegt sicher in seinem methodischen Vorgehen, ein Krankheits- oder Störungsbild aus der vorausgegangenen Entwicklung der Persönlichkeit zu erklären.

Inzwischen hat sich jedoch generell die Überzeugung durchgesetzt, dass die Entwicklungspsychologie eine wichtige Säule der Klinischen Psychologie bildet. Diese Überzeugung stammt hauptsächlich aus zwei Quellen. Die eine bildet die wachsende Bedeutung der Klinischen Psychologie im Kindes- und Jugendalter (Petermann 2013; Resch 1996) sowie die parallel und in Konkurrenz dazu an Einfluss gewinnende Entwicklungspsychiatrie (Herpertz-Dahlmann et al. 2003). Die zweite Quelle ist die theoretisch wichtigere, nämlich die Entstehung der Entwicklungspsychopathologie („developmental psychopathology", s. das vierbändige Sammelwerk von Cicchetti 2016).

> **Definition**
>
> Die **Entwicklungspsychopathologie** überschreitet disziplinäre Grenzen und bemüht sich über die reine Symptombeschreibung hinaus um ein Verständnis prozessualer Abfolgen typischer und atypischer Entwicklungsverläufe.

So bietet die entwicklungspsychopathologische Perspektive einen großen, integrativen Rahmen, in dem im erweiterten Kontext des Verstehens individueller psychologischer Funktionsweise und Entwicklung die Beiträge anderer Disziplinen genutzt werden können.

Vor diesem Hintergrund wurde vorgeschlagen, ein neues psychologisches Fach zu kreieren, das beide Disziplinen integriert: die **Klinische Entwicklungspsychologie** (Heinrichs und Lohaus 2011; Siegler et al. 2016). Die sich hier vereinigenden Denkrichtungen haben trotz ihrer Vielfalt eine Perspektive gemeinsam. Nicht die Entwicklung einzelner Bereiche steht im Vordergrund, sondern die Entwicklung der Gesamtpersönlichkeit. Erst aus ihrer Genese nämlich lässt sich die Entstehung von Störungsbildern erklären und es können adäquate Therapievorschläge abgeleitet werden. Entwicklungsblinde Therapien müssen sich daher den Vorwurf gefallen lassen, nur oberflächliche Erfolge zu erzielen und wesentliche Momente der Salutogenese außer Acht zu lassen.

Klinische Sammelwerke, die Entwicklungsprozesse in den Mittelpunkt stellen, stammen von Herpertz-Dahlmann et al. (2003), Esser (2008), Rollett und Werneck (2002), Oerter et al. (1999) sowie Petermann (2013).

Im Folgenden werden zunächst zwei für die Entwicklung besonders relevante Altersabschnitte beispielhaft herausgegriffen – das Zeitfenster von 0 bis 5 Jahren sowie das höhere Lebensalter. In beiden Altersabschnitten findet derzeit besonders viel Forschungsaktivität statt. Für die Entwicklung im Jugendalter sei auf ► Kap. 37 verwiesen.

11.1.1 Entwicklung von 0 bis 5 Jahren

Neuronale Entwicklung

Zum Zeitpunkt der Geburt verfügt das menschliche Gehirn über mehr als 100 Mrd. Neuronen. Die Synaptogenese, sprich die Bildung von Verknüpfungen zwischen den Nervenzellen, hat bereits pränatal begonnen und schreitet in den ersten Lebensjahren in einem hohen Tempo fort. In den neuronalen Bereichen, die die grundlegenden Lebensfunktionen steuern (z. B. Hirnstamm), sind die Verbindungen bereits bei Geburt weitgehend vollständig. Im Großhirn kommt es dagegen zu einer explosionsartigen Vermehrung der Synapsen. Es wird zunächst ein Verbindungsüberschuss zwischen den Neuronen generiert (sog. „blooming"), wobei die verschiedenen Hirnregionen zeitversetzt ihre maximale Synapsendichte aufweisen. Der visuelle und der auditorische Kortex erreichen bereits innerhalb der ersten Lebensmonate ihre Höchstzahl an synaptischen Verknüpfungen, die Sprachzentren der Großhirnrinde hingegen mit etwa 1 Jahr und der frontale Kortex (welcher kognitive Kontrollfunktionen umfasst) mit etwa 2–3 Jahren (Thompson und Nelson 2001). Die Entwicklung der neuronalen Verbindungen ist dabei abhängig von Erfahrung und Stimulation. Nach dem Erreichen des Verbindungsmaximums folgt ein Abbau ungenutzter (sog. „pruning") und eine Stärkung häufig genutzter synaptischer Verbindungen, wodurch die Plastizität des Gehirns zwar ab-, die Leistungsfähigkeit jedoch zunimmt. Einen weiteren zentralen neuronalen Reifungsprozess stellt die Myelinisierung (Aufbau einer fetthaltigen Isolationsschicht) der Nervenfasern dar; diese erhöht die Geschwindigkeit der Reizweiterleitung und beginnt ebenfalls bereits pränatal, erfolgt unterschiedlich schnell für die verschiedenen Hirnareale und dauert bis ins Erwachsenenalter an (Berk 2020; Siegler et al. 2005).

Emotionale Entwicklung

Emotionen sind definiert als ein komplexes Reaktionsmuster auf interne oder externe Ereignisse auf verschiedenen Ebenen wie Motivation bzw. Handlung, Erregung, Gefühle und Gedanken (Holodynski 2006). In der vorsprachlichen Zeit des Kindes handelt es sich bei den Emotionen um die wichtigste Ausdrucksform des Kindes. Emotionen dienen der Verhaltenssteuerung, Kommunikation sowie dem Aufbau und Erhalt sozialer Beziehungen. Zunächst zeigt das Neugeborene allein sog. Vorläuferemotionen, welche lediglich durch physikalische Reizschwellen ausgelöst werden und noch nicht Folge einer Situationseinschätzung – wie echte Emotionen – sind (Holodynski 2006). Beispiele für Vorläuferemotionen sind Distress und Schreien, Ekel und Naserümpfen, Erschrecken und Zusammenzucken oder Wohlbehagen und endogenes Lächeln (spontan, nicht auf äußere Reize bezogene Bewegung der Mundwinkel). Das soziale Lächeln, auf Außenreize, beginnt mit etwa 2–3 Monaten; lautes Lachen erfolgt mit 4–6 Monaten. Mit der sich entwickelnden Sehschärfe sind Säuglinge im ersten Lebenshalbjahr in der Lage den Ausdruck von Freude von Trauer/Ärger bei anderen Menschen zu unterscheiden. Mit etwa 7 Monaten kann Ärger ausgedrückt werden; der Ausdruck von Furcht wird im ersten Lebensjahr immer spezifischer (z. B. Fremdenangst ab 8 Monaten). Im 2. Lebensjahr entwickeln sich die sekundären Emotionen (z. B. Stolz, Scham, Schuld, Neid, Empathie). Das Erleben sekundärer Emotionen setzt voraus, dass die Kinder sich selbst bewusst sind und sich von anderen Menschen als verschieden wahrnehmen können (Petermann und Wiedebusch 2016). Mit der zunehmenden sprachlichen Entwicklung beginnen Kinder im 2. und 3. Lebensjahr emotionale Bedürfnisse und Wünsche zu benennen, sodass die Umwelt diese (besser) berücksichtigen kann. Im Alter von 5–6 Jahren können Kinder zwischen Ärger, Angst und Trauer differenzieren. Das Erlernen der Diskriminierung und Bezeichnung von Emotionen ist wichtig für die Entwicklung adäquater Reaktionen auf eigene und fremde Emotionen.

Die Regulation von Emotionen ist ein zentraler Prozess für ein funktionierendes soziales Miteinander. Unter Emotionsregulation versteht man einen komplexen Prozess bestehend aus Initiierung, Hemmung und Modulierung der vier Emotionsebenen (Gefühle, Gedanken, Motivation/Handlung und Erregung) zur Erreichung eines Zieles (Siegler et al. 2005). Zunächst erfolgt die Emotionsregulation primär extern, sprich Eltern helfen den Säuglingen ihre Emotionen zu regulieren, indem sie Ursachen negativer Emotionen zu beseitigen versuchen (z. B. Hunger, Übermüdung). Bei der Geburt dient das Saugen als Beruhigung, mit etwa 6 Monaten lernen die Säuglinge den Blick bei intensiver Stimulation abzuwenden oder sich durch Betrachtung und Berührung anderer Objekte abzulenken und sich so zu beruhigen. Kinder unterscheiden sich in ihrem Emotionsausdruck und ihrer Art und Fähigkeit zur Emotionsregulation stark voneinander; diese werden u. a. durch biologisch bedingte Temperamentsfaktoren des Kindes mit beeinflusst. Säuglinge und Kleinkinder mit einem schwierigen Temperament (schnell erregbar, starke negative Emotionen) haben oft eher Schwierigkeiten, ihre Emotionen zu regulieren, als andere Kinder. Im Laufe der Kindheit lernen Kinder zunehmend mittels verhaltensbezogener und kognitiver Strategien ihre eigenen Emotionen zu regulieren und werden somit stets unabhängiger von einer Fremdregulation durch die Eltern. Mit beginnender Sprachentwicklung benutzen Kinder vermehrt sprachliche Mittel zur Regulierung ihres Emotionsausdrucks. Des Weiteren lernen die Kinder durch Beobachtung des Verhaltens Erwachsener, Emotionen in sozial akzeptabler Weise auszudrücken. Behaviorale Strategien werden mit zunehmendem Alter von kognitiven Strategien (z. B. positive Umdeutung, innere kognitive Ablenkung) abgelöst (Petermann und Wiedebusch 2016).

Sozial-kognitive Entwicklung

Theory of Mind bezeichnet die Fähigkeit, Annahmen über die mentalen Zustände anderer Personen bilden und damit das Verhalten anderer Personen vorhersagen zu können. Die Entwicklung des Emotionsverständnisses und die Entwicklung der Theory of Mind hängen eng miteinander zusammen (Altgassen und Kretschmer 2013). Typisch entwickelte Kinder verstehen mit etwa 4 Jahren, dass Menschen Vorstellungen („beliefs") und Wünsche an die Welt haben und dass diese mentalen Zustände (eher als die physikalischen Bedingungen der Umwelt) das Verhalten einer Person bestimmen (Sodian et al. 2012).

Defizite in der sozial-kognitiven Entwicklung bzw. in den sozial-kognitiven Fertigkeiten sind beispielsweise beobachtbar bei Menschen mit Autismusspektrumsstörungen. Sie haben häufig Schwierigkeiten, sich vorzustellen oder zu verstehen, dass andere Menschen anders als sie selbst denken und ein anderes Wissen als sie haben können. Verschiedene Studien konnten dementsprechend zeigen, dass Menschen mit Autismusspektrumsstörung in der Theory of Mind beeinträchtigt sind (Baron-Cohen et al. 2001; Happé 1994).

Studienbox

Untersuchung zur Theory of Mind

Das Vorhandensein einer Theory of Mind wird typischerweise mit sog. False Belief-Aufgaben untersucht (Baron-Cohen et al. 1985). Hierbei werden dem Kind zwei Puppen (Sally und Ann) vorgelegt. Sally hat einen Korb und Ann eine Schachtel. Das Kind sieht wie Sally ihre Murmel in den Korb legt und rausgeht. Während Sally fort ist, holt Ann die Murmel aus dem Korb, legt sie in ihre Schachtel und verlässt ebenfalls die Szene. Anschließend kommt Sally wieder. Das Kind wird nun gefragt, wo Sally nach der Murmel schauen wird (Testfrage) sowie zwei Kontrollfragen (wo war die Murmel zuerst und wo befindet sie sich jetzt).

Mit 4 Jahren können typisch entwickelte Kinder False-Belief-Aufgaben erster Ordnung (▶ Studienbox) erfolgreich bearbeiten. Mit 6 Jahren verstehen sie dann auch, was andere Menschen über die mentalen Zustände einer dritten Person denken (z. B. „Ann weiß, dass Sally denkt, die Murmel sei im Korb") und können dann auch Theory-of-Mind-Aufgaben zweiter Ordnung bearbeiten. Beide Theory-of-Mind-Ebenen zeigen einen engen Zusammenhang mit der Fähigkeit zu Lüge und Täuschung. Erste Anzeichen des Lügens können bereits im Alter von 2–3 Jahren beobachtet werden, wobei es hier fraglich ist, ob es sich um absichtliche Täuschung oder doch eher um Wunschdenken handelt. Erst mit etwa 4 Jahren lügen die Kinder, um eigenes Fehlverhalten zu verbergen. Die Kinder verfügen dann über eine Theory of Mind erster Ordnung und sind in der Lage zwischen der Wirklichkeit und dem Wissen einer anderen Person zu differenzieren und somit deren Überzeugungen gezielt zu manipulieren. In diesem Alter lügen die Kinder jedoch meist noch nicht überzeugend und verraten sich selbst oder verstricken sich noch leicht in Widersprüche. Allein mit 6–8 Jahren, wenn sie über eine Theory of Mind zweiter Ordnung verfügen, können sie „tatsächlich" lügen. Erst jetzt können sie sowohl den Wissensstand einer anderen Person als auch deren Überzeugungen über den angenommenen eigenen Wissensstand berücksichtigen und sich dann z. B. gezielt „unwissend stellen" (Höhl und Weigelt 2015; Sodian et al. 2012).

11.1.2 Entwicklung im höheren Erwachsenenalter

Das höhere Erwachsenenalter ist ein weiterer Entwicklungsbereich, der in den letzten Jahrzehnten immer mehr in den Fokus der Entwicklungspsychologie im Allgemeinen und letztlich auch der Klinischen Entwicklungspsychologie im Besonderen gerückt ist. Dies ist zum einen dem Konzept einer Entwicklungspsychologie der Lebensspanne geschuldet, das die Ontogenese nicht in einer Dichotomie von Entwicklung (= Aufbau) und Altern (= Abbau) sieht, sondern Entwicklung als einen lebenslangen Prozess betrachtet, der über die gesamte Lebensspanne ein Wechselspiel von Gewinnen und Verlusten darstellt (Baltes 1999). Zum anderen ist das Thema Alter und Altern durch den demografischen Wandel allgegenwärtig. Der Anteil der über 65-Jährigen wird in westlichen Industrienationen in den kommenden Jahren stark ansteigen und extrem alte Menschen in einem Alter von 90 Jahren oder älter werden am Ende dieses Jahrhunderts eher die Regel als die Ausnahme darstellen. Dieser Prozess ist vor allem auf drei Gründe zurückzuführen:

1. ein Rückgang der Kindersterblichkeit,
2. eine bessere medizinische Versorgung im Alter und – bis vor kurzem –
3. die nur wenig zunehmenden Migrationsbewegungen von Jüngeren.

Von einer klinischen Perspektive aus betrachtet geht die steigende Lebenserwartung gelegentlich mit der Annahme einher, dass die zusätzlichen (gewonnenen) Lebensjahre zu einem beträchtlichen Teil in Krankheit und Pflegebedürftigkeit verbracht werden. Empirische Analysen hierzu haben bislang uneinheitliche Ergebnisse hervorgebracht. Während der Anteil der aktiven Lebenserwartung, also der in Gesundheit verbrachten Lebenszeit, an der verlängerten Gesamtlebenserwartung beispielsweise in Deutschland zugenommen hat („compression of morbidity at the end of life"), ist er in den USA und in Großbritannien zeitweilig gesunken. Klar ist aber, dass durch den zu erwartenden starken Anstieg der Zahl der Hochaltrigen in naher Zukunft mit einer Zunahme insbesondere von chronischen Erkrankungen, von Demenzen, von funktionalen Beeinträchtigungen und von Erkrankungen des Bewegungsapparates zu rechnen ist (Martin und Kliegel 2014).

Kognitive Entwicklung

In Bezug auf die Entwicklung zentraler Ressourcenbereiche ist die Beschreibung und Veränderbarkeit der kognitiven Entwicklung eines der Hauptforschungsgebiete der Gerontopsychologie. Kognitive Ressourcen sind eine wesentliche Voraussetzung für Alltagsautonomie in den verschiedensten Bereichen – nicht nur für intellektuelle Herausforderungen im Privat- und Berufsleben, sondern auch im Bereich sozialer Interaktionen; z. B., weil man hier immer wieder Verabredungen erinnern, einem Gespräch folgen oder die Aufgabenteilung innerhalb einer Partnerschaft aushandeln muss (▶ Abschn. 11.5; vgl. den späteren Abschnitt zum prospektiven Gedächtnis). Aber auch die Identitäts- und

Persönlichkeitsentwicklung wird durch kognitive Ressourcen beeinflusst, beispielsweise in welcher Art die eigene Lebensgeschichte oder die Erinnerung an gemeinsame Aktivitäten rekonstruiert werden kann. Des Weiteren sind zentrale Alltagsbereiche davon betroffen, wie sehr die Aufmerksamkeit durch den Kontext gelenkt wird oder wie gut man sich in einer komplexen Alltagssituation wie dem Autofahren konzentrieren kann. Extrem geringe kognitive Ressourcen gefährden die eigene Identität und können so zu Ängsten und Bedrohungsgefühlen führen. Diese können aber durch das Aufsuchen vertrauter Personen, Orte oder Sprache verringert werden. Praktisch dient die Feststellung von alterskorrelierten Bereichen besonderer Stärken oder besonderer Verluste in der Ressource Kognition auch dazu, Bereiche mit Veränderungspotenzial zu bestimmen und Grundlagen für Interventionen bereitzustellen.

In Bezug auf einzelne Subdomänen kognitiver Ressourcen konnte gezeigt werden, dass sich diese zum Teil sehr unterschiedlich entwickeln. Im Bereich der Intelligenzentwicklung über die Lebensspanne zeigt z. B. die fluide Intelligenz (d. h. biologisch determinierte Basisprozesse wie z. B. Informationsverarbeitungsgeschwindigkeit) einen bereits recht früh beginnenden Abbau, während die kristalline Intelligenz (d. h. erworbenes Wissen und Strategien) sehr lange im Alter stabil bleibt und sogar bis ins hohe Alter ansteigen kann. Interessant ist hierbei außerdem, dass Ergebnisse aus Querschnittstudien den Abbau von fluiden Ressourcen deutlich früher berichten (Mitte/Ende der 20er Jahre) während Ergebnisse aus Längsschnittstudien diesen Abfall erst Ende des mittleren Erwachsenenalters (Ende der 50er Jahre) konstatieren (Hedden und Gabrieli 2004). Im Bereich des Gedächtnisses sind ebensolche Muster der Multidimensionalität und Multidirektionalität beobachtet worden. So zeigt z. B. innerhalb des Langzeitgedächtnisses das deklarative Gedächtnis altersbedingte Abnahmen, während nicht deklarative Aufgaben (Priming oder prozedurales Gedächtnis) in der Regel ohne Abstriche von älteren Personen bearbeitet werden können.

In diesem Zusammenhang ist es wichtig darauf hinzuweisen, dass Gedächtnisstörungen im Alter häufig vorkommen und per se keine Krankheit, sondern ein Handicap (Vergesslichkeit) sind. Gedächtnisstörungen im Alter, die nur leicht über das normale zu erwartende Ausmaß hinausgehen und durch neuropsychologische Tests objektiviert werden können, werden dann als „mild cognitive impairment" (MCI) bezeichnet. Dies ist aus Sicht der Gerontopsychologie jedoch ebenfalls noch keine Erkrankung. Das DSM-5 hat allerdings vor Kurzem eine klinische Diagnose MCI eingeführt, was jedoch in der Literatur erheblich umstritten ist. Allerdings kann MCI ein Vorbote einer beginnenden Demenz sein. Man weiß, dass ca. 10–15 % dieser

Patienten pro Jahr zur Diagnose Demenz konvertieren; im Vergleich zu 1–2 % bei einer gesunden Kontrollgruppe. Generell gilt: Bei Zunahme von Gedächtnisstörungen oder Beeinträchtigung der Alltagsfähigkeit ist eine fachärztliche Abklärung (z. B. in einer Gedächtnisambulanz) zu empfehlen.

Emotionale Entwicklung

Ein weiterer zentraler Bereich von verhaltens- und erlebensbezogenen Ressourcen, die die Autonomie und Lebensqualität im höheren Erwachsenenalter entscheidend mit beeinflussen, sind die emotionalen Ressourcen eines alternden Menschen. Erstaunlicherweise war dennoch bis vor kurzer Zeit die entwicklungspsychologische Untersuchung der emotionalen Entwicklung weitgehend auf das Kindesalter beschränkt. Erst in jüngerer Vergangenheit hat auch die Gerontopsychologie in verschiedenen Bereichen die Erforschung der Entwicklung emotionaler Ressourcen und Prozesse zu einem Leitthema gemacht. Wichtige Forschungsbereiche zur emotionalen Entwicklung im Alter sind hierbei die subjektive Wahrnehmung und Empfindung von Emotionen sowie der Emotionsausdruck. In Bezug auf die mögliche Veränderung der Häufigkeit erlebter Gefühle widerlegen Studien die Annahmen einer altersbedingten Zunahme negativer Gefühle: Die meisten Studien zeigen eine Abnahme, zumindest bis zur sechsten oder siebten Lebensdekade, gefolgt von Stabilität, oder allgemein keine altersbedingten Unterschiede bzw. Veränderungen in der berichteten Häufigkeit von negativem Affekt im Erwachsenenalter. Ein weitaus gemischteres Bild ergibt sich für die Häufigkeit von positivem Affekterleben. Manche Studien finden keinen Zusammenhang zwischen Alter und positivem Affekt, andere finden einen positiven Zusammenhang und wieder andere berichten einen negativen Zusammenhang. Eine Betrachtung der emotionalen Intensität ergibt Hinweise auf ein ebenso komplexes Muster von altersbedingten Unterschieden: Im Selbstbericht geben ältere Erwachsene in einigen Studien weniger Intensität sowohl der erlebten positiven als auch der negativen Gefühle an. Allerdings konnten Kunzmann und Grühn (2005) zeigen, dass ältere Erwachsene eine stärker empfundene Traurigkeit gegenüber altersrelevanten Filmausschnitten – wie etwa zum Thema Tod und Sterben – berichten, als jüngere Erwachsene.

Bezüglich der altersbedingten Veränderung des Emotionsausdrucks hat sich der Großteil der bisherigen Arbeiten auf die Mimik konzentriert. Hier deuten die Studien darauf hin, dass es in der Kindheit zunächst zu einer Art Konventionalisierung des emotionalen Ausdrucks kommt und so etwas wie Familienregeln für eine angemessene Mimik angenommen werden. Im Erwachsenenalter kommt es jedoch ebenfalls zu Veränderungen, die ähnlich wie in anderen emotionalen Aspekten in Richtung einer ansteigenden Komplexität gedeutet werden können. So ermittelten Malatesta-Magai et al. (1992) in einer Studie, in der Emotionen experimentell induziert wurden, dass der Gesichtsausdruck im Alter insgesamt komplexer war als bei jüngeren Vergleichsgruppen. Zwar waren bei älteren Personen weniger Muskelgruppen involviert, diese zeigten aber häufiger erkennbare emotionale Mimik, es wurden mehr Facetten entdeckt und es gab eine größere Variabilität in der mimischen Reaktion auf die Emotionsinduktion. Im Wesentlichen scheinen dieses Repertoire und die Funktionalität emotionaler Expression auch bei dementen Personen erhalten zu bleiben.

11.2 Bedingungsfaktoren für gesunde und pathologische Entwicklung

11.2.1 Risiko- und Schutzfaktoren, Vulnerabilität und Resilienz

Die Ursachenforschung für Saluto- oder Pathogenese in der menschlichen Entwicklung führt zur Identifikation von inneren und äußeren Faktoren, die stabilisierend oder destabilisierend wirken. Die Entwicklungspsychopathologie konzentriert sich dabei vorwiegend auf die Vergangenheit, d. h. auf frühere Entwicklungsbedingungen in der Biografie des Individuums, deren Auswirkungen auf den jetzigen Entwicklungsstand hin untersucht werden. Demgegenüber ist die Klinische Psychologie auch mehr an Interventions- und Therapiefragen interessiert. Sie konzentriert sich auf Faktoren, die im Laufe der Intervention das System Individuum oder Familie stabilisieren oder destabilisieren. Stabilisierende Faktoren sind Schutzfaktoren (protektive Faktoren) und Resilienz (Widerstandskraft gegen Risiken und Belastung). Destabilisierende Bedingungen bilden Risikofaktoren und Vulnerabilität (Verletzbarkeit).

Risikofaktoren

Risikofaktoren setzen sich aus sehr heterogenen Variablen zusammen und werden in der Entwicklungspsychologie traditionell als Faktoren der Risikoerhöhung verstanden (▶ Kap. 3). Zunächst subsumiert man unter Risikofaktoren **distale Rahmenbedingungen** wie Armut, Wohngebiet (z. B. ungünstige Stadtviertel) und Zugehörigkeit zu Randgruppen. Dann werden als Risikofaktoren **Beziehungen und Eigenschaften** von Bezugspersonen untersucht. Schließlich zählen zu den Risikofaktoren aber auch **internale Bedingungen** wie Temperament, biologische Faktoren, Lebensstil, Problemlöse- und Copingstrategien. Der Stellenwert

solch unterschiedlicher Faktoren in der Wirkungskette auf das System Mensch ist sicherlich sehr verschieden. Dennoch zeigt sich meist eine additive Wirkung von Risikofaktoren, obwohl ein Faktor (z. B. Armut) oft zwangsläufig andere Faktoren (Vernachlässigung, geringe Bildungschancen) nach sich zieht (Sameroff et al. 1993). Man hat daher trotz scheinbarer Additionalität die Annahme eines einfachen Wirkungszusammenhangs zwischen Risikofaktor und Störung bzw. Krankheit längst aufgegeben. Rutter (1990, 2000) beispielsweise nimmt an, dass Risikofaktoren nicht per se das Entwicklungsergebnis bedingen, sondern eher Indikatoren für weitaus komplexere Prozesse und Mechanismen sind, die die individuelle Anpassung beeinflussen. Mit anderen Worten, es ist der Mensch als Ganzes, als System, der solche Faktoren verarbeitet und je nach Konstellation in pathologische oder adaptive Zustände lenkt.

Heute liegen Langzeitstudien über Jahrzehnte vor, die belegen, dass Risikofaktoren in der Kindheit sich auf Persönlichkeit und Lebensbewältigung im Erwachsenenalter auswirken. Serbin et al. (2011) fanden z. B. in einer 30-jährigen Längsschnittuntersuchung einen unmittelbaren Zusammenhang von Aggression und sozialem Rückzug in der Kindheit und späteren Familienproblemen im Erwachsenenalter.

Vulnerabilität

Vulnerabilität ist demgegenüber ein Begriff, der eindeutig am Individuum festzumachen ist. Sie bezieht sich auf das Ausmaß der Wirksamkeit von Risikofaktoren. Je höher die Vulnerabilität, desto eher und stärker können Risikofaktoren ungünstig wirksam werden. Hat sich das System beispielsweise im Laufe der Entwicklung schon früher destabilisiert, dann ist seine Vulnerabilität höher und vorhandene Risikofaktoren haben ein leichteres Spiel. Grob sollte man bei der Vulnerabilität zwischen biologischen und psychologischen Bedingungen beim Individuum unterscheiden. Die **biologischen Bedingungen** sind in der körperlichen Gesundheit und in Temperamentsfaktoren verankert, während die **psychologischen Bedingungen** mit den bisherigen Entwicklungserfahrungen und mit aktiven Gestaltungsbemühungen um die eigene Entwicklung zu tun haben. Dass sich physiologische Unregelmäßigkeiten in der frühen Kindheit auf eine größere Vulnerabilität in der späten Kindheit auswirken, konnten Wagner et al. (2017) anhand von respiratorischer Sinusarrhythmie von bei Kleinkindern zeigen, die sich später auf die Entwicklung von Gefühllosigkeit auswirkte.

Protektive Faktoren

Das Gegenstück zu den Risikofaktoren sind protektive Faktoren. Sie lassen sich analog in distale

Randbedingungen, proximale Beziehungseinflüsse und internale Schutzfaktoren aufschlüsseln. Unter systemtheoretischer Perspektive wirken Risiko- und Schutzfaktoren als Kontroll- und Ordnungsparameter. Schutzfaktoren können wortwörtlich als Gegenwart von Beschützern aufgefasst werden. So fanden Sainio et al. (2011), dass gemobbte Kinder in Schulmittelklassen oft einen Verteidiger hatten, der den Stress für die Betroffenen mildern konnte. Positives elterliches Erziehungsverhalten wirkt als wichtiger Schutzfaktor bis weit ins Jugendalter hinein. So fanden beispielsweise Carlo et al. (2011), dass sich Mitgefühl, Kontrolle und moralische Argumentation der Eltern positiv auf das prosoziale Verhalten von Jugendlichen auswirkte.

Resilienz

Besonderes Interesse hat das Phänomen der Resilienz auf sich gezogen. In Längsschnittstudien wurde wiederholt beobachtet, dass Kinder und Jugendliche trotz eines hohen Potenzials an Risikofaktoren eine günstige Entwicklung nahmen (Werner und Smith 1982; Egle et al. 1997). Man führt dies auf die „Widerstandsfähigkeit" der Betroffenen zurück und definiert sie als „Fähigkeit, internale und externale Ressourcen erfolgreich zu nutzen, um (...) Entwicklungsanliegen zu bewältigen" (Waters und Sroufe 1983). Dennoch ist Resilienz (oder auch Kompetenz) kein stabiles Persönlichkeitsmerkmal, sondern variiert über die Zeit und über verschiedene Situationen (Masten et al. 1990; Rutter 1990). Noam (1997) hat deshalb die Unterscheidung zwischen konstitutioneller Resilienz und Resilienzentwicklung eingeführt. Resilienz erstreckt sich auch keineswegs auf alle Bereiche, sodass in einem Bereich ein geringes, in einem anderen ein hohes Risiko für Verhaltens- und Persönlichkeitsstörungen bestehen kann (für das höhere Alter s. Staudinger et al. 1993). Resilienz würde sich unter dieser Perspektive analog zur Vulnerabilität aus biologischen und psychologischen Bedingungen zusammensetzen. In Letztere gehen ähnlich wie bei der Vulnerabilität Umweltbedingungen insofern massiv ein, als dass positive und stabilisierende frühere Erfahrungen die Ausbildung mentaler Widerstandskräfte begünstigen. Die Resilienzforschung bemüht sich daher um die Isolierung von Umweltfaktoren, die zum Phänomen der Resilienz beitragen. Werner (1990) und Werner und Smith (1982) fanden in der Kauai-Studie als begünstigende Faktoren bei einer generell ungünstigen risikoreichen Umgebung das Vorhandensein von Großeltern, älteren Geschwistern, betreuenden Erwachsenen außerhalb der Familie, beliebten Lehrern, Priestern und Jugendarbeitern, engen Freunden und schließlich emotionale Unterstützung durch Ehepartner bzw. -partnerin (im frühen Erwachsenenalter) sowie durch Glaube und Gebet (▸ Gut zu wissen).

Gut zu wissen

Zur Problematik der Unterscheidung von Resilienz bzw. Vulnerabilität und Risiko- bzw. Schutzfaktoren

Resilienz vermischt sich trotz ihrer Fokussierung auf internale Bedingungen nicht selten mit Schutzfaktoren, eine Unklarheit, die wir auch beim Verhältnis von Vulnerabilität und Risikofaktoren finden. Es wäre wünschenswert, Vulnerabilität und Resilienz eindeutig dem Individuum als System und seinen Prozessen zuzuschreiben. Die systemische Betrachtungsweise klärt nämlich das Verhältnis von protektiven Faktoren und Resilienz gegenüber Risikofaktoren. Was zunächst als unabhängiger Schutz- bzw. Risikofaktor wirken mag, wird im Laufe selbstorganisierender Prozesse zu einem Teil des Systems, z. B. in Form von Erlebnisverarbeitung, Handlungskonstruktionen und vor allem von Veränderung des Selbstkonzeptes. Auf diese Weise verwandeln sich Risiko- und Schutzfaktoren zu Bestandteilen von Vulnerabilität bzw. Resilienz.
Eine Untersuchung von Pitzer und Skinner (2017) mag diesen Zusammenhang beleuchten. Die Autorinnen untersuchten die Veränderung der motivationalen Resilienz von Schülern (Engagement und Bewältigung schulischer Anforderungen) über ein Schuljahr hinweg. Selbstbezogenheit, soziale Bezogenheit, Autonomie und Kompetenz waren gute Prädiktoren für motivationale Resilienz. Diese wurde andererseits durch unterstützendes Verhalten der Lehrkräfte verbessert, sodass selbst motivationale Vulnerabilität sich zu Resilienz wandeln konnte. Die Resilienz wiederum verbesserte die Schulleistungen. Resilienz ist also nicht ein stabiles Merkmal, sondern kann sich durch günstige Bedingungen verstetigen und durch ungünstige beeinträchtigt werden.

Ressourcen

Ein letzter viel verwendeter Erklärungsbegriff ist die Ressource. Entwicklungsmodelle für Patho- und Salutogenese betonen die Rolle von Ressourcen für eine positive Entwicklung. Der Begriff ist aber doppeldeutig. Einerseits meint er den Rückgriff auf Schutzfaktoren, andererseits bezieht er sich auch auf die individuelle Resilienz. Sinnvoll erscheint der Begriff der Ressource insofern, als er stets die aktive Organisation des Individuums für eine aktuelle oder überdauernde Lebenssituation impliziert. Jemand nutzt Ressourcen oder greift auf sie zurück. Für Prävention und Intervention ist daher bedeutsam, den Blick der Betroffenen auf vorhandene Ressourcen zu richten und so die individuelle Wahl- und Handlungsmöglichkeit zu vergrößern. Als eine der wichtigsten Ressourcen im menschlichen Lebenslauf erweist sich weltweit die schulische Bildung. Sie erweitert das Spektrum der Handlungsmöglichkeiten und den Wissenshorizont, macht unabhängiger von materiellen Konsumgütern und gewährleistet günstigere Erziehungsbedingungen für die folgende Generation.

11.2.2 Multifinalität und Äquifinalität

Das komplizierte Zusammenspiel von Bedingungsfaktoren und deren systemischen Wirkungen lässt keine stringente Kausalkette als Erklärungsmodell für die Entstehung von pathologischen Phänomenen zu. Vielmehr können viele Bedingungen und viele Entwicklungswege zum gleichen Erscheinungsbild führen, ein Sachverhalt, den man als **Äquifinalität** bezeichnet (z. B. Cicchetti und Cohen 1995; Petermann 2013). Analog dazu kann ein und derselbe Entwicklungsweg bzw. die dabei auftretende Kombination von Bedingungen zu unterschiedlichen Krankheitsbildern oder Störungen führen, je nachdem, wie das System die Bedingungen verarbeitet. In diesem Fall spricht man von **Multifinalität.** Äquifinalität und Multifinalität sind in der differenziellen Entwicklungspsychologie seit Langem als Erklärungsmodell gebräuchlich, auch wenn sie als Bezeichnungen nicht explizit auftauchen. Die Entwicklungspsychopathologie bedient sich ihrer jedoch mehr oder minder systematisch.

Der Aspekt der Multi- und Äquifinalität hat für Diagnose und Intervention erhebliche Konsequenzen. Die kategoriale Klassifikation, wie man sie in der Psychiatrie und in den Diagnostikmanualen (DSM und ICD) verwendet, muss relativiert und ergänzt werden. Ein bestimmtes Störungsbild (Aggressivität, Depression, dissoziative Störungen) lässt sich zwar relativ gut klassifizieren, doch ist es nun eher als Oberflächensyndrom zu verstehen, hinter dem sich unterschiedliche Entstehungswege verbergen und für das damit auch unterschiedliche Interventionswege angezeigt sein können. Diagnose und Intervention müssen durch die dimensionale Betrachtungsweise und durch die Ermittlung von Entwicklungspfaden ergänzt werden. Somit wird aus Diagnose nun immer Entwicklungsdiagnose und aus Intervention entwicklungsorientierte Intervention, also die Ermittlung der Entstehungsgeschichte des aktuellen Zustandes bzw. die Berücksichtigung des Entwicklungs- und Lebensalters bei der Wahl und Durchführung von präventiven und behandlungsbezogenen Maßnahmen.

11.2.3 Entwicklungsmodelle

Das Zusammenwirken einzelner Faktoren und der Umstand, dass Entwicklungsergebnisse äquifinal und multifinal sein können, lässt sich in Entwicklungsmodellen darstellen, die das Zusammenwirken einzelner Bedingungen erklären sollen. Eines dieser Modelle stammt von Bronfenbrenner und Ceci (1994; ▶ Studienbox), die folgende Faktoren für das Zustandekommen bestimmter Entwicklungsergebnisse vorschlagen:

1. proximale Prozesse, die dem Ergebnis vorausgegangen sind und es bewirkt haben könnten (z. B. Eltern-Kind-Interaktion);
2. Personenmerkmale des Individuums, die bereits zuvor existierten und die proximalen Prozesse beeinflusst haben mögen;
3. distale Prozesse, die als Wirkfaktoren der Umgebung das Entwicklungsergebnis mitbedingen mögen (z. B. Familienstruktur, Kinderbetreuung; im weiteren sozialen Kontext: soziale Schicht, ethnische Zugehörigkeit);
4. Erhebungszeitpunkte: Für mindestens einen der beispielhaft genannten Bereiche, möglichst aber für mehrere, sollte das Individuum zu verschiedenen Zeitpunkten untersucht werden. Nur so kann Kontinuität und Wechsel in der Entwicklung erfasst werden.

Studienbox

Ein Forschungsmodell und seine Formel

Das gesamte Forschungsmodell von Bronfenbrenner und Ceci (1994) lässt sich in folgender Formel zusammenfassen:

$$E_{T2} = f\,(P_r, P_e, K\,)_{T1-T2}$$

Ein Entwicklungsergebnis zum Zeitpunkt 2 (T_2) ist eine gemeinsame Funktion der Merkmale des Prozesses (P_r), der Person (P_e) und des Kontextes (K) über einen vorausgegangenen Lebensabschnitt vom Zeitpunkt 1 zum Zeitpunkt 2 (T_1-T_2), wobei zum letzteren Zeitpunkt das Entwicklungsergebnis gemessen wird. In der obigen Formel steht f für eine allgemeine nonlineare und nonadditive Funktion (obwohl zuweilen auch lineare und additive Beziehungen existieren mögen). Im Zentrum des Entwicklungsmodelles stehen die proximalen Prozesse, an denen die übrigen Komponenten gewissermaßen festgemacht sind.

Dieses PPCT-Modell („process person context time model") ist trotz seiner hohen Überzeugungskraft in der Klinischen Entwicklungspsychologie bislang kaum verwirklicht worden. Vor allen Dingen macht es große Schwierigkeiten, nonlineare Zusammenhänge zu erfassen, sobald man komplexere Phänomene untersuchen will. Die heute vorzugsweise benutzten linearen Strukturgleichungsmodelle verstoßen gegen diese Annahme von Entwicklung. Auch gegen das Postulat, mindestens zwei Messzeitpunkte einzubeziehen, wird fast regelmäßig verstoßen.

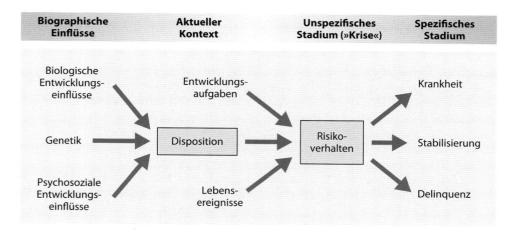

Abb. 11.1 Ein Entwicklungsmodell für Patho- und Salutogenese. (Mod. nach Resch 1996, © 1996, 1999 Programm PVU Psychologie Verlags Union in der Verlagsgruppe Beltz · Weinheim Basel)

Resch (1996) stellt ein besonders auf das Jugendalter bezogenes Entwicklungsmodell vor, das das Risikoverhalten als kritischen Indikator für präventive Maßnahmen ansieht. Aufgrund vorausgehender Bedingungen (■ Abb. 11.1) kommt es zu einem Risikostadium in der Entwicklung, in dem Zeit für eine rechtzeitige Korrektur ist. Je nachdem, ob hier positiv interveniert wird oder ob das Risikoverhalten noch verstärkt wird, kommt es zur pathologischen Entwicklung, zur Stabilisierung und Normalisierung des Verhaltens oder zur Delinquenz (weitere Entwicklungsmodelle s. Remschmidt 2003; ► Kap. 37).

Nicht selten wirken sich gut gemeinte Maßnahmen ungünstig aus. Daher erscheint es wichtig, soziale und medizinische Einrichtungen regelmäßig zu evaluieren. Ein Beispiel für verhängnisvolle Auswirkungen sind offene Jugendheime, die in Schweden sorgfältig untersucht wurden (► Studienbox).

11.3 Entwicklungskonzepte

Will man der individuellen Besonderheit und ihrer Entwicklung gerecht werden, benötigt man entwicklungspsychologische Konzepte, die die Einbindung des Individuums in seine Umwelt zu verschiedenen Zeitpunkten des Lebenslaufes markieren. Solche Konzepte sind
- Entwicklungsaufgabe (Phase),
- kritisches Lebensereignis (traumatisches Erlebnis),
- Lebensthematik,

- Lebensstil und
- Lebensprojekt.

Sie sollen im Folgenden als typische Beispiele für individuelle und kollektive entwicklungsbezogene Konstruktionsleistungen näher erläutert werden.

11.3.1 Entwicklungsaufgaben

Entwicklungsaufgaben als das Zusammenspiel von individueller Leistungsfähigkeit, soziokultureller Norm und individueller Zielsetzung (Havighurst 1982; Oerter 1978; zur heutigen Konzeption s. Oerter und Montada 2008) sind ein typisches Beispiel für das Zusammenwirken gesellschaftlicher und individueller Konstruktion. Das Individuum muss sich mit Setzungen und Anforderungen der Gesellschaft, die sich auf bestimmte Lebensabschnitte beziehen, auseinandersetzen, sie rekonstruieren oder auch neu formulieren, seine eigene Leistungsfähigkeit einschätzen und schließlich seine Ziele zwischen soziokultureller Norm und individueller Leistungsfähigkeit bestimmen. Somit sind alle drei Komponenten als Konstruktionen zu verstehen. Da jeweils anstehende Entwicklungsaufgaben auf ein bestimmtes Strukturniveau des Selbst, des Selbstkonzeptes und des Menschenbildes treffen, erfolgt zwangsläufig auch eine aktive Konstruktionstätigkeit bezüglich der Harmonisierung, Verarbeitung und Integration von Entwicklungsaufgaben in das Selbst (► Studienbox).

Offene Jugendeinrichtungen als Risikosetting

Stattin und Kerr (2003) führten jahrzehntelang Untersuchungen an Jugendlichen in Schweden durch und kontrollierten dabei auch sorgfältig den Einfluss von offenen Jugendzentren (Local Recreation Centers). Ihre Ergebnisse lassen sich folgendermaßen zusammenfassen:

— Alle Untersuchungen, die mehr als 12.000 Jugendliche zwischen 13 und 16 Jahren umfassen, erbringen das gleiche Ergebnis. Wann immer sie einen Einfluss von Jugendzentren (Recreation Centers) fanden, war er negativ.

— Die Untersuchungen wurden erstmals in den 1970er Jahren durchgeführt und in den 1990er Jahren wiederholt. Die Ergebnisse waren die gleichen.

Wie lässt sich die negative Wirkung von offenen Jugendzentren in der Art der Local Recreation Centers erklären? Die einfachste Erklärung wäre, dass vorzugsweise problembehaftete Jugendliche in offene Jugendzentren gehen. Diese Hypothese wurde aber von den Autoren kontrolliert und widerlegt. Sie konnten in Längsschnittstudien sogar zeigen, dass der jeweilige Beginn des Besuchs solcher Zentren ausschlaggebend für die Verhaltensschwierigkeiten war und nicht andere Faktoren. Auch die soziale

Herkunft und ungünstige häusliche Bedingungen konnten die negative Wirkung von Jugendzentren nicht erklären. Stattin und Kerr vermuten daher, dass es der Kontakt mit Gleichaltrigen ist, der eine ausschlaggebende Rolle spielt. Nachdem bislang nur Befunde von Jungen vorgestellt wurden, soll diese Annahme für Mädchen näher erläutert und empirisch belegt werden.

Jugendzentren bieten viele Möglichkeiten, Kontakte mit Gleichaltrigen herzustellen. Mädchen treffen mit jüngeren, gleichaltrigen und älteren Jugendlichen beiderlei Geschlechts zusammen. Probleme können dabei entstehen, weil Jugendzentren nicht so altershomogen sind wie organisierte Jugendgruppen. In Jugendzentren sind gehäuft männliche Jugendliche mit Verhaltensproblemen, Mädchen werden daher häufiger als anderswo mit problematischen Jugendlichen und mit älteren Jungen mit normüberschreitendem Verhalten zusammentreffen. Die an Mädchen gefundenen Ergebnisse sind doppelt belegt. Die erste Untersuchung stammt aus dem Jahr 1970, die zweite aus dem Jahr 1998. Die ungünstige Wirkung von Jugendzentren gilt nur für Mädchen, die zum einen diese Einrichtungen oft besuchten und zum anderen heterosexuelle Beziehungen aufnahmen.

Optimale, suboptimale und pathologische Entwicklung lässt sich vor dem Hintergrund der Auseinandersetzung des Selbst mit Entwicklungsaufgaben beschreiben. So werden heute Jugendprobleme in einem weiten Spektrum als Schwierigkeiten der Bewältigung von Entwicklungsaufgaben erklärt, z. B. Jugend generell als Risikozeit (Coleman 1984: Fokaltheorie; Resch 1996; Oerter und Montada 2008; Stattin und Kerr 2003). Diskussionsbedürftig sind nach wie vor die acht Lebenskonflikte Eriksons, die als umfassende Rahmenaufgaben für Entwicklung zustimmend oder ablehnend vom Individuum bearbeitet werden müssen.

Noam (1986) hat die Verbindung von Phase (Lebensabschnitt mit bestimmten inhaltlichen, lebenszyklischen Anforderungen) und Stufe (Strukturniveau des Selbst) anhand von kasuistischen Beispielen beleuchtet und für die Klinische Entwicklungspsychologie fruchtbar gemacht.

Entwicklungsaufgaben der mittleren Kindheit beinhalten z. B. den Umgang mit Altersgenossen zu lernen, Entwicklung von alltagsrelevanten Konzepten und Schemata, Entwicklung grundlegender Fertigkeiten im Lesen, Schreiben und Rechnen (◻ Abb. 11.2). Zu den Entwicklungsaufgaben des Jugendalters zählen u. a. die Übernahme von Geschlechtsrollen, Entwicklung emotionaler Unabhängigkeit von Eltern und anderen

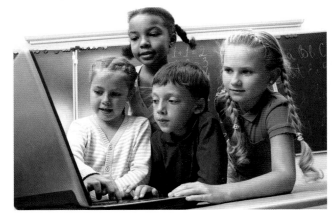

◻ **Abb. 11.2** Der angemessene, kontrollierte Umgang mit Computern gehört zu den neuen Entwicklungsaufgaben junger (und älterer) Menschen. (© photos.com PLUS)

Erwachsenen. Im frühen Erwachsenenalter gilt es, einen Partner bzw. eine Familie zu wählen, den eigenen Haushalt zu organisieren und den Einstieg ins Berufsleben zu finden (Dreher und Dreher 1985). Zwischen diesen Aufgaben gibt es zudem Verbindungen: So wandelt sich beispielsweise der adäquate Umgang mit Altersgenossen in der Kindheit zur Aufgabe im Jugendalter, reifere und neue Beziehungen zu Altersgenossen beiderlei Geschlechts herzustellen, und schließlich zur Aufgabe für das Erwachsenenalter, eine angemessene soziale Gruppe zu finden. Entwicklungsaufgaben dieser Art scheinen den Betroffenen auch mehr oder minder bewusst und explizit gegenwärtig zu sein (Dreher und Dreher 1997).

11.3.2 Kritische Lebensereignisse

Das Konzept des kritischen Lebensereignisses ist bekanntlich sowohl in der Klinischen Psychologie (Cohen 1988; Thoits 1983) wie in der Entwicklungspsychologie (Filipp 2010) systematisch genutzt worden. Positive und negative Ereignisse werden gleichermaßen als Stressoren angesehen, da sie möglicherweise eine ähnliche belastende Wirkung ausüben (Cohen et al. 1987). Demgegenüber wurden in der Entwicklungspsychologie kritische Lebensereignisse auch unter dem Aspekt ihrer fördernden Wirkung analysiert (Filipp 2010).

Die normativen kritischen Lebensereignisse (also solche, die regulär im Lebenslauf auftreten, wie Schuleintritt, Examen, Heirat etc.) werden zu Entwicklungsaufgaben, wenn man sich vor ihrem Eintreten mit ihnen auseinandersetzt und auf sie vorbereitet. Sie bilden damit zusammen mit Entwicklungsaufgaben ein Handlungsfeld für Entwicklungsberatung und -prävention (❑ Abb. 11.3).

Nicht normative kritische Lebensereignisse (also solche, die unerwartet und unvorbereitet eintreten) werden von den Klinikern in gravierenden Formen als traumatische Erlebnisse bezeichnet. Verbindet man die klinische mit der Entwicklungsperspektive, so ergibt sich als Gewinn die Berücksichtigung des Zeitpunktes des Eintretens kritischer Lebensereignisse. Unerwartete Invalidität hat beispielsweise in der Jugend einen anderen Stellenwert als im Alter. Die konstruktive Aktivität bei der Bewältigung kritischer Lebensereignisse bezieht sich sowohl auf Wahrnehmung und Einschätzung als auch auf Verarbeitung und Bewertung des Bearbeitungsversuches. Der Umfang an konstruktiver Aktivität kann hierbei sehr groß sein und bis zu einer völligen Umorganisation des Selbst sowie der Sicht von Mensch und Welt führen.

Unter konstruktivistischer Perspektive lassen sich Ansätze der Entwicklungspsychologie (Filipp 2010), der Stressforschung (Lazarus 2010) und der Traumapsychologie (Butollo et al. 1998) elegant verbinden. Empirisch muss man bei einer solchen Erweiterung des Horizontes prüfen, ob und in welchem Umfang das betroffene Individuum Entwicklungsaspekte einbezieht, wie es in unterschiedlichen Lebensabschnitten das gleiche Ereignis bewertet und wie es später das Ereignis in seine Biografie einordnet.

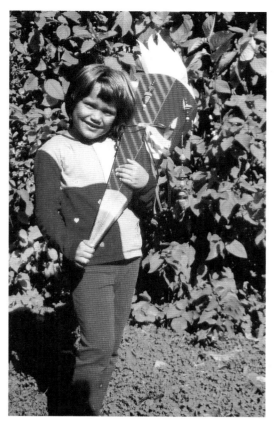

❑ **Abb. 11.3** Der Schuleintritt ist ein kritisches Lebensereignis und zugleich eine wichtige Entwicklungsaufgabe, die adäquat bewältigt werden muss

11.3.3 Selbstentwicklung

Das Selbst und seine Entwicklung werden in der empirischen Forschung sowie in der Theoriebildung auf zweierlei Weise konzipiert. Zum einen interessiert das **Selbst als zentrale regulierende Funktionseinheit** und seine Entwicklung zu höheren Komplexitätsniveaus, auf denen die wachsende Differenzierung der anstehenden Aufgaben durch eine hierarchische Integration gewährleistet wird. Für das Selbst als übergeordnete Funktionseinheit müsste es ein neurophysiologisches Korrelat geben. Bekanntlich sind zwar Regionen des Frontalhirns des Kortex an solchen Leistungen beteiligt, aber neurologisch bildet das Selbst keine lokalisierbare Einheit, sondern entsteht aus der Verknüpfung vieler Funktionseinheiten zu einem gemeinsamen Netz. Insofern ist das Selbst als Funktionseinheit sowohl neurologisch als auch aus der Sicht der Allgemeinen Psychologie eine subjektive Täuschung.

Die zweite Forschungsrichtung über das Selbst befasst sich mit dem **Selbstkonzept,** also den Entwürfen des Individuums über sich selbst. Entwicklungspsychologisch lassen sich je nach verwendetem Verfahren unterschiedliche Stufen des Selbst ausmachen, die von einfacheren zu komplexeren Stufen voranschreiten. Eine Mischung beider Zugänge, Selbst als Funktionseinheit und Selbst als Konzept, liegt bei häufig angewandten Ansätzen der Identitätsentwicklung (Erikson 1980; Marcia 1991) und der Entwicklung der Selbstkomplexität vor (Noam 1997; Kegan 1986). Letztere werden häufig in der klinischen Praxis verwendet.

Noam (Noam und Röper 1999) unterscheidet folgende Niveaus des Selbst:

- subjektiv-physisch,
- reziprok-instrumental,
- mutual-inklusiv,
- identitätssuchend und
- systemisch-organisational.

Klinisch relevant sind besonders zwei theoretische Aspekte der Selbstentwicklung:

- die Analyse unvollständiger oder konfligierender Anteile des Selbst und
- Kontrollüberzeugungen.

Ersterer Aspekt ist in der **Selbst-Diskrepanz-Theorie** von Higgins (1987) berücksichtigt. Sie unterscheidet zwischen Aktual-Selbst, Sollen-Selbst und Ideal-Selbst, wobei die ersten beiden sowohl aus eigener Sicht als auch aus der Sicht der anderen erfasst werden. Die von Gollwitzer und Wicklund (1985) stammende **Theorie der Selbstergänzung** geht davon aus, dass das Individuum Indikatoren für sein Selbst sammelt und definiert. Der Verlust solcher Indikatoren wird durch symbolische Selbstergänzung wettgemacht. Dies, so zeigen die Autoren an experimentellen Untersuchungen, kann zu pathologischen Sichtweisen und Handlungsweisen führen. Expliziert wurde dies für das Jugendalter von Oerter und Dreher (2008) und für die Motivationsentwicklung von Holodynski und Oerter (2008).

Der zweite theoretische Aspekt, die **Kontrollüberzeugungen**, ist in Forschung und Praxis vor allem für die Konzepte der Selbstwirksamkeit (Bandura 1977) und die von Weisz et al. (1984) eingeführte Unterscheidung von primärer und sekundärer Kontrolle sowie deren Erweiterung durch Heckhausen und Schulz (1995) fruchtbar geworden (vgl. Heckhausen und Farrugia 2003). Unter primärer Kontrolle versteht man die Anpassung der Umwelt durch eigene Handlungsinitiativen an die Wünsche und Ziele des Selbst. Sekundäre Kontrolle setzt ein, wenn diese Form der Umweltkontrolle nicht möglich ist. Sie passt das Selbst bzw. seine Wünsche und Zielsetzungen an die Umwelt an. Beide Formen können wirklichkeitsorientiert oder illusionär sein (◘ Abb. 11.4).

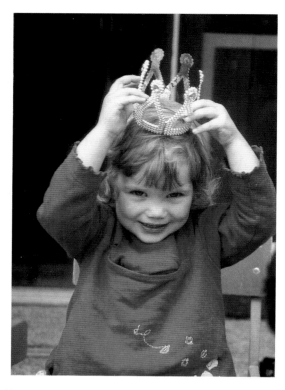

◘ **Abb. 11.4** Sich spielerisch krönen und sich dabei in eine Prinzessin verwandeln, dient diesem Mädchen beim Aufbau eines positiven Selbstbildes

11.3.4 Lebensstile

Noam (1986) hat als dritten Begriff zu Stufe und Phase den Stil hinzugefügt. Er versteht darunter grundlegende Orientierungen der Selbst-andere-Beziehung und unterscheidet „Selbst-Orientierung" und „Andere-Orientierung". Die **Selbst-Orientierung** bildet einen abgrenzenden Stil, bei dem das Gewicht auf der eigenen Unabhängigkeit und Selbstkontrolle liegt. Die **Andere-Orientierung** oder der beziehungsorientierte Stil fokussiert die Beziehung zu anderen, sei es umfassend als Bestimmung der Identität durch Beziehung und Austausch, als Fürsorge oder als Suche nach Anerkennung.

Der Gedanke des Stils lässt sich zu dem **Konzept des Lebensstils** ausweiten. Der Lebensstil eines Individuums umfasst neben Grundorientierungen die historisch gewordenen Formen und Inhalte der Person-Umwelt-Beziehungen, die sich in unterschiedlich hohem Ausmaß zu einer stimmigen oder widersprüchlichen Lebensführung zusammenfügen. Lebensstile basieren meist auch auf der Art und Weise der Bewältigung von Entwicklungsaufgaben und kritischen Lebensereignissen.

Unter konstruktivistischer Perspektive bringt das Konzept des Lebensstils eine neue Komponente ein, nämlich materialisierte Ergebnisse von konstruktiver Aktivität, wie Gestaltung der Wohnumwelt, Produkte aus Hobbys, Aktivitäten im Vereinsleben etc. Dieser Aspekt ist auch methodisch bedeutsam, weil sich Lebensstil an externen Verhaltensweisen und Gegenstandsbezügen operationalisieren lässt. Es geht hier vor allem um ein verbessertes Verständnis der Selbstdynamik. Sie ist nicht nur als „innerer" Prozess zu verstehen, sondern vollzieht sich in der Person-Umwelt-Beziehung sowie deren Veränderung oder Festigung.

11.3.5 Lebens- und Entwicklungsthematiken

Thomae (1968) hat den Begriff „Daseinsthematik" geprägt, der sich ihm aufgrund der inhaltsanalytischen Auswertung seiner biografischen Untersuchungen aufdrängte. Er klassifizierte diese Thematiken nach sieben Bereichen und verstand darunter die Inhalte, Werte und allgemeinen Zielsetzungen, die das Handeln des Individuums über längere Zeit bestimmen. Im Folgenden sollen solche Thematiken als Lebensthematiken bezeichnet werden, da sie nicht als Einzelinhalte oder spezifische Interessen, sondern als sehr allgemeine, den Sinn des individuellen Lebens bestimmende oder deutende kognitiv-affektive Strukturen zu verstehen sind. Noam (Noam und Röper 1999) bezeichnet sie als Kernthematiken („core life themes").

Lebensthematiken lassen sich mit dem Tätigkeitsbegriff (Leontjew 1977) theoretisch gut verbinden: Tätigkeit ist die hinter dem Handeln liegende sinnstiftende Aktivität (Oerter 2000). Damit wird auch deutlich, dass Lebensthematiken nicht deklarativ verfügbar sein müssen. Im Gegenteil, sie fußen auf einer riesigen Vielfalt von Informationen und konstruktiver Aktivität während der Lebensgeschichte des Individuums und können als Ganzes nicht präsent sein. Dies wird besonders deutlich in Untersuchungen zum kindlichen Spiel (Oerter 1999). Kinder spielen ihre jeweilige Thematik aus und benutzen so das Spiel als Verarbeitungsmöglichkeit. Sie drücken im Spiel Entwicklungsthematiken (z. B. erwachsen werden wollen), spezifische Entwicklungsaufgaben und -probleme (z. B. Schuleintritt, autonom werden wollen), Beziehungsthematiken (z. B. Geschwisterrivalität) und aktuelle unverarbeitete Erlebnisse aus, ohne sich dessen bewusst zu sein. Therapeutisch ist es daher wichtig, Thematiken mit anderen Methoden als nur durch verbale Mitteilung zu erfassen (☐ Abb. 11.5).

Auf die Zukunft gerichtete Lebens- oder besser Zukunftsthematiken drücken sich in Zukunftsentwürfen

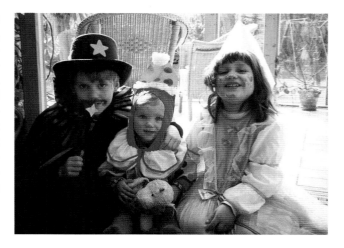

☐ **Abb. 11.5** Diese Geschwister verkleiden sich und wechseln vorübergehend in eine andere Realität. Aber auch in dieser Fiktion sind ihre Rollen aufeinander abgestimmt

aus, die Little (1999) als „personal projects" und Mischel und Shoda (1995) als „life projects" bezeichnen. Solche Entwürfe können eher bereichsspezifisch oder bereichsübergreifend sein. Bereichsspezifisch wäre beispielsweise ein Personal Project, wenn es sich auf eine Reise bezieht, die man als zentrales Lebensziel ansieht und lange im Voraus plant. Bereichsübergreifend wird ein Personal Project, wenn es alle Lebensbereiche umfasst, wie etwa ein langer beruflicher Aufenthalt im Ausland unter Mitführung der Familie, Verkauf des Hauses bzw. der Wohnung etc.

11.4 Der Mensch als emergentes System

In der Klinischen Psychologie wie in der Entwicklungspsychologie hat der Systembegriff zweifellos das Verständnis von Entwicklung und Intervention vertieft. Man kann das sich entwickelnde Individuum als dynamisches, sich selbst organisierendes emergentes System kennzeichnen. Im Gegensatz zu den Naturwissenschaften, in denen Systeme relativ präzise, d. h. auch mathematisch beschrieben werden können, wird der Systembegriff in den Gesundheits- und Sozialwissenschaften eher analogisch und in unterschiedlichen Facetten verwendet (siehe z. B. Tschacher 1990; Schiepek und Strunk 1994). Der Systembegriff kann auf das Individuum als Ganzes bezogen werden, auf Subsysteme und deren Koordination Anwendung finden und schließlich die Umwelt in Gestalt von Settings und Personen in Settings einbeziehen.

Betrachten wir zunächst die Entwicklung von Subsystemen und ihre Koordination. Dabei lässt sich eine horizontale und vertikale Organisation unterscheiden. Horizontal werden Subsysteme koordiniert, wenn anstehende aktuelle Aufgaben deren Zusammenspiel erfordern. So lässt sich Schule nur bewältigen, wenn das erforderliche kognitive Kompetenzsystem mit dem motivational-volitionalen System abgestimmt wird. Beide sind auch neurologisch unterschiedlich repräsentiert. Über längere Zeitstrecken muss die vertikale Organisation geleistet sein. Sie bezieht sich auf die Gesamtentwicklung der Persönlichkeit. Gelingt sie, so kommt es zur hierarchischen Integration (Cicchetti 1999).

Verallgemeinert man diese Perspektive, so gilt, dass jede Entwicklungsstufe das Individuum vor neue Herausforderungen stellt, an die es sich anpassen muss. In jeder Phase der Reorganisation wird die erfolgreiche Anpassung oder Kompetenz durch die adaptive Integration innerhalb der emotionalen, kognitiven, sozialen, repräsentativen und biologischen Domäne sowie zwischen diesen Bereichen in dem Maße angezeigt, wie das Individuum aktuelle biologische und psychologische Entwicklungsherausforderungen meistert (Abb. 11.6).

Frühere Strukturen der Organisation eines Menschen bilden durch hierarchische Integration neue komplexere Strukturen. Daher kann frühere Kompetenz spätere Kompetenz fördern. Eine Person, die die psychologischen Entwicklungsherausforderungen einer bestimmten Stufe adaptiv gemeistert hat, wird für zukünftige neue Herausforderungen besser gerüstet sein. Im Gegensatz dazu entstehen aus mangelnder früherer Kompetenz Schwierigkeiten bei der Bemühung, den Herausforderungen einer Entwicklungsphase gerecht zu werden. Die inadäquate Bewältigung von Herausforderungen der psychologischen Entwicklung kann z. B. in einem der biologischen oder behavioralen Systeme zu einer psychologischen Entwicklungsverzögerung führen.

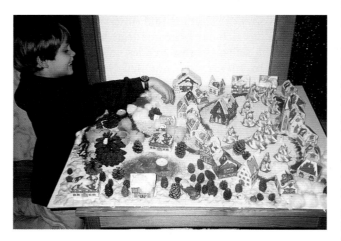

 Abb. 11.6 Umgehen mit materiellen Objekten, hier mit einem selbst gebastelten Adventskalender, ist eine wichtige Form der Erfahrung in der Kindheit. Der Objektbezug erweitert das System Mensch in die Umwelt hinein und macht das Objekt zum Bestandteil des Systems

Also wird es innerhalb dieses Bereiches zu einer inadäquaten Integration kommen, was wiederum die angepasste Integration zwischen den Bereichen beeinträchtigen wird, während die hierarchische Integration fortschreitet. Die Organisation einer Person könnte dann aus einer Integration mangelhaft integrierter Teilsysteme bestehen (Noam und Röper 1999; Cicchetti 1999; ► Gut zu wissen).

> **Gut zu wissen**
>
> **Parameter eines Systems**
> Systeme verändern sich aufgrund der Rückkoppelung ihrer Äußerungen in Richtung auf **Attraktoren**, die durch den Rückkoppelungsvorgang selbst erzeugt werden. Daneben beeinflussen bestimmte Kontrollparameter das System bzw. das Entstehen des Systems. Beim Menschen sind solche **Kontrollparameter** Umwelteinflüsse, die zum Teil auch recht unspezifisch sein können. Unspezifische Einflüsse wären etwa die Informationsflut, die auf uns eindringt und uns zur Vereinfachung zwingt. Spezifische Einflüsse wären Stabilität oder Instabilität der Umweltbedingungen. Die Selbstorganisation des Systems entsteht nach Haken und Wunderlich (1991) durch das **kooperative Verhalten** der Elemente, die bei nicht organischen Systemen (z. B. bei der Ordnung von Molekülen) als Versklavung bezeichnet werden. Kontrollparameter als äußere Bedingungen und kooperierendes Verhalten der Elemente eines Systems als innere Bedingung führen zur Entstehung von Systemen oder zu deren Umformung. Menschliche Entwicklung und Fehlentwicklung kann als Emergenz von Systemen zutreffender erklärt werden als durch die Wirkung von unabhängigen und vermittelnden Variablen, da diese eine einseitige Kausalrichtung unterstellen und die zirkuläre Kausalität von Systemen nicht berücksichtigen.

Ein Grundvorgang bei der systemischen Betrachtungsweise ist der der Rückkoppelung einer Operation auf den Ausgangszustand. Die Bedeutung der Rückkoppelung gegenüber der einfachen Wirkung einer unabhängigen auf eine abhängige Variable zeigt sich auch in der von Foerster (1993) getroffenen Unterscheidung zwischen trivialer und nicht trivialer Maschine. Bei der Trivialmaschine führt ein Impuls X zu einem Output Y, vermittelt durch die Funktion f. Bei der nicht trivialen Maschine bewirkt X nicht nur ein Y, sondern kann gleichzeitig eine Veränderung des Zustandes Z der Maschine herbeiführen. Geht man von nur vier Eingabewerten und vier Ausgabewerten aus, so erbringt die triviale Maschine immerhin schon 256 Möglichkeiten der Koppelung. Bei der nicht trivialen Maschine ergeben sich für die Ein- bzw. Ausgabesymbole bereits 10^{2466} mögliche Zuordnungen. Nun ist jede einfache biologische Zelle wesentlich komplizierter als eine nicht triviale Maschine, und der Mensch besitzt einen so hohen Komplexitätsgrad, dass Einzelprozesse wohl überhaupt nicht mehr verfolgt werden können. Damit erhebt sich im Gegensatz zur früheren simplifizierenden Betrachtungsweise nicht mehr die Frage, wie eine bestimmte Ursache ein bestimmtes Ergebnis bewirkt, sondern wie angesichts der nahezu unendlich vielen Möglichkeiten, die sich durch die Rückkoppelung von Ergebnissen auf ein System ergeben, überhaupt noch Ordnung und Struktur entstehen kann.

Systeme können sich in Richtung auf eine neue Ordnung oder auf Chaos bewegen. Häufig sind chaotische Entwicklungen auch pathologische Erscheinungen. Chaos kann aber auch ein fruchtbarer Zwischenzustand sein, der zu neuer Ordnung und Organisation des Systems oder von Subsystemen führt. Dies ist beispielsweise der Fall beim Zustand diffuser Identität oder auch im Moratorium sowie überhaupt bei Lebenskrisen, die vorübergehend zu einem Zusammenbruch bisheriger Lebensgewohnheiten führen.

11.5 Kognitive Entwicklungsneuropsychologie am Beispiel des prospektiven Gedächtnisses

Die Entwicklungsneuropsychologie beschäftigt sich mit der Neuropsychologie von Entwicklungsprozessen über die gesamte Lebensspanne. Mit Hilfe eines interdisziplinären Vorgehens kombiniert sie kognitiv-behaviorale und neurobiologische Ansätze und widmet sich so der Untersuchung typischer und atypischer kognitiver Entwicklungsverläufe. Sie beschäftigt sich hierbei mit der Erforschung verschiedener kognitiver Domänen wie Sprache, Emotionen, soziale Kognition, Motorik oder Lern- und Merkfähigkeit (Kaufmann et al. 2007). Im Rahmen dieses Abschnittes werden wir uns mit der Gedächtnisentwicklung beschäftigen und dies speziell am Beispiel eines aktuellen Forschungsgebiets, dem des sog. prospektiven Gedächtnisses.

In der kognitionspsychologischen Literatur wird zwischen prospektivem und retrospektivem Gedächtnis differenziert (► Gut zu wissen).

Gut zu wissen

Das **prospektive Gedächtnis** ist definiert als die Fähigkeit, Intentionen zu bilden und diese nach einer zeitlichen Verzögerung selbstständig zu realisieren (z. B. daran zu denken, abends einen Freund anzurufen; Ellis 1996). Das prospektive Gedächtnis hat eine zentrale Bedeutung für die Organisation des täglichen Lebens, das Erfüllen beruflicher und sozialer Verpflichtungen und somit für die Entwicklung sowie den Erhalt von Selbstständigkeit über die Lebensspanne (Kliegel et al. 2008b; Hering et al. 2018). Es ist daher von hoher Alltagsrelevanz und von besonderer Bedeutung für die Entwicklungsneuropsychologie.

Das **retrospektive Gedächtnis** bezieht sich dagegen auf das Einprägen und Wiedergeben von Informationen, deren Abruf extern ausgelöst wird (z. B. Bericht über die Gestaltung des vergangenen Abends auf Nachfrage eines Freundes; Ellis 1996).

Vergleichbar mit dem Problemlösen oder Planungsverhalten wird das prospektive Erinnern als ein Multikomponentenprozess aufgefasst, der sich zum einen aus Elementen des retrospektiven Gedächtnisses (Gedächtnis für den Absichtsinhalt) und zum anderen aus exekutiven Funktionsprozessen (z. B. Planung, Inhibition, Switching) zusammensetzt. So erfordert eine prospektive Aufgabe die Bildung einer Intention (Planentwicklung), die retrospektive Speicherung der Intention sowie die Initiierung und Ausführung der geplanten Handlung zum angemessenen Zeitpunkt. Beabsichtigt man beispielsweise, eine Person am Abend anzurufen, muss diese Handlung geplant und dabei im Arbeitsgedächtnis behalten werden. Während des Tages muss der Planinhalt im episodischen Langzeitgedächtnis gespeichert bleiben. Abends müssen dann andere Handlungen aktiv unterbrochen und die beabsichtigte Handlung erinnert, initiiert und ausgeführt werden. Je nach Hinweisreiz, der den angemessenen Moment zur Umsetzung der vorgenommenen Handlung indiziert, können zwei Aufgabentypen unterschieden werden. Als **ereignisbasiert** gelten jene Aufgaben, in denen ein Ereignis (z. B. wenn jemand in das Zimmer kommt), als **zeitbasiert** solche, in denen ein Zeitpunkt als Hinweis fungiert (z. B. um 11.00 Uhr oder nach 5 min; Ellis 1996).

11.5.1 Entwicklung der prospektiven Gedächtnisleistung über die Lebensspanne

Wie bei vielen kognitiven Leistungen verändert sich die Performanz in prospektiven Aufgaben und den ihnen zugrunde liegenden Funktionen über die Lebensspanne (Kliegel und Jäger 2006). Altersbedingte Veränderungen in den exekutiven Funktionen folgen einem umgekehrt U-förmigen Verlauf mit einem Leistungsanstieg während der Kindheit und einem Leistungsabbau während des Alterns (Kray et al. 2004). Diese Veränderungen zeigen sich in verschiedenen Aspekten der exekutiven Funktionen, die als wichtig für das prospektive

Erinnern angesehen werden, wie der Koordination kognitiver Prozesse in komplexen Aufgaben, der Inhibition dominanter Reaktionen, der Initiierung neuer Aufgaben und dem Wechsel zwischen verschiedenen Aufgaben. Exekutive Funktionen sind vermutlich mit vor allem präfrontal vermittelten Netzwerken assoziiert. Der präfrontale Kortex zählt hierbei zu den Gehirnregionen, die sich ontogenetisch zuletzt in der Kindheit und Adoleszenz voll entwickeln und im Alter als erste abzubauen scheinen. Altersbedingte Veränderungen in frontal vermittelten kortikalen Netzwerken liegen vermutlich den beobachtbaren altersbedingten Veränderungen in den exekutiven Funktionen und der Arbeitsgedächtniseffizienz zugrunde (Hofer und Alwin 2008).

Ein ähnliches Bild zeigt sich bezüglich der (expliziten) retrospektiven Gedächtnisleistung. Hier beobachtet man Verbesserungen vom Kleinkind- über das Vorschul- und Schulalter bis zur Adoleszenz und dem Erwachsenenalter (Cycowicz 2000), im höheren Erwachsenenalter kommt es dann wieder zu Verschlechterungen (Zacks et al. 2000). Die Zunahme der Gedächtnisleistung im Kindes- und Jugendalter ist auf die Entwicklung von Gedächtniskapazität, Gedächtnisstrategien und des Wissens über das Gedächtnis selbst sowie die Wechselwirkungen dieser Determinanten zurückzuführen (Schneider und Büttner 2002). Altersunterschiede bezüglich des impliziten Gedächtnisses sind geringer. Ähnliche Entwicklungsverläufe zeigen sich auch hinsichtlich anderer kognitiver Maße wie der Verarbeitungsgeschwindigkeit oder dem Kurzzeitgedächtnis (Li et al. 2004).

Infolge des beschriebenen Entwicklungsverlaufs der dem prospektiven Erinnern zugrunde liegenden exekutiven Funktionen und dem retrospektiven Gedächtnis kann ein ähnlicher Entwicklungsverlauf für das prospektive Gedächtnis angenommen werden. Der Großteil der Forschung zur Entwicklung des prospektiven Gedächtnisses konzentrierte sich auf die Untersuchung der Unterschiede zwischen jungen und älteren Erwachsenen, wohingegen Kindheit und Adoleszenz bislang deutlich weniger gut untersucht sind. Die vorliegenden Studien weisen jedoch auf eine Verbesserung der prospektiven Gedächtnisleistung während der Kindheit und Adoleszenz hin (z. B. Mahy et al. 2014). Hinsichtlich des anderen Endes der Lebensspanne, dem höheren Erwachsenenalter, erschienen die Befunde zunächst inkonsistent. In manchen Studien zeigten die älteren erwachsenen Probanden sogar bessere Leistungen als die jüngeren erwachsenen Probanden, in anderen wurden keine bzw. nur geringe Alterseffekte beobachtet und in wieder anderen Studien zeigte sich eine Überlegenheit der jüngeren Erwachsenen im Vergleich zu denen

des höheren Erwachsenenalters. Metaanalysen und systematische Vergleichsstudien konnten dieses Befundmuster etwas differenzieren. So scheinen jüngere Erwachsene eine bessere Leistung in Laboraufgaben im Vergleich zu älteren Erwachsenen vorzuweisen, wohingegen sich das umgekehrte Bild in naturalistischen Aufgaben zeigt (sog. Age-Prospective Memory-Paradox; Henry et al. 2004; Schnitzspahn et al. 2011). Altersunterschiede sind im Labor vor allem bei Aufgaben zu beobachten, die wenig Umweltunterstützung bieten und hohe strategische Aufmerksamkeitskontrolle erfordern (Kliegel et al. 2008a, b, c).

Insgesamt weisen die Befunde auf eine Verbesserung der prospektiven Gedächtnisleistung in der Kindheit und einen Abbau im höheren Erwachsenenalter hin. Dieses Muster zeigte sich auch in Studien, die die prospektive Gedächtnisleistung über die Lebensspanne innerhalb eines Forschungsprojekts untersuchten: Die meisten dieser Studien fanden, dass sich die Entwicklung der prospektiven Gedächtnisleistung in einer umgekehrten U-Funktion widerspiegelt (Hering et al. 2016; Kliegel et al. 2008a, b, c; Zimmermann und Meier 2006; Zöllig et al. 2007; ◻ Abb. 11.7, ◻ Abb. 11.8).

11.5.2 Prospektive Gedächtnisleistungen in klinischen Gruppen

Betrachtet man die dem erfolgreichen prospektiven Erinnern zugrunde liegenden kognitiven Funktionen, so ist es wahrscheinlich, dass sich prospektive

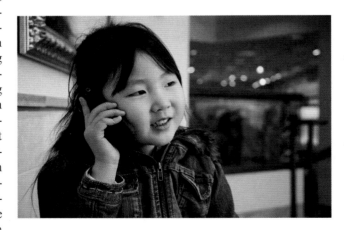

◻ **Abb. 11.7** Bereits Kinder und Jugendliche beherrschen Leistungen des prospektiven Gedächtnisses, z. B. sich zu Verabredungen rechtzeitig einzufinden oder sich daran zu erinnern, zu einem bestimmten Zeitpunkt jemanden anzurufen. (© photos.com PLUS)

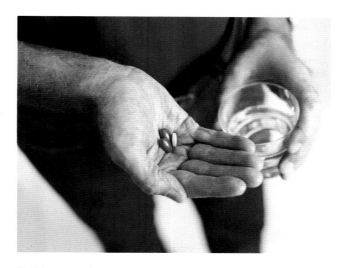

Gedächtnisbeeinträchtigungen vor allem bei klinischen Gruppen zeigen, die reduzierte exekutive Funktions- oder retrospektive Gedächtnisleistungen aufweisen (Kliegel et al. 2008a, b, c). Der Untersuchung der prospektiven Gedächtnisleistung klinischer Gruppen hat sich die Forschung erst in den letzten 10 Jahren verstärkt zugewandt. Dieser Forschungsansatz erweitert nicht nur das Wissen bezüglich der konkret untersuchten Patientengruppe, sondern kann auch Einblicke in zentrale, dem prospektiven Gedächtnis zugrunde liegende Prozesse sowie deren Entwicklungsverläufe geben. Ziel ist es, die Prozessphasen bzw. jene Aufgabentypen zu identifizieren, wo genau die Schwierigkeiten der jeweiligen Störungsgruppe liegen (Problemdiagnose), um in einem nächsten Schritt die Mechanismen zu isolieren, die den Defiziten zugrunde liegen und potenzielle Interventionen abzuleiten. In den beiden ▶ Studienboxen werden wir exemplarisch zwei Störungsgruppen präsentieren, welche typisch für das Kindes- und Jugendalter bzw. das Erwachsenenalter sind.

Prospektive Gedächtnisleistungen von Menschen mit Störungen des autistischen Spektrums

Neben Beeinträchtigungen in der sozialen Interaktion, Kommunikation und Imagination (sog. kognitive Triade) weisen Menschen mit Störungen des autistischen Spektrums Schwierigkeiten mit der Organisation und Koordination von alltäglichen Aktivitäten auf. Diese Schwierigkeiten können möglicherweise auf frontale Auffälligkeiten und hiermit assoziierte prospektive Gedächtnisprobleme zurückgeführt werden. In der Tat wird eine Frontalhirnhypothese der Autismusspektrumsstörung stark diskutiert (Hill 2004) und Menschen mit Autismusspektrumsstörung zeigen ein heterogenes Leistungsprofil in den kognitiven Funktionen, die für das prospektive Erinnern zentral sind. Beispielsweise sind retrospektive Gedächtnisprozesse, die ein hohes Maß an selbstinitiierten Prozessen erfordern, beeinträchtigt (z. B. freie Wiedergabe), wohingegen weniger fordernde Gedächtnisprozesse keine Defizite aufweisen (z. B. Wiedererkennen, Abruf mit Hinweisreizen). Ein ähnliches Bild zeigt sich in den exekutiven Funktionen. Planung und kognitive Flexibilität sind reduziert, Inhibition hingegen meist unbeeinträchtigt (Hill 2004; aber s. Geurts et al. 2004). In den letzten Jahren sind elf Studien zum prospektiven Gedächtnis bei Kindern und Erwachsenen mit Autismusspektrumsstörung publiziert worden. Alle Studien, die zeitbasierte prospektive Gedächtnisaufgaben verwendeten, berichten eine schlechtere Leistung der Gruppe mit Autismusspektrumsstörung im Vergleich zur Kontrollgruppe (z. B. Altgassen et al. 2009; Altgassen et al. 2012; Henry et al. 2014; Williams et al. 2013; Williams et al. 2014). Weitere Analysen

des Zeitmonitorings der Kinder zeigen, dass eine reduzierte prospektive Gedächtnisleistung mit einer geringeren selbstinitiierten Strategieanwendung und Aufgabenorganisation zusammenhing. Insgesamt kontrollierten Kinder mit Autismusspektrumsstörung den Zeitverlauf weniger als Kinder ohne Entwicklungsbesonderheiten. Sie unterschieden sich auch generell im Muster ihres Zeitmonitorings von neurotypischen Kindern (also Kindern ohne Entwicklungsbesonderheiten), welche die Zeit zunehmend kontrollierten, je näher der Zielzeitpunkt rückte (z. B. Altgassen et al. 2009). Im Gegensatz zu diesen Befunden sind die Ergebnisse zum ereignisbasierten prospektiven Gedächtnisses weniger eindeutig; manche Studien berichten Defizite im prospektiven Erinnern der Personen mit Autismusspektrumsstörung (z. B. Brandimonte et al. 2011; Yi et al. 2014), andere hingegen nicht (z. B. Altgassen et al. 2010; Altgassen und Koch 2014; Henry et al. 2014; Williams et al. 2013, 2014). Im Gegensatz zu zeitbasierten prospektiven Gedächtnisaufgaben zeichnen sich ereignisbasierte prospektive Gedächtnisaufgaben durch einen externalen Hinweisreiz aus, dieser kann einen (eher automatischen) Abruf der Intention unterstützen. Die verschiedenen Studien zum ereignisbasierten prospektiven Gedächtnis unterscheiden sich stark in ihrer Methodologie. Es wurden ganz unterschiedliche Altersgruppen untersucht und höchst unterschiedliche Aufgaben eingesetzt. Das sich andeutende Befundmuster weist auf die Bedeutsamkeit der Anforderungen der spezifischen Aufgabe an die exekutiven Funktionen bzw. das Ausmaß, zu dem die Hintergrundaufgabe kognitive Ressourcen zu ihrer Bearbeitung fordert, hin. Aufgaben mit eher salienten prospektiven Hinweisreizen, die die Aufmerksamkeit des Probanden an sich ziehen und einen eher automatischen Abruf und Initiierung der Intention bewirken, gehen mit einer unbeeinträchtigten Leistung einher (z. B. Altgassen et al. 2010), wohingegen jene, die eine eher schwere Hintergrundaufgabe aufweisen, mit Defiziten im prospektiven Erinnern einhergehen (z. B. Altgassen et al. 2012).

Studienbox

Prospektive Gedächtnisleistungen von Menschen mit Parkinson-Erkrankung

Menschen mit Parkinson-Erkrankung leiden aufgrund einer Dopaminstoffwechselstörung (vornehmlich verursacht durch die Neurodegeneration in der Substantia nigra) nicht nur unter motorischen Symptomen wie Bradykinesie, Rigor oder Tremor, sondern auch unter kognitiven Beeinträchtigungen. Neu diagnostizierte Personen mit Parkinson-Erkrankung ähneln in ihren kognitiven Defiziten häufig Patienten mit Frontalhirnläsionen. Sie zeigen „klassische", mit frontalen Netzwerken assoziierte Schwierigkeiten wie Beeinträchtigungen in den exekutiven Funktionen wie der Planung, dem Wechsel zwischen Aufgaben, der Wortflüssigkeit, Inhibition und dem Problemlösen (z. B. Uekermann et al. 2004). Des Weiteren ist das retrospektive Gedächtnis für Aufgaben zum Erinnern mit freier Wiedergabe defizitär, nicht aber jenes für Aufgaben mit Hinweisreizen oder zum Wiedererkennen. Diese Schwierigkeiten in den exekutiven Funktionen und im retrospektiven Gedächtnis legen prospektive Gedächtnisdefizite nahe. Tatsächlich ergaben die bislang bei Parkinson-Erkrankung durchgeführten Studien Hinweise auf prospektive Gedächtnisprobleme (s. auch die folgenden Reviews bzw. Metaanalysen: Costa et al. 2017; Ramanan und Kumar 2013).

Kliegel et al. (2005) verwendeten eine Multitaskaufgabe, in welcher die Studienteilnehmer sechs verzögerte Intentionen planen, selbstständig initiieren und ausführen sollten. Im Vergleich zu gesunden Kontrollen entwickelten die Personen mit Parkinson-Erkrankung weniger komplexe Pläne und initiierten ihre Intentionen bei Darbietung des prospektiven Hinweisreizes weniger häufig als diese. Ähnliche Ergebnisse wurden von Jia et al. (2018) berichtet. Einige Studien mit typischen ereignisbasierten prospektiven Gedächtnisaufgaben fanden Beeinträchtigungen von Patienten mit Parkinson-Erkrankung im Vergleich zu Kontrollpersonen (Altgassen et al. 2007; Foster et al. 2009; Whittington et al. 2006), wohingegen andere Studien (z. B. Costa et al. 2008b; Katai et al. 2003; Raskin et al. 2011; Smith et al. 2011) keine Defizite in einer ereignisbasierten, sondern nur in einer zeitbasierten Aufgabe fanden.

Wichtig für die Aufgabenleistung scheinen spezifische Eigenschaften der Aufgabe selbst zu sein. Beispielsweise konnten Foster und Kollegen zeigen, dass bei eher niedrigen Anforderungen an exekutive Kontrollprozesse Personen mit Parkinson-Erkrankung genauso gute prospektive Gedächtnisleistungen zeigten wie Kontrollpersonen und nur dann beeinträchtigt waren, wenn eher hohe Anforderungen an exekutive Kontrollprozesse gestellt wurden. Ähnliche heterogene Ergebnisse wurden von Altgassen et al. (2007) beobachtet. In ihrer Studie zeigten Personen mit Parkinson-Erkrankung genauso gute Leistungen wie Kontrollpersonen, wenn die prospektive Aufgabe betont wurde. Wurde jedoch die Wichtigkeit der Hintergrundaufgabe hervorgehoben, so war die Leistung der Patientengruppe deutlich reduziert. Diese Ergebnisse implizieren, dass Menschen mit Parkinson-Erkrankung ereignisbasierte prospektive Gedächtnisaufgaben bewältigen können, wenn die prospektive Gedächtnisaufgabe betont wird, und sie in der Lenkung ihrer Verarbeitungsressourcen gesteuert werden. Externe Unterstützung exekutiver Kontrolle in Form von Wichtigkeitsinstruktionen scheint kompensatorisch auf eingeschränkte prospektive Gedächtnisleistung über die Lenkung von Aufmerksamkeitsressourcen zu wirken. Dies zeigt sich auch bei gesunden älteren Erwachsenen.

Anhand beider ausgewählter Beispiele wird deutlich, dass die diskutierten neuropathologischen Entwicklungsprozesse mit den im Verhalten beobachtbaren Schwierigkeiten korrespondieren und sich von normalen Entwicklungsprozessen abgrenzen lassen. Die differenzierten neuropsychologischen Teilsymptomatiken und die (sich in der Ursachenforschung abzeichnenden) unterschiedlichen Mechanismen weisen aber auch darauf hin, dass je nach Störungsgruppe, assoziierter neuropsychologischer Pathologie und Lebensalter ein unterschiedlicher Interventionsweg angezeigt ist, der auf die spezifische Ursachenkonstellation abzielt und die vorhandenen Stärken ausnutzt.

11.6 Fazit

Die Entwicklungspsychologie dient der Klinischen Psychologie zunächst aufgrund ihrer nomothetischen (allgemein gesetzlichen) und normativen (altersnormierten) Aussagen als Grundlage. Es gibt allgemein verbindliche Entwicklungsgesetze (z. B. bereichsspezifische Entwicklung, Bindungstypen) und normative Entwicklungsaufgaben, an denen ein aktueller klinischer Fall gemessen werden kann. Weiterhin liefert die Entwicklungspsychologie, vor allem durch die Entwicklungspsychopathologie, Erklärungen für die Entstehung von Krankheitsbildern oder Störungen, wobei gleiche Entwicklungsverläufe zu unterschiedlichen Störungen (Multifinalität) und unterschiedliche Verläufe zu gleichen Störungsformen führen können (Äquifinalität). Nicht die Betrachtung von Einzelbereichen der Entwicklung steht für die Klinische Entwicklungspsychologie im Vordergrund, sondern die Entwicklung der Persönlichkeit als Ganzes. Dafür eignet sich die systemische Sichtweise besonders gut, die den Menschen als emergentes System betrachtet, Subsysteme und ihre gestörten Beziehungen zueinander untersucht und größere Systeme wie Familie oder Gruppen in Settings als Einheiten auffasst, die den Einzelnen mitbestimmen.

Die kognitive Entwicklungsneuropsychologie beschäftigt sich mit der lebenslangen Entwicklung kognitiver Phänomene wie dem prospektiven Gedächtnis, welches wir in diesem Kapitel exemplarisch vorgestellt haben. Das prospektive Gedächtnis hat eine zentrale Bedeutung für die Organisation des täglichen Lebens, das Erfüllen beruflicher und sozialer Verpflichtungen und somit für die Entwicklung und den Erhalt von Selbstständigkeit über die Lebensspanne. Es ist daher von hoher Alltagsrelevanz und von besonderer Bedeutung für die Entwicklungsneuropsychologie.

? Prüfen Sie Ihr Wissen

Wie lassen sich Risikofaktoren und Vulnerabilität unterscheiden und worin besteht der Unterschied zwischen Schutzfaktoren und Resilienz? ▶ Abschn. 11.2.1

1. Nennen Sie jeweils ein Beispiel für Äquifinalität und Multifinalität! ▶ Abschn. 11.2.2
2. Wann werden kritische Lebensereignisse zu Entwicklungsaufgaben? Nennen Sie konkrete Beispiele! ▶ Abschn. 11.3.1 und ▶ Abschn. 11.3.2
3. Wie lassen sich die Stufen des Selbst therapeutisch nutzen? ▶ Abschn. 11.3.3
4. Nennen Sie einige Vorteile der Konzeptualisierung des Menschen als emergentes System für die Klinische Psychologie! ▶ Abschn. 11.1 und ▶ Abschn. 11.4
5. Was versteht man unter dem prospektiven Gedächtnis? ▶ Abschn. 11.5

ℹ Weiterführende Literatur

Cicchetti und Cohen (1995) führen in ihrem zweibändigen Werk in die Vielfalt der Ansätze und Befunde der Entwicklungspsychopathologie ein und vermitteln einen guten Überblick über die Ursachenforschung psychischer Störungen. Esser (2011) berücksichtigt neben der Darstellung geläufiger klinischer Störungsbilder und deren Behandlung auch entwicklungspsychologische Ansätze. Petermann (2013) bietet eine Sammlung von Störungsbildern im Kindes- und Jugendalter und deren Behandlungsmöglichkeiten. Dieses Herausgeberwerk ist eher konventionell strukturiert und berücksichtigt wenig die oben beschriebenen Perspektiven.

Literatur

Altgassen, M., Koban, N., & Kliegel, M. (2012). Do adults with autism spectrum disorders compensate in naturalistic prospective memory tasks? *Journal of Autism and Developmental Disorders, 42,* 2141–2151.

Altgassen, M., & Koch, A. (2014). Impact of inhibitory load on remembering delayed intentions in autism. *International Journal of Developmental Disabilities, 60,* 198–204.

Altgassen, M. & Kretschmer, A. (2013). Emotionsregulation bei Autismusspektrumstörungen. In T. In-Albon (Hrsg.), *Emotionsregulation und psychische Störungen im Kindes- und Jugendalter* (S. 95–114). Stuttgart: Kohlhammer.

Altgassen, M., Phillips, L., Kopp, U., & Kliegel, M. (2007). Role of working memory components in planning performance of individuals with Parkinson's disease. *Neuropsychologia, 45*(10), 2393–2397.

Altgassen, M., Schmitz-Hübsch, M., & Kliegel, M. (2010). Event-based prospective memory performance in autism spectrum disorder. *Journal of Neurodevelopmental Disorders, 2,* 2–8.

Altgassen, M., Williams, T. I., Bölte, S., & Kliegel, M. (2009). Time-based prospective memory in individuals with autism spectrum disorder. *Brain Impairment, 10*(1), 52–58.

Baltes, P. (1999) Alter und Altern als unvollendete Architektur der Humanontogenese. *Zeitschrift für Gerontologie und Geriatrie, 32,* 433–448. ▶ https://doi.org/10.1007/s003910050141.

Bandura, A. (1977). Self-efficacy: Toward a unifying theory of behavioral change. *Psychological Review, 2,* 191–215.

Baron-Cohen, S., Leslie, A. M., & Frith, U. (1985). Does the autistic child have a „theory of mind"? *Cognition, 21*(1), 37–46. ▶ https://doi.org/10.1016/0010-0277(85)90022-8. PMID: 2934210.

Baron-Cohen, S., Wheelwright, S., Hill, J., Raste, Y., & Plumb, I. (2001). The „Reading the Mind in the Eyes" Test Revised Version: A Study with Normal Adults, and Adults with Asperger Syndrome or High-functioning Autism. *The Journal of Child Psychology and Psychiatry and Allied Disciplines, 42*(2), 241–251. ▶ https://doi.org/10.1017/S0021963001006643

Berk, L. (2020). *Entwicklungspsychologie* (7. Aufl.). München: Pearson.

Brandimonte, M. A., Filippello, P., Coluccia, E., Altgassen, M., & Kliegel, M. (2011). To do or not to do? Prospective memory versus response inhibition in autism spectrum disorder and attention-deficit/hyperactivity disorder. *Memory, 19,* 56–66.

Bronfenbrenner, U., St., J., & Ceci. (1994). Nature-nurture reconceptualized in developmental perspective: A bioecological model. *Psychological Review, 101*(4), 568–586.

Butollo, W., Krüsmann, M., & Hagl, M. (1998). *Leben nach dem Trauma.* München: Pfeiffer.

Carlo, G., Mestre, M. V., Samper, P., Tur, A., & Armenta, B. E. (2011). The longitudinal relations among dimensions of parenting styles, sympathy, prosocial moral reasoning, and prosocial behavior. *Journal of Behavioral Development, 35*(2), 116–124.

Cicchetti, D., & Cohen, D. J. (1995). *Developmental psychopathology* (Bd. 1/2). New York: Wiley.

Cicchetti, D. (1999). Entwicklungspsychopathologie: Historische Grundlagen, konzeptuelle und methodische Fragen, Implikationen für Prävention und Intervention. In R. Oerter, C. von Hagen, G. Röper, & G. Noam (Hrsg.), *Klinische Entwicklungspsychologie* (S. 11–44). Weinheim: PVU Beltz.

Cicchetti, D. (Hrsg.). (2016). *Developmental Psychopathology* (3. Aufl., 4 Bd. Set). New York: Wiley.

Cohen, L., Burt, C., & Bjorck, J. (1987). Life stress and adjustment: Effects of life events experienced by young adolescents and their parents. *Developmental Psychology, 23,* 583–592.

Cohen, L. H. (Hrsg.). (1988). *Life events and psychological functioning. Theoretical and methodological issues.* London: Sage.

Coleman, J. (1984). Eine neue Theorie der Adoleszenz. In E. Olbrich & E. Todt (Hrsg.), *Probleme des Jugendalters* (S. 49–67). Berlin: Springer.

Costa, A., Caltagirone, C., & Carlesimo, G. A. (2008a). Prospective memory functioning in individuals with Parkinson's disease: a systematic review. *Clinical Neuropsychology, 32,* 937–959.

Costa, A., Caltagirone, C. & Carlesimo, G. A. (2017). Prospective memory functioning in individuals with Parkinson's disease: a systematic review. *The Clinical Neuropsychologist, 32*(5), 937–959. ► https://doi.org/10.1080/13854046.2017.1407457.

Costa, A., Peppe, A., Caltagirone, C., & Carlesimo, G. A. (2008b). Prospective memory impairment in individuals with Parkinson's disease. *Neuropsychology, 22,* 283–292.

Cycowicz, Y. M. (2000). Memory development and event-related brain potentials in children. *Biological Psychology, 54*(1–3), 145–174.

Dreher, E., & Dreher, M. (1985). Wahrnehmung und Bewältigung von Entwicklungsaufgaben im Jugendalter: Fragen, Ergebnisse und Hypothesen zum Konzept einer Entwicklungs- und Pädagogischen Psychologie des Jugendalters. In R. Oerter (Hrsg.), *Lebensbewältigung im Jugendalter* (S. 30–61). Weinheim: Edition Psychologie.

Dreher, M., & Dreher, E. (1997). Entwicklungsaufgaben im Jugendalter – Urteilstendenzen im Wandel eines Jahrzehnts. In J. Glück (Hrsg.), *13. Tagung Entwicklungspsychologie. Kurzfassung* (S. 37). Wien: Universität Wien.

Egle, T. U., Hoffman, S. O., & Steffens, M. (1997). Pathogene und protektive Entwicklungsfaktoren in Kindheit und Jugend. In T. U. Egle, S. O. Hoffmann, & P. Joraschky (Hrsg.), *Sexueller Mißbrauch, Mißhandlung, Vernachlässigung. Erkennung und Behandlung psychischer und psychosomatischer Folgen früher Traumatisierungen* (Kap. 11). Stuttgart: Schattauer.

Ellis, J. (1996). Prospective memory or the realization of delayed intentions: A conceptual framework for research. In M. A. Brandimonte, G. O. Einstein, & M. A. McDaniel (Hrsg.), *Prospective memory: Theory and applications* (S. 1–22). Mahwah: Erlbaum.

Erikson, E. H. (1980). *Jugend und Krise* (3. Aufl.). Stuttgart: Klett-Cotta.

Esser, G. (Hrsg.). (2008). *Lehrbuch der Klinischen Psychologie und Psychopathologie des Jugendalters.* Stuttgart: Thieme.

S.-H. Filipp (Hrsg.). (2010). *Kritische Lebensereignisse.* München: PVU.

von Foerster, H. (1993). *Prinzipien der Selbstorganisation im sozialen und betriebswirtschaftlichen Bereich. Wissen und Gewissen.* Frankfurt: Suhrkamp.

Foster, E. R., McDaniel, M. A., Repovs, G., & Hershey, T. (2009). Prospective memory in Parkinson disease across laboratory and self-reported everyday performance. *Neuropsychology, 23,* 347–358.

Geurts, H. M., Verté, S., Oosterlaan, J., Roeyers, H., & Sergeant, J. A. (2004). How specific are executive functioning deficits in attention deficit hyperactivity disorder and autism? *Journal of Child Psychology and Psychiatry, 45,* 836–854.

Gollwitzer, P. M., & Wicklund, R. A. (1985). The pursuit of self-defining goals. In J. Kuhl & J. Beckmann (Hrsg.), *Action control* (S. 61–85). Berlin: Springer.

Haken, H., & Wunderlich, A. (1991). *Die Selbststrukturierung der Materie.* Braunschweig: Vieweg.

Happé, F. G. E. (1994). *Autism – An introduction to psychological theory.* London: UCL Press.

Havighurst, J. (1982). *Developmental tasks and education.* New York: Longman.

Heckhausen, J., & Farruggia, S. P. (2003). Developmental regulation across the life span: A control-theory approach and implications for secondary education. *British Journal of Educational Psychology, Monograph Series II, Number 2 – Development and Motivation, 1,* 85–102.

Heckhausen, J., & Schulz, R. (1995). A life-span theory of control. *Psychological Review, 102*(2), 284–304.

Hedden, T., & Gabrieli, J. D. (2004). Insights into the ageing mind: a view from cognitive neuroscience. *Nature Reviews Neuroscience, 5,* 7–96.

Heinrichs, N., & Lohaus, A. (2011). *Klinische Entwicklungspsychologie kompakt: Psychische Störungen im Kindes- und Jugendalter.* Weinheim: Beltz.

Hering, A., Kliegel, M., Rendell, P. G., Craik, F. I. M., & Rose, N. S. (2018). Prospective memory is a key predictor of functional independence in older adults. *Journal of the International Neuropsychological Society, 24,* 640–645.

Henry, J. D., MacLeod, M. S., Phillips, L. H., & Crawford, J. R. (2004). A meta-analytic review of prospective memory and aging. *Psychology and Aging, 19*(1), 27–39.

Henry, J. D., Terrett, G., Altgassen, M., Raponi-Saunders, S., Ballhausen, N., Schnitzspahn, K. M., & Rendell, P. G. (2014). A virtual week study of prospective memory function in autism spectrum disorders. *Journal of Experimental Child Psychology, 127,* 110–125.

Hering, A., Wild-Wall, N., Gajewski, P., Falkenstein, M., Kliegel, M., & Zinke, K. (2016). The role of cue detection for prospective memory development across the lifespan. *Neuropsychologica, 93,* 289–300.

Herpertz-Dahlmann, B., Resch, F., Schulte-Markwort, M., & Warnke, A. (2003). *Entwicklungspsychiatrie.* Stuttgart: Schattauer.

Higgins, E. T. (1987). Self-discrepancy: A theory relating self and affect. *Psychological Review, 94,* 319–340.

Hill, E. L. (2004). Evaluating the theory of executive dysfunction in autism. *Developmental Review, 24*(2), 189–233.

Höhl, S., & Weigelt, S. (2015). *Entwicklung in der Kindheit (4–6 Jahre).* München: Reinhardt.

Hofer, S. M., & Alwin, D. F. (2008). *The handbook of cognitive aging: Interdisciplinary perspectives.* Thousand Oaks: Sage.

Holodynski, M. (2006). *Emotionen – Entwicklung und Regulation.* Heidelberg: Springer Medizin.

Holodynski, M., & Oerter, R. (2008). Tätigkeitsregulation und die Entwicklung von Motivation, Emotion, Volition. In R. Oerter & L. Montada (Hrsg.), *Entwicklungspsychologie* (S. 535–571). Weinheim: PVU Beltz.

Jia, S. H., Li, K., Su, W., Li, S. H., & Chen, H. B. (2018). Impairment in the intention formation and execution phases of prospective memory in Parkinson's disease. *Frontiers in Neuroscience, Feb 23, 12,* 98.

Katai, S., Maruyama, T., Hashimoto, T., & Ikeda, S. (2003). Event based and time based prospective memory in Parkinson's disease. *Journal of Neurology, Neurosurgery and Psychiatry, 74*(6), 704–709.

11

Kaufmann, L., Nuerk, H. C., Konrad, K., & Willmes, K. (2007). *Kognitive Entwicklungsneuropsychologie*. Göttingen: Hogrefe.

Kegan, R. (1986). *Die Entwicklungsstufen des Selbst*. München: Kindt.

Kliegel, M., & Jäger, T. (2006). Die Entwicklung des prospektiven Gedächtnisses über die Lebensspanne. *Zeitschrift für Entwicklungspsychologie und Pädagogische Psychologie, 38*, 162–174.

Kliegel, M., Jäger, T., & Phillips, L. (2008a). Adult age differences in event-based prospective memory: A metaanalysis on the role of focal versus nonfocal cues. *Psychology and Aging, 23,* 203–208.

Kliegel, M., Jäger, T., Altgassen, M., & Shum, D. (2008b). Clinical neuropsychology of prospective memory. In M. Kliegel, M. A. McDaniel, & G. O. Einstein (Hrsg.), *Prospective memory: Cognitive, neuroscience, developmental, and applied perspectives* (S. 283–308). Mahwah: Erlbaum.

Kliegel, M., Mackinlay, R., & Jäger, T. (2008c). Complex prospective memory: Development across the lifespan and the role of task interruption. *Developmental Psychology, 44*(2), 612–617.

Kliegel, M., Phillips, L. H., Lemke, U., & Kopp, U. A. (2005). Planning and realisation of complex intentions in patients with Parkinson's disease. *Journal of Neurology, Neurosurgery, and Psychiatry, 76,* 1501–1505.

Kray, J., Eber, J., & Lindenberger, U. (2004). Age differences in executive functioning across the lifespan: The role of verbalization in task preparation. *Acta Psychologica, 115*(2–3), 143–165.

Kunzmann, U., & Grühn, D. (2005). Age differences in emotional reactivity: The sample case of sadness. *Psychology and Aging, 20,* 47–59.

Lazarus, R. S. (2010). Streß und Streßbewältigung – ein Paradigma. In S.-H. Filipp (Hrsg.), *Kritische Lebensereignisse* (S. 198–232). München: PVU.

Leontjew, A. N. (1977). *Tätigkeit, Bewußtsein, Persönlichkeit*. Stuttgart: Klett-Cotta.

Li, S. C., Lindenberger, U., Hommel, B., Aschersleben, G., Prinz, W., & Baltes, P. B. (2004). Transformations in the couplings among intellectual abilities and constituent cognitive processes across the life span. *Psychological Science, 15*(3), 155–163.

Little, B. R. (1999). Personal projects and social ecology: Themes and variations across the life span. In J. Brandtstädter & R. M. Lerner (Hrsg.), *Action and self-development: Theory and research through the life span* (S. 197–221). Thousand Oaks: Sage.

Mahy, C. E. V., Moses, L. J., & Kliegel, M. (2014). The development of prospective memory in children: An executive framework. *Developmental Review, 34,* 305–326.

Malatesta-Magai, C., Shepard, B., Jonas, R., & Culver, L. C. (1992). Type-A behavior pattern and emotion expression in younger and older adults. *Psychology and Aging, 7*(4), 551–561.

Marcia, J. E. (1991). Identity and self-development. In R. M. Lerner, A. C. Petersen, & J. Brooks-Gunn (Hrsg.), *Encyclopedia of adolescence* (Bd. I, S. 529–533). New York: Garland.

Martin, M., & Kliegel, M. (2014). *Psychologische Grundlagen der Gerontologie*. Stuttgart: Kohlhammer.

Masten, A. S., Best, K. M., & Garmezy, N. (1990). Resilience and development: Contributions from the study of children who overcome adversity. *Development and Psychopathology, 2,* 425–444.

Mischel, W., & Shoda, Y. (1995). A cognitive-affective system theory of personality: Reconceptualizing situations, dispositions, dynamics, and invariance in personality structure. *Psychological Review, 102*(2), 246–268.

Noam, G., & Röper, G. (1999). Auf dem Weg zu entwicklungspsychologisch differentiellen Interventionen. In R. Oerter, C. von Hagen, G. Röper, & G. Noam (Hrsg.), *Klinische Entwicklungspsychologie* (S. 478–511). Weinheim: Beltz PVU.

Noam, G. (1986). Stufe, Phase und Stil: Die Entwicklungsdynamik des Selbst. In F. Oser, R. Fatke, & O. Höffe (Hrsg.), *Transformation und Entwicklung* (S. 151–191). Frankfurt a. M.: Suhrkamp.

Noam, G. (1997). Clinical-developmental psychology: Toward developmentally differentiated intervention. In W. Damon, J. Sigel, & K. A. Renninger (Hrsg.), *Handbook of child psychology* (5. Aufl., S. 151–191). New York: Wiley.

Oerter, R., & Dreher, E. (2008). Jugendalter. In R. Oerter & L. Montada (Hrsg.), *Entwicklungspsychologie* (S. 271–332). Weinheim: PVU Beltz.

Oerter, R., & Montada, L. (Hrsg.). (2008). *Entwicklungspsychologie* (6., vollst. überarb. Aufl.). Weinheim: PVU Beltz.

Oerter, R. (1978). Zur Dynamik von Entwicklungsaufgaben im menschlichen Lebenslauf. In R. Oerter (Hrsg.), *Entwicklung als lebenslanger Prozeß* (S. 66–110). Hamburg: Hoffmann & Campe.

Oerter, R. (1999). *Psychologie des Spiels. Ein handlungstheoretischer Ansatz*. Weinheim: Beltz.

Oerter, R. (2000). Activity and motivation: A plea for a human frame motivation. In J. Heckhausen (Hrsg.), *Motivational psychology of human development* (S. 57–80). Amsterdam: Elsevier.

Oerter, R., Schneewind, K. A., & Resch, F. (1999). Modelle der Klinischen Entwicklungspsychologie. In R. Oerter, C. von Hagen, G. Röper, & G. Noam (Hrsg.), *Klinische Entwicklungspsychologie* (S. 79–118). Weinheim: Beltz.

Oerter, R., von Hagen, C., Röper, G., & Noam, G. (Hrsg.). (1999). *Klinische Entwicklungspsychologie*. Weinheim: PVU.

Petermann, F. (Hrsg.). (2013). *Lehrbuch der Klinischen Kinderpsychologie* (7. Aufl.). Göttingen: Hogrefe.

Petermann, F., & Wiedebusch, S. (2016). Emotionale Kompetenz bei Kindern (r. r. ed. Ed.). Göttingen: Hogrefe.

Pitzer, J., & Skinner, E. (2017). Predictor of changes in students' motivational resilience over the school year: The role of teacher support, self-appraisal, and emotional reactivity. *Journal of Behavioral Development, 41*, 15–29.

Ramanan, S., & Kumar, D. (2013). Prospective memory in Parkinson's disease. a meta-analysis. *Journal of International Neuropsychology Society, 19*, 1109–1118.

Raskin, S. A., Woods, S. P., Poquette, A. J., McTaggart, A. B., Sethna, J., Williams, R. C., & Tröster, A. I. (2011). A differential deficit in time- versus event-based prospective memory in Parkinson's disease. *Neuropsychology, 25,* 201–209.

Remschmidt, H. (2003). Die Bedeutung von Entwicklungsprozessen für die Manifestation psychischer Störungen. In B. Herpertz-Dahlmann, F. Resch, M. Schulte-Markwort, & A. Warnke (Hrsg.), *Entwicklungspsychiatrie* (S. 221–233). Stuttgart: Schattauer.

Resch, F. (1996). *Entwicklungspsychopathologie des Kindes- und Jugendalters. Ein Lehrbuch*. Weinheim: PVU.

Rollett, B., & Werneck, H. (2002). *Klinische Entwicklungspsychologie der Familie*. Göttingen: Hogrefe.

Rutter, M. (1990). Prosocial resilience and protective mechanisms. In J. Rolf, A. S. Masten, D. Cicchetti, K. H. Nuechterlein, & S. Weintraub (Hrsg.), *Risk and protective factors in the development of psychopathology* (S. 181–214). New York: Cambridge University Press.

Rutter, M. (2000). Resilience reconsidered: Conceptual considerations, empirical findings, and policy implications. In J. P. Shonkoff & S. J. Meisels (Hrsg.), *Handbook of early childhood intervention* (S. 651–682). Cambridge: Cambridge University Press.

Sainio, M., Veenstra, R., Huitsing, G., & Salmivalli, C. (2011). Victims and their defenders: A dyadic approach. *Journal of Behavioral Development, 35,* 144–151.

Sameroff, A. J., Seifer, R., Baldwin, A., & Baldwin, C. (1993). Stability of intelligence from preschool to adolescence: The influence of social and family risk factors. *Child Development, 64,* 80–97.

Schiepek, G., & Strunk, G. (1994). *Dynamische Systeme*. Heidelberg: Asanger.

Schneider, W., & Büttner, G. (2002). Entwicklung des Gedächtnisses bei Kindern und Jugendlichen. In R. Oerter & L. Montada

(Hrsg.), *Entwicklungspsychologie* (S. 480–501). Weinheim: Psychologie Verlags Union.

Schnitzspahn, K. M., Ihle, A., Henry, J. D., Rendell, P. G., & Kliegel, M. (2011). The age-prospective memory-paradox: An exploration of possible mechanisms. *International Psychogeriatrics, 23,* 583–592.

Serbin, L. A., Temcheff, C. E., Cooperman, J. M., Stack, D. M., Ledingham, J., & Schwartzman, A. E. (2011). Predicting poverty and other disadvantaged conditions for child rearing from childhood aggression and social withdrawal: A 30-year longitudinal study. *Journal of Behavioral Development, 35*(2), 97–106.

Siegler, R., DeLoache, J., & Eisenberg, N. (2005). *Entwicklungspsychologie im Kindes und Jugendalter.* München: Spektrum.

Siegler, R., Eisenberg, N., De Loache, J., & Saffran, J. (2016). *Entwicklungspsychologie im Kindes- und Jugendalter* (Deutsche Ausgabe von S. Pauen. 4. Auflage.). Berlin: Springer.

Smith, S. J., Souchay, C., & Moulin, C. J. (2011). Metamemory and prospective memory in Parkinson's disease. *Neuropsychology, 25,* 734–740.

Sodian, B., Eisenbeis, H., & Meinhardt, J. (2012). Entwicklung der Theory of Mind in der Kindheit. In H. Förstl (Hrsg.), *Theory of Mind: Neurobiologie und Psychologie sozialen Verhaltens.* Heidelberg: Springer.

Stattin, H., & Kerr, M. (2003). *Adolescent violence and delinquency: Questioning well-accepted ideas about family, peers and personal characteristic.* Vortrag auf der Tagung der Fachgruppe Entwicklungspsychologie in Mainz 2003.

Staudinger, U., Marsiske, M., & Baltes, P. (1993). Resilience and levels of reserve capacity in later adulthood: Perspectives from life-span theory. *Development and Psychopathology, 5,* 541–566.

Thoits, P. A. (1983). Dimensions of life events that influence psychological distress: An evaluation and synthesis of the literature. In H. B. Kaplan (Hrsg.), *Psychosocial stress. Trends in theory and research* (S. 33–103). New York: Academic.

Thomae, H. (1968). *Das Individuum und seine Welt.* Göttingen: Hogrefe.

Thompson, R. A., & Nelson, C. A. (2001). Developmental science and the media: Early brain development. *American Psychologist, 56,* 5–15. ► https://doi.org/10.1037/0003-066X.56.1.5.

Tschacher, W. (1990). *Interaktion in selbstorganisierten Systemen.* Heidelberg: Asanger.

Uekermann, J., Daum, J., Bielawski, M., Muhlack, S., Peters, S., Przuntek, H., et al. (2004). Differential executive control impairment in early Parkinson's disease. *Journal of Neural Transmission, (Suppl) 68,* 39–51.

Wagner, N., Mills-Koonce, W. R., Willoughby, M. T., Propper, C. B., Rehder, P. D., & Gueron-Sela, N. (2017). Respiratory sinusarrhythmia and heart period in infancy as correlates of later oppositional defiant and callous-unemotional behaviors. *Journal of Behavioral Development, 41*(4), 127–135.

Waters, E., & Sroufe, L. A. (1983). Social competences as a developmental construct. *Developmental Review, 3,* 79–97.

Weisz, J. R., Rothbaum, F. M., & Blackburn, T. C. (1984). Standing out and standing in: The psychology of control in America and Japan. *American Psychologist, 39,* 955–969.

Werner, E. E., & Smith, R. S. (1982). *Vulnerable, but invincible: A longitudinal study of resilient children and youth.* New York: McGraw-Hill.

Werner, E. E. (1990). Antecedents and consequences of deviant behavior. In K. Hurrelmann & F. Lösel (Hrsg.), *Health hazards in adolescence* (S. 219–231). Berlin: de Gruyter.

Whittington, C. J., Podd, J., & Stewart-Williams, S. (2006). Memory deficits in Parkinson's disease. *Journal of Clinical and Experimental Neuropsychology, 28,* 738–754.

Williams, D. M., Boucher, J., Lind, S., & Jarrold, C. (2013). Time-based and event-based prospective memory in autism spectrum disorder: The roles of executive function, theory of mind, and time estimation. *Journal of Autism and Developmental Disorders, 43,* 1555–1567.

Williams, D. M., Jarrold, C., Grainger, C., & Lind, S. E. (2014). Diminished time-based, but undiminished event-based, prospective memory among intellectually high-functioning adults with autism spectrum disorder: Relation to working memory ability. *Neuropsychology, 28,* 30–42.

Yi, L., Fan, Y., Joseph, L., Huang, D., Wang, X., Li, J., & Zou, X. (2014). Event-based prospective memory in children with autism spectrum disorder: The role of executive function. *Research in Autism Spectrum Disorders, 8*(6), 654–660.

Zacks, R. T., Hasher, L., & Li, K. Z. H. (2000). Human memory. In F. I. M. Craik & T. A. Salthouse (Hrsg.), *The handbook of aging and cognition* (2. Aufl., S. 293–357). Mahwah: Erlbaum.

Zimmermann, T. D., & Meier, B. (2006). The rise and decline of prospective memory performance across the lifespan. *Quarterly Journal of Experimental Psychology, 59*(12), 2040–2046.

Zöllig, J., West, R., Martin, M., Altgassen, M., Lemke, U., & Kliegel, M. (2007). Neural correlates of prospective memory across the lifespan. *Neuropsychologia, 45*(14), 3299–3314.

11

Die Versorgung von Patienten mit psychischen Störungen

Martin Holst, Timo Harfst und Holger Schulz

Inhaltsverzeichnis

© Springer-Verlag GmbH Deutschland, ein Teil von Springer Nature 2020
J. Hoyer und S. Knappe (Hrsg.), *Klinische Psychologie & Psychotherapie*,
https://doi.org/10.1007/978-3-662-61814-1_12

12.1 Rechtliche und versicherungsrechtliche Voraussetzungen

Das heutige System der Versorgung der Bevölkerung im Krankheitsfall geht auf die Bismarck'sche Sozialgesetzgebung zurück: Mit der Sozialversicherung stellt der Staat ein Instrumentarium zur Verfügung, mit dem sich der Einzelne mit wirtschaftlich zumutbaren Beiträgen einen hinreichenden Risikoschutz in Bezug auf die Wechselfälle des Lebens ermöglichen soll (Schliehe und Sulek 2006). Mit der Einrichtung der Krankenversicherung 1883 wurde dem Grundgedanken Rechnung getragen, dass es staatlicher Hilfe zur Verbesserung der sozialen Lage der Arbeiterschaft bedarf, um den sozialen Frieden zu sichern und das noch junge Deutsche Reich innenpolitisch zu stabilisieren. Diese Hilfe umfasste neben der Krankenversicherung Gesetze, die den Versicherungsschutz der Arbeiter bei Unfällen, im Alter und bei Invalidität vorsahen. Die Organisation der Versicherung erfolgte als Selbstverwaltungskörperschaft unter Beteiligung der Arbeiter und der Unternehmer.

Heute besteht in Deutschland eine generelle **Krankenversicherungspflicht** (§§ 5 und 6 SGB V). Die meisten Menschen sind dabei in der **gesetzlichen Krankenversicherung** versichert – im Jahr 2018 waren es knapp 73 Mio. Mitglieder und mitversicherte Familienangehörige (Gesundheitsberichterstattung des Bundes 2019). Die gesetzlichen Krankenkassen sind Körperschaften des öffentlichen Rechts, denen das Solidaritätsprinzip zugrunde liegt (▶ Gut zu wissen). Die anhand ihrer Mitgliederzahlen größten Krankenkassen sind die Orts-, die Betriebs- und die Ersatzkrankenkassen. Seit den frühen 60er-Jahren werden auch psychische Störungen als Krankheiten anerkannt und ihre Behandlung durch die gesetzliche Krankenversicherung bezahlt (Waldherr 2003).

> **Gut zu wissen**
>
> **Solidaritätsprinzip**
> Die Höhe der monatlichen Beiträge zur Krankenversicherung wird als Prozentsatz des Erwerbseinkommens festgelegt. Im Eintritt des Versicherungsfalles (d. h. Krankheit) entsteht grundsätzlich ein Leistungsanspruch, der für alle Versicherten ungeachtet der Höhe ihrer gezahlten Beitragsleistungen gleich hoch ist.

■ **Wer legt Art und Umfang der Leistungen der gesetzlichen Krankenversicherung fest?**

Grundsätzlich werden Aufbau, Beiträge und Leistungen der gesetzlichen Krankenversicherung im Sozialgesetzbuch V (SGB V) beschrieben. Ein Gremium der Selbstverwaltung von Ärzten, Krankenhäusern und Krankenkassen, welches als der **Gemeinsame Bundesausschuss (G-BA)** bezeichnet wird, hat die Aufgabe zu konkretisieren, welche ambulanten oder stationären Leistungen ausreichend, zweckmäßig und wirtschaftlich sind (Gemeinsamer Bundesausschuss 2005).

> **Definition**
>
> **Gemeinsamer Bundesausschuss (G-BA)** – Während der Gesetzgeber den Rahmen vorgibt, ist es die Aufgabe der Selbstverwaltung, diesen Rahmen auszufüllen und für die alltagspraktische Umsetzung der gesetzlichen Vorgaben zu sorgen. Die gesetzliche Grundlage für diese Aufgabenübertragung auf den G-BA findet sich in § 92, Fünftes Buch Sozialgesetzbuch (SGB V). Die vom G-BA beschlossenen Richtlinien haben den Charakter untergesetzlicher Normen, d. h., sie gelten für die gesetzlichen Krankenkassen, deren Versicherte und die behandelnden Ärzte sowie andere Leistungserbringer verbindlich. Entscheidungen werden im G-BA von Leistungserbringern (den Ärzten, Psychotherapeuten und Krankenhäusern) und Kostenträgern (den Krankenkassen) herbeigeführt. Diese „Bänke" beraten gemeinsam mit Patientenvertretern über die medizinisch notwendige und sinnvolle Versorgung einerseits und den wirtschaftlichen Umgang mit den in der gesetzlichen Krankenversicherung zur Verfügung stehenden Finanzmitteln andererseits (Gemeinsamer Bundesausschuss 2005).

■ **Andere Formen der Krankenversicherung**

Das gesetzliche Krankenversicherungssystem ist von enormer versorgungspolitischer Bedeutung, da die große Mehrheit der Deutschen in ihm versichert ist. Es gibt noch andere Systeme, die Menschen gegen die finanziellen Folgen von Erkrankung absichern, die hier beispielhaft dargestellt werden sollen.

Selbstständige sowie (ab einer bestimmten Einkommensgrenze) abhängig Beschäftigte können private Krankenversicherungen (PKV) abschließen. Etwa 8 Mio. Menschen in Deutschland sind auf diese Weise versichert, wovon ca. die Hälfte Beamte sind, die nur anteilig durch die PKV geschützt sind und parallel noch Beihilfe vom Staat erhalten (Stellpflug 2007). Anders als die gesetzlichen Krankenversicherungen funktioniert die PKV *nicht* nach dem Solidarprinzip, d. h., die Beiträge richten sich nicht nach dem Einkommen, sondern nach dem individuellen Risiko. Üblicherweise bieten die PKV ein etwas breiteres Leistungsspektrum als die gesetzlichen Krankenversicherungen; im Bereich der Psychotherapie können die Bestimmungen zur Versorgung aber mitunter sehr unterschiedlich sein.

Soldaten wiederum werden unentgeltlich durch Truppenärzte betreut: An Bundeswehrkrankenhäusern gibt es eigene psychiatrische Abteilungen; die ambulante psychotherapeutische Versorgung wiederum wird durch niedergelassene Psychotherapeuten sichergestellt, die im Rahmen eines Vertrages mit dem Bundesministerium für Verteidigung (BMVg) diese Leistungen anbieten (Bundespsychotherapeutenkammer 2013; Bundesrepublik Deutschland und Kassenärztliche Bundesvereinigung 2017).

Einen Sonderfall stellt die psychosomatische Rehabilitation dar, die in ▶ Abschn. 12.2.1 eingehender beschrieben wird. Rehabilitation gilt nicht der akuten Behandlung von Krankheiten, sondern dient u. a. dazu „Einschränkungen der Erwerbsfähigkeit und Pflegebedürftigkeit zu vermeiden" (§ 26 SGB IX). Diese Rehabilitationsmaßnahmen werden daher in der Regel durch die Rentenversicherung getragen.

12.1.1 Anerkennung psychotherapeutischer Verfahren

Es gibt eine große Menge unterschiedlicher psychotherapeutischer Verfahren, Methoden und Techniken, die mitunter sehr unterschiedliche theoretische Grundlagen haben (▶ Kap. 13). Bezüglich der Frage, welche Verfahren ausgebildet und mit welchen Verfahren Kranke behandelt werden dürfen, gibt es in Deutschland zwei getrennte Prozesse: Das „Psychotherapeutengesetz" (PsychThG) beschreibt, in welchen Verfahren

psychologische Psychotherapeuten ausgebildet werden und praktizieren dürfen. Damit wird die **berufsrechtliche Anerkennung** der Psychotherapie geregelt. Andererseits bestimmt der G-BA, welche Verfahren der Psychotherapie von der gesetzlichen Krankenversicherung bezahlt werden (dies betrifft folglich die große Mehrheit der Versicherten). Das nennt man die **sozialrechtliche Anerkennung** der Psychotherapie. ◻ Abb. 12.1 und 12.2 zeigen dabei schematisch den Ablauf beider Anerkennungsverfahren.

- **Berufsrechtliche Anerkennung durch den Wissenschaftlichen Beirat Psychotherapie (WBP)**

Gemäß § 1 PsychThG ist Psychotherapie „jede mittels wissenschaftlich anerkannter psychotherapeutischer Verfahren vorgenommene Tätigkeit zur Feststellung, Heilung oder Linderung von Störungen mit Krankheitswert, bei denen Psychotherapie indiziert ist". Was nun ein wissenschaftlich anerkanntes psychotherapeutisches Verfahren ist, bestimmt der Wissenschaftliche Beirat Psychotherapie (WBP).

> **Definition**
>
> **Wissenschaftlicher Beirat Psychotherapie (WBP)** – Der Wissenschaftliche Beirat Psychotherapie ist gemäß § 11 Psychotherapeutengesetz (PsychThG) am 07.10.1998 konstituiert worden. Er wird mit jeweils sechs Vertretern der Bundesärztekammer und der Bundespsychotherapeutenkammer gebildet.

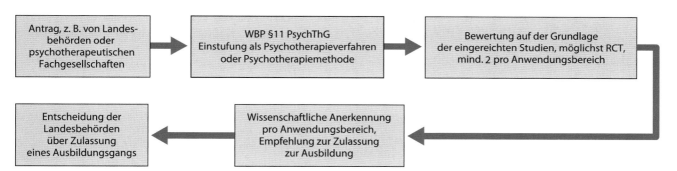

◻ **Abb. 12.1** Vereinfachte Darstellung der berufsrechtlichen Anerkennung psychotherapeutischer Verfahren; *WPB* Wissenschaftlicher Beirat Psychotherapie; *RCT* randomisierte kontrollierte Studien („randomized controlled trials")

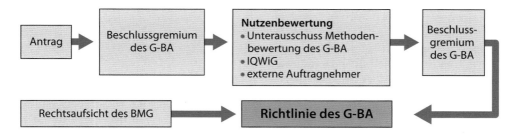

◻ **Abb. 12.2** Entscheidungspfade zur sozialrechtlichen Anerkennung von psychotherapeutischen Verfahren; *G-BA* Gemeinsamer Bundesausschuss; *IQWiG* Institut für Qualität und Wirtschaftlichkeit im Gesundheitswesen; *BMG* Bundesministerium für Gesundheit

> „Aufgabe des Wissenschaftlichen Beirats soll insbesondere die in § 11 PsychThG niedergelegte gutachterliche Beratung von Behörden bei ihrer Aufgabenerfüllung nach dem PsychThG sein. (…) Der Beirat trägt im Rahmen seiner wissenschaftlichen Stellungnahmen zu einer die Berufsgruppen übergreifenden Einheitlichkeit bei, so daß seine Arbeit für Ärzte, Psychologische Psychotherapeuten und Kinder- und Jugendlichenpsychotherapeuten gleichermaßen von Bedeutung ist. Damit kommt dem Wissenschaftlichen Beirat auch eine wichtige Funktion in der Qualitätssicherung der psychotherapeutischen Versorgung zu."
> (Wissenschaftlicher Beirat Psychotherapie 2005)

Das berufsrechtliche Anerkennungsverfahren durch den WBP erfolgt auf Antrag von Behörden, Verbänden oder Fachgesellschaften. Der WBP beurteilt dabei nur breite psychotherapeutische **Verfahren** (z. B. kognitive Verhaltenstherapie) und in Einzelfällen **Methoden** (z. B. Eye Movement Desensitization and Reprocessing, EMDR; ▶ Kap. 51), nicht aber einzelne **Techniken** (z. B. Reizkonfrontation in vivo). Die Kriterien für die wissenschaftliche Anerkennung eines Therapieverfahrens hat der WPB selbst in einem Methodenpapier (Wissenschaftlicher Beirat Psychotherapie 2019) festgelegt, das kontinuierlich weiterentwickelt wird. Der WPB hat in dem Methodenpapier folgende Punkte als Kriterien für die wissenschaftliche Anerkennung festgelegt:

- Kriterium 1: Der Einsatz der Intervention erfolgt bei Personen, die unter einer Störung mit Krankheitswert leiden, und der beobachtete therapeutische Effekt stellt eine Heilung oder Linderung dieser Störung dar.
- Kriterium 2: Der beobachtete therapeutische Effekt ist inter-subjektiv feststellbar und replizierbar.
- Kriterium 3: Der erzielte Effekt muss mit hoher Wahrscheinlichkeit auf die psychotherapeutische Intervention zurückführbar sein (interne Validität).
- Kriterium 4: Die untersuchte psychotherapeutische Intervention ist in der Praxis unter den Rahmenbedingungen des Gesundheitswesens effektiv durchführbar (externe Validität).

Nach einem mehrseitigen Kriterienkatalog wird die Studienqualität beurteilt. Der WBP gibt für verschiedene Störungsgruppen separat an, ob ein bestimmtes Verfahren oder eine Methode wirksam ist. Um für eine Störungsgruppe als wirksam anerkannt zu werden, müssen Verfahren oder Methoden mindestens zwei Studien vorweisen, die eine Wirksamkeit belegen. Davon muss mindestens eine Studie zum Beleg der internen Validität und eine zum Nachweis der externen Validität dienen. Außerdem wird ein Verfahren oder eine Methode erst dann wissenschaftlich anerkannt, wenn sie ihre Wirksamkeit für die besonders wichtigen Gruppen der affektiven Störungen sowie der Angst- und Zwangsstörungen (bei Kindern und Jugendlichen zudem hyperkinetische Störungen, d. h. ADHS, und Störungen des Sozialverhaltens), sowie für mindestens ein oder zwei weitere Störungsgruppen, nachgewiesen haben (für eine genaue Übersicht über die Regeln und gewisse Ausnahmen s. das Methodenpapier; Wissenschaftlicher Beirat Psychotherapie 2019). Verfahren und Methoden mit wissenschaftlicher Anerkennung durch den WBP werden zur Weiterbildung von Ärzten und Psychologen empfohlen. Die finale Entscheidung wird durch die entsprechenden Landesbehörden gefällt.

■ **Sozialrechtliche Anerkennung durch den G-BA**

Ein neues Verfahren darf nur dann mit der gesetzlichen Krankenversicherung abgerechnet werden, wenn der G-BA Empfehlungen über „die Anerkennung des diagnostischen und therapeutischen Nutzens der neuen Methode … nach dem jeweiligen Stand der wissenschaftlichen Erkenntnisse" (§ 135 Abs. 1 SGB V) abgegeben hat. Das Verfahren der sozialrechtlichen Anerkennung ist in der Verfahrensordnung des G-BA (Gemeinsamer Bundesausschuss 2017) dargelegt. Wesentliche Grundlage ist eine Bewertung, die entweder durch eine Arbeitsgruppe des G-BA selbst erfolgt oder mit der das Institut für Qualität und Wirtschaftlichkeit im Gesundheitswesen (IQWiG) vom G-BA beauftragt wird. Geprüft werden der diagnostische und therapeutische Nutzen, die medizinische Notwendigkeit und die Wirtschaftlichkeit einer neuen Methode. Das Bewertungsverfahren beruht auf den Methoden der evidenzbasierten Medizin (Sackett et al. 1996). In der G-BA Verfahrensordnung (2. Kapitel, § 11, Abs. 3) werden folgende Evidenzstufen festgelegt:

I a	Systematische Übersichtsarbeiten von Studien der Evidenzstufe I b
I b	Randomisierte klinische Studien
II a	Systematische Übersichtsarbeiten von Studien der Evidenzstufe II b
II b	Prospektive vergleichende Kohortenstudien
III	Retrospektive vergleichende Studien
IV	Fallserien und andere nicht vergleichende Studien
V	Assoziationsbeobachtungen, pathophysiologische Überlegungen, deskriptive Darstellungen, Einzelfallberichte, u. ä.; nicht mit Studien belegte Meinungen anerkannter Expertinnen und Experten, Berichte von Expertenkomitees und Konsensuskonferenzen

Nach der Verfahrensordnung des G-BA erfolgt eine **Gesamtbewertung im Versorgungskontext:** Der Nutzen einer Methode ist in der Regel durch qualitativ angemessene Unterlagen der Evidenzstufe I mit patientenrelevanten Ergebnismaßen (z. B. Mortalität, Morbidität,

Lebensqualität) zu belegen. Liegen Unterlagen dieser Aussagekraft nicht vor, kann die Nutzen-Schaden-Abwägung einer Methode auch aufgrund qualitativ angemessener Unterlagen niedrigerer Evidenzstufen erfolgen. Nach der Sichtung und Prüfung von Studien wird über die sozialrechtliche Anerkennung des Verfahrens im Plenum des G-BA entschieden.

- **Welche psychotherapeutischen Verfahren sind anerkannt?**

Anhand der vorangegangen beiden Abschnitte lässt sich ersehen, dass die Anerkennungsverfahren des WBP (berufsrechtlich) und des G-BA (sozialrechtlich) einige Gemeinsamkeiten, aber auch relevante Unterschiede haben. Einerseits erfolgt die sozialrechtliche Anerkennung nicht nur nach medizinischen, sondern auch nach ökonomischen Gesichtspunkten – das Verfahren muss wirtschaftlich sein. Andererseits werden naturalistische Studien anders bewertet. Der G-BA ordnet sie im sozialrechtlichen Verfahren nach randomisiert-kontrollierten Studien (RCT), der WBP lässt naturalistische Studien (zur Beurteilung der externen Validität; vgl. Punkt 4 der Kriterien des WBP) gleichberechtigt neben RCT (zur Beurteilung der externen Validität; vgl. Punkt 3) stehen.

Derzeit (Stand Oktober 2020) sind vier psychotherapeutische Verfahren sowohl auf sozialrechtlichem wie auch berufsrechtlichem Wege anerkannt. Das sind die sog. Richtlinienverfahren:
1. analytische Psychotherapie,
2. tiefenpsychologisch fundierte Psychotherapie,
3. Verhaltenstherapie,
4. systemische Therapie.

Bei diesen vier Verfahren handelt es sich um „Verfahren, denen ein umfassendes Theoriesystem der Krankheitsentstehung zugrunde liegt und deren spezifische Behandlungsmethoden in ihrer therapeutischen Wirksamkeit belegt sind" (Gemeinsamer Bundesausschuss 2017). Anzumerken ist, dass der WPB folgendes in Bezug auf die ersten beiden Verfahren empfiehlt:

» Der WBP sieht keine wissenschaftliche Grundlage für eine Unterscheidung zwischen tiefenpsychologisch fundierter und analytischer Psychotherapie als zwei getrennte Verfahren. Diese Unterscheidung ist lediglich sozialrechtlich bedingt und eine Besonderheit der Bundesrepublik Deutschland. Von daher sieht der WBP auch keine Rechtfertigung für unterschiedliche Ausbildungsgänge und Ausbildungsinstitute. Die vertiefte Ausbildung im Sinne des §1 Absatz 1 Satz 1 der Ausbildungs- und Prüfungsordnung für Psychologische Psychotherapeuten bzw. für Kinder- und Jugendlichenpsychotherapeuten sollte einheitlich in dem Verfahren Psychodynamische Psychotherapie erfolgen (Wissenschaftlicher Beirat Psychotherapie 2004).

Als Oberbegriff wird in der darauffolgenden Stellungnahme des WBP der Begriff „Psychodynamische Psychotherapie" verwendet (► Kap. 15), der sich sowohl auf die psychoanalytischen Therapien wie auch auf die tiefenpsychologisch fundierten Psychotherapien bezieht.

Während die ersten drei Richtlinienverfahren bereits seit Jahrzehnten anerkannt sind, gilt dies für die systemische Therapie erst seit kurzem: Der WBP hatte sie, für Erwachsene und Kinder, im Jahr 2008 positiv beurteilt (Wissenschaftlicher Beirat Psychotherapie 2008), die sozialrechtliche Anerkennung durch den G-BA erfolgte im November 2018 (Gemeinsamer Bundesausschuss 2018).

Einen Überblick über weitere Verfahren und Methoden, die durch den WBP geprüft, aber nicht vollständig anerkannt wurden, gibt ◘ Tab. 12.1.

12.1.2 Ausbildung zum Psychotherapeuten

Psychologische Psychotherapeuten (postgraduale Ausbildung)

Das Psychotherapeutengesetz von 1999 hatte die Ausbildung von psychologischen Psychotherapeuten erstmals gesetzlich reguliert. Sie sollte als postgraduale Ausbildung nur Personen offenstehen, die einen Hochschulabschluss in Psychologie mit dem Schwerpunkt Klinische Psychologie haben (Psychologische Psychotherapeuten); bei den Kinder- und Jugendlichenpsychotherapeuten bekamen weiterhin Pädagogen und Sozialpädagogen das Recht, mit einem entsprechenden Hochschulabschluss die Ausbildung zu absolvieren (§ 5 PsychThG).

Die Ausbildung zum Psychologischen Psychotherapeuten oder zum Kinder- und Jugendlichenpsychotherapeuten dauert nach diesem System in der Regel in Vollzeit mindestens 3 Jahre, in Teilzeit mindestens 5 Jahre, und umfasst 600 theoretische Ausbildungsstunden, 600 ambulante Behandlungsstunden unter Supervision, eine ca. einjährige praktische Tätigkeit in einer psychiatrischen klinischen Einrichtung (1200 h) und eine halbjährige Tätigkeit „an einer von einem Sozialversicherungsträger anerkannten Einrichtung der psychotherapeutischen oder psychosomatischen Versorgung, in der Praxis eines Arztes mit einer ärztlichen Weiterbildung in der Psychotherapie oder eines Psychologischen Psychotherapeuten" (600 h). Hinzu kommen 120 h Selbsterfahrung, die laut Gesetz der „Reflexion oder Modifikation persönlicher Voraussetzungen für das therapeutische Erleben und Handeln unter Einbeziehung biographischer Aspekte" dienen sollen.

Sowohl die Ausbildung als auch die Prüfung sollen Grundlagen aller anerkannten Richtlinienverfahren umfassen, aber in einem der Verfahren speziali-

◘ Tab. 12.1 Durch den Wissenschaftlichen Beirat Psychotherapie geprüfte, aber nicht anerkannte Verfahren

Verfahren	Begründung der Nichtanerkennung	Quelle
Neuropsychologische Therapie	Wirksamkeit nur für Anwendungsbereich „hirnorganische Störungen" belegt	Wissenschaftlicher Beirat Psychotherapie (2000a)
Psychodramatherapie	Heterogene und unklare theoretische Fundierung, zu wenige Studien, die die Mindestanforderungen erfüllen	Wissenschaftlicher Beirat Psychotherapie (2000b)
Hypnotherapie	Wirksamkeit nur für Anwendungsbereiche „psychische und soziale Faktoren bei somatischen Krankheiten" und (mit Einschränkungen) „Abhängigkeit und Missbrauch" belegt	Wissenschaftlicher Beirat Psychotherapie (2006a)
Eye Movement Desensitization and Reprocessing (EMDR)	Wirksamkeit nur für Anwendungsbereich „PTBS bei Erwachsenen" belegt	Wissenschaftlicher Beirat Psychotherapie (2006b)
Interpersonelle Psychotherapie	Wirksamkeit nur für Anwendungsbereiche „affektive Störungen" und „Essstörungen" belegt	Wissenschaftlicher Beirat Psychotherapie (2006c)
Gesprächspsychotherapie	Wirksamkeit nur für Anwendungsbereiche „affektive Störungen", „Anpassungs- und Belastungsstörungen" und „psychische und soziale Faktoren bei somatischen Erkrankungen" belegt (die Gesprächspsychotherapie war in einer Stellungnahme des WBP von 2002 anerkannt worden, diese Anerkennung wurde im Gutachten von 2017 aber zurückgezogen)	Wissenschaftlicher Beirat Psychotherapie (2017); Rief (2018)
Humanistische Psychotherapie	Humanistische Psychotherapie kann aufgrund uneinheitlicher theoretischer Grundlagen nicht als psychotherapeutisches Verfahren gesehen werden; keines der Teilverfahren (außer Gesprächspsychotherapie) erreicht in einem der Anwendungsbereiche einen Wirksamkeitsnachweis	Wissenschaftlicher Beirat Psychotherapie (2017)

siert sein. Gemäß dem Forschungsgutachten zur Ausbildung von Psychologischen Psychotherapeuten und Kinder- und Jugendlichenpsychotherapeuten (Strauß et al. 2009) bieten 47 % der Ausbildungsstätten eine Ausbildung in Verhaltenstherapie an, 45 % in tiefenpsychologisch fundierter Psychotherapie, 39 % bieten eine verklammerte Ausbildung in analytischer Psychotherapie und tiefenpsychologisch fundierter Psychotherapie an, 25 % ausschließlich in analytischer Psychotherapie und 1 % der Institute in Gesprächspsychotherapie. Seit 2014 wird erstmalig auch die Ausbildung in systemischer Psychotherapie angeboten (Deutsche Gesellschaft für Systemische Therapie, Beratung und Familientherapie 2014; Deutsches Ärzteblatt 2018). Nach Auswertungen des Instituts für Medizinische und Pharmazeutische Prüfungsfragen in Mainz (IMPP) über die Jahre 2002 bis 2016 waren 82 % der Teilnehmer schriftlicher Prüfungen für Psychologische Psychotherapie Absolventen im Richtlinienverfahren Verhaltenstherapie (bzw. 69,9 % der Kinder- und Jugendlichenpsychotherapeuten; Scherer et al. 2017).

Die Ausbildung erfolgt im Regelfall an privatwirtschaftlich organisierten Ausbildungsinstituten, die von der zuständigen Landesbehörde die Berechtigung zur Ausbildung in einem bestimmten Verfahren erhalten. Es ist weit verbreitet, dass die Ausbildung durch die Teilnehmer bezahlt wird – ein nicht zu unterschätzender Kostenpunkt. Hinzu kommt, dass Psychotherapeuten in Ausbildung während ihrer praktischen Tätigkeit rechtlich gesehen Praktikanten sind, weshalb sie in der Vergangenheit oft gar nicht oder sehr gering bezahlt wurden. Die Ausbildung endet mit einer staatlichen Prüfung bei der zuständigen Landesbehörde. Mit dem Erwerb der Fachkunde in einem der Richtlinienverfahren kann die Approbation beantragt werden.

Die Neuregelung der Ausbildung ab 2020: Approbationsstudium Psychotherapie

Zur Lösung der prekären Umstände der Ausbildung wurde am 8. November 2019 das Gesetz zur Reform der Psychotherapieausbildung (PsychThGAusbRefG) beschlossen. Das Gesetz trat am 1. September 2020 in Kraft (Bundesministerium für Gesundheit 2019). Es sieht vor, dass künftige Psychotherapeutinnen und Psychotherapeuten zunächst ein dreijähriges sog. „polyvalentes" Bachelorstudium in Psychologie absolvieren. Das darauf folgende zweijährige Masterstudium im Fach Klinische Psychologie und Psychotherapie schließt – nach bestandener staatlicher Prüfung – mit der Approbation als Psychotherapeutin bzw. Psychotherapeut ab.

An die Approbation schließt sich dann – analog zur Facharztweiterbildung bei Ärzten – eine fünfjährige Weiterbildung an, die nach Landesrecht organisiert ist. In der Weiterbildung werden Kenntnisse in einem der anerkannten Vertiefungsverfahren erlangt. Da die Approbation zu diesem Zeitpunkt bereits erteilt wurde, müssen Psychotherapeuten in Weiterbildung angemessen bezahlt werden. Auch Auszubildende nach dem alten System müssen gemäß einer gesonderten Regelung

Heilpraktiker

Die Bezeichnung „Psychotherapeut" ist durch § 1 PsychThG geschützt und darf nur durch entsprechend ausgebildete Ärzte und Psychologen (sowie im Falle der Kinder- und Jugendlichenpsychotherapeuten auch Pädagogen und Sozialpädagogen) geführt werden. Die Bezeichnung „Psychotherapie" unterliegt allerdings keinem Schutz und so sind in Deutschland beispielsweise auch Heilpraktiker zur Ausübung von Psychotherapie berechtigt.

Heilpraktiker müssen dabei durch eine staatliche Prüfung lediglich nachweisen, dass „die Ausübung der Heilkunde durch den Betreffenden [k]eine Gefahr für die Volksgesundheit bedeuten würde" (§ 2 der Ersten Durchführungsverordnung Heilpraktikergesetz; HeilprGDW 1). Sie können eine Spezialisierung in Psychotherapie erwerben; sie sind dann auch zur Anwendung von Verfahren ohne erwiesene Wirksamkeit berechtigt, wie beispielsweise dem sog. „Neuro-Linguistischen Programmieren" (NLP). Psychotherapie durch Heilpraktiker wird allerdings in der Regel nicht durch die Krankenkassen bezahlt.

nun mindestens 1000 € pro Monat für die praktische Tätigkeit an Kliniken erhalten.

Sowohl im alten wie auch im neuen System ist es erst mit erfolgreichem Abschluss der postgradualen Aus- bzw. Weiterbildung möglich, sich ins Arztregister eintragen zu lassen und sich um eine Zulassung zu einem Kassensitz zu bewerben. Auch Personen ohne Approbation in Psychotherapie ist grundsätzlich ein Zugang zum Gesundheitssystem möglich, nämlich als Heilpraktiker für Psychotherapie (▸ Exkurs).

Ärztliche Psychotherapeuten

Ärzte erwerben die Qualifikation in Psychotherapie heutzutage üblicherweise im Rahmen ihrer Facharztausbildung, die mindestens 5 Jahre dauert und mit einer Prüfung durch die zuständige Landesärztekammer abschließt. Es gibt insgesamt drei Facharztweiterbildungen mit Berührungspunkten zur Psychotherapie:

— Facharzt für Psychiatrie und Psychotherapie,
— Facharzt für Psychosomatische Medizin und Psychotherapie,
— Facharzt für Kinder- und Jugendpsychiatrie und -psychotherapie.

Die Ausbildungsinhalte sind durch die Landesärztekammern geregelt. In einer Musterweiterbildungsordnung der Bundesärztekammer (2015) werden hierzu Empfehlungen gemacht, die (z. B. für den Bereich psychosomatische Medizin und Psychotherapie) 240 Theoriestunden und 1500 h Behandlung (mit Supervision nach jeder vierten Stunde) vorsehen. Hinzu kommen 100 dokumentierte Untersuchungen und ebenfalls die Selbsterfahrung mit 150 h bzw. 70 Doppelstunden.

Darüber hinaus können auch andere Fachärzte die Zusatzweiterbildung in Psychotherapie (fachgebunden nach Tiefenpsychologie oder Verhaltenstherapie) und in Psychoanalyse erwerben. Analog zu den Facharztweiterbildungen ist diese Weiterbildung landesrechtlich geregelt, die Musterweiterbildungsordnung (Bundesärztekammer 2015) aber schreibt — im Falle der fachgebundenen Psychotherapie — unter anderem ca. 150 h Theorie, 120 h Therapie, 10 Erstuntersuchungen und 100 h Selbsterfahrung vor. Die Ausbildung in Psychoanalyse ist erheblich umfangreicher: Sie umfasst 240 h Theorie, 600 h Therapie, 20 Erstuntersuchungen und 250 h Lehranalyse.

12.2 Stationäre und teilstationäre psychotherapeutische Versorgung

Die Bundesrepublik Deutschland verfügt sowohl im stationären (Krankenhäuser, Kliniken) als auch im teilstationären (Tageskliniken) und ambulanten (Praxen, Ambulanzen, Beratungsstellen) Bereich über ein dicht ausgebautes System der Versorgung von Patienten mit psychischen Störungen bzw. psychosozialen Problemlagen (▸ Gut zu wissen). Zur Steuerung des stationären Versorgungsangebotes dienen Krankenhauspläne, die von den Bundesländern festgelegt werden (§ 6 KHG).

Die stationären Angebote verteilen sich, wenn auch ungleichgewichtig, auf vier unterschiedliche Versorgungsbereiche, nämlich auf

— die psychiatrisch-psychotherapeutische Krankenhausversorgung,
— die psychosomatisch-psychotherapeutische Krankenhausversorgung („Akutpsychosomatik"),

- die Kinder- und Jugendpsychiatrie und -psychotherapie und
- die Rehabilitation von Patienten mit psychischen/psychosomatischen Erkrankungen.

Gut zu wissen

Die Versorgungssituation psychisch Kranker in Deutschland

Im Jahr 2016 wurden in Deutschland insgesamt 1.222.241 Fälle mit psychischen Erkrankungen (ICD-10-Diagnosen, Kapitel V) in Krankenhäusern abgerechnet. Das entspricht einem Anteil von 6,1 % aller im selben Jahr in Krankenhäusern abgerechneten Fälle. Die durchschnittliche Verweildauer bei psychischen Erkrankungen beläuft sich dabei auf 21,3 Tage. Das ist deutlich länger als bei anderen Diagnosegruppen, deren durchschnittliche Verweildauer über alle Diagnosegruppen hinweg nur 7,3 Tage beträgt (Statistisches Bundesamt 2017a).

International gesehen besteht die Besonderheit darin, dass ein substanzieller Anteil der Betten in der medizinischen Rehabilitation und nicht in der Krankenhausversorgung angesiedelt ist. Mit dieser strukturellen Besonderheit sind auch kontrovers geführte und nur z. T.

empiriegestützte Diskussionen verbunden. Diese betreffen u. a. die Fragen der Zuständigkeit und Eignung der zuvor genannten Versorgungssysteme, des Aufwandes, des Behandlungserfolgs und der Kosten.

12.2.1 Versorgungssituation in einzelnen Bereichen

Krankenhausbehandlung Psychiatrie und Psychotherapie

Es gab im Jahr 2016 in Deutschland 409 Fachabteilungen für Psychiatrie und Psychotherapie mit zusammen **55.976 Betten;** der Nutzungsgrad der Betten betrug 94 % (Statistisches Bundesamt 2018). Die Diagnoseverteilung in Fachabteilungen für Psychiatrie und Psychotherapie kann den Angaben des Statistischen Bundesamtes entnommen werden, in der für 2016 insgesamt **798.485 vollstationäre Behandlungsepisoden** aufgrund psychischer Störungen (F0–F9) in Krankenhäusern für Psychiatrie und Psychotherapie erfasst sind (Statistisches Bundesamt 2017a). Die durchschnittliche Verweildauer lag bei 23 Tagen (Statistisches Bundesamt 2018). Wie aus der ◻ Abb. 12.3 ersichtlich ist, die allerdings auf etwas älteren Zahlen beruht, sind als die drei häufigsten Erstdiagnosen dort Störungen durch Alkohol, Schizophrenie, schizotype und andere wahnhafte

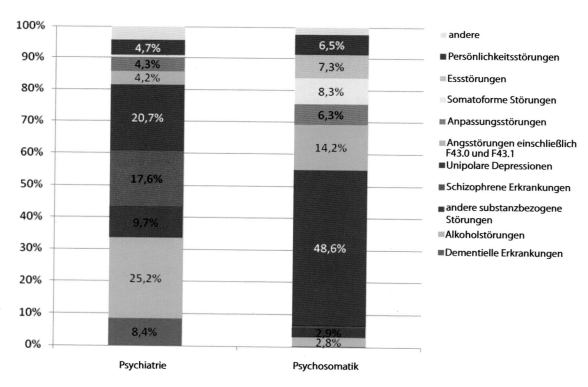

◻ **Abb. 12.3** Diagnoseverteilung (ICD-10) aller 625.911 Behandlungsepisoden aufgrund psychischer Störungen in Krankenhäusern für Psychiatrie und Psychotherapie *(Psychiatrie)* sowie der 24.297 Behandlungsepisoden in Krankenhäusern für Psychosomatik und Psychotherapie *(Akutpsychosomatik)* im Jahre 2008. (Statistisches Bundesamt 2009, © Statistisches Bundesamt (Destatis), 2020)

Störungen sowie unipolare depressive Störungen anzutreffen. Angaben zum Ausmaß der Komorbidität sind den vorliegenden Statistiken nicht zu entnehmen. Die Verteilung der durchschnittlichen Krankenhaustage pro Diagnosegruppe variiert deutlich: Am längsten werden Patienten mit Schizophrenie (mit durchschnittlich 35 Tagen) sowie mit unipolaren depressiven Störungen (34 Tage) stationär behandelt. Dagegen fällt die Verweildauer bei Patienten mit alkoholbezogenen Störungen mit durchschnittlich 11 Tagen deutlich kürzer aus. Bei dieser Patientengruppe beschränkt sich die Behandlung in der Regel auf die Entgiftungsbehandlung. Die darauf folgenden Entwöhnungsbehandlungen werden typischerweise im Bereich der Suchtrehabilitation durchgeführt.

Krankenhausbehandlung Psychosomatik und Psychotherapie

Im Jahr 2016 existierten 253 Fachabteilungen für Psychosomatik und Psychotherapie bzw. psychotherapeutische Medizin mit insgesamt **10.857 Betten;** die Auslastung der Betten betrug 91 % (Statistisches Bundesamt 2018). In diesen Einrichtungen stellen psychotherapeutische Angebote, sowohl in Form von Einzel- als auch von Gruppenbehandlungen, neben ergänzender Psychopharmakotherapie eine zentrale Behandlungsmodalität dar. Im Jahr 2016 wurden in diesen Fachabteilungen insgesamt 81.669 Fälle mit psychischen Störungen abgerechnet (Statistisches Bundesamt 2017a); die durchschnittliche Verweildauer lag bei 43 Tagen (Statistisches Bundesamt 2018). Das Diagnosespektrum der Patienten (ICD-10-Erstdiagnosen F0-F6) ist ebenfalls in ◘ Abb. 12.3 dargestellt. Die mit Abstand häufigste Diagnosegruppe sind die unipolaren depressiven Störungen mit 49 %, gefolgt von den Angststörungen (14 %) und den somatoformen Störungen (8 %). Patienten mit Suchterkrankungen und Schizophrenie werden dagegen in diesen Fachabteilungen nur sehr selten behandelt.

Krankenhausbehandlung Kinder- und Jugendpsychiatrie und -psychotherapie

Im Jahr 2016 existierten 145 Fachabteilungen für Kinder- und Jugendpsychiatrie und -psychotherapie mit insgesamt **6175 Betten;** die Auslastung der Betten betrug 93 % (Statistisches Bundesamt 2018). Im Jahr 2016 wurden in diesen Fachabteilungen insgesamt 56.660 Fälle mit psychischen Störungen abgerechnet (Statistisches Bundesamt 2017a). In diesen Einrichtungen stellen psychotherapeutische Angebote, sowohl in Form von Einzel- als auch von Gruppenbehandlungen, neben ergänzender Psychopharmakotherapie eine zentrale Behandlungsmodalität dar. Die durchschnittliche Verweildauer lag bei 36 Tagen (Statistisches Bundesamt 2018).

Rehabilitation von Patienten mit psychischen/psychosomatischen Störungen

Als ein quantitativ bedeutsames Angebot der stationären Versorgung ist das vorrangig von den Rentenversicherungen, partiell auch von der gesetzlichen Krankenversicherung, getragene System der Rehabilitation von Patienten mit psychischen Erkrankungen zu nennen (▶ Abschn. 12.1). Dieses System umfasst sowohl die sog. psychosomatische Rehabilitation als auch die Suchtrehabilitation, welche die Entwöhnungsbehandlungen beinhaltet. Der historisch zu verstehende Begriff der psychosomatischen Rehabilitation ist umstritten, da er den nicht zutreffenden Eindruck vermittelt, dass in diesem System vorrangig Patienten mit psychosomatischen Erkrankungen im engeren Sinne behandelt werden. Insofern erscheint die in letzter Zeit zunehmend verwendete Bezeichnung Rehabilitation von Patienten mit psychischen/psychosomatischen Störungen fachlich angemessener.

> **Definition**
>
> Bei der **Rehabilitation von Patienten mit psychischen und psychosomatischen Erkrankungen** handelt es sich um einen indikationsspezifischen Angebotstyp der medizinischen Rehabilitation, bei dem im Rahmen eines ganzheitlichen Rehabilitationskonzepts psychotherapeutischen Interventionen ein besonderer Stellenwert zukommt.

Im Jahr 2016 existierten in der stationären Rehabilitation 213 Fachabteilungen für Psychiatrie und Psychotherapie mit insgesamt 14.300 Betten, hiervon entfielen 10.220 Betten in 149 Fachabteilungen auf den Bereich der Suchterkrankungen. Der Nutzungsgrad in den Fachabteilungen für Psychiatrie und Psychotherapie betrug 88 % bei einer durchschnittlichen Verweildauer von 71 Tagen. Des Weiteren existierten 179 Fachabteilungen für psychotherapeutische Medizin bzw. Psychosomatik mit insgesamt 17.718 Betten und einem Nutzungsgrad von 85 % bei einer durchschnittlichen Verweildauer von 35 Tagen. Maßgeblich für die Zuordnung einer Fachabteilung zur Psychiatrie und Psychotherapie bzw. psychotherapeutischen Medizin war dabei die Facharztqualifikation des leitenden Arztes. Insgesamt wurden in diesen Fachabteilungen zusammen **221.335 Patienten** behandelt (Statistisches Bundesamt 2017b).

Die häufigste Erstdiagnose in der stationären Rehabilitation von Patienten mit psychischen Erkrankungen waren demnach die depressiven Störungen mit 46 %. Mit 17 % folgen die psychischen Störungen durch psychotrope Substanzen, wobei den alkoholbedingten Störungen mit einem Anteil von 68 % ein besonderes Gewicht zukommt. Die weiteren häufigen Diagnosen waren Anpassungsstörungen (F43.2) mit 13 %, Angststörungen (F40–F41) mit 6 % und somatoforme Störungen (F45) mit 7 % (Deutsche Rentenversicherung Bund 2017).

Rehabilitation psychisch Kranker (RPK)

Ein spezifisches Angebot der psychiatrischen Rehabilitation stellen die Einrichtungen für die Rehabilitation psychisch Kranker (RPK) dar. RPK-Einrichtungen unterscheiden sich von der oben beschriebenen psychosomatischen Rehabilitation dadurch, dass ihr Fokus stärker auf sehr schwer psychisch Erkrankten liegt und von der Konzeption Leistungen der medizinischen Rehabilitation und der beruflichen Rehabilitation mit hoher Beziehungskonstanz kombiniert werden können. Sie entstanden 1986 auf Grundlage einer Empfehlungsvereinbarung der Bundesarbeitsgemeinschaft für Rehabilitation, zunächst nur mit stationärem Behandlungskonzept, sind heute aber vorzugweise ambulant ausgerichtet. Sie weisen eine übergreifende Finanzierungs- und Leistungsträgerschaft auf, mit den drei Säulen Rentenversicherung, Krankenversicherung und Bundesagentur für Arbeit (Stengler et al. 2015).

> **Wichtig**
>
> Die Zielsetzung der Rehabilitation in diesen gemeindenahen Einrichtungen liegt in erster Linie darin, durch eine Kombination von Angeboten der medizinischen Rehabilitation und Leistungen zur Teilhabe am Arbeitsleben (LTA) mit gleichzeitig hoher Behandlerkontinuität eine möglichst weitgehende berufliche und soziale Integration der schwer psychisch erkrankten Rehabilitanden zu erreichen.

Nach einer Bestandsaufnahme der Bundesarbeitsgemeinschaft Rehabilitation psychisch kranker Menschen (BAG RPK) gibt es aktuell an 57 Standorten im Bundesgebiet Einrichtungen zur Rehabilitation psychisch Kranker (RPK) mit zusammen knapp 1800 Behandlungsplätzen (Bundesarbeitsgemeinschaft Rehabilitation psychisch kranker Menschen 2019). Das Diagnosespektrum in den RPK-Einrichtungen hat sich in den letzten Jahren zunehmend von vornehmlich schizophren erkrankten Menschen hin zu weiteren Diagnosen verändert, wie insbesondere Patienten mit affektiven Störungen, die zur Zeit mit 43 % knapp die Hälfte der Patienten der RPK ausmachen. Als weitere häufige Indikationen sind neben Schizophrenie noch Persönlichkeitsstörungen zu nennen.

Tageskliniken

Neben stationären und ambulanten Angeboten haben sich in Deutschland zunehmend Tageskliniken etabliert (◻ Abb. 12.4). Tageskliniken sind teilstationäre Einrichtungen die häufig vollstationären psychiatrischen oder psychosomatischen Kliniken bzw. Abteilungen

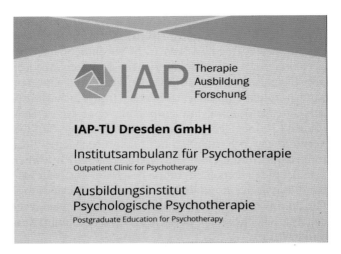

◻ **Abb. 12.4** Ambulante Psychotherapie im Rahmen einer Hochschul- und einer Ausbildungsambulanz

zugeordnet sind. Die Behandlung findet tagsüber in den Einrichtungen statt, abends kehren die Patienten in ihr häusliches Umfeld zurück. Tageskliniken sind dementsprechend in der Regel wohnortnah. Neben allgemeinen Tageskliniken gibt es solche mit bestimmen Spezialisierungen, wie z. B. geriatrische Angebote.

> **Wichtig**
>
> Durch die Behandlung in einer Tagesklinik hat der Patient die Möglichkeit, den Kontakt zu nahen Bezugspersonen aufrechtzuerhalten, wodurch familiäre oder partnerschaftliche Konflikte aktuell in der Therapie bearbeitet werden können. Tageskliniken können Schutz und Struktur bei gleichzeitiger Förderung von Eigenverantwortlichkeit bieten.

Eine umfassende und kontinuierlich aktualisierte Liste psychiatrischer bzw. psychosomatischer Tageskliniken in Deutschland stellt die Arbeitsgemeinschaft der Deutschen Tageskliniken in Psychiatrie, Psychotherapie und Psychosomatik (DATPPP e. V.) auf ihrer Homepage zur Verfügung: Diese umfasst zurzeit (Stand: 22.11.2019) insgesamt 812 Einrichtungen. Für das Jahr 2014 befragten Hopf und Diebels (2017) im Auftrag der DATPPP die damals identifizierten 675 Einrichtungen hinsichtlich relevanter Struktur- und Prozessmerkmale: Demnach betrug die mittlere Zahl der Behandlungsplätze 20, daraus lassen sich insgesamt ca. 13.700 Behandlungsplätze ableiten, was einer Planungszahl von 0,17 Plätzen/1000 Einwohner entspricht. Für die Dauer eines Behandlungsfalls wurde basierend auf den Angaben der befragten Einrichtungen ein Durchschnitt von 36 Tagen ermittelt.

Unter dem Gesichtspunkt der Wirtschaftlichkeit ist die Frage zu stellen, ob Tageskliniken vergleichbar gute Ergebnisse liefern können wie die in der Regel teureren vollstationären Angebote. Erste Ergebnisse einer kontrolliert randomisierten Studie liefern dazu

12

entsprechende Hinweise für eine Stichprobe allgemein-psychiatrischer Patienten (Schützwohl et al. 2007). In dieser Studie wurden Patienten randomisiert einer stationären und einer teilstationären Behandlung zugewiesen. In keinem der erhobenen Outcome-Maße schnitt die tagesklinisch behandelte Gruppe schlechter ab als die stationär aufgenommene Gruppe. Eine Studie mit einer indikationsspezifischen Gruppe von Patientinnen mit Anorexia nervosa (Herpertz-Dahlmann et al. 2014), in der eine kurze stationäre Therapie mit anschließender tagesklinischer Behandlung mit einer ausschließlich stationären Therapie vergleichen wurde, konnte ebenfalls zeigen, dass die tagesklinische Behandlung der stationären Behandlung nicht unterlegen war.

12.2.2 Qualitätssicherung im stationären Sektor

Während im somatischen Bereich die Qualität der Versorgung auch und insbesondere durch die technische Ausstattung definiert wird, ist im Bereich der psychiatrisch-psychotherapeutischen Versorgung insbesondere die Personalausstattung die bedeutendste „Währung". Neben engmaschiger pflegerischer Betreuung, die in beschützenden Bereichen oft rund um die Uhr stattfindet, sowie ärztlich-psychotherapeutischer Versorgung werden im stationären Sektor auch sozial- und spezialtherapeutische Behandlungsformen (z. B. Kunst- oder Bewegungstherapie) angeboten. Die am 1. Januar 2020 neu in Kraft getretene „Richtlinie über die Personalausstattung in Psychiatrie und Psychosomatik" (PPP-RL; Gemeinsamer Bundesausschuss 2019a) macht den stationären Einrichtungen der Psychiatrie und Psychotherapie, Kinder- und Jugendpsychiatrie und -psychotherapie sowie der Psychosomatik und Psychotherapie erstmals verbindliche Mindestvorgaben, wie viel Personal aus welchen Berufsgruppen sie vorhalten müssen. Die Richtlinie folgt dabei einem älteren Gesetz, der Psychiatrie-Personalverordnung (Psych-PV) von 1990, die allerdings aus berufspolitischer (z. B. neue spezialtherapeutische Berufsgruppen, Psychotherapeutengesetz) und therapeutischer (z. B. gestiegene Dokumentationsanforderungen, Reduzierung von Fixierungen) Sicht nicht mehr dem Stand der Zeit entsprach.

Gemäß der PPP-RL werden die Patienten einer Station zunächst in einen von 30 Behandlungsbereichen eingruppiert, beispielsweise Intensivbehandlung oder tagesklinische Behandlung. Aus der Anzahl der Patienten und ihren Behandlungsbereichen lassen sich dann Personalvorgaben ableiten, die getrennt nach Berufs-

gruppen ausgewiesen werden. Die Erfüllung der Mindestvorgaben muss vierteljährlich für jede Station nachgewiesen werden. Im Falle ihrer Unterschreitung über einen Zeitraum von mehr als 3 Monaten werden den Krankenhäusern Vergütungen gekürzt. Nach einer Übergangsphase treten diese Sanktionen aber erst ab dem 1. Januar 2022 in Kraft.

In Zukunft soll alle 2 Jahre überprüft werden, ob die PPP-RL an den aktuellen Stand der Zeit angepasst werden muss.

12.3 Ambulante psychotherapeutische Versorgung

Der Großteil der ambulanten Versorgung von Menschen mit psychischen Störungen erfolgt durch niedergelassene psychologische und ärztliche Psychotherapeuten, die an der kassenärztlichen Versorgung teilnehmen. Ambulante Hilfen werden weiterhin auch in psychotherapeutischen Ambulanzen und Beratungsstellen vorgehalten.

In diesem Abschnitt findet eine Fokussierung auf den Bereich der kassenärztlichen Versorgung statt, da diese den Großteil der ambulanten psychotherapeutischen Versorgung ausmacht und die vergleichsweise besseren Datengrundlagen aufweist.

12.3.1 Niedergelassene Psychotherapeuten in der kassenärztlichen Versorgung

Nach einer Statistik der Kassenärztlichen Bundesvereinigung vom 31.12.2016 übernehmen 23.812 kassenärztlich zugelassene **Psychologische Psychotherapeuten und Kinder- und Jugendlichenpsychotherapeuten** einen Großteil der ambulanten Versorgung psychisch kranker Menschen. Die Gruppe der **psychotherapeutisch tätigen Ärzte** umfasst Fachärzte für psychosomatische Medizin und Psychotherapie, Psychiatrie und Psychotherapie, Kinder- und Jugendpsychiatrie und -psychotherapie sowie Ärzte mit den Zusatzbezeichnungen fachgebundene Psychotherapie und/oder Psychoanalyse. Aus der Statistik der Kassenärztlichen Bundesvereinigung für das Jahr 2016 geht hervor, dass 6038 Ärzte im Rahmen der ambulanten psychotherapeutischen Versorgung ausschließlich psychotherapeutisch tätig waren. Hinzu kommen 5852 Fachärzte für Psychiatrie und verwandte Fächer sowie 1051 Fachärzte für Kinder- und Jugendpsychiatrie, die vielfach ebenfalls psychotherapeutische Leistungen erbrachten, deren Umfang sich jedoch nicht verlässlich abschätzen lässt (◻ Abb. 12.5; ► Exkurs).

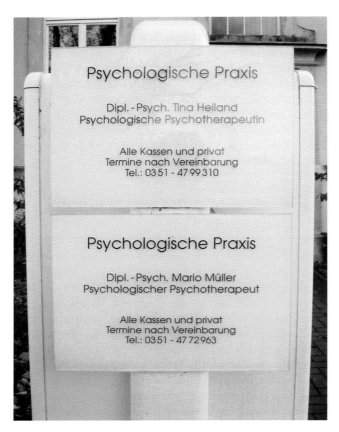

◻ Abb. 12.5 Ambulante Psychotherapie durch niedergelassene Psychologische Psychotherapeuten

12.3.2 Psychotherapeutendichte

Das Psychotherapeutengesetz von 1999 führte zu einer weitgehenden Gleichstellung der Psychologischen Psychotherapeuten und der Kinder- und Jugendlichenpsychotherapeuten mit den ärztlichen Psychotherapeuten im Rahmen der kassenärztlichen Versorgung. Das bisherige Delegationsverfahren (es musste immer zuerst ein Arzt konsultiert werden, der die Behandlung dann an einen Psychotherapeuten „abtreten" konnte) wurde durch ein Konsiliarverfahren (ein Psychotherapeut kann direkt aufgesucht werden; es ist allein ein Konsiliarbericht durch einen Arzt notwendig) ersetzt. Sowohl Ärzte als auch Psychotherapeuten, die mit den gesetzlichen Krankenkassen abrechnen wollen, benötigen nun eine Zulassung.

Die bestehende Psychotherapeutendichte (Psychotherapeuten pro 100.000 Einwohner) unterliegt erheblichen regionalen Schwankungen (◻ Abb. 12.6). Dies ist das Ergebnis einer Bedarfsplanung, die mit dem Inkrafttreten des Psychotherapeutengesetzes den historischen Ist-Zustand der psychotherapeutischen Versorgung im Jahr 1999 zum Soll-Zustand der Bedarfsplanung erklärt hat. Niederlassungsentscheidungen von Psychotherapeuten unter den unsicheren Bedingungen des Delegationsverfahrens und der Kostenerstattung für psychotherapeutische Leistungen waren somit entscheidende Bestimmungsgrößen für die Festlegung des Bedarfs entsprechend der zehn definierten raumordnungsspezifischen Planungskategorien (von Kernstädten in Agglomerationsräumen bis zu Kreisen in ländlichen Regionen). Entsprechend zeichnet sich für psychologische und ärztliche Psychotherapeuten (ausschließlich psychotherapeutisch tätig) zusammengenommen am deutlichsten ein Ost-West-Unterschied mit einem wesentlich geringeren Anteil an Psychotherapeuten in den neuen Bundesländern ab (21,6–28,0 Psychotherapeuten pro 100.000 Einwohner ostdeutscher Flächenländer im Vergleich zu 25,2–44,5 pro 100.000 der westdeutschen Flächenländer). Eine zweite Besonderheit zeigt sich beim Vergleich der Stadt- und Flächenstaaten, wobei die Psychotherapeutendichte in den Stadtstaaten deutlich erhöht ist (62,3–66,7/100.000). Tendenziell deutet sich außerdem ein Nord-Süd-Unterschied an, mit der höchsten Dichte in Hessen, Baden-Württemberg und Bayern. Eine letzte Reform der Bedarfsplanung fand 2019 statt, wobei ca. 800 neue Kassensitze für Psychotherapeuten geschaffen wurden und das regionale Gefälle zudem ansatzweise ausgeglichen wurde (Gemeinsamer Bundesausschuss 2019c, Kolbeck 2019).

Behandlungsdauer und Wartezeiten

Der G-BA legt in einer Psychotherapie-Richtlinie (Gemeinsamer Bundesausschuss 2019b) fest, in welchem Rahmen insbesondere die ambulante psychotherapeutische Versorgung stattfinden darf. Die letzte größere Überarbeitung fand letztmalig im April 2017 statt, wobei die Modalitäten deutlich flexibler gestaltet wurden.

Gemäß Richtlinie müssen Psychotherapeuten mit Kassensitz mindestens 200 min pro Woche telefonisch erreichbar sein sowie eine Sprechstunde von mindestens 100 min anbieten. Bis auf gewisse Ausnahmefälle muss sich jeder Patient zunächst in dieser psychotherapeutischen Sprechstunde, die im April 2017 neu eingeführt worden ist, vorstellen. Aus der Sprechstunde kann direkt in eine Akutbehandlung mit bis zu 12 Therapiestunden (bzw. 600 min) übergegangen werden. Alternativ können bis zu 4 h (Erwachsene) bzw. 6 h (Kinder und Jugendliche) sog. probatorische Sitzungen in Anspruch genommen werden, die einerseits der Diagnostik und Indikationsprüfung dienen sollen, andererseits der Einschätzung, ob Patient und Therapeut gut miteinander arbeiten können. Alle bislang genannten Leistungen sind nicht antragspflichtig.

Die probatorischen Sitzungen sind Voraussetzung für eine weitergehende Therapie. Sofern die Behandlung

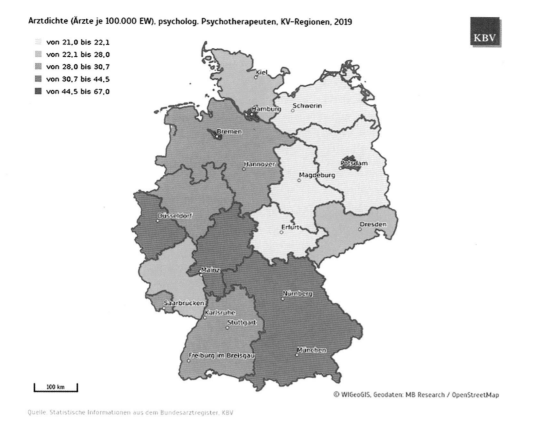

Arztdichte (Ärzte je 100.000 EW), psycholog. Psychotherapeuten, KV-Regionen, 2019

- von 21,0 bis 22,1
- von 22,1 bis 28,0
- von 28,0 bis 30,7
- von 30,7 bis 44,5
- von 44,5 bis 67,0

KBV

100 km

© WIGeoGIS, Geodaten: MB Research / OpenStreetMap

Quelle: Statistische Informationen aus dem Bundesarztregister, KBV

◻ **Abb. 12.6** Regionale Verteilung Psychologischer Psychotherapeuten nach Bundesländern je 100.000 Einwohner aus den Jahren 2014–2018. (KBV 2019c, mit freundlicher Genehmigung)

für notwendig erachtet wird, kann eine Kurzzeitbehandlung (KZT1, KZT2 – also 2 Abschnitte mit bis zu 12 Behandlungseinheiten und bei Kindern und Jugendlichen mit jeweils 3 zusätzlichen Bezugspersonenstunden) oder eine Langzeitbehandlung begonnen werden. Eine Langzeittherapie erfordert das Stellen eines Antrages zur Kostenübernahme beim Kostenträger, der wiederum eine gutachterliche Stellungnahme erfordert. Die maximale Behandlungsdauer der Langzeittherapie hängt von der Therapieschule ab: In der Verhaltenstherapie werden in der Regel zunächst 60 h ab der Probatorik und unter Anerkennung bisheriger Behandlungseinheiten einer etwaigen Kurzzeittherapie bewilligt, bei tiefenpsychologisch fundierter Psychotherapie und analytischer Psychotherapie können die Kontingente teils größer sein (bis zu 100 Behandlungseinheiten).

Hinsichtlich der Wartezeiten zeigt eine Befragung von Vertragspsychotherapeuten (Bundespsychotherapeutenkammer 2018) im Jahr 2017, dass Patienten durchschnittlich 5,7 Wochen auf ein Erstgespräch warten. Das ist eine deutliche Verbesserung gegenüber dem Jahr 2011 (12,5 Wochen). Auf eine Richtlinienpsychotherapie warten Patienten im Schnitt 19,9 Wochen – das ist gleichfalls weniger also noch 2011 (23,4 Wochen). Wie sich die Wartezeiten aber vor dem Hintergrund der

weiter oben angesprochenen Reform der Bedarfsplanung ändern werden, ist noch nicht absehbar.

Diagnosespektrum

Zum Diagnosespektrum liegen differenzierte Daten bisher nur für einzelne Kassenärztliche Vereinigungen oder Krankenkassen vor. Nach den Daten der GEK (heute: Barmer GEK) aus dem Jahr 2006 wurde bei den Patienten mit einer erstmaligen Genehmigung einer Psychotherapie auf der Ebene der 3-stelligen ICD-10-Diagnosen am häufigsten eine depressive Episode (F32: 21,5 %), Reaktionen auf schwere Belastungen (F43: 20,7 %) und andere Angststörungen (F41: 12,3 %) codiert. Weitere relativ häufige psychische Störungen sind die somatoformen Störungen (F45: 6,6 %), die rezidivierenden depressiven Störungen (F33: 5,9 %), die anhaltenden affektiven Störungen (F34: 4,5 %) und die phobischen Störungen (F40: 4,2 %). Ein Vergleich mit den Daten zur Prävalenz und Versorgungsprävalenz aus methodisch hochwertigen epidemiologischen Studien (z. B. Jacobi et al. 2014/2016) zeigt, dass die Validität der ambulanten Diagnosen noch sehr eingeschränkt ist (z. B. zu hoher Anteil an depressiven Episoden im Vergleich zu den rezidivierenden depressiven Störungen oder zu hoher Anteil an Anpassungsstörungen).

12.3.3 Andere ambulante Angebotsformen

Ambulanzen

Einen wichtigen Beitrag zur ambulanten psychotherapeutischen Versorgung in der gesetzlichen Krankenversicherung leisten die unterschiedlichen Typen von Ambulanzen. Die Ambulanzen lassen sich zunächst entsprechend der gesetzlichen Vorgaben in Hochschulambulanzen (§ 117 SGB V) und psychiatrische Institutsambulanzen (§ 118 SGB V) untergliedern.

> **Definition**
>
> **Hochschulambulanzen** sind ambulante Einrichtungen an Hochschulen, Hochschulkliniken, psychologischen Universitätsinstituten und Ausbildungsstätten für psychologische Psychotherapeuten und Kinder- und Jugendlichenpsychotherapeuten, in denen Patienten die Möglichkeit haben, außerhalb der Versorgung durch vertragsärztlich zugelassene Psychotherapeuten eine ambulante psychotherapeutische Behandlung in Anspruch zu nehmen.

> **Definition**
>
> **Psychiatrische Institutsambulanzen (PIA)** sind an psychiatrische Fachkrankenhäuser oder Allgemeinkrankenhäuser mit psychiatrischen Fachabteilungen angegliedert. In ihnen können Patienten krankenhausnah versorgt werden, die wegen der Art, Schwere oder Dauer ihrer psychischen Erkrankung ein spezifisches multiprofessionelles Versorgungsangebot benötigen, welches von anderen vertragsärztlichen Versorgungsstrukturen nur unzureichend vorgehalten wird.

Diese Aufgaben werden von Ärzten und Psychologischen Psychotherapeuten und Kinder- und Jugendlichenpsychotherapeuten übernommen, insbesondere in psychiatrischen Institutsambulanzen werden diese Berufsgruppen darüber hinaus durch Versorgungsangebote von Sozialarbeitern und Pflegepersonal unterstützt.

In den universitären Kliniken für Psychiatrie und Psychotherapie sowie Psychosomatik und Psychotherapie befinden sich zudem häufig **Polikliniken** (gemeint ist eine „den klinischen Fächern eines Universitätskrankenhauses jeweils angegliederte Abteilung zur ambulanten Behandlung bzw. mit Ärzten unterschiedlicher Fachrichtung besetzte selbstständige medizinische Einrichtung"; Pschyrembel 2002).

Hinzu kommen in diesen beiden universitären Bereichen sowie in den nicht universitären Kliniken für Psychosomatik und Psychotherapie ambulante Behandlungen im Rahmen von persönlichen Chefarztermächtigungen oder für spezielle Indikationsbereiche (z. B. Psychoonkologie). Insgesamt lässt sich die Versorgungskapazität dieser Ambulanzen aber nicht abschätzen.

Psychosoziale Beratungsstellen

> **Definition**
>
> **Psychosoziale Beratungsstellen** – Institutionelle psychosoziale Beratung richtet sich an Menschen in schwierigen Lebens- und Konfliktsituationen. Sie soll den Betroffenen zu einem besseren Verständnis ihrer Situation verhelfen, Lösungsmöglichkeiten vorschlagen und kann im Bedarfsfall den Weg in die spezialisierte Versorgung bahnen. Häufig finden sich unter den Ratsuchenden auch Menschen mit psychischen Problemen und Störungen.

Neben einer vorwiegend beratenden Tätigkeit ist also auch hier zu einem Teil psychotherapeutische Arbeit erforderlich, welche von ärztlichen und psychologischen Psychotherapeuten innerhalb eines multiprofessionellen Teams (u. a. bestehend aus Pädagogen, Sozialarbeitern, Theologen und Juristen) geleistet, aber nicht als Kassenleistung anerkannt wird, sondern von den Trägern der Einrichtungen – häufig unter Selbstbeteiligung der Ratsuchenden – finanziert wird (Vogel 1996).

Auf den Webseiten der Deutschen Arbeitsgemeinschaft für Jugend- und Eheberatung werden im Herbst 2019 insgesamt **14.725 psychosoziale Beratungsstellen** ausgewiesen. Das Spektrum der Beratungsschwerpunkte reicht dabei u. a. von Ehe-, Familien-, Lebens- und Partnerberatung (5105 Beratungsstellen) über die Suchtberatung (2365 Beratungsstellen) bis hin zur Aids-Beratung (820 Beratungsstellen; Gesundheitsberichterstattung des Bundes 2008). In den meisten Beratungsstellen werden mehrere Beratungsschwerpunkte in Kombination angeboten. In die genannte Zahl der Beratungsstellen sind jedoch laut Dorenberg, Moeser-Jantke und Schall (2002/2003) Angebote von reinen Selbsthilfegruppen, Einrichtungen für Behinderte, Straffälligeneinrichtungen, psychologische Beratungsstellen für schwer körperlich Kranke (z. B. Onkologie) sowie spezielle Einrichtungen für bestimmte Zielgruppen (z. B. Arbeitslose, Schüler, Studenten) nicht einbezogen.

Behandlungsschwerpunkte Psychologischer Psychotherapeuten, Kinder- und Jugendlichenpsychotherapeuten und ärztlicher Psychotherapeuten

Im Hinblick auf die Qualifikation in den Richtlinienverfahren innerhalb der Berufsgruppen zeigen die Statistiken der Kassenärztlichen Bundesvereinigung (Stand 31.12.2008), dass der Anteil der Psychotherapeuten, die Verhaltenstherapie erbringen, unter den psychologischen Psychotherapeuten mit 47 % am größten ist, gefolgt von 36 % tiefenpsychologisch fundierter Psychotherapie und 11 % analytischer Psychotherapie, während 6 % der Psychologischen Psychotherapeuten sowohl in tiefenpsychologisch fundierter Psychotherapie als auch analytischer Psychotherapie qualifiziert sind. Dagegen verfügten nur 12 % der ärztlichen Psychotherapeuten über eine Fachkunde in Verhaltenstherapie. Mit 64 % verfügen die meisten ärztlichen Psychotherapeuten über eine Fachkunde in tiefenpsychologisch fundierter Psychotherapie, 15 % in analytischer Psychotherapie und 9 % in beiden psychodynamischen

Verfahren. Der Behandlungsschwerpunkt der Kinder- und Jugendlichenpsychotherapeuten liegt ebenfalls bei den psychodynamischen Verfahren. 40 % der Kinder- und Jugendpsychotherapeuten verfügen über eine Fachkunde ausschließlich in tiefenpsychologisch fundierter Psychotherapie, 23 % ausschließlich in analytischer Psychotherapie und 15 % in beiden psychoanalytisch begründeten Verfahren, während nur 22 % der Kinder- und Jugendlichenpsychotherapeuten Verhaltenstherapie erbringen. In Bezug auf die tatsächlich erbrachten psychotherapeutischen Leistungen beziehen sich über alle beteiligten Berufsgruppen hinweg ca. 48,5 % der genehmigten ambulanten Psychotherapien auf eine verhaltenstherapeutische Behandlung, während sich 51,5 % der genehmigten Anträge auf eine Behandlung mit einem der psychoanalytisch begründeten Verfahren beziehen.

12.4 Abschätzung des Versorgungsgrades

Nach der Analyse der bestehenden Versorgungskapazitäten stellt sich die Frage, ob Menschen mit psychischen Erkrankungen in Deutschland in ausreichendem Maße versorgt werden (können). Hierbei müssen die Kapazitäten des Versorgungssystems der Nachfrage nach psychotherapeutischer Behandlung gegenübergestellt werden.

Im Folgenden sollen zunächst die ambulanten und stationären Behandlungskapazitäten zusammenfassend dargestellt und anschließend der geschätzten Anzahl an behandlungsbedürftigen bzw. behandlungswilligen Patienten gegenübergestellt werden, um abschließend Aussagen über eine mögliche Über- oder Unterversorgung treffen zu können.

12.4.1 Bestehende Behandlungskapazitäten für Psychotherapie

Aufgrund der bisher verfügbaren Datengrundlagen ist eine genaue Abschätzung der psychotherapeutischen Behandlungskapazitäten noch nicht zuverlässig möglich. In einigen Versorgungsbereichen bestehen erhebliche Unsicherheiten, sodass lediglich grobe Schätzwerte angegeben werden können. Im Folgenden wird eine Schätzung der Behandlungskapazitäten auf Grundlage der behandelbaren Patienten pro Jahr vorgenommen. Hierbei wird davon ausgegangen, dass jeder Patient pro

Jahr nur einmal behandelt wird. Mehrfachbehandlungen, die insbesondere im Bereich der psychiatrischen Versorgung von Bedeutung sind, konnten aufgrund unzureichender Datengrundlagen nicht berücksichtigt werden. Dieses Vorgehen stellt eine konservative Schätzung der Behandlungsangebote dar.

Stationäre Behandlungskapazitäten

Anhand von Patientenstatistiken des Statistischen Bundesamtes und des Verbandes Deutscher Rentenversicherungsträger lässt sich die Gesamtzahl potenziell behandelbarer Patienten pro Jahr in der stationären Psychotherapie abschätzen (▸ Gut zu wissen).

Bezüglich der psychiatrischen Krankenhausbehandlung ist die empirische Basis für die Abschätzung des Anteils an psychotherapeutischer Behandlung besonders unsicher, weil Daten aus Leistungsdokumentationen bisher kaum verfügbar sind. In den Kliniken für Psychiatrie und Psychotherapie stellt der psychotherapeutische Behandlungsansatz in der Regel eine von mehreren Behandlungskomponenten dar und ist dabei keineswegs immer die dominierende Behandlungsform. Eine erhebliche Variation des Umfangs von im Einzelfall angewandter Psychotherapie ist darüber hinaus zu vermuten.

Stationäre Behandlungskapazitäten
Rehabilitation (Deutsche Rentenversicherung Bund 2019):

- Medizinische Rehabilitation wegen psychiatrischer Krankheiten = 149.021 Patienten
- Entwöhnungsbehandlung = 43.065 Patienten

Krankenhausbehandlung (Statistisches Bundesamt 2017a):
- Psychische und Verhaltensstörungen = 1.222.241 Patienten

Schulz und Koch (2002) kommen aufgrund von Telefoninterviews mit leitenden Ärzten aller Einrichtungen für Psychiatrie und Psychotherapie im Raum Norddeutschland zu einem Anteil von ca. 33 % an Patienten, die psychotherapeutisch mitbehandelt werden. Legt man diese Schätzung zugrunde, kommt man auf insgesamt ca. 407.000 Patienten mit psychotherapeutischer (Mit-)Behandlung in psychiatrischen Fachabteilungen pro Jahr. Aufgrund der gestiegenen Bedeutung der Psychotherapie in den Behandlungskonzepten der Fachabteilungen für Psychiatrie und Psychotherapie dürfte es sich hierbei um eine sehr konservative Schätzung handeln.

Zuzüglich der Behandlungskapazitäten aus den anderen stationären Versorgungsbereichen (psychosomatische Rehabilitation, Rehabilitation von Suchterkrankungen und psychosomatisch-psychotherapeutische Krankenhausbehandlung) resultiert eine Summe von etwa 600.000 potenziell behandelbaren Patienten pro Jahr.

Ambulante Behandlungskapazitäten

Die Versorgungskapazitäten im ambulanten Bereich können über die Anzahl der ambulanten Psychotherapeuten, die an der kassenärztlichen Versorgung teilnehmen, deren Arbeitskapazität sowie der durchschnittlichen Behandlungsdauer pro Patient abgeschätzt werden (► Gut zu wissen).

> **Gut zu wissen**
>
> **Ambulante Behandlungskapazitäten**
> Bei 29.850 ärztlichen und psychologischen Psychotherapeuten und Kinder- und Jugendlichenpsychotherapeuten im Jahr 2016 (Kassenärztliche Bundesvereinigung 2019b), einer Jahresnettoleistung eines Therapeuten von 1200 Behandlungsstunden und einer durchschnittlichen Behandlungsdauer von 45 Behandlungsstunden über alle Verfahren hinweg (Nübling et al. 2014) ergeben sich ca. 796.000 behandelbare Patienten pro Jahr.

Nimmt man die oben genannte Behandlungskapazität der Ausbildungsstätten hinzu, ergeben sich über diesen methodischen Zugang der Kapazitätsbestimmung

etwa 816.000 potenziell behandelbare Patienten pro Jahr. Anzumerken ist jedoch, dass diese Schätzung nicht die „flexibleren" Möglichkeiten der neuen Psychotherapierichtlinie ab 2018 berücksichtigt (z. B. Akutbehandlung), die die Behandlungsdauer verkürzen könnten. Darüber hinaus enthält sie keine Versorgungsdaten von Ärzten mit teilschichtiger psychotherapeutischer Tätigkeit, von Ärzten der psychosomatischen Grundversorgung, kassenärztlich nicht zugelassenen Psychotherapeuten, die im Kostenerstattungsverfahren arbeiten, Psychiatrischen Institutsambulanzen, Forschungsambulanzen der psychologischen Institute, psychotherapeutischen Ambulanzen der Kliniken, Tageskliniken und Beratungsstellen, da hierüber bisher keine verlässlichen Angaben vorliegen.

Einen alternativen Zugang zur Abschätzung der ambulanten Behandlungskapazität ermöglichen die Statistiken über die ambulant erbrachten psychotherapeutischen Leistungen, welche jedoch bislang nur als Quartalsfälle analysiert wurden, sodass für die Abschätzung der jährlichen Behandlungskapazitäten zusätzliche Annahmen über die Frequenz und Dauer von psychotherapeutischen Behandlungen gemacht werden müssten.

12.4.2 Behandlungsbedürftige bzw. -willige Patienten

Nach Jacobi et al. (2014, 2016) liegen die 1-Jahres-Prävalenzen für psychische Störungen in der deutschen erwachsenen Bevölkerung (18–79 Jahre) bei 27,8 %. Gemäß Hochrechnungen aus derselben Publikation wären demnach 17,8 Mio. Menschen in Deutschland betroffen. Zu berücksichtigen ist dabei der Schweregrad der jeweiligen Störungen: In einer amerikanischen Studie variiert er je nach Diagnose, in der Gruppe mit affektiven Störungen findet sich mit 45 % der höchste Anteil von Menschen mit einer als schwer klassifizierten Störung (Kessler et al. 2005).

Nur ein kleiner Anteil der Erkrankten nimmt allerdings Hilfe in Anspruch: So berichten Mack et al. (2014) mit Daten aus dem Deutschen Epidemiologischen Gesundheitssurvey, dass 11,6 % der Männer und 23,5 % der Frauen mit einer psychischen Störung in den letzten 12 Monaten Hilfe in Anspruch nehmen. In einer Studie auf der Basis der Versichertendaten von ca. 3,3 Mio. Versicherten dreier großer gesetzlicher Krankenkassen, die eine psychische Erstdiagnose (ICD-10, F-Diagnose) aufwiesen, berichten Gaebel et al. (2013) dass nur 2,5 % der Betroffenen ambulant psychotherapeutisch versorgt werden. Etwa 40 % der Patienten werden ausschließlich hausärztlich oder von einem Facharzt für somatische Medizin behandelt, weitere 20 % werden an einen Facharzt für Psychiatrie weiterverwiesen und noch einmal ca. 10 % gehen den umgekehrten Versorgungspfad vom Psychiater zum Allgemeinmediziner. Der Inanspruchnahmeprozess eines so spezifischen Angebots wie Psychotherapie bedarf daher weiterer empirischer Untersuchung.

Die Inanspruchnahme dürfte entsprechend verfügbarer gesundheitspsychologischer Modelle von einer Vielzahl von Faktoren abhängen. Zu nennen sind hier u. a. Kenntnis und Erreichbarkeit von entsprechenden Behandlungsmöglichkeiten, Überweisungsverhalten der Erstbehandler, Behandlungsmotivation sowie Kenntnis der psychotherapeutische Vorgehensweisen und deren Wirksamkeit (Lang et al. 1999). Wie stark die Inanspruchnahmequote von informativen und motivationalen Rahmenbedingungen abhängt, zeigt u. a. eine Untersuchung von Andrade et al. (2014), derzufolge 63,8 % der Personen mit einer behandlungsbedürftigen psychischen Störung angaben, die Beschwerden selbst in den Griff bekommen zu wollen. Einstellungsbezogene Barrieren tragen deutlich mehr zur Nicht-Inanspruchnahme und zum Behandlungsabbruch bei als strukturelle Barrieren. Wenngleich die Inanspruchnahmeraten von Psychotherapie in den letzten 15 Jahren gestiegen sind, bleibt der Anteil der psychotherapeutisch behandelten Personen noch immer weit unter dem Anteil von Menschen, die auf der Grundlage epidemiologischer Studien als psychisch krank gelten (Nübling et al. 2014).

12.4.3 Zur Frage von Über- oder Unterversorgung

Die gegenübergestellten Zahlen zum Verhältnis der Behandlungskapazitäten und der Inanspruchnahme sind eng verbunden mit Fragen nach bestehender Über- oder Unterversorgung im Bereich der Psychotherapie. Die Antwort auf die Frage, ob im Erwachsenenbereich in Deutschland gegenwärtig ein am Behandlungsbedarf orientiertes und in quantitativer Hinsicht angemessenes psychotherapeutisches Behandlungsangebot besteht, ist nach den vorliegenden Schätzdaten im erheblichem Maße davon abhängig, wie der Inanspruchnahmeprozess kommunikativ gesteuert wird. Vergleicht man die oben vorgenommenen Schätzungen der psychotherapeutischen Behandlungskapazität von jährlich ca. 800.000 ambulanten und 600.000 stationären psychotherapeutischen Behandlungsmaßnahmen, berechnet aus der Summe der ambulanten und stationären Behandlungskapazitäten, mit den berechneten Grenzwerten für die Nachfrage nach Psychotherapie, so ergibt sich eine sehr unterschiedliche Bewertung: Für den Grenzfall der Nachfrage nach Psychotherapie ohne spezifische Maßnahmen zur Förderung des Inanspruchnahmeverhaltens ergab sich ein Schätzwert von 492.000 Maßnahmen, danach bestünde bereits eine Überversorgung, wobei allerdings zu bedenken ist, dass

Patienten sowohl ambulante als auch stationäre Angebote innerhalb eines Zeitraums in Anspruch nehmen. Für den anderen Grenzfall einer systematischen Motivierung des Patienten (5,4 Mio. nachgefragte Maßnahmen) bestünde dagegen eine gravierende Unterversorgung. Es sei an dieser Stelle nochmals darauf hingewiesen, dass in wesentlichen Bereichen die Datengrundlage unzureichend ist und somit der Abschätzung nur ein illustrativer Charakter zukommt.

Es gibt eine Reihe von empirisch gestützten Indikatoren, wonach zumindest in Teilbereichen der psychotherapeutischen Versorgung eine eindeutige Unterversorgung besteht. Vor allem sind hier zu nennen die **langen Wartezeiten** für den ambulanten Bereich (Bundespsychotherapeutenkammer 2018; Zepf et al. 2001), die **hohen Ablehnungsraten** sowie **lange Chronifizierungszeiten,** welche einer Übersicht von Potreck-Rose und Koch (1994) zufolge bei 50 % der später Behandelten mehr als 5 Jahre betragen.

> **Definition**
>
> Unter **Unterversorgung** wird gemäß einer Definition des Sachverständigenrates für die konzertierte Aktion im Gesundheitswesen „die teilweise oder gänzliche Verweigerung einer Versorgung trotz individuellen, professionell, wissenschaftlich und gesellschaftlich anerkannten Bedarfs, obwohl an sich Leistungen mit hinreichend gesichertem Nettonutzen – bei medizinisch gleichwertigen Leistungsalternativen – in effizienter Form, also i. e. S. wirtschaftlich zur Verfügung stehen", verstanden (Sachverständigenrat für die Konzertierte Aktion im Gesundheitswesen 2000/2001, S. 19).

Ein Grund für diese ungünstige Situation könnte ein **begrenzter Informationsstand** sein: Verschiedene Untersuchungen zeigen, dass das Wissen in der Bevölkerung über Art, Inhalt, Erreichbarkeit, Erfolg und Finanzierungsmöglichkeit psychotherapeutischer Versorgung begrenzt ist und dass Ängste vor Stigmatisierung durch die Inanspruchnahme psychotherapeutischer Behandlungen bei Teilgruppen bestehen (Franz et al. 1999; Mojtabai et al. 2002). Diese Bedingungen wirken als Barrieren für die Inanspruchnahme einer psychotherapeutischen Behandlung. Gesundheitspolitisch ist im Sinne des „mündigen Patienten" deshalb eine gezielte Aufklärung und Information geboten, die eine deutliche Erhöhung der Inanspruchnahme nach sich ziehen dürfte.

Weitere Gründe können zum einen in der **Nicht- oder verspäteten Identifikation** von Patienten mit psychischen Störungen im Rahmen der Primärversorgung in hausärztlichen Praxen, zum anderen in dem **Fehlen eines flächendeckenden, vor allem ambulanten psychotherapeutischen Versorgungssystems** oder in einer fehlenden Kooperation mit diesem liegen. Verschiedene epidemiologische Untersuchungen zeigen, dass je nach verwendeter Krankheitsdefinition etwa 20 % bis über 35 % der Patienten in der Primärversorgung behandlungsbedürftige psychische Erkrankungen aufweisen (vgl. Dilling et al. 1978; Linden et al. 1996; Tress et al. 1999). Trotz der in Deutschland eingeführten psychosomatischen Grundversorgung im primärärztlichen Bereich wird bei nur etwas mehr als der Hälfte der Patienten mit psychischen Störungen eine vorhandene psychische Erkrankung korrekt diagnostiziert (vgl. Kruse et al. 1999; Linden und Helmchen 1995).

> **Wichtig**

Ein Nichterkennen psychischer Erkrankungen führt dazu, dass adäquate psychotherapeutische und/oder psychopharmakologische Hilfe ausbleibt. Der fortbestehende Leidensdruck des Patienten kann dann zu einer erhöhten Inanspruchnahme somatomedizinischer Leistungen im Sinne von „doctor-shopping" führen, was zu erheblichen gesundheitsökonomischen Kosten und langfristig zur Chronifizierung und einer Verminderung der Heilungschance beiträgt.

12.5 Fazit und Ausblick

Dieser Beitrag verdeutlicht, dass es in Deutschland eine vielfältige und differenzierte psychosoziale Versorgungsstruktur im ambulanten und stationären Bereich mit einer erheblichen Versorgungskapazität gibt. Es ist dabei stark reglementiert, mit welchen Verfahren und durch welche Personenkreise Menschen mit psychischen Störungen behandelt werden dürfen. Anders als in vielen anderen westlichen Industrienationen werden diese Angebote im Wesentlichen durch die gesetzlichen Sozialversicherungssysteme finanziert (gesetzliche Krankenversicherung und gesetzliche Rentenversicherung). Sowohl im stationären als auch im ambulanten Bereich gab es in den letzten beiden Jahrzehnten einen erheblichen Ausbau der Angebotskapazität. Die vorliegenden Daten lassen noch nicht erkennen, ob diese Zuwachsentwicklung in absehbarer Zeit abgeschlossen sein wird.

Im internationalen Vergleich sind, vor allem was die **stationäre Versorgung** angeht, einige Besonderheiten zu nennen. Während international die Behandlung von Patienten mit psychischen Störungen als psychopharmakologische und psychotherapeutische Kombinationsbehandlung im Rahmen des psychiatrischen Versorgungssystems stattfindet, werden in Deutschland in drei verschiedenen Versorgungssystemen (Krankenhausbehandlung Psychiatrie und Psychotherapie sowie Psychosomatik und Psychotherapie, Rehabilitation) Patienten mit einem in wesentlichen Teilen vergleichbaren Spektrum psychischer Störungen psychotherapeutisch behandelt oder mitbehandelt. Ob die damit gegebene Vielfalt der Angebotsformen eine qualitativ bessere Versorgung psychisch Kranker ermöglicht, ist schon deshalb nicht zu beantworten, weil differenzielle Indikationskriterien nicht erkennbar und die Zuweisungsprozesse zu den verschiedenen Angeboten weitgehend nicht transparent sind. Auch in Hinblick auf die Vergleichbarkeit von Variablen des Behandlungsprozesses und Behandlungserfolges fehlen Basisinformationen. Eine andere ungeklärte Frage betrifft die Notwendigkeit stationärer Behandlung in dem Ausmaß, wie sie für das deutsche Versorgungssystem kennzeichnend ist.

Bezüglich der als erforderlich eingeschätzten **Behandlungsdauer** in der **ambulanten Versorgung** fällt auf, dass diese unabhängig von der Berufsgruppe und der Behandlungsmethode mit über 45 h pro Patient im Vergleich zu den in internationalen Psychotherapiestudien mitgeteilten Kennwerten sehr hoch ist. Inwieweit die jeweils bewilligten Stundenkontingente einer genehmigten Psychotherapie auch ausgeschöpft werden oder bedarfsabhängige Anpassungen vorgenommen werden, lässt sich auf der Grundlage der heute vorliegenden Daten nicht beurteilen, ebenso wenig, ob die Änderungen der Psychotherapie-Richtlinie ab 2018 einen Einfluss haben werden.

Aus den bisherigen Darlegungen ergeben sich einerseits Implikationen für die Weiterentwicklung der Versorgungsstrukturen und andererseits für die Versorgungsforschung im Bereich der psychosozialen Versorgung. Als Stichworte für eine Weiterentwicklung seien beispielsweise die stationsäquivalente Behandlung von Patienten im häuslichen Umfeld sowie die Digitalisierung der Versorgung genannt. Mit dem Digitale-Versorgung-Gesetz (DVG), das am 7. November 2019 beschlossen wurde, hat der Gesetzgeber erste Schritte in diese Richtung eingeleitet, indem z. B. die administrativen Hürden für Gesundheits-Apps gesenkt wurden. Dort, wo besondere Versorgungsengpässe (z. B. die psychotherapeutische Versorgung in den neuen Bundesländern) bestehen, wurden ebenfalls erste Schritte gemacht, um eine qualitativ angemessene ambulante psychotherapeutische Versorgung sicherzustellen. Die berichteten Daten legen aber auch nahe, vor dem Hintergrund der im Augenblick stattfindenden grundsätzlichen Umstrukturierungen und der Ressourcenknappheit im Gesundheitswesen in Deutschland eine grundlegende Bestandsaufnahme und Analyse des aktuellen Versorgungssystems vorzunehmen, wie sie zuletzt 1975 durch die von der Bundesregierung eingesetzte Psychiatrie-Enquêtekommission geleistet wurde. Diese noch zu leistende Bestandsaufnahme und Analyse ist auf belastungsfähige Daten in den verschiedenen Bereichen des Versorgungssystems für Menschen mit psychischen Störungen angewiesen. Die berichteten Ergebnisse zeigen, dass die hierfür erforderliche Datenbasis zu wesentlichen versorgungsrelevanten Fragestellungen zurzeit nur sehr eingeschränkt vorhanden ist bzw. von den Krankenkassen und den kassenärztlichen Vereinigungen, die hierüber verfügen, unzureichend genutzt wird. Für den Bereich der Versorgung psychisch Kranker besteht wie in anderen Gesundheitsbereichen ein gravierendes Defizit an empirischen Ergebnissen der Versorgungsforschung. Damit fehlen wichtige empirische Grundlagen für eine rational begründete Versorgungsplanung in diesem Bereich.

? Prüfen Sie Ihr Wissen

1. Wer legt wie fest, welche Art von Psychotherapie in welchem Umfang von den gesetzlichen Krankenkassen finanziert wird? ► Abschn. 12.1.1
2. Welche vier unterschiedlichen stationären Systeme behandeln in Deutschland Menschen mit psychischen Störungen? ► Abschn. 12.2
3. Nennen Sie eine Maßnahme, mit der der Gesetzgeber die Qualität der Behandlung an stationären Einrichtungen sicherstellt! ► Abschn. 12.2.2
4. Welche Unterschiede der Psychotherapeutendichte lassen sich in Deutschland in der ambulanten Versorgung nachweisen? ► Abschn. 12.3.1
5. Was können Gründe für eine bestehende Unterversorgung psychischer Störungen in Deutschland sein? ► Abschn. 12.4.3

ⓘ Weiterführende Literatur

Psychotherapeutische Versorgungsforschung steht in Deutschland noch in den Anfängen, für eine vertiefende Beschäftigung mit dem Thema kann daher im Augenblick größtenteils nur auf die im Text zitierte Literatur verwiesen werden. Für einen Überblick empfiehlt sich die Website des Deutschen Netzwerks Versorgungsforschung (► www.netzwerk-versorgungsforschung.de) sowie die Websites der verschiedenen staatlichen Stellen (z. B. Bundesministerium für Gesundheit, G-BA).

Literatur

Andrade, L. H., Alonso, J., Mneimneh, Z., Wells, J. E., Al-Hamzawi, A., Borges, G., Bromet, E., Bruffaerts, R., de Girolamo, G., de Graaf, R., Florescu, S., Gureje, O., Hinkov, H. R., Hu, C., Huang, Y., Hwang, I., Jin, R., Karam, E. G., Kovess-Masfety, V., Levinson, D., Matschinger, H., O'Neill, S., Posada-Villa, J., Sagar, R., Sampson, N. A., Sasu, C., Stein, D. J., Takeshima, T., Viana, M. C., Xavier, M., & Kessler, R. C. (2014). Barriers to mental health treatment: Results from the WHO World Mental Health surveys. *Psychological Medicine, 44*(6), 1303–1317.

Bundesarbeitsgemeinschaft Rehabilitation psychisch kranker Menschen. (2019). Standorte. ► https://www.bagrpk.de/standortuebersicht/. Zugegriffen: 14. Dez. 2019.

Bundesärztekammer (Arbeitsgemeinschaft der deutschen Ärztekammern). (2015). (Muster-)Weiterbildungsordnung 2003 – in der Fassung vom 23.10.2015. ► http://www.bundesaerztekammer.

de/fileadmin/user_upload/downloads/pdf-Ordner/Weiterbildung/ MWBO.pdf. Zugegriffen: 27. Juni 2017.

Bundesministerium für Gesundheit. (2019). Moderne Ausbildung für Psychotherapeutinnen und Psychotherapeuten. Gesetz zur Reform der Psychotherapeutenausbildung. ► https://www.bundesgesundheitsministerium.de/psychotherapeutenausbildung.html. Zugegriffen: 7. Dez. 2019.

Bundespsychotherapeutenkammer. (2013). *Behandlung von Soldaten in Privatpraxen. Informationen für Psychotherapeuten.* Berlin: Bundespsychotherapeutenkammer. ► https://www.ptk-nrw.de/fileadmin/user_upload/pdf/Aktuelle_Informationen/2013/09_2013/ Hintergrundinformation_Vertrag_Soldaten.pdf. Zugegriffen: 30. Mai. 2017.

Bundespsychotherapeutenkammer. (2018). *Ein Jahr nach der Reform der Psychotherapie-Richtlinie: Wartezeiten 2018.* Berlin: BPtK. ► https://www.bptk.de/wp-content/uploads/2019/01/20180411_ bptk_studie_wartezeiten_2018.pdf. Zugegriffen: 8. Mai. 2019.

Bundesrepublik Deutschland, & Kassenärztliche Bundesvereinigung. (2017). Vertrag über die ärztliche Versorgung von Soldaten der Bundeswehr/ Untersuchungen zur Durchführung der allgemeinen Wehrpflicht sowie Untersuchungen zur Vorbereitung von Personalentscheidungen und betriebs- und fürsorgeärztliche Untersuchungen. Gültig ab: 1. April 2017. ► http://www.kbv.de/media/sp/Bundeswehr.pdf. Zugegriffen: 30. Mai 2017.

Dilling, H., Weyerer, S., & Enders, I. (1978). Patienten mit psychischen Störungen in der Allgemeinpraxis und ihre psychiatrische Überweisungsbedürftigkeit. In H. Häfner (Hrsg.), *Psychiatrische Epidemiologie.* Berlin: Springer.

Deutsche Gesellschaft für Systemische Therapie, Beratung und Familientherapie. (2014). Erste systemische Approbationsausbildung zum Psychologischen Psychotherapeuten startet in Berlin. ► https://idw-online.de/de/news574903. Zugegriffen: 5. Dez. 2019.

Deutsche Rentenversicherung Bund. (2017). Rehabilitation 2016. Statistik in der Rehabilitation, Bd. 210. Berlin.

Deutsche Rentenversicherung Bund. (2019). Rehabilitation: Leistungen zur medizinischen Rehabilitation und sonstige Leistungen zur Teilhabe – Gesamtüberblick. Berichtsjahr 2017. ► https://statistik-rente.de/drv/. Zugegriffen: 7. Mai. 2019.

Deutsches Ärzteblatt. (2018). Fachgesellschaft fordert, dass systemische Therapie zur Regelleistung wird. ► https://www.aerzteblatt.de/nachrichten/91992/Fachgesellschaft-fordert-dass-systemische-Therapie-zur-Regelleistung-wird. Zugegriffen: 5. Dez. 2019.

Franz, M., Kuns, M., & Schmitz, N. (1999). Was bewirken Therapieempfehlungen bei psychogen erkrankten Patienten einer psychosomatischen Konsiliarambulanz? Eine katamnestische Untersuchung. *Zeitschrift für psychosomatische Medizin und Psychoanalyse, 45*(2), 95–112.

Gaebel, W., Kowitz, S., Fritze, J., & Zielasek, J. (2013). Use of health care services by people with mental illness – Secondary data from three statutory health insurers and the German statutory pension insurance scheme. *Deutsches Ärzteblatt, 110,* 799–808.

Gemeinsamer Bundesausschuss. (2005). Aufgaben und Kompetenzen des Gemeinsamen Bundesauschusses. ► http://www.g-ba.de. Zugegriffen: 17. Juli 2010.

Gemeinsamer Bundesausschuss. (2017). Richtlinie des Gemeinsamen Bundesausschusses über die Durchführung von Psychotherapie (Psychotherapie-Richtlinie). Stand 16. Februar 2017. Veröffentlicht im Bundesanzeiger, BAnz AT 15.02.2017 B2.

Gemeinsamer Bundesausschuss. (2018). Beschluss des Gemeinsamen Bundesausschusses über die Anerkennung des Nutzens und der medizinischen Notwendigkeit der systemischen Therapie als Psychotherapieverfahren. ► https://www.g-ba.de/downloads/39-261-3588/2018-11-22_PT-RL_Nutzen-Systemische-Therapie.pdf. Zugegriffen: 24. Apr. 2019.

Gemeinsamer Bundesausschuss. (2019a). Personalausstattung in psychiatrischen und psychosomatischen stationären Einrichtungen: Details zu den verbindlichen Mindestvorgaben sind nun veröffentlicht.   ▶ https://www.g-ba.de/presse/pressemitteilungen/821/. Zugegriffen: 6. Dez. 2019.

Gemeinsamer Bundesausschuss. (2019b). Richtlinie des Gemeinsamen Bundesausschusses über die Durchführung von Psychotherapie (Psychotherapie-Richtlinie). Stand 22. November 2019. Veröffentlicht im Bundesanzeiger, BAnz AT 23.01.2020 B4.

Gemeinsamer Bundesausschuss (2019c). Vertragsärztliche Bedarfsplanung: Flexiblere Instrumente für sachgerechtere Lösungen vor Ort. ▶ https://www.g-ba.de/presse/pressemitteilungen/797/. Zugegriffen: 22. Okt. 2020.

Gesundheitsberichterstattung des Bundes, GBE Bund. (2008). Heft 41, Tabelle 2: Beratungsschwerpunkte von Beratungsstellen in Deutschland. Gesundheitsberichterstattung, Themenhefte: Psychotherapeutische Versorgung. Bonn: GBE Bund.

Herpertz-Dahlmann, B., Schwarte, R., Krei, M., Egberts, K., Warnke, A., Wewetzer, C., Pfeiffer, E., Fleischhaker, C., Scherag, A., Holtkamp, K., & Hagenah, U. (2014). Day-patient treatment after short inpatient care versus continued inpatient treatment in adolescents with anorexia nervosa (ANDI): A multicentre, randomised, open-label, in-inferiority trial. *The Lancet, 383,* 1222–1229.

Hopf, H., & Diebels, E. (2017). Merkmale und Praxis psychiatrischer Tageskliniken in Deutschland. *Psychiatrische Praxis, 44*(4), 228–233.

Jacobi, F., Höfler, M., Strehle, J., Mack, S., Gerschler, A., Scholl, L., Busch, M. A., Maske, U., Hapke, U., Gaebel, W., & Maier, W. (2014). Psychische Störungen in der Allgemeinbevölkerung. Studie zur Gesundheit Erwachsener und ihr Zusatzmodul Psychische Gesundheit (DEGS1-MH). *Der Nervenarzt, 85,* 77–87.

Jacobi, F., Höfler, M., Strehle, J., Mack, S., Gerschler, A., Scholl, L., Busch, M. A., Maske, U., Hapke, U., Gaebel, W., & Maier, W. (2016). Erratum zu: Psychische Störungen in der Allgemeinbevölkerung. Studie zur Gesundheit Erwachsener und ihr Zusatzmodul „Psychische Gesundheit" (DEGS1-MH). *Der Nervenarzt, 87,* 88–90.

Kassenärztliche Bundesvereinigung. (2019a). Gesundheitsdaten: Behandlungsfallzahlen nach Arztgruppe, Stand 31.12.2016. Quelle: Statistische Informationen aus dem Bundesarztregister. ▶ http://gesundheitsdaten.kbv.de/cms/html/17023.php. Zugegriffen: 5. Mai. 2019.

Kassenärztliche Bundesvereinigung. (2019b). Gesundheitsdaten: Vertragsärztliche Versorgung nach Arztgruppe, Stand 31.12.2016. Quelle: Statistische Informationen aus dem Bundesarztregister. ▶ http://gesundheitsdaten.kbv.de/cms/html/16393.php. Zugegriffen: 2. Mai. 2019.

Kassenärztliche Bundesvereinigung. (2019c). Gesundheitsdaten – Zahlen, Trends und Analysen. Regionale Verteilung der Ärzte in der vertragsärztlichen Versorgung. ▶ http://gesundheitsdaten.kbv.de/cms/html/16402.php. Zugegriifen: 17. Juni 2020.

Kessler, R. C., Chiu, W. T., Demler, O., Merikangas, K. R., & Walters, E. E. (2005). Prevalence, severity, and comorbidity of 12-month DSM-IV disorders in the National Comorbidity Survey Replication. *Archives of General Psychiatry, 62*(6), 617–627.

Kolbeck, C. (22.05.2019). Neue Bedarfsplanung soll ab 2020 praxiswirksam sein. Medical Tribune. ▶ https://www.medical-tribune.de/meinung-und-dialog/artikel/neue-bedarfsplanung-soll-ab-2020-praxiswirksam-sein/. Zugegriffen: 22. Okt. 2020.

Kruse, J., Heckrath, C., Schmitz, N., Alberti, L., & Tress, W. (1999). Zur hausärztlichen Diagnose und Versorgung psychogen Kranker. Ergebnisse einer Feldstudie. *Psychotherapie, Psychosomatik, Medizinische Psychologie, 49,* 14–22.

Lang, K., Schulz, H., Lotz-Rambaldi, W., & Koch, U. (1999). Behandlungsabbruch als nicht gelungene Inanspruchnahme – Entwicklung eines Vorhersagemodells für den Bereich der stationären psychosomatischen Rehabilitation. *Die Rehabilitation, 38*(2), 160–166.

Linden, M., & Helmchen, H. (1995). Results from the Berlin centre. In T. B. Üstün & N. Sartorius (Hrsg.), *Mental illness in general health care.* Chichester: Wiley.

Linden, M., Maier, W., Achberger, M., Herr, R., Helmchen, H., & Benkert, O. (1996). Psychische Erkrankungen und ihre Behandlung in Allgemeinarztpraxen in Deutschland. *Der Nervenarzt, 67,* 205–215.

Mack, S., Jacobi, F., Gerschler, A., Strehle, J., Höfler, M., Busch, M.A., Maske, U.E., Hapke, U., Seiffert, I., Gaebel, W., & Zielasek, J. (2014). Self-reported utilization of mental health services in the adult German population – evidence for unmet needs? Results of the DEGS1-Mental Health Module (DEGS1-MH). *International Journal of Methods in Psychiatric Research, 23,* 289–303.

Mojtabai, R., Olfson, M., & Mechanic, D. (2002). Perceived need and help-seeking in adults with mood, anxiety, or substance use disorders. *Archives of General Psychiatry, 59*(1), 77–84.

Nübling, R., Bär, T., Jeschke, K., Ochs, M., Sarubin, N., & Schmidt, J. (2014). Die Versorgung psychisch kranker Erwachsener in Deutschland. Bedarf und Inanspruchnahme sowie Effektivität und Effizienz von Psychotherapie. *Psychotherapeutenjournal, 4,* 389–397.

Potreck-Rose, F., & Koch, U. (1994). *Chronifizierungsprozesse bei psychosomatischen Patienten.* Stuttgart: Schattauer.

Pschyrembel, W. (2002). *Pschyrembel Klinisches Wörterbuch* (258. Aufl.). Stuttgart: De Gruyter.

Rief, W. (2018). Das kritische Gutachten des Wissenschaftlichen Beirats zur humanistischen Psychotherapie: Anlass zur Reflexion des Begriffs „Psychotherapieverfahren". *Verhaltenstherapie, 28,* 68–71.

Robert-Koch-Institut. (Hrsg.) (2008). Psychotherapeutische Versorgung. [Autoren: H. Schulz, D. Barghaan, T. Harfst, U. Koch]. Gesundheitsberichterstattung des Bundes, Bd. 41. ▶ http://www.rki.de/cln_169/nn_1334772/DE/Content/GBE/Gesundheitsberichterstattung/GBEDownloadsT/Psychotherapeutische__Versorgung.html?__nnn=true. Zugegriffen: 12. Juli 2010.

Sachverständigenrat für die Konzertierte Aktion im Gesundheitswesen. (2001). *Gutachten 2000/2001 des Sachverständigenrats für die Konzertierte Aktion im Gesundheitswesen – Bedarfsgerechtigkeit und Wirtschaftlichkeit.* Unveröffentlichtes Manuskript, Bundesanzeiger Verlagsgesellschaft (Erstveröffentlichung 2000).

Sackett, D. L., Rosenberg, W. M., Gray, J. A., Haynes, R. B., & Richardson, W. S. (1996). Evidence based medicine: What it is and what it isn't. *British Medical Journal, 312,* 71–72.

Scherer, U., Vogel, P., Götz, C., Porepp, A., & Jünger, J. (2017). Die Ausbildung von Psychologischen Psychotherapeuten und Kinder- und Jugendlichenpsychotherapeuten: Psychotherapieverfahren, Ausbildungsinhalte und staatliche Prüfungen. Digitales Poster. Gemeinsame Jahrestagung der Gesellschaft für Medizinische Ausbildung (GMA) und des Arbeitskreises zur Weiterentwicklung der Lehre in der Zahnmedizin (AKWLZ). Münster, 20.–23.09.2017. ▶ http://gma2017.uni-muenster.de/wp-content/uploads/2017/11/Die-Ausbildung-von-Psychologischen-Psychotherapeuten-und-Kinder-und-Jugendlichenpsychotherapeuten-Psychotherapieverfahren-Ausbildungsinhalte-und-staatliche-Pr%C3%BCfungen.pdf.

Schliehe, F., & Sulek, C. (2006). Rechtliche Grundlagen der Rehabilitation und Teilhabe. In M. Morfeld, W. Mau, W. H. Jäckel, & U. Koch (Hrsg.), *Lehrbuch der Rehabilitation, Physikalischen Medizin und Naturheilverfahren* (S. 6–16). München: Urban & Fischer.

Schützwohl, M., Koch, R., & Kallert, T. W. (2007). Zur Effektivität akutpsychiatrischer tagesklinischer Behandlung im einjährigen Follow – up – Zeitraum. Ein Vergleich zur vollstationären Behandlung im Rahmen einer randomisierten kontrollierten Untersuchung. *Psychiatrische Praxis, 34,* 34–37.

Schulz, H., & Koch, U. (2002). Zur stationären psychosomatisch-psychotherapeutischen Versorgung in Norddeutschland – Expertise zu Fragen des Bedarfs und zur Versorgungsstruktur.

12

Psychotherapie, Psychosomatik, Medizinische Psychologie, 52, 244–247.

Stengler, K., Kauffeldt, S., Theißing, A., Bräuning-Edelmann, M., & Becker, T. (2015). Medizinisch-berufliche Rehabilitation in Reha-einrichtungen für psychisch Kranke in Deutschland.Analyse der Aufnahme- und Entlassungsdaten. *Nervenarzt, 86,* 603–608.

Statistisches Bundesamt. (2009). Fachserie 12, Reihe 6.2.1 Gesundheit: Diagnosedaten der Patienten und Patientinnen in Krankenhäusern 2008. Wiesbaden: SFG.

Statistisches Bundesamt. (2017a). Fachserie 12 Reihe 6.2.1 – Gesundheit: Diagnosedaten der Patienten und Patientinnen in Krankenhäusern (einschl. Sterbe- und Stundenfälle) 2016. Wiesbaden: SFG.

Statistisches Bundesamt. (2017b). Fachserie 12 Reihe 6.1.2 – Gesundheit: Grunddaten der Vorsorge- oder Rehabilitationseinrichtungen 2016. Wiesbaden: SFG.

Statistisches Bundesamt. (2018). Fachserie 12 Reihe 6.1.1 – Gesundheit: Grunddaten der Krankenhäuser 2016. Wiesbaden: SFG.

Stellpflug, M. H. (2007). Berufsrecht der Psychotherapeuten. In M. H. Stellpflug, S. M. Meyer, & A. Tadayon (Hrsg.), *Handbuch Medizinrecht:: Grundlagen – Rechtsprechung – Praxis* (7. Ergänzungslieferung). Heidelberg: Müller.

Strauß, B., Barnow, S., Brähler, E., Fegert, J., Fliegel, S., Freyberger, H. J., Goldbeck, L., Leuzinger-Bohleber, M., & Willutzki, U. (2009). Forschungsgutachten zur Ausbildung von Psychologischen Psychotherapeuten und Kinder- und Jugendlichenpsychotherapeuten im Auftrag des Bundesministeriums für Gesundheit. ► http://www.bmg.bund.de/nn_1193288/SharedDocs/Publikationen/DE/Forschungsberichte/Ausbildung-Psychologische-Psychotherapeuten.html?__nnn=true. Zugegriffen: 12. Juli 2010.

Tress, W., Kruse, J., Heckrath, C., Schmitz, N., & Alberti, L. (1999). Die Versorgung psychisch Kranker in hausärztlichen Praxen. In B. Badura & J. Siegrist (Hrsg.), *Evaluation im Gesundheitswesen.* München: Juventa.

Vogel, H. (1996). Psychotherapie in der ambulanten Gesundheitsversorgung – eine kritische Übersicht. *Verhaltenstherapie und Psychosoziale Praxis, 28*(1), 106–126.

Waldherr, B. (2003). Ein Vierteljahrhundert bis zum Psychotherapeutengesetz. Bayerisches Ärzteblatt. ► http://www.bdp-verband.org/psychologie/vierteljahrhundert.shtml. Zugegriffen: 16. Apr. 2017.

Wissenschaftlicher Beirat Psychotherapie. (2000a). Gutachten zur Neuropsychologie als wissenschaftlichem Psychotherapieverfahren. ► http://www.wbpsychotherapie.de/page.asp?his=0.113.126.127. Zugegriffen: 22. Mai 2017.

Wissenschaftlicher Beirat Psychotherapie. (2000b). Gutachten zur Psychodramatherapie als wissenschaftliches Psychotherapiever-

fahren. *Deutsches Ärzteblatt, 98*(6), 348–351. ► http://www.wb-psychotherapie.de/page.asp?his=0.113.129.130. Zugegriffen: 22. Mai 2017.

Wissenschaftlicher Beirat Psychotherapie. (2005). Geschäftsordnung für den Wissenschaftlichen Beirat Psychotherapie. ► http://www.wbpsychotherapie.de. Zugegriffen: 11. Okt. 2005.

Wissenschaftlicher Beirat Psychotherapie. (2004). Stellungnahme zur Psychodynamischen Psychotherapie bei Erwachsenen. ► http://www.wbpsychotherapie.de/page.asp?his=0.113.131.132. Zugegriffen: 22. Mai 2017.

Wissenschaftlicher Beirat Psychotherapie. (2006a). Gutachten zur wissenschaftlichen Anerkennung der Hypnotherapie. ► http://www.wbpsychotherapie.de/page.asp?his=0.113.122.123. Zugegriffen: 22. Mai 2017.

Wissenschaftlicher Beirat Psychotherapie. (2006b). Gutachten zur wissenschaftlichen Anerkennung der EMDR-Methode (Eye-Movement-Desensitization and Reprocessing) zur Behandlung der Posttraumatischen Belastungsstörung. *Deutsches Ärzteblatt, 103*(37), 2417–2420. ► http://www.wbpsychotherapie.de/page.asp?his=0.113.114.115. Zugegriffen: 22. Mai 2017.

Wissenschaftlicher Beirat Psychotherapie. (2006c). Gutachten zur wissenschaftlichen Anerkennung der Interpersonellen Psychotherapie (IPT). *Deutsches Ärzteblatt, 103*(38), 2492–2494. ► http://www.wbpsychotherapie.de/page.asp?his=0.113.124.125. Zugegriffen: 22. Mai 2017.

Wissenschaftlicher Beirat Psychotherapie. (2008). Ergänzung der Stellungnahme zur Psychodynamischen Psychotherapie vom 20. Juni 2008. *Deutsches Ärzteblatt, 105*(33), 1752. ► http://www.wb-psychotherapie.de/page.asp?his=0.113.131.133. Zugegriffen: 22. Mai 2017.

Wissenschaftlicher Beirat Psychotherapie. (2019). Methodenpapier des Wissenschaftlichen Beirats Psychotherapie nach § 11 PsychThG – Verfahrensregeln zur Beurteilung der wissenschaftlichen Anerkennung von Methoden und Verfahren in der Psychotherapie. Version 2.9. vom 03.06.2019. ► http://www.wbpsychotherapie.de/methodenpapier. Zugegriffen: 28. Nov. 2019.

Wissenschaftlicher Beirat Psychotherapie. (2017). Gutachten zur Anerkennung der Humanistischen Psychotherapie. *Deutsches Ärzteblatt, 114,* 1–14. ► https://www.wbpsychotherapie.de/fileadmin/user_upload/downloads/pdf-Ordner/WBP/Gutachten_Humanistische_Psychotherapie.pdf. Zugegriffen: 24. Apr. 2019.

Wittchen, H.-U., & Jacobi, F. (2005). Size and burden of mental disorders in Europe – A critical review and appraisal of 27 studies. *European Neuropsychopharmacology, 15*(4), 357–376.

Zepf, S., Mengele, U., & Marx, A. (2001). *Zur ambulanten psychotherapeutischen Versorgungslage in der Bundesrepublik Deutschland.* Gießen: Psychosozial-Verlag.

Therapeutische Verfahren, Methoden und Settings

Inhaltsverzeichnis

Klinisch-psychologische und psychotherapeutische Verfahren: Ein Überblick

Jürgen Hoyer, Susanne Knappe und Hans-Ulrich Wittchen

Inhaltsverzeichnis

© Springer-Verlag GmbH Deutschland, ein Teil von Springer Nature 2020
J. Hoyer und S. Knappe (Hrsg.), *Klinische Psychologie & Psychotherapie*,
https://doi.org/10.1007/978-3-662-61814-1_13

13.1 Was sind klinisch-psychologische Interventionen – Was ist Psychotherapie?

Klinisch-psychologische Interventionen umfassen alle wissenschaftlich begründbaren und empirisch als wirksam nachgewiesenen psychologischen Interventionen, die bei menschlichen Störungen und Problemen jeglicher Art zum Einsatz kommen. Mit dieser einfachen Definition bilden wir in Anlehnung an das Quadermodell von Perez und Baumann (2011, ◘ Abb. 13.1) den vielfältigen und weit verbreiteten Einsatz klinisch-psychologischer Verfahren ab: Klinisch-psychologische Interventionen finden sich nicht nur in der psychotherapeutischen Praxis, sondern – um einige Beispiele zu nennen – auch in den verschiedensten Feldern der pädagogischen und betriebspsychologischen Anwendung, in der Beratung, der adjuvanten psychologischen Betreuung körperlich Kranker sowie in anderen Bereichen von der Prävention über die Therapie bis hin zur Rehabilitation.

Diese Systematik verdeutlicht auch, dass Psychotherapie nur *eine,* wenn auch berufsrechtlich und versorgungsbezogen besonders wichtige, Variante klinisch-psychologischer Verfahren repräsentiert. Eine der tatsächlichen Versorgungssituation angemessene und zugleich wissenschaftlich befriedigende Abgrenzung der Psychotherapie von anderen klinisch-psychologischen Interventionen ist jedoch letztlich nur schwer möglich. Die Übergänge zwischen klinisch-psychologischen Interventionen und „Psychotherapie" sind fließend und werden in der Praxis stark durch organisatorisch-administrative sowie rechtliche Bestimmungen, wie z. B. die Ausführungsbestimmungen des „Psychotherapeutengesetzes", beeinflusst. Unabhängig von der expliziten Kennzeichnung des Verfahrens als „Psychotherapie" werden psychotherapeutische Ansätze und Verfahren aber in nahezu allen klinisch-psychologischen Anwendungsfeldern genutzt. So können Entspannungsverfahren, operante Methoden oder Psychoedukation, um einige Beispiele zu nennen, sowohl im Rahmen einer Präventionsmaßnahme wie auch als Therapietechnik in der

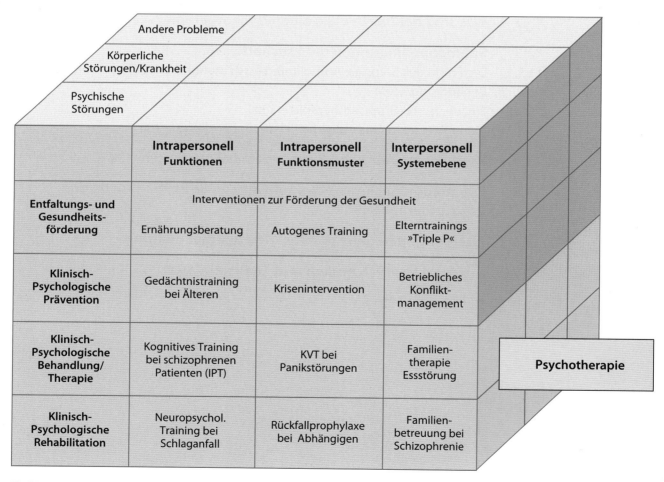

◘ **Abb. 13.1** Das Quadermodell klinisch-psychologischer Interventionen. (In Anlehnung an Perez und Baumann 2011, mit freundlicher Genehmigung vom Hogrefe Verlag)

Psychotherapie oder als rehabilitative Intervention zur Anwendung kommen.

Neben der Frage der wissenschaftlichen Definition von Psychotherapie (s. unten) ist auch ihre sozialrechtliche Definition von Bedeutung. In der sog. „Psychotherapierichtlinie", die vom „Gemeinsamen Bundesausschuss" (dem höchsten Gremium der gemeinsamen Selbstverwaltung im Gesundheitswesen in Deutschland) beschlossen wird, ist festgelegt, bei welchen „seelischen Krankheiten" (gemeint: psychischen Störungen) die Kosten welcher psychotherapeutischer Behandlungsverfahren von den Krankenkassen zu bezahlen sind.

13.1.1 Was ist Psychotherapie?

Wie ein Blick in den Zeitschriften-, Buch- und Medienmarkt zum Thema Psychotherapie zeigt, ist Psychotherapie ein schillernder Begriff, der mit einer kaum überschaubaren Vielfalt von Verfahrens-, Technik- und Schulenbezeichnungen verknüpft werden kann (vgl. Corsini 1987). Die verschiedenen – z. T. durchaus auch wissenschaftlich elaborierten – Selbstdarstellungen von Therapierichtungen oder -schulen suggerieren einseitig, dass sie hinsichtlich Ziel, Wirkung und Methoden unterschiedlich seien. Tatsächlich zeigen sich aber sowohl in der Praxis wie auch bei einer systematischen Betrachtung nicht zu vernachlässigende Gemeinsamkeiten (Caspar et al. 2017; Wampold et al. 2017).

Für die Forschung und die Versorgung sind Grenzziehungen notwendig, was als Psychotherapie betrachtet werden soll. In der Forschung könnte man z. B. fordern, dass eine wissenschaftlich-theoretische Fundierung in der Psychologie vorliegen soll (Wittchen et al. 2015; ► Gut zu wissen). In der Versorgung ist Orientierung an der wissenschaftlichen Bewährung eine gängige Praxis; so wurden im Rahmen des Programms „Improving Access to Psychological Therapies (IAPT)" diejenigen Therapieformen in die Versorgung in Großbritannien implementiert, die gemäß Leitlinien des National Institute for Clinical Excellence (NICE) zuvor als wirksam bewertet worden waren (Clark 2018).

Gut zu wissen

Kriterien von Psychotherapie

1. **Psychotherapie als „geplanter zielorientierter Prozess":**
Bei diesem Kriterium geht es darum, dass Psychotherapie auf explizite Regelsysteme Bezug nimmt, wie und warum und mit welchen Mitteln ein Interventionsziel erreicht werden kann. Diese Regelsysteme sind bezogen auf Verhaltensstörungen und Leidenszustände (in der Terminologie des Quadermodells: gestörte Funktionen und Funktionsmuster). Dies impliziert indirekt auch, dass therapeutische Ziele konkret und zumeist kurzfristig sind und sich im Verlauf einer Therapie ändern können.

2. **Veränderung psychischer Prozesse mittels „psychologischer" Mittel auf der Grundlage einer Theorie:**
Psychotherapie definiert sich nicht allein – wie viele Menschen annehmen – durch die Veränderung von seelischen Merkmalen und Prozessen, denn das kann auch durch Medikamente bewirkt werden, sondern durch den systematischen Einsatz psychologischer Verfahren.

3. **Interaktiver Charakter und emotionale Komponente:**
Hiermit sind der Aufbau einer therapeutischen Beziehung sowie eine spezifische Rollenstrukturierung (Therapeut und Patient) angesprochen, die zusätzlich durch das therapeutische Setting sowie Regeln der Interaktion bestimmt sind. Die therapeutische Beziehung wird nicht nur als Wirkfaktor, sondern auch als Voraussetzung für das therapeutische Lernen und dessen Inszenierung angesehen.

4. **Lehr- und Lernbarkeit:**
Dieses Kriterium unterstreicht den wissenschaftlichen Charakter insofern, als hiermit die Themen Operationalisierbarkeit der Verfahrenskomponenten und des Prozesses angesprochen sind. Hierauf werden wir im Rahmen der sog. Therapiemanuale weiter unten gesondert zurückkommen.

13.1.2 Eine Arbeitsdefinition von Psychotherapie

Alternative Ansätze zu einer trennschärferen wissenschaftlichen Definition von Psychotherapie über die Verhaltenstherapie hinaus orientieren sich an den eingangs erwähnten Definitionselementen der wissenschaftlichen Begründbarkeit und der empirischen Wirksamkeitsprüfung (► Kap. 19). Danach müsste für wissenschaftlich begründete Verfahren ein methodologisches Regelwerk vorliegen, in welches das Verfahren eingebettet ist und das u. a. die Formulierung und Überprüfung wissenschaftlicher Hypothesen und Theorien erlaubt. Die empirische Überprüfung ist u. a. verbunden mit der Formulierung von Gesetzmäßigkeiten, der Beobachtbarkeit von Phänomenen und Prozessen sowie ihrer Operationalisierung.

Vor diesem Hintergrund definieren wir in Anlehnung an den Psychoanalytiker Hans Strotzka (1975) Psychotherapie wie folgt:

Definition

Psychotherapie ist ein bewusster und geplanter interaktionaler Prozess zur Beeinflussung von Verhaltensstörungen und Leidenszuständen, die in einem Konsensus (möglichst zwischen Patient, Therapeut und Bezugsgruppe) für behandlungsbedürftig gehalten werden, mit psychologischen Mitteln (durch Kommunikation) meist verbal, aber auch averbal, in Richtung auf ein definiertes, nach Möglichkeit gemeinsam erarbeitetes Ziel (Symptomminimalisierung und/oder Strukturänderung der Persönlichkeit) mittels lehrbarer Techniken auf der Basis einer Theorie des normalen und pathologischen Verhaltens. In der Regel ist dazu eine tragfähige emotionale Bindung notwendig.

Dieser methodenübergreifende Definitionsversuch erlaubt vor dem Hintergrund der wissenschaftstheoretischen Überlegungen zunächst die Abgrenzung von reinen Techniken (ohne eine Theorie des normalen und pathologischen Verhaltens) gegenüber wissenschaftlich etablierten Psychotherapieansätzen mit einer Theorie menschlichen Verhaltens. Sie ermöglicht auch eine Unterscheidung zwischen dem Gebrauch psychotherapeutischer Techniken im nicht klinischen Kontext sowie im Alltag und ihrem geplanten und gezielten Einsatz in einer genuinen Psychotherapie. Ihr besonderer Wert besteht aber in der Spezifizierung der entscheidenden konstitutiven Elemente einer Psychotherapie.

Vor diesem definitorischen Hintergrund wurden in Deutschland auf der Grundlage der empirischen Evidenz (▶ Kap. 19) zwei Verfahrensgruppen im Rahmen der sog. Richtlinienpsychotherapie sozialrechtlich anerkannt (▶ Gut zu wissen):

1. die psychoanalytisch begründeten Verfahren (tiefenpsychologisch fundierte Psychotherapie und analytische Psychotherapie) und
2. die Verhaltenstherapie.

Gut zu wissen

Psychotherapeutische Richtlinienverfahren in Deutschland

Die selbstständige Durchführung von Psychotherapie erfordert in Deutschland seit dem Inkrafttreten des Psychotherapeutengesetzes (1999) die Approbation in einem Richtlinienverfahren. Angehende psychologische und ärztliche Psychotherapeutinnen und Psychotherapeuten müssen eine berufsbegleitende oder Vollzeit-Aus- bzw. Weiterbildung in Verhaltenstherapie, tiefenpsychologisch fundierter Therapie oder Psychoanalyse absolvieren. Die Gesprächspsychotherapie und die systemische Familientherapie wurden zwar vom Wissenschaftlichen Beirat

Psychotherapie (WBP) auch als „wissenschaftlich fundiert" eingestuft, zählen aber derzeit noch nicht zu den Richtlinienverfahren. Damit sind diese beiden Verfahren sozialrechtlich *nicht* anerkannt; ihre Kosten werden damit nicht von den gesetzlichen Krankenkassen übernommen (Arbeitsweise und Beschlüsse des WBP sind dokumentiert unter ▶ http://www.aerzteblatt.de/v4/archiv/simplemask.asp; dort WBP als Suchwort eingeben, siehe aus den Kasten zum WBP).

Die Richtlinienverfahren bestehen aus einer großen Zahl an einzelnen umschriebenen Interventionen. Auf der Interventionsebene ist aber oft nicht eindeutig, was z. B. mit „Verhaltenstherapie" in einem konkreten Behandlungsfall gemeint ist; z. B. durch die Abrechnungsziffern 35421 und 35422 der Verhaltenstherapie (Kurzzeittherapie; KZT 1 und KZT 2) als Einzelbehandlung (KZT 1 für 1. bis 12. Behandlungseinheit; KZT 2 für die 13. bis 24. Behandlungseinheit, Dauer je Behandlungseinheit mindestens 50 min, ggf. Unterteilung der Behandlungseinheit in zwei Einheiten von jeweils mindestens 25 min Dauer).

Darüber hinaus gibt es eine ganze Reihe weiterer Verfahrensgruppen, die in der Praxis zur Anwendung kommen und die meist den Anspruch erheben, die definitorischen Kriterien einer Psychotherapie zu erfüllen, insbesondere das Kriterium einer eigenständigen Theorie des normalen und pathologischen Verhaltens. Hierzu zählen neben der oben erwähnten Gesprächspsychotherapie und der systemischen Therapie weitere Verfahren aus dem Spektrum experimenteller und humanistischer Therapien (Gestalttherapie, Psychodrama), sowie u. a. die Hypnotherapie oder körperpsychotherapeutische Verfahren.

Der folgende Überblick orientiert sich an den oben genannten wissenschaftlich bewährten Verfahren, also den tiefenpsychologischen und verhaltenstherapeutischen Verfahren sowie der Gesprächspsychotherapie und der systemischen Familientherapie, welche alle in diesem Lehrbuch in eigenen Kapiteln dargestellt werden.

Definitionen und Bewertungen des Wissenschaftlichen Beirats Psychotherapie (WBP)

Nach § 11 des Psychotherapeutengesetzes ist der WBP für die wissenschaftliche Anerkennung von Psychotherapieverfahren zuständig.

Verfahren, Methode, Technik

Begrifflichkeiten des Psychotherapeutengesetzes werden wie folgt charakterisiert (▶ http://www.wbpsychotherapie.de):

Psychotherapeutisches Verfahren

1. Umfassende Theorie der Entstehung und Aufrechterhaltung von Krankheiten und ihrer Behandlung beziehungsweise verschiedene Theorien und Behandlungsmethoden auf Basis theoretischer Grundannahmen
2. Daraus abgeleitete psychotherapeutische Behandlungsstrategie(n) für ein breites Spektrum von Anwendungsbereichen
3. Konzepte zur Indikationsstellung, zur individuellen Behandlungsplanung und zur Gestaltung der therapeutischen Beziehung

Psychotherapeutische Methode

1. Theorie der Entstehung und der Aufrechterhaltung dieser Störung bzw. Störungen und eine Theorie ihrer Behandlung
2. Indikationskriterien einschließlich deren diagnostischer Erfassung
3. Beschreibung der Vorgehensweise und
4. Beschreibung der angestrebten Behandlungseffekte

Psychotherapeutische Technik

Konkrete Vorgehensweise, mit deren Hilfe die angestrebten Ziele im Rahmen der Anwendung von psychotherapeutischen Methoden und Verfahren erreicht werden sollen
Wissenschaftlich sind gemäß Kriterien des WBP als psychotherapeutische **Verfahren** anerkannt:

- **Gesprächspsychotherapie** seit 09/2002 zur Behandlung von Erwachsenen, nicht bestätigt 2018
- **Verhaltenstherapie** seit 12/2003 zur Behandlung von Erwachsenen, Kindern und Jugendlichen
- **Psychodynamische Psychotherapie** seit 11/2004 zur Behandlung von Erwachsenen, Kindern und Jugendlichen
- **Systemische Therapie** seit 12/2008 zur Behandlung von Erwachsenen, Kindern und Jugendlichen

Anerkannte Methoden

- **EMDR-Methode** seit 06/2006 zur Behandlung der PTBS bei Erwachsenen
- **Neuropsychologische Therapie** seit 01/2008 zur Behandlung hirnorganischer Störungen
- **Hypnotherapie** seit 03/2006 zur Behandlung psychischer und sozialer Faktoren bei somatischen Krankheiten sowie Raucherentwöhnung und Methadonentzug

- **Interpersonelle Psychotherapie** seit 06/2006 zur Behandlung affektiver Störungen und Essstörungen bei Erwachsenen

13.1.3 Wirkfaktoren

Aus einer wissenschaftlichen Perspektive ist das Denken in etablierten „Therapieschulen" oder Therapieformen problematisch (vgl. auch Rief 2018). Therapieformen (kognitive Verhaltenstherapie genauso wie psychodynamische Kurzzeittherapie oder andere Therapien) bestehen eigentlich aus einem ganzen Bündel einzelner Interventionen und Strategien. Mit der bisherigen Forschungsstrategie (die meist Therapieformen miteinander vergleicht) lässt sich somit gar nicht erkennen, welche einzelnen Interventionen bzw. Prinzipien der Veränderung („empirically supported principles of change") wirklich wirksam sind. Damit besteht die Gefahr, dass wenig wirksame Interventionen im Rahmen einer therapeutischen Grundüberzeugung tradiert werden, ohne dass ihre mangelnde Wirksamkeit entdeckt werden kann (Rosen und Davidson 2003); zugleich können die wirksamen Einzelkomponenten nicht optimiert werden, und die eigentlichen zentralen Wirkkomponenten bleiben unerkannt (Mulder et al. 2017). Manche Autoren fordern deshalb sogar, den Psychotherapiebegriff zu ersetzen (▶ Exkurs).

Diese Vernachlässigung der systematischen Wirkkomponentenforschung in der Psychotherapie ist durch die starke Schulengebundenheit erklärbar. Historisch gesehen sind die Psychotherapieformen eher aus der schulenspezifischen Ausbildung und Praxis heraus gewachsen als durch den Bezug auf die wissenschaftliche Psychologie.

Es ist unklar, inwieweit die Therapeuten in der psychotherapeutischen Versorgungspraxis über ein therapieschulenspezifisches Therapeutenverhalten hinausgehen. Mehrere Befragungen legen jedoch nahe, dass die meisten Therapeuten diejenigen Interventionen, die sie aufgrund ihrer individuellen Erfahrungen für erfolgreich oder sinnvoll halten – oder von denen sie meinen, dass sie sie am besten beherrschen – frei miteinander kombinieren. Eine solche Strategie, therapeutische Interventionen ohne theoretischen Bezugsrahmen miteinander zu kombinieren, wird als technischer **Eklektizismus** bezeichnet.

Exkurs

Alternativen zum Psychotherapiebegriff?

Die Unzufriedenheit mit der historisch gewachsenen Vieldeutigkeit des Begriffs „Psychotherapie" ist in der Psychologie groß und weit verbreitet. Wäre es nicht besser, von „psychologischer Behandlung" zu sprechen?

David Barlow (2004) tritt in seinem programmatischen Aufsatz *Psychological Treatments* dafür ein, die große Vielfalt an bewährten psychologischen Verfahren in den verschiedensten gesundheitsrelevanten Bereichen auch nach außen hin besser sichtbar zu machen (◩ Abb. 13.2). In der (gesundheitspolitischen) Öffentlichkeit werde psychologische Behandlung nicht mit Verhaltenstherapie, sondern oft verkürzt mit „klassischer" Psychotherapie („generic psychotherapy") und Verfahren, die sich um Selbstverwirklichung und die Lösung allgemeiner Lebensprobleme kümmern, gleichgesetzt. Er sieht die Gefahr, dass die mangelnde Wahrnehmung weiterer effektiver klinisch-psychologischer Interventionsformen für unser Fach eine gefährliche Entwicklung bedeuten könnte. Indirekt kann man diese kritische Entwicklung durchaus an Indikatoren aus der Versorgung ablesen. In den Jahren 1987–1997 ist in den USA die Zahl der Personen, die wegen Depressionen behandelt wurden, deutlich gewachsen, wobei der Anteil der medikamentös versorgten Patienten von 37 % auf 75 % anstieg, während der Anteil der psychotherapeutisch versorgten Patienten von 71 % auf 60 % abnahm (Olfson et al. 2002). Zudem stieg der Anteil der (Haus-) Ärzte und anderer Nicht-Psychologen, die „Psychotherapie" verabreichten, von 69 % auf 87 % bei gleichzeitiger Abnahme der von Psychologen durchgeführten Behandlungen von 30 % auf 19 %.

Dabei ergibt sich aus der Perspektive einer „evidence based health care" ein Bild, das eigentlich einen umgekehrten Trend nahelegen würde: Bei der Behandlung vieler psychischer Störungen haben psychologische Verfahren im Vergleich zu pharmakologischer Behandlung gleichwertige, wenn nicht sogar größere und stabilere Erfolge vorzuweisen (▶ Kap. 19). Barlow gibt einen Überblick über die auf beeindruckende Weise wachsende Zahl an hervorragend bezüglich Wirksamkeit und klinischer Nützlichkeit evaluierten psychologischen Verfahren und betont die Wichtigkeit, solche Verfahren nicht nur wissenschaftlich zu entwickeln und zu überprüfen, sondern sich auch verstärkt um deren Verbreitung („dissemination") und um die Schulung in diesen Verfahren zu kümmern.

Um die Rahmenbedingungen für klinisch-psychologische Interventionen zu verbessern, also z. B. der Stigmatisierung psychologischer Behandlung (vgl. Corrigan 2004) entgegenzutreten und um die Vielfalt der Einsatzgebiete deutlich zu machen, problematisiert er „psychotherapy" als unscharfen und nicht geschützten Begriff und schlägt vor, zukünftig „psychological treatments" einzuführen.

Darüber hinaus gibt es intensive Versuche, die innerhalb der Therapieschulen entwickelten Methoden innerhalb eines wissenschaftlich-theoretischen Systems hinsichtlich vermuteter *gemeinsamer* Wirkfaktoren bei spezifischen Störungsgruppen schulenübergreifend zu prüfen. Das Ziel derartiger Bemühungen ist u. a. die Entwicklung einer Metatheorie von Psychotherapie. In diesem Zusammenhang hat beispielsweise Grawe (1998) folgende zentrale Aspekte als Wirkfaktoren verschiedener wirksamer Psychotherapien herausgestellt (◩ Abb. 13.3):

- Ressourcenaktivierung,
- Problemaktualisierung,
- Problembewältigung und
- motivationale Klärung.

Viele Autoren haben ähnliche, sich in der Akzentsetzung unterscheidende Annahmen zu den potenziell gemeinsamen Wirkfaktoren der Psychotherapie getroffen. So nennen Baumann und Perrez (1998) als wesentliche Faktoren für Rückfall und Erfolg:

- die therapeutische Beziehung (z. B. Übertragung),
- die Erfolgserwartung,
- die Konfrontation mit dem Problem,
- die kognitive Kontrolle über das Problem sowie
- Erfolgs- und Misserfolgsattribution.

Im Unterschied zum Eklektizismus wird zumindest bei diesen Ansätzen der Versuch unternommen, eine prüfbare Theorie psychischer Störungen und ihrer systematischen Veränderung zu entwickeln, aus der sich der Einsatz bestimmter therapeutischer Methoden theoretisch ableiten lässt. In diesem Fall wäre der Terminus „Methodenintegration" gerechtfertigt. Die wichtigsten Beispiele für solche Versuche einer Metatheorie sind die Konzeptionen der „psychologischen Psychotherapie" (Grawe 1998) bzw. der „Neuropsychotherapie" (Grawe 2004), die weiter unten dargestellt werden.

Zusammenfassend lassen sich mit Caspar et al. (2017) drei Ebenen unterscheiden, auf denen eine Integration therapeutischer Modelle oder therapeutischen Vorgehens stattfindet (◩ Tab. 13.1).

Eine gegenüber den Annahmen der Therapieschulen besonders kritische Position drückt sich dabei in dem sog. kontextuellen Modell („contextual model") von Wampold (2001; Wampold und Imel 2015) aus. Wampold und Kollegen haben vorliegende Metaanalysen zu kontrolliert-randomisierten Studien mit direkten

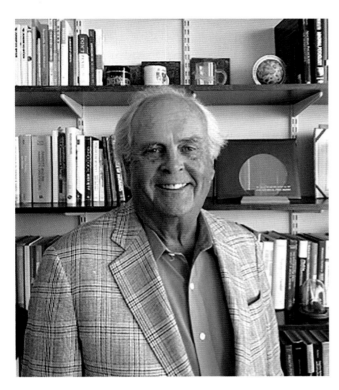

Tab. 13.1 Integration therapeutischer Modelle

Integrations- bzw. Abstraktionsgrad	Inhaltsbereich	Beispiele
Hoch	Theorien/Meta-theorien	Allgemeine Psychotherapie (Grawe 1998) Neuropsychotherapie (Grawe 2004) Generic Model of Psychotherapy (z. B. Orlinsky 2009)
Mittel	Wirkfaktoren und allgemeine Prinzipien	Wirkfaktorentheorie (in Grawe 1998) Kontextuelles Modell (Wampold und Imel 2015)
Niedrig	Konkrete therapeutische Techniken	Technischer Eklektizismus

Abb. 13.2 David Barlow. (Foto: Brittany Woods, lizensiert unter CC BY-SA 4.0, https://creativecommons.org/licenses/by-sa/4.0/deed.en, no changes were made)

Unabhängig davon gibt es (in Anlehnung an die „precision medicine") Versuche, die Behandlung für das Individuum über Informationen zu vergleichbaren Patientengruppen zu optimieren. Dabei werden computergestützte individualisierte Feedback-, Entscheidungs- und Problemlösetools für die klinische Praxis erprobt und moderne statistische Methoden („machine learning") eingesetzt, um ein empirisches Entscheidungssystem zur prognostischen und adaptiven Unterstützung der Behandlung zu entwickeln (Lutz und Wucherpfennig 2017).

13.2 Was sind definierte Ziele einer Psychotherapie?

> **Wichtig**
>
> Die allgemeinen Ziele einer Psychotherapie können je nach Grundorientierung des Therapeuten und der jeweiligen Problemkonstellation und ihrem Kontext sowie dem Stadium der Therapie (Nah- und Fernziele) variieren.

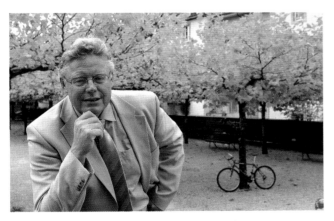

Abb. 13.3 Klaus Grawe. (© U. Hiltpold)

Vergleichen zwischen Therapiestudien ausgewertet und kommen zu dem Ergebnis, dass sich nur in Ausnahmefällen Unterschiede finden und dass die Ausnahmefälle nicht häufiger sind als nach dem Zufall zu erwarten wäre. Wampold und Imel (2015) ziehen daraus den etwas provokanten Schluss, dass die therapeutische Schule oder Orientierung und die aus ihr abgeleiteten spezifischen Interventionen für den therapeutischen Erfolg nur eine geringe Rolle spielen und dass es somit eher unspezifische („kontextuelle") Faktoren sind, die den Erfolg erklären. Dies wird in ► Abschn. 13.5 näher dargestellt und kritisch kommentiert.

Das erste und für den Patienten selbst vielleicht wichtigste Ziel ist es, das Leiden (den seelischen Leidensdruck) zu reduzieren. Das Leiden kann sich in Form von schmerzhaften, belastenden Gefühlen, Ängsten und Depression äußern oder sich an umschriebenen Symptomen festmachen, wie bestimmten Zwangsgedanken und -handlungen, Erröten in sozialen Situationen, Panikanfällen oder sexuellen Problemen. Ziel psychotherapeutischer Interventionen kann aber auch die **Leidensreduktion** im Zusammenhang mit körperlichen Problemen und Erkrankungen oder Persönlichkeitszügen und -störungen sein, welche die Leistungsfähigkeit und das seelische Wohlbefinden beeinträchtigen.

Leidensreduktion ist in der Regel eng verknüpft mit dem zweiten Ziel, der **Reduktion von Symptomatik.** Bei dieser wohl am besten untersuchten Zielperspektive geht es um die messbare Reduktion von Beschwerdekomplexen wie dem depressiven Syndrom, der Häufigkeit und Intensität von Panikattacken oder den Symptomen einer Insomnie.

Ein drittes, anspruchsvolles Ziel bezieht sich auf die **Veränderung kritischer belastender oder für die Person oder andere gefährlicher Verhaltens-, Emotions- und Einstellungsmuster.** Hierunter fallen u. a. psychotherapeutische Maßnahmen zur Erhöhung von Compliance bei körperlichen Erkrankungen bzw. ihrer Behandlung, aber auch gezielte Präventions- und Frühinterventionsansätze – z. B. im Zusammenhang mit der Rückfallprophylaxe von psychischen Störungen wie der Schizophrenie und Essstörungen über die Einbeziehung von Familienmitgliedern. Ein anderes Beispiel ist die Veränderung von Dispositionen im Zusammenhang mit problematischen Persönlichkeitszügen und -störungen. Derartige dispositionelle Schwierigkeiten manifestieren sich in der Regel dauerhaft in den zwei wichtigsten Bereichen des Lebens: in den Gefühlsbeziehungen zu anderen und bei der Arbeit, der Ausbildung und im Haushalt. Auch damit einhergehende Beziehungsschwierigkeiten, niedriges Selbstwertgefühl, tiefgreifende Unsicherheiten und selbstschädigende Verhaltensweisen können Themenbereiche in den verschiedenen psychotherapeutischen Ansätzen sein.

Ein viertes, ehrgeiziges Ziel vieler Psychotherapien besteht darin, den Patienten dabei zu helfen, über seine akute Leidens- und Störungssituation hinaus, eine auf Dauer stabile **Fähigkeit zur erfolgreichen Lebens- und Problembewältigung** zu entwickeln. Hierzu gehören die Entwicklung eines stabilen und adäquaten Selbstwertgefühls, die Verbesserung der Urteilsfähigkeit, sowie der kognitiven und emotionalen Flexibilität im Zusammenhang mit verschiedenartigen Herausforderungen des Lebens.

Die Bedeutung einer eindeutigen, möglichst konkreten Zielbestimmung als einem konstituierenden Merkmal von Psychotherapie findet ihre Entsprechung übrigens in Deutschland auch im sog. Gutachterverfahren, das nach der Diagnostikphase im Rahmen der psychotherapeutischen Sprechstunde bzw. den sog. probatorischen Sitzungen nach Vorlage eines zielorientierten Behandlungsplans unter Angabe von Behandlungsdiagnosen über die Genehmigung der sozialrechtlichen Finanzierung einer (Langzeit-)Psychotherapie befindet.

13.3   Rahmenbedingungen der Psychotherapie

Klinisch-psychologische Interventionsverfahren und Psychotherapie haben sich bei einem breiten Spektrum psychischer Störungen und Probleme als wirksam erwiesen. Tatsächlich gibt es nicht nur inzwischen für fast jede Art von psychischer Störung bei Kindern, Jugendlichen und Erwachsenen irgendeine Form von Psychotherapie, sondern auch die Auswahl zwischen verschiedenen institutionellen, organisatorischen und strukturellen Settings (▶ Kap. 12).

Psychologische und psychiatrische Spezial- und Institutsambulanzen sowie Versorgungszentren, die anders als niedergelassene Psychotherapeuten auch zeitlich massierte Formate der Therapie oder pharmakologische Kombinationstherapien „aus einer Hand" anbieten, sozialpsychiatrische und Krisendienste mit interdisziplinären Teams, die auch die Einrichtung verlassen, um „vor Ort" zu intervenieren, Tageskliniken und verschiedene Formen der (teil-)stationären Versorgung sind nur einige Beispiele. Psychotherapie kann auch in verschiedenen Formen von Gruppen-, Angehörigen-, Betroffenen- und familientherapeutischen Settings angeboten werden.

Welche dieser Formate jedoch – über die Wahl der spezifischen Interventionskomponenten hinaus – für einen Patienten das am besten geeignete ist (Indikationsfragen), bleibt in weiten Bereichen bislang schlecht untersucht. Da bislang eine einheitliche und konsensusfähige Theorie der Psychotherapie fehlt, ist es zudem schwierig, über alle Verfahren, Diagnosen, Schulen und Settings hinweg Indikationsfragen befriedigend zu beantworten.

Aus diesem Grund handeln wir in diesem Lehrbuch Indikationsfragen bevorzugt störungsbezogen in den jeweiligen Störungskapiteln ab, da in den konkreten Bereichen psychischer Störungen eine bessere empirische Datenbasis vorliegt, welche oftmals in spezifische Behandlungsleitlinien münden (s. ▶ www.awmf.org).

13.3.1   Die Frage des Settings: Ambulante versus stationäre Behandlung

Mit Setting ist angesprochen, dass ein Psychotherapeut prinzipiell viele Möglichkeiten hat, den Therapieprozess formal auszugestalten. Dies betrifft einerseits die Art der Institution, in der die Therapie angeboten wird, z. B. ambulant (psychotherapeutische Ambulanz, psychotherapeutische Praxis), teilstationär (z. B. Tagesklinik), oder stationär (psychiatrische, psychotherapeutische oder psychosomatisch/verhaltensmedizinische Klinik), andererseits aber auch die zeitliche Struktur des Angebots. Wie Margraf (2018) zusammenfasste, haben diese Settings durchaus unterschiedliche Implikationen (◻ Tab. 13.2).

Ambulante Behandlungen umfassen in der vorherrschenden kassenrechtlichen Praxis in Deutschland meist 1–2 Sitzungen pro Woche von jeweils 50 min, finden häufig in Einzeltherapie statt und sind meist auf ein einzelnes therapeutisches Verfahren gestützt. Dieses Format entstammt der klassischen tiefenpsychologischen Tradition, ist aber keineswegs empirisch

◘ Tab. 13.2 Globale Bewertung von Merkmalen einzelner Settings

Settingvariablen	Behandlungseinrichtungen				
	Psychologische Universitätsambulanz	Freie Praxis	Beratungsstelle	Psychiatrische Klinik	Verhaltenstherapeutische Fachklinik
Erreichbarkeit	±	+	+	+	±
Wissenschaftliche Orientierung	+	±	–	–	±
Berufserfahrung	–	+	+/–	+/–	+/–
Fachliche Anleitung, enge Supervision	+	–	+/–	+/–	+
Engmaschige Patientenbetreuung möglich	–	–	+/–	+	+
Enge Kooperation mit Organmedizin	–	+/–	+/–	+	+
Aktive Qualitätssicherung	+	–	+/–	+/–	+
Flexible Gestaltung von Settingvariablen	+	–	+/–	–	–
Gruppentherapie möglich	+/–	–	+/–	+/–	+

Die Bewertungskategorien bedeuten: + überdurchschnittlich; +/– mittelmäßig, indifferent, unterschiedlich; – nicht ausreichend

untermauert. Zumindest wird in der internationalen Psychotherapieforschung zu vielen Störungsbildern häufig von längeren Sitzungsdauern (z. B. von 90 min) ausgegangen bzw. im Falle von Expositionsverfahren sogar von mehrstündigen Therapiesitzungen, gleichzeitig ist die Gesamtdauer der Therapie aber mitunter drastisch kürzer (Hansen et al. 2002).

Stationäre Behandlungen bieten zumeist heterogene Therapiekomponenten im Rahmen eines komplexen Therapieprogramms an, das von einem therapeutischen Team durchgeführt wird: z. B. tiefenpsychologisch orientierte Therapie in Einzelsitzungen, störungsspezifische (meist verhaltenstherapeutisch orientierte) Gruppentherapie, psychoedukative Gruppen, Ergotherapie, Musiktherapie, Entspannungsgruppen und Sport. Der Anteil spezifischer psychotherapeutischer Interventionen schwankt dabei zwischen verschiedenen Institutionen stark. Ein umfangreiches Kompendium zu Besonderheiten stationärer (Verhaltens-)Therapie lieferten Borgart und Meermann (2004).

Zielke (2000) bemängelt allerdings, dass der Forschungsstand zur Frage der Indikation zur stationären Behandlung, der Indikation zur multimethodalen Vorgehensweise sowie zur Indikation und Wirksamkeit der einzelnen Komponenten noch unzureichend sei. Dies ist auch aktuell noch zutreffend.

Wachsende Beachtung finden aus konzeptuellen und gesundheitsökonomischen Überlegungen unterschiedliche **tagesklinische Modelle**. Bei diesen Modellen, die häufig auch im Übergang von stationärer zur ambulanten Therapie angewendet werden, werden Patienten 4–12 Wochen entweder störungsgruppenübergreifend oder störungsspezifisch behandelt. Mit Ausnahme spezialisierter verhaltenstherapeutischer Tageskliniken ist allerdings der spezifische psychotherapeutische Anteil bei vielen dieser Modelle schwer zu erkennen (▶ Klinisch betrachtet).

Klinisch betrachtet

Beispiele für Indikationen zur stationären Verhaltenstherapie
- Vorliegen eines stark „organisch" geprägten subjektiven Krankheitsmodells des Patienten sowie chronisches Krankheitsverhalten (Im stationären Setting fällt es solchen Patienten leichter, ihr Krankheitsmodell zu differenzieren, u. a. aufgrund der Interaktion mit Mitpatienten.)
- Stark belastendes und problemverstärkendes Milieu, chronische Überlastung
- Dramatische Krankheitsverläufe mit vitaler Bedrohung (Suizidalität, starkes Untergewicht) oder gleichzeitige Indikation einer medizinischen Behandlung (z. B. bei Patienten mit komorbider Herzerkrankung)
- Erkrankungen bei Jugendlichen und jungen Erwachsenen ohne bisherige stabile Arbeits- oder Beschäftigungsverhältnisse
- Hoher Grad an psychiatrischer und psychosomatischer Komorbidität (Hierbei ist insbesondere auch eine Vernetzung mit vorangehender und nachfolgender ambulanter Behandlung angezeigt.)
- Viele erfolglose ambulante Vorbehandlungen

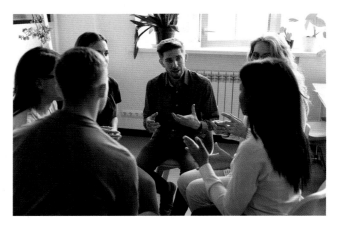

◻ **Abb. 13.4** Eindruck von einer Gruppentherapiesitzung. (© fizkes/stock.adobe.com)

13.3.2 Einzel- versus Gruppentherapie

Der Regelfall einer Psychotherapie ist die Einzeltherapie. Ob klinisch-psychologische Interventionen im Einzel- oder im Gruppenformat (◻ Abb. 13.4) durchgeführt werden, ist selten eine Entscheidung aufgrund wissenschaftlicher Kriterien, sondern entspringt oft praktischen Erwägungen (z. B. der Verfügbarkeit von Therapieplätzen). Meist wird eine Indikation zum einen oder anderen Format gar nicht explizit getroffen, und der Patient wird automatisch in dem vom Therapeuten bevorzugten (d. h. in der Regel im Einzel-) Setting behandelt. Damit werden häufig Möglichkeiten verschenkt, die Therapiestrategie in Abhängigkeit von der Problemlage des Patienten individuell zu optimieren (Grawe 1998) und die spezifischen Wirkfaktoren des Gruppensettings zu nutzen. Die besonderen Stärken des Gruppensettings werden in ▶ Kap. 36 näher dargestellt (◻ Abb. 13.4).

13.3.3 Manualisierte versus individualisierte Behandlung

Besonders im Bereich verhaltenstherapeutischer Methoden, neuerdings aber durchaus auch für psychodynamische Verfahren (Beutel et al. 2020), wurde eine Vielzahl von Behandlungsmanualen für verschiedene psychische Störungen vorgelegt, die oft neben der detaillierten Beschreibung des therapeutischen Vorgehens auch Hintergrundwissen vermitteln und Materialien für den Einsatz während der Behandlung bereithalten (z. B. Informationsblätter, Protokollbögen). Diese Manuale sind eine Grundvoraussetzung für alle psychotherapeutischen Studien, um die Wirksamkeit einer Therapie gegenüber einer Kontrollgruppe zu ermitteln oder unterschiedliche Effekte verschiedener Komponentenvariationen zu prüfen. Sie werden aber nicht nur für Forschungszwecke, sondern auch in der Aus- und Weiterbildung und zur Qualitätssicherung eingesetzt.

Trotz guter Belege für ihre Wirksamkeit sind Behandlungsmanuale unter Praktikern bisweilen verpönt („nur für Anfänger"), wie eine Umfrage ergab (Kosfelder et al. 2002). Andere Autoren betonen die großen Vorteile des strukturierten Vorgehens für Patienten und Therapeuten (▶ Studienbox), wobei der Therapeut allerdings über die Kompetenz verfügen muss, Störungen im Procedere frühzeitig zu erkennen und flexibel darauf zu reagieren (Schulte 2015; Schulte und Eifert 2002).

> **Bewährte verhaltenstherapeutische Manuale bei verschiedenen Indikationen**
> **Depressive Störungen**
> ▬ Kognitive Verhaltenstherapie bei Depressionen (Hautzinger 2013)
> ▬ Verhaltensaktivierung (Hoyer und Vogel 2018)

Studienbox

Standardisiertes oder maßgeschneidertes Vorgehen?

Eine interessante Studie zum Thema individualisierte versus manualisierte Therapie wurde im Bochumer Angsttherapieprojekt durchgeführt. Hier untersuchten Schulte et al. (1991) an einer Stichprobe phobischer Patienten die Nützlichkeit einer individuellen Problemanalyse und Therapieplanung und verglichen sie mit einem manualisierten Standardvorgehen als Kontrollbedingung. Als weitere Bedingung wurde eine sog. gekettete Kontrollgruppe gebildet: Patienten dieser Gruppe wurden gemäß der individuellen Therapiepläne der Problemanalysegruppe behandelt. Die Patienten beider Gruppen wurden also mit den gleichen Methoden behandelt – nur dass diese für die gekettete Kontrollgruppe nicht individuell geplant, sondern ihnen zufällig zugeordnet wurden. Entgegen der Erwartungen erwies sich die manualisierte Standardbehandlung (Reizkonfrontation in vivo) den beiden anderen Gruppen überlegen. Auch wenn man dieses Ergebnis nicht ohne Weiteres auf die Gesamtheit psychotherapeutischer Interventionen übertragen kann, liefert es ein gutes Argument für den Einsatz empirisch fundierter und in manualisierter Form durchgeführter Standardinterventionen.

Schizophrenie

- Integriertes psychologisches Therapieprogramm für schizophrene Patienten (IPT; Roder et al. 2019)
- Therapiemanual zur Familienbetreuung schizophrener Patienten (Hahlweg et al. 2005)

Angststörungen

- Panikstörung und Agoraphobie (Lang et al. 2012)
- Soziale Phobie (Stangier et al. 2009)
- Posttraumatische Belastungsstörung
- Kognitive Verhaltenstherapie nach chronischer Traumatisierung (Boos 2005)

Selbstsicherheit, soziale Kompetenz

- Gruppentraining sozialer Kompetenzen (GSK; Pfingsten und Hinsch 2015)

Partnerprobleme, Sexualprobleme

- Partnerschaftsprobleme (Schindler et al. 2016)
- Behandlung sexueller Störungen (Hoyndorf et al. 1995)

Psychophysiologische Störungen

- Therapiewerkzeuge bei Somatoforme Störungen (Kleinstäuber et al. 2018)
- Migränetherapie (Klan und Liesering-Latta 2019)
- Schmerz- und Krankheitsbewältigung (Kröner-Herwig et al. 2016)

Essstörungen

- Kognitive Verhaltenstherapie bei Anorexia und Bulimia nervosa (Jacobi et al. 2016)

Störungen bei Kindern und Jugendlichen

- Stimmungsprobleme (Ihle und Herrle 2011)
- Training mit aufmerksamkeitsgestörten Kindern (Lauth und Schlottke 2019)
- Therapieprogramm für Kinder mit hyperkinetischem und oppositionellem Problemverhalten (THOP; Döpfner et al. 2013)
- Therapieprogramm zur Blasen- und Darmschulung bei Ausscheidungsstörungen unter Kindern und Jugendlichen (Equit et al. 2013)
- Behandlungsprogramm für Kinder mit Traumafolgestörungen (Ahrens-Eipper und Nelius 2014)
- Kognitive Verhaltenstherapie bei Ängsten im Kindes- und Jugendalter (Schmidt-Traub 2017)

13.4 Psychotherapeutische Richtungen und Verfahren

Unabhängig davon, ob die Therapie als Einzel- oder Gruppentherapie, stationär oder ambulant durchgeführt wird, manualisiert oder nicht, lassen sich die psychotherapeutischen Ansätze zu folgende Verfahren zuordnen (zur Definition s. oben; ◘ Tab. 13.1):

- psychodynamische oder tiefenpsychologische (psychoanalytische) Therapie;
- Verhaltenstherapie;
- humanistische Therapieverfahren;
- systemische Therapien.

Die verschiedenen psychotherapeutischen Ansätze bestimmen, welche Art von Auskünften der Therapeut vom Patienten erwartet sowie die Art und Weise, wie er die Betroffenen zu beeinflussen sucht, um die Therapieziele zu erreichen. Diese vier großen Richtungen werden in diesem Teil des Buches in eigenen Kapiteln dargestellt.

13.5 Psychologische Psychotherapie und generische Modelle der Psychotherapie

Die Bezeichnung „psychologische Psychotherapie" im Sinne von Grawe (1998) bezeichnet keine eigenständige Therapierichtung, sondern eine Metatheorie der Psychotherapie. Obwohl sie keine eigenständige oder gar anerkannte Therapieform im Sinne der derzeitigen Regeln ist, kann sie als vielversprechender Versuch einer ersten allgemeinen Theorie der Psychotherapie angesehen werden.

Die psychologische Psychotherapie sensu Grawe (1998) ist eine in der wissenschaftlichen Psychologie fundierte Psychotherapie. In seiner Theorie der Determinanten des Erlebens und Verhaltens spielen menschliche Grundbedürfnisse eine zentrale Rolle, sie werden als oberste Sollwerte der psychischen Aktivität angesehen (◘ Abb. 13.5). Als Grundbedürfnisse bezeichnet Grawe auf der Basis motivations- und persönlichkeitspsychologischer Literatur:

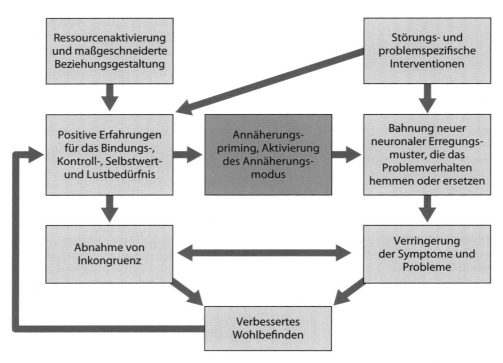

◘ Abb. 13.5 Funktionale Rolle bedürfnisbefriedigender Erfahrungen im Therapieprozess für Verlauf und Ergebnis einer Psychotherapie. (Aus Grawe 2004, courtesy of Hogrefe)

13

— das Bedürfnis nach Orientierung und Kontrolle,
— das Bedürfnis nach Lustgewinn und Unlustvermeidung,
— das Bindungsbedürfnis und
— das Bedürfnis nach Selbstwerterhöhung.

Als übergeordnetes motivationales Prinzip führt er das Konsistenzmotiv bzw. Kongruenzkonzept ein, wonach das möglichst dissonanzfreie Zusammenwirken der oben genannten Grundbedürfnisse eine zentrale Zielgröße des seelischen Geschehens darstellt. Wahrnehmungen, die mit Inkonsistenzen, Konflikten oder Widersprüchen zwischen den Grundbedürfnissen zu tun haben, werden aufgrund des Bedürfnisses nach Unlustvermeidung häufig vermieden und können als destabilisierende unspezifische Risikofaktoren für psychische Störungen wirksam werden (▶ Exkurs).

Exkurs

Zur Entwicklung der psychologischen Psychotherapie

Klaus Grawe († 2005), einer der weltweit renommiertesten Psychotherapieforscher, legte 1998 mit dem Ansatz der psychologischen Psychotherapie die bislang umfassendste methodenintegrative Gesamtkonzeption zur Theorie der Psychotherapie vor. Er hat seine Theorie durch eine umfangreiche Übersichtsarbeit zu den neurobiologischen Grundlagen und Forschungsbefunden psychischer Störungen zu untermauern versucht und in wesentlichen Punkten reformuliert (Grawe 2004). Grawe hatte versucht, die Ergebnislage der Psychotherapieforschung mit derjenigen zur psychologischen Grundlagenforschung zu verknüpfen. Es handelte sich um einen groß angelegten Versuch, die Kluft zwischen Theorie (und Forschung) einerseits und angewandter Psychotherapiepraxis andererseits zu verringern. Mit der *Neuropsychotherapie* (2004) führt er dieses Anliegen noch weiter voran, indem er nun den Schwerpunkt auf die neurowissenschaftlichen Grundlagen der Psychotherapie legt. Dieser scheint naheliegend, da die neurowissenschaftliche Befundlage sich seit der Jahrtausendwende geradezu explosiv erweiterte. Für die Psychotherapie unmittelbar bedeutsame Befunde schließen (um Beispiele zu nennen) neue Ergebnisse zu den neuronalen Grundlagen motivationaler oder lernpsychologischer Konstrukte ein (z. B. Bindungsbedürfnis, Extinktionslernen), beziehen sich aber auch allgemein auf die neuronalen Korrelate psychischer Störungen oder die neuronalen Mechanismen der Veränderung (zur Entwicklung und fortwährenden dialektischen Erweiterung klinisch-psychologischer Interventionen auch ▶ Kap. 13).

Für die psychologische Psychotherapie resultiert als basales Ziel die Inkonsistenzreduktion. Sie ist nach den Vorstellungen von Grawe sowohl durch korrektive Erfahrungen (wie sie vor allem durch verhaltenstherapeutische, übende Interventionen vermittelt werden können) als auch durch therapeutische Klärungsarbeit (die Domäne der tiefenpsychologischen Ansätze oder der klärungsorientierten Psychotherapie; Sachse 2003) zu erreichen. Es resultiert ein therapeutisches Vorgehen, das zwar die wirksamen verhaltenstherapeutischen Prinzipien der Veränderung (z. B. Konfrontationsverfahren) einschließt, aber auch stärker als das typische verhaltenstherapeutische Vorgehen Aspekte der therapeutischen Beziehung berücksichtigt. Letzteres erscheint besonders bei Patienten naheliegend, bei denen Verletzungen der Grundbedürfnisse nach Bindung und Selbstwerterhöhung angenommen werden können.

Orlinsky und Howard (zuletzt Orlinsky 2009) formulierten aufgrund einer umfassenden Sichtung ihr „Generic Model of Psychotherapy", mit dem Anspruch, ein schulenunabhängiges Rahmenmodell für das Verständnis der psychotherapeutischen Prozesse und Methoden anzubieten, das auch die für deren Anwendung relevanten Rahmenbedingungen einschließt. Orlinsky (2009) postuliert sechs Kategorien zur Beschreibung psychotherapeutischer Prozesse:

- therapeutische Abmachungen,
- therapeutische Interventionen,
- die therapeutische Beziehung,
- den jeweiligen Bezug zum Selbst,
- die Wirkungen innerhalb einer Sitzung und schließlich
- zeitliche Muster.

Die therapeutischen Prozesse sind im generischen Modell der Psychotherapie beeinflusst von den Rahmenbedingungen der Psychotherapie (z. B. Überweisende, Kostenträger, Qualitätsmanagement), den beteiligten Personen (Patient/Therapeut), aber auch von den Auswirkungen der Psychotherapie, die wiederum auf die Therapie zurückwirken können.

Zuletzt stark diskutiert wurde das bereits angesprochene kontextuelle Modell der Psychotherapie. In seiner ursprünglichen Form (Frank und Frank 1991) hat das Modell die folgenden Komponenten (vgl. Lutz 2010; Wampold 2001):

- Es besteht eine vertrauensvolle Beziehung zu einer helfenden Person.
- Der Kontext der Beziehung wird als ein heilendes Setting deklariert.
- Es liegt ein überzeugendes therapeutisches Erklärungsmodell für die Störung vor.
- Es gibt daraus abgeleitete therapeutische Strategien Techniken und Prozeduren.

Insbesondere Wampold (Wampold und Imel 2015) unterstreicht immer wieder die Position, therapeutische Veränderung sei weitgehend allein durch diese Faktoren zu erklären; für die Annahme, dass störungsspezifische Vorgehensweisen wesentliche Bedeutung haben, gebe es nur wenige Anhaltspunkte. Es ist zu hoffen, dass diese etwas provokative Einschätzung mehr Forschung zu den Effekten unterschiedlicher prozeduraler Interventionsvarianten stimuliert. Allerdings sind solche (möglicherweise kleinen) Effekte nur durch Studien mit sehr hoher Teststärke (also sehr großen Stichproben) zu zeigen (▶ Kap. 19) und dementsprechend aufwändig und teuer. Ferner sind verfahrensspezifische Effekte auch dann schwer zu finden, wenn die (Meta-)Analysen sich lediglich auf sehr unspezifische Indikatoren (z. B. Symptomreduktion) beschränken (vgl. Hoyer 2016).

Für die Annahmen des kontextuellen Modells sprechen aber durchaus gut bewährte psychologische Theorien, wie die Response-Expectancy-Theory (Kirsch 1985, 2016), welche erklären können, warum gesundheitliche Effekte von Interventionen stark von den Erwartungen der Patienten abhängen. Diese Erwartungen verändern unmittelbar die kognitive Bewertung von Ereignissen und Situationen, was wiederum direkt auf Symptome und physiologische Reaktionen einwirkt (Ashar et al. 2017).

Aus dem kontextuellen Modell lässt sich auch gut ableiten, dass eine Methode keineswegs wissenschaftlich-theoretisch gut belegt sein muss, um zu wirken; sie muss nur für den Anwender der Methode und für die von ihm behandelten Personen (in der Regel fachliche Laien!) überzeugend sein (▶ Studienbox). Man kann hoffen, dass in einer wissenschaftlich aufgeklärten Welt überzeugende und wissenschaftlich bewährte Erklärungsmodelle zunehmend zur Deckung kommen. Was aber, wenn Patienten dem wissenschaftlichen Denken ausgesprochen skeptisch gegenüberstehen?

Inwieweit die von den Therapieschulen bzw. Psychotherapieverfahren angenommen spezifischen Wirkfaktoren überhaupt wirksam sind, lässt sich methodisch auch deshalb schwer zeigen, weil zahlreiche Faktoren das Therapieergebnis beeinflussen; neben den spezifischen Faktoren sind dies, sehr vereinfachend, die Folgenden (Cuijpers et al. 2019):

- **Deskriptive Komponenten der Therapie:** Therapien unterscheiden sich in zahlreichen Merkmalen (Sitzungszahl, Kosten pro Sitzung, Geschlecht des Therapeuten), von denen einige den eigentlichen therapeutischen Prozess potenziell nicht beeinflussen (inaktive Komponenten).
- **Aktive Komponenten der Therapie:** Diese umfassen sowohl allgemeine (s. oben) wie auch die spezifischen von den verschiedenen Therapieschulen aus theoretischen Gründen als notwendig angesehenen Komponenten.

- **Moderatoren der Therapie:** Dieses sind Moderatorvariablen, wie z. B. Alter oder Geschlecht, die mit dem Therapieeffekt systematisch zusammenhängen. (Allerdings bewähren sich viele theoretisch plausible Moderatoren in empirischen Studien nicht; bei der sozialen Angststörung ist vor allem die Symptomschwere eine relevante Moderatorvariable; Hoyer et al. 2016.)
- **Mediatoren:** Mediatoren sind intervenierende Variablen, die zwischen der eigentlichen Intervention und dem später eintretenden Effekt vermitteln. Zum Beispiel könnte die Verhaltensaktivierung (▸ Kap. 27) vermittelt über eine höhere Aktivitätenrate (Mediator) den vorausgegangenen Verstärkerverlust ausgleichen und *in der Folge* die Depression reduzieren. (Dieser Mediator konnte aber wie viele andere empirisch bisher nicht überzeugend gezeigt werden.)
- **Mechanismen der Veränderung:** Diese Mechanismen sind nicht deckungsgleich mit den Mediatoren. Mediatoren können einen Veränderungsmechanismus darstellen, können aber auch ein Proxy für die eigentlich psychologisch relevanten Prozesse sein, der lediglich statistisch zwischen Intervention und Outcome vermittelt. Im obigen Beispiel könnte die Aktivitätenrate – angenommen sie wäre ein signifikanter Mediator – auch über einen anderen Prozess als die theoretisch angenommene bessere Verstärkerrate psychologisch wirken, nämlich z. B. über eine gestiegene Selbstwirksamkeitserwartung.
- **Extratherapeutische Faktoren:** Zahllose Faktoren außerhalb der Therapie, z. B. Veränderungen in der Lebens- oder Partnerschaftssituation können einen starken Effekt auf das Therapieergebnis haben. Diese Faktoren können alle anderen Wirkungen in ihrer Bedeutung sogar übertreffen; sie können, müssen aber nicht, mit den therapeutischen Prozessen zusammenhängen oder von diesen provoziert worden sein (Hoyer 2016)

Wie ◻ Abb. 13.6 zeigt, wirken die genannten Faktoren allesamt auf den Veränderungsprozess ein. Einzelne spezifische Wirkfaktoren zu isolieren, ist schwierig. Angesichts der Bedeutung aller anderen Faktoren ist auch anzunehmen, dass der Beitrag eines einzelnen Faktors (z. B. „Training der Aufmerksamkeit") statistisch gesehen nur gering sein kann. Der Nachweis der Bedeutsamkeit eines einzelnen Therapieelements setzt deshalb sehr große Fallzahlen in Therapiestudien voraus.

Studienbox

Welche Erklärung für die Wirkweise der Expositionstherapie ist am überzeugendsten?

Auch für den Erfolg der Expositionsbehandlung ist deren Glaubwürdigkeit von großer Bedeutung (z. B. Devilly und Borkovec 2000). In der hoch interessanten Studie von Arch et al. (2015) wurde der Sachverhalt, dass sich die augenblicklich diskutierten Erklärungen für die (als solche unbestrittene) Wirksamkeit der Expositionstherapien teilweise widersprechen, systematisch aufgegriffen. Es wurde untersucht, welche der divergierenden Erklärungen *am überzeugendsten* für Laien ist, oder, mit den Worten der Autoren, das Konzept der Exposition am besten „verkauft". Bei über 1000 Teilnehmern der Online-Studie wurde zunächst gefragt, ob sie schon von Expositionsbehandlung gehört hatten (bei über 50 % war das nicht der Fall) und welche initiale Einstellung sie dazu hatten. Im Folgenden wurde in drei (jeweils randomisierten) Informationsblöcken über a) das Ziel der Exposition, b) den Umgang mit der Angst und c) den Umgang mit angstbezogenen Gedanken informiert. Hinsichtlich der genannten drei Aspekte unterscheiden sich der klassische Zugang der kognitiven Verhaltenstherapie KVT), die neuere Theorie des Inhibitionslernens und die Akzeptanz- und Commitment-Therapie (ACT) teilweise deutlich (▸ Kap. 18 und 26). Ein Beispiel: Im klassischen KVT-Rational geht es unter a) um Habituation und die Reduktion der Angst, während aus ACT-Sicht (theoretisch gut begründet) allein (!) die Erhöhung der Lebensqualität relevant ist. Unter b) geht es für die KVT um Angstbewältigung und Kontrolle, aus Sicht des Inhibitionslernens um Furchttoleranz, aus ACT-Sicht um „radikale Akzeptanz". Beim Umgang mit den Angstgedanken (c) schließlich setzen KVT-Therapeuten auf kognitive Umstrukturierung, während ACT-Therapeuten Strategien vermitteln, sich mit den Gedanken möglichst nicht zu beschäftigen (kognitive Defusion). Würden diese unterschiedlichen Zielsetzungen und Strategien im Umgang mit Angst und Angstgedanken unterschiedlich überzeugend wirken, so wie Proponenten von ACT und der Theorie des Inhibitionslernens dies annehmen? Tatsächlich war dies nicht der Fall, alle Varianten (und Kombinationen zwischen ihnen) erhöhten die Glaubwürdigkeit des Vorgehens signifikant gegenüber einem a priori gemessenen Glaubwürdigkeitsrating (durchschnittliche Effektstärke d = 0,44).

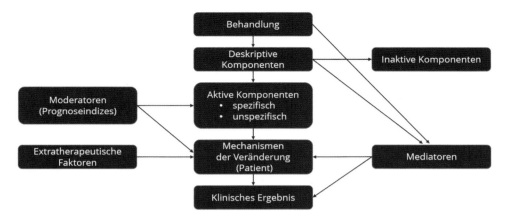

◻ Abb. 13.6 Modell des klinischen Veränderungsprozesses und seiner Komponenten. (Aus Cuijpers et al. 2019. Reproduced with permission from the Annual Review of Clinical Psychology, Volume 15 © 2019 by Annual Reviews, http://www.annualreviews.org)

13.6 Interventionen ohne direkte Therapeutenanleitung

Fast alle Psychotherapiepatienten versuchen sich zunächst selbst zu helfen (Helbig und Hoyer 2008). Dabei spielen Selbsthilfegruppen und Bibliotherapie eine wichtige Rolle. Während wir im Folgenden auf den Aspekt der Selbsthilfegruppen Bezug nehmen, wird die Bibliotherapie im Kapitel Psychoedukation abgehandelt (► Kap. 22).

Selbsthilfegruppen sind definiert als freiwillige Zusammenschlüsse von erwachsenen Betroffenen mit ähnlichen Problemen, die selbstverwaltet und ohne professionelle Anleitung arbeiten (Humphreys und Rappaport 1994; ◻ Abb. 13.7). Sie sind daher zu unterscheiden von professionell betreuten Gruppen, wie z. B. den Angehörigengruppen. Nach Matzat (1999) lassen sich Selbsthilfegruppen grob in drei Typen unterteilen:

1. **Anonymus-Gruppen**: Diese Gruppen sind „offen", d. h., neue Gruppenmitglieder können jederzeit ohne weitere Vorbedingungen zur Gruppe hinzustoßen, Gruppenmitglieder können auf Wunsch anonym bleiben und die Gruppentreffen laufen meist nach festen Regeln ab.
2. **Selbsthilfeorganisationen**: Gruppen innerhalb von Selbsthilfeorganisationen sind meist untereinander vernetzt und haben neben der Bereitstellung von Informationen für betroffene Gruppenmitglieder auch ein starkes politisches Anliegen.
3. **Gesprächsselbsthilfegruppen**: Der Fokus dieser Gruppen liegt auf der emotionalen Verarbeitung psychischer Probleme. Bei der Gruppenarbeit, die durch intensive Dialoge und Gruppendiskussionen gekennzeichnet ist, spielen die persönlichen Beziehungen innerhalb der Gruppe eine wichtige Rolle.

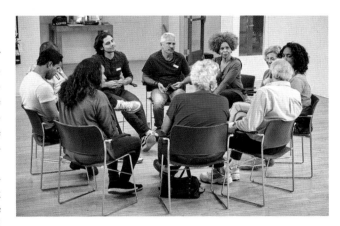

◻ Abb. 13.7 (© Monkey Business/stock.adobe.com)

Für die Selbsthilfegruppen ist innerhalb des Gruppengeschehens eine Vielzahl an therapeutischen Mechanismen zu vermuten, von denen hier exemplarisch einige genannt werden sollen (s. auch Trojan 1986):

1. Aufhebung der Isolation, Entlastung durch die Problemberichte anderer Betroffener,
2. Modelllernen am Beispiel anderer Gruppenmitglieder, die bereits erfolgreiche Bewältigungsversuche unternommen haben,
3. Verstärkung eigener Problembewältigung durch die Gruppenmitglieder sowie
4. Integration in ein soziales Netzwerk.

Eine Beurteilung der Wirksamkeit von Selbsthilfegruppen muss aufgrund der Heterogenität bezüglich Problemschwerpunkten, Zusammensetzung und Rahmenbedingungen der Gruppenarbeit differenziert ausfallen (vgl. Matcham et al. 2014).

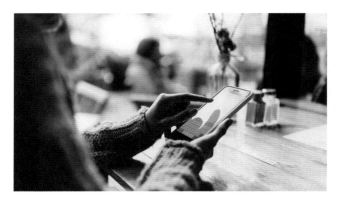

▣ Abb. 13.8 (© Maria_Savenko/stock.adobe.com)

13.7 E-Mental Health – Risiken und Chancen

Neben den klassischen Face-to-Face-Settings für psychologische Interventionen gewinnen Internet- oder Smartphone-App-basierte Programme zunehmend auch bei der Behandlung psychischer Störungen wie deren Prävention an Bedeutung. Auch sie werden deshalb in einem eigenen Kapitel näher dargestellt (► Kap. 35; ▣ Abb. 13.8).

13.8 Resümee

Ein für die Zukunft der Psychotherapie wichtiger Schritt liegt in den Versuchen, zu einer in den Befunden der interdisziplinären psychologischen Grundlagenforschung besser verankerten, wissenschaftlichen Theorie der Psychotherapie zu kommen, wie sie in Ansätzen von Grawe (1998, 2004) in den Konzepten der „psychologischen Therapie" bzw. der *Neuropsychotherapie* entworfen wurde. Diese Arbeiten sind für das vertiefende Studium bestens geeignet. Ein weiterer zeitgleicher Forschungs- und Entwicklungsauftrag kann darin gesehen werden, im Zusammenhang mit einer derartigen Grundlagenforschung die wirksamsten Wirkkomponenten einer psychologischen Therapie besser herauszuarbeiten (Mulder et al. 2017). Damit sind nicht nur die hier angesprochenen „allgemeinen" Wirkfaktoren von Psychotherapie angesprochen. Hinter scheinbar klar definierten Begriffen wie dem der Expositionsverfahren oder noch deutlicher der kognitiv-behavioralen Verhaltenstherapie verbergen sich eine Vielzahl unterschiedlicher Handlungs- und Interventionskomponenten. Welche Inhalts- und Strukturkomponenten in welchem zeitlichen Rahmen aber letztlich bei welcher Störungskonstellation entscheidend für einen Interventionserfolg sind, ist weitgehend ungeklärt (Holmes et al. 2018) und ein Großteil der Forschung weist erhebliche Schwächen im Hinblick u. a.

auf Stichprobengrößen, Protokollgüte, Replizierbarkeit und Interpretationsvalidität auf. Es bleibt abzuwarten, wie die Forderung nach mehr „Metaforschung" (Cristea & Naudet, in press), welche die Qualität und Determinanten der Psychotherapieforschung selbst untersucht, bessere Forschung und ein klareres Bild der wirksamen und notwendigen Prozesse der Psychotherapie fördert. Die Arbeit von Cristea und Naudet (in press) jedenfalls mündet in der unterstützenswerten Forderung nach „weniger (!) Forschung, besserer Forschung und Forschung aus den richtigen Gründen" – und mit dem letzten Punkt ist gemeint: Forschung, die nicht ein bestimmtes Vorgehen legitimieren oder propagieren will, sondern zuerst den Wissensgewinn im Blick hat und methodisch so konzipiert ist, dass eine strenge, replizierbare Prüfung resultiert.

? Prüfen Sie Ihr Wissen
1. Wie lautet die Definition von Psychotherapie? ► Abschn. 13.1
2. Wie sind Verfahren, Methode und Technik im Begriffssystem des Wissenschaftlichen Beirats Psychotherapie definiert? ► Abschn. 13.1.2
3. Was sind die wichtigsten allgemeinen Wirkfaktoren einer Psychotherapie? ► Abschn. 13.1.3
4. Aus welchen Gründen sind spezifische Komponenten einzelner Verfahren in ihrer Wirksamkeit schwer empirisch zu untersuchen (▣ Abb. 13.6) ► Abschn. 13.5
5. Grenzen Sie „Integration" von „Eklektizismus" ab! ► Abschn. 13.1.3
6. Warum sind spezifische Wirkkomponenten einzelner Therapieformen (oder -methoden) schwer zu identifizieren? Welche Faktoren „verschleiern" diese sensu Cuijpers et al. (2019)? ► Abschn. 13.5

ⓘ Weiterführende Literatur
Eine differenzierte Übersicht zu klinisch-psychologischen und psychotherapeutischen Verfahren bietet Teil II des vorliegenden Lehrbuchs. In diesem interventionsbezogenen Teil beschränken wir uns auf die Darstellung der wichtigsten Verfahrensgruppen, Trainingsverfahren und ausgewählter Therapiestrategien aus dem Bereich der kognitiven Verhaltenstherapie. Dabei geht es uns in diesem Lehrbuch um die Vermittlung von Interventionsgrundlagen von sog. Standardmethoden. Es wird der Versuch unternommen, die zentralen Teilkomponenten einer jeden Intervention unabhängig von der Anwendung bei einem bestimmten Störungsbild zu verdeutlichen. Zugleich wird der vermeintliche Wirkmechanismus skizziert und wenn möglich mit einem Verweis zum Grundlagenteil des Buchs versehen.

Es sollte beachtet werden, dass es im Rahmen der Anwendung auf bestimmte Störungsbilder sowie der Psychotherapieausbildung notwendig werden kann,

13

Varianten der Methoden, die z. T. aus anderen Modellen und Ansätzen abgeleitet sind, ebenfalls zu kennen.

Zu den von uns ausgewählten Verfahren liegen im Übrigen nach wie vor die meisten empirischen Wirksamkeitsnachweise vor. Hierauf wird in ▶ Kap. 23, allen folgenden Kapiteln von Teil II und in den störungsbezogenen Kapiteln (Teil III) ausführlicher eingegangen. Ferner können sie als weitgehend von nationalen und regionalen Besonderheiten unabhängige Standardmethoden der (verhaltenstherapeutisch fundierten) Psychotherapie angesehen werden, die international diskutiert werden.

Andere Verfahren, die in wissenschaftlichen Theorien begründet sind, die aber (noch) nicht in den Kanon der Richtlinientherapien aufgenommen wurden oder nur eher Varianten anderer Verfahren darstellen, können nicht berücksichtigt werden. Dennoch wäre die Kenntnis dieser Verfahren für ein vertiefendes Verständnis der Psychotherapie insgesamt durchaus nützlich. Hierzu verweisen wir auf das *Lehrbuch Psychotherapie* (Lutz 2010) oder die *Praxis der Psychotherapie* (Senf et al. in Druck). Zur Vertiefung psychodynamisch orientierter Psychotherapie sei ebenfalls auf die Lehrbuchliteratur (z. B. Benecke 2013, oder Reimer und Rüger 2012) verwiesen.

Literatur

Ahrens-Eipper, S., & Nelius, K. (2014). *Trauma First. Das Seefahrercamp 6–10. Ein Behandlungsprogramm für Kinder mit Traumafolgestörungen*. Halle: Kjp Verlag.

Arch, J. J., Twohig, M., Deacon, B., Landy, L. N., & Bluett, E. J. (2015). The credibility of exposure therapy: Does the theoretical rationale matter? *Behavior Research and Therapy, 72,* 81–92.

Ashar, Y. K., Chang, J. L., & Wager, T. D. (2017). Brain mechanisms of the placebo effect: an affective appraisal account. *Annual Review of Clinical Pychology, 13,* 73–98.

Barlow, D. H. (2004). Psychological treatments. *American Psychologist, 59*(9), 869–878.

Baumann, U., & Perrez, M. (1998). *Lehrbuch Klinische Psychologie – Psychotherapie* (2. vollst. überarb. Aufl.). Bern: Huber.

Beck, A. T., Rush, A. J., Shaw, B. F., & Emery, G. (1979). *Cognitive therapy of depression*. New York: Guilford.

Benecke, C. (2013). *Klinische Psychologie und Psychotherapie*. Stuttgart: Kohlhammer.

Beutel, M., Doering, S., Leichsenring, F., & Reich, G. (2020). *Psychodynamische Psychotherapie. Störungsorientierung und Manualisierung in der therapeutischen Praxis* (2. Aufl.). Göttingen: Hogrefe.

Blanchard, E. B., & Andrasik, F. (1985). *Management of chronic headaches. A psychological approach*. Elmsford: Pergamon.

Bohus, M., Haaf, B., Simms, T., Limberger, M. F., Schmahl, C., Unckel, C., Lieb, K., & Linehan, M. M. (2004). Effectiveness of inpatient dialectical behavioral therapy for borderline personality disorder: A controlled trial. *Behaviour Research and Therapy, 42*(5), 487–499.

Boos, A. (2005). *Kognitive Verhaltenstherapie nach chronischer Traumatisierung*. Göttingen: Hogrefe.

Borgart, E. J., & Meerman, R. (Hrsg.). (2004). *Stationäre Verhaltenstherapie: Behandlungskonzepte und Therapiemanuale*. Bern: Huber.

Caspar, F., Herpertz, S. C., & Lieb, K. (2017). Was ist Psychotherapie? In S. Herpertz, F. Caspar, & K. Lieb (Hrsg.), *Psychotherapie.*

Funktions- und störungsorientiertes Vorgehen (S. 27–45). München: Elsevier.

Clark, D. M. (2018). Realizing the mass public benefit of evidence-based psychological therapies: The IAPT program. *Annual Review of Clinical Psychology, 14*(1), 159–183. ▶ https://doi.org/10.1146/annurev-clinpsy-050817-084833.

Corrigan, P. (2004). How stigma interferes with mental health care. *American Psychologist, 59*(7), 614–625.

Corsini, J. (1987). *Handbuch der Psychotherapie*. München: Psychologie Verlags Union.

Cuijpers, P., Reijnders, M., & Huibers, M. J. H. (2019). The role of common factors in psychotherapy outcomes. *Annual Review of Clinical Psychology, 15*(1), 207–231.

Devilly, G. J., & Borkovec, T. D. (2000). Psychometric properties of the credibility/expectancy questionnaire. *Journal of Behavior Therapy and Experimental Psychiatry, 31,* 73–86.

Döpfner, M., Schürmann, S., & Frölich, J. (2013). *Therapieprogramm für Kinder mit hyperkinetischem und oppositionellem Problemverhalten THOP*. Basel: Beltz.

Dorrmann, W. (1999). Verhaltenstherapeutische Interventionen bei Suizidalität. *Fundamenta Psychiatrica, 13,* 35–42.

Equit, M., Sambach, H., Niemczyk, J., & von Gontard, A. (2013). *Ausscheidungsstörungen bei Kindern und Jugendlichen: Ein Therapieprogramm zur Blasen- und Darmschulung*. Göttingen: Hogrefe.

Franke, A. (1991). *Gruppentraining gegen psychosomatische Störungen* (2. überarb Aufl.). Weinheim: Beltz.

Freud, A. (2006). *Das Ich und die Abwehrmechanismen* (19. Aufl.). Frankfurt: Fischer.

Grawe, K. (1998). *Psychologische Therapie*. Göttingen: Hogrefe.

Grawe, K. (2004). *Neuropsychotherapie*. Göttingen: Hogrefe.

Grawe, K. (23. Oktober 2005). Alle Psychotherapien haben auch ihre Grenzen. *Neue Züricher Zeitung*, S. 78.

Hahlweg, K., Dürr, H., & Müller, U. (2005). *Familienbetreuung schizophrener Patienten. Ein verhaltenstherapeutischer Ansatz zur Rückfallprophylaxe*. Göttingen: Hogrefe.

Hansen, N. B., Lambert, M. L., & Forman, E. M. (2002). The psychotherapy dose-response effect and its implications for treatment delivery. *Clinical Psychology: Science and Practice, 9,* 329–343.

Hautzinger, M. (2013). *Kognitive Verhaltenstherapie bei Depressionen* (7. Aufl.). Weinheim: Beltz.

Helbig, S., Hähnel, A., Weigel, B., & Hoyer, J. (2004). Wartezeit für Psychotherapiepatienten – und wie sie zu nutzen ist. *Verhaltenstherapie, 14,* 294–302.

Helbig, S., & Hoyer, J. (2008). What do patients do before it starts? Coping with psychopathological symptoms during a wait list for CBT. *The Cognitive-Behavioural Therapist, 1,* 45–54.

Herrle, J., & Kühner, C. (Hrsg.). (1994). *Depression bewältigen*. Weinheim: Beltz.

Hiller, W., Leibing, E., Leichsenring, F., & Sulz, S. (Hrsg.). (2010). *Lehrbuch der Psychotherapie* (2. Neu bearbeitete Aufl.). München: CIP-Medien.

Holmes, E. A., Ghaderi, A., Harmer, C. J., Ramchandani, P. G., Cuijpers, P., Morrison, A. P., Roiser, J. P., Bockting, C. L. H., O'Connor, R. C., Shafran, R., Moulds, M. L., & Craske, M. G. (2018). The Lancet Psychiatry Commission on psychological treatments research in tomorrow's science. *The Lancet Psychiatry, 5*(3), 237–286. ▶ https://doi.org/10.1016/S2215-0366(17)30513-8.

Hoyer, J. (2016). Positive Nebenwirkungen von Psychotherapie: Ein Plädoyer für die Erfassung multifinaler Wirkeffekte. *Zeitschrift für Klinische Psychologie und Psychotherapie, 45,* 163–173.

Hoyer, J. & Vogel, D. (2018). *Verhaltensaktivierung*. Weinheim: Beltz.

Hoyer, J., Wiltink, J., Hiller, W., Miller, R., Salzer, S., Sarnowsky, S., Stangier, U., Strauß, B., Willutzki, U., & Leibing, E. (2016). Baseline patient characteristics predicting outcome and attrition in cognitive therapy for social phobia: Results from a large multicentre trial. *Clinical Psychology & Psychotherapy, 23,* 35–46. ▶ https://doi.org/10.1002/cpp.1936.

Hoyndorf, S., Reinhold, M., & Christmann, F. (1995). *Behandlung sexueller Störungen.* Weinheim: Beltz.

Humphreys, K., & Rappaport, J. (1994). Researching self-help/mutual aid groups and organizations: Many roads, one journey. *Applied & Preventive Psychology, 3,* 217–231.

Ihle, W., & Herrle, J. (2011). *Stimmungsprobleme bewältigen – Manual für Kursleiter: Ein kognitiv-verhaltenstherapeutisches Gruppenprogramm zur Prävention, Behandlung und depressiver Störungen im Jugendalter nach Clarke, Lewinsohn und Hops. Manual für Kursleiter* (2, überarbeitete und erweiterte Aufl.). Tübingen: dgvt.

Jacobi, C., Thiel, A. & Beintner, I. (2016*). Kognitive Verhaltenstherapie bei Anorexia und Bulimia nervosa* (4. vollst. überarbeitete Aufl.). Weinheim: Beltz.

Jungnitsch, G. (1992). *Schmerz- und Krankheitsbewältigung bei rheumatischen Erkrankungen: psychologische Hilfen im Einzel- und Gruppentraining.* München: Quintessenz.

Kirsch, I. (1985). Response expectancy as a determinant of experience and behavior. *American Psychologist, 40,* 1189–1202.

Kirsch, I. (2016). Der Placeboeffekt in der antidepressiven Behandlung. *Verhaltenstherapie, 26,* 55–61.

Klan, T., & Liesering-Latta, E. (2019). *Kognitiv-verhaltenstherapeutisches Migränemanagement (MIMA): Ein Behandlungsmanual zur Krankheitsbewältigung und Attackenprophylaxe bei Migräne.* Göttingen: Hogrefe.

Kleinstäuber, M., Bleichhardt, G., Gottschalk, J., & Rief, W. (2018). *Therapie-Tools Somatoforme Störungen.* Weinheim: Beltz.

Kosfelder, J., Poldrack, A., & Jacobi, F. (2002). Klinisch-Psychologische Forschung: Themen und Kunden. In F. Jacobi & A. Poldrack (Hrsg.), *Wissenschaftliches Arbeiten in der Klinischen Psychologie. Ein Praxishandbuch* (S. 9–25). Göttingen: Hogrefe.

Kröner-Herwig, B., Frettlöh, J., Klinger, R., & Nilges, P. (2016). *Schmerzpsychotherapie: Grundlagen – Diagnostik – Krankheitsbilder – Behandlung* (8. Aufl.). Heidelberg: Springer.

Lang, T., Helbig-Lang, S., Westphal, D., Gloster, A. T., & Wittchen, H.-U. (2012). *Expositionsbasierte Therapie der Panikstörung mit Agoraphobie.* Göttingen: Hogrefe.

Lauth, G. W., & Schlottke, P. F. (2019). *Training mit aufmerksamkeitsgestörten Kindern.* Weinheim: Beltz.

Leibing, E., & Hoyer, J. (2004). Wissenschaftlich anerkannte Verfahren – Gesprächspsychotherapie. In W. Hiller, E. Leibing, F. Leichsenring, & S. Sulz (Hrsg.), *Wissenschaftliche Grundlagen der Psychotherapie* (Lehrbuch der Psychotherapie, Bd. 1, S. 343–352). München: CIP-Medien.

Linehan, M. (1993). *Cognitive-behavioral treatment of borderline personality disorder.* New York: Guilford.

Lutz, W. (Hrsg.). (2010). *Lehrbuch Psychotherapie.* Bern: Huber.

Lutz, W., & Wucherpfennig, F. (2017). Was bedeutet Personalized Medicine und Personalized Mental Health für die Psychotherapie und Psychotherapieforschung? *Psychotherapie, Psychosomatik, Medizinische Psychologie, 67,* 227–230.

Margraf, J. (2018). *Lehrbuch der Verhaltenstherapie* (Bd. 1: Grundlagen, Diagnostik, Verfahren, Rahmenbedingungen). Berlin: Springer.

Margraf, J., & Schneider, S. (1990). *Panik. Angstanfälle und ihre Behandlung* (2. Aufl.). Berlin: Springer.

Margraf, J., & Schneider, S. (Hrsg.). (2018). *Lehrbuch der Verhaltenstherapie:* (Bd. 2: Psychologische Therapie bei Indikationen im Erwachsenenalter). Berlin: Springer.

Matcham, F., Rayner, L., Hutton, J., Monk, A., Steel, C., & Hotopf, M. (2014). Self-help interventions for symptoms of depression, anxiety and psychological distress in patients with physical illnesses: A systematic review and meta-analysis. *Clinical Psychology Review, 34*(2), 141–157. ▶ https://doi.org/10.1016/j.cpr.2014.01.005.

Matzat, J. (1999). Selbsthilfe als therapeutisches Prinzip. In P.A.R. Günther, E. (Hrsg.), *Soziale Selbsthilfe.* Alternative, Ergänzung oder Methode sozialer Arbeit (S. 105–126). Heidelberg: Programm Edition Schindek.

Meinlschmidt, G., Schneider, S., & Margraf, J. (Hrsg.). (2012). *Lehrbuch der Verhaltenstherapie: Materialien für die Psychotherapie* (Bd. 4). Berlin: Springer.

Misek-Schneider, K., & Schneider, W. (2002). Kurzpsychotherapie und Krisenintervention. In H. J. Freyberger, W. Schneider, & R. D. Stieglitz (Hrsg.), *Kompendium Psychiatrie, Psychotherapie & Psychosomatische Medizin* (11. Aufl.). Basel: Karger-Verlag.

Mulder, R., Murray, G., & Rucklidge, J. (2017). Common versus specific factors in psychotherapy: opening the black box. *The Lancet Psychiatry, 4*(12), 953–962. ▶ https://doi.org/10.1016/S2215-0366(17)30100-1.

Olfson, M., Marcus, S. C., Druss, B., Elinson, L., Tanielian, T., & Pincus, H. A. (2002). National trends in the outpatient treatment of depression. *Journal of the American Medical Association, 287,* 203–209.

Orlinsky, D. E. (2009). The "Generic Model of Psychotherapy" after 25 years: Evolution of a research-based metatheory. *Journal of Psychotherapy Integration, 19*(4), 319–339.

Perrez, M., & Baumann, U. (2011). Systematik der klinisch-psychologischen Intervention. In M. Perrez & U. Baumann (Hrsg.), *Lehrbuch Klinische Psychologie – Psychotherapie* (4. Aufl., Kap. 14, S. 349). Bern: Hans Huber.

Pfingsten, U., & Hinsch, R. (2015). *Gruppentraining sozialer Kompetenzen (GSK)* (6. Aufl.). Weinheim: Beltz.

Reimer, C., & Rüger, U. (2012). *Psychodynamische Psychotherapien* (4. Aufl.). Heidelberg: Springer.

Rief, W. (2018). Das kritische Gutachten des Wissenschaftlichen Beirats zur humanistischen Psychotherapie: Anlass zur Reflexion des Begriffs „Psychotherapieverfahren". *Verhaltenstherapie.*

Rogers, C. (1942). *Counselling and psychotherapy. New concepts in practice.* Boston: Houghton Mifflin.

Roder, V., Brenner, H. D., Kienzle, N., & Hodel, B. (2019). *Integriertes psychologisches Therapieprogramm für schizophrene Patienten (IPT* (7. Aufl.). Weinheim: Beltz.

Rosen, G. M., & Davison, G. C. (2003). Psychology should list empirically supported principles of change (ESPs) and not credential trademarked therapies or other treatment packages. *Behavior Modification, 27,* 300–312.

Sachse, R. (1996). *Praxis der zielorientierten Gesprächspsychotherapie.* Göttingen: Hogrefe.

Sachse, R. (2003). *Klärungsorientierte Psychotherapie.* Göttingen: Hogrefe.

Schindler, L., Hahlweg, K., & Revenstorf, D. (2016). *Partnerschaftsprobleme: Möglichkeiten zur Bewältigung. Ein Handbuch für Paare* (6. Aufl.). Heidelberg: Springer.

Schneider, S., & Margraf, J. (Hrsg.). (2018). *Lehrbuch der Verhaltenstherapie* (Bd. 3: Psychologische Therapie bei Indikationen im Kindes- und Jugendalter). Berlin: Springer.

Schmidt-Traub, S. (2017). *Kognitive Verhaltenstherapie bei Ängsten im Kindes- und Jugendalter: Ein Leitfaden für die Behandlung von Panikstörung, Agoraphobie, spezifischen Phobien und Trennungsangst.* Göttingen: Hogrefe.

Schulte, D. (2015). *Therapiemotivation.* Göttingen: Hogrefe.

Schulte, D., & Eifert, G. H. (2002). What to do when manuals fail? The dual model of psychotherapy. *Clinical Psychology: Science and Practice, 9,* 312–328.

Schulte, D., Künzel, R., Pepping, G., & Schulte-Bahrenberg, T. (1991). Maßgeschneiderte Psychotherapie versus Standardtherapie bei der Behandlung von Phobikern. In D. Schulte (Hrsg.), *Therapeutische Entscheidungen* (S. 15–42). Göttingen: Hogrefe.

Schweizer, J., Beher, S., von Sydow, K., & von Retzlaff, R. (2007). Systemische Therapie/Familientherapie. *Psychotherapeutenjournal, 6,* 4–19.

Senf, W., Broda, M., Voos, D., & Wendisch, M. (Hrsg.) (2007). *Praxis der Psychotherapie* (7., vollständig überarbeitete Aufl.). Stuttgart: Thieme.

13

Sonneck, G. (2000). *Krisenintervention und Suizidverhütung*. Wien: Uni-Taschenbücher.

Stangier, U., Heidenreich, T., & Peitz, M. (2009). *Soziale Phobien Ein kognitiv-verhaltenstherapeutisches Manual*. Weinheim: Beltz.

Strotzka, H. (1975). *Psychotherapie: Grundlagen, Verfahren, Indikationen*. München: Urban & Schwarzenberg.

Thomä, H., & Kächele, H. (2006). *Psychoanalytische Therapie. Grundlagen*. Heidelberg: Springer.

Trojan, A. (1986). Gesundheitsselbsthilfe in Gruppen: Effektivität und Wirkungen krankheitsbezogener Selbsthilfegruppen. In S. Hero, B. Ralph, V. F. Christian, & L. Ulrich (Hrsg.), *Sozialmedizin, Sozialrecht, Gesundheitsoekonomie* (S. 137–143). Berlin: Springer.

Ullrich, R., & Ullrich de Muynck, R. (1976). *Das Assertiveness-Training-Programm ATP. Einübung von Selbstvertrauen und sozialer Kompetenz*. München: Pfeiffer.

von Sydow, K., Beher, S., Retzlaff, R., & Schweizer, J. (2007). *Die Wirksamkeit der systemischen Therapie/Familientherapie*. Göttingen: Hogrefe.

Wampold, B. E. (2001). *The great psychotherapy debate: models, methods, findings*. New York: Erlbaum.

Wampold, B. E., & Imel, Z. E. (2015). *Counseling and psychotherapy. The great psychotherapy debate: The evidence for what makes psychotherapy work* (2nd ed.). Routledge/Taylor & Francis Group.

Wampold, B. E., Imel, Z. E., & Flückiger, C. (2017). *Die Psychotherapie Debatte: Was Psychotherapie wirksam macht*. Göttingen: Hogrefe.

Weisker, I. (1999). Krisenintervention bei Suizidenten. *Nervenheilkunde, 18*, 376–379.

Wittchen, H.-U., Härtling, S., & Hoyer, J. (2015). Psychotherapy and mental health as a psychological science discipline. *Verhaltenstherapie, 25*, 98–109. ▶ https://doi.org/10.1159/000430772.

Zielke, M. (2000). Stationäre Indikationsstellungen zur Verhaltenstherapie bei Angststörungen: Grundsätze und Erfahrungen. *Praxis-Klinische-Verhaltensmedizin-und-Rehabilitation, 13*(49), 3–15.

Zielke, M., & Sturm, J. (1994). *Handbuch stationäre Verhaltenstherapie*. Weinheim: Psychologie Verlags Union.

Verhaltenstherapie

Jürgen Hoyer und Susanne Knappe

Inhaltsverzeichnis

© Springer-Verlag GmbH Deutschland, ein Teil von Springer Nature 2020
J. Hoyer und S. Knappe (Hrsg.), *Klinische Psychologie & Psychotherapie,*
https://doi.org/10.1007/978-3-662-61814-1_14

14.1 Beschreibung des Verfahrens

Die Verhaltenstherapie ist in den 1950er Jahren begründet worden. Damals verstand sie sich vornehmlich als die klinische Anwendung der durch die psychologische Forschung objektiv beobachtbaren und experimentell geprüften Gesetzmäßigkeiten der Lerntheorie (vgl. Craske 2012, Margraf 2018) und erhob den Anspruch, dass der Erfolg verhaltenstherapeutischer Maßnahmen sich in beobachtbarem Verhalten ausdrücken sollte (vgl. Rief 2016; Tuschen-Caffier und Hoyer 2014). Die Abgrenzung von dem damals vorherrschenden psychodynamischen Denken stellte eine wesentliche Motivation für die damaligen Proponenten der verhaltenstherapeutischen Bewegung dar (Birbaumer 1991). Anders in der Psychoanalyse ging es nicht um das Verstehen von hypothetischen Wesenseinheiten (Neurosen), sondern um ein funktionales Denken, mit der Frage nach Bedingungszusammenhängen, die zu bestimmten menschlichen Reaktionen führen (Hecht 1984).

Gerade die für Verhaltenstherapie typische Ausrichtung auf die empirische Forschung in der Klinischen Psychologie und ihren Nachbardisziplinen sowie die fortlaufenden neuen Beobachtungen und Fragestellungen aus der Anwendungspraxis führten aber dazu, dass sich dieses klassische Verständnis schnell erweiterte und man längst nicht mehr von einer klar umrissenen Methode sprechen kann, die auf einem einzigen homogenen theoretischen Modell basiert (vgl. Wittchen et al. 2011). Es ist daher sinnvoll, die Verhaltenstherapie wie Margraf (2018) als eine heilkundliche Grundorientierung zu betrachten, die zwar zahlreiche spezifische Techniken und Behandlungsmaßnahmen in sich vereinigt, dabei aber durch gemeinsame Prinzipien gekennzeichnet wird (siehe Kasten; vgl. auch Mennin et al. 2013).

> **Definition**
>
> Die **Verhaltenstherapie** ist eine auf der empirischen Psychologie basierende psychotherapeutische Grundorientierung. Sie umfasst störungsspezifische und -unspezifische Therapieverfahren, die aufgrund von möglichst hinreichend überprüftem Störungswissen und psychologischem Änderungswissen eine systematische Besserung der zu behandelnden Problematik anstreben. Die Maßnahmen verfolgen konkrete und operationalisierte Ziele auf den verschiedenen Ebenen des Verhaltens und Erlebens, leiten sich aus einer Störungsdiagnostik und einer individuellen Problemanalyse ab und setzen an prädisponierenden, auslösenden und/oder aufrechterhaltenden Problembedingungen an. Die in ständiger Entwicklung befindliche Verhaltenstherapie hat den Anspruch, ihre Effektivität empirisch abzusichern (Margraf 2018, S. 5; ◘ Tab. 14.1).

In ihren Anfängen war die Verhaltenstherapie von den lerntheoretischen Prinzipien des klassischen (oder respondenten) und des operanten (oder instrumentellen) Konditionierens geprägt (▶ Kap. 3). Maladaptives Verhalten war aus beiden Perspektiven als eine Folge fehlerhaften Lernens anzusehen und es bestand die Überzeugung, letztlich seien die meisten psychischen Störungen durch rein behaviorale, aus wissenschaftlich bewährten Lerngesetzen abzuleitende Interventionen zu behandeln (Rachman und Wilson 1980). Aus der Perspektive der sich in den 1960er Jahren entwickelnden sozialen Lerntheorie (Bandura 1969, 1978) erschien es aber zu mechanistisch, Lernen lediglich als Konditionierungsprozess aufzufassen, zumal Menschen mit den gleichen direkten Erfahrungen psychologisch unterschiedlich darauf reagierten. Bewertungen, Erwartungen und Denkstile – also Kognitionen – wurden zunehmend als gleichberechtigte Determinanten für die Erklärung menschlichen Verhaltens anerkannt und rückten damit auch in den Fokus der therapeutischen Veränderung. Die Pioniere der kognitiven Therapie – meist werden Aaron T. Beck, Albert Ellis und Donald Meichenbaum als solche angesehen (◘ Abb. 14.1) – entwickelten zeitgleich und vorrangig basierend auf klinischen Beobachtungen Theorien darüber, welche Annahmen, Grundüberzeugungen, Glaubenssätze und Selbstverbalisationen für maladaptive emotionale und behaviorale Verhaltensmuster verantwortlich waren (▶ Kap. 28). Es vollzog sich die sog. „kognitive Wende" der Verhaltenstherapie, wobei der Begriff „kognitive Erweiterung" zutreffender wäre (▶ Kap. 28).

Die heute führenden Vertreter der „kognitiven Therapie", z. B. David M. Clark, Anke Ehlers, Stefan Hofmann, Paul Salkovskis oder Adrian Wells (◘ Abb. 14.2), gehen von der Prämisse aus, dass eine bleibende Verhaltensänderung nicht ohne eine direkte Veränderung der Gedanken und Kognitionen zu erreichen ist, die das Verhalten steuern (Beck und Haigh 2014).

> ❯ **Wichtig**
>
> Nach Auffassung der kognitiven (Verhaltens-)Therapeuten ist der Unterschied zwischen gesundem psychischen Funktionieren und klinisch relevanten, dysfunktionalen Prozessen in einer fehlerhaften Informationsverarbeitung zu sehen (Beck und Haigh 2014, S. 4).

Umgekehrt legen etliche Verhaltenstherapeuten den Fokus ihrer therapeutischen Arbeit eher auf den behavioralen Aspekt als auf den kognitiven. Sie setzen darauf, dass ein Einüben neuen Verhaltens in einer Situation auch die Kognitionen über die Kognitionen (z. B. Erwartungen) Situationen und die Fähigkeit zu bewältigen, verändern wird. Allerdings ist zugleich festzuhalten, dass sich kognitive und behaviorale Verhaltenstherapeuten letztlich der gleichen Grundorientierung

14

◘ Tab. 14.1 Prinzipien der Verhaltenstherapie. (Mod. nach Margraf 2018, S. 5 f.)

Orientierung an der empirischen Psychologie	Die Psychologie ist die Mutterwissenschaft der Verhaltenstherapie (Wittchen et al. 2015); ihre wissenschaftlichen Kriterien (Objektivität, Reliabilität, Validität) gelten auch für die Überprüfung der Annahmen der Verhaltenstherapie
Orientierung an aktuellen Problemen	Das Vorgehen ist direkt, einfach und pragmatisch und setzt meist an der aktuellen Problematik an. Die Bearbeitung eher distaler und schwer zu ändernder Problembedingungen (z. B. des Verständnisses der eigenen Persönlichkeitsentwicklung) ist möglich, steht aber nicht am Anfang der Behandlung
Bezug auf prädisponierende, auslösende, und aufrechterhaltende Bedingungen sowie Ressourcen	Basierend auf Vulnerabilitäts-Stress-Modellen werden mit den Patienten einfache, verständliche Erklärungsmodelle erarbeitet, wobei zumeist an den aufrechterhaltenden und beobachtbaren Bedingungen angesetzt wird, da diese am ehesten veränderlich sind
Zielorientierung	Ziele werden – oft sukzessiv – gemeinsam festgelegt und operationalisiert. Aus den Zieldefinitionen lassen sich die therapeutischen Mittel ableiten. Im Therapieprozess gilt es, die Annäherung an das Ziel fortlaufend zu prüfen
Handlungsorientierung	Verhaltenstherapie setzt eine aktive Mitarbeit des Patienten voraus (Schulte 2015) sowie die Bereitschaft, sich neuen Erfahrungen auszusetzen und mit verändertem Verhalten zu „experimentieren" (kollaborativer Empirismus sensu Beck; Beck et al. 1979, S. 6)
Alltagsbezug	Der Transfer der im geschützten Rahmen des Therapiesettings erarbeiteten und erprobten Lösungsstrategien in den Alltag ist ebenfalls ein Grundprinzip. Verhaltenstherapeuten begleiten ihre Patienten deshalb bei Übungen auch außerhalb der Praxis und ermutigen sie möglichst frühzeitig zu selbstständigen Bewältigungserfahrungen
Transparenz	Das für Patienten verständliche Erklären der wissenschaftlichen Annahmen über die Störung und des sich daraus ableitenden Vorgehens soll das Informationsbedürfnis des Patienten, seine Behandlungserwartungen und die Bereitschaft zur Mitarbeit in der Therapie stärken
Hilfe zur Selbsthilfe	Alle (in ◘ Abb. 14.3 genannten) Strategien laufen darauf hinaus, das Potenzial des Patienten zum selbstständigen erfolgreichen Umgang mit problematischen Situationen zu entwickeln und zu stärken
Evaluation, Ausdifferenzierung, Weiterentwicklung	Die Verhaltenstherapie unterzieht sowohl ihre theoretischen als auch ihre praktischen Konzepte einer beständigen Überprüfung und Verfeinerung

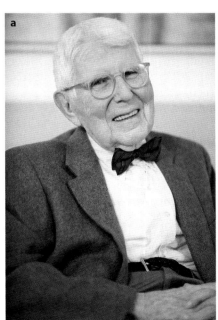
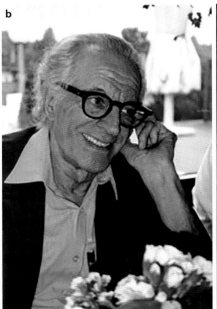
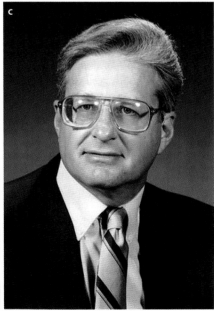

◘ Abb. 14.1 Pioniere der kognitiven Therapie: **a** Aaron T. Beck (Foto: Slicata, lizensiert unter CC BY-SA 4.0, https://creativecommons.org/licenses/by-sa/4.0/deed.en, no changes were made), **b** Albert Ellis (mit freundlicher Genehmigung von The Albert Ellis Institute), **c** Donald Meichenbaum

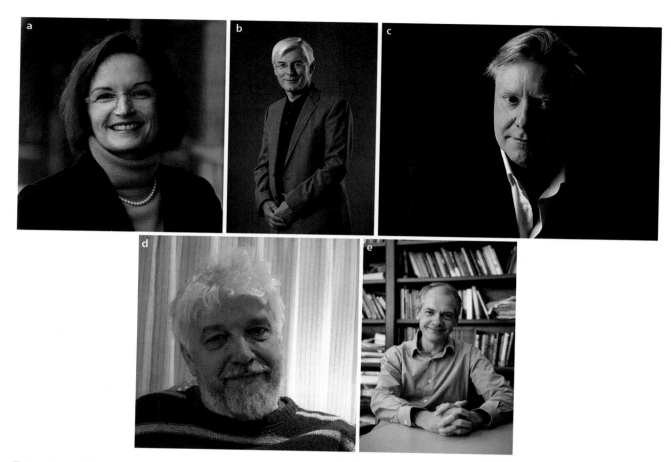

▣ **Abb. 14.2**   Führende Vertreterinnen und Vertreter der kognitiven Therapie: **a** Anke Ehlers, University of Oxford (mit freundlicher Genehmigung von Anke Ehlers), **b** David M. Clark, University of Oxford (© Photoshot/picture alliance), **c** Adrian Wells, University of Manchester (© MCT Institute), **d** Paul Salkovskis, University of Bath (Foto: University of Oxford), **e** Stefan G. Hofmann, Boston University (Photo by Cydney Scott for Boston University Photography)

14

verpflichtet fühlen, in den gleichen Zeitschriften publizieren und die gleichen Kongresse besuchen. Darin spiegelt sich auch die Annahme des reziproken Determinismus wider: Danach wirken Kognitionen, Emotionen und Handeln wechselseitig aufeinander ein. Auch kognitive Therapeuten intervenieren durchaus auf der emotionalen und Handlungsebene und führen z. B. Expositionsübungen oder Verhaltensexperimente durch; aus ihrer Perspektive ist es jedoch primäres Ziel, die maladaptiven Kognitionen über eine Situation und die damit verbundenen Selbstwirksamkeits- und Reaktionserwartungen zu verändern. Inzwischen zeigen zahlreiche Studien, dass einerseits rein behaviorale Vorgehensweisen zu Veränderungen von Kognitionen führen (z. B. Hoyer et al. 2009) und andererseits, dass kognitive Therapie Verhaltens- und Reaktionsbereitschaften wirksam und stabil ändert. Parallel zu diesen Befunden treten Lern- und Kognitionstheorie zunehmend in ein Ergänzungsverhältnis, indem z. B. anerkannt wird, dass Kognitionen wie bestimmte Reaktionserwartungen eine Voraussetzung für assoziatives und instrumentelles Lernen sein können („learning occurs when organisms are surprised"; Kirsch et al. 2004, S. 374). Genauso werden Kognitionen (z. B. in Form von Erwartungen oder alternativen Überzeugungen) bzw. symbolische Beziehungen (Hayes et al. 2012) abhängig von Kontextbedingungen wieder (neu) gelernt.

Die Entwicklung der Verhaltenstherapie ist nach wie vor von einer immensen Dynamik getragen. Der Terminus der sog. „dritten Welle" der Verhaltenstherapie bezeichnet (eher vage) die konzeptuell wichtigsten neueren Entwicklungen: Dialektik, therapeutische Beziehung (Beziehungserwartungen des Patienten an den Therapeuten, Reparenting), Achtsamkeit, Akzeptanz, metakognitive Prozesse (kognitive Fusion, Defusion, problematische Formen von Aufmerksamkeitslenkung), mentale Simulation, Emotionsregulation, Werte oder Spiritualität. Diese Ansätze ordnen sich aber grundsätzlich in einen verhaltenstherapeutisch orientierten Rahmen ein (vgl. Schweiger und Sipos 2015) und bleiben den oben genannten Prinzipien verpflichtet.

Zahlreiche weitere Ansätze, die sich ebenfalls den oben genannten Prinzipien verpflichtet fühlen,

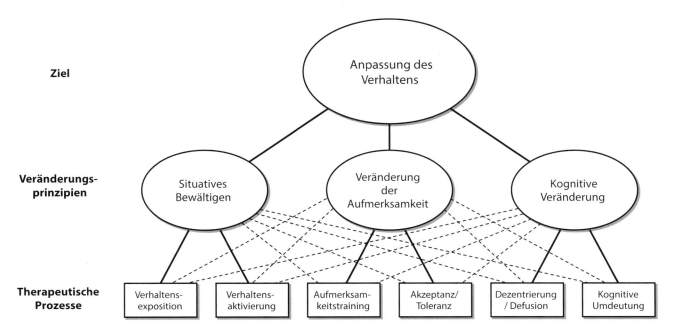

◻ Abb. 14.3 Ausdifferenzierung und Gemeinsamkeiten therapeutischer Prozesse in der Verhaltenstherapie. (Nach Mennin et al. 2013, © 2013, with permission from Elsevier)

kommen hinzu, so etwa zeitökonomische, kosteneffiziente Therapien (z. B. Ehlers et al. 2014), mit Internetapplikationen kombinierte Therapien („blended therapy", ► Kap. 35), Verhaltenstherapien mit zusätzlicher, lernförderlicher, Medikamentengabe (Singewald et al. 2015), Therapien mit eingebetteten Interventionen aus der alternativen Medizin (z. B. Meditation; Jain et al. 2015), transdiagnostische Ansätze (vgl. z. B. Newby et al. 2015) und andere mehr. Dabei ist wichtig zu betonen, dass diese Ansätze sich zwar in bestimmten Kerningredienzen unterscheiden – deswegen aber anzunehmen, dass sie sich angesichts ihrer weitreichenden Gemeinsamkeiten substanziell in ihrem Wirkungsgrad unterscheiden, wäre überzogen („faux-uniqueness", Castonguay 2011) – es bleiben „Verhaltenstherapien". Hayes und Hofmann (2018) sprechen von behavioralen, kognitiven und Akzeptanz- bzw. Mindfulness-bezogenen Flügeln einer gemeinsamen „Familie von Ansätzen", welche die heutige Verhaltenstherapie aus ihrer Sicht darstellt. Die Darstellung von Mennin et al. (2013) betont ebenfalls die Gemeinsamkeiten der verschiedenen verhaltenstherapeutischen Zugänge (◻ Abb. 14.3).

Entsprechend den beschriebenen Entwicklungslinien enthält das vorliegende Lehrbuch vertiefende Darstellungen z. B. zu den operanten Verfahren (typisch für die „klassische" Verhaltenstherapie ► Kap. 25), zu den Konfrontationsverfahren (► Kap. 26), zu den kognitiven Verfahren (► Kap. 28), zum gezielten Aufbau und Training psychologischer Fertigkeiten (► Kap. 31), zu impliziten Trainings (► Kap. 30), aber auch zur Ak-

zeptanz und Commitment Therapie (► Kap. 18), dem wichtigsten Beispiel für Verfahren der dritten Generation (auch „dritten Welle") der Verhaltenstherapie. Die für die Verhaltenstherapie und auch andere Therapieschulen grundlegenden Fertigkeiten im Bereich der Gesprächsführung und der Diagnostik werden ebenfalls gesondert dargestellt (► Kap. 20).

Im vorliegenden Kapitel möchten wir lediglich eine erste Übersicht zu den grundlegenden Prinzipien und Entwicklungslinien der „Verhaltenstherapien" bieten.

14.2 Wirkprinzipien

In der Verhaltenstherapie geht es um Lernen und um neue Erfahrungen mit „neuem" Verhalten (oft treffender: Verhalten in neuen Kontexten). Eine solche allgemeine Aussage ist aber zu vage, um die Frage nach den Wirkprinzipien oder gar Wirkmechanismen der Verhaltenstherapie befriedigend zu beantworten. Zwar liegen zahlreiche Studien zu den Mediatoren der Veränderung vor, die Qualität der zugrunde liegenden Studien ist aber oft mangelhaft (Cuijpers et al. 2019; Kazdin 2007): Wenn z. B. die zeitliche Reihenfolge des Wirkmechanismus (z. B. kognitive Veränderung) und des Outcomes (z. B. Symptomveränderung) nur unzureichend erfasst wurde, ist es nicht möglich, daraus Kausalitäten und damit Mediatoren der therapeutischen Veränderung abzuleiten. Eine kritische Analyse der Forschungsdesiderata im Bereich der Psychotherapie und der psychotherapeutischen Versorgung kommt deshalb zu dem Schluss: Die Wirkmechanismen sind noch zu wenig geklärt (Cuijpers et al. 2019; Emmelkamp et al. 2014; Wittchen et al. 2015). Eine verbesserte Antwort auf die Frage nach den Wirkmechanismen der Verhaltenstherapie muss sich nach der Auffassung von Holmes et al. (2014) derselben, äußerst aufwändigen Methoden der interdisziplinären Grundlagenforschung bedienen wie die pharmakologische Forschung, also auch Genetik und Epigenetik, molekulare Biologie, Neurologie und Neurowissenschaften, Kognitions- und Sozialwissenschaften, Computer Science und mathematische Modellierungen einbeziehen. Derartige Forschung ist auf dem Weg, aber vorläufig ist mit Cuijpers et al. (2019) zu betonen, dass Annahmen zu spezifischen kausalen Wirkmechanismen noch nicht streng genug geprüft sind; ob es also unspezifische (▶ Kap. 13) oder doch verfahrensspezifische Wirkmechanismen sind, die psychotherapeutische Veränderungen erklären können, bleibt eine spannende Frage.

In ihrem Kern ist Verhaltenstherapie pragmatisch. Annahmen über psychologische Wirkmechanismen werden so lange therapeutisch genutzt, wie sie sich in der Praxis bewähren: Wenn die Arbeit mit Kognitionen zur Symptomreduktion führt, so ist es unter der Prämisse des reziproken Determinismus (vgl. Craske 2012) nicht entscheidend, dass die Arbeit mit den Kognitionen *als kausaler Faktor* alle anderen Änderungen bedingt. Vielmehr ist es ausreichend, dass auf diese Weise das „System der Störung" verändert werden kann. Verhaltenstherapeuten und ihre Patienten handeln also auf der Basis von Arbeitsmodellen, die (für beide!) möglichst plausibel und überzeugend sein sollten. Der Versuch, diese oft aus der Praxis stammenden Arbeitsmodelle formal-theoretisch zu formulieren und wissenschaftlich zu testen, ist aber, wie oben gesehen, ein Kernmerkmal der Verhaltenstherapie und es ist faszinierend zu sehen, wie genau heute beispielsweise die lerntheoretischen Grundlagen des Extinktionslernens sowie die Ausformulierung, Konsolidierung und Abruf des Extinktionsgedächtnisses beschrieben werden können (Hamm et al. 2017; ▶ Gut zu wissen).

> **Gut zu wissen**
>
> **Wie Annahmen über Wirkmechanismen falsifiziert werden können**
> Über Jahrzehnte war die vorherrschende Auffassung zu den Wirkmechanismen der verhaltenstherapeutischen Expositionsbehandlung, nonassoziatives Lernen im Sinne der Habituation sei entscheidend. Inzwischen haben Daten aus der Psychotherapieforschung gezeigt, dass Habituationsprozesse zwar mit beteiligt sind oder sein können, dass aber das Neulernen (beschrieben durch unterschiedliche Konzepte wie Inhibitionslernen, „disconfirmation of beliefs") wich-

tiger ist. Dementsprechend ändert sich das Vorgehen in der Therapie in Richtung auf eine gezielte Veränderung der Erwartungen im Hinblick auf den angstauslösenden Reiz (z. B. Pittig et al. 2016). Gleichzeitig wurde angenommen, Sicherheitsverhalten müsse *unbedingt* unterbunden werden. Untersuchungen in diesem Bereich haben wiederum gezeigt, dass ein Zulassen von Sicherheitsverhalten in manchen Fällen, nämlich bei besonders stark vermeidenden Betroffenen, eine wichtige Voraussetzung für die Expositionsübung sein kann, auch wenn es für das Neulernen Nachteile hat (z. B. Blakey et al. 2019). Beides sind aktuelle Beispiele dafür, wie Forschungsdaten eine Rückwirkung auf das therapeutische Vorgehen in der Verhaltenstherapie entfalten können.

Die Strategien der Verhaltenstherapie lassen sich in drei Gruppen von Methoden oder Strategien ordnen. Einem Vorschlag von Craske (2012) folgend, sind Strategien zu unterscheiden (◘ Abb. 14.4),
1. welche psychologische Fertigkeiten/Fähigkeiten und Kompetenzen aufbauen und somit verhaltenswirksame Trainings einschließen (vgl. auch Rief und Stenzel 2017),
2. die auf eine Veränderung von (verhaltensleitenden) Kognitionen abzielen und solche,
3. die ein unmittelbares Neulernen provozieren, wie z. B. beim Inhibitionslernen (▶ Kap. 26).

14.3 Durchführung

Ausgangspunkt jedweder Verhaltenstherapie ist die Annahme, dass ein Symptom oder eine Störung eine gelernte Reaktion darstellt, die den aktuellen, gewandelten Umweltanforderungen nicht mehr genügt. Gemäß den oben dargestellten Prinzipien ist der Ablauf einer Verhaltenstherapie transparent, strukturiert und kooperativ, sowohl im Hinblick auf den Gesamtplan der Behandlung als auch im Hinblick auf die Inhalte und Ziele der einzelnen Sitzungen. Die grundlegende Struktur ist dabei, dass aus einem Problemverständnis eine Lösungsidee (z. B. ein neues Verhalten zur Bewältigung bestimmter Emotionen) abgeleitet, die Lösungsidee dann umgesetzt und das Ergebnis bewertet wird (◘ Abb. 14.5).

Die Rolle des Therapeuten in der Verhaltenstherapie ist vielgestaltig und komplex: Die Aufgaben beschränken sich nicht auf das Herstellen einer therapeutischen Allianz, sondern beinhalten auch das Durchführen diagnostischer Interviews und Tests, die Rückmeldung der Ergebnisse und die Information über die Störung und ihre Veränderlichkeit, die gemeinsame Planung von therapeutischen Schritten, die Anleitung bei therapeuti-

Fertigkeiten-/verstärkungsbasierte Strategien	Kognitive Strategien
• Selbstbeobachtung • Entspannung • Verhaltensaktivierung • Verhaltensverträge • Münzverstärkung (Token Economy) • Problemlösetraining	• Grundüberzeugungen ändern • Imagination und Kognitive Probe • Kognitive Umstrukturierung • Modelldarbietung • Kognitionsevozierung

Expositionsbasierte Strategien

• Exposition und Konfrontation
• Reaktionsverhinderung
• Cue Exposure
• Imagery Rescripting and Reprocessing

◘ **Abb. 14.4** Strategien der Verhaltenstherapie mit jeweils typischen, ausgewählten Einzelmethoden. (In Anlehnung an Craske 2010, Copyright © 2009, American Psychological Association; alle Techniken werden in den Abschnitten II und III dieses Lehrbuchs erklärt)

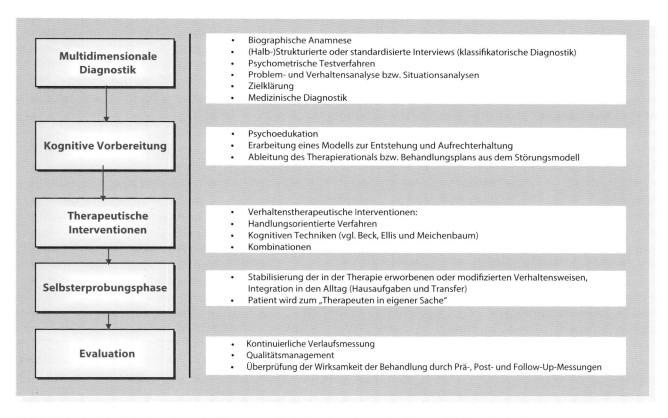

Multidimensionale Diagnostik	• Biographische Anamnese • (Halb-)Strukturierte oder standardisierte Interviews (klassifikatorische Diagnostik) • Psychometrische Testverfahren • Problem- und Verhaltensanalyse bzw. Situationsanalysen • Zielklärung • Medizinische Diagnostik
Kognitive Vorbereitung	• Psychoedukation • Erarbeitung eines Modells zur Entstehung und Aufrechterhaltung • Ableitung des Therapierationals bzw. Behandlungsplans aus dem Störungsmodell
Therapeutische Interventionen	• Verhaltenstherapeutische Interventionen: • Handlungsorientierte Verfahren • Kognitiven Techniken (vgl. Beck, Ellis und Meichenbaum) • Kombinationen
Selbsterprobungsphase	• Stabilisierung der in der Therapie erworbenen oder modifizierten Verhaltensweisen, Integration in den Alltag (Hausaufgaben und Transfer) • Patient wird zum „Therapeuten in eigener Sache"
Evaluation	• Kontinuierliche Verlaufsmessung • Qualitätsmanagement • Überprüfung der Wirksamkeit der Behandlung durch Prä-, Post- und Follow-Up-Messungen

◘ **Abb. 14.5** Prototypische Anordnung der Phasen einer Verhaltenstherapie, von der Diagnostik bis zur Evaluation

schen Interventionen und Übungen, die soziale Verstärkung therapeutischer Schritte usw. Die Art der Beziehungsgestaltung wurde dabei bereits von Beck als „kollaborativer Empirismus" (Beck et al. 1979) beschrieben. Therapeut und Patient bilden ein Team, beide sind bei dem gemeinsamen Vorhaben, eine therapeutisch induzierte Veränderung zu erzielen, voneinander abhängig. Es ist unmittelbar einsichtig, dass es eine zentrale Voraussetzung für den Therapieerfolg darstellt, dass ein solches Arbeitsbündnis entsteht und funktioniert. Die therapeutische Beziehung ist aber, anders als z. B. in der tiefen- oder interpersonellen Therapie, nicht der Motor (oder gar Ersatz) der Veränderung, sondern lediglich die Plattform, auf der die oben genannten Strategien implementiert werden können. Zahlreiche weitere therapeutische Kompetenzen (jenseits der Beziehungskompetenz) kommen hinzu (Weck 2014).

14.4 Indikation

Aufgrund der dynamischen, schnell auf neue wissenschaftliche Beobachtungen reagierenden Entwicklung der Verhaltenstherapie kann sie für zahlreiche Störungsbereiche den Status eines empirisch validierten Verfahrens nachweisen (Butler et al. 2006; Kröner-Herwig 2004). Relative oder auch absolute Kontraindikationen für die Verhaltenstherapie können aufgrund schwerer körperlicher oder psychischer Beeinträchtigungen bestehen, insbesondere wenn Konfrontationsverfahren eingesetzt werden. Voderholzer et al. (2014) nennen Herzinsuffizienz, akute Suizidalität, psychotische Symptome, akute Substanzstörungen sowie bei posttraumatischer Belastungsstörung bestehender Täterkontakt und bestehende Gefahrensituationen (für weitere *relative* Kontraindikationen s. das Kapitel zu den Konfrontationsverfahren ▶ Kap. 26).

Eine relative Kontraindikation besteht aber auch dann, wenn Patienten inflexible Erwartungen haben, die den oben genannten Grundprinzipien widersprechen. Im Kasten ▶ Gut zu wissen zitieren wir aus einer Broschüre der Verbraucherzentrale Nordrhein-Westfalen.

> **Gut zu wissen**
>
> **Welche Schwierigkeiten kann es im Verlauf einer verhaltenstherapeutischen Behandlung geben?**
> Im Folgenden zitieren wir aus Hinweisen der Verbraucherzentrale Nordrhein-Westfalen: Es wird auf einfache Art und Weise für „Nutzer" (also Psychotherapiepatienten) verdeutlicht, was in der Verhaltenstherapie erwartet und vorausgesetzt wird:
> *„Sie wollen weniger an Ihren Schwierigkeiten oder Ihrem Verhalten konkret etwas verändern, sondern in erster Linie einfach nur verstehen, warum Sie diese Probleme haben.*
> In diesem Fall kann die Ausrichtung der Therapie auf die konkreten Veränderungen dann manchmal selbst zum Problem werden. Überprüfen Sie also lieber vorher, ob und inwiefern es Ihnen in der Therapie wirklich um spürbare und sichtbare Veränderungen geht.
> *Sie fühlen sich durch die Aufgaben, die Sie während der Sitzungen bewältigen sollen, überfordert.*
> Dieses Gefühl kann z. B. auftreten, wenn Sie bei Angstproblemen versuchen, gemeinsam mit der Therapeutin Aufzug zu fahren, obwohl Sie bereits bei dem Gedanken daran vor Angst zittern und schwitzen. Eigentlich sollte die Therapeutin versuchen, die Aufgaben auf Ihre Bedürfnisse und Fähigkeiten abzustimmen, manchmal gelingt das aber nicht so hundertprozentig. Eine gewisse Überforderung ist häufig auch von Therapeuten gewollt und fachlich begründet. Scheuen Sie sich aber nicht, Ihr Gefühl der Überforderung anzusprechen; Therapeuten sind auf Ihre Rückmeldung angewiesen.
> *Sie haben das Gefühl, dass Ihnen auch nach der Lösung eines bearbeiteten Problempunktes immer noch eine Menge anderer ungeklärter Schwierigkeiten bleiben.*
> Mit anderen Worten: Die Arbeit an kleinen Problemen löst Ihr „eigentliches" Problem nicht. Schwierig wird es, wenn Sie das Prinzip der „kleinen Schritte" nicht akzeptieren können. So sagt z. B. eine Patientin: „Auch wenn ich gegenüber meinen Arbeitskollegen sicherer auftrete, dann gibt es doch immer noch unendlich viele Personen, gegenüber denen ich mich unsicher fühle und mich auch so verhalte. Ich bin einfach ein ängstlicher Mensch!" Wenn Sie sich schwer tun mit der Philosophie der „kleinen Schritte" in der Verhaltenstherapie, dann ist dies ein Konflikt, der innerhalb der Therapie immer wieder Schwierigkeiten erzeugen wird.
> *Sie halten sich nicht an Vereinbarungen.*
> Diese Schwierigkeit kann eine Folge davon sein, dass Sie als Patient oder Patientin den Nutzen einer bestimmten Vereinbarung nicht erkennen. Klären Sie mit der Therapeutin oder dem Therapeuten, was Ihnen die Einhaltung so schwermacht und womit Sie Probleme haben. Wenn Sie unsicher sind, ob Sie überhaupt Vereinbarungen treffen wollen, sollten Sie lieber auf diese Methode verzichten."

14.5 Wirksamkeit

Die Verhaltenstherapie ist von allen Psychotherapieverfahren hinsichtlich der Wirksamkeit mit Abstand am besten empirisch untersucht, was ihrem selbstkritisch-wissenschaftlichem Grundverständnis entspricht. Butler et al. zählten 2006 16 Metaanalysen.

Inzwischen sind zahlreiche weitere hinzugekommen. Dragioti et al. (2017) schlossen in ihrer umfassenden Metametaanalyse („umbrella review") alle Metaanalysen, die auf mehr als 10 Studien zurückgehen ein und fanden 84 im Bereich der Verhaltenstherapie. Die meisten Studien (und Metaanalysen) sind an Erwachsenenstichproben durchgeführt worden, im Bereich der Behandlung von Kindern und Jugendlichen besteht somit der größte Bedarf an weiteren Studien (▶ Kap. 37).

Über den bloßen Nachweis der Wirksamkeit hinaus zeigen mehrere neuere Studien, dass die Verhaltenstherapie im Rahmen eines intensivierten Vorgehens auch hoch kondensiert erfolgreich angewendet werden kann, was angesichts des Leidens und der Beeinträchtigung der Patienten nicht positiv genug bewertet werden kann. So zeigten Ehlers et al. (2014), dass das von ihnen entwickelte, sehr gut bewährte Programm zur Behandlung der posttraumatischen Belastungsstörung auch im Rahmen einer intensivierten, auf den Zeitraum nur einer Woche verdichteten Behandlungssequenz ohne Verluste hinsichtlich der Wirksamkeit eingesetzt werden kann. Härtling et al. (2016) konnten demonstrieren, dass bei der Erythrophobie (Errötungsangst), einem Subsyndrom der sozialen Angststörung, sehr gute Erfolgsraten selbst dann möglich sind, wenn die Behandlung in Gruppen erfolgt und an nur ein oder zwei Wochenenden erfolgt (ähnlich Wannemueller et al. 2016).

Neuerdings gibt es aber auch kritische Stimmen, die darauf verweisen, dass methodische Probleme wie der „publication bias" auch vor der Verhaltenstherapie nicht Halt machen und frühere Studien häufig nur eine geringe methodische Qualität aufwiesen. Ferner sind zwar große Effekte der Verhaltenstherapie gegenüber unbehandelten Kontrollgruppen bei vielen wichtigen Störungen sehr gut belegt, aber gegenüber Kontrollgruppen, in denen Standardbehandlungen oder Placebo genutzt wurden, waren die zusätzlichen Effekte deutlich geringer (Cuijpers et al. 2016; Wampold et al. 2017). Auch die Überlegenheit gegenüber anderen psychotherapeutischen Verfahren ist zwar bei den meisten Angststörungen gezeigt (vgl. z. B. Mayo-Wilson et al. 2014), nicht aber bei Depressionen (Cuijpers 2017).

Wirklich methodisch erstklassige Originalstudien an ausreichend großen Stichproben, die den Verlust an Differenzierung vermeiden, wie etwa in Metaanalysen durch die Zusammenfassung von Studien, sind noch zu selten. Ein Beispiel ist die SOPHO-NET Studie, in der 495 Personen entweder mit kognitiver Verhaltenstherapie oder (manualisierter) psychodynamischer Kurzzeittherapie behandelt wurden. Beide Verfahren erreichten große Effekte, die Verhaltenstherapie war aber im Hinblick auf die Reduktion der Angstsymptomatik überlegen (Leichsenring et al. 2013). Überprüft man die Effekte der in dieser Studie eingesetzten Manuale in der Routinepraxis, so lassen sich die guten Effekte für

die Verhaltenstherapie replizieren (mit sogar tendenziell höheren Within-Group-Effektstärken; Hoyer et al. 2017), bei der psychodynamischen Therapie gelingt dies jedoch nicht (Wiltink et al. 2017).

Wie oben erwähnt, ist ein wesentliches Ziel darin zu sehen, in der Zukunft die postulierten Wirkmechanismen der Verhaltenstherapie noch besser zu beschreiben und zu prüfen (Cuijpers et al. 2019; Emmelkamp et al. 2014; Wittchen et al. 2015). Ein hervorragendes Beispiel dafür, wie dies gelingen kann, stellt die Theorie des Inhibitionslernens dar, mit der zuvor über Jahrzehnte gültige Annahmen über die der Exposition zugrunde liegenden Lernprozesse entscheidend revidiert werden konnten (▶ Kap. 26).

❓ Prüfen Sie Ihr Wissen

1. Welches sind die Prinzipien der Verhaltenstherapie? ◘ Tab. 14.1
2. Wie lässt sich die Struktur des Ablaufs einer Verhaltenstherapie beschreiben? ◘ Abb. 14.5
3. Unterscheiden Sie drei Gruppen von Strategien der Verhaltenstherapie! ◘ Abb. 14.4
4. Die Verhaltenstherapie stellt an Patientinnen und Patienten auch Anforderungen: Wie sind diese zu beschreiben? ▶ Abschn. 14.4; ▶ Gut zu wissen

ℹ Weiterführende Literatur

Ein umfassendes und aktuelles Lehrbuch der Verhaltenstherapie wurde 2018 in 4. Auflage von Margraf und Schneider herausgegeben, es liegt auch ein Band zur Verhaltenstherapie bei Kindern und Jugendlichen vor (Schneider & Margraf 2018) sowie ein Band zu Materialien für die praktische Therapiedurchführung (Meinlschmidt et al. 2012). Fliegel et al. (2018) ergänzen ihr praxisorientiertes Verhaltenstherapie-Lehrbuch mit einer Serie an DVD mit Lehrfilmen zur praktischen Anwendung verhaltenstherapeutischer Techniken und Methoden. Als in sich geschlossene Darstellungen sind darüber hinaus empfehlenswert: Craske (2010/2012), Hoyer et al. 2020 und Kanfer et al. (2012); für eine vertiefende Darstellung des praktischen Vorgehens s. Brakemeier und Jacobi (2017). Wer vertiefend die Geschichte der Verhaltenstherapie in Deutschland kennenlernen möchte, sei verwiesen auf: ▶ http://www.dgvt-geschichte.de/

Literatur

Bandura, A. (1969). *Principles of behavior modification.* New York: Holt, Rinehart and Winston.

Bandura, A. (1978). The self-system in reciprocal determinism. *American Psychologist, 33*(4), 344–358.

Beck, A. T., Rush, A. J., Shaw, B. F., & Emery, G. (1979). *Cognitive therapy of depression.* New York: Guilford.

Beck, A. T., & Haigh, E. A. (2014). Advances in cognitive theory and therapy: the generic cognitive model. *Annual Review of Clinical Psychology, 10,* 1–24.

Birbaumer, N. (1991). Verhaltenstherapie im deutschsprachigen Raum von 1965–1990 aus der Sicht eines Betroffenen. *Verhaltenstherapie, 1,* 70–71.

Blakey, S. M., Abramowitz, J. S., Buchholz, J. L., Jessup, S. C., Jacoby, R. J., Reuman, L., & Pentel, K. Z. (2019). A randomized controlled trial of the judicious use of safety behaviors during exposure therapy. *Behaviour Research and Therapy, 112,* 28–35. ► https://doi.org/10.1016/j.brat.2018.11.010.

Brakemeier, E.-L., & Jacobi, F. (Hrsg.). (2017). *Verhaltenstherapie in der Praxis.* Weinheim: Beltz.

Butler, A. C., Chapman, J. E., Forman, E. M., & Beck, A. T. (2006). The empirical status of cognitive-behavioral therapy: A review of meta-analyses. *Clinical Psychology Review, 26*(1), 17–31.

Castonguay, G. (2011). Psychotherapy, psychopathology, research and practice: Pathways of connections and integration. *Psychotherapy Research, 21,* 125–140.

Cuijpers, P. (2017). Four decades of outcome research on psychotherapies for adult depression: An overview of a series of meta-analyses. *Canadian Psychology, 58,* 7–19. ► https://doi.org/10.1037/cap0000096.

Cuijpers, P., Cristea, I. A., Karyotaki, E., Reijnders, M., & Huibers, M. J. H. (2016). How effective are cognitive behavior therapies for major depression and anxiety disorders? A meta-analytic update of the evidence. *World Psychiatry, 15*(3), 245–258.

Cuijpers, P., Reijnders, M., & Huibers, M. J. H. (2019). The role of common factors in psychotherapy outcomes. *Annual Review of Clinical Psychology, 15*(1), 207–231. ► https://doi.org/10.1146/annurev-clinpsy-050718-095424.

Craske, M. G. (2010). *Cognitive-Behavioral Therapy.* Washington: American Psychological Association.

Craske, M. G. (2012). *Kognitive Verhaltenstherapie.* München: Reinhardt.

Dragioti, E., Karathanos, V., Gerdle, B., & Evangelou, E. (2017). Does psychotherapy work? An umbrella review of meta-analyses of randomized controlled trials. *Acta Psychiatrica Scandinavica, 136,* 236–246.

Ehlers, A., Hackmann, A., Grey, N., Wild, J., Liness, S., Albert, I., Deale, A., Stott, R., & Clark, D. M. (2014). A randomized controlled trial of 7-day intensive and standard weekly cognitive therapy for PTSD and emotion-focused supportive therapy. *American Journal of Psychiatry, 171*(3), 294–304.

Emmelkamp, P. M. G., David, D., Beckers, T., Muris, P., Cuijpers, P., & Lutz, W. et al. (2014). Advancing psychotherapy and evidence-based psychological interventions. *International Journal of Methods in Psychiatric Research, 23*(1), 58–91.

Fliegel, S., Jänicke, W., Münstermann, S., Ruggaber, G., Veith, A., & Willutzki, U. (Hrsg.). (2018). *Verhaltenstherapie – Was sie kann und wie es geht.* Tübingen: DGVT.

Hamm, A., Wendt, J., & Volkmann, M. (2017). Extinktion: Neurowissenschaftliche Erkenntnisse zur Frage, wie Menschen sich ändern. *Verhaltenstherapie, 27,* 16–26.

Härtling, S., Heinrich, A., Klotsche, J., & Hoyer, J. (2016). Task concentration training vs. cognitive therapy: a randomized controlled trial for social anxiety disorder with fear of blushing. *Clinical Psychology and Psychotherapy, 23,* 509–522.

Hayes, S. C., & Hofmann, S. G. (Hrsg.). (2018). *Process-based CBT.* Oakland: Context Press.

Hayes, S. C., Strosahl, K. D., & Wilson, K. G. (2012). *Acceptance and commitment therapy: The process and practice of mindful change* (2. Aufl.). New York: Guilford Press.

Hecht, C. (1984). Kognitive Verhaltenstherapie. In H. Petzold (Hrsg.), *Wege zum Menschen* (2. Aufl., S. 397–488). Paderborn: Junfermann.

Holmes, E. A., Craske, M. G., & Graybiel, A. M. (2014). A call for mental health science. *Nature, 511,* 287–289.

Hoyer, J., Beesdo, K., Gloster, A. T., Runge, J., Höfler, M., & Becker, E. S. (2009). Worry exposure versus applied relaxation in the treatment of generalized anxiety disorder. *Psychotherapy and Psychosomatics, 78,* 106–115.

Hoyer, J., Čolić, J., Pittig, A., Crawcour, S., Ginzburg, D., Moeser, M., Wiltink, J., Leibing, E., & Stangier, U. (2017). Manualized vs. non-manualized CBT for social phobia in private practices: A randomized controlled trial. *Behaviour Research and Therapy, 95,* 87–98.

Hoyer, J., Helbig-Lang, S., & Reinecker, H. (2020). Kognitive Verhaltenstherapie. In Senf, W., Broda, M., Voos, D., & Wendisch, M. (Hrsg.), *Praxis der Psychotherapie* (6. Aufl., S. 231–266). Stuttgart: Thieme.

Jain, F. A., Walsh, R. N., Eisendrath, S. J., Christensen, S., & Rael Cahn, B. (2015). Critical analysis of the efficacy of meditation therapies for acute and subacute phase treatment of depressive disorders: A systematic review. *Psychosomatics, 56*(2), 140–152. ► https://doi.org/10.1016/j.psym.2014.10.007.

Kanfer, F. H., Reinecker, H., & Schmelzer, D. (2012). *Selbstmanagement-Therapie* (5. Aufl.). Heidelberg: Springer.

Kazdin, A. E. (2007). Mediators and mechanisms of change in psychotherapy research. *Annual Review of Clinical Psychology, 3,* 1–27.

Kirsch, I., Lynne, S. J., Vigorito, M., & Miller, R. R. (2004). The role of cognition in classical and operant conditioning. *Journal of Clinical Psychology, 60,* 369–392.

Kröner-Herwig, B. (2004). *Die Wirksamkeit von Verhaltenstherapie bei psychischen Störungen von Erwachsenen sowie Kindern und Jugendlichen.* Tübingen: DGVT.

Leichsenring, F., Salzer, S., Beutel, M., Herpertz, St, Hiller, W., Hoyer, J., Huesing, D., Joraschky, P., Nolting, B., Poehlmann, K., Ritter, V., Stangier, U., Strauss, B., Stuhldreher, N., Tefikow, S., Teismann, T., Willutzki, U., Wiltink, J., & Leibing, E. (2013). Psychodynamic versus cognitive therapy of social anxiety disorder: A multi-center randomized controlled trial. *American Journal of Psychiatry, 170,* 159–167.

Margraf, J. (2018). Verhaltenstherapie. In J. Margraf & S. Schneider (Hrsg.), *Lehrbuch der Verhaltenstherapie. Bd. 1: Grundlagen, Diagnostik, Verfahren, Rahmenbedingungen* (4., vollständig bearbeitete und erweiterte Auflage, Bd. 1, S. 3–35). Heidelberg: Springer Medizin Verlag.

Mayo-Wilson, E., Dias, S., Mavranezouli, I., Kew, K., Clark, D. M., Ades, A. E., & Pilling, S. (2014). Psychological and pharmacological interventions for social anxiety disorder in adults: A systematic review and network meta-analysis. *Lancet Psychiatry, 1,* 368–376.

Meinlschmidt, G., Schneider, S., & Margraf, J. (Hrsg.). (2012). *Lehrbuch der Verhaltenstherapie. Band 4: Materialien der Psychotherapie.* Berlin: Springer.

Mennin, D. S., Ellard, K. K., Fresco, D. M., & Gross, J. J. (2013). United we stand: Emphasizing commonalities across cognitive-behavioral therapies. *Behavior Therapy, 44*(2), 234–248. ► https://doi.org/10.1016/j.beth.2013.02.004.

Newby, J. M., McKinnon, A., Kuyken, W., Gilbody, S., & Dalgleish, T. (2015). Systematic review and meta-analysis of transdiagnostic psychological treatments for anxiety and depressive disorders in adulthood. *Clinical Psychology Review, 40,* 91–110. ► https://doi.org/10.1016/j.cpr.2015.06.002.

Pittig, A., van den Berg, L., & Vervliet, B. (2016). The key role of extinction learning in anxiety disorders: Behavioral strategies to enhance exposure-based treatments. *Current Opinion in Psychiatry, 29*(1), 39–47. ► https://doi.org/10.1097/YCO.0000000000000220.

Rachman, S., & Wilson, G. T. (1980). *The effects of psychotherapy.* Oxford: Pergamon Press

Rief, W. (2016). Was ist moderne Verhaltenstherapie? *Verhaltenstherapie & psychosoziale Praxis, 48,* 291–295.

Rief, W., & Stenzel, N. (2017). Fertigkeiten. Thema für die moderne Psychotherapie? *Psychotherapeut, 62,* 121–127.

Singewald, N., Schmuckermair, C., Whittle, N., Holmes, A., & Ressler, K. J. (2015). Pharmacology of cognitive enhancers for exposure-based therapy of fear, anxiety and trauma-related disorders. *Pharmacology & Therapeutics, 149,* 150–190. ▶ https://doi.org/10.1016/j.pharmthera.2014.12.004.

Tuschen-Caffier, B., & Hoyer, J. (2014). Die so genannte Dritte Welle: Evidenzbasiert, nützlich oder überflüssig? Ein Plädoyer für Skeptizismus. *Zeitschrift für Klinische Psychologie und Psychotherapie, 43,* 279–281.

Voderholzer, U., Hauer, M., & Reisenzein-Hirsch, E. (2014). Konfrontationsverfahren in der Behandlung psychischer Störungen. *psych up2date, 8,* 157–171.

Wannemueller, A., Appelbaum, D., Küppers, M., Matten, A., Teismann, T., Adolph, D., & Margraf, J. (2016). Large group exposure treatment: a feasibility study in highly spider fearful individuals. *Frontiers in Psychology, 7,* 1183.

Wampold, B. E., Flückiger, C., Del Re, A. C., Yulish, N. E., Frost, N. D., Pace, B. T., & Hilsenroth, M. J. (2017). In pursuit of truth: A critical examination of meta-analyses of cognitive behavior therapy. *Psychotherapy Research, 27*(1), 14–32.

Weck, F. (2014). *Psychotherapeutische Kompetenzen.* Heidelberg: Springer.

Wiltink, J., Ruckes, C., Hoyer, J., Leichsenring, F., Joraschky, P., Leweke, F., Pöhlmann, K., & Beutel, M. E. (2017). Transfer of manualized Short Term Psychodynamic Psychotherapy (STPP) for social anxiety disorder into clinical practice: Results from a cluster-randomised controlled trial. *BMC Psychiatry, 17,* 92.

Wittchen, H.-U., Härtling, S., & Hoyer, J. (2015). Psychotherapy and mental health as a psychological science discipline. *Verhaltenstherapie, 25,* 98–109.

Wittchen, H.-U., Hoyer, J., Fehm, L., Jacobi, F. & Junge, J. (2011). Klinisch-psychologische und psychotherapeutische Verfahren im Überblick. In H.-U. Wittchen & J. Hoyer (Hrsg.), *Klinische Psychologie und Psychotherapie* (2., vollständig überarbeitete Auflage, S. 449–476). Heidelberg: Springer.

Psychodynamische Psychotherapie: Anwendungsprinzipien und Verfahrensformen

Anna Buchheim und Peter Buchheim

Inhaltsverzeichnis

© Springer-Verlag GmbH Deutschland, ein Teil von Springer Nature 2020
J. Hoyer und S. Knappe (Hrsg.), *Klinische Psychologie & Psychotherapie*,
https://doi.org/10.1007/978-3-662-61814-1_15

15.1 Beschreibung der Verfahren

15.1.1 Zur Entwicklung der psychodynamischen Psychotherapie

Mit den psychoanalytisch begründeten/psychodynamischen Therapieverfahren steht ein breit gefächertes Psychotherapieangebot für Erwachsene, Kinder und Jugendliche im Einzel- und Gruppensetting zur Verfügung.

In der ambulanten psychotherapeutischen Versorgung mit den Richtlinienverfahren liegt der Anteil der psychodynamischen Therapie bei ca. 47 % (tiefenpsychologisch fundiert 44,7 %, analytisch 2,4 %).

Sigmund Freud begründete mit seinen Erkenntnissen über die fundamentale Bedeutung des Unbewussten für die Entstehung seelischer und sich körperlich ausdrückender Symptome, über die Wirkung von „freier Assoziation" und „Traumdeutung" sowie der Aufdeckung verdrängter unbewusster Konflikte das von ihm erstmals 1896 als Psychoanalyse benannte Verfahren. In den Jahren bis 1915 formulierte Freud seine Theorie und das Konzept der Psychoanalyse mit der Behandlung auf der Couch, das bis heute weltweite Verbreitung gefunden hat (▶ Kap. 1).

Spätere Generationen von Analytikern haben die theoretischen Grundlagen und Behandlungstechniken kontinuierlich weiterentwickelt und den Bedürfnissen ihrer Patienten z. B. auch in Bezug auf Verkürzung der Behandlungsdauer schon frühzeitig angepasst. Es erfolgten auch Modifikationen der Psychoanalyse in Bezug auf ihre Anwendung auf zuvor nicht für analysierbar gehaltene Patientengruppen, meist mit Persönlichkeitsstörungen (z. B. Kernberg 1984).

1967 erfolgte die Einbeziehung der „psychoanalytisch begründeten Verfahren", jetzt definiert als „analytische Psychotherapie", der „tiefenpsychologisch fundierte Psychotherapie" und seit 1980 auch der Verhaltenstherapie in die Richtlinien-Psychotherapie und das medizinische Versorgungssystem. Dadurch wurde eine besondere Situation geschaffen, mit der sich die deutsche Psychotherapie in Bezug auf die Finanzierung deutlich von anderen Ländern unterscheidet (▶ Kap. 12).

Die Einführung der „psychodynamischen Psychotherapie" 2004/2008 (vgl. ▶ http://www.wbpsychotherapie.de) als Oberbegriff für die analytisch begründeten Psychotherapieverfahren erfolgte aufgrund ihrer wissenschaftlichen Fundierung durch Stellungnahmen des Wissenschaftlichen Beirats Psychotherapie. Diese Entscheidung war aufgrund der im angloamerikanischen Bereich weiten Verbreitung von „psychodynamic psychotherapy" mit ihren vielfältigen klinischen Anwendungen und empirischen Wirkungsnachweisen ein wegweisender Schritt. In Deutschland hatten diese Verfahren schon eine sehr lange klinische und seit 1967 eine besondere versorgungsrelevante Tradition als störungsübergreifende Verfahren (Wissenschaftlicher Beirat Psychotherapie 2004/2008; ▶ http://www.wbpsychotherapie.de).

Seit den 70er Jahren des letzten Jahrhunderts wurden im angloamerikanischen Bereich auf psychoanalytischen Grundannahmen basierende störungsübergreifende „psychodynamic psychotherapies" entwickelt, meist als Kurzpsychotherapien konzeptualisiert, seit den 80er Jahren auch für die Forschung eingesetzt und seit den 90er Jahren als störungsorientierte Ansätze untersucht.

Psychodynamische Therapien

- *Focal Psychotherapy* (dt.: Fokaltherapie; Balint et al. 1973)
- *Principles of Psychoanalytic Psychotherapy* (dt.: Einführung in die analytische Therapie; Luborsky 1984)
- *Psychotherapy in a New Key* (dt.: Psychodynamische Kurz- und Fokaltherapie; Strupp und Binder 1984)
- *Psychodynamic Psychotherapy of Borderline Patients* (Kernberg et al. 1989)
- *Transference Focused Psychotherapy for Borderline Personality* (dt.: Psychotherapie der Borderline-Persönlichkeit; Clarkin et al. 1999)
- *Panic-Focused Psychodynamic Psychotherapy* (dt.: Panikfokussierte Psychodynamische Psychotherapie; Milrod et al. 1997)

Shedler (2011) fasste in einer neueren Untersuchung für die psychodynamische Psychotherapie folgende störungsübergreifenden charakteristischen Merkmale zusammen:

- der Fokus liegt auf Emotion und Gefühlsausdruck,
- Explorieren von Versuchen, belastende Gedanken und Gefühle zu vermeiden und zu verdrängen,
- Identifizierung von wiederkehrenden Themen und Mustern,
- Auseinandersetzung mit Erfahrungen in der Vergangenheit,
- Fokus auf zwischenmenschliche Beziehungen,
- Fokus auf die therapeutische Beziehung,
- Erforschung des Unbewussten und des Fantasielebens.

Beutel et al. (2020) haben in Bezug auf Störungsorientierung, Manualisierung und Wirkfaktoren in der therapeutischen Praxis die verschiedenen psychodynamischen Psychotherapien ausführlich beschrieben und diskutiert (▶ Abschn. 15.3.3).

◻ Tab. 15.1 Analytische Psychotherapie im Vergleich zur tiefenpsychologisch fundierten Psychotherapie. (In Anlehnung an Reimer und Rüger 2012)

Analytische Psychotherapie		Tiefenpsychologisch fundierte Psychotherapie
Frequenz	2–3 h pro Woche	1–2 h pro Woche
Setting	In der Regel liegt der Patient; der Therapeut sitzt neben oder hinter ihm	Patient und Therapeut sitzen sich gegenüber
Behandlungsdauer	Etwa 2–3 Jahre	Etwa 1–3 Jahre
Behandlungsziele	Bearbeitung unbewusster Störungs- und Strukturanteile des Patienten	Überwiegend Bearbeitung einer aktuellen neurotischen Konfliktsituation und der dazugehörigen Symptome, wobei auch Strukturanteile berücksichtigt werden
Technisches Vorgehen	Förderung von Übertragung und Regression	Keine Förderung von Übertragung und Regression; Konzentration auf die Bearbeitung des aktuellen neurotischen Konfliktes unter Beachtung/Bearbeitung der Beziehungskonstellation zwischen Patient und Therapeut

■ **Beschreibung und Definitionen der psychoanalytisch begründeten Verfahren in den Psychotherapie-Richtlinien**

In den Psychotherapie-Richtlinien werden tiefenpsychologisch fundierte Psychotherapie und analytische Psychotherapie wie folgt beschrieben und definiert.

■■ Tiefenpsychologisch fundierte Psychotherapie

Die tiefenpsychologisch fundierte Psychotherapie mit einer Behandlungsfrequenz von 1–2 Sitzungen pro Woche und einem Setting im Sitzen basiert auf den Grundannahmen der psychoanalytischen Krankheitslehre: Existenz und Wirkungsweise des Unbewussten, Konzepte über intrapsychische und interpersonelle Prozesse, Anwendung einer konfliktzentrierten Vorgehensweise, Bearbeitung innerer repetitiver Konflikte und aktueller psychosozialer Konflikte in der Hier-und-Jetzt-Situation.

Als Methoden und Weiterentwicklungen der tiefenpsychologisch fundierten Psychotherapie sind in den Richtlinien anerkannt: dynamische Psychotherapie nach Dührssen, Fokaltherapie nach Balint, niederfrequente Therapie nach Hoffmann, Katathymes Bilderleben nach Leuner.

Eine **Kurzzeittherapie** (KZT) ist als tiefenpsychologisch fundierte Psychotherapie durchzuführen und kann als Einzel- oder Gruppentherapie sowohl für Erwachsene als auch für Kinder und Jugendliche erfolgen. (▶ Kap. 13)

Zu den klinischen Erweiterungen der tiefenpsychologisch begründeten Verfahren gehören: **tiefenpsychologisch fundierte Gruppenpsychotherapie** (▶ https://dpg-psa.de/Gruppentherapie.html; ▶ Kap. 13), **Einbeziehung des Partners und der Familie, Sexualberatung oder Sexualtherapie** (▶ Kap. 56), **Kinder- und Jugendlichenpsychotherapie** (▶ http://www.vakjp.de; ▶ Kap. 13 und 37).

■■ Analytische Psychotherapie

Die analytische Psychotherapie setzt ein psychoanalytisches theoretisches Konzept, einen Therapieplan mit fallbezogenen Zielkriterien und eine Frequenz von in der Regel maximal drei Sitzungen pro Woche voraus, um ein ausreichendes therapeutisches Kontinuum zu gewährleisten (◻ Tab. 15.1). Therapiekonzepte und Behandlungstechnik unterscheiden sich nicht grundsätzlich von denen der Psychoanalyse, wie z. B. Bewusstmachen einer unbewussten Psychodynamik, Nutzung und Bedeutung des Übertragungs-Gegenübertragungs-Geschehens.

Eine hochfrequent durchgeführte **Psychoanalyse** mit 4 und mehr Sitzungen in der Woche ist keine psychotherapeutische Behandlungsform im Sinne der Psychotherapie-Richtlinien (▶ Kap. 13). Der Leistungsumfang der analytischen und tiefenpsychologisch fundierten Psychotherapie im ambulanten Setting ist wie in ◻ Tab. 15.2 dargestellt festgelegt.

In der **stationären und teilstationären/tagklinischen psychotherapeutischen und psychosomatischen Behandlung** wird psychodynamische Psychotherapie im Rahmen eines multimodalen biopsychosozialen Therapiemodells überwiegend im Gruppensetting und häufig nur noch in begleitenden kurztherapeutischen niederfrequenten Einzelsitzungen durchgeführt.

15.1.2 Theoretische Konzepte der psychoanalytisch begründeten Therapieverfahren

Das Konzept des dynamischen Unbewussten

Der Begriff der **Dynamik,** wie er damals von Freud gesehen wurde, geht von einem psychischen Kräfteverhältnis aus, das sich auf die Triebkräfte der Libido und

◻ Tab. 15.2 Leistungsumfang der psychoanalytisch begründeten Verfahren gemäß Richtlinien des gemeinsamen Bundesausschusses für die Durchführung von Psychotherapie (16.02.2017)

Leistungsumfang der psychoanalytisch begründeten Verfahren gemäß Psychotherapie-Richtlinien

| | Tiefenpsychologisch fundierte Psychotherapie | | | | | | Analytische Psychotherapie | | | | | |
| | Erwachsene | | Jugendliche | | Kinder | | Erwachsene | | Jugendliche | | Kinder | |
	Einzel	Gruppe	Einzel	Gruppe	Einzel	Gruppe	Einzel	Gruppe	Einzel	Gruppe	Einzel	Gruppe
Kurzzeittherapie	12	12 D										
Normaltherapie	60	60 D	90	60 D	70	60 D	160	80 D	90	60 D	70	60 D
Höchstgrenze	100	80 D	180	90 D	150	90 D	300	150 D	180	90 D	150	90 D

D Doppelstunde

Aggression zentrierte. In seinen klinischen Beobachtungen kam Freud im Jahre 1920 zu der Annahme eines *dynamischen* Unbewussten, d. h., ein Großteil des seelischen Lebens ist unbewusst, kann aber, abhängig von inneren und äußeren Kontextbedingungen, verhaltenswirksam werden. Das dynamische Unbewusste besteht aus Trieb- und Objektbeziehungsrepräsentanzen, deren ursprüngliche Inhalte aufgrund von Konflikten vorübergehend nicht bewusstseinsfähig bzw. verdrängt sind; sie behalten jedoch ihre individuelle Dynamik. Die wohl bekannteste Form ist die **Fehlleistung**, bei der z. B. mittels Versprecher, unpassende Benennungen von Personen oder Situationen an die Oberfläche des Bewusstseins gelangen. Zum Beispiel wenn der Redner seine Gäste dazu auffordert, „auf das Wohl unseres Chefs aufzustoßen".

Heute besteht Konsens darüber, dass die meisten Reize der Umwelt oder Innenwelt zwar registriert, wahrgenommen, teilweise gespeichert und gelernt werden, jedoch nicht bewusst werden, und es besteht kein Zweifel daran, dass diese unbewussten Vorgänge im Gehirn höchst wirksam sind und bewusste Vorgänge beeinflussen (▶ Kap. 13).

Die moderne Forschung hat die Annahme von unbewussten geistigen Prozessen durchgängig gestützt (Kandel 2013; Carhart-Harris und Friston 2010). Roth (2007) untermauerte das klassische Freudsche Strukturmodell von 1923 (Es → unbewusst; Ich und Über-Ich → vorbewusst und unbewusst) mit neurowissenschaftlichen Befunden. Der Neuropsychoanalytiker Solms belegte bestimmte Formen der Verdrängung aus neuropsychoanalytischer Sicht und aktualisierte Freuds Traumtheorie, als via regia zum Unbewussten. Weiterhin ordnete Solms dem Es bewusstseinsfähige Funktionen zu. Die Erforschung des dynamischen Unbewussten stellt jedoch eine starke forschungsmethodische Herausforderung dar (s. ausführlicher bei Buchheim und Kächele 2015).

Die Bedeutung von Erfahrungen und Entwicklung in der frühen Kindheit

Den frühen Erfahrungen mit wichtigen Bezugspersonen in den ersten Lebensjahren wird eine besondere Bedeutung auf die weitere Entwicklung des Menschen beigemessen. Die empirischen Beobachtungen von Kleinkindern durch psychoanalytische Forscher wie Spitz und Bowlby wurden durch neue Methoden in der Kleinkindbeobachtung enorm erweitert und reformuliert (z. B. Stern 1985; ▶ Gut zu wissen). **Mentalisierung** als aktueller Schlüsselbegriff beschreibt eine in der frühen Entwicklung erworbene Fähigkeit, die eigene Person und andere Personen in ihrer Intentionalität und anderen mentalen Zuständen (Gedanken,

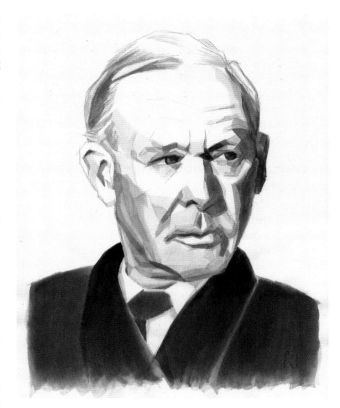

◘ Abb. 15.1   John Bowlby. (© INTERFOTO/Jan Rieckhoff)

Meinungen, Wünschen, Affekten) wahrzunehmen und zu verstehen (Fonagy et al. 2004).

Gut zu wissen

Die Bindungstheorie von Bowlby
Die Bindungstheorie von Bowlby bietet eine naturwissenschaftliche, ethologisch geprägte Erklärung an, warum mangelnde Fürsorge, Trennungen und Verluste sich ungünstig auf die seelische Entwicklung auswirken können (Bowlby 1980; ◘ Abb. 15.1). Aktuelle Längsschnittstudien sowie Metanalysen belegen, dass sichere Bindung als Schutzfaktor, unsichere Bindung als Vulnerabilitätsfaktor und desorganisierte Bindung als Risikofaktor für die weitere Entwicklung angesehen werden kann (s. genauer bei Buchheim 2016; ▶ Kap. 1 und 57). Bindungsbezogene Trennungs- und Verlustangst, Auswirkungen von emotionaler Vernachlässigung und Missbrauch- und Misshandlungserfahrungen werden für die Entstehung und Behandlung von Störungsbildern wie Angststörungen, Depressionen oder Persönlichkeitsstörungen zunehmend bedeutsam (Milrod et al. 2014; Stei-

nert et al. 2015; Herpertz und Bertsch 2015; Buchheim 2018). Aktuelle neurowissenschaftliche Befunde belegen die Bedeutung der biologischen Basis von Bindung in Zusammenhang mit sozialen, emotionalen und kognitiven Prozessen bei gesunden Probanden und Patienten mit unterschiedlichen psychischen Störungen (Buchheim et al. 2017b).

Das Konzept des unbewussten Konflikts und der Abwehr

Das klassische **Konfliktmodell** beschreibt nach Rudolf (2013) die Internalisierung von früheren repetitiven unlösbaren, schwierigen Beziehungserfahrungen mit der Folge abwehrbedingter Einschränkungen des Erlebens und Verhaltens. Die Erfahrung, von wichtigen Bezugspersonen zurückgewiesen, verachtet, bestraft oder misshandelt zu werden, kann dazu führen, dass negative Affekte wie Schmerz, Scham, Angst und Schuld unbewusst mit dem Wunscherleben nach Nähe verknüpft werden. Diese Grundkonflikte werden als Störungsdisposition in der Lebensgeschichte mitgetragen und in konflikthaften Situationen des Erwachsenenlebens in einer vulnerablen Situation oder Krise aktualisiert (Benecke 2014; ◘ Abb. 15.2).

Unbewusste Konflikte aufzudecken, ist ein basales Ziel der psychodynamischen Therapie. Zusammen mit dem Patienten wird untersucht, in welcher Weise diese unbewussten Konflikte mit biografischem Bezug die gegenwärtigen Verhaltensweisen und interpersonellen Beziehungen behindern bzw. beeinflussen können (Krause 2012; ► Kap. 13).

Kernkonflikte nach der operationalisierten psychodynamischen Diagnostik (OPD)

Eine detaillierte Definition der wichtigsten Kernkonflikte, die sich auf elementare Lebensbereiche beziehen (Partnerschaft, Beruf, Arbeitswelt, Besitz, Geld etc.) liefert die international weit verbreitete Operationalisierte Psychodynamische Diagnostik, wobei jeweils aktive und passive Modi der Konfliktverarbeitung unterschieden werden (Arbeitskreis OPD-2 2006; auch ► Klinisch betrachtet).
1. Individuations-Abhängigkeits-Konflikt
2. Kontrolle-Unterwerfungs-Konflikt
3. Autarkie-Versorgungs-Konflikt
4. Selbstwertkonflikt
5. Schuldkonflikt
6. Ödipaler Konflikt
7. Identitätskonflikt

Abwehr und Einsatz von Abwehrmechanismen

Abwehr bedeutet, dass vom Patienten, ohne bewusste Absicht, Aspekte der Wahrnehmung seiner selbst oder der Umwelt ausgeklammert, ausgeblendet, entstellt oder verzerrt werden, um so diese Wahrnehmungsinhalte für seine Person akzeptabler zu gestalten. Es handelt sich grundsätzlich um eine adaptive Regulationsfunktion und bei zu rigidem Einsatz um einen Vorgang des Selbstschutzes auf Kosten der adäquaten Wahrnehmung der Realität mit möglichen Konsequenzen auf Verhaltensebene. Es wird zwischen sog. reifen und unreifen Abwehrformen unterschieden (► Gut zu wissen).

15

Klinisch betrachtet

Modifizierte Beispiele aus OPD-2

— **Individuation versus Abhängigkeit – aktiver Modus (Beispiel)**

Bei einem Patienten, der stets um seine Unabhängigkeit gerungen hat und sich mit dem Wunsch nach Autonomie nie auf eine feste Beziehung oder Arbeit einlassen konnte, wurde vom Therapeuten in der Gegenübertragung zugleich eine dem Patienten unbewusste Sehnsucht nach Ruhe und Bindung wahrgenommen.

— **Individuation versus Abhängigkeit – passiver Modus (Beispiel)**

Ein Patient wird von einer großen Angst beherrscht, dass eine wichtige Bindung verloren gehen könnte. Das Verlangen nach Autonomie nimmt er kaum wahr oder ordnet dieses den Wünschen des Vorgesetzten oder Partners unter („Ich kann meine Frau doch nicht allein lassen!").

— **Selbstwertkonflikt – aktiver Modus (Beispiel)**

Der Patient wirkt nach außen selbstsicherer als er tatsächlich ist. Beziehungen nutzt er in erster Linie, um sein Selbstwertgefühl aufzubauen. Durch sein Auftreten wirkt er auf andere bisweilen sogar arrogant. Im Beruf überschätzt er oftmals seine Leistung, wodurch es an seinen Arbeitsplatz zu Problemen kommt.

— **Selbstwertkonflikt – passiver Modus (Beispiel)**

Ein Patient ist bisher gut durchs Leben gekommen, bis er erstmals eine Freundin aus gutem Haus hatte, die sehr reich war. Schon bald hat er seine eigene Wertigkeit, nur ein kleiner Krankenpfleger zu sein, zunehmend infrage gestellt. Nachdem sich die Freundin von ihm getrennt hat, ist er nicht mehr im Leben zurechtgekommen und er hat zunehmend an sich selbst gezweifelt.

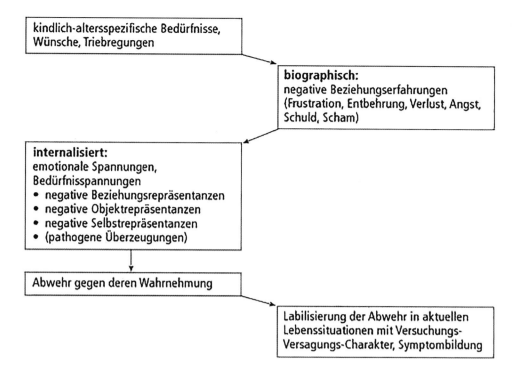

Abb. 15.2 Psychodynamisches Konfliktmodell. (Aus Rudolf 2010, S. 27, © Klett-Cotta)

Reife und unreife Abwehrformen

Reife Abwehrmechanismen wie Verdrängung, Intellektualisierung, Rationalisierung (z. B. „es ist sehr schwer, eine Wohnung heutzutage zu finden" – bei der unbewussten Angst sich vom Elternhaus zu lösen und autonom zu werden), Sublimierung (z. B. das Ersetzen von partnerschaftlichen Nähe/Wünschen durch künstlerische Handlungen, die Umwandlung aggressiver Impulse in sportliche Aktivität) und Humor werden nicht unmittelbar in den Beziehungen eines Menschen mit seiner Umwelt, sondern erst in der therapeutischen Interaktion offensichtlich.

Das Einsetzen **unreifer Abwehrmechanismen** wie Idealisierung, Entwertung, Verleugnung (z. B. nach einem schweren Schicksalsschlag tut man so, als wenn nichts gewesen ist), Omnipotenz manifestiert sich in Erlebnis- und Verhaltensweisen, die den Patienten in seiner Beziehung zu sich und der Umwelt beeinträchtigen. Abwehr in Form von Spaltung oder Dissoziation ist gekennzeichnet durch eine emotionale Abspaltung widersprüchlicher Zustände, indem Beziehungen zu bedeutsamen Bezugspersonen entweder als idealisiert oder verfolgend erlebt werden. Als projektive Identifikation wird die unbewusste Tendenz des Patienten bezeichnet, Anteile von sich in andere zu projizieren, um sie unter Kontrolle zu halten und zu manipulieren (z. B. „nicht ich bin aggressiv, sondern die anderen, ich wehre mich nur").

Konzepte des Selbst und der Objekte

Auf struktureller Ebene ist eine Persönlichkeit mit einem kohärenten und integrierten Selbst- und Fremd-(Objekt-)Konzept ausgestattet oder durch das Fehlen dieses kohärenten Identitätsgefühls in ihren psychischen Funktionen und wichtigen Lebensbereichen beeinträchtigt. In der von Kernberg (1992) weiterentwickelten Objektbeziehungstheorie nehmen die früh verinnerlichten **Selbst- und Objektrepräsentanzen** eine zentrale Rolle ein.

In der OPD sind Aspekte des Selbst und der Objekte anhand der **Strukturachse** operationalisiert (Arbeitskreis OPD 2006). Struktur wird als funktionale Beziehung des Selbst zu den Objekten, d. h. zwischen Individuum und seinen relevanten Bezugspersonen auf den Dimensionen der Selbst- und Fremdwahrnehmung, Steuerung, Selbstregulierung, Kommunikation sowie Bindung an innere und äußere Objekte definiert. In den letzten Jahren wurden zahlreiche valide und reliable Instrumente zur Strukturdiagnostik entwickelt (Doering und Hörz 2012).

> **Wichtig**
>
> Die 5. Revision des DSM der APA (APA, 2015) nahm zentrale Aspekte einer lange schon etablierten Strukturkonzeption von Kernberg (1992) im sog. alternativen Modell der Persönlichkeitsstörungen („levels of personality functioning") mit den beiden Faktoren Selbst (Identität, Selbstbezogenheit) und Interpersonelles (Empathie, Intimität) auf.

Wöller (2016) schlägt für Traumafolgestörungen das sog. **Assoziationsmodell** als Alternative zum Konflikt- und Strukturmodell vor, mit dem im Kontext eines Traumas oder hoch belasteter Beziehungserfahrungen dissoziierte Erinnerungsfragmente, Affektzustände und Körperempfindungen angemessener beschrieben und durch modifizierte Interventionen handhabbar gemacht werden können.

15.1.3 Störungsspezifische Modelle der psychodynamischen Psychotherapie

Das generische Modell und Manual von Luborsky (1984) wurde mit fortschreitender Entwicklung für einzelne Störungsbilder adaptiert (z. B. für depressive Störungen, generalisierte Angststörung, soziale Angststörung, Essstörungen und Substanzkonsumstörungen). Später sollen exemplarisch einige störungsspezifische psychodynamische Behandlungsmodelle erläutert und die dazugehörigen Wirkprinzipien dargelegt werden.

Angststörungen

Freud beschrieb 1895 und 1928 die zentralen Merkmale der „Angstneurose", die wir heute je nach Symptomausprägung und Verlauf als generalisierte Angststörung oder als Panikstörung einordnen. Psychodynamische Theorien der Angststörungen (Zusammenfassung bei Beutel et al. 2020) heben problematische interpersonelle Erfahrungen und deren Internalisierung im Sinne von Objektrepräsentanzen in den Vordergrund.

Wie ◼ Abb. 15.3 zeigt, gehen Milrod et al. (1997) davon aus, dass kindliches Trauma und intrapsychische Konflikte zusammen mit einer dispositionellen Vulnerabilität (Stress) zu einer verminderten Toleranz gegenüber negativen Affekten bzw. einer gesteigerten Trennungs- und Verlustangst beitragen. Auch aggressive Bestrebungen können Panikattacken auslösen, assoziiert mit der Angst vor dem Verlust einer Bindungsfigur.

In einem aktuellen Modell ergänzen Milrod et al. (2014) etablierte behaviorale Ansätze um die Bedeutung **bindungsbezogener Trennungsangst** bei der Panikstörung, verbunden mit genetischen und neuroendokrinen Markern (insbesondere Oxytozin) als mögliche dispositionelle Vulnerabilitätskomponenten mit entsprechenden Implikationen für ihre manualisierte Kurzzeitbehandlung (▶ Kap. 18 und 47).

Borderline-Persönlichkeitsstörung (BPS)

Als Leitsymptome der BPS werden gestörte Affektregulation, Identitätsstörung und Probleme in der sozialen Interaktion angesehen (▶ Kap. 57). Ätiologisch

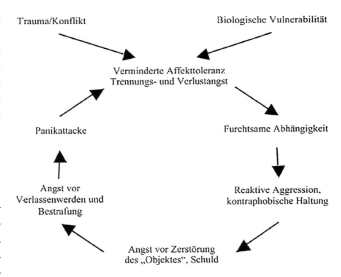

◼ **Abb. 15.3**   Psychodynamisches Modell der Panikstörung. (Nach Rudden et al. 2003, reprinted by permission of Taylor & Francis Ltd, http://www.tandfonline.com; siehe auch Milrod et al. 1997)

spielen neben konstitutionellen Faktoren bindungsbezogene Traumata eine zentrale Rolle (z. B. Buchheim 2016; Buchheim und Diamond 2018). Kürzlich legten Herpertz und Bertsch (2015) bei BPS die potenziellen transgenerationalen Zusammenhänge von ungünstigem elterlichem Fürsorgeverhalten, genetischen Faktoren und veränderten neuroendokrinen Prozessen, insbesondere durch Oxytozin, dar (▶ Kap. 7).

Zur Behandlung von Borderline-Persönlichkeitsstörungen (BPS) liegen zwei psychodynamische, störungsspezifische, evidenzbasierte Therapiemodelle vor: die Transference-Focused Psychotherapy (TFP; dt.: übertragungsfokussierte Therapie; Clarkin et al. 2006, 2008) und die mentalisierungsbasierte Therapie (MBT; Bateman und Fonagy 2016; ▶ Kap. 57).

Die **übertragungsfokussierte Therapie (TFP)** geht davon aus, dass emotionale Labilität, Wut, interpersonelles Chaos mit verzerrter Selbst- und Fremdwahrnehmung, strukturell auf einer unzureichenden Integrationsfähigkeit von positiven (idealisierten) und negativen (entwerteten) Anteilen früherer Beziehungen mit wichtigen anderen (**Objektbeziehungen**) beruhen. Dieser Mangel an Integration konstituiert das Syndrom der sog. **Identitätsdiffusion**. Die durch sie bedingte Spaltung führt zum Einsetzen **unreifer Abwehrmechanismen** wie z. B. Idealisierung, Entwertung und projektive Identifikation (◼ Abb. 15.4 und 15.5).

Die TFP-Therapie fokussiert auf die in der therapeutischen Interaktion aktivierten Emotionen, dominanten Objektbeziehungen, Rollenverteilungen, Abwehr- und Übertragungsreaktionen (▶ Abschn. 15.4.2).

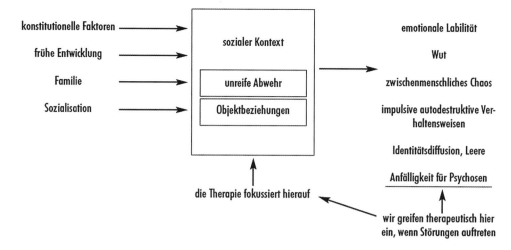

```
konstitutionelle Faktoren ─────────►    ┌─────────────────────┐              emotionale Labilität
                                        │   sozialer Kontext  │
       frühe Entwicklung ─────────►     │                     │                      Wut
                                        │  ┌───────────────┐  │ ─────►
               Familie ─────────►       │  │ unreife Abwehr│  │              zwischenmenschliches Chaos
                                        │  ├───────────────┤  │
         Sozialisation ─────────►       │  │Objektbeziehungen│ │              impulsive autodestruktive Ver-
                                        │  └───────────────┘  │                      haltensweisen
                                        └─────────────────────┘
                                                  ▲                           Identitätsdiffusion, Leere
                                                  │
                         die Therapie fokussiert hierauf ◄───                Anfälligkeit für Psychosen
                                                           │
                                                      wir greifen therapeutisch hier
                                                      ein, wenn Störungen auftreten
```

◘ Abb. 15.4 Modell der Entstehung einer Borderline-Persönlichkeitsstörung nach der übertragungsfokussierten Psychotherapie. (Aus Clarkin et al. 2008, © Klett-Cotta)

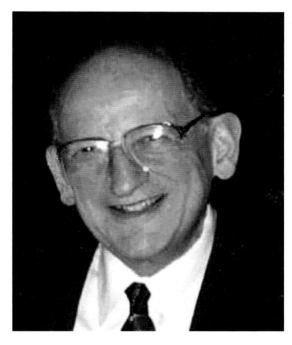

◘ Abb. 15.5 Otto F. Kernberg: Begründer der psychodynamischen Borderline-Psychotherapie. (Foto: Lopezda, lizensiert unter CC BY-SA 3.0, https://creativecommons.org/licenses/by-sa/3.0/deed.en, no changes were made)

Die **mentalisierungsbasierte Therapie (MBT)** wurde auf der Grundlage eines bindungsorientierten psychodynamischen Behandlungskonzepts entwickelt. In der Ätiopathogenese schwerer Persönlichkeitsstörungen nimmt die **Beeinträchtigung des Mentalisierens** aufgrund von repetitiven Fehlabstimmungen zentraler Spiegelungsvorgänge einen bedeutsamen Einfluss für die weitere Entwicklung. Der Fokus dieser Behandlungsform ist insbesondere auf das Ziel einer verbesserten affektiven Mentalisierung gerichtet (► Abschn. 15.4.2).

Die **strukturbezogene Psychotherapie** von Rudolf (2013) hat für die Behandlung „struktureller Störungen" weite klinische Verbreitung gefunden. Sie zeichnet sich durch eine eher zurückhaltende Einstellung gegenüber Deutungen, insbesondere Übertragungsdeutungen, aus. Aufgrund der Einschränkungen des Strukturniveaus und der Mentalisierungsfähigkeit werden die Interventionen so modifiziert, dass sie von den Patienten genutzt werden können (z. B. dem Patienten seine eigene Wahrnehmung zur Verfügung stellen und spiegeln, sich mit dem Patienten identifizieren und sich neben ihn stellen und dessen Sicht teilen, aber auch das Anderssein des Gegenüber betonen).

Die **psychoanalytisch-interaktionelle Methode** von Heigl-Evers wurde für die Psychotherapie komplexer Persönlichkeitsstörungen entwickelt. Der Fokus dieser Arbeitsweise mit strukturell gestörten Patienten liegt auf der Regulierung ihres Selbst und der Gestaltung ihrer zwischenmenschlichen Beziehungen mit Verzicht auf Deutungen ihres unbewussten Verhaltens (Streeck und Leichsenring 2015).

Durch Traumatisierung bedingte Störungen

Psychodynamisch orientierte Psychotherapien zur Behandlung von traumatisierten Patienten sind als mehrdimensionale psychodynamische Traumatherapie von Fischer, als psychodynamisch imaginative Traumatherapie von Reddemann und als traumazentrierte Psychotherapie von Sachsse entwickelt worden.

Alle Ansätze gehen nach Beutel et al. (2020) davon aus, dass in der Therapie von traumatisierten Patienten die Gestaltung von Neutralität, Abwehrbearbeitung und Deutungsvorgänge angepasst werden müssen. Die therapeutische Beziehung soll als gut, stabilisierend, sicher und stützend erlebt werden. Das wesentliche Prinzip ist, dass sich Therapeut und Patient als zwei Erwachsene um das misshandelte „Kind", und überhaupt um das „innere Kind" bemühen. Zur Traumaexposition werden verschiedene Techniken wie „Eye Movement Desensitization and Reprocessing" (EMDR) von Shapiro eingesetzt (▶ Kap. 51).

> **Wichtig**
>
> Eine Traumaexposition ist erst indiziert, wenn der Patient ausreichend stabilisiert ist und kein Täterkontakt mehr besteht.

Depressive Störungen

Depressive Störungen bilden heute die größte Patientengruppe in der psychodynamischen Praxis und es wurden kürzlich europäische Richtlinien für evidenzbasierte Behandlungen (verschiedene Therapieschulen) dieser Störungsgruppe bei chronifiziertem Verlauf erstellt (Jobst et al. 2016).

Die psychodynamischen Modelle der Depression gehen in der Tradition von Freud in *Trauer und Melancholie* 1917 davon aus, dass frühere Trennungs- oder Verlusterfahrungen eine Störung des Selbstwertgefühls (eine sog. „narzisstische Krise") sowie eine gegen sich selbst gerichtete Aggressivität neben konstitutionellen Faktoren die Disposition erhöhen, an einer depressiven Störung zu erkranken (Hoffman und Hochapfel 2009; ▶ Kap. 46).

Steinert et al. (2015) fassen in ihrem Konzept einer **psychodynamischen Kurzzeittherapie der Depression** die psychodynamischen Perspektiven der Entstehung depressiver Störungen wie folgt zusammen.

Dabei werden Aspekte, die historisch bzw. gegenwärtig empirisch und klinisch bedeutsam für das Verständnis dieser Störung sind, unabhängig voneinander als mögliche Auslöser vorgeschlagen:

Psychodynamische Perspektiven der Entstehung depressiver Erkrankungen (Auszug aus Steinert et al. 2015)

- Verlust einer wichtigen Person, der zu Hilflosigkeit führen kann
- Schmerzhafte Kluft zwischen einem Ideal-Selbst und seinen Wünschen und dem tatsächlichen Selbst
- Beziehungen zu wichtigen anderen sind ambivalent und charakterisiert durch unbewusste oder latente Aggression
- Bei Verlassenwerden ist unbewusste Aggression gegen das eigene Selbst und im Sinne einer Abwehr nicht gegen den anderen gerichtet
- Unsichere Bindungsmuster (z. B. unverarbeitete Trauer) und Einschränkung über sich selbst und andere nachzudenken (Mentalisierungsfähigkeit)
- Mit der Tendenz abhängiger Patienten zur Aggressionsvermeidung bestätigen sich Depressive durch die eigene Abwertung, von niemanden geliebt zu werden

15.2 Wirkprinzipien der psychoanalytisch begründeten, psychodynamischen Therapieverfahren

15.2.1 Durchführung und Rahmenbedingungen

Die Durchführung der psychodynamischen Behandlung, deren Diagnostik und Indikationsstellung beginnen mit:
- Herstellen des Erstkontakts,
- Führen eines Erstgesprächs bzw. eines analytischen, psychodynamischen Interviews,
- Erhebung der biografischen Anamnese,
- Klärung der Diagnose und Differenzialdiagnose,
- erster Einschätzung der Prognose,
- Klären von Indikation und Beachten von Kontraindikation für das Therapieverfahren,
- frühzeitigem Besprechen bestimmter Rahmenbedingungen unter besonderer Berücksichtigung der Therapievereinbarung und der Therapieziele.

Zu den **formalen** Rahmenbedingungen zählen Setting (liegen oder sitzen), Therapiezeit, und Sitzungsfrequenz, finanzielle Regelung.

Die **inhaltlichen** Rahmenbedingungen umfassen: Erklären der Rahmenbedingungen und Information über die Art der Therapie, Arbeitsbündnis, Formulieren gemeinsamer Zielvorstellungen, mögliches Einbeziehen Dritter (Angehörige/Partner).

15.2.2 Behandlungstechniken

Die **Behandlungstechniken** der psychoanalytisch begründeten Therapieverfahren setzen in ihren Interventionen insbesondere ein
- Deutung, Klärung und Konfrontation,
- technische Neutralität,
- Nutzen der freien Assoziation,
- Übertragung und Gegenübertragung.

Dabei wird je nach Verfahren stärker im Hier und Jetzt oder mit mehr Bezügen zur Vergangenheit gearbeitet (s. Thomä und Kächele 2006; ▶ Kap. 13).

Deutung: Konfrontation, Klärung und Interpretation

Die Deutung hat die prinzipielle Aufgabe, dem Patienten seine unbewussten Dynamiken und Sinnzusammenhänge zur Verfügung zu stellen, damit er diese bearbeiten und in den Kontext seiner Auseinandersetzung mit der Umwelt setzen kann (Thomä und Kächele 2006; Mertens 2015). Je nach Inhalt werden dabei u. a. **Übertragungsdeutungen** (s. Beispiel unten) und

15

genetische Deutungen unterschieden. Beispielsweise wird ein abweisend aggressives Verhalten des Patienten beim Therapeuten in seiner Wahrnehmung (Gegenübertragung) mit einem Schamgefühl assoziiert und mit den Erfahrungen des Patienten von wiederholten Bloßstellungen durch den Vater in der Kindheit verknüpft. Der Therapeut deutet, dass das abweisende Verhalten des Patienten dazu dienen könnte, eine unbewusst befürchtete Bloßstellung durch den Therapeuten zu vermeiden.

Konfrontation Der erste Schritt ist die sog. Konfrontation, d. h. der Therapeut macht den Patienten in taktvoller und einfühlsamer Weise auf ein bestimmtes, näher zu untersuchendes Phänomen aufmerksam, z. B. auf ein bestimmtes gelegentlich auch widersprüchliches Verhalten (besonders rasches Reden, Schweigen, Lächeln bei traurigen Themen usw.).

Klärung Mit dem zweiten Schritt der Klärung kann erfragt werden, was in einem schweigenden Patient gerade vorgeht oder welche Mitteilungen unzureichend oder nicht verständlich sind.

Deutung Im nächsten Schritt, kann der Therapeut Interpretationen geben, wenn er wichtige, dem Patienten bisher noch unbewusste Zusammenhänge erkannt hat, z. B. dass der Patient mit seinem Schweigen Gefühle der Unsicherheit zurückzuhalten versucht, weil er den Therapeuten als besonders fordernd erlebt.

Übertragungsdeutungen verknüpfen explizit die Interaktionen von Patient und Therapeut im Hier und Jetzt: „Es scheint mir, dass Sie vermieden haben, über Ihre Traurigkeit und Wut bei Ihrer Scheidung zu reden. Vielleicht vermeiden Sie aus ähnlichen Gründen und Empfindungen, mit mir über Ihre Gefühle über das Ende der Therapie zu sprechen?"

Der Beitrag der Säuglingsforschung zur Bedeutungszuschreibung, liegt in der Annahme, dass nicht die spezifische inhaltliche Deutung ausschlaggebend ist, sondern die geteilte Bedeutung im interpersonellen Erleben. Die Bostoner Process of Change Study Group betont die Bedeutung emotional dichter Begegnungen zwischen Therapeut und Patient („Momente der Begegnung"; Stern 2010). Gegenwartsmomente sind affektiv aufgeladen und intensiv. Ein Patient möchte dem Therapeuten unaufgefordert seine lange tiefe Narbe am Bauch zeigen. Der Therapeut versteht intuitiv, dass er dieses intime Bedürfnis des Patienten nicht ablehnen sollte, geht darauf ein und deutet diesen Moment als wichtige Offenbarung des Patienten sich mit seiner Verletzlichkeit anzuvertrauen. Damit kann das „implizite Beziehungswissen" des Patienten verbessert werden. Die Relevanz von Übertragungsdeutungen insbesondere bei schwerer gestörten Patienten wurde experimentell überprüft (▶ Studienbox)

Studienbox

Randomisiert-kontrollierte Studie zur Übertragungsdeutung

Eine RCT-Studie mit 100 Patienten in psychodynamischer Kurzzeittherapie untersuchte, ob **Übertragungsdeutungen** nach 1 Jahr zu einem positiven Behandlungsergebnis führen (Høglend et al. 2008). Ein Teil der Behandlungsgruppe erhielt Übertragungsdeutungen, der andere nicht. Nur Patienten mit schweren strukturellen Störungen profitierten von den Übertragungsdeutungen. Die Studie weist darauf hin, dass Deutung eine erfolgversprechende Technik bei bestimmten Patientengruppen sein kann (s. auch ▶ Abschn. 15.4.2).

Technische Neutralität

Neutralität setzt klare Objektivität und Unparteilichkeit voraus. Kernberg (1992) schlägt vor, aus einer technisch neutralen Position heraus mit Hilfe der Gegenübertragung zu intervenieren, um die Konflikte im Hier und Jetzt vom inneren Standpunkt des Patienten zu begreifen und sich dabei nicht wertend zu verhalten.

Freie Assoziation und gleichschwebende Aufmerksamkeit

Mit der als „Grundregel" bezeichneten **freien Assoziation** verbindet sich die Aufforderung an den Patienten, möglichst frei und ungehindert seinen Einfällen, Gedanken und Phantasien zu folgen und diese unzensiert zu äußern. Unter **gleichschwebender Aufmerksamkeit** versteht man, dass der Therapeut dem Patienten zuhört, ohne bestimmte Inhalte von dessen Äußerungen zu bevorzugen oder zu werten. Kürzlich wurde die freie Assoziation in Verbindung mit der Identifizierung von unbewusst verdrängten Inhalten experimentell mit Hilfe der Bildgebung und Psychophysiologie untersucht (▶ Studienbox).

Studienbox

Neurobiologische Untersuchung der freien Assoziation

Mit einer bildgebenden Studie zur freien Assoziation untersuchten Schmeing et al. (2013) bei 37 gesunden Probanden in Anlehnung an die früheren Assoziationsexperimente von C.G. Jung mittels funktioneller Magnetresonanztomografie (fMRT) die Effekte freier Assoziation auf neuronale Aktivität, Gedächtnis und Hautleitfähigkeit (SCR). Assoziationen zu **konfliktbezogenen** Sätzen, also **intrapsychischen Konflikten,** gingen mit erhöhter ACC-Aktivierung, erhöhter SCR und längeren Reaktionszeiten einher, und wurden zudem schlechter erinnert als Assoziationen zu neutralen oder unspezifisch negativen Sätzen.

Übertragung

Die Analyse der Übertragung ist, seit Freud den Begriff 1895 eingeführt hat, ein Herzstück der Psychoanalyse und psychoanalytisch orientierter Psychotherapie.

Das Konzept der Übertragung ist aus Freuds Sicht eine lebendige Rekonstruktion der verdrängten lebensgeschichtlichen Vergangenheit des Patienten, die dieser auf das aktuelle Beziehungsgeschehen, v. a. auf die Beziehung zum Therapeuten, „überträgt". Nach Freud haben die Verzerrung der Realität und die Wiederholung aus der Vergangenheit besondere Bedeutung für die Übertragung.

Ein Beispiel wäre: „Das, was Sie über den Streit mit ihrem Chef erzählen, der sich Ihnen nicht stellen will und einer Konfrontation aus dem Wege geht, das könnten Sie vielleicht auch hier so erlebt haben". Bei der sog. positiven Übertragung werden positive Anteile früherer Beziehungen (Liebe, Zuneigung, Vertrauen) übertragen, bei der sog. negativen Übertragung negative Anteile (Hass, Abneigung, Wut, Misstrauen). In der **übertragungsfokussierten Therapie** liegt ein Fokus der therapeutischen Arbeit in der Durcharbeitung der Übertragungsbeziehung im Hier und Jetzt.

Gegenübertragung

Die Gegenübertragung wird als Gesamtheit aller emotionalen Reaktionen, – auch leibnahen – Empfindungen, Handlungsimpulse und Phantasien des Therapeuten auf den Patienten verstanden und als wichtiges Instrument in der Therapie eingesetzt.

Zum Beispiel kann der Therapeut Trauer spüren, während der Patient nüchtern und unbeteiligt etwas Trauriges erzählt und ihm selbst das Gefühl der Trauer in diesem Moment nicht bewusst ist.

In der **übertragungsfokussierten Therapie** stellt die Gegenübertragung neben den mimischen und verbalen Informationen einen wesentlichen **Kommunikationskanal** in der therapeutischen Dyade dar.

15.3 Durchführung ausgewählter manualisierter Behandlungsformen

15.3.1 Panikfokussierte psychodynamische Psychotherapie (PFPP) als evidenzbasierte Behandlung

Die panikfokussierte psychodynamische Psychotherapie von Milrod et al. (1997) eignet sich für Kurz- und Langzeitbehandlungen von Panikstörungen (▶ Kap. 47).

Die Kurzzeitbehandlung der PFPP mit je 2 Behandlungsstunden pro Woche lässt sich in drei Abschnitte gliedern (s. auch Beutel et al. 2020):

- **Phase 1: Behandlung der akuten Panik (etwa 1.-8. Sitzung)**
  Detaillierte Analyse der Paniksymptomatik und die damit verbundenen Gedanken und Gefühle, Herausarbeiten der Kernkonflikte, Analyse der Entwicklungsgeschichte des Patienten in Bezug auf Panikvulnerabilität.
- **Phase 2: Behandlung der Panikvulnerabilität (etwa 9.–16. Sitzung)**
  Bearbeiten von Beziehungskonflikten in der Übertragung.
- **Phase 3: Bearbeitung des anstehenden Therapieendes (etwa 17.–25. Sitzung)**
  Reaktivierung und Durcharbeiten zentraler Trennungs- und Ärgerthemen in der Übertragung, Aushalten und Besprechen der dabei entstehenden Gefühle, Förderung der Wahrnehmung und des Verstehens der eigenen Muster.

In der Beendigungsphase der PFPP werden die für Panikpatienten typischen Trennungsprobleme in der Beziehung zum Therapeuten aktiviert, weshalb das Durcharbeiten von damit verbundenem Ärger und Angst erforderlich ist, um die Fähigkeit zur Bewältigung von Trennung und Unabhängigkeit zu stärken. Zwei randomisiert-kontrollierte Studien belegten die Wirksamkeit der PFPP im Vergleich zu einem nachgewiesen wirksamen Entspannungstraining (Milrod et al. 2007, 2015).

15.3.2 Übertragungsfokussierte Therapie (TFP) als evidenzbasierte Borderline-Therapie

Die übertragungsfokussierte Psychotherapie („transference-focused psychotherapy", TFP) zur Behandlung von Borderline-Persönlichkeitsstörungen wurde von Kernberg und seiner Arbeitsgruppe entwickelt (Clarkin et al. 2006). Das modifiziert psychoanalytische Verfahren liegt in manualisierter Form vor. Die TFP hat ihren theoretischen Hintergrund in der **Objektbeziehungstheorie** und fokussiert auf die in der therapeutischen Interaktion aktivierten Emotionen, dominanten Objektbeziehungen, Rollenverteilungen, Abwehr- und Übertragungsreaktionen sowie einer **Identitätsstörung**, die sich in instabilen und nicht-integrierten Selbst- und Objektrepräsentanzen manifestiert.

Klärung, Konfrontation und Übertragungsdeutungen im Hier und Jetzt erzielen eine Überwindung der Spaltung und eine Integration von Selbst- und Objektanteilen zu ganzheitlichen inneren Bildern von Selbst und Anderen (◘ Abb. 15.6).

15

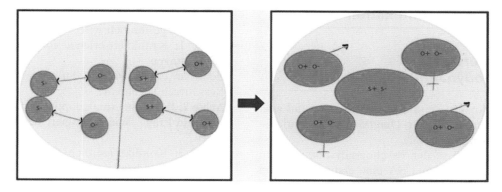

◘ Abb. 15.6 Ziele der TFP: Die Integration von Selbst- und Objektanteilen (Clarkin et al. 2008); O + positive Objektrepräsentanz, O – negative; Objektrepräsentanz, S + positive Selbstrepräsentanz, S – negative; Selbstrepräsentanz. (Aus Hörz-Sagstetter und Doering 2015)

Die **Wirksamkeit** des TFP-Verfahrens wurde in drei RCT-Studien untersucht. Die Münchner-Wiener-Studie (Doering et al. 2010) zeigte die Überlegenheit der TFP- im Vergleich zur TAU-Behandlung durch erfahrene Therapeuten mit weniger Therapieabbrüchen, stärkerer Abnahme der Symptomatik und Verbesserung des Strukturniveaus, weniger Suizidversuchen und einer signifikanten Verbesserung der Mentalisierungsfähigkeit (Fischer-Kern et al. 2015) und Bindungsrepräsentationen (Buchheim et al. 2017a).

15.3.3 Mentalisierungsbasierte Therapie (MBT) als evidenzbasierte Borderline-Therapie

Die mentalisierungsbasierte Therapie (MBT) von Bateman und Fonagy (2016) geht von der Überzeugung aus, dass Veränderungsprozesse bei Borderline-Persönlichkeitsstörungen nur erreicht werden können, wenn der Fokus auf das gemeinsame Mentalisieren gerichtet wird. Der Therapeut stimmt sich stets auf die aktuelle Mentalisierungsfähigkeit des Patienten ein. Er verlangsamt ggf. das Geschehen („stop and stand"), beziehungsweise lenkt aktiv zu einem Punkt im Gespräch zurück („stop and rewind"), und exploriert aus einer Haltung des „Nichtwissens" heraus. Postulierte Veränderungsmechanismen der MBT sind „Herstellen einer akkurateren Repräsentation der Psyche von anderen und des Selbst".

Die **Wirksamkeit** der MBT für die Behandlung der BPS wurde im teilstationären und im ambulanten Setting in drei randomisierten kontrollierten Studien mit einem Follow-Up nach 5 Jahren nachgewiesen (s. Bateman und Fonagy 2016).

15.3.4 Evidenzbasierte psychodynamische Behandlung der Depression

Zu den wesentlichen Merkmalen eines psychodynamischen Therapiemodells nach dem Tavistock-Manual für Depression gehört die Bearbeitung der emotionalen Reaktion auf einen Verlust, von Scheitern, Wut, Ambivalenz und Aggression sowie von Schuldgefühlen. Als Behandlungselemente dienen dem Therapeuten Explorieren, Lenken der Aufmerksamkeit, Erschließen neuen Materials und Deuten (Taylor 2010).

Das **Tavistock-Manual** wird beispielsweise in der LAC-Studie (Beutel et al. 2016) eingesetzt und hat sich in einer pragmatischen RCT-Studie als wirksam erwiesen.

Die **psychodynamische Kurzzeittherapie der Depression** („unified psychodynamic protocol for Depression"; UPP-DEP; Steinert et al. 2015) ist auf flexible Anwendung von 7 Modulen in einer zirkulären Vorgehensweise ausgerichtet.

> **Die 7 Module der UPP-DEP**
> 1. Sozialisationsinterview
> 2. Motivation
> 3. Psychoedukation
> 4. Supportive Interventionen
> 5. Deutende Interventionen
> 6. Offenheit für kulturelle Unterschiede
> 7. Therapieende und Rückfallprävention

Die UPP-DEP ist offen für das Hinzufügen weiterer psychodynamischer Methoden und Module, da häufig komorbide Persönlichkeitsstörungen das Risiko für ein ungünstiges Therapieergebnis erhöhen.

15.4 Diagnostik und Indikation

15.4.1 Erstinterview und psychodynamische Diagnostik

Erstinterview, Anamnese und psychischer Befund sind wesentliche Bestandteile für Diagnostik, Indikationsstellung und Therapieplanung.

Durch die Einflüsse der Psychoanalyse wurden in den 1950er Jahren in den USA eine erste Generation **psychiatrisch-psychodynamischer Erstinterviewkonzepte** von Sullivan wie auch Gill entwickelt. Zur Psychodynamik des Erstinterviews hat 1966 Argelander, zur Erhebung der sog. **biografischen Anamnese** 1981 Dührssen beigetragen. Das von Kernberg (1981; Buchheim et al. 1987) entwickelte **strukturelle Interview** steht für einen wegweisenden, integrativen Ansatz, in dem neben der Psychopathologie und Psychodynamik auch die Persönlichkeitsstruktur erfasst werden kann (s. Doering und Hörz 2012).

Im psychodynamischen Interview orientiert sich der Therapeut an folgenden Inhalten, wobei der Therapeut es zunächst dem Patienten überlässt, mit welchen Anliegen er das Gespräch beginnt und welche Probleme für ihn Vorrang haben. Im Sinne eines zirkulären Vorgehens kann der Interviewer auf noch fehlende Informationen oder unklar gebliebene Schilderungen im Verlauf des Gesprächs zurückkommen:

> **Inhalte des psychodynamischen Interviews**
> - Anlass der Kontaktaufnahme
> - Aktuelle Symptomatik
> - Hinweise für akute Belastungen oder eine Auslösesituation
> - Wichtige aktuelle und frühere Bezugspersonen
> - Persönlichkeitsentwicklung und Lebensgeschichte
> - Ausbildung und beruflicher Werdegang
> - Familienanamnese
> - Psychische und somatische Vorerkrankungen
> - Übertragung und Gegenübertragung (verbale und nonverbale Kommunikation)
> - Szenische Informationen

Für die Durchführung eines Interviews gelten die basalen Gesprächsvoraussetzungen wie aktives Zuhören, Empathie und Akzeptanz (▶ Kap. 20).

In der **operationalisierten psychodynamischen Diagnostik** (Arbeitskreis OPD 2006) wurde eine Synthese der Kernbestandteile der vorangegangenen Interviewgenerationen angestrebt. Das OPD-Interview ist teilstrukturiert, multiaxial und multimodal, da ausgehend von einer psychoanalytisch-psychodynamischen

Grundhaltung klinisches Material für die Einschätzung auf 5 Achsen gesammelt wird:

- **Achse 1:** Krankheitserleben und Behandlungsvoraussetzungen
  Zentrale Frage: Welche Störungen/Probleme und Ressourcen liegen vor?
- **Achse 2:** Beziehung (maladaptive Beziehungsmuster)
  Zentrale Frage: Wie interagiert der Patient mit anderen?
- **Achse 3:** Konflikt (zeitlich überdauernde neurotische Konflikte bzw. Konfliktschemata)
  Zentrale Frage: Welche Motive (Konflikte) bewegen den Patienten?
- **Achse 4:** Struktur (psychisch-strukturelle Fähigkeiten)
  Zentrale Frage: Wie reguliert sich der Patient?
- **Achse 5:** Psychische und psychosomatische Störungen (gemäß ICD-10 bzw. DSM-IV/5)
  Zentrale Frage: Was liegt phänomenologisch-diagnostisch vor?

Die im klinischen Kontext und für das Gutachterverfahren erforderliche Diagnostik der psychischen und psychosomatischen Störungen hat nach ICD-10 zu erfolgen und kann bei Bedarf auch nach DSM-IV/5-Kriterien erweitert werden (Rüger und Dahm 2015). Zur strukturierten klinischen Diagnostik sind das SKID-5-CV und CIDI und für Persönlichkeitsstörungen das SKID-5-PD oder auch IPDE einzusetzen (▶ Kap. 21).

15.4.2 Indikation

Nach den vom WBP entwickelten Kriterien für die verschiedenen Anwendungsbereiche von psychodynamischer Psychotherapie bei Erwachsenen kann nach ICD-10 die Indikation für folgende 9 Anwendungsbereiche gestellt werden (▶ http://www.wbpsychotherapie.de):

> **Indikation für 9 Anwendungsbereiche der psychodynamischen Psychotherapie nach WBP**
> - Affektive Störungen (F3)
> - Angststörungen (F40–42)
> - Belastungsstörungen (F43)
> - Dissoziative Störungen, Konversions- und somatoforme Störungen (F 44, 45, 48)
> - Essstörungen (F50)
> - Psychische und soziale Faktoren bei somatischen Krankheiten (F54)
> - Persönlichkeitsstörungen und Verhaltensstörungen (F6)
> - Substanzkonsumstörungen – Abhängigkeit und Missbrauch (F1, 55)
> - Schizophrenie und wahnhafte Störungen (F2)

15

Die psychodynamischen Verfahren können den Erfordernissen der Patienten hinsichtlich Störungsbild, Chronifizierung, sozialen Lebensumständen, Ressourcen und Erfolgsaussichten auch in Bezug auf Setting, Behandlungsdauer und Frequenz der Sitzungen angepasst werden.

Kurzzeittherapien sind vor allem bei umschriebenen Problemen und akuten Belastungsreaktionen (krisenhafte Übergänge in der Entwicklung, traumatische Ereignisse und akute Lebenskrisen) anzuwenden. **Langzeitbehandlungen** sind vor allem dann indiziert, wenn eine Kurzzeittherapie aufgrund der Schwere oder der Besonderheiten der Störung des Patienten wenig Aussicht auf dauerhaften Erfolg hat. Eine Metaanalyse bestätigte, dass Patienten mit überwiegend komplexen, chronischen psychischen Störungen von Langzeitbehandlungen mehr profitieren als von Kurzzeitbehandlungen (Leichsenring und Rabung 2008).

15.5 Wirksamkeit

Die psychodynamische Psychotherapie hat einen festen Platz im deutschen Gesundheitssystem und stellt zwei der drei psychotherapeutischen Richtlinienverfahren. Bereits vor 13 Jahren zeigten Leichsenring et al. (2004) in einer Metaanalyse, dass psychodynamische Kurzzeittherapie bei verschiedenen Krankheitsbildern hoch wirksam im Sinne einer Verbesserung der störungsspezifischen Symptomatik, der allgemeinen seelischen Belastung sowie der sozialen Funktionsfähigkeit ist und dass diese Effekte nach Behandlungsende sogar weiter ansteigen. Leichsenring et al. (2015) fassen in ihrer aktuellsten Übersicht zur evidenzbasierten Wirksamkeit manualisierter psychodynamischer Verfahren (PDT) die Befunde von 64 RCT-Studien bei Patienten mit Depressionen, Angststörungen, Persönlichkeitsstörungen, Essstörungen und somatoformen Störungen zusammen, was mit den Befunden im Cochrane Report übereinstimmt (Abbass et al. 2014b). Stabile Effekte zeigten sich auch in Follow-Up-Untersuchungen. Bei den 6 von 64 methodologisch vergleichbaren Studien zeigten sich keine Unterschiede der PDT zu anderen etablierten wirksamen Verfahren. Diese Befunde wurden von Fonagy (2015) in seinem Update bestätigt, das zudem die Evidenz psychodynamischer Langzeittherapien für Patienten mit einer Borderline-Störung hervorhebt. Fonagy (2015) plädiert für eine individualisierte Kombination von Therapieverfahren, um dem wichtigsten Aspekt der Therapieforschung „what works for whom", gerechter zu werden.

Die Wirksamkeit **psychodynamischer Kurztherapien** ist für eine Reihe von Störungsgruppen sehr gut belegt: **Depressionen** (z. B. Driessen et al. 2013), **Angststörungen** (z. B. Milrod et al. 2015; Leichsenring et al. 2013); **Essstörungen** (z. B. Poulsen et al. 2014; Zipfel et al. 2014), **somatoforme Störungen** (z. B. Abbass et al. 2009), **Persönlichkeitsstörungen** (z. B. Leichsenring und Leibing 2003).

Leichsenring und Rabung (2008) untersuchten die Frage, inwiefern längere psychodynamische Therapien wirksamer sind als kürzere Vergleichsbehandlungen. In einer ersten Metaanalyse mit einer Gesamtdatenbasis von mehr als 1000 Patienten konnten sie darlegen, dass Patienten mit komplexen psychischen Störungen im Sinne von Komorbidität, Chronifizierung und vorliegenden Persönlichkeitsstörungen besser von längeren Therapien profitieren. Zwei Jahre später legten die Autoren eine erneute Metaanalyse vor, die die ursprünglichen Ergebnisse replizierte (Leichsenring und Rabung 2011).

Für psychoanalytische oder psychodynamische **Langzeitbehandlungen** liegen ebenso Ergebnisse unter Realisierung von RCT-Studiendesigns bei verschiedenen Störungsbildern vor (z. B. Beutel et al. 2012; Doering et al. 2010). Beispielsweise verglichen Huber et al. (2013) Verhaltenstherapie, tiefenpsychologisch fundierte Psychotherapie und Psychoanalyse bei Patienten mit depressiven Störungen. Alle drei Verfahren waren wirksam. Allerdings war die analytische Psychotherapie, die die höchste „Dosis" in Form von Therapiestunden und Behandlungszeit aufwies, 3 Jahre nach Behandlungsende in mehreren strukturellen Bereichen den anderen Verfahren überlegen.

Die Untersuchung von **neurobiologischen Effekten** während einer psychodynamischen Langzeittherapie wurde erstmals in der Hanse-Neuropsychoanalyse-Studie (Buchheim et al. 2012; ▶ Studienbox) vorgelegt. Die Studie zur Langzeittherapie bei chronischen Depressionen (LAC; Beutel et al. 2016) geht derzeit dem Vergleich von psychoanalytischen und verhaltenstherapeutischen Behandlungen auch auf neuronaler Ebene nach. Abbass et al. (2014b) fassten kürzlich den Stand der Forschung von 11 Studien zusammen, die bei verschiedenen Störungsbildern (Angst, Depression, somatoforme Störungen) mit bildgebenden Methoden Veränderungen durch psychodynamische Therapien aufwiesen (über alle Studien n = 116 Patienten im Vergleich zu n = 94 Gesunden). Zusammenfassend zeigte sich bei den behandelten Patienten eine Normalisierung metabolischer Aktivität in limbischen, medialen und präfrontalen Hirnregionen in Assoziation mit signifikanten symptomatischen Verbesserungen.

Neurowissenschaftliche Studie zur psychoanalytischen Behandlung der Depression

In den letzten Jahren spielen Untersuchungen zu neuronalen Veränderungen nach psychotherapeutischer Behandlung eine zunehmend bedeutsame Rolle (Schiepek 2011). In der Hanse-Neuropsychoanalyse-Studie wurden individuelle zentrale unbewusste Konflikte auf der Basis der OPD und Bindungsrepräsentationen auf der Basis des „Adult Attachment Projective Picture Systems" (AAP; George und West 2012; Buchheim et al. 2012) erhoben, um Veränderungen symptomatisch und neuronal zu messen. Dabei wurden chronisch depressiven Patienten und Gesunden im fMRT personalisierte Stimuli präsentiert, die durch zuvor geführte Interviews als zentral für die Psychodynamik oder Bindungsdynamik der Probanden herausgearbeitet wurden. Es fanden sich signifikante neuronale Veränderungen bei den Patienten nach 15 Monaten Behandlung in depressionsrelevanten limbischen und kortikalen Arealen, die mit der Symptomverbesserung korrelierten (Buchheim et al. 2012, 2018; Wiswede et al. 2014).

Aufgrund der hohen Versorgungsrelevanz der psychodynamischen Verfahren erscheint es auch in Zukunft wichtig, deren **differenzielle Indikation („what works for whom")** auf der Symptom- und strukturellen Ebene sowie neurobiologisch weiter zu beforschen.

❓ Prüfen Sie Ihr Wissen

1. Was unterscheidet tiefenpsychologische von analytischer Psychotherapie? ▶ Abschn. 15.1.1 „Analytische Psychotherapie"
2. Wie werden nach den Psychotherapie-Richtlinien tiefenpsychologisch fundierte Psychotherapie und analytische Psychotherapie beschrieben und definiert? ▶ Abschn. 15.1.1
3. Welche Funktion haben Abwehrmechanismen? ▶ Abschn. 15.1.2 „Abwehr und Einsatz von Abwehrmechanismen"
4. Was charakterisiert Konflikte aus psychodynamischer Sicht und nennen Sie 4 von 7 Kernkonflikten nach der operationalisierten psychodynamischen Diagnostik (OPD)! ▶ Abschn. 15.1.2 „Das Konzept des unbewussten Konflikts"
5. Nennen Sie einige störungsspezifische manualisierte psychodynamische Therapien ▶ Abschn. 15.3.1
6. Nennen Sie die wichtigsten behandlungstechnischen Interventionen! ▶ Abschn. 15.2.2
7. Nennen Sie psychodynamisch relevante Auslöser für eine Depression! ▶ Abschn. 15.1.3 „Depressive Störungen"
8. Für welche Störungsbilder ist psychodynamische Psychotherapie indiziert? ▶ Abschn. 15.4.2
9. Nennen Sie die Inhalte eines psychodynamischen Erstinterviews! ▶ Abschn. 15.4.1

ℹ Weiterführende Literatur

Zur Vertiefung der psychodynamischen Grundkonzepte für Diagnostik und Behandlungsplanung wird der Arbeitskreis OPD (2006) empfohlen; eine integrative Sicht der Klinischen Psychologie bietet das Lehrbuch von Benecke (2014); Beutel et al. (2020) berichten den empirischen Stand der psychodynamischen Psychotherapieforschung; die aktuelle Relevanz der klinischen Bindungsforschung für die Psychotherapie wird von Buchheim (2016, 2018) zusammengefasst; Mertens (2015) bringt die Beschreibung der psychoanalytischen Behandlungstechnik auf den neusten Stand; Reimer und Rüger (2012) fassen die unterschiedlichen psychodynamischen Behandlungsansätze zusammen. Für die Behandlung struktureller Störungen empfiehlt es sich, den Ansatz Rudolfs (2013) zu vertiefen. Thomä und Kächele (2006) bieten mit ihrem ausgewiesenen Lehrbuch einen exzellenten fallorientierten Überblick zu den Techniken der psychoanalytischen Praxis.

Literatur

Abbass, A., Kisley, S., & Kroenke, K. (2009). Short-term psychodynamic psychotherapy for somatic disorders. Systematic review and meta-analysis of clinical trials. *Psychotherapy and Psychosomatics, 78,* 265–274.

Abbass, A., Nowoweiski, S. J., Bernier, D., Tarzwell, R., & Beutel, M. (2014a). Review of psychodynamic psychotherapy: Neuroimaging studies. *Psychotherapy and Psychosomatics, 83,* 142–147.

Abbass, A. A., Kisley, S. R., Town, J. M., Leichsenring, F., Driessen, E., De Maat, S., Gerber, A., Dekker, J. Rabung, S., Rusalovska, S., & Crowe, E. (2014b). Short-term psychodynamic psychotherapy for common mental disorders. *Cochrane Library, 7,* CD004687.

American Psychiatric Association (APA). (2015). Diagnostisches und Statistisches Manual Psychischer Störungen – DSM-5 (deutsche Ausgabe herausgegeben von Peter Falkai und Hans-Ulrich Wittchen, mitherausgegeben von Manfred Döpfner, Wolfgang Gaebel, Wolfgang Maier, Winfried Rief, Henning Saß und Michael Zaudig). Göttingen: Hogrefe.

Arbeitskreis, O. P. D. (2006). *Operationalisierte Psychodynamische Diagnostik OPD-2.* Bern: Huber.

Balint, M. M., Ornstein, P. H., & Balint, E. (1973). *Fokaltherapie. Ein Beispiel angewandter Psychoanalyse.* Frankfurt a. M.: Suhrkamp.

Bateman, A., & Fonagy, P. (2016). *Mentalization-based treatment for personality disorders – A practical guide.* Oxford: Oxford University Press.

Benecke, C. (2014). *Klinische Psychologie und Psychotherapie. Ein integratives Lehrbuch.* Stuttgart: Kohlhammer.

Beutel, M. E., Leuzinger-Bohleber, M., Rüger, B., Bahrke, U., Negele, A., Haselbacher, A., et al. (2012). Psychoanalytic and cognitive-behavior therapy of chronic depression: Study protocol for a randomized controlled trial. *Trials, 13,* 117.

Beutel, M. E., Doering, S., Leichsenring, F., & Reich, G. (2020). *Psychodynamische Psychotherapie – Störungsorientierung und Manualisierung in der therapeutischen Praxis* (2. überarb. Aufl.). Göttingen: Hogrefe.

Beutel, M. E., Bahrke, U., Fiedler, G., Hautzinger, M., Kaufhold, J., Keller, W., et al. (2016). LAC-Depressionsstudie. *Psychotherapeut, 61,* 468–475.

Bowlby, J. (1980). *Attachment and loss.* Vol. 3: Loss, sadness and depression. London: Hogarth Press.

Buchheim, A. (2016). *Bindung und Exploration. Ihre Bedeutung im klinischen und psychotherapeutischen Kontext.* Stuttgart: Kohlhammer.

Buchheim, A. (2018). *Bindungsforschung und psychodynamische Psychotherapie.* Göttingen: Vandenhoeck & Ruprecht. ► https://doi.org/10.13109/9783666406126.

Buchheim, P., Cierpka, M., Kächele, H., & Jimenez, P. (1987). Das „Strukturelle Interview" – Ein Beitrag zur Integration von Psychopathologie und Psychodynamik im psychiatrischen Erstgespräch. *Fundam Psychiatr, 1,* 154–161.

Buchheim, A., Hörz-Sagstetter, S., Döring, S., Rentrop, M., Schuster, P., Buchheim, P., Pokorny, D., & Fischer-Kern, M. (2017a). Change of unresolved attachment in Borderline Personality Disorder: RCT Study of transference-focused psychotherapy. *Psychotherapy and Psychosomatics, 86*(5): 314–316. ► http://dx.doi.org/10.1159/000460257; ► https://doi.org/10.3389/fpsyg.2018.00173.

Buchheim, A., George, C., Gündel, H., & Viviani, R. (2017b). Neuroscience of human attachment: Editorial. *Frontiers in Human Neuroscience.* https://doi.org/10.3389/fnhum.2017.00136.

Buchheim, A., Labek, K., Taubner, S., Kessler, H., Pokorny, D., Kächele, H., Cierpka, M., Roth, G., Pogarell, O., & Karch, S. (2018). Modulation of gamma band activity and late positive potential in patients with chronic depression after psychodynamic psychotherapy. *Psychother Psychosom, 87*(4): 252–254. Epub 2018 May 16. ► https://www.karger.com/Article/FullText/488090 ► https://doi.org/10.1159/000488090. PMID:29768272.

Buchheim, A., & Kächele, H. (2015). Psychoanalyse im Spannungsfeld neurowissenschaftlicher Forschung. *Zeitschrift für Psychiatrie, Psychologie und Psychotherapie, 63,* 1–8.

Buchheim, A., Viviani, R., Kessler, H., Kächele, H., Cierpka, M., Roth, G., George, C., et al. (2012). Changes in prefrontal-limbic function in major depression after 15 months of long-term psychotherapy. *PLoS ONE.* ► https://doi.org/10.1371/journal.pone.0033745.

Carhart-Harris, R., & Friston, K. (2010). The default-mode, ego-functions and free-energy: A neurobiological account of Freudian ideas. *Brain, 133,* 1265–1283.

Clarkin, J. F., Yeomans, F. E., & Kernberg, O. F. (2006). *Psychotherapy for Borderline Personality. Focusing on Object Relations* (2. Aufl.). Arlington: American Psychiatric Publishing. (Erstveröffentlichung 1999).

Clarkin, J., Yeomans, F., & Kernberg, O. F. (2008). *Psychotherapie der Borderline-Persönlichkeit. Manual zur psychodynamischen Therapie.* Schattauer: Stuttgart.

Doering, S., Hörz, S., Rentrop, M., Fischer-Kern, M., Schuster, P., Benecke, C., Buchheim, A., et al. (2010). Transference-focused psychotherapy v. treatment by community psychotherapists for borderline personality disorder: Randomized controlled trial. *British Journal of Psychiatry, 196,* 389–395.

Doering, S., & Hörz, S. (Hrsg.). (2012). *Handbuch der Strukturdiagnostik.* Stuttgart: Schattauer.

Driessen, E., Van, H. L., Don, F. J., Peen, J., Kool, S., Westra, D., et al. (2013). The efficacy of cognitive-behavioral therapy and psychodynamic therapy in the outpatient treatment of major depression: A randomized clinical trial. *American Journal of Psychiatry, 170,* 1041–1050.

Fischer-Kern, M., Doering, S., Taubner, S., Hörz, S., Zimmermann, J., Rentrop, M., et al. (2015). Transference-focused psychotherapy for borderline personality disorder: Change in reflective function. *British Journal of Psychiatry, 2,* 173–174.

Fonagy, P. (2015). The effectiveness of psychodynamic psychotherapies: An update. *World Psychiatry, 14*(2), 137–150.

Fonagy, P., Gergely, G., Jurist, E. L., & Target, M. (2004). *Affektregulierung, Mentalisierung und die Entwicklung des Selbst.* Stuttgart: Klett-Cotta.

George, C., & West, M. (2012). *The adult attachment projective picture system.* New York: Guilford Press.

Herpertz, S. C., & Bertsch, K. (2015). A new perspective on the pathophysiology of borderline personality disorder: A model of the role of oxytocin. *American Journal of Psychiatry, 172,* 840–851.

Hoffmann, S. O. & Hochapfel, O. (2009). *Neurotische Störungen und Psychosomatische Medizin: Mit einer Einführung in Psychodiagnostik und Psychotherapie Compact-Lehrbuch* (8. Aufl.). Stuttgart: Schattauer.

Høglend, P., Bøgwald, K. P., Amlo, S., Marble, A., Ulberg, R., Sjaastad, M. C., et al. (2008). Transference interpretations in dynamic psychotherapy: do they really yield sustained effects? *American Journal of Psychiatry, 165,* 763–771.

Hörz-Sagstetter, S., & Doering, S. (2015). Psychoanalytisch orientierte Therapie der Persönlichkeitsstörungen. *Psychotherapeut, 60,* 261–268. ► https://doi.org/10.1007/s00278-015-0031-x.

Huber, D., Henrich, G., Clarkin, J., & Klug, G. (2013). Psychoanalytic versus psychodynamic therapy for depression: A three-year-follow-up study. *Psychiatry, 76,* 132–149.

Jobst, A., Brakemeier, E. L., Buchheim, A., Cuijpers, F. C., Ebmeier, K. P., Falkai, P., et al. (2016). European psychiatric association guidance on psychotherapy in chronic depression across Europe. *European Psychiatry, 33,* 18–36.

Kandel, E. (2013). The new science of mind and the future of knowledge. *Neuron, 30,* 546–560.

Kernberg, O. F. (1984). *Severe personality disorders. Psychotherapeutic strategies.* New Haven, London: Yale University Press.

Kernberg, O. F. (1992). *Objektbeziehungen und Praxis der Psychoanalyse.* Stuttgart: Klett-Cotta.

Kernberg, O. F. (1981). Structural interviewing. *Psychiatric Clinic North America, 4,* 169–195.

Kernberg, O. F., Selzer, M., Koenigsberg, H. W., Carr, A. C., & Appelbaum, A. (1989). *Psychodynamic Psychotherapy of Borderline Patients.* Basic Books: New York.

Krause, R. (2012). *Allgemeine psychodynamische Behandlungs- und Krankheitslehre.* Stuttgart: Kohlhammer.

Leichsenring, F., & Leibing, E. (2003). The effectiveness of psychodynamic therapy and cognitive behavior therapy in the treatment of personality disorders: a meta-analysis. *American Journal of Psychiatry, 160,* 1223–1232.

Leichsenring, F., & Rabung, S. (2008). Effectiveness of long-term psychodynamic psychotherapy. *A Meta-analysis. JAMA, 300,* 1551–1565.

Leichsenring, F., & Rabung, S. (2011). Long-term psychodynamic psychotherapy in complex mental disorders: update of a meta-analysis. *British Journal of Psychiatry, 199,* 15–22.

Leichsenring, F., & Steinert, C. (2016). Psychodynamic therapy of obsessive-compulsive disorder: Principles of a manual-guided approach. *World Psychiatry, 15,* 293–294.

Leichsenring, F., Rabung, S., & Leibing, E. (2004). The efficacy of short-term psychodynamic psychotherapy in specific psychiatric disorders: A meta-analysis. *Archives of General Psychiatry, 61,* 1208–1216.

Leichsenring, F., Luyten, P., Hilsenroth, M. J., Abbass, A., Barber, J. P., Keefe, J. R., et al. (2015). Psychodynamic therapy meets evidence-based medicine: A systematic review using updated criteria. *Lancet Psychiatry, 2,* 648–660.

Leichsenring, F., Salzer, S., Beutel, M. E., Herpertz, S., Hiller, W., Hoyer, J., et al. (2013). Psychodynamic therapy and cognitive-behavioral therapy in social anxiety disorder: A multicenter randomized controlled trial. *American Journal of Psychiatry, 170,* 759–767.

Leichsenring, F., Steinert, C., & Crits-Christoph, P. (2018). On mechanisms of change in psychodynamic therapy. *Zeitschrift für Psychosomatische Medizin und Psychotherapie, 64*(1), 16–22. ▶ https://doi.org/10.13109/zptm.2018.64.1.16.

Luborsky, L. (1984). *Principles of psychoanalytic psychotherapy. A manual for supportive expressive treatment.* New York: Basic Books.

Mertens, W. (2015). *Psychoanalytische Behandlungstechnik.* Stuttgart: Kohlhammer.

Milrod, B. L., Busch, F. N., Cooper, A. M., & Shapiro, T. (1997). *Manual of panic-focused psychodynamic psychotherapy.* London: American Psychiatric Press.

Milrod, B., Leon, A., & Busch, F. (2007). A randomized controlled clinical trial of psychoanalytic psychotherapy for panic disorder. *American Journal of Psychiatry, 164,* 265–272.

Milrod, B., Markowitz, J. C., Gerber, A. J., Cyranowski, J., Altemus, M., Shapiro, T., et al. (2014). Childhood separation anxiety and the pathogenesis and treatment of adult anxiety. *American Journal of Psychiatry, 171,* 34–43.

Milrod, B., Chambless, D. L., Gallop, R., Busch, F. N., Schwalberg, M., McCarthy, K. S., et al. (2015). Psychotherapies for panic disorder: A tale of two sites. *Journal of Clinical Psychiatry, 77,* 927–935.

Poulsen, S., Lunn, S., Daniel, S. I., Folke, S., Methiesen, B. B., Katznelson, F., et al. (2014). A randomized controlled trial of psychoanalytic psychotherapy or cognitive behavioral therapy for bulimia nervosa. *American Journal of Psychiatry, 171,* 109–116.

Reimer, C., & Rüger, U. (2012). *Psychodynamische Psychotherapien* (2. Aufl.). Berlin: Springer.

Roth, G. (2007). *Persönlichkeit, Entscheidung und Verhalten.* Stuttgart: Klett Cotta.

Rudden, M., Busch, F. N., Milrod, B., Singer, M., Aronson, A., Roiphe, J., & Shapiro, T. (2003). Panic disorder and depression: A psychodynamic exploration of comorbidity. *International Journal of Psychoanalysis, 84,* 997–1015.

Rudolf, G. (2013). *Strukturbezogene Psychotherapie* (3. Aufl.). Stuttgart: Schattauer.

Rudolf, G. (2010). *Psychodynamische Psychotherapie* (2. Aufl.). Stuttgart: Schattauer.

Rüger, U., & Dahm, A. (2015). *Faber & Haarstrick – Kommentar Psychotherapie Richtlinien.* München: Urban & Fischer

Schiepek, G. (2011). *Neurobiologie der Psychotherapie* (2. Aufl.). Schattauer: Stuttgart.

Schmeing, J., Kehyayan, A., Kessler, H., Do Lam, A., Fell, J., Schmidt, A., et al. (2013). Can the neural basis of repression be studied in the MRI scanner? *PLoS ONE, 8*(4), e62358.

Shedler, J. (2011). Die Wirksamkeit psychodynamischer Psychotherapie. *Psychotherapeut, 56,* 265–277.

Steinert, C., Schauenburg, H., Dinger, U., & Leichsenring, F. (2015). Short-term psychodynamic therapy in depression – An evidence-based unified protocol. *Psychotherapie, Psychosomatik, Medizinische Psychologie, 66,* 9–20.

Stern, D. (1985). *The Interpersonal World of the Infant.* New York: Basic Books. [Dt. Stern, D. (1992). *Die Lebenserfahrung des Säuglings.* Stuttgart: Klett-Cotta.].

Stern, D. (2010). *Der Gegenwartsmoment: Veränderungsprozesse in Psychoanalyse, Psychotherapie und Alltag.* Frankfurt a. M.: Brandes & Apsel.

Streeck, U., & Leichsenring, F. (2015). *Handbuch psychoanalytisch-interaktionelle Therapie.* Göttingen: Vandenhoeck & Ruprecht.

Strupp, H. H., & Binder, J. (1984). *Psychotherapy in a new key. A guide to time-limited dynamic psychotherapy.* New York: Basic Books.

Taylor, D. (2010). Das Tavistock-Manual der psychoanalytischen Psychotherapie – unter Berücksichtigung der chronischen Depression. *Psyche – Zeitschrift für Psychoanalyse und ihre Anwendungen, 64,* 833–861.

Thomä, H., & Kächele, H. (2006). *Psychoanalytische Therapie* (Bd. 2). Berlin, Heidelberg: Springer.

Wiswede, D., Taubner, S., Buchheim, A., Münte, T. F., Stasch, M., & Cierpka, M., et al. (2014). Tracking functional brain changes in patients with depression under psychodynamic psychotherapy using individualized stimuli. *PLoS One, 2.* ▶ http://dx.doi.org/10.1371/journal.pone.0109037.

Wöller, W. (2016). Assoziationsmodell. Drittes psychodynamisches Theoriemodell neben Konflikt- und Strukturmodell? *Psychotherapeut, 61,* 66–71.

Zipfel, S., Wild, B., Groß, G., Friederich, H. C., Teufel, M., Schelberg, D., et al. (2014). The ANTOP study: focal psychodynamic therapy, cognitive behavior therapy and optimized treatment as usual in outpatients with anorexia nervosa – A randomized controlled trial. *Lancet, 383,* 127–137.

15

Systemische Psychotherapie und Beratung

Günter Schiepek und Jochen Schweitzer-Rothers

Inhaltsverzeichnis

© Springer-Verlag GmbH Deutschland, ein Teil von Springer Nature 2020
J. Hoyer und S. Knappe (Hrsg.), *Klinische Psychologie & Psychotherapie*,
https://doi.org/10.1007/978-3-662-61814-1_16

Wir präsentieren in diesem Beitrag zwei unterschiedliche Verwendungen des Begriffs „systemische Psychotherapie". In einem weit gefassten Sinn verstehen wir darunter ein schulenübergreifendes und transdisziplinäres Konzept vor dem Hintergrund des Paradigmas komplexer nichtlinearer Systeme (► Gut zu wissen). In dieses Therapieverständnis lassen sich Interventionen unterschiedlicher Therapierichtungen sinnvoll einordnen. In einem engeren Verständnis ist systemische Therapie ein spezielles Psychotherapieverfahren im Sinne des Psychotherapeutengesetzes und der Kriterien des Wissenschaftlichen Beirats Psychotherapie (► Kap. 12), welches sich von anderen Psychotherapieverfahren abgrenzt und sich insbesondere auf soziale Interaktionsmuster bezieht. Beide Perspektiven widersprechen sich nicht, fokussieren aber auf unterschiedliche Theoriegrundlagen und Praktiken. Sie werden im Folgenden hintereinander dargestellt.

16.1 Systemische Therapie als Förderung selbstorganisierender Prozesse – ein integratives Konzept

16.1.1 Beschreibung des Verfahrens

Systemische Therapie und Beratung im weiteren Sinn beziehen sich auf die Erfassung, Analyse und Veränderung von Systemen. Beispiele für solche Systeme sind kommunizierende und sich synchronisierende Individuen (z. B. Paare, Mutter-Kind- oder Therapeut-Patient-Dyaden, Familien, Gruppen, Teams, Organisationen), neuronale Netze mit Neuronen oder funktionell-anatomischen Strukturen als Elemente, oder psychische Strukturen mit Wechselwirkungen zwischen Kognition, Emotion und Verhalten. Für die meisten Zwecke (z. B. zum Verständnis von klinischen Zustandsbildern, therapeutisches Vorgehen) wird man soziale, psychische und biologische Strukturen in ihrem Zusammenspiel betrachten, in der Tradition der biopsychosozialen Medizin (Adler et al. 1996). Klinische Beispiele hierfür wären das Erleben von Schmerz und „sickness bahavior" (Schon- und Vermeidungsverhalten), die sich gegenseitig verstärken können, das auffällige Verhalten eines Kindes, das die Eltern zu mehr Aufmerksamkeit und zu weiteren Anpassungen in der familiären Kommunikation anregt, oder das Verhältnis von sozialen Erwartungen und kommunizierten Botschaften, die Interaktionspartner zu Verhaltensweisen anregen, welche die entsprechenden Erwartungen bestätigen (selbsterfüllende Prophezeiungen).

Nichtlineare (Wechsel-)Wirkungen zwischen Systemkomponenten oder Teilsystemen können sehr komplexe Dynamiken erzeugen (Strunk und Schiepek 2006, 2014; ► Gut zu wissen). Ein Beispiel hierfür ist im ► Abschn. 16.1.2 dargestellt, und zwar anhand der Funktionen zwischen den Variablen einer systemischen Therapietheorie. Klinisch betrachtet gibt es kaum lineare Effekte (also solche, die aussehen wie eine gerade Linie), z. B. von Dosis zur Wirkung, von Stress zu Symptomentstehung, von Problemintensität zu Veränderungsmotivation, von neuronalem Input zu neuronalem Output usw. Lern- und Entwicklungsprozesse verändern Systeme über die Zeit, je nach Bewertung in erwünschter oder unerwünschter Weise. Unerwünschte Entwicklungen werden klinisch als „dysfunktional" oder „pathologisch" bezeichnet. Dysfunktional erscheinen Systeme, sobald sie ihre Adaptivität und Flexibilität verlieren, d. h. sich rigide und hyperstabil verhalten und nur von sehr wenigen Ordnern bestimmt werden (Kashdan und Rottenberg 2010). Ordner sind Größen, die das Verhalten von Teilen oder Subsystemen eines Systems bestimmen und synchronisieren. Da nichtlineare Systeme spontan und ohne äußeren Eingriff in der Lage sind, neue und oft überraschende Muster zu erzeugen, spielen Konzepte der Selbstorganisation hierbei eine zentrale Rolle (Haken 2004; Haken und Schiepek 2010).

Gut zu wissen

Komplexe nichtlineare Systeme

Systeme sind definiert als eine Menge von Elementen oder Subsystemen mit rekursiven, d. h. wechselseitigen und kreiskausalen Interaktionen zwischen diesen.

Komplexität kann sich auf die Vielfalt und Vielzahl von Systemelementen oder auf das Verhalten bzw. die Dynamik eines Systems beziehen. Komplexes Verhalten bedeutet, dass sich Prozesse nur begrenzt vorhersehen lassen, adaptiv auf innere oder äußere Störungen (z. B. „Interventionen") reagieren, nicht nur einfache Oszillationen, sondern sog. „chaotisches" Verhalten realisieren, und sich auch sprunghaft verändern können.

Nichtlinearität meint, dass sich Zusammenhänge zwischen Elementen oder Subsystemen nicht durch eine Gerade darstellen lassen (was die implizite Annahme hinter Regressionen oder Korrelationen ist; für ein Beispiel s. auch ◻ Abb. 16.1).

Komplexe nichtlineare Systeme sind zur **Selbstorganisation** fähig, was bedeutet, dass raum-zeitliche Muster im Systemverhalten spontan entstehen, ohne ordnende und steuernde Eingriffe von außen. Die Anregungsbedingungen dafür sind eher unspezifisch und können sich kontinuierlich ändern, während sich selbstorganisierte Muster meist spontan und diskontinuierlich ändern (vgl. „sudden changes" in der Psychotherapie).

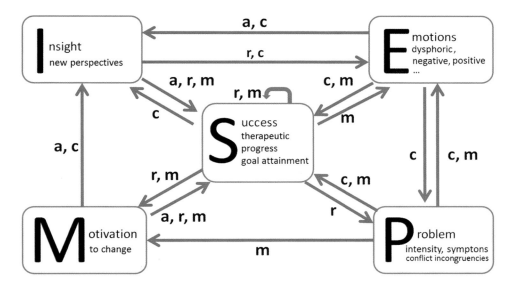

◘ Abb. 16.1 Struktur des theoretischen Systemmodells. Es enthält 5 Variablen („states", in der Sprache der Synergetik: Ordnungsparameter): Problem- und Symptomausprägung *(P)*, therapeutische Fortschritte *(S)*, Veränderungsmotivation *(M)*, Emotionsintensität *(E)* und Einsicht bzw. Entwicklung neuer Perspektiven *(I)*. Die Wechselwirkungen zwischen den Variablen sind in nichtlinearen Funktionen ausformuliert, wobei die Kontrollparameter des Systems („traits" oder Dispositionen des Patienten) auf die Funktionen modulierend wirken (*a* Qualität der Therapiebeziehung und Bereitschaft zur Kooperation; *m* Belohnungs- und Selbstwirksamkeitserwartung; *c* kognitive Kompetenzen, Mentalisierungs- und Emotionsregulationsfähigkeit; *r* soziale Skills und Verhaltensressourcen). Zwischen der Dynamik der „states" (Variablen, Ordnungsparameter) und den „traits" (Kontrollparameter) werden Wechselwirkungen angenommen, welche die Persönlichkeitsentwicklung des Patienten und die Nachhaltigkeit der Therapie ausmachen. (Schiepek et al. 2017, © 2017 Schiepek, Viol, Aichhorn, Hütt, Sungler, Pincus and Schöller; Schöller et al. 2018, © 2018 Schöller, Viol, Aichhorn, Hütt and Schiepek)

> **Synchronisation** meint die zeitliche Abstimmung der Dynamik bzw. des Verhaltens von Systemen oder Subsystemen, indem diese aufeinander reagieren.

Auch problematische intra- oder interpersonelle Muster sind das Ergebnis von Selbstorganisationsprozessen, die unter bestimmten Randbedingungen und ihrer zur Systemstruktur „geronnenen" Vorgeschichte stattfinden. Umgekehrt nutzt Therapie die Prinzipien der Selbstorganisation, um die Vielfalt im Erleben, Verhalten und/oder der Kommunikation eines Systems zu erhöhen und Übergänge zwischen den verfügbaren Mustern bedürfnis- und situationsadäquat möglich zu machen (von Schlippe und Schweitzer 2012; Schiepek et al. 2013).

> **Wichtig**
>
> Systemische Therapie besteht damit in einer prozessadäquaten Realisierung von Bedingungen für Selbstorganisationsprozesse in einem biopsychosozialen System, durch die Kaskaden von Ordnungsübergängen angestoßen werden.

Diese Bedingungen sind in den „generischen Prinzipien" (s. unten) ausformuliert.

Systemische Therapie ist in diesem Verständnis die Ermöglichung von Veränderungsprozessen von als defizitär oder dysfunktional beurteilten Zuständen eines

Systems oder Netzwerks von Systemen. Die hierfür eingesetzten Methoden entstammen dem Theoriespektrum nichtlinearer komplexer Systeme unter kontinuierlicher Erfassung der Systemdynamik, also mit konsequentem Prozessfeedback (Schiepek et al. 2013, 2015). Der Therapieprozess selbst ist damit ein dynamisches, selbstorganisierendes System (s. auch unten ◘ Abb. 16.5). Eine solche offene Definition von systemischer Therapie bedeutet, dass

1. im Fokus der Behandlung eine Struktur mit Systemqualität steht (z. B. neuronale Systeme, psychische Strukturen, interpersonelle Systeme) und mit systemtheoretischen Methoden modellierbar ist,
2. a priori keine Einschränkung auf eine bestimmte biologische, psychische oder interpersonell-kommunikative Funktionsebene stattfindet,
3. systemische Therapie nicht auf Psychotherapie beschränkt ist – neurobiologische oder biomedizinische Behandlungen können in diesem Sinne ebenso systemisch sein wie psychologische oder soziale – und
4. im Anwendungsfeld der Psychotherapie keine A-priori-Festlegung auf bestimmte Interventionsmethoden oder Therapieschulen erfolgt.

Nach diesem Verständnis können einerseits auch Methoden aus kognitiv-behavioralen, psychodynamischen und humanistischen Traditionen Teil einer systemischen Therapie sein. Andererseits ist die Arbeit mit Familien,

Paaren oder anderen Mehrpersonenkonstellationen noch nicht ausreichend, um diese als „systemisch" zu bezeichnen. Hinzukommen müsste eine spezifische Konzeptualisierung und Erfassung dieser Konstellationen als dynamische Systeme. Obwohl in der Praxis (neuro-)biologische, intrapsychische und soziale Prozesse kaum immer gleichzeitig erfasst und beeinflusst werden können, sollten alle diese Ebenen berücksichtigt und es sollte im Rahmen einer Fallkonzeption begründet werden, warum man eine Fokussierung auf einen Systemausschnitt oder eine bestimmte Systemebene vornimmt.

Neben systemischer Psychotherapie werden aktuell auch systemische Neurotherapien entwickelt, z. B. ein Verfahren der nichtinvasiven Neurostimulation bei chronischem Tinnitus („coordinated reset" zur Desynchronisation pathologischer Übersynchronisation im auditorischen Kortex; Tass und Hauptmann 2007; Evaluation: Tass et al. 2012) oder Verfahren zur nichtinvasiven Stimulation neuronaler Netzwerke und ihrer Dynamik (Bonnard et al. 2016; Sehm et al. 2012).

16.1.2 Wirkprinzipien

Die Bedingungen für therapeutische Selbstorganisationsprozesse sind in acht **generischen Prinzipien** ausformuliert (Haken und Schiepek 2010; ▶ Gut zu wissen). Sie weisen eine Korrespondenz zu den Wirkfaktoren der Psychotherapie auf, wie sie als „common factors" (schulenübergreifende Faktoren) empirisch begründet wurden (z. B. Wampold 2015; Wampold und Imel 2015).

Gut zu wissen

Die generischen Prinzipien: Bedingungen für gelingende Selbstorganisationsprozesse in Psychotherapie und Beratung

1. **Stabilitätsbedingungen**
   Psychotherapie bedeutet **Destabilisierung im Kontext von Stabilität.** Wenn Ordnungsübergänge mit kritischer Instabilität und mit der Destabilisierung von Mustern verbunden sind, dann ist es notwendig, zunächst stabile Rahmenbedingungen zu schaffen. Hierzu gehören strukturelle Sicherheit (Setting, Verstehbarkeit und subjektiv erlebte Transparenz des Vorgehens), die Beziehung und das Vertrauen zum Therapeuten sowie die Erfahrung von Selbstwirksamkeit, Kontrollierbarkeit und Handhabbarkeit, Zugang zu persönlichen Ressourcen, Selbstwertunterstützung des Patienten etc.

2. **Identifikation von Mustern des relevanten Systems**
   Auf welches System beziehen sich die zu fördernden Selbstorganisationsprozesse? Es geht hier u. a. um Methoden zur Darstellung und Analyse der psychischen und sozialen Netzwerke und Muster des/der Patienten (z. B. idiografische Systemmodellierung).

3. **Sinnbezug**
   Persönliche Entwicklungsprozesse sollten vom Patienten als sinnvoll erlebt werden und mit seinen zentralen Lebenskonzepten in Korrespondenz stehen. Dies gilt umso mehr, je problematischer und krisenhafter die momentane Lebenssituation ist.

4. **Kontrollparameter und Veränderungsmotivation**
   Analog zur Interpretation von Kontrollparametern als Energielieferanten setzt Selbstorganisation im weitesten Sinne die energetische Aktivierung eines Systems voraus. Hier geht es um die Herstellung motivationsfördernder Bedingungen, um die Aktivierung von Ressourcen, um die Intensivierung von Emotionen und um die emotionale und motivationale Bedeutung von Zielen, Anliegen und Visionen.

5. **Destabilisierung und Fluktuationsverstärkung**
   Psychotherapie bedeutet, dem Patienten neue Erfahrungsmöglichkeiten zu eröffnen. Bestehende Muster werden destabilisiert und es treten Inkongruenzen auf, die zunächst irritierend wirken. Diese gilt es zu erkennen und zu nutzen (im Sinne eines „deviation amplifying feedback", d. h. abweichungsverstärkende Rückkopplung).

6. **Kairos, Resonanz und Synchronisation**
   Therapeutische Heuristiken sollten zum aktuellen kognitiv-emotionalen Zustand des Patienten passen. (Kairos bezeichnet hierbei qualifizierte Momente oder geeignete Zeitpunkte für Handeln, Entscheiden, Intervenieren.) Die zeitliche Passung und Koordination der Vorgehensweisen und des Kommunikationsstils des Therapeuten mit den psychischen und physiologischen Prozessen und Rhythmen des Patienten sind Voraussetzungen wie auch Merkmale gelingender therapeutischer Arbeit.

7. **Gezielte Symmetriebrechung**
   „Symmetrie" bedeutet, dass mehrere Attraktoren oder Ordner eines Systems im Zustand kritischer Instabilität potenziell mit ähnlicher Wahrscheinlichkeit realisiert werden können. Da kleine Fluktuationen über ihre Realisation entscheiden können, ist eine Vorhersehbarkeit der weiteren Entwicklung kaum möglich. Um Symmetriebrechungen in eine gewünschte Richtung zu lenken, kann man sich bestimmter „Hilfestellungen" bedienen. So lassen sich einige Strukturelemente eines neuen Ordnungszustandes z. B. in Rollenspielen oder mit Hilfe von Übungen realisieren.

8. **Stabilisierung neuer Muster**
   Wenn im Therapieprozess positiv bewertete Kognitions-Emotions-Verhaltens-Muster erreicht wurden, gilt es, diese zu stabilisieren, zu automatisie-

16

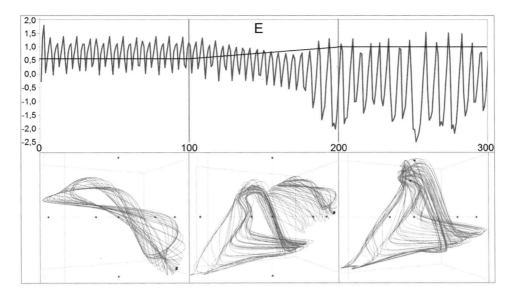

■ **Abb. 16.2**   Beispiel für einen Ordnungsübergang, wie er im Computermodell simuliert werden kann. Dargestellt ist die Variable E (vgl.
■ Abb. 16.1). Der Ordnungsübergang (Wechsel des dynamischen Musters) kommt durch eine kontinuierliche Veränderung des Kontrollparameters c zustande. Unter der Zeitreihe ist das Übergangsszenario der Attraktoren dargestellt. Verläufe, wie sie mit dem Synergetischen Navigationssystem (SNS) in der therapeutischen Praxis erfasst werden, sehen sehr ähnlich aus

ren und verfügbar zu halten. Maßnahmen zur Stabilisierung und Generalisierung kommen hier ins Spiel, z. B. Wiederholung, Variation, Nutzung in unterschiedlichen Situationen und Kontexten, positive Verstärkung (► Kap. 4). Schließlich sollte es darum gehen, die neuen Muster in bestehende Selbstkonzepte zu integrieren.

Über qualitative Ansätze hinaus, die Wechselwirkung von veränderungsrelevanten Faktoren zu modellieren (z. B. im „generic model" der Psychotherapie; Orlinsky 2009; Orlinsky et al. 2004), bemüht sich eine systemische Therapietheorie um eine präzise Formulierung der nichtlinearen Interaktion dieser Faktoren und deren Simulation im Computermodell (■ Abb. 16.1 und 16.2; Schiepek et al. 2016a, 2017).

Neben den genannten Wirkprinzipien betrachtet die systemische Therapie auch die Wirkmechanismen des Einzelfalls. Dies geschieht in Form umfassender Fallkonzeptionen, welche die relevanten Variablen und rekursiven Vernetzungen eines individuellen biopsychosozialen Systems grafisch in einem idiografischen Systemmodell abbilden (Schiepek 1986; ► Gut zu wissen).

Gut zu wissen

Das Vorgehen der idiografischen Systemmodellierung
Der Ausgangspunkt ist ein Interview zum Problemszenario des Patienten, wobei auch Problemlöseversuche, Copingstrategien, Ausnahmen von Problemen und konstruktive Umgangsformen mit diesen er-

fragt werden. Während der Erzählung macht sich der Therapeut Notizen zu den Teilprozessen oder Begriffen, die als Komponenten des Systemmodells verwendet werden können. Dafür kommen „Variablen" in Frage, deren Ausprägungen sich in der Zeit ändern. Die Variablen bezeichnen intraindividuelle oder interpersonelle Aspekte eines umfassenderen Systems, z. B. Kognitionen, Emotionen, Motive oder Verhaltensweisen. Sie werden in Form von theoretischen Konstrukten der Psychologie oder in der Alltagssprache formuliert.

Nach der Sammlung der Systemkomponenten werden die Wirkungen der einzelnen Komponenten aufeinander in Form von Pfeilen grafisch dargestellt, welche im einfachsten Fall durch + oder – qualifiziert sind; + bedeutet eine gleichgerichtete Relation (z. B. „Je mehr Lebensfreude, umso ausgeprägter das Selbstwertgefühl"), – bedeutet eine gegengerichtete Relation (■ Abb. 16.3). Möglich sind direkte Wechselwirkungen, Schleifen, die mehrere Komponenten einbinden, oder Rekursionen einer Variable auf sich selbst (autokatalytische Effekte). Mit zunehmender Vernetzung der Komponenten werden Zusammenhänge deutlich, die vorher nicht gesehen wurden oder wo nur einseitige Ursache-Wirkungs-Relationen denkbar waren (nach dem Motto: „x ist schuld an y").

Im Anschluss daran wird man einzelne Zusammenhänge und Rekursionsschleifen noch einmal detailliert durchgehen, um die Dynamik und Rückkopplung in entsprechenden Teilsystemen zu verdeutlichen. Darauf aufbauend werden Lösungsszenarien durchge-

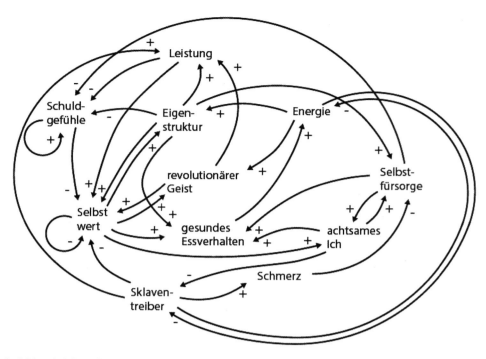

Abb. 16.3   Beispiel für ein idiografisches Systemmodell

spielt und Ansatzpunkte für Veränderungen herausgearbeitet.

Das Systemmodell in ⬛ Abb. 16.3 wurde mit einer jungen Frau (28 Jahre, Diagnosen: chronische Anorexie und Bulimie) während eines tagesklinischen psychosomatischen Aufenthalts entwickelt. Neben ambivalenten Kindheitserfahrungen war ihre Biografie von frühen Krankenhausaufenthalten geprägt, die sich Zeit ihres Lebens fortsetzten. Während sie den ersten Krankenhausaufenthalt als „Isolationshaft" erlebte, waren spätere Klinikaufenthalte auch „wunderschön" und unterstützend. Neben der anhaltenden Essstörung erhielt sie dabei auch weitere Diagnosen wie „rezidivierende Depression" und „Borderline-Persönlichkeitsstörung". Ein durchgängiges Muster bestand darin, dass sie wiederholt Hilfe, Unterstützung und Fürsorge erfuhr, aber keine nachhaltige Besserung ihrer Problematik und Lebenssituation. Gewissermaßen „selbstähnlich" verhielt es sich auch mit den Effekten einzelner Therapiesitzungen: dankbar aufgenommen, aber schnell verflogen und nicht nachhaltig. Die Therapieziele bezogen sich auf die Kontrolle ihrer Essanfälle und die Stabilisierung bereits erreichter Fortschritte im Essverhalten, auf den Aufbau ihres Selbstwertgefühls und vermehrte Selbstakzeptanz sowie auf Schritte in Richtung eines autonomen Lebens ohne das „Korsett" von Helfersystemen.

Im Rahmen der Therapie wurden ein Ressourceninterview und eine Systemmodellierung durchgeführt, welche ein vertieftes systemisches Verständnis ihres psychischen Funktionierens und ihrer psychosozialen Muster erlaubte. Die begrifflichen Komponenten („Variablen") des idiografischen Systemmodells wurden gemeinsam mit ihr in Fragen eines persönlichen Prozessfragebogens übersetzt. Die Patientin begann noch am Tag der Fertigstellung des Systemmodells, diesen persönlichen Fragebogen täglich auszufüllen und führte ihn nach Entlassung über mehrere Monate weiter. SNS-basierte Therapiegespräche fanden sowohl während des Tagesklinikaufenthalts als auch in der Nachsorgephase statt und nahmen auch immer wieder auf das Systemmodell Bezug. Sowohl das systemische Problemverständnis als auch das Prozessfeedback sorgten für mehr Nachhaltigkeit in ihrer Entwicklung als sie es bisher gewohnt war. Die täglichen Einschätzungen und Reflexionen ermöglichten Einblicke in gelungene oder misslungene Umsetzungsversuche ihrer Strategien und Ressourcen und deren genauen Bedingungen. Sie konnten in den SNS-basierten Nachsorgegesprächen effektiv genutzt werden, was zu mehr Nachhaltigkeit ihrer erreichten Fortschritte als auch zu mehr Selbstständigkeit in ihrem Leben führte.

16.1.3 Durchführung

Anders als bei störungsspezifischen Verfahren gibt nicht die Diagnose vor, was therapeutisch zu geschehen hat, sondern die Ziele und das persönliche Entwicklungsprojekt des Patienten (bzw. des Paares, der Familie, des sozialen Netzwerks). Angesichts der Komplexität und Unvorhersehbarkeit von Prozessen verändern sich eingangs formulierte Ziele meist im Therapieverlauf. Zielen kommt daher Orientierungs- und Motivationsfunktion zu (Schiepek 1991; vgl. generisches Prinzip 4). Die Durchführung einer systemischen Fallkonzeption nutzt Verfahren der Ressourcenerfassung (z. B. das Ressourceninterview; Schiepek und Cremers 2003) und der Modellierung der aufrechterhaltenden Bedingungen eines Problemmusters. In einem intensiven Prozess werden gemeinsam mit dem Patienten die beteiligten psychologischen Variablen und deren Interaktion grafisch erarbeitet (◘ Abb. 16.3). Unter einer Klärungsperspektive (Grawe 1995) vermitteln die dabei entstehenden Systemmodelle ein vertieftes Verständnis von problem- und lösungsrelevanten psychosozialen Zusammenhängen und zeigen Ansatzpunkte für Interventionen auf. Daran anschließend kann gemeinsam überlegt werden, welche Erfahrungen der Patient machen müsste, um seine veränderungsrelevanten Variablen zu beeinflussen. Hierbei kann auf bewährte Interventionsmethoden unterschiedlicher Therapieschulen zurückgegriffen werden (u. a. auf die unten in ► Abschn. 16.1.5 beschriebenen), was die systemische Praxis auf dieser Ebene (allerdings nur auf dieser) eklektisch macht.

Die idiografische Systemmodellierung und andere Visualisierungsmethoden modellieren und beschreiben Systeme nicht nur, sie sind zugleich auch Intervention. In die Modelle fließt umfassendes psychologisches und auch störungsspezifisches Wissen ein. Pathologisierung wird vermieden, ohne auf störungsbildspezifisches Wissen verzichten zu müssen.

Neben der idiografischen Systemmodellierung kommen unterschiedlichste Methoden zur Erfassung und Modellierung individueller, sozialer oder biologischer Systeme zum Einsatz, von Mehrpersonenbrett und Mehrpersonenskulpturen (von Schlippe und Schweitzer 2012) über die Plan- und Schemaanalyse nach Grawe und Caspar (z. B. Caspar 1996), die Erfassung von Gesundungsplänen nach der „Control Mastery Theory", bis hin zu physiologischen Methoden (für einen Überblick s. Cierpka 2008; Schiepek 1991, 2012). Die therapeutische Haltung ist in einer solchen integrativ-schulenübergreifenden und einer schulenspezifischen systemischen Praxis identisch (► Abschn. 16.1.5).

Eine von fast allen Systemtheorien geteilte Annahme besteht darin, dass Systemdynamiken in lebenden Systemen weder linear steuerbar noch langfristig vorhersehbar sind. Aufgrund der nichtlinearen Dynamik und immer wieder auftretender instabiler Phasen sind „instruktive Interaktionen" (Maturana und Varela 1987) im Sinne planvoller, langfristiger Außensteuerung nicht möglich. Manuale und vorprogrammierte Verfahren werden in diesem Verständnis systemischer Therapie konsequenterweise nicht benutzt. Stattdessen wird der Therapie- oder Beratungsverlauf kontinuierlich im „real-time monitoring" (Schiepek et al. 2016b) erfasst. Ein hierfür entwickeltes internetbasiertes Verfahren, das **Synergetische Navigationssystem** (SNS), erlaubt es den Patienten, hochfrequente, meist tägliche Selbsteinschätzungen der Befindlichkeit, der Therapiefortschritte oder der Veränderungsmotivation abzugeben und deren Verläufe mit dem Therapeuten zu besprechen. Das SNS analysiert die nichtlinearen Dynamiken des Therapieverlaufs sowie die auftretenden Synchronisationsmuster, kritischen Instabilitäten und Ordnungsübergänge (Olthof et al. 2019a, b; ◘ Abb. 16.4). Basierend auf den generischen Prinzipien als Heuristiken können anstehende Mikroentscheidungen über die jeweils nächsten Therapieschritte getroffen werden. Es handelt sich somit um eine gecoachte Selbststeuerung des/der Patienten („continuous cooperative process control"; Schiepek et al. 2015, 2016b, c, 2019; ◘ Abb. 16.5).

Bei den benutzten Fragebögen kann es sich um Standardfragebögen handeln (z. B. der Therapie-Prozessbogen, TPB; Schiepek et al. 2019), oder es werden mit Hilfe des Fragebogen-Editors des SNS aus den Variablen des idiografischen Systemmodells oder aus anderen Quellen Items eines individuellen Fragebogens formuliert. Der Fortgang des persönlichen Entwicklungsprojekts eines Patienten lässt sich damit direkt an den Zeitreihen der Items ablesen. Die Therapie- oder Beratungsgespräche werden sich in der Folge immer wieder auf diesen am Bildschirm visualisierbaren Prozess beziehen. Systemische Therapie und Beratung etabliert also einen rekursiven Prozess aus

- Modellkonstruktion durch idiografische Systemmodellierung und Entwicklung eines darauf bezogenen persönlichen Fragebogens,
- Prozessmonitoring und
- Prozessreflexion bzw. -feedback (◘ Abb. 16.5).

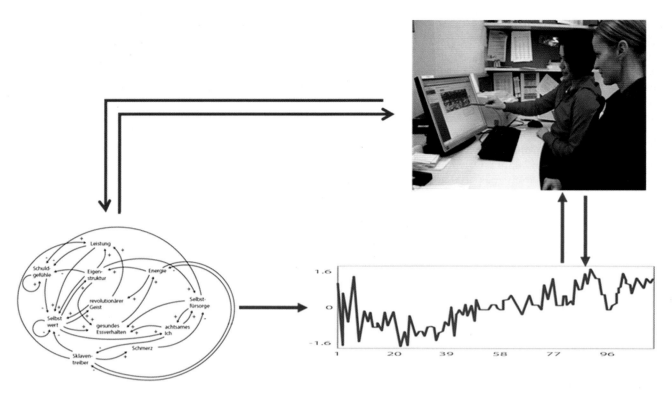

◨ Abb. 16.4 Systemische Therapie als rekursiver Prozess aus idiografischer Systemmodellierung, Prozessmonitoring, und SNS-basiertem Prozessfeedback

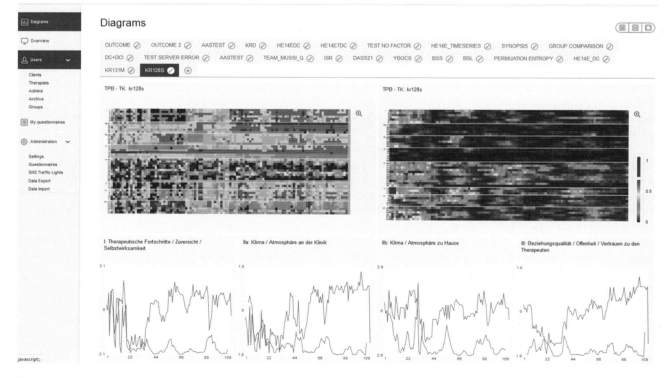

◨ Abb. 16.5 Beispiel einer Diagrammkonfiguration im Auswertungsteil des SNS. Sämtliche Auswertungstools sind frei konfigurierbar

Systemische Psychotherapie und Beratung

Inzwischen finden sich zahlreiche Fallbeispiele in der Literatur (z. B. Schiepek et al. 2013, 2016c, 2018; Kronberger und Aichhorn 2014). Bereits die regelmäßige Reflexion von Tageserfahrungen, Ressourcen und Therapiefortschritten beim Ausfüllen des Prozessfragebogens hat motivierende, mentalisierungs- und selbstregulationsfördernde sowie autokatalytische Effekte, die in Zukunft näher untersucht werden sollten.

16.1.4 Indikationen

Hinsichtlich klinischer Diagnosen gibt es in diesem Verständnis von systemischer Therapie zunächst keine Indikationseinschränkungen. Man wird auf Grundlage von Anliegen, Auftrag, Lebensalter und Lebenssituation eines Patienten allerdings zu entscheiden haben, ob Psychotherapie im Einzel- oder im Mehrpersonensetting am erfolgversprechendsten erscheint. Bei Mehrpersonenkonstellationen gilt es sehr unterschiedliche Formen der Lebensführung und des Zusammenlebens zu berücksichtigen, nicht alle interpersonellen Konstellationen („Problemsysteme"; Ludewig 1992) sind optimal für Veränderungen und Lösungen geeignet.

Neben Fragen der Makroindikation oder der selektiven Indikation (Welches Verfahren eignet sich bei welcher Diagnose oder Problemstellung optimal?) fokussiert der systemische Ansatz im klinischen Vorgehen auf die „relativ rationale Rechtfertigung" (Westmeyer 1997) von Mikroentscheidungen, d. h. auf die adaptive Indikation im klinischen Vorgehen. Die Frage, wann welches Vorgehen indiziert erscheint, wird unter Nutzung der generischen Prinzipien als Entscheidungsheuristiken auf Basis der bildlich darstellbaren SNS-Datenlage zum aktuellen Systemzustand und zum bisherigen Verlauf gemeinsam mit dem Patienten beantwortet. Diese evidenzbasierte Praxis ist somit immer kontext- und prozessgebunden und beruht auf der je aktuellen Datenlage.

16.1.5 Wirksamkeit

Wenn die Effekte jeder Psychotherapie aus dem systemischen Zusammenspiel verschiedener Faktoren resultieren, von denen die Durchführung von Interventionen zu den eher unbedeutenden gehört (Wampold und Imel 2015), so muss die Wirkung von Psychotherapie in jedem konkreten Einzelfall nachgewiesen werden. Die Effekte von Psychotherapie bilden sich außer in Prä-post-Follow-up-Unterschieden vor allem in einer Veränderung von prozessualen Mustern ab. Eine Evaluation mit kombinierter Outcome- und Prozesserfassung ist mit dem SNS „flächendeckend" durchführbar. Der systemische Ansatz kombiniert somit Individualisierung und Klientenzentrierung (Kriz 2017) mit „big data".

Randomisiert kontrollierte Studien (RCT) vernachlässigen die Prozesssensitivität des Vorgehens zugunsten eines manualtreuen Vorgehens und zielen auf die Effekte von Interventionen ab, die im systemischen Ansatz wie im „contextual model" nicht als zentral angesehen werden. Da im systemischen Ansatz Interventionen system- und prozessspezifisch ausgewählt und kombiniert werden, lassen sich Behandlungsfälle hinsichtlich der realisierten Interventionsformen kaum vergleichen und Befunde aus RCTs kaum auf andere Fälle transferieren. Statt einer „evidence-based practice" (gemeint ist meist: „RCT-based practice") setzt der systemische Ansatz auf „practice-based evidence" mit Fokus auf den Einzelfall. ◘ Abb. 16.6 fasst das Gesamtkonzept des systemischen Prozessmanagements in der Psychotherapie zusammen.

Systemische Therapie im hier vorgestellten Verständnis versucht einen Beitrag zur Integration der Psychotherapie zu leisten. Die Bewertung dieses Beitrags könnte sich an den im Kasten aufgelisteten Kriterien orientieren. Das bisher für die Psychotherapie ausgearbeitete Konzept lässt sich auf Beratung und Coaching übertragen (Schiersmann und Thiel 2012; Schiersmann et al. 2015). Eine solche systemische Therapie und Beratung ordnet sich in das Gesamtverständnis einer systemischen Psychologie ein, die verschiedenste Funktionen von Psyche und interpersoneller Kommunikation unter Gesichtspunkten von Netzwerkdynamik und Selbstorganisation modelliert und empirisch zu erfassen versucht (Haken und Schiepek 2010; Strunk und Schiepek 2006).

Kriterien für die Entwicklung einer integrativen Psychotherapie

- Verfügbarkeit einer Metatheorie bzw. eines wissenschaftlichen Paradigmas
- Bezug auf eine konkrete systemische Theorie psychologischer Veränderungsprozesse (Explanans: der Prozess)
- Fallkonzeption, welche Bezüge zu unterschiedlichen Teiltheorien verschiedener Therapierichtungen und zu den Wissensbeständen der Psychologie herstellen kann
- Möglichkeit der Nutzung unterschiedlicher Interventions- und Behandlungstechniken
- Verfügbarkeit von Heuristiken für Mikroentscheidungen und adaptive Indikationen im Prozess (generische Prinzipien)
- Prozessmonitoring und Prozessfeedback in der therapeutischen Routinepraxis
- Qualitätssicherung und -dokumentation in der Routinepraxis

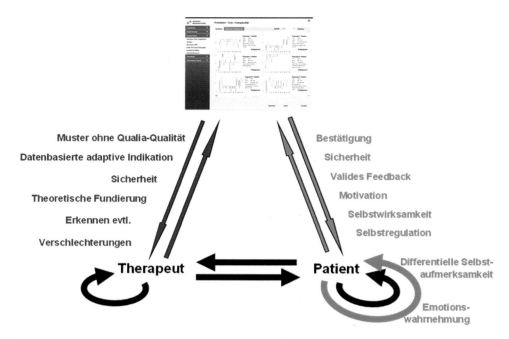

Muster ohne Qualia-Qualität

Datenbasierte adaptive Indikation

Sicherheit

Theoretische Fundierung

Erkennen evtl.

Verschlechterungen

Therapeut

Bestätigung

Sicherheit

Valides Feedback

Motivation

Selbstwirksamkeit

Selbstregulation

Patient

Differentielle Selbst-
aufmerksamkeit

Emotions-
wahrnehmung

Abb. 16.6   Die Komponenten des systemischen Prozessmanagements in Therapie und Beratung

- Verfügbarkeit eines Konzepts therapeutischer Kompetenzen für die Ausbildung und die Kompetenzbeurteilung (Systemkompetenz; Schiepek 2020)
- Verschränkung von Grundlagen- und Praxisforschung, Forschungs-Praxis-Transfer in beide Richtungen, Scientist-Practitioner-Modell

16.2 Systemische Therapie als ein von anderen abgrenzbares spezielles Psychotherapieverfahren

16.2.1 Beschreibung des Verfahrens

Das Verständnis von systemischer Therapie als abgegrenztes Psychotherapieverfahren teilt mit dem im ersten Teil beschriebenen zahlreiche theoretische Annahmen, Haltungen und Praktiken, beschränkt sich aber auf psychosoziale Interventionen unter Ausschluss rein somatischer Interventionen und ist in seiner Praxis vom Vorgehen anderer Psychotherapieverfahren deutlich unterscheidbar (für eine Diskussion dieser Frage s. Schiepek et al. 2013).

Systemische Therapie in diesem Sinne betrachtet die Entstehung und Aufrechterhaltung von Störungen ebenso wie therapeutische Veränderungsprozesse als (im Falle von Störungen stets unbeabsichtigte) „Gemeinschaftsleistungen" (Schweitzer 2014). In Mehrpersonensettings wie Paar- und Familientherapie, Multifamilientherapie oder Netzwerktherapien kommen mehrere Beteiligte zu einem gemeinsamen Problemlösungsprozess zusammen. In Einzel- oder Gruppensettings werden die Beziehungen der Patienten mit für sie wichtigen Bezugspersonen über Methoden wie zirkuläres Fragen, Genogramminterview und Skulpturarbeit, Familienbrett oder dynamische Interaktionsmatrizen im SNS (s. unten) virtuell „ins Therapiezimmer geholt".

■ Theoretische Grundlagen

In dieser Tradition sind neben Theorien komplexer dynamischer Systeme (s. oben) und soziologischen Systemtheorien (Luhmann 2004) auch die Erkenntnistheorien zunächst des radikalen Konstruktivismus (Glasersfeld 2001), später des sozialen Konstruktionismus (Gergen und Gergen 2009) sowie sprachphilosophische (de Shazer 1989) und postmoderne Denkfiguren (White 1992) handlungsleitend geworden. Danach existieren (zumindest soziale) Systeme nicht als beobachtungsunabhängig gegebene Sachverhalte, sondern sie entstehen in ihrer Ausformung erst durch die Art, wie sie von Beobachtern beschrieben werden (z. B. im Prozess der idiografischen Systemmodellierung oder in täglichen Selbsteinschätzungen mit dem SNS). Der radikale Konstruktivismus nimmt an, dass wir unsere Annahmen über die Welt grundsätzlich nicht als „wahr" oder „falsch" beurteilen können, sondern nur, ob sie zur Welt in dem Sinne passen, dass wir mit ihnen erfolgreich handeln und überleben können. Demgegenüber betont der soziale Konstruktionismus das gemeinsame Aushandeln von Realitätssichten im Dia-

oder Multilog sowie den Wert von Perspektivenvielfalt. Ein „Selbst" ist in konstruktionistischer Sicht eine Mischung von Potenzialen, die sich in je unterschiedlichen Beziehungen entfalten.

16.2.2 Wirkprinzipien

Störungs- und Therapieverständnis

Krankheit wird in der systemischen Therapie nicht als ein persönliches Merkmal verstanden, das ein einzelner Mensch für sich alleine „hat" („Ich habe ADHS"), mit dem er identisch ist („Ich bin ein Angstneurotiker", „Ich bin ein Asthmatiker") oder auf das er von anderen reduziert werden kann („Die Fraktur in Zimmer 13"). Vielmehr wird eine Krankheit als Teil einer größeren Interaktion angesehen, an der eine oder mehrere Personen so sehr leiden, dass ihnen Krankheitswert zugeschrieben wird.

Symptomfördernde Interaktionen werden auch nicht als dauerhafte „Eigenschaften" eines sozialen Systems angesehen („Patient Familie") angesehen, sondern als unglückliche, vorübergehende soziale Konstruktionen („unbeabsichtigte Gemeinschaftsleistungen"), die von den Beteiligten allein oder mit externer Hilfe auch wieder aufgelöst werden können. Deshalb ist keine „Generalsanierung" des sozialen Systems erforderlich, in dem das Problem beklagt wird. Nicht das System an sich muss sich verändern, sondern „nur" die Kommunikation rund um das Problem.

Symptomfördernde Interaktionen können sich auf sozialer, psychischer, biologischer Systemebene und in mehreren sozialen Systemen (z. B. Familie, Arbeitsplatz, Peergruppe) zugleich abspielen. Das Problemsystem muss nicht aus der Familie bestehen und in ihr gelöst werden. Es kann bei Schulphobien zwischen Schüler, Eltern, Lehrern und Klassenkameraden gelöst werden, bei chronifizierten Psychosen zwischen Patient, Angehörigen, Nachbarn, Nervenarzt, Wohnheim und Rentenantrag.

Wem – welchem Mitglied eines Problemsystems – eine Störung als Krankheit zugeschrieben wird, ab welcher Intensität, Symptomkombination, Dauer einer Störung Krankheitswert zugeschrieben wird, und ab wann sie als hinreichend gebessert gilt – all dies ist immer Ergebnis sozialer Konstruktionsprozesse. Diese sind bei psychischen Störungen nicht selten umstritten, in einer Familie oder zwischen Patient und Behandler. Das Problem ist nicht zwangsläufig erst dann gelöst, wenn sich „wirklich" etwas „im System" geändert hat, sondern dann, wenn alle oder zumindest die „wichtigen" Leute meinen, es sei gelöst – wenn sich also die problemzentrierte Kommunikation aufgelöst hat.

„Heilung" oder „Besserung" geschieht in der systemischen Therapie durch die Transformation von symptomfördernden zu gesundheitsfördernden Interaktionsmustern. Wie jede in Sprache stattfindende Psychotherapie interveniert auch systemische Psychotherapie „nur" auf der Ebene der Kommunikation. „Heilsame" Kommunikation vermag Gedanken, Gefühle, biologische Prozesse nicht unmittelbar zu beeinflussen (zu „steuern"). Aber sie vermag solche zu „irritieren" und anzuregen, im synergetischen Sinne günstige prozessuale Bedingungen für deren Veränderungen anzubieten.

Therapeutische Haltungen

Die Wirkprinzipien systemischer Therapie lassen sich entlang handlungsleitender therapeutischer Haltungen beschreiben (vgl. von Schlippe und Schweitzer 2012, S. 199–210). „Handle so, dass du die Zahl der Möglichkeiten vergrößerst" – dieser „systemische Imperativ" (von Förster 1988) bedeutet in der Psychotherapie: „Hilf die Denk- und Handlungsspielräume deiner Patienten zu erweitern". Dem entspricht eine als „Ideen- und Experimentierwerkstatt" begriffene Praxis. Es gilt, auf der Basis bestätigenden Verstehen hinreichend viel Neues, Ungewohntes, vielleicht sogar Verstörendes oder Provokatives geschehen zu lassen. **„Achtung vor der Selbstorganisation":** Diese Haltung erfordert vom Therapeuten viel **Neugier auf die eigene Weltsicht der Patienten** (Cecchin 1988) und weitgehenden Verzicht, eigene normative Expertenvorstellungen über angemessene psychische und Beziehungsentwicklungen zur Leitschnur zu machen (Selbstorganisation ist der zentrale Begriff eines integrativen systemischen Ansatzes; ▶ Abschn. 16.1). Dazu ist eine **neutrale Haltung** erforderlich – ein bewusstes Nichtbewerten und Nicht-Partei-Ergreifen zwischen miteinander streitenden Personen, Werten, Ideen und konfligierenden Veränderungs- und Nichtveränderungsimpulsen. Viele Systemiker bevorzugen den älteren, von Stierlin (2005) geprägten Begriff der **Allparteilichkeit** gegenüber dem der Neutralität. **Ressourcenorientiert** ist eine Haltung, nach der Patienten „nichts fehlt", was sie entweder „nachreifen" lassen oder „neu lernen" müssten. Sondern dass die Fähigkeiten zur Problemlösung im Patientensystem bereits vorhanden sind, aber derzeit nicht gefunden oder genutzt werden. **Lösungsorientierung** bedeutet in ihrer – nicht unumstrittenen (vgl. das generische Prinzip 2) – radikalen Variante: „Man braucht das Problem nicht näher zu erkunden, man kann sich gleich an die Konstruktion von Lösungen begeben" (de Shazer 1989).

16.2.3 Durchführung

Kontext- und Auftragsklärung

Eine ausführliche Klärung der oft widersprüchlichen Erwartungen der Therapiebeteiligten hilft zu

Therapiebeginn bei einer realistischen, angemessen komplexen Therapieplanung. Zu diesen Beteiligten können auch abwesende Familienmitglieder, ein überweisender Hausarzt, eine zuvor behandelnde Klinik, ein im Vorzimmer sitzender Partner gehören, deren Erwartungen ebenfalls erfragt werden (von Schlippe und Schweitzer 2012, S. 235–248).

Fragen als therapeutische Interventionen

In der systemischen Therapie sind Fragen wichtige „Träger" und „Erreger" von Unterschiedsbildungen, die bei den Patienten angestoßen werden sollen (von Schlippe und Schweitzer 2012, S. 249–276; Tomm 1994; Beilfuss 2015). Sie dienen gleichzeitig der Informationsgewinnung und -erzeugung. Wichtige Fragetypen sind z. B.:

— Erklärungsfragen („Wie erklärt sich Ihre Frau ihr Verhalten?"),
— Fragen, die Eigenschaften zu Verhalten verflüssigen („Was tun Sie, wenn Sie depressiv sind?") und die Verhaltensweisen in einen spezifischen räumlichen, zeitlichen oder Beziehungskontext stellen („Zeigt sich ihre Tochter eher Ihnen oder Ihrem Mann gegenüber antriebslos?"),
— Fragen, die aus Opfern Mitverantwortliche machen („Wie könnten Sie Ihre Partnerin am intensivsten ärgern"), allgemein gesagt Verschlimmerungsfragen („Wie könnten Sie das Auftreten eines erneuten psychotischen Schubs bei Ihrem Partner ungewollt begünstigen?") oder umgekehrt
— lösungsorientierte Fragen wie die Wunderfrage („Wenn heute Nacht eine Fee ihr Problem wegnähme …?").
— Häufig sind allgemein hypothetische Fragen („Was wäre wenn …?")

Handlungsmethoden: Skulptur, Familienbrett, Zeitlinie, Sprechchor

Beziehungsphänomene lassen sich auch räumlich darstellen und probeweise verändern (von Schlippe und Schweitzer 2012, S. 280–299). Mit echten Menschen (in einer Familien- oder Gruppentherapie durchgeführt) wird dies **Beziehungsskulptur** genannt (🗖 Abb. 16.7). Dabei stellen die Familienmitglieder nacheinander die anderen im Beratungszimmer so zueinander im Raum auf, wie es ihrem Bild der Beziehungen entspricht. Dieses Bild wird, wenn es als problematisch erlebt wird, so lange experimentell verändert, bis ein anregendes neues „Lösungsbild" für eine gesundheitsfördernere Konstellation entsteht. Familienskulpturen können große emotionale Intensität auslösen und bedürfen hinreichender Sicherheit (generisches Prinzip 1) und Spielfreude der Beteiligten. Mit mehr Abstand lassen sich ähnliche Prozesse auf dem **Familienbrett** nachvollziehen: Für jedes Familienmitglied werden Holz- oder

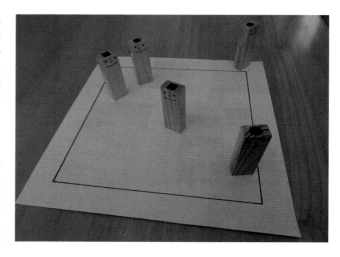

🗖 **Abb. 16.7** Veranschaulichung Beziehungsskulptur (Foto: Blaua, lizensiert unter CC BY-SA 4.0, https://creativecommons.org/licenses/by-sa/4.0/deed.en, no changes were made)

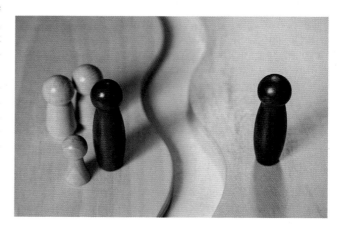

🗖 **Abb. 16.8** Familienbrett (© Kunstzeug/stock.adobe.com)

Plastikfiguren auf einem Brett aufgestellt und in ihrem Zueinander probeweise verändert (🗖 Abb. 16.8). Die Lebensgeschichte eines Patienten, eines Paares oder einer Familie kann mit einer **Zeitlinie** auf dem Fußboden des Beratungsraums verdeutlicht werden. Die Therapeutin kann mit der Patientin probeweise auf dieser gedachten Zeitlinie aus der Gegenwart z. B. in eine „Zukunft" wandern, vor der die Patientin derzeit noch große Angst hat und „dort in der Zukunft" schon einmal probeweise und symbolisch erleben, wie es sein wird, wenn man jenen Angst machenden Moment überwunden haben wird. Belastende Ideen von Einzelnen, Familien oder Teams/Institutionen können mit der Technik des **Sprechchors** dekonstruiert werden (Schweitzer und von Schlippe 2006). Dazu wird mit „Verschlimmerungsfragen" erkundet, was die Betreffenden zu sich selbst innerlich sagen, wenn sie es sich richtig schlecht gehen lassen. Die Antworten werden im

Gespräch ausgetauscht und dann von einem Sprechchor gesungen. Diese verfremdende Technik ermöglicht sehr schnell eine Distanzierung gegenüber den belastenden Sätzen und das Auftauchen neuer, oft befreiender Sätze, die wieder mehr Optimismus oder Schwung zur Problemlösung geben.

Schlusskommentare, Schlussinterventionen, reflektierendes Team

Viele systemische Therapeuten geben am Ende der Sitzungen Abschlusskommentare und -interventionen den Patienten mit „auf den Weg". **Abschlusskommentare** beginnen meist mit einer **positiven Konnotation,** also einer Anerkennung vorhandener Ressourcen und gezeigter Besserungen, eventuell auch einer **positiven Umdeutung** des Problemkreislaufs, z. B. als nachvollziehbarem Lösungsversuch für ein anderes Problem (von Schlippe und Schweitzer 2012, S. 309–334).

Bei veränderungsmotivierten Patientensystemen können **Handlungsvorschläge** folgen, die zum Experimentieren zwischen den Sitzungen einladen. Das können **Rituale** sein, z. B. Konfliktrituale, Trauerrituale, Versöhnungsrituale. Das können **Symptomverschreibungen** sein: Einen unerwünschten Zustand absichtlich, aber nur kurz an bestimmten Orten oder zu bestimmten Zeiten herbeizuführen. Das können **So-tun-als-ob-Aufgaben** sein: Ein symptomatisches oder Problemverhalten absichtlich vorzutäuschen, um dann zu beobachten, ob und wie die Umgebung anders als auf Echtsituationen reagiert.

Bei noch weniger veränderungsmotivierten Patientensystemen empfehlen sich eher **Beobachtungsaufgaben,** z. B. bei häufig heftig streitenden Paaren: Am Ort der häufigsten Streits ein Tonband aufstellen, wie gewohnt weiterstreiten, aber zu Streitbeginn jeweils kurz das Tonband einstellen und sich hinterher anhören. Im **therapeutischen Splitting** konfrontieren Therapeuten ihre Patienten gleichzeitig mit mehreren konfligierenden Sichtweisen und Lösungsideen. Alternativ zum früher dominierenden **„Team hinter einer Einwegscheibe"** hat das **„reflektierende Team"** (Andersen 1990, weiterentwickelt als „open dialogue", Seikkula und Olson 2003) zunehmende Verbreitung gefunden: Zwei oder drei Kollegen sitzen im selben Raum und werden zwei- oder dreimal während des Interviews um eine Zwischenreflexion gebeten, der Therapeut und Patienten gemeinsam zuhören.

Teilnehmerkreis

An systemischen Therapien nehmen nicht zwangsläufig alle im Haushalt lebenden Familienmitglieder teil. Es kommt, wer zur Auflösung des Problemsystems beitragen kann und will. Der Teilnehmerkreis kann sich von Sitzung zu Sitzung möglicherweise ändern, z. B. von der ganzen Familie (Sitzung 1) zum Elternpaar (Sitzung 2) zum Kindersubsystem (Sitzung 3) und wieder zurück zur ganzen Familie (Sitzung 4).

Ort des Gesprächs

Systemische Therapiesitzungen müssen nicht zwangsläufig im Büro des Therapeuten stattfinden. Einzelne Sitzungen können in der Wohnung, im Arbeitsumfeld, bei Kindern und Jugendlichen auch in Kindergarten, Schule oder Jugendzentrum stattfinden.

Sitzungszahl und Zeitabstände zwischen den Sitzungen

Eine **„single session therapy"** (Talmon 1990) beschränkt sich auf eine einmalige, besonders sorgfältig vorbereitete und telefonisch katamnestisch nachbereitete Therapiesitzung. Im Modell der **„langen Kurzzeittherapie"** (sog. Mailänder und Heidelberger Ansatz) wird ein Standardangebot von meist 10 Sitzungen gemacht, welche genutzt werden können, aber nicht zwangsläufig genutzt werden müssen. Auch systemische Einzeltherapie kann mit guten Ergebnissen im klassischen Mailänder-Heidelberger-Setting durchgeführt werden: maximal 10 Sitzungen, lange Abstände dazwischen, Hypothesenbildung vorher anhand eines Genogramms, Beratungspause vor Sitzungsende, Abschlussintervention. Zwischen den Sitzungen werden Abstände von zumindest 4 Wochen, im späteren Verlauf bis zu einem halben oder auch ganzen Jahr eingelegt. Die Sitzungen sollen Anregungen erzeugen, zu deren Umsetzung Lebenszeit außerhalb der Therapie erforderlich ist. Als Regel gilt: Je mehr sich gerade verändert, umso dichtere Zeitabstände sind angezeigt, insbesondere in gefährdenden Krisensituationen; je weniger sich verändert, umso längere Zeitabstände.

Problem- und arbeitsfeldspezifische Settingvariationen

Bei **Akutbehandlung und Kriseninterventionen** (z. B. bei Selbst- und Fremdgefährdung) müssen die Abstände kürzer, zuweilen sehr kurz gehalten werden. Bei **stationärer Familientherapie** gilt es, die stationäre Einzel-, Gruppen- oder Milieutherapie sorgfältig mit dem familientherapeutischen Vorgehen abzustimmen. In der **Organmedizin** tätige Fachleute können methodische Elemente der systemischen Familientherapie in 2- bis 5-minütige Kurzberatungskontakte einbauen oder nach der Diagnosemitteilung einer lebensbedrohlichen Krankheit 1–3 längere systemische Beratungs-/Therapiegespräche zur akuten Krankheitsbewältigung anbieten.

Familienberatung in der sozialen Arbeit (◨ Abb. 16.9), insbesondere mit armen Patienten, erfordert die Kombination systemischer Beratung mit sozialarbeiterischer Unterstützung. Bei delinquenten, drogengefährde-

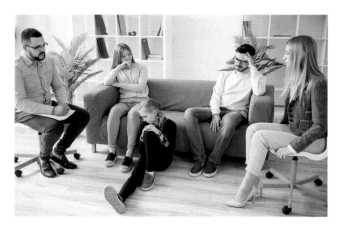

◘ Abb. 16.9   (© Nichizhenova Elena/stock.adobe.com)

ten oder HIV-positiven Jugendlichen und ihren Familien wirken Programme der multisystemischen, multidimensionalen oder aufsuchenden Familientherapie, die über nur 4–6 Monate hinweg, aber in hoher Frequenz (1- bis 2-mal pro Woche) mit diesen Familien arbeiten.

Manualisiert? Störungsspezifisch?

Obgleich eine Manualisierung des therapeutischen Prozesses dem adaptiven Indikationsdenken und der Achtung vor der Selbstorganisation des Patientensystems widerspricht, ist sie gleichwohl machbar, und sie wird erfolgreich in Forschungskontexten praktiziert. Evidenzgetestete Manuale, die freilich den Therapeuten viel situative Entscheidungsfreiheit belassen, liegen u. a. für die Arbeit mit depressiven (Jones und Asen 2003), sozial ängstlichen (Schweitzer et al. 2017) und delinquenz- und drogengefährdeten (Szapocznik et al. 2003; Liddle 2002; Landau et al. 2004) Menschen vor. Störungsspezifische Aspekte werden in Schweitzer und von Schlippe (2006) an 23 psychischen und psychosomatischen Diagnosegruppen sowie in einer von Lieb (2014) begründeten Buchreihe *Störungsspezifische Systemtherapie* eingehend beschrieben.

16.2.4 Indikationen

Aufgrund der hohen Flexibilität der systemischen Therapie in der Einzel-, Paar-, Gruppen-, Multifamilienoder Netzwerktherapie (von Schlippe und Schweitzer 2012, S. 349–394) sowie in Dosis und Dauer (s. oben) stellt sich eher die Frage nach der adaptiven Indikation („Wie muss ich diese Therapie mit diesem Patienten hinsichtlich Therapiephase, Therapiedauer, Sitzungshäufigkeit und -abständen, Auswahl der Techniken etc. so gestalten, dass sie für ihn passt?") als die Frage

nach einer „selektiven Indikation" („Für welche Patienten passt systemische Therapie, für welche nicht?"). Allerdings lassen sich für einzelne Settings und Techniken Indikations- und Kontraindikationsregeln formulieren. Beispielsweise erfordert ein Familientherapiesetting (Scheib und Wirsching 2004) die Bereitschaft der daran Beteiligten sowie das Vertrauen, dass im Gespräch Gesagtes hinterher nicht bestraft wird, z. B. bei Gewalt- und Missbrauchsdynamiken. Familientherapeutische Gespräche sind besonders nützlich, wenn Angehörige an der Symptomatik mitleiden und an deren Bewältigung mitarbeiten wollen. Ähnlich erfordert eine Beziehungsskulptur in einer Familie hinreichende Bereitschaft, Beziehungen deutlich werden zu lassen, welche in „gerichtssaalartigen" Atmosphären fehlt; in angespannten Situationen ermöglicht das zirkuläre Fragen ein leichteres Vorankommen als stärker erlebnisaktivierende Vorgehensweisen.

16.2.5 Wirksamkeit

Systemische Therapie in diesem engeren Sinne ist seit 2008 als evidenzbasiertes Verfahren vom Wissenschaftlichen Beirat Psychotherapie (WBP) anerkannt. Damals wurden (aufbauend auf von Sydow et al. 2007) je Störungsbild mindestens drei gute kontrollierte Studien gefunden:

- bei erwachsenen Patienten für die Störungsbereiche affektive Störungen, Essstörungen, psychologische Faktoren bei körperlichen Erkrankungen (in Verbindung mit medizinischer Standardbehandlung), Substanzstörungen und Schizophrenie (in Kombination mit Medikation),
- bei Kindern und Jugendlichen als Patienten für die Störungsbereiche Depressionen und Suizidalität, Essstörungen, somatische Krankheiten, Störungen des Sozialverhaltens, Substanzstörungen, ADHS.

Im Zeitraum 2014 bis 2017 wurde im Auftrag des Gemeinsamen Bundesausschusses (GBA) eine mögliche Kassenfinanzierung vom Institut für Qualität und Wirtschaftlichkeit im Gesundheitswesen (IQWIG) geprüft, mit nur teilweise mit denen des WBP identischen Bewertungskriterien. Ein Vorbericht des IQWIG von Mitte 2016 stellt fest, dass es „Hinweise" auf den Nutzen systemischer Therapien bei Angst- und Zwangsstörungen sowie bei der Schizophrenie sowie „Anhaltspunkte" für einen Nutzen bei depressiven Störungen, Essstörungen, gemischten Störungen, körperlichen Erkrankungen sowie Substanzkonsumstörungen gäbe. Keine Wirksamkeitsbelege gäbe es bislang bei Demenz sowie bei Persönlichkeitsstörungen.

❓ Prüfen Sie Ihr Wissen

1. Beschreiben Sie unterschiedliche zeitliche Verlaufsformen systemischer Psychotherapie! ▶ Abschn. 16.2.3 „Sitzungszahl und Zeitabstände zwischen den Sitzungen"

2. Wie unterscheidet sich das Krankheits- bzw. Störungskonzept der systemischen Therapie von anderen in diesem Sammelband beschriebenen therapeutischen Ansätzen, z. B. kognitiv-behavioralen und psychodynamischen Ansätze? ▶ Abschn. 16.2.2 „Störungs- und Therapieverständnis"

3. Legen Sie die Kriterien dar, nach denen systemische Therapie keine Therapieschule (im Sinne des medizinischen Modells) ist, sondern ein schulenübergreifender Ansatz. ▶ Abschn. 16.2.2

4. Inwiefern und mit welchem Theoriebezug können die generischen Prinzipien der Psychotherapie als Bedingungen für Selbstorganisationsprozesse verstanden werden? ▶ Abschn. 16.2.2

5. Erläutern Sie das Vorgehen der idiografischen Systemmodellierung. Inwiefern handelt es sich dabei um eine Methode der systemischen Fallkonzeption? ▶ Abschn. 16.1.3

6. Benennen Sie die Kriterien eines integrativen Paradigmas der Psychotherapie. ▶ Abschn. 16.1.5

ℹ️ Weiterführende Literatur

Als Grundlagenwerk der Synergetik und ihrer Anwendungen in Psychologie und Psychotherapie ist Haken und Schiepek (2010) zu empfehlen; psychologische Themen aus der Perspektive der Theorie komplexer Systeme und Chaostheorie enthält Strunk und Schiepek (2006), dort werden auch nichtlineare Methoden verständlich dargestellt. Für die systemische Beratung und Therapie und ihre Methoden sind Eickerhorst und Röhrbein (2019), von Schlippe und Schweitzer (2012) und Sydow und Borst (2018) zu empfehlen. Eine Darstellung der Psychotherapie im Paradigma der Selbstorganisation (synergetisches Prozessmanagement) bieten Schiepek et al. (2013), mit praktischer Anleitung und Fallbeispiel.

Literatur

Adler, R. H., Herrmann, J. M., Köhle, K., Schonecke, O. W., von Uexküll, T., & Wesiack, W. (Hrsg.). (1996). *Thure von Uexküll. Psychosomatische Medizin*. München: Urban & Schwarzenberg.

Andersen, T. (1990). *Das reflektierende Team*. Dortmund: Modernes Lernen.

Beilfuss, C. (2015). *Fragen können wie Küsse schmecken. Systemische Fragetechniken für Anfänger und für Fortgeschrittene*. Heidelberg: Carl Auer Systeme.

Bonnard, M., Chen, S., Gaychet, J., Carrere, M., Woodman, M., Guisiano, B., & Jirsa, V. (2016). Resting state brain dynamics and its transients: A combined TMS-EEG study. *Nature Science Reports, 6,* 31220. ▶ https://doi.org/10.1038/srep31220.

Caspar, F. (1996). *Beziehungen und Probleme verstehen. Eine Einführung in die psychotherapeutische Plananalyse* (2. Aufl.). Bern: Huber.

Cecchin, G. (1988). Zum gegenwärtigen Stand von Hypothetisieren, Zirkularität und Neutralität: Eine Einladung zur Neugier. *Familiendynamik, 13,* 190–203.

Cierpka, M. (Hrsg.). (2008). *Handbuch der Familiendiagnostik* (3. Aufl.). Berlin: Springer.

de Shazer, S. (1989). *Wege der erfolgreichen Kurztherapie*. Stuttgart: Klett-Cotta.

Eickerhorst, A., & Röhrbein, A. (Hrsg.). (2019). *Systemische Methoden in Familienberatung und -therapie*. Göttingen: Vandenhoeck und Ruprecht.

Gergen, K., & Gergen, M. (2009). *Einführung in den sozialen Konstruktionismus*. Heidelberg: Carl Auer Systeme.

Grawe, K. (1995). Grundriss einer Allgemeinen Psychotherapie. *Psychotherapeut, 40,* 130–145.

Haken, H. (2004). *Synergetics. Introduction and Advanced Topics*. Berlin: Springer.

Haken, H., & Schiepek, G. (2010). *Synergetik in der Psychologie. Selbstorganisation verstehen und gestalten* (2. Aufl.). Göttingen: Hogrefe.

Jones, E., & Asen, E. (2003). *Wenn Paare leiden: Wege aus der Depressionsfalle (Manual)*. Dortmund: Borgmann [Systemic therapy and depression. London: Karnac Books].

Kashdan, T. B., & Rottenberg, J. (2010). Psychological flexibility as a fundamental aspect of health. *Clinical Psychology Review, 30,* 865–878. ▶ https://doi.org/10.1016/j.cpr.2010.03.001.

Kriz, J. (2017). *Subjekt und Lebenswelt. Personzentrierte Systemtheorie für Psychotherapie, Beratung und Coaching*. Göttingen: Vandenhoeck & Ruprecht.

Kronberger, H., & Aichhorn, W. (2014). *Stationäre Psychotherapie* (Bd. 5 der Reihe „Systemische Praxis"). Göttingen: Hogrefe.

Landau, J., Stanton, M., Duncan, M., et al. (2004). Outcomes with the ARISE approach to engaging reluctant drug- and alcohol-dependent individuals in treatment. *The American Journal of Drug and Alcohol Abuse, 30*(4), 711–748.

Liddle, H. (2002). Multidimensional family therapy: A science based treatment system for adolescent drug abuse. *The Australian and New Zealand Journal of Family Therapy, 31*(2), 133–148.

Ludewig, K. (1992). *Systemische Therapie. Grundlagen klinischer Theorie und Praxis*. Stuttgart: Klett-Cotta.

Luhmann, N. (2004). *Einführung in die Systemtheorie*. Heidelberg: Carl Auer Systeme.

Maturana, H., & Varela, F. (1987). *Der Baum der Erkenntnis*. München: Scherz.

Olthof, M., Hasselman, F., Strunk, G., Aas, B., Schiepek, G., & Lichtwarck-Aschoff, A. (2019a). Destabilization in self-ratings of the psychotherapeutic process is associated with better treatment outcome in patients with mood disorders. *Psychotherapy Research*. ▶ https://doi.org/10.1080/10503307.2019.1633484.

Olthof, M., Hasselman, F., Strunk, G., van Rooij, M., Aas, B., Helmich, M. A., Schiepek, G., & Lichtwarck-Aschoff, A. (2019b). Critical fluctuations as an early-warning signal for sudden gains and losses in patients receiving psychotherapy for mood disorders. *Clinical Psychological Science*. ▶ https://doi.org/10.1177/2167702619865969.

Orlinsky, D. E. (2009). The „Generic Model of Psychotherapy" after 25 years: evolution and of a research-based metatheory. *Journal of Psychotherapy, 19,* 319–339. ▶ https://doi.org/10.1037/a0017973.

Orlinsky, D. E., Ronnestad, M. H., & Willutzki, U. (2004). Fifty years of psychotherapy process-outcome research: continuity and change. In M. J. Lambert (Hrsg.), *Bergin and Garfield's Handbook of Psychotherapy and Behavior Change* (S. 307–390). New York: Wiley.

Scheib, P., & Wirsching, M. (2004). *Paar- und Familientherapie: Leitlinie und Quellentext*. Stuttgart: Schattauer (▶ www.uni-duesseldorf.de/www/awmf/II/index.html).

Schiepek, G. (1986). *Systemische Diagnostik in der Klinischen Psychologie*. Weinheim: Beltz.

Schiepek, G. (1991). *Systemtheorie der Klinischen Psychologie*. Braunschweig: Vieweg.

Schiepek, G. (2012). Systemische Forschung – ein Methodenüberblick. In M. Ochs & J. Schweitzer (Hrsg.), *Handbuch Forschung für Systemiker* (S. 33–68). Göttingen: Vandenhoeck & Ruprecht.

Schiepek, G. (2020). Psychotherapie und Beratung in komplexen Systemen: Welche Kompetenzen brauchen wir? In P. Bauer & M. Weinhardt (Hrsg.), *Systemische Kompetenz. Wie wird man eine gute Therapeut_in, eine gute Berater_in?* Göttingen: Vandenhoeck & Ruprecht.

Schiepek, G. & Cremers, S. (2003). Ressourcenorientierung und Ressourcendiagnostik in der Psychotherapie. In H. Schemmel & J. Schaller (Hrsg.), *Ressourcen. Ein Hand- und Lesebuch zur therapeutischen Arbeit* (S. 147–193). Tübingen: dgvt.

Schiepek, G., Eckert, H., & Kravanja, B. (2013). *Grundlagen systemischer Therapie und Beratung* (Bd. 1 der Reihe „Systemische Praxis"). Göttingen: Hogrefe.

Schiepek, G., Eckert, H., Aas, B., Wallot, S., & Wallot, A. (2015). *Integrative psychotherapy. A feedback-driven dynamic systems approach*. Boston: Hogrefe International Publishing.

Schiepek, G., Aas, B., & Viol, K. (2016a). The mathematics of psychotherapy – a nonlinear model of change dynamics. *Nonlinear Dynamics, Psychology, and Life Sciences, 20*, 369–399.

Schiepek, G., Aichhorn, W., Gruber, M., Strunk, G., Bachler, E., & Aas, B. (2016b). Real-time monitoring of psychotherapeutic processes: concept and compliance. *Frontiers in Psychology, 7*, 604. ▶ https://doi.org/10.3389/fpsyg.2016.00604.

Schiepek, G., Stöger-Schmidinger, B., Aichhorn, W., Schöller, H., & Aas, B. (2016c). Systemic case formulation, individualized process monitoring, and state dynamics in a case of dissociative identity disorder. *Front. Psychol., 7*, 1545. ▶ https://doi.org/10.3389/fpsyg.2016.01545.

Schiepek, G., Viol, K., Aichhorn, W., Hütt, M. T., Sungler, K., & Schöller, H. (2017). Psychotherapy is chaotic – (not only) in a computational world. *Frontiers in Psychology, 8*, 379. ▶ https://doi.org/10.3389/fpsyg.2017.00379.

Schiepek, G., Aichhorn, W., Schöller, H., & Kronberger, H. (2018). Prozessfeedback in der Psychotherapie. Methodik, Visualisierung und Fallbeispiel. *Psychotherapeut, 63*(4), 306–314. ▶ https://doi.org/10.1007/S.00278-018-0272-6.

Schiepek, G., Kratzer, L., Hülsner, Y., & Bachler, E. (2019a). Prozessmonitoring in der Psychotherapie: Anspruch und Nutzen. *Psychotherapeutenjournal, 2019*(4), 357–364.

Schiepek, G., Stöger-Schmidinger, B., Kronberger, H., Aichhorn, W., Kratzer, L., Heinz, P., Viol, K., Lichtwarck-Aschoff, A., & Schöller, H. (2019b). The therapy process questionnaire. Factor analysis and psychometric properties of a multidimensional self-rating scale for high-frequency monitoring of psychotherapeutic processes. *Clinical Psychology & Psychotherapy, 26*, 586–602. ▶ https://doi.org/10.1002/cpp.2384.

Schiersmann, C., & Thiel, H. U. (Hrsg.). (2012). *Beratung als Förderung von Selbstorganisationsprozessen*. Göttingen: Vandenhoeck & Ruprecht.

Schiersmann, C., Friesenhahn, J., & Wahl, A. (2015). *Synergetisch beraten im beruflichen Kontext* (Bd. 6 der Reihe „Systemische Praxis"). Göttingen: Hogrefe.

Schweitzer, J., & von Schlippe, A. (2006). *Lehrbuch der systemischen Therapie und Beratung II: Das störungsspezifische Wissen*. Göttingen: Vandenhoeck & Ruprecht.

Schweitzer, J. (2014). Heilung als Gemeinschaftsleistung. Ein Blick auf kollektive Psychotherapiekulturen. *Psychotherapeut*. Doi: ▶ https://doi.org/10.1007/S.00278.

Sehm, B., Schäfer, A., Kipping, J., Margulies, D., Conde, V., Taubert, M., Villringer, A., & Ragert, P. (2012). Dynamic modulation of intrinsic functional connectivity by transcranial direct current stimulation. *Journal of Neurophysiology, 108*, 3253–3263. ▶ https://doi.org/10.1152/jn.00606.2012.

Seikkula, J., & Olson, M. (2003). The open dialogue approach to acute psychosis: Its poetics and micropolitics. *Family Process, 42*, 403–418.

Stierlin, H. (2005). *Gerechtigkeit in nahen Beziehungen. Systemisch-therapeutische Perspektiven*. Heidelberg: Carl-Auer.

Strunk, G., & Schiepek, G. (2006). *Systemische Psychologie. Einführung in die komplexen Grundlagen menschlichen Verhaltens*. München: Elsevier.

Strunk, G., & Schiepek, G. (2014). *Therapeutisches Chaos* (Bd. 2 der Reihe „Systemische Praxis"). Göttingen: Hogrefe.

Szapocznik, J., Hervis, O. E., & Schwartz, S. J. (2003). *Therapy manuals for drug addiction: brief strategic family therapy for adolescent drug abuse (manual 5)*. Bethesda: National Institute on Drug Abuse.

Talmon, M. (1990). *Single session therapy*. San Francisco: Jossey Bass.

Tass, P. A., & Hauptmann, C. (2007). Therapeutic modulation of synaptic connectivity with desynchronizing brain stimulation. *International Journal of Psychophysiology, 64*, 53–61.

Tass, P. A., Adamchic, I., Freund, H. J., von Stackelberg, T., & Hauptmann, C. (2012). Counteracting tinnitus by acoustic coordinated reset neuromodulation. *Restorative Neurology and Neuroscience, 30*, 137–159.

Tomm, K. (1994). *Die Fragen des Beobachters. Schritte zu einer Kybernetik zweiter Ordnung in der Systemischen Therapie*. Heidelberg: Carl Auer.

von Foerster, H. (1988). Abbau und Aufbau. In F. B. Simon (Hrsg.), *Lebende Systeme*. Berlin: Springer.

von Glasersfeld, E. (2001). Was im Kopf des einen vorgeht, können wir nie wissen. In B. Pörksen (Hrsg.), *Die Gewissheit der Ungewissheit* (S. 46–69). Heidelberg: Carl Auer.

von Sydow, K., & Borst, U. (Hrsg.). (2018). *Systemische Therapie in der Praxis*. Weinheim: Beltz.

von Sydow, K., Retzlaff, R., Beher, S., & Schweitzer, J. (2007). *Die Wirksamkeit der Systemischen Therapie/Familientherapie*. Göttingen: Hogrefe.

von Schlippe, A., & Schweitzer, J. (2012). *Lehrbuch der Systemischen Therapie*. Göttingen: Vandenhoeck und Ruprecht.

Wampold, B. E. (2015). How important are the common factors in psychotherapy? Un update. *World Psychiatry, 14*, 270–277. ▶ https://doi.org/10.1002/wps.20238.

Wampold, B. E., & Imel, Z. E. (2015). *The great psychotherapy debate: the research evidence for what works in psychotherapy* (2. Aufl.). New York: Routledge.

Westmeyer, H. (1997). Möglichkeiten der Begründung therapeutischer Entscheidungen. In F. Caspar (Hrsg.), *Problemanalyse in der Psychotherapie* (S. 20–31). Tübingen: dgvt.

White, M. (1992). Therapie als Dekonstruktion. In J. Schweitzer, A. Retzer, & H. R. Fischer (Hrsg.), *Systemische Praxis und Postmoderne* (S. 39–63). Frankfurt a. M.: Suhrkamp.

Humanistische und experientielle Psychotherapieverfahren

Jens Gaab, Max Ziem und Christoph Flückiger

Inhaltsverzeichnis

© Springer-Verlag GmbH Deutschland, ein Teil von Springer Nature 2020
J. Hoyer und S. Knappe (Hrsg.), *Klinische Psychologie & Psychotherapie,*
https://doi.org/10.1007/978-3-662-61814-1_17

17.1 Beschreibung der Verfahren

Die humanistische Psychotherapie umschreibt vielfältige Ansätze, welche ihren Ursprung in der Frage haben, was es heißt Mensch zu sein und wie dieses Verständnis dazu beiträgt, ein erfülltes Leben zu leben. Die humanistische Psychotherapie sieht den Menschen als Konstrukteur seiner eigenen Welt. Auch wenn diese Perspektive nicht nur in der humanistischen Psychotherapie handlungsleitend ist, sind die grundlegende Annahme der Möglichkeit zur Selbststeuerung und der daraus abgeleitete experientielle Fokus auf das innere Erleben charakteristisch und zentral für humanistische Psychotherapien.

Unter den humanistischen Psychotherapien lassen sich mehrere Therapieverfahren unterscheiden, welche zwar in Bezug auf das Menschenbild und die zentralen therapeutischen Prinzipien einen gemeinsamen Kern erkennen lassen, denen aber zum Teil deutlich unterschiedliche Behandlungstheorien zugrunde liegen.

Aus einer theoretischen Perspektive sind die **personzentrierte Psychotherapie**[1] und die **Gestalttherapie** als Hauptrichtungen der humanistischen Psychotherapien anzusehen, wobei weitere Ansätze, wie beispielsweise die **Logotherapie**, das **Psychodrama** und **existenzielle Ansätze** als zugehörig angesehen werden, auch wenn diese Therapieansätze weitere Bezugspunkte zu nichthumanistischen Psychotherapien aufweisen (Angus et al. 2015; Kriz 2001). Zieht man den zentralen therapeutischen Fokus auf das Erleben in Betracht – verstanden einerseits als den Primat des Erlebens von Klienten[2] und andererseits als Aufgabe des Therapeuten, sich in diese Erlebenswelt hineinzuversetzen – dann lassen sich auch die prozess-erlebnisorientierten Therapien der humanistischen Psychotherapie zuordnen. Hier sind vor allem die **focusing-orientierte Psychotherapie,** welche auch als eine Weiterentwicklung bzw. Variante der personzentrierten Psychotherapie angesehen wird, sowie die **emotionsfokussierte Psychotherapie** zu nennen(▶ Exkurs).

Annahmen und Prinzipien humanistischer Psychotherapien

Ungeachtet der durchaus vorhandenen Unterschiede im zugrunde liegenden Zugang und dem konkreten Vorgehen lassen sich vier grundlegende Annahmen und Prinzipien der humanistischen Psychotherapien erkennen (Angus et al. 2015):

- Die Anerkennung einer kongruenten, empathischen und wertschätzenden **therapeutischen Beziehung** als wichtigste theoretische Grundlage und notwendige Voraussetzung einer humanistischen Psychotherapie. Dabei ist das subjektive Erleben des Klienten zentraler Ausgangspunkt für die Bemühungen des Therapeuten, den Klienten in seiner Welt empathisch zu verstehen und ihm damit eine neue und emotional wertschätzende zwischenmenschliche Erfahrung zu verschaffen.

- Die Fokussierung und Förderung von emotionalem **Erleben** des Klienten im therapeutischen Prozess, verstanden als unmittelbare und fortlaufende Bewusstwerdung von Gedanken, Empfindungen, Wünschen und Gefühlen. Dabei sind emotions- und erfahrungsvertiefende Vorgehensweisen und Reaktionen des Therapeuten im Kontext einer empathischen und unterstützenden Beziehung eingebettet. Der Klient wird in diesem Verständnis als Agent seiner eigenen Bedeutungsgebung und Symbolisierung angesehen, dessen subjektive Erfahrung ein essenzieller Bestandteil seines Menschseins ist.

- Die Betonung einer integrierenden und gestaltenden Ausrichtung, hin zu **persönlichem Wachstum** und Bedeutung. Dabei werden das internale und implizite Wahrnehmen und Erleben als essenzieller Ausgangspunkt hin zu einer adaptiven und bewussten Erfahrung im Kontext einer empathischen und unterstützenden Beziehung gesehen.

- Der Umgang und der Kontakt mit dem Klienten ist **personzentriert.** Dies bedeutet, dass der Therapeut dem Klienten Wertschätzung und Respekt entgegenbringt und diesen als einzigartiges Individuum wahrnimmt. Die Emotionen, Verhaltensweisen und Fähigkeiten des Klienten können als Ausdruck einer bestimmten klinisch-diagnostischen Kategorie angesehen werden, er wird aber nie auf eine solche reduziert.

---

1 Der Begriff **„personzentrierte Psychotherapie"** ist synonym mit der im deutschsprachigen Raum oft vorgezogenen Bezeichnung **„Gesprächspsychotherapie"** zu sehen. Aus Sicht der Autoren ist Ersterer aber Letzterem vorzuziehen, da dies dem englischen Original „person-centered therapy" entspricht und zudem der Aspekt des Gesprächs wenig trennscharf zu anderen „talking therapies" ist.

2 Der Begriff „Klient" wird in den humanistischen Psychotherapien dem Begriff „Patient" vorgezogen, da Ersterer die Eigenverantwortung betont und Letztere mit einer hierarchischen Beziehung zwischen Behandler und Behandeltem assoziiert wird.

Ähnlichkeiten und Unterschiede

Im Kontext humanistischer Psychotherapien gab und gibt es fortwährend Weiterentwicklungen und Adaptionen, wobei sich dann die Frage nach Zugehörigkeit und Abgrenzung stellt: Ist das schon/noch/nicht mehr/nicht humanistisch? Die Referenz bei der Beantwortung dieser Frage ist in der Regel das personzentrierte Verständnis von Carl Rogers (1957). Im Folgenden soll dies an drei prägnanten Beispielen dargestellt werden:

- Die **emotionsfokussierte Psychotherapie (EFT)** hat sich in den letzten 25 Jahren zu einem etablierten und empirisch gesicherten Psychotherapieverfahren entwickelt. Auch wenn die EFT sich als neohumanistischer Ansatz versteht, lassen sich die Unterschiede und Gemeinsamkeiten der EFT zum personzentrierten Ansatz gut an der Stellung der Beziehung bei beiden Ansätzen darstellen. Formulierte Rogers (1957) bestimmte Voraussetzungen aufseiten des Therapeuten und des Klienten als notwendig und hinreichend für einen „Prozess der konstruktiven Persönlichkeitsveränderung", so hat die Beziehung in der Therapie im Verständnis der EFT eine doppelte Funktion (Greenberg 2014): Erstens wird die therapeutische Beziehung per se als therapeutisch angesehen, wobei diese Wirkung über das Angebot einer beruhigenden Beziehung mit einem präsenten, empathischen, kongruenten und akzeptierenden Therapeuten erklärt wird. Darüber hinaus wird die Beziehung aber auch als kontextueller Ausgangspunkt zur Bearbeitung von Emotionen angesehen, da „Emotionen viel einfacher im Kontext einer sicheren Beziehung angegangen, toleriert und akzeptiert werden können" (Greenberg 2014, S. 350). Der hier ersichtliche Fokus auf die Bearbeitung von Emotionen äußert sich dann auch in einer elaborierten Emotionstherapie sowie in strukturierten Interventionen. Es ist aber hier auch zu betonen, dass trotz dieser erweiterten Perspektive und theoretischen Ausarbeitung das Primat der Personzentriertheit auch in der EFT gilt. Der Therapeut folgt dabei einerseits der inneren Erfahrung des Klienten wie er auch andererseits leitend den förderlichen Prozess unterstützt, d. h., er ist gleichzeitig personzentriert, aber auch prozessdirektiv (Elliot und Greenberg 2007). Interessanterweise ist dieser prozessdirektive und erfahrungsfokussierte Aspekt der EFT eindeutig exklusiver als es der emotionsfokussierte ist. So lassen sich verschiedene psychotherapeutische Ansätze als emotionsfokussiert bezeichnen (wie z. B. die Acceptance and Commitment Therapy), die aber dann nicht prozessual-experientiell sind.

- Die **motivierende Gesprächsführung** (Motivational Interviewing, **MI**, Miller und Rollnick 2015) ist ein weitverbreiteter und empirisch abgesicherter Ansatz zum Aufbau von Veränderungsmotivation. Wie auch bei der EFT ist hier eine Dialektik zwischen personzentriertem und direktivem Vorgehen zu beobachten und gerade Letzteres bringt MI scheinbar in die Nähe kognitiv-verhaltenstherapeutischer Verfahren (z. B. Baer et al. 1999). Tatsächlich unterscheidet sich die motivierende Gesprächsführung aber von diesen Verfahren deutlich: Wenn bei Letzterem die Grundannahme darin besteht, dass Klienten über bestimmte Fähigkeiten (beispielsweise soziale Kompetenzen) nicht oder nicht ausreichend verfügen bzw. charakteristische (beispielsweise kognitive) Fehler begehen, denen dann mit spezifischen Techniken therapeutisch begegnet wird, so geht die motivierende Gesprächsführung davon aus, dass „es nicht darum geht, etwas zu installieren, sondern eher darum etwas zu fördern, was schon vorhanden ist" (Miller und Rollnick 2015, S. 124). Entsprechend ist das grundlegende Verständnis nicht lerntheoretisch, sondern fundamental humanistisch. Gleichzeitig kann die motivierende Gesprächsführung aber nicht als Reinkarnation, sondern eher als Weiterentwicklung von Rogers personzentriertem Ansatz angesehen werden. Der Hauptunterschied besteht wohl in der klaren Ausrichtung der motivierenden Gesprächsführung auf Veränderung. Dies äußert sich im Vorgehen des Therapeuten darin, dass dieser selektiv und aktiv auf veränderungsbezogene Äußerungen des Klienten reagiert und dieses dadurch auch bewusst verstärkt.

- Eine besondere Variante im deutschen Sprachraum ist die **klärungsorientierte Psychotherapie** (Sachse et al. 2003). Auch wenn erkennbare Bezügen zur focusing-orientierten Psychotherapie bestehen (Sachse und Fasbender 2014), ist dieser Ansatz mit seinem Fokus auf Klärung (anstelle von Erleben) und seiner utilitaristischen Haltung zur therapeutischen Beziehung nicht mehr den humanistischen Psychotherapien, sondern eher den kognitiv-verhaltenstherapeutischen Ansätzen zuzuordnen (Auckenthaler 2012).

17.2 Wirkprinzipien

Im Folgenden sollen die Wirkprinzipien der humanistischen Psychotherapien anhand der personzentrierten Psychotherapie und der emotionsfokussierten Therapie dargestellt werden, da diese beiden Ansätze einerseits die Entwicklung der humanistischen Psychotherapien gut abbilden und andererseits weitverbreitete und empirisch bestens untersuchte Verfahren sind.

17.2.1 Personzentrierte Psychotherapie

Das Ausgangsproblem der personzentrierten Psychotherapie besteht in der Frage, was die notwendigen und hinreichenden psychologischen Bedingungen für eine konstruktive Veränderung sind. Auch wenn diese Frage an sich für alle psychotherapeutischen Ansätze grundlegend ist, ist die Antwort der personzentrierten Psychotherapie eindeutig:

» [Ich] bin allmählich zu dem Schluss gelangt, dass in all diesen Erfahrungsbereichen [Erläuterung: Therapien, Beratungen, Lehre, Bildung, Supervision, etc.] die zwischenmenschliche Beziehung den Ausschlag gibt. (…) [Die] Beschaffenheit der persönlichen Begegnung [dürfte] auf lange Sicht das Element sein, welches bestimmt, bis zu welchem Grad es zu einem Erleben kommt, das Entwicklungen freisetzt und Wachstum fördert. Ich glaube, dass die Beschaffenheit meiner Begegnung auf lange Sicht wichtiger ist als mein sachliches Wissen, meine berufliche Ausbildung, meine therapeutische Orientierung oder die im Gespräch angewandte Technik. (bearbeitetes Zitat aus Rogers 2016, S. 211–212)

Wie aber sollte aus dieser Perspektive die zwischenmenschliche Beziehung beschaffen sein? Rogers selbst war nach eigenen Worten überrascht durch die Einfachheit seiner Antwort, die er durch eigene und systematische Beobachtungen gefunden hatte und die er als notwendige und hinreichenden Bedingungen in seinem wegweisenden Artikel *The necessary and sufficient conditions of therapeutic personality change* (Rogers 1957) wie folgt formulierte (Übersetzung aus Stumm und Keil 2014):
- Zwei Personen sind miteinander in (psychologischem) Kontakt.
- Der Klient befindet in einem Zustand von Inkongruenz (d. h., interne und externe Erfahrungen stimmen nicht mit dem Selbstkonzept überein); er ist verletzbar oder ängstlich.
- Der Psychotherapeut ist kongruent (oder integriert) in Hinblick auf die therapeutische Beziehung.
- Der Psychotherapeut empfindet unbedingte positive Beachtung dem Klienten gegenüber.
- Der Psychotherapeut erlebt ein einfühlendes Verstehen des inneren Bezugsrahmens des Klienten (und bemüht sich, dies dem Klienten zu kommunizieren).
- Der Klient nimmt zumindest in einem minimalen Ausmaß die Bedingungen 4 und 5 wahr.

Persönlichkeitstheorie und Veränderungsprozesse in der personzentrierten Psychotherapie

Wie aber wirken diese Bedingungen aus Sicht einer personzentrierten Perspektive? Zuerst ist festzuhalten, dass diese sowohl das Vorhandensein an sich als auch die Qualität und die Merkmale der Beziehung zwischen Therapeut und Klient beschreiben. Neben der Zentralität und Exklusivität der Beziehung fällt auch auf, dass weder Veränderungsintention oder Problemlösung, noch direktive Beeinflussung des betreffenden Klienten und dessen Symptomatik als zentrale Wirkfaktoren aufgeführt werden. Der Grund für diese Absenz einer Notwendigkeit der inhaltlichen und direktiven Expertise ist in der der personzentrierten Psychotherapie zugrunde liegenden Persönlichkeitstheorie zu finden. Diese geht mit dem zentralen Konzept der **Aktualisierungstendenz** davon aus, dass die menschliche Natur danach strebt, sich selbst zu erhalten und sich – unter günstigen Bedingungen – zu entfalten. Diese selbstorganisierende Fähigkeit ist das zentrale handlungsleitende Axiom der personzentrierten Psychotherapie, da damit Veränderungen beim Klienten als Folge eigenständiger Entwicklungsprozesse wahrgenommen werden. Die Rolle und Bedeutung der in anderen Therapierichtungen oft sehr prominenten therapeutischen Techniken kann dabei als „möglich, aber nicht notwendig" umschrieben werden. Rogers formulierte hierzu treffend, dass „Techniken (…) relativ unwichtig sind, außer wenn sie zur Umsetzung der notwendigen und ausreichenden Bedingung dienen" (Rogers 1957, S. 247). Entsprechend sind aber Techniken nur dann hilfreich, wenn sie dabei helfen, mit dem Klienten in Kontakt zu treten und in der Beziehung zu ihm bedingungsfrei positiv beachtend, empathisch und kongruent zu sein.

Die Rolle des Therapeuten umfasst die Herstellung und Sicherung der Bedingungen und ist entsprechend nichtdirektiv (was nicht mit „nicht direktiv" zu verwechseln ist, da Letzteres eine Auslassung, Ersteres aber eine aktive Haltung ist). Diese **Nichtdirektivität** ist ein aktiver Prozess des aufmerksamen Zuhörens, bei dem keine Richtung vorgegeben wird und bei dem bei eigenen emotionalen und intellektuellen Stellungnahmen – im Sinne von Erklärungen, kausalen Interpretationen, Festlegen von Inhalten und Arbeitsbereichen oder Einbringen eigener Erfahrungen und Meinungen – Enthaltsamkeit praktiziert wird. Dieser Fokus auf das Erleben des Klienten und das Bemühen, sich dem inneren Bezugsrahmen des Gegenübers zuzuwenden ist ein aktiver Prozess, um dem Klienten die Möglichkeit zu geben, sich wahrzunehmen und sich zu verstehen und damit neue Möglichkeiten der Entwicklung und Entfaltung zu bieten. Es ist aber auch anzumerken, dass das Merkmal der Nichtdirektivität nicht als absolute Regel anzusehen ist, sondern eher als Haltung vor dem Hintergrund des personzentrierten Verständnisses. Entsprechend kann der Therapeut sehr aktiv eigene Wahrnehmungen einbringen und auch seinen Eindruck eines experientiellen Vermeidens aufseiten des Klienten thematisieren, um damit den therapeutischen Prozess zu unterstützen.

Personzentriertes Verständnis von Störungen

Aus der im Vorangegangenen skizzierten Perspektive ist eine Person dann maximal funktionsfähig, wenn sie sich ihrer Erfahrungen bewusst ist und diese mit ihrem Selbstkonzept übereinstimmen, so dass die Aktualisierungstendenz eine fortwährende Entwicklung und Reorganisation des Selbstkonzepts ermöglicht. Entsprechend ist aus diesem Verständnis ein generelles Störungskonzept dergestalt ableitbar, dass bestimmte interne und externe Erfahrungen nicht mit dem Selbstkonzept übereinstimmen oder nicht vereinbar sind, d. h. die betroffene Person befindet sich im Zustand der Inkongruenz. Diese Inkongruenz wird entweder als Unzufriedenheit mit sich selbst, Verletzbarkeit, Bedrohung oder Gefühl der Entfremdung wahrgenommen. Die entsprechenden Erfahrungen werden abgewehrt, d. h. verleugnet, verzerrt und/oder unvollständig repräsentiert.

Prinzipiell wird bei der Entstehung der Inkongruenz das Fehlen derjenigen Bedingungen angenommen, welche in der Psychotherapie dann unter anderen Vorzeichen zu deren Veränderungen als notwendig und hinreichend erachtet werden: Erfährt eine Person im Kontakt mit einer anderen bedeutungsvollen Person, dass diese sie nicht empathisch versteht, sie in ihrem Erleben nicht bedingungsfrei positiv annimmt und die Wertschätzung an Bedingungen knüpft, dann können diese Erfahrungen nicht in das Selbstkonzept integriert werden.

Störungsverständnis und Störungsspezifität

Mit der Annahme der Inkongruenz als Grundlage für die Entwicklung psychischer Störung liegt zwar eine allgemeine Krankheitslehre im klassischen Sinn vor, eine Ausformulierung von spezifischen Zusammenhängen, wie beispielsweise „Welche Inkongruenz führt zu welchen Symptomen?" und damit eine störungsspezifische Krankheitslehre, ist aber damit nicht gegeben. Dies kann als Unterscheidungsmerkmal zum störungsspezifischen Verständnis und Vorgehen beispielsweise der kognitiven Verhaltenstherapie angesehen

werden. Es ist aber zu beachten, dass auch die psychotherapeutischen Ansätze, die eine solche Störungsspezifität aufweisen, von generellen Grundannahmen ausgehen, seien diese lerntheoretischer oder kognitiver Natur (▶ Kap. 13). Zudem sind auch für den personzentrierten Ansatz störungsspezifische Vorgehensweisen beschrieben (Biermann-Ratjen 2006). Dabei ist aber zu beachten, dass hierunter nicht die direkte Ableitung des therapeutischen Vorgehens aus einer vorliegenden Diagnose zu verstehen ist. Vielmehr geht es einerseits um die Benennung von störungsspezifischen Themen, die im Sinne von Leitlinien das empathische Verstehen begünstigen, und andererseits darum, dass ein spezifisches Störungswissen schon aus Sorgfaltspflicht angebracht und notwendig ist (Auckenthaler 2012).

17.2.2 Emotionsfokussierte Psychotherapie (EFT)

Auch wenn die EFT vor allem darauf abzielt „Emotionen als Richtschnur zu nutzen, ohne ihnen ausgeliefert zu sein" (Greenberg 2011, S. 326), kann eine durchgehende Dialektik als Merkmal der EFT wahrgenommen werden. Dabei bestehen diese Gegensätze bei der EFT darin, dass sie sowohl nichtdirektiv als auch prozessdirektiv ist und entsprechend auch strukturierte Behandlungselemente umfasst und dass sie sowohl personzentrierte Grundlagen hat als auch gleichzeitig einen klaren Fokus auf Emotionen legt und entsprechend eine elaborierte und spezifische Emotionstheorie aufweist.

Emotionstheorie der emotionsfokussierten Therapie

Nach Greenberg (2005) kommt der Emotion eine grundlegende Funktion beim Aufbau des Selbst und der Selbstorganisation zu. Emotionen sind dabei nicht nur Indikator dafür, dass persönlich Bedeutsames geschieht oder möglich ist, sie wirken auch als Determinanten von Handlungstendenzen und regulieren dadurch auch und vor allem soziale Interaktionen. Emotionen sind aber nicht nur eine adaptive Form der Informationsverarbeitung, sie sind zudem Gegenstand der persönlichen Bedeutungsgenerierung, bei der die eigene emotionale Erfahrung bewusst expliziert und ausgedrückt wird und damit zu einem neuen Erleben führt: „Eine Emotion steuert somit das Selbst wie den Anderen und gibt dem Leben einen Großteil seiner Bedeutung" (Greenberg 2005, S. 326).

Aber auch wenn demnach Emotionen dazu dienen, auf komplexe situative und intra- sowie interpersonale Sachverhalte adaptive und individuell bedeutsame Reaktionen und Handlungen auszulösen und zu ermöglichen, ist eine adaptive Emotionsverarbeitung von einer bewussten Repräsentation der eigenen Emotionen abhängig. Entsprechend sind ein Verständnis und die Integration der eigenen verschiedenen und oft widersprüchlichen Bestandteile des emotionalen Erlebens die Voraussetzung für einen Zugang zu den eigenen emotionalen Erfahrungen und Bedeutungen. Aus Sicht der EFT sind dabei emotionale Schemata und verschiedene emotionale Prozesssequenzen (▶ Gut zu wissen; ◘ Abb. 17.1) von zentraler Bedeutung.

Gut zu wissen

Eine Taxonomie von Gefühlen

Für die Arbeit mit und die Bearbeitung von Emotion ist es aus Sicht der EFT hilfreich, verschiedene Arten emotionaler Erfahrungen und Ausdrucksformen zu unterscheiden. Diese lassen sich anhand der Unterscheidung von primären und sekundären Emotionen sowie deren Adaptivität oder Maladaptivität wie folgt konzeptualisieren (Elliot 1999a; Greenberg 2005):

- Ist die erlebte Emotion eine basale, direkte und unmittelbare Reaktion einer Person auf eine Situation und verhilft diese der Person zur adäquaten Reaktion auf diese Situation, wird dies als **primäre Emotion** verstanden. Dies umfasst beispielsweise eine aggressive Reaktion auf eine persönliche Verletzung oder Trauer aufgrund eines Verlusts einer anderen Person.
- Kommt es zu wiederkehrenden und invarianten negativen Gefühlen, können diese als **maladaptive emotionale Prozesse** als überlernte Fehlkonstruktionen von auslösenden Situationen verstanden werden. Hierbei führen aufgrund früher und traumatischer Erfahrungen bestimmte situative oder interpersonelle Bedingungen zu emotionalem Reaktionen, die dann auch keine adäquaten Reaktionen zur Folge haben und die auch durch Ausdruck oder Veränderung der Auslösebedingungen nicht verändert werden.
- Wird eine primäre und adaptive Emotion durch eine weitere Emotion im Sinn einer Abwehr der primären Emotion ergänzt oder überlagert, werden diese Gefühle als Reaktionen auf eigene Gefühle oder als **sekundär reaktiver emotionaler Prozess** verstanden. Beispielsweise kann Wut als Reaktion auf Angst oder Ärger als Folge von Traurigkeit angesehen werden. Ein Merkmal von sekundären reaktiven Emotionen ist, dass diese sogar dazu beitragen können, dass die primären Emotionen dadurch verstärkt werden.
- Ein Sonderfall von sekundären Emotionen sind **instrumentelle emotionale Prozesse**, welche als simulierter Ausdruck emotionaler Zustände zur Beeinflussung, Manipulation und Kontrolle anderer eingesetzt werden. Dabei werden Emotionen ausschließlich aufgrund ihres interpersonellen Effekts

und damit unabhängig vom tatsächlichen emotionalen Zustand gezeigt.

Emotionale Schemata

Emotionale Schemata werden verstanden als organisierte Bewusstseinselemente, die als implizite Organisationen die Synthese idiosynkratischer Erfahrungen darstellen (Greenberg 2005). Dabei rufen emotionale Schemata zwar bei Aktivierung Reaktionen und Erleben hervor, aber sie sind nicht bewusst, obschon sie unter bestimmte Bedingungen bewusstseinsfähig sind. Die klinische Bedeutsamkeit dieser emotionalen Schemata besteht darin, dass eine optimale Emotionsverarbeitung aller Elemente bedarf und entsprechend ist dies dann auch Gegenstand und Ziel der EFT:

>> Das Fühlen von Emotionalem beinhaltet ein Erleben körperlicher Veränderungen in Bezug auf den Gegenstand oder die Situation, die es hervorrufen; es ist sowohl mit diesen als auch mit den eigenen vergangenen emotionalen Lernerfahrungen eng verbunden. Das Fühlen der Emotion ermöglicht das Zustandekommen emotionaler Netzwerke oder Schemata; denn etwas bewusst fühlen, bezieht höhere Hirnstrukturen mit ein und bringt eine Synthese von Emotion, Kognition, Motivation und Handlung in internalen Strukturen mit sich. Das Aufbereiten von emotionalen Schemata ist das Hauptanliegen therapeutischer Interventionen und Veränderungen bei der emotionszentrierten Therapie. (Greenberg 2005, S. 328)

17.3 Durchführung

17.3.1 Therapieziele und Abstraktionsebenen der personzentrierten Psychotherapie

Das Vorgehen der personzentrierte Psychotherapie orientiert sich wie beschrieben weniger an Störungs- oder Diagnosespezifischem, sondern möchte vor dem Hintergrund ihres humanistischen Verständnisses Menschen sensu Kierkegaard dabei helfen, „Das Selbst zu sein, das man in Wahrheit ist". Hierbei lassen sich vier Entwicklungsziele ableiten (Eckert 2006):

- Entwicklung von „eigentlich-sollte-ich" hin zu mehr Selbstbestimmung, Autonomie und Verantwortung,
- Entwicklung zur Anerkennung der eigenen Veränderbarkeit,
- Entwicklung zu mehr Offenheit für Erfahrungen,
- Entwicklung zu mehr Akzeptanz von anderen.

1. Primär adaptive emotionale Reaktionen:
Ungelernt, direkte Reaktion auf die Situation

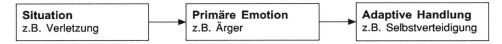

2. Maladaptive emotionale Reaktionen:
Gelernt, direkte Reaktion auf die Situation

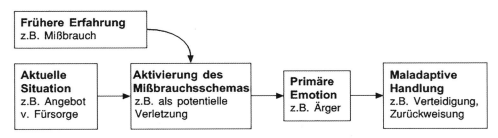

3. Sekundär reaktive emotionale Reaktion:
Adaptive Emotion wird durch eine selbst- bzw. auf andere fokussierte Reaktion auf die primäre Reaktion verschleiert

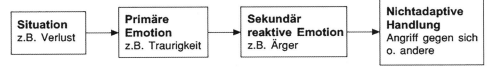

4. Instrumentelle emotionale Reaktion:
Emotion wird zugunsten ihres Effektes gezeigt, unabhängig vom aktuellen emotionalen Zustand

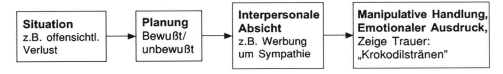

Abb. 17.1   Darstellung der vier emotionalen Prozesse. (Aus Elliott 1999a)

17.3.2 Handlungsprinzipien der personzentrierten Psychotherapie

Nichtdirektivität und empathisches Zuhören

Das **nichtdirektive Vorgehen** in der personzentrierten Psychotherapie ist eine Umsetzung der Annahme, dass Klienten unter bestimmten Bedingungen in der Lage sind, sich selbst konstruktiv weiterzuentwickeln. Die Nichtdirektivität ist dabei eng mit der bedingungsfreien positiven Beachtung verknüpft bzw. deren konkrete Realisierung im therapeutischen Kontakt, da damit dem Klienten das Recht auf Eigenständigkeit und die eigene Realität zugestanden wird. Dies bedeutet auch, dass der Psychotherapeut dem Klienten **aufmerksam und empathisch zuhört,** keine eigenen Ziele einbringt, nicht versucht dem Klienten seine eigenen Ansichten, Denk-, Verhaltens- oder Copingmuster zu vermitteln und auch keine Themen, Übungen oder Hausaufgaben einbringt (► Exkurs).

Gloria and Rogers

1964 filmte der amerikanische Psychotherapeut Everett Shostrom die „Gloria Tapes", in denen gezeigt wird, wie eine 30-jährige Frau von drei bedeutende Psychotherapeuten ihrer Zeit – Carl Rogers (personzentrierter Ansatz), Fritz Perls (Gestalttherapie) und Albert Ellis (Rational-Emotive Therapie) – für je 30 min „therapiert" wird. Die „Gloria Tapes" sind – zumindest im englischsprachigen Raum – ein Allgemeinplatz in der Beratungs- und Psychotherapieaus-/-weiterbildung und die Begegnung zwischen Gloria und Rogers war nicht nur für Gloria (und Rogers!) von bleibender Bedeutung, sondern dient auch heute noch als Anschauungsobjekt und Vorbild für das Vorgehen der personzentrierten Psychotherapie. Die „Gloria Tapes" sind in verschiedenen Versionen über die Suchbegriffe „Gloria" und „Rogers" im Internet vorhanden und Gegenstand wissenschaftlicher Analysen (Wickmann und Campbell 2003; ◻ Abb. 17.2).

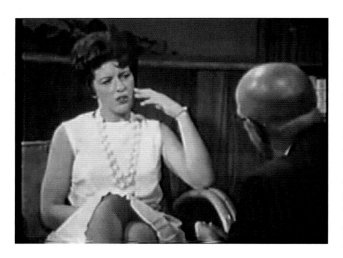

◻ **Abb. 17.2** Video-Still aus den Gloria Tapes mit der Klientin Gloria und Carl Rogers. (© Psychological & Educational Films)

17

Zur Umsetzung der Nichtdirektivität ist auch die Kongruenz des Psychotherapeuten von großer Bedeutung, da das Annehmen der eigenen Erfahrungen in der Therapie die Voraussetzung dafür ist, den anderen (d. h. den Klienten) bedingungsfreie positive Beachtung zukommen zu lassen. Höger (2012) nennt beispielsweise die Langeweile bei Berichten des Klienten oder Spannung oder Missmut vor der Therapiestunde als Signale für beeinträchtigte Kongruenz, deren Bearbeitung in der Verantwortung des Psychotherapeuten liegt.

Eine Abweichung vom Prinzip der Nichtdirektivität liegt dann vor, wenn der Psychotherapeut vermutet oder an seiner eigenen Inkongruenz spürt, dass der Klient ein Thema oder ein Gefühl vermeidet. Es liegt dann am Psychotherapeuten, diese Vermutung bzw. diesen Eindruck zu thematisieren.

Spezifische Zentrierungen der Aufmerksamkeit

Auf der Grundlage des nichtdirektiven Vorgehens und des empathischen Zuhörens richtet der Psychotherapeut seine Aufmerksamkeit im Psychotherapieprozess spezifisch auf sein eigenes **Selbsterleben** sowie das des Klienten. Der Fokus auf das eigene Selbsterleben des Psychotherapeuten ermöglicht die bedingungsfreie positive Beachtung und liefert auch Ansatzpunkte für Interventionen beim Vermeiden bestimmter Erfahrungen des Klienten. Erst die Aufmerksamkeit auf und die Akzeptanz der eigenen Erfahrungen aufseiten des Psychotherapeuten ermöglichen dessen Aufmerksamkeit für die Erfahrungen und das Selbsterleben des Klienten. Hier sind drei Aspekte von zentraler Bedeutung:

- Der Psychotherapeut ist aufmerksam für das Ausmaß und die Tiefe der **Selbstexploration** des Klienten. Eine geringe Selbstexploration, verstanden als deskriptiver Bericht ohne erkennbaren oder nur geringen persönlichen Bezug, ist ein Hinweis auf einen nicht ausreichenden Psychotherapieprozess und auch ein Hinweis, dass die Bedingungen für eine Selbstexploration nicht ausreichend vorliegen oder dass der Klient eine bestimmte Erfahrung in der Psychotherapie vermeidet oder vermeiden will.
- Der Psychotherapeut richtet seine Aufmerksamkeit auf den **inneren Bezugsrahmen** des Klienten, verstanden als dessen bewusste Empfindungen, Wahrnehmungen, Bedeutungen und Erinnerungen. Dabei sind das Ausmaß der Kongruenz zwischen Erfahrung und Selbstkonzept (z. B. „Das/so bin ich eigentlich nicht!"), die Wertvorstellungen, die in die Bewertung der eigenen Erfahrungen des Klienten einfließen („Ich kann mich so nicht akzeptieren!"), und die Merkmale der Beziehung zum Psychotherapeuten von zentraler Bedeutung (z. B. wenn der Kli-

ent versucht, dem Psychotherapeuten zu gefallen, um Ablehnung zu vermeiden).

- Der Psychotherapeut richtet seine Aufmerksamkeit auf die „gefühlte Bedeutung" bzw. des „**Experiencing**". Damit ist ein zentraler Aspekt in der Entwicklung einer neuen Bedeutung umschrieben, bei dem sich ein neues Selbsterleben im unmittelbaren Fühlen und Erleben manifestiert. Dabei erlebt beispielsweise ein Klient bei der Exploration einer bestimmten Erfahrung ein neues Verständnis bzw. eine neue Bedeutung der betreffenden Begebenheit, was sich dann auch im eigenen Empfinden äußert.

Verbalisieren der Erfahrungen des Klienten

Beschreiben die Handlungsprinzipien der Nichtdirektivität und der Aufmerksamkeitszentrierung vor allem umschriebene Haltungen und Interesse des Psychotherapeuten, so werden beim Verbalisieren der Erfahrungen des Klienten konkrete Verhaltensweisen des Psychotherapeuten beschrieben. Diese sind nach Eckert und Petersen (2012a) anhand von Interventionsregeln beschrieben:

- **Benennung der Gefühle:** Wenn ein Klient über eine Erfahrung spricht, beinhaltet dies in der Regel auch den Ausdruck von Gefühlen (oder es fehlt gerade der Ausdruck eines Gefühls, welches an dieser Stelle vom Gegenüber erwartet wird). Es ist die Aufgabe des Psychotherapeuten, diese genannten (oder fehlenden) Gefühle in seinem empathischen Zuhören, Verstehen und Wiedergeben zu berücksichtigen und entsprechend zu verbalisieren. Es geht dabei auch nicht darum, dem Klienten seine erlebten Gefühle zu erklären, sondern sich gemeinsam und bewertungsfrei dem inneren Bezugsrahmen des Klienten und einer neuen gefühlten Bedeutung anzunähern.

- **Einbezug des inneren Bezugsrahmens:** Wie beschrieben ist die Aufmerksamkeit spezifisch auf den inneren Bezugsrahmen des Klienten gerichtet. Entsprechend ist es wichtig, diesen auch gegenüber dem Klienten zu verbalisieren. Dabei geht es um die Empfindungen, Wahrnehmungen, Bedeutungen und Erinnerungen, die zu den wahrgenommenen Gefühlen geführt haben, sowie auch die Reaktionen und Bewertungen, die auf diese Gefühle folgen, und die Art und Weise, wie der Klient diese Gefühle wahrnimmt und wie er damit umgeht.

- **Differenzierte Verbalisierung anhand Selbstexploration:** Das Ausmaß der Selbstexploration variiert zwischen Klienten und zwischen Erfahrungen. Dabei kann bei hoher Selbstexploration die Verbalisierung möglichst genau und vollständig, d. h. das aktuelle Erleben, dessen Bezug zum Selbstkonzept, dessen Bewertung und dessen Bedeutung für die therapeutische Beziehung umfassend, erfolgen. Ist der Klient aber im Zustand einer geringen

Selbstexploration, d. h., er berichtet ohne erkennbaren Selbstbezug, sollte der Aspekt des Erlebens angesprochen werden, der das gefühlsmäßige Erleben des Klienten in der Therapiesituation am meisten bestimmt.

- **Überprüfung der Verbalisierung von Erfahrung:** Die Überprüfung, ob die Verbalisierungen des Psychotherapeuten für den Therapieprozess hilfreich waren, kann daran beurteilt werden, ob der Klient dadurch zur Selbstexploration angeregt oder diese vertieft wird. Ist dies nicht der Fall, ist es sinnvoll, dies direkt anzusprechen („Ich habe das Gefühl, dass Sie sich von mir nicht richtig verstanden fühlen?") und nicht nach einer „richtigeren" Verbalisierung zu suchen.

17.3.3 Therapieziele und Vorgehen der emotionsfokussierten Therapie (EFT)

Die emotionsfokussierte Arbeit umfasst das Zugänglichmachen primärer adaptiver Emotionen, um deren adaptive Information bewusst zu machen, sowie das Hervorrufen maladaptiver Emotionen, um sie im Kontext neuer Informationen und Erfahrungen zu verändern. Greenberg (2005, S. 225; ▣ Abb. 17.3) umschreibt die Aufgabe des emotionsfokussierten Therapeuten als „emotion coach", dessen Aufgabe darin besteht, „Menschen darin zu unterstützen, sich ihrer emotionalen Erfahrungen bewusst zu werden, sie zu akzeptieren und

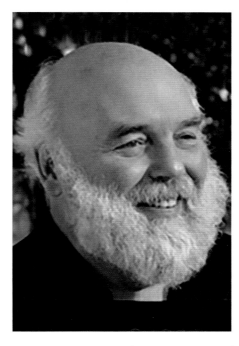

▣ **Abb. 17.3** Leslie Greenberg, Mitbegründer der emotionsfokussierten Therapie. (Mit freundlicher Genehmigung von Leslie Greenberg)

zu verstehen" (Greenberg 2005, S. 329; ► Gut zu wissen). Auf der Grundlage einer gegenseitig verantwortungsvollen und aktiven Zusammenarbeit soll dem Klienten eine Lernerfahrung ermöglicht werden, wobei vier Emotionsverarbeitungsprinzipien handlungsleitend sind:

1. Steigerung der **Emotionsaufmerksamkeit**, d. h., Klienten sollen sich ihrer primären adaptiven Emotionen bewusst werden und damit Zugang zu deren adaptiven Informationsgehalt und Handlungstendenzen erhalten. Dabei arbeitet der Psychotherapeut mit dem Klienten daran, dass dieser seine Emotionen akzeptiert anstatt sie zu vermeiden.
2. **Regulation von Emotionen**, d. h. den Klienten dabei helfen, Emotionen zu identifizieren und zu benennen, zuzulassen und zu tolerieren, sie zu distanzieren, positive Emotionen zu verstärken, Vulnerabilität gegenüber negativen Emotionen zu verringern, sich selbst zu beruhigen oder sich abzulenken.
3. **Transformation von Emotionen**: Der Fokus liegt hier auf dem Leitsatz „fighting fire with fire", so dass ein maladaptiver emotionaler Zustand am besten durch eine andere adaptivere Emotion aufgelöst wird.
4. Ausgehend von der Annahme, dass „was wir aus unseren emotionalen Erfahrungen machen, macht uns zu dem, was wir sind" (Greenberg 2005, S. 335), kommt der **Emotionsreflexion** eine besondere Bedeutung zu. Durch die symbolische Repräsentation der Emotion entstehen neue Bedeutungen und dadurch ein weiteres Verständnis des eigenen Erlebens.

> **Gut zu wissen**
>
> **Bearbeitung emotionaler Prozesse**
> Mit Blick auf den Aufbau und die Beschaffenheit emotionaler Schemata und die vier Typen emotionaler

Prozesse lassen sich diese Ziele wie folgt konkretisieren (Elliot 1999a):

- **Primäre adaptive Emotionen** sollen zugänglich gemacht und umfassend zugelassen werden.
- Zugang zur Aktivierung **maladaptiver Emotionen** ermöglichen und zugrunde liegende emotionale Schemata und deren Entstehung explorieren und so eine Neustrukturierung ermöglichen.
- **Sekundäre reaktive Emotionen** durch empathische Exploration so abschwächen, dass ihre primären emotionalen Ursachen zugänglich werden.
- Die interpersonale Bedeutung **instrumenteller Emotionen** sowie deren motivationale Grundlage erschließen.

Behandlungsprinzipien und Aufgaben der emotionsfokussierten Therapie

Die praktische Grundlage des Vorgehens der EFT lässt sich in sechs Behandlungsprinzipien einteilen (◻ Tab. 17.1). Hierbei hat aber die humanistisch erfahrungsorientierte Herangehensweise das Primat und entsprechend besteht das Metaprinzip der EFT darin, die Balance zwischen therapeutischer Beziehung und Aufgabenorientierung zu halten. Aber selbst in dieser therapeutischen Arbeit wird der Klient als Experte für seine Erfahrung angesehen und die formulierten Beziehungsprinzipien haben gegenüber den aufgabenorientierten Prinzipien absolute Priorität (Elliot 1999a).

In Bezug auf das aufgabenbezogenen Prinzip der erlebnisorientierten Verarbeitung wird je nach therapeutischer Aufgabe die Vorgehensweise durch verschieden **Modalitäten des Engagements** unterschiedlich umgesetzt, welche auch die therapeutischen Aufgaben strukturieren (◻ Tab. 17.2). Die Auswahl der therapeutischen Aufgaben richtet sich nach sog. **Zeichen**, welche

17

◻ **Tab. 17.1** Behandlungsprinzipien der emotionsfokussierten Therapie. (Aus Elliot 1999a)

Beziehungsprinzipien: Engagement in eine sichere, aufgabenorientierte therapeutischen Beziehung	
Empathische Einstimmung	Das unmittelbare Erleben des Klienten erschließen und mitteilen
Therapeutische Beziehung	Dem Klienten gegenüber Wertschätzung und Echtheit entwickeln, aufrechterhalten und mitteilen, da die therapeutische Beziehung als das wesentliche heilende Element der EFT angesehen wird
Aufgabenorientierte Zusammenarbeit	Gegenseitiges Engagement für die Ziele und Aufgaben der Therapie erleichtern und einen klaren gemeinsamen Behandlungsfokus erarbeiten
Aufgabenbezogene Prinzipien: Produktive Arbeit an spezifischen therapeutischen Aufgaben	
Erlebnisorientierte Verarbeitung	Förderung einer optimalen erlebnisorientierten Verarbeitung beim Klienten mit Hilfe verschiedener Modalitäten des Engagements
Wachstum/Wahl	Förderung des Wachstumes des Klienten und seiner Selbstbestimmung, wobei auch die Grenzen des Wachstums berücksichtigt werden
Lösung von Aufgaben/Fokussierung	Unterstützung des Klienten dabei, wesentliche therapeutische Aufgaben zu lösen, Schwierigkeit bei deren Umsetzung zu bewältigen und Aufgaben zu deren Ende zu bringen

◼ Tab. 17.2 Zeichen, Aufgaben und Lösungen. (Mod. nach Elliot 1999b)

Zeichen	Intervention	Endzustand
Aufmerksamkeitsorientierte Aufgaben		
Problemrelevante Erlebnisse	Empathische Exploration	Neue Bedeutung wird expliziert
Bedürfnis, etwas zu berichten/zu erzählen	Fördern des Wiedererzählens	Erleichterung
Probleme bei der Erlebnisverarbeitung	Erlebnisorientiertes Focusing	Produktive Erfahrungen
Erlebnisorientierte Suche		
Problematische Reaktionen	Der Psychotherapeut schlägt vor, ihn in die verwirrende Episode mitzunehmen, ihm zu erläutern, was dorthin führte und genau zu beschreiben, warum in diesem Moment so reagiert wurde	Neue Sicht des Selbst
Erfahrung verletzt innere Überzeugung	Bedeutungsarbeit	Revision einer inneren Überzeugung
Aktiver Ausdruck		
Selbstkritik	Zwei-Stuhl-Technik	Selbstakzeptanz
Blockierte Gefühle, Resignation	Zwei-Stuhl-Technik	Selbstbekräftigung
Unerledigte Dinge in Bezug auf bedeutsamer Personen	Arbeit mit dem leeren Stuhl	Nachsicht, Selbststärkung und Loslösung
Interpersonaler Kontakt		
Verletzbarkeit und schmerzhafte Emotionen gegenüber dem Selbst	Empathische Bestätigung	Selbstbestätigung und Sichverstandenfühlen
Klagen über die Therapie, d. h. Infragestellen der Ziele oder Aufgaben, gestörte therapeutische Beziehung	Beziehungsdialog (jeder exploriert die eigene Rolle bei der momentanen Schwierigkeit)	Wiederherstellung der Allianz

anzeigen, dass ein Klient eine ausreichende Bearbeitungsmöglichkeit für das betreffende Thema ausweist. Entsprechend können dann passende **Interventionen** ausgewählt und anhand der erreichten **Lösung** beurteilt werden (Elliot 1999b).

Erlebnisorientierte Reaktionsmodalitäten und Interventionen des Psychotherapeuten

Die Umsetzung der Behandlungsprinzipien erfordert vonseiten des Psychotherapeuten verschiedene erlebnisorientierte Vorgehensweisen, welche in ◼ Tab. 17.3 dargestellt sind (nach Elliot 1999a). Diese umschreiben das empathische Verständnis, die empathische Exploration, die Führung des Prozesses und die unmittelbaren Reaktionen auf die Erfahrungen des Psychotherapeuten in der Therapie.

17.4 Indikation

Die Indikation für eine humanistische bzw. experientielle Psychotherapie kann einerseits in den theoretischen Annahmen und andererseits aufgrund des empirischen Kenntnisstands zur Wirkung und Wirksamkeit des jeweiligen psychotherapeutischen Ansatzes erfolgen. In Bezug auf Letzteres lässt sich in Bezug auf die humanistischen und experientiellen Ansätze sicherlich ein gewisser quantitativer Rückstand an kontrollierten Wirksamkeitsstudien – zumindest gegenüber kognitiv-verhaltenstherapeutischen Verfahren – attestieren, wobei die vorliegenden Studien auf eine vergleichbare Wirkung und Wirksamkeit hinweisen (▶ Abschn. 17.5). Entsprechend ist die „Gesprächspsychotherapie" (wobei hierzu nicht zwischen personzentrierten und emotionsfokussierten Verfahren unterschieden wurde) aufgrund ihrer Wirksamkeit bei affektiven Störungen (ICD-Code F3), Angststörungen, Belastungsstörungen (ICD-Code F43) und Anpassungsstörungen, psychischen und sozialen Faktoren bei somatischen Krankheiten (ICD-Code F54) vom **Wissenschaftlichen Beirat Psychotherapie** den zuständigen Landesbehörden allgemein als „Therapieverfahren, … für die vertiefte Ausbildung zum psychologischen Psychotherapeuten entsprechend § 1 Abs. 1 der Ausbildungs- und Prüfungsverordnung für Psychologische Psychotherapeuten" empfohlen worden (Wissenschaftlicher Beirat Psychotherapie 2002).

Tab. 17.3	Erlebnisorientierte, prozessleitende und selbstbezogene Vorgehensweisen des Psychotherapeuten
Erlebnisorientierte Interventionen	
Empathische Reflexion	Reflexion der zentralen Aspekte der Botschaft des Klienten
Empathische Exploration	Exploratorische Reflexion: Gleichzeitig Empathie mitteilen und Selbstexploration durch evokative, offene und wachstumsorientierte Interventionen stimulieren
	Exploratorische Fragen: Stimulation der Selbstexploration des Klienten
	Fragen zur Realitätsprüfung: Ermutigung Repräsentanzen früherer Erfahrungen mit aktuellen Erfahrungen zu vergleichen
	Empathische Mutmaßungen: Erschließen sichtbarer und impliziter Erfahrungen
Prozessleitende Interventionen	Aufgabenstrukturierung: Vorgabe spezifischer therapeutischer Aufgaben
	Aufmerksamkeitslenkung: Vorschlag an Klient, bestimmte Erfahrungen oder Erlebnisse genau(er) zu betrachten
	Vorschläge für Handlungen: Klient ermutigen, bestimmte Handlungen zu erproben
	Fokussierung bestimmter Aufgaben: Klient ermutigen, bei bestimmten Gefühlen (in der Gegenwart oder in der Erinnerung) zu bleiben
	Bewusstseinsfördernde Hausaufgaben: Klient dazu ermutigen, außerhalb der Sitzung bestimmte Erfahrungen zu registrieren
	Vermittlung von Informationen über Möglichkeiten des Erlebens und über den therapeutischen Prozess oder therapeutische Aufgaben
Präsenz	Prozess- oder selbstbezogene Offenlegung des Therapeuten zu eigenen aktuellen Erlebnissen/Erfahrungen oder eigenen Absichten, Grenzen oder Information zur eigenen Person

17.4.1 Indikationskriterien der personzentrierten Psychotherapie

Die Indikation aus einer theoretischen Perspektive ergibt sich für die personzentrierte Psychotherapie aus den von Rogers (1957) formulierten notwendigen und hinreichenden Bedingungen. Eckert und Petersen (2012b) beschreiben hierzu die folgenden drei Indikationskriterien:
1. Die Störung ist eine psychische, die eine Inkongruenz zur Grundlage hat.
2. Der Klient nimmt seine Inkongruenz zumindest im Ansatz als solche wahr, und diese Wahrnehmung ist mit einem Wunsch nach Veränderung verbunden.
3. Es sind ein Selbstkonzept und ein gewisses Ausmaß an Beziehungsfähigkeit zu sich selbst beim Klienten gegeben.

Anhand dieser Kriterien ist eine personzentrierte Psychotherapie nicht bei Klienten indiziert, die beispielsweise psychische Störungen aufgrund von Hirnfunktionsstörungen (ICD-Code F00–F09) aufweisen, ihre Beschwerden ausschließlich Ich-synton wahrnehmen und keinen (Ver-)Änderungswunsch haben oder in einem sehr instabilen bzw. desintegrierten Zustand sind, sodass keine Fähigkeit zur Selbstreflexion und -wahrnehmung erkennbar ist.

Aus den theoretischen Annahmen lassen sich auch Kriterien einer möglichen Eignung für eine personzen-

trierte Psychotherapie ableiten (Eckert und Petersen 2012b):
1. Der Klient verfügt über die Fähigkeit zur Selbstexploration, d. h., er berichtet von seinen spezifischen persönlichen inneren Erlebnissen.
2. Der Klient beurteilt die Sitzungen und deren Verlauf überwiegend positiv.
3. Der Klient reagiert auf das Beziehungsangebot mit körperlicher An- und Entspannung und zeigt sich emotional berührt.
4. Der Therapeut erlebt bedingungsfreie positive Beachtung und Sympathie gegenüber dem Klienten.

17.4.2 Indikationskriterien der emotionsfokussierten Psychotherapie

Aus Sicht der emotionsfokussierten Therapie ist diese vor allem für ambulante Klienten mit geringfügigen bis mittleren klinischen Beeinträchtigungen und Symptomen indiziert (Elliot 1999b). Auch wenn bestimmte Klienten in der Lage sind, schnell und aktiv adaptive Emotionsverarbeitungsprinzipien zu erfassen und umzusetzen, heißt dies im Umkehrschluss nicht, dass anders befähigte Klienten nicht von einer EFT profitieren können. Es ist vielmehr dann in der Verantwortung des Therapeuten den Prozess und die Umsetzung der Behandlungsprinzipien entsprechend anzupassen. Aus empirischer Perspektive ist die EFT als Research-Supported Psychological Treatment für depressive Störungen gelistet (APA, Society for Clinical Psychology, Research-Supported Psychological Treatments) und damit eindeutig für diese Störung indiziert.

17.5 Wirksamkeit

Carl Rogers war einer der ersten empirisch arbeitenden Psychotherapeuten. Die Formulierung der gesprächspsychotherapeutischen Prinzipien ist eng mit der Erforschung psychotherapeutischer Gespräche verbunden. Die Ebene der unmittelbaren Gesprächsführung ist deshalb zentral, weil sie den Therapeuten unmittelbar Entscheidungshilfen bietet, den Mikroprozess der Gespräche aktiv mit zu gestalten. Primäres Ziel dieser Forschungstradition ist jedoch nicht mehr, eine bestimmte Psychotherapieform zu legitimieren, sondern einen Schritt weiter zu gehen und möglichst allgemeingültige Prinzipien für die Gesamtheit der Psychotherapien unter möglichst generalisierbaren Bedingungen zu formulieren und auszutesten (Wampold et al. 2018).

In den letzten Dekaden wurden vermehrt störungsspezifische Ansätze ausgetestet und mit allgemeinen Ansätzen kontrastiert, die die gesprächspsychotherapeutischen Prinzipien kontrollieren sollen. Diese als Kontrollgruppen konzipierten Therapien werden in der Literatur oftmals als Supportive Counselling oder Supportive Therapy oder Present-Centered Therapy bezeichnet. Als eine der ersten verwendeten Foa et al. (1991) bei Klienten mit einer posttraumatischen Belastungsstörung die von ihnen entwickelte „Prolongued-exposure"-Bedingung mit zwei aktiven Kontrollbedingungen: Meichenbaums Stressimpfungstraining und Supportive Counselling. Die Resultate wiesen darauf hin, dass alle drei Behandlungsbedingungen substanziell zu einer Verbesserung führten; die statistischen Effektivitätsvergleiche ergaben keine Behandlungsunterschiede (Tab. 17.4). Interessanterweise schnitten die beiden Kontrollbedingungen also nicht bedeutsam schlechter ab, auch wenn es – und dies macht die Resultate interessant – in den beiden Kontrollgruppen verboten war, über die eigentlichen traumatischen Erlebnisse zu sprechen, was sowohl von Meichenbaum als auch von Vertretern der Gesprächspsychotherapie als Einschränkungen der therapeutischen Arbeit moniert wurde (Budge et al. 2010).

Die Ergebnisse von Metaanalysen zeigen, dass supportive Therapien, Gesprächspsychotherapie und emotionsfokussierte Psychotherapie in den dargestellten Störungsbildern im Durchschnitt vergleichbar wirksam sind wie die kognitive Verhaltenstherapie (Angus et al. 2015; Elliot et al. 2013). Die supportive Therapie erwies sich dabei als erstaunlich robust wirksam. Die empirischen Belege einer „Kontrollgruppe" sind dabei äußerst stichhaltige Argumente, da diese Evidenz von unabhängigen, dem Ansatz nicht verpflichteten Forschungsgruppen entstammt (d. h. Kontrolle von Interessenskonflikten im Sinne Researcher Allegiance, z. B. Munder et al. 2012). Bei emotionsfokussierter Therapie zeigt sich ein vergleichbarer Allegiance-Effekt, jedoch in die umgekehrte Richtung: Emotionsfokussierte Therapie erscheint im Mittel nicht wirksamer als kognitive Verhaltenstherapie falls die Allegiance-Effekte kontrolliert werden.

Tab. 17.4 Direkte Vergleiche der metaanalytischen Wirksamkeit humanistischer Ansätze gegenüber kognitiver Verhaltenstherapie

Autoren	Störung	d
Supportive Therapie bzw. Beratung		
Newton-Howes et al. (2013)	Schizophrenie	0,04[a]
Cuijpers et al. (2012)	Depression	–0,08°
Barth et al. (2013)	Depression	–0,13°
Gerger et al. (2014)	PTSD	Kognitive Verhaltenstherapie: 0,17 Emotionsfokussierte Therapie: 0,13 Supportive Kontrolltherapie: –0,37
Personzentrierte Gesprächspsychotherapie		
Elliot al. (2013)		–0,06
Emotionsfokussierte Therapie		
Elliot al. (2013)		0,53 (bei Kontrolle der Researcher Allegiance: 0,21)

[a]negative Effektstärken: zugunsten kognitiver Verhaltenstherapie
PTSD posttraumatische Belastungsstörung

Entgegen der breiten Dokumentation der Wirksamkeit wird die supportive Therapie jedoch in keiner der gängigen internationalen und nationalen Leitlinien aufgeführt, möglicherweise aufgrund des Fehlens von Vertretern, die sich für diese als Kontrolltherapien konzipierten Behandlungen engagieren (Frost et al. 2014). Supportive Therapie wäre jedoch nicht die erste Psychotherapie, deren Wirksamkeitsüberprüfung sich insbesondere auf Kontrollgruppen stützte (wie beispielsweise Verhaltensaktivierung; Lochmann und Hoyer 2013).

Weitere empirische Hinweise zur Bedeutsamkeit der gesprächspsychotherapeutischen Prinzipien ergeben sich aus direkten Vergleichen von humanistischen Psychotherapien mit anderen psychotherapeutischen Ansätzen (z. B. Stiles 2006, 2008) sowie aus Längsschnittstudien, die diese basalen Prinzipien mittels fortgeschrittener statistischer Methoden direkt untersuchen (Schiefele et al. 2016). Basale Therapeutencharakteristiken umfassen humanistische Prinzipien wie Wertschätzung, Empathie, Information, Sicherheit und Ebenbürtigkeit (Schulte 2015; Swift 2015). Die empirische Evidenz vieler der basalen Prinzipien erwies sich sowohl für die Durchführung der Therapien als auch für die Verhinderung von unbeabsichtigten Therapieabbrüchen in den aktuellsten Metaanalysen als erstaunlich robust (z. B. Norcross 2018; Flückiger et al. 2012). Dabei konnte anhand des pantheoretischen Konzepts der Arbeitsallianz aufgezeigt werden, dass sich dieses basale Prinzip insbesondere auf Ebene der Therapeuteneffekte manifestiert (Del Re et al. 2012). Es scheint somit Therapeuten zu geben, die verschiedenen Klienten einen vertrauensvolleren therapeutischen Rahmen ermöglichen. Diese Therapeuteneffektivität ist aus dieser Perspektive nicht ausschließlich auf die Effektivität einer Intervention zurückzuführen, sondern ebenso eine Frage der Integration und Mitberücksichtigung von Klientenvariablen und damit einer Personenzentrierung (Cain et al. 2016).

? Prüfen Sie Ihr Wissen

1. Nennen und erläutern Sie die grundlegenden Annahmen und Prinzipien der humanistischen Psychotherapien. ▶ Abschn. 17.1
2. Warum ist die Nichtdirektivität nicht mit „nicht direktiv" gleichzusetzen? ▶ Abschn. 17.2.1
3. Nennen und erläutern Sie die vier Emotionsverarbeitungsprinzipien, die für die emotionsfokussierte Therapie handlungsleitend sind. ▶ Abschn. 17.3.3
4. Benennen und erläutern Sie die Behandlungsprinzipien der emotionsfokussierten Therapie und unterscheiden Sie dabei die beziehungs- und aufgabenbezogenen Prinzipien. ▶ Abschn. 17.3.2
5. Nennen und erläutern Sie die Indikations- und Eignungskriterien für die personzentrierte Psychotherapie. ▶ Abschn. 17.4.1

ℹ Weiterführende Literatur

Die Springer Lehrbücher von Eckert et al. (2012) sowie von Eckert (2012a) sind sehr gute Einführungs- und Übersichtswerke in die zentralen theoretischen Annahmen und Ausgangspunkten der humanistischen und experientiellen Psychotherapieansätze. Das Lehrbuch von Leslie Greenberg (2011) erweiterte die experientielle Perspektive mit seinem Fokus auf das emotionale Erleben und dessen Bearbeitung. Das Buch von Wampold et al. (2018) ist nicht nur eine überzeugende Zusammenstellung der Psychotherapieforschung, sondern auch eine fulminante Kritik am vorherrschenden Therapieverständnis und damit auch ein deutliches Votum für eine humanistische Wende in der Psychotherapie.

Literatur

Angus, L., Watson, J. C., Elliott, R., Schneider, K., & Timulak, L. (2015). Humanistic psychotherapy research 1990–2015: From methodological innovation to evidence-supported treatment outcomes and beyond. *Psychotherapy Research, 25*(3), 330–347. ▶ https://doi.org/10.1080/10503307.2014.989290.·

APA, Society for Clinical Psychology, Research-Supported Psychological Treatments. Emotion-focused therapy for depression. ▶ http://www.div12.org/psychological-treatments/treatments/emotion-focused-therapy-for-depression/.

Auckenthaler, A. (2012). *Gesprächspsychotherapie. Kurzlehrbuch Klinische Psychologie und Psychotherapie*. Stuttgart: Thieme.

Baer, J. S., Kivlahan, D. R., & Donovan, D. M. (1999). Integrating skills training and motivational therapies: Implications for the treatment of substance dependence. *Journal of Substance Abuse Treatment, 17*, 15–23.

Barth, J., Munder, T., Gerger, H., Nüesch, E., Trelle, S., Znoj H., Jüni, P., & Cuijpers, P. (2013) Comparative Efficacy of Seven Psychotherapeutic Interventions for Patients with Depression: A Network Meta-Analysis. *PLoS Med, 10*(5), e1001454. ▶ https://doi.org/10.1371/journal.pmed.1001454.

Biermann-Ratjen, E.-M. (2006). Ein störungsbezogenes Konzept der Gesprächspsychotherapie. In *Gesprächspsychotherapie – Lehrbuch für die Praxis* (S. 449–460). Heidelberg: Springer.

Budge, S., Baardseth, T. P., Wampold, B. E., & Flückiger, C. (2010). Researcher allegiance and supportive therapy: Pernicious effects on results of randomized clinical trials. *European Journal of Psychotherapy and Counselling, 12*(1), 23–39. ▶ https://doi.org/10.1080/13642531003637742.

Cain, D. J., Keenan, K., & Rubin, S. (2016). *Humanistic psychotherapies: Handbook of research and practice* (2. Aufl.). New York: APA.

Cuijpers, P., Driessen, E., Hollon, S. D., van Oppen, P., Barth, J., & Andersson, G. (2012). The efficacy of non-directive supportive therapy for adult depression: A meta-analysis. [Die Wirksamkeit nichtdirektiver Unterstützungstherapie bei Depression im Erwachsenenalter: Eine Metaanalyse]. *Clinical Psychology Review, 32*(4), 280–291. ▶ https://doi.org/10.1016/j.cpr.2012.01.003

Del Re, A. C., Flückiger, C., Horvath, A. O., Symonds, D., & Wampold, B. E. (2012). Therapist effects in the therapeutic alliance-outcome relationship: A restricted-maximum likelihood meta-analysis. *Clinical Psychology Review, 32*, 642–649. ▶ https://doi.org/10.1016/j.cpr.2012.07.002.

Eckert, J. (2012a). *Gesprächspsychotherapie – Lehrbuch für die Praxis* (2. Aufl.). Heidelberg: Springer.

Eckert, J. (2012b). Therapieziele. In *Gesprächspsychotherapie – Lehrbuch für die Praxis* (2. Aufl., S. 129–138). Heidelberg: Springer.

17

Eckert, J., Biermann-Ratjen, E.-M., & Höger, D. (2012). *Gesprächspsychotherapie – Lehrbuch für die Praxis* (2. Aufl.). Heidelberg: Springer.

Eckert, J., & Petersen, H. (2012a). Der therapeutische Prozess in der Praxis. In *Gesprächspsychotherapie – Lehrbuch für die Praxis* (2. Aufl., S. 176–222). Heidelberg: Springer.

Eckert J., Petersen H. (2012b). Indikationsstellung. In: Eckert J., Biermann-Ratjen EM., Höger D. (Hrsg.), *Gesprächspsychotherapie*. Berlin, Heidelberg: Springer. ▸ https://doi.org/10.1007/978-3-642-28650-6_8

Elliott, R., Watson, J., Greenberg, L. S., Timulak, L., & Freire, E. (2013). Research on humanistic-experiential psychotherapies. In M. J. Lambert (Hrsg.), *Bergin & Garfield's handbook of psychotherapy and behavior change* (6. Aufl., S. 495–538). New York: Wiley.

Elliot, R. (1999a). Prozeß-Erlebnisorientierte Psychotherapie – Ein Überblick: Teil 1. *Psychotherapeut, 44,* 203–221.

Elliot, R. (1999b). Prozeß-Erlebnisorientierte Psychotherapie – Ein Überblick: Teil 2. *Psychotherapeut, 44,* 340–349.

Elliott, R., & Greenberg, L. S. (2007). The essence of process-experiential: emotion-focused therapy. *American Journal of Psychotherapy, 61*(3), 241–254.

Flückiger, C., Del Re, A. C., Wampold, B. E., Symonds, D., & Horvath, A. O. (2012). How central is the alliance in psychotherapy? A multilevel longitudinal meta-analysis. *Journal of Counseling Psychology, 59*(1), 10–17. ▸ https://doi.org/10.1037/a0025749.

Foa, E. B., Rothbaum, B. O., Riggs, D. S., & Murdock, T. B. (1991). Treatment of posttraumatic stress disorder in rape victims: A comparison between cognitive-behavioral procedures and counseling. *Journal of Consulting and Clinical Psychology, 59*(5), 715–723. ▸ https://doi.org/10.1037/0022-006X.59.5.715.

Frost, N. D., Laska, K. M., & Wampold, B. E. (2014). The evidence for present-centered therapy as a treatment for posttraumatic stress disorder. *Journal of Traumatic Stress, 27*(1), 1–8. ▸ https://doi.org/10.1002/jts.21881.

Gerger, H., Munder, T., Gemperli, A., Nüesch, E., Trelle, S., Jüni, P., & Barth, J. (2014). Integrating fragmented evidence by network meta-analysis: Relative effectiveness of psychological interventions for adults with post-traumatic stress disorder. *Psychological Medicine, 44*(15), 3151–3164. ▸ https://doi.org/10.1017/S0033291714000853.

Greenberg, L. S., & Pinsof, W. M. (1986). *Psychotherapeutic Process: A Research Handbook.* New York, NY, US: Guilford Press.

Greenberg, L. S. (2011). *Emotionsfokussierte Therapie.* München: Ernst Reinhardt.

Greenberg, L. (2014). The therapeutic relationship in emotion-focused therapy. *Psychotherapy, 51*(3), 350–357.

Greenberg, L. (2005). *Emotionszentrierte Therapie: Ein Überblick. Psychotherapeutenjournal, 4,* 324–337.

Höger, R. (2012). Klientenzentrierte Therapietheorie. In J. Eckert, E. M. Biermann-Ratjen, & D. Höger (Hrsg.), *Gesprächspsychotherapie*. Berlin, Heidelberg: Springer. ▸ https://doi.org/10.1007/978-3-642-28650-6_6

Kriz, J. (2001). *Grundkonzepte der Psychotherapie* (5. Aufl.). Weinheim: Beltz PVU.

Lochmann, E., & Hoyer, J. (2013). Verhaltensaktivierung bei Depression. Aktuelle Anwendungs- und Settingvarianten. [Behavioral activation in treatment of depression: Current application and setting variants]. *Psychotherapie im Dialog, 14*(3), 57–60 ▸ https://doi.org/10.1055/s-0033–1353820.

Miller, W. R., & Rollnick, S. (2015). *Motivierende Gesprächsführung* (3. Aufl.). Freiburg: Lambertus.

Munder, T., Flückiger, C., Gerger, H., Wampold, B. E., & Barth, J. (2012). Is the allegiance effect an epiphenomenon of true efficacy differences between treatments? *A meta-analysis. Journal of Counseling Psychology, 59*(4), 631–637. ▸ https://doi.org/10.1037/a0029571.

Newton-Howes, G., & Wood, R. (2013). Cognitive behavioural therapy and the psychopathology of schizophrenia: Systematic review and meta-analysis. *Psychology and Psychotherapy: Theory, Research and Practice, 86*(2), 127–138. ▸ https://doi.org/10.1111/j.2044-8341.2011.02048.x.

Norcross, J. C. (2018). *Psychotherapy relationships that work: Evidence-based responsiveness* (3. Aufl.). New York: Oxford University Press.

Rogers, C. (2016). *Die Entwicklung der Persönlichkeit. Psychotherapie aus der Sicht eines Therapeuten* (20. Aufl.). Stuttgart: Klett-Cotta.

Rogers, C. R. (1957). The necessary and sufficient conditions of therapeutic personality change. *Journal of Consulting Psychology, 21*(2), 95–103.

Sachse, R. (2003). *Klärungsorientierte Psychotherapie.* Göttingen: Hogrefe.

Sachse, R. & Fasbender, J. (2014). Focusing: Die Repräsentation affektiver Bedeutungen. In: R. Sachse, T. Langens (Hrsg.), *Emotionen und Affekte in der Psychotherapie* (S. 156-178). Göttingen: Hogrefe.

Schiefele, A. K., Lutz, W., Barkham, M., Rubel, J., Böhnke, J., Delgadillo, J., & Lambert, M. J. (2016). Reliability of therapist effects in practice-based psychotherapy research: A guide for the planning of future studies. *Administration and Policy in Mental Health.* ▸ https://doi.org/10.1007/s10488-016-0736-3.

Schulte, D. (2015). *Therapiemotivation: Widerstände analysieren, Therapieziele klären, Motivation fördern.* Göttingen: Hogrefe.

Stiles, W. B., Barkham, M., Twigg, E., Mellor-Clark, J., & Cooper, M. (2006). Effectiveness of cognitive-behavioural, person-centred and psychodynamic therapies as practised in UK National Health Service settings. *Psychological Medicine, 36*(4), 555–566.

Stiles, W. B., Barkham, M., Mellor-Clark, J., & Connell, J. (2008). Effectiveness of cognitive-behavioural, person-centred, and psychodynamic therapies in UK primary-care routine practice: Replication in a larger sample. *Psychological Medicine, 38*(5), 677–688.

Stumm, G., & Keil, W. W. (2014). Therapietheorie. In G. Stumm & W. W. Keil (Hrsg.), *Praxis der Personenzentrierten Psychotherapie*. Wien: Springer.

Swift, J. K., & Greenberg, R. P. (2015). *Premature termination in psychotherapy: Strategies for engaging clients and improving outcomes.* Washington, D.C.: American Psychological Association.

Wampold, B. E., Imel, Z. E., & Flückiger, C. E. (2018). *Die Großen Debatten. Einführung in Allgemeine Interventionspsychologie und Psychotherapie.* Göttingen: Hogrefe.

Wickman, S. A., & Campbell, C. (2003). An analysis of How Carl Rogers enacted client-centered conversation with Gloria. *Journal of Counseling & Development, 81*(2), 178–184.

Wissenschaftlicher Beirat Psychotherapie. (2002). Gutachten zum Nachantrag zur Gesprächspsychotherapie. ▸ http://www.wbpsychotherapie.de/page.asp?his=0.113.116.118.

Aktuelle Weiterentwicklungen der Verhaltenstherapie: Akzeptanz- und Commitment-Therapie (ACT)

Charles Benoy, Georg H. Eifert und Andrew T. Gloster

Inhaltsverzeichnis

© Springer-Verlag GmbH Deutschland, ein Teil von Springer Nature 2020
J. Hoyer und S. Knappe (Hrsg.), *Klinische Psychologie & Psychotherapie,*
https://doi.org/10.1007/978-3-662-61814-1_18

18.1   Beschreibung des Verfahrens

Die Akzeptanz- und Commitment-Therapie (ACT) ist ein transdiagnostischer Behandlungsansatz, der in der Tradition des radikalen Behaviorismus steht und philosophisch im funktionalen Kontextualismus verwurzelt ist (Hayes et al. 2014). Der radikale Behaviorismus ist die wissenschaftliche Grundlage der Verhaltensanalyse, welche sich vorwiegend dem operanten menschlichen Verhalten zuwendet (▶ Kap. 14). Unter dem funktionalen Kontextualismus wird die philosophische Auffassung verstanden, dass jedes Verhalten in einem jeweiligen Kontext stattfindet, in dem es funktional ist (historisch und situativ), sowie nur unter der Berücksichtigung dieses Kontextes verstanden werden kann.

> **Definition**
>
> Die Abkürzung **ACT** steht für Akzeptanz- und Commitment-Therapie. ACT wird als Wort ausgesprochen und wird den aktuellen Weiterentwicklungen der Verhaltenstherapie zugeordnet. Die erste umfassende Darstellung zu ACT wurde um die Jahrtausendwende veröffentlicht (Hayes et al. 1999).

Die ACT baut auf den theoretischen Grundlagen der Verhaltenstherapie auf und erweitert den konzeptionellen Rahmen um neue grundlegende Erkenntnisse zum Erwerb und den Funktionen der Sprache und des Denkens. Das Verfahren basiert auf der Bezugsrahmentheorie („relational frame theory", RFT; Hayes, Barnes-Holmes und Roche 2001), einer verhaltenswissenschaftlichen Theorie menschlicher Sprache und Kognitionen, welche eng mit der Evolutionstheorie und ihren Anwendungen verbunden ist. Die Bezugsrahmentheorie beschreibt, wie sprachliches und kognitives Verhalten funktionieren, wie dies zu Einschränkungen in Verhaltens- und Handlungsressourcen führen kann (ausführliche Darstellung in Hayes et al. 2001) und somit die Grundlage für eine Vielzahl von psychischen Störungen und Erkrankungen darstellen kann.

Kognitives Verhalten spielt somit auch in der ACT eine wichtige Rolle. Kognitive Verhaltenstherapeuten versuchen in der Regel, Kognitionen direkt zu verändern. Begriffe wie „kognitive Umstrukturierung" zeigen, dass es darum geht, die fehlerhaften kognitiven Strukturen und Inhalte (z. B. irrationale Gedanken) buchstäblich auszuwechseln und beispielsweise durch realistischere Gedanken zu ersetzen. Was hierbei weniger betrachtet und beachtet wird, ist die **Funktion** von Sprache und Kognition und der **Kontext** (sowohl situativ als auch historisch), in dem sie stattfinden. In der ACT geht es darum, vor allem die handlungsorientierte Funktion von Kognitionen im gegebenen Kontext zu hinterfragen („Ist es in der jetzigen Situation ein hilfreicher Gedanke?") und dann kritisch zu „unterlaufen", wenn

diese Kognitionen Erlebensvermeidung („experiential avoidance") begünstigen und für die Erreichung von selbst gesetzten Lebenszielen nicht hilfreich sind.

Konkret geht es somit in der ACT vielmehr darum zu hinterfragen, ob ein Gedanke in einer gegebenen Situation (situativer und historischer Kontext) hilfreich und funktional ist (Funktion), also ob er bei der Erreichung werteorientierter Ziele weiterhilft (handlungsorientiert), statt sich mit der Frage zu befassen, ob ein Gedankeninhalt richtig oder rational ist (inhaltliche Auseinandersetzung; ▶ Klinisch betrachtet).

> **Klinisch betrachtet**
>
> Ist ein Mensch der festen Überzeugung, ein Versager zu sein, kann ihn dies in seiner Handlungsfähigkeit massiv einschränken, zu ausgeprägtem belastendem Vermeidungsverhalten führen und ihn sozial stark isolieren. Anstatt diese Überzeugung inhaltlich auf ihren Realitätsbezug zu hinterfragen („Bin ich wirklich ein Versager?"), legt die ACT den Schwerpunkt auf die jeweilige Funktionalität in einem speziellen Kontext (z. B. „Ist der Gedanke, dass ich ein Versager bin, in dieser Situation hilfreich für das Erreichen meines Zieles?"). Ist diese handlungsorientierte Funktionalität nicht gegeben, liegt der therapeutische Fokus vielmehr darauf, wie sich der Mensch vom starren Inhalt eines Gedankens lösen kann (▶ Abschn. 18.3.2).
>
> Wo hingegen die inhaltliche Auseinandersetzung die Gefahr birgt, bestehende kognitive Verbindungen und damit einhergehendes rigides regelbezogenes Verhalten weiter zu verstärken, wird in der ACT versucht, in ausgewählten Situationen starres, wortwörtlich nehmendes, verhaltensbezogenes Umsetzen von Kognitionen zu lockern und damit mehr Handlungsfreiheit und -flexibilität entstehen zu lassen.

❯ **Wichtig**
Im Prinzip verfolgt die ACT zwei Hauptziele:
1. Das Akzeptieren von unerwünschten Gedanken und Gefühlen, deren Auftreten oder Verschwinden zumeist nur schwer kontrollierbar ist, und
2. eine Neuorientierung und engagiertes Handeln, um ein wertegeleitetes Leben zu leben.

In diesem Sinn geht es der ACT gleichzeitig um das Lernen von Akzeptanz **und** Veränderung. Das grundlegende Ziel der ACT ist es, Menschen zu helfen, ihren unproduktiven Kampf mit dem eigenen Erleben zu beenden und stattdessen ihre Energien auf das Ausleben eines von persönlichen Werten geleiteten Lebens zu richten. Die ACT geht davon aus, dass Symptomfreiheit weder eine Voraussetzung noch eine Garantie für ein solches Leben ist.

18

18.2 Wirkprinzipien

Die psychische Flexibilität wird in der ACT als übergreifendes Behandlungs- und Psychopathologiemodell betrachtet. Das übergeordnete Ziel ist es, die psychische Flexibilität zu erhöhen, die für ein werteorientiertes Leben unter ständig wechselnden inneren und äußeren Lebensbedingungen erforderlich ist. Dabei umfasst das Konzept der psychischen Flexibilität die „Fähigkeit, als bewusster Mensch in umfassender Weise zum gegenwärtigen Augenblick in Kontakt zu treten, wobei das Verhalten, jeweils der konkreten Situation entsprechend, entweder beibehalten oder verändert wird, um als wertvoll eingeschätzte Ziele zu erreichen" (Luoma et al. 2009, S. 39). Dass die psychische Flexibilität für therapeutische Veränderungen, auch bei nicht ACT-bezogenen Ansätzen (z. B. in KVT-Ansätzen, s. Gloster et al. 2014), relevant ist und dass das Konzept im Zusammenhang mit genetischen Polymorphismen steht, wurde bereits wissenschaftlich untersucht (Gloster et al. 2015a). Die psychische Flexibilität setzt sich in der ACT aus den in ◘ Abb. 18.1 beschriebenen sechs Kernkompetenzen, oder zentralen Prozessen, zusammen. Diese Prozesse sind nicht nur bei der Entwicklung und Aufrechterhaltung gesunder Anpassungs- und Handlungsfähigkeiten beteiligt, sondern spielen auch bei der Entwicklung von psychischen Störungen und menschlichem Leiden eine zentrale Rolle. Die sechs Kernprozesse nach ACT werden als interagierende Faktoren angesehen. Sie sind nicht kategorial abtrennbare, eigenständige Einheiten, sondern Facetten eines ganzheitlichen Geschehens. Sie beeinflussen sich wechselseitig und sind inhaltlich verbunden, weswegen sie in Form eines Hexagons dargestellt werden (◘ Abb. 18.1). In der klinischen Anwendung werden sie als Kernkompetenzen angesehen, welche in der klinischen Behandlung nach ACT gefördert werden sollen (▶ Klinisch betrachtet).

> **Klinisch betrachtet**
>
> **Fragebögen**
> Im klinischen Alltag lässt sich das Konstrukt der psychischen Flexibilität testpsychologisch mit dem Fragebogen „Acceptance and Action Questionnaire" messen, von dem bereits eine zweite überarbeitete Version existiert (AAQ-II; s. Bond et al. 2011; Gloster et al. 2011; deutsche Version: „Fragebogen zu Akzeptanz und Handeln", FAH-II; Hoyer und Gloster 2013).
> Es wurden jedoch Limitationen bezüglich der Änderungssensitivität des AAQ-II beschrieben (Benoy et al. 2019). Ein alternativer, in deutscher Sprache verfügbarer Fragebogen zur Messung der psychischen Flexibilität ist der „Open and Engaged State Questionnaire" (OESQ; Benoy et al. 2019).

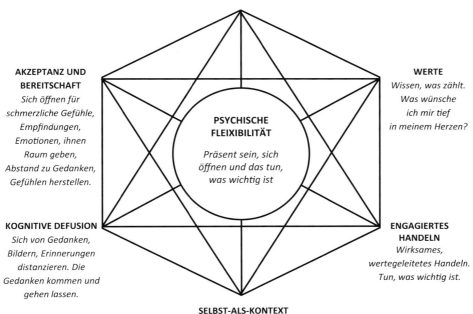

IM HIER UND JETZT PRÄSENT SEIN
Im Hier und Jetzt, psychisch präsent, achtsam sein

AKZEPTANZ UND BEREITSCHAFT
Sich öffnen für schmerzliche Gefühle, Empfindungen, Emotionen, ihnen Raum geben, Abstand zu Gedanken, Gefühlen herstellen.

WERTE
Wissen, was zählt. Was wünsche ich mir tief in meinem Herzen?

PSYCHISCHE FLEIXIBILITÄT
Präsent sein, sich öffnen und das tun, was wichtig ist

KOGNITIVE DEFUSION
Sich von Gedanken, Bildern, Erinnerungen distanzieren. Die Gedanken kommen und gehen lassen.

ENGAGIERTES HANDELN
Wirksames, wertegeleitetes Handeln. Tun, was wichtig ist.

SELBST-ALS-KONTEXT
Die Fähigkeit, Gedanken, Gefühle, Empfindungen und alle Handlungen in jedem einzelnen Moment wahrzunehmen.

◘ **Abb. 18.1** ACT-Hexaflex

18.3 Durchführung

Die Förderung der sechs Kernkompetenzen findet in der ACT überwiegend mit Hilfe von erlebnisorientierten Techniken, Metaphern, Paradoxien (das Bewusstsein für widersprüchliche Regeln, wie z. B. etwas kontrollieren zu wollen, was nicht kontrollierbar ist) sowie einer intensiven therapeutischen Beziehungsgestaltung statt. Dabei werden die sechs Kernprozesse sowohl als Kontexte der Behandlung (Haltung des Therapeuten) als auch als Methoden (angewendet durch den Therapeuten) und als konkret zu lernende, fördernde und einzuübende Fertigkeiten aufgefasst. Der Therapeut nimmt beispielsweise eine offene, akzeptierende und präsente Haltung gegenüber dem Erleben des Patienten ein. Er macht den gegenwärtigen Moment und das aktuelle Erleben zum Gegenstand der Therapie und fördert die Fertigkeiten anhand von erlebnisorientierten und praktischen Anwendungen während der therapeutischen Kontakte (z. B. anhand achtsamkeitsbasierter imaginativer Verfahren).

Die sechs Prozesse (◻ Abb. 18.1) werden im Folgenden kurz beschrieben. Es ist anzumerken, dass im therapeutischen Prozess keine rigide Bearbeitungsreihenfolge oder Trennung der Prozesse vollzogen wird. Die Erkenntnis, dass die bisherigen Kontroll- und Lösungsversuche nicht hilfreich und zielführend sind und dass durch diese erst das tatsächliche Leiden ausgelöst wird, sollte jedoch immer der erste Schritt im therapeutischen Prozess sein. In der ACT-Literatur ist hierfür der Begriff der **kreativen Hoffnungslosigkeit** weit verbreitet. Im weiteren Verlauf wechselt der Therapeut dann flexibel, integrativ und situationsbezogen zwischen den Prozessen. Bezugnehmend auf das Berichtete und die aktuellen Beschwerden setzt der Therapeut gezielt Fertigkeiten aus verschiedenen Prozessen ein, deklariert sie als solche und zeigt Zusammenhänge und Interaktionen zwischen den Prozessen auf – z. B. wie die Orientierung an selbst gewählten werteorientierten Zielen, die Akzeptanz und Bereitschaft unangenehmer Gefühle vereinfacht bzw. ermöglicht. Die Qualität der Durchführung der ACT ist sehr erlebens- und erfahrungsorientiert. Therapeutenaussagen zeichnen sich nicht vorrangig durch Logik und sokratische Dialoge aus, sondern beinhalten oft Paradoxien, Metaphern und Humor. Die Anwendung von Metaphern und anderen, in den Sitzungen stattfindenden, Erlebensübungen zielen darauf ab, Patienten direkten Kontakt mit ihren Gedanken, Vorstellungen und körperlichen Empfindungen zu ermöglichen, die sie in der Vergangenheit eher vermieden haben. Insbesondere die Anwendung von Metaphern durchzieht alle Phasen der ACT. Obwohl Metaphern zwar verbal vermittelte Geschichten sind, so beinhalten sie doch in erster Linie Analogien und Bilder, die teilweise sogar konkret in den Sitzungen ausgespielt werden können (vgl. das Fallbeispiel in ▶ Klinisch betrachtet). Da Metaphern nicht wörtlich genommen werden, unterwandern sie die Dominanz von Sprache und von kognitiven Fusionsprozessen (s. unten). Sie bilden einen Rahmen, in welchem die Patienten ein spezifisches und persönliches Verständnis ihrer Erkrankung entwickeln können und erlauben es, unmittelbaren Kontakt mit unterschiedlichen Aspekten ihres Erlebens aufzunehmen und dies aus einer neuen Perspektive zu tun. Dadurch schaffen Patienten Abstand zwischen sich selbst als Person und der Art und Weise, wie sie ihren Problemen begegnen; zugleich öffnet sich die Tür für das Erscheinen neuer, oft unerwarteter und überraschender Lösungen (▶ Klinisch betrachtet).

18.3.1 Akzeptanz und Bereitschaft

Dieser Prozess umschreibt das bewusste Annehmen einer absichtsvoll offenen, empfänglichen, flexiblen und nicht urteilenden Haltung gegenüber dem Erleben im gegenwärtigen Augenblick. Er beschreibt die Fertigkeit, offen zu sein für alle Dimensionen des inneren Erlebens ohne eigene schmerzhafte Gefühle, Gedanken oder Erinnerungen bekämpfen oder beeinflussen zu müssen. Demnach ist Akzeptieren eine Haltung der Offenheit, Gegenwartsorientierung, von Mitgefühl, Güte und Bereitschaft in Bezug auf die eigenen Erfahrungen. Eine solche Haltung des Akzeptierens manifestiert sich in der Bereitschaft, aversive Gedanken, Erinnerungen, Empfindungen und Gefühle so zu erfahren, wie sie sind, ohne diese Erfahrungen oder die Umstände, in denen sie auftreten können, zu vermeiden oder zu versuchen, ihnen zu entfliehen. Anhand spezifischer Interventionen wird darauf abgezielt, auf Gefühlskontrolle ausgerichtete Anstrengungen aufzugeben und sich gezielt der gegenwärtigen Situation im Sinne werteorientierten Verhaltens zu widmen. Akzeptieren ist also eng mit Bereitschaft und absichtsvollem Handeln verbunden.

Ein wesentliches Ziel der ACT ist, eine Balance zwischen aktivem Akzeptieren und bedeutungsvollem Verändern des Lebens zu finden. Paradoxerweise ist es oft das Akzeptieren, das eine Veränderung erlaubt und sie erst einmal ermöglicht. Akzeptieren bricht den fundamentalen Kampf und die Kontrollbemühungen auf, von denen viele Klienten aufgezehrt werden. Sie beseitigt die Notwendigkeit, erst den Kampf mit Gedanken, Emotionen und Lebensumständen gewinnen zu müssen, um dann ein werteorientiertes und sinnerfülltes Leben zu leben. Akzeptieren bietet Klienten den Raum und die psychische Flexibilität, um jetzt die Veränderungen im Leben vorzunehmen, die zur Verfolgung ihnen wichtiger Lebensziele notwendig sind. Sobald Klienten damit beginnen, sich und ihr Erleben so zu akzeptieren, wie sie gerade sind, beginnen sie ein Leben mit neuen Möglichkeiten, die vorher nicht existiert haben (▶ Klinisch betrachtet).

Fallbeispiel: Akzeptanz und Bereitschaft

Herr A. begibt sich in Folge ausgeprägter Bewertungsängste in eine stationäre psychotherapeutische Behandlung. Er berichtet, in Gruppensituationen starke Angst zu verspüren, welche sich auch körperlich, z. B. in Form von Erröten oder Zittern zeige. Er fürchte, dass andere sich über ihn lustig machen oder ihn komisch oder peinlich finden könnten. Daher vermeide er jegliche Situationen, in denen nur annähernd die Gefahr bestünde, dass er auffallen oder irgendwie im Mittelpunkt stehen könne. Wenn es unvermeidlich sei, nehme er Benzodiazepine. Dies vermindere die physiologischen Begleiterscheinungen der Angst. Herr A. erkennt im Verlauf jedoch rasch, dass sein Vermeidungsverhalten ihm längerfristig nicht hilft, dass er sich zunehmend sozial isoliert und immer einsamer und trauriger wird. Die Pillen würden ihm auch nicht helfen, er wisse von den Nebenwirkungen und wolle es vermeiden, davon abhängig zu werden. Im Prozess der Akzeptanz und Bereitschaft erkennt Herr A. anhand einer Metapher rasch die Dysfunktionalität seines Verhaltens: Es ist wie der Versuch, einen Ball unter Wasser zu drücken, weil man ihn nicht sehen oder nicht in seiner Anwesenheit haben möchte. Zwar sieht man ihn in dem Augenblick nicht, jedoch kann man dadurch nichts anderes mehr tun, als den Ball weiter unter Wasser gedrückt zu halten. Die Aufmerksamkeit bleibt auf den Ball gerichtet und die eigene Handlungsfähigkeit ist dadurch umfassend eingeschränkt. Alle persönlichen Ressourcen müssen ausschließlich zur Beseitigung des Balles aufgebracht werden. Dabei wäre es sogar möglich, dass einen die Kraft irgendwann verlässt und einem der Ball möglicherweise gar mit aller Wucht ins Gesicht zurückschlägt. Herr A. schaffte es zwar wiederholt, seine Angst zu kontrollieren und zu vermeiden (den Ball unter Wasser zu drücken), jedoch waren es diese Kontrollversuche, die sein Verhalten rigide und unflexibel machten, seinen Lebensspielraum zunehmend einengten und ihn immer unglücklicher machten. Er erkennt in der Therapie, dass es nicht die Angst ist, die ihn einschränkt, sondern die Art und Weise, wie er mit dieser umgeht, wie er versucht, sie loszuwerden. Würde er sich gegenüber diesem inneren Erleben öffnen, die Bereitschaft zum Erleben von Angst in sozialen Situationen aufbringen, so könnte er wieder vermehrt am Leben teilhaben und seine Aufmerksamkeit auf das richten, was für ihn wichtig ist. Im Verlauf entwickelt Herr A. diese Bereitschaft, seine Angst innerlich zu erleben, und kann sich somit wieder zunehmend den Zielsetzungen widmen, die ihm im Leben wichtig sind. Dank der akzeptierenden und offenen Haltung gegenüber seinen Befürchtungen wird er in Bezug auf seine Handlungsalternativen freier und flexibler und kann wieder vermehrt ein frei gewähltes und werteorientiertes Leben führen. Er schaffte es also im Verlauf der stationären Behandlung zunehmend, auf die Angst gerichtete Kontrollbemühungen zu reduzieren und sich absichtsvoll und offen gegenüber den eigenen Befürchtungen in Gruppensituationen zu zeigen und sich dabei auf den gegenwärtigen Augenblick und die eigenen werteorientierten Ziele zu konzentrieren.

18.3.2 Kognitive Defusion

Dieser Prozess zielt darauf ab, sich aus gedanklichen Verstrickungen zu lösen. In unserem von der Sprache geprägten Alltag tendieren verbale Ereignisse dazu, kontextuelle Variablen zu dominieren und eine starke Reizkontrolle auszuüben. Die Fähigkeit zur Defusion ermöglicht es, sich, wenn nötig, von inneren verbal-kognitiven Aktivierungen loszulösen und sich selbstbestimmt relevanten Aspekten der sinnlich erfahrenen Gegenwart zu widmen. Kognitive Defusion beinhaltet also die Fähigkeit, jeden Gedanken als Gedanken zu sehen, anstatt als Tatsache oder als das, worauf er sich bezieht. Kognitive Defusion erleichtert es Klienten zu wählen, ob und wie sie auf einen Gedanken mit Verhalten reagieren oder nicht. Auf diese Art und Weise fördert Defusion eine größere Verhaltensflexibilität. Durch kognitive Defusion lernen Klienten, nicht mehr blindlings auf ihren Kopf zu hören und auf rigide Weise alles zu tun, was er ihnen zu sagen scheint, wenn das in gleichen oder ähnlichen Situationen in der Vergangenheit nicht zweckmäßig war und ihnen nicht geholfen hat, ihren Lebenszielen näher zu kommen (▶ Klinisch betrachtet).

Fallbeispiel: Kognitive Defusion

Frau B. leidet seit einigen Jahren an einer sich schleichend verschlimmernden psychotischen Symptomatik. Sie berichtet, das Gefühl zu haben, dass die Menschen in Ihrem Umfeld sich gegen sie verschworen hätten. Sie habe den Eindruck, die Menschen um sie herum wollten ihr das Leben erschweren und würden ihr im Alltag Fallen stellen oder ihr Leben sehr geschickt und bewusst manipulieren und beeinflussen. Dabei erkennt Frau B. den Gedankeninhalt „Meine Mitmenschen versuchen mein Leben zu zerstören" nicht als konstruierten und persönlichen Inhalt des Verstandes, sondern als gleichwertig zu einem tatsächlichen gegenwärtigen äußeren Erleben, welches die objektive Realität einer Verfolgung durch Drittpersonen reflektiert. Im Sinne der Loslösung von nicht hilfreichen Gedankeninhalten wird mit der Patientin das Erkennen und Benennen von Gedanken *als solchen* trainiert. So lernt Frau B. im Laufe der Behandlung zu erkennen, dass „*Ich den Gedanken habe,* dass Mitmenschen versuchen, mein Leben zu zerstören". Dies ermöglicht es, die Reizkontrolle der Gedankeninhalte zu reduzieren und die Verhaltensflexibilität zu erhöhen. Das bedeutet, dass Frau B. die eigenen Gedanken als solche erkennen kann. Sie entwickelt die Fähigkeit, zwischen inneren Gedanken und äußerer Realität zu unterscheiden und kann ihre Gedanken beobachten, statt ihnen blindlings zu folgen. Sie kann somit deren verhaltensregulierende Funktion unterlaufen und den Einfluss der nicht hilfreichen Gedanken auf das konkrete Handeln reduzieren.

18.3.3   Im Hier und Jetzt präsent sein

Diese Kernkompetenz wird manchmal auch als Achtsamkeit bezeichnet. Hierbei geht es um das Gewahrsein des gegenwärtigen Augenblickes, d. h., sich konzentriert, bewusst und flexibel auf das einzulassen, was gegenwärtig ist. Ziel ist es, die Fähigkeit zur Wahrnehmung aktueller innerer und äußerer Gegebenheiten zu fördern und somit die Kontaktaufnahme mit dem gegenwärtigen Moment zu verbessern.

Das Fokussieren auf den gegenwärtigen Augenblick zieht sich wie ein roter Faden durch den gesamten Verlauf der Therapie. Der wesentliche Grund dafür ist, dass die Präsenz im Hier und Jetzt größere psychische Flexibilität schafft und neue Möglichkeiten eröffnet, denn die Vergangenheit lässt sich nicht mehr verändern und die Zukunft ist noch nicht da. Was zählt, ist die Gegenwart, die Klienten tatsächlich und direkt beeinflussen können, und zwar durch das, was sie jetzt, von Moment zu Moment, tun. Das Problem ist jedoch, dass die Konzentration auf die Gegenwart und das Verbleiben beim jetzigen Erleben vielen Menschen eher fremd ist. Das Erlernen von Achtsamkeit dient dazu, diese Fähigkeit im Laufe der Zeit durch beständiges Üben zu erwerben. Formelle Achtsamkeitsübungen finden inzwischen in vielen Psychotherapieformen Anwendung (▶ Kap. 29). Sie können sich je nach Länge, Art (z. B. imaginativ oder aktiv) oder Zielgruppenspezifität unterscheiden. Ziel ist dabei in der ACT, wie bereits erwähnt, immer die Förderung der im gegenwärtigen Moment stattfindenden absichtlichen und möglichst wertfreien Aufmerksamkeitslenkung auf das aktuelle Erleben ohne Veränderung dessen (▶ Klinisch betrachtet).

Klinisch betrachtet

Fallbeispiel: Achtsamkeit
Herr C. leidet seit mehreren Jahren an einer ausgeprägten Zwangsstörung. Er berichtet von sehr belastenden Kontrollzwängen. Er befürchtet, in Alltagssituationen Fehler zu machen, welche verheerende Folgen haben könnten. Zum Beispiel könnte bei ihm eingebrochen werden, weil er die Tür nicht richtig abgeschlossen habe, sein Haus verbrennen, weil er den Herd nicht korrekt abgestellt habe, oder es einen Wasserschaden geben, weil er die Dusche nicht ordnungsgemäß zugedreht habe. Im Gespräch ist Herr C. einerseits ideenflüchtig bezogen auf die möglichen zukünftigen Folgen möglicher Handlungen und andererseits eingeengt hinsichtlich vergangener durchgeführter Handlungsabfolgen, und er berichtet von vergangenheits- und zukunftsbezogenem Grübelverhalten. Zudem zeugt er infolge der formalgedanklichen Einengungen von einer verminderten Introspektionsfähigkeit, wobei er im Gespräch gegenwärtige Gefühle, Gedankeninhalte oder Handlungsimpulse nur schwer wahrzunehmen und als solche benennen zu können scheint. Zur Förderung der Handlungsflexibilität im gegenwärtigen Moment spielt daher die Achtsamkeit im therapeutischen Kontext von Herrn C. eine übergeordnete Rolle. Beginnend mit der achtsamen Wahrnehmung von Körperempfindungen bis hin zur Wahrnehmung von Handlungsimpulsen, Gefühlsempfindungen und Gedankeninhalten sowie zur Förderung der bewussten Lenkung der Aufmerksamkeit und Konzentration auf die tatsächlich zu beeinflussende Gegenwart im Hier und Jetzt spielte der Prozess der Achtsamkeit durchweg durch die gesamte psychotherapeutische Behandlung eine übergeordnete Rolle. Im Falle des Herrn C. geht es somit in den wiederholten achtsamkeitsbasierten Interventionen darum, dass er wahrnimmt, wie sein Verstand sich mit Vergangenem oder Zukünftigem beschäftigt, und lernt, seine Aufmerksamkeit bewusst auf die unterschiedlichen Komponenten (innerlich und äußerlich) in gegenwärtigen Momenten zu lenken, ohne diese verändern zu wollen. Diese Fähigkeit zur bewussten Aufmerksamkeitslenkung ermöglicht es ihm zunehmend, sich frei und bewusst mit dem zu befassen, was ihm wichtig und wertvoll erscheint.

18.3.4 Selbst als Kontext

Dieser Prozess fördert die Fähigkeit zum flexiblen, auf sich selbst gerichteten Perspektivenwechsel. Er befasst sich vorwiegend mit dem konzeptualisierten Selbst, also allen Überzeugungen, Gedanken, Vorstellungen, Annahmen, Erinnerungen, Gefühlen über sich selbst. Im Gegensatz zum rigiden Festhalten an einem starren Selbstkonzept, fördert der Prozess „Selbst als Kontext" stattdessen die Fähigkeit zu einem flexibleren Umgang und einen Perspektivenwechsel. Dabei geht es darum, sich selber nicht als den Inhalt der eignen Selbstkonzepte (z. B. „Ich bin hässlich"), sondern als Kontext unterschiedlichen und wechselnden Erlebens zu erfahren (z. B. „Ich merke, dass ich viel erlebe. Unter anderem, dass ich in der Situation X das Gefühl habe, hässlich zu sein").

Aus einer sich selbst als Kontext wahrnehmenden Perspektive heraus ist es somit möglich zu erkennen, dass wir nicht unsere Erfahrungen sind, sondern lediglich den Raum für diese bereitstellen. Wir liefern den Rahmen für unsere Gedanken, Sorgen, körperlichen Empfindungen und die Vielfalt unserer Emotionen. Diese Erfahrungen und ihre Bewertungen sind nur ein vorübergehender Teil von uns, den wir nicht besitzen, verdrängen, festhalten oder willentlich verändern können. Dieser Perspektivenwechsel verleiht dem Bewusstsein Kontinuität, während die Erlebnisse ständig wechseln. Diese gleichbleibende Perspektive unterscheidet sich damit deutlich vom Erleben und ist ein sicherer, stabiler Ort.

Der Vorteil dieses Perspektivenwechsels besteht darin, dass wir aus der Beobachterperspektive heraus unsere Erfahrung achtsam wahrnehmen können, ohne voreilig eingreifen bzw. unser Erleben verändern zu müssen. Folglich erlaubt er uns, gelassener und bewusster auf unser inneres Erleben zu reagieren und z. B. den Kampf mit schwierigem oder unangenehmem Erleben zu beenden (► Klinisch betrachtet).

Klinisch betrachtet

Fallbeispiel: Selbst als Kontext

Frau D. begibt sich infolge wahrgenommener Niedergeschlagenheit und Kraftlosigkeit in psychotherapeutische Behandlung. Sie berichtet von Entscheidungsschwierigkeiten sowie der Tendenz, die Verantwortung ihren Mitmenschen zuzuschieben. Auf eigene Entscheidungen bezogen verhalte sie sich passiv. Sie berichtet, sich hilflos und inkompetent zu fühlen und unter großer Trennungsangst zu leiden. Sie habe mehr und mehr das Gefühl, ihr Partner löse sich von ihr los, und sie sei davon überzeugt, dass sie ihr Leben alleine nicht bewerkstelligen könne. Zur Behandlung der diagnostizierten dependenten Persönlichkeitsstörung liegt ein therapeutischer Fokus auf dem Prozess „Selbst als Kontext". Die Grundlage bietet dabei eine weit verbreitete ACT-Metapher. Dabei wird das Selbst als Kontext mit einem Haus verglichen. Ähnlich wie ein Haus Menschen einen Kontext bietet (Zimmer, in denen wir mit unseren Habseligkeiten leben können), stellen unser Körper und unser Gehirn den Rahmen zur Verfügung, menschliche Erfahrungen zu erleben. Unabhängig von den Gegenständen und Menschen, die sich im Haus befinden und darin leben, bleibt das Haus unverändert. Dem Haus ist es egal, was darin passiert oder wer sich dort gerade aufhält. Es liefert nur den Rahmen, also den Kontext für das Leben. Es kann dies gelassen beobachten, muss nicht auf das innere Leben reagieren oder sich einmischen, es ist stabil und sicher, und hat lediglich die Funktion, einen Raum zu bieten. Unter anderem anhand dieser Metapher sowie der wiederholten Übertragung letzterer auf konkrete berichtete Situationen von Frau D. gelingt ihr zunehmend der intendierte Perspektivenwechsel: eine Einübung der Perspektive des Beobachterselbst. Sie scheint sich zunehmend als Kontext des eigenen Erlebens wahrnehmen zu können, was ihr dabei hilft, ihr Erleben zu beobachten, anstatt damit zu kämpfen oder zu glauben, dieses verändern zu müssen. Indem sie sich von starren Selbstkonzepten, -zuschreibungen und -bewertungen loslöst, d. h., sich weniger eigenen Rollen, Regeln oder Vorstellungen unterordnen muss, bietet sich Frau D. die Möglichkeit, flexibler auf das eigene Erleben ihres Alltages zu reagieren, bewusster und situationsangepasster zu handeln und neue Erfahrungen zu erleben.

18.3.5 Werte

In der ACT sind Werte für das eigene Leben frei gewählte Lebensziele, an denen Menschen ihr Verhalten ausrichten wollen. Vereinfacht dargestellt sind sie die Antwort auf die Frage, was uns im Leben wirklich wichtig und bedeutsam sein soll. Sie können, im Gegensatz zu Zielen, nicht erreicht oder abgehakt werden, sondern geben unserem Verhalten und unseren Handlungen eine überdauernde Qualität und Bedeutung. Mit ihnen in Kontakt zu treten bedeutet, sie zum Auswahlkriterium bei der eigenen Handlungsregulation zu machen.

Werte zeigen uns die Richtung, in welche wir mit unserem Leben gehen wollen und wie wir es zu

Fallbeispiel: Werte

Herr E. begibt sich notfallmäßig in psychiatrische Behandlung. Er berichtet, sich erschöpft, hoffnungslos und energielos zu fühlen. Er empfinde keine Freude, habe keinen Antrieb mehr und habe nun Angst, wenn er nicht funktioniere, verliere er auch noch seine Arbeit. Er denke, sein Umfeld sei nun enttäuscht und wütend, dass er sich so zurückziehe, und wahrscheinlich dächten alle, er wäre nur ein fauler Simulant. Für die Behandlung von Herrn E. ist der Prozess „Werte" von großer Bedeutung. Auffallend ist, dass er bis dato wenig nach eigenen Wünschen und Werten gelebt zu haben scheint, sondern sich vorwiegend nach dem gerichtet hat, von dem er denkt, es würde von ihm erwartet. Sein primäres Handlungsziel scheint es gewesen zu sein, die an ihn gestellten Anforderungen zu erfüllen und sich den Erwartungen seiner Mitmenschen anzupassen. Oft musste er dafür Tätigkeiten nachgehen oder Sachen erledigen, die ihm eigentlich widerstrebten. Er ging jedoch davon aus, dadurch von seinen Mitmenschen mehr Anerkennung zu bekommen und mehr geschätzt zu werden. Die therapeutische Arbeit im Prozess der Werte konzentriert sich in einem ersten Schritt darauf, zur Erkenntnis zu gelangen, dass Herr E. sich nicht nach eigenen Wertevorstellungen verhalten hat, sondern seine Energie vorwiegend dafür eingesetzt hat, möglichst maximal den subjektiv wahrgenommenen äußeren Anforderungen zu genügen, wobei er die eigenen Lebensziele vernachlässigt hat. In einem zweiten Schritt geht es folglich darum, eine neue und werteorientierte Orientierung für das eigene Leben zu eruieren, um zunehmend mit den eigenen Werten in Kontakt zu kommen. Dabei geht es im Falle des Herrn E. selbstverständlich nicht darum, sich nicht mehr um andere Menschen zu kümmern oder nur nach selbstbezogenen Bedürfnissen zu leben, sondern vielmehr darum zu erfahren, wie er Beziehungen bewusst und werteorientiert gestalten möchte oder was für ihn bei der Arbeit von Bedeutung ist. Sich in der Therapie die Frage zu stellen, was er noch alles tun würde, wenn er nur noch ein Jahr zu leben hätte, erleichtert den Zugang zu den eigenen Werten und ermöglicht es Herrn E., sich von den Motiven sozialer Erwünschtheit zu distanzieren. Die daraus ausgearbeiteten übergeordneten Werte als Kompass für das eigene Leben und die täglichen Handlungen zu erkennen, scheint Herrn E. neue Orientierung zu geben und ihn zu einer Richtungsänderung zu ermutigen.

gestalten wünschen. In der Therapie wird ihre Funktion daher oft mit einem Kompass oder Leuchtturm verglichen, der uns im Leben eine Orientierung bietet und nach dem wir unser Verhalten nachhaltig und situationsübergreifend ausrichten können.

Die Frage danach, was uns wirklich wichtig ist, ermöglicht es zu entscheiden, welche Handlungen nützlich und hilfreich sind und welche nicht. Dies ist besonders dann von großer Bedeutung, wenn Menschen ängstlich, besorgt oder traurig sind, es ihnen an Entscheidungskraft und Orientierung fehlt und sie nicht wissen, was sie tun sollen. Beispielsweise wenn sich Menschen fest im Griff ihrer intensiven Gefühle und bedrohlichen Gedanken befinden, können klar formulierte Werte ihnen helfen zu entscheiden, was sie tun bzw. lassen sollen (▶ Kap. 27). Sie geben dem Leben eine nachhaltige Orientierung und lenken die Aufmerksamkeit weg von Motiven der Symptomerleichterung hin zu den eigenen Lebenszielen (Gloster et al. in press). Dieser vermeintlich simple Prozess ist im therapeutischen Verlauf insofern manchmal eine Herausforderung, als dass die Auseinandersetzung mit persönlichen Werten als schmerzhaft erlebt werden kann. Wie im Fallbeispiel (▶ Klinisch betrachtet) beschrieben, kann die Erkenntnis oder das Eingeständnis, den eigenen Werten in der Vergangenheit nicht die gewünschte Aufmerksamkeit geschenkt zu haben, durchaus als quälend und schmerzvoll erlebt werden.

18.3.6 Engagiertes Handeln

Diese Kernkompetenz beschreibt sehr deutlich den verhaltenstherapeutischen Aspekt der ACT. Es bezeichnet den Prozess, in dem die gewählten Werte im eigenen Handeln auf engagierte und persistierende Weise verwirklicht werden. Ziel ist es dabei, möglichst effektive, wertebezogene, wünschenswerte, flexible und nachhaltige Verhaltensmuster aufzubauen. Diese verstärken sich selbst und führen im weiteren Verlauf zu immer umfassenderen Handlungsmustern. Beim Erlernen dieser Kernkompetenz geht es somit um das konkrete Zugehen auf wertebezogene Kurz- und Langzeitziele. In Anlehnung an Programme zur Verhaltensaktivierung (vgl. Addis und Martell 2004 sowie ▶ Kap. 27) helfen Therapeuten ihren Patienten, konkrete Ziele von den von ihnen gewählten Werten abzuleiten. Diese Ziele werden in konkrete Schritte unterteilt, die Klienten Woche für Woche und in jedem einzelnen Moment unternehmen können. Alle Erkenntnisse der traditionellen Verhaltenstherapie kommen bei diesem Unterfangen zum Einsatz. Im Wesentlichen geht es für Patienten darum zu lernen, engagiert zu handeln und sich zunehmend und häufiger auf eine Weise zu verhalten, die sie voranbringt in Richtung ihrer gewählten Werte. Bei den dabei auftretenden unvermeidlichen Rückschlägen (wie z. B. ein Rückfall bei Substanzmissbräuchen oder wiederauftretendem Vermeidungs- oder Kontrollverhalten) helfen Therapeuten ihren Klienten, sich immer wieder erneut zu verpflichten („commitment"),

das zu verändern, was sie ändern können – ihr Verhalten – und nicht in alte Erlebensvermeidungs- und Kontrollmuster zurückzufallen oder in diesen zu verharren. Durch zusätzliche Defusions- und Achtsamkeitsübungen helfen Therapeuten ihren Klienten die beim Erleben von „Symptomen" immer wieder auftretenden Barrieren – oftmals geschürt durch Fusion und Erlebensvermeidung – auf die Lebensreise mitzunehmen, anstatt sie zu überwinden oder zu besiegen (▶ Klinisch betrachtet).

Klinisch betrachtet

Fallbeispiel: Engagiertes Handeln

Frau F. ist seit mehreren Jahren infolge einer Alkoholabhängigkeit in Behandlung. Sie wünscht sich seit Jahren, eine Familie zu gründen und einer geregelten Arbeitstätigkeit nachgehen zu können. Sie hat aber das Gefühl, dies nie erreichen zu können und denkt, dass das Leben ihr immer wieder Barrieren stelle und sie auf diese Wünsche bezogen machtlos sei. Sie falle dann in ein Loch, welches sie mit Alkohol betäube. Infolge des jahrelangen Konsums ist sie auch überzeugt, gar nicht mehr ohne Alkohol auskommen zu können, weil das Craving-Gefühl nicht mehr wegginge. Im Prozess des engagierten Handelns geht es vorwiegend darum, die Werte der Patientin in Kurz- und Langzeitziele zu gliedern und dabei alltagsnäher zu formulieren. Indem sie erfährt, was sie heute dafür tun könnte, um einer eigenen Familie und der finanziellen Unabhängigkeit näher zu kommen, wird die wahrgenommene Handlungsfähigkeit und Selbstwirksamkeit

erhöht. Frau F. erkennt, wozu es sich auch heute lohnen könnte, abstinent zu sein, und in welchem direkten werteorientierten Bezug dies stehe. Dabei ist der zusätzliche motivationale Aspekt für die anhaltende Abstinenz und den Behandlungserfolg von großer Bedeutung. Mit jedem erreichten Ziel, sei es noch so klein und alltagsnah, wird die Motivation und die Selbstwirksamkeit erhöht. So gibt Frau F. im Laufe der Behandlung immer wieder erneute Versprechen an sich selber ab und kann sich auch nach Rückschlägen erneut dazu verpflichten, sich aktiv und verhaltensnah mit den eigenen Werten zu verbinden. Das Ziel ist daher nicht mehr die Alkoholabstinenz, welche von der Patientin als unerreichbar empfunden worden ist, sondern alltagsnahe, den eigenen Werten untergeordnete verhaltensbezogene Ziele, mit welchen sie sich in jedem Moment den eigenen übergeordneten Lebenszielen annähern kann.

18.4 Indikation

Die Akzeptanz- und Commitment-Therapie ist ein transdiagnostischer Ansatz, dessen therapeutische Grundprinzipien störungsübergreifend sind. Mit anderen Worten: ACT ist kein Ansatz, der nur für eine eng umschriebene Gruppe psychischer Störungen entwickelt worden ist. Darüber hinaus ist die ACT ein integrativer psychotherapeutischer Ansatz. Obwohl die ACT auf theoretischer Ebene eindeutig in der Tradition der Verhaltenstherapie steht, geht die ACT auf der Strategie- und Technikebene über die gängigen verhaltenstherapeutischen Verfahren hinaus und hat Techniken aus verschiedenen therapeutischen Traditionen übernommen und angepasst, sowie zu einem übergeordneten gesamtheitlichen Ansatz integriert.

Bei der Behandlungsplanung orientiert sich die ACT, wie bereits erwähnt, nicht an syndromalen Diagnosen, sondern basiert auf einer funktionalen Analyse von Verhalten mit dem Ziel, dieses vorherzusagen und zu verändern. Diese Vorgehensweise macht die ACT zu-

sätzlich für den Einsatz in verschiedenen Feldern außerhalb des klinisch-therapeutischen Behandlungsbereiches interessant (◻ Abb. 18.2). Sie findet z. B. auch in Bereichen der Gesundheits-, Sport- oder Arbeits- und Organisationspsychologie Anwendung (z. B. Biglan et al. 2008; Gardner und Moore 2004; Moran 2010).

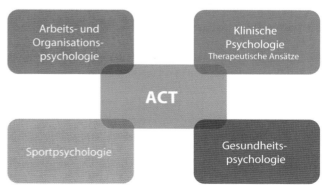

◻ **Abb. 18.2** Anwendungsfelder von ACT

18.5 Wirksamkeit

Die Prozesse der ACT wurden experimentell untersucht (vgl. Levin et al. 2012; Gloster et al. 2012) und ihre Wirksamkeit bisher in über 140 RCT-Studien („randomised controlled trials") an unterschiedlichen Patientengruppen überprüft. So hat sie sich bei unterschiedlichen Krankheitsbildern und Problemen wie Depressionen, Angststörungen, Substanzmissbrauch, psychotischen Störungsbildern, Zwangserkrankungen, chronischen Schmerzen, Tinnitus, Adipositas, Nikotinabhängigkeit, Trichotillomanie, Epilepsie, Diabetes, Stigma, Burnout sowie Problemen am Arbeitsplatz als wirksam erwiesen (vgl. Forman et al. 2007; Lanza et al. 2014; Bach et al. 2011; Twohig et al. 2006; Wetherell et al. 2011; Westin et al. 2011; Forman et al. 2009; Gifford et al. 2004; Woods et al. 2006; Lundgren et al. 2008; Gregg et al. 2007; Masuda et al. 2007; Moran 2010). Vielversprechende Behandlungserfolge konnten zusätzlich in sog. behandlungsresistenten Behandlungspopulationen nachgewiesen werden (Gloster et al. 2015b; Benoy et al. 2019).

Eine aktuelle Metaanalyse von A-Tjak et al. (2015) kommt zu dem Ergebnis, dass die ACT im Vergleich zu Warte- und Placebobedingungen durchweg wirksamer ist. In den Bereichen der Angst- und Substanzkonsumstörungen, somatischen Beschwerden und depressiven Störungen erwies sich die ACT als gleich wirksam wie etablierte evidenzbasierte Verfahren. Weitere metaanalytische Untersuchungen bevorzugten die ACT gar gegenüber klassischen kognitiv-verhaltenstherapeutischen Verfahren (Ruiz 2012), wobei in der Literatur auch auf methodische Mängel in einigen RCT-Studien aufmerksam gemacht wird (Öst 2014). Die Ergebnisse sind somit vielversprechend und die Society of Clinical Psychology der APA (American Psychological Association 2015) hat der ACT in Anlehnung an die strengen Kriterien von Chambless und Hollon (1998) den Status „well-established treatment" für den Störungsbereich der chronischen Schmerzen sowie gegenwärtig vorerst noch den Status „probably efficacious treatment" für die depressiven Störungen, Angst- und Zwangsstörungen und Psychosen zugesprochen.

❓ Prüfen Sie Ihr Wissen

1. Welche Hauptziele werden in der ACT verfolgt? Auf welche Komponente soll hingegen weniger Wert gelegt werden? ▶ Abschn. 18.1 und 18.2
2. Welche sechs Kernprozesse werden in der ACT gefördert? ▶ Abschn. 18.2 und 18.3
3. Für welche Diagnosespektren wurde ACT entwickelt bzw. bei welchen Diagnosen ist der Einsatz der ACT indiziert? ▶ Abschn. 18.4 und 18.5

ℹ Weiterführende Literatur

Ausführliche Beschreibungen der Hintergründe, Vorgehensweisen sowie praxisbezogene Leitfäden der Akzeptanz- und Commitment-Therapie finden sich bei Harris (2011), Hayes et al. (2014), Eifert und Gloster (2016) oder Polk et al. (2019). Klinische Fallbeispiele mit ausführlichen Behandlungsdarstellungen und Erläuterungen sind Waadt et al. (2015) zu entnehmen.

Literatur

Addis, M. E., & Martell, C. R. (2004). *Overcoming depression one step at a time: The new behavioral activation approach to getting your life back*. Oakland: New Harbinger Publishing.

American Psychological Association, Society of Clinical Psychology. (2015). Research-supported psychological treatments. ▶ http://www.div12.org/psychological-treatments/treatments/. Zugegriffen: 5. Jan. 2017.

A-Tjak, J. G., Davis, M. L., Morina, N., Powers, M. B., Smits, J. A. J., & Emmelkamp, P. M. G. (2015). A meta-analysis of the efficacy of acceptance and commitment therapy for clinically relevant mental and physical health problems. *Psychotherapy and Psychosomatics, 84*(1), 30–36.

Bach, P., Hayes, S. C., & Gallop, R. (2011). Long-term effects of brief acceptance and commitment therapy for psychosis. *Behavior Modification, 36*, 165–181. ▶ https://doi.org/10.1177/0145445511427193.

Benoy, C., Knitter, B., Knellwolf, L., Doering, S., Klotsche, J., & Gloster, A. T. (2019a). Assessing psychological flexibility: Validation of the Open and Engaged State Questionnaire. *Journal of Contextual Behavioral Science, 12*, 253–260.

Benoy, C., Knitter, B., Schumann, I., Bader, K., Walter, M., & Gloster, A. T. (2019b). Treatment sensitivity: Its importance in the measurement of psychological flexibility. *Journal of Contextual Behavioral Science, 13*, 121–125.

Benoy, C., Meyer, A., Knitter, B., Pinhard, K., Walter, M., Bader, K., & Gloster, A. T. (2019). Akzeptanz- und Commitment-Therapie mit therapieresistenten Störungen im stationären Setting: Eine Beobachtungsstudie. Zeitschrift für Klinische Psychologie und Psychotherapie (im Druck).

Biglan, A., Hayes, S. C., & Pistorello, J. (2008). Acceptance and commitment: Implications for prevention science. *Prevention Science, 9*, 139–152. ▶ https://doi.org/10.1007/s11121-008-0099-4.

Bond, F. W., Hayes, S. C., Baer, R. A., Carpenter, K. M., Guenole, N., Orcutt, H. K., & Zettle, R. D. (2011). Preliminary psychometric properties of the acceptance and action questionnaire–II: A revised measure of psychological inflexibility and experiential avoidance. *Behavior Therapy, 42*(4), 676–688. ▶ https://doi.org/10.1016/j.beth.2011.03.007.

Chambless, D. L., & Hollon, S. D. (1998). Defining empirically supported therapies. *Journal of Consulting and Clinical Psychology, 66*, 7–18. ▶ https://doi.org/10.1037//0022-006x.66.1.7.

Eifert, G. H., & Gloster, A. T. (2016). *ACT bei Angststörungen: Ein praktisch bewährtes Therapiemanual*. Göttingen: Hogrefe.

Forman, E. M., Butryn, M. L., Hoffman, K. L., & Herbert, J. D. (2009). An open trial of an acceptance-based behavioral intervention for weight loss. *Cognitive and Behavioral Practice, 16*, 223–235. ▶ https://doi.org/10.1016/j.cbpra.2008.09.005.

Forman, E. M., Herbert, J. D., Moitra, E., Yeomans, P. D., & Geller, P. A. (2007). A randomized controlled effectiveness trial of acceptance and commitment therapy and cognitive therapy for anxiety and depression. *Behavior Modification, 31,* 772–799. ► https://doi.org/10.1177/0145445507302202.

Gardner, F. L., & Moore, Z. E. (2004). A mindfulness-acceptance-commitment-based approach to athletic performance enhancement: Theoretical considerations. *Behavior Therapy, 35,* 707–723. ► https://doi.org/10.1016/s0005-7894(04)80016-9.

Gifford, E. V., Kohlenberg, B. S., Hayes, S. C., Antonuccio, D. O., Piasecki, M. M., Rasmussen-Hall, M. L., & Palm, K. M. (2004). Acceptance-based treatment for smoking cessation. *Behavior Therapy, 35,* 689–705. ► https://doi.org/10.1016/s0005-7894(04)80015-7.

Gloster, A. T., Gerlach, A. L., Hamm, A., Höfler, M., Alpers, G. W., Kircher, T., Ströhle, A., & Reif, A. (2015a). 5HTT is associated with the phenotype psychological flexibility: Results from a randomized clinical trial. *European Archives of Psychiatry and Clinical Neuroscience, 265,* 399–406. ► https://doi.org/10.1007/s00406-015-0575-3.

Gloster, A. T., Hummel, K. V., Lyudmirskaya, I., Hauke, C., & Sonntag, R. (2012). Aspects of exposure therapy in acceptance and commitment therapy. In P. Neudeck & H.-U. Wittchen (Hrsg.), Exposure therapy: Rethinking the model – refining the method (S. 127–152). Berlin: Springer Science Business Media.

Gloster, A. T., Klotsche, J., Chaker, S., Hummel, K. V., & Hoyer, J. (2011). Assessing psychological flexibility: What does it add above and beyond existing constructs? *Psychological Assessment, 23,* 970–982. ► https://doi.org/10.1037/a0024135.

Gloster, A. T., Klotsche, J., Ciarrochi, J., Eifert, G., Sonntag, R., Wittchen, H.-U., & Hoyer, J. (in press). Increasing valued behaviors precedes reduction in suffering: Findings from a randomized controlled trial using ACT. *Behaviour Research and Therapy.*

Gloster, A. T., Klotsche, J., Gerlach, A. L., Hamm, A., Ströhle, A., Gauggel, S., & Wittchen, H. (2014). Timing matters: Change depends on the stage of treatment in cognitive behavioral therapy for panic disorder with agoraphobia. *Journal of Consulting and Clinical Psychology, 82,* 141–153. ► https://doi.org/10.1037/a0034555.

Gloster, A. T., Sonntag, R., Hoyer, J., Meyer, A. H., Heinze, S., Ströhle, A., & Wittchen, H. (2015b). Treating treatment-resistant patients with panic disorder and agoraphobia using psychotherapy: a randomized controlled switching trial. *Psychotherapy and Psychosomatics, 84,* 100–109. ► https://doi.org/10.1159/000370162.

Gregg, J. A., Callaghan, G. M., Hayes, S. C., & Glenn-Lawson, J. L. (2007). Improving diabetes self-management through acceptance, mindfulness, and values: A randomized controlled trial. *Journal of Consulting and Clinical Psychology, 75,* 336–343. ► https://doi.org/10.1037/0022-006x.75.2.336.

Harris, R. (2011). *ACT leicht gemacht. Ein grundlegender Leitfaden für die Praxis der Acceptance und Commitment Therapie.* Freiburg: Arbor.

Hayes, S. C., Barnes-Holmes, D., & Roche, B. (2001). *Relational frame theory – A post Skinnerian account of human language and cognition.* New York: Kluwer Academic/Plenum.

Hayes, S. C., Strosahl, K. D., & Wilson, K. G. (1999). *Acceptance and Commitment Therapy: An experiential approach to behavior change.* New York: Guilford.

Hayes, S. C., Wilson, K. G., & Strosahl, K. D. (2014). *Akzeptanz- & Commitment-Therapie: Achtsamkeitsbasierte Veränderungen in Theorie und Praxis [Buch + E-Book].* Paderborn: Junfermann.

Hoyer, J., & Gloster, A. T. (2013). Psychologische Flexibilität messen: Der Fragebogen zu Akzeptanz und Handeln II. *Verhaltenstherapie, 23,* 42–44. ► https://doi.org/10.1159/000347040.

Lanza, P. V., García, P. F., Lamelas, F. R., & González-Menéndez, A. (2014). Acceptance and commitment therapy versus cognitive behavioral therapy in the treatment of substance use disorder with incarcerated women. *Journal of Clinical Psychology, 70,* 644–657. ► https://doi.org/10.1002/jclp.22060.

Levin, M. E., Hildebrandt, M. J., Lillis, J., & Hayes, S. C. (2012). The impact of treatment components suggested by the psychological flexibility model: a meta-analysis of laboratory-based component studies. *Behavior Therapy, 43,* 741–756. ► https://doi.org/10.1016/j.beth.2012.05.003.

Lundgren, T., Dahl, J., & Hayes, S. C. (2008). Evaluation of mediators of change in the treatment of epilepsy with acceptance and commitment therapy. *Journal of Behavioral Medicine, 31,* 225–235. ► https://doi.org/10.1007/s10865-008-9151-x.

Luoma, J., Hayes, S. C., & Walser, R. D. (2009). *ACT-Training: Handbuch der Acceptance & Commitment Therapie. Ein Lernprogramm in zehn Schritten.* Paderborn: Junfermann.

Masuda, A., Hayes, S. C., Fletcher, L. B., Seignourel, P. J., Bunting, K., Herbst, S. A., et al. (2007). Impact of acceptance and commitment therapy versus education on stigma toward people with psychological disorders. *Behaviour Research and Therapy, 45,* 2764–2772. ► https://doi.org/10.1016/j.brat.2007.05.008.

Moran, D. J. (2010). ACT for leadership: Using acceptance and commitment training to develop crisis-resilient change managers. *International Journal of Behavioral Consultation and Therapy, 6,* 341–355. ► https://doi.org/10.1037/h0100915.

Öst, L. G. (2014). The efficacy of acceptance and commitment therapy: An updated systematic review and meta-analysis. *Behaviour Research and Therapy, 61,* 105–121.

Polk, K. L., Schoendorff, B., Webster, M., Fabián, Olaz, Webster, M., & Ackermann, K. (2019). *Praxishandbuch Act-Matrix Schritt für Schritt zur Anwendung in der klinischen Praxis.* Berlin: Springer.

Ruiz, F. (2012). Acceptance and commitment therapy versus traditional cognitive behavioral therapy: A systemic review and meta-analysis of current empirical evidence. *International Journal of Psychology and Psychological Therapy, 12,* 333–357.

Twohig, M. P., Hayes, S. C., & Masuda, A. (2006). Increasing willingness to experience obsessions: Acceptance and commitment therapy as a treatment for obsessive-compulsive disorder. *Behavior Therapy, 37,* 3–13. ► https://doi.org/10.1016/j.beth.2005.02.001.

Waadt, M., Martz, J., & Gloster, A. (2015). *Arbeiten mit der Akzeptanz- und Commitment-Therapie (ACT).* Bern: Hogrefe.

Westin, V. Z., Schulin, M., Hesser, H., Karlsson, M., Noe, R. Z., Olofsson, U., & Andersson, G. (2011). Acceptance and commitment therapy versus tinnitus retraining therapy in the treatment of tinnitus: A randomised controlled trial. *Behaviour Research and Therapy, 49,* 737–747. ► https://doi.org/10.1016/j.brat.2011.08.001.

Wetherell, J. L., Afari, N., Rutledge, T., Sorrell, J. T., Stoddard, J. A., Petkus, A. J., & Atkinson, H. J. (2011). A randomized, controlled trial of acceptance and commitment therapy and cognitive-behavioral therapy for chronic pain. *Pain, 152,* 2098–2107. ► https://doi.org/10.1016/j.pain.2011.05.016.

Woods, D. W., Wetterneck, C. T., & Flessner, C. A. (2006). A controlled evaluation of acceptance and commitment therapy plus habit reversal for trichotillomania. *Behaviour Research and Therapy, 44,* 639–656. ► https://doi.org/10.1016/j.brat.2005.05.006.

Entwicklung und Beurteilung therapeutischer Interventionen

Frank Jacobi

Inhaltsverzeichnis

19.1 Perspektiven der Interventionsforschung: Das Wechselspiel zwischen Entwicklung und Beurteilung

Angesichts der Vielzahl vorliegender klinisch-psychologischer Interventionsverfahren (▶ Kap. 13) stellt sich die Frage nach ihrer jeweiligen wissenschaftlichen Fundierung: Hat die Intervention eine theoretisch begründete Basis? Inwiefern ist ihre Wirksamkeit in kontrollierten Studien nachgewiesen? Welche Erkenntnisse gibt es darüber hinaus für die Effektivität im Versorgungsalltag? Welche Implikationen hat der – z. T. heterogene – empirische Forschungsstand zu einer bestimmten Intervention für zukünftige Forschung und Weiterentwicklungen? Und nicht zuletzt: Wie sollen sich Praktiker im konkreten Einzelfall verhalten, bzw. wie können im Einzelnen angewandte Interventionen möglichst gut – im Sinne einer wissenschaftlichen Fundierung – begründet, und wie kann eine bestehende Kluft zwischen Forschung und Praxis überwunden werden (Bohus 2015; Eiling et al. 2014; Westmeyer 2009)?

Historisch wurden solchen Fragen seit den 1950er Jahren anhand unterschiedlicher Forschungsperspektiven untersucht. Hierbei kann hinsichtlich des „Auflösungsgrades" des Untersuchungsgegenstandes eine Entwicklung von sehr allgemeinen Konzepten (z. B. Wirkt die Psychotherapie an sich?) bis hin zu sehr spezifischen Fragestellungen festgestellt werden (Was muss speziell bei traumatisierten Patienten hinsichtlich der Methode der Reizkonfrontation beachtet werden?).

19.1.1 Legitimation und Evaluation versus Neuentwicklung von Verfahren

Nach Grawe (1997) können folgende (sich historisch z. T. überlappende) Phasen psychologischer Interventionsforschung skizziert werden:

19

> **Phasen psychologischer Interventionsforschung**
> 1. Legitimationsphase: Ist Psychotherapie generell überhaupt wirksam?
> 2. Wettbewerbsphase: Welche Form der Psychotherapie ist besser (oder sogar am besten)?
> 3. Verschreibungsphase: Welche Form der Psychotherapie ist bei wem, wann (unter welchen Umständen) indiziert?
> 4. Prozessforschungsphase zur grundlegenden Frage: Auf welche Weise wirkt Psychotherapie?

Legitimationsphase

In ihren Anfängen war die Entwicklung psychotherapeutischer Verfahren fest in Therapieschulen (z. B. psychodynamischen, behavioristischen oder humanistischen) verankert. In den 1950er Jahren dominierten im Praxisalltag klassisch psychoanalytische und verwandte Therapieformen, und als empirische Basis dienten meist unsystematische Fallstudien. Vor diesem Hintergrund äußerte Eysenck (1952) anhand der Auswertung von Falldokumentationen stationärer Einrichtungen die provozierende Kritik, Psychotherapie könne – mit gewissen Unterschieden je nach Orientierung – im besten Fall eine spontane Remission nicht verhindern, auf jeden Fall aber keinen über eine spontane Remission hinaus gehenden Beitrag zur Verbesserung psychischen Leidens liefern! Damit galt es also im Sinne der grundsätzlichen Legitimation psychotherapeutischer Verfahren erst einmal zu belegen, dass Psychotherapie überhaupt wirkt und einen spontanen Krankheitsverlauf systematisch positiv (verglichen mit Nichtbehandlung) beeinflussen kann.

Wettbewerbsphase

Angespornt von den Bemühungen, psychotherapeutische Interventionen an sich zu legitimieren (z. B. in experimentellen Studien) folgte in den folgenden Jahrzehnten ein Wettbewerb der Therapieschulen (z. B. „Was wirkt besser: Psychoanalyse oder Verhaltenstherapie?"). Auch hier war der Auflösungsgrad hinsichtlich Operationalisierung der untersuchten Intervention meist noch sehr grob (z. B. „Verhaltenstherapie" als Obergruppe für viele mögliche Techniken und Strategien), ebenso wie der störungsspezifische Auflösungsgrad (z. B. „XY hilft bei neurotischen Patienten, nicht aber bei psychotischen").

Verschreibungsphase

Spätestens seit den 1990er Jahren und dem Aufkommen der störungsspezifischen Perspektive („empirically supported treatments"; ▶ Abschn. 19.3.2) differenzierte sich die Entwicklung und Überprüfung neuer therapeutischer Ansätze zunehmend. Analog zur Medikamentenverschreibung sollten spezifische Interventionen spezifischen Problemen zugeordnet werden. Nun stehen zunehmend indikationsbezogene Programmpakete im Fokus, die sich häufig auch nicht mehr eindeutig verschiedenen Therapieschulen zuordnen lassen. Diese Verfahren sind hinsichtlich ihrer Wirksamkeit geprüft, können prinzipiell aber immer noch unzureichend (oder sogar falsch) theoretisch fundiert sein.

Prozessforschungsphase

Die Untersuchung der Prozesse, die der Wirkung klinisch-psychologischer Interventionen zugrunde liegen, hat eine eigene Qualität: Während die bisher genannten drei Perspektiven konservativer Natur sind (Legitimation, Nachweis der Überlegenheit von Verfahren, Optimierung von Indikationsentscheidungen, Minimierung von Risiken), hat dieser Ansatz vor allem progressives Potenzial, denn er kann als Grundlage für die Neu- bzw. Weiterentwicklung von Interventionen dienen. Die grundlegende Frage „Auf welche Weise wirkt Psychotherapie?" wurde zwar bereits seit den Anfängen der Entwicklung von Therapieschulen bzw. Theorien gestellt; es handelt sich hierbei also nicht um die chronologisch aktuellste Phase der Therapieforschung, sondern um während allen bereits genannten „konservativen" Phasen parallel unternommene Bemühungen, die gefundenen positiven Effekte zu erklären. Dennoch lassen sich zwei explizit moderne Strömungen einer solchen Prozessforschung ausmachen:

a) Es ist ein Anstieg grundlagenwissenschaftlichen Inputs bei der Entwicklung von Verfahren zu verzeichnen (z. B. aus Gedächtnis- oder Motivationsforschung, Entwicklungspsychologie, psychobiologischer Forschung, „cognitive sciences").

b) Es sind Theorien neuerer Generation im Entstehen begriffen, die bisherige Ergebnisse der Psychotherapieprozessforschung neu – d. h. insbesondere unabhängig von Therapieschulen – integrieren.

> **Wichtig**
>
> Wir müssen also bei der wissenschaftlichen Fundierung klinisch-psychologischer Interventionen zwischen der „progressiven" Neuentwicklung von Verfahren im Zuge der theoretischen und empirischen Weiterentwicklung von Konzepten und der „konservativen" Bewertung bzw. Evaluation bereits bestehender Verfahren trennen.

Beide Ansätze sollten dabei nicht gegeneinander ausgespielt werden. Auch wenn etwa ein Wirksamkeitsnachweis oder ein Befund zur differenziellen Effektivität eines Verfahrens zunächst erst einmal nichts Neues schafft bzw. nichts verbessert, sondern eher bereits Bestehendes oder soeben neu Entwickeltes bestätigt, ist der „konservative" Ansatz aus zwei Gründen unerlässlich: Erstens müssen neue, anhand aktueller Prozesstheorien entwickelte Verfahren regelmäßig wieder neu getestet werden, um auf dieser Grundlage weiterzuarbeiten oder nötige Modifizierungen vorzunehmen („Passen die Daten der neuen Intervention immer noch zu meiner Theorie, die der Neuentwicklung zugrunde liegt?"). Zweitens kann die bestehende Versorgungslandschaft durch den legitimierenden Ansatz dahingehend verbessert werden, dass auf wissenschaftlicher Grundlage Entscheidungshilfen bereitgestellt werden, welche Patienten bei welchen Problemen am besten welche Behandlung erhalten sollten.

19.1.2 Psychotherapietheorien neuer Generation

Herkömmliche Therapieschulen haben den Nachteil, dass Weiterentwicklung und Legitimation immer nur im Rahmen ihrer theoretischen Grenzen beforscht wurden. Grawe (1995, 1998) weist darauf hin, dass etwa traditionelle tiefenpsychologisch orientierte Therapieforschung die Befunde der traditionellen verhaltenstherapeutischen Forschung nicht zur Kenntnis nimmt – und umgekehrt –, wenn sie nicht ins althergebrachte Konzept passen. So könnte etwa, vereinfacht ausgedrückt, ein herkömmlicher Psychoanalytiker im Rahmen der Therapie konkrete Hilfen zur Problembewältigung wahrscheinlich grundsätzlich als kontraproduktiv abwerten und möglicherweise Folgendes behaupten: „Herumdoktorieren an Symptomen fördert die Verdrängung der eigentlichen Problematik und kann deswegen nur schädlich wirken – zudem ist dieser Ansatz intellektuell zu schlicht, um für komplexes neurotisches Verhalten relevant zu sein!". Ist eine solche Haltung absolut, werden nicht aus der psychoanalytischen Forschung kommende Befunde ausgeblendet, die belegen, dass es in bestimmten Konstellationen sehr wohl angezeigt ist, konkrete Hilfestellungen zu geben (z. B. Training sozialer Kompetenzen, Aufbau angenehmer Aktivitäten, „supportives" Therapeutenverhalten).

Umgekehrt könnte bei einer allzu traditionellen verhaltenstherapeutischen Auffassung systematisch übersehen werden, dass bei bestimmten Problemkonstellationen nicht Problemlösen oder neue Copingstrategien erlernt werden müssen, sondern motivationale Konflikte therapeutisch bearbeitet werden sollten. Hier würden also Fakten ausgeblendet, die nicht aus der genuin verhaltenstherapeutischen Forschung hervorgebracht wurden. Ein dogmatischer Behaviorist würde z. B. die Befunde eines Großteils der Forschung zu humanistischen oder bestimmten kognitiven Verfahren gar nicht erst ernsthaft zur Kenntnis nehmen, z. B. nach dem Motto: „Wir arbeiten daran, unangepasstes Verhalten ab- und erwünschtes Verhalten aufzubauen, und nicht daran, den Sinn des Lebens zu finden!".

Ursprünglich hatten die traditionellen Therapieschulen („psychotherapeutische Theorien erster Generation"; Grawe 1995) eine wichtige Aufgabe, indem sie zuerst einmal den Erfahrungsbereich der Psychotherapie konstituierten und aus ihren jeweiligen theoretischen Blickwinkeln heraus auch eine reichhaltige empirische Faktenbasis geschaffen haben, die vorher schlichtweg noch nicht bestand. Die Funktion der Theorien bestand im Wesentlichen darin, eine neue Perspektive einzunehmen, aus der bestimmte Phänomene und Zusammenhänge erst als solche erkennbar werden. Das Problem besteht aber darin, dass hierbei oft die Feststellung solcher Fakten mit deren Erklärung bzw.

◨ Abb. 19.1   Veranschaulichung des wissenschaftlichen Entwicklungsprozesses der Psychotherapie als Wechselwirkungsprozess zwischen Theorienentwicklung und Erfahrungsgewinnung. (Grawe 1995)

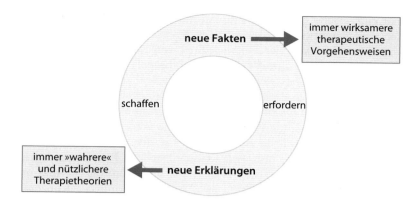

Interpretation vermischt wurde – wobei die Erklärung der gesamten Faktenlage allerdings keiner „Theorie erster Generation" befriedigend gelingen konnte, da in der Regel die Fakten irgendwann nicht mehr in den theoretischen Rahmen passten. Grawe verweist hier auf eines der wichtigsten wissenschaftlichen Grundprinzipien, nämlich die Pflicht zur Rezeption aller Fakten, die zum Aussagebereich der jeweiligen Theorie gehören: Es gibt keine verhaltenstherapeutischen oder psychoanalytischen Fakten, sondern wir können inzwischen auf eine äußerst umfangreiche objektive Befundlage zurückgreifen, deren Existenz mittlerweile in weiten Teilen von den ursprünglichen Theorien unabhängig geworden ist. Einen Einblick in diesen aus verschiedensten Perspektiven angehäuften Faktenberg gibt das seit 1971 regelmäßig neu überarbeitete *Handbook of Psychotherapy and Behavior Change* (▶ Exkurs).

Als Lösung dieses Problems der zunehmenden Unmöglichkeit, das ganze Spektrum der Befunde mit den „Theorien erster Generation" erklären zu können, schlägt Grawe (1995) aus der neusten empirischen Datenbasis heraus post hoc entwickelte „Theorien zweiter Generation" vor. In dem Maße, in dem solche Theorien oder Modelle die Gesamtheit der Fakten besser erklären können als die Ursprungstheorien, verlieren die Ursprungstheorien an Nützlichkeit und Aktualität. ◨ Abb. 19.1 veranschaulicht diesen gewissermaßen dialektischen, spiralförmigen Prozess: Immer neue Fakten schaffen die Basis für immer wirksamere Therapieverfahren, erfordern aber wiederum immer neue Erklärungen und Theorien größerer Reichweite. Solche immer „wahreren" und immer nützlicheren Theorien wiederum schaffen neue Fakten, die wiederum neue bzw. weiterentwickelte Erklärungen verlangen etc.

Exkurs

Einige große Überblickswerke

Im Jahr 1967 starteten Allen E. Bergin und Sol L. Garfield ein groß angelegtes Projekt zur Dokumentation von Psychotherapieforschung: In regelmäßigen Abständen sollte in einem umfangreichen Handbuch der aktuelle Stand der Psychotherapieforschung von ausgewiesenen Experten therapieschulenübergreifend zusammengefasst werden. Mittlerweile liegt von diesem *Handbook of Psychotherapy and Behavior Change* die 6. Auflage vor (Lambert 2013b); die erste Auflage erschien 1971. Das auch als „The Bible" titulierte Buch eröffnet einen Einblick in die Komplexität, die dieser Forschungsbereich mittlerweile erlangt hat. Eine deutsche Übersetzung wurde vom dgvt-Verlag herausgegeben.

Im deutschsprachigen Raum ist die Integration von Ergebnissen der Psychotherapieforschung in besonderem Maße mit dem Namen Klaus Grawe verbunden. Zunächst lieferte er mit seiner Berner Arbeitsgruppe im Zuge einer bis dato einzigartigen Sammlung von Befunden (Grawe et al. 1994) wichtige Impulse für eine neue Auseinandersetzung mit wissenschaftlichen Ergebnissen der Psychotherapieforschung. In seinem Buch *Psychologische Therapie* (1998) wird die Vielzahl an Ergebnissen zu Wirksamkeit und vor allem zur Wirkungsweise psychotherapeutischen Geschehens in einer Wirkfaktorentheorie integriert, zu deren Kernpunkt die Bearbeitung von „Inkonsistenz", z. B. aufgrund widersprüchlicher motivationaler Ziele oder aufgrund nicht realisierter Grundbedürfnisse, gehört. Er versucht dabei, in der Form eines Dialogs zwischen einer Psychotherapeutin, einem psychologischen Grundlagenforscher und einem Therapieforscher auf der Basis dieser Befunde eine allgemeine Therapietheorie zu entwickeln. Eine Erweiterung seines Ansatzes, in dem in besonderem Maße das Eingebettetsein psychologischer Mechanismen in biologische Strukturen thematisiert wird, lieferte Grawe (2004) mit seinem letzten großen Werk *Neuropsychotherapie*. Mit seinem Tod 2005 verlor die deutschsprachige Klinische Psychologie einen ihrer wichtigsten Vertreter.

Ein Beispiel liefert die systematische Desensibilisierung, deren Wirksamkeit zur Besserung umschriebener Ängste als gesichert angesehen werden kann. Die ursprünglich vom Entwickler dieser Methode (Wolpe 1958) angenommenen zugrunde liegenden lerntheoretischen Konzepte (u. a. reziproke Hemmung) konnten aber die Wirkung nur unbefriedigend erklären, und der große Erfolg weiterer reizkonfrontationsbasierter Behandlungen (z. B. Flooding) stand dem ursprünglichen Wolpe'schen Erklärungsansatz der notwendigen Gegenkonditionierung sogar diametral entgegen. Schließlich legte Bandura (1977) mit seiner Theorie der Selbstwirksamkeitserwartung eine Theorie zweiter Generation vor, die die bis dahin bekannten verschiedenen Angstbehandlungsmethoden aus einer einheitlichen Perspektive überzeugender erklären konnte als irgendeine der diesen Methoden ursprünglich zugrunde liegenden Theorien. Allerdings ist auch die Reichweite von Banduras Theorie zweiter Generation noch unbefriedigend, da etwa motivationale Aspekte des Erlebens und Verhaltens oder mittlerweile vorliegende biopsychologische Befunde ausgeklammert sind. Doch dies liegt im Grawe'schen Sinne durchaus in der Natur der Sache: Wir stehen angesichts der relativ jungen Geschichte der Interventionsforschung noch am Anfang des Weges von Innovationen über ihre wissenschaftliche Überprüfung hin zu einer neuen Faktenbasis, die wieder neue Entwicklungen hervorbringt, die sich wiederum empirisch bewähren müssen.

Übrigens ist dies in der Psychopharmakologie nicht anders. Auch dort ist man von einer „unifying theory" der Erklärung und Behandlung psychopathologischen Geschehens noch weit entfernt. Man kennt z. B. zwar einige der Mechanismen recht spezifisch, mit denen die Gabe von Serotoninwiederaufnahmehemmern (SSRI) zu einem Rückgang depressiver Symptome führt, aber die Entwicklung neuer Medikamente in diesem Bereich folgt noch immer eher dem Prinzip der kreativen Verbindung von Einzelbefunden. Lassen sich heuristisch daraus Stoffkombinationen erahnen, die z. B. die Nebenwirkungen oder die Latenz (die Zeit bis zum Eintreten der Wirkung) von Antidepressiva reduzieren sollen, werden diese dann anschließend systematisch durchgetestet. Die bis zu der Zulassung eines neuen Medikaments vergleichsweise rigorosen Erfordernisse an Wirksamkeitsnachweise haben zum Ziel, die Weiterentwicklung zumindest hinsichtlich ihrer Wirksamkeit und Unschädlichkeit empirisch abzusichern – auch wenn viele Modelle noch eher korrelativen Charakter haben bzw. eine Theorie der kausalen Erklärung des Gesamtgeschehens bei der Behandlung psychischer Störungen fehlt. Dementsprechend wurde in den vergangenen Jahren die psychopharmakologische Forschung signifikant zurückgefahren, denn bahnbrechende Weiterentwicklungen blieben in den letzten Jahrzehnten weitgehend aus (Nutt und Goodwin 2011).

Da sich die Entwicklung klinisch-psychologischer Interventionen stark an Standards aus der pharmakologischen Forschung orientiert, sollen im folgenden Abschnitt mehrfach methodische Analogien zur Pharmaforschung gezogen werden. Dabei wird besonders der oben angesprochene „konservative" Aspekt betont, d. h. die Absicherung dessen, dass das, was man – auf welcher theoretischen Basis auch immer – entwickelt hat, auch funktioniert (Legitimation und Evaluation). Nach dem daran anschließenden Abschnitt, in dem ein Überblick zum aktuellen Stand der Wirksamkeits- und Effektivitätsforschung (Outcome-Forschung) gegeben wird, werden abschließend die oben genannten „progressiven" Aspekte (Erforschung von prozessualen Wirkmechanismen, gezielte spezifische wissenschaftsinformierte Verbesserungen und Neuentwicklungen) behandelt.

19.2 Phasen der Therapieevaluation

19.2.1 Vorbemerkung: Wissenschaftliche Fundierung versus wissenschaftliche Anerkennung

Im einleitenden Abschnitt wurde die wissenschaftliche Fundierung von Psychotherapie (und anderer klinisch-psychologischer Interventionen) gekennzeichnet als Wechselspiel zwischen dem innovativen Ausbau einer Therapietheorie (z. B. über ein neues Verständnis gestörter psychischer Prozesse) und dem Nachweis der Wirksamkeit des untersuchten Verfahrens. Buchkremer und Klingberg (2001) stellen in diesem Zusammenhang mehrere Aspekte der Validität eines Therapiekonzepts heraus:

> **❯ Wichtig**
>
> Untersuchbar wird der Gegenstand des Interesses erst, wenn die Erreichung expliziter geeigneter Therapieziele (d. h. als relevant und als prinzipiell erreichbar erachteten Veränderungen) mit geeigneten Messverfahren, die die Störung bzw. deren Veränderung valide und reliabel abbilden, hinsichtlich definierter Therapierationale (d. h. theoretisch oder modellhaft abgeleiteter replizierbarer Interventionsstrategien) erforscht wird. Das Therapieergebnis (Outcome) sollte dabei möglichst auch hinsichtlich des Therapieprozesses, der der Veränderung zugrunde liegt, beschreibbar sein (Prozess-Outcome-Analysen).

Die Wirksamkeit des Verfahrens ist dabei integraler Bestandteil empirischer Fundierung (auch wenn die genauen Wirkmechanismen noch im Unklaren liegen). Sie muss für jede psychotherapeutische Methode und für verschiedene Störungsbereiche im Einzelnen belegt werden, denn die Aussage „Psychotherapie ist generell wirksam" ist genauso unwissenschaftlich wie z. B. die Aussage „Chirurgie ist generell wirksam". Zentrale Anforderungen an solche Studien werden im folgenden Abschnitt zu den Phasen der Psychotherapieprüfung in Analogie zur Pharmaprüfung dargestellt.

Wissenschaftliche Fundierung ist als fortlaufender Prozess deutlich von der wissenschaftlichen Anerkennung eines Verfahrens (▶ Kap. 15) abzugrenzen. Letztere ist eine Entweder-oder-Frage im Sinne einer Bestandsaufnahme wissenschaftlicher Evidenz und bedarf einer Konsensbildung innerhalb der wissenschaftlichen Gemeinschaft(en). Zum derzeitigen Konsens gehört, dass Verfahren, die bestimmte Evidenzstufen durchlaufen haben (mehrfacher Wirksamkeitsnachweis in randomisierten kontrollierten Interventionsstudien; „randomized controlled trials"; RCT; ▶ Abschn. 19.2.3), wissenschaftlich anerkannt werden. Allerdings gibt es auch kritische Gegenstimmen dahingehend, dass der experimentelle Wirksamkeitsnachweis nicht für alle Verfahren die ideale Methodik (Goldstandard) darstellt.

Hierbei sind auch „Zeitgeist" und veränderbare Konventionen sowie gesundheitspolitische Prioritäten und Machtverhältnisse von Bedeutung. Die Rahmenbedingungen wissenschaftlicher und sozialrechtlicher Anerkennung psychotherapeutischer Verfahren (Prüfung durch den „Wissenschaftlichen Beirat Psychotherapie", WBP, und den „Gemeinsamen Bundesausschuss", G-BA) finden sich in ▶ Kap. 15. Die vom WBP eingesetzte Methodik zur Beurteilung der Wissenschaftlichkeit eines Verfahrens sowie alle Gutachten und Diskussionen dazu finden sich unter ▶ http://www.wbpsychotherapie.de sowie im Internetarchiv des Deutschen Ärzteblatts (dort im Archiv als Suchwort WBP eingeben). Neben der seit dem Psychotherapeutengesetz 1999 als Richtlinienverfahren anerkann-

ten Psychoanalyse, der tiefenpsychologisch fundierten Psychotherapie und der Verhaltenstherapie hat mittlerweile auch die Systemische Therapie dort wissenschaftliche Anerkennung erfahren (bestätigt vom G-BA erst 2019, Einführung in die Regelversorgung 2020) und die Gesprächspsychotherapie bekam ihre wissenschaftliche Anerkennung von 2006 im Jahr 2018 wieder aberkannt, als sie im Bündel mit anderen humanistischen Verfahren nochmals zur Prüfung angetreten war.

19.2.2 Phasen der Psychotherapieprüfung in Analogie zur Pharmaprüfung

◻ Tab. 19.1 zeigt die vier Phasen der Psychotherapieprüfung in Analogie zur Pharmaprüfung (Müller-Oerlinghausen und Linden 1981; vgl. Buchkremer und Klingberg 2001).

In Phase-I-Studien werden Psychotherapiekonzeptionen erarbeitet. Dabei wird der Forschungsgegenstand anhand klinischer Erfahrungen, Plausibilität sowie hinsichtlich bereits etablierter störungsspezifischer oder allgemeiner, in Analogstudien ermittelter Befunde beschrieben. Auch Untersuchungen zur Verträglichkeit und Akzeptanz eines Verfahrens sind bereits hier angesiedelt. Unter Zuhilfenahme theoretischer Annahmen und Kasuistiken wird so eine Therapiemethode quasi konstruiert, wobei die Intervention hinsichtlich expliziter Regeln beschreibbar sein muss (z. B. anhand eines Anwendungsmanuals zu Therapieprinzipien und konkreten Interventionen).

In Phase II schreitet diese Exploration systematisch fort, indem z. B. bestimmte Patienten mit eng definierten Einschlusskriterien in Einzelfall- bzw. Zeitreihenanalysen beobachtet werden. Die Methodik ist hier noch nicht streng experimentell kontrolliert und folgt

◻ **Tab. 19.1** Phasen der Psychotherapieprüfung in Analogie zur Pharmaprüfung. (Mod. nach Buchkremer und Klingberg 2001)

Phase	Inhaltlicher Schwerpunkt	Art der Studien
Phase I	Konzeptentwicklung	Explizierung theoretischer Annahmen Analogstudien Kasuistiken Manualentwicklung
Phase II	Exploration mit (nicht kontrollierten) Pilotstudien	Verlaufsbeschreibende Einzelfallstudien Prä-Post-Analysen in verschiedenen Populationen Offene Studien Durchführbarkeitsstudien Prozess-Outcome-Studien
Phase III	Wirksamkeitsprüfung	Wirksamkeitsstudien („randomized controlled trials"; RCT) Experimentelle Einzelfallstudien Randomisierte Effektivitätsstudien
Phase IV	Anwendung unter Routinebedingungen, klinische Nützlichkeit	Nicht randomisierte Effektivitätsstudien Erweiterte Einschlusskriterien Zunehmend naturalistische Bedingungen Anwendungsbeobachtungen

19

den im Einzelfall angemessenen Erfordernissen für Plausibilitätsprüfungen und der Exploration von möglichen Risiken und Nebenwirkungen.

In Phase III kommt die nun mittlerweile gut elaborierte Intervention richtig „auf den Prüfstand": Die Wirksamkeit muss hier konfirmativ belegt werden (erweiterte klinische Prüfung). Da diese Prüfung für den wissenschaftlichen Stellenwert eines Verfahrens von besonderer Bedeutung ist, wird ihr unten ein eigener Abschnitt gewidmet. Studien der Phase III sind in der Regel prospektive, randomisierte, kontrollierte Interventionsstudien („randomized controlled trials", RCT) an einer klar definierten Zielgruppe mit hohen methodischen Anforderungen (z. B. Poweranalyse, Dropout-Analyse, Kontrolle von Selektionseffekten, möglichst zumindest mittelfristige Katamnesen). Begleitend sollte dabei nach Möglichkeit zur Erfassung potenzieller Wirkfaktoren zusätzlich eine Prozess-Outcome-Forschung durchgeführt werden (vgl. Borkovec und Castonguay 1998). Prinzipiell können auch experimentelle Einzelfallstudien in dieser Phase als Wirksamkeitsnachweis dienen; Publikationen dieses Forschungsansatzes sind allerdings bislang in Fachzeitschriften unterrepräsentiert (Perst und Baumann 1999). Dass aber Einzelfallstudien im Rahmen der Entwicklung und Beurteilung von Interventionsverfahren eine wichtige Bedeutung haben, wird u. a. dadurch dokumentiert, dass entsprechende Publikationen zunehmen. Mittlerweile gibt es spezielle Fachzeitschriften für diesen Bereich, z. B. „Clinical Case Studies" (seit 2002).

Nachdem eine Reihe von Wirksamkeitsnachweisen (über verschiedene Studienzentren und Störungsbereiche hinweg) aus der Phase III vorliegen, wird ein Verfahren in der Regel anerkannt bzw. ein neues Medikament zugelassen. Das Bewertungsverfahren der berufsrechtlichen und sozialrechtlichen Anerkennung nach Prinzipien der „evidence based medicine" (Sackett, Rosenberg, Gray, Haynes und Richardson 1996) in Bezug auf psychologische Behandlungen in Deutschland ist in ▶ Kap. 15 zur Versorgung psychischer Störungen beschrieben.

In der folgenden Phase IV wird die klinische Nützlichkeit bzw. Effektivität bei meist erheblich vergrößerter Fallzahl unter Praxisbedingungen („effectiveness") untersucht, wobei die strengen Kontrollen der Wirksamkeitsstudien („efficacy"; z. B. enge Einschlusskriterien, Zufallszuweisung, standardisierte Therapiedauer bzw. -dosis) systematisch gelockert werden. Neben dem Nachweis von Verbesserungen hinsichtlich einer umgrenzten Zielsymptomatik werden hier auch breitere, sekundäre Konstrukte berücksichtigt, wie etwa allgemeine Lebensqualität oder Kosten-Nutzen-Aspekte. Somit wird die externe bzw. ökologische Validität erhöht, die noch in Phase III hinter die Maximierung der internen Validität zurücktreten musste. Obwohl sich diese beiden Validitätsaspekte komplementär ergänzen

(▶ Gut zu wissen), ist es im Sinne des „Verbraucherschutzes" sinnvoll, ein neues Verfahren erst dann zu etablieren, wenn es die Phase III erfolgreich durchlaufen hat – ein Überspringen dieser strengen Prüfung zugunsten einer von vornherein „naturalistisch" angelegten Forschungsstrategie entspricht nicht der derzeitigen (und wohl auch noch auf absehbare Zeit üblichen) Anerkennungspraxis.

> **Gut zu wissen**
>
> **Das Spannungsfeld „interne versus externe Validität"**
> Martin Seligman stellt in seinem Artikel *The Effectiveness of Psychotherapy* (1995) die Unterschiede von Wirksamkeits- und Effektivitätsstudien heraus und macht Vorschläge, wie diese beiden Forschungsperspektiven ergänzend eingesetzt werden könnten (Phase III und Phase IV). Dazu gehört es, in naturalistischen Versorgungsstudien, wie sie diese z. B. die amerikanische Verbraucherorganisation Consumer Reports (vergleichbar der deutschen Stiftung Warentest) in einer großen Umfrage zur Inanspruchnahme und zu den Effekten psychosozialer Dienste durchgeführt hat, auf einige der strengen Kriterien experimenteller und quasi-experimenteller Studien zur Sicherstellung hoher interner Validität zu verzichten. Denn die externe bzw. ökologische Validität könnte z. B. durch die Auslese der Patienten ohne Komorbidität, Manualisierung, standardisierte Therapiedauer, Kontrollgruppen mit Zufallszuweisung etc. gefährdet werden. Außerdem sollten die Ergebnisse aus Therapiestudien von Forschergruppen repliziert werden, die nicht an der Entwicklung der zu überprüfenden Intervention beteiligt waren, denn besonders starke Identifikation mit und eine außergewöhnliche Expertise in dem beforschten Ansatz können zu unrealistisch hohen Effekten führen. Dieses Problem wird allgemein als „Allegiance-Effekt" bezeichnet („allegiance" = Gefolgschaft, Hörigkeit, Untertanentreue). Auch Shadish, Matt, Navarro und Siegle (1997) problematisieren, dass Psychotherapiestudien nur selten unter klinisch repräsentativen Bedingungen stattfinden, stellen aber in einer späteren Metaanalyse (▶ Abschn. 19.3.1) fest, dass die Effekte unter klinisch repräsentativen Bedingungen ähnlich denen aus kontrollierten Wirksamkeitsstudien sind (Shadish et al. 2000). Allgemein werden Forderungen laut, es fehle an Studien aus dem Feld, in denen spezifische, für den Therapieerfolg möglicherweise relevante Randbedingungen im Hinblick auf ihre Kausalwirkung für den Therapieerfolg untersucht werden können (Höfler et al. 2010).
> Doch Vorsicht – hierbei dürfen nicht die Grenzen der Interpretierbarkeit übersehen werden, die naturalistischen Studien wie bei Consumer Reports, die sich aus-

schließlich auf eine hohe externe Validität konzentrieren, oft zu eigen sind: Vor allem die Selbstselektion der Stichprobe und die subjektive Post-hoc-Befragung als einzige Datenquelle stellen nämlich wiederum eine drastische Bedrohung der internen Validität dar. Eine derartige Studie hätte heutzutage kaum eine Chance, im Rahmen der wissenschaftlichen Anerkennung eines Verfahrens oder der Aufnahme eines Verfahrens in eine Liste von „empirically supported treatments" (► Abschn. 19.3.2) als Wirksamkeitsbeleg herangezogen zu werden.

Weiterhin sind im Zusammenhang mit den verschiedenen Validitätskriterien auch statistische Fragen von Bedeutung. Therapiestudien mit unausgelesenen Patienten im naturalistischen Setting sind meist mit einer hohen Heterogenität der untersuchten Patienten und Behandlungen verbunden (z. B. aufgrund von Komorbidität oder unterschiedlicher Therapiedauer) und damit auch mit einer hohen Varianz der Ausgangsdaten. Damit sinkt jedoch die Wahrscheinlichkeit, statistisch signifikante Ergebnisse zu finden. Es können aber weder die Effekte einer Intervention noch die Stichprobe beliebig vergrößert werden. Eine versuchsplanerische Homogenisierung zur Erhöhung der Teststärke ist also bisweilen notwendig, um eine realistische Chance zu behalten, reell vorhandene Effekte aufzudecken. Allerdings gibt es immer wieder Effectiveness-Studien mit großer Stichprobenheterogenität, bei denen die Effektstärken, die in Efficacy-Studien gefunden wurden, nicht abfallen (z. B. Lincoln et al. 2003; Shadish et al. 2000).

Die unterschiedlichen Herangehensweisen im Spannungsfeld von interner und externer Validität hängen somit von der jeweiligen Fragestellung ab und sollten sich komplementär ergänzen – im Zweifelsfall ist allerdings ein notwendiges Minimum an interner Validität einem maximalen Anspruch auf externe Validität vorzuziehen.

19.2.3 Die besondere Bedeutung der Phase III: Anforderungen an Wirksamkeitsstudien

Die Kriterien für den Prozess der Entwicklung und Beurteilung von Pharmaka im Sinne einer „good clinical practice" und die methodisch-statistischen Prinzipien für entsprechende Phase-III-Untersuchungen sind als Richtlinien mit internationalem Konsens differenziert dargelegt (International Conference on Harmonisation of Technical Requirements for Registration of Pharmaceuticals for Humans 1998). Die umfangreiche

Vorarbeit, die in diesem Ansatz steckt, kann sich die klinisch-psychologische Interventionsforschung nutzbar machen, denn bis auf Ausnahmen sind die Prinzipien für die Sicherstellung hoher Studienqualität gut auf unseren Bereich übertragbar; sie entsprechen letztendlich übergreifenden wissenschaftlichen Standards (insofern man sich im Forschungsfeld von Wirksamkeitsstudien bewegt, denn nicht alle relevanten Fragestellungen sind auf diese Weise untersuchbar; ► Abschn. 19.3). Da einer der wichtigsten dieser Standards darin besteht, dass die Studienergebnisse vor dem Hintergrund von Studiendesign und Studiendurchführung transparent und intersubjektiv nachvollziehbar berichtet werden müssen, existiert außerdem ein verbindlicher Leitfaden gemeinsamer Standards für die Beschreibung von Studien (Consolidated Standards of Reporting Trials, CONSORT Statement; dt. Moher, Schulz und Altman für die CONSORT-Gruppe 2004; Update: Moher et al. 2010). Da empirische Evidenz gezeigt hat, dass das Nichtberichten von Information mit verzerrten Schätzungen des Behandlungseffektes verbunden ist, findet sich dort eine ausführliche Checkliste, der entlang die Studienautoren verbindlich berichten müssen (■ Tab. 19.2). Besonders wichtig ist hier etwa die genaue Dokumentation aller einbezogenen Fälle (einschließlich Abbrecher und nicht auswertbare Fälle zu verschiedenen Zeitpunkten; ■ Abb. 19.2).

Weitere wichtige Leitfäden zur Sicherung guter Forschungspraxis sind – für den Bereich von Übersichtsarbeiten – die „Preferred Reporting Items for Systematic Reviews and Meta-Analyses" (PRISMA, ► http://www.prisma-statement.org), sowie – für nichtexperimentelle Beobachtungsstudien – das Berichtssystem „Strengthening the Reporting of Observational Studies in Epidemiology" (STROBE; ► www.strobe-statement.org).

Im Folgenden sind entlang des Ablaufs einer Phase-III-Studie die wichtigsten Prinzipien und Begriffe dieser wissenschaftlichen Leitlinien aufgeführt, ergänzt um Besonderheiten für den Bereich klinisch-psychologischer Studien. Die Lektüre solcher Methodenleitfäden (wie die im Folgenden zusammengefassten: „Guideline E9: Statistical Principles for Clinical Trials"; International Conference on Harmonisation of Technical Requirements for Registration of Pharmaceuticals for Humans 2005) ist nützlich bzw. notwendig, wenn man an einer Interventionsstudie beteiligt ist (auch an einer außerhalb der Phase III). Sie kann aber auch generell zu Übungszwecken ausdrücklich empfohlen werden. Da auch in diesem Bereich die Internationalität voranschreitet – selbst Forschungsanträge für deutsche Therapiestudien müssen auf Englisch verfasst werden –, werden im Folgenden die englischen Termini immer mit erwähnt.

◻ Tab. 19.2 Checkliste zur Publikation randomisierter Studien. (Nach Moher et al. 2010, © 2010, with permission from Elsevier)

Publikationsabschnitt		Beschreibung
Titel und Zusammenfassung	1	Verweis auf Randomisierung bereits im Titel (z. B. „randomisierte Verteilung", „randomisiert" oder „randomisierte Zuweisung"), Kurzzusammenfassung von Design und Methoden, Ergebnissen und Schlussfolgerungen
Einleitung		
Hintergrund	2	Wissenschaftlicher Hintergrund und Begründung der Studie, Hypothesen
Methoden		
Versuchsdesign	3	Differenzierte Beschreibung (einschließlich evtl. vorgenommener Veränderungen nach Studienstart)
Probanden/Patienten	4	Einschlusskriterien der Probanden/Patienten; Studienorganisation und Ort der Studiendurchführung (z. B. im Krankenhaus oder nichtstationär)
Intervention/Behandlung	5	Präzise Angaben zu den geplanten Interventionen jeder Gruppe und zur Durchführung (Beschreibung muss Replizierbarkeit erlauben)
Outcomes	6	Genaue Definition von Ergebnismaßen und Ergebniskriterien (einschließlich evtl. vorgenommener Veränderungen nach Studienstart); klar definierte primäre und sekundäre Zielkriterien und, ggf., alle zur Optimierung der Ergebnisqualität verwendeten Methoden (z. B. Mehrfachbeobachtungen, Training der Prüfer)
Fallzahlbestimmung	7	Wie wurden die Fallzahlen bestimmt und, falls notwendig, Beschreibung von Zwischenanalysen und Kriterien für einen vorzeitigen Studienabbruch
Randomisierung		
Erzeugung der Behandlungsfolge	8	Methode zur Generierung der zufälligen Zuteilung, einschließlich aller Einzelheiten (wie z. B. Blockrandomisierung, Stratifizierung)
Geheimhaltung der Behandlungsfolge („allocation concealment")	9	Durchführung der Zuteilung (z. B. nummerierte Behälter, zentrale Randomisierung per Fax/Telefon); Angabe, ob Geheimhaltung bis zur Zuteilung gewährleistet war
Durchführung	10	Wer führte die Zuteilung durch, wer nahm die Probanden/Patienten in die Studie auf und wer teilte die Probanden/Patienten den Gruppen zu?
Verblindung	11	Waren a) die Probanden/Patienten und/oder b) diejenigen, die die Intervention/Behandlung durchführten und/oder c) diejenigen, die die Zielgrößen beurteilten verblindet oder nicht verblindet? Wie wurde der Erfolg der Verblindung evaluiert?
Statistische Methoden	12	Statistische Methoden zur Bewertung des primären Zielkriteriums; weitere Analysen wie z. B. Subgruppenanalysen und adjustierte Analysen
Ergebnisse		
Ein- und Ausschlüsse	13	Anzahl der Studienteilnehmer für jede durch Randomisierung gebildete Behandlungsgruppe, die a) tatsächlich die geplante Behandlung/Intervention erhalten haben, b) die Studie protokollgemäß beendeten, c) in der Analyse des primären Zielkriteriums berücksichtigt wurden (Darstellung in Flussdiagramm empfohlen; Beschreibung von Protokollabweichungen mit Angabe von Gründen)
Aufnahme/Rekrutierung	14	Nähere Angaben über den Zeitraum der Studienaufnahme der Probanden/Patienten und der Nachbeobachtung
Patientencharakteristika zu Studienbeginn („baseline data")	15	Demografische und klinische Charakteristika aller Gruppen
Anzahl der ausgewerteten Probanden/Patienten	16	Anzahl der Probanden/Patienten (Nenner) in jeder Gruppe, die in die entsprechende Analyse eingeschlossen wurden, und Angabe, ob es sich dabei um eine „Intention-to-treat"-Analyse handelt. Wenn möglich, Angabe der Ergebnisse in absoluten Zahlen (z. B. 10 von 20, nicht 50 %)
Ergebnisse und Schätzmethoden	17	Zusammenfassung der Ergebnisse aller primären und sekundären Zielkriterien für jede Gruppe und die geschätzte Effektgröße sowie ihre Präzision (z. B. 95 %-Konfidenzintervall)
Zusätzliche Analysen	18	Angabe von weiteren Tests, insbesondere von Subgruppenanalysen und adjustierten Analysen (mit Erklärung, ob sie vorher geplant waren oder nachträglich durchgeführt wurden)

◘ Tab. 19.2   (Fortsetzung)

Publikationsabschnitt		Beschreibung
Unerwünschte Wirkungen	19	Angabe der wichtigen unerwünschten Wirkungen oder Nebenwirkungen innerhalb jeder Behandlungsgruppe
Diskussion		
Limitationen	20	Unter anderem methodische Beeinträchtigungen, mögliche Quellen für Verzerrungen („bias"), Bewertung von multiplen Analysen
Generalisierbarkeit	21	Generalisierbarkeit (insbesondere externe Validität, praktische Nützlichkeit)
Interpretation	22	Interpretation der Ergebnisse unter Berücksichtigung des Forschungsstandes, der Studienhypothesen, möglicher Ursachen von Verzerrungen („bias") sowie Problemen durch multiples Testen und multiple Zielkriterien
Weitere Informationen		
(Vorab-) Registrierung	23	Registrierungsnummer und Name des Registers
Protokoll	24	Wo ist das vollständige zugehörige Studienprotokoll publiziert bzw. erhältlich?
Funding	25	Förderungen und andere Unterstützung, Rolle der Förderer

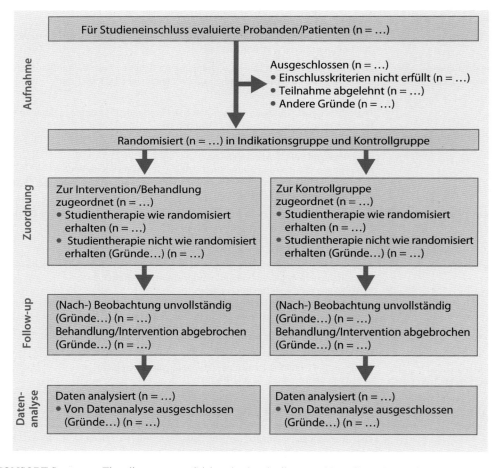

◘ Abb. 19.2   CONSORT Statement: Flussdiagramm zur Stichprobenbeschreibung und Verteilung der Ausfälle im Verlauf einer randomisierten Studie. (Nach Moher et al. 2004, © Georg Thieme Verlag KG)

Vorab: Was wird denn hier eigentlich hinsichtlich der Wirksamkeit getestet?

Wenn eine Studie als „Vergleich zwischen kognitiver Verhaltenstherapie (KVT, engl. CBT) und der medikamentösen Therapie mit Serotoninwiederaufnahmehemmern (SSRI) bei Depression" deklariert wird, scheint man zunächst sofort zu wissen, worum es geht. Doch beide Arten der Intervention können unter derselben Überschrift höchst unterschiedlich ausgestaltet sein, z. B.: Welcher SSRI genau? In welcher Dosis – bei allen Patienten die gleiche? Bekommt der Patient einfach die SSRI in die Hand oder gibt es darüber hinaus noch Psychoedukation, schriftliches Material, klinisches Management, Beratung und Ermunterung durch die Studienärzte – und wenn ja, in welchem Umfang und wie standardisiert? Gleiches gilt für das Label „CBT": Auch hier muss – in der Regel in Form umfangreicher Manuale – genau festgelegt und transparent gemacht werden, wie die Behandlung genau vonstattengeht und wie sichergestellt wird, dass die Studientherapeuten sich auch an das Manual halten. Ferner muss genau geprüft werden, ob bzw. in welchem Umfang sich die Patienten auch an die therapeutischen Vorgaben gehalten haben. Zu verstehen und angemessen darzustellen, was eigentlich in den Studientherapien genau passiert ist, ist also alles andere als trivial.

Die gesamte Umsetzung der intendierten Behandlungsmaßnahme („treatment fidelity") sowohl auf Therapeutenseite („Manualtreue", „treatment integrity", „treatment delivery" oder „adherence") als auch auf Patientenseite („treatment receipt", „enactment", „compliance") zu beschreiben, zu bewerten und schließlich auch die gefundenen Therapieergebnisse vor dem Hintergrund der realisierten Treatment-Fidelity angemessen zu interpretieren, ist also im Grunde eine Studie für sich. Videoanalysen, penibel geführte Dokumentation jeder einzelnen Studientherapie und fortlaufende Supervision stellen höchste Anforderungen der Qualitätssicherung dar – auch wenn am Ende in der zentralen Publikation der Therapiestudie dazu nur wenige aussagekräftige Sätze im Methodenteil stehen.

Beispielhafte Maßnahmen zur Sicherstellung bzw. Kontrolle der Treatment-Fidelity, wie sie etwa in einer großen, durch das Bundesministerium für Bildung und Forschung (BMBF) geförderten Multicenterstudie zur Behandlung der Panikstörung (▶ http://www.panik-netz.de) getroffen wurden, sind:

- ausführliche Manualisierung jeder Sitzung und des gesamten Therapieablaufs mit genauer Operationalisierung von Gütekriterien kompetenter Umsetzung, sodass im nächsten Schritt diese Umsetzung anhand von Videoaufzeichnungen systematisch bewertet werden kann;

- umfangreiche Schulung und Zertifizierung der Studientherapeuten sowie Auffrischung/Nachschulungen, um die Kontinuität der Adherence aufrechtzuerhalten;
- kontinuierliche Supervision (mit verpflichtender Video- und Dokumentationsanalyse);
- umfangreiche Dokumentation jeder einzelnen Sitzung (einschließlich Bewertung der Manualtreue, Umsetzung von Hausaufgaben, Einschätzung des Verständnisses der Inhalte auf Patientenseite etc.);
- und nicht zuletzt: Das durch diese qualitätssichernden Maßnahmen entstehende und äußerst umfangreiche Datenmaterial muss auch zeitnah ausgewertet werden!

Eine differenzierte Anleitung und Empfehlungen zur „best practice" hierzu liefert das NIH Behavior Change Consortium (Bellg et al. 2004).

Allgemeine Prinzipien für Wirksamkeitsstudien (auch: Bestätigungstest)

> **Wichtig**
> - Untersuchungsziel: Wirksamkeit und Verträglichkeit
> - Transparenz und Nachvollziehbarkeit sicherstellen
> - Prospektiv angelegtes Studienhandbuch („study protocol")
> - Bias minimieren, Präzision maximieren
> - Abschätzen, wie robust Ergebnisse sind
> - Begutachtung durch Ethikkommission (zentral: vorläufige Unbedenklichkeit, „informed consent", Datenschutz)

Um das Studienziel (Erkenntnisfortschritt hinsichtlich Wirksamkeit und Verträglichkeit einer oder mehrerer Interventionen) zu erreichen, müssen die Ergebnisse auf einer sauberen Methodik basieren (z. B. präzise und ohne Bias sein) und entsprechend nachvollziehbar dokumentiert und berichtet werden (z. B. Angaben dazu machen, für wie robust die Ergebnisse erachtet werden). Zentrales Element ist das Studienhandbuch („study protocol"), in dem vorab alle Fragestellungen, Hypothesen, Designaspekte, Messmethoden, Auswertungsstrategien, Erfolgskriterien festgelegt werden. Neben dem Studienleiter („principal investigator", PI) übernimmt hierbei ein möglichst eigens zu bestellender Methodiker/Statistiker besondere Verantwortung. Jegliche Änderungen im geplanten Ablauf (z. B. Änderung der Ein- und Ausschlusskriterien oder neue Rekrutierungstechniken, wenn sich im Rahmen der Behandlung herausstellt, dass sich mit der bisherigen Konzeption die angestrebte Patientenzahl nicht erreichen lässt) sind fortlaufend in diesem Studienhandbuch zu dokumentieren.

Vor Studienbeginn ist eine Stellungnahme der zuständigen Ethikkommission einzuholen. Gegebenenfalls müssen daraufhin noch entsprechende Änderungen im Studienablauf vorgenommen werden. Wichtig ist in diesem Zusammenhang, zu zeigen, dass bei der untersuchten Intervention mit einem akzeptablen Risiko-Nutzen-Verhältnis zu rechnen ist. Die Probanden müssen detailliert über die Studienbedingungen (z. B. mögliche Zuweisung zu einer Placebobedingung oder zu einer Gruppe, die eine noch ungeprüfte Intervention erhält) und mögliche Risiken informiert werden und ihre schriftliche Einwilligung zur Studienteilnahme geben („informed consent"). Ausführlich ist auch darzulegen, wie alle datenschutzrelevanten Standards erfüllt werden. Zum Beispiel müsste in einer Studie zur Behandlung von Substanzkonsumstörungen, bei der die Patienten u. a. auch nach Drogenkonsum gescreent werden, in der Patienteninformation detailliert dargestellt werden, wer dieses Screening durchführt, auf welche Drogen getestet wird, wie die Urinproben gekennzeichnet werden, was damit am Ende der Untersuchung passiert, inwieweit für die Personen, die Umgang mit diesen sensiblen personenbezogenen (ggf. strafrechtlich relevanten) Daten eine Schweigepflicht bzw. ein Zeugnisverweigerungsrecht gilt, wo die Daten gespeichert werden, was mit den Daten nach Studienabschluss passiert (vollständige Anonymisierung?) etc.

Inhaltliche Festlegung der Outcome-Variablen

> **Wichtig**
> - Primäre Variablen („target variable", „primary endpoint")
> - Sekundäre Variablen

Eine primäre oder Zielvariable sollte so gewählt werden, dass das primäre Studienziel theoretisch und klinisch-praktisch bedeutsam beurteilt werden kann (z. B. bei einer Studie im Suchtbereich: Rate der nach dem festgesetzten Untersuchungszeitraum abstinenten Behandelten; bei Depression: Rate derer, deren Wert auf Depressionsskala XY sich zumindest halbiert hat; vgl. Hiller et al. 2009, sowie den ▶ Exkurs zu Effektstärken und klinischer Signifikanz). Während im Pharmabereich dazu geraten wird, sich auf möglichst wenige weitere (sekundäre) Variablen zu beschränken, besteht im Rahmen der Psychotherapieforschung traditionell der Konsens, dass die Effekte möglichst breit und multimethodal erfasst und auch „symptomferne" Aspekte wie die Lebensqualität berücksichtigt werden sollen (vgl. Hoyer 2016) – hierbei sind aber mögliche methodische bzw. statistische Probleme (z. B. Abhängigkeit verschiedener Maße, „multiplicity problems") vorher zu berücksichtigen und im Studienhandbuch zu antizipieren.

Form der Outcome-Variablen

> **Wichtig**
> - Kategorial versus kontinuierlich
> - Einzeln/eindimensional
> - Zusammengesetzt („composite")
> - Global

Neben der eben genannten dichotomen Betrachtung (z. B. Prozentanteil geheilter Patienten) können auch dimensionale Maße (z. B. mittlere Reduktion der Werte auf einer Angstskala) eingesetzt werden. Möchte man mehrere (voneinander nicht 100 % unabhängige) Bereiche inhaltlich abdecken, ohne mit der Abhängigkeit der Werte zu kämpfen, bieten sich zusammengesetzte Variablen an, die hinsichtlich eines zuvor festgelegten Algorithmus verrechnet werden. Globale Variablen, bei denen Patienten und Therapeuten (oder externe Beurteiler) im Sinne einer direkten Veränderungsmessung eine Gesamteinschätzung abgeben, haben den Vorteil, dass eine breite Beurteilung vorgenommen wird (in die z. B. auch Nebenwirkungen einfließen). Sie haben aber oft schlechte psychometrische Eigenschaften (z. B. wenig Varianz, nicht normalverteilt) und sind als primäre Variablen ungeeignet, da sich die verschiedenen Einflüsse, die in sie eingehen, später nicht mehr auseinanderdividieren lassen.

Kontrollgruppen

> **Wichtig**
> - Placebo
> - Keine Behandlung (bzw. Warteliste)
> - Unterschiedliche Behandlungsintensität (Dosis)
> - Andere aktive Behandlung

Es gibt verschiedene Kontrollbedingungen, anhand derer abgeschätzt werden kann, welche Veränderungen auch ohne die im Fokus stehende Intervention stattgefunden hätten. Eine glaubwürdige („credible") klinisch-psychologische Placebobedingung (z. B. „unspezifische stützende Gespräche ohne therapeutische Intervention") ist schwerer zu realisieren als im pharmakologischen Bereich. Eine klassische Übersicht zu Erklärungsmöglichkeiten für Placeboeffekte findet sich bei Stewart-Williams (2004).

> **Wichtig**
>
> Placeboeffekte müssen als wichtiger psychologischer Wirkfaktor ernst genommen und bei der Bewertung der Ergebnisse berücksichtigt werden (auch wenn in der eigenen Studie keine „Placebobedingung" realisiert wurde), denn ein erheblicher Teil der gefundenen Effekte in der „aktiven Interventionsgruppe" können auf Placeboeffekte zurückgeführt werden; Rief et al. (2009) stellten bei der Analyse von Placeboeffekten

19

in Wirksamkeitsstudien zu Antidepressiva fest, dass dieser Anteil 68 % beträgt! Placeboeffekte sind hierbei nicht als Fehlervarianz im Rahmen der Darstellung vom quantitativen Ausmaß der Wirksamkeit einer Intervention zu betrachten, sondern als wichtige, zum Therapieerfolg beitragende Wirkmechanismen (Rief 2017). Demnach sollten Placeboeffekte in klinischen Studien also unbedingt analysiert und gegebenenfalls kontrolliert – und in der klinischen Praxis voll ausgeschöpft bzw. genutzt werden (▶ Abschn. 19.4.1). Eine aufschlussreiche Diskussion des Themas Placeboeffekte (einschließlich der nach wie vor bestehenden konzeptuellen Unschärfen) findet sich in einem Sonderheft der Zeitschrift *Verhaltenstherapie* unter der Überschrift *Der blinde Fleck in der Verhaltenstherapie – Placebo oder die Frage nach dem Verum* (u. a. Rief und Gaab 2016; Walach 2017).

„Keine Behandlung" wird oft als Wartegruppenbedingung realisiert (d. h. den Teilnehmern wird zwar eine Behandlung angeboten, aber verzögert; Kontrollbedingung ist die Zeit vor der Intervention), wobei im Einzelfall abgeschätzt werden muss, inwieweit auch die Aufnahme in eine Warteliste bereits eine Intervention mit möglichen Effekten darstellt.

Dosis-Wirkungs-Beziehungen sind nicht nur in der Pharmakologie, sondern auch in Bezug auf klinisch-psychologische Interventionen interessant (z. B. eine „minimale Intervention" mit 5 h und umfangreichem Selbsthilfematerial versus „umfangreiche Intervention" mit 25 h zu den gleichen Inhalten).

Wird die Überlegenheit gegenüber einer bereits als wirksam erachteten Behandlung nachgewiesen, ist dies ein besonders überzeugender Wirksamkeitsbeleg. Zudem kann bei einem solchen Design die andere aktive Bedingung systematisch so ausgewählt werden, dass sich auch Analysen dazu anstellen lassen, was (bei einem Bündel von Einzelinterventionen und Therapiebausteinen) besonders zur Gesamtwirksamkeit beigetragen hat.

Minimierung von systematischen Verzerrungen

❯ **Wichtig**
- Blind, doppelblind
- Randomisierung

Die wichtigsten Techniken zur Vermeidung von systematischen Verzerrungen sind Randomisierung und Verblindung (d. h. der Patient weiß nicht, welches Treatment er erhält; doppelblind: auch der Untersucher ist im Unklaren). Bei Psychotherapiestudien ist dies oft nur begrenzt möglich. Zum Beispiel weiß der behandelnde Therapeut immer, welche Behandlung er einsetzt, im Gegensatz zu einer Pharmastudie, in der

aktive und Placebopillen äußerlich nicht zu unterscheiden sind. Allerdings sind auch in Pharmastudien Teilnehmer und Forscher oft nicht wirklich blind, da sie Hypothesen aufgrund der erlebten (Nicht-)Wirkung anstellen (vgl. Margraf et al. 1991). Optimal ist in diesem Bereich, zumindest die Ergebnisbeurteilung von externen Evaluatoren vornehmen zu lassen, denen der Behandlungsstatus des Patienten unbekannt ist.

Auch die Methode der Randomisierung muss bestimmten Regeln folgen und vorher genau spezifiziert werden (optimal: Randomisierung vom technischen Personal am Telefon; ungenügend: bei Anmeldung persönliche Zuordnung durch den Therapeuten zu der Gruppe, in der „zufällig" gerade Platz ist). Insbesondere in kleineren Studien ist es u. U. angebracht, blockweise zu randomisieren, um die Untersuchungsgruppen möglichst vergleichbar zu halten. Bei Vorliegen mehrerer Studienzentren sollte die Randomisierung zentral und möglichst hinsichtlich prognostisch wichtiger Faktoren stratifiziert erfolgen (d. h. Balancierung der Stichprobe über die verschiedenen Zentren hinweg). Da sich mittlerweile die Auffassung durchgesetzt hat, dass (insbesondere bei kleinen und mittelgroßen Stichproben) die Randomisierung nicht immer ideal funktioniert, d. h., dass sich bereits vorher vorliegende Unterschiede zwischen den Untersuchungsgruppen eben doch nicht ganz herausgemittelt haben, müssen umfangreiche Stichprobencharakteristika nach Randomisierung berichtet werden, um ggf. vorliegende Unterschiede anschließend noch statistisch kontrollieren zu können.

Designtypen

❯ **Wichtig**
- Parallelgruppendesign
- Crossover-Design
- Faktorielles Design
- Multicenterstudie

Das einfachste Design, bei dem die Teilnehmer einfach zufällig zur jeweiligen Gruppe zugeordnet werden, ist das Parallelgruppendesign. Crossover-Designs (z. B. Wechsel zwischen aktiver und Placebobehandlung) sind bei klinisch-psychologischen Interventionsstudien in der Regel nicht angemessen, da hier mehr noch als im pharmakologischen Bereich „Carry-over-Effekte" zu erwarten sind (d. h. eine psychologische Intervention kann meist nicht so einfach „ausgeschlichen" werden wie ein Medikament).

Beim faktoriellen Design werden mehrere aktive Treatments (und ggf. deren Kombination) in einer Studie hinsichtlich ihrer Wirksamkeit untersucht (▶ Studienbox).

Multicenterstudien bergen neben dem praktischen Vorteil, dass mehrere Untersuchungsstandorte mehr Probanden rekrutieren können, auch größere

Was wirkt besser: Medikamente oder Verhaltenstherapie? Eine methodisch besonders avancierte Psychotherapiestudie zur Behandlung der Panikstörung

Barlow et al. (2000) berichten von einer großen multizentrischen Therapiestudie, in der die Behandlung der Panikstörung (nach DSM-III-R, mit und ohne „milde" Agoraphobie) in fünf verschiedenen Behandlungsbedingungen hinsichtlich ihrer Wirksamkeit verglichen wurden. Diese Behandlungsbedingungen waren:

1. Imipramin (trizyklisches Antidepressivum; verabreicht nach der Dosierung, die zu Studienbeginn „state of the art" war, einschließlich regelmäßiger ausführlicher ärztlicher Kontakte),
2. ein manualisiertes kognitiv-verhaltenstherapeutisches Programm (CBT) zur Panikbehandlung,
3. eine medikamentöse Placebo-Kontrollbedingung,
4. Kombination Imipramin + CBT sowie
5. Kombination CBT + medikamentöses Placebo.

Diese Studie (N = 324, Erhebungszeitraum: 1991–1998) war besonders aufwändig und sorgfältig geplant worden; einige Highlights seien im Folgenden genannt.

Da die Erforschung medikamentöser versus psychotherapeutischer Behandlungserfolge traditionell häufig parallel und von „verfeindeten Lagern" unabhängig voneinander erfolgte (ähnlich psychodynamischer und verhaltenstherapeutischer Therapieforschung), ist es als großer Verdienst von Barlow und seinen Mitarbeitern zu betrachten, in dieser direkten Vergleichsstudie anerkannte Vertreter in verschiedenen Studienzentren „zusammenzubringen", die sich jeweils mit ihrem (medikamentösen oder kognitiv-verhaltenstherapeutischen) Ansatz identifizierten. Damit wurde der sog. Allegiance-Effekt minimiert.

Ebenfalls hervorzuheben ist in diesem Zusammenhang, dass die Studie „blind" angelegt war, und zwar derart, dass die Messung der Symptomatik bei den Patienten vor und nach der jeweiligen Behandlung sowie in einer Katamnese nach 6 Monaten von externen Evaluatoren durchgeführt wurde, die über die jeweilige Gruppenzugehörigkeit der Patienten nicht Bescheid wussten.

Für eine Psychotherapiestudie außergewöhnlich ist die zusätzliche Differenzierung nach Therapiebeendern und Therapieabbrechern: Es werden bei den Analysen alle Patienten berücksichtigt, die nach Abklärung von Einschluss- und Ausschlusskriterien die Studie begonnen haben. Dieser sog. „Intention-to-treat"-Ansatz ist bezüglich seiner Aussagekraft als viel stärker einzuschätzen als eine Studie, in der Ergebnisse lediglich für die „verfügbaren" Patienten dargestellt werden, die an einer Nachuntersuchung teilgenommen haben. Dieses Vorgehen ist aus zweierlei Gründen für Psychotherapiestudien eher selten: Erstens verschlingt es deutlich mehr Forschungsressourcen, auch alle Abbrecher nachzuuntersuchen und in die Ana

lysen mit einzubeziehen, und andererseits fallen damit die Erfolgsquoten zwar realistischer, aber auch deutlich unvorteilhafter aus.

Folgende sieben Ergebnisse seien an dieser Stelle für die Studie von Barlow et al. (2000) zusammenfassend genannt:

1. Sowohl CBT als auch Imipramin und ebenso die Kombinationsbehandlungen wirken besser als (medikamentöses) Placebo alleine – allerdings nicht in allen Maßen und Untersuchungsphasen. So hält anfangs die Placebobedingung noch mit, verliert aber zunehmend an Bedeutung.
2. Im direkten Vergleich zeigten CBT und Imipramin vergleichbare Erfolgsquoten bei denjenigen, die die Therapie auch beendeten.
3. Imipramin hatte bei denjenigen, die die Therapie erfolgreich beendeten („responder"), stärkere Effekte gegenüber CBT vorzuweisen.
4. Unter Berücksichtigung der Abbrecher (ITT-Analyse) war jedoch CBT insgesamt der Imipramin-Behandlung überlegen, was auf die erhöhte Abbrecherrate bei den Medikamenten zurückzuführen ist.
5. Die Erfolge der CBT waren stabiler, d. h. bei der medikamentösen Bedingung waren im Nachuntersuchungszeitraum mehr Rückfälle zu verzeichnen.
6. Die Kombination von CBT und Imipramin reduzierte die Stabilität des Therapieerfolgs gegenüber der Behandlung mit CBT alleine. Dies ist ein besonders bemerkenswertes Resultat, das weiterer Untersuchung bedarf.
7. Die Erfolgsquoten der aktiven Behandlungsbedingungen unter Berücksichtigung aller Teilnehmer zum Follow-up-Zeitpunkt waren: ca. 30 % (CBT), ca. 20 % (Imipramin) und ca. 25 % (CBT + Imipramin). Dies nimmt sich ganz anders aus als in vielen anderen Studien zur Behandlung von Panik mit Verhaltenstherapie (wo häufig 70–80 % Behandlungserfolg berichtet werden) und verweist darauf, dass wir bei unseren angestrebten Erfolgsquoten bescheidener bzw. realistischer werden müssen, wenn wir alle Patienten berücksichtigen wollen, die eine Behandlung beginnen.

Eine solche Studie erfordert einen außerordentlichen Aufwand (Abb. 19.3). In der zentralen Publikation der Studie im hochrangigen *Journal of the American Medical Association (JAMA)*, die übrigens im „Web of Science" mittlerweile über 600 Mal zitiert wurde (ein sehr hoher Wert), werden einschließlich der 4 Autoren insgesamt 77 Personen genannt, die an der Studie mitgewirkt haben!

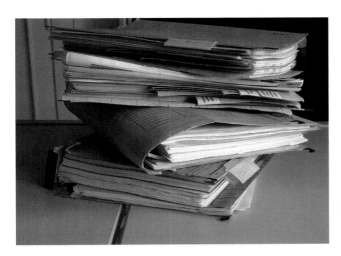

Abb. 19.3 Psychotherapieforschung ist durchführungstechnisch extrem aufwändig. Das Foto zeigt vier von 70 Akten einer kontrollierten Therapievergleichsstudie

Generalisierungsmöglichkeiten in sich; zudem kann insbesondere bei therapeutisch unterschiedlich ausgerichteten Forschergruppen der sog. Allegiance-Effekt (Bias in Richtung eigener therapeutischer Präferenz) minimiert werden. Selbstverständlich muss hier in besonderer Weise sichergestellt werden, dass die spezifizierten Behandlungen über die Studienzentren hinweg korrekt durchgeführt und strikt vergleichbar sind („treatment integrity"). Wie mit Heterogenität der Ergebnisse über die Zentren hinweg umgegangen wird (z. B. getrennte Auswertung, Einführung von Interaktionstermen: Treatment × Zentrum), muss vorab festgelegt werden.

Im Grunde liegt in einem solchen Multicenteransatz als Kontrollmöglichkeit des Allegiance-Effekts insbesondere dann großes Potenzial, wenn von Beginn an auch wirklich systematisch unterschiedliche theoretische Sichtweisen und „Kulturen" in Studiendesign, Auswertung und Ergebnisinterpretation einbezogen werden. Ein solches Modell der Verhandlung von Forschungsansätzen und -Projekten unter rivalisierenden Forschenden („adversarial collaboration") schlug u. a. Daniel Kahneman vor (Mellers et al. 2001; vgl. auch Leichsenring et al. 2017).

Vergleichsmöglichkeiten

Der überzeugendste Nachweis der Wirksamkeit ist der Nachweis der Überlegenheit gegenüber einer aktiven Kontrollbedingung. In manchen Fällen (z. B. im Bereich der Neuroleptika für Schizophrenie) ist eine Pla-

cebobedingung ethisch nicht vertretbar (und würde auch die Verblindung aufheben, denn die Nichtwirkung eines Placebos kann hier offensichtlich sein). Bei klinisch-psychologischen Interventionsstudien bietet sich der Vergleich mehrerer aktiver Bedingungen auch deswegen an, weil hier Placebobedingungen meist grundsätzlich schwerer herzustellen und schwerer zu beurteilen sind (s. oben). Außerdem kann hier zusätzlich zum Wirksamkeitsnachweis systematische Prozess-Outcome-Forschung betrieben werden (z. B. Hinzufügen und Entfernen von Therapiebausteinen).

> **Wichtig**
> - Nachweis der Überlegenheit („superiority trial")
> - Nachweis der Äquivalenz oder Nichtunterlegenheit („non-inferiority trial")
> - Nachweis einer Dosis-Wirkungs-Beziehung

Eine denkbare Variante eines Nachweises der Äquivalenz oder Nichtunterlegenheit (eher im pharmakologischen Bereich anzutreffen) wäre eine Kosten-Effektivitäts-Studie, bei der eine herkömmliche und eine minimale (d. h. deutlich billigere) Intervention miteinander konkurrieren, da u. U. gar nicht beabsichtigt ist, die Effektivität zu steigern, sondern eher, die Kosten bei gleichem Resultat zu senken. Selbstverständlich müssen hierbei in besonderem Ausmaß methodische Risiken beachtet werden, denn bereits statistisch ist ein Test der Nichtunterlegenheit vom Wesen her nicht konservativ. Außerdem wäre in unserem Beispiel genau zu beachten, ob nicht vielleicht die billigere Variante schlechte Langzeiteffekte aufweist. Gerade in diesem heiklen Bereich ist die prospektive Dokumentation im Studienhandbuch obligatorisch.

Auch der Nachweis einer Dosis-Wirkungs-Beziehung gilt als Wirksamkeitsbeweis; außerdem ermöglicht ein solcher Ansatz die Entwicklung von Dosis-Wirkungs-Profilen, die als Referenz für konkrete Einzelverläufe dienen können.

Bedeutung der Stichprobengröße

Die grundlegenden Kenntnisse zum Zusammenhang zwischen α-Niveau, Effektgröße (► Exkurs), Teststärke und Stichprobengröße werden hier als bekannt vorausgesetzt. In klinischen Studien gilt es aber zu beachten, dass bei bestimmten Konstellationen, z. B. bei einer Vielzahl primärer und sekundärer Auswertungen, oder wenn der Fokus auf Unbedenklichkeit und Verträglichkeit liegt (unerwünschte Ereignisse, „adverse events", sind meist selten), größere Stichproben benötigt werden. Weitere Besonderheiten in klinischen Studien ergeben sich hinsichtlich der Stichprobengrößen bei Dosis-Wirkungs-Zusammenhängen. Wie in der Beispielstudie in der ▶ Studienbox („Was wirkt besser: Medikamente oder Verhaltenstherapie?") dargestellt, können auch differenzielle Drop-out-Raten sowohl die Berechnung als auch die Interpretation der Ergebnisse verkomplizieren.

Bevor die Rekrutierung für die Studie startet, sollten sämtliche für das Thema Stichprobengröße relevanten Modellrechnungen und Kalkulationen im Studienhandbuch stehen.

Exkurs

Effektstärken und klinische Signifikanz in Interventionsstudien

Effektstärken (ES) sind eine Art „gemeinsame Währung", mit welcher auch Studien verglichen werden können, in denen sehr unterschiedliche Mess- und Auswertungsverfahren verwendet wurden. Mit Effektstärken wird das Ausmaß von Veränderungen und Gruppenunterschieden standardisiert. Die allgemeine Formel für Effektstärken entspricht dem Mittelwertsunterschied zwischen zwei Gruppen relativiert an der (Prä-)Streuung (die sich in kontrollierten Studien in den Gruppen nicht unterscheiden sollte):

$$ES = \frac{M_a - M_b}{s}$$

In dieser Grundformel zur Effektstärkenberechnung ist ES die Effektstärke, M_a und M_b sind die Mittelwerte der verglichenen Gruppen und s bezeichnet die (Prä-)Streuung. Es gibt verschiedene Varianten der ES-Berechnung (z. B. Einbezug von Missings oder von Korrelationen der Messungen zu den verschiedenen Zeitpunkten). Wichtig: Bei der Interpretation von Effektstärken kann es zu Missverständnissen und Fehlschlüssen kommen, wenn verschiedene Arten von Effektstärken durcheinandergeworfen werden (Cuijpers et al. 2016): Mittelwertsveränderungen innerhalb einer Gruppe über die Zeit (Prä-Post-Effektstärken) sind in der Regel größer und weniger aussagekräftig als Mittelwertsveränderungen über die Zeit zwischen unabhängigen Gruppen im Rahmen einer „Intention-To-Treat"-Analyse (▶ Abschn. 19.2.3 „Datenanalyse").

Wie ist nun eine so ermittelte Effektstärke zu bewerten? Entscheidend sind sowohl die Mittelwertsdifferenz (z. B. der durchschnittliche Anstieg in einem Maß zur Lebenszufriedenheit) als auch die Streuung im Nenner, an der diese Mittelwertsdifferenz relativiert wird: Je kleiner die Streuung, desto stärker fällt ein Mittelwertsunterschied ins Gewicht. Das erklärt zu einem Teil auch, warum in der Praxis (heterogene Stichprobe, also große Streuung) meist niedrigere Effektstärken produziert werden als in einer kontrollierten Therapiestudie mit einer homogenen Patientenstichprobe (d. h. geringe Variabilität). Die Varianz durch Patientenselektion einzuschränken dient nicht nur dem „offiziellen" Ziel der Erhöhung interner Validität, sondern ist – bei nicht beliebig steigerbarer tatsächlicher Wirksamkeit – das einfachste Mittel zum Erhöhen von Effektstärken.

Eine Effektstärke von 1 – also die (positive) Veränderung des Patientenmittelwerts um eine Standardabweichung im Vergleich zu vor der Behandlung – bedeutet, dass es etwa 85 % der Patienten nach der Behandlung besser geht als dem Durchschnittspatienten vorher.

Prinzipiell können Effektstärken bei sehr großer Mittelwertdifferenz und sehr homogener Stichprobe, d. h. sehr kleiner Streuung, in ihrem Betrag unendlich groß werden – in der Realität sind Studien mit Effektstärken >3 allerdings ausgesprochen selten. Cohen (1988) bezeichnet Effektstärken von 0,2 als geringe, Werte von 0,5 als mittlere und ab 0,8–1,0 als hohe Effektstärken. Rosenthal (1982, 1990) verweist auf die häufige Unterschätzung bei der Interpretation von Effektstärken. Er zeigt, dass eine Effektstärke von 0,85, wie sie von Smith et al. (1980) in der ersten großen Metaanalyse zur Psychotherapie ermittelt wurde, ein äußerst bedeutungsvolles Ergebnis ist. Grawe et al. (1994) zeigen, dass bei einer Stichprobe von Untersuchungen die Effektstärken von insgesamt 111 Kontrollgruppen einen deutlichen Schwerpunkt um Null und leicht darüber haben. Regressionseffekte (Besserung ohne Therapie) sind längst nicht so stark, wie einst von Eysenck provokativ angenommen. Nähere Informationen zu Vor- und Nachteilen von Effektstärken sowie zu verschiedenen Berechnungsvarianten finden sich z. B. bei Hartmann und Herzog (1995).

Die Bedeutung von Effektstärken wird in Lehrbüchern meist, wie in ◘ Abb. 19.4 dargestellt, idealisiert illustriert.

Ist die Verteilung der Experimentalgruppe (EG) mit einem Mittelwert M_E gegenüber der Verteilung der Kontrollgruppe (KG) mit dem Mittelwert M_C um eine Standardabweichung verschoben, handelt es sich um eine Effektstärke von ES = 1.

Reale Daten sehen aber meist anders aus. ◘ Abb. 19.5 zeigt die Trendlinien der Verteilung des Gesamtwertes

19

einer übergreifenden Symptomskala (SCL-90-R) anhand von N = 376 Patienten vor (blau) und 1 Jahr nach Therapie (rot).

Die Ergebnisse sind erstens heterogener als in der idealisierten Darstellung und verteilen sich zweitens nicht normal. Insbesondere die Follow-up-Werte sind – durchaus erwünscht – schief verteilt, da eine niedrige Symptombelastung häufig und hohe Symptombelastung nur noch selten vorkommt. Die Effektstärke dieser empirisch ermittelten Verteilung liegt ebenfalls etwa bei 1.

Da bei der reinen Effektstärke individuelle Unterschiede herausgemittelt werden, ist es darüber hinaus wünschenswert, Angaben zur klinischen Signifikanz auf Einzelfallebene (z. B. Anteil erfolgreich behandelter Patienten) zu betrachten. Hierzu müssen wir zuerst bestimmen, welche Veränderungen überhaupt als bedeutsam erachtet werden können („reliable change"; vgl. Jacobson et al. 1999). Einen differenzierten und zugleich praktisch gut umsetzbaren Ansatz, bei dem sowohl die Größe der Veränderung als auch das Ausgangsniveau (Prä-Messung) berücksichtigt werden, wenn es um die Bestimmung von klinisch signifikanten Veränderungsraten geht, liefern Hiller et al. (2009).

In ◘ Abb. 19.6 sind die Veränderungswerte der oben genannten 376 Patienten abgetragen, wobei fünf Gruppen unterschieden werden können.

Die schwarze Diagonale bezeichnet Nichtveränderung und der Bereich außerhalb der gelben Linien reliable Veränderungen. Gleich geblieben bzw. hinsichtlich des Gesamtwertes der Symptombelastung im SCL-90-R ohne reliable Veränderung ist somit die Gruppe 1 (dies entspricht 8 % der Stichprobe). In Gruppe 2 (oberhalb der oberen gelben Linie) finden sich die Werte der Patienten, die sich reliabel verschlechtert haben (4 %). Die roten gestrichelten Linien zeigen einen groben Normbereich für die SCL-90-R an (hier definiert als Mittelwert einer gesunden Population plus zwei Standardabweichungen). Gruppe 3 hat sich reliabel verbessert, war aber schon vor der Therapie hinsichtlich der SCL-90-R in diesem Normbereich (28 %). Gruppe 4 (44 %) hat sich klinisch signifikant verbessert (d. h. aus einem auffälligen in einen unauffälligen Bereich verändert). Gruppe 5 hat sich ebenfalls reliabel verbessert, liegt aber auch nach Therapieende noch im auffälligen Bereich (16 %).

Eine solche Darstellung ist in Bezug auf die Beurteilung der Ergebnisse einer Intervention um einiges informationshaltiger als die basale Aussage „Die Effektstärke bezüglich der Symptom-Gesamtbelastung zwischen Therapiebeginn und 1-Jahres-Follow-up beträgt 1,0".

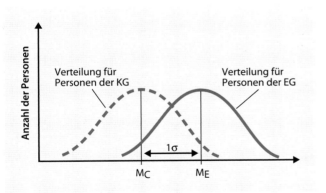

◘ **Abb. 19.4** Idealisierte Darstellung einer Effektstärke von ES = 1,0

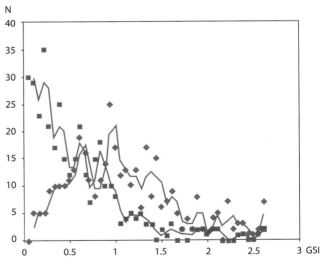

◘ **Abb. 19.5** Die Effektstärke von ES = 1,0 anhand realer Therapiedaten; Verteilung des SCL-90-Gesamtwertes (GSI) vor *(blau)* und nach *(rot)* Therapie

Steuerung des Studienablaufs („trial monitoring") und Zwischenauswertungen (Interimsanalysen)

Die fortlaufende Überwachung des Studienablaufs soll gewährleisten, dass das Protokoll eingehalten und die Datensammlung optimiert wird. Müssen vorab im Studienhandbuch festgelegte Abläufe verändert werden, muss dies mit Begründung dokumentiert werden (z. B. Änderung der Ein- und Ausschlusskriterien, weil sich während der Rekrutierung Schwierigkeiten ergeben haben oder Erhöhung der Stichprobengröße, weil über alle Untersuchungsbedingungen hinweg die Effekte kleiner ausfallen, als bei der ursprünglichen Poweranalyse angenommen).

Allgemeine Qualitätschecks wie die Minimierung fehlender Werte („missings") und die Verhinderung von Ausfällen („drop-outs") bei den Messungen, oder Plausibilitätsprüfung der Daten sind dabei von Zwischenauswertungen hinsichtlich der Studienziele abzugrenzen. Solche Interimsanalysen dienen dazu, mögliche unerwünschte Effekte der Intervention frühzeitig zu erkennen oder ggf. die Studie vorzeitig abzubrechen, wenn absehbar ist, dass die untersuchte Intervention auch bei Erreichen der endgültigen Stichprobengröße keine Chance mehr hätte, ihre Überlegenheit zu zeigen. Zwischenauswertungen werden in der Forschungspraxis häufig vorgenommen (und dann z. B. auf Kongressen als Poster präsentiert), obwohl dies den Forschungsleitlinien widerspricht – eigentlich sollten sie sparsam eingesetzt und sorgfältig mit genauer Rollenverteilung (z. B. unabhängige Auswerter) geplant werden. Denn wenn Versuchsleiter und Behandler erste Tendenzen der Ergebnisse vor Abschluss der Studie mitgeteilt bekommen, könnte dies u. U. deren Einstellung und Verhalten im Versuch – bewusst oder unbewusst – beeinflussen und damit die Ergebnisse verfälschen (z. B. Veränderungen bei Rekrutierung und Behandlungsdurchführung).

Datenanalyse

> **Wichtig**
- Gesamtgruppe („full analysis set") und „Intention-to-treat"-Prinzip
- Vollständige Datensätze („per protocol set", „valid cases")
- Spezifikation des Hypothesentests

Wenn alle Teilnehmer einer Wirksamkeitsstudie die Ein- und Ausschlusskriterien bis zum Studienabschluss erfüllen, alle Abläufe in ihrer jeweiligen Untersuchungsbedingung wie geplant durchlaufen und wenn es keine Abbrecher gibt und alle Daten bis zum Follow-up vollständig sind, dann wäre die Analysestichprobe eindeutig festgelegt. In der Praxis sind aber solche idealen Bedingungen in der Regel nicht gegeben, sodass bei der

Analyse sehr sorgfältig und transparent vorgegangen werden muss. ◘ Abb. 19.2 zeigt die adäquate Stichprobenbeschreibung über den Verlauf einer Studie hinweg.

Gemäß dem „Intention-to-treat"-Prinzip (ITT) sollen möglichst alle Personen, die zu Studienbeginn eingeschlossen waren, in die Analyse eingehen (d. h. auch diejenigen, die die Intervention nicht vollständig erhalten bzw. abgebrochen haben). Kann dies nicht realisiert werden, muss die Art und Weise, wie mit unrealistischen Ausreißerwerten oder mit fehlenden Werten umgegangen wird, genau spezifiziert und begründet werden; die Möglichkeiten reichen hier von der einfachen Verwendung des jeweils letzten Wertes eines Teilnehmers, bevor er aus der Studie ausgeschieden ist („last observation carried forward", LOCF) bis hin zu komplexen mathematischen Modellierungen für die Schätzungen bei fehlenden Werten anhand der vorhandenen Daten.

Die auswertbare Analysestichprobe derjenigen, die den Versuch ordnungsgemäß durchlaufen haben, wird als „per protocol set" (oder auch: „valid cases") bezeichnet.

Die vorab spezifizierten Auswertungen (z. B. einseitig versus zweiseitiger Test) sollten stets die Berechnung von geeigneten Vertrauensintervallen beinhalten. Gegebenenfalls muss bei Abhängigkeit verschiedener Messungen das Signifikanzniveau adjustiert werden.

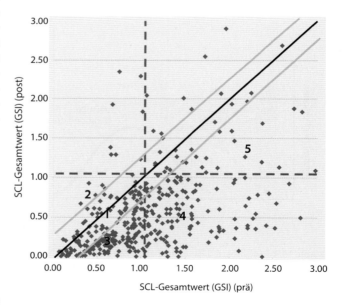

◘ **Abb. 19.6** Klinische Signifikanz einer Effektstärke von ES = 1,0 anhand beispielhafter realer Therapiedaten: Nichtveränderung *(1)*, reliable Verbesserungen *(3 –* reliable Verbesserung, wobei bereits bei prä-Messung im Normbereich; *4 –* reliable Verbesserung vom auffälligen in den Normbereich; *5 –* reliable Verbesserung, allerdings auch bei Post-Messung noch im auffälligen Bereich) und reliable Verschlechterungen *(2)* in der 1-Jahres-Katamnese *(y-Achse)* gegenüber dem Zeitpunkt vor Therapiebeginn *(x-Achse)*

Die zentrale Auswertung (Wirksamkeitstest hinsichtlich der primären Variable) ist zu trennen von zusätzlichen Analysen (z. B. ob sich der Effekt in unterschiedlichen Subgruppen unterscheidet).

Evaluation der Risiken und Nebenwirkungen („safety and tolerability")

> **Wichtig**
> - Festlegung der Variablen und Grenzwerte
> - Inzidenz unerwünschter Ereignisse („adverse events") und Teststärkenproblematik

Um die Unbedenklichkeit einer Intervention festzustellen, müssen unerwünschte Ereignisse zunächst über entsprechende Variablen zu möglichen Risiken und Nebenwirkungen (oder sogar Therapieschäden) und deren Berechnung definiert werden. In der Psychotherapieforschung wurde dieser Thematik erst seit den 2000er Jahren systematisch Aufmerksamkeit geschenkt (vgl. Märtens und Petzold 2002; Brakemeier et al. 2017; Linden und Strauß 2012). Da die Inzidenz unerwünschter Ereignisse meist niedrig ist, ergibt sich hier eine besondere Teststärkenproblematik: Man benötigt große Stichproben, um seltene Ereignisse zu entdecken; somit ist es von besonderer Bedeutung, diese Aspekte auch in Phase-IV-Studien später weiter zu verfolgen.

Abschließende Bewertung und Forschungsbericht

> **Wichtig**
> - Umfassende deskriptive Auswertung
> - Vergleichbarkeit (z. B. für spätere Datenaggregation) sichern

In ◻ Tab. 19.2 ist eine Checkliste aufgeführt, welche Angaben in Forschungsberichten zu einer Interventionsstudie gemacht werden sollen (CONSORT Statement). Diese Standardisierung der Ergebnisdarstellung dient nicht zuletzt auch dazu, die Ergebnisse mehrerer Studien zu einem ähnlichen Untersuchungsgegenstand vergleichbar und aggregierbar zu machen (z. B. in Metaanalysen).

Im Anschluss an diese Beschreibung methodischer Prinzipien insbesondere von kontrollierten Wirksamkeitsstudien wird in der ▶ Studienbox (s. oben) eine klassische Studie der Phase III dargestellt, die hinsichtlich des methodischen Aufwands und ihrer hoch professionellen Durchführung als besonders anspruchsvoll gelten kann. Die bislang in diesem Kapitel entwickelte Analogie zur Pharmaprüfung setzt sich hier fort, da u. a. ein psychologisches Verfahren mit einem medikamentösen Ansatz verglichen wird.

19.2.4 Ausblick: „Patient focused therapy research" als kontinuierlicher Weiterentwicklungsprozess

Wie bereits dargestellt, müssen sich die in kontrollierten Wirksamkeitsstudien als wirksam erwiesenen Verfahren in einer Phase IV unter klinischen Alltagsbedingungen bewähren („effectiveness"), wobei in Studien zunehmend naturalistische Bedingungen hergestellt werden können. Man könnte sich dies folgendermaßen vorstellen: Eine manualisierte, in einer Wirksamkeitsstudie bewährte Intervention wird „aus dem Labor heraus" verbreitet („dissemination") und in einer oder mehreren repräsentativen klinischen Einrichtungen implementiert; dabei wird in einem nicht kontrollierten Prä-Post-Design für die ersten 350 Patienten evaluiert, ob sich die Ergebnisse aus den Wirksamkeitsstudien replizieren lassen. Kommt man zu vergleichbaren Ergebnissen und stellt fest, dass auch in dieser Feldstichprobe keine unvorhergesehenen Risiken und Nebenwirkungen auftreten, ist die Evaluation erfolgreich abgeschlossen, und die vier Phasen werden dann ggf. nach einer Weiterentwicklung des Verfahrens – z. B. wenn es theoretisch auf der Grundlage neuer wissenschaftlicher Faktenlage neu systematisiert und/oder mit neuen Komponenten versehen wird – erneut durchlaufen.

Doch während das Verfahren überarbeitet oder neue Verfahren entwickelt werden, braucht die Praxisforschung nicht stehen zu bleiben. Denn einerseits wird die Legitimation von Psychotherapie und anderen klinisch-psychologischen Interventionen weiter ausgebaut, wenn im Sinne einer „kontrollierten Praxis" Prozess und Ergebnis fortlaufend dokumentiert und evaluiert werden. Zudem kann eine kontinuierliche Sammlung von Praxisdaten dazu dienen, die angewandte Therapie auch im Einzelfall eigenständig „progressiv" weiterzuentwickeln, d. h. nicht nur bereits bestehendes Vorwissen im Stichprobendurchschnitt zu bestätigen.

Das Prinzip einer solchen „patient focused psychotherapy research" (Lutz et al. 2001, 2015; Lambert 2005) besteht darin, kontinuierlich Daten über Therapieverläufe zu sammeln und hinsichtlich der Patienten- oder Problemmerkmale Profile von erfolgreichen und nicht erfolgreichen Therapien herauszukristallisieren. Zeigt sich beispielsweise bei einem „typischen" Patienten mit Diagnose A, mit Schweregrad B und weiteren spezifizierten Randbedingungen im Verlauf ein Muster, das den bislang im System gespeicherten Verläufen ähnlich ist, die am Ende nicht erfolgreich waren, so könnte dem Therapeuten dies im Sinne eines Warnhinweises rückgemeldet werden (z. B.: „Achtung, eine ausbleibende Stimmungsaufhellung gemäß Fragebogen X nach bereits sechs Therapiesitzungen lässt bei diesem Patienten auch im Bereich Y einen ungünstigen Verlauf erwarten!"). Dies ist insbesondere vor dem Hintergrund von Bedeutung, dass Praktiker in der Regel therapeutische Misserfolge nicht sonderlich korrekt vorhersagen können. Solche Rückmeldeprozeduren können daher auf Grundlage einer ständig wachsenden Datenbasis, verbesserter mathematischer Modellbildung und einem gelungenen Umgang mit der Rückmeldung seitens der klinischen Praktiker, die an einem solchen System teilnehmen (z. B. Reflexion und Hypothesenbildung, Inanspruchnahme von Supervision), die Qualität der Behandlungen über die Zeit verbessern. Es können so Misserfolge und Therapieschäden minimiert, positive Effekte systematisch verstärkt oder Behandlungsdauern reduziert werden – auch wenn im therapeutischen Alltag nicht in jede einzelne Fallkonzeption das theoretische und empirische Gesamtverständnis einfließen kann.

Eine solche Praxisforschung kann die Qualität klinischer Interventionen nicht nur („konservativ") sichern, sondern konkret weiterentwickeln und optimieren. Sie stellt daher eine echte Ergänzung der Phasen I–IV der Therapieevaluation dar. Die Reflexion des Therapieprozesses (Therapieverlaufsmessungen, Videoanalysen etc.) ist für Therapeutinnen und Therapeuten hervorragend dazu geeignet, die Ergebnisse der eigenen Therapien zu verbessern, insbesondere hinsichtlich der Reduktion von Misserfolg (vgl. Rousmaniere 2017).

19.3 Überblick zum Forschungsstand bei verschiedenen Interventionsverfahren

19.3.1 Unterschiedliche Therapieformen – gleiche Wirkung?

Nach diesem in erster Linie methodischen Überblick sollen nun einige inhaltliche Befunde zur Wirksamkeit und Effektivität zur Sprache kommen. An der Frage der nachgewiesenen Wirksamkeit und der jeweiligen Überlegenheit verschiedener Therapieverfahren scheiden sich seit jeher die Geister. Zu Beginn dieses Kapitels wurden bereits die methodenkritischen Einwände von Eysenck (1952) erwähnt, die darauf abzielten, dass der saubere Nachweis der Überlegenheit von Psychotherapie gegenüber Spontanremission noch ausstehe. Später wurde die Auffassung vertreten, dass Psychotherapie zwar schon hilft (d. h. besser ist als Nichtbehandlung) – aber auf ganz unspezifische Weise: Alle therapeutischen Verfahren seien gleich wirksam. In der Tat erweist sich aus verschiedenen Gründen ein direkter Vergleich beispielsweise zwischen Verhaltenstherapie und Psychoanalyse in ein und derselben Studie als äußerst schwer durchzuführen, u. a. weil externe

Einflüsse insbesondere bei unterschiedlich langen Behandlungen (unterschiedliche Therapiedosis) nicht ohne Weiteres über die untersuchten Gruppen hinweg konstant gehalten werden können. Es existieren in der psychologischen Forschung keine experimentellen Ansätze, die einen so langen – u. U. sogar viele Jahre andauernden – Zeitraum als unabhängige Variable untersuchen wie dies bei einer solchen Psychotherapiestudie nötig ist.

Unter anderem deswegen ist die Frage noch unzureichend geklärt, warum über viele Studien hinweg die unterschiedlichsten Ansätze und therapeutischen Herangehensweisen in unterschiedlichsten Settings doch oft zu ähnlichen Ergebnissen kamen (vgl. *Die Psychotherapiedebatte*; Wampold et al. 2018). Teils wird dies als Artefakt einer zu wenig differenzierten Methodik angesehen (unzureichende Operationalisierung von Wirkfaktoren oder -mechanismen, zu heterogene Patientenpopulationen, zu wenig Messzeitpunkte etc.), teils als Auswirkung allgemeiner „unspezifischer" Wirkfaktoren (wie der Therapiebeziehung; vgl. Wampold 2011, 2015), teils als Teststärkeproblem, insbesondere dann, wenn man nicht ein Behandlungspaket insgesamt, sondern einzelne Komponenten testen möchte (denn weder Stichprobengröße noch Therapieeffekt können beliebig vergrößert werden; einen möglichen Lösungsweg bieten hier Metaanalysen, ▶ Gut zu wissen). Auch der bereits erwähnte Allegiance-Effekt wirft Fragen auf (Benecke 2014): Beachtet man die Varianz, die durch die Identifikation der Forschergruppe mit dem jeweils untersuchten Verfahren aufgeklärt wird, so könnte man zu dem Schluss kommen, dass ein (hinreichend umgrenztes) Verfahren lediglich von seinen eigenen Anhängern beforscht werden muss – es wird schon etwas Signifikantes dabei herauskommen. Oder, anders ausgedrückt: Was ist das Ergebnis einer Wirksamkeitsstudie wert, wenn es mit hoher Sicherheit bereits aus den Präferenzen der Untersucher vorausgesagt werden kann? Hierüber relativiert sich übrigens auch die „drückende zahlenmäßige Überlegenheit" der Studien zur Verhaltenstherapie gegenüber anderen Verfahren ein wenig.

Gut zu wissen

Metaanalysen
Um Studienergebnisse (im klinischen Bereich meist mit kleinen Stichproben) zu aggregieren, kann auf metaanalytische Verfahren zurückgegriffen werden, indem z. B. die Effektstärken oder andere standardisierte Ergebnismaße aus vergleichbaren Studien gemittelt werden. Hierbei ist zu beachten, dass die Ergebnisse der eingehenden Studien nicht unabhängig von ihrer Qualität zu sein scheinen: Cuijpers et al. (2010) zeigen in ihrer Metaanalyse zum Zusammenhang von Studienqualität und Effektstärken im

Bereich der Depressionstherapie, dass Studien, die viele der in ▶ Abschn. 19.2.3 aufgeführten Anforderungen umgesetzt haben, deutlich niedrigere Effektstärken haben als diejenigen, die wenige dieser Anforderungen erfüllen. Eine laxe Handhabung von Qualitätskriterien scheint also die Ergebnisse zu verbessern – eine für Therapieforscher gefährliche Verführung? Aber auch die Analyse von Cuijpers et al. (2010) hat ihre Tücken, denn es ist z. T. fragwürdig, welche Kriterien die Autoren anlegen, um einer Studie „hohe Qualität" zu bescheinigen. Beispielsweise ordnen sie keine der über 100 Studien mit einer Wartelisten-Kontrollgruppe der „High-quality"-Gruppe zu und erwecken damit den Anschein, Psychotherapieforschung gegenüber der Pharmaforschung (in der Wartelisten-Kontrollgruppen unüblich sind) grundsätzlich abwerten zu wollen. In gewisser Weise erscheint die Arbeit damit als Replik auf die brisante und viel beachtete Metaanalyse von Kirsch et al. (2008), die wiederum den Nutzen der Pharmakotherapie bei leichter und mittelschwerer Depression sehr kritisch bewertet.

Bei Metaanalysen ist also zu beachten, dass es auch hier den bereits genannten „Allegiance-Effekt" gibt: Verschiedene Forschergruppen, die mit unterschiedlichen Behandlungsmethoden identifiziert sind, können leicht trotz gleicher Datenbasis (in diesem Falle Literaturdatenbanken) zu unterschiedlichen metaanalytischen Ergebnissen kommen (vgl. die „Meta-Metaanalyse" von Munder et al. 2013). Auch im Bereich der Metaanalyse wäre also eine gemeinsame Studienplanung, -auswertung und -interpretation im Sinne einer „adversarial collaboration" (s. oben) über theoretische Orientierungen hinweg angezeigt.

Grundsätzlich besteht die Gefahr, bei der üblichen Integration mehrerer Studien in Metaanalysen Effekte zu verwischen, weil zu unterschiedliche Studien zusammengefasst werden („Äpfel-und-Birnen-Problem"; engl. „apples and oranges") oder weil eine Verzerrung dahingehend besteht, nur erfolgreiche Ergebnisse zu veröffentlichen („Schubladenproblem", „publication bias"). Auch gute und umfangreich dokumentierte Studien bleiben oft für eine Metaanalyse schwer zugänglich („graue Literatur", z. B. Dissertationen, Projektberichte), ebenso wie nicht englisch verfasste Publikationen leicht unentdeckt bleiben können. Allerdings lässt sich mittlerweile der „publication bias" methodisch gut in den Griff bekommen bzw. abschätzen – ein Standardwerk zu Metaanalysen, in dem methodische Herausforderungen dieser Art abgehandelt werden, ist das Lehrbuch von Borenstein et al. (2009; ▶ www.meta-analysis.com). Zudem wird zunehmend gefordert, Studien bereits vor ihrem Beginn zu registrieren (z. B. beim Deutschen Register Klinische Studien; ▶ http://drks-neu.uniklinik-freiburg.de/drks_web) und ein Studienprotokoll zu publizieren

– somit kann verbessert abgeschätzt werden, wie groß der Anteil an Studienergebnissen ist, die „in der Schublade verschwanden".

Trotz dieser möglichen Probleme können Metaanalysen eine hervorragende Forschungsstrategie darstellen. Rosenthal und Di Matteo (2001) stellen die Vorteile dieses Ansatzes in einer guten Übersichtsarbeit heraus. Eine ältere, aber besonders lehrreiche Abhandlung zur Interpretation von Metaanalysen liefert Plath (1998): Hier werden am Beispiel der einflussreichen forschungsintegrativen Arbeit von Grawe et al. (1994) Schritt für Schritt Aussagekraft, Stärken und Grenzen von Metaanalysen dargelegt. Grundprinzip ist, ebenso wie bei anderen Forschungsformen, die Replizierbarkeit bzw. Nachvollziehbarkeit der Befunde. Ein umfassendes Regelwerk für systematische Übersichtsarbeiten und Metaanalysen liefert das „Prisma-Statement" (▶ http://www.prisma-statement.org; Liberati et al. 2009); dort ist auch eine Checkliste derjenigen Punkte enthalten, die bei der Publikation der eigenen Studie zu beachten sind, damit die Ergebnisse in späteren Metaanalysen verwertet werden können.

In jüngerer Zeit werden zunehmend brisante Metaanalysen publiziert, die in der Folge kontrovers diskutiert werden. Aussagen aus diesen Metaanalysen wie etwa „Langzeit-Psychoanalyse ist wirksam" (Leichsenring und Rabung 2008; Kritik z. B. Rief und Hoffmann 2009) oder „CBT ist unwirksam zur Rückfallprophylaxe bei Schizophrenie und affektiven Störungen" (Lynch et al. 2009; Kritik z. B. Lincoln 2010) werden hierbei meist in Bezug auf Ein- und Ausschlusskriterien angegriffen. Dabei wird den Autoren oft unterstellt, selektiv Studien aus ihrer Metaanalyse ausgeschlossen zu haben, die zu einem Ergebnis kommen, das den Autoren nicht passe (z. B. Studie X, in der herauskommt, dass CBT die Rückfallraten bei bipolaren Störungen senkt, wurde nicht in die Metaanalyse aufgenommen, weil es sich nicht um „CBT", sondern um „Psychoedukation" gehandelt habe). Oder umgekehrt: Studie Y wurde in die Metaanalyse aufgenommen, obwohl es sich nicht um „Langzeit-Psychoanalyse", sondern um „Psychodynamische Kurzzeittherapie" gehandelt habe. Derartige Debatten (z. B. in Form eines Briefwechsels, der im Nachgang zu einer Metaanalyse im selben Journal unter Moderation des Herausgebers publiziert wird) sind hoch spannend und lehrreich; sie machen aber auch deutlich, dass Metaanalysen nicht ungeprüft als Ultima Ratio zur Beurteilung von Interventionen herangezogen werden können.

Zur Entwicklung der metaanalytischen Befunde über verschiedene Therapieverfahren hinweg lässt sich Folgendes festhalten: In neueren Metaanalysen, die anhand moderner Konventionen und Methoden den Forschungsstand zusammenfassen (und dabei auch die Studienqualität, Therapieabbrüche, Publikations-Biases, Langzeiteffekte und viele weitere Faktoren bei den Analysen berücksichtigen; vgl. Borenstein et al. 2009), fallen Effektstärken und Erfolgsraten geringer aus als noch in den 1980er und 1990er Jahren. So ist etwa bei der Depressionsbehandlung die kognitive Verhaltenstherapie zweifellos effektiv, aber ihre Wirkungen wurden vermutlich früher etwas überschätzt, und auch die zunächst festgestellte Überlegenheit gegenüber anderen Verfahren lässt sich nicht mehr so eindeutig aufrechterhalten (z. B. Cuijpers et al. 2013; Lambert 2013a).

Bereits Kiesler (1966) spricht im Zusammenhang mit der scheinbaren Äquivalenz der Ergebnisse früherer Therapiestudien vom „Uniformitätsmythos". Er kritisiert die oft übergeneralisierten Annahmen, die den „Therapietheorien erster Generation" und den daraus abgeleiteten Forschungsdesigns zugrunde liegen (▶ Abschn. 19.2.2). Dass alle Therapieformen vor allem unspezifisch wirken und letztlich äquivalent seien, muss aus heutiger Sicht bestritten werden, insbesondere angesichts der sog. störungsspezifischen Perspektive, der Wirkfaktorenforschung sowie aufgrund der zunehmenden Nutzung und Weiterentwicklung psychologischer Grundlagenforschung (▶ Abschn. 19.4). Bevor darauf näher eingegangen wird, sollen jedoch noch – unter dem Vorbehalt insgesamt recht unspezifischer Aussagen und der Probleme von Metaanalysen – einige nicht zuletzt berufspolitisch wichtige Ergebnisse der „klassischen" Psychotherapie-Outcome-Forschung der 1950er bis 1980er Jahre genannt werden. Gemäß Grawe (1995) würde dies also den „konservativen" Forschungsstand zu Behandlungsverfahren betreffen, deren Strategien und Interventionen auf „Theorien erster Generation" beruhen.

19.3.2 Empirically Supported Treatments (EST)

Dass Analogien bezüglich der Entwicklung und Bewertung klinisch-psychologischer Interventionen einerseits und Psychopharmaka andererseits bestehen, wurde bereits eingangs deutlich. Die Entwicklung sog. „empirically supported treatments" (EST) ist davon stark geprägt und hat eine wichtige übergreifende Debatte in der Psychotherapieforschung initiiert.

Zum Hintergrund: Angesichts der stark ungleichen Budgets von Psychotherapie- und Pharmaforschung beschloss die American Psychological Association zu Beginn der 1990er Jahre eine „Gegenoffensive". Die klinisch überprüfte Leistungsfähigkeit psychologischer Verfahren sollte analog der „evidence based medicine" (vgl. Sackett et al. 1996; eine stets wach-

sende Sammlung an Evidenz im ganzen medizinischen Bereich findet sich in der Cochrane Library; ▶ http://www.thecochranelibrary.com) dokumentiert und herausgestellt werden. Kriterium für „empirische Fundierung" ist danach die Existenz von Studien, die neben der Randomisierung der Patientenzuweisung (oder einer Serie kontrollierter experimenteller Einzelfallstudien) eine Manualisierung des Vorgehens und eine homogene Patientenauswahl nach klaren diagnostischen Kriterien verwenden. Zudem müssen Ergebnisse durch eine zweite Forschergruppe bestätigt werden. 1995 folgte eine Liste „offiziell anerkannter" Verfahren (dt. Hahlweg 1995), die seitdem mehrfach ergänzt wurde (vgl. auch Nathan und Gorman 2015; Fonagy und Roth 2004). Verstärkt finden die Ergebnisse zur Evidenz dann auch Eingang in Behandlungsleitlinien (vgl. z. B. ▶ www.awmf.org) – wobei an dieser Stelle betont werden muss, dass es nicht immer einfach möglich ist, aus solchen Leitlinien klare Implikationen für den vorliegenden Einzelfall abzuleiten.

Somit steht nicht mehr die (relative) Leistungsfähigkeit einer ganzen Therapierichtung im Zentrum neuerer Entwicklungen, sondern die Therapie verschiedener Störungen mit ihren jeweiligen Besonderheiten. Behandlungsprogramme und -manuale werden störungsspezifisch entwickelt und evaluiert. Die Behandlung einer Blut- und Spritzenphobie unterscheidet sich von der einer Agoraphobie, beide von einem Programm für Patienten mit sozialer Angststörung – und alle Vorgehensweisen gehen über therapieschulenspezifische Standardmethoden hinaus. Diese Entwicklung veranlasste Barlow (2004) zu empfehlen, nunmehr nicht mehr von „klassischer Psychotherapie" („generic psychotherapy"), sondern von psychologischen Behandlungen bzw. Interventionen („psychological treatments") zu sprechen. Er zeigt dabei auf, dass die Überlegenheit solcher psychologischer Verfahren z. B. gegenüber medikamentöser oder anderer medizinischer Interventionen umso deutlicher wird, je spezifischer gestörte Funktionen oder Funktionsmuster behandelt werden. Barlow verweist hier aber darauf, dass in den USA psychologische Interventionen oft von Hausärzten und medizinischem Personal ohne genuin psychologische Ausbildung durchgeführt werden und fordert, dass hier mehr Psychologen zum Einsatz kommen sollten. Dass insbesondere bei schwereren Fällen die Interventionen oft nicht so erfolgreich sind, wenn sie von nicht-psychologischen, klinisch weniger geschulten Personen angewandt werden, könnte daran liegen, dass trotz Störungsspezifität weitere allgemeine Faktoren für die Umsetzung der Maßnahme eine Rolle spielen (▶ Abschn. 19.4.1).

Um derartige spezifische Forschung voranzutreiben, genügt der reine Wirksamkeitsnachweis nicht. In entsprechenden Studien sollte daher stets versucht werden, die Natur der therapeutischen Veränderung mit zu untersuchen. Entsprechende Forschungsdesigns könnten z. B. zusätzliche aktive Interventionsbedingungen mit mehr oder weniger potenziell wirkenden Elementen enthalten (z. B. „dismanteling design", „component control design"), um einzelne Komponenten hinsichtlich ihrer Wirksamkeit beurteilen zu können (Borkovec und Castonguay 1998). Eine solche „Dismanteling"-Strategie ist allerdings nur dann nützlich, wenn eher kurze, gut umschriebene und strikt manualisierte spezifische Behandlungsprozeduren untersucht werden; ihr Einsatz für die Erforschung umfassender Behandlungspakete, die sich nicht einfach additiv aus einzelnen Behandlungsmodulen zusammensetzen, wäre eher problematisch. Dass der Einsatz solcher Methodiken vor dem Hintergrund eines Wirksamkeitsansatzes nicht für alle Verfahren und Behandlungspakete sinnvoll ist, gehört zu den wichtigsten Kritikpunkten im Rahmen der EST-Debatte (▶ Gut zu wissen). Rosen und Davison (2003) oder Westen, Nowotny und Thompson-Brenner (2004) betonen ebenfalls, dass statt einer Liste empirisch gut fundierter Therapieverfahren eher empirisch fundierte therapeutische Prinzipien erarbeitet werden sollten.

Gut zu wissen

Die Debatte um Empirically Supported Treatments (EST)

Nach der (Weiter-)Entwicklung der ersten EST-Konzepte (Chambless und Hollon 1998; Kendall 1998) ist eine ständige Diskussion zu verzeichnen, in der um die Definition von „empirischer Fundierung" bzw. um die Interpretation der Befundlage gestritten wird. Kritik am EST-Prinzip betraf meist die externe Validität von Ergebnissen, die durch randomisierte kontrollierte Wirksamkeitsstudien gewonnen werden: Praxisbedingungen sind bei diesem experimentellen Vorgehen schwer zu standardisieren und Langzeittherapien praktisch gar nicht durch Wirksamkeitsstudien zu untersuchen. Einer der fundamentalen Unterschiede zwischen einer Behandlung im Rahmen einer Wirksamkeitsstudie und einer Behandlung im klinischen Alltag ist z. B., dass in Ersterer „allgemeine Wirkfaktoren" streng kontrolliert werden müssen, um Gruppenunterschiede auf die spezifische Behandlung zurückführen zu können – eine Strategie, die für die Routinebehandlung sicher kontraproduktiv wäre (▶ Abschn. 19.4.1). Zudem erscheint es problematisch, dass die in Wirksamkeitsstudien notwendigen Ein- und Ausschlusskriterien in der Vergangenheit oft dazu führten, dass in der Regel nur etwa 40–50 % der verfügbaren Patienten in die Studie aufgenommen werden.

Skeptiker befürchten einen ungerechtfertigten Ausschluss therapeutischer Verfahren aus Praxis und Forschung und durch die Manualisierung eine Entwicklung in Richtung „Kochbuch-" oder „Malen-nach-Zahlen-Psychotherapie".

Ferner wird darauf hingewiesen, dass

— untersuchte Bündel von Verfahren mit dem gleichen Label (z. B. „kognitiv-behaviorale Therapien") über verschiedene Settings und Studien oft schwer vergleichbar sind; Malik et al. (2003) zeigen etwa anhand einer Multicenterstudie mit vielen verschiedenen Behandlungsbedingungen, dass sich „kognitive Verfahren" durchaus hinsichtlich mancher Prozessmaße voneinander unterscheiden und gleichzeitig nichtkognitiven Verfahren ähneln können;

— nur bei einem Teil unselegierter Patienten eine bestimmte Störung im Vordergrund steht und dass es schwierig sein wird, für seltenere Störungen und komorbide Kombinationen von Störungen mehrfach evaluierte Therapieprogramme zu entwickeln;

— einige der Grundannahmen von Wirksamkeitsstudien nicht allgemein gelten (z. B. dass jegliche Psychopathologie mit speziellen, meist kurzen Interventionen veränderbar sei; dass stets ein primäres Problem identifiziert und, ohne Berücksichtigung weiterer Bereiche wie etwa Persönlichkeitsmerkmalen, bearbeitet werden kann; oder dass Wirksamkeitsstudien den einzigen Goldstandard zur Bewertung von Therapieverfahren darstellen);

— eine einseitig störungsorientierte Sicht eine Berücksichtigung von Ressourcen (▶ Kap. 23) erschweren kann, deren Bedeutung empirisch immer evidenter wird, und dass deshalb – so bedeutsam die Entwicklung störungsspezifischer Vorgehensweisen ist – eine zu starke Orientierung daran bedeutet, weitere Potenziale zu verschenken (▶ Abschn. 19.4);

— die Langzeiteffekte von EST – zumindest bei bestimmten Störungen mit fluktuierendem Verlauf wie z. B. Depressionen (vgl. Kopta et al. 1994) – nicht so optimistisch beurteilt werden dürfen, wie ursprünglich angenommen. So kamen etwa Shea et al. (1992) in einer der größten Psychotherapiestudien, die jemals durchgeführt wurde (National Institute of Mental Health Treatment of Depression Collaborative Research Program), zu dem Schluss, dass eine 16-wöchige Behandlung mit kognitiv-behavioraler, interpersoneller oder medikamentöser Therapie für die meisten Patienten mit Depression nicht ausreicht, um langfristige Effekte zu erzielen.

Oft greift die Kritik dabei zu kurz. So ist etwa das Argument nicht wahr, in Studien, die für die Bewertung von EST herangezogen werden, handle es sich ausschließlich um hoch selegierte Patienten, die der Versorgungspraxis nicht entsprechen: Viele Wirksamkeitsstudien hatten durchaus nicht jegliche Komorbidität ausgeschlossen, und ein erfolgreicher

„Transport" von in experimentellen Studien als wirksam erachteten Interventionen in den Versorgungsalltag wurde mehrfach belegt (z. B. Cukrowicz et al. 2005; Hahlweg et al. 2001; Hiller et al. 2003; Shadish et al. 2000; Wade et al. 1998; Zielke 1993). Einen besonders interessanten Ansatz lieferten in diesem Zusammenhang Franklin et al. (2000): Dort wurden in einer Effektivitätsstudie an einem Studienzentrum, in dem eine Wirksamkeitsstudie zur Behandlung von Zwangsstörungen durchgeführt wurde, diejenigen Patienten behandelt, die aufgrund von Ausschlusskriterien (z. B. zusätzliche Diagnose einer Substanzkonsumstörung oder gleichzeitiger Medikation) nicht in den Wirksamkeitsstudien aufgenommen worden waren. Auch hier kam es zu vergleichbaren Ergebnissen, was die These einer grundsätzlichen „Nichtübertragbarkeit von Laborergebnissen" in Frage stellt.

Ferner ist der Vorwurf, der EST-Ansatz beschränke sich auf einen dichotomen „Ist-auf-der-Liste"- versus „Ist-nicht-auf-der-Liste"-Ansatz nicht mehr allgemein gerechtfertigt, da zunehmend versucht wird, Studien eher hinsichtlich theoretisch fundierter Grundannahmen über die Natur psychologischer Probleme und die Natur therapeutischer Veränderungsmechanismen auszurichten („empirically supported principles of change"; z. B. Rosen und Davison 2003). Eine reine „Horse-race"-Forschung ist also „out" (und wird auch nicht mehr in dieser Form durch Forschungsprogramme gefördert) – interessanter sind komplexe Mehrebenenanalysen, die vermehrt auch differenzielle Aussagen ermöglichen bzw. Antworten auf Fragen liefern wie: „Welcher Patient mit welchen spezifischen Problemen, die auf welchen Mechanismen beruhen, benötigt welche (psycho-)therapeutischen Strategien, in welchem Setting, zu welchem Zeitpunkt, wie lange und durch welche(n) Therapeuten?".

Wer sich für eine sehr eingehende diesbezügliche Diskussion interessiert, dem sei eine Debatte – also eine Serie von aufeinander Bezug nehmenden Artikeln – im „Psychological Bulletin" um die anspruchsvolle Überblicksarbeit von Westen, Nowotny und Thompson-Brenner (2004) empfohlen.

19.4 Erforschung von Wirkfaktoren und Wirkmechanismen

Die bisherigen Ausführungen beschäftigten sich vornehmlich mit der Frage, ob eine neue oder weiterentwickelte Intervention wirksam ist. Hierfür gibt es wie gezeigt eine Fülle von relativ klar umschriebenen Konventionen und Richtlinien. Forschungsansätze dahingehend, wie Studien beschaffen sein müssen, um Beiträge zum „Wie" dieser Wirkung zu liefern, sind dagegen aufgrund der Fülle von Möglichkeiten nicht so einfach darzustellen. So gibt es z. B. allein zum Bereich der „therapeutischen Beziehung" als Wirkfaktor ganze Kompendien zur bisherigen Forschung (Hermer und Röhrle 2008; Norcross 2011); jedenfalls steht ein positiver Zusammenhang zwischen gutem Arbeitsbündnis bzw. therapeutischer Allianz und Therapieergebnis außer Frage (Zilcha-Mano et al. 2016). Daher soll hier eher exemplarisch auf einige der zentralen Aspekte eingegangen werden. Einen umfassenden Versuch, auf der Basis der Vielzahl der bereits vorliegenden Erkenntnisse zur Wirksamkeit verschiedener klassischer Prozessvariablen, die bei klinisch-psychologischen Interventionen von Bedeutung sind, allgemeine Wirkfaktoren zu extrahieren, liefert Grawe (1995, 1995, 1998).

Um die komplexen Prozesse in einer Psychotherapie auch im Verlauf adäquat abbilden zu können, reichen zudem eine Prä- und eine Post-Messung keinesfalls aus, sondern es sollten regelmäßig – möglichst nach jeder Therapiesitzung – Zwischenmessungen vorgenommen werden; ein Beispiel für einen solchen relativ umfangreichen Stundenbogen, der nicht nur Ergebnisse, sondern auch die Realisierung allgemeiner Wirkfaktoren misst, liefern Flückiger et al. (2010).

19.4.1 „Allgemeine" und „unspezifische" Faktoren: Psychologische Intervention = Placebo?

Dass in Therapiestudien viele unterschiedliche Verfahren zu ähnlichen Ergebnissen kamen, wurde zunächst damit erklärt, dass allgemeine, unspezifische Wirkfaktoren zum Tragen kommen. In seinem Buch *Persuasion and Healing* entwickelte Jerome Frank (1961) ein Modell, nach dem die Veränderung von Erwartungen als zentraler Wirkmechanismus angenommen wird. Jede Art von Psychotherapie sei im Prinzip geeignet, bei einem demoralisierten, Hilfe suchenden Patienten Hoffnung auf Besserung zu induzieren. Folgende Wirkfaktoren spielten in diesem Zusammenhang eine Rolle:

1. eine als Therapiebeziehung definierte Beziehung zwischen einem Hilfeempfänger und einem Hilfegeber mit einer speziellen Ausbildung, die Letzteren für diese Tätigkeit qualifiziert und in den Augen des Patienten kompetent erscheinen lässt,

19

2. ein formalisiertes Behandlungsangebot in einem gewissen institutionellen Rahmen (Klinik, Praxis, Ambulanz etc.), wobei das Setting selbst nach Frank schon zur Erwartung beiträgt, kompetente Hilfe zu bekommen,
3. ein bestimmtes Behandlungsrational, auf dessen Grundlage dem Patienten sein Zustand erklärt und eine Behandlungsstrategie abgeleitet wird,
4. die Durchführung eines mit dem Behandlungsrational konsistenten Behandlungsrituals oder Behandlungsvorgehens.

Entscheidend für die Wirkung sei, wie glaubwürdig im konkreten Einzelfall diese vier Bedingungen realisiert werden. Durch die Induktion positiver Erwartungen wird demnach ein sich selbst aufrechterhaltender Prozess in Gang gebracht (Zuversicht → mehr Energie, an Dinge heranzugehen → erste kleine Erfolgserlebnisse → erhöhte Kooperationsbereitschaft und Engagement → weitere Erfolge → mehr Zuversicht etc.), der wie eine sich selbst erfüllende Prophezeiung schließlich dazu führt, dass beim Patienten irgendwann tatsächlich eine positive Änderung eingetreten ist.

> **Wichtig**

In der Tat zählt die wahrgenommene Kompetenz und Glaubwürdigkeit des Therapeuten zu den empirisch gut abgesicherten Prozessmerkmalen, die einen positiven Einfluss auf das Therapieergebnis haben (vgl. Wampold 2011).

Geht es also bei klinisch-psychologischen Interventionen nur um die Durchführung eines möglichst glaubwürdigen Rituals, und sollte man also eher von „Placebo-" als von „echten" Effekten sprechen? Placeboeffekte, also die Wirkung von „Scheinmedikamenten" ohne „echten" Wirkmechanismus können u. a. durch Erwartungsinduktion und durch spezielle Konditionierungsprozesse erklärt werden (Stewart-Williams 2004). Grawe (1998, S. 26 ff.) problematisiert die Anwendung der Placebobegrifflichkeit auf psychotherapeutische Verfahren, da einerseits meist unklar bleibt, um was es sich bei der Placebowirkung überhaupt handelt (▶ Abschn. 19.2.3 „Kontrollbedingungen") und andererseits, weil dadurch das Schulendenken im Rahmen von Therapietheorien älterer Generation gefördert wird. Einflüsse, die nicht in der speziellen Theorie der jeweiligen Therapieschule vorgesehen sind, werden zum Placebo oder zu unspezifischen Wirkfaktoren erklärt, wobei diese Begriffe etwas weniger Wichtiges suggerieren; als „wirklich wichtige" Einflussfaktoren werden dagegen die spezifischen Wirkfaktoren der jeweiligen Therapietheorie postuliert. Warum sollte aber der durch die Induktion positiver Veränderungserwartungen angestoßene positive Rückkopplungsprozess zu einem unspezifischen oder in irgendeiner Hinsicht zweitran-

gigen Wirkmechanismus erklärt werden, wenn er zu so bedeutsamen Verbesserungen führt, wie es den Anschein hat? Grawe stellt heraus, dass die systematische Nutzung von Erwartungsänderung bislang vernachlässigt wurde und illustriert an zwei Beispielen, wie fruchtbar diese Perspektive für die Interventionsforschung sein kann (▶ Gut zu wissen).

> **Gut zu wissen**

Beispiele für die Wirkung der Erwartungsänderung
Grawe (1998) verweist zunächst auf die Methode der systematischen Desensibilisierung, von der schon erwähnt wurde, dass ihre Wirkungsweise nicht bzw. nur unzureichend mit den ursprünglichen Annahmen ihres Entwicklers erklärt werden kann. Bei der systematischen Desensibilisierung werden die vier von Frank (1961) postulierten Wirkfaktoren in besonderem Maße verwirklicht. Ein Therapeut, der eine schulmäßige systematische Desensibilisierung durchführt, zelebriert nach heutigem Erkenntnisstand tatsächlich ein Ritual, dessen Wirksamkeit wesentlich in seiner Glaubwürdigkeit, aber nicht in seinen einzelnen prozeduralen Komponenten begründet liegt. Damit ist nicht der Nutzen der Methode in Frage gestellt, sondern durch diese zusätzlichen Erklärungsansätze „neuerer Generation" wurde ein neuer Erklärungshorizont eröffnet, der über diese Therapiemethode hinaus neue Fragestellungen und praktische Schlussfolgerungen nahe legt.

Als zweites Beispiel für die Notwendigkeit, Erwartungseffekte bei der Entwicklung und Beurteilung klinisch-psychologischer Interventionen zu berücksichtigen, nennt Grawe die aufschlussreiche Studie von Southworth und Kirsch (1988). Dort erhielten zwei Gruppen von Agoraphobikern die Instruktion, sich so weit von zu Hause fortzubewegen, bis sie Angst bekämen und dann umzudrehen. Dies sollte im Zeitraum von 2 Wochen 10-mal wiederholt werden. Für die eine Gruppe wurde dies als Beginn der Behandlung dargestellt, für die andere Gruppe als diagnostische Maßnahme zur genaueren Erfassung der Angst, und die „eigentliche Behandlung" würde erst nach diesen 2 Wochen beginnen. In beiden Gruppen nahm die Angst gegenüber einer unbehandelten Kontrollgruppe ab, aber in der ersten Gruppe mit therapeutischer Instruktion war dieser Effekt viel stärker ausgeprägt als bei der Gruppe, die davon ausging, dass die Therapie noch gar nicht begonnen hat. Bei der Auswertung war die jeweilige Zeitdauer der Reizkonfrontation kontrolliert worden, d. h., es war sichergestellt, dass beide Gruppen der phobischen Situation gleich lange ausgesetzt waren. Die Erwartung einer wirksamen Behandlung spielt also auch bei der In-vivo-Reizkonfrontation eine wichtige Rolle.

Gekettete Kontrollgruppen

Im Bochumer Angsttherapieprojekt wurde an einer Stichprobe phobischer Patienten die Nützlichkeit einer individuellen Problemanalyse und Therapieplanung mit einem Standardvorgehen (Reizkonfrontation in vivo kombiniert mit einem Selbstverbalisationstraining) als Kontrollbedingung verglichen (Schulte 1993). Zeigten sich nun Unterschiede im Gesamterfolg, so konnten diese jedoch nicht eindeutig auf das Merkmal individualisiertes versus standardisiertes Vorgehen zurückgeführt werden: Als Ergebnis individueller Problemanalysen können verschiedene, mehr oder weniger effektive Methoden zum Einsatz kommen, die für unterschiedliche Ergebnisse verantwortlich sein könnten. Ein einfacher Vergleich der Bedingungen Problemanalyse und Standardtherapie kann darüber keine Auskunft geben.

Wie lösten Schulte und Mitarbeiter das Problem? Eine weitere, sog. gekettete Kontrollgruppe wurde gebildet. Patienten dieser Gruppe erhielten nach Zufall als Behandlungsmanuale die individuellen Therapiepläne der Problemanalysegruppe. Sie wurden also mit den gleichen Methoden behandelt – nur dass diese nicht für sie geplant wurden, sondern ihnen zufällig zugeordnet wurden. Damit ist eine Trennung der Effekte individueller Planung und Methode möglich, denn Unterschiede zwischen der Problemanalysegruppe und ihren „Zwillingstherapien" in der geketteten Kontrollgruppe können nur aufgrund unterschiedlicher Passung der jeweils eingesetzten Methoden zustande kommen.

Insgesamt erwies sich in der genannten Studie die Standardbehandlung den beiden anderen Gruppen überlegen, und zwar stabil in Bezug auf das gewählte Erfolgsmaß, die Katamnesedauer und die Erfahrung des Therapeuten. Die Methode (Reizkonfrontation) trug also stärker zum Therapieerfolg bei als die Individualisierung bzw. die Passung. Es schien den Therapeuten nicht nur nicht zu gelingen, die Standardbehandlung durch individuelle Problemanalyse noch weiter zu verbessern, sondern die individualisierten Therapien schnitten dem Standardvorgehen gegenüber sogar schlechter ab. Die Autoren interpretieren diesen kontraintuitiven Befund dahingehend, dass die klare Vermittlung und Umsetzung eines etablierten Standardvorgehens – zumindest bei Phobikern – möglicherweise sowohl für Therapeuten als auch für Patienten insbesondere zu Therapiebeginn zielführender ist, als eine weniger stringente und potenziell sogar in sich widersprüchliche individuelle Fallkonzeption (▶ Abschn. 19.4.1). Es könnte zudem sein, dass eine Therapieplanung aufgrund einer individuellen Problemanalyse doch effektiver sein kann als die Standardbedingung – und dass in dieser Studie möglicherweise die individuellen Problemanalysen lediglich nicht die adäquaten bzw. bestmöglichen waren (Schulte 1993).

Inwieweit sich dieser Befund auch auf andere Interventionen und Populationen generalisieren lässt, ist noch unklar, da Studiendesigns dieser Art bislang selten sind.

Erwartungsinduktion ist natürlich nicht der einzige Wirkmechanismus, der Besserungen schon bald nach Beginn einer Therapie herbeiführen kann; andere Wirkfaktoren können hinzukommen und eine eigenständige Rolle spielen. Aber die Voraussetzungen für das Wirksamwerden solcher weiterer Einflüsse werden besser, wenn durch eine Induktion positiver Erwartungen der Boden dafür bereitet wurde (Grawe 1998, S. 31).

Bei der Beschäftigung mit allgemeinen und spezifischen Wirkfaktoren muss stets darauf geachtet werden, dass sie nicht gegeneinander ausgespielt werden, denn es bestehen starke Wechselwirkungen. Man kann hier mit Pfammatter und Tschacher (2016, S. 3) fragen: „Welche

Wirkfaktoren werden bei welchen Patienten wann durch welche Techniken aktiviert, und durch welche allgemeinen Wirkfaktoren werden umgekehrt welche Wirkungen spezifischer Therapietechniken vermittelt?".

19.4.2 Sollten klinisch-psychologische Interventionen standardisiert oder individualisiert durchgeführt werden?

Die Erforschung von Wirkfaktoren und Wirkmechanismen, die der Wirkung klinisch-psychologischer Interventionen zugrunde liegen, schließt also die Art und

Weise der „Verabreichung" der Intervention ein. Obwohl wir z. B. wissen, dass die Exposition mit angstauslösenden Situationen bei der Therapie von Angststörungen eine zentrale Rolle spielt, schließt sich daran immer noch die Frage an, wie diese Maßnahme optimal zu realisieren bzw. in eine übergreifende Behandlungsstrategie zu integrieren ist (▶ Studienbox).

19.4.3 Beispiel für die systematische Weiterentwicklung einer Therapie der posttraumatischen Belastungsstörung

Als Beispiel für ein Forschungsprogramm, bei dem eine Behandlungsmaßnahme durch die Nutzung von experimentellen Befunden kognitionspsychologischer Natur systematisch weiterentwickelt wurde, sei hier die kognitive Therapie der posttraumatischen Belastungsstörung genannt (▶ Kap. 51). Ehlers, Clark, Hackmann, McManus und Fennell (2005) stellen in ihrer Übersichtsarbeit zur (Weiter-) Entwicklung des Therapieansatzes zuerst wichtige Ziele für die Traumabehandlung vor, die aus der bisherigen Forschung abgeleitet werden können:

1. Modifiziere eine extrem negative Bewertung des Traumas und seiner Folgen! Solche bis ins exzessive gehenden negativen Bewertungen („appraisals") des traumatischen Ereignisses können insbesondere über die Bedeutung von „hot spots" (unangenehmste Momente, die im Traumagedächtnis gespeichert sind) identifiziert werden.
2. Reduziere Symptome des Wiedererlebens durch Elaboration des Traumagedächtnisses und Diskrimination von Auslösern (Trigger)! Therapeutisch zentral ist hier das Durcharbeiten des Traumas (Rekonstruktion des Hergangs, Üben des Trennens zwischen „damals" und „heute", wenn in Flashbacks das Trauma oder Teile davon subjektiv hoch realistisch wiedererlebt werden).
3. Unterbinde dysfunktionale Verhaltensweisen und kognitive Strategien! Insbesondere ausgeprägtes Vermeidungs- und übersteigertes Sicherheitsverhalten (offenes und gedankliches) trägt bei der posttraumatischen Belastungsstörung ebenso wie bei anderen Störungsbereichen zur Aufrechterhaltung der Problematik bei.

Vor diesem Hintergrund stellen Ehlers et al. (2005) dann heraus, dass das von ihnen entwickelte kognitive Behandlungsmodell gegenüber den bislang etablierten Ansätzen, die durchaus an ähnlichen Punkten ansetzen, Besonderheiten aufweist. Erstens wird die Technik des Wiedererlebens in sensu, die in fast allen Ansätzen vorkommt, verkürzt und unter einem neuen Blickwinkel eingeordnet (weniger zur Habituation an schmerzhafte Erinnerungen als zur Identifikation von Hot Spots angewendet, die dann mit kognitiven Umstrukturierungsmaßnahmen bearbeitet werden). Als Vorteil kann hier eine bessere Verträglichkeit (und damit eine niedrigere Abbruchrate) erwartet werden als bei Verfahren, bei denen die umfassende, lang anhaltende Konfrontation mit dem Trauma im Mittelpunkt steht.

Auch beim Durchbrechen von Vermeidungsverhalten (z. B. Aufsuchen des Traumaortes) wird der Fokus nicht auf das Durchhalten und Habituieren, sondern auf das Bearbeiten spezifischer kognitiver Fehler (z. B. Übergeneralisierung von Gefahren) gerichtet. Insbesondere wird dabei systematisch geübt, das Gefühl „Es ist genau so, als ob es wieder geschehe …" zu reduzieren, indem unter Einfluss der angstbesetzten Situation herausgearbeitet wird, welche Unterschiede zwischen „damals" und dem „Hier und Jetzt" bestehen. Dabei werden spezielle neue Techniken eingesetzt, um eine solche Stimulusdiskrimination zu erreichen (d. h., um zu verhindern, dass mit dem Trauma verbundene, aber eigentlich neutrale Reize erneut als Auslöser von Symptomen des Wiedererlebens fungieren können). Weiterhin wird der Bewertung der Traumafolgen mehr Raum eingeräumt als bisherigen Programmen und die Bearbeitung eines größeren Spektrums verhaltensbezogener und kognitiver Vermeidungsstrategien einbezogen.

Ehlers et al. gingen nun in zwei Schritten vor, um die Wirksamkeit ihrer Therapiemodifikation zu testen (Kombination von Phase-II- und Phase-III-Studien). Erst wurde eine fortlaufende Pilotstudie von Einzelfällen (n = 20) durchgeführt, um dann nach erfolgreichem Abschluss – die Ergebnisse der Einzelfallstudien waren sehr ermutigend, insbesondere weil die Drop-out-Rate gering war – eine echte Wirksamkeitsstudie mit 28 weiteren Patienten anzuschließen (kognitive Therapie versus Wartegruppe).

Die Ergebnisse waren, wie bei dieser Arbeitsgruppe üblich, ausgesprochen positiv. Anhand der „Intention-to-treat"-Analysen zeigten sich extrem hohe Effektstärken von deutlich über 2,0; diese Effektstärken übersteigen sogar diejenigen Effekte aus Studien, bei denen nur die Therapiebeender analysiert wurden (d. h. ohne ITT-Prinzip). Zudem führten Ehlers et al. weitere Analysen durch, um Prädiktoren für den Therapieerfolg zu identifizieren. Interessanterweise war die Behandlung über viele Variablen hinweg (z. B. Alter, Geschlecht, Zeitraum seit Trauma, Traumaschwere, Komorbidität mit depressiven oder Angststörungen) gleich gut wirksam. Sie war signifikant wirksamer bei niedrigerem im Vergleich zu höherem sozioökonomischem Status, was dem Vorurteil widerspricht, kognitive Verfahren würden nur bei besonders gebildeten Personen funktionieren. Die Veränderung der Bewertungen scheint eine zentrale Rolle gespielt zu haben, denn die Veränderungen in einem Fragebogen zu speziell bei posttraumatischen Belastungsstörungen anzutreffenden Bewertungsmustern korrelierten mit dem Therapieerfolg zu fast 0,6.

Die Arbeitsgruppen um Anke Ehlers, David Clark und Mitarbeitern haben damit erneut demonstriert, wie ein durch fortgesetzte Serien von Studien erarbeitetes, immer spezifischeres Vorgehen außerordentlich deutliche Effekte produzieren kann.

19.4.4   Diagnosetechnologien

Wissenschaft und innovative Forschung, die Technologie vorantreibt, ist im Bereich klinisch-psychologischer Interventionen möglicherweise ebenso hilfreich wie in der Organmedizin. Zwar lässt sich das Paradigma der „personalisierten Medizin" (auch „precision medicine") nicht ohne Weiteres auf die Psychotherapie übertragen, denn dieser Begriff entstammt einer in erster Linie biologisch orientierten Disziplin mit Fokus auf maßgeschneiderter Pharmakotherapie. Schleidgen et al. (2013) kommen nach einem aufwändigen (Re-)Konstruktionsprozess zu folgender Definition: „Personalized Medicine seeks to improve stratification and timing of health care by utilizing biological information and biomarkers on the level of molecular disease pathways, genetics, proteomics as well as metabolomics".

Ob, wie in der personalisierten Medizin angestrebt (allerdings selten auch nur annähernd erreicht!), für die Psychotherapie entsprechende diagnostische Methoden identifiziert werden können, die auf Einzelfallebene differenziell (Non-)Response vorhersagen oder klare Behandlungsalgorithmen liefern können, ist aktuell noch Zukunftsmusik – auch wenn in manchen Bereichen schon entsprechende Möglichkeiten in Aussicht gestellt werden. So gibt es z. B. Befunde aus einem vom BMBF geförderten Forschungsverbund, dass mittels sog. „machine learning" aus fMRI-Daten zu Therapiebeginn die spätere Therapie-Response vorhergesagt werden könne (Hahn et al. 2014).

Ein weiteres Beispiel aus dem neurobiologischen Bereich ist die „Neuropattern-Analyse", eine Methode, die auf Einzelfallebene neurobiologische Schnittstellen und deren Aktivität identifiziert, über welche die Kommunikation zwischen zentralem Nervensystem und Körperorganen bei Stress abläuft. Weiterentwicklungen solcher psychoneuroendokrinologischen Methoden werden vorangetrieben (z. B. Hellhammer et al. 2018).

19.5   Die perfekte therapeutische Intervention

Die Expositionstherapien bei Ängsten zählen zu den relativ gut wissenschaftlich untersuchten und hinsichtlich der Wirksamkeit mit vielen Belegen für viele Störungsbereiche ausgestatteten klinisch-psychologischen Interventionen (► Kap. 26). Doch selbst diese Verfahren – wie bereits am Beispiel der systematischen Desensibilisierung oder zur kognitiven Behandlung der posttraumatischen Belastungsstörung aufgezeigt – schreiten in ihrer wissenschaftlichen Fundierung hinsichtlich der genauen Wirkungsweise noch weiter voran. So sind z. B. folgende interessante Fragen noch nicht abschließend geklärt (vgl. z. B. Pittig et al. 2015):

— Was sind nun die entscheidenden Wirkfaktoren (zur Debatte stehen z. B. Ansätze auf Grundlage der Habituation, der kognitiven Neubewertung (z. B. wegen Erwartungsverletzungen aufgrund nicht eingetretener Befürchtungen) und der Steigerung der Selbstwirksamkeit; detaillierter ► Kap. 26), und wie wirken sie zusammen?
— Wird das ursprüngliche Problemverhalten (z. B. übersteigerte Angstreaktion, Vermeidung) nach erfolgreicher Therapie gelöscht? Wenn nicht (wofür es Hinweise gibt), warum nicht bzw.: Kann man etwas dagegen tun?
— Warum sind Expositionstherapien manchmal unwirksam? Gibt es Hintergrundbedingungen, die ggf. erst hergestellt werden müssen?
— Wie ist das Dosis-Wirkungs-Spektrum zu beurteilen? Gibt es hinsichtlich Interventionsdauer und -frequenz (ggf. auf den Einzelfall zugeschnittene) optimale Formate, was die Intensität der Behandlung betrifft?

Derlei offene Fragen haben allerdings gute Aussichten, in absehbarer Zeit nicht nur aufgrund der Weiterentwicklung bereits bestehender Forschungsprogramme, sondern auch aus gänzlich neuen Perspektiven heraus neue Antworten zu erhalten. Es gibt bereits Ansätze, die aufzeigen, wie bestimmte soziale Erfahrungen (z. B. elterliches Pflegeverhalten) über eine Kette von biologischen Ereignissen schließlich eine hochspezifische molekularbiologische Veränderung bewirken, die kausal für eine erhöhte Stressreaktivität verantwortlich ist. Hellhammer (2005) stellt in einer Würdigung der kanadischen Arbeitsgruppe um Michael Meaney heraus, dass es damit erstmals gelungen ist, die molekularbiologischen Grundlagen aufzudecken, über die soziale Erfahrungen krankheitsrelevant werden.

19

Wie die Vermittlung von Umwelt- und sozialen Faktoren genau funktioniert, über die etwa die oben genannten biologischen Ereignisketten ausgelöst werden, oder ob und wie wir als Subjekte unser neuronales Geschehen steuern, wird nicht in naher Zukunft abschließend geklärt werden können. Auch die immer differenzierteren neurobiologischen Erkenntnisse bestehen im Gesamtzusammenhang eher aus probabilistischen, denn aus kausalen Aussagen, und auch gute derartige Erklärungsmodelle behaupten nicht, unser Erleben und Verhalten sei ausschließlich „neurobiologisch determiniert". Einige Grundfragen (z. B. „Wie kommt die Angst in die Amygdala?") werden also auch trotz zunehmend größerer Daten- und theoretischer Basis nach wie vor eine große Herausforderung bleiben. Von einer „unifying theory" zu träumen, aus der anhand einer vollständigen Diagnostik die jeweils individuelle perfekte kausale Intervention abgeleitet werden kann, ist unrealistisch (▶ Gut zu wissen), aber dennoch menschlich verständlich (genetisch angelegter optimistischer Bias).

Gut zu wissen

Implikationen neurobiologischer Forschung für klinisch-psychologische Interventionen

- Psychologische Störungs- und Therapietheorien werden zunehmend auf den Prüfstand gestellt werden. Sie sind nur so lange gültig, wie sie nicht in Widerspruch zu psychobiologischen Erkenntnissen stehen. Wir haben also mit einer neuen Faktenlage zu tun, für deren bestmögliche Erklärung wiederum neue Theorien der nächsten Generation gefunden werden müssen.
- Auf der Grundlage eines stetig wachsenden neurobiologischen Verständnisses (einschließlich der spezifischen genetischen Mechanismen) könnte man erwarten, dass nicht nur hoch spezifische Pharmakotherapie, sondern auch entsprechende klinisch-psychologische Interventionen ein gewisses Entwicklungspotenzial haben, bei der Manipulation solcher Mechanismen eine wichtige Rolle zu spielen.
- Insbesondere in Bereichen, in denen die psychotherapeutische Ergebnislage unbefriedigend ist (Nonresponder, „chronische Fälle", seltene komplexe Störungsbilder) würden neue diagnostische Methoden hilfreiche Anstöße zur differenziellen bzw. Kontraindikation geben, falls man einen Misserfolg – z. B. einer Expositionstherapie bei neurobiologisch beschreibbarer Habituationsunfähigkeit – vorhersagen könnte.
- Bereits bewährte psychologische Interventionen könnten systematisch durch neue spezifische unterstützende Therapiebausteine in ihrer Wirkung hinsichtlich der Veränderung neuronalen Geschehens optimiert werden („Enhancement"; vgl. z. B. Hofmann et al. 2006).
- Allerdings muss festgestellt werden, dass die meisten der seit den 1990er Jahren optimistisch erwarteten Fortschritte für die Praxis der Psychotherapie durch neurobiologische Forschung bislang weitgehend ausgeblieben sind. Auch die Initiative der „Research Domain Criteria" (RDoC; vorangetrieben vom U.S. National Institute of Mental Health; vgl. Kozak und Cuthbert 2016), die für die Forschung einige fundamentale Probleme der klassifikatorischen Diagnostik (wie etwa des DSM) überwinden wollen, sind erst noch am Anfang. Bei RDoC wird anhand einer Matrix verschiedenster Konstrukte (wobei die biologische bzw. genetische und neurowissenschaftliche Orientierung dominiert) eine hochdifferenzierte Phänotypisierung entwickelt – diese ist allerdings ebenfalls vom Einsatz in bzw. Nutzen für die Psychiatrie- und Psychotherapiepraxis noch weit entfernt (▶ Kap. 1). Auch im pharmakologischen Bereich wurde das therapeutische Potenzial neurobiologischer Forschung bislang massiv überschätzt.
- Insgesamt halten wir also fest: Trotz enormer Ressourcen, die seit Jahrzehnten hierauf verwendet wurden (Forschungsgelder, Besetzung von Professuren und Schwerpunktbildungen an Universitäten und Unikliniken etc., bei gleichzeitigem Abbau von Sozialpsychiatrie und "zuwendungsorientierter Medizin"), führten die neurobiologische Forschung bzw. die Neurowissenschaften bislang kaum zu konkretem Nutzen für die Behandlung psychischer Störungen – was die Prognose für die nächsten Dekaden nicht eben verbessert.

Der Prozess der Entwicklung und Beurteilung therapeutischer Verfahren wird also noch auf absehbare Zeit nach dem in diesem Kapitel dargestellten Muster ablaufen: Entwicklung neuer therapeutischer Verfahren anhand von Hypothesen, die möglichst aus der derzeitigen Faktenlage abgeleitet sind – Nachweis von Wirksamkeit und Effektivität – Modifikation des Ansatzes bei neuer Faktenlage – erneute Evaluation etc. Exemplarisch kann dieser Prozess aktuell an der dynamischen Entwicklung von digitalen bzw. internetbasierten Interventionen (z. B. Ebert et al. 2018; ▶ Kap. 35) und im Bereich der „Dritten Welle der

Verhaltenstherapie" (z. B. Brakemeier und Jacobi 2017; Hayes und Hofmann 2017) beobachtet und nachvollzogen werden. Dabei muss stets auch der Aspekt beachtet werden, dass wirksame Interventionen auch in den Versorgungsalltag Eingang finden („dissemination"; vgl. Barlow 2004). Innovation und Legitimation sollten sich dabei komplementär ergänzen, denn die Wirksamkeit (und Verträglichkeit) neuer Verfahren muss insbesondere dann abgesichert sein, wenn die theoretischen Grundlagen noch nicht auf allen Ebenen vollständig bekannt sind und bei der Entwicklung eher heuristisch vorgegangen wurde. Somit ist auch die Betrachtung von Misserfolgen unabdingbar und wichtig – auch wenn diese eher die Ausnahme als die Regel darstellen (Jacobi et al. 2011). Für die individuellen Therapeutinnen und Therapeuten besitzt die Beschäftigung mit Misserfolg, Risiken und Nebenwirkungen von Psychotherapie sicherlich eine ebenso bedeutsame Funktion wie für die Therapieforschung in theoretischer und methodologischer Hinsicht; die explizite Beschäftigung hiermit sollte auch in jeder Therapieausbildung berücksichtigt werden (vgl. Castonguay et al. 2010).

? Prüfen Sie Ihr Wissen

1. Die Forschung zu klinisch-psychologischen Interventionen befasst sich sowohl mit der Beurteilung bzw. Legitimation bereits bestehender Behandlungsprogramme als auch mit deren (Weiter-)Entwicklung. Erläutern Sie diese beiden Aspekte anhand von Beispielen! ▶ Abschn. 19.1.2, 19.2.3, 19.4.3 und 19.5

2. Innerhalb der vier Phasen der Therapieevaluation kommt der Phase III – den Wirksamkeitsstudien im engeren Sinne („randomized controlled trials", RCT) – eine besondere Bedeutung zu. Stellen Sie sich vor, Sie hätten alle Mittel zur Verfügung, um ein neuartiges Therapieprogramm zur Behandlung von Drogenabhängigkeit in einer Phase-III-Studie zu prüfen. Erläutern Sie an diesem Beispiel die folgenden Begriffe:
   1. Ein- und Ausschlusskriterien
   2. Treatmentintegrität
   3. Randomisierung
   4. Verblindung
   5. Primäre und sekundäre Erfolgskriterien
   6. Poweranalyse
   7. Standardisierung versus Individualisierung
   8. „Intention-to-treat" (ITT), „drop-outs"
   9. Katamnese, Follow-up
   10. CONSORT-Statement
   11. „Allegiance"
   12. Identifikation von Wirkfaktoren
   ▶ Abschn. 19.2.2 und 19.2.3

3. Analog zur „evidence based medicine" wurde in den 1990er Jahren ein Konzept der „empirically supported treatments" für klinisch-psychologische Interventionen entwickelt. Damit sollte – störungsspezifisch – eine Liste „wissenschaftlich anerkannter Verfahren" erstellt werden. Stellen Sie Pro und Contra dieses Ansatzes dar! ▶ Abschn. 19.3.2

4. Eine Methode, die Vielzahl von Einzelergebnissen aus Studien zur Interventionsforschung zu integrieren, ist die Metaanalyse.
   a) Nennen Sie die Gründe, die Metaanalysen sinnvoll und vorteilhaft erscheinen lassen!
   b) Nennen Sie typische Probleme, mit denen Metaanalysen zu kämpfen haben, einschließlich möglicher Lösungsansätze!
   ▶ Abschn. 19.3.1

5. Viele Psychotherapiestudien, die ganz unterschiedliche Verfahren hinsichtlich Wirksamkeit und Effektivität geprüft haben, kamen zu ähnlichen Ergebnissen. Heißt das, dass alle diese Verfahren gleich wirksam sind? Oder dass ihrer Wirksamkeit lediglich allgemeine unspezifische Faktoren zugrunde liegen? Oder dass Psychotherapie im Grunde ein „Placebo" darstellt? ▶ Abschn. 19.3.1 und 19.4.1

i Weiterführende Literatur

Das Wechselspiel von Entwicklung und Beurteilung von Verfahren wird besonders bei Grawe (1995) herausgearbeitet. Bandura (1977) entwirft einen beispielhaften Ansatz, frühere theoretische Ansätze in einer „Theorie zweiter Generation" bzw. einer „unifying theory" zu integrieren. Grawe (1998) legt in seinem Buch *Psychologische Therapie* ebenfalls eine allgemeine Theorie vor, die den Anspruch erhebt, nicht mehr auf Therapieschulen, sondern ausschließlich auf bisheriger empirischer Therapieforschung verschiedenster Couleur sowie auf psychologischer Grundlagenforschung begründet zu sein. Die Debatte zur Frage der (Nicht-)Unterschiedlichkeit von Wirksamkeitsstudien bei verschiedenen Psychotherapieverfahren wird ausführlich von Wampold et al. (2018) nachgezeichnet. Einen Überblick zu Entwicklung und Beurteilung „Integrativer Psychotherapie" geben Jacobi und Brodrück (2020).

Der Erfolg störungsspezifischer psychologischer Interventionen – gerade auch im Vergleich organmedizinischer Behandlungen – wird von Barlow (2004) besonders gut herausgestellt, weshalb dieser Aufsatz auch berufspolitisch bedeutsam ist. Zum Thema „Metaanalysen" eignet sich als Vertiefung die Übersicht von Rosenthal und Di Matteo (2001) sowie

Borenstein et al. (2009). Einen Überblick über das bislang vernachlässigte Feld negativer Outcomes im Zuge von Psychotherapien geben Barlow (2010) sowie Lilienfeld (2007).

Als besonders wichtiges Nachschlagewerk wurde bereits das *Handbook of Psychotherapy and Behavior Change* (Lambert, 2013b) beschrieben. Einen hervorragenden Ansatz, als „scientist-practitioner" die Effektivität der eigenen Therapien zu verbessern, stellt Tony Rousmaniere (2017) bereit.

Literatur

Bandura, A. (1977). Self-efficacy: Toward a unifying theory of behavioral change. *Psychological Review, 84,* 191–215.

Barlow, D. H. (2004). Psychological treatments. *American Psychologist, 59*(9), 869–878.

Barlow, D. H. (2010). Negative effects from psychological treatments. *A perspective. American Psychologist, 65*(1), 13–20.

Barlow, D. H., Gorman, J. M., Shear, M. K., & Woods, S. W. (2000). Cognitive-behavioral therapy, imipramine, or their combination for panic disorder. A randomized controlled trial. *Journal of the American Medical Association, 283*(19), 2529–2536.

Bellg, A. J., Borrelli, B., Resnick, B., Hecbt, J., Minicucci, D. S., Ory, M., et al. (2004). Enhancing treatment fidelity in health behavior change studies: Best practices and recommendations from the NIH behaviour change consortium. *Health Psychology, 23,* 443–451.

Benecke, C. (2014). *Klinische Psychologie und Psychotherapie. Ein integratives Lehrbuch*. Stuttgart: Kohlhammer.

Bohus, M. (2015). Elfenbeintürme im Treibsand oder: Was macht es so schwierig, Erkenntnisse aus der Forschung in der therapeutischen Praxis umzusetzen? *Verhaltenstherapie, 25,* 145–155.

Borenstein, M., Hedges, L. V., Higgins, J. V., & Rothstein, H. R. (2009). *Introduction to metaanalysis*. New York: Wiley.

Borkovec, T. D., & Castonguay, L. G. (1998). What is the scientific meaning of empirically supported therapy? *Journal of Clinical and Consulting Psychology, 66*(1), 136–142.

Brakemeier, E. L., & Jacobi, F. (2017). *Verhaltenstherapie in der Praxis*. Weinheim: Beltz.

Brakemeier, E.-L., Nestoriuc, Y., & Jacobi, F. (2017). Nebenwirkungen von Psychotherapie. In E.-L. Brakemeier & F. Jacobi (Hrsg.), *Verhaltenstherapie in der Praxis* (S. 921–929). Weinheim: Beltz.

Buchkremer, G., & Klingberg, S. (2001). Was ist wissenschaftlich fundierte Psychotherapie? Zur Diskussion um Leitlinien für die Psychotherapieforschung. *Der Nervenarzt, 72*(1), 20–30.

Castonguay, L. G., Boswell, J. F., Constantino, M. J., Goldfried, M. R., & Hill, C. E. (2010). Training implications of harmful effects of psychological treatments. *American Psychologist, 65*(1), 34–49.

Chambless, D., & Hollon, S. D. (1998). Defining empirically supported therapies. *Journal of Consulting and Clinical Psychology, 66*(1), 7–18.

Cohen, J. (1988). *Statistical power analysis for the behavioral sciences* (2. Aufl.). Hillsdale: Lawrence Erlbaum.

Cuijpers, P., Berking, M., Andersson, G., Quigley, L., Kleiboer, A., & Dobson, K. S. (2013). A metaanalysis of cognitive behavior therapy for adult depression, alone and in comparison to other treatments. *Canadian Journal of Psychiatry, 58,* 376–385.

Cuijpers, P., van Straten, A., Bohlmeijer, E., Hollon, S. D., & Andersson, G. (2010). The effects of psychotherapy for adult depression are overestimated: A meta-analysis of study quality and effect size. *Psychological Medicine, 40*(2), 211–223.

Cuijpers, P., Weitz, E., Cristea, I. A., & Twisk, J. (2016). Prepost effect sizes should be avoided in meta-analyses. *Epidemiology and Psychiatric Sciences.* ► https://doi.org/10.1017/S2045796016000809.

Cukrowicz, K. C., White, B. A., Reitzel, L. R., Burns, A. B., Driscoll, K. A., Kemper, T. S., & Joiner, T. E. (2005). Improved treatment outcome associated with the shift to empirically supported treatments in a graduate training clinic. *Professional Psychology: Research and Practice, 36*(3), 330–337.

Ebert, D. D., Van Daele, T., Nordgreen, T., Karekla, M., Compare, A., Zarbo, C., Brugnera, A., Øverland, S., Trebbi, G., Jensen, K. L., Kaehlke, F., & (on behalf of the EFPA E-Health Taskforce), and Harald Baumeister. (2018). Internet- and mobile-based psychological interventions: Applications, efficacy, and potential for improving mental health. A report of the EFPA e-health taskforce. *European Psychologist, 23*(2), 167–187.

Ehlers, A., Clark, D. M., Hackmann, A., McManus, F., & Fennell, M. (2005). Cognitive therapy for post-traumatic stress disorder: Development and evaluation. *Behaviour Research and Therapy, 43,* 413–431.

Eiling, A., Schlipfenbacher, C., Hörz-Sagstätter, S., & Jacobi, F. (2014). Über die Zukunft der evidenzbasierten Psychotherapie und die Beziehung zwischen Praxis und Forschung. *Psychotherapeutenjournal, 13,* 175–183.

Eysenck, H. J. (1952). The effects of psychotherapy: An evaluation. *Journal of Consulting Psychology, 16,* 319–324. [Nachdruck in: *Journal of Consulting and Clinical Psychology, 60*(5), 659–663 (October 1992)].

Flückinger, C., Regli, D., Zwahlen, D., Hostettler, S., & Caspar, F. (2010). Der Berner Patienten- und Therapeutenstundenbogen 2000. Ein Instrument zur Erfassung von Therapieprozessen. *Zeitschrift für Klinische Psychologie und Psychotherapie, 39*(2), 71–79.

Fonagy, P., & Roth, A. (2004). *What works for whom? A critical review of psychotherapy research* (2. Aufl.). New York: Guilford.

Frank, J. D. (1961). *Persuasion and healing*. Baltimore: The Johns Hopkins University Press.

Franklin, M. E., Abramowitz, J. S., Kozak, M. J., Levitt, J. T., & Foa, E. B. (2000). Effectiveness of exposure and ritual prevention for obsessive-compulsive disorder: Randomized compared with nonrandomized samples. *Journal of Consulting and Clinical Psychology, 68*(4), 594–602.

Grawe, K. (1995). Grundriss einer Allgemeinen Psychotherapie. *Psychotherapeut, 40*(3), 130–145.

Grawe, K. (1997). Research informed psychotherapy. *Psychotherapy Research, 7*(1), 1–19.

Grawe, K. (1998). *Psychologische Therapie*. Göttingen: Hogrefe.

Grawe, K. (2004). *Neuropsychotherapie*. Göttingen: Hogrefe.

Grawe, K., Donati, R., & Bernauer, F. (1994). *Psychotherapie im Wandel: Von der Konfession zur Profession*. Göttingen: Hogrefe.

Hahlweg, K. (1995). Zur Förderung und Verbreitung psychologischer Verfahren. Ein APA-Bericht. *Zeitschrift für Klinische Psychologie, 24*(4), 275–284.

Hahlweg, K., Fiegenbaum, W., Frank, M., Schröder, B., & von Witzleben, I. (2001). Short- and longterm effectiveness of an empirically supported treatment for agoraphobia. *Journal of Consulting and Clinical Psychology, 69,* 375–382.

Hahn, T., Kircher, T., Straube, B., Wittchen, H.-U., Konrad, C., Ströhle, A., Wittmann, A., Pfleiderer, B., Reif, A., Arolt, V., & Lüken, U. (2014). Predicting treatment response to cognitive behavioral therapy in panic disorder with agoraphobia by integrating local neural information. *JAMA Psychiatry, 72,* 68–74.

Hartmann, A., & Herzog, T. (1995). Varianten der Effektstärkenberechnung in Meta-Analysen: Kommt es zu variablen Ergebnissen? *Zeitschrift für Klinische Psychologie, 24*(4), 337–343.

Hayes, S. C., & Hofmann, S. G. (2017). The third wave of cognitive behavioral therapy and the rise of process-based care. *World Psychiatry, 16*(3), 245–246.

Hellhammer, D. (2005). Interview mit Michael Meaney: Wie die Zuwendung der Eltern die Stressvulnerabilität beeinflusst: Molekularbiologische Grundlagen sozialer Erfahrung. *Verhaltenstherapie, 15,* 110–112.

Hellhammer, D., Meinlschmidt, G., & Pruessner, J. C. (2018). Conceptual Endophentoypes: A Strategy to Advance the Impact of Psychoneuroendocrinology in Precision Medicine. *Psychoneuroendocrinology, 89,* 147–160.

Hermer, M., & Röhrle, B. (Hrsg.). (2008). *Handbuch der therapeutischen Beziehung.* Band I: Allgemeiner Teil & Band 2: Spezieller Teil. Tübingen: dgvt.

Hiller, W., Bleichhardt, G., & Schindler, A. (2009). Evaluation von Psychotherapien aus der Perspektive von Qualitätssicherung und Qualitätsmanagement. *Zeitschrift für Psychiatrie, Psychologie und Psychotherapie, 57,* 7–21.

Hiller, W., Fichter, M. M., & Rief, W. (2003). A controlled treatment study of somatoform disorders including analysis of health care utilization and cost-effectiveness. *Journal of Psychosomatic Research, 54,* 369–380.

Höfler, M., Gloster, A. T., & Hoyer, J. (2010). Causal effects in psychotherapy: Counterfactuals counteract overgeneralization. *Psychotherapy Research.*

Hofmann, S. G., Meuret, A. E., Smits, J. A., Simon, N. M., Pollack, M. H., Eisenmenger, K., et al. (2006). Augmentation of exposure therapy with D-Cycloserine for social anxiety disorder. *Archives of General Psychiatry, 63,* 298–304.

Hoyer, J. (2016). „Positive Nebenwirkungen" von Psychotherapie: Ein Plädoyer für die Erfassung multifinaler Wirkeffekte. *Zeitschrift für Klinische Psychologie und Psychotherapie, 45*(3), 163–173.

International Conference on Harmonisation of Technical Requirements for Registration of Pharmaceuticals for Humans (ICH). (2005). *Guideline E9: Statistical principles for clinical trials.* ► http://www.ich.org. Zugegriffen: 7. Apr. 2011.

Jacobson, N. S., Roberts, L. J., Berns, S. B., & McGlinchey, J. B. (1999). Methods for defining and determining the clinical significance of treatment effects: Description, application, and alternatives. *Journal of Consulting and Clinical Psychology, 67*(3), 300–307.

Jacobi, F., & Brodrück, D. (2020). Integrative Psychotherapie: Ideengeschichtliche Darstellung der grundlegenden Theorien und Konzepte. In B. Strauss, M. Galliker, M. Linden, & J. Schweitzer-Rother (Hrsg.), *Theorien, Konzepte und Techniken der Psychotherapie. Eine verfahrensübergreifende historisch-basierte Einführung.* Stuttgart: Kohlhammer.

Jacobi, F., Uhmann, S., & Hoyer, J. (2011). Wie häufig ist therapeutischer Misserfolg in der ambulanten Psychotherapie? Ergebnisse aus einer verhaltenstherapeutischen Hochschulambulanz. *Zeitschrift für Klinische Psychologie und Psychotherapie, 40*(4), 246–256.

Kendall, P. C. (1998). Empirically supported psychological therapies. *Journal of Consulting and Clinical Psychology, 66*(1), 3–6.

Kiesler, D. J. (1966). Some myths of psychotherapy research and the search for a paradigm. *Psychological Bulletin, 65,* 110–136.

Kirsch, I., Deacon, B. J., Huedo-Medina, T. B., Scoboria, A., Moore, T. J., & Johnson, B. T. (2008). Initial severity and antidepressant benefits: A meta-analysis of data submitted to the food and drug administration. *PLoS Medicine, 5,* 260–268.

Kopta, S. M., Howard, K. I., Lowry, J. L., & Beutler, L. E. (1994). Patterns of symptomatic recovery in psychotherapy. *Journal of Consulting and Clinical Psychology, 62*(5), 1009–1016.

Kozak, M. J., & Cuthbert, B. N. (2016). The NIMH research domain criteria initiative: Background, issues, and pragmatics. *Psychophysiology, 53*(3), 286–297.

Lambert, M. J. (2005). Emerging methods for providing clinicians with timely feedback on treatment effectiveness: An introduction. *Journal of Clinical Psychology/In Session, 61*(2), 141–144.

Lambert, M. J. (2013a). The Efficacy and Effectiveness of Psychotherapy. In M. J. Lambert (Hrsg.), *Bergin & Garfield's Handbook of psychotherapy and behavior change* (6. Aufl., S. 169–218). New York: Wiley.

Lambert, M. J. (Hrsg.). (2013b). *Bergin & Garfield's Handbook of psychotherapy and behavior change* (6. Aufl.). New York: Wiley. [Deutsche Ausgabe der 5. Auflage von M. Richard und H. Vogel: Lambert, M. J. (Hrsg.), *Bergin & Garfields Handbuch der Psychotherapie und Verhaltensmodifikation.* Tübingen: dgvt].

Leichsenring, F., Abbass, A., Hilsenroth, M. J., Leweke, F., Luyten, P., Keefe, J. R., Mifgley, N., Rabung, S., Salzer, S., & Steinert, C. (2017). Biases in research: risk factors for non-replicability in psychotherapy and pharmacotherapy research. *Psychological Medicine, 47*(6), 1000–1011.

Leichsenring, F., & Rabung, S. (2008). Effectiveness of long-term psychodynamic psychotherapy. A meta-analysis. *Journal of the American Medical Association, 300,* 1551–1565.

Liberati, A., Altman, D. G., Tetzlaff, J., et al. (2009). The PRISMA statement for reporting systematic reviews and meta-analyses of studies that evaluate health care interventions: Explanation and elaboration. *Journal of Clinical Epidemiology, 62*(10), e1–34.

Lilienfeld, S. O. (2007). Psychological treatments that cause harm. *Perspectives on Psychological Science, 2,* 53–70.

Lincoln, T. M. (2010). Letter to the Editor: A comment on Lynch et al. (2009). *Psychological Medicine, 40*(5), 877–880.

Lincoln, T. M., Rief, W., Hahlweg, K., Frank, M., von Witzleben, I., Schroeder, B., & Fiegenbaum, W. (2003). Effectiveness of an empirically supported treatment for social phobia in the field. *Behaviour Research and Therapy, 41,* 1251–1269.

Linden, M., & Strauß, B. (2012). *Risiken und Nebenwirkungen von Psychotherapie.* Berlin: MWV.

Lutz, W., Martinovich, Z., & Howard, K. I. (2001). Vorhersage individueller Psychotherapieverläufe. *Zeitschrift für Klinische Psychologie und Psychotherapie, 30,* 104–113.

de Lutz, W., Jong, K., & Rubel, J. (2015). Patient-focused and feedback research in psychotherapy: Where are we and where do we want to go? *Psychotherapy Research, 25*(6), 625–632.

Lynch, D., Laws, K. R., & McKenna, P. J. (2009). Cognitive behavioural therapy for major psychiatric disorder: Does it really work? A meta-analytical review of well-controlled trials. *Psychological Medicine, 40*(1), 9–24.

Malik, M. L., Beutler, L. E., Alimohamed, S., Gallagher-Thompson, D., & Thompson, L. (2003). Are all cognitive therapies alike? A comparison of cognitive and noncognitive therapy process and implications for the application of empirically supported treatments. *Journal of Consulting and Clinical Psychology, 71*(1), 150–158.

Margraf, J., Ehlers, A., Taylor, C. B., Roth, W. T., Clark, D. B., Sheikh, J., & Agras, W. S. (1991). How „blind" are double-blind studies? *Journal of Consulting and Clinical Psychology, 59,* 184–187.

Märtens, M., & Petzold, H. (Hrsg.). (2002). *Therapieschäden.* Mainz: Grünewald.

Meller, B., Hertwig, R., & Kahneman, D. (2001). Do frequency representations eliminate conjunction effects? An exercise in adversarial collaboration. *Psychological Science, 12*(4), 269–275.

19

Moher, D., Hopewell, S., Schulz, K. F., Montori, V., Gøtzsche, P. C., Devereaux, P. J., Elbourne, D., Egger, M., & Altman, D. G. (2010). CONSORT 2010 explanation and elaboration: Updated guidelines for reporting parallel group randomised trials. *British Medical Journal, 340*, c869.

Moher, D., Schulz, K. F., Altmann, D. G., & für die CONSORT-Gruppe. (2004). Das CONSORT Statement: Überarbeitete Empfehlungen zur Qualitätsverbesserungen von Reports randomisierter Studien im Paralleldesign. *Deutsche Medizinische Wochenschrift, 129*, 16–20.

Müller-Oerlinghausen, B., & Linden, M. (1981). Rationalität der Indikation zu psychopharmakologischer Behandlung. In U. Baumann (Hrsg.), *Indikation zur Psychotherapie* (S. 210–220). München: Urban & Schwarzenberg.

Munder, T., Brutsch, O., Leonhart, R., Gerger, H., & Barth, J. (2013). Researcher allegiance in psychotherapy outcome research: An overview of reviews. *Clinical Psychology Review, 33*(4), 501–511.

Nathan, P. E., & Gorman, J. M. (Hrsg.). (2015). *A guide to treatments that work* (2. Aufl.). New York: Oxford University Press.

Norcross, J. (Hrsg.). (2011). *Psychotherapy relationships that work.* New York: Oxford University Press.

Nutt, D., & Goodwin, G. (2011). ECNP Summit on the future of CNS drug research in Europe 2011: Report prepared for ECNP by David Nutt and Guy Goodwin. *European Neuropsychopharmacology, 21*, 495–499.

Perst, A., & Baumann, U. (1999). Einzelfallstudien in klinisch-psychologischen, psychotherapeutischen Fachzeitschriften. *Zeitschrift für Klinische Psychologie, 28*, 205–213.

Pfammatter, M., & Tschacher, W. (2016). Klassen allgemeiner Wirkfaktoren und ihr Zusammenhang mit Therapietechniken. *Zeitschrift für Klinische Psychologie und Psychotherapie, 45*(1), 1–13.

Plath, I. (1998). Die Untersuchung von Grawe, Donati & Bernauer (1994) aus forschungsintegrativer Sicht. Eine methodenkritische Analyse. *Report Psychologie, 23*(9), 730–749.

Pittig, A., Stevens, S., Vervliet, B., Treanor, M., Conway, C. C., Zbozinek, T., & Craske, M. G. (2015). Optimierung expositions-basierter Therapie: Der Ansatz des inhibitorischen Lernens. *Psychotherapeut, 60*, 401–418.

Rief, W. (2017). Ist Beschäftigung mit Placebo-Effekten wirklich Ausdruck eines Minderwertigkeitskomplexes? – Eine Antwort auf den Leserbrief von Harald Walach. *Verhaltenstherapie, 27*, 57–58.

Rief, W., & Gaab, J. (2016). Die dunkle Seite der Intervention – was hat Placebo mit Psychotherapie zu tun? *Verhaltenstherapie, 26*, 6–7.

Rief, W., & Hofmann, S. G. (2009). Die Psychoanalyse soll gerettet werden. Mit allen Mitteln? *Nervenarzt, 80*(5), 593–597.

Rief, W., Nestoriuc, Y., Weiss, S., Welzel, E., Barsky, A. J., & Hofmann, S. G. (2009). Meta-analysis of the placebo response in antidepressant trials. *Journal of Affective Disorders, 118*, 1–8.

Rosen, G. M., & Davison, G. C. (2003). Psychology should list Empirically Supported Principles of change (ESPs) and not trademarked therapies or other treatment packages. *Behavior Modification, 27*(3), 300–312.

Rosenthal, R. (1982). A simple, general purpose display of magnitude of experimental effect. *Journal of Educational Psychology, 74*, 166–169.

Rosenthal, R. (1990). How are we doing in soft psychology? *American Psychologist, 45*, 775–777.

Rosenthal, R., & Di Matteo, M. R. (2001). Recent developments in quantitative methods for literature reviews. *Annual Review of Psychology, 52*(1), 59–82.

Rousmaniere, T. (2017). *Deliberate practice for psychotherapiests. A guide to improving clinical effectiveness.* New York: Routledge.

Sackett, D. L., Rosenberg, W. M., Gray, J. A., Haynes, R. B., & Richardson, W. S. (1996). Evidence based medicine: What it is and what it isn't. *British Medical Journal, 312*, 71–72.

Schleidgen, S., Klinger, C., Bertram, T., Rogowsky, M. H., & Marckmann, G. (2013). What is personalized medicine: sharpening a vague term based on a systematic literature review. *BMC Medical Ethics, 14*, 55.

Schulte, D. (1993). Lohnt sich eine Verhaltensanalyse? *Verhaltenstherapie, 3*, 5–13.

Seligman, M. E. P. (1995). The effectiveness of psychotherapy: The Consumer Reports study. *American Psychologist, 50*(12), 965–974.

Shadish, W. R., Matt, G. E., Navarro, A. M., & Siegle, G. (1997). Evidence that therapy works in clinically representative conditions. *Journal of Consulting and Clinical Psychology, 65*(3), 355–365.

Shadish, W. R., Matt, G. E., Navarro, A. M., & Phillips, G. (2000). The effects of psychological therapies under clinically representative conditions: A meta-analysis. *Psychological Bulletin, 126*(4), 512–529.

Shea, M. T., Elkin, I., Imber, S. D., Sotsky, S., Watkins, J., Collins, J., et al. (1992). Course of depressive symptoms over follow-up – Findings from the National Institute of Mental Health Treatment of Depression Collaborative Research Program. *Archives of General Psychiatry, 49*(10), 782–787.

Smith, M. L., Glass, G. V., & Miller, T. I. (1980). Meta-analysis of psychotherapy. *American Psychologist, 41*, 165–180.

Southworth, S., & Kirsch, I. (1988). The role of expectancy in exposure-generated fear reduction in agoraphobia. *Behaviour Research and Therapy, 26*, 113–120.

Stewart-Williams, S. (2004). The placebo puzzle: Putting together the pieces. *Health Psychology, 23*(2), 198–206.

Wade, W., Treat, T., & Stuart, G. (1998). Transporting an empirically supported treatment for panic disorder to a service clinic setting: A benchmarking strategy. *Journal of Consulting and Clinical Psychology, 66*, 231–239.

Walach, H. (2017). Der Minderwertigkeitskomplex der Psychotherapie oder die Frage nach dem Placebo. Einige kritische Gedanken zur derzeitigen Diskussion. *Verhaltenstherapie, 27*, 53–56.

Wampold, B. E. (2011). Qualities and actions of effective therapists. Continuing education in psychotherapy of the American Psychological Association (APA, Education Directorate). ► www.apa.org/education/ce/effective-therapists.pdf. Zugegriffen: 26. Sept. 2016.

Wampold, B. E. (2015). How important are the common factors in psychotherapy? An update. *World Psychiatry, 14*(3), 270–277.

Wampold, B. E., Imel, Z. E., & Flückiger, C. (2018). *Die Psychotherapiedebatte. Was Psychotherapie wirksam macht.* Göttingen: Hogrefe.

Westen, D., Novotny, C. M., & Thompson-Brenner, H. (2004). The empirical status of empirically supported psychotherapies: Assumptions, Findings, and reporting in controlled clinical trials. *Psychological Bulletin, 130*(4), 631–663.

Westmeyer, H. (2009). Wissenschaftstheoretische Aspekte. In J. Margraf (Hrsg.), *Lehrbuch der Verhaltenstherapie* (Bd. 1, S. 48–62). Berlin: Springer.

Wolpe, J. (1958). *Psychotherapy by reciprocal inhibition.* Stanford: Stanford University Press.

Zielke, M. (1993). *Wirksamkeit stationärer Verhaltenstherapie.* Weinheim: Beltz, Psychologie Verlags Union.

Zilcha-Mano, S., Muran, J. C., Hungr, C., Eubanks, C. F., Safran, J. D., & Winston, A. (2016). The relationship between alliance and outcome: Analysis of a two-person perspective on alliance and session outcome. *Journal of Consulting and Clinical Psychology, 84*(6), 484–496.

Gesprächsführung in der Klinischen Psychologie und Psychotherapie

Jürgen Hoyer und Hans-Ulrich Wittchen

Inhaltsverzeichnis

© Springer-Verlag GmbH Deutschland, ein Teil von Springer Nature 2020
J. Hoyer und S. Knappe (Hrsg.), *Klinische Psychologie & Psychotherapie*,
https://doi.org/10.1007/978-3-662-61814-1_20

20.1 Gesprächsführung in unterschiedlichen Arbeitsgebieten der Klinischen Psychologie

In allen Anwendungsfeldern der Klinischen Psychologie wie der Diagnostik, Begutachtung, Beratung, Psychotherapie und Rehabilitation sind professionelle kommunikative Kompetenzen unverzichtbar. Gespräch, Motivation und Kooperation stehen in engem Zusammenhang, und sie sind „Träger und Voraussetzung der spezifischeren Interventionen" (Caspar und Belz 2009, S. 75).

Die Gesprächsführung in der klinisch-psychologischen Anwendung unterscheidet sich, je nachdem, ob es um Diagnostik, Beratung oder Intervention geht. Bei der diagnostischen Gesprächsführung stehen die Informationsgewinnung und Urteilsbildung im Vordergrund, bei der Beratung das Abwägen und die Entscheidungsfindung. Demgegenüber besteht bei der Gesprächsführung im Interventionskontext auch die Zielsetzung, eine förderliche therapeutische Beziehung aufzubauen und zu entwickeln, u. a. um positive Veränderungserwartungen zu fördern. ◧ Tab. 20.1 kontrastiert einige charakteristische Merkmale der diagnostischen und der therapeutischen Gesprächsführung sowie der Gesprächsführung im Rahmen einer Beratung.

Therapeuten übernehmen nicht selten diagnostische, beratende und therapeutische Aufgaben im Wechsel. Mit dem Wechsel in der Funktion bzw. in der Zielsetzung einer Gesprächssequenz sind charakteristische Veränderungen des Gesprächsstils verbunden, so z. B. wenn nach der Entscheidung über eine Behandlung die therapeutische Funktion des Gesprächs stärker in den Vordergrund rückt.

Unterschiede im Gesprächsverhalten sind aber auch durch das Setting vorgegeben, in dem eine Intervention stattfindet (◧ Tab. 20.2, ◧ Abb. 20.1). Ferner sind in verschiedenen Phasen des Therapieprozesses und der Veränderung unterschiedliche Gesprächsvarianten besonders effizient (▶ Kap. 24). Im Folgenden ist keine für alle Psychotherapieformen umfassende Darstellung intendiert; wir beziehen uns vornehmlich auf die Gesprächsführung im Bereich der Verhaltenstherapie bzw. der allgemeinen Psychotherapie (Caspar und Belz 2009; Grawe 1998). Für nähere Ausführungen zur Gesprächsführung in der Diagnostik verweisen wir auf Segal und Hersen (2010), für Gesprächsregeln im Bereich der Beratung auf Warschburger (2009).

20.2 Gesprächsvoraussetzungen

Das erste Ziel einer therapeutisch orientierten klinisch-psychologischen Intervention ist die Klärung der Zielsetzungen des Patienten und die Förderung realistischer positiver Erwartungen.

Bei den Patienten sollte dabei schon zu Beginn der Behandlung ein stabiles Vertrauen entstehen; das Gefühl, gut aufgehoben zu sein. Diese Merkmale unterstützen die Entwicklung von positiven Behandlungserwartungen und von Eigeninitiative und Selbstverantwortung bei der Durchführung, aber auch beim Durchhalten einer Therapie. Gleichzeitig beugt eine solche positive Erfahrung der Selbststigmatisierung (Corrigan 2004) vor, bei der der Patient allein aufgrund seines Status als Patient Gefahr läuft, sich selbst abzuwerten.

20

◧ **Tab. 20.1** Aspekte der Gesprächsführung (einschließlich Zeitrahmen) in ausgewählten Arbeitsgebieten der Klinischen Psychologie

	Diagnostik	Beratung	Verhaltenstherapie
Anteil von Fragen	Hoch	Mittelgradig	Mittelgradig
Grad der Strukturierung	Hoch	Möglichst hoch	Möglichst hoch
Information/Psychoedukation	Eingeschränkt auf Diagnose	Typisch	Typisch
Fachsprache	Kann notwendig sein	Möglichst vermeiden	Möglichst vermeiden
Modellvermittlung	Nicht relevant	Nur in Grundzügen	Typisch
Kognitive Umstrukturierung	Nicht relevant	Typisch	Typisch
Förderung von Eigenverantwortlichkeit	Nicht relevant	Typisch	Typisch
Reflexion der therapeutischen Beziehung	Nicht relevant	Untypisch	Kann vorkommen
Instruktion im Hinblick auf Veränderungen	Nicht relevant	Entscheidungsfindung steht gegenüber Verhaltensänderung im Vordergrund	Typisch
Zeitrahmen	Eng	Wenige Stunden	Kurze oder längere Zeiträume (5–80 Sitzungen)

◘ Tab. 20.2 Unterschiede in den Rahmenbedingungen der Beziehung von Allgemeinärzten und Psychotherapeuten zu ihren Patienten. (Mod. nach Hoyer und Köllner 2005, republished with permission of Georg Thieme Verlag KG, © 2005; permission conveyed through Copyright Clearance Center, Inc.)

Merkmal	Arzt-Patient-Beziehung in der Allgemeinmedizin	Therapeut-Patient-Beziehung in der Psychotherapie
Dauer der Beziehung	Offen, dem Patienten sollte es immer wieder möglich sein, seinen Arzt aufzusuchen	Formale Begrenzung nach Psychotherapierichtlinien (80–100 h), inhaltlich bis zur Erfüllung des Behandlungsauftrages
Kleinste Zeiteinheit	1–5 min	25 min
Größte Zeiteinheit (GÖA)	20 min (psychosomatische Grundversorgung)	100 (Doppelstunde) bis 200 (Expositionstraining) Minuten
Leistungsnachfrage	Rund um die Uhr, offene Sprechstunde	In der Regel nur zu vereinbarten Terminen (Bestellsystem)
Inhalt	Im Laufe der Arzt-Patient-Beziehung immer wieder neue, teilweise schnell wechselnde Problemstellungen	Definierte Therapieziele (die ggf. im Therapieprozess modifiziert werden können)
Handlungsdruck	Hoch, ein Patient mit akuten Schmerzen kann z. B. nicht unbehandelt weggeschickt werden	Niedrig, Therapeut kann z. B. zunächst prüfen, ob es eine evidenzbasierte Behandlungsstrategie gibt und sich ggf. gegen eine Behandlung entscheiden
Weitergabe von Daten	Zwischen Haus-, Fach- und Klinikärzten üblich und notwendig	Wird restriktiv gehandhabt, hoher Stellenwert der Vertraulichkeit und Schweigepflicht
Typischer Fehler	Somatische Fixierung	Psychosoziale Fixierung

GOÄ Gebührenordnung für Ärzte

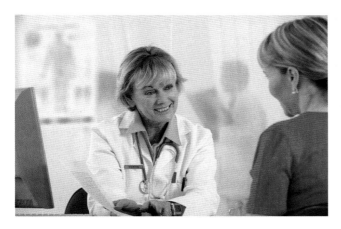

◘ Abb. 20.1 Das ärztliche Gespräch. Im psychotherapeutischen Gespräch fehlen Schreibtisch und Kittel üblicherweise. (© carlosseller/shutterstock.com)

Besonders geeignete Verhaltensweisen zur Förderung einer guten therapeutischen Beziehung sind:
- Zuwendung und Aufnahmebereitschaft (aktives Zuhören),
- Einfühlungsvermögen (Empathie) und
- Respekt vor der Person des anderen (Akzeptanz).

Hierbei ist es unter Umständen anfangs nötig, einem Hilfesuchenden zu verdeutlichen, dass er in der Regel mehr von sich mitteilen muss, als er aus klassischen medizinischen Behandlungssituationen kennt. Diesen Lernprozess sollte der Therapeut durch eine zugewandte, nicht wertende Grundhaltung, soziale Verstärkung sowie unterstützende Signale fördern.

20.2.1 Aktives Zuhören und nonverbale Synchronisation

Zuhörenkönnen ist erlernbar. Beispiele für verbale Signale aktiven Zuhörens können sein: das Widerspiegeln des bereits Gesagten, kurze Ermutigungen („ja", „gut", „aha"), Mitgehen signalisieren („mhm", „aha"), Stockungen auffangen (Wiederholen der letzten Worte) und Bitte um Konkretisierung oder Beispiele. Derartige Signale entfalten ihre Wirkung aber nur dann, wenn sie nicht schematisch und in unechter Weise vorgebracht werden (▶ Gut zu wissen).

Gut zu wissen

Unterstützende Techniken
Auch durch folgende Techniken können Therapeuten den Patienten dabei unterstützen, sein Anliegen vorzubringen und für ihn kritische oder peinliche Inhalte zu verbalisieren:
1. Offene Fragen: „Was ist es, das Sie bedrückt?"
2. Gefühle aufnehmen: „Das hat Sie traurig gemacht ..."
3. Pausen von mehr als 3 Sekunden Länge zulassen, damit der Patient Zeit findet, sich zu sammeln.
4. Schwierige Themen von sich aus ansprechen.

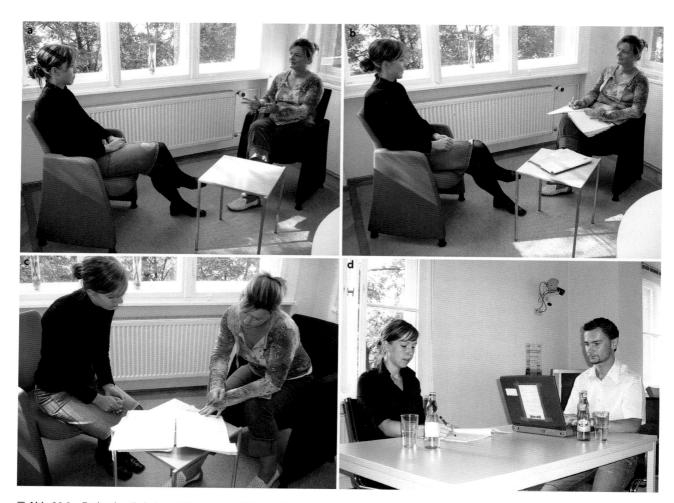

◘ Abb. 20.2   Patientin *(links)* und Therapeutin/Diagnostiker *(rechts)* im therapeutischen und diagnostischen Gespräch – Beispielsituationen: **a** typische Sitzanordnung und Körperhaltung im therapeutischen Einzelgespräch; **b** Therapeutin notiert zentrale Inhalte des Gesprächs; **c** gemeinsame Besprechung therapeutischer Materialien (z. B. Graphiken); **d** computerisierte Diagnostik

Unter den nonverbalen Signalen können eine offene und natürliche Sitzhaltung, ein flexibler Blickkontakt, Nicken und andere Ausdrucksbewegungen sowie eine angepasste Körperdistanz zum Patienten helfen, die Entwicklung der Selbstexploration und des Vertrauens zu unterstützen ◘ Abb. 20.2).

Die Koordination nonverbalen Verhaltens zwischen Interaktionspartnern (wie sie sich z. B. in einer spiegelbildlichen Sitzposition zeigt) wird auch als nonverbale Synchronisation bezeichnet (Ramseyer 2010). Daten belegen, dass sich Therapiesitzungen, die von den Beteiligten eine positive Einschätzung bezüglich der Beziehungsqualität erhielten, durch hohe Synchronisation auszeichneten. Auch war in Therapien mit einer erfolgreichen Symptomreduktion die Synchronisation ausgeprägter. Ramseyer (2010) konnte ferner zeigen, dass die nonverbale Synchronisation in beide Richtungen erfolgt: Patienten und Therapeuten imitieren ihr nonverbales Verhalten gegenseitig. Diese Prozesse werden von

basalen Hirnstrukturen gesteuert, sie sind subtil und hochgradig automatisiert. Die gute Synchronisation muss also nicht zwangsläufig ein kausaler Faktor sein, sie könnte auch Folge einer sich gut entwickelnden therapeutischen Beziehung sein. Ähnlich wie beim aktiven Zuhören dürfte die Synchronisation kontraproduktiv werden, wenn sie übertrieben und übermäßig ausfällt. Experimentelle Befunde zur nonverbalen Synchronisation und ihres Effektes auf den Erfolg von Psychotherapie stehen noch aus.

20.2.2 Empathie

Empathie heißt vor allem, die spezifischen persönlichen Bedeutungen der sprachlichen Mitteilung und des Interaktionsverhaltens des anderen zu verstehen, zu erfassen oder zu erschließen. Voraussetzung dafür ist, dass der Therapeut verstanden hat, was den Patienten wirklich beschäftigt. Hierzu ist oft präzises Nachfragen (mit offenen Fragen, z. B. „Wie war das genau für Sie?") erforderlich. Im therapeutischen Kontext kommt es darauf an, dass der Therapeut etwas nicht nur versteht, sondern dass er auch zu erkennen gibt, dass er um Verständnis bemüht ist und was er verstanden hat. Hilfreich kann es z. B. sein, dem Patienten das eigene Bemühen um ein intensives Verständnis dadurch zu signalisieren, dass man nach einem Gesprächsabschnitt eine kurze Zusammenfassung gibt und dabei die wahrgenommenen Emotionen berücksichtigt (▶ Gut zu wissen).

Gut zu wissen

Das Gesagte und das Gemeinte
Empathie geht über ein rein sachlogisches „Verständnis" eines Sachverhalts hinaus und bezieht sich auf das vom Sprecher Gemeinte. Für die Alltagskommunikation ist es oft kennzeichnend, dass wir unsere Gefühle und Botschaften nur sehr indirekt oder versteckt ausdrücken. Verständlich bleibt es in der Regel trotzdem! Wenn Sie jemanden fragen, wie es ihm geht, und er sagt „Ganz gut!", dann können Sie nur aus den sonstigen Informationen, die zur Verfügung stehen (nonverbales oder paraverbales Verhalten, Informationen über die Situation des anderen) erschließen, ob dies wirklich heißt, es geht ihm gut, ob er eigentlich nicht darüber reden will, wie es ihm geht, oder ob die Aussage noch andere Bedeutungen hat. Je genauer Sie das vom Sprecher Gemeinte einschließlich seiner spezifisch persönlichen Bedeutungen intuitiv erfasst haben, desto stärker kann man von Empathie sprechen.

Zum Bemühen um Empathie gehört auch „eine gemeinsame Sprache zu finden". Wenn der Therapeut in sprachlichen Formeln und im Fachjargon bleibt, wird sich beim Patienten weniger leicht das Gefühl einstellen, verstanden zu werden. Günstig ist es also, die Sprache des Patienten direkt aufzunehmen und an geeigneten Stellen auch die gleichen Formulierungen zu benutzen.

Um den Patienten oder die Patientin kognitiv und emotional wirklich zu erreichen, muss der Therapeut sich also unbedingt in die persönlichen Denk- und Wertsysteme des Patienten hineinversetzen und diese bei der Planung und Begründung der Interventionen berücksichtigen, was mit Bezug auf sozialpsychologische Wissensbestände auch als „systemimmanente Gesprächsführung" bezeichnet wird (z. B. Tuschen-Caffier und Fiegenbaum 2000). Einige Strategien der systemimmanenten Gesprächsführung werden unten näher erläutert (in ▶ Abschn. 20.3.4, ▶ Klinisch betrachtet „Systemimmanente Gesprächsführung").

20.2.3 Akzeptanz

Die gegenseitige Akzeptanz von Patient und Therapeut ist eine dritte wichtige Voraussetzung für den therapeutischen Prozess. Die Grundregel auf dem Weg dorthin lautet: Wertungen weitgehend vermeiden. Es geht primär darum, ein Verständnis für den Patienten zu entwickeln und dabei Bewertungen zu unterlassen, auch wenn vielleicht die Ausführung des Patienten oder seine Erklärungen auf den ersten Blick und aus dem Verständnis des Therapeuten heraus abstrus oder abwegig erscheinen. Akzeptanz heißt allerdings nicht Laissez-faire; insbesondere wenn Verhalten sich ungünstig auf die Therapie auswirkt, darf der Therapeut dies nicht einfach akzeptieren. Problematisches und störendes *Verhalten* sollte man direkt ansprechen, aber verdeutlichen, dass man die *Person* trotzdem prinzipiell soweit möglich wertschätzt und ernst nimmt (▶ Gut zu wissen).

Gut zu wissen

Reaktanzvermeidender Gesprächsstil
Wenn ein Überzeugungsversuch den Eindruck erweckt, er bedrohe die Entscheidungsfreiheiten eines Gegenübers, so zieht dies nach den Annahmen der Reaktanztheorie reaktantes Verhalten nach sich, z. B. in Form von Ärger, Gegenargumentieren, negativen Einstellungen zur Behandlung und zur Veränderung (vgl. Steindl et al. 2016). Dem Patienten die Entscheidungsfreiheit zu belassen, ist deshalb weniger der Freundlichkeit und schon gar nicht einer Laissez-faire-Haltung geschuldet, sondern allein schon aus sozialpsychologischen Gründen bestens gerechtfertigt. Man könnte dies einen reaktanzvermeidenen Gesprächsstil nennen (vgl. auch die Prinzipien der Motivierenden Gesprächsführung, ▶ Kap. 24). Ein Patient, der im Begriff ist, eine besprochene Übung zu verweigern, sollte also in der Regel nicht dazu gedrängt oder ermahnt werden, sondern nochmals frei abwägen dürfen („Bitte überlegen Sie nochmals, warum Sie hier sind, und was Sie jetzt gewinnen oder verlieren können und entscheiden Sie selbst."). Die Tatsache, dass Reaktanz ein stark motivierender Zustand ist, wird allerdings auch systematisch auf paradoxe Weise genutzt. Bei der Methode der paradoxen Intervention provozieren Therapeuten bewusst Reaktanz, da sie hoffen, dass Patienten genau das Gegenteil von dem tun werden, was der Therapeut ihnen nahelegt (Miron und Brehm 2005). Ein solches, taktisch-manipulativ geprägtes Gesprächsverhalten läuft den hier sonst genannten Prinzipien allerdings entgegen und kann das therapeutische Arbeitsbündnis gefährden. Einige Autoren argumentieren, paradoxe Interventionen seien besonders bei den Patienten indiziert, die ohnehin schon reaktant reagiert haben (z. B. Shoham-Salomon et al. 1989).

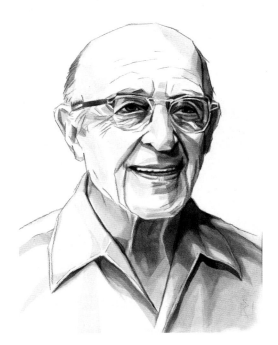

◘ Abb. 20.3 Carl Rogers (1902–1987; © INTERFOTO/Jan Rieckhoff)

Die hier genannten Merkmale eines therapeutischen Gesprächs sind eng angelehnt an die von dem Begründer der Gesprächspsychotherapie, Carl Rogers (1957; ◘ Abb. 20.3), auf empirischer Basis formulierten „notwendigen und hinreichenden Bedingungen" für den Erfolg einer jeden Therapie (Empathie, Akzeptanz, Kongruenz). Sie nehmen allerdings nicht Bezug auf die von Rogers formulierte Persönlichkeits- und Therapietheorie (▶ Gut zu wissen).

Gut zu wissen

Notwendige, aber nicht hinreichende Bedingungen für den Erfolg einer Therapie
- Mit „notwendiger Bedingung" ist bei Rogers gemeint, dass ohne die Realisierung der genannten Variablen keine Therapie erfolgreich sein kann. Unter „hinreichender Bedingung" ist zu verstehen, dass allein die Realisierung dieser Variablen bereits für die therapeutische Veränderung ausreichend sein soll.
- Die letztgenannte Annahme lässt sich allerdings vor dem Hintergrund der empirischen Psychotherapieforschung kaum aufrechterhalten (Greenberg et al. 1994). Die genannten Variablen werden zwar weiterhin als wichtige Bedingungen für die Therapie angesehen, müssen jedoch je nach Patient und Störungsbild um ein spezifisches Interventionsrepertoire ergänzt werden.

- Die „Basisvariablen" nach Rogers gehören nichtsdestotrotz zum Standardwissen der Therapeuten weltweit (zur näheren Darstellung ▶ Kap. 17)

20.2.4 Typische Fehler

Es ist nicht immer einfach, die genannten Voraussetzungen für eine therapeutische Gesprächsführung herstellen zu können. Einige typische Fehler bei der Gesprächsführung sind:

Häufige Fehler bei der Gesprächsführung
- Voreilige Ratschläge geben
- Voreilige Diagnosen vergeben
- Fachsimpeln
- Fachausdrücke verwenden
- Unverständliche Erklärungen abgeben (zu lange Sätze)
- Den Patienten nicht einbeziehen (Dozentenstil)
- Bagatellisieren
- Distanzverlust
- Plaudern
- Nicht einsichtiger Themenwechsel

Ein ausführliches und kontinuierliches Training der verhaltensbezogenen wie auch der emotionalen Kompetenzen im Rahmen der Gesprächsführung ist unerlässlich, um derartige Fehler minimieren zu können (vgl. Hoyer 2005).

20.3 Basisfertigkeiten verhaltenstherapeutischer Gesprächsführung

Im Folgenden beschränken wir uns auf die Darstellung einiger Prinzipien der Gesprächsgestaltung, wie sie insbesondere der Verhaltenstherapie zugrunde liegen. Auf Varianten, etwa im Rahmen der „Acceptance and Commitment Therapy" (Villatte et al. 2016; ▶ Kap. 18) oder im Rahmen spezifischer Störungen, kann im Folgenden nicht eingegangen werden.

Diese dargestellten Prinzipien lassen sich nur z. T. aus lernpsychologischen, sozial- und motivationspsychologischen Theorien über die psychologische Wirkweise verhaltenstherapeutisch initiierter Veränderungen ableiten und beruhen im Wesentlichen auf therapeutischen Erfahrungen. Eine in sich geschlossene Theorie des verhaltenstherapeutischen Gesprächs und seiner Wirkweise fehlt.

20

20.3.1 Transparenz

Es ist ein Grundprinzip der Verhaltenstherapie, auf den aufgeklärten aktiven Patienten zu setzen und alle Behandlungsschritte offen zu legen. Die Begründung und das Erklären von allen diagnostischen und therapeutischen Verhaltensweisen, Übungen und Hausaufgaben sind deswegen eine Selbstverständlichkeit. Transparenz ist allerdings kein Selbstzweck, sondern auf das notwendige Maß zu beschränken.

Ein Beispiel für transparentes Vorgehen ist die „kognitive Vorbereitung" bei Reizkonfrontation (Fiegenbaum und Tuschen-Caffier 2000). Die sorgfältige Vorbereitung ist von entscheidender Bedeutung für den Erfolg einer therapeutischen Maßnahme. Klare Auskünfte über den institutionellen Rahmen, die Ausbildung des Therapeuten sowie über Inhalt, Dauer, Frequenz und Kosten der Therapie erhöhen die Transparenz.

Gleichzeitig ist der Hinweis wichtig, dass es sich um selektive Transparenz handelt und der Therapeut keineswegs einfach alle Fragen beantwortet, die potenziell gestellt werden könnten. Will ein Patient am Anfang der Therapie etwa wissen, wie die Reizkonfrontation denn nun genau aussieht, von der er schon so viel gehört hat, so ist es die Aufgabe des Therapeuten, zunächst genau zu explorieren, aus welchem Grund der Patient diese Frage stellt. Gibt es bestimmte Befürchtungen seitens des Patienten, er könne in der Therapie überfordert werden, sollte sich die Antwort des Therapeuten natürlich auch auf diesen Aspekt beziehen. Transparenz hieße in diesem Fall, die Grundbedingungen des gemeinsamen Vorgehens zu erläutern und zu erklären, dass der Patient nur jene Schritte gehen wird, die er sich auch zutraut.

20.3.2 Struktur

Klinisch-psychologische Interventionen müssen übersichtlich strukturiert sein. Die einzelne Gesprächseinheit sowie der Therapieablauf als Ganzes müssen eine vorhersagbare und zielgerichtete Struktur haben, um potenzielle Verunsicherung auf der Patientenseite zu reduzieren und positive Behandlungserwartungen sowie die Therapiemotivation zu fördern. Strukturierung alleine gibt bereits leidenden Patienten in der Regel eine unmittelbare Sicherheit, die als strategisches Zwischenziel genutzt werden sollte.

Obwohl Struktur nicht zwangsläufig bedeuten muss, dass eine strikte manualisierte Therapie mit fest vorbereiteten Arbeitsbögen verwendet werden muss, sollte doch bei jeder Sitzung fest geregelt sein:

- welche Themen zur Sprache kommen (Tagesordnung),
- die Auswertung therapeutischer Aufgaben und Übungen,
- die Ableitung, Begründung und Durchführung spezifischer Interventionsbausteine,
- die Absprache neuer Aufgaben und
- die Zusammenfassung und die Rückmeldungen seitens des Patienten (s. unten).

Derartige Strukturierungen können häufig aus patienten- wie auch therapeutenbezogenen Gründen komplikationsreich verlaufen. So können plötzliche Wechsel, weitschweifige Problembeschreibungen und Detailreichtum sowie Erzählungen über rein äußere Sachverhalte bei Patienten auch Hinweise auf Vermeidungsverhalten sein. Sie können aber auch ein Indikator dafür sein, dass die Sprache des Therapeuten, seine Gliederung und Zielsetzung dem Patienten nicht hinreichend klar ist, sodass er nicht versteht, welches Verhalten von ihm verlangt wird.

20.3.3 Konkretisieren, Präzisieren und Spezifizieren

Psychische Störungen sind oft mit dem Gefühl des Patienten verbunden, von seinen Emotionen, Gedanken und Verhaltensweisen überwältigt zu werden, sodass sich ein nicht mehr zu bewältigendes Chaos für ihn ergibt. In derartigen Situationen hilft es, zunächst die Fähigkeit des Patienten zur Selbstbeobachtung (▶ Kap. 17) erheblich zu intensivieren oder sogar Strategien neu zu erlernen. Der Patient wird dabei aufgefordert, möglichst präzise die Situation, die Beschwerden, die Auslöser und die damit verbundenen Gedanken, Gefühle und Reaktionen im bisherigen Umgang zu beschreiben.

Wenn der Blick des Patienten für einfache Handlungsalternativen verloren gegangen ist, kommt es häufig zu übergeneralisierenden oder katastrophisierenden Bewertungen („Ich halte das alles nicht mehr aus, es wird mir alles zu viel!"). Hier ist es in der Gesprächsführung wichtig, genau zu benennen, was derartige Gedanken auslösen, wann und wie oft das Problem auftritt, um ein erstes Differenzierungslernen anzuleiten (▶ Klinisch betrachtet).

Beispiele für das Konkretisieren

1.	Patient:	„Ich habe doch schon alles ausprobiert."
	Therapeut:	„Bitte zählen Sie einmal im Einzelnen auf, was Sie schon ausprobiert haben."
2.	Patient:	„Heute war ein furchtbarer Tag!"
	Therapeut:	„Was war für Sie heute (besonders) furchtbar?"
3.	Patient:	„Frauen sind doch alle gleich?"
	Therapeut:	„Was meinen Sie genau?"
	Patient:	„Sie nutzen einen aus, wenn sie nur können!"
	Therapeut:	„An wen denken Sie dabei genau?"
	Patient:	„An meine erste Frau!"
	Therapeut:	„Welche anderen Frauen haben Sie genauso ausgenutzt wie Ihre erste Frau?"

> **Wichtig**
>
> Beim Konkretisieren sind typische Fehler des Therapeuten Doppel- oder Mehrfachfragen, die eine Überforderung darstellen können oder Missverständnisse auslösen.

20.3.4 Geleitetes Entdecken

Das geleitete Entdecken ist eine Gesprächsstrategie, bei der der Patient durch gezieltes Fragen oder Beispiele angeregt wird, wichtige zielführende neue oder auch für ihn widersprüchliche oder gar unangenehme Informationen selbst zu generieren – und zwar ohne Streiten und Überreden (vgl. Overholser 2011, S. 63: „Guided discovery involves a thoughtful use of questions, often focused on exploring, learning, and solving various life problems").

Der Vorteil dieser Strategie ist, dass der Patient von sich aus Entdeckungen macht und die Verantwortung des Therapeuten für neue Erkenntnisse relativiert wird. Geleitetes Entdecken kann auch bei der Ableitung von besseren individuellen Erklärungsmodellen für Problemverhalten herangezogen werden. Das sog. Teufelskreismodell bei der Aufrechterhaltung der Panik ist ein Musterbeispiel für dieses Vorgehen. Ein ähnliches Prinzip verfolgt die systemimmanente Gesprächsführung (Tuschen-Caffier und Fiegenbaum 2000; ▶ Klinisch betrachtet).

20.3.5 Soziale Verstärkung und Lob

Soziale Verstärkungsprozesse spielen im therapeutischen Prozess eine wichtige Rolle. Selektives Lob ist ein wichtiger Aspekt der Beziehungsgestaltung. Therapeutische Fortschritte können damit gefördert werden und das Prinzip der Selbstverstärkung kann leichter etabliert werden. Das Lob des Therapeuten sollte dabei aus lerntheoretischen Überlegungen abhängig von der Anstrengung erfolgen. So sollten schwere Aufgaben, die mit viel Überwindung und Aufwand für den Patienten verbunden waren, auch entsprechend intensiver verstärkt werden. Die Verstärkung und das Lob müssen allerdings glaubhaft sein, wobei darauf hinzuweisen ist, dass

Systemimmanente Gesprächsführung

Im Ansatz der systemimmanenten Gesprächsführung würde der Therapeut z. B. nicht im Dozentenstil gegen die ursprünglichen Annahmen des Patienten argumentieren – egal wie wenig realistisch sie erscheinen (Patient: „Meine Prüfungsangst zeigt mir, dass ich ein extremer Versager bin!"), sondern er nimmt die Gedanken und Befürchtungen des Patienten ernst und erarbeitet im Gespräch Schlussfolgerungen, die sich stringent aus dem Denksystem des Patienten ergeben (Therapeut: „Dann verstehe ich Ihren Wunsch besser, jetzt das Studium abzubrechen.") Der Patient kommt dadurch nicht in eine Verteidigungshaltung, sondern kann selbstständig neue Schlüsse ziehen (Patient: „Andererseits haben andere auch Prüfungsangst und schaffen es trotzdem.")

Eine ähnliche Strategie ist der „sokratische Dialog", der wie andere genuin „kognitive" Therapietechniken in ▶ Kap. 28 dargestellt wird.

20

dieses nicht nur verbal erfolgen kann, sondern auch indirekt durch Nicken, durch Lächeln und positiv verstärkende Gesten. Eine flexible (intuitive) Mischung verbaler und nonverbaler Hinweisreize ist hier der Idealfall.

20.3.6 Zusammenfassen und Rückmelden

Die Verhaltenstherapie wirkt nicht auf quasi magischem Weg, weil sich Einsichten ergeben und das Problem sich deshalb „in Luft auflöst". Vielmehr ist es wichtig, dass sich aus den in der Therapie erarbeiteten neuen Informationen auch Konsequenzen ergeben. Die in der Stunde erarbeiteten Inhalte müssen konsolidiert werden und liefern die Grundlage für neue Beobachtungen zwischen den Therapiesitzungen. Deshalb sollte am Ende der Stunde eine vom Patienten selbst formulierte Bilanz stehen.

Ferner werden so Missverständnisse vermieden, da der Patient eine Therapie möglicherweise anders erlebt und bewertet als der Therapeut. Tatsächlich ist das Ausmaß an Missverständnissen, das auch bei scheinbarer Übereinstimmung zwischen Therapeut und Patient vorliegen kann, oft genug verblüffend (Yalom 2002).

Zusammenfassung und wechselseitige Rückmeldung sind deshalb zentrale Bausteine der therapeutischen Sitzung. Paradigmatische Fragen am Ende einer Therapiesitzung können sein:

— „Wie würden Sie das Wichtigste des heutigen Gesprächs aus Ihrer Sicht zusammenfassen?"
— „Welche Punkte erscheinen Ihnen heute besonders wichtig?"
— „Welche Konsequenzen ergeben sich für Sie aus dem heutigen Gespräch oder dieser Übung?"

❯ Wichtig
Zusammenfassungen stärken das Erfahrungssystem des Patienten und erleichtern die Übertragung neu erlernten Verhaltens in das Alltagsleben.

20.3.7 Stringenz und Konsequenz

Bezugnehmend auf lerntheoretische Prinzipien wird nur bei einer konsequenten und stringenten Anwendung von bestimmten Gesprächsprinzipien der Patient auch ein therapieförderliches Verhalten entwickeln können. Nur wenn der Patient sicher ist, dass z. B. weitschweifige oder undeutliche Beschreibungen und Vermeidungsstrategien durch konkretisierende Fragen stringent beantwortet werden, wird sich die Selbstexploration bzw. das Problemverhalten verändern lassen. Diese Stringenz und Konsequenz gilt auch für in der Therapiesitzung vereinbarte Aufgaben und Übungen. Wenn der Patient die Erfahrung macht, dass der Therapeut unvorbereitet in die Sitzung kommt und verges-

sen hat, welche konkreten Übungen vereinbart wurden, wird er den Wert solcher Aufgaben als fragwürdig einordnen und zukünftig weniger motiviert sein, sie zu bearbeiten (▶ Kap. 34).

20.4 Spezielle Zielsetzungen

20.4.1 Information und Modellvermittlung

Klinisch-psychologische Interventionen haben unter dem Primat der Transparenz auch die Aufgabe, dass sich Therapeut und Patient auf ein gemeinsames Krankheitsmodell verständigen, und dass der Patient über alle notwendigen Informationen verfügt, um ein solches Modell nachzuvollziehen und sich therapiegerecht zu verhalten. Ein solches Modell sollte die am Problem beteiligten Anlagen seitens des Patienten sowie Auslösefaktoren und aufrechterhaltende Faktoren einbeziehen. Ein hierfür wichtiger Baustein ist die lege artis durchgeführte Psychoedukation. Dabei spielen bestimmte strukturierte Hilfen eine Rolle. Hierzu gehören Arbeitsbögen, Merkblätter, aber auch therapeutische Hausaufgaben (▶ Kap. 34).

Damit der Patient das gemeinsam mit dem Therapeuten entwickelte Erklärungsmodell als fruchtbar und ggf. als entlastend erlebt, gilt auch hier wieder das erwähnte Prinzip der Systemimmanenz: Der Therapeut ist aufgefordert, die wissenschaftlichen Erklärungsmodelle, die ihm zur Verfügung stehen, so mit den zentralen Annahmen des Patienten in Einklang zu bringen, dass sie

— eine hohe Kompatibilität mit dem kognitiv-affektiven System des Patienten haben,
— nicht durch Einzelerfahrungen des Patienten widerlegbar sind (Nichtfalsifizierbarkeit),
— eine angemessene Perspektivität für Veränderung implizieren und
— eine hohe Plausibilität für den Patienten haben (Fiegenbaum und Tuschen-Caffier 2000).

Ein Sonderfall ist, dass der Patient vom Therapeuten in erster Linie eine fachmännische Bewertung der von ihm geschilderten Symptome erwartet – oder befürchtet. Hier ist der Psychotherapeut durchaus als diagnostischer Experte gefragt. Sachliche Informationen für psychische Störungen können hier enorm entlastend wirken. Der Patient kann z. B. erkennen, dass Depressionen nichts Seltenes sind, nichts Verwerfliches und auch nichts Unveränderliches. In vielen Fällen kann eine angemessene, nüchterne Information dazu, wie gegebene Symptome wissenschaftlich-fachlich zu bewerten sind, Fehlannahmen („ich bin verrückt") korrigieren („unter den Kontextbedingungen, unter denen Sie stehen, ist Ihre Reaktion verständlich

Klinisch betrachtet

Beispiel für das Entpathologisieren

Patient:	„Wer so starke Prüfungsangst hat wie ich, ist sowieso nicht für spätere Führungsaufgaben geeignet!"
Therapeut:	„Für Sie ist klar – wenn Sie später im Beruf öfter vor einer Gruppe etwas darstellen müssten, wäre das mit Ihrer augenblicklichen Angst auf Dauer unerträglich und nicht durchzuhalten?"
Patient:	„Genau – weil das einfach nicht normal ist!"
Therapeut:	„Wie kommen Sie zu dieser Annahme, dass Ihre Prüfungsangst nicht mehr normal ist?"
Patient:	„Bei mir ist es einfach extrem. Ich kann schon am Tag vorher nichts essen, geschweige denn in der Nacht vorher schlafen. Alle Gedanken kreisen nur noch um die Prüfung. Das ist doch verrückt."
Therapeut:	„Aber wenn aus Ihrer Sicht Ihre gesamte Zukunft davon abhängt, wie Sie dieses Problem bewältigen, ist es dann nicht auch verständlich, dass es Sie unheimlich aufregt, wenn die Symptome kommen?"

und normal") und der Selbststigmatisierung entgegenwirken. Man spricht in diesem Zusammenhang von Entpathologisieren und Normalisieren (► Klinisch betrachtet).

Im Modus des Entpathologisierens macht das Ernstnehmen der subjektiven Annahmen über die Störung die „pathologischen" Reaktionen des Patienten *innerhalb* des Systems seiner Einstellungen und Meinungen nachvollziehbar und erklärbar.

Um zu überprüfen, ob das gemeinsam entwickelte Störungsmodell auch wirklich vom Patienten aufgenommen wurde, kann es sinnvoll sein, den Patienten im Rollenspiel einmal selbst die Therapeutenrolle einnehmen zu lassen und seine verbalen Beschreibungen mit der Konzeptbeschreibung des Therapeuten zu vergleichen.

In ► Kap. 22 werden Hintergrund und Methoden der Psychoedukation eingehender dargestellt.

20.4.2 Kognitive Umstrukturierung

Die Veränderung dysfunktionaler Einstellungen und Meinungen ist ein herausgehobenes Ziel jeder Psychotherapie. Aufgrund der besonderen Bedeutung der spezifisch für die kognitiven Veränderungen entwickelten Gesprächsmethoden werden diese gesondert in ► Kap. 28 dargestellt. Als weiterführende Literatur sind hier Stavemann (2005) und Wilken (2010) zu empfehlen.

20.4.3 Förderung von Compliance und Eigenverantwortlichkeit

Die Bereitschaft zur Mitarbeit bei den therapeutischen Maßnahmen (Compliance) und das Maß an Verantwortungsübernahme für die Veränderung sind wichtige Determinanten für den Therapieerfolg. Oft ist es nötig, Compliance und Eigenverantwortung durch geeignete Gesprächsstrategien zu fördern.

Klinisch betrachtet

Beispiele für problematische Vorannahmen und Überzeugungen

1. Ablehnung des Zusammenhangs von Erkrankung und persönlichem Verhalten: „Das ist doch alles genetisch. Ich weiß nicht, was meine Erkrankung mit dieser ganzen Psychologie zu tun haben soll."
2. Einseitige Sicht von Problemen als persönliche Defizite oder deren Verleugnung: „Bei mir ist in der Ehe und bei der Arbeit alles in Ordnung. Da gibt es nichts zu besprechen."
3. Geringe Kontrollerwartung: „Ich habe viel zu wenig Kraft und Energie, um das hier durchzuhalten."
4. Überhöhte Erwartungen und Ziele: „Wenn ich nur einmal wieder zur Ruhe komme, in Urlaub fahre, dann wird es mir auch schon wieder besser gehen."

Besonders chronische Belastungen, Störungen und Erkrankungen psychischer, aber auch medizinischer Art können zusätzlich zur Primärsymptomatik oft in generalisierten Gefühlen der Hilflosigkeit und in ein dysfunktionales chronisches Krankheitsverhalten und dysfunktionale Überzeugungen einmünden (► Klinisch betrachtet für Beispiele zu problematischen Vorannahmen). Diese sekundäre Hilflosigkeit kann bei der Therapie der eigentlichen Grundstörung oder der sie aufrechterhaltenden Risikofaktoren eine erhebliche Barriere darstellen und die Mitarbeit in der Therapie und die Übernahme von Verantwortung für den eigenen Besserungsprozess mindern. Die Bearbeitung der zugrunde liegenden problematischen Einstellungen und Meinungen mit dem Ziel einer realistischeren und differenzierteren Bewertung beginnt in der Regel damit, die Hilflosigkeit des Patienten anzuerkennen und dem Patienten die Möglichkeit zu geben, den Ausdruck der damit verbundenen Gefühle und Befürchtungen zu fördern.

20

Klinisch betrachtet

Hinweise zum Verabreden konkreter Verhaltensänderungen

- Sicherstellen, dass Therapeut und Patient ein gemeinsames Störungsmodell haben, Informationen vermitteln (konsistent mit dem Störungsmodell)
- Empfehlen und verabreden statt verordnen
- Autonomie und Selbstwirksamkeit erhöhen (dem Patienten Vorschläge machen lassen)
- Konkrete Absprachen für eine begrenzte Zeit („Wie wäre es, wenn Sie ausprobieren, ob Jogging für Sie das Richtige ist, z. B. einmal für eine Woche nachmittags 30 min?")

- Nachfragen und Verstärken („Haben Sie das ausprobiert?", „Wie ist es Ihnen dabei gegangen?", „Fiel es Ihnen schwer anzufangen?", „Wie war es, als Sie fertig waren?")
- Mögliche Barrieren ansprechen („Was hat Sie und was könnte Sie von diesem Plan abbringen?", „Was ist z. B., wenn es schlechtes Wetter gibt?")
- Ressourcen erfragen („Wer oder was könnte Sie denn dabei unterstützen, dieses Ziel zu erreichen?")

Besonders bei einer eingeschränkten Compliance ist eine genaue Absprache von durchzuführenden Maßnahmen wichtig: Ab wann genau, um welche Uhrzeit, vor oder nach dem Essen? Dies erhöht nicht nur die Wahrscheinlichkeit, dass der Patient wirklich mit den besprochenen Maßnahmen anfängt, sondern ermöglicht auch, dass Barrieren in konkreter Form identifiziert (und verändert) werden können.

Ein zweites strategisches Vorgehen kann in dem Prinzip der flexiblen Kontrolle bestehen. Oft haben Patienten sehr strenge eigene Maßstäbe bei der Durchführung bestimmter Maßnahmen, neigen dazu, sich zu überfordern und bei Fehlschlägen die Flinte ins Korn zu werfen. Flexible Kontrolle meint, dass bestimmte Maßnahmen nicht verabsolutiert werden, dass Ausnahmen möglich sein sollen, dass der Patient gewisse Freiheiten erhält und schließlich Verantwortung dafür übernimmt, wie er sein Ziel erreicht (▶ Klinisch betrachtet).

20.4.4 Vermeidung von und Umgang mit Widerstand

Wiederholtes Zuspätkommen oder Versäumen von Terminen, das Vergessen von Abmachungen und das einseitige Betonen von Schwierigkeiten können Hinweise auf indirekten oder direkten Widerstand seitens des Patienten gegen die Behandlungsstrategie sein. Typische Widerstandsphänomene sind auch Verstöße gegen die Therapieregeln, sehr langes Schweigen, Zuspätkommen, Vermeiden subjektiver Bedeutsamkeit und Vermeiden von Nachdenklichkeit. Bevor hier Interventionen eingesetzt werden, geht es darum, zu analysieren, was der Patient mit diesem Verhalten ausdrücken will. Zugewandtheit, Empathie und Akzeptanz der Person des Patienten sind hier eine wichtige Grundvoraussetzung, um einem Therapieabbruch vorzubeugen und zu durchschauen, welche Funktionen derartige „Widerstände" haben und um neue Änderungsimpulse zu setzen. In der Regel ist das Basisverhalten des Patienten

(Therapienachfrage, Mitarbeit, Umsetzung) zu fördern und zu stabilisieren, um so die Voraussetzungen für die Therapie wiederherzustellen (Schulte 2015).

Wenn die mangelnde Mitarbeit in der Therapie mit motivationalen Widersprüchen zu tun hat, sind spezielle Gesprächsstrategien erforderlich (▶ Kap. 24). Ferner ist ein sog. ressourcenorientiertes Vorgehen geeignet, die Eigeninitiative des Patienten zu stärken. Dies wird in ▶ Kap. 23 gesondert dargestellt.

20.5 Klärungsorientierte Psychotherapie

Sich mit Problemen auseinanderzusetzen ist insbesondere dann unangenehm, wenn die (vermuteten oder wirklichen) Ursachen der Probleme in den Eigenschaften oder Verhaltensweisen der eigenen Person begründet liegen. Insbesondere die Wahrnehmung von Informationen über die eigene Person, die dem Selbstwertbedürfnis widersprechen und damit beim Patienten Inkonsistenz erzeugen (vgl. Grawe 1998), ist mit unangenehmen Gefühlen verbunden und es ist nicht verwunderlich, dass diese Wahrnehmungen deshalb vermieden werden. Damit ist aber die Klärung wesentlicher Determinanten persönlicher Probleme erschwert.

> **Wichtig**
>
> „Experiential avoidance", der Versuch unangenehme Gefühle zu vermeiden, wird als Risikofaktor für zahlreiche psychische Störungen aufgefasst (vgl. Greenberg et al. 1993; Hayes et al. 2012).

Die vermiedenen emotionalen Erfahrungen wieder zugänglich zu machen, die für die Problemklärung nötig sind, steht im Mittelpunkt der „zielorientierten Gesprächspsychotherapie" bzw. der „klärungsorientierten Psychotherapie" (Sachse 2003), welche Weiterentwicklungen der Gesprächspsychotherapie und ihrer theoretisch-wissenschaftlichen Grundlagen darstellen. Der Ausarbeitung und Verdeutlichung (Explizierung) des inneren Bezugsrahmens des Patienten mit Hilfe verschiedener Gesprächstechniken kommt dabei eine besondere Bedeutung zu. Aufgabe des Therapeuten ist es, auf der Basis der empathischen Beziehung durch Bearbeitungsangebote, aber auch durch konkrete Interventionen (u. a. aus der Verhaltenstherapie), den Klärungsprozess des Patienten aktiv und zielgerichtet zu fördern.

Der Therapeut verfolgt neben dem Aufbau einer guten therapeutischen Beziehung auch bestimmte **Bearbeitungsziele** („process tasks"). Mittels prozessdirektiver (bestimmte Bearbeitungsweisen fördernder) Interventionen wie Fragenstellen, Konfrontieren, Explizieren werden spezifische Bearbeitungsangebote formuliert, die geeignet sind, spezielle Defizite von Patienten bei der Bearbeitung ihrer eigenen Problemdeterminanten erfahrbar zu machen und zu verringern. Grundlage dieses Vorgehens ist die Unterscheidung dreier therapeutischer Ebenen:
1. der Inhaltsebene,
2. der Bearbeitungsebene und
3. der Beziehungsebene.

Der Therapieprozess kann stets unter jeder dieser Perspektiven betrachtet werden. Wesentlich ist, dass die eigentlich interessierenden Klärungen auf der Inhaltsebene (Klärungen relevanter Motive, Schemata, Ziele, ihre Integration in das Selbstkonzept oder ihre Veränderung) nur dann vorankommen können, wenn auf der Bearbeitungs- und der Beziehungsebene keine „Störungen" vorliegen.

So können **Bearbeitungsstrategien** dysfunktional sein, wenn z. B. die Verantwortlichkeitsübernahme für Probleme vermieden wird, eigene Gefühle nicht als Quelle wichtiger Informationen erkannt oder genutzt werden oder eine Beschäftigung mit eigenen Defiziten als bedrohlich erlebt wird. Patienten erkennen oft nicht, dass die Art ihrer Problembearbeitung unflexibel und schematisch abläuft und dass es alternative Strategien gäbe. In diesen Fällen müssen die Bearbeitungsstrategien selbst zum Ziel therapeutischer Veränderung werden („Bearbeitung der Bearbeitung"), bevor (auf der Inhaltsebene) Klärungen und Veränderungen erreicht werden können (▶ Exkurs).

Ähnlich können problematische Beziehungsschemata vorliegen, die z. B. zum Ziel haben, andere Personen zu kontrollieren oder zu manipulieren oder die sehr rigide ablaufen. In diesem Fall ist eine therapeutische Arbeit auf der Beziehungsebene vorrangig.

Je nachdem, ob die Probleme eines Patienten nur auf der Inhaltsebene oder auch auf der Bearbeitungs- und/oder der Beziehungsebene liegen, ergeben sich damit differenzielle therapeutische Strategien.

Für Forschung, Therapeutentraining und Supervision werden zentrale Variablen, wie etwa die Art und Weise, in der ein Patient seine Probleme bearbeitet, mit Hilfe operationalisierter Skalen beschrieben. Da

---

Exkurs

Kann nicht jeder ein „gutes Gespräch" führen?

Kann man nicht einfach erwarten, dass jeder Akademiker, und erst recht jeder Psychologe schlicht aufgrund seiner in Studium und Ausbildung gewachsenen sozialen Kompetenz in der Lage ist, ein hilfreiches Gespräch zu führen? Ist es überhaupt notwendig, die Gesprächsführung und den Aufbau einer tragfähigen therapeutischen Beziehung zu beachten? Kommt es nicht viel mehr auf das Interventionswissen, z. B. über die in den Folgekapiteln dargestellten Verfahren an?

Wenn man deutsche und internationale Lehrbücher zur Klinischen Psychologie betrachtet, könnte man diesen Eindruck gewinnen, denn Beiträge zur Gesprächsführung fehlen in der Regel.

In Wirklichkeit gilt aber, dass das therapeutische Gespräch teilweise deutlich anderen Regeln folgt als die Alltagskommunikation (vgl. Kanfer et al. 2005) und dass die damit verbundenen kommunikativen Kompetenzen gelehrt, gelernt und vor allem *geübt* werden müssen. Da Fähigkeiten zur Gesprächsführung die Voraussetzung für klinisch-psychologische Interventionen aller Art sind, sollten sie nicht erst zu Beginn der Therapieausbildung vermittelt werden.

Ein Grund, warum zur Gesprächsführung vergleichsweise wenig in Lehrbüchern zu finden ist, liegt aber auch auf einer anderen Ebene. Eine aus dem psychologischen Grundlagenwissen – z. B. aus den Wissensbeständen der Sozialpsychologie – ableitbare, mehr oder weniger geschlossene und etablierte Theorie der Gesprächsführung und ihrer therapeutischen Funktionen fehlt. Das gilt auch für die hier dargestellten „Prinzipien": Sie leiten sich zum einen aus verhaltenstherapeutischen Grundannahmen über günstige Voraussetzungen für Veränderungen ab, zum anderen basieren sie auf Veränderungswissen, das aus der angewandten Therapiepraxis und nur z. T. aus der Psychotherapieforschung stammt (einzelne Varianten der Gesprächsführung lassen sich nur schwer feldexperimentell manipulieren, kontrollieren und damit prüfen). Es handelt sich also um Heuristiken und Arbeitsmodelle für therapeutisches Handeln. Allerdings möchten wir ausdrücklich auf die theoretisch/empirisch fundierten Strategien zur Beziehungsgestaltung und die daraus abgeleiteten Prinzipien zur Gesprächsführung hinweisen, die im Rahmen der psychologischen Therapie und der klärungsorientierten Therapie vorgelegt wurden (Caspar 2018; Grawe 1998; Sachse 2003).

das Kernanliegen jeder klärungsorientierten Therapie ein verbesserter Zugang und Umgang mit den internalen Determinanten psychologischer Probleme ist, muss der Therapeut z. B. auf höheren Stufen der Skala zur Bearbeitungsweise nichts Anderes tun, als den in diesem Falle günstig verlaufenden Prozess in Gang zu halten. Auf „niedrigeren" Stufen der Bearbeitung soll und muss der Therapeut aber aktiv und zielgerichtet geeignete „Bearbeitungsangebote" formulieren, mittels derer eine vertiefte „Explikation" und Integration internaler Problemdeterminanten möglich wird.

Nach Sachse (1996, 2003) stehen dem Therapeuten hierfür im Prinzip zwei in ihrer Funktion unterschiedliche Modi der Gesprächsführung zur Verfügung: der analytische und der synthetische Modus. Im **synthetischen Verarbeitungsmodus** geht der Therapeut von dem aus, was bereits verstehbar ist, und teilt dem Patienten das Verstandene mit. Im **analytischen Verarbeitungsmodus** stellt der Therapeut, von dem ausgehend, was bereits verstehbar ist, fest, welche Aspekte noch nicht geklärt sind. Er versucht z. B. durch Fragen ein „tieferes" Verständnis der thematisierten Bedeutungsstrukturen zu erreichen. Ausführliche Therapietranskripte, die einen anschaulichen Eindruck des Vorgehens vermitteln, finden sich bei Sachse (1996). Das wesentliche, dabei aber klare und begrenzte Ziel des Ansatzes ist die „Klärung" – ein wichtiges Wirkprinzip therapeutischer Veränderung. Die Kombination mit anderen, eher bewältigungsorientierten Therapieformen (Verhaltenstherapie) erscheint problemlos möglich und wurde im Rahmen der Konzeption der „Psychologischen Therapie" von Grawe (1998) vorgeschlagen.

20.6 Resümee

Eine professionelle und unterstützende Gesprächsführung in der therapeutischen Intervention ist eine grundlegende Kompetenz für einen erfolgreichen therapeutischen Prozess. Aktives Zuhören, Empathie und das Bemühen um Akzeptanz sind unverzichtbare Grundvoraussetzungen für das Entstehen eines therapeutischen Kontakts, in dem Interventionen wirksam durchgeführt werden können. Die Wirkmechanismen einzelner Techniken sind nur in wenigen Teilbereichen systematisch und wissenschaftlich untersucht. Sie sind als wertvolle Heuristik für die therapeutische Arbeit anzusehen.

Ferner gilt der Hinweis, dass eine kommunikative Strategie, wie sie für klinisch-psychologische Interventionen üblich, nur dann erfolgreich sein kann, wenn sie in einen diagnostisch-therapeutischen Gesamtprozess (▶ Kap. 21) und eine diesbezügliche Rahmenvorstellung eingebettet ist (vgl. hierzu etwa die 11 Gesetze der Therapie von Frederick Kanfer; Kanfer et al. 2005; ▶ Kap. 14 in diesem Band).

? Prüfen Sie Ihr Wissen

1. Nennen und erläutern Sie Voraussetzungen für ein therapeutisches Gespräch (auf Therapeutenseite)! ▶ Abschn. 20.2
2. Nennen und erläutern Sie sieben Basisfertigkeiten der Gesprächsführung! ▶ Abschn. 20.2.4
3. Nennen Sie mindestens fünf typische Fehler bei der therapeutischen Gesprächsführung! ▶ Abschn. 20.2.3
4. Wie können einzelne therapeutische Sitzungen strukturiert werden? ▶ Abschn. 20.3.2
5. Benennen Sie Merkmale, Nutzen und Grenzen von Transparenz in der Verhaltenstherapie! ▶ Abschn. 20.3.1
6. Nennen Sie jeweils drei verbale und nonverbale Strategien des aktiven Zuhörens! ▶ Abschn. 20.3.1

i Weiterführende Literatur

Vertiefende Hinweise zur diagnostischen Gesprächsführung finden sich in Segal und Hersen (2010), konkrete Beispiele zur Gesprächsführung bei bestimmten Störungsbildern in zahlreichen Therapiemanualen. Auf allgemeiner Ebene werden die Prinzipien der Gesprächsführung in der kognitiven Verhaltenstherapie z. B. in Stavemann (2005) oder in Wilken (2010) vermittelt. Empfehlenswert ist ebenfalls das entsprechende Kapitel in Kanfer et al. (2005). Gute und praxisnahe Einführungen in das Vorgehen der klärungsorientierten Psychotherapie finden sich in den Büchern von Sachse (z. B. 1996, 2003). Zur allgemeinen Einführung sind Lammers (2017), Noyon und Heidenreich (2009), zur Vertiefung Villatte et al. (2016) zu empfehlen.

Literatur

Caspar, F. (2018). *Beziehungen und Probleme verstehen. Eine Einführung in die psychotherapeutische Plananalyse* (4. Aufl.). Bern: Huber.

Caspar, F., & Belz, M. (2009). Gesprächsführung, Kooperation, Motivation. In M. Hautzinger & P. Pauli (Hrsg.), *Psychotherapeutische Methoden (Enzyklopädie der Psychologie, Serie III* (Bd. 2, S. 75–116). Göttingen: Hogrefe.

Corrigan, P. (2004). How stigma interferes with mental health care. *American Psychologist, 59,* 614–625.

Fiegenbaum, W., & Tuschen-Caffier, B. (2000). Systemimmanente Gesprächsführung und Reizkonfrontation als Behandlungsmethoden bei sexuellen Funktionsstörungen. *Verhaltenstherapie, 10,* 32–39.

Grawe, K. (1998). *Psychologische Therapie*. Göttingen: Hogrefe.

Greenberg, L. S., Elliott, R. K., & Lietaer, G. (1994). Research on experiental psychotherapies. In A. E. Bergin & S. L. Garfield (Hrsg.), *Handbook of psychotherapy and behavior change* (S. 509–542). New York: Wiley.

Greenberg, L. S., Rice, L., & Elliott, R. (1993). *Facilitating emotional change. The moment-to-moment process*. New York: Guilford.

Hayes, S. C., Strosahl, K. D. & Wilson, K. G. (2012). *Acceptance and Commitment Therapy: The process and practice of mindful change* (2nd ed.). New York: Guilford.

Hoyer, J. (2005). Zur theoretisch-methodischen Ausbildung in Verhaltenstherapie. In A.-R. Laireiter & U. Willutzki (Hrsg.), *Ausbildung in Verhaltenstherapie* (S. 201–221). Göttingen: Hogrefe.

Hoyer, J., & Köllner, V. (2005). Gesprächsführung in der Verhaltensmedizin. In V. Köllner & M. Broda (Hrsg.), *Praktische Verhaltensmedizin* (S. 31–43). Stuttgart: Thieme.

Kanfer, F. H., Reinecker, H., & Schmelzer, D. (2005). *Selbstmanagement-Therapie* (4. Aufl.). Berlin: Springer.

Lammers, C. (2017). *Therapeutische Beziehung und Gesprächsführung: Techniken der Verhaltenstherapie*. Weinheim: Beltz.

Miron, A. M., & Brehm, J. W. (2006). Reactance theory – 40 years later. *Zeitschrift für Sozialpsychologie, 37,* 9–18.

Noyon, A., & Heidenreich, T. (2009). *Schwierige Situationen in Therapie und Beratung*. Weinheim: Beltz/PVU.

Overholser, J. C. (2011). Collaborative empiricism, guided discovery, and the socratic method: Core processes for effective cognitive therapy. *Clinical Psychology: Science and Practice, 18,* 62–66.

Ramseyer, F. (2010). *Nonverbale Synchronisation in der Psychotherapie. Systeme, 24,* 5–30.

Rogers, C. R. (1957). The necessary and sufficient conditions of therapeutic personality change. *Journal of Consulting Psychology, 21,* 95–103.

Sachse, R. (1996). *Praxis der zielorientierten Gesprächspsychotherapie*. Göttingen: Hogrefe.

Sachse, R. (2003). *Klärungsorientierte Psychotherapie*. Göttingen: Hogrefe.

Schulte, D. (2015). *Therapiemotivation*. Göttingen: Hogrefe.

Segal, D. L., & Hersen, M. (Hrsg.). (2010). *Diagnostic interviewing* (4. Aufl.). New York: Springer.

Shoham-Salomon, V., Avner, R., & Neeman, R. (1989). You're changed if you do and changed if you don't: Mechanisms underlying paradoxical interventions. *Journal of Consulting and Clinical Psychology, 57,* 90–98.

Stavemann, H. H. (2005). *KVT-Praxis*. Weinheim: Beltz.

Steindl, C., Jonas, E., Sittenthaler, E., Traut-Mattausch, E., & Greenberg, J. (2015). Understanding psychological reactance: New developments and findings. *Zeitschrift für Psychologie, 223,* 205–214.

Tuschen-Caffier, B., & Fiegenbaum, W. (2000). Systemimmanente kognitive Therapie. In J. Margraf (Hrsg.), *Verhaltenstherapie* (2. Aufl., Bd. 1, S. 499–507). Berlin: Springer.

Villatte, M., Villatte, J. L., & Hayes, S. C. (2016). *Mastering the clinical conversation. Language as intervention*. New York: Guilford.

Warschburger, P. (Hrsg.). (2009). *Beratungspsychologie*. Heidelberg: Springer.

Wilken, B. (2010). *Methoden der Kognitiven Umstrukturierung* (5. akt. Aufl.). Stuttgart: Kohlhammer.

Yalom, I.D. (2002). *Der Panamahut – oder was einen guten Therapeuten ausmacht*. München: btb.

Diagnostische Prozesse in der Klinischen Psychologie und Psychotherapie

Susanne Knappe, Jürgen Hoyer und Hans-Ulrich Wittchen

Inhaltsverzeichnis

© Springer-Verlag GmbH Deutschland, ein Teil von Springer Nature 2020
J. Hoyer und S. Knappe (Hrsg.), *Klinische Psychologie & Psychotherapie*,
https://doi.org/10.1007/978-3-662-61814-1_21

21.1 Ohne Diagnose keine Intervention: Von der Diagnose zur Indikation und Therapie

Klinisch-psychologische Diagnostik ist als wissenschaftliche Disziplin definiert, deren Methodologie Verfahren und Strategien begründet, mit deren Hilfe Daten für Entscheidungszwecke gewonnen werden. Mit der Kapitelüberschrift „diagnostische Prozesse" soll hervorgehoben werden, dass dieses Kapitel sich weniger mit den Grundlagen oder der Aufzählung und Diskussion der vielfältigen Verfahren beschäftigt, sondern mehr mit dem Prozess und den strategischen Elementen seiner Umsetzung.

Definition

Nach Röhrle (2008) ist **klinisch-psychologische Diagnostik** die wissenschaftlich begründete Erhebung klinisch-psychologisch bedeutsamer Phänomene mit Hilfe valider und reliabler Methoden, die unterschiedliche Ebenen und Aspekte des zu diagnostizierenden (Systeme, Situationen, Kognitionen, beobachtbares Verhalten, biologische Indikatoren), Datenquellen und Zeitpunkte nutzen. Die gewonnen Daten dienen als Hilfe für Schlussfolgerungen und Entscheidungen (Röhrle 2008, S. 9).

Mit dem diagnostischen Prozess in der Klinischen Psychologie und Psychotherapie werden verschiedene, sich z. T. überlappende Aufgaben der Diagnostik einschließlich des diagnostischen Kontexts angesprochen:
1. klassifikatorische Diagnostik (z. B. Diagnostik psychischer Störungen, Zuweisung von ICD-10- und DSM-5-Diagnosen),
2. dispositionelle Diagnostik (z. B. Persönlichkeitsdiagnostik),
3. biografische Diagnostik (Anamnese und Beschreibung der Person und ihrer Vergangenheit),
4. funktionale Diagnostik (Verhaltensanalyse und funktionale Bedingungsanalyse),
5. Indikationsfragen (z. B. Zuordnung von Interventions- und Problemtypen),
6. Verlaufs- und Prozessdiagnostik (z. B. Messung von Veränderung der Depressivität im Verlauf von Interventionen) und
7. Erfolgsdiagnostik (Messung, in welchem Ausmaß bestimmte Ziele erreicht wurden).

❯ Wichtig

Interventionsbezogene (therapeutische) und klassifikatorisch-diagnostische Aspekte vom Erstkontakt bis hin zur Erfolgsdiagnostik sind oft miteinander verwoben. Diagnostische Prozeduren und Entscheidungen sind auch keineswegs auf den Beginn einer Intervention bzw. auf statusdiagnostische Fragen, wie die Ableitung einer Behandlungsdiagnose, beschränkt.

Dieses Kapitel führt durch die Stufen und Elemente dieses komplexen diagnostischen Prozesses und legt den Schwerpunkt auf die Abläufe im Zusammenhang mit psychotherapeutischen Interventionen. Andere Anwendungsfelder z. B. im präventiven, rehabilitativen, Kriseninterventions- oder Beratungssektor werden vernachlässigt, da eine für alle einzelnen Einsatzfelder gleichermaßen differenzierte Darstellung nicht zu leisten ist.

21.1.1 Warum ist die Diagnostik wichtig?

Die Bedeutung einer umfassenden, reliablen und im Hinblick auf Außenkriterien validen Diagnostik ist in den letzten Jahren erheblich angewachsen. Verantwortlich hierfür sind:

Verbesserte Klassifikation psychischer Störungen Eine Vielzahl psychometrischer und diagnostischer Arbeiten hat substanzielle Verbesserungen der Reliabilität der klassifikatorischen Diagnostik (▶ Kap. 2) ermöglicht. Dies gilt z. B. für die Symptomdefinition, die Syndromdefinition, die Befunderhebung, -interpretation und -verwertung bis hin zur nosologischen Zuordnung zu diagnostischen Klassen (DSM-Diagnosen). Damit ist in wesentlichen Teilbereichen auch eine Verbesserung der **prognostischen Validität** in der Diagnostik psychischer Störungen möglich geworden.

Verbesserte Modelle psychischer Störungen In der Psychiatrie sind diagnosen- und merkmalsspezifische pharmakologische Behandlungsstrategien verfügbar, die mit größerer Wahrscheinlichkeit und z. T. schneller als psychotherapeutische Interventionen eine Symptombesserung erwarten lassen. Zudem wird bei vielen psychischen Störungen nicht nur die Frage der **differenziellen Indikation** somatischer gegenüber psychologischen Verfahren bedeutsam, sondern auch die Frage nach der Indikation einer Kombination von medikamentösen und psychotherapeutischen Verfahrensgruppen (z. B. bei der Therapie von Depressionen und psychotischen Störungen).

Differenzierung klinisch-psychologischer Verfahren Für die meisten psychischen sowie für leistungs-, entwicklungs- und funktionsbezogene Störungen liegen verschiedene empirisch überprüfte, diagnosenbezogene Behandlungsmethoden und -programme vor. Damit wird in der Klinischen Psychologie und Psychotherapie verstärkt die Frage bedeutsam, mit welchen Therapieverfahren und Strategien eine gegebene Störung am besten zu behandeln ist (**prognostische Indikation**). Hinzu tritt die Frage des formalen Vorgehens unter Berücksichtigung der individuellen Merkmale eines Patienten und einer Einrichtung (**adaptive Indikation**).

Ausdifferenzierung der Angebotslage Für psychische Störungen stehen eine Vielzahl auch diagnostisch spezialisierter Behandlungsangebote und -dienste bereit. Diese können aufgrund ihrer Ausstattung und Spezialisierung (z. B. Angstambulanzen, Tageskliniken, psychiatrische Institutsambulanzen) oft eine bessere und umfassendere Therapie bestimmter Erkrankungen anbieten (**differenzielle Indikation**), als es unter den Bedingungen traditioneller Einrichtungen (psychiatrische Klinik, niedergelassener Psychotherapeut) möglich wäre.

Berufsordnung von Psychologen und Psychotherapeuten Mit der **Professionalisierung der Psychotherapie** durch das Psychotherapeutengesetz 1999 wurden juristische Durchführungsstandards eingeführt. In diesem Zusammenhang spielten die Qualitätssicherung und Dokumentation (z. B. Diagnostik und Indikation), aber auch die Begründungsstruktur im Zusammenhang mit ausgewählten Verfahren eine größere Rolle als bisher. So ist in der Patientendokumentation und *vor dem Beginn einer Behandlung* die Aufklärung durch den Diagnostiker/Therapeuten über Zweck, Umfang und Erhebung diagnostischer Informationen, Dauer, Nutzen, eventuelle Kosten, Folgen einer (Nicht-)Untersuchung, Berichtspflichten gegenüber Dritten sowie die Ergebnisauswertung und ggf. Risiken und Nutzen einer Therapie oder Behandlungsstrategie festzuhalten. Die informierte Einwilligung des Patienten aus berufs- und haftungsrechtlichen Gründen ist unbedingt erforderlich und ebenfalls zu dokumentieren. Ferner muss jeder Therapeut einen Patienten auch umfassend über alternative Behandlungsformen informieren (► Gut zu wissen).

> **Wichtig**
>
> Bevor ein Test durchgeführt wird, ist eine Aufklärung des Patienten über den Zweck des Tests und die Art von Informationen, die man sich davon erwartet, notwendig. Da ein Testverfahren mehrere Stunden dauern kann (und weitere Stunden, um die Ergebnisse durch einen qualifizierten Spezialisten auswerten zu lassen), werden die Tests nicht während des Erstgesprächs vorgenommen, sondern es wird nötigenfalls ein eigener Termin dafür festgesetzt.

Gut zu wissen

Informierte Einwilligung
Die mündliche und schriftliche Einwilligung des Patienten ist eine unerlässliche Bedingung für die Durchführung von Untersuchungen, psychologischen Testverfahren und anderen diagnostischen und behandlungsbezogenen Maßnahmen. Grundlage hierfür ist das Recht auf Selbstbestimmung eines jeden Einzelnen, das das Recht auf Bestimmung der körperlichen Unversehrtheit einschließt. Jeder Eingriff von Ärzten oder Psychotherapeuten ist juristisch somit als Körperverletzung zu betrachten, die nur dann nicht rechtswidrig ist, wenn der Patient in die Behandlung explizit eingewilligt hat. Dies setzt eine vollumfängliche, informierte Aufklärung, den sog. Informed Consent, voraus. Dazu muss sichergestellt sein, dass ein Patient alle relevanten Informationen zu Interventionen, zu möglichen unmittelbaren Folgen, zu möglichen Konsequenzen bezüglich Wohlbefinden, beruflicher, familiärer und sozialer Situation, zu möglichen Nebenwirkungen sowie zu alternativen Interventionsmöglichkeiten erhalten und verstanden hat. Eine fehlende, ungenügende oder nicht nachweisbare Aufklärung eines Patienten hat einen rechtswidrigen Heileingriff zur Folge, selbst wenn der Patient ursprünglich auf Grundlage der unzureichenden Information seine Einwilligung erteilt hatte. In der Patientenakte ist die Aufklärung durch den Diagnostiker/Therapeuten und die informierte Einwilligung des Patienten aus berufs- und haftungsrechtlichen Gründen unbedingt zu dokumentieren (Knappe und Härtling, 2017).

Die Einwilligungsfähigkeit wird bei volljährigen Personen angenommen, bei Kindern und Jugendlichen unter 18 Jahren erscheint sie eingeschränkt und es werden die Schutz- und Fürsorgebedürftigkeit zusätzlich abgewogen. Es gibt allerdings keine klare Altersgrenze, ab wann die Einwilligungsfähigkeit uneingeschränkt gegeben ist. In der Regel trifft der Diagnostiker (Behandler) eine individuelle Entscheidung darüber, wann Minderjährige die Tragweite ihrer Entscheidung über eine diagnostische Maßnahme oder Behandlung ermessen und die oben genannten Inhalte der Patientenaufklärung vollumfänglich bei ihrer Entscheidung berücksichtigen können. Bei Kindern von 6 Jahren oder jünger wird die Einwilligungsfähigkeit aufgrund des Entwicklungsstandes und des Alters nicht angenommen, sodass die Einwilligung vom (Allein-)Sorgeberechtigten eingeholt werden muss. Ungeachtet der Einwilligungsfähigkeit sind jedoch immer das Informationsbedürfnis, der Wunsch des Kindes nach Beteiligung an Entscheidungen sowie Aussagen des Kindes über seine (Nicht-)Teilnahme zu respektieren. Kinder und Jugendliche, die mit einer (psycho-)diagnostischen oder Behandlungsmaßnahme nicht einverstanden sind, sollten auch nicht gegen ihren erklärten Willen dazu untersucht werden, abgesehen davon, dass die Aussagefähigkeit der Befunde und die Behandlungsmotivation vom fehlenden Einverständnis berührt sein können (vgl. Schnoor 2009).

21

☐ Tab. 21.1 Verschiedene Funktionen der Indikation

Begriff	Funktion	Beispielfrage
Selektive Indikation	Entscheidung über Behandlung (ja/nein) Zuordnung von Problemen/Diagnosen zu Interventionen	Welche Intervention ist angesichts der Diagnose und spezifischen individuellen Situation angezeigt? Welche nicht (=Kontraindikation)?
Adaptive Indikation (verlaufsorientierte Indikation, prozedurale Indikation)	Anpassung von Maßnahmen an die Reaktion des Patienten auf die Behandlung	Wie muss die Intervention modifiziert werden, damit sie in der individuellen Situation wirkt? Welche Reihenfolge sollten Interventionen haben?

Ethische Aspekte Klinisch-psychologische Diagnostik berührt auch ethische und moralische Entscheidungen. Ethische Aspekte beziehen sich auf die Auswahl und Festlegung von Zielen, Methoden, des Prozess der informieren Einwilligung (Aufklärungspflicht und Einwilligungsfähigkeit) sowie Interessenskonflikte zwischen dem Diagnostiker (Kliniker, Forschende) und dem Patienten (vgl. Lindenmeyer 1999). Weiter ist bei der Übernahme diagnostischer Aufträge auch die Frage nach der Indikation (Wozu dient die Untersuchung?) und der Qualifikation des Untersuchers zu stellen (Verfügt der Untersucher über die notwendige Sachkenntnis, ist er für die Beantwortung der diagnostischen Fragestellung ausgewiesen)? (vgl. Knappe und Härtling 2017).

21.1.2 Was ist der diagnostische Prozess?

❯ Wichtig

Grundvoraussetzung für den Einsatz klinisch-psychologischer Interventionen sind „Diagnosen", d. h. empirisch nachprüfbare Aussagen über die Problemstruktur eines Hilfesuchenden bzw. Patienten und ggf. die Zuordnung der Problemstruktur zu einer formalen Diagnose (ICD-10-Codierung).

Der diagnostische Prozess in der Klinischen Psychologie lässt sich gleichermaßen als ein Hypothesen generierendes und als ein Hypothesen prüfendes Verfahren beschreiben. Die Hypothesen beziehen sich im klinischen Kontext zumeist auf Entscheidungs- und Interventionsziele, die je nach Einsatzbereich und Einrichtung unterschiedlich akzentuiert sein können. Ausgehend von initialen Schlüsselfragen zur allgemeinen Problembeschreibung und Strukturierung zu Beginn einer diagnostischen Beurteilungssituation (z. B. Handelt es sich überhaupt um eine psychische Störung oder eher um ein objektives soziales Problem? In welchem Ausmaß besteht eine akute Gefährdung für den Patienten oder seine Umwelt?) werden zunehmend feinere Hypothesen abgeleitet, zu deren Beantwortung entsprechend differenziertere Informationen gesammelt werden:

— Um welche Form psychischer Störungen nach DSM/ICD handelt es sich? (=**klassifikatorische Diagnostik**)
— Welche ätiologischen und pathogenetischen Faktoren sind zu berücksichtigen, die allgemein bei diesem Krankheitsbild den weiteren Verlauf determinieren?
— Welche Faktoren sind im konkreten Einzelfall zu beachten, die das Symptomverhalten und die Beschwerden bedingen? (=**bedingungsanalytische/therapiebezogene Diagnostik**).

Der diagnostische Prozess ist also vielschichtig und nicht auf die Zuweisung einer „klassifikatorischen" DSM-5- oder ICD-10-Diagnose (z. B. Major Depression) beschränkt. Durch Störungs- und Handlungswissen begründete Interventionsentscheidungen (Welche Intervention ist bei diesem Patienten die erfolgversprechendste?) sind durch die Diagnose allein oft nur unzureichend determiniert. Sie betreffen Fragen der Indikation (☐ Tab. 21.1).

┌ Definition ─────────────

In Anlehnung an die Medizin lässt sich unter **Indikation** die Gesamtheit aller Entscheidungen über Untersuchungsmaßnahmen und ihre Modifikation verstehen, die vor und im Verlauf der Therapie zu ihrer Auswahl und Veränderung getroffen werden.

Zur erweiterten Perspektive der therapiebezogenen Diagnostik gehören auch diejenigen Untersuchungsmaßnahmen, die zur Messung von Veränderungen und zur Erfolgsbeurteilung eingesetzt werden (**Prozess- und Verlaufsdiagnostik**: Welche Veränderungen ergeben sich in den therapeutischen Zielbereichen? In welchem Ausmaß wurden die therapeutischen Ziele erreicht bzw. nicht erreicht?).

Eine zeitgemäße diagnostische Strategie muss kategoriale und dimensionale Diagnostik sowie status- und prozessdiagnostische Daten nutzen und integrieren (vgl. z. B. Knappe und Hoyer 2014).

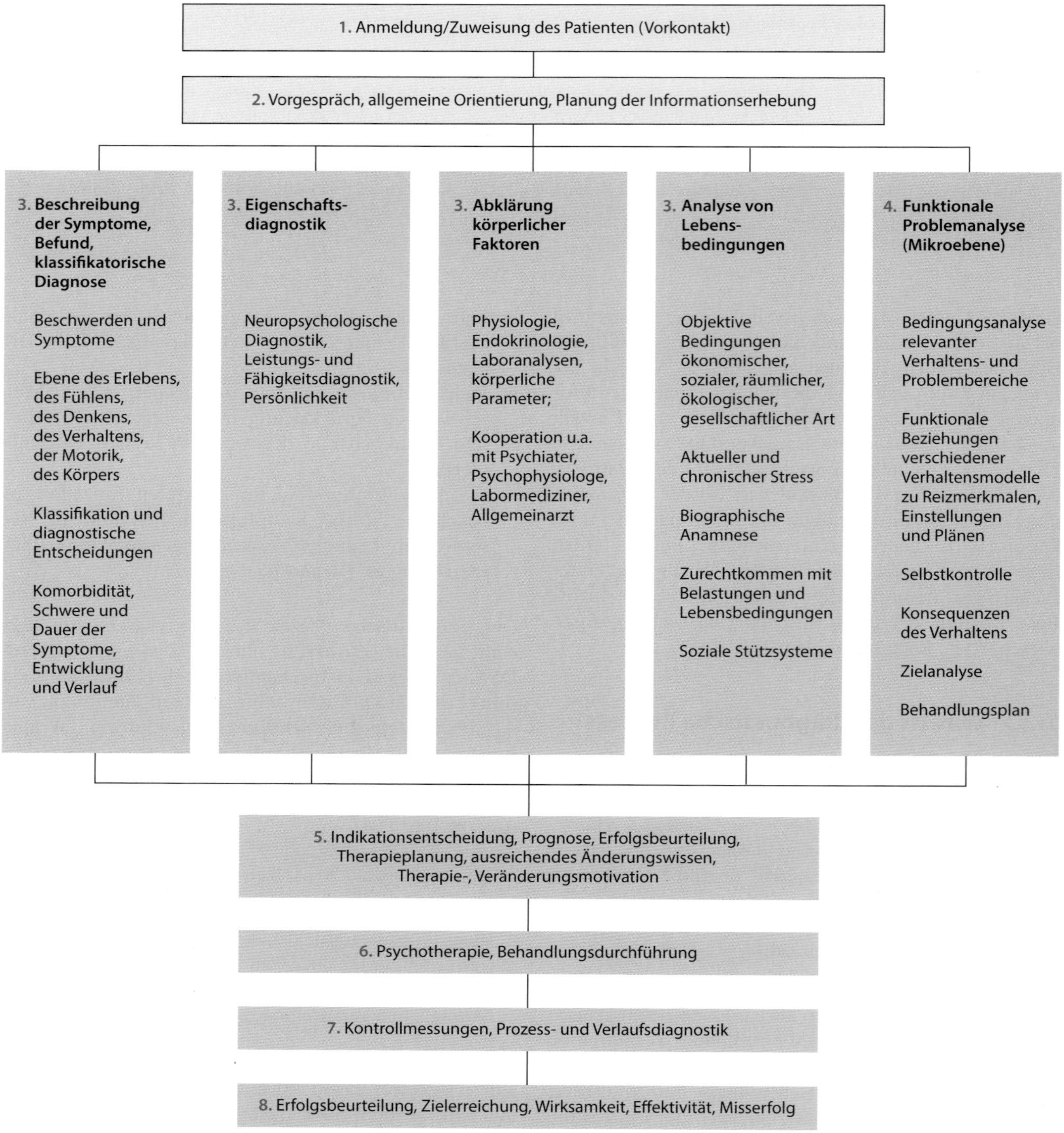

Abb. 21.1 Diagnostischer Ablauf. (Mod. nach Hautzinger 1994, © Georg Thieme Verlag KG)

21.2 Der diagnostische Prozess im Überblick

Der diagnostische Prozess lässt sich grob in sieben, z. T. überlappende Bereiche unterteilen (◘ Abb. 21.1).

Die Entscheidung über die prinzipielle Annahme eines Patienten zur Therapie ist von verschiedenen Aspekten abhängig:

- der allgemeinen Problemlage (Art und Spektrum aktueller Probleme, kritische Lebenslagen wie Trennung oder Arbeitsplatzverlust, krisenhafte Zuspitzungen bis hin zur Suizidalität),
- den persönlichen (Kompetenz des Therapeuten, Beziehung), institutionellen und versorgungsstrukturellen Gegebenheiten,
- dem psychopathologischen Status (Befund),

- der klassifikatorischen Quer- und Längsschnittdiagnostik (kategoriale Diagnostik sowie spezielle Untersuchungsverfahren, z. B. Persönlichkeit, organmedizinische Abklärung) sowie
- den Vermutungen und dem Wissen des Therapeuten über die mögliche Ätiologie und die Erfolgswahrscheinlichkeit verschiedener Therapieformen.

Der klassifikatorischen Diagnostik kommt aus mehrfacher Perspektive eine zentrale Bedeutung zu, nämlich im Hinblick auf die diagnostische Beschreibung des Leidens (z. B. „Sie leiden an einer Angststörung!"), der daraus ableitbaren allgemeinen Prognose (z. B. „Diese ist gut behandelbar – ohne Therapie wird dieses Problem aber sehr wahrscheinlich nicht weggehen!") und die Ableitung einer Grobindikation in Bezug auf die Auswahl der bei dem Störungsbild primär infrage kommenden Verfahrensgruppen (z. B. „Es gibt verschiedene Behandlungsmöglichkeiten, nämlich …".).

> **Wichtig**
>
> Die Diagnose ist das Bindeglied zwischen dem Leiden des Patienten und dem Änderungswissen des Therapeuten.

Die Ableitung einer deskriptiv-klassifikatorischen Diagnose ist jedoch noch nicht ausreichend für die Abschätzung einer Prognose und Formulierung einer therapeutischen Gesamtstrategie sowie die Auswahl einzelner Interventionskomponenten (selektive Indikation). Vielmehr muss hier zusätzlich der lebensgeschichtliche Kontext des Betroffenen mit allen relevanten anamnestischen, biografischen und sonstigen behandlungsrelevanten Merkmalen und Aspekten berücksichtigt werden. Diese Abklärung soll eine möglichst genaue Bestimmung der möglichen Ziele einer Intervention sowie eine Gewichtung und Reflexion dieser Ziele unter Berücksichtigung der notwendigen persönlichen (Anpassung der Ziele an die Situation des Patienten) und strukturellen Rahmenbedingungen (ambulant oder stationär; Einzel- versus Gruppentherapie) ermöglichen.

Zentrales Element des diagnostischen Prozesses in der Klinischen Psychologie und insbesondere in der Verhaltenstherapie ist die **funktionale Verhaltens- und Problemanalyse** (Reinecker 2015) sowie ihre darauf aufbauenden Erweiterungen, die **funktionale Bedingungsanalyse** sowie die **Plananalyse**. Wie diese Namen bereits hervorheben, versteht sich dieser Ansatz als funktional (in Hinsicht auf die therapeutische Klärung der Zusammenhänge) und problemorientiert. Ausgangspunkt dieses Analyseschritts ist die sog. Verhaltensgleichung von Kanfer und Saslow (1965), das sog. SORKC-Modell (▸ Abschn. 21.7.2).

Ziel dieser bedingungsanalytischen Strukturierungsarbeit ist neben einem vertieften Verständnis der

Problementstehung und -aufrechterhaltung auch die Erarbeitung von möglichen Veränderungspunkten und Therapiezielen (= Zielbestimmung der Therapie) und ihre fortlaufende Erweiterung und Veränderung im weiteren Therapieverlauf (= Therapieplanung und Anpassung oder adaptive Indikation).

Die **adaptive, verlaufs- und erfolgsbezogene, therapiebezogene Diagnostik** (auch prozedurale oder verlaufsorientierte Indikation genannt) stellt den zeitgebundenen, dynamischen Aspekt der Therapie und ihrer Evaluation heraus. Sie hat in diesem Zusammenhang im weitesten Sinne auch die Funktion einer Behandlungskontrolle. Das heißt, es geht um die Frage der Überprüfung der Effektivität einer gewählten Maßnahme und ggf. ihre Modifikation in Abhängigkeit von beobachtbaren Veränderungen. Die Übergänge zwischen verlaufs- und erfolgsbezogener Diagnostik sind fließend.

21.3 Erstkontakt und klassifikatorische Eingangsdiagnostik

21.3.1 Erstkontakt

Im Erstkontakt geht es darum, einen allgemeinen Eindruck vom Patienten und seinen Beschwerden zu gewinnen. Vorrangige Ziele sind

- eine vorläufige Informationsgewinnung (Was führt den Patienten her?),
- die Aufklärung über diagnostische und Behandlungsoptionen (Ist es ein behandlungsbedürftiges Problem und fällt die Behandlung in den Indikationsbereich der Psychotherapie?),
- das „Ausloten" einer vertrauensvollen Beziehung, die es dem Patienten ermöglicht, über sehr persönliche Problemaspekte offen zu reden (Möchte ich mich dem Patienten arbeiten, möchte der Patient mit mir arbeiten?).

Die diagnostische Gesprächseröffnung ist abhängig von den Vorinformationen sowie dem diagnostischen Setting. In den meisten Einrichtungen wird bereits bei der Kontaktaufnahme nicht nur eine erste Charakteristik der Hauptprobleme eines zu Untersuchenden erfragt, sondern es werden darüber hinaus auch Problemfragebögen und Materialien zur biografischen Anamnese ausgegeben, die in den darauf folgenden Sitzungen die Beurteilung ökonomisieren können (Kanfer et al. 2012). In größeren Einrichtungen wird zudem häufig die Erhebung von soziodemografischen und strukturellen Informationen dem Hilfspersonal übertragen, sodass der klinische Untersucher auf dieser Grundlage effizienter arbeiten kann.

Insofern bietet das Vorliegen von Vorinformationen dem Untersucher zugleich auch ein größeres Spektrum von interviewstrategischen Vorgehensoptionen im Erstkontakt an. Er kann z. B. nach der Begrüßung des Patienten auf die Vorinformationen direkten Bezug nehmen („Sie haben im Anmeldebogen angegeben, dass …") oder diese Vorinformationen indirekt erst später zum gezielteren Nachfragen verwenden. Er kann aber auch bewusst darauf verzichten („Ich möchte zunächst einmal von Ihnen in Ihren eigenen Worten hören, was Ihre momentanen Hauptprobleme sind."), um sich zunächst einen eigenen Eindruck vom Patienten und seinen Beschwerden zu bilden (▶ Kap. 20).

Üblicherweise beginnt der diagnostische Prozess mit der Frage danach, was die Hauptprobleme und Hauptbeschwerden des Patienten sind. Dies kann strukturiert mit diagnostischen Instrumenten erfolgen oder – wenn auch fehleranfälliger – in freier Exploration.

Offene Fragen wie „Was sind in Ihren eigenen Worten Ihre Hauptprobleme?", „Was führt Sie gerade jetzt zu mir?" geben dem Patienten die Möglichkeit einer groben ersten Problemschilderung. Durch Gesprächsführungstechniken kann hier der Untersucher schon die Selbstexplorationstendenz des Patienten einerseits bestärken, z. B. wenn der Hilfesuchende zögernd und ängstlich ist, oder aber „bremsen", z. B. im Fall eines Patienten, der wortreich seine Lebensprobleme erzählt.

Leitfragen für eine erste Einschätzung der Symptomatik und Motivation (vgl. Knappe und Härtling 2017, S. 108)

- Was sind die Hauptbeschwerden? Wann und in welcher Intensität und Häufigkeit treten sie (nicht) auf?
- Warum hat ein Patient zu einem bestimmten Zeitpunkt, in einer bestimmten Situation seines Lebens, ein bestimmtes (also das beschriebene) Problem?
- Wann und wie hat sich das Problem im Laufe der Lebensgeschichte entwickelt? Was denkt der Patient selbst über sein Problem?
- Aus welchem Grund sucht er jetzt (meine?) therapeutische Hilfe?

Diese initiale Schilderung von Problembereichen ist allerdings mit Vorsicht zu verwerten. Gespräche und Verhalten des Patienten sind durch das Verhalten des Untersuchers und durch die emotionale Interaktion zwischen Patient und Untersucher mit geprägt. Damit sind die Verhaltensbeobachtung und das Gespräch in weit stärkerem Maße subjektiven Beurteilungsfehlern und Fehlschlüssen ausgesetzt, als es bei anderen objektivie-

renden diagnostischen Verfahren der Fall ist. So nehmen die emotionale Ausgangsbasis der Gesprächspartner sowie ihre Interaktion durchaus einen markanten Einfluss auf Gesprächsablauf, Wahrnehmungsprozesse und Bewertungsprozesse. Hinzu kommt, dass bei bestimmten Störungsbildern wie Psychosen und Substanzkonsumstörungen, aber auch sexuellen Störungen, Tabuisierungs- und Diskriminierungsprozesse (Stigmen) diagnostische Entscheidungen erschweren können.

> **Wichtig**
>
> Dieser erste Kontakt und Beurteilungsschritt sollte lediglich dem Gewinnen eines ersten groben Gesamtüberblicks dienen (Richtwert 15–20 min). Eine zu schnelle Fokussierung auf ein Problem birgt die Gefahr einer voreiligen Festlegung auf nur scheinbar zentrale Probleme, macht die spätere differenzierte psychopathologische Erfassung ineffizient und erhöht die Wahrscheinlichkeit, dass im Hintergrund des aktuellen Leidens stehende andere komorbide Störungen sowie wichtige Einflussfaktoren übersehen werden.

21.3.2 Klassifikatorische Eingangsdiagnostik

In Übereinstimmung mit dem Grundlagenwissen und dem Vulnerabilitäts-Stress-Modell psychischer Störungen strebt die Klinische Psychologie und Psychotherapie eine möglichst breite multimodale (biologische, kognitive, affektive, verhaltensbezogene und soziale Ebene) und multimethodale (z. B. Befragung, Beobachtung, objektive Tests) Betrachtung des Patienten an. Dabei sollen die verschiedenen Manifestationsebenen psychischer Störungen (Verhalten, Gedanken, Gefühle, Körper) möglichst genau in ihrer Ausprägung, der Entwicklung, Funktion und ihrer Wechselwirkung berücksichtigt und beurteilt werden. Diese multimodale und -methodale und entwicklungsbezogene Betrachtung wird allerdings nur rudimentär durch die aktuellen diagnostischen Klassifikationssysteme berücksichtigt. Deshalb kann mit wenigen Ausnahmen aus einer ICD-10- oder DSM-5-Diagnose allein keine Interventionsentscheidung getroffen werden. Klassifikatorische Diagnostik stellt also nur *einen*, allerdings unverzichtbar entscheidenden Baustein der Diagnostik dar. Obwohl die praktische Bedeutung der klassifikatorischen Diagnose somit für die Indikationsfrage im Einzelfall begrenzt ist, stellt die Diagnose doch das entscheidende Bindeglied zwischen den Erkenntnissen der Grundlagen- und Therapieforschung auf der einen und dem individuellen Leiden des Patienten auf der anderen Seite dar.

21

Das Sammeln aller in den Beurteilungsschritten erforderlichen Informationen ist ein komplexer Prozess, der gleichermaßen Beobachtung, Interview- und Beziehungsgestaltung erfordert. Dabei stellt der Therapeut aufgrund erster Beobachtungen erste Verdachtsdiagnosen, die er dann durch weitere Fragen und ggf. den Einsatz von geeigneten psychologischen, neuropsychologischen und medizinischen Tests und Verfahren weiter spezifiziert, prüft und modifiziert.

Exemplarische Fragen im diagnostischen Prozess (klassifikatorische Eingangsdiagnostik)

- Hatte der oder die Betroffene jemals im Lebensverlauf irgendeine psychische Störung?
- Wenn ja, welche körperlichen, kognitiven, affektiven und verhaltensbezogenen Auffälligkeiten lassen sich aktuell oder früher feststellen, die als Symptom (Hinweis) für das Vorliegen einer oder mehrerer Syndrome oder Diagnosen gelten können?
- Welche Diagnosen lassen sich aktuell stellen? Wie ist der aktuelle und frühere Schweregrad? Welche der zutreffenden Diagnosen stehen im Vordergrund (Hauptdiagnosen), welche im Hintergrund? Welche Diagnosen haben sich sekundär, d. h. als Komplikation primärer Diagnosen entwickelt (z. B. Depression oder Substanzmittelmissbrauch in Folge einer Angststörung)?
- Welche Besonderheiten in der individuellen Entwicklung (Meilensteine im Kindes- und Jugendalter, Lern- und Leistungsentwicklung, Besonderheiten in der Ausbildungs- und Erwerbsbiografie, familiäre Aspekte; vgl. ICD-10-Z-Codes) werden berichtet?

Die wichtigsten **Kompetenzbausteine** für die Eingangsuntersuchung und die klassifikatorische Diagnostik sind:

1. diagnostische Gesprächsführungstechniken (► Gut zu wissen),
2. Kenntnis der gültigen diagnostischen Klassifikation psychischer Störungen (DSM-5 mit den korrespondierenden ICD-Codierungen) mit ihren expliziten diagnostischen Kriterien, den operationalen Algorithmen und den Ausschlusskriterien,
3. Kenntnis grundlegender psychopathologischer Konzepte und Methoden, um den diagnostischen Befund erheben und bewerten zu können,
4. Wissen um die Inhalts- und Umsetzungsaspekte der Störungs- und biografischen Anamnese und
5. Kennen und Beherrschen der wichtigsten integrativen diagnostischen Instrumente (diagnostische Interviews).

Gut zu wissen

Besonderheiten des diagnostischen Prozesses bei psychischen Störungen

1. **Starke Abhängigkeit von Gesprächsinhalt und -struktur**
   Im Vordergrund des diagnostischen Prozesses steht das Gespräch und damit die subjektiv-verbale Ebene. Nur über das Gespräch und eine damit verbundene genaue Verhaltensbeobachtung können wir Besonderheiten im Verhalten einer Person erkennen, beschreiben, sie bewerten und ggf. als Merkmal einer Störung interpretieren. Symptome der emotionalen und kognitiven Ebene sind oft weder in dem Gesagten noch eindeutig durch Gesten, Mimik oder Bewegungsabläufe erkennbar.

2. **Vollständigkeit, Reliabilität und Strukturierung**
   An den diagnostischen Prozess sind besonders hohe Anforderungen in Bezug auf Beurteilerreliabilität und Überprüfbarkeit zu stellen. Aus diesem Grund sollte in den ersten Stufen des diagnostischen Gesprächs eine strukturierte Informationssammlung (z. B. in Form strukturierter diagnostischer Interviews) im Vordergrund stehen. Selbst- und Fremdbeurteilungsskalen sowie Tests stellen eine wichtige Ergänzung dar.

3. **Rechtliche Implikationen**
   Aus rechtlicher Perspektive besteht bezüglich des Erstgesprächs und einer nachfolgenden Eingangsdiagnostik bei psychischen Störungen, spätestens jedoch vor Behandlungsbeginn, eine Dokumentationspflicht. Nach der Rechtsprechung sind diagnostische und psychotherapeutische Maßnahmen ohne Einwilligung des Patienten bzw. seiner Sorgerechtstragenden als problematisch anzusehen: Eine fehlende, ungenügende oder nicht nachweisbare Aufklärung des Patienten hat einen rechtswidrigen (Heil-)Eingriff zur Folge, der im Extremfall sogar als Körperverletzung bewertet werden kann. Insofern ist ein Behandlungsvertrag entweder durch das dokumentierte Verhalten des Patienten oder eine schriftliche Einwilligung vorauszusetzen. Materialien und Vordrucke zur Aufklärungspflicht finden sich beispielsweise bei Neudeck und Mühlig (2013).

Erleichtert wird der diagnostische Prozess durch eine Vielzahl diagnostischer Beurteilungsverfahren. Hier ist besonders auf die strukturierten und standardisierten diagnostischen Interviews hinzuweisen. Diese sind dazu geeignet, vor allem die Befunderhebung und diagnostische Klassifikationsentscheidungen zu systematisieren und zu strukturieren. Wichtige weitere Bausteine können auch sog. Verhaltenstests und Behandlungsreaktionen sein.

Auszug aus den Screeningfragen des „Strukturiertes Klinisches Interview für DSM-5-Störungen" (SCID-5-CV). (Beesdo-Baum et al. 2019a; mit freundlicher Genehmigung des Hogrefe Verlages)

Subjektiv geschilderte Hauptbeschwerden und Beschreibung des derzeitigen Problems
- Was führt Sie (diesmal) hierher? (Was ist das Hauptproblem, mit dem Sie Schwierigkeiten haben?)
- Wann haben Sie sich das letzte Mal in Ordnung gefühlt (so wie Sie normalerweise sind)?

Behandlungsgeschichte
Um eine komplizierte Krankheits- und Behandlungsgeschichte zu dokumentieren, hat sich der Einsatz sog. "life-charts" bewährt, bei denen entlang eines lebensbezogenen Zeitstrahls Ereignisse grafisch in ihrer zeitlichen Struktur aufgenommen werden.
- Wann haben Sie zum ersten Mal wegen psychischer Probleme Hilfe aufgesucht? (Weswegen? Welche Behandlung(en) haben Sie erhalten? Welche Medikamente?)
- Waren Sie schon einmal Patient in einer psychiatrischen (Nerven-), psychotherapeutischen oder psychosomatischen Klinik?
- Wenn ja: Weswegen? (Wie oft?)
- Wenn die Antwort unzureichend ist, fragen Sie vorsichtig weiter nach, z. B.: Gab es da noch etwas anderes? Normalerweise geht man nicht in eine psychiatrische (Nerven-) oder andere Klinik, nur weil man … (müde/nervös, eigener Ausdruck) ist?
- Wurden Sie schon einmal aufgrund von Medikamenten-, Drogen- oder Alkoholproblemen behandelt?

Andere derzeitige Probleme
- Hatten Sie im vergangenen Monat noch irgendwelche anderen Probleme?
- Wie war denn Ihre Stimmung?

21.3.3 Psychopathologischer Befund

Die klassifikatorische Eingangsdiagnostik wird durch den psychopathologischen Befund ergänzt. Der Begriff psychopathologischer Befund stammt ursprünglich aus der Psychiatrie und bezieht sich auf die Lehre und die Gliederung der Beurteilung psychopathologischer Grundphänomene. Er ist eher defizitorientiert („pathologisch"), alternativ spricht man auch vom psychischen Befund.

Definition

Psychopathologie ist die Lehre von der Beschreibung psychischer Störungen. Im klinischen Kontext ist hiermit die Beschreibung auffälliger psychischer Erlebens- und Verhaltensweisen gemeint.

Querschnitt

Der psychopathologische Befund ist eine umfassende querschnittliche Momentaufnahme der klinisch-psychologischen (psychiatrischen) Symptomatik. In Deutschland orientiert sich die Nomenklatur zumeist an dem sog. AMDP-System (Arbeitsgemeinschaft für Methodik und Dokumentation in der Psychiatrie 2018). Der Befund verlangt auch Aussagen über Bereiche, die streng genommen eine ausführliche (z. B. Leistungs-)Diagnostik erfordern, etwa zu Aufmerksamkeits- oder Gedächtnisleistungen. Häufig wird daher der Zusatz „subjektiv" verwendet, damit hier der klinische Eindruck des Untersuchers erkennbar wird und nicht fälschlicherweise eine testdiagnostisch abgeleitete Beurteilung angenommen wird.

Klassische Inhalte und Symptombereiche des psychopathologischen Befundes (vgl. Knappe und Härtling 2017)
- Bewusstsein
- Orientierung
- Verhalten, Kleidung, Physiognomie
- Sprache
- Intelligenz
- Antrieb
- Affekt
- Psychomotorik
- Pathologische Affektregulation
- Wahrnehmung einschließlich Sinnestäuschungen
- Zwänge, Phobien, Ängste und hypochondrische Befürchtungen
- Inhaltliches Denken
- Formales Denken
- Gedächtnis
- Aufmerksamkeit und Konzentration
- Ich-Erleben
- Eigen- oder Fremdgefährdung
- Krankheitseinsicht, Krankheitsgefühl

Der psychopathologische Befund wird in der Regel zum Erstkontakt erstellt und ist regelhafter Bestandteil der Dokumentation. Er gibt in Ergänzung zur klassifikatorischen und störungsspezifischen Diagnostik den klinischen Eindruck des Untersuchers wieder (► Klinisch betrachtet).

Klinisch betrachtet

Beispiel für einen psychopathologischen Befund

Erstvorstellung einer 29-jährigen Patientin, depressive Episode (F32.1) und spezifische Phobie Tiertypus (F40.2) in einer psychotherapeutischen Praxis.

Wache, vollständig orientierte Patientin. Im Gespräch ruhig, sehr zurückhaltend. Antwortete mitunter zögerlich, überlegend und ausweichend; subjektiv beurteilt mindestens durchschnittliche Intelligenz. Emotionale Modulationsfähigkeit begrenzt, Stimmung insgesamt gedrückt.

Antrieb reduziert. Keine offensichtlichen Zwänge. Anhaltende Grübelgedanken über sich selbst und die subjektive Perspektivlosigkeit. Sonst keine formalen oder logischen Denkstörungen. Keine Hinweise auf Psychosen, Substanz- oder Essstörungen. Suizidalität und selbstverletzendes Verhalten aktuell glaubhaft verneint. Keine Hinweise auf Störungen der Mnestik oder Konzentration. Keine Ich-Störungen. Die Patientin erschien veränderungsbereit.

Kriterien und Checklistenquerschnitt

Zur Unterstützung einer zugleich effizienten, zuverlässigen und umfassenden Beurteilung des psychopathologischen Befunds stehen verschiedene Dokumentationssysteme zur Verfügung (◘ Tab. 21.2). Das AMDP-System (Arbeitsgemeinschaft für Methodik und Dokumentation in der Psychiatrie 2018), das auch als strukturierte Interviewversion vorliegt und im deutschsprachigen Raum häufiger zur umfassenderen Befunddokumentation des psychopathologischen Status Anwendung findet, sowie die „Münchener Diagnose-Checklisten" (MDCL; Bronisch et al. 1992) sind zwei Beispiele. Diese Verfahren sind Merkmalslisten, wobei dem Untersucher freisteht, mit welchen Fragen und Methoden er die Symptombereiche des psychopathologischen Befundes erfasst. Diese Verfahren setzen fundierte psychiatrische Kenntnisse in der Psychopathologie und der Diagnostik voraus und erfordern Trainings zu ihrer reliablen Anwendung.

◘ **Tab. 21.2** Diagnostische Tests und Beurteilungsverfahren

Verfahren	Abkürzung	Autor(en)/Herausgeber	Klassifikationssystem
Teilstrukturierte Beurteilungsverfahren			
Arbeitsgemeinschaft für Methodik und Dokumentation in der Psychiatrie	AMDP-System	Arbeitsgemeinschaft für Methodik und Dokumentation in der Psychiatrie (2018)	Klassische Psychopathologie
Strukturierter Interviewleitfaden zur Hamilton Depressionsskala (Structured Interview Guide for the Hamilton Depression Rating Scale)	SIGH-D (HAM-D)	Stieglitz (2000, 2001)	Depressives Syndrom
Strukturierter Interviewleitfaden zur Hamilton Angstskala (Structured Interview Guide for the Hamilton Anxiety Rating Scale)	SIGH-A (HAM-A)	Shear et al. (2001); Stieglitz (2000, 2001)	Angstsyndrome
Mini International Neuropsychiatric Interview	MINI	Lecrubier et al. (1997), Sheehan et al. 1998	DSM-5
Checklisten			
Internationale Diagnose-Checklisten für ICD-10	IDCL	Hiller et al. (1995)	ICD-10
Internationale Diagnose-Checklisten für DSM-IV	IDCL	Hiller et al. (1997)	DSM-IV
Internationale Diagnose-Checklisten für Persönlichkeitsstörungen	IDCL-P	Bronisch et al. (1995)	ICD-10/DSM-IV

Klinisch betrachtet

Beispiele für die Bedeutung von Längsschnittinformationen

Klassifikatorisch

Patienten mit einem ausgeprägten depressiven Syndrom erhalten nur dann die Diagnose Major Depression, wenn noch nie in ihrem Lebensverlauf eine hypomane oder eine manische Episode aufgetreten ist. In diesen Fällen würde die Diagnose bipolare Störung 1 (Manie) oder 2 (Hypomanie) zu vergeben sein.

Therapeutisch

Bei einer Patientin mit einer Major Depression wird in der längsschnittlichen Beurteilung festgestellt, dass sie seit ihrem 14. Lebensjahr unter einer sozialen Angststörung litt. Diese führte zu einem sozial sehr zurückgezogen Lebensstil, der es u. a. verhinderte, dass die Patientin im Zusammenhang mit sozialen Situationen hinreichende soziale Fertigkeiten erwarb. Die aktuelle depressive Episode entwickelte sich nach der Trennung von der einzigen noch verbliebenen Bezugsperson. Der diagnostizierende Therapeut entscheidet – trotz der im Vordergrund stehenden Depression – die soziale Angstsymptomatik vorrangig zu behandeln.

> **Definition**
>
> Als **Anamnese** wird die lebensgeschichtliche Betrachtung von psychopathologischen Phänomenen über das aktuelle Störungsbild hinaus bezeichnet.

Längsschnitt

Bei der Beurteilung der meisten Formen psychischer Störungen spielt die zeitliche Entwicklung von Symptomen, Syndromen und Störungen eine wichtige Rolle für die Diagnostik und Differenzialdiagnostik. Die längsschnittliche Betrachtung der persönlichen Störungsentwicklung wird in der traditionellen Psychopathologie und Psychiatrie z. T. unter dem Begriff der Anamnese abgehandelt.

Diese lebensgeschichtliche Information hat einerseits die Funktion, die diesbezüglichen differenzialdiagnostischen Regeln der diagnostischen Klassifikationssysteme abzubilden. Andererseits liefert diese Betrachtung darüber hinaus wertvolle ätiologische, pathogenetische und therapiebezogene Hinweise (▶ Klinisch betrachtet).

Beurteilungen über zeitlich weit zurückliegende, bis in die Kindheit zurückreichende Syndrome und Krankheitsepisoden sind methodisch oft nicht unproblematisch. Angesichts der bei den meisten psychischen Störungen ausgeprägten Komorbidität sowie der Komplexität möglicher Verläufe ist es grundsätzlich empfehlenswert, diagnostische Instrumente einzusetzen, die diese zeitlichen Abfolgen zumindest formal korrekt abbilden.

21.4 Ableitung von Diagnosen mittels störungsübergreifender Verfahren

Mit der Entwicklung der operationalen Kriterien psychischer Störungen (ICD-10, DSM-III/IV/5) ist die diagnostische Beurteilung auf der Grundlage der Psy-

---

Exkurs

Probleme freier klinischer Interviewverfahren

Diagnostische Interviews können bekannte Mängel in der Zuverlässigkeit von freien klinischen Interviewverfahren reduzieren helfen:

- die Informationsvarianz (es werden jeweils unterschiedliche Fragetechniken verwendet, die in unterschiedlichen Informationen resultieren),
- die Interpretations- und Beobachtungsvarianz (die Interpretation sonst gleicher Informationen kann mangels klarer manualisierter Vorgaben von Experte zu Experte unterschiedlich ausfallen).

---

chopathologie systematisiert worden. Damit wurde die Entwicklung umfassender diagnostischer Interviewsysteme für die Erhebung des psychopathologischen Befundes, der Anamnese *und* die Ableitung von Diagnosen möglich. Diese werden in der Regel dahingehend unterschieden, wie hoch der Formalisierungsgrad der Durchführung ist (halbstrukturierte Interviews versus strukturierte und standardisierte Interviews; ▶ Exkurs).

21.4.1 Halbstrukturierte klinische Interviews

Halbstrukturierte psychopathologische (klinische) Interviews basieren in der Regel auf einem Gesprächsleitfaden, in dem die Themen festgelegt und passende Fragen vorgeschlagen sind, z. B. die **Hamilton Depressions- oder Angstskala** (Stieglitz 2000, 2001) oder das **Mini-International Neuropsychiatric Interview** (MINI; Sheehan et al. 1998). Wenn die Antworten auf die vorgegebenen Fragen für das klinische Verständnis nicht

21

ausreichen, darf von der vorgegebenen Struktur abgewichen werden, z. B. durch Zusatzfragen oder die Berücksichtigung weiterer Aspekte. Auch wenn der Befragte Rückfragen zu den Fragen des klinischen Urteilers hat („Wie ist das gemeint?"), kann es notwendig sein, die Ausgangsfrage erneut zu stellen, umzuformulieren oder näher zu erläutern. Der Leitfaden dient also vorrangig der Vereinheitlichung der psychopathologischen bzw. störungsbezogenen Befunderhebung mit dem Ziel, klinische Syndrome zu bestimmen und im Idealfall den Schweregrad zu quantifizieren.

21.4.2 Strukturierte diagnostische Interviews

Strukturierte diagnostische Interviews (wie das DIPS und das SCID-5) gehen in der Formalisierung insofern weiter, als dass zwar Fragen vorgegeben werden sowie deren Codierung geregelt ist, jedoch bleibt dem Interviewer die Möglichkeit, Reihenfolge und Frageformat anzupassen sowie Beispiele zu erfragen, um zu einer Beurteilung des entsprechenden Kriteriums zu kommen. Der klinische Urteiler fragt daher mittels des verfügbaren Fragen-/Itemkatalogs so lange nach, bis er sicher beurteilen kann, ob ein diagnostisches Merkmal erfüllt ist oder nicht. Dies setzt also voraus, dass der Interviewer die diagnostischen Kriterien und ihre Ein- und Ausschlussmerkmale sicher kennt. Weiterhin geben strukturierte diagnostische Interviews explizite Auswertungsalgorithmen an, wie die beurteilten Merkmale zu einer Diagnose verrechnet werden sollen. Sie ermöglichen allerdings wegen des verbleibenden klinischen Beurteilungsspielraums keine weitergehende Erhöhung der Auswertungsobjektivität, z. B. in Form einer objektiven computerisierten Auswertung (◻ Tab. 21.3).

Die gegenwärtig bekanntesten strukturierten Interviews sind das **Diagnostische Interview bei Psychischen Störungen** (DIPS; Margraf et al. 2017), das **Strukturierte Klinische Interview für DSM-5** (SCID-5-CV; Beesdo-Baum et al. 2019a) und das Pendant SCID-5-PD zur Beurteilung von Persönlichkeitsstörungen (Beesdo-Baum et al. 2019b) sowie die **Schedule for Clinical Assessment in Neuropsychiatry** (SCAN; van Gülick-Bailer et al. 1995). Die Anwendung strukturierter klinischer Interviews setzt klinisch-psychiatrische Erfahrungen und die Kenntnis des DSM-5-Manuals (APA 2015) voraus. Damit grenzt sich der zulässige Einsatzbereich auf Personen ein, die auch grundsätzlich ohne strukturierte Diagnosehilfen in der Lage sind, eine Diagnose zu stellen. Die Anwendung erfordert ferner ein mehrtägiges Training und die Kenntnis des Durchführungsmanuals.

Das **Strukturierte Klinische Interview für DSM-5-Störungen** der American Psychiatric Association (APA) ist international das am weitesten etablierte und verbreitete diagnostische Instrument in der klinischen Forschung und Praxis. Es ist grundsätzlich für die Anwendung bei Erwachsenen ab 18 Jahren geeignet, aber mit einigen Wortlautanpassungen auch bei Jugendlichen einsetzbar. Die **Klinische Version** (SCID-5-CV; Beesdo-Baum et al. 2019a) ermöglicht mittels eines Explorationsleitfadens einen ersten allgemeinen Überblick über die aktuellen und früheren psychischen Probleme und erfasst anschließend in 10 Modulen die häufigsten psychischen Störungen nach den Kriterien des DSM-5. Alle Störungen werden hinsichtlich des aktuellen Vorliegens beurteilt; einige werden in Bezug auf die gesamte Lebensgeschichte erfasst (z. B. affektive Störungen), da dies für die Diagnose oder Differenzialdiagnose dieser Störungen notwendig ist. Für jedes diagnostische Kriterium werden im SCID-5 spezifische, meist mit ja oder nein zu beantwortenden Fragen vorgegeben. Die Codierung des Diagnostiker folgt aber nicht automatisch der Antwort des Interviewten, sondern der Diagnostiker fragt ggf. nach Beispielen oder Erläuterungen, um entscheiden zu können, ob aus klinischer Sicht das Kriterium erfüllt ist oder nicht. Zwei Module im SCID-CV leiten den Diagnostiker zudem durch die sehr komplexen differentialdiagnostischen Entscheidungspfade psychotischer Störungen und affektiver Störungen. Zur Erfassung von **Persönlichkeitsstörungen** (SCID-5-PD; Beesdo-Baum et al. 2019b) liegt ein separates Interview vor, welches besonders zeiteffizient eingesetzt werden kann, wenn die zu interviewende Person vorab den **Persönlichkeits-Screeningfra-**

◻ **Tab. 21.3** Klassifikatorische Diagnostik: Strukturierte und standardisierte Interviews

Verfahren	Abkürzung	Autor(en)/Herausgeber	Art	Klassifikationssystem
Diagnostisches Interview bei Psychischen Störungen	DIPS Mini-DIPS	Margraf et al. (2017) Margraf und Cwik (2017)	Strukturiert	DSM-5, ICD-10
Strukturiertes Klinisches Interview für DSM-5	SCID-5-CV	Beesdo-Baum et al. (2019a)	Strukturiert	DSM-5
Schedules for Clinical Assessment in Neuropsychiatry	SCAN	van Gülick et al. (1995)	Strukturiert	ICD-10
Diagnostisches Expertensystem	DIA-X-CIDI	Wittchen und Pfister (1997)	Standardisiert	DSM-IV/ICD-10

gebogen (SCID-5-SPQ) bearbeitet. In diesem Fall muss der Interviewer nur noch die Kriterien beurteilen, die im Selbstberichtsfragebogen mit ja beantwortet wurden.

Das **Diagnostische Interview bei Psychischen Störungen (DIPS)** folgt im Wesentlichen der Grundstruktur des SCID-5-CV und steht in seiner 5. Auflage als Open Access Version (Margraf et al. 2017) in Deutschland für Praxis und Forschung frei zur Verfügung. Das DIPS ist für verhaltenstherapeutische Zwecke zu Lasten der diagnostischen Präzision ausdifferenziert worden. Die im Zusammenhang mit dem DIPS formulierten Grundregeln verdeutlichen den Spielraum für den Untersucher. Wie im SCID sollen die Fragen möglichst im Originalwortlaut vorgelesen werden, und können bei Verständnisproblemen umformuliert, wiederholt oder ergänzt werden. Die Entscheidung über das Vorliegen eines Symptomfelds trifft allein der Interviewer aufgrund der ihm vorliegenden, meist durch den Patienten vermittelten Informationen. Der Beurteilungszeitraum muss klar sein, und die Symptome müssen diagnostisch relevant sein. Diese Zusatzregeln verdeutlichen, dass für den Untersucher ein erheblicher Ermessensspielraum besteht. Bei der Interpretation der Ergebnisse des Interviews über das Vorliegen von Symptomen, Syndromen und der daraus abgeleiteten Diagnose gilt daher, dass nicht klar zwischen der Selbstaussage des Patienten und der Beurteilung des Interviewers unterschieden werden kann.

Ähnliche Einschränkungen gelten für die unter der Schirmherrschaft der Weltgesundheitsorganisation entwickelte **Schedule for Clinical Assessment in Neuropsychiatry (SCAN; WHO 1992)**. Im Kern stellt dieses Verfahren eine Weiterentwicklung des "Present State Examination" (PSE) dar, eröffnet aber die Möglichkeit, ein breiteres Spektrum an Symptomen zu erheben, auch zurückliegende Episoden abzubilden sowie einzelne Symptome und Syndrome differenzierter nach ihrem aktuellen Schweregrad zu beurteilen. Das SCAN-System ist modular aufgebaut und ermöglicht durch die Wahl relevanter Module einen flexiblen Einsatz. Die sehr differenzierte Erfassung der Kriterien ist allerdings nur bei aufwändig trainierten Untersuchern mit umfangreicher klinisch-psychiatrischer Erfahrung möglich. Der Zeitaufwand der Untersuchung beträgt ca. 2 Stunden.

21.4.3 Standardisierte diagnostische Interviews

Zu diesen gehören drei auf die gleiche Tradition zurückgehende Verfahren, nämlich die **Diagnostic Interview Schedule** (DIS; Robins et al. 1981), das **Composite International Diagnostic Interview** (CIDI; Wittchen

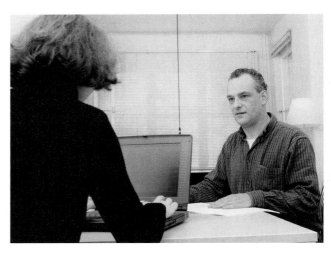

◘ **Abb. 21.2**   Computerisierte diagnostische Interviews stören das Gespräch nicht nachhaltig. (© Konvex)

1994) und das daraus abgeleitete computerisierte diagnostische Expertensystem DIA-X (Wittchen und Pfister 1997; ◘ Abb. 21.2; ▶ Gut zu wissen). Alle drei Verfahren stellen die höchste Stufe der Formalisierung des diagnostischen Prozesses zur Ableitung von klinischen Diagnosen psychischer Störungen dar. Die Standardisierung bezieht sich nicht auf das Konzept der psychometrischen Standardisierung, sondern auf die Formalisierung des gesamten Prozesses von Erhebung der Information bis hin zur computerisierten Auswertung in Form automatisiert ausgegebener Diagnosenvorschläge.

In standardisierten klinischen Interviews sind Symptom- und klinisch relevante Zusatzfragen explizit vorgegeben, sodass fast ausschließlich die Antworten des Patienten als Beurteilungsgrundlage dienen; nur in Ausnahmefällen werden die klinischen Entscheidungen des Untersuchers berücksichtigt. Daher können standardisierte Interviews im Gegensatz zu den strukturierten Interviews durchaus von gut trainierten Laien bzw. Bachelor- oder Master-Psychologiestudierenden und Ausbildungskandidaten fachgerecht nach einem mehrtägigen Training eingesetzt werden. Das CIDI ist das weltweit in der epidemiologischen Forschung zu psychischen Störungen am häufigsten genutzte diagnostische Instrument. Unter der Schirmherrschaft der WHO und der Harvard School of Public Health wurde es z. B. im Rahmen der World Mental Health Surveys in eine Vielzahl von Sprachen übersetzt und bildet somit die Grundlage für Prävalenzschätzungen (Kessler und Ustun 2008).

> **Gut zu wissen**
>
> **Das DIA-X/CIDI**
> Die computerisierte Version des CIDI ist in Deutschland unter dem Namen DIA-X/CIDI eingeführt und

stellt ein modular aufgebautes Interview mit 16 Standardsektionen dar, das sowohl in einer interaktiven PC-Version als auch als Paper-Pencil-Version verfügbar ist. Aus der Forschung heraus sind verschiedene Abwandlungen des DIA-X/CIDI entwickelt worden, z. B. für die Erhebung psychischer Störungen in Beziehung zu den reproduktiven Phasen (CIDI-Venus) oder für den Einsatz bei Personen im höheren Lebensalter (CIDI-65+; zum Überblick s. Knappe und Härtling 2017). Eine Aktualisierung und Erweiterung ist im Zuge der Publikation des DSM-5 ebenfalls erfolgt (Hoyer et al. 2020).

Die Sequenz, in der die einzelnen Sektionen folgen, ist interviewstrategisch aufgebaut, d. h. sensible Sektionen kommen erst im weiteren Verlauf des Interviews. Die Erfassung der zur Diagnosestellung notwendigen Kriterien erfolgt störungsgruppenbezogen, z. B.:

- Sektion A: Demografie,
- Sektion B: Tabakkonsum und -abhängigkeit,
- Sektion C: somatoforme Störungen,
- Sektion D: Phobien und andere Angststörungen,
- Sektion E: depressive Episoden,
- Sektion F: (hypo-)manische Episoden,
- Sektion G: psychotische Symptome und Syndrome
- etc.

Die 16 Sektionen sind alphanumerisch bezeichnet und erfragen jeweils die Symptomatik, Auftretensbeginn und -ende, Dauer und Schwere der Symptomatik, das Ausmaß psychosozialen Leidens und Beeinträchtigungen psychischer Störungen in den vier Bereichen Haushalt und alltägliche Aktivitäten, Schule/Ausbildung/Beruf, soziale Beziehungen sowie Freizeitgestaltung im Quer- und Längsschnitt. Dabei nimmt jede einzelne Frage und jeder Erhebungsschritt Bezug auf das jeweilige diagnostische Kriterium für die Störung. Die Erfassung der diagnostischen Kriterien erfolgt standardisiert, d. h. die Reihenfolge der Fragen, der Wortlaut der Fragen bis hin zur Codierung der Antworten des Befragten sind vorgegeben und ermöglichen keinen Spielraum für den Interviewer.

Zu Beginn jeder Sektion werden die sog. diagnostischen Stammfragen vorgegeben und wörtlich durch den Interviewer vorgelesen. Sie sind aufgrund ihrer Sensitivität als Screeningfragen geeignet, um schnell die Möglichkeit einer entsprechenden Diagnose abzuklären. Werden sie glaubhaft verneint, kann davon ausgegangen werden, dass die diagnostischen Kriterien der entsprechenden Störung mit hoher Wahrscheinlichkeit nicht erfüllt werden und es wird durch automatisierte Sprungregeln zur nächsten Sektion weitergegangen. Die bejahten Stammfragen werden durch die Vorgabe der vollständigen Sektion weiterverfolgt. Die Symptomfragen sind dann wörtlich vorzulesen: Die Antworten des Patienten werden anschließend einer standardisierten Prüfprozedur unterzogen, um die klinische Relevanz des Symptoms in Hinblick auf das Vorliegen einer psychischen Störung zu beurteilen. Das Ergebnis dieser Prüfprozedur ist in einem standardisierten Prüfblatt mit bis zu fünf Codierungsoptionen festgehalten. In der computerisierten Version des DIA-X/CIDI erfolgt die adaptive Fragenabfolge und die entsprechende Registrierung der Codierungen voll automatisiert.

◨ Abb. 21.3 zeigt die Standardfragen für die Panikstörung, wobei das wörtliche Lesen der Fragen vom Interviewer gut geübt werden muss. Die Abbildung verdeutlicht auch, dass wörtliche Beispiele erhoben und erfasst werden, die zu einer Überprüfung der korrekten Codierung herangezogen werden können. Neben den kategorialen Ja-Nein-Fragen sind auch dimensionale Antwortcodierungen möglich, z. B. im Zusammenhang mit der Häufigkeit von Symptomen oder ihrer Schwere. Darüber hinaus können mit dem CIDI auch unterschwellige Diagnosen, die nicht den diagnostischen Stellenwert einer Volldiagnose erreichen, weiterverarbeitet werden. Die computerisierte Auswertung des CIDI-Interviews ist auswerterobjektiv und erzeugt eine diagnostische Gesamtbewertung, bei der alle zutreffenden Diagnosen im Quer- und Längsschnitt mit Angabe des erstmaligen und letztmaligen Auftretens sowie eventueller Zusatzcodierungen (z. B. Schweregrade) ausgewiesen werden. Die klinische Bewertung der diagnostischen Ergebnisse des CIDI und Festlegung der klinischen (Differenzial-)Diagnosen erfolgt anschließend durch einen Kliniker. Die Dauer der Informationserhebung ist in Abhängigkeit von verschiedenen Faktoren zu sehen (Schweregrad, Komplexität der Störung, Kooperationsbereitschaft), beträgt jedoch im Mittel 60–90 min. Abgedeckt werden psychische Störungen der Adoleszenz und des Erwachsenenalters, nicht jedoch aus dem Bereich des Kindes- und Jugendalters. Ebenso werden Persönlichkeitsstörungen nicht mit angesprochen; es wird empfohlen, hierfür das SCID-5-PD einzusetzen.

Die Akzeptanz diagnostischer Interviews wird als hoch angesehen (▸ Studienbox). Die Interraterreliabilität (Test-Retest-Prozedur, Abstand 1–3 Tage) wird als befriedigend (Kappa-Werte von 0,49) bis sehr hoch bewertet (κ = 0,83 für Anorexia nervosa). Die Validität ist im Hinblick auf die Übereinstimmung mit klinisch-psychiatrischen Konsensusdiagnosen erfahrener Psychiater überprüft; die Übereinstimmungen lagen hier im Bereich von Kappa-Werten von 0,39 für psychotische Störungen bis 0,82 für Panikstörung.

SEKTION D ▬▬▬▬▬▬▬▬▬▬▬▬▬▬▬▬▬▬▬▬▬▬▬▬▬▬

D1	Hatten Sie schon einmal einen Angstanfall, manche nennen das auch Angstatt-acke, Panikanfall oder Panikattacke, bei dem Sie ganz plötzlich von einem Gefühl starker Angst, Beklommenheit oder Unruhe überfallen wurden?	1 (➢ D 12)	5

D2	Kam irgendeiner Ihrer Angstanfälle als Sie nicht in einer gefährlichen oder lebens-bedrohlichen Situation waren?	1	5

A. Können Sie einen dieser Angstanfälle beschreiben? [Wenn das Beispiel nicht unerwartet ist, frage nach einem zweiten]

....

....

....

B. [Frage nur, wenn unklar] Wieviele dieser Angstanfälle kamen ganz unerwartet, d.h. wie aus heiterem Himmel? [Kodiere: 1= keiner oder einer, 5 = mehr als einer]   1   5

C. [Stelle die Prüffragen (SX = Angstanfall)] Haben Sie mit einem Arzt über diese Angstanfälle gesprochen?   PRB   2 3 4 5

DR ....   PB ....

D3	Kommen Ihre Angstanfälle auch in sozialen Situationen vor, d.h., wenn Sie mit anderen Personen reden müssen, oder bei Prüfungen oder gesellschaftlichen Ver-anstaltungen? [Wenn nein, Kodiere 1, wenn ja, frage] Würden Sie sagen, daß solche Angstanfälle selten, häufig oder immer in solchen Situationen auftreten? [Kodiere: 1=nie; 2=selten; 3=häufig; 4=immer]	1 2 3 4

A. Kommen Ihre Angstanfälle manchmal auch in eigentlich ungefährlichen Situationen vor, wie z.B. beim Benutzen öffentlicher Verkehrsmittel, in Kauf-häusern oder auf offenen Plätzen? [Wenn nein, Kodiere 1, wenn ja, frage] Würden Sie sagen, daß solche Angstanfälle selten, häufig oder immer in solchen Si-tuationen auftreten? [Kodiere: 1=nie; 2=selten; 3=häufig; 4=immer]   1   2   3   4

D4	Trat zumindest bei einem Ihrer Angstanfälle die Angst plötzlich auf und verschlim-merte sich innerhalb der ersten (10) Minuten des Anfalls?	1 (➢ D5)	5

A. Kam das mehrere Male vor?   1   5

D5	Nachdem Sie einen dieser Angstanfälle hatten, ...	

A. hatten Sie da über mehr als einen Monat ständig Angst bzw. Sorgen, einen neuen Angstanfall zu bekommen?   1   5

B. oder waren Sie unablässig besorgt über das, was wegen oder bei so einem Anfall passieren könnte?   1   5

C. oder mußten Sie wegen der Angstanfälle Ihre alltäglichen Aktivitäten, wie z.B. zur Arbeit zu gehen, Bus, U-Bahn oder das Auto zu benutzen oder Ein-kaufen zu gehen, erheblich verändern?   1   5

D. Haben Sie wegen dieser Angstanfälle bestimmte Situationen vermieden?   1   5

♦D6	Können Sie sich <u>genau</u> an einen besonders schlimmen Angstanfall erinnern?	1	5

♦A. [Wenn ja frage] Wann war das? [Wenn nein] Denken Sie bitte an den <u>letzten</u> <u>schlimmen</u> Anfall; wann war das?   DAT 1 2 3 4 5 6
Alter DAT __/__

◻ **Abb. 21.3**   Standardfragen für die Panikstörung. (Wittchen und Pfister 1997, © Swets & Zeitlinger)

Testakzeptanz

Häufig wird befürchtet, der Einsatz eines diagnostischen Interviews nehme übermäßig oder gar unnötig viel Zeit in Anspruch und sei den Patienten nicht zuzumuten. Hierzu haben Hoyer und Kollegen (Hoyer et al. 2006; vgl. auch Suppiger et al. 2009) in einer Ausbildungs- und Forschungsambulanz Patienten befragt, die noch vor dem Kontakt zu einem Behandler das Dia-X/CIDI im Rahmen der Eingangsdiagnostik durchlaufen. Die Interviews wurden "face to face" unter Zuhilfenahme eines Laptops und Listenheftes von Teilnehmern der Ausbildung zum psychologischen Psychotherapeuten (Fachkunde Verhaltenstherapie) durchgeführt. Es zeigte sich, dass die Mehrheit der Patienten die standardisierte Diagnostik begrüßte und für gut befand, dass im Interview sehr genaue und detaillierte Fragen gestellt wurden. Nur 4,9 % fanden es in irgendeiner Weise störend, dass Fragen und Antworten per Computer bearbeitet wurden. Obwohl dies nicht das primäre Ziel der Diagnostik ist, war die Aussage von 76 % der Patienten erfreulich, die das Interview angenehm oder sehr angenehm fanden (Hoyer et al. 2006).

21.5 Erfassung sonstiger medizinischer Beschwerden

Es gibt kein physiologisches oder psychologisches Testverfahren, das für sich genommen ausreicht, um die Diagnose irgendeiner psychischen Störung zu stellen. Durch diagnostische Verfahren und Labortests lassen sich jedoch die Erkenntnisse ergänzen, die durch die Erhebung der psychiatrischen Vorgeschichte und die Untersuchung der augenblicklichen psychischen Verfassung gewonnen wurden. Die Auswahl der vom Untersucher angeordneten Testverfahren hängt von den diagnostischen Anhaltspunkten ab, die sich bei diesen ersten Gesprächen ergeben haben, und muss dessen Urteil überlassen bleiben.

Diese zusätzliche Erfordernis ergibt sich auch ausgehend von für viele psychische Störungen definierten diagnostischen Ausschlusskriterien. Diese spezifizieren, welche ggf. organmedizinischen oder substanzbezogenen Faktoren für die Symptomatik zu beachten sind und möglicherweise zur Vergabe einer anderen Diagnose führen.

Um die organmedizinischen Ausschlusskriterien zu beurteilen und um sicherzugehen, dass ein psychopathologisches Symptom nicht durch eine organische Störung verursacht wird, können manchmal Laboruntersuchungen eine eindeutigere Klärung herbeiführen. Diese Verfahren werden in der Regel durch den Hausarzt oder einen Facharzt angeordnet und durchgeführt (▶ Gut zu wissen).

Ist eigentlich eine körperliche Untersuchung notwendig?
Für den Psychotherapeuten besteht vor Aufnahme der Therapie die Notwendigkeit, etwaige körperliche Faktoren und Erkrankungen auszuschließen. Der klinische Psychologe sollte allein schon aus juristischen Gründen und im Sinne des Patientenwohls auf jegliche Informationen in der Anamnese und der Beschwerdenschilderung achten, die als Hinweis auf möglicherweise organmedizinische Grunderkrankungen gelten können. Hierzu gehört u. a. eine untypische Beschwerdenschilderung, ein untypischer Störungs- und Krankheitsverlauf mit untypischem Alter bei Beginn sowie anamnestisch festgestellte Vorerkrankungen.

Ferner ist der Hinweis einer bestehenden Medikation ohne klare diagnostische Zuordnung bzw. Begründung des Patienten ebenfalls als diskreter Hinweis zu werten. Ergänzende medizinische Untersuchungen sollten sowohl bei Erwachsenen und insbesondere Älteren, als auch bei Kindern und Jugendlichen erwogen werden, wenn sog. funktionelle Beschwerden wie Einnässen, Schlafstörungen, Essstörungen, Kopf- und Bauchschmerzen sowie untypische körperliche Begleiterscheinungen bei psychischen Problemen vorkommen. Das Übersehen organischer Einflussfaktoren kann den Therapieerfolg beeinträchtigen und den Patienten schädigen. Andererseits könnte eine vorschnelle Überweisung an einen Facharzt einem Patienten mit schwankender Therapiemotivation möglicherweise nahelegen, eine organmedizinische Therapie aufzusuchen.

■ **Biochemische Verfahren**

Normabweichungen bei den Elektrolyten (Natrium, Kalium, Chlorid, Bikarbonat) können mit einem breiten Spektrum von psychischen Beschwerden bzw. psychischen Störungen assoziiert sein. So kann z. B. ein niedriger Kaliumspiegel (wie er gewöhnlich mit Bulimie einhergeht) Schwäche und Müdigkeit auslösen. Der Magnesiumspiegel ist bei Alkoholismus häufig herabgesetzt. Die biochemischen Untersuchungen können auch Nieren- und Leberfunktionstests einschließen, aus

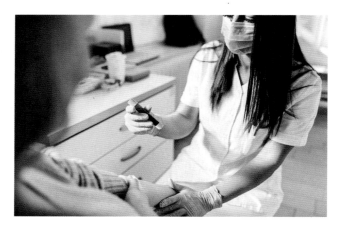

Abb. 21.4 Blutuntersuchung. (© dusanpetkovic1/stock.adobe.com)

denen hervorgeht, ob Psychopharmaka ungünstige Nebenwirkungen haben.

◾ Endokrinologische Untersuchungen

Störungen des Hormonhaushalts können eine Vielzahl psychischer Symptome hervorrufen, z. B. solche, die auch mit Depression, Angst- und Panikanfällen, Demenz, Delir und psychotischen Störungen einhergehen. Zu den endokrinologischen Untersuchungen zählen die Überprüfung der Schilddrüsen- und Nebennierenfunktion; auch die Funktion der Bauchspeicheldrüse wird häufig überprüft, weil Diabetes und Hypoglykämie (Unterzuckerung) viele Symptome hervorrufen können, die psychischen Störungen gleichen. Es können auch Tests für bestimmte endokrine Probleme angeordnet werden – bei einem Mann, der an Impotenz leidet, könnte z. B. der Testosteronspiegel überprüft werden.

◾ Neuroendokrinologische Tests

Eine Reihe diagnostischer Testverfahren wurde entwickelt, die die Verbindungen zwischen Hormon- und Nervensystem untersuchen. Seit Jahren ist der „Dexamethason-Suppressionstest" (DST), der Aufschluss über die Produktion des Nebennierenhormons Kortisol gibt, von besonderem Interesse für die Forschung im Zusammenhang mit psychischen Störungen. Manche Wissenschaftler nehmen an, dass abnorme DST-Werte die Diagnose einer Major Depression bestätigen können, wenngleich die Entwicklung eines entsprechenden Testverfahrens aussteht (Mokhtari et al. 2013). Verschiedene andere neurohormonelle Testverfahren scheinen vielversprechend, aber für die routinemäßige Diagnose und Behandlung psychischer Störungen dürfte keines in absehbarer Zukunft in Frage kommen.

◾ Blutuntersuchungen

Die Erstellung eines vollständigen Blutbilds (mit prozentualer Auszählung der einzelnen Zellarten) ist Bestandteil einer routinemäßigen Krankenhausuntersuchung und für die psychiatrische Diagnose in verschiedener Weise nützlich. So kann sich Drogenkonsum auf bestimmte Blutfaktoren auswirken. Durch Bluttests können sich auch Hinweise auf Vitaminmängel ergeben, die psychiatrische Symptome hervorrufen. Defizite an Vitamin B12 sind z. B. mit ausgeprägten Persönlichkeitsveränderungen und Symptomen von Psychose, Paranoia, Erschöpfungszuständen und Demenz in Verbindung gebracht worden (◾ Abb. 21.4).

◾ Immunologische Tests

Viren und andere Erreger von Infektionskrankheiten können ein breites Spektrum psychiatrischer Symptome hervorrufen. Zu den häufigsten zählen Syphilis, eine Virushepatitis und die Tuberkulose. Die Lyme-Krankheit kann Müdigkeit, Kopfschmerzen und demenzähnliche Symptome auslösen. Das Epstein-Barr-Virus und Infektionen mit dem Zytomegalovirus können Veränderungen des psychischen Funktionsniveaus, des motorischen Verhaltens und der Persönlichkeit hervorrufen. Das HI-Virus ist für einen Demenzzustand verantwortlich, der auftreten kann, bevor andere Symptome von Aids (erworbenes Immunschwächesyndrom) erkennbar werden.

◾ Toxikologische Untersuchungen

Sowohl rezeptpflichtige als auch frei erhältliche Medikamente und Drogen können psychiatrische Symptome auslösen. Auch Umweltgifte, die eingeatmet oder mit der Nahrung aufgenommen werden (wie Blei, Quecksilber, Mangan, Radon, Arsen, Aluminium, Insektizide sowie industrielle Chemikalien, die zur Erzeugung von Druckfarben und Anstrichen, Klebstoffen und Lösungsmitteln verwendet werden), können Verhaltensauffälligkeiten verursachen.

◾ Elektroenzephalogramm (EEG)

Das EEG misst die elektrische Aktivität des Gehirns. Es ist eine nicht invasive (d. h. nicht verletzende, ungefährliche), relativ einfache Untersuchungsmethode, bei der Elektroden auf der Kopfhaut (durch Kleben oder eine Gummikappe) angebracht werden. Diese zeichnen die Gehirnwellen über einen Polygrafen auf; der entstehende Kurvenverlauf wird dann ausgewertet. Das EEG ist besonders nützlich zur Diagnostizierung von epileptischen Störungen (◾ Abb. 21.5).

◾ Polysomnografie (Schlaf-EEG)

Die Hirnaktivität wird während des Schlafs aufgezeichnet, um Schlafstörungen zu diagnostizieren oder

21

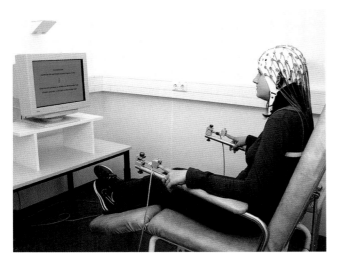

andere Anomalien zu entdecken, die durch abnorme Schlafmuster gekennzeichnet sind, wie z. B. bei der Depression.

■ **Computertomografie (CT)**

Dieses bildgebende Verfahren dient der Abklärung organischer Hirnerkrankungen. Unter Laborbedingungen wird es zum Studium eines breiten Spektrums psychischer Störungen benutzt, die mit (wenngleich unspezifischen) Abnormitäten der Gehirnstruktur einhergehen, wie z. B. bei Schizophrenie oder Alkoholismus. Ein Röntgenstrahl tastet das Gehirn aus verschiedenen Richtungen ab und erzeugt Bilder. Bei einem Kontrasttomogramm wird dem Patienten ein Farbstoff injiziert, um ein deutlicheres Bild zu erhalten (► Abschn. 9.3).

■ **Kernspintomografie (MRT)**

Die Abbildungen des Gehirns werden hier durch Schwankungen in einem Magnetfeld erzeugt. Durch die Kernspin- oder Magnetresonanztomografie (MRT, ► Abschn. 9.3) kann man strukturelle Veränderungen identifizieren, die auf einem Computertomogramm nicht sichtbar sind, wie kleine Läsionen, als Folge eines Gehirnschlags oder von multipler Sklerose. Dies ist auch das beste gegenwärtig verfügbare bildgebende Verfahren zur Identifizierung von Hirntumoren. Durch die MRT-Technik ist es gelungen, eine Reihe von Abnormitäten festzustellen, die mit psychischen Störungen wie z. B. der Schizophrenie einherzugehen scheinen, obwohl angesichts fehlender Spezifität die Bedeutung dieser Anomalien und ihre diagnostischen Implikationen noch unklar sind (◘ Abb. 21.6).

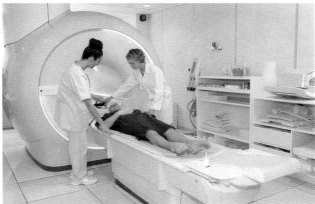

◘ **Abb. 21.6** Kernspintomografie. (© auremar/stock.adobe.com)

■ **Positronenemissionstomografie (PET)**

Die PET-Technik bedient sich radioaktiver Verbindungen zur grafischen Darstellung von Stoffwechselprozessen und liefert ein dreidimensionales Bild von Gehirnfunktionen anstelle von Strukturen. Sie gestattet dem Forscher, Neurotransmitter und andere Substanzen zu studieren, mit deren Hilfe das Gehirn kommuniziert (► Abschn. 9.3). Aufwand und Kosten beschränken den Einsatz weitestgehend auf die Forschung (◘ Abb. 21.7).

■ **Single-Photon-Emissionscomputertomografie (SPECT)**

Ebenso wie die PET erzeugt auch die SPECT detaillierte dreidimensionale Bilder von Hirnfunktionen. Dabei wird die Verteilung eines Radiopharmakons im Körper gemessen und so die Funktionsfähigkeit verschiedener Organe betrachtet. Beispielsweise lässt sich mittels SPECT das Schlaganfallgeschehen anhand des Blutstroms im Gehirn bestimmen (► Abschn. 9.3). Die SPECT wird u. a. zur Diagnostik und Differenzierung von Parkinson-Syndromen gegenüber weiteren degenerativen Hirnerkrankungen eingesetzt. Man erhofft sich auch die Möglichkeit, durch diese Methode die Alzheimer-Krankheit von anderen Störungen, wie Depression, zu unterscheiden.

21.6 Erfassung von Biografie, Persönlichkeit und aktueller Lebenssituation

Zur Beurteilung der Frage, welche psychischen, familiären, soziokulturellen und biologischen Faktoren an der Entstehung der Störungen in welchem Ausmaß be-

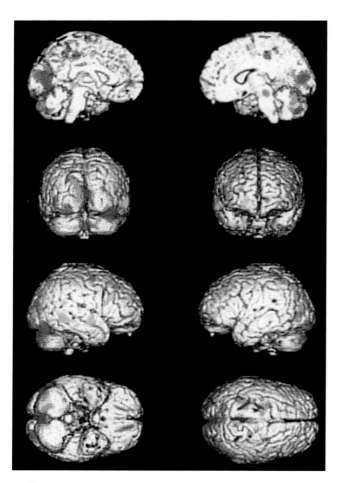

◘ Abb. 21.7   Positronenemissionstomografie. (© Volker Tronnier)

teiligt sind und welche Faktoren die Störung aufrechterhalten, ist ein umfassenderes Verständnis des Patienten in seiner Entwicklung erforderlich. Dies gilt auch
und insbesondere für die Erarbeitung der funktionalen Bedingungsanalyse (s. unten). Für die Erhebung
der biografischen Informationen und der Entwicklung
sind die Begriffe äußere und innere Lebensgeschichte
gebräuchlich. Zu ihrer systematischen Erhebung liegen
strukturelle Leitfäden vor (z. B. in Stieglitz und Baumann 1994) oder auch sog. biografische Landkarten
(z. B. in Zarbock 2008).

> **Hauptpunkte der biografischen Anamnese**
> **Familienanamnese**
> ▬ Psychosoziale Situation der Eltern
> ▬ Familiengröße und Familienmilieu
> ▬ Erziehungsstil der Eltern
> ▬ Familiäre Belastungsfaktoren
> ▬ Psychische Auffälligkeiten/Erkrankungen bei Ver-
>   wandten 1. und 2. Grades

> **Biografie des Patienten**
> ▬ Besonderheiten bei der Schwangerschaft und Ge-
>   burt
> ▬ Frühkindliche Entwicklung
> ▬ Beziehung zu Eltern/Geschwistern
> ▬ Schulische/berufliche Entwicklung
> ▬ Sexuelle Entwicklung
> ▬ Partnerschaft und Familie
> ▬ Lebensgewohnheiten, Werthaltungen
> ▬ Persönlichkeitszüge
> ▬ Aktuelle Lebenssituation

21.6.1 Äußere Lebensgeschichte

Bei der äußeren Lebensgeschichte handelt es sich um
eine Art Lebenslauf des Patienten, der durch die Auflistung der sog. harten Daten von der Geburt bis zur
Gegenwart erstellt wird. Hierfür können unterstützend
sog. biografische Inventare oder Fragebögen verwendet
werden. In der Übersicht in ► Abschn. 21.6 sind einige
Hauptpunkte der biografischen Anamnese wiedergegeben, ◘ Tab. 21.4 zeigt die Eckpunkte der äußeren Lebensgeschichte.

21.6.2 Innere Lebensgeschichte

Unter der inneren Lebensgeschichte versteht man die
Darstellung der historischen Entwicklung sowie seiner
Motivation. Dabei ist insbesondere die Frage relevant,
warum ein Patient bestimmte Entscheidungen getroffen
und bestimmte Verhaltensweisen entwickelt hat (◘ Tab.
21.5). Die Struktur der inneren Lebensgeschichte ist je
nach therapeutischer Grundorientierung durchaus unterschiedlich breit und differenziert.

Bei der inneren Lebensgeschichte wird zunächst die
familiäre Situation erfragt, z. B. die Beziehung des Patienten zu den Eltern und Geschwistern, die Beziehung
untereinander, Weltanschauung und kulturelle Norm
des Elternhauses sowie der Erziehungsstil. Der entwicklungspsychologischen Perspektive folgend wird
dann versucht, die Entwicklung in Kindheit und Jugend abzubilden, wobei Auffälligkeiten in der Kindheit
und Adoleszenz wie z. B. Bettnässen, Nägel beißen,
Schlafprobleme, Angstzustände ebenso erhoben werden sollten wie die körperliche und kognitive Entwicklung und die Struktur der normativen Ereignisse wie
Einschulung, Loslösen, Freundschaften, Hobbys und
Interessen.

Bezüglich des Berufslebens interessieren Gründe
für die Ausbildungs- oder Berufswahl sowie Identifi-
kationsfiguren und Leitbilder. Hilfreich können auch

21

Tab. 21.4 Checkliste zur äußeren Lebensgeschichte

Lebensumstände	Lebensereignisse
Ausbildung	
– Häufiges Schuleschwänzen (mindestens 5-mal pro Schuljahr) – Häufig unentschuldigt oder unter falschem Vorwand gefehlt	– Kindergarteneintritt – Schuleintritt, Schulübertritt, Klassenwiederholung, disziplinarische Maßnahmen, Ausbildungswechsel – Beginn Lehre/Studium, Abbruch Lehre/Studium
Beruf	
– Arbeitslosigkeit – Längere Zeit wegen körperlicher Erkrankung arbeitsunfähig gewesen – Häufig unentschuldigt oder unter falschem Vorwand der Arbeit ferngeblieben	– Aufnahme einer Erwerbstätigkeit, neue Arbeitsstelle, Berufswechsel – Beruflicher Aufstieg/Abstieg, Kündigung – Eigenes Geschäft eröffnet, Konkurs gemacht, Rückzug aus dem Erwerbsleben (z. B. wegen Kinderbetreuung), vorzeitige/altersgemäße Berentung – Aufnahme einer Nebenerwerbstätigkeit
Ursprungsfamilie	
– Paarbeziehung der Eltern – Längere Trennung von einer engen Bezugsperson (z. B. infolge von Erkrankungen, Flucht oder Vertreibung, kriegsbedingte Abwesenheit) – Pflege eines engen Angehörigen durch den Patienten	– Geburt eines Geschwisters – Scheidung der Eltern, Wechsel der Bezugsperson – Tod eines Angehörigen – Umzug, Internatsunterbringung, Fremdunterbringung (z. B. in Wohngruppen)
Gesundheit/Krankheit	
– Längerer Krankenhausaufenthalt eines Angehörigen – Lang andauernde/schwere eigene Krankheit oder eines Angehörigen – Behinderung bzw. Pflegebedürftigkeit	– Angaben zu Schwangerschaft bzw. Geburt des Patienten – Unfall (Angehöriger/Patient)
Soziale Kontakte/Freizeit	
– Längere Zeit keine engere Freundschaft (über 6 Monate) – Wunsch nach sozialen Kontakten	– Beginn/Beendigung einer Freundschaft – Tod eines Freundes – Entwicklung eines Hobbys – Club-/Discobesuche, Sport-/Tanzkurse, Reisen – Soziales Jahr
Partnerschaft	
– Längere Zeit ohne sexuelle Kontakte	– Erster sexueller Kontakt, Beginn einer Beziehung – Gründung eines gemeinsamen Hausstandes, Heirat – Trennung/Scheidung, Tod des Partners
Schwangerschaft/Kinder	
– Längere Trennung von den Kindern – (Unerfüllter) eigener Kinderwunsch oder des Partners/der Partnerin	– Schwangerschaft, Schwangerschaftsabbruch – Geburt eines Kindes – Fehl-/Totgeburt, Tod eines Kindes – Heirat eines Kindes
Wohnung	
– Längerer Auslands-/Heim-/Internataufenthalt	– Wohnungswechsel, Haus-/Wohnungskauf
Finanzen	
– Lang andauernde finanzielle Schwierigkeiten	– Erhebliche finanzielle Verbesserung/Verschlechterung
Gericht/Gesetz	
– Längeres Gerichtsverfahren, längerer Gefängnisaufenthalt	– Hohe finanzielle Buße, Freiheitsentzug, Führerscheinentzug
Sonstiges	
– Sexuelle Belästigung durch Familienangehörige, Bekannte, Fremde – Zeuge/Opfer kriegerischer Handlungen, einer Naturkatastrophe, eines Verbrechens	

◼ Tab. 21.5   Checkliste zur inneren Lebensgeschichte

Bereiche	Beispiele
Ausbildung	
– Kindergarten, Probleme im Kindergarten – Verhältnis zu anderen Kindern – Verhältnis zu den Erzieherinnen – Schulerfolg, Noten, Leistungsverhalten in der Schule – Motivation, Begabung (Lieblingsfächer), Fleiß – Verhalten bei Anforderungen (Hausaufgaben, Prüfungen) – Erziehungsschwierigkeiten, Lernstörungen, Schulangst – Verhalten gegenüber Lehrern und Mitschülern	Bei Lehrlingen/Auszubildenden: – Gründe für die Berufswahl – Erfolge/Misserfolge – Leistungsmotivation, Zielstrebigkeit, Ehrgeiz – Arbeitszufriedenheit – Risikofreudigkeit – Stellenwert der Arbeit – Verhalten gegenüber Kollegen – Verhalten gegenüber Vorgesetzten – Gründe für Stellenwechsel
Beruf	
– Arbeitszufriedenheit, Risikofreudigkeit – Gründe für Erfolge/Misserfolge, Stellenwert der Arbeit – Verhalten gegenüber Kollegen	– Verhalten gegenüber Untergebenen/Vorgesetzten – Gründe für Auf- bzw. Abstieg – Gründe für Stellenwechsel – Gründe für Kündigung – Gründe für erneute Aufnahme einer Erwerbstätigkeit
Ursprungsfamilie	
– Familienklima – Erwünschtes vs. unerwünschtes Kind – Erziehungsstil – Ehe der Eltern, Zusammenhalt in der Familie – Persönlichkeit der Eltern bzw. anderer Bezugspersonen	– Vorstellung der Eltern über geschlechtsadäquates Verhalten – Verhältnis zu den Geschwistern – Finanzielle Abhängigkeit (von der Ursprungsfamilie) Bewältigung des Todes eines nahen Angehörigen
Gesundheit/Krankheit	
– Frühkindliche psychische Entwicklung, z. B. Bettnässen, nächtliches Aufschrecken, Wutanfälle, Reizbarkeit, Phobien, Nägelkauen, Zwangshandlungen und Rituale	– Bewältigung einer schweren oder chronischen Erkrankung (und der damit verbundenen Belastungen) eines Angehörigen/des Patienten
Soziale Kontakte/Freizeit	
– Sozialverhalten gegenüber Kindern, Sozialverhalten gegenüber Erwachsenen (– Reaktion auf das Verhalten anderer – Spielverhalten (allein, mit anderen, [un-] selbstständig, Spielmaterialien und -themen) – Spielzeug, Haustiere, Fernsehen, Hobbys – Phantasie, Vorbilder oder Idole	– Sozialverhalten gegenüber Gleichaltrigen (gleich- und gegengeschlechtlich) – Qualität der Beziehung zum Bekanntenkreis – Hobbys, aktive vs. passive Freizeitgestaltung – Gestaltung des Urlaubs – Funktion in Organisationen und Vereinen
Partnerschaft	
– Partnerwahl, Erwartung an den Partner/die Partnerschaft – Alter des Partners – Rollenaufteilung in der Partnerschaft und Zufriedenheit – Einstellung zu Sexualität und Familie	Bei Singles: – Gründe für das Alleinleben (freiwillig vs. unfreiwillig) – Zufriedenheit damit – Gründe für die Trennung (wenn bereits Partnerschaft bestanden hat) – Bewältigung von Trennung oder Tod des Partners
Schwangerschaft/Kinder	
– Gründe für bzw. gegen Kinder – „Geplante" Kinder vs. „Unfälle" – Rollenaufteilung bei der Kindererziehung – Erziehungsstil, Beziehung zu den Enkelkindern	– Gründe für bzw. gegen Kinder des Partners – Verhältnis zu den eigenen Kindern – Zusammenhalt der Familie
Wohnen	
– Allein, mit Partner, in Wohngemeinschaft oder Großfamilie und Gründe dafür	
Sonstiges	
– Bewältigung eines traumatischen Ereignisses	

21

Fragen nach Gründen für Berufs- oder Stellungswechsel sowie interpersonelle Probleme im Berufsleben sein. Bezüglich Partnerschaft, Ehe, Familie und sozialen Beziehungen geht es um die Gründe für Partnerwahl, Partnerwechsel, Konflikte mit dem derzeitigen Partner sowie Charakteristika des Familienlebens. Dabei ist die Beziehung zwischen engerem und weiterem sozialen Netzwerk von großer Bedeutung. Weitere Schlüsselbereiche sind die sexuelle Entwicklung, die Freizeitgestaltung, Lebensgewohnheiten und weltanschauliche Bedingungen. Diese Angaben werden weiter ergänzt durch Informationen zu nichtnormativen Ereignissen (z. B. Verlust einer wichtigen Bezugsperson, traumarelevante Ereignisse, Rupturen in der Lebensgeschichte). Beim Streben nach der Erklärbarkeit (Verstehbarkeit) für die psychischen Beschwerden sollten aber auch positive Aspekte und Ressourcen (Was hat Sie bisher gesund erhalten? Wer ist Ihnen eine wichtige Stütze? Was läuft trotz aller Schwierigkeiten gut in Ihrem Leben?) erfragt werden.

Umstritten ist, inwieweit aus derartigen Informationen verlässliche Informationen über die Persönlichkeit abgeleitet werden.

> **Definition**
>
> Als **Persönlichkeit** können wir die Gesamtheit aller zum Wesen eines Menschen gehörenden Erlebens- und Verhaltensdispositionen bezeichnen. Als prämorbide Persönlichkeit (▶ Kap. 6) wird oft auch die individuelle Persönlichkeitsstruktur bezeichnet, wie sie vor dem Beginn einer psychischen Störung möglicherweise bestanden hat. In der Psychiatrie und der psychoanalytischen Konzeption wird davon ausgegangen, dass der beste Zugang zur Persönlichkeit über die Erhebung der Lebensgeschichte des Patienten möglich ist. Dabei spielt nicht nur das, was und wie es geschildert wird, eine Rolle, sondern auch das, was ausgelassen und nicht geschildert wird. Derartige Diskrepanzen lassen sich oft durch Befragung von Angehörigen oder Partnern erschließen, wobei beachtet werden muss, dass auch eine Fremdschilderung keine objektive Darstellung sein kann.

Eine Abrundung des Persönlichkeitsbildes kann durch den Einsatz objektivierender Verfahren, wie z. B. Persönlichkeitsfragebögen, erfolgen. Zu beachten ist bei der Erhebung derartiger Informationen immer, dass die vorherrschende emotionale Situation des Patienten die Berichte über sein Leben nachhaltig färben können. Wenn also der Patient in der Krankheitsphase akut untersucht wird, muss berücksichtigt werden, dass die Schilderungen bezüglich Lebensgeschichte und Persönlichkeit stark verzerrt sein können, z. B. bei einer Depression im Sinne einer stark negativen Einschränkung mit ausgeprägten dysfunktionalen Kognitionen, die für eine Depression typisch sind.

21.6.3 Strukturierte Interviews für Persönlichkeitsstörungen

Über die Beschreibung von Persönlichkeitsmerkmalen oder -dimensionen hinaus liegen auch Interviews zur Diagnostik von Persönlichkeitsstörungen vor. Die aktuell gebräuchlichsten im Forschungsbereich sind das **International Personality Disorder Inventory** (IPDE; Loranger 1999) und das SCID-5-PD (▶ Gut zu wissen). Auf der Grundlage ähnlicher Prinzipien wie sie bereits weiter oben bei den störungsübergreifenden diagnostischen Interviews diskutiert wurden, werden zumeist strukturierte Fragen in Übereinstimmung mit den DSM-5- oder den ICD-10-Forschungskriterien verwendet. Diese Interviews sind zumeist besonders zeit- und aufwandintensiv mit einer Untersuchungsdauer von 2–3 h. Diese kann durch den Einsatz von vorher zu bearbeitenden Selbstberichtsfragebögen (z. B. SCID-5-SPQ) reduziert werden. In jedem Fall erfordert die Durchführung von klinischen Interviews zur Diagnostik von Persönlichkeitsstörungen eine entsprechende Vorqualifikation und ein umfassendes Training.

> **Gut zu wissen**
>
> **Erfassung von Persönlichkeitsstörungen nach DSM-5**
> Das SCID-5-PD zur Erfassung der DSM-5-Persönlichkeitsstörungen wird zur Erhöhung der Untersuchungseffizienz zusammen mit dem SCID-5-CV sowie dem Persönlichkeits-Screeningfragebogen (SCID-5-SPQ) eingesetzt. Der Standardablauf ist:
> 1. Durchführung des SCID-5-CV zur Beurteilung von psychischen Störungen,
> 2. Vorgabe des Persönlichkeits-Screeningfragebogens an den Patienten; das Ausfüllen dauert etwa 20 min. In dieser Zeit können z. B. die SCID-5-CV-Befunde durch den Diagnostiker ausgewertet werden.
> 3. Durchführung des SCID-5-PD-Interviews sowie
> 4. Auswertung.
>
> Diese Sequenz hat den Vorteil, eine methodisch befriedigende Differenzierung von psychischen und Persönlichkeitsstörungen sicherzustellen. Zugleich erlaubt die vorangehende Vorgabe des Persönlichkeits-Screeningfragebogens eine effizientere Vorauswahl der für die Diagnose von Persönlichkeitsstörungen besonders kritischen Items. Diese Prozedur sichert eine besonders niedrige Anzahl falsch positiver Diagnosen und eine höhere Effizienz; die Durchführungsdauer des SCID-5-PD übersteigt dann selten 45 min.

21.6.4 Aktuelle Lebenssituation

Die Erhebung der inneren und äußeren Lebensgeschichte wird ergänzt durch die Beurteilung der aktuellen Lebenssituation. Wesentliche Gesichtspunkte bei der aktuellen Lebenssituation sind einerseits die Auslöser und Verstärker von Symptomen wie z. B. situative Bedingungen, Stressbelastungen, Ereignisse und lebensgeschichtliche Folgen der Symptomatik, besondere Probleme und Konflikte im beruflichen, familiären oder partnerschaftlichen Bereich sowie die Beurteilung aktueller psychosozialer Indikatoren wie z. B. beruflicher Status, familiäre Lage und finanzielle Situation.

In Verbindung mit der inneren und äußeren Lebensgeschichte können hier auch die Verbindungslinien zwischen der Gesamtentwicklung der Person und ihren aktuellen Problembereichen herausdifferenziert werden. Bei psychoanalytischen und tiefenpsychologischen Behandlungskonstellationen werden diese Informationen in der Regel unter dem Blickwinkel grundsätzlicher psychodynamischer Konflikte bewertet, wobei typische Konfliktkonstellationen wie Konflikte um Partnerwahl und Bindungsverhalten, Konflikte aus der Beziehung zu den eigenen Kindern und Konflikte im Arbeitsbereich häufig eine kritische Rolle spielen (▶ Kap 15). In der Verhaltenstherapie spielen derartige Informationen eher eine Rolle bei der weiter unten diskutierten Bedingungsanalyse.

21.7 Verhaltensanalyse auf der Mikroebene

Im verhaltenstherapeutischen Kontext wird der Verhaltens- und Problemanalyse auf der sog. Mikroebene eine besondere Bedeutung beigemessen. Der Begriff Mikroebene verdeutlicht, dass bestimmtes (problematisches) Verhalten in einer spezifischen Situation ausgewählt und detailliert betrachtet und beschrieben wird, um Bedingungen für Verhaltensänderungen abzuleiten und zukünftiges Verhalten vorherzusagen. Die funktionale Verhaltens- und Problemanalyse versteht sich gleichermaßen als funktionales, d. h. auf die Intervention ausgerichtetes, und problemorientiertes Verfahren, das die zeitdynamische Struktur des Problemverhaltens berücksichtigt. Sie ist auch keineswegs auf die Eingangsdiagnostik beschränkt, sondern hat über die gesamte Intervention hinweg eine steuernde und korrigierende Funktion (▶ Gut zu wissen).

> **Gut zu wissen**
>
> **Funktionale Verhaltens- und Problemanalyse**
> Die funktionale Verhaltens- und Problemanalyse wird auch als horizontale Verhaltensanalyse bezeichnet, weil Verhalten als Funktion zeitlich vorhergehender und nachfolgender situativer und individueller Merkmale betrachtet wird. Bildlich ließe sich das als eine Art horizontaler Zeitstrahl darstellen, auf dem die Bedingungen für das Auftreten eines (problematischen) Verhaltens, die Art und das Auftreten des Verhaltens selbst und seine nachfolgenden Konsequenzen und somit aufrechterhaltenden Faktoren abgetragen werden. Zusätzlich wird analysiert, in welchen weiteren Situationen das relevante oder ein ähnliches Verhalten auftritt.

Die funktionale Verhaltens- und Problemanalyse dient zunächst der möglichst detaillierten Verhaltensbeschreibung und kann in Anlehnung an das SORKC-Modell von Kanfer und Saslow (1965) grob in drei Teilschritte unterteilt werden (◨ Abb. 21.8):
1. initiale Analyse,
2. funktionale Verhaltens- und Problemanalyse sowie
3. motivationale und Entwicklungsanalyse.

21.7.1 Initiale Analyse

Die initiale Analyse der Problematik eines Patienten dient der detaillierten Problembeschreibung und -strukturierung hinsichtlich des Verhaltens in ganz konkreten Situationen (Was sind denn in Ihren eigenen Worten Ihre derzeitigen Hauptprobleme? Können Sie mir dies an einem konkreten Beispiel genauer beschreiben?). Das konkrete situationale Verhalten soll auf verschiedenen Ebenen detailliert beschrieben werden:
— der kognitiven Ebene (Was ging Ihnen dabei durch den Kopf?),
— der emotionalen Ebene (Wie haben Sie sich dabei gefühlt?),
— der körperlichen Ebene (Was für Veränderungen haben Sie dabei in Ihrem Körper wahrgenommen?)
— der motorischen Ebene (Was haben Sie dann genau gemacht? Haben Sie sich z. B. abgewendet oder die Situation verlassen?),
— der sozialen Ebene (Wie haben die anderen reagiert?).

> **❯ Wichtig**
>
> Die Verhaltensanalyse kann nur sinnvoll an einem ganz konkreten Verhaltensbeispiel erfolgen: Dabei sind die "W"-Fragen (wann, was, wo, wer, mit wem) ein guter initialer Bezugspunkt.

An dieser Stelle kann auch ggf. über den Einsatz diagnostischer Verfahren entschieden werden (z. B. Tagebuch, Kognitionsfragebögen, Aktivitäts- und Verstärkerlisten), die eine weitergehende Beschreibung und Quantifizierung von späteren therapierelevanten Einzelaspekten ermöglichen.

21

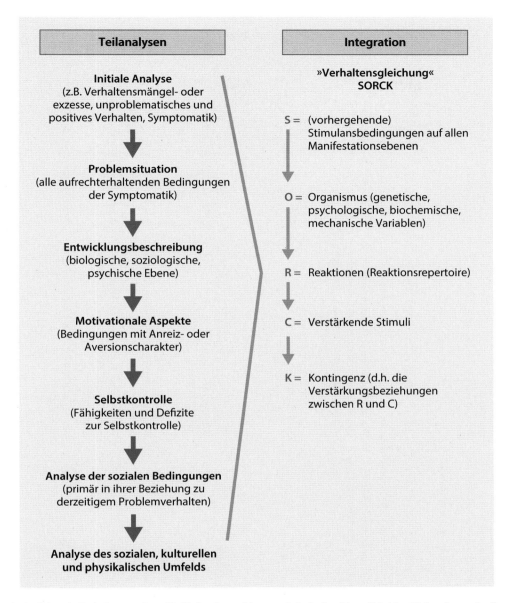

Teilanalysen

Initiale Analyse
(z.B. Verhaltensmängel- oder exzesse, unproblematisches und positives Verhalten, Symptomatik)

↓

Problemsituation
(alle aufrechterhaltenden Bedingungen der Symptomatik)

↓

Entwicklungsbeschreibung
(biologische, soziologische, psychische Ebene)

↓

Motivationale Aspekte
(Bedingungen mit Anreiz- oder Aversionscharakter)

↓

Selbstkontrolle
(Fähigkeiten und Defizite zur Selbstkontrolle)

↓

Analyse der sozialen Bedingungen
(primär in ihrer Beziehung zu derzeitigem Problemverhalten)

↓

Analyse des sozialen, kulturellen und physikalischen Umfelds

Integration

»Verhaltensgleichung«
SORCK

S = (vorhergehende) Stimulansbedingungen auf allen Manifestationsebenen

↓

O = Organismus (genetische, psychologische, biochemische, mechanische Variablen)

↓

R = Reaktionen (Reaktionsrepertoire)

↓

C = Verstärkende Stimuli

↓

K = Kontingenz (d.h. die Verstärkungsbeziehungen zwischen R und C)

Abb. 21.8 Die funktionale Verhaltensanalyse. Sie läuft schematisiert vereinfacht in obigen Schritten/Teilanalysen ab, die zu einer Verhaltensgleichung integriert sind.

21.7.2 Funktionale Verhaltens- und Problemanalyse

Darauf folgt die funktionale Bedingungsanalyse, d. h. die Abklärung aller Komponenten des SORKC-Modells (▶ Gut zu wissen und ▢ Tab. 21.6). Dabei lassen sich folgende Arbeitsschritte unterscheiden:

— Klärung der das jeweilige Problemverhalten auslösenden und mitbedingenden Faktoren. Hier geht es zunächst darum, Antworten darauf zu finden, unter welchen Ereignis- und Situationsbedingungen das problematische Verhalten auftritt (bestimmte Hinweisreize in der Umwelt, Anwesenheit (Abwesenheit) oder (Nicht-)Handlungen anderer Personen, vorhergehendes eigenes Verhalten sind nur einige Beispiele für mögliche äußere Auslöser).

— Exploration eigener Erwartungen (einschließlich der vom Patienten wahrgenommenen Einstellungen anderer Personen) sowie der Organismusvariablen. Hierzu zählen körperliche Beschwerden, Einflüsse durch Substanzkonsum, eingefahrene psychophysiologische Reaktionsmuster sowie biologische Dysfunktionen).

— Beurteilung kurz- und langfristiger, internaler und externer, positiver wie auch negativer Konsequenzen des Problemverhaltens und seiner Teilkomponenten.

21

□ **Tab. 21.6** Übersicht über die Komponenten des SORKC-Modells

Beispiele	Informationsgehalt	Exploration	Beispiel
Situation: Alle internen und externen Reizbedingungen, die dem Verhalten voraus gehen und in systematischem, funktionellen Zusammenhang mit dem Verhalten stehen.			
Umweltreize (z. B.: volle Straßenbahn, Bekannter grüßt nicht auf Straße) Gedanken, Gefühle, Erinnerungen, Ziele, Wünsche (z. B. Erinnerung an frühere Beziehung) Körperliche Veränderungen (z. B. Hunger, Änderungen im Hormonhaushalt, Substanzwirkungen)	Signalwirkungen von Reizen (unkonditioniert, konditioniert, diskriminativ) Analyse der Konditionierungs- und Diskriminationsprozesse Ansatzpunkte für eine Verhaltensmodifikation	Wo waren Sie in diesem Augenblick? Wie spät war es? Wer war noch anwesend/nicht dabei? Wie ging es Ihnen?	Zu Hause, Rückkehr nach der Arbeit am frühen Abend, Gedanke: „Ich könnte joggen gehen"
Organismus: Biologisch-physiologische und psychosoziale Faktoren, die den Verhaltensspielraum einer Person als relativ stabile Persönlichkeitsvariablen beeinflussen			
Intelligenz, Selbstkonzept, Kontrollüberzeugungen Genetische oder körperliche Besonderheiten (z. B. familiäre Erkrankungen, eigene körperliche Erkrankungen oder Einschränkungen) Grundeinstellungen (z. B. „Ich muss perfekt sein") Kulturelle Bedingungen	Wesenszüge, stabile und situationsübergreifende Verhaltensmerkmale als aufrechterhaltende Bedingungen	Wie würden Sie sich selbst beschreiben? Gab es Besonderheiten in der bisherigen Entwicklung (Frage nach Traumata, gesundheitlicher Entwicklung etc.)	Selbstzweifel, Unsicherheit
Reaktion: Verhalten, Symptome, Bewältigungsversuche			
Kognitionen	Subjektive Bewertungen Erwartungen Ursachenzuschreibungen Automatische Gedanken Kontrollüberzeugungen	„Was ging Ihnen durch den Kopf, als …" Wie denken Sie darüber? Was glauben Sie …	„Hoffentlich begegne ich keinem Hund"; „Welche Route wäre günstig?"
Gefühle	Subjektiv-emotionales Erleben	Wie geht es Ihnen in der Situation? Was haben Sie gefühlt?	Angst, Unsicherheit
Körperliche Veränderungen	Physiologische Reaktionen	Was war in diesem Moment in ihrem Körper los? Woran haben Sie bemerkt, dass Sie Angst hatten?	Anspannung, zittern, schwitzen
Beobachtbares/motorisches Verhalten	Verhaltensdefizite Vermeidung Verhaltensexzesse Verhalten in Konflikten	Was ist dann passiert? Was haben Sie dann (nicht) getan?	Nicht Joggen gehen, zu Hause bleiben
Konsequenzen: positive oder negative Folgen auf die Reaktion R, die den Zeitpunkt, die Intensität, die Frequenz, die Dauer und die Stabilität eines Verhaltens beeinflussen können. Häufig wird zwischen kurz- und langfristigen Konsequenzen unterschieden, wobei in der Regel die kurzfristigen Konsequenzen verhaltenswirksam sind. Für gewöhnlich wirken verschiedene Verstärkungsmechanismen gleichzeitig. Verstärker können extrinsisch (z. B. Geld, Zuwendung, Süßigkeiten) oder intrinsisch (z. B. Stolz, Freude) sein.			

(Fortsetzung)

◻ Tab. 21.6 (Fortsetzung)

Beispiele	Informationsgehalt	Exploration	Beispiel
Wegfall von negativen (∈−) Konsequenzen	Negative Verstärkung senkt Wahrscheinlichkeit für R oder mindert/beendet einen unangenehmen Zustand	Was haben Sie davon, wenn Sie …	Kurzfristig: Nachlassen der Anspannung und der Angst
positive Konsequenz (C+)	Positive Verstärkung erhöht Wahrscheinlichkeit für R oder führt zu angenehmen Zustand	Wie ging es weiter? Welchen Nutzen könnte es geben, wenn Sie … (nicht) machen?	Kurzfristig: Fernsehen statt Joggen: Ablenkung, Freude, Interesse am Thema
negative Konsequenz (C−)	Direkte Bestrafung (Typ I) senkt Wahrscheinlichkeit für R oder mindert/beendet einen unangenehmen Zustand	Wovor bewahrt oder schützt Sie …	Kurzfristig: Rückzug und Grübeln („wohin soll das noch führen?") Langfristig: Manifestation von Sicherheits- und Vermeidungsverhalten und Erwartungsangst, Vulnerabilitätsfaktor für depressive Episode (Ausbleiben einer Verhaltensaktivierung; kein Selbstwirksamkeitserleben; Perspektivlosigkeit)
Wegfall von positiven (∈+) Konsequenzen	Indirekte Bestrafung (Typ II) senkt Wahrscheinlichkeit für R	Was fehlt Ihnen, wenn Sie …	Kurzfristig: sportlicher Ausgleich nach der Arbeit fehlt Langfristig: keine korrigierende Erfahrung bezüglich der Annahmen gegenüber dem phobischen Reiz (Hund), Verlust positiver Verstärker

Gut zu wissen

Das SORKC-Modell nach Kanfer & Saslow

Das klassische SORKC-Modell wurde in den 1960er Jahren von Kanfer und Saslow (1965) entwickelt und gilt als unverzichtbares diagnostisches Instrument in der Therapieplanung und Beziehungsgestaltung zwischen Patient und Therapeut. Es dient dazu, Verhalten strukturiert zu beschreiben, um die Entstehung und Aufrechterhaltung von Verhaltensproblemen zu erfassen und Veränderungsstrategien abzuleiten. Die Kernelemente der (klassischen) Verhaltensanalyse sind Situation, Organismus, Reaktion, Kontingenz und Konsequenz, woraus sich die gängige Bezeichnung „SORKC-Modell" ableitet. Im Zentrum der Verhaltensanalyse steht ein Verhalten, dessen vorausgehende (situationale) Bedingungen und dessen nachfolgende Konsequenzen analysiert werden sollen.

Grundannahmen der funktionalen Verhaltensanalyse

1. Eine bestimmte Person mit spezifischen biologisch-physiologischen sowie psychosozialen *Orga*nismuseigenschaften **O**
2. zeigt ein bestimmtes Verhalten (*R*eaktion) **R**
3. unter bestimmten *s*ituativen Bedingungen (antezendente *S*timuli) **S**,
4. das durch bestimmte Handlungsfolgen ("consequences") **C** aufrechterhalten wird,
5. wenn es regelmäßige und nachvollziehbare Beziehungen zwischen den situativen Bedingungen und dem Verhalten sowie dem Verhalten und den Konsequenzen gibt (*K*ontingenz-*K*ontiguität) **K** (▶ Gut zu wissen „Warum tritt unerwünschtes Verhalten auf?").

Welche Verhaltensweisen und Reaktionen betrachtet werden, ist von der diagnostischen Fragestellung abhängig. Geht es darum, die funktionalen Zusammenhänge einer bestimmten Verhaltensweise besser zu verstehen? Sollen symptomatische, störende oder belastende Verhaltens- oder Reaktionsmuster herausgegriffen werden um Therapieziele abzuleiten? Häufig sollen schrittweise und aufeinander aufbauend mehrere Zielverhaltensweisen in der Therapie bearbeitet werden, z. B. bei der Behandlung einer Angststörung der Abbau von Erwartungsängsten und Sicherheitsverhalten, Aufbau alternativer Verhaltensweisen wie Annäherung an den gefürchteten Reiz, Modifikation dysfunktionaler Überzeugungen oder Schemata. Pro Zielverhalten wird eine Verhaltensanalyse aufgestellt – es entstehen auf diese Weise häufig mehrere Verhaltensanalysen um das Verhalten einer Person abzubilden.

Gut zu wissen

Warum tritt unerwünschtes Verhalten auf? – Law of Effect, Kontingenz und Kontiguität

Das Law of Effect (dt. Gesetz der Wirkung bzw. Effektgesetz) bezieht sich auf die operante Konditionierung (▶ Kap. 4) und besagt, dass Verhalten als Ergebnis seiner Verhaltenskonsequenzen auftritt. Führt eine Verhaltensweise zu einer positiven Konsequenz, so wird das Verhalten häufiger gezeigt. Führt die Verhaltensweise zu einer negativen Konsequenz, so wird die Verhaltensweise als unbefriedigend erlebt und seltener oder gar nicht mehr wiederholt (Stangl 2019). Nun zeigen wir auch dann problematische oder unerwünschte Verhaltensweisen, obgleich uns die negativen Konsequenzen bewusst sind (z. B. Rauchen trotz Wissen um die gesundheitsschädlichen Folgen des Tabakabusus) oder obwohl wir prinzipiell bereit sind, dieses Verhalten zu ändern. Das Verständnis dafür, warum ein problematisches oder unerwünschtes Verhalten wider besseren Wissens wiederholt oder stabil auftritt, ergibt sich aus dem Zusammenspiel von Kontingenz und Kontiguität (K) der verhaltensbezogenen Konsequenzen (C).

Kontingenz meint die Struktur, Regelmäßigkeit und Vorhersagbarkeit des Zusammentreffens von Verhalten, seinen vorausgehenden Bedingungen und/oder seinen Verhaltenskonsequenzen. Eine hohe Kontingenz liegt vor, wenn auf ein Verhalten immer eine bestimmte Konsequenz folgt (Kontingenz 1:1), bei geringen Kontingenz folgt nur auf jede zweite, dritte oder x-te Äußerung des Verhaltens die Konsequenz.

Kontiguität beschreibt den räumlich-zeitlichen Abstand zwischen dem Verhalten, seinen vorausgehenden Bedingungen und/oder seinen Verhaltenskonsequenzen. Es besteht eine hohe Kontiguität, wenn auf ein Verhalten unmittelbar die Konsequenz folgt und dagegen einen geringe Kontiguität, wenn die Konsequenz verzögert eintritt (▶ Kap. 4). Im obigen Fallbeispiel wird eine unangenehme Reaktion (Angst) kurzfristig durch das „Nicht-Joggen-Gehen" mit einer hohen Kontingenz und Kontiguität gemindert. Zugleich folgt nahezu regelhaft eine angenehme Konsequenz (Freude oder Entspannung durch Fernsehen) auf das Vermeidungsverhalten (hohe Kontingenz). Langfristige negative Konsequenzen wie ausbleibende korrigierende Erfahrung bezüglich der Annahmen gegenüber dem phobischen Reiz sind zeitlich nachgeordnet (geringe Kontiguität).

Eine Weiterentwicklung des stark verhaltenstheoretisch geprägten SORKC-Modells wurde von Bartling et al. (2016) als „Problemanalyse" vorgeschlagen. Der Begriff „Verhalten" wird in der Problemanalyse weiter gefasst, um kognitive Prozesse wie Selbstreflexion und Imagination besser abzubilden: Verhalten umfasst nach dieser Erweiterung offen beobachtbare Verhaltensweisen, physiologische Reaktionen, Gefühle und Empfindungen sowie verbale und bildhafte Vorstellungen. Die Problemanalyse erfolgt „auf drei in hierarchischem Verhältnis zueinander stehenden Problemebenen: auf der Ebene des konkreten ‚Verhaltens-in-Situationen', auf der Ebene von Regeln und Plänen und auf der Ebene von Systemregeln" (Bartling et al. 2016, S. 19). Die Ebene des Verhaltens-in-Situationen berücksichtigt vorwiegend kognitive Prozesse wie Wahrnehmung und Aufmerksamkeitsprozesse sowie die innere Verarbeitung der Situation durch Interpretation, Bewertung und Handlungsvorbereitung (vgl. Knappe und Härtling 2017). Die beiden anderen Ebenen entsprechen weitestgehend der Plananalyse (s. unten) bzw. können der Makroanalyse von Verhalten zugeschrieben werden.

21.7.3 Motivationale Analyse und Entwicklungsanalyse

Bei der motivationalen Analyse und Entwicklungsanalyse stehen u. a. die Analyse von Erwartungen und Einstellungen in Bezug auf sich selbst, das Problemverhalten, die Gegenwart, Zukunft und Vergangenheit im Vordergrund. Dabei ist die Analyse der Selbstkontrollfähigkeiten des Patienten ein wichtiger Teilaspekt, der auch Hinweise auf Ressourcen des Patienten geben kann, z. B. im Hinblick auf seine Copingstrategien und Resilienzfaktoren. In der Regel wird dieser Aspekt der Verhaltensanalyse der Makroebene zugeschrieben.

21.8 Funktionale Bedingungsanalyse auf der Makroebene

Während die funktionale Verhaltensanalyse auf der Mikroebene ein bestimmtes Verhalten in einer konkreten Situation betrachtet, dient die Makroanalyse dazu, ein breites Verständnis für die vielfältigen Einflussfaktoren auf das Verhalten in konkreten Situationen herbeizuführen (► Klinisch betrachtet). Es wird damit der lebensgeschichtliche Hintergrund (► Abschn. 21.6) berücksichtigt. Ziel ist es, Annahmen über die Entstehung und Aufrechterhaltung der psychischen Störung zu formulieren (z. B. „Wie kam es dazu, dass der Patient zu diesem Zeitpunkt erkrankte?") sowie damit einhergehende Bewältigungsversuche und Ressourcen zu strukturieren. Für den Patienten kann auf diese Weise ein vorläufiges Erklärungsmodell für seine Beschwerden und Beeinträchtigungen abgeleitet werden. Für den Therapeuten werden zugleich Rahmenbedingungen und mögliche Besonderheiten der geplanten Therapie deutlich.

- **Vertikale Verhaltensanalyse**

Die funktionale Bedingungsanalyse auf der Makroebene wird auch als vertikal Verhaltensanalyse bezeichnet. Verhalten wird als Funktion von überdauernden und verhaltenssteuernden Plänen und Zielen verstanden, die auf einer gedachten vertikalen Linie das Verhalten in konkreten Situationen (s. horizontale Verhaltensanalyse) mitbestimmen.

- **Plananalyse**

Die vertikale Verhaltensanalyse oder Plananalyse nach Caspar (1989) ergänzt die horizontale Analyse durch Einbeziehung der übergeordneten Ziele und Pläne eines Individuums Patienten, die für das Problemverhalten von Relevanz sind. Ziel der Plananalyse ist es, Inkongruenzen zwischen den Zielen und dem konkreten Ver-

---

Klinisch betrachtet

Makroanalyse
Prädisponierende Bedingungen: Über Mechanismen des Modelllernens übernahm Frau Z. bereits früh dysfunktionale mütterliche Bewältigungsversuche im Umgang mit Angst (sich viele Sorgen machen, Gefahren überschätzen, sich sehr vorsichtig verhalten), die in der Vergangenheit bereits zur Entwicklung einer Panikstörung geführt haben. Die starke Anerkennung für sportliche Erfolge während der Schulzeit führte zur Herausbildung eines starken Leistungsmotivs, welches jedoch durch eine verletzungs-

bedingte Aufgabe des Leistungssports während des Studiums frustriert wurde.
Auslösende Ereignisse: Während des Freizeitjoggens im Stadtpark durch einen plötzlich auf sie seitlich schnell zulaufenden Hund „erschreckt".
Aufrechterhaltende Faktoren: Joggen nur noch in Begleitung, auf ausgewählten („hundefreien") Strecken, zu sehr frühen oder späten Tageszeiten, mit erhöhter Vigilanz. Zunehmendes Vermeidungs- und Sicherheitsverhalten. Sozialer Rückzug.

halten eines Menschen aufzudecken, denen in diesem theoretischen Konzept eine wichtige ursächliche Bedeutung für psychische Störungen zugesprochen wird. Dies kann das individuelle Verständnis des Störungsbildes (z. B. Wie kam es, dass gerade ich, zu diesem Zeitpunkt, erkrankt bin?) prägen. Im Vordergrund der Plananalyse stehen individuelle kognitive und vermittelnde Prozesse (z. B. im Sinne von Grundannahmen des Patienten) und die Herausarbeitung ihrer Rolle für die Handlungsregulation. Während einige dieser Ziele und Pläne direkt erfragt bzw. über Fragebögen erfassbar sind, können andere dem Patienten nicht unmittelbar bewusst sein und müssen mit Hilfe des Therapeuten aus dem konkreten Verhalten des Patienten über Beispiele und Übungen erschlossen bzw. erarbeitet werden. Daher ist bei der Umsetzung zu empfehlen, von konkreten Situationen und Erlebnis- oder Verhaltensweisen auszugehen, um leichter spezifische kognitive Prozesse herauszuarbeiten, z. B. automatische Gedanken und Verhaltensregeln der Person. Dies ermöglicht dann auch, abstraktere und situationsübergreifende Regeln und Prinzipien der Handlungsregulation eines Patienten zu identifizieren (Grundannahmen, Oberpläne). Dieses Vorgehen kann durch Fragebögen, wie z. B. die Skala dysfunktionaler Einstellungen (◘ Tab. 21.7), unterstützt werden.

Die Plananalyse bietet auch im Hinblick auf die Wahl therapeutischer Interventionen interessante Perspektiven. Danach könnte man im Behandlungsplan kognitive Verfahren immer dann betonen, wenn unrealistische Pläne im Vordergrund stehen, bzw. eher übende Verfahren, wenn Verhaltensdefizite die Inkongruenz bedingen.

◘ **Tab. 21.7** Diagnostische Verfahren, die bei der funktionalen Problemanalyse hilfreich sein können

Bereiche	Verfahrensbeispiele
Symptome und Beschwerden	Wochenpläne, Tagebücher, "ecological momentary assessments" (EMA), Verhaltensproben, symptomspezifische und symptomübergreifende Skalen
Soziale Interaktion	Rollenspiele, Verhaltensproben, Problemdiskussionen, Verhalten in der Realität bzw. im Alltag
Flucht bzw. Vermeidungsverhalten	„Mobilitätsinventar" (vgl. Ehlers und Margraf 2001), Fremd- und Selbstbeobachtungen
Kognitionen	„Fragebogen zu körperbezogenen Ängsten, Kognitionen und Vermeidung" (AKV; Ehlers und Margraf 2001), „Skala dysfunktionaler Einstellungen" (DAS; Hautzinger et al. 2005)
Aktivitäten bzw. Verstärker	„Liste zur Erfassung von Verstärkern" (LEV; in Schulte 1974), Aktivitätentagebuch (z. B. Margraf und Schneider 1990)

21.9 Erarbeitung von Verhaltensgleichungen

Integrativer Ausdruck dieser umfassenden Analyse ist die sog. Verhaltensgleichung, die über konzeptuelle Erweiterungen auch verschiedene Formen der individuellen Fallkonzeption ermöglicht (◘ Abb. 21.9). Die Kästen ► Klinisch betrachtet „Fallkonzeption 1 und 2" greifen zur Verdeutlichung auf einen Konzeptionsvergleich von Esser (2003, S. 72–78) zurück.

21

Klinisch betrachtet

Die „klassische Verhaltensformel": Fallkonzeption 1
Michael wird körperlich aggressiv (Reaktion R) gegen seine Mitschüler in der Schule, wenn ihn Jungen auf sein leichtes Übergewicht oder seine schlechten Schulleistungen ansprechen (diskriminierender Reiz S_d). Dieses Verhalten zeigt er außerhalb der Schule und gegenüber Mädchen nicht (verhindernder Reiz S_δ). Michael wiegt 37 kg bei 130 cm Körpergröße und leidet unter einer Lese-Rechtschreib-Störung (Organismus O). Wegen seines Verhaltens wird Michael von der Lehrerin getadelt (negative Konsequenzen C–), die ihn jedoch nur manchmal erwischt (K intermittierend, unmittelbar), die Jungen stellen das Hänseln von Michael sofort ein, wenn dieser auf sie einschlägt (C–, unmittelbar, stetig). Michaels Anspannung (Ärger) lässt im Anschluss an das Schlagen nach (C̶–). Michael wird aufgrund seines aggressiven Verhaltens von anderen Kindern gefürchtet und geachtet (positive Konsequenzen C+, verzögert). Die Lehrerin berichtet Michaels Mutter von seinem Verhalten, woraufhin die Mutter Michael Hausarrest erteilt (C–, verzögert, intermittierend). Der Vater ist stolz auf Michael, weil dieser sich von anderen nichts gefallen lässt (C+, verzögert, stetig).

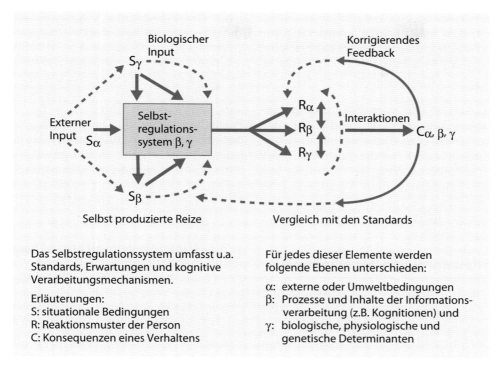

Das Selbstregulationssystem umfasst u.a. Standards, Erwartungen und kognitive Verarbeitungsmechanismen.

Erläuterungen:
S: situationale Bedingungen
R: Reaktionsmuster der Person
C: Konsequenzen eines Verhaltens

Für jedes dieser Elemente werden folgende Ebenen unterschieden:

α: externe oder Umweltbedingungen
β: Prozesse und Inhalte der Informationsverarbeitung (z.B. Kognitionen) und
γ: biologische, physiologische und
  genetische Determinanten

Abb. 21.9 Systemmodell der Regulation menschlichen Verhaltens. (Nach Kanfer und Schefft 1987, republished with permission of Guilford Publications, Inc., © 1987; permission conveyed through Copyright Clearance Center, Inc.)

Erweiterungen dieses klassischen Ansatzes bestehen in dem dynamischen Selbstregulationsmodell (Reinecker 2015), der horizontalen und vertikalen Verhaltensanalyse (Plananalyse; Schulte 1996) sowie der Systemanalyse (Kanfer et al. 2012), die hier nicht weiter ausgeführt werden soll.

Das **dynamische Selbstregulationsmodell** (▶ Klinisch betrachtet „Fallkonzeption 2"; ■ Abb. 21.9) berücksichtigt Rückkoppelungen zwischen den beteiligten Variablenblöcken S, R und C. Die wesentlich differenziertere Aufschlüsselung im Fallbeispiel 2 zeigt einige Vorteile, die sich bei diesem Modell gegenüber

---

Klinisch betrachtet

Das dynamische Selbstregulationsmodell: Fallkonzeption 2

Michael denkt, „euch geb' ich es, ihr haltet jetzt sofort den Mund" (R_β), er ist sehr erregt, sein Herz schlägt bis zum Hals (R_γ) und er schlägt auf seine Mitschüler ein (R_α). Andere Jungen sprechen ihn auf seine schlechten Leistungen oder sein Übergewicht an ($S\alpha$). Michael hat sich schon vorher gedacht, „wenn ich heute vorlesen muss, werden die anderen gleich wieder dumme Bemerkungen machen" (S_β). Michael wiegt 37 kg bei 130 cm Körpergröße (O_γ) und leidet unter einer Lese-Rechtschreib-Störung (O_β). Wegen seines Verhaltens wird Michael von seiner Lehrerin getadelt ($C_{-\alpha}$), die Jungen stellen ihr Hänseln sofort ein (C-). Michael denkt, „denen hab ich es gegeben, die halten jetzt den Mund" ($C_{\beta+}$),

Michaels Anspannung (Ärger) lässt nach (C_γ), Michael denkt, „ich bin der Stärkste, die anderen haben Angst vor mir" ($C_{\beta+}$). Die Mutter erteilt Michael Hausarrest ($C_{\alpha-}$), der Vater ist stolz auf Michael ($C_{\alpha+}$), Michael denkt, „ich bin ein ganzer Kerl, ich lasse mir nichts gefallen, Papa hat mich lieb" ($C_{\beta+}$). Wenn Michael Hausarrest erhält, ärgert er sich so, dass er sich weigert, die zusätzlichen Lese-Rechtschreib-Übungen zu absolvieren, dadurch vergrößert sich sein Leistungsabstand zu seinen Klassenkameraden (O_β), er hat mehr Misserfolge in der Schule (S_α), läuft häufiger Gefahr, gehänselt zu werden (S_α), hat ein schlechteres Selbstbild (O_β), erwartet noch stärker provoziert zu werden (S_β) und so weiter.

der klassischen Verhaltensgleichung ergeben. Nachteile sind jedoch, dass weder die Differenzierung von S_d und S_δ, noch die Kontingenz berücksichtigt wird. Insofern kann dieses Modell als Ergänzung, nicht jedoch als Ersatz der Verhaltensformel gewertet werden.

Das SORKC-Modell und seine Erweiterungen geben also ein Explorationsraster vor, das die diagnostische Arbeit strukturiert. Ziel dieser bedingungsanalytischen Strukturierungsarbeit ist die Erarbeitung von Therapiezielen (= Zielbestimmung der Therapie) und ihre fortlaufende Erweiterung und Veränderung im weiteren Therapieverlauf (= Therapieplanung und Anpassung oder adaptive Indikation).

21.10   Methoden der Verhaltensdiagnostik

Die beschreibende Funktion der funktionalen Verhaltensanalyse wird in der Regel durch den Einsatz behavioraler Diagnosemethoden ausdifferenziert. Hierzu gehören Selbst- und Fremdbeurteilungsverfahren sowie objektive apparative Tests, die auf Merkmale und Symptome aller Manifestationsebenen menschlichen Verhaltens angewendet werden können. Diese Verfahren überlappen sich in einigen Bereichen, wie z. B bei der Beurteilung von Vermeidungsverhalten, durchaus z. T. mit denjenigen diagnostischen Verfahren, die auch in der klassifikatorischen Eingangsdiagnostik Anwendung finden (◘ Tab. 21.8).

Ihre Aufgabe ist es, den eigentlich im Vordergrund stehenden Störungskomplex sowie einzelne Zielbereiche, aber auch die aufrechterhaltenden Bedingungen genauer zu definieren und festzulegen, um sie im weiteren Verlauf der Therapie aufgreifen zu können. Darüber hinaus erlauben sie eine Quantifizierung der interessierenden Verhaltensaspekte u. a. in Hinblick auf die Therapieverlaufs- und Erfolgsmessung (s. unten).

Vor dem Hintergrund des Störungs- und Interventionswissens des Therapeuten über die quantitativen und qualitativen Effekte von Interventionsmethoden kann der Therapeut so leichter eine Gewichtung der primären und sekundären Therapieziele vornehmen und zu ihrer Realisierung mit dem Patienten die erfolgversprechendsten Methoden und Rahmenbedingungen auswählen.

> **Wichtig**
> Die Auswahl der Interventionsmaßnahmen zur Erreichung der Ziele ist aber lediglich als eine Arbeitshypothese bzw. ein hypothetisches Störungsmodell zu verstehen, das im weiteren Verlauf der Therapie im Rahmen der therapiebezogenen Diagnostik der Überprüfung bedarf.

Unter **therapiebezogener Diagnostik** wird die adaptive, verlaufs- und erfolgsbezogene therapiebezogene Diagnostik (auch prozedurale oder verlaufsorientierte Indikation genannt) verstanden. Diese stellt den zeitgebundenen, dynamischen Aspekt der Therapie und der Evaluation heraus. Sie hat in diesem Zusammenhang im weitesten Sinne auch die Funktion einer Behandlungskontrolle. Das heißt, es geht um die Frage der Überprüfung der Effektivität einer gewählten Maßnahme (hypothetisches Störungsmodell) und ihre Modifikation in Abhängigkeit von beobachtbaren Veränderungen. Die Übergänge zwischen verlaufs- und erfolgsbezogener Diagnostik sind fließend.

21.11   Therapiebegleitende Diagnostik

Die Diagnostik ist mit Beginn der Therapie nicht abgeschlossen. Im Gegenteil: Diagnostik und Intervention sind im Verlauf der Therapie eng miteinander verknüpft (vgl. Schulte 2015). Zur Entscheidung über die durchzuführenden therapeutischen Maßnahmen benötigt der Therapeut fortlaufend Informationen über den bisherigen Verlauf der Therapie und die Auswirkungen der bisherigen Interventionen.

- Gelingt es, einen positiven Kontakt zwischen Patient und Therapeut herzustellen?
- Reagiert der Patient auf die vorgeschlagenen Vorgehensweisen positiv oder stimmen sie offensichtlich nicht mit seinen Erwartungen überein?
- Ist die ursprüngliche Indikationsentscheidung aufrechtzuerhalten oder ergeben sich im Lichte der Therapiekontakte neue diagnostische Informationen, die grundlegende Veränderungen bei der diagnostischen Gesamtbewertung oder in der Therapieplanung implizieren?

Diese und andere Fragen müssen verlaufsdiagnostisch beantwortet werden, damit das therapeutische Vorgehen sich an die Bedürfnisse und Möglichkeiten des Patienten anpassen kann (adaptive Indikation).

Während der Therapie sammelt der Therapeut fortlaufend aktuelle Informationen zu den Inhaltsbereichen (vgl. Schulte 2015):
- Prozessevaluation,
- Problem- und Zielanalyse sowie
- Ergebnisevaluation.

21.11.1   Prozessevaluation

Die Beobachtung des Geschehens währen der therapeutischen Intervention kann im weitesten Sinne als Prozessdiagnostik bezeichnet werden. Dieses Gesche-

Tab. 21.8 Ausgewählte Verfahren zur Erfassung psychopathologischer Symptomatik am Beispiel von Angststörungen und Depression

	Depression	Ängste
Allgemeine Verfahren		
Fremdbeurteilung	Hamilton Depressions-Skala (HAMD; Hamilton 1986) Montgomery-Asperg Depressionsskala (MADRS; Montgomery und Asperg 1989) Inventar Depressiver Symptome (IDS; Hautzinger und Bailer 1994)	Hamilton Angst-Skala (HAMA; Hamilton 1976)
Selbstbeurteilung	Beck Depressions-Inventar (BDI-II; Beck et al. 2001) Allgemeine Depressionsskala (ADS; Hautzinger et al. 2012) Fragebogen zur Depressionsdiagnostik (FDD; Kühner 1997) Patient Health Questionnaire – Depression Scale (PHQ-9; Löwe et al. 2004) DSM-5 Dimensionale Skala – Ebene 2 - Depression (PROMIS-Emotional Distress-Depression; PROMIS Health Organization & PROMIS Germany Cooperative Group) Allgemeines Funktionsniveau WHODAS 2.0 (in: APA 2015)	Beck Angst-Inventar (BAI; Beck und Steer 2007) State-Trait-Angstinventar (STAI; Laux et al. 1981) DSM-5 Dimensionale Skala – Ebene 2 – Angst (PROMIS-Emotional Distress-Anxiety; PROMIS Health Organization & PROMIS Germany Cooperative Group) Allgemeines Funktionsniveau WHODAS 2.0 (in: APA 2015)
Spezielle Verfahren		
Kognitive Ebene	Skala dysfunktionaler Einstellungen (DAS; Hautzinger et al. 2005) Fragebogen zu Kontrollüberzeugungen (IPC; Krampen 1981) Response Style Questionnaire – Deutsche Version (RSQ-D; Kühner et al. 2007)	Agoraphobic Cognition Questionnaire (ACQ; Chambless et al. 1984a) Fragebogen zu Kontrollüberzeugungen (IPC; Krampen 1981) Thought Control Questionnaire (TCQ; Wells und Davies 1994) Penn State Worry Questionnaire (PSWQ; Stöber 1995) Metakognitionsfragebogen (MKF; Hoyer und Möbius 2003)
Emotionale Ebene	Befindlichkeits-Skala (Bf-SR; von Zerssen und Petermann 2011) Mehrdimensionaler Befindlichkeitsfragebogen (MDBF; Steyer et al. 1997)	Befindlichkeits-Skala (Bf-SR; von Zerssen und Petermann 2011) Mehrdimensionaler Befindlichkeitsfragebogen (MDBF; Steyer et al. 1997) Angstsensitivitätsindex (ASI; Reiss et al. 1986) Positive and Negative Affect Scale (PANAS; Krohne et al. 1996)
Motorische Ebene	Tages-/Wochenplan, Verhaltensprobe, Schrittzähler, Sprechzeit, EMA	Tagebuch, Verhaltensprobe, Schrittzähler, EMA
Interaktionale Ebene	Partnerschaftsfragebogen (PFB; Hinz et al. 2001) Beobachtung der partnerschaftlichen Kommunikation, Wortwahl	Partnerschaftsfragebogen (PFB; Hinz et al. 2001) Beobachtung der partnerschaftlichen Kommunikation
Somatische Ebene	Die Freiburger Beschwerdeliste (FBL-G, FBL-R; Fahrenberg 1994) Elektromyogramm (EMG), Elektrokardiogramm (EKG), Elektroenzephalogramm (EEG)	Body Sensations Questionnaire (BSQ; Chambless et al. 1984b) Elektromyogramm (EMG), Elektrokardiogramm (EKG), Atemfrequenz

hen ist durch zahlreiche Prozessvariablen geprägt (vgl. Knappe und Härtling 2017):

- Therapieziele, Motivation, Zuversicht des Patienten (Hoffnung auf Erfolg),
- Erwartungen des Patienten an die Behandlung selbst, den Behandler und mögliche Veränderungen,
- Passung und Qualität der Patient-Therapeut-Beziehung.

Die regelmäßige Erfassung derartiger Prozessvariablen ist hilfreich für die Behandlungsplanung und die Identifikation von Störungen im therapeutischen Prozess. Hierzu können z. B. sog. **Stundenbögen** (vgl. u. a. STEP; Krampen 2002), der „Berner Patienten- und Therapeutenstundenbogen" (Flückinger et al. 2015) eingesetzt werden, die die in der Sitzung vom Patienten/Klienten erlebte bzw. vom Therapeuten/Berater wahrgenommene motivationale Klärung und Entwicklung des Patienten, die Hilfe bei der Problembewältigung und die therapeutische Beziehung und Unterstützung erfassen. Sie können zusätzlich durch Videoaufzeichnungen der Therapiesitzungen ergänzt werden. Die Rückmeldung prozessualer Variablen oder deren Veränderung (z. B. veränderte Qualität in der Therapiebeziehung) können dazu beitragen, Störungen in der therapeutischen Arbeit zu erkennen und zu beheben. Dies gelingt vor allem dann, wenn diese Schwierigkeiten nicht erst im Problemfall erfasst werden, sondern Teil einer kontinuierlichen Verlaufsdiagnostik sind.

21.11.2 Problem- und Zielanalyse

Im Therapieverlauf sind Veränderungen der im Vordergrund stehenden Probleme zu erwarten, die ebenso wie neue Informationen zu den Bedingungen und Fol-

gen genau dokumentiert werden sollten. Hilfreich ist die fortlaufende Registrierung der Problemverhaltensweisen und ihrer Bedingungen durch **strukturierte Symptomtagebücher**, in denen das Auftreten des Problemverhaltens, seine Dauer, Intensität und seine Begleitumstände zu vermerken sind. Auch wenn ein Problem sich ohne therapeutische Interventionen verändert hat (veränderte Lebens- oder Rahmenbedingungen des Patienten, „glückliche Fügung"), hat dies Konsequenzen für die weitere Therapieplanung.

Genauso sind Fortschritte (oder auch Rückschritte) im Hinblick auf die zu erreichenden Ziele zu erwarten. Damit diese Fortschritte auch erkennbar werden, ist es notwendig, dass die Ziele genau operationalisiert werden. Die Methode der Wahl ist hier die sog. **Zielerreichungsskalierung** ("goal attainment scaling"; Kiresuk und Sherman 1968). Bei diesem Verfahren werden zusammen mit dem Patienten die in der Therapie zu verändernden Bereiche ausgewählt und möglichst konkret beschrieben. Diese Zielbereiche werden anschließend auf einer 5-stufigen Skala hinsichtlich erwünschter Ausgänge abgestuft. 0 steht dabei für „keine Veränderung", –1 und –2 definieren eher ungünstige Therapieausgänge und 2 steht für das bestmögliche Therapieergebnis in diesem Bereich. ◘ Tab. 21.9 gibt ein Beispiel für eine Zielerreichungsanalyse.

> ❯ **Wichtig**
>
> Am Beispiel der Zielerreichungsskalierung wird erkennbar, dass die genaue Dokumentation der Abweichungen vom Ausgangspunkt auch therapeutische und motivierende Funktionen haben kann. Sofern positive Abweichungen vom Ausgangspunkt für den Patienten erkennbar werden, unterstützt dies den Veränderungsprozess.

◘ **Tab. 21.9** Zielerreichungsanalyse. (Mod. nach Hoyer et al. 2005, mit freundlicher Genehmigung vom Hogrefe Verlag)

Zielverhalten	Momentanes Verhalten		Kriterium für Veränderung
Theaterbesuche	Am Rand sitzen, sich ablenken, ständig auf die Uhr sehen	−2	Gar nicht mehr ins Theater gehen können
		−1	In der Pause gehen
		0	Keine Veränderung
		+1	Sich auf Vorstellung konzentrieren können
		+2	Im Parkett in der Mitte sitzen, Vorstellung genießen können
Schlafgewohnheiten	Bei Licht schlafen, Rollläden offen lassen, Alkohol vor dem ins Bett gehen, Einschlafprobleme	−2	Häufige Angstanfälle in der Nacht
		−1	Ein- und Durchschlafprobleme, nicht ohne Licht schlafen können
		0	Keine Veränderung
		+1	Ohne Licht und bei geschlossenen Fenstern zu Hause schlafen
		+2	Ohne Probleme im Hotel schlafen

21

21.11.3 Ergebnisevaluation

Die fortlaufende Registrierung der Effekte der Therapie ist nötig, um den Therapieerfolg als das entscheidende Kriterium für die Therapiebeendigung abzuschätzen. Wie erwähnt, hängt aber auch die adaptive Therapieplanung von Art und Ausmaß der erzielten Veränderungen ab. Alle Möglichkeiten zur Erfassung der intraindividuellen Veränderungen unterliegen spezifischen statistischen und methodischen Problemen (vgl. Stieglitz 2001). Die in der Praxis wichtigsten Methoden zur Erfassung von Veränderungsinformationen sind, neben der oben dargestellten Zielerreichungsskalierung, die folgenden:

1. **Indirekte Veränderungsmessung:** Hier wird der Differenzwert zweier Statusbeurteilungen gebildet, z. B. werden die Werte in einem Depressionsfragebogen vor und nach der Therapie miteinander verglichen.
2. **Direkte Veränderungsmessung:** Hierbei handelt es sich um die direkte Einstufung einer stattgefundenen Veränderung in Relation zu einem Bezugspunkt. (Beispiel: „Veränderungsfragebogen des Erlebens und Verhaltens"; VEV, Zielke und Kopf-Mehnert 2001, bei dem die Items so formuliert sind, dass die subjektiv erlebte Veränderung in einem Verhaltensbereich im Vergleich zum Status bei Therapiebeginn angegeben wird).

Insbesondere die indirekte Veränderungsmessung ist Bestandteil aller Maßnahmen zur Qualitätssicherung in der Psychotherapie.

❓ Prüfen Sie Ihr Wissen

1. Was ist der psychopathologische Befund? Welche Aufgaben hat er und welches sind seine wichtigsten Beurteilungsaspekte (Symptombereiche)? ▶ Abschn. 21.3.2
2. Was ist der Unterschied zwischen freien, halbstrukturierten und standardisierten Interviews? Was sind die Vor- und Nachteile? Geben Sie jeweils ein Beispielverfahren an! ▶ Abschn. 21.3.3
3. Was sind die Hauptpunkte der biografischen Anamnese und was versteht man unter der inneren und äußeren Lebensgeschichte? ▶ Abschn. 21.5
4. Was verstehen wir unter der Verhaltensanalyse, der funktionalen Bedingungsanalyse sowie der Plananalyse? ▶ Abschn. 21.7

ℹ Weiterführende Literatur

Die Grundlagen der Diagnostik und des diagnostischen Prozesses lassen sich in Schmidt-Atzert und Amelang (2012) sowie in Stieglitz und Baumann (1994) gut vertiefen. Zur verhaltenstherapeutischen Diagnostik werden die ▶ Kap. 20 bis 26 aus Margraf und Schneider (2018) sowie der Band von Knappe und Härtling (2017) empfohlen.

Literatur

American Psychiatric Association (APA). (2015). *Diagnostisches und Statistisches Manual Psychischer Störungen – DSM-5*. Göttingen: Hogrefe. (deutsche Ausgabe herausgegeben von Peter Falkai und Hans-Ulrich Wittchen, mitherausgegeben von Manfred Döpfner, Wolfgang Gaebel, Wolfgang Maier, Winfried Rief, Henning Saß und Michael Zaudig).

Arbeitsgemeinschaft für Methodik und Dokumentation in der Psychiatrie (AMDP) (Hrsg.). (2018). *Das AMDP-System* (10. Aufl.). Göttingen: Hogrefe.

Bartling, G., Echelmeyer, L., & Engberding, M. (2016). *Problemanalyse im psychotherapeutischen Prozess. Leitfaden für die Praxis* (6. Aufl.). Stuttgart: Kohlhammer.

Beck, A.T., Steer, R.A. & Brown, G.K. (Hrsg.) (2001). *Beck Depressions-Inventar II (BDI II)* (2. Aufl.). München: Pearson Assessment. (Deutsche Bearbeitung von M. Hautzinger, F. Keller, C. Kühner (2001)).

Beck, A. T., & Steer, R. A. (Hrsg.). (2007). *Beck Angst-Inventar (BAI)* (1. Aufl.). München. Pearson Assessment. (Deutsche Bearbeitung von J. Markgraf, A. Ehlers).

Beesdo-Baum, K., Zaudig, M., & Wittchen, H.-U. (2019a). *SCID-5-CV Strukturiertes Klinisches Interview für DSM-5® – Störungen*. Göttingen: Hogrefe. (Deutsche Bearbeitung des Structured Clinical Interview for DSM-5® – Clinician Version von Michael B. First, Janet B.W. Williams, Rhonda S. Karg, Robert L. Spitzer).

Beesdo-Baum, K., Zaudig, M., & Wittchen, H.-U. (2019b). *SCID-5-PD Strukturiertes Klinisches Interview für DSM-5® – Persönlichkeitsstörungen*. Göttingen: Hogrefe. (Deutsche Bearbeitung des Structured Clinical Interview for DSM-5® – Personality Disorders von Michael B. First, Janet B.W. Williams, Lorna Smith Benjamin, Robert L. Spitzer)

Bronisch, T., Garcia-Borreguero, D., Flett, S., Wolf, R., & Hiller, W. (1992). The Munich Diagnostic Checklists for the assessment of DSM-III-R personality disorders for use in routine clinical care and research. *European Archives of Psychiatry and Clinical Neuroscience, 242*, 77–81.

Bronisch, T., Hiller, W., Zaudig, M., & Mombour, W. (1995). *IDCL-P – Internationale Diagnosen Checklisten für Persönlichkeitsstörungen nach ICD-10 und DSM-IV (Manual)*. Bern: Huber.

Caspar, F. (1989). *Beziehungen und Probleme verstehen. Eine Einführung in die psychotherapeutische Plananalyse*. Bern: HuberAI.

Chambless, D. L., Caputo, G. C., Bright, P., & Gallagher, R. (1984a). Assessment of fear of fear in agoraphobics: The body sensations questionnaire and the agoraphobic cognitions questionnaire. *Journal of Consulting and Clinical Psychology, 52*(6), 1090–1097.

Chambless, D. L., Caputo, G. C., Bright, P., Gallagher, R., Schutte, N. S., & Malouff, J. M. (1984b). *Body sensations questionnaire (BSQ). Sourcebook of adult assessment. (Applied clinical psychology)*. New York: Plenum.

Ehlers, A., & Margraf, J. (2001). *Fragebögen zu körperbezogenen Ängsten, Kognitionen und Vermeidung (AKV). Manual* (2. Aufl.). Göttingen: Beltz Test GmbH.

Esser, G. (2003). Verhaltensdiagnostik. In G. Esser (Hrsg.), *Lehrbuch der Klinischen Psychologie und Psychotherapie des Kindes- und Jugendalters* (2. Aufl., S. 72–78). Stuttgart: Thieme.

Fahrenberg, J. (1994). *Die Freiburger Beschwerdeliste (FBL-G und FBL-R)*. Göttingen: Hogrefe.

Flückinger, C., Regli, D., Zwahlen, D., Hostettler, S., & Caspar, F. (2015). Der Berner Patienten- und Therapeutenstundenbogen 2000. Ein Instrument zur Erfassung von Therapieprozessen. *Zeitschrift für Klinische Psychologie und Psychotherapie, 39,* 71–79.

Hamilton, M. (1976). Hamilton Anxiety Scale (HAMA). In W. Guy (Hrsg.), *ECDEU assessment manual for psychopharmacology.* National Institute of Mental Health: Rockville.

Hamilton, M. (1986). The Hamilton Rating Scale for Depression. In N. Sartorius & T. A. Ban (Hrsg.), *Assessment of depression.* Berlin: Springer.

Hautzinger, M. (1994). Diagnostik in der Verhaltenstherapie. In R. D. Stieglitz & U. Baumann (Hrsg.), *Psychodiagnostik psychischer Störungen* (S. 284–294). Stuttgart: Enke.

Hautzinger, M., & Bailer, M. (1994). *Das Inventar Depressiver Symptome (IDS).* Weinheim: Beltz.

Hautzinger, M., Bailer, M., Hofmeister, D., & Keller, F. (2012). *SDS (2012)- Allgemeine Depressionsskala.* Göttingen: Hogrefe.

Hautzinger, M., Joormann, J., & Keller, F. (2005). *Skala dysfunktionaler Einstellungen (DAS) – Testmanual.* Göttingen: Hogrefe.

Hiller, W., Zaudig, M., & Mombour, W. (1995). *IDCL – Internationale Diagnosen Checklisten für ICD-10 und DSM-IV (Manual und 32 Checklisten nach ICD-10 als Bestandteil des Gesamtpakets der ICD-10-Checklisten der WHO).* Bern: Huber.

Hiller, W., Zaudig, M., & Mombour, W. (1997). *IDCL – Internationale Diagnosen Checklisten für DSM-IV und ICD-10 (Manual, 31 Checklisten nach DSM-IV und Screening-Blatt).* Göttingen: Hogrefe.

Hinz, A., Stöbel-Richter, Y., & Brähler, E. (2001). Der Partnerschaftsfragebogen (PFB). *Diagnostica, 47,* 132–141.

Hoyer, J., Helbig, S., & Margraf, J. (2005). *Diagnostik der Angststörungen.* Göttingen: Hogrefe.

Hoyer, J., Scholz, D., Ruhl, U., & Wittchen, H.-U. (2006). Patients' feedback after computer-assisted diagnostic interviews for mental disorders. *Psychotherapy Research, 16*(3), 357–363.

Hoyer, J., Voss, C., Strehle, J., Venz, J., Wittchen, H.-U., & Beesdo-Baum, K. (2020). Test-retest reliability of the computer-assisted DIA-X-5 interview for mental disorders. *BMC Psychiatry, 20,* 1–16.

Hoyer, J., & Möbius, J. (2003). Meta-Kognitions-Fragebogen. In J. Hoyer & J. Margraf (Hrsg.), *Angstdiagnostik: Grundlagen und Testverfahren.* Berlin: Springer.

Kanfer, F. H., Reinecker, H., & Schmelzer, D. (2012). *Selbstmanagement-Therapie* (5. Aufl.). Berlin: Springer.

Kanfer, F. H., & Saslow, G. (1965). Behavioural analysis: An alternative to diagnostic classification. *Archives of General Psychiatry, 12,* 529–538.

Kanfer, F. H., & Schefft, B. K. (1987). Selfmanagement therapy in clinical practice. In N. S. Jacobson (Hrsg.), *Psychotherapists in clinical practice: Cognitive and behavioral perspectives.* New York: Guilford Press.

Kessler, R. C., & Ustun, T. B. (2008). *The WHO World Mental Health Survey: Global Perspectives on the Epidemiology of Mental Disorders.* New York: Cambridge University Press.

Kiresuk, T. J., & Sherman, R. E. (1968). Goal attainment scaling: A general method for evaluating comprehensive community mental health programs. *Community Mental Health Journal, 4,* 443–453.

Knappe, S., & Hoyer, J. (2014). Clinical assessment of anxiety disorders. In P. E. G. Emmelkamp & T. Ehring (Hrsg.), *The Wiley Blackwell international handbook of anxiety disorders* (Vol. II, S. 645–691)., Assessment & Treatment Chichester: Blackwell Wiley.

Knappe, S. & Härtling, S. (2017). Diagnostik und Verhaltensanalyse. Band in der Reihe von P. Neudeck (Hrsg.) Techniken der Verhaltenstherapie. Weinheim: Beltz

Krampen, G. (1981). *IPC-Fragebogen zu Kontrollüberzeugungen.* Göttingen: Hogrefe.

Krampen, G. (2002). *STEP Stundenbogen für die Allgemeine und Differentielle Einzelpsychotherapie.* Göttingen: Hogrefe.

Krohne, H. W., Egloff, B., Kohlmann, C.-W., & Tausch, A. (1996). Untersuchungen mit einer deutschen Form der Positive and Negative Affect Schedule (PANAS). *Diagnostica, 42,* 139–156.

Kühner, C. (1997). *Fragebogen zur Depressionsdiagnostik nach DSM-IV (FDD-DSM-IV).* Göttingen: Hogrefe.

Kühner, C., Huffziger, S. & Nolen-Hoeksema, S. (2007). *Response Styles Questionnaire – Deutsche Version.* Göttingen: Hogrefe.

Laux, L., Glanzmann, P., Schaffner, P., & Spielberger, C. D. (1981). *Das State-Trait-Angstinventar (STAI).* Weinheim: Beltz.

Lecrubier, Y., Sheehan, D., Weiller, E., Amorim, P., Bonora, I., et al. (1997). The MINI International Neuropsychiatric Interview (M.I.N.I.). A short diagnostic structured interview: Reliability and validity according to the CIDI. *European Psychiatry, 12,* 224–231.

Lindenmeyer, J. (1999). Ethische Fragen in der Verhaltenstherapie. In W. Tress & M. Langenbach (Hrsg.), *Ethik in der Psychotherapie* (pp. S181–199). Göttingen: Vandenhoeck & Ruprecht.

Loranger, A. W. (1999). *International Personality Disorder Examination (IPDE): DSM-IV and ICD-10 modules.* Odessa, FL: Psychological Assessment Resources.

Löwe, B., Kroenke, K., Herzog, W., & Gräfe, K. (2004). Measuring depression outcome with a brief self-report instrument: sensitivity to change of the Patient Health Questionnaire (PHQ-9). *Journal of Affective Disorders, 81*(1), 61–66.

Margraf, J., Cwik, J. C., Suppiger, A. & Schneider, S. (2017). DIPS Open Access: Diagnostic Interview for Mental Disorders. [DIPS Open Access: Diagnostisches Interview bei psychischen Störungen.] Bochum: Mental Health Research and Treament Center, Ruhr-Universität Bochum. ▶ https://doi.org/10.13154/rub.100.89.

Margraf, J. & Cwik, J. C. (2017). Mini-DIPS Open Access: Diagnostic Short-Interview for Mental Disorders. [Mini-DIPS Open Access: Diagnostisches Kurzinterview bei psychischen Störungen]. Bochum: Forschungs- und Behandlungszentrum für psychische Gesundheit, Ruhr-Universität. ▶ https://doi.org/10.13154/rub.102.91

Margraf, J., & Schneider, S. (1990). *Panik. Angstanfälle und ihre Behandlung.* Berlin: Springer.

Margraf, J., & Schneider, S. (2018). *Lehrbuch der Verhaltenstherapie: Bd. 1* (4. Aufl.). Berlin: Springer.

Mokhtari, M., Arfken, C., & Boutros, N. (2013). The DEX/CRH test for major depression: A potentially useful diagnostic test. *Psychiatry Research, 208*(3), 131–139.

Montgomery, S. A., & Asperg, M. (1989). *Montgomery and Asperg Depression-Rating-Scale (MADRS).* Erlangen: Perimed.

Neudeck, P., & Mühlig, S. (2013). *Therapietools Verhaltenstherapie: Therapieplanung, Probatorik, Verhaltensanalyse.* Weinheim: Beltz.

Reinecker, H. (2015). *Verhaltensanalyse: Ein Praxisleitfaden.* Göttingen: Hogrefe.

Reiss, S., Peterson, R. A., Gursky, D. M., & McNally, R. J. (1986). Anxiety sensitivity, anxiety frequency and the prediction of fearfulness (ASI). *Behaviour Research and Therapy, 24,* 1–8.

Robins, L. N., Helzer, J. E., Croughan, J., & Ratcliff, K. (1981). National Institute of Mental Health Diagnostic Interview Schedule: Its history, characteristics, and validity. *Archives of General Psychiatry, 38,* 381–389.

Röhrle, B. (2008). Aufgaben und Hintergründe. In B. Röhrle, F. Caspar, & P. F. Schlottke (Hrsg.), *Lehrbuch der Klinisch-Psychologischen Diagnostik.* Stuttgart: Kohlhammer.

Schmidt-Atzert, L., & Amelang, M. (2012). *Psychologische Diagnostik* (5. Aufl.). Berlin: Springer.

Schnoor, K. (2009). Juristische Aspekte in der kinderpsychologischen Diagnostik. In D. Irblich & G. Renner (Hrsg.), *Diagnostik in der Klinischen Kinderpsychologie* (S. 40–49). Göttingen: Hogrefe.

Schulte, D. (1974). *Diagnostik in der Verhaltenstherapie.* München: Urban & Schwarzenberg.

Schulte, D. (1996). *Therapieplanung.* Göttingen: Hogrefe.

Schulte, D. (2015). *Therapiemotivation.* Göttingen: Hogrefe.

21

Shear, M. K., Vanderbilt, J., Rucci, P., Endiocott, J., Lydiard, B., Otto, M. W., et al. (2001). Reliability and validity of a structured interview guide for the Hamilton Anxiety Rating Scale (SIGH-A). *Depression and Anxiety, 13*(4), 166–178.

Sheehan, D. V., Lecrubier, Y., Sheehan, K. H., Amorim, P., Janavs, J., & Weiller, E. (1998). The Mini-International Neuropsychiatric Interview (M.I.N.I.): The development and validation of a structured diagnostic psychiatric interview for DSM-IV and ICD-10. *Journal of Clinical Psychiatry, 59*(Suppl 20), 22–33.

Stangl, W. (2019). Stichwort: ‚law of effect'. Online Lexikon für Psychologie und Pädagogik. ▶ https://lexikon.stangl.eu/13373/law-of-effect/. Zugegriffen: 27 Juni 2019.

Steyer, R., Notz, P., Schwenkmezger, P., & Eid, M. (1997). *Der Mehrdimensionale Befindlichkeitsfragebogen (MDBF)*. Göttingen: Hogrefe.

Stieglitz, R. D. (2000). *Diagnostik und Klassifikation psychischer Störungen. Konzeptuelle und methodische Beiträge zur Evaluierung psychiatrischer Diagnostikansätze*. Göttingen: Hogrefe.

Stieglitz, R. D. (2001). *Psychodiagnostik in Klinischer Psychologie, Psychiatrie, Psychotherapie*. Stuttgart: Thieme.

Stieglitz, R. D., & Baumann, U. (1994). *Psychodiagnostik psychischer Störungen*. Stuttgart: Enke.

Stöber, J. (1995). Besorgnis: Ein Vergleich dreier Inventare zur Erfassung allgemeiner Sorgen. Zeitschrift für Differentielle und Diagnostische Psychologie, 16. *Heft, 1,* 50–63.

Suppiger, A., In-Albon, T., Hendriksen, S., Hermann, E., Margraf, J., & Schneider, S. (2009). Acceptance of structured diagnostic interviews for mental disorders in clinical practice and research settings. *Behavior Therapy, 40*(3), 272–279.

van Gülick-Bailer, M., Maurer, K., & Häfner, H. (1995). *Schedules for Clinical Assessment in Neuropsychiatry (SCAN). Deutsche Ausgabe*. Göttingen: Hogrefe.

Wells, A., & Davies, M. I. (1994). The Thought Control Questionnaire: A measure of individual differences in the control of unwanted thoughts. *Behaviour Research and Therapy, 32,* 871–878.

Wittchen, H.-U. (1994). Reliability and validity studies of the WHO-Composite International Diagnostic Interview (CIDI): A critical review. *Journal of Psychiatric Research, 28*(1), 57–84.

Wittchen, H.-U., & Pfister, H. (1997). *DIA-X-Interviews: Manual für Screening-Verfahren und Interview. Interviewheft Längsschnittuntersuchung (DIA-X lifetime); Ergänzungsheft (DIA-X); Interviewheft Querschnittsuntersuchung (DIA-X 12 Monate); Ergänzungsheft (DIA-X 12 Monate); PC-Programm zur Durchführung des Interviews (Längs- und Querschnittsuntersuchung); Auswertungsprogramm*. Frankfurt: Swets & Zeitlinger.

World Health Organization. (1992). *Schedules for clinical assessment in neuropsychiatry*. Geneva: World Health Organization.

Zarbock, G. (2008). *Praxisbuch Verhaltenstherapie. Grundlagen und Anwendungen biografisch.-systemischer Verhaltenstherapie*. Lengerich: Pabst.

von Zerssen, D., & Petermann, F. (2011). *Bf-SR Die Befindlichkeitsskala – Revidierte Fassung*. Göttingen: Hogrefe.

Zielke, M., & Kopf-Mehnert, C. (2001). Der VEV-R-2001: Entwicklung und testtheoretische Reanalyse der revidierten Form des Veränderungsfragebogens des Erlebens und Verhaltens (VEV). *Praxis Klinische Verhaltensmedizin und Rehabilitation, 14,* 7–19.

Psychoedukation

Stephan Mühlig und Frank Jacobi

Inhaltsverzeichnis

© Springer-Verlag GmbH Deutschland, ein Teil von Springer Nature 2020
J. Hoyer und S. Knappe (Hrsg.), *Klinische Psychologie & Psychotherapie*,
https://doi.org/10.1007/978-3-662-61814-1_22

22.1 Beschreibung des Verfahrens

Psychoedukation ist die systematische und strukturierte Vermittlung wissenschaftlich fundierter gesundheits- und/oder störungsrelevanter Informationen und Kompetenzen mit psychologischen Methoden. Es handelt sich also nicht um ein umschriebenes Therapieverfahren, sondern lediglich um eine Behandlungskomponente in einem übergeordneten Interventionskonzept. Zielpersonen können Patienten oder Risikopersonen sowie deren Angehörige sein. Psychoedukation kann in allen klinischen Anwendungsfeldern zum Einsatz kommen – von der generellen Gesundheitserziehung bis hin zur spezifischen Prävention (z. B. von kardiovaskulären Erkrankungen), in der Therapie (z. B. Aufklärung über Diagnose sowie Vermittlung eines Störungsmodells) und in der Rehabilitation (z. B. Patientenschulung/-training zur Verhinderung eines Rückfalls). In einem von einer Arbeitsgruppe zur Psychoedukation bei schizophrenen Psychosen verfassten Konsensuspapier wird das Verfahren folgendermaßen definiert:

> **Definition**
>
> Unter dem Begriff der **Psychoedukation** werden systematische, didaktisch-psychotherapeutische (didaktisch: die Kunst der geeigneten Wissensvermittlung) Maßnahmen zusammengefasst, die dazu geeignet sind, Patienten und ihre Angehörigen über die Krankheit und ihre Behandlung zu informieren, das Krankheitsverständnis und den selbstverantwortlichen Umgang mit der Krankheit zu fördern und sie bei der Krankheitsbewältigung zu unterstützen. Die Wurzeln der Psychoedukation liegen in der Verhaltenstherapie, wobei aktuelle Konzepte auch gesprächspsychotherapeutische Elemente in unterschiedlicher Gewichtung enthalten. Im Rahmen einer Psychotherapie bezeichnet Psychoedukation denjenigen Bestandteil der Behandlung, bei dem die aktive Informationsvermittlung, der Austausch von Informationen unter den Betroffenen und die Behandlung allgemeiner Krankheitsaspekte im Vordergrund stehen (Bäuml und Pitschel-Waltz 2003, S. 3).

Im klinisch-therapeutischen Kontext geht es bei der Psychoedukation im Wesentlichen um:
- Aufklärung über Diagnose und Behandlungsprinzipien,
- Vermittlung von störungsbezogener Information (z. B. angemessenes Störungsmodell),
- Vermittlung von therapierelevanter Information (z. B. Therapieverfahren, Wirkmechanismen, Chancen und Risiken),
- Vermittlung von kompensatorischen Kompetenzen bei spezifischen problembezogenen Defiziten (z. B. soziale Kompetenzen),
- Unterstützung des Patienten bei der Entwicklung allgemeiner Selbstmanagement- und Bewältigungskompetenzen (z. B. Problemlösestrategien im Umgang mit Rückfällen).

Ganz allgemein geht es bei der Psychoedukation um die Vermittlung von Kenntnissen und Fertigkeiten für einen gesundheitsförderlichen Lebensstil (Entspannungsverfahren, körperliche Aktivität, Genusstraining, Ernährung etc.).

22.2 Wirkprinzipien und Ziele

Die Wirkmechanismen von Psychoedukation sind mangels systematischer Forschung noch nicht geklärt. Angenommen wird, dass Patienten über neues wissenschaftlich fundiertes Wissen in Bezug auf ihre Störung bzw. ihre Problematik Missverständnisse und fehlerhafte Vorstellungen korrigieren können und sich so auch dysfunktionale Einstellungen ändern. Ferner wird vermutet, dass sachliche Aufklärung und Information das Leiden von Patienten und/oder von Angehörigen strukturiert und somit entlastend wirkt. Auf diese Weise soll Behandlungsoptimismus erzeugt werden, die Therapiemotivation und Compliance (d. h. die aktive Mitarbeit im Sinne des Behandlungskonzepts) der Patienten gestärkt, sekundäre Belastung (Scham, Selbstabwertung, Symptomstress, Stigmatisierung) reduziert und der therapeutische Veränderungsprozess unterstützt werden (Mühlig 2004).

Darüber hinaus wird angenommen, dass psychoedukative Maßnahmen den Patienten auch spezifische Kompetenzen und Fertigkeiten zur konkreten Problembewältigung vermitteln und sie anleiten können, durch praktisches Üben konkrete Verhaltensänderungen besser in den Alltag zu übertragen. Im psychotherapeutischen Setting besitzt diese Funktion eine besondere Bedeutung, z. B. wenn gegen Ende der Therapie angestrebt wird, in der Therapie an konkreten Situationen erarbeitete Veränderung auch auf andere Situationen und den Alltag zu generalisieren oder sie gezielter zur Reduzierung des Rückfallrisikos einzusetzen (Rückfallprophylaxe etc.). Langfristig sollten die Patienten auf diese Weise ausreichende Kompetenzen und Strategien erwerben, um angemessen auf Rückfälle reagieren und künftige Belastungssituation eigenständig meistern zu können („Hilfe zur Selbsthilfe"; ▶ Bibliotherapie).

Bibliotherapie

Der Begriff der Bibliotherapie umschreibt den therapeutischen Einsatz von Literatur jeglicher Art (schriftlich, auditiv oder computergestützt), welche primär dem Zwecke der Heilungsunterstützung dienen soll. Diese Form der Therapie umfasst damit sowohl das Studium von Selbsthilfeliteratur als auch das Verfassen eigener Gedanken, z. B. in Form von Gedichten. Innerhalb verhaltenstherapeutischer Ansätze wird die Bibliotherapie eher im Sinne der Psychoedukation eingesetzt sowie in Form von schriftlich erteilten Handlungsanweisungen zur Bewältigung von Problemen. Patientenratgeber bzw. Selbsthilfeprogramme liegen mittlerweile für eine Vielzahl psychischer Störungen vor, z. B. für Agoraphobie, Panikanfälle, soziale Ängste, Zwangsstörungen, Prüfungsängste, Depressionen und Suchtprobleme. Unter anderem unterscheiden sich die Materialien darin, ob der Schwerpunkt auf der Informationsvermittlung über die psychische Störung und möglicherweise deren Behandlung liegt, oder ob gezielte, aufeinander aufbauende Handlungsanweisungen gegeben werden.

Die vorliegenden Daten zur Wirksamkeit der Bibliotherapie sind aber vielversprechend: Eine Metaanalyse von den Boer et al. (2004) zeigte, dass Selbsthilfe auch bei schwerwiegenden emotionalen Problemen wirksam ist: Selbsthilfegruppen erreichten ähnliche Effektstärken wie kurze psychiatrische Interventionen (durchschnittliche Effektstärke im Vergleich zu unbehandelten Kontrollgruppen: $d = 0{,}84$). Eine neuere Cochrane-Review über 93 RCTs mit über 8.400 Teilnehmern zur Effektivität von mediengestützter Anwendung von KVT bei Angststörungen (Mayo-Wilson et al. 2013) erbrachte verglichen mit Nichtbehandlung mittlere Effektstärken in Bezug auf das primäre Outcome der Symptomreduktion ("standardised mean difference" SMD 0,67, 95 % Konfidenzintervall 0,55–0,80; 72 RCTs, 4.537 Teilnehmer). Gerade angesichts des hohen Bedarfs an psychotherapeutischer Unterstützung und an Verhaltensschulung in der Medizin – speziell in der Rehabilitation bei chronischen Erkrankungen – kann die Bibliotherapie dazu beitragen, therapeutische Interventionen weiterzuverbreiten oder zu intensivieren. Bezüglich der theoretischen Fundierung der ausgewählten Inhalte, der didaktischen Form, der Art des Einsatzes von Selbsthilfematerial besteht jedoch noch erheblicher Klärungsbedarf.

Kriterien für empfehlenswerte Selbsthilfebücher sind dabei (in Anlehnung an Angenendt 1996):

Verständlichkeit und Aufbau:
- Der Text ist allgemeinverständlich geschrieben.
- Die Abfolge der durchzuführenden Übungen geht aus dem Text hervor bzw. wird idealerweise durch den Textfluss so nahegelegt.

Indikation bzw. Kontraindikation:
- Im Text wird an prominenter Stelle darauf hingewiesen, für welche Problembereiche und welche Personengruppen das Programm geeignet ist.
- Ebenso deutlich wird beschrieben, welche Problemkonstellationen bzw. personellen Voraussetzungen den Einsatz des Selbsthilfebuches *nicht* empfehlenswert machen.
- Für den Fall, dass vom Einsatz des Buches abgeraten wird, werden alternative Vorgehensweisen aufgezeigt und ggf. Kontaktmöglichkeiten dargestellt.
- Für den Fall, dass sich nach dem Durcharbeiten des Buches keine deutliche Besserung eingestellt hat bzw. es zu einer Verschlechterung der Problematik kam, sind ebenfalls Empfehlungen formuliert.

Qualität des vorgeschlagenen Interventionsrationals:
- Zu Anfang des Behandlungsprogramms werden realistische Informationen bezüglich der erreichbaren Ziele sowie des nötigen Zeitaufwands vermittelt.
- Die vorgeschlagenen Übungen bzw. Techniken bauen sinnvoll aufeinander auf.
- Die beschriebenen Maßnahmen entsprechen dem aktuellen Wissensstand in Forschung und Therapie.

Das folgende Zitat fasst das Kernproblem der Psychoedukation prägnant zusammen.

> » Gesagt ist nicht gehört. Gehört ist nicht verstanden. Verstanden ist nicht einverstanden. Einverstanden ist nicht angewendet. Und angewendet ist noch lange nicht beibehalten. (Konrad Lorenz, Nobelpreisträger)

22.3 Durchführung

Psychoedukative Maßnahmen können im Einzel- oder Gruppensetting durchgeführt werden und unterschiedliche methodisch-didaktische Mittel umfassen (Vortrag, Gruppendiskussion, Dialog, Demonstration, Verhaltensübungen und Rollenspiele; ▢ Abb. 22.1). Dabei kommen als Medien in erster Linie verbale Vermittlungsformen zum Einsatz, aber auch schriftliches Material wie in der Bibliotherapie z. B. Selbsthilfemanuale, weiterführende Literatur, Broschüren etc., Videos und anderes Anschauungsmaterial (z. B. grafische Darstellungen zum Vulnerabilitäts-Stress-Modell der Schizophrenie, anatomische Modelle zur Veranschaulichung der Lungenfunktion bei Asthma) – und zunehmend evidenzbasiert auch das Internet und mobile Apps, denn viele Online-Interventionen enthalten psychoedukatives Selbsthilfematerial (▶ Kap. 35; ▶ Exkurs).

Genesen durch Lesen?

Grahlmann und Linden (2005) beschreiben in ihrem Überblick den Einsatz von Büchern und Literatur im Sinne einer „Bibliotherapie". Bereits in der Mitte des 18. Jahrhunderts wurde das Lesen als Teil der Therapie von stationär behandelten Patienten genutzt, und seit den 1960er Jahren werden zunehmend Selbsthilfebücher veröffentlicht, die sich den hier genannten psychoedukativen Prinzipien zuordnen lassen.

Bibliotherapie ist keine uniforme Maßnahme, sondern umfasst ein Spektrum sehr unterschiedlicher Therapiemaßnahmen; so kann sie unter anderem z. B. anhand fiktionaler (z. B. Gedichte, Erzählungen) oder didaktischer Texte (z. B. zu spezifischen Störungsbildern) durchgeführt werden.

Es gibt empirische Daten für den positiven Einfluss von Bibliotherapie auf intellektuelle, psychosoziale, emotionale und interpersonale Fertigkeiten. Kurzgeschichten, Dramen und Gedichte erwiesen sich z. B. als erfolgreich bei der Auseinandersetzung mit dem Erwachsenwerden, Alkoholismus, Ärgermanagement, Angst, Identitätsfindung, Gerechtigkeit, Leben und Tod, Eltern-Kind-Beziehungen, Selbstbild und Sexualität.

Auch Kinder nutzen Geschichten, Fabeln und Märchen als Mittel, um Parallelen zu ihren Problemen und Bedürfnissen zu finden, sogar bevor sie lesen können: Bibliotherapie anhand fiktionaler Texte scheint dazu geeignet, Kindern Symptome von psychosozialen Dysfunktionen oder Unangepasstheit aufzuzeigen und sollte auch als Mittel betrachtet werden, andere Ideen, Konzepte und Einsicht in ihre Entwicklung zu integrieren. Die meiste Aufmerksamkeit hat die Bibliotherapie bei depressiven Störungen gefunden.

Auch der primärpräventive Effekt der generellen Ermutigung und Anleitung zu einem gesundheitsförderlicheren Lebensstil (ausreichende Erholungsphasen, körperliche Bewegung, bewusste Ernährung, Rauchverzicht etc.) sollte nicht unterschätzt werden.

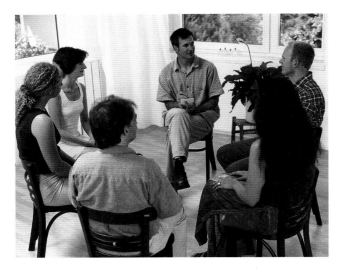

◻ **Abb. 22.1** Auch Angehörige werden im Rahmen der Psychoedukation in Gruppen über die Störung aufgeklärt. (© Simone Fichtl/mauritius images)

22.3.1 Störungsinformationen: Vermittlung eines angemessenen Störungsmodells

Störungsbezogene Informationsdefizite und Fehlinformationen auf Patientenseite, die sich häufig über Massenmedien oder das soziale Umfeld verbreiten, und dysfunktionale subjektive Störungskonzepte stellen in der Praxis ein besonders wichtiges Problem für die Therapiemotivation und Compliance dar. Patienten entwickeln mit der Zeit Annahmen über ihre Störung (einschließlich deren Häufigkeit, Ursachen, Prognose, Beeinflussbarkeit und Konsequenzen) sowie über Behandlungsmöglichkeiten (einschließlich deren Zweckmäßigkeit und der Effektivität, Wirkweise oder Folgen von einzelnen Therapiemaßnahmen). Diese „subjektiven Krankheitstheorien" ("health beliefs") besitzen zwar häufig eine wichtige Funktion für die kognitive und emotionsregulierende Bewältigung einer chronischen Störung, da einfache und plausible Erklärungen deren Bedrohlichkeit reduzieren und ein Gefühl von Sicherheit und Kontrollierbarkeit vermitteln können. Oftmals sind sie aber inkompatibel mit den wissenschaftlichen Erklärungsmodellen und den rational begründeten Therapiezielen. Sofern subjektive Störungskonzepte mit den konkret erforderlichen therapeutischen Maßnahmen konfligieren, stellen sie eine ernsthafte Barriere für die Patientenmitarbeit dar.

> **Wichtig**
> Eine ausreichende Therapiemotivation und aktive Beteiligung der Patienten am psychotherapeutischen Veränderungsprozess ist nur dann zu erwarten, wenn sie von den formulierten Zielen der Therapie, den Erfolgsaussichten und der Zweckmäßigkeit des Vorgehens wirklich überzeugt sind.

22

Zu Therapiebeginn sollte deshalb eine strukturierte Vermittlung störungsspezifischen Wissens und eines für den Patienten verstehbaren Störungsmodells zur Erklärung der Ursachen, Entstehungsbedingungen und des zu erwartenden Verlaufes der Störung bzw. Problematik stehen. In ◘ Abb. 22.2 ist exemplarisch das Modell der sog. „Depressionsspirale" abgebildet, welches in der Psychoedukation affektiver Störungen eine wichtige Rolle spielt. Der Therapieplan sollte danach unmittelbar und für den Patienten nachvollziehbar aus diesem Störungsmodell abgeleitet werden können.

Patiententagebücher besitzen in diesem Zusammenhang nicht nur diagnostische Funktionen in der Therapie, sondern dienen auch zur empirischen Beweisführung in der Vermittlung des psychologischen Störungsmodells, beispielsweise indem der Zusammenhang zwischen Inaktivität, Grübeln und negativen Emotionen im Tagesverlauf eines depressiven Patienten verdeutlicht werden kann (◘ Abb. 22.3).

22.3.2 Therapieinformationen

Zur anfänglichen Patientenaufklärung sollten auch Informationen über die vertretene **therapeutische Richtung** (theoretischer Hintergrund, therapeutische Prämissen) und die konkret verfügbaren bzw. **geplanten Interventionsverfahren, -methoden und -techniken** gehören, einschließlich der Begründung der Auswahl sowie einer verständlichen Erläuterung von Sinn und Zweck der vorgeschlagenen Vorgehensweise (differenzielle Indikation, Erklärung der zugrunde liegenden therapeutischen Prinzipien). Diese Hintergrundinformationen sowie die Vermittlung eines plausiblen Therapierationals dienen dazu, größtmögliche Transparenz herzustellen und beim Patienten einen motivationsfördernden kognitiven Kontext zu etablieren. In ◘ Tab. 22.1 sind exemplarisch einige aktuelle Apps aufgelistet, für die Angaben zur Evidenzbasierung vorliegen bzw. die von ausgewiesenen Experten entwickelt oder zumindest

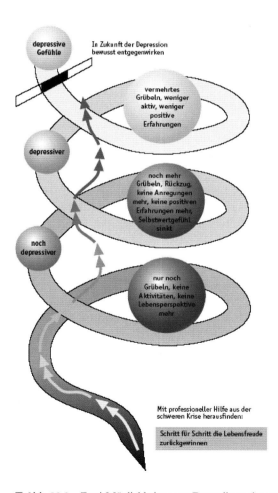

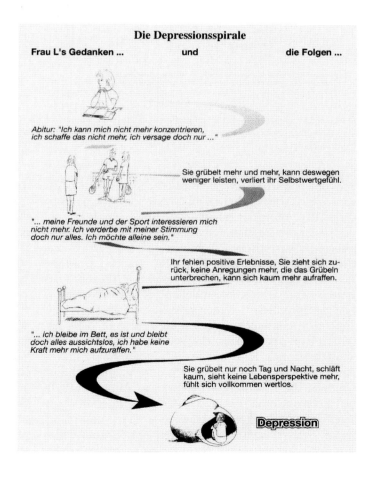

◘ **Abb. 22.2** Zwei Möglichkeiten zur Darstellung der sog. Depressionsspirale. (Aus: **a** Pitschel-Walz et al. 2003, mit freundlicher Genehmigung von Elsevier, sowie **b** Wittchen et al. 1995, © S. Karger AG)

D-Tagebuch und Wochenplan

	Montag 1.11.		Dienstag 2.11.		Mittwoch 3.11.	
7–8	Bett, dörig	– –	Bett, müde	– –	seit 4³⁰ wach	– –
8–9	seit 5⁰⁰ wach Bett	– –	mit Mann aufgestanden	– +	Bett	– –
9–10	müde Bett	– –	Frühstück mit Mann	+ –	Telefon Hausarzt	– –
10–11	endlich auf! Bad	–	Bad Aufräumen	–	Aufgestanden Bad	–
11–12	Frühstück Zeitung	–	Sofa Zeitung	– –	Arztbesuch Warten	– –
12–13	Sofa, Telefon Nachbarin kommt	–	" "	– –	Gespräch Medikament	– +
13–14	Reden mit Nachbarin	+ –	Nachbarin Mittagessen	– +	Apotheke Einkaufen	+
14–15	allein, Versuch zu lesen	–	Besuch Tochter	+ –	Wieder Zuhause, Sofa	– –
15–16	Sofa, TV	–	Wieder allein TV	– –	Eingeschlafen abgelegen	– –
16–17	Sofa, TV Telefon Tochter	+	" "	–	Telefon Tochter	– +
17–18	Sofa, Versuch zu lesen	– –	Essen vorbereiten	– +	Abendessen Mann	+
18–19	Küche, Abendessen vorber.	– +	Mann kommt Essen	– –	Aufräumen Reden Mann	–
19–20	Mann kommt Essen	+ –	Aufräumen Bett	– –	Bad gewonnen	+
20–24	TV, Zeitung müde	–	geschlafen		Bett	–

☐ = Beurteilen Sie möglichst nach jeder Stunde Ihre Stimmung — für sehr schlechte,
– für schlechte, –+ für weder noch, + für gute und ++ für sehr gute Stimmung.

Wochenplan: Erfolge (E) und Vergnügen (V)

	Montag 1.3.		Dienstag 2.3.		Mittwoch
7–8	Aufwachen gleich aufstehen	E	Aufwachen gleich aufstehen	E	
8–9	Bad Frühstück	E	Geschäft Schreibtisch	E	
9–10	Bett machen Aufräumen	E	ich schaffe nicht !!		
10–11	Busfahrt zu Museum	E V	Pause Gespräch mit Kollegen	E V	
11–12	Museum	E V	gute Sitzung	E V	
12–13	Wieder Zuhause		Mittagspause Arztbesuch	E	
13–14	Zeitung lesen	E	"		
14–15	eingericht! Schlapp !!		Komme gut voran	E V	
15–16	Einkaufen Telefon	E	viel geschafft !!!	E V	
16–17	Besuch Arbeitskollege	V	nehme Akten nach Hause	E V	
17–18	"	V	Einkaufen Abendessen	E	
18–19	Abendessen TV	E	Sofa, TV	E	
19–20	TV		schaffe mich abzulegen		
20–24	Bad Bett		Bett		

Setzen Sie ein E daneben, wenn Sie es geschafft haben, ein V, wenn es Ihnen Vergnügen gemacht hat.

Abb. 22.3 Beispiel für ein Tagebuch eines depressiven Patienten. Zu festen Uhrzeiten werden stichpunktartig aktuelle Ereignisse, assoziierte Gedanken und Gefühle dokumentiert. Diese Selbstbeobachtungen können wertvolle Hinweise zur Diagnostik, Therapieplanung und Behandlung liefern.

empfohlen wurden. Diese Liste erhebt weder den Anspruch auf Vollständigkeit noch auf eine systematische Qualitätsprüfung der Inhalte.

Neben der Beschreibung der **Ziele und Wirkmechanismen** therapeutischer Techniken müssen gemäß Psychotherapie-Richtlinien (Psych-RL) auch relevante Behandlungsalternativen dargestellt (☐ Abb. 22.4) werden. Zudem sollen eventuelle **Risiken und Nebenwirkungen** thematisiert werden (Patientenaufklärung bzw. "informed consent"). Dabei sollte nicht nur der Therapieablauf als Ganzes (Vorgehen des Therapeuten, Strukturierung, Reihenfolge, Therapieverlauf) transparent gemacht werden, sondern der Patient auch auf konkrete therapeutische Übungen und Aufgaben (z. B. bei Reizkonfrontation) sowie auf das interaktionale Therapeutenverhalten vorbereitet werden, um realistische Erwartungen zu induzieren und Enttäuschungen vorzubeugen. Diese Strukturierung sollte sowohl in Bezug auf die Gesamttherapie als auch im Sinne einer „Tagesordnung" auf die einzelne Sitzung vorge-

nommen werden (Neudeck und Mühlig 2020). Derartige „sicherheitsgebende Informationen" sind beispielsweise wichtig, um das in der Therapie erforderliche Risikoverhalten des Patienten (z. B. Angstüberwindung in Verhaltensexperimenten) zu ermutigen und zu unterstützen (Fischer-Klepsch et al. 2009).

In diesem Zusammenhang ist die Rolle und Positionierung der Psychotherapeuten im Umgang mit dem Einsatz von Psychopharmaka von Bedeutung. Obwohl selbst nicht verordnungsberechtigt, sind psychologische Psychotherapeuten häufig indirekt in die Pharmakotherapie eingebunden und werden bspw. bei der Behandlung von Psychosen nach der Psychotherapierichtlinie 2018 auch im ambulanten Bereich mit in die Verantwortung genommen, die Patienten bei einer informierten Einwilligung (oder nicht-Einwilligung) der Psychopharmakabehandlung zu unterstützen. Dabei werden sie von Patienten auch häufig nach ihrer Einschätzung zum Risiko- und Schadenspotenzial gefragt bzw. mit deren Vorbehalten oder Ablehnung medikamentöser

22

Tab. 22.1 Beispiele für Selbsthilfe- und Unterstützungs-Apps

Name	Art der Hilfe	Link
EnkeApp	Moodtracker und psychoedukative Elemente zum Thema Depression	▶ https://app.robert-enke-stiftung.de/
Psychosomat Depression Burnout[c, d]	App zur Unterstützung von Patienten vor, während und nach der Psychotherapie	▶ https://play.google.com/store/apps/details?id=cbsoft.psychosomat&hl=de
Moodpath: Depression & Burnout Test[a, b, d]	Eigenes Tracking der Stimmung; Besprechung der Auswertung mit Therapeut	▶ https://mymoodpath.com/de/
MindCare[c]	Tages-/Stimmungsprotokoll, als Ergänzung bzw. Begleitung zur Therapie	▶ https://www.mindcare-app.com/de/
Selfapy – psychologisches Stimmungstagebuch[d]	Erfassen von Stimmung und Verhaltensweisen	▶ https://www.selfapy.de/mobile-app/
GetOn App[c]	Dankbarkeitstagebuch; Training, positive Erlebnisse im Alltag besser wahrzunehmen	▶ https://www.leuphana.de/kooperationen/regional/gesundheit/geton.html
Daylio/Tagebuch Stimmungsverfolger[c]	Stimmungstagebuch	▶ https://play.google.com/store/apps/details?id=net.daylio&hl=de
MyTherapy[d]	Dokumentation von Stimmung und Wohlbefinden; Erinnerungsfunktion für Medikamenteneinnahme und Termine bei PT	▶ https://play.google.com/store/apps/details?id=eu.smartpatient.mytherapy&hl=de
SMILERS[b]	Psychoedukation; niedrigschwelliges Angebot für arabischsprachige Personen mit depressiver Symptomatik	▶ https://www.aerztezeitung.de/Wirtschaft/App-laesst-Fluechtlinge-in-die-Seele-schauen-14646.html
ARYA[d]	Tagebuch zur Dokumentation von Emotionen und Verhaltensmuster; begleitendes Tool für Therapie	▶ https://www.aryaapp.co/
SmokeFree, Nichtraucher Hilfe[c, d]	Persönliches Nichtrauchertagebuch; Tipps zur Ablenkung von Verlangen nach Zigaretten und Craving	▶ https://play.google.com/store/apps/details?id=com.portablepixels.smokefree&hl=de
EasyQuit[c, d]	Motivierende Gesundheitsübersicht; Animation mit dem Rauchen aufzuhören	▶ https://play.google.com/store/apps/details?id=com.herzberg.easyquitsmoking&hl=de
Quit Now[c, d]	Motivierende Gesundheitsübersicht; Animation mit dem Rauchen aufzuhören; Bücherliste zum Thema Rauchstopp	▶ https://play.google.com/store/apps/details?id=com.EAGINsoftware.dejaloYa&hl=de
Rauchfrei Tracker 2019[c, d]	Individuelle Unterstützung durch Motivation und Information mit dem Versuch, mit dem Rauchen aufzuhören	▶ https://play.google.com/store/apps/details?id=com.brinker.tracker2017&hl=de
MeSelfControl[c]	Auf jeden User zugeschnittenes interaktives Reduktionsprogramm bei Alkoholabusus	▶ http://meselfcontrol.com/
Aktion.Trocken[c]	Gemeinsam mit Freunden auf Alkohol verzichten und das Festhalten; Sammeln alkoholfreier Tage	▶ https://www.aktiontrocken.com/
Blu:App[c]	Präventivtool für Erfassung des Alkoholkonsums, insbesondere bei jungen Menschen	▶ https://bluprevent.de/angebote/die-bluapp/

(Fortsetzung)

◻ Tab. 22.1 (Fortsetzung)

Name	Art der Hilfe	Link
Kwit[c,d]	Spielerische Bekämpfung der Sucht	▸ https://play.google.com/store/apps/details?id=fr.kwit.android&hl=de
Quitzilla[c,d]	Tracker und Analysieren „schlechter Angewohnheiten"	▸ https://play.google.com/store/apps/details?id=com.despdev.quitzilla&hl=de
Morpheus – Begleitung von Trauma[c]	Therapieergänzende App für KVT; niederschwelliges Informations- und Ergänzungsangebot zur Therapie	▸ https://www.appannie.com/de/apps/google-play/app/de.deuschelschueller.morpheus/
CoachPTBS[a]	Informationen über das Krankheitsbild einer PTBS; Übung zum Umgang mit Symptomen; ergänzendes Therapietool	▸ https://play.google.com/store/apps/details?id=de.unibw.tudresden.ptbscoach&hl=de
ALMHAR[c]	Psychoedukation; niedrigschwelliges Selbsthilfeangebot für Geflüchtete	▸ http://almhar.org/
Happify[c,d]	Wissenschaftlich basierte Aktivitäten und Spiele zur Überwindung von Stress und negativen Gedanken	▸ https://play.google.com/store/apps/details?id=com.happify.happifyinc&hl=de
Jourvie App[c]	Virtueller Essensplan bzw. Essprotokolle erstellbar; digitaler Therapiebegleiter	▸ https://www.jourvie.com/
RR Essstörungsprogramm[c,d]	Mahlzeitenprotokollierung; Möglichkeit des Teilens mit Behandlungsteam	▸ https://play.google.com/store/apps/details?id=com.recoveryrecord&hl=de
Headspace[c,d]	Achtsamkeits- und Entspannungstrainings sowie Informationen zu verschiedenen psychischen Belastungen (Angst, Depressivität, Selbstwert, Schlafstörungen u.v.m.)	▸ https://apps.apple.com/de/app/headspace-meditation-schlaf/id493145008
Krisenplan: bei Depression, Borderline, Angst[c]	Erleichtert Zugriff auf Bewältigungsstrategien	▸ https://www.krisenplan-app.de/

[a] wissenschaftlich fundiert
[b] Empfehlung von Experten
[c] keine Angaben zur Evidenzlage/Expertenbewertung
[d] besonders zahlreich und positiv bewertet

22

Überblick über die wichtigsten Therapieverfahren bei einer depressiven Erkrankung			
Biologische Therapien	**Psychotherapie**	**Soziotherapeutische Maßnahmen**	**Ergänzende Therapieformen**
Medikamente	Psychoedukation, auch für Angehörige	Materielle Grundversorgung	Beschäftigungstherapie
Schlafentzug		Arbeit	Arbeitstherapie
Lichttherapie	Kognitive Verhaltenstherapie	Wohnung	Kunsttherapie
Elektrokrampftherapie (EKT)	Entspannungstraining	Finanzen	Musiktherapie
Repetitive transkranielle Magnetstimulation (rTMS)	Interpersonelle Psychotherapie	Versorgung der Kinder	Sport
	Tiefenpsychologische Kurztherapie	Freizeit	
	Seltener: klassische Psychoanalyse		
	Familientherapie/Paartherapie		
Unabhängig davon, welche speziellen Therapieverfahren der Patient erhält, schließt jede Behandlung auch regelmäßige, unterstützende Gespräche mit dem behandelnden Arzt als Basisangebot ein (supportive Psychotherapie).			

1. Antidepressiva

Es gibt verschiedene Substanzklassen. Sie sind alle gut wirksam und unterscheiden sich nur im Profil der Wirkung und möglicher Nebenwirkungen. Abhängig davon entscheidet man sich in jedem Einzelfall für eine bestimmte Substanz. Kein Antidepressivum macht abhängig.

a) **„Klassische" Antidepressiva (Trizyklika und Tetrazyklika)**
   Sie erhöhen das Angebot von Serotonin und Noradrenalin im synaptischen Spalt zwischen den Nervenzellen.
   Mögliche Nebenwirkungen sind: Mundtrockenheit, Verstopfung, niedriger Blutdruck, Übelkeit, verschwommenes Sehen oder auch Gewichtszunahme.
   Handelsnamen: Saroten®, Tofranil®, Anafranil®, Aponal®, Equilibrin®, Stangyl®, Noveril®, Pertofran®, Ludiomil®, Tolvin® etc.

b) **Selektive Serotonin-Wiederaufnahmehemmer (SSRI)**
   Sie wurden in den letzten Jahren entwickelt und erhöhen gezielt das Angebot von Serotonin im synaptischen Spalt zwischen den Nervenzellen.
   Mögliche Nebenwirkungen sind: Übelkeit, Appetitlosigkeit, Unruhe, Schlaflosigkeit, Kopfschmerzen.
   Handelsnamen: Seroxat®, Tagonis®, Sepram®, Fevarin®, Fluctin®, Cipramil®, Zoloft®, Nefadar® etc.

c) **Sonstige neue Antidepressiva**
   Sie erhöhen das Angebot von Serotonin und Noradrenalin (z. B. Remergil®, Trevilor®) oder gezielt das Angebot von Noradrenalin (z. B. Edronax®). Hinsichtlich des Wirkprofils und möglicher Nebenwirkungen sind sie den SSRI ähnlich.

d) **Monoaminooxidasehemmer (MAO-Hemmer)**
   Sie blockieren das Enzym, das Serotonin und Noradrenalin abbaut. **Mögliche Nebenwirkungen** sind: Schlafstörungen, Kopfschmerzen, Schwindel. Bei den sog. „irreversiblen" MAO-Hemmern (Jatrosom N®, Parnate®) muss man eine spezielle Diät (Tyraminfreie Kost: v. a. keine Bohnen, keinen reifen Käse, keinen Rotwein; genauere Informationen über den behandelnden Arzt erfragen) einhalten, da sonst der Blutdruck stark ansteigen kann. Bei den reversiblen MAO-Hemmern (Aurorix®) ist keine Diät notwendig.
   Handelsnamen: Jatrosom N®, Parnate®, Aurorix®

▫ **Abb. 22.4** Beispiele für eine anschauliche und verständliche Darstellung der wichtigsten Therapieverfahren und Medikamentengruppen zur Behandlung depressiver Störungen. (Aus Pitschel-Walz et al. 2003, mit freundlicher Genehmigung von Elsevier)

Therapien konfrontiert. Angesichts der in den letzten Jahren wachsenden Evidenz zu erheblichen Schadensrisiken und unerwünschten Arzneimittelwirkungen nicht nur bei der Langzeitgabe von Neuroleptika (extrapyramidale Schäden, Dyskinäsien etc.), sondern auch bei der Therapie mit Antidepressiva (sexuelle Funktionsstörungen, Abhängigkeitspotenzial, „Absetzsyndrom") sind auch Psychologen zunehmend gefordert, die psychopharmakologischen Behandlungsoptionen zu hinterfragen (Nutzen-Risiko-Einschätzung) und offen mit den Patienten zu besprechen. Auch sollten persönliche Vorerfahrungen des Patienten sowie die zunehmende Selbstinformierung im Internet bzw. in Selbsthilfeforen in sozialen Netzwerken in die professionelle Psychoedukation aufgenommen und diskutiert werden. Ansätze unter Einbeziehung von erfahrenen Selbstbetroffenen („peer education") besitzen für Patienten oftmals eine besondere Glaubwürdigkeit.

22.3.3 Selbstmanagementkompetenzen

Psychoedukative Elemente werden bei den meisten Behandlungsansätzen sinnvollerweise auch in späteren Behandlungsphasen eingesetzt. Zentral für ein positives Therapieergebnis ist, dass die im therapeutischen Setting besprochenen oder eingeübten Kompetenzen auch in den Alltag des Patienten Eingang finden, im Sinne von
- Transferabsicherung,
- eigenständiger Umsetzung und
- Generalisierungseffekten.

Es geht dabei um „Hilfe zur Selbsthilfe" im Allgemeinen und um die Verhinderung von Rückfällen bzw. den Umgang mit zukünftigen Rückschlägen im Besonderen. Dafür werden häufig Selbstdokumentationen (z. B. Tagebücher) erfolgreich eingesetzt. Für Selbstmonitoring- und Selbstmanagementzwecke stehen mittlerweile auch ambulante Erhebungssysteme zur Verfügung, die zunehmend auch App- bzw. Smartphone-basiert funktionieren. Neben ihrer Funktion als elektronisches Tagebuch zur alltagsnahen Datenerhebung und Verlaufsmessung (mit oder ohne Online-Datenübertragung) können sie auch zur automatisierten Selbstkontrolle (z. B. Reminder-Funktionen) und zur Kommunikation mit dem Therapeuten eingesetzt werden können (► Kap. 35).

22.3.4 Allgemeine Regeln zur Optimierung psychoedukativer Maßnahmen

Praktische Nützlichkeit ist nicht immer mit (wissenschaftlicher) Wahrheit gleichzusetzen! Oft taugt ein vereinfachtes und wissenschaftlich annähernd korrektes Modell zu psychoedukativen Zwecken besser als ein 100 %ig wissenschaftlich belegtes, aber für Patienten schwer verständliches Modell. In der Übersicht ► Regeln zur Durchführung psychoedukativer Maßnahmen finden sich übergreifende Hinweise auf der Ebene der Gesprächsführung bzw. zur Optimierung der Didaktik bzw. der „pädagogischen" Wirkung.

Regeln zur Durchführung psychoedukativer Maßnahmen

- **Relevanz, Kürze und Prägnanz:** Auswahl der für das konkrete und praktische Selbstmanagement relevanten Informationen; Beschränkung auf das Wesentliche
- **Tailoring:** Abstimmung der Informationsauswahl auf aktuellen Wissensstand und persönliche Vorerfahrungen des Patienten
- **Transparenz:** übersichtliche Gliederung und Strukturierung der Informationen: „roter Faden", ggf. durchnummerierte Aufzählungen etc.
- **Verständliche Sprache:** einfache Sätze, Fachjargon oder abstrakte Begriffe vermeiden, lebendige Intonation, Mimik und Gestik
- **Einsatz von Veranschaulichungen:** Beispiele, Analogien, Metaphern, „Eselsbrücken", Visualisierungen, multimodale Darstellungsformen (z. B. Multimedia-gestützt)
- **Konkrete Handlungsinstruktionen** (zusätzlich schriftlichen Aktionsplan mitgeben, z. B. in Form von Hausaufgaben)
- **Praktisches Demonstrieren und Einüben** von sozialen oder Problemlösefertigkeiten (z. B. Rollenspiel, Verhaltensübung)
- **Motivierung:** Lernerfolge verstärken (z. B. Loben, Ermuntern)
- **Bilanzierung:** zu Beginn und Ende der Schulung das Wichtigste zusammenfassen
- **Zusammenfassen und Feedback:** zum Abschluss durch Nachfragen vergewissern, was angekommen ist

Dabei muss für die jeweilige Umsetzung im eigenen Arbeitsbereich nicht jedes Mal „das Rad neu erfunden werden", da für viele Anwendungsbereiche bereits gut strukturierte und erfolgreich evaluierte Programme vorliegen. Deren Nutzen entfaltet sich aber meist erst dann optimal, wenn der Anwender sich konsequent an die empirisch fundierte Programmvorlage hält und diese nicht durch eigenmächtige Modifikationen „verwässert".

22.4 Indikation und Wirksamkeit

Maßnahmen zur Psychoedukation und zu Patiententrainings sind im Bereich **chronischer organmedizinischer Erkrankungen** in den jeweiligen Therapieleitlinien als integraler Bestandteil des Krankheitsmanagements international bereits seit Jahren anerkannt sowie in der Praxis breit etabliert. Zu den derzeit wichtigsten **verhaltensmedizinischen Einsatzgebieten** gehören:

- Stoffwechselerkrankungen (Diabetes mellitus Typ I und II),
- chronisch-obstruktive Atemwegserkrankungen (Asthma bronchiale, chronisch-obstruktive Bronchitis, Lungenemphysem),
- atopische Erkrankungen (atopische Dermatitis/Neurodermitis, Rhinitis),
- rheumatische Erkrankungen (chronische Polyarthritis, Arthrose, Fibromyalgie),
- chronische Schmerzen (Kopf- und Rückenschmerzen, sekundäre Schmerzbeschwerden),
- Herz-Kreislauf-Erkrankungen (Hypertonie, Herzinsuffizienz, Myokardinfarkt),
- neurologische Erkrankungen (Epilepsie, multiple Sklerose, Parkinson-Syndrom) und
- onkologische Erkrankungen (Leukämie, Neubildungen).

Für viele Störungsbereiche liegen mittlerweile empirisch gut evaluierte Schulungs-/Trainingsprogramme und Manuale vor (vgl. Petermann 1997; Mühlig et al. 2000; Gibson et al. 2001), die in der Routineanwendung auch zu deutlichen Kosteneinsparungen führen (z. B. Krauth et al. 2004; Clark und Nothwehr 1997; Devine 1996). Bei der Behandlung **psychischer Störungen** sind psychoedukative Programme gut etabliert (Behrendt und Schaub 2005; ▶ Exkurs). Eine Auswahl von psychoedukativen Manualen, Selbsthilfebüchern und populärwissenschaftlicher Literatur mit psychoedukativen Inhalten im Bereich psychischer Störungen zeigt ▢ Tab. 22.2. Zudem liegt eine große Anzahl von Internetquellen zu Störungs- und Therapieinformationen vor, die allerdings im Einzelfall auf ihre Seriosität zu prüfen sind. Selbstverständlich bildet Psychoedukation auch ein wesentliches Modul in Online-Therapien (▶ Kap. 35).

◻ Tab. 22.2 Populärwissenschaftliche Literatur mit psychoedukativen Inhalten

Bereich	Bibliografie
Psychosen bzw. Schizophrenie	Huppert und Kienzle (2010)
	Bollas (2019)
Angststörungen und Ängste	Fabian (2017)
	Forsyth und Eifert (2018)
	Menzel (2020)
	Peurifoy (2019)
	Bassett (2019)
	Christmann (2017)
	Foran (2019)
	Jacob (2014)
	Menzel (2020)
	Mühlberger und Herrmann (2011)
	Raufelder und Hoferichter (2017)
	Sator (2014)
	Wehrenberg (2016)
ADHS im Erwachsenenalter	Barkley und Benton (2017)
	Neuy-Bartmann (2019)
	Ridinger (2016)
	Horlitz und Schütz (2015)
Panik und Agoraphobie	Schmidt-Traub (2013)
Soziale Ängste	Von Consbruch und Stangier (2010)
Generalisierte Angststörungen	Becker und Margraf (2017)
	(Hoyer et al. 2016)
	Schmidt-Traub (2017)
Zwangsstörungen	Hoffmann und Hofmann (2013)
	Reinecker (2017)
	Rufer und Fricke (2016)
Depression	Akhtar (2019)
	Dinner (2019)
	Görlitz (2018)
	Haenel (2018)
	Hautzinger (2018)
	Hegerl und Niescken (2013)
	Kattan (2019)
	Pitschel-Walz (2017)
	Voderholzer et al. (2018)
	Wolkenstein und Hautzinger (2015).
Bipolare Störungen	Bräunig (2018)
	Meyer und Hautzinger (2013)
	Reynolds (2011)

(Fortsetzung)

◘ Tab. 22.2 (Fortsetzung)

Bereich	Bibliografie
Essstörungen	Fairburn (2020)
	Feistner (2019)
	Reich und Kröger (2015)
	Schmidt et al. (2016)
	Treasure und Alexander (2014)
Substanzkonsumstörungen	Körkel (2013)
Andere Süchte	Buchner und Koytek (2017)
Posttraumatische Belastungsstörungen	Boos (2019)
	Ehring und Ehlers (2019)
Persönlichkeitsstörungen	Bohus und Reicherzer (2012)
	Niklewski und Riecke-Niklewski (2020)
	Vetter (2010)
Hypochondrie und somatoforme Störungen	Bleichhardt und Martin (2017)
	Lieb und von Pein (2018)
	Rauh und Rief (2006)
Störungen des Kindes- und Jugendalters	Döpfner et al. (2019)
	Groen und Petermann (2019)
	Wewetzer und Quaschner (2019)
Schlafstörungen	Müller und Paterok (2017)
	Riemann (2016)
Partnerschaftsprobleme	Buijssen (2013)
	Dechmann und Ryffel-Gericke (2015)
	Juul (2017)
	Perrig-Chiello (2017)
	Storch (2017)
Körperliche Erkrankungen	Buijssen (2016)
	Eilers und Storch (2016)
	Goebel und Thora (2019)
	Nicholas et al. (2014)
	Oswald (2014)
	Von Wachter (2014)

22

Eine Wirksamkeitsstudie zur Psychoedukation bei bipolaren Störungen

Verglichen mit der zentralen Bedeutung medikamentöser Behandlung bei bipolaren Störungen werden psychologische Interventionen (als Kombinationsbehandlung) häufig vernachlässigt. Ein Grund dafür bestand darin, dass bezüglich dieser Patientengruppe für psychologische Verfahren kaum Studien vorlagen, die hinsichtlich der methodischen Qualität und Strenge der Bedingungskontrolle mit den pharmakologischen Studien konkurrieren konnten. Somit kommt der Studie von Colom et al. (2003) eine besondere Bedeutung zu: Sie verglichen in einem naturalistischen Setting prospektiv über 2 Jahre hinweg mit einem randomisierten und sorgfältig kontrollierten Design (n = 120 Patienten) eine störungsspezifische Gruppen-Psychoedukation mit einem rein unterstützenden Gruppenprogramm ohne psychoedukative Elemente, das die Kontrollgruppe erhielt. Die Compliance (in diesem Falle sachgerechte Medikamenteneinnahme) wurde sowohl über Selbstbericht als auch anhand von Laborparametern gemessen. Solche objektiven Maße sind – ebenso wie die oben erwähnten ambulanten Assessment-Systeme zu Überprüfung der Erledigung therapeutischer Hausaufgaben – oft besser geeignet als Tagebuchberichte oder Fragebogenangaben (▶ Kap. 34).

Dieses psychoedukative Programm zur Rückfallprophylaxe bei bipolaren Patienten, die sich in Remission befanden (und bereits eine medikamentös Standardbehandlung erhielten) war der Kontrollbedingung in mehreren Belangen überlegen, obwohl die Patienten in dieser Kontrollbedingung ebenfalls über den üblichen Standard hinaus versorgt worden waren (d. h., der Vergleich war strenger als es der gegenüber einer Nichtbehandlung oder Warteliste gewesen wäre).

Die Psychoedukation war in folgenden Bereichen wirksam:
a. Sie reduzierte die Anzahl der Rückfälle,
b. sie vergrößerte die Zeiträume zwischen den Rückfällen und
c. sie reduzierte die Hospitalisierungshäufigkeit pro Patient (allerdings nicht die Dauer, wenn ein Patient stationär aufgenommen wurde).

Diese Effekte zeigten sich bereits zu einem relativ frühen Zeitpunkt und hielten über den außergewöhnlich langen Follow-up-Zeitraum hinweg an.

Doch wie kann dieses Ergebnis erklärt werden? Colom et al. (2003) können diese Frage nach der Wirksamkeit von Psychoedukation im Rahmen ihrer Studie selbst noch nicht beantworten. Möglicherweise hat die Treatment-Gruppe ihre Medikamente regelgerechter eingenommen (darauf gab es Hinweise anhand der Analysen des Lithium-Levels im Blutplasma); weitere Erklärungsmöglichkeiten beziehen sich auf andere gesundheitsbezogene Verhaltensänderungen (z. B. Früherkennung und raschere Konsultation des behandelnden Arztes beim Auftreten neuer Episoden). Während diese Aspekte vor allem die (hypo-)manische Seite bipolarer Störungen betreffen, könnten für die depressive Seite allgemeine Lebensstiländerungen (z. B. Aufbau regelmäßiger positiver Aktivitäten) oder kognitive Effekte (z. B. funktionalerer Umgang mit depressiven Gefühlen) bei der Prävention neuer Episoden zum Tragen kommen. Somit folgern die Autoren, dass in zukünftigen Studien weiter untersucht werden sollte, welche spezifischen Elemente des psychoedukativen Programms welche (Teil-)Effekte hervorrufen.

Vor allem in der Behandlung schizophrener Störungen spielt Psychoedukation eine eminente Rolle. Inhaltliche Schwerpunkte sind hier die Optimierung der Compliance zur medikamentösen Behandlung und die Rückfallprophylaxe (z. B. frühzeitiges Erkennen von Warnhinweisen im Sinne erneut auftretender psychotischer Symptome, Verbesserung der Kommunikation mit den Angehörigen). Auch in der Depressionsbehandlung besitzen psychoedukative Therapieelemente eine herausragende Bedeutung und gehören mittlerweile ebenfalls zum Behandlungsstandard. Insbesondere für bipolare Störungen liegen gut ausgearbeitete spezifische Psychoedukationsprogramme vor. Zahlreiche wissenschaftlich fundierte und evidenzbasierte Manuale zur Psychoedukation, die heute oft auch auf CD-ROM entsprechende Materialien mitliefern, existieren u. a. für Angststörungen (soziale Phobie, Panik und Agoraphobie, generalisierte Angststörung, PTBS), Zwangsstö-

rungen, somatoforme Störungen, Essstörungen, Substanzstörungen (Tabakentwöhnung oder Alkohol- und Medikamentenabhängigkeit), ADHS und Persönlichkeitsstörungen (◻ Tab. 22.2). Des Weiteren stellt Psychoedukation eine zentrale Komponente in zahlreichen Selbsthilfemanualen für Störungen des Kindes- und Jugendalters dar (Hyperkinetik, Tic, Enuresis, Autismus). Auch für diverse Funktionsstörungen (z. B. Schlaf- und Sexualfunktionsstörungen) oder Lebens- und Partnerschaftsprobleme liegen Edukationsprogramme vor. Die Reihe *Fortschritte der Psychotherapie* bietet bereits über 40 Bände kompakt aufbereitetes Wissen zu verschiedensten Störungsbereichen, einschließlich körperlicher Erkrankungen (Übersicht unter: ▶ https://www.hogrefe.com/de/shop/fortschritte-der-psychotherapie.html).

Die Evidenzlage zur Wirksamkeit von Psychoedukation in der Behandlung psychischer Störungen hat sich in den letzten Jahren immer weiter verdichtet. Zahlreiche Metaanalysen und systematische Reviews belegen, dass psychoedukative Interventionen für sich genommen moderate Effektstärken erreichen (Bond und Anderson 2015; Brady et al. 2016; Fillol et al. 2018; Gaebel et al. 2016; Jones et al. 2017; Morin und Frank 2017; Stoffers-Winterling et al. 2017). In einem aktuellen Review der Cochrane Database lag die in randomisiert-kontrollierten Studien ermittelte durchschnittliche Effektstärke von alleiniger Psychoedukation bei Schizophrenie im Vergleich zur Standardbehandlung bezüglich des klinischen Ergebnisparameters „Rezidivrate" bei RR=0.71, bezüglich der langfristigen Medikamenten-Non-Compliance (12-Monate-Follow-Up) bei RR=0.48 (Xia et al. 2011).

Es soll aber auch angemerkt werden, dass das Konzept der Psychoedukation in der konventionellen Form nicht unumstritten ist (s. beispielsweise die Debatte in der *Psychiatrischen Praxis* zur These „Psychoedukation ist ein überholtes paternalistisches Konzept" empfohlen (Ausgabe 06/2015; Pro: T. Bock & K. Heumann, Contra: W. P. Hornung). Nach einem zeitgemäßen Verständnis sollte die Informierung und Aufklärung von Patienten nicht als einseitige „Belehrung" zum Zwecke einer passiven Befolgung von „Expertenverordnungen" durch „therapietreue" Patienten („Compliance") erfolgen, sondern als interaktiver und kooperativer Austausch zwischen gleichberechtigten Partnern, mit dem Ziel einer konsensualen Therapiezielbestimmung und Therapieplanung.

❓ Prüfen Sie Ihr Wissen

1. Welches sind die wichtigsten Aufgaben und Ziele von Psychoedukation in der Psychotherapie? ▶ Abschn. 22.1
2. Was versteht man unter "informed consent", und was soll diese im Einzelnen beinhalten? ▶ Abschn. 22.3
3. Welche allgemeinen Regeln zur optimalen Anwendung von Psychoedukation sind in der Praxis zu beachten? ▶ Abschn. 22.3
4. Wie kann man im Rahmen einer Wirksamkeitsstudie zur Psychoedukation die Compliance messen? ▶ Abschn. 22.4

ℹ️ Weiterführende Literatur

Ein umfassender Überblick über theoretische Konzepte, die empirische Befundlage und Anwendungsgebiete von Psychoedukation bei chronischen (organischen) Erkrankungen wird bei Petermann (1997) gegeben. Für eine allgemeine Einführung in den Anwendungsbereich psychischer Störungen bei Erwachsenen ist die Übersichtsarbeit von Behrendt und Schaub (2005) zu empfehlen. Darüber hinaus liegen aktuell zwei Manuale für diagnosenübergreifende Psychoedukation für Patienten von Rabovsky und Stoppe (2008) sowie für Patienten- und Angehörigengruppen von Jensen et al. (2014) und Bäuml et al. (2016) vor. Gut ausgearbeitete Psychoedukationsprogramme für einzelne psychische Störungsbilder sind in ◻ Tab. 22.2 zusammenfassend dargestellt.

Literatur

Akhtar, M. (2019). *Mit Positiver Psychologie aus der Depression. Selbsthilfe-Strategien für Resilienz und mehr Lebensfreude.* Stuttgart: Thieme.

Alsleben, H., Weiss, A., Rufer, M., Hand, I., & Karwen, B. (2004). *Psychoedukation bei Angst- und Panikstörungen – Manual zur Leitung von Patienten- und Angehörigengruppen.* München: Urban & Fischer.

Angenendt, J. (1996). Patientenratgeber und Selbsthilfematerialien. In J. Margraf (Hrsg.), *Lehrbuch der Verhaltenstherapie: Bd. 1. Grundlagen, Diagnostik, Verfahren, Rahmenbedingungen* (S. 597–611). Berlin: Springer.

Barkley, R. A., & Benton, C. M. (2017). *Das große Handbuch für Erwachsene mit ADHS.* Göttingen: Hogrefe.

Barnow, S., Freyberger, H. J., Fischer, W., & Linden, M. (Hrsg.). (2003). *Von Angst bis Zwang: Formen, Ursachen und Behandlung psychischer Störungen.* Bern: Huber.

Bassett, L. (2019). *Angstfrei leben. Das erfolgreiche Selbsthilfeprogramm gegen Stress und Panik.* Weinheim: Beltz.

Bäuml, J., Behrendt, B., Henningsen, P. & Pitschel-Walz, G. (2016). *Handbuch der Psychoedukation für Psychiatrie, Psychotherapie und Psychosomatische Medizin.* Stuttgart: Schattauer Verlag.

Bäuml, J., & Pitschel-Walz, G. (2003). *Psychoedukation bei schizophrenen Erkrankungen. Konsensuspapier der Arbeitsgruppe „Psychoedukation bei schizophrenen Erkrankungen".* Stuttgart: Schattauer.

Bäuml, J., Pitschel-Walz, G., Berger, H., Gunia, H., Heinz, A., & Juckel, G. (2005). *Arbeitsbuch PsychoEdukation bei Schizophrenie.* Stuttgart: Schattauer.

Becker, E., & Margraf, J. (2017). *Vor lauter Sorgen…. Selbsthilfe bei Generalisierter Angststörung.* Weinheim: Beltz.

Behrendt, B., & Schaub, A. (2005). *Psychoedukation und Selbstmanagement.* Tübingen: dgvt.

Behrendt, B., Bäuml, J., Luderer, H.-J., Pitschel-Walz, G., Schneider, U., & Sittinger, H. (2004). *Psychoedukative Gruppen für Angehörige schizophren und schizoaffektiv Erkrankter – Manual für Gruppenleiter.* Tübingen: dgvt.

Berger, H. (2004). *Psychoedukative Familienintervention: Manual zu Grundlagen und Praxis.* Stuttgart: Schattauer.

Bischoff, C., & Traue, H. (2005). *Kopfschmerzen: Bd. 9. Fortschritte der Psychotherapie.* Göttingen: Hogrefe.

Bleichhardt, G., & Martin, A. (2017). *Krankheitsängste erkennen und bewältigen. Ein Ratgeber für Betroffene und Angehörige.* Göttingen: Hogrefe.

Bohus, M., & Reicherzer, M. (2012). *Ratgeber Borderline-Störung. Informationen für Betroffene und Angehörige.* Göttingen: Hogrefe.

Bollas, C. (2019). *Wenn die Sonne zerbricht. Das Rätsel Schizophrenie.* Stuttgart: Schattauer.

Bond, K., & Anderson, I. M. (2015). Psychoeducation for relapse prevention in bipolar disorder: a systematic review of efficacy in randomized controlled trials. *Bipolar Disorders, 17*(4), 349–362. ▶ https://doi.org/10.1111/bdi.12287.

Boos, A. (2007). *Traumatische Ereignisse bewältigen.* Göttingen: Hogrefe.

Boos, A. (2019). *Traumatische Ereignisse bewältigen. Hilfe für Verhaltenstherapeuten und Patienten.* Göttingen: Hogrefe.

Bräunig, P. (2003). *Zwischen den Polen von Manie und Depression: Psychoedukation bei bipolarer Erkrankung.* Hamburg: Deutsche Gesellschaft für Bipolare Störungen.

Bräunig, P. (2018). *Leben mit bipolaren Störungen. Manisch-depressiv: Antworten auf die meistgestellten Fragen.* Stuttgart: Thieme.

Buchner, U. G., & Koytek, A. (2017). *Deine Spielsucht betrifft auch mich. Ein Ratgeber für Familienmitglieder und Freunde von Glücksspielsüchtigen.* Göttingen: Hogrefe.

Buijssen, H. (2013). *Jetzt verstehe ich dich. Verborgene Wünsche in Paarbeziehungen.* Weinheim: Beltz.

Buijssen, S. (2016). *Die magische Welt von Alzheimer. 30 Tipps, die das Leben mit Demenzkranken leichter und erfüllter machen.* Weinheim: Beltz.

Christmann, F. (2017). *Keine Angst vor Ängsten – dein Pocketcoach.* Stuttgart: Schattauer.

Clark, N. M., & Nothwehr, F. (1997). Self-management of asthma by adult patients. *Patient Education and Counseling, 32*(1), 5–20.

Colom, F., & Vieta, E. (2004). A perspective on the use of psychoeducation, cognitive-behavioural therapy and interpersonal therapy for bipolar patients. *Bipolar Disorders, 6,* 480–486.

Colom, F., Vieta, E., Martinez-Aran, A., Reinares, M., Goikolea, J. M., Benabarre, A., et al. (2003). A randomized trial on the efficacy of group psychoeducation in the prophylaxis of recurrences in bipolar patients whose disease is in remission. *Archives of General Psychiatry, 60*(4), 402–407.

D'Amelio, R. (2008). *Psychoedukation und Coaching ADHS im Erwachsenenalter: Manual zur Leitung von Patienten- und Angehörigengruppen – mit Zugang zum Elsevier-Portal.* München: Urban & Fischer.

Dechmann, B., & Ryffel-Gericke, C. (2015). *Vom Ende zum Anfang der Liebe. Wie Paare zusammenbleiben.* Weinheim: Beltz.

den Boer, P. C. A. M., Wiersma, D., & van den Bosch, R. J. (2004). Why is self-help neglected in the treatment of emotional disorders? A meta-analysis. *Psychological Medicine, 34,* 1–13.

Devine, E. C. (1996). Meta-analysis of the effects of psychoeducational care in adults with asthma. *Research in Nursing & Health, 19,* 367–376.

Dinner, P. (2019). *Depression. 100 Fragen, 100 Antworten.* Göttingen: Hogrefe.

Döpfner, M., Frölich, J., & Lehmkuhl, G. (2000). *Hyperkinetische Störungen: Bd. 1. Ratgeber Kinder- und Jugendpsychotherapie.* Göttingen: Hogrefe.

Döpfner, M., Frölich, J., & Wolff Metternich-Kaizman, T. (2019). *Ratgeber ADHS. Informationen für Betroffene, Eltern, Lehrer und Erzieher zu Aufmerksamkeitsdefizit-/Hyperaktivitätsstörungen.* Göttingen: Hogrefe.

Döpfner, M., Lehmkuhl, G., Heubrock, D., & Petermann, F. (2000). *Psychische Auffälligkeiten bei Kindern und Jugendlichen: Bd. 2. Ratgeber Kinder- und Jugendpsychotherapie.* Göttingen: Hogrefe.

Döpfner, M., Roessner, V., & Rothenberger, A. (2006). *Ticstörungen: Bd. 8. Ratgeber Kinder- und Jugendpsychotherapie.* Göttingen: Hogrefe.

Dorrmann, W. (2002). *Suizid.* Stuttgart: Klett-Cotta.

Ehring, T., & Ehlers, A. (2019). *Ratgeber Trauma und Posttraumatische Belastungsstörung. Informationen für Betroffene und Angehörige.* Göttingen: Hogrefe.

Eilers, G., & Storch, M. (2016). *Dolce Vita mit Diabetes. Ein genussvoller Leitfaden für den Umgang mit Diabetes.* Göttingen: Hogrefe.

Elsesser, K., & Sartory, G. (2005). *Medikamentenabhängigkeit: Bd. 6. Fortschritte der Psychotherapie.* Göttingen: Hogrefe.

Fabian, E. (2017). *Anatomie der Angst. Ängste annehmen und an ihnen wachsen.* Stuttgart: Schattauer.

Fairburn, C. G. (2020). *Essattacken stoppen. Ein Selbsthilfeprogramm gegen Binge Eating.* Göttingen: Hogrefe.

Fehm, L., & Wittchen, H.-U. (2009). *Wenn Schüchternheit krank macht: Ein Selbsthilfeprogramm zur Bewältigung Sozialer Phobie* (2. korr Aufl.). Göttingen: Hogrefe.

Fehm-Wolfsdorf, G., Kerner, W., & Peters, A. (1997). *Blutglukose Wahrnehmungs-Training.* Kiel: Institut für Psychologie der Universität Kiel.

Feistner, R. (2019). *Essstörungen – Heilung ist möglich. Ein Praxishandbuch.* Stuttgart: Schattauer.

Fiedler, P., Niedermeier, Th., & Mundt, Ch. (1986). *Gruppenarbeit mit Angehörigen schizophrener Patienten. Materialien für die therapeutische Arbeit mit Angehörigen und Familien.* München: Psychologie Verlags Union.

Filliol, C. F., Serrano-Ibáñez, E. R., Ruiz-Párraga, G. T., Maestre, C. R., Zarazaga, R. E., & Martínez, A. E. L. (2018). Effective therapies for the treatment of complex posttraumatic stress disorder: A qualitative systematic review. *Salud Mental, 41*(2), 81–90. ▶ https://doi.org/10.17711/SM.0185-3325.2018.013.

Fischer-Klepsch, M., Münchau, N., & Hand, I. (2009). Misserfolge in der Verhaltenstherapie. In J. Margraf (Hrsg.), *Lehrbuch der Verhaltenstherapie* (3. Aufl., Bd. 1, S. 261–276). Berlin: Springer.

Foran, C. (2019). *Mehr Mut. Wie Sie an Ihren Ängsten wachsen und mehr Selbstvertrauen gewinnen.* Stuttgart: Thieme.

Forsyth, J. P., & Eifert, G. H. (2018). *Mit Ängsten und Sorgen erfolgreich umgehen.* Göttingen: Hogrefe.

Gaebel, W., Großimlinghaus, I., Kerst, A., Cohen, Y., Hinsche-Böckenholt, A., Johnson, B., Mucic, D., Petrea, I., Rössler, W., Thornicroft, G., & Zielasek, J. (2016). European Psychiatric Association (EPA) guidance on the quality of eMental health interventions in the treatment of psychotic disorders. *European Archives of Psychiatry and Clinical Neuroscience, 266*(2), 125–137. ▶ https://doi.org/10.1007/s00406-016-0677-6.

Gibson, P. G., Coughlan, J., Wilson, A. J., Abramson, M., Bauman, A., Hensley, M. J., & Walters, E. H. (2001). *Self-management education and regular practitioner review for adults with asthma Cochrane Review* (Bd. 2). Oxford: Update Software.

Goebel, G., & Thora, C. (2019). *Ratgeber Tinnitus und Hyperakusis. Informationen für Betroffene und Angehörige.* Göttingen: Hogrefe.

Görlitz, G. (2018). *Selbsthilfe bei Depressionen.* Stuttgart: Schattauer.

Gouzoulis-Mayfrank, E. (2009). *Komorbidität Psychose und Sucht – Grundlagen und Praxis: Mit Manualen für die Psychoedukation und Verhaltenstherapie.* Darmstadt: Steinkopff.

Grahlmann, K., & Linden, M. (2003). *Bibliotherapie. Verhaltenstherapie, 15,* 88–93.

Groen, G., & Petermann, F. (2019). *Wie wird mein Kind wieder glücklich? Praktische Hilfe gegen Depressionen.* Göttingen: Hogrefe.

Gromus, B. (2005). *Was jede Frau über weibliche Sexualität wissen will: Bd. 8. Fortschritte der Psychotherapie.* Göttingen: Hogrefe.

Haenel, T. (2018). *Depression – das Leben mit der schwarz gekleideten Dame in den Griff bekommen.* Berlin: Springer.

Hahlweg, K., & Dose, M. (2005). *Ratgeber Schizophrenie. Informationen für Betroffene und Angehörige.* Göttingen: Hogrefe.

Hahlweg, K., Dürr, H., & Müller, U. (1995). *Familienbetreuung schizophrener Patienten – Ein verhaltenstherapeutischer Ansatz zur Rückfallprophylaxe – Konzepte, Behandlungsanleitung und Materialien.* Weinheim: Beltz PVU.

Hautzinger, M. (2006). *Depression: Bd. 12. Fortschritte der Psychotherapie.* Göttingen: Hogrefe.

Hautzinger, M. (2018). *Ratgeber Depression. Informationen für Betroffene und Angehörige.* Göttingen: Hogrefe.

Hegerl, U., & Niescken, S. (2004). *Depressionen bewältigen, die Lebensfreude wiederfinden.* Stuttgart: Trias.

Hegerl, U., & Niescken, S. (2013). *Depressionen bewältigen. Die Lebensfreude wiederfinden.* Stuttgart: Thieme.

Herrle, J., & Kühner, C. (Hrsg.). (1994). *Depression bewältigen – Ein kognitiv-verhaltenstherapeutisches Gruppenprogramm nach P. M. Lewinsohn.* Weinheim: PVU.

Hoffmann, N., & Hofmann, B. (2013). *Wenn Zwänge das Leben einengen.* Berlin: Springer.

Horlitz, T., & Schütz, A. (2015). *ADHS: Himmelweit und unter Druck. Ressourcen und Stressbewältigung für betroffene Erwachsene und Jugendliche.* Berlin: Springer.

Hoyer, J., Beesdo, K., & Becker, E. (2007). *Patientenratgeber Generalisierte Angststörung.* Göttingen: Hogrefe.

Hoyer, J., Beesdo-Baum, K., & Becker, E. S. (2016). *Ratgeber Generalisierte Angststörung. Informationen für Betroffene und Angehörige.* Göttingen: Hogrefe.

Huppert, R., & Kienzle, N. (2010). *Ratgeber Schizophrenie. Informationen für Betroffene, Eltern, Lehrer und Erzieher.* Göttingen: Hogrefe.

Ihle, W., & Herrle, J. (Hrsg.). (2003). *Stimmungsprobleme bewältigen – Ein kognitiv-verhaltenstherapeutisches Gruppenprogramm zur Prävention, Behandlung und Rückfallprophylaxe depressiver Störungen im Jugendalter nach Clarke, Lewinsohn und Hops – Manual für Kursleiter.* Tübingen: dgvt.

Jacob, C. (2014). *Von Prüfungsangst zu Prüfungsmut, von Lampenfieber zu Auftrittslust.* Stuttgart: Schattauer.

Jelley, R., & Elmer, O. M. (2005). *HOPE – Handlungsorientierte Psychoedukation bei Bipolaren Störungen. Ein Gruppentherapieprogramm zur Krankheitsbewältigung.* Tübingen: dgvt.

Jensen, M., Hoffmann, G., Spreitz, J., & Sadre-Chirazi-Stark, M., (2014). *Diagnosenübergreifende Psychoedukation: Ein Manual für Patienten- und Angehörigengruppen.* (2. Aufl.) Bonn: Psychiatrie-Verlag.

Jones, R. B., Thapar, A., Stone, Z., Thapar, A., Jones, I., Smith, D., & Simpson, S. (2017). Psychoeducational interventions in adolescent depression: A systematic review. *Patient Education and Counseling, 101*(5), 804–816. ▶ https://doi.org/10.1111/jmft.12204.

Juul, J. (2017). *Liebende bleiben. Familie braucht Eltern, die mehr an sich denken.* Weinheim: Beltz.

Kattan, C. (2019). *Aktiv Depressionen vorbeugen. Der Wochenratgeber für mehr Selbstwirksamkeit und Lebenszufriedenheit.* Berlin: Springer.

Körkel, J. (2013). *Kontrolliertes Trinken. So reduzieren Sie Ihren Alkoholkonsum.* Stuttgart: Thieme.

Krauth, C., Mellert, C., de Vries, U., Mühlig, S., Petermann, F., & Schwartz, F. W. (2004). Gesundheitsökonomische Evaluation von Schulungsprogrammen für Patienten mit Asthma bronchiale in der stationären Rehabilitation. *Prävention und Rehabilitation, 16,* 117–128.

Kröner-Herwig, B. (2004). *Rückenschmerz: Bd. 3. Fortschritte der Psychotherapie.* Göttingen: Hogrefe.

Lieb, H., & von Pein, A. (2018). *Der kranke Gesunde. Psychosomatische Beschwerden: Was mir die Signale meines Körpers sagen.* Stuttgart: Thieme.

Liedl, A., Schäfer-Graf, U., & Knaevelsrud, C. (2009). *Psychoedukation bei posttraumatischen Störungen: Manual für Einzel- und Gruppensetting.* Stuttgart: Schattauer.

Lindenmeyer, J. (1990). *Lieber schlau als blau – Informationen zur Entstehung und Behandlung von Alkohol- und Medikamentenabhängigkeit.* München: Psychologie Verlags Union.

Lindenmeyer, J. (2004). *Alkoholabhängigkeit: Bd. 1. Fortschritte der Psychotherapie.* Göttingen: Hogrefe.

Mayo-Wilson, E., & Montgomery, P. (2013). Media-delivered cognitive behavioural therapy and behavioural therapy (self-help) for anxiety disorders in adults. *Cochrane Database of Systematic Reviews 2013,* Issue 9. Art. No.: CD005530. ▶ https://doi.org/10.1002/14651858.CD005530.pub4.

Menzel, J. (2020). *Mein neues Leben ohne Angst. Mit ganzheitlichen Methoden Ängste und Panikattacken besiegen.* Stuttgart: Thieme.

Meyer, T. D., & Hautzinger, M. (2013). *Ratgeber Manisch-depressive Erkrankung. Informationen für Menschen mit einer bipolaren Störung und deren Angehörigen.* Göttingen: Hogrefe.

Morin, L., & Franck, N. (2017). Rehabilitation Interventions to Promote Recovery from Schizophrenia: A Systemic Review. *Frontiers in Psychiatry, 8,* 1–12. ▶ https://doi.org/10.3389/fpsyt.2017.00100.

Morschitzky, H. (2009). *Angststörungen. Diagnostik, Konzepte, Therapie, Selbsthilfe.* Berlin: Springer.

Mühlberger, A., & Herrmann, M. J. (2011). *Strategin für entspanntes Fliegen. Ein Selbsthilfeprogramm zur Bewältigung von Flugangst.* Göttingen: Hogrefe.

Mühlig, S. (2004). Ziel Compliance der Patientenschulung: Formen und messmethodische Fragen. *Praxis Klinische Verhaltensmedizin und Rehabilitation, 17*(65), 45–52.

Mühlig, S., Schulz, M., de Vries, U., & Petermann, F. (2000). Grundlagen der Patientenschulung bei Asthma. In F. Petermann & P. Warschburger (Hrsg.), *Asthma bronchiale* (S. 147–174). Göttingen: Hogrefe.

Müller, T., & Paterok, B. (2017). *Schlaf erfolgreich trainieren. Ein Ratgeber zur Selbsthilfe.* Göttingen: Hogrefe.

Neudeck, P. & Mühlig, S. (2020). *Therapietools Verhaltenstherapie. Therapieplanung, Probatorik, Verhaltensanalyse* (2. Aufl.). Weinheim Basel: Beltz.

Neuy-Bartmann, A. (2019). *ADHS – Erfolgreiche Strategien für Erwachsene und Kinder.* Stuttgart: Schattauer.

Nicholas, M., Molloy, A., Tonkin, L., & Beeston, L. (2014). *Den Schmerz in den Griff bekommen. Die Strategie des aktiven Umgangs mit chronischen Schmerzen.* Göttingen: Hogrefe.

Niklewski, G., & Riecke-Niklewski, R. (2020). *Leben mit einer Borderline-Störung.* Stuttgart: Thieme.

Oswald, W. D. (2014). *Aktiv gegen Demenz. Fit und selbstständig bis ins hohe Alter mit dem SimA Gedächtnis- und Psychomotoriktraining.* Göttingen: Hogrefe.

Ott, R., & Eichenberg, C. (Hrsg.). (2003). *Klinische Psychologie und Internet.* Göttingen: Hogrefe.

Pauli, D., & Steinhausen, H.-C. (2006). *Magersucht: Bd. 7. Ratgeber Kinder- und Jugendpsychotherapie.* Göttingen: Hogrefe.

Perrig-Chiello, P. (2017). *Wenn die Liebe nicht mehr jung ist. Warum viele langjährige Partnerschaften zerbrechen und andere nicht.* Göttingen: Hogrefe.

Petermann, F. (2004). *Asthma bronchiale: Bd. 4. Fortschritte der Psychotherapie.* Göttingen: Hogrefe.

Petermann, F. (Hrsg.). (1997). *Patientenschulung und Patientenberatung – Ziele, Grundlagen und Perspektiven* (2. Aufl.). Göttingen: Hogrefe.

Petermann, F., Döpfner, M., & Schmidt, M.H. (2001). *Aggressives Verhalten: Bd. 3. Ratgeber Kinder- und Jugendpsychotherapie.* Göttingen: Hogrefe.

Peurifoy, R. Z. (2019). *Angst, Panik und Phobien. Ein Selbsthilfe-Programm.* Göttingen: Hogrefe.

Pitschel-Walz, G. (2017). *Lebensfreude zurückgewinnen. Ratgeber für Menschen mit Depressionen und deren Angehörige.* München: Elsevier.

Pitschel-Walz, G., Bäuml, J., & Kissling, W. (2003). *Psychoedukation bei Depressionen – Manual zur Leitung von Patienten- und Angehörigengruppen.* München: Urban & Fischer.

Poustka, F., Bölte, S., Feineis-Matthews, S., & Schmötzer, G. (2004). *Autistische Störungen: Bd. 5. Ratgeber Kinder- und Jugendpsychotherapie.* Göttingen: Hogrefe.

Rabovsky, K. (2008). *Diagnosenübergreifende und multimodale Psychoedukation: Manual zur Leitung von Patienten- und Angehörigengruppen – mit Zugang zum Elsevier-Portal.* München: Urban & Fischer.

Raufelder, D., & Hoferichter, F. (2017). *Prüfungsangst und Stress. Ursachen, Wirkung und Hilfe.* Stuttgart: Kohlhammer.

22

Rauh, E., & Rief, W. (2006a). *Ratgeber Somatoforme Beschwerden und Krankheitsängste. Informationen für Betroffene und Angehörige.* Göttingen: Hogrefe.

Rauh, E., & Rief, W. (2006). *Somatisierungsstörung und Krankheitsängste: Bd. 11. Fortschritte der Psychotherapie.* Göttingen: Hogrefe.

Reich, G., & Kröger, S. (2015). *Ess-Störungen. Gemeinsam wieder entspannt essen.* Stuttgart: Thieme.

Reinecker, H. (2006). *Zwangsstörungen: Bd. 13. Fortschritte der Psychotherapie.* Göttingen: Hogrefe.

Reinecker, H. (2017). *Ratgeber Zwangsstörungen. Informationen für Betroffene und Angehörige.* Göttingen: Hogrefe.

Reynolds, D. (2011). *Der Bipolare Spagat. Manisch-depressive Menschen verstehen.* Stuttgart: Thieme.

Ridinger, M. (2016). *ADHS und Sucht im Erwachsenenalter.* Stuttgart: Kohlhammer.

Riemann, D. (2004). *Schlafstörungen: Bd. 2. Fortschritte der Psychotherapie.* Göttingen: Hogrefe.

Riemann, D. (2016). *Ratgeber Schlafstörungen. Informationen für Betroffene und Angehörige.* Göttingen: Hogrefe.

Roder, V., Zorn, P., Andres, K., Pfammatter, M., Brenner, H. D., Keppeler, B., & Mayer, K. (2002). *Praxishandbuch zur verhaltenstherapeutischen Behandlung schizophrener Erkrankter.* Bern: Huber.

Rufer, M., & Fricke, S. (2016). *Der Zwang in meiner Nähe. Rat und Hilfe für Angehörige von zwangskranken Menschen.* Göttingen: Hogrefe.

Sator, S. (2014). *Angstfrei reden und präsentieren. Ein Selbsthilfebuch.* Göttingen: Hogrefe.

Schaub, A. (2004). *Kognitiv-psychoedukative Therapie bei bipolaren Erkrankungen: ein Therapiemanual.* Göttingen: Hogrefe.

Schindler, L., Revenstorf, D., & Hahlweg, K. (1999). *Partnerschaftsprobleme.* Berlin: Springer.

Schmidt, U., Treasure, J., & Alexander, J. (2016). *Die Bulimie besiegen. Ein Selbsthilfe-Programm.* Weinheim: Beltz.

Schmidt-Traub, S. (2017). *Generalisierte Angststörung. Ein Ratgeber für übermäßig besorgte und ängstliche Menschen.* Göttingen: Hogrefe.

Schmidt-Traub, S. (2013). *Angst bewältigen. Selbsthilfe bei Panik und Agoraphobie – Den Rückfall vermeiden – Fallbeispiele und konkrete Tipps.* Berlin: Springer.

Schmitz, B., Schuhler, P., Handke-Raubach, A., & Jung, A. (2001). *Kognitive Verhaltenstherapie bei Persönlichkeitsstörungen und unflexiblen Persönlichkeitsstilen – Ein psychoedukativ- und kompetenzorientiertes Therapieprogramm zur Förderung von Selbstakzeptanz, Menschenkenntnis und persönlicher Entwicklung.* Lengerich: Pabst.

Sonntag, H., Wittchen, H.-U., & Hoch, E. (2002a). *Rauchfrei leben! Ihr 3-Phasen-Programm zur Unterstützung der Nikotinersatz-Therapie.* Dresden: Institutsambulanz und Tagesklinik für Psychotherapie GmbH.

Sonntag, H., Wittchen, H.-U., & Hoch, E. (2002b). *Rauchfrei leben! Ihr 3-Phasen-Programm zur Befreiung vom Rauchen.* Dresden: Institutsambulanz und Tagesklinik für Psychotherapie GmbH.

Stoffers-Winterling, J. M., Völlm, B. A., Rücker, G., Timmer, A., Huband, N., & Lieb, K. (2017). Psychological therapies for people with borderline personality disorder (Review). *Cochrane Database of Systematic Reviews, 2012,* 8. ► https://doi.org/10.1002/14651858.CD005652.pub2.

Storch, M. (2017). *Lieben Sie doch, wie Sie wollen! Mit dem Strudelwurm auf dem Weg ins Beziehungsglück.* Göttingen: Hogrefe.

Terbrack, U., & Hornung, W. P. (Hrsg.). (2004). *Psychoedukation bei Zwangsstörungen – Manual zur Leitung von Patienten- und Angehörigengruppen.* München: Urban & Fischer.

Treasure, J., & Alexander, J. (2014). *Gemeinsam die Magersucht besiegen. Ein Leitfaden für Betroffene, Freunde und Angehörige.* Weinheim: Beltz.

Trenkwalder, C., & Wittchen, H.-U. (1999). *Parkinson. Die Krankheit verstehen und bewältigen.* München: Mosaik.

von Gontard, A., & Lehmkuhl, G. (2004). *Einnässen: Bd. 4. Ratgeber Kinder- und Jugendpsychotherapie.* Göttingen: Hogrefe.

Vaitl, D. (2004). *Bluthochdruck: Bd. 5. Fortschritte der Psychotherapie.* Göttingen: Hogrefe.

Vetter, B. (2010). *Transidentität – ein unordentliches Phänomen. Wenn das Geschlecht nicht zum Bewusstsein passt.* Göttingen: Hogrefe.

Voderholzer, U., Hillert, A., & Hiller, G. (2018). *Burnout & Depression. Das Hilfebuch in der Lebenskrise.* Stuttgart: Thieme.

Von Consbruch, K., & Stangier, U. (2010). *Ratgeber Soziale Phobie. Informationen für Betroffene und Angehörige.* Göttingen: Hogrefe.

Von Wachter, M. (2014). Chronische Schmerzen. Selbsthilfe und Therapiebegleitung, Orientierung für Angehörige und konkrete Tipps und Fallbeispiele. Berlin: Springer.

Wagner, P., & Bräunig, P. (2004). *Psychoedukation bei bipolaren Störungen. Ein Therapiemanual für Gruppen.* Stuttgart: Schattauer.

Warnke, A., Hemminger, U., & Plume, E. (2004). *Lese-Rechtschreibstörungen: Bd. 6. Ratgeber Kinder- und Jugendpsychotherapie.* Göttingen: Hogrefe.

Wehrenberg, M. (2016). *Die 10 besten Strategien gegen Angst und Panik.* Weinheim: Beltz.

Wewetzer, C., & Quaschner, K. (2019). *Ratgeber Suizidalität. Informationen für Betroffene, Eltern, Lehrer und Erzieher.* Göttingen: Hogrefe.

Willson, R., & Branch, R. (2006). *Kognitive Verhaltenstherapie für Dummies.* Weinheim: Wiley-VCH.

Wittchen, H.-U. (1997). *Wenn Angst krank macht – Störungen erkennen, verstehen und behandeln.* München: Mosaik.

Wittchen, H.-U., Möller, H.-J., Vossen, A., Hautzinger, M., Kasper, S., & Heuser, I. (1995). *Hexal-Ratgeber Depression. Wege aus der Krankheit.* Basel: Karger.

Wolkenstein, L., & Hautzinger, M. (2015). *Ratgeber Chronische Depression. Informationen für Betroffene und Angehörige.* Göttingen: Hogrefe.

Xia, J., Merinder, L. B., & Belgamwar, M. R. (2011). Psychoeducation for shizophrenia. *Cochrane Database of Systematic Reviews.* ► https://doi.org/10.1002/14651858.CD002831.pub2.

Zhao, S., Sampson, S., Xia, J., & Jayaram, B. J. (2015). Psychoeducation (brief) for people with serious mental illness. *Cochrane Database of Systematic Reviews 2015.* ► https://doi.org/10.1002/14651858.CD010823.pub2.

Znoj, H. (2005). *Trauer: Bd. 7. Fortschritte der Psychotherapie.* Göttingen: Hogrefe.

Ressourcenaktivierung

Christoph Flückiger und Katja Beesdo-Baum

Inhaltsverzeichnis

© Springer-Verlag GmbH Deutschland, ein Teil von Springer Nature 2020
J. Hoyer und S. Knappe (Hrsg.), *Klinische Psychologie & Psychotherapie*,
https://doi.org/10.1007/978-3-662-61814-1_23

23.1 Beschreibung des Verfahrens

23.1.1 Ressourcenaktivierung

Sowohl in den Modellen psychischer Störungen als auch in der psychotherapeutischen Grundlagenforschung, die sich mit der Aufklärung von Wirkmechanismen beschäftigt, nimmt die Untersuchung protektiver Faktoren, z. B. im Sinne von schützenden Eigenschaften oder allgemeinen Ressourcen der Person und ihrer Umwelt, eine zunehmend wichtigere Rolle ein. Vor dem Hintergrund dieses Interesses entwickelten sich die Begrifflichkeiten der „Ressourcenaktivierung" bzw. der „ressourcenorientierten" Ansätze zunächst als recht abstrakte Konstrukte, wenn sie auch schon seit Längerem zumindest impliziter Bestandteil der Behandlung psychischer Störungen waren (z. B. im Rahmen von Selbstmanagementansätzen, vgl. Kanfer et al. 2012) und darüber hinaus in den sog. humanistischen Psychotherapieverfahren sogar als Kernprinzip angesprochen wurden (z. B. Rogers' Gesprächspsychotherapie, vgl. z. B. Schemmel und Schaller 2013; Frank 2017 und ▶ Kap. 17 in diesem Band). Des Weiteren ist die Evidenzbasierung positiver, therapeutischer Beziehungsaspekte besonders gut dokumentiert (Flückiger et al. 2018).

Im englischsprachigen Raum wird stärkenorientierte Psychotherapie aktuell in der positiven Psychotherapie (Rashid 2015) und in neueren Ansätzen der dritten Welle, die auf bedürfnisbefriedigende, annäherungsmotivierte Verhaltensanteile fokussieren, besonders hervorgehoben (z. B. Cheavens et al. 2012; Michelson et al. 2011; Padesky und Mooney 2012). Grawe (1998) ordnet Ressourcenaktivierung im Rahmen der Konsistenztheorie neben „Destabilisierung des Störungsverhaltens" und „Veränderung der motivationalen Schemata" als basale Wirkkomponente ein. Auf Epsteins **Cognitive-Experiential Self-Theory** (CEST; Epstein 2012) bezugnehmend besteht ein wesentliches Therapieziel darin, den Patienten unmittelbar innerhalb und außerhalb der Therapie darin zu unterstützen, in einer ständig wechselnden Umwelt Möglichkeiten zur Erfüllung ihrer Grundbedürfnisse wie Orientierung und Kontrolle, Lustgewinn und Unlustvermeidung, Bindung, Selbstwerterhöhung und Selbstwertschutz zu finden. Zentrale Annahme der CEST ist, dass die menschliche Verhaltenssteuerung dabei sowohl auf rational-intentionalen wie auch emotional-holistischen Bewertungsprozessen beruht (Epstein 2012). Beide Bewertungssysteme sind – und dies scheint für die ressourcenorientierte Psychotherapie besonders zentral – einander ebenbürtig. Voll funktionsfähig ist eine Person dann, wenn beide Systeme miteinander gut koordiniert sind und längerfristig zur Verwirklichung der Grundbedürfnisse beitragen.

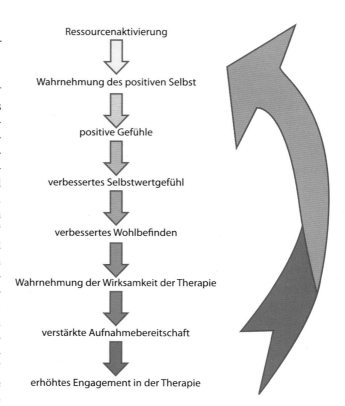

◻ Abb. 23.1 Positiver Rückkopplungsprozess ausgelöst durch ressourcenaktivierende Interventionen. (Mod. nach Grawe 1998, mit freundlicher Genehmigung vom Hogrefe Verlag)

In der Therapie soll dadurch ein positiver Aufschaukelungsprozess in Gang gesetzt werden, der sich in einer vertrauensvollen Therapiebeziehung und damit verbunden einer aktiven Mitarbeit des Patienten äußert, sodass die eigenen Problemlösefähigkeiten wieder aktiviert werden. Dadurch werden die Chancen erhöht, dass sich das Wohlbefinden des Patienten und damit verbunden die psychischen Probleme und Symptome sowie die psychosoziale Funktionsfähigkeit verbessern (Grawe 2004; ◻ Abb. 23.1).

Patienten sind aus dieser Perspektive selbstbestimmte Personen, die die volle Verantwortung für ihr eigenes Handeln tragen. Ziel ist somit nicht die Verantwortung an die Therapie oder den Therapeuten zu delegieren, sondern im Gegenteil, Handlungskompetenzen durch die Therapie zu finden oder wieder zu gewinnen. Die Therapeuten müssen im Gegenzug mit dem arbeiten, was die Patienten an motivationalen Bereitschaften und Handlungsmöglichkeiten mit in die Therapie bringen.

In der **Broaden and Build Theory** formuliert Fredrickson (2004) aufgrund einer empirischen Literaturübersicht folgenden positiven selbstgesteuerten Aufschaukelungsprozess des Kompetenzaufbaus: Unmittelbarer positiver Affekt weitet die Aufmerksamkeit aus und der kognitive Suchbereich wird größer, wodurch vielseitigere Problemlöseversuche gewagt und erprobt werden („broaden"). Dadurch werden wiederum physische, intellektuelle und soziale Fähigkeiten und Fertigkeiten eingeübt, welche zu einem späteren Zeitpunkt für den weiteren Kompetenzerwerb eine Steigbügelfunktion haben können („build"). Daraus entsteht ein wechselseitiger Auslösungs- und Aufschaukelungsprozess zwischen positivem Affekt und Kompetenzaufbau. Beispielsweise werden durch das beschwingte Erlernen einer Fremdsprache neue Kulturtechniken erlernt, welche in Beruf, Ferien und Freizeit eingesetzt werden können und wiederum mit positiven Gefühlen wie Stolz, Begeisterung oder Unbekümmertheit einhergehen können. Positiver Affekt geht jedoch nicht nur mit nützlichen Verhaltenseigenschaften wie beispielsweise selbstwertdienlichem Attributionsstil, erhöhtem Interesse, verstärkter Kreativität und größerer Kooperationsbereitschaft einher, sondern positiver Affekt kann auch zu stereotyper Informationsverarbeitung, erhöhter Suggestibilität und vermindertem kritischem Denken verleiten. Das Erleben von positivem Affekt ist nicht per se funktional (z. B. Schulkameraden verhauen macht Spaß).

> **Wichtig**
> *Ressourcenaktivierung* knüpft an die vorhandenen Ziele, Werte und Möglichkeiten des Patienten an und versucht, diesen in der Therapie möglichst viel Raum zu geben. Ziel ist es, verfügbare Ressourcen zu aktivieren, nicht wahrgenommene Ressourcen nutzbar zu machen, die Nutzung von Ressourcen zu optimieren und darauf aufbauend neue Ressourcen zu entwickeln (Grawe 1998).

23.1.2 Ressourcenbegriff

Was ist nun aber eigentlich unter Ressourcen zu verstehen? **Ressourcen** können als Gegenstück zu Problemen oder Defiziten einer Person verstanden werden (▶ Gut zu wissen). Synonym werden daher Begriffe wie Stärke oder Potenzial verwendet. Zentral erscheint dabei ganz im Sinne der WHO-Gesundheitsdefinition, dass den Ressourcen eine den Problemen unabhängige psychologische Funktion zugestanden wird und das **psychische Wohlbefinden** nicht als ausschließliche Absenz störungsspezifischer Probleme definiert wird (WHO 2014). Diese Unabhängigkeit wird besonders im Resilienzkonzept sichtbar: Resilient sind Personen dann, wenn sie trotz vieler psychischer Belastungen und Schwierigkeiten ihren psychosozialen Alltag trotz allem bestreiten und ihr Leben möglicherweise trotz aller Schicksalsschläge als einigermaßen zufrieden und erfüllt erleben. Ressourcen heben die Reichhaltigkeit und Vielfältigkeit von Lebensformen hervor. Es sind bildlich gesprochen, die feinen Grautöne, dem dem vermeintlich logischen Schwarz-weiß-Denken das Sowohl-als-Auch schmackhaft machen. Menschen verarbeiten die Welt grundsätzlich nicht nur eindimensional in gut oder schlecht, sondern die angenehmen, befriedigenden, funktionalen Anteile des Verhaltens und Erlebens werden den unangenehmen, unbefriedigenden und störenden Anteilen oftmals gegenübergestellt. Koaktivierung der beiden Erlebensanteile und damit verbundene wahrgenommene Ambivalenz ist systemimmanent und normal (Cacioppo et al. 2012). Psychisch gesund bleibt, wer die verschiedenen Lebensbereiche hinweg längerfristig als einigermaßen vereinbar wahrnimmt. Beispiele: „Das Studium hat sich gelohnt, auch wenn ich zwischendurch auf die Zähne beißen musste und auf vieles verzichten musste." „Auch wenn ich mich mit Leib und Seele für meine Lebensziele und -träume einsetze, so schaue ich ebenso darauf, dass ich zwischendurch voll und ganz abschalten kann." „Auch wenn es mich gelegentlich fast zerreißt, so bin ich froh, dass ich mir genügend Zeit für Familie und Beruf nehme."

> **Wichtig**
> Gesundheitsbegriff im biopsychosozialen Rahmenmodell: „Gesundheit ist ein Zustand des vollständigen körperlichen, geistigen und sozialen Wohlergehens und nicht nur das Fehlen von Krankheit oder Gebrechen." (WHO 2014)

Gut zu wissen

Systematik von Ressourcen
Ressourcen sind alle Möglichkeiten, die einer Person zur Befriedigung ihrer Grundbedürfnisse zur Verfügung stehen, und können unterschieden werden in (Grawe 1998; Flückiger und Wüsten 2014):
- **Interpersonale Ressourcen:** z. B. wertschätzende Bezugspersonen.
- **Intrapsychische Ressourcen:** z. B. soziale Kompetenzen.
  Interpersonale und intrapsychische Ressourcen beeinflussen sich gegenseitig.
- **Motivationale Ressourcen:** Ziele zur Befriedigung der Grundbedürfnisse (z. B. das Ziel Ausbildungsabschluss dient dem Grundbedürfnis der Selbstwerterhöhung).
- **Potenziale Ressourcen:** Fähigkeiten und Verhaltensweisen zur Erreichung dieser Ziele (z. B. abstraktes Denken und Üben von Aufgaben zum Bestehen einer Prüfung).

Nach Willutzki und Teismann (2013) werden Personen- und Umweltmerkmale dann zu Ressourcen, wenn sie für die Motive und Ziele einer Person funktional sind oder positiv evaluiert werden. Dabei werden unterschieden:

- **Externe Ressourcen**: „alle natürlichen, sozialen und technischen Hilfsmittel bzw. Helfer in der Umwelt" (z. B. soziale Netzwerke, sozioökonomischer Status, Einkommen, Wohn- und Arbeitsumgebung, der in einer Situation gegebene Handlungs- und Kontrollspielraum).
- **Interpersonelle (relationale) Ressourcen**: Beziehungsmuster und -charakteristika, die sich positiv auf soziale Beziehungen auswirken (z. B. gegenseitiger Respekt, Verlässlichkeit, Fähigkeit zur Wiedergutmachung von Verletzungen).
- **Intrapersonelle (interne/personale) Ressourcen**: Persönlichkeitsvariablen, persönliche Fähigkeiten, Fertigkeiten und Kräfte der Person (z. B. hohes Selbstwertgefühl, Optimismus, Kontrollüberzeugung, Problemlösekompetenz, Kohärenzsinn, Resilienz, geringe negative Affektivität, Selbsteffizienzerwartung, Flexibilität).

Diese Ressourcen können jeweils **objektiven** (viele Beurteiler schätzen Merkmale als positiv ein) oder **subjektiven** Ressourcen (betroffene Person schätzt Merkmale als positiv ein) zugeteilt werden, wobei subjektive Ressourcen als wichtiger für die Handlungsspielräume von Personen angesehen werden. Zusätzlich können Ressourcen als **strukturell** (nicht aufzubrauchen, z. B. Arbeitsgedächtnis) oder **konsumptiv** (aufzubrauchen bzw. regenerationsbedürftig, z. B. Konzentrationsfähigkeit) bzw. **konkret** (situationsspezifische Bewältigungsmöglichkeiten einer Person) oder **generell** (situationsübergreifende oder dispositionsähnliche Stärken der Person) eingeordnet werden.

Diese Definitionsbemühungen lassen erkennen, dass Ressourcenaktivierung also keine einzelne Intervention darstellt, sondern vielmehr eine theoriegestützte Wirkkomponente ist, die dem Therapeuten (selbstverständlich in Kombination mit anderen Wirkkomponenten) hilft, die gesamte Therapie von der Diagnostik über die Fallkonzeption bis hin zur Ausgestaltung der einzelnen Therapiesitzungen und -dialoge, d. h. den psychotherapeutischen Prozess, zu steuern.

23.2 Wirkprinzipien und Durchführung

Ziel der Ressourcenaktivierung ist es, den oben beschriebenen positiven Rückkopplungsprozess in Gang zu bringen. Um dies zu erreichen, ist zunächst die Erhebung der vorhandenen Ressourcen bei einem Patienten im diagnostischen Prozess (▶ Kap. 21) notwendig. Eine ressourcenorientierte Diagnostik geht ressourcenorientierten Interventionen voraus und wird bereits parallel zur Störungsdiagnostik durchgeführt. Eine ressourcenori-

entierte Diagnostik ist notwendigerweise multiaxial und multimodal, denn Ressourcen können auf verschiedenen Ebenen (psychisch, physisch, sozial, ökonomisch, ökologisch) sowie mittels verschiedener Erhebungsmethoden (ressourcenzentrierte Exploration, Beobachtung, Testdiagnostik) erfasst werden. Im Folgenden werden einige Möglichkeiten zur Erfassung von Patientenressourcen vorgestellt. Zentral ist, dass sich ressourcenorientierte Diagnostik nicht ausschließlich auf einzelne Fragebögen konzentriert, sondern dass alle Fragebögen im Sinne einer differenzierten Psychodiagnostik sowohl hinsichtlich problematischer Aspekte wie auch stützender Aspekte zu interpretieren sind (Flückiger et al. 2016).

23.2.1 Ressourcendiagnostik

Für die Diagnostik von Ressourcen stehen verschiedene Informationsquellen zu Verfügung. Sowohl mit standardisierten Fragebögen als auch mit strukturierten Explorationsleitfäden können Ressourcen vor der Therapie erfasst werden. Weiter können Patientenressourcen durch standardisierte Verhaltensbeobachtung direkt während oder auch nach der Therapie systematisch dokumentiert werden. Im Folgenden werden exemplarisch verschiedene Erfassungsarten dargestellt, die die Ressourcenpotenziale für Therapie und Forschung breit nutzen:

Selbsteinschätzung: Deutsche Version des Values in Action Inventory (VIA-IS; Ruch et al. 2010)

In der Tradition der positiven Psychologie umfasst der VIA-IS Fragebogen 240 Aussagen zu eigenen Charakterstärken. Die einzelnen Aussagen schätzen ein, wie zutreffend oder unzutreffend sie für die Person sind (Beispiele: „Ich bin immer bemüht, an Weiterbildungsveranstaltungen teilzunehmen", „Kompromissfähigkeit ist ein wichtiger Teil meiner Person", „Ich betrachte immer verschiedene Seiten eines Problems"). Die Items lassen sich in 24 Charakterstärken abbilden, die in sechs Tugenden als Sekundärfaktoren zusammengefasst sind:

- Weisheit und Wissen (Charakterstärken: Kreativität, Neugier, Urteilsvermögen, Liebe zum Lernen, Weisheit);
- Mut (Charakterstärken: Authentizität, Tapferkeit, Ausdauer, Enthusiasmus);
- Menschlichkeit (Charakterstärken: Freundlichkeit, Bindungsfähigkeit, soziale Intelligenz);
- Gerechtigkeit (Charakterstärken: Fairness, Führungsvermögen, Teamwork);
- Mäßigung (Charakterstärken: Vergebungsbereitschaft, Bescheidenheit, Vorsicht, Selbstregulation);
- Transzendenz (Charakterstärken: Sinn für das Schöne, Dankbarkeit, Hoffnung, Humor, Spiritualität).

Alle 24 Charakterskalen sowie die sechs Sekundärfaktoren weisen in verschiedenen Stichproben für Erwachsene, Kinder und Jugendliche zufriedenstellende psychometrische Kennwerte auf (Ruch et al. 2010, 2014).

Fremdbeurteilung: Berner Ressourceninventar (Trösken und Grawe 2004), Fragebogen zur Erfassung von Ressourcenpotenzialen aus einer Fremdbeurteilungsperspektive (REF)

Bei diesem Fragebogen erfolgt die Einschätzung durch den Therapeuten oder eine Bezugsperson des Patienten. Dieses Instrument erfasst die wesentlichen Potenziale von Patienten und ist für die Therapieplanung zu verwenden. Der REF umfasst 16 Skalen:

> Fremdbeurteilungsskalen des „Berner Ressourceninventars (REF)"
> - Soziale Kompetenz
> - Soziale Einbettung
> - Familiäre Einbindung
> - Emotionale Offenheit
> - Optimismus/Glück/Sinnerleben
> - Handlungskompetenz
> - Fähigkeit zur Bewältigung alltäglicher Belastungen
> - Fähigkeit zu autonomem Denken und Handeln
> - Selbstwerterleben
> - Motivation zur Selbstreflexion
> - Motivation zu Lernen
> - Offenheit in der Kommunikation
> - Phantasie und Kreativität
> - Intellektuelle Begabung
> - Hobbys und Interessen
> - Akzeptanz eigener Bedürfnisse

Der REF enthält insgesamt 78 Items, wobei die Ressourcen auf einer 5-stufigen Antwortskala (von $1 = $ „trifft ganz und gar nicht zu" bis $5 = $ „trifft voll und ganz zu") eingeschätzt werden. Ein Ressourcenindex beschreibt das durchschnittliche Ausmaß der Ressourcen.

Faktorenanalysen ergaben drei **Sekundärfaktoren:**
- Ressourcen im Bereich der Kommunikation und Emotionalität,
- Ressourcen im Bereich der Handlungskompetenz und Autonomie und
- Ressourcen im Bereich der Selbstentfaltung.

Eine zusätzliche Skala des Fragebogens erfasst die durch die Therapeuten eingeschätzte Veränderungsmotivation.

Untersuchungen bezüglich der Zusammenhänge des REF (Therapeuteneinschätzungen) und des Therapieerfolgs (Patienten- und Therapeuteneinschätzungen) zeigten, obgleich an relativ kleinen Stichproben, dass die Ressourcenpotenziale „emotionale Offenheit" (Beispielitem: „… kann Wünsche und Gefühlsregungen spontan ausdrücken.") und „Veränderungsmotivation" (Beispielitem: „… arbeitet engagiert in der Therapie mit") für eine erfolgreiche Therapie von besonderer Bedeutung sind.

Psychosoziale Integration: Psychosoziales ressourcenorientiertes Diagnostiksystem (PREDI; Küfner et al. 2006)

Das PREDI ist ein Erhebungsinstrument, welches zur Beschreibung der aktuellen psychosozialen Lebenssituation eines Patienten neben Störungen und Problemen auch personale Ressourcen erfasst und darüber hinaus motivationale Aspekte der Veränderungsbereitschaft. Das Diagnostiksystem besteht aus drei Teilen:
1. Erstkontaktbogen,
2. Kurzdiagnose und
3. Feindiagnose.

Als zentrales Instrument erfasst die PREDI-Kurzdiagnose in neun Lebensbereichen (z. B. finanzielle Situation, Beziehungssituation) die Aspekte Problembeurteilung, Ressourcenbeurteilung und Dringlichkeit einer Veränderung. Die Einstiegsfrage für die Ressourcenbeurteilung lautet: „Was war für Sie besonders nützlich/hilfreich oder erfolgreich in diesem Bereich?" Mittels der PREDI-Feindiagnose ist eine modularisierte vertiefende Erfassung der Lebenslage in den neun Lebensbereichen möglich.

Tagebuch: Ressourcenorientiertes Tagebuch (z. B. Risch und Wilz 2013)

Parallel zur Dokumentation von Problemverhalten können therapiebegleitend oder nach Abschluss einer Therapie ressourcenorientierte Tagebücher („ecological momentary assessment") eingesetzt werden (Rahid 2015). Beispielsweise testeten Risch und Wilz (2013) eine Tagebuchintervention zur Emotionsregulation und Ressourcenrealisierung in der Remissionsphase bei 21 Patienten nach einem stationären Aufenthalt und verglichen diese mit einer unbehandelten Kontrollgruppe. Während 5 Wochen wurden die Patienten angeleitet, die Ressourcenrealisierung detailliert zu beobachten und aufzuzeichnen. Die Patienten in der Interventionsgruppe zeigten über den Verlauf der 5 Wochen hinweg insbesondere einen stärkeren Anstieg der positiven Stimmung. Beispielfragen sind:
- Was hat Ihnen heute Kraft gegeben? Woran konnten Sie das merken? Bitte beschreiben Sie Ihre Gedanken und Gefühle! (Woche 1, 3. Tag)
- Welche Erlebnisse oder Situationen können Sie genießen? Bitte versetzten Sie sich nun in eine dieser

Genusssituationen. Was tun Sie in dieser Situation? Woran merken Sie, dass es Ihnen in der beschriebenen Situation gut geht? Welche Gefühle haben Sie in dieser Situation? Welche Gedanken gehen Ihnen durch den Kopf? Was können Sie tun, um solche Situationen öfter zu erleben? (Woche 2, 2. Tag)

- Angenommen, Sie drehen einen Film über einen schönen Moment in der letzten Woche. Was würde man in diesem Film sehen? Was ist für Sie persönlich das Schöne an diesem Film? Was empfinden Sie dabei? Welche Gedanken gehen Ihnen durch den Kopf? (Woche 4, 1. Tag)

Verhaltensbeobachtung: Ressourcenorientierte Mikroprozess Analyse (ROMA; Flückiger und Grosse Holtforth 2008b)

Die „Ressourcenorientierte Mikroprozess Analyse" stellt ein Codierinstrument dar, das mit relativ geringem Aufwand wesentliche auf die Nutzung der individuellen Stärken ausgerichtete Kapitalisierungsstrategien im Therapieprozess abbildet. Als Stärke des Instruments ist vor allem die verhaltensnahe Operationalisierung der „Ressourceneinheiten" (Verhaltensmarker, z. B. bezüglich Kompetenzen im Sinne individueller und interpersoneller Stärken) hervorzuheben. Diese werden erfasst in Bezug auf

a. Qualität (z. B. −2 = „Therapeut vernachlässigt Stärken die der Patient verbalisiert", 0 = „Therapeut verbalisiert die Stärken des Patienten gelegentlich", 2 = „Therapeut betont explizit die Stärken des Patienten in einem bestimmten Kontext") und

b. Quantität (z. B. 0 = „spezifischer Marker nicht beobachtbar", 1 = „spezifischer Marker beobachtbar").

Darüber hinaus erfolgt eine getrennte Einschätzung von Patienten- (ROMA-P) und Therapeutenverhalten (ROMA-T). Reliabilität und Validität des Instruments wurden nachgewiesen. Es erscheint sowohl für die Praxis und Supervision als auch für die Forschung geeignet (vgl. Flückiger et al. 2009).

23.2.2 Ressourcenorientierte Gesprächsführung

Durch eine parallel zur Störungsdiagnostik durchgeführte ressourcenorientierte Diagnostik wird die Aufmerksamkeit des Patienten nicht einseitig auf seine Probleme und Defizite, sondern auch auf seine Stärken und Potenziale gerichtet. Sie stellt insofern indirekt bereits eine **ressourcenorientierte Intervention** dar, was sich günstig auf Veränderungsprozesse auswirkt. Im Gespräch mit dem Patienten kann es hilfreich sein, Ressourcen direkt anzusprechen und ihm Gelegenheit zu geben, sich auch von dieser Seite darzustellen. Über eine positive Auswirkung auf das Selbstwertgefühl kommt es zu Rückkopplungsprozessen. Auch eine gute Therapeut-Patient-Beziehung, welche durch Professionalität, Kompetenz, Wertschätzung und Unterstützung aufseiten des Therapeuten gekennzeichnet ist, kann eine therapierelevante Ressource darstellen (Flückiger et al. 2018; Wampold et al. 2018).

Das direkte Ansprechen von Ressourcen entspricht einer **inhaltlichen Ressourcenaktivierung**. Allerdings wird die **prozessuale Ressourcenaktivierung** als wichtiger Baustein herausgestellt. Damit ist die Möglichkeit des Patienten gemeint, sich in der Therapie im Sinne seiner positiven Möglichkeiten und Ziele zu verhalten und an seine Probleme heranzugehen. Der Therapeut sollte sich dem Patienten interessiert zuwenden und ihm vermitteln, dass er ein interessanter und liebenswerter Mensch ist. Der Patient soll sich auch mal als „Experte" fühlen können, indem der Therapeut ihn beispielsweise über seine Freizeit oder ein Fachgebiet intensiv berichten lässt. So kann der Patient in der Therapie fortwährend selbstwerterhöhende Erfahrungen und auch Kontrollerfahrungen machen, welche zu direkten Auswirkungen auf das Wohlbefinden des Patienten führen. Gleichzeitig gibt es Rückkopplungen zu einer guten Therapiebeziehung, welche sich ebenfalls positiv auf das Wohlbefinden auswirkt. Im Kasten ▶ Klinisch betrachtet finden sich Beispiele für inhaltliche und prozessuale Formen der therapeutischen Ressourcenaktivierung (Flückiger und Wüsten 2014; Willutzki und Teismann 2013; Grawe und Grawe-Gerber 1999).

Beispiele für inhaltliche und prozessuale Formen der therapeutischen Ressourcenaktivierung

1. **Prozessuale Aktivierung intrapersonaler motivationaler Ressourcen**: Bei Patienten mit narzisstischer Persönlichkeitsstruktur wird der Therapeut dem Patienten z. B. die Möglichkeit geben, sich im positiven Licht darzustellen und wird den Erzählungen und Berichten des Patienten bewundernde Aufmerksamkeit entgegenbringen. Dies trägt zunächst nicht zur Problembearbeitung bei. Deshalb wird der Therapeut nach einer gewissen Zeit den Patienten mit Bedauern unterbrechen und darauf verweisen, dass er ja die Aufgabe habe, dem Patienten in Bereichen zu helfen, in denen es nicht so gut läuft und sich nach diesen Bereichen erkundigen.

2. **Ansprechen intrapersonaler motivationaler Ressourcen,** sowohl ausdrücklich als auch „nebenbei". So kann der Therapeut positive Seiten des Patienten unterstützen und bestätigen. Es ist aber auch möglich nebenbei Ausdrücke, Begriffe, Inhalte oder Bilder einfließen zu lassen (z. B. technische Ausdrücke bei technisch interessierten Patienten). Ziel ist es jeweils, Dinge zu aktivieren, die eine positive Bedeutung für die Ziele des Patienten haben.

3. **Prozessuale Aktivierung von Fähigkeiten des Patienten:** Dabei sollte ein therapeutisches Vorgehen gewählt werden, bei dem der Patient sich als kompetent erleben kann. Zum Beispiel sollten bei einem eher rationalen, Gefühle vermeidenden Patienten nicht gestalttherapeutische Übungen, sondern eher Verfahren der rational gesteuerten Selbstkontrolle verwendet werden.

4. **Inhaltliches Ansprechen positiver Fähigkeiten des Patienten:** So oft wie möglich sollten die Stärken des Patienten in der Therapie angesprochen werden (z. B. Lebensbereiche, in denen er besonders kompetent ist).

Nur wenn auch Ressourcen des Patienten identifiziert und von Beginn der Therapie an aktiviert werden, kann eine Problemaktivierung erfolgreich sein. Als Faustregel gilt: „Problemperspektive für die inhaltliche Therapieplanung (*Was* soll geändert werden?), Ressourcenperspektive für die prozessuale Therapieplanung (*Wie* kann es am besten geändert werden?)". Innerhalb der Therapiesitzung entdeckt der Therapeut also Kompetenzen und Ressourcen beim Patienten, konnotiert diese positiv und stellt Fragen, die dem Patienten seine Potenziale verdeutlichen. Der Therapeut wird sich nach Änderungen in eine positive bzw. die erwünschte Richtung informieren und wird auch kleinste Schritte würdigen und verstärken. Bezüglich der Beziehungsperspektive sollte sich der Patient als kompetenter Beziehungspartner erfahren können. Eine kleine Auswahl von Fragen, welche dem Patienten seine Ressourcen verdeutlichen können, zeigt der Kasten ▶ Klinisch betrachtet (Schemmel und Schaller 2013; Frank 2017):

Fragen zur Verdeutlichung von Ressourcen
- Was läuft gut bei Ihnen?
- Was kann vorerst so bleiben, wie es ist?
- Wo liegen Ihre Stärken?
- Worauf sind Sie stolz?
- Welche Fähigkeiten könnten Ihnen helfen, dieses Problem zu lösen?
- Wie haben Sie ähnliche Probleme in anderen Situationen schon einmal gelöst?
- Wie haben Sie das geschafft?

Ziel ist es, verfügbare Ressourcen zu aktivieren, nicht wahrgenommene Ressourcen nutzbar zu machen, die Nutzung von Ressourcen zu optimieren und neue Ressourcen zu entwickeln. Im Rahmen der prozessgestaltenden Ressourcenaktivierung wird das Erleben positiver Emotionen angestrebt, indem die therapeutische Aufmerksamkeit auf folgende Dimensionen gelenkt wird (Flückiger und Wüsten 2014):

1. Wahrnehmen und verstärken unmittelbar dargebotener Ressourcen vs. aktives Heranführen an brachliegende Ressourcen,
2. Verbalisieren von Ressourcen vs. unmittelbares Erleben von Ressourcen,
3. Verstärken persönlicher Ressourcen des Patienten vs. Nutzen von Ressourcen des sozialen Umfeldes,
4. Aufgreifen bestehender oder brachliegender Fähigkeiten und Fertigkeiten (potenziale Ressourcen) vs. Integrieren bestehender Ziele und Wünsche (motivationale Ressourcen),
5. Fokussieren auf problemunabhängige Ressourcen vs. Nutzen problemrelevanter Ressourcen,
6. Optimierung verbrauchbarer Ressourcen vs. Förderung trainierbarer Ressourcen.

23.2.3 Ressourcenorientierte Therapietraditionen

In der positiven Psychotherapie werden die Fähigkeiten einer Person gefördert, ohne auf deren Probleme explizit einzugehen (Rashid 2015). Noch akzentuierter wird das Thematisieren von Problemen in einigen Coachings sogar ausdrücklich untersagt. Was die Verbindung von problem- und fähigkeitsorientierten Strategien betrifft, so entwickelte Milton Ericksons bereits in den 1950er Jahren therapeutische Konzepte, welche die bestehenden Fähigkeiten und Fertigkeiten eines Patienten für dessen Problembewältigung explizit nutzten. Weiter wurden von Virginia Satir und anderen am Mental Research Institute in Paolo Alto systemisch-familientherapeutische Modelle entwickelt. Steve de Shazer und Insoo Kim Berg verfolgten einen lösungsorientierten Ansatz, der sich insbesondere auf die Nutzung vorweggenommener Patientenziele konzentrierte. In der kognitiv-verhaltenstherapeutischen Tradition wurden einzelne Therapiemodule entworfen, welche zur Förderung und Aufrechterhaltung angenehmer Zustände (z. B. Genusstraining, Förderung des Wohlbefindens) und zur Ausarbeitung adäquater Therapieziele eingesetzt werden. In den verschiedenen traditionellen Entspannungsverfahren wird deren kurz- und längerfristige stimmungsregulierende Wirkung genutzt. Mit dem Modell der Salutogenese oder dem Empowermentansatz trugen weitere Konzepte aus verwandten Disziplinen zur Abkehr von einem problem- und defizitgeprägten Behandlungsmodell bei. Im deutschsprachigen Raum wurde die Konzeptualisierung der Ressourcenaktivierung als basale Wirkkomponente maßgebend durch Klaus Grawe vorangetrieben (zusammenfassend Schaller und Schemmel 2013; Frank 2017).

Steve de Shazer und Insoo Kim Berg postulierten in ihrer „lösungsfokussierten Kurztherapie" ressourcenorientierte Leitsätze. Basierend auf der systematischen Verhaltensbeobachtung von auf Video aufgezeichneten Therapiesitzungen, suchten sie nach charakteristischen Mustern (z. B. de Shazer und Dolan 2008). Daraus formulierten sie prägnante Lehrsätze wie beispielsweise:

- Repariere nicht, was nicht kaputt ist: Dem Patienten wird grundsätzlich die Verantwortung zugestanden zu entscheiden, was veränderungsbedürftig ist und was nicht.
- Kleine Schritte können große Veränderungen bewirken: Um größere Veränderungen zu bewirken, sind kleine Schritte anzustreben, die ihrerseits Veränderungen auslösen, aufrechterhalten oder verstärken.
- Die Lösung muss nicht direkt mit dem Problem verbunden sein: Um Probleme zu lösen, kann es hilfreich sein, dass sich der Therapeut und der Pati-

ent aktiv vom Problemfokus befreien und ihre Aufmerksamkeit auf die (Annäherungs-)Ziele lenken.

Die therapeutische Intervention zur „Entwicklung positiver Perspektiven" (EPOS; Willutzki und Koban 2011), zielt darauf ab, die zu Beginn einer Therapie zumeist aufseiten des Patienten bestehende Hoffnungslosigkeit, Problemfokussierung, Demoralisierung und Konflikthaftigkeit von Zielen zu reduzieren und den Blick für eine positive Zukunft zu öffnen. Mit dieser Intervention, die auf handlungstheoretischen und ressourcenorientierten Modellen basiert und in manualisierter Form vorliegt, können hilfreiche Ziele für das Leben des Patienten und die Therapie formuliert werden. Die EPOS besteht aus zwei Phasen, der Imaginations- und der Auswertungsphase, die sich über 2–3 Therapiestunden erstrecken können (s. Überblick in ▶ Klinisch betrachtet).

> **Klinisch betrachtet**
>
> **Vorgehen bei der „Entwicklung positiver Perspektiven" (EPOS)**
>
> In der **Imaginationsübung** entwickelt der Patient positive idealisierte Zukunftsvorstellungen in der Phantasie, die auch unrealistisch sein können (Einstieg zum Beispiel: „Leben in 5 Jahren – Südseeinsel"). Der Therapeut unterstützt die Imagination, indem er offene Fragen im Präsens stellt, konkret und situativ bleibt sowie unterschiedliche Sinnesorgane und Emotionen anspricht. Die Imagination wird auf Tonband und Video aufgezeichnet. Diese Aufzeichnungen bilden die Grundlage für die **Auswertung der Imagination.** Der Patient bekommt zunächst die Aufgabe, sich das Tonband noch einmal anzuhören und in recht offener Form zunächst die für ihn wichtigen Aspekte zu registrieren. Der Therapeut verschafft sich mittels der Videoaufzeichnungen nochmals einen Überblick über die Stationen der Imagination und unternimmt einen ersten Versuch, die persönliche Bedeutung der Vorstellungen des Patienten zu erarbeiten. Die ausführliche Auswertung wird dann zusammen mit dem Patienten in der Therapiestunde durchgeführt. Ziel der Auswertung ist es, implizite Zielvorstellungen zu explizieren, die persönliche Bedeutung von Zielen und Utopien zu erarbeiten, eine Bewertung dieser vorzunehmen und funktionale Zusammenhänge herauszuarbeiten. Hilfreich dabei ist die Arbeit mit Karteikarten, auf denen wichtige Aspekte notiert werden und welche nach inhaltlichen und zeitlichen Aspekten gruppiert werden können. Schließlich besteht ein Ziel darin, einen Bezug zur aktuellen Realität des Patienten herzustellen und therapierelevante Teilziele herauszuarbeiten.

23

Erstaunlicherweise wird der therapeutische Nutzen von Veränderungssprüngen in vielen manualisierten Vorgehen kaum systematisch genutzt. Veränderungssprünge werden von den Patienten oftmals nur in Nebensätzen oder als Nebensächlichkeit angesprochen. Die systematische Verwendung von kurzen Vorstundenbogen kann helfen, aktuelle Verbesserungen eines Patienten besser zu erkennen (Item-Beispiele: „Meine Symptome/Probleme haben sich seit der letzten Sitzung gebessert." „Seit der letzten Therapiesitzung habe ich positive Erfahrungen gemacht."). Therapeuten greifen die kleinen und feinen Veränderungen zu Beginn einer Therapie zumeist kurz auf. Die Veränderungssprünge werden oftmals jedoch nur oberflächlich „gelobt", und wenig detailliert exploriert und kaum mit der Therapie verknüpft. Die Exploration der Veränderungen/Verbesserungen zu Beginn einer Stunde kann intensive 10–15 min beanspruchen. Innerhalb einer Therapiestunde besteht trotzdem noch genügend Raum, weitere zentrale therapeutische Aspekte anzusprechen (Flückiger et al. 2014; ▶ Klinisch betrachtet).

Klinisch betrachtet

Die systematische Exploration von Veränderungssprüngen beinhaltet folgende fünf allgemeinen Aspekte (Flückiger und Wüsten 2014)

— Exploration der konkreten Veränderungssituation: Woran merken Sie die Veränderung? Wie sieht die Veränderung konkret aus? Haben Sie und/oder andere dazu beigetragen? Welches waren Ihre Verhaltensanteile? Hat sich Ihr Aufmerksamkeitsfokus verändert?

— Exploration der spezifischen (positiven möglicherweise auch negativen) Gefühle und Stimmungen: Gabe es Veränderungen in Ihrem emotionalen Erleben? Wie fühlt es sich im Körper an? Welche Gefühle sind damit verbunden?

— Exploration hilfreicher Gedanken: Welche Gedanken hatten Sie in diesem Moment? Was sagten Sie zu sich? Was gab Ihnen den Mut und die Kraft?

— Verbesserungserwartungen und Offenheit herausarbeiten: Was sagt Ihnen diese Veränderung für die unmittelbare Zukunft? Was bedeuten diese Veränderungen für unsere Therapie? Ist es ein erster Schritt in die richtige Richtung?

— Konkreter Nutzen für die Therapie: Nutzen Sie die Veränderungssituation als Modell für andere problematische Situationen.

Genau zu wissen, wie die feine Veränderung zustande kam, kann helfen die negative Spirale lähmender Gedanken und Sorgen zu durchbrechen. Das Erkennen von schon veränderten negativen automatischen Gedanken oder konflikthaften inneren Dialogen kann helfen, diese Aspekte in schwierigeren Situationen zu erkennen und zu benennen. Gleichermaßen können unterstützende Selbstverbalisationen, positive automatische Gedanken oder unterstützende Beziehungsrepräsentationen für weitere schwierigere Situationen genutzt werden.

23.3 Indikation und Kontraindikation

Ressourcenaktivierung ist immer auf den individuellen Kontext der Person bezogen und umfasst den gesamten Möglichkeitsraum eines Patienten. Dies verlangt ein grundsätzliches Interesse und breite Kenntnisse über die Lebenssituation eines Patienten. Ressourcenaktivierung kann sowohl auf die Störung bezogen sein wie auch problemunabhängige Bereiche umfassen. Als allgemeine und schulenübergreifende Wirkkomponente ist sie in unterschiedlichsten Kontexten beobachtbar (Therapie, Prävention, Coaching, Supervision, Einzel- und Gruppensetting). Im medizinischen Kontext besteht eher die Gefahr, Ressourcen zu vernachlässigen, als sie überzubetonen (Flückiger und Wüsten 2014).

❯ Wichtig

Im psychotherapeutischen Setting sollten Ressourcen von der ersten Therapiestunde an aktiviert werden. Ressourcenaktivierung und Problemaktualisierung sollen beide beachtet werden.

Grundsätzlich gibt es keine Kontraindikation für Ressourcenaktivierung. Allerdings kann Ressourcenaktivierung zum falschen Zeitpunkt erfolgen oder falsch dosiert sein. Ziel ist es, eine auf den Patienten angepasste Ressourcenaktivierung zu erreichen. Im Zusammenhang mit ressourcenorientierten Vorgehensweisen können folgende Schwierigkeiten auftreten:

— Positive Stimmung kann beim Behandler zu unkritischem und unreflektiertem Abnicken verleiten. Bleiben Sie kritisch und versuchen Sie mögliche Schwierigkeiten direkt anzusprechen und nicht zu tabuisieren.

— Bewusstsein über die möglichen Ressourcen eines Patienten ist kein Ersatz für ein patientenspezifisches Problemverständnis bzw. eine individuelle Fallkonzeption. Im Gegenteil, eine individuelle Fallkonzeption ist Voraussetzung, um die Bedeutung von Ressourcen im psychischen Funktionieren eines Patienten sorgfältig einzuschätzen.

— Oftmals erscheinen Lösungen einfach und naheliegend, sodass der Therapeut diese möglichst schnell umsetzen möchte. Bei voreiliger Lösungsorientie-

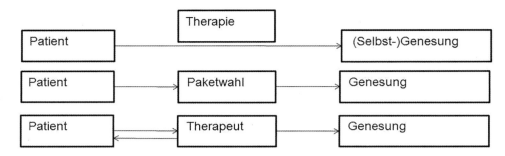

◻ Abb. 23.2   Mögliche Wege ressourcenorientierter Psychotherapie: Reaktivierung der individuellen Bewältigungsressourcen, Wahl eines an den Fähigkeiten des Patienten angepassten Therapiepakets, Ressourcenorientierte Implementierung und Prozessgestaltung während der Therapie

rung kann es geschehen, dass Probleme nicht verstanden und Lösungen aufgezwungen werden. Die Patienten können sich in ihren Problemen zu wenig ernst genommen fühlen und deshalb die angebotenen Ressourcen abschmettern (Erkannte-Trojaner-Ressourcen). Anerkennen Sie deshalb die vorhandenen Ressourcen im Hier und Jetzt, bevor Sie sie für die Veränderungen nutzen.

— Der Behandler versucht krampfhaft, neue Ressourcen aufzubauen statt die vorhandenen Ressourcen zu nutzen. Ressourcenaktivierung soll möglichst früh und sukzessive in den Therapieprozess einfließen und nicht im Nachhinein als mildernde Entlastung nachgeschoben werden (Ja-aber-Ressourcen).

— Therapieziele und Aufmunterungen können zu optimistisch angesetzt sein, dies kann zu Widerstand oder Frustration führen (z. B.: „Sie schaffen das!").

— Starkes Lob von Selbstverständlichkeiten kann als Abwertung empfunden werden (z. B.: „Toll, wie differenziert Sie formulieren können, Herr Journalist.")

— Der Behandler verstärkt Problemverhalten, indem er die problematischen Aspekte einer vermeintlichen Ressource zu wenig beachtet. So kann Unterstützung durch Bezugsperson den Eindruck der Unselbstständigkeit verstärken.

Der Feinheiten der Prozesssteuerung bewusst, können Therapeuten die Befürchtung haben, zu stark ressourcenorientiert zu intervenieren. Diese Befürchtung ist oftmals unberechtigt. Basierend auf über 9000 analysierten Minuten von über 50 Therapien aus Vergleichsstudien mit ressourcenorientierten Behandlungsgruppen aus Bochum, Bern und Zürich, wurden nur gerade 12 min von externen Beobachtern als zu übertrieben ressourcenorientiert eingeschätzt (Flückiger et al. 2009, 2013). Die mögliche Befürchtung, der Patient reagiere negativ (z. B. „Das müssen Sie nun sagen, da Sie Psychologe sind.") wäre jedoch nicht weiter tragisch. Allenfalls kann die Aussage direkt aufgegriffen werden

(z. B. „Doch, das meine ich schon sehr ernst. Wichtiger als meine Reaktion erscheint mir jedoch Ihre Einschätzung. Wie sehen Sie es?").

23.4   Wirksamkeit

Es bestehen zahlreiche empirische Befunde, die als Hinweis der Effektivität des Wirkprinzips „Ressourcenaktivierung" interpretiert werden können. Insgesamt bestehen in der Psychotherapieforschung drei mögliche Erklärungswege und damit verbundene Forschungstraditionen (◻ Abb. 23.2):

1. Reaktivierung der individuellen Bewältigungsressourcen,
2. Wahl eines an den Fähigkeiten des Patienten angepassten Therapiepakets (selektive Indikation),
3. ressourcenorientierte Implementierung und Prozessgestaltung während der Therapie (adaptive Indikation).

■ **Reaktivierung der individuellen Bewältigungsressourcen**

Eines der erstaunlichsten und robustesten Ergebnisse der Psychotherapieforschung sind größere oder auch kleinere frühe Veränderungssprünge zu Beginn einer Therapie. Wenn Therapieverläufe von Sitzung zu Sitzung systematisch dokumentiert werden, so zeigen sich oftmals dramatische Veränderungssprünge im Erleben und Verhalten der Patienten zwischen den ersten Therapiesitzungen. Diese Veränderungssprünge können sich auf einzelne singuläre Symptome aber auch auf umfassende biopsychosoziale Aspekte beziehen (Stulz und Lutz 2007; Rubel et al. 2015), die von den Therapeutinnen wiederum mehr oder weniger adäquat wahrgenommen oder vernachlässigt werden können (Davies et al. 2006).

Einer der ersten Aspekte beim Erstkontakt ist die Bedeutung, die der Behandlung und dem Behandlungskontext zugeschrieben werden, wie beispielsweise

23

der Behandlungsraum oder die eingehende Exploration der aktuellen Situation. Die subtilen psychologischen Bedeutungen (teilweise mit Parallelen zu Placeboeffekten in der Pharmakologie) können die Therapie- und Veränderungserwartungen der Patienten, die affektiv-motivationalen Handlungstendenzen während einer Therapie sowie das Therapieergebnis mit beeinflussen (Wampold et al. 2005). Ganz im Sinne der Broaden and Build Theory begünstigen die mit positivem Affekt einhergehenden annäherungsmotivierten Handlungstendenzen, dass Personen innerhalb und außerhalb einer Therapie breitere Problemlösestrategien in Betracht ziehen und dadurch ausgedehntere Handlungsskills aufbauen. So können z. B. bevorstehende Ferien eine Patientin dazu motivieren, sich mit der entsprechenden Sprache auseinanderzusetzen und einen Sprachkurs zu belegen, der wiederum soziale Kontakte schafft.

Weiter sind die oftmals erstaunlich schnellen Veränderungssprünge bei psychologischen Interventionen zu beobachten (Aderka et al. 2012). Wie diese schnellen Veränderungssprünge jedoch zu erklären sind, darüber bestehen in den verschiedenen Therapietraditionen unterschiedliche Erklärungsmodelle. In ihrer richtungsweisenden Studie konnten Ilardi und Craighead (1994) aufzeigen, dass Veränderungssprünge bei depressiven Patienten oft sehr früh in der Therapie zu beobachten sind, noch bevor die eigentlichen störungsspezifischen Veränderungsinterventionen vorgesehen sind. Weiter werden eher allgemeinere Interventionsstrategien wie frühe Psychoedukation, frühe Verhaltensbeobachtungen, Hoffnungsinduktion und Beziehungsaufbau für die Begünstigung von schnellen Veränderungssprüngen diskutiert (Strunk et al. 2012; Wampold et al. 2018). Patienten verfügen oft über individuelle Bewältigungsressourcen, die in der frühen Therapie nicht neu erlernt, sondern eher reanimiert werden können.

■ **Wahl eines an den Fähigkeiten des Patienten angepassten Therapiepakets (selektive Indikation)**

Ebenso erstaunlich wie robust zeigt sich im Bereich der Angst- und Depressionskomorbiditäten, dass gut geschulte Psychotherapeuten aus theoretisch unterschiedlichen (mehr oder weniger „ressourcenorientieren") Verfahren im Mittel längerfristig vergleichbar wirksam und erfolgreich therapieren (Flückiger et al. 2020, 2015 sowie Flückiger und Del Re 2016; Willutzki et al. 2012; Teismann et al. 2011). Die Vergleiche in Follow-up-Studien weisen weiter darauf hin, dass die Mehrheit der Patienten in sensiblen Lebensphasen wieder auf psychotherapeutische Angebote zurückgreift und 60 % der Patienten innerhalb von 5 Jahren weitere Hilfe aufsuchen – auch in „lösungsorientierten" Verfahren (z. B. Knekt et al. 2008). Die proaktiven und funktionalen

Anteile von Patienten, wie die Wahl des Behandlungsortes und Therapeuten, sowie die konkrete Ausgestaltung, Mitarbeit und Feinabstimmung in der Therapie fallen in Vergleichsstudien (da nicht manipuliert) möglicherweise vorschnell aus dem Fokus.

Die Mitberücksichtigung der Präferenzen und damit verbundene Behandlungswahl durch den Patienten scheint die Chancen der Wirksamkeit der Psychotherapien zu erhöhen, sowohl in Bezug auf Effektivität als auch bezüglich des Therapieabbruchs (Swift und Greenberg 2015).

Möglicherweise dürften ebenfalls die Präferenzen des Therapeuten bezüglich der Verfahren, die er zurzeit besonders gern einsetzt, sich auf das Engagement und die Wirksamkeit positiv auswirken. Beispielsweise profitierten diejenigen Therapeuten von Patientenfeedback besonders stark, die Patientenfeedback auch besonders schätzten (Lutz et al. 2015).

■ **Ressourcenorientierte Implementierungs- und Prozessgestaltung während der Therapie (adaptive Indikation)**

In der Implementierungs- und Prozessforschung werden möglichst kleine und feine Interventionen operationalisiert und verglichen. Erste Pilotstudien weisen darauf hin, dass sich bei responsiver Orientierung an den Fähigkeiten und motivationalen Bereitschaften der Patienten innerhalb derselben (kognitiv-behavioralen) Behandlungsmanuale schnellere Symptomverbesserungen zu Beginn einer Therapie und ein schnellerer Aufbau in das Vertrauen des Therapeuten einstellen können (▶ Studienbox). Auf institutioneller Ebene kann ein Brief, der die Patienten zu aktiver Mitarbeit auffordert, das Vertrauen in die Therapie und den Therapeuten zu Therapiebeginn deutlich stärken (Flückiger et al. 2012).

In detaillierten Videoanalysen wurde ein umfangreicher Pool von über 8000 Therapiesitzungen in 10- oder sogar 1-minütigen Abschnitten von Ratern in Bezug auf die Realisierung von Wirkfaktoren (z. B. Ressourcenaktivierung) mittels Prozessanalysen untersucht. Das Sitzungsergebnis wurde über das Erleben des Patienten (hohes Ausmaß an Bewältigungs-, Klärungs-, Selbstwirksamkeitserfahrungen entspricht positivem/produktivem Sitzungsergebnis) operationalisiert und durch Stundenbögen am Ende jeder Sitzung erfasst. Auf Grundlage dieser Prozessanalysen haben beispielsweise Smith und Grawe (2005) verschiedene Therapiephasen bezüglich der Prozessmuster in Therapiesitzungen mit geringer oder hoher Sitzungsproduktivität analysiert. Ziel der Studie war es, Regeln zur Prädiktion der Sitzungsproduktivität für verschiedene Therapiephasen zu extrahieren: In den ersten Therapiestunden, in welchen der Fokus auf der Problemanalyse liegt, muss der Therapeut die Stärken und Ressourcen der Patienten besonders würdigen und verstärken. In der mittleren Phase der Therapie, wenn der Fokus auf der emotionalen Problemaktivierung liegt, sollte der Therapeut den Patienten zu einem aktiven Beitrag zur Problemdiskussion ermutigen. Gegen Ende der Therapie, wenn der Schwerpunkt sich von der Diskussion emotional aktivierter Probleme entfernt, sollte der Therapeut die Ressourcen des Patienten sowie die erreichten Veränderungen betonen.

Insgesamt besteht jedoch kaum Wissen darüber, inwieweit Ressourcenaktivierung als Interventionsvariable eher Therapeutenskills adressiert, die aktualisierten Fähigkeiten und motivationalen Bereitschaften der Patientinnen mit dem bestehenden therapeutischen Vorgehen besonders geschickt zu verbinden, und/oder inwieweit Ressourcenaktivierung eher eine (immer wieder neue) Begeisterung und Faszination in das therapeutische Arbeiten und damit verbundene Überzeugungskunst darstellt (Frank und Frank 1991).

Was im Einzelfall zählt ist, dass die behandelnde Person bei jedem Patienten aufs Neue bereit ist, sich intensiv mit Psychodiagnostik, Fallkonzeption, selektiver (Wahl der Intervention) und adaptiver Indikation (Wahl der Durchführung) auseinanderzusetzen, und versucht, sich ein sorgfältiges Bild der ressourcenorientierten und problematischen Verhaltensanteile des Patienten zu machen und diese für die Therapie nutzbar zu machen.

? Prüfen Sie Ihr Wissen

1. Was ist unter „Ressourcen" und „Ressourcenaktivierung" zu verstehen? ▶ Abschn. 23.1
2. Benennen Sie mindestens vier praktische Schwierigkeiten, die bei ressourcenorientierten Vorgehensweisen beachtet werden sollten. ▶ Abschn. 23.3
3. Benennen Sie die drei Wege der Psychotherapieforschung, die evidenzbasierte Hinweise zur Wirksamkeit der Ressourcenaktivierung bieten. ▶ Abschn. 23.4

ℹ Weiterführende Literatur

Eine theoretische Darstellung der Wirkkomponente „Ressourcenaktivierung" findet sich in Grawe (1998). Zwei Praxisanleitungen zur Ressourcenaktivierung in der Psychotherapie wurden im Hogrefe-Verlag veröffentlicht (Flückiger und Wüsten 2014; Willutzki und Teismann 2013). Für die praktische ressourcenorientierte Arbeit sind zudem die Werke von Schemmel und Schaller (2013) sowie Frank (2017) zu empfehlen. Zur Evidenzbasierung einer positiven, therapeutischen Arbeitsallianz sei auf Flückiger et al. (2018) verwiesen.

Studienbox

In einer randomisierten kontrollierten Interventionsstudie bei Patienten mit sozialen Ängsten (N = 83) konnten Willutzki et al. (2004; Willutzki et al. 2012) zeigen, dass die Gruppe mit ressourcenorientiertem kognitiv-verhaltenstherapeutischen Vorgehen sowohl auf der Ebene der sozialphobischen Symptomatik als auch auf der Ebene der psychischen Belastung stärker bzw. schneller von der Therapie profitierte als die Gruppe mit fokal kognitiv-verhaltenstherapeutischen Vorgehen. Ein vergleichbarer Kontrast bei depressiven Patienten zeigte jedoch keine Wirksamkeitsunterschiede (Teismann et al. 2011).

In zwei kontrollierten Implementierungsvergleichsstudien konnten Flückiger und Kollegen sowohl in einer für ambulante Psychotherapie repräsentativen Gruppe (N = 40) sowie in einer störungsspezifischen Gruppe von Patienten mit generalisierter Angststörung (N = 57) aufzeigen, dass eine maßgeschneiderte Integration der individuellen Ressourcen der Patienten in die Fallkonzeption und damit verbunden eine systematische Förderung der individualisierten Ressourcenaktivierung des Patienten („Ressourcenpriming") zu einem schnelleren Aufbau der Therapiebeziehung (Flückiger und Grosse Holtforth 2008a) sowie einer schnelleren Symptomreduktion während der Therapie führte (Flückiger et al. 2016).

Cheavens et al. (2012) testeten im Rahmen einer in verschiedenen Therapiebausteinen manualisierten kognitiven Verhaltenstherapie gegen Depression zwei verschiedene Individualisierungsformen: In der Kapitalisierungsbedingung wurden diejenigen Therapiebausteine in die Therapie integriert, die den Fähigkeiten des Patienten besonders gut entsprachen (z. B. kognitive Umstrukturierung bei hohen kognitiven Fähigkeiten). In der Kompensationsbedingung, wurden die Therapiebausteine gewählt, in denen der Patient besonders große Defizite aufwies (z. B. Verhaltensexperimente bei starkem Vermeidungsverhalten). Die Resultate zeigten ähnlich wie die Vergleichsstudien mit Ressourcenpriming, dass die Kapitalisierungsbedingungen während der Therapie gegenüber den Kompensationsbedingungen schnellere Symptomentlastung aufwiesen.

Diese dargestellten Befunde sprechen deutlich dafür, Ressourcenaktivierung als übergeordnetes Veränderungsprinzip aktiv im Therapieprozess zu implementieren.

Literatur

Aderka, I. M., Nickerson, A., Bøe, H. J., & Hofmann, S. G. (2012). Sudden gains during psychological treatments of anxiety and depression: A meta-analysis. *Journal of Consulting and Clinical Psychology, 80*(1), 93–101. ► https://doi.org/10.1037/a0026455.

Cacioppo, J., Berntson, G., & Norris, C. (2012). The evaluative space model. In P. A. Van Lange, A. W. Kruglanski, & E. T. Higgins (Hrsg.). *Handbook of theories of social psychology: Bd. 1* (S. 50–73). London: SAGE Publications Ltd. ► https://doi.org/10.4135/9781446249215.n4.

Cheavens, J. S., Strunk, D. R., Lazarus, S. A., & Goldstein, L. A. (2012). The compensation and capitalization models: A test of two approaches to individualizing the treatment of depression. *Behaviour Research and Therapy, 50*(11), 699–706.

Davies, L., Leach, C., Lucock, M., Stiles, W. B., Iveson, S., & Barkham, M. (2006). Therapists' recall of early sudden gains in routine clinical practice. *Psychology and Psychotherapy: Theory, Research and Practice, 79*(1), 107–114.

DeShazer, S. & Dolan Y. (2008). *Mehr als ein Wunder*. Heidelberg: Carl-Auer.

Epstein, S. (2012). *Cognitive-experiential self-theory: An integrative theory of personality* (2. Aufl.)., Handbook of Psychology Hoboken: Wiley.

Flückiger, C., & Del Re, A. C. (2016). The sleeper-effect between psychotherapy orientations: A strategic argument of sustainability of treatment effects at follow-up. *Epidemiology and Psychiatric Sciences.* ► https://doi.org/10.1017/S2045796016000780.

Flückiger, C., & Grosse Holtforth, M. (2008a). Focusing the therapist's attention on the patient's strengths: A preliminary study to foster a mechanism of change in outpatient psychotherapy. *Journal of Clinical Psychology, 64*, 876–890.

Flückiger, C., & Grosse Holtforth, M. (2008b). Ressourcenorientierte Mikroprozess Analyse (ROMA) - Ressourcendiagnostik und Ressourcenaktivierung im Therapieprozess. *Zeitschrift für Klinische Diagnostik und Evaluation, 1*(2), 171–185. (Special Issue).

Flückiger, C., & Wüsten, G. (2014). *Ressourcenaktivierung: Ein Manual für die Praxis* (3. Aufl.). Bern: Huber.

Flückiger, C., Caspar, F., Grosse Holtforth, M., & Willutzki, U. (2009). Working with patients' strengths: A microprocess approach. *Psychotherapy Research, 19*(2), 213–223.

Flückiger, C., Del Re, A. C., Wampold, B. E., & Horvath, A. O. (2018). The alliance in adult psychotherapy – A meta-analytic synthesis. *Psychotherapy.* ► https://doi.org/10.1037/pst0000172.

Flückiger, C., Del Re, A. C., Wampold, B. E., Znoj, H.-J., Caspar, F., & Jörg, U. (2012). Valuing clients' perspective and the effects on the therapeutic alliance – A randomized controlled adjunctive instruction. *Journal of Counseling Psychology., 59*(1), 18–26. ► https://doi.org/10.1037/a0023648.

Flückiger, C., Grosse Holtforth, M., Del Re, A. C., & Lutz, W. (2013). Working along sudden gains - responsiveness on small and subtle early changes and exceptions. *Psychotherapy, 50*, 292–297. ► https://doi.org/10.1037/a0031940.

Flückiger, C., Zinbarg, R. E., Znoj, H. J., & Ackert, M. (2014). Resource activation in generalized anxiety disorder: An observer-based microprocess analysis of in-session outcomes. *Psychotherapy, 51*, 535–545. ► https://doi.org/10.1037/a0034119.

Flückiger, C., Forrer, L., Schnider, B., Bättig, I., Bodenmann, G., & Zinbarg, R. E. (2015). A single-blinded, randomized clinical trial of how to implement an evidence-based cognitive-behavioural therapy for generalised anxiety disorder [IMPLEMENT] – Effects of three different strategies of implementation. *EBioMedicine, 3*, 163–171. ► https://doi.org/10.1016/j.ebiom.2015.11.049.

Flückiger, C., Znoj, H. J., & Visla, A. (2016). Detecting information processing bias toward psychopathology: Interpreting Likert scales at intake assessment. *Psychotherapy., 53*, 284–290. ► https://doi.org/10.1037/pst0000081.

Flückiger, C., Visla, A., Wolfer, C., Hilpert, P., Zinbarg, R. E., Lutz, W., Grosse-Holtforth, M., Allemand, M. (2020). *Exploring change in cognitive-behavioral therapy for generalized anxiety disorder – A two-arms, patient blinded, ABAB crossed-therapist randomized clinical implementation trial.* Manuscript in revision for publication.

Frank, J. D., & Frank, J. B. (1991). *Persuasion and healing: A comparative study of psychotherapy* (3. Aufl.). Baltimore: Johns Hopkins University Press.

Frank, R. (Hrsg.). (2017). *Therapieziel Wohlbefinden* (3. Aufl.). Berlin: Springer.

Fredrickson, B. L. (2004). The broaden-and-build theory of positive emotions. *Philosophical Transactions of the Royal Society B: Biological Sciences, 359*(1449), 1367–1378. ► https://doi.org/10.1098/rstb.2004.1512.

Grawe, K. (1998). *Psychologische Therapie*. Göttingen: Hogrefe.

Grawe, K. (2004). *Neuropsychotherapie*. Göttingen: Hogrefe.

Grawe, K., & Grawe-Gerber, M. (1999). Ressourcenaktivierung. Ein primäres Wirkprinzip der Psychotherapie. *Psychotherapeut, 44*, 63–73.

Ilardi, S. S., & Craighead, W. E. (1994). The role of nonspecific factors in cognitive-behavior therapy for depression. *Clinical Psychology: Science and Practice, 1*(2), 138–156.

Kanfer, F. H., Reinecker, H., & Schmelzer, S. (2012). *Selbstmanagement-Therapie* (5. Aufl.). Berlin: Springer.

Knekt, P., Lindfors, O., Härkänen, T., Välikoski, M., Virtala, E., Laaksonen, M. A., Marttunen, M., Kaipainen, M., & Renlund, C. (2008). Randomized trial on the effectiveness of long-and short-term psychodynamic psychotherapy and solution-focused therapy on psychiatric symptoms during a 3-year follow-up. *Psychological Medicine, 38*, 689–703.

Küfner, H., Coenen, M., & Indlekofer, W. (2006). *Psychosoziale ressourcenorientierte Diagnostik PREDI*. Lengerich: Pabst.

Lutz, W., Rubel, J., Schiefele, A.-K., Zimmermann, D., Böhnke, J. R., & Wittmann, W. W. (2015). Feedback and therapist effects in the context of treatment outcome and treatment length. *Psychotherapy Research, 25*(6), 647–660.

Michelson, S. E., Lee, J. K., Orsillo, S. M., & Roemer, L. (2011). The role of values-consistent behavior in generalized anxiety disorder. *Depression And Anxiety, 28*, 358–366. ► https://doi.org/10.1002/da.20793.

Padesky, C. A., & Mooney, K. A. (2012). Strengths-based cognitive-behavioural therapy: A four-step model to build resilience. *Clinical Psychology & Psychotherapy, 19*(4), 283–290.

Rashid, T. (2015). Positive psychotherapy: A strength-based approach. *The Journal of Positive Psychology, 10*(1), 25–40. ► https://doi.org/10.1080/17439760.2014.920411.

Risch, A. K., & Wilz, G. (2013). Ressourcentagebuch: Verbesserung der Emotionsregulation und der Ressourcenrealisierung durch therapeutisches Schreiben im Anschluss an eine Psychotherapie-eine Pilotstudie. *Zeitschrift für Klinische Psychologie und Psychotherapie, 42*(1), 1–13.

Rubel, J., Lutz, W., & Schulte, D. (2015). Patterns of change in different phases of outpatient psychotherapy: A stage-sequential pattern analysis of change in session reports. *Clinical Psychology and Psychotherapy, 22*(1), 1–14.

Ruch, W., Proyer, R. T., Harzer, C., Park, N., Peterson, C., & Seligman, M. E. (2010). Values in action inventory of strengths (VIA-IS): Adaptation and validation of the German version and the development of a peer-rating form. *Journal of Individual Differences, 31*(3), 138–149.

Ruch, W., Weber, M., Park, N., & Peterson, C. (2014). Character strengths in children and adolescents: Reliability and initial validity of the German Values in Action Inventory of Strengths for Youth (German VIA-Youth). *European Journal of Psychological Assessment, 30*, 57–64.

Schemmel, H., & Schaller, J. (Hrsg.). (2013). *Ressourcen. Ein Hand- und Lesebuch zur therapeutischen Arbeit*. Tübingen: DGVT-Verlag.

Smith, E. C., & Grawe, K. (2005). Which therapeutic mechanisms work when? A step towards the formulation of empirically validated guidelines for therapists' session-to-session decisions. *Clinical Psychology and Psychotherapy, 12,* 112–123.

Strunk, D. R., Cooper, A. A., Ryan, E. T., DeRubeis, R. J., & Hollon, S. D. (2012). The process of change in cognitive therapy for depression when comorbid with antidepressant medication: Predictors of early intersession symptom gains. *Journal of Consulting and Clinical Psychology, 80,* 730–738. ► https://doi.org/10.1037/a0029281.

Stulz, N. & Lutz, W. (2007). Multidimensional patterns of change in outpatient psychotherapy: The phase model revisited. *Journal of Clinical Psychology, 63,* 817–833.

Swift, J. K., & Greenberg, R. P. (2015). *Addressing the problem of premature termination in psychotherapy*. Washington: APA.

Teismann, T., Dymel, W., Schulte, D., & Willutzki, U. (2011). Ressourcenorientierte Akutbehandlung unipolarer Depressionen: Eine randomisierte kontrollierte Psychotherapiestudie. *Psychotherapie, Psychosomatik und medizinische Psychologie, 61,* 295–302. ► https://doi.org/10.1055/s-0030-1270453.

Trösken, A., & Grawe, K. (2004). Inkongruenzerleben aufgrund brachliegender und fehlender Ressourcen: Die Rolle von Ressourcenpotentialen und Ressourcenrealisierung für die Psychologische Therapie. *Verhaltenstherapie & Psychosoziale Praxis, 36,* 51–62.

Wampold, B. E., Minami, T., Tierney, S. C., Baskin, T. W., & Bhati, K. S. (2005). The placebo is powerful: Estimating placebo effects in medicine and psychotherapy from randomized clinical trials. *Journal of Clinical Psychology, 61*(7), 835–854.

Wampold, B. E., Imel, Z. E., & Flückiger, C. (2018). *Die Psychotherapie-Debatte: Was Psychotherapie wirksam macht*. Göttingen: Hogrefe.

Willutzki, U., & Koban, C. (2011). The elaboration of positive goal perspectives (EPOS): An intervention module to enhance motivation (S. 437–459). In W. M Cox & E. Klinger (Hrsg.) *Handbook of motivational counseling* (2. Aufl.). London: Wiley.

Willutzki, U., & Teismann, T. (2013). *Ressourcenaktivierung in der Psychotherapie*. Göttingen: Hogrefe.

Willutzki, U., Neumann, B., Haas, H., Koban, C., & Schulte, D. (2004). Zur Psychotherapie sozialer Ängste: Kognitive Verhaltenstherapie im Vergleich zu einem kombiniert ressourcenorientierten Vorgehen. Eine randomisierte kontrollierte Interventionsstudie. *Zeitschrift für Klinische Psychologie und Psychotherapie, 33*(1), 42–50.

Willutzki, U., Teismann, T., & Schulte, D. (2012). Psychotherapy for social anxiety disorder: Long-term effectiveness of resource-oriented cognitive-behavioral therapy and cognitive therapy in social anxiety disorder. *Journal of Clinical Psychology, 68*(6), 581–591. ► https://doi.org/10.1002/jclp.21842.

World Health Organization – WHO. (2014). *Verfassung der Weltgesundheitsorganisation. Deutsche Übersetzung* (Stand 8. Mai 2014). ► https://www.admin.ch/opc/de/classified-compilation/19460131/201405080000/0.810.1.pdf. (Erstveröffentlichung 1946).

23

Motivierende Interventionsstrategien

Jürgen Hoyer und Thomas Lang

Inhaltsverzeichnis

© Springer-Verlag GmbH Deutschland, ein Teil von Springer Nature 2020
J. Hoyer und S. Knappe (Hrsg.), *Klinische Psychologie & Psychotherapie,*
https://doi.org/10.1007/978-3-662-61814-1_24

24.1 Beschreibung des Verfahrens

Jeder Therapeut sollte über Mittel und Methoden verfügen, die Veränderungsmotivation eines Patienten zu fördern. Damit sind zunächst alle Methoden gemeint, die unspezifisch Anreiz und Motivation erhöhen, bei den therapeutischen Maßnahmen kontinuierlich mitzumachen. Alle Aspekte des therapeutischen Verhaltens, die es dem Patienten leicht machen, in die Therapie zu kommen und positive Erwartungen zu entwickeln, gehören hierher: von den interaktionell flexibel unterstützenden Methoden der Gesprächsführung (Hoyer et al. 2019; ▶ Kap. 20), über die angemessene Auswahl und Kommunikation therapeutischer Übungen und Interventionen, bis zur adäquaten Ausgestaltung der therapeutischen Beziehung, die geeignet ist, die (emotionalen) Grundbedürfnisse des Patienten zu befriedigen (Grawe 1998; Margraf und Bieda 2018; Stucki und Grawe 2007). Den Patienten möglichst bald dazu anzuleiten, erste positive Schritte zu unternehmen und zu erleben, stärkt die Therapieerfolgserwartungen (ähnliche Konzepte: Änderungszuversicht, Selbstwirksamkeitserwartung) und ist ebenfalls eine unspezifische motivationsförderliche Maßnahme (Michalak et al. 2007; Schulte 2015).

Kanfer et al. (2012) nennen „Grundbedingungen", welche die **Motivation** des Patienten erhöhen sollen:

1. Maximierung des Ausmaßes an persönlicher Kontrolle beim Patienten,
2. selbst gesetzte Ziele als Motivationsquelle,
3. Steigerung von Selbstwirksamkeit,
4. Selbststeuerung und Selbstmodifikation des Verhaltens,
5. maximale Transparenz und
6. das Prinzip der Freiwilligkeit.

Vor dem Hintergrund der einflussreichen und gut untersuchten Selbstbestimmungstheorie (Self-Determination Theory; Ryan und Deci 2017) lassen sich ähnliche Prinzipien ableiten. Die Autoren nennen motivierende Techniken, welche **Autonomie** und **Kompetenz** unterstützen. Zusätzlich zu Kanfer et al. (2012) fordern sie auch Techniken, die die **Bezogenheit** („relatedness") fördern: „People are more willing to internalize ideas and inputs from people to whom they feel connected, and connectedness provides a sense of security for people moving forward" (ebd., S. 447).

In manchen Fällen zeigen sich aber, trotz geeigneter therapeutischer Angebote, spezifische motivationale Probleme auf Patientenseite. Der Patient zeigt „Widerstand".

> **Wichtig**
>
> **Widerstand** ist die vom Therapeuten wahrgenommene Diskrepanz zwischen einem Verhalten, das der Patient zeigt, und dem Verhalten, das der Therapeut oder andere relevante Dritte vom Patienten im Hinblick auf einen positiven Therapieverlauf wünschen. Widerstand geht mit einem schlechteren Therapieergebnis einher (Schulte 2015, S. 13)

Die Verhaltensweisen des Patienten, die den Wünschen und Anforderungen des Therapeuten widersprechen und damit als „Widerstand" vom Therapeuten bezeichnet werden, sind sehr vielfältig und können sich je nach Anforderungen des Therapeuten und der Therapiesituation auch stark unterscheiden. Als Hinweise für „Widerstand" können beispielsweise Diskrepanzen in den Bereichen Therapienachfrage, Mitarbeit und Umsetzung (Schulte 2015) dienen.

Für den Therapeuten gilt es dann, Hypothesen über die Ursachen des wahrgenommenen Widerstands zu bilden. Typische Bedingungen für Widerstand könnten sein:

- mangelndes Problembewusstsein (Michalak et al. 2007; Prochaska et al. 1992; Sachse 2003),
- mangelnde Selbstwirksamkeitserwartung und Befürchtungen im Hinblick auf therapeutische Anforderungen (Maddux und Gosselin 2003),
- Konflikte zwischen Zielen oder Motiven (Caspar 2018; Michalak et al. 2011; Sachse 2003) oder
- Störungen der therapeutischen Beziehung (Caspar 2018; Grawe 1998; Margraf und Bieda 2018; Sachse 2003)

In all diesen Fällen sollten Therapeuten in der Lage sein, den Patienten dabei zu unterstützen, sich über seine Probleme, Ziele und Werte klar zu werden oder Probleme im Rahmen der therapeutischen Beziehung zu identifizieren und zu minimieren. Ziel des vorliegenden Kapitels ist es, die letztgenannten Methoden zu beschreiben und vor dem Hintergrund wissenschaftlicher Ergebnisse zu kommentieren.

Dabei ist hervorzuheben, dass es *die* motivierende Interventionsstrategie nicht geben kann – es gibt vielmehr eine Vielzahl von Strategien, die zur Motivationssteigerung und -erhaltung eines Patienten eingesetzt werden können. Von Caspar (2018), Grawe (1998), Prohaska und Norcross (2002), Miller et al. (2015) oder Schulte (1998, 2015) sind Modelle entwickelt worden, die Indikationsentscheidungen bei der Motivierung von Patienten begründen können und im Folgenden kurz skizziert werden.

Grawe (1998) und Caspar (2018) betonen im Hinblick auf Motivationsprobleme die Bedeutung von Grundbedürfnissen und der therapeutischen Beziehung, in der diese mehr oder weniger befriedigt werden. Dies wird näher im Unterkapitel „Durchführung" dargestellt (s. unten). Ferner betonen die Autoren, dass sich widersprechende Ziele und Pläne des Patienten, also Zielkonflikte, dem Patienten nicht notwendigerweise bewusst sein müssen (vgl. Michalak et al. 2011). Sie schlagen die Durchführung einer sog. Plananalyse (auch vertikale Verhaltensanalyse) vor, bei der (auch möglicherweise verdeckte) motivationale Voraussetzungen des Patienten u. a. aus seinem interaktionellen Verhalten in der Therapiesituation erschlossen werden (▶ Gut zu wissen).

Ziel und Vorgehen der Plananalyse

Ziel der Plananalyse ist es, Zielkonflikte darzustellen, nachzuvollziehen und Auswege aus den Konflikten finden zu können. Bei diesem Vorgehen werden die problematischen Verhaltensweisen des Patienten auf dahinterstehende Grundüberzeugungen, Verhaltensregeln und handlungsregulierende Pläne untersucht. Ergebnis ist eine individuelle hierarchisch angeordnete Struktur, auf deren unterster Ebene das konkrete Verhalten steht. Dieses Verhalten wird von übergeordneten, teilweise unbewussten Einstellungen und Regeln gesteuert, die wiederum hierarchisch angeordnet sind. Die oberste Ebene bilden Grundannahmen oder Oberpläne, die das gesamte Verhaltensrepertoire des Patienten beeinflussen. In diesem Sinne stellt die Plananalyse eine differenzierte Betrachtung der Organismusvariable in der horizontalen Verhaltensanalyse dar (vgl. Caspar 2018). So könnte die hypothetische Planstruktur, die sich jeweils als Mittel-Zweck-Relationen beschreiben lassen, eines Patienten mit Zwangsstörung wie folgt aussehen: „Sei ein guter Mensch, indem du Schaden für andere verhinderst; verhindere Schaden für anderen, indem du ein Feuer im Wohnhaus verhinderst; verhindere ein Feuer im Wohnhaus, indem du alle Elektrogeräte beim Verlassen mehrfach kontrollierst" (Verhaltensebene).

Prohaska und Norcross (2002) beschreiben in ihrem „transtheoretischen Modell der Psychotherapie" charakteristische Stadien der Veränderung. Dieser Ansatz beleuchtet besonders die dem eigentlichen Veränderungsprozess vorausgehenden psychologischen Prozesse, insbesondere diejenigen des Gewahrwerdens eigener Probleme und der Ambivalenz im Hinblick auf ihre Veränderung. Je nachdem, in welchem Stadium der Veränderung sich ein Patient befindet, sind unterschiedliche Interventionen indiziert. Zum Beispiel würde ein Patient, der sich seiner Probleme noch nicht gewahr ist, möglicherweise von nüchternen Informationen über die Folgen seines Verhaltens profitieren (und Problembewusstsein ausbilden). Ein Patient, der bereits über Problembewusstsein verfügt und sein Verhalten ändern möchte, wünscht sich demgegenüber klare Hinweise und Vorgaben des Therapeuten.

Speziell auf die Motivationsförderung in frühen Phasen der Veränderung (mangelndes Problembewusstsein, Ambivalenz) ist die Methode des „Motivational Interviewing" (Miller und Rollnick 2002, 2015) ausgerichtet, die besonders für die Arbeit mit Menschen geeignet ist, die im Hinblick auf eine Veränderung ihres Verhaltens ambivalent sin (◻ Abb. 24.1). Daneben werden in der Literatur zahlreiche motivationsfördernde Einzelinterventionen beschrieben (Kanfer et al. 2012). So kann der Therapeut versuchen, neben der Klärung von Zielen auch ihre subjektive Erreichbarkeit zu fördern: Dazu kann er z. B. fragen, wie der Patient sich seine Lebenssituation in 3 oder 5 Jahren vorstellt, wenn alles nach seinen Wünschen verläuft. Er könnte dann die Veränderungsperspektive stärken, indem er fragt, welche konkreten Schritte zu einer Veränderung notwendig sind und was dafür zu tun ist.

❯ **Wichtig**

Ein wichtiges verhaltenstherapeutisches Grundprinzip ist, das Problemverhalten in kleine Schritte aufzuteilen und Ziele so zu setzen, dass diese schnell zu erreichen sind und die Aufmerksamkeit des Patienten auf Erfolge gelenkt wird. Oft wirkt die Erfahrung, dass es klappt, mehr als zahllose Gespräche (das Prinzip „motivation follows action" oder: „der Appetit kommt mit dem Essen").

Schulte (1996, 2015) geht in seinem dualen Modell davon aus, dass die Aufgabe eines Therapeuten zum einen in der Durchführung von Behandlungstechniken zur Beseitigung von Störungen und zum anderen in der Motivierung des Patienten besteht. Die Motivation des Patienten wird im Basisverhalten des Patienten, also in

— Therapienachfrage,
— Mitarbeit,
— Selbstöffnung und im
— Erproben

deutlich. Ändert sich das Basisverhalten des Patienten, sollte der Therapeut nach den Ursachen dieser Veränderung suchen. Dazu sollte er „gegebenenfalls die ‚eigentliche' Therapie zurückstellen, (…) um zunächst diese motivationalen und interaktiven Probleme anzugehen" (Schulte 1998, S. 34). Entsprechend hat der Therapeut neben einer Störungs- auch eine Prozessanalyse (▶ Kap. 21) durchzuführen, wobei sich beide Analysen gegenseitig ergänzen. Die Prozessanalyse besteht dabei aus den Bestandteilen Motivations- und Beziehungsanalyse. Die Beziehungsgestaltung ist insofern von Bedeutung, als dass der Therapeut mit ihrer Hilfe die Motivation des Patienten beeinflussen kann. Beide Aspekte der Prozessanalyse werden im Abschnitt Indikation näher beschrieben.

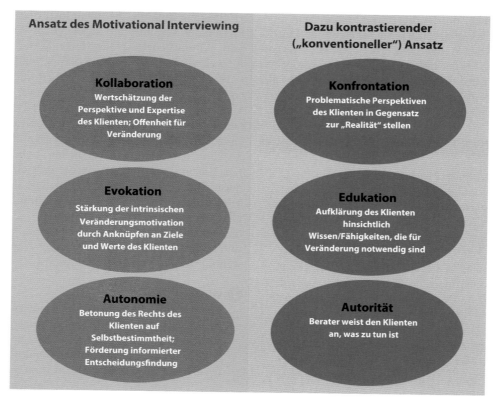

Abb. 24.1 Ansatz des Motivational Interviewing bei Menschen, die der Veränderung ambivalent gegenüberstehen. (Angelehnt an Box 4.1 aus Miller und Rollnick 2002, © Lambertus Verlag)

24.2 Wirkprinzipien

Es gehört zum Grundverständnis psychologischer Interventionen, dass zunächst günstige Voraussetzungen für die Aufnahme von neuen Informationen und für das Finden von neuen Lösungen zu schaffen sind (▶ Klinisch betrachtet). Statistische Konzeptionen, wonach ein Patient entweder motiviert oder nicht motiviert sein kann und das therapeutische Angebot entweder passend ist oder nicht, sind obsolet. Eher ist eine Wechselwirkung zwischen Motivation und therapeutischem Angebot wahrscheinlich. Was ist es, das beim Patienten einen „mind set" provoziert, in dem er Motivation zur Veränderung erlebt?

Klinisch betrachtet

Psychotherapiemotivation: Erwartung × Wert × Therapeutenverhalten?

Eine Patientin meldet sich zur Psychotherapie an. Was motiviert sie zur Mitarbeit und dazu, neues, bisher vermiedenes Verhalten auszuprobieren, einen Veränderungsschritt nach dem anderen zu machen und sich nicht durch Rückschläge entmutigen zu lassen? Die Annahme liegt nahe, dass es ein ganzes System ineinander verschachtelter, aufeinander aufbauender Wahrnehmungen, Gedanken, Gefühlen und Handlungen ist, die wiederum von der Therapeutin mehr oder weniger adäquat wahrgenommen und verstärkt werden können. Dem Prinzip nach geht es aber um ein neues Verhalten, wie es durch die gut bewährten motivationspsychologischen Erwartungs × Wert-Theorien (Wigfield und Eccles 2000) gut erklärt werden kann; eine besondere zusätzliche Rolle spielen die therapeutische Beziehung und das therapeutische Verhalten, welche den Motivationsprozess fördern (Deci und Ryan 2017).

Betrachtet man den Prozess etwas konkreter, so könnte man auch formulieren: Eine Patientin meldet sich aufgrund ihres großen Leidensdrucks (= Wert) zur Psychotherapie an. Was ihr (abgesehen von ihren personalen Ressourcen und Umfeldfaktoren) helfen mag, sind ihre positiven Erwartungen im Hinblick auf die Therapie und die Therapeutin, das Verständnis der belastenden Gefühle und Gedanken und die Anerkennung, die ihr entgegengebracht werden. Wichtig sind möglicherweise auch die positive Stimmung, die entsteht, sowie die hohe Verlässlichkeit in der therapeutischen Zusammenarbeit. Diese Variablen ließen sich unseres Erachtens gut in grundlagenwissenschaftliche Motivationstheorien integrieren. Leider knüpfen Modelle der therapeutischen Veränderung (▶ Kap. 13) aber weniger an gängige Motivationstheorien an, sondern fokussieren eher spezifisch auf eine Beschreibung der therapeutischen Situation.

Die Psychotherapieforschung ist ferner von dem Problem gekennzeichnet, dass der motivationale Prozess und die in ihm ablaufenden, miteinander eng verflochtenen (konfundierten) Teilkomponenten aus unterschiedlichen Perspektiven betrachtet werden können. Proponenten der jeweiligen Theorien neigen dann dazu, die Bedeutung des von ihnen bearbeiteten Aspekts überzubetonen: Sie suggerieren z. B., es seien vorrangig die positiven Erwartungen, vorrangig die positive Stimmung oder vorrangig die therapeutische Allianz, welche für eine gelingende therapeutischen Veränderung ausschlaggebend seien.

Ausgewählte theoretische Ansätze in diesem Bereich sind:

1. Response Expectancy Theory (RET):

   Die RET beruht auf der Annahme, dass das, was Menschen erleben, zum Teil davon abhängt, was sie erwarten zu erleben (Kirsch 1997; Rief und Gaab 2016).

2. Broaden and Build Theory of Positive Emotions (BBT):

Die BBT nimmt an, dass positive Emotionen Handlungsspielräume der Person erweitern und die Entwicklung überdauernder personaler Ressourcen fördert (Fredrickson 2004).

3. Theorie der therapeutischen Allianz (des therapeutischen Bündnisses):

   Autoren dieser Denkrichtung betonen die Bedeutung der therapeutischen Beziehung (Horvath 2001; Norcross 2011). Kritiker stellen heraus, dass die Beziehung eher Resultat als Ursache der motivationalen Prozesse ist (Ilardi und Craighead 1994).

Für die therapeutische Praxis bzw. für das Arbeitsmodell des Therapeuten geht es im Übrigen weniger um die Frage, welche der oben genannten Theorien besser empirisch bewährt ist, sondern um alltagstaugliche, pragmatische Lösungen. Hier stellt sich im Wesentlichen die Frage, ob die Therapeutin durch die Einflussnahme auf einen der beteiligten Faktoren (z. B. die Stimmung), die anderen (z. B. die positiven Erwartungen oder die therapeutische Allianz) günstig beeinflussen kann. Die Annahme, dass diese Faktoren sich wechselseitig beeinflussen, liegt nahe und die Frage, welcher der wichtigste ist, ist möglicherweise wenig zielführend. Ein Streit um des Kaisers Bart?

Ferner sind für die Stärkung der Therapiemotivation und für die therapeutische Veränderung von Verhalten die Wirkprinzipien sozialen Lernens relevant:

- Der Therapeut setzt kontingent **soziale Verstärkung** (Lob, zugewandtes Verhalten, nonverbale Kommunikation) für therapeutisch erwünschtes Verhalten ein.

- **Modelllernen** findet dann statt, wenn der Therapeut es versteht, therapeutische Ziele und Mittel so zu definieren, dass sie in der Regel gut erreichbar sind, womit Erfolgserlebnisse wahrscheinlich sind. Umgekehrt könnte der Therapeut vermeintliche Misserfolge positiv umbewerten, indem er z. B. betont, welche nützlichen zusätzlichen Informationen dadurch gewonnen wurden, dass eine therapeutische Hausaufgabe nicht plangemäß verwirklicht werden konnte.

- **Transferlernen** ist insbesondere dann bedeutsam, wenn demotivierende Selbstinstruktionen und Bewertungen, die der Patient möglicherweise in seinem Alltag für gewöhnlich einsetzt, zunehmend durch in der Therapie erlernte, adaptivere Strategien ersetzt werden. In diesem Zusammenhang ist es wichtig, dass das Verhalten zunehmend unter Bedingungen der Selbstverstärkung und zunehmend weniger unter Bedingungen der Verstärkung von außen (vom

Therapeuten) steht, dass sich der Patient also zunehmend besser selbst motivieren kann.

24.3 Durchführung

Ein zentraler Aspekt, den insbesondere Grawe(1998, 2004) herausgearbeitet hat, ist die Motivierung durch Befriedigung von Grundbedürfnissen (nach Grawe: Bindung und Zugehörigkeit, Orientierung und Kontrolle, Selbstwerterhöhung und -schutz, Lustgewinnung und Unlustvermeidung). Nach den Überlegungen von Grawe (1998) steht das Interaktionsverhalten des Patienten mit einem oft nicht bewussten Oberziel in Verbindung (z. B. Schutzbedürfnis). Befriedigt bzw. „deaktiviert" der Therapeut nun durch entsprechende Beziehungsgestaltung („komplementäre Beziehungsgestaltung"; ▶ Klinisch betrachtet) dieses Oberziel des Patienten (gewährt also Schutz), können andere Ziele des Patienten verhaltensbestimmend werden, sodass nun das Oberziel eine adäquate Problemlösung nicht länger behindert. Insofern ist die motivorientierte Beziehungsgestaltung, die auch als komplementäre Beziehungsgestaltung bezeichnet wird, eng mit dem Konzept der Plananalyse verbunden (Caspar 2018), da die Beziehungsgestaltung abhängig davon ist, welche interaktionellen Pläne der Therapeut beim Patienten erschlossen hat.

Klinisch betrachtet

Motivierende komplementäre Beziehungsgestaltung
Prinzip
Bei der motivierenden Beziehungsgestaltung geht es darum, die durch den Therapeuten erschlossenen Beziehungsziele und -wünsche des Patienten kurzfristig „zu befriedigen", um eine inhaltliche Bearbeitung von Problemen zu ermöglichen.

Beispiel
Eine Patientin mit sozialer Angststörung fürchtet, in der Therapie überfordert zu werden, und neigt daher zu starkem Klagen und Jammern in Bezug auf ihre Angstsymptome. Ihr wesentliches Oberziel besteht in ihrem starken Schutz- bzw. Sicherheitsbedürfnis. Der Therapeut gestaltet die Beziehung zur Patientin, indem er

a. das Jammern und Klagen der Patientin dadurch aufnimmt, dass er die emotionale Ebene erneut verbalisiert und ernst nimmt („das muss wirklich schrecklich für Sie sein"),
b. ihr versichert, dass alle Schritte vorher genau zwischen Patient und Therapeut abgesprochen werden (der Therapeut steht als „Schutzfaktor" zur Verfügung) und
c. (möglicherweise zeitversetzt) nach kleinen Schritten fragt, die sich die Patientin *selbst* zutraut.

Wenn es dem Therapeuten gelingt, durch sein komplementäres Beziehungsverhalten die auf die Überforderung bezogenen Ängste zu minimieren und das Schutzbedürfnis zu befriedigen, kann die Patientin sich den mit Schritt c verbundenen Fragen wirklich voll zuwenden.

Dieser Ansatz entspricht auch allgemeinen Annahmen zur menschlichen Entwicklung, wonach Ausprobieren und Experimentieren bei gleichzeitiger Sicherung der Grundbedürfnisse eine optimale Lernumwelt darstellt: „Positive progressive psychological development (…) is facilitated by the presence of safe, stable, and caring others who accept and encourage experiential explorations" (Mahoney 1989, S. 269).

In der Psychotherapie geht es aber in vielen Fällen weniger um den intentionalen, als um den volitionalen Aspekt der Motivation: Der Patient hat möglicherweise mehr oder weniger klare Wünsche, z. B. Angstgefühlen standzuhalten (= Intention), aber auf dem Weg dorthin durchzuhalten und konsequent zu bleiben (= Volition), stellt die eigentliche motivationale Schwierigkeit dar.

Überlegungen dazu, diesen speziellen Aspekt der Motivation zu fördern, sind in der Literatur zur Therapiemotivation viel weniger ausformuliert. Aus der Allgemeinen Psychologie ist jedoch bekannt, dass ein Ziel häufiger erreicht wird, wenn neben der **Zielintention** eine **Durchführungsintention** gebildet worden ist. Durchführungsintentionen sind dabei als Vorsatz zu verstehen, beim Eintreten einer bestimmten Situation ein bestimmtes Verhalten zu zeigen. Im therapeutischen Setting könnte die Zielintention, dem Angstgefühl standzuhalten, durch die Durchführungsintention „Wenn ich im Kaufhaus Angst bekomme, dann werde ich nicht weglaufen" ergänzt und damit die Wahrscheinlichkeit der Umsetzung gestärkt werden. Günstig scheint es dabei zu sein, die Bedingungen, unter denen das Zielverhalten gezeigt werden soll, möglichst konkret zu beschreiben sowie auf die Wichtigkeit der Durchführungsintention und deren Einhaltung hinzuweisen (hohes Commitment mit dem Vorsatz) und die Durchführungsintention häufig zu wiederholen (Achtziger und Gollwitzer 2006; vgl. auch Schwarzer 2004). Eine Möglichkeit, dies systematisch zu fördern, stellt die von Oettingen (2012, 2014) vorgestellte Methode des Mental Contrasting with Implementation Intentions (MCII) dar, die beispielsweise bei Depression helfen kann den Aktivitätenaufbau zu unterstützen (Fritzsche et al. 2016).

Auf Therapeutenseite ist neben der komplementären Beziehungsgestaltung eine kompetente Gesprächsführung ein Faktor, der die Therapiemotivation des Patienten stärken kann (vgl. Hoyer et al. 2019). Dazu gilt es zunächst, die zentralen Voraussetzungen für ein therapeutisches Gespräch herzustellen, zu denen professionelle und transparente Rahmenbedingungen sowie Zuwendung, Aufnahmebereitschaft, Empathie und Akzeptanz aufseiten des Therapeuten gehören (▶ Kap. 20).

Schulte (2015) hat einige Handlungsempfehlungen formuliert, die das „diagnostisch-therapeutische Basisverhalten der Motivationsförderung" charakterisieren und im Wesentlichen **Beziehungsregeln** sind (◻ Tab. 24.1).

> **Wichtig**
>
> Wichtig ist auch, dass der Therapeut beim Patienten durch sein Gesprächsverhalten keine Reaktanz induziert.

Reaktanz bedeutet in diesem Zusammenhang, dass sich der Patient durch die Handlungsweisen des Therapeuten in seiner Handlungsfreiheit eingeschränkt fühlt und versucht, diese Freiheit wiederherzustellen – weshalb er beispielsweise die Durchführung von Übungen oder Hausaufgaben verweigert (vgl. Kraiker und Pekrun 1998). Insofern ist es für die Wirksamkeit motivierender Interventionsstrategien von entscheidender Bedeutung, dass sich der Patient nicht durch den Therapeuten zu einer Änderung gedrängt fühlt, sondern frei entscheiden kann (▶ Klinisch betrachtet).

Tab. 24.1 Regel für „motivationsförderndes" Basisverhalten (Schulte 2015, mit freundlicher Genehmigung vom Hogrefe Verlag)

Ziel	Verhalten des Therapeuten
Um den Patienten seinen Therapeuten und die Beziehung zu ihm positiv erleben zu lassen,	… verhalte dich ihm gegenüber unbedingt wertschätzend und emotional unterstützend
Um beim Patienten den Eindruck zu erreichen, bei seinem Therapeuten Verständnis zu finden und von ihm akzeptiert zu werden,	… akzeptiere empathisch-mitfühlend, dass der Patient solche Belastungen und Beeinträchtigungen erlebt und dass er leidet
Um beim Patienten den Eindruck der Transparenz zu erreichen,	… informiere über die Störung erkläre sie
Um die Zuversicht des Patienten auf eine erfolgreiche Behandlung zu unterstützen,	… sei zuversichtlich, aber akzeptiere mögliche Bedenken und Sorgen und informiere (in der Regel eher beiläufig) über das Verfahren
Um beim Patienten den Eindruck der Kompetenz als Therapeut zu erreichen,	… verhalte dich sicher, auch in Situationen der Ungewissheit
Um beim Patienten den Eindruck der Autonomie zu erreichen	… sei nicht direktiver als dein Patient, dominiere nicht

---

Klinisch betrachtet

Beispiel für einen „Beziehungstest"

Wenn ein Patient prägende negative Erfahrungen hinsichtlich seiner Kontakte mit Autoritätspersonen hat, ist es wahrscheinlich, dass er (im Sinne eines interpersonellen Schemas) antizipiert, das wohlwollende, akzeptierende und freundliche Verhalten des Therapeuten sei „nicht echt" und der Therapeut werde früher oder später genauso (z. B. abwertend) reagieren wie andere Autoritätspersonen in der Vergangenheit. Um diese Annahme zu prüfen, braucht er sich nur kontraproduktiv zu verhalten und therapiewidriges oder für den Therapeuten potenziell ärgerliches Verhalten zu zeigen; er muss annehmen, der Therapeut werde dann schon „seine Maske fallen lassen". Ein hilfreicher therapeutischer Umgang mit solch einer Störung auf der Beziehungsebene liegt dann darin, die therapeutische Grundhaltung *eben nicht* aufzugeben. Gelingt dies, hätte der Therapeut den Beziehungstest in den Augen des Patienten zunächst einmal bestanden; er wäre selbst dann, wenn der Patient sich von seiner „schlechten Seite" zeigt, noch wohlwollend akzeptierend, was die *Person* des Patienten anbelangt. Andererseits darf das problematische *Verhalten* (Beispiel: Nichtbearbeiten der Hausaufgabe) als solches auch nicht ausgeklammert werden, sondern der Patient muss mit den negativen Konsequenzen seines Verhaltens konfrontiert werden.

Patient	„Ich weiß auch nicht: Mir war zu Hause einfach nicht mehr richtig klar, was die Hausaufgabe bringen sollte, da habe ich mich dann nicht mehr groß damit beschäftigt."
Therapeut:	„Von der Hausaufgabe hängt aber ab, wie weit wir in der heutigen Stunde kommen können. Das ist ein wichtiger Punkt, lassen Sie uns darüber sprechen, wie Sie in Zukunft konsequenter an ihren Hausaufgaben arbeiten können."
Patient:	„Das habe ich mir gleich gedacht, dass Sie jetzt sauer auf mich sind: Wenn ich die Hausaufgabe nicht mitbringe, sprechen Sie einfach über nichts anders mehr mit mir!"
Therapeut:	„Ich bin nicht sauer auf *Sie,* sondern finde es nur schade, dass wir dadurch nicht wie geplant weiterkommen können! Lassen Sie uns doch gemeinsam überlegen, was die Aufgabe Ihnen bringen kann. Wenn wir dazu eine gemeinsame Basis haben, wird unsere Zusammenarbeit noch besser. – Was genau an der Aufgabe hat Sie zum Zweifeln gebracht?"

Wenn ähnliche (im Beispiel verkürzte) Sequenzen mehrmals durchlaufen werden, hat der Patient eine Chance zu erkennen, dass er nicht befürchten muss, in der Therapie seine negativen früheren Beziehungserfahrungen zu wiederholen.

Neben diesen grundlegenden praktischen Hinweisen, nennen Margraf und Bieda (2018) die folgenden beziehungsverbessernden Maßnahmen der kognitiven Verhaltenstherapie:

- die Errichtung positiver Erfolgserwartungen
- ein glaubwürdiges Erklärungsmodell für Störung und Intervention,
- die Vorbereitung auf therapeutische Übungen und Aufgaben,
- soziale Verstärkung und
- häufige Zusammenfassungen und Rückmeldungen,
- motivorientierte Beziehungsgestaltung sowie
- authentisch unterstützendes nonverbales Verhalten.

Ein spezielles Vorgehen zur Förderung von Änderungsmotivation haben Miller et al. (2015) mit dem Motivational Interviewing vorgelegt. Dabei hat der Therapeut verschiedene Verhaltensweisen umzusetzen, um die

Änderungsmotivation des Patienten zu fördern. Zu diesen Verhaltensweisen gehören folgende Prinzipien:

> **Prinzipien des Motivational Interviewing**
>
> 1. **Empathie ausdrücken**: Der Therapeut versucht, die Gefühle und Vorstellungen des Patienten ohne Wertung zu verstehen und nachzuvollziehen. Dazu muss der Therapeut nicht mit der Meinung des Patienten übereinstimmen, sondern entscheidend ist das respektvolle und um Verständnis bemühte Zuhören.
> 2. **Diskrepanz entwickeln**: Der Therapeut versucht, zwischen den bedeutsamen persönlichen Zielen und dem gegenwärtigen Verhalten des Patienten eine Diskrepanz zu entwickeln.
> 3. **Beweisführung vermeiden**: Der Therapeut versucht nicht, dem Patienten die Notwendigkeit einer Veränderung nachzuweisen, sondern er verstärkt das Problembewusstsein des Patienten und erhöht damit die Notwendigkeit für den Patienten selbst, etwas zu tun.
> 4. **Widerstand aufnehmen**: Der Therapeut versucht, den Widerstand des Patienten aufzunehmen und ihm eine Wendung zu verschaffen, die dem Patienten einen Erkenntnisgewinn in Richtung Veränderung verschafft. Dazu gibt der Therapeut Fragen und Probleme an den Patienten zurück und fördert dadurch auch die Mitarbeit des Patienten.
> 5. **Selbstwirksamkeit fördern**: Der Therapeut versucht, durch Betonung der persönlichen Verantwortung des Patienten und durch Hoffnungsinduktion den Patienten zu der Einschätzung zu bewegen, dass er die für die Veränderung notwendigen Schritte selbst erfolgreich unternehmen kann.

Zum andern sehen Kanfer et al. (2012) in der Reduktion von Demoralisierung und Resignation eine wichtige Grundlage zur Motivation des Patienten.

Die Bedeutung von **Zielen** für die Motivation des Patienten sei an dieser Stelle nochmals betont. Kanfer et al. (2012) empfehlen dazu spezielle Strategien der Ziel- und Wertklärung, die in den Anfangsphasen der Therapie vor allem dem Motivationsaufbau dienen und den Patienten dazu anregen sollen, sich mit seinen gedanklichen Visionen eines zufriedeneren Lebens zu beschäftigen. Mögliche Strategien bestehen daher in Ziel- oder Zukunftsprojektionen („Was genau müsste anders sein, damit Sie kein Problem mehr hätten?" bzw. „Wenn Ihr Leben ideal verlaufen würde, wie würde es in 3 Jahren aussehen?").

Für die Frage, welche motivationsfördernden Inventionen an welcher Stelle der Therapie relevant sind, lassen sich aus dem Modell der Veränderungsstadien von Prochaska und Norcross heuristische Überlegungen ableiten (vgl. Prochaska und Norcross 2002). Darin wird ein Veränderungsprozess nach seinem zeitlichen Verlauf in 5 Phasen unterteilt (◘ Abb. 24.2):

- Precontemplation (Sorglosigkeit; Absichtslosigkeit),
- Contemplation (Absichtsbildung),
- Preparation (Vorbereitung),
- Action (Handlung) und
- Maintenance (Aufrechterhaltung).

Eine zentrale Aussage lautet, dass für jede Phase spezifische und damit unterschiedliche Interventionen notwendig sind, die die Therapie voranbringen und motivierend wirken (Prochaska und Norcross 2002, kritisch dazu Hoyer 2003; West 2005; ◘ Tab. 24.2).

24.4 Indikation und Kontraindikation

Es wurde bereits darauf hingewiesen, dass die Indikation einzelner motivationaler Interventionsstrategien vom jeweiligen Patienten und der jeweiligen Therapiephase abhängig ist (◘ Tab. 24.2). Daraus ergibt sich die Notwendigkeit von Indikationsentscheidungen.

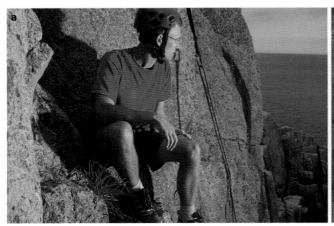
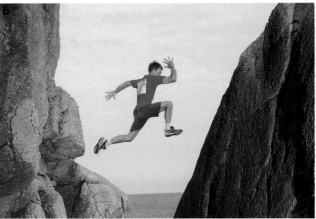

◘ **Abb. 24.2**   Vom Abwägen zur Handlung. Der Schritt von der Phase der Absichtsbildung (**a**) zur Handlungsphase (**b**) lässt sich gut durch diese Bildfolge veranschaulichen. (© photos.com)

◻ Tab. 24.2 Veränderungsphasen und motivierende Aufgaben des Therapeuten. (Mod. nach Miller et al. 2015, mit freundlicher Genehmigung von Lambertus)

Aufgabe des Therapeuten	Interventionsbeispiel
Zweifel aufkommen lassen; Problemwahrnehmung erhöhen	Herausarbeiten, was genau das Umfeld des Patienten stört und dies zur Wahrnehmung des Patienten kontrastieren
Veränderungsgründe und Risiken herausarbeiten; Selbstvertrauen im Hinblick auf Veränderung stärken	Liste mit Vor- und Nachteilen erstellen, die die Aufgabe des Problemverhaltens mit sich bringen würde
Hilfe, den besten Veränderungsweg zu finden	Herausarbeiten, wie Veränderungen vom Patienten bisher vorgenommen wurden und welches Vorgehen erfolgreich bzw. nicht erfolgreich war. Veränderungsvorgehen daraufhin planen
Geeignete Schritte unterstützen	Umgang mit Schwierigkeiten erfassen und diskutieren sowie positive Veränderungen herausarbeiten und salient machen
Strategien gegen Rückfälle entwickeln und einsetzen	Herausarbeiten, was der Patient tun müsste, damit die Veränderung scheitert und daraus ableiten, was er stattdessen tun müsste

Als eine Grundlage für diese Entscheidungen schlägt Schulte (2015) vor, auf der Basis folgender Leitfragen zu differenzieren:

- Ist das Problembewusstsein zu fördern? Ist der Leidensdruck zu gering? Bedroht ein potenzieller Therapieerfolg gegenwärtige Vorteile?
- Sind positive Therapien zu fördern? Bestehen keine erstrebenswerten Ziele? Sind die Ziele nicht realisierbar? Gibt es befürchtete Nebenwirkungen? Werden nur kurzfristige Vorteile erwartet?
- Ist die Therapieakzeptanz zu fördern? Gibt es Zweifel an der Therapie(form) oder am Therapeuten?
- Ist die Realisierung zu fördern? Liegt Unentschlossenheit/Ambivalenz vor und ist eine Entscheidung (mit entsprechender Selbstverpflichtung) zu treffen?
- Ist das Basisverhalten (s. oben) zu stabilisieren? Haben sich Ausgangsbedingungen verändert? Schwindet die Attraktivität der Veränderungsabsicht?

Motivierende Interventionsstrategien haben auch ihre Grenzen. Nach Kanfer et al. (2012) sollte der Therapeut jedoch nur dann am Motivationsaufbau mit dem Patienten arbeiten, wenn er vorher geprüft hat, dass die Probleme des Patienten nicht in Wissens- oder Kompetenzdefiziten begründet sind. In der Therapie können lediglich Angebote formuliert werden, der Patient kann sie annehmen oder auch nicht. Es gilt zu prüfen, ob hinderliche Bedingungen (z. B. mangelndes Problembewusstsein, mangelnde Selbstwirksamkeitserwartung und Befürchtungen im Hinblick auf therapeutische Anforderungen, Konflikte zwischen Zielen oder Motiven oder Störungen der therapeutischen Beziehung) in den ersten Sitzungen identifiziert und verringert werden können. Lässt sich keine Veränderungsmotivation aufbauen, so ist eine Psychotherapie nicht aussichtsreich. Umgekehrt steigt dann die Wahrscheinlichkeit unerwünschter Nebenwirkungen (Lilienfeld 2007), z. B. in Form von unnötigen Aufwänden und Kosten und eher frustrierenden Bemühungen, welche die Selbstwirksamkeitserwartungen eher schwächen als stärken.

24.5 Wirksamkeit

Die Wirksamkeit motivationaler Interventionen im Sinne einer isolierten Behandlungskomponente wurde bisher kaum untersucht. Das Hauptproblem besteht vor allem darin, dass motivationale Interventionen gemeinsam mit störungsspezifischen Interventionen durchgeführt werden, sodass die Wirksamkeit der motivationalen Interventionen alleine (ihr additiver Effekt) nicht unabhängig von den störungsspezifischen Interventionen ermittelt werden kann. Eine Ausnahme bieten Studien zum Motivational Interviewing. Eine Metaanalyse zum Motivational Interviewing auf der Basis von 72 Studien (Hettema et al. 2005) zeigt eine extreme Variabilität in den Effektstärken des Motivational Interviewing in verschiedenen Einsatzgebieten und ein Nachlassen der Effekte über die Zeit. Letzteres gilt aber gerade nicht bei den genannten additiven Studien, in denen die Effekte untersucht wurden, die Motivational Interviewing zusätzlich zur Standardbehandlung hat. Motivational Interviewing erreichte hier auf der Basis von 5 Studien mit einer Behandlungsdauer von durchschnittlich zwei (zusätzlichen) Therapiekontakten eine bei der Katamnese stabile Effektgröße von ca. 0,6. Dies ist der methodisch bisher beste Beleg für eine durchaus beträchtliche unabhängige Wirksamkeit motivierender Interventionsstrategien (vgl. auch Lundahl und Burke 2009).

? Prüfen Sie Ihr Wissen
1. Welche Grundbedingungen fördern die Motivation des Patienten (nach Kanfer)? ▶ Abschn. 24.1
2. Was versteht man unter motivorientierter/komplementärer Beziehungsgestaltung? ▶ Abschn. 24.2

3. Welches sind die fünf Prinzipien des Motivational Interviewing? ▶ Abschn. 24.2
4. Welches sind Regeln für motivationsförderndes Basisverhalten sensu Schulte? ▣ Tab. 24.1

ⓘ Weiterführende Literatur

Zum vertiefenden Studium eignen sich die Bücher von Caspar (2018), Grawe (1998, 2004), Kanfer et al. (2012), Schulte (2015) sowie zur Übersicht Noack und Beiling (2019). Das Buch von Miller und Rollnick (2015) geht speziell auf die motivierende Gesprächsführung (Motivational Interviewing) ein. Methoden zur Motivationsdiagnostik finden sich in Michalak et al. (2007) und Schulte (2015).

Literatur

Achtziger, A., & Gollwitzer, P. M. (2006). Motivation und Volition im Handlungsverlauf. In J. Heckhausen & H. Heckhausen (Hrsg.), *Motivation und Handeln* (S. 277–302). Berlin: Springer.

Caspar, F. (2018). *Beziehungen und Probleme verstehen. Eine Einführung in die psychotherapeutische Plananalyse* (4. Aufl.). Bern: Huber.

Fredrickson, B. L. (2004). The broaden-and-build theory of positive emotions. *Philosophical Transactions of the Royal Society of London B, 359,* 1367–1378.

Fritzsch, A., Schlier, B., Oettingen, G., & Lincoln, T. M. (2016). Mental contrasting with implementation intentions increases goal-attainment in individuals with mild to moderate depression. *Cognitive Therapy & Research, 40,* 557–564.

Grawe, K. (1998). *Psychologische Therapie.* Göttingen: Hogrefe.

Grawe, K. (2004). *Neuropsychotherapie.* Göttingen: Hogrefe.

Hettema, J., Steele, J., & Miller, W. R. (2005). A meta-analysis of research on Motivational Interviewing treatment effectiveness. *Annual Review of Clinical Psychology, 1,* 91–111.

Horvath, A. O. (2001). The alliance. *Psychotherapy: Theory, Research, Practice, Training, 38,* 365.

Hoyer, J. (2003). Stadien der Veränderung: Modell, Anwendungsbewährung und Perspektiven im Suchtbereich. *Suchttherapie, 4,* 140–145.

Hoyer, J., Jacobi, F., & Leibing, E. (2019). Gesprächsführung in der Verhaltenstherapie. In E. Leibing, W. Hiller, & S. K. D. Sulz (Hrsg.), *Lehrbuch der Psychotherapie: Bd. 3* (2. Aufl., S. 87–104)., Verhaltenstherapie München: CIP-Medien.

Kanfer, F. H., Reinecker, H., & Schmelzer, D. (2012). *Selbstmanagement-Therapie* (4. Aufl.). Berlin: Springer.

Kraiker, C., & Pekrun, R. (1998). Motivationsstörungen: Intervention. In U. Baumann & M. Perrez (Hrsg.), *Lehrbuch Klinische Psychologie – Psychotherapie* (2. Aufl., S. 717–729). Bern: Huber.

Lilienfeld, S. O. (2007). Psychological treatments that cause harm. *Perspectives on Psychological Science, 2,* 53–70.

Lundahl, B., & Burke, B. (2009). The effectiveness and applicability of motivational interviewing: A practice-friendly review of four meta-analyses. *Journal of Clinical Psychology, 65*(11), 1232–1245.

Ilardi, S. S., & Craighead, W. E. (1994). The role of nonspecific factors in cognitive-behavior therapy for depression. *Clinical Psychology: Science and Practice, 1,* 138–155.

Kirsch, I. (1997). Response expectancy theory and application: A decennial review. *Applied and Preventive Psychology, 6,* 69–79.

Maddux, J. E., & Gosselin, J. T. (2003). Self-efficacy. *The Wiley Handbook of Positive Clinical Psychology,* 89–101.

Mahoney, M. (1989). *Human change processes. The scientific foundations of psychotherapy.* New York: Basic Books.

Margraf, J., & Bieda, A. (2018). Beziehungsgestaltung und Umgang mit Widerstand. In J. Margraf & S. Schneider (Hrsg.), *Lehrbuch der Verhaltenstherapie: Bd. 1* (S. 381–401). Berlin: Springer.

Michalak, J., Heidenreich, T., & Hoyer, J. (2011). Goal conflicts and goal integration: Theory, assessment, and clinical implications. In W. M. Cox & E. Klinger (Hrsg.), *Handbook of motivational counselling: Motivating people for change* (2. Aufl., S. 89–108). Chichester: Wiley.

Michalak, J., Schulte, D., & Willutzki, U. (2007). Therapiemotivation. In B. Strauß, F. Hohagen, & F. Caspar (Hrsg.), *Lehrbuch der Psychotherapie: Bd. 2* (S. 1327–1357). Göttingen: Hogrefe.

Miller, W. R., & Rollnick, S. (2002). *Motivational interviewing* (2. Aufl.). New York: Guilford.

Miller, W. R., & Rollnick, S. (2015). *Motivierende Gesprächsführung* (3. Aufl.). Freiburg: Lambertus.

Noack, R., & Beiling, P. (2019). *Motivationale Methoden.* Weinheim: Beltz.

Norcross, J. C. (Hrsg.). (2011). *Psychotherapy relationships that work: Evidence-based responsiveness.* Oxford: Oxford University Press.

Oettingen, G. (2012). Future thought and behaviour change. *European Review of Social Psychology, 23,* 1–63.

Oettingen, G. (2014). *Rethinking positive thinking: Inside the new science of motivation.* New York: Penguin Random House.

Prochaska, J. O., & Norcross, J. C. (2002). *Systems of psychotherapy. A transtheoretical analysis.* London: Thomson.

Prochaska, J. O., DiClemente, C. C. & Norcross, J. C. (1992). In search of how people change. *American Psychologist, 47,* 1102–1114.

Rief, W., & Gaab, J. (2016). Facing the dark side of the intervention – Addressing the relation between psychotherapy and placebo. *Verhaltenstherapie, 26,* 6–7.

Ryan, R. M., & Deci, E. L. (2017). *Self-determination theory.* New York: Guilford.

Sachse, R. (2003). *Klärungsorientierte Psychotherapie.* Göttingen: Hogrefe.

Schulte, D. (1998). Die Bedeutung der Therapiemotivation in Klinischer Psychologie und Psychotherapie. In B. Rockstroh & H. Watzl (Hrsg.), *Perspektiven für die Klinische Psychologie* (S. 129–141). Göttingen: Hogrefe.

Schulte, D. (2015). *Therapiemotivation. Widerstände analysieren – Therapieziele klären – Motivation fördern.* Göttingen: Hogrefe.

Schwarzer, R. (2004). *Psychologie des Gesundheitsverhaltens* (3. Aufl.). Göttingen: Hogrefe.

Stucki, C., & Grawe, K. (2007). Bedürfnis- und motivorientierte Bedürfnisgestaltung. *Psychotherapeut, 52,* 16–23.

West, R. (2005). Time for a change: Putting the Transtheoretical (Stages of Change) Model to rest. *Addiction, 100,* 1036–1039.

Wigfield, A., & Eccles, J. S. (2000). Expectancy–value theory of achievement motivation. *Contemporary Educational Psychology, 25*(1), 68–81.

Operante Methoden

Juliane Junge-Hoffmeister und Andre Pittig

Inhaltsverzeichnis

© Springer-Verlag GmbH Deutschland, ein Teil von Springer Nature 2020
J. Hoyer und S. Knappe (Hrsg.), *Klinische Psychologie & Psychotherapie*,
https://doi.org/10.1007/978-3-662-61814-1_25

25.1 Beschreibung des Verfahrens

Ein wohlwollendes Nicken oder ein ausgesprochenes „Ja, richtig!" unseres Gesprächspartners oder Kopfschmerzen nach einer durchzechten Nacht – das alles sind operante Verstärker, die unser offen gezeigtes Verhalten, aber auch unser Denken und Fühlen beeinflussen. Das Erleben dieser Objekte und Erfahrungen als angenehm (Verstärkung) oder unangenehm (Bestrafung) bestimmt, ob wir das vorangegangene Verhalten zukünftig mehr oder weniger häufig zeigen. Bekräftigende verbale und nonverbale Äußerungen geben uns die Bestätigung richtig zu liegen und ermutigen uns, das auslösende Verhalten fortzusetzen. Schmerzen ermuntern zur Suche nach den dafür verantwortlichen Ursachen und verringern so die Wahrscheinlichkeit, dass wir uns freiwillig erneut diesen Auslösern aussetzen.

Unser Leben wird tagtäglich durch derartige Verstärkungsprozesse geprägt. Diese laufen jedoch zumeist unsystematisch und unbewusst ab. Bei den operanten Methoden handelt es sich hingegen um therapeutisch einsetzbare Techniken, die sich lerntheoretische Prinzipien gezielt zunutze machen. Sie bezwecken, Verhalten durch eine geplante und systematische Manipulation seiner verstärkenden Bedingungen (Konsequenzen) auszuformen. „Verhalten" meint in diesem Zusammenhang nicht nur offen gezeigtes, direkt beobachtbares Verhalten (z. B. Weinen), sondern auch physiologische Zustände (z. B. körperliche Entspannung, Hirnstromaktivität) oder kognitive Prozesse (z. B. Grübeln).

Wie in ▶ Kap. 4 ausführlich dargestellt, gehen die operanten Methoden historisch auf die frühe Beschreibung zentraler Lerngesetze bei Thorndike (1898) zurück. Diese wurden von Skinner (1938, 1953) auf der Basis tierexperimenteller Studien in der Mitte des 20. Jahrhunderts weiter ausgearbeitet und als Grundlage der klassischen Verhaltenstherapie etabliert.

> **Definition**
>
> **Operantes bzw. instrumentelles Verhalten** bezeichnet Verhalten, dessen zukünftige Auftretenswahrscheinlichkeit durch seine unmittelbaren Konsequenzen bestimmt wird (operante Konditionierung). Es wird auch als instrumentelles Verhalten bezeichnet, da das Verhalten das Instrument zum Hervorrufen der jeweiligen Konsequenzen ist.

Instrumentelles Verhalten ist somit nicht – im Sinne einer klassischen Konditionierung – als einfache Reaktion auf einen bestimmten auslösenden Stimulus zu werten. Wichtig sind die spezifischen Konsequenzen des Verhaltens. Die Kenntnis der Ursachen des spontan gezeigten Verhaltens ist demzufolge zunächst weder di-agnostisch noch therapeutisch von Belang. Zentral ist hingegen die genaue Beschreibung der situativen Bedingungen, die mit dem operanten Verhalten systematisch kovariieren und die die Funktion kontingenter Verstärker übernehmen. Dies geschieht im diagnostischen Prozess im Rahmen der Verhaltensanalyse (▶ Kap. 21).

> **Definition**
>
> Ein **Verstärker** wird definiert als jeder materielle Gegenstand, Konsumartikel, jede Aktivität, Person oder jedes soziale Ereignis, das die Stärke und Frequenz eines individuellen Verhaltens, zu dem es kontingent ist, verändert (Lecomte et al. 2000).

Kontingenz ist dann gegeben, wenn ein bestimmtes Verhalten (oder eine Verhaltensklasse) regelmäßig und unmittelbar mit einer bestimmten Konsequenz verknüpft ist. Jedes Mal, wenn beispielsweise ein Zirkuslöwe durch einen brennenden Reifen springt (operantes Verhalten), wird er durch eine Futtergabe belohnt (positive Verstärkung mit hoher Kontingenz).

Das kontingente Darbieten oder Entziehen von Verstärkern für das operante Verhalten erhöht oder senkt dessen Auftretenshäufigkeit. Diese funktionale Beziehung macht man sich im Rahmen von Methoden der Verhaltensmodifikation bei psychischen Problemen systematisch zu Nutze.

25.2 Wirkprinzipien

Die lerntheoretischen Wirkprinzipien der operanten Methoden sind ausführlich Gegenstand des ▶ Kap. 4. Sie werden in diesem Abschnitt nur zusammenfassend dargestellt.

Die zentrale Rolle bei den operanten Methoden spielen definitionsgemäß die Verstärker, die das Zielverhalten beeinflussen. Als kontingente Verstärker eines bestimmten Verhaltens kommen **primäre** (Erfüllung von Grundbedürfnissen, z. B. Essen, Wärme etc.), **sekundäre** (orientiert an persönlichen Neigungen und Bedürfnissen, z. B. Geschenke) und **generalisierte** (Verstärker mit Tauschwert, z. B. Geld oder Zeit) sowie **soziale Verstärker** (z. B. Lob, Zuwendung) in Frage.

Neben den externen, fremdinitiierten Verstärkerarten ist auch die **Selbstverstärkung** bedeutsam. Sie umfasst die Bekräftigung eigenen Verhaltens im Rahmen interner Bewertungsprozesse anhand des jeweiligen individuellen Werte- und Normsystems für erwartetes Verhalten. Aufgrund von Störungen der Informationsverarbeitung (z. B. selektive Wahrnehmung und bevorzugte Erinnerung negativer Gedächtnisinhalte bei Depressionen) ist die Selbstverstärkung anfällig für dysfunktionale Verzerrungen.

Verschiedene Zusammenhänge zwischen dem operanten Verhalten und seinen möglichen Konsequenzen sind denkbar (▶ Kap. 4).

- Mit einer **Steigerung der Auftretensrate** einer bestimmten Reaktion ist zu rechnen, wenn diese durch positive Verstärker im Sinne einer Belohnung kontingent verstärkt wird oder wenn eine negative Verstärkung erfolgt, d. h., wenn bisher aufgetretene oder befürchtete negative Konsequenzen durch das Verhalten vermieden werden (z. B. Bekräftigung des depressiven Rückzugsverhaltens durch verstärkte kompensatorische Zuwendung des Lebenspartners – „Wenn du nicht willst, musst du auch nicht mit zum Spieleabend kommen, ich koche dafür etwas Schönes"; gleichzeitig Vermeidung des unangenehmen Gefühls, ein langweiliger Gesprächspartner und Verlierer zu sein).

- Zu einer **Senkung der Auftretensrate** bestimmter Verhaltensmuster kommt es umgekehrt, wenn diese direkt oder indirekt bestraft werden. Eine direkte Bestrafung entspricht dabei der Verabreichung eines negativen Verstärkers (z. B. Hilfesuchverhalten des depressiven Patienten wird durch abfällige Bemerkungen kommentiert). Von einer indirekten Bestrafung wird dann gesprochen, wenn bereits zugewiesene positive Verstärker wieder entzogen werden (= Response Cost; z. B. Entzug von Zuwendung und Aufmerksamkeit oder Privilegien wie der Verschonung von Hausarbeiten). Zu einer Senkung der Auftretenshäufigkeit einer bestimmten Verhaltensweise bis hin zur **Löschung** kommt es nach den Gesetzen der Lerntheorie auch, wenn ihr keinerlei positive oder negative Verstärkung folgt, sie also vollständig ohne Konsequenzen bleibt.

Bei der Anwendung von direkter und indirekter Bestrafung ist zu berücksichtigen, dass diese möglicherweise negative Gefühle wie Angst oder Wut auslösen und damit die Auftretenswahrscheinlichkeit von Vermeidungsverhalten erhöhen oder die Beziehung zum Interaktionspartner belasten können. Zwar kann Bestrafung zu einer Reduktion unangemessener Verhaltensweisen führen, es werden jedoch keine angemesseneren Verhaltensweisen aufgezeigt. Um den Aufbau von adäquatem Alternativverhalten sicherzustellen, ist deshalb die systematische Verstärkung erwünschter Verhaltensweisen und ggf. einer Modellierung solcher Verhaltensweisen (▶ Kap. 4) von besonderer Bedeutung. Gerade auch vor dem Hintergrund verbreiteter ethischer Bedenken sind alternative Möglichkeiten der Verhaltenskontrolle aversiven Bestrafungsmethoden weitestgehend vorzuziehen. Im Rahmen der Psychotherapie spielen Bestrafungsmethoden daher heute keine wesentliche Rolle mehr.

25.2.1 Kontingenzmanagement

Unter der Bezeichnung Kontingenzmanagement werden verschiedene Strategien der Verhaltensmodifikation zusammengefasst, die auf der funktionalen Beziehung zwischen bestimmten Verhaltensweisen und ihren kontingenten Verstärkern beruhen. Immer geht es hierbei um einen zielorientierten, theoretisch begründeten und systematischen Einsatz von Verstärkern. Hierzu sollte zum einen die Wirkweisen verschiedener Verstärkerpläne, z. B. kontinuierliche oder intermittierende Verstärkung (▶ Kap. 4), berücksichtigt werden. Zum anderen sollte auch die Auswahl geeigneter Verstärker und deren intraindividuell variable Wirkung bedacht werden. So ist ein Einkaufsbummel nicht für jeden Menschen ein geeigneter Verstärker und kann selbst bei Personen, die dies normalerweise als verstärkend erleben, zur Belastung werden, wenn sie beispielsweise akute Kopfschmerzen haben. Ziel sollte es dabei immer sein, über den vorübergehenden Einsatz extrinsischer Verstärker hinaus die intrinsische Motivation zur Ausübung eines bestimmten Verhaltens zu steigern (Lecomte et al. 2000).

Nicht selten macht man sich im Rahmen des Kontingenzmanagement das sog. Premack-Prinzip zunutze. Dieses besagt, dass es zu einer automatischen Verstärkung eines bestimmten erwünschten (oder unerwünschten) Verhaltens kommt, wenn danach ein Verhalten folgt bzw. möglich wird, das an sich eine größere unabhängige Auftretenswahrscheinlichkeit (Reaktionsrate) hat (z. B. angenehme Aktivitäten wie der Verzehr von Süßigkeiten, Spielen, Entspannen). Demzufolge versucht man beim Kontingenzmanagement die Wahrscheinlichkeit erwünschten Verhaltens dadurch zu erhöhen, dass es bewusst vor solche häufig auftretenden Aktivitäten eingeschoben wird (▶ Klinisch betrachtet).

> **Klinisch betrachtet**
>
> **Beispiel: Premack-Prinzip**
> Die Bereitschaft eines Kindes, seine schmutzigen Hände zu waschen, wird dadurch erhöht, dass es regelmäßig vor dem Essen dazu aufgefordert wird und sich erst dann an den gedeckten Tisch mit verlockenden Speisen setzen darf.

25.2.2 Diskriminationslernen und Stimuluskontrolle

Therapeutisch relevant können neben den Konsequenzen jedoch auch die Reizbedingungen sein, die der operanten Handlung vorausgehen. Sie fungieren als Hinweisreize (diskriminative Stimuli) darauf, dass in der

25

gegebenen Situation durch ein bestimmtes operantes Verhalten eine spezifische Konsequenz zu erreichen ist. Solche diskriminativen Stimuli lösen das operante Verhalten somit nicht direkt aus. Durch ihre Verknüpfung mit den erlebten Konsequenzen des operanten Verhaltens lernt der Organismus, dass nur unter bestimmten Reizbedingungen eine gewünschte Veränderung eintritt (**Diskriminationslernen**). So lernt beispielsweise ein Kleinkind, dass lautes Schreien an der Supermarktkasse bei einem Elternteil das Erhalten von Süßigkeiten zur Konsequenz hat, beim anderen Elternteil jedoch nur ruhiges Verhalten zu dieser Konsequenz führt. Das Vorhandensein des jeweiligen Elternteils wird also zum Hinweisreiz, welches instrumentelle Verhalten die erwünschte Konsequenz erbringt. Das Vorhandensein bestimmter Stimuli wirkt unmittelbar verhaltenssteuernd; ein Umstand, den man sich im Rahmen von Techniken der **Stimuluskontrolle** zunutze macht. Hier werden die situativen Rahmenbedingungen so gestaltet, dass die Wahrscheinlichkeit des Auftretens eines erwünschten Verhalten erhöht bzw. eines unerwünschten Verhalten verringert wird, indem die z. B. diskriminativen Stimuli gezielt platziert oder entfernt werden (▶ Klinisch betrachtet).

25.2.3 Differenzierungslernen

Vom Diskriminationslernen ist das **Differenzierungslernen** zu unterscheiden. Hier wird eine bestimmte ope-

rante Verhaltensweise nur dann verstärkt, wenn sie in einer definierten Art und Weise ausgeführt wird. Differenzierungslernen ist insbesondere für den Aufbau komplexer Verhaltensketten von Bedeutung, bei denen der Effekt einer nachfolgenden Verhaltenssequenz unmittelbar mit der spezifischen Ausführung der vorhergehenden zusammenhängt (▶ Klinisch betrachtet).

Im folgenden Abschnitt werden verschiedene operante Techniken, mit denen eine solche Ausformung komplexerer Verhaltensketten in verschiedenen Settings unterstützt werden kann, ausführlicher dargestellt.

25.3 Durchführung

Grundlegend für jede erfolgreiche systematische und kontrollierte Verhaltensänderung sind die folgenden vier vorbereitenden Phasen:

1. Zunächst erfolgt die **Definition des Problemverhaltens**, das in seiner Häufigkeit oder Ausprägung auf- oder abgebaut werden soll (z. B. Rückzugsverhalten und soziale Isolation bei depressiven Störungen; ▶ Kap. 46). Dieses Verhalten wird in seinen motorisch-verhaltensmäßigen, kognitiven, affektiven und ggf. physiologischen Komponenten genau beschrieben.

2. Im Rahmen einer **Baseline-Erhebung** (Verhaltensanalyse; ▶ Kap. 21) wird erfasst, unter welchen situativen Bedingungen (wann, wie oft, wo, in Anwesenheit welcher Personen, in welcher Stimmungslage etc., s. Diskriminationslernen) das Verhalten auftritt (z. B. Rückzug erfolgt bei ausgeprägter depressiver Stimmung, vor allem morgens, insbesondere aus sozialen Situationen, in denen Leistungen erbracht werden müssen etc.). Dabei wird insbesondere herausgearbeitet, welche Kontingenzen das

Verhalten verstärken (z. B. Vermeidung von Leistungsdruck und Schuldgefühlen = negative Verstärkung; s. Verstärkerpläne ▶ Kap. 4 und Kontingenzmanagement).

3. Darauf aufbauend wird das **Ziel des Veränderungsprozesses** definiert (z. B. selbstständiges Aufsuchen von Situationen, die früher Freude bereitet haben und jetzt als Verstärkerquelle dienen könnten).

4. Schließlich erfolgt die **Festlegung der Methoden der Verhaltensmodifikation**, d. h. der Strategien, mit denen das definierte Ziel erreicht werden soll (z. B. systematischer Aufbau angenehmer Aktivitäten, Selbstvertrag).

Eine Reihe von Strategien zur Verhaltensmodifikation steht zur Verfügung. Sie unterscheiden sich danach, ob Verhalten auf- oder abgebaut werden soll und ob es sich dabei um einfache oder komplexe Verhaltensweisen handelt. Diese Strategien können je nach Patient, Zielverhalten und Setting einzeln oder in Kombination, d. h. in einem komplexen Verstärkersystem, zum Einsatz kommen. Im Folgenden wird ein Überblick über die am häufigsten angewendeten Strategien gegeben.

25.3.1 Strategien des Verhaltensaufbaus

Mehrere systematische Strategien zum Verhaltensaufbau werden unterschieden (▶ Kap. 4), welche bei der Ausformung komplexer Verhaltensweisen im Rahmen von Psychotherapie häufig kombiniert werden. Dazu gehören:

— Shaping,
— Chaining,
— Prompting und
— Fading.

Shaping

Gemeint ist hierbei eine Methode der Verhaltensausformung („shaping"), bei der neue Verhaltenselemente gelernt und schrittweise differenziert ausgebaut werden (s. auch Differenzierungslernen). Dabei kommen positive Verstärker zum Einsatz, die zunächst für jede Annäherung an das Zielverhalten gewährt werden. Schrittweise werden die Anforderungen jedoch erhöht, bis nur noch die richtige Ausführung der komplexen Zielverhaltensweise verstärkt wird. Ggf. muss hierzu anfangs ein Modell oder direkte Hilfestellung gegeben

werden, damit zu Beginn überhaupt ein Verhalten gezeigt werden kann, das verstärkt werden kann (▶ Klinisch betrachtet).

Klinisch betrachtet

Beispiel: Shaping

Eine sozial unsichere junge Frau will sich in einem übervollen Zug gegenüber einem Mitreisenden behaupten. Dieser hält einen Sitzplatz besetzt, den sie schon vor 3 Wochen vorausschauend reserviert hatte. Ziel eines sozialen Kompetenztrainings ist es, dass die Frau ihr Recht in angemessener Weise durchsetzt. Dazu soll sie direkten Blickkontakt üben und eine aufrechte Körperhaltung einnehmen. Sie soll weiterhin mit fester und klarer Stimme den Mann bitten, den Sitzplatz zu räumen und dabei höflich, aber bestimmt sein (Verwendung der „Ich-Form", klare Bitte usw.). Beim Shaping werden die einzelnen Verhaltensweisen geübt und schrittweise in Richtung des Zielverhaltens verbessert, beginnend mit dem Einnehmen der angemessenen Körperhaltung bis zur Formulierung ihrer Forderung. Für jeden gut gemeisterten Teilschritt wird die Klientin verbal verstärkt, wobei die Anforderungen schrittweise dadurch erhöht werden können, dass einerseits zunehmend mehr Aspekte des nonverbalen und verbalen Ausdrucks gleichzeitig zu beachten sind oder andererseits verschiedene Reaktionen des Interaktionspartners in die Übung einbezogen werden.

Chaining

Beim Chaining (Verkettung) erfolgt eine Verknüpfung bereits gelernter Verhaltenssequenzen. Dabei wird vom letzten Teilschritt ausgegangen. Für dessen korrekte Ausführung wird die Person verstärkt, unabhängig davon, ob die vorhergehende Verhaltensabfolge nur unter Hilfestellung oder unzureichend umgesetzt wurde. Die zu erlernende Verhaltenskette wird somit schrittweise aufgebaut. Dabei sind zeitlich immer größere Intervalle zu überbrücken. Das Erlernen eines komplexen Verhaltens erfolgt anhand seines sichtbar erfolgreichen Abschlusses, was die Lernmotivation entsprechend fördert (▶ Klinisch betrachtet).

25

Beispiel: Chaining

Ein Bewohner eines Heimes für geistig behinderte Menschen wird dafür gelobt, dass er einen von einem Betreuer dargebotenen Teller auf eine zugewiesene Stelle des Tisches stellt. Nach dem Erlernen dieses Verhaltenselements wird die Person für die richtige Platzierung des zugereichten Tellers belobigt, ohne dass der Zielort vorher spezifiziert werden musste. In weiteren Schritten wird der Teller nicht mehr von einem Betreuer zugereicht, sondern ist selbst von einem bezeichneten Stapel zu nehmen und an den Zielort zu befördern. Schließlich wird der Heimbewohner nur noch dann positiv verstärkt, wenn er den (die) Teller selbstständig aus einem konkreten Küchenschrank nimmt und den Tisch damit vorschriftsmäßig deckt.

Prompting

Beim Prompting (d. h. Soufflieren, Antreiben, Veranlassen) wird der Aufbau erwünschten Verhaltens durch verbale oder nonverbale Hilfestellungen, die die Aufmerksamkeit lenken sollen, schrittweise unterstützt. Diese beziehen sich in der Regel auf die Einhaltung vorher vereinbarter Grundregeln (z. B. Blickkontakt halten) und beinhalten konkrete Instruktionen („Bitte achten Sie auf Ihre Körperhaltung!"), Bekräftigungen (z. B. „Weiter so!") oder auch das Geben von nonverbalen Hinweisen (z. B. auf etwas zeigen, eine bestimmte Körperhaltung demonstrieren u. Ä.). Gegebenenfalls übernimmt der Therapeut kurzzeitig die Rolle des Klienten, indem er diesem bestimmte Äußerungen als Souffleur quasi „in den Mund legt" (Modelllernen).

Fading

Das Fading (Ausblenden) beschreibt die schrittweise Zurücknahme aller Hilfestellungen und Verstärker. Ziel ist der Transfer erlernter Verhaltensweisen in die natürliche Umgebung, in der verstärkende Reize in der Regel in geringerer Ausprägung oder nicht konsistent vorhanden sind. Da die Verhaltensregulation im Alltag anhand der im natürlichen Setting vorkommenden Reizbedingungen erfolgen muss, ist das Ausblenden zusätzlicher extrinsischer Verstärker von besonderer Bedeutung. Im therapeutischen Prozess wird der Patient zumeist angeleitet, auf Methoden der Selbstverstärkung zurückzugreifen (z. B. Selbstbelohnung, Konzentration auf intrinsische Motivation), um eine größere Unabhängigkeit von externen Verstärkern zu erlangen.

25.3.2 Strategien des Verhaltensabbaus

Auch beim Verhaltensabbau wird eine Reihe von Einzelstrategien unterschieden (vgl. Siegl und Reinecker 2003). Genannt seien

- Bestrafung,
- Löschung,
- Response Cost,
- Time-out,
- Sättigung und
- Beschränkung.

Direkte Bestrafung

Wie oben bereits erwähnt, beschreibt direkte Bestrafung den kontingenten Einsatz eines aversiven Reizes als Konsequenz eines bestimmten Problemverhaltens (z. B. ein lautes „Nein!", Strafarbeit). Aufgrund ethischer Bedenken sollte direkte Bestrafung jedoch nur angewendet werden, wenn ein Verzicht auf diese Methodik noch negativere Konsequenzen hätte (z. B. selbstschädigendes Verhalten).

Löschung

Bei der Löschung werden alle positiven Verstärker entfernt, die ein bestimmtes Zielverhalten aufrechterhalten könnten. In der Praxis braucht Löschung einige Zeit, insbesondere dann, wenn das Verhalten vorher durch intermittierende Verstärkung verstärkt wurde. Für die Beeinflussung unmittelbar gefährdender Verhaltensweisen (z. B. Selbst- oder Fremdschädigung) ist Löschung somit nur bedingt geeignet (▶ Klinisch betrachtet).

Beispiel: Löschung

Ein 5-jähriges Kind schneidet im Beisein seiner Mutter in der Öffentlichkeit teilweise exzessiv Grimassen, die durch entsprechende lautsprachliche Äußerungen begleitet werden. Das Ignorieren dieses Fehlverhaltens durch die Mutter führt zu einer schrittweisen Reduktion seiner Auftretenswahrscheinlichkeit. Zeigt sie sich hingegen wiederholt belustigt dadurch, fühlt sich das Kind ermuntert, sein Verhalten fortzusetzen.

Response Cost

Hierbei handelt es sich um eine Methode der indirekten Bestrafung, bei der bereits gewährte Verstärker beim Auftreten von definiertem Fehlverhalten wieder entzogen werden (▶ Klinisch betrachtet).

Beispiel: Response Cost

In der stationären Therapie der Anorexie werden operante Methoden im Zusammenhang mit Gewichtsveränderungen eingesetzt. Dies geschieht nach einem vorher festgelegten und für die Patienten transparenten Plan. Eine stark untergewichtige Patientin ist beispielsweise zunächst verpflichtet, in ihrem Zimmer zu essen, in dem weder Fernsehen noch andere ablenkende Ressourcen zur Verfügung stehen. Eine regelmäßige wöchentliche Gewichtszunahme führt zur Gewährung von Privilegien (z. B. mit den anderen Patientinnen essen, Radio hören, Besuch empfangen dürfen). Diese werden im Falle eines neuerlichen Gewichtsverlustes sofort wieder entzogen.

Time-out

Die Methode des Time-out ist auch aus dem Eishockey bekannt. So nimmt der Schiedsrichter Spieler in der Regel dann für einen Time-out vom Feld, wenn die Gemüter besonders erhitzt sind und eine Eskalation droht. Bezogen auf die systematische Verhaltensmodifikation handelt es sich bei der Auszeit-Methode um eine Form der Löschung, bei der alle potenziellen Verstärker eines bestimmten Verhaltens entzogen werden. Zumeist geschieht das dadurch, dass die Zielperson für eine begrenzte Zeit aus der Situation entfernt und in eine reizarme Umgebung geschickt wird. Dies verlangt entschiedenes und unmittelbares, d. h. zeitlich kontingentes Handeln des Therapeuten nach vorher definierten Regeln, die für den Betroffenen transparent sind. Insbesondere bei eskalierendem ausagierendem Verhalten (z. B. aggressiven Wutausbrüchen eines Kindes) kann die Methode helfen, die angespannte Situation zwischen den Interaktionspartnern zu entschärfen. Je nachdem, wie reizarm die Auszeit vollzogen werden kann, kann durch aufkommende Langeweile, die mitunter als aversiv erlebt wird, eine Auszeit auch als direkt bestrafend erlebt werden. Im Sinne des Aufbaus angemessenen Alternativverhaltens sollte diese Methode immer mit entsprechenden Techniken des Verhaltensaufbaus kombiniert werden, da durch den alleinigen Entzug von Verstärkern kein alternatives Verhalten erlernt wird.

Sättigung

Wenn auf eine bestimmte unangemessene Verhaltensweise (z. B. Clownerie im Schulunterricht) immer wieder der gleiche Verstärker (z. B. ermunternde Reaktion eines einzelnen Mitschülers, aber keine Reaktion weiterer Personen) folgt, so tritt mit der Zeit eine Sättigung ein, die zur Reduktion der Auftretenshäufigkeit des Verhaltens führt, da der ursprüngliche Verstärker nicht mehr verstärkend wirkt. Ähnlich kann eine Sättigung auftreten, wenn der Verstärker in einem quantitativen Übermaß dargeboten wird. In beiden Fällen ist der Verstärker sozusagen „abgenutzt". Dieser Sättigungseffekt kann auch bei positiver Verstärkung auftreten, sollte also beim Aufbau funktionaler Verhaltensweisen berücksichtigt werden (z. B. durch das Einführen von Tokensystemen anstelle von primären Verstärkern).

Beschränkung

Durch Beschränkung, d. h. die mechanische Unterbindung eines bestimmten Verhaltens (z. B. durch Festhalten), kann es ebenfalls zu einer Reduktion des Problemverhaltens kommen, die jedoch in der Regel nur kurzfristig wirksam ist.

> **Wichtig**

Alle genannten Strategien zum Abbau bestimmter Verhaltensweisen sollten nur in Absprache mit dem Patienten erfolgen, da sie teilweise aversiv erlebt werden. Verweigert sich der Patient in einem solchen Fall erfolgreich gegen eine aversiv erlebte Strategie, reduziert sich das aversive Erleben, wodurch das Verweigern ungünstigerweise negativ verstärkt wird. Neben dem kontingenten Einsatz von Strategien zum Verhaltensabbau ist dem parallelen Aufbau von Alternativverhalten besondere Aufmerksamkeit zu widmen. Um intermittierende Verstärkung zu vermeiden, müssen an der Umsetzung dieser Strategien in der Regel alle Personen in der natürlichen Umgebung beteiligt werden (▶ Klinisch betrachtet).

Beispiel: Behandlung exzessiver Sorgen durch operante Methoden

Auch neuere Interventionskonzepte zur Behandlung von exzessiven Sorgen (z. B. im Rahmen einer generalisierten Angststörung) greifen auf die Wirkprinzipien operanter Methoden zurück (▶ Kap. 48). Hierbei wird angenommen, dass exzessives Sorgen durch ein ständiges Hin-und-Her zwischen negativen Sorgen („Mein Partner könnte einen Autounfall gehabt haben!") und beruhigenden Gegengedanken („Es wird nichts passiert sein, sonst hätte man mich schon angerufen") gekennzeichnet sind. Nach dem Premack-Prinzip werden demnach die Sorgen durch die Kontingenz mit der kurzfristigen Erleichterung als Folge der beruhigenden Gedanken verstärkt und aufrechterhalten. Im Sinne operanter Methoden wird in einer Therapie nach diesem Rational versucht, das Auftreten der beruhigenden Gegengedanken zu verhindern, im operanten Sinne werden also die Verstär-

25

ker entzogen. Dies kann durch eine Exposition mit den Sorgen, z. B. durch aktives Weiterdenken der Sorgen oder Beschreibung der Sorgen, erreicht werden (Wadström 2015). Obwohl erste positive Befunde einer weiteren Überprüfung bedürfen (Andersson et al. 2016), verdeutlichen sie den Erklärungswert operanter Mechanismen für komplexes Problemverhalten.

25.3.3 Komplexe Verstärkungssysteme

Die oben genannten operanten Einzeltechniken zum Verhaltensauf- und -abbau werden in der therapeutischen Praxis häufig systematisch im Rahmen komplexer Verstärkungssysteme eingesetzt, wobei ein **strategisches Kontingenzmanagement** erfolgt. Als Beispiele seien Token Economies, Kontingenzverträge und Cue Exposure genannt.

Token Economy

Mit Hilfe einer Token Economy (Münzverstärkungssystem) kann gleichzeitig Einfluss auf verschiedene Verhaltensweisen genommen werden, und zwar im Einzel- und im Gruppensetting. **Token** sind dabei konditionierte generalisierte Verstärker (z. B. Plastikmünzen oder -chips, Stempeleinträge auf einer Punktekarte o. Ä.), die gegen andere individuell bedeutsame Verstärker eingetauscht werden können (z. B. Lebensmittel, TV-Zugang). Damit wird eine Sättigung bezüglich einzelner Verstärker vermieden. Außerdem ist es möglich, auch solche Aktivitäten als Verstärker einzuplanen, deren Umsetzung nicht immer unmittelbar machbar ist (z. B. Familienausflug).

Token-Economy-Programme entwickelten sich in den 60er Jahren im Zusammenhang mit der stationären Behandlung chronisch schizophrener Patienten mit Residualsymptomatik und haben eine Reihe von Anwendungsfeldern gefunden (▶ Abschn. 25.4). Ihre Wirksamkeit hängt jedoch entscheidend davon ab, wie sorgfältig sie geplant und wie konsistent sie umgesetzt werden.

LePage et al. (2003) konnten zeigen, dass sich ein gut konzipiertes Tokenprogramm im akutpsychiatrischen Setting über einen Untersuchungszeitraum von 3 Jahren erfolgreich und mit minimalen Kosten umsetzen lässt (▶ Studienbox).

Studienbox

Einsatz eines Tokenprogramms auf einer psychiatrischen Akutstation

Die Forschergruppe um James LePage (LePage et al. 2003) evaluierte ein Tokenprogramm, dessen primäres Ziel die Reduktion von Aggressivität und Gewalt unter den Patienten einer psychiatrischen Akutstation war. Als Erfolgsmaß wurde die Anzahl gewalttätiger Übergriffe (operantes Verhalten) in den Intervallen 12 Monate vor und 24 Monate nach Einführung der Token Economy verglichen.

Ausgangssituation

Während der 12 Monate vor dem Tokenprogramm wurden insgesamt 316 Patienten meist mit chronischen psychischen und schweren Persönlichkeitsstörungen aufgenommen und 290 entlassen. Im 2-Jahres-Nachuntersuchungszeitraum gab es 553 Aufnahmen und 526 Entlassungen.

Trotz der erforderlichen Freiwilligkeit des Programms nahmen über 99 % der Patienten teil. Bei schweren Regelverstößen konnten die Patienten vom Personal aus dem Programm genommen werden. Die meisten baten jedoch innerhalb kurzer Zeit um Wiederaufnahme.

Vorgehensweise

Bei Aufnahme wurde jeder Patient in die Regeln des Tokenprogramms eingewiesen, die in einem Handbuch aufgeführt waren. Token wurden in Form von Motivstempeln (z. B. Smiley) auf einem Wochenplan festgehalten. Auf dem Wochenplan waren gleichzeitig Aktivitäten und Verpflichtungen des Patienten (z. B. Therapiegruppen) festgehalten.

Token wurden für vordefiniertes therapierelevantes Verhalten gegeben bzw. für Verhaltensweisen, die dem Leben in der Gemeinschaft zuträglich waren, z. B. pünktlich sein, aktiv in der Therapiegruppe teilnehmen, Medikation ohne Erinnerung einnehmen, eigenständig duschen oder Teilnahme an sozialen Aktivitäten. Ergänzend zu diesem Basisplan kamen individuelle Verstärkerpläne zum Einsatz, wenn Patienten für sie individuell relevantes Verhalten auf- oder abbauen sollten (z. B. Erhöhung der Nahrungsaufnahme bei Mangelernährung, Ärgermanagement).

Wenn ein Patient komplexe Verhaltensweisen in kleinen Schritten erlernen sollte (Shaping, Chaining), wurden neben Tokenstempeln auch Chips mit einem geringeren Wert ausgegeben (10 Chips = 1 Token). Dies führte zu einer höheren Response-Rate und damit zu besonders intensiver Verstärkung und Motivationsförderung. Im Sinne der Kontingenz wurden alle Verstärker dabei so schnell ausgegeben, wie es die Situation erlaubte.

Bei schwerwiegenden unangemessenen Verhaltensweisen (z. B. Masturbation auf der Station), dem Verletzen von Sicherheitsregeln (z. B. Rauchen im Bett) oder Aktivitäten, die in der Öffentlichkeit zum Eingreifen der Polizei führen würden (z. B. jemanden schlagen oder bedrohen), war der Entzug von Token zulässig (Response Cost).

Token konnten von den Patienten in einem „Token Store" ausgegeben werden. Erhältlich waren z. B. zusätzlicher Ausgang, extra Rauchpausen, Kino, Snacks, Getränke etc.

Die Konsistenz des Stationspersonals wurde durch zeitnahe Einarbeitung und Supervision neuer Mitarbeiter sowie schnellere Klärung von Unstimmigkeiten umgesetzt. Dazu zählte auch, dass Fehler bei der Vergabe von Token schnell und öffentlich korrigiert wurden.

Ergebnisse

Das Ergebnis dieses umfassenden Tokenprogramms bezüglich einer Reduktion von Aggressivität und Gewalt im Stationsalltag ist bemerkenswert (◘ Abb. 25.1).

Durch die Implementierung der Token Economy kam es zu einem signifikanten Rückgang von Verletzungen durch Angriffe von 33 %. Patient-Patient-Verletzungen gingen hierbei um 48 % zurück. Außerdem gab es 17 % weniger Selbstverletzungen und 21 % weniger Verletzungen des Stationspersonals. Durch die verminderte Schwere der Übergriffe auf Angestellte kam es sogar zu einem 93 %igen Rückgang in der Anzahl verletzungsbedingter Ausfallsstunden von Mitarbeitern. Dies entsprach jährlich ca. 146 Arbeitsstunden. Inwieweit individuelle Verhaltensänderungen nach Entlassung der einzelnen Patienten stabil waren, wurde leider nicht untersucht.

Als positiver Nebeneffekt wurde von allen beteiligten Mitarbeitern ein konsistenteres Handeln der Stationsbelegschaft beschrieben. Klare Regeln mit Fokus auf Verhaltensmodifikation limitierten die Fehlkommunikation im Personal und die Anwendung gemischter Behandlungsmodelle, was zu einem sekundären Behandlungseffekt geführt haben könnte.

Aufgrund des großen Erfolgs wurde das Tokenprogramm nach Ende der Studie fortgesetzt.

Ungeachtet individueller Interventionseffekte ist ein reibungsloser Stationsablauf dank eines solchen Programms aus Kostengründen ein erstrebenswertes Ziel. Jährlich 146 verletzungsbedingte Ausfallstunden bedeuteten für die Klinik bei einem angenommenen Lohn von 7,50 Dollar pro Stunde für gering qualifiziertes Pflegepersonal ca. 1095 Dollar Ausfall insgesamt. Hinzu kamen die teilweise beträchtlichen Kosten für die medizinische Versorgung der Betroffenen sowie zusätzlicher Arbeitszeitausfall für die Dokumentation. Hingegen kostete der Token Store die Station täglich ca. 10 US-Dollar.

LePage et al. (2003) konnten somit den Nachweis führen, dass der Einsatz eines gut geplanten Tokenprogramms machbar, erfolgreich und effizient sein kann, wenn alle Beteiligten strukturiert, konsequent und motiviert vorgehen.

Der Erfolg des geschilderten Programms ist darauf zurückzuführen, dass eine Reihe von Einzelaspekten beachtet wurde, die für ein derartiges Projekt von grundlegender Bedeutung sind (vgl. Ayllon und Azrin 1965; Fliegel et al. 1998; MacDonald 2003; ► Gut zu wissen):

- **Festlegung des Zielverhaltens.** Das erwünschte Verhalten wurde in Absprache mit den Patienten und Therapeuten genau definiert und in Form von Regeln fixiert. Teilsequenzen komplexer Verhaltensketten wurden individuell spezifiziert. Diese Festlegungen waren für die Patienten in Form eines Handbuchs jederzeit zugänglich und nachvollziehbar.
- **Definition und Vergabe von Token.** Es wurde festgelegt, was als Token bzw. Teilmenge eines Token galt (z. B. Stempel, Chip etc.) und für welche konkrete Verhaltensweise ein solcher Token zu erlangen war oder entzogen wurde (Response Cost). Es wurde spezifiziert, wer diese Token zu welchen Zeiten vergibt (z. B. Stationspersonal). Dies sollte möglichst zeitlich nah zum Zielverhalten geschehen. Das Personal wurde entsprechend trainiert.
- **Eintausch von Token.** Es wurde festgelegt, gegen welche Verstärker welche Anzahl von Token im Token Store jeweils eingetauscht werden konnte und nach welchem Modus. Tokenverdienst und -Ausgabe standen dabei in einem angemessenen Verhältnis. Auf Verstärkervielfalt wurde geachtet (Vermeidung von Sättigung).
- **Ausblendung der Token Economy.** Durch den häufigen Patienten- und Therapeutenwechsel in der Studie von LePage et al. (2003) war ein Ausblenden des Programms wenig erfolgversprechend und wurde dementsprechend unterlassen. Bei geschlossenen

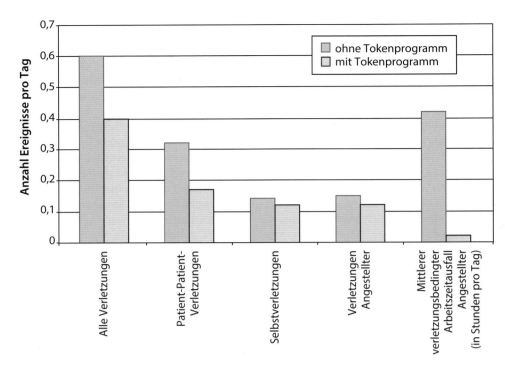

◘ Abb. 25.1   Ergebnisse des Tokenprogramms von LePage et al. (2003, mit freundlicher Genehmigung von John Wiley and Sons) auf einer psychiatrischen Akutstation

Gruppen (oder Einzelpersonen) wird das Kontingenzmanagement langsam ausgeschlichen, sobald das Zielverhalten stabil aufgebaut ist. Zumeist geschieht das dadurch, dass das Erreichen eines Token schwieriger wird und immer komplexere Verhaltensweisen verlangt. Nicht immer setzen sich Verhaltensveränderungen auch ohne das Verstärkerprogramm fort. Deshalb ist es wichtig, auf den Aufbau intrinsischer Motivation schon während des Programms zu fokussieren.

Gut zu wissen

Probleme bei der Umsetzung von Token Economies in der Praxis
In der Praxis wird die Umsetzung von Token Economies immer wieder als recht schwierig eingeschätzt, da dies eine kontinuierliche und konsistente Handlungsweise aller beteiligten Personen – häufig über einen sehr langen Zeitraum – verlangt. Probleme können sich aus der inkonsistenten Reaktionsweise des Personals ergeben (z. B. unregelmäßiges Monitoring, unterschiedliche Regelauslegung, mangelndes Verständnis bzw. Transparenz des Programms) sowie auch bei der Vergabe und dem Austausch der Token (z. B. Horten von Chips, Fälschen von Einträgen, unzureichende Valenz zur Verfügung stehender Verstärker etc.). Gerade im stationären Setting erfordert der Umgang mit diesen Herausforderungen eine hohe Moti-

vation des therapeutischen und pflegerischen Personals und deren systematische Koordination. Im ambulanten Setting ist ein 24-Stunden-Monitoring ohnehin selten möglich, sodass der Einsatz von Token Economies auf verschiedene situative Bedingungen begrenzt bleibt und damit in der Regel auch auf deren Wirkungsbereich (z. B. Schule versus Freizeit/Elternhaus). Hinzu kommen nicht selten ethische Bedenken der Beteiligten, die sich auf die möglicherweise als entwürdigend erlebte schematische Vergabe von Plastikmünzen an mündige Patienten beziehen.
Wie die dargestellte Studie von LePage et al. (2003) belegt, sind die genannten Einschränkungen jedoch stark mit der konkreten Ausgestaltung und Umsetzung eines solchen Programms verknüpft und können nicht verallgemeinert werden.

❯ Wichtig
Die Wirksamkeit einer klassischen Token Economy kann weiterhin dadurch unterstützt werden, dass nicht nur die Ausführung des Zielverhaltens selbst, sondern auch die Selbstbeobachtung und Selbsteinschätzung bezüglich dieses Kriteriums gefördert wird.

Die Zielperson nimmt ihre Belohnung dadurch selbst in die Hand und erlangt zunehmende Selbstverantwortung, wodurch der Transfer in den Alltag gefördert wird. Zlomke und Zlomke (2003) berichten von einem entsprechenden Programmansatz in der Behandlung von ausagierendem Verhalten im schulischen Setting. Hier konnten durch eine akkurate Selbsteinschätzung bezüglich der Einhaltung der vorher festgelegten Gruppenregeln (Self-Monitoring plus Token-Economy-Bedingung) – ergänzend zu den durch die Regeleinhaltung erarbeiteten Wertpunkten – zusätzliche Token gewonnen und umgesetzt werden. Daraus resultierte ein verstärkter Rückgang des Problemverhaltens verglichen mit der Bedingung Token Economy allein.

Kontingenzverträge

Ein weiteres Beispiel für komplexes Kontingenzmanagement sind Kontingenzverträge (▶ Kap. 34). Solche Verträge kommen in allen Anwendungsfeldern der Psychotherapie vor, d. h. im Einzel-, Paar- und Gruppensetting, bei Kindern und Erwachsenen.

Je nach Problemstellung wird hier – so wie bei der Token Economy – das Zielverhalten genau definiert und ggf. in Teilschritte zerlegt. Dabei ist es sinnvoll, das Ziel nicht im Sinne einer moralischen Verpflichtung zu definieren (z. B. Regeln gehorchen), sondern im Bezug auf den Erwerb bzw. die Ausführung konkreter Fertigkeiten in einem bestimmten Kontext (vgl. Maercker 2009). Weiterhin werden in einem Kontingenzvertrag Verstärker für das Erreichen des Zieles festgelegt und auch, welche Sanktionen erfolgen, falls der Vertrag nicht eingehalten wird.

Ein Verhaltensvertrag, wie er etwa im Rahmen des Aktivitätsaufbaus bei der verhaltenstherapeutischen Behandlung der Depression zum Einsatz kommt, könnte wie im Kasten ▶ Klinisch betrachtet formuliert sein (modifiziert nach Hautzinger 2013).

Klinisch betrachtet

Beispiel für einen Selbstvertrag

Ich, _____ (Name), werde am kommenden Samstag nach dem Mittagessen die Gemäldegalerie der Stadt besuchen und an einer Führung teilnehmen. Dabei werde ich dem Leiter oder anderen Teilnehmern mindestens zwei Fragen zur Ausstellung stellen. Am Sonntag werde ich mich mit meiner Freundin zum Kaffeetrinken verabreden. Ich werde dabei mit dem Fahrrad zum Treffpunkt fahren.

Wenn ich beide Aufgaben erfüllt habe, werde ich mich am Montag damit belohnen, dass ich mir ein neues Buch kaufe, das mir gefällt.

Datum, Unterschrift _____

Ein solcher Kontingenzvertrag kann unter Angabe des geplanten Erfüllungszeitraums sowohl vom Patienten als auch vom Therapeuten unterschrieben werden, dient jedoch in der Regel nur dem Selbstvertrag bzw. der Selbstmotivation des Patienten und soll eine größere Verbindlichkeit in der Auseinandersetzung des Patienten mit seinem Problem (Förderung der Selbstkontrollfähigkeit) herstellen, aber auch der Zusammenarbeit zwischen Therapeut und Patient dienen.

Self-Brown und Mathews (2003) verweisen aufgrund ihrer vergleichenden Untersuchung des Lernverhaltens bei Schülern unter den Bedingungen „Token Economy" versus „Kontingenzvertrag" darauf, dass ein Kontingenzvertrag, in dem individuelle Ziele und Teilziele festgelegt werden, möglicherweise weniger bedrohlich und damit lern- und selbstwertförderlicher ist als eine Token Economy. Bei Letzterer werden häufig für eine Gesamtgruppe normative Ziele für das Zielverhalten und das Erlangen von Token festgelegt, die leistungsorientiert und nicht lern- bzw. prozessorientiert sind. Dadurch könnten weniger begabte Gruppenmitglieder benachteiligt und demotiviert werden.

> **Wichtig**
>
> Eine sorgfältige Auswahl von Strategien zum Kontingenzmanagement je nach Problemstellung, individuellen Bedürfnissen und Rahmenbedingungen in der natürlichen Umgebung des Patienten sollte immer in Betracht gezogen werden.

Cue Exposure

Ebenfalls auf der Basis der operanten Lerntheorie wurde im Rahmen der Verhaltenstherapie die Cue Exposure entwickelt. Dabei handelt es sich um eine spezielle Form der Konfrontationstherapie für die Anwendung bei Störungen, die mit exzessivem Annäherungsverhalten an bestimmte Substanzen oder Verhaltensweisen einhergehen, z. B. stoffgebundene Süchte, Essstörungen oder auch pathologisches Spielen bzw. Internetsurfen. Statt Personen – wie in der klassischen Angstexposition – mit ihren gefürchteten, d. h. angstauslösenden Situationen zu konfrontieren, werden sie hier solchen Hinweisreizen („cues") ausgesetzt, die normalerweise zu Annäherungsverhalten führen bzw. Verlangen (Craving, Suchtdruck) triggern. Das kann beispielsweise die Präsentation verschiedener Alkoholika sowie assoziierter Situationen (z. B. Kneipen, Alleinsein) oder Verhaltensweisen (z. B. Rauchen) sein. Erwartet wird hier, dass es bei länger andauernder Konfrontation mit diesen Hinweisreizen ohne Ausführung der konditionierten Annäherungsreaktion (z. B. trinken, aber auch essen, spielen, Internetsurfen u. Ä.) zu einer graduellen Abnahme und letztlichem Ausbleiben der Annäherungsreaktion kommt.

25

Denkbar als Cues sind auch emotionale Zustände, wie z. B. Einsamkeitsgefühle oder Traurigkeit, die motivationale Zustände (z. B. Appetit/Essen) auslösen können. Im Rahmen der Cue Exposure geht es also darum, möglichst viele potente Cues für ein bestimmtes problematisches Annäherungsverhalten zu identifizieren und diese dann im Rahmen einer Exposition systematisch zu variieren. Konfrontiert wird, bis der Patient in der Lage ist, die Präsentation der früheren Trigger auszuhalten, ohne in das Problemverhalten zurückzufallen, d. h., bis das Verlangen nachlässt. Idealerweise ist dies mit einem Rückgang der physiologischen Anspannung (Habituation) und kognitiven Fixierung auf das Problemverhalten verbunden.

In Bezug auf die Reduktion des subjektiven Verlangens, die Trinkhäufigkeit und die Mengen konsumierten Alkohols konnte die Wirksamkeit der Therapiemethode Cue Exposure nachgewiesen werden. Strittig bleibt jedoch, ob dies tatsächlich (nur) durch Löschung zu erklären ist, oder ob hierbei nicht komplexere Prozesse eine Rolle spielen. In Frage kommen die Korrektur dysfunktionaler Kognitionen in Bezug auf Cues, Verlangen und Problemverhalten, die Erhöhung der Selbstwirksamkeitserwartung im Umgang mit Verlangen, die Unterbrechung automatisierter Verhaltensketten, aber vor allem auch der Erwerb kontext- und zustandsabhängiger Bewältigungsfertigkeiten für das Verlangen (Lörch 2008). Zur flexiblen Realisation verschiedener situativer Kontexte nutzt man in jüngster Zeit verstärkt auch die Möglichkeiten virtueller Methoden. Dabei können mit Hilfe von Avataren auch soziale Interaktionen simuliert werden. Virtuelle Realitäten sind bei einer Bandbreite von Suchtmitteln geeignet Craving auszulösen und zu verstärken. Die Kombination dieser Methodik mit Cue-Exposure-Therapie bietet sich an. Dabei ließen sich bisher zumindest kurzfristige therapeutische Effekte nachweisen (vgl. Hone-Blanchet et al. 2014).

Exposition bei Angst

Auch bei der Expositionstherapie bei Angst sind operante Wirkprinzipien relevant. Das Aufrechterhalten von Angst durch Vermeidungsverhalten folgt im Wesentlichen einer negativen Verstärkung, da durch Vermeidung aufkommende Angst reduziert wird (s. Mowrers Zwei-Faktoren-Theorie; ▶ Kap. 4 und 50). Obwohl innerhalb der Expositionsübung andere Lernmechanismen angenommen werden (▶ Kap. 26), sind operante Methoden für die notwendige Reduktion von Vermeidung bedeutsam. Der Patient muss hierbei motiviert sein, Vermeidung aufzugeben und sich mit der

gefürchteten Situation oder dem gefürchteten Objekt zu konfrontieren. Um der kurzfristigen negative Verstärkung von Vermeidung entgegenzuwirken, bedarf es daher motivierender Anreize für eine Annäherung. Diese Anreize werden beispielsweise durch das Verdeutlichen langfristig negativer Folgen von Vermeidung (z. B. durch Erarbeitung eines Teufelskreismodells; ▶ Kap. 47). oder das Hervorheben alternativer positiver Verstärker gesetzt. Letztere sind dem Patienten oft bereits bewusst und ein wichtiger Grund für den Wunsch nach Therapie (z. B. Kashdan et al. 2008). Patienten mit sozialen Ängsten wünschen sich beispielsweise neue soziale Kontakte und Freundschaften. Da die Vorstellung über das erforderliche Verhalten (z. B. eine Feier besuchen) gleichzeitig jedoch starke Angst auslöst, befinden sich die Patienten in einem Annäherungs-Vermeidungs-Konflikt (Stein und Paulus 2009; Pittig et al. 2014c). Nichtängstliche Personen entscheiden sich in solchen operanten Konflikten oft für eine Konfrontation mit einem Angstreiz, um die alternativen Verstärker zu erhalten. Ängstliche Personen sind hingegen auch dadurch gekennzeichnet, dass sie sich für angstreduzierende Vermeidung entscheiden und damit den Verlust alternativer Verstärker in Kauf nehmen (z. B. nicht auf eine Feier gehen, wodurch sich die Angst reduziert, aber auch keine neuen Bekanntschaften möglich sind; Pittig et al. 2014a, b). Allerdings scheint in diesen Konflikten einen „Kipppunkt" zu geben, sobald der Wert der alternativen Verstärker dem Wert der negativen Verstärkung von Vermeidung überwiegt (für eine laborexperimentelle Untersuchung und Diskussion s. Schlund et al. 2016). An diesem individuellen Kipppunkt kommt es zu einem Wechsel von Vermeidung zu Annäherung. Bei starker Vermeidung scheint es daher therapeutisch sinnvoll, der Erarbeitung alternativer Verstärker besondere Aufmerksamkeit zu widmen, um eine Annäherung im Rahmen der Exposition zu ermöglichen.

25.3.4 Biofeedback

Ein wichtiges Verfahren, das sich ebenfalls auf operante Mechanismen stützt und in der Behandlung einer Vielzahl von psychosomatischen Beschwerden angewendet wird, ist das Biofeedback (vgl. Haus et al. 2015; ▶ Kap. 53). Dabei werden dem Patienten körperliche Zustände und Veränderungen, die normalerweise nicht oder nur schwer wahrnehmbar sind, zurückgemeldet. Dies geschieht zumeist in akustischer (z. B. Töne) und/oder visueller Form (z. B. Wellen oder Linien auf einem Bildschirm; ◻ Abb. 25.2).

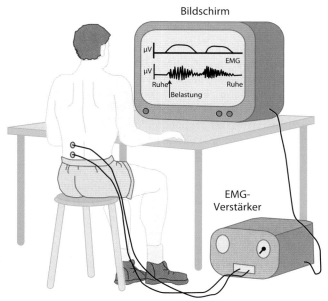

Bildschirm

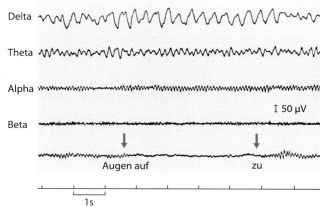

Delta

Theta

Alpha

Beta

I 50 μV

Augen auf   zu

1s

Abb. 25.3 Frequenzbänder im Spontan-EEG. (Aus Gramann und Schandry 2009, © 1981, 2009 Programm PVU Psychologie Verlags Union in der Verlagsgruppe Beltz. Weinheim Basel)

Abb. 25.2 Biofeedback – EMG-Feedback zur Rückmeldung der Spannung der Rückenmuskulatur beim Sitzen in Arbeitshaltung. (Nach Flor 2003, aus Birbaumer und Schmidt 2006)

Zum Einsatz kommen dabei physiologische Messmethoden wie das EKG (Elektrokardiogramm; Rückmeldung der elektrischen Aktivität des Herzens) oder die Messung des Hautwiderstandes (Rückmeldung des Sympathikotonus, z. B. bei Angst und Stress), das EMG (Elektromyogramm; Rückmeldung der Muskelspannung bei der Behandlung chronischer Kopf- oder Rückenschmerzen, ▣ Abb. 25.2), das EEG (Elektroenzephalogramm; Rückmeldung der Hirnstromaktivität als Neurofeedback; ▣ Abb. 25.3) oder auch die Photoplethysmografie (Messung des Blutvolumenpulses an der Schläfenarterie als Ausdruck der Vasodilatation beim Migränekopfschmerz).

Der Patient wird nun angehalten, diese physiologischen Parameter willentlich zu beeinflussen. Veränderungen werden unmittelbar zurückgemeldet (Modulation von Tonsignalen oder grafischen Veränderungen auf dem Bildschirm) und positiv verstärkt (z. B. verbal oder durch Token). Bei der Behandlung der Migräne beispielsweise soll die Verengung der Blutgefäße gefördert werden (Vasokonstriktionstraining). Diese werden am Bildschirm durch Ringe symbolisiert, deren Durchmesser durch bewusste Entspannung willkürlich verringert werden soll.

Der Patient lernt, sich selbst besser wahrzunehmen und auf die eigenen körperlichen Vorgänge Einfluss zu nehmen. Die dadurch erreichte Verbesserung der Symptomatik (z. B. Anspannungs- oder Schmerzreduktion) bewirkt im Sinne einer negativen Verstärkung einen weiteren Einsatz dieser Strategien und erhöht das Selbstwirksamkeitserleben. Das psychische Befinden, das z. B. bei chronischen Schmerzstörungen häufig massiv beeinträchtigt ist, kann so deutlich verbessert werden.

Ein interessantes neues Anwendungsgebiet der Biofeedbackprinzipien ist die Rückmeldung der Hirnstromaktivität – das **Neurofeedback.** Dieses rückt als alternative oder flankierende Behandlungsoption bei zentralnervös bedingten Störungen (z. B. Epilepsie) aber auch Verhaltensauffälligkeiten (z. B. Aufmerksamkeits- und Hyperaktivitätsstörung; ▶ Klinisch betrachtet) in jüngster Zeit zunehmend in den Blickpunkt des wissenschaftlichen und therapeutischen Interesses.

Klinisch betrachtet

Neurofeedback bei Aufmerksamkeitsdefizit-/Hyperaktivitäts-Störung (ADHS)

Im Spontan-EEG lassen sich beim Menschen u. a. folgende Frequenzbänder in der Gehirnstromaktivität nachweisen: Delta (δ; 0,1–4 Hz), Theta (θ; 4–8 Hz), Alpha (α; 8–12 Hz) und Beta (β; 12–30 Hz) (Abb. 25.3).

Während Delta-Aktivität auf Tiefschlaf und ausgeprägte Theta-Wellen auf Schläfrigkeit hinweisen, korrespondierten Alpha-Aktivität mit dem entspannten Wachzustand und Beta-Aktivität mit wacher Aufmerksamkeit.

Ausgangssituation

Bei vielen ADHS-Kindern lassen sich im Vergleich zu gesunden Kontrollkindern Veränderungen im Spontan-EEG nachweisen. Diese weisen auf eine vermehrte langsame Hirnaktivität (Theta-Wellen) bei gleichzeitiger Verringerung der relativen Alpha- und Beta-Aktivität im Frontalhirn hin (Maß dafür ist das Theta/Beta-Ratio). Befunde bildgebender Verfahren unterstützen die Annahme einer Dysfunktion im frontostriatalen System bei ADHS. Daneben häufen sich bei ADHS-Kindern Auffälligkeiten in ereigniskorrelierten Potenzialen (EKP), die auf eine Dysfunktion reizbezogener kognitiver Verarbeitungs- und Aktivierungsprozesse hindeuten. Außerdem sprechen neuropsychologische Untersuchungen für eine gestörte EEG-Kohärenz – ein Maß für die intra- und interhemisphärische Kommunikation und Koordination (funktionelle Kopplung und Synchronisierung verschiedener Kortexareale).

Vorgehensweise

Durch Neurofeedback soll der Patient nun lernen, vermehrt schnelle EEG-Aktivität zu entfalten und gleichzeitig langsame Aktivität zu unterdrücken. Dies geschieht zumeist über zwei Strategien, die in entsprechende Trainingsprotokolle umgesetzt werden. Beim **Theta/Beta-Training** kommt es zu einem Feedback der Aktivität der Frequenzbänder Theta (Verringerung von 4–8 Hz) und Beta (Steigerung von 13–21 Hz) mit dem Ziel der Aktivierung des Gehirns und Reduktion von Aufmerksamkeitsdefiziten. Die zweite Strategie zielt auf die Verstärkung des sensomotorischen Rhythmus (SMR), einem speziellen Hirnfrequenzmuster innerhalb des Beta-Bandes zwischen 12 und 15 Hz, über dem Motorkortex ab (**SMR-Training**). Durch die resultierende Hemmung der thalamokortikalen Schleife soll Hyperaktivität verringert werden. Eine konditionierte Erhöhung der SMR-Amplitude ist in der Vergangenheit sowohl mit einer Abnahme der Anfallsaktivität bei Epilepsiekranken als auch mit verstärkter muskulärer Entspannung, erhöhter Aufmerksamkeit und verbesserter Konzentration in Zusammenhang gebracht worden (zusammenfassend vgl. Holtmann et al. 2004).

Das Neurofeedback selbst beinhaltet eine Folge von Aufgaben, die auf dem Bildschirm präsentiert werden und für deren Lösung die Person positiv verstärkt wird. Diese werden in sehr vielfältiger Weise umgesetzt, z. B. in Anlehnung an gängige Computerspiele mit unterschiedlichem Schwierigkeitsgrad. Beispielsweise soll eine Figur auf dem Bildschirm „durch Denken" nach oben oder unten bewegt werden (Abb. 25.4a–d). Die Bewegung repräsentiert dabei die Erhöhung oder Absenkung der Hirnstromaktivität in ausgewählten Frequenzbereichen, d. h. die Beeinflussung physiologischer Parameter.

Die EEG-Signale werden dazu simultan computergestützt aufbereitet, visualisiert und der Person unmittelbar zurückgemeldet. Die positive Verstärkung erfolgt über die erfolgreiche Lösung der gestellten Aufgaben (belohnende Symbole; Abb. 25.4c), d. h. die Attraktivität der Spiele selbst, oder über die Ausgabe materieller Verstärker (z. B. Token mit Tauschwert). Dies ist letztlich vergleichbar mit der Konzeption von PC-Spielen. Auch hier erfordert das Lösen bestimmter Aufgaben volle Aufmerksamkeit und wird durch das Erreichen neuer „Spiel-Level" oder aufmunternde Kommentare der Spielfiguren operant verstärkt.

Das Neurofeedbacktraining umfasst zwischen 20 und 50 Sitzungen.

Ergebnisse

Holtmann et al. (2014) geben eine Übersicht über vorliegende Daten zur Effektivität des Neurofeedback bei ADHS. Die Ergebnisse kontrollierter Studien legen nahe, dass Neurofeedback zu einer signifikanten kurzfristigen Verbesserung bezüglich der ADHS-Kernsymptomatik führen kann, d. h. zu einer Reduktion von Unaufmerksamkeit, Impulsivität und Hyperaktivität. Einige Untersuchungen berichten außerdem über verbesserte kognitive Leistungen, z. B. einen messbaren IQ-Zuwachs. Dies entspricht den Effekten der pharmakologischen Stimulanzienbehandlung (z. B. mit Methylphenidat). Darüber hinaus scheint das Neurofeedback jedoch über eine neuromodulatorische Wirkkomponente zu verfügen, die über die Verhaltensebene hinausgeht. Es kommt zu einer Normalisierung des Spontan-EEG (Optimierung der Theta/Beta-Ratio), die bei alleiniger medikamentöser Behandlung mit derzeitig vorliegenden Psychopharmaka nach Absetzen des Präparats nicht nachgewiesen werden kann (Monastra et al. 2002). Follow-up-Untersuchungen von bis zu 1 Jahr nach dem Neurofeedbacktraining weisen auf Langzeiteffekte bezüglich Konzentration, Hyperaktivität und schulischer Performanz hin. Jedoch sind weitere doppelblind kontrollierte Studien mit größeren Stichproben unbedingt zu fordern. Dabei ist auch zu klären, welcher spezifische Anteil der Verbesserung der kognitiven Leistungen dem Neurofeedback zuzuschreiben ist, da computergestützte Kognitions- und Aufmerksamkeitstrainings, ja sogar handelsübliche Computerspiele, sich ebenfalls positiv auf die kognitive Leistungsfähigkeit (z. B. visuelle Aufmerksamkeitsleistung) auswirken (vgl. Holtmann et al 2004, 2014).

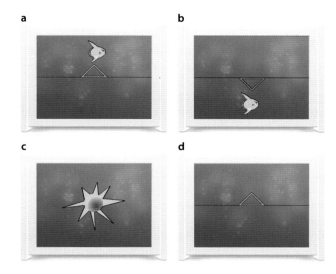

◻ Abb. 25.4 Beispiel für eine computergestützte Übungsaufgabe im Neurofeedback: Der Fisch soll „durch Denken" nach oben oder unten bewegt werden. (**a**) Fisch soll sich oberhalb der Mittellinie (Baseline) bewegen (kortikale Aktivierung), (**b**) Fisch soll sich unterhalb der Mittellinie (Baseline) bewegen (kortikale Deaktivierung), (**c**) Belohnungsbedingung (Sonne als sekundärer Verstärker, falls Aufgaben 1 oder 2 bewältigt wurden), (**d**) Transferbedingung (kein unmittelbares Feedback der aufgezeichneten Gehirnströme: Der Fisch ist für den Trainierenden nicht sichtbar. Das Feedback der aufgezeichneten Gehirnströme erfolgt am Ende der einzelnen Übung. Wurde die Aufgabe bewältigt, wird die Sonne präsentiert). (Quelle: DC-EEG- und Biofeedbacksystem neuroConn THERA PRAX®, 2000–2020 © neuroCare Group)

Transfer der Effekte operanter Therapiemethoden in den Alltag

Bei allen operanten Methoden zum Verhaltensauf- bzw. Verhaltensabbau ist essenziell, dass die unter den Stimulusbedingungen der Therapie erlernten Fertigkeiten der Selbstkontrolle schrittweise in den Alltag übertragen werden. Der Patient muss lernen, sein Verhalten (inklusive kognitiver, affektiver und physiologischer Komponenten), in spezifischen Situationen selbst wahrzunehmen, zu analysieren und auch ohne den Einsatz externer Verstärker zu kontrollieren. Hierzu ist es notwendig, das neue Verhalten sukzessive auch in der natürlichen Umgebung (z. B. Schule, Arbeit) einzuüben und den Patienten mit übergreifenden Methoden zum Problemlösen und Selbstmanagement vertraut zu machen. Diese sollten generalisiert und in einer Vielzahl von Situationsklassen anwendbar sein. Hat der Patient hier Erfolge und erlebt seine Selbstwirksamkeit in spezifischen Situationen, so wird er motiviert, die erlernten Fertigkeiten auch in anderen vergleichbaren Situationen anzuwenden und erreicht zunehmende Unabhängigkeit von externen Verstärkern.

> **Wichtig**
>
> In einer Übergangsphase ist es häufig sinnvoll, die sozialen Interaktionspartner, die durch ihre Reaktionen unerwünschtes Verhalten aufrechterhalten könnten (z. B. Eltern, Erzieher, Partner), mit in die Behandlung einzubeziehen. Nicht selten ist die Veränderung der sozialen Verstärkerbedingungen ein entscheidendes Therapieziel.

Da beim Wegfallen externer Verstärker die Gefahr besteht, dass erlerntes Verhalten weniger auftritt (s. Löschung), liegt ein besonderes Augenmerk auf einer zunehmenden Selbstverstärkung und sich nicht abnutzenden Verstärkern (s. Sättigung). In diesem Sinne können sich neuere Interventionsmethoden, wie die (werteorientierte) Verhaltensaktivierung (▸ Kap. 27) oder die Acceptance-Commitment-Therapie (▸ Kap. 18) als hilfreich erweisen. Bei diesen Verfahren wird eine Verhaltensmodifikation im Rahmen eines werteorientierten Handelns angestrebt. Hierbei werden zunächst individuelle Werte des Patienten im Sinne von „Was ist mir wichtig?", „Was halte ich für gut/wertvoll?" identifiziert (z. B. „Für meine Familie da sein"; „Gesund leben"). Anschließend sollen daraus wertkonsistente Verhaltensweisen abgeleitet und aufgebaut werden. Während dies anfangs ggf. noch externer Verstärker bedarf (z. B. Bestätigung durch den/die Therapeuten/in), soll durch die starke Orientierung an eigenen Werten schnell eine Selbstverstärkung und intrinsische Motivation entstehen. Werden durch eine Verhaltensweise eigene Werte erfüllt, kann diese erfolgreiche Erfüllung als positiver Verstärker angesehen werden, wodurch das Verhalten gefestigt wird. Demnach basieren auch diese neuen Ansätze auf den Wirkprinzipien operanter Methoden. Ein großer Vorteil dieses Vorgehens ist, dass Werte sich nicht abnutzen (z. B. nach 20-mal Spielen hat man den Wert „Für die Familie da sein" erfüllt), sondern Verhalten überdauernd verstärken können.

25.4 Indikation

Generell sind operante Methoden in vielen klinischen und nichtklinischen Interventionsbereichen einsetzbar. Basale Fertigkeiten, wie das Geben verbaler und nonverbaler Rückmeldung (z. B. positive Verstärkung, Prompting) sind Teil der sozialen Interaktion und gehören zum Gestalten einer empathischen Grundhaltung in der Therapie. Komplexere Strategien zum Kontingenzmanagement (z. B. Token Economy, Kontingenzverträge, Time-out) sind in allen Bereichen anwendbar, in denen Menschen Verhaltensdefizite oder -exzesse aufweisen. So finden sich Anwendungsfelder für Token Economies vor allem im Bereich der

25

akuten, forensischen und Gerontopsychiatrie (vgl. z. B. Glowacki et al. 2016; Goodness und Felthous 2017), in der Behandlung bzw. im Management von emotionalen Problemen und Verhaltensauffälligkeiten (z. B. Döpfner et al. 2007; Zlomke und Zlomke 2003) sowie bei Lernschwierigkeiten von Kindern und Jugendlichen (z. B. Self-Brown und Mathews 2003; Linderkamp et al. 2011).

Operante Methoden wie Kontingenzverträge und Stimuluskontrolltechniken werden ebenso bei der Therapie von Angst- und depressiven Störungen (z. B. Hautzinger 2013), von Schlafstörungen (z. B. Hermann et al. 2009), von Essstörungen (z. B. Legenbauer und Vocks 2014) bzw. von Schmerzstörungen (z. B. Zernikow 2015) eingesetzt. Sie sind integraler Bestandteil von Elterntrainings (z. B. Triple P Deutschland GmbH, Markie-Dadds et al. 2015) und in der Pflege behinderter Menschen.

Weitere Einsatzfelder operanter Techniken (z. B. Verhaltensverträge, Biofeedback) sind die Verhaltensmedizin bzw. die Behandlung physiologischer Probleme (z. B. Übergewicht und andere ernährungsbedingte Erkrankungen, Schmerzen, Bewegungsstörungen bzw. Bewegungsmangel) sowie die Förderung gesunder Verhaltensmuster (z. B. Rauchverzicht, Sport). Operante Verstärker sind hier in der Regel integraler Bestandteil entsprechender Modifikationsprogramme (z. B. Wertpunktsysteme bei Gewichtsreduktionsprogrammen, soziale Verstärkung in der Gruppe). Nicht selten werden hier sogar durch die Krankenkassen externe monetäre Anreize zur Verhaltensänderung gesetzt, z. B. in Form von Rabatten oder der Erstattung von Kursgebühren.

Eine **Kontraindikation** für operante Methoden ergibt sich dann, wenn ein Patient nicht über die kognitiven Basisfertigkeiten verfügt, die das Verständnis eines komplexeren Programms erfordert bzw. nicht in ausreichendem Maße in der Lage ist, über erwünschte und unerwünschte Verhaltensweisen und ihre Konsequenzen zu reflektieren. Unter Berücksichtigung ethischer Aspekte setzt die Teilnahme an Kontingenzmanagementprogrammen Freiwilligkeit voraus.

25.5 Wirksamkeit

Da es sich bei den operanten Methoden um eine Gruppe von Techniken handelt, die häufig in Kombination eingesetzt werden, ist eine spezifische Beurteilung der Wirksamkeit einzelner Techniken schwierig. Generell ist ihre Effizienz als Mittel zur Verhaltensmodifikation unbestritten. Für den Bereich der Psychiatrie haben sie ihre Wirksamkeit in mehr als 200 Studien unter Beweis gestellt (vgl. Lecomte et al. 2000, Glowacki et al. 2016). Kontrollierte Studien, die die Effektivität operanter Methoden belegen, stammen aus vielen unterschiedlichen Settings und verschiedenen Pati-

entenpopulationen (z. B. geistig behinderte Menschen in Heimen, Kinder und Jugendliche mit Verhaltensauffälligkeiten, Menschen im Strafvollzug, Patienten mit schweren psychiatrischen Erkrankungen; vgl. Liberman 2000).

Kritiker der klassischen Lerntheorie Skinners verwiesen dabei immer wieder auf die Rolle der sozialen Informationsverarbeitung, d. h. kognitiver und motivationaler Aspekte im Konditionierungsprozess, sodass operante Methoden als solche seit Einführung kognitiver Therapieverfahren nur noch wenig systematisch beforscht wurden (vgl. Fliegel et al. 1998). Dennoch finden sich auch in der jüngeren Zeit eine Reihe von Arbeiten, die die differenzielle Wirksamkeit komplexer Kontingenzmanagementmethoden (vor allem Token Economies) im pädagogischen und psychiatrischen Setting betrachten und ihre Effektivität nachweisen. Daraus werden zumeist Vorschläge zu ihrer Verbesserung, z. B. im Sinne einer gesteigerten Selbstverantwortung der Patienten, abgeleitet (z. B. Glowacki et al. 2016, LePage et al. 2003; Zlomke und Zlomke 2003).

Darüber hinaus haben viele Einzeltechniken aufgrund ihrer Wirksamkeit Eingang in evaluierte störungsspezifische Therapieprogramme gefunden (s. die in diesem Kapitel genannten Beispiele „Behandlung exzessiver Sorgen und Verhaltensaktivierung"). Die Einbettung operanter Methoden in komplexe Therapieprogramme ist im Sinne eines langfristigen und generalisierten Therapieeffekts bzw. der Rückfallprophylaxe von wesentlicher Bedeutung. Werden Kontingenzprogramme isoliert und schematisch eingesetzt, so besteht die Gefahr, dass nach Absetzen der Verstärker eine Rückkehr zum Ausgangszustand eintritt (vgl. Glynn 1990; Glowacki et al. 2016).

> **Wichtig**
>
> Die Vermittlung von übergreifenden Selbstbeobachtungs-, Selbstanalyse- und Selbstmanagementfertigkeiten, die auch im natürlichen Setting vorkommende Verstärker für den Patienten verfügbar machen (z. B. im Sinne des Aktivitätsaufbaus bei Depressionen), ist somit für einen langfristigen Therapieerfolg von entscheidender Bedeutung.

> **? Prüfen Sie Ihr Wissen**
> 1. Verstärker spielen eine wesentliche Rolle in der operanten Verhaltenssteuerung (Auf- und Abbau von beobachtbaren oder verdeckten Verhaltensweisen). Was sollte man bei der Auswahl systematisch genutzter Verstärker beachten und wie sind sie einzusetzen? ▶ Abschn. 25.1 und 25.2
> 2. Verschiedene operante Strategien zum systematischen Aufbau komplexer Verhaltensweisen stehen zur Verfügung. Stellen Sie sich vor, Sie möchten einem schüchternen, sozial isolierten 11-jährigen Kind beibringen, wie es sich an den Spielen ande-

rer Kinder in der Gruppe beteiligen kann. Welche Phasen sollten Sie beachten und wie würden Sie konkret vorgehen? ▶ Abschn. 25.3

3. Wie würden Sie bei einer Patientin mit selbstverletzendem Verhalten vorgehen, wenn Sie dieses Problemverhalten mit Hilfe operanter Methoden reduzieren möchten? ▶ Abschn. 25.3.1

4. Sie arbeiten als Psychologe oder Psychologin auf einer psychosomatischen Station für essgestörte Patientinnen. Mit Hilfe eines Tokenprogramms soll erreicht werden, dass die Patientinnen regelmäßig und ausreichend essen, an den Therapieangeboten aktiv teilnehmen, sich in Gruppenaktivitäten adäquat einbringen etc. Wie könnte ein Konzept für ein solches Tokenprogramm aussehen und was ist bei dessen Umsetzung zu beachten? ▶ Abschn. 25.3.4

5. Was ist beim Einsatz operanter Methoden generell zu beachten, wenn man eine langfristig stabile Verhaltensänderung sicherstellen will? ▶ Abschn. 25.2.3

6. Was ist der Unterschied zwischen Differenzierungs- und Diskriminierungslernen? Geben Sie je ein Beispiel. ▶ Abschn. 25.2, 25.3.1 und 25.3.4

ℹ Weiterführende Literatur

Mit traditionellen wie auch neuen Ansätzen zum Thema setzt sich das von Angermeyer et al. (1994) herausgegebene Handbuch *Operantes Lernen* umfassend auseinander. Auf der Basis vieler empirischer Befunde und (tier-)experimenteller Arbeiten werden die wichtigsten Grundlagen vertieft und verschiedenste Anwendungsbereiche aufgezeigt. Aktuelle grundlagenorientierte Arbeiten zu den operanten Bedingungen individuellen Verhaltens finden sich in der amerikanischen Fachzeitschrift *Journal of Experimental Analysis of Behavior (JEAB)*. Originalveröffentlichungen zur Anwendung der experimentellen Befunde bei der Entwicklung von Behandlungsprogrammen für verschiedenste psychologische und psychopathologische Phänomene finden sich im *Journal of Applied Behavior Analysis (JABA)*. Beide Zeitschriften werden von der Society for the Experimental Analysis of Behavior (SEAN) herausgegeben.

Literatur

Andersson, E., Hedman, E., Wadström, O., Boberg, J., Andersson, E. Y., Axelsson, E., & Ljótsson, B. (2016). Internet-based extinction therapy for worry: A randomized controlled trial. *Behavior Therapy*, Advance online publication.

Angermeyer, W. T., Bednorz, P., & Hursh, S. R. (Hrsg.). (1994). *Operantes Lernen. Methoden, Ergebnisse, Anwendung. Ein Handbuch*. München: Reinhard UTB.

Ayllon, T., & Azrin, N. H. (1965). The measurement and reinforcement of behavior in psychotics. *Journal of Experimental Analysis of Behavior, 8*, 357–383.

Birbaumer, N., & Schmidt, R. F. (2006). *Biologische Psychologie* (6. Aufl.). Berlin: Springer.

Döpfner, M., Schürmann, S., & Fröhlich, J. (2007). *Therapieprogramm für Kinder mit hyperkinetischem und oppositionellem Problemverhalten (THOP)*. Weinheim: Beltz/PVU.

Fliegel, S., Groeger, W. M., Künzel, R., Schulte, D., & Sorgatz, H. (1998). *Verhaltenstherapeutische Standardmethoden* (4. Aufl.). Weinheim: Beltz/PVU.

Flor, H. (2003). Chronische Schmerzsyndrome. In U. Ehlert (Hrsg.), *Verhaltensmedizin* (S. 183–223). Berlin: Springer.

Glowacki, K., Warner, G., & White, C. (2016). The use of a token economy for behaviour and symptom management in adult psychiatric inpatients: A critical review of the literature. *Journal of Psychiatric Intensive Care, 12*(2), 119–127.

Glynn, S. M. (1990). Token economy approaches for psychiatric patients. Progress and pitfall over 25 years. *Behavior Modification, 14*, 383–407.

Goodness, K., & Felthous, A. R. (2017). Treatment for restoration of competence to stand trial. In R. Rosner & C.L. Scott (Hrsg.), *Principles and Practice of Forensic Psychiatry* (3. Aufl., S. 257–267). CRC Press.

Gramann, K., & Schandry, R. (2009). *Psychophysiologie. Körperliche Indikatoren psychischen Geschehens*. Weinheim: Beltz.

Haus, K. M., Held, C., Kowalski, A., Krombholz, A., Nowak, M., Schneider, E., & Wiedemann, M. (2015). *Praxisbuch Biofeedback und Neurofeedback*. Berlin: Springer.

Hautzinger, M. (2013). *Kognitive Verhaltenstherapie bei Depressionen*. Weinheim: Beltz/PVU.

Hermann, E., Gassmann, D., & Munsch, S. (2009). Schlafstörungen. In: J. Margraf & S. Schneider (Hrsg.). *Lehrbuch der Verhaltenstherapie* (3. neu bearb. u. erw. Aufl., S. 187–224). Heidelberg: Springer.

Holtmann, M., Stadler, C., Leins, U., Strehl, U., Birbaumer, N., & Poustka, F. (2004). Neurofeedback in der Behandlung der Aufmerksamkeits- und Hyperaktivitätsstörung (ADHS) im Kindes- und Jugendalter. *Zeitschrift für Kinder- und Jugendpsychiatrie und Psychotherapie, 32*(3), 187–200.

Holtmann, M., Sonuga-Barke, E., Cortese, S., & Brandeis, D. (2014). Neurofeedback for ADHD: A review of current evidence. *Child and adolescent psychiatric clinics of North America, 23*(4), 789–806.

Hone-Blanchet, A., Wensing, T., & Fecteau, S. (2014). The use of virtual reality in craving assessment and cue-exposure therapy in substance use disorders. *Frontiers in Human Neuroscience, 8*, 844. ▶ https://doi.org/10.3389/fnhum.2014.00844.

Kashdan, T.B, Elhai, J.D. & Breen, W.E. (2008). Social anxiety and disinhibition: An analysis of curiosity and social rank appraisals, approach-avoidance conflicts, and disruptive risk-taking behavior. *Journal of Anxiety Disorders, 22*(6), 925–939. ▶ https://doi.org/10.1016/j.janxdis.2007.09.009.

Lecomte, T., Liberman, R. P., & Wallace, C. J. (2000). Identifying and using reinforcers to enhance the treatment of persons with serious mental illness. *Psychiatric Services, 51*, 1312–1314.

Legenbauer, T., & Vocks, S. (2014). *Manual der kognitiven Verhaltenstherapie bei Anorexie und Bulimie*. Heidelberg: Springer.

LePage, J. P., DelBen, K., Pollard, S., McGhee, M., VanHorn, L., Murphy, J., et al. (2003). Reducing assault on an acute psychiatric unit using a token economy: A 2-year follow-up. *Behavioral Interventions, 18*, 179–190.

Linderkamp, F., Hennig, T., & Schramm, S. A. (2011). *ADHS bei Jugendlichen: Das Lerntraining LeJA*. Beltz: Mit Online-Materialien.

Lörch, B. (2008). Cue exposure. In: M. Linden & M. Hautzinger (Hrsg.), *Verhaltenstherapiemanual* (6. vollständig überarbeitete und erweiterte Aufl., S. 131–135). Heidelberg: Springer.

25

Liberman, R. P. (2000). The token economy. *American Journal of Psychiatry, 157*(9), 1398–1398.

MacDonald, E. K. (2003). Principles of behavioral assessment and management. *Pediatric Clinics of North America, 50*(4), 801–818.

Maercker, A. (2009). Operante Verfahren. In J. Margraf & S. Schneider (Hrsg.), *Lehrbuch der Verhaltenstherapie: Bd. 1* (S. 669–678). Berlin Heidelberg: Springer.

Monastra, V. J., Monastra, D. M., & George, S. (2002). The effects of stimulant therapy, EEG biofeedback, and parenting style on the primary symptoms of attention-deficit/hyperactivity disorder. *Applied Psychophysiology and Biofeedback, 27*(4), 231–249.

Pittig, A., Brand, M., Pawlikowski, M., & Alpers, G. W. (2014a). The cost of fear: Avoidant decision making in a spider gambling task. *Journal of Anxiety Disorders, 28*(3), 326–334.

Pittig, A., Pawlikowski, M., Craske, M. G., & Alpers, G. W. (2014b). Avoidant decision making in social anxiety: The interaction of angry faces and emotional responses. *Frontiers in Psychology, 5,* 1050.

Pittig, A., Schulz, A. R., Craske, M. G., & Alpers, G. W. (2014c). Acquisition of behavioral avoidance: Task-irrelevant conditioned stimuli trigger costly decisions. *Journal of Abnormal Psychology, 123*(2), 314–329.

Schlund, M. W., Brewer, A. T., Magee, S. K., Richman, D. M., Solomon, S., Ludlum, M., & Dymond, S. (2016). The tipping point: Value differences and parallel dorsal-ventral frontal circuits gating human approach-avoidance behavior. *NeuroImage, 136,* 94–105.

Self-Brown, S., & Mathews, S., II. (2003). Effects of classroom structure on student achievement goal orientation. *The Journal of Educational Research, 97*(2), 106–111.

Siegl, J., & Reinecker, H. (2003). Verhaltenstherapeutische Interventionen. In: W. Hiller, E. Leibing, F. Leichsenring, S.K.D. Sulz (Hrsg.). *Lehrbuch der Psychotherapie für die Ausbildung zur/zum Psychologischen PsychotherapeutIn und für die ärztliche Weiterbildung. Bd. 3. Verhaltenstherapie,* S. 123–156. München: Psychosozial-Verlag

Skinner, B. F. (1938). *The behavior of organisms.* New York: Appleton-Century Crofts.

Skinner, B. F. (1953). *Science and human behavior.* London: Macmillan.

Stein, M. B., & Paulus, M. P. (2009). Imbalance of approach and avoidance: The yin and yang of anxiety disorders. *Biological Psychiatry, 66*(12), 1072–1074.

Thorndike, E.E. (1898). Animal intelligence: An experimental study of the association processes in animals. *Psychological Review Monographs Supplement, 2*(8), i-109. ▶ https://doi.org/10.1037/h0092987

Triple P Deutschland GmbH (Hrsg.), Markie-Dadds, C., Sanders, M. R., & Turner, K. M. (2015). *Das Triple P Elternarbeitsbuch* (3. Aufl.). *Triple P.*

Wadström, O. (2015). *Quit ruminating and brooding: It is easier to do with cognitive behavior therapy (CBT).* Linköping: Psykologinsats.

Zernikow, B. (2015). *Schmerztherapie bei Kindern, Jugendlichen und jungen Erwachsenen* (5. Aufl.). Heidelberg: Springer.

Zlomke, K., & Zlomke, L. (2003). Token economy plus self-monitoring to reduce disruptive classroom behaviors. *The Behavior Analyst Today, 4*(2), 177–182.

Reizkonfrontationsmethoden

Peter Neudeck und Thomas Lang

Inhaltsverzeichnis

© Springer-Verlag GmbH Deutschland, ein Teil von Springer Nature 2020
J. Hoyer und S. Knappe (Hrsg.), *Klinische Psychologie & Psychotherapie*,
https://doi.org/10.1007/978-3-662-61814-1_26

26.1 Beschreibung der Verfahren

Reizkonfrontationsmethoden, in der Literatur auch als Expositionsverfahren oder Exposition mit Reaktionsverhinderung bzw. Reaktionsmanagement (ERM) bezeichnet, gehören heute zu den psychotherapeutischen Standardmethoden, vor allem bei der Behandlung von Angst- und Zwangsstörungen, Essstörungen, posttraumatischer Belastungsstörung und Abhängigkeitserkrankungen (Neudeck 2015; Neudeck und Wittchen 2012; Telch et al. 2014). Es handelt sich dabei nicht um ein therapeutisches Verfahren, sondern um eine vielgestaltige Methode, die verschiedene Techniken umfasst (Neudeck und Wittchen 2012) und innerhalb der kognitiven Verhaltenstherapie meist mit anderen Methoden kombiniert wird (z. B. kognitive Umstrukturierung, operante Methoden, ACT oder achtsamkeitsbasierte Methoden). Reizkonfrontation wird also entsprechend der Problemlage und des Störungsbilds als Therapiebaustein in ein therapeutisches Gesamtkonzept integriert. Mit Hilfe der Reizkonfrontation lernen Patienten, subjektiv als gefährlich erlebte externe (Situationen, Orte, Tätigkeiten) und interne Reize (Gedanken, Gefühle, körperliche Symptome) nicht mehr zu meiden und die als unangenehm erlebte Angstreaktion zu tolerieren.

> **Definition**
>
> Allgemein beschreibt der Begriff **Reizkonfrontation** Methoden, bei deren Anwendung Patienten sich mit den von ihnen gefürchteten Reizen (extern und/oder intern) nach bestimmten Regeln konfrontieren. Konfrontation bedeutet dabei im Sinne der Lerntheorien das hinreichend lange und häufige Sich-dem-konditionierten-Reiz(CS)-Aussetzen (Exposition) in Abwesenheit des unkonditionierten Reizes (US).

> **Definition**
>
> Mit **Exposition** bezeichnet man „Übungen zur Aufhebung von Meidungsverhalten mit Abbau der negativen kognitiv-emotionalen Reaktion auf bestimmte Situationen, Objekte, Problemfelder oder Personen" (Hand 2000).

Zentraler Bestandteil aller Reizkonfrontationsmethoden sind Expositionsübungen. Expositionsübungen lassen sich in verschiedenen Modi anwenden und können je nach Art der Reizdarbietung in In-sensu- und In-vivo-Expositionsübungen eingeteilt werden. Ferner sind nach der Stärke und der zeitlichen Abfolge der Reizdarbietung graduierte (mit zunehmend intensiveren Reizen) von massierten (zeitlich extensiven, auf starke Reize orientierte) Übungen zu unterscheiden. Weitere Anwendungsmodi sind die Durchführung der Übungen in Anwesenheit des Therapeuten oder im Selbstmanagement, bei dem sich der Patient zwischen den Therapiesitzungen selbstständig mit belastenden bzw. angstauslösenden Reizen konfrontiert. Unabhängig von dem verwendeten Modus geht den Expositionsübungen immer eine Vorbereitungsphase des Patienten voraus und sie werden in einer Nachbereitungsphase von Patient und Therapeut besprochen und evaluiert. ◘ Tab. 26.1 zeigt die Varianten der Reizkonfrontationstechniken, eine Durchführung ist sowohl im Einzel- als auch im Gruppensetting möglich. Patienten sollen durch Expositionsübungen einen veränderten und verbesserten Umgang mit ihren Ängsten erleben. Dabei soll eine Veränderung in der Reaktionsstärke erreicht werden, nicht eine des Auftretens der Reaktion: Es gehe um „deliberately confronting some ordinarily avoided stimulus that provokes an undesired response, in order to reduce the strength of that response" (Brady und Raines 2009). Die Zielsetzung ist dabei, nicht in erster Linie Situationen zu üben und diese wieder bewältigen zu können, sondern einen veränderten Umgang mit der jeweiligen emotionalen Aktivierung zu erlernen.

Bei der Durchführung von Reizkonfrontationsmethoden ist insbesondere darauf zu achten, dass während der Übungen weder Sicherheits- noch Vermeidungsverhaltensweisen eingesetzt werden. Unter Sicherheits- und Vermeidungsverhaltensweisen werden dabei alle Verhaltensweisen verstanden, die von der betroffenen Person eingesetzt werden, um die emotionale Reaktion abzuschwächen, deren Auftreten zu verhindern oder deren Dauer zu reduzieren.

Zahlreiche Untersuchungen zu den Auswirkungen von Sicherheits- und Vermeidungsverhaltensweisen während Expositionsübungen zeigen, dass der Behandlungseffekt durch das Zulassen von Sicherheits-/Vermeidungsverhalten vermindert werden kann (Helbig-Lang und Petermann 2010). Andererseits können begrenzte Sicherheitsverhaltensweisen es manchen Patienten überhaupt erst ermöglichen, in den gefürchteten Angstsituationen Kompetenzerfahrungen zu sammeln – andernfalls würden sie die Situation ganz verweigern. Untersuchungen zu den Auswirkungen von Sicherheits- und Vermeidungsverhaltensweisen während Expositionsübungen zeigen mehrheitlich, dass das sukzessive Ausschleichen solcher Verhaltensweisen den Erfolg der Reizkonfrontation erhöht (Telch et al. 2012, 2014).

◘ Tab. 26.1   Varianten der Reizkonfrontationsverfahren

In-Vivo-Techniken	In-Sensu-Techniken
Exposition in vivo	Systematische Desensibilisierung
Interozeptive Exposition	Prolongierte traumafokussierte Exposition
Angstbewältigungstraining	Sorgenexposition
Skills geleitete Exposition bei Borderline-Störung	Verkürzte traumafokussierte Exposition
	Implosion

26.2 Wirkprinzipien der einzelnen Techniken

26.2.1 Expositionstechniken und ihre Wirkweise

Expositionsmethoden haben ihren historischen Ursprung in Wolpes (1958) systematischer Desensibilisierung und der Implosionstherapie von Stampfl und Levis (1967, 1968). Das Implosionsmodell sagt im Zusammenhang mit Angststörungen voraus, dass Ängste stufenweise „gelöscht" werden, wenn die angstauslösende Reizsituation ohne „Verstärkung" (die ängstliche Erwartung wird nicht bestätigt) dargeboten wird. Das gelernte Vermeidungsverhalten von Patienten, das während der in der Therapie durchgeführten Übungen (Expositionen) unterbunden werden soll, ist in diesem Zusammenhang der gemeinsame Ansatzpunkt aller Konfrontationsverfahren. Um den Patienten ein Modell an die Hand zu geben, mit dem sie ihre Störung besser verstehen, wird in der Vorbereitung auf Expositionsübungen ein besonderes Augenmerk auf die Entstehung und Aufrechterhaltung des Problemverhaltens gerichtet.

Entstehung Nach der Zwei-Faktoren-Theorie von Mowrer (1960) löst ein unbedingter aversiver Reiz (US) eine unkonditionierte aversive Reaktion (UR, auch Schmerz-Furcht-Reaktion) aus. Durch räumlich-zeitliches Assoziationslernen kann diese Reaktion auch von einem vorher neutralen, konditionierten (bedingten) Reiz (CS) ausgelöst werden. Man bezeichnet diese dann als konditionierte (emotionale) Reaktion (CR, Angst-[Furcht-]Reaktion). Diese erste Stufe bzw. der erste Faktor (Angst als Reaktion) bildet die Voraussetzung für die Ausbildung der Vermeidungs- bzw. Fluchtreaktion. Neuere Modelle beschreiben vor allem den Zusammenhang zwischen genetischer Disposition, lerngeschichtlichen Erfahrungen und daraus resultierende Vulnerabilitäten. So beschreibt das Inhibitionsmodell Defizite im Extinktionslernen, die charakteristisch für Patienten mit Angststörungen bzw. für Menschen mit hoher Trait-Ängstlichkeit sind (Craske et al.

2008; Vervielt et al. 2013; Duits et al. 2015) und für die Entstehung von Angststörungen mit verfestigtem Vermeidungsverhalten von zentraler Bedeutung sind.

Aufrechterhaltung Hull (1943) beschrieb die internen Stimuluseigenschaften von Reaktionen eines Organismus. Die konditionierte Reaktion (CR) wird so zum Auslöser unterschiedlicher Verhaltensweisen, die in der Lage sind, die unangenehme Situation bzw. den als sehr unangenehm erlebten psychophysiologischen Zustand zu beenden (= Vermeidung). Die Zwei-Faktoren-Theorie sieht die Erklärung für die Aufrechterhaltung von Angststörungen in der kurzfristigen negativen Verstärkung, die dem Vermeidungsverhalten folgt. Das Modell führt also Annahmen des klassischen Konditionierens mit solchen des operanten Konditionierens zusammen (▶ Kap. 4). Da während der Reizkonfrontation eine alleinige Darbietung des CS ohne darauf folgende negative Verstärkung (C-) erfolgt, das Vermeidungsverhalten also verhindert wird, kommt es zu „forcierter Löschung." Der Begriff der Löschung ist allerdings aus heutiger Sicht irreführend, da es weder im Gehirn, noch im Verhalten eine Löschung im eigentlichen Sinne gibt (vgl. Neudeck und Wittchen 2012; Roth und Strüber 2016), einmal erworbene Reaktionsbereitschaften erhalten bleiben und deshalb vermittelt über neue Lernerfahrungen inhibiert werden müssen (Craske et al. 2008).

Systematische Desensibilisierung

Die systematische Desensibilisierung wurde von Joseph Wolpe (1958) entwickelt. Dabei handelt es sich um eine zumeist bei phobischen Störungen eingesetzte Methode mit folgenden Komponenten:

1. Verhaltensanalyse der problematischen Angstsituationen,
2. Besprechung des therapeutischen Vorgehens und der zugrunde liegenden Prinzipien,
3. Identifikation einer Hierarchie von neutralen bis hin zu maximal angstauslösenden Situationen (Angstitems),
4. Vermittlung eines Entspannungsverfahrens,
5. systematisch gesteigerte Reizkonfrontation (in sensu oder in vivo) gekoppelt mit der Entspannungsreaktion.

26

Reziproke Inhibition – Gegenkonditionierung, was ist das?

Das Konzept der Gegenkonditionierung wurde 1924 von Mary C. Jones, einer Assistentin von John B. Watson, eingeführt. Jones konfrontierte den 3-jährigen Peter, der große Angst vor Kaninchen hatte, Schritt für Schritt mit dem angstauslösenden Reiz. Gleichzeitig war der kleine Junge damit beschäftigt, seine Lieblingsspeisen (Pudding und Cracker) zu verzehren. Innerhalb von 2 Monaten war Peter in der Lage, das Kaninchen auf den Schoß zu nehmen und zu streicheln. Damit einher ging auch eine Reduktion der Furcht vor pelzigen Objekten. Das Wirkprinzip ist hier Unvereinbarkeit von Angst und Sicherheit (angenehmes Gefühl wegen der Lieblingsspeise). Dieses Prinzip machte sich der Psychiater Wolpe bei der Entwicklung der Methode der systematischen Desensibilisierung durch Einführung des Begriffs „reziproke Hemmung" zunutze.

Das Konzept der reziproken Inhibition als Wirkprinzip der systematischen Desensibilisierung lässt sich mit Befunden aus der empirischen Forschung nicht vereinbaren. Studien zeigen, dass gerade die Patienten am besten von der systematischen Desensibilisierung profitieren, deren Herzrate während der Entspannungsreaktion die stärksten Anstiege zeigte. Dieser Befund weist auf die Notwendigkeit einer Aktivierung der Furchtreaktion für den Erfolg einer Konfrontation hin (Lang et al. 1970).

Ziel ist es, den Patienten schrittweise mit den vorher definierten Angstitems zu konfrontieren und mittels zwischengeschalteter Entspannungsübungen sicherzustellen, dass keine negative Erregung auftritt (Maercker und Welke 2009).

Ausgehend von dem **Modell der Gegenkonditionierung** nahm Wolpe als Wirkmechanismus die **reziproke Inhibition** an (s. a. Hull 1943). Dabei wird angenommen, dass Angst (physiologisch im Sinne eines Überwiegens sympathischer Aktivität verstanden) in dem Maß gemindert wird, als andere – mit Angst nicht kompatible – Reaktionen auf dieselben Situationen gestärkt werden. Eine solche Reaktion ist nach Wolpe z. B. Entspannung (physiologisch eine parasympathische Aktivität).

In den nachfolgenden Diskussionen zum angenommenen Wirkmechanismus der systematischen Desensibilisierung wurden folgende alternative Erklärungen für die Wirkung der systematischen Desensibilisierung herangezogen (▸ Studienbox).

Habituation und Löschung Lader und Mathews (1977) erklärten den Prozess der Desensibilisierung mit dem Begriff der „einfachen Habituation". Diese ist zum einen durch eine angeborene Habituationsfähigkeit und zum anderen durch den zum jeweiligen Zeitpunkt herrschenden Aktivationsgrad bestimmt. Es wird postuliert, dass bei einem niedrigen Aktivationsgrad die Habituation schnell verläuft. Bei der systematischen Desensibilisierung ist die Aktivationsrate sehr niedrig, weshalb es zur „maximalen Habituationsrate" kommt.

Erwartungsänderung In der Theorie Wolpes wird die Rolle des Patienten bei der systematischen Desensibilisierung als passiv beschrieben. Diese Auffassung ist allerdings nicht vereinbar mit den Befunden aus empirischen Studien. So scheint die Überzeugung (Bewertung) der Patienten entspannt zu sein, eine wichtigere Rolle zu spielen als der tatsächliche Grad an Entspannung (Valins und Ray 1967).

Kognitive Erweiterungen Goldfried (1971) beschreibt die systematische Desensibilisierung ausgehend vom Mediationsansatz als ein Training zur Verbesserung der Selbstkontrolle, in dem die Patienten eine aktive Rolle einnehmen. Die Patienten machen neue Erfahrungen mit bisher angstbesetzten Situationen, sie lernen sie zu beherrschen und können so neue Erwartungen bezüglich dieser Situationen aufbauen; dies erhöht die Selbsteffizienzerwartung.

❯ **Wichtig**
Zusammenfassend lässt sich die systematische Desensibilisierung wohl am ehesten als komplexer Lernvorgang bezeichnen, bei dem sowohl kognitive Faktoren (Bewertung, Erwartung, Reattribution) als auch physiologische Komponenten (Habituation) wirken. Trotz der nicht befriedigenden Klärung der Wirkmechanismen bleibt die systematische Desensibilisierung ein Standardverfahren in der Verhaltenstherapie welches heute jedoch nur noch selten durchgeführt wird, z. B. bei der Behandlung von Prüfungsängsten.

Kognitiv-physiologische Theorien Ein integratives Modell zur Erklärung der Wirkweise stellt Birbaumer (1977) vor. Der Neubewertung der Reizsituation während der systematischen Desensibilisierung folgt eine physiologische Habituation. Die Reaktionsbereitschaft lässt nach, weil der subjektive Informationsgehalt des Angstreizes sinkt. Die Habituation wird durch die Entspannungsinduktion erleichtert. Die Patienten werden in einen für Habituation günstigen Aktivationsgrad versetzt, der auch die kognitive Komponente (Neueinschätzung der Situation) günstig beeinflusst.

Angstbewältigungstraining

Der angesprochene theoretische Ansatz von Goldfried (1971) bildet den Ausgangspunkt für die Entwicklung von sog. Angstbewältigungstrainings. Goldfried betont die aktive Rolle der Patienten und sieht z. B. in der Entspannung ein für die Patienten neues Verhalten, das ihnen hilft, die problematischen Situationen aktiv zu bewältigen. Mit zunehmender Praxis erlernen die Patienten die propriorezeptiven Reize für muskuläre Anspannung zu erkennen und versetzen sich in Entspannung. Die Entspannung selbst wird nun zu einer antizipierten Reaktion, die mit der Angstreaktion „kurzschließt" und sie somit aufhebt. Das Angstbewältigungstraining ist eine Form der Reizkonfrontation, bei der die Exposition in sensu in milder Form durchgeführt und das Entspannungstraining als Bewältigungstechnik in vivo eingesetzt wird.

> **Wichtig**
>
> Beim Angstbewältigungstraining ist es wichtig, dass die Patienten die aufkommende Angst frühzeitig wahrnehmen. Sobald sie das erste Anzeichen von Angst verspüren, soll die erlernte Entspannung eingesetzt werden. Es wird erwartet, dass die Erregung sinkt, während sich der Patient entspannt und weiterhin mit der kritischen Szene konfrontiert ist.

26.2.2 Graduierte und massierte Reizkonfrontation in vivo

Im Gegensatz zu den bisher beschriebenen Methoden wird bei der graduierten und massierten Exposition in vivo weder mit Entspannungstechniken gearbeitet, noch erfolgt die Konfrontation in dosierter Form (besonders bei der massierten Reizkonfrontation). Bei diesen Verfahren werden – im Gegensatz zur systematischen Desensibilisierung und dem Angstbewältigungstraining – Beruhigung, Entspannung oder andere Bewältigungsversuche des Patienten während der Übungen explizit und strikt unterbunden. Das erlernte Vermeidungsverhalten, das bei allen Angststörungen zentral ist, wird – wenn möglich – gänzlich verhindert, relativ schnell ausgeschlichen (Telch und Lancaster 2012) oder nur zu Beginn, z. B. bei der ersten Übung, erlaubt (Levy und Radomsky et al. 2016). Die Wirkung der Reizkonfrontation in vivo wurde zunächst ebenfalls wie die der Implosionstherapie mit dem Modell der „forcierten Löschung" erklärt, das aber nicht ausreicht, um die Wirkweise dieser Verfahren hinreichend zu er-

klären. Neueren Konzepten zufolge ist die Unterscheidung zwischen massierter und graduierter Reizkonfrontation für eine erfolgreiche expositionsbasierte Behandlung nicht mehr relevant. Reizkonfrontation, die den Patienten ein Neulernen ermöglicht, folgt dem Tempo der Patienten und dies ist manchmal sehr schnell und bei anderen Patienten eher zögerlich langsam (Carey et al. 2008; Heinig et al. 2018).

Die physiologischen und psychologischen Prozesse des Angstabbaus während der Reizkonfrontation wurden im Rahmen des kognitiv-physiologischen Ansatzes von Birbaumer (1977) mit dem Konzept der Habituation erklärt (eine detaillierte Beschreibung der psychologischen und physiologischen Habituation findet sich im Kasten ▶ Gut zu wissen). Neuere Arbeiten (Craske et al. 2008, 2012; Bouton 2004; Abramowitz und Blakey 2020) zeigen jedoch, dass Habituation nicht der entscheidende Wirkmechanismus bei der Exposition ist.

> **Definition**
>
> Unter **Habituation** wird das Absinken der Reaktionswahrscheinlichkeit zentralnervöser und peripherer Strukturen bei der wiederholten Reizdarbietung verstanden (Birbaumer 1977).

> **Gut zu wissen**
>
> **Was geschieht bei der Habituation? Das Zwei-Prozess-Modell der Habituation und neurobiologische Modelle der Furchtreduktion**
>
> Ob eine Habituation stattfindet und wie sie verläuft, hängt nach dem Zwei-Prozess-Modell (Groves und Thompson 1970) ab von:
>
> 1. dem tonischen Aktivierungsniveau (Ausmaß an Sensibilisierung) und
> 2. der Intensität und Häufigkeit der Reizdarbietung.
>
> Je geringer das tonische Aktivierungsniveau und je häufiger die Reizwiederholungen, desto schneller verläuft die Habituation. Dieser Befund weist darauf hin, dass die massierte Reizkonfrontation, das sog. Flooding, zu einer eher schlechten Habituation führt, da das Aktivierungsniveau dabei sehr hoch ist. Auf neuronaler Ebene wird angenommen, dass die Habituation letztlich durch einen Rückgang der neuronalen Aktivität (verringerte Ausschüttung von Botenstoffen) im efferenten Reaktionssystem vermittelt wird (Groves und Thompson 1970). Neuere Befunde zeigen allerdings, dass Habituation keine ausreichende und dauerhafte Furchtreduktion erzielt und daher die Wirkung einer Konfrontationsbehandlung nicht hinreichend erklären kann. Für das Verlernen von Furcht scheinen komplexe Interaktionen zwischen subkortikalen Affektzentren und frontalen kortikalen Strukturen erforderlich zu sein.

In verschiedenen Studien wird die zentrale Rolle der Amygdala (Mandelkern des medialen Schläfenlappens) beim Erlernen der Furchtreaktion sowie bei der Verarbeitung furchtrelevanter Reize betont. Dabei scheint es zwei Wege zu geben, auf denen bedrohliche Reize zu einer Aktivierung des subkortikalen Abwehrzentrums führen.

1. Verbindungen zwischen den sensorischen Kortexarealen zum limbischen System und der Amygdala (via neokortikaler Assoziationsfelder),
2. Verbindungen auf subkortikaler Ebene zwischen Thalamus und Amygdala. Dieses Modell wird als „subkortikales Furchtmodul" bezeichnet.

Ein bedrohlicher Reiz könnte also zu einer direkten Aktivierung einer basalen Abwehrreaktion führen, ohne dass bereits eine höhere kortikale Informationsverarbeitung stattgefunden hat. Für das Verlernen von Furchtreaktionen werden jedoch kortikale Strukturen gebraucht. So zeigte sich in einer Laborstudie mit Schlangenphobikern (Weike und Hamm 2005), dass die Hautleitwertreaktionsgrößen (Maß für die Intensität der emotionalen Erregung) der Versuchspersonen bei der wiederholten Präsentation angstauslösender Reize (Bilder) abnahmen, wohingegen die Schreckreaktion (Maß für die Aktivierung der subkortikalen Furchtreaktion) der Probanden unverändert erhalten blieb. Während also die Intensität der Furchtreaktion abnimmt, verändert sich deren Qualität nicht. Um diese zu verändern, müssen verhaltenssteuernde Prozesse wie z. B. das Konstrukt „Selbstwirksamkeit" zur Erklärung hinzugezogen werden.

Es kommt häufig vor, dass Patienten mit Hilfe der Exposition keine stabilen Verbesserungen erleben, obwohl sie in den Übungen erfolgreich habituieren.

Habituation ist, wie Abramowitz und Kollegen schreiben, "ein natürlicher Prozess", der bei Exposition früher oder später stattfindet, aber keineswegs die Wirkweise von Exposition erklären kann (Blakely und Abramowitz 2016).

■ **Emotional-Processing-Theory**

Foa und Kozak (1986) unternahmen – nachdem die graduierte und massierte Reizkonfrontation bereits länger eingesetzt wurde – den Versuch, den Wirkmechanismus der Expositionsverfahren genauer zu klären. Sie nahmen an, dass Furcht in einem Gedächtnisnetzwerk im Sinne einer **Furchtstruktur** repräsentiert ist. Diese Furchtstruktur enthält drei Arten von Informationen:

1. Informationen über den Stimulus,
2. Informationen über die verbalen, physiologischen und verhaltensbezogenen Reaktionen auf den Stimulus sowie
3. Interpretationen über die Bedeutung des Stimulus und der damit einhergehenden Reaktionen.

Die Veränderung der Furchtstruktur, so nahmen Foa und Kozak (1986) an, wird im Rahmen von Expositionsübungen dadurch erreicht, dass zum einen die Furchtstruktur aktiviert wird, und dass zum anderen neue Informationen, die mit den in der Furchtstruktur gespeicherten Inhalten inkompatibel sind, verfügbar sind und die Furchtstruktur verändern. Indikatoren für eine solche Veränderung der Furchtstruktur („emotional processing" nach Foa und Kozak 1986) sind eine Angstaktivierung in der Situation, eine Reduktion der Angst während der Expositionsübung (Within-Session-Habituation) sowie eine Reduktion der Angst über wiederholte Expositionsübungen hinweg (Between-Session-Habituation).

Die Theorie von Foa und Kozak bildet bis heute die theoretische Grundlage der Durchführung von Expositionstherapien. Neuere Forschungsbefunde lassen jedoch einige Annahmen der Theorie als fraglich erscheinen und haben zu verschiedenen Adaptationen durch die Autoren geführt (Foa und McNally 1996; Foa et al. 2006). So lassen sich beispielsweise die von Foa und Kozak (1996) formulierten Indikatoren für eine Veränderung der Furchtstruktur nicht konsistent finden. Insbesondere die Befunde zur Within-Session-Habituation lassen offen, inwieweit die Reduktion der Angst in der Situation tatsächlich als Marker einer veränderten Situationseinschätzung gelten kann (vgl. Craske et al. 2008; McNally 2007). Bei der Angstaktivierung ist die Befundlage hingegen gemischt. Während beispielsweise Baker et al. (2010) keine Zusammenhänge zwischen Angstaktivierung und Behandlungsergebnis bei Patienten mit Höhenangst finden konnten, fanden Meuret et al. (2012) einen Zusammenhang zwischen der verbal berichteten Angstaktivierung und dem Behandlungsergebnis bei Patienten mit Panikstörung und Agoraphobie. Meuret et al. (2012) konnten diesen Zusammenhang jedoch nicht für psychophysiologische Indikatoren der Angstaktivierung finden. In Bezug auf die Between-Session-Habituation ist die Befundlage eindeutiger und es finden sich entsprechende Hinweise für den Zusammenhang mit dem Behandlungsergebnis (Craske et al. 2008; Rupp et al. 2016). Entsprechend finden Rupp et al. (2016) in einer großen Metaanalyse keine Unterstützung der Emotional-Processing-Strategie.

26.2.3 Inhibitionsmodell

Extinktion beschreibt ursprünglich die Löschung einer gelernten Reiz-Reaktions-Verbindung. Beim Extinktionslernen werden, anders als lange vermutet, angstauslösende Gedächtnisspuren nicht gelöscht, sondern durch angsthemmende Gedächtnisspuren ergänzt. Extinktionslernen wird darum auch als inhibitorisches Lernen bezeichnet.

Verschiedene experimentelle Befunde sprechen dagegen, dass bei der Exposition tatsächlich ein Verlernen oder Löschen einer Reaktion stattfindet. Das Gehirn vergisst nicht (Roth 2013). Vielmehr kommt es auch nach erfolgreicher Exposition zum Wiederauftreten von Ängsten. Aus lerntheoretischen Konzepten kennen wir die Phänomene der Spontanerholung ("spontaneous recovery"), des Reinstatement Learnings und des Renewal Learnings (Kontextabhängigkeit des Lernens; McNally 2007). Im Rahmen des klassischen Konditionierungsmodells beschreibt der Ansatz des inhibitorischen Lernens, dass die ursprünglich während der Furchtkonditionierung gelernte Verknüpfung zwischen angstbesetztem Reiz und befürchteter Konsequenz nicht während der Extinktion gelöscht wird, sondern durch neues, sekundäres inhibitorisches Lernen verändert wird (Bouton und King 1983; Bouton 2002). Neues Lernen umfasst, dass der angstbesetzte Reiz nicht länger die vom Patienten befürchtete Konsequenz vorhersagt und diese somit hemmt. Dieser inhibitorische Ansatz wird durch neuere Forschung zu den neuronalen Mechanismen des Extinktionslernens gestützt. Die Amygdala, die besonders aktiv während der Furchtkonditionierung ist (Shin und Liberzon 2010), wird durch Signale aus dem medialen präfrontalen Kortex gehemmt, die als Folge des Extinktionslernens entstehen (Milad et al. 2007, 2009). Das Konzept des Inhibitionslernens stellt den zurzeit am besten beforschten Erklärungsansatz zur Wirkweise von Exposition dar (Abramowitz 2016, 2018; Craske et al. 2018; Weisman und Rodebaugh 2018) und hat direkte Implikationen auf das praktische Vorgehen bei der Konzeptualisierung von Expositionsübungen. Diese Strategien zur Optimierung des Inhibitionslernens werden in der ▶ Studienbox genauer beschrieben.

Neben den Optimierungsstrategien des Inhibitionslernens, wie vertiefte und verstärkte Exposition, Abrufhinweise und zeitliche Verdichtung, ist es wichtig, den Einsatz von Sicherheitsstrategien und Vermeidung gezielt zu verhindern oder auszuschleichen. Um der Reiz- und Kontextspezifität von Inhibitionslernen Rechnung zu tragen, sollten Expositionsübungen unter verschiedenen Reizbedingungen in verschiedenen Kontexten wiederholt werden (vgl. Craske et al. 2008, 2014; Neudeck 2015; Hoyer und Heinig 2015; Pittig et al. 2016).

Studienbox

Optimierung der Exposition durch Inhibitionslernen

Studien zum Wirkmechanismus der Expositionstherapie lassen begründeten Zweifel an den Annahmen der Emotional Processing Theory (Foa und Kozak 1986) zu (vgl. dazu Craske et al. 2008, Rupp et al. 2016). So zeigen die Studien von Culver et al. (2012) oder Peterman et al. (2016), dass das Ausmaß der Angstaktivierung und der erlebten Angstreduktion während einer Exposition kein Prädiktor für den Behandlungserfolg ist. Die Habituation während einer Übung („within session habituation") lässt keine Vorhersage über den Erfolg der Exposition zu. Aktuelle Sichtweisen sehen die Wirkmechanismen der Exposition im Licht des Inhibitionslernens und empfehlen entsprechende Strategien zur Optimierung der Exposition. Craske et al. (2014) stellen eine Reihe von Interventionen vor, die über das Ausschleichen von Sicherheitsstrategien hinaus geeignet sind, die Abrufbarkeit und Verfügbarkeit des während einer Exposition Gelernten zu optimieren. Im Einzelnen sind dies:

- **Maximierung des Erwartungsfehlers**
  - **Ziel:** Möglichst große Diskrepanz zwischen erwartetem Ergebnis der Situation und tatsächlichem Erleben erzeugen.
  - **Begründung:** Aufmerksamkeit wird darauf gerichtet, dass der CS vorhanden ist, der US aber nicht eintritt.
  - **Vorgehen:**
    - Im Vorfeld: Patient beschreibt den erwarteten schlimmstmöglichen Ausgang der Exposition.
    - Nach der Exposition: Patient vergleicht Ergebnis mit Erwartung.
- **Stimulusvariabilität**
  - **Ziel:** Über mehrere Übungen hinweg möglichst unterschiedliche Angstreize präsentieren.
  - **Begründung:** Generalisierung, besserer Zugriff auf das Extinktionsgedächtnis.
  - **Vorgehen:** Angstrelevante Stimuluseigenschaften herausfinden und Veränderung vorab planen.
- **Kontextvariabilität**
  - **Ziel:** Über mehrere Übungen hinweg möglichst unterschiedliche Kontexte.
  - **Begründung:** Kontextspezifität des Extinktionslernens.
  - **Vorgehen:** Angstrelevante Kontextbedingungen herausfinden und verändern.
- **Rekonsolidierung**
  - **Ziel:** Rekonsolidierungsfenster für die Veränderung der Gedächtnisspur nutzen.
  - **Begründung:** Aktivierte Gedächtnisinhalte sind besonders empfänglich für korrektive Erfahrungen.
  - **Vorgehen:** In den Minuten oder Stunden vor der Exposition soll der Patient an ungünstige Lernerfahrungen erinnern oder eine Exposition in sensu durchführen.

26

- **Verstärkte Extinktion**
  - **Ziel:** Gelegentliche gezielte Herbeiführung unangenehmer Ereignisse in der Exposition.
  - **Begründung:** Unangenehme Ereignisse, die zur Wiederkehr der Angst führen, werden vorweggenommen.
  - **Vorgehen:** Zum Beispiel provoziert eine Person mit sozialer Angststörung bewusst soziale Ablehnung.
- **Abrufhinweise**
  - **Ziel:** Gedächtnisstützen zur Erinnerung an den Therapieerfolg mitgeben.
  - **Begründung:** Extinktionsgedächtnis ist kurzlebiger als Angstgedächtnis.

- **Vorgehen:** Zum Beispiel schicken Patienten Fotos von einer gelungenen Exposition an den Therapeuten.
- **Vertiefte Extinktion**
  - **Ziel:** Mehrere schon erfolgreich exponierte Angstreize werden kombiniert.
  - **Begründung:** Unterbindung von Spontanerholung.
  - **Vorgehen:**
    - Angstreize zunächst einzeln präsentieren und dann in einer Expositionsübung zusammenführen.
    - Zu einer aktuellen Expositionsübung bereits extingierte Stimuli hinzunehmen.

26.3 Durchführung

Im Folgenden erläutern wir die einzelnen Durchführungsschritte getrennt für die oben beschriebenen Varianten der Expositionsmethoden.

26.3.1 Implosionstherapie

Über die allgemeinen Aufgaben des diagnostischen Prozesses hinaus erfolgt das Vorgehen bei der Implosionstherapie in zwei Schritten:

■ **1. Erstellen einer Angsthierarchie**

Klassische habituationsbasierte Vorgehensweisen wie die Implosionstherapie arbeiten nach einer Diagnostik (Exploration) der angstauslösenden Reize mit einer Angsthierarchie (z. B. mittels des „Avoidance Serial Cue Hierarchy"; ASCH). Diese ist so konstruiert, dass solche Reize, die den Stimuli, die bei der ursprünglichen Konditionierungssituation vorlagen, am ähnlichsten sind, in der Hierarchie ganz oben stehen. Dabei ist in Betracht zu ziehen, wie die Angst entstanden ist. Hat eine Person z. B. Flugangst und die Phobie entstand während einer Flugreise in einer voll besetzten kleinen Propellermaschine, werden Reizsituationen, die dieser Situation entsprechen, mit sehr starker Angst besetzt sein. Die Vorstellung einer Flugreise in einem großen, nicht voll besetzten Airbus wird auf der ASCH weiter unten stehen. Diese „symptomkontingenten Cues" werden den Patienten während der Durchführung als erstes dargeboten. Stampfl und Levis (1967) nehmen in ihrer Theorie einen starken Bezug zur psychodynamischen Theorie und postulieren weitere, sog. „sequenzielle Cues", die mit Termini wie Aggression, Bestrafung, anales Material oder sexuelles Material beschrieben werden. Diese Cues werden ebenfalls, wie die situativen Reize, mit dem Problemverhalten der Patienten in Zusammenhang gesehen, jedoch erst nach erfolgreicher Löschung der Reaktionen auf die symptomkontingenten Reize dargeboten. Nach Stampfl und Levis (1967) ist es nicht relevant, ob Patienten eine psychodynamische Interpretation der Symptome akzeptieren. Entscheidend ist die vollständige Löschung von allen angstauslösenden Reizen.

■ **2. Reizkonfrontation**

Die Reizkonfrontation im Rahmen der Implosionstherapie erfolgt in sensu. Die Patienten werden in ihrer Vorstellung mit stark angstauslösenden Reizen bzw. Reizkonstellationen konfrontiert, in denen sie sich völlig in die Situation hineinversetzen und die jeweilige Situation durchleben sollen. Hier wird wiederum die Nähe zum psychodynamischen Ansatz deutlich, in dem in diesem Zusammenhang der Terminus „agieren" gebraucht wird. Während jeder Sequenz des Konfrontationsprozesses versucht der Therapeut ein Maximum an Angst bei den Patienten zu erzeugen. Wenn ein hohes Angstniveau erreicht ist, wird versucht, den Patienten auf diesem Niveau zu halten, bis es zur Implosion kommt. Die Implosion ist ein spontaner Rückgang der Angststärke bzw. ein Nachlassen der angstauslösenden Wirkung der symptomkontingenten Reize. Die Angsthierarchie wird so von Therapeut und Patient abgearbeitet, bis kein Reiz mehr in der Lage ist, die Angstreaktion zu erzeugen. Die Implosionstherapie wird heute in verhaltenstherapeutischen Behandlungen als „massierte Exposition in sensu" angewandt. Dabei spielen die von Stampfl und Levis angenommenen sequenziellen Cues keine Rolle mehr.

Im Kasten ▶ Imagery Exposure wird die Weiterentwicklung der Implosionstechnik als Exposition in sensu, wie sie heute z. B. in der Behandlung der PTBS angewandt wird, beschrieben.

Imagery Exposure

Eine Weiterentwicklung der Exposition in sensu stellen die sog. Imagery-Exposure-Verfahren dar. Diese werden z. B. als Traumaexposition bei der posttraumatischen Belastungsstörung und als Sorgenexposition bei der generalisierten Angststörung (GAS) durchgeführt.

Die Imagery Rescripting and Reprocessing Therapy (IRRT; z. B. Smucker et al. 2002; Smucker und Boos 2004) wurde für erwachsene Opfer von sexuellem oder körperlichem Missbrauch entwickelt (Trauma Typ II). Traumatische Erfahrungen, die sich in intrusiven Erinnerungen, Flashbacks oder Albträumen manifestieren, werden dabei in drei Phasen behandelt: Bei der Konfrontation in sensu wird das gesamte traumatische Erlebnis aktiviert und erneut durchlebt. In der (zweiten) Phase werden „Bewältigungsbilder" dem Täter gegenüber entwickelt; der Täter wird in der Imagination mit seiner Tat konfrontiert und das Kind (das „traumatisierte Ich") wird aus der traumatischen Szene befreit. In der dritten Phase der Erwachsenen-Kind-Bewältigungsbilder wird das traumatisierte Kind in der Imagination liebevoll von der/dem heutigen Erwachsenen umsorgt und beruhigt (Smucker et al. 2002).

Bei der Sorgenexposition zur Behandlung der GAS lernen die Patienten außer den kognitiven Aspekten einer Sorge auch die emotionalen und imaginativen (sensorischen) Aspekte vertieft zu bearbeiten. Dazu wird der Patient angeleitet, sich – anders als zuvor – intensiv und en detail mit seinen ängstlichen Erwartungen auseinanderzusetzen. Patient und Therapeut entwickeln gemeinsam ein sog. Sorgendrehbuch, das als Grundlage für die Exposition in sensu dient. Die Befürchtungen der Patienten, sie seien ihren Sorgen nicht gewachsen, können so überwunden werden. Außerdem bemerkt der Patient nebenbei, dass seine Sorge zwar realistisch, ein wirkliches Eintreten der befürchteten Szenarien und der damit verbundenen Konsequenzen aber wenig wahrscheinlich ist (Hoyer et al. 2009; Hoyer und Beesdo-Baum 2012).

Auch bei der Behandlung von Zwangsgedanken spielt die Konfrontation in sensu eine wichtige Rolle, u. a. weil Patienten auf diese Weise merken können, dass in Gedanken alles möglich ist, aber es sich dabei eben nur um bloße Gedanken handelt, und dass der Patient große Hemmungen entwickeln würde, wollte er seine Zwangsvorstellungen wirklich in die Tat umsetzen (Kirn et al. 2009, Abramowitz et al. 2012). Alle genannten Methoden werden in der Praxis durch eine Exposition in vivo ergänzt oder bereiten diese vor.

26.3.2 Systematische Desensibilisierung

Das praktische Vorgehen bei der systematischen Desensibilisierung besteht über die obligatorischen psychotherapeutischen Aufgaben hinaus aus drei aufeinander folgenden Schritten:

- **1. Unterweisung der Patienten in einer Entspannungsmethode**

Die Patienten erlernen das Verfahren der progressiven Muskelrelaxation nach Jacobson, wobei das Originalverfahren abgekürzt wird. In 3–6 Sitzungen lernen die Patienten einzelne Muskelgruppen so anzuspannen und abwechselnd zu entspannen, dass sie den Unterschied zwischen beiden Zuständen unmittelbar erfahren. Im Kasten ▶ Gut zu wissen wird erklärt, warum die systematische Desensibilisierung trotz des Entspannungsanteils ein konfrontatives Verfahren ist.

> **Gut zu wissen**
>
> **Systematische Desensibilisierung als konfrontatives Verfahren**
> Es wird gelegentlich gefragt, warum die systematische Desensibilisierung ein konfrontatives Verfahren sei, wenn doch systematisch mit Entspannung und Vermeidung gearbeitet wird. Während der Übung konfrontieren sich die Patienten jedoch mit angstauslösenden Items, die trotz Entspannung durchaus in der Lage sind, eine Angstreaktion hervorzurufen. Dies ist das zentrale konfrontative Moment der systematischen Desensibilisierung.

- **2. Erstellen einer Angsthierarchie**

Nach einer gründlichen Diagnostik (Exploration) der angstauslösenden Reizsituationen werden die Situationen in eine Rangreihe gebracht, angefangen mit der am wenigsten bis zu der am stärksten angstauslösenden Reizsituation. Es wird darauf geachtet, die Reizsituationen (das Angstitem) möglichst konkret und detailliert zu beschreiben. Eine weitere Möglichkeit zur Erstellung einer Angsthierarchie ist die Verwendung von Thermometerskalen (0–100, wobei der Nullpunkt eine sehr entspannte Situation darstellt und 100 die am stärksten angstauslösende Situation beschreibt).

- **3. Phase der Desensibilisierung**

Die Desensibilisierung beginnt mit einer Entspannungsinduktion. Die Patienten sollen sich in entspanntem Zustand, möglichst bei geschlossenen Augen, die einzelnen Situationen nacheinander möglichst bildhaft vorstellen. Zwischen Patient und Therapeut wird im Voraus ein Zeichen vereinbart (meist das Heben eines Fingers), wenn die Vorstellung der Situation trotz Entspannung zur Angstreaktion führt. Dann wird die Übung unterbrochen und eine Entspannungsinduktion eingeführt. Empfinden die Patienten keine Angst mehr, wird nach einer Entspannungssequenz mit der Situation weitergemacht, die als letzte keine Angst mehr hervorrief, und dann in der Hierarchie weiter fortgeschritten, bis der Patient auch die schwierigste Situation angstfrei erleben kann.

Die einzelnen Situationen werden mehrmals durchgearbeitet, um ein angstfreies Erleben sicherzustellen. Gelingt dem Patienten die Vorstellung der Reizsituationen ohne bemerkbare Anzeichen einer Angstreaktion, kann man zu In-vivo-Übungen übergehen. Dabei wird ebenfalls mit Situationen begonnen, die in der Angsthierarchie unten stehen. Es ist möglich, dass die Patienten die Übungen auch im Selbstmanagement durchführen. Weitere Varianten sind die Durchführung in Gruppen, die Kontaktdesensibilisierung, bei der das erwünschte Verhalten zunächst vom Therapeuten demonstriert wird (Modell) und die Patienten direkte Hilfestellungen bei dessen Nachahmung erhalten, sowie die automatische Desensibilisierung, mit Hilfe von technischen Geräten (z. B. Tonbandaufnahmen von Entspannungsinduktion und Angsthierarchie).

26.3.3 Angstbewältigungstraining

Das Angstbewältigungstraining verläuft in folgenden Schritten:

■ **1. Erlernen der progressiven Muskelrelaxation nach Jacobson**

Wie bei der systematischen Desensibilisierung beschrieben, erfolgt auch hier zunächst eine Einführung in die progressive Muskelrelaxation nach Jacobson. Es folgt eine eventuelle Vertiefung durch Signal-(Cue-)kontrollierte Entspannung. Dabei lernen Patienten, Entspannung z. B. mit verbalen Reizen (Ruheworten) zu assoziieren, oder differenzielle Entspannung (nur bestimmte Muskelpartien entspannen).

■ **2. Vermittlung der zugrunde liegenden Prinzipien**

Wichtig ist es, den Patienten zu vermitteln, dass sie ihrer Angst nicht hilflos ausgeliefert sind, und dass Entspannung ein wirksames Mittel ist, die Angst zu reduzieren.

■ **3. Provokation (leichter) Angst**

Dies kann durch die Vorstellung von Angststimuli, anderer belastender Situationen oder auch durch die Darbietung aversiver Stimuli (z. B. Foto einer Spinne) geschehen. Die Patienten sollen ihre Wahrnehmung dabei

auf Anzeichen aufkommender Angst fokussieren. Anders als bei der systematischen Desensibilisierung wird die Situation also nicht beim Auftreten der Angst abgebrochen, sondern ein aktiver Bewältigungsversuch wird unternommen.

■ **4. Aktives Bewältigen der Angst durch Entspannung**

Beim aktiven Bewältigen der gefürchteten Situation durch die Patienten ist nicht eine inhaltlich definierte Situation, sondern die Stärke der eigenen Angstreaktion Anlass, die Entspannung einzusetzen.

■ **5. Üben**

Die Patienten üben das Gelernte in ihrer Alltagsumgebung und besprechen die Übungen in der Therapie.

26.3.4 Graduierte und massierte Reizkonfrontation in vivo

Das therapeutische Vorgehen bei der Reizkonfrontation lässt sich in aufeinander aufbauende Schritte einteilen. Bartling et al. (1980) haben beispielsweise vier Phasen (diagnostische Phase, kognitive Vorbereitung, Reizkonfrontation und Rückfallprophylaxe) unterschieden, während Neudeck (2015) folgende drei Phasen des therapeutischen Vorgehens unterscheidet:

1. Diagnostische Phase (Engineering)

Am Beginn der diagnostischen Phase steht das Erstgespräch. Es folgen dann diagnostische Interviews, eine Krankheits- und biografische Anamnese wird erstellt und mit Hilfe von Mikro- und Makroanalyse wird versucht, das problematische Verhalten konkret zu beschreiben, um die funktionalen Zusammenhänge zwischen angstrelevanten Stimuli (extern/intern), befürchteten Konsequenzen und Sicherheitsverhalten zu verstehen. Am Ende der diagnostischen Phase steht das Auswertungsgespräch, in dem den Patienten die Diagnose mitgeteilt wird und ihnen ein erster Eindruck über die Natur ihrer Störung vermittelt wird. Im Kasten ► Gut zu wissen sind die wichtigsten diagnostischen Informationen zusammengefasst.

> **Gut zu wissen**
>
> **Was muss der Behandler nach der Diagnostik wissen? (Aus Neudeck** 2015)
> Essenziell für das funktionelle Verständnis und die Diagnostik von Ängsten ist es, dass Therapeuten Antworten auf die folgenden Fragen gewinnen:
> – Fragen in Bezug auf respondentes Lernen:
>   – Welches sind die Reizsituationen, in denen die Ängste auftreten?

- Welche situationsspezifischen Reize externer oder interner Art verstärken die Ängste?
- Fragen in Bezug auf operantes Lernen:
  - Welches sind die befürchteten Konsequenzen einer Aussetzung an diese Reize?
  - Welche internen und externen Situationsaspekte werden vermieden, um den befürchteten Konsequenzen zu entgehen?
  - Welche Strategien werden dabei angewandt?
  - Wie und weshalb funktionieren diese Strategien nach Ansicht der Betroffenen?

2. Psychoedukation und kognitive Vorbereitung (Teaching)

Zunächst werden die Patienten mit einem allgemeinen Störungsmodell über die Natur ihrer Störung aufgeklärt (Psychoedukation). Danach wird ein individuelles Modell der Entstehung und Aufrechterhaltung der Störung erarbeitet. Die subjektiven Befürchtungen werden exploriert, in Bezug zu verschiedenen Situationen gesetzt und hierarchisiert. Als nächstes werden die Vermeidungsstrategien der Patienten anhand von Beispielen aus ihrem Alltag herausgearbeitet und als aufrechterhaltendes Verhalten problematisiert. Am Ende der kognitiven Vorbereitung wird das therapeutische Prinzip bzw. Rational der Reizkonfrontationsbehandlung abgeleitet. Ein Therapieplan wird erstellt und Therapieverträge werden besprochen und ggf. schriftlich fixiert.

Besonders wichtig ist dabei ein patientengerechtes Störungsmodell. Dieses Modell sollte die folgenden Eigenschaften haben (Michael und Tuschen-Caffier 2009):

- **Kompatibilität**: Die Aussagen des Therapeuten sollten sowohl mit dem Konstruktsystem der Patienten (z. B. Krankheitsüberzeugung oder weltanschauliche Eigenheiten) als auch mit wissenschaftlichen Erklärungen zur jeweiligen Störung kompatibel sein.
- **Nichtfalsifizierbarkeit**: Das Modell sollte nicht durch Einzelerfahrungen der Patienten widerlegt werden können. Deshalb werden vonseiten des Therapeuten keine allgemein gültigen Tatsachenbehauptungen aufgestellt, sondern die zentralen Aussagen des Modells erfolgen als Wahrscheinlichkeitsaussagen.
- **Perspektivität**: Der Therapeut betont die Rolle der aufrechterhaltenden Bedingungen der Störung und fokussiert das Modell nicht auf die Entstehungsbedingungen. Die dadurch gegebene Entpathologisierung der Störung vermittelt den Patienten eine günstigere Prognose und somit eine positive Erwartungshaltung gegenüber der Therapie.
- **Plausibilität**: Die Patienten werden in die Erarbeitung des Modells aktiv mit einbezogen, sie entwickeln es sozusagen selbst. Der Therapeut steht mit seinem Störungs- und Veränderungswissen den Patienten zur Seite, stellt Fragen und teilt Informationen mit. Die Schlussfolgerungen sollen die Patienten selbst ziehen.

Um die Plausibilität des Modells für die Patienten zu erhöhen und die möglicherweise aufkommende Reaktanz hinsichtlich der Exposition zu reduzieren, wird als Zwischenschritt zur Ableitung des therapeutischen Rationals in einigen expositionsbasierten Behandlungen mit einem Gedankenexperiment gearbeitet (▶ Klinisch betrachtet).

Klinisch betrachtet

Gedankenexperiment

Im deutschsprachigen Raum wird vor der Ableitung des therapeutischen Prinzips zuweilen ein Gedankenexperiment zwischengeschaltet. Dies dient zur Erhöhung der Plausibilität des Veränderungsmodells. Die Patienten werden gebeten, über eine hypothetische Situation nachzudenken, während der sie sich in eine subjektiv sehr belastende Situation begeben, in der sie sehr starke ängstliche Erregung (oder „discomfort") erleben. Der Therapeut gestaltet die Situation so, dass Vermeidung nicht mehr möglich ist (z. B. es ist kein Arzt erreichbar, alle Apotheken und Krankenhäuser haben geschlossen, das Telefon ist kaputt etc.). Wichtig ist eine möglichst präzise Instruktion und ein direktives Vorgehen während des Gedankenexperiments. Der Therapeut führt die Situation zeitlich immer weiter und erfragt den Angstverlauf mit Symptomen, Gedanken und Gefühlen. Zunächst wird die Angst hochgehen und, wenn keine Vermeidung möglich ist, sicherlich eine Zeitlang auf 100 persistieren. Irgendwann jedoch (in der Vorstellung der meisten Patienten nach 15 min bis zu 5 h) können sich die Patienten nicht mehr vorstellen, dass die Angst auf 100 bleibt und vermuten, dass sie nachlassen könnte. Es wird genau exploriert, warum die Angst nachlässt. Das Experiment wird nur beendet, wenn die Angst ohne das Zutun der Patienten oder eines äußeren Einflusses nachlässt. Dabei soll der Patient durch geleitetes Entdecken zum Schluss kommen, dass die Angst nachlässt, weil die befürchtete Konsequenz nicht eingetreten ist. Dies kann eine elegante Intervention sein, nach der Patienten in der Lage sind, das therapeutische Prinzip der Reizkonfrontation selbstständig abzuleiten (vgl. Neudeck und Wittchen 2004; Neudeck 2015).

3. Exposition, Evaluation und Prophylaxe (Training)

Während dieser Phase erfolgt die direkte und länger andauernde Konfrontation mit den angstauslösenden Reizen bei gleichzeitiger Unterbindung des Vermeidungsverhaltens. Man unterscheidet zwischen graduiertem (Habituationstraining) und nicht graduiertem Vorgehen (Flooding, Reizüberflutung). Die Übungen werden dabei vorher genau besprochen und die Patienten instruiert. Dabei werden auch die Erwartungen des Patienten erfasst, um diese während der Exposition und danach gezielt überprüfen zu können. Somit wird eine Strategie (Erwartungsverletzung; "positive prediction error") zur Optimierung des Inhibitionslernens eingesetzt (Craske et al. 2018; Rachmann 1984).

Die Unterscheidung zwischen massiertem und graduiertem Vorgehen bei der Exposition hat bezogen auf die aktuellen Behandlungsansätze lediglich eine historische Bedeutung und ist bei der Umsetzung in die Praxis bedeutungslos. Da das Ziel nicht die Maximierung der Angst und das Erleben eines starken Angstabfalls in einer Übung ist, sondern das Überprüfen von Befürchtungen bzw. Erwartungen bei gleichzeitiger Tolerierung der Angst im Mittelpunkt der Übungen steht, ist die Entscheidung, stufenweise oder massiert vorzugehen, zwischen Behandler und Patient individuell entscheidbar (Neudeck 2015; Jacoby et al 2019). Zu Beginn jeder Übung erfolgt dann eine genaue Instruktion der Patienten auf die Exposition. Das Fallbeispiel im Kasten ▶ Klinisch betrachtet beschreibt die Unterschiede zwischen dem graduierten und massierten Vorgehen. Dabei gibt es keine ausreichende empirische Grundlage für die Bevorzugung eines der beiden Vorgehen (Carey 2011, Neudeck 2015).

Klinisch betrachtet

Fallbeispiel: Graduierte Reizkonfrontation in vivo

Herr S. leidet unter einer starken Angst vor großen, offenen Plätzen, vollen Gaststätten und Kaufhäusern sowie engen Räumen und Aufzügen. In all den genannten Situationen hat er die Befürchtung, einen Herzinfarkt zu bekommen oder zu ersticken. Er verspürt Atemnot, klagt über vermehrtes Transpirieren und Herzrasen. Er denkt „Ich muss hier raus, sonst sterbe ich" und fühlt sich hilflos und kraftlos. Er vermeidet diese Situationen deshalb oder kann sie nur unter Inanspruchnahme von Hilfsmitteln (Baldrian oder einer Beruhigungstablette) aufsuchen. Entsprechend der ICD-10-Diagnose F40.01 „Agoraphobie mit Panikstörung" wird der Patient zunächst über die Natur seiner Störung informiert. Es wird dann gemeinsam mit dem Patienten ein Modell der Entstehung und Aufrechterhaltung seiner Störung entwickelt, in dessen Mittelpunkt das ausgeprägte Vermeidungsverhalten steht. Im nächsten Schritt wird überlegt, wie sich eine Veränderung dieses problematischen, die Störung aufrechterhaltenden Verhaltens erreichen lässt. Herr S. entscheidet sich für die Möglichkeit des graduierten Vorgehens und es werden Übungen zum Angstabbau geplant.

Übungsbeispiel

Ziel: Herr S. sollte weitgehend angstfrei in einer vollbesetzten U-Bahn stehen können. Er befürchtet, in Ohnmacht zu fallen.

Die Situation „in einer vollbesetzten U-Bahn stehen", ist in der Angsthierarchie (0–100) von Herrn S. mit 100 angegeben. Die Situation „in einer vollbesetzten U-Bahn sitzen" mit 80, die Situation „in einer rege, aber nicht vollbesetzten U-Bahn stehen" mit 70. Die Situation „auf den U-Bahnsteig gehen" hatte für Herrn S. eine Angststärke von 20. Die Situation „in einer leeren U-Bahn stehen" löste eine Angst von der Stärke 50 aus.

Vorgehen: Nach dem Erstellen der Angsthierarchie wird jede Situation in Sequenzen zerlegt. Die Situation „in einer leeren U-Bahn sitzen" wird zerlegt in die Sequenzen „einsteigen", „sich orientieren", „sich einen Platz suchen und hinsetzen", „sitzen und fahren".

Zunächst wird nun mit Herrn S. geübt, eine Fahrkarte zu kaufen und auf den U-Bahnsteig zu gehen. Nachdem er dies angstfrei kann, wird die Situation „in einer leeren U-Bahn sitzen" geübt. Dazu wird eine Zeit am späten Vormittag an einer Endhaltestelle einer U-Bahn-Linie gewählt. Herr S. lernt nun zunächst in die U-Bahn einzusteigen, und seine Befürchtung der „Ohnmacht" zu überprüfen, bis er dies weitgehend angstfrei beherrscht. Dann folgt die nächste Sequenz: „sich orientieren". Die einzelnen Sequenzen werden so lange geübt, bis der Patient seine Befürchtung/Erwartung maximal widerlegen konnte. Der Patient wird dabei instruiert, die Symptome der Angst nach dem Expositionsprotokoll zu beobachten und zu tolerieren. Dies kann in Anwesenheit des Therapeuten oder im Selbstmanagement ohne therapeutische Begleitung geschehen (im Kasten Therapeutenbegleitung in der Exposition werden die Unterschiede zwischen beiden Vorgehen beschrieben). Dies wird für jede Situation so durchgeführt, bis Herr S. in der Lage ist, in einer vollbesetzten U-Bahn weitgehend angstfrei zu stehen (Zielverhalten).

Wichtig bei der Durchführung der Übungen ist, dass der Patient keine von ihm ansonsten angewandten Vermeidungsstrategien (Baldrian nehmen, sich ablenken etc.) einsetzen kann. Dies ist die vorrangige Aufgabe des Therapeuten in einer Konfrontationsübung. Aufgrund der Kontextspezifität des Inhibitionslernens ist es wichtig, das neu Erlernte in verschiedenen Kontexten mehrmals zu wiederholen. Ebenso ist es wichtig, die Übungen unter verschiedenen Reizbedingungen zu wiederholen (Reizspezifität des Inhibitionslernens).

Therapeutenbegleitung in der Exposition

Die Expositionsübungen können entweder mit Begleitung des Therapeuten oder ohne Begleitung des Therapeuten durchgeführt werden. Die Therapeutenbegleitung ist gerade zu Beginn von Vorteil, da der Patient vom Therapeuten in der richtigen Durchführung der Expositionsübung unterstützt werden kann (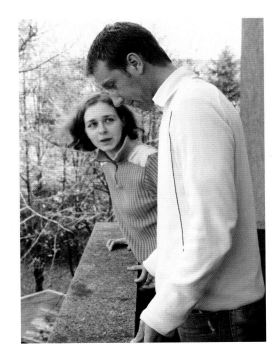 Abb. 26.1). Sollte eine Begleitung durch den Therapeuten nicht möglich sein, empfiehlt sich eine äußerst genaue und dezidierte Vorbereitung des Patienten auf die jeweilige Expositionsübung. Insbesondere ist darauf zu achten, dass mit dem Patienten Verhaltensweisen besprochen werden, die es ihm ermöglichen

a) die Situation aufzusuchen,
b) bei aufkommender Angst in der Situation zu verbleiben und
c) seine üblichen Vermeidungsverhaltensweisen zu unterbinden.

Hilfreich ist hier die Bildung von Durchführungsintentionen mit konkreten Verhaltensmaßnahmen (▶ Kap. 24). So ist z. B. bei einer geplanten Expositionsübung im Bus zu besprechen, wie und wann der Patient die Fahrkarte besorgt (z. B. könnte er direkt nach der Therapiesitzung am Automaten vorbeigehen und eine Fahrkarte kaufen); wie er sich – trotz Angst – zur Bushaltestelle begeben kann (z. B. könnte er einen Bekannten um Begleitung zur Haltestelle bitten); wie er bei starker Angst im Bus verbleibt – obwohl gerade die Türen an der Haltestelle offen sind (z. B. könnte er sich bewusst weiter nach hinten setzen und nicht in Richtung der Tür schauen).

Abb. 26.1 Reizkonfrontation bei Höhenangst. (© Konvex)

Die Instruktion bezieht sich dabei nicht nur darauf, nach Ableitung des Rationals eine grundsätzliche Zustimmung (den Informed Consent) zu begründen, sondern sie wird vor jeder Übung wiederholt, stärkt u. a. den Fokus auf die aktivierte Befürchtung

und dient auch der Optimierung des Inhibitionslernens (▶ Klinisch betrachtet).

■ a) Graduiertes Vorgehen (Habituationstraining)

Es wird gleich in der ersten Expositionsübung mit einer Situation begonnen, die mit Sicherheit das Problemverhalten hervorruft (z. B. eine Situation, die auf einer Angsthierarchie bei über 50 liegt) Diese Situation wird jedoch im Gegensatz zum Vorgehen bei der massierten Reizkonfrontation schrittweise aufgesucht. Die Situation wurde vorher genau besprochen und in einzelne Sequenzen zerlegt. Die Sequenzen sollen möglichst ein-

---

Klinisch betrachtet

Wie soll eine Instruktion gestaltet sein?

Die Instruktion der Patienten vor einer Exposition sollte Hinweise und Informationen beinhalten hinsichtlich:

— Sinn und Zweck der Übung: „Was wollen Sie in dieser Übung erreichen, was ist das Ziel?"
— Erwartungen/Befürchtungen: „Was befürchten Sie, könnte schlimmstenfalls passieren?"
— Sicherheitsverhalten: „Welches sind die Strategien, die Ihnen jetzt Sicherheit geben könnten und wie werden Sie damit umgehen?"
— Angststärke: „Wie stark ist die Ausprägung ihrer Angst jetzt?"

Während der Übung wird der Patient dann mit dem Expositionsprotokoll Folgendes gefragt (Lang et al. 2013):

— „Wie fühlen Sie sich?"
— „Was geht Ihnen durch den Kopf?"
— „Was erleben Sie körperlich?"
— „Gibt es etwas (Gedanken, körperlich, situativ), was Sie vermeiden?"
— „Was ist Ihre Befürchtung?"
— „Wie stark ist Ihre Angst auf einer Skala von 0–10? Schätzen Sie bitte ein."

fach strukturiert sein und keine zu große Angststeigerung erzeugen. Die Patienten gehen nun gemeinsam mit dem Therapeut Schritt für Schritt (graduiert) durch die Sequenzen hindurch, bis das mit den Patienten vorher abgesprochene Ziel erreicht ist und durch einen verbesserten Umgang mit der Angst eine neue Erfahrung bezüglich der befürchteten Konsequenzen möglich ist. Dabei ist es wichtig, dass man sich dem Tempo der Patienten anpasst und sie keinesfalls überfordert („meet the patient where he is").

■ **b) Massiertes Vorgehen (Reizüberflutung, Flooding)**

Bei der massierten Reizkonfrontation werden die Patienten ebenfalls in der ersten Expositionsübung mit einer Situation konfrontiert, in der das Problemverhalten mit hoher Wahrscheinlichkeit auftritt. Im Unterschied zum graduierten Vorgehen findet keine stufenweise, in Sequenzen eingeteilte Annäherung an das Ziel statt. Die Angstreaktion wird somit eine sehr starke sein und der Therapeut hat die Aufgabe, jegliches Vermeidungsverhalten (motorisch und kognitiv) zu unterbinden. Die Übung gilt als erfolgreich, wenn das Problemverhalten deutlich nachlässt (Angstreaktion, Drang sich zu waschen, Drang Alkohol zu trinken) und die Patienten ihre Befürchtungen ohne Vermeidung überprüfen können (s. das Fallbeispiel in ▶ Klinisch betrachtet). Man kann weiterhin zwischen zeitlich massierter Behandlung (2–3 Stunden täglich an 2–3 aufeinander folgenden Tagen) und zeitlich verteilter Exposition unterscheiden (einmal pro Woche, 1–2 h). Eine zeitlich massierte Variante wäre dabei hinsichtlich der Optimierung des Inhibitionslernens möglicherweise vorzuziehen. Empirische Daten hierzu stehen noch aus (Heinig et al. 2017).

■ **Interozeptive Exposition**

Bei allen körperbezogenen Ängsten, die mit Angstanfällen (Panikattacken) einhergehen, ist die interozeptive Exposition das Mittel der Wahl (Barlow 2002, Gerlach und Neudeck 2012). Es handelt sich dabei um die Provokation von körperlichen Symptomen, die bei den Patienten mit unangenehmen Gedanken und Gefühlen verbunden sind. Diese Symptome werden durch Körperübungen gezielt aktiviert, wobei der Wahrnehmungsfokus während der Exposition nicht nur auf der Beobachtung körperlicher Prozesse, sondern auch auf der Überprüfung der befürchteten Katastrophen liegt. Die ersten interozeptiven Expositionen können unter gut kontrollierbaren Bedingungen durchgeführt werden, etwa in der Praxis oder der Wohnung des Patienten. Weitere Expositionen werden vom Patienten selbst in verschiedenen alltäglichen Situationen durchgeführt. Der Ablauf einer interozeptiven Exposition bei der Angst vor Schwindel und Atemnot könnte z. B. so aussehen:

1. den Kopf schütteln und kreisen (30 sec);
2. auf einem Drehstuhl sitzen und gedreht werden (60 sec);
3. beim Sitzen auf einem Stuhl den Kopf zwischen die Beine legen (30 sec) und danach schnell aufrecht setzen;
4. Atem anhalten (30 Sekunden oder so lange wie möglich);
5. Hyperventilation (flaches Atmen mit ca. 100–120 Atemzügen pro Minute; 60 sec);
6. atmen durch einen dünnen, langen Strohhalm (dabei möglicherweise die Nase zuhalten, 2 min)

Klinisch betrachtet

Fallbeispiel: Massierte Reizkonfrontation in vivo

Der wesentliche Unterschied zum graduierten Vorgehen liegt darin, dass es keine mehrstufigen Sequenzen einer Situation gibt, sondern dass der Patient gleich das volle Ausmaß der Symptomatik verspürt, d. h. sofort in eine sehr angstauslösende Reizsituation geführt wird (◻ Abb. 26.2).

Übungsbeispiel

Ziel: Herr S. soll in einem vollbesetzten Aufzug in einem Kaufhaus fahren sowie einkaufen und Schlange stehen und seine Befürchtung in Ohnmacht zu fallen überprüfen.

Vorgehen: Der Therapeut sucht gemeinsam mit Herrn S. zur Hauptgeschäftszeit ein Kaufhaus auf, in dem ein gläserner Aufzug über mehrere Stockwerke fährt. Sofort nach Betreten des Kaufhauses wird Herr S. vom Thera-

peuten in diesen Aufzug geführt und bleibt so lange in dieser Situation, bis die Angst auf ein für ihn erträgliches Maß gesunken ist. Sodann wird eine weitere Situation aufgesucht um den Kontext und die Reizspezifikation zu variieren.

Folgt man modernen Expositionskonzepten, ist ein Vorgehen, das sowohl Stimuli als auch Reize und Kontexte variiert und die Befürchtungen der Patienten maximal widerlegt, unabhängig davon richtig, ob es in eine graduierte oder massierte Vorgehensweise eingebettet ist (Craske et al. 2014, Neudeck 2015, Pittig et al. 2016). Man kann mit Carey (2011) feststellen, dass für einige Patienten ein graduiertes Vorgehen zu präferieren ist, während andere Patienten mehr davon profitieren, den Sprung ins kalte Wasser zu wagen.

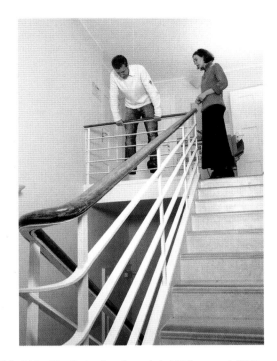

Abb. 26.2 Konfrontationstherapie bei Höhenangst. (© Konvex)

Interozeptive Exposition wird mittlerweile nicht nur bei Panikattacken, sondern bei allen Angststörungen, bei somatoformen Störungen (z. B. Hypochondrie) und darüber hinaus auch bei körperlichen Erkrankungen (chronische Schmerzen, vestibuläre Neuritis) erfolgreich eingesetzt.

26.4 Indikation

Bei Ängsten, Zwängen, Essstörungen, posttraumatischer Belastungsstörung und Abhängigkeitserkrankungen gelten Reizkonfrontationsverfahren als Methode der Wahl. Allgemeine Kontraindikation ist insbesondere das fehlende Einverständnis des Patienten, diese Methoden einzusetzen.

Störungen, bei denen massierte Exposition in sensu (Implosion) sinnvollerweise angewendet werden kann, sind Zwangsgedanken, generalisierte Angststörung und posttraumatische Belastungsstörung. Die systematische Desensibilisierung ist ein Reizkonfrontationsverfahren, bei dem die Exposition graduiert in sensu erfolgt. Das Verfahren kann bei Phobien und bei allen Störungen, bei denen Angstreaktionen eine Rolle spielen, angewandt werden. Das Angstbewältigungstraining ist eine Form der Reizkonfrontation, bei der die Exposition in sensu in milder Form durchgeführt und das Entspannungstraining als Bewältigungstechnik in vivo eingesetzt wird. Anwendung findet die Methode vor allem bei diffusen Ängsten, bei denen eine Hierarchisierung der Situation nicht möglich ist.

■ **Kontraindikationen**

Grundsätzlich gegen eine graduierte oder massierte Reizkonfrontation spricht das Vorliegen von Suizidalität oder Suizidversuchen in der Vorgeschichte, psychotischen Symptomen, einer Psychose in der Vorgeschichte, Erkrankungen des Herz-Kreislauf-Systems oder einer Borderline-Störung. Bei vorliegender Komorbidität sollte auf die Reihenfolge der Behandlung geachtet werden; das Vorgehen ist eine am individuellen Störungsbild festzumachende Entscheidung. Mangelnde Motivation des Patienten ist ebenfalls ein Ausschlusskriterium, d. h., man sollte auf keinen Fall eine Übung vorschlagen, die der Patient deutlich zu schwer findet. Eine weitere Kontraindikation betrifft den Zeitfaktor. Expositionsübungen über sehr kurze Zeitintervalle sollten auf jeden Fall vermieden werden. Obwohl Konfrontationstechniken bei den beschriebenen Störungsbildern erfolgversprechend sind, sollten Expositionsbehandlungen nicht „reflexartig" ohne Einbettung in eine therapeutische Gesamtstrategie angewandt werden.

26.5 Wirksamkeit

Die Wirksamkeit von Reizkonfrontation ist empirisch sehr gut überprüft (Barlow 1990; Foa et al. 2005a, b) und ihre Effizienz ist hoch. So berichten Grawe et al. (1994) in ihrer Literaturauswertung zu Reizkonfrontation bei Ängsten von hoher methodischer Qualität der Studien. Trotz der sehr guten Wirksamkeit profitieren nicht alle Patienten von diesem Vorgehen – so hat Öst (2008) darauf hingewiesen, dass die Dropout- und Response-Raten in der Angstbehandlung seit 40 Jahren annähernd konstant geblieben sind. Neuere Erklärungsmodelle zur Wirksamkeit der Reizkonfrontation könnten daher dabei helfen, die Wirksamkeit der Reizkonfrontation zu verbessern, indem sie den Lernerfolg durch Optimierungsstrategien wie Reiz- und Kontextvariation, Widerlegen von angstbezogen Befürchtungen, vertiefte Extinktion oder das gelegentliche Verstärken während der Konfrontation erhöhen (Craske et al. 2014).

Auch bei Essstörungen, Alkoholabhängigkeit, posttraumatischer Belastungsstörung und Zwangsstörungen zeigen sich Reizkonfrontationsmethoden als erfolgreich und gelten als Standardverfahren innerhalb der Behandlung (für einen Überblick s. Neudeck und Wittchen 2004). Entgegen weit verbreiteter Annahmen werden Expositionstechniken von den betroffenen Patienten gut angenommen (Foa et al. 2005; Hembree et al. 2003).

26

? Prüfen Sie Ihr Wissen

1. Bei welchen Störungen wird interozeptive Exposition angewandt? ▶ Abschn. 26.3.4 „Interozeptive Exposition"

2. Beschreiben Sie die einzelnen Komponenten einer expositionsbasierten Behandlung! ▶ Abschn. 26.3.4

3. Welche Arten der Reizkonfrontation in vivo und in sensu gibt es? Wie nennt man die spezifischen Vorgehensweisen? ▣ Tab. 26.1

ⓘ Weiterführende Literatur

Einen Überblick über die praktische Anwendung der Reizkonfrontation als Standardmethode der Verhaltenstherapie geben Abramowitz et al. (2011) sowie Neudeck (2015). Zu einem tieferen Verständnis des Inhibitionslernens und der verschiedenen bei der Exposition zu beachtenden Faktoren tragen die Bücher von Richards und Lauterbach (2005) sowie Neudeck und Wittchen (2012) bei. Eine genaue Darstellung des systemimmanenten Ansatzes sowie des Vorgehens in den einzelnen Therapieabschnitten bei Reizkonfrontationsverfahren findet sich bei Tuschen-Caffier und Fiegenbaum (2009). Für eine Vertiefung des Themas Bedeutung der Patient-Therapeut-Beziehung bei der Reizkonfrontation ist der Buchartikel von Margraf und Schneider (1992) geeignet. Einen Überblick über die Anwendung von Reizkonfrontationsmethoden bei den verschiedenen psychischen Störungen bietet das Buch von Neudeck und Wittchen (2004).

Literatur

Abramowitz, J. S., Deacon, B. J., & Whiteside, P. H. (2012). *Exposure therapy for anxiety: Principles and practice*. New York: Guilford Press.

Abramowitz, J. S., & Blakey, S. M. (2020). *Clinical handbook of fear and anxiety: Maintenance processes and treatment mechanisms*. ▶ https://doi.org/10.1037/0000150-000.

Baker, A., Mystkowski, J., Culver, N., Yi, R., Mortazavi, A., & Craske, M. G. (2010). Does habituation matter? Emotional processing theory and exposure therapy for acrophobia. *Behaviour Research and Therapy, 48*, 1139–1143.

Barlow, D. H. (2002). *Anxiety and its disorders* (2. Aufl.). New York: Guilford.

Barlow, D. H. (1990). Long-term outcome for patients with panic disorder treated with cognitive therapy. *Journal of Clinical Psychology, 51*(Suppl A), 17–23.

Bartling, G., Fiegenbaum, W., & Krause, R. (1980). *Reizüberflutung. Theorie und Praxis*. Stuttgart: Kohlhammer.

Birbaumer, N. (1977). Die Bewältigung von Angst; Gewöhnung oder Hemmung? In N. In Psychophysiologie der Angst (Hrsg.), *Birbaumer* (S. 85–124). München: Urban & Schwarzenberg.

Blakey, S. M., & Abramowitz, J. S. (2016). The effects of safety behaviors during exposure therapy for anxiety: Critical analysis from an inhibitory learning perspective. *Clinical Psychology Review, 49*, 1–15. ▶ https://doi.org/10.1016/j.cpr.2016.07.002.

Bouton, M. E. (1993). Context, time, and memory retrieval in the interference paradigms of pavlovian learning. *Psychological Bulletin, 114*(1), 80–99. ▶ https://doi.org/10.1037/0033-2909.114.1.80.

Bouton, M. E. (2002). Context, ambiguity and unlearning: Sources of relapse after behavioral extinction. *Biological Psychiatry, 52*, 976–986.

Bouton, M. E. (2004). Context and behavioral processes in extinction. *Learning & Memory, 11*(5), 485–494. ▶ https://doi.org/10.1101/lm.78804.

Bouton, M. E., & King, D. A. (1983). Contextual control of the extinction of conditioned fear: Tests for the associative value of the context. *Journal of Experimental Psychology: Animal Behavior Processes, 9*(3), 248–265. ▶ https://doi.org/10.1037/0097-7403.9.3.248.

Brady, A., & Raines, D. (2009). Dynamic hierarchies: A control system paradigm for exposure therapy. *Cognitive Behavior Therapy, 2*, 51–62.

Carey, T. A. (2011). Exposure and reorganization: The what and how of effective psychotherapy. *Clinical Psychology Review, 31*, 236–248. ▶ https://doi.org/10.1016/j.cpr.2010.04.004.

Craske, M. G., Kircansk, K., Zelikowsk, M., Mystkowski, J., Chowdhury, N., & Baker, A. (2008). Optimizing inhibitory learning during exposure therapy. *Behaviour Research and Therapy, 46*, 5–27.

Craske, M. G., Liao, B., Brown, L., & Vervliet, B. (2012). Role of Inhibition in Exposure Therapy. *Journal of Experimental Psychopathology, 3*(3), 322–345. Retrieved from ▶ http://jep.textrum.com/index.php?art_id=84.

Craske, M. G., Treanor, M., Conway, C. C., Zbozinek, T., & Vervliet, B. (2014). Maximizing exposure therapy: An inhibitory learning approach. *Behaviour Research and Therapy, 58*, 10–23.

Craske, M. G., Hermans, D., & Vervliet, B. (2018). State-of-the-art and future directions for extinction as a translational model for fear and anxiety. *Philosophical Transactions of the Royal Society B: Biological Sciences., 373*(1742), 20170025. ▶ https://doi.org/10.1098/rstb.2017.0025.

Culver, N. C., Stoyanova, M., & Craske, M. G. (2012). Emotional variability and sustained arousal during exposure. *Journal of Behavior Therapy and Experimental Psychiatry, 43*(2), 787–793.

Duits, P., Cath, D. C., Lissek, S., Hox, J. J., Hamm, A. O., Engelhard, I. M., … Baas, J. M. P. (2015). Updated Meta-Analysis of Classical Fear Conditioning in the Anxiety Disorders. *Depression and Anxiety, 32*(4), 239–253. ▶ https://doi.org/10.1002/da.22353.

Foa, E. B., & Kozak, M. J. (1986). Emotional processing of fear: Exposure to corrective information. *Psychological Bulletin, 99*, 20–35.

Foa, E. B., Liebowitz, M. R., Kozak, M. J., et al. (2005a). Randomized, placebo-controlled trial of exposure and ritual prevention, clomipramine, and their combination in the treatment of obsessive-compulsive disorder. *American Journal of Psychiatry, 162*(1), 151–161.

Foa, E. B., Hembree, E. A., Cahill, S. P., et al. (2005b). Randomized trial of prolonged exposure for posttraumatic stress disorder with and without cognitive restructuring: Outcome at academic and community clinics. *Journal of Consulting and Clinical Psychology, 73*(5), 953–964.

Foa, E. B., Huppert, J. D., Cahill, S. P., Shwan, P., & Rothbaum, B. (2006). Emotional processing theory: An update. In B. O. Rothbaum (Hrsg.), *Pathological anxiety: Emotional processing in etiology and treatment* (S. 3–24). New York: Guilford Press.

Foa, E. B., & McNally, R. J. (1996). Mechanisms of change in exposure therapy. In R. M. Rapee (Hrsg.), *Current controversies in the anxiety disorders* (S. 214–227). New York: Guilford.

Gerlach, A. L., & Neudeck, P. (2012). Interozeptive exposition. In P. Neudeck & H.-U. Wittchen (Hrsg.), *Exposure therapy: rethinking the model, refining the method*. New York: Springer.

Goldfried, M. R. (1971). Systematic desensitization as training in self-control. *Journal of Consulting and Clinical Psychology, 37*(2), 228–234.

Grawe, K., Donati, R., & Bernauer, F. (1994). *Psychotherapie im Wandel. Von der Konfession zur Profession*. Göttingen: Hogrefe.

Groves, P. M., & Thompson, R. F. (1970). Habituation: A dual-process -theory. *Psychological Bulletin, 79*, 200–210.

Hand, I. (2000). Expositionsbehandlung. In M. Linden & M. Hautzinger (Hrsg.), *Verhaltenstherapiemanual* (S. 164–175). Berlin: Springer.

Heinig, I., Pittig, A., Richter, J., Hummel, K., Alt, I., Dickhöver, K., … Wittchen, H.-U. (2017). Optimizing exposure-based CBT for anxiety disorders via enhanced extinction: Design and methods of a multicentre randomized clinical trial. *International Journal of Methods in Psychiatric Research*. ▶ https://doi.org/10.1002/mpr.1560.

Heinig, I., Pittig, A., & Hoyer, J. (2018). Kognitive Verhaltenstherapie der Angststörungen. In P. Zwanzger (Ed.), *Angst* (S. 165–174). Berlin: MWV.

Helbig, S., & Petermann, F. (2010). Tolerate or eliminate? A systematic review on the Effects of safety behavior across anxiety disorders. *American Psychological Association, 17*, 218–233.

Hembree, E. A., Foa, E. B., Dorfan, N. M., Street, G. P., Kowalski, J., & Tu, X. (2003). Do patients drop out prematurely from exposure therapy for PTSD? *Journal of Traumatic Stress, 16*(6), 555–562.

Hoyer, J., Beesdo, K., Gloster, A. T., Runge, J., Höfler, M., & Becker, E. S. (2009). Worry exposure versus applied relaxation in the treatment of generalized anxiety disorder. *Psychotherapy and Psychosomatics, 78*, 106–115.

Hoyer, J., & Beesdo-Baum, K. (2012). Prolonged imaginal exposure based on worry scenarios. In P. Neudeck & H.-U. Wittchen (Hrsg.), *Exposure therapy: Rethinking the model - refining the method* (S. 245–260). New York: Springer.

Hoyer, J., & Heinig, I. (2015). Wie sind Angststörungen verhaltenstherapeutisch zu behandeln? *PiD - Psychotherapie im Dialog, 16*(02), 16–21.

Hull, C. L. (1943). *Principles of behavior*. New York: Appleton-Century-Crofts.

Jacoby, R. J., Abramowitz, J. S., Blakey, S. M., & Reuman, L. (2019). Is the hierarchy necessary? Gradual versus variable exposure intensity in the treatment of unacceptable obsessional thoughts. *Journal of Behavior Therapy and Experimental Psychiatry, 64*, 54–63. ▶ https://doi.org/10.1016/j.jbtep.2019.02.008.

Kirn, T., Echelmeyer, L., & Engberding, M. (2009). *Imagination in der Verhaltenstherapie*. Heidelberg: Springer.

Lader, M. H., & Mathews, A. M. (1977). Ein physiologisches Modell der phobischen Angst und Desensibilisierung. In N. Birbaumer (Hrsg.), *Psychophysiologie der Angst* (S. 125–137). München: Urban & Schwarzenberg.

Lang, P. J., Melamed, B. G., & Hart, J. (1970). A psychophysiological analysis of fear modification using an automated desensitization procedure. *Journal of Abnormal Psychology, 76*, 220–234.

Lang, T., Helbig-Lang, S., Westphal, D., Gloster, A. T., & Wittchen, H.-U. (2012). *Expositionsbasierte Therapie der Panikstörung mit Agoraphobie*. Göttingen: Hogrefe.

Levy, H. C., & Radomsky, A. S. (2016). It's the who not the when: An investigation of safety behavior fading in exposure to contamination. *Journal of Anxiety Disorders, 39*, 21–29. ▶ https://doi.org/10.1016/j.janxdis.2016.02.006.

Maercker, A., & Weike, A. I. (2009). Systematische Desensibilisierung. In J. Margraf & S. Schneider (Hrsg.), *Lehrbuch der Verhaltenstherapie* (3. Aufl., S. 507–514). Berlin: Springer.

Margraf, J., & Schneider, S. (1992). Therapeutische Beziehung und Therapieerfolg bei Angststörungen. In J. Margraf & J. C. Brengelmann (Hrsg.), *Die Therapeut-Patient-Beziehung in der Verhaltenstherapie*. München: Röttger.

McNally, R. J. (2007). Mechachnisms of exposure therapy: How neuroscience can improve psychological treatments for anxiety disorders. *Clinical Psychology Review, 27*, 750–759.

Meuret, A. E., Seidel, A., Rosenfield, B., Hofmann, S. G., & Rosenfield, D. (2012). Does fear reactivity during exposure predict panic symptom reduction? *Journal of Consulting and Clinical Psychology, 80*, 773–785.

Michael, T., & Tuschen-Caffier, B. (2009). Konfrontationsverfahren. In J. Margraf & S. Schneider (Hrsg.), *Lehrbuch der Verhaltenstherapie* (3. Aufl., S. 515–530). Berlin: Springer.

Milad, M. R., Wright, C. I., Orr, S. P., Pitman, R. K., Quirk, G. J., & Rauch, S. L. (2007). Recall of Fear Extinction in Humans Activates the Ventromedial Prefrontal Cortex and Hippocampus in Concert. *Biological Psychiatry, 62*(5), 446–454. ▶ https://doi.org/10.1016/j.biopsych.2006.10.011.

Milad, M. R., Pitman, R. K., Ellis, C. B., Gold, A. L., Shin, L. M., Lasko, N. B., … Rauch, S. L. (2009). Neurobiological Basis of Failure to Recall Extinction Memory in Posttraumatic Stress Disorder. *Biological Psychiatry, 66*(12), 1075–1082. ▶ https://doi.org/10.1016/j.biopsych.2009.06.026.

Mowrer, O. H. (1960). *Learning theory and behavior*. Oxford: Wiley.

Neudeck, P. (2015). Reizkonfrontation bei Panikstörung. In P. Neudeck & H.-U. Wittchen (Hrsg.), *Konfrontationstherapie bei psychischen Störungen*. Göttingen: Hogrefe.

Neudeck, P., & Wittchen, H.-U. (Hrsg.). (2004). *Konfrontationstherapie bei psychischen Störungen*. Göttingen: Hogrefe.

Neudeck, P., & Wittchen, H.-U. (Hrsg.). (2012). *Exposure therapy. Rethinking the model, refining the method*. New York: Springer.

Öst, L. G. (2008). Cognitive behavior therapy for anxiety disorders: 40 years of progress. *Nordic Journal of Psychiatry, 62* (Suppl 47), 5–10.

Peterman, J. S., Carper, M. M., & Kendall, P. C. (2016). Testing the habituation-based model of exposures for child and adolescent anxiety. *Journal of Clinical Child & Adolescent Psychology, 29*, 1–11. ▶ https://doi.org/10.1080/15374416.2016.1163707.

Pittig, A., van den Berg, L., & Vervliet, B. (2016). The key role of extinction learning in anxiety disorders: Behavioral strategies to enhance exposure-based treatments. *Current Opinion in Psychiatry, 29*, 39–47.

Rachmann, S. (1984). Agoraphobia – A safety-signal perspective. *Behavior Research and Therapy, 22*, 58–70.

Richard, D. C. S., & Lauterbach, D. (2006). Handbook of Exposure Therapies. In *Handbook of Exposure Therapies*. ▶ https://doi.org/10.1016/B978-0-12-587421-2.X5000-5.

Roth, G. (2013). *Persönlichkeit, Entscheidung und Verhalten: warum es so schwierig ist, sich und andere zu ändern*. Stuttgart: Klett-Cotta.

Roth, G., & Strüber, N. (2016). *Wie das Gehirn die Seele macht* (6. Aufl.) Klett-Cotta.

Rupp, C., Doebler, P., Ehring, T., & Vossbeck-Elsebusch, A. (2016). Emotional processing theory put to test: A meta-analysis on the association between process and outcome measures in exposure therapy. *Clinical Psychology & Psychotherapy, 26*. ▶ https://doi.org/10.1002/cpp.2039.

Shin, L. M., & Liberzon, I. (2010). The neurocircuitry of fear, stress, and anxiety disorders. *Neuropsychopharmacology, 35*, S. 169–191. ▶ https://doi.org/10.1038/npp.2009.83.

Smucker, M. R., Dancu, C. V., Foa, E. B., & Niederee, J. (2002). Imagery rescripting: A new treatment for survivors of childhood sexual abuse suffering from posttraumatic stress. In R. L. Leahy & E. T. Dowd (Hrsg.), *Clinical advances in cognitive psychotherapy: Theory and application* (S. 294–310). Springer: New York.

Smucker, A., & Boos, M. R. (2004). Konfrontationsbehandlung der Posttraumatischen Belastungsstörung nach Typ-II-Traumatisierung. In P. Neudeck & H.-U. Wittchen (Hrsg.), *Konfrontationstherapie bei psychischen Störungen*. Göttingen: Hogrefe Verlag.

Stampfl, T. G., & Levis, D. J. (1967). Related essentials of implosive therapy: A learning-theory-based psychodynamic behavioral therapy. *Journal of Abnormal Psychology, 72*(6), 496–503.

Stampfl, T. G., & Levis, D. J. (1968). Implosive therapy, a behavioral therapy? *Behaviour Research and Therapy, 6*(1), 31–36.

Telch, M. J., & Lancaster, C. L. (2012). Is there room for safety behaviors? In P. Neudeck & H.-U. Wittchen (Hrsg.), *Exposure therapy: Rethinking the model, refining the method.* New York: Springer.

Telch, M. J., Cobb, A. R., & Lancaster, C. L. (2014). Exposure therapy. In P. Emmelkamp & T. Ehring (Hrsg.), *The Wiley Handbook of Anxiety Disorders: Bd. 2. Clinical assessment and treatment* (S. 717–756). Chichester: Wiley Blackwell.

Tuschen-Caffier, B., & Fiegenbaum, W. (2009). Systemimmanente kognitive Therapie. In J. Margraf (Hrsg.), *Lehrbuch der Verhaltenstherapie.* Heidelberg: Springer.

Valins, S., & Ray, A. A. (1967). Effects of cognitive desensitization on avoidance behavior. *Journal of Personality and Social Psychology, 7*(4), 345–350.

Vervliet, B., Craske, M. G., & Hermans, D. (2013). Fear extinction and relapse: State of the art. *Annual Review of Clinical Psychology, 9,* 215–248.

Weike, A., & Hamm, A. (2005). Furchtreduktion durch wiederholte Reizkonfrontation bei Spezifischer Phobie vom Tier-Typus. *Zeitschrift für Klinische Psychologie und Psychotherapie, 34*(2), 111–120.

Weisman, J. S., & Rodebaugh, T. L. (2018). Exposure therapy augmentation: A review and extension of techniques informed by an inhibitory learning approach. *Clinical Psychology Review, 59,* 41–51. ► https://doi.org/10.1016/j.cpr.2017.10.010.

Wolpe, J. (1958). *Psychotherapy by reciprocal inhibition.* Stanford: Stanford University Press.

Verhaltensaktivierung

Jürgen Hoyer und Tobias Teismann

Inhaltsverzeichnis

© Springer-Verlag GmbH Deutschland, ein Teil von Springer Nature 2020
J. Hoyer und S. Knappe (Hrsg.), *Klinische Psychologie & Psychotherapie*,
https://doi.org/10.1007/978-3-662-61814-1_27

27.1 Beschreibung des Verfahrens

Verhaltensaktivierung ist der wichtigste behaviorale Ansatz zur Behandlung der Depression (Dimidjan et al. 2011). Aufgrund der überzeugenden und sehr gut replizierten Wirksamkeitsnachweise sind unipolare Depressionen der wichtigste Indikationsbereich (▶ Klinisch betrachtet).

> **Klinisch betrachtet**
>
> **Fallbeispiel**
> Ein 48-jähriger Geschäftsführer eines Franchise-Unternehmens stellt sich nach einer schweren depressiven Episode in der ambulanten Psychotherapie vor. Während seines mehrwöchigen stationären Aufenthalts habe er viel gelernt, aber er merke, wie seine Probleme erneut begännen ihn zu erdrücken. Er stehe vor der Insolvenz seiner Firma, die Kunden blieben aufgrund der Wirtschaftslage aus, er müsse sein Haus verkaufen und seine Partnerbeziehung stehe auf der Kippe, was ihm für die Kinder unendlich leid tue. Zudem quälten ihn belastende Kindheitserlebnisse ausgerechnet jetzt, wo er es am wenigsten gebrauchen könne. Das Schlimmste aber sei, dass ihm zunehmend die Kraft fehle, gegen alle diese Probleme anzukämpfen, und er wieder das Gefühl habe, „nicht mehr zu können". Sollte er wieder in die Klinik müssen, sei alles verloren.
>
> Das ausgeprägte Überforderungserleben, die Hilflosigkeit und die Motivations- und Antriebsprobleme stehen im Vordergrund. Bewährte Interventionen wie kognitive Verfahren (▶ Kap. 28) oder Problemlösetraining (▶ Kap. 32) sind angesichts dieser Symptomatik nur bedingt indiziert, weil sie den Patienten überfordern könnten.
>
> Stattdessen wurde dem Patienten vorgeschlagen, zunächst kleine Schritte zu machen, die ihm helfen würden, seine Kraft wiederzugewinnen. Um die richtigen, gut erreichbaren Ziele und Schritte zu finden, solle er zunächst seine Aktivitäten und seine Stimmung über die Woche hinweg auf einem einfachen Schema protokollieren. Danach könne es Schritt für Schritt „bergauf gehen", indem kleine, auch bei depressiver Stimmung erreichbare Ziele umgesetzt würden. Damit erhielt der Patient einen sehr einfachen, klaren und nicht überfordernden Plan für die Therapie, was ihn unmittelbar entlastete.

Die Einfachheit in der Zielsetzung und im Vorgehen ist eine große Stärke der Verhaltensaktivierung. Sie ist nicht nur für Patienten, sondern auch für Therapeuten leicht vermittelbar und erlernbar (Richards et al. 2016).

Zudem setzt sie direkt an einigen der subjektiv als besonders belastend empfundenen symptomatischen Defiziten der Depression an: sozialer Rückzug, Interessenverlust, Anhedonie. Eine Reduktion dieser Symptome ist die Voraussetzung für die psychotherapeutische Bearbeitung weiterer mit der Depression assoziierter Probleme. Man könnte vereinfachend sagen: Verhaltensaktivierung ist *die* Methode, um depressive Patienten wieder zu motivieren. Für viele Depressionsexperten ist die Verhaltensaktivierung deshalb nicht nur der erste, sondern auch der wichtigste Schritt in der Depressionsbehandlung. Daneben wird die Verhaltensaktivierung auch zunehmend bei anderen Störungen eingesetzt, bei denen Rückzug, Vermeidung und Inaktivität im Vordergrund stehen (s. unten).

Verhaltensaktivierung ist eine klassische, lerntheoretisch begründete verhaltenstherapeutische Methode (Ramnerö et al. 2016). Auch in der kognitiven Verhaltenstherapie (KVT) nach Beck – über Jahrzehnte die Methode der Wahl in der psychotherapeutischen Behandlung der Depression – spielt sie eine zentrale Rolle, sie ist neben der kognitiven Umstrukturierung die zweite Säule der KVT der Depression. Es handelt sich aber nicht um eine einzige Intervention, sondern eher um eine Gruppe von Techniken, die zum Ziel haben, die Rate positiver Verstärker im Alltag von Patienten zu erhöhen. Verhaltensaktivierende Programme enthalten je nach Autoren unterschiedliche Teilkomponenten (Kanter et al. 2010). Aktivitätenmonitoring und Aktivitätenplanung sind aber immer enthalten und demgemäß die Kernkomponenten der Verhaltensaktivierung (◻ Tab. 27.1). Eine weitere Gemeinsamkeit aller verhaltensaktivierenden Programme ist, dass sie auf lerntheoretischen Konzeptionen der Depression basieren, die Bedeutung einer aktiven Verhaltensänderung betonen und auf individuellen Fallkonzeptionen beruhen (Ramnerö et al. 2016).

27.2 Wirkprinzipien

In einem modernen Verständnis ist die Zielsetzung verhaltensaktivierender Methoden,
- die Häufigkeit und positive Verstärkerrate gesunder Verhaltensweisen zu erhöhen,
- die Häufigkeit und Verstärkerrate depressionsförderlichen Verhaltens zu vermindern und
- negativ verstärktes Vermeidungsverhalten zu reduzieren.

Der therapeutische Ansatz der Verhaltensaktivierung geht u. a. zurück auf das 1974 von Peter M. Lewinsohn postulierte behaviorale Erklärungsmodell der Depression (Lewinsohn 1974). Behavioral bedeutet: Es sind nicht schwer bestimmbare motivationale Variablen (Gefühle, Gedanken), welche die Verhaltensrate re-

Tab. 27.1 Teilkomponenten verhaltensaktivierender Programme: Erst die neueren Programme enthalten die Komponente des Wertebezugs des Verhaltens (Erläuterungen im Text)

	Aktivitäten-monitoring	Werte-bezug	Aktivitäten-planung	Problem-löseskills	Entspannung	Kontingenz-management	Verbale Methoden	Vermeidungs-verhalten
Lewinsohn (1974)	x		x	x	x	x	x	
Rehm (1977)	x	x	x			x	x	
Beck (1979)	x		x	x				
Martell et al. (2001)	x	x	x	x		x	x	x
Lejuez et al. (2001)	x	x	x			x		
Hoyer und Vogel (2018)	x	x	x	x		x	x	x

gulieren, sondern Kontextfaktoren, innerhalb derer ein Verhalten stattfindet, und die seine Auftretenswahrscheinlichkeit regulieren (es verstärken). Im deutschen Sprachraum wird Lewinsohns lernpsychologisch-verstärkungstheoretisches Modell zumeist unter dem Begriff „Verstärker-Verlust-Theorie" der Depression beschrieben (▶ Kap. 46; Hautzinger 2013). Lewinsohn prägte den Begriff der verhaltenskontingenten positiven Verstärkung und bezeichnet hiermit eine positive Verstärkung (positive Reaktion) der Umwelt, welche direkt auf das Verhalten einer Person erfolgt bzw. durch das Verhalten einer Person hervorgerufen wird. Zum Beispiel wird das Verhalten, eine vorbeigehende Person anzulächeln, durch deren freundliches Zurücklächeln positiv verstärkt.

Lewinsohns initiales Depressionsmodell entstand aus der klinischen Beobachtung heraus, dass depressive Patienten sowohl eine allgemein geringe Verhaltensrate als auch eine geringe Rate verhaltenskontingenter positiver Verstärkung (insbesondere im sozialen Kontakt) zeigen. Er postulierte, dass ein Mangel oder eine Reduktion verhaltenskontingenter positiver Verstärkung eine hinreichende Bedingung für die Entwicklung depressiver Symptome darstellt. Dabei stellt sich aber die Frage, auf welche lernpsychologischen Gesetzmäßigkeiten die geringe Verhaltensrate und die Reduktion der positiven Verstärkung zurückgehen und wie diese initial verstärkt werden.

Eine eher biopsychologische Perspektive ist die des verminderten Belohnungslernens und der verminderten Belohnungssensitivität („reward learning", „reward sensitivity"). So belegen Studien, dass depressive Patienten Schwierigkeiten haben, ihr Verhalten an veränderte Verstärkungsbedingungen anzupassen (Vrieze et al. 2013) und dass die (biologisch vermittelte) Belohnungssensitivität verringert ist, insbesondere bei Patienten mit Anhedonie (▶ Kap. 46; Bogdan und Pizzagalli 2006).

Die Bedeutung von Bestrafung bzw. bestrafenden Umwelten für die Genese depressiver Zustände wurde insbesondere durch Seligmans frühe Arbeiten zur „erlernten Hilflosigkeit" (Overmier und Seligman 1967) deutlich (vgl. ▶ Kap. 46). Häufig wiederkehrende, langanhaltende und unentrinnbare Strafreize sollen in eine Löschung von Explorations- und Annäherungsverhalten – und damit in eine reduzierte Rate positiver Verstärkung – münden. Ferster (1973) hat schließlich darauf hingewiesen, dass depressives Verhalten vielfach einer Vermeidungs- und/oder Fluchtfunktion dient: Verhaltensweisen wie Jammern, Grübeln, Rückzug dienen unter dieser Perspektive dazu, Aktivitäten zu vermeiden, die als anstrengend oder bedrohlich wahrgenommen werden. Zu Depressionen soll es dann kommen, wenn ein Individuum potenziell aversive Situationen so weitgehend meidet, dass es zu einem Mangel an ausreichender positiver Verstärkung kommt oder wenn zunehmendes Vermeidungs- und Fluchtverhalten eine Auseinandersetzung, Klärung und Anpassung an veränderte Lebensbedingungen erschwert bzw. zunehmende Folgeprobleme bedingt (z. B. Probleme mit Banken und Behörden, weil Briefe nicht mehr geöffnet werden).

In lerntheoretischen Konzeptionen der Depression wird außerdem angenommen, dass depressives Verhalten selbst, zumindest anfangs, interpersonell positiv oder negativ verstärkt wird, indem einer Person, die sich traurig, niedergeschlagen oder verzweifelt verhält, eine besondere Zuwendung und Aufmerksamkeit, auch Trost und Nähe, entgegengebracht wird (positive Verstärkung) und außerdem der Person unangenehme Lasten, Aufgaben oder Verantwortungen abgenommen werden (negative Verstärkung).

27

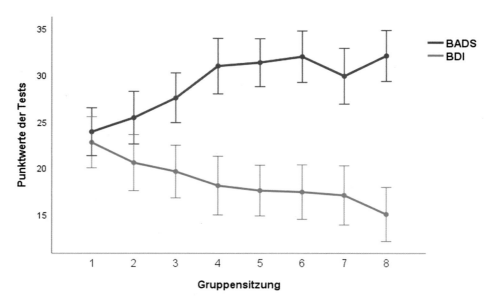

Verhaltensaktivierung in Gruppen: Depressions- und Aktivitätswerte im Verlauf

○ **Abb. 27.1** Depressivität und Aktivitätsrate entwickeln sich über 8 Sitzungen eines Gruppenprogramms zur Verhaltensaktivierung bei depressiven Patienten gegenläufig (Mittelwerte von N = 160 Patienten aus 27 Therapiegruppen der Institutsambulanz für Psychotherapie der TU Dresden; Hoyer et al. 2020). Die Verbesserungen sind gegenüber der vorhergehenden Sitzung bis zur 4. Sitzung jeweils signifikant (sowohl für Depression als auch Aktivierung) und bleiben dann stabil, bevor es zwischen der 7. und 8. Sitzung nochmals zu einer weiteren Verbesserung kommt. Depressivität wurde mit dem Beck Depression Inventar (BDI; deutsche Version: Hautzinger et al. 2009) gemessen, Aktivierung mit der Behavioral Activation for Depression Scale (BADS; deutsche Version: Teismann et al. 2016)

Die Logik der Verhaltensaktivierung ist es, mit geeigneten therapeutischen Interventionen den genannten maladaptiven Lernerfahrungen und -regeln entgegenzuwirken. Eine wesentliche Grundannahme dazu ist, dass eine verbesserte Aktivitäten- und Verstärkungsrate (wie sie therapeutisch gefördert wird) der Reduktion der Depression vorausgeht. Eine negative Korrelation zwischen Verhaltensaktivierung und Depression lässt sich regelmäßig zeigen (○ Abb. 27.1). Für die Annahme, dass die Verhaltensaktivierung der Reduktion der Depression vorgeordnet ist, gibt es zwar Belege auf der Ebene einer Pilotstudie (Santos et al. 2016), eine breite Datenbasis fehlt diesbezüglich aber noch. Aus pragmatischer Sicht ist die grundlagenwissenschaftliche Frage, ob die selbstinitiierte Verbesserung hinsichtlich der Verhaltens- und Verstärkerrate wirklich *kausal* für Besserung der Depression ist, aber sekundär. Es ist bereits eine plausible und überzeugende Begründung für die Intervention „Verhaltensaktivierung", wenn Verhaltensaktivierung und Depressivität sich *wechselseitig* beeinflussen bzw. beide durch die psychologisch beeinflussbare Drittvariable, sich für mehr Aktivitäten zu entscheiden (und die damit verbundene Kontrollerfahrung), positiv beeinflusst werden: Depression lässt sich nicht direkt beeinflussen, die Rate verstärkungswirksamen Verhaltens aber durchaus!

27.3 Durchführung

Damit die Behandlung erfolgreich sein kann, muss der Patient über ein überzeugendes und schlüssiges Modell der Verhaltensaktivierung verfügen. Die Psychoedukation zur Depression sowie zur Rolle der geringen Verhaltens- und Verstärkerrate stehen deshalb am Anfang; ebenso ein kurzer Überblick über das gut strukturierte und einfache Vorgehen. Nach unseren klinischen Erfahrungen (s. das Fallbeispiel in ▶ Klinisch betrachtet) ist die Sparsamkeit des Verfahrens gerade bei akut depressiven Patienten unmittelbar einsichtig und passend. Kleine und handfeste Verhaltensänderungen trauen sie sich weit eher zu als komplexe „psychologische" Veränderungen. Das Vorgehen wird damit greifbar und erscheint gut zu bewältigen. Im eingangs erwähnten Fallbeispiel sollte das Wirkprinzip so vermittelt werden, dass es gut auf die Situation des Patienten anwendbar ist. Immer jedoch gilt: „Die Depression können Sie nicht direkt beeinflussen, aber ihr Verhalten sehr wohl".

Bei der Modellvermittlung kommen zahlreiche psychoedukative Materialien zum Einsatz, wie sie in Manualen zur Verhaltensaktivierung (Hoyer und Vogel 2018; Martell et al. 2010) beschrieben sind (vgl. ○ Abb. 27.2 für ein Beispiel).

Wie erwähnt sind Aktivitätenmonitoring und Aktivitätenplanung die wichtigsten Programmelemente.

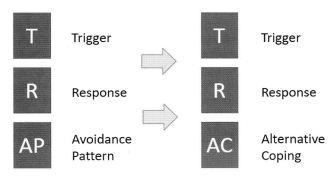

◻ Abb. 27.2 Die Therapie nach Martell folgt dem Motto „Get out of the trap, get back on trac[k]". (Martell et al., 2001, S. 102, republished with permission of Guilford Publications, Inc., © 2001; permission conveyed through Copyright Clearance Center, Inc.; adaptiert von Hoyer und Krämer, 2021, mit freundlicher Genehmigung vom Hogrefe Verlag)

Einfache Stimmungsprotokolle, wie sie typischerweise zur Verhaltensdiagnostik eingesetzt werden (vgl. (▶ Kap. 21), werden den Patienten schon in der ersten Sitzung mitgegeben. Die Zusammenhänge zwischen bestimmten Verhaltensweisen und der damit verbundenen oder auf sie folgenden Stimmung zu erkennen, ist ein zentrales Ziel für alles Weitere. Gelingt es, diesen Zusammenhang zu identifizieren, so ist auch deutlich, dass der Patient über Möglichkeiten verfügt, seine eigene Stimmung zu beeinflussen. Dabei gilt es, überzogene Erwartungen zu relativieren. Das Ziel ist am Anfang weniger, dass es dem Patienten „wieder gut gehen" soll (globales, schlecht zu überprüfendes und für Depressive zunächst wenig realistisches Ziel), sondern dass es ihm oder ihr *weniger schlecht* gehen soll und dass die Häufigkeit angenehmer Momente steigt. Eine solche vorsichtige Zielformulierung immunisiert das therapeutische Vorgehen im Übrigen gut gegen Misserfolge. Ferner setzt das Behandlungsrational darauf, dass es (negativ) verstärkend wirkt, wenn zuvor aufgeschobene und tendenziell aversive Aktivitäten (Steuererklärung machen, Problemgespräch mit dem Nachbarn führen) trotz negativer Stimmung angegangen werden können.

Die Aktivitätenplanung fand in früheren Konzeptionen der Verhaltensaktivierung oft über das Ausfüllen einer Liste positiver Ereignisse statt. In heutigen Programmen ist die Aktivitätenplanung deutlich stärker in einer individuellen Fallkonzeption verankert. So betonen aktuellere Ansätze der Verhaltensaktivierung, dass es nicht darum geht, dass Patienten einfach mehr Aktivitäten oder mehr angenehme Aktivitäten ausführen – das Ziel der Therapie besteht vielmehr darin, dass Patienten Dinge tun, die funktionale Relevanz besitzen. Im klinischen Alltag trifft man regelmäßig auf Patienten, die potenziell angenehmen Aktivitäten nachgehen (z. B. ins Kino gehen) und/oder beruflich sehr erfolgreich sind und dennoch unter depressiven Symptomen

leiden. Verhaltenstheoretisch lässt sich mutmaßen, dass die positiven Aktivitäten oder die erfolgreiche Karriere keine ausreichende antidepressive Funktionalität besitzen. Eine Person, die beruflich große Erfolge hat, aber sich partnerschaftlichen Konflikten nicht stellt, vermeidet ggf. genau das, was einen Einfluss auf ihre Stimmung nehmen könnte. Eine Steigerung beruflicher Erfolgserlebnisse oder angenehmer Aktivitäten wird das Problem nicht lösen – vielmehr bedarf es der Aufgabe des bestehenden Vermeidungsverhaltens. Gewarnt sei entsprechend vor einer fallkonzeptunabhängigen Fokussierung auf angenehme Aktivitäten.

Grundsätzlich hilfreich für die Bestimmung und Auswahl funktional relevanter Aktivitäten sind die Ziele und Werte einer Person: Aktivitäten, die einem helfen, Zielen näher zu kommen bzw. die den eigenen Werten entspringen und entsprechen, sind solche, die mit hoher Wahrscheinlichkeit positive Verstärkung nach sich ziehen. Einige Programme schließen deshalb explizit eine Klärung relevanter Werte ein, die vor der eigentlichen Aktivitätenplanung liegt. Werte sind verhaltenstheoretisch gedacht „Verstärker" (Bonow und Follette 2009): Mit meinem Kind zu spielen ist vor dem Hintergrund des Wertes „Karriere machen" nicht sinnvoll, vor dem Hintergrund des Wertes „ich möchte ein guter Vater sein" aber ein echter Verstärker. Eine ziel- und wertbezogene Aktivierung trägt des Weiteren dazu bei, dass antidepressive Verhaltensweisen unmittelbar durch natürlich auftretende Konsequenzen positiv verstärkt werden. Insbesondere unter einer langfristigen Perspektive ist es hilfreicher, wenn Patienten durch positive Reaktionen der Umwelt (und ihrer selbst) für eine Verhaltensveränderung verstärkt werden, als wenn sie sich durch ein „Bonbon" für diese belohnen. Gleichwohl wird es Situationen geben, in denen Patienten sich – auf dem Weg hin zu einer natürlichen Verstärkung – durch willkürliche Verstärker unterstützen sollten: Nicht jede Verhaltensveränderung wird (unmittelbar) verstärkt und nicht alle Lebenskontexte sind wohlwollend – entsprechend kann es sinnvoll sein willkürliche Verstärker bzw. sog. Kontingenzpläne („Wenn ich dieses Verhalten in der kommenden Woche ausführe, belohne ich mich, indem ich …") einzusetzen, um Patienten bei einer zielgetragenen Verhaltensänderung zu unterstützen (▶ Kap. 4). Ein wichtiges Prinzip der gesamten Verhaltensaktivierung ist schließlich der Grundsatz „Handle nach Plan, nicht nach Stimmung" (Lochmann und Hoyer 2013). Patienten werden also angeregt sich konkordant zu ihren Zielen und nicht zu ihrer Stimmung zu verhalten.

Dieses Prinzip umzusetzen ist nicht leicht. Die meisten Patienten neigen zu überzogenem Grübeln und Selbstzweifeln, oder sie sind mit zahlreichen subjektiven und objektiven Hindernissen konfrontiert, welche die Aufnahme und Umsetzung wertebezogenen Handelns blockieren können (▶ Klinisch betrachtet). Ent-

27

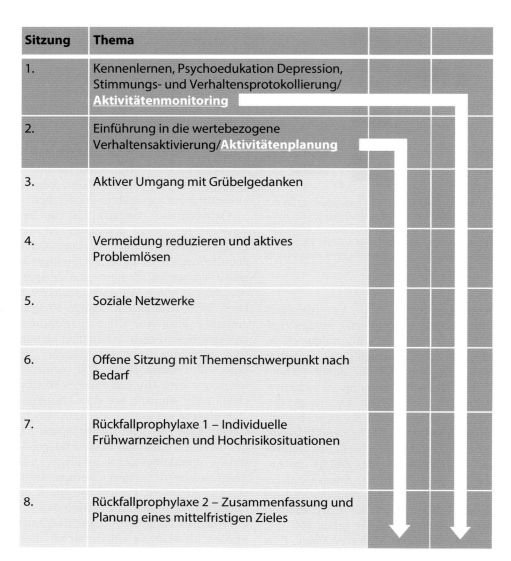

Sitzung	Thema			
1.	Kennenlernen, Psychoedukation Depression, Stimmungs- und Verhaltensprotokollierung/ **Aktivitätenmonitoring**			
2.	Einführung in die wertebezogene Verhaltensaktivierung/**Aktivitätenplanung**			
3.	Aktiver Umgang mit Grübelgedanken			
4.	Vermeidung reduzieren und aktives Problemlösen			
5.	Soziale Netzwerke			
6.	Offene Sitzung mit Themenschwerpunkt nach Bedarf			
7.	Rückfallprophylaxe 1 – Individuelle Frühwarnzeichen und Hochrisikosituationen			
8.	Rückfallprophylaxe 2 – Zusammenfassung und Planung eines mittelfristigen Zieles			

◘ **Abb. 27.3** Sitzungsstruktur des „Activate-Programms" von Hoyer und Vogel (2018)

sprechend stellt die Modifikation persistierender Grübelprozesse ein weiteres Behandlungsziel moderner Ansätze der Verhaltensaktivierung (Hoyer und Vogel 2018; Martell et al. 2010) dar (◘ Abb. 27.3). Unter lerntheoretischen Gesichtspunkten interessieren dabei insbesondere die kontextuellen Bedingungen, unter denen es zum Grübeln kommt. Eine Auseinandersetzung mit den Inhalten grüblerischer Denkschleifen findet hingegen *nicht* statt – vielmehr bildet ein sorgfältiges Verständnis der dem Grübeln vorausgehenden Stimuli und nachfolgenden Konsequenzen den Ausgangspunkt therapeutischen Handelns. Sind Patienten in der Lage, Grübelprozesse schnell und sicher zu detektieren, dann empfehlen u. a. Martell et al. (2010) die Etablierung alternativer Reaktionsweisen: Neben dem Einsatz von einfachen Problemlösestrategien sehen die Autoren in der achtsamen Konzentration auf gegenwärtige Sinneseindrücke („attending to experience") eine wichtige komplementäre Bewältigungs-

reaktion. Erprobt wird darüber hinaus die Aufmerksamkeitslenkung auf aktuell auszuführende Aufgaben sowie die (kurzfristige) Nutzung von Ablenkungsstrategien, um Patienten in der Überwindung depressiven Grübelns zu unterstützen. Im Lauf der Therapie sollen Patienten aber nicht nur Grübeln, sondern jegliche Form von Vermeidungsverhaltensweisen und deren situative Auslöser identifizieren und überwinden lernen. Martell et al. (2001) haben hierfür das Akronym TRAP (dt.: Falle; „*t*rigger", „*r*esponse", „*a*voidance *p*attern") geprägt. Es geht also darum, dass Patienten erkennen, welche situativen Auslöser („trigger"), welche emotionale Reaktion („response") und welches Vermeidungsverhalten („avoidance pattern") auslösen. Mit einer zunehmenden Bewusstheit für entsprechende Verhaltensreaktionen sollen Patienten schließlich lernen, „aus der Falle" herauszukommen und proaktiv-handlungsorientiert mit situativen Triggern und Emotionen umzugehen. Das Akronym TRAC[k] (dt.: Weg, Spur; „_t_rigger", „_r_esponse _a_lternative _c_oping") charakterisiert diese Idee (■ Abb. 27.2). Je nach spezifischer Ausrichtung des Programms wird darüber hinaus in den folgenden Sitzungen das systematische Problemlösen, das Vertrags- bzw. Kontingenzmanagement oder verbale Methoden (Selbstinstruktion) genutzt. Bei Martell et al. (2010) und Hoyer und Vogel (2018) steht außerdem das Aufgreifen von Barrieren und Hindernissen bei den Aktivitäten im Fokus.

Für ausgewählte weitere Schritte des Verhaltensaktivierungsprogramms (Problemlösen, Aktivierung sozialer Netzwerke, Transfer, Rückfallprophylaxe) verweisen wir auf ▶ Kap. 32 (Problemlösen) und ▶ Kap. 46 (Depression).

Klinisch betrachtet

Wie bei anderen Behandlungsmethoden der Depression auch, liegt es in der Natur der Sache (und der Störung), dass einige Patienten aufgrund z. B. des Interessenverlusts und der Antriebsstörung nicht gerade mit Begeisterung auf das Behandlungsrational reagieren und sich schlecht für die Umsetzung der Hausaufgaben motivieren können. Um dem vorzubeugen, könnte der Therapeut genau dies „normalisieren" und von vornherein klarmachen, dass Bedenken und Unlustgefühl während der Depression zu erwarten sind, dass diese Reaktionen aber nicht mit einer rationalen Bewertung der Situation zu verwechseln sind und die eigentliche verstärkende Wirkung der Aktivitäten erst _danach_ zu erwarten ist. Ferner sind kleine Schritte zu planen, die mit hoher Wahrscheinlichkeit auch wirklich umzusetzen sind – selbst mit schlechter Stimmung.

27.4 Indikation

Für die Verhaltensaktivierung sind, wie erwähnt, unipolare Depressionen der wichtigste Indikationsbereich.

Neuere Studien zeigen aber, dass das Verfahren auch bei depressiven Patienten mit komorbiden somatischen Erkrankungen (Hopko et al. 2011) oder psychischen Störungen (Gros et al. 2012) erfolgreich eingesetzt werden kann. Es gibt auch erste Wirksamkeitsnachweise bei Negativsymptomatik im Rahmen psychotischer Störungen (Mairs et al. 2011), bei Essstörungen (Alfonsson et al. 2015) oder bei transdiagnostischen Populationen, bei denen depressive und Angst-Symptomatik gemischt auftreten, und bei denen es gilt, Vermeidungstendenzen zu überwinden (z. B. Chen et al. 2013).

Die Einfachheit und Strukturiertheit des Verfahrens lässt es auch bei schweren depressiven Störungen und

bei stationären Behandlungsintervallen aussichtsreich erscheinen (z. B. Folke et al. 2015).

Die Anwendung in einem Gruppensetting ist grundsätzlich möglich. Metaanalysen lassen keine klinisch bedeutsamen Nachteile der Verhaltensaktivierung in Gruppen erwarten (Cuijpers et al. 2007).

Da die Etablierung von neuen Verhaltensroutinen langfristig gelingen soll, ist ein Einsatz moderner Smartphone-Technologie naheliegend, bei dem Verhaltens-Prompts (vgl. ▶ Kap. 35) gesetzt werden und die Aktivitätenprotokollierung direkt am Smartphone erfolgen kann. Auch diese Einsatzform ist bereits erprobt und effizient (Carlbring et al. 2013).

Eine Fehlannahme ist es im Übrigen, dass Verhaltensaktivierung bei stressgeplagten Patienten mit übermäßiger Betriebsamkeit und einem überfordernden Maß an Verpflichtungen kontraindiziert sei: In solchen Fällen werden in der Regel zentrale Werte wie körperliche Gesundheit, Zeit/Präsenz mit/in der Familie, Kontakt zu Freunden, Hobbies und anderes mehr vernachlässigt. Es geht also keineswegs um ein „Mehr des Gleichen", sondern, im Gegenteil, um ein Mehr an wertebezogenen, bisher vernachlässigten Aktivitäten (und ein Weniger an Verpflichtungen). Die Hürden auf dem Weg dorthin zu identifizieren und alternative Lösungen zu finden, ist explizit Teil der verhaltensaktivierenden Therapie. Sport, Training und Bewegung sind als Ausgleichsaktivitäten oft ein willkommener Aspekt der Verhaltensaktivierung und ein Bereich, in dem sich wichtige Prinzipien der Verhaltensaktivierung besonders gut internalisieren lassen (■ Abb. 27.4).

27.5 Wirksamkeit und Kritik

Die Effektivität der Verhaltensaktivierung ist sehr gut belegt. In einer mittlerweile klassischen Studie untergliederten Jacobsen et al. (1996) das kognitive Therapieprogramm von Beck et al. (1979) in seine unterschiedlichen Bestandteile. Die depressiven Patienten wurden zu diesem Zweck drei unterschiedlichen Behandlungsformen zugewiesen: In der ersten Behandlungsbedingung wurden die Patienten ausschließlich im Sinne der Verhaltensaktivierung behandelt. In der zweiten Behandlungsbedingung wurde die Verhaltensaktivierung ergänzt um die Modifikation automatischer Gedanken, und die dritte Behandlungsbedingung entsprach der vollständigen kognitiven Therapie sensu Beck et al. (1979), d. h., neben der Verhaltensaktivierung und der Auseinandersetzung mit automatischen Gedanken wurden dysfunktionale Grundannahmen disputiert und modifiziert. Erstaunlicherweise fanden sich weder zum Behandlungsende noch 1 bzw. 2 Jahre nach Ende der Behandlung Effektivitätsunterschiede zwischen den Behandlungsbedingungen (Gortner et al. 1998; Jacobsen et al. 1996): Unabhängig da

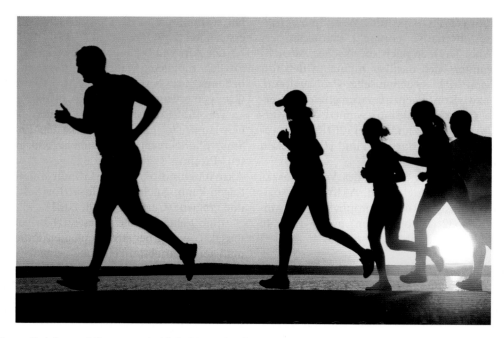

◻ Abb. 27.4 Sport, Training und Bewegung sind kein Muss, aber im Rahmen der Verhaltensaktivierung ein willkommener Baustein. Vermehrte Bewegung regt die Biosynthese von Serotonin an und wirkt damit potenziell ähnlich wie klassische Serotoninwiederaufnahmehemmer. Körperliche Aktivität kann außerdem sowohl das Kortisollevel als auch die Kortisolreaktivität nachweislich reduzieren. Ferner gibt es Hinweise darauf, dass körperliche Aktivität das Wachstum und die Erneuerung von Nervenzellen stimuliert und die Produktion von bestimmten Immunzellen (vor allem Interleukin-6) hemmt. Dies ist bedeutsam, da diese Immunzellen im Zusammenhang mit der Ausschüttung von Kortisol, Antriebslosigkeit, Appetitmangel und auch depressiven Störungen diskutiert werden. (© yanlev/stock.adobe.com)

von, ob eine Auseinandersetzung mit kognitiven Inhalten stattgefunden hatte oder nicht, kam es somit zu einer gleichermaßen ausgeprägten und anhaltenden Reduktion selbstberichteter und fremdbeurteilter Depressivität. Diese Untersuchung zog viele weitere Studien nach sich, in denen Verhaltensaktivierungstherapien im Einzel- und im Gruppensetting auf ihre Wirkung hin überprüft wurden. Drei aktuelle Metaanalysen (Cuijpers et al. 2007; Ekers et al. 2014; Mazzucchelli et al. 2009) kommen nunmehr zu dem Schluss, dass die Verhaltensaktivierung eine stärkere Abnahme depressiver Symptome bedingt als verschiedene Kontrollbedingungen (u. a. Bibliotherapie, „treatment as usual", Wartegruppe, Entspannung), psychodynamische Kurzzeittherapien und supportive Therapien. Im Vergleich mit einer kognitiven bzw. kognitiv-verhaltenstherapeutischen Behandlung fanden sich weder Effektivitätsunterschiede hinsichtlich der Abnahme depressiver Stimmung noch divergierende Abbrecherquoten. Auch im Rahmen katamnestischer Untersuchungen – 2–24 Monate nach Therapieende – erwies sich die Verhaltensaktivierung als genauso effektiv wie eine kognitiv-verhaltenstherapeutische Behandlung. Das im deutschsprachigen Raum viel genutzte Programm „Depression bewältigen", welches sich an der ursprünglichen Konzeption von Lewinsohn (1974) orientiert, erreichte ebenfalls sehr gute Erfolgsraten (Kühner 2003): Bezogen auf die Veränderung der depressiven Sympto-

matik resultierte in überwiegend klinisch-depressiven Stichproben eine hohe Effektstärke (ES = 1,45), in Studien mit subklinischen Patienten lag diese erwartungsgemäß niedriger (ES = 0,65). Weniger als 30 % der Veränderungsvarianz war auf allgemeine Therapieeffekte zurückzuführen. In den klinisch-depressiven Stichproben zeigten selbstrekrutierte Klienten deutlichere Symptomverbesserungen als fremdrekrutierte Klienten. Die Behandlungseffekte blieben über den Nachinterventionszeitraum zumindest mittelfristig stabil.

Über diese Metaanalysen hinaus gab es einige Studien, welche die Wirkung von Verhaltensaktivierung mit der Wirkung antidepressiver Medikamente (ADM) verglichen. Dimidjian et al. (2006) untersuchten die therapeutische Wirkung von Verhaltensaktivierung im Vergleich zu kognitiver Therapie und Antidepressiva in einer randomisierten klinischen Studie (n = 241). Während Patienten, die an einer moderaten depressiven Symptomatik litten, gleichermaßen von der kognitiven Therapie, der Verhaltensaktivierung und der medikamentösen Behandlung profitierten, fanden sich differenzielle Therapieeffekte bei den schwer depressiven Patienten: Hier profitierten die Patienten der kognitiven Therapiebedingung in geringerem Maße als Patienten, die verhaltenstherapeutisch bzw. medikamentös behandelt wurden. Die reine Verhaltensaktivierung war gleichermaßen effektiv wie die Behandlung mit ADM und ging darüber hinaus mit einer deutlich geringeren Abbrecherquote einher (44 % vs. 16 %; Dimidijan et al. 2006). Insbesondere in der Behandlung schwer depressiver Patienten scheint es entsprechend sinnvoll auf die inhaltliche Auseinandersetzung mit Kognitionen zu verzichten. In diesem Sinne zeigt sich auch, dass 22 % der kognitiv behandelten Patienten zum Therapieende weiterhin Werte ≥ 31 im Beck-Depressions-Inventar aufwiesen, also nicht auf die Behandlung angesprochen haben. Dem gegenüber wies in der Verhaltensaktivierungsbedingung zum Therapieende kein Patient derart hohe Symptomwerte auf (Coffmann et al. 2007). Im 2-jährigen Nachuntersuchungszeitraum fanden sich schließlich keine behandlungsabhängigen Unterschiede hinsichtlich der Rückfall- und Wiedererkrankungsraten (Dobson et al. 2008) – die Effekte der verschiedenen Verfahren sind somit gleichermaßen stabil. Auch Moradveisi et al. (2013) konnten zeigen, dass Verhaltensaktivierung 8 bzw. 12 Monate nach der Therapie eine positivere Wirkung auf die Depression hatte als eine rein medikamentöse Behandlung.

In weiteren Studien ließ sich zeigen, dass Verhaltensaktivierung auch als Selbsthilfeangebot geeignet ist. Carlbring et al. (2013) untersuchten beispielsweise die Effekte einer internetbasierten Verhaltensaktivierung mit ACT-Elementen (▶ Kap. 18) bei Patienten mit mild bis moderat ausgeprägter Depression im Vergleich zu einer Wartekontrollgruppe. Dabei fanden sie recht hohe Effektstärken im BDI-II, die für eine gute Anwendbarkeit dieser Methode sprachen. Ly et al. (2015) verglichen Verhaltensaktivierungsmaßnahmen über das Smartphone in Kombination mit einer verkürzten Therapie (4 Sitzungen) mit einer vollständigen Verhaltensaktivierungsmaßnahme (8 Sitzungen). Sie fanden eine gute Wirksamkeit beider Therapien, aber keine Unterschiede zwischen den Therapien. Auch für Patienten mit geringem Intellekt scheint die Methode der Verhaltensaktivierung geeignet zu sein. So konnten Jahoda et al. (2017) an einer Gruppe von 23 geistig behinderten Patienten zeigen, dass Verhaltensaktivierung gut akzeptiert und auch wirksam war.

Zusammengefasst stellt die Verhaltensaktivierung ein sehr wirksames Verfahren in der Behandlung unipolarer Depressionen dar. Insbesondere im Fall schwerer depressiver Zustände scheint die Verhaltensaktivierung die psychotherapeutische Behandlung der Wahl zu sein. Verhaltensaktivierende Interventionen sind vergleichsweise simpel und setzen weder beim Patienten noch beim Therapeuten besondere Fähig- und Fertigkeiten voraus. So verweisen die Befunde diverser Studien darauf, dass Verhaltensaktivierung sowohl von weniger gut ausgebildeten Behandlern (▶ Studienbox), als auch in Settings, denen nur geringe Ressourcen zur Verfügung stehen (Moradveisi et al. 2013), effektiv umgesetzt werden kann. Entsprechend bietet sich das Verfahren als niederschwelliges Angebot in diversen Kontexten psychotherapeutischen, psychiatrischen, sozialarbeiterischen und hausärztlichen Arbeitens an. Aufgrund unserer eigenen klinischen Erfahrungen würden wir diese in der internationalen Literatur vorherrschende Position aber nicht unkritisch übernehmen und betonen, dass es einer genauen Kenntnis des Störungsbildes der Depression und der damit verbundenen negativistischen Haltungen bedarf sowie eines gründlichen Trainings im geeigneten Umsetzen der verhaltensaktivierenden Interventionen.

Studienbox

Kann Verhaltensaktivierung die Grundlage für eine weltweit verbesserte Versorgung von depressiven Störungen sein?

Ausgehend von der Feststellung, dass depressive Erkrankungen nicht nur mit massivem individuellen Leid einhergehen, sondern zudem erhebliche ökonomische Kosten verursachen, untersuchten Richards et al. (2016) in einer aktuellen Multicenterstudie, inwieweit die Verhaltensaktivierung eine effektive und kostengünstige Alternative zur kognitiven Verhaltenstherapie darstellt. Im Rahmen dieser Studie wurden 440 depressive Patienten entweder durch sog. „Junior Mental Health Workers" (Studierende auf Masterniveau, die lediglich für dieses spezielle Programm trainiert waren, jedoch noch über keine psychotherapeutische Ausbildung oder Erfahrung verfügten) mit Verhaltensaktivierung behandelt oder durch approbierte Psychotherapeuten mit kognitiver Verhaltenstherapie. Bei einer insgesamt sehr guten Therapieansprache fanden sich 12 Monate nach Behandlungsbeginn keine Effektivitäts-unterschiede zwischen den beiden Behandlungsbedingungen. Zudem erwies sich die Verhaltensaktivierung als das ökonomischere Verfahren, so trug insbesondere der Einsatz von weniger gut ausgebildeten Behandlern zu einer Kosteneinsparung von etwa 21 % in der Verhaltensaktivierungsbedingung bei. Richards et al. (2016) schlussfolgern, dass sich durch eine weltweite Dissemination der Verhaltensaktivierung einerseits die Kosten im Gesundheitswesen reduzieren ließen und sich andererseits der Zugang zu psychologischen Behandlungen in Entwicklungs- und Schwellenländern massiv verbessern ließe. Inwieweit effektive Verhaltensaktivierung von weniger gut geschulten Behandlern auch unter Routinebedingungen, d. h. ohne engmaschige Supervision, Schulung und die Einbindung in einen Studienkontext umgesetzt werden kann, muss sich in zukünftigen Untersuchungen allerdings erst noch zeigen.

❓ Prüfen Sie Ihr Wissen

1. Welches sind die Kerninterventionen der Verhaltensaktivierung? Welche sind typische weitere Komponenten? Welche Rolle spielt die kognitive Therapie? ► Abschn. 27.1 und 27.3

2. Skizzieren Sie die aktuelle Befundlage zur Verhaltensaktivierung. ► Abschn. 27.5

3. Nennen Sie drei biopsychologische Wirkmechanismen, durch welche vermehrte Bewegung antidepressiv wirken könnte. ► Abschn. 27.4, Erläuterung zu 🔲 Abb. 27.4

ℹ️ Weiterführende Literatur

Zum vertiefenden Studium eignen sich die Bücher von Kanter et al. (2009), Martell et al. (2010), Hoyer und Vogel (2018), Hoyer und Krämer (in Druck) sowie die Artikel von Lejuez et al. (2001, 2011).

Literatur

Alfonsson, S., Parling, T., & Ghaderi, A. (2015). Group behavioral activation for patients with severe obesity and binge eating disorder: A randomized controlled trial. *Behavior Modification, 39,* 270–294.

Beck, A. T., Rush, A. J., Shaw, B. F., & Emery, G. (1979). *Cognitive therapy of depression.* New York: Guilford.

Bogdan, R., & Pizzagalli, D. A. (2006). Acute stress reduces reward responsiveness: Implications for depression. *Biological Psychiatry, 60*(10), 1147–1154.

Bonow, J. T., & Follette, W. C. (2009). Beyond values clarification: Addressing client values in clinical behavior analysis. *The Behavior Analyst, 32,* 69–84.

Carlbring, P., Hägglund, M., Luthström, A., Dahlin, M., Kadowaki, A., Vernmark, K., & Andersson, G. (2013). Internet-based behavioral activation and acceptance-based treatment for depression: A randomized controlled trial. *Journal of Affective Disorders, 148,* 331–337.

Chen, J., Liu, X., Rapee, R. M., & Pillay, P. (2013). Behavioural activation: A pilot trial of transdiagnostic treatment for excessive worry. *Behaviour Research and Therapy, 51,* 533–539.

Coffman, S. J., Martell, C. R., Dimidjian, S., Gallop, R., & Hollon, S. D. (2007). Extreme nonresponse in cognitive therapy: Can behavioral activation succeed where cognitive therapy fails? *Journal of Consulting and Clinical Psychology, 75*(4), 531–541.

Cuijpers, P., Van Straten, A., & Warmerdam, L. (2007). Behavioral activation treatments of depression: A meta-analysis. *Clinical Psychology Review, 27*(3), 318–326.

Dimidjian, S., Hollon, S. D., Dobson, K. S., Schmaling, K. B., Kohlenberg, R. J., Addis, M. E., et al. (2006). Randomized trial of behavioral activation, cognitive therapy, and antidepressant medication in the acute treatment of adults with major depression. *Journal of Consulting and Clinical Psychology, 74*(4), 658.

Dimidjian, S., Barrera, M. J., Martell, C. R., Munoz, R. F., & Lewinsohn, P. M. (2011). The origins and current status of behavioral activation treatments for depression. *Annual Review of Clinical Psychology, 7,* 1–38.

Dobson, K. S., Hollon, S. D., Dimidjian, S., Schmaling, K. B., Kohlenberg, R. J., Gallop, R. J., et al. (2008). Randomized trial of behavioral activation, cognitive therapy, and antidepressant medica-

tion in the prevention of relapse and recurrence in major depression. *Journal of Consulting and Clinical Psychology, 76*(3), 468–477.

Ekers, D., Webster, L., van Straten, A., Cuijpers, P., Richards, D. & Gilbody, S. (2014). Behavioural activation for depression: An update of meta-analysis of effectiveness and subgroup analysis. *PloS ONE, 9,* 1–11.

Ferster, C. B. (1974). Behavioral approaches to depression. In R. J. Friedman & M. M. Katz (Hrsg.), *The psychology of depression: Contemporary theory and research* (S. 29–45). New York: Wiley.

Folke, F., Hursti, T., Tungström, S., Söderberg, P., Kanter, J. W., Kuutmann, K., et al. (2015). Behavioral activation in acute inpatient psychiatry: A multiple baseline evaluation. *Journal of Behavior Therapy and Experimental Psychiatry, 46,* 170–181.

Gortner, E. T., Gollan, J. K., Dobson, K. S., & Jacobsen, N. S. (1998). Cognitive-behavioral treatment for depression: Relapse prevention. *Journal of Consulting and Clinical Psychology, 66,* 377–384.

Gros, D. F., Price, M., Strachan, M., Yuen, E. K., Milanak, M. E., & Acierno, R. (2012). Behavioral activation and therpeutic exposure: An investigation of relative symptom changes in PTSD and depression during the course of integrated behavioral activation, situational exposure, and imaginal exposure techniques. *Behavior Modification, 36,* 580–599.

Hautzinger, M. (2013). *Kognitive Verhaltenstherapie bei Depressionen.* Weinheim: Beltz.

Hautzinger, M., Keller, F. & Kühner, C. (2009). *BDI-II. Beck Depressions-Inventar. Revision.* (2. Aufl.). Frankfurt: Pearson.

Hopko, D. R., Armento, M. E. A., Robertson, S., Ryba, M. M., Carvalho, J. P., Colman, L. K., et al. (2011). Brief behavioral activation and problem-solving therapy for depressed breast cancer patients: Randomized trial. *Journal of Consulting and Clinical Psychology, 79*(6), 834–849.

Hoyer, J., & Vogel, D. (2018). *Verhaltensaktivierung.* Weinheim: Beltz.

Hoyer, J. & Krämer, L. V. (2021). *Verhaltensaufbau und -aktivierung.* Göttingen: Hogrefe.

Hoyer, J., Hoefler, M., & Wuellhorst, V. (2020). Activity and subsequent depression levels: a causal analysis of behavioural activation group treatment with weekly assessments over 8 weeks. *Clinical Psychology & Psychotherapy, 27,* 330–336.

Jacobson, N. S., Dobson, K. S., Truax, P. A., Addis, M. E., Koerner, K., Gollan, J. K., et al. (1996). A component analysis of cognitive-behavioral treatment for depression. *Journal of Consulting and Clinical Psychology, 64,* 295–304.

Jahoda, A., Hastings, R., Hatton, C., Cooper, S.-A., Dagnan, D., Zhang, R. et al. (2017). Comparison of behavioural activation with guided self-help for treatment of depression in adults with intellectual disabilities: a randomised controlled trial. *The Lancet Psychiatry, 4,* 909–919.

Kanter, J. W., Busch, A. M., & Rusch, L. C. (2009). *Behavioral activation: Distinct features.* New York: Routledge.

Kanter, J. W., Manos, R. C., Bowe, W. M., Baruch, D. E., Busch, A. M., & Rusch, L. C. (2010). What is behavioral activation? A review of the empirical literature. *Clinical Psychology Review, 30*(608–620), 191–202.

Kühner, C. (2003). Das Gruppenprogramm „Depression bewältigen" und seine Varianten – eine aktualisierte Metaanalyse. *Verhaltenstherapie, 13*(4), 254–262.

Lejuez, C. W., Hopko, D. R., & Hopko, S. D. (2001). A brief behavioral activation treatment for depression: Treatment manual. *Behavior Modification, 25,* 255–286.

Lejuez, C. W., Hopko, D. R., Acierno, R., Daughters, S. B., & Pagoto, S. L. (2011). Ten year revision of the brief behavioral activation treatment for depression: Revised treatment manual. *Behavior Modification, 35,* 111–161.

Lewinsohn, P. M. (1974). A behavioral approach to depression. In R. J. Friedman & M. M. Katz (Hrsg.), *The psychology of de-*

pression: Contemporary theory and research (S. 157–185). New York: Wiley.

Lochmann, E., & Hoyer, J. (2013). Verhaltensaktivierung bei Depression: Aktuelle Anwendungs- und Settingvarianten. *Psychotherapie im Dialog, 3,* 57–60.

Mairs, H., Lovell, K., Campbell, M., & Keeley, P. (2011). Development and pilot investigation of behavioral activation for negative symptoms. *Behavior Modification, 35,* 436–506.

Martell, C. R., Dimidijan, S., & Herman-Dunn, R. (2001). *Behavioral activation for depression*. New York: The Guilford Press.

Martell, C. R., Dimidjian, S., & Hermann-Dunn, R. (2010). *Behavioral activation for depression: A clinician's guide*. New York: The Guilford Press.

Mazzucchelli, T., Kane, R., & Rees, C. (2009). Behavioral activation treatments for depression in adults: A metaanalysis and review. *Clinical Psychology: Science and Practice, 16*(4), 383–411.

Moradveisi, L., Huibers, M. J., Renner, F., Arasteh, M., & Arntz, A. (2013). Behavioral activation vs. antidepressant medication for treating depression in Iran: A randomised trial. *British Journal of Psychiatry, 202,* 204–211.

Overmier, J., & Seligman, M. (1967). Effects of inescapable shock upon subsequent escape and avoidance responding. *Journal of Comparative and Physiological Psychology, 63,* 28–33.

Ramnerö, J., Folke, F. & Kanter, J. W. (2016). A learning theory account of depression. *Scandinavian Journal of Psychology, 57,* 73–82.

Richards, D. A., Ekers, D., McMillan, D., Taylor, R. S., Byford, S., Warren, F. C., et al. (2016). Cost and outcome of behavioural activation versus cognitive behavioural therapy for depression (COBRA): A randomised, controlled, non-inferiority trial. *Lancet.* ▶ https://dx.doi.org/10.1016/.

Santos, M. M., Rae, J. R., Nagy, G. A., Manbeck, K. E., Diéguez Hurtado, G., West, P et al. (2016). A client-level session-by-session evaluation of behavioral activation's mechanism of action. *Journal of Behavior Therapy and Experimental Psychiatry.*

Teismann, T., Ertle, A., Furka, N., Willutzki, U., & Hoyer, J. (2016). The German version of the behavioral activation for depression scale (BADS): Psychometric properties and validation in four samples of German adults. *Clinical Psychology and Psychotherapy, 23,* 217–225.

Vrieze, E., Pizzagalli, D. A., Demyttenaere, K., Hompes, T., Sienaert, P., de Boer, P., ... Claes, S. (2013). Reduced reward learning predicts outcome in major depressive disorder. *Biological Psychiatry, 73*(7), 639–645.

Kognitive Therapieverfahren

Stephan Mühlig und Andreas Poldrack

Inhaltsverzeichnis

© Springer-Verlag GmbH Deutschland, ein Teil von Springer Nature 2020
J. Hoyer und S. Knappe (Hrsg.), *Klinische Psychologie & Psychotherapie*,
https://doi.org/10.1007/978-3-662-61814-1_28

28.1 Beschreibung der Verfahren

Der Terminus „kognitive Therapieverfahren" bezeichnet psychotherapeutische Ansätze, die den Fokus primär auf die systematische Veränderung störungsrelevanter Kognitionen legen. Die kognitiv-therapeutische Perspektive ist bereits seit der Antike bekannt (▶ Exkurs). Sie greift heute auf ein breites Spektrum empirischer Befunde und theoretischer Modelle der psychologischen Grundlagen- und Anwendungsforschung zurück, die Prozesse des Wahrnehmens, Interpretierens, Urteilens, Schlussfolgerns und Bewertens sowie der exekutiven Funktionen und Handlungskontrolle einschließen (▶ Kap. 1). Die kognitiven Psychotherapieverfahren haben in den letzten Jahrzehnten eine Vielzahl spezifischer Interventionstechniken hervorgebracht, die von einfachen Selbstkontrollverfahren (Selbstverbalisation, Selbstinstruktion, Selbstverstärkung, Gedankenstopp) über verschiedene Möglichkeiten der therapeutischen Veränderung von Interpretations- und Bewertungsmustern (kognitive Umstrukturierung, Disputation, Entwicklung rationaler Alternativen) sowie der Metakognitionen und automatisierter Informationsverarbeitungsprozesse bis hin zu komplexen Therapieprogrammen und Modellen zur selbsttherapeutischen Anwendung (Problemlösetraining, Selbstmanagement) reichen. Aufgrund dieser Vielfalt muss sich der folgende Abschnitt auf die Darstellung der zentralen kognitiven Interventionsmethoden beschränken. Psychologische Trainingsprogramme kognitiver Funktionsstörungen werden an anderer Stelle (▶ Kap. 9) behandelt.

28.2 Wirkprinzipien

28.2.1 Theoretische Konzepte

Die **theoretische Fundierung** und Begründungsstruktur der kognitiven Psychotherapie wird ständig weiterentwickelt und zunehmend ausdifferenziert. Dabei wurde vor allem auf allgemeinpsychologische Modelle und Erkenntnisse der Kognitions- und Motivationsforschung zurückgegriffen, anfangs beispielsweise auf die „Theorie der kognitiven Dissonanz" (Festinger 1957). Attributionstheoretische Ansätze, die die ätiologische Wirkung individueller Ursachenzuschreibungen innerer oder äußerer Ereignisse untersuchen, haben ebenso großen Einfluss beispielsweise auf die Kon-

---

Exkurs

Historische Entwicklung

Die Kerngedanken der heutigen kognitiven Therapieverfahren gehen auf den antiken Philosophen Sokrates (469–399 v. Chr.) zurück, der bereits vor fast zweieinhalb Jahrtausenden seine berühmte Dialogtechnik entwickelte. Der „sokratische Dialog" bestand darin, aus der Position des naiven Fragers („Ich weiß, dass ich nichts weiß") heraus die moralischen Normen und Begriffe seiner Gesprächspartner zu hinterfragen und diese so lange in Widersprüche zu verwickeln, bis sie in einen „Zustand innerer Verwirrung" geraten. Dadurch sollten sie – ohne direkte Beeinflussung durch den „Therapeuten" – zu tieferen Einsichten gelangen und eigenverantwortliche Problemlösungen entwickeln. Eine der wichtigsten Prämissen der kognitiven Perspektive wurde später von Epiktet (55–135 n. Chr.) formuliert: „Was die Menschen bewegt, sind nicht die Dinge selbst, sondern die Ansichten, die sie von ihnen haben." Im 20. Jahrhundert wurde diese philosophische Perspektive der Stoiker insbesondere von Viktor Frankl (Logotherapie und Existenzanalyse) und später von der Kognitions- und Sozialpsychologie sowie von konstruktivistischen Ansätzen aufgegriffen, in wissenschaftliche Theorien transformiert und mit zahlreichen experimentellen Befunden empirisch untermauert. Dabei wurden psychische Störungen als das Ergebnis einer dysfunktionalen Interpretation der Situationswirklichkeit, falscher Schlussfolgerungen und inadäquater Bewertungen konzeptualisiert. Anfang der 1960er Jahre entwickelte der Psychoanalytiker Albert Ellis (1962) eines der ersten primär kognitiv orientierten Psychotherapieverfahren, die sog. „rational emotive therapy" (RET), die er als Abkehr von der als ineffizient erlebten Psychoanalyse verstand. Wenige Jahre später konzipierte der ebenfalls ursprünglich psychodynamisch orientierte klinische Psychologe und Forscher Aaron T. Beck unter der Bezeichnung „kognitive Therapie" (Beck 1976) eine kognitive Theorie emotionaler Störungen und deren Behandlung. Obwohl Beck stark von kognitiver Grundlagenforschung und experimenteller Psychologie beeinflusst war, gründete sich sein Therapieansatz zunächst eher auf klinische Erfahrungsbildung und nomopragmatisches Wissen. Im Zuge des Paradigmenwechsels des bis dahin streng auf das direkt beobachtbare Verhalten fokussierten Behaviorismus („kognitive Wende") wurden dessen Theorien und Methoden um vielfältige kognitive Modelle und Verfahren erweitert (Abramson et al. 1989; Lazarus 1971; Mahoney 1974; Meichenbaum 1979; Seligman 1974). Mittlerweile haben sich Verhaltens- und kognitive Ansätze so weit verzahnt, dass sie faktisch kaum mehr zu trennen sind und man heute von den „kognitiv-behavioralen Verfahren" spricht.

zeptbildung der kognitiven Therapie bei Depressionen gehabt (Abramson et al. 1989; Weiner 1986) wie motivationspsychologische Modelle (z. B. „locus of control" nach Rotter 1966; Selbstwirksamkeitserwartung nach Bandura 1977; gelernte Hilflosigkeit nach Seligman 1974; gelernte Hoffnungslosigkeit nach Abramson et al. 1989) und bilden bis heute eine wichtige konzeptuelle Basis für kognitive Therapieansätze.

Die therapeutische Anwendung kognitionspsychologischer Erkenntnisse gründet sich in der Regel auf ein komplexes multifaktorielles Störungsmodell psychischer Störungen mit zahlreichen transaktional verknüpften Komponenten. Die Erklärung der Entstehung und Aufrechterhaltung psychischer Störungen orientiert sich dabei primär an lerntheoretischen und kognitionspsychologischen Prinzipien, die im Kontext des Zusammenwirkens (neuro-)biologischer, äußerer (sozialer) Bedingungen, dem offenen Verhalten und vermittelnden kognitiven Prozessen (Wahrnehmung, Interpretation, Bewertung) wirksam werden. Aus der Perspektive der kognitiven Therapie besitzen diese moderierenden Prozesse (z. B. **dysfunktionale Kognitionen** und **Schemata** wie Wahrnehmungsverzerrungen, Fehlinterpretationen, negative Bewertungen und ungünstige Einstellungen) eine Schlüsselrolle für die Ätiologie und Aufrechterhaltung psychischer Störungen. Bei der Depression wird beispielsweise habituell negativen kognitiven Interpretations- und Bewertungsmustern eine entscheidende Rolle für erhöhte Stressbelastung, die Chronifizierung aversiver emotionaler Zustände und damit für die Entwicklung von anhaltenden Funktionsstörungen von deren neurobiologischen Korrelaten (Transmittersysteme) zugeschrieben. Einige charakteristische **kognitive Fehler**, die die Entstehung und Aufrechterhaltung psychischer Störungen beeinflussen, sind in ◨ Tab. 28.1 dargestellt. Aus dem Modell über die zentrale Rolle kognitiver Entstehungs- und Performanzbedingungen leitet sich das Therapierational ab, dass über die Veränderung der dysfunktionalen Kognitionen, Metakognitionen („Denken über das Denken") und Schemata dauerhafte therapeutische Verbesserungen der Störungssymptomatik auf der Verhaltens- und Erlebensebene bewirkt werden können.

> **Wichtig**
>
> In der kognitiven Therapie der Depression wurden von Aaron T. Beck besonders die für diese Patienten typischen Verzerrungen in der Wahrnehmung und der Verarbeitung gegenwärtiger und vergangener Erfahrungen herausgearbeitet. Diese negative Sicht von der Welt, von sich Selbst und von der Zukunft bezeichnete er als „kognitive Triade der Depression".

◨ Tab. 28.1 Charakteristische kognitive Fehler

Kognitive Fehler	Interventionen
Übergeneralisierung: Wenn es in einem Fall stimmt, dann trifft es in jedem ähnlichen Fall auch zu	Aufdecken der mangelhaften Logik. Suche nach Kriterien, welche Fälle „ähnlich" sind bzw. in welchem Ausmaß sie es sind
Katastrophisieren: Denke immer an das Schlimmste. Es wird Dir sicher zustoßen	Kalkulieren realistischer Wahrscheinlichkeiten. Konzentration auf Ereignisse, bei denen nicht das Schlimmste eintraf
Versicherungsdenken: Aus Angst vor Enttäuschung erwarte ich immer erst mal das Negative	Bewusstmachen der absurden Logik
Annehmen einer zeitlichen Kausalität, Vorhersage ohne zeitliche Evidenz: Wenn es in der Vergangenheit zutraf, wird es immer zutreffen	Aufdecken der mangelhaften Logik. Benennen von Faktoren, die das Ergebnis ungeachtet früherer Ereignisse beeinflussen können
Bezugnahme auf die eigene Person: Ich stehe im Mittelpunkt der allgemeinen Aufmerksamkeit	Benennen von Kriterien, um festzustellen, wann und unter welchen Bedingungen der Patient im Mittelpunkt der Aufmerksamkeit steht
Absolutes Fordern (Muss-Denken): Alles hat gefälligst so zu sein, wie ich es für richtig halte	Herausarbeiten der Infantilität und Unerfüllbarkeit (zwangsläufige Misserfolgserlebnisse)
Dichotomes Denken: Es gibt nur zwei extreme Beurteilungskriterien (schwarz oder weiß, gut oder schlecht)	Demonstrieren, dass Ereignisse anhand eines Kontinuums beurteilt werden können

Ein Großteil der Informationsverarbeitungsprozesse des menschlichen Gehirns läuft automatisiert ab und ist den Betroffenen weder bewusst noch durch rationale Entscheidungen direkt beeinflussbar (Dual-Prozess-Theorie; Strack und Deutsch 2004): Depressive Patienten neigen beispielsweise dazu, negative Situationskomponenten selektiv und mit höherer Aufmerksamkeit wahrzunehmen als positive oder neutrale Aspekte („attentional bias"), mehrdeutige Situationen und Ereignisse einseitig negativ zu interpretieren („interpretation bias") und negative Erlebnisse besonders gut zu erinnern („memory bias").

Auch die zentrale Annahme der kognitiven Therapieansätze, dass emotionale Reaktionen primär durch kognitive Interpretations- und Bewertungsprozesse bedingt sind, muss angesichts neuerer neurokognitionswissenschaftlicher Befunde der Grundlagenforschung relativiert werden. Diese belegen, dass Emotionen auch durch externe oder interne Stimuli direkt und unabhängig von höheren kortikalen Aktivitäten ausgelöst werden sowie ihrerseits kognitive Prozesse sogar regulieren können (Damasio 2001; LeDoux 2015; Zajonc 2000). In den entwicklungsgeschichtlich älteren Hirnarealen, die für Emotionsverarbeitung zuständig sind (limbisches System: Amygdala, Nucleus accumbens, Hippocampus), werden stimulusbezogene Informationen wesentlich schneller prozessiert als in den kognitiven Zentren des präfrontalen Kortex, wo die höheren kognitiven Beurteilungsprozesse lokalisiert sind. Bevor ein Reiz in den neokortikalen Strukturen bewusst verarbeitet werden kann, hat er bereits die emotionsverarbeitenden Hirnareale durchlaufen und eine emotionale und/oder motorische Reaktion ausgelöst (LeDoux und Phelps 2000). Höhere kognitive Verarbeitungsprozesse können aus dieser hochauflösenden Perspektive also eher von vorangehenden emotionalen Reaktionen beeinflusst werden als umgekehrt. Diese Erkenntnisse haben diverse konzeptuelle Neuentwicklungen, die sog. „emotionsfokussierten Ansätze" (z. B. Grawe 2004; Greenberg 2002; ▶ Kap. 17), inspiriert, die im Wesentlichen zwei therapeutische Neuerungen implizieren: Zum einen ist neben der Identifizierung dysfunktionaler Gedanken die Aktivierung und Aktualisierung von (vermiedenen) maladaptiven Emotionszuständen (z. B. Panikreaktion) für den erfolgreichen therapeutischen Veränderungsprozess unverzichtbar (**Emotionsexposition**). Zum anderen muss die generelle Fähigkeit zur **Emotionsregulation selbst** verbessert werden, u. a. durch Abbau maladaptiver Emotionstendenzen und die langfristige Etablierung adaptiver emotionaler Reaktionsmuster, um psychopathologische Prozesse (z. B. Angstreaktion) dauerhaft und wirksam verändern zu können. Dafür sind wiederum verhaltenstherapeutische Interventionsmethoden im Allgemeinen (z. B. Habituation, Löschung, Gegenkonditionierung) und kognitive Methoden im Besonderen (kognitive Umstrukturierung; Neubewertung durch korrektive Erfahrung) essenziell.

Power und Dalgleish (1997) haben in diesem Zusammenhang einen **integrativen Ansatz** formuliert, der die funktionalen Zusammenhänge zwischen Reiz, emotionaler Reaktion, Wahrnehmung und Interpretation in Hinblick auf psychische Störungen beschreibt (◼ Abb. 28.1). Bei der Ätiologie psychischer Störungen sind danach

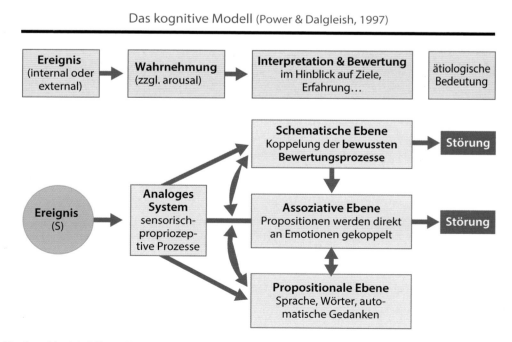

◼ **Abb. 28.1**   Das kognitive Modell psychischer Störung. (Nach Power und Dalgleish 1997, reprinted by permission of Taylor & Francis Ltd, http://www.tandfonline.com)

vielfältige kognitiv-emotionale Prozesse auf verschiedenen Funktionsebenen beteiligt. Internale oder externale Ereignisse werden über die sensorisch-propriozeptiven Kanäle aufgenommen, zunächst mittels automatischer (analoger) Informationsverarbeitungsprozesse mit vorhandenen Gedächtnisbeständen abgeglichen („matching" anhand emotionaler und kognitiver Schemata) und als relevant oder irrelevant eingestuft („primary appraisal"). Auf dieser Ebene wird die Informationsverarbeitung von Aufmerksamkeitsprozessen moderiert, die wiederum von emotionalen und kognitiven Vorerfahrungen und Schemata sowie vom aktuellen affektiven Erregungszustand beeinflusst werden. Die Interpretation und Bewertung von Situationen erfolgt dann vor dem Hintergrund früherer Erfahrungen und individueller Ziele („secondary appraisal"). Dabei sind drei Ebenen kognitiver Verarbeitung zu unterscheiden:

1. bewusst-reflektierende Interpretations- und Bewertungsprozesse,
2. die unmittelbare assoziative Koppelung der Präpositionen an affektive Zustände und Emotionen und
3. die propositionale Verknüpfung von Ereignissen mit deren sprachlichen oder symbolischen Repräsentationen (z. B. automatische Gedanken).

Psychische Störungen können danach durch unangemessene Verarbeitungen auf allen drei Ebenen (mit)bedingt werden. Neben der Ausbildung dysfunktionaler kognitiver Schemata (z. B. negative Selbstsicht), die zu negativen Bewertungsmustern und daraus resultierenden emotionalen Belastungen führen, werden äußere oder innere Reizkonstellationen auch direkt mit emotionalen Reaktionen verknüpft (Assoziationslernen, respondente Konditionierung). Schließlich bilden sich im Kontext von Problemsituationen auch spezifische sprachliche oder andere symbolische Repräsentationen aus, die mit ihren semantischen „Denkfallen" und negativen Konnotationen ihrerseits zur Aufrechterhaltung der Störung beitragen können. Das Modell postuliert, dass in der Störungsgenese und -aufrechterhaltung alle drei Prozessebenen in individuell unterschiedlichem Ausmaß beteiligt sind und miteinander interagieren.

Aus den neuen Erkenntnissen der kognitiven und experimentellen Grundlagenforschung lassen sich vereinfacht einige prinzipielle Modifikationen und Ergänzungen für die Durchführung **kognitiv-therapeutischer Verfahren** ableiten:

1. Zunächst ist selbstverständlich auch für die Planung und die Umsetzung kognitiver Verfahren eine systematische **Verhaltensanalyse** mittels Mehrebenenansatz, einer möglichst konkreten Situationsbeschreibung und der Identifikation dysfunktionaler Kognitionen (kognitive Verhaltensanalyse) unerlässlich, um die objektiven und subjektiv wahrgenommenen Situationskomponenten differenzieren und mögliche Wahrnehmungsfehler (z. B. verzerrte Selbst- und Fremdwahrnehmung durch

verringerte externale Aufmerksamkeit in Angstsituationen) aufdecken zu können (▶ Kap. 21).
2. Die Bearbeitung der **dysfunktionalen kognitiven Schemata** (z. B. unangemessene Repräsentation des Selbst bei Sozialphobikern) und Interpretations-/Bewertungsmuster („Denkfehler", irrationale Überzeugungen) steht in der Regel im Mittelpunkt der kognitiven Therapie und erfolgt mit Hilfe unterschiedlicher Formen der kognitiven Umstrukturierung, wie sie später in diesem Kapitel beschrieben werden.
3. Schwerer zugänglich ist die **assoziative Ebene,** also die **direkte Verknüpfung von Reizkomponenten mit emotionalen Reaktionen** (emotionale Schemata). Die Bewertungsfunktion der Assoziation affektiver Qualitäten mit Ereignissen und Gedächtnisinhalten (affektive Bedeutsamkeitszuordnung) ist schwieriger bewusst zu machen. Einmal erworbene propositionale Verknüpfungen, lassen sich in erster Linie durch neue korrigierende Erfahrungsbildung (z. B. Verhaltensübungen zur Löschung oder Gegenkonditionierung) verändern. Hierfür bieten neue Ansätze der „emotionsfokussierten Psychotherapie" einige wichtige konzeptuelle und technische Ergänzungen zum konventionellen kognitiv-therapeutischen Vorgehen (Lammers 2011).
4. In ähnlicher Weise sind hochautomatisierte und subliminal ablaufende Informationsverarbeitungsprozesse, die bei der Entstehung und Aufrechterhaltung diverser psychischer Störungen eine bedeutsame Rolle spielen (Dual-Prozess-Theorie) sowie die resultierenden „cognitive biases" auf der Ebene der bewussten Reflexion, rationaler Entscheidung und sprachbasierter Interventionen nicht ausreichend beeinflussbar, sondern erfordern ergänzende Methoden. Die Ansätze der Cognitive Bias Modification (CBMT; ▶ Kap. 30) nutzen dafür beispielsweise computerbasierte neurokognitive Trainings, mit deren Hilfe automatisierte Informationsverarbeitungsprozesse lerntheoretisch durch Löschung oder Gegenkonditionierung verändert werden können.
5. Auch die assoziativen Verknüpfungen von Ereignissen mit deren sprachlich-symbolischen Repräsentationsformen sind Gegenstand der kognitiven Therapie, die z. B. die automatischen Gedanken oder die subjektiven Bedeutungsgehalte der vom Patienten benutzten Begriffe herausarbeitet.

■ **Metakognitiver Ansatz**

Seit den 1990er Jahren hat der kognitive Ansatz durch Clark und Wells eine wesentliche Erweiterung um die Dimension der **Metakognitionen** erfahren. Unter Metakognition werden diejenigen übergeordneten kognitiven Prozesse verstanden, die sich auf die bewusste Auseinandersetzung mit den eigenen kognitiven Prozessen beziehen, also das „Denken über das Denken". Der Metakognition wird dabei eine planende, steuernde und kontrollierende Funktion für die Abläufe bei komplexen Informationsverarbeitungsprozessen zugeschrieben. Bei der Enkodierung und Archivierung bedeutungshaltiger Informationen werden diese mit vorhandenen Wissenselementen und -strukturen abgeglichen und mit Bedeutungs- und Bewertungszuordnungen versehen. Dabei lassen sich **zwei Ebenen metakognitiver Verarbeitung** unterscheiden:

- die **deklarative Ebene** („metacognitive knowledge"), die die epistemische (Sachwissen), prozedurale (aufgabenbezogenes Wissen) und heuristische (Lösungsstrategien) Wissensstruktur einschließt und
- die **exekutive Ebene,** welche die Prozesse der metakognitiven Steuerung („self-regulation": Handlungsplanung, -regulierung und -bewertung) und Selbstkontrolle („self-monitoring": Prüfung der Zielerreichung) umfasst.

Metakognitionen können dysfunktional werden, wenn sie nicht zu einer konstruktiven Problemlösung und Bewältigung führen, sondern diese eher behindern. In diesem Fall können sie zur Entstehung und Aufrechterhaltung psychischer Störungen beitragen, weil Informationen nicht adäquat verarbeitet und abgespeichert oder keine zielangemessenen Lösungs- und Handlungsstrategien generiert werden können. Der metakognitive Ansatz geht im Gegensatz zu den klassischen Ansätzen der kognitiven Verhaltenstherapie davon aus, dass psychische Probleme weniger durch dysfunktionale *Inhalte* kognitiver Schemata verursacht werden als vielmehr durch die fehlerhafte Auswahl oder Anwendung von *metakognitiven Verarbeitungsstrategien* (Wells und Matthews 1994). Demnach nutzen Patienten bei psychischen Störungen die Strategie, die Aufmerksamkeit auf Quellen von Bedrohung und sorgenbasierte Verarbeitung als Bewältigungsmechanismus anzuwenden (Fisher und Wells 2015). Der metakognitive Ansatz fokussiert also primär auf **dysfunktionale kognitive Prozesse** statt auf dysfunktionale Inhalte von Kognitionen. Nach den Modellannahmen liegt psychischen Störungen vor allem ein **ungünstiger Denk- und Bewältigungsstil** zugrunde. Dieses **Cognitive Attentional Syndrome (CAS)** ist charakterisiert durch ruminierendes Grübeln (z. B. Sorgenschleifen), Aufmerksamkeitsfokussierung auf Bedrohungen („Bedrohungsmonitoring") und kontraproduktive Bewältigungsstile (wie Vermeidung, Sicherheitsverhalten, Rückversicherung, Neutralisieren, Substanzkonsum), die die Selbstregulation von Emotionen, Kognitionen und Lernprozessen behindern. Sowohl **negative metakognitive Überzeugungen** („Ich habe keine Kontrolle über mein Grübeln und meine Sorgen") als auch **positive metakognitive Überzeugungen**, die sich auf die (vermeintlichen) Vorteile von Sichsorgen, Grübeln und aufmerksamkeitsbezogenen Strategien zum Bedrohungsmonitoring beziehen („Grübeln hilft zur Problemlösung"), begünstigen die Ausbildung

eines CAS sowie den Einsatz ungünstiger Bewältigungsversuche (z. B. Versuche einer Unterdrückung bestimmter Gedanken).

■ Korrektive Erfahrung durch Erwartungsverletzung und Deimmunisierung

Eine weitere innovative Ergänzung erfahren die kognitiven Psychotherapieverfahren durch grundlagenwissenschaftliche Ergebnisse der Kognitionspsychologie zur Bedeutung von **Erwartungen** (inkl. Placebo- und Noceboeffekten), auch für die Entstehung und Aufrechterhaltung psychischer Störungen. In aktuellen kognitionspsychologischen Theorien (Hohwy 2013) wird die Erwartungsbildung als grundlegendes Funktionsprinzip des menschlichen Gehirns postuliert. Danach stellt das Gehirn primär eine Prognosemaschine („**predictive mind**" oder „**predictive coding**") dar, die permanent Situationen vorausberechnet und unmittelbar bevorstehende Ereignisse antizipiert. „Das Gehirn hasst Überraschungen" und schafft der menschlichen Spezies durch Antizipation von Gefahren und vorausschauendes Handeln einen entscheidenden Überlebensvorteil. Die automatisierten Situationsprognosen auf Basis bedingter Wahrscheinlichkeiten (**„bayesianisches Gehirn"**) werden normalerweise permanent mit den tatsächlich eintretenden Ereignissen (über verarbeitete Sinnesdaten) abgeglichen und in ihrer Vorhersagevalidität kontinuierlich optimiert. Stark stress- oder angstauslösende Erfahrungen können allerdings zu maladaptiven Erwartungsbildungen führen, die anschließend aufgrund des resultierenden Vermeidungsverhaltens nicht korrigiert werden. In diesen Fällen bildet sich ein **dysfunktionales Erwartungsmuster** aus, das zur Entstehung von psychopathologischen Symptomen wesentlich beiträgt. Pathogene Erwartungsmuster finden sich bei einer Vielzahl psychischer Störungen, z. B. bei Angststörungen, Sucht oder Depressionen, aber auch bei Autismus und Schizophrenie. Um diese Muster verändern zu können, muss therapeutisch eine **korrektive Erfahrung** induziert werden. Zu diesem Zweck werden die maladaptiven Erwartungen des Patienten mittels therapeutischer Interventionen gezielt verletzt (**„expectation violation"**), indem er in Situationen gebracht wird, wo er erwartungsinkongruente Erfahrungen macht. Ein klassisches Beispiel dafür stellt die Exposition mit Reaktionsverhinderung dar. Tritt die Katastrophenerwartung des Patienten nicht ein, ist sie widerlegt und kann künftig durch eine validere Prädiktion ersetzt werden. Diese Erwartungsveränderung durch korrektive Erfahrung kann allerdings häufig ihren Effekt nicht entfalten, weil Patienten bei länger bestehender Symptomatik dazu neigen, sich gegenüber neuen Erfahrungen zu immunisieren (z. B. durch Fehlattribuierung auf äußere Faktoren, besondere Umstände u. Ä.). In diesen Fällen ist ein nachhaltiger Therapieeffekt nur zu erreichen, wenn es gelingt, diese **Immunisierungsstrategien** des Patienten zu

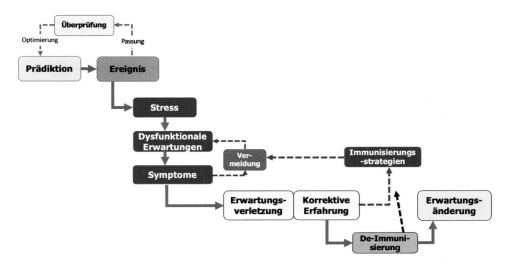

disputieren und aufzulösen. Erst dann kann die neue Erfahrung in dauerhaft korrigierte Erwartungshaltungen transformiert und die konditionierte maladaptive Reaktion überwunden werden (◘ Abb. 28.2).

28.2.2 Wirkprinzipien und therapeutische Interventionsebenen

Die Anwendung kognitiver Therapieverfahren beinhaltet im Wesentlichen drei Kernkomponenten:

> **Kernkomponenten kognitiver Therapieverfahren**
> 1. **Psychoedukative Komponente**: Vermittlung der Grundidee des kognitiv-therapeutischen Ansatzes
> 2. **Explorative Komponente:** Herausarbeitung und Explikation bzw. Bewusstmachung dysfunktionaler oder irrationaler Gedanken, Schemata, Interpretations- und Bewertungsmuster, Einstellungen und Glaubenssysteme
> 3. **Interventionskomponente:** Veränderung maladaptiver kognitiver Prozesse und Strukturen.

Edukative Ebene
Damit kognitive Interventionsmaßnahmen ihr Wirkpotenzial voll entfalten können, ist es wichtig, dem Patienten zu Therapiebeginn zunächst die Grundannahmen und das Therapierational des Verfahrens und seiner Methoden zu erklären. Das entscheidende Ziel dieser psychoedukativen Phase besteht darin, dem Patienten plausibel zu machen, dass psychisches Leid, emotionale Belastungen oder Probleme nicht direkt durch objektive äußere Bedingungen (z. B. Lebenssituation, Verhalten anderer Personen) verursacht werden, sondern ihre aversive Qualität letztlich durch die eigenen subjektiven Interpretations- und Bewertungsprozesse erhalten.

> ❯ **Wichtig**
> Schon der Perspektivenwechsel in der Reflexion der eigenen Probleme besitzt ein hohes therapeutisches Potenzial und kann den Belastungsdruck der Patienten erheblich reduzieren helfen.

Explorative Ebene
In der explorativen Phase geht es darum, die konkreten **dysfunktionalen Wahrnehmungsmuster und Kognitionen** des Patienten zu identifizieren, wobei zunächst konkrete situationsbezogene Interpretationen und Bewertungen exploriert und anschließend sukzessive die zugrunde liegenden automatischen Gedanken, Denkmuster, Schemata und Grundannahmen herausgearbeitet werden (◘ Abb. 28.3). Die Explorationsphase mündet in der Regel in die Erstellung einer **kognitiven Fallkonzeption** (Beck 2013), in welcher biografische Informationen, Verhaltens- und Situationsmerkmale, charakteristische automatische Gedanken, zugrunde liegende Axiome, Einstellungen und Regeln sowie die zentralen Grundannahmen des Patienten in Form eines hierarchischen Diagramms systematisiert werden.

Im Rahmen der **funktionalen Problemanalyse** (▶ Kap. 21) wird die funktionale Beziehung des Problemverhaltens an einem konkreten Beispiel zur Wahrnehmung externer Situationen und interner Zustände sowie zu Einstellungen und Plänen des Patienten herausgearbeitet (Hautzinger 1994). Dabei steht die Analyse der eigenen Erwartungen und Einstellungen in Bezug auf die Situation, das eigene Verhalten oder die Konsequenzerwartungen im Vordergrund. Mittels der **Plananalyse** werden die vermittelnden kognitiven Prozesse bei der Handlungsregulation (Regeln, Pläne, Oberpläne, Grundannah-

28

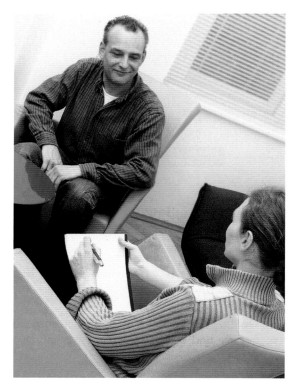

◘ Abb. 28.3   Explorationsgespräch im Rahmen einer ABC-Analyse. (© Konvex)

Zur Identifizierung grundlegenderer Einstellungsmuster können zudem spezifische **Fragebögen** (z. B. „Fragebogen irrationaler Einstellungen", FIE, Klages 1989; „Irrational Beliefs Test", IBT, Jones 1969; „Attributionsstilfragebogen", ASS, Poppe et al. 2006; „Attributional Style Questionnaire", ASQ-D, Petersen et al. 1982) eingesetzt werden.

Interventionsebene

Die eigentliche Interventionsphase beginnt mit einer Überprüfung und Hinterfragung der dysfunktionalen Denkmuster. Diese rationale Analyse und Disputation der herausgearbeiteten irrationalen oder problemverstärkenden Annahmen und Überzeugungen (**„kognitive Umstrukturierung"**) ist das Kernstück und oft die schwierigste Phase einer kognitiven Therapie. Mündet diese in der Einsicht des Patienten, dass die überprüften Denkmuster veränderungsbedürftig sind, beginnt das Erarbeiten positiver/adäquater (rationaler, adaptiver) Alternativen. Durch den Aufbau dieser **alternativen Denk- und Bewertungsmuster** sollen u. a. der emotionale Problemdruck entschärft, neue Sichtweisen und alternative Lösungsmöglichkeiten entwickelt, die Selbstwirksamkeit verstärkt und letztlich das Problemverhalten bzw. die psychische Störung positiv beeinflusst werden.

> **Wichtig**
>
> Oftmals stellt eine erfolgreiche kognitive Umstrukturierung schon den entscheidenden Beitrag zur Lösung des Problems dar.

Die neu entwickelten funktionalen Denkmuster werden schließlich mit therapeutischer Unterstützung zunächst innerhalb der Therapiesitzungen eingeübt und anschließend in Alltagssituationen trainiert, bis der Patient die Methode eigenständig beherrscht (**Transfer**).

Diese kognitiv-therapeutische Grundstrategie lässt sich mittels unterschiedlicher Interventionsverfahren und -techniken realisieren. Im Mittelpunkt stehen dabei spezifische Verfahren zur Exploration problematischer Kognitionen sowie zur kognitiven Umstrukturierung, die im Kasten ▶ Klinisch betrachtet exemplarisch veranschaulicht werden sollen.

men) identifiziert. Dafür kann man entweder ausgehend von konkreten Situationen mit den unmittelbaren Kognitionen (automatische Gedanken oder Verhaltensregeln) beginnen und sich dann sukzessive auf die Ebene der abstrakteren Regeln und Handlungsprinzipien vorarbeiten („bottom-up"). Oder man fokussiert über den Einsatz von spezifischen **Fragebögen** (z. B. Skala dysfunktionaler Gedanken; Hautzinger et al. 1985) direkt auf die Ebene der Ziele und Regeln, die dann für konkrete Situationen exemplifiziert werden („top-down"). Bezüglich der **situativen Kognitionen** kann auf den Einsatz der **ABC-Analyse** (◘ Tab. 28.2) in der Therapiesitzung sowie auf **Selbstbeobachtungsprotokolle** (z. B. 5-Spalten-Technik, ◘ Tab. 28.3), die der Patient als Hausaufgabe zwischen den Sitzungen ausfüllt, zurückgegriffen werden.

◘ Tab. 28.2   ABC-Modell zur Identifikation dysfunktionaler Kognitionen am Beispiel einer Patientin mit sozialer Phobie. (Nach Fehm und Wittchen 2009, mit freundlicher Genehmigung vom Hogrefe Verlag)

Konstrukte	Beschreibung	Beispiel
Auslöser („antecendents" = A)	Konkretes Ereignis bzw. Problemsituation	Treffen im Elternhaus des Freundes steht bevor
Gedanken („beliefs" = B)	Interpretation, Bewertung, Schlussfolgerung	„Ich werde sicherlich rot werden und keinen Ton rausbringen, ich werde mich komplett blamieren. Sie werden mich für blöd halten und nicht gut genug für ihren Sohn."
Konsequenz („consequence" = C)	Emotionale, physiologische oder Verhaltensreaktionen	Ängstlich, unruhig, angespannt (Stärke: 8 [von 10])

Tab. 28.3 Gedankentagebuch (5-Spalten-Technik) am Beispiel eines Patienten mit Substanzmissbrauch. (Nach Beck 1993, republished with permission of Guilford Publications, Inc., © 1993; permission conveyed through Copyright Clearance Center, Inc.)

Situation	Automatischer Gedanke	Emotionen	Rationaler Gedanke	Ergebnis
Anweisung				
Beschreiben Sie a) das aktuelle Ereignis, b) den Gedankengang bzw. die Erinnerung oder c) eine Körperwahrnehmung, die das unangenehme Gefühl ausgelöst hat	a) Beschreiben Sie den automatischen Gedanken, der dem Gefühl vorausging b) Schätzen Sie die Richtigkeit dieses Gedankens auf einer Skala von 1–100 ein	a) Welches Gefühl haben Sie? b) Schätzen Sie die Stärke der Emotion auf einer Skala von 1–100 ein	a) Schreiben Sie den rationalen Gedanken zu dem automatischen Gedanken auf b) Schätzen Sie die Richtigkeit dieses Gedankens auf einer Skala von 1–100 ein	a) Schätzen Sie nochmals die Richtigkeit dieses Gedankens auf einer Skala von 1–100 ein b) Spezifizieren Sie die daraus resultierenden Emotionen und geben Sie deren Stärke an (1–100)
Eintragung (Beispiel)				
Datum und Uhrzeit: …				
Erinnerung an alte Zeiten, als ich noch Drogen genommen habe	„Es gibt nichts zu tun." (60)	Langeweile, Angst (Skala: 95)	„Eigentlich gibt es viele Dinge, die ich tun könnte, z. B. …." (90)	a) Bewertung Richtigkeit: 10 b) Langeweile (30), Angst (20)

28

Beispiel für kognitive Elemente in der Therapie einer Panikstörung (Margraf und Schneider 2018)

1. Vermittlung der Grundannahmen der kognitiven Verhaltenstherapie und Herstellen eines gemeinsamen Problemverständnisses: Einführung der These, dass Gedanken Stimmungen, Gefühle und körperliche Vorgänge mitbestimmen und Veranschaulichung mittels Verhaltenstest (z. B. Hyperventilationsübung, Imagination).
2. Erläuterung des psychophysiologischen Modells der Panikstörung: Gemeinsame Betrachtung des „Teufelskreises der Angst" (◨ Abb. 28.4).
3. Übertragung auf ein konkretes Beispiel aus dem Alltag des Patienten: z. B. Zeitungsmeldung über Herz-Kreislauf-Erkrankung (äußerer Auslöser) „springt dem Patienten ins Auge" (Wahrnehmung) und löst automatischen Gedanken aus („Genau wie bei mir, ich bin extrem herzinfarktgefährdet"). Dieser Gedanke erzeugt Angst, welche von einem Anstieg der Herzrate (physiologische Veränderung) begleitet wird und sich in Herzklopfen und Kurzatmigkeit (körperli-

che Empfindung) äußert. Diese körperliche Missempfindung (Wahrnehmung) wird wiederum als Symptom und damit als Bestätigung für eine akute Gesundheitsgefährdung gedeutet (Gedanke) und erhöht die Angst (somatosensorische Verstärkung).
4. Ableitung der weiteren Behandlungsschritte aus dem Erklärungsmodell:
   a) Identifikation der Fehlinterpretation,
   b) Rating des Grades, in dem der Patient von dieser Interpretation überzeugt ist,
   c) Sammeln aller „empirischen Beweise", die für diese Interpretation sprechen (Evidenz),
   d) Sammeln aller Belege, die dagegen sprechen (Gegenevidenz),
   e) Entwicklung einer alternativen Erklärung,
   f) Sammeln aller Daten, die für diese Alternativerklärung sprechen,
   g) Überzeugungsrating für die Fehlinterpretation,
   h) Überzeugungsrating für die Alternativerklärung.

Die **metakognitive Therapie (MKT)** zielt im Gegensatz zur kognitiven Verhaltenstherapie nicht auf eine Veränderung der kognitiven Inhalte („Ich bin wertlos") ab, indem beispielsweise deren Wahrheitsgehalt hinterfragt und disputiert wird, sondern auf eine Beeinflussung des dahinter stehenden metakognitiven Ver-

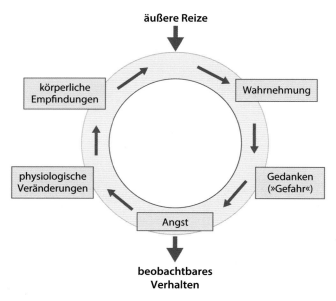

äußere Reize

körperliche Empfindungen

Wahrnehmung

physiologische Veränderungen

Gedanken (»Gefahr«)

Angst

beobachtbares Verhalten

◨ **Abb. 28.4**   „Teufelskreis der Angst". (Nach Schneider und Margraf 2017, mit freundlicher Genehmigung vom Hogrefe Verlag, aus Margraf und Schneider 1990)

arbeitungsstils einer Person (Aufmerksamkeitsfokus, Denk- und Bewältigungsstil in problemspezifischen Situationen). Sie fokussiert auf die Prozesse statt auf den Inhalt des Denkens und zielt auf die Identifikation und Modifikation eines bestimmten Denkstils ab. Eine metakognitive Überzeugung wie „Ich muss mich sorgen, um zukünftige Probleme zu vermeiden" wäre beispielsweise auslösend für den dysfunktionalen Verarbeitungsstil der Sorgenschleifen, unabhängig vom jeweiligen Inhalt der Sorgen. In der MKT werden die Sorgenkognitionen daher nicht inhaltlich disputiert, sondern der zugrunde liegende *Verarbeitungsstil* selbst verändert (z. B. durch Aufmerksamkeitsdefokussierung, Reflexion der eigenen Denkprozesse). In der Hypochondriebehandlung wird in der KVT beispielsweise der Wahrheitsgehalt von Gedanken hinterfragt, die auf den Fehlinterpretationen körperlicher Symptome beruhen („Welche Beweise gibt es dafür, dass Sie an einer Herzkrankheit leiden?"). In der MKT wird demgegenüber der Prozess disputiert, d. h. der Therapeut fragt den Patienten nach der Notwendigkeit, fortwährend Symptome auf diese Art zu interpretieren („Welchen Sinn macht es, sich immer wieder zu sorgen, dass Sie an einer Herzkrankheit leiden?"; vgl. Fisher und Wells 2015).

Das therapeutische Vorgehen beruht dabei auf **erlebensbasierten** Strategien, die eine andere Art des Umganges mit Kognitionen vermitteln, statt auf inhaltsbezogenen Disputationsmethoden (Fisher und Wells 2015). Es kann eine alternative Beziehung zu einem dysfunktionalen Gedanken entwickelt werden, um das CAS zu überwinden, ohne ihn inhaltlich verändern zu müssen. So werden Patienten beispielsweise instruiert, belastende Kognitionen (z. B. Intrusionen) zuzulassen, ohne sich inhaltlich darauf einzulassen, um auf diese Weise eine andere Umgangsweise damit zu erlernen. Dabei wird den Patienten vermittelt, zwischen zwei kognitiven Modalitäten zu unterscheiden: Im **„Objektmodus"** werden Gedanken als direkte Wahrnehmungen der „objektiven Realität" erlebt, während im **„metakognitiven Modus"** eine innere Distanz zu einer Kognition hergestellt wird, indem diese als Produkt der eigenen mentalen Prozesse erkannt wird. Dadurch wird beispielsweise eine Sorge als subjektives und selbst konstruiertes Phänomen gekennzeichnet, das durch eigene Aktivität verändert und bewältigt werden kann. Dieser metakognitive Modalitätswechsel wird in der MKT an konkreten Beispielen demonstriert und systematisch eingeübt.

28.3 Durchführung

28.3.1 Vermittlung des kognitiv-therapeutischen Grundprinzips (Psychoedukation)

Da die kognitiv-therapeutische Kernprämisse (verkürzt: nicht äußere Ereignisse, sondern Gedanken bestimmen Gefühle) häufig nicht den Alltagsmodellen von Patienten (als „Opfer" äußerer Einflüsse und als ohnmächtig gegenüber eigenen Gefühlszustände) entspricht, sollten die zentralen Grundannahmen des Ansatzes zu Therapiebeginn an Beispielen veranschaulicht oder im Verhaltensexperiment demonstriert werden (Stavemann 2014a). So lässt sich beispielsweise die Subjektivität von Bewertungsprozessen durch folgende Fragen verdeutlichen: „Meinen Sie, dass alle anderen Menschen in der geschilderten Problemsituation in genau der gleichen Art und Intensität leiden würden oder gibt es möglicherweise auch Personen, die das weniger belasten würde? Was genau machen die anders?" Die kausale Bedeutung von Gedankenprozessen für Gefühls- oder Leidenszustände kann auch durch ein kurzes **Verhaltensexperiment** überzeugend demonstriert werden, bei dem die Patienten imaginativ mit einer aversiven Stresssituation (z. B. Prüfungssituation) konfrontiert werden. Berichten sie auf anschließende Nachfrage von unangenehmen Emotionen, ist der Beweis erbracht, dass diese unabhängig von der aktuellen Situation hervorgerufen werden können. Damit ist zudem im Umkehrschluss die prinzipielle Veränderbarkeit von negativen Gefühlszuständen durch gezielte Beeinflussung gedanklicher Vorgänge nachgewiesen und der zentrale Wirkmechanismus der kognitiven Verfahren veranschaulicht.

28.3.2 Kognitive Umstrukturierung (Intervention)

Das Kernstück der klassischen kognitiven Therapie stellt die kognitive Umstrukturierung dar, die eine Prüfung auf Realitätsbezug, Logik und Funktionalität, Zielgerichtetheit oder Nützlichkeit der problemrelevanten Denk- und Einstellungsmuster beinhaltet. Die kognitive Umstrukturierung umfasst **vier Komponenten** (Stavemann 2014b):
1. Herausarbeiten/Identifizierung dysfunktionaler Gedanken/Konzepte (◻ Abb. 28.5),
2. Disputation (bzw. Prüfung) dysfunktionaler Gedanken/Konzepte,
3. Aufbau alternativer funktionaler Konzepte,
4. Training der neuen Konzepte.

Die therapeutisch induzierten kognitiven Veränderungen zielen dabei nicht auf eine generelle positive Umdeutung der Realität im Sinne des „positive thinking" ab, sondern auf den Abbau *maladaptiver* und den Patienten behindernder und den Aufbau *rationaler und adaptiver* Denk- und Einstellungsmuster.

> ❯ **Wichtig**
> Die kognitive Umstrukturierung darf nicht auf eine Negierung und Beschönigung (und damit Hinnahme) ungünstiger oder schädlicher Lebenssituationen hinauslaufen, sondern soll eine realistische und konstruktive Perspektive vermitteln, um auch die realen Schwierigkeiten möglichst effizient bewältigen zu lernen.

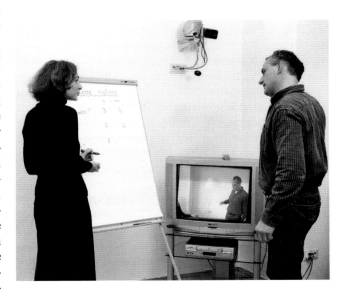

◻ **Abb. 28.5** Identifikation dysfunktionaler Interpretationen durch gemeinsame Videoanalyse einer Rollenspielsequenz. (© Konvex)

28

Herausarbeiten dysfunktionaler Denkmuster (Exploration)

Die erste Phase des kognitiven Umstrukturierens zielt darauf ab, die unangemessenen oder schädlichen Denkmuster des Patienten zu identifizieren (► Klinisch betrachtet). Dies geschieht in der Regel in drei Schritten:

1. Zunächst werden charakteristische dysfunktionale Wahrnehmungsmuster und Kognitionen des Patienten in der therapeutischen Interaktion identifiziert.
2. Danach werden diese dysfunktionalen Kognitionen anhand konkreter situationsbezogener Interpretationen und Bewertungen vertiefend exploriert.
3. Abschließend werden dann sukzessive die zugrunde liegenden Denkmuster, Schemata und Grundannahmen herausgearbeitet.

Klinisch betrachtet

Fallbeispiel: Kognitive Verstärkung der Prüfungsangst

Eine Studentin (26) hat Schwierigkeiten, sich auf die Prüfung vorzubereiten, schiebt die Prüfungsvorbereitung immer wieder auf, obwohl sie noch viel Stoff durcharbeiten muss. Die Prüfung rückt näher, gleichzeitig steigt der Druck, aber auch die Hilflosigkeit. Die Patientin entwickelt verstärkt negative Gedanken über sich selbst sowie depressive Symptome, gemischt mit Angst.

Zu diesem Zweck werden unterschiedliche diagnostische Techniken eingesetzt, die dazu dienen, die meist nicht bewussten automatischen Gedanken und kognitiven Schemata (Einstellungen, Interpretationen, Bewertungen und Selbstverbalisationen) des Patienten zu explorieren und damit der therapeutischen Veränderung zugänglich zu machen. Neben der ABC-Analyse spezifischer Problemsituationen und der tagebuchartigen Dokumentation automatischer Gedanken (z. B. mittels 5-Spalten-Technik: ◻ Tab. 28.3) werden einige weitere Therapietechniken zur Identifizierung dysfunktionaler Kognitionen verwendet (◻ Tab. 28.4).

Das Herausarbeiten dysfunktionaler Denkmuster erfolgt dabei auf der horizontalen und auf der vertikalen Analyseebene. Die **horizontale Analyse** dient dazu, maladaptive Kognitionen (automatische Gedanken) in einer exemplarischen Problemsituation aufzudecken, die zu unerwünschten oder problematischen Gefühlen und Verhaltensweisen führen (z. B. mittels des ABC-Schemas).

Das Aufdecken der dysfunktionalen Kognition (B = Bewertung) erfolgt in Form des **geleiteten Entdeckens**. Ausgangspunkt ist dabei in der Regel das Auftre-

ten unerwünschter, störender oder problematischer Gefühle oder Verhaltensweisen (C = „consequence") in einer konkreten Situation, welche möglichst genau beschrieben werden sollen (Konkretisierung). Bei der Herausarbeitung der automatischen Gedanken ist eine klare Unterscheidung zwischen Gefühlen (z. B. Niedergeschlagenheit) und Bewertungen (z. B. Wertlosigkeit, Selbstvorwürfe, Schuld) wichtig, da diese von Patienten oft vermischt werden. Anschließend wird die vorausgehende auslösende Situation (A = Auslöser) exploriert, um dann gezielt die vermittelnden Gedanken („Was ging Ihnen in diesem Moment durch den Kopf?"), Interpretationen und Bewertungen („Wie bewerteten Sie die Tatsache, dass Sie den Inhalt nicht verstanden? Wie fanden Sie das?") oder Befürchtungen zu erfragen. Dabei ist zu beachten, dass diese schnell und automatisch ablaufenden Kognitionen den Patienten nicht immer unmittelbar zugänglich sind, sodass ihnen genügend Zeit für die Reflexion gegeben werden muss.

Häufig ist es zweckmäßig, dafür eine reale Situation möglichst präzise zu rekonstruieren und dann sukzessive weitere Situationen zu sammeln, in denen vergleichbare Probleme und kognitive Muster auftreten. Eine weitere diagnostische Möglichkeit zur Identifizierung dysfunktionaler automatischer Gedanken besteht darin, in **Rollenspielen** charakteristische Problemsituationen nachzustellen, dabei die belastenden Emotionen zu aktualisieren und die in diesem Kontext automatisch auftretenden Gedanken bewusst zu registrieren. Auch die Exposition mit imaginierten oder realen Angstauslösern kann zur (Selbst-)Beobachtung dysfunktionaler Kognitionen eingesetzt werden. In Vorbereitung auf eine Expositionstherapie mit Angst- oder Zwangspatienten ist eine systematische **Manipulation des Sicherheitsverhaltens** des Patienten sinnvoll, um ihm zu demonstrieren, in welchem Ausmaß seine Gedanken sich dabei verändern und seine Reaktionen beeinflussen.

❯ **Wichtig**

Bei manchen Patienten (z. B. mit posttraumatischer Belastungsstörung, Zwangsstörungen oder generalisierter Angststörung) liegen Kognitionen eher in Form bedrohlicher Bilder (Intrusionen) anstatt automatischer Gedanken vor. In diesen Fällen fokussiert die kognitive Analyse weniger auf verbalisierte automatische Gedanken, sondern auf die bewusste Induktion und Explikation der unerwünschten visuellen Vorstellungen.

Zwischen den Sitzungen hat sich vor allem der Einsatz von **Tagebüchern** und **Protokollen** bewährt. Tritt ein automatischer Gedanke in ähnlichen Situationen immer wieder auf, so handelt es sich offenbar um ein stabiles Denkmuster, das einer näheren Untersuchung bedarf.

Die horizontale Analyse wird daher ergänzt durch die **vertikale Analyse** („Vertical-Arrow"-Technik), mittels derer Therapeut und Patient sich von den vordergründig-si-

◻ Tab. 28.4 Techniken zur Identifizierung dysfunktionaler Gedanken und Schemata

Bezeichnung	Beschreibung	Beispiel
Konkretisierung	Gesprächstechnik, um den Patienten zur Explizierung von impliziten Bedeutungen bzw. Bewertungen anzuregen	„Was genau heißt das für Sie, die Erwartungen Ihrer Eltern nicht zu erfüllen? Was wäre so schlimm daran, wenn dieser Fall einträte?"
Rekonstruktion realer Episoden	Analysieren automatischer Gedanken bzw. kognitiver Schemata anhand der Rekonstruktion einer konkreten vergangenen Problemsituation	„Wann hatten Sie das letzte Mal Angst in der Öffentlichkeit? Was passierte da? Welche Gedanken gingen Ihnen durch den Kopf, als Sie die Angst fühlten?"
Rollenspiel (in sensu oder in vivo)	Diagnostische Exploration von dysfunktionalen kognitiven Schemata mittels Rollenspiel	„Was läuft in diesem Moment in Ihrem Kopf ab, während wir die Situation hier nachspielen?"
Emotionsaktualisierung (Symptominduktion)	Auslösung z. B. von Stress oder Ängsten zum gleichen Zweck	Zwangspatient wird aufgefordert, unangenehme intrusive Vorstellungsbilder absichtlich im Bewusstsein zu halten: „ Was ging in diesem Moment in Ihnen vor, als Ihr Stresspegel die 80 %-Marke überschritt?"
Problemaktualisierung („tasks")	Patienten imaginativ oder im Rollenspiel in Problemsituation bringen, um assoziierte kognitive Schemata wach zu rufen	Nachspielen einer Prüfungssituation: „Wenn Sie die Situation dieser Prüfung nun sehr plastisch vor Augen haben – was denken Sie in diesem Moment?"
Manipulation von Sicherheitsverhalten	Analyse der Veränderung der Kognitionen des Patienten (z. B. Katastrophisierung) bei Steigerung oder Verhinderung seines Sicherheitsverhaltens	a) Steigerung: Panikpatient wird aufgefordert, das tiefe Durchatmen zur Kontrolle seiner Attacke zu forcieren b) Verhinderung: Sozialphobiker, der in Stresssituationen mit einem Stift hantiert, um Händezittern zu überspielen, wird aufgefordert, diesen beiseite zu legen
Exploration negativer Bilder	Mittels Imaginationstechnik werden die intrusiven Bilder identifiziert, verbalisiert (und später verändert)	Sorgenexposition bei Patienten mit generalisierter Angststörung: visuelle Angstinhalte zulassen (und zu Ende denken)
Identifizierung der (latenten) Hauptbefürchtung	Herausarbeiten der negativen Kernkognitionen	„Was wäre das Schlimmste für Sie?"
Audio-/Video-Feedback	Gemeinsame Analyse von Videoaufzeichnungen einzelner Therapiesitzungen mit dem Patienten	„Was ging Ihnen in diesem Moment durch den Kopf, als sich ganz sichtbar Ihre Stimmung veränderte?"

tuationsbezogenen automatischen Gedanken („Ich habe Angst, mich zu blamieren.") zu den zugrunde liegenden Einstellungen, Regeln, Plänen, Grundüberzeugungen und Glaubenssystemen („Ich muss jederzeit kompetent, intelligent und erfolgreich sein, um Wertschätzung zu verdienen.") vorarbeiten. Dieser Therapieschritt beginnt in der Regel mit der Identifizierung der (latenten) Hauptbefürchtungen des Patienten („Worst-Case"-Szenario). Hilfreiche Fragen sind beispielsweise: „Was bedeutete das für Sie, wenn das wahr wäre? Was genau wäre daran das Schlimmste für Sie? Worin bestünde das ‚Katastrophale'?". Auch Aufzeichnungen der Therapiesitzungen können zur Analyse der problematischen kognitiven Schemata genutzt werden, indem Therapeut und Patient gemeinsam die Aufnahmen daraufhin analysieren, welche Interpretations- und Bewertungsmuster wichtigen Patientenäußerungen oder auffälligen Verhaltensreaktionen zugrunde liegen (▶ Klinisch betrachtet).

> **Wichtig**
>
> Zu beachten ist hier, dass es um eine **wertfreie Exploration** der kognitiven Muster geht und jegliche Disputations- oder Widerlegungsversuche in dieser Phase kontraproduktiv wären. Der Therapeut ist stattdessen gefordert, den Patienten mit Empathie und Beharrlichkeit zu seinen dysfunktionalen Grundannahmen zu führen.

Diese dysfunktionalen Grundannahmen sind meist durch kognitive Fehler wie Übergeneralisierung und Verabsolutierung gekennzeichnet und beinhalten Aussagen wie: „Ich bin ein Versager." (z. B. bei depressiven Patienten), „Ich bin etwas ganz Besonderes." (z. B. bei narzisstischen Patienten), „Nur wenn ich von anderen Anerkennung bekomme, bin ich wertvoll." (z. B. bei sozialphobischen Patienten), „Ich muss immer alles unter Kontrolle haben." (z. B. bei Zwangs- oder Panikpatienten).

Klinisch betrachtet

Beispiel für die Exploration zugrunde liegender Annahmen

Therapeut:	„Sie dachten in dieser Situation, Sie würden es nie kapieren. Angenommen es wäre so, was würde das für Sie bedeuten?"
Patient:	„Naja, ich könnte halt zu diesem Thema keine Fragen in der Prüfung beantworten und würde durchfallen, das wäre schrecklich."
Therapeut:	„Was genau ist der Aspekt, der es für Sie schrecklich macht?"
Patient:	„Hmm, am schlimmsten wäre es vermutlich wegen meinen Eltern. Die zahlen mein Studium, damit ich nicht nebenbei arbeiten muss und mich ganz drauf konzentrieren kann. Die wären enttäuscht, vor allem mein Vater. Der denkt eh', ich hätte lieber was Ordentliches lernen sollen."
Therapeut:	„Gibt es noch andere Gründe, inwiefern Sie eine verpatzte Prüfung schrecklich finden würden?"
Patient:	„Gegenüber meinen Kommilitoninnen wär's mir auch nicht ganz egal."
Therapeut:	„Was meinen Sie mit ‚nicht ganz egal'?"
Patient:	„Es wäre mir peinlich, glaub' ich."
Therapeut:	„Inwiefern wäre Ihnen das peinlich?"
Patient:	„Ich hätte das Gefühl, dass ich schlechter bin als die anderen."
Therapeut:	„Was würde das für Sie bedeuten, wenn Sie sich schlechter einstufen würden?"
Patient:	„Es ist ja nicht bloß, dass ich mich schlechter finden würde, die anderen würden das ja auch denken."
Therapeut:	„Was heißt das, dass die anderen Sie ‚schlechter finden'?"
Patient:	„Die würden denken, die packt's halt nicht, die ist hier fehl am Platze."
Therapeut:	„Dann lassen Sie mich das mal zusammenfassen, damit wir den Überblick nicht verlieren: Falls Sie die Prüfung nicht bestehen würden, wären Ihre Eltern von Ihnen enttäuscht, vor allem Ihr Vater, und Ihre Kommilitoninnen würden denken, Sie wären in diesem Studium fehl am Platze. Ist das so korrekt?"
Patient:	„Exakt."
Therapeut:	„Angenommen es wäre so. Was würde das über Sie aussagen?"
Patient:	„Ich hätte alle Erwartungen enttäuscht. Ich bin zu dumm für das Studium. Hmm. Ich hätte auf der ganzen Linie versagt."
Therapeut:	„Was würden Sie dann von sich halten?"
Patient:	„Wer so was hinlegt, ist nichts wert. Ich wäre eine komplette Versagerin."
Therapeut:	„Mir scheint, Sie haben gerade ein sehr wichtiges Denkmuster aufgespürt."

> **Wichtig**
> Die Einstufung einer herausgearbeiteten Grundannahme als irrational oder dysfunktional und damit als veränderungsbedürftig ist ein unantastbares Privileg des Patienten.

Die metakognitive Therapie erweitert die ABC-Analyse, in dem die negativen Überzeugungen oder Gedanken „B" durch metakognitive Prozesse „M" moderiert oder verursacht (**AMC-Analyse**) werden. Mit Hilfe der damit gewonnenen Informationen wird ein **metakognitives Profil** erstellt, das drei Dimensionen umfasst:
1. metakognitive Überzeugungen über Gedanken,
2. metakognitive Überzeugungen über Gedankenkontrollprozesse und
3. die Natur der Ziele der Person und ihre kognitiven Prozesse in Reaktion auf einen Stressor (Fisher und Wells 2015).

Zur Erstellung dieses Profils werden sechs Kategorien exploriert: Metakognitive Überzeugungen und Bewertungen, Bewältigungsstrategien und Ziele, Aufmerksamkeitsprozesse, Erinnerungen, Urteile, Verarbeitungsmodus. Anschließend wird ein individuelles **Fallkonzept** erstellt, auf dessen Basis die Planung der therapeutischen Veränderung vorgenommen wird. Das Fallkonzept in der MKT, das auf dem metakognitiven Modell der Störungsgenese basiert, umfasst fünf Schritte:
1. Identifizierung des auslösenden Ereignisses,
2. Exploration der Natur der metakognitiven Strategie (z. B. Grübeln),
3. Herstellung der Verbindung der Störung (z. B. Depression) mit dem metakognitiven Verarbeitungsstil (z. B. Grübeln),
4. Identifikation und Exploration der negativen und positiven metakognitiven Überzeugungen,
5. Identifikation und Exploration der dysfunktionalen Bewältigungsreaktionen.

Disputation

Für die Disputation der herausgearbeiteten dysfunktionalen Gedanken und Konzepte werden vielfältige Interventionen eingesetzt, die sowohl Einzeltechniken als auch komplexe Disputationsstrategien umfassen. Außerdem können rein verbale Disputationstechniken von verhaltensexperimentellen Formen kognitiver Umstrukturierung unterschieden werden. Im Folgenden sollen einige wichtige Disputationseinzeltechniken sowie der sokratische Dialog als komplexe Disputationsstrategie exemplarisch kurz dargestellt werden.

In der zweiten Phase der kognitiv-therapeutischen Vorgehensweise werden die als dysfunktional erkannten Kognitionen zunächst auf **drei Zielebenen** rational disputiert:

1. Die **Realitätsprüfung** dient dem Zweck, dem Patienten die Angemessenheit versus Unangemessenheit seiner Vorstellungen aufzuzeigen.
2. Die **Bewusstmachung latenter Denk- und Bewertungsmuster** geschieht durch gezieltes Nachfragen (Definieren und Operationalisieren), direktes Feedback des Therapeuten (Benennung der „kognitiven Fehler") oder durch In-Frage-Stellen (negativer) Bewertungen und Übertreibungen (Entkatastrophisierungen).
3. Die **Hinterfragung irrationaler Grundannahmen** schließlich erfolgt durch Herausarbeitung logischer Inkonsistenzen, unangemessener normativer Grundannahmen, inadäquater Kriterien für Selbstbewertungen (3-Spalten-Technik) oder selbstschädigender Tendenzen sowie auch im therapeutischen Rollentausch, um den Perspektivenwechsel des Patienten konkret erfahrbar zu machen.

Für die In-Frage-Stellung der irrationalen Grundüberzeugungen werden vier **Disputationsarten** eingesetzt, die sich auf unterschiedliche Ebenen dysfunktionaler Denkweisen beziehen (◘ Tab. 28.5):
1. **Empirisches Disputieren:** Prüfung auf empirischen Wahrheitsgehalt, indem der Patient beispielsweise aufgefordert wird, seine Annahmen (empirisch) zu belegen (Evidenz und Gegenevidenz; Tortendiagramm).
2. **Logisches Disputieren:** Prüfung der Schlussfolgerungen und Ableitungen auf Logik und Konsistenz/Widerspruchsfreiheit. Dazu gehören auch Techniken, die die (negativen) Bewertungen und Übertreibungen des Patienten in Frage stellen (Entkatastrophisierungen), indem die befürchteten „Katastrophen" konsequent zu Ende gedacht und hinsichtlich ihrer Bewertungen relativiert werden.
3. **Hedonistisches oder funktionales Disputieren:** Prüfung der Grundüberzeugungen auf Nützlichkeit in Bezug auf langfristige Lebensziele oder deren Behinderung oder **selbstschädigende Tendenzen.**
4. **Normatives Disputieren**: Prüfung der Grundannahmen auf unangemessene **normative Überzeugungen (überzogene Maßstäbe)** oder auf Übereinstimmung mit übrigen ethisch-moralischen Grundsätzen des Patienten.

Stavemann (2014a) ergänzt die oben genannten Interventionstechniken um die **Disputation dysfunktionaler Ziele,** da nicht nur unangemessene Interpretations- und Bewertungsmuster psychische Probleme (mit)verursachen, sondern auch überzogene oder unangepasste Lebensziele (z. B. illusionäre Karrierevorstellungen). Für diesen Zweck erweitert er das ABC-Schema um die Zieldimension Z. Mit Hilfe der **ABCZ-Analyse** lassen sich dann Lebensziele, Zielhierarchien sowie Handlungspläne und -unterpläne in Bezug auf konkrete Situationen herausarbeiten und disputieren.

28

Tab. 28.5 Disputationstechniken zur Prüfung der Kognitionen auf Realitätsangemessenheit

Bezeichnung	Beschreibung	Beispiel
Evidenz und Gegenevidenz (empirische Disputation)	Hinterfragen eines kognitiven Schemas nach Wahrheitsgehalt und Realitätsbezug	„Wie realistisch ist diese Vermutung, dass ..., tatsächlich?" „Was spricht – empirisch – für oder gegen diese Annahme?" „Welche Beweise haben Sie für diese Hypothese?"
Tortendiagramm zur Evidenzprüfung	Nach der Identifizierung einer dysfunktionalen Interpretation (z. B. „Hirntumor" bei Kopfschmerzen) werden zunächst alle möglichen (rationalen) Erklärungen für das berichtete Ereignis gesammelt und diese anschließend nach realistischer Wahrscheinlichkeit in ein Tortendiagramm übertragen	
Definieren und Operationalisierung	Hinterfragen impliziter Bewertungen in den kognitiven Konzepten des Patienten durch Explikation	„Was genau meinen Sie mit dem Begriff ‚Versagen'?" „Nach welchen Kriterien ist ein Mensch als ‚erfolgreich' zu definieren?"
Benennen kognitiver Fehler	Feedback des Therapeuten zu beobachteten kognitiven Fehlern des Patienten	„Wie Sie es formulieren, klingt es, als gäbe es nur schwarz oder weiß – ohne jegliche Zwischentöne."
Logische Disputation	Hinterfragen der Kognitionen des Patienten nach logischen Widersprüchen	„Offenbar gelten Ihre Maßstäbe für Toleranz nur für andere Menschen, nicht jedoch für sich selbst?"
Normative Disputation	Hinterfragen der (irrationalen) ethisch-moralischen Grundsätze des Patienten	Patient, der die rigide Vorstellung anhängt, dass man anderen gegenüber immer freundlich zu sein hat, mittels sokratischem Dialog zu einer veränderten Sichtweise verhelfen
Selbstbewertung (3-Spalten-Technik)	Tabellarische Auflistung von Bewertungskriterien für Menschen (1. Spalte) sowie des Ratings einer vom Patienten sehr geschätzten Person (2. Spalte) im Vergleich zur eigenen Person (3. Spalte)	Wertungen auf einer Skala von 1–10 für „menschliche Werte" wie Ehrlichkeit, Authentizität, Empathie etc. in den Zellen der Spalten 1 und 2
Kosten-Nutzen-Analyse (hedonistische Disputation)	Hinterfragen nach Nützlichkeit bzw. Schädlichkeit spezifischer Kognitionen	„Ist diese Einstellung in irgendeiner Weise hilfreich für Sie? Oder schaden Ihnen diese Gedanken eher?"
Disputation im Rollentausch Therapeut–Klient	Therapeut vertritt zentrales dysfunktionales Patientenkonzept, das der Patient mit Gegenargumenten zu hinterfragen sucht	„Wenn ich Sie wäre, was könnten Sie mir auf diese Aussage entgegen?"
Entkatastrophisieren („Worst-Case"-Szenario)	Exploration des schlimmstmöglichen Ausgangs einer Problemsituation (implizite Befürchtungen zu Ende denken)	„Was würde im schlimmsten Fall passieren, wenn Sie ...?"

Komplexe Disputationsstrategie: Sokratischer Dialog

Diese besondere Form der Disputation zielt darauf ab, den Patienten durch geschicktes Nachhaken, Hinterfragen und Infragestellen zur kritischen Reflexion seiner bisherigen Sichtweisen und Grundannahmen zu bewegen. Dabei wird der Patient nicht einfach mit dem irrationalen Gehalt seiner Glaubenssysteme konfrontiert, sondern durch das beharrliche Nachfragen des Therapeuten in die Lage versetzt, Widersprüche selbst zu erkennen, dysfunktionale Ansichten aufzugeben und sich schließlich hilfreichere rationale Alternativen zu erarbeiten.

> **Wichtig**
>
> Der sokratische Dialog als therapeutische Disputationsstrategie setzt eine empathische und akzeptierende Grundhaltung voraus, die eine strikte inhaltliche Wertneutralität gegenüber den Patientenansichten einschließt. Der therapeutische Interaktionsstil ist allerdings in Bezug auf den Therapieprozess klar direktiv ausgerichtet, d. h., der Therapeut lässt sich nicht auf eine vermeidende Bearbeitung des Patienten ein, sondern hilft ihm, seine irrationalen Überzeugungen „bis auf den letzten Grund" zu disputieren.

Ablauf des sokratischen Dialogs (mod. nach Stavemann 2015)

- **Auswahl des Themas** (z. B. „Wie bestimmt man den Wert eines Menschen?")
- **Erster Definitionsversuch** durch den Patienten („Was ist das, ein wertvoller Mensch?")
- **Konkretisierung und Alltagsbezug** herstellen („Welche Eigenschaften müssen Menschen in Ihrer Umgebung erfüllen, damit Sie sie wertvoll finden?")
- **Widerlegung der Definition:** Aufzeigen logischer Widersprüche und unerwünschter Konsequenzen (Disputation), Erreichen des „Zustands der inneren Verwirrung" (Einsicht des Patienten in die Unhaltbarkeit der bisherigen Sichtweise)
- **Hinführung:** gemeinsame Suche nach zielführender Definition
- **Ergebnis** des Dialogs, Prüfung der neuen Definition

Die zentrale Methode des sokratischen Dialogs ist die **regressive Abstraktion,** bei der rückschreitend vom Besonderen zum Allgemeinen vorgegangen wird. Unter Zuhilfenahme spezieller Disputationstechniken wird der Patient dahin geführt, seine Behauptungen auf ihren empirischen Wahrheitsgehalt oder Realitätsbezug hin zu untersuchen **(empirische Disputation),** Schlussfolgerungen hinsichtlich logischer Widersprüche zu überprüfen **(logische Disputation),** Einstellungen und Handlungen bezüglich der Nützlichkeit für die langfristigen Ziele zu hinterfragen **(hedonistische/funktionale Disputation)** sowie Entscheidungen daraufhin zu überprüfen, inwiefern sie den ethisch-moralischen Grundsätzen des Patienten entsprechen **(normative Disputation).**

Beim sokratischen Dialog hilft der Therapeut mittels konkretisierender Fragen und Alltagsbezügen dem Patienten dabei, seine bislang unreflektierten irrationalen Begriffskonnotationen zu explizieren und hinterfragt diese mit Hilfe von disputierenden Fragen solange, bis sie für den Patienten logisch nicht mehr haltbar sind (▶ Klinisch betrachtet). Die resultierende kognitive Dissonanz bezeichnete Sokrates als „Zustand der inneren Verwirrung". In dieser Irritationsphase sind Patienten besonders empfänglich für eine kognitive Umstrukturierung ihrer bisherigen Sichtweise. Anhand von Ausschnitten aus einem sokratischen Dialog soll exemplarisch das Vorgehen demonstriert werden. Die einzelnen Interventionsschritte sind zum besseren Verständnis markiert.

Klinisch betrachtet

Beispiel für den sokratischen Dialog: Wie bestimmt man den Wert eines Menschen?

Therapeut:	„Sie hatten in der letzten Sitzung für Ihr Denkmuster die Formulierung gefunden „Ich bin eine Versagerin". In diesem Satz fällen Sie ein vernichtendes Urteil über sich. Können Sie sich erklären, wie dieses Urteil zustande kommt?"
Patient:	„Schwer zu sagen, es ist halt einfach da."
Therapeut:	„Was halten Sie von dem Vorschlag, dass wir uns die Art und Weise, wie sie sich selbst beurteilen, einmal näher anschauen?" **(Auswahl des Themas)**
Patient:	„Okay. Ich weiß allerdings nicht, wie das gehen soll."
Therapeut:	„Vielleicht macht es Sinn, zunächst zu betrachten, wie Sie sich ein Urteil über den Wert eines Menschen im Allgemeinen bilden. Ich werde versuchen, Sie wieder mit Fragen zu unterstützen."

Patient:	„Gut."
Therapeut:	„Was ist das für Sie, ein wertvoller Mensch?" **(Aufforderung zum ersten Definitionsversuch)**
Patient:	„Also, Menschen sind in meinen Augen wertvoll, wenn sie was erreicht haben, nicht nur für sich, sondern auch für andere, und wenn sie dabei Rücksicht genommen haben, also nicht ohne Rücksicht auf Verluste mit Ellenbogen Karriere gemacht haben, sondern wenn ihnen auch andere Menschen etwas bedeuten, wenn sie sich auch für wichtige Dinge interessieren und engagieren, sich nicht nur im Beruf auskennen, sondern auch in Kunst und Literatur, sie müssen weltgewandt sein und selbstsicher und Dinge mit Tatkraft anpacken."
Therapeut:	„Was meinen Sie mit ‚was erreicht haben, auch für andere'?" **(Konkretisierung)**
Patient:	„Damit meine ich, dass man sowohl im Beruf ein gewisses Level erreicht haben sollte, aber auch für andere sorgt, zum Beispiel für ein Kind."
Therapeut:	„Welches Level im Beruf wäre ausreichend?" **(Konkretisierung)**
Patient:	„Sie wollen's aber wieder genau wissen. 'Ne gute Stelle halt, wo man was bewegen kann."
Therapeut:	„Meinen Sie Führungspositionen?" **(Konkretisierung)**
Patient:	„Nicht nur, es könnte auch eine Stelle sein, wo man für sich arbeitet, aber eben auf hohem Niveau, wo man gut ist."
Therapeut:	„Woran ließe sich das messen?" **(Konkretisierung)**
Patient:	„Am Gehalt, an der Anerkennung, die man bei Kollegen genießt."
Therapeut:	„Wie viel Gehalt wäre nötig, um als Mensch wertvoll zu sein?" **(Konkretisierung)**
Patient:	„Das hört sich richtig komisch an, so wie sie das sagen. Eben genug Gehalt, um sich und die Menschen, für die man sorgt, zu ernähren. Dass man menschenwürdig leben kann."
Therapeut:	„Wo beginnt Ihrer Meinung nach menschenwürdiges Leben?" **(Konkretisierung)**
Patient:	„Versteh' schon, irgendwie ist das zu schwer zu bestimmen, vielleicht sollte ich das anders formulieren. Lassen wir das mit dem Geld mal weg. Also, wertvoll sind Menschen, die sich selbst versorgen können, einen Beruf haben, der ihnen Spaß macht, die für mindestens einen anderen Menschen sorgen oder ihn unterstützen, die sich neben ihrem Beruf auch noch für Kunst oder Literatur interessieren. Außerdem sollten sie Probleme tatkräftig anpacken, anstatt sie aufzuschieben und ihre eigene Meinung vertreten, eben selbstsicher sein." **(erneuter Definitionsversuch des Patienten)**
Therapeut:	„Menschen, die diese Kriterien erfüllen, sind für Sie wertvoll?"
Patient:	„Ja, ich denke, das entspricht ziemlich genau meinen Vorstellungen."
Therapeut:	„Heißt das, dass Menschen, die diese Eigenschaften nicht haben, keine wertvollen Menschen sind?"
Patient:	„Genau. Mir fallen sofort eine Handvoll Eigenschaften ein, die ich nicht erfülle."
Therapeut:	„Welche Dinge fehlen Ihnen?" **(Konkretisierung)**
Patient:	„Ich bin unsicher, ich kann geistig nicht mithalten mit meinen Kommilitoninnen, meine Kenntnisse über Kunst, Architektur und Literatur sind absolut mangelhaft, ich habe noch nichts Besonderes geleistet und dann bin ich oft faul, kann mich nicht aufraffen, schiebe wichtige Dinge oft auf."
[...]	
Therapeut:	„Wie ist das bei Menschen in Ihrer nächsten Umgebung. Gibt es da Menschen, die Sie als wertvoll beurteilen?" **(Alltagsbezug herstellen)**
Patient:	„Klar, mein Freund zum Beispiel, der ist für mich eine echte Stütze, ohne ihn hätte ich vieles nicht durchgestanden. Dann meine Mutter, auch mein Vater, meine Oma gehört auf alle Fälle auch dazu und meine Freundin Katja, die bedeutet mir sehr viel. Ach, und Florian, mein kleiner Bruder, den hätte ich fast vergessen."
Therapeut:	„Gut. Um Ihre Definition eines wertvollen Menschen auf ihre Gültigkeit zu überprüfen, sollten wir uns anschauen, ob sie sich auf die Menschen anwenden lässt, die sie gerade nannten. Erfüllen alle sechs genannten Personen die Kriterien?" **(Beginn der Widerlegung)**
Patient:	„Wie meinen Sie das? Ob ich sie alle gleich wertvoll finde?"
Therapeut:	„Ich meinte, ob die genannten Personen sich alle selbst versorgen können, alle einen Beruf haben, für andere sorgen, sich für Kunst und Literatur interessieren und selbstsicher sind? Und anstehende Probleme tatkräftig anpacken. Erfüllen alle genannten Personen diese Kriterien?" **(empirische Disputation)**

Patient:	„Klar, die stehen alle ihre Frau und ihren Mann. Meine Oma zum Beispiel hat die Bombennächte miterlebt und nachher, als alles in Schutt und Asche lag, als Trümmerfrau die Stadt wieder mit aufgebaut. Die hat nie gejammert, obwohl sie in den ersten Jahren meinen Vater und seine drei Geschwister alleine durchbringen musste, bevor mein Opa aus der Gefangenschaft wiederkam."
Therapeut:	„Das ist sehr bewundernswert. Das klingt so, als ob Ihre Oma eine ausgesprochen tatkräftige Frau ist."
Patient:	„Und ob. Die kümmert sich mit ihren Achtundsiebzig immer noch um ihren Garten, trotz kaputtem Rücken."
Therapeut:	„Das heißt, Ihre Oma erfüllt die ersten Kriterien mit Leichtigkeit. Wie steht es mit den restlichen? Kunst, Literatur, Selbstsicherheit?" (empirische Disputation)
Patient:	„Für Kunst hatte sie damals wahrscheinlich keinen Nerv, die war mit dem Überleben für sich und ihre Kinder beschäftigt. Gelesen hat sie schon, das tut sie auch immer noch, aber eher so Leichtes, mit Happyend. Tja, und Selbstsicherheit, ich denke schon, dass meine Oma ganz gut weiß, was sie will, aber sie ist eher genügsam und bescheiden und würde nie von sich aus etwas fordern."
Therapeut:	„Was heißt das hinsichtlich der Einstufung als wertvoller Mensch?"
Patient:	„Natürlich ist meine Oma ein wertvoller Mensch!"
Therapeut:	„Wenn man Ihre Definition anlegt, erfüllt sie alle Kriterien?"
Patient:	„Ja, okay, streng nach Definition erfüllt sie einige Kriterien nicht, aber dafür sind andere Kriterien übererfüllt, Lebensleistung und Tatkraft und andere versorgen zum Beispiel. Außerdem hat sie den Krieg mitgemacht, das war halt 'ne harte Zeit, da war nix mit Kunst. Und mit der Selbstsicherheit, das hätte wahrscheinlich zuhause nur gekracht, mein Opa war ein echter Patron, der hatte die Familie fest im Griff."
Therapeut:	„Gut, bei Ihrer Großmutter würden Sie also eine Ausnahme machen. Wie sieht es mit Ihrem Bruder Florian aus?"
[...]	
Therapeut:	„Gut, Sie würden also mehrere Ausnahmen von Ihrer Definition gelten lassen. Bei Ihrer Oma gilt die Definition so nicht, bei Ihrem kleinen Bruder auch nicht, Ihren Vater würden Sie auch ausklammern. Das heißt, Sie finden Menschen wertvoll, auch wenn sie die Definition nicht erfüllen."
Patient:	„Hmm, irgendwie passt es halt vorn und hinten nicht, es ist so schwierig, eine Definition zu finden, die auf alle passt." (Zustand der „inneren Verwirrung")
Therapeut:	„Wollen Sie es noch mal versuchen, eine neue Definition?"
Patient:	„Nein, das würde auch wieder nur in die Sackgasse führen."
Therapeut:	„Hmm."
Patient:	„Man muss es halt von Fall zu Fall entscheiden."
Therapeut:	„Was wollen Sie jetzt mit der Definition machen?"
Patient:	„Streichen."
Therapeut:	„In Ordnung. Dann fassen Sie bitte den Zwischenstand kurz zusammen."
Patient:	„Also die Definition, von der wir ausgegangen sind, lässt sich so starr nicht anwenden. Bei allen Personen gibt es Kriterien, die sie nicht erfüllen, trotzdem sind es für mich wertvolle Menschen."
Therapeut:	„Klingt wohlüberlegt. Was bedeutet das aus Ihrer Sicht für die Beurteilung von Menschen generell?" (Hinführung)
Patient:	„Na dass Menschen wertvoll sein können, auch wenn sie nicht alle Kriterien erfüllen, und dass ich das von Fall zu Fall entscheiden werde."
Therapeut:	„Wie wollen Sie es vor dem Hintergrund dieser Erkenntnis mit Ihrer Selbstbeurteilung halten?"
Patient:	„Wie meinen Sie das?"
Therapeut:	„Im Moment haben Sie einen eher toleranten Beurteilungsmaßstab für andere und einen strengen für sich selbst." (logische Disputation)
Patient:	„Das eine hat ja mit dem anderen nichts zu tun."
Therapeut:	„Entspricht das Ihrem Empfinden von Gerechtigkeit?" (normative Disputation)
[...]	

Um die Methode des sokratischen Dialogs zu beherrschen, sind ein intensives Training und therapeutische Erfahrung erforderlich. Gerade wenn man mit dieser Methode therapeutisch zu arbeiten beginnt, kann es passieren, dass Therapeut und Patient sich im Netzwerk dysfunktionaler Konzepte des Patienten verfangen (Stavemann 2014b) oder sich der Therapeut sogar in eigenen dysfunktionalen Schemata (z. B. bezüglich Verantwortlichkeit oder Perfektionismus) verstrickt. Aus diesem Grund wird empfohlen, die Methode zunächst im Rahmen eines Workshops oder gemeinsam unter Kollegen in Rollenspielen zu üben und die Methode auch auf sich selbst anzuwenden.

Aufbau alternativer funktionaler Konzepte

In der dritten Phase der kognitiven Therapie werden alternative Kognitionen und funktionale Konzepte erarbeitet. Die herausgearbeiteten dysfunktionalen automatischen Gedanken und kognitiven Muster werden zunächst komprimiert in einer begrenzten Anzahl von **Merksätzen** zusammengefasst, die für die Patienten einen hohen Wiedererkennungswert besitzen. Für jede dieser charakteristischen dysfunktionalen Kognitionen werden dann Alternativen erarbeitet, die realistischer, angemessener oder für den Patienten hilfreicher sind. Zur Prüfung einer erarbeiteten Lösung auf Stichhaltigkeit oder zur Bestimmung des Grades von Veränderungsmotivation lässt sich die **Advocatus-Diaboli-Technik** einsetzen (◘ Tab. 28.6).

Training der neuen Konzepte

Da die Bewusstmachung dysfunktionaler Kognitionen durch verbale Disputation allein häufig nicht zu dauerhaften Veränderungseffekten führt, schließt die moderne kognitive Verhaltenstherapie im vierten Schritt eine Phase der verhaltensorientierten praktischen Einübung ein. Diese Verhaltensexperimente in Realsituationen ermöglichen den Patienten eine **korrektive Erfahrung**, die den entscheidenden Schlüsselmechanismus zur Reaktionsveränderung und zum dauerhaften Erwerb alternativer Kognitionen und Erwartungen darstellt. Jede der konstruktiven Alternativen wird in realen Problemsituationen probeweise angewendet und auf ihre Effekte geprüft. Zur Vorbereitung können funktionale Bewältigungsmöglichkeiten im Rollentausch ausprobiert und damit alternative Perspektiven erlebbar gemacht werden (◘ Tab. 28.7). Für das Training und den Alltagstransfer der funktionalen kognitiven Konzepte werden die Möglichkeiten der klassischen **Verhaltensexperimente** (z. B. die PETS-Technik; s. Übersicht) konsequent genutzt.

PETS-Technik: Prepare–Expose–Test–Summarize (nach Wells 1997)

1. Fokus auf Schlüsselkognition (z. B. „Ich werde ohnmächtig werden und das wäre katastrophal") und Exploration der dafür vorliegenden Evidenz („Welche Beweise bzw. Belege haben Sie für diese Annahme?")
2. Identifizierung einer typischen Problemsituation (z. B. Vortrag halten) sowie der aufrechterhaltenden Bedingungen für die dysfunktionale Kognition (z. B. Vermeidungs- oder Sicherheitsverhalten, Flucht)
3. Vermittlung der grundlegenden Prinzipien des Verhaltensexperiments („Was ist das Ziel?"): Erläuterung der Bedeutung von Verhaltensgewohnheiten für die Aufrechterhaltung unangemessener Gedanken bzw. emotionaler Reaktionen
4. Überprüfung der dysfunktionalen Kognition: Exposition mit der angstauslösenden Situation (z. B. Rede halten vor Gruppe von Zuhörern) und Implementierung einer Gegenstrategie (z. B. ruhig Durchatmen), die die Katastrophenerwartung widerlegt (korrektive Erfahrung)
5. Diskussion der Ergebnisse des Verhaltensexperimentes

◘ Tab. 28.6   Ersatz dysfunktionaler durch funktionale Kognitionen

Bezeichnung	Beschreibung	Beispiel
Reattribuierung	Alternative Ursachenzuschreibungen bzw. Erklärungen für Ärgerereignis erarbeiten	Patient ist wütend, weil Nachbar morgens nicht gegrüßt hat und er dies als vorsätzlichen Affront interpretiert: tabellarische Auflistung möglicher Alternativerklärungen
Zieladaptation	Realistischere oder befriedigendere Definitionen von Lebenszielen, Zielhierarchien und Handlungsplänen	Reduzierung des Anspruches an die idealen Karriereziele zugunsten anderer wichtiger Lebensinhalte (z. B. Familie)
Kognitive Probe	Imagination von konkretem Bewältigungsverhalten und der positiven Konsequenzen, Analyse der antizipierten Schwierigkeiten	Imagination eines Konfliktgespräches mit dem Vorgesetzten
Advocatus Diaboli	Argumentativ die destruktive, zweifelnde oder vermeidende Position einnehmen	Therapeut zieht argumentativ in Zweifel, dass der Patient wirklich die angeblich erstrebte berufliche Position erreichen möchte

◻ Tab. 28.7 Techniken zur verhaltensexperimentellen Realitätsprüfung dysfunktionaler Kognitionen und kognitiver Schemata

Bezeichnung	Beschreibung	Beispiel
Empirische Realitätsprüfung durch Verhaltensexperimente	Probeweise Anwendung alternativer Kognitionen in Realsituationen zur Erlangung korrigierender Erfahrungen	Gezielter Einsatz selbstverstärkender statt selbstabwertender Kognitionen in Konfliktsituationen am Arbeitsplatz
Rollentausch (in sensu bzw. in vivo)	Dem Patienten werden mittels Rollentausch alternative Sichtweisen auf eine Situation ermöglicht	Imaginativer Rollentausch mit Vorgesetztem („Wie nimmt der Chef mich wahr?")
Verhaltensexperiment zum Sicherheitsverhalten (auch mit Videofeedback)	Im Rollenspiel: Feedback der Außenwirkung des Patienten durch neutrale Beobachter einmal unter Beibehaltung und einmal unter Verzicht von Sicherheitsverhalten	Sicherheitsverhalten (Hantieren mit Kuli zum Überspielen des Händezitterns) bei sozialphobischen Patienten wird beibehalten oder eingestellt; anschließendes Rating nach sicher–unsicher in der Außenwirkung

Metakognitive Therapie

Das Vorgehen in der MKT unterscheidet sich grundlegend von dem in der KVT. Die therapeutische Veränderung in der MKT bezieht sich explizit auf die metakognitiven Überzeugungen und Prozesse, d. h. die MKT konzentriert sich nicht darauf, *was* ein Patient denkt, sondern *wie* er denkt. Diese Veränderungsorientierung basiert auf der Prämisse, dass mittels MKT metakognitiven Phänomene wie Denkstil, Inhalt der Metakognitionen, Modi und die Natur der erlebnisorientierten Bewusstheit der Kognition sowie die Stärke der exekutiven Kontrolle der Aufmerksamkeit therapeutisch beeinflusst werden kann (Fisher und Wells 2015). Das Arbeiten auf der metakognitiven Ebene erfordert dabei eine ständige Berücksichtigung der drei Komponenten des Cognitive Attentional Syndrome (CAS), die die Zielvariablen metakognitiver Interventionen darstellen: perseverierendes Denken, maladaptive Aufmerksamkeitsstrategien und dysfunktionales Bewältigungsverhalten.

Die **Durchführung der MKT** erfolgt in einer Reihe von Schritten und unter Einsatz einer Anzahl von spezifischen Methoden: Nach der Exploration und klinischen Beurteilung der Metakognitionen sowie der Erstellung eines metakognitiven Fallkonzeptes wird der Patient zunächst mit dem kognitiven Modell vertraut gemacht. Dies geschieht unter besonderer Berücksichtigung des CAS als Ätiologiemodell der MKT sowie unter Einsatz von kognitiven Verhaltensexperimenten (z. B. Gedankenunterdrückungsversuch). Anschließend wird mit dem Patienten trainiert, zwischen Objektmodus und metakognitivem Modus zu wechseln. Die eigentliche therapeutische Veränderung beginnt mit der **Modifikation von negativen metakognitiven Überzeugungen** (Unkontrollierbarkeit, Gefahrenfokussierung) und anschließend der Implementierung von positiven Metakognitionen. Die Veränderung von negativen Unkontrollierbarkeitsüberzeugungen erfolgt beispielsweise mit Hilfe des kognitiven Verhaltensexperimentes „Sorgen-Aufschieben"; die Veränderung von gefahrenbezogenen Überzeugungen mittels Reattribuierungstechniken in Kombination mit Verhaltensexperimenten. Das Kontrollverlustexperiment stellt eine Art paradoxe Intervention dar, in der ein Patient aufgefordert wird, das befürchtete Ereignis eintreten zu lassen, indem er sich in einer Auslösesituation möglichst intensiv sorgt. Die Modifikation positiver metakognitiver Überzeugungen beginnt in der Regel ebenfalls mit verbaler Reattribution (z. B. mit Pro- und Contra-Argumenten) und wird dann bedarfsweise durch Verhaltensexperimente (z. B. Vergleich der Problemlösungsergebnisse an Grübel- versus Nicht-Grübeltagen im Auslassversuch) unterstützt. Die Veränderung von metakognitiven Prozessen erfolgt mit Hilfe spezifischer Interventionstechniken, die darauf ausgerichtet sind, die selbstfokussierte Verarbeitung zu reduzieren und die metakognitive Kontrolle zu verbessern, z. B. durch die Anwendung von Attention Training Technique (ATT; Wells 1990), Detached Mindfulness (DM; Wells und Matthews 1994) oder Situational Attentional Refocusing (SAR; Wells 2000; Wells und Papageorgiou 1998). Dabei achtet der MKT-Therapeut auch auf die sog. Metaemotionen, also „Emotionen über Emotionen", die dazu dienen, emotionale Reaktionen zu regulieren oder Bewältigungsverhalten auszulösen und zur Aufrechterhaltung einer psychischen Störung beitragen können. Am Ende der MKT steht die **Entwicklung neuer Verarbeitungspläne,** die z. B. dann wiederholt und über verschiedene Situationen in der Therapieinteraktion sowie im Alltag angewendet und trainiert werden. Abschließend wird eine Rückfallprophylaxestrategie entwickelt.

28.4 Indikation und Versorgung

Indiziert sind kognitive Therapien prinzipiell für alle beschriebenen Störungsbilder. Die erfolgreiche Anwendung der skizzierten kognitiv-behavioralen Therapieverfahren setzt ein normales kognitives Funktionsniveau seitens der Patienten voraus. Komplexere kognitive Interventionstechniken wie der sokratische Dialog lassen sich folglich bei Patienten beispielsweise mit kognitiven Beeinträchtigungen oder auch bei kleineren Kindern nicht sinnvoll einsetzen.

In der Versorgungspraxis hat der kognitiv-behaviorale Ansatz die klassische Verhaltenstherapie als Psychotherapieverfahren heute praktisch abgelöst, d. h., die Psychotherapeuten mit Fachkundenachweis in Verhaltenstherapie arbeiten heute in aller Regel sowohl mit den älteren verhaltenstherapeutischen Methoden der sog. „ersten Welle" als auch mit den kognitiv-behavioralen Methoden der „zweiten Welle" sowie mit Verfahren der Emotionsmodifikation und Achtsamkeit der „dritten Welle" (▶ Kap. 13, 18, 29). Die unterschiedlichen kognitiven Therapieansätze haben sich einerseits durch den wissenschaftlichen Erkenntnisfortschritt der Grundlagen- und Anwendungsforschung dabei in den letzten Jahren konzeptuell immer weiter entwickelt und ausdifferenziert; andererseits hat sich das Vorgehen innerhalb der kognitiven Therapieverfahren in der Versorgungspraxis insofern einander stark angenähert als neue Interventionsmethoden in den Methodenkanon der KVT integriert bzw. mit etablierten Vorgehensweisen kombiniert werden. So werden beispielsweise metakognitive Ansätze zunehmend störungsspezifisch (z. B. bei generalisierter Angststörung, ▶ Kap. 48) eingesetzt, ohne die kognitive Verhaltenstherapie zu ersetzen. Der Anteil der kognitiv-behavioralen Verfahrensgruppe an durchgeführten Psychotherapien in der vertragsärztlichen ambulanten Versorgung in Deutschland beträgt ca. 50 % gegenüber den psychodynamisch orientierten Therapieverfahren.

28.5 Wirksamkeit

In den letzten 20 Jahren hat sich die Evidenzlage zur Wirksamkeit der Psychotherapie im Allgemeinen und der kognitiven Therapien im Besonderen kontinuierlich verbessert (z. B. Cuijpers et al. 2016). Die kognitiv-behavioralen Therapieverfahren sind die bestuntersuchten und effektivsten psychotherapeutischen Methoden für ein breites Spektrum von psychischen Störungen. Zahlreiche Metaanalysen und systematische Reviews auf der Basis von mehreren tausend klinischen Studien belegen mit hohen Evidenzgraden und mit guten Effektstärken die Wirksamkeit dieser Verfahrensgruppe, sodass sie als Methode der ersten Wahl mittlerweile Eingang in die meisten psychotherapeutischen Leitlinien für zahlreiche Störungsbilder gefunden haben. Hohe Evidenzen für ihre Wirksamkeit auf Basis hunderter randomisiert-kontrollierter Studien liegen mittlerweile für Depressionen (affektive Störungen), Angststörungen, posttraumatische Belastungsstörung, Zwangsstörungen, Bulimie und Binge Eating Disorder, Schmerzerkrankungen und Tabakentwöhnung vor. Als „Goldstandard" der Wirksamkeitsbeurteilung gelten die Systematic Re-

views der Cochrane Collaboration, in denen die Ergebnisse nur der weltweit methodisch fundiertesten randomisiert-kontrollierten Studien (Randomised Controlled Trials, RCT) einbezogen werden. Bis 2019 wurden allein vier Cochrane-Metaanalysen zur KVT bei Depressionen (32 Einzelstudien), ebenfalls vier zu Angststörungen (215 RCT), vier zu Schizophrenie (52 RCT), drei zu PTBS (84 RCT), drei zu Substanzstörungen (85 RCT) und je eine zu Essstörungen (48 RCT), somatoformen Störungen (21 RCT), Persönlichkeitsstörungen (28 RCT) und ADHS (14 RCT) publiziert (▶ https://www.cochranelibrary.com/cdsr/reviews). Insbesondere für Major Depressionen, Zwangsstörungen und posttraumatische Belastungsstörungen haben kognitiv-behaviorale Verfahren in vergleichenden Psychotherapiestudien die besten Wirksamkeitsnachweise erbracht, während sie z. B. bei spezifischen Phobien den Expositionsverfahren sowie bei Substanzkonsumstörungen und Anorexie der reinen Verhaltenstherapie nicht eindeutig überlegen sind (Roth und Fonagy 2004). Für die relativ junge metakognitive Therapie liegt u. a. eine Metaanalyse von Normann und Morina (2018) vor, in die 25 Studien (davon 15 randomisiert-kontrollierte Trials) u. a. zur Angst- und Depressionstherapie einbezogen wurden. Es wurden insgesamt hohe Effektstärken in Bezug auf die jeweils primären Endpunkte im Prä-post-Vergleich (Hedges' $g = 1{,}72$; N = 25 Studien) sowie im Prä-Follow-up-Vergleich (Hedges' $g = 1{,}57$; N = 22 Studien) ermittelt. In den Studien, welche den Vergleich zur kognitiv-behavioralen Therapie anstellten, ließ sich eine mittlere Effektstärke von Hedges' $g = 0{,}69$ zu Gunsten der metakognitiven Therapie ermitteln. Dieses Ergebnis ist allerdings aufgrund der geringen Anzahl und methodischen Qualität der einbezogenen Studien noch mit Vorsicht zu bewerten.

Im Gegensatz zu der robusten Befundlage zur hohen Wirksamkeit der kognitiven Therapieverfahren, sind die von der kognitiv-therapeutischen Theorie postulierten **Wirkmechanismen** und die als obligatorisch erachteten zentralen Komponenten therapeutischer Veränderungseffekte in ihrer Bedeutsamkeit für die tatsächlichen Veränderungsprozesse verschiedentlich angezweifelt worden (Sánchez-Meca et al. 2010). Neue Entwicklungen im Bereich der achtsamkeitsbasierten Verfahren, der emotionsbezogenen Verfahren und besonders der metakognitiven Ansätze haben in den letzten Jahren zahlreiche Innovationen in dieser Verfahrensgruppe hervorgebracht, deren Wirksamkeit und Wirkkomponenten genauer zu prüfen sein werden. Insgesamt sollten die dargestellten Ergebnisse zu weitergehenden Forschungsbemühungen Anlass geben, um die tatsächlichen Wirkprozesse dieser Therapieansätze empirisch differenzierter aufzuklären und valider zu belegen.

28.6 Ausblick

Aktuelle Ergebnisse der psychologischen und neurokognitiven Grundlagen- und Ätiologieforschung (z. B. zu Emotionsregulation, „cognitive biases", exekutiven Funktionen, Kontrollerleben, Achtsamkeitsprozessen, Erwartungsverletzung) finden permanent Eingang in die Fortentwicklung kognitiv-behavioraler Ansätze. Die künftige Entwicklung wird wahrscheinlich eine weitere Fundierung und Erweiterung der kognitiven, metakognitiven und achtsamkeitsbasierten Interventionsmethoden vor allem durch die rasanten Erkenntnisfortschritte in den Neuro- und Kognitionswissenschaften mit sich bringen. Dabei wird es zum einen um die Ableitung neuer oder gezielterer Ansatzpunkten für Prävention und Therapie aus den Erkenntnissen neurobiologischer und kognitiver Grundlagenforschung zur Ätiologie und Pathogenese psychischer Störungen gehen. Zum anderen werden die konkreten Wirkmechanismen und -orte kognitiver Interventionen auf der Ebene von Wahrnehmungs-, Informationsverarbeitungs- und Problemlöseprozessen einschließlich ihrer neurobiologischen Substrate genauer aufzuklären sein. Damit lassen sich auf dieser Ebene möglicherweise bessere Prädiktoren für den Therapieerfolg identifizieren. Die Therapieforschung wird sich verstärkt auf Fragen der vergleichenden Therapiewirksamkeit (Was wirkt wann am besten?), der konkreten Therapiewirkmechanismen (Was wirkt auf welche Weise?) und Therapieprozesse (Wie werden die Verfahren optimal eingesetzt?) sowie der speziellen Indikation und Allokation (Welche Verfahren sind für welches Problem und welchen Patienten am besten geeignet?) konzentrieren müssen, um die Therapieeffekte und die Versorgungsqualität weiter zu verbessern. Es ist anzunehmen, dass die psychotherapeutischen Behandlungsfortschritte und -erfolge ergänzend durch objektive Parameter beispielsweise mittels bildgebender Verfahren verifiziert werden können (vgl. Grawe 2004).

? Prüfen Sie Ihr Wissen

1. Welches sind typische kognitive Fehler nach A.T. Beck, die zur Entstehung bzw. Aufrechterhaltung von psychischen Störungen beitragen können? ◻ Tab. 28.1
2. Nennen und erläutern Sie die im Anschluss an die diagnostische Phase zur Anwendung kommenden drei Kernkomponenten kognitiv-behavioraler Therapieverfahren! ▶ Abschn. 28.2
3. Beschreiben Sie den prototypischen Ablauf einer kognitiven Umstrukturierung anhand eines Beispiels! ▶ Abschn. 28.3.2
4. Welche therapeutischen Techniken und Selbst-Dokumentationsverfahren zur Identifizierung dysfunktionaler Gedanken und Schemata sind Ihnen bekannt? ◻ Tab. 28.4

5. Welche vier Disputationsarten werden in der KVT routinemäßig eingesetzt? ◻ Tab. 28.5
6. Was ist der wesentliche Unterschied im Therapiefokus zwischen kognitiven und metakognitiven Verfahren? ▶ Abschn. 28.2
7. Erläutern Sie das Konzept der Erwartungsverletzung (ViolEx-Modell) anhand eines Beispiels aus der kognitiv-behavioralen Psychotherapie der Major Depression. ▶ Abschn. 28.2.1

🛈 Weiterführende Literatur

In den Lehrbüchern zur Verhaltenstherapie von Margraf und Schneider (2018) oder Linden und Hautzinger (2011) wird ein einführender Überblick über grundlegende Konzepte und Methoden der kognitiv-behavioralen Therapiemethoden sowie deren exemplarische Anwendung für verschiedene Indikationsbereiche gegeben. Für eine umfangreiche Darstellung der empirischen Grundlagen und Praxis der kognitiven Therapien ist der Klassiker von Beck (2013) zu empfehlen. Stavemann (2015, 2014a, 2014b) bietet in einer Reihe von Praxismanualen eine profunde Darstellung einer Vielzahl von diagnostischen und therapeutischen Einzeltechniken sowie kognitiv-behavioraler Therapiestrategien mit vielerlei Praxisbeispielen und konkreten Handlungsanleitungen.

Literatur

Abramson, L. Y., Metalsky, G. I., & Alloy, L. B. (1989). Hopelessness depression: A theory-based subtype of depression. *Psychological Review, 96*, 358–372.

Bandura, A. (1977). Self-efficacy: Toward a unifying theory of behavioral change. *Psychological Review, 84*, 191–215.

Beck, A. T. (1976). *Cognitive therapy and the emotional disorders.* New York: International Universities Press.

Beck, A. T. (1993). *Cognitive therapy of substance abuse.* New York: Guilford Press.

Beck, J. (2013). *Praxis der Kognitiven Therapie* (2. Aufl.). Weinheim: Beltz PVU.

Beck, A. T., Wright, F. D., Newman, C. F., & Liese, B. S. (1997). *Kognitive Therapie der Sucht.* Weinheim: PVU.

Cuijpers, P., Cristea, I. A., Karyotaki, E., Reijnders, M., & Huibers, M. J. H. (2016). How effective are cognitive behavior therapies for major depression and anxiety disorders? A meta-analytic update of the evidence. *World Psychiatry, 15*(3), 245–258. ▶ https://doi.org/10.1002/wps.20346

Damasio, A. R. (2001). *Ich fühle, also bin ich.* München: List.

Ellis, A. (1962). *Reason and emotion in psychotherapy.* New York: LyleStuart.

Fehm, L., & Wittchen, H.-U. (2009). *Wenn Schüchternheit krank macht* (2. Aufl.). Göttingen: Hogrefe.

Festinger, L. A. (1957). *A theory of cognitive dissonance.* Stanford: Stanford University Press.

Fisher, P., & Wells, A. (2015). *Metakognitive Therapie.* Paderborn: Junfermann.

Grawe, K. (2004). *Neuropsychotherapie.* Göttingen: Hogrefe.

Greenberg, L. (2002). *Emotion-focused therapy.* Washington, DC: APA.

Hautzinger, M. (1994). Diagnostik in der Psychotherapie. In R.-D. Stieglitz & U. Baumann (Hrsg.), *Psychodiagnostik psychischer Störungen* (S. 284–295). Stuttgart: Enke.

Hautzinger, M., Luka, U., & Trautmann, R. D. (1985). Skala dysfunktionaler Einstellungen. *Diagnostica, 31,* 312–330.

Hohwy, J. (2013). *Predictive mind.* Oxford: Oxford University Press.

Jones, R.G. (1969). A factored measure of Ellis's irrational belief system with personality and maladjustment correlates. *Dissertation Abstracts International, 69,* 6443. Doctoral Dissertation, Texas-Technological College (1968).

Klages, U. (1989). *Fragebogen irrationaler Einstellungen (FIE).* Göttingen: Hogrefe.

Lammers, C.-H. (2011). *Emotionsbezogene Psychotherapie.* Stuttgart: Schattauer.

Lazarus, A. A. (1971). *Behavior therapy and beyond.* New York: McGraw-Hill.

LeDoux, J. E. (2015). *Anxious. The modern mind in the age of anxiety.* London: Oneworld.

LeDoux, J. E., & Phelps, E. A. (2000). *Emotional networks in the brain.* NY: Guilford.

Linden, M., & Hautzinger, M. (Hrsg.). (2011). *Verhaltenstherapiemanual* (7. Aufl.). Berlin: Springer.

Mahony, M. (1974). *Cognition and behavior therapy.* Cambridge: Ballinger.

Margraf, J., & Schneider, S. (1990). *Panik. Angstanfälle und ihre Behandlung* (2., überarb Aufl.). Berlin: Springer.

Margraf, J., & Schneider, S. (2018). *Lehrbuch der Verhaltenstherapie* (4. Aufl.). Berlin: Springer.

Meichenbaum, D. (1979). *Kognitive Verhaltensmodifikation.* München: Urban & Schwarzenberg.

Normann, N., & Morina, N. (2018). The efficacy of metacognitive therapy: A systematic review and meta-analysis. *Frontiers in Psychology, 9,* 1–14. ► https://doi.org/10.3389/fpsyg.2018.02211.

Petersen, C., Semmel, A., von Baeyer, C., Abramson, L. Y., Metalsky, G. I., & Seligman, M. E. P. (1982). The attributional style questionnaire. *Cognitive Therapy and Research, 6,* 287–300.

Poppe, P., Stiensmeier-Pelster, J., & Pelster, A. (2006). *Attributionsstilfragebogen für Erwachsene.* Göttingen: Hogrefe.

Power, M. J., & Dalgleish, T. (1997). *Cognition and emotion: From order to disorder.* Hove: Psychology Press.

Rief, W., Glombiewski, J. A., Gollwitzer, M., Schubö, A., Schwarting, R., & Thorwart, A. (2015). Expectations as core features of mental disorders. *Current Opinion in Psychiatry, 28,* 378–385.

Roth, A. & Fonagy, P. (2004). *What Works for Whom? A Critical Review of Psychotherapy Research* (2. Aufl.). Guilford: New York.

Rotter, J. B. (1966). Generalized expectancies for internal versus external control of reinforcement. *Psychological Monographs, 80,* 609.

Sánchez-Meca, J., Rosa-Alcazar, A. I., Marin-Martinez, F., & Gomez-Conesa, A. (2010). Psychological treatment of panic disorder with or without agoraphobia: A meta-analysis. *Clinical Psychology Review, 30,* 37–50.

Schneider, S., & Margraf, J. (2017). *Agoraphobie und Panikstörung* (2. Aufl.). Göttingen: Hogrefe.

Seligman, M. E. P. (1974). Depression and learned helplessness. In R. J. Friedman & M. M. Katz (Hrsg.), *The psychology of depression: Contemporary theory and research.* New York: Winston-Wiley.

Strack, F., & Deutsch, R. (2004). Reflective and impulsive determinants of social behavior. *Personality and Social Psychology Review, 3,* 220–247.

Stavemann, H. H. (2014a). *Integrative KVT: Die Therapie emotionaler Turbulenzen* (5. Aufl.). Weinheim: Beltz PVU.

Stavemann, H. H. (2014b). *KVT-Praxis* (3. Aufl.). Weinheim: Beltz PVU.

Stavemann, H. H. (2015). *Sokratische Gesprächsführung in Therapie und Beratung* (3. Aufl.). Weinheim: Beltz PVU.

Weiner, B. (1986). *An attributional theory of motivation and emotion.* New York: Springer.

Wells, A. (1990). Panic disorder in association with relaxation induced anxiety: An attentional training approach to treatment. *Behavior Therapy, 21,* 273–280.

Wells, A. (1997). *Cognitive therapy of anxiety. A practical guide.* New York: John Whiley.

Wells, A. (2000). *Emotional disorders and metacognition: Innovative cognitive therapy.* Chichester: Wiley.

Wells, A., & Matthews, G. (1994). *Attention and emotion: A clinical perspective.* Hove: Erlbaum.

Wells, A., & Papageorgiou, C. (1998). Social phobia: Effects of external attention on anxiety, negative beliefs, and perspective taking. *Behavior Therapy, 29*(3), 357–370.

Zajonc, R. B. (2000). Feeling and thinking. In J. P. Forgas (Hrsg.), *Feeling and thinking.* Cambridge: Cambridge University Press.

28

Achtsamkeit und Embodiment

Johannes Michalak und Thomas Heidenreich

Inhaltsverzeichnis

© Springer-Verlag GmbH Deutschland, ein Teil von Springer Nature 2020
J. Hoyer und S. Knappe (Hrsg.), *Klinische Psychologie & Psychotherapie,*
https://doi.org/10.1007/978-3-662-61814-1_29

29

29.1 Beschreibung des Verfahrens

In den letzten beiden Jahrzehnten haben sich neue Ansätze, besonders im Bereich der Verhaltenstherapie, entwickelt, die verstärkt Prinzipien wie Achtsamkeit und Akzeptanz in die Behandlung integrieren (Linehan 1993; Segal et al. 2002). Die Ursprünge von Achtsamkeit und Akzeptanz liegen nicht in der Psychotherapie, sondern sie haben deutlich ältere Wurzeln in östlichen Meditationsansätzen. Die neuen Psychotherapieansätze, die Achtsamkeits- und Akzeptanzprinzipien in die Therapie integrieren, werden häufig als sog. dritte Welle der Verhaltenstherapie bezeichnet, nach den lerntheoretisch geprägten Methoden der ersten und den kognitiven Verfahren der zweiten Welle (Heidenreich und Michalak 2013).

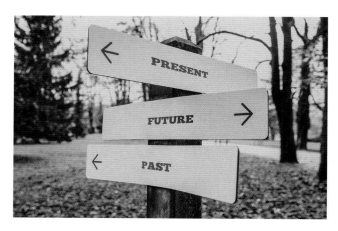

◻ Abb. 29.1 Jeder Augenblick eine Entscheidung: Richte ich mich auf das Hier-und-Jetzt aus? (© Gajus/stock.adobe.com)

> **Definition**
>
> **Achtsamkeit** bedeutet, die eigene Aufmerksamkeit absichtsvoll und nicht wertend auf das bewusste Erleben des gegenwärtigen Moments, des Hier-und-Jetzt, zu richten (Kabat-Zinn 1990).

Wer Achtsamkeit übt, wird schnell merken, wie häufig wir in unserem Alltag nicht im Kontakt mit dem einzigen Moment sind, der wirklich real ist (die Vergangenheit ist vorbei und die Zukunft noch nicht da, ◻ Abb. 29.1). Stattdessen sind unsere Gedanken mit der Vergangenheit oder Zukunft beschäftigt, oder unser Geist befindet sich in Zuständen wie Tagträumen oder Fantasieren. Achtsamkeit besteht nun darin, immer wieder aus diesem „Autopilotenmodus" auszusteigen und mit der lebendigen Wirklichkeit des gegenwär-

tigen Augenblicks in Kontakt zu treten. Ziel ist es, in jedem Moment seines Lebens wirklich geistig präsent zu sein und die Erfahrung des Hier-und-Jetzt mit einer offenen und nicht wertenden Art und Weise zuzulassen. Nicht wertend bedeutet, dass unabhängig davon, ob eine Erfahrung angenehm oder unangenehm, schmerzhaft oder erfreulich ist, alles gleichermaßen bewusst wahrgenommen wird und allem der gleiche Wert beigemessen wird. Den Erfahrungen wird darüber hinaus mit einer freundlichen und mitfühlenden Art begegnet. Die therapeutische Haltung in achtsamkeitsbasierten Ansätzen unterscheidet sich dabei in bedeutsamer Weise von der „klassischen" kognitiv-verhaltenstherapeutischen Haltung (◻ Tab. 29.1). Einen Überblick über achtsamkeitsbasierte und -informierte Ansätze gibt der Kasten ► Gut zu wissen.

◻ Tab. 29.1 Vergleich der therapeutischen Haltung achtsamkeitsbasierter und klassischer kognitiv-verhaltenstherapeutischer Verfahren. (Mod. nach Sipe und Eisendrath 2012, copyright © 2012 by SAGE. Reprinted by Permission of SAGE Publications, Inc.)

Achtsamkeitsbasierte Verfahren	Kognitive Verhaltenstherapie
Übungen, die die bewusste und achtsame Wahrnehmung des gegenwärtigen Moments fördern	Übungen mit dem Ziel, adaptivere Reaktionen zu verstärken
Ausrichtung auf den Prozess des Denkens (z. B. Grübeln)	Ausrichtung auf den Inhalt des Denkens (z. B. negatives Selbstkonzept)
Förderung einer neuen Art *mit* schmerzhaften Gefühlen und herausfordernden Lebensumständen zu *sein*	Förderung einer neuen Art, schmerzhafte Gefühle und herausfordernde Lebensumstände zu *bewerten*
Gedanken als Gedanken sehen (nicht als Tatsachen)	Unterscheidung von dysfunktionalen und negativen Gedanken von „gesunden" Gedanken
Gedanken und Gefühle wahrnehmen und zulassen, ohne sie zu vermeiden und ohne sie verändern zu müssen	Dysfunktionale Überzeugungen in Frage stellen und überprüfen und Entwickeln neuer Interpretationen
Therapeut *verkörpert* den Ansatz	Therapeut *wendet* Interventionen *an*

Achtsamkeitsbasierte und -informierte Ansätze

Eine Reihe von Verfahren integriert das Achtsamkeitsprinzip in die Behandlung. Im Rahmen **achtsamkeitsbasierter Ansätze** wie der **Achtsamkeitsbasierten Stressreduktion** („Mindfulness-Based Stress Reduction", MBSR; Kabat-Zinn 1990) oder der **Achtsamkeitsbasierten Kognitiven Therapie** („Mindfulness-Based Cognitive Therapy", MBCT; Segal et al. 2002; ► Kap. 18) bildet Achtsamkeit das *zentrale* Therapieprinzip. Sowohl MBSR als auch MBCT sind 8-wöchige Gruppenprogramme (pro Woche eine 2,5- bis 3-stündige Sitzung). Es werden intensive Meditationsübungen (s. unten) durchgeführt, sowohl in den Gruppensitzungen als auch in Form von regelmäßigen Hausaufgaben. Ergänzt werden die Meditationsübungen durch die Vermittlung zentraler Inhalte der Stresstheorie (MBSR) bzw. über die Integration kognitiv-verhaltenstherapeutischer Behandlungselemente (MBCT). MBSR ist ein störungsübergreifender Behandlungsansatz, der bei einer Vielzahl von körperlichen und psychischen Störungen angewandt werden kann. MBCT weist einen ähnlichen Aufbau wie MBSR auf. Sie wurde jedoch spezifisch als Rückfallpräventionsprogramm vor dem Hintergrund der hohen Rückfallraten bei Depression entwickelt. MBCT kombiniert intensive Übung in Achtsamkeit mit kognitiv-verhaltenstherapeutischen Elementen, die auf Depression zugeschnitten sind (z. B. Aufbau von stabilisierenden Aktivitäten, Identifikation von Frühwarnzeichen für einen depressiven Rückfall und Erarbeitung von Umgangsmöglichkeiten damit).

Bei den **achtsamkeitsinformierten Ansätzen** handelt es sich um Behandlungsverfahren, in denen Achtsamkeit als eines *unter mehreren gleichrangigen* Therapieprinzipien vermittelt wird. Ausgedehnte Meditationsübungen werden im Rahmen dieser Ansätze in der Regel nicht durchgeführt. Zur Kategorie der achtsamkeitsinformierten Ansätze zählen die **Acceptance and Commitment Therapy** (ACT ► Kap. 18; Hayes et al. 1999) und die **Dialektisch-Behaviorale Therapie** (DBT, ► Kap. 57; Linehan 1993). Die ACT ist ein transdiagnostischer Ansatz, dessen Ziel es ist, Erfahrungsvermeidung („experiential avoidance"; s. unten) abzubauen und die Patienten darin zu unterstützten, ihr Leben wieder an zentralen persönlichen Werten auszurichten. Nach ACT ist die Kontrolle von Symptomen nicht die Lösung (auch nicht als Ziel von Psychotherapie), sondern die Versuche der Patienten, innere Ereignisse wie Gedanken (z. B. bei Zwangsstörungen), Körperempfindungen (z. B. Herzschlag bei Panikstörungen) oder Stimmung (z. B. bei Depression) kontrollieren zu wollen, stellen das eigentliche Probleme dar, das zu einer Eskalation ungünstiger Prozesse beiträgt.

Die DBT (vgl. Bohus et al. 2013) war das erste empirisch validierte Psychotherapieverfahren für Borderline-Persönlichkeitsstörungen. DBT umfasst sowohl Einzeltherapie (vor allem zur Bearbeitung akuter Krisen und Traumata) als auch Gruppentherapie zum Erlernen neuer Fertigkeiten („skills training"). „Innere Achtsamkeit" ist das erste von fünf (ursprünglich vier) Modulen des Fertigkeitentrainings (Bohus et al. 2013). Konkrete Übungen beziehen sich z. B. darauf, körperliche Empfindungen achtsam wahrzunehmen (z. B. auf einem Stuhl sitzen, die Hand auf einer kalten Oberfläche haben) oder eine veränderte Beziehung zu Gedanken und Gefühlen herzustellen (z. B. die Vorstellung, dass der Geist ein Fließband ist, auf dem Gedanken und Gefühle vorbeikommen und diese beobachtet werden). Eine besondere Bedeutung wird auch dem Prinzip „Gedanken als Gedanken erkennen" beigemessen. Im Rahmen von DBT wird darüber hinaus betont, dass der Therapeut selber über die gesamte Therapie, auch an Stellen, an denen es nicht explizit um die Vermittlung von Achtsamkeit geht, eine achtsame Haltung einnehmen sollte.

29.2 Wirkprinzipien

In der Literatur wurden Annahmen über die Wirkmechanismen von achtsamkeitsbasierten und informierten Therapien postuliert. In einer Metaanalyse von Gu et al. (2015) zu MBCT und MBSR ließen sich vor allem Hinweise auf folgende Wirkmechanismen finden:

- **Achtsamkeit**: Es konnte empirisch bestätigt werden, dass achtsamkeitsbasierte Therapie durch die postulierte Erhöhung von Achtsamkeit, d. h. durch die Fähigkeit, mehr mit dem Hier-und-Jetzt in einer nicht wertenden Art und Weise in Kontakt zu sein, vermittelt wird.
- **Verminderung von repetitivem negativem Denken:** Achtsamkeitsbasierte Therapie reduziert die Tendenz, über Vergangenes nachzugrübeln oder sich um die Zukunft Sorgen zu machen. Diese Reduktion konnte als Mediator der Therapiewirkung empirisch belegt werden.
- **Kognitive/emotionale Reaktivität:** Die Wirkung achtsamkeitsbasierter Therapie wird über ihren Einfluss auf kognitive und emotionale Reaktivität (d. h. die Tendenz, dass moderate negative Stimmung negative Gedankenmuster reaktiviert) mediiert; d. h., sie wirkt gewissermaßen als „Puffer" für gedankliche und andere handlungsbezogene Konsequenzen negativer Stimmung.

Die Metaanalyse von Gu et al. (2015) liefert darüber hinaus vorläufige Hinweise dafür (d. h., die Evidenz ist derzeit dafür noch weniger stark, als bei den drei oben dargestellten Mechanismen), dass auch Selbstmitgefühl (Neff und Germer 2013) und psychische Flexibilität (Hayes et al. 2006) Wirkmechanismen achtsamkeitsbasierter Verfahren sind. Unter Selbstmitgefühl wird verstanden, dass Menschen sich in Zuständen von Leid oder wahrgenommener eigener Unzulänglichkeit selbst mit Freundlichkeit (statt mit Nichtbeachtung oder Selbstkritik) begegnen. Im Hintergrund steht die Erkenntnis, dass Leid und Unzulänglichkeit zum menschlichen Schicksal gehören (statt sie als von anderen isolierend zu erleben) und dass negative Emotionen weder unterdrückt noch übertrieben werden sollten. Psychologische Flexibilität meint die Fähigkeit, Gedanken, Gefühle und andere Erfahrungen im gegenwärtigen Moment vollständig und ohne Vermeidung anzunehmen und sein Verhalten in Richtung wichtiger Ziele und Werte auszurichten (▶ Kap. 18).

Eine Besonderheit achtsamkeitsbasierter Verfahren ist der starke Körperbezug der durchgeführten Übungen. Fast alle im Rahmen von MBSR oder MBCT durchgeführten Achtsamkeitsübungen fokussieren auf den Körper. So sollen beim **Body Scan** die einzelnen Bereiche des Körpers, von den Füßen bis zum Kopf, mit einer möglichst wachen, nicht wertenden und wohlwollenden Aufmerksamkeit erspürt werden. Die bei diesem „Abtasten" des Körpers im jeweiligen Augenblick entstehenden Körperempfindungen sollen zugelassen und achtsam wahrgenommen werden. Bei der **Atemmeditation** sollen in ähnlicher Weise die mit dem Aus- und Einatmen verbundenen Körperempfindungen in einer achtsamen Weise gespürt werden. Auch für die ebenfalls in MBSR und MBCT enthaltenen **Yoga-Übungen** und die **Gehmeditation** ist die achtsame und wohlwollende Wahrnehmung des Körpers zentral. Welchen Grund könnte diese Fokussierung auf den Körper bei Achtsamkeitsübungen haben?

Hinweise für die Bedeutung des Körpers für psychische Prozesse liefert die in den letzten Jahren zunehmend an Bedeutung gewinnende Grundlagenforschung zum Embodiment.

> **Definition**
>
> Unter der Bezeichnung **Embodiment** wird ein interdisziplinärer Forschungsbereich verstanden, der sich mit der Interaktion von körperlichen, kognitiven und emotionalen Prozessen befasst. Es wird die zentrale Annahme vertreten, dass Wissen „verkörpert" und damit verknüpft mit Körperzuständen ist (Niedenthal 2007; Winkielman et al. 2015).

Mittlerweile konnte in einer Vielzahl von Studien aus dem Grundlagenbereich gezeigt werden, dass Verän-

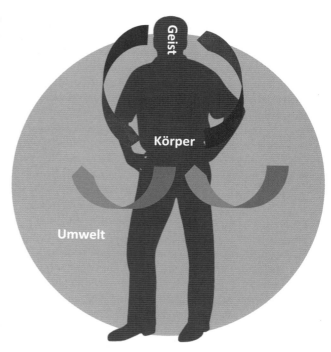

◘ **Abb. 29.2**   Wechselwirkung zwischen Körper, Geist und Umwelt. (© Christoph Burch, https://www.systematicrelease.ch/embodiment-und-entspannungstherapie/, aufgerufen am 28.06.2020)

derungen der Körperhaltung oder von Bewegungsmustern breite Auswirkungen auf im Selbstbericht erfasste behaviorale und physiologische Facetten von Emotionen haben (Price et al. 2012).

Auch in der Klinischen Psychologie wird seit Neuerem das Thema Embodiment aufgegriffen, um die Rolle des Körpers im Bereich psychischer Störungen, vor allem im Rahmen depressiver Störungen, zu konzeptualisieren (◘ Abb. 29.2; Michalak et al. 2012). Ein Beispiel einer klinisch-psychologischen Theorie, welche die Wichtigkeit von körperlichen Informationen bei Depressionen betont, ist der **Interacting-Cognitive-Subsystems-Ansatz** (ICS; Teasdale 1999; Teasdale und Barnard 1993). Eine Annahme dieser komplexen Theorie ist, dass emotionale Informationsverarbeitung nicht abstrakt und amodal abläuft, sondern dass eine Verknüpfung mit sensorischem Input (z. B. propriozeptive Informationen aus dem Körper) essenziell für emotionale Zustände ist und diese emotionalen Zustände von rein intellektuellen und kognitiven Phänomenen unterscheidet. Nur wenn kognitive Informationen – d. h. Informationen über den thematisch-semantischen Kontext einer Situation – und sensorische (z. B. propriozeptive) Informationen interagieren, wird sich die Person beispielsweise traurig oder hoffnungslos *fühlen,* anstatt nur über Traurigkeit und Hoffnungslosigkeit nachzudenken. So kann man über eine Situation nachdenken, in der man sich traurig gefühlt hat, ohne dabei traurig zu

Effekte einer gezielten Veränderung des Gangmusters

In einer auf die genannte Arbeit aufbauenden Studie wurden die Ergebnisse zum Gangmuster von depressiven Patienten benutzt, um durch Feedback das Gangmuster von Probanden in Richtung depressiver oder fröhlicher Stimmung zu verändern (Michalak et al. 2015). Nachdem sich die studentischen Versuchspersonen auf dem Laufband (◻ Abb. 29.3) in einem Bewegungslabor eingelaufen hatten, wurde ihr Gangmuster mit Infrarotkameras aufgezeichnet und es wurde ihnen auf einem Monitor an der Wand ein Pfeil gezeigt, der ihr habituelles Gangmuster wiederspiegelte (um das Feedbacksignal zu generieren, wurden die Daten zum Gangmuster depressiver Patienten aus der oben beschriebenen Studie benutzt). Die Aufgabe der Versuchspersonen war nun, Änderungen ihrer Gangart auszuprobieren. Durch die Veränderungen des Ganges veränderte sich auch die Position des Pfeiles auf dem Monitor. Alle Versuchspersonen sollten den Pfeil so weit wie möglich nach rechts bewegen. Für eine Gruppe der Versuchspersonen bedeutete dieses Biofeedback, dass ihr Gangmuster „fröhlicher" als normal wurde, für die andere Gruppe, dass ihr Gangmuster „depressiver" als normal wurde. Nachdem das Gangmuster so verändert wurde, erhielten die Versuchspersonen 20 positive und 20 negative Eigenschaftsworte. Sie sollten jeweils entscheiden, ob dieses Wort sie beschreibt oder nicht. Nach weiteren 8 min auf dem Laufband wurde in einem überraschenden Gedächtnistest nach den Wörtern gefragt. Es zeigte sich, dass die Probanden, die „fröhlich gelaufen" waren einen deutlich höheren Anteil an positiven Wörtern behalten hatten, während die Probanden, die „depressiv" gelaufen waren, im Vergleich dazu mehr negative Wörter behalten hatten. Die Korrelation zwischen dem Ausmaß der Gangveränderung und dem Memory Bias, also auf die Tendenz positive oder negatives Material zu behalten, war hoch (◻ Abb. 29.3b)

In einer weiteren Studie zu Auswirkungen des Körpers auf den affektiven Memory Bias wurde die Körperhaltung von depressiven Patienten verändert (Michalak et al. 2014). Eine Gruppe von Patienten wurde aufgefordert, zusammengesunken zu sitzen (entsprechend der häufig bei depressiven Personen zu beobachtenden Körperhaltung), die andere Gruppe sollte eine aufrechte, nicht depressive Sitzhaltung einnehmen (◻ Abb. 29.4). Auch in dieser Studie zeigten sich Auswirkungen des Körpers auf den Memory Bias: Zusammengesunken sitzende Patienten zeigten die bei Depressiven übliche Tendenz, mehr negative als positive Wörter zu erinnern, wohingegen aufrecht sitzende Patienten einen ausgeglichenen Anteil positiver und negativer Wörter erinnerten und sich damit dem Gedächtnismuster nicht depressiver Personen annäherten. Beide Untersuchungen zeigen, dass mit relativ einfachen und kurzen körperorientierten Interventionen einer der stabilsten kognitiven Faktoren bei Depressionen verändert werden kann.

sein. Gemäß der ICS *fühlt* man sich erst dann traurig, wenn man gleichzeitig wahrnimmt, wie sich die Kehle zusammenschnürt oder „etwas auf der Brust lastet".

Eine Reihe von empirischen Studien hat die Rolle des Gangmusters als mögliche Quelle von propriozeptivem Feedback bei depressiven Patienten untersucht. Eine umfassende Analyse des Gangmusters depressiver Patienten, die sowohl Ober- wie Unterkörper als auch Bewegung in allen drei Raumdimensionen einschloss, zeigte, dass das Gangmuster Depressiver besonders durch fünf Aspekte gekennzeichnet ist: verlangsamte Gehgeschwindigkeit, reduzierte Armschwünge und reduzierte vertikale Auf- und Ab-Bewegungen des Oberkörpers, stärkeres laterales Schwanken und eine zusammengesunkene Körperhaltung beim Gehen (Michalak et al. 2009). Eine Animation, die dieses Gangmuster visualisiert, kann auf ▶ http://biomotionlab.ca/Demos/BMLdepression.html betrachtet werden. In der ▶ Studienbox findet sich eine Studie, in der die Effekte einer gezielten Veränderung des Gangmusters untersucht wurden.

Diese Studien liefern Hinweise darauf, dass körperliche und emotionale Prozesse, auch bei psychischen Störungen, miteinander verbunden sind und dass ein stärkerer Einbezug des Körpers in die Psychotherapie sinnvoll sein könnte. Im Folgenden werden einige Annahmen darüber gemacht, warum der Einbezug des Körpers gerade bei achtsamkeitsbasierter Therapie, aber auch bei anderen Psychotherapieformen, sinnvoll sein könnte (s. ausführlich Michalak et al. 2021; ▶ Gut zu wissen).

29

Gründe für den Einbezug des Körpers und des Körpererlebens in die (achtsamkeitsbasierte) Psychotherapie

– **Der Körper als ein Anker von Achtsamkeit:** Der konkrete Bezugspunkt im körperlichen Erleben (z. B. bei der Atemmeditation der Fokus auf die körperlichen Empfindungen beim Atmen) macht es einfacher zu erkennen, wann die Aufmerksamkeit von der Erfahrung des gegenwärtigen Augenblicks in die Vergangenheit, die Zukunft oder zu „diffusen" kognitiven Zuständen, wie Tagträumen oder Fantasieren, wandert.

– **Das Körperempfinden als „Seismograf" des emotionalen Zustands:** Körperliche Zustände spielen im Rahmen emotionaler Prozesse eine wichtige Rolle. Daher bedeutet "mit seinem Körper in Kontakt sein" und ihn bewusst zu spüren auch, mit seinen Emotionen in Kontakt zu sein. Dies könnte Menschen mit emotionalen Vulnerabilitäten helfen, eine Eskalation dysfunktionaler emotionaler Prozesse früher zu erkennen (z. B. bei depressiven Rückfallprozessen). So können sie rechtzeitig achtsam für sich sorgen (z. B. indem stärker auf die gesunde Balance von stabilisierenden und herausfordernden Tätigkeiten geachtet wird), anstatt sich dysfunktionalen automatischen Reaktionen auf ihre Stimmung hinzugeben (aktuelle Stimmung verleugnen oder unterdrücken, ausgeprägtes Grübeln, Panik wegen niedergeschlagener Stimmungslage usw.).

– **Körperachtsamkeit als „Gegenmittel" für emotionale Vermeidung:** Häufig kann es eine große Herausforderung sein, mit den eigenen Gefühlen achtsam in Kontakt zu treten; besonders wenn es sich um starke negative Gefühle handelt. Die meisten Menschen neigen dazu, von Zeit zu Zeit innere Erfahrungen wie Traurigkeit, Scham, Eifersucht oder Wut zu vermeiden („experiential avoidance"; Erlebnisvermeidung). Allerdings stellt „experiential avoidance", wenn es als habituelle und unflexible Strategie im Umgang mit Gefühlen eingesetzt wird, einen transdiagnostisch wirksamen Faktor dar, welcher zur Verschlechterung und Chronifizierung unterschiedlicher psychologischer Störungen beitragen kann (Hayes et al. 1996; Kashdan et al. 2006). Achtsamkeit kann einen intensiven Kontakt mit der Hier-und-Jetzt-Erfahrung von Gefühlen auf einer körperlichen Ebene steigern. Anstatt über die Gefühle oder die Situationen, die diese Gefühle auslösen, nachzudenken oder zu grübeln, können die Achtsamkeit Praktizierenden lernen, sich der „körperlichen Manifestation" von Gefühlen im Hier-und-Jetzt bewusst zu werden und diese mit Mitgefühl zu beobachten (Segal et al. 2002). Sie sind dazu angehalten, von dem „mentalen Film" in ihren Köpfen loszulassen (z. B. „Warum ist mir das passiert?"; „Was hat es für Konsequenzen, wenn ich dieses Gefühl nicht kontrollieren kann?") und sich den Erfahrungen auf einer körperlichen Ebene „zuzuwenden". Die Aufgabe besteht darin, dem körperlichen „felt sense" (Gendlin 1981) zu erlauben, sich im gegenwärtigen Augenblick zu entfalten und dabei zu spüren, wie sich beispielsweise die Traurigkeit in der Brust oder die Angst im Magen manifestieren. Dies sollte in einer wohlwollenden und offenen Haltung geschehen und sich auf eine nicht defensive Weise vollziehen, wobei die eigenen Grenzen gleichwohl anerkannt werden sollten.

– **Der Körper als Ort von konkreten Erfahrungen des Selbstmitgefühls:** Auch wenn es im Rahmen der Achtsamkeitspraxis wichtig ist, innerlich offen für alle Erfahrungen zu sein, die sich im gegenwärtigen Moment entfalten, sollte dies nicht in einer kalten oder abgespaltenen Art und Weise erfolgen. Vielmehr sind Menschen, die Achtsamkeit praktizieren, dazu eingeladen, Mitgefühl für sich selbst und andere zu entwickeln. Da die Achtsamkeit auf den Körper gerichtet ist, ist die Art des Mitgefühls, welches in der Achtsamkeitspraxis kultiviert wird, nicht abstrakt oder diffus, sondern es muss sich auf einer sehr konkreten und verkörperten Art entfalten (so ist es allein schon schwer, eine Übung wie die Atemmeditation oder den Body Scan „auszuhalten", ohne verkörpertes Mitgefühl mit den eigenen Schwierigkeiten und Erfahrungen bei dieser körperbezogenen Übung zu entwickeln).

– **Kontakt mit den Bedürfnissen und Grenzen des Organismus:** In unserem alltäglichen, unflexiblen „Doing"-Modus („Tretmühlen"-Modus) verlieren wir häufig den Kontakt zu unseren körperlichen Bedürfnissen und Grenzen. Wir sind so sehr damit beschäftigt, nach Zielen zu streben, dass wir häufig nicht realisieren, ob wir hungrig oder durstig, erschöpft und müde sind. Achtsamer Kontakt mit dem Körper kann Menschen mit ihren gegenwärtigen Bedürfnissen in Verbindung bringen. Hierbei können sie flexibler und bewusster entscheiden, wie sie auf ihre gegenwärtige Bedürfnislage reagieren.

– **Körpererleben als Quelle von positiven Erfahrungen:** Es wäre ein Missverständnis, die Achtsamkeitspraxis lediglich mit der Konfrontation mit und Habituation an negative und vorher vermiedene negative innere Erlebnisse und Gefühle gleichzusetzen. Vielmehr ist oder kann der Körper eine Quelle positiver Erfahrungen sein und ein Ort, an dem die Menschen – wenn sie die Achtsamkeitspraxis ausüben – tiefe Zustände von Ruhe und Wohlbefinden erleben können.

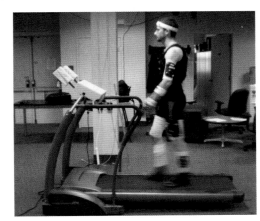

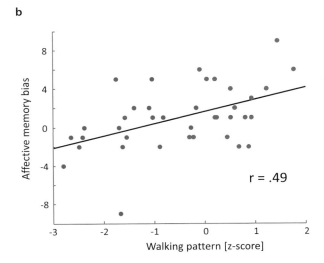

□ **Abb. 29.3** **a** Versuchsperson auf dem Laufband im Bewegungslabor; **b** Korrelation zwischen dem Grad der Veränderung des Gangmusters (< 0 Gangmuster verändert sich in Richtung eines depressiveren Gangmusters; > 0 Gangmuster verändert sich in Richtung eines fröhlicheren Gangmusters) und dem affektiven Gedächtnis-Bias (Anzahl erinnerter positiver Wörter minus Anzahl erinnerter negativer Wörter)

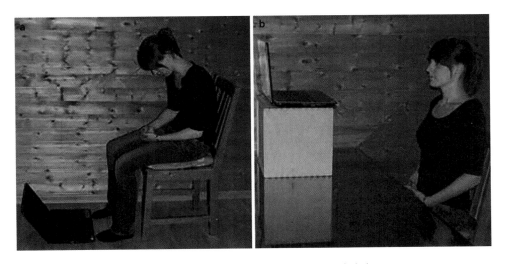

□ **Abb. 29.4** **a** Zusammengesunken-depressive Sitzhaltung; **b** aufrechte, nicht depressive Sitzhaltung

29.3 Durchführung

Aspekte der Achtsamkeit wurden auf unterschiedliche Weise in Behandlungen integriert: Dabei bestehen bedeutsame Unterschiede in der Intensität der Vermittlung von Achtsamkeit in achtsamkeitsinformierten und achtsamkeitsbasierten Ansätzen: Achtsamkeitsinformierte Ansätze wie die DBT und ACT beziehen systematisch Achtsamkeitsübungen in die Behandlung ein, diese stehen jedoch gleichrangig neben anderen Behandlungselementen (z. B. Werteklärung in der ACT, vgl. Hayes et al. 1999; Emotionsregulation sowie Training sozialer Kompetenzen bei der DBT, vgl. Linehan 1993). Im Gegensatz dazu ist die strukturierte Einübung von Acht-

samkeit der Dreh- und Angelpunkt der achtsamkeitsbasierten Ansätze (z. B. MBSR, MBCT). Im Rahmen achtsamkeitsinformierter Ansätze wird in der Regel nicht gefordert, dass der Anleiter über eine ausgedehntere eigene Achtsamkeitspraxis verfügen sollte, während dies für die achtsamkeitsbasierten Verfahren regelhaft vorausgesetzt wird (Kabat-Zinn 1990, Segal et al. 2013). Wir wollen im Folgenden exemplarisch den Aufbau der achtsamkeitsbasierten kognitiven Therapie (MBCT) darstellen. Dieses Behandlungsprogramm für Patienten mit rezidivierenden depressiven Störungen, die typischerweise zu Beginn der Behandlung eine nur moderate Residualsymptomatik aufweisen sollten, findet in Gruppen mit 12–15 Patienten statt. In einem Vorge-

29

spräch werden zunächst die Indikation für die Behandlung, die Motivation sowie mögliche Kontraindikationen abgeklärt (Suizidalität etwa stellt kein Ausschlusskriterium per se dar, sondern es wird gefordert, dass beim Vorliegen von Suizidalität eine stabile Beziehung zu einem Arzt oder Therapeuten außerhalb der MBCT besteht). Die einzelnen Gruppensitzungen dauern jeweils ca. 2,5 h und weisen Schwerpunktthemen auf. Der Übungsanteil in der Gruppe und zwischen den Sitzungen ist hoch: Typischerweise werden die einzelnen Achtsamkeitsübungen 30–45 min pro Sitzung durchgeführt, im Anschluss daran erfolgt ein angeleiteter Austausch („inquiry") in der Gruppe. Zwischen den Sitzungen soll (typischerweise anhand von CDs oder MP3-Dateien) täglich ebenfalls in diesem Umfang geübt werden. Einen Überblick über die einzelnen Sitzungsinhalte geben Segal et al. (2013): Exemplarisch sollen das Thema der ersten Sitzung „Bewusstheit und Autopilot" sowie der sechsten Sitzung („Gedanken sind keine Tatsachen) kurz dargestellt werden: In der ersten Sitzung wird aufbauend auf Erfahrungen, die in gemeinsamen Übungen gewonnen wurden („Rosinenübung", das langsame und achtsame Essen einer Rosine; „Body Scan") die menschliche Neigung erörtert, mit der Aufmerksamkeit nicht im Hier-und-Jetzt anwesend zu sein, sondern Gedanken, Tagträumen etc. nachzuhängen („Autopilotenmodus"). In der Gruppe wird das Für und Wider dieser Haltung erörtert und erste mögliche Bezüge zu depressivem Geschehen hergestellt (in depressiven Grübeleien verfangen sein statt die Gegenwart im Hier-und-Jetzt bewusst zu erleben). Beispielhaft wird hier die Instruktion für den Body Scan wiedergegeben, der während der ersten beiden Wochen der MBCT täglich geübt wird (► Klinisch betrachtet). Im Gegensatz zu den achtsamkeitsinformierten Ansätzen werden in achtsamkeitsbasierten Ansätzen zeitlich umfangreichere Übungen (die Dauer des Body Scan liegt typischerweise bei ca. 45 min) eingesetzt, die teilweise auch einen anderen Fokus (z. B. stärkere Einbezug des Körpers) haben. Auf dieser Basis werden dann auch kürzere Übungen (wie z. B. der 3-Minuten-Atemraum) eingeführt, um die Verankerung der Achtsamkeit auch im Alltag zu unterstützen.

Klinisch betrachtet

Instruktion für die Body-Scan-Meditation (nach Michalak et al. 2021)

Wichtig ist zu beachten, dass das Ziel dieser Übung nicht in erster Linie Entspannung ist, sondern die Wahrnehmung dessen, was gerade „da ist". Entspannung kann sich bei diesen Übungen einstellen, es ist aber genauso „wertvoll" und bedeutet in keiner Weise einen Misserfolg, wenn die Teilnehmer während der Übung Zustände der Unruhe, Anspannung oder des Unwohlseins achtsam wahrnehmen.

1. Legen Sie sich hin, und machen Sie es sich bequem. Sie liegen auf dem Rücken auf einer Matte oder einem Teppich auf dem Boden oder auch auf Ihrem Bett, jedenfalls an einem Ort, an dem es warm ist und Sie ungestört sind. Lassen Sie zu, dass Ihre Augen sich sanft schließen.

2. Nehmen Sie sich ein paar Augenblicke Zeit, und nehmen Sie Kontakt zu den Bewegungen Ihres Atems und zu den Empfindungen in Ihrem Körper auf. Wenn Sie soweit sind, richten Sie Ihre Aufmerksamkeit auf die Empfindungen in Ihrem Körper, vor allem die Empfindungen von Berührungen und Druck, dort wo Ihr Körper Kontakt zur Matte bzw. zum Bett hat. Erlauben Sie sich, bei jedem Ausatmen loszulassen und ein bisschen tiefer in den Boden oder das Bett zu sinken.

3. Erinnern Sie sich noch einmal daran, worum es bei diesen Übungen geht. Das Ziel besteht nicht darin, ein anderes Gefühl zu entwickeln, sich zu entspannen oder sich zu beruhigen, das kann entweder vorkommen oder auch nicht. Stattdessen besteht das Ziel der Übungen darin, so gut Sie es vermögen Ihre Aufmerksamkeit auf die Empfindungen zu lenken, die Sie entdecken, während Sie Ihre Aufmerksamkeit abwechselnd auf verschiedene Teile des Körpers richten.

4. Nun richten Sie Ihre Aufmerksamkeit auf die körperlichen Empfindungen im unteren Bauchraum. Während Sie einatmen und wieder ausatmen, werden Ihnen die sich verändernden Muster von Empfindungen in der Bauchwand bewusst. Nehmen Sie sich ein paar Minuten Zeit, um diesen Empfindungen nachzuspüren, während Sie weiter ein- und ausatmen.

5. Nachdem Sie eine Verbindung zu den Empfindungen im Bauchraum hergestellt haben, lassen Sie den Fokus Ihrer Aufmerksamkeit das linke Bein hinunter wandern, bis hinein in den linken Fuß, und zu den Zehen des linken Fußes. Richten Sie die Aufmerksamkeit abwechselnd auf jeden einzelnen Zeh des linken Fußes und bringen Sie behutsames Interesse mit, während Sie die Qualität der Empfindungen erforschen, die Sie dort vorfinden; vielleicht spüren Sie den Kontakt zwischen Ihren Zehen, ein Gefühl des Kitzelns, Wärme oder auch gar keine bestimmte Empfindung.

6. Wenn Sie dazu bereit sind, können Sie sich einatmend vorstellen oder spüren, wie der Atem in die Lungen eintritt und dann in den Bauchraum hinunterwandert, bis ins linke Bein, in den linken Fuß, und zu den Zehen des linken Fußes. Ausatmend können Sie spüren oder sich vorstellen, wie der Atem den ganzen Weg wieder zurückkommt, in den Fuß, in

das Bein, in den Bauchraum hinauf, durch die Brust und durch die Nase wieder heraus. Setzen Sie dies ein paar Atemzüge hindurch fort, so gut Sie können, atmen Sie bis in die Zehen hinunter und wieder hinaus. Es kann zunächst schwierig sein, dafür ein Gefühl zu entwickeln – üben Sie einfach dieses „Hineinatmen" so gut Sie können und gehen Sie spielerisch damit um.

7. Wenn Sie dazu bereit sind, lösen Sie beim Ausatmen die Aufmerksamkeit von Ihren Zehen und richten sie auf die Empfindungen an Ihrer linken Fußsohle – bringen Sie Ihre behutsame, interessierte Aufmerksamkeit der Fußsohle, dem Spann, der Ferse entgegen. Experimentieren Sie damit, mit den Empfindungen „mitzuatmen" – seien Sie sich des Atems im Hintergrund bewusst, während Sie im Vordergrund die Empfindungen im unteren Fußbereich erforschen.

8. Nun erlauben Sie Ihrem Bewusstsein, sich auf den Rest des Fußes auszudehnen – auf das Fußgelenk, die Oberseite des Fußes, und bis hin zu den Knochen und Gelenken. Dann atmen Sie etwas tiefer ein und richten den Atem auf den ganzen linken Fuß, und während Sie ausatmend den Atem loslassen, lassen Sie auch den Fuß vollständig los und erlauben dem Fokus Ihrer Aufmerksamkeit, sich in den unteren Bereich des linken Beins zu bewegen – in die Wade, das Schienbein, das Knie usw., immer nacheinander.

9. Bringen Sie weiterhin den körperlichen Empfindungen in jedem Bereich des restlichen Körpers abwechselnd Ihre Aufmerksamkeit entgegen – hin zum oberen Bereich des linken Beins, zu den rechten Zehen, zum rechten Fuß, zum rechten Bein, zur Hüftgegend, zum Rücken, zur Bauchgegend, zur Brust, zu den Fingern, zu den Händen, zu den Armen, zu den Schultern, zum Nacken, zum Kopf und zum Gesicht *[man nimmt sich jeweils Zeit, die entsprechende Körperpartie zu erspüren]*. Bringen Sie den gegenwärtigen körperlichen Empfindungen in jedem Bereich so gut Sie es können dasselbe Niveau der Aufmerksamkeit und des behutsamen Interesses entgegen.

10. Wenn Ihnen Anspannung oder andere intensive Empfindungen in einem bestimmten Bereich des Körpers bewusst werden, können Sie in diese „hineinatmen" – indem Sie das Einatmen behutsam dazu einsetzen, Ihre Aufmerksamkeit direkt auf diese Empfindungen zu lenken und ausatmend das Gefühl bekommen, sie zu lösen oder loszulassen.

11. Von Zeit zu Zeit werden Sie unweigerlich geistig von Ihrem Atem und Ihrem Körper abschweifen. Das ist vollkommen normal. Unser Geist tut so etwas nun einmal. Wenn Sie so etwas bemerken, lassen Sie es behutsam zu, beobachten Sie wohin der Geist gewandert ist, und lenken Sie Ihre Aufmerksamkeit dann wieder sanft zu dem Körperteil, auf welchen Sie diese richten wollten.

12. Nachdem Sie auf diese Art den ganzen Körper „abgetastet" haben, verbringen Sie ein paar Minuten damit, sich Ihres Körpergefühls als Ganzem bewusst zu werden. Der Atem fließt dabei frei durch den Körper hinein und hinaus.

13. Wenn Sie merken, dass Sie schläfrig werden, finden Sie es vielleicht hilfreich, den Kopf mit einem Kissen abzustützen, die Augen zu öffnen, oder die Übung im Sitzen anstatt im Liegen durchzuführen.

Die sechste Sitzung basiert hinsichtlich der praktischen Übungen auf der Atemmeditation sowie dem „Atemraum". Obwohl das Thema dieser Sitzung eine der zentralen Annahmen kognitiver Therapie inhaltlich aufgreift („Gedanken sind keine Tatsachen") wird eine andere Herangehensweise als in der klassischen kognitiven Therapie gewählt: Mittels der Achtsamkeitsübungen sollen Patienten in die Lage versetzt werden, problematische mentale Zustände, wie Grübeln, zu erkennen und sich von ihnen zu lösen. Eine „kognitive Umstrukturierung" im Sinne der inhaltlichen Arbeit mit diesen gedanklichen Phänomenen („welche Belege haben Sie für diese Annahme …") findet nicht statt. Das übergeordnete Ziel der MBCT ist, Patienten in die Lage zu versetzen, bereits moderate Veränderungen in ihrem Erleben zu bemerken (z. B. Stimmungsverschlechterung und darauf aufbauend eine Zunahme negativer Gedanken über sich selbst) und auf eine bewusste Art mit diesen umzugehen ohne in ungünstige habituelle Muster wie Grübeln oder Unterdrückung von Gedanken und Gefühlen einzusteigen.

Da die Durchführung des MBCT-Programmes in Gruppen voraussetzt, dass jeweils genügend Patienten mit entsprechender Indikationsstellung vorhanden sind, wird häufig die Frage gestellt, ob es auch möglich sei, MBCT (oder zumindest einzelne Elemente) im Einzelsetting durchzuführen. Eine wissenschaftlich begründete Antwort auf diese Frage fällt schwer, da praktisch alle publizierten empirischen Arbeiten sich auf Gruppenbehandlungen beziehen und auch davon auszugehen ist, dass (unspezifische) Gruppenfaktoren die Wirksamkeit beeinflussen. Dennoch lassen sich einige Anregungen für die Anwendung im Einzelsetting formulieren: MBCT sowie Achtsamkeitselemente sollten generell (und ganz besonders im Einzelsetting) auf der Basis einer gründlichen Fallkonzeption erfolgen, d. h., es sollte sich plausibel begründen lassen, weshalb Patienten von der Einführung dieses Therapieprinzips profitieren sollten. Darüber hinaus sollte das Einüben von Achtsamkeit klar benannt und vom Rest der Behandlung segmentiert werden („in den folgenden Sitzungen würde ich mit Ihnen gerne Elemente der Achtsamkeit vertieft behandeln und einführen …"). Insbesondere sollten Patienten darauf vorbereitet werden, dass einzelne Elemente dieses achtsamkeitsbasierten Therapieabschnittes ein verändertes therapeutisches Vorgehen erfordern (z. B. „Gedanken als Gedanken" stehen zu lassen, statt sie wie in der klassischen kognitiven Therapie zu disputieren). In jedem Fall ist davon abzuraten, Achtsamkeitsübungen „beiläufig" einzuführen („ich habe da noch eine Übung, die es Ihnen ermöglichen kann, eine größere Distanz zu Ihren negativen Gedankenspiralen zu bekommen") – ein solches Vorgehen kann dazu führen, dass Patienten (absehbare) Frustrationen erleben und dass sie das Prinzip Achtsamkeit als nicht hilfreich erleben („habe ich schon ausprobiert, bringt nix").

Auch für den Einbezug des Körpers bzw. von Embodiment-Prinzipien in die Psychotherapie bieten sich eine Vielzahl von Möglichkeiten: Zunächst können Therapeuten selbst durch eine achtsame Wahrnehmung ihres Körpers sich bewusst machen, wie ihr aktueller Zustand ist (bin ich müde, hungrig, fühle ich mich offen?) und dies für ihre Selbstfürsorge nutzen. Darüber hinaus können sie auch ihr körperliches Erleben nutzen, um sich bewusst zu machen, wie sie auf ihre Patienten in spezifischen Situationen reagieren („bei manchen Themen, über die der Patient spricht zieht sich mir der Magen zusammen"). Dies kann wiederum als möglicher Marker für Hot Spots des Patienten, die weiter exploriert werden könnten, dienen.

Ebenso kann der Körper des Patienten in vielfältiger Weise in die Therapie einbezogen werden: Patienten können zunächst dazu angeregt werden, bewusst ihren Körper wahrzunehmen (z. B. im Rahmen von Achtsamkeitsübungen), um „experiential avoidance" abzubauen und ihren (emotionalen) Zustand bewusster und klarer wahrzunehmen. Darüber hinaus können die habituelle oder situationsspezifische Körperhaltung oder Bewegungsmuster in die Diagnostik einbezogen werden (z. B. an welchen Stellen des therapeutischen Gesprächs ergeben sich Veränderungen auf körperlicher Ebene? Sackt zum Beispiel der Patient zusammen). Darüber hinaus kann der Therapeut damit experimentieren, auch Veränderungen im Bereich Körperhaltung oder Bewegungsmuster gezielt vorzunehmen (z. B. im Rollenspiel oder auch im Sinne von Hinweisen auf eine Änderung des habituellen Haltungs- oder Bewegungsmusters). Weiterhin können Patienten dazu ermutigt werden, sich körperliche Übungssysteme wie Yoga oder Qi Gong zu suchen, die ihnen das Erleben von positiven Körpererfahrungen als Ressource für die Bewältigung ihres Alltags ermöglichen.

29.4 Indikation

Auf der Basis aktuell verfügbarer Metaanalysen (z. B. Khoury et al. 2013; ▶ Abschn. 29.5) gehen wir davon aus, dass achtsamkeitsbasierte Ansätze für eine große Bandbreite von Problemstellungen eine Behandlungsoption darstellen: Diese reichen von der Prävention stressassoziierter Erkrankungen über die Bewältigung von Belastungen, die regelhaft mit schweren körperlichen Erkrankungen einhergehen (z. B. Krebs und multiple Sklerose), bis hin zu psychischen Störungen wie Depression oder Angststörungen.

Ob im Einzelfall jedoch achtsamkeitsbasierte Verfahren eingesetzt werden sollen, setzt eine umfassende Indikationsstellung voraus, die stets in mehreren Schritten erfolgen sollte:
1. Gibt es empirische Evidenz, die den Einsatz achtsamkeitsbasierter Verfahren in diesem Einzelfall plausibel macht (▶ Abschn. 29.5)?
2. Lässt sich eine plausible Fallkonzeption erstellen, die Achtsamkeit als zielführend für die Bewältigung einzelner Problembereiche wahrscheinlich macht (z. B. Rumination)?
3. Ist der Patient aktuell in der Lage, die für ein achtsamkeitsbasiertes Therapieprogramm notwendigen Zeitkontingente bereitzustellen?
4. Finden sich Hinweise auf Kontraindikationen (vgl. unten)?
5. Gibt es Hinweise auf das Vorliegen besser empirisch abgesicherter oder effektiverer Ansätze?

Selbst wenn die Antworten auf alle diese Fragen Achtsamkeit als Behandlungsoption nahelegen, spielt eine wichtige Rolle, wie der Patient dazu steht – und auch, ob der Therapeut über die entsprechenden Kompetenzen verfügt.

29.5 Wirksamkeit

Für die ganze Spannbreite achtsamkeitsinformierter und achtsamkeitsbasierter Verfahren liegen zwischenzeitlich eine Vielzahl von Wirksamkeitsnachweisen vor, die in den letzten Jahren wiederholt metaanalytisch zusammengefasst wurden: Für die dialektisch-behaviorale Therapie etwa kommen Kliem et al. (2010) zur Einschätzung, dass diese für die Behandlung der Borderline-Störung effektiv ist. Allerdings stellt Achtsamkeit dabei (s. oben) lediglich ein Behandlungselement (neben vielen anderen) dar. Wir wollen die Diskussion der Wirksamkeit demnach auf achtsamkeitsbasierte Verfahren (insbesondere MBSR und MBCT) beschränken. Khoury et al. (2013) berücksichtigen in ihrer auf achtsamkeitsbasierte Verfahren bezogenen Metaanalyse insgesamt 209 Studien und kommen zu der Einschätzung, dass achtsamkeitsbasierte Verfahren in Prä-post-Vergleichen moderat effektiv sind. Im Vergleich zu Wartelistenkontrollen finden sich Effektstärken im mittleren Bereich, gegenüber anderen aktiven Kontrollgruppen waren achtsamkeitsbasierte Verfahren signifikant überlegen. Es fanden sich keine signifikanten Wirksamkeitsunterschiede zu klassischer kognitiver Verhaltenstherapie oder Pharmakotherapie. In der Metaanalyse fanden sich Unterschiede in der Wirksamkeit bezogen auf verschiedene Störungsbereiche: Besonders ausgeprägt war die Reduktion von Angst, Depressivität und Stress, während sich im Bereich Schmerz lediglich kleinere Effekte nachweisen ließen. Weitere Metaanalysen (etwa Hofmann et al. 2010; Keng et al. 2011) kommen zu vergleichbaren Ergebnissen. Einzelne Ergebnisse, die jedoch weiterer Forschungsanstrengungen bedürfen, legen nahe, dass MBSR als Ergänzung zur Einzeltherapie zusätzliche positive Effekte aufweist (vgl. Weiss et al. 2005).

Die Wirksamkeit von MBCT für die Rückfallprävention bei Patienten mit rezidivierender Depression wurde von Piet und Hougaard (2011) metaanalytisch untersucht. Es wurden 6 randomisiert-kontrollierte Studien in die Analyse einbezogen, als wesentliches Ergebnis zeigte sich im Vergleich mit einer Standardbehandlung („treatment as usual") eine Reduktion der Rückfallwahrscheinlichkeit im Laufe von 14 Monaten um ca. ein Drittel – allerdings ausschließlich bei Patienten, die bereits 3 oder mehr depressive Episoden in der Vorgeschichte erlebt haben. In eine aktuelle Metaanalyse von Kuyken et al. (2016) gingen alle bis zu diesem Zeitpunkt erschienen randomisierten kontrollierten Studien ein, in denen MBCT mit mindestens einer Kontrollbedingung verglichen wurde. Die Autoren fanden auf Basis der 9 inkludierten Studien (insgesamt 1258 Patienten), dass die Teilnahme am MBCT-Programm mit einer signifikanten Reduktion der Rückfallrate verbunden war, die auch unabhängig von der Anzahl früherer depressiver Episoden war. Wurde MBCT mit dem derzeitigen Goldstandard bei rezidivierenden Depressionen verglichen (antidepressive medikamentöse Erhaltungstherapie), zeigte sich eine bessere Rückfallprophylaxe durch MBCT.

❓ Prüfen Sie Ihr Wissen

1. Wie ist das Prinzip „Achtsamkeit" definiert? ▶ Abschn. 29.1
2. Nennen Sie die wichtigsten achtsamkeitsbasierten und –informierten Therapieansätze. ▶ Abschn. 29.1
3. Welche Wirkmechanismen liegen achtsamkeitsbasierten Ansätzen zugrunde? ▶ Abschn. 29.2
4. Nennen Sie Gründe, die für den Einbezug des Körpers und des Körpererlebens in die (achtsamkeitsbasierte) Psychotherapie sprechen. ▶ Abschn. 29.2
5. Nennen Sie die wichtigsten Befunde zur Wirksamkeit von MBCT. ▶ Abschn. 29.5

ℹ️ Weiterführende Literatur

Einen ausführlichen Überblick über Hintergründe und Aufbau des MBSR-Programms liefert das Buch von Kabat-Zinn (2011). Einen allgemeinen Überblick über unterschiedliche klinische Anwendungen von Achtsamkeit geben Michalak et al. (2021). Das MBCT-Programm ist ausführlich dargestellt in Segal et al. (2015).

Literatur

Bohus, M., Steil, R., & Stiglmayr, C. (2013). Dialektisch-Behaviorale Therapie (DBT). In T. Heidenreich & J. Michalak (Hrsg.), *Die „dritte Welle" der Verhaltenstherapie. Grundlagen und Praxis* (S. 102–120). Weinheim: Beltz.

Gendlin, E. T. (1981). *Focusing*. New York: Bantam.

Gu, J., Strauss, C., Bond, R., & Cavanagh, K. (2015). How do mindfulness-based cognitive therapy and mindfulness-based stress reduction improve mental health and wellbeing? A systematic review and meta-analysis of mediation studies. *Clinical Psychology Review, 37*, 1–12.

Hayes, S. C., Luoma, J. B., Bond, F. W., Masuda, A., & Lillis, J. (2006). Acceptance and commitment therapy: Model, processes and outcomes. *Behaviour Research and Therapy, 44*(1), 1–25.

Hayes, S. C., Strosahl, K. D., & Wilson, K. G. (1999). *Acceptance and commitment therapy: An experiential approach to behavior change.* New York: Guilford.

Hayes, S. C., Wilson, K. G., Gifford, E. V., Follette, V. M., & Strosahl, K. (1996). Experiential avoidance and behavioral disorders: A functional dimensional approach to diagnosis and treatment. *Journal of Consulting and Clinical Psychology, 64*(6), 1152.

Heidenreich, T., & Michalak, J. (2013). *Die „dritte Welle" der Verhaltenstherapie. Grundlagen und Praxis*. Weinheim: Beltz.

Hofmann, S. G., Sawyer, A. T., Witt, A. A., & Oh, D. (2010). The effect of mindfulness-based therapy on anxiety and depression: A meta-analytic review. *Journal of Consulting and Clinical Psychology, 78*(2), 169.

Kabat-Zinn, J. (1990). *Full catastrophe living: Using the wisdom of your body and mind to face stress, pain, and illness*. New York: Delacorte.

Kabat-Zinn, J. (2011). *Gesund durch Meditation: Das vollständige Grundlagenwerk zu MBSR*. München: O. W. Barth.

Kashdan, T. B., Barrios, V., Forsyth, J. P., & Steger, M. F. (2006). Experiential avoidance as a generalized psychological vulnerability: Comparisons with coping and emotion regulation strategies. *Behaviour Research and Therapy, 44*(9), 1301–1320.

Keng, S. L., Smoski, M. J., & Robins, C. J. (2011). Effects of mindfulness on psychological health: A review of empirical studies. *Clinical Psychology Review, 31*(6), 1041–1056.

Khoury, B., Lecomte, T., Fortin, G., Masse, M., Therien, P., Bouchard, V., & Hofmann, S. G. (2013). Mindfulness-based therapy: A comprehensive meta-analysis. *Clinical Psychology Review, 33*(6), 763–771.

Kliem, S., Kröger, C., & Kosfelder, J. (2010). Dialectical behavior therapy for borderline personality disorder: A meta-analysis using mixed-effects modeling. *Journal of Consulting and Clinical Psychology, 78*, 936–951.

Kuyken, W., et al. (2016). Efficacy of mindfulness-based cognitive therapy in prevention of depressive relapse: An individual patient data meta-analysis from randomized trials. *JAMA Psychiatry, 73*, 565–574.

Linehan, M. (1993). *Cognitive-behavioral treatment of borderline personality disorder*. New York: Guilford.

Michalak, J., Burg, J., & Heidenreich, T. (2012). Don't forget your body: Mindfulness, embodiment, and the treatment of depression. *Mindfulness, 3*(3), 190–199.

Michalak, J., Heidenreich, T., & Williams, J. M. G. (2021). *Achtsamkeit*. Göttingen: Hogrefe.

Michalak, J., Mischnat, J., & Teismann, T. (2014). Sitting posture makes a difference – Embodiment effects on depressive memory bias. *Clinical Psychology & Psychotherapy, 21*(6), 519–524.

Michalak, J., Rohde, K., & Troje, N. F. (2015). How we walk affects what we remember: Gait modifications through biofeedback change negative affective memory bias. *Journal of Behavior Therapy and Experimental Psychiatry, 46,* 121–125.

Michalak, J., Troje, N. F., Fischer, J., Vollmar, P., Heidenreich, T., & Schulte, D. (2009). Embodiment of sadness and depression gait patterns associated with dysphoric mood. *Psychosomatic Medicine, 71,* 580–587.

Neff, K. D., & Germer, C. K. (2013). A pilot study and randomized controlled trial of the mindful self-compassion program. *Journal of Clinical Psychology, 69*(1), 28–44.

Niedenthal, P. M. (2007). Embodying emotion. *Science, 316*(5827), 1002–1005.

Piet, J., & Hougaard, E. (2011). The effect of mindfulness-based cognitive therapy for prevention of relapse in recurrent major depressive disorder: A systematic review and meta-analysis. *Clinical Psychology Review, 31*(6), 1032–1040.

Price, T. F., Peterson, C. K., & Harmon-Jones, E. (2012). The emotive neuroscience of embodiment. *Motivation and Emotion, 36*(1), 27–37.

Segal, Z. V., Williams, J. M. G., & Teasdale, J. D. (2002). *Mindfulness-based cognitive therapy for depression: A new approach to preventing relapse*. New York: Guilford.

Segal, Z. V., Williams, J. M. G., & Teasdale, J. D. (2013). *Mindfulness-based cognitive therapy for depression* (2. Aufl.). New York: Guilford.

Segal, Z. V., Williams, J. M. G., & Teasdale, J. D. (2015). *Achtsamkeitsbasierte Kognitive Therapie der Depression*. Tübingen: DGVT-Verlag.

Sipe, W. E., & Eisendrath, S. J. (2012). Mindfulness-based cognitive therapy: Theory and practice. *Canadian Journal of Psychiatry, 57,* 63–69.

Teasdale, J. D. (1999). Metacognition, mindfulness and the modification of mood disorders. *Clinical Psychology & Psychotherapy, 6*(2), 146–155.

Teasdale, J. D., & Barnard, P. J. (1993). Essays in cognitive psychology. *Affect, cognition, and change: Re-modelling depressive thought*. Hillsdale: Lawrence Erlbaum Associates.

Weiss, M., Nordlie, J. W., & Siegel, E. P. (2005). Mindfulness-based stress reduction as an adjunct to outpatient psychotherapy. *Psychotherapy and Psychosomatics, 74*(2), 108–112.

Winkielman, P., Niedenthal, P., Wielgosz, J., Eelen, J., & Kavanagh, L. C. (2015). Embodiment of cognition and emotion. *APA handbook of personality and social psychology, 1,* 151–175.

29

Kognitive Trainings

Judith Schäfer und Hans-Ulrich Wittchen

Inhaltsverzeichnis

© Springer-Verlag GmbH Deutschland, ein Teil von Springer Nature 2020
J. Hoyer und S. Knappe (Hrsg.), *Klinische Psychologie & Psychotherapie,*
https://doi.org/10.1007/978-3-662-61814-1_30

30

30.1 Beschreibung des Verfahrens

Im Kontext der kognitiv-behavioralen Therapieverfahren sind in den letzten Jahren auf der Grundlage klinisch-experimenteller Paradigmen eine Vielzahl von spezifischen Interventionsverfahren entwickelt worden, die gezielt ätiologisch relevante **implizite Prozesse** beeinflussen wollen, um damit die Effektivität der Therapie zu erhöhen. Das Ziel von **Cognitive Bias Modification Treatments** (CBMT; dt.: Interventionen zur Veränderung kognitiver Verzerrungen) ist es, kognitive Prozesse zu verändern, die bei der Entstehung und Aufrechterhaltung psychischer Störungen eine Rolle spielen. CBMT konzentrieren sich dabei meist auf automatische Verzerrungen in der kognitiven Informationsverarbeitung. Theoretische Modelle betonen die Relevanz solcher Verzerrungen besonders bei der Entwicklung und Aufrechterhaltung von Angststörungen (z. B. Bar-Haim et al. 2007; Foa et al. 2006, 1989; Mathews und MacLeod 2005) und Depression (z. B. Koster et al. 2011; Mathews und MacLeod 2005; Raedt und Koster 2010), Störungen des Substanzkonsums (z. B. Kakoschke et al. 2017, Eberl et al. 2013), aber auch von Essstörungen (z. B. Brooks et al. 2011; Williamson et al. 1999). Die verzerrte Verarbeitung von störungsrelevanten Informationen bezieht sich dabei hauptsächlich auf Aufmerksamkeitsprozesse sowie Interpretations- und Gedächtnisleistungen.

Das Ziel von CBMT ist es, kognitive Verzerrungen zu verändern und damit die Symptomatik der jeweiligen psychischen Störung zu reduzieren. Dafür werden zumeist relativ kurze, computergesteuerte kognitive Aufgaben verwendet, die günstig und einfach durchführbar sind. Um eine übersichtliche Darstellung zu gewährleisten, konzentriert sich dieses Kapitel vorrangig auf den aktuellen Forschungsstand zu kognitiven Trainings bei Angst und Depression (► Gut zu wissen).

> **Gut zu wissen**
>
> Cognitive Bias Modifications Treatments haben zum Ziel, die verzerrte Verarbeitung von störungsrelevanten Informationen zu modifizieren, um dadurch die Symptomatik verschiedener psychischer Störungen zu reduzieren. Dabei beziehen sie sich hauptsächlich auf Aufmerksamkeitsprozesse, Interpretation und Gedächtnis.

30.2 Hintergrund

Die neurokognitive Fähigkeit, die Aufmerksamkeit auf emotional bedeutsame Stimuli zu lenken, ist essenziell für die menschliche Anpassungsleistung an die Umwelt. Ist diese Fähigkeit gestört, wird von **Aufmerksamkeitsverzerrungen** gesprochen (z. B. Cisler und Koster

2010). Zunächst wurde davon ausgegangen, dass Aufmerksamkeitsverzerrungen sich in einer präferierten Aufmerksamkeit auf emotional bedeutsame (z. B. bedrohliche, traurige oder belohnungsbezogene) Stimuli relativ zu neutralen Stimuli zeigen (z. B. Cisler und Koster 2010). Implizit bedeutet dies, dass eine Person zu einem bestimmten Zeitpunkt entweder eine Hinwendung oder eine Abwendung von emotional bedeutsamen Stimuli zeigt (Zvielli et al. 2015b). Im Vergleich zu einer Person ohne Spinnenphobie sollte also eine Person mit Spinnenphobie ihre Aufmerksamkeit eher auf eine Spinne lenken als z. B. auf eine Schildkröte (◘ Abb. 30.1). Eine Person mit Depression sollte ihre Aufmerksamkeit eher auf ein trauriges Gesicht als auf ein neutrales oder glückliches Gesicht lenken als eine nicht unter Depression leidende Person (◘ Abb. 30.2). Studien, die auf dieser Konzeption von Aufmerksamkeitsverzerrungen basieren und Zusammenhänge mit Angst oder Depressionen untersuchen, kommen zu widersprüchlichen Ergebnissen (s. z. B. Van Bockstaele et al. 2014, für eine Übersicht zu Angst und Zvielli et al. 2016, für eine Übersicht zu Depression). Daher stellen neuere Forschungsansätze diese theoretische Annahme in Frage und gehen davon aus, dass dysregulierte Aufmerksamkeit durch ein Wechselspiel zwischen Hin- und Abwendung der Aufmerksamkeit von emotional bedeutsamen Stimuli charakterisiert ist (Zvielli et al. 2015; vgl. auch Arbeiten zu Variabilität von Aufmerksamkeit, z. B. Iacoviello et al. 2014): Zunächst wird eine Hinwendung zum Stimulus gezeigt, beim Abzug der Aufmerksamkeit kommt es aber zu Schwierigkeiten (d. h., die Aufmerksamkeit bleibt auf dem Stimu-

a

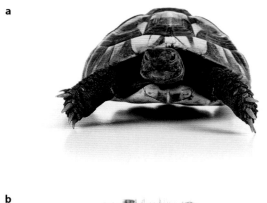

b

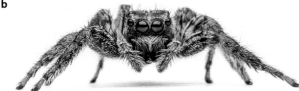

◘ **Abb. 30.1** Zur Testung von Aufmerksamkeitsverzerrungen werden verschiedene Bildmaterialien gleichzeitig präsentiert, z. B. Spinnen und Schildkröten. Personen mit Spinnenphobie reagieren anders als Personen ohne Spinnenphobie. (a: © jaroslavkettner/stock.adobe.com, b: © pichit1422/stock.adobe.com)

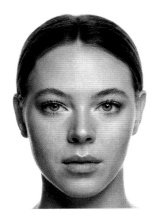
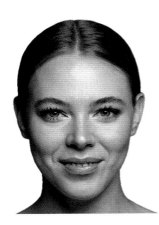

◻ Abb. 30.2 Zur Testung von Aufmerksamkeitsverzerrungen werden verschiedene Bildmaterialien gleichzeitig präsentiert, z. B. ein glückliches und ein neutrales Gesicht. Personen mit Depressionen reagieren anders als Personen ohne Depressionen. (© [M] millaf/stock.adobe.com)

lus). Daraufhin zeigt die Person eine strategische Abwendung vom emotional bedeutsamen Stimulus, da die emotionale Reaktion (Angst, Niedergeschlagenheit) auf den Stimulus nicht ausreichend reguliert werden kann. Es folgt erneut eine Hinwendung zum Stimulus, da ein Bedürfnis nach Kontrolle über den emotionsauslösenden Stimulus besteht (Zvielli et al. 2015). Dieser Prozess wiederholt sich in der Folge. Bisherige empirische Studien unterstützen diese Annahme und fanden Zusammenhänge zwischen dysregulierter Aufmerksamkeit und verschiedenen psychischen Störungen wie der sozialen Phobie (Davis et al. 2016), PTBS-Symptomatik (Badura-Brack et al. 2015; Schäfer et al. 2016, 2018, Yuval et al. 2016), Spinnenphobie (Zvielli et al. 2015b) und Vulnerabilität für Depressionen (Zvielli et al. 2016).

Unter **Interpretationsverzerrungen** wird die Tendenz verstanden, nicht eindeutige Informationen (Situationen oder Stimuli) negativ zu interpretieren. Entsprechend sollte im Vergleich zu einer nicht ängstlichen eine ängstliche Person eher dazu neigen, nicht eindeutige Situationen als bedrohlich zu interpretieren. In einer Studie von Eysenck et al. (1991) hörten sich ängstliche und nicht ängstliche Personen uneindeutige Sätze an, wie „Der Doktor untersuchte das Wachstum der kleinen Emily". Im Anschluss sollten sie entscheiden, in welchem Ausmaß die folgenden Sätze der Bedeutung des Satzes entsprachen: „Der Doktor untersuchte den Tumor der kleinen Emily" oder „Der Doktor maß die Größe der kleinen Emily". Nicht ängstliche Personen wählten eher nicht bedrohliche Interpretationen während ängstliche Personen in gleichem Ausmaß bedrohliche und nicht bedrohliche Sätze wählten. Ähnliche Befunde gibt es auch für Personen mit Depression. Zum Beispiel fanden Rohrbacher und Reinecke (2014) in einer Studie mit Studierenden, dass Depressivität negativ mit der Bewertung („sehr unangenehm" bis „angenehm") von Sätzen wie dem Folgenden assoziiert war: „Als Sie den Saal betreten, begrüßt Sie das Prüfungskomitee und beginnt mit der mündlichen Prüfung. Schon nach kurzer Zeit ist Ihnen klar, wie die Prüfung verlaufen wird" (Rohrbacher 2015, S. 81, s. auch Ambiguous Scenarios Test II; ▶ Klinisch betrachtet). Höhere Depressivitätswerte standen mit einer negativeren Interpretation im Zusammenhang. Interpretationsverzerrungen dieser Art bei ängstlichen und depressiven Personen gelten inzwischen als relativ robustes Phänomen (z. B., Beard 2011; Everaert et al. 2017; Hertel und Mathews 2011; Mathews und MacLeod 2005).

Klinisch betrachtet

Beispielitems aus dem Ambiguous Scenarios Test II (Rohrbacher und Reinecke 2014, Items aus Rohrbacher 2015, S. 81, mit freundlicher Genehmigung von Heike Rohrbacher)

Instruktion: Versuchen Sie bitte, sich die im Folgenden beschriebenen Szenen so bildlich wie möglich vorzustellen. Bewerten Sie auf einer Skala von „sehr unangenehm" (−5) bis „sehr angenehm" (+5) welche Empfindung sich spontan bei Ihnen bemerkbar macht. Denken Sie nicht zu viel über die Szenen nach, sondern achten Sie auf Ihr erstes Gefühl.

— Die Firma, für die Sie arbeiten, muss große Einsparungen vornehmen. Eines Tages werden Sie zu einem Gespräch bei Ihrem Chef vorgeladen.

— Ihr Partner/Partnerin bittet Sie, ein Geschenk für seine/ihre Schwester auszusuchen, da er/sie keine Zeit hat. Als die Schwester das Geschenk auspackt, erkennen Sie an ihrem Gesichtsausdruck, ob Sie richtig gewählt haben.

— Ihr bester Freund überredet Sie, zu einem Blind Date zu gehen. An der Bar warten Sie auf die Verabredung und denken darüber nach, was Sie erwartet.

— Sie sind in einer nachdenklichen Stimmung und denken zurück an vergangene Erfolge und Misserfolge, glückliche Zeiten und Enttäuschungen in Ihrem Leben. Ein bestimmtes Grundgefühl macht sich bemerkbar.

— Sie beginnen demnächst eine neue Stelle, um die Sie sich sehr bemüht haben. Sie denken darüber nach, wie es dort wohl sein wird.

— Ein runder Geburtstag nähert sich. Sie denken darüber nach, wie Ihr Leben bis dato verlaufen ist.

Systematische **Gedächtnisverzerrungen** können unser Wissen über uns selbst und die Welt beeinflussen und damit auch wie ängstlich oder depressiv wir sind (z. B. Dalgleish und Werner-Seidler 2014; Williams et al. 2007). Solche Gedächtnisprozesse können in implizite und explizite Prozesse unterteilt werden. Das explizite Gedächtnis erfordert das direkte Abrufen oder Wiedererkennen von Gedächtnisinhalten (Mitte 2008). Das implizite Gedächtnis bezieht sich auf Effekte, die vorhergehende Erlebnisse auf späteres Verhalten haben, ohne die Intention diese abzurufen oder ohne bewusstes Abrufen dieser Ereignisse (Mathews und MacLeod 2005). Ergebnisse einer Metaanalyse (Herrera et al. 2017) zeigten, dass hoch ängstliche Personen im Vergleich zu wenig ängstlichen Personen beim freien Abruf (explizites Gedächtnis) eher bedrohliche Informationen erinnerten. Dieser Effekt war spezifisch und bezog sich nicht auf geprimtes Abrufen, das Wiedererkennen von Informationen oder das implizite Gedächtnis. Außerdem konnten hoch ängstliche Personen im Vergleich zu wenig ängstlichen Personen weniger positive Informationen abrufen. Eine besonders relevante Rolle scheinen Gedächtnisprozesse bei der Entwicklung und Aufrechterhaltung von Depressionen zu spielen (z. B. Dalgleish und Werner-Seidler 2014; Mathews und MacLeod 2005; Williams et al. 2007). Ergebnisse von Studien zeigen, dass Personen mit Depressionen sich im Vergleich zu Personen ohne Depression besser an negative und schlechter an positive autobiografische Ereignisse erinnern, diese Erinnerungen eher kategorisch („Jede der Geburtstagsfeiern, die ich gegeben habe, war ein Desaster"; Dalgleish und Werner-Seidler 2014, S. 597, eigene Übersetzung) als spezifisch sind („Meine letzte Geburtstagsfeier war ein Desaster, weil …") und dass negative Gefühle, die mit unangenehmen autobiografischen Erinnerungen im Zusammenhang stehen, eher vermieden werden.

30.3 Wirkprinzipien

Die Modifikation kognitiver Verzerrungen basiert auf Grundprinzipien des Lernens und des Gedächtnisses (s. Hertel und Mathews 2011, für eine Übersicht).

Von besonderer Bedeutung ist dabei das Transferlernen, respektive das Konzeptlernen und die Verbesserung von Problemlösefähigkeiten. Während des Trainings gelernte Konzepte oder Problemlösefähigkeiten sollen sowohl in sehr ähnlichen Aufgaben und Situationen als auch unter Stress und in verschiedenen Kontexten (Labor vs. Alltag) zur Anwendung kommen. CBMT basieren außerdem auf Strategien zum vertieften Lernen, wie das über die Zeit verteilte Wiederholen und Üben der Trainingsaufgaben oder das Integrieren „erwünschter Schwierigkeiten" wie das Anwenden erlernter Strategien in simulierten Stresssituationen, die ablenkend sein können. Dies soll dann die Anwendung in den Alltag erleichtern. Darüber hinaus basieren CBMT auf grundlegenden Lernmechanismen wie dem klassischen und operanten Konditionieren. So nutzen die meisten Formen der Trainings eine Form der Verstärkung, um erwünschte Antworten zu belohnen, z. B. kann eine Aufgabe schneller gelöst werden oder es wird direkt Feedback zum Antwortverhalten gegeben. Im Gegensatz zu anderen Therapiemethoden wie z. B. der kognitiven Verhaltenstherapie versuchen CBMT Veränderungen kognitiver Gewohnheiten implizit, ohne bewussten Bezug zur Trainingsphase, zu verändern. Es werden also automatische, der willentlichen Kontrolle zunächst nicht zugängliche Prozesse adressiert (vgl. Koster et al. 2009). Es ist allerdings unklar, inwieweit das Bewusstwerden des Trainingszieles im Zusammenhang mit dem Erfolg oder Misserfolg des Trainings steht. Möglicherweise kann ein explizites Bewusstmachen des Trainingszieles hilfreich für dessen Erreichen sein (z. B. Zvielli et al. 2016).

30.4 Durchführung

Im Folgenden werden die am häufigsten verwendeten Trainings zur Veränderung kognitiver Verzerrungen beschrieben. Im Kasten zu „Trainings zur Modifikation von Annäherungstendenzen" (► Klinisch betrachtet) wird ein weiteres Verfahren skizziert, welches vor allem zur Reduktion der Symptomatik von Substanzstörungen eingesetzt wird.

Klinisch betrachtet

Trainings zur Modifikation von Annäherungstendenzen bei Substanzstörungen

Besonders im Zusammenhang mit Substanzstörungen wird in neueren Forschungsarbeiten neben den oben genannten kognitiven Verzerrungen eine sog. Annäherungsverzerrung („approach bias") untersucht. Hierbei handelt es sich um eine automatische Tendenz, sich appetitiven Stimuli (z. B. Alkohol, Cannabis) im Vergleich zu neutralen Stimuli schneller anzunähern, als sie zu vermeiden.

Diese Tendenz wird möglicherweise durch belohnungsbezogenes Lernen entwickelt. Eine fehlende Balance zwischen automatischen annäherungsorientierten Prozessen und nicht ausreichend funktionierenden kognitiven Kontrollprozessen könnte sich dann in einer habituell auftretenden Annäherungstendenz zeigen (vgl. auch Wiers et al. 2014).

Zur Erfassung dieser Verzerrung im Zusammenhang mit alkoholbezogenen Störungen entwickelten Wiers et al. (2009) eine Annäherungs-Vermeidungs-Aufgabe („approach/avoidance task", AAT), in der die Teilnehmenden mit einem Joystick Bilder eines bestimmten Types (z. B. Hochformat) heranziehen und Bilder eines anderen Types (z. B. Querformat) wegdrücken sollen (zur Veranschaulichung ◘ Abb. 30.3). Die Bilder zeigen suchtbezogene Stimuli (z. B. alkoholhaltige Getränke) oder neutrale Stimuli (z. B. alkoholfreie Getränke). Das Ziehen des Joysticks führt zu einer Vergrößerung des Bildes, während das Drücken mit einer Verkleinerung des Bildes assoziiert ist. Dies soll zu einer Wahrnehmung von Annäherung bzw. Vermeidung führen. Anhand der Reaktionszeiten wird eine Annäherungstendenz zu bestimmten Stimuli berechnet. Basierend darauf wurden Trainings entwickelt, die gezielt gewünsch-tes Verhalten fördern (Vermeiden suchtbezogener Stimuli) und unerwünschtes Verhalten (Annäherung suchtbezogener Stimuli) reduzieren sollen.

Studien zur Wirksamkeit von Trainings zur Modifikation von Annäherungstendenzen kommen zu unterschiedlichen Ergebnissen. So konnten Cristea et al. (2016) in ihrer Metaanalyse keinen direkten signifikanten Effekt von Trainings zur Modifikation von Annäherungstendenzen und Aufmerksamkeitsverzerrungen für Sucht finden, allerdings zeigte sich ein kleiner signifikanter Effekt gemessen zum Follow-up. Kakoschke et al. (2017) bewerten Trainings zur Modifikation von Annäherungstendenzen in ihrem Review als effektiv im Hinblick auf eine Reduktion von Annäherungstendenzen und um ungesundes Konsumverhalten (Alkohol, Tabak, ungesundes Essen) zu reduzieren.

30.4.1 Trainings zur Modifikation von Aufmerksamkeitsverzerrungen

Trainings zur Reduktion von Aufmerksamkeitsverzerrungen wurden auf der Basis kognitiver Tests zu deren Messung entwickelt. Eines der am häufigsten verwendeten Paradigmen ist die sog. „Dot-Probe"-Aufgabe (MacLeod et al. 2002). Die ursprüngliche Variante dieses Trainings basiert auf der Annahme, dass die Aufmerksamkeit von bestimmten Stimuli abgezogen werden sollte (z. B. bedrohliche Stimuli bei Angst, traurige Stimuli bei Depressionen) um diese auf funktionalere Stimuli zu lenken (z. B. neutrale oder positive Stimuli wie fröhliche Gesichter). Der Ablauf einer Einheit („Trial") eines solchen Trainings ist in ◘ Abb. 30.4 dargestellt. Dem Teilnehmenden werden dabei nach einem Fixationskreuz zur Aufmerksamkeitsfokussierung zwei Stimuli dargeboten. In der Regel ist einer davon neut-ral und der andere emotional bedeutsam (z. B. bedrohlich). Die Stimuli können entweder Bilder oder Wörter sein. Danach folgt anstelle einer der beiden Stimuli ein sog. „probe", z. B. ein oder zwei Punkte (es können auch Pfeile oder Buchstaben sein; hier sind viele Varianten möglich). Die Aufgabe des Teilnehmenden ist es, auf diesen „probe" möglichst schnell und korrekt mit einer bestimmten Taste zu reagieren und damit die Art des Probes zu identifizieren. War der Teilnehmende mit der Aufmerksamkeit vorher auf dem Stimulus, an dessen Stelle die Probe erscheint, sollte er schneller in seiner Reaktionszeit sein, als wenn seine Aufmerksamkeit auf den anderen Stimulus gerichtet war. Im Training erscheint der „probe" mit größerer Wahrscheinlichkeit nach dem neutralen bzw. positiven Stimulus, auf den die Aufmerksamkeit gerichtet werden soll. Es wird davon ausgegangen, dass der Teilnehmer dadurch implizit lernt, seine Aufmerksamkeit auf diesen Stimulus zu lenken, um die Aufgabe möglichst schnell und korrekt zu bewältigen. Modifikationen geben zusätzlich Rückmeldung zur Korrektheit der Antworten.

Aufgrund der Kritik an der Konzeption von Aufmerksamkeitsverzerrungen (► Abschn. 30.2) und da bisherige Evidenz zeigt, dass die aktuell verwendeten Paradigmen nicht in der Lage sind, Aufmerksamkeitsverzerrungen reliabel zu verändern (z. B. Schoorl et al. 2013), gibt es Bestrebungen, die vorhandenen Trainings zu modifizieren bzw. neue Aufgaben zu entwickeln. Eine Zusammenstellung von Artikeln, die neue Verfahren beschreiben bzw. vorhandene überarbeiten, findet sich in Koster und Bernstein (2015); eine Übersicht über methodische Vorschläge zur Verbesserung dieser Trainings geben Mogg und Bradley (2016).

Exemplarisch wird hier das „Attention Feedback Awareness and Control Training" (A-FACT) (Bernstein und Zvielli 2014; Zvielli et al. 2015) dargestellt, bei wel-

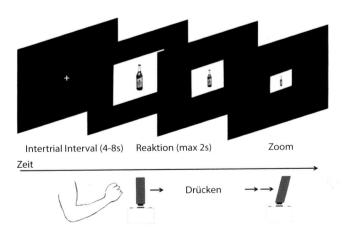

Intertrial Interval (4-8s) Reaktion (max 2s) Zoom

Zeit

Drücken

◘ **Abb. 30.3** Schematischer Ablauf eines Durchganges in der Approach-Avoidance-Task. (Wiers et al. 2014)

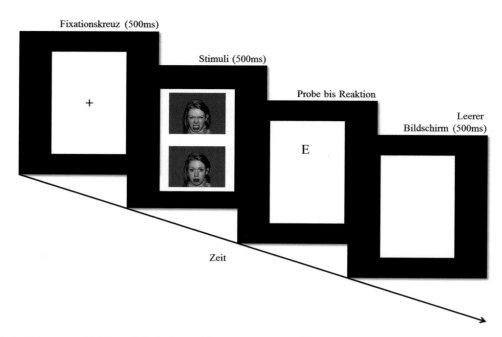

☐ Abb. 30.4 Ablauf einer sog. „Dot-Probe"-Aufgabe zur Messung und zur Modifikation von Aufmerksamkeitsverzerrungen

chem es sich um eine Modifikation der oben beschriebenen „Dot-Probe"-Aufgabe handelt. Basierend auf der Annahme, dass Aufmerksamkeitsverzerrungen besser als dysregulierte Aufmerksamkeit verstanden werden können, wird dem Teilnehmer Rückmeldung zu seiner Aufmerksamkeitsverteilung auf die präsentierten Stimuli gegeben. A-FACT misst anhand der Reaktionszeiten die Aufmerksamkeitsverzerrungen (jeweils Hinwendung und Abwendung) und gibt direkt Feedback darüber. Auf einer Skala wird dem Teilnehmenden dargestellt, ob er gerade eine Hinwendung oder Abwendung zu emotional bedeutsamen Stimuli zeigt oder keine Verzerrung vorliegt (☐ Abb. 30.5). Die Teilnehmer werden instruiert, die Rückmeldung zur Reduktion der Aufmerksamkeitsverzerrungen zu nutzen und weiterhin schnellstmöglich und korrekt auf den „probe" zu reagieren. Die Idee dieses Trainings ist, dem Teilnehmer automatisierte Aufmerksamkeitsprozesse bewusst zu machen, um diese dann mit Hilfe von Selbstkontrollmechanismen bewusst verändern zu können.

30.4.2 Trainings zur Modifikation von Interpretationsverzerrungen

Zur Veränderung von Interpretationsverzerrungen werden hauptsächlich drei verschiedene Paradigmen verwendet: mehrdeutige Situationen (z. B. Eysenck et al. 1991), die Wort-Satz-Assoziationsaufgabe (z. B. Beard und Amir 2008) und die Homographaufgabe (z. B. Grey und Mathews 2000). In jeder dieser Aufgabe werden dem Teilnehmer mehrdeutige Stimuli präsentiert. Die Aufgabe des Teilnehmers ist es, durch seine Reak-

tion die Mehrdeutigkeit in eine bestimmte Richtung aufzulösen.

Bei der **Aufgabe zu mehrdeutigen Situationen** werden dem Teilnehmer Beschreibungen von ambigen Situationen präsentiert: „Nachdem Sie Ihr Wohnzimmer renoviert haben, laden Sie Freunde zum Abendessen ein. Als Sie den Raum betreten, sehen Sie deren Erstaunen. Ihre Reaktion drückt (…) aus." (Menne-Lothmann et al. 2014; S. 2, eigene Übersetzung). Durch das Einsetzen von Wortfragmenten in der Lücke („Fr__d_" für Freude, positive Auflösung; „Erschr_ck_n" für Erschrecken, negative Auflösung) wird eine bestimmte Valenz (positiv oder negativ) bei der Auflösung vorgegeben. Die Aufgabe des Teilnehmers ist, die fehlenden Buchstaben einzusetzen. In Trainings zur Reduktion von negativen Interpretationsverzerrungen wird so eine positive Interpretation der Situation nahegelegt. In einigen Varianten der Aufgabe wird zur Verstärkung der jeweiligen Interpretation eine Frage hinzugefügt, wie in diesem Beispiel „Mochten Ihre Freunde das Wohnzimmer?", wobei „ja" die richtige Antwort für eine positive Auflösung ist und „nein" die Antwort für eine negative Auflösung darstellt.

Bei der **Homographaufgabe** werden dem Teilnehmer Begriffe mit mehreren Bedeutungen vorgegeben, z. B. „Verband". Die Aufgabe des Teilnehmers ist es, ein darauf folgendes Wortfragment zu vervollständigen, z. B. „W_nd_" (Wunde) oder „Kl_b" (Klub). Die richtige Lösung des Wortfragmentes stellt eine der möglichen Bedeutungen des Wortes dar, welche positiv, negativ oder neutral sein kann. Die Präsentation des vorhergehenden Homographen fungiert als Prime, der für die Lösung der Aufgabe genutzt werden soll. In Trainings

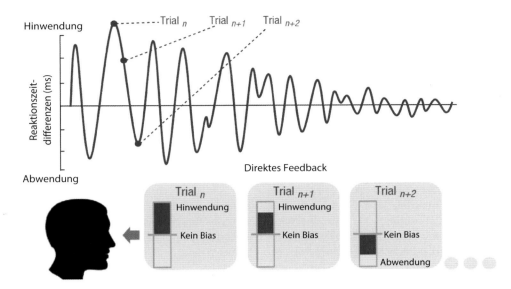

◻ Abb. 30.5 Veranschaulichung des Feedbacks über Hin- bzw. Abwendung von bedrohlichen Stimuli im Attention Feedback Awareness and Control Training (A-FACT; Zvielli et al. 2015, copyright © 2015 by SAGE. Reprinted by Permission of SAGE Publications, Inc.). *Bias =* Verzerrung: *Trial =* Durchlauf

zur Reduktion von Interpretationsverzerrungen werden entsprechend neutrale oder positive Wortfragmente zur Vervollständigung präsentiert. Der Teilnehmende soll implizit lernen, die neutrale bzw. positive Bedeutung des Homographs präferiert abzurufen, um das folgende Wort schneller zu vervollständigen. Dadurch soll eine bestimmte Interpretation nicht eindeutiger Stimuli trainiert werden.

In der **Wortassoziationsaufgabe** werden nach einem Fixationskreuz negative, positive oder neutrale Wörter präsentiert, wie z. B. „peinlich" oder „lustig". Es folgt die Präsentation eines nicht eindeutigen Satzes, z. B. „Die Leute lachen, nachdem Sie etwas gesagt haben" (Beard und Amir 2008, S. 4, eigene Übersetzung). Der Teilnehmer soll nun rückmelden, ob das Wort und der Satz im Zusammenhang stehen oder nicht. In der Trainingsphase bekommt der Teilnehmer Feedback zu seiner Antwort entsprechend der zu trainierenden Inter-

pretationsrichtung: Soll eine neutrale oder positive Interpretation trainiert werden, werden entsprechende Antworten durch Rückmeldung („richtig") verstärkt (im Beispiel „lustig") und nicht passende Antworten als falsch bewertet (im Beispiel „peinlich").

30.4.3 Trainings zur Modifikation von Gedächtnisverzerrungen

Bis dato gibt es vergleichsweise wenig Trainings zur Modifikation von Gedächtnisverzerrungen, die im engeren Sinne der Gruppe der CBMT zugeordnet werden können (vgl. auch Hitchcock et al. 2017). Ein Training, das den spezifischen Abruf autobiografischer Gedächtnisinhalte mit Hilfe eines kognitiven Trainings im Kleingruppensetting unter therapeutischer Anleitung übt, ist in der ▶ Studienbox dargestellt.

Studienbox

Memory Specificity Training (MEST, Moradi et al. 2014; Neshat-Doost et al. 2013; Raes et al. 2009; s. Dalgleish und Werner-Seidler 2014, für eine Zusammenfassung)

Das Ziel des Memory Specificity Trainings (MEST) ist es, die Fähigkeit der Teilnehmer zu verbessern, spezifische autobiografische Erinnerungen abzurufen. Spezifische Erinnerungen sind dadurch gekennzeichnet, dass sie sich auf einen bestimmten Tag, eine bestimmte Zeit und einen bestimmten Ort beziehen, z. B. „In der Statistikprüfung im letzten Semester hatte ich das Gefühl, dass …". Im Gegensatz dazu beziehen sich generelle Erinnerungen auf sich wiederholende Ereignisse, z. B. „In jeder Prüfung fühlte ich mich …" MEST wurde bisher auf seine Wirksamkeit zur Reduktion von depressiven und PTBS-Symptomen untersucht. MEST wird in Kleingruppen von speziell dafür ausgebildeten Therapeuten und Therapeutinnen durchgeführt und besteht aus fünf Sitzungen:

Sitzung 1: Die Sitzung beginnt mit Psychoedukation zum autobiografischen Gedächtnis und den Stufen des Abrufprozesses. Außerdem wird der Zusammenhang zu psychischen Störungen (Depression, PTBS) erläutert und das Rational für MEST abgeleitet. Beispiele zu den Stufen werden gemeinsam erarbeitet und entsprechende positive und negative Erinnerungen generiert. Diese sollen mit gezielten Hausaufgaben vertieft werden.

Sitzung 2: Nach einer Zusammenfassung der ersten Sitzung und der Besprechung der Hausaufgaben wird der Abruf spezifischer positiver und neutraler Erinnerungen mit Hilfe der Therapeuten geübt. Als Hausaufgabe sol-

len die Teilnehmer zehn spezifische positive Erinnerungen passend zu vorgegebenen Wörtern generieren und außerdem zwei spezifische Ereignisse pro Tag identifizieren.

Sitzung 3 und 4: Der Ablauf entspricht der 2. Sitzung. Es werden negative und neutrale Hinweiswörter für den Abruf spezifischer Erinnerungen eingeführt.

Sitzung 5: Der Ablauf gleicht den vorhergehenden Sitzungen. Die Unterscheidung verschiedener autobiografischer Erinnerungen wird als Reaktion auf positive, neutrale und negative Hinweisreize geübt. Zum Abschluss wird das Programm zusammengefasst.

In der Studie von Neshat-Doost et al. (2013) konnten eine MEST-Gruppe nach dem Training in einem Test einen höheren Anteil spezifischer autobiografischer Erinnerungen abrufen als eine Kontrollgruppe und sie zeigten eine geringer ausgeprägte Depressionssymptomatik nach 2 Monaten. Ähnliche Ergebnisse wurden in einer Studie mit PTBS-Patienten gefunden (Moradi et al. 2014): Im Vergleich zu einer Kontrollgruppe generierten die MEST-Teilnehmer signifikant mehr spezifische Erinnerungen und zeigten signifikant weniger PTBS-Symptome nach dem Training und nach 3 Monaten. Ergebnisse beider Studien legen nahe, dass MEST ein geeignetes Training zur Verbesserung des autobiografischen Gedächtnisses sein kann und damit Symptome der Depression und PTBS reduzieren kann.

Vrijsen et al. (2014) verwendeten eine „Cued-Recall"-Aufgabe zur Veränderung von Gedächtnisverzerrungen. Die Aufgabe der Teilnehmer war es, sich zehn positive und zehn negative Wörter zu merken. Nach einer Ablenkungsaufgabe wurden den Teilnehmern Fragmente der zu merkenden Wörter präsentiert. Die präsentierten Wortfragmente entsprachen der jeweiligen Trainingsbedingung: Wenn eine Gedächtnisverzerrung zu negativen Wörtern gelernt werden sollte, bestand die Hälfte der präsentierten Wortfragment aus negativen Wörtern. Sollte stattdessen eine Gedächtnisverzerrung zu positiven Wörtern gelernt werden, bestand die Hälfte der präsentierten Wortfragment aus positiven Wörtern. Um das Ziel des Trainings den Teilnehmern nicht bewusst zu machen, wurden außerdem einige nicht zu der Bedingung passende Wortfragmente präsentiert.

Darüber hinaus können auch **Imaginationstrainings** („imagery CBM"), welche ursprünglich zur Modifikation von Interpretationsverzerrungen entwickelt wurden, zur Veränderung zukunftsorientierter autobiografischer Inhalte verwendet werden (z. B. Blackwell und Holmes 2010; Blackwell et al. 2015). Die Idee ist hier,

dass eine möglicherweise bestehende Verzerrung kognitiver Repräsentationen modifiziert und durch positive mentale Bilder ersetzt wird (vgl. Hitchcock et al. 2017). In solchen Trainings üben die Teilnehmer, tendenziell eher positive als negative Lösungen in uneindeutigen alltäglichen Situationen anzunehmen. Zum Beispiel wurden in einer Studie von Blackwell et al. (2015) den Teilnehmern auditorische Aufnahmen mit Beschreibungen von alltäglichen Situationen präsentiert. Die Aufgabe der Teilnehmer war es, sich in die Situation hineinzuversetzen und sich diese möglichst bildlich aus der Ich-Perspektive vorzustellen. Die Beschreibungen waren zunächst nicht eindeutig, endeten in der Trainingsbedingung allerdings alle positiv, wie z. B. bei dem folgenden Satz: „Sie sind alleine zu Hause und sehen fern. Dabei nicken Sie ein. Plötzlich wachen Sie auf, weil Sie ein ungewöhnliches Geräusch wahrgenommen haben. *Mit Erleichterung stellen Sie fest, dass Ihr/e Partner/in nach Hause gekommen ist*" (Holmes et al. 2006, S. 238, eigene Übersetzung). In der Kontrollbedingung endete die Hälfte der präsentierten Sätze positiv und die andere Hälfte endete negativ.

Studienbox

Attention Feedback Awareness and Control Training (A-FACT; Zvielli et al. 2015)

In dieser Studie wurde untersucht, ob ein Training der Aufmerksamkeitskontrolle im Vergleich zu einer Placebo-Kontrollgruppe zur Reduktion dysregulierter Aufmerksamkeit (Hin- und Abwendung und deren Variabilität über die Zeit) zu bedrohlichen Stimuli führt. Außerdem wurde untersucht, ob die Trainingsgruppe geringere emotionale Reaktivität auf einen Stressor zeigte als die Kontrollgruppe.

Methode: An der Studie nahmen $n = 61$ hochängstliche Personen teil. Nachdem Aufmerksamkeitsverzerrungen mit Hilfe der oben beschriebenen „Dot Probe"-Aufgabe getestet wurden, wurden die Teilnehmer per Zufall der Kontrollgruppe oder der Trainingsgruppe zugewiesen. Allen Teilnehmern wurde mitgeteilt, dass sie Aufmerksamkeitsverzerrungen zeigen würden und dass die nächste Aufgabe zur Reduktion dieser geeignet sei. Die Placebo-Kontrollgruppe durchlief dann erneut dieselbe Aufgabe wie zuvor. Die Trainingsgruppe absolvierte zwei Trainingsblocks, in denen sie direkte Rückmeldung über ihre Aufmerksamkeitsverzerrungen mit Hilfe einer Skala bekamen, die von Hinwendung über „keine Verzerrung" bis zu Abwendung reichte (◘ Abb. 30.5). Sie wurden instruiert, diese zur Reduktion der Aufmerksamkeitsverzerrungen (entweder Hin- oder Abwendung) zu nutzen. Bei beiden Gruppen wurden danach erneut Aufmerksamkeitsverzerrungen getestet. Im Anschluss wurden allen Teilnehmern bedrohliche Bilder und ein belastender Filmausschnitt gezeigt. Emotionale Reaktionen darauf wurden erfragt.

Ergebnisse: Die Trainingsgruppe zeigte signifikant geringere Hinwendung und Variabilität in der Aufmerksamkeit auf bedrohliche Stimuli als die Kontrollgruppe nach der Trainingsaufgabe, allerdings keine Reduktion in der Abwendung von bedrohlichen Stimuli. Post-hoc-Analysen ergaben jedoch, dass die Subgruppe derjenigen, die aufgrund des Vortestes eine Reduktion in der Abwendung lernen sollten, diese zumindest teilweise im Nachtest zeigten. Darüber hinaus zeigte die Trainingsgruppe deutlich geringere emotionale Reaktionen auf den folgenden Stressor als die Kontrollgruppe.

Diskussion: Die Ergebnisse deuten darauf hin, dass das Bewusstmachen automatischer kognitiver Prozesse genutzt werden kann, um mittels Selbstregulation Aufmerksamkeitsverzerrungen in Bezug auf emotional bedeutsame Stimuli zu reduzieren und dies im Zusammenhang mit emotionalen Stressreaktionen steht.

30.5 Indikation

Bis CBMT eine gängige Therapiemethode zur Veränderung der zunächst nicht bewussten kognitiven Prozesse in verschiedenen klinischen Settings werden kann, ist noch viel Forschung notwendig. Auch wenn die ursprüngliche Idee war, CBMT als alleinstehende Therapiemethode zu etablieren, betonen neuere Forschungsarbeiten die Rolle von CBMT als unterstützende Maßnahme zu anderen evidenzbasierten Therapien wie der kognitiven Verhaltenstherapie (z. B. Koster und Bernstein 2015; Salemink et al. 2015). Zusätzlich kann CBMT bei Personen zur Anwendung kommen, bei denen andere Therapiemethoden nicht zur ausreichenden Reduktion der Symptomatik geführt haben oder es Schwierigkeiten in der Durchführung gab. Es gibt aktuell keine Hinweise auf Kontraindikationen (Beard 2011).

30.6 Wirksamkeit

Zunächst fanden Studien, welche die Wirksamkeit von Trainings zur Modifikation von Aufmerksamkeitsverzerrungen untersuchten, eine Angstreduktion in den Trainingsgruppen (im Vergleich zu den Kontrollgruppen) mittlerer Effektstärke (Hakamata et al. 2010). Neuere Metaanalysen finden allerdings nur kleine Effekte von Aufmerksamkeitstrainings auf die Angstreduktion (Hallion und Ruscio 2011; Mogoaşe et al. 2014) und Symptomreduktion bei Depressionen (Hallion und Ruscio 2011) bzw. keine Effekte, wenn Ausreißer ausgeschlossen und die Ergebnisse auf Publikationsverzerrungen adjustiert wurden (Cristea et al. 2015). Als mögliche Gründe werden dafür die bereits in ▶ Abschn. 30.2 beschriebenen konzeptuellen und methodischen Schwierigkeiten genannt (Cristea et al. 2015; Koster und Bernstein 2015; Mogoaşe et al. 2014). Erste Ergebnisse einer Studie, die überprüft, ob das in ▶ Abschn. 30.4.1 beschriebene A-FACT-Training prinzipiell Aufmerksamkeitsverzerrungen reduzieren kann und eine solche Reduktion mit einer Veränderung von emotionalen Reaktionen auf einen angstauslösenden Stressor bei ängstlichen Personen zusammenhängt, sind detailliert in der ▶ Studienbox dargestellt. Das Training der Aufmerksamkeitsregulation scheint ein vielversprechender Ansatz zur Modifikation von Aufmerksamkeitsverzerrungen und damit zur Symptomreduktion zu sein.

Zu widersprüchlichen Ergebnissen kommen auch verschiedene Metaanalysen, die den Einfluss von Trainings zur Modifikation von Interpretationsverzerrungen auf Symptome von Angst und Depression untersuchen. So fanden Hallion und Rusco (2011) kleine Effekte von Interpretationstrainings auf Symptome von Angst und Depression, während in der oben genannten Studie von Cristea et al. (2015) die Effekte unter Berücksichtigung von Ausreißern und Publikationsverzerrungen nicht mehr statistisch bedeutsam waren. Im Gegensatz dazu fanden Menne-Lothmann et al. (2014) in einer Metaanalyse einen Anstieg positiver Interpretationen und eine Reduktion negativer emotionaler Zustände, aber keine Veränderung in der emotionalen Reaktion auf einen Stressor. Methodische Probleme wie kleine Stichproben und qualitativ suboptimale Studiendesigns werden als Gründe für die vorliegenden Ergebnisse genannt (Cristea et al. 2015).

Vrijsen et al. (2014) fanden in ihren Studien keine Hinweise auf eine Veränderung von Gedächtnisverzerrungen. Studien, die untersuchen, ob Imaginationstrainings zur Veränderung autobiografischer Gedächtnisinhalte Depressivität verändern, kommen zu unterschiedlichen Ergebnissen. Bisher gibt es also wenig Evidenz dafür, dass CBMT im engeren Sinne (Nutzung von computergesteuerten, kurzen Aufgaben) in der Lage sind, Gedächtnisverzerrungen zu modifizieren und damit Angst- und Depressionssymptomatik zu reduzieren (Koster und Bernstein 2015). Allerdings deuten verwandte kognitive Trainings wie das Memory Specificity Training (▸ Studienbox) und Imaginationstrainings darauf hin, dass eine Modifikation und eine darauf basierende Symptomreduktion prinzipiell möglich ist.

Es besteht also ein großer Forschungsbedarf bezüglich der Entwicklung neuer Ansätze zur Modifikation von kognitiven Verzerrungen in der Informationsverarbeitung, um eine zuverlässige Symptomreduktion zu erreichen.

? Prüfen Sie Ihr Wissen

1. Was ist das Ziel von Cognitive Bias Modifications Treatments? ▸ Abschn. 30.1
2. Beschreiben Sie die Dot-Probe Aufgabe. ▸ Abschn. 30.4
3. Welche Aufgaben werden hauptsächlich zur Modifikation von Interpretationsverzerrungen verwendet? Nennen und beschreiben Sie diese! ▸ Abschn. 30.4.2
4. Definieren Sie den sog. „Approach bias" und beschreiben Sie die „approach/avoidance task" ▸ Abschn. 30.4

ⓘ Weiterführende Literatur

Eine zusammenfassende Übersicht der Literatur zu CBMT bietet Hertel und Mathews (2011). Ein Aufmerksamkeitstraining selbst ausprobieren kann man unter ▸ http://www.biasmodification.com. Einen kurzen Ausblick mit den aktuell relevanten Forschungsfragen findet sich in Koster und Bernstein (2015).

Literatur

Badura-Brack, A. S., Naim, R., Ryan, T. J., Levy, O., Abend, R., Khanna, M. M., Bar-Haim, Y., et al. (2015). Effect of attention training on attention bias variability and PTSD symptoms: Randomized controlled trials in Israeli and US combat veterans. *American Journal of Psychiatry, 172*(12), 1233–1241.

Bar-Haim, Y., Lamy, D., Pergamin, L., Bakermans-Kranenburg, M. J., & van IJzendoorn, M. H. (2007). Threat-related attentional bias in anxious and nonanxious individuals: A meta-analytic study. *Psychological Bulletin, 133*(1), 1–24. ▸ https://doi.org/10.1037/0033-2909.133.1.1.

Beard, C. (2011). Cognitive bias modification for anxiety: Current evidence and future directions. *Expert Review of Neurotherapeutics, 11*(2), 299–311. ▸ https://doi.org/10.1586/ern.10.194.

Beard, C., & Amir, N. (2008). A multi-session interpretation modification program: Changes in interpretation and social anxiety symptoms. *Behaviour Research and Therapy, 46*(10), 1135–1141. ▸ https://doi.org/10.1016/j.brat.2008.05.012.

Bernstein, A., & Zvielli, A. (2014). Attention Feedback Awareness and Control Training (A-FACT): Experimental test of a novel intervention paradigm targeting attentional bias. *Behaviour Research and Therapy, 55*, 18–26. ▸ https://doi.org/10.1016/j.brat.2014.01.003.

Blackwell, S. E., & Holmes, E. A. (2010). Modifying interpretation and imagination in clinical depression: A single case series using cognitive bias modification. *Applied Cognitive Psychology, 24*(3), 338–350.

Blackwell, S. E., Browning, M., Mathews, A., Pictet, A., Welch, J., Davies, J., Holmes, E. A., et al. (2015). Positive imagery-based cognitive bias modification as a web-based treatment tool for depressed adults: A randomized controlled trial. *Clinical Psychological Science, 3*(1), 91–111.

Brooks, S., Prince, A., Stahl, D., Campbell, I. C., & Treasure, J. (2011). A systematic review and meta-analysis of cognitive bias to food stimuli in people with disordered eating behaviour. *Clinical Psychology Review, 31*(1), 37–51.

Cisler, J. M., & Koster, E. H. (2010). Mechanisms of attentional biases towards threat in anxiety disorders: An integrative review. *Clinical Psychology Review, 30*(2), 203–216.

Cristea, I. A., Kok, R. N., & Cuijpers, P. (2015). Efficacy of cognitive bias modification interventions in anxiety and depression: Meta-analysis. *The British Journal of Psychiatry, 206*(1), 7–16. ▸ https://doi.org/10.1192/bjp.bp.114.146761.

Cristea, I. A., Kok, R. N., & Cuijpers, P. (2016). The effectiveness of cognitive bias modification interventions for substance addictions: A meta-analysis. *PLoS ONE, 11*(9), e0162226.

Dalgleish, T., & Werner-Seidler, A. (2014). Disruptions in autobiographical memory processing in depression and the emergence of memory therapeutics. *Trends in Cognitive Sciences, 18*(11), 596–604. ▸ https://doi.org/10.1016/j.tics.2014.06.010.

Davis, M. L., Rosenfield, D., Bernstein, A., Zvielli, A., Reinecke, A., Beevers, C. G., Smits, J. A., et al. (2016). Attention bias dynamics and symptom severity during and following CBT for social anxiety disorder. *Journal of Consulting and Clinical Psychology, 84*(9), 795. ▸ https://doi.org/10.1037/ccp0000125.

Eberl, C., Wiers, R. W., Pawelczack, S., Rinck, M., Becker, E. S., & Lindenmeyer, J. (2013). Approach bias modification in alcohol dependence: Do clinical effects replicate and for whom does it work best? *Developmental Cognitive Neuroscience, 4,* 38–51. ► https://doi.org/10.1016/j.dcn.2012.11.002.

Everaert, J., Podina, I. R., & Koster, E. H. (2017). A comprehensive meta-analysis of interpretation biases in depression. *Clinical Psychology Review, 58,* 33–48.

Eysenck, M. W., Mogg, K., May, J., Richards, A., & Mathews, A. (1991). Bias in interpretation of ambiguous sentences related to threat in anxiety. *Journal of Abnormal Psychology, 100*(2), 144–150. ► https://doi.org/10.1037/0021-843X.100.2.144.

Foa, E. B., Huppert, J. D., & Cahill, S. P. (2006). Emotional processing theory: An update. In B. O. Rothbaum (Hrsg.), *Pathological anxiety: Emotional processing in etiology and treatment* (S. 3–24). New York: Guilford Press.

Foa, E. B., Steketee, G., & Rothbaum, B. O. (1989). Behavioral/cognitive conceptualizations of post-traumatic stress disorder. *Behavior Therapy, 20*(2), 155–176.

Grey, S., & Mathews, A. (2000). Effects of training on interpretation of emotional ambiguity. *The Quarterly Journal of Experimental Psychology Section A, 53*(4), 1143–1162. ► https://doi.org/10.1080/713755937.

Hakamata, Y., Lissek, S., Bar-Haim, Y., Britton, J. C., Fox, N. A., Leibenluft, E., Pine, D. S., et al. (2010). Attention bias modification treatment: A meta-analysis toward the establishment of novel treatment for anxiety. *Biological Psychiatry, 68*(11), 982–990. ► https://doi.org/10.1016/j.biopsych.2010.07.021.

Hallion, L. S., & Ruscio, A. M. (2011). A meta-analysis of the effect of cognitive bias modification on anxiety and depression. *Psychological Bulletin, 137*(6), 940–958. ► https://doi.org/10.1037/a0024355.

Herrera, S., Montorio, I., Cabrera, I., & Botella, J. (2017). Memory bias for threatening information related to anxiety: An updated meta-analytic review. *Journal of Cognitive Psychology, 29*(7), 832–854.

Hertel, P. T., & Mathews, A. (2011). Cognitive bias modification: Past perspectives, current findings, and future applications. *Perspectives on Psychological Science, 6*(6), 521–536. ► https://doi.org/10.1177/1745691611421205.

Hitchcock, C., Werner-Seidler, A., Blackwell, S. E., & Dalgleish, T. (2017). Autobiographical episodic memory-based training for the treatment of mood, anxiety and stress-related disorders: A systematic review and meta-analysis. *Clinical Psychology Review, 52,* 92–107.

Holmes, E. A., Mathews, A., Dalgleish, T., & Mackintosh, B. (2006). Positive interpretation training: Effects of mental imagery versus verbal training on positive mood. *Behavior Therapy, 37*(3), 237–247.

Iacoviello, B. M., Wu, G., Abend, R., Murrough, J. W., Feder, A., Fruchter, E., Neumeister, A., et al. (2014). Attention bias variability and symptoms of posttraumatic stress disorder. *Journal of Traumatic Stress, 27*(2), 232–239.

Kakoschke, N., Kemps, E., & Tiggemann, M. (2017). Approach bias modification training and consumption: A review of the literature. *Addictive Behaviors, 64,* 21–28.

Koster, E. H. W., & Bernstein, A. (2015). Introduction to the special issue on Cognitive bias modification: Taking a step back to move forward? *Journal of Behavior Therapy and Experimental Psychiatry, 49,* 1–4. ► https://doi.org/10.1016/j.jbtep.2015.05.006. (Part A).

Koster, E. H. W., De Lissnyder, E., Derakshan, N., & De Raedt, R. (2011). Understanding depressive rumination from a cognitive science perspective: The impaired disengagement hypothesis. *Clinical Psychology Review, 31*(1), 138–145.

Koster, E. H. W., Fox, E., & MacLeod, C. (2009). Introduction to the special section on cognitive bias modification in emotional disorders. *Journal of Abnormal Psychology, 118*(1), 1–4. ► https://doi.org/10.1037/a0014379.

MacLeod, C., Rutherford, E., Campbell, L., Ebsworthy, G., & Holker, L. (2002). Selective attention and emotional vulnerability: Assessing the causal basis of their association through the experimental manipulation of attentional bias. *Journal of Abnormal Psychology, 111*(1), 107–123. ► https://doi.org/10.1037//0021-843X.111.1.107.

Mathews, A., & MacLeod, C. (2005). Cognitive vulnerability to emotional disorders. *Annual Review of Clinical Psychology, 1*(1), 167–195. ► https://doi.org/10.1146/annurev.clinpsy.1.102803.143916.

Menne-Lothmann, C., Viechtbauer, W., Höhn, P., Kasanova, Z., Haller, S. P., Drukker, M., Lau, J. Y. F., et al. (2014). How to boost positive interpretations? A meta-analysis of the effectiveness of cognitive bias modification for interpretation. *PLoS ONE, 9*(6), e100925. ► https://doi.org/10.1371/journal.pone.0100925.

Mitte, K. (2008). Memory bias for threatening information in anxiety and anxiety disorders: A meta-analytic review. *Psychological Bulletin, 134*(6), 886–911. ► https://doi.org/10.1037/a0013343.

Mogg, K., & Bradley, B. P. (2016). Anxiety and attention to threat: Cognitive mechanisms and treatment with attention bias modification. *Behaviour Research and Therapy, 87,* 76–108.

Mogoaşe, C., David, D., & Koster, E. H. W. (2014). Clinical efficacy of attentional bias modification procedures: An updated meta-analysis: Clinical efficacy of attention retraining. *Journal of Clinical Psychology, 70*(12), 1133–1157. ► https://doi.org/10.1002/jclp.22081.

Moradi, A. R., Moshirpanahi, S., Parhon, H., Mirzaei, J., Dalgleish, T., & Jobson, L. (2014). A pilot randomized controlled trial investigating the efficacy of memory specificity training in improving symptoms of posttraumatic stress disorder. *Behaviour Research and Therapy, 56,* 68–74. ► https://doi.org/10.1016/j.brat.2014.03.002.

Neshat-Doost, H. T., Dalgleish, T., Yule, W., Kalantari, M., Ahmadi, S. J., Dyregrov, A., & Jobson, L. (2013). Enhancing autobiographical memory specificity through cognitive training: An intervention for depression translated from basic science. *Clinical Psychological Science, 1*(1), 84–92. ► https://doi.org/10.1177/2167702612454613.

Raedt, R. D., & Koster, E. H. W. (2010). Understanding vulnerability for depression from a cognitive neuroscience perspective: A reappraisal of attentional factors and a new conceptual framework. *Cognitive, Affective, & Behavioral Neuroscience, 10*(1), 50–70. ► https://doi.org/10.3758/CABN.10.1.50.

Raes, F., Williams, J. M. G., & Hermans, D. (2009). Reducing cognitive vulnerability to depression: A preliminary investigation of memory specificity training (MEST) in inpatients with depressive symptomatology. *Journal of Behavior Therapy and Experimental Psychiatry, 40*(1), 24–38. ► https://doi.org/10.1016/j.jbtep.2008.03.001.

Rohrbacher, H. (2015). Interpretation bias in the context of depressed mood: Assessment strategies and the role of self-generation in cognitive bias modification. ► http://www.qucosa.de/recherche/frontdoor/cache.off?tx_slubopus4frontend%5Bid%5D=20729.

Rohrbacher, H., & Reinecke, A. (2014). Measuring change in depression-related interpretation bias: Development and validation of a parallel ambiguous scenarios test. *Cognitive Behaviour Therapy, 43*(3), 239–250. ► https://doi.org/10.1080/16506073.2014.919605.

Salemink, E., Wolters, L., & de Haan, E. (2015). Augmentation of treatment as usual with online cognitive bias modification of interpretation training in adolescents with obsessive compulsive disorder: A pilot study. *Journal of Behavior Therapy and Experimental Psychiatry, 49*(Part A), 112–119. ► https://doi.org/10.1016/j.jbtep.2015.02.003.

Schäfer, J., Bernstein, A., Zvielli, A., Höfler, M., Wittchen, H. U., & Schönfeld, S. (2016). Attentional bias temporal dynamics predict posttraumatic stress symptoms: A prospective–longitudinal study among soldiers. *Depression and Anxiety, 33*(7), 630–639.

Schäfer, J., Zvielli, A., Höfler, M., Wittchen, H. U., & Bernstein, A. (2018). Trauma, attentional dysregulation, and the development of posttraumatic stress: An investigation of risk pathways. *Behaviour Research and Therapy, 102*, 60–66.

Schoorl, M., Putman, P., & Van Der Does, W. (2013). Attentional bias modification in posttraumatic stress disorder: A randomized controlled trial. *Psychotherapy and Psychosomatics, 82*(2), 99–105. ► https://doi.org/10.1159/000341920.

Van Bockstaele, B., Verschuere, B., Tibboel, H., De Houwer, J., Crombez, G., & Koster, E. H. W. (2014). A review of current evidence for the causal impact of attentional bias on fear and anxiety. *Psychological Bulletin, 140*(3), 682–721. ► https://doi.org/10.1037/a0034834.

Vrijsen, J. N., Becker, E. S., Rinck, M., van Oostrom, I., Speckens, A., Whitmer, A., & Gotlib, I. H. (2014). Can memory bias be modified? The effects of an explicit cued-recall training in two independent samples. *Cognitive Therapy and Research, 38*(2), 217–225. ► https://doi.org/10.1007/s10608-013-9563-y.

Wiers, C. E., Stelzel, C., Park, S. Q., Gawron, C. K., Ludwig, V. U., Gutwinski, S., Bermpohl, F., et al. (2014). Neural correlates of alcohol-approach bias in alcohol addiction: the spirit is willing but the flesh is weak for spirits. *Neuropsychopharmacology, 39*(3), 688.

Wiers, R. W., Rinck, M., Dictus, M., & Van den Wildenberg, E. (2009). Relatively strong automatic appetitive action-tendencies in male carriers of the OPRM1 G-allele. *Genes, Brain and Behavior, 8*(1), 101–106.

Williams, J. M. G., Barnhofer, T., Crane, C., Herman, D., Raes, F., Watkins, E., & Dalgleish, T. (2007). Autobiographical memory specificity and emotional disorder. *Psychological Bulletin, 133*(1), 122–148. ► https://doi.org/10.1037/0033-2909.133.1.122.

Williamson, D. A., Muller, S. L., Reas, D. L., & Thaw, J. M. (1999). Cognitive bias in eating disorders: Implications for theory and treatment. *Behavior Modification, 23*(4), 556–577.

Yuval, K., Zvielli, A., & Bernstein, A. (2016). Attentional bias dynamics and posttraumatic stress in survivors of violent conflict and atrocities new directions in clinical psychological science of refugee mental health. *Clinical Psychological Science, 5,* 64–73. ► https://doi.org/10.1177/2167702616649349.

Zvielli, A., Amir, I., Goldstein, P., & Bernstein, A. (2015a). Targeting biased emotional attention to threat as a dynamic process in time attention feedback awareness and control training (A-FACT). *Clinical Psychological Science, 4,* 287–298. ► https://doi.org/10.1177/2167702615588048.

Zvielli, A., Bernstein, A., & Koster, E. H. W. (2015b). Temporal dynamics of attentional bias. *Clinical Psychological Science, 3*(5), 772–788. ► https://doi.org/10.1177/2167702614551572.

Zvielli, A., Vrijsen, J. N., Koster, E. H. W., & Bernstein, A. (2016). Attentional bias temporal dynamics in remitted depression. *Journal of Abnormal Psychology, 125*(6), 768–776. ► https://doi.org/10.1037/abn0000190.

Trainings emotionaler, sozialer und kommunikativer Fertigkeiten

Sylvia Helbig-Lang, Michael Klose und Matthias Berking

Inhaltsverzeichnis

© Springer-Verlag GmbH Deutschland, ein Teil von Springer Nature 2020
J. Hoyer und S. Knappe (Hrsg.), *Klinische Psychologie & Psychotherapie,*
https://doi.org/10.1007/978-3-662-61814-1_31

31.1 Beschreibung der Verfahren

Schwierigkeiten in der Interaktion mit anderen sind eine häufige Ursache von Einschränkungen und Belastungen, sei es in privaten Bereichen wie in Partnerschaft und Erziehung oder im beruflichen Kontext. Eine Grundlage für wirkungsvolles interpersonelles Handeln stellt die Fähigkeit dar, mit belastenden Gefühlen konstruktiv umgehen zu können. Sowohl Defizite in der Affektregulation als auch Defizite in sozialen Fertigkeiten stellen darüber hinaus einen unspezifischen Risikofaktor für die Entstehung und Aufrechterhaltung einer Vielzahl von psychischen Störungen dar (Berking und Wuppermann 2012; Ciarrochi et al. 2003).

Trainings emotionaler und sozialer Fertigkeiten und Kommunikationstrainings bilden eine Gruppe von Interventionsprogrammen, die auf die Verbesserung der entsprechenden Fertigkeiten zielen. Dabei kommen unterschiedliche Trainingskonzepte und Einzelmethoden zur Anwendung (▶ Klinisch betrachtet).

Klinisch betrachtet

Fallbeschreibung 1: Mangel an sozialen Kompetenzen

Herr L. ist ein 40-jähriger alleinstehender Informatiker, der seit 4 Jahren arbeitslos ist. Trotz intensiver Bemühungen um eine neue Anstellung hat er bislang nur Absagen erhalten. Herr L. bereitet sich ausführlich auf Vorstellungsgespräche vor, indem er alle im Internet verfügbaren Informationen zu dem jeweiligen Unternehmen herunterlädt und auswendig lernt. Er formuliert inhaltliche Fragen vor, die er im Gespräch stellen will, um mögliche Wissensdefizite zu kaschieren. Trotzdem passiert es ihm in der Situation immer wieder, dass ihm spontan keine günstige Erwiderung einfällt – er muss dann lange überlegen, bis er eine gute Antwort formuliert hat. Seine Freizeit verbringt Herr L. vor dem Computer, da es ihm schwerfällt, persönliche Gespräche zu führen. Er weiß oft nicht, wie er ein Gespräch beginnen soll oder wie er auf unerwartete Themen reagieren soll. Bei Kontakten in Internetforen hat er dagegen ausreichend Zeit, sich eine Antwort zu überlegen. Doch auch das fällt ihm seit einiger Zeit schwer, da er sich zunehmend Gedanken macht, ob er überhaupt etwas mitzuteilen hat, das für andere interessant oder nützlich sein könnte. Im Rahmen einer Trainingsmaßnahme des Arbeitsamtes nimmt er jetzt an einem Training sozialer Fertigkeiten teil, in dem er lernt, eigene Wünsche und Bedürfnisse zu äußern und mit anderen in Kontakt zu treten.

Klinisch betrachtet

Fallbeschreibung 2: Defizite in der Emotionsregulation

Herr M. verhält sich in sozialen Kontexten oftunangemessen. So vergreift er sich gegenüber seinem Chef des Öfteren im Ton, ist unfreundlich gegenüber Kollegen und schreit seine Frau zu Hause schon bei vermeintlichen Kleinigkeiten an, sodass diese kurz davor steht, ihn zu verlassen. Die diagnostische Abklärung zeigt, dass Herr M. durchaus weiß, wie er sich in sozialen Situationen angemessen verhalten sollte, und dass er im Prinzip auch über die Kompetenz verfügt, dieses Verhalten an den Tag zu legen. Der Grund für das dysfunktionale Sozialverhalten von Herrn M. liegt damit nicht in einem sozialen Kompetenzdefizit. Stattdessen sind es Defizite im Bereich der effektiven Regulation von Ärger, die bei Herrn M. zu einem Verhalten führen, das für ihn und alle Beteiligten von Nachteil ist. Die weitere Exploration ergibt, dass Herr M. insgesamt Probleme hat, seine Gefühle wahrzunehmen, zu verstehen und situationsangepasst zu regulieren. Dies gilt insbesondere für das Gefühl von Ärger, dem sich Herr M. geradezu hilflos ausgeliefert fühlt. Aber auch in Bezug auf andere Gefühle, wie Angst, Verletztheit oder Traurigkeit, hat Herr M. Probleme mit der Emotionswahrnehmung, -akzeptanz und -regulation. Im weiteren Therapieverlauf verdichten sich die Hinweise, dass Herr M. sich geradezu „in den Ärger flüchtet", weil dieser für ihn „noch am angenehmsten" sei. Im Training emotionaler Kompetenzen lernt Herr M., sich für seine Gefühle zu öffnen. Diese Stärkung der Erfahrungsoffenheit gegenüber seinem affektiven Erleben erlaubt es Herrn M. zu erkennen, dass hinter dem Ärger oft andere Gefühle stehen, und gibt ihm die Chance, mit anderen Reaktionen auf diese Gefühle zu experimentieren. Dadurch baut Herr M. zunehmend effektive Strategien auf, wie er Art und Intensität belastender Gefühle regulieren kann. Dies erhöht wiederum die emotionsbezogene Selbsteffizienz und damit auch die Bereitschaft, unerwünschte Emotionen auszuhalten, wenn Veränderungsbemühungen zunächst nicht greifen sollten. In der Endphase des Trainings erwirbt Herr M. über die allgemeinen Emotionsregulationskompetenzen hinaus noch spezielle Strategien zum Umgang mit Ärger. Diese ermöglichen es ihm gegen Ende des Trainings, in belastenden Situationen einen bewussten und adaptiven Umgang mit seinen Gefühlen zu praktizieren, sodass sein Verhalten nicht mehr von den motivationalen Impulsen schlecht regulierter Emotionen dominiert wird. Stattdessen kann er sein Verhalten jetzt wieder an den für ihn persönlich wichtigen Zielen (z. B. gutes Verhältnis zu Chef, Kollegen und Ehefrau) ausrichten.

Grundsätzlich sind alle drei Verfahrensgruppen auf das Training von Fertigkeiten ausgerichtet. Mit bedingt durch die unterschiedlichen Bereiche, die dabei im Vordergrund stehen, unterscheiden sie sich jedoch zum Teil erheblich in ihren Modellvorstellungen, den konkreten Zielen und den eingesetzten Interventionstechniken.

Eine grobe Abgrenzung der Trainingsgruppen kann über die Beschreibung der Interventionsebene erfolgen: Trainings emotionaler Kompetenzen zielen primär auf die Veränderung affektiver Prozesse, wie der Wahrnehmung, Bewertung und Regulation von Emotionen, unabhängig von der Art der Situation, in der sie auftreten. Trainings sozialer Fertigkeiten berücksichtigen sowohl intrapsychische als auch interpersonelle Aspekte sozialer Situationen, und Kommunikationstrainings wiederum intervenieren gezielt im gestörten System (z. B. Paarbeziehung, Lehrer-Schüler-Beziehung), d. h. das interpersonelle Geschehen steht klar im Vordergrund des Trainings. Im Folgenden werden die drei Trainingsansätze in ihrem Vorgehen beschrieben und an Beispielen illustriert.

31.1.1 Training emotionaler Kompetenzen (TEK)

Das TEK (Berking 2017) baut auf dem in ▪ Abb. 31.1 dargestellten Modell der adaptiven Emotionsregulation auf, welches wiederum auf der Annahme basiert, dass dysfunktionale Reaktionen auf belastende Gefühle auf zwei Wegen zu Entstehung und Aufrechterhaltung psychischer Störungen beitragen können:

1. Dysfunktionale Reaktionen auf unerwünschte Gefühle können zur Intensivierung und/oder Chronifizierung dieser Gefühle beitragen (z. B. wenn Vermeidungsverhalten Ängste oder Trauerreaktionen aufrechterhält).
2. Dysfunktionale Denk- und Verhaltensweisen, mit denen unerwünschte Gefühle kurzfristig reduziert werden können, stellen ihrerseits aufrechterhaltende Faktoren für psychische Störungen bzw. Symptome dieser Störungen dar (z. B. wenn Patienten sich mit Essattacken von belastenden Gefühlen ablenken oder Alkohol konsumieren, um Ängste zu reduzieren).

Das Modell der adaptiven Emotionsregulation postuliert, dass es für die psychische Gesundheit von zentraler Bedeutung ist, belastende Gefühle a) erfolgreich modifizieren oder b) diese akzeptieren und tolerieren zu können. Um hierzu in der Lage zu sein, ist es wiederum in der Regel hilfreich, wenn man die eigenen affektiven Reaktionen bewusst wahrnehmen kann (und sie nicht verdrängen oder vermeiden muss). Wenn man die affektive Reaktion korrekt identifizieren und benennen kann, kann man sein Wissen über diese Emotion nutzen, um adaptive Reaktionen zu entwickeln und umzusetzen. Darüber hinaus ist es hilfreich, wenn man sich die eigenen Gefühle mit Hilfe eines konstruktiven Models erklären kann. Ein konstruktives Modell erschließt zum einen Ansatzpunkte zur Emotionsveränderung, kann

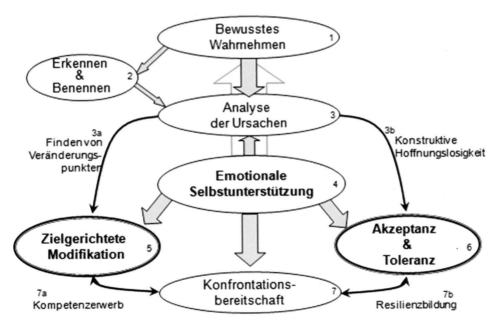

▪ **Abb. 31.1**   Modell zum konstruktiven Umgang mit Gefühlen. (Aus Berking 2017)

zum anderen aber auch deutlich machen, dass eine bestimmte Emotion aktuell gerade schwer zu verändern ist, was wiederum den Einsatz von akzeptanz- und toleranzbezogenen Techniken nahelegt. Um Emotionsregulationskompetenzen in der Praxis einüben zu können bzw. um ein ausreichendes Ausmaß an Toleranz gegenüber unerwünschten Gefühlen erwerben zu können, bedarf es auch der Bereitschaft, sich Situationen auszusetzen, die unerwünschte Emotionen auslösen, wenn dies für das Erreichen wichtiger Ziele von Bedeutung ist.

Letztlich ist zu beachten, dass der Einsatz der oben aufgeführten Kompetenzen, zunächst einmal zu einer Verschlechterung der Stimmung führen kann. Ein solcher Stimmungsabfall während der Arbeit an den eigenen Gefühlen ist geradezu zu erwarten, da allen Kompetenzen, die oben beschrieben werden, ein aversives Erlebnispotenzial zugeschrieben werden muss. So führt das bewusste Spüren eines negativen Affekts zunächst einmal zu einer intensiveren Wahrnehmung des emotionalen Schmerzes; das Benennen belastender Gefühle aktiviert Konzepte wie Traurigkeit, Angst, Ärger etc., die im semantischen Netzwerk eher mit negativen als mit positiven Affekten assoziiert sind; Erklärungsbemühungen führen zur Beschäftigung mit Problemen; Modifikationsversuche führen zunächst nicht unbedingt zu wesentlichen Veränderungen der unerwünschten Emotion, was von Patienten oft als Misserfolg gesehen wird. Da Akzeptanz von Patienten oft mit Aufgeben/Resignation verwechselt wird, laufen akzeptanzorientierte Bemühungen Gefahr, Gefühle von Hilf- und Hoffnungslosigkeit auszulösen, usw. Somit ist die Gefahr groß, dass sich die Stimmung während der Arbeit an den eigenen Gefühlen weiter verschlechtert und irgendwann der Punkt erreicht wird, an dem die Patienten wieder auf dysfunktionale Strategien zurückgreifen, um weitere Stimmungsverschlechterungen zu vermeiden. Aus diesem Grund sollten Patienten auch die Fähigkeit erwerben, durch „effektive Selbstunterstützung" im Prozess der Emotionsregulation die eigene Stimmung in einem „Arbeitsbereich" halten zu können.

Um diese Kompetenzen aufzubauen, werden Patienten im TEK zunächst über Ursachen, Folgen und Funktionsweisen von Gefühlen unterrichtet. Aus den dabei vorgestellten Modellen zur Chronifizierung negativer Gefühle werden sieben Kompetenzen abgeleitet, die anschließend systematisch eingeübt werden (◻ Abb. 31.2). Idealerweise können die Patienten nach Abschluss des Trainings dysfunktionale Reaktionsweisen auf unerwünschte Gefühle mit dem Einsatz einer Sequenz von im TEK erworbenen Kompetenzen ersetzen. Dadurch wird der Drang reduziert, in psychopathologische Denk- und Verhaltensweisen zu verfallen, nur weil diese die Stimmung kurzfristig verbessern würden (vgl. Berking 2017).

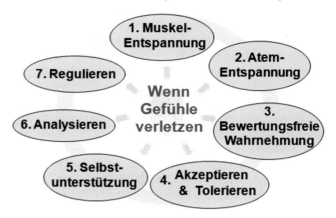

Kern des TEK: Basiskompetenzen und `Tek-Sequenz´

◻ **Abb. 31.2** Bereiche im Training emotionaler Kompetenzen

31.1.2 Trainings sozialer Fertigkeiten

Erste Ansätze zur Behandlung sozial unsicheren Verhaltens gehen bis zur Mitte des letzten Jahrhunderts zurück. Aufbauend auf Arbeiten von Salter (1949), der eine Überaktivität neuronaler Aktivierungs- und Hemmungsprozesse als Ursache psychischer Störungen vermutete, entwickelte Joseph Wolpe (1958) das „assertive training" (Selbstsicherheits- oder Selbstbehauptungstraining). Wolpe ging davon aus, dass Angst die Ursache sozial unsicheren Verhaltens sei, und trainierte gezielt Durchsetzungs- und Selbstbehauptungsstrategien als angstinkompatible Verhaltensweisen. Der Ansatz blieb lange Zeit sehr erfolgreich, obwohl die physiologischen Grundannahmen durch Studien nicht bestätigt werden konnten.

Die aufkommende Kritik an der fehlenden Abgrenzung von selbstsicherem und aggressivem Verhalten führte dazu, dass neuere Selbstsicherheitstrainings als normative Komponente die Vermittlung übergeordneter gesellschaftlicher Regeln und den Verzicht auf aggressive Durchsetzungsstrategien in das Trainingskonzept mit aufnahmen. Ein Beispiel für ein heute noch angewandtes Selbstsicherheitstraining ist das **Assertiveness-Training-Programm** (ATP; Ullrich und de Muynck 2003). Das Programm besteht aus 127 in der Schwierigkeit ansteigenden Übungen, die vier Generalisationsbereiche sozialer Angst thematisieren:

- Kritik- und Fehlschlagangst (Kritik annehmen und äußern),
- Kontaktangst (Kontakte herstellen und aufrechterhalten),
- Ablehnungsangst beim Äußern eigener Bedürfnisse (berechtigte Forderungen stellen) sowie
- Ablehnungsangst bei der Abgrenzung gegenüber anderen (Nein sagen).

Aus der Kritik am ursprünglichen Assertiveness-Konzept heraus entwickelten sich auch alternative Modelle zur Entstehung sozial kompetenten Verhaltens. Besonders einflussreich waren dabei zum einen das „Social-Skills"-Konzept, das sozial unsicheres Verhalten lerntheoretisch mit einem Defizit an Verhaltensalternativen begründete, und zum anderen kognitive Ansätze, die Prozesse der Informationsverarbeitung und -bewertung als ausschlaggebend für soziales Verhalten ansahen. Aus beiden Modellen wurden Interventionen abgeleitet, die heute typische Komponenten von Trainingsprogrammen sozialer Fertigkeiten sind, u. a. das soziale Problemlösetraining (▶ Kap. 32) oder das Bewusstmachen negativer Selbstverbalisationen, das auch die zentrale Komponente des Stressimpfungstrainings darstellt (Meichenbaum 1985).

Moderne Programme zum Training sozialer Fertigkeiten verstehen sozial kompetentes Verhalten meist als ein Zusammenspiel aus Verhalten, Kognition und Emotion unter den gegebenen situativen und normativen Bedingungen. Ziel sozial kompetenten Verhaltens ist das Durchsetzen eigener Interessen unter Berücksichtigung aller, auch langfristiger Konsequenzen, die sich daraus ergeben.

> ❯ **Wichtig**
>
> Trainings sozialer Fertigkeiten arbeiten im Gegensatz zu Selbstsicherheitstrainings sowohl mit der Verstärkung von Durchsetzungs- als auch mit der Verstärkung von Anpassungsfähigkeiten. Neben der Verfügbarkeit sozialer Fertigkeiten (Kompetenz) wird auch eine situationsangemessene Anwendung derselben (Performanz) trainiert.

Ein Beispiel für ein in Deutschland häufig eingesetztes Fertigkeitstraining ist das Gruppentraining sozialer Kompetenzen (GSK) nach Hinsch und Pfingsten (2015; s. auch ▶ http://www.gsk-training.de; ▶ Gut zu wissen).

> **Gut zu wissen**
>
> **Das Gruppentraining sozialer Kompetenzen (GSK)**
> Das Gruppentraining sozialer Kompetenzen (GSK) wurde Anfang der 80er Jahre von Ulrich Pfingsten und Rüdiger Hinsch entwickelt. Das Ziel des GSK besteht in der Vermittlung sozialer Kompetenzen, mit deren Hilfe eigene, positiv bewertete Ziele in verschiedenen Situationen adäquat verfolgt und erreicht werden können. Es wird davon ausgegangen, dass zur Bewältigung der unterschiedlichen Situationstypen eine Vielzahl von verschiedenen Fähigkeiten nötig ist, die jeweils gezielt trainiert werden sollen.

Folgende Situationstypen werden unterschieden:
1. **Recht durchsetzen:** begründete Ansprüche und Forderungen durchsetzen, z. B. einen schadhaften Artikel im Geschäft reklamieren;
2. **Beziehungen gestalten:** Aufnahme und Aufrechterhaltung persönlicher Beziehungen, z. B. ein Gespräch initiieren;
3. **Sympathie erwerben:** nicht legitimierte Forderungen durchsetzen, z. B. in einer Warteschlange vorgelassen werden.

Inhaltliche Schwerpunkte des GSK sind die Informationsvermittlung über Entstehungsbedingungen sozial kompetenten Verhaltens, Wahrnehmungsübungen zur Diskrimination von Situationen, Übungen in Rollenspielen und in vivo sowie das Besprechen der Erfahrungen aus den Übungen in der Gruppe. Ein weiterer Bestandteil des Trainings ist die progressive Muskelentspannung nach Jacobson (▶ Kap. 33).

Das Training ist als halbstandardisiertes Gruppenprogramm konzipiert, das in sieben Sitzungen mit einer Dauer von je zweieinhalb Stunden durchgeführt werden kann. Aufgrund der hohen Flexibilität ist es vielseitig anwendbar – so haben sich Varianten des GSK als Training für Lehrer oder Krankenhauspersonal bewährt.

31.1.3 Kommunikationstrainings

Kommunikationstrainings sind keine eigenständige Verfahrensgruppe, sondern werden häufig als Modul im Rahmen von Fertigkeitstrainings oder innerhalb anderer therapeutischer Programme, insbesondere innerhalb der Paar- und Familientherapie, eingesetzt. Die Grundlagen der vermittelten Inhalte und Übungen gehen meist auf kommunikations- und systemtheoretische Ansätze zurück, die Kommunikation als einen dyadischen Austausch sach- und emotionsbezogener Informationen zwischen Sender und Empfänger charakterisieren (z. B. Steinglass 1987; Watzlawick et al. 2000). Dabei wird der interpersonelle Aspekt der sozialen Situation in den Vordergrund gerückt: Der Sprecher soll befähigt werden, eigene Gefühle und Bedürfnisse eindeutig und für den Zuhörer annehmbar auszudrücken, während der Zuhörer in die Lage versetzt werden soll, das Anliegen des Sprechers adäquat aufzunehmen. Es werden gezielt Techniken und Fertigkeiten trainiert, die einen positiven Austausch zwischen Sprecher und Zuhörer ermöglichen (▶ Klinisch betrachtet).

31

Kommunikationstraining in der Paartherapie

Die verhaltenstherapeutische Paartherapie sieht in den Kommunikationsfähigkeiten der Partner eine Grundvoraussetzung für das Bewältigen von Konfliktsituationen. Entsprechend nimmt das Kommunikationstraining einen wesentlichen Teil der Behandlung ein (vgl. Schindler und Hahlweg 2013). Zu den vermittelten Sprecherkompetenzen zählen:

- der Gebrauch von Ich-Botschaften und der Verzicht auf Du-Sätze, um Vorwürfe und Anklagen zu vermeiden;
- das Ansprechen eigener Gefühle und Wünsche, um die eigene Situation für den Partner nachvollziehbar zu machen;
- der Bezug auf konkrete Verhaltensweisen und konkrete Situationen.

Der Zuhörer soll befähigt werden:

- aktiv zuzuhören, indem er verbal und nonverbal Interesse signalisiert, den Sprecher zum Reden ermutigt und nicht unterbricht;

- sein Verständnis des Anliegens zu überprüfen, indem er offene Rückfragen stellt oder das Gesagte in eigenen Worten wiederholt;
- seine eigenen Gefühle zum angesprochenen Sachverhalt auszudrücken.

Um diese Fertigkeiten zu trainieren, führt das Paar unter therapeutischer Anleitung eine Reihe von strukturierten Gesprächen durch. Die ersten Übungen zielen dabei auf den Ausdruck positiver Gefühle. Für diese Übung werden Sprecher- und Zuhörerrolle zunächst voneinander getrennt; ein Partner soll nur auf die Sprecherfähigkeiten achten, der andere nur Zuhörerfähigkeiten üben. In einem zweiten Durchgang werden die Rollen getauscht. Die ersten Übungen werden noch stark durch den Therapeuten strukturiert, die Schwierigkeit der Gespräche wird im Trainingsverlauf graduell gesteigert.

Das folgende Beispiel illustriert den Ablauf eines Übungsgesprächs:

Festlegung eines positiven Gesprächsthemas

Therapeut:	„Die erste Übung besteht darin, dass Sie sich gegenseitig positive Gefühle mitteilen. Fällt einem von Ihnen etwas ein, was dazu passt? Beispielsweise ein gemeinsames Erlebnis, mit dem Sie schöne Erinnerungen verbinden?"
Mann:	„Ja, neulich, in dem Restaurant, als wir über unsere Ferienpläne gesprochen haben. Da haben wir uns seit Langem zum ersten Mal wieder richtig unterhalten."

Wiederholung der Gesprächsregeln

Therapeut:	„Gut, das ist für die Übung gut geeignet. Teilen Sie das, was Sie jetzt gesagt haben, Ihrer Frau direkt mit. Wissen Sie noch, worauf Sie dabei achten sollen?"
Mann:	„Ja, ich soll sagen, wie ich mich da gefühlt habe."
Therapeut:	„Ja, genau." *An die Frau gewandt:* „Wissen Sie, was Ihre Aufgabe ist?"
Frau:	„Ich soll erst mal nur zuhören."
Therapeut:	„Genau. Anschließend können Sie sagen, wie Sie das Gesagte verstanden haben und was Sie dabei empfinden. Probieren Sie es am besten gleich einmal aus."

Paarübung

Mann:	„Also, neulich als wir zusammen in dem Restaurant gesessen haben und über unsere Pläne gesprochen haben, da habe ich mich richtig wohl gefühlt."
Therapeut:	„Ja, gut. Was haben Sie verstanden?"
Frau:	„Er hat sich wohl gefühlt in dem Restaurant."
Therapeut:	„Melden Sie das Ihrem Mann zurück. Sie können ihn auch fragen, ob Sie das richtig verstanden haben."
Frau:	„Du hast Dich also wohl gefühlt, weil wir über unsere Pläne gesprochen haben?"
Mann:	„Ja, genau."
Frau:	„Ich fand den Abend auch sehr schön."

Erinnerung an die Gesprächsregeln

Therapeut:	„Ja, gut. Denken Sie daran, Ihrem Mann zusagen, wie Sie sich gefühlt haben."
Frau:	„Ich hab mich an dem Abend auch sehr wohl gefühlt."

Rollentausch

Therapeut:	„Das war schon sehr gut. Versuchen Sie es jetzt noch mal. Tauschen Sie dafür die Rollen. Erinnern Sie sich an etwas Positives, was Sie Ihrem Mann mitteilen wollen?"

31.2 Wirkprinzipien

Die vorgestellten Trainingskonzepte basieren jeweils auf einer mehr oder weniger elaborierten Theorie, die die Entstehung und Aufrechterhaltung der Kompetenzdefizite erklärt und erläutert, welche Rolle die jeweiligen Kompetenzdefizite für die Entstehung und Aufrechterhaltung der zu behandelnden Symptomatik spielen. Darüber hinaus explizieren alle Programme für ihre jeweiligen Anwendungsbereiche, wie sich funktionale von dysfunktionalen Reaktionen abgrenzen lassen. Trainingsübergreifend wird davon ausgegangen, dass man funktionale Reaktionen in vielen Fällen nicht mit einer einmaligen „Einsicht" aufbauen kann, sondern dass es hierfür intensiver und regelmäßiger Übung bedarf. Im Rahmen der Übungsphase wird der Kompetenzerwerb dann mit Hilfe diverser Techniken zu fördern gesucht. Diese Techniken beruhen auf folgenden Lernprinzipien:

- Instruktionslernen durch Vermittlung grundlegender Informationen über intra- und interpersonelle Regulationsprozesse (Psychoedukation),
- einsichtsbasiertes Lernen, (z. B. durch Situationsanalysen, die Einsicht in Funktionszusammenhänge vermitteln und das Ableiten von Veränderungsmöglichkeiten erlauben),
- Modelllernen, beispielsweise durch Beobachtung eines Therapeutenmodells oder eines anderen Teilnehmers, z. B. in Rollenspielen (◻ Abb. 31.3),
- stellvertretendes Lernen durch die Beobachtung der Lernerfahrung des Partners oder anderer Gruppenmitglieder,
- operantes Lernen durch das Lob und die Rückmeldungen des Therapeuten,
- Shaping durch die selektive Bekräftigung erwünschter Verhaltensbestandteile.

Trainingsübergreifend wird davon ausgegangen, dass (Teil-)Erfolge beim Kompetenzerwerb das Selbstkontrollerleben und die Selbstwirksamkeit erhöhen, was sich positiv auf die Stimmung, die Motivation und den weiteren Kompetenzerwerb auswirkt. Damit sind die hier beschriebenen Verfahren in den Rahmen eines allgemeinen Selbstmanagementkonzepts einzuordnen.

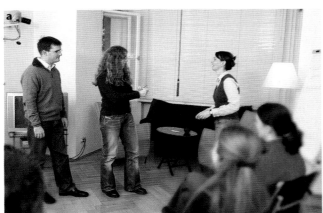
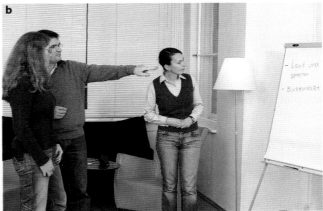
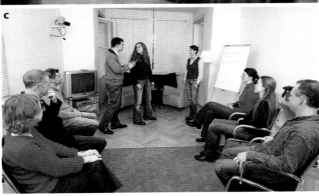

◻ **Abb. 31.3** Rollenspiele bilden einen wesentlichen Bestandteil des Trainings sozialer Kompetenzen. **a** Videoaufnahmen der gespielten Sequenzen sind dabei wünschenswert, da sie detaillierte Rückmeldungen über verbales und nonverbales Verhalten der Rollenspieler erlauben. **b** Der Trainer instruiert die Rollenspielteilnehmer vor der Durchführung des Rollenspiels; die zu trainierenden Verhaltensweisen werden zur Hilfestellung gut sichtbar aufgeschrieben („prompting"). **c** Auch während der Durchführung des Rollenspiels kann der Trainer Hinweise geben, die zum Gelingen der Interaktion beitragen („coaching"). (© Konvex)

Unabhängig vom jeweiligen Trainingsinhalt wurde in den letzten Jahren verstärkt darauf geachtet, dass der Fokus im Training nicht ausschließlich auf den Defiziten eines Patienten liegt, sondern dass (z. B. durch die Analyse von Ausnahmen) bereits vorhandene (Teil-) Kompetenzen systematisch bewusst gemacht und wertgeschätzt werden. In dem Maße, in dem diese Perspektive zum Einsatz kommt, kann davon ausgegangen werden, dass Ressourcenaktivierung (▶ Kap. 23) eine wichtige Wirkkomponente trainingsbasierter Verfahren ist. Da die meisten Trainingsprogramme als Gruppentrainings konzipiert sind, lassen sich hier auch Wirkfaktoren von Gruppen benennen, wie die Möglichkeit zu umfassendem Feedback, Unterstützung durch Gruppenmitglieder oder die Einsicht, nicht allein mit einem Problem dazustehen (vgl. dazu ausführlich Fiedler 2005). Für spezifische Wirkannahmen einzelner Trainings sei auf die jeweiligen Manuale verwiesen (◻ Tab. 31.1). Für den Bereich der Selbstsicherheits- und soziale Fertigkeitstrainings gibt ◻ Tab. 31.2 einen Überblick über die wichtigsten Konzepte.

31.3 Durchführung

Fertigkeitstrainings sind in der Regel komplexe Programme, die meist aus verschiedenen Modulen aufgebaut sind und in ihrem Ablauf und ihrer zeitlichen Struktur variieren. Sie sind relativ hoch standardisiert und stellen die Trainer damit vor die Aufgabe, auf der Prozessebene für einen optimalen Bezug der bearbeiteten Inhalte zu den persönlichen Zielen der Patienten zu sorgen. Dabei gilt es, im Rahmen eines vorgegebenen Vorgehens in angemessener Weise die Besonderheiten des Einzelfalls mit einfließen zu lassen. Eine Individualisierung von Trainingskomponenten erfolgt meist durch die Berücksichtigung von individuellen Problemsituationen, z. B. mit eigenen als unangemessen erlebten Emotionen (im TEK) oder mit individuell als schwierig erlebten Interaktionssituationen (z. B. im GSK).

Trotz aller Unterschiedlichkeit lassen sich Trainingsbausteine benennen, die in der überwiegenden Zahl der Trainings zum Einsatz kommen. Diese werden im Folgenden kurz beschrieben.

Diagnostik Die Diagnostik individueller Problembereiche und Reaktionsmuster dient zum einen der Selbsterfahrung der Teilnehmer, zum anderen aber auch der Vorbereitung relevanter Trainingsinhalte. Schließlich erlaubt eine ausführliche Prä-Post-Diagnostik die Evaluation der Programmeffekte. Beispiele für in diesem Zusammenhang eingesetzte Fragebögen sind der Fragebogen zur Selbsteinschätzung emotionaler Kompetenzen, der Fragebogen zu sozialer Angst und sozialen Kompetenzdefiziten (SASKO; Kolbeck und Maß 2009) oder der Unsicherheitsfragebogen (Ulrich und Ulrich 1977).

Psychoedukation (▶ Kap. 22) Vor dem tatsächlichen Einüben von Verhaltensweisen steht die Vermittlung der Trainingsprinzipien. Den Teilnehmern sollen dabei Ursachen sozialer Defizite und Mechanismen der Veränderung durch das Training erläutert werden. Dazu zählt auch die Definition des gewünschten Zielverhaltens (z. B. die Unterscheidung zwischen aggressiven und selbstsicheren Verhaltensweisen).

Analyse von Problemsituationen Je nach Grad der Individualisierung des Trainings werden hier Problembeispiele einzelner Patienten oder vorgegebene Problemsituationen erarbeitet. Für diese Situationen werden konkrete Übungsziele vereinbart.

Kognitive Interventionen Die verschiedenen Trainingsprogramme arbeiten in unterschiedlichem Ausmaß mit Techniken der kognitiven Umstrukturierung (▶ Kap. 28). Dabei geht es häufig um die Fähigkeit zum Perspektivwechsel, aber auch um Techniken der Selbstinstruktion oder Selbstbestärkung.

Einüben spezifischer Fertigkeiten Die verschiedenen Trainings arbeiten darüber hinaus mit definierten Kompetenzen, wie beispielsweise der progressiven Muskelentspannung (▶ Kap. 33), Achtsamkeit oder verbalen und nonverbalen Interaktionsfertigkeiten. Diese werden in der Regel zunächst durch den Trainer demonstriert und angeleitet und anschließend im Selbstmanagement eingeübt.

Transfer Nach dem Einüben einer Kompetenz in einem geschützten Raum (sprich Therapiegruppe) gilt es, systematisch den Transfer in das reale Leben des Patienten zu fördern. Dieser Transfer sollte explizit thematisiert und vorbereitet werden. Patienten sollten auf mögliche Transferprobleme vorbereitet und bei der Bewältigung auftretender Probleme unterstützt werden.

Rollenspiele Rollenspiele sind ein wesentlicher Bestandteil aller Fertigkeiten- und Kommunikationstrainings, in denen alternative Verhaltensweisen eingeübt werden sollen. Dabei übernehmen Rollenspiele sowohl eine Modell- als auch eine Übungsfunktion (▶ Gut zu wissen).

◻ Tab. 31.1 Auswahl derzeit verfügbarer Manuale zum Training von Selbstsicherheit und sozialen Fertigkeiten

Name	Autor	Aufbau	Eignung
Generische Programme			
Verhaltenstrainingsprogramm zum Aufbau sozialer Kompetenz	Feldhege und Krauthan (1979)	Teilstandardisiertes Programm, 4 Trainingsbereiche: Kommunikation, Kontakt, Selbstbehauptung, Belastung	Nichtklinische Populationen, berufliche Entwicklung
Gruppentraining sozialer Kompetenzen (GSK)	Hinsch und Pfingsten (2015)	Teilstandardisiertes Gruppentraining, Fertigkeiten in 3 Situationstypen	Jugendliche und Erwachsene mit sozialer Unsicherheit
Personal Effectiveness Training (PET)	Liberman et al. (1975)	Teilnehmeroffenes „1-Sitzung-Konzept", Aufbau in 3 Phasen (Planung, Training, Feedback und Transfer)	Psychiatrische Patienten, stationärer oder tagesklinischer Bereich
Assertiveness-Training-Programm (ATP)	Ullrich und de Muynck (2003)	Standardisiertes Trainingsprogramm, 127 Übungen in 4 Bereichen	Klinische Populationen
Indikative Programme			
Mutig werden mit Til Tiger	Ahrens-Eipper et al. (2009)	Teilstandardisierter, hierarchischer Aufbau, Einzel- und Gruppenstunden	Kinder (5–10 Jahre) mit sozialer Unsicherheit oder Angst
Training mit Jugendlichen	Petermann und Petermann (2017)	Teilstandardisiertes Programm mit Einzel- und Gruppentraining	Jugendliche (13–20 Jahre), Prävention aggressiven Verhaltens
Training mit sozial unsicheren Kindern	Petermann und Petermann (2015)	Teilstandardisiertes Einzel- oder Gruppentraining	Kinder mit Verhaltensauffälligkeiten im Sozialbereich
Fit for Life	Jugert et al. (2011)	Modularer Aufbau mit Bausteinen für Training und Fortbildung	Jugendliche
Integriertes psychologisches Trainingsprogramm für schizophren Erkrankte (IPT)	Roder et al. (2008)	Teilstandardisiert, hierarchisch aufgebautes Fertigkeitstraining in Kombination mit Training kognitiver Fertigkeiten	Patienten mit Schizophrenie
Skill Training im Rahmen der dialektischen Verhaltenstherapie bei Borderline-Störungen (DBT)	Linehan (1996)	Standardisiertes Training mit 4 Modulen: Achtsamkeit, interpersonelle Fähigkeiten, Emotionsregulation, Stresstoleranz; therapiebegleitend	Patienten mit Borderline-Persönlichkeitsstörung
Selbsthilfe			
Vertrauen zu sich selbst gewinnen	Bower und Bower (1999)	Strukturiertes Selbstsicherheitstraining	Nichtklinische Populationen
Soziale Kompetenz kann man lernen	Hinsch und Wittmann (2016)	Begleitbuch zum Gruppentraining sozialer Kompetenzen (GSK); als Selbsthilfeprogramm einsetzbar	Nichtklinische Populationen mit sozialer Unsicherheit
Wenn Schüchternheit krank macht	Fehm und Wittchen (2008)	Ratgeber mit 6-stufigem Selbsthilfeprogramm; Schritt 5: energisch und selbstsicher werden	Selbsthilfe bei sozialen Ängsten

◘ Tab. 31.2   Grundlegende Konzepte von Selbstsicherheits- und Fertigkeitstrainings

	Selbstsicherheitstrainings	Fertigkeitstrainings	
		Lerntheoretische Ansätze	Kognitive Ansätze
Zugehörige Begriffe	Durchsetzungsfähigkeit, Assertiveness	Social Skills, Fertigkeiten	Selbstregulation, soziales Problemlösen
Vertreter	Wolpe	Lazarus	Meichenbaum
Ursachen defizitären Verhaltens	Ängste, Hemmungen	Lerndefizite spezifischer Verhaltensweisen	Dysfunktionale Informationsverarbeitung
Angenommene Wirkmechanismen des Trainings	Gegenkonditionierung	Modelllernen, Instruktion, Verstärkung	Veränderung von Selbstverbalisationen
Interventionen	Rollenspiele, operante Verfahren	Modelllernen, Verhaltensübungen, Rückmeldungen	Bewusstmachung negativer und Einüben alternativer Selbstverbalisationen

31

Gut zu wissen

Rollenspiele als Basisintervention bei Trainings sozialer und kommunikativer Kompetenzen

Rollenspiele und Verhaltensübungen gehören heute zum Standardrepertoire verhaltenstherapeutischer Interventionen, stammen ursprünglich jedoch aus dem Psychodrama. Das Rollenspiel dient hauptsächlich dem Ausprobieren und Einüben neuer Verhaltensweisen in problematischen Situationen. Rollenspiele können jedoch auch zur Verhaltensanalyse genutzt werden. Dementsprechend werden **diagnostische Rollenspiele,** in denen der Patient seine üblichen Reaktionsmuster in einer Situation vorstellt, von **therapeutischen Rollenspielen** unterschieden, die korrektive und Modellfunktionen haben. Modelle sind dabei entweder der Therapeut oder andere Gruppenmitglieder, die mögliche Verhaltensalternativen in einer Situation vorspielen. Bei therapeutischen Rollenspielen ist vor allem auf die Herausarbeitung einer spielbaren Situation zu achten. Nach Bestimmung und Analyse des problematischen Verhaltens müssen folgende Aspekte der Situation geklärt werden:

— Ort und Zeit der zu spielenden Situation,
— Anzahl und Art der Interaktionspartner,
— Dauer und Inhalte der zu spielenden Sequenz (Handlung),
— Verhalten der Interaktionspartner, verbal und nonverbal,
— Zielverhalten des Rollenspielers.

Die Konkretheit der Festlegungen kann dabei je nach Ziel des Rollenspiels variieren (improvisiertes versus direktives Rollenspiel). Wesentlicher Bestandteil von Rollenspielen sind Rückmeldungen, die entweder während der Interaktion („coaching" oder „prompting") oder im Anschluss an das Rollenspiel gegeben werden und vor allem gelungene Aspekte des Verhaltens sowie mögliche Alternativen und deren Konsequenzen betonen sollen.

Rückmeldung Rückmeldungen über ein gezeigtes Verhalten können durch den Therapeuten, aber insbesondere auch durch Gruppenmitglieder oder die spielenden Personen selbst erfolgen. Hilfreich ist häufig ein Videofeedback, bei dem Verhaltensweisen im Detail besprochen werden können. Ziel der Rückmeldung ist eine weitere Optimierung des Verhaltens durch konkrete Veränderungsvorschläge.

Hausaufgaben Unerlässlich für die Generalisierung der Übungseffekte und den Transfer in den Alltag sind Hausaufgaben, die meist die Erprobung neuer Verhaltensweisen unter Alltagsbedingungen enthalten (▶ Kap. 34).

31.4 Indikation

Fertigkeitstrainings sind allgemein indiziert, wenn die Kompetenzdefizite das Risiko für die Entwicklung einer psychischen Störung erhöhen (Prävention), wenn sie Bestandteil der Symptomatik oder ätiologischer bzw. aufrechterhaltender Faktor einer Störung sind (Therapie; ▶ Studienbox) oder wenn sie zur Verarbeitung einer bewältigten Störung und zum Krankheitsmanagement benötigt werden (Rehabilitation). ◘ Tab. 31.3 spezifiziert diese allgemeinen Indikationen für die drei beschriebenen Verfahrensgruppen.

◻ Tab. 31.3   Beispiele für Einsatzgebiete von Fertigkeitstrainings

	Training emotionaler Kompetenzen	Soziale Fertigkeitstrainings	Kommunikationstrainings
Grundsätzlicher Indikationsbereich	Defizite im Bereich der Emotionsregulation	Defizite in sozialen Fertigkeiten	Kommunikationsprobleme
Prävention	Risikogruppen, bei denen eine Stärkung der Emotionsregulation das Erkrankungsrisiko zu reduzieren verspricht (z. B. verhaltensauffällige Jugendliche, junge Mütter, Kinder von Eltern mit psychischen Störungen, Personen mit subklinischen psychopathologischen Beschwerden)	Risikogruppen mit sozialen Defiziten, z. B. verhaltensauffällige Kinder und Jugendliche Gruppen mit spezifischen Kompetenzanforderungen (z. B. Lehrer)	Schulung bestimmter Berufsgruppen (z. B. medizinische Berufe, Führungskräfte)
Therapie	Alleinstehende, transdiagnostische Intervention im Rahmen eines Stepped-Care-Ansatzes Flankierende Maßnahme im Rahmen eines Behandlungsprogramms welches auch störungsspezifische Komponenten enthält (Einsatz ggf. erst nach deutlicher Reduktion der Symptomatik)	Komponente in Behandlungsprogrammen für Depression oder soziale Angststörung Behandlung von Interaktionsproblemen	Paartherapie, Komponente in der Behandlung von Depressionen oder Abhängigkeitserkrankungen
Rehabilitation	Maintenance-Förderung und Rückfallprophylaxe; Umgang mit Stress und belastenden Gefühlen, wenn diese die berufliche Leistungsfähigkeit gefährden	Chronifizierte psychische Störungen, z. B. bei Schizophrenie	Rückfallprophylaxe bei Schizophrenie

Studienbox

Soziale Angststörung – Ein Defizit sozialer Fertigkeiten?

Patienten mit sozialer Angststörung schätzen sich – ebenso wie unabhängige Beobachter – häufiger als wenig sozial kompetent ein. Uneinigkeit besteht jedoch darin, ob diese Einschätzungen auf ein tatsächliches Kompetenzdefizit oder auf das Sicherheits- und Vermeidungsverhalten der Betroffenen zurückgehen. Voncken und Bögels (2008) verglichen daher Selbst- und Fremdeinschätzungen sozialer Kompetenzen in einer Leistungs- und einer Interaktionssituation zwischen gesunden Personen und Personen mit einer sozialen Angststörung. Es zeigte sich, dass Personen mit sozialer Angststörung ihre eigene Leistung in beiden sozialen Situationen geringer bewerteten als die Beobachter, was für kognitive Verzerrungen in der Selbsteinschätzung spricht. Gleichzeitig gaben die Beobachter an, in der Interaktionssituation tatsächlich Kompetenzdefizite zu bemerken, während dies in der Leistungssituation nicht der Fall war. Geringere Kompetenzeinschätzungen scheinen also in Leistungssituationen eher auf kognitive Verzerrungen und in Interaktionssituation auf tatsächliche soziale Defizite zurückzugehen. Eine Studie von Heerey und Kring (2007) untersuchte diese Defizite näher und zeigte, dass Personen mit sozialer Angststörung eine höhere motorische Unruhe, eine geringere Synchronizität des Lächelverhaltens sowie mehr Rückversicherungsverhalten an den Tag legten. Entsprechend kann ein speziell auf diese Defizite ausgerichtetes Training sozialer Kompetenzen eine wichtige Ergänzung kognitiv-behavioraler Therapieprogramme sein.

Trotz der breiten Anwendungsmöglichkeiten gibt es eine Reihe von **Kontraindikationen**. Da die gebräuchlichen Programme meist als Gruppentraining konzipiert sind, wird die Gruppenfähigkeit der Patienten vorausgesetzt. Personen, die nicht bereit oder nicht in der Lage sind, über ihre Schwierigkeiten und Probleme in der Gruppe zu sprechen, sollten individuell behandelt werden. Prinzipiell lassen sich zumindest einzelne Komponenten der Fertigkeitstrainings auch in einer Individualtherapie einsetzen. Darüber hinaus setzen die meisten Trainings ein gewisses Ausmaß an Reflexionsvermögen und Selbststeuerungsfähigkeiten voraus. Bei Patienten, die in diesen Bereichen akut oder überdauernd stark beeinträchtigt sind (z. B. aufgrund einer schweren depressiven Symptomatik mit kognitiven Einschränkungen oder ausgeprägten Auffassungsstörungen), muss eine

Trainingsteilnahme kritisch geprüft werden. Eine mangelnde Motivation oder mangelndes Grundverständnis der Konzeption des jeweiligen Trainings sind weitere wesentliche Barrieren für die Durchführung. Des Weiteren sollten die Probleme des Patienten nicht ausschließlich auf tatsächlich gegebene extrem belastende Lebensereignisse zurückzuführen, sondern primär aufgrund von Kompetenzdefiziten des Patienten zu erklären sein. Bei den meisten Trainings ist darüber hinaus akute Suizidalität und das Vorliegen akuter psychotischer Symptome als relative Kontraindikation zu nennen.

31.5 Wirksamkeit

Aufgrund der Vielzahl verschiedener Trainingsprogramme ist es schwierig, allgemeine Aussagen zur Wirksamkeit von Fertigkeitstrainings zu treffen. Die Wirksamkeit des **Trainings emotionaler Kompetenzen** ist mittlerweile für einige Anwendungsgebiete belegt (Berking et al. 2010, 2013, 2019; Eichler et al. 2018; Lotfi et al. 2020). Die Ergebnisse verfügbarer Studien decken sich größtenteils mit klinischen Empfehlungen, wonach das Training vor allem zum Einsatz kommen sollte

1. als Bestandteil eines störungsspezifischen Behandlungsprogramms,
2. als ein erster und (aufgrund des transdiagnostischen Gruppenansatzes) ökonomischer Schritt in einer Stepped-Care-Behandlungskette oder
3. als eine in späteren Therapiephasen eingesetzte Maßnahme zur weiteren Stabilisierung des Therapieerfolgs.

Das Ausmaß der Evidenzbasierung für alternative Ansätze zur systematischen Förderung emotionaler Kompetenz (Barlow et al. 2011; Barnow et al. 2016; Greenberg 2004; Greenberg 1996; Mennin und Fresco 2014) variiert erheblich (vgl. Berking und Lukas 2015). Auffällig dabei ist, dass die meisten empirischen Studien für Ansätze vorliegen, bei denen die Verbesserung der Emotionsregulation nur einer unter mehreren therapeutischen Ansatzpunkten ist (Barlow et al. 2011; Linehan 1996). Aus diesem Grund besteht nach wie vor erheblicher Forschungsbedarf in Bezug auf die Frage, mit welchen Methoden welche emotionalen Kompetenzen am effektivsten gefördert werden können.

Etliche Untersuchungen belegen die spezifische Wirksamkeit von **Trainings zum Erwerb sozialer Kompetenzen**, insbesondere bei selbstunsicheren Patienten (s. Grawe et al. 2001). Diese Studien prüften jedoch meist nur mit einem einfachen Prä-Post-Design Veränderungen in Symptom- und Problemfragebögen, sodass keine Aussagen über die tatsächliche Bedeutung der Veränderung möglich sind (vgl. Pfingsten 1987; Ullrich und Ullrich de Muynck 1999). Es bleibt beispielsweise unklar, ob sich soziale Kompetenzen tatsächlich auch im Alltag verbessern und ob die Effekte auf andere Bereiche als die trainierten generalisieren (soziale Validität). Darüber hinaus ist offen, welche Effekte bei welchen Störungen zu erwarten sind. Einzelne Studien berichten insgesamt positive Effekte von sozialen Fertigkeitstrainings (z. B. Takahashi und Kosaka 2003) bzw. Effekte für einzelne Zielvariablen (z. B. Fox und Boulton 2003). Pilling et al. (2002) lehnen dagegen nach ihrer Metaanalyse soziale Kompetenztrainings in speziellen Anwendungsbereichen (Schizophrenie) als unwirksam ab. Die Metaanalyse von Quinn et al. (1999) über 35 Trainingsprogramme für Kinder und Jugendliche mit emotionalen oder Verhaltensauffälligkeiten zeigte insgesamt positive, jedoch eher geringe Effekte. Eine weitere Metaanalyse im Kinder- und Jugendlichenbereich wies mittlere Effekte nach, die jedoch langfristig nicht aufrechterhalten werden konnten und zwischen Zielgruppen und Trainingsmethoden stark variierten (Beelmann et al. 1994). Bessere Ergebnisse erbrachten dabei Programme, die gezielt bestimmte Fähigkeiten wie Problemlösefähigkeiten (▶ Kap. 32) trainierten.

Für **Kommunikationstrainings** fehlen spezifische Wirksamkeitsnachweise, da sie meist im Rahmen umfassender Therapieprogramme eingesetzt werden. Obwohl beispielsweise die Wirksamkeit kognitiv-verhaltenstherapeutischer Paartherapien gut dokumentiert ist (z. B. Baucom et al. 1998; Christensen et al. 2004), bleibt unklar, welchen Anteil das Kommunikationstraining daran hat.

? Prüfen Sie Ihr Wissen

1. Was versteht man unter emotionalen Kompetenzen und mit welchen Interventionen kann man sie trainieren? ▶ Abschn. 31.1.1
2. Nennen Sie ein Trainingsprogramm sozialer Fertigkeiten und beschreiben Sie dessen Komponenten! ▶ Abschn. 31.1.2
3. Wo kommen Kommunikationstrainings typischerweise zum Einsatz? ▶ Abschn. 31.4

ⓘ Weiterführende Literatur

Berking (2017) beschreibt den theoretischen Hintergrund und die konkrete Vorgehensweisen, die beim Training emotionaler Kompetenzen zum Einsatz kommen. Einen Überblick über den diesbezüglichen Forschungsstand findet sich bei Berking und Lukas (2015).

Ausführliche Erläuterungen zur Entwicklung und zum Gebrauch des Begriffs „soziale Kompetenz" finden sich bei Zimmer (1978a,b). Für eine umfassende Darstellung von Ansätzen zur Diagnostik sozialer Kompetenzen wird auf Kanning (2009) sowie auf Bastians und Runde (2002) verwiesen. Verschiedene Aspekte sozialer Kompetenzen und entsprechende Trainings im klinischen Kontext werden bei Vriends und Margraf (2005) diskutiert; Petermann (2002) gibt einen kurzen Überblick über die Konzeptualisierung sozialer Kompetenzen, deren Diagnostik und Interventionsmöglichkeiten für den Bereich Kinder und Jugendliche.

Literatur

Ahrens-Eipper, S., Leplow, B., & Nelius, K. (2009). *Mutig werden mit Til Tiger. Ein Trainingsprogramm für sozial unsichere Kinder* (2. erw Aufl.). Göttingen: Hogrefe.

Barlow, D. H., Farchione, T. J., Fairholme, C. P., Ellard, K. K., Boisseau, C. L., Ehrenreich-May, J. T., et al. (2011). *The unified protocol for transdiagnostic treatment of emotional disorders: Therapist guide*. New York: Oxford University Press.

Barnow, S., Reinelt, E., & Sauer, C. (2016). *Emotionsregulation.* Heidelberg: Springer.

Bastians, F., & Runde, B. (2002). Instrumente zur Messung sozialer Kompetenzen. *Zeitschrift für Psychologie, 210,* 186–196.

Baucom, D. H., Shoham, V., Mueser, K. T., Daiuto, A. D., & Stickle, T. R. (1998). Empirically supported couple and family interventions for marital distress and adult mental health problems. *Journal of Consulting and Clinical Psychology, 66,* 53–88.

Beelmann, A., Pfingsten, U., & Lösel, F. (1994). Effects of training social competence in children: A meta- analysis of recent evaluation studies. *Journal of Clinical Child Psychology, 23,* 260–271.

Berking, M. (2017). *Training emotionaler Kompetenzen* (4. Aufl.). Heidelberg: Springer.

Berking, M., Ebert, D., Cuijpers, P., & Hofmann, S. G. (2013). Emotion-regulation skills training enhances the efficacy of cognitive behavioral therapy for major depressive disorder. *Psychotherapy and Psychosomatics, 82,* 234–245.

Berking, M., & Lukas, C. (2015). The affect regulation training (ART): A transdiagnostic approach to the prevention and treatment of mental disorders. *Current Opinion in Psychology, 3,* 64–69.

Berking, M., Meier, C., & Wupperman, P. (2010). Enhancing emotion-regulation skills in police officers – Results of a controlled study. *Behavior Therapy, 41,* 329–339.

Berking, M., & Wupperman, P. (2012). Emotion regulation and health: State of the art. *Current Opinion in Psychiatry, 25*(2), 128–134.

Berking, M., Eichler, E., Luhmann, M., Diedrich, A., Hiller, W., & Rief, W. (2019). Affect regulation training reduces symptom severity in depression – A randomized controlled trial. *PLOS ONE, 14*(8), e0220436. ▶ https://doi.org/10.1371/journal.pone.0220436.

Bower, S., & Bower, G. (1999). *Vertrauen zu sich selbst gewinnen.* Freiburg: Herder.

Christensen, A., Atkins, D. C., Berns, S., Wheeler, J., Baucom, D. H., & Simpson, L. E. (2004). Traditional versus integrative behavioral couple therapy for significantly and chronically distressed married couples. *Journal of Consulting and Clinical Psychology, 72,* 176–191.

Ciarrochi, J., Scott, G., Deane, F. P., & Heaven, P. C. (2003). Relations between social and emotional competence and mental health: A construct validation study. *Personality and Individual Differences, 35,* 1947–1963.

Eichler, E., Berking, M., Naumann, E., Wyschka, T., & Svaldi, J. (2018). Wirksamkeit des Trainings emotionaler Kompetenzen zur Reduktion der Essstörungssymptomatik bei der Binge Eating Störung. Symposiumsbeitrag auf dem 36. Symposium der Fachgruppe Klinische Psychologie und Psychotherapie der DGPs, Landau, Deutschland.

Fehm, L., & Wittchen, H.-U. (2008). *Wenn Schüchternheit krank macht. Ein Selbsthilfeprogramm zur Bewältigung Sozialer Phobie* (2. korr Aufl.). Göttingen: Hogrefe.

Feldhege, F.-J., & Krauthan, G. (1979). *Verhaltenstrainingsprogramm zum Aufbau sozialer Kompetenz.* Berlin: Springer.

Fiedler, P. (2005). *Verhaltenstherapie in und mit Gruppen. Psychologische Psychotherapie in der Praxis* (2. Vollst. überarb Aufl.). Weinheim: Beltz PVU.

Fox, C. L., & Boulton, M. J. (2003). Evaluating the effectiveness of a social skill training (SST) programme for victims of bullying. *Educational Research, 45,* 231–247.

Grawe, K., Donati, R., & Bernauer, F. (2001). *Psychotherapie im Wandel. Von der Konfession zur Profession* (5. Aufl.). Göttingen: Hogrefe.

Greenberg, L. S. (2004). Emotion–focused therapy. *Clinical Psychology and Psychotherapy, 11,* 3–16.

Heerey, E. A., & Kring, A. M. (2007). Interpersonal consequences of social anxiety. *Journal of Abnormal Psychology, 116,* 125–134.

Hinsch, R., & Pfingsten, U. (2015). *Gruppentraining sozialer Kompetenzen (GSK). Grundlagen, Durchführung, Anwendungsbeispiele* (6. überarb Aufl.). Weinheim: PVU.

Hinsch, R., & Wittmann, S. (2016). *Soziale Kompetenz kann man lernen* (2. Aufl.). Weinheim: Beltz.

Jugert, G., Rehder, A., Notz, P., & Petermann, F. (2011). *Soziale Kompetenz für Jugendliche. Grundlagen und Training* (9. Aufl.). Weinheim: Juventa.

Kanning, U. P. (2009). *Diagnostik sozialer Kompetenzen* (2. Aufl.). Göttingen: Hogrefe.

Kolbeck, S., & Maß, R. (2009). *Fragebogen zu sozialer Angst und sozialen Kompetenzdefiziten.* Göttingen: Hogrefe.

Liberman, R. P., King, L. W., DeRisi, W. J., & McCann, M. (1975). *Personal effectiveness. Guiding people to assert themselves and improve their social skills.* Champaign: Research Press.

Linehan, M. M. (1996). *Trainingsmanual zur dialektisch-behavioralen Therapie der Borderline-Persönlichkeitsstörung.* München: CIP-Medien.

Lotfi, M., Amini, M. & Shiasy Y. (2020). Effectiveness of Affect Regulation Training Group Therapy on Symptoms of Anxiety and Depression. *Journal of Mazandaran University Medicine Science, 30* (184), 50–60.

Meichenbaum, D. (1985). *Stress inoculation training.* New York: Pergamon.

Mennin, D. S., & Fresco, D. M. (2014). Emotion regulation therapy. In J. J. Gross (Hrsg.), *Handbook of emotion regulation* (S. 469–489). New York: Guilford.

Petermann, F. (2002). Klinische Kinderpsychologie: Das Konzept der sozialen Kompetenz. *Zeitschrift für Psychologie, 210,* 175–186.

Petermann, U., & Petermann, F. (2015). *Training mit sozial unsicheren Kindern. Behandlung von sozialer Angst, Trennungsangst und generalisierter Angst* (11. Aufl.). Weinheim: PVU.

Petermann, F., & Petermann, U. (2017). *Training mit Jugendlichen. Aufbau von Arbeits- und Sozialverhalten* (9. überarb Aufl.). Göttingen: Hogrefe.

Pfingsten, U. (1987). Langzeiteffekte des Gruppentrainings sozialer Kompetenzen. *Zeitschrift für Klinische Psychologie, Psychopathologie und Psychotherapie, 35,* 211–218.

Pilling, S., Bebbington, P., Kuipers, E., Garety, P., Geddes, J., Martindale, B., et al. (2002). Psychological treatments in schizophrenia: II. Meta-analyses of randomised controlled trials of social skilltraining and cognitive remediation. *Psychological Medicine, 32,* 783–791.

Quinn, M. M., Kavale, K. A., Mathur, S. R., Rutherford, R. B., Jr., & Forness, S. R. (1999). A meta-analysis of social skill interventions for students with emotional or behavioural disorders. *Journal of Emotional and Behavioral Disorders, 7,* 54–65.

Roder, V., Brenner, H. D., & Kienzle, N. (2008). *Integriertes psychologisches Therapieprogramm bei schizophren Erkrankten (IPT)* (6. überarb Aufl.). Weinheim: Beltz.

Salter, A. (1949). *Conditioned reflex therapy*. New York: Capricorn.

Schindler, L., & Hahlweg, K. (2013). *Partnerschaftsprobleme. Diagnose und Therapie* (2. Aufl.). Berlin: Springer.

Steinglass, P. (1987). A systems view of family interaction and psychopathology. In T. Jacob (Hrsg.), *family interaction and psychopathology* (S. 25–65). New York: Plenum.

Takahashi, M., & Kosaka, K. (2003). Efficacy of open-system social skills training in inpatients with mood, neurotic and eating disorders. *Psychiatry and Clinical Neurosciences, 57,* 295–302.

Ullrich, R., & de Muynck, R. (2003). *ATP 3: Einüben von Selbstvertrauen* (2. Aufl.). Wien: Klett-Cotta.

Ullrich, R., & Ullrich de Muynck, R. (1999). Selbstwertstörung und soziale Phobie. 25 Jahre Assertiveness Training Programm (ATP) Therapie. In J. Margraf & K. Rudolf (Hrsg.), *Training sozialer Kompetenz* (2. Aufl.). Göttingen: Schneider.

Ulrich, R., & Ulrich, R. (1977). *Der Unsicherheitsfragebogen*. München: Pfeiffer.

Voncken, M. J., & Bögels, S. M. (2008). Social performance deficits in social anxiety disorder: Reality during conversation and bia-

sed perception during speech. *Journal of Anxiety Disorders, 22,* 1384–1392.

Vriends, N., & Margraf, J. (Hrsg.). (2005). *Soziale Kompetenz, Soziale Unsicherheit, Soziale Phobie. Verstehen und Verändern*. Hohengehren: Schneider.

Watzlawick, P., Beavin, J. H., & Jackson, D. D. (2000). *Menschliche Kommunikation*. Bern: Huber.

Wolpe, J. (1958). *Psychotherapy by reciprocal inhibition*. Stanford: Stanford University Press.

Zimmer, D. (1978a). Die Entwicklung des Begriffes der Selbstsicherheit und sozialen Kompetenz in der Verhaltenstherapie. In R. Ullrich & R. Ullrich de Muynck (Hrsg.), *Soziale Kompetenz. Experimentelle Ergebnisse zum Assertiveness-Trainingsprogramm ATP, Bd. 1.* (S. 469–482). München: Pfeiffer.

Zimmer, D. (1978b). Der Begriff der Sozialen Kompetenz und seine Bedeutung für die klinische Verhaltensmodifikation: Soziologische und klinische Aspekte. In R. Ullrich & R. Ullrich de Muynck (Hrsg.), *Soziale Kompetenz. Experimentelle Ergebnisse zum Assertiveness-Trainingsprogramm ATP, Bd. 1.* (S. 483–503). München: Pfeiffer.

31

Stressbewältigungs- und Problemlösetrainings

Antje Bittner und Sylvia Helbig-Lang

Inhaltsverzeichnis

© Springer-Verlag GmbH Deutschland, ein Teil von Springer Nature 2020
J. Hoyer und S. Knappe (Hrsg.), *Klinische Psychologie & Psychotherapie*,
https://doi.org/10.1007/978-3-662-61814-1_32

32

32.1 Beschreibung der Verfahren

Der Begriff **Stressbewältigungstraining** fasst eine Gruppe von Interventionsprogrammen zusammen, die aus verschiedenen inhaltlichen Bausteinen zusammengesetzt sind. Ziele dieser Programme sind die Reduktion aktuellen Stresserlebens sowie die Prävention zukünftigen Stresses. Meichenbaum (2012) schlägt einen Kriterienkatalog zur Gestaltung von Stressbewältigungstrainings vor, der folgende Merkmale enthält:

> **Kriterienkatalog für Stressbewältigungstrainings**
> − Sorgfältige Analyse der Ziele des Programms sowie der Zielgruppe
> − Vielfältigkeit und Flexibilität in der Durchführung
> − Berücksichtigung individueller Bedürfnisse der Teilnehmer
> − Einbeziehung kognitiver und affektiver Faktoren
> − Ausrichtung auf die Zukunft (Antizipation zukünftigen Stresserlebens)
> − Einbeziehen der Teilnehmer in die Gestaltung des Trainings
> − Rückmeldung über Trainingserfolge

Derzeit existiert eine Vielzahl von Programmen, die auf ähnlichen Grundannahmen beruhen und sich meist nur in der Durchführung und den vorgestellten Bewältigungsstrategien unterscheiden (Abb. 32.1). Ausgewählte Beispiele für etablierte Stressbewältigungstrainings sind das Stressimpfungstraining von Meichenbaum (2012), das Verhaltenstraining zur Stressbewältigung von Wagner-Link (2010) sowie die Programme „Optimistisch den Stress meistern" (Reschke und Schröder 2010) und „Gelassen und sicher im Stress" (Kaluza 2018a, b). Einen besonderen Fall stellen die Verfahren zur achtsamkeitsbasierten Stressreduktion (Mindfulness-Based Stress Reduction, MBSR; Kabat-Zinn 2013) dar, die in ▶ Kap. 29 eingehender besprochen werden.

Problemlösetrainings sind zum einen eine wichtige Komponente der meisten Stressbewältigungsprogramme, sie haben zum anderen aber auch einen festen Platz als eigenständiges Modul im Rahmen kognitiv-verhaltenstherapeutischer Interventionen. Der Einsatz von Problemlösetrainings in klinischen Settings begann in den späten 1960er bis frühen 1970er Jahren. Wegweisend war dabei die Arbeit von D'Zurilla und Goldfried (1971). Sie definieren Problemlösen als einen kognitiv-behavioralen Prozess, der eine Reihe von Reaktionsalternativen zum Umgang mit problematischen Situationen ermöglicht und zudem die Wahrscheinlichkeit der Auswahl der effektivsten Handlungsmöglichkeit erhöht. Die Person versucht dabei, effektive und adaptive Lösungen für spezifische Probleme des all-

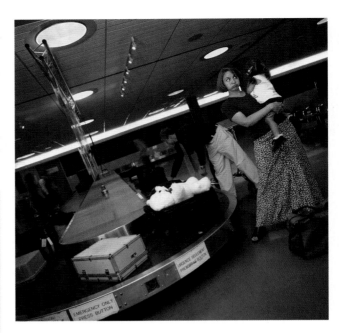

◻ Abb. 32.1   Stress ist ein häufiger Begleiter des Alltags. (© photos. com)

täglichen Lebens zu entwickeln. Ein Problem oder eine problematische Situation wird in diesem Zusammenhang definiert als jede Lebenssituation oder -aufgabe, die eine adaptive Reaktion des Individuums erfordert, aber für welche augenblicklich aufgrund von Hindernissen keine effektiven Strategien bzw. Lösungen für die Person vorhanden oder verfügbar sind. Eine Lösung ist eine situationsspezifische Bewältigungsreaktion (kognitiv und/oder behavioral) als Produkt eines Problemlöseprozesses. Eine effektive Lösung ist dann vorhanden, wenn die Ziele des Problemlösens erreicht wurden (z. B. eine Änderung der Situation oder der emotionalen Reaktion auf diese Situation, sodass diese nicht länger als Problem wahrgenommen wird). Effektive Lösungen sollten gleichzeitig positive Konsequenzen maximieren und negative Folgen minimieren (D'Zurilla und Nezu 2010).

32.2 Wirkprinzipien

Stressbewältigungsprogramme wirken zum einen psychologisch durch die Veränderung der Wahrnehmung und Bewertung stressbezogener Reize und zum anderen physiologisch durch die Veränderung der Reagibilität auf Stressoren (▶ Studienbox). Die Grundannahmen der meisten Programme gehen dabei auf das transaktionale Stressmodell nach Lazarus und Folkman (1984) zurück, das Stress als Ergebnis einer individuellen Bewertung der Beziehung zwischen situativen Anforderungen und persönlichen Ressourcen definiert (◻ Abb. 32.2). Nach Lazarus beeinflussen im Wesentlichen zwei

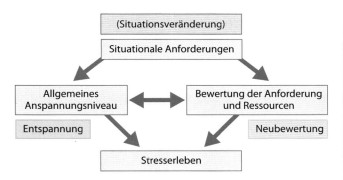

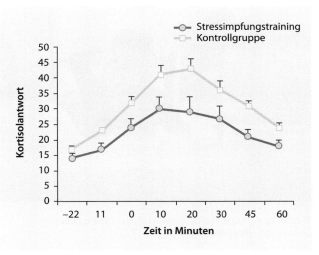

◼ Abb. 32.2 Die Komponenten des Stressmodells und daraus abgeleitete Interventionsansätze

◼ Abb. 32.3 Die im Speichel gemessene Kortisolantwort auf einen sozialen Stressor in einer Gruppe, die zuvor ein Stressbewältigungstraining absolviert hatte, und in der Kontrollgruppe. (Gaab et al. 2003, © 2003, with permission from Elsevier)

Prozesse die Reaktion eines Individuums auf ein stressreiches Ereignis: kognitive Bewertung („cognitive appraisal") und Coping (z. B. Lazarus 1999; Lazarus und Folkman 1984). Während der kognitiven Bewertung bestimmt ein Individuum, inwiefern ein Ereignis eine persönliche Bedeutung hat. „Primary appraisal" umfasst dabei die Bewertung der Relevanz für das physische, soziale und psychische Wohlbefinden. Während des „secondary appraisal" schätzt die Person ein, inwieweit die eigenen Copingfähigkeiten zur Bewältigung der Situation ausreichend sind. Beim Coping wird zwischen problemzentriertem und emotionszentriertem Coping differenziert: Problemzentriertes Coping zielt darauf ab, die stressauslösende Situation zu verändern. Emotionszentriertes Coping hat das Ziel, die eigenen Emotionen im Umgang mit der schwierigen Situation zu bewältigen.

Studienbox

Stressbewältigung reduziert die neuroendokrinologische Stressreaktion

Eine Züricher Studie konnte nachweisen, dass ein kognitiv-behaviorales Stressbewältigungsprogramm, das auf dem Stressimpfungstraining von Meichenbaum beruhte, nicht nur die subjektive Stresswahrnehmung und die erlebte Selbstkontrolle der Teilnehmer verbesserte, sondern dass auch die Aktivierung der Hypothalamus-Hypophysen-Nebennieren-Achse während eines stressinduzierenden Tests („Trierer Sozialer Stress-Test", TSST) geringer ausfiel als bei Personen, die nicht an einem Stresstraining teilgenommen hatten (◼ Abb. 32.3; Gaab et al. 2003). Die beobachteten positiven Effekte des Anti-Stress-Trainings waren auch noch 4 Monate später als geringere Kortisolantwort auf einen akuten Stressor messbar (Hammerfald et al. 2006).

Die zwei Hauptinterventionsgruppen in Stressmanagementprogrammen sind kognitive Techniken, mit denen die Neubewertung von Anforderungen und individuellen Stressauslösern realisiert wird, und verhaltensbezogene Interventionen, die Strategien zur verbesserten Selbstregulation emotionaler und somatischer Reaktionen (z. B. durch Entspannung, Achtsamkeit) vermitteln. Beide Gruppen intendieren den Aufbau und die Erweiterung des bestehenden Repertoires an Stressbewältigungsstrategien.

Die meisten Problemlösetrainings basieren auf dem **Modell des sozialen Problemlösens**, das erstmalig von D'Zurilla und Goldfried (1971) beschrieben wurde. Dieses Modell postuliert, dass Ergebnisse von Problemlöseprozessen in der Regel von zwei unabhängigen Prozessen determiniert werden: der Problemorientierung und der Problemlösekompetenz (◼ Abb. 32.4).

Problemorientierung meint dabei den motivationalen Aspekt des Problemlöseprozesses:

- Wird ein Problem überhaupt wahrgenommen?
- Welche Kognitionen und Emotionen sind mit dem Auftreten von Problemen verbunden?

Problemlösekompetenz umfasst hingegen die Anwendung von fünf Problemlösefähigkeiten:
1. Problemdefinition und -formulierung,
2. Generieren von Lösungsalternativen,
3. Entscheidungsfindung,
4. Implementieren der Lösung und
5. Überprüfung.

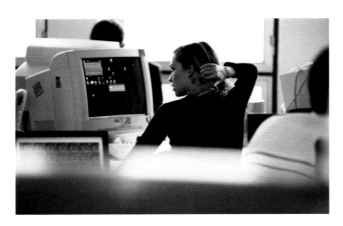

32

Dieses Problemlösemodell weist einige Gemeinsamkeiten mit dem Stressmodell von Lazarus auf (Lazarus 1999; Lazarus und Folkman 1984). Empirische Evidenz für das Modell des sozialen Problemlösens kommt u. a. von Studien, die zeigen konnten, dass Problemlösen den negativen Einfluss auf Emotionen nach stressreichen Lebensereignissen moderiert oder vermittelt (für einen Überblick s. D'Zurilla und Nezu 2010). Außerdem konnte gezeigt werden, dass Problemlösedefizite mit depressiven, Angst-, Ess- sowie Substanzstörungen assoziiert sind (z. B. Aldao et al. 2010). Der Einsatz von Problemlösetrainings basiert demnach auf der Annahme, dass Psychopathologie als ein ineffektiver oder maladaptiver Bewältigungsversuch und seine Konsequenzen verstanden werden kann. Problemlösen wird in diesem Zusammenhang als zentrale Copingstrategie aufgefasst, die adaptives Coping einer Situation, allgemeine Kompetenzen und körperliches Wohlbefinden erhöht sowie negative Effekte von alltäglichem Stress auf das psychische und physische Wohlbefinden verringert bzw. diesem vorbeugt (D'Zurilla und Nezu 2010).

32.3 Durchführung

Die Durchführung des Stressbewältigungstrainings variiert von Programm zu Programm, insbesondere hinsichtlich der Anzahl, Häufigkeit und Dauer der Trainingssitzungen. Gemein ist den Programmen jedoch die Konzeption als Gruppentraining mit 6–12 Teilnehmern. Die Programme bestehen meist aus verschiedenen Bausteinen, wobei wesentliche Inhalte eine individuelle Stressanalyse, das Erlernen verschiedener Bewältigungsstrategien für mögliche Stresssituationen und die Vorstellung von Maßnahmen zur

Stressvorbeugung sind. ■ Tab. 32.1 gibt einen Überblick über derzeit verfügbare Manuale zur Stressbewältigung.

> **Klinisch betrachtet**
>
> **Beispiel: „Gelassen und sicher im Stress"**
> Das Stressbewältigungsprogramm von Kaluza (2018a, b) ist ein Gruppentraining mit 12 wöchentlichen Sitzungen von jeweils anderthalb Stunden. Trotz der vorgegebenen Struktur zeichnet sich das Programm durch eine hohe Flexibilität im Hinblick auf die tatsächliche Kursgestaltung und die Orientierung an den Problemen der Teilnehmer aus. ■ Tab. 32.2 zeigt die einzelnen Kurskomponenten.

Bei der Stressanalyse stehen die Identifikation individuell stressauslösender Bedingungen und Anforderungen sowie die Beschreibung typischer Stresssymptome im Vordergrund. Damit werden Ansatzpunkte für spätere Interventionen zur Stressbewältigung geschaffen (■ Abb. 32.5). Die Strategien, die anschließend zur Stressbewältigung und Prävention trainiert werden, sind hauptsächlich kognitiv-verhaltensorientierten Therapiekonzepten entlehnt. Häufige Bestandteile sind Rollenspiele und Verhaltenstests, Problemlöseansätze, Veränderung von Kognitionen sowie Entspannungsverfahren und die Stärkung individueller Ressourcen. Die zeitliche Strukturierung der Programme ist meist nicht festgelegt; es sollte jedoch darauf geachtet werden, dass zur Übertragung der gelernten Strategien in den Alltag sowie zur Generalisierung auf andere Situationen Übung notwendig ist. Es empfiehlt sich daher ein gestuftes Vorgehen mit Auffrischungs- und Nachkontrollterminen. Blockprogramme sind zwar möglich, aber aufgrund der fehlenden Übungszeit im Alltag eher ungünstig.

Problemlösetrainings sind ein wesentlicher Bestandteil vieler Programme zur Stressbewältigung. Der Grundgedanke eines Problemlösetrainings ist, dass der Prozess des Problemlösens in einzelnen Schritten erfolgt, die mit dem Patienten anhand aktueller Problembeispiele durchgearbeitet werden. Verschiedene Problemlöseansätze unterscheiden sich zwar hinsichtlich der Anzahl und des Auflösungsgrades der einzelnen Schritte, die inhaltlichen Kernpunkte sind jedoch bei allen Vorgehensweisen sehr ähnlich. Zum Trainieren dieser Schrittfolge mit dem Patienten eignet sich der Einsatz von Arbeitsblättern. Beispielhaft wird ein Vorgehen in sechs Schritten dargestellt (► Klinisch betrachtet; s. auch Kaluza 2018a).

□ Tab. 32.1 Überblick zu ausgewählten Stressbewältigungsprogrammen

Name	Autor	Aufbau	Eignung
Gruppenprogramme			
Stressbewältigung	Kaluza (2018a, b)	Offenes, teilstandardisiertes Konzept mit vier Basiskomponenten (□ Tab. 32.2; ▶ Klinisch betrachtet)	Prävention und Gesundheitsförderung in nichtklinischen Populationen
Intervention bei Stress (Stressimpfungstraining)	Meichenbaum (2012)	Teilstrukturiertes Trainingsprogramm mit 3 Phasen: 1. Informationsphase, 2. Lern- und Übungsphase, 3. Anwendungs-/Posttrainingsphase; 12–15 Sitzungen	Prävention und Reduktion von Stress in klinischen und nichtklinischen Populationen
Optimistisch den Stress meistern	Reschke und Schröder (2010)	Standardisiertes Training; Lang- und Kurzform mit 10 bzw. 3 h	Nichtklinische Populationen, vor allem berufliche Stressbewältigung
Rational-emotive Therapie als Gruppentraining gegen Stress	Schelp et al. (1997)	Strukturiertes Training mit obligatorischen Basismodulen und Wahlmodulen (kognitionszentriert, emotionszentriert, verhaltenszentriert)	Rehabilitation in klinischen Populationen (vor allem Ängste, Depression); Prävention von Süchten und Stress durch Lebenskrisen
Verhaltenstraining zur Stressbewältigung	Wagner-Link (2010)	Strukturierte Trainingsbausteine, die indikativ kombiniert werden können	Prävention in nichtklinischen Gruppen; therapeutischer Einsatz bei Belastungsreaktionen
Mindfulness-Based Stress Reduction (MBSR)	Kabat-Zinn (2013)	Strukturiertes Trainingsprogramm; 8 Wochen; achtsame Wahrnehmung des Körpers, Meditation, Yoga-Übungen	Prävention und Reduktion von Stress in klinischen und nichtklinischen Populationen
Indikative Trainings			
Anti-Stress-Training für Kinder	Hampel und Petermann (2003)	Teilstandardisiertes Trainingsprogramm mit verschiedenen Anwendungsmöglichkeiten	Stressprävention und Therapie bei Kindern zwischen 8–13 Jahren
Stressbewältigung im Jugendalter	Beyer und Lohaus (2006)	Modularisiertes Gruppenprogramm mit 8 Doppelstunden; Basismodul: Problemlösen; Ergänzungsmodule: kognitive Strategien, soziale Unterstützung, Entspannung und Zeitmanagement	Schüler der Jahrgangsstufen 7–9
Stresspräventionstraining für Kinder im Grundschulalter	Klein-Heßling und Lohaus (2012)	Strukturiertes Gruppentraining; 8 Sitzungen	Grundschulkinder mit Stresssymptomen
Stressmanagement für Lehrer	Kretschmann (2012)	Teilstrukturiertes Gruppenprogramm mit Lern- und Übungsbausteinen	Prävention von Burnout und Stress bei Lehrern
Selbsthilfeprogramme			
Stress unter Kontrolle	Hoberg und Vollmer (1999)	Ratgeber mit Informationen und Arbeitsanregungen zum Thema	Keine spezifische Indikation
„WAAGE"-Programm	Stollreiter et al. (2000)	Strukturiertes Trainingsprogramm mit 5 Schritten	Vor allem berufsbezogene Stressbewältigung

◼ Tab. 32.2 Programmbausteine des Stressbewältigungsprogramms „Gelassen und sicher im Stress" (Kaluza 2018a, b)

Module		Inhalte
Basismodule	Entspannungstraining	Vermittlung der progressiven Muskelentspannung in der Lang- und Kurzform, Einüben von Ruheformeln
	Kognitionstraining	Identifikation und Veränderung stressverschärfender Kognitionen
	Problemlösetraining	Analyse und Veränderung individueller Stressoren; Bewältigungsmöglichkeiten im Alltag
	Genusstraining	Schulung der Genussfähigkeit und Förderung des Sinneserlebens
Ergänzungsmodule	Sport und Bewegung	Durchführung von Übungen zur körperlichen Aktivierung mit dem Ziel des Stressabbaus
	Sozialer Rückhalt	Übungen zur Förderung des sozialen Rückhalts
	Zielklärung	Reflexion und Klärung persönlicher Zielvorstellungen in Beruf, Familie etc.
	Zeitplanung	Erlernen einer sinnvollen Zeiteinteilung
	Notfallstrategien	Vorstellen der „Quadrat-A-(4A-)Strategie" (Annehmen, Abkühlen, Analysieren, Ablenkung oder Aktion) zum Umgang mit akuten Stresssituationen

32

Klinisch betrachtet

Typisches Vorgehen beim Problemlösen

Frau F. (44 Jahre) – verheiratet, Mutter von zwei Kindern (13 und 7 Jahre alt) und als leitende Angestellte tätig – stellt sich in der psychotherapeutischen Praxis mit Stress-, Überlastungs- und depressiven Symptomen vor. Sie berichtet, dass ihre familiären und beruflichen Probleme ihr seit geraumer Zeit über den Kopf wachsen. Ihr Mann habe vor einigen Monaten einen Job in einer anderen Stadt annehmen müssen und sei nur noch am Wochenende zu Hause. Ihre ältere Tochter habe seit diesem Schuljahr schulische Probleme und verhalte sich ihr gegenüber oft respektlos. Deshalb gebe es oft Streit zu Hause. Beruflich habe sie aufgrund firmeninterner Umstrukturierungen einen völlig neuen Aufgabenbereich übernehmen müssen, was fast täglich Mehrarbeit von ihr erfordere. Die Diagnostik und Anamnese ergab, dass Frau F. eine Reihe von Defiziten in der Problemlösung aufwies. Die Patientin schildert z. B., dass sie nicht mehr wisse, mit welchem Problem sie beginnen solle, und dass sie sich daher oft im Alltag verzettele. Sie versuche alle Probleme irgendwie gleichzeitig anzugehen, scheitere aber regelmäßig adäquate Lösungen zu finden (Lösung: Schritt 1). Außerdem berichtet Frau F., dass sie vor allem in den Streitsituationen mit ihrer Tochter immer wieder ähnliche ungünstige Reaktionen zeige (z. B. Strafen aussprechen) und mit diesen „Standardlösungen" aber nicht weiter komme (Lösung: Schritt 2). Im beruflichen Bereich und auch in der Kommunikation mit ihrem Mann schiebe sie Probleme häufig vor sich her und könne sich schlecht für eine Vorgehensweise entscheiden (Lösung: Schritt 3). Die Patientin berichtet auch, dass sie bisher schon einige Versuche gestartet habe, ihre Probleme zu lösen, aber letztendlich oft an der Durchführung in ihrem stressigen Alltag scheiterte. Hier wurde deutlich, dass Frau F. die Schritte zur Problemlösung nur vage plant und Hindernisse in der Durchführung nicht antizipiert (Lösung: Schritt 4). Bisher habe sie nicht versucht, ihre Problemlöseversuche einmal genauer zu dokumentieren. Sie habe aber das Gefühl, dass bisher überhaupt nichts funktioniert habe (Lösung: Schritt 5 und 6).

1. **Identifizieren und genaues Beschreiben des Problems sowie Definieren der Ziele des Patienten**
   - Sammeln wichtiger Informationen über das Problem, genaue Beschreibung dieser Fakten sowie Differenzieren zwischen objektiven Informationen und unbestätigten Annahmen und Interpretationen.
   - Einsatz der 5 „W-Fragen":
     a) **Wer:** Wer ist am Problem beteiligt? Wer ist dafür verantwortlich?
     b) **Was:** Was ist passiert, dass ich mich jetzt so fühle? Was wird passieren, wenn ich das Problem nicht löse?
     c) **Wo:** Wo tritt das Problem auf?
     d) **Wann:** Wann hat das Problem begonnen?
     e) **Warum:** Warum ist dieses Problem aufgetreten? Warum fühle ich mich traurig?
   - Unterscheiden zwischen problem- und emotionszentrierten Zielen.
2. **Entwicklung von Lösungsmöglichkeiten für das Problem**
   - Ohne eine Bewertung der Güte des Vorschlags sollen so viele Lösungsideen wie möglich notiert werden (Brainstorming). Beim Brainstorming sollen wirklich alle Ideen – auch jene, die initial „unsinnig" erscheinen – gesammelt werden, um neue Lösungsvorschläge entwickeln zu können.

3. **Bewerten der Lösungsmöglichkeiten und Entscheidung**
   - Jede Lösungsidee wird hinsichtlich ihrer Vor- und Nachteile sowie ihrer kurz- und langfristigen Konsequenzen sowohl für die Person selbst als auch ihrer Umwelt explizit bewertet.
     - Erstes, schnelles Screening der Liste mit Lösungsmöglichkeiten: Streichen der offensichtlich ungeeigneten Lösungen (z. B. aufgrund unakzeptabler Risiken oder da sie nicht einsetzbar sind).
     - Bewerten der verbliebenen Lösungsalternativen: Dazu ist der Einsatz einer einfachen Ratingskala von $-3 = $ „sehr unbefriedigend" bis $+3 = $ „sehr zufriedenstellend" sinnvoll. Jeder Vorschlag sollte außerdem auf seine kurz- und langfristigen Konsequenzen untersucht werden.
   - Die wahrscheinlich günstigste Lösungsmöglichkeit oder eine Kombination verschiedener Ideen wird ausgewählt.

4. **Planen von Schritten**
   - Die ausgewählte Lösungsmöglichkeit wird in einzelne Schritte und ihre Ziele zerlegt. Diese sollten überschaubar, direkt umsetzbar und überprüfbar sein. Hindernisse bei der Umsetzung sollten unbedingt berücksichtigt werden. Wenn-Dann-Pläne spezifizieren, wann, wo und wie die Person ein bestimmtes Verhalten zeigen möchte, um das gewählte Ziel zu erreichen. Dies erhöht die Wahrscheinlichkeit, dass gesetzte Ziele auch erreicht werden (Konzept der „implementation intentions", s. Gollwitzer und Sheeran 2006).

5. **Durchführung von Schritten**
   - Alle definierten Problemlöseschritte werden durchgeführt.

6. **Rückblick und Bewertung**
   - Es wird überprüft, ob alle Schritte umgesetzt wurden und wie erfolgreich die Umsetzung war.
   - Die Bewertung erfolgt anhand der in Schritt 3 festgelegten Konsequenzen.
   - Bei nicht erfolgreicher Durchführung wird nach Gründen und Schwierigkeiten gesucht.
   - Anschließend wird auf jene Stufe des Problemlöseprozesses zurückgegangen, die vertieft werden muss. Der Problemlöseprozess wird an dieser Stelle neu initiiert.

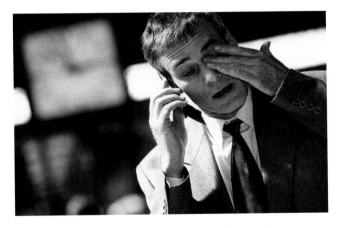

◘ **Abb. 32.5** Stressbewältigungstrainings helfen mit Stress im Berufsleben besser umzugehen. (© photos.com)

32.4 Indikation

Stressbewältigungstrainings sind in der Regel primärpräventive Ansätze und richten sich vorwiegend an nicht- oder subklinische Populationen. Stressbewältigung stellt damit eine wesentliche Schnittstelle zwischen Klinischer Psychologie und Occupational Health Psychology dar. Doch auch im klinischen Kontext sind Stressbewältigungstrainings einzusetzen, wenn ein allgemein erhöhtes Anspannungsniveau auslösender oder aufrechterhaltender Faktor der Störung oder Erkrankung ist. Dies trifft in erster Linie auf psychosomatische Erkrankungen im kardiovaskulären und gastrointestinalen Bereich zu; aber auch bei psychischen Störungen, wie Ängsten, Depressionen oder Schlafstörungen, kann ein erhöhtes Anspannungsniveau eine Rolle spielen (▶ Exkurs). Dort können Elemente aus Stressbewältigungstrainings sinnvoll den individuellen Behandlungsplan ergänzen.

Exkurs

Ursprünge der Stressforschung

Die systematische Forschung zu Stress und stressbedingten Reaktionen geht auf Hans Selye zurück, der bei Tierexperimenten beobachtete, dass verschiedenste soziale oder umweltbedingte Stressoren zu körperlichen Veränderungen und Erkrankungen führten (◘ Abb. 32.6). Diese Belastungsreaktion bezeichnete Selye als „allgemeines Adaptionssyndrom". Selye gründete das International Institute of Stress, das sich der Erforschung des Zusammenhangs zwischen belastenden Lebensbedingungen und seelischer und körperlicher Gesundheit befasste. Selye gilt als Vater der Stressforschung. Er hat 39 Bücher zu Stress verfasst, die in 17 Sprachen übersetzt wurden, und er ist auch heute noch der meist zitierte Autor zu diesem Thema.

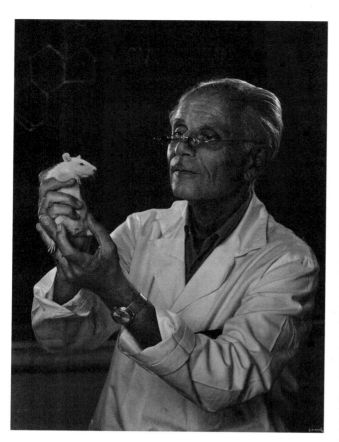

Abb. 32.6 Hans Selye (1907–1982, © 1973. Yousuf Karsh, National Gallery of Australia, Canberra), der Begründer der modernen Stressforschung. Er fand zunächst in Tierversuchen eine spezifische Reaktion auf belastende Reize, die er als „allgemeines Adaptionssyndrom" bezeichnete

Grundvoraussetzungen für die Durchführung eines Stressbewältigungstrainings sind die Gruppenfähigkeit und Motivation der Teilnehmer. Dadurch bestehen Einschränkungen für Patienten mit stark beeinträchtigenden körperlichen oder psychischen Erkrankungen, insbesondere psychotischem Erleben, Suchtproblematiken sowie suizidalem Verhalten oder starken Ängsten. Wenn der Stress aus realen, existenziell bedrohlichen Lebensumständen resultiert, sind Stressbewältigungsprogramme allein möglicherweise nicht ausreichend und müssen individuell durch flankierende medizinische, psychologische und/oder soziale Maßnahmen (z. B. Krisenintervention, Psychotherapie, Sozialarbeit) ergänzt werden.

Problemlösetrainings sind – wie bereits erwähnt – ein wichtiger Bestandteil von Stressbewältigungsprogrammen, sie werden aber auch als eigenständige Verfahren bei einer Vielzahl unterschiedlicher Störungen und Probleme eingesetzt: bei Angststörungen, Depression, Schizophrenie, Essstörungen, Alkoholproblemen, sexuellen Störungen, Partnerschaftsproblemen, familiären Konflikten, Spannungskopfschmerzen, Selbstunsicherheit, sozialen Defiziten und der Bewältigung negativer Gefühle. Das Training ist sowohl für Kinder und Jugendliche als auch Erwachsene geeignet. Es ist im Einzel-, Paar-, Familien- und Gruppensetting anwendbar. Problemlösetrainings können im Rahmen ambulanter Therapie und in stationären Settings eingesetzt werden.

Differenzierte Kriterien zu **Kontraindikationen** bestehen nicht. Beim Einsatz von Problemlösetraining in der Psychotherapie sind allerdings Fälle nicht selten, in denen angesichts bestehender Kompetenzdefizite (z. B. in der sozialen Kompetenz, der Selbstkontrolle oder in der Emotionsregulation) oder aufgrund psychischer Störungen (z. B. Depression, soziale Angststörung) zunächst erst die Voraussetzungen für neue Lösungen und damit neues Verhalten erarbeitet und eingeübt werden müssen. Zum Beispiel könnte im Rahmen eines Verhaltensexperiments oder eines Rollenspiels zunächst erprobt werden, wie eine (bisher vermiedene) Problemlösung (z. B. den Chef um eine Gehaltserhöhung bitten) in geeigneter und damit aussichtsreicher Form anzustreben wäre. Probleme bei der Durchführung können sich allerdings bei Patienten mit stärkeren intellektuellen Beeinträchtigungen ergeben, wobei Problemlösetrainings auch bei Personen mit leichter geistiger Behinderung einsetzbar sind. Ein Problemlösetraining ist u. U. auch dann kontraindiziert, wenn sofortige Maßnahmen eingeleitet werden müssen (z. B. in einer akuten Krise).

32.5 Wirksamkeit

Insbesondere für kognitiv-verhaltenstherapeutische Stressmanagementtrainings liegen Befunde vor, die positive Effekte auf der Ebene des subjektiven Befindens sowie in Verhaltens- und physiologischen Parametern nachweisen (z. B. Regehr et al. 2013). Im Bereich subjektiven Erlebens zählte ein Zuwachs an Selbstvertrauen, Autonomie sowie ein günstigeres Copingverhalten und ein allgemein geringeres Anspannungsniveau zu den Trainingseffekten (z. B. Wagner-Link 2010; Reschke und Schröder 2010). Auf Verhaltensebene wurde nach Stressbewältigungstrainings u. a. eine geringere Inanspruchnahme medizinischer Leistungen nachgewiesen (Perna et al. 2003). Des Weiteren ließ sich eine allgemeine Senkung des Kortisolspiegels (Marcus et al. 2003) und niedrigere Kortisolwerte bei Stressinduktion nach Stressbewältigungstrainings nachweisen.

Obwohl die hier vorgestellten Studien meist den Kriterien klinischer Kontrollgruppenstudien genügen, werden oft nur einzelne stressassoziierte Maße untersucht oder die Gesamteffektivität eines spezifischen Programms evaluiert. Damit bleibt unklar, welche Komponenten des Stressbewältigungstrainings tatsächlich wirksam sind. Auch Daten zu langfristigen Ef-

Validierung eines Stressbewältigungsprogramms

Kaluza (1998, 1999) untersuchte sein Programm „Gelassen und sicher im Stress" anhand eines randomisierten, prospektiven Designs. Gesunde Personen (n = 99) wurden entweder einer Interventionsgruppe (Stressbewältigungstraining) oder einer Kontrollwartelistengruppe zugeteilt. Jeweils vor und nach der Interventionsphase füllten die Teilnehmer Fragebögen zum Befinden und Stresserleben aus. Zusätzlich wurde 6 Monate nach Beendigung des Trainings eine Follow-up-Untersuchung durchgeführt (n = 80). Die Auswertung erfolgte mit Hilfe von multivariaten Kovarianzanalysen. Programmteilnehmer berichteten nach Beendigung des Trainings eine Zunahme aktiver Bewältigungsstrategien und positiver Befindensaspekte sowie eine Abnahme der subjektiven Belastungseinschätzung in verschiedenen Lebensbereichen. Diese Ergebnisse erwiesen sich in der Follow-up-Untersuchung als stabil. Auch noch nach 6 Monaten zeigten die Trainingsteilnehmer mehr Bewältigungsmöglichkeiten und ein besseres psychisches Befinden als die Kontrollpersonen.

---

fekten von Stressbewältigungstrainings liegen nur in begrenztem Umfang vor. Einen Nachweis für die Aufrechterhaltung erreichter Veränderungen erbrachte Kaluza (1998, 1999; ▶ Studienbox). Die Wirksamkeit von MBSR-Programmen wurde in jüngerer Zeit durch unterschiedliche Metaanalysen untersucht (für gesunde Probanden z. B. Khoury et al. 2015; für Personen mit verschiedenen somatischen und psychischen Störungsbildern Grossman et al. 2004). Beide Studien zeigen zufriedenstellende Effektstärken; es zeigt sich weiterhin ein spezifischer Effekt von MBSR auf klinische Maße von Depression oder Angst (Khoury et al. 2015).

Die Wirksamkeit von Problemlösetrainings für verschiedene Patienten-/Klientenpopulationen und unterschiedliche klinische Probleme wird von einer Vielzahl von Studien belegt (D'Zurilla und Nezu 2010). Auch Grawe et al. (2001) bescheinigten dem untersuchten Problemlösetrainings ein außerordentlich gutes Wirkungsprofil. Positive Veränderungen konnten mit großer Zuverlässigkeit in einem breiten Spektrum hervorgerufen werden. Darüber hinaus blieben die erzielten Verbesserungen auch in Katamneseuntersuchungen stabil oder es gab sogar bedeutsame weitere Verbesserungen. Interessanterweise wurden in keiner der Studien bedeutsame Rückfälle oder sonstige Verschlechterungen festgestellt. Besonders gut untersucht ist die Wirksamkeit von Problemlösetrainings für die Behandlung depressiver Störungen (Bell und D'Zurilla 2009). Die positive Problemorientierung (u. a. die Fähigkeit, Probleme als lösbare Herausforderungen zu verstehen) erwies sich dabei besonders für Patienten mit depressiven Störungen als wertvolle Einzelkomponente des Problemlösetrainings.

❓ Prüfen Sie Ihr Wissen

1. Welche grundlegenden Ziele verfolgen Stressbewältigungstrainings? ▶ Abschn. 32.1

2. Welche Interventionsarten kommen bei Stressbewältigungstrainings primär zum Einsatz? ▶ Abschn. 32.2

3. Aus welchen Schritten besteht typischerweise das Vorgehen beim Problemlösetraining? ▶ Abschn. 32.3

4. In welchen Populationen können Stressbewältigungstrainings sinnvollerweise eingesetzt werden? ▶ Abschn. 32.4

ℹ Weiterführende Literatur

Als Grundlagenliteratur zum Forschungsgegenstand Stress bietet Nitsch (1981) einen Überblick. Eine umfassende Darstellung zu Beanspruchung und Belastungsfolgen im Arbeitsleben ist bei Richter und Hacker (2014) zu finden. Zur Vertiefung des Verständnisses einzelner Elemente von Stressbewältigungstrainings bietet Koppenhöfer (2004) eine umfassende Darstellung eines Genusstrainings; Petermann und Vaitl (2014) stellen verschiedene Entspannungsverfahren und ihre Anwendung vor.

Literatur

Aldao, A., Nolen-Hoeksema, S., & Schweizer, S. (2010). Emotion-regulation strategies across psychopathology: A meta-analytic review. *Clinical Psychology Review, 30,* 217–237.

Bell, A. C., & D'Zurilla, T. J. (2009). Problem-solving therapy for depression: A meta-analysis. *Clinical Psychology Review, 29,* 348–353.

Beyer, A., & Lohaus, A. (2006). *Stressbewältigung im Jugendalter: Ein Trainingsprogramm.* Göttingen: Hogrefe.

D'Zurilla, T. J., & Goldfried, M. R. (1971). Problem solving and behaviour modification. *Journal of Abnormal Psychology, 78,* 107–126.

D'Zurilla, T. J., & Nezu, A. M. (2010). Problem-solving therapies. In K. S. Dobson (Hrsg.), *Handbook of cognitive-behavioral therapies* (3. Aufl., S. 197–225). New York: Guilford.

Gaab, J., Blättler, N., Menzi, T., Pabst, B., Stoyer, S., & Ehlert, U. (2003). Randomized controlled evaluation of the effects of cognitive-behavioral stress management on cortisol responses to acute stress in healthy subjects. *Psychoneuroendocrinology, 28,* 767–779.

Gollwitzer, P. M., & Sheeran, P. (2006). Implementation intentions and goal achievement: A meta-analysis of effects and processes. *Advances in Experimental Social Psychology, 38,* 69–119.

Grawe, K., Donati, R., & Bernauer, F. (2001). *Psychotherapie im Wandel. Von der Konfession zur Profession* (5. Aufl.). Göttingen: Hogrefe.

Grossman, P., Niemann, L., Schmidt, S., & Walach, H. (2004). Mindfulness-based stress reduction and health benefits: A meta-analysis. *Journal of Psychosomatic Research, 57,* 35–43.

Hammerfald, K., Eberle, C., Grau, M., Kinsperger, A., Zimmermann, A., Ehlert, U., & Gaab, J. (2006). Persistent effects of cognitive-behavioral stress management on cortisol responses to acute stress in healthy subjects – A randomized controlled trial. *Psychoneuroendocrinology, 31,* 333–339.

Hampel, P., & Petermann, F. (2003). *Anti-Stress-Training mit Kindern* (2. überarb Aufl.). Weinheim: Beltz PVU.

Hoberg, G., & Vollmer, G. (1999). *Stress unter Kontrolle* (2. Aufl.). Stuttgart: Klett.

Kabat-Zinn, J. (2013). *Full catastrophe living: Using the wisdom of your body and mind to face stress, pain, and illness.* New York: Bantam Books.

Kaluza, G. (1998). Effekte eines kognitiv-behavioralen Stressbewältigungstrainings auf Belastung, Bewältigung und (Wohl-)befinden – eine randomisierte, kontrollierte, prospective Interventionsstudie in der primären Prävention. *Zeitschrift für Klinische Psychologie, 27,* 234–243.

Kaluza, G. (1999). Sind die Effekte eines primärpräventiven Stressbewältigungstrainings von Dauer? Eine randomisierte, kontrollierte Follow-up-Studie. *Zeitschrift für Gesundheitspsychologie, 7,* 88–95.

Kaluza, G. (2018a). *Stressbewältigung – Trainingsmanual zur psychologischen Gesundheitsförderung* (4. Aufl.). Heidelberg: Springer.

Kaluza, G. (2018b). *Gelassen und sicher im Stress. Das Stresskompetenz-Buch: Stress erkennen, verstehen, bewältigen* (7. Aufl.). Heidelberg: Springer.

Khoury, B., Sharma, M., Rush, S. E., & Fournier, C. (2015). Mindfulness-based stress reduction for healthy individuals: A meta-analysis. *Journal of Psychosomatic Research, 78,* 519–528.

Klein-Heßling, J., & Lohaus, A. (2012). *Stresspräventionstraining für Kinder im Grundschulalter* (3. Aufl.). Göttingen: Hogrefe.

Koppenhöfer, E. (2004). *Kleine Schule des Genießens. Ein verhaltenstherapeutisch orientierter Behandlungsansatz zum Aufbau positiven Erlebens und Handelns.* Lengerich: Pabst.

Kretschmann, R. (2012). *Stressmanagement für Lehrerinnen und Lehrer. Ein Trainingsbuch mit Kopiervorlagen* (4. Aufl.). Weinheim: Beltz.

Lazarus, R. S. (1999). *Stress and emotion: A new synthesis.* New York: Springer.

Lazarus, R. S., & Folkman, S. (1984). *Stress, appraisal, and coping.* New York: Springer.

Marcus, M. T., Fine, M., Moeller, F. G., Khan, M. M., Pitts, K., Swank, P. R., & Lier, P. (2003). Change in stress levels following mindfulness-based stress reduction in a therapeutic community. *Addictive Disorders and Their Treatment, 2,* 63–68.

Meichenbaum, D. (2012). *Intervention bei Stress. Anwendung und Wirkung des Stressimpfungstrainings* (3. Aufl.). Bern: Huber.

Nitsch, J. R. (Hrsg.). (1981). *Stress – Theorien, Untersuchungen, Maßnahmen.* Bern: Huber.

Perna, F. M., Antoni, M. H., Baum, A., Gordon, P., & Schneiderman, N. (2003). Cognitive behavioral stress management effects on injury and illness among competitive athletes: A randomized clinical trial. *Annals of Behavior Medicine, 25,* 66–73.

Petermann, F., & Vaitl, D. (Hrsg.). (2014). *Entspannungsverfahren. Das Praxishandbuch* (5. Aufl.). Weinheim: Beltz PVU.

Regehr, C., Glancy, D., & Pitts, A. (2013). Interventions to reduce stress in university students: A review and meta-analysis. *Journal of Affective Disorders, 148,* 1–11.

Reschke, K., & Schröder, H. (2010). *Optimistisch den Stress meistern. Ein Programm für Gesundheitsförderung, Therapie und Rehabilitation* (2. Aufl.). Tübingen: dgvt-Verlag.

Richter, P., & Hacker, W. (2014). *Belastung und Beanspruchung. Stress, Ermüdung und Burnout im Arbeitsleben* (4. Aufl.). Heidelberg: Asanger.

Schelp, T., Gravemeier, R., & Maluck, D. (1997). *Rational-emotive Therapie als Gruppentraining gegen Stress: Seminarkonzepte und Materialien* (2. Aufl.). Bern: Huber.

Stollreiter, M., Völgyfy, J., & Jencius, T. (2000). *Stressmanagement. Das WAAGE-Programm: Mehr Erfolg mit weniger Stress.* Weinheim: Beltz.

Wagner-Link, A. (2010). *Verhaltenstraining zur Stressbewältigung. Arbeitsbuch für Therapeuten und Trainer* (6. Aufl.). Stuttgart: Klett-Cotta.

32

Entspannungsverfahren

Uwe Ruhl, Isabel Hach und Hans-Ulrich Wittchen

Inhaltsverzeichnis

© Springer-Verlag GmbH Deutschland, ein Teil von Springer Nature 2020
J. Hoyer und S. Knappe (Hrsg.), *Klinische Psychologie & Psychotherapie*,
https://doi.org/10.1007/978-3-662-61814-1_33

33.1 Beschreibung der Verfahren

Mit dem Hinweis, wie wichtig Phasen der Erholung und Entspannung als Gegenpol zu Phasen von Anstrengung und Mühe sind, beginnen Vaitl und Petermann (2014) ihr wohl auf diesem Gebiet einzigartiges Handbuch der Entspannungsverfahren. Sie betonen, dass für die Funktionstüchtigkeit von Organsystemen und Organismus als Ganzes der Wechsel und die Balance von Anspannung und Entspannung entscheidend ist. Auch im Alltag wird der Begriff Entspannung insbesondere in Verknüpfung mit Stress- und Stressbelastungen häufig verwendet und ist assoziativ bei nahezu allen Menschen eng mit den Begriffen Erholung, Ruhe, Wohlbefinden und „Gesundheit" verknüpft.

Entspannungsverfahren als basale Interventionsstrategie im medizinischen, klinisch-psychologischen und psychotherapeutischen Kontext sind allerdings – ungeachtet ihrer historischen Ursprünge und kulturellen Spielarten – Erfindungen des 19. und 20. Jahrhunderts (Vaitl und Petermann 2014). Sie finden Anwendung in der Prävention, Beratung, der Therapie und der Rehabilitation.

> **Definition**
>
> Unter dem Begriff **Entspannungsverfahren** lassen sich viele Methoden mit unterschiedlichen Traditionen, Techniken und Zielsetzungen zusammenfassen. Alle haben mehr oder minder explizit gemeinsam, dass sie letztlich eine „Entspannungsreaktion" herbeiführen. Diese kann als spezifischer psychophysiologischer Prozess definiert werden, bei dem es zu einer Absenkung des Arousalniveaus kommt.

Psychologisch kann Entspannung als eine Verschiebung auf Erregungs-, Spannungs- oder Unlust-Dimensionspolen in Richtung Beruhigung, Lösung oder Wohlbefinden beschrieben werden. Der psychophysiologische Prozess lässt sich auf verschiedenen Ebenen beschreiben und untersuchen:

- der körperlichen Ebene (neuromuskuläre, kardiovaskuläre, respiratorische, elektrodermale, zentralnervöse, stoffwechselbezogene Indikatoren),
- der Ebene des Verhaltens (Motorik, Reaktionsrate) sowie
- der Ebene der Emotionen und Kognitionen (z. B. Stimmungs- oder Befindlichkeitsskalen).

Nach Art der Entspannungsinduktion und Entspannungsreaktion lassen sich folgende Hauptgruppen von Entspannungsverfahren im klinischen Kontext der Standardverfahren unterscheiden (◘ Tab. 33.1). Nach der historischen Entwicklung geordnet sind dies

- Hypnose,
- autogenes Training (AT),
- Meditationsverfahren,
- progressive Muskelentspannung (PMR),
- imaginative Verfahren und
- Biofeedback.

Jede dieser Verfahrensgruppen weist z. T. vielfältige Varianten und Erweiterungen auf; darüber hinaus sind Kombinationen, z. B. PMR mit imaginativen Verfahren oder Biofeedback, in der Praxis eher die Regel als die Ausnahme. Als *reine* Entspannungsverfahren können im engeren Sinne die PMR und das autogene Training angesehen werden. Bei der Hypnose und dem Biofeedback (▶ Kap. 53) stellt das Erreichen einer Entspannungsreaktion zumeist nur einen Teil der Wirkung dar. Dies deutet auch darauf hin, dass diese Verfahren durchaus gewisse Effektunterschiede aufweisen, die wichtige Entscheidungsgesichtspunkte bei der Indikation eines Verfahrens haben können. Zum Beispiel sind Muskelentspannungseffekte nur in der Hypnoseinduktion zu erwarten, nicht aber zwangsläufig in der Suggestionsphase. Biofeedbackverfahren zielen häufig auf die spezifische, häufig eng definierte Kontrolle einzelner physiologischer Funktionen ab und nicht auf die Herstellung einer generalisierten Entspannungsreaktion. Bei den Achtsamkeitsübungen ist die Entspannung ein möglicher Effekt, aber nicht das Ziel. Bei

◘ **Tab. 33.1** Klassifikation der Entspannungsverfahren nach Art der Entspannungsinduktion. (Nach Vaitl 2004a, © 1994 Psychologie Verlags Union in der Verlagsgruppe Beltz · Weinheim Basel)

Entspannungsmethode	Art der Entspannungsinduktion				Schwerpunkt der Entspannungsreaktion	
	Autoinstruktiv	Heteroinstruktiv	Aktiv	Passiv	Somatisch	Psychisch
Hypnose	–	++	–	+	+	+
Autogenes Training	++	–	–	+	++	–
Meditation	++	–	–	+	+	+
Imaginative Verfahren	–	++	+	+	++	+
Progressive Muskelrelaxation	+	+	+	–	++	–
Biofeedback	–	–	+	–	++	–

– fehlt oder nur schwach ausgeprägt; + vorhanden; ++ deutlich ausgeprägt

einer Achtsamkeitsübung soll jedes Gefühl zugelassen werden; dies kann Entspannung sein, aber auch jeder andere Gefühlszustand ist im Sinne der Achtsamkeitsübung willkommen (vgl. Eifert 2011, S. 58).

> **Wichtig**
>
> Entspannungsverfahren sind hinsichtlich ihrer Traditionen, Zielsetzungen, dem Wirkspektrum und den eingesetzten Techniken keineswegs als eine homogene Verfahrensgruppe anzusehen.

Dies wird noch deutlicher, wenn weitere charakteristische Ziele und potenzielle Wirkmechanismen betrachtet werden.

33.2 Wirkprinzipien

Bei den Wirkmechanismen ist zwischen den akuten und den langfristigen Effekten zu unterscheiden. Während der Durchführung der meisten Verfahren ist zumeist auf einer oder mehreren Ebenen (physiologisch, kognitiv, affektiv) mit einer Entspannungsreaktion zu rechnen, wenngleich bei der ersten Übungssitzung aufgrund der Unsicherheit und der ungewohnten Übungssituation auch phasische Unruhe oder Nervosität auftreten können. In Bezug auf therapeutische Ziele scheint allerdings der Effekt primär durch regelmäßiges (zumeist tägliches) Üben zustande zu kommen.

> **Wichtig**
>
> Eine stabile und schneller eintretende Entspannungsreaktion ist nur bei regelmäßiger Anwendung zu erzielen.

Im Zusammenhang mit regelmäßigen Übungen und stabiler Entspannungsreaktion wird z. B. auf der psychischen Ebene beschrieben, dass Emotionen (z. B. Angst) nur schwer ausgelöst werden können. Dies wird im Sinne einer angstinkompatiblen Reaktion u. a. in der systematischen Desensibilisierung (Maercker und Krampen 2009) als Strategie aufgegriffen. Ferner wird häufig vom Patienten berichtet, dass sich ein körperliches und geistiges Frischegefühl einstellt und Außenreize an Bedeutung verlieren. Auf der physiologischen Ebene finden neuromuskuläre, kardiovaskuläre, respiratorische, elektrodermale und zentralnervöse Stoffwechseländerungen statt (Vaitl 2004a).

Entspannungsverfahren leisten aber mehr! Über diesen relativ uniformen Wirkmechanismus einer Aktivierungssenkung hinaus können Entspannungsverfahren, je nach Art des Verfahrens bzw. der Durchführung, eine Vielzahl weiterer psychologischer Prozesse anstoßen (s. Übersicht).

> **Psychologische Effekte von Entspannungsverfahren**
>
> - Verbesserte Selbstkontrolle durch den Erwerb von Fertigkeiten im Umgang mit körperlichen Reaktionen und ihren Konsequenzen (z. B. Stressreaktionen)
> - Entwicklung von gezielten spezifischen Kontrollstrategien körperlicher und physiologischer Prozesse (z. B. durch Kombination mit Biofeedback)
> - Entwicklung von Kontrollüberzeugungen bei der Bewältigung von körperlichen Belastungsreaktionen
> - Sensitivierung für körperliche Vorgänge durch Induktion und Fokussierung
> - Induktion und Verstärkung imaginativer Prozesse

Allen Verfahren ist gemeinsam, dass nur durch einen kontinuierlichen Übungsvorgang stabile Effekte erfolgen. Art und Umfang dieses Übungsvorganges sind hingegen bei den Verfahren unterschiedlich. Bei allen Verfahren kann es Probleme bei der Aufrechterhaltung einer hinreichenden Behandlungsmotivation geben (Adhärenz). Häufigste Ursache für eine unzureichende Entspannungsreaktion und geringwertige Effekte im Verlauf stellt eine unzureichende Übungsfrequenz bzw. Implementierung in den Alltag von Patienten dar.

33.3 Durchführung

Von den genannten Entspannungsverfahren werden in diesem Beitrag exemplarisch vor allem die progressive Muskelrelaxation in einigen ihrer Varianten sowie einige Elemente des autogenen Trainings dargestellt. Es wird weiterhin auf Elemente der achtsamkeitsbasierten Verfahren eingegangen. Zu den Grundlagen und Anwendungsmodalitäten der anderen Verfahren wird auf Vaitl und Petermann (2014) zur Vertiefung verwiesen.

Der Anwendung von allen Entspannungsverfahren im klinischen Kontext ist gemeinsam, dass sie in einen allgemeinen Behandlungsplan eingebettet sind. Im Kontext der Psychotherapie gelten die allgemeinen Strukturierungsregeln des diagnostischen und therapeutischen Prozesses (► Kap. 19, 20 und 21).

Das gilt vor allem hinsichtlich einer auf das Störungsbild und die Problemlage des Patienten abgestimmten Aufklärung über die Funktion und die Begründung des Einsatzes des entsprechend gewählten Verfahrens sowie die Aufklärung über die Behandlungsregeln, Wirkungen, Nebenwirkungen und durchführungstechnischen Besonderheiten (Psychoedukation). Hierzu findet sich im Kasten ► Klinisch betrachtet in ► Abschn. 33.3.1 ein Beispiel aus der progressiven Muskelrelaxation (PMR).

Mit Ausnahme der stark heteroinstruktiven Verfahren (Hypnose und imaginative Verfahren) sieht der typische Ablauf bei Entspannungsverfahren wie folgt aus:

1. Der Übungsablauf und Übungskontext wird zunächst unter therapeutischer Anleitung in der **Therapiesitzung** eingeübt. Dabei wird die Übung in der Regel anfangs unabhängig von konkreten Problemsituationen vermittelt. „Erst die Sprache lernen, dann sie im Alltag gebrauchen!" gibt der Therapeut die Instruktionen vor und der Patient lernt die entsprechende Umsetzung. Diese Übungssitzungen können als Einzel- oder Gruppentherapien durchgeführt werden. Bei den initialen therapeutischen Sitzungen achtet der Therapeut auf die korrekte Durchführung und greift korrigierend ein, bzw. ändert, passt Instruktionen und Rahmenbedingungen (z. B. Sitzhaltung, Stuhl) ggf. an, um durchführungstechnische Probleme zu lösen. Je nach Verfahren und Störungskomplexität werden die Übungssitzungen anfangs 1- bis 2-mal wöchentlich durchgeführt. Die Dichte der Sitzungen nimmt üblicherweise je nach Gesamtbehandlungsplan zunehmend ab.

2. Zwischen den Sitzungen wird der Patient instruiert, auch unter häuslichen Bedingungen regelmäßig zu üben; dabei wird im Sinne schnellerer Lerneffekte und einer Automatisierung zumeist tägliches Üben angestrebt. Die häuslichen Sitzungen können durch eine CD, Smartphone-Apps oder durch schriftliche Materialien unterstützt werden. Zur zeitnahen Dokumentation von häuslichem Übungserfolg und -problemen empfiehlt sich die Vorgabe eines Entspannungsprotokolls.
Besonders in der Übungsphase sollte darauf geachtet werden, dass eine förderliche Umgebung gewährleistet ist, d. h. störende Reize vermieden werden, z. B. Handys ausgeschaltet werden. Bei zunehmender Übungsdauer spielt dies aufgrund der verbesserten Entspannungsreaktion eine untergeordnete Rolle.

3. In der abschließenden **Umsetzungsphase** geht es darum, das Gelernte in den Alltag bzw. gezielt auf die Problemsituationen des Patienten zu übertragen. Diesbezüglich gibt es große verfahrensspezifische Unterschiede.

Möglichst detaillierte Hausaufgaben (▶ Kap. 34), z. B. einen bestimmten Entspannungsstuhl, einen geeigneten Raum oder die optimale Übungszeit zu finden, wirken sich bei allen Verfahren positiv aus.

> ❯ **Wichtig**
>
> Je nach Dauer des jeweils erlernten Verfahrens lässt sich als Faustregel anführen, dass es mindestens einmal pro Tag über 6–10 Wochen durchgeführt werden sollte; je häufiger, desto besser. Leistungsansprüche und Leistungsanforderungen sollten vermieden bzw. mit dem Patienten besprochen werden, da sich diese negativ auf die Entspannungsreaktion auswirken.

Eine Vor- und Nachbesprechung sowie ein Besprechen der häuslichen Übungen ist obligatorisch, dies insbesondere zur Förderung der Adhärenz und Identifikation von unerwünschten Wirkungen. Die Hausaufgaben können mit Hilfe von Medienmaterial oder über einen Tonmitschnitt der Übungssitzung unter Anleitung erstellt werden. Die Verwendung solcher Mitschnitte mit der Stimme des Behandlers wird häufig kontrovers diskutiert. So wird teilweise eine zu starke Fixierung (zusätzlich durch die Tonaufnahme) auf den Therapeuten als Hindernis im Rahmen einer Psychotherapie angesehen. Letztlich liegen jedoch keine empirischen Befunde vor, die gegen einen Mitschnitt sprechen.

Entspannungsverfahren können im Sitzen, Liegen, in der Bewegung oder mit apparativer Unterstützung durchgeführt werden. Entscheidend ist hierfür letztlich das für den Patienten angestrebte Ziel. Gemeinsames Ziel der verschiedenen Trainingsprogramme stellt zumeist die Anwendung im Alltag dar, sodass im späteren Übungsverlauf auf die Generalisierbarkeit von „Liege- und Sitzpositionen" auf Anwendungen in Bewegung und im Stehen geachtet werden sollte. Aufgrund der technischen Weiterentwicklung stehen inzwischen diverse digitale Anwendungen zur Verfügung. Auch die inzwischen verbreiteten Gesundheitsarmbänder sind hier zu nennen.

33.3.1 Progressive Muskelrelaxation

Die progressive Muskelrelaxation (PMR) wurde von Edmund Jacobson (1888–1983) in den USA etwa um die gleiche Zeit wie das autogene Training entwickelt. Obwohl die Anfänge der PMR auf den Beginn des 20. Jahrhunderts zu datieren sind, wurde sie erst durch die Entwicklung der systematischen Desensibilisierung von Wolpe breiter bekannt und verbreitet und stellt heute das gebräuchlichste Entspannungsverfahren dar (▶ Klinisch betrachtet).

Psychoedukative Instruktion bei der progressiven Muskelrelaxation

Warum eigentlich Entspannungsübungen?

Der Begriff Entspannung ist vieldeutig und missverständlich. Mit diesen Übungen wollen wir zunächst nicht mehr und nicht weniger erreichen, als dass Sie ganz **bewusst** und **wach lernen,** in genau beschriebenen Körperteilen zwischen den Empfindungen von Anspannung und Entspannung der Muskulatur zu unterscheiden. Sie sollen vor allem durch die anfangs 20-minütige Version lernen, Ihren Körper besser kennenzulernen, indem Sie versuchen, sich auf jeweils *eine* Muskelgruppe zu konzentrieren, und dann bei der Übung nur diese Muskelgruppe beobachten.

Es geht also nicht darum, sich „ganz entspannt", locker und müde zu fühlen oder gar andere „mystische" Erfahrungen von Ruhe und Abgeschlossenheit zu erfahren! Dies kann zwar nach einigen Übungsdurchgängen passieren, aber es ist kein Ziel und übrigens für eine erfolgreiche Therapie auch nicht notwendig. Wir wollen vielmehr helfen, dass Sie durch das Üben zunächst einfach Ihren Körper besser kennenlernen. Dabei werden Sie schon nach 3- bis 4-maligem Üben erfahren, wie Gedanken, Gefühle und körperlich-muskuläre Vorgänge zusammenspielen. Erst wenn dies gelungen ist, sollen Sie die Langübung und dann immer häufiger die Kurzübung systematisch einsetzen. Zum Beispiel:

- als Einschlafhilfe am Abend,
- um unangenehme Verspannungen in Ihrem Körper abzubauen,
- um sich von Erwartungsängsten abzulenken und sie in ihrer Stärke zu mindern
- und letztlich nach einigen Wochen, um sich vor bestimmten unangenehmen Situationen mit der kurzen Übung gelassener und ruhiger zu fühlen.

Was soll ich sonst noch wissen?

1. Die Übungen sollen helfen, körperliche, insbesondere muskuläre Spannungszustände abzubauen!
2. Die Übungen haben auch oft eine beruhigende Wirkung auf Anspannungsgefühle, muskuläre Verspannungen und die Regulation vieler Körpervorgänge – kurz: Ihr sog. vegetatives Nervensystem!
3. Um diese Effekte zu erreichen, ist **regelmäßiges Üben** (mindestens 2-mal täglich!) notwendig!
4. Effekte treten erst nach 2 Wochen Üben ein!
5. Sie können sich das Erlernen der Übungen erleichtern, indem Sie zusätzlich die **Entspannungs-CD** einsetzen!

Was macht die progressive Muskelrelaxation?

Ursprünglich wurde die PMR entwickelt, um neurologischen Patienten mit bestimmten Erkrankungen zu helfen, wieder Kontrolle über Muskelgruppen zu erlangen. Beim er-

folgreichen Einsatz dieser Methode wurde dann beobachtet, dass bei regelmäßigem Üben Menschen lernen, eine sog. Entspannungsreaktion zu entwickeln. Eine Entspannungsreaktion ist ein Zustand, bei dem die allgemeine Muskelspannung und die Herzschlagrate absinken sowie viele andere Körperfunktionen sich um einen „idealen" Ruhezustand einpendeln. Dieser Ruhezustand wird als angenehm und erholsam empfunden und ist für den Körper entlastend. Ähnliche Effekte wurden übrigens auch für das sog. autogene Training sowie andere meditative Verfahren nachgewiesen. Allerdings sind das autogene Training wie auch andere meditative Verfahren viel schwieriger zu erlernen und erfordern bis zum Eintreten der Entspannungsreaktion zumeist viele Monate des Übens. Die PMR hingegen ist bei regelmäßigem Üben in 2–3 Wochen gut erlernbar! Zudem lässt sich die PMR auch als schnelle, situationsbezogene Entspannung anwenden, während dies bei den anderen Verfahren nicht so leicht möglich ist!

Das Grundprinzip der einzelnen Übungen lautet immer gleich:

- Anspannen der jeweiligen Muskelgruppe,
- genaues Beobachten der Empfindungen, die bei der Anspannung der Muskulatur in dieser Region zu spüren sind,
- Wieder-locker-Lassen der Muskeln,
- Beobachten, welche Empfindungen beim Entspannen der jeweiligen Muskelgruppe zu spüren sind.

Die Dauer des Beobachtens von Anspannen und Entspannen ist bei jeder Person ein wenig unterschiedlich, aber 5–10 s sind ein grober Richtwert! Achten Sie beim Übergang jeweils genau auf den Unterschied in den Empfindungen.

Die Übungen beginnen mit den Muskelgruppen, die man in der Regel noch am besten kennt und bewusst kontrollieren kann, also mit Händen, Fingern und den Unterarmen. Dabei wird anfangs, um sich besser konzentrieren zu können, zunächst die rechte, dann die linke Hand genommen. Danach „wandert" die Übungsabfolge auf die Oberarme, dann über die Schultern zum Kopf, dann über die verschiedenen Kopf- und Gesichtsmuskeln zu Hals und Nacken und weiter zu Rücken, Brust und Bauch bis hinunter zur Sitzmuskulatur und schließlich zu den Beinen und Füßen. Sie werden überrascht sein, wie viele Muskeln wir haben und wie viele unterschiedliche Muskelempfindungen Sie wahrnehmen können.

Wie lerne ich die PMR am besten?

Am besten lernt man dieses Entspannungsverfahren durch das **laute Lesen** der folgenden Anleitung und das **gleichzeitige Üben** entsprechend den Anleitungen. Dazu empfiehlt es sich, den Übungsstuhl oder -sessel an einen Tisch zu ziehen, sodass Sie den Text vor sich haben, laut ablesen und ohne große Körperveränderung umblättern können. Jedes zweite Mal können Sie diese Übungen auch mit der Tonbandkassette durcharbeiten! Dies gibt Ihnen ein sicheres Gefühl für den zeitlichen Ablauf und die Geschwindigkeit, und es prägt die Formulierungen ein, ohne dass Sie sich zu stark auf das Ablesen der Anleitung vor sich konzentrieren müssen. Nach einer Woche Übung können Sie auch einmal versuchen, die Übungen im Liegen, z. B. am Nachmittag oder am Abend vor dem Schlafengehen, zu machen!Die folgenden Anleitungen sind in der Ich-Form verfasst: „Ich spanne meine rechte Hand fest zur Faust." Drei Pünktchen geben an, dass Sie einen Moment innehalten und versuchen sollen, sich auf die Empfindungen zu konzentrieren! Die Ich-Form soll Ihnen helfen, langsam die Anleitung als eigene Gedanken zu empfinden. Nur Sie selbst erreichen die Veränderung, auf Ihre aktive Mitarbeit kommt es an.

Hinweise zur Durchführung der Muskelentspannung

Grundvoraussetzung für ein erfolgreiches Training ist **regelmäßiges Üben, d. h. 2-mal pro Tag.** Wählen Sie möglichst immer den gleichen Platz, an dem Sie ungestört – z. B. durch Telefon, Kinder oder Angehörige – für 20 min üben können. Üben Sie am besten im Sitzen, möglichst auf einem Stuhl oder einem nicht zu weichen Sessel. Die Übungen zu Hause sollten nicht länger als 20 min dauern.

Versuchen Sie, wenn möglich, immer um die gleiche Tageszeit Ihre Übungen durchzuführen. Dadurch gewöhnen Sie sich leichter daran, und Sie vergessen die Übung seltener.

Das Wesentliche an den Übungen ist die Regelmäßigkeit. Versuchen Sie, einige Teile der Übungen durchzuführen, selbst wenn nur einige Minuten Zeit zur Verfügung stehen. Es hat sich als am besten erwiesen, nachmittags nach Arbeitsschluss und abends vor dem Einschlafen zu üben. Fühlen Sie sich frei zu **spüren, was gerade da ist,** und nicht, was Sie glauben, was da sein sollte. Versuchen Sie nicht, sich innerlich zu sagen, dieses und jenes darf ich jetzt eigentlich nicht spüren. Entscheidend ist, dass Sie sich auf die Beobachtung dessen konzentrieren, was Sie im Körper und auf der Haut **wirklich spüren** können.

Sie werden kaum immer alle störenden Außengeräusche ausschalten können. Versuchen Sie deshalb, Geräusche als etwas zu empfinden, das zur Übungssituation gehört. Mit zunehmender Übung werden Sie Außenreize nicht mehr als störend für Ihre Übung empfinden.

Besonders zu Beginn der Übung werden sie vielleicht merken, dass Ihnen störende Gedanken durch den Kopf gehen: unerledigte Aufgaben, Erinnerungen oder ähnliches. Hier ist es nicht hilfreich, die Gedanken zu unterdrücken (z. B.: „Ich darf nicht diese Gedanken haben, ich muss mich doch auf die Übung konzentrieren!"). Versuchen Sie, störende Gedanken als gegeben hinzunehmen und sich klarzumachen: „Die störenden Gedanken kommen und gehen! Nach Abschluss der Übung werde ich mich darum kümmern!" Manchmal ist es auch hilfreich, sich störende Gedanken als am Himmel entlang ziehende Wolken vorzustellen, die kommen und gehen. Sie brauchen mehr Energie, um einen Gedanken zu unterdrücken, als um ihn zur Kenntnis zu nehmen und einen Moment zurückzustellen.

Wirkprinzipien

Grundlage bildet die wechselseitige Beziehung zwischen ZNS-Aktivität und dem Muskeltonus (Reziprozität). Auf der Basis dieser Wechselbeziehung ist es das Ziel der PMR, über die Lockerung von einzelnen Muskelgruppen eine kognitiv-emotionale Entspannung zu erzielen. Es handelt sich somit um eine sensorisch induzierte Entspannung, die darauf basiert, einzelne Muskelgruppen bewusst anzuspannen, um sie in der Folge zu entspannen. Dabei wird einerseits Entspannung lediglich als Gegenpol zu Anspannung definiert, andererseits sollen die Patienten für die Wahrnehmung von An- und Entspannung sensibilisiert werden und entspannte Körperteile intensiver wahrnehmen (Klinkenberg 1996).

Durchführung

Nach einer psychoedukativen Einleitung (▶ Klinisch betrachtet in ▶ Abschn. 33.3.1) werden in der ursprünglichen Form 30 Muskelgruppen angesprochen. Bernstein und Borkovec (1973, 1992) erstellten eine verkürzte Fassung, die zwischenzeitlich die Grundlage der heute gebräuchlichsten PMR-Varianten darstellt:

Die 16 Muskelgruppen der progressiven Muskelrelaxation

Armübungen
1. Dominante Hand und Unterarm
2. Dominanter Oberarm
3. Nicht dominante Hand und Unterarm
4. Nicht dominanter Unterarm

Übungen der Gesichtsregion
5. Stirn
6. Obere Wangenpartie und Nase
7. Untere Wangenpartie und Kiefer
8. Nacken und Hals

Brust, Schultern und obere Rückenpartie
9. Brust, Schultern und obere Rückenpartie
10. Bauchmuskulatur

Beinübungen
11. Dominanter Oberschenkel
12. Dominanter Unterschenkel
13. Dominanter Fuß
14. Nicht dominanter Oberschenkel
15. Nicht dominanter Unterschenkel
16. Nicht dominanter Fuß

Im Folgenden werden Auszüge aus einem Entspannungsprogramm von Wittchen und Schuster (1998) zur Verdeutlichung eingesetzt.

Vor Beginn der ersten Übung werden die Patienten über das Verfahren und die Regeln informiert (▶ Klinisch betrachtet). Am Beginn jeder PMR-Sitzung wird die Aufmerksamkeit des Patienten von außen nach innen gelenkt, d. h., der Patient wird aufgefordert, sich auf die Entspannung einzustimmen.

Die Anspannungsphasen innerhalb jeder Muskelphase (Anspannung von Muskelgruppen) sollen immer kürzer sein als die Entspannungsphasen. Als hilfreich, vor allem in Gruppen, hat sich der Gebrauch eines einheitlichen Signalwortes/Instruktion erwiesen, z. B. „Jetzt" oder „Wir machen dies jetzt." Im Kasten ▶ Klinisch betrachtet finden Sie beispielhaft die Instruktion für die Handmuskulatur.

Klinisch betrachtet

Vorgehen bei der Muskelentspannung: Beginn der Übung

Setzen Sie sich zunächst möglichst bequem auf einem Stuhl zurecht, so bequem es Ihnen möglich ist. Legen Sie die Übungsanleitung so vor sich hin, dass Sie ohne große Anstrengung und Körperveränderung den Text ablesen können. Lesebrille nicht vergessen!

Lassen Sie Ihre Muskeln, soweit es Ihnen möglich ist, ganz locker. Die Beine ruhen fest auf dem Boden auf, der Rücken ist angelehnt (ganz nach hinten rutschen!) und der Oberkörper gerade. Der Kopf ist aufrecht, so als ob Ihnen jemand gegenüber sitzt, den Sie offen anschauen! Die Arme hängen locker von den Schultern herunter.

Versuchen Sie zunächst, eine ruhige Position für Ihre Hände zu finden. Sollte Ihr Stuhl keine Armlehne haben, legen Sie die Hände leicht angewinkelt und locker, ohne Ihre Schultern anzuspannen, auf die Oberschenkel. Wenn Sie eine Armlehne haben, legen Sie die Arme auf die Armlehne.

Sie brauchen übrigens die Augen nicht zu schließen. Es ist besser, sich einen Punkt im Raum zu suchen (z. B. einen Fleck an der Wand, den Ausschnitt eines Bildes o. Ä.), der ca. 3–5 m weg ist und den man offen anschaut. Wenn die Augen allerdings während der Übung müde werden und Sie den Text schon auswendig können, können Sie sie später zufallen lassen. Jetzt kann es beginnen!

Wenn Sie das Gefühl haben, so bequem wie möglich zu sitzen, lassen Sie Ihre Aufmerksamkeit zunächst auf die rechte Hand wandern, die ruhig und schwer aufliegt …

Klinisch betrachtet

Beispiel: Instruktion für die Hand- und Armmuskulatur (▶ Abb. 33.1)

1. Ich balle jetzt die **rechte Hand** zur Faust … und achte auf die Spannung in den Fingern, … der Faust, … dem Handrücken und im Unterarm … Ich halte die Spannung, beobachte die Anspannungsempfindungen … **und** lasse nun die rechte Hand wieder **locker,** … ganz locker, und achte auf die veränderten Empfindungen in den Fingern, … der Hand, … dem Handrücken … und dem Unterarm …

2. Ich wiederhole die Übung:
   Ich balle meine rechte Hand zur Faust … und achte auf die Spannung in den Fingern, … der Faust, … dem Handrücken und im Unterarm … Ich halte die Spannung, beobachte die Anspannungsempfindungen … **und** lasse nun die rechte Hand wieder **locker,** … ganz locker, und achte auf die veränderten Empfindungen in den Fingern, … der Hand, … dem Handrücken … und dem Unterarm … und achte auf den Übergang von Anspannung zu Entspannung!

3. Ich lasse nun meine Aufmerksamkeit zur **linken Hand** wandern … und balle jetzt die linke Hand zur Faust … und achte auf die Spannung in den Fingern, der Faust, dem Handrücken und im Unterarm … Ich halte die Spannung, beobachte die Anspannungsempfindungen … **und** lasse nun die linke Hand wieder **locker,** … ganz locker, und achte auf die veränderten Empfindungen in den Fingern, … der Hand, … dem Handrücken … und dem Unterarm …

4. Ich wiederhole die Übung:
   Ich balle meine linke Hand zur Faust … und achte auf die Spannung in den Fingern, … der Faust, … dem Handrücken und im Unterarm … Ich halte die Spannung, beobachte die Anspannungsempfindungen … **und** lasse nun die linke Hand wieder **locker,** … ganz locker, und achte auf die veränderten Empfindungen in den Fingern, … der Hand, … dem Handrücken … und dem Unterarm … und achte auf den Übergang von Anspannung zu Entspannung!

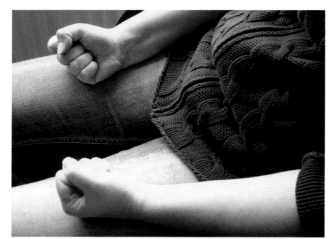

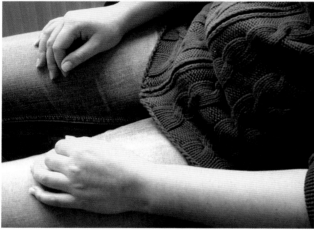

Abb. 33.1 Progressive Muskelrelaxation. (© Konvex)

Der Ablauf einer PMR lässt sich unabhängig von den angesprochenen Muskelgruppen, der Sitz-/Liegeposition und der Dauer in **vier Phasen** gliedern:

1. **Einspüren der Muskelgruppen:** „Wie fühlt sich die Körperregion vor der Anspannung/Entspannung an?" (ca. 15 s)
2. **Anspannungsphase:** „Ich spanne nun beide Oberarme an, indem ich den Ellbogen anwinkle, sodass der Oberarmmuskel angespannt ist ... ich halte und beobachte die Spannung in den Oberarmen" (ca. 5–7 s)
3. **Entspannungsphase:** „...und lasse die Arme wieder herabsinken und entspanne so den Oberarmmuskel ..." (ca. 20 s)
4. **Nachspüren:** „... und beobachte alle Empfindungen der Entspannung der Muskulatur in den Armen ..." (ca. 20 s)

Am Ende der Entspannungsübung beendet der Therapeut die Entspannung. Hierfür wird zumeist eine graduelle Rücknahme durchgeführt. Der Patient wird langsam aufgefordert, die Entspannung zu beenden,

Arme und Beine wieder zu bewegen, die Augen zu öffnen. Für diesen Vorgang wird entweder das individuelle Tempo des Patienten oder aber die Vorgabe des Therapeuten verwandt; hierfür zählt der Therapeut z. B. langsam rückwärts von 5 nach 1 (▶ Klinisch betrachtet).

> **Klinisch betrachtet**
>
> **Beispiel: Beenden der Übung**
> Ich bereite mich nun langsam auf das Ende der Übung vor, ... fange an, tief durchzuatmen, ... wiederhole dies einige Male ... und spanne die Hände langsam wieder an ... Ich strecke meine Arme, ... Beine, ... räkle mich ... und öffne allmählich wieder die Augen ...

■ **Variante 1: Kurzzeitentspannung**

Nachdem ein ausreichendes Trainingsergebnis erreicht wurde, hat es sich bewährt, Muskelgruppen weiter zusammenzufassen. Statt der oben dargestellten 16 Schritte werden dann häufig 7, später 4 Schritte (Gröninger und Stade-Gröninger 1996; s. Übersicht) durchgeführt, d. h. Muskelgruppen zusammengefasst. Hierdurch ist die Integration in den Alltag erleichtert. Im Einzelkontakt können hierbei vor allem individuelle Absprachen getroffen werden.

> **Die vier Muskelgruppen der progressiven Muskelrelaxation**
>
> — **Beide Arme**
>   Beide Ellenbogen an den Brustkorb ziehen, Hände zur Faust schließen und beide Arme gleichzeitig anspannen
> — **Gesicht und Nacken**
>   Gesicht zu einer Art "Saure-Zitrone-Gesicht" zusammenziehen und gleichzeitig Nackenmuskulatur anspannen
> — **Rumpf**
>   Beide Schulterblätter gleichzeitig nach hinten/ Mitte zusammenschieben; Bauchmuskeln anspannen und Beckenbodenmuskeln anspannen
> — **Beide Beine**
>   Beide Fersen gegen den Boden drücken, Fußsohlen zur Mitte drehen, Zehen einrollen und gleichzeitig beide Beine anspannen

■ **Variante 2: „Cue-controlled"-Entspannung**

Das Cue-controlled-Relaxationstraining nach Russel und Sippich (1973) baut auf der PMR auf. Es soll dazu führen, dass durch die Kopplung des Ausatmens mit einem verbalen Cue (z. B. das Wort „Ruhe") eine konditionierte Entspannungsreaktion aufgebaut wird. Die Kopplung der Atmung mit dem Cue hat sich bewährt. Der Cue kann zunächst leise vorgesprochen werden und soll später als innerer Monolog automatisiert werden. Außer verbalen Cues ist es auch möglich, taktil-sensorische Cues, Bilder oder Gerüche zu verwenden. Zumeist werden verbale Cues verwandt. Durch die erfolgreiche Ausbildung ist es dem Patienten möglich, eine Entspannungsreaktion in nahezu beliebigen Situationen zu erzeugen. Die im Sekundenbereich ablaufende Entspannungsreaktion wird von den Patienten qualitativ unterschiedlich zu möglichen Tiefenentspannungen in den „Langformen" empfunden.

33.3.2 Entspannung als Coping Skill: Angewandte Entspannung nach Öst

Durch die Eingliederung der „kognitiven Techniken" in die kognitiv-behaviorale Psychotherapie (▶ Kap. 28) Anfang der 70er Jahre wurde die PMR zunehmend als Fertigkeit („skill") zur Bewältigung angstauslösender Situationen verwandt; z. B. im Sinne einer Selbstkontrolltechnik oder in Hinblick auf eine systematische Desensibilisierung (▶ Kap. 26).

Wirkprinzipien

Die Patienten sollten hierbei die erlernte Entspannungsreaktion im Sinne einer konditionierten Gegenreaktion bei ersten Anzeichen von Angst, Erregung, Anspannung einsetzen.

Dieses grundlegende Prinzip wurde in der Folge allen bekannten Varianten der Angst- und Stressbewältigung zugrunde gelegt. In standardisierter Form konzeptualisierten dies Lichtenstein (1988) als „Selbstkontroll-Entspannung" und Öst (1987) als „angewandte Entspannung". Aufgrund der höheren Verbreitung wird hier die angewandte Entspannung dargestellt.

Durchführung

Die angewandte Entspannung lässt sich in vier **Phasen** einteilen.

1. **Selbstbeobachtung:** Der Patient soll hierbei lernen, unterschiedliche Symptome von Angst in verschiedenen Situationen zu unterscheiden (▶ Kap. 48). Das Entspannungstraining umfasst lediglich 2 Sitzungen. In der ersten Sitzung werden 5, in der zweiten 7 Muskelgruppen angesprochen, insgesamt 12 verschiedene Muskelgruppen.
2. **Entspannungsinstruktion:** Die Entspannungsreaktion wird nun durch die reine Entspannungsinstruktion ausgelöst, d. h., die Muskelgruppen werden

nicht mehr durch eine direkte Instruktion an- und entspannt. Hierfür hat es sich als Vorgehen bewährt, vom Kopf abwärts die Körperregionen anzusprechen. Es werden etwa 2–4 Sitzungen veranschlagt; das subjektiv vom Patienten beurteilte Entspannungsempfinden ist für den Wechsel in Phase 3 ausschlaggebend. Erzielt der Patient durch die reine Entspannungsinstruktion keine (subjektiv) ausreichende Entspannungsreaktion, sollte nicht in Phase 3 eingetreten werden. Hierbei sollten Leistungsanforderungen (implizite und explizite) vermieden werden!

3. **Konditionierte Entspannung:** Der Therapeut legt den Schwerpunkt auf das Ein- und Ausatmen. Der Patient wird instruiert, sich die angstauslösende Situation vorzustellen und über das Ein- und Ausatmen die Entspannungsreaktion auszulösen. Die Atmung wird in der Folge als konditionierte Entspannung verwandt, die Übungsdauer beträgt 1–3 Wochen.
4. **Differenzielle Entspannung:** Der Patient soll hierbei vor allem lernen, die Entspannung im Alltag anzuwenden, d. h. nicht nur in den Behandlungsstunden oder im häuslichen Bereich. Schrittweise lernt der Patient, dass die Entspannungsreaktion auch mit geöffneten Augen, im Stehen und im Gehen abrufbar ist. Am Ende dieser Übungsphase ist der Patient in der Lage, die Entspannungsreaktion im Alltag anzuwenden, die Entspannungsreaktion wird in der Regel nicht länger als 20–30 s umfassen. Die Anwendung dieser erlernten Fertigkeit wird abschließend von der In-sensu- auf die In-vivo-Anwendung verlagert.

33.3.3 Autogenes Training

Das autogene Training (AT) wird auch als konzentrative Selbstentspannung bezeichnet. Seine Wurzeln entstammen der Hypnose. Der Arzt Heinrich Schultz (1884–1970) befragte Studenten nach ihren Empfindungen während der Hypnose. Aus den am häufigsten genannten Empfindungen (Schwere, Ruhe, Wärme) wurden die beiden ersten Übungen des AT abgeleitet (Schultz 1973). In der weiteren Entwicklung wurden diese Grundübungen ergänzt. Heute besteht das Autogene Training aus insgesamt sechs Übungen.

Grundübungen des autogenen Trainings
— **Einführung**
 Ganz ruhig und entspannt.
— **Übung: Schwere**
 Ich bin ganz schwer.
 Mein Arm ist ganz schwer.
 Meine Beine sind schwer.

- **Übung: Wärme**
  Ich bin ganz warm.
  Meine Hände sind warm.
  Meine Füße sind warm.
- **Übung: Atmung**
  Mein Atem geht ruhig, rhythmisch und gleichmäßig.
- **Übung: Sonnengeflecht**
  Mein Bauch (oder Sonnengeflecht) ist strömend warm.
- **Übung: Herz**
  Mein Herz schlägt ruhig und regelmäßig.
- **Übung: Stirn**
  Die Stirn ist angenehm kühl.
- **Abschluss**
  Ich bin ganz ruhig und entspannt.

Wirkprinzipien

Vaitl (2004b) beschreibt die Wirkung des AT vor allem auf der kognitiven Ebene. Zunächst werden die Entspannungsformeln vom Übungsleiter vorgesprochen, im weiteren Verlauf übernimmt der Patient diese. Der Anteil der Außensteuerung ist bei Kindern höher als bei Erwachsenen, des Weiteren besteht eine Abhängigkeit zur Symptomatik (z. B. bei neurologischen Patienten), die ggf. eine erhöhte Außensteuerung notwendig macht.

Durchführung

Zentraler Bestandteil des AT ist der formelhafte Charakter der Instruktionen. Vorteil dieses Vorgehens ist, dass die Formeln als positive Selbstinstruktion dienen können und somit eine Übertragung in den Alltag leicht möglich ist. Formelhafte Vorsätze (s. oben „Grundübungen") sind hierbei von wandspruchartigen Leitsätzen, welche Charaktereigenschaften aufgreifen (z. B. „in der Ruhe liegt Kraft"), zu unterscheiden. Wesentliche Merkmale von Leitsätzen sind die Kürze und Prägnanz; sie sind, wie in den kognitiven Techniken beschrieben, positiv und in der Gegenwartsform formuliert. Erwachsene werden aufgefordert, selbst Formulierungen zu wählen, bei Kindern wird (je nach Entwicklungsstand) der Leitsatz zumeist vorgegeben. In der klinischen Praxis findet häufig der Begriff des Mantras (statt Leitsatz) Anwendung.

Aufgrund des autosuggestiven Charakters des AT kann auf technische Hilfsmittel weitgehend verzichtet werden, auch wenn es im Handel verschiedene Medienangebote gibt. AT wird zumeist in der sog. „Kutscherhaltung" (Hinweis: einfach die Sitzposition eines Droschkenkutschers vorstellen) durchgeführt. Neben den klassischen Formeln werden vor allem im Kindesalter die Formeln häufig in Geschichtenform, als Imagination, dargeboten. Dieses Vorgehen wirkt sich positiv auf die Compliance aus und nutzt die Phantasie des Kindesalters. Ein Beispiel hierfür stellen die „Kapitän-Nemo"-Geschichten (Petermann 2007) dar (► Klinisch betrachtet).

> **Klinisch betrachtet**
>
> **Beispiel: Autogenes Training mit Hilfe von Geschichten**
> „… Zuerst steigst du mit deinem rechten Bein in einen Taucheranzug. Du merkst und sagst zu dir: Mein rechtes Bein ist ganz ruhig … Da bemerkst du, dass deine Arme im Wasser auch auf besondere Art schwer werden. Du sagst zu dir: Mein rechter Arm ist auf besondere Art im Wasser schwer! Mein rechter Arm ist auf besondere Art schwer! …"

33.3.4 Achtsamkeitsübungen

Wesentliches Element einer Achtsamkeitsübung stellt die Aufmerksamkeitsfokussierung auf das gegenwärtige Erleben dar. Die Aufmerksamkeit sollte hierbei möglichst wertfrei auf das Ziel gelenkt werden und das gegenwärtige Erleben nicht verändert werden (► Klinisch betrachtet).

> **Klinisch betrachtet**
>
> **Beispiel: Achtsamkeitsübung „Stille wahrnehmen"**
> Im Alltag sind wir von einer Vielzahl von Geräuschen umgeben, wir sind daran gewöhnt, hören diese Geräusche nicht mehr bewusst. Ein innerer Filter führt dazu, dass eine Vielzahl von Geräuschen nicht mehr in unser Bewusstsein gelangt. Dies schützt uns vor einer Überflutung von Geräuschen. In dieser Übung soll dieser Vorgang „umgekehrt" werden, d. h., die herausgefilterten Geräusche sollen uns wieder bewusst werden.
>
> „Schließen Sie die Augen."
>
> „Atmen Sie bewusst ein und aus."
>
> „Achten Sie nun auf alle Geräusche, Zählen Sie die unterschiedlichen Geräusche/Töne, die Sie wahrnehmen. Seien Sie nicht überrascht, wenn Sie scheinbar neue Geräusche wahrnehmen".
>
> „Wie viele Geräusche konnten Sie wahrnehmen?"

33.4 Indikation

Insgesamt hat sich die PMR für ein weites Spektrum von Indikationen durchgesetzt. Sie gilt hinsichtlich der Breite der Anwendung den anderen Entspannungsverfahren als überlegen. Entspannungsverfahren finden vom 6. Lebensjahr bis ins hohe Alter Anwendung. Jugendliche scheinen besser auf die PMR anzusprechen, während im höheren Alter häufig AT als angenehmer empfunden wird. In der Prävention und Rehabilitation sowie als adjuvante Therapie bei vielen somatischen Erkrankungen gehören Entspannungsverfahren zur Basaltherapie. In der Verhaltenstherapie und Psychotherapie gelten allerdings differenzielle Regeln und bei manchen psychischen Störungen (z. B. Angststörungen, psychotischen Störungen) sind klassische Entspannungsverfahren sogar manchmal kontraindiziert (s. unten und Teil III).

> **Wichtig**
>
> Die Auswahl des „richtigen" Entspannungsverfahrens sollte sich an dem jeweiligen Krankheitsbild, den herausgearbeiteten bedingungsanalytischen Zusammenhängen sowie den subjektiven Einschätzungen und Erfahrungen des Patienten orientieren.

Der Entspannungszustand, aber nicht jedes Entspannungsverfahren, wird von den Patienten als positiv empfunden. Hierbei spielt sowohl das „Setting" wie auch die bewusste Wahrnehmung bislang „unbekannter" Körperempfindungen eine Rolle. So wird die Liegeposition nicht von allen Patienten als angenehm empfunden, psychologisch ist hierbei ein mögliches Kontrollverlusterleben zu berücksichtigen. Es kann zu sog. entspannungsinduzierten Ängsten (RIA; „relaxation induced anxiety") kommen, d. h. physiologisch zu einer (der Entspannungsreaktion) entgegengesetzten Reaktion. Der Behandler sollte dies berücksichtigen und im Einzelfall innerhalb des Entspannungsverfahrens Variationen einfügen (z. B. die Augen geöffnet lassen) oder ein anderes Entspannungsverfahren in Betracht ziehen.

■ **Kontraindikationen**

Es besteht eine Kontraindikation bei regressiven und sozial gehemmten Kindern (Remschmidt und Heinscher 1988) sowie bei akuten gastrointestinalen Erkrankungen aufgrund der erhöhten Bildung von Magensäure. Bei Blut-Spritzen-Verletzungs-Phobien sollte kein Entspannungsverfahren angewandt werden, da hier ein gegenläufiges Paradigma erfolgreich ist (Anspannung; ▸ Kap. 50). Eine relative Kontraindikation besteht bei verschiedenen Angsterkrankungen (▸ Kap. 47, 48, 49 und 50), neurologischen Erkrankungen (z. B. Anfallsleiden) und Atemwegserkrankungen (Gefahr der Verstärkung der Ateminsuffizienz). Es

handelt sich aber nur um relative Kontraindikationen. Bei entsprechender Sorgfalt und Beachtung der medizinischen Grunderkrankung ist eine Anwendung möglich. Insbesondere durch die PMR kommt es zu einer allgemeinen Ruhigstellung, von der z. B. Asthmapatienten profitieren, da sich Blutdruck, Lungenfunktion und Herzfrequenz verbessern können (vgl. Gröller 1991; Nickel et al. 2006). Bei bestehendem niedrigem Blutdruck oder Schwangerschaft ist auf die entsprechende Sorgfalt hinzuweisen und ggf. auf ein eher aktives Entspannungsverfahren zurückzugreifen.

33.5 Wirksamkeit

In ihrer umfassenden Metaanalyse psychotherapeutischer Verfahren bei psychischen Störungen berücksichtigten Grawe et al. (1994) 115 Studien, von denen sich 64 mit der progressiven Muskelrelaxation, 14 mit autogenem Training, 19 mit Hypnose und 15 mit Meditation befasst hatten.

Bei der PMR besteht Einigkeit, dass die Wirksamkeit erwiesen ist, auch über Katamnesezeiträume von 6 Monaten. In über 60 % der Fälle trat eine Verbesserung der allgemeinen Befindlichkeit auf, in 50 % Verbesserungen in den zwischenmenschlichen Beziehungen (Grawe et al. 1994). Der überwiegende Anteil der Veränderungen bezog sich auf einzelne Symptombereiche und die vegetative Stabilität. Die Symptombereiche umfassen dabei ein breites Spektrum, was zum einen durch die psychophysiologischen Veränderungen, aber auch die verschiedenen klinischen Anwendungsbereiche erklärbar ist. Positive Veränderungen von Persönlichkeitseigenschaften konnten hingegen nicht beobachtet werden. Carlson und Hoyle (1993) geben die mittlere Effektstärke der PMR mit $r = 40$ an. Im Kanon der verschiedenen psychotherapeutischen Techniken kann dies als gutes Ergebnis bewertet werden. Bezüglich der Anwendung der PMR als Coping Skill werden von Öst (1987) sehr gute Erfolge dieser Methode bei verschiedenen Anwendungsgebieten (Panikstörung, generalisierte Angststörung) berichtet; allerdings lassen sich diese Ergebnisse nicht in vollem Umfang replizieren (▸ Kap. 48).

Es ist aber zu berücksichtigen, dass sich mehr empirische Arbeiten zur PMR als zu den anderen Verfahren finden, sodass die Befunde, trotz einer wachsenden Anzahl von Studien zur Hypnose und zum AT (z. B. Stetter und Kupper 2002) zumeist auf die PMR beschränkt bleiben müssen.

Bei der Beurteilung der Wirksamkeit ist zu berücksichtigen, dass häufig "Abwandlungen" der Standardmethode geprüft werden. In Übereinstimmung mit gezielten Übersichtsarbeiten ist es ferner zu berücksichtigen, dass Entspannungsverfahren zumeist als Teil komplexerer Behandlungsprogramme untersucht wurden. Zudem müssen durchaus große Unterschiede je nach Störungsgruppe beachtet werden (▶ Gut zu wissen).

> **Gut zu wissen**
>
> **Wirksamkeit von Entspannungsverfahren nach Störungsgruppe**
>
> **Angststörungen**: Hier sind Entspannungsverfahren zwar nachweislich effizient (Manzoni et al. 2008), aber ihr alleiniger Einsatz ist angesichts der größeren Effekte integrierter verhaltenstherapeutischer Behandlungsprogramme nur in begründeten Ausnahmefällen bzw. bei entsprechend modifizierten Varianten indiziert (Deuchert und Petermann 1994). Ein solcher Sonderfall ist die angewandte Entspannung (Öst 1987) bei der generalisierten Angststörung (Becker und Margraf 2007).
>
> **Schlafstörungen**: Hier sprechen die Befunde relativ einheitlich für positive Effekte, wenn auch nicht bei allen Formen von Schlafstörungen hinreichende Evidenz vorliegt (Knab 2000).
>
> **Schmerzzustände**: Zahlreiche Studien belegen die Wirksamkeit von Entspannungsverfahren bei chronischen Schmerzsyndromen unterschiedlicher Art. Am häufigsten wird PMR angewandt, vergleichende Studien und auch ein systematischer Wirksamkeitsnachweis fehlen in der Regel jedoch (vgl. Kwekkeboom und Gretarsdottir 2006). Auch bei dieser Indikationsgruppe erscheinen die Effekte konsistenter, wenn sie als Bausteine in komplexere Programme integriert werden (Gerber 2000).
>
> **Herz-Kreislauf-Erkrankungen**: Bei Herz-Kreislauf-Erkrankungen, peripheren Durchblutungsstörungen (z. B. der Raynaud-Erkrankung) sowie bei der Hypertonie können Entspannungsverfahren mit Erfolg eingesetzt werden, während bei Herzrhythmusstörungen keine Empfehlung ausgesprochen wird (vgl. Mussgay 2004).

Konzeptuell und klinisch bedeutsam ist zweifelsohne das zunehmend häufigere Vorgehen der Kopplung der klassischen Entspannungsverfahren mit Imaginationstechniken – also der therapeutischen, kontrollierten Herstellung und Veränderung bestimmter Vorstellungen. Diese Entwicklung wird vielerorts als vielversprechende Entwicklung auf dem Gebiet der kognitiv-verhaltenstherapeutischen Methodengruppe angesehen.

? Prüfen Sie Ihr Wissen

1. Welches gemeinsame Prinzip nutzen die verschiedenen Entspannungsverfahren? ▶ Abschn. 33.1
2. Worin unterscheiden sich Entspannungsverfahren? ▫ Tab. 33.1
3. Beschreiben Sie das Wirkprinzip der PMR! ▶ Abschn. 33.3.1
4. Was versteht man unter dem Begriff „cue controlled" im Kontext von Entspannungsverfahren? ▶ Abschn. 33.3.1
5. Nennen Sie Kontraindikationen für Entspannungsverfahren! ▶ Abschn. 33.4

ⓘ Weiterführende Literatur

Wissenschaftstheoretische und historische Informationen finden sich z. B. beim Begründer der progressiven Muskelrelaxation selbst (Jacobson 1929) oder bei Bernstein und Borkovec (1992) bzw. in den empirischen Arbeiten von Golombek (2001) sowie Stetter und Kupper (2002). Zum Gesamtüberblick sei das Handbuch der Entspannungsverfahren von Vaitl und Petermann (2014) empfohlen, das verfahrens-, störungs- und altersbezogen über das gesamte Themengebiet informiert.

Literatur

Becker, E. S., & Margraf, J. (2007). *Generalisierte Angststörung* (2. Aufl.). Göttingen: Hogrefe.

Bernstein, D. A., & Borkovec, T. D. (1973). *Progressive relaxation training*. Champaign: Research Press.

Bernstein, D. A., & Borkovec, T. D. (1992). *Entspannungs-Training*. München: Pfeiffer.

Carlson, C. R., & Hoyle, R. H. (1993). Efficacy of abbreviatted progressive muscle relaxation training: A quantitave review of behavioral medicine research. *Journal of Consulting and Clinical Psychology, 61,* 1059–1067.

Deuchert, M., & Petermann, U. (1994). Angststörungen. In F. Petermann & D. Vaitl (Hrsg.), *Handbuch der Entspannungsverfahren* (Bd. 2, S. 19–50). Weinheim: Psychologie Verlags Union.

Eifert, G. H. (2011). *Akzeptanz- und Commitment-Therapie (ACT), Fortschritte der Psychotherapie* (Bd. 45). Göttingen: Hogrefe.

Gerber, W. D. (2000). Schmerzzustände. In F. Petermann & D. Vaitl (Hrsg.), *Handbuch der Entspannungsverfahren* (Bd. 2, S. 74–87). Weinheim: Psychologie Verlags Union.

Golombek, U. (2001). Progressive Muskelentspannung nach Jacobson in einer psychiatrisch-psychotherapeutischen Abteilung – empirische Ergebnisse. *Psychiatrische Praxis, 28,* 402–404.

Grawe, K., Donati, R., & Bernauer, F. (1994). *Psychotherapie im Wandel. Von der Konfession zur Profession – Entspannungsverfahren* (3. Aufl.). Bern: Hogrefe.

Gröller, B. (1991). Zur Effektivität von kombinierten Entspannungsübungen für Kinder mit Asthma bronchiale. *Rehabilitation, 30,* 85–89.

Gröninger, S., & Stade-Gröninger, J. (1996). *Progressive Muskelrelaxation*. München: Pfeiffer.

Jacobson, E. (1929). *Progressive relaxation*. Chicago: University of Chicago Press.

Klinkenberg, N. (1996). Die progressive Muskelrelaxation als pädagogisches Körperverfahren, Entspannungskonditionierung oder indikationsspezifisches Verfahren der Verhaltenstherapie. *Verhaltenstherapie und Psychiatrische Praxis, 28,* 183–190.

Knab, B. (2000). Schlafstörungen. In F. Petermann & D. Vaitl (Hrsg.), *Handbuch der Entspannungsverfahren* (Bd. 2, S. 57–70). Weinheim: Psychologie Verlags Union.

Kwekkeboom, K. L., & Gretarsdottir, E. (2006). Systematic review of relaxation interventions for pain. *Journal of Nursing Scholarship, 38,* 269–277.

Lichtenstein, K. L. (1988). *Clinical relaxation strategies.* New York: Wiley.

Maercker, A., & Krampen, G. (2009). Systematische Desensibilisierung. In J. Margraf & S. Schneider (Hrsg.), *Lehrbuch der Verhaltenstherapie* (3. Aufl., Bd. 1, S. 499–505). Berlin: Springer.

Manzoni, G. M., Pagnini, F., Castelnuovo, G., & Molinari, E. (2008). Relaxation training for anxiety: A ten-years systematic review with meta-analysis. *BMC Psychiatry, 8,* 41.

Mussgay, L. (2004). Herz-Kreislauf-Erkrankungen. In F. Petermann & D. Vaitl (Hrsg.), *Handbuch der Entspannungsverfahren* (S. 241–247). Weinheim: Beltz PVU.

Nickel, C., Lahmann, C., et al. (2006). Pregnant women with bronchialasthma benefit from progressive muscle relaxation: A randomized, prospective controlled trial. *Acta Psychotherapeutica, 75,* 237–243.

Öst, L.-G. (1987). Applied relaxation. Description of a coping technique and review of controlled studies. *Behaviour Research and Therapy, 25,* 397–409.

Petermann, U. (2007). *Entspannungstechniken für Kinder und Jugendliche* (5. Aufl.). Weinheim: Beltz Psychologie Verlags Union.

Remschmidt, H., & Heinscher, H. G. (1988). Psychotherapeutische Übungsbehandlung. In H. Remschmidt & M. Schmidt (Hrsg.), *Kinder- und Jugendpsychiatrie in Klinik und Praxis* (Bd. 1). Stuttgart: Thieme.

Russel, R. K., & Sippich, J. F. (1973). Cue-controlled relaxation in treatment of test anxiety. *Journal of Behaviour Therapy, 4,* 47–49.

Schultz, T. H. (1973). *Das Autogene Training. Konzentrative Selbstentspannung* (14. Aufl.). Stuttgart: Thieme.

Schuster, P. (1998). *Wenn Angst das Leben lähmt. Generalisierte Angst erkennen, verstehen und behandeln. Der therapeutische Ratgeber zur Selbsthilfe.* München: Mosaik.

Stetter, F., & Kupper, S. (2002). Autogenic training: A meta-analysis of clinical outcome. *Applied Psychophysiology and Biofeedback, 27,* 45–98.

Vaitl, D. (2004a). Psychophysiologie der Interozeption. In D. Vaitl & F. Petermann (Hrsg.), *Handbuch der Entspannungsverfahren* (3. Aufl., S. 48–58). Weinheim: Beltz Psychologie Verlags Union.

Vaitl, D. (2004b). Autogenes Training. In D. Vaitl & F. Petermann (Hrsg.), *Handbuch der Entspannungsverfahren* (3. Aufl., S. 87–105). Weinheim: Beltz Psychologie Verlags Union.

Vaitl, D., & Petermann, F. (Hrsg.). (2014). *Handbuch der Entspannungsverfahren* (5. Aufl.). Weinheim: Psychologie Verlags Union.

Therapeutische Vereinbarungen: Hausaufgaben und Verhaltensverträge

Lydia Fehm und Sylvia Helbig-Lang

Inhaltsverzeichnis

© Springer-Verlag GmbH Deutschland, ein Teil von Springer Nature 2020
J. Hoyer und S. Knappe (Hrsg.), *Klinische Psychologie & Psychotherapie*,
https://doi.org/10.1007/978-3-662-61814-1_34

34.1 Beschreibung des Verfahrens

Psychotherapie ist in ihrer zeitlichen und räumlichen Intensität stark eingeschränkt: Im Regelfall finden ein bis zwei Therapiesitzungen pro Woche statt – im Alltag muss sich der Patient auch während einer Behandlung meist allein mit kritischen Situationen und Reaktionen auseinandersetzen. Um Effektivität und Wirkungsgrad der Therapie zu erhöhen, werden gezielt therapeutische Vereinbarungen, Absprachen und Aufgaben eingesetzt. Diese helfen das gemeinsame Arbeiten zu strukturieren und zu intensivieren, klare Ziel- und Erfolgskriterien festzulegen sowie neue Verhaltensweisen systematisch einzuführen und im Alltag zu etablieren.

> **Wichtig**
>
> Insgesamt zielen therapeutische Vereinbarungen auf den Aufbau und die Verstärkung der Selbstmanagementfähigkeiten des Patienten. Die beiden wichtigsten Gruppen solcher Vereinbarungen sind psychotherapeutische Hausaufgaben und Verhaltensverträge.

> **Definition**
>
> **Psychotherapeutische Hausaufgaben** sind zielgerichtete und therapiebezogene Aktivitäten des Patienten außerhalb der Therapiestunde, die sich meist auf ein umgrenztes zu übendes Verhalten beziehen.

Entsprechend dieser breiten Definition sind Hausaufgaben eine heterogene Gruppe verschiedenster Übungen und Instruktionen. Zur Übersicht über verschiedene Aufgabentypen legte Breil (2000) eine faktorenanalytisch begründete Unterteilung in mehrere Gruppen vor (◘ Tab. 34.1).

Die Umsetzung von Hausaufgaben wird häufig mit dem Begriff Compliance beschrieben.

> **Definition**
>
> **Compliance** beschreibt, wie gut und in welchem Ausmaß eine Person den „Verschreibungen" eines ärztlichen oder psychologischen Therapeuten folgt.

In jüngerer Zeit wird vermehrt der Begriff Adhärenz genutzt:

> **Definition**
>
> **Adhärenz** beschreibt das Ausmaß der Übereinstimmung zwischen Therapeut und Patient bezüglich einer gemeinsam getroffenen Vereinbarung und entspricht somit besser dem kollaborativen Stil bei therapeutischen Vereinbarungen in der Psychotherapie.

> **Definition**
>
> **Verhaltensverträge** umfassen in Abgrenzung zu therapeutischen Hausaufgaben Vereinbarungen zwischen Therapeut und Patient, die bestimmte Regeln für die Zusammenarbeit sowie die Konsequenzen für deren Einhaltung oder Nichteinhaltung enthalten.

Meist beziehen sich diese Regeln auf allgemeingültige organisatorische oder strukturelle Rahmenbedingungen der Therapie, wie das Erscheinen in der Sitzung, oder generelle Verhaltensregeln, die für die Zeit der Therapie gelten sollen. Die Verbindlichkeit dieser

◘ **Tab. 34.1** Hausaufgabentypen. (Nach Breil 2000, © Dr. Janine Breil)

Oberkategorie	Unterkategorie	Beispiel
Kognitive Aufgaben		
Beobachten, protokollieren	Aktuelles beobachten, aufschreiben	Symptomtagebücher, ABC-Schema (► Kap. 28)
Reflexion	Informationen	Videos ansehen, Bibliotherapie
	Beobachten und schreiben	Positive Erlebnisse aufschreiben
	Nachdenken	Therapieziele überdenken
	Restkategorie	Übung „Selbstbildkuchen", die verschiedene Aspekte der Persönlichkeit abbildet
Behaviorale Aufgaben		
Konfrontation	Konfrontation	Spinnen besorgen, Hyperventilationsübungen
Andere Aktivitäten	Positive Aktivitäten	Sich etwas Gutes tun, Entspannungsübungen
	Sexualtherapeutische Aufgaben	Streicheln, Genitalbereich im Handspiegel betrachten
	Aufrechterhaltung	Vereinbarte Aktivität weiterführen, Atemtechnik weiter einsetzen
	Annahmen überprüfen	Realitätstest; andere Leute befragen, um Annahme zu überprüfen
	Restkategorie	Paradoxe Aufgaben

Vereinbarungen kann durch Maßnahmen des Kontingenzmanagements (▶ Kap. 25) weiter erhöht werden. Eine wichtige Anwendung für Verhaltensverträge stellen Lebens- oder Antisuizidverträge mit suizidgefährdeten Patienten dar (▶ Gut zu wissen).

Sowohl Verhaltensverträge als auch Hausaufgaben stellen einen grundlegenden Bestandteil des psychotherapeutischen Repertoires dar. Sie werden zwar deutlich häufiger von Verhaltenstherapeuten genutzt, aber auch Behandler anderer Therapierichtungen nehmen Bezug auf Vereinbarungen für die Zeit zwischen den Sitzungen (z. B. Hausaufgaben in der psychodynamischen Therapie: Fliegel et al. 1998; Fehm und Fehm-Wolfsdorf 2001; Kazantzis und Dattilio 2010).

Gut zu wissen

Antisuizidverträge

Der Umgang mit Suizidalität in der Therapie ist stets eine Herausforderung. Grundsätzlich gilt, dass bei Verdacht auf Selbsttötungsabsichten eine genaue Einschätzung des Ausmaßes der Suizidgedanken und der Absprachefähigkeit des Patienten vorgenommen werden muss. Liegt eine akute oder latente Suizidgefährdung vor, kann mit dem Patienten ein Antisuizidvertrag geschlossen werden, in dem der Patient sich verpflichtet, für einen festgelegten Zeitraum sein Leben nicht absichtlich zu gefährden. Voraussetzung eines solchen Vertrags ist, dass der Patient grundsätzlich bereit und in der Lage ist, suizidale Handlungen aufzuschieben, aber Unterstützung benötigt, damit er das schafft. Ein Antisuizidvertrag sollte genaue Angaben über den Zeitraum seiner Gültigkeit enthalten. Da der Begriff „Vertrag" von manchen Patienten negativ aufgenommen wird, kann auch von einer „Selbstverpflichtung" oder einer „gemeinsamen Abmachung" gesprochen werden. Weiterhin sollte ein Notfallplan erarbeitet werden, der konkret gestufte Verhaltensweisen für kritische Situationen enthält.

Die Verbindlichkeit des Vertrages wird erhöht, indem der Patient den Vertragstext selbst aufschreibt. Sowohl Patient als auch Therapeut sollten den Vertrag unterschreiben. Nach Ablauf der Vertragsgültigkeit sollte wieder eine genaue Exploration der Suizidalität erfolgen und ggf. der Vertrag erneuert werden.

Ein Beispiel für einen solchen Vertrag findet sich im Kasten ▶ Klinisch betrachtet.

Klinisch betrachtet

Auszug aus einem Antisuizidvertrag, wie er von Patientin und Therapeutin im Rahmen einer ambulanten Verhaltenstherapie einer Borderline-Persönlichkeitsstörung formuliert wurde:

1. Bei Handlungen, die der Vorbereitung eines Suizids dienen, muss eine Situationsanalyse verfasst werden.
2. Wenn es mir schlecht geht und ich einen Suizid plane, rufe ich meine Therapeutin an. Wir besprechen dann die Situation und überlegen, was ich tun kann, um mich besser zu fühlen.
3. Wenn ich sehr starke Suizidgedanken habe oder meine Therapeutin nicht erreiche, melde ich mich in einer psychiatrischen Notaufnahme, um keinen Suizid zu begehen.
4. Falls ich meiner Therapeutin gegenüber selbstverletzende Handlungen als Drohung einsetze, wird es eine Therapiepause von einer Woche geben.
5. Falls ich meiner Therapeutin gegenüber mit Suizid drohe, wird sie nicht mit mir sprechen oder Kontakt mit mir aufnehmen, sondern die Polizei informieren.
6. Diese Vereinbarung gilt bis zum _____; nach Ende der Frist wird eine neue Vereinbarung erstellt.

Datum, Unterschrift Patientin, Unterschrift Therapeutin

34.2 Wirkprinzipien

Allgemein sind sowohl Verhaltensverträge als auch Hausaufgaben therapeutische Methoden, die ein erwünschtes Verhalten durch die Einführung klarer Verhaltenskontingenzen (z. B. Lob des Therapeuten für erledigte Hausaufgaben; Selbstbelohnung für Einhaltung einer Abstinenzregel etc.) aufbauen und die daher als Beispiel für operantes Lernen angesehen werden können (▶ Kap. 4). Durch die positive Verstärkung wird die Auftretenswahrscheinlichkeit des neuen Verhaltens erhöht.

Darüber hinaus lassen sich die Wirkmechanismen psychotherapeutischer Vereinbarungen und Aufgaben in zwei Gruppen einteilen (Primakoff et al. 1986): Zu den **spezifischen** Wirkungen zählen die jeweiligen direkten Funktionen der Aufgabe, wie z. B. der Aufbau sozialer Fähigkeiten, das Aushalten von Spannungszuständen oder die Diagnostik von Denk- und Verhaltensweisen. **Unspezifische** Wirkungen werden entsprechend der allgemeinen Wirkfaktoren von Psychotherapie (Grawe 1998) weiter eingeteilt in:

1. **Problemaktualisierung:** Im Rahmen von Hausaufgaben setzen Patienten sich gezielt mit problematischen Situationen und vorher teils gemiedenen Erlebensweisen auseinander.
2. **Motivationale Klärung:** Hausaufgaben und Verhaltensverträge regen Patienten an, sich mit der Bedeutung des eigenen Verhaltens für problematische Reaktionsweisen auseinanderzusetzen. Dadurch können auch bislang unbewusste Ziele und Werte verdeutlicht und geklärt werden.
3. **Problembewältigung:** Hausaufgaben erlauben dem Patienten, aktiv an der Bewältigung seiner Probleme zu arbeiten, z. B. durch das Ausprobieren alternativer Verhaltensweisen oder die Korrektur dysfunktionaler Überzeugungen.
4. **Ressourcenaktivierung:** Schließlich unterstützen Verhaltensverträge und Hausaufgaben den allgemeinen Aktivitätsaufbau, erschließen neue Verhaltensmöglichkeiten und erhöhen die erlebte Selbstwirksamkeit und Selbstmanagementfähigkeit des Patienten.

34.3 Durchführung

Alle therapeutischen Vereinbarungen sollten klare Angaben darüber enthalten, welches konkret beschreibbare Verhalten in welcher Situation und in welchem Zeitraum gezeigt werden soll. Um die Realisierbarkeit der Vereinbarung zu gewährleisten, sollten sie immer gemeinsam erarbeitet und nicht durch den Therapeuten vorgegeben oder festgelegt werden.

Verhaltensverträge umfassen typischerweise Angaben zu den beteiligten Personen, die sich im Rahmen des Vertrags zu bestimmten Verhaltensweisen verpflichten (Patient, Therapeut, Angehörige), eine Beschreibung des genauen Zielverhaltens, das gezeigt werden soll (Kontext, Häufigkeit, Dauer), sowie Konsequenzen bei Vertragseinhaltung bzw. – wenn sinnvoll – Sanktionen im Fall des Vertragsbruchs. Bei der Auswahl der Verstärker sollten u. a. folgende Regeln berücksichtigt werden:

1. Es sollten Verstärker für das Auftreten eines Verhaltens, nicht jedoch für das Nichtauftreten unerwünschten Verhaltens formuliert werden.
2. Eine Verstärkung sollte unmittelbar nach dem Auftreten des erwünschten Verhaltens erfolgen.
3. Auch Annäherungen an das vereinbarte Verhaltensziel sollten verstärkt werden.
4. Die ausgewählten Verstärker sollten den Anstrengungen angemessen und für den Patienten salient sein (vgl. Kirschenbaum und Flanery 1984).

Da die angestrebten Verhaltensmodifikationen in der Regel außerhalb des therapeutischen Settings erfolgen sollen, kann es sinnvoll sein, das Umfeld des Patienten in die Vereinbarung mit einzubeziehen. Lejuez et al. (2001) geben ein Beispiel für einen Verhaltensvertrag zwischen Patient und Familienangehörigen im Rahmen des Aktivitätenaufbaus bei Depressionen (■ Abb. 34.1).

Zur optimalen Nutzung von Hausaufgaben in der Therapie wurde in den letzten Jahren eine Reihe von Empfehlungen formuliert (z. B. Broder 2000; Fehm und Helbig 2008; Fehm und Helbig-Lang 2009; Helbig-Lang 2015; Tompkins 2002). Allerdings muss kritisch festgestellt werden, dass nur eine Minderheit dieser Hinweise auch durch empirische Befunde gestützt werden kann – in einzelnen Fällen widersprechen empirische Befunde sogar den Vorschlägen, wie in einer Übersichtsarbeit gezeigt wurde (Helbig und Fehm 2005). In Anlehnung an diese Übersicht können Empfehlungen nach vier Aspekten eingeteilt werden:

1. Aufgabengestaltung,
2. Therapeutenverhalten bei der Vergabe,
3. Anpassung der Aufgabe und
4. Einbettung von Hausaufgaben in den Therapieablauf.

■ Aufgabengestaltung

Bislang gibt es kaum differenzierte Hinweise für die konkrete Aufgabenfestlegung. Allerdings scheint es sinnvoll zu sein, Aufgaben nicht zu schwierig zu gestalten. Eine Analyse von Hausaufgabenvereinbarungen in der klinischen Praxis zeigte, dass eine höhere Aufgabenschwierigkeit mit einer geringeren Wahrscheinlichkeit für eine vollständige Aufgabenerledigung einherging (Breil 2012). Entsprechend ist es hilfreich, eine Einschätzung des Patienten zu Schwierigkeit und Machbarkeit der Aufgabe einzuholen. Hält der Patient eine Aufgabe für zu schwierig oder nicht realisierbar, sollte die Aufgabe entsprechend modifiziert werden. Darüber hinaus sollte ein Bezug zwischen dem Inhalt der Therapiestunde und der Aufgabe bestehen (► Klinisch betrachtet).

Vertrag über neue Verhaltensweisen

[Füllen Sie jeweils einen Vertrag für jedes Familienmitglied oder jeden Freund aus, den Sie ausgewählt haben]

Ich, _____ , werde versuchen, mich nicht länger mit folgendem ungesunden Verhalten

zu beschäftigen: _____

_____

_____

Wenn ich diese Verhaltensweisen doch zeige, dann wird _____

mich nicht länger dadurch belohnen, dass er/sie _____ .

Stattdessen, möchte ich folgende gesunde Verhaltensweisen zeigen: _____

_____

Wenn mir das gelingt, wird _____ mich dafür belohnen, indem er/sie _____ .

_____   _____   _____
Datum   *Eigene Unterschrift*   *Unterschrift*
                                                                                      Familienmitglied/Freund

◻ **Abb. 34.1**   Verhaltensvertrag im Rahmen des Aktivitätenaufbaus bei depressiven Störungen. (Aus Lejuez et al. 2001, copyright © 2001 by SAGE. Reprinted by Permission of SAGE Publications, Inc.)

Klinisch betrachtet

Do it again – Wiederholung von Übungen als häufige Hausaufgabe

In vielen Behandlungen werden in Übungen und Experimenten neue Verhaltensweisen entwickelt und erprobt. Da eine zentrale Funktion von Aufgaben ist, das neu Erfahrene durch Wiederholung zu festigen und in den Alltag zu übertragen, bietet es sich an, genau dies als Vorhaben bis zur nächsten Sitzung zu vereinbaren. Dies scheint manchmal für Therapeuten zu trivial, stellt aber einen sehr wichtigen Schritt bei der Beibehaltung der neuen Verhaltens- und Denkweisen dar. Zur Protokollierung der Vorhaben eignen sich daher Protokollbögen, die es erlauben, die Veränderungen über mehrere Durchgänge hinweg systematisch zu erfassen (◻ Abb. 34.2).

■ **Therapeutenverhalten bei der Vergabe**

Neben der Beteiligung des Patienten an der Aufgabenstellung und der möglichst detaillierten Aufgabenfestlegung wird häufig dazu geraten, mögliche Probleme bei der Durchführung der Aufgabe schon in der

Pat-Code: _____	
Experiment	*In der Dienstbesprechung ohne Vorbereitung die Geschehnisse der letzten Woche berichten*
Datum, Uhrzeit	*Montag, 9:00 Uhr*
Situation	*Dienstbesprechung mit zwei Chefs und fünf Kollegen, angespannt*
Vorhersage: Was wird passieren?	*Ich werde mich versprechen, werde rot werden. Alle werden mich anschauen und mich für unfähig und dumm halten*
Ergebnis: Was ist tatsächlich passiert?	*Habe mich nicht versprochen. Hatte kurze Sprechpause, aber die anderen haben nicht mal aufgeschaut, keine Bemerkungen*
Schlussfolgerung: Was ergibt sich daraus?	*Auch ohne Vorbereitung flüssiges Sprechen möglich. Kleine Fehler werden von anderen vielleicht gar nicht bemerkt*

◻ **Abb. 34.2**   Beispiel für einen Protokollbogen zur wiederholten Veränderung von Denk- und Verhaltensweisen. (Aus Fehm und Helbig 2008, mit freundlicher Genehmigung vom Hogrefe Verlag)

Therapiesitzung vorwegzunehmen. Verschiedene Studien haben darüber hinaus gezeigt, dass Patienten mit höherer Wahrscheinlichkeit die Hausaufgaben erledigen, wenn sie vom Therapeuten Materialien oder eine Notiz mit der Aufgabe zur Verfügung gestellt bekommen (z. B. Helbig und Fehm 2004) und wenn der Therapeut die Verbindlichkeit der Aufgabe besonders herausstellt (Breil 2012).

■ **Anpassung der Aufgabe**

Zu diesem Bereich gehören Hinweise, dass die Aufgabe an die Stärken und Fähigkeiten des Patienten angepasst werden sollte sowie an seine Probleme und sein soziales Umfeld. Die Aufgabe sollte stets im Hinblick auf das Therapieziel eingeordnet werden (▶ Studienbox).

Studienbox

Ungeliebte Hausaufgaben?

Helbig und Fehm (2004) befragten 77 Therapeuten kognitiv-verhaltenstherapeutischer Ausrichtung nach der Art und Ausprägung von Problemen bei Hausaufgaben bei jeweils zwei konkreten Patienten. Die Ergebnisse legten nahe, dass sowohl bei der Vergabe als auch bei der Erledigung von Hausaufgaben häufig Probleme auftreten. Bereits bei der Hausaufgabenvergabe äußern viele Patienten Zweifel an ihrer Fähigkeit, die Aufgabe zu erledigen. Die Aufgabenschwierigkeit oder ihr Umfang sind die am häufigsten genannten Gründe für reduzierte oder Nichterledigung der erteilten Aufgabe (◻ Abb. 34.3). Probleme bei der Vereinbarung der Aufgabe konnten als Prädiktor für später nicht erledigte Aufgaben nachgewiesen werden. Entsprechend kritisch ist anzumerken, dass nur sehr wenige Therapeuten tatsächlich den Umfang oder die Schwierigkeit der Aufgabe verändern, wenn vonseiten des Patienten solche Bedenken geäußert werden.

■ **Einbettung der Aufgabe in den Therapieablauf**

Als wichtigste und lerntheoretisch klar begründete Empfehlung steht die Kontrolle und Nachbesprechung aller Aufgaben zum vereinbarten Zeitpunkt der Erledigung. Hier konnte empirisch gezeigt werden, dass das Vorgehen des Therapeuten bei der Nachbesprechung von Hausaufgaben die Adhärenz mit nachfolgenden Aufgaben vorhersagte (Weck et al. 2013). Dabei erreichten Therapeuten, die bei der Nachbesprechung die Aufgabenerledigung kritisch würdigten, die Ergebnisse in den Therapieverlauf einordneten und zur Ableitung neuer Aufgaben nutzten, eine höhere Hausaufgabenadhärenz als Therapeuten, die weniger elaboriert auf Hausaufgaben eingingen. Des Weiteren wird empfohlen, für die Vergabe und Besprechung der Hausaufgaben feste Zeiten im Therapieablauf einzuplanen. Schwierigkeiten bei der Erledigung oder der Eindruck mangelnder Adhärenz sollten gezielt angesprochen werden. Jungbluth und Shirk (2013) konnten in einer prospektiven Studie mit jugendlichen Patienten zeigen, dass die Adhärenz durch gezielte Interventionen gefördert werden kann, wie z. B. das Erklären des Behandlungsrationals oder die Vorwegnahme von Problemen bei der Umsetzung.

Basierend auf der immer weiteren Verbreitung von Smartphones kann dieses Medium zur Erhöhung der Adhärenz eingesetzt werden: So können z. B. kurze Erinnerungen an die Durchführung einer gemeinsam geplanten Aufgabe erinnern. Zusätzlich können Aufgaben gespeichert werden, auf die später erneut zurückgegriffen werden kann (Boschen und Casey 2008). Eine erste Studie konnte den positiven Effekt von Erinnerungen durch Smartphone-Applikationen jedoch nicht nachweisen (Willner-Reid et al. 2016). Dabei ist zu beachten, dass diese Studie mit Patienten mit Abhängigkeitsproblemen durchgeführt wurde, die möglicherweise generell Defizite in der Umsetzung geplanter Tätigkeiten aufweisen.

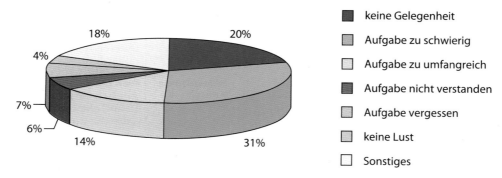

◻ **Abb. 34.3** Gründe für die Nichterledigung von therapeutischen Hausaufgaben. (Nach Helbig und Fehm 2004, reproduced with permission Cambridge University Press)

34.4 Indikation

Verhaltensverträge und Hausaufgaben können prinzipiell sowohl in verschiedenen Therapierichtungen als auch in allen Therapiephasen eingesetzt werden. Voraussetzung ist, dass die Art der Aufgabe mit dem Grundkonzept der Therapie vereinbar ist und in sinnvollem Bezug zum jeweiligen Therapieinhalt steht. Therapeutische Vereinbarungen und Aufgaben dienen vor allem als Bindeglied zwischen Therapie und Alltag des Patienten und sollten daher immer dann eingesetzt werden, wenn Lern- und Veränderungsprozesse in den Alltag übertragen und generalisiert werden sollen. Zudem können bestimmte therapeutische Interventionen, wie die Überprüfung dysfunktionaler Gedanken, nur im Alltagsleben wirksam realisiert werden.

In früheren Arbeiten wurde vereinzelt darauf hingewiesen, dass Hausaufgaben unter Umständen **kontraindiziert** sein können. So merkten beispielsweise Primakoff et al. (1986) an, dass Hausaufgaben selbstkritische, ängstliche oder resignierende Tendenzen bei Patienten noch verstärken könnten. Shelton und Ackerman (1978) betonten die Therapiemotivation des Patienten als Voraussetzung für einen nutzbringenden Einsatz von Hausaufgaben. Heute werden nahezu übereinstimmend keine Einschränkungen für die Nutzung von Hausaufgaben gesehen. Vielmehr ist es Aufgabe des Therapeuten, mögliche Probleme, wie die oben genannten, zu antizipieren und entsprechend darauf einzugehen. So können die selbstkritischen Tendenzen im Vorfeld angesprochen und bearbeitet werden oder die Motivation des Patienten durch zunächst einfache Übungen mit kurzfristig positiven Konsequenzen für das Wohlbefinden erhöht werden. Für Besonderheiten bei bestimmten Störungen oder bestimmten Personengruppen werden entsprechende Modifikationen beschrieben, z. B. für Schizophrenie Glaser et al. 2000; für Persönlichkeitsstörungen Freeman und Rosenfield 2002; für Kinder Hudson und Kendall 2005; für Paare Dattilio 2005.

34.5 Wirksamkeit

Mehrere Metaanalysen weisen den positiven Einfluss des Hausaufgabeneinsatzes auf eine Verbesserung der Symptomatik nach (Kazantzis et al. 2000, 2010; Mausbach et al. 2010). Wenn Hausaufgaben vergeben werden, ist darüber hinaus die konsequente Erledigung dieser Aufgaben durch den Patienten ein Prädiktor des Therapieerfolgs (z. B. Bryant et al. 1999, Coon und Thompson 2003). Die jüngste Metaanalyse zeigt, dass dies sowohl auf die Quantität als auch auf die Qualität der Aufgabenumsetzung zutrifft (Kazantzis et al. 2016), während in einer früheren Arbeit die Qualität der Aufgabenerledigung stärkere Effekte als die Quantität zeigte (Cammin-Novak et al. 2013). Den spezifischen Effekt der Hausaufgabenerledigung im Vergleich zu anderen Aspekten der Therapiemotivation zeigt eine Studie von LeBeau et al. (2013), in der die Hausaufgabenadhärenz, nicht aber die Behandlungserwartungen einen signifikanten Beitrag zur Behandlungswirksamkeit leistete. Dabei sind die positiven Effekte sowohl auf motivationale Variablen auf Patientenseite (Bereitschaft, Hausaufgaben zu erledigen) als auch auf die dabei erworbenen Fähigkeiten zurückführbar.

Im Gegensatz zu therapeutischen Aufgaben ist die Wirksamkeitsbeurteilung von Verhaltensverträgen dadurch erschwert, dass Verhaltensverträge in der Regel nur ein Bestandteil der Behandlung sind und selten als eigenständige Intervention evaluiert werden. Die Effektivität von Verhaltensverträgen wurde über Einzelfallstudien hinaus für Verhaltensänderungen im Bereich der Essstörungen belegt (z. B. Solanto et al. 1994). Im Rahmen der Behandlung von Substanzstörungen konnte durch Verhaltensverträge eine Erhöhung der Behandlungsadhärenz sowie eine Reduktion der Rückfallraten erreicht werden (Calsyn et al. 1994). Ein Cochrane Review, das insgesamt 30 Studien auswertete, ergab, dass bei der Hälfte der Studien Bedingungen mit Verhaltensverträgen bei mindestens einem Outcome-Maß signifikant bessere Ergebnisse erzielten als Vergleichsbedingungen (Bosch-Capblanch et al. 2007). Es bleibt jedoch festzuhalten, dass qualitativ hochwertige Studien fehlen, die die Effekte von Verhaltensverträgen systematisch untersuchen.

? Prüfen Sie Ihr Wissen

1. Was ist unter spezifischen und unspezifischen Wirkweisen therapeutischer Vereinbarungen zu verstehen? ▶ Abschn. 34.2
2. Gibt es eine wissenschaftliche Begründung für den Einsatz von Hausaufgaben in der Psychotherapie? ▶ Abschn. 34.5
3. Nennen Sie ein Beispiel für einen Verhaltensvertrag und beschreiben Sie kurz den Inhalt! ▶ Abschn. 34.1 und ▶ Abschn. 34.3

ⓘ Weiterführende Literatur

Eine Einführung in den Einsatz von Hausaufgaben in der Verhaltenstherapie gibt das Praxishandbuch von Helbig-Lang (2015). Einen umfassenden Überblick über theoretische und praktische Aspekte des Einsatzes von Hausaufgaben in der Psychotherapie geben die Herausgeberwerke von Kazantzis et al. (2005) sowie von Kazantzis und L'Abate (2007). Neben theoretischen Modellen und empirischen Befunden werden darin störungs- und zielgruppenbezogene Modifikationen von Aufgaben vorgestellt (z. B. für Angststörungen, chronische Schmerzen, jüngere und ältere Patienten). Hinweise und Hilfen für die praktische Anwendung von Hausaufgaben enthält das Buch von Fehm und Helbig (2008), das mit vielen Fallbeispielen ein differenziertes Modell für die Vergabe und Besprechung von Aufgaben vorstellt. Der zweite Teil des Buches enthält Materialien für den Einsatz von Aufgaben in der Therapie sowie Hinweise zur Vergabe und Besprechung der Aufgaben.

Literatur

Bosch-Capblanch, X., Abba, K., Prictor, M., & Garner, P. (2007). Contracts between patients and healthcare practitioners for improving patients' adherence to treatment, prevention and health promotion activities. *The Cochrane Library*.

Boschen, M. J., & Casey, L. M. (2008). The use of mobile telephones as adjuncts to cognitive behavioral psychotherapy. *Professional Psychology-Research and Practice, 39*(5), 546–552.

Breil, J. (2000). *Hausaufgaben in der ambulanten Psychotherapie*. Versuch einer Systematisierung: Unveröffentlichtes Manuskript, Ruhr-Universität Bochum.

Breil, J. (2012). Hausaufgaben in der Psychotherapie. Was Therapeuten bei der Gestaltung beachten sollten. *Zeitschrift für Psychiatrie, Psychologie und Psychotherapie, 60*, 121–130.

Broder, M. S. (2000). Making optimal use of homework to enhance your therapeutic effectiveness. *Journal of Rational-Emotive & Cognitive-Behavior Therapy, 18*(1), 3–18.

Bryant, M. J., Simons, A. D., & Thase, M. E. (1999). Therapist skill and patient variables in homework compliance: Controlling an uncontrolled variable in cognitive therapy outcome research. *Cognitive Therapy and Research, 23* (4), 381–399.

Calsyn, D. A., Wells, E. A., Saxon, A. J., Jackson, T. R., Wrede, A. F., Stanton, V., & Fleming, C. (1994). Contingency management of urinalysis results and intensity of counseling services have an interactive impact on methadone maintenance treatment outcome. *Journal of Addictive Disease, 13*, 47–63.

Cammin-Nowak, S., Helbig-Lang, S., Lang, T., Gloster, A. T., Fehm, L., Gerlach, A. L., et al. (2013). Specificity of homework compliance effects on treatment outcome in CBT: Evidence from a controlled trial on panic disorder and agoraphobia. *Journal of Clinical Psychology, 69*, 616–629.

Coon, D. W., & Thompson, L. W. (2003). The relationship between homework compliance and treatment outcomes among older adult outpatients with mild-to-moderate depression. *American Journal of Geriatric Psychiatry, 11* (1), 53–61.

Dattilio, F. M. (2005). Couples. In N. Kazantzis, F. P. Deane, K. R. Ronan, & L. L'Abate (Hrsg.), *Using homework assignments in cognitive behavior therapy* (S. 153–170). New York: Routledge.

Fehm, L., & Fehm-Wolfsdorf, G. (2001). Hausaufgaben als therapeutische Intervention – Ausnahme oder Alltag? *Psychotherapeut, 46*(6), 386–390.

Fehm, L., & Helbig, S. (2008). *Hausaufgaben in der Psychotherapie. Strategien und Materialien für die Praxis*. Göttingen: Hogrefe.

Fehm, L., & Helbig-Lang, S. (2009). Hausaufgaben in der Psychotherapie. *Standardtechnik mit hohem Potential. Psychotherapeut, 54*(5), 377–392.

Fliegel, S., Groeger, W. M., & Künzel, R. (1998). *Verhaltenstherapeutische Standardmethoden: Ein Übungsbuch* (S. 55–91). Weinheim: Beltz PVU.

Freeman, A., & Rosenfield, B. (2002). Modifying therapeutic homework for patients with personality disorders. *Journal of Clinical Psychology, 58*(5), 513–524.

Glaser, N. M., Kazantzis, N., Deane, F. P., & Oades, L. G. (2000). Critical issues in using homework assignments within cognitive-behavioral therapy for schizophrenia. *Journal of Rational-Emotive & Cognitive-Behavior Therapy, 18*(4), 247–261.

Grawe, K. (1998). *Psychologische Psychotherapie*. Bern: Hogrefe.

Helbig, S., & Fehm, L. (2004). Problems with homework compliance in CBT: Rare exception or rather frequent? *Behavioural and Cognitive Psychotherapy, 32*(3), 291–301.

Helbig, S., & Fehm, L. (2005). Der Einsatz von Hausaufgaben in der Psychotherapie: Empfehlungen und ihre empirische Fundierung. *Psychotherapeut, 50*, 122–129.

Helbig-Lang, S. (2015). *Psychotherapeutische Hausaufgaben. Standardtechniken der Verhaltenstherapie*. Weinheim: Beltz.

Hudson, J. L., & Kendall, P. C. (2005). Children. In N. Kazantzis, F. P. Deane, K. R. Ronan, & L. L'Abate (Hrsg.), *Using homework assignments in cognitive behavior therapy* (S. 75–94). New York: Routledge.

Jungbluth, N. J., & Shirk, S. R. (2013). Promoting homework adherence in cognitive-behavioral therapy for adolescent depression. *Journal of Clinical Child And Adolescent Psychology, 42*, 545–553.

Kazantzis, N., & Dattilio, F. M. (2010). Definitions of homework, types of homework, and ratings of the importance of homework among psychologists with cognitive behavior therapy and psychoanalytic theoretical orientations. *Journal of Clinical Psychology, 66*, 758–773.

Kazantzis, N., & L'Abate, L. (Hrsg.). (2007). *Handbook of homework assignments in psychotherapy*. New York: Springer.

Kazantzis, N., Deane, F. P., & Ronan, K. R. (2000). Homework assignments in cognitive and behavioral therapy: A meta-analysis. *Clinical Psychology: Science and Practice, 7*(2), 189–202.

Kazantzis, N., Deane, F. P., Ronan, K. R., & L'Abate, B. L. (Hrsg.). (2005). *Using homework assignments in cognitive behavioral therapy*. London: Routledge.

Kazantzis, N., Whittington, C., & Dattilio, F. (2010). Meta-analysis of homework effects in cognitive and behavioral therapy: A replication and extension. *Clinical Psychology-Science and Practice, 17*, 144–156.

Kazantzis, N., Whittington, C., Zelencich, L., Kyrios, M., Norton, P. J., & Hofmann, S. G. (2016). Quantity and quality of homework compliance: A meta-analysis of relations with outcome in cognitive behavior therapy. *Behavior Therapy, 47*, 755–772.

Kirschenbaum, D. S., & Flanery, R. C. (1984). Toward a psychology of behavioral contracting. *Clinical Psychology Review, 4*, 597–618.

LeBeau, R. T., Davies, C. D., Culver, N. C., & Craske, M. G. (2013). Homework compliance counts in cognitive-behavioral therapy. *Cognitive Behaviour Therapy, 42*, 171–179.

Lejuez, C. W., Hopko, D. R., & Hopko, S. D. (2001). A brief behavioural activation treatment for depression: Treatment manual. *Behavior Modification, 25*, 255–296.

Mausbach, B. T., Moore, R., Roesch, S., Cardenas, V., & Patterson, T. L. (2010). The relationship between homework compliance and therapy outcomes: An updated meta-analysis. *Cognitive Therapy and Research, 34*, 429–438.

Primakoff, L., Epstein, N., & Covi, L. (1986). Homework compliance: An uncontrolled variable in cognitive therapy outcome research. *Behavior Therapy, 17*, 433–446.

Shelton, J. L., & Ackerman, J. M. (1978). *Verhaltens-Anweisungen: Hausaufgaben in Beratung und Psychotherapie*. München: Pfeiffer.

Solanto, M. V., Jacobson, M. S., Heller, L., Golden, N. H., & Hertz, S. (1994). Rate of weight gain of inpatients with anorexia nervosa under two behavioral contracts. *Pediatrics, 93*, 989–991.

Tompkins, M. A. (2002). Guidelines for enhancing homework compliance. *Journal of Clinical Psychology, 58*(5), 565–576.

Weck, F., Richtberg, S., Esch, S., Höfling, V., & Stangier, U. (2013). The relationship between therapist competence and homework compliance in maintenance cognitive therapy for recurrent depression: Secondary analysis of a randomized trial. *Behavior Therapy, 44*, 162–172.

Willner-Reid, J., Whitaker, D., Epstein, D. H., Phillips, K. A., Pulaski, A. R., Preston, K. L., et al. (2016). Cognitive-behavioural therapy for heroin and cocaine use: Ecological momentary assessment of homework simplification and compliance. *Psychology and psychotherapy-Theory, Research and Practice, 89*(3), 276–293.

E-Mental Health: Internet- und mobilbasierte Interventionen in der Psychotherapie

David Daniel Ebert und Harald Baumeister

Inhaltsverzeichnis

Die Autoren danken Mathias Harrer für seine Unterstützung bei der Erstellung des Kapitels.

© Springer-Verlag GmbH Deutschland, ein Teil von Springer Nature 2020
J. Hoyer und S. Knappe (Hrsg.), *Klinische Psychologie & Psychotherapie*,
https://doi.org/10.1007/978-3-662-61814-1_35

35.1 Beschreibung des Verfahrens

35.1.1 Gegenstandsbeschreibung

Die Möglichkeiten internet- und mobilbasierte Anwendungen zur psychosozialen Versorgung zu nutzen sind vielfältig und reichen von Selbsthilfe-Interventionen ohne therapeutische Begleitung über online aufbereitete Therapieeinheiten, integriert in klassische psychotherapeutische Konzepte vor Ort, bis hin zu synchroner onlinebasierter Therapie mittels Videokonferenz anstelle des persönlichen Kontaktes.

> **Definition**
>
> Unter **internet- und mobilbasierten Interventionen** versteht man in der Klinischen Psychologie und Psychotherapie die Verwendung neuer Medien zur Bereitstellung klinisch-psychologischer Interventionen. Allen internet- und mobilbasierten Interventionskonzepten gemein ist die Übertragung des klassischerweise „face to face" ablaufenden therapeutischen Prozesses auf den virtuellen Raum. Therapeutische Techniken und Inhalte werden so nicht mehr allein durch klassisch-analoge Kommunikationswege vermittelt, sondern über das Internet oder speziell angepasste Apps bereitgestellt. IMI gehen über störungsbezogene Psychoedukationsangebote (▶ Kap. 22) hinaus und zielen unter Nutzung bewährter psychotherapeutischer Techniken darauf ab, emotionale und kognitive Lernprozesse bei Patienten auszulösen, deren Generalisierung zu fördern sowie Verhaltensänderungen im Alltag zu initiieren und aufrechtzuerhalten.

Internet- und mobilbasierte Interventionen (IMI) lassen sich in ihrer Nutzung technischer Möglichkeiten, im Ausmaß des menschlichen Supports, hinsichtlich der Theoriebasierung sowie in Bezug auf deren Anwendungsgebiete unterscheiden (Abb. 35.1).

35.1.2 Technische Umsetzung

Bei der Umsetzung klinisch-psychologischer Interventionen im virtuellen Raum können zahlreiche technische Möglichkeiten Verwendung finden. Diese umfassen
1. die Aufbereitung evidenzbasierter psychotherapeutischer Strategien als interaktive Selbsthilfelektion,
2. E-Mail, Chat oder videobasierte Sitzungen und Therapie,
3. virtuelle Umgebungen („virtual reality") u. a. zur Expositionsbehandlung,
4. „serious games", in welchen psychotherapeutische Strategien im Rahmen eines Computerspiels trainiert werden,

5. die Nutzung von Erinnerungs-, Feedback- und Verstärkungsautomatismen (z. B. via einer App, E-Mail oder SMS, kurz: Prompts), die den Teilnehmer unterstützen, Therapieinhalte in den Alltag zu integrieren,
6. interaktive Elemente, z. B. Apps für Aktivitätsmonitoring und Stimmungsratings, bis hin zur Nutzung komplexer maschineller Algorithmen der künstlichen Intelligenz, die die Behandlungssteuerung unterstützen können.

35.1.3 Theoriebasierung

Internet- und mobilbasierte Interventionen für psychische Störungen orientieren sich vorwiegend an evidenzbasierten Therapiemanualen. Aufgrund ihrer ausgeprägten Strukturiertheit, Standardisierung und ihrem Fokus auf das Training von Strategien und konkretem Verhalten haben die meisten der bisher evaluierten Konzepte dabei auf kognitiv-verhaltenstherapeutische Manuale zurückgegriffen. Seit kurzer Zeit werden aber auch andere psychotherapeutische Strömungen berücksichtigt und beispielsweise psychodynamische, interpersonelle sowie „mindfulness"-basierte Ansätze oder die Akzeptanz- und Commitment-Therapie als theoretische Basis genutzt.

35.1.4 Menschlicher Support

Grundsätzlich können IMI mit unterschiedlichem Ausmaß an menschlichem Support realisiert werden. Die derzeit weltweit am häufigsten verbreitete Vorgehensweise ist die sog. geleitete Selbsthilfe („guided self-help"). Dabei werden in der Regel evidenzbasierte Therapieinhalte so aufbereitet, dass Betroffene sie vorwiegend selbstständig durchführen können und ein begleitender Therapeut regelmäßig Rückmeldung zu den bearbeiteten Übungen gibt. Bei der therapeutischen Begleitung steht dabei meist die Förderung der Adhärenz im Vordergrund und nicht die Vermittlung neuer therapeutischer Inhalte, die über die Inhalte der Lektionen hinausgehen. Unter Adhärenzförderung versteht man hierbei die Unterstützung bei der Erreichung gemeinsam vereinbarter Interventionsziele und -pläne, zumeist mit einem zentralen Fokus darauf, dass Nutzer die Intervention möglichst konsequent bis zu Ende durcharbeiten. Aufgaben des Therapeuten sind die Klärung von Verständnisfragen, Rückmeldungen zu bearbeiteten Aufgaben und zum Fortschritt sowie die Motivationsförderung des Patienten, weiter an sich zu arbeiten. Die Kommunikation kann dabei grundsätzlich *synchron* (z. B. per Chat oder Video) oder, was weitaus häufiger genutzt wird, *asynchron* (z. B. per verschlüsselter E-Mail) erfolgen und beansprucht wenige Minuten bis wenige Stunden (i. d. R. 1–3 h) pro Patient und Intervention. Für den

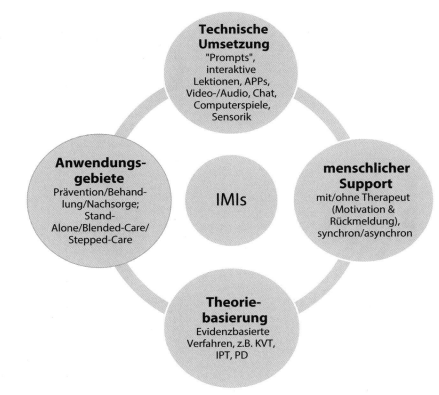

Abb. 35.1 Zentrale Aspekte internet- und mobilbasierter Interventionen (IMI). (Mod. nach Lin et al. 2013, © Georg Thieme Verlag KG)

Patienten kann das Bearbeiten des Selbsthilfematerials, die Durchführung und Wiederholung von Übungen sowie das Kommunizieren mit dem Therapeuten hingegen ein Vielfaches der durch den begleitenden Therapeuten investierten Zeit in Anspruch nehmen. Die Kombination von über das Internet vermittelten Selbsthilfematerialien mit minimalem menschlichen Support erhöht dabei das Ausmaß an selbstgesteuerter Bewältigung der Beschwerden und maximiert gleichzeitig den therapeutischen Wirkungsgrad der begleitenden Therapeuten. Durch die ortsunabhängige und – bei asynchron durchgeführtem Kontakt – auch zeitunabhängige Kommunikation steigen Flexibilität und Autonomie sowohl für Patienten als auch für die begleitenden Therapeuten (**◻** Abb. 35.2; ▶ Exkurs).

35.1.5 Anwendungsgebiete

Die Anwendungsgebiete von IMI reichen von der Förderung psychischer Gesundheit und Prävention psychischer Störungen über die vollständige Behandlung psychischer Störungen bis hin zu Interventionen zur Rückfallprävention. Auf dem Gebiet der Gesundheitsförderung und Prävention psychischer Störungen gelten IMI durch ihre Niedrigschwelligkeit sowie die orts- und zeitunabhängige anonyme Nutzbarkeit als ein vielversprechender Ansatz, um evidenzbasierte psychologische Techniken einer breiten Masse an Personen zu-

kommen zu lassen. IMI können zur Behandlung psychischer Störungen entweder als **Stand Alone** (für sich stehende Intervention), als Teil eines gestuften Behandlungsplanes **(Stepped-Care-Konzepte)** oder als integriertes Element einer kombinierten Therapie von Online- und klassischer Therapie vor Ort eingesetzt werden **(Blended-Care-Konzepte).**

Als **Stand-Alone-Maßnahme** können IMI die Reichweite von effektiven psychotherapeutischen Interventionen erhöhen. Beispielsweise kann durch die grundsätzliche Zeit- und Ortsunabhängigkeit dieser Konzepte der Zugang zu evidenzbasierten Interventionen für Betroffene in Gebieten mit niedriger Versorgung oder für Menschen mit Mobilitätseinschränkung erleichtert werden. Auch könnte ein Teil der Betroffenen erreicht werden, der aus verschiedensten persönlichen Gründen bisher keine Behandlung in Anspruch nimmt. Trotz der zunehmenden gesellschaftlichen Akzeptanz von Psychotherapie besteht oft ein Schamgefühl, das eine Barriere für die tatsächliche Inanspruchnahme fachlicher Hilfe darstellt. Gleichzeitig besteht oft auch Unsicherheit oder Unwissen darüber, inwieweit psychologische Angebote bei der Bewältigung der individuellen Problematik hilfreich sein können. Derartige Barrieren führen u. a. dazu, dass trotz einer im internationalen Vergleich sehr guten Versorgung psychischer Störungen in Deutschland, je nach Störungsbild, 28–63 % der Betroffenen mit einer psychischen Störung unbehandelt

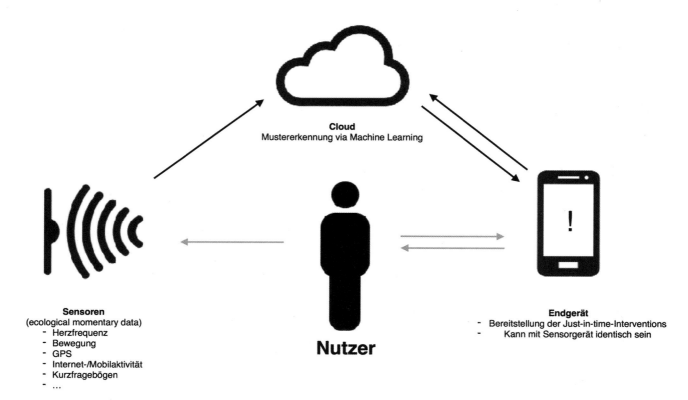

Cloud
Mustererkennung via Machine Learning

Sensoren
(ecological momentary data)
- Herzfrequenz
- Bewegung
- GPS
- Internet-/Mobilaktivität
- Kurzfragebögen
- ...

Endgerät
- Bereitstellung der Just-in-time-Interventions
- Kann mit Sensorgerät identisch sein

Nutzer

35

☐ **Abb. 35.2**   Schematisierte Darstellung der Funktionsabläufe einer Just-in-time Adaptive Intervention

bleiben (Mack et al. 2014). Aktuelle Studien weisen darauf hin, dass weniger strukturelle Versorgungsengpässe die wesentlichen Gründe für die Nichtinanspruchnahme psychotherapeutischer Angebote darstellen, sondern das fehlende Interesse von Betroffenen, diese zu nutzen (Andrade et al. 2014). Durch die Möglichkeit, im Rahmen von IMI zunächst niedrigschwellig Hilfe suchen zu können, können Betroffene erste möglichst positive Erfahrungen mit psychologischen Angeboten machen.

Im Rahmen von **Stepped-Care-Konzepten** kann das Ausmaß der therapeutischen Unterstützung Schritt für Schritt in Abhängigkeit vom tatsächlichen individuellen Bedarf gestaltet werden. Self-Help- oder Guided-Self-Help-Ansätze können als erstes Element in der Behandlungskette angeboten werden. Sprechen Patienten nicht ausreichend auf die Intervention an, erfolgt eine Weiterleitung an Angebote mit intensiverer therapeutischer Unterstützung (beispielsweise IMI → ambulante Psychotherapie → stationäre psychotherapeutisch-psychopharmakologische Kombinationstherapie). Psychotherapeutische Ressourcen müssten unter dieser Logik nur dann genutzt werden, wenn Patienten nicht ausreichend von weniger intensiven klinisch-psychologischen Interventionen profitieren, und die derzeit bestehenden Wartezeiten auf Psychotherapieplätze könnten reduziert werden. Umgekehrt schließen sich bei Step-Down-Interventionen IMI mit niedriger Intensität an zuvor durchgeführte intensivere Maßnahmen an.

Beispielsweise können internetbasierte Konzepte Patienten einer stationären Psychotherapie dabei unterstützen, die dort erzielten Behandlungserfolge langfristig zu stabilisieren.

Im Rahmen kombinierter Konzepte (sog. **Blended-Care-Konzepte**) werden IMI und klassische Therapieverfahren kombiniert. Zumeist werden hierbei IMI als Unterstützung der Face-to-Face-Psychotherapie konzeptualisiert, indem z. B. einzelne Psychotherapiebausteine, die nicht zwingend durch einen Psychotherapeuten vermittelt werden müssen, online aufbereitet und dargeboten werden, sodass mehr Therapeutenzeit für gezielte psychotherapeutische Prozessarbeit genutzt werden kann. Denkbar ist aber auch die Unterstützung von IMI durch wenige Therapietermine vor Ort, um z. B. die Interventionsadhärenz zu erhöhen oder auch zur Absicherung der Diagnosestellung sowie zur Überprüfung möglicher Kontraindikationen und Krisensituationen.

Bei IMI die zur Unterstützung von klassischer Psychotherapie eingesetzt werden, ist sowohl ein ersetzender als auch ein ergänzender Ansatz denkbar. In erstem Fall wird jede X-te Therapiestunde durch eine onlinebasierte Therapiestunde ersetzt, ggf. aus ökonomischen Gesichtspunkten oder auch, um das Selbstmanagement der Patienten zu stärken. Der zweite Fall zielt maßgeblich darauf ab, **Psychotherapie noch weiter zu verbessern.** Obwohl Psychotherapie bei den meisten psychischen Störungen als wirksam gilt, profitiert ein beträchtlicher Teil von Patienten selbst von State-of-the-Art-Therapien nicht in ausreichendem Ausmaß (s. entsprechende Wirksamkeitsabschnitte der jeweiligen Störungskapitel). Eine unzureichende Therapiedosierung, fehlender Alltagstransfer und unzureichende Übungszeiten der Patienten zwischen den Therapiesitzungen sind nur einige der möglichen Gründe hierfür. Mittels IMI-Modulen, die Patienten zwischen den Therapiesitzungen im Selbstmanagement durcharbeiten, lässt sich die Psychotherapiedosierung ohne wesentliche Mehrkosten substanziell erhöhen. Patienten könnten beispielsweise zwischen Präsenzsitzungen wöchentlich weitere Therapiebausteine online durcharbeiten. Eine weitere Möglichkeit ist es, IMI dazu zu nutzen, Patienten online relevante Fertigkeiten zu vermitteln, die nicht zentraler Bestandteil der Face-to-Face-Psychotherapie sind (z. B. Emotionsregulation, Stressmanagement, Achtsamkeit, Schlafhygiene, Entspannungstechniken, Selbstwert, soziale Kompetenz). Die wohl vielversprechendste Möglichkeit, IMI zur Verbesserung psychotherapeutischer Erfolge zu nutzen, ist es den „therapeutischen Arm" durch die Nutzung „smarter" Technologie in den Alltag des Patienten zu verlängern. Dies kann beispielsweise durch die Nutzung Smartphone-basierter Verhaltenstagebücher erfolgen, die zur Verhaltensaktivierung eingesetzt werden, sowie durch das Versenden von Nachrichten (Text, Audio, Video) mit Ultrakurzübungen, die der Patient im Alltag eintrainieren soll, oder durch den Einsatz von Smart-Coaching, d. h. die fernkommunikative Unterstützung des Patienten bei In-vivo-Übungen, unter Nutzung aktueller Smart-Technologien (z. B. Smartphone-basierte Videotelefonie, „smartglasses"). IMI betonen die aktive Rolle des Betroffenen im Genesungsprozess und unterstützen im Sinne des „Empowerment" (s. Übersicht), eigene Ressourcen zur Problemlösung einzusetzen. „Just-in-time Adaptive Interventions" (▶ Exkurs) bieten Patienten dabei unter Einbezug des aktuellen Befindens oder Verhaltens personalisierte Techniken zur gezielten Unterstützung bei Verhaltensänderungen oder in der Bewältigung von Risikosituationen im Alltag.

Exkurs

Just-in-time Adaptive Interventions: Der therapeutische Arm im Alltag des Patienten

Unter **Just-in-time Adaptive Interventions (JITAI)** versteht man im Rahmen psychotherapeutischer Maßnahmen Interventionsdesigns, bei denen sich Ausmaß und Inhalt der Unterstützung von Betroffenen im Alltag dynamisch an das Befinden und spezifische Umweltfaktoren der individuellen Person anpassen. Ziel ist es dabei, Betroffene zum genau richtigen Zeitpunkt in der richtigen Art und Weise und der passenden Intensität zu unterstützen, wenn Sie dafür den größten Bedarf haben (z. B. bei Risikosituationen für schädliches Verhalten, drohendem Rückfall in eine Störungsepisode, bei Panikattacken oder Binge-Eating-Anfällen) und daher am empfänglichsten für eine Intervention sind.

Voraussetzung für die Entwicklung von JITAI ist daher zunächst eine reliable und valide Bestimmung und Prädiktion von antezedierenden Variablen, die auf ein sich ankündigendes Verhalten (z. B. Substanzkonsum), negative affektive Zustände oder kritische Entwicklungen im Störungsverlauf (z. B. Rückfall in eine depressive Episode) schließen lassen.

Dies erfolgt in der Regel durch Aggregation von verschiedenen sensorischen Inputs; diese können beispielsweise durch Smartphones oder sog. „wearables" erfasst werden (z. B. in Form von wiederkehrenden Bewegungsmustern, Herzfrequenz, Augenfixation, Hautleitfähigkeit, Frequenzen der Stimme, pro Tag zurückgelegten Kilometern, Anzahl geschriebener Kurznachrichten oder getätigten Anrufen). In Kombination mit Berichten des subjektiven Erlebens oder des Bedeutungskontextes einer bestimmten Situation wird darauf unter Verwendung intelligenter maschineller Lernalgorithmen berechnet, wann und ob das betroffene Individuum Gefahr läuft, in eine kritische Situation zu geraten, um genau zu diesem Zeitpunkt geeignete Interventionen über ein mobiles Endgerät zur Verfügung zu stellen (◘ Abb. 35.3 und 35.4).

ParentGuardian (Pina et al. 2014) ist ein von der University of California entwickeltes JITAI-Konzept für Eltern von Kindern mit ADHS (▶ Abschn. 38.1). Für die Intervention finden Prinzipien der familienorientierten Behandlung bei ADHS (▶ Abschn. 38.5.3) Verwendung. ParentGuardian versucht dabei Hindernisse und häufige Probleme von Eltern bei familienorientierter ADHS-Therapie zu überwinden, die häufig darin liegen, dass Eltern von jungen ADHS-Patienten entweder selbst unter Zügen einer Aufmerksamkeitsstörung leiden oder aber unter erhöhter psychosozialer Belastung stehen, was das Umsetzen der in der Therapie vermittelten Verhaltensweisen erschwert. Als Sensor wurden bei ParentGuardian Wearables genutzt, die das Arousal von Studienteilnehmern durch die Leitfähigkeit der Haut maßen. Angepasst an das Ausmaß spontaner physischer Erregung der Eltern wurden so bei Bedarf automatisch und ohne Zeitverzögerung adäquate Verhaltensstrategien oder Copingmechanismen über Smartphone und Tablet vorgeschlagen. Maschinelle Lernalgorithmen wurden angewandt, um erhöhte Arousallevels hinsichtlich ihrer negativen Valenz zu erkennen. Die Wearables versandten dabei alle 30 s Datenpakete an eine Cloud; konnte ein kritisches Belastungsmuster festgestellt werden, wurden kurze Prompts zugesandt, die den Eltern dabei helfen sollten, in der Situation die Ruhe zu bewahren (beispielsweise: „Müssen Sie sich etwas abregen? Lösen Sie sich kurz los, und machen Sie eine 5-minütige Pause.").

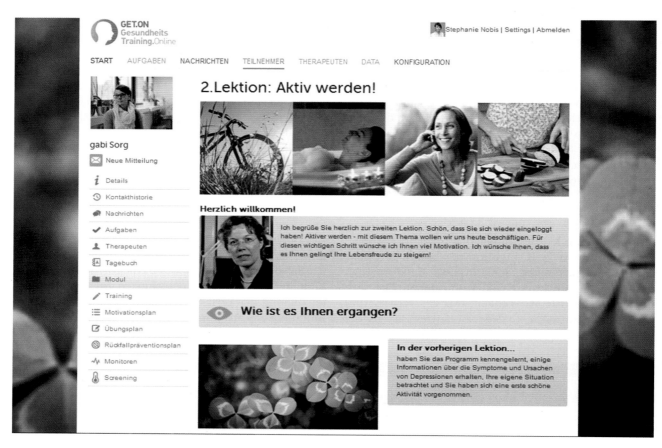

Abb. 35.3 Screenshot der Lektion 2 des Trainings „GET.ON Mood Enhancer Diabetes und Depression". (© GET.ON)

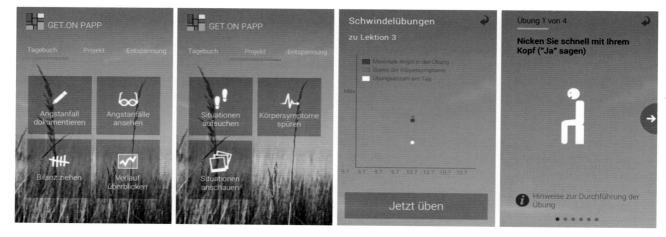

Abb. 35.4 Beispiel einer Smartphone-App zur unterstützenden Behandlung von Panikstörung. (Übungen zur in vivo und in sensu Exposition; © GET.ON)

Mögliche Vorteile von IMI

- **Zeit- und Ortsunabhängigkeit:** Durch die einfache Zugänglichkeit internetbasierter Verfahren können Menschen mit Mobilitätseinschränkungen, Menschen in unterversorgten Regionen oder beruflich stark beanspruchte Personen auf unkomplizierte Weise evidenzbasierte psychotherapeutische Behandlung in Anspruch nehmen, ohne längere Fahrt- oder Anreisezeiten in Kauf zu nehmen.
- **Anonymität:** Die Anonymität des Internets umgeht Hindernisse wie Scham und Stigmatisierung und bietet dadurch potenziell die Möglichkeit, Bevölkerungsgruppen zu erreichen, die sonst keine therapeutische Behandlung in Anspruch nehmen würden.
- **Niedrigschwelligkeit:** Internetbasierte Verfahren bieten die Möglichkeit, niedrigschwellige Angebote wahrzunehmen und können einen Einstieg in weiterführende Face-to-Face-Behandlungsmöglichkeiten erleichtern.
- **Empowerment:** Internetbasierte Interventionen betonen die aktive Rolle des Individuums, sich und sein Leben während des Genesungsprozesses neu zu gestalten, und versuchen im Sinne des Empowerment Patienten dabei zu unterstützen, eigene Ressourcen zur Problembewältigung zu aktivieren und zu fördern.
- **Verfügbarkeit evidenzbasierter Interventionen auf Bevölkerungsebene:** Regionale Unterversorgungen einerseits und notwendiges, aber nicht immer vorhandenes, spezifisches Therapiewissen insbesondere zu seltener behandelten psychischen Störungen andererseits schränken die Verfügbarkeit evidenzbasierter Psychotherapieangebote substanziell ein. Zudem reduzieren Sprachbarrieren und fehlendes kulturspezifisches Psychotherapiewissen die Verfügbarkeit evidenzbasierter Psychotherapien für einen beträchtlichen Anteil unserer Bevölkerung mit Migrationshintergrund. IMI, einmal entwickelt, könnten helfen entsprechend bestehende Versorgungsdefizite zu verringern.
- **Verlängerung des therapeutischen Arms in den Alltag des Patienten:** Ambulante Psychotherapie wird traditionell im Rahmen meist wöchentlich stattfindender 50-minütiger Gespräche durchgeführt, d. h., Patienten verbringen i. d. R. 167 h ihrer 168 h wöchentlicher Lebenszeit ohne therapeutischen Kontakt. IMI bieten vielfältige technische Möglichkeiten Patienten in diesen 167 h zu begleiten und sie bei ihrer Verhaltensänderung zu unterstützten und alltagsintegrierte Diagnostik durchzuführen. Häufiges Üben zwischen den Sitzungen gilt als ein zentraler Wirkfaktor der Psychotherapie und IMI bieten durch automatisierte Erinnerungen, in den Alltag integrierte online dargebotene Kurzübungen und ähnliche Ansätze die Möglichkeit, die Übungshäufigkeit und Übungsqualität zu fördern.

35.2 Wirkprinzipien

Während Studien zu IMI in den ersten Forschungsjahren insbesondere von den Zweifeln bestimmt wurden, dass IMI effektiv sein können, wendet sich die aktuelle Forschung vermehrt deren Wirkfaktoren zu. Ein Erklärungsansatz dafür, dass das Internet als Therapieumgebung möglicherweise keinen Wirksamkeitsnachteil gegenüber traditionellen Interventionen vor Ort aufweist, könnte in der stärkeren Betonung der Selbsthilfe bei IMI liegen, die eine Förderung des Selbstmanagements der Nutzer bedingt.

Vor dem Hintergrund, dass nahezu alle internet- und mobilbasierten Verfahren bewährte evidenzbasierte psychotherapeutische Techniken unter Nutzung neuer Medien umsetzen, kann zunächst davon ausgegangen werden, dass zentrale Wirkfaktoren der jeweils zugrunde liegenden Therapieinhalte (z. B. Selbstwirksamkeit, Veränderung dysfunktionaler Einstellungen, Stressreaktivität, Emotionsregulation) zum Tragen kommen. Für eine solche Annahme liegt bisher allerdings nur begrenzt Evidenz vor. Insgesamt muss betont werden, dass es zu den Wirkfaktoren im Rahmen von IMI noch weiterer Forschung bedarf, etwa zum Zusammenhang zwischen Technik-, Inhalts- und Designvariationen von IMI und deren Effekten.

Zwei zentrale und empirisch bislang am besten untersuchte Wirkfaktoren von IMI sind die folgenden.

35.2.1 Erinnerungs-, Verstärkungsautomatismen

Zu den Vorteilen von IMI gegenüber klassischer Psychotherapie zählen Erinnerungs-, und Verstärkungsautomatismen sowie die Möglichkeit die Anwendung von Therapieinhalten im Alltag des Patienten zu fördern (hier zusammenfassend: Prompts). Beispielsweise können Ultrakurzübungen, bei welchen in der Therapie behandelte Fähigkeiten im Alltag eingeübt werden, per SMS auf das Telefon der Patienten gesendet werden (▶ Klinisch betrachtet). Außerdem steigern Erinnerungsautomatismen die Nutzung von IMI, was wiederum mit einer erhöhten Behandlungsadhärenz einhergeht. Auf diese Weise übernehmen Prompts bestimmte therapeutische Aufgaben und fördern die Selbstständigkeit der Patienten. Gleichzeitig sind diese Anwendungen sehr kostengünstig zu realisieren.

Klinisch betrachtet

Beispiel für automatische Prompts mit Ultrakurz-übungen auf dem Smartphone zum Training therapeutischer Strategien im Alltag

„Hallo, hier ist wieder ihr SmartCoach. Heute beginnen die Übungen für die Einheit ‚Emotionen verstehen'. Schließen Sie kurz die Augen, spüren in sich hinein. Welche Emotionen sind gerade aktiv? Benennen Sie sie und schätzen Sie die jeweilige Intensität wieder auf einer Skala von 1–10 ein."

Derartige Übungen könnten in Zukunft auch mittels GPS-Tracking derart gesteuert werden, dass Wartezeiten, wie sie z. B. an Bushaltestellen entstehen, für kurze Übungen und Entspannungseinheiten gezielt genutzt werden, was die Umsetzungswahrscheinlichkeit der Übungen erhöhen könnte.

35.2.2 Menschlicher Support

Angesichts der oben vorgestellten technischen Möglichkeiten sinkt die Bedeutung des menschlichen Supports. Wie erwähnt weisen viele Befunde jedoch darauf hin, dass auch bei Stand-Alone-Interventionen menschlicher Support notwendig ist, um die Behandlungsadhärenz und Effektivität von IMI zu optimieren. Die bisherige Befundlage zeigt, dass IMI mit therapeutischer Begleitung deutlich größere Therapieerfolge erzielen, als IMI ohne Support (Baumeister et al. 2014): Stand-Alone-IMI mit begleitender Unterstützung wiesen eine deutlich geringere Abbruchrate auf (Odds Ratio = 2,76), es wurden mehr Module pro Intervention durchgeführt (g = 0,52) und eine stärkere Symptomreduktion erzielt (g = −0,27). Insbesondere bei Depression scheint das Ausmaß des therapeutischen Kontaktes ein wichtiger Einflussfaktor für das Outcome zu sein, was sich auch in einer Metaanalyse zu computerbasierten Stand-Alone-Interventionen zeigte (d = 0,36 ohne und d = 0,78 mit Support; Richards und Richardson 2012).

Ein aktuelles Cochrane Review fand hingegen keine signifikanten Unterschiede zwischen therapeutenunterstützten und reinen Selbsthilfeintervention in randomisiert-kontrollierten Studien zur internetbasierten Behandlung von Angststörungen (Olthuis et al. 2016), was darauf hindeutet, dass die Wichtigkeit therapeutischer Begleitung in Abhängigkeit von der behandelten Störung variieren kann.

Obwohl diese und andere Arbeiten auch für unbegleitete Selbsthilfeintervention signifikante Effekte nachweisen, muss einschränkend erwähnt werden, dass die genannten Befunde auf experimentellen Studien beruhen, die per se eine hohe Strukturierung und (Forschungs-)Betreuung der teilnehmenden Patienten mit sich bringen, was in der Routinepraxis nicht vorzufinden ist. Da die Sicherstellung von Verbindlichkeit ein Adhärenz förderndes Element in Selbsthilfeinterventionen darstellt, kann angenommen werden, dass die Wirksamkeit, die für reine Selbsthilfeintervention unter Laborbedingungen im Rahmen klinischer Studien gefunden wurde, für deren Potenzial in der Routine deutlich überschätzt sind.

In Bezug auf die Dosis-Wirksamkeits-Relation deuten zwei Übersichtsarbeiten darauf hin, dass mit steigender Supportzeit auch die Wirksamkeit der IMI steigt. Unklar bleibt jedoch, ab welcher Schwelle an investierter Therapeutenzeit mit keinem bedeutsamen inkrementellen Wirksamkeitszuwachs mehr zu rechnen ist. Andersson et al. gehen auf der Grundlage bisheriger Studien davon aus, dass eine Therapeutenzeit von über 100 min pro Patient innerhalb einer 10-wöchigen IMI keine weitere Steigerung der Wirksamkeit erbringt (Andersson et al. 2009; Johansson und Andersson 2012). Das optimale Ausmaß an Therapeutenkontakt kann allerdings je nach Störungsbild und Patientencharakteristika variieren, worüber derzeit noch wenig bekannt ist. In Frage steht zudem noch, welche Dosierung für welche Patienten in welchem Stadium ihrer Behandlung und ihres Störungsverlaufes geeignet ist (z. B. lineare Dosierung über die Intervention hinweg; über die Therapie abnehmende Supportdichte; Support auf Anfrage).

35.3 Durchführung

Internet- und mobilbasierte Interventionen können vielfältig im Rahmen des psychotherapeutischen Prozesses zum Einsatz kommen (ein konkretes Beispiel findet sich in der ▶ Studienbox). Derzeit bestehen allerdings keine verbindlichen Kriterien oder Leitlinien zur Durchführung. Bei der Nutzung solcher Methoden in der psychotherapeutischen Praxis besteht daher eine besondere Sorgfaltspflicht der Leistungserbringer. Zur Maximierung der Qualität und Gewährleistung der Patientensicherheit sollten die folgenden Punkte bei der Durchführung von IMI beachtet werden.

GET.ON Mood Enhancer Diabetes

Verschiedene chronische somatische Erkrankungen wie z. B. Diabetes, Herzkrankheiten oder Krebs führen zu einem erhöhten Risiko für psychische Störungen und hängen mit diesen eng zusammen. Evidenzbasierte Angebote, die die Besonderheiten dieser Komorbiditäten berücksichtigen, sind allerdings kaum in der Routine für Betroffene verfügbar. Mittels IMI könnten solche Angebote flächendeckend bereitgestellt werden. An der Leuphana Universität Lüneburg wurde eine internetbasierte geleitete IMI für Betroffene mit Diabetes und Depression entwickelt (GET.ON Mood Enhancer Diabetes und Depression) und im Rahmen einer randomisiert-kontrollierten Studie bei Diabetikern mit depressiven Beschwerden (Allgemeine Depressionsskala; ADS > 23) im Vergleich zu Online-Psychoedukationsmaterialien evaluiert. Das Training bestand aus sechs konsekutiv zu bearbeitenden Lektionen und einer Booster Session, deren Kerninhalte auf evidenzbasierten Therapietechniken zum systematischen Problemlösen und zur Verhaltensaktivierung beruhen. Darüber hinaus konnten Teilnehmer zusätzliche Module wählen (gesunder Schlaf, Umgang mit Übergewicht). Neben dem übergeordneten Thema Depression wurden in jeder Lektion Diabetesthemen (z. B. Blutzucker, Sorge um Folgeerkrankungen, Arzt-Patient-Gespräch) sowie deren Zusammenhang mit depressiver Stimmung behandelt. Alle Lektionen beinhalteten grundlegende Informationen, Videos, Audiodateien, lebensnahe Beispiele von anderen Personen mit Diabetes und interaktive Übungen. Teilnehmer erhielten durch einen begleitenden eCoach schriftlich psychologische Unterstützung bei der Bearbeitung der Lektionen. Zudem bekamen die Teilnehmer SMS, die den Transfer der Interventionshalte in den Alltag fördern sollten.

Der Verlauf der Symptomatik wurde fortlaufend erfasst und ein strukturiertes Krisenmanagement implementiert. Sollten Teilnehmer in Krisen kommen oder die depressive Symptomatik sich nicht ausreichend bessern, wurden die Teilnehmer motiviert, psychotherapeutische Versorgung in Anspruch zu nehmen und dabei unterstützt, Zugang zu dieser zu erhalten.

Der überwiegende Anteil der Teilnehmer war weiblich (63 %), im Durchschnitt 51 Jahre und hatte Diabetes mellitus Typ 2 (55 %). Mit einem durchschnittlichen Wert auf der „Allgemeinen Depressionsskala" von 32 bei der Eingangsbefragung wiesen die Studienteilnehmer moderate bis starke depressive Beschwerden auf. Als häufigster Grund für die Teilnahme wurde genannt, dass die Betreffenden bereits früher an einer Psychotherapie teilgenommen hatten und nun nach einer Alternative gesucht wurde (37 %); 20 % gaben an, dass Bedenken aufgrund einer möglichen Stigmatisierung ausschlaggebend waren, nicht eine klassische Face-to-Face-Therapie in Anspruch zu nehmen, weitere 20 % gaben an, dass eine Psychotherapie nicht möglich war. Die Teilnehmer der IMI zeigten im Vergleich zur Kontrollgruppe eine signifikant größere Reduktion depressiver Beschwerden von der Baseline bis zum Nachbefragungszeitpunkt (8 Wochen), mit großen Intergruppen-Effektstärken von $d = 0{,}89$ (Cohen's d; 95 % CI: 0,64–1,15), unter Berücksichtigung aller Teilnehmer („intention to treat"). Die Ergebnisse zeigten sich auch langfristig stabil (6- und 12-Monats-Follow-up). Auch diabetesspezifische Belastungen entwickelten sich über die Zeit positiv (Ebert et al. 2017; Nobis et al. 2015).

35.3.1 Sicherstellung der Passung zwischen Teilnehmer und IMI

Wie in jeder psychotherapeutischen Behandlung muss eine Passung zwischen Patient, Therapieziel und Behandlung sichergestellt sein. Im Rahmen von Blended-Care-Verfahren wird die Sicherstellung der Passung durch den Therapeuten vor Ort vorgenommen.

Bei Stand-Alone-IMI kann die Indikationsstellung durch initiale klinisch-diagnostische Interviews und Erstgespräch im persönlichen Kontakt vor Ort, telefonisch oder per Videokonferenz erfolgen. Auf Basis der diagnostischen Ergebnisse kann entweder die Auswahl einer passenden IMI erfolgen oder im Sinne einer modularisierten Therapie können Modulbausteine entsprechend der Problembereiche und Therapiebedürfnisse des Patienten zusammengestellt werden, sollte eine IMI prinzipiell in Frage kommen.

35.3.2 Datenschutz und Sicherheit

Jegliche Kommunikation zwischen Teilnehmer und IMI sowie Therapeut und IMI sollte ausschließlich unter Nutzung aktueller Verschlüsselungstechnologien übertragen werden. Zur asynchronen Kommunikation sollten dafür entwickelte gesicherte Plattformtechnologien verwendet werden, bei denen die Verschlüsselung der Übertragung sichergestellt ist und die Kommunikation nicht auf den Rechner des Patienten oder des Behandlers heruntergeladen werden kann. Sollte dies nicht erfolgen, ist der Patient darüber aufzuklären, dass unverschlüsselte Kommunikation durch andere einsehbar ist und dass ein Risiko eines unbefugten Zugriffes besteht, wenn Behandlungskommunikation auf dem Computer, Telefon oder Tablet gespeichert wird. Gleichzeitig sollten Patienten darüber aufgeklärt werden, dass die Weitergabe oder Veröffentlichung von

Therapieinhalten auch Persönlichkeitsrechte des Therapeuten berührt und daher nur unter Einverständnis erfolgen sollte. Personenbezogene Daten, die eine
Identifizierung der Patienten zulassen, sollten getrennt
von therapiebezogenen Daten erfasst und gespeichert
werden. Bei synchroner Kommunikation über Video
sind ausschließlich Anbieter zu wählen, die eine En-
de-zu-Ende-Verschlüsselung nutzen (z. B. Wire) und
unverschlüsselte Übertragungen (z. B. Skype) vermeiden. Anbieter wie Skype haben Zugriff auf die Inhalte
der übertragenen Videos/Chatprotokolle/Dateien! Zugang zur Kommunikation mit dem Therapeuten oder
der Zugriff auf Inhalte von Interventionen sollte erst
nach eindeutiger Identifikation (z. B. durch ein Pass-
wort) möglich sein.

35.3.3 Konzept zur Sicherstellung der Adhärenz

Bei allen Ansätzen die auf Eigenaktivität des Patienten ausgerichtet sind, sollten Maßnahmen zur Sicherstellung der Adhärenz erfolgen. Auch im Rahmen von
Stand-Alone-IMI können Adhärenzraten vergleichbar zu Face-to-Face-Psychotherapie erzielt werden,
wenn diese beispielsweise durch einen Therapeuten begleitet werden. Bewährte Methoden zur Förderung der
Adhärenz sind beispielsweise verstärkende persönliche
(semistandardisierte) schriftliche Rückmeldungen am
Ende der Lektion und Erinnerungen bei Nichtbearbei-
tung, Besprechung der Bearbeitung im Rahmen der Face-to-Face-Sitzungen sowie Telefonkontakte.

35.3.4 Krisen und Suizid

Akute Krisen und Suizidalität müssen per se kein Ausschlusskriterium bei der Nutzung von IMI sein. Die
Sinnhaftigkeit der Nutzung hängt vielmehr von der
genauen Ausgestaltung des Konzeptes, den Rahmenbedingungen und der Aufklärung des Patienten ab
(▶ Klinisch betrachtet). Bei asynchroner elektronischer
Kommunikation kann beispielsweise der Eindruck einer ständigen Verfügbarkeit des Therapeuten beim Patienten entstehen, es kann allerdings nie sichergestellt
werden, dass Nachrichten oder bearbeitete Inhalte
rechtzeitig durch den begleitenden Therapeuten gelesen
werden.

35.3.5 Ausschließliche Nutzung evidenzbasierter Interventionen bei Stand-Alone-IMI

Stand-Alone-IMI unterscheiden sich in ihrer Wirksamkeit beträchtlich. Heber et al. (2017) fanden z. B. in einer Metaanalyse, dass 11 von 26 (42,3 %) untersuchten
Stressmanagement-IMI keinen signifikanten Wirksamkeitsunterschied zur Kontrollgruppe aufwiesen. Zur Sicherstellung der Behandlungsqualität und Patientensicherheit sollten daher ausschließlich IMI, die sich im
Rahmen von randomisiert-kontrollierten Studien als
wirksam erwiesen haben, eingesetzt werden. Dabei ist
zu beachten, dass verschiedene Anbieter von IMI in
Deutschland Produkte als „evidenzbasiert" bewerben,
sich dabei aber ggf. auf die *allgemeine* Evidenz für IMI
beziehen und nicht notwendigerweise auf die jeweils
spezifisch angebotene eigene Intervention.

35.3.6 Weiterführende Hilfen

Ein beträchtlicher Anteil der Nutzer von Stand-Alone-IMI erreicht Behandlungserfolge, vergleichbar zur
Face-to-Face-Behandlung, die keine Folgebehandlung
mehr indiziert erscheinen lassen (vgl. ▶ Abschn. 35.4.1).
Im Umkehrschluss erreicht dementsprechend auch bei
IMI ein substanzieller Anteil der Betroffenen keine ausreichende Symptomverbesserung, sodass Informationen und Entscheidungshilfen zu möglichen Weiterbe-
handlungen bereitgestellt werden und diese mit Hilfe
integrierter Prozessdiagnostik sowie ggf. persönlicher
oder telefonischer Therapiegespräche dargeboten werden sollten.

35.4 Wirksamkeit, Indikation und unerwünschte Effekte

35.4.1 Stand-Alone-IMI

Inzwischen existieren weit über 100 randomisierte klinische Studien zu internetbasierten Konzepten, die das Potenzial dieser Vorgehensweise für die Behandlung psychischer Störungen aufzeigen. Besonders gut erforscht
sind Stand-Alone-Interventionen, die meist als geleitete
Selbsthilfeansätze („guided self-help") konzipiert sind.

◼ Tab. 35.1 Wirksamkeit internet- und mobilbasierter Interventionen basierend auf ausgewählten Metaanalysen

Zielpopulation	Autoren	SMD	[95 % KI]	N
Erwachsene				
Depressive Störungen	Richards und Richardson (2012)	0,56	[0,41, 0,71]	19
Panikstörungen	Andrews et al. (2010)	0,83	[0,45, 1,21]	6
Soziale Phobie	Andrews et al. (2010)	0,92	[0,74, 1,09]	8
Generalisierte Angststörung	Richards et al. (2015)	0,91	[0,56, 1,25]	8
PTBS	Kuester et al. (2016)	0,95	[0,56, 1,43]	8
Schlafstörung	Zachariae et al. (2015)	1,09	[0,74, 1,45]	8
Essstörung	Hedman et al. (2012)	0,97	[0,63, 1,30]	5
Alkoholmissbrauch	Riper et al. (2014)	0,20	[0,13, 0,27]	16
Zwangsstörung	Eigene Berechnung[a]	0,90	[0,61, 1,19]	3
Chronische Schmerzen	Eccleston et al. (2014)	0,50	[0,20, 0,79]	15
Kinder und Jugendliche				
Depression	Ebert et al. (2015b)	0,76	[0,41, 1,12]	4
Angst	Ebert et al. (2015b)	0,68	[0,45, 0,92]	7

[a] Eigene Berechnung (Hedges' g mittels Comprehensive Meta-Analysis V2 basierend auf Primärstudienergebnisse von Andersson et al. 2012, Herbst et al. 2014 und Lenhard et al. 2016)
KI Konfidenzintervall; *N* Anzahl der Metaanalyse zugrunde liegender RCT; *PTBS* posttraumatische Belastungsstörung; *SMD* standardisierte Mittelwertsdifferenz (Cohens' d/Hedges' g)
Alle Effekte beziehen sich auf mittlere Effekte für geleitete und ungeleitete reine Selbsthilfeinterventionen

IMI im Vergleich zu nicht behandelten Kontrollgruppen

Als bislang am besten etablierte und häufigsten untersuchte IMI gelten Programme für Angststörungen und Depression. Hierbei ergaben sich in zahlreichen Studien im Vergleich zu nicht behandelten Kontrollgruppen hohe Effektstärken (◼ Tab. 35.1). Auch für andere psychische Störungen, wie z. B. die posttraumatischen Belastungsstörung, Schlafstörungen, Essstörungen, Schmerzstörungen, Zwangsstörungen oder Substanzmissbrauch, wurden die Anwendbarkeit und Wirksamkeit von IMI metaanalytisch auf Basis randomisiert kontrollierten Studien bestätigt. Wirksamkeitsnachweise zu weiteren Störungsbildern wie psychotischen (Harper 2013), bipolaren (Hidalgo-Mazzei et al. 2015), körperdysmorphe Störungen (Enander et al. 2016), sexuellen Funktionsstörungen (Zarski et al. 2017), anhaltende Trauer (Wagner et al. 2006), pathologisches Spielen (Luquiens et al. 2016) liegen auf Einzelstudienebene vor. Der Großteil der bisherigen evaluierten Interventionen richtet sich an Erwachsene als Zielgruppe, wobei sich in den letzten Jahren auch Studien mehren, die das mögliche Potenzial zur Behandlung psychischer Störungen bei Kindern und Jugendlichen untersuchten. In einer aktuellen Metaanalyse auf Basis von 14 RCT fanden Ebert et al. (2015b) signifikante mittlere bis große kontrollierte Effektgrößen (d = 0,72) für die Behandlung von Angststörungen und/oder Depression mit IMI bei Kindern und Jugendlichen.

◼ Tab. 35.1 gibt einen Überblick über die Wirksamkeit von IMI in verschiedenen Störungsbereichen auf Basis metaanalytischer Befunde.

IMI im Vergleich zu Face-to-Face-Behandlungen

Im direkten Vergleich zu Face-to-Face-Psychotherapien deutet die derzeitige Datenlage im Mittel auf keinen signifikanten Wirksamkeitsunterschied zwischen den beiden Darbietungsmodalitäten online vs. Face-to-Face. In einer Metaanalyse auf der Basis von 13 randomisiert-kontrollierten Studien zu unterschiedlichen Störungsbildern (u. a. Depression, soziale Phobien, Tinnitus, Panikstörung, sexuelle Funktionsstörungen, spezifische Phobie) berichteten Andersson et al. (2014) im Mittel keine Unterschiede in der mittleren Effektgröße zwischen Face-to-Face-Psychotherapie und IMI, die als therapeutenunterstützte KVT-basierte Stand-Alone-Interventionen konzipiert waren. Bei der Interpretation gilt es jedoch zu beachten, dass diese Ergebnisse nur für Patienten gelten, die prinzipiell für beide Darbietungsformen offen sind. Nicht für alle Betroffenen ist ein solcher, vorwiegend auf Selbsthilfe basierender Ansatz als adäquate Behandlungsform anzusehen (Ebert et al. 2015a). Umgekehrt gilt dies aber genauso für Face-to-Face-Psychotherapie und pharmakologische Interventionsangebote. Die Patientenpräferenz sollte daher bei der Wahl des evidenzbasierten Therapieverfahrens mit einbezogen werden.

35

Klinisch betrachtet

Aufklärung von Patienten im Rahmen von IMI

Wie bei jeder Heilbehandlung sollten Patienten umfangreich über die Behandlung aufgeklärt werden. Hinsichtlich des Einsatzes von IMI sollte die Aufklärung dabei mindestens die folgenden Informationen enthalten:

- **(Kontra)Indikation/Zielstellung:** Geeignet/nicht geeignet für welche Personengruppen (Alter, Geschlecht, Internet- und Sprachkompetenz, sonstige Voraussetzungen), Problembereiche/Zielstellungen? Wenn Kontraindikation: Welche alternative Vorgehensweisen sind möglich?
- **Wissenschaftliche Evidenz:** Welche Nachweise zur Wirksamkeit der spezifischen IMI liegen für welche Zielgruppen vor. Wenn für die angebotene IMI kein spezifischer Wirksamkeitsnachweis vorliegt, sollte dies explizit benannt werden. Ein Verweis auf die Wirksamkeit von IMI im Allgemeinen ist unzureichend.
- **Theoretische Fundierung:** Zum Beispiel. kognitiv-verhaltenstherapeutisch, psychodynamisch, akzeptanz- und achtsamkeitsbasiert, systemisch etc.
- **Therapietechniken:** Welche Arten von Therapietechniken (z. B. Reizkonfrontation, Verhaltensexperimente im Alltag) können Patienten erwarten.
- **Notwendiges Patientenengagement:** Anforderungen an den Patienten (z. B. mind. 1-mal wöchentlich eine Therapielektion; Umsetzen von therapeutischen Strategien im Alltag zwischen den einzelnen Therapielektionen; tägliches Führen von Verhaltenstagebüchern für einen Zeitraum von 12 Wochen).
- **Therapeutische Begleitung:** Form (Face-to-Face, verschlüsselte E-Mail, Telefon), Frequenz (z. B. wöchentlich nach festem Zeitplan; eine Nachricht nach jeder

bearbeiteten Lektion werktags nach 24 bis max. 48 h; ausschließlich auf Initiierung des Patienten) und Intensität (bei synchroner Kommunikation: Anzahl Minuten pro Kontakt).
- **Verhältnis IMI/Therapeut:** Aufgaben und Funktionen der IMI (z. B. Vermittlung der Therapieinhalte; Alltagstransfer mittels automatischer SMS) und des Behandlers (z. B. Adhärenzförderung; Klärung von Verständnisfragen; psychotherapeutische Prozessarbeit) im Interventionsprozess?
- **Datensicherheit:** Art der Datenübertragungsverschlüsselung (z. B. AES-256 bit), Verschlüsselung der Daten auf dem Server, Pseudonymisierungsmaßnahmen etc. Wer kann die Daten einsehen? Wie lange werden die gespeicherten Daten aufbewahrt? Welche Rechte und Möglichkeiten bestehen, die Daten löschen zu lassen? Aufklärung erforderlich, dass trotz umfangreicher Sicherheitsvorkehrung keine 100 % Datensicherheit gewährleistet werden kann. Bei Speicherung therapeutischer Inhalte auf dem persönlichen PC oder der Autospeicherung der IMI-Login-Daten durch Dritte (z. B. Familienmitglieder) besteht das Risiko, dass Unbefugte Zugang zu Interventionsinhalten erhalten können.
- **Akute Krisen:** Aufklärung, dass in akuten Krisen bei asynchroner Kommunikation nicht gewährleistet werden kann, dass der begleitende Therapeut die Information unmittelbar liest. Es ist eine Absprache für den Fall akuter Krisen notwendig sowie eine Vereinbarung, innerhalb welchen Zeitraumes Patientennachrichten spätestens eingesehen werden (z. B. innerhalb von 2 Werktagen).

> **Wichtig**
>
> Vorliegende metaanalytische Befunde zeigen, dass Betroffene, die sich eine Therapie mittels IMI vorstellen können, im Rahmen therapeutengestützter IMI vergleichbare Ergebnisse erzielen können wie durch traditionelle Therapie vor Ort.

35.4.2 Blended Care

Hinsichtlich des Nutzens von IMI als kombinierte Intervention mit Face-to-Face-Psychotherapie (Blended Care) gibt es im Vergleich zur Evidenzlage als Stand-Alone-Intervention deutlich geringere Evidenz. Grundsätzlich kann davon ausgegangen werden, dass, wenn die Wirksamkeit für Stand-Alone-IMI für eine bestimmte Indikation nachgewiesen ist,

ähnliche Ergebnisse auch für IMI in Kombination mit Face-To-Face-Sitzungen zu erwarten sind. Die Kombination von IMI mit Sitzungen vor Ort erfolgt allerdings in der Regel wie oben dargelegt meist entweder vor dem Hintergrund, Kosten der Psychotherapie geringer zu gestalten oder deren Wirksamkeit zu erhöhen. Immerhin konnten drei randomisiert-kontrollierte Studien zeigen, dass sich durch die Kombination mit internetbasierten Therapieelementen die notwendige Zeit des Psychotherapeuten im Vergleich zu klassischer Face-to-Face-Psychotherapie um 50–86 % reduzieren ließ, ohne dass es gleichzeitig dabei zu einer Verschlechterung des Therapieerfolges gekommen ist. Welche Therapieelemente sich bei welchen Patienten optimal an IMI auslagern lassen, welche besser durch den Psychotherapeuten durchgeführt werden und wie das optimales Verhältnis zwischen vor Ort Sitzungen und Online-Lektionen bei welchen Störungen und Patienten sein sollte kann zum jetzigen Zeitpunkt allerdings noch nicht abschließend beantwortet werden.

Hinsichtlich der Fragestellung, ob psychotherapeutische Behandlungen sich durch Anwendung von IMI verbessern lassen, weisen erste metaanalytische Befunde auf das grundsätzliche Potenzial einer derartigen Vorgehensweise hin. Lindhiem et al. (2015) fanden auf Basis von 10 RCT, dass eine mobile Komponente als zusätzliches Behandlungselement (z. B. SMS zur Unterstützung von Verhaltensänderungen zwischen Therapiesitzungen) die Effektivität einer psychologischen Intervention im Vergleich zu einer reinen Vor-Ort-Intervention bedeutsam (standardisierte Mittelwertsdifferenz SMD = 0,27) steigern konnte. Vor dem Hintergrund geringer Remissionsraten bei zahlreichen psychischer Störungen bei klassischen psychotherapeutischen Ansätzen erscheint ein so gestaltetes kombiniertes Verfahren äußerst vielversprechend.

In Bezug auf Stepping-up- (IMI → Face-to-Face) und Stepping-down-Ansätzen (Face-to-Face → IMI) zeigen sich derzeit widersprüchliche Befunde. So zeigte sich z. B. bei Kenter et al. (2016) kein signifikanter Unterschied zwischen den Therapiebedingungen IMI mit anschließender Face-to-Face-Psychotherapiemöglichkeit im Vergleich zu einer Selbsthilfebroschüre mit anschließender Face-to-Face-Psychotherapiemöglichkeit. Eine mögliche Erklärung mag darin liegen, dass Betroffene, die sich aktiv für eine bestimmte Therapiemethode entschieden haben (Anmeldung für Face-to-Face-Psychotherapie; Angebot einer IMI zur Überbrückung der Wartezeit), dann nicht in gleichem Ausmaß von einer anderen Therapie (IMI) profitieren. Die Untersuchung eines Stepping-up-Ansatzes im eigentlichen Sinne mit Entscheidungsbäumen, ob und wann Patienten die nächste Behandlungsstufe erhalten, steht jedoch noch aus.

Im Gegensatz zu diesen Befunden zeigen verschiedene Studien das grundsätzliche Potenzial von IMI im Rahmen einer Stepping-down-Intervention, initiale psychotherapeutische Erfolge langfristig aufrechtzuerhalten (Ebert et al. 2013; Kordy et al. 2016).

Zu beachten gilt bei der Betrachtung von Blended-Therapie-Ansätzen, dass die Kombinationsmöglichkeiten und inhaltlichen und methodischen Umsetzungsvarianten derart vielfältig sind, dass stets die spezifische Kombinationstherapie betrachtet werden sollte, um Verallgemeinerungstendenzen bezüglich der Wirksamkeit entgegenzuwirken.

35.4.3 Wirksamkeit unter Routinebedingungen

Neben Evidenznachweisen auf der Basis randomisiert-kontrollierter Studien mehren sich inzwischen auch Befunde, welche die Wirksamkeit von therapeutenunterstützten IMI unter Routinebedingungen im klinischen Alltag für verschiedene Störungsbilder nachweisen (Hedman et al. 2014; Williams et al. 2014). Wobei gleichzeitig auch Befunde vorliegen, die keinen Zusatznutzen von vorwiegend unbegleiteten reinen Selbsthilfeprogrammen gegenüber der Standardbehandlung nachweisen konnten, was u. a. auf die Bedeutsamkeit eines klaren Konzeptes zur Sicherstellung der Adhärenz zu IMI, z. B. durch therapeutische Begleitung in der Routine hinweist.

35.4.4 Kontraindikation und mögliche negative Effekte

Neben allen potenziellen Vorteilen von IMI ist es – wie bei jedem anderen Verfahren auch – wichtig, Grenzen und Risiken der Vorgehensweise zu beachten. Zum jetzigen Zeitpunkt fehlen allerdings zuverlässige empirische Informationen zur Kontraindikation und zu empirisch belegten Risiken von IMI. In Abhängigkeit von der Konzeption ist im Rahmen von Stand-Alone-Konzepten die Möglichkeit, auf Notfälle (wie z. B. Suizidalität) adäquat zu reagieren, oft eingeschränkt. Daher galt in der Vergangenheit akute Suizidalität vielfach als Ausschlusskriterium bei Stand-Alone-IMI. Allerdings zeigen verschiedene aktuelle empirische Befunde, dass IMI in der Routine auch effektiv in der Behandlung suizidaler Patienten eingesetzt werden können und Suizidabsichten deutlich reduzieren können (Mewton und Andrews 2014). Auch bei beispielsweise älteren Zielpopulationen belegen Studien die Einsetzbarkeit von IMI, wenn Betroffene sich diese Behandlungsform für sich persönlich vorstellen können.

Darüber hinaus kann zum jetzigen Zeitpunkt wenig über mögliche weitere negative Effekte von IMI ausgesagt werden. Denkbare Risiken und negative Effekte schließen in Abhängigkeit vom Konzept u. a. die folgenden Punkte ein:

1. eine einschränkte Möglichkeit, Selbstverletzungsgefahren bei Patienten rechtzeitig zu erkennen,
2. unklare Diagnosestellung,
3. die Entwicklung einer reduzierten gesundheitsbezogenen Selbstwirksamkeitserwartung, wenn Teilnehmer

im Rahmen von Stand-Alone-IMI nicht erfolgreich sein sollten,

4. die Entwicklung einer ungünstigen Einstellung gegenüber psychologischen Interventionen im Allgemeinen bei Nonrespondern,
5. eine Überforderung von Betroffenen bei der selbstständigen Anwendung therapeutischer Methoden, bis hin zu
6. einer möglichen Symptomverschlechterung bei Subgruppen von Patienten.

Obwohl erste Studien sich dieser Thematik widmen, können mögliche negative Effekte solcher Interventionen derzeit nicht ausgeschlossen werden und es bedarf dringend weiterer Forschung. Dies gilt allerdings in gleichem Maße auch für traditionelle psychotherapeutische Verfahren.

❓ Prüfen Sie Ihr Wissen

1. Welche Grundannahmen hinsichtlich des Therapieverständnisses übernehmen onlinebasierte Verfahren von der Verhaltenstherapie? ► Abschn. 35.1.3
2. Welche potenziellen Vorteile haben internetbasierte Stand-Alone-Ansätze gegenüber Psychotherapie im traditionellen Setting? ► Abschn. 35.1.5
3. Welche Zielstellungen könnte der Einsatz von Blended-Verfahren verfolgen? ► Abschn. 35.1.5
4. Worauf sollte bei der Durchführung internetbasierter und mobiler Ansätze geachtet werden? ► Abschn. 35.3
5. Wie schneiden internetbasierte Interventionen im Vergleich zu Face-to-Face-Behandlungen hinsichtlich ihrer Effektivität ab? Was könnten Gründe dafür sein? ► Abschn. 35.4.1
6. Was könnten mögliche negative Effekte sein beim Einsatz von IMI als Stand-Alone-Intervention? ► Abschn. 35.4.4

ℹ️ Weiterführende Literatur

Einen Überblick über die Anwendung von IMI in der Prävention, Therapie und Nachsorge psychischer Störungen gibt Berger (2015), ein umfangreiches Handbuch zur praktischen Anwendung im klinischen Alltag Andersson (2014). Zur vertieften Auseinandersetzen mit der Rolle des Therapeuten im Rahmen von IMI empfiehlt sich Schueller et al. (2016). Neuere Befunde zum Einsatz künstlicher Intelligenz in IMI werden in Ebert et al. (2019) präsentiert.

Literatur

Andersson, E., Enander, J., Andrén, P., Hedman, E., Ljótsson, B., Hursti, T., et al. (2012). Internet-based cognitive behaviour therapy for obsessive-compulsive disorder: A randomized controlled trial. *Psychological Medicine, 42*(10), 2193–2203. ► https://doi.org/10.1017/S0033291712000244.

Andersson, G. (2014). *The internet and CBT: A clinical guide.* Cleveland: CRC Press.

Andersson, G., Carlbring, P., Berger, T., Almlöv, J., & Cuijpers, P. (2009). What makes Internet therapy work? *Cognitive Behaviour Therapy, 38*(Suppl 1), 55–60. ► https://doi.org/10.1080/16506070902916400.

Andersson, G., Cuijpers, P., Carlbring, P., Riper, H., & Hedman, E. (2014). Guided Internet-based vs. face-to-face cognitive behavior therapy for psychiatric and somatic disorders: A systematic review and meta-analysis. *World Psychiatry: Official Journal of the World Psychiatric Association (WPA), 13*(3), 288–295. ► https://doi.org/10.1002/wps.20151.

Andrade, L. H., Alonso, J., Mneimneh, Z., Wells, J. E., Al-Hamzawi, A., Borges, G., et al. (2014). Barriers to mental health treatment: Results from the WHO World Mental Health surveys. *Psychological Medicine, 44*(6), 1303–1317. ► https://doi.org/10.1017/S0033291713001943.

Andrews, G., Cuijpers, P., Craske, M. G., McEvoy, P., & Titov, N. (2010). Computer therapy for the anxiety and depressive disorders is effective, acceptable and practical health care: A meta-analysis. *PLoS ONE, 5*(10), e13196. ► https://doi.org/10.1371/journal.pone.0013196.

Baumeister, H., Reichler, L., Munzinger, M., & Lin, J. (2014). The impact of guidance on Internet-based mental health interventions – A systematic review. *Internet Interventions, 1*(4), 205–215. ► https://doi.org/10.1016/j.invent.2014.08.003.

Berger, T. (2015). *Internetbasierte Interventionen bei psychischen Störungen.* Göttingen: Hogrefe.

Ebert, D. D., Gollwitzer, M., Riper, H., Cuijpers, P., Baumeister, H., & Berking, M. (2013). For whom does it work? Moderators of outcome on the effect of a transdiagnostic internet-based maintenance treatment after inpatient psychotherapy: Randomized controlled trial. *Journal of Medical Internet Research, 15*(10), e191. ► https://doi.org/10.2196/jmir.2511.

Ebert, D. D., Berking, M., Cuijpers, P., Lehr, D., Pörtner, M., & Baumeister, H. (2015a). Increasing the acceptance of internet-based mental health interventions in primary care patients with depressive symptoms. A randomized controlled trial. *Journal of Affective Disorders. 176,* 9–17. ► https://doi.org/10.1016/j.jad.2015.01.056.

Ebert, D. D., Zarski, A.-C., Christensen, H., Stikkelbroek, Y., Cuijpers, P., Berking, M., & Riper, H. (2015b). Internet and computer-based cognitive behavioral therapy for anxiety and depression in youth: A meta-analysis of randomized controlled outcome trials. *PLOS ONE, 10*(3). ► https://doi.org/10.1371/journal.pone.0119804.

Ebert, D. D., Nobis, S., Lehr, D., Baumeister, H., Riper, H., Auerbach, R. P., et al. (2017). The 6-month effectiveness of Internet-based guided self-help for depression in adults with Type 1 and 2 diabetes mellitus. *Diabetic Medicine, 34*(1), 99–107. ► https://doi.org/10.1111/dme.13173.

Ebert, D. D., Harrer, M., Apolinário-Hagen, J., & Baumeister, H. (2019). *Digital Interventions for Mental Disorders: Key Features, Efficacy, and Potential for Artificial Intelligence Applications. In Frontiers in Psychiatry* (S. 583–627). Singapore: Springer.

Eccleston, C., Fisher, E., Craig, L., Duggan, G. B., Rosser, B. A., & Keogh, E. (2014). Psychological therapies (Internet-delivered) for the management of chronic pain in adults. *The Cochrane Database of Systematic Reviews, 2,* ► http://doi.org/10.1002/14651858.CD010152.pub2.

Enander, J., Andersson, E., Mataix-Cols, D., Lichtenstein, L., Alström, K., Andersson, G., et al. (2016). Therapist guided internet based cognitive behavioural therapy for body dysmorphic disorder: Single blind randomised controlled trial. *BMJ, 352.*

Harper, K. M. (2013). *An Investigation of an Internet-based cognitive behavioral Therapy Program for auditory hallucinations*. Dissertation, University of North Carolina at Chapel Hill.

Heber, E., Ebert, D. D., Lehr, D., Cuijpers, P., Berking, M., Nobis, S., & Riper, H. (2017). The benefit of web-and computer-based interventions for stress: A systematic review and meta-analysis. *Journal of Medical Internet Research, 19*(2), e32.

Hedman, E., Ljótsson, B., & Lindefors, N. (2012). Cognitive behavior therapy via the Internet: A systematic review of applications, clinical efficacy and cost-effectiveness. *Expert Review of Pharmacoeconomics & Outcomes Research, 12*(6), 745–764. ► https://doi.org/10.1586/erp.12.67.

Hedman, E., Ljótsson, B., Kaldo, V., Hesser, H., El Alaoui, S., Kraepelien, M., et al. (2014). Effectiveness of Internet-based cognitive behaviour therapy for depression in routine psychiatric care. *Journal of Affective Disorders, 155,* 49–58. ► https://doi.org/10.1016/j.jad.2013.10.023.

Herbst, N., Voderholzer, U., Thiel, N., Schaub, R., Knaevelsrud, C., Stracke, S., et al. (2014). No talking, just writing! Efficacy of an Internet-based cognitive behavioral therapy with exposure and response prevention in obsessive compulsive disorder. *Psychotherapy and Psychosomatics, 83*(3), 165–175. ► https://doi.org/10.1159/000357570.

Hidalgo-Mazzei, D., Mateu, A., Reinares, M., Matic, A., Vieta, E., & Colom, F. (2015). Internet-based psychological interventions for bipolar disorder: Review of the present and insights into the future. *Journal of Affective Disorders, 188,* 1–13. ► https://doi.org/10.1016/j.jad.2015.08.005.

Johansson, R., & Andersson, G. (2012). Internet-based psychological treatments for depression. *Expert Review of Neurotherapeutics, 12*(7), 861–869. ► https://doi.org/10.1586/ern.12.63. (quiz 870).

Kenter, R. M. F, Cuijpers, P., Beekman, A., van Straten, A. (2016). Effectiveness of a Web-Based Guided Self-help Intervention for Outpatients With a Depressive Disorder: Short-term Results From a Randomized Controlled Trial. *Journal of Medical Interventions Research, 18*(3), e80.

Kordy, H., Wolf, M., Aulich, K., Bürgy, M., Hegerl, U., Hüsing, J., et al. (2016). Internet-delivered disease management for recurrent depression: A multicenter randomized controlled trial. *Psychotherapy and Psychosomatics, 85*(2), 91–98. ► https://doi.org/10.1159/000441951.

Kuester, A., Niemeyer, H., & Knaevelsrud, C. (2016). Internet-based interventions for posttraumatic stress: A meta-analysis of randomized controlled trials. *Clinical Psychology Review, 43,* 1–16. ► https://doi.org/10.1016/j.cpr.2015.11.004.

Lenhard, F., Andersson, E., Mataix-Cols, D., Rück, C., Vigerland, S., Högström, J., et al. (2016). Therapist-guided, internet-delivered cognitive-behavioral therapy for adolescents with obsessive-compulsive disorder: A randomized controlled trial. *Journal of the American Academy of Child and Adolescent Psychiatry.* ► https://doi.org/10.1016/j.jaac.2016.09.515.

Lin, J., Ebert, D. D., Lehr, D., Berking, M., & Baumeister, H. (2013). Internetbasierte Gesundheitsinterventionen: State of the Art und Einsatzmöglichkeiten in der Rehabilitation. *Rehabilitation, 52*(3), 155–163. ► https://doi.org/10.1055/s-0033-1343491.

Lindhiem, O., Bennett, C. B., Rosen, D., & Silk, J. (2015). Mobile technology boosts the effectiveness of psychotherapy and behavioral interventions: A meta-analysis. *Behavior Modification, 39*(6), 785–804. ► https://doi.org/10.1177/0145445515595198.

Luquiens, A., Tanguy, M.-L., Lagadec, M., Benyamina, A., Aubin, H.-J., & Reynaud, M. (2016). The efficacy of three modalities of internet-based psychotherapy for non-treatment-seeking online problem gamblers: A randomized controlled trial. *Journal of Medical Internet Research, 18*(2), e36. ► https://doi.org/10.2196/jmir.4752.

Mack, S., Jacobi, F., Gerschler, A., Strehle, J., Höfler, M., Busch, M. A., et al. (2014). Self-reported utilization of mental health services in the adult German population – evidence for unmet needs? Results of the DEGS1-Mental Health Module (DEGS1-MH). *International Journal of Methods in Psychiatric Research.* ► https://doi.org/10.1002/mpr.1438.

Mewton, L., & Andrews, G. (2014). Cognitive behaviour therapy via the internet for depression: A useful strategy to reduce suicidal ideation. *Journal of Affective Disorders, 170C,* 78–84. ► https://doi.org/10.1016/j.jad.2014.08.038.

Nobis, S., Lehr, D., Ebert, D. D., Baumeister, H., Snoek, F., & Riper, H. (2015). Efficacy of a web-based intervention with mobile phone support in treating depressive symptoms in adults with type 1 and type 2 diabetes: A randomized controlled trial. *Diabetes Care, 38*(5), 776–783. ► https://doi.org/10.2337/dc141728.

Olthuis, J. V., Watt, M. C., Bailey, K., Hayden, J. A., & Stewart, S. H. (2016). Therapist-supported Internet cognitive behavioural therapy for anxiety disorders in adults. In J. V. Olthuis (Hrsg.), *Cochrane Database of Systematic Reviews* (3. Aufl., p. CD011565). Chichester: Wiley. ► https://doi.org/10.1002/14651858.CD011565.pub2.

Pina, L., Rowan, K., Roseway, A., Johns, P., Hayes, G. R., & Czerwinski, M. (2014). In situ cues for ADHD parenting strategies using mobile technology. *Proceedings – PERVASIVEHEALTH 2014: 8th International Conference on Pervasive Computing Technologies for Healthcare,* 17–24. ► http://doi.org/10.4108/icst.pervasivehealth.2014.254958.

Richards, D., & Richardson, T. (2012). Computer-based psychological treatments for depression: A systematic review and meta-analysis. *Clinical Psychology Review, 32*(4), 329–342. ► https://doi.org/10.1016/j.cpr.2012.02.004.

Richards, D., Richardson, T., Timulak, L., & McElvaney, J. (2015). The efficacy of internet-delivered treatment for generalized anxiety disorder: A systematic review and meta-analysis. *Internet Interventions, 2*(3), 272–282. ► https://doi.org/10.1016/j.invent.2015.07.003.

Riper, H., Blankers, M., Hadiwijaya, H., Cunningham, J., Clarke, S., Wiers, R., et al. (2014). Effectiveness of guided and unguided low-intensity internet interventions for adult alcohol misuse: A meta-analysis. *PLoS ONE, 9*(6), e99912. ► https://doi.org/10.1371/journal.pone.0099912.

Schueller, S. M., Tomasino, K. N., & Mohr, D. C. (2016). *Integrating human support into behavioral intervention technologies: The efficiency model of support.* Clinical Psychology: Science and Practice. ► https://doi.org/10.1111/cpsp.12173.

Wagner, B., Knaevelsrud, C., & Maercker, A. (2006). Internet-based cognitive-behavioral therapy for complicated grief: A randomized controlled trial. *Death Studies, 30*(5), 429–453. ► https://doi.org/10.1080/07481180600614385.

Williams, A. D., O'Moore, K., Mason, E., & Andrews, G. (2014). The effectiveness of internet cognitive behaviour therapy (iCBT) for social anxiety disorder across two routine practice pathways. *Internet Interventions, 1*(4), 225–229. ► https://doi.org/10.1016/j.invent.2014.11.001.

Zachariae, R., Lyby, M. S., Ritterband, L., & O'Toole, M. S. (2015). Efficacy of Internet-delivered cognitive-behavioral therapy for insomnia – A systematic review and meta-analysis of randomized controlled trials. *Sleep Medicine Reviews, 30,* 1–10. ► https://doi.org/10.1016/j.smrv.2015.10.004.

Zarski, A.-C., Berking, M., Fackiner, C., Rosenau, C., & Ebert, D. D. (2017). Internet-based guided self-help for vaginal penetration difficulties: Results of a randomized controlled pilot trial. *The Journal of Sexual Medicine, 14*(2), 238–254. ► https://doi.org/10.1016/j.jsxm.2016.12.232.

Gruppensettings

Samia Härtling und Jürgen Hoyer

Inhaltsverzeichnis

© Springer-Verlag GmbH Deutschland, ein Teil von Springer Nature 2020
J. Hoyer und S. Knappe (Hrsg.), *Klinische Psychologie & Psychotherapie*,
https://doi.org/10.1007/978-3-662-61814-1_36

36.1 Beschreibung des Verfahrens

Psychotherapeutische Gruppentherapie hat die Prävention oder Behandlung psychischer Störungen zum Ziel. Dabei werden mehrere Patienten gleichzeitig in einer Gruppe, geleitet von mindestens einem ausgebildeten Psychotherapeuten, behandelt. Burlingame und Baldwin (2012, S. 10) definieren Gruppenpsychotherapie „als die Behandlung einer emotionalen oder psychischen Störung oder eines Anpassungsproblems mit Hilfe des Mediums Gruppe. Dabei wird darauf fokussiert, auf einer interpersonellen (sozialen), einer intrapersonellen (intrapsychischen) oder Verhaltensebene Veränderungen bei den teilnehmenden Klienten oder Gruppenmitgliedern zu induzieren".

Die in diesem Buch thematisierten psychotherapeutischen Verfahren werden allesamt sowohl im Einzel- als auch im Gruppensetting durchgeführt. Im Rahmen der Psychotherapierichtlinien (▶ Kap. 12) werden Gruppentherapien als Anwendungsform der tiefenpsychologisch fundierten Psychotherapien und der Verhaltenstherapie erwähnt. Gruppentherapie ist also nicht als eigenständiges Verfahren oder eigenständige Methode zu betrachten, sondern als eine Möglichkeit der Anwendung von Psychotherapie (Strauß und Mattke 2012).

Je nach Versorgungssetting wird Gruppentherapie unterschiedlich stark genutzt: In der stationären Psychotherapie und Rehabilitation (▶ Kap. 12) ist die Durchführung psychotherapeutischer Gruppen Standard, während Gruppenbehandlung im ambulanten Setting lediglich in 2 % der in 2013 durchgeführten Psychotherapien eingesetzt wurde (GKV-Spitzenverband 2013). Zugleich wird immer wieder betont, dass das Gruppensetting besondere ökonomische Vorteile mit sich bringt: Einerseits können durch die gleichzeitige Behandlung mehrerer Patienten Kosten gespart werden. Noch wichtiger wiegt: Durch Gruppenpsychotherapie kann mehr Betroffenen ein zeitnahes psychotherapeutisches Behandlungsangebot unterbreitet werden, was Wartezeiten auf einen Therapieplatz deutlich verkürzen kann (Schwartze et al. 2016).

Doch was genau ist nun Gruppenpsychotherapie? Die Gruppe selbst kann sehr unterschiedliche Ziele und Funktionen haben (Fiedler 2005):

- Gruppe als Publikum: Die Psychotherapiegruppe wird eher seminarähnlich abgehalten und dient der (psychoedukativen) Informationsvermittlung oder der Schulung von Patienten.
- Gruppe als Übungsfeld: Die Psychotherapiegruppe wird für spezifische Gruppenübungen, z. B. zur sozialen Kompetenz, Konfliktlösung oder Selbstsicherheit, genutzt. Alle Teilnehmer sind aktiv in Rollenspiele und Feedbackrunden involviert.
- Gruppe als Beziehungsfeld: Die Psychotherapiegruppe wird als eine Art „sozialer Mikrokosmos" angesehen, in der durch die Interventionen des Therapeuten, Interaktionsmuster und Beziehungsgestaltung therapeutisch wirksam gesteuert werden. Es wird davon ausgegangen, dass Patienten in der Gruppentherapie ähnliche (z. T. schädliche) Beziehungsmuster wie im Alltag zeigen. Diese können sie durch die Interaktion mit anderen sowie durch vielfältiges Feedback und Modelllernen in einem geschützten Raum verändern.
- Gruppe als Reflexionsraum persönlicher Entwicklungen: Durch das Teilen persönlicher Erfahrungen, den Erhalt von Rückmeldungen anderer Teilnehmer, durch Modelllernen und durch gegenseitige Unterstützung können in besonderer Weise persönliche, existenzielle Einsichten gewonnen werden.

Es werden störungs-, methoden- und einzelfallorientierte versus konflikt-, beziehungs- und interaktionsorientierte Psychotherapiegruppen unterschieden (Burlingame et al. 2004). In der ersten Kategorie hat die Gruppe die Funktion, das einzelne Gruppenmitglied bei seiner Problembewältigung/Heilung zu unterstützen. Es werden im Regelfall Probleme der Patienten bearbeitet, welche außerhalb der Gruppe auftreten (Fiedler 2005). In der zweiten Kategorie wird die Arbeit mit der Gruppe, mit der Gruppendynamik und dem gemeinsamen Erleben innerhalb der Gruppe in den Vordergrund gerückt. Dabei werden hier vorrangig Probleme bearbeitet, die innerhalb der Gruppensitzungen bzw. Gruppeninteraktionen auftreten (Fiedler 2005; ▫ Abb. 36.1).

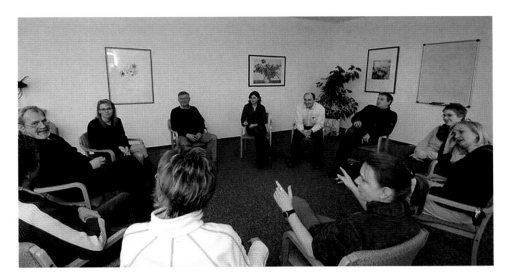

◩ **Abb. 36.1**   Typische Szene aus einer gruppentherapeutischen Behandlung im Rahmen der stationären Rehabilitation

36.2 Wirkprinzipien

Therapeutische Wirkprinzipien von Gruppentherapie werden seit Langem untersucht und finden sich in verschiedensten Definitionen und Ordnungsprinzipien wieder. Allerdings gibt es bis heute keine allgemeingültige Übersicht oder Definition dieser Wirkprinzipien, sodass in verschiedenen Quellen oft ähnliche Konstrukte mit unterschiedlichen Begriffen und Definitionen versehen werden, was insgesamt eine einheitliche Beschreibung des Forschungsstandes erschwert. Konsens besteht jedoch darüber, dass die Gruppenpsychotherapie, neben den z. T. verfahrensspezifischen Wirkfaktoren von Psychotherapie, die sich auch im Einzelsetting beschreiben lassen, über eigenständige, spezifische Wirkfaktoren verfügt (Schwartze et al. 2016; Yalom und Leszcz 2006).

Als Grundlage zur Beschreibung von Wirkprinzipien wird zumeist auf Yalom (1970) verwiesen (◩ Tab. 36.1). Bedeutsam sind dabei insbesondere Gruppenwirkfaktoren, die als kurative Wirkbedingungen im einzeltherapeutischen Setting nicht oder nicht so stark ausgeprägt sind. Revenstorf (1992) unterteilte die Wirkprinzipien in instrumentelle, spezifische und allgemeine Wirkfaktoren: Dabei müssen die instrumentellen Gruppenbedingungen in jedem Fall gegeben sein, damit in der Gruppe überhaupt eine konstruktive Arbeitsatmosphäre entsteht; die spezifischen Wirkfaktoren liegen, je nach Therapieverfahren, unterschiedlich ausgeprägt vor; die allgemeinen Wirkfaktoren lassen sich häufig in unspezifischer Weise und regelhaft über verschiedene Therapieverfahren hinweg finden. Ein kurzes Beispiel für die Herausforderungen im Umgang mit den Begrifflichkeiten findet sich im Kasten ▶ Klinisch betrachtet.

Klinisch betrachtet

Soziale Verbindlichkeit in Gruppentherapien
Die weitaus meisten Patienten präferieren eine Einzeltherapie (Shechtman und Kiezel 2016). Sie erwarten dort mehr Aufmerksamkeit und mehr Raum für ihre individuelle Problematik. Ferner besteht häufig ein Unbehagen, persönliche oder intime Themen mit einer ganzen Gruppe zunächst fremder Menschen zu teilen. Etliche positive Erfahrungen, die typischerweise bei der Teilnahme an einer Gruppe entstehen, können dadurch aber nicht gemacht werden: In den an der Institutsambulanz und Tagesklinik für Psychotherapie der TU Dresden seit Jahren erfolgreich durchgeführten Gruppen zur Verhaltensaktivierung (▶ Kap. 27) fällt den Therapeuten regelmäßig auf, wie gut die Hausaufgaben-Compliance ist. Unsere Hypothese: In verhaltenstherapeutischen Gruppen ist die soziale Verbindlichkeit bei selbst gesetzten Zielen höher als in der Einzeltherapie; weiterhin wirken die eigenen und die Erfolge anderer motivierend und „ansteckend". Neben den instrumentellen Gruppenbedingungen Offenheit und Vertrauen könnten zur Erklärung dieser Beobachtung auch die spezifischen Wirkfaktoren Unterstützung und Modelllernen sowie der allgemeine Wirkfaktor Hoffnung beitragen. Dies trennscharf zu untersuchen, bleibt eine Herausforderung für die zukünftige Gruppenpsychotherapieforschung.

□ Tab. 36.1   Wirkfaktoren therapeutischer Gruppenarbeit. (Mod. nach Fiedler 2005, © 2005 Psychologie Verlags Union in der Verlagsgruppe Beltz · Weinheim Basel)

Wirkfaktor	Kurzbeschreibung
Instrumentelle Gruppenbedingungen	
Kohäsion	Zusammenhalt, „Wir-Gefühl" in einer Gruppe, Attraktivität der Gruppe, oft als wichtigster Wirkfaktor angenommen
Offenheit	Besprechen persönlicher, intimer oder privater Gedanken und Gefühle mit der Gruppe
Vertrauen	Eindruck der einzelnen Gruppenmitglieder, dass die Gruppenarbeit wirkungsvoll ist und sie in der Gruppe geschützt und sicher sind
Arbeitshaltung	Bereitschaft, sich auf Neues einzulassen und mitzuarbeiten
Spezifische Wirkfaktoren therapeutischer Gruppen	
Feedback empfangen und annehmen	Bereitschaft, kritisch-konstruktive und positive Rückmeldungen anzuhören und diese ggf. in das Selbstbild zu integrieren
Feedback geben	Bereitschaft, andere kritisch-konstruktiv und positiv zu betrachten und dies offen zu äußern
Unterstützung	Gegenseitige Hilfe, Beratung und Begleitung, ggf. auch außerhalb der Gruppensitzungen
Altruismus	Direkte Hilfestellung oder eigener Verzicht zugunsten eines anderen Gruppenmitglieds; Gebender und Nehmender lernen auf ihre Art Hilfe zu geben bzw. anzunehmen
Modelllernen	Beobachtungslernen sowohl am Therapeuten als (vor allem) auch an den Mitpatienten
Rollenspiele	Technik zur Entwicklung und Erprobung (neuer) Verhaltensweisen mit Feedbackmöglichkeit im geschützten Umfeld
Allgemeine Wirkfaktoren der Gruppentherapie	
Universalität des Leidens	Erfahrung, dass andere Menschen vergleichbare oder schwerwiegendere Probleme haben. Reduktion von Isolation und Einsamkeitsgefühlen
Rekapitulation	Oft als Rekapitulation der Erlebnisse in der Herkunftsfamilie durchgeführt. Einsichtsgewinnung durch Wiedererinnerung der eigenen Persönlichkeitsentwicklung bzw. bedeutsamer biografischer Situationen
Katharsis	Unterdrückte oder unvollendet entwickelte Affekte werden im geschützten Rahmen der Gruppe zugelassen und ggf. verändert
Hoffnung	Sehr unspezifischer Wirkfaktor, oft vermittelt durch Positivbeispiele von Mitpatienten
Existenzielle Einsicht	In der Gruppe erlebte bzw. mit der Gruppe geteilte Einsicht in existenzielle Fragen zu Lebenssinn, persönlicher Bedeutsamkeit oder Unausweichlichkeit des Todes

36

36.3 Durchführung

Die konkrete Durchführungspraxis von Psychotherapiegruppen hängt sehr wesentlich von ihrer inhaltlichen Ausrichtung ab. Eine vollumfängliche Darstellung aller Varianten von Gruppenpsychotherapie würde den Rahmen des Kapitels sprengen. Die Darstellung der Durchführungspraxis nehmen wir anhand der Unterscheidung in störungs-, methoden- und einzelfallorientierte sowie in konflikt-, beziehungs- und interaktionsorientierte Psychotherapiegruppen vor (Burlingame et al. 2004; Fiedler 2005). Der Hauptunterschied zwischen diesen beiden Herangehensweisen liegt darin, inwieweit zwischenmenschliche Konflikte innerhalb der Gruppe bearbeitet werden und die Gruppendynamik als zentraler Wirkfaktor betrachtet wird.

36.3.1 Störungs-, methoden- und einzelfallorientierte Psychotherapiegruppen

In den störungs-, methoden- und einzelfallorientierten Gruppenansätzen werden im Rahmen der Gruppentherapie Probleme bearbeitet, die einzelne oder alle Teilnehmer außerhalb der Gruppensitzungen erleben. Die Gruppe dient dabei als öffentlicher Raum, in welchem Probleme benannt, bearbeitet, Lösungen erprobt und Feedback eingeholt wird. Dabei unterscheiden sich die einzelnen Ansätze stark, je nachdem, welcher Schwerpunkt in der Gruppenzusammensetzung gelegt wurde.

– In störungshomogenen Psychotherapiegruppen treffen sich Patienten mit demselben Störungsbild (z. B. soziale Angststörung) oder mit Diagnosen aus demselben Störungskreis (z. B. Angststörungen).

In methodenorientierten Psychotherapiegruppen steht das Erlernen einer psychotherapeutischen Methode im Vordergrund, unabhängig vom Teilnahmegrund des Einzelnen (z. B. Entspannungskurse mit progressiver Muskelrelaxation).

- In einzelfallorientierten Psychotherapiegruppen entscheiden sich zu Beginn der Gruppenstunde ein oder mehrere Teilnehmer für eine intensive Bearbeitung eines aktuellen Problems im Rahmen der Therapiesitzung. Das Problem wird dann unter Zuhilfenahme der ganzen Gruppe erläutert und Lösungsansätze werden gemeinsam erarbeitet und erprobt. Der Therapeut lenkt den Problemlöseprozess ähnlich wie in der Einzeltherapie und achtet auf die zeitliche Begrenzung sowie auf den konstruktiven Einbezug der ganzen Gruppe (▶ Gut zu wissen).

Der Gruppendynamik wird in diesen gruppentherapeutischen Ansätzen keine zentrale Bedeutung als Wirkmechanismus zugeschrieben und sie wird im Regelfall nicht bzw. nur bei Bedarf, also im Fall von störenden Gruppendynamiken, angesprochen.

> **Gut zu wissen**
>
> **Beispiele für störungs-, methoden- und einzelfallorientierter psychotherapeutischer Gruppen**
> - **Psychodrama**: Moreno (1946) verstand die gruppentherapeutische Arbeit im Psychodrama als Möglichkeit, emotionale Belastungen einer einzelnen Person in Interaktion mit anderen durch szenische Reinszenierung sichtbar und veränderbar zu machen. Der Gruppenleiter agiert dabei quasi als Regisseur, der die entstandenen Rollen, Szenen und Bilder in Beziehung setzt zu den (emotionalen) Problemen des Hauptakteurs im realen Leben. Die Gruppe fungiert dabei als Mitspieler und Feedbackgeber, in dem jeder Rollenspieler seine Gedanken, Gefühle, Wünsche und (Veränderungs-)Impulse zu seiner Rolle ausdrückt.
> - **Gestalttherapeutische Gruppen**: Perls et al. (1951) erweiterten mit der Entwicklung der Gestalttherapie einige Methoden des Psychodramas um Prinzipien der Wahrnehmungs- und Gestaltpsychologie. Ziel ist dabei, durch individuell für die Problemlage des einzelnen Patienten entwickelten Gruppenübungen dessen Einsichtsfähigkeit in automatisiert ablaufende Handlungs- und Interaktionsmuster zu steigern und diese Muster ggf. zu verändern. Ähnlich wie im Psychodrama dient die Gruppe in vielen Übungen als aktiver Ausdruck der Problemkomponenten (z. B. im Aufstellen einer Gruppenskulptur oder im Rollenspiel). Aufgabe des Therapeuten ist dabei, Blockaden und Vermeidung

seitens der Patienten aufzudecken und zu ermutigen, diese anzugehen.
> - **Verhaltenstherapeutische Gruppen** (vgl. Fiedler 2005; Kämmerer 2018; Marwitz 2016): Trotz großer Unterschiede im Vorgehen ist den verhaltenstherapeutischen Gruppe ein klares störungs-, lösungs- und zielorientiertes Vorgehen gemein. Die Gruppe hat dabei vorrangig das Ziel, Patienten bei ihrer Problembewältigung zu unterstützen, was in der Regel zu einer Einzelbehandlung in der Gruppe führt. Die Aufgabe des Therapeuten ist in verhaltenstherapeutischen Gruppen eine aktiv-steuernde und stützende. Er vermittelt Inhalte, ist für Ziel-, Methoden- und Prozesstransparenz zuständig, fungiert als Modell und unterstützt einzelne Teilnehmer in ihren Lernfortschritten.

36.3.2 Konflikt-, beziehungs- und interaktionsorientierte Psychotherapiegruppen

In den konflikt-, beziehungs- und interaktionsorientierten Gruppenansätzen werden die Gruppe und die ablaufenden Gruppenprozesse im Sinne eines „sozialen Mikrokosmos" gesehen. Das bedeutet, es wird davon ausgegangen, dass interaktionelle oder zwischenmenschliche Schwierigkeiten, die die Teilnehmer im Alltag mit anderen Menschen erleben, sich früher oder später auch innerhalb der Gruppe zeigen werden. Die Gruppe wird somit zum Abbild der äußeren Umstände. Interaktionelle Schwierigkeiten können dann innerhalb der Gruppe gemeinsam aufgezeigt, analysiert und ggf. verändert werden. Es ist also explizit Aufgabe der Gruppe, eine offene und ehrliche Interaktion zwischen den Teilnehmer herzustellen und zu analysieren. Somit ist das übergreifende Thema der Gruppensitzungen die „zwischenmenschliche Dynamik" oder Gruppendynamik, also das, was einzelne Teilnehmer in der Gruppe, in Bezug auf andere Teilnehmer, den Therapeuten oder die Gruppe als Ganzes erleben und äußern. Inwieweit der Psychotherapeut als Gruppenleiter sich aktiv in diesen Prozess einbringt, unterscheidet die verschiedenen Anwendungsarten voneinander (▶ Gut zu wissen).

> **Gut zu wissen**
>
> **Beispiele für konflikt-, beziehungs- und interaktionsorientierte psychotherapeutische Gruppen**
> - **Tiefenpsychologisch orientierte/psychodynamische Gruppen** (vgl. Rutan et al. 2014; Schneider und Freyberger 2002): Aufgabe des Therapeuten ist

hier vor allem das Deuten des Gruppengeschehens durch die Analyse von Widerstand oder Übertragung eines einzelnen Patienten auf die Gruppe, andere Teilnehmer oder den Therapeuten. Durch gezielte Deutungen können die individuellen, unbewussten Motivationskonflikte ins Bewusstsein gebracht und konstruktiv bearbeitet werden.

- **Interpersonell orientierte bzw. interaktionell orientierte Gruppen** (vgl. Yalom und Leszcz 2006): Die Hauptaufgabe des Therapeuten besteht in der Herstellung und Aufrechterhaltung der Gruppenkohäsion oder des Gruppenzusammenhaltes. Das Verhalten der Gruppe wird vorrangig als Ganzes analysiert. Dabei sollen und dürfen die Teilnehmer kritische oder schädliche Verhaltensweisen zeigen – wie sonst im Alltag vermutlich auch – und können im geschützten Rahmen der Gruppe Feedback, Reflexion und Entwicklungsraum für ihren Interaktionsstil erhalten. Die Gruppe als Ganzes soll stark genug sein, diese individuellen Interaktionsprobleme aufzufangen und ggf. zu verändern.
- **Gesprächspsychotherapeutische bzw. klientenzentrierte Gruppen** (vgl. Biermann-Ratjen und Eckert 2018): Den allgemeinen Ansprüchen an klientenzentrierte Psychotherapeuten folgend ist die Hauptaufgabe des Gruppenleiters in diesen Gruppen die Einnahme einer Modellfunktion um Wertschätzung, Echtheit und Kongruenz zu demonstrieren. Durch empathisches Verstehen unterstützt er die Teilnehmer, ihre innewohnende Selbstaktualisierungstendenz unter den Bedingungen persönlicher Beziehungen optimal zu entfalten.

36.4 Indikation

Die Indikationsentscheidung in Bezug auf Gruppentherapie berührt, neben der allgemein zugrunde liegenden Frage, ob Psychotherapie überhaupt und ggf. welches Verfahren bzw. welche Methode zur Anwendung kommen sollte, vor allem drei Überlegungen:

1. ob ein gruppentherapeutisches Setting zu bevorzugen ist, ob eine Einzeltherapie bessere Erfolge erwarten lässt oder ob beide Anwendungsformen kombiniert werden sollten;
2. welche Anwendungsform der Gruppe zu wählen ist – ambulante, teilstationäre oder vollstationäre Gruppentherapie;
3. in welchem Format (offen, halboffen, geschlossen; ▶ Gut zu wissen) die Gruppe durchgeführt werden sollte.

> **Gut zu wissen**
>
> **Offene, halboffene und geschlossene Gruppenpsychotherapie**
> Eine Gruppenpsychotherapie wird dann als „geschlossen" bezeichnet, wenn alle Patienten diese gemeinsam von der ersten bis zur letzten Sitzung durchlaufen. Frei werdende Plätze, wie sie z. B. durch Therapieabbrüche entstehen, werden dabei nicht nachbesetzt. Im Gegensatz dazu laufen „offene" Gruppen durchgehend, freie Plätze können zu jedem Zeitpunkt durch neue Teilnehmer eingenommen werden. Im Regelfall ist dabei von Beginn an festgelegt, wie lange ein einzelner Teilnehmer in der Gruppe verbleibt (entweder z. B. in Form einer festen Anzahl an Sitzungen oder inhaltlich begründet). Von „halboffenen" Gruppen spricht man, wenn neue Teilnehmer zu einem festen Termin, z. B. immer montags oder immer zu Monatsbeginn, zu einer laufenden Gruppe dazukommen.

Die Zielvorstellung, eine Indikationsentscheidung für oder gegen (eine bestimme Form von) Gruppenpsychotherapie anhand empirisch abgesicherter, differenzieller Indikatoren treffen zu können, ist nach aktuellem Kenntnisstand bei Weitem nicht erreicht. Auch in der therapeutischen Praxis dürften oft eher praktische Notwendigkeiten dominieren. Auch für die gegenteilige Fragestellung, nämlich die nach Kontraindikationen für Gruppentherapien, finden sich empirisch allenfalls Einzelbefunde. Diese weisen darauf hin, dass starke und zahlreiche interpersonelle Schwierigkeiten, ausgeprägte selbstschädigende oder fremdschädigende Verhaltensweisen und mangelnde Motivation zur Gruppenteilnahme als Kontraindikation für eine Zuweisung zu einer Gruppentherapie gezählt werden können (Mattke und Strauß 2012). Die Frage nach der Kontraindikation bedarf insofern dringend einer erhöhten Forschungsaufmerksamkeit, da Therapieabbrüche bei Gruppentherapien generell häufiger vorkommen als in Einzeltherapien und von einzelnen Autoren angenommen wird, dass die Rate von schädlichen Nebenwirkungen aufgrund der Komplexität der Einflussfaktoren im Rahmen einer Gruppentherapie höher ist als im Einzelsetting (für einen Überblick siehe Strauß und Burlingame 2018). Insgesamt obliegt es im konkreten Fall zumeist dem Erfahrungswissen des einzelnen Therapeuten eine Gruppe zusammenzustellen und eine einmal getroffene Indikationsentscheidung ggf. zu revidieren.

Mattke und Strauß (2012) übernehmen das Modell von Burlingame et al. (2004) zur Beschreibung

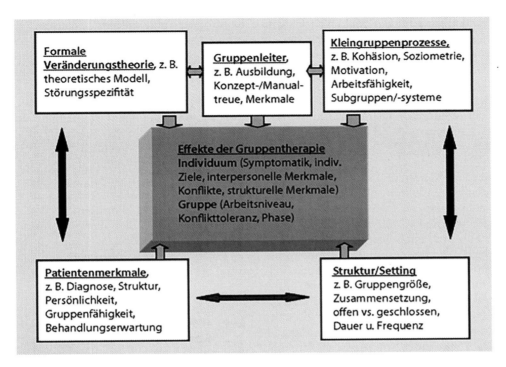

□ Abb. 36.2 Modell der Einflussfaktoren auf Ergebnisse der Gruppenpsychotherapie. (Nach Burlingame et al. 2004; entnommen aus Strauß und Burlingame 2018)

der Wirksamkeit von Gruppentherapien in Abhängigkeit von fünf Faktoren, um diese Faktoren bezüglich Prognose und Indikationsstellung zu beschreiben (□ Abb. 36.2). Folgende Faktoren werden betrachtet:

- Patientenmerkmale,
- Gruppenprozesse,
- Strukturmerkmale der Gruppe,
- formale Veränderungstheorie und
- Therapeutenmerkmale.

Patientenmerkmale Patientencharakteristika, welche für eine Aufnahme in eine Gruppenbehandlung sprechen, sind Motivation für sowie positive Erwartungen an die Gruppenbehandlung, ein Mindestmaß an interpersonellen Fertigkeiten sowie die Abwesenheit allzu starker gruppenbezogener Ängste.

Gruppenprozesse Unter Gruppenprozessen wird bezüglich der Indikationsentscheidung vorwiegend die Zusammensetzung der Gruppe verstanden. Dabei wird i. Allg. davon ausgegangen, dass störungshomogene Gruppen bzw. Gruppen von Patienten mit ähnlichem Strukturniveau, günstigere Gruppenprozesse erwarten lassen, insbesondere dann, wenn die Gruppen eher für kürzere Zeiträume zusammenarbeiten (Mattke und Strauß 2012, Tschuschke 2010; vgl. auch Härtling et al. 2016 und die entsprechende ▶ Studienbox in ▶ Abschn. 36.6). Bei der Zusammensetzung sollte allerdings berücksichtigt werden, dass nicht nur auf reine Homogenität im Sinne von Ähnlichkeit geachtet

wird, sondern auch ein Ausgleich zwischen den Gruppenmitglieder erfolgen kann. So kann es z. B. für eine Angstbewältigungsgruppe gerade auch sinnvoll sein, auf interpersonell extravertierte und aufgeschlossene Patienten zu achten, um einer rein ängstlich-introvertierten Gruppenzusammensetzung entgegenzuwirken.

Strukturmerkmale der Gruppe Neben organisatorischen Merkmalen wie Gruppengröße, Gruppenformat (offene, halboffene oder geschlossene Gruppe) und zeitlichen bzw. örtlichen Rahmenbedingungen wird auch die Vorbereitung auf die Gruppentherapie zu den strukturellen Merkmalen gezählt. Empirisch ist gut untersucht, dass eine adäquate Vorbereitung auf die Gruppentherapie die Gefahr von Abbrüchen reduzieren und die Effektivität der Gruppe erhöhen kann (Mattke und Strauß 2012). Zur Vorbereitung zählen dabei das psychoedukative Aufklären über Vorteile von und Regeln innerhalb der Gruppentherapie, über Wirkweisen und Ziele der Gruppenarbeit sowie zum Abbau von häufigen Ängsten und Fehlvorstellungen über Gruppentherapie.

Formale Veränderungstheorie Für den deutschsprachigen Raum dürfte unter einer differenziellen Zuweisung nach dem Kriterium der formalen Veränderungstheorie am ehesten die Zuweisung eines Patienten zu einem bestimmten Therapieverfahren zu verstehen sein. Allerdings kann es auch innerhalb der Therapieverfahren sinnvoll sein, über die Art der Gruppenbehandlung nachzudenken. Dabei sind Fragen wie „Wieviel Konfrontation verträgt der Patient?" oder „Geht es eher um Unterstützung und Begleitung?" zu beantworten. Allerdings liegen zur Beantwortung dieser Fragen kaum empirische Daten vor. Ähnlich wie es für Einzeltherapien kaum evidenzbasierte Auswahlmerkmale gibt, die für oder gegen ein bestimmtes Therapieverfahren oder eine Therapieform sprechen, fehlen diese Daten für das Gruppenformat.

Therapeutenmerkmale Merkmale des Psychotherapeuten sind erst in den letzten Jahren zunehmend in das Interesse der Forschung gerückt. Dabei wird, ähnlich wie bei den Patientenmerkmalen, versucht, neben soziodemografischen Faktoren auch Merkmale der Persönlichkeit, des Arbeitsstils oder bestimmte therapeutische Kompetenzen, im Zusammenhang mit Therapieerfolg, aber auch Therapieindikation zu untersuchen. Erste Forschungsergebnisse zur Indikationsstellung legen nahe, dass eine prinzipielle Übereinstimmung zwischen der Therapieerwartung des Patienten und dem Behandlungskonzept des Therapeuten wichtig ist (Eckert und Biermann-Ratjen 1990; Mattke und Schreiber-Willnow 2002).

36.5 Wirksamkeit

Die Wirksamkeitsforschung zu Gruppenpsychotherapie beantwortet einerseits die Frage, ob Gruppenpsychotherapie überhaupt zu Veränderungen führt und wie sie im Vergleich zu Einzelpsychotherapie zu bewerten ist.

> **Wichtig**
>
> Insgesamt kann die Gruppenpsychotherapie eindeutig als wirksam angesehen werden. Die Behandlung führt zu signifikanten mittleren bis großen Effekten im Vergleich zu unbehandelten Kontrollgruppen. Weiterhin zeigen sich im Vergleich zu anderen aktiven Therapiebedingungen häufig vergleichbare Effekte. Allerdings wird übereinstimmend konstatiert, dass die Studienlage, insbesondere mit Blick auf hochwertige randomisierte und kontrollierte Studien sowie psychodynamische gruppentherapeutische Untersuchungen, deutlich verbesserungsbedürftig ist (Barkowski et al. 2016; Barlow et al. 2005; Burlingame et al. 2004, 2013; DeLucia-Waack et al. 2004; Lange und Petermann 2013; McRoberts et al. 1998).

Kontrolliert-randomisierte Wirksamkeitsstudien liegen überwiegend zu kognitiv-behavioralen Gruppenbehandlungen vor, die sich durch strukturierte, manualisierte und zumeist monosymptomatische Vorgehensweisen, häufig in Anlehnung an ein spezifisches einzelpsychotherapeutisches Vorgehen, auszeichnen. Für psychodynamische Gruppen und die Gruppenanalyse konnten Blackmore et al. (2009) für die Zeitspanne von 2001 bis 2008 lediglich 5 randomisierte kontrollierte Studien identifizieren, die jedoch alle klinisch bedeutsame Effekte aufwiesen. Insgesamt besteht im Bereich der Gruppenpsychotherapie zum jetzigen Zeitpunkt ein deutlicher Forschungsbedarf. In zukünftigen Untersuchungen sollten die spezifischen Effekte mittels hochwertiger Wirksamkeitsstudien untersucht werden.

Einen Überblick über den aktuellen Forschungsstand bei spezifischen Störungsbildern gibt ◻ Tab. 36.2.

36.6 Zusammenfassung und offene Forschungsfragen

Die Gruppenpsychotherapie kann als ein hoch relevantes Setting angesehen werden, mit vielfältigen Anwendungsperspektiven und großer Bedeutung in der Versorgung. Besonders in Hinsicht auf eine breite und effiziente Dissemination wissenschaftlich bewährter Methoden sind gruppentherapeutische Zugänge noch unterschätzt, da sie mehr Menschen schneller erreichen können. Die Novelle der Psychotherapierichtlinien aus dem Jahr 2017 erleichtert deshalb ausdrücklich den Zugang zur Gruppenpsychotherapie. Angesichts des Potenzials und der versorgungsbezogenen Bedeutung des Settings „Gruppenpsychotherapie" ist aber zu betonen, dass es sich um ein unterproportional erforschtes Gebiet der klinischen Psychologie handelt. Neben bereits oben angesprochenen Defiziten empirischer Grundlagen zu Fragen der Indikation, Gruppenzusammenstellung, Wirksamkeit und Wirkprinzipien, möchten wir deshalb abschließend auf ausgewählte offene Forschungsfragen eingehen.

Bedeutsamkeit der Gruppendynamik Wie oben bereits erwähnt, wird der Gruppendynamik ein sehr unterschiedlicher Stellenwert eingeräumt – von völlig vernachlässigbarer Nebenerscheinung bis hin zum zentralen Wirkmechanismus von Gruppentherapie. Während in vielen tiefenpsychologischen und interaktionsorientierten

▣ **Tab. 36.2**   Wirksamkeit gruppentherapeutischer Ansätze bei spezifischen Störungen

Psychische und Verhaltensstörungen durch psychotrope Substanzen	
	Hinweise auf Gleichwertigkeit von Gruppen- und Einzelpsychotherapie (Söchting 2014, S. 52)
Schizophrenie und psychotische Störungen	
	Trainingsgruppen und psychoedukative Gruppen mit guten Effektivitätsbelegen, zumeist in Kombination mit Einzel- und Pharmakotherapie; speziell im Frühstadium gibt es Hinweise auf Überlegenheit der Gruppen- gegenüber der Einzeltherapie (Saksa et al. 2009)
Affektive Störungen	
Unipolare Depressionen	Weitgehend vergleichbare Effektstärken in Einzel- und Gruppentherapie (vgl. Lange und Petermann 2013; McRoberts et al. 1998; Ausnahme: Barkowski et al. 2016; Verhaltensaktivierung: Cuijpers et al. 2008)
Bipolare Störung	Psychoedukative Gruppen gut untersucht, Hinweise auf ergänzende Effekte von Gruppenpsychotherapie zu Pharmakotherapie (vgl. Strauß und Burlingame 2018; Ye et al. 2016)
Angststörungen	
Soziale Angststörung	Signifikante, große Effektstärke von Gruppentherapie gegenüber unbehandelten Kontrollgruppen (vgl. Bandelow et al. 2015)
	Weitgehend scheint Einzeltherapie wirksamere Effekte zu produzieren (Bandelow et al. 2014), jedoch lassen sich zunehmend vergleichbare Effektstärken in Einzel-, Gruppen- und Pharmakotherapie finden (vgl. Barkowski et al. 2016; Fedoroff und Taylor 2001)
Panikstörung und Agoraphobie	Signifikante, große Effektstärke von Gruppentherapie gegenüber unbehandelten Kontrollgruppen (vgl. Bandelow et al. 2015)
	Weitgehend vergleichbare Effektstärken in Einzel-, Gruppen- und Pharmakotherapie (vgl. Lange und Petermann 2013; Schwartze et al. 2016)
Generalisierte Angststörung	Signifikante, große Effektstärke von Gruppentherapie gegenüber unbehandelten Kontrollgruppen (vgl. Bandelow et al. 2015)
Spezifische Phobien	Erfolgreiche Gruppenbehandlung z. B. bei Spinnenphobie (Wannemueller et al. 2016) oder Zahnbehandlungsangst (Wannemueller et al. 2017)
Zwangsstörungen	
	Signifikante, mittlere bis große Effektstärken von Gruppentherapie gegenüber unbehandelten Kontrollgruppen (vgl. Schwartze et al. 2016)
	Weitgehend vergleichbare Effektstärken in Einzel-, Gruppen- und Pharmakotherapie (vgl. Lange und Petermann 2013; Schwartze et al. 2016)
Posttraumatische Belastungsstörung	
	Signifikante, mittlere bis große Effektstärken von Gruppentherapie gegenüber unbehandelten Kontrollgruppen (vgl. Schwartze et al. 2016)
	Gruppenpsychotherapie signifikant wirksamer als andere aktive Behandlungsansätze (vgl. Schwartze et al. 2016)
Somatoforme Störungen	
	Vergleichbare Effekte von Einzel- vs. Gruppentherapie (Moreno et al. 2015)
Essstörungen	
Bulimie	Signifikante Effekte von Gruppentherapie gegenüber unbehandelten Kontrollgruppen (vgl. Polnay et al. 2014)
	Weitgehend vergleichbare Effektstärken in Einzel- und Gruppentherapie (vgl. Lange und Petermann 2013)
Persönlichkeitsstörungen	
	Effekte der Gruppentherapie meist zu spezifischen Inhalten (Skills-Training bei Borderline-Persönlichkeitsstörung) und in Kombination mit Einzelpsychotherapie belegt (vgl. Gratz et al. 2014)
Verhaltens- und emotionale Störungen mit Beginn in der Kindheit und Jugend	
	Signifikante Effekte von Gruppentherapie gegenüber unbehandelten Kontrollgruppen und Placebobedingungen (Hoag und Burlingame 1997)

Psychotherapiegruppen angenommen wird, dass sich die heilsame Wirkung der Gruppe und damit einhergehend eine Verbesserung beim einzelnen Gruppenmitglied erst bzw. nur durch das Besprechen der Gruppenprozesse entfalten kann, wird in vielen verhaltenstherapeutischen Gruppen gar nicht auf die Gruppendynamik eingegangen – bei vielfach gezeigten deutlichen Besserungsraten der Teilnehmer.

Indikationskriterien Da einige Studien erhöhte Abbruchraten in Gruppentherapien zeigen, kommt der passenden Auswahl der Gruppenteilnehmer besondere Bedeutung zu. Empirische Studien hierzu sind noch rar.

Patientenpräferenzen Vorurteile über Gruppenpsychotherapien sind ein Grund dafür, dass sich Patienten in Deutschland lieber eine Einzeltherapie wünschen (▶ Studienbox). Hintergründe und Möglichkeiten, diese Einstellungen zu verändern, sind noch weitgehend unerforscht.

Gruppenleitungskompetenzen Obwohl bereits frühzeitig gezeigt wurde (Lieberman et al. 1973), dass Symptomverschlechterungen und Fehlentwicklungen seitens einzelner Patienten auch bzw. primär mit mangelnden therapeutischen Gruppenleiterkompetenzen zusammenhängen, ist bis heute wenig untersucht, welche psychotherapeutischen Kompetenzen gute von schlechten Gruppenleitern unterscheiden und wie diese ggf. trainierbar sind.

Studienbox

Homogene, zeitlich gebündelte Gruppentherapie

Die Studie von Härtling et al. (2016) unterstreicht einige der spezifischen Möglichkeiten der verhaltenstherapeutischen Gruppentherapie mit homogenen Patientengruppen. Zu den Besonderheiten der Studie gehörte, dass ein spezifisches Subsyndrom der sozialen Angststörung, nämlich die Errötungsangst (Erythrophobie; zur Diagnostik s. Härtling et al. 2013), behandelt werden sollte. Zwar unterschied sich die Logik der Behandlung nicht von der sonst bei der sozialen Angststörungen eingesetzten, auf dem Clark-Wells-Modell beruhenden verhaltenstherapeutischen Behandlung (kognitive Therapie, Stangier et al. 2016; ▶ Kap. 49), aber alle Patienten erlebten ihre **Angst vor dem Erröten** subjektiv als am meisten belastend und erwarteten, dass die Behandlung spezifisch auf genau diesen Konsultationsgrund zugeschnitten sein sollte. Da wir für unsere Studie aus ganz Deutschland Interessenten hatten, bot es sich aus rein pragmatischen Gründen an, die Therapien nicht als 2-h Sitzungen im wöchentlichem Abstand, sondern zeitlich gebündelt an 2 Wochenenden durchzuführen.

Die insgesamt 82 Patienten wurden randomisiert und erhielten (sofern sie nicht in die Wartegruppe randomisiert worden waren) entweder am ersten Wochenende eine Intensiv-Gruppentherapie entweder auf der Basis des von Bögels entwickelten Task-Concentration-Trainings (Bögels 2006) oder auf der Basis des Clark-Wells-Modells.

Nach einer 4-wöchigen Phase, in der das Erlernte im Alltag erprobt und weiterentwickelt werden sollte, erhielten die Teilnehmer eine zweite Wochenend-Intensivbehandlung, in der der jeweils andere Ansatz vermittelt wurde. Die Netto-Therapiezeit lag damit bei 2-mal 2 Tagen, die Gesamttherapiedauer bei gut 30 Tagen.

Beide Therapiebedingungen und ihre Kombinationen unterschieden sich nicht, in beiden Bedingungen kam es gegenüber der Wartekontrollgruppe aber zu einer sehr deutlichen Symptomreduktion (◻ Abb. 36.3). Die Effekte erwiesen sich beim 6- und 12-Monats-Follow-up als stabil. Nach 6 Monaten wurde der diagnostische Status erneut überprüft und es zeigten sich bei den Patienten, die die Gruppentherapie abgeschlossen hatten, sehr günstige Remissionsraten von 69 und 73 %.

Ob sich diese Remissionsraten auch in der Replikation in der Routinepraxis belegen lassen, bleibt abzuwarten, denn die Patienten unserer Studie könnten besonders motiviert gewesen sein, zumal sie teilweise lange Anfahrtswege in Kauf genommen hatten. Die Studie belegt nichtsdestotrotz, welche großen, noch unausgeschöpften Möglichkeiten das Format der Gruppentherapie bietet, wenn es darum geht, Patienten mit spezifischen Problemen kostengünstig zu erreichen und lange Wartezeiten zu vermindern (vgl. auch Wannemüller et al. 2016, 2017).

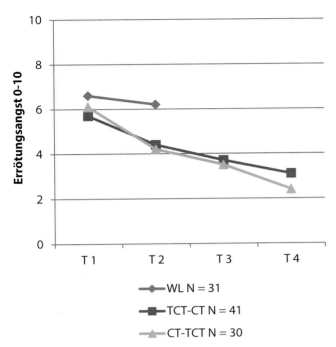

◻ Abb. 36.3 Effekte intensivierter Wochenend-Gruppentherapie in der Studie von Härtling et al. (2016, mit freundlicher Genehmigung von John Wiley and Sons). Es wurde in beiden Therapiegruppen (Task-Concentration-Training, TCT, zuerst, kognitive Therapie, CT, danach oder umgekehrte Reihenfolge) bereits nach dem 1. Wochenende (T2) eine signifikante Reduktion erreicht (je nach Subskala zwischen d = 0,65 und d = 1,07), nicht jedoch in der Wartegruppe (WL). Die Veränderungen blieben nach dem 2. Wochenende (T3) sowie nach einem halben Jahr (T4) mindestens stabil

? Prüfen Sie Ihr Wissen

1. Nennen und beschreiben Sie wesentliche Wirkfaktoren von Gruppenpsychotherapie. ▶ Abschn. 36.2, ◻ Tab. 36.1

2. Welche Bedeutung messen Sie der Gruppendynamik bei? Begründen Sie. ▶ Abschn. 36.4 und 36.6, ◻ Tab. 36.2

3. Welche Kriterien zur Auswahl von Patienten für eine Gruppentherapie kennen Sie? ▶ Abschn. 36.4, ◻ Tab. 36.2

4. Welche Ziele und Funktionen können therapeutische Gruppen haben? ▶ Abschn. 36.1

5. Grenzen Sie störungs-, methoden- und einzelfallorientierte Gruppen und konflikt-, beziehungs- und interaktionsorientierte Gruppen voneinander ab! ▶ Abschn. 36.3.1 und 36.3.2

ℹ Weiterführende Literatur

Als vertiefende Literatur zur verhaltenstherapeutischen Gruppentherapie sind Fiedler (2005), Marwitz (2016), Scott (2011) oder Söchting (2014) zu empfehlen. Eine verfahrensübergreifende Darstellung bieten Strauß und Mattke (2018).

Literatur

Bandelow, B., Reitt, M., Röver, C., Michaelis, S., Görlich, Y., & Wedekind, D. (2015). Efficacy of treatments for anxiety disorders: A meta-analysis. *International Clinical Psychopharmacology, 30,* 183–192.

Bandelow, B., Wiltink, J., Alpers, G. W., Benecke, C., Deckert, J., Eckhardt-Henn, A., et al. (2014). Deutsche S3-Leitlinie Behandlung von Angststörungen. ▶ https://www.dgppn.de/publikationen/leitlinien.html. Zugegriffen: 7. März 2017.

Barkowski, S., Schwartze, D., Burlingame, G. M., Strauß, B., & Rosendahl, J. (2016). Wie wirksam ist Gruppenpsychotherapie im Vergleich zur Einzelpsychotherapie? *Gruppenpsychotherapie und Gruppendynamik, 52,* 142–155.

Barlow, S., Burlingame, G. M., & Fuhrmann, A. (2005). The history of group practice: A century of knowledge. In S. Wheelan (Hrsg.), *The handbook of group research and practice* (S. 39–64). Thousand Oaks: Sage.

Biermann-Ratjen, E.-M., & Eckert, J. (2018). Die gruppentherapeutische Veränderungstheorie der Gesprächspsychotherapie. In B. Strauß & D. Mattke (Hrsg.), *Gruppenpsychotherapie* (S. 169–180). Berlin: Springer.

Blackmore, C., Beecroft, C., Parry, G., Booth, A., Tantam, D., Chambers, E., et al. (2009). *A systematic review of the efficacy and clinical effectiveness of group analysis and analytic/dynamic group psychotherapy.* Centre for Psychological Services Research, School of Health and Related Research, University of Sheffield, UK.

Bögels, S. M. (2006). Task concentration training versus applied relaxation, in combination with cognitive therapy, for social phobia patients with fear of blushing, trembling, and sweating. *Behaviour Research and Therapy, 44,* 1199–1210.

Burlingame, G. M., & Baldwin, S. (2012). Eine kleine Geschichte der Gruppentherapie. In B. Strauß & D. Mattke (Hrsg.), *Gruppenpsychotherapie* (S. 9–19). Berlin: Springer.

Burlingame, G. M., MacKenzie, K. R., & Strauß, B. (2004). Small group treatment: Evidence for effectiveness and mechanisms of change. In M. J. Lambert (Hrsg.), *Bergin and Garfield's handbook of psychotherapy and behavior change* (5. Aufl., S. 647–696). New York: Wiley.

Burlingame, G. M., Strauß, B., & Joyce, A. S. (2013). Change mechanisms and effectiveness of small group treatments. In M. J. Lambert (Hrsg.), *Bergin and Garfield's handbook of psychotherapy and behavior change* (6. Aufl., S. 640–689). New York: Wiley.

Cuijpers, P., van Straten, A., & Warmerdam, L. (2008). Are individual and group treatments equally effective in the treatment of depression in adults? A meta-analysis. *European Journal of Psychiatry, 22,* 38–51.

DeLucia-Waack, J., Gerrity, D., Kaoldner, C., & Riva, M. (2004). *Handbook of group counseling and psychotherapy.* Thousand Oaks: Sage.

Eckert, J., & Biermann-Ratjen, E. M. (1990). Die „Theorie" des Therapeuten – Ein heimlicher Wirkfaktor in der Gruppenpsychotherapie. In V. Tschuschke & D. Czogalik (Hrsg.), *Psychotherapie – Welche Effekte verändern?* (S. 272–287). Heidelberg: Springer.

Fedoroff, I. C., & Taylor, S. (2001). Psychological and pharmacological treatments of social phobia: A meta-analysis. *Journal of Clinical Psychopharmacology, 21,* 311–324.

Fiedler, P. (2005). *Verhaltenstherapie in Gruppen* (2. Aufl.). Weinheim: Beltz.

GKV-Spitzenverband. (2013). *Reform des Angebots an ambulanter Psychotherapie. Vorschläge der gesetzlichen Krankenkassen* (Positionspapier). Berlin: GKV-Spitzenverband.

Gratz, K. L., Tull, M. T., & Levy, R. (2014). Randomized controlled trial and uncontrolled 9-month follow-up of an adjunctive emotion regulation group therapy for deliberate self-harm among women with borderline personality disorder. *Psychological Medicine, 44,* 2099–2112.

Härtling, S., Bögels, S., Klotsche, J., & Hoyer, J. (2013). Psychometrische Eigenschaften des Fragebogens zur Erötungsangst. *Diagnostica, 59*, 142–153.

Härtling, S., Klotsche, J., Heinrich, A., & Hoyer, J. (2016). Cognitive Therapy and Task Concentration Training applied as intensified group therapies for social anxiety disorder with fear of blushing—A randomized controlled trial. *Clinical Psychology and Psychotherapy, 23*, 509–522.

Hoag, M. J., & Burlingame, G. M. (1997). Evaluating the effectiveness of child and adolescent group treatment: A meta-analytic review. *Journal of Clinical Child Psychology, 26*, 234–246.

Kämmerer, A. (2018). Kognitiv-verhaltenstherapeutische Gruppentherapie. In B. Strauß & D. Mattke (Hrsg.), *Gruppenpsychotherapie* (S. 147–157). Berlin: Springer.

Lange, M., & Petermann, F. (2013). Die Wirksamkeit von Einzel- und Gruppentherapie im Vergleich. Eine systematische Literaturanalyse. *Physikalische Medizin, Rehabilitationsmedizin, Kurortmedizin, 23*, 327–333.

Lieberman, M., Yalom, I., & Miles, M. (1973). *Encounter groups: First facts*. New York: Basic Books.

Marwitz, M. (2016). *Verhaltenstherapeutische Gruppentherapie*. Göttingen: Hogrefe.

Mattke, D., & Schreiber-Willnow, K. (2002). Behandlung in geschlossenen versus offenen Gruppen in der stationären Psychotherapie. *Gruppenpsychotherapie und Gruppendynamik, 38*, 153–172.

Mattke, D., & Strauß, B. (2012). Indikation, Prognose, Vorbereitung und Zusammensetzung von Therapiegruppen. In B. Strauß & D. Mattke (Hrsg.), *Gruppenpsychotherapie* (S. 59–67). Berlin: Springer.

McRoberts, C., Burlingame, G. M., & Hoag, M. J. (1998). Comparative efficacy of individual and group psychotherapy: A meta-analytic perspective. *Group Dynamics, 2*, 101–117.

Moreno, J. L. (1946). *Psychodrama* (Bd. 1). New York: Beacon House.

Moreno, S., Gili, M., Magallón, R., Bauzá, N., Roca, M., Del Hoyo, Y. L., et al. (2015). Effectiveness of group versus individual cognitive-behavioral therapy in patients with abridged somatization disorder: A randomized controlled trial. *Psychosomatic Medicine, 75*, 600–608.

Perls, F., Hefferline, R., & Goodman, P. (1951). *Gestalt therapy: Excitement and growth in the human personality*. New York: Dell.

Polnay, A., James, V. A. W., Hodges, L., Murray, G. D., Munro, C., & Lawrie, S. M. (2014). Group therapy for people with bulimia nervosa: Systematic review and meta-analysis. *Psychological Medicine, 44*, 2241–2254.

Revenstorf, D. (1992). Richtungen und Ansätze der Psychotherapie. In R. Bastine (Hrsg.), *Klinische Psychologie* (Bd. 2, S. 303–360). Stuttgart: Kohlhammer.

Rutan, J. S., Stone, W. N., & Shay, J. J. (2014). *Psychodynamic group psychotherapie* (5. Aufl.). New York: Guilford.

Saksa, J. R., Cohen, S., Srihari, V. H., & Woods, S. W. (2009). Cognitive behavior therapy for early psychosis: A comprehensive review of individual vs. group treatment studies. *International Journal of Group Psychotherapy, 59*, 357–383.

Schneider, W., & Freyberger, H. J. (2002). Psychoanalytische Gruppenpsychotherapie und verwandte Verfahren. In H. J. Freyberger, W. Schneider, & R. Stieglitz (Hrsg.), *Kompendium Psychiatrie, Psychotherapie, Psychosomatische Medizin* (S. 280–286). Basel: Karger.

Schwartze, D., Barkowski, S., Strauß, B., & Rosendahl, J. (2016). Wirksamkeit von Gruppenpsychotherapie und ihre Bedeutung in Behandlungsleitlinien am Beispiel der Gruppenpsychotherapie von Angststörungen. *Gruppenpsychotherapie und Gruppendynamik, 52*, 128–141.

Scott, M. J. (2011). *Simply effective group cognitive behaviour therapy – A practitioners's guide*. Hove: Routledge.

Shechtman, Z., & Kiezel, A. (2016). Why do people prefer individual therapy over group therapy? *International Journal of Group Psychotherapy, 66*, 571–591.

Söchting, I. (2014). *Cognitive behavioural group therapy: Challenges and opportunities*. Chichester: Wiley.

Stangier, U., Ehlers, A., Ginzburg, D., & Clark, D. (2016). *Soziale Angststörung*. Göttingen: Hogrefe.

Strauß, B., & Burlingame, G. M. (2018). Gruppenpsychotherapieforschung und Wirksamkeitsnachweise von Gruppenbehandlungen. In B. Strauß & D. Mattke (Hrsg.), *Gruppenpsychotherapie* (S. 191–209). Berlin: Springer.

Strauß, B., & Mattke, D. (2012). Formale Veränderungstheorien in der Gruppenpsychotherapie: Eine Übersicht. In B. Strauß & D. Mattke (Hrsg.), *Gruppenpsychotherapie* (S. 111–117). Berlin: Springer.

Strauß, B., & Mattke, D. (2018). *Gruppenpsychotherapie* (2. Aufl.). Berlin: Springer.

Tschuschke, V. (2010). Gruppenzusammensetzung. In V. Tschuschke (Hrsg.), *Gruppenpsychotherapie* (S. 150–153). Stuttgart: Thieme.

Wannemueller, A., Appelbaum, D., Küppers, M., Matten, A., Teismann, T., Adolph, D., & Margraf, J. (2016). Large group exposure treatment: A feasibility study in highly spider fearful individuals. *Frontiers in Psychology, 7*, 1183.

Wannemueller, A., Jöhren, H.-P., Borgstädt, A., Bosch, J., Meyers, M., Völse, M., Scholten, S., & Margraf, J. (2017). Large group exposure treatment: A feasibility study of exposure combined with diaphragmatic breathing in highly dental fearful individuals. *Frontiers in Psychology, 7*, 2007.

Yalom, I. D. (1970). *The theory and practice of group psychotherapy* (1. Aufl.). New York: Basic Books.

Yalom, I. D., & Leszcz, M. (2006). *The theory and practice of group psychotherapy* (5. Aufl.). New York: Basic Books.

Ye, B. Y., Jiang, Z. Y., Li, X., Cao, B., Cao, L. P., Lin, Y., Xu, G. Y., & Miao, G. D. (2016). Effectiveness of cognitive behavioral therapy in treating bipolar disorder: An updated meta-analysis with randomized controlled trials. *Psychiatry and Clinical Neurosciences, 70*, 351–361.

36

Psychische Störungen

Inhaltsverzeichnis

Psychische Störungen des Kindes- und Jugendalters

Susanne Knappe, Jessy Herrmann, Florian Schepper und Julian Schmitz

Inhaltsverzeichnis

37.1 Klinische Kinderpsychologie

Die Klinische Psychologie des Kindes- und Jugendalters (kurz: Klinische Kinderpsychologie) ist ein facettenreiches, interdisziplinäres und sowohl grundlagen- als auch anwendungsbezogenes Teilgebiet der Klinischen Psychologie. Aufgrund dieser Vielfalt geben wir an dieser Stelle nur einen kurzen Abriss aktuell wichtig erscheinender Gesichtspunkte, wohlwissend, dass Aspekte zur Historie des Faches, Besonderheiten der Klassifikation und Diagnostik sowie zum immer stärker beforschten Teil der Kinder- und Jugendlichenpsychotherapie vernachlässigt werden (müssen). Hierzu verweisen wir auf umfassende Standardwerke von Esser (2008) und Petermann (2013). Zu Störungen der Aufmerksamkeit und Hyperaktivität wird in ▶ Kap. 38 berichtet. Zudem gehen wir ausführlicher als häufig üblich auf die Bewältigung chronischer Erkrankungen im Kindes- und Jugendalter ein, um die Breite der Klinischen Kinderpsychologie und ihre Interdisziplinarität zu verdeutlichen.

> **Definition**
>
> Die **Klinische Kinderpsychologie** (vgl. Petermann 2013) beschäftigt sich in ihren Grundlagen mit den Ursachen, der Entwicklung und dem Verlauf psychischer Störungen, wobei früh wirksamen Risiko- und Schutzfaktoren eine besondere Bedeutung zukommt. Im Bereich der Diagnostik nimmt die Feststellung und Bewertung von psychischen Störungen, Entwicklungsabweichungen und psychosozialen Belastungen eine zentrale Stellung ein; des Weiteren werden die psychischen Störungen und psychosoziale Folgen chronisch-körperlicher Krankheiten behandelt. Die Klinische Kinderpsychologie ist interdisziplinär ausgerichtet und berücksichtigt ihre Nachbardisziplinen (u. a. Heil- und Sonderpädagogik, Kinderneurologie und Kinderheilkunde, Kinder- und Jugendpsychiatrie).

Typische Fragestellungen der Klinischen Kinderpsychologie

- Welche Merkmale sind Frühindikatoren für psychische Störungen und wie früh kann man solche Vorläufer bestimmen? (▶ Studienbox)
- Welche entwicklungs- bzw. altersbedingten Vulnerabilitäten kennzeichnen die frühe Entwicklung eines Kindes und aufgrund welcher Mechanismen treten Entwicklungsabweichungen auf?
- Von welchen Bedingungen hängt die psychische Widerstandsfähigkeit eines Kindes bei Alltags-, Krankheits- und Krisenbewältigung ab?
- In welcher Form beeinflussen (frühe) familiäre Interaktionsmuster und Aspekte der Temperamentsentwicklung die sozial-emotionale Entwicklung eines Kindes und Jugendlichen?
- Welche neurobiologischen und genetischen Befunde können psychische Störungen im Kindes- und Jugendalter erklären? Was resultiert daraus für die Prävention und Behandlung?

Studienbox

Die BELLA-Studie

An der BELLA-Studie nahmen 2942 zufällig ausgewählte Familien mit Kindern zwischen 7 und 17 Jahren teil, die zuvor am Kinder und Jugendgesundheitssurvey (KiGGS) des Robert Koch-Instituts teilgenommen hatten. In jeder Familie wurden ein Elternteil und ein Kind von mindestens 11 Jahren um Teilnahme gebeten. Die Datenerhebung erfolgte mit Hilfe ca. halbstündiger standardisierter computerassistierter Telefoninterviews. Anschließend füllten die Befragten einen Fragebogen aus. Psychische Auffälligkeiten wurden bei Kindern und Jugendlichen mit Hilfe des „Strengths and Difficulties Questionnaire" (SDQ; Goodmann 1997) anhand von Selbstberichten und Angaben der Eltern erhoben. Der SDQ erfasst mit 25 Items auf 5 Skalen Probleme („Verhaltensprobleme", „emotionale Probleme", „Hyperaktivität", „Probleme mit Gleichaltrigen") und Stärken („prosoziales Verhalten"). Durch die Addition der Problemskalenwerte kann ein Gesamtproblemwert berechnet werden, der wiederum eine Einteilung in die Kategorien „unauffällig", „grenzwertig" (< 13 Punkte im Elternurteil oder < 15 Punkte im Selbsturteil) oder „auffällig" (> 16 Punkte im Elternurteil oder < 19 Punkte im Selbsturteil) erlaubt. Zusätzlich wurde nach der subjektiven Beeinträchtigung durch die Probleme gefragt, da eine Beeinträchtigung aus klinischer Perspektive als Vorbedingung für eine tatsächlich vorliegende psychische Auffälligkeit gezeigt werden muss. Demnach zeigten ca. 22 % aller Kinder und Jugendlichen klinische bedeutsame Verhaltensauffälligkeiten, wobei Ängsten mit etwa 10 % (Stichtag) der größte Anteil zukommt (Ravens-Sieberer et al. 2007).

Entwicklungspsychopathologie

Die Beschreibung der Entstehung und des Verlaufs psychischer Störungen im Vergleich zur normalen Entwicklung ist Gegenstand der Entwicklungspsychopathologie. Im Wesentlichen geht es um Fragen danach, wann, wie und unter welchen Bedingungen Abweichungen im Vergleich zu einer normalen Entwicklung auftreten. Ein abweichender Entwicklungsverlauf wird oft auch dann angenommen, wenn Entwicklungsaufgaben nicht gemeistert werden können.

Merkmale der Entwicklungspsychopathologie (nach Petermann und Resch 2013)
- Interdisziplinarität
- Vergleich pathologischer und unauffälliger Entwicklungsverläufe
- Berücksichtigung von Risiko- und Schutzfaktoren im Entwicklungsverlauf und Untersuchung ihrer Wirkungsweisen
- Berücksichtigung von Kontinuität und Diskontinuität im Verhalten
- Betonung des Prozesscharakters des pathologischen Geschehens
- Klärung von Vorboten einer zukünftigen Entwicklung (Prädiktion)

In der Entwicklungspsychopathologie sollen folgende Fragen geklärt werden:
- Welchen Risikofaktoren ist ein Kind ausgesetzt?
- Wie hoch ist die Anfälligkeit eines Kindes für eine (bestimmte) psychische Störung?
- Welche Schutzfaktoren können psychischen Störungen entgegenwirken?
- Was zeichnet Kinder aus, die trotz widriger Umstände keine Störung entwickeln?
- Welche Faktoren halten eine psychische Störung aufrecht?
- Welche Faktoren können positive Veränderungen herbeiführen?

Eine der ersten Studien zum Verständnis **entwicklungspsychopathologischer Risiko- und Schutzfaktoren** war die Kauai-Studie von Werner (Werner und Smith 1982; ▶ Studienbox). Schutzfaktoren werden immer dann bedeutsam, wenn tatsächlich ein Entwicklungsrisiko besteht. Sie können dann eine Risiko-mildernde (puffernde) Wirkung entfalten, d. h. ein vorliegender Schutzfaktor kann vor einer spezifischen Fehlentwicklung schützen (Petermann und Resch 2013).

Studienbox

Die Kauai-Studie von Emily Werner

In ihrer bekannten prospektiv-longitudinalen Beobachtungsstudie untersuchte Emily Werner 698 Kinder, die 1955 auf der Insel Kauai im Hawaii-Archipel geboren wurden, bis zu deren 40. Lebensjahr (Werner und Smith 1982; ◘ Abb. 37.1). Diese Langzeitstudie begann, kurz bevor Hawaii zum 50. Bundesstaat der USA erklärt wurde, was mit erheblichen psychosozialen Veränderungen für die dortige Bevölkerung einherging. Emily Werner ging der Frage nach, wie sich die Kinder unter diesen, zunehmend auch ungünstigen Entwicklungsbedingungen wie wachsender Armut, finanzieller Unsicherheit, Veränderung familiärer Strukturen entwickeln würden. 30 % der untersuchten Kinder wuchsen unter sehr schwierigen Bedingungen auf: Sie waren sehr arm oder kamen aus Familien, die dauerhaft stritten oder in denen die Eltern psychisch krank waren. Von diesen Risikokindern entwickelte sich jedoch ein Drittel erstaunlich gut. Werner widerlegte so die Annahme, dass sich Kinder aus Risikofamilien zwangsläufig schlecht entwickeln. So wurden bei 201 Probanden bereits bei der Geburt ein hohes Entwicklungsrisiko festgestellt in Form chronischer Armut, Geburtskomplikationen, einem geringen Bildungsniveau der Eltern oder anhaltender familiärer Spannungen. Bei 129 der 201 Risikopersonen wurden

im 10. Lebensjahr schwere Verhaltens- und Lernstörungen beobachtet, wobei vorwiegend männliche Jugendliche vor dem 18. Lebensjahr straffällig wurden oder Mädchen frühzeitig selbst Kinder bekamen. Das restliche Drittel (42 Mädchen, 30 Jungen) entwickelte sich trotz Risiko gut, schaute im Alter von 40 Jahren hoffnungsfroh in die Zukunft und lebte später in stabilen Ehen. Ihre beruflichen und schulischen Erfolge waren z. T. besser als die der Mehrheit der Kinder, die ohne nennenswerte Risiken aufgewachsen waren. Was unterschied also das Drittel resilienter Kinder von den anderen? Werner erkannte bei ihnen soziale und individuelle Schutzfaktoren: Eine stabile Beziehung zu einer Vertrauensperson außerhalb der dysfunktionalen Familie war Halt und soziales Vorbild zugleich. Außerdem mussten diese Kinder früh Verantwortung übernehmen, wurden also gefordert. Schließlich spielt auch das Temperament eine Rolle: Die resilienten Kinder aus der Studie verfügten über ein eher ruhiges, positives Temperament und verhielten sich gegenüber anderen Menschen offen. Die genannten Schutzfaktoren wirken auch bei Erwachsenen fort: Ein großer Teil der Probanden, die im Jugendalter durch delinquentes Verhalten auffielen, konnte im Erwachsenenalter das eigene Leben in positive Bahnen lenken.

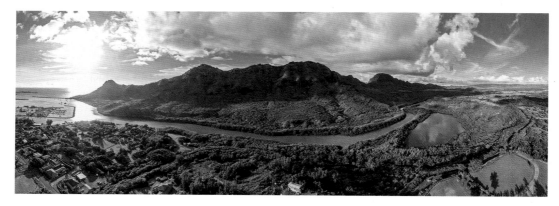

◻ Abb. 37.1 Die Insel Kauai, die „Garteninsel", liegt am nordwestlichen Ende des Hawaii-Archipels. (© Fotofeeling/Westend61/picture alliance)

37.2 Klassifikationssysteme und diagnostische Prinzipien

In den international gebräuchlichen Klassifikationssystemen DSM-IV/5 (APA 2015) und ICD-10 (WHO 1993) werden psychische Auffälligkeiten des Kindes- und Jugendalters, insbesondere des Säuglings-, Klein- kind- und Vorschulalters, bislang nur unzureichend erfasst. Es werden lediglich einige wenige und oft schwerwiegende seltene Krankheitsbilder wie die Füt- terstörung oder Pica (▶ Kap. 55) angeführt. Die ICD-10 enthält zudem die Kategorie „Verhaltens- und emo- tionale Störungen mit Beginn in der Kindheit und Jugend", in der Angststörungen, hyperkinetische Stö- rungen, Störungen des Sozialverhaltens, Ticstörungen und emotionale Störungen abgebildet werden. In der ICD-11 wird diese Kategorie aufgelöst und die einzel- nen Störungsbilder werden den spezifischen Katego- rien zugeordnet, z. B. finden sich selektiver Mutismus und Trennungsangststörung dann analog zum DSM-5 in der Kategorie der Angststörungen. Somit können grundsätzlich auch die diagnostischen Merkmale der anderen Kategorien, wie sie auch im Erwachsenenal- ter genutzt werden, angewandt werden. In jedem Fall ist eine entwicklungsspezifische Betrachtung der Auf- fälligkeiten unabdingbar, um Fehldiagnosen zu vermei- den. Die vergleichsweise hohe Entwicklungsdynamik im Kleinkind- und Vorschulalter erschwert die Unter- scheidung individueller vs. abnormer Entwicklungsver- läufe und damit die Identifikation valider Symptome oder Syndrome. Vor allem ist zu berücksichtigen, dass problematisches Verhalten auch aus gänzlich ande- ren Ursachen heraus entstehen kann – hier kommt der Rolle von Umweltfaktoren eine hohe Bedeutung zu. Mit Ausnahme traumaassoziierter Störungen werden ätiologische Faktoren in der Klassifikation psychischer Störungen des Kindes- und Jugendalters aber nicht be- rücksichtigt.

37.2.1 Spezifische diagnostische Klassifikationssysteme im Kindes- und Jugendalter

Das auf der ICD-10 beruhende **Multiaxiale Klassifi- kationssystem für psychische Störungen des Kindes- und Jugendalters** (MAS; WHO 1993; Remschmidt et al. 2006, ◻ Abb. 37.2) ist eine Weiterentwicklung der ICD-10 und umfasst sechs Achsen, anhand derer die gegen- wärtige psychische Gesundheit und assoziierte entwick- lungsrelevante Merkmale beschrieben werden. Es stellt ein eigenständiges Klassifikationssystem in der Gruppe der ICD-10-Manuale dar. Die multiaxiale Diagnostik gibt Hinweise auf psychische Erkrankungen und be- nennt auch körperliche und psychosoziale Risikokon- stellationen oder -faktoren (◻ Tab. 37.1).

Innerhalb einer DSM-Arbeitsgruppe wurden die Research Diagnostic Criteria – Preschool Age (RDC-PA 2002) als Forschungskriterien für die Kin- der- und Jugendpsychiatrie formuliert. Ziel war die An- passung der DSM-Kriterien auf die Besonderheiten im Kleinkind- und Vorschulalter.

Ursprünglich nur für den englischsprachigen Raum wurde die **Zero-to-Three-Klassifikation** (DC:0–5; 2016) als multiaxiales Diagnosesystem zur Klassifikation psy- chischer Auffälligkeiten für das Altersspektrum 0 bis 4;11 Jahre (4 Jahre, 11 Monate) konzipiert. Mittlerweile ist eine deutsche Übersetzung verfügbar (Gontard 2019). Es basiert auf Expertenkonsens, umfasst 5 Hauptachsen und beansprucht, die schnellen Veränderungen in der so- zioemotionalen Entwicklung dieser Altersgruppe zu be- rücksichtigen, ebenso wie die Relevanz und Qualität des Beziehungssystems des Kindes, individuelle Unterschiede in der motorischen, sprachlichen, emotionalen, kogniti- ven und interaktiven Entwicklung sowie den Einfluss der Betreuung und Fürsorge auf die seelische Gesundheit des Kindes und seine individuelle Entwicklungsgeschichte (◻ Tab. 37.2).

37

Multiaxiales Klassifikationsschema für psychische Störungen des Kindes- und Jugendalters nach ICD-10

Helmut Remschmidt
Martin H. Schmidt
Fritz Poustka
(Hrsg.)

Mit einem synoptischen Vergleich von ICD-10 und DSM-5®

7., aktualisierte Auflage

WHO

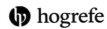 **hogrefe**

☐ **Abb. 37.2** Multiaxiales Klassifikationsschema für psychische Störungen des Kindes- und Jugendalters nach ICD-10 (mit freundlicher Genehmigung vom Hogrefe Verlag)

Für psychodynamisch orientierte Therapien gibt es ein operationalisiertes Befundsystem zur Erfassung psychodynamischer Aspekte, das sog. OPD-KJ (auch OPD-KJ-2 2016; ► Kap. 15). Es soll zu einer besseren Standardisierung in der psychodynamisch-orientierten Diagnostik beitragen. Die erste Achse der OPD-KJ (Beziehung) bildet die Beziehungsdynamik zwischen dem Kind und seinen Eltern ab (Arbeitsgruppe OPD-KJ 2004). Auf der sog. Konfliktachse werden andauernde intrapsychische Konflikte erfasst, die Achse „Struktur" gibt Hinweise auf die aktuelle Integration des Erlebnis- und Handlungsrepertoires des Kindes unter Zuhilfenahme von alterstypischen Ankerbeispielen. Subjektive Dimensionen des Leidensdruckes und spezifischer Therapievoraussetzungen sind in der 5. Achse „Behandlungsvoraussetzungen" abgebildet.

37.2.2 Spezifische diagnostische Aspekte und Differenzialdiagnostik

Die mehrdimensionale Erfassung psychischer Störungen und assoziierter psychosozialer Merkmale umfasst den Einsatz und die Kombination verschiedener Datenebenen (körperliche, psychische, soziale oder Umweltfaktoren), Datenquellen (Fremd- oder Selbstbericht), Untersuchungsverfahren (Fragebögen, Tests, Interviews, Beobachtungen). Damit einher geht auch die Beschreibung (Prüfung) des Intelligenzvermögens und körperlicher Aspekte nebst komorbider Erkrankungen, typischer Entwicklungsaufgaben, Aspekten der Selbstentwicklung, der Bindung zu Bezugspersonen und abhängig vom Alter ggf. auch des Spielverhaltens (Schulte-Markworth und Resch 2008; ► Exkurs).

☐ **Tab. 37.1** Die sechs Achsen des Multiaxialen Klassifikationssystems für psychische Störungen des Kindes- und Jugendalters. (Aus Remschmidt et al. 2006, mit freundlicher Genehmigung vom Hogrefe Verlag)

Achse	Inhalt	Beispiel
Achse I: psychiatrische Diagnosen	Altersbezogene und altersübergreifende psychische Störungen	Spezifische Phobie (Umwelttypus; ICD-10: F40.2)
Achse II: Entwicklungsstörungen	F80–F89 Entwicklungsstörungen (außer F84 Tiefgreifende Entwicklungsstörungen)	Lese-Rechtschreib-Störung (ICD-10: F 81.0)
Achse III: Intelligenzdiagnostik	IQ > 129: sehr hohe/weite überdurchschnittliche Intelligenz 115 < IQ < 129: hohe/über überdurchschnittliche Intelligenz 85 < IQ < 115 durchschnittliche Intelligenz 70 < IQ < 84 unterdurchschnittliche Intelligenz	Durchschnittliche Intelligenzleistung
Achse IV: somatische Erkrankungen	Krankheiten aus anderen Kapiteln der ICD-10 (körperliche Krankheitssymptome)	E00: angeborenes Jodmangelsyndrom
Achse V: abnorme psychosoziale Bedingungen	9 Gruppen, Zeitdauer 6 Monate	Abweichende Elternsituation
Achse VI: Globalbeurteilung der psychosozialen Anpassung	9 Stufen der Ausprägung	Stufe 5: Ernsthafte und durchgängige soziale Beeinträchtigung in den meisten Bereichen

Diskussion: Standardisierte Erfassung des Intelligenzquotienten?

Bislang gibt es keine einheitlichen Empfehlungen zur Frage, ob ein Test zur Erfassung des Intelligenz- oder Leistungsvermögens (z. B. WISC-IV, K-ABC II) Teil der standardmäßigen Diagnostik im Kindes- und Jugendalter sein sollte (◘ Abb. 37.3). Einerseits stellt die Durchführung des Tests immer eine Beanspruchung des Kindes dar und die Ergebnisse können eher einen Ausschnitt aus dem individuellen Leistungsvermögen des Kindes, seiner Stärken, Interessen und Ressourcen abbilden. Zugleich erlaubt ein solcher Test aber auch die wichtige Abschätzung von Leistungsvorbedingungen (etwa: räumliches Denken, Umgang mit Zahlen, Sprachverständnis) und eine Beobachtung des Leistungsverhaltens (Umgang mit Zeitdruck, Frustration, Ermutigung). Für die meisten psychischen Erkrankungen im Kindes- und Jugendalter ist ein Intelligenztest unumgänglich. So kann eine umschriebene Rechenschwäche (Dyskalkulie) oder eine Lese-Rechtschreib-Schwäche (Legasthenie) nur mittels standardisiertem Rechentest bzw. Lese- und Rechtschreibtest in Verbindung mit einem Intelligenztest z. B. von einer geistigen Behinderung oder psychisch bedingten Blockaden bzw. Lernrückständen sicher unterschieden werden. Auch für die Beurteilung einer Symptomatik im Sinne eines Aufmerksamkeitsdefizit-(Hyperaktivitäts-)Syndroms wird ein Intelligenztest benötigt.

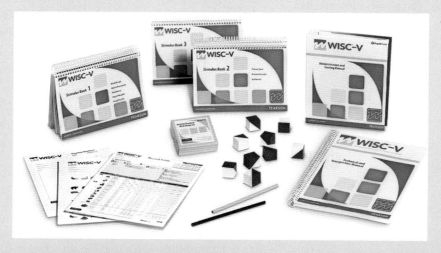

◘ **Abb. 37.3**   WISC-V (entnommen: „Wechsler Intelligence Scale for Children — Fifth Edition", Autor: David Wechsler, deutsche Adaption: Prof. Dr. Franz Petermann © 2014 NCS Pearson, Inc.; deutsche Fassung © 2017 NCS Pearson, Inc.)

Bei Kindern und Jugendlichen sollte der Untersucher mehr noch als bei Erwachsenen von einer individuell ausgeprägten Kooperations- und Auskunftsbereitschaft ausgehen. Nicht selten ersuchen Kinder, Jugendliche oder ihre Familien professionelle Hilfe aus unterschiedlichen Beweggründen, mit teils gegenteiligen motivationalen Absichten und Erwartungen. Ab ca. dem 4. Lebensjahr können Kinder auch in Abwesenheit der Eltern untersucht werden, sofern beide Seiten dem zustimmen. Für Kinder und auch Jugendliche sind zur Orientierung kurze, klare Anweisungen hilfreich („Wir setzen uns an diesen Tisch."). Kastner-Koller und Deimann (2009) geben Themenbeispiele für das weitere diagnostische Gespräch mit Klein- und Vorschulkindern, Delfos (2013) liefert Beispiele für den Kinder- und Jugendbereich.

◘ **Tab. 37.2**   Die fünf Achsen des Zero-to-Three-Klassifikationssystems

Achse	Beispiel
Achse 1: Beschreibung der primären Diagnose und Vorläuferstörungen	Fütterstörung im frühen Kindesalter (ICD-10: F98.2)
Achse 2: Beziehungsstörungen	Überinvolvierte Beziehungsstörung
Achse 3: pädiatrische und Entwicklungsstörungen	Beschrieben mit ICD-10 (4. Achse), z. B. J45.- Asthma
Achse 4: psychosoziale Stressoren	Analog 5. Achse ICD-10, z. B. 1- abnorme intrafamiliäre Beziehungen (Z61.6 körperliche Kindesmisshandlung)
Achse 5: funktionales und emotionales Entwicklungsniveau	Sozialverhalten, Selbstbild, Impulskontrolle

- Als offene Frage: „Willst du mir erzählen, was Dir Kummer gemacht hat?", „Ich würde gern herausfinden, weshalb du seit längerem traurig bist".
- Als Interview: „Wie war das am Anfang in der 3. Klasse? Kannst du mir darüber was erzählen?"
- Fürsorgegespräch: „Ich frage mich, ob du wenigstens ein bisschen Schlafen kannst, mit all den Grübelgedanken im Kopf. Wie ist das bei Dir mit dem Einschlafen?"

37.3 Ausgewählte Entwicklungsabschnitte

37.3.1 Entwicklung bis zum 3. Lebensjahr

Verhaltensauffälligkeiten bis zum 3. Lebensjahr wurden oder werden häufig nicht adäquat diagnostiziert oder werden mitunter nicht als behandlungsbedürftig betrachtet. Die Gründe hierfür sind vielfältig: Die körperliche, soziale und psychische Entwicklung in diesem jungen Lebensalter verläuft hoch dynamisch, was die Festlegung von Normen oder diagnostischen Schwellenwerten erschwert. Zudem sind – nicht nur aufgrund klassifikatorischer und diagnostischer Herausforderungen – vergleichsweise wenig diagnostische Instrumente und evidenzbasierte Behandlungsansätze verfügbar. Allerdings nimmt in den letzten Jahren die empirische Evidenz zu Häufigkeit, Verlauf und Behandelbarkeit zu.

Regulationsverhalten und Regulationsstörungen

Nahezu alle Eltern verfügen über Kompetenzen zur Unterstützung ihres Kindes und passen ihr Verhalten auf die Bedürfnisse ihres Kindes intuitiv an. Dazu gehört z. B. die Anpassung der Satzmelodie, die Schaffung eines angemessenen Abstandes zwischen Kind und Bezugsperson abhängig vom kindlichen Sehvermögen oder die Wiederholung einfacher langsamer Muster (z. B. Streicheln der Wange). Damit tragen Eltern oft intuitiv zur Regulation ihrer Kinder bei (Co-Regulation) – auch in Situationen, die eine Erregung hervorrufen (z. B. Begegnungen mit Fremden, beim manchmal unliebsamen Wickeln oder Umkleiden des Kindes). Diese positive Gegenseitigkeit schafft aufseiten des Kindes positive Feedbacksignale an die Bezugsperson (durch Blickzuwendung, Lächeln, Anschmiegen, in den Schlaf finden) und aufseiten der Bezugsperson eine positive Befindlichkeit gegenüber dem Kind (Selbstsicherheit, Entspannung, Freude, Selbstwirksamkeit). Allerdings kann ein unnachgiebig und anhaltend weinendes oder schreiendes Kind die Befindlichkeit der Bezugsperson negativ beeinflussen (negative Gegenseitigkeit). Eltern erleben sich hilflos, sind erschöpft und auch frustriert, wenn sich Kinder nur schwer oder gar nicht beruhigen lassen. Ihre Strategien zur Beruhigung erscheinen wirkungslos, sodass (weiteres) intuitives Elternverhalten gehemmt wird oder in ängstlicher Überfürsorge resultiert, und dadurch das Kind nicht weiter in der

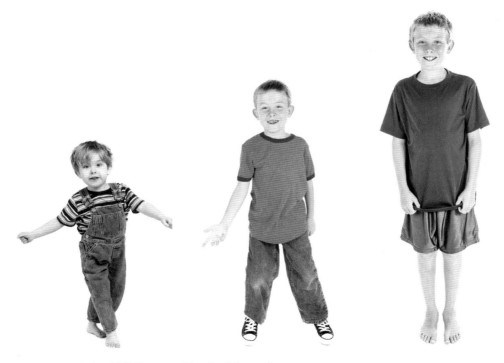

◻ **Abb. 37.4** Entwicklungsabschnitte (© [M] soupstock/stock.adobe.com)

Regulation seines Erregungszustandes zielführend unterstützt werden kann. Das Schreien und Weinen setzt sich fort – ein ungünstiger Kreislauf entsteht.

Extreme Ausprägungen eigentlich typisch kindlicher Verhaltensweisen in den ersten 3 Lebensjahren wie exzessives Schreien, Ein- und Durchschlafstörungen (◻ Abb. 37.5) sowie Fütterstörungen werden als **Regulationsstörungen** bezeichnet (◻ Tab. 37.3).

Regulationsstörungen zeichnen sich durch eine sog. Symptomtrias aus, bestehend aus der wechselseitigen Abhängigkeit zwischen dem Verhalten des Kindes, der Belastung der Eltern und einer Störung der Eltern-Kind-Beziehung (Papousek et al. 2010; ▶ Klinisch betrachtet).

Angaben zur Häufigkeit von Regulationsstörungen schwanken über Studien hinweg deutlich in Abhängigkeit von der Art des Problems (schreien, schlafen, füttern), der Erhebungsform (prospektiv, querschnittlich, retrospektiv) und der gewählten Stichprobe (Alter der Kinder, klinische oder populationsbezogene Stichproben; ▶ Studienbox).

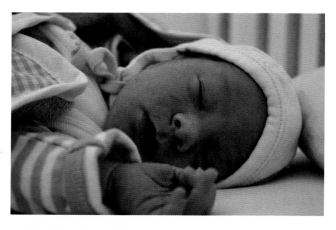

◻ **Abb. 37.5**   Ein- und Durchschlafstörungen gehören zu den Regulationsstörungen

Die meisten Regulationsprobleme sind vorübergehend (Papousek et al. 2010). Allerdings ist die Prog-

---

◻ **Tab. 37.3**   Kernmerkmale von Regulationsstörungen. (Wolke 2008, mit freundlicher Genehmigung vom Hogrefe Verlag)

Exzessives Schreien	Anfallsartige Quengel-, Wein- und Schreiattacken von mehr als 3 h am Stück an mindestens 3 Tagen in den letzten 3 Wochen
Einschlafstörungen	Einschlafen dauert 1 h oder länger oder gelingt nur mit Einschlafhilfe in etwa 30 min oder länger
Durchschlafstörungen	Wiederholtes nächtliches Aufwachen für mehr als 20 min bei Kindern ab dem 6. Lebensmonat, in mindestens 5 Nächten pro Woche und mindestens einmal zwischen 0 und 5 Uhr. *Beachte:* nach der DC 0–5-Klassifikation sollten Durchschlafstörungen erst ab dem 12. Lebensmonat diagnostiziert werden
Fütterstörungen	Teilweise oder vollkommene Nahrungsverweigerung oder geringer Appetit bei Kindern unter dem 6. Lebensjahr für die Dauer von mindestens 1 Monat; ggf. keine deutliche Gewichtszunahme oder deutliche Gewichtsabnahme; Ursache geht nicht auf eine körperliche oder psychische Krankheit zurück

37

Klinisch betrachtet

Fallbeispiel

„Leon wurde im Alter von 3,5 Monaten von der Mutter (…) wegen heftiger Schreiattacken vorgestellt. Seit der vierten Lebenswoche schrie oder quengelte das Baby im Durchschnitt etwa sechs Stunden pro Tag. Bei Beruhigungsversuchen zeigte Leon Abwehr, machte sich steif und stemmte sich weg. Nur selten konnte ihn die Mutter durch Tragen und Schaukeln beruhigen. Leon schlief wenig; in den langen Wachphasen musste er ununterbrochen getragen werden und forderte dabei Stimulierung durch ständig neue Reize. Das Schlaftagebuch zeigt einen typischen Tagesablauf mit bis zu sechsstündigen Wachphasen, nur wenigen und kurzen Schlafphasen am Tag, langen Schrei- und Unruhephasen vor allem gegen Abend, kaum Zeiten gemeinsamen Spiels und einer Schlafdauer von insgesamt nur 13 Stunden. (…) Beide Partner freu-

ten sich sehr über die Schwangerschaft, welche problemlos verlief. In den Tagen nach der Geburt erlebte die Mutter eine unerklärliche Traurigkeit; dann besserte sich ihr Zustand. Als in der vierten Woche das massive Schreien einsetzte, begann die depressive Verstimmung erneut. Unterstützung von Seiten des Ehemannes war aufgrund seiner angespannten beruflichen Situation kaum möglich; die Herkunftsfamilien der Eltern lebten weit entfernt. Frau H. war bei Vorstellung am Ende ihrer Kräfte; sie weinte viel, war von tiefer Depression, sowie von zeitweise heftigen Aggressionen gegen das Kind erfüllt und berichtete von dem immer wiederkehrenden Wunsch, die Schwangerschaft ungeschehen machen zu können. Sie war sozial mittlerweile völlig isoliert und sah keinerlei Ausweg aus ihrer schwierigen Situation." (Papousek et al. 2010, S. 112)

Häufigkeiten von Regulationsproblemen unter Dresdner Kindern

In der Dresdner MARI-Studie (Maternal Anxiety in Relation to Infant Development) wurden insgesamt 306 Frauen von der Frühschwangerschaft bis 16 Monate nach der Geburt begleitet (Martini et al. 2017). Dabei wurden auch frühkindliche Regulationsprobleme innerhalb der ersten 16 Lebensmonate prospektiv erfasst. Insgesamt gaben 10,1 % der Mütter exzessives Schreien, 12,2 % Ein- und Durchschlafprobleme sowie 36,4 % Fütterprobleme ihrer Kinder an (Petzoldt et al. 2016). Inter-essanterweise ließ sich das Auftreten dieser Regulationsprobleme durch bereits vor der Schwangerschaft bestehende Risikomarker vorhersagen: So war das Risiko für exzessives Schreien und Fütterprobleme signifikant erhöht bei Kindern, deren Mütter eine Angststörung vor oder in der Schwangerschaft erlebt hatten. Umgekehrt war das Risiko für frühkindliche Schlafprobleme signifikant erhöht bei Kindern, deren Mütter eine depressive Störung vor oder in der Schwangerschaft erlebt hatten.

nose eher schlecht, wenn mehrere Regulationsbereiche betroffen sind, Entwicklungsverzögerungen (z. B. der Motorik, Sprache) vorliegen und zwischen Eltern und Kind schwer veränderbare Kommunikations- und Beziehungsmuster vorherrschen. Im ungünstigsten Fall erwachsen daraus schwerwiegende und langfristige Probleme der Eltern-Kind-Beziehung und der kindlichen Entwicklung, z. B. in Form postnataler Depressionen auf mütterlicher Seite, Vernachlässigung und Misshandlung des Kindes oder Beziehungsstörungen aufseiten der Eltern.

Verschiedene Ansätze versuchen die ungünstigen Verhaltensweisen bei frühkindlichen Regulationsstörungen zu erklären: Biologische Modelle nennen allergische Reaktionen oder Intoleranzen, Blähungen, Blockaden etc. als Ursachen, psychodynamische Modelle betrachten unbewältigte Konflikte seitens der Mütter als Ursache, während verhaltenstheoretische Modelle auf ungünstige Lernprozesse (klassische und operante Konditionierung) als Ursachen fokussieren. Empirisch hat sich kein Modell alleinig durchgesetzt. Vielmehr stützen Ergebnisse aus Längsschnitt- und experimentellen Interventionsstudien ein entwicklungsorientiertes Konzept, in dem kindsbezogene und familienbezogene Faktoren miteinander interagieren.

Zur Abklärung und Behandlung von Regulationsstörungen wenden sich betroffene Familien an verschiedenste Ansprechpartner, z. B. Kinderärzte, Hebammen, Familienberatungsstellen, Psychologen oder Psychiater, aber auch Physiotherapeuten. Auch spezielle Schrei-Ambulanzen oder Eltern-Säuglings-Sprechstunden werden gerade in Ballungsräumen angeboten. Ausgehend von der oben genannten Symptomtrias stehen bei der Abklärung der Beschwerden das Kind, die Mutter bzw. Eltern und die Eltern-Kind-Beziehung im Vordergrund. Ziel jedweder Intervention sollte eine Besserung der Symptome des Kindes, Entlastung der Eltern sowie die Förderung gemeinsamer (positiver) Beziehungsverfahrungen sein.

Regulationsstörungen sind zumeist gut, mit geringem zeitlichem Aufwand und Fokus auf die Interak-tions- und Beziehungsmuster behandelbar. Dazu sind vor allem der Einsatz und die Auswertung videogestützter Beobachtungen hilfreich. Therapeutische Elemente umfassen dann Psychoedukation und Entwicklungsberatung, eine Entlastung der Eltern durch Informationsvermittlung und emotionale Unterstützung, das Herbeiführen einer Reizreduktion und geregelten Tagesstruktur, das Durchbrechen negativer Interaktionskreise und schließlich eine Rückfallprophylaxe. Bei Schrei- und Schlafstörungen ist in der Regel eine ambulante Beratung und Behandlung ausreichend; bei Fütter- und Essstörungen mit entsprechendem Schweregrad und Chronizität sollten auch stationäre Aufnahmen in Betracht gezogen werden.

Bindungsverhalten und Bindungsstörungen

Landläufig als „emotionales Band" zwischen Mutter und Kind benannt, beschreibt Bindung ein angeborenes Verhaltensrepertoire für soziale Interaktionen und Emotionsregulation sowie eine besondere Art der affektiven Verbindung eines Individuums (Säugling) zu einer spezifischen anderen Person (primäre Bezugsperson). Im Englischen wird genauer zwischen „bonding" – der mütterlichen Bindung an das Kind – und „attachment" – der kindlichen Bindung an die Mutter bzw. an eine andere primäre Bezugsperson unterschieden (zum Überblick s. Becker-Stoll 2002).

> **Wichtig**

Das Bindungsbedürfnis ist ein evolutionsbiologisch determiniertes Grundbedürfnis. Es wird insbesondere in Situationen von Verunsicherung oder Angst aktiviert. Die Bindungsperson ist Quelle emotionaler Sicherheit und hat die Aufgabe einer externen Regulationshilfe und schafft einen Ausgleich zwischen Explorations- und Bindungsverhalten des Individuums, also der Regulierung von Nähe und Distanz. Bindungsverhalten entwickelt sich auf der Basis wiederholter Beziehungserfahrungen. Ainsworth et al. (1978) entwickelten ein bis heute eingesetztes und hochstandardisiertes Verfahren zur Verhaltensbeobachtung, bestehend aus 8 Episoden mit Spiel und Trennungssituationen für 12–18 Monate alte Kinder – den sog. Fremde-Situations-Test. Zielkriterium dieser Verhaltensbeobachtung sind u. a. Verhaltensweisen des Kindes in der Interaktion bei einer zweiten Wiedervereinigung mit der Bezugsperson, die als kontakterhaltend, kontaktwiedererlangend, vermeidend oder widerstehend beschrieben werden.

Es werden drei Bindungsstile unterschieden: unsicher (ängstlich-)vermeidend (Typ A), sicher (Typ B) und unsicher (ängstlich-)ambivalent (Typ C). Später wurde ein vierter, sog. desorganisierter (hochunsicherer) Typ (Typ D) hinzugefügt (▶ Klinisch betrachtet). Die sichere und unsichere Bindungsstrategie sind normale Entwicklungsvarianten, hochunsichere Bindung wird als entwicklungspsychopathologisches Merkmal diskutiert.

Die ICD-10 und das DSM-5 unterscheiden **zwei Formen von Bindungsstörungen**, die gleichsam als Folgestörungen nach emotionaler und/oder körperlicher Deprivation, multiplen Beziehungsabbrüchen und/oder Misshandlung in der frühen Kindheit betrachtet werden. Eine **Bindungsstörung vom gehemmten Typ** (ICD: reaktive Bindungsstörung) zeigt bereits vor dem 5. Lebensjahr ein atypisches Interaktionsverhalten, z. B. massiv gehemmt, übermäßig wachsam, hoch ambivalent, vermeidend oder aggressiv, das begleitet ist von einer emotionalen Störung (z. B. sozialer Rückzug, aggressive Reaktionen auf eigenes Unglücklichsein). Eine **Bindungsstörung vom ungehemmten Typ** (ICD-10: Bindungsstörung mit Enthemmung) entwickelt sich häufig während der ersten 5 Lebensjahre (aber nicht vor dem 8. Lebensmonat) und ist gekennzeichnet durch eine fehlende Unterscheidung zwischen Eltern und anderen Erwachsenen als Bindungspersonen (diffuse oder wahllose Bindung). Das Kind verhält sich distanzlos und überfreundlich auch fremden Personen gegenüber und zeigt kein rückversicherndes Verhalten in neuen Situationen. Ein Abschied von einer vertrauten Person führt nicht zu sichtbarem Kummer, Trauer o. Ä. Bisher werden die Bindungsstörungsdiagnosen nach ICD-10 in der kinder- und jugendpsychiatrischen Praxis fast ausschließlich auf schwer vernachlässigte und früh misshandelte Kinder angewandt.

Schätzungen gehen von einer Prävalenz von weniger als 1 % für Bindungsstörungen nach ICD-10 (bzw. 0,9 % der 1½ -jährigen Kinder) aus (Skovgaard et al. 2007) und beziehen sich (fast) ausschließlich auf den Subtyp „Bindungsstörung mit Enthemmung". Zum Entwicklungsverlauf von Kindern mit Bindungsstörungen ist bislang wenig bekannt, wobei für die Bindungsstörung mit Enthemmung meist eine ungünstige Prognose formuliert wird. Zusammenhänge zwischen der Bindungsqualität im 1. Lebensjahr mit dem Interaktionsverhalten im Alter von 3–5 Jahren, sowie 10–16 Jahren deuten auf eine mittlere bis hohe Persistenz der Problematik hin (O'Connor 2002). Zugleich beruhen die meisten Aussagen zum Entwicklungsverlauf von Bindungsstörungen auf klinischen Erfahrungen und werden kaum empirisch validiert. Weiter resultieren Bindungsstörungen häufig in sekundären psychischen Störungen. Eine Intervention sollte daher früh mit dem Ziel der Bindungsförderung beginnen.

37.3.2 Kleinkind- und Vorschulalter

Im Kleinkind- und Vorschulalter erfolgt eine erste Ablösung aus einer bislang sehr engen Abhängigkeit von der ersten Bezugsperson und die Erfahrungswelt erweitert sich zu Kindergarten und später auch zur Schule. Meilensteine in dieser Entwicklungsphase sind Anfänge selbstständigen Verhaltens, die Ausbildung des Selbstkonzeptes, der Erwerb von Fähigkeiten zur Impulskontrolle und Selbststeuerung, die Entstehung von Norm- und Moralvorstellungen sowie die Entwicklung sozialer Rollenkonzepte (u. a. mit dem eigenen Geschlecht, der Rolle in der Familie und unter Gleichaltrigen). Auseinandersetzungen mit diesen Entwicklungsaufgaben bilden häufig Leitthemen für die spätere Persönlichkeitsentwicklung (Laucht 2008), aber auch für charakteristische Probleme und Störungen der psychischen Entwicklung (▶ Studienbox).

Klinisch betrachtet

Hochunsichere Bindung als entwicklungspsychopathologisches Merkmal?

Kinder, deren Bindungsverhalten als hochunsicher eingeschätzt wird, haben häufig und überwiegend Furcht in ihren Beziehungen zu Bezugspersonen erfahren. Sie fürchten sich vor der Bindungsperson, die Bindungsperson erlebt ebenfalls Furcht oder Hilflosigkeit. Es entsteht ein Konflikt zwischen dem Bedürfnis nach Sicherheit durch die Bindungsperson und der gleichzeitigen Furcht vor ihr. In den Biografien hochunsicher gebundener Personen finden sich in der frühen Kindheit überzufällig häufig Erfahrungen von Vernachlässigung und Misshandlung (Zeanah et al. 2004), aggressives oder feindseliges Verhalten im Kindergarten- und Vorschulalter, aber auch Verzögerungen in der kognitiven Entwicklung und dissoziative Merkmale im Jugendalter sowie ein hohes Ausmaß psychopathologisch belasteter biologischer Eltern (van IJzendoorn et al. 1999).

Wachsen sich Schwierigkeiten aus?

Häufig wird angenommen, dass sich Auffälligkeiten im Kleinkind- und Vorschulalter „auswachsen", und damit ohne klinische und prognostische Bedeutung seien. Inzwischen haben neuere Erkenntnisse gezeigt, dass sich psychische Auffälligkeiten bei 2- bis 5-Jährigen in ihrer Persistenz nur wenig von Auffälligkeiten älterer Kinder und Jugendlicher unterscheiden, und umgekehrt, bei Kindern mit Auffälligkeiten im Schul- und Jugendalter erste Probleme auch im Vorschulalter erkennbar waren. So berichten Egger und Angold (2006), dass ca. 14–25 % aller Vorschulkinder (2.–5. Lebensjahr) in den USA klinisch relevante psychische Störungen aufwiesen, wobei 9–12 % im Alltag deutlich beeinträchtigt waren. Ungeachtet der noch immer begrenzten Studienlage zu psychischen Störungen im Vorschulalter im Vergleich zu epidemiologischen Befunden bei älteren Kindern und Jugendlichen zeigen diese Prävalenzraten, dass psychische Störungen bereits im Vorschulalter ähnlich häufig auftreten wie in späteren Entwicklungsphasen.

37.3.3 Entwicklung im Kindes- und Jugendalter – 8 bis 16 Jahre

Das Jugendalter stellt gegenüber der Kindheit einen bedeutsamen qualitativen Sprung in der Dynamik der Persönlichkeitsentwicklung dar. Jugendliche suchen nach Identität und Lebenssinn, können dabei aber auch in Orientierungs- und Selbstwertkrisen geraten. Anpassungsprobleme können unterschiedliche Formen annehmen, z. B. in Form von Angst- oder depressiven Störungen, aber auch externalisierende Verhaltensweisen, Suchterkrankungen oder delinquentes Verhalten. Entwicklungsabweichungen werden häufig als kontinuierlicher Übergang von Normalität zu Abweichungen betrachtet. Vorteil dieser Annahme ist, dass damit jeder (Jugendliche) Abweichungen entwickeln, genauso gut aber wieder einem gesunden Entwicklungsprozess folgen kann.

37.4 Ausgewählte psychische Erkrankungen im Kindes- und Jugendalter

37.4.1 Ausscheidungsstörungen

Klinisches Erscheinungsbild

Mit der sog. **Enuresis** wird eine nichtorganische (funktionelle) Harninkontinenz ab dem 5. Lebensjahr nach Ausschluss struktureller Anomalien des Harntrakts, epileptischer Anfälle, neurologischer oder anderer nicht psychiatrischer Erkrankungen beschrieben. Der Urinabgang ist unwillkürlich, also nicht absichtlich herbeigeführt, kann bei Tag oder Nacht stattfinden und ist im Verhältnis zum geistigen Entwicklungsstand der betroffenen Person abnorm und nicht Folge einer mangelnden Blasenkontrolle aufgrund einer organischen Ursache. Unterschieden werden eine **primäre Enuresis,** bei der das Kind „immer einnässt", also noch zu keinem Zeitpunkt „trocken" war

(► Klinisch betrachtet), von einer **sekundären Enuresis,** bei der es nach einer mindestens 6-monatigen trockenen Phase zu einem erneuten Einnässen kommt. Ca. 80 % aller Kinder mit einer Enuresis leiden unter der primären Variante (S2k-Leitlinie 028/026). In der ICD-10 findet sich ferner die Unterscheidung in die Enuresis diurna (Einnässen tagsüber, ca. 15 %) und Enuresis nocturna (Einnässen während des Nachtschlafes, ca. 80 %). Zur Beschreibung von Ausscheidungsstörungen werden in der Literatur verschiedene Begriffe angeführt (◻ Tab. 37.4).

Weiter werden **drei Formen des Einnässens** beschrieben (von Gontard und Lehmkuhl 2010): Bei der **Dranginkontinenz** handelt es sich um eine angeborene Funktionsstörung, bei der sich die Blase nicht passiv füllen lässt und während der Füllung Kontraktionen eintreten. Betroffene gehen 10- bis 20-mal (statt üblicherweise bis zu 7-mal) täglich zur Toilette, setzen kleine Mengen ab nach plötzlichem Harndrang oder es sind häufig Haltemanöver zu beobachten. Die Blase ist überaktiv. Bei einer **Harninkontinenz mit Miktionsaufschub** gehen die Kinder nur selten (< 4-mal) täglich auf die Toilette, setzen große Mengen an Urin ab und gehen in typischen Si-

◻ **Tab. 37.4** Begriffe im Zusammenhang von Ausscheidungsstörungen

Toilettenverweigerung	Das Kind setzt Stuhl nur in die Windel ab, verwendet die Toilette jedoch zur Miktion. Dauer mindestens 1 Monat.
Toilettenphobie	Kind verweigert aus Angst vor der Toilette dieselbe für Miktion und Defäkation (vgl. spezifische Phobie)
Enuresis	Unwillkürliches Einnässen nach dem 5. Lebensjahr. Eine organische Ursache wurde ausgeschlossen.
Enkopresis	Wiederholtes Einkoten ab dem 4. Lebensjahr, mindestens einmal/Monat für die Dauer von mindestens 3 Monaten. Eine organische Ursache wurde ausgeschlossen.

Klinisch betrachtet

Fallbeispiel: Tina, 6 Jahre

Tina nässt etwa 4-mal pro Woche ein und war noch nie mehr als 3 Tage lang trocken. Außer ihren Eltern, den Großeltern und ihrer besten Freundin weiß niemand von Tinas Problem. Eine körperliche Untersuchung blieb ohne Befund. Aufgrund der häufigen Wäschewechsel trägt Tina weiter jede Nacht Windeln. Manchmal versucht sie, ohne Windel zu schlafen, aber fast immer geht das schief und dann ist sie den ganzen Tag deprimiert und übel gelaunt. Tagsüber spielt Tina so versunken, dass sie nicht rechtzeitig bemerkt, zur Toilette zu müssen, und die ersten Tropfen in die Unterhose gehen.

tuationen (Spiel, Schule, Fernsehen) nicht zur Toilette oder es kommt zur Überlaufinkontinenz. Diese Form der Enuresis ist erworben. Von einer **Detrusor-Sphincter-Dyskoordination** spricht man, wenn Kinder nur unter Pressen Wasser lassen können oder der Harnfluss in mehrere Portionen unterbrochen ist. Der Detrusor muss einen höheren Druck für die Blasenentleerung entwickeln, da der externe Sphincter beim Wasserlassen angespannt wird (statt entspannt wird).

Bei der **Enkopresis** handelt es sich um wiederholtes willkürliches oder unwillkürliches Absetzen von Faeces normaler oder fast normaler Konsistenz an Stellen, die im soziokulturellen Umfeld des Betroffenen nicht dafür vorgesehen sind, obwohl das Kind die Darmentleerung zuvor bereits kontrollieren konnte. Auch hier werden unterschiedliche Formen bestimmt: **Primäres Einkoten** betrifft Kinder über 4 Jahre, die nie gelernt haben, ihren Stuhlgang zu beherrschen. **Sekundäres Einkoten** betrifft Kinder, die schon mindestens 6 Monate sauber waren und danach wieder einkoten. Es werden weiter Subformen darüber bestimmt, ob die Enkopresis mit einer Obstipation (Verstopfung), Enuresis oder anderen psychischen Erkrankung auftritt. Das Zustandsbild kann als monosymptomatische Störung auftreten oder als Teil einer umfassenderen Störung, besonders einer emotionalen Störung (F93.-) oder einer Störung des Sozialverhaltens (F91.-).

Bis zum Grundschulalter tritt die Enkopresis etwa 5-mal seltener als Formen der Enuresis auf, wobei Jungen häufiger betroffen sind als Mädchen. Angaben zur Häufigkeit der Enkopresis im Jugendalter sind aufgrund fehlender Studien nicht möglich. Im Gegensatz zur Enuresis kommt das Einkoten hauptsächlich tagsüber vor und selten nachts. Die Einteilung in primäre vs. sekundäre Enkopresis ist oft nicht sinnvoll, da sich die beiden Formen bezüglich somatischer oder psychischer Begleitsymptome nicht unterscheiden und damit keine klinische Relevanz haben. Allerdings ist die Differenzierung nach Vorliegen einer Obstipation diagnostisch und therapeutisch von entscheidender Bedeu-

tung. Obwohl 1–3 % aller Schulkinder noch einkoten, ist die Enkopresis nach wie vor schambesetzt und tabuisiert – trotz guter und effektiver Behandlungsmöglichkeiten für viele Kinder (und Jugendliche).

> **Wichtig**
>
> Die Sauberkeitsentwicklung ist ein vor allem biologisch determinierter Reifungsprozess, beginnend bei der subkortikal gesteuerten, unwillkürlichen Urin- und Kotabgabe des Säuglings und endend mit der reifen kontrollierten Blasen- und Darmentleerung des Kleinkindes. Bis zum 2. Lebensjahr erhöht sich die Blasenkapazität, sodass die Wahrnehmung der Blasenfüllung gelingt. Im 3. Lebensjahr ist die willkürliche Kontrolle des Blasenschließmuskels und damit des Blasenentleerungsreflexes möglich. Die meisten Kinder können zuerst den Darm kontrollieren, dann die Blase am Tag und zuletzt die Blasenfunktion in der Nacht. In der Regel erlernen Mädchen die Sauberkeit früher als Jungen. Damit kann die Sauberkeitserziehung erst dann verlässlich gelingen, wenn der entsprechende Reifegrad erreicht ist, also wenn das Kind Stuhl- bzw. Urinabgang selbst bemerkt und Eigeninitiative zeigt. Diese Eigeninitiative ist häufig unabhängig von der Sauberkeitserziehung, frühestens zwischen dem 12. und 18. Lebensmonat, zu beobachten. Im Alter von ca. 4 Jahren sind etwa 75 % aller Kinder trocken.

Ätiologie und Verlauf

Ätiologisch relevant sind für beide Formen von Ausscheidungsstörungen neben der bisherigen Sauberkeitserziehung auch genetische, hormonelle und neurologische Faktoren, mögliche Reifungsverzögerungen sowie Stress, Traumata und weitere psychosoziale Faktoren. Insbesondere unter Jungen mit Enuresis haben ca. 70 % der Betroffenen einen Verwandten 1. Grades, der ebenfalls diese Störung hat(-te); wenn ein Elternteil eine Enuresis hatte, beträgt das Risiko für das Kind 44 %, waren beide Elternteile betroffen sogar 77 %; Zwillingsstudien zeigen einen starken genetischen Anteil. Ferner werden eine herabgesetzte nächtliche Ausschüttung des Hormons Vasopressin und eine abnorme Schlaftiefe diskutiert. Da bis zu 50 % der Kinder mit einer Enuresis zusätzlich die Merkmale für andere verhaltens- oder emotionale Probleme erfüllen, ist die Bedeutung weiterer psychischer Probleme oder Störungen unbedingt zu berücksichtigen. Ähnliches gilt auch für die Enkopresis, die neben der Enuresis auch von weiteren Beschwerden wie Schlaf- und Essproblemen, externalisierenden Verhaltensweisen oder Impulskontrollstörungen (Daumenlutschen, Nägelkauen), Ängsten verschiedener Art, Lern- und Leistungsstörungen begleitet wird, sodass sich bei einem längeren (unbehandelten) Verlauf eine Vielzahl psychosozialer Beeinträchtigungen einstellen können. Darüber hinaus ist nicht immer eindeutig, ob Krisen in der Familie (gestörtes Eltern-Kind-Verhältnis, Geschwisterrivalität), Veränderungen im Lebensumfeld (z. B. Tod einer Bezugsperson, Umzug, Geburt eines Geschwisters, Krankenhausaufenthalt, Schulwechsel, Scheidung), Überforderung und Leistungsdruck, Misshandlung, Missbrauch oder Verwahrlosung, emotionale und Zwangsstörungen, traumatische (Stuhlgangs-)Erlebnisse (schmerzhafter Stuhlgang, zu strenge Sauberkeitserziehung, Einläufe, Obstipation) Ursache oder Folge der Ausscheidungsstörung sind.

Diagnostik

Problematisch an den ICD-10-Kriterien zur Enkopresis sind die Einschränkungen bezüglich komorbider Störungen, d. h., ob die Enkopresis als Erstdiagnose oder überhaupt codiert werden soll. Sinnvoller ist ein deskriptives Vorgehen, bei dem die Form der Enkopresis und alle weiteren begleitenden Störungen (ob Enuresis, funktionelle Harninkontinenz oder andere psychische Störungen) getrennt diagnostiziert werden (von Gontard 2004). Hierzu liegt eine Vielzahl von Fragebögen und Protokollsystemen vor, z. B. aus der Konsensusgruppe Kontinenzschulung (www. kontinenzschulung. de) sowie von Equit et al. (2013), von Gontard (2010) oder von Gontard und Lehmkuhl (2010). Neben einer allgemeinen Diagnostik (Anamnese, Exploration, Erhebung des psychopathologischen Befunds, Betrachtung möglicher psychischer Auffälligkeiten) erfolgt die symptombezogene Erfassung anhand von Toiletten- und Trink-/Essprotokollen sowie des Entwicklungsgeschehens. Dabei sollten Beginn, Form der Sauberkeitserziehung und einhergehendes Verhalten der Bezugspersonen (Belohnung, Bestrafung), bisherige symptomfreie Intervalle und Rückfälle, der Leidensdruck verschiedener beteiligter Personen, das Krankheitskonzept des Betroffenen und seiner Bezugspersonen sowie bisherige Therapieversuche erfasst werden. Klinisch gesehen sind neben der Häufigkeit der Miktion bzw. Stuhlentleerung auch die Urinmenge bzw. Stuhlkonsistenz, Bauchschmerzen bzw. Schmerzen bei der Defäkation, ein reduzierter Appetit sowie ein sonografisch nach-

gewiesenes erweitertes Rektum wichtige diagnostische Indikatoren. In jedem Fall ist eine somatische (pädiatrische Abklärung) und körperliche Untersuchung der Blasen-, Nieren- und Darmfunktion unumgänglich, um körperliche Ursachen auszuschließen (zu beheben) und etwaige Folgen durch das Zurückhalten der Ausscheidungen („Überlaufen") wie z. B. Fissuren zu erkennen.

Behandlungsansätze

Auch wenn es eine vergleichsweise hohe Rate an Spontanremissionen gibt, sollte die Behandlung von Ausscheidungsstörungen – sofern nicht andere Komorbiditäten mit hoher Dringlichkeit vorliegen – stets vorrangig behandelt werden. Gerade wenn Betroffene bereits im Schulalter sind, bergen Einnässen und Einkoten eine hohe Wahrscheinlichkeit von Schamerleben, (Selbst-) Stigmatisierung, depressiv-ängstlichem Rückzugsverhalten und drohendem Ausschluss von Gleichaltrigen. Auch ist im Falle einer Enuresis die Wahrscheinlichkeit für Blasen- und andere Infektionen erhöht.

Neben einfachen Maßnahmen der Aufklärung (Wechselwäsche, Begrenzung von Anschuldigungen oder Vorwürfen, Vermeidung von Bestrafungen – der Urin-/Kotabgang geschieht schließlich unwillkürlich) sollten daher immer auch Toilettenprotokolle, Trink-/Essprotokolle eingesetzt werden, um die Form der Ausscheidungsstörung zu bestimmen und einen Behandlungsplan abzuleiten. Gerade bei der Enkopresis sind verhaltenstherapeutische Behandlungsmaßnahmen ggfs. erst nach Beseitigung der Obstipation sinnvoll (▶ Klinisch betrachtet). Informationen an die Eltern über die Unwillkürlichkeit und Häufigkeit der Vorgänge können Schuldgefühle und Ärger reduzieren helfen, ebenso wie eine optimistische Einstellung und Gelassenheit seitens des Behandlers. Wichtig sind psychoedukative Maßnahmen zur Anatomie und körperlichen Vorgängen der Ausscheidung, zur Häufigkeit und Sitzhaltung bei Toilettengängen, das Erreichen einer altersgerechten täglichen Trinkmenge sowie regelmäßige, engmaschige Behandlungskontakte. Dies kann auch durch ein Blasen- oder Darmtraining ergänzt wer-

---

Klinisch betrachtet

Enkopresis

Neben einer Informationsvermittlung zum Zusammenhang zwischen Stuhlretention und Einkoten und unspezifischen Maßnahmen wie Motivationsverstärkung kann – sofern keine Obstipation vorliegt – direkt mit dem Toilettentraining begonnen werden. Dabei werden Kinder aufgefordert, 3-mal pro Tag nach den Mahlzeiten auf die Toilette zu gehen, sich zu entspannen und mit Fußkontakt 5–10 min auf der Toilette zu sitzen. Kindern mit Angst vor der Toilette können „Toilettenleitern" helfen, die aus einer Lei-

ter mit kleinem Kindersitz und großen Griffen bestehen. Es ist nicht notwendig, dass Stuhl in die Toilette abgesetzt wird. Der Verlauf des Toilettentrainings wird in einem Plan vermerkt und jeder Versuch kann positiv verstärkt werden (Felt et al. 1999). Änderungen der Ess- und Trinkgewohnheiten sind nur bei einseitiger, ballaststoffarmer Diät zu empfehlen. Unter diesen einfachen Maßnahmen wurden alleine nach einer Vorstellung innerhalb von 6 Wochen 15 % der Kinder sauber (van der Plas et al. 1997).

M13	**Fähnchenplan**

Dieser Plan gehört:

_____

Mein Zeichen für „nass"

Mein Zeichen für „trocken"

Wochentag	Toilettengang trocken oder nass
Montag	
Dienstag	
Mittwoch	
Donnerstag	
Freitag	
Samstag	
Sonntag	

◻ Abb. 37.6 Fähnchenplan aus von Gontard und Lehmkuhl (2002, mit freundlicher Genehmigung vom Hogrefe Verlag)

den. Verhaltenstherapeutisch kommen Trink- und Toilettenpläne, Weckpläne und Verstärkerpläne zum Einsatz (◻ Abb. 37.6), auch apparative verhaltenstherapeutische Verfahren (Klingelhose, Kingelmatte; Erfolgsrate ca. 80 %; ▶ Klinisch betrachtet), sowie vorrangig für die primäre Enuresis eine medikamentöse Behandlung mit Antidepressiva (z. B. Imipramin; Erfolgsrate ca. 30 % vollständig, 55 % teilweise) und Vasopressin oder Desmopressin (Erfolgsrate ca. 50 % vollständig, 40 % teilweise). In Abhängigkeit von begleitenden emotionalen oder Verhaltensstörungen werden auch weitere Maßnahmen eingesetzt.

37.4.2 Lern- und Teilleistungsstörungen

Klinisches Erscheinungsbild

Es werden verschiedene Lern- und Teilleistungsstörungen beschrieben, wobei der Begriff der Lernstörung eher dem DSM, und der Begriff der Teilleistungs- oder umschriebenen Entwicklungsstörungen schulischer Fertigkeiten eher der ICD entspricht.

Eine umschriebene, d. h. eine schulische Fertigkeiten betreffende Beeinträchtigung der Entwicklung der **Lese-** und in der Regel auch der damit verbundenen **Rechtschreibfähigkeit,** wird als **Lese-Rechtschreib-Störung** bezeichnet (▶ Klinisch betrachtet). Bei einer **Rechenstörung** ist die Entwicklungsstörung bezogen auf mathematische Operationen: Betroffene erlernen die Grundrechenarten nur teilweise (◻ Tab. 37.6). Die Beeinträchtigungen sind nicht durch eine Intelligenzminderung, unzureichende Lernbedingungen, unkorrigierte Seh- oder Hörstörungen, neurologische Defizite oder emotionale Störungen bedingt.

Lernrückstände in mehreren Schulfächern weisen eher den Verdacht auf eine Lernbehinderung oder leichte Intelligenzminderung (◻ Tab. 37.5).

Die Forschung zu Entwicklungsstörungen schulischer Fertigkeiten (Thomas et al. 2015) zeigt, dass in der Mitte der Grundschulzeit bis zu ein Drittel aller Schüler basale Lernschwierigkeiten aufweist, und ca. ein Viertel der Grundschüler die Merkmale einer Lernschwäche erfüllt. Komorbide Störungen schulischer Fertigkeiten treten deutlich häufiger auf als isolierte Formen: 22 % der Kinder mit einer Lesestörung litten auch an einer Rechenstörung, 48 % der Kinder mit einer Rechenstörung litten auch an einer Lese-Rechtschreib-Störung und mehr als die Hälfte der leseschwachen Kinder litten an einer Rechtschreibstörung. Eine isolierte Rechenstörung

---

Klinisch betrachtet

Enuresis

Mit Hilfe elektronischer Weckgeräte wie einer Klingelhose oder Klingelmatte (◻ Abb. 37.7) werden Konditionierungsprinzipien bei der Behandlung der Enuresis eingesetzt. In der Unterhose, Windeleinlage oder Matratzenauflage befindet sich ein Feuchtigkeitssensor, der beim ersten Tropfen Urin einen Alarm auslöst, sodass das Kind geweckt und der Miktionsreflex unterbrochen wird. Die restliche Blasenentleerung erfolgt dann idealerweise auf der Toilette. Voraussetzung für die Anwendung ist eine hohe Einsatzbereitschaft von Eltern und Kind (Compliance) und ein gewisses Durchhaltevermögen. Erste Erfolge stellen sich nach 8–12 Wochen ein. Nachteilig ist jedoch, dass durch den Alarm der Schlaf der Kinder unterbrochen wird. Folgen wiederholter Schlafunterbrechungen im Zusammenhang mit einer Alarmtherapie können daher eine verminderte Konzentrationsfähigkeit, Beeinträchtigung der motorischen und intellektuellen Fähigkeiten, Tagesmüdigkeit und eine allgemein schlechte Schlafqualität sein.

Klinisch betrachtet

Fallbeispiel: Tim, 7 Jahre

„Frau H. stellt ihren Sohn Tim in einer Beratungsstelle wegen erheblicher Schwierigkeiten im Lesen und Rechtschreiben vor. Tim besucht seit 10 Monaten die 1. Klasse. Frau H. beklagt, dass Tim sich nicht konzentrieren könne und beim Schreiben von Wörtern häufig einen Buchstabensalat produziere, den man nicht entziffern könne. Auch das Lesen bereite ihm enorme Schwierigkeiten. Tim sei völlig mit der Aufgabe überfordert, die Laute in einem Wort zu hören. Tims Schwierigkeiten, Laute zu erkennen oder Wörter und Silben zu klatschen, seien bereits Tims Erzieherin im Kindergarten bei der Vorschulerziehung aufgefallen. Die Erzieherin und der Kinderarzt hätten sie aber damals immer beruhigt und gemeint „Das kommt schon noch bei Tim". Inzwischen seien aber die Probleme schon so groß, dass Tim oft bei den Hausaufgaben weine, sich in der Schule zurückziehe und seine anfängliche Freude an der Schule stark nachgelassen habe. Sie selber sei auch sehr verzweifelt, weil sie nicht wissen, wie sie Tim helfen könne." (Barth 2009. S. 208)

wurde bei 4 % der Kinder beobachtet, eine isolierte Lesestörung (die nach DSM nicht codiert wird) bei 2,6 %, und eine isolierte Rechenstörung bei 3,8 % der Mädchen bzw. 2,6 % der Jungen.

Epidemiologie und Ätiologie

Die vielfältigen Folgen von Lern- oder Teilleistungsstörungen umfassen Versagensängste oder tatsächliches Versagen, Schulangst, psychosomatische Symptome, eine Minderung der Leistungsmotivation sowie die Gefahr der Generalisierung auf andere Fächer. Insgesamt besuchen Betroffene seltener eine weiterführende Schule oder erwerben seltener höhere Berufsabschlüsse. Auf psychischer Ebene sind Störungen des Sozialverhaltens, aggressiv-oppositionelles Verhalten und Störungen der Eltern-Kind-Beziehung

zu beobachten. Die schriftsprachlichen Schwierigkeiten bestehen bis ins Erwachsenenalter, trotz Verbesserungen durch Therapie. Leseleistungen zeigen dagegen ein größeres Veränderungspotenzial (Kohn et al. 2013).

Diagnostik

Die einzelnen Lern- und Teilleistungsstörungen werden mittels spezifischer Leistungstests geprüft, wobei eine Erhebung des Intelligenzniveaus unumgänglich ist, zumindest um eine verminderte Intelligenzleistung als Erklärung auszuschließen (◘ Tab. 37.7). Diese Testbefunde ergänzen die Anamnese und Exploration der störungsspezifischen Entwicklungsgeschichte (z. B. Fördermaßnahmen, Schulwechsel, Zeugnisnoten, Fremdurteil der Lehrer usw.) sowie medizinisch-neurologische Untersu-

◘ **Tab. 37.5** Uneinheitliche Begriffe beschreiben Lern- und Teilleistungsstörungen

Lernschwäche	Nicht näher bezeichnete Defizite im Erlernen oder der Anwendung schulischer Fertigkeiten (Lesen, Schreiben, Rechnen) trotz hinreichender Intelligenzleistung. Der Begriff wird häufig synonym zur Lernstörung verwendet. In der klinischen Praxis wird bei einer Abweichung von nicht mehr als 1,5 oder 2 Standardabweichungen zwischen dem lernbereichsspezifischen Leistungsniveau und allgemeinem Leistungspotenzial (Intelligenz) von einer Lernschwäche gesprochen, wenn schwache Schulleistungen beobachtet werden, ohne dass das Diskrepanzkriterium (> 2 Standardabweichungen) erfüllt ist (Thomas et al. 2015)
Lernbehinderung	Langandauerndes, schwerwiegendes und umfängliches Schulleistungsversagen, das in der Regel mit einer verminderten Intelligenzleistung (IQ zwischen 50 und 89) einhergeht, die jedoch nicht so schwerwiegend ist, dass es sich um einen Fall von geistiger Behinderung handelt
Lernstörung	Begriff aus dem DSM: Schwierigkeiten beim Erlernen und in der Anwendung schulischer Fertigkeiten bei unauffälligem Intelligenzniveau
Teilleistungsstörung	Begriff aus der ICD: Umschriebene Beeinträchtigung der Entwicklung schulischer Fertigkeiten (Lesen, Rechnen, Schreiben – isoliert oder in Kombination) sowie Entwicklungsstörungen motorischer Funktionen, Sprach- und Artikulationsstörungen

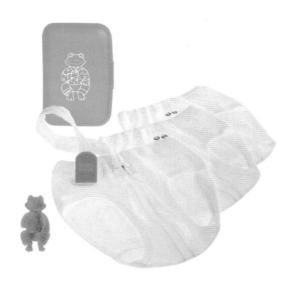

☐ **Abb. 37.7**   Klingelhose® (www.klingelhose.de, mit freundlicher Genehmigung)

chungen (Ausschluss neurologischer Erkrankungen und Sinnesbehinderungen).

Bevor eine Entwicklungsstörung schulischer Fertigkeiten diagnostiziert wird, müssen andere Faktoren ausgeschlossen werden, die ähnlich zu schlechten Leistungen führen können: geringe Motivation, schlechte Unterrichtsqualität, physische Probleme (z. B. Sehbehinderungen, Wahrnehmungsstörungen, Defizite in der phonologischen Schleife o. Ä.) oder sozioemotionale Aspekte (Ist die Minderleistung Folge einer psychischen Erkrankung?; ▶ Exkurs).

> **Wichtig**
>
> Maßgeblich bei der Beurteilung der Testergebnisse ist die Einschätzung einer Minderleistung von 2 Standardabweichungen oder mehr in mindestens einem der Bereiche Lesen, Schreiben, Rechnen, und zwar in Bezug auf das chronologische Alter und die allgemeine Intelligenz (Intelligenzleistung IQ > 70) des Kindes.

Behandlungsansätze

Die Förderung bei Vorliegen einer Lese-Rechtschreib-Störung beinhaltet meist die Verbesserung der phonologischen Bewusstheit, Phonem-Graphem-Korrespondenz sowie Aufbau und Automatisierung von Regelwissen. Häufig wird tägliches Üben erwartet. Eine Metaanalyse von Ise et al. (2012) zeigte, dass symptomspezifische Förderprogramme deutlich effektiver sind als Funktions- und Wahrnehmungstrainings. Internationale Studien zeigen insgesamt jedoch geringere Effektstärken für Programme zu Leseschwierigkeiten als für Programme zu Verbesserung der Schreibschwierigkeiten (Galuschka et al. 2014). Für die Entwicklung von Zahl- und Mengenvorstellungen im Rahmen einer Dyskalkulie gibt es ein sensibles Entwicklungszeitfenster im Kindergartenalter (Fritz et al. 2007). Ein entstandenes Defizit ist daher später durch Training nur teilweise behebbar. Eingesetzt werden hierfür individuelle Trainingsmaßnahmen begleitend zum Schulunterricht, eine Förderung oder Unterstützung im Unterricht durch eine ausgebildete Fachkraft (Lerntherapeut) sowie unterschiedliche Hilfsmaterialien (z. B. Steckwürfel, Rechenkette oder Dienes-Blöcke). Ergo- oder Logopäden bzw. Lerntherapeuten übernehmen meist die Trainingsmaßnahmen.

Hinter „Schuleschwänzen" können vielschichtige Entstehungsbedingungen stehen, die in jedem Fall individuell betrachtet werden sollten, um zum Schulbesuch wieder zu ermutigen. So können wiederholte Erfahrungen, dass Leistungen den schulischen Vorgaben, eigenen oder den Ansprüchen wichtiger Bezugspersonen nicht genügen, die Schulmotivation betreffen und die Lernleistung senken (Flammer und Alsaker 2011). Leistungs- und Prüfungsängste verhindern, dass Betroffene ihr Leistungspotenzial voll entfalten können. Schulische „Misserfolgskarrieren" sind ein Risikofaktor für die Entwicklung delinquenten Verhaltens und Substanzmissbrauchs (z. B. Dembo et al. 2012), aber auch depressiver Störungen (Kearney 1993).

Tab. 37.6 Kernmerkmale von Störungen umschriebener schulischer Fertigkeiten

	Kernmerkmal	Assoziierte Merkmale
Lese-Recht-schreib-Störung	Ausgeprägte Schwierigkeiten beim Erlernen des Lesens und/oder Rechtschreibens	- Verlangsamtes Lesetempo - Auslassen, ersetzen, verdrehen oder hinzufügen von Wörtern oder Wortteilen - Defizite im Leseverständnis - Hohe Fehlerquote beim Schreiben, z. B. durch Fehler in der phonetischen Genauigkeit Regelfehler beim Schreiben, jedoch ohne typische Fehlerarten: verschiedene Schreibweisen für dasselbe Wort, häufig Lauttreue, Skelett-schreibweise
Isolierte Recht-schreibstörung	Fehlerinkonstanz, d. h., Wörter werden wiederholt, aber stets unterschiedlich falsch geschrieben	- Verdrehung, Vertauschung, Auslassen von Buchstaben - Einfügen zusätzlicher Buchstaben - Fehler in der Groß- und Kleinschreibung - Lautgetreues Schreiben von Wörtern (Wahrnehmungsfehler)
Isolierte Lesestö-rung	Schlechtes Leseverständnis, niedrige Lesegeschwindigkeit	- Auslassen, verdrehen, hinzufügen von Buchstaben, Wörtern oder Wortteilen beim (Vor-)Lesen - Betonung und Phrasierung beim Vorlesung beeinträchtigt - CAVE: nach ICD würde eine L-R-Störung diagnostiziert werden!
Rechenschwäche (Dyskalkulie)	Keine Vorstellung der Zahlen als Symbole für Menge/Anzahl und vom Rechnen als Mengenhand-lung	- Irrtümliche Vorstellung eines „Zahlenalphabets": Addition und Subtraktion werden als Aufforderung zum Vorwärts- bzw. zum Rückwärtszählen verstanden (Rechnen durch Fingerzählen) - Aufbau mehrstelliger Zahlen im Zehnersystem bleibt unverstanden - Erfolgloses üben: Geübtes und Gelerntes wird rasch vergessen

Tab. 37.7 Häufig eingesetzte Verfahren für die Beurteilung einer etwaigen Lern- und Teilleistungsstörung

	Test	Quellen*
Schreiben	HSP: Hamburger Schreib-Probe	▶ www.hsp-plus.de
Rechnen	RZD 2–6: Rechenfertigkeiten- und Zahlenverarbeitungs-Diagnostikum für die 2. bis 6. Klasse	Jacobs und Petermann 2014
	ZAREKI: Neuropsychologische Testbatterie zur Zahlenverarbeitung und Rechnen bei Kindern	von Aster et al. 2013
Lesen	ELFE-II: Wort-, Satz- und Leseverständnistest	Lenhard et al. 2017

*vollständige Referenzen werden aus Platzgründen nicht im Literaturverzeichnis geführt und sind bei den Autoren zu erfragen

Gründe für eine aktive Schulverweigerung
- Entmutigung des Schülers
- Lernschwierigkeiten
- Angst vor dem Unbekannten, Leistungs- und Prüfungsangst, Versagensangst
- Angst vor Ablehnung, Spott und Gewalt von Mitschülern oder Interaktion mit Lehrern
- Schulische Überforderung

Gründe für eine passive Schulverweigerung
- Übernahme rollenferner familiärer Aufgaben oder Pflichten
- Eltern verweigern den Schulbesuch, z. B. wenn die Lerninhalte nicht mit den Wertvorstellungen der Familie des Kindes übereinstimmen
- Allgemeine dissoziale Entwicklung, d. h. Schulverweigerung als Endstadium eines Prozesses, der mit „Schulunlust" und „Schulmüdigkeit" begonnen und sich über gelegentliches Zuspätkommen und Fehlen fortgesetzt hat zu einem hartnäckigen Fernbleiben von der Schule.

◻ Tab. 37.8   Verhaltensauffälligkeiten im Entwicklungsverlauf

Altersbereich	Erwartbare, normative Form	Hinweis auf Störungswert
Kleinkind-/Kindergartenalter	Trotzen (Ich-Werdung, Neinsagen; ◻ Abb. 37.8)	Generelle Verweigerung, starke/häufige Wutausbrüche
Kindesalter (6–14 Jahre)	Unfug anstellen, Streiche spielen, kontextabhängig „keine Lust haben" bzw. ärgerlich oder wütend sein	Allgemeine Verweigerungshaltung, oppositionelle Aufsässigkeit, aggressive Ich-Durchsetzung, Rollenumkehr („Kind erzieht Eltern")
Jugendalter und junges Erwachsenenalter (bis 21 Jahre)	Aufmüpfigkeit und „Grenzen testen" (Ich-Identität vs. Norm), pubertärer „Egoismus", reduzierte Anstrengungsbereitschaft	Aggressive Provokation, Streitsüchtigkeit, Angriffslust mit dem Ziel, andere körperlich/seelisch zu verletzen; Gewalttätigkeit (rücksichtslos, skrupellos, haltlos „zuschlagen"), dissozial (Egozentrismus, soziale Regeln missachten, gemeinschaftsschädigend handeln), Delinquenz (kriminell handeln, geplant gegen das Gesetz verstoßen)

Exkurs

Schulprobleme und Schulverweigerung

Ab dem 6. bzw. 7. Lebensjahr besteht in Deutschland eine Verpflichtung zur regelmäßigen und aktiven Teilnahme am Unterricht. Es gibt nur wenige Gründe für die Befreiung von der Schulpflicht, etwa wenn Kinder in einem so großen Ausmaß körperlich, geistig oder seelisch behindert sind, dass ein Schulbesuch unmöglich ist und selbst eine Förderung in einer Sonderschule ausgeschlossen wird. Zugleich haben alle Kinder ein Recht auf den Schulbesuch (Recht auf Bildung). Der Eintritt in die Schulzeit, Übergänge zwischen den Schuljahren und weiterführenden Schulen sind normative Lebensereignisse und erfordern die Bewältigung neuer Entwicklungsaufgaben wie Bildung einer Arbeitshaltung, Initiierung und Aufrechterhaltung von Lernmotivation, Kooperation mit anderen Kindern und Lehrern sowie den Erwerb von Lese- und Rechtschreib- und Rechenkompetenzen. Die damit verbundene Anpassungsleistung gibt Hinweise auf das psychische Befinden und, im ungünstigen Fall, auf seelisches Leiden von Kindern und Jugendlichen.

Im Laufe der Schulzeit nimmt die Schulfreude jedoch häufig ab oder tritt in den Hintergrund. Insbeson-dere während der Adoleszenz ist in westlichen Ländern eine Abnahme der Schulfreude zu beobachten, bei Jungen mehr als bei Mädchen, bei Hauptschülerinnen und -schülern mehr als bei Gymnasiastinnen und Gymnasiasten (zum Überblick Flammer und Alsaker 2011), etwa aufgrund zu hoher Anforderungen des Lernstoffes, Leistungs- oder Schulangst, dem Wunsch nach dem Übertritt ins außerschulische Leben oder Merkmalen des Schulklimas. Zugleich ist den meisten Kindern und Jugendlichen die Bedeutsamkeit einer guten Schulbildung für ihre weitere Entwicklung sehr bewusst, was sie selbst, aber auch ihre Familien unter teils erheblichen Stress setzt und damit das Auftreten oder die Aufrechterhaltung psychischer Erkrankungen im Kindes- und Jugendalter begünstigt.

Eine anhaltende Weigerung zum Schulbesuch ist für sich genommen kein Symptom einer bestimmten psychischen Erkrankung. Unterschieden wird zwischen aktiver und passiver Schulverweigerung.

37.4.3   Störungen des Sozialverhaltens

Angemessenes, also den gesellschaftlichen und kulturellen Normen und Erwartungen entsprechendes Verhalten wird auch von Kindern und Jugendlichen erwartet. Leichtere Regelverletzungen wie Schwarzfahren, Missachten einzelner Aufforderungen oder Schummeln werden in der Regel geahndet, aber nicht als klinisch bedeutsam erachtet. Im Entwicklungsverlauf sind solche Verhaltensauffälligkeiten zum Teil erwartbar – und werden deshalb auch (noch) nicht als klinisch relevant angesehen (◻ Tab. 37.8).

Wenn jedoch wiederholt soziale Normen und die Grundrechte anderer verletzt werden, wird eine Störung des Sozialverhaltens in Betracht gezogen (▶ Klinisch betrachtet).

Klinisches Erscheinungsbild

Das klinische Erscheinungsbild bei Störungen des Sozialverhaltens ist ausgesprochen heterogen bezogen auf das Geschlecht und die Altersstufe. Jungen zeigen im Allgemeinen ausagierende, aggressive Verhaltensweisen, während bei Mädchen eher nicht aggressive Erscheinungsformen dissozialer Verhaltensweisen beobachtet werden (◻ Tab. 37.9). Bei der diagnostischen Einordnung muss zudem das Entwicklungsniveau berücksichtigt werden. So ist z. B. ein Wutausbruch bei einem Vorschulkind anders zu bewerten als bei einem Jugendlichen.

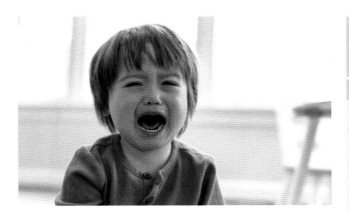

Abb. 37.8 Trotzen, weinen, Neinsagen sind erwartbar und Teil der normativen Entwicklung. (© Tierney/stock.adobe.com)

Tab. 37.9 Formen von Störungen des Sozialverhaltens bei Jungen und Mädchen. (Aus Petermann und Petermann 2012, © 1978, 2012 Programm PVU Psychologie Verlags Union in der Verlagsgruppe Beltz · Weinheim Basel)

Jungen	Mädchen
- Körperliche, offen-direkte Formen	- Häufig, aber nicht ausschließlich verdeckte Formen
- Instrumentelle Aggression mit egoistischen Absichten	- Emotional motivierte Aggression (aufgrund des Verlustes von Selbstkontrolle)
- Starkes Dominanzstreben in Gruppen	- Stärker ausgeprägtes prosoziales Verhalten (z. B. Einfühlungsvermögen)
- Begrenzte soziale Fertigkeiten, um Konflikte angemessen zu lösen	

Neben ungewöhnlich häufigen und ausgeprägten Wutausbrüchen, die u. a. körperliche Verletzungen anderer Personen (durch Tritte, Bisse, Gebrauch von Waffen) oder Zerstörung des Eigentums anderer nach sich ziehen, ist die Symptomatik gekennzeichnet durch wiederholtes dissoziales, aggressives und aufsässiges Verhalten.

Kategorien von Störungen des Sozialverhaltens
- **Aggressives Verhalten gegenüber Menschen und Tieren**
  - Ausgeprägte Neigung zum Streiten
  - Lügen
  - Körperliche Auseinandersetzungen
  - Körperliche Grausamkeiten
  - Tierquälerei
  - Sexuelle Nötigung
  - Gebrauch von Waffen
- **Zerstörung von Eigentum**
  - Beschädigung oder mutwillige Zerstörung fremden Eigentums
  - Feuerlegen
- **Diebstahl und Betrug**
  - Diebstahl
  - Raub
  - Einbruch
- **Schwere Regelverstöße**
  - Ungehorsam
  - Nichtbeachtung von Regeln oder Aufforderungen
  - Schuleschwänzen
  - Weglaufen bzw. unerlaubtes Wegbleiben von Zuhause über Nacht

Betroffene sind häufig leicht reizbar – scheinbar geringe Anlässe können eine massive Reaktion hervorrufen. Frustrationen (z. B. Zurückweisung, Ablehnung von Forderungen) werden nur schwer toleriert. Emotionen des Gegenübers können häufig nicht korrekt erkannt oder nachvollzogen werden, ebenso scheinen Betroffene ihre eigenen Emotionen nicht verlässlich erkennen oder ausdrücken zu können. Sie zeigen wenig Schuldgefühle oder ernsthafte Reue und suchen die Ursache aggressiven Verhaltens oder die Schuld bei anderen.

Epidemiologie und Ätiologie

Mit Altersschwankungen bilden bis zu 15 % aller Kinder im Laufe ihrer Entwicklung Verhaltensstörungen aus. Außerdem berichten fast alle 14-Jährigen in sog. Dunkelfelduntersuchungen von Handlungen, die gegen geltende Rechtsnormen verstoßen (z. B. Schwarzfahren, Mundraub, Sachbeschädigung, aber auch unentdeckte schwerwiegende Delikte; Blanz 2008). Costello et al. (2003) berichten 3-Monats-Raten für Störungen des Sozialverhaltens nach DSM-IV von bis zu 4,2 % für Jungen und 1,2 % für Mädchen bis zum 16. Lebensjahr. Der Anteil von Störungen des Sozialverhaltens an der psychischen Gesamtmorbidität in der späten Kindheit beträgt fast 50 % und im Jugendalter etwa 40 % (Schmidt 1998). Störungen des Sozialverhaltens gehen mit einer Vielzahl von Komorbiditäten einher, etwa Substanzmissbrauch, hyperkinetischen Störungen (▶ Kap. 38), depressiven und Angststörungen. Etwa 50 % der Betroffenen erfüllen im Erwachsenenalter die Kriterien für eine dissoziale Persönlichkeitsstörung (Schmidt 1998).

Aggressive Verhaltensweisen treten häufig erstmals im Vorschul- und frühen Grundschulalter auf. Das Vollbild mit typischen Symptomen zeigt sich dann in der späten Kindheit bis frühem Jugendalter. Selten wird ein erstmaliger Beginn aggressiven, oppositionellen oder gewalttätigen Verhaltens nach dem 16. Lebensjahr berichtet.

Es werden **zwei Untergruppen** unterschieden, einmal der Typ mit Beginn in der Kindheit, bei dem die ersten charakteristischen Verhaltensweisen bereits vor dem 10. Lebensjahr auftreten. Dieser Typ ist gekennzeichnet durch vorrangig körperliche Aggressionen und gestörte soziale Beziehungen zu Gleichaltrigen. Eine zweite Form der Störung des Sozialverhaltens beginnt erst später in der Adoleszenz, d. h., die charakteristischen Verhaltensweisen treten erst nach dem 10. Lebensjahr auf. Die Prognose fällt hier günstiger aus, da die Symptomatik weniger stark ausgeprägt ist und es häufiger zu Rückbildungen bis hin zum Erwachsenenalter kommt.

⬛ Tab. 37.10   Mutmaßliche Risikofaktoren für aggressives Verhalten. (Nach Petermann und Koglin 2013)

Faktoren beim Kind	Faktoren in der Familie	Soziale Faktoren
- Genetische Vulnerabilität - Biochemische und psychophysiologische Merkmale (z. B. verminderter Hautwiderstand, erhöhte Testosteronwerte) - Neurologische Merkmale (z. B. exekutive Funktionen) - Schwangerschaft- und Geburtskomplikationen - Temperament (erhöhte Irritabilität, mangelnde Emotionsregulation) - Defizite in der sozial-kognitiven Informationsverarbeitung	- Störungen in der Eltern-Kind-Interaktion (z. B. unsichere/desorganisierte Bindung) - Negatives Erziehungsverhalten (inkonsistent, körperliche Bestrafung, Misshandlung) - Partnerschafts-/Ehekonflikte - Geringer Sozialstatus (niedriges Einkommen, geringe Schulbildung)	- Ablehnung durch Gleichaltrige - Anschluss an deviante Jugendliche - Geringe Anbindung an die Schule - Armut und Kriminalität im Wohnumfeld

37

Klinisch betrachtet

Fallbeispiel: Paul, 9 Jahre

Paul hatte schon als Kleinkind eine ausgeprägte Trotzphase und ein aufbrausendes Temperament. Während sich der Vater beruflich stark engagierte, kümmerte sich die Mutter um die Betreuung und Erziehung von Paul und seinem jüngeren Bruder. Die beiden Jungen haben oft Streit, wobei der Kleinere Paul gerne provoziert, worauf Paul mit massiven Wutanfällen reagiert. Die Mutter versuchte anfangs, die Jungen mittels Gesprächen zu friedlichem Verhalten zu bewegen. Da dies wenig gelang, begann sie immer häufiger laut mit den Kindern zu schimpfen. Paul befolgt die Anweisungen der Mutter oft nicht. Auch hier schimpft sie mit ihm, bis er manchmal das Gewünschte ausführt. Oft berichtet sie am Abend dem Vater von den Missetaten, der dann Strafen, wie einen Monat Fernsehverbot, verhängt. Den Kindern gelingt es oft, die Strafen zu umgehen oder durch langes Quengeln eine Beendigung zu erreichen. Mit dem Eintritt in die Kindertagesstätte und erst recht in die Schule verstärkten sich die sozialen Probleme. Paul wird oft gehänselt und ärgert sich dann sehr, verfolgt andere Kinder und versucht sie zu schlagen oder rächt sich, indem er ihre Stifte oder Hefte stiehlt. Er hat aber einige Schulkameraden, mit denen er gut auskommt und sich in der Freizeit verabredet. Im Unterricht erbringt Paul genügende Leistungen, widerspricht aber den Lehrern häufig oder redet mit seinem Banknachbarn. Seine Hausaufgaben erledigt er selten, oft schwindelt Paul seiner Mutter vor, er habe keine zu erledigen.

Im Sinne des heuristischen Vulnerabilitäts-Stress-Modells finden sich in der Literatur eine Reihe von mutmaßlichen Risikofaktoren für aggressives Verhalten (⬛ Tab. 37.10).

Insgesamt ist die Befundlage zu Risikofaktoren für die Entstehung und Aufrechterhaltung aggressiven Verhaltens und Störungen des Sozialverhaltens jedoch ausgesprochen unübersichtlich. Eines der wenigen Modelle zu aufrechterhaltenden Bedingungen ist das Selbstregulationsmodell angstmotivierter Aggression (▶ Exkurs).

Diagnostik und Klassifikation

Wenngleich sich Störungen des Sozialverhaltens durch verschiedene aggressive, delinquente, kriminelle oder oppositionelle Verhaltensweisen auszeichnen, ist ihr gemeinsames Merkmal ein durchgängiges Verhaltensmuster, welches durch Verstöße gegen altersgemäße und soziale Normen geprägt ist und gleichzeitig die grundlegenden Rechte anderer einschränkt (WHO 1993; APA 2015; ⬛ Tab. 37.11).

Die **Unterteilung nach dem Schweregrad** ist möglich, wobei das Ausmaß der Schädigung anderer berücksichtigt wird (⬛ Tab. 37.12).

Exkurs

Selbstregulationsmodell angstmotivierter Aggression

Das Selbstregulationsmodell angstmotivierter Aggression (Petermann und Petermann 2008; ⬛ Abb. 37.9) betrachtet aggressives Verhalten als Mittel, um Bedrohung zu reduzieren. Im Sinne einer negativen Verstärkung führt Aggression zur emotionalen Erleichterung, indem Angst vermindert wird. Zugleich bewirkt die gesteigerte Aggression aber auch soziale Ablehnung und stärkt das Streben nach Vergeltung, sodass das Bedrohungserleben insgesamt wieder erhöht wird und durch weiteres aggressives Verhalten kurzfristig reduziert werden kann.

◻ Tab. 37.11 Störungen des Sozialverhaltens nach ICD-10

Diagnostische Kategorie	Kernmerkmal
Auf dem familiären Rahmen beschränkte Störung des Sozialverhaltens (F91.0)	Aggressiv-dissoziales Verhalten, das völlig auf den häuslichen Rahmen oder die Interaktion mit Familienmitgliedern beschränkt ist und oppositionelles oder trotziges Verhalten übersteigt
Störung des Sozialverhaltens bei fehlenden sozialen Bindungen (F91.1)	Aggressives Verhalten, das oppositionelles oder trotziges Verhalten übersteigt und mit einer andauernden Beeinträchtigung der Beziehungen des Kindes zu anderen Personen einhergeht (insbesondere zur Gruppe der Gleichaltrigen)
Störung des Sozialverhaltens bei vorhandenen sozialen Bindungen (F91.2)	Aggressives Verhalten, das oppositionelles oder trotziges Verhalten übersteigt, bzw. ein andauerndes delinquentes Verhalten, aber mit guter sozialer Einbindung in die Altersgruppe
Störung des Sozialverhaltens mit oppositionellem, aufsässigem Verhalten (F91.3)	Ungehorsames und trotziges Verhalten bei Fehlern schwerer delinquenter oder aggressiver Verhaltensweisen, das typischerweise vor dem 9. Lebensjahr auftritt
Kombinierte Störung des Sozialverhaltens und der Emotionen (F92)	Störung des Sozialverhaltens, das in Kombination mit einer emotionalen Störung (z. B. Depression oder Zwangsgedanken) auftritt

◻ Tab. 37.12 Schweregrade von Störungen des Sozialverhaltens

Leicht	Der Schaden ist begrenzt auf nichtinvasive Verhaltensweisen, wie Lügen, Schule schwänzen, von zu Hause weg bleiben ohne Erlaubnis
Mittel	Es werden andere geschädigt, ohne jedoch eine direkte Konfrontation mit dem Opfer, z. B. Stehlen ohne Konfrontation, Vandalismus
Schwer	Das Verhalten führt zu einem erheblichen Schaden anderer (Benutzen von Waffen, körperliche Grausamkeit, Einbrüche, Stehlen mit Konfrontation, erzwungene sexuelle Handlungen)

◻ Tab. 37.13 Beispiel für Inventare zur Erfassung aggressiver Verhaltensweisen

Kürzel	Verfahren	Quelle*
FAVK	Fragebogen zum aggressiven Verhalten von Kindern	Görtz-Dorten und Döpfner (2010a)
EAS	Erfassungsbogen für aggressives Verhalten in konkreten Situationen	Petermann und Petermann (2015)
FEPAA	Fragebogen zur Erfassung von Empathie, Prosozialität, Aggressionsbereitschaft und aggressivem Verhalten	Lukesch (2005)
IVE	Inventar zur Erfassung von Impulsivität, Risikoverhalten und Empathie bei 9- bis 14-jährigen Kindern	Stadler et al. (2004)

*vollständige Referenzen werden aus Platzgründen nicht im Literaturverzeichnis geführt und sind bei den Autoren zu erfragen

Neben spezifischen Instrumenten zur Erfassung aggressiver Verhaltensweisen (◻ Tab. 37.13) ist eine Anamnese bezüglich körperlicher Symptome somatischer Diagnostik, eine Entwicklungs-, Leistungs- und Familiendiagnostik (vor allem Anamnese zu psychischen Störungen bei anderen Familienmitgliedern, Merkmale der Eltern-Kind-Interaktion) sinnvoll und wichtig. Viele Trainings- und Behandlungsprogramme beinhalten inzwischen auch Materialien zur Verhaltens- und Psychodiagnostik.

Behandlungsansätze

Aggressive Verhaltensweisen einschließlich Störungen des Sozialverhaltens sind einer der häufigsten Vorstellungsanlässe in Kinder- und Jugendpsychiatrien. Die

Klinisch betrachtet

Behandlungsziele bei Störungen des Sozialverhaltens
- Abbau von Spannungen und Unruhe
- Aggressivitäts- und Selbstkontrolle (Impulskontrolle)
- Förderung differenzierter Selbst- und Fremdwahrnehmung
- Einüben angemessener Selbstbehauptung
- Erlernen kooperativer und unterstützender Verhaltensweisen, Kommunikationstraining
- Aufbau prosozialer Verhaltensweisen

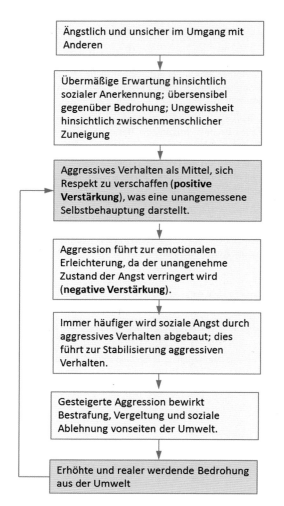

Ängstlich und unsicher im Umgang mit Anderen

Übermäßige Erwartung hinsichtlich sozialer Anerkennung; übersensibel gegenüber Bedrohung; Ungewissheit hinsichtlich zwischenmenschlicher Zuneigung

Aggressives Verhalten als Mittel, sich Respekt zu verschaffen (**positive Verstärkung**), was eine unangemessene Selbstbehauptung darstellt.

Aggression führt zur emotionalen Erleichterung, da der unangenehme Zustand der Angst verringert wird (**negative Verstärkung**).

Immer häufiger wird soziale Angst durch aggressives Verhalten abgebaut; dies führt zur Stabilisierung aggressiven Verhalten.

Gesteigerte Aggression bewirkt Bestrafung, Vergeltung und soziale Ablehnung vonseiten der Umwelt.

Erhöhte und realer werdende Bedrohung aus der Umwelt

Abb. 37.9 Der Kreislauf der angstmotivierten Aggression. (Aus Petermann und Petermann 2008, © 1978, 2012 Psychologie Verlags Union in der Verlagsgruppe Beltz · Weinheim Basel)

Annahme, Störungen des Sozialverhaltens seien allenthalben diagnostizierbar, aber nicht nachhaltig behandelbar, wurde jedoch durch das Aufkommen verhaltenstherapeutischer Interventionen und die Entwicklung erfolgreicher manualisierter Interventionsprogramme zunehmend entkräftet (▶ Klinisch betrachtet).

Therapeutische Ansätze bei Störungen des Sozialverhaltens umfassen eltern- und kindzentrierte Interventionen und beinhalten auch schulische und Jugendhilfemaßnahmen sowie Psychopharmakotherapie. Wichtig ist daher die Koordinierung (Abstimmung!) aller Interventionen, auch zur Vermeidung von Beziehungsabbrüchen durch häufig wechselnde Maßnahmen.

Elternzentrierte Interventionen (Baving 2008) dienen der Beendigung zu harter, zu gewährender oder inkonsistenter elterlicher Erziehungspraktiken. Ziel ist es, positive Elternqualitäten (wieder) zu erkennen und einzusetzen, feste Strukturen bei alltäglichen Abläu-

fen zu etablieren und gemeinsame Familienzeiten mit angenehmen Aktivitäten einzurichten und (trotz des Problemverhaltens) zu erhalten. **Kindzentrierte Interventionen** beinhalten häufig Selbstinstruktions- oder Selbstmanagementtrainings, ein soziales Kompetenz- und/oder interpersonelles Problemlösetraining zur Verbesserung des Umgangs mit Ärger und Aggressionen. Darüber hinaus sollten komorbide Erkrankungen im Behandlungsplan berücksichtigt werden.

Hierzu sind eine Reihe von standardisierten Therapieprogrammen im Einzel- und Gruppensetting verfügbar, z. B. für Kinder mit hyperkinetischen und oppositionellem Problemverhalten (THOP; Döpfner et al. 2013) oder für Kinder mit aggressivem Verhalten (THAV; Görtz-Dorten und Döpfner 2010a). Das Baghira-Training für Kinder mit oppositionellem und aggressiven Verhalten (Aebi et al. 2012) kann auch als Präventionsprogramm eingesetzt werden.

Jugendhilfemaßnahmen umfassen z. B. eine Eingliederungshilfe nach § 35a KJHG bzw. SGB VIII mit Hilfeplanung. Gemäß eines primärindikativen Settingansatzes beinhalten **schulische Maßnahmen** z. B. den Einsatz von Schülern als Streitschlichter (Mediator), die Einrichtung eines Schlichtungszimmers, aber auch soziales Lernen im Unterricht. Feste Regeln gelten für Schüler (eigene Klassenregeln und Sanktionen für Regelverstöße) und auch deren Eltern (Vertrag für z. B. Teilnahme an Elternabenden). Wichtig ist, dass auf körperliche oder verbale Gewalt möglichst umgehend und schnell eine Reaktion erfolgt. Aufseiten der Lehrer und Pädagogen werden Lehrerteams für die Betreuung von Schulklassen gebildet, Helferkonferenzen eingeführt sowie möglichst Schulpsychologen und Sozialpädagogen hinzugezogen. **Psychopharmakologische Behandlungsmaßnahmen** mittels Stimulanzien, konventionellen und atypischen Neuroleptika beziehen sich auf die Minderung der Aggressivität und der Impulsivität mittels Antikonvulsiva (Antiepileptika) sowie die Verringerung komorbider Störungen, auch mittels Antidepressiva oder Lithiumsalzen.

37.4.4 Angststörungen

Ängste gehören zur normalen Entwicklung eines jeden Kindes. Typische Angstthemen sind reifungsabhängig und determiniert durch die angstauslösende Wirkung neuer Stimuli oder neuer Kompetenzen. Derartige Ängste treten nur in einzelnen Bereichen, nicht aber generell auf (■ Tab. 37.14).

Klinisches Erscheinungsbild

Klinisch relevante Ängste umfassen in der Regel dieselben Themen, die alterstypisch zu erwarten sind, jedoch

Tab. 37.14 Entwicklungstypische Ängste nach Carr (1999). Reproduced from The Handbook of Child and Adolescent Clinical Psychology, 1st Edition by Alan Carr, published by Routledge. © 1999. Reproduced by arrangement with Taylor & Francis Books UK.)

Alter	Psychologische oder soziale Kompetenz	Quelle entwicklungstypischer Angst	Alterstypische klinisch relevante Angst (Angststörung)
Säuglings- und Kleinkindalter			
0–6 Monate	Sensorische Fähigkeiten dominieren, kleinkindliche Anpassung, ausgeprägte Abhängigkeit von Bezugspersonen	Intensive sensorische Reize (z. B. laute Geräusche), Verlust von Zuwendung	
6–12 Monate	Sensumotorische Schemata, Ursache und Wirkung, Objektkonstanz	Fremde Menschen („fremdeln"), Angst Bezugspersonen zu verlieren, zurückgelassen zu werden (z. B. bei der Eingewöhnung in KiTa oder Krippe)	
Frühe Kindheit			
2–4 Jahre	Präoperationales Denken, Fähigkeit zu imaginieren aber zugleich unfähig, zwischen Phantasie und Realität zu trennen	Phantasiefiguren, potenzielle Einbrecher, Dunkelheit	Trennungsangst
Eintritt ins Schulalter			
5–7 Jahre	Konkret-operationales Denken, Fähigkeit zu konkret-logischem Denken	Spezifische Objekte (Tiere, Monster, Geister), Naturereignisse (Feuer, Wasser, Gewitter), „man-made disaster" (sich zu verbrennen, im Straßenverkehr verletzt zu werden), medienbasierte Ängste	Spezifische Phobien (Tier-, Umwelt-, situativer Typus; Blut-Spritzen-Verletzungs-Phobie, andere Phobien)
8–11 Jahre	Entwicklung des Selbstwerts, u. a. basierend auf schulischen oder sportlichen Leistungen	Objektivierbare oder subjektiv schlechte schulische oder sportliche Leistungen	Leistungs- oder schulbezogene Ängste, Soziale Angst(-störung)
Jugendalter			
12–18 Jahres	Formal-operationales Denken, Fähigkeit zur Antizipation von Gefahr; Selbstwert basierend u. a. auf Erfahrungen mit Gleichaltrigen	Ablehnung durch Gleichaltrige, negative Bewertung	Soziale Angst(-störung), Agoraphobie, Panikstörung

Fallbeispiele: Anton, 7 Jahre (Trennungsängste und spezifische Phobien); Lukas, 11 Jahre (Trennungsangststörung)

Die Mutter des 7-jährigen Anton schildert, dass ihr Sohn seit etwa 3 Monaten in 5–7 von 7 Nächten „aus Angst vor Einbrechern" nicht einschlafen könne. Er komme kaum zur Ruhe, stehe immer wieder auf, um nach den Eltern zu schauen, oder gehe schließlich ins elterliche Bett. Im Bett der Eltern schlafe Anton dann problemlos. Anton sei seit dem Kindergartenalter „sehr ängstlich": Vor anderen Menschen spreche er nur sehr leise, verhalte sich sehr scheu und still. Er traue sich auch nur an „guten Tagen" alleine zum Spielen nach draußen zu gehen. Anton habe auch Angst vor Wasser: Duschen oder Baden seien ohne Auslassen des Gesichtes oder mit Hilfe eines Waschlappens im Gesicht nahezu unmöglich. Daher traue sich Anton auch nicht ins Wasser zu springen oder zu tauchen, sodass die Teilnahme am Schwimmkurs kaum mehr möglich sei.

Die alleinerziehende Mutter des 11-jährigen Lukas schildert eine seit der Grundschule anhaltende und ausgeprägte Furcht ihres Sohnes dass ihr „etwas passiert". Seit etwa 2 Jahren sei diese Furcht derart stark, dass sie ständig telefonisch erreichbar sein müsse. Lukas dränge vor allem nach Ende seiner Schulzeit, sie solle nach Hause kommen. Er sei dann sehr unruhig, könne sich „mit nichts" ablenken, fange an zu weinen und rufe sie etwa jede 5 min an. Da die Mutter auf ihrer Arbeitsstelle keine privaten Telefonate führen darf, bringen sie die Anrufe von Lukas zunehmend in die Bredouille. Im Zusammenhang mit seinen Sorgen beklagt Lukas Bauchweh, Übelkeit, Zittern, massive Unruhe und häufiges Weinen. Zugleich fühle er sich gefangen von dieser Angst um seine Mutter, lausche z. B., ob er das Geräusch eines Schlüssels oder der Türe höre und warte am Nachmittag am Fenster seines Kinderzimmers, um sicher zu sein, dass seine Mutter wohlbehalten zu Hause ankommt. Viel lieber würde er Freunde besuchen oder etwas unternehmen. Zu Hause angekommen, kann die Mutter die Wohnung nicht mehr ohne ihren Sohn verlassen, etwa um den Müll fort zu bringen. Abends allein sein während eines Elternabends in der Schule oder für ein Treffen der Mutter mit einer Freundin ist für Lukas derzeit unschaffbar.

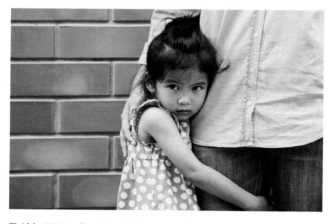

◼ **Abb. 37.10** Der Abschied von den Eltern fällt schwer – ausgeprägte Trennungsängste werden für 1–5% der Kinder berichtet. (© pingpao/stock.adobe.com)

treten sie besonders stark auf, sind über mehrere Monate anhaltend und führen zu einer Beeinträchtigung der normalen Entwicklung des Kindes. Besonderes Merkmal ist, dass sie bei einigen Kindern besonders früh oder zahlreich auftreten und über entwicklungstypische Phasen hinausgehen. So sollte z. B. eine Trennungsangststörung nur dann diagnostiziert werden, wenn die Furcht vor der Trennung der Hauptauslöser der Angst ist und das Ausmaß, die Dauer und die Intensität der Trennungsangst deutlich über das entwicklungstypische Ver-

halten hinausgehen, also exzessiv sind und nicht dem Alter oder Entwicklungsstand angemessen.

Im Folgenden wird die Trennungsangststörung (► Klinisch betrachtet, Fallbeispiel Lukas, ◼ Abb. 37.10) näher beschrieben, da den anderen Formen der Angststörungen eigene Kapitel in diesem Lehrbuch gewidmet sind.

Eine Trennungsangststörung (DSM) oder emotionale Störung mit Trennungsangst (ICD), kurz Trennungsangst, ist gekennzeichnet durch anhaltende unrealistische Sorgen von wichtigen Bezugspersonen wie Mutter oder Vater dauerhaft getrennt zu werden. Betroffene lehnen eine bevorstehende oder aktuelle Trennungssituation massiv ab bzw. leiden ausgeprägt während der Trennungssituationen. Kinder haben häufig Schwierigkeiten, für eine altersangemessene Zeit allein ohne Bezugsperson zu bleiben oder abends ohne elterliches Beisein ein- oder durchzuschlafen. Häufig mangelt es den Kindern an altersentsprechenden Erfahrungen, z. B. gelingen Übernachtungen bei Freunden oder Klassenfahrten, das selbstständige Benutzen öffentlicher Verkehrsmittel o. Ä. nicht. Die Kinder befürchten, ihnen oder ihren Eltern könnte etwas zustoßen (z. B. ein Unfall, eine Entführung) und die Trennung sei endgültig. Auch wenn Eltern stichhaltige Argumente liefern („Wir holen dich doch immer ab", „Es passiert schon nichts"), sind betroffene Kinder nicht zu beruhigen. Häufig gehen mit diesen Befürchtungen körperliche Beschwerden wie Bauch-, Kopf-, Ohrenschmerzen, Unwohlsein oder Übelkeit einer (wofür keine organische Ursache bestimmt werden kann), aber auch bildhafte Vorstellungen oder Alpträume zu Trennungssituationen. Während im Kindergartenalter die Ängste durch einen höheren Betreuungsaufwand teilweise noch beherrschbar sind, drohen im (Grund-)Schulalter hohe Fehlzeiten. Haus- oder Kinderärzte sind nicht selten involviert, da sie um Atteste gebeten werden aufgrund körperlicher Beschwerden infolge der Trennungsangst.

Epidemiologie und Ätiologie

Etwa 4–8 % aller Kinder und Jugendlichen leiden unter klinisch signifikanten Angststörungen. Die häufigsten Angststörungen (Steinhausen 2006) sind spezifische Phobien (2–6 %) und Trennungsangststörungen (1–5 %), gefolgt von sozialen Ängsten (1–4,6 %) und der generalisierten Angststörungen (0,5–3,6 %). Der Erkrankungsbeginn liegt für spezifische Phobien und Trennungsängste im frühen Kindesalter (< 8 Jahre), anschließend steigen die Inzidenzraten für soziale Angststörung (im Mittel um das 10.–12. Lebensjahr), dann gefolgt von generalisierten Angststörung, Panik- und Agoraphobie. Grob kann also ein Erkrankungsgipfel zwischen dem 6. und 18. Lebensjahr angenommen werden (Beesdo-Baum und Knappe 2012). Mädchen erkranken etwa doppelt so häufig wie Jungen und weisen meist auch eine größere Symptomlast auf.

Der Verlauf der meisten Ängste im Kindesalter ist eher günstig, jedoch chronifizieren etwa 10 % aller Betroffenen (Beesdo et al. 2009). Die Tendenz zur Chronifizierung ist besonders ausgeprägt bei mehreren Angststörungen sowie komorbiden depressiven Störungen. Generell verschlechtert sich die Prognose mit ausgeprägtem Schweregrad sowie zunehmender Chronifizierung, weshalb eine frühe diagnostische Abklärung und ggf. eine frühe therapeutische Intervention für den weiteren Entwicklungsverlauf des Kindes enorme Bedeutung haben. Unbehandelt führen Angststörungen häufig zu Leistungsminderungen in der Schule (z. B. können Kinder mit sozialen oder Prüfungsängsten ihr tatsächliches Leistungsvermögen nicht zeigen), und es bestehen Schwierigkeiten bei der Initiierung und Aufrechterhaltung von Freundschaften und Tendenzen zu sozialem Rückzug. Wegen ihres frühen Auftretens im kindlich-jugendlichen Entwicklungsverlauf besteht die Gefahr einer Zunahme der Vulnerabilität und des Auftretens weiterer (nachfolgender) psychischer und körperlicher Erkrankungen.

Mehrere psychologische Theorien beschreiben die Entstehung und Aufrechterhaltung von Angststörungen, u. a. die Preparedness-Theorie, die Zwei-Faktoren Theorie, Theorien zur Emotionsverarbeitung, verschiedene lernpsychologische oder störungsspezifische Modelle (z. B. Clark und Wells 1995: Soziale Phobie) und neurobiologische Modelle zur generalisierten Angststö-

rung oder Panikstörung. Darüber hinaus werden zahlreiche Faktoren diskutiert, wie die Rolle früher (Bindungs-)Erfahrungen, traumatischer Ereignisse, Aspekte der familiären Häufung und ihr Zusammenspiel mit Umweltfaktoren, biologische Korrelate (z. B. Behavioral Inhibition, körpereigene Stressantwort, kortikale Strukturen) und kognitive Faktoren (Aufmerksamkeitsverzerrungen u. a.). Gerade für spezifische Phobien wird vermutet, dass sehr junge Kinder noch nicht internal attribuieren können und in der Folge körperliche Empfindungen der Angst external attribuieren, also auf einen spezifischen Auslöser von Angst. Ein maßgeblicher Teil der Forschung zur Entstehung und Aufrechterhaltung von Angststörungen befasste sich mit der Bedeutung familiärer Aspekte, nicht zuletzt aufgrund der beobachteten familiären Häufung von Angststörungen, die allein aufgrund genetischer Merkmale nicht erklärbar ist. So werden elterlicher Überbehütung und Kritik (Rapee 1997), ein Mangel an emotionaler Wärme bzw. Feinfühligkeit oder deren Kombination mit Angststörungen assoziiert. Für das Verständnis von Kinderängsten ist es deshalb wichtig, auch die elterliche Angst(-vor-)geschichte zu kennen. Dies kann erklären helfen, ob nur die Kinder oder auch deren Eltern auf angstauslösende Reize in der Informationsverarbeitung fokussieren, und somit Gefahren überschätzen, sich mit katastrophisierenden Gedanken beschäftigen und eigene Reaktions- und Bewältigungsmechanismen unterschätzen. Auch die bereits bekannten spezifischen Entstehungsmodelle zu den einzelnen Angststörungen finden zum Teil im Kindes- und Jugendalter Anwendung.

Diagnostik

Diagnostisch geht es neben der Erfassung der angstbezogenen Themen (Angst wovor? Was wird befürchtet? Was könnte passieren?) auch um den Grad der Beeinträchtigung (in Schule oder Arbeit, Freizeitgestaltung, Lebensführung), den Schweregrad des Leidens (Krankschreibungen, Ausfalltage), die Persistenz (Gab es symptomarme oder -freie Intervalle?) und Dauer (seit wann?) der Beschwerden. Da Eltern oder Bezugspersonen über internale Zustände des Kindes nicht immer genaue Beobachtungen oder Berichte geben können, ist (nicht nur) bei dem Verdacht auf eine vorliegende Angststörung besonders auf eine altersangemessene Sprache und Verwendung diagnostischer Instrumente zu achten. Eine umfassende Übersicht zu Fragebogenverfahren für spezifische Angststörungen zeigen Schneider und Döpfner (2004).

Für jüngere Kinder mit noch begrenzten Lese- und Schreibfertigkeiten können Bildertests (z. B. Bochumer Angstverfahren; Mackowiak und Lengning 2010), projektive Verfahren als Explorationshilfe oder sog. Angstthermometer zur Diagnostik und später auch als Interventionsmittel eingesetzt werden.

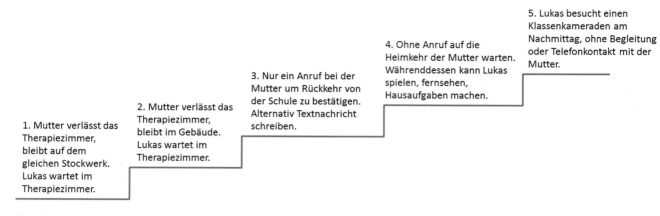

1. Mutter verlässt das Therapiezimmer, bleibt auf dem gleichen Stockwerk. Lukas wartet im Therapiezimmer.

2. Mutter verlässt das Therapiezimmer, bleibt im Gebäude. Lukas wartet im Therapiezimmer.

3. Nur ein Anruf bei der Mutter um Rückkehr von der Schule zu bestätigen. Alternativ Textnachricht schreiben.

4. Ohne Anruf auf die Heimkehr der Mutter warten. Währenddessen kann Lukas spielen, fernsehen, Hausaufgaben machen.

5. Lukas besucht einen Klassenkameraden am Nachmittag, ohne Begleitung oder Telefonkontakt mit der Mutter.

Abb. 37.11   Beispiel: Angsthierarchie für Lukas (11 Jahre, Trennungsangststörung)

Klinisch betrachtet

Fallbeispiel

Der 13-jährige Jonas wird auf Initiative der Mutter und nach einem 3-monatigen stationären Aufenthalt aufgrund Suizidankündigung in der Kinder- und Jugendpsychiatrie vorgestellt. Ihr Sohn habe Selbstwertprobleme und mache sich oft schlecht, glaube, dass er zu nichts nütze sei. Der Patient ergänzt, er werde von seinem ehemals besten Freund ausgelacht und gehänselt und werde gemobbt; darüber sei er sehr traurig. Der Kontakt zu seinen Mitschülern sei „schwierig", und die „Scheidung der Eltern arbeitet halt immer noch". Insgesamt habe er das Gefühl, „dass alles doof ist". Ihm

komme häufig der Gedanke, dass „alles zu viel" sei, und er wisse nicht, wie er damit umgehen könne. Der getrennt lebende Vater beobachtete bei mehrmaligen wöchentlichen Kontakten, der Patient erscheine freudlos, äußere wenige Wünsche zur gemeinsamen Freizeitgestaltung. Hilfestellungen bei Schulaufgaben eskalierten in Verweigerung. Die Nachhilfelehrerin beschreibt einen anhaltenden Mangel an Motivation, Verweigerung auch bei einfachen Aufgaben und sinkende Arbeitsleistung. Die aktuelle Leistungsfähigkeit stehe in deutlichem Zusammenhang mit der Stimmung.

Behandlungsansätze

Je nach Angsterkrankung sind unterschiedliche Behandlungsansätze angezeigt, wobei sich die Techniken wenig von denen im Erwachsenenalter unterscheiden. Allerdings sind die eingesetzten Materialien auf das Alter der Kinder bzw. Jugendlichen und ihre Fertigkeiten abgestimmt. Methode der Wahl ist die Verhaltenstherapie einschließlich konfrontativer und kognitiver Verfahren. Die meisten Trainings zur Angstbewältigung oder Behandlungsprogramme zeichnen sich durch ähnliche Behandlungsbausteine aus, wie Psychoedukation, Bewältigung von Angstsituationen als Entwicklungsaufgabe, dysfunktionalen Gedanken des Kindes und eventuell der Eltern bzgl. angstbesetzter Situationen, aber auch im Hinblick auf Elternverhalten, konkretes Einüben angemessener Bewältigungsstrategien und eventuell elterlichen Verhaltens bei starken Angstreaktionen des Kindes.

Wenn Kinder und Jugendliche zwischen normaler und krankhafter Angst unterscheiden können, ein Verständnis für das Behandlungsrational entwickelt haben (z. B. „Übung macht den Meister", „Angstgedanken helfen mir nicht"), erfolgt die Konfrontation mit dem

angstauslösenden Reiz in der Regel schrittweise. Hierzu wird eine Angsthierarchie erarbeitet, die die gefürchteten Situationen nach Ausmaß der Angststärke und des Vermeidungsverhaltens ordnen. So wird eine persönliche Rangreihe nach ihrem Schwierigkeitsgrad erstellt, Konfrontationsübungen werden planbarer und überschaubar (Abb. 37.11). Wichtig ist es, Details zu den Situationen zu beachten, also welche Merkmale eine Situation besonders leicht oder schwierig gestalten. Vor Beginn einer jeden Konfrontation mit dem angstauslösenden Reiz sollten Erwartungen (Befürchtungen) konkret herausgearbeitet werden: Was wird passieren? Welche Körpersymptome treten auf? Wie stark werden die Symptome sein? Im Anschluss an die Konfrontation, die möglichst ohne Einsatz von Sicherheitsverhalten oder Ablenkung stattfinden sollte, erfolgt der direkte Vergleich (Was ist passiert? Ist die Befürchtung eingetreten? Woran habe ich das bemerkt? Welche Körpersymptome traten auf und wie stark waren sie?). Auf diese Weise ist die Expositionserfahrung objektivierbar, wiederholbar und führt im günstigsten Fall zu einer Verletzung phobischer Erwartungen.

◻ **Tab. 37.15** Altersabhängige Depressionskennzeichen. (In Anlehnung an Mehler-Wex und Kölch 2008, S. 151, © Deutscher Ärzteverlag GmbH)

Altersbereich	Psychische Kennzeichen	Somatische Kennzeichen
Vorschulalter	Reizbarkeit, Weinen, aggressive Durchbrüche, motorische Passivität, Interessen- und Freudlosigkeit, Irritabilität und Frustrationstoleranz, Autostimulation	Sekundäre Enuresis/Enkopresis, motorische Entwicklungsrückstände, Schlaf- und Essprobleme, regressiver (dem Kleinkindalter ähnlicher) Sprachgebrauch
Grundschulalter	Weinen, Reizbarkeit und Trotzen, Selbstberichte über Traurigkeit, Lust- und Antriebslosigkeit, Desinteresse, Konzentrationsprobleme, fächerübergreifender Leistungsabfall, Suche nach Zuwendung, lebensüberdrüssige Gedanken	Schlaf- und Essprobleme, regressives Verhalten, Bauch-, Kopfschmerzen und andere körperliche Beschwerden ohne somatischen Befund
Jugendalter	Teilnahmslosigkeit, Wut, Ärger gegen sich selbst und andere, innere Unruhe, Verweigerung, Lust- und Antriebslosigkeit, Rückzug, Verlangsamung von Denken und Handeln, Selbstunsicherheit und negativ gefärbtes Denken, Zukunftsängste, Suizidalität	Schlaf- und Essprobleme, psychosomatische Beschwerden, Morgentief, Früherwachen, eingeschränkte Erholungs- und Entspannungsfähigkeit

Häufig werden diese Behandlungsbausteine mit Entspannungsverfahren kombiniert, wenngleich es für deren Mehrwert bislang keine ausreichende Evidenz gibt bzw. im Erwachsenenalter vom gleichzeitigen Einsatz von Entspannungsmethoden bei Konfrontationsbehandlungen abgeraten wird. Daneben sind auch psychodynamisch/tiefenpsychologisch fundierte Verfahren und medikamentöse Ansätze verfügbar.

> ❯ **Wichtig**
>
> Trotz verfügbarer effektiver Behandlungsansätze suchen noch immer nur 5–10 % der betroffenen Kinder und Jugendlichen professionelle Hilfe auf (Runge et al. 2008). Möglicherweise ist das geringe Hilfesuchverhalten darin begründet, dass Angststörungen im frühen Kindesalter als schwer detektierbar gelten, eher schwer ausgeprägte, multiple Ängste den Alltag von Betroffenen und ihren Familien stark belasten. Außerdem müssen Eltern, Familien oder andere Bezugspersonen und nicht zuletzt das Kind erkennen, dass Unterstützung im Umgang mit der übermäßigen Angst des Kindes benötigt wird, denkbare Barrieren (negative Einstellungen, Sanktionen etc.) überwinden und die Therapie in den Alltag zwischen Kindergarten, Schule, Berufstätigkeit und Freizeit integrieren.

37.4.5 Depressive Störungen

Klinisches Erscheinungsbild

Traurigkeit an sich ist wie Angst, Ekel, Ärger, Freude ein normales (adaptives) Gefühl und Teil der Grundemotionen eines jeden Menschen. In der Regel ist dieses Gefühl vorübergehend, abhängig davon, was wir gerade tun oder erleben, unterbrechbar durch positive Ereignisse und fast immer erklärbar. Um jedoch von einer klinisch-bedeutsamen bzw. behandlungsbedürftigen Depression zu sprechen, müssen bestimmte Symptome über eine definierte Zeitdauer, Persistenz und Intensität bestehen. Die Symptome stellen eine bedeutsame Änderung zum vorherigen Zustand dar, gehen mit Leiden und Einschränkungen einher.

Im Kindes- und Jugendalter zeichnet sich Depressivität vergleichbar zum Erwachsenenalter (▶ Kap. 46) durch eine gedrückte oder gereizte Stimmung, Interessenverlust, Freudverlust, Müdigkeit und Energiemangel aus (▶ Klinisch betrachtet). Bei jüngeren Kindern können die Symptome begleitet oder überlagert sein von körperlichen Beschwerden wie Kopf- und Bauchschmerzen, Einnässen und Einkoten oder selbststimulierendem Verhalten. Gereiztheit bis hin zu aggressivem Verhalten und Wutanfällen als Leitmerkmal tritt im Kindes- und Jugendalter häufiger auf als bei Erwachsenen (◻ Tab. 37.15). Für Kinder und Jugendliche zwischen 7 und 18 Jahren, die unter anhaltender Reizbarkeit und häufigen Episoden schwerer Wutausbrüche leiden, wurde die Diagnose einer **disruptiven Affektregulationsstörung** eingeführt (▶ Kap. 46).

Epidemiologie und Ätiologie

Prävalenzangaben für depressive Erkrankungen betragen im Kindes- und Jugendalter bis zu 8,9 %. Die Remissionsraten liegen bei etwa 30 %, bei gleichzeitig hohem Chronifizierungsrisiko (80 %) bis ins Erwachsenenalter (Mehler-Wex und Kölch 2008).

Im Jugendalter steigt die Inzidenz depressiver Erkrankungen erkennbar an, sodass hier eine (erste) kritische Phase für die Entstehung einer Depression angenommen wird. In diesem Lebensabschnitt geht die kognitive Entwicklung weiter und es werden Schemata und Grundannahmen herausgebildet. Zudem schreitet die hormonelle und körperliche Entwicklung weiter fort. Im Sinne möglicher Entwicklungsaufgaben

◻ Tab. 37.16 Diagnostische Instrumente zur Erfassung von Depressivität und depressiven Störungen bei Kindern und Jugendlichen

Instrument	Beispielitem	Quellen*
Diagnostisches Interview bei psychischen Störungen im Kindes- und Jugendalter (Kinder-DIPS)	Bist du seit 2 Wochen oder auch schon länger ständig sehr traurig?	Unnewehr et al. (2009)
Psychopathologisches Befundsystem für Kinder und Jugendliche (CASCAP-D)	Fühlst Du Dich traurig und niedergeschlagen und musst häufig weinen?	Döpfner et al. (1999)
Diagnostiksystem für psychische Störungen im Kindes- und Jugendalter (DISYPS-KJ)	Ich bin die meiste Zeit über mürrisch, gereizt und schlecht gelaunt	Döpfner et al. (2008)
Depressionsinventar für Kinder und Jugendliche (DIKJ)	Ich habe mich selten/öfter/die ganze Zeit mies gefühlt	Stiensmeier-Pelster et al. (2000)
Depressionstest für Kinder (DTK-II)	Musst Du Dich zwingen, deine Hausaufgaben zu machen?	Rossmann (2005)

*Vollständige Referenzen werden aus Platzgründen nicht im Literaturverzeichnis geführt und sind bei den Autoren bzw. dem Verlag zu erfragen

stehen daher die Auseinandersetzung mit dem Körper, dem Selbstbild sowie die Entwicklung von Autonomie und Abgrenzung im Vordergrund. Zudem werden bereits im Jugendalter Geschlechtsunterschiede angenommen: Mädchen gehen emotionaler mit Problemen um, sind häufig selbstkritischer als Jungen. Einige Autoren vermuten dahinter den Einfluss hormoneller Faktoren. Zugleich aber stehen Mädchen vielschichtigeren Rollenanforderungen gegenüber und werden häufiger Opfer von Missbrauch und Misshandlung (zum Überblick Craske 2003).

Unabhängig vom Geschlecht setzen sich depressive Erkrankungen häufig in Familien fort: Der genetische Anteil liegt bei etwa 40 % (Sullivan et al. 2000), zugleich können Umweltfaktoren wie die Interaktion depressiver Eltern mit ihren Kindern oder elterliche Depression als Stressoren eine maßgebliche Rolle spielen.

Somatische und neurobiologische Theorien zur Entstehung und Aufrechterhaltung depressiver Störungen umfassten Veränderungen des Neurotransmitterstoffwechsels (z. B. Mangel an Noradrenalin bzw. Serotonin, Melatoninstörungshypothese), endokrinologische Theorien, morphologisch-strukturelle Veränderungen sowie Veränderungen des zirkadianen Rhythmus. Daneben stehen die psychologischen Modelle zur erlernten Hilflosigkeit, Verstärker-Verlust-Theorie und kognitive Modelle von Albert Ellis und Aaron T. Beck (▶ Kap. 46). Ungeachtet der unterschiedlichen Perspektiven wird am ehesten ein multifaktorielles Bedingungsgefüge angenommen, das sich auch als Vulnerabilitäts-Stress-Modell darstellen lässt (Teil I).

Als gesichert gilt derzeit, dass depressive Symptome und die Depression mit verschiedenen Transmitterveränderungen einhergehen und dabei verschiedene Transmittersysteme daran beteiligt sind, z. B. das Serotonin-, Noradrenalin-, das Cannabinoid- sowie das melatoninerge Transmittersystem. Allerdings ist noch nicht abschließend gesichert, ob die beobachteten Neurotransmitterveränderungen eine kausale Rolle für die Entstehung (Aufrechterhaltung) depressiver Störungen spielen und wie Neurotransmitterveränderungen mit anderen somatischen und psychologischen Faktoren interagieren (▶ Kap. 46).

Klassifikation und Diagnostik

> **Wichtig**
>
> Die diagnostischen Merkmale für eine depressive Erkrankung nach ICD-10 entsprechen denen wie sie für Erwachsene formuliert wurden. Lediglich im DSM-5 werden zwei Ausnahmen für Kinder- und Jugendliche benannt: 1. Die Stimmung kann überwiegend reizbar statt traurig sein. 2. Bei einer Dysthymie ist eine Dauer von 1 Jahr oder länger (statt 2 Jahre oder länger) gefordert.

Die Diagnostik depressiver Störungen sollte den aktuellen Schweregrad (gemessen an Anzahl und Ausprägungsgrad der Symptome), das Auftreten weiterer psychopathologischer Symptome (z. B. Vorliegen manischer oder psychotischer Symptome) und den bisherigen Krankheitsverlauf (z. B. einzelne oder wiederkehrende [rezidivierende] Episoden; chronische Symptomatik) einbeziehen.

Ähnlich wie für Angststörungen besteht auch bei depressiven Störungen eher eine geringe Übereinstimmung zwischen Selbst- und Fremdurteil bzw. Selbst- und Elternurteil. Bei jüngeren Kindern wird daher neben einer Verhaltensbeobachtung der Elternbericht vorgezogen, bei älteren Kindern jedoch der Selbstbericht. Hierzu stehen unterschiedliche Instrumente zur Verfügung (◻ Tab. 37.16).

37

Behandlungsansätze

Für die Behandlung depressiver Störungen zeigen verhaltenstherapeutische Maßnahmen sowie weitere psychotherapeutische und pharmakologische Interventionen eine gute Wirksamkeit. Bei schweren Fällen ist meist eine (teil-)stationäre Therapie indiziert (DGPPN et al. 2009).

Medikamentöse Ansätze Derzeit ist nur Fluoxetin bei Minderjährigen für diese Indikation zugelassen, tri- und tetrazyklische Antidepressiva zeigen nach Meta-analysen für diese Indikation bei Kindern und Jugendlichen keine Wirksamkeit. Die meisten Antidepressiva führen bei Minderjährigen zu altersspezifischen Nebenwirkungen, wie dem sog. Aktivierungssyndrom, das bei Suizidalität besonderer Vorsicht bedarf (Mehler-Wex und Kölch 2008).

Psychotherapeutische Ansätze Kognitiv-verhaltenstherapeutische Therapieprogramme in Form von Einzel- und Gruppentherapie und teilweise mit elterlichem Einbezug (z. B. Abel und Hautzinger 2013; Ihle et al. 2003) gelten bei leichter bis mittelschwerer Depression als Methode der Wahl, wenngleich ihre Wirksamkeit im Vergleich zu medikamentösen Ansätzen oder anderen therapeutischen Ansätzen diskutiert wird (Cox et al. 2014). Programminhalte sind Psychoedukation mittels Stimmungstagebüchern und Aufklärung über das Zusammenspiel von Gefühlen, (negativen, automatischen) Gedanken und Verhaltensweisen, die Förderung von Verhaltensaktivierung,

kognitive Arbeit und Stressbewältigung. Beim elterlichen Einbezug geht es um die Entwicklung eines gemeinsamen Störungsverständnisses sowie (mit dem Ziel der Etablierung positiver Verstärker um die Erhöhung positiver Aktivitäten zwischen Eltern und Kind) eine Verbesserung familiärer Problemlösestrategien und Minderung negativer Äußerungen gegenüber dem Kind.

37.4.6 Suizidalität und selbstverletzendes Verhalten

Klinisches Erscheinungsbild

Für den Begriff Suizidalität oder suizidales Verhalten werden im Deutschen wie im Englischen eine Vielzahl von Begriffen verwendet wie Selbstschädigung („self-harm"), selbstverletzendes Verhalten („self-injurious behaviour"), suizidales Verhalten („suicidal behaviour"), nichtsuizidale Selbstverletzung („non-suicidal self injury"). Suizidalität ist ein Symptom, kein Syndrom, das wie viele klinische Phänomene eher dimensionaler Natur ist, angefangen von passiver Todessehnsucht (ohne Suizidideen) über Gedanken an Suizid ohne konkrete Planung zu akuten Suizidgedanken mit konkreter Planung bzw. konkrete Handlungsplanung oder bereits durchgeführte Suizidhandlung. Suizidalität definiert sich über die Intention zu sterben, weswegen andere selbstschädigende Verhaltensweisen ohne diese Intention nicht dazu zählen (◘ Tab. 37.17).

◘ **Tab. 37.17** Begrifflichkeiten gemäß AMWF-Leitlinie Suizidalität im Kindes- und Jugendalter (DGKJP 2016, mit freundlicher Genehmigung; vgl. auch O'Connor und Nock 2014, reprinted from The Lancet Psychiatry, © 2014, with permission from Elsevier)

Suizidalität	Gesamtheit aus Suizidgedanken, Suizidankündigungen, Suizidplänen und Suizidversuchen
Parasuizid (Begriff ist heute kaum mehr gebräuchlich!)	Handlung mit nicht tödlichem Ausgang, die ohne Intervention von Dritten Selbstschädigung bewirken würde
Präsuizidales Syndrom	Affektive und situative Einengung, destruktive Aggressivität mit aggressivem Verhalten gegenüber eigener Person, Todes- und Suizidphantasien; tritt häufig im Vorfeld einer suizidalen Handlung auf
Suizid	Von einer Person willentlich und im Bewusstsein der Irreversibilität des Todes selbst herbeigeführte Beendigung des eigenen Lebens
Suizidversuch	Jede selbstinitiierte Verhaltenssequenz eines Individuums, welches zum Zeitpunkt des Handlungsbeginns erwartet, dass die getroffenen Maßnahmen zum Tode führen werden. Alle Handlungen, die mit dem Ziel unternommen werden, damit aus dem Leben zu scheiden, und die nicht tödlich enden
Suizidgedanken	Gedanken, das eigene Leben durch eigenes Handeln zu beenden
Suizidplan	Eine konkrete Methode, mittels derer das Individuum plant, aus dem Leben zu treten (Nock et al. 2008)
Akute Suizidalität	Konkrete Suizidabsicht oder drängende Suizidgedanken mit unmittelbar drohender Suizidhandlung und zur Verfügung stehender Mittel
Chronische Suizidalität	Kontinuierlich vorhandene Suizidgedanken mit oder ohne Suizidversuch(en)
Suiziddrohungen	Verbale Äußerungen oder Handlungen, bei denen suizidales Verhalten angekündigt wird, ohne dass die Intention besteht, dies auch durch einen Handlungsimpuls in die Tat umzusetzen (Nock 2010)

> **Wichtig**
>
> Die Unterscheidung zwischen Suizidgedanken und Suizidplänen ist klinisch relevant, da von Jugendlichen mit Suizidgedanken jene, die auch Suizidpläne beschreiben, 3-mal häufiger einen Suizidversuch unternehmen (Nock et al. 2013).

Suizidalität im (Kindes- und) Jugendalter ist keine Ausnahmeerscheinung und hat daher im klinischen Kontext eine hohe Bedeutung. Ähnlich wie bei Erwachsenen kann es im Vorfeld einer suizidalen Handlung bzw. im Sinne des präsuizidalen Syndroms (s. oben) zu einer affektiven und situativen Einengung auf den Suizidwunsch kommen. Nachdem eine Entscheidung über die Umsetzung der Todesabsicht erfolgte, findet häufig keine Informationsgabe mehr an Dritte statt. Eventuell wird Suizidalität trotz akuter Gefährdung und gegenüber sorgfältiger Exploration verneint.

> **Wichtig**
>
> Bei Jugendlichen können das präsuizidale Syndrom bzw. dessen Phasen deutlich verkürzt bis gar nicht auftreten, wenn z. B. ausgelöst durch Streit oder Abbruch einer sozialen Beziehung die Handlung impulsiv umgesetzt wird.

Die häufigsten **Formen nichtsuizidalen selbstverletzenden Verhaltens** umfassen Schneiden, Ritzen, Kratzen, Schlagen/Anschlagen, Kneifen, Beißen oder Verbrennen, wobei Betroffene nicht selten mehrere Formen kombiniert anwenden und sich die Auswahl über die Zeit ändern kann. Verübt werden selbstverletzende Verhaltensweisen am häufigsten an Unter- oder Oberarmen, Handgelenken oder Oberschenkeln. Eher seltener sind Bauch, Brust, der Genitalbereich oder das Gesicht betroffen. Der Schweregrad der Gewebeschädigung kann von einfachen oberflächlichen Verletzungen bis hin zu anhaltender Gewebeschädigung mit Infektionen, Narbenbildung oder der Notwendigkeit chirurgischer/plastischer Maßnahmen reichen.

Definition

Nichtsuizidales selbstverletzendes Verhalten wird definiert als freiwillige, direkte Zerstörung oder Veränderung des Körpergewebes ohne suizidale Absicht, die sozial nicht akzeptiert, direkt und repetitiv ist (Lloyd-Richardson et al. 2007) sowie meist zu kleinen oder moderaten Schädigungen führt (S2k-Leitlinie 028/029).

Die hohe Funktionalität des Verhaltens wirkt als positiver bzw. negativer Verstärker und übersteigt daher die Folgen einer Gewebeschädigung oder die Reaktionen der Umwelt häufig bei weitem.

Funktionen nichtschädigenden selbstverletzenden Verhaltens (nach Petermann und Winkel 2009)

- Emotionsregulation, z. B. Bewältigung von Angst, Anspannung, Trauer, Wut, Scham oder Initiierung positiver Gefühle
- Gefühlsausdruck, z. B. seelische Schmerzen
- Bewältigung belastender Situationen, z. B. Initiierung internaler Kontrolle, Ablenkung von unangenehmen (traumatischen) Ereignissen oder Gedanken, Beendigung dissoziativer Zustände
- Selbstbestrafung, z. B. bei subjektiv empfundenem Versagen, Minderung von Schuld- und Schamgefühlen
- Soziale oder interpersonelle Funktionen, z. B. Regelung von Nähe und Distanz, appellative Funktionen (Aufmerksamkeit, Zuwendung, Fürsorge, Zugehörigkeit zu einer Gruppe)

Suizidgedanken können auch unabhängig von Suizidversuchen bestehen, ebenso können Suizidgedanken von nicht selbstverletzenden Verhaltensweisen begleitet sein, etwa zur akuten Spannungsreduktion oder wenn sich Suizidpläne auf einen späteren Zeitpunkt beziehen. Auch kann Suizidalität bestehen, wenn es keine nichtsuizidalen Selbstverletzungen gibt.

Epidemiologie und Ätiologie

Gemäß Statistischem Bundesamt (2019) betrug im Jahr 2017 die Anzahl der Suizide 16 bei Jungen und männlichen Jugendlichen im Alter von 5–15 Jahren (12 bei Mädchen und weiblichen Jugendlichen) bzw. 365 bei Jungen und männlichen Jugendlichen im Alter von 15–25 Jahren (122 bei Mädchen und weiblichen Jugendlichen). Das Geschlechterverhältnis von etwa 2–3 Jungen zu 1 Mädchen wird u. a. dadurch erklärt, dass Jungen häufiger erfolgreich sind, depressive Erkrankungen häufiger mit Alkohol- und Substanzstörungen einhergehen und Jungen/Männer ein stärkeres Aggressionspotenzial als Mädchen/Frauen aufzeigen (► Studienbox). Die tatsächliche Zahl der Suizide bleibt unklar, da nicht jede/r Tote einer gerichtsmedizinischen Untersuchung unterzogen wird oder ein möglicher Suizid bei Drogen- oder Unfalltoten nicht berücksichtigt wird. Die Schätzwerte zur Häufigkeit von Suizidversuchen und vollendeten Suiziden bleiben Näherungswerte, denn beides ist in Deutschland nicht meldepflichtig und es gibt kein nationales Suizidregister.

> **Wichtig**
>
> Im Kindesalter ist die Suizidrate verglichen mit späteren Lebensabschnitten am geringsten, vermutlich weil jüngere Kinder Wesensmerkmale von Leben und Tod noch nicht sicher unterscheiden, zwischen gefährlichen und ungefährlichen Methoden nicht sicher dis-

kriminieren und zielführende Handlungen noch nicht ausreichend planen und durchführen können. Zudem sind Ich-reflexive Fähigkeiten noch nicht vollends ausgebildet. Auch treten im Kindesalter noch nicht alle psychischen Störungen gleichermaßen häufig auf. Das heißt aber nicht, dass Suizidalität im Kindes- oder Grundschulalter nicht existiert.

Bei Kindern bis zum 10. Lebensjahr sind Suizidgedanken durchaus möglich, jedoch erfolgen nur sehr selten suizidale Handlungen. Dies kann der Fall bei ausgeprägten abnormen psychosozialen, meist intrafamiliären Umständen sein. Die Suizidrate nimmt mit zunehmender kognitiver Reife von Kindheit ins Jugendalter zu, eventuell auch aufgrund der zunehmenden Erkrankungswahrscheinlichkeiten für psychische Störungen. Das Einsetzen der Hochrisikophasen für affektive Erkrankungen und Substanzmissbrauch führt zu einem Ansteigen der Suizidalität unter Jugendlichen.

Es besteht ein hohes Wiederholungsrisiko für Suizidalität im Kindes- und Jugendalter wie auch im Erwachsenenalter. Die Wiederholungsrate nach einem Versuch beträgt bis zu 42 % binnen 21 Monate (Baving 2004). Im Schnitt beträgt das jährliche Wiederholungsrisiko 5–15 % (Hawton et al. 2003).

> **Wichtig**
>
> Faktoren, die das Wiederholungsrisiko für Suizidversuche erhöhen (vgl. Beghi et al. 2013):
> — Ein oder mehrere frühere Versuche in der eigenen Familie oder der Familienanamnese
> — Opfer sexueller Gewalt oder Bullying
> — Geringes psychosoziales Funktionsniveau
> — Vorliegen einer oder mehrerer psychischer Erkrankungen, vor allem depressive Störungen, Angststörungen, Alkoholmissbrauch

Klassifikation und Diagnostik

Im aktuellen Klassifikationssystem ICD-10 ist Suizidalität ein Symptom und keine Diagnose, aber im multiaxialen Klassifikationsschema nach ICD-10 (Remschmidt et al. 2006) können Suizidversuche als vorsätzliche Selbstbeschädigung auf der 4. Achse im Abschnitt X60–84 klassifiziert werden. Im DSM-5 (APA 2015) wurde die suizidale Verhaltensstörung („suicidal behavior disorder") in der Sektion „klinische Erscheinungsbilder mit weiterem Forschungsbedarf neu aufgenommen" (APA 2015, S. 1096), sodass angenommen wird, dass künftige Studien und Publikationen sich auf die DSM-5-Kriterien beziehen (AMWF Leitlinie 2016). Ähnlich stellt auch nichtsuizidales selbstverletzendes Verhalten kein klinisch-psychiatrisches Syndrom im ICD-10 dar. Eine Klassifikation ist im multiaxialen Bewertungsschema unter „vorsätzliche Selbstschädigung mit [nenne Mittel]" (X78–X79, X83, X84) sowie unter „sonstige näher bezeichnete Risikofaktoren in der Eigenanamnese, andernorts nicht klassifiziert, incl. Selbstbeschädigung und andere Körperverletzung und Selbstvergiftung" (Z91.8) möglich.

Neben dem klinischen Urteil stehen einige Fragebögen für die Erfassung und Beurteilung von Suizidalität und nicht-suizidalem selbstverletzendem Verhalten zur Verfügung. So erfasst der „Interpersonal Needs Questionnaire" (INQ; Original von van Orden et al. 2010, deutsche Übersetzung von Hallensleben et al. 2016) anhand von 15 Items 2 Faktoren, nämlich den enttäuschten Wunsch nach Zugehörigkeit („Zurzeit fühle ich mich abgeschnitten von anderen Menschen") und die wahrgenommene Belastung („Zurzeit denke ich, dass ich eine Belastung für die Gesellschaft bin"). Wachtel et al. (2014) legten mit dem German Capability for Suicide Questionnaire ein weiteres Instrument vor („Die Tatsache, dass ich sterben werde, berührt mich."; s. auch ► Exkurs).

Für nichtsuizidales selbstverletzendes Verhalten geben die Leitlinien (2015) notwendigerweise zu erfassende Informationen im Sinne einer Basis-Diagnostik vor:
— Somatische Abklärungen, Prüfung des Impfstatus, der Infektionsgefahr und funktionelle Einschränkungen und ggf. Einleitung einer medizinischen Erstversorgung;

Studienbox

Lassen sich Suizide vorhersagen?

Die Vorhersage suizidalen Verhaltens anhand von Risikofaktoren bleibt – zumindest empirisch gesehen – schwierig. So zeigt eine Metaanalyse von Franklin et al. (2017) über 365 Studien der letzten 50 Jahre, dass die meisten Risikofaktoren selten einen tatsächlichen Vorhersagewert besaßen, auch nicht in neueren Studien oder Studien mit einem längeren Follow-up-Zeitraum. Selten würden die kombinierten Effekte mehrerer Risikofaktoren betrachtet. Da mehr als 80 % der verfügbaren Arbeiten über Risikofaktoren zu demografischen Merkmalen, externalisierende bzw. internalisierende Symptome, frühere Suizidgedanken oder -versuche und soziale Faktoren berichten, könnte ein Ansatz zur Verbesserung der Vorhersage im maschinellen Lernen zur Bestimmung von Risikofaktoralgorithmen liegen.

Wie schwer ist das suizidale Verhalten ausgeprägt?

Häufig erfolgt eine Unterscheidung in „weiche" und „harte" Methoden suizidalen Verhaltens. Weiche Methoden meinen solche, bei denen zumindest für begrenzten Zeitraum eine Einflussnahme durch Entdeckung und Verhinderung des Suizids möglich ist (z. B. Tabletteneinnahme, Schnittverletzungen). Harte Methoden sind dagegen Handlungen, die durch ihren unmittelbaren lebensbedrohlichen Charakter keine bzw. eine nur begrenzte Einflussnahme von außen zulassen (z. B. Gebrauch von Schusswaffen, Seilen, Sprung aus großer Höhe). Allgemein wird angenommen, dass je jünger Betroffene sind und je niedriger die Intelligenz ausgeprägt ist, desto weniger werde die objektive Gefährdung durch die gewählte Methode in Bezug auf die Ernsthaftigkeit des Suizidversuchs erfasst. Zur Schweregradeinteilung suizidalen Verhaltens sei diese Unterscheidung aber ungeeignet, weil letztlich eine Abgrenzung oft nicht eindeutig ist.

- Erstellung eines vollständigen psychopathologischen Befundes unter besonderer Berücksichtigung der Suizidalität;
- Erfassung von Häufigkeit und Methoden des nichtsuizidalen selbstverletzenden Verhaltens;
- Abklärung familiärer und außerfamiliärer Faktoren (Schule, Peergroup);
- Prüfung von Auswirkungen des nichtsuizidalen selbstverletzenden Verhaltens auf das soziale oder familiäre Umfeld (Wer reagiert und wie?).

Dabei ist zu beachten, dass nichtsuizidales selbstverletzendes Verhalten häufig mit Scham oder Schuldgefühlen behaftet ist und deswegen üblicherweise nicht von selbst berichtet wird. Allerdings trifft es nach aktuellem Stand nicht zu, dass Jugendliche erst im Zuge der Exploration von selbstverletzendem Verhalten und Suizidalität auf die Idee gebracht würden (Gould et al. 2005).

> **Wichtig**
> Hinweise auf nichtsuizidales selbstverletzendes Verhalten (Plener et al. 2012) sind häufige, nicht erklärbare Schrammen, Narben, Schnitte oder Verbrennungen sowie unpassende Kleidung, um Wunden zu verdecken.

Behandlungsansätze

Die Bandbreite der Interventionen bei suizidalem Verhalten umfasst die Prävention, Krisenintervention, Therapie und Postvention in verschiedenen Settings (S2k-Leitlinie 028/029). Eine ambulante Diagnostik und Therapie ist möglich bei Suizidgedanken ohne konkrete Planung und guter Absprachefähigkeit. Da Krisensituationen auftreten können, ist es wichtig, dass betroffene Kinder (bzw. deren Eltern) bzw. Jugendliche wissen, an wen sie sich wenden müssen, wenn der ambulante Behandler nicht erreichbar ist (außerhalb der Praxiszeiten, am Wochenende, im Urlaubsfall). Bei akuter Suizidalität mit konkreter Planung, mangelnder Absprachefähigkeit oder Fremdgefährdung besteht eine Indikation zur stationären Behandlung, die zum Schutz des Patienten notfalls auch gegen dessen Willen umgesetzt werden muss und über das Unterbringungsrecht nach den jeweiligen Psychisch-Kranken-Gesetzen (PsychKG) der Bundesländer oder den Unterbringungsgesetzen geregelt ist.

Unmittelbare stationäre Maßnahmen umfassen neben einer kontinuierlichen Überwachung bei akuter Suizidalität entlastende Gesprächsangebote, eine vorübergehende sedierende Medikation z. B. aus der Gruppe der Benzodiazepine oder niedrigpotenter Neuroleptika.

37.5 Chronische körperliche Erkrankungen im Kindes- und Jugendalter

Chronische körperliche Erkrankungen können die körperliche, kognitive, emotionale und soziale Entwicklung von Kindern und Jugendlichen ebenso nachhaltig beeinflussen wie psychische Erkrankungen – auch sie müssen zusätzlich zu normativen Entwicklungsaufgaben im Kindes- und Jugendalter bewältigt werden. Chronische körperliche Erkrankungen gelten als Risikofaktor für die Entwicklung psychischer Symptome, welche wiederum den Verlauf der somatischen Erkrankung erschweren können (Pinquart 2013).

Relevante Störungskategorien

- ICD-10 F54: Psychische Faktoren und Verhaltenseinflüsse, die eine wesentliche Rolle in der Ätiologie somatischer Erkrankungen spielen
- ICD-10 F43: Akute Belastungsreaktionen, Anpassungsstörungen und posttraumatische Belastungsstörungen
- ICD-10 F40.2: Spezifische Phobien auf eng umschriebene Situationen wie z. B. körperliche Untersuchungen
- ICD-10 F41.2: Gleichzeitiges Bestehen von Angst und depressiver Störung

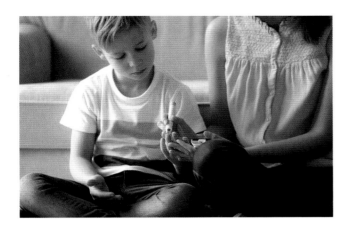

Abb. 37.12 Diabetes Mellitus im Kindesalter. (© Africa Studio/stock.adobe.com)

Definition

Unter **chronischen Erkrankungen** werden eine Vielzahl von medizinischen Krankheitsbildern (z. B. chronische Erkrankungen von Organsystemen, sog. Behinderungen oder psychische Erkrankungen) verstanden. Eine umfassende Definition scheint angesichts der Heterogenität der pädiatrischen Krankheitsbilder und -verläufe nicht möglich. Maßgeblich sind Dauer der Erkrankung (mindestens 3 Monate bis lebenslang anhaltend) und die Schwere der Symptomatik (Einschränkungen entwicklungstypischer Aktivitäten, Umfang der medizinischen Versorgung; Schmidt und Thyen 2008).

37.5.1 Prävalenz und Verlauf

Der Anteil chronisch erkrankter Kinder in Nordamerika und Europa kann aufgrund verschiedener Definitionen auf 10–20 % geschätzt werden (Schmidt und Thyen 2008). Laut dem Kinder- und Jugendgesundheitssurvey in Deutschland (KIGGS) sind die meisten Kinder und Jugendlichen leicht betroffen, wobei die Auftretenswahrscheinlichkeit atopischer Erkrankungen tendenziell zunimmt. Die Lebenszeitprävalenzen sind für chronische körperliche Erkrankungen wie Allergien (16,7 %), obstruktive Bronchitis (13,3 %), Neurodermitis (13,2 %) und rezidivierende Otitis media (10,7 %) am höchsten. Seltener kommen Adipositas (6,3 %), Krampfanfälle bzw. epileptische Anfälle (3,6 %) oder Diabetes mellitus (0,14 %) vor (Kamtsiuris et al. 2007). Etwa 2 % aller Kinder und Jugendlichen in Deutschland haben einen Grad der Behinderung von mindestens 50 % (Hempel 2006).

Typische Verläufe chronischer körperlicher Erkrankungen im Kindes- und Jugendalter werden medizinisch anhand der betroffenen Organ- und Funktionssysteme (kategorialer Ansatz; vgl. Steinhausen 2016) oder krankheitsübergreifend anhand der aus der Erkrankung resultierenden psychosozialen Anforderungen eingeordnet (nonkategorialer Ansatz, vgl. Stein und Jessop 1984). Partialkategoriale Ansätze kombinieren diese beiden Einteilungen (Petermann und Noecker 2013).

1. **Chronische Erkrankungen mit multiplen und lebenslänglichen Einschränkungen** führen zum Teil zu erheblichen Funktionseinbußen. Sie sind persistierend, irreversibel und erfordern eine lebenslange Anpassungsleistung. Beispiele sind genetische Defekte, Skoliose und Lissenzephalie.
2. **Akut lebensbedrohliche Erkrankungen** sind bei schnellstmöglicher – oft sehr belastender – Behandlung häufig heilbar. Es besteht Aussicht auf eine normale Lebensführung. Beispiele sind onkologische Erkrankungen, angeborene Herzerkrankungen und Organversagen.
3. **Episodische Erkrankungen** sind nicht heilbar, doch bei hoher Therapie-Compliance ist eine normale Lebensführung möglich. Beispiele sind Asthma bronchiale, Diabetes mellitus (☐ Abb. 37.12) und Neurodermitis.
4. **Krankheiten mit progredientem Verlauf** unterscheiden sich stark nach Lebensqualität und Dauer der verbleibenden Lebenszeit. Beispiele sind Muskeldystrophie des Typs Duchenne und Mukoviszidose.

Diese Erkrankungskategorien sind schwer voneinander abzugrenzen und können im Krankheitsverlauf fluktuieren.

Chronische körperliche Erkrankungen sind phasenhaft und überdauernd. Selbst in symptomfreien Krankheitsphasen können psychosoziale Anforderungen bestehen – die Bewältigung ist zu keinem Zeitpunkt abgeschlossen. Sie erfordern kontinuierliche Anpassungsleistungen, welche bis in das Alltags- und Familienleben sowie gemeinsame und individuelle Zukunftsentwürfe von Patient und Familie hineinwirken können und je nach Krankheitsphase variieren (Corbin und Strauss 2010).

37.5.2 Bewältigung chronischer körperlicher Erkrankungen im Kindes- und Jugendalter

Bei der Bewältigung einer chronischen körperlichen Erkrankung muss der Patient im Kindes- und Jugendalter komplexe Anforderungen erfüllen. Meist ergeben sich für alle Familienmitglieder Anforderungen, welche bei Fehlanpassung psychische Probleme verursachen und die Vulnerabilität des Indexpatienten erhöhen können.

Anforderungen für Patienten und ihre Familien

Art, Verlauf und Schwere der chronischen körperlichen Erkrankung sowie die behandlungsbedingten Belastungen bestimmen die Anforderungen, die an den Indexpatienten und seine Familie gestellt werden.

Anforderungen an den Indexpatienten
- Erleben einer starken Abhängigkeit von Beschwerden und medizinischen Maßnahmen
- Bewältigung kognitiver und körperlicher Leistungseinbußen
- Konfrontation mit lebensbedrohlichen Situationen
- Minderung des Selbstwertgefühls (z. B. aufgrund der Sichtbarkeit von Symptomen oder Folgen der Behandlung, wie zum Beispiel Haarverlust bei Chemotherapie oder fehlenden Gliedmaßen nach Amputationen)
- Gefahr der Stigmatisierung
- Bewältigung normativer Anforderungen der jeweiligen Entwicklungsphase (z. B. Akzeptanz der eigenen körperlichen Erscheinung in der Jugendphase), die teilweise konträr zu den Anforderungen aus der Erkrankung stehen

---

Der Familie kommt bei der Krankheitsbewältigung eine überragende Rolle zu. Kindliche und jugendliche Patienten – wie auch gesunde Geschwister – sind in ihrem Adaptionsprozess wesentlich davon beeinflusst, wie ihr Bezugssystem die Anforderungen einschätzt und bewältigt. Leben Eltern z. B. adaptive Bewältigungsstile vor, übernehmen Kinder diese häufiger, was wiederum die Anpassung der Eltern fördert (Simons et al. 2008).

Anforderungen an Eltern und Geschwister
- Bewältigung der krankheitsassoziierten Belastungen des Kindes, die oft als eigene Belastungen empfunden werden sowie starker Ängste, Sorgen, Gefühle der Hilf- und Hoffnungslosigkeit oder Schuldgefühle
- Hohe organisatorische Anforderungen zusätzlich zu alltäglichen familiären Aufgaben (z. B. medizinische Maßnahmen, Arztbesuche, Krankenhausaufenthalte, finanzielle Absicherung, Organisation der Betreuung von Geschwisterkindern)
- Gegebenenfalls berufliche Veränderungen
- Belastung der Partnerschaft und der Eltern-Kind-Beziehungen
- Zurückstellen eigener Bedürfnisse bei Geschwistern, um weder die Eltern noch das erkrankte Kind zusätzlich zu belasten

---

- Geringere elterliche Verfügbarkeit für das gesunde Geschwisterkind
- Übernahme häusliche Aufgaben, Pflege und Betreuung des erkrankten Kindes durch Geschwister

---

Entwicklungsrisiken für gesunde Geschwister: Die Auflösung der normalen Geschwisterrivalität und Findung der eigenen Identität sind erschwert (Tröster in Pinquart 2017). Darüber hinaus kann es zur Parentifizierung kommen, wenn aufgrund hoher elterlicher Belastungen gesunde Geschwister Betreuungs- und Haushaltsaufgaben übernehmen, die nicht altersgemäß sind. Bei überdauernder Verantwortungsübernahme befinden sich die Geschwister dann in einer elterlichen Rolle, was das Selbstvertrauen und die Reifungsprozesse des Kindes positiv beeinflussen (Alderfer et al. 2010), aber Entwicklungsmöglichkeiten einschränken kann (Seiffge-Krenke 2001).

Risiko- und Schutzfaktoren für eine gelungene Krankheitsbewältigung

Wie die krankheitsbedingten Anforderungen bewältigt werden können und ob psychische Probleme folgen, hängt wesentlich von Risiko- und Schutzfaktoren des Patienten und seiner Familie ab.

Personelle Faktoren Persönliche Bewältigungsfähigkeiten sind entwicklungsabhängig. Mit höherer kognitiver Reife entsteht ein komplexes Verständnis von Erkrankung und Behandlung. Zudem können Fähigkeiten im Umgang mit medizinischen und psychosozialen Anforderungen der Erkrankung erlernt werden (Warschburger 2000). Im frühen Kindesalter ist eine kindgerechte Krankheitsaufklärung hilfreich, um die Erkrankung und die familiären Auswirkungen psychisch zu verarbeiten und irrationalen Verursachungsgedanken sowie Schuld- und Bestrafungsideen vorzubeugen. Je besser die emotionalen und kognitiven Fähigkeiten ausgeprägt sind, umso mehr können verhaltensbezogene Kompetenzen in Bezug auf das eigene Krankheitsmanagement (z. B. die Umsetzung ärztlicher Anweisungen zur Benutzung eines Inhalationsgerätes durch ein an Asthma bronchiale erkranktes Kind) trainiert und langfristige Auswirkungen von Non-Compliance antizipiert werden. Darüber hinaus wird die Krankheitsanpassung durch eine eventuelle Belastung mit psychischen Symptomen wie Depressivität und Ängstlichkeit sowie durch globale Faktoren der Person wie Intelligenz, Impulskontrolle, Selbstkonzept oder generelle Lebenseinstellung beeinflusst (Lavigne und Faier-Routman 1993; Seiffge-Krenke 1996).

Familiäre Faktoren Offene Kommunikation sowie ein Gefühl starker Verbundenheit (Kohäsion) können angesichts zum Teil existenzieller Bedrohungen entlasten und Stress reduzieren (Visser et al. 2006).

37

In einer Metaanalyse konnte Pinquart (2013) zeigen, dass betroffene Kinder und Jugendliche im Durchschnitt häufiger unter Depressivität, Angstsymptomen und Verhaltensproblemen leiden. Internalisierende Probleme sind häufiger und können als Reaktion auf Verlust, Einschränkungen und Unsicherheiten bezüglich des Krankheitsverlaufs interpretiert werden. Externalisierende Probleme sind eine Reaktion auf Frustrationen, die mit der Erkrankung einhergehen. Ältere Kinder (ab 6 Jahren) sind stärker von Symptomen betroffen als jüngere, da mit höherem kognitiven Niveau Belastungen bewusster wahrgenommen, Folgen abgeschätzt und Vergleiche angestellt werden können. Die meisten psychischen Probleme treten bei Erkrankungen auf, die deutlich nach außen sichtbar sind (z. B. Adipositas) oder starke Funktionseinschränkungen im Alltag zur Folge haben (z. B. chronisches Erschöpfungssyndrom).

Flexibilität und Wandelbarkeit der familiären Strukturen begünstigen die Adaption alltäglicher Routinen, Rollen und Problemlösefähigkeiten (Herzer et al. 2010). Sozioökonomische Ressourcen (z. B. Einkommen, Bildungsstand, Wohnsituation) sind sowohl Risiko als auch Schutzfaktoren. Ein-Eltern-Familien, Familien mit Migrationshintergrund und mehrfach belastete Familien sind laut Statistik häufiger mit den Folgen eines niedrigen Sozialstatus konfrontiert (Rattay et al. 2014).

> **Wichtig**
> In schwierigen Krankheitsphasen können Familien eine hohe Kohäsion entwickeln, welche sich im Gefühl der Verbundenheit und des Rückhalts ausdrückt. Im Idealfall lockert die Familie diesen Zustand später wieder (Cierpka et al. 2001). Dysfunktional ist es, wenn dies nicht gelingt und die Familie im Gefühl der gegenseitigen Verantwortlichkeit verharrt. Dies birgt die Gefahr eines „Teufelskreises" (Rolland 2000, S. 87) aus Verantwortlichkeit, Schuld und zunehmend verstrickten Beziehungen.

Soziale Faktoren Ein unterstützendes soziales Netzwerk beugt dem Gefühl der Isolation vor und wirkt sozialer Stigmatisierung entgegen (Petermann und Schmidt 2006). Soziale Unterstützung kann bei der krankheitsbezogenen Problembewältigung helfen, Belastungen verringern und Stresserleben mildern (Nestmann 2007; Underwood 2005). Der Aufbau stabiler sozialer Netzwerke kann durch lange Krankenhausaufenthalte erschwert werden. Auch können Dritte unsicher sein, welcher Umgang mit einer chronischen körperlichen Erkrankung adäquat ist. Im suboptimalen Fall erleben Betroffene und ihre Familien, dass ihr soziales Umfeld schuldzuweisend oder überfürsorglich bemitleidend auftritt. Sie reduzieren dann die Außenkontakte und sind weniger offen für Hilfs- und Unterstützungsangebote (Rolland 2000).

Ergebnisse der Krankheitsbewältigung
Die individuellen Bewältigungs- und Entwicklungsergebnisse des Indexpatienten und seiner Familie reichen von der Entwicklung einer psychischen Störung bzw. der subklinischen Beeinträchtigung der Lebensqualität über eine Normalentwicklung bis hin zum Resilienzgewinn (▶ Studienbox). Das Adaptionsergebnis ist dabei kein statischer Zustand, sondern ein Funktionsniveau, das sich ständig verändert, da es in Wechselwirkung mit den Einflussfaktoren steht (Noecker 2013).

Eltern chronisch erkrankter Kinder leiden aufgrund der hohen emotionalen und organisatorischen Anforderungen (Teubert und Pinquart 2013). Als besonders belastend erweist sich Stress bei der Kindererziehung, z. B. aufgrund häufiger auftretender Verhaltensprobleme erkrankter Kinder. Bei Geschwistern sind geringe Effekte auf die psychische Gesundheit zu beobachten, vor allem internalisierende Verhaltensprobleme (Tröster 2013). Zugleich wird betont, dass Geschwister bei gelungener Adaption von einer hohen Sozialkompetenz und einem besonderen Empathievermögen profitieren können (Williams 1997). Zusammenfassend betrachtet lässt sich feststellen, dass das Geschwistersein eines chronisch körperlich erkrankten Kindes als Risikofaktor für die psychisch gesunde Entwicklung anzusehen ist.

37.5.3 Psychosoziale Bewältigung einzelner Krankheitsphasen

Die Phasen der Bewältigung chronischer Erkrankungen und ihre spezifischen psychosozialen Anforderungen (Schaeffer und Moers 2008) beginnen mit der Diagnosefindung und reichen bis über das Versterben des Patienten hinaus (Vogt et al. 2020).

Vor der Diagnose Chronische Erkrankungen beginnen teilweise mit unklaren und irritierenden Symptomen. Aus Unwissenheit oder Angst werden Symptome zunächst auf alltägliche Gründe zurückgeführt und Verhaltensweisen angepasst. Oft zögern Patienten die diagnostische Abklärung hinaus und erleben eine Phase der Ungewissheit. Im Krankheitsverlauf können belastende Selbstvorwürfe auftreten (z. B. „Ich hätte eher auf erste Symptome bei meinem Kind reagieren müssen."), die durch geeignetes Reframing umgedeutet werden sollten: Schuldgefühle sind häufig mit einem inneren Aufruf zur Übernahme von Verantwortung verbunden. Dies mag rückwirkend nicht möglich, zum aktuellen Zeitpunkt aber günstig sein.

Diagnoseschock Bei irritierenden anfänglichen Symptomen wird die Diagnosestellung vorübergehend ambivalent bzw. als Erleichterung erlebt. Häufig schließt sich ein Diagnoseschock an, welcher bei Eltern Gefühle von Ohnmacht und Hilflosigkeit auslöst. Die Erlebenswelt von Kindern wird tiefgreifend berührt: Sie erleben Angst und Verunsicherung bei ihren Eltern, welche normalerweise Halt und Orientierung bieten. Altersgerechte Informationen über die Erkrankung und ihren Verlauf helfen dabei Eltern und Kindern den Diagnoseschock zu verarbeiten und sich zu orientieren. Krankheitsaufklärung erfolgt nach dem dialogischen Prinzip als Prozess und bezieht bisheriges Wissen und Krankheitskonzepte ein.

Behandlung Durch die Behandlung besteht die Aussicht, Kontrolle über das durch die Erkrankung irritierte Leben zurückzugewinnen. Die medizinischen Therapien sind belastend, lange Krankenhausaufenthalte zerreißen die Familie. Das Ausmaß der Veränderung wird häufig erst durch den sozialen Spiegel klar: Mitfühlende Rückmeldungen von Freunden, Kollegen und Verwandten werden als positiv erlebt, Mitleid als belastend. In dieser Phase steht die Förderung der Compliance im Fokus. Mit verhaltenstherapeutischen Maßnahmen können Stressbewältigung und Schmerzreduktion gefördert werden.

Restabilisierung Auf die akute Krankheitsphase folgt die körperliche und psychische Erholung – die Phase der Restabilisierung. Das Zurückgehen der Erkrankung verstärkt das Gefühl der Kontrolle und des Vertrauens in die Behandlung, Ängste reduzieren sich. Je nach Alter und Entwicklungsstand des Kindes übernehmen Eltern das alltägliche Krankheitsmanagement. Es entstehen familiäre Narrative der Krankheitserfahrung, z. B. als Erfolgsgeschichte der wiedergefundenen Balance oder aber als Geschichte vom langen, mühsamen Weg bergauf (Retzlaff 2010). Dabei können narrative Ansätze zur erzählenden Verarbeitung traumatischer Erlebnisse den Patienten und seine Familie unterstützen, die eigene Krankheitsgeschichte als kohärent zu erleben und ihr Sinn und Bedeutung im eigenen Lebenslauf beizumessen. In einzelnen Fällen können Betroffene positive Aspekte der Erkrankungserfahrung sehen, was eine gesteigerte Resilienz erklärt.

Im Auf und Ab der Krankheit In Phasen der Stabilität kommt die Erkrankung zum Stillstand. Die Betroffenen festigen Normalität und entwickeln stabile Routinen im Umgang mit den Beeinträchtigungen. In Pha-

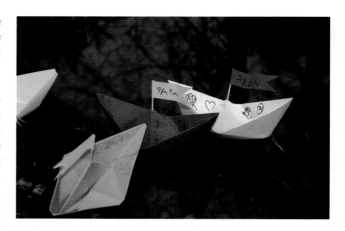

◻ **Abb. 37.13** Ein Beispiel für einen metaphorischen Umgang zum Thema Trauer. Die Bedeutung bleibt individuell; denkbar sind Boote voller Erinnerungen an den Verstorbenen, Boote im Sinne einer „Überfahrt". (© Online-Familienhandbuch, Staatsinstitut für Frühpädagogik)

sen der Instabilität flammt die Krankheit kurzzeitig akut auf, um dann wiederum einer Stabilisierung zu weichen. Durch den häufigen Wechsel zwischen dem Auftreten und Verschwinden der Symptome wird die Normalität teilweise ernsthaft gestört und Betroffene versuchen, alternative Bewältigungsstrategien anzuwenden. Zugleich wird erkannt, dass trotz optimaler Therapiemitarbeit keine Rückkehr zur Normalität möglich bzw. ein progredienter Verlauf nicht aufzuhalten ist. In dieser Phase liegt der therapeutische Fokus auf dem krankheitsbezogenen Selbstmanagement. Durch Erfahrungswissen über Auslöser und Umgang mit Symptomen sind die Betroffenen in der Lage, sowohl präventiv als auch rehabilitativ mit der eigenen Erkrankung umzugehen.

Terminale Phase In der terminalen Phase verändern sich die Qualität und Quantität der Krankheitssymptome. Die Kräfte lassen nach, Restabilisierungsphasen werden seltener oder bleiben aus. Eltern tendieren dazu, bis zum Schluss an einem bereits vergangenen Bild ihres Kindes festzuhalten und die Anzeichen des herannahenden Todes abzuwehren. Häufig entsteht eine belastende innerfamiliäre Sprachlosigkeit zum Thema Tod und Sterben, welche die Klärung wichtiger Fragen wie z. B. „Schmerzt der Tod?", „Was kommt danach?" verhindert. Trotz der inneren Zerrissenheit fokussieren sich kindliche Patienten in dieser Phase auf das noch vor ihnen liegende Leben und wünschen sich Normalität (z. B. Besuch des Kindergartens; Niethammer 2010). Sich in dieser Phase auf das Hier und Jetzt zu konzentrieren wirkt stabilisierend. Die Erhaltung der Lebensqualität des Patienten steht im Mittelpunkt. Zudem kann antizipatorische Trauerarbeit stattfinden, um sich auf die Zukunft nach dem Versterben emotional vorzubereiten. Bereits das Wissen um eine mögliche psychosoziale Begleitung nach dem Versterben ist hilfreich.

Postterminale Phase Der erlebte Verlust relativiert die bisherigen Anstrengungen der Angehörigen: Der Kampf gegen die Erkrankung wird als vergebliche Lebensmüh empfunden. Nicht selten resultieren Depression, Antriebslosigkeit und Lebensmüdigkeit. Rasch wechselnde Phasen der Verdrängung und Akzeptanz des Verlustes schließen sich an. Das Versterben eines Kindes wird als bis dahin leidvollste Lebenserfahrung beschrieben (Kachler und Majer-Kachler 2013). Verstirbt das einzige Kind, besteht zusätzlich Unsicherheit über das familiäre Fortbestehen. Gibt es Geschwister muss die Trauer aufgrund alltäglicher Herausforderungen beiseitegeschoben werden. Geschwister trauern hingegen häufig unauffällig bzw. nicht vor den Eltern. Nun übernimmt der psychosoziale Helfer die Rolle, als Zeitzeuge an den Verstorbenen in seiner letzten Lebensphase zu erinnern. Die Metaphern vom „Loslassen" und im Leben „Voranschreiten" sind für Eltern wenig hilfreich. In der Trauerbegleitung sind Standhalten, Aushalten und ein gemeinsames Innehalten zentral. Im Vordergrund steht die Frage, wie die Trauer gelebt und eine neue Form der Beziehung zum Verstorbenen etabliert werden kann (◘ Abb. 37.13). Sofern die Bewältigungsbemühungen in der Partnerschaft stark divergieren, ist darauf hinzuarbeiten, den unterschiedlichen Umgang zu akzeptieren. Die Integration der Krankheitsphasen, von Risiko- und Schutzfaktoren sowie individueller Bewältigungsbemühungen ist im Modell dynamischer Anpassungsleistungen an psychosoziale Anforderungen aus chronisch körperlichen Erkrankungen im Kindes- und Jugendalter detailliert beschrieben (Vogt et al. 2020).

37.5.4 Psychosoziale Versorgung

Die psychosoziale Versorgung von chronisch körperlich erkrankten Kindern und Jugendlichen und ihren Familien wird teilweise im Rahmen der medizinischen Versorgung durch ambulante Kinderärzte, Ambulanzen, universitäre Polikliniken und sozialpädiatrische Zentren geleistet, aber auch Elterninitiativen (▸ Exkurs), Beratungsstellen, Selbsthilfegruppen und gemeinnützige Einrichtungen prägen diese sehr heterogene Versorgungslandschaft. Ziel ist die Unterstützung der Betroffenen sowohl in akuten Krisen als auch in einem lebenslangen Anpassungsprozess.

▪ Präventions- und Behandlungsansätze
Die psychosoziale Versorgung von Kindern und Jugendlichen mit chronischen körperlichen Erkrankungen umfasst präventive Schulungen und Beratung sowie therapeutische Interventionen und Rehabilitation. Sind diese niedrigschwellig und langfristig angelegt, wer-

den sie einem überdauernden und phasenhaften Verlauf chronischer körperlicher Erkrankungen, vor allem im Kontext von normativen Entwicklungsaufgaben im Kindes- und Jugendalter, gerecht und können einen kontinuierlichen Anpassungsprozess begleiten. Neben der Problembearbeitung sind psychosoziale Hilfen im Sinne ressourcenorientierter und lösungsorientierter Gespräche sinnvoll, da diese mehr auf die Anwesenheit positiver Dinge als auf die Abwesenheit von Problemen fokussieren (Bamberger 2015). Mit Hilfe von Schulungsprogrammen nehmen sich Patient und Familie zunehmend als „Experten für die Erkrankung" (Martin und Schieber 2016, S. 54) wahr. Dies trägt dazu bei, die Erkrankung in das eigene Selbstbild und Biografie zu integrieren (Dinger-Broda und Schüßler 2012).

Derartige Programme sind häufig manualisiert und beinhalten einen strukturierten Lehrplan mit festen Zielen und methodischen Vorgehensweisen. Wesentlicher Bestandteil dieser Programme ist die Psychoedukation, d. h. die altersadäquate Vermittlung von medizinischem Krankheits- und Behandlungswissen. Dafür werden zu Beginn der Programme Beschwerden systematisch aufgezeichnet (z. B. in Tagebüchern) und mit dem eigenen Gesundheitsverhalten (z. B. Ernährungs- und Bewegungsgewohnheiten) sowie mit konkreten, zum Teil selbstständig durchführbaren, Therapiemaßnahmen in Zusammenhang gebracht (Gaab et al. 2002; Ehlert 2015). Kindgerechte Entspannungstechniken, kognitive Strategien und Problemlösefähigkeiten werden trainiert. Zentraler Bestandteil der Schulungsprogramme ist zudem der Einbezug der Eltern als primäre Quelle der Krankheitsbewältigung und Helfer beim Krankheitsmanagement. Sie werden dabei unterstützt, positive Eltern-Kind-Interaktionen im Kontext der Er-

---

Exkurs

Beispiel
Selbsthilfevereine wie die „Elternhilfe für krebskranke Kinder Leipzig e. V.", welche sich aus ehrenamtlich engagierten Betroffeneninitiativen zu professionellen Beratungsstellen entwickelt haben, leisten psychosoziale Versorgung und betreiben Forschung und Projektentwicklung. Im Jahr 2011 entstand der „Verbund für Geschwister", eine praxisnahe Kooperation von Vereinen bzw. Stiftungen, die im Bereich der psychosozialen Versorgung schwerstkranker Kinder und deren Familien tätig sind und ihre Geschwisterangebote zur Qualitätssicherung vernetzt haben. Ergebnis dieser Kooperation in Zusammenarbeit mit weiteren Trägern psychosozialer Versorgung ist ein von den Krankenkassen nach §§ 20 und 20a SGB V anerkanntes und in Teilen refinanziertes Präventionsangebot für Geschwister chronisch kranker Kinder (Spilger et al. 2015).

krankung zu etablieren. (Döpfner 2008). Dies umfasst z. B. die Analyse bestimmter Behandlungssituationen (z. B. das Eincremen) oder das Vermeiden von dysfunktionalen Zuwendungsstrategien (z. B. die Aufmerksamkeitsfokussierung auf Schmerzzustände; Groß und Warschburger 2012). Eltern erhalten Unterstützung bei der Bewältigung häufig auftretender eigener Gefühle wie Angst und Hilflosigkeit. Um belastende Interaktionen innerhalb des Familiensystems zu verändern, werden bestimmte Dyaden (z. B. die intensivierte Beziehung zwischen Mutter und erkranktem Kind), einzelne Personen (z. B. ein Geschwisterkind, das im Kontext der Erkrankung Verhaltensauffälligkeiten entwickelt) oder die gesamte Familie (z. B. bei Vermeidung der Kommunikation über die Erkrankung) fokussiert (Schepper et al. 2016). Dies beruht auf der Annahme, dass eine Intervention nur dann wirksam ist, wenn sie das Gesamtsystem Familie mit seinen verschiedenen Systemebenen mit einbezieht (Cierpka et al. 2001).

❓ Prüfen Sie Ihr Wissen

1. Was sind die Kernmerkmale des Faches der Klinischen Kinderpsychologie? ▶ Abschn. 37.1
2. Was sind das Ziel und die Vorteile eines multiaxialen Klassifikationssystems für psychische Störungen im Kindes- und Jugendalter? ▶ Abschn. 37.2.1
3. Nennen Sie die Kernmerkmale von Regulationsstörungen! ▶ Abschn. 37.3
4. In einem Verfahren zur Leistungsbeurteilung weichen die Ergebnisse des Kindes um 2 Standardabweichungen zur Normpopulation ab. Das Kind zeigt erhebliche Beeinträchtigungen in den Lesefertigkeiten und im korrekten Schreiben, die nicht durch eine Intelligenzminderung, Beeinträchtigungen in der Sinneswahrnehmung oder Motorik erklärbar sind. Welcher Begriff aus der ICD beschreibt daher am ehesten die genannten Beeinträchtigungen? ▶ Abschn. 37.4.2
5. Welche Faktoren müssen differenzial diagnostisch für die Beurteilung einer Entwicklungsstörung schulischer Fertigkeiten erwogen werden? Nennen Sie mindestens 3. ▶ Abschn. 37.4.2
6. Welche typischen Verläufe chronischer körperlicher Erkrankungen gibt es? ▶ Abschn. 37.5.1
7. Welche Schutzfunktion hat ein unterstützendes soziales Netzwerk bei der Bewältigung einer chronischen körperlichen Erkrankung im Kindes- und Jugendalter? ▶ Abschn. 37.5.4
8. Welches Gefühlserleben kennzeichnet den sog. Diagnoseschock? ▶ Abschn. 37.5.3

ℹ️ Weiterführende Literatur

Bekannte Standardwerke zur Klinischen Kinderpsychologie stammen von Esser (2008), Petermann (2013) und Steinhausen (2016). Band 3 aus der mehrbändigen Ausgabe des Lehrbuchs der Verhaltenstherapie von Schneider und Margraf (2009) beschäftigt sich mit psychischen Störungen im Kindes- und Jugendalter und erläutert ausführlich verhaltenstherapeutische Interventionen. Pinquart (2013) bietet eine aktuelle Übersicht zu psychischen Störungen bei chronischen körperlichen Erkrankungen.

Literatur

Abel, U., & Hautzinger, M. (2013). *Kognitive Verhaltenstherapie bei Depressionen im Kindes- und Jugendalter*. Berlin: Springer.

Aebi, M., Perriard, R., Stiffler Scherrer, B., & Wettach, R. (2012). *Kinder mit oppositionellem und aggressivem Verhalten. Das Baghira-Gruppentraining*. Göttingen: Hogrefe.

Ainsworth, M. D. S., Blehar, M. C., Waters, E., & Wall, S. (1978). *Patterns of attachment: A psychological study of the strange situation*. Hillsdale: Erlbaum.

Alderfer, M. A., Long, K. A., Lown, E. A., Marsland, A. L., Ostrowski, N. L., Hock, J. M., & Ewing, L. J. (2010). Psychosocial adjustment of siblings of children with cancer: A systematic review. *Psycho Oncology, 19*, 789–805.

American Psychiatric Association (APA). (2015). *Diagnostisches und Statistisches Manual Psychischer Störungen – DSM-5*. Göttingen: Hogrefe. (deutsche Ausgabe herausgegeben von Peter Falkai und Hans-Ulrich Wittchen, mitherausgegeben von Manfred Döpfner, Wolfgang Gaebel, Wolfgang Maier, Winfried Rief, Henning Saß und Michael Zaudig).

Arbeitskreis, O. P. D.-K. J. (Hrsg.). (2016). *Operationalisierte Psychodynamische Diagnostik im Kindes- und Jugendalter OPD-KJ-2* (2. Aufl.). Stuttgart: Hogrefe.

Bamberger, B. (2015). *Lösungsorientierte Beratung*. Weinheim: Beltz.

Barth, K. (2009). Früherkennung von Lernstörungen. In D. Irblich & G. Renner (Hrsg.), *Diagnostik in der Klinischen Kinderpsychologie* (S. 208–222). Göttingen: Hogrefe.

Baving, L. (2004). Parasuizide bei Kindern und Jugendlichen. *Kindheit & Entwicklung, 13*, 5–13.

Baving, L. (2008). Aggressiv-dissoziales Verhalten. In F. Petermann (Hrsg.), *Lehrbuch der Klinischen Kinderpsychologie* (6. vollst. überab Aufl., S. 295–310). Göttingen: Hogrefe.

Becker-Stoll, F. (2002). Bindung und Psychopathologie im Jugendalter. In B. Strauss, A. Buchheim, & H. Kächele (Hrsg.), *Klinische Bindungsforschung* (S. 196–208). Stuttgart: Schattauer.

Beesdo, K., Knappe, S., & Pine, D. S. (2009). Anxiety and anxiety disorders in children and adolescents: Developmental issues and implications for DSM-V. *Psychiatric Clinics of North America, 32*, 483–524.

Beesdo-Baum, K., & Knappe, S. (2012). Developmental epidemiology of anxiety disorders. *Child and Adolescent Psychiatric Clinics of North America, 21*(3), 457–478.

Beghi, M., Rosenbaum, J. F., Cerri, C., & Cornaggia, C. M. (2013). Risk factors for fatal and nonfatal repetition of suicide attempts: A literature review. *Neuropsychiatric Disease and Treatment, 9*, 1725–1736.

Blanz, B. (2008). Störungen des Sozialverhaltens und Jugenddelinquenz. In G. Esser (Hrsg.), *Lehrbuch der Klinischen Psychologie und Psychotherapie bei Kindern und Jugendlichen* (3. Akt. u. erw Aufl., S. 227–239). Stuttgart: Thieme.

Carr, A. (1999). *The Handbook of Child and Adolescent Clinical Psychology*. London: Routledge.

Cierpka, M., Krebeck, S., & Retzlaff, R. (2001). *Arzt, patient und familie*. Stuttgart: Klett-Cotta.

Clark, D. M., & Wells, A. (1995). A cognitive model of social phobia. In R. G. Heimberg, M. Liebowitz, D. A. Hope, & F. R. Schneier (Hrsg.), *Social phobia: Diagnosis, assessment and treatment* (S. 69–93). New York: Guilford.

37

Corbin, J., & Strauss, A. (2010). *Weiterleben lernen: Verlauf und Bewältigung chronischer Krankheit*. Bern: Hans Huber.

Costello, E. J., Mustillo, S., Erkanlli, A., Keeler, G., & Angold, A. (2003). Conduct disorder and oppositional defiant disorder in a national sample: Developmental epidemiology. *Archives of General Psychiatry, 60,* 837–844.

Cox, G. R.,Callahan, P., Churchill, R., Hunot, V., Merry, S. N., Parker, A. G., & Hetrick, S. E. (2014). Psychological therapies versus antidepressant medication, alone and in combination for depression in children and adolescents (Review). *Cochrane Database of Systematic Reviews,* (11).

Craske, M. G. (2003). *Origins of phobias and anxiety disorders: Why more women than men?* Oxford: Elsevier.

Delfos, M. F. (2013). *»Sag mir mal …« Gesprächsführung mit Kindern.* Weinheim: Beltz.

Dembo, R., Briones-Robinson, R., Ungaro, R. A., Gulledge, L. M., Karas, L. M., Winters, K. C., et al. (2012). Emotional psychological and related problems among truant youths: An exploratory latent class analysis. *Journal of Emotional and Behavioral Disorders, 20*(3), 157–168.

Deutsche Gesellschaft für Kinder- und Jugendpsychiatrie, Psychosomatik und Psychotherapie (DGKJP) et al. (2016). *Leitlinie Suizidalität im Kindes- und Jugendalter* (4. überarb. Version). ► http://www.awmf.org/leitlinien/detail/ll/028-031.html. Zugegriffen: 31. Mai 2016.

DGPPN, BÄK, KBV, AWMF, AkdÄ, BPtK, et al. (Hrsg.). (2009). *S3-Leitlinie: Nationale VersorgungsLeitlinie Unipolare Depression-Kurzfassung* (1. Aufl.) Berlin: DGPPN, ÄZQ, AWMF.

Dinger-Broda, A., & Schüßler, G. (2012). Chronisch körperliche Erkrankungen. In W. Senf & M. Broda (Hrsg.), *Praxis der Psychotherapie* (5. überarb Aufl.). Stuttgart: Thieme.

Döpfner, M. (2008). Kinderverhaltenstherapie. In M. Schulte-Markwort & F. Resch (Hrsg.), *Methoden der Kinder- und Jugendlichenpsychotherapie*. Weinheim: Beltz.

Döpfner, M., Berner, W., Flechtner, J., Gerd Lehmkuhl, G., & Steinhausen, H. C. (1999). *CASCAP-D: Psychopathologisches Befund-System für Kinder und Jugendliche*. Göttingen: Hogrefe.

Döpfner, M., Görtz-Dorten, A., & Lehmkuhl, G. (2008). *DISYPS-II: Diagnostik-System für psychische Störungen nach ICD-10 und DSM-IV für Kinder und Jugendliche – II*. Göttingen: Hogrefe.

Döpfner, M., Schürmann, S., & Frölich, J. (2013). *Therapieprogramm für Kinder mit hyperkinetischem und oppositionellem Problemverhalten THOP*. Weinheim: Beltz PVU.

Egger, H. L., & Angold, A. (2006). Common emotional and behavioral disorders in preschool children: Presentation, nosology, and epidemiology. *Journal of Child Psychology and Psychiatry, 47*(3/4), 313–337.

Ehlert, U. (2015). Anwendung der Verhaltensmedizin. In U. Ehlert (Hrsg.), *Verhaltensmedizin* (2. Aufl.). Berlin: Springer.

Equit, M., Sambach, H., Niemczyk, J., & von Gontard, A. (2013). *Ausscheidungsstörungen bei Kindern und Jugendlichen: Ein Therapieprogramm zur Blasen- und Darmschulung*. Göttingen: Hogrefe.

Erikson, E. H. (1980). *Jugend und Krise* (3. Aufl.). Stuttgart: Klett-Cotta.

Esser, G. (Hrsg.). (2008). *Lehrbuch der Klinischen Psychologie und Psychotherapie bei Kindern und Jugendlichen* (3. aktl. u. erw Aufl.). Stuttgart: Thieme.

Felt, B., Wise, C. G., Olson, A., Kochhar, P., Marcus, S., & Coran, A. (1999). Guideline for the management of pediatric idiopathic constipation and soiling. *Archives of Pediatric and Adolescent Medicine, 153,* 380–385.

Flammer, A., & Alsaker, F. D. (2011). *Entwicklungspsychologie der Adoleszenz: Eine Erschließung innerer und äußerer Welten im Jugendalter*. Bern: Hans Huber.

Franklin, J. C., Ribeiro, J. D., Fox, K. R., Bentley, K. H., Kleiman, E. M., Huang, X. Y. N., et al. (2017). Risk factors for suicidal thoughts and behaviors: A meta-analysis of 50 years of research. *Psychological Bulletin, 143*(2), 187–232.

Fritz, A., Ricken, G., & Gerlach, M. (2007). *Kalkulie: Diagnose- und Trainingsprogramm für rechenschwache Kinder. Handreichung zur Durchführung der Diagnose*. Berlin: Cornelsen. (Diagnosis and training for math impaired children. Test-Manual).

Gaab, J., Knafla, I., & Ehlert, U. (2002). Kognitiv-verhaltenstherapeutische Kurzzeittherapie bei Patienten mit funktionellen Störungen am Beispiel des Chronic Fatigue Syndroms, des Irritable Bowel Syndroms und idiopathischer chronischer Unterbauchbeschwerden. In B. Strauß (Hrsg.), *Psychotherapie bei körperlichen Erkrankungen*. Göttingen: Hogrefe.

Galuschka, K., Ise, E., Dolle, K., & Schulte-Körne, G. (2014). Effectiveness of treatment approaches for children and adolescents with reading disabilities: A meta-analysis of randomized controlled trials. *PLoS One, 9*(2). ► https://doi.org/10.1371/journal. pone.0089900.

Goodman, R. (1997). The strengths and difficulties questionnaire: A research note. *Journal of Child Psychology and Psychiatry, 38,* 581–586.

Görtz-Dorten, A., & Döpfner, M. (2010a). *Fragebogen zum aggressiven Verhalten von Kindern*. Göttingen: Hogrefe.

Görtz-Dorten, A., & Döpfner, M. (2010b). *Therapieprogramm für Kinder mit aggressivem Verhalten*. Göttingen: Hogrefe.

Gould, M. S., Marrocco, F. A., Kleinman, M., Thomas, J. G., Mostkoff, K., Cote, J., & Davies, M. (2005). Evaluating iatrogenic risk of youth suicide screening programs: A randomized controlled trial. *JAMA, 293*(13), 1635–1643.

Groß, M., & Warschburger, P. (2012). *Chronische Bauchschmerzen im Kindesalter: Das „Stopp den Schmerz mit Happy-Pingu"-Programm*. Göttingen: Hogrefe.

Hallensleben, N., Spangenberg, L., Kapusta, N. D., Forkman, T., & Glaesmer, H. (2016). The German version of the interpersonal needs questionnaire (INQ) – Dimensionality, psychometric properties and population-based norms. *Journal of Affective Disorders, 195,* 191–198.

Hawton, K., Zahl, D., & Weatherall, R. (2003). Suicide following deliberate self-harm: Long-term follow-up of patients who presented to a general hospital. *British Journal of Psychiatry, 182,* 537–542.

Hempel, U. (2006). *Erste Ergebnisse der KiGGS Studie. Zur Gesundheit von Kindern und Jugendlichen in Deutschland*. Berlin: Robert Koch-Institut.

Herzer, M., Godiwala, B. S., Hommel, K., Driscoll, K., Mitchell, M., Crosby, L., & Modi, A. (2010). Family functioning in the context of pediatric chronic conditions. *Journal of Development and Behavorial Pediatrics, 31*(1), 26–34.

Ihle, W., Jahnke, D., & Esser, G. (2003). Depressionen im Jugendalter bewältigen: Evaluation eines kognitiv-verhaltenstherapeutischen Gruppenprogramms. In U. Lehmkuhl (Hrsg.), *Psychotherapie und Psychopharmakotherapie im Kindes- und Jugendalter. Indikation, Effekte, Verlauf*. Göttingen: Vandenhoeck & Ruprecht.

IJzendoorn, M. H., Schuengel, C., & Bakermans-Kranenburg, M. J. (1999). Disorganized attachment in early childhood: Meta-analysis of precursors, concomitants, and sequelae. *Development and Psychopathology, 11*(2), 225–249.

Ise, E., Engel, R. R., & Schulte-Körne, G. (2012). Was hilft bei Lese-Rechtschreibstörung? Ergebnisse einer Metaanalyse zur Wirksamkeit deutschsprachiger Förderansätze. *Kindheit und Entwicklung, 21,* 122–136.

Jacobs, C., & Petermann, F. (2014). *CRZD 2–6. Rechenfertigkeiten- und Zahlenverarbeitungs-Diagnostikum für die 2. bis 6. Klasse*. Göttingen: Hogrefe.

Kachler, R., & Majer-Kachler, C. (2013). *Gemeinsam trauern – gemeinsam weiter lieben*. Stuttgart: Kreuz.

Kamtsiuris, P., Atzpodien, K., Ellert, U., Schlack, R., & Schlaud, M. (2007). Prävalenz von somatischen Erkrankungen bei Kindern und Jugendlichen in Deutschland: Ergebnisse des Kinder- und Jugendgesundheitssurveys (KiGGS). *Bundesgesundheitsblatt - Gesundheitsforschung – Gesundheitsschutz, 50*(5–6), 686–700.

Kastner-Koller, U., & Deimann, P. (2009). Beobachtung und Befragung von Kindern. In D. Irblich & G. Renner (Hrsg.), *Diagnostik in der Klinischen Kinderpsychologie* (S. 97–107). Göttingen: Hogrefe.

Kearney, C. A. (1993). Depression and school refusal behavior: A review with comments on classification and treatment. *Journal of School Psychology, 31*(2), 267–279.

Kohn, J., Wyschkon, A., Ballaschk, K., Ihle, G., & Esser, G. (2013). Verlauf von Umschriebenen Entwicklungsstörungen: Eine 30-Monats-follow-up-Studie. *Lernen und Lernstörungen, 2,* 77–89.

Laucht, M. (2008). Störungen des Kleinkind- und Vorschulalters. In G. Esser (Hrsg.), *Lehrbuch der Klinischen Psychologie und Psychotherapie bei Kindern und Jugendlichen* (3. aktual. u. erw Aufl., S. 126–142). Stuttgart: Thieme.

Lavigne, J. V., & Faier-Routman, J. (1993). Correlates of psychological adjustment to pediatric physical disorders: A meta analytic review and comparison with existing models. *Journal of Development and Behaviorial Pediatrics, 14,* 117–123.

Lenhard, W., Lenhard, A., & Schneider, W. (2017). *ELFE II - Ein Leseverständnistest für Erst- bis Siebtklässler.* Göttingen: Hogrefe.

Lloyd-Richardson, E. E., Perrine, N., Dierker, L., & Kelley, M. L. (2007). Characteristics and functions of non-suicidal self-injury in a community sample of adolescents. *Psychological Medicine, 37*(8), 1183–1192.

Lukesch, H. (2005). *Fragebogen zur Erfassung von Empathie.* Aggressionsbereitschaft und aggressivem Verhalten: Prosozialität.

Mackowiak, K., & Lengning, A. (2010). *BAV 3-11: Das Bochumer Angstverfahren für Kinder im Vorschul- und Grundschulalter.* Göttingen: Hogrefe.

Martin, A., & Schieber, K. (2016). Psychologische Grundkonzepte der Verhaltensmedizin. In U. Ehlert (Hrsg.), *Verhaltensmedizin* (2. Aufl.). Berlin: Springer.

Martini, J., Petzoldt, J., Knappe, S., Garthus-Niegel, S., Asselmann, E., & Wittchen, H. U. (2017). Infant, maternal, and familial predictors and correlates of regulatory problems in early infancy: The differential role of infant temperament and maternal anxiety and depression. *Early Human Development, 115,* 23–31.

Mehler-Wex, C., & Kölch, M. (2008). Depressive Störungen im Kindes- und Jugendalter. *Dtsch Arztebl, 105*(9), 149–155.

Nestmann, F. (2007). Soziale Unterstützung. In A. Weber & G. Hörmann (Hrsg.), *Psychosoziale Gesundheit im Beruf. Mensch, Arbeitswelt, Gesundheit.* Stuttgart: Gentner.

Niethammer, D. (2010). *Wenn ein Kind schwer krank ist. Über den Umgang mit der Wahrheit.* Berlin: Suhrkamp.

Nock, M. K. (2010). Self-injury. *Annual Review of Clinical Psychology, 6,* 15.1–15.25.

Nock, M. K., Borges, G., Bromet, E. J., Cha, C. B., Kessler, R. C., & Lee, S. (2008). Suicide and suicidal behavior. *Epidemiologic Reviews, 30,* 133–154.

Nock, M. K., Green, J. G., Hwang, I., McLaughlin, K. A., Sampson, N. A., Zaslavsky, A. M., & Kessler, R. C. (2013). Prevalence, correlates, and treatment of lifetime suicidal behavior among adolescents. *JAMA Psychiatry, 70,* 300–310.

Noecker, M. (2013). Kindzentrierte Interventionen bei chronischen Erkrankungen. In M. Pinquart (Hrsg.), *Wenn Kinder und Jugendliche körperlich chronisch krank sind.* Berlin: Springer.

O'Connor, T. G. (2002). Attachment disorders in infancy and childhood. In M. Rutter & E. Taylor (Hrsg.), *Child and adolescent psychiatry: Modern approaches* (4. Aufl., S. 776–792). Boston: Blackwell Scientific.

O'Connor, R. C., & Nock, M. K. (2014). The psychology of suicidal behaviour. *Lancet Psychiatry, 1*(1), 73–85.

Papousek, M., Schieche, M., & Wurmser, H. (2010). *Regulationsstörungen der frühen Kindheit: Frühe Risiken und Hilfen im Entwicklungskontext der Eltern-Kind-Beziehung.* Bern: Huber.

Petermann, F. (Hrsg.). (2013). *Lehrbuch der Klinischen Kinderpsychologie* (7. überarb. u. erw Aufl.). Göttingen: Hogrefe.

Petermann, F., & Koglin, U. (2013). *Aggression und Gewalt von Kindern und Jugendlichen. Hintergründe und Praxis.* Berlin, Heidelberg: Springer.

Petermann, F., & Noecker, M. (2013). Chronisch-körperliche Erkrankungen. In F. Petermann (Hrsg.), *Lehrbuch der klinischen Kiinderpsychologie* (6. überarb Aufl.). Göttingen: Hogrefe.

Petermann, F., & Petermann, U. (2008). *Training mit aggressiven Kindern* (12. Vollst. überarb Aufl.). Weinheim: PVU.

Petermann, F., & Petermann, U. (2012). *Training mit aggressiven Kindern* (13. Vollst. überarb Aufl.). Weinheim: Beltz.

Petermann, F., & Petermann, U. (2015). *Erfassungsbogen für aggressives Verhalten in konkreten Situationen* (5. Aufl.). Göttingen: Hogrefe.

Petermann, F., & Resch, F. (2013). Entwicklungspsychopathologie. In F. Petermann (Hrsg.), *Lehrbuch der Klinischen Kinderpsychologie* (7. überarb. u. erw Aufl.). Göttingen: Hogrefe.

Petermann, F., & Schmidt, M. H. (2006). Ressourcen – ein Grundbegriff der Entwicklungspsychologie und Entwicklungsypsychopathologie. *Kindheit Und Entwicklung, 15,* 118–127.

Petermann, F., & Winkel, S. (2009). *Selbstverletzendes Verhalten* (2. überarb. u. erw Aufl.). Göttingen: Hogrefe.

Petzoldt, J., Wittchen, H.-U., Einsle, F., & Martini, J. (2016). Maternal anxiety versus depressive disorders: Specific relations to infants' crying, feeding and sleeping problems. *Child: Care, Health and Development, 42*(2), 231–245.

Pinquart, M. (2013). *Wenn Kinder und Jugendliche körperlich chronisch krank sind.* Berlin: Springer.

Pinquart, M. (2017). Psychische Gesundheit von chronisch körperlich kranken Kindern und ihren Eltern – Ergebnisse von Meta-Analysen. *Praxis der Kinderpsychologie und Kinderpsychiatrie, 66,* 656–671.

Plener, P. P., Kapusta, N. D., Kölch, M. G., Kaess, M., & Brunner, R. (2012). Nichtsuizidale Selbstverletzung als eigenständige Diagnose. *Zeitschrift für Kinder- und Jugendpsychiatrie und Psychotherapie, 40,* 113–120.

Rapee, R. M. (1997). Potential role of childrearing practices in the development of anxiety and depression. *Clinical Psychology Review, 17*(1), 47–67.

Rattay, P., von der Lippe, E., & Lampert, T. (2014). Gesundheit von Kindern und Jugendlichen in Eineltern-, Stief- und Kernfamilien. *Bundesgesundheitsblatt – Gesundheitsforschung – Gesundheitsschutz, 57*(7), 860–868.

Ravens-Sieberer, U., Ravens-Sieberer, U., Wille, N., Bettge, S., Erhart, M., & Robert Koch-Institut Berlin. (2007). Psychische Gesundheit von Kindern und Jugendlichen in Deutschland Ergebnisse aus der BELLA-Studie im Kinder- und Jugendgesundheitssurvey (KiGGS). *Bundesgesundheitsbl – Gesundheitsforsch –Gesundheitsschutz, 50,* 871–878.

Remschmidt, H. M., Schmidt, F., & Poustka, F. (2006). *Multiaxiales Klassifikationsschema für psychische Störungen des Kindes- und Jugendalters nach ICD-10 der WHO* (4. Aufl.). Bern: Huber.

Retzlaff, R. (2010). *Familien-Stärken. Behinderung, Resilienz und systemische Therapie.* Stuttgart: Klett-Cotta.

Rolland, J. S. (2000). Krankheit und Behinderung in der Familie. Modell für ein integratives Behandlungskonzept. In F. Kröger, A. Hendrischke, & S. H. McDaniel (Hrsg.), *Familie, System und Gesundheit: Systemische Konzepte für ein soziales Gesundheitswesen* (S. 62–104). Heidelberg: Carl-Auer Systeme.

Rossmann, P. (2005). *Depressionstest für Kinder* (2. überarb. u. erw Aufl.). Bern: Huber.

Runge, A. J., Beesdo, K., Lieb, R., & Wittchen, H. U. (2008). Wie häufig nehmen Jugendliche und junge Erwachsenen mit Angst-

37

störungen eine psychotherapeutische Behandlung in Anspruch? *Verhaltenstherapie., 18,* 26–34.

S2k-Leitlinie 028/029. (2015). Nicht-Suizidales Selbstverletzendes Verhalten (NSSV) im Kindes- und Jugendalter.

S2k-Leitlinie 028/026. (2016). Enuresis und nicht-organische (funktionelle) Harninkontinenz bei Kindern und Jugendlichen.

Schaeffer, D., & Moers, M. (2008). Schwerpunkt: Bewältigung chronischer Krankheit Überlebensstrategien – ein Phasenmodell zum Charakter des Bewältigungshandelns chronisch Erkrankter. *Pflege & Gesellschaft, 13,* 6–31.

Schepper, F., Herrmann, J., Gude, M., & Möller, B. (2016). Focus on siblings of children with chronic illness or disability – A family oriented counselling program|Geschwister chronisch kranker und behinderter Kinder im Fokus – Ein familienorientiertes Beratungskonzept. *Praxis der Kinderpsychologie und Kinderpsychiatrie, 65*(1), 5–21.

Schmidt, H. (1998). Dissozialität und Aggressivität: Wissen, Handeln und Nichtwissen. *Zeitschrift für Kinder- und Jugendpsychiatrie und Psychotherapie, 26,* 53–62.

Schmidt, S., & Thyen, U. (2008). Was sind chronisch kranke Kinder? *Bundesgesundheitsblatt - Gesundheitsforschung – Gesundheitsschutz, 51*(6), 585–591.

Schneider, S., & Döpfner, M. (2004). Leitlinien zur Diagnostik und Psychotherapie von Angst- und Phobischen Störungen im Kindes- und Jugendalter: Ein evidenzbasierter Diskussionsvorschlag. *Kindheit und Entwicklung, 13*(2), 80–96.

Schulte-Markworth, M., & Resch, F. (2008). *Methoden der Kinder- und Jugendpsychotherapie: Eine Einführung.* Weinheim: Beltz.

Seiffge-Krenke, I. (1996). *Chronisch kranke Jugendliche und ihre Familien.* Stuttgart: Kohlhammer.

Seiffge-Krenke, I. (2001). Geschwisterbeziehungen zwischen Individuation und Verbundenheit: Versuch einer Konzeptualisierung. *Praxis Der Kinderpsychologie Und Kinderpsychiatrie, 50,* 421–439.

Simons, L. E., Claar, R. L., & Logan, D. E. (2008). Chronic pain in adolescence: Parental responces, adolescent coping, and their impact on adolescent's pain behaviors. *Journal of Pediatric Psychology, 33,* 894–904.

Skovgaard, A. M., Houmann, T., Christiansen, E., Landorph, S., Jørgensen, T., CC 2000 Study Team, Olsen, E. M., Heering, K., Kaas-Nielsen, S., Samberg, V., & Lichtenberg, A. (2007). The prevalence of mental health problems in children 1(1/2) years of age – the copenhagen child cohort 2000. *Journal of Child Psychology and Psychiatry, 48*(1), 62–70.

Spilger, T., Engelhardt, C., Kowalewski, K., & Schepper, F. (2015). *Der GeschwisterTREFF „Jetzt bin ICH mal dran!" – Förderung der Resilienz von Geschwistern chronisch kranker, schwer kranker und/oder behinderter Kinder. Handbuch mit Arbeitsmaterialien.* Augsburg: Bundesverband Bunter Kreis e. V.

Stadler, C., Janke, W., & Schmeck, K. (2004). *Inventar zur Erfassung von Impulsivität, Risikoverhalten und Empathie bei 9- bis 14-jährigen Kindern.* Göttingen: Hogrefe.

Stein, R. E. K., & Jessop, D. J. (1984). General issues in the care of children with chronic physical conditions. *Pediatric Clinics of North America, 31,* 89–199.

Steinhausen, H. C. (2006). Developmental psychopathology in adolescence: Findings from a Swiss study – the NAPE Lecture 2005. *Acta Psychiatrica Scandinavia, 113*(1), 6–12.

Steinhausen, H.-C. (2016). *Psychische Störungen bei Kindern und Jugendlichen* (8. Überarb Aufl.). München: Urban&Fischer.

Stiensmeier-Pelster, J., Schürmann, M., & Duda, K. (2000). *Depressions-Inventar für Kinder und Jugendliche (DIKJ).* Göttingen: Hogrefe.

Sullivan, P. F., Neale, M. C., & Kendler, K. S. (2000). Genetic epidemiology of major depression: Review and meta-analysis. *American Journal of Psychiatry, 157*(10), 1552–1562.

Teubert, D., & Pinquart, M. (2013). Belastungen der Eltern chronisch körperlich kranker Kinder. In M. Pinquart (Hrsg.), *Wenn Kinder und Jugendliche körperlich chronisch krank sind.* Berlin: Springer.

Thomas, K., Schulte-Körne, G., & Hasselhorn, M. (2015). Stichwort – Entwicklungsstörungen schulischer Fertigkeiten. *Zeitschrift für Erziehungswissenschaft, 18,* 431–451.

Underwood, P. (2005). Sozialer Rückhalt: Versprechen und Wirklichkeit. In V. Hill Rice (Hrsg.), *Stress und Coping: Lehrbuch für Pflegepraxis und -wissenschaft.* Bern: Hans Huber.

Unnewehr, S., Schneider, S., & Margraf, J. (2009). *Kinder-DIPS - Diagnostisches Interview bei psychischen Störungen im Kindes- und Jugendalter* (Bd. 2). Heidelberg: Springer.

Van der Plas, R. N., Benninga, M. A., Taminiau, J. A., & Büller, H. A. (1997). Treatment of defecation problems in children: The role of education, demystification and toilet training. *European Journal of Pediatrics, 156,* 689–692.

Van Orden, K. A., Witte, T. K., Cukrowicz, K. C., Braithwaite, S. R., Selby, E. A., & Joiner, T. E. (2010). The interpersonal theory of suicide. *Psychological Review, 117,* 575–600.

Visser, A., Huizinga, G. A., Hoekstra, H. J., van der Graaf, W. T. A., & Hoekstra-Weebers, J. E. H. M. (2006). Parental cancer: Characteristics of parents as predictors for child functioning. *Cancer, 106,* 1178–1187.

Vogt, M., Herrmann, J., Küpper, L., & Schepper, F. (2020). *Psychische Anpassungsreaktionen von Kindern und Jugendlichen bei chronischen körperlichen Erkrankungen.* Carl-Auer Verlag: Heidelberg.

Von Aster, M., Weinhold-Zulauf, M., & Horn, R. (2013). *Neuropsychologische Testbatterie für Zahlenverarbeitung und rechnen bei Kindern: ZAREKI-R* (4. Aufl.). Frankfurt a. M.: Pearson.

Von Gontard, A. (2004). *Enkopresis: Erscheinungsformen-Diagnostik-Therapie.* Stuttgart: Kohlhammer.

Von Gontard, A. (2010). *Ratgeber Einkoten: Informationen für Betroffene, Eltern, Lehrer und Erzieher.* Göttingen: Hogrefe.

Von Gontard, A. (2019). Zero to three. DC:0–5: Diagnostische Klassifikation seelischer Gesundheit und Entwicklungsstörungen der frühen Kindheit. Herausgeber: ZERO TO THREE, National Center for Infants, Toddlers, and Families (USA). Übersetzung und Einführung: Prof. Dr. med. Alexander von Gontard. Stuttgart: Kohlhammer.

Von Gontard, A., & Lehmkuhl, G. (2002). *Enuresis. Leitfaden Kinder- und Jugendpsychotherapie.* Göttingen: Hogrefe.

Von Gontard, A., & Lehmkuhl, G. (2010). *Ratgeber Einnässen: Informationen für Betroffene, Eltern, Lehrer und Erzieher.* Göttingen: Hogrefe.

Wachtel, S., Vocks, S., Edel, M. A., Nyhuis, P., Willutzki, U., & Teisman, T. (2014). Validation and psychometric properties of the German capability for suicide questionnaire. *Comprehensive Psychiatry, 55*(5), 1292–1302.

Warschburger, P. (2000). *Chronisch kranke Kinder und Jugendliche.* Göttingen: Hogrefe.

Werner, E. E., & Smith, R. S. (1982). *Vulnerable but Invincible: A longitudinal study of resilient children and youth.* New York: McGraw–Hill.

WHO. (1993). *The ICD-10 classification of mental and behavioural disorders: Diagnostic criteria for research.* Geneva: World Health Organization.

Wolke, D. (2008). Von Null bis Drei: Entwicklungsrisiken und Entwicklungsabweichungen. In F. Petermann (Hrsg.), *Lehrbuch der Klinischen Kinderpsychologie* (S. 65–80). Göttingen: Hogrefe.

Zeanah, C. H., Scheeringa, M., Boris, N. W., Heller, S. S., Smyke, A. T., & Trapani, J. (2004). Reactive attachment disorder in maltreated toddlers. *Child Abuse Neglect, 28*(8), 877–888.

ZERO To THREE. (2016). *DC:0–5™: Diagnostic classification of mental health and developmental disorders of infancy and early childhood.* Washington, DC: ZERO To THREE.

Aufmerksamkeitsdefizit-/ Hyperaktivitätsstörungen (ADHS)

Franz Petermann, Mona Céline Schwörer und Uwe Ruhl

Inhaltsverzeichnis

© Springer-Verlag GmbH Deutschland, ein Teil von Springer Nature 2020
J. Hoyer und S. Knappe (Hrsg.), *Klinische Psychologie & Psychotherapie*,
https://doi.org/10.1007/978-3-662-61814-1_38

38.1 Grundlagen

Noch die ICD-9 beschrieb bis 1990 das hyperkinetische Syndrom ausschließlich als Erkrankung des Kindesalters (▶ Klinisch betrachtet „Fallbeispiel: ADHS im Kindesalter"). In Angleichung an die DSM-Kriterien wird seit 1991 diese Einengung auf einen bestimmten Altersbereich jedoch nicht mehr getroffen. Forschungsergebnisse zeigen vielmehr, dass die Störung eine hohe Stabilität aufweist. Bei bis zu 78 % der Betroffenen persistiert die Symptomatik bis ins Erwachsenenalter, wobei die Angaben nicht konsistent sind (Biederman et al. 2010). Im Erwachsenenalter bleiben die Grundzüge der Störung (Aufmerksamkeitsstörungen, Impulsivität und Hyperaktivität; ▶ Klinisch betrachtet „Fallbeispiel: ADHS im Erwachsenenalter") erhalten, wenngleich

sich zumeist Verschiebungen in den Ausprägungen ergeben (Schmidt et al. 2010). In den meisten Fällen nimmt die Hyperaktivität im Laufe der Lebensspanne ab (Barkley 2011; APA 2015). Zudem wird den Folgen der ADHS und den möglichen komorbiden Störungen wie etwa einer antisozialen Persönlichkeitsstörung oder Substanzmissbrauch im Erwachsenenalter oft mehr Beachtung geschenkt (Schmidt et al. 2010). Die Persistenz der Störung ist Gegenstand anhaltender Diskussionen und weist auf die Problematik einer einheitlichen diagnostischen Einordnung hin (Hampel et al. 2004). Aber auch im Kindes- und Jugendalter treten begleitend häufig zusätzliche emotionale Probleme, aggressiv-dissoziale Verhaltensweisen oder Lern- und Leistungsstörungen auf, die die Prognose verschlechtern (Petermann und Petermann 2012).

Klinisch betrachtet

Fallbeispiel: ADHS im Kindesalter

Ein 9-jähriger Junge wird vorgestellt, da er seit der Einschulung unter starkem (beidseitigem) Augenzwinkern leidet. Dieser Tic würde vor allem in Anspannungssituationen auftreten, während er im Urlaub nicht zu beobachten sei. In der vertiefenden Anamnese schildern sowohl die Eltern als auch die Lehrkräfte, dass der Patient häufig unaufmerksam und insgesamt motorisch sehr aktiv sei. Häufig „platze" die Antwort aus ihm heraus. Er sei sehr intelligent und würde sich für viele Dinge interessieren, allerdings nicht immer alles zu Ende bringen.

Anamnese

Schwangerschaft und Geburt seien unauffällig gewesen. Wegen Koordinationsproblemen war der Patient schon früh in kinderärztlicher Behandlung, eine Frühförderung wurde mit guten Erfolgen durchgeführt. Von Beginn an sei er gut sozial integriert, aber auch schon immer wegen Impulsivität und Hyperaktivität auffällig gewesen. In der Schule sei er, bei guter sozialer Integration, sehr ehrgeizig. Wegen des Blinzeltics sei er kurzfristig von Mitschülern gehänselt worden. Der Patient habe eine ältere Schwester (15 Jahre), die sehr gut in der Schule mitkomme, ihr falle alles leicht. Beide verstünden sich gut, es bestehe aber eine deutliche Konkurrenz. Der Vater ist mit einem mittelständischen Betrieb selbstständig, die Mutter seit 2 Jahren wieder als Immobilienmaklerin berufstätig.

Eine überdurchschnittliche Intelligenz wurde mit der „Kaufman-ABC-II" erfasst, Teilleistungsschwächen zeigten sich im Bereich der Aufmerksamkeit und Impulsivität („Continuous Performance Test": absolute Trefferzahl: 85,3 %; relative Trefferzahl: 75,5 %). In den Fremdbeurteilungsskalen („Conners-Fragebogen für Eltern und Kinder", „Child Behavior Checklist für Eltern") finden sich weit überdurchschnittliche Werte im Bereich Unaufmerksamkeit/Impulsivität bei ansonsten unauffälligen Werten.

Körperlich-neurologischer Befund

Der Junge ist altersentsprechend entwickelt (26,9 kg; 1,39 m). Bei einer schmalen Statur fällt ein leichtes Untergewicht auf; Allgemein-, Pflege- und Ernährungszustand sind gut, Fein- und Grobmotorik unauffällig, die Körperkoordination ist gut. Anamnestisch gab es in der Vorschulzeit Auffälligkeiten in der Grob- und Feinmotorik. Das EEG ergab eine altersentsprechende Grundaktivität ohne Hinweise auf eine erhöhte Krampf- oder Anfallsbereitschaft.

Diagnose

Einfache Aktivitäts- und Aufmerksamkeitsstörung (ICD-10: F90.0), chronische motorische und vokale Ticstörung (ICD-10: F95.1), umschriebene Entwicklungsstörung der motorischen Funktionen (Entwicklungsdyspraxie: ICD-10: F82.-).

Verhaltensanalyse und Entstehungsmodell

Aufgrund der vorliegenden Aktivitäts- und Aufmerksamkeitsstörung kann im Zusammenhang mit dem Blinzeltic von einer geringen Impulssteuerung ausgegangen werden. Diese grundlegende Handlungsbereitschaft zeigt eine deutlich ausgeprägte Beeinflussbarkeit durch interne und externe Faktoren auf (◘ Tab. 38.1). Als Beispiel kann hierbei die Urlaubssituation herangezogen werden, in der der Blinzeltic deutlich abgenommen hatte. Hingegen lassen sich in der Schule und zu Hause Stressoren identifizieren, welche in Zusammenhang mit der Aktivitäts- und Aufmerksamkeitsstörung zu sehen sind. Im häuslichen Bereich konkurriert der Patient massiv mit seiner älteren Schwester, welche sowohl in ihrem sozialen Umfeld als auch in der Schule keine Schwierigkeiten hat („der fällt alles leicht"). Im schulischen Bereich fällt das impulsive, unaufmerksame und hyperaktive Verhalten des Patienten gleichfalls auf und führt zu Misserfolgserlebnissen in sozialen und Leistungssituationen.

38

Behandlung

Zunächst wurde eine ausführliche Psychoedukation mit den Eltern in Hinblick auf die genannten Störungen durchgeführt. In regelmäßigen Abständen (nach jeder vierten Einzeltherapiesitzung) fand ein Elterngespräch statt.

Zur Behandlung des festgestellten Selbststeuerungsdefizits wurde zunächst eine ausführliche Form der progressiven Muskelentspannung mit dem Patienten durchgeführt. Auch bei der Durchführung der progressiven Muskelentspannung zeigte sich weiterhin eine gesteigerte motorische Unruhe und Impulsivität. Der Patient schätzte aber subjektiv den Entspannungseffekt als sehr hoch ein. In einem zweiten, spielerisch orientierten Teil sollten vor allem kognitive Handlungsstrategien (Strategietraining nach Lauth und Schlottke 2019) erarbeitet werden. Gut motiviert war er vor allem bei Übungsmaterialien, welche am PC durchführbar sind. Der Patient wählte hierbei häufig sehr schwere Aufgaben. Aufgrund seiner sehr guten Intelligenz besitzt er gute Problemlösestrategien, die er aber häufig nicht anwendet: Er rät und lässt sich durch Misserfolge demotivieren, möchte dann am liebsten die Aufgaben wechseln. Durch systematische Handlungsunterbrechung (Stoppsignale), Verbalisation und Selbstinstruktion der Teilschritte verbesserte sich der impulsive Handlungsstil deutlich.

Sowohl eine Verhaltensbeobachtung in der Schule als auch in der Behandlungssituation führen zu einer deutlichen Abnahme des Blinzeltics auf ein Maß, das im Alltag nicht mehr auffällt. Dies ist vor allem darauf zurückzuführen, dass sich nicht nur die Häufigkeit des Auftretens verringerte, sondern vor allem der Grad der erlebten Beeinträchtigung sich positiv verändert hat. Gleiches gilt für das unaufmerksame, impulsive und motorisch unruhige Verhalten. Sowohl die Verhaltenseinschätzungen durch Eltern und Lehrer als auch eine wiederholte Leistungsdiagnostik bestätigen eine deutliche Verbesserung.

Auf eine medikamentöse Behandlung (z. B. mit Methylphenidat) wurde aufgrund des sehr guten psychosozialen Niveaus und der vorhandenen Ressourcen in Absprache mit den Eltern verzichtet.

Therapieevaluation

Die Aufmerksamkeitsleistung des Patienten hat sich deutlich verbessert, testpsychologisch zeigt sich nach 6 Monaten eine deutliche Verbesserung im „Continuous Performance Test" (absolute Trefferzahl: 97,3 %, relative Trefferzahl: 94,3 %). Die Einschätzungen im „Conners-Fragebogen" bestätigen eine signifikante Abnahme von unaufmerksamen und impulsiven/hyperaktiven Verhaltensweisen in der Schule und zu Hause.

Die Ticstörung besteht weiterhin, sie hat sich jedoch in Hinblick auf Qualität und Quantität deutlich verbessert: Zu Hause und in der Schule zeigt die standardisierte Verhaltensbeobachtung mehrere Tage keine Auffälligkeiten mehr. Im Alltag wird der Patient hierauf nicht mehr angesprochen und fühlt sich nicht beeinträchtigt. Auch die Eltern berichten von einer Verbesserung.

◘ Tab. 38.1   Signierung einer Leistungssituation. (Petermann 2019, S. 55, mit freundlicher Genehmigung vom Hogrefe Verlag)

S	O	R	K	C
S^8: Hausaufgaben weitermachen (schwierige Aufgaben)	Zustand nach Entwicklungsdyspraxie	**Verhalten:** 12-maliges heftiges Blinzeln, steht auf **Physiologisch:** gesteigerte muskuläre Anspannung **Kognitionen:** Ich weiß ja wie das geht, da ist ja mein Flugzeug, jetzt am PC spielen, das ist ja Kinderkram **Emotion:** erregt	C^+; k + m: Fängt gleich an zu spielen $C/^+$; k: Bekommt keine emotionale Zuwendung C^-; k: Hausaufgaben dauern länger Unaufmerksamkeit nimmt zu, blickt im Raum umher m: Kann nur noch eine Stunde spielen l: Geringes Selbstwertgefühl $C/^-$; k: Scheitert nicht an der Aufgabe	Jeden Tag

S^8 äußere Situation; C^+ positive Konsequenz; C^- negative Konsequenz (direkte Bestrafung); $C/^+$ Wegfall positiver Konsequenz (indirekte Bestrafung); k kurzfristig; l langfristig

Klinisch betrachtet

Fallbeispiel: ADHS im Erwachsenenalter

(Das Fallbeispiel zur ADHS im Erwachsenenalter stammt aus dem Manual des ADHS-E; Schmidt und Petermann 2013, S. 77).

Ein 22-jähriger Patient stellt sich in einer psychotherapeutischen Ambulanz vor, da seine Mutter ihm mit dem Rauswurf aus dem Elternhaus gedroht habe. Auslöser dafür war eine Party, in deren Folge die Eltern ihren Sohn „völlig zugedröhnt und nicht ansprechbar" vorgefunden hatten und dies nur „die Spitze des Eisbergs" sei. Als weitere Probleme führen sowohl Patient als auch Eltern ständige Streitereien an. Die Eltern schildern diese als „grundlose Beleidigungen", deren Ursache sie sich nicht erklären könnten. Zudem würde er sich sehr respektlos verhalten und „Dinge zerstören" (nach Angaben des Patienten häufig aus Unachtsamkeit). Stelle man den Patienten zur Rede, dann würde er „völlig unangemessen reagieren", herumbrüllen und die Eltern beschimpfen. Der Patient selbst beschreibt die Probleme ähnlich. So sieht er bedingt ein, dass sein Verhalten der Grund für die häufigen Streitereien sei, gibt aber auch an, dass seine Eltern „sehr empfindlich" seien. Er selbst sage, wenn er gereizt werde, würde er so schnell wütend, dass er seine Reaktionen kaum kontrollieren könne. Dies tue ihm im Nachhinein oft leid, entschuldigen würde er sich aber mittlerweile kaum noch, da er den Eindruck habe, seine Eltern würden ihn „sowieso nicht verstehen". Befragt nach Problemen in der Schule bzw. im Job geben beide an, dass der Patient „nichts gebacken" kriege. Die Eltern sehen dies in der Faulheit des Patienten begründet, der Patient gibt an, es nicht zu schaffen, da er sich in der Berufsschule gar nicht konzentrieren könne und dann „1000 andere Dinge" tue. Seine Noten seien schlecht. Auch im Ausbildungsbetrieb gebe es Probleme. Dies sei häufiger Ärger mit dem Vorgesetzten, da der Patient äußerst unstrukturiert arbeite und sich nichts sagen lasse. Der Patient beschreibt eine akute Gefahr, den Ausbildungsplatz zu verlieren. Aufgrund der angeführten Probleme ginge es ihm sehr schlecht. Selbstvorwürfe wie „Ich bin doch sowieso zu nichts zu gebrauchen!" und „Meinen Eltern wäre es doch viel lieber, wenn es mich nicht gäbe!" unterstreichen das deutlich herabgesetzte psychische Funktionsniveau.

Anamnese

Schon während der Schulzeit sei der Patient durch zappeliges Verhalten auffällig geworden. Er habe dem Unterricht kaum folgen können und deshalb oft andere Mitschüler abgelenkt. Sein Arbeitsstil sei stets chaotisch gewesen. Dies habe dazu geführt, dass er von der Gymnasialstufe auf die Hauptschule gekommen sei, die er „nur gerade so" geschafft habe. Dies sei Kern der Streiter-

eien zwischen dem Patienten und seinen Eltern gewesen, da diese ihm vorhielten, sein Potenzial nicht auszunutzen, und er immer wieder betont hätte, es nicht zu können. Sein damaliges soziales Umfeld beschrieben die Eltern als „katastrophal". Seine jugendlichen Freunde wären in der Regel immer etwas älter als der Patient gewesen und hätten einen „schlechten Einfluss" auf ihn gehabt. So kam der Patient schon früh mit Drogen in Kontakt (Marihuana ab dem 14. Lebensjahr, mit ca. 16 Jahren Speed und Ecstasy). Mit dem 15. Lebensjahr habe es zum ersten Mal eine polizeiliche Anzeige wegen Sachbeschädigung gegeben. Seitdem sei es immer wieder zu verschiedenen Delikten gekommen, was dazu geführt habe, dass der Patient nun vorbestraft sei.

Vorbefund

Zum Zeitpunkt der Untersuchung waren keine Vorbefunde und/oder psychotherapeutische Maßnahmen veranlasst oder durchgeführt worden.

Diagnostik

Im ADHS-E war der Patient mit einem Gesamt-T-Wert von 74 klinisch auffällig. Um den Umfang klinisch relevanter Informationen zu erweitern, wurde zusätzlich das ADHS-LE eingesetzt. Es war diagnostisch notwendig, weitere Informationen sowohl zum Vorliegen retrospektiver Symptome zu erhalten als auch den Substanzmittelmissbrauch und die Gründe dafür zu erheben.

In der Betrachtung des Profilverlaufs wird deutlich, dass bis auf die Kontrollskala „Extraversion" (T = 57) alle Skalen oberhalb des Referenzbereiches liegen. Dabei befinden sich die Skalen, die sich auf neuropsychologische Parameter der Aufmerksamkeitsstörung beziehen, im klinisch signifikanten Bereich (T > 70). So sind die meisten Probleme im Bereich „Impulskontrolle und Disinhibition" angegeben (T = 76), die Bereiche „Aufmerksamkeitssteuerung" und „Unruhe und Überaktivität" (T = 71) weichen aber nur wenig davon ab. Auf der Verhaltensebene liegt die Skala „Emotion und Affekt" (T = 76) im klinisch auffälligen Bereich, während die Skala „Stresstoleranz" zwar darunter liegt, aber dennoch oberhalb der Referenzpopulation, sodass von einer ausreichenden Beeinträchtigung durch diese Schwierigkeiten ausgegangen werden kann. Die Symptomausprägung auf der Skala „Retrospektive Angaben" (T = 75) beschreibt ein Vorliegen von ADHS-Symptomen in der Grundschulzeit. Dies führt zu einem Gesamtproblemwert (T = 71), der auf eine klinisch bedeutsame Beeinträchtigung durch das Vorhandensein von ADHS-Symptomen schließen lässt.

Bezüglich des Substanzmittelmissbrauchs wird deutlich, dass der Patient die aufgeführten Substanzen in der Regel an den Wochenenden einnimmt, Marihuana und Speed allerdings auch teilweise unter der Woche konsumiert. Er selbst beschreibt dabei weniger berauschende oder stimulierende Zustände in seinem Verhalten, sondern vielmehr eine größere Ruhe und eine gesteigerte Fähigkeit zur Aufmerksamkeitsfokussierung. Der Konsum ist als Tendenz zur Selbstmedikation einzuschätzen.

Interpretation
Bei dem Patienten liegen funktionale Defizite der Aufmerksamkeitsleistungen vor. Dies wird über die ersten drei Skalen im Profilbogen (Aufmerksamkeitssteuerung, Unruhe und Überaktivität, Impulskontrolle und Disinhibition) erfasst. In allen Bereichen beschrieben sowohl die Eltern als auch der Patient in der Anamnese deutliche Beeinträchtigungen, die bereits seit der Kindheit bestehen und über das Jugendalter hinaus bis heute persistieren. Die daraus resultierenden Probleme sind sowohl im familiären als auch im beruflichen bzw. schulischen Kontext deutlich erkennbar. Die Beeinträchtigungen sind stark ausgeprägt. Lediglich im Profilverlauf wird ersichtlich, dass „Unruhe und Überaktivität" leicht unter den anderen Funktionsbereichen liegt, aber die Werte dieser Skala liegen immer noch oberhalb des T-Wert-Bereiches von 70 und sind somit klinisch auffällig.
Den Angaben des Patienten zufolge resultiert daraus eine starke emotional-affektive Belastung. Die Selbstvorwürfe, die in den Gesprächen mit dem Patienten auffielen, weisen auf einen erheblichen Leidensdruck hin. Das ebenfalls auffällige Ergebnis im Bereich „Stresstoleranz" ist im konkreten Fall ebenfalls als Folge der funktionalen Beeinträchtigungen zu verstehen. Es ist aber zusätzlich festzustellen, dass gerade die emotional-affektiven Belastungen die Fähigkeit beeinflussen, angemessen und planvoll zu handeln und sich an konkrete Situationen anzupassen.

Die Erfassung des Drogenkonsums war bei dem Patienten in zweierlei Hinsicht wichtig. Zum einen sind Tendenzen zur „Selbstmedikation" ein gutes Merkmal im Sinne der Interpretation einer ADHS. So zeigt sich, dass der Patient Probleme (mangelnde Fähigkeit der Aufmerksamkeitsfokussierung und die damit verbundene erhöhte Ablenkbarkeit) über den Einsatz der Substanzmittel reduzieren möchte und diese Mittel nicht benutzt, um sich im Sinne eines Rauschzustandes zu stimulieren. Dies ist we-

sentlich für die Therapieplanung, da aus therapeutischer Sicht im Rahmen der Psychoedukation darauf verwiesen werden kann, dass ein ähnlicher Effekt über die Kombination verhaltenstherapeutischer Maßnahmen und pharmakotherapeutischer Behandlung erreicht werden kann. Somit kann die Compliance aufseiten des Patienten erhöht werden, am therapeutischen Geschehen (dafür ist der Verzicht auf den Drogenkonsum wesentlich) aktiv mitzuwirken. Der zweite wesentliche Aspekt besteht in der ungünstigen Wechselwirkung zwischen psychopharmakologischer Behandlung und dem Substanzmittelmissbrauch. Daher ist es unbedingt notwendig, dass der Patient keine Substanzmittel konsumiert, sollte er eine pharmakologische Behandlung erhalten.

Weiteres Vorgehen
Aufgrund der deutlichen Ausprägung des Aufmerksamkeitsdefizits wurden weitere neuropsychologische Verfahren eingesetzt, um das Vorliegen eines Funktionsdefizits zu spezifizieren. Zudem erfolgte eine differenzialdiagnostische Abgrenzung zu anderen Störungsbildern unter Einsatz des SKID I und II. Hier ist insbesondere eine Borderline-Persönlichkeitsstörung abzugrenzen, da die Probleme des Patienten auch in der Anamnese eine deutliche Überlappung mit den Diagnosekriterien zeigten. Neben der Befragung des Patienten wurden Interviews mit den Eltern unter Beachtung der Schulzeugnisse durchgeführt, um die in der betreffenden Skala erhobenen Befunde zu verfestigen. Der Patient erfüllte die Diagnosekriterien einer ADHS bei Erwachsenen (ICD-10: F90.0). Als komorbide Störung wurde eine Störung des Sozialverhaltens mit depressiver Stimmung (ICD-10: F92.0) festgestellt, da die affektive Verstimmung insbesondere aus den Problemen durch das auffällige Sozialverhalten resultiert. Das daraufhin individuell abgeleitete therapeutische Vorgehen stützt sich auf einen verhaltenstherapeutischen Ansatz, in welchem im Sinne einer Krisenintervention zunächst Strategien entwickelt wurden, die angespannte familiäre Lage zu entspannen. Im Anschluss wurden die Bereiche Emotionswahrnehmung und -regulation trainiert, alltagsnahe Strategien zur Kontrolle von Verhalten erlernt und Übungen, die sich an die direkt beeinträchtigten Funktionen richten (z. B. das simultane Bearbeiten zweier Aufgaben mit steigendem Anspruch), durchgeführt. Flankierend wurde eine pharmakotherapeutische Behandlung empfohlen.

38.2 Klassifikation und Diagnostik

38.2.1 Klassifikation

Kardinalsymptome der Aufmerksamkeitsdefizit-/ Hyperaktivitätsstörung nach DSM-5

Als Kardinalsymptome der Aufmerksamkeitsdefizit-/Hyperaktivitätsstörung werden gemäß DSM-5 beschrieben:

— **Unaufmerksamkeit,** d. h. vor allem Nichtbeachten von Einzelheiten, Flüchtigkeitsfehler, hohe Ablenkbarkeit, Vergesslichkeit und fehlendes Konzentrationsvermögen, Nichtbeenden von Tätigkeiten, vorzeitiges Abbrechen von fremdbestimmten Aufgaben, Defizite in der Organisation und Umsetzung von Arbeitsabläufen, Verlieren von Gegenständen („Schusseligkeit")

— **Impulsivität** auf kognitiver, emotionaler und motivationaler Ebene, z. B. wechselnde Ideen, rasche Stimmungswechsel, rascher Wechsel von Handlungen, und

— **Hyperaktivität,** gekennzeichnet durch mangelhaft regulierte, überschießende motorische Aktivität und Ruhelosigkeit.

(Auszug; Abdruck erfolgt mit Genehmigung vom Hogrefe Verlag Göttingen aus dem Diagnostic and Statistical Manual of Mental Disorders, Fifth Edition © 2013 American Psychiatric Association, dt. Version © 2018 Hogrefe Verlag)

Hierbei unterscheiden sich die beiden Klassifikationssysteme (ICD-10 und DSM-5) in ihrer Kombination der Symptomkriterien zu Subgruppen und in ihren Bezeichnungen der Störung (◨ Abb. 38.1). In der ICD-11 nähert sich die ADHS-Klassifikation voraussichtlich stark an das DSM-5 an.

Diagnose nach DSM-5

Das DSM-5 sieht zusätzlich für die Diagnose einer Aufmerksamkeitsdefizit-/Hyperaktivitätsstörung noch folgende Kriterien vor (Auszug; Abdruck erfolgt mit Genehmigung vom Hogrefe Verlag Göttingen aus dem Diagnostic and Statistical Manual of Mental Disorders, Fifth Edition, © 2013 American Psychiatric Association, dt. Version © 2018 Hogrefe Verlag):

A) Ein durchgehendes Muster von Unaufmerksamkeit und/oder Hyperaktivität-Impulsivität (…), welches das Funktionsniveau oder die Entwicklung beeinträchtigt.

Unaufmerksamkeit: Sechs oder mehr der folgenden Symptome sind während der letzten 6 Monate bestän-

dig in einem mit dem Entwicklungsstand nicht zu vereinbarenden Ausmaß aufgetreten und wirken sich direkt negativ auf soziale und schulische/berufliche Aktivitäten aus: (…).

a) Beachtet häufig Einzelheiten nicht oder macht Flüchtigkeitsfehler (…).

b) Hat oft Schwierigkeiten, längere Zeit die Aufmerksamkeit bei Aufgaben oder beim Spielen aufrechtzuerhalten (…).

c) Scheint häufig nicht zuzuhören, wenn andere ihn bzw. sie ansprechen (…).

d) Führt häufig Anweisungen anderer nicht vollständig durch und bringt Schularbeiten, andere Arbeiten oder Pflichten am Arbeitsplatz nicht zu Ende (…).

e) Hat häufig Schwierigkeiten, Aufgaben und Aktivitäten zu organisieren (…).

f) Vermeidet häufig, hat eine Abneigung gegen oder beschäftigt sich nur widerwillig mit Aufgaben, die länger andauernde geistige Anstrengungen erfordern (…).

g) Verliert häufig Gegenstände, die für bestimmte Aufgaben oder Aktivitäten benötigt werden (…).

h) Lässt sich oft durch äußere Reize leicht ablenken (…).

i) Ist bei Alltagstätigkeiten häufig vergesslich (…).

Hyperaktivität und Impulsivität: Sechs oder mehr der folgenden Symptome sind während der letzten 6 Monate beständig in einem mit dem Entwicklungsstand nicht zu vereinbarenden Ausmaß aufgetreten und wirken sich direkt negativ auf soziale und schulische/berufliche Aktivitäten aus: (…)

a) Zappelt häufig mit Händen und Füßen oder rutscht auf dem Stuhl herum.

b) Steht oft in Situationen auf, in denen Sitzenbleiben erwartet wird (…).

c) Läuft häufig herum oder klettert exzessiv in Situationen, in denen dies unpassend ist (…).

d) Hat häufig Schwierigkeiten, ruhig zu spielen oder sich mit Freizeitaktivitäten ruhig zu beschäftigen.

e) Ist häufig „auf dem Sprung" oder handelt oftmals, als wäre er bzw. sie „getrieben" (…).

f) Redet häufig übermäßig viel.

g) Platzt häufig mit den Antworten heraus, bevor die Frage zu Ende gestellt ist (…).

h) Kann häufig nur schwer warten, bis er bzw. sie an der Reihe ist (…).

i) Unterbricht oder stört andere häufig (…).

B) Mehrere Symptome der Unaufmerksamkeit oder der Hyperaktivität-Impulsivität treten bereits vor dem Alter von 12 Jahren auf.

C) Mehrere Symptome der Unaufmerksamkeit oder der Hyperaktivität-Impulsivität bestehen in zwei oder mehr verschiedenen Lebensbereichen (…).

Diagnosen nach ICD-10

F 90.0 Einfache Aktivitäts- und Aufmerksamkeitsstörung

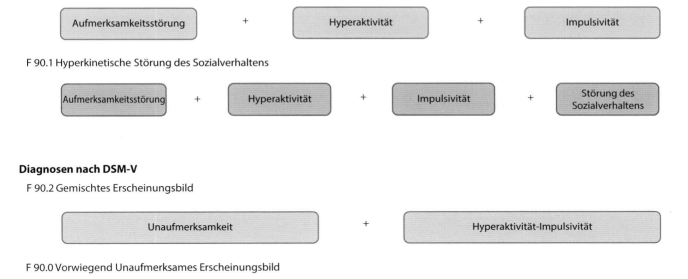

F 90.1 Hyperkinetische Störung des Sozialverhaltens

Diagnosen nach DSM-V

F 90.2 Gemischtes Erscheinungsbild

F 90.0 Vorwiegend Unaufmerksames Erscheinungsbild

F 90.1 Vorwiegend Hyperaktiv-Impulsives Erscheinungsbild

■ **Abb. 38.1** Klassifikation der ADHS in ICD-10 und DSM-5

D) Es sind deutliche Hinweise dafür vorhanden, dass sich die Symptome störend auf die Qualität des sozialen, schulischen oder beruflichen Funktionsniveaus auswirken oder diese reduzieren.

E) Die Symptome treten nicht ausschließlich im Verlauf eine Schizophrenie oder anderen psychotischen Störung auf und könne auch nicht durch eine andere psychische Störung besser erklärt werden (z. B. schizoaffektive Störung, Angststörung, dissoziative Störung, Persönlichkeitsstörung, Substanzintoxikation oder -entzug).

(…)

rung auf einen Beginn vor dem 12. Lebensjahr hochgesetzt. Das DSM-IV-TR legt den Schwerpunkt auf das Kindesalter, das DSM-5 weitet auf Jugendliche und Erwachsene aus und formuliert die Kriterien für die gesamte Lebensspanne. Des Weiteren wird nach dem DSM-IV-TR keine ADHS-Diagnose gestellt, wenn die Symptomatik einer tiefgreifenden Entwicklungsstörung zuzuschreiben ist. Nach dem DSM-5 ist ein komorbides Auftreten einer Autismusspektrumstörung möglich. Darüber hinaus kommt mit dem DSM-5 die Bestimmung eines Schweregrads hinzu (leicht, mittel und schwer), welcher sich zum einen an der Anzahl der Symptome orientiert und zum anderen die Beeinträchtigung des Funktionsniveaus einbezieht (APA 2015; Saß et al. 2003).

■ **Änderungen vom DSM-IV-TR zum DSM-5**

Mit der 5. Auflage des „Diagnostic and Statistical Manual of Mental Disorders" (APA 2015) sind verschiedene Änderungen verbunden. Für die DSM-5-Diagnose muss die Symptomatik nicht mehr vor dem 7. Lebensjahr auftreten, sondern wurde mit der Neue-

38.2.2 Diagnostik

Eine multimodale Diagnostik in Kindheit, Jugend und Erwachsenenalter ist zwingend notwendig. ■ Abb. 38.2 stellt die Schritte des diagnostischen Vorgehens bei Kindern und Jugendlichen mit ADHS dar.

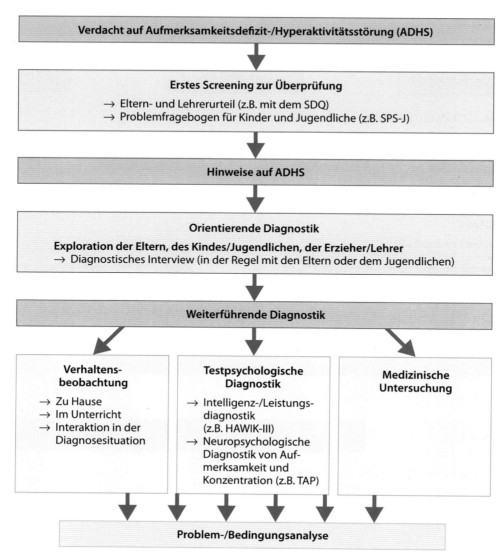

Abb. 38.2 Diagnostisches Vorgehen bei ADHS im Kindes- und Jugendalter

Klinisch betrachtet

„Fragebogen zu Stärken und Schwächen"

Der „Fragebogen zu Stärken und Schwächen" („Strengths and Difficulties Questionnaire"; SDQ) besteht aus 25 Fragen, die in 5 min von Eltern bzw. Lehrern beantwortet werden können. Jeweils 5 Fragen werden dabei zu den Subskalen emotionale Probleme, Hyperaktivität/Unaufmerksamkeit, Probleme mit Gleichaltrigen, Verhaltensauffälligkeiten und prosoziales Verhalten zusammengefasst. Als Screeningverfahren besitzt der SDQ hervorragende Kennwerte, er liegt in mehr als 40 Sprachen vor und kann zu nicht kommerziellen Zwecken unter ▶ http://www.sdqinfo.com heruntergeladen werden. Die Effektivität des SDQ wird sehr gut beurteilt (Banaschewski et al. 2004b). In den Prädiktoreigenschaften zeigt sich der SDQ der „Child Behavior Check List" in allen Altersgruppen (5- bis 7-Jährige, 8- bis 10-Jährige, 11- bis 13-Jährige) überlegen.

Bei einem Verdacht auf ADHS sollte zunächst ein Screening sowohl aus Sicht der Eltern als auch aus Lehrersicht erfolgen. Banaschewski et al. (2004a) illustrieren, dass der „Fragebogen zu Stärken und Schwächen" (SDQ; Klasen et al. 2003) besonders gut als ADHS-Screeninginstrument im Kindesalter eingesetzt werden kann (▶ Klinisch betrachtet).

Mit dem „Screening psychischer Störungen im Jugendalter" (SPS-J-II; Hampel und Petermann 2012) werden über vier Subskalen internalisierende und externalisierende Störungen aus Sicht der Jugendlichen selbst abgeklärt. Für die ADHS-Problematik sind vor allem die Subskalen „aggressiv-dissoziales Verhalten" und „Ärgerkontrollprobleme" von Bedeutung. Im Jugend- und Erwachsenenalter steht mit der „Adult ADHD Self-Report Scale" (ASRS: Version 1.1.; WHO 2003) ein Verfahren der WHO als Kurzscreening zur Verfügung. Mit dem „ADHS-Screening für Erwachsene" (ADHS-E; Schmidt und Petermann 2013) und den „Homburger ADHS-Skalen für Erwachsene" (HASE; Rösler et al. 2008) liegen zwei weitere Untersuchungsverfahren zur Diagnostik der ADHS im Erwachsenenalter vor. Zur Beurteilung der Beschwerden in der Kindheit aus der Retrospektive wurden die „Wender Utah Rating Skalen" (WURS-K; Retz-Junginger et al. 2002) veröffentlicht. Zur Verlaufsbeurteilung und zum Screening können die „Brown Aufmerksamkeitsstörungsskalen" (BADS; Brown 1996, dt. 2006) dienen.

Spricht beim Screening vieles für eine Aufmerksamkeitsdefizit-/Hyperaktivitätsstörung, sollte eine weiterführende, multimodale Diagnostik erfolgen (◻ Abb. 38.2). Beispielsweise wird im Rahmen der BADS auch ein umfangreiches Schema zur Diagnostik und Differenzialdiagnostik vorgestellt (Fragebogen, standardisiertes Interview, allgemeine und spezifische Leistungstests). Neben einer ausführlichen Exploration sollte unbedingt auch eine neuropsychologische Diagnostik durchgeführt werden (Petermann und Petermann 2019). Wengleich nicht bei allen Kindern mit ADHS Defizite auf neuropsychologischer Ebene nachweisbar sind (Nigg et al. 2005; de Zeeuw et al. 2012; Sonuga-Barke et al. 2010), so spielen sie doch in den Erklärungsmodellen eine bedeutsame Rolle (▶ Abschn. 38.4). Werden sie im Einzelfall nachgewiesen, sind sie ein weiterer Beleg für die Störung und bieten zudem Ansatzpunkte für die Therapie. Zur neuropsychologischen Diagnostik kann u. a. das „ADHS-Diagnostikum für Kinder und Jugendliche" (ADHS-KJ; Petermann und Petermann 2019) herangezogen werden, mit dem verschiedene auffällige Exekutivfunktionen (z. B. Handlungsplanung, flexible Aufmerksamkeitssteuerung) untersucht werden können. Mit der „Kaufman Computerized Assessment Battery" (K-CAB; Petermann 2010) liegt ein Verfahren für Kinder im Grundschulalter vor, das neben Aufmerksamkeitsprozessen auch kognitive Fähigkeiten erfasst. Im Jugend- und Erwachsenenalter sollten Verfahren wie der „Konzentrations-Leistungs-Test" (KLT; Düker et al. 2001) oder der „Frankfurter Adaptive Konzentrations-Test" (FAKT; Moosbrugger und Heyden 1998) angewandt werden. Sollte ein Kind oder Jugendlicher erkennbar in seinem schulischen Leistungsvermögen unter- oder überfordert sein, sollte dringend eine Intelligenztestbatterie (in der Regel der WISC-V) zum Einsatz kommen.

> **Wichtig**
> Kernsymptome der ADHS sind Aufmerksamkeitsstörungen, Hyperaktivität und Impulsivität – je nach Subtyp stehen bestimmte Symptome im Vordergrund. Eine multimodale Diagnostik ist zwingend notwendig.

38.3 Epidemiologie

38.3.1 Prävalenz

International geht man davon aus, dass 5,9–7,2 % der Kinder und Jugendlichen an einer Aufmerksamkeitsdefizit-/Hyperaktivitätsstörung leiden (Thomas et al. 2015; Willcutt 2012). Die Prävalenzangaben sind abhängig von der angewandten Methodik und dem Klassifikationssystem (Faraone et al. 2003). Nach DSM-5 wird von einer Prävalenz von 5 % bei Kindern und 2,5 % bei Erwachsenen ausgegangen (APA 2015).

38.3.2 Komorbidität

Bei Kindern und Erwachsenen mit ADHS ist das Auftreten komorbider Störungen eher die Regel als die Ausnahme, wobei hauptsächlich oppositionelle Störungen und Störungen des Sozialverhaltens sowie affektive und Angststörungen, aber auch Lern- oder Kommunikationsschwierigkeiten berichtet werden (Biederman 2005; Döpfner und Banaschewski 2013).

Begleit- und Folgesymptome der ADHS im Kindesalter
- Oppositionelle Verhaltensstörungen (30–50 %)
- Aggressiv-dissoziale Störungen (30–50 %)
- Lernstörungen und Teilleistungsdefizite (20–30 %)
- Emotionale Störungen:
  - Angststörungen (20 %)
  - Depressive Störungen (15 %)
  - Soziale Unsicherheit
- Ticstörungen
- Sprech- und Sprachstörungen
- Schulleistungsdefizite
- Erhöhte Konflikt- und Stresslevels in den Familien Betroffener

Lalonde et al. (1998) halten fest, dass das Vorhandensein komorbider Störungen stark in Abhängigkeit von den jeweiligen Subtypen variiert. Beim vorwiegend hyperaktiv-impulsiven Typ ist demnach eine höhere Prävalenz für aggressiv-dissoziales Verhalten zu beobachten im Vergleich zum vorrangig unaufmerksamen Typ (57 % versus 0 %) oder dem Mischtypus (57 % versus 8 %). Vor diesem Hintergrund schlagen etwa Jensen et al. (1997) zukünftig zwei Subtypen vor, die ein eigenständiges Störungsbild darstellen: den aggressiven und den ängstlichen Subtyp. Auf jeden Fall sollte man im Hinblick auf die Ätiologie sowie die Behandlungsschwerpunkte und -prognose vier **Formen des Auftretens** unterscheiden:

- ADHS ohne Komorbidität,
- ADHS mit aggressiv-dissozialem und/oder oppositionellem Trotzverhalten,
- ADHS mit Angststörungen und
- ADHS mit aggressiv-dissozialem Verhalten und Angststörungen.

38.3.3 Geschlechtseffekte

Obwohl in jüngster Zeit häufig diskutiert wird, dass Mädchen häufiger betroffen sind als angenommen, beträgt in epidemiologischen Studien das Geschlechterverhältnis (Jungen : Mädchen) 3:1 und steigt in klinischen Stichproben sogar auf 9:1 (Barkley 2011; Cantwell 1996). Hierbei sind wiederum die Subtypen zu berücksichtigen. Baumgaertel et al. (1995) beschreiben beim vorrangig unaufmerksamen Subtyp ein Geschlechterverhältnis von 2:1, beim vorwiegend hyperaktiv-impulsiven Subtyp aber von 5:1. Das ausgeprägtere Geschlechterungleichgewicht in klinischen Stichproben wird darauf zurückgeführt, dass Mädchen seltener einer Behandlung zugewiesen werden, da die Verhaltensbeurteilung einem Geschlechterbias unterliegt (Biederman et al. 2002). Sciutto et al. (2004) bestätigten diese Annahme: Sie legten Lehrkräften Fallbeschreibungen vor, in denen der Subtyp der ADHS und das Geschlecht variierte. Unabhängig vom Subtyp wurde für Jungen öfter eine diagnostische Abklärung empfohlen, obwohl die Beschreibungen für die Jungen und Mädchen identisch waren.

38.3.4 Verlauf

In allen Entwicklungsphasen weisen von ADHS Betroffene Besonderheiten auf. So waren bei denjenigen Kindern, die später die Diagnose ADHS erhielten, im Säuglings- und Kleinkindalter oft Schlaf- und Essprobleme vorhanden, im Kindergarten- und Vorschulalter sind motorische Unruhe, ziellose Aktivitäten, geringe Spielintensität und -ausdauer sowie Trotzverhalten auffällige Verhaltensweisen. Im Grundschulalter sind die große Unruhe und Ablenkbarkeit im Unterricht, Lernschwächen und oppositionelles (meist auch aggressives) Verhalten besonders kennzeichnend. Bei vielen Betroffenen ist dann ein Abschwächen der Symptome in der Spätadoleszenz zu beobachten (Petermann und Petermann 2012). Bei bis zu 78 % bleibt die Symptomatik bis ins Erwachsenenalter bestehen (Biederman et al. 2010), wobei sich bei Jugendlichen die Hypermotorik zumeist reduziert, jedoch jugendtypische oppositionelle Verhaltensweisen und Autonomiebestrebungen sowie impulsive Symptome bis hin zu Aggressionsproblemen in den Vordergrund treten (Biederman et al. 2000). Bei Erwachsenen geht die motorische Hyperaktivität ebenfalls zurück, sie empfinden dagegen oft eine innere Ruhelosigkeit und können sich nur schwer entspannen. Erwachsene mit ADHS nehmen die eigene Unaufmerksamkeit und Organisationsdefizite sowie ihre Impulsivität im Vergleich zum Kindesalter stärker selbst wahr und erleben sie als deutliche Belastung (Schmidt et al. 2010). Barkley (2011) geht von einem Fortbestehen der Störungssymptomatik über die Lebensspanne von 40 bis 60 % aus.

> ❯ Wichtig
>
> Die Prävalenzraten der ADHS liegen zwischen 5,9 und 7,2 %, wobei Jungen 3- bis 9-mal häufiger betroffen sind. Die Störung ist sehr stabil, wenngleich sich das Erscheinungsbild im Verlauf verändern kann; oft geht die Hypermotorik zurück.

38.4 Ätiologie

Konrad und Herpetz-Dahlmann (2004) unterscheiden in der aktuellen Ätiologieforschung zur ADHS zwei Richtungen:

1. den Versuch, durch kognitive Modelle die Mängel in der Informationsverarbeitung zu erklären und
2. das Bestreben neurobiologischer Modelle, die den Einfluss auf strukturelle und biochemische Prozesse zum Fokus haben.

Idealerweise gehören beide Sichtweisen zusammen, um die Verhaltensauffälligkeiten beschreiben zu können (Koglin und Petermann 2004).

Banaschewski et al. (2004b) geben eine Übersicht zur Neurobiologie der Aufmerksamkeitsdefizit-/Hyperaktivitätsstörung. Die Ergebnisse dieser Übersicht fließen in das folgende ätiologische Modell ein (◻ Abb. 38.3). Zusätzlich werden in diesem Modell auch psychosoziale Faktoren berücksichtigt. Im Folgenden werden einzelne Aspekte des Modells näher erläutert.

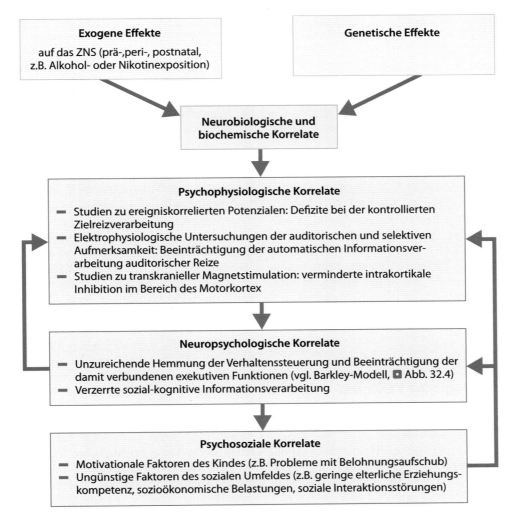

Abb. 38.3   ADHS: Ein ätiologisches Modell

38.4.1 Genetische Faktoren

Unbestritten ist eine Beteiligung genetischer Faktoren an der Entstehung hyperkinetischer Störungen. In Adoptionsstudien konnte nachgewiesen werden, dass die biologischen Eltern von ADHS-Betroffenen häufiger selbst die Kriterien eben dieser Störung erfüllten (Barkley 1998; Biederman 2005). Zwillingsstudien berichten weitgehend einheitliche Befunde: So referiert Cantwell (1996) Konkordanzraten von 55–92 % bei eineiigen Zwillingen. Werden strengere Forschungskriterien angewandt, können 70–91 % der Varianz für die Eigenschaft Hyperaktivität/Impulsivität durch genetische Faktoren aufgeklärt werden. Molekulargenetisch wurden Veränderungen beim Dopamin-D4-Rezeptor festgestellt, der infolgedessen weniger sensitiv sein soll (zusammenfassend Faraone et al. 2005). Zusätzlich wird der Einfluss des Dopamin-D2-Gens sowie eines Dopamintransportergens diskutiert. So zeigten schon Gill et al. (1997), dass eine bestimmte Variante des Transportergens DAT1 bei betroffenen Kindern häufiger vorkommt (Faraone et al. 2005).

38.4.2 Exogene Effekte auf das Zentralnervensystem

Als der britische Kinderarzt Still 1902 die Symptomkonstellation der ADHS erstmals in einem Bericht veröffentlichte, vertrat er die Ansicht, dass die Ursache dieser Störung nicht in einer schlechten Erziehung der Kinder, sondern in einer leichten Hirnverletzung zu suchen sei. Nach der Virusenzephalitis in den Jahren 1917 und 1918 wurde diese Auffassung vermehrt durch andere Ärzte akzeptiert, welche Beeinträchtigungen in Aufmerksamkeit und Gedächtnis und gesteigerte Impulsivität bei Kindern nach der Infektion feststellten. Die Annahme einer durch prä-, peri- und postnatale Komplikationen ausgelösten MCD („minimal cerebral dysfunction") konnte als Ursache dieser

Störungen jedoch nicht bestätigt werden (Esser und Schmidt 1987).

Einige Studien zeigen, dass Kinder mit einem geringen **Geburtsgewicht** später häufiger ADHS entwickeln als normalgewichtige Kinder (Botting et al. 1997). Ein geringes Geburtsgewicht erhöht nach Whittaker et al. (1997) das Risiko für Veränderungen der weißen Gehirnmasse mit Parenchymläsionen und/oder Ventrikelerweiterungen. Allerdings werden ähnliche Einflüsse auch für andere Störungsbilder diskutiert, sodass es sich nach derzeitigem Kenntnisstand eher um unspezifische Faktoren handelt. Dies gilt ebenfalls für den Einfluss von **toxischen Substanzen;** bei ADHS ist hier vor allem ein erhöhter Bleigehalt im Körper diskutiert worden. Auch durch diese konnte nur maximal 4 % der Varianz aufgeklärt werden (Barkley 2011). Ähnliches gilt für Alkohol- und Tabakkonsum der Mutter während der Schwangerschaft. Allerdings konnte in mehreren Studien eine erhöhte Auftretenshäufigkeit von ADHS bei Kindern gezeigt werden, deren Mütter in der Schwangerschaft geraucht haben (z. B. Laucht und Schmidt 2004).

38.4.3 Neurobiologische Faktoren

In Magnetresonanzstudien konnten neurobiologische Veränderungen aufgezeigt werden, z. B. ein kleineres Planum temporale der rechten Hemisphäre (Hynd et al. 1993), ein kleineres Corpus callosum (Giedd et al. 1994; Hynd et al. 1993) und kleinere Basalganglien, einschließlich Nucleus caudatus und Globus pallidus (Filipek et al. 1997). Mostofsky et al. (2002) stellten fest, dass Jungen mit ADHS im Durchschnitt 8,3 % kleinere Gehirnvolumen hatten. Barkley (2011) berichtet u. a. davon, dass der rechtsseitige Frontalkortex bei betroffenen Kindern kleiner ist. Daneben finden sich Hinweise, welche eine Lateralisierung dieser Auffälligkeiten nahelegen. So betonen Landau et al. (2003) bei-

spielsweise, dass eine Beteiligung der rechten Hemisphäre am Symptombild durch mehrere Studien nachgewiesen werden konnte. Durch Läsionsstudien ist bekannt, dass die Unversehrtheit der rechten Hemisphäre wichtig für die Aufrechterhaltung eines wachsamen Zustands ist (Stuss und Knight 2002).

Neurophysiologisch konnte bei Kindern mit ADHS mittels elektroenzephalografischen Untersuchungen (EEG) ein erhöhtes Niveau langsamer Wellenaktivität im Vergleich zu Gesunden nachgewiesen werden. Das zuverlässigste Maß hierfür war der höhere relative Anteil an Thetawellen sowohl bei geschlossenen als auch offenen Augen. Thetawellen treten normalerweise bei einem dösenden Wachzustand auf. Außerdem wurde häufig ein reduzierter relativer Anteil an Beta- (bei emotional/kognitiv bewegten Zuständen) und Alphawellen (bei entspannten Wachzuständen) bei den Kindern mit ADHS gefunden, wobei die absoluten Anteile weniger gut differenzierten. Des Weiteren konnten die Verhältnisse Theta/Alpha und Theta/Beta gut zwischen den gesunden und Kindern mit ADHS differenzieren (zusammenfassend Barry et al. 2003; Banaschewski et al. 2004a). Nach Rothenberger (1998) sind diese Befunde als zentralnervöse Entwicklungsverzögerung zu deuten und entsprechen damit dem modernen Verständnis, dass es sich um eine ADHS handelt, bei der es eine längere Entwicklungsspanne bedarf, bis die Betroffenen einen altersangemessenen Entwicklungsstand erreicht haben. Es liegt damit – nach dieser Auffassung – keine andersartige, auffällige Entwicklung bei Menschen mit ADHS vor. Bei einer Entwicklungsabweichung geht man hingegen von einer qualitativ anders verlaufenden Entwicklung aus. Auch für diese Position „ADHS als Entwicklungsabweichung" wurden Belege gefunden (Barry et al. 2003).

Des Weiteren zeigte sich bei der Betrachtung ereignisevozierter Potenziale (ERP) eine schmalere Amplitude bei den späten positiven Komponenten, die mit präfrontalen Kortexfunktionen in Verbindung stehen (▶ Studienbox).

Studienbox

Besonderheiten der ereignisevozierten Potenziale von ADHS-Patienten

Overtoom et al. (1998) stellten fest, dass Kinder mit ADHS eine geringere P300-Amplitude aufweisen, was nach den Autoren auf eine beeinträchtigte Reizorientierung in frühen Reizverarbeitungsphasen, aber weniger auf eine gestörte exekutive Reizverarbeitung hinweist. Auch Banaschewski et al. (2004a) sehen die These energetischer Defizite bei der kontrollierten Zielreizverarbeitung durch die verringerten Amplituden der P300-Komponenten gestützt. Weiterhin trat in der Studie von Overtoom et al. (1998) bei Kindern mit einem ADHS-Mischtypus keine auffällige N2-Amplitude auf, welche generell als Indikator für die Reaktionshemmung angesehen wird. Dagegen zeigten Kinder mit ei-

nem komorbiden oppositionellen Trotzverhalten eine schmalere N2-Amplitude. Einschränkend ist hierbei zu erwähnen, dass Satterfield et al. (1990) sowohl die P300- als auch die N2-Komponenten als altersabhängig beschrieben. Die Reaktionsbereitschaft von Kindern mit ADHS wurde auch mittels Auswertung der „contingent negative variation" (CNV) geprüft, die eine Potenzialverschiebung anzeigt, die als Vorbereitung auf eine motorische Reaktion oder Informationsverarbeitung auftritt. In der Studie von Sartory et al. (2002) konnte die Hypothese einer Unterfunktion frontaler inhibitorischer Prozesse bei Kindern mit ADHS dieses Typus gestützt werden.

Mit bildgebenden Verfahren können Anatomie und/oder Stoffwechselveränderungen des Gehirns während mentaler Prozesse sichtbar gemacht werden. In SPECT-Studien (Single-Photon-Emissions-Computertomografie) wurde bei ADHS eine verminderte Durchblutung in den präfrontalen Kortexregionen und den Verbindungsbahnen zum limbischen System über das Striatum, vor allem den Nucleus caudatus, gezeigt (Bush et al. 2005). Dies lässt vermuten, dass die zerebrale Aktivität bei Kindern mit ADHS in diesen Regionen vermindert ist.

38.4.4 Biochemische Faktoren

Insbesondere katecholaminerge Transmittersysteme spielen für die frontosubkortikalen Regelkreise, die den Ablauf von exekutiven Funktionen, Aufmerksamkeit und Motorik steuern, eine Rolle (Sagvolden und Sergeant 1998). Bei Kindern mit ADHS fanden sich Auffälligkeiten im Neurotransmittersystem, allerdings sind die Befunde hierzu nicht konsistent (Barkley 1998). Banaschewski et al. (2004a) fassen Befunde verschiedener Studien zusammen, die vor allem auf eine dopaminerge Hypofunktion bei ADHS hindeuten. Interessante neue Aspekte ergeben sich durch tierexperimentelle Studien, die nachweisen konnten, dass nicht nur die Aufmerksamkeit, sondern unabhängig hiervon auch das Lernen unter dem Einfluss von Methylphenidat verändert werden kann (Tye et al. 2010).

> **Wichtig**
> Der Entstehung von ADHS liegen wahrscheinlich Abweichungen in Aufbau und Funktion des frontalen striatalen Kortex zugrunde (Barkley 1998).

38.4.5 Neuropsychologische Faktoren

Die wichtigste (neuro-)psychologische Konzeption zur Erklärung der Aufmerksamkeitsdefizit-/Hyperaktivitätsstörung bietet Barkley (2006). Barkley geht dabei von einem Inhibitionskonzept aus (Koglin und Petermann 2004), das drei zusammenhängende Bereiche der Verhaltenssteuerung betrifft:

— Hemmung dominanter Handlungsimpulse,
— gezielte Steuerung einer laufenden Handlung und
— Fertigkeiten zur Unterdrückung interferierender Handlungstendenzen.

Die Inhibitionsprozesse bestimmen die Exekutivfunktionen, die der Handlungsausführung vorausgehen:

— verbales und nonverbales Arbeitsgedächtnis,
— Selbstregulation von Affekt, Motivation und Aufmerksamkeit,
— Verinnerlichung von Sprache zur Handlungsregulation sowie
— planerisches und problemlösendes Denken (◨ Abb. 38.4).

Barkley (2006) nimmt an, dass bei ADHS eine unzureichende Verhaltenshemmung besteht, die in Störungen der exekutiven Funktionen nachweisbar ist. Beides wiederum wirkt sich auf das sichtbare Verhalten wie etwa die verringerte motorische Kontrolle aus. Zu beachten ist allerdings, dass Barkley (2006) sein Modell auf den ADHS-Mischtyp bezieht und den vorwiegend unaufmerksamen Typ ausschließt. In verschiedenen Studien wird nahegelegt, dass der vorwiegend unaufmerksame Subtyp wahrscheinlich jedoch als eigenständige Störung aufgefasst werden muss (zusammenfassend Desman und Petermann 2005).

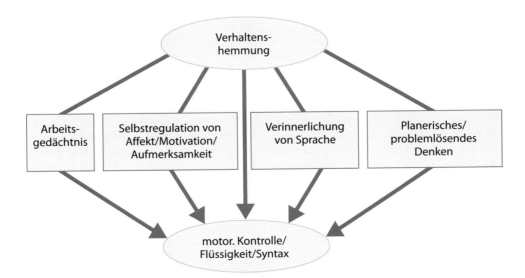

◨ **Abb. 38.4** Schematische Darstellung des Erklärungsmodells nach Barkley (1997, Copyright © 1997, American Psychological Association, 2011, mit freundlicher Genehmigung vom Hogrefe Verlag)

In der Forschung wird im Rahmen der neuropsychologischen Modelle allerdings auch diskutiert, ob die gestörte Verhaltenshemmung bei ADHS nicht (nur) auf eine Störung in der exekutiven Hemmung, sondern ein **motivationales Defizit** zurückzuführen ist (Hampel, Petermann und Desman 2009; Petermann und Petermann 2019). Die Befundlage zurzeit ist widersprüchlich. Nigg (2001) kommt zu dem Schluss, dass Verhaltensdaten in Go-/No-Go-Aufgaben ein generelles Defizit in den exekutiven Funktionen nahelegen. Allerdings untermauern günstige Effekte in der Verhaltenstherapie bei ADHS (zusammenfassend Kutcher et al. 2004) oder experimentelle Studien (Carlson und Tamm 2000), die Testleistungen unter Bestrafung und Belohnung untersuchten, die These eines motivationalen Defizits, da das Verhalten der Kinder mit ADHS unter Verstärkerbedingungen verändert wird. Studien zu einem motivationalen Defizit nehmen zumeist Bezug auf Grays Theorie der Motivationssysteme (Gray 1987), wobei jedoch noch unklar ist, in welcher Weise bei ADHS eine Störung vorliegt. Die Annahmen hierzu sind:

- **Vermindertes Verhaltenshemmsystem bei ADHS.** Die mangelnde inhibitorische Kontrolle wird als Anzeichen für ein insensitives Verhaltenshemmsystem („behavioral inhibition system"; BIS) gesehen, das durch eine verringerte Ansprechbarkeit auf konditionierte Reize für Bestrafung und frustrierende Nichtbelohnung sowie auf neue Reize gekennzeichnet sein soll.
- **Vermindertes Verhaltensaktivierungssystem.** Nach Gray (1987) fördert das Verhaltensaktivierungssystem („behavioral activation system"; BAS) Annäherungsverhalten auf konditionierte Reize für Belohnung und erleichternde Nichtbestrafung. Die Schwelle für Belohnung soll bei Kindern mit ADHS erhöht sein.
- **Dysregulation.** Außerdem wird auch eine mangelnde Hemmung des BAS durch das BIS postuliert.
- **Erhöhtes Verhaltensaktivierungssystem.** Schließlich wird ein überaktives BAS mit einer erhöhten Antwort auf Belohnungsreize postuliert. Hier sah bereits Gray (1987) einen Zusammenhang zur Impulsivität.

Es liegen noch weitere neuropsychologische Erklärungsmodelle für ADHS vor (z. B. Sergeant 2005; Sonuga-Barke 2002), die verschiedenen Formen der Aufmerksamkeit, motivationalen Prozessen, der Fähigkeit zur Verhaltenshemmung und weiteren exekutiven Funktionen in unterschiedlichem Ausmaß eine Bedeutung zuschreiben. Davon hat sich bislang noch keines durchgesetzt, wahrscheinlich hat jedes eine gewisse Berechtigung (Nigg 2005).

38.4.6 Psychosoziale Faktoren

Eine Reihe von Studien konnte nachweisen, dass ADHS in Familien mit niedrigem Sozialstatus häufiger auftritt. Scahill et al. (1999) zeigten einen Zusammenhang der ADHS-Diagnose mit ungünstigen familiären Bedingungen, wie z. B. geschiedenen Familien, geringem Wohnraum oder psychischen Störungen der Mutter. Allerdings kommt psychosozialen Faktoren eher keine primär ätiologische Bedeutung zu (Barkley 2011). So konnte zwar festgestellt werden, dass Mütter von Kindern mit ADHS öfter Aufforderungen an diese richten und sich öfter in negativer Weise gegenüber ihrem Kind äußern (Barkley 2011; ◻ Abb. 38.5), solche negativen Beziehungen verringern sich jedoch durch eine Stimulanzienbehandlung und scheinen daher eher eine Reaktion auf die ADHS-Symptomatik darzustellen. Psychosoziale Faktoren beeinflussen vielmehr Dauer und Schweregrad des Störungsverlaufs. Das Interaktionsmodell nach Barkley (2011; ◻ Abb. 38.5) versucht darzustellen, wie sich durch Eltern-Kind- oder Lehrer-Kind-Interaktionen die ADHS-Symptomatik bei einem betroffenen Kind verschlimmern kann. So zieht auffälliges kindliches Verhalten eine vermehrte, allerdings negativ gefärbte Aufmerksamkeit seitens der Eltern/Lehrer nach sich, während angemessene Verhaltensweisen kaum beachtet werden. Das Kind wird damit für auffälliges Verhalten negativ verstärkt und stabilisiert dieses (Schilling et al. 2006).

> **Wichtig**
>
> Psychosoziale Faktoren bilden keine primäre Ursache der ADHS, sie beeinflussen jedoch ihre Dauer und ihren Schweregrad. Insbesondere der Eltern-Kind-Interaktion wird eine wichtige Rolle für den Verlauf der Störung zugewiesen.

38.5 Behandlung

Für das Kindes- und Jugendalter wird bei Interventionen unterschieden zwischen medikamentöser Therapie, Verhaltenstherapie und Eltern-/Familien- bzw. Lehrerberatung. In den letzten Jahren werden auch verhaltensmedizinische Behandlungsansätze diskutiert, die mittels EEG-Feedback auf neurophysiologischer Ebene ansetzen und sich als effektiv erwiesen haben. Im Folgenden wird auf die einzelnen Ansätze eingegangen. In Analogie hierzu wurden in den letzten Jahren verschiedene Behandlungen im Erwachsenenalter konzeptualisiert, wobei die Ebene der Bezugspersonen und des Berufs meist fehlt.

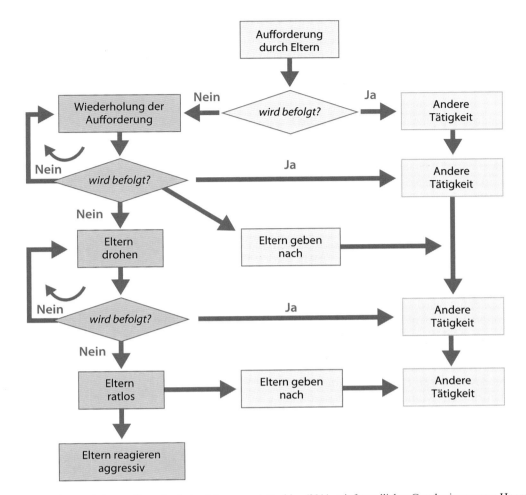

○ **Abb. 38.5**   Teufelskreis negativ kontrollierender Interaktionen nach Barkley (2011, mit freundlicher Genehmigung vom Hogrefe Verlag)

38.5.1 **Medikamentöse Behandlung**

Die Pharmakotherapie ist indiziert bei ausgeprägter und situationsübergreifender Symptomatik, wenn keine Kontraindikationen vorliegen.

❯ **Wichtig**

Behandelt wird meistens mit Stimulanzien (vor allem Methylphenidat). Die Responderraten (bei Methylphenidat) liegen bei 70–80 % (Döpfner und Banaschewski 2013; Lempp et al. 2010). Innerhalb dieser Gruppe variiert der Effekt allerdings (ca. bei jeweils einem Drittel sehr gute, gute und feststellbare Effekte). Im Erwachsenenalter (BRD) sind seit 2011 retardierte Methylphenidatpräparate zugelassen, wobei unretardierte Präparate desselben Wirkstoffes keine Zulassung erhalten haben. Bei einem Nicht-Ansprechen auf Stimulanzien, Substanzmissbrauch in der Familie oder diagnostizierter Tic-Störung kann Atomoxetin verordnet werden. Außerdem ist eine Behandlung mit Lisdexamphetamin ab 6 Jahren möglich (AWMF 2017).

Neben der Reduktion der störungsspezifischen Symptomatik führte Methylphenidat in verschiedenen Studien zur Verbesserung der kognitiven Funktionen (u. a. Hanisch et al. 2004; Mehta et al. 2004). Meist vorübergehend kann es zu Einschlafstörungen, Appetithemmung, Tachykardie, Blutdruckerhöhung, Übelkeit, Schwindel, Kopf- und Bauchschmerzen kommen, auftretende Wachstumsstörungen haben sich als fast vollständig reversibel erwiesen. Der Wirkmechanismus von Methylphenidat beruht auf der Dopaminfreisetzung aus reserpinsensitiven Speicherorten. Ergebnisse am Tier (Ratten) konnten in jüngster Zeit nachweisen, dass nicht nur die Aufmerksamkeit durch Stimulanzien positiv beeinflusst wird, sondern unabhängig hiervon das Lernen. Dies kann als Hinweis dafür gewertet werden, dass die (scheinbar) bekannten Wirkmechanismen der Stimulanzien eine Erweiterung erfahren müssen (Tye et al. 2010; ▶ Kap. 8). Dies ist nicht nur in Hinblick auf die pharmakologischen Wirkmechanismen von Bedeutung, sondern auch in Hinblick auf die immer noch verbreitete klinische Praxis: Methylphenidat wirkt, also stimmt die Diagnose. Es könnte unabhängig von den nachgewiesenen Effekten auf die Aufmerksamkeit Lernerfolge aufgrund der Medikation erklären. Es wird bei Kindern eine kontinuierliche Behandlung (ohne Unterbrechungen!) über mehrere Monate bis zu Jahren empfohlen (Jacob et al. 2008), wobei die Wirksamkeit jedes Jahr durch einen Auslassversuch kontrolliert werden sollte (AWMF 2017).

> **Wichtig**
>
> Bei der Verwendung von Stimulanzien ist in der BRD zu beachten, dass diese dem Betäubungsmittelgesetz unterliegen. Allerdings ist deutlich darauf hinzuweisen, dass bei Kindern mit ADHS kein erhöhtes Risiko für Abhängigkeitserkrankungen bei Verwendung von Stimulanzien besteht, sondern dieses Risiko durch eine entsprechende Behandlung sogar gesenkt werden kann.

Neben Methylphenidat, das als Mittel „der ersten Wahl" (AWMF 2017, S. 110) gilt, steht der BRD seit Anfang März 2005 mit Atomoxetin eine weitere Alternative zur Verfügung, welches im klinischen Setting als zweite Wahl bezeichnet wird (ebd.). Für Atomoxetin wurden z. B. von Newcorn et al. (2005) Verbesserungen von Symptomen der ADHS und komorbidem oppositionellem Verhalten bei Kindern nachgewiesen. Atomoxetin hemmt selektiv den Noradrenalintransporter; als sehr häufige Nebenwirkungen (>10 %) treten Schlaflosigkeit, Appetitstörungen, Mundtrockenheit und abdominelle Beschwerden/Erbrechen auf. In seltenen Fällen wird dies mit einer (nicht dosisabhängigen) Leberschädigung in Zusammenhang gebracht. Weiter kann bei Kindern ab 6 Jahren und fehlender Wirksamkeit der beiden zuvor genannten Medikamente seit 2013 Lisdexamfetamin verabreicht werden. Ebenso kann Guanfacin seit 2015 für Kinder und Jugendliche (6–17 Jahre) verschrieben werden (ebd.).

Die meisten Medikamente wurden bislang bei Kindern erprobt. Bei Erwachsenen wurden bei der Behandlung mit Methylphenidat Responderraten zwischen 57 und 78 % festgestellt (Spencer et al. 1996). Atomoxetin verbessert die Reizinhibition bei Erwachsenen mit ADHS (Schmidt 2007). Bei Kindern und Erwachsenen zeigte auch eine Behandlung mit Antidepressiva eine positive Wirkung.

Die Behandlung mit Antidepressiva ist derzeit sowohl bei Kindern wie Erwachsenen jedoch nur von untergeordneter Bedeutung. Eine solche Behandlung kann sinnvoll sein, falls ein Kind nicht auf Medikamente der ersten Wahl (z. B. Methylphenidat) anspricht, diese zu Nebenwirkungen führen oder eine komorbide Depression vorliegt (Barkley 2011).

In einer umfangreichen klinischen Studie von Scheffler und Kollegen (2009) konnte gezeigt werden, dass die Pharmakotherapie sowohl einen positiven Effekt auf die Kernsymptomatik und den Bildungserfolg sowie eine Reduzierung des Depressionsrisikos zur Folge hatte. Hingegen konnte kein positiver Effekt auf das Risiko einer bipolaren Störung festgestellt werden.

38.5.2 Kognitive Verhaltenstherapie

Diese Ansätze bestehen aus:

- Selbstinstruktionstrainings, die eine Verhaltensreflexion anregen und
- Selbstmanagementtrainings, die zu gezielten Verhaltensänderungen führen.

In **Selbstinstruktionstrainings** lernt das Kind, geordnet Schritt für Schritt vorzugehen, um ein Problem oder eine Aufgabe zu lösen. In den Programmen werden dazu häufig Instruktionskarten eingesetzt, mit denen sich das Kind selbst anleiten kann (Petermann 2015).

In **Selbstmanagementtrainings** wird das Kind zur Selbstbeobachtung angeregt, um in kritischen Situationen angemessenes Verhalten zeigen zu können. Nach erfolgreicher Bewältigung einer schwierigen Situation kann es sich dann selbst belohnen.

Verhaltenstherapeutische Programme im Erwachsenenalter verwenden ähnliche Ansätze, allerdings werden anders als im Kindesalter Methoden der Emotionsregulation integriert (Hesslinger et al. 2005). Im Erwachsenenalter werden auch psychodynamische Ansätze diskutiert (▶ Kap. 15), da hier häufig nicht mehr die ADHS-Kernsymptomatik im Vordergrund steht (Wright 2006).

> **Wichtig**
>
> Am wirksamsten scheinen im Kindesalter Kombinationen von Selbstinstruktions- mit Selbstmanagementtrainings zu sein, die die Verhaltensreflexion und selbstständige Verhaltensänderung des betroffenen Kindes fördern sollen (vgl. eine Zusammenstellung solcher Therapiematerialien bei Petermann und Schmidt 2018).

Das Training von Lauth und Schlottke (2019), das als Einzeltherapie mit dem Kind durchgeführt wird, enthält dazu die Bausteine „Problemlösefertigkeiten", „Selbstinstruktionen", „Strategietraining" und „grundlegende Fertigkeiten der Wahrnehmung". Das Alltagsverhalten und die Aufmerksamkeitsleistung der Kinder konnten damit verbessert werden (▶ Gut zu wissen).

Gut zu wissen

Der Einsatz von Stressbewältigungsprogrammen bei Kindern mit ADHS
Bislang wurden nur in wenigen Studien Stressbewältigungsprogramme bei Kindern mit ADHS untersucht, obwohl Studien eine deutliche Beeinträchtigung der Emotionsregulation (u. a. Wheeler-Maedgen und Carlson 2000) sowie ungünstigere Profile der Stressverarbeitung (Melnick und Hinshaw 2000) belegen. Stressbewältigungsprogramme schulen speziell den

Umgang mit verschiedenen Belastungssituationen. In der Studie von Walker und Clement (1992) verbesserte ein Stressbewältigungstraining die Aufmerksamkeit für schulische Aufgaben und das Sozialverhalten der Kinder sowie deren Status innerhalb der Klasse. Für den deutschen Raum wurde der Einsatz des Anti-Stress-Trainings für Kinder von Hampel und Petermann (2017) in Kombination mit Selbstinstruktions- und Selbstmanagementprogrammen im Rahmen der stationären Rehabilitation auf seine Wirksamkeit bei ADHS hin untersucht. Es konnte das Problemverhalten reduziert und die Lebensqualität verbessert werden.

38.5.3 Familienorientierte Behandlung

Zu Beginn einer jeden Intervention werden bei eltern- bzw. familienzentrierten Ansätzen die Problembereiche der Familie konkretisiert: Die Verhaltensprobleme werden zusammen mit den Eltern (und dem Kind) definiert, und es wird ein gemeinsames Störungskonzept erarbeitet. Darauf aufbauend werden Behandlungsziele festgelegt und die Behandlung geplant, wobei bei eltern- und familienzentrierten Ansätzen das Problemverhalten und die Konfliktbewältigung im häuslichen Umfeld gezielt verändert werden (Döpfner und Banaschewski 2013).

Die Beziehung zwischen Kindern mit ADHS und ihren Eltern ist in den meisten Fällen stark angespannt, solche Eltern erleben sich als sehr stark belastet. Diese Kinder erhalten häufig negative Rückmeldungen aufgrund ihrer Probleme, sich nicht an Regeln und Gebote halten zu können (◘ Abb. 38.5). Daher geht es im Rahmen der eltern-/familienzentrierten Intervention um die Förderung positiver Eltern-Kind-Interaktionen und der Eltern-Kind-Beziehung. Konkret wird dazu etwa mit den Eltern erarbeitet, das Kind in gesonderten „Spielzeiten" gezielt zu verstärken. Wenn das Kind die elterliche Aufforderung befolgt, soll eine vereinbarte operante Verstärkung (z. B. Tokenprogramm) erfolgen. Um effektive Aufforderungen an das Kind stellen zu können, müssen eine Vielzahl von Regeln und Schritten beachtet werden (s. Übersicht).

> **Schritte zur Realisierung einer effektiven Aufforderung**
>
> **Anforderungen aufseiten der Bezugsperson**
> - Entschlossenheit und Fähigkeit, Aufforderungen zu formulieren und durchzusetzen

- Konsens über die Angemessenheit bestimmter Aufforderungen bei den Bezugspersonen
- Begrenzung auf wenige Aufforderungen und Beginn mit einer einzigen
- Aufforderung eindeutig und konkret formulieren

> **Schritt 1: Herstellen der Aufnahmebereitschaft des Kindes**
> - Aufmerksamkeit des Kindes herstellen
> - Sicherstellen, dass das Kind zuhört
> - Kind wiederholt den Inhalt der Aufforderung
> - Bezugsperson bleibt beim Umsetzen der Aufforderung in der Nähe des Kindes
>
> **Schritt 2: Umsetzen der Aufforderung durch das Kind**
> - Festlegen der Modi der Umsetzung (Zeitpunkt, Form, Ausdauer, Ergebnis)
> - Nach der Umsetzung differenzierte Verstärkung des Kindes
>
> **Schritt 3: Modifikation der Aufforderung**
> - Bei Misserfolg: dem Kind gezielte Unterstützung geben
> - Bei Erfolg: komplexere Aufforderung formulieren
> - Bei Erfolg: Eigenverantwortung des Kindes steigern

Zur Verminderung des impulsiven Verhaltens und der Unterbrechung der negativ-kontrollierenden Teufelskreise in der familiären Interaktion wird mit den Eltern eine problemlöseorientierte Kommunikation eingeübt. Des Weiteren werden Methoden des Reiz- und Kontingenzmanagements angewandt (Petermann 2015). Das heißt, es wird mit den Eltern besprochen und in Rollenspielen eingeübt, wie sie effektive Aufforderungen geben können, eine wirkungsvolle Kontrolle ausüben und konstruktiv bestrafen (über Belohnungssysteme mit Punkten oder die Einführung einer Auszeit; Barkley 2005; ▶ Kap. 25).

Verschiedene Studien belegen die Wirksamkeit von Elterntrainings bzw. familienorientierten Verfahren (Petermann 2015). Allerdings weisen einige Studien auch darauf hin, dass das Problemverhalten in Familien nicht allein durch Elterntrainings verändert werden kann, da die erzielten Verhaltensfortschritte im häuslichen Bereich nicht unbedingt auf andere Lebensbereiche übertragen werden können; so bleiben weiterhin Schwierigkeiten in der Schule und im weiteren sozialen Umfeld bestehen (Döpfner und Banaschewski 2013). Dagegen zeigten Kombinationen von Eltern- mit Selbstinstruktionstrainings eine erhöhte Wirksamkeit im Vergleich zu einfacheren Behandlungsstrategien (Lauth und Schlottke 2019).

38.5.4 Beratung von pädagogischen Fachkräften und Lehrkräften

Im Rahmen kindergarten- und schulzentrierter Ansätze soll ebenfalls das problematische Verhalten der Kinder beeinflusst werden; sie zielen aber auch auf die Förderung positiver Erzieher-/Lehrer-Kind-Beziehungen ab. Da den pädagogische Fachkräften und Lehrkräften die Störung des Kindes nicht immer bekannt ist, geraten diese Kinder in Gefahr, als Störenfriede behandelt oder als ungeeignet für die Schule beurteilt zu werden.

> **Wichtig**
>
> Im Rahmen solcher Ansätze bilden daher die Aufklärung und Beratung der Lehrer und Erzieher einen wichtigen Baustein. Hier soll eine Übereinstimmung zwischen Elternhaus und Schule bzw. Kindergarten erreicht werden.

Die Lehrer bzw. Erzieher werden über die Merkmale und Hintergründe der Störung informiert. Mit ihnen wird besprochen, wie sie auf die beeinträchtigte Selbststeuerungsfähigkeit der Kinder durch strukturiertere, direktere Anleitung eingehen können. Die pädagogischen Fachkräfte und Lehrkräfte lernen die Ansatzpunkte für Hilfen bei der ADHS kennen: So z. B. genaues Hinsehen und Zuhören üben oder Aufgaben schrittweise lösen. Mit ihnen wird ebenso wie mit den Eltern bearbeitet, wie sie bei Kindern mit ADHS effektive Aufforderungen geben können, eine wirkungsvolle Kontrolle ausüben und konstruktiv Grenzen setzen können. Wie in den Elternprogrammen werden Belohnungssysteme mit den pädagogischen Fachkräften und Lehrkräften erarbeitet, mit denen Ausdauer und ruhiges Verhalten verbessert werden sollen. Dabei werden beispielsweise auf Grundlage von zuvor gemeinsam ausgewählten Problemen Verhaltensschritte erarbeitet, die zu dem gewünschten Zielverhalten führen. Diese werden durch die Lehrkraft systematisch durch Lob oder die Vergabe von Punkten verstärkt. Die Erzieher-/Lehrer-Kind-Interaktion kann u. a. durch die Einführung regelmäßiger Rückmeldezeiten gefördert werden. Die pädagogischen Fachkräfte und Lehrkräfte werden des Weiteren dazu angeregt, die positiven Eigenschaften der betroffenen Kinder bewusst wahrzunehmen und ihnen Aufmerksamkeit zu schenken. Wenn zeitlich möglich, können auch gemeinsame „Spielzeiten" von Erziehern und Kindern eingeführt werden.

> **Wichtig**
>
> Für die schul- bzw. kindergartenzentrierten Interventionen ist zu beachten, dass Belehrungen und rezeptartige Ratschläge weder Lehrkräften oder pädagogischen Fachkräften noch den Kindern helfen. Für die Lehrkräfte und pädagogischen Fachkräfte bedeutet

die Zusammenarbeit mit den Therapeuten und die Umsetzung der Interventionen zumeist Mehrarbeit, die auch als solche anerkannt werden sollte.

38.5.5 Neuropsychologische Verfahren und EEG-Feedback

Neurofeedback kann bei Kindern und Jugendlichen ab 6 Jahren durchgeführt werden, wenn sich keine andere Therapie dadurch verzögert. Allerdings sollen mindestens 25 Sitzungen durchgeführt werden, da sonst keine Wirksamkeit zu erwarten ist (AWMF 2017). Diese Behandlung wird durch die Tatsache begründet, dass bei Kindern mit ADHS – im Vergleich zu unauffälligen Kindern – eine präfrontale Verlangsamung und frontal ein niedrigeres Arousal nachweisbar ist (Strehl et al. 2004). Prinzipiell lassen sich durch ein EEG-Feedback bestimmte EEG-Frequenzbänder beeinflussen (▶ Studienbox).

Studienbox

Effekte des Feedbacktrainings

Strehl et al. (2004) erzielten sowohl durch ein Feedbacktraining zu den langsamen korrelierten Potenzialen als auch durch ein Feedback zu den EEG-Frequenzbändern positive Befunde, die sich wie folgt zusammenfassen lassen: Das EEG-Feedback-Training führte bei den Kindern mit ADHS in beiden Behandlungsgruppen zu über 6 Monate nachweisbaren positiven Effekten in den ADHS-typischen Problemverhaltensweisen. Zur Erreichung dieser Effekte war weder eine zusätzliche Kinderverhaltenstherapie noch ein Elterntraining erforderlich.

Mit dieser Methode konnten positive Veränderungen in den folgenden Bereichen erzielt werden:

- Intelligenz und Aufmerksamkeit,
- schulischer Bereich sowie
- Sozialverhalten (Lubar 2003).

Darüber hinaus ist eine Modifikation der langsamen kortikalen Potenziale möglich, die das Ausmaß kortikaler Erregbarkeit reflektieren und in Verbindung zur Mobilisierung von Verhalten und kognitiven Leistungen stehen.

Im ATTENTIONER-Training (Jacobs und Petermann 2013) steht die Förderung spezifischer Aufmerksamkeitskomponenten (z. B. selektive Aufmerksamkeit) im Vordergrund. Das Programm verknüpft neuropsychologische und lernpsychologische Prinzipien und dient neben der Verbesserung der Selbstregulation auch dem Aufbau sozial erwünschten Verhaltens. Durch eine spezielle Kombination von Kinder- und Elterntraining lässt sich ein Alltagstransfer erreichen.

38.5.6 Effektivität der verschiedenen Behandlungsansätze

Insgesamt können die bisherigen Studien der ADHS-Behandlung wie folgt zusammengefasst werden: Verhaltenstherapeutische Ansätze allein sind nicht so effektiv wie eine ausschließliche psychopharmakologische Behandlung (Kutcher et al. 2004). ADHS-Symptome können durch Psychostimulanzien effektiv behandelt werden. Bei ausgeprägter Symptomatik sind diese daher indiziert. Liegen jedoch komorbide Störungen vor, dann ist eine kombinierte pharmakologische und verhaltenstherapeutische Behandlung (eltern- und kindzentriert sowie schulbezogen) erfolgreicher. Eine derartige kombinierte Therapie konnte das Problemverhalten bei reduzierter Gabe von Methylphenidat verringern (MTA Cooperative Group 1999).

Andere Verfahren, etwa eine psychoanalytisch orientierte Psychotherapie, sind zum gegenwärtigen Zeitpunkt als nicht effektiv zu betrachten.

> **Wichtig**
>
> Den größten Erfolg im Hinblick auf die ADHS-Symptome und begleitende Probleme im Kindesalter verspricht eine kombinierte Behandlung aus Pharmakotherapie, kognitiver Verhaltenstherapie mit dem Kind und Beratung von Eltern und Lehrkräften; zudem erscheint das Neurofeedback vielversprechend. Wichtig ist die Verlaufskontrolle der Behandlung.
>
> Im Erwachsenenalter liegen inzwischen einige Studien zur Effektivität von kognitiv-behavioral orientieren Verfahren vor (Sprich et al. 2010). Zur Überlegenheit einzelner Methoden und Kombinationsbehandlung kann aufgrund der Studienlage noch keine abschließende Einschätzung erfolgen (▶ Studienbox).

Studienbox

Die MTA-Studie

In der Multimodal Treatment Study of Children with Attention Deficit/Hyperactivity Disorder (MTA; Conners et al. 2001; MTA Cooperative Group 1999; Owens et al. 2003; Vitiello et al. 2001) wurden 579 Kinder im Alter von 7–10 Jahren mit ADHS (Mischtypus nach DSM-IV) in einer Längsschnittstudie über 14 Monate nach Behandlungsende untersucht. Im Detail wurden vier Behandlungsstrategien miteinander verglichen:

- **allgemeine Grundversorgung** (hausärztliche Versorgung, die zum Teil Pharmakotherapie beinhaltet),
- **Pharmakotherapie** (Auswahl von vier möglichen Dosierungen, monatliche Treffen mit den Eltern; Rückmeldung von den Lehrern),
- **Verhaltenstherapie** (Elterntraining, kindzentrierte Intervention, schulbezogene Intervention) und eine
- **kombinierte Behandlung** (Verknüpfung von Pharmako- und Verhaltenstherapie).

Bei der Verhaltenstherapie handelt es sich um ein aufwändig gestaltetes Vorgehen mit zunächst wöchentlichen Elternanweisungen nach dem Ansatz von Barkley (2011) mit Sommercamps für Kinder und Lehrertrainings.

Die Ergebnisse der MTA-Studie waren überraschend: Die reine Pharmakotherapie schnitt genauso gut ab wie die kombinierte Behandlung; die ausschließlich verhal-

tenstherapeutische – und sehr teure – Behandlung zeigte deutlich geringere Effekte. Erst die Analyse der Untergruppen zeigte eine geringe Überlegenheit der kombinierten Behandlung gegenüber der Pharmakotherapie. Bei allen vier Behandlungsstrategien gehen die Symptome zurück; die Pharmakotherapie ist der Verhaltenstherapie bei der Behandlung der ADHS-Symptome überlegen. Die kombinierte Behandlung kann die ADHS-Symptome besser reduzieren als die Verhaltenstherapie. Die allgemeine Grundversorgung zeigt nur sehr begrenzte Effekte.

Interessant ist, dass die kombinierte Behandlung und die Verhaltenstherapie bei der Behandlung der Begleitsymptome an Wirksamkeit gewinnen. So können auf diese Weise die Schulleistungen und soziale Kompetenz etwas verbessert werden – ebenso die Eltern-Kind-Interaktion; sehr positiv konnten auch das oppositionelle und aggressive Verhalten sowie Angststörungen beeinflusst werden. Zudem wurde in Reanalysen (Conners et al. 2001) festgestellt, dass bei einem Vergleich der kombinierten Behandlung und der Medikation mit einem aus den verschiedenen Wirkungskriterien zusammengesetzten Maß die kombinierte Behandlung signifikant besser abschnitt. Des Weiteren reichte bei der kombinierten Therapie eine geringere Stimulanziendosis aus (Vitiello et al. 2001).

Eine Reanalyse von Owens et al. (2003) verdeutlichte, dass der Behandlungserfolg besonders niedrig ist bei:

- einer massiven depressiven Symptomatik der Eltern oder eines Elternteils; hier sind die Effekte einer ausschließlichen Pharmakotherapie gering; hingegen bringt die kombinierte Behandlung, die ja die Betreuung der Eltern mit einschließt, besonders gute Effekte;
- einem sehr hohen Schweregrad der ADHS-Symptome vor Behandlungsbeginn;

- einem Intelligenzquotienten unter 99 IQ-Punkten des zu behandelnden Kindes.

Multimodale Trainings im Sinne von massierten, stringent lernpsychologisch orientierten Gruppenprogrammen (ADHS-Summercamp; ASCT; 12 Tage; 100 h) führen zu positiven langfristigen klinischen Effekten, die vor allem auf die Wirkung von Response-Cost-Token-Effekten zurückzuführen sind (Gerber-von Müller et al. 2009).

38.6 Zukunftsperspektiven

Nach heutigem Kenntnisstand ist unaufmerksames, impulsives und hyperaktives Verhalten zwar häufig auf eine ADHS zurückzuführen. Dies gilt jedoch nicht in jedem Fall. Die ätiologischen Modelle und diagnostischen Strategien differenzieren sich weiterhin aus und dies spiegelt sich in der Subtypenbildung deutlich wider (Desman und Petermann 2005). Es wird eine wesentliche Aufgabe darstellen, diese Entwicklung voranzutreiben, um eine optimale Diagnostik und Behandlung zu gewährleisten. Hierbei steht insbesondere der Nachweis der neurobiologischen Grundlage der ADHS im Mittelpunkt des Interesses.

Die Prävalenz über die Lebensspanne wird kontrovers diskutiert (► Gut zu wissen). Die Studienlage ist nicht konsistent, jedoch ist davon auszugehen, dass bei bis zu 78 % der Kinder mit einer Aufmerksamkeitsdefizit-/Hyperaktivitätsstörung die Symptomatik bis in das Erwachsenenalter andauert (Biederman et al. 2010), auch wenn sich die Symptomatik verändert (Barkley 2011; Biederman et al. 2000).

In der Behandlung von Kindern stehen hinsichtlich ihrer Effektivität sehr gut evaluierte medikamentöse Behandlungsstrategien zur Verfügung; auch die kognitive Verhaltenstherapie kann hier als effektiv eingeschätzt werden.

> **Gut zu wissen**
>
> **ADHS im Erwachsenenalter**
> In der BRD findet das Thema „ADHS im Erwachsenenalter" zunehmende Beachtung in Fachkreisen (zusammenfassend Krause und Krause 2004). Eine ausreichende differenzialdiagnostische Einschätzung und Abgrenzung gegenüber anderen, phänomenologisch ähnlichen Störungen (z. B. Störungen der Impulskontrolle, Depression, Borderline-Persönlichkeitsstörung) wurden bislang nicht hinreichend vorgelegt.

Im Verlauf der letzten Jahre wurden verschiedene Wirkstoffe (retardiertes Methyphenidat und Atomoxetin) auch für das Erwachsenenalter zugelassen (AWMF 2017). Bei Vorliegen einer ADHS-Diagnose soll zunächst eine Psychoedukation erfolgen, um ein Krankheitsverständnis zu schaffen. Bei einer Indikation einer Psychotherapie sollen Elemente der kognitiven Verhaltenstherapie (z. B. Problemlösetraining, Techniken zur Reduzierung von Ablenkbarkeit, Umgang mit Stress, Überprüfung von ggf. vorliegenden dysfunktionalen Kognitionen) erfolgen. Dies hat das Ziel, die ADHS-Symptomatik im alltäglichen Leben zu reduzieren. (ebd.)

38.7 Resümee

Der Verlauf der ADHS ist häufig chronisch und geht mit begleitenden Beeinträchtigungen einher. Es existieren effektive Behandlungsstrategien, hier ist die Behandlung mit Stimulanzien und die kognitive Verhaltenstherapie (inkl. Bezugspersonen) als Methode der Wahl zu nennen. Trotzdem ist die Versorgungssituation in der BRD nicht ausreichend. Im Hinblick auf die Verhaltenstherapie besteht bislang in der BRD eine Unterversorgung.

Die Befunde zum EEG-Feedback eröffnen neue Möglichkeiten, solche Ansätze mit verhaltenstherapeutischen Modulen (kind-, familien- und lehrerzentrierte Trainings) zu kombinieren. Wirksamkeitsstudien solcher Kombinationsbehandlungen (ohne eine medikamentöse Therapie) sind jedoch noch selten.

? Prüfen Sie Ihr Wissen
1. Was sind die Symptomkriterien der ADHS?
   ► Abschn. 38.2.1
2. Wie sind die Prävalenzraten der ADHS und wie verändert sich das Erscheinungsbild im Verlauf?
   ► Abschn. 38.3

38

3. Beschreiben Sie Barkleys Konzeption zur Erklärung der ADHS! ▸ Abschn. 38.4.5
4. Welche kognitiv-verhaltenstherapeutischen Ansätze werden bei ADHS verwandt? ▸ Abschn. 38.5.2
5. Was sind Inhalte eines familienorientierten Behandlungsansatzes bei ADHS? ▸ Abschn. 38.5.3

ℹ Weiterführende Literatur

Eine allgemeine Einführung in die Aufmerksamkeits-/Hyperaktivitätsstörungen (ADHS) geben Barkley (2011) und Döpfner und Banaschewski (2013). Petermann und Petermann (2012) gehen insbesondere auf die häufigsten komorbiden Störungen im Kindes- und Jugendalter ein, und zwar das oppositionell-aggressive und aggressiv-dissoziale Verhalten. Die unterschiedlichen Subtypen dieser in Hinblick auf Ursachen und Erscheinungsformen äußerst vielfältigen Störung stehen bei Desman und Petermann (2005) im Vordergrund; vor diesem Hintergrund gewinnt die neuropsychologische Diagnostik der ADHS an Bedeutung (vgl. etwa Petermann und Petermann 2019).Therapeutische Ansätze in Form eines multimodalen Vorgehens, das eine medikamentöse Behandlung, Ansätze der kognitiven Verhaltenstherapie und eine familienorientierte Behandlung umfasst, werden von Petermann und Schmidt (2018) ausführlich dargestellt.

Literatur

American Psychiatric Association (APA). (2015). *Diagnostisches und Statistisches Manual Psychischer Störungen – DSM-5* (deutsche Ausgabe herausgegeben von Peter Falkai und Hans-Ulrich Wittchen, mitherausgegeben von Manfred Döpfner, Wolfgang Gaebel, Wolfgang Maier, Winfried Rief, Henning Saß und Michael Zaudig). Göttingen: Hogrefe.

American Psychiatric Association (APA). (2018). *Diagnostisches und Statistisches Manual Psychischer Störungen – DSM-5* (deutsche Ausgabe herausgegeben von Peter Falkai und Hans-Ulrich Wittchen, mitherausgegeben von Manfred Döpfner, Wolfgang Gaebel, Wolfgang Maier, Winfried Rief, Henning Saß und Michael Zaudig). Göttingen: Hogrefe.

AWMF. (2017). Langfassung der interdisziplinären evidenz- und konsensbasierten (S3) Leitlinie „Aufmerksamkeitsdefizit-/Hyperaktivitätsstörung (ADHS) im Kindes-, Jugend- und Erwachsenenalter". ▸ https://www.awmf.org/uploads/tx_szleitlinien/028-045l_S3_ADHS_2018-06.pdf

Banaschewski, T., Roessner, V., Uebel, H., & Rothenberger, A. (2004a). Neurobiologie der Aufmerksamkeitsdefizit-/Hyperaktivitätsstörung (ADHS). *Kindheit und Entwicklung, 13,* 180–189.

Banaschewski, T., Woerner, W., Becker, A., & Rothenberger, A. (2004b). Diagnostik der Aufmerksamkeits-Hyperaktivitätsstörung. Unterstützung durch den Elternfragebogen zu Stärken und Schwächen des Kindes (SDQ). *Monatsschrift Kinderheilkunde, 152,* 778–781.

Barkley, R. A. (1997). Behavioral inhibition, sustained attention, and executive functions: Constructing a unifying theory of ADHD. *Psychological Bulletin, 121,* 65–94.

Barkley, R. A. (1998). *Attention-deficit hyperactivity disorder: A handbook for diagnosis and treatment* (2. Aufl.). New York: Guilford.

Barkley, R. A. (2005). *Das große ADHS-Handbuch für Eltern. Verantwortung übernehmen für Kinder mit Aufmerksamkeitsdefizit und Hyperaktivität* (2., erw. Aufl.). Bern: Huber.

Barkley, R. A. (2006). *Attention deficit hyperactivity disorder* (3. Aufl.). New York: Guilford.

Barkley, R. A. (2011). *Das große ADHS-Handbuch für Eltern* (3. erweit Aufl.). Bern: Huber.

Barry, R. J., Clarke, A. R., & Johnstone, S. J. (2003). A review of electrophysiology in attention-deficit/hyperactivity disorder: I. Qualitative and quantitative electroencephalography. *Clinical Neurophysiology, 114,* 171–183.

Baumgaertel, A., Wolraich, M., & Dietrich, M. (1995). Comparison of diagnostic criteria for attention deficit disorders in a German elementary school sample. *Journal of the American Academy of Child and Adolescent Psychiatry, 34,* 629–638.

Biederman, J. (2005). Attention-deficit/hyperactivity disorder: A selective overview. *Biological Psychiatry, 57,* 1215–1220.

Biederman, J., Mick, E., & Faraone, S. V. (2000). Age-dependent decline of symptoms of attention deficit hyperactivity disorder: Impact of remission definition and symptom type. *American Journal of Psychiatry, 157,* 816–818.

Biederman, J., Mick, E., Faraone, S. V., Braaten, E., Doyle, A., Spencer, T., et al. (2002). Influence of gender on attention deficit hyperactivity disorder in children referred to a psychiatric clinic. *American Journal of Psychiatry, 159,* 36–42.

Biederman, J., Petty, C. R., Evans, M., Small, J., & Faraone, S. V. (2010). How persistent is ADHD? A controlled 10-year follow-up study of boys with ADHD. *Psychiatry Research, 177,* 299–304. ▸ https://doi.org/10.1016/j.psychres.2009.12.010.

Botting, N., Powls, A., Cooke, A. W., & Marlow, N. (1997). Attention deficit hyperactivity disorders and other psychiatric outcomes in very low birthweight children at 12 years. *Journal of Child Psychology and Psychiatry, 38,* 931–941.

Brown, T. E. (1996). *Brown Attention-Deficit Disorder Scales (BADS).* New York: Taylor & Francis Group [dt.: Ruhl, U., Hach, I., & Knölker, U. (2006). *Brown Aufmerksamkeitsstörungsskalen für Erwachsene.* Bern: Huber].

Bush, G., Valera, E., & Seidman, L. J. (2005). Functional neuroimaging of attention deficit-/hyperactivity disorder: A review and suggested future directions. *Biological Psychiatry, 57,* 1273–1284.

Cantwell, D. P. (1996). Attention deficit disorder: A review of the past 10 years. *Journal of the American Academy of Child and Adolescent Psychiatry, 36,* 978–998.

Carlson, C. L., & Tamm, L. (2000). Responsiveness of children with attention deficit-hyperactivity disorder to reward and response cost: Differential impact on performance and motivation. *Journal of Consulting and Clinical Psychology, 68,* 73–83.

Conners, C. K., Epstein, J. N., March, J. S., Angold, A., Wells, K. C., Klaric, J., et al. (2001). Multimodal treatment of ADHD in the MTA: An alternative outcome analysis. *Journal of the American Academy of Child and Adolescent Psychiatry, 40,* 159–167.

Desman, C., & Petermann, F. (2005). Aufmerksamkeitsdefizit-/Hyperaktivitätsstörung (ADHS): Wie valide sind die Subtypen? *Kindheit und Entwicklung, 14,* 244–254.

de Zeeuw, P., Weusten, J., van Dijk, S., van Belle, J., & Durston, S. (2012). Deficits in cognitive control, timing and reward sensitivity appear to be dissociable in ADHD. *PLoS ONE, 7,* 51416–51424. ▸ https://doi.org/10.1371/journal.pone.0051416.

Döpfner, M., & Banaschewski, T. (2013). Aufmerksamkeitsdefizit-/Hyperaktivitätsstörungen (ADHS). In F. Petermann (Hrsg.), *Lehrbuch der Klinischen Kinderpsychologie* (7., vollst. überarb. und erw. Aufl., S. 271–290). Göttingen: Hogrefe.

Düker, H., Lienert, G. A., Lukesch, H., & Marhofer, S. (2001). *Konzentrations-Leistungs-Test – Revidierte Fassung (KLT).* Göttingen: Hogrefe.

Esser, G., & Schmidt, M. H. (1987). *MCD – Leerformel oder Syndrom?* Stuttgart: Enke.

Faraone, S. V., Perlis, R. H., Doyle, A. E., Smoller, J. W., Goralnick, J. J., Holmgren, M. A., & Sklar, P. (2005). Molecular genetics of attention-deficit/hyperactivity disorder. *Biological Psychiatry, 57,* 1313–1323.

Faraone, S. V., Sergeant, J., Gillberg, C., & Biederman, J. (2003). The worldwide prevalence of ADHD: Is it an American condition? *World Psychiatry, 2,* 104–113.

Filipek, P. A., Semrud-Clikeman, M., Steingard, R. J., Renshaw, P. F., Kennedy, D. N., & Biederman, J. (1997). Volumetric MR/analysis comparing subjects having attention-deficit hyperactivity disorder with normal controls. *Neurology, 48,* 589–601.

Gerber-von Müller, G., Petermann, U., Petermann, F., Niederberger, U., Stephani, U., Siniatchkin, M., & Gerber, W.-D. (2009). Das ADHS-Summercamp – Entwicklung und Evaluation eines multimodalen Programms. *Kindheit und Entwicklung, 18,* 162–172.

Giedd, J. N., Castellanos, F. X., Casey, B. J., Kozuch, P., King, A. C., Hamburger, S. D., & Rapoport, J. L. (1994). Quantitative morphology of the corpus callosum in attention deficit hyperactivity disorder. *American Journal of Psychiatry, 151,* 665–669.

Gill, M., Daly, G., Heron, S., Hawi, Z., & Fitzgerald, M. (1997). Confirmation of association between attention deficit hyperactivity disorder and a dopamine transporter polymorphism. *Molecular Psychiatry, 2,* 311–313.

Gray, J. A. (1987). *The psychology of fear and stress.* New York: Cambridge University Press.

Hampel, P., & Petermann, F. (2012). *Screening Störungen im Jugendalter (SPS-J II)* (2., vollst. veränd. Aufl.). Bern: Huber.

Hampel, P., & Petermann, F. (2017). *Cool bleiben. Das Anti-Stress-Training für Kinder* (3. Aufl.). Weinheim: Beltz.

Hampel, P., Petermann, F., & Desman, C. (2009). Exekutive Funktionen bei Jungen mit Aufmerksamkeitsdefizit-/Hyperaktivitätsstörung im Kindesalter. *Kindheit und Entwicklung, 18,* 144–152.

Hampel, P., Petermann, F., Mohr, B., Bonkowski, M., & Mönter, C. (2004). Wirken sich unterschiedliche Verstärkerbedingungen bei Kindern mit Aufmerksamkeitsdefizit-/Hyperaktivitätsstörungen auf psychophysiologische Kennwerte aus? Eine Pilotstudie. *Kindheit und Entwicklung, 13,* 148–157. ► https://doi.org/10.1026/0942-5403.13.3.148.

Hanisch, C., Konrad, K., Gunther, T., & Herpertz-Dahlmann, B. (2004). Age-dependent neuropsychological deficits and effects of methylphenidate in children with attention-deficit/hyperactivity disorder: A comparison of pre- and grade-school children. *Journal of Neural Transmission, 111,* 865–881.

Hesslinger, B., Philipsen, A., Richter, H., & Ebert, D. (2005). Psychotherapie der ADHS im Erwachsenenalter. In M.-A. Edel & W. Vollmoeller (Hrsg.), *Aufmerksamkeitsdefizit-/Hyperaktivitätsstörung bei Erwachsenen* (S. 63–80). Berlin: Springer.

Hynd, G. W., Her, K. L., Novey, E. S., Eliopulos, D., Marshall, R., Gonales, J. J., & Voeller, K. K. (1993). Attention deficit-hyperactivity disorder and asymmetry of the caudate nucleus. *Journal of Neurology, 47,* 919–926.

Jacob, C. P., Philipsen, A., Ebert, D., & Deckert, J. (2008). Multimodal treatment of adult attention-deficit hyperactivity disorder. *Der Nervenarzt, 79,* 801–808.

Jacobs, C., & Petermann, F. (2013). *Training für Kinder mit Aufmerksamkeitsstörungen. Das neuropsychologische Gruppenprogramm ATTENTIONER* (3. verä. Aufl.). Göttingen: Hogrefe.

Jensen, P. S., Martin, D., & Cantwell, D. P. (1997). Comorbidity in ADHD: Implications for research, practice, and DSM-IV. *Journal of the American Academy of Child and Adolescent Psychiatry, 36,* 1065–1079.

Klasen, H., Woerner, W., Rothenberger, A., & Goodman, R. (2003). Die deutsche Fassung des Strengths and Difficulties Questionnaire (SDQ-Deu). – Übersicht und Bewertung erster

Validierungs- und Normierungsbefunde. *Praxis der Kinderpsychologie und Kinderpsychiatrie, 52,* 491–502.

Koglin, U., & Petermann, F. (2004). Das Konzept der Inhibition in der Psychopathologie. *Zeitschrift für Klinische Psychologie, Psychiatrie und Psychotherapie, 52,* 91–117.

Konrad, K., & Herpetz-Dahlmann, B. (2004). Neuropsychologie der Aufmerksamkeitsdefizit-/Hyperaktivitätsstörung. In S. Lautenbacher & S. Gauggel (Hrsg.), *Neuropsychologie psychischer Störungen* (S. 387–410). Berlin: Springer.

Krause, K. H., & Krause, J. (2004). *ADHS im Erwachsenenalter* (2. Aufl.). Stuttgart: Schattauer.

Kutcher, S., Aman, M., Brooks, S. J., Buitelaar, J., van Daalen, E., Fegert, J., … Tyano, S. (2004). International consensus statement on attention-deficit/hyperactivity disorder (ADHD) and disruptive behaviour disorders (DBDs): Clinical implications and treatment practice suggestions. *European Neuropsychopharmacology, 14,* 11–28. ► https://doi.org/10.1016/S0924-977X(03)00045-2.

Lempp, T. J., Duketis, E., Bender, S., & Freitag, C. M. (2010). Diagnose und Differentialdiagnose der ADHS im Kindes- und Jugendalter. In M. Rösler, A. v. Gontard, W. Retz, & C. M. Freitag (Hrsg.), *Diagnose und Therapie der ADHS. Kinder – Jugendliche – Erwachsene* (S. 29–43). Stuttgart: Kohlhammer.

Lalonde, J., Turgay, A., & Hudson, J. I. (1998). Attention-deficit hyperactivity disorder subtypes and comorbid disruptive behaviour disorders in a child and adolescent mental health clinic. *Canadian Journal of Psychiatry, 43,* 623–628.

Landau, Y. E., Auerbach, J. G., Gross-Tsur, V., & Shalev, R. S. (2003). Speed of performance of children with developmental right hemisphere syndrome and with attention-deficit hyperactivity disorder. *Journal of Child Neurology, 18,* 264–268.

Laucht, M., & Schmidt, M. H. (2004). Mütterliches Rauchen in der Schwangerschaft: Risikofaktor für eine ADHS des Kindes? *Zeitschrift für Kinder- und Jugendpsychiatrie und Psychotherapie, 32,* 177–185.

Lauth, G. W., & Schlottke, P. F. (2019). *Training mit aufmerksamkeitsgestörten Kindern* (7., vollst. überarb. Aufl.). Weinheim: Beltz.

Lubar, J. F. (2003). Neurofeedback for the management of attention deficit disorder. In M. S. Schwarz & F. Andrasik (Hrsg.), *Biofeedback. A practioner's guide* (3. Aufl, S. 409–437). New York: Guilford.

Mehta, M. A., Goodyer, I. M., & Sahakian, B. J. (2004). Methylphenidate improves working memory and set-shifting in AD/HD: Relationships to baseline memory capacity. *Journal of Child Psychology and Psychiatry, 45,* 293–305.

Melnik, S. M., & Hinshaw, S. P. (2000). Emotion regulation and parenting in AD/HD and comparison boys: Linkages with social behaviors and peer preference. *Journal of Abnormal Child Psychology, 28,* 73–86.

Moosbrugger, H., & Heyden, M. (1998). *Frankfurter Adaptiver Konzentrationsleistungs-Test (FAKT).* Göttingen: Hogrefe.

Mostofsky, S., Cooper, K., Kates, W., Denckla, M., & Kaufmann, W. (2002). Smaller prefrontal and premotor volumes in boys with attention-deficit/hyperactivity disorder. *Biological Psychiatry, 52,* 785–794.

MTA Cooperative Group. (1999). A 14-month randomized clinical trial of treatment strategies for attention-deficit/hyperactivity disorder. *Archives of General Psychiatry, 56,* 1073–1086.

Newcorn, J. H., Spencer, T. J., Biederman, J., Milton, D. R., & Michelson, D. (2005). Atomoxetine treatment in children and adolescents with attention-deficit/hyperactivity disorder and comorbid oppositional defiant disorder. *Journal of the American Academy of Child and Adolescent Psychiatry, 44,* 240–248.

Nigg, J. T. (2001). Is ADHD a disinhibitory disorder? *Psychological Bulletin, 127,* 571–598.

38

Nigg, J. T. (2005). Neuropsychologic theory and findings in attention-deficit/hyperactivity disorder: The state of the field and salient challenges for the coming decade. *Biological Psychiatry, 5,* 1424–1435.

Nigg, J. T., Willcutt, E. G., Doyle, A. E., & Sonuga-Barke, E. J. S. (2005). Causal heterogeneity in attention-deficit/hyperactivity disorder: Do we need neuropsychologically impaired subtypes? *Biological Psychiatry, 57,* 1224–1230.

Overtoom, C. C. E., Verbaten, M. N., Kemner, C., Kenemans, J. L., van Engeland, H., Buitelaar, J. K., et al. (1998). Associations between event-related potentials and measures of attention and inhibition in the continuous performance task in children with ADHD and normal controls. *Journal of the American Academy of Child and Adolescent Psychiatry, 37,* 977–985.

Owens, E. B., Hinshaw, S. P., Kraemer, H. C., Arnold, L. E., Abikoff, H. B., Cantwell, D. P., et al. (2003). Which treatment for whom for ADHD: Moderators of treatment response in the MTA. *Journal of Consulting and Clinical Psychology, 71,* 1–13.

Petermann, F. (Hrsg.). (2010). *Kaufman – Computerized Assessment Battery (K-CAB).* Frankfurt: Pearson Assessment.

Petermann, F. (Hrsg.). (2015). *Kinderverhaltenstherapie* (5., völlig. veränd. Aufl.). Baltmannsweiler: Schneider-Verlag Hohengehren.

Petermann, F., & Petermann, U. (2012). *Training mit aggressiven Kindern* (13. überarb. Aufl.). Weinheim: Beltz.

Petermann, F., & Schmidt, S. (2018). *Therapie-Tools ADHS im Kindes- und Erwachsenenalter.* Weinheim: Beltz.

Petermann, U. (2019). Verhaltensanalyse und Therapieplanung. In F. Petermann (Hrsg.), *Kinderverhaltenstherapie* (6., vollst. überarb. Aufl., S. 51–76). Göttingen: Hogrefe.

Petermann, U., & Petermann, F. (2019). *ADHS-Diagnostikum für Kinder und Jugendliche. ADHS-KJ.* Hogrefe: Bern.

Retz-Junginger, P., Retz, W., Blocher, D., Weijers, H. G., Trott, G. E., Wender, P. H., et al. (2002). Wender Utah Rating Scale (WURS-K). Die deutsche Kurzform zur retrospektiven Erfassung des hyperkinetischen Syndroms bei Erwachsenen. *Der Nervenarzt, 73,* 830–838.

Rösler, M., Retz-Junginger, P., Retz, W., & Stieglitz, R.-D. (Hrsg.). (2008). *HASE – Homburger ADHS Skalen für Erwachsene.* Göttingen: Hogrefe.

Rothenberger, A. (1998). Electrical brain activity and motor control in Tourette's syndrome and attention deficit hyperactivity disorder. In B. Garreau (Hrsg.), *Neuroimaging in child neuropsychiatric disorders* (S. 141–151). New York: Springer.

Sagvolden, T., & Sergeant, J. A. (1998). Attention deficit/hyperactivity disorder: From brain dysfunctions to behaviour. *Behavioural Brain Research, 94,* 1–10.

Sartory, G., Heine, H., Müller, B. W., & Elvermann-Hallner, A. (2002). Event- and motor-related potentials during the continuous performance task in attention-deficit/hyperactivity disorder. *Journal of Psychophysiology, 16,* 97–106.

Satterfield, J. H., Schell, A. M., Nicholas, T. W., Satterfield, B. T., & Freese, T. E. (1990). Ontogeny of selective attention effects on event-related potentials in attention-deficit hyperactivity disorder and normal boys. *Biological Psychiatry, 28,* 879–903.

Saß, H., Wittchen, H.-U., & Zaudig, M. (Hrsg.). (2003). *Diagnostisches und Statistisches Manual psychischer Störungen (DSM-IV-TR).* Göttingen: Hogrefe.

Scahill, L., Schwab-Stone, M., Merikangas, K. R., Leckman, J. F., Zhang, H., & Kasl, S. (1999). Psychosocial and clinical correlates of ADHS in a community sample of school-age children. *Journal of the American Academy of Child and Adolescent Psychiatry, 38,* 976–984.

Scheffler, R. M., Braun, T. T., Fulton, B. D., Hinshaw, S. P., Levine, P., & Stone, S. (2009). Positive association between attention-deficit/ hyperactivity disorder, medication use and academic achievement during elementary school. *Pediatrics, 132,* 1273–1279.

Schilling, V., Petermann, F., & Hampel, P. (2006). Psychosoziale Situation bei Familien von Kindern mit ADHS. *Zeitschrift für Psychiatrie, Psychologie und Psychotherapie, 54,* 293–301.

Schmidt, S. (2007). Atomoxetin verbessert die Reizinhibition bei Erwachsenen mit einer Aufmerksamkeitsdefizit-/Hyperaktivitätsstörung. *Verhaltenstherapie und Verhaltensmedizin, 28,* 499–501.

Schmidt, S., & Petermann, F. (2013). *ADHS-Screening für Erwachsene (ADHS-E)* (2. Veränd. Aufl.). Frankfurt: Pearson Assessment.

Schmidt, S., Waldmann, H.-C., Petermann, F., & Brähler, E. (2010). Wie stark sind Erwachsene mit ADHS und komorbiden Störungen in ihrer gesundheitsbezogenen Lebensqualität beeinträchtigt? *Zeitschrift für Psychiatrie, Psychologie und Psychotherapie, 58,* 9–21.

Sciutto, M. J., Nolfi, C. J., & Bluhm, C. (2004). Effects of child gender and symptom type on referrals for ADHD by elementary school teachers. *Journal of Emotional and Behavioral Disorders, 12,* 247–253.

Sergeant, J. A. (2005). Modeling attention-deficit/hyperactivity disorder: A critical appraisal of the cognitive-energetic model. *Biological Psychiatry, 57,* 1248–1255.

Sonuga-Barke, E. J. S. (2002). Psychological heterogeneity in AD/HD – A dual pathway model of behaviour and cognition. *Behavior Brain Research, 130,* 29–36.

Sonuga-Barke, E., Bitsakou, P., & Thompson, M. (2010). Beyond the dual pathway model: Evidence for the dissociation of timing, inhibitory, and delay-related impairments in Attention-Deficit/Hyperactivity Disorder. *Journal of the American Academy of Child & Adolesc Psychiatry, 49,* 345–355. ► https://doi.org/10.1016/j.jaac.2009.12.018.

Spencer, T., Biederman, J., Wilens, T., Harding, M., O'Donnell, D., & Griffin, S. (1996). Pharmacotherapy of attention deficit hyperactivity disorder across the life cycle. *Journal of the American Academy of Child and Adolescent Psychiatry, 35,* 409–432.

Sprich, S. E., Knouse, L. E., Cooper-Vince, C., Burbridge, J., & Safren, S. A. (2010). Description and demonstration of CBT for ADHD in adults. *Cognitive and Behavioral Practice, 17,* 9–15.

Still, G. (1902). Some abnormal psychical conditions in children. *Lancet, 1,* 1008–1012, 1077–1082, 1163–1168.

Strehl, U., Leins, U., Danzer, N., Hinterberger, T., & Schlottke, P. F. (2004). EEG-Feedback für Kinder mit einer Aufmerksamkeitsdefizit-/Hyperaktivitätsstörung (ADHS). Erste Ergebnisse aus einer randomisierten, kontrollierten Pilotstudie. *Kindheit und Entwicklung, 13,* 180–189.

Stuss, D. T., & Knight, R. T. (Hrsg.). (2002). *Principles of frontal lobe function.* London: Oxford University Press.

Thomas, R., Sanders, S., Doust, J., Beller, E., & Glasziou, P. (2015). Prevalence of attention-deficit/hyperactivity disorder: A systematic review and meta-analysis. *Pediatrics, 135,* 994–1001. ► https://doi.org/10.1542/peds.2014-3482.

Tye, K. M., Tye, L. D., Cone, J. J., Hekkelman, E. F., Janak, P. H., & Bonci, A. (2010). Methylphenidate facilitates learning-induced amygdala plasticity. *Nature Neuroscience, 13,* 475–481.

Vitiello, B., Severe, J. B., Greenhill, L. L., Arnold, L. E., Abikoff, H. B., Bukstein, O. G., et al. (2001). Methylphenidate dosage for children with ADHD over time under controlled conditions: Lessons from the MTA. *Journal of the American Academy of Child and Adolescent Psychiatry, 40,* 188–196.

Walker, C. J., & Clement, P. W. (1992). Treating inattentive, impulsive, hyperactive children with self-modeling and stress inoculation training. *Child and Familiy Behavior Therapy, 14,* 75–85.

Wheeler-Maedgen, J., & Carlson, C. L. (2000). Social functioning and emotional regulation in the attention deficit hyperactivity disorder subtypes. *Journal of Clinical Child Psychology, 29,* 30–42.

Whittacker, A. H., Van Rossem, R., Feldman, J. F., Schonfeld, I. S., Pinto-Martin, J. A., Torre, C., et al. (1997). Psychiatric outcomes in low-birth-weight children at age 6 years: Relationship to neonatal cranial ultrasound abnormalities. *Archives of General Psychiatry, 54,* 847–856.

Willcutt, E. G. (2012). The prevalence of DSM-IV attention-deficit/hyperactivity disorder: A meta-analytic review. *Neurotherapeutics, 9,* 490–499. ► https://doi.org/10.1007/s13311-012-0135-8.

World Health Organization (WHO). (2003). *Screening-Test mit Selbstbeurteilungs-Skala V1.1 für Erwachsene mit ADHS*. Genf: WHO.

Wright, J. L. (2006). Psychoanalysis in conjunction with medication: A clinical research opportunity. *Journal of the American Psychoanalytic Association, 54,* 833–855.

38

Störungen im Zusammenhang mit psychotropen Substanzen und abhängigen Verhaltensweisen

Gerhard Bühringer, Silke Behrendt und Tanja Endrass

Inhaltsverzeichnis

© Springer-Verlag GmbH Deutschland, ein Teil von Springer Nature 2020
J. Hoyer und S. Knappe (Hrsg.), *Klinische Psychologie & Psychotherapie*,
https://doi.org/10.1007/978-3-662-61814-1_39

39.1 Einführung

Das Kapitel gibt einen Überblick über Störungen im Zusammenhang mit dem Gebrauch psychotroper Substanzen und vergleichbarer Störungen ohne Substanzbezug, vor allem der Störung durch Glücksspielen. Themenschwerpunkte in dieser Einführung sind wichtige Definitionen sowie bedeutsame gemeinsame und unterschiedliche Merkmale der verschiedenen Störungen bei Klassifikation und Diagnostik, Ätiologie, Therapie und Prävention, während die spezifischen Aspekte in den folgenden ▶ Kap. 40 (Drogenkonsumstörungen), ▶ Kap. 41 (Alkoholkonsumstörungen), ▶ Kap. 42 (Tabakkonsumstörungen) und ▶ Kap. 43 (Glücksspielen) behandelt werden. Zur sprachlichen Vereinfachung wird in diesem Kapitel der Oberbegriff Abhängigkeitsstörungen verwendet. Weiterhin stehen aufgrund der klinisch-psychologischen Schwerpunktsetzung die Störungen durch Substanzkonsum nach DSM-5 (auch Substanzkonsumstörungen; in ICD-10 Schädlicher Gebrauch und Abhängigkeit) im Vordergrund, die substanzinduzierten Störungen (wie z. B. Entzug, Intoxikation und Delir) werden nur kurz dargestellt.

Zentrales Merkmal aller Abhängigkeitsstörungen und subklinischer Formen riskanten und gefährlichen Konsums ist die große Bandbreite und Vielfalt der Ausdrucksformen (◗ Abb. 39.1), vom sozialen Alkoholkonsumenten mit hochriskanten Konsummustern über Personen mit konsumbedingten Erkrankungen ohne Abhängigkeit, schwer abhängigen Tabak- und Kokainkonsumenten ohne soziale Auffälligkeiten bis zu multimorbid erkrankten Alkohol- und Heroinabhängigen mit schwerer psychosozialer Deprivation. Wenig bekannt sind die Bedingungen für erfolgreiche Spontanremissionen, die unter Abhängigkeitserkrankungen in der Bevölkerung einen hohen Anteil stellen, und die Kriterien für die Gestaltung und Durchführung einer erfolgreichen Behandlung.

39.1.1 Definitionen

> **Definition**
>
> **Psychotrope (auch psychoaktive) Substanzen** sind natürliche, chemisch aufbereitete oder synthetische Stoffe, die zentralnervös auf den Organismus einwirken und je nach Substanzklasse das menschliche Bewusstsein unterschiedlich beeinflussen, u. a. in Hinblick auf Wahrnehmung, Denken, Fühlen und Handeln.

Man kann die Substanzen nach ihrer zentralnervösen Wirkung unterteilen:

- Stimulanzien (stimulierende, aktivierende Wirkung),
- Sedativa (beruhigende, schlafanstoßende Wirkung),
- Halluzinogene (rufen Halluzinationen bzw. veränderte Bewusstseinszustände hervor) und
- Analgetika (schmerzhemmende Wirkung).

Einige dieser Wirkungen werden auch von Psychopharmaka (vor allem Hypnotika und Tranquilizer) hervorgerufen. Im Rahmen der klinischen Psychologie orientieren sich die diagnostischen Systeme wie ICD-10 und DSM-5 eher an einer Einteilung nach Substanzklassen wie alkoholische Getränke, Tabak oder Cannabis, da diese Stoffe beim Konsumenten multiple Auswirkungen haben können. Zum Beispiel zeigt sich bei einer geringen Dosis von Alkohol eine vorwiegend aktivierende und enthemmende Wirkung, die jedoch bei einer höheren Dosis durch die sedierende und schlafanstoßende Wirkung ersetzt wird (für einen Überblick über die Substanzklassen siehe ▶ Abschn. 39.2.1). In der ICD-11 wird die Klassifikation von Substanzkonsumstörungen ihrer Vorgängerversion ICD-10 treu bleiben. Es wird weiterhin die Einteilung in Substanzabhängigkeit und schädlichen Gebrauch geben, neu hinzu kommt die Diagnose des riskanten Konsums.

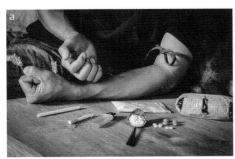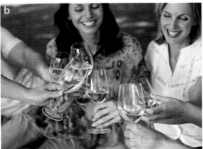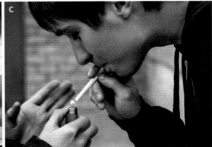

◗ **Abb. 39.1** Substanzkonsum. (a: © Tinnakorn Jorruang/Getty Images/iStock, b: © FlairImages/Getty Images/iStock, c: © Sabphoto/stock. adobe.com)

> **Definition**
>
> **Substanzkonsumstörungen** sind durch ein pathologisches Muster von Verhaltensweisen auf der kognitiven, verhaltensbezogenen und körperlichen Ebene charakterisiert, wobei der Konsum von psychotropen Substanzen trotz klinisch bedeutsamer Probleme fortgesetzt wird. Die dominanten Symptome lassen sich vier Gruppen zuordnen: beeinträchtigte Konsumkontrolle, soziale Beeinträchtigungen, riskante Konsummuster und pharmakologische Auswirkungen (APA 2015, S. 662 f.).

Ein wiederholter Konsum kann je nach Substanzklasse mit unterschiedlicher Wahrscheinlichkeit zur Entwicklung einer Substanzabhängigkeit führen (▶ Klinisch betrachtet). Übergeordnete Merkmale sind dabei

1. ein starkes Verlangen nach wiederholtem, hoch automatisiertem und progressivem Konsum einer Substanz (Sensitivierung),
2. Verlust der Kontrolle bzw. fehlende Aktivierung von Kontrolle über Zeitpunkt, Situation und Menge des Konsums sowie
3. die Konsumfortsetzung trotz fortgesetzter, auch teilweise selbst wahrgenommener Schädigungen.

Diese zentralen Kriterien sind in den Klassifikationssystemen ICD-10 und DSM-5 weiter aufgeschlüsselt (▶ Abschn. 39.2.1).

> **Definition**
>
> Addictive disorders bzw. **abhängige Verhaltensweisen** gemäß DSM-5 sind etwas unpräzise Begriffe für das Phänomen, dass Personen die Kontrolle über bestimmte Verhaltensweisen verlieren und diese trotz ausgeprägter und dauerhafter negativer Auswirkungen mit progressiver Entwicklung exzessiv wiederholen. Unpräzise deshalb, da ja nicht die Verhaltensweisen abhängig sind, sondern diese in abhängiger Form ausgeführt werden.

Bei der Entwicklung und Aufrechterhaltung abhängiger Verhaltensweisen wurden teilweise vergleichbare neurobiologische und entwicklungspsychologische Prozesse sowie Syndrome wie bei Substanzkonsumstörungen festgestellt. Im Vordergrund steht dabei die relativ gut erforschte Glücksspielstörung, während zu anderen exzessiven Verhaltensweisen wie abhängige Internet- oder Mediennutzung und abhängiges Kaufen noch weitere wissenschaftliche Untersuchungen und Konsensbildungen notwendig sind (für eine ausführliche Darstellung ▶ Kap. 43).

39.1.2 Gemeinsamkeiten und Unterschiede

Vergleiche zwischen Substanzklassen

Das Ausmaß der Auswirkungen auf der gesundheitlichen, psychischen und sozialen Ebene kann sehr unterschiedlich ausgeprägt sein und wird durch die Substanzklasse, Konsummuster und -menge sowie durch neurobiologische, emotionale und psychosoziale Faktoren des Konsumenten bestimmt. Das breite Nutzungsspektrum psychotroper Substanzen reicht vom Einsatz als Heilmittel (Psychopharmaka) über den risikoarmen Konsum von Alkohol bis zum zwanghaften und nicht mehr steuerbaren hochfrequenten Konsum von Alkohol, Heroin und Tabak durch chronisch Erkrankte. Ihre Wirkung kann als heilend, harmlos entspannend, anregend oder stimmungsaufheiternd von Konsumenten empfunden und von Dritten beobachtet werden, aber auch zu akuten gesundheitlichen Schäden wie Unfällen, Intoxikationen und Krampfanfällen führen und langfristig zu chronischen Erkrankungen, Todesfällen sowie zur Entwicklung von Abhängigkeitsstörungen mit einem multimorbiden somatischen, psychischen und psychosozialen Störungsbild. Dabei gibt es Gemeinsamkeiten, aber auch deutliche Unterschiede. Tabakkonsum führt z. B. zu einer hohen Morbidität und Mortalität, hat aber kaum

39

Klinisch betrachtet

Fallbeispiel: Alkoholmissbrauch
Herr A. ist 48 Jahre alt, erfolgreicher Unternehmer und politisch aktiv als Abgeordneter in einem Landtag. Er ist verheiratet, hat zwei Kinder, das Familienleben gilt bei Außenstehenden als unauffällig. Herr A. trinkt gerne gute Rotweine, am Abend zum Essen regelmäßig 2 bis 4 Gläser à 0,2 l, mit steigender Menge und Frequenz in den letzten 10 Jahren. Wegen seiner unternehmerischen und politischen Aktivitäten nimmt er an mehreren Geschäftsessen pro Woche teil, und hat sich angewöhnt, dabei ebenfalls 1 bis 2 Gläser Wein zu trinken, zunehmend werden es auch 3 bis 4. Eines Tages wird bei einer Straßenverkehrskontrolle eine Blutalkoholkonzentration (BAK) von 1,8 ‰ gemessen. Die Anamnese ergibt, dass die Ehe massiv problem-

behaftet ist, die Kinder an dem Verhalten des Vaters unter Alkoholeinfluss sehr leiden (Wutausbrüche, depressive Phasen, übertriebene Zuwendung und Geschenke) und sein Unternehmen wegen riskanter Finanzaktionen überschuldet ist. Weiterhin liegen erste Symptome alkoholbedingter Erkrankungen vor (Bluthochdruck und Leberschädigung). Es wird die Diagnose „Alkoholabhängigkeit" nach ICD-10 bzw. „Alkoholkonsumstörung, mittelgradige Ausprägung" nach DSM-5 gestellt, wobei folgende fünf diagnostische Kriterien nach DSM-5 erfüllt sind: „Craving", „Fortgesetzter Konsum trotz sozialer/zwischenmenschlicher Probleme", „Versagen bei wichtigen Verpflichtungen", „Konsum trotz körperlicher Gefährdung" sowie „Toleranz".

Auswirkungen auf Beruf und psychosoziale Aktivitäten. Es ist also für die klinische Arbeit notwendig, nicht nur die eingenommene(n) Substanz(en) einer Person zu kennen, sondern auch ihre Konsummuster und Konsumfunktionen sowie die Lebenssituation und mögliche andere komorbide psychische Störungen.

Nutt et al. (2010) haben mit einem aufwendigen System anhand von 16 gesundheitlichen, emotionalen, psychosozialen und ökonomischen Kriterien den Schaden eines Konsumenten und den Schaden für Dritte für etwa 20 psychotrope Substanzen eingeschätzt: die höchsten Belastungen haben Alkohol und Heroin, Tabak und Cannabis liegen im Mittelfeld (Abb. 39.2).

Vergleiche zwischen Substanzkonsumstörungen und Glücksspielstörung

Die gemeinsame diagnostische Einordnung der beiden Gruppen von Störungen war über viele Jahre Gegenstand kontroverser Diskussion darüber, ob eine Abhängigkeit immer an eine psychotrope Substanz gebunden sein muss oder ob lediglich das Syndrom abhängigen Verhaltens (u. a. exzessive Verhaltenswiederholung, Verlust der Kontrolle, Fortführung trotz dauerhafter negativer Konsequenzen) nosologisch relevant sein sollte. Ein wichtiger Beitrag dazu kam bereits 1976 von Edwards und Gross in einer sehr grundlegen Arbeit zur Trennung in gemeinsame „primary symptoms" der Abhängigkeit sowie in je nach Person unterschiedliche „secondary damages". In den letzten Jahren hat Shaffer (2012) das Thema mit dem Konzept des „addictive syndrome" weiterentwickelt, sodass aktuell in der Forschung wie in der therapeutischen Praxis die gemeinsamen Muster abhängigen Verhaltens im Vordergrund stehen. Bühringer et al. (2012) haben die Literatur zu beiden Ausprägungen des Abhängigkeitssyndroms in relevanten Bereichen vergleichend untersucht, wie z. B. zu Störungen der Adaptationsprozesse im Konsumverlauf (Toleranz und Entzug), der Neuroadaptation, des Lernens, der Motivation und der Emotionen, und dabei neben Unterschieden (u. a. bei Toleranzentwicklung und Entzug und bestimmten gestörten Lernprozessen) überwiegend Gemeinsamkeiten gefunden, die das Konzept des übergreifenden Addictive Syndrome unterstützen. Deutliche Unterschiede bestehen bei den negativen Konsequenzen, die bei Verhaltensabhängigkeiten psychische und soziale Problembereiche umfassen, während die somatische Morbidität und Mortalität entfällt. Da nahezu jedes menschliche Verhalten exzessiv ausgeübt werden kann, ist jedoch nach wie vor offen, wie zum einen die diagnostischen Kriterien für Verhaltensabhängigkeiten generell formuliert werden und wie zum anderen die Abgrenzung zu vorhandenen psychischen Störungen erfolgen soll (z. B. Zwangshandlungen).

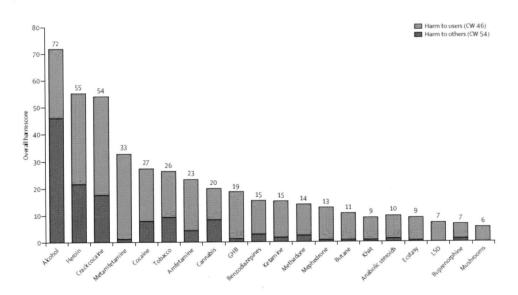

 Abb. 39.2 Überblick über Schadenseinstufungen zu psychotropen Substanzen für den Konsumenten und für Dritte. Die Gewichtungen *CW* stellen die Summe aller normalisierten Gewichtungen für 46 Schadenskriterien für den Konsumenten selbst und 54 für Dritte dar; *GHB* Gammahydroxybuttersäure – „Liquid Ecstasy"; *LSD* Lysergsäurediethylamid. (Aus Nutt et al. 2010, reprinted from The Lancet, © 2010, with permission from Elsevier)

39.1.3 Gesellschaftliche Einflussfaktoren auf Entstehung und Verlauf von Abhängigkeitsstörungen

Historische Sichtweise

Der Gebrauch von psychotropen Substanzen, traditionell auch als Rauschmittel oder Rauschdrogen bezeichnet, ist wahrscheinlich so alt wie die Menschheit selbst. Fast alle Naturvölker kennen solche Substanzen für (religiös eingebettete) Rauscherlebnisse bis zur Ekstase. Noch im Mittelalter war in Europa der alltägliche Rausch durch Bier und Wein selbstverständlich. Erst mit Beginn des 16. Jahrhunderts entwickelte sich das Ideal der individuellen Selbstbeherrschung und der Kontrolle eigener Gefühle (Renaissance), auch der Rausch bekam eine negative Bedeutung als Ausdruck fehlender Selbstbeherrschung. In dieser Zeit entstanden die ersten Abstinenz- und Mäßigkeitsvereine. Exzessiver Konsum wurde zunehmend sozial sanktioniert, teilweise auch verboten und strafbewehrt (für einen Überblick vgl. Legnaro 1982). Ende des 18. Jahrhunderts wurde erstmals der Krankheitsbegriff für „zwanghafte" Trinker verwendet. Die Ursache dafür wurde allein in der Substanz gesehen, die Verantwortung für die Entwicklung der Erkrankung allerdings allein beim Trinker, im Sinne einer haltlosen Persönlichkeit. Als einzige Lösung wurde die absolute Abstinenz des Trinkers angesehen, für die damals aufkommenden Abstinenzbewegungen auch das Ziel für die gesamte Bevölkerung. Erst in der ersten Hälfte des 20. Jahrhunderts entwickelte sich das „medizinische" Modell mit der Annahme, dass die meisten Personen alkoholische Getränke problemlos vertragen, und dass nur einige Personen (aus damals unbekannten Gründen) eine Erkrankung entwickeln, ohne dass sie dafür eine moralische Verantwortung tragen (vgl. Levine 1982). In den letzten Jahrzehnten wurde das komplexe Konzept eines „biopsychosozialen Störungsmodells" mit zahlreichen Schutz- und Risikofaktoren entwickelt.

Aktuelle Erkenntnisse

Es gibt in der westlichen Welt und selbst in Europa große länderbezogene Unterschiede in den konsum- und störungsbezogenen Inzidenz- und Prävalenzraten (Rehm et al. 2009), die nicht durch biologische Unterschiede erklärt werden können. Erkenntnisse der letzten Jahre zeigen, dass gesellschaftliche Rahmenbedingungen wie Verfügbarkeit und Zugangsschwellen, gesellschaftliche Wertvorstellungen, etwa zum Konsum illegaler Drogen, und politisches und rechtliches Handeln wie Steuergesetzgebung, Alterskontrollen, Strafbewehrung und Strafverfolgung eine Rolle spielen. Die Analyse der Relevanz einzelner Faktoren für Ätiologie und Verlauf ist aus methodischen Gründen und wegen der Komplexität der Interaktionen und Moderatoren schwierig, doch gibt es Erkenntnisse zu folgenden Prozessen bzw. Maßnahmen:

Ätiologie und Verlauf In der Pubertät und im jungen Erwachsenalter orientieren sich Personen stark an externen Vorbildern wie dem Verhalten von Peers, an Modellen in sozialen Medien, Filmen und in der Werbung. Sind diese Medien wenig kontrolliert und stark auf die Zielgruppe und ihre Motive ausgerichtet, wird Alter und Muster des Erstkonsums beeinflusst sowie der Übergang zu riskantem Konsumverhalten (McLeod et al. 2016). Ist darüber hinaus der Zugang zu psychotropen Substanzen nicht altersbeschränkt, bzw. wenig kontrolliert, oder sind die Substanzen preiswert zu erwerben, erhöht dies die Wahrscheinlichkeit für riskante und gesundheitlich gefährliche Konsummuster in Bezug auf Menge, Situation (z. B. Fahren unter Alkohol) und Funktion (z. B. zur Bewältigung von Hemmungen und Problemen (McLeod et al. 2016).

Prävention Gesellschaftliche Wertvorstellungen und politisches Handeln beeinflussen Art und Ausmaß präventiver Maßnahmen, insbesondere im Bereich der Verhältnis- oder Strukturprävention, d. h. durch gesellschaftliche Regelungen wie Verbote oder Besteuerungen. Zwar haben sich alle staatlichen Versuche einer Totalprohibition von psychotropen Substanzen und Glücksspielen als wirkungslos erwiesen bzw. erfordern einen ethisch zweifelhaft hohen Kontroll- und Sanktionsaufwand für die gesamte Bevölkerung, obwohl nur ein vergleichsweise kleiner Prozentsatz von den Störungen betroffen ist, doch sind spezifische Maßnahmen wie Zugangsbegrenzungen für Jugendliche, Alterskontrollen und Steuererhöhungen durchaus für die Einschränkung riskanten Verhaltens wie z. B. des Alkoholkonsums im Straßenverkehr erfolgreich (Shults et al. 2001). Ob sie auch zur Reduzierung von Abhängigkeitserkrankungen beitragen, ist zweifelhaft (▶ Abschn. 39.6). Staaten sind dabei durchaus ambivalent in Bezug auf Maßnahmen zur Prävention bzw. zur Generierung neuer Steuereinnahmen: Nach Aufkommen des Tabaks in Europa wurde dieser zunächst verboten und hoch bestraft (teilweise mit der Todesstrafe), später nur noch hoch besteuert. In Deutschland erfolgt die Besteuerung zumeist nach fiskalischen und nicht nach gesundheitlichen Kriterien: Um z. B. einen Rückgang des Zigarettenkonsums und damit der Steuereinnahmen möglichst zu vermeiden, werden jeweils mehrere kleine Steuererhöhungen statt einer großen vorgenommen. Ähnlich ist eine zentrale Motivation amerikanischer Bundesstaaten bei der gegenwärtigen Legalisierung von Cannabis die Generierung von Steuereinnahmen (z. B. Colorado Constitution, Article XVIII, Section 16, 1a, 2012), nicht unbedingt die Verbesserung der rechtlichen und gesundheitlichen Lebenssituation der Konsumenten.

Klinisch betrachtet

Die Opioid-Krise in den USA

Ein eklatantes ärztliches und staatliches Versagen bei der Prävention und Behandlung von Substanzstörungen, verbunden mit einer hohen Vernachlässigung der Sorgfaltspflicht und aggressiven Vermarktung durch eine pharmazeutische Firma stellt der jahrelang unkontrollierte Verkauf von OxyContin in den USA dar (ein retardiertes Opioid mit rascher Anflutung und langer Wirkungsdauer für die Behandlung von Schmerzen). Das Produkt kam 1996 auf den Markt, in einer Zeit der generellen Liberalisierung der Verschreibung von opioidhaltigen Medikamenten durch die amerikanische Regierung. Mit einer ausgefeilten, etwa 200 Mio. US$ teuren Marketingkampagne (u. a. über 40 regionale, vollkommen von der Firma bezahlte Tagungen, ein sehr lukratives Bonussystem für hohe Vertriebszahlen und kostenlose Gutscheine an Patienten für einen bis zu 30-tägigen Bedarf sowie der gezielten Bewerbung von fachlich wenig kompetenten Allgemeinärzten für die Indikation von Schmerzen ohne Tumorursache wie z. B. Rückenschmerzen) stieg der Umsatz von 48 Mio. in 1996 auf fast 1,1 Mrd. US$ in 2000. Folge war eine hohe Rate von Opioidabhängigen unter den Patienten sowie eine Verschiebung des Gebrauchs in den Markt der Heroinabhängigen, zumeist in injizierter Form mit aufgelösten Tabletten, da die Substanz billiger und einfacher zu erwerben und sicherer zu konsumieren war als z. B. illegales Heroin (Van Zee 2009). Trotz der zwischenzeitlich veränderten Rezeptur der Tabletten zur Verhinderung von Injektionen ist es bisher kaum gelungen, die stark erhöhte Morbidität und Mortalität in den USA wieder zu senken. Die Firma wurde zu über 600 Mio. US$ Strafe verurteilt.

Behandlung Auch auf die Behandlung von Personen mit Abhängigkeitsstörungen haben rechtliche Regelungen und gesellschaftliche/fachliche Wertvorstellungen wiederholt Einfluss genommen, etwa beim früheren Verbot der Methadon-Substitution bei Opioidabhängigen oder bei der Ablehnung eines kontrollierten Konsums als Therapieziel. Gleichzeitig kam es in den USA seit den 1990er Jahren zu einer weitflächigen, legalen Verschreibung opioidhaltiger Medikamente durch Hausärzte zur Schmerzbehandlung (▶ Klinisch betrachtet).

39.2 Klassifikation und Diagnostik

39.2.1 Klassifikation

In diesem Kapitel wird zunächst die aktuell gültige Klassifikation von Störungen im Zusammenhang mit psychotropen Substanzen nach DSM-5 und ICD-10 vorgestellt. Da der Übergang von DSM-IV zu DSM-5 noch nicht weit zurückliegt und sich viele wichtige Studien noch auf das DSM-IV beziehen, werden ergänzend die Änderungen in der Klassifikation beim Wechsel vom DSM-IV zum DSM-5 beschrieben.

Vom DSM-IV zum DSM-5: Wichtige Änderungen

Eine signifikante Veränderung von DSM-IV zu DSM-5 ist die Aufnahme des Abschnittes „Störungen ohne Substanzbezug" in das Kapitel zu Substanzstörungen. Sie soll dem Umstand Rechnung tragen, dass bei der Störung durch Glückspielen und bei Substanzkonsum störungen sowohl ähnliche Verhaltensweisen auftreten als auch ähnliche Merkmale neuronaler Prozesse (insbesondere im Belohnungssystem) vorliegen (American Psychiatric Association 2015).

Eine weitere zentrale Änderung betrifft die Zusammenfassung der Kriterien der DSM-IV-Diagnosen Substanzmissbrauch und Substanzabhängigkeit (◻ Tab. 39.1) in der DSM-5-Diagnose Substanzkonsumstörung. Hierbei wurden mit Ausnahme des DSM-IV-Missbrauchskriteriums „Wiederholte Konflikte mit dem Gesetz" alle DSM-IV-Symptome zusammengefasst und um das Symptom Craving (ein intensives subjektives Verlangen nach der Substanz) ergänzt. Des Weiteren wurde die diagnostische Schwelle von „mindestens ein Symptom" (DSM-IV Missbrauch) bzw. „mindestens drei Symptome" (DSM-IV Abhängigkeit) zu „mindestens zwei Symptome" geändert. Diese Anpassung der diagnostischen Schwelle trägt dem Umstand Rechnung, dass nach DSM-IV-Klassifikation Personen, die zwei Abhängigkeitssymptome aber keine Missbrauchssymptome aufwiesen, keine Diagnose und somit ggf. auch keine Behandlung erhalten konnten. Dies widersprach Befunden aus Studien, die für diese „diagnostic orphans" ein erhöhtes Risiko problematischer Konsummuster sowie des Übergangs zum Vollbild einer Substanzabhängigkeit nachwiesen (Degenhardt et al. 2008; Degenhardt et al. 2002; Grabitz et al. 2012; Hasin et al. 2013; Shmulewitz et al. 2015).

DSM-5

Im 2013 erstmalig veröffentlichten DSM-5 (APA 2015) werden Störungen im Zusammenhang mit psychotropen Substanzen in das Kapitel „Störungen im Zusammenhang mit psychotropen Substanzen und abhängigen Verhaltensweisen" eingeordnet. Das Kapitel

■ **Tab. 39.1** Diagnostische Kriterien für Störungen durch Substanzkonsum nach DSM-IV-TR (verkürzte Darstellung) und DSM-5. (Abdruck erfolgt mit Genehmigung vom Hogrefe Verlag Göttingen aus dem Diagnostic and Statistical Manual of Mental Disorders, Fifth Edition © 2013 American Psychiatric Association, dt. Version © 2018 Hogrefe Verlag)

Substanzkonsumstörung (DSM-5)	Substanzmissbrauch (DSM-IV-TR)	Substanzabhängigkeit (DSM-IV-TR)
Hier am Beispiel für Alkoholkonsumstörung. Für die spezifischen Substanzen Alkohol, Cannabis, Halluzinogene, Inhalanzien, Opioide, Sedativa/Hypnotika/Anxiolytika, Stimulanzien, Tabak, andere (oder unbekannte) Substanzen gelten sehr ähnliche diagnostische Kriterien		
Ein problematisches Muster von Alkoholkonsum führt in klinisch bedeutsamer Weise zu Beeinträchtigungen oder Leiden, wobei mindestens zwei der folgenden Kriterien innerhalb eines Zeitraums von 12 Monaten vorliegen:	Ein unangepasstes Muster des Substanzgebrauchs, das in klinisch bedeutsamer Weise zu Beeinträchtigungen oder Leiden führt (zumindest ein Kriterium innerhalb von 12 Monaten):	Ein unangepasstes Muster des Substanzgebrauchs, das in klinisch bedeutsamer Weise zu Beeinträchtigungen oder Leiden führt (zumindest drei Kriterien innerhalb von 12 Monaten):
– Alkohol wird häufig in größeren Mengen oder länger als beabsichtigt konsumiert		– Häufige Einnahme in größeren Mengen oder über einen längeren Zeitraum als beabsichtigt
– Anhaltender Wunsch oder erfolglose Versuche den Alkoholkonsum zu verringern oder zu kontrollieren		– Anhaltender Wunsch oder erfolglose Versuche den Gebrauch zu verringern bzw. zu kontrollieren
– Hoher Zeitaufwand, um Alkohol zu beschaffen, zu konsumieren oder sich von seiner Wirkung zu erholen		– Hoher Zeitbedarf für Substanzbeschaffung, Konsum und Erholung von den Folgen
– Craving oder ein starkes Verlangen, Alkohol zu konsumieren		
– Wiederholter Alkoholkonsum, der zu einem Versagen bei der Erfüllung wichtiger Verpflichtungen bei der Arbeit, in der Schule oder zu Hause führt	– Wiederholtes Versagen bei der Erfüllung wichtiger Verpflichtungen (z. B. Schule, Arbeitsplatz, Haushalt)	
– Fortgesetzter Alkoholkonsum trotz ständiger oder wiederholter sozialer oder zwischenmenschlicher Probleme, die durch die Auswirkungen von Alkohol verursacht oder verstärkt werden	– Wiederholte Probleme mit dem Gesetz (z. B. Verhaftungen)	
	– Fortgesetzter Gebrauch trotz wiederholter sozialer und interpersoneller Probleme (z. B. Familienstreit)	
– Wichtige soziale, berufliche oder Freizeitaktivitäten werden aufgrund des Alkoholkonsums aufgegeben oder eingeschränkt		– Aufgabe/Einschränkung wichtiger Aktivitäten (Beruf, Freizeit, Kontakte)
– Wiederholter Alkoholkonsum in Situationen, in denen der Konsum zu einer körperlichen Gefährdung führt	– Wiederholte körperliche Gefährdung (z. B. im Straßenverkehr)	
– Fortgesetzter Alkoholkonsum trotz Kenntnis eines anhaltenden oder wiederkehrenden körperlichen oder psychischen Problems, da wahrscheinlich durch [Substanz] verursacht oder verstärkt wird		– Fortgesetzter Gebrauch trotz Kenntnis vorliegender negativer psychischer und physischer Auswirkungen
– Toleranzentwicklung (…) ((…) Dosissteigerung (…) [oder] verminderte Wirkung (…) [bei gleicher Dosis]		– Toleranz (Dosissteigerung oder verminderte Wirkung bei gleicher Dosis)
– Entzugssymptome, die sich durch eines der folgenden Kriterien äußern: a) Charakteristisches Entzugssyndrom in Bezug auf Alkohol b) Alkohol (…) wird konsumiert, um Entzugssymptome zu lindern oder zu vermeiden		– Entzugssymptome (Entzugssyndrom der jeweiligen Substanz oder Gebrauch zur Vermeidung von Entzugssymptomen)
	– Zu keiner Zeit Erfüllung der Kriterien für Abhängigkeit nach DSM-IV-TR	– Zu keiner Zeit Erfüllung der Kriterien für Abhängigkeit nach DSM-IV-TR

39

ist untergliedert in die zwei Abschnitte „Störungen im Zusammenhang mit psychotropen Substanzen" sowie „Störungen ohne Substanzbezug". Der letztgenannte Abschnitt enthält die Diagnose „Störung durch Glücksspielen" (ausführliche Bearbeitung in ▶ Kap. 43). Im Abschnitt „Störungen im Zusammenhang mit psychotropen Substanzen" werden die Diagnosegruppen „Störungen durch Substanzkonsum" und „substanzinduzierte Störungen" unterschieden. Für diese beiden Diagnosegruppen beinhaltet das DSM-5 eine Liste mit zehn Substanzklassen, bezüglich derer jeweils Diagnosen vergeben werden können: Alkohol, Koffein, Cannabis, Halluzinogene, Inhalanzien, Opioide, Sedativa/Hypnotika/Anxiolytika, Stimulanzien (inkl. Amphetamin und Kokain) und Tabak. Die Restkategorie „andere oder unbekannte Substanzen" trägt dem möglichen Auftreten neuer Substanzen Rechnung. Zu beachten ist, dass Diagnosen immer substanzspezifisch zu stellen sind (z. B. *Cannabis*konsumstörung) wobei die Substanz so genau wie möglich benannt werden sollte (z. B. *Kokain*konsumstörung statt *Stimulanzien*konsumstörung). Es kann nicht für alle Substanzklassen jede Diagnose gestellt werden. So existiert z. B. keine Koffeinkonsumstörung (◘ Tab. 39.2). Erfüllt eine Person die diagnostischen Kriterien für Störungen in Zusammenhang mit verschiedenen Substanzen jeweils

vollständig, so werden alle entsprechenden Diagnosen vergeben (z. B. Heroinkonsumstörung und Tabakkonsumstörung).

Störungen im Zusammenhang mit psychotropen Substanzen: Störungen durch Substanzkonsum

Die „Störung durch Substanzkonsum" (auch: Substanzkonsumstörung) ist die im klinisch-psychologischen und psychotherapeutischen Kontext wichtigste substanzbezogene Diagnose. Ihre Kriterien sind für alle Substanzklassen (bis auf substanzspezifische Details) identisch. Sie wird vergeben, wenn durch den Konsum einer psychotropen Substanz innerhalb eines 12-Monats-Zeitraumes mindestens zwei der elf in ◘ Tab. 39.1 genannten Symptome vorliegen. Diese Symptome können in folgenden Gruppen zusammengefasst werden: pharmakologische Symptome, Symptome des Kontrollverlustes, Symptome sozialer Probleme und Symptome in Bezug auf eine Gesundheitsgefährdung (◘ Tab. 39.1). Es existieren zwei Zusatzspezifikationen: Der Störungsschweregrad kann spezifiziert werden als leichtgradig (2–3 Symptome), mittelgradig (4–5 Symptome) oder schwergradig (6 oder mehr Symptome). Bezüglich des Störungsverlaufs können die folgenden Spezifikationen vergeben werden:

◘ Tab. 39.2 Ausgewählte Diagnosen für die einzelnen Substanzklassen nach DSM-5 (mit ICD-10 Codierungen)

Substanzklassen	Substanzkonsumstörung nach DSM-5 mit ICD-10-Codierung	Substanzinduzierte Störungen (Auszug)	
		Intoxikation	**Entzug**
Alkohol	F10.10, F10.20[a]	F10.129, F10.229, F10.929[b]	F10.232, F10.239[d]
Cannabis	F12.10, F12.20	F12.122, F12.222, F12.922, F12.129, F12.229, F12.929[c]	F12.288
Halluzinogene (Phencyclidin, andere)	F16.10, F16.20	F16.129, F16.229, F16.929	– (F16.3)
Inhalanzien	F18.10, F18.20	F18.129, F18.229, F18.929	– (F18.3)
Koffein	(–) F15.1, F15.2	F15.929	F15.93
Stimulanzien (Amphetamine, Kokain, andere)	F14.10, F14.20, F15.10, F15.20	F14.122, F14.222, F14.922, F14.129, F14.229, F14.929, F15.122, F15.222, F15.922, F15.129, F15.229, F15.929	F14.23, F15.23
Tabak	Z.72.0, F17.2	– (F17.0)	F17.203
Opioide	F11.10, F11.20	F11.122, F11.222, F11.922, F11.129, F11.229, F11.929	F11.23
Sedativa, Hypnotika und Anxiolytika	F13.10, F13.20	F13.129, F13.229, F13.929	F13.232, F13.239
Andere oder unbekannte Substanzen	F19.10, F19.20	F19.129, F19.229, F19.929	F19.239

[a]F1X.10 entspricht der leichtgradigen Substanzkonsumstörung nach DSM-5, F1X.20 der mittel- bis schwergradigen Störung
[b]F1X.9 steht für eine Intoxikation ohne Substanzkonsumstörung
[c]F10.232 steht für das Vorliegen einer Wahrnehmungsstörung während des Alkoholentzugs
[d]F10.239 steht für einen Alkoholentzug ohne Wahrnehmungsstörung
Alle Codierungen stammen aus dem DSM-5-Kapitel zu Störungen im Zusammenhang mit psychotropen Substanzen und abhängigen Verhaltensweisen (APA 2015, S. 661–809)

- frühremittiert (mindestens 3 aber weniger als 12 Monate lang werden außer Craving keine Symptome der Substanzkonsumstörung erfüllt),
- anhaltend remittiert (wie frühremittiert nur über mindestens 12 Monate),
- in geschützter Umgebung (z. B. stationärer Aufenthalt in Fachklinik) und
- in Erhaltungstherapie (z. B. Substitutionsbehandlung bei Heroinkonsumstörung).

Entsprechend der Vielzahl an Substanzklassen und Störungskriterien bei gleichzeitig relativ niedriger diagnostischer Schwelle existieren Substanzkonsumstörungen nach DSM-5 in einer sehr großen Bandbreite bezüglich Substanzklasse, Schweregrad und Symptombild. Trotz der Gemeinsamkeiten in den diagnostischen Kriterien unterscheiden sich individuell vergebene Diagnosen daher teils stark hinsichtlich der mit ihnen verbundenen Konsequenzen, Behandlungsimplikationen und Prognosen.

Störungen im Zusammenhang mit psychotropen Substanzen: Substanzinduzierte Störungen

Zu den substanzinduzierten Störungen gehören die Diagnosen Substanzintoxikation und Substanzentzug sowie die Diagnosegruppe der substanz-/medikamenteninduzierten psychischen Störungen. Substanzinduzierte Störungen werden im DSM-5 sowohl allgemein-konzeptuell als auch spezifisch für verschiedene Substanzen beschrieben. Bei Vergabe der Diagnose einer substanzinduzierten Störung muss immer die entsprechende Substanz benannt werden (z. B. Kokainintoxikation). Eine **Substanzintoxikation** ist ein reversibles, direkt auf die zentralnervöse Wirkung eines unmittelbar vorhergehenden Substanzkonsums zurückführbares Syndrom, das Verhaltens- und psychische Auffälligkeiten beinhaltet (z. B. unsicherer Gang, Affektlabilität). Eine Intoxikation kann auch bei Personen vorkommen, die die diagnostischen Kriterien einer Substanzkonsumstörung nicht erfüllen. Ein **Substanzentzug** ist ein Syndrom kognitiver und physiologischer Auffälligkeiten, das auf die zentralnervösen Effekte der Beendigung oder Reduktion eines anhaltenden und stark ausgeprägten Konsums zurückzuführen ist. Substanzentzug kommt meist bei Personen mit Substanzkonsumstörung vor. Er kann je nach Substanz schwere Komplikationen beinhalten (z. B. Krampfanfall im Rahmen eines Alkohol- oder Sedativaentzugs). Substanzinduzierte psychische Störungen sind solche psychischen Störungen, die sich bei oder in einem umgrenzten Zeitrahmen nach einer Intoxikation, einem Entzug oder aber einer Einnahme von Medikamenten oder Toxinen entwickeln. Sie ähneln in ihrer Symptomatik psychischen Störungen wie z. B. einer Major Depression oder einer psychotischen Störung, sind

aber von diesen zu unterscheiden, da sie auf die Wirkung der Substanz bzw. auf den Substanzentzug zurückzuführen sind. **Substanzinduzierte psychische Störungen** können reversibel sein, aber auch persistieren. Sie werden im DSM-5 in den Kapiteln für die Störungen aufgeführt, denen sie jeweils ähneln (z. B. substanzinduzierte depressive Störung im Kapitel „depressive Störungen"). Es kann schwierig sein, eine substanzinduzierte psychische Störung differenzialdiagnostisch von einer eigenständigen psychischen Störung zu unterscheiden. Anhaltspunkte für das Vorliegen einer eigenständigen Störung sind nach DSM-5 das Vorliegen einer eigenständigen Diagnose vor der Intoxikation, dem Entzug oder der Medikamenteneinnahme sowie das Persistieren der Symptomatik über längere Zeit nach Ende der Intoxikation, des Entzugs oder der Medikamenteneinnahme (American Psychiatric Association 2013). Das zweite Kriterium kann allerdings bei substanzinduzierten psychischen Störungen, die persistieren, nicht angewandt werden (z. B. halluzinogeninduzierte persistierende Wahrnehmungsstörung).

ICD-10 und ICD-11

Das Klassifikationssystem ICD der WHO (World Health Organisation (WHO) 2005) ist das für die Gesundheitsversorgung in Deutschland verbindliche System, während in der Forschung – wegen der präziseren Definition der Kriterien – zumeist das DSM-System verwendet wird (► Kap. 2). Im Kapitel „Psychische und Verhaltensstörungen durch psychotrope Substanzen" der ICD-10 werden im Großen und Ganzen die gleichen Substanzklassen berücksichtigt wie im DSM-5. Im Unterschied zur Substanzkonsumstörung im DSM-5 werden in der ICD-10 zwei Diagnosen definiert: **schädlicher Gebrauch** und das **Abhängigkeitssyndrom.** Die Diagnose schädlicher Gebrauch wird vergeben, wenn der Substanzkonsum zu einer körperlichen Erkrankung oder einer psychischen Störung geführt hat. Die Diagnose Abhängigkeitssyndrom ähnelt bezüglich der Kriterien der alten DSM-IV-Abhängigkeitsdiagnose und wird vergeben, wenn mindestens drei aus sechs Kriterien innerhalb eines 12-Monats-Zeitraums erfüllt sind (Craving, Toleranz, Entzug, Kontrollverlust, Einschränkung bzw. Aufgabe wichtiger Aktivitäten, Fortsetzung des Konsums trotz körperlicher oder psychischer Folgen). Für die beiden ICD-10-Diagnosen existiert eine Hierarchieregel, derzufolge beim Vorliegen einer Lebenszeitdiagnose Abhängigkeitssyndrom die Diagnose schädlicher Gebrauch nicht mehr vergeben werden darf. In bewusster Abgrenzung zum DSM-IV enthalten die beiden ICD-10-Diagnosen keine Kriterien, die aufgrund gesellschaftlicher Werte und Normen erfüllt werden können (vgl. „Fortgesetzter Alkoholkonsum trotz … sozialer … Probleme" im DSM-5, S. 675; APA 2015). Aufgrund der Unterschiede zwischen DSM-5 und ICD-10

39

können mittels ICD-10 ermittelte Prävalenzraten für Substanzstörungen nicht mit mittels DSM-5 ermittelten Raten verglichen werden.

Eine englischsprachige Version der ICD-11 wurde 2018 veröffentlicht (World Health Organisation 2019); die rechtliche Umsetzung in Deutschland war zunächst für den 01.01.2020 angekündigt. Im Gegensatz zum DSM-5 wird es in der ICD-11 bei der Trennung der beiden Diagnosen Abhängigkeit und schädliches Gebrauchsmuster bleiben. Für die Diagnose schädliches Gebrauchsmuster soll zukünftig zusätzlich gefordert werden, dass der Konsum mindestens 12 Monate (bei episodischem Gebrauch) oder 4 Wochen (bei fast täglichem Gebrauch) besteht. In der ICD-11 wird für die Diagnose schädliches Gebrauchsmuster als Kriterium auch solches Verhalten berücksichtigt, durch das Dritte einen gesundheitlichen Schaden erlitten haben (World Health Organisation 2019).

Weiterhin wird es eine Diagnose riskanter Konsum geben. Der „riskante Konsum" psychoaktiver Substanzen oder anderer spezifischer Substanzen stellt eine Konsumform dar, aus der heraus durch die Menge oder die Konsumfrequenz, die Konsumart oder im Rahmen eines bestimmten Kontextes schädliche physische oder psychische Konsequenzen für den Konsumenten oder andere Personen resultieren können, ohne dass bereits schädliche Konsequenzen entstanden sind.

39.2.2 Diagnostik

Die Diagnostik von Substanzstörungen kann sich schwierig gestalten, da das Thema schambesetzt und mit Stigmatisierung (Keyes et al. 2010) sowie – besonders bei illegalen Substanzen – mit Befürchtungen bezüglich einer Strafverfolgung verbunden ist. Bei gesellschaftlich oder sozial anerkanntem Konsum (z. B. Alkoholkonsum) kann es für die Betroffenen schwer zu verstehen sein, warum dieser in der therapeutischen Diagnostik thematisiert wird. Auch können positiv erlebte Aspekte des Konsums die Motivation zur Mitarbeit begrenzen. Hilfreiche Gesprächsführungsstrategien sind hier neben einer empathischen Haltung eine Betonung der Schweigepflicht, entpathologisierende Informationen zur Diagnostik sowie die Anwendung von Prinzipien der motivierenden Gesprächsführung (Miller und Rollnick 2015; ► Abschn. 39.5.3). Bei der Erhebung von Konsummustern besteht zusätzlich das Problem der Erinnerungsfehler. Sollen Konsummuster möglichst genau erfasst werden (z. B. in der Forschung), empfiehlt sich der Einsatz speziell dafür entwickelter Instrumente (► Gut zu wissen). In der Therapie können alternativ vor dem Konsumstopp Konsumtagebücher eingesetzt werden.

> **Gut zu wissen**
>
> **Ebenen der Informationsgewinnung für die Diagnostik von Substanzstörungen**
>
> Wegen der zumeist langen Störungsentwicklung, der zahlreichen diagnostischen Kriterien, der möglichen positiven und negativen Auswirkungen in verschiedenen Lebensbereichen und der beschriebenen Hindernisse bei der Erfassung valider Informationen ist es bei Abhängigkeitsstörungen notwendig möglichst viele der folgenden Informationsquellen zu nutzen:
>
> - Verhaltensbeobachtungen: körperliche Symptome (z. B. Einstichstellen durch intravenösen Heroinkonsum, verletzte Nasenschleimhaut durch Kokainkonsum, schwankender Gang, Lallen)
> - Klinisch-diagnostisches freies oder strukturiertes Interview: aktuelles und früheres Konsumverhalten, Verlauf, Konsumfunktionen, positive und negative Auswirkungen, zutreffende diagnostische Kriterien; Problemverständnis und Änderungsmotivation
> - Fragebögen (zu Konsumverhalten, -funktionen und -folgen)
> - Laborparameter (Blut, Haare, Urin), medizinische Befunde (z. B. Lebererkrankungen)
> - Aussagen von Dritten wie Angehörigen oder Bekannten
> - Aktenbefunde aus Betrieb, Straßenverkehr, Justiz

Für Substanzstörungen existiert eine Vielzahl diagnostischer Verfahren. Dazu gehören diagnostische Interviews, Screeningfragebögen, Fragebögen zu verschiedenen Aspekten des Konsums (z. B. Craving, Folgen, Abstinenzzuversicht, Motivation), Biomarker und Instrumente zur Erfassung von Konsummustern wie z. B. die „Form 90" (Miller und Delboca 1994). Die meisten diagnostischen Instrumente sind substanzspezifisch und werden in den entsprechenden Kapiteln (► Kap. 40–43) dargestellt. Von den substanzübergreifenden Instrumenten werden drei im Folgenden beschrieben. Von diesen ist nur das CIDI ein reines Diagnosesystem. Die anderen Instrumente können auch für die Therapieplanung und -evaluation verwendet werden.

- **CIDI („Composite International Diagnostic Interview")**

Das CIDI (auch ► Abschn. 21.4.3) ist ein umfassendes, vollstandardisiertes Interview für psychische Störungen und umfasst in modularer Form auch die Diagnose aller Formen von Substanzstörungen nach ICD-10 und DSM-IV (Wittchen und Pfister 1997). Eine computergestützte Form liegt in deutscher Sprache vor.

■ **ASI („Addiction Severity Index")**

Der ASI ist ein semistrukturiertes Interview, das das Ausmaß an substanzbedingtem Behandlungsbedarf (alle Substanzklassen in 7 möglichen Problembereichen) erfasst (z. B. körperlicher Zustand oder psychischer Status). Die Patienten geben den Schweregrad in einer 5-stufigen Ratingskala an; der Interviewer erstellt mit zusätzlichen objektiven Daten (z. B. Laborberichte) ein 10-stufiges Schweregrad-Rating für die Therapieplanung sowie „composite scores" für Veränderungsmessungen. Eine deutsche Version der europäischen Überarbeitung (Europ-ASI) liegt vor (Weiler et al. 2000).

■ **MATE („Measurements in the Addictions for Triage and Evaluation")**

Der MATE ist eine europäische Weiterentwicklung des ASI. Er besteht aus 8 Interviewmodulen und 2 Fragebögen. Erfasst werden u. a. Substanzkonsum, Substanzstörungen, psychische Störungen und körperliche Erkrankungen, individuelles und soziales Funktionsniveau sowie Vorbehandlungen (Schippers et al. 2010).

■ **PREDI („Psychosoziales ressourcenorientiertes Diagnostiksystem")**

Das PREDI umfasst eine Kurzdiagnose (Screening für den Bedarf an weiterer Diagnostik) und eine Feindiagnose für 9 Lebensbereiche, deren Situation nach 3 Beurteilungsperspektiven erfasst werden: Problemsituation, Ressourcen des Patienten, Veränderungs- bzw. Behandlungsbedarf. Die Kurzdiagnose erfolgt mit Hilfe 6-stufiger Ratingskalen (Küfner et al. 2006; Küfner und Vogt 1996).

Neben den klinisch-diagnostischen Instrumenten ist die International Classification of Functioning, Disability and Health (ICF) der WHO (World Health Organisation (WHO) 2001) nützlich. Die ICF beinhaltet Kriterien zur Beurteilung des individuellen körperlichen und mentalen Funktionsniveaus. Die zur Erfassung des individuellen Funktionsniveaus bzw. individueller Beeinträchtigungen geeigneten Instrumente wie z. B. die „WHO Disability Assessment Schedule 2.0" (WHO-DAS 2.0; World Health Organization 2010) können auch zur Erfassung des Funktionsniveaus bei Substanzstörungen herangezogen werden und so z. B. zur individuellen Behandlungsplanung beitragen.

39.2.3 Anamnese

In der Anamnese von Substanzstörungen sollten Konsummuster, Störungssymptome, soziale, körperliche und psychische Folgeschäden sowie die Behandlungsvorgeschichte in ihrer Entwicklung über die Lebensspanne des Patienten erfasst werden. Zu Konsummustern sollten das Alter bei Erstkonsum sowie

Konsumanlässe, -motive und -situationen erfragt werden. Wichtig sind außerdem Informationen zu Veränderungen des Konsums (Steigerung, Reduktion, Abstinenzphasen, Rückfälle) mit ihren jeweiligen Auslösern. Bei der Erfragung von Störungssymptomen ist begrenztes Störungswissen bei Patienten zu beachten, so werden z. B. Symptome wie Alkoholtoleranz teils als positiv erlebt und deshalb möglicherweise nicht spontan berichtet. Außerdem muss der Diagnostiker über ein gutes Wissen bezüglich der bei der jeweiligen Substanz üblichen Folgeschäden verfügen, um diese gezielt erfragen zu können. Weiterhin sollte ein genaues Bild der Motivationslage erreicht werden: Welche Art der Veränderungsmotivation (intrinsisch vs. fremdmotiviert) liegt vor und was sind die persönlichen Ziele des Patienten? Außerdem ist zu klären, über welche Bewältigungskompetenzen (z. B. im Umgang mit Risikosituationen, bei Erreichung längerer Abstinenzphasen) der Patient verfügt, welche Ressourcen er hat (z. B. intakte soziale Beziehungen, Anbindung an Selbsthilfegruppe) und welche weiteren Belastungen (komorbide psychische Störungen, körperliche Erkrankungen, Ehescheidung, Arbeitslosigkeit, Schulden, drohende Haftstrafe) vorliegen. In der Anamnese von Substanzstörungen bestehen die in ▶ Abschn. 39.2.2 genannten Herausforderungen (◱ Tab. 39.3).

◱ **Tab. 39.3** Themenbereiche und Fragestellungen der Anamnese

Themenbereiche	Fragestellungen
Anlass und aktuelle eigene Ziele des Patienten	Eigene Motivation und Ziele Externe Gründe, Nachhaltigkeit des Drucks
Konsumverhalten	Substanzen, Einnahmeformen Frequenz, Menge Schutzmaßnahmen (i. v. Konsum) Positive und negative Konsequenzen (funktionale Analyse)
Konsumfreie Zeiten	Zeitpunkt, Dauer Externer Druck für Abstinenz oder eigene Gründe Auslöser für Rückfälle Eigene Maßnahmen zur Rückfallprävention Gründe für das Scheitern
Allgemeine Lebenssituation	Gesundheitszustand Störungen in wichtigen Lebensbereichen Zusammenhänge zum Substanzgebrauch Eigenständige komorbide Störungen Positive Aspekte, die dem Patienten wichtig sind (Ressourcen) Fordernde und hemmende Faktoren für Verhaltensänderungen
Bisherige Behandlungsversuche	Art und Dauer der Behandlung Bewertung durch den Patienten Art der Entlassung, Gründe für den Abbruch

39.3 Ätiologie

Warum wird bei hoher Verfügbarkeit und Konsumprävalenz der eine abhängig, der andere nicht?

Eine der zentralen Fragen der Forschung zur Entstehung von Abhängigkeitsstörungen beschäftigt sich damit, warum bei hoher Verfügbarkeit einer Substanz, leichtem Zugang und sogar hoher Konsumprävalenz nur ein kleiner Anteil der Konsumenten eine Störung entwickelt. Dies wird besonders bei der Glücksspielstörung deutlich, da hier keine somatische Morbidität oder Mortalität auftritt: Etwa 37 % der erwachsenen Bevölkerung nutzen aktuell (12 Monate) Glücksspielangebote, aber nur etwa 1 % der spielaktiven Personen (oder 0,3 % der erwachsenen Bevölkerung; etwa 200.000 Personen) entwickeln eine Glücksspielstörung (Banz und Lang 2018).

Bei Alkohol ist der Konsum deutlich höher, der Anteil der Personen mit einer Abhängigkeit aber ebenfalls gering: Die Prävalenz für Alkoholabhängigkeit liegt bei 3 % wobei ca. 85 % der Bevölkerung regelmäßig Alkohol konsumieren. Die Prävalenz der Tabakabhängigkeit liegt bei 11 % bei einem Anteil von 30 % an Konsumenten von Tabakprodukten (Pabst et al. 2013). Allerdings spielen bei beiden Substanzen die hohe konsumbezogene Morbidität und Mortalität eine zusätzliche Rolle, bei Cannabis und Heroin weiterhin die rechtlichen und psychosozialen Folgen illegalen Verhaltens.

Erkenntnisse zu Ätiologie und Verlauf von Substanzstörungen sowie zu negativen Folgen haben unmittelbare Auswirkungen auf den gesellschaftlichen Umgang, rechtliche Regelungen und präventive Ansätze: Geht man z. B. von der Substanz als zentralem Risikofaktor für alle Konsumenten aus, werden eher Konsumverbote und -einschränkungen umgesetzt werden, während bei dem Konzept der individuellen Vulnerabilität auch verhaltenspräventive Ansätze und Maßnahmen zur Früherkennung vulnerabler Personen eine Rolle spielen.

In diesem Abschnitt wird zunächst ein umfassendes heuristisches Modell zu Entwicklung und Verlauf von Abhängigkeitsstörungen vorgestellt. Es wird versucht, der Komplexität genetischer, psychischer, sozialer und substanz-/glücksspielbezogener Faktoren gerecht zu werden, und zu erklären, warum trotz hoher Verfügbarkeit solcher Substanzen und von Glücksspielangeboten, und einer – bei legalen Substanzen und Glücksspielangeboten – hohen Nutzung nur ein sehr kleiner Anteil eine Abhängigkeitsstörung entwickelt. „Heuristisch" deshalb, weil das Modell in seiner Komplexität nicht empirisch geprüft werden kann. Es lassen sich

aber eine Vielzahl einzelner Hypothesen ableiten und prüfen, ob z. B. in Längsschnittstudien die Vulnerabilitätsfaktoren zeitlich vor Beginn der Abhängigkeitsstörungen auftreten (so die Hypothese aus dem Modell) oder umgekehrt. Im Anschluss werden die Erkenntnisse zu einzelnen wichtigen Faktoren aus dem Modell beschrieben.

39.3.1 Komplexe ätiologische Modelle

Viele Jahre wurden eindimensionale ätiologische Modelle für die Entwicklung von Abhängigkeitsstörungen angenommen. Alle diese Modelle wie etwa das Konzept der Suchtpersönlichkeit erwiesen sich als empirisch wenig belastbar, zumal häufig korrelativ gewonnene Zusammenhänge (bestimmte Umgebungs-, Personen- oder Persönlichkeitsmerkmale) als ursächlich fehlinterpretiert wurden. Mit den Erkenntnissen aus den zunehmend prospektiv-longitudinalen Untersuchungen (vgl. z. B. die EDSP Studie; Wittchen et al. 1998) und den im Laufe der Jahre gefundenen zahlreichen biologischen, psychischen und sozialen Risikofaktoren wurde die Notwendigkeit einer Integration der Erkenntnisse in komplexe biopsychosoziale ätiologische Modelle deutlich. Ein Konzept stellt das allgemeine Vulnerabilitäts-Stress-Modell für psychische Störungen dar, das bereits in ▶ Kap. 1 vorgestellt wurde und das auch zur Erklärung der Entstehung von Abhängigkeitsstörungen herangezogen werden kann. Demnach ergibt sich ein erhöhtes Risiko für Substanzkonsum und spätere Substanzstörung aus der Kombination von

1. erhöhter Vulnerabilität aufgrund früher (distaler) angeborener oder erworbener Faktoren wie etwa hohe Impulsivität und
2. späterer (proximaler) stressbelegter Faktoren wie etwa Familien- und Schulproblemen (Wittchen et al. 1999), insbesondere in Lebensphasen mit einem hohen Stressrisiko wie etwa in der Pubertät.

Eine interdisziplinäre Arbeitsgruppe (Gell et al. 2016) hat das aktuelle Wissen aus allen relevanten Forschungsdisziplinen zusammengetragen und in ein modifiziertes ätiologisches Modell integriert (Bühringer et al. 2013; **Umwelt-Vulnerabilitäts-Modell**) und dabei zunächst unterschiedliche Übergänge und relevante Einflussfaktoren für diese Übergänge festgehalten, von der anfänglichen Abstinenz zum risikoarmen, riskanten und schädlichen/abhängigen Konsum sowie langfristig zu chronisch rezidivierendem abhängigem Verhalten oder zur Reduzierung der Problematik zu einer (Teil-)Remission. Weiterhin wurden aufgrund der Studienlage für die Übergänge von der anfänglichen Abstinenz zum risikoarmen und riskanten Konsum vor allem soziale Faktoren als relevant festgehalten

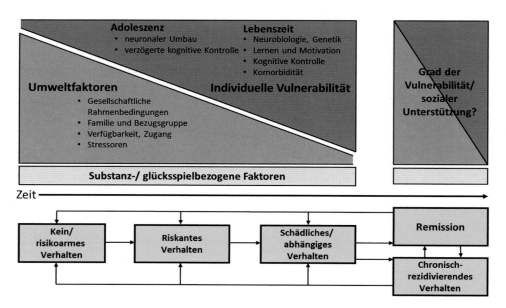

◻ Abb. 39.3 Umwelt-Vulnerabilitäts-Modell für die Einflussfaktoren bei der Entwicklung riskanten und abhängigen Verhaltens. (Aus Bühringer et al. 2013, mit freundlicher Genehmigung von Gerhard Bühringer)

(Verfügbarkeit, Zugang, Modellverhalten, Werbung und Preis), für den weiteren Übergang zum abhängigen Verhalten überwiegend individuelle Vulnerabilitätsfaktoren. In der aktuellen Fassung (Bühringer et al. 2019) ist das gleichermaßen für Substanzstörungen wie für die Glücksspielstörung geeignete Modell in ◻ Abb. 39.3 dargestellt. Das Modell bezieht auch entwicklungsbiologische und entwicklungspsychologische Erkenntnisse ein, insofern in der Zeit der Pubertät (Jugendliche und junge Erwachsene) eine hohe Orientierung an Modellen aus der Peergroup, sozialen Netzwerken und anderen Medien bei gleichzeitig erhöhter Risikobereitschaft und geringer kognitiver Kontrolle vorliegt (z. B. Casey und Jones 2010) und in dieser Zeit die höchsten Inzidenzraten bestehen (Behrendt et al. 2009; Wittchen et al. 2009). Mit zunehmendem Alter und Übernahme von sozialer Verantwortung bilden sich bei vielen Konsumenten riskante Konsummuster zurück bzw. stabilisieren sich ohne weitere Progression für lange Zeit, und der weitere Übergang zu abhängigen Verhalten erfolgt nur bei Personen mit hoher individueller Vulnerabilität (distale und proximale Risikofaktoren). Damit wäre auch erklärt, warum trotz gleicher Verfügbarkeit die Prävalenzwerte für risikoarmen und riskanten Konsum wesentlich höher liegen als diejenigen für Abhängigkeitsstörungen.

Beim Umwelt-Vulnerabilitäts-Modell muss ein zentraler Unterschied zwischen Substanzstörungen und der Glücksspielstörung beachtet werden. Nur die psychotropen Substanzen führen – zusätzlich zur psychischen und psychosozialen Schädigung als Folge einer Abhängigkeit – zu somatischen Schädigungen und bei vielen Substanzen zu einer erhöhten Mortalität. Dies bedeutet auch, dass zahlreiche Konsumenten

zwar nicht abhängig sind, aber aus somatischen Gründen akut (Unfälle) oder langfristig (erhöhte Morbidität) hochriskante bzw. gefährliche Konsummuster und -mengen aufweisen, und dass Mengenreduzierungen schon allein aus diesen Gründen anzustreben sind.

39.3.2 Biologische Faktoren und Prozesse

Genetik

Das Lebenszeitrisiko, nach Konsum eine Störung zu entwickeln, variiert von 8,9 bis 67,5 %, was sehr stark von der Substanz (Behrendt et al. 2009; Lopez-Quintero et al. 2011), aber auch von genetischen Faktoren beeinflusst wird. Zwillings-, Familien- und Adoptionsstudien liefern starke Hinweise für eine familiäre Häufung von Substanzstörungen, was sich auf eine Kombination von genetischen und Umweltfaktoren zurückführen lässt. Der genetische Anteil bzw. die Erblichkeit von Substanzkonsumstörungen wird auf etwa 50 % geschätzt, d. h., etwa die Hälfte der phänotypischen Varianz wird durch genetische Faktoren erklärt (Kendler et al. 2012). Es gibt zwar Hinweise, dass genetische Faktoren bei einigen Substanzen (z. B. Kokain) eine größere Rolle spielen, aber generell ist die Erblichkeit recht ähnlich und es werden hohe Korrelationen der genetischen Faktoren zwischen den Substanzen gefunden.

Im Hinblick auf die spezifischen molekulargenetischen Grundlagen wurden zahlreiche Linkage- und Assoziationsstudien durchgeführt. Es wurden vor allem Polymorphismen verschiedener Neurotransmittersysteme untersucht, für die substanzübergreifend Effekte hinsichtlich des dopaminergen Systems gefunden wurden (Le Foll et al. 2009), die jedoch häufig nicht repliziert werden können. Substanzspezifisch wurden replizierbare Effekte für Alkohol und Nikotin beobachtet. Ein genetischer Polymorphismus, der eine Verringerung der Expression der Aldehyd-Dehydrogenase bewirket und damit den Alkoholabbau verlangsamt sowie zum vermehrten Auftreten von unangenehmen Intoxikationssymptomen (z. B. Übelkeit) führt, reduziert das Risiko eine Alkoholabhängigkeit zu entwickeln (Kendler et al. 2012). Das Risiko für eine Nikotinabhängigkeit wurde mehrfach mit Veränderung am nikotinischen Azetylcholinrezeptor (kurz Nikotinrezeptor) in Verbindung gebracht (Kendler et al. 2012). Dass sich die Befunde zu spezifischen molekulargenetischen Grundlagen häufig nicht replizieren lassen, liegt an der polygenetischen Übertragung und an Interaktionseffekten zwischen Genen, aber auch zwischen genetischen und Umweltfaktoren. Die Übertragung der Störung erfordert also das Zusammentreffen mehrerer genetischer Variationen, sodass die Effekte einzelner Genorte klein und nicht immer erforderlich für die Expression der Störung sind. Einige Studien untersuchen daher beispielsweise das Zusammenwirken von genetischen Markern und Stresseffekten: Eine geringe Expression des Serotonintransporters (s-Allel des 5-HTT-LPR) und Misshandlungserfahrungen in der Kindheit sind einzeln aber auch in Interaktion mit einem erhöhten Risiko für frühen Alkoholkonsum assoziiert (Kaufman et al. 2007). Ein alternativer Ansatz bietet das Endophänotypenkonzept (Gottesman und Gould 2003), wonach nicht der klinische Phänotyp, sondern neurobiologische oder neuropsychologische Störungskorrelate als Zielvariable für genetische Untersuchungen verwendet wird (▶ Kap. 6). Im Bereich der Substanzstörungen wurde hierfür u. a. Impulsivität und Novelty/Sensation Seeking vorgeschlagen (Jupp und Dalley 2014).

Neurobiologie

Alle legalen und illegalen psychotropen Substanzen aktivieren das Belohnungssystem über das mesolimbische Dopaminsystem (▶ Kap. 8) sowie über dopaminunabhängige Aktivierung des Nucleus accumbens (Koob und Volkow 2010). Einige der akuten Verstärkerwirkungen der Substanzen werden auch über die Amygdala und das ventrale Pallidum moduliert. Mittels Positronenemissionstomografie (PET) wurde gezeigt, dass der Zeitverlauf der subjektiven positiven Substanzeffekte („high-effect") für Methamphetamin und Kokain mit deren Aufnahme im ventralen Striatum einhergeht (Fowler et al. 2008). Die Substanzeffekte stellen sich besonders schnell und intensiv ein, wenn die Substanz injiziert, geraucht oder geschnupft wird, wodurch eine schnellere Aufnahme in das Blut erfolgt als über eine orale Einnahme.

Die chronische Exposition mit psychotropen Substanzen führt zu neuronalen Anpassungen (Neuroadaptation) im Sinne einer Reduktion der Funktion der Neurotransmittersysteme, die die akute Substanzwirkung vermitteln. Neuroadaptation dient der Abschwächung und Gegenregulierung der Substanzeffekte. Diese Effekte sind häufig substanzspezifisch (z. B. Veränderungen am Glutamatrezeptor bei chronischer Alkoholeinnahme) und betreffen Veränderungen in verschiedenen Transmittersystemen. Sie reflektieren die Gewöhnung an die Substanz und führen zu Dosissteigerung (Toleranzentwicklung) und Entzugssymptomen bei Reduktion oder Beendigung des Konsums. Obwohl Neuroadaptation verschiedene Transmitter und Neuropeptide betrifft, wird im Folgenden auf substanzübergreifende, dopaminerge Veränderungen eingegangen, die in der Literatur ausführlich beschrieben wurden (für weiterführende Informationen s. Koob und Volkow 2016).

Im Zuge der Entwicklung einer Substanzstörung kommt es zunehmend zu einer gedanklichen Einengung auf den Substanzgebrauch, was sich in übermäßiger Beschäftigung mit der Substanz und ihrer Wirkung sowie einem gesteigerten, überwältigenden Verlangen (Craving) nach deren Einnahme niederschlägt. Craving wird in Erwartung bzw. Vorbereitung der Substanzeinnahme, durch substanzassoziierte Hinweisreize („substanzbezogene Cues" wie z. B. die Lieblingskneipe oder die Utensilien für den Drogenkonsum) ausgelöst und kann durch Stress verstärkt werden. Weiterhin wird Craving mit den Veränderungen in der Belohnungsverarbeitung und im Dopaminsystem im Zuge der chronischen Substanzeinnahme in Verbindung gebracht und besteht auch nach Reduktion der Entzugserscheinungen und langen Abstinenzphasen weiter. In Bildgebungsstudien wird Craving häufig durch die Darbietung von mit der Substanzeinnahme assoziierten Reizen ausgelöst („cue-induced"), die infolge von Konditionierungsprozessen die psychotrope Wirkung durch die Substanzeinnahme vorbereiten. Aktivierungen zeigen sich im ventralen Striatum, der Amygdala und im orbitofrontalen Kortex, wobei die Stärke der Aktivierung mit dem Ausmaß des Craving zusammenhängt (Chase et al. 2011).

In einigen Studien wurde gezeigt, dass suchtassoziierte Reize für Abhängige einen vergleichbaren oder sogar höheren Verstärkerwert haben als natürliche Verstärker. Beispielsweise lösen Filme, die den Kokainkonsum darstellen, bei chronischen Konsumenten ähnliche Aktivierungen aus wie pornografisches Filmmaterial (Garavan et al. 2000). Eine weitere Studie, in der Personen mit abhängigem Alkoholkonsum nach Beendigung des Konsum untersucht wurden, fand im Vergleich zu einer Kontrollgruppe verminderte Aktivierungen des ventralen Striatums/Nucleus accumbens bei der Erwartung eines Geldgewinns, aber erhöhte Aktivierung dieser Region bei der Betrachtung alkoholbezogener Reize (Wrase et al. 2007). Diese Befunde bezüglich der verstärkenden Wirkung über das ventrale Striatum stützen die **Incentive Salience Theory** (Robinson und Berridge 1993). Eine aktuelle Metaanalyse identifizierte Aktivität in überlappenden Regionen (anteriorer cingulärer Gyrus, Insula, Nucleus caudatus, inferiorer und mittlerer frontaler Gyrus, Zerebellum) für substanzbezogene und glücksspielbezogene Cues mit Hinweisreizen für natürliche Verstärker (Nahrungsmittel und Sex; Noori et al. 2016). Dieses überlappende Netzwerk schließt Strukturen ein, welche an der Verarbeitung von Belohnung, der emotionalen Reaktion und der Bildung von Gewohnheiten beteiligt sind.

Substanzübergreifende Effekte von Neuroadaptation werden vor allem in Form von Veränderungen des dopaminergen Systems beobachtet. Wenn die akuten substanzspezifischen Entzugssymptome nachgelassen haben, bleiben häufig dopaminerge Veränderungen bestehen, die für emotionale und motivationale Symptome (wie Craving, Depressivität, Freudlosigkeit) nach dem Entzug verantwortlich sind. Konsistent wurde eine Abnahme der D2-Rezeptor-Verfügbarkeit im Striatum infolge chronischer Einnahme von Kokain, Alkohol, Opiaten, Methamphetamin und Nikotin gefunden (Trifilieff und Martinez 2014). Die substanzinduzierte Dopaminausschüttung ist zudem im Vergleich zu Kontrollpersonen reduziert, was vermutlich eine Verminderung des präsynaptischen Dopamins reflektiert. Beispielsweise deuten PET-Studien während des Alkohollentzugs auf eine reduzierte Bindung der dopaminergen Tracer im Striatum hin. Dies gilt als Indiz für einen hypodopaminergen Zustand, der gekennzeichnet ist durch ein geringeres extrazelluläres Dopaminniveau und eine reduzierte Verfügbarkeit von Dopaminrezeptoren (D2) im mesolimbischen System. Die geringere Bindung von Dopamin im Striatum korreliert auch mit der Stärke des Cravings (Heinz et al. 2004). Der zeitliche Verlauf veränderter dopaminerger Transmission ist derzeit jedoch noch nicht vollständig beschrieben. So konnte eine Post-mortem-Studie keine Hinweise für eine Veränderung der D2-Rezeptoren nachweisen. Weiterhin war der Entzug bei alkoholabhängigen Ratten nur anfänglich durch eine Dopaminabnahme gekennzeichnet, während sich im Verlauf von drei Wochen ein hyperdopaminerger Zustand einstellte (Hirth et al. 2016).

Der Übergang vom willentlichen zum **gewohnheitsmäßigen (habituellen), zwanghaften (kompulsiven) Substanzgebrauch** wird mit Veränderung im dorsalen Striatum in Verbindung gebracht (Everitt und Robbins 2016; Koob und Volkow 2010). Durch wiederholte Substanzeinnahme werden die oben beschriebenen Adaptationen des dopaminergen Systems ausgelöst, welche zu einer Abschwächung der Substanzwirkung und gleichzeitigen Zunahme von Erwartungseffekten über Cue-bezogenes Craving und Aktivierungen des

dorsalen Striatums in Antizipation der Substanzeinnahme führen. Die Verschiebung Cue-bezogener striataler Aktivierung vom initial ventralen hin zum dorsalen Striatum mit stärkerem Substanzgebrauch wurde bei starken Alkoholkonsumenten beobachtet und korrelierte mit dem Ausmaß des zwanghaften Trinkens (Vollstadt-Klein et al. 2010).

39.3.3 Psychologische Modelle

Es existieren zahlreiche psychologische Theorien und Modelle hinsichtlich der Entstehung und Aufrechterhaltung von Substanzstörungen sowie deren Interaktion mit Vulnerabilitätsfaktoren und biologischen Faktoren.

Behaviorale Modelle betrachten Substanzstörungen als Folge von Lernprozessen. Die Substanzeinnahme gilt als instrumentelles Verhalten, welches dem Ziel dient, die mit der Substanzwirkung verbundenen Konsequenzen herzustellen. Die Verstärkung des Verhaltens erfolgt über die positiven Effekte der Substanzeinnahme (positive Verstärkung) sowie über die Beendigung negativer Zustände (negative Verstärkung). Im Zuge wiederholter Substanzeinnahme werden durch klassische Konditionierung Assoziationen zwischen substanzbezogenen Cues und der Substanzwirkung gebildet, welche sich in den oben beschriebenen Neuroadaptionen niederschlagen und dazu führen, dass diese substanzbezogenen Cues selbst einen Verstärkerwert erlangen können („Pavlovian-to-instrumental transfer"; PIT). Infolgedessen können diese die Kontrolle über das anfänglich instrumentelle, also zielorientierte Verhalten (Drogenkonsum, um eine positive Wirkung zu erzielen) übernehmen, sodass sie ein rein habituelles bzw. im Endstadium sogar kompulsives Verhalten steuern (Hogarth et al. 2013).

Die **Gateway-Hypothese** ist ein Modell für die Progredienz des initialen Konsums von legalen Substanzen (wie Alkohol oder Nikotin) über Cannabis hin zu anderen illegalen Drogen. Eine zentrale Annahme ist, dass der Konsum einer beliebigen psychotropen Substanz (sog. Einstiegsdroge) neurobiologische Veränderungen bewirkt, die die Fortsetzung und Ausweitung des Konsums durch die Erhöhung der Motivation wahrscheinlicher machen. Obwohl der Konsum von illegalen Drogen häufig durch den Konsum mehrerer Substanzen gekennzeichnet ist, ist die umgekehrte Schlussfolgerung jedoch problematisch. Die Reihenfolge des Konsumbeginns lässt sich nicht immer replizieren und nur ein kleiner Anteil der Cannabiskonsumenten nimmt später andere Drogen (Wittchen et al. 2009).

In **kognitiven Modellen** werden die lerntheoretischen Modelle um die Ebenen der Einstellungen und automatischen Gedanken erweitert. Ähnlich wie in kognitiven Modellen für andere psychische Störungen wird das Verhalten durch Einstellungen und Überzeugungen moderiert und verstärkt so die **Aufrechterhaltung von Substanzstörungen** trotz Abstinenzwunsch (Beck et al. 1997). Verschiedene aktivierende interne oder externe Hinweisreize (z. B. Stress, weil bei der Arbeit viel zu tun ist) aktivieren die substanzbezogenen Einstellungen und Überzeugungen hinsichtlich der Wirkerwartung (z. B. „Ich muss eine Zigarette rauchen, um mich zu entspannen"). Hierauf folgen automatische Gedanken (z. B. „Gleich fühle ich mich besser") und das Craving nimmt zu. Schließlich folgen „erlaubniserteilende Gedanken" (z. B. „Ich muss so hart arbeiten, dass ich jetzt eine Zigarette rauchen kann, aber morgen lasse ich es dann") und die Ausführung der Substanzeinnahme.

Das **Dual-Prozess-Modell** (Strack und Deutsch 2004) beschreibt die zugrunde liegenden psychopathologischen Mechanismen in der Ätiologie psychischer Störungen als Zusammenwirken gesteigerter störungsspezifischer impulsiver Reaktionen einerseits und geschwächter Fähigkeit zur exekutiven Kontrolle andererseits. Bezogen auf Substanzstörungen wird danach folgender Zusammenhang postuliert: Die Reaktion auf substanzassoziierte Reize erfolgt im Zusammenwirken von zwei unterschiedlichen Prozessen:

- Die Annäherungsreaktion auf die Auslösereize läuft in Form des „automatic processing" ab, d. h. unbewusst, schnell, an bestimmte Auslösesituationen gekoppelt, mit geringer Kapazitätsbeanspruchung und ist wenig beeinflussbar.
- Abstinenz durch Ablehnung oder Vermeidung erfordert dagegen eine intentionale Handlungsregulation, die mit bewusster Informationsverarbeitung und exekutiven Kontrollfunktionen („controlled processing") verbunden ist und intentional gesteuert, flexibel, aber vergleichsweise langsam, kognitiv aufwendig und begrenzt durch die Verarbeitungskapazität arbeitet.

Bei chronischem Substanzmissbrauch entsteht ein zunehmendes Ungleichgewicht zwischen dem wachsenden Einfluss der automatischen Reizverarbeitung („implicit cognitions") bei gleichzeitiger Abschwächung der exekutiven Kontrolle und Emotionsregulation, das die Betroffenen immer anfälliger für Suchttrigger und Rückfall („relapse") macht.

Eine prominente Theorie für die Erklärung, welche Substanz ausgewählt wird, ist die **Selbstmedikationshypothese**. Demnach erfolgt die Substanzeinnahme mit dem Ziel der Bewältigung negativer oder belastender Zustände, wie sie bei psychischen Symptomen oder Störungen auftreten. Entsprechend des unterschiedlichen psychischen Wirkprofils der psychotropen Substanzen kommen diese für unterschiedliche Probleme zum Einsatz. Die sedierende und anxiolytische Wirkung von Alkohol und beruhigenden Medikamenten (Benzodiazepinen) macht diese besonders attraktiv für Personen mit internalisierenden Störungen, wie Angst- und affektive Störungen. Obwohl es einige Hinweise für diese Hypothese gibt, wie z. B. eine erhöhte Prävalenz von Alkoholabhängigkeit bei Patienten mit sozialen Angststörungen (Buckner et al. 2008), entwickeln sich im Verlauf zahlreiche Nebenwirkungen durch den Konsum. Diese überlagern die ursprünglich intendierte Wirkung, sodass die Aufrechterhaltung mit der Selbstmedikationshypothese allein nicht erklärt werden kann.

Schon sehr früh entstand die Idee, dass bestimmte **Persönlichkeitsmerkmale** die Vulnerabilität für die Entwicklung einer Abhängigkeit erhöhen könnten. Hierfür wurde der Begriff der Suchtpersönlichkeit geprägt, der sich darin äußert, dass Personen Substanzen zur Selbstmedikation einnehmen, obwohl sich negative Konsequenzen einstellen. Die Persönlichkeit sei durch eine erhöhte Neigung zu Neurotizismus und emotionaler Labilität gekennzeichnet. Obwohl es generell einige Belege für die Erblichkeit von Persönlichkeitsmerkmalen gibt und sie dadurch Ausdruck der genetischen Vulnerabilität sein könnten, ist dieses Konzept umstritten. **Neurotizismus** gilt als Risikofaktor für zahlreiche psychische Störungen und ist daher nicht spezifisch für Substanzstörungen, sondern könnte als gemeinsamer Vulnerabilitätsfaktor für internalisierende Störungen und Substanzstörungen angesehen werden. Hinzu kommt, dass es eine Überlappung von Substanzstörungen und externalisierenden Störungen (z. B. Störung des Sozialverhaltens, ADHS, Störung mit oppositionellem Trotzverhalten) gibt. Dieser Zusammenhang könnte über erhöhte **Impulsivität** als gemeinsamer Vulnerabilitätsfaktor vermittelt sein. Tatsächlich gibt es einige Hinweise dafür, dass Impulsivität als Moderator oder Endophänotyp für Substanzstörungen betrachtet werden und somit ein genetisches Risiko abbilden könnte (Dalley et al. 2011; Everitt und Robbins 2016). Vermehrte Impulsivität geht einher mit einer verminderten Fähigkeit zum Belohnungsaufschub und Defiziten bei der Einschätzung von Risiken. Es wurde daher vorgeschlagen, dass Einschränkungen der kognitiven Kontrolle (Bühringer et al. 2008) oder Selbstkontrolle (Heatherton und Wagner 2011) motivationalen Veränderungen und ungünstigen Verhaltensweisen Vorschub leisten könnten, welche dann zur Entwicklung von Abhängigkeit sowie später zu Rückfällen in der Therapie führen.

39.3.4 Psychosoziale und soziale Faktoren und Prozesse

In der Pubertät orientieren sich Jugendliche und junge Erwachsene zunehmend jenseits von Eltern und Familien an Vorbildern und Modellen in der sozialen Umwelt, wie dem Freundeskreis, soziale Medien und Werbung (Modelllernen). Dies gilt auch für den Konsum psychotroper Substanzen und für Glücksspielen.

Gleichzeitig sind aber die Risikowahrnehmung und kognitive Kontrolle im Vergleich zu den Wünschen und physischen Kompetenzen wegen der neurobiologischen Umstellungsprozesse im Gehirn noch wenig ausgeprägt. Dies erklärt auch, warum in dieser Lebensphase die Inzidenzraten für initialen und riskanten Konsum besonders hoch sind (Behrendt et al. 2009; Wittchen et al. 2008).

39.4   Epidemiologie

Für die Qualitätssicherung bei der Durchführung epidemiologischer Studien zu Substanzkonsum und -störungen gelten die in ▶ Kap. 3 genannten allgemeinen Standards. Darüber hinaus ist es in diesen Studien wichtig, die Menge konsumierten Alkohols über sog. Standardgetränke (z. B. ein Standardgetränk = 12 g Reinalkohol; BZgA 2017) zu erfassen um Messfehler durch den unterschiedlichen Alkoholgehalt verschiedener Getränke zu vermeiden. Hinweise auf die vertrauliche Handhabung der Informationen und die Durchführung von Erhebungen ohne Anwesenheit von Dritten (z. B. Familienmitglieder, Lehrer) können das Problem sozial erwünschter Antworttendenzen reduzieren. Eine Frage zur Bereitschaft ehrlich zu antworten („commitment probe") kann helfen, die Zuverlässigkeit der erhaltenen Informationen einzuschätzen.

Epidemiologische Informationen zu Substanzkonsum und -störungen (▶ Gut zu wissen) sollten aufgrund der Unterschiede zwischen den Substanzen immer substanzspezifisch erhoben und betrachtet werden. Aus diesem Grund werden hier nur allgemeine epidemiologische Merkmale von Substanzkonsum und -störungen dargestellt.

39

> **Gut zu wissen**
>
> **Wichtige Prävalenzkennwerte**
> Als wichtigste Kennwerte zur Verbreitung des Konsums in einer Population werden die Angaben für die letzten 30 Tage (aktuelle Prävalenz), in den letzten 12 Monaten oder – klinisch weniger bedeutsam – im gesamten bisherigen Leben (Lebenszeitprävalenz) erfasst. Die jeweiligen Werte unterscheiden sich teilweise erheblich. Beispielsweise liegen für Deutschland die Prävalenzwerte für den Konsum alkoholischer Getränke (Pabst et al. 2013) bei 96 % (Lebenszeit), 90 % (12 Monate) bzw. 85 % (30 Tage), für Cannabis bei 27,2 %, 6,1 % bzw. 3,1 % (Piontek et al. 2016). Für Vergleiche zwischen Studien bzw. des Konsumverhaltens zwischen geografischen Einheiten werden zumeist die Werte innerhalb der letzten 12 Monate herangezogen und als „aktueller Konsum" bezeichnet, obwohl sich der aktuelle Konsum durch die 30-Tage-Prävalenz besser abbilden ließe.

39.4.1   Substanzkonsum in der Allgemeinbevölkerung

Ein problematischer Alkoholkonsum bei dem nicht zwingend eine Alkoholkonsumstörung vorliegt aber z. B. von einem erhöhten Risiko für die Gesundheit ausgegangen werden muss, ist relativ häufig. Die 30-Tage Prävalenz für riskanten Alkoholkonsum (mehr als 12 g Reinalkohol bei Frauen bzw. 24 g bei Männern am Tag; BZgA 2017) bei Erwachsenen in Deutschland beträgt 14 %, 30 % der erwachsenen Allgemeinbevölkerung rauchen in den letzten 30 Tagen (Pabst et al. 2013). Cannabis ist die am häufigsten konsumierte illegale Substanz. Der Konsum anderer illegaler Substanzen ist seltener (Pabst et al. 2013; United Nations Office on Drugs und Crime 2016).

39.4.2   Substanzstörungen in der Allgemeinbevölkerung

Substanzstörungen sind häufige psychische Störungen. Sie sind die häufigsten psychischen Störungen bei Männern (12-Monats-Prävalenz in der deutschen Allgemeinbevölkerung: 19,4 %) und nach Angststörungen die zweithäufigste Diagnose bei Frauen (14 %; Jacobi et al. 2015). Die höchsten Prävalenzraten finden sich generell für Störungen in Bezug auf die legalen Substanzen Alkohol und Nikotin. In Deutschland liegen die 12-Monats-Prävalenzraten gemäß DSM-IV bei 11 % für Nikotinabhängigkeit, je 3 % für Alkoholabhängigkeit und Alkoholmissbrauch, je 0,5 % für Cannabismissbrauch oder -abhängigkeit und unter 0,3 % für Missbrauch oder Abhängigkeit bezüglich Kokain und Amphetaminen (Pabst et al. 2013; ◼ Abb. 39.4). Hochgerechnet auf die Bevölkerung in Deutschland bedeutet dies, dass 1,8 Mio. Menschen eine Alkoholabhängigkeit, 5,6 Mio. eine Nikotinabhängigkeit und 319.000 Menschen eine Abhängigkeit von Cannabis, Kokain oder Amphetaminen aufweisen. Bei 2,3 Mio. liegt eine Medikamentenabhängigkeit (Schmerz-, Schlaf- oder Beruhigungsmittel) vor (Pabst et al. 2013). Die häufigsten Hauptdiagnosen in ambulanter und stationärer Behandlung sind alkoholbezogene gefolgt von cannabisbezogenen Störungen (Dauber et al. 2018).

Substanzstörungen in Bezug auf Alkohol, Nikotin und Cannabis sind bei Männern häufiger als bei Frauen und am häufigsten in der Gruppe der jungen Erwachsenen. Dies gilt nicht für Substanzstörungen bezüglich Medikamenten, hier ist das Geschlechterverhältnis eher ausgewogen und die Abhängigkeit tritt tendenziell im mittleren bis höheren Erwachsenenalter häufiger auf (Pabst et al. 2013). Substanzstörungen sind im höheren Erwachsenenalter seltener. Allerdings wird aufgrund des demografischen Wandels eine Zunahme des Anteils älterer Menschen mit

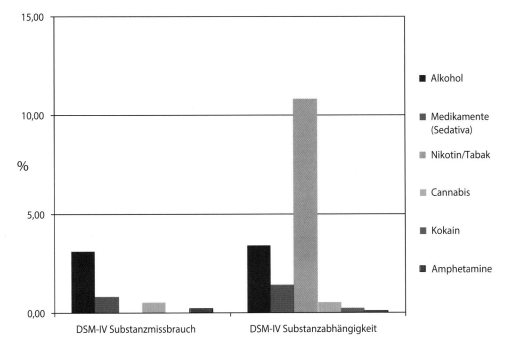

○ **Abb. 39.4** 12-Monats-Prävalenz von Substanzstörungen nach DSM-IV in der Allgemeinbevölkerung in Deutschland. (Nach Pabst et al. 2013, © 2013 Hogrefe AG)

Substanzstörungen in der Bevölkerung erwartet (Han et al. 2009). Die Beziehung zwischen sozioökonomischem Status und Substanzstörungen sowie deren Folgen ist komplex und u. a. abhängig von der Art des sozioökonomischen Prädiktors, dem Schweregrad der Substanzstörung und dem Geschlecht (Grant et al. 2015; Hasin et al. 2015; Jacobi et al. 2015; Probst et al. 2014a, b). Substanzstörungen sind häufig komorbid, insbesondere mit anderen Substanzstörungen, aber auch mit anderen externalisierenden Störungen (z. B. antisoziale Persönlichkeitsstörung), affektiven und Angststörungen (Grant et al. 2015; Grant et al. 2016; Hasin et al. 2016; Wittchen et al. 2007).

39.4.3 Spontanverlauf von Substanzkonsum und -störungen

Die Hauptinzidenzphasen für Substanzkonsum und -störungen liegen im zweiten bis dritten Lebensjahrzehnt, wobei der Konsum legaler Substanzen früher aufgenommen wird als der illegaler Substanzen (Grant et al. 2016; Wagner und Anthony 2002; Wittchen et al. 2008). Ein erstmaliges Auftreten eines Substanzkonsums bzw. einer Substanzstörung im höheren Erwachsenenalter ist selten (Agrawal und Lynskey 2009; Chou et al. 2011). Eine Substanzstörung entwickelt sich oft schon innerhalb weniger Jahre nach dem Erstkonsum (Behrendt et al. 2009). Dabei unterscheiden sich die Anteile der Personen mit Störungsentwicklung unter

allen Konsumenten je nach Substanz (Wittchen et al. 2008). Entgegen der auf Beobachtungen in Klinikpopulationen beruhenden Annahme, dass Substanzstörungen grundsätzlich stabil bzw. progredient verlaufen, zeigen epidemiologische Studien variable Verläufe mit beachtlichen Stabilitäts-, Remissions- und Rückfallraten (Dawson et al. 2005; de Bruijn et al. 2006; Perkonigg et al. 2008). In der Allgemeinbevölkerung erreicht die große Mehrheit aller Personen mit Abhängigkeit bezüglich verschiedener Substanzen gemäß DSM-IV irgendwann eine Remission (kumulierte Lebenszeitprävalenz > 80 %), allerdings nach oft jahrelangen Latenzzeiten (Lopez-Quintero et al. 2010). Zieht man auch klinische Stichproben und Follow-up-Prävalenzraten in Betracht, zeigen sich teils deutlich niedrigere Remissionsraten, allerdings mit Unterschieden nach Studiencharakteristika (Fleury et al. 2016).

> **Wichtig**
>
> Die gleichzeitige Beobachtung von beachtlichen Remissions-, Stabilitäts- und Rückfallraten wirft die Frage nach mit dem Verlauf von Substanzkonsum und -störungen assoziierten Faktoren auf (Florez-Salamanca et al. 2013). Von Interesse sind Korrelate und Risikofaktoren der Remission, des Rückfalls und der Störungsdauer. Zum Beispiel sind komorbide Substanzstörungen mit einer geringeren Remissionswahrscheinlichkeit für mehrere Substanzabhängigkeitsdiagnosen assoziiert (Lopez-Quintero et al. 2010). Während einer Cannabisstörung auftretende

komorbide internalisierende, externalisierende und Substanzstörungen sind mit einer größeren Dauer der Cannabisstörung assoziiert (Farmer et al. 2016). Die Wahrscheinlichkeit der Beendigung des Cannabiskonsums sinkt z. B. mit steigender Konsumhäufigkeit, bei Vorhandensein mehrerer drogenkonsumierenden Peers sowie einer Cannabisstörung oder Alkoholabhängigkeit gemäß DSM-IV (Perkonigg et al. 2008).

39.4.4 Folgen

Substanzkonsum hat umfassende individuelle sowie gesellschaftliche Folgen. Zu diesen gehören neben dem Risiko der Entwicklung einer Substanzkonsumstörung und einer substanzinduzierten Störung z. B. eine Vielzahl körperlicher Erkrankungen, Unfälle, Suizide, Gewalttaten, ein reduziertes individuelles Funktionsniveau, belastete Familienbeziehungen, Arbeitsausfälle, Behandlungs- und andere Kosten und durch frühzeitiges Versterben oder Leben mit Behinderung verlorene Lebensjahre (Degenhardt et al. 2013; Effertz und Mann 2013; Grant et al. 2015; Grant et al. 2016; Rehm und Imtiaz 2016; Rehm et al. 2006; Wittchen et al. 2011). Schäden an unbeteiligten Personen entstehen z. B. durch Unfälle oder gewalttätiges Verhalten unter Substanzeinfluss und bei der Schädigung ungeborener Kinder durch Alkohol- oder Drogenkonsum der Mutter.

39.5 Behandlung

Das Behandlungsangebot ist im Vergleich zu anderen psychischen Störungen ungewöhnlich variationsreich, von religiös konzipierten Wohngemeinschaften mit Laien als Betreuer, über niedergelassene Ärzte und Psychotherapeuten mit einer entsprechenden Schwerpunktsetzung bis zu spezialisierten Facheinrichtungen. Für Therapeuten, aber auch für Angehörige und andere Bezugspersonen stellt die zumeist fehlende Störungsakzeptanz und Bereitschaft zur Behandlung, verbunden mit einem starken Drang zur Vertuschung und Verleugnung der Problematik, eine hohe Herausforderung dar. Weitere Problembereiche sind mit Ausnahme

bei Rauchern eine hohe Komorbidität psychischer Störungen, psychosoziale Defizite (z. B. Schul- und Ausbildungsdefizite bei frühem Störungsbeginn), mit zunehmendem Alter eine hohe Morbidität (außer Glücksspielen) sowie generell eine hohe Rückfallrate.

39.5.1 Therapieziele

Lange Jahre galt vollständige und dauerhafte Abstinenz als allein akzeptiertes Therapieziel. Bei Rückfall wurden Personen zumeist entlassen, das Erlebnis des Scheiterns wurde als motivierender Faktor vermutet, führte aber häufig zu weiterer Verelendung. Diese Sichtweise hat sich grundlegend verändert, verbunden mit einer stärkeren Differenzierung der konsumbezogenen Therapieziele (◘ Tab. 39.4). Es wird mehr auf die Motivation des Klienten und auf die Rahmenbedingungen geachtet und zumindest auf eine Schadensminimierung, wenn der Klient nicht zu weitergehenden Veränderungen bereit ist. Ein Therapieabbruch wird möglichst vermieden. Weitere Therapieziele betreffen den Aufbau von Alternativen zur bisherigen Funktionalität des Konsums/Glücksspielens (z. B. andere Formen der Ablenkung/Bewältigung bei Belastungen), die Behandlung der komorbiden psychischen Störungen, soweit relevant die Verbesserung psychosozialer Probleme (z. B. Isolation) und die Rückfallprävention (weitere Informationen in den Einzelkapiteln).

39.5.2 Behandlungssystem in Deutschland

Der größte Teil der Behandlungen erfolgt in Spezialeinrichtungen des tertiären Versorgungssystems, in etwa 1300 ambulanten Suchtberatungsstellen bzw. psychosozialen Beratungsstellen und stationären Suchtkliniken mit insgesamt etwa 356.000 Patienten pro Jahr (Dauber et al. 2018). Die stationären Einrichtungen sind durch verbindliche Leitlinien der Rentenversicherung auf einem hohen fachlichen Niveau. Die Entwicklung von AWMF-Behandlungsleitlinien (AWMF 2019) für die meisten Substanzstörungen hat in den letzten Jahren ebenfalls zu einer stärkeren Professionalisierung beigetragen. Stigmatisierend für viele, vor allem

◘ Tab. 39.4 Differenzierung der konsumbezogenen Therapieziele

	Abstinenz	Substitution	Kontrollierter Konsum	Substanzvergabe
Alkohol	✓	–	✓[a]	(✓)[b]
Tabak	✓	✓	(✓)	–
Cannabis	✓	–	✓	–
Heroin	(✓)	✓	–	(✓)[c]

[a]Begrenzung von riskanten Mengen, Mustern und Situationen
[b]U. a. Obdachlose zur sozialen Stabilisierung
[c]Konsum reinen Heroins unter hygienischen Bedingungen

sozial gut integrierte Patienten sind die subjektiv hohen Schwellen zum Besuch von „Sucht"-Spezialeinrichtungen. Auch findet die Früherkennung und Frühintervention beim Routinebesuch in der Arztpraxis oder im allgemeinen Krankenhaus kaum statt. Trotz vieler Forderungen der letzten Jahre gibt es kaum Fortschritte bei der Verlagerung früher Interventionen auf das primäre und sekundäre Versorgungssystem wie Arztpraxen, allgemeine Sozialberatung, Psychotherapeuten und Akutkliniken. Eine Ausnahme stellt die Substitution von Heroinabhängigen dar, die zumeist in Arztpraxen (Weiterbildung Suchtmedizin) erfolgt, aber mit unzureichender psychotherapeutischer Begleitung.

39.5.3 Förderung der Therapiemotivation

Die Förderung der Motivation ist bei der Behandlung von Substanzstörung ein kontinuierlicher Bestanteil des Therapieverlaufs. Kanfer (1986) hat schon sehr früh und als erster Wissenschaftler die Notwendigkeit einer Motivierung von Patienten als Alternative zu damals üblichen konfrontativen Vorgehen erkannt und dazu verschiedene Therapiephasen und Ziele formuliert (◘ Tab. 39.5; ► Kap. 24). Miller und Rollnick (2015) haben das Motivational Interviewing als neue Form der Gesprächsführung entwickelt, das verschiedene Strategien zum Aufbau von Veränderungsmotivation beinhaltet (s. Übersicht zu „Prinzipien der motivierenden Gesprächsführung" und ► Kap. 24). Das wesentliche Prinzip dieses Ansatzes ist die akzeptierende Haltung des Therapeuten gegenüber dem Patienten. Der Therapeut fördert die Selbstexploration des Patienten durch gezielte Fragen und unterstützt ihn dabei, geeignete Ziele festzulegen und zu verfolgen. Diese nicht direktive Vorgehensweise reduziert den Widerstand und integriert den Aufbau von Veränderungsmotivation im therapeutischen Prozess.

Prinzipien der motivierenden Gesprächsführung (Miller und Rollnick 2015):

- **Empathie ausdrücken:** Verständnis und Akzeptanz für die Sicht/Situation des Patienten
- **Diskrepanzen entdecken:** Unterschiede zwischen aktueller Situation und gewünschtem Zustand/Zielen erkennen; Argumente für die Beibehaltung des aktuellen Verhaltens und für eine Verhaltensänderung sammeln
- **Widerstand erkennen und umwandeln:** Betonung der Entscheidungsfreiheit des Patienten; Sammeln von Befürchtungen; Antizipation von Schwierigkeiten
- **Förderung der Selbstwirksamkeit:** zuversichtliche und wohlwollende Haltung des Therapeuten; Planung von realistischen Schritten, um Überforderung zu vermeiden und Erfolgserlebnisse zu ermöglichen.

◘ Tab. 39.5 Therapiephasen und Ziele für die Motivierung von Patienten (Kanfer 1986)

Phase	Ziele
Strukturierung der therapeutischen Rollen und Aufbau einer therapeutischen Allianz	Akzeptanz der Klientenrolle erleichtern Arbeitsbeziehung schaffen Motivation zur Zusammenarbeit mit dem Therapeuten aufbauen
Entwicklung einer Verpflichtung zur Verhaltensänderung	Motivierung des Klienten, positive Konsequenzen einer Änderung zu sehen Aktivierung des Klienten zur Änderung des Status quo Reduzierung der Gefahr einer Demoralisierung
Verhaltensanalyse	Präzisierung der Problembeschreibung des Klienten Identifizierung wichtiger funktionaler Beziehungen Motivierung des Klienten zu spezifischen Veränderungen
Gemeinsame Ausarbeitung der Behandlung	Vereinbarung der Zielbereiche Entwicklung einer Prioritätenliste Übernahme der Verantwortung für die aktive Beteiligung an der geplanten Therapie durch den Klienten

Die Motivation für eine Verhaltensänderung, d. h. Reduktion bzw. Aufgabe des Substanzkonsums, ergibt sich aus einer subjektiven Kosten-Nutzen-Abwägung. Ein Weg zur Motivationsförderung liegt in der Erweiterung des zeitlichen Horizonts und der Einbeziehung der **langfristigen Konsequenzen** des Substanzkonsums. Dies geschieht über die Erarbeitung der **Vor- und Nachteile des Konsums bzw. der Abstinenz.** Wenn eine Veränderungsmotivation etabliert wurde, sollten **angemessene Teilziele und realistische Schritte** geplant werden. Dies soll kurzfristige Erfolgserlebnisse sicherstellen, wodurch die Motivation weiter verbessert wird, und Misserfolge vermeiden. Vor dem Hintergrund der Veränderungen bei der Belohnungsverarbeitung und der verminderten Fähigkeit zum Belohnungsaufschub ist die Motivationsförderung bei Substanzstörungen von hoher Relevanz.

39.5.4 Überblick über therapeutische Verfahren

Bei der Behandlung von Substanzstörungen kommen unterschiedliche Techniken und Verfahren zum Einsatz, die den Patienten darin unterstützten sollen, Rückfälle zu vermeiden bzw. adäquat mit ihnen umzugehen. Eine wesentliche Grundlage stellt die Psychoedukation über Craving und Rückfälle dar und die Vermittlung von Bewältigungsstrategien:

Therapeutische Verfahren
- **Psychoedukation** über Craving und Rückfälle
- **Verhaltensanalyse:** Identifikation von Auslösern für Craving und Substanzkonsum, Verbesserung der Selbstbeobachtung des Cravings (Protokolle)
- **Bewältigungsstrategien** in kritischen Situationen
  - Ablehnungstraining: Rollenspiele zur Ablehnung von Konsumangeboten und Einladungen
  - Stimuluskontrolle: Vermeidung von problematischen Situation (z. B. Stammkneipe) und Aufbau alternativer Verhaltensweisen (z. B. ins Fitnessstudio gehen)
  - „Cue-Exposure"-Training: graduierte Exposition mit der konsumierten Substanz
  - Umgang mit Craving: Aufbau alternativer Verhaltensweisen und hilfreicher Kognitionen
- **Vermittlung allgemeiner Kompetenzen** (z. B. Stressbewältigung, soziale Kompetenz, Entspannung, alternative Erfolgserlebnisse) sowie von Alltagskompetenzen (vor allem bei frühem Störungsbeginn oder schwerem Verlauf)
- **Umgang mit Rückfällen:** Aufklärung über das Rückfallrisiko und Entwicklung eines Notfallplans, der den weiteren Konsum verhindern soll

39.6 Prävention

39.6.1 Grundlagen

Die Prävention von substanz- und glücksspielbezogenen Störungen hat eine lange Tradition, da wegen der Schädigungen durch Alkohol- und Tabakkonsum große Teile der Bevölkerung betroffen sind. Bereits in vergangenen Jahrhunderten wurde mit einer breiten Palette von Maßnahmen, von Warnungen und hohen Steuerbelastungen bis zu drastischen Strafen (auch Todesstrafen), versucht, die Problembelastung in der Bevölkerung wie bei einzelnen Konsumenten zu reduzieren. Die Geschichte der Prävention und die aktuelle Studienlage zeigen aber auch, dass es bis heute keine eindeutig überlegene Strategie gibt, die Problemlage in einem Land zu reduzieren, obwohl die Epidemiologie deutliche Unterschiede der gesellschaftlichen Problembelastung zwischen Staaten aufzeigt. Für die Gestaltung präventiver Maßnahmen sind im Folgenden einige zentrale Grundlagen dargestellt:

Drei Zielgruppen
Mit präventiven Maßnahmen können drei Zielgruppen angesprochen werden:
- **Universelle Prävention:** gesamte Bevölkerung oder Teilgruppen, unabhängig vom Risiko

- **Selektive Prävention:** Teilgruppen mit einem grundsätzlich erhöhten Risiko, wie z. B. Kinder von Alkoholabhängigen oder Schwangere
- **Indizierte Prävention:** einzelne Risikoträger, wie z. B. Jugendliche, die Cannabis probieren oder am Wochenende extreme Mengen Alkohol trinken („Komatrinken").

Weiterhin sind in der Prävention zwei Zielsetzungen (▶ Gut zu wissen) und unterschiedliche Ansatzpunkte (▶ Gut zu wissen) zu differenzieren.

Gut zu wissen

Zwei Zielsetzungen der Prävention
Reduzierung des Konsums: Zumeist geht es bei psychotropen Substanzen um die Begrenzung/Reduzierung der konsumbedingten Morbidität und Mortalität. Angestrebt wird eine Reduzierung der Konsummenge, kritischer Konsummuster (Rauschtrinken) und riskanter Konsumsituationen (Straßenverkehr, Arbeitsplatz, Schwangerschaft). Bei Glücksspielen entfällt die Begründung für dieses Ziel, häufig wird aber die Reduzierung der individuellen Ausgaben (für eine „unnötige" Aktivität, auch aus moralischen Gründen) als Ziel genannt.

Reduzierung der Abhängigkeit: Dieses Ziel kann nicht direkt angestrebt werden, sondern wird zumeist über eine Reduzierung des Konsums versucht, unter der Annahme, dass bei geringerem Konsum auch die Abhängigkeitsrate sinkt. Ein alternativer Ansatzpunkt ist die Früherkennung und Behandlung von Betroffenen, um die Folgeschäden und den Anteil der akut Erkrankten zu reduzieren.

Gut zu wissen

Zwei Ansatzpunkte der Prävention
Verhältnisprävention (Strukturprävention): Da psychotrope Substanzen und Glücksspielen erworben werden, ist ein Ansatzpunkt, die „Verhältnisse" zu verändern, zumeist durch staatliche Maßnahmen. Es kann der Erwerb eingeschränkt werden, durch Verkaufseinschränkungen wie hohe Steuern, zeitweilige Verkaufsverbote (nachts, an Autobahnen) oder Altersbegrenzungen, oder es können die Konsummengen begrenzt werden (Straßenverkehr). Die Schaffung besserer Lebensbedingungen kann bei bestimmten Zielgruppen (Armutskonsum) eine weitere Maßnahme sein.
Verhaltensprävention (kommunikative Prävention): Ansatzpunkte sind hier (potenzielle) Konsumenten oder Bezugspersonen (Eltern, Lehrer). Über Informa-

tionen, Warnungen und verhaltensbeeinflussende und motivierende Verfahren (z. B. Rollenspiele in Schulklassen zur Ablehnung von Zigaretten) wird eine Reduzierung des Konsums und damit auch der Abhängigkeitsrate angestrebt.

Die Prävention von Konsumverhalten und Abhängigkeitsstörungen wirft verschiedene ethische Fragen auf, die eine fachliche und öffentliche Diskussion erfordern, aber für die es keine offensichtliche wissenschaftliche Lösung gibt. Dabei ergibt sich ein Konflikt zwischen staatlich vorgeschriebenen bzw. erzwungen Konsumbeschränkungen und dem Recht auf Selbstverwirklichung bzw. selbstbestimmte Lebensgestaltung. Die Einschränkung dieser Rechte für Jugendliche und erkrankte Personen, aufgrund der fehlenden verantwortlichen Steuerungsfähigkeit, oder im Falle einer Gefährdung von unbeteiligten Personen (z. B. im Straßenverkehr), gelten daher als weniger problematisch. Umstrittener dagegen ist, inwieweit riskante oder problematische Konsummuster (z. B. Alkoholtrinken) bzw. Verhaltensweisen (z. B. Glücksspielen) von aufgeklärten Erwachsenen unterbunden werden sollten bzw. auch unterbunden werden dürfen. Die Rechtfertigung derartiger Maßnahmen erfolgt über langfristige negative Konsequenzen im Sinne von Morbidität und Mortalität durch den Substanzkonsum, die jedoch bei Glücksspielen nur eingeschränkt vorhanden sind, sowie der sozialen und persönlichen Konsequenzen (z. B. Arbeitsplatzverlust, soziale Abstieg). Inwieweit diese Begründungen für die Einschränkung der persönlichen Entscheidungen angewandt werden können, muss auch in der sorgfältigen Abwägung erfolgen, dass andere Verhaltensweisen (z. B. Konsum von hochkalorischen Lebensmitteln, Motorradfahren) ebenso potenziell gefährliche langfristige Konsequenzen haben. Problematisch für diese Abwägung ist, dass die Evidenz für die Effektivität von Konsumbegrenzungen zur Reduktion der Abhängigkeitsraten bisher gering ist und für Glücksspielen bis heute fehlt (LaPlante et al. 2018; Meyer et al. 2018), Letzteres möglicherweise wegen der fehlenden erhöhten Morbidität.

39.6.2 Präventive Maßnahmen

Die umfassenden Übersichtsarbeiten von Babor et al. (2010) für Alkohol und Babor et al. (2009) für illegale Substanzen sehen die Wirksamkeit nahezu ausschließlich bei verhältnispräventiven Ansätzen wie Steuererhöhungen, Beschränkungen der Öffnungszeiten und des Erwerbs sowie durch effektive Gesetzeskontrollen. Die späteren Übersichtsarbeiten von Bühler und

Thrul (2013), Bühler und Bühringer (2018) sowie Bühler (2016) kommen unter Einbeziehung neuerer Metaanalysen zu dem Ergebnis, dass kompetenzbasierte, übende Programme für Eltern, Lehrer, Schüler und den Freizeitbereich zumindest kurz- und mittelfristige konsumreduzierende Effekte bei Zigaretten und alkoholischen Getränken zeigen, ebenfalls gemeindebasierte kombinierte Programme aus diesen Elementen. Prävention auf individueller und Bevölkerungsebene umfasst deshalb heute Ansätze aus beiden Interventionsbereichen.

Verhältnispräventive Maßnahmen zur Reduktion des Glücksspielverhaltens oder der Beteiligung an einzelnen, als besonders riskant eingeschätzten Glücksspielen (Spielautomaten, Internet) werden häufig eingesetzt (Reduzierung des Angebots), sind aber aufgrund der fehlenden somatischen Begleitstörungen umstritten und die Evidenzlage ist gering. Zur Reduktion der Störungsprävalenz liegen systematische Reviews sowie eine Metaanalyse (Gray et al. 2007; Williams et al. 2012) und die Prävalenzdaten von epidemiologischen Studien aus mehr als 10 Jahren vor (Banz und Lang 2018; Meyer 2016) und zeigen insgesamt wenig Effizienz der Verhältnisprävention. Hier bieten sich eher selektive und indizierte Präventionsmaßnahmen an, u. a. Früherkennung, Hilfe und Spielsperren (Bühringer et al. 2018).

39.7 Resümee

Das Verständnis der Ätiologie sowie die Gestaltung präventiver und therapeutischer Programme hat erst in den letzten 30 bis 40 Jahren eine rapide Entwicklung von vorwissenschaftlichen Überzeugungen zu einem zunehmend forschungsbasierten Kenntnisstand erlebt. Dabei traten teilweise erhebliche Widerstände aus der Praxis auf (vgl. für eine Übersicht Bühringer 2019). Das Fachgebiet ist auch weiterhin in rascher Entwicklung und weitere Fortschritte sind in zahlreichen Bereichen notwendig:

Transfer wissenschaftlicher Ergebnisse in die Praxis Ein Hauptproblem ist der sehr verzögerte Praxistransfer neuer Erkenntnisse. Die Verbesserung dieser Situation ist eine permanente Herausforderung für die Zukunft.

Stellenwert der Abhängigkeitsstörungen in der Ausbildung Das Fachgebiet ist immer noch ein vernachlässigtes Thema in der universitären Ausbildung von Psychologen und Ärzten. Damit die aktuellen wissenschaftlichen Standards in die Praxis übertragen werden können, ist eine Ausweitung und Vertiefung der Thematik in die Aus-, Fort- und Weiterbildung wünschenswert.

Evidenzbasierte Behandlungsempfehlungen und Leitlinienentwicklung Damit wirksame Interventionen und Behandlungsprogramme in die Praxis transferiert werden können, ist eine systematische Aufarbeitung wissenschaftlicher Studien erforderlich. Es fehlen noch Leitlinien für verschiedene Substanzklassen und Glücksspielen, ebenfalls ihre verbindliche Anwendung.

Integration pharmakologischer und verhaltenstherapeutischer Therapieansätze Die häufig notwendige Kombination medikamentöser und psychotherapeutischer Ansätze setzt eine Kooperation unterschiedlicher Fachdisziplinen voraus. Dazu sind neben einem gemeinsamen Störungs- und Änderungsmodell bei den Psychotherapeuten verstärkt Kenntnisse zu neurobiologischen Grundlagen und medikamentösen Therapieansätze erforderlich, bei den Ärzten Strategien und Methoden der motivierenden Gesprächsführung, der Problemanalyse und grundlegender Interventionsverfahren.

Früherkennung, Frühintervention und Unterstützung von Spontanremissionen Patienten kommen zu spät in das überwiegend stigmatisierte Spezialversorgungssystem „Sucht". Die Integration der Fachkompetenzen und Interventionsansätze in die primären und sekundären medizinischen, psychosozialen und psychotherapeutischen Versorgungssysteme haben deshalb eine hohe Priorität. Neue Medien und Interventionskonzepte sollten zur Förderung von Spontanremissionen genutzt werden.

❓ Prüfen Sie Ihr Wissen

1. Worin unterscheidet sich die störungsspezifische Betrachtung von der substanzspezifischen? ▶ Abschn. 39.2
2. Wie hat sich die Problemsicht des Substanzkonsums im Laufe der Jahrhunderte bis heute entwickelt? ▶ Abschn. 39.1.3
3. Wie wird Substanzkonsum heute klassifiziert und diagnostiziert? ▶ Abschn. 39.2

ℹ️ Weiterführende Literatur

Als weiterführende Literatur dienen zum einen die nächsten 4 Kapitel zu illegalen Substanzen (▶ Kap. 40), Alkoholkonsum (▶ Kap. 41), Tabakkonsum (▶ Kap. 42) und zu abhängigen Verhaltensweisen (▶ Kap. 43). Zur weiteren Vertiefung werden folgende Werke vorgeschlagen: das *Handbuch Psychoaktive Substanzen* von Heyden et al. (2018), Poehlke et al. (2016) zu *Drogenabhängigkeit und Substitution* sowie Soyka, M. (2018) zu *Diagnostik und Therapie der Alkoholabhängigkeit.*

Literatur

Agrawal, A., & Lynskey, M. T. (2009). Correlates of later-onset cannabis use in the National Epidemiological Survey on Alcohol and Related Conditions (NESARC). *Drug and Alcohol Dependence, 105,* 71–75.

American Psychiatric Association. (2013). *Diagnostic and Statistical Manual of Mental Disorders* (5. Aufl.). Arlington: American Psychiatric Publishing.

American Psychiatric Association (APA). (2015). *Diagnostisches und Statistisches Manual Psychischer Störungen – DSM-5* (deutsche Ausgabe herausgegeben von Peter Falkai und Hans-Ulrich Wittchen, mitherausgegeben von Manfred Döpfner, Wolfgang Gaebel, Wolfgang Maier, Winfried Rief, Henning Saß und Michael Zaudig). Göttingen: Hogrefe.

AWMF. (2019). *AWMF – Aktuelle Leitlinien.* Retrieved from ▶ https://www.awmf.org/leitlinien/aktuelle-leitlinien.html. Zugegriffen: 17. Juni 2019.

Babor, T., Caulkins, J. P., Edwards, G., Fischer, B., Foxcroft, D. R., Humphreys, K., & Strang, J. (2009). *Drug policy and the public good.* Oxford: Oxford University Press.

Babor, T., Caetano, R., Casswell, S., Edwards, G., Giesbrecht, N., Graham, K., & Rossow, I. (2010). *Alcohol: No ordinary Commodity – Research and Public policy* (2. Aufl.). Oxford: Oxford University Press.

Banz, M., & Lang, P. (2018). *GLÜCKSSPIELVERHALTEN UND GLÜCKSSPIELSUCHT IN DEUTSCHLAND. Ergebnisse des Surveys 2017 und Trends. BZgA-Forschungsbericht.* Köln: Bundeszentrale für gesundheitliche Aufklärung.

Beck, A. T., Wright, F. D., Newmann, C. F., & Liese, B. C. (1997). *Kognitive Therapie der Sucht.* Weinheim: Beltz PVU.

Behrendt, S., Wittchen, H.-U., Höfler, M., Lieb, R., & Beesdo, K. (2009). Transitions from first substance use to substance use disorders in adolescence: Is early onset associated with a rapid escalation? *Drug and Alcohol Dependence, 99,* 68–78.

Buckner, J. D., Schmidt, N. B., Lang, A. R., Small, J. W., Schlauch, R. C., & Lewinsohn, P. M. (2008). Specificity of social anxiety disorder as a risk factor for alcohol and cannabis dependence. *Journal of Psychiatric Research, 42,* 230–239.

Bühler, A. (2016). Meta-Analyse zur Wirksamkeit deutscher suchtpräventiver Lebenskompetenzprogramme. *Kindheit und Entwicklung, 25,* 175–188.

Bühler, A., & Bühringer, G. (2018). Prävention von Störungen im Zusammenhang mit psychotropen Substanzen. In Hurrelmann, Richter, Stock, & Klotz (Eds.), *Referenzwert Prävention und Gesundheitsförderung* (5. Aufl.). Bern: Hogrefe.

Bühler, A., & Thrul, J. (2013). *Expertise zur Suchtprävention. (Forschung und Praxis der Gesundheitsförderung, Band 46).* Köln: BZgA.

Bühringer, G. (2019). 40 Jahre Deutsche Gesellschaft für Suchtforschung und Suchttherapie (DG-Sucht) 1978–2018: Ihr Beitrag zum Transfer von Forschungsergebnissen in die Praxis. *SUCHT, 65,* 83–100.

Bühringer, G., Wittchen, H.-U., Gottlebe, K., Kufeld, C., & Goschke, T. (2008). Why people change? The role of cognitive-control processes in the onset and cessation of substance abuse disorders. *International Journal of Methods in Psychiatric Research, 17,* 4–15.

Bühringer, G., Kräplin, A., & Behrendt, S. (2012). Universal characteristics and consequences of the addiction syndrome. In H. J. Shaffer (Hrsg.), *APA Addiction syndrome handbook* (Bd. 1, S. 291–316)., Foundations, influences, and expressions of addiction Washington, D.C.: American Psychological Association.

Bühringer, G., Braun, B., Kräplin, A., Neumann, M., & Sleczka, P. (2013). Gambling – Two sides of the same coin: Recreational activity and public health problem. *ALICE RAP Policy Paper Series, Policy Brief, 2*, 1–15.

Bühringer, G., Kotter, R., Czernecka, R., & Kräplin, A. (2018). Beyond Reno II: Who cares for vulnerable gamblers? *SUCHT, 64*, 325–334.

Bühringer, G., Czernecka, R., Kotter, R., & Kräplin, A. (2019). Zur Relevanz der Merkmale von Spielstätten für die Regulierung des Glücksspielens am Beispiel der Geldspielgeräte. In J. Krüper (Hrsg.), *Strukturfragen der Glücksspielregulierung* (S. 47–72). Tübingen: Mohr Siebeck.

BZgA. (2017). Alkohol? Kenn dein Limit. Alkohol in Zahlen. ▶ http://www.kenn-dein-limit.info/alkohol-in-zahlen.html. Zugegriffen: 12. Jan. 2020

Casey, B. J., & Jones, R. M. (2010). Neurobiology of the adolescent brain and behavior: Implications for substance use disorders. *Journal of the American Academy of Child and Adolescent Psychiatry, 49*, 1189–1201.

Chase, H. W., Eickhoff, S. B., Laird, A. R., & Hogarth, L. (2011). The neural basis of drug stimulus processing and craving: An activation likelihood estimation meta-analysis. *Biological Psychiatry, 70*, 785–793.

Chou, K. L., Mackenzie, C. S., Liang, K., & Sareen, J. (2011). Three-Year incidence and predictors of first-onset of DSM-IV mood, anxiety, and substance use disorders in older adults: Results from wave 2 of the national epidemiologic survey on alcohol and related conditions. *Journal of Clinical Psychiatry, 72*, 144–155.

Colorado Constitution. (2012). ▶ https://www.colorado.gov/pacific/sites/default/files/Section%2016%20-%20Retail.pdf. Zugegriffen: 19. Febr. 2020

Dalley, J. W., Everitt, B. J., & Robbins, T. W. (2011). Impulsivity, compulsivity, and top-down cognitive control. *Neuron, 69*, 680–694.

Dauber, H., Specht, S., Künzel, J., & Braun, B. (2018). *Suchthilfe in Deutschland – Jahresbericht der deutschen Suchthilfestatistik (DHSHS)*. München: IFT Institut für Therapieforschung.

Dawson, D. A., Grant, B. F., Stinson, F. S., Chou, P. S., Huang, B., & Ruan, W. J. (2005). Recovery from DSM-IV alcohol dependence: United States, 2001–2002. *Addiction, 100*, 281–292.

de Bruijn, C., van den Brink, W., de Graaf, R., & Vollebergh, W. A. M. (2006). The three year course of alcohol use disorders in the general population: DSM-IV, ICD-10 and the Craving Withdrawal Model. *Addiction, 101*, 385–392.

Degenhardt, L., Lynskey, M., Coffey, C., & Patton, G. (2002). Diagnostic orphans" among young adult cannabis users: Persons who report dependence symptoms but do not meet diagnostic criteria. *Drug and Alcohol Dependence, 67*, 205–212.

Degenhardt, L., Coffey, C., Carlin, J. B., Swift, W., & Patton, G. C. (2008). Are diagnostic orphans at risk of developing cannabis abuse or dependence? Four-year follow-up of young adult cannabis users not meeting diagnostic criteria. *Drug and Alcohol Dependence, 92*, 86–90.

Degenhardt, L., Whiteford, H. A., Ferrari, A. J., Baxter, A. J., Charlson, F. J., Hall, W. D., & Vos, T. (2013). Global burden of disease attributable to illicit drug use and dependence: Findings from the Global Burden of Disease Study 2010. *Lancet, 382*, 1564–1574.

Edwards, G., & Gross, M. M. (1976). Alcohol dependence: Provisional description of a clinical syndrome. *British Medical Journal, 1*, 1058–1061.

Effertz, T., & Mann, K. (2013). The burden and cost of disorders of the brain in Europe with the inclusion of harmful alcohol use and nicotine addiction. *European Neuropsychopharmacology, 23*, 742–748.

Everitt, B. J., & Robbins, T. W. (2016). Drug addiction: Updating actions to habits to compulsions ten years on. *Annual Review of Psychology, 67*, 23–50.

Farmer, R. F., Kosty, D. B., Seeley, J. R., Gau, J. M., Duncan, S. C., Walker, D. D., & Lewinsohn, P. M. (2016). Association of comorbid psychopathology with the duration of cannabis use disorders. *Psychology of Addictive Behaviors, 30*, 82–92.

Fleury, M. J., Djouini, A., Huynh, C., Tremblay, J., Ferland, F., Menard, J. M., & Belleville, G. (2016). Remission from substance use disorders: A systematic review and meta-analysis. *Drug and Alcohol Dependence, 168*, 293–306.

Florez-Salamanca, L., Secades-Villa, R., Budney, A. J., García-Rodríguez, O., Wang, S., & Blanco, C. (2013). Probability and predictors of cannabis use disorders relapse: Results from the national epidemiologic survey on alcohol and related conditions. *Drug and Alcohol Dependence, 132*(1–2), 127–133.

Fowler, J. S., Volkow, N. D., Logan, J., Alexoff, D., Telang, F., Wang, G. J., & Apelskog, K. (2008). Fast uptake and long-lasting binding of methamphetamine in the human brain: Comparison with cocaine. *Neuroimage, 43*, 756–763.

Garavan, H., Pankiewicz, J., Bloom, A., Cho, J. K., Sperry, L., Ross, T. J., & Stein, E. A. (2000). Cue-induced cocaine craving: Neuroanatomical specificity for drug users and drug stimuli. *American Journal of Psychiatry, 157*, 1789–1798.

Gell, L., Bühringer, G., McLeod, J., Forberger, S., Holmes, J., Lingford-Hughes, A., et al. (Hrsg.). (2016). *What determines harm from addictive substance and behaviours?* Oxford: Oxford University Press.

Gottesman, I. I., & Gould, T. D. (2003). The endophenotype concept in psychiatry: Etymology and strategic intentions. *American Journal of Psychiatry, 160*, 636–645.

Grabitz, M., Behrendt, S., Klotsche, J., Buehringer, G., Lieb, R., & Wittchen, H.-U. (2012). Ten-year stability and variability, drinking patterns, and impairment in community youth with diagnostic orphan status of alcohol dependence. *Addictive Behaviors, 37*, 399–406.

Grant, B. F., Goldstein, R. B., Saha, T. D., Chou, S. P., Jung, J., Zhang, H. T., & Hasin, D. S. (2015). Epidemiology of DSM-5 alcohol use disorder results from the national epidemiologic survey on alcohol and related conditions III. *Jama Psychiatry, 72*, 757–766.

Grant, B. F., Saha, T. D., Ruan, W. J., Goldstein, R. B., Chou, S. P., Jung, J. S., & Hasin, D. S. (2016). Epidemiology of DSM-5 drug use disorder results from the national epidemiologic survey on alcohol and related conditions-III. *Jama Psychiatry, 73*, 39–47.

Gray, K. L., Browne, M. A. O., & Prabhu, V. R. (2007). *Systematic review and meta-analysis of studies on early intervention and prevention for problem gambling*. Melbourne: Gambling Research Australia.

Han, B., Gfroerer, J. C., Colliver, J. D., & Penne, M. A. (2009). Substance use disorder among older adults in the United States in 2020. *Addiction, 104*, 88–96.

Hasin, D. S., O'Brien, C. P., Auriacombe, M., Borges, G., Bucholz, K., Budney, A., & Petry, N. M. (2013). DSM-5 criteria for substance use disorders: Recommendations and Rationale. *American Journal of Psychiatry, 170*, 834–851.

Hasin, D. S., Saha, T. D., Kerridge, B. T., Goldstein, R. B., Chou, S. P., Zhang, H., & Grant, B. F. (2015). Prevalence of marijuana use disorders in the united states between 2001–2002 and 2012–2013. *Jama Psychiatry, 72*, 1235–1242.

Hasin, D. S., Kerridge, B. T., Saha, T. D., Huang, B. J., Pickering, R., Smith, S. M., & Grant, B. F. (2016). Prevalence and correlates of DSM-5 cannabis use disorder, 2012–2013: Findings from the national epidemiologic survey on alcohol and related conditions-III. *American Journal of Psychiatry, 173*, 588–599.

Heatherton, T. F., & Wagner, D. D. (2011). Cognitive neuroscience of self-regulation failure. *Trends in cognitive sciences, 15,* 132–139.

Heinz, A., Siessmeier, T., Wrase, J., Hermann, D., Klein, S., Grusser, S. M., & Bartenstein, P. (2004). Correlation between dopamine D(2) receptors in the ventral striatum and central processing of alcohol cues and craving. *American Journal of Psychiatry, 161,* 1783–1789.

Hirth, N., Meinhardt, M. W., Noori, H. R., Salgado, H., Torres-Ramirez, O., Uhrig, S., & Hansson, A. C. (2016). Convergent evidence from alcohol-dependent humans and rats for a hyperdopaminergic state in protracted abstinence. *Proceedings of the National Academy of Sciences, 113,* 3024–3029.

Hogarth, L., Balleine, B. W., Corbit, L. H., & Killcross, S. (2013). Associative learning mechanisms underpinning the transition from recreational drug use to addiction. *Annals of the New York Academy of Sciences, 1282,* 12–24.

Jacobi, F., Hoefler, M., Strehle, J., Mack, S., Gerschler, A., Scholl, L., & Wittchen, H.-U. (2015). Twelve-months prevalence of mental disorders in the German Health Interview and Examination Survey for Adults – Mental Health Module (DEGS1-MH): A methodological addendum and correction. *International Journal of Methods in Psychiatric Research, 24,* 305–313.

Jupp, B., & Dalley, J. W. (2014). Behavioral endophenotypes of drug addiction: Etiological insights from neuroimaging studies. *Neuropharmacology, 76 Pt B*, 487–497.

Kanfer, F. H. (1986). Implications of a self-regulation model of therapy for treatment of addictive behaviours. In W. E. M. N. Heather (Hrsg.), *Treating addictive behaviours. Processes of change* (S. 29–47). New York: Plenum.

Kaufman, J., Yang, B. Z., Douglas-Palumberi, H., Crouse-Artus, M., Lipschitz, D., Krystal, J. H., & Gelernter, J. (2007). Genetic and environmental predictors of early alcohol use. *Biological Psychiatry, 61,* 1228–1234.

Kendler, K. S., Chen, X., Dick, D., Maes, H., Gillespie, N., Neale, M. C., & Riley, B. (2012). Recent advances in the genetic epidemiology and molecular genetics of substance use disorders. *Nature Neuroscience, 15,* 181–189.

Keyes, K. M., Hatzenbuehler, M. L., McLaughlin, K. A., Link, B., Olfson, M., Grant, B. F., & Hasin, D. (2010). Stigma and treatment for alcohol disorders in the United States. *American Journal of Epidemiology, 172,* 1364–1372.

Koob, G. F., & Volkow, N. D. (2010). Neurocircuitry of addiction. *Neuropsychopharmacology, 35,* 217–238.

Koob, G. F., & Volkow, N. D. (2016). Neurobiology of addiction: A neurocircuitry analysis. *Lancet Psychiatry, 3,* 760–773.

Küfner, H., & Vogt, M. (1996). Die Entwicklung des psychosozialen ressourcenorientierten Diagnostiksystems (PREDI). In W. Nickolai, G. Kawamura, W. Krell, & R. Reindl (Hrsg.), *Straffällig. Lebenslagen und Lebenshilfe* (S. 155–168). Freiburg: Lambertus.

Küfner, H., Coenen, M., & Indlekofer, W. (2006). *PREDI. Psychosoziale ressourcenorientierte Diagnostik. Ein Problem- und lösungsorientierter Ansatz. Version 3.0.* Lengerich: Pabst Science Publishers.

LaPlante, D. A., Gray, H. M., Williams, P. M., & Nelson, S. E. (2018). An empirical review of gambling expansion and gambling-related harm. *SUCHT, 64,* 295–306.

Le Foll, B., Gallo, A., Le Strat, Y., Lu, L., & Gorwood, P. (2009). Genetics of dopamine receptors and drug addiction: A comprehensive review. *Behavioural Pharmacology, 20,* 1–17.

Legnaro, A. (1982). Alkoholkonsum und Verhaltenskontrolle – Bedeutungswandel zwischen Mittelalter und Neuzeit in Europa. In G. Völger & K. v. Welck (Hrsg.), *Rausch und Realität. Drogen im Kulturvergleich* (S. 153–175). Reinbek bei Hamburg: Rowohlt.

Levine, H.G. (1982). Die Entdeckung der Sucht – Wandel der Vorstellungen über Trunkenheit in Nordamerika. In G. Völger & K. von Welck (Eds.), *Rausch und Realität. Drogen im Kulturvergleich* (S. 212–224). Reinbek bei Hamburg: Rowohlt.

Lopez-Quintero, C., Hasin, D. S., de los Cobos, J. P., Pines, A., Wang, S. A., Grant, B. F., & Blanco, C. (2010). Probability and predictors of remission from life-time nicotine, alcohol, cannabis or cocaine dependence: Results from the National Epidemiologic Survey on Alcohol and Related Conditions. *Addiction, 106,* 657–669.

Lopez-Quintero, C., Perez de los Cobos, J., Hasin, D. S., Okuda, M., Wang, S., Grant, B. F., & Blanco, C. (2011). Probability and predictors of transition from first use to dependence on nicotine, alcohol, cannabis, and cocaine: Results of the National Epidemiologic Survey on Alcohol and Related Conditions (NESARC). *Drug and Alcohol Dependence, 115,* 120–130.

McLeod, J., Gell, L., Holmes, J., Allamani, A., Bjerge, B., Bühringer, G., & Wiers, R. (2016). Determinants of risky substance use and risky gambling. In L. Gell, G. Bühringer, J. McLeod, S. Forberger, J. Holmes, A. Lingford-Hughes, & P. Meier (Hrsg.), *What determines harm from addictive substance and behaviours?* (Bd. 1, S. 35–76). Oxford: Oxford University Press.

Meyer, G. (2016). Glücksspiel – Zahlen und Fakten. In D. H. f. Suchtfragen (Hrsg.), *DHS Jahrbuch Sucht 2019* (S. 126–144). Lengerich: Pabst Science Publishers.

Meyer, G., Kalke, J., & Hayer, T. (2018). The impact of supply reduction on the prevalence of gambling participation and disordered gambling behavior: A systematic review. *SUCHT, 64,* 283–293.

Miller, W. R., & Delboca, F. K. (1994). Measurement of drinking behavior using the Form 90 family of instruments. *Journal of Studies on Alcohol, 12,* 112–118.

Miller, W. R., & Rollnick, S. (2015). *Motivierende Gesprächsführung (Übersetzung des völlig neu überarbeiteten Standardwerks Motivational Interviewing* (3. Aufl.). Freiburg: Lambertus.

Noori, H. R., Cosa Linan, A., & Spanagel, R. (2016). Largely overlapping neuronal substrates of reactivity to drug, gambling, food and sexual cues: A comprehensive meta-analysis. *European Neuropsychopharmacology, 26,* 1419–1430.

Nutt, D., King, L., & Phillips, L. (2010). Drug harms in the UK: A multi-criterion decision analysis. *Lancet, 376,* 1558–1565.

Pabst, A., Kraus, L., Gomes de Matos, E., & Piontek, D. (2013). Substance use and substance use disorders in Germany in 2012. *SUCHT, 59,* 321–331.

Perkonigg, A., Goodwin, R. D., Fiedler, A., Behrendt, S., Beesdo, K., Lieb, R., & Wittchen, H.-U. (2008). The natural course of cannabis use, abuse and dependence during the first decades of life. *Addiction, 103,* 439–449.

Piontek, D., Gomes de Matos, E., Atzendorf, J., & Kraus, L. (2016). Kurzbericht Epidemiologischer Suchtsurvey 2015. Tabellenband: Konsum illegaler Drogen, multiple Drogenerfahrung und Hinweise auf klinisch relevanten Drogenkonsum nach Geschlecht und Alter im Jahr 2015. ► https://www.esa-survey.de/de/ergebnisse/kurzberichte.html. Zugegriffen: 19. Juli 2019.

Poehlke, T., Heinz, W., & Stöver, H. (2016). *Drogenabhängigkeit und Substitution – Ein Glossar von A–Z.* Heidelberg: Springer.

Probst, C., Roerecke, M., Behrendt, S., & Rehm, J. (2014a). Gender differences in socioeconomic inequality of alcohol-attributable mortality: A systematic review and meta-analysis. *Drug and Alcohol Review, 34*(3), 267–277.

Probst, C., Roerecke, M., Behrendt, S., & Rehm, J. (2014b). Socioeconomic differences in alcohol-attributable mortality compared with all-cause mortality: A systematic review and meta-analysis. *International Journal of Epidemiology, 43,* 1314–1327.

Rehm, J., & Imtiaz, S. (2016). A narrative review of alcohol consumption as a risk factor for global burden of disease. *Substance Abuse Treatment Prevention and Policy, 11,* 37. ► https://doi.org/10.1186/s13011-016-0081-2.

Rehm, J., Taylor, B., & Room, R. (2006). Global burden of disease from alcohol, illicit drugs, and tobacco. *Drug and Alcohol Review, 25,* 503–513.

Rehm, J., Mathers, C., Popova, S., Thavorncharoensap, M., Teerawattananon, Y., & Patra, J. (2009). Global burden of disease and injury and economic cost attributable to alcohol use and alcohol-use disorders. *Lancet, 373*, 2223–2233.

Robinson, T. E., & Berridge, K. C. (1993). The neural basis of drug craving: an incentive-sensitization theory of addiction. *Brain Research Reviews, 18*, 247–291.

Schippers, G. M., Broekman, T. G., Buchholz, A., Koeter, M. W., & van den Brink, W. (2010). Measurements in the Addictions for Triage and Evaluation (MATE): An instrument based on the World Health Organization family of international classifications. *Addiction, 105*, 862–871.

Shaffer, H. J. (Hrsg.). (2012). *APA Addiction syndrome handbook* (Bd. 1). Washington, D.C.: American Psychological Association.

Shmulewitz, D., Greene, E. R., & Hasin, D. (2015). Commonalities and differences across substance use disorders: Phenomenological and epidemiological aspects. *Alcoholism-Clinical and Experimental Research, 39*, 1878–1900.

Shults, R. A., Elder, R. W., Sleet, D. A., Nichols, J. L., Alao, M. O., Carande-Kulis, V. G., & Thompson, R. S. (2001). Reviews of evidence regarding interventions to reduce alcohol-impaired driving. *American Journal of Preventive Medicine, 21*, 66–88.

Soyka, M. (2018). Diagnostik und Therapie der Alkoholabhängigkeit. *DNP – Der Neurologe & Psychiater, 19*, 53–59. ► https://doi.org/10.1007/s15202-018-1885-x.

Strack, F., & Deutsch, R. (2004). Reflective and impulsive determinants of social behavior. *Personality and Social Psychology Review, 8*, 220–247.

Trifilieff, P., & Martinez, D. (2014). Imaging addiction: D2 receptors and dopamine signaling in the striatum as biomarkers for impulsivity. *Neuropharmacology, 76 Pt B*, 498–509.

United Nations Office on Drugs and Crime. (2016). *World Drug Report 2016.* ► www.unodc.org/wdr2016/, Zugegriffen: 19. Okt. 2020.

Van Zee, A. (2009). The promotion and marketing of oxycontin: Commercial triumph, public health tragedy. *American Journal of Public Health, 99*, 221–227.

Vollstadt-Klein, S., Wichert, S., Rabinstein, J., Buhler, M., Klein, O., Ende, G., & Mann, K. (2010). Initial, habitual and compulsive alcohol use is characterized by a shift of cue processing from ventral to dorsal striatum. *Addiction, 105*, 1741–1749.

von Heyden, M., Jungaberle, H., & Majić, T. (Hrsg.). (2018). *Handbuch Psychoaktive Substanzen*. Heidelberg: Springer.

Wagner, F. A., & Anthony, J. C. (2002). From first drug use to drug dependence: Developmental periods of risk for dependence upon marijuana, cocaine, and alcohol. *Neuropsychopharmacology, 26*, 479–488.

Weiler, D., Vogt, M., & Küfner, H. (2000). Anwendung des European Addiction Severity Index (EuropASI) im Rahmen einer ambulanten Behandlung von Drogenabhängigen. *SUCHT, 46*, 197–208.

Williams, R. J., West, B. L., & Simpson, R. I. (2012). Prevention of problem gambling: A comprehensive review of the evidence, and identified best practices. ► https://www.uleth.ca/dspace/handle/10133/3121. Zugegriffen: 22. Okt. 2018.

Wittchen, H.-U., & Pfister, H. (1997). *DIA-X Interview. Instruktionsmanual zur Durchführung von DIA-X-Interviews (Instruction manual for the DIA-X-Interview).* Frankfurt: Swets & Zeitlinger.

Wittchen, H.-U., Perkonigg, A., Lachner, G., & Nelson, C. B. (1998). The Early Developmental Stages of Psychopathology Study (EDSP): A methodological update. *European Addiction Research, 4*, 18–27.

Wittchen, H.-U., Lieb, R., & Perkonigg, A. (1999). Early developmental stages of substance abuse and dependence. In D. Ladewig (Hrsg.), *Basic and clinical science of substance related disorders* (S. 7–22). Basel: Karger.

Wittchen, H.-U., Fröhlich, C., Behrendt, S., Günther, A., Lieb, R., Perkonigg, A., et al. (2007). Cannabis use and cannabis use disorders and their relationship to mental disorders: A 10-year prospective-longitudinal study in adolescents. *Drug and Alcohol Dependence, 88*, 60–70.

Wittchen, H.-U., Behrendt, S., Höfler, M., Perkonigg, A., Lieb, R., Bühringer, G., & Beesdo, K. (2008). What are the high risk periods for incident substance use and transitions to abuse and dependence? Implications for early intervention and prevention. *International Journal of Methods in Psychiatric Research, 17*, 16–29.

Wittchen, H.-U., Behrendt, S., Hoefler, M., Perkonigg, A., Rehm, J., Lieb, R., & Beesdo, K. (2009). A typology of cannabis-related problems among individuals with repeated illegal drug use in the first three decades of life: Evidence for heterogeneity and different treatment needs. *Drug and Alcohol Dependence, 102*, 151–157.

Wittchen, H. U., Jacobi, F., Rehm, J., Gustavsson, A., Svensson, M., Jonsson, B., & Steinhausen, H. C. (2011). The size and burden of mental disorders and other disorders of the brain in Europe 2010. *European Neuropsychopharmacology, 21*, 655–679.

World Health Organisation (WHO). (2001). *International classification of functioning, disability and health: Short version.* Geneva: World Health Organisation (WHO).

World Health Organisation (WHO). (2005). *International statistical classification of diseases and related health problems* (10. Aufl.). Geneva: World Health Organisation (WHO).

World Health Organisation (WHO). (2019). World Health Organisation. ► https://www.who.int/classifications/icd/en/#. Zugegriffen: 15. Juli 2019.

World Health Organization (WHO). (2010). *Measuring health and disability manual for WHO Disability Assessment Schedule (WHODAS 2.0).* Geneva: World Health Organisation (WHO).

Wrase, J., Schlagenhauf, F., Kienast, T., Wustenberg, T., Bermpohl, F., Kahnt, T., & Heinz, A. (2007). Dysfunction of reward processing correlates with alcohol craving in detoxified alcoholics. *Neuroimage, 35*, 787–794.

Störungen durch den Konsum illegaler Substanzen (Drogenkonsumstörungen)

Heinrich Küfner, Tim Pfeiffer-Gerschel und Eva Hoch

Inhaltsverzeichnis

© Springer-Verlag GmbH Deutschland, ein Teil von Springer Nature 2020
J. Hoyer und S. Knappe (Hrsg.), *Klinische Psychologie & Psychotherapie*,
https://doi.org/10.1007/978-3-662-61814-1_40

40.1 Einführung

Opioide, Cannabinoide, Stimulanzien, Halluzinogene und „neue psychoaktive Stoffe": Es gibt zahlreiche Klassen illegaler psychotroper Substanzen. Sie wirken in unterschiedlicher Weise auf das Gehirn und führen zu einer Veränderung im Denken, Fühlen und Verhalten. Die Substanzen werden alltagssprachlich als „illegal" bezeichnet und zusammengefasst, da für sie Anbau, Herstellung, Handel, Einfuhr, Ausfuhr, Abgabe, Veräußerung, Inverkehrbringung und Erwerb durch das Betäubungsmittelgesetz (BtMG) geregelt sind. Während einige dieser Substanzen z. B. für die medizinische Anwendung produziert werden und unter bestimmten Auflagen zum Einsatz kommen („verschreibungsfähige und verkehrsfähige Betäubungsmittel" z. B. Morphin, Fentanyl), sind andere Stoffe weder verschreibungs- noch verkehrsfähig (z. B. LSD). Die Störungen durch den Konsum illegaler Substanzen werden in DSM und ICD (▶ Kap. 39) in getrennten Klassen codiert, im Folgenden aber unter dem nicht offiziellen Sammelbegriff „Drogenkonsumstörungen" zusammengefasst.

Das öffentliche Bild von Personen, die von illegalen Substanzen abhängig sind oder einen schädlichen Gebrauch aufweisen, ist teilweise durch Bilder geprägt, in denen randständige, sozial isolierte und verwahrloste (oft Heroin-)Abhängige in tristen Lebenssituationen gezeigt werden, aus denen es scheinbar kein Entkommen gibt. Diese Darstellungen mögen für einen Teil der Betroffenen gelten, treffen aber für die weit überwiegende Mehrheit der Konsumenten illegaler Drogen nicht die Realität. Klinisch relevante Störungen aufgrund des Konsums illegaler Substanzen sind facettenreich (▶ Gut zu wissen). Viele Konsumenten von Cannabis, Opioiden oder Kokain haben über Jahre einen zwar illegalen, aber kontrollierten und risikoarmen Konsum. Manche Konsumenten betreiben über einen langen Zeitraum einen äußerlich unauffälligen Drogengebrauch, der aber bereits klinische Merkmale aufweist. Wieder andere erfüllen schon nach kurzer Zeit die diagnostischen Kriterien einer Sucht. Manche Drogen machen schnell körperlich abhängig (z. B. Metamphetamin) und sind mit starken, lebensbedrohlichen Entzugssymptomen verbunden (z. B. Heroin). Andere Substanzen führen zu einer starken psychischen Abhängigkeit (z. B. Cannabis, Ecstasy oder Kokain). Ausschlaggebend ist die jeweilige Kombination aus Merkmalen der Substanz (z. B. Abhängigkeitspoten-zial, Mehrfachkonsum psychotroper Substanzen), der Person (z. B. Alter, Konsummuster, Vulnerabilität, komorbide psychische Störungen) und äußeren Rahmenbedingungen (wie z. B. Verfügbarkeit und Grad der sozialen Integration).

> **Gut zu wissen**
>
> **Konsum illegaler Substanzen in Deutschland**
> Zahlenmäßig spielen Konsumenten illegaler Drogen und die damit verbundenen Störungen im Vergleich zu Alkohol und Nikotin in Deutschland eine geringe Rolle (Verhältnis zu alkoholbezogenen Störungen etwa 1:4–5). Schätzungen gehen z. B. von etwa 600.000 Menschen mit klinisch relevanten Störungen aufgrund des Konsums von Cannabis aus, während im Vergleich dazu die Zahl der opioidabhängigen Personen mit etwa 166.000 deutlich kleiner ausfällt – dennoch prägt insbesondere diese vergleichsweise kleine Gruppe das Bild der Konsumenten illegaler Drogen in der öffentlichen Wahrnehmung (◨ Abb. 40.1). Der häufig herangezogene und die Diskussion oftmals dominierende Indikator der sog. „Rauschgift- oder Drogentoten", der aktuell (2019) bei etwa 1400 Opfern pro Jahr liegt, ist als alleiniger Schätzwert für die Verbreitung des Konsums illegaler Substanzen völlig unzureichend. Illegale Drogen haben ein sehr unterschiedliches Letalitätsrisiko. Der Messwert spiegelt vor allem die Opfer des Konsums von Opioiden wider, während Cannabiskonsum nur in seltenen Ausnahmefällen (z. B. in Verbindung mit Unfällen, dem Gebrauch anderer Substanzen oder beim Konsum synthetischer Cannabinoide) tödliche Folgen haben kann.

Unabhängig von den aufgezeigten Facetten ist das klinische Bild einer voll ausgeprägten Drogenkonsumstörung durch eindeutige Merkmale gekennzeichnet: Die Betroffenen schildern ein starkes Verlangen, die Substanz zu gebrauchen. Trotz vorliegender schädlicher körperlicher, psychischer und sozialer Konsequenzen gelingt es ihnen nicht, den Konsum zu kontrollieren. Ambivalente Änderungsmotivation und Rückfälle in den Substanzgebrauch nach Aufhörversuchen kennzeichnen ebenfalls das Störungsbild. Diese Kernmerkmale lassen sich gut durch die langfristige Drogenwirkung auf Gehirnareale erklären, die mit Belohnung, Motivation, Lernen und Gedächtnis sowie Verhaltenskontrolle assoziiert sind.

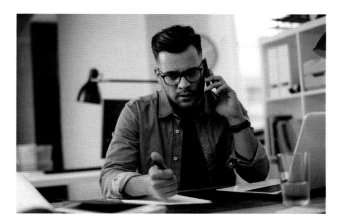

40.2 Klassifikation und Diagnostik

Die Klassifikation der Drogenkonsumstörung nach ICD-10 bzw. DSM-IV sowie deren Weiterentwicklungen in DSM-5 und ICD-11 sind in ▸ Kap. 39 dargestellt und gelten auch für die verschiedenen Klassen illegaler Substanzen.

Die Diagnostik einer Drogenkonsumstörung ist im Vergleich zu legalen Substanzen wie Alkohol und Tabak besonders schwierig: Bei den Betroffenen besteht Angst vor einer polizeilichen Verfolgung aufgrund des illegalen Erwerbs oder Besitzes (auch: Handels) der Drogen und möglicherweise weiterer Straftaten wegen Beschaffungskriminalität. Neben Fragebogen und diagnostischen Interviews (▸ Kap. 39) sind Informationen Dritter (z. B. Partner, Eltern, andere Angehörige, Polizei- und Gerichtsakten) sowie objektive Nachweisverfahren (Analysen von Speichel, Blut, Urin und Haar) für die diagnostische Abklärung wichtig. Ein positiver Einzelbefund stellt aber noch keine Diagnose dar, sondern ist Anlass für eine genauere diagnostische Abklärung, insbesondere zum Schweregrad der Konsumstörung, zum Gebrauch weiterer psychotroper Substanzen, zu komorbiden psychischen Störungen und zu den Auswirkungen auf der somatischen, psychischen und sozialen Ebene.

40.3 Ätiologie

Im Kasten ▸ Klinisch betrachtet ist die Entwicklungsgeschichte eines Drogenabhängigen mit seinem komplexen Störungsbild dargestellt.

Wenn man diese kurze Fallgeschichte liest, stellt sich eine Reihe von Fragen: Ist sie typisch für die Entwicklung der Drogenabhängigkeit oder gibt es ganz unterschiedliche Entwicklungen? Warum hat der Patient Cannabis und nicht eine andere Substanz genommen? Wie wichtig sind neurobiologische Faktoren im Vergleich zu psychosozialen Faktoren für die Entstehung? Gibt es neben den Risikofaktoren auch Schutzfaktoren? Welche Faktoren sind für eine Therapie von Bedeutung? Alle Fragen richten sich an wissenschaftliche Studien und Theorien, die zu unserem Störungsbild

---

Klinisch betrachtet

Fallbeispiel

Matthias ist 25 Jahre alt. Er habe mit 9 Jahren zum ersten Mal Alkohol probiert, im Alter von 11 Jahren erstmals Zigaretten geraucht. Es habe immer ältere Schüler gegeben, die nach dem Unterricht einen Joint geraucht hätten. Das habe er interessant gefunden und auch mit 13 Jahren ausprobieren wollen. Die Substanz habe eine positive Wirkung auf ihn gehabt, er habe sich glücklich und entspannt gefühlt, das „High-Sein" genossen. Es habe etwa zwei Jahre gedauert, bis er täglich konsumiert habe. Oft sei er an den Nachmittagen alleine Zuhause gewesen, seine Eltern hätten als Rechtsanwälte lange gearbeitet. Er habe viel Zeit mit der Spielekonsole am Computer verbracht oder im Internet gesurft. Manchmal habe er Besuch von Freunden gehabt. Cannabis habe ihm geholfen, sich gut zu fühlen und sei sein „Freund" geworden. Durch Dealen in der Schule und der Nachbarschaft habe er seinen eigenen Konsum finanziert. Das Abitur habe er „mit Ach und Krach" geschafft. Nach der Schule habe er zwei Jahre in verschiedenen Gelegenheitsjobs gejobbt. Einerseits habe er die Freiheit genossen, andererseits habe er sich nicht mehr zu vielen anderen Aktivitäten aufraffen können. Seine Eltern hätten ihn schließlich zum Beginn einer Berufsausbildung gedrängt. Dort seien Probleme mit dem Cannabiskonsum zutage getreten. Er habe sich morgens nicht zum Aufstehen aufraffen können. Er habe teilweise verschlafen, sei gar nicht zu Arbeit gekommen oder ziemlich „verspult" gewesen. Der Suchtbeauftragte der Firma habe ihn angesprochen und zur Kontaktaufnahme mit einer ambulanten Suchtberatungsstelle motiviert. Er habe zwar nicht mit dem Kiffen aufhören, letztendlich aber auch seinen Ausbildungsplatz nicht verlieren wollen.

allerdings viele Fragen nicht oder nur mit geringer Sicherheit beantworten können.

Entsprechend einer allgemein akzeptierten biopsychosozialen Grundkonzeption werden im Folgenden neurobiologische Bedingungsfaktoren sowie psychische und soziale Einflussgrößen berücksichtigt. Je nach Fragestellung können unterschiedliche Modelle nützlich sein. Die nachfolgend dargestellten Ergebnisse und Modelle lassen sich schwerpunktmäßig ordnen nach strukturellen Aspekten (beteiligte Systeme, Risiko- und Schutzfaktoren), funktionalen Aspekten (positive und negative Drogenwirkung in Abhängigkeit von Personenmerkmalen) und nach Verlaufsaspekten (Entwicklungsphasen, Spontanverlauf, Rückfälle).

40.3.1 Strukturelle Aspekte

Strukturelle Ansätze sind für einen Überblick zu Entstehungsfaktoren und als Grundlage für Strukturgleichungsmodelle geeignet. Im Folgenden werden die relevanten Bedingungsfaktoren in das häufig verwendete „Dreiecksmodell" – Person-Droge-Umfeld – eingeordnet. Aus Gründen der Übersichtlichkeit beschränken wir uns auf Faktoren vor Beginn des Drogenkonsums, d. h. auf Faktoren der Kindheit und des frühen Erwachsenenalters.

Person

Zu den Bedingungsfaktoren der Person gehören biologische, darunter auch genetische Dispositionsfaktoren, basale Persönlichkeitsmerkmale wie Impulsivität, Grundbedürfnisse wie Bindung (passiv als Zuwendung und aktiv als Fürsorge) und Autonomie (als Macht- und Steuerungsbedürfnis bezüglich der eigenen Person und gegenüber anderen Personen sowie gegenüber der Umwelt) und psychosoziale Entwicklungsfaktoren wie traumatische Erfahrungen.

Genetische Faktoren der Störungsentwicklung wurden zumeist für die Alkoholkonsumstörung untersucht (► Studienbox). Der Anteil genetischer Faktoren wird vor allem über Zwillingsuntersuchungen (Vergleich homozygoter und dizygoter Zwillinge) und Adoptionsstudien erfasst und auf 40–60 % der Varianz der Diagnose geschätzt (Jacob et al. 2001).

Wenig geklärt ist die Frage, in welchen neurobiologischen Reaktionen und beobachtbaren Verhaltensweisen sich die genetische Disposition zeigt (► Abschn. 40.3.2). Ein Beispiel ist das Aufmerksamkeitsdefizit-/Hyperaktivitätssyndrom (ADHS, ► Kap. 38), das sicherlich nur für eine kleine Teilgruppe von Abhängigen relevant ist und weitgehend genetisch bedingt ist (Davids und Gastpar 2003). Ein klinisch plausibler Ansatz stellt eine erhöhte Sensitivität für positive Subs-

40

Studienbox

Der Einfluss genetischer Faktoren auf die Entwicklung von Substanzkonsumstörungen

In einer umfangreichen US-amerikanischen Zwillingsuntersuchung (Kendler et al. 2000) betrug die Konkordanzrate für eine Diagnose bezüglich Drogenkonsumstörungen bei eineiigen Zwillingen 41 % (Variation bei einzelnen Diagnosen zwischen 13 und 41 %) und bei zweieiigen Zwillingen 24 %. Unter Verwendung der tetrachorischen Korrelation zwischen den homozygoten Zwillingen ($r = 0{,}69$) einerseits und den dizygoten Zwillingen andererseits ($r = 0{,}39$) ergab sich unter Annahme gleicher Umweltbedingungen ein genetischer Anteil von 60 %. Für Drogenkonsumstörungen betrug die Konkordanzrate bei eineiigen Zwillingen 61 %, bei zweieiigen Zwillingen 42 % und der wie oben berechnete genetische Anteil betrug sogar 72 %. Für den Konsum von Drogen per se erga-

ben sich hohe, aber bei homozygoten und dizygoten Zwillingen relativ ähnliche Konkordanzraten und deutlich geringere genetische Anteile (26 %).

In einer **Familienuntersuchung** im Rahmen der deutschen EDSP-Studie (Early Developmental Stages of Psychopathology; Wittchen et al. 1998) zeigte sich, dass sich das Risiko (als Odds Ratio definiert) für eine Drogenkonsumstörung bei Kindern maximal auf das 16,7-fache (im Vergleich zu Kindern von Eltern ohne Alkoholprobleme) erhöhte, wenn beide Elternteile Alkoholprobleme hatten. Wenn nur ein Elternteil Alkoholprobleme hatte, wuchs das Risiko für eine Drogenkonsumstörung bei den Kindern um das 4,1-fache, wenn der Vater betroffen war, bzw. um das 7,8-fache, wenn die Mutter betroffen war (Lachner und Wittchen 1997).

tanzwirkungen und eine geringere für negative Auswirkungen dar (Schuckit 1991; Hohm et al. 2007).

Nicht selten finden sich **Missbrauchserfahrungen** (emotionaler oder sexueller Art, besonders bei Frauen) in der Kindheit, die mit der Entstehung des Drogenmissbrauchs in Zusammenhang stehen (De Bellis 2002; Najavits et al. 1997; Schäfer und Krausz 2006). Psychische Störungen, die schon prämorbid vor der Entwicklung der Abhängigkeitserkrankungen bestanden haben, kommen ebenfalls als Ursachenfaktoren in Frage (Hypothese der Selbstmedikation). Dazu zählen insbesondere affektive und Angststörungen – aber auch psychotische Erkrankungen. Zwar kann die hohe **Komorbidität** bei Drogenabhängigen auch Folge des langjährigen Drogenkonsums sein, eine vorbestehende Komorbidität ist jedoch mit einem erhöhten Risiko für die Entwicklung einer Abhängigkeit verbunden (Merikangas et al. 1998).

Persönlichkeitsfaktoren spielen wahrscheinlich ebenfalls eine Rolle: So kann z. B. eine erhöhte Impulsivität, geringere Kontrollfähigkeiten (s. Marshmallow-Experimente zum Bedürfnisaufschub; Mischel 2014) oder auch ein niedriger Selbstwert einen Risikofaktor für die Entstehung einer Drogenkonsumstörung darstellen – die entsprechenden Befunde sind allerdings inkonsistent (Zusammenhang vorhanden: z. B. Höfler et al. 1999; Zusammenhang nicht vorhanden: u. a. McGee und Williams 2000). Bezogen auf mögliche Temperamentsmerkmalen unterscheidet Cloninger die Dimensionen „Reward Dependence" (niedrige Ausprägung als Risiko), „Harm Avoidance" (niedrige Ausprägung als Risiko) und „Novelty Seeking" (hoch als Risiko). Diese werden mit neurobiologischen Faktoren in Zusammenhang gebracht (Cloninger 1987). Für die Skala Novelty Seeking gibt es einen klaren Zusammenhang mit Drogenkonsum und Drogenkonsumstörungen (Agrawal et al. 2004). Weitere, zum Teil damit zusammenhängende Dimensionen sind impulsives und aggressiv-antisoziales Verhalten (Glantz und Pickens 1992; Esser et al. 2008). Eine Erklärungsbrücke zwischen basalen Persönlichkeitsfaktoren und späterer Störung besteht z. B. darin, dass Temperamentsmerkmale und familiäre Schutzfaktoren den Einfluss einer drogennahen Peergroup bestimmen (vgl. Wills und Dishion 2004). Eine weitere Erklärungsbrücke stellt die Entwicklung externalisierender bzw. expansiver Indikatoren oder Symptome wie z. B. erhebliche Disziplinschwierigkeiten, aggressives, deviantes Verhalten in der Kindheit oder Adoleszenz dar (Esser et al. 2008). **Schutzfaktoren** sind u. a. eine positive Emotionalität, familiäre Unterstützung sowie eine stabile familiäre Kohäsion (stabile Rollen und Beziehungsregeln; Wills und Dishion 2004; Küfner et al. 2000a).

Droge

Psychotrope Substanzen lassen sich nach ganz unterschiedlichen Aspekten gruppieren. Mögliche Ordnungsmerkmale können dabei sein:

1. Unterschiede hinsichtlich der Wirkungsdimensionen:
   a) eher dämpfende Wirkung (z. B. Opioide),
   b) aktivierende Wirkung (z. B. Stimulantien wie Kokain oder Amphetamine) und
   c) psychedelische Wirkung (z. B. LSD, Meskalin),
2. Unmittelbare Folgen des Konsums unter Gesichtspunkten der Gefährdung bei einer Intoxikation (z. B. Atemdepression bei Opioiden, gesteigerte Aggression bei Methamphetamin oder eingetrübtes Bewusstsein bei verschiedenen Substanzen)
3. Geschwindigkeit einer Störungsentwicklung (unterschiedliches Abhängigkeitspotenzial einer Droge).

Die wichtigsten Charakteristika der unterschiedlichen Substanzgruppen sind in Tab. (40.1) zusammengestellt. Auch wenn die aktuellen Drogenwirkungen sehr unterschiedlich sein können, besteht eine gewisse Austauschbarkeit (**Kreuztoleranz**) verschiedener Stoffe in der Gruppe der mehr dämpfenden oder mehr stimulierenden Substanzen. Zudem liegt häufig ein multipler Substanzgebrauch vor, bei dem einzelne Substanzen z. B. je nach Verfügbarkeit durch andere ersetzt oder abhängig von der angestrebten Wirkung mit anderen Substanzen kombiniert werden.

Die Verstärkerwirkung ist nicht nur von der Droge selbst, sondern auch in erheblichem Umfang von der Erwartungshaltung des Konsumenten geprägt, wie eine Reihe experimenteller Studien gezeigt haben (vgl. Überblick Rist und Watzl 1999). Bei Modellen, die auf differenzierten Lernprozessen beruhen, spielt insbesondere die Zeit, die zwischen verschiedenen Substanzwirkungen vergeht, eine wichtige Rolle. So werden von den Konsumenten meistens die kurzfristigen Wirkungen einer Substanz gewünscht (Entspannung, Leistungssteigerung, etc.), wohingegen der Konsum längerfristig mit gegenteiligen Wirkungen verbunden sein kann. Daraus resultieren typische „Teufelskreise", weil Konsumenten versuchen, längerfristige Effekte der Substanzwirkung (z. B. Erschöpfung) mit erneuter Substanzeinnahme zu kompensieren – womit der problematische Kreislauf weiter beschleunigt wird.

Umfeld

Primäre Einflussbereiche des sozialen Umfeldes sind Familie und Peergroup, die allgemeine Verfügbarkeit der Droge in einer Gesellschaft sowie das spezifische Substanzangebot im sozialen Nahraum. In der Kindheit kommt der Familie der größte Einfluss bei der Entwicklung einer Vulnerabilität zu. Schutzfaktoren der Familie sind eine stabile familiäre Struktur und Bindung (stabile familiäre Regeln und Rollen, offene Kom-

Tab. 40.1 Neurobiologische Faktoren, psychische und körperliche Auswirkungen der verschiedenen Substanzgruppen. (Nach Geschwinde 2003; Rommelspacher 1999a, b, c, © Georg Thieme Verlag KG; Julien 1997)

Substanz	Neurobiologie	Akute psychische und körperliche Wirkung Merkmale der Intoxikation	Abhängigkeit und andere langfristige Folgen
Opioide Morphium, Heroin, Kodein, Methadon	Agonistische Wirkung auf Opiatrezeptoren (verschiedene Untertypen: z. B. µ-Rezeptor); körpereigene Endorphine, mittelbarer Effekt auf Dopamin; Wirkort: limbisches System mit Nucleus accumbens, ventrales Tegmentum, Amygdala; langfristig Sensitivierung des dopaminergen Systems; wahrscheinlich auch Schädigung des präfrontalen Kortex	**Psychische Wirkung:** Euphorie, Benommenheit, träumerischer Zustand („Rush" bei Heroin = ein warm strömendes, ekstatisches Gefühl unmittelbar nach der Injektion), mehrere Stunden Gefühl der Freiheit von Sorgen und Ängsten, selbstbewusst **Körperliche Wirkung:** Analgetisch, Atemdepression (Gefahr der Überdosierung), Schläfrigkeit, Übelkeit und Erbrechen **Intoxikation:** Pupillenverengung (Miosis), Atemdepression	**Körperliche Entzugssymptome:** Niesen, Schwitzen, Tränenfluss, Muskelschmerzen, häufiges Gähnen (Symptome ähneln denen einer starken Erkältung), Diarrhoe **Psychische Abhängigkeit:** Schnelle Entwicklung, starkes Craving und Unfähigkeit zur Abstinenz **Folgen:** Soziale Desintegration; Beschaffungskriminalität, Drogenhandel; Prostitution
Cannabinoide Wirkstoff THC; z. B. in Marihuana, Haschisch (als Harz)	Agonistische Wirkung auf Cannabinoidrezeptoren; körpereigene Endocannabinoide (Anandamine) u. a.; unmittelbar vermehrte Freisetzung von Dopamin, auch Effekte bezüglich Endorphine; Wirkort: limbisches System, präfrontaler Kortex, Hippocampus	**Psychische Wirkung:** Entspannend, beruhigend, stimmungsaufhellend, verlangsamtes Zeiterleben, Appetitsteigerung, gesteigerte Kontaktfreudigkeit; Beeinträchtigung kognitiver und psychomotorischer Funktionen; bei höheren Dosen oft schnelle Stimmungswechsel, Abstumpfung der Aufmerksamkeit, fragmentiertes Denken/Gedächtnisstörungen; Verminderung der Leistungsfähigkeit **Körperliche Wirkung:** Erhöhung der Pulsfrequenz, Rötung und Jucken der Augen, trockener Mund und Kehle, steigert den Appetit, analgetisch; leichte Übelkeit, Risiko für Herz- und Lungenerkrankungen **Intoxikation:** Gerötete Bindehaut, trockener Mund, Änderung der Sinneseindrücke bis hin zu Halluzinationen, höhere Dosen auch mit Depressions- und Panikanfällen verbunden	**Körperliche Entzugssymptome:** Toleranzentwicklung tritt auf, eher leichtes körperliches Entzugssyndrom; manchmal werden folgende Symptome beobachtet: Reizbarkeit, Ruhelosigkeit; Schlafstörungen; Beeinträchtigung von Lern- und Gedächtnisvorgängen, Desinteresse, Gleichgültigkeit gegenüber Aufgaben des Alltags, Rückzug; amotivationales Syndrom, das durch zunehmende Teilnahmslosigkeit und mangelnde Aktivität gekennzeichnet ist (umstritten) **Psychische Abhängigkeit:** Craving, Kontrollverlust, Konsum trotz bekannter Schädigung

(Fortsetzung)

◻ Tab. 40.1 (Fortsetzung)

Substanz	Neurobiologie	Akute psychische und körperliche Wirkung Merkmale der Intoxikation	Abhängigkeit und andere langfristige Folgen
Sedativa, Hypnotika, Narkosemittel Wichtigste Gruppen: Tranquillanzien, Benzodiazepine, Barbiturate	Agonistische Effekte auf Benzodiazepinrezeptoren sowie GABA-Rezeptoren und damit auf das GABAerge Transmittersystem als global hemmendes System	**Psychische Wirkung:** Angstreduzierung, Euphorisierung, Entspannung; geringere Dosen: Wirkung abhängig von der psychischen Verfassung **Körperliche Wirkung:** Gestörte Bewegungskoordination (unsicherer Gang = Ataxie) (z. T. durch summative Effekte oder Hang-over-Effekte) Benommenheit, Schwindel, herabgesetzte Wachheit, Koordinationseffekte, Ataxie **Intoxikation:** Starke Ermüdung, atemlähmende Wirkung, verwaschene Sprache (ohne Alkoholfahne), Kognitionsstörungen (?), unsicherer Gang, Nystagmus, Aufmerksamkeits- und Gedächtnisstörungen, Stupor oder Koma	**Körperliche Abhängigkeit:** Toleranzentwicklung, Entzugssymptome treten auf mit üblichen Symptomen wie Unruhezuständen, u. U. Krampfanfälle **Psychische Abhängigkeit:** Häufig als Craving manifestiert und Unfähigkeit zur Abstinenz
Stimulanzien Kokain und Crack	Wirkung auf Dopamin, Noradrenalin, Serotonin, Hemmung der Wiederaufnahme dieser Substanzen (diese sind dadurch länger wirksam); Wirkort: limbisches System, Kokain wirkt auf sekundäre Messenger (in der postsynaptischen Zelle)	**Psychische Wirkung:** Gesteigerte Aufmerksamkeit, motorische Hyperaktivität, Schärfung der Wahrnehmung, gesteigertes Selbstvertrauen und sexuelles Verlangen, Produktivität, reduziertes Schlafbedürfnis, reduzierter Appetit, lindert Schmerzen **Körperliche Wirkung:** Pupillenerweiterung, Anstieg der Pulsfrequenz, Gefäßverengung **Intoxikation:** Übersteigerte Wachheitszustände; Ängste, Schlafmangel, Wahnvorstellungen und Verfolgungsangst (toxische paranoide Psychose); sexuelle Störungen, depressive Verstimmung, keine wie bei Opioiden übliche körperliche Abhängigkeit, psychische Abhängigkeit steht im Vordergrund **Stadien des Kokainrausches:** 1. euphorisches Stadium 2. Rauschstadium 3. depressives Stadium	**Körperliche Abhängigkeit:** Geringe Entzugssymptome, extremes Schlafbedürfnis, starkes Verlangen nach Essen, Ängste **Psychische Abhängigkeit:** Starkes Craving, schnelle Entwicklung **Folgen:** Schädigung der Nasenschleimhaut; Kokainpsychose, vor allem taktile Halluzinationen (z. B. Dermatozoenwahn)

(Fortsetzung)

Tab. 40.1 (Fortsetzung)

Substanz	Neurobiologie	Akute psychische und körperliche Wirkung Merkmale der Intoxikation	Abhängigkeit und andere langfristige Folgen
Amphetamine, Designerdrogen wie Ecstasy, MDA (Methylendioxyamphetamin; u. a. von Amphetaminen abgeleitet auch als Entactogene bezeichnet)	Wirkung auf Serotonin (vermehrt); Wiederaufnahmehemmung; Wirkort: limbisches System, präfrontaler Kortex	**Psychische Wirkung:** Überwachheit, antriebssteigernd, erhöhte psychomotorische Aktivität, aktiviert aggressives Verhalten **Körperliche Wirkung:** Erhöhung des Blutdrucks (Herzklopfen), Entspannung der Bronchialmuskulatur, Stimulierung der Atmung, Schweißausbrüche, Hitzewallungen, Kälteschauer, Schwindel, Brechreiz, Erbrechen, Herzrasen, verwaschene Sprache	**Körperliche Abhängigkeit:** Toleranzentwicklung **Psychische Abhängigkeit:** Rasche Entwicklung, Craving; hohe Dosen: halluzinogene Wirkung; stereotype sinnlose Tätigkeiten, Ausbrüche aggressiven Verhaltens, paranoide Vorstellungen, starke Appetitlosigkeit; Folgen: Risiko einer Psychoseentwicklung
Halluzinogene, psychedelische Drogen Meskalin, Psilocybin; Anticholinergika (Atropin u. a.) NMDA- (N-Methyl-D-Aspartat-)Rezeptorantagonisten, z. B. Phencyclidin (PCD), Ketamin	Hemmung der Glutamatwirkung am NMDA-Rezeptor	**Psychische Wirkung:** Wechsel von Euphorie und Dysphorie, Verzerrungen von Wahrnehmungen, Gedanken und Emotionen bis hin zu Halluzinationen (vor allem visuell) Veränderung der Körperwahrnehmung (z. B. Glaube, fliegen zu können) **Körperliche Wirkung:** In geringem Maß Anstieg der Körpertemperatur, Pulsfrequenz, Benommenheit, Übelkeit, Schwindelgefühle, Blutdruck, Blutzuckerspiegel **Intoxikationen:** Psychotisches Verhalten, Halluzinationen	**Körperliche Abhängigkeit:** Toleranzentwicklung, Flashbacks, keine Entzugserscheinungen **Psychische Abhängigkeit:** Unklar **Folgen:** Flashbacks, Risiko für eine psychotische Entwicklung

40

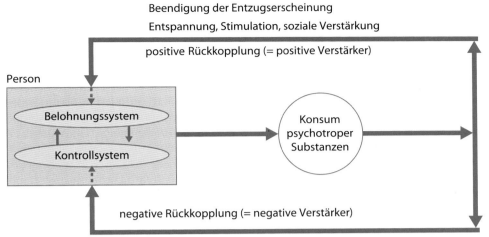

Beendigung der Entzugserscheinung

Entspannung, Stimulation, soziale Verstärkung

positive Rückkopplung (= positive Verstärker)

Person

Belohnungssystem

Kontrollsystem

Konsum psychotroper Substanzen

negative Rückkopplung (= negative Verstärker)

Intoxikationswirkungen, negative soziale Folgen mittel- u. langfristig

◻ Abb. 40.2   Funktionales Rückkopplungsmodell der Substanzabhängigkeit. (Nach Küfner 2000, © Neuland-Verlag)

munikation) sowie eine auf den Einzelnen bezogene familiäre Unterstützung (Fergus und Zimmermann 2005). In der Jugendphase überwiegt bei Konsumenten meist der Einfluss einer drogennahen Bezugsgruppe. Gleichzeitig besteht auch ein Zusammenhang mit dem soziokulturellen Umfeld wie Arbeitsbereich und Schule, dem von Gesundheitspolitik und Familie Aufgaben zur Entwicklung des Gesundheitsverhaltens und der Gesundheitsvorsorge zugeordnet werden. Als wirksame Faktoren hinsichtlich der Konsummenge können grundsätzlich wie bei anderen psychotropen Substanzen auch vor allem Preise und Verfügbarkeit angesehen werden. Inwieweit begrenzende gesetzliche Regelungen einen substanziellen Einfluss auf die Initiierung und/oder Aufrechterhaltung des Konsums illegaler Substanzen – vor allem Cannabis – haben, ist in der Fachwelt umstritten.

40.3.2 Funktionale Aspekte

Der Grundgedanke besteht darin, dass der Konsum einer psychotropen Substanz auf verschiedenen Ebenen (neurobiologisch, psychisch und sozial) und in unterschiedlichen zeitlichen Kontingenzen mit positiven und negativen Auswirkungen (Rückkopplungskreisen) verbunden ist, die auch automatisch ohne bewusste Reflexion im Sinne einer Wirkungserwartung zu einer entsprechenden Steuerung und Kontrolle des Konsums führen (◻ Abb. 40.2). Diese Steuerung kann im Bereich des sog. Belohnungssystems (limbisches System) hinsichtlich einer besonders intensiven, positiven Wirkung oder hinsichtlich des Kontrollsystems (präfrontaler Kortex und andere) z. B. im Sinne geringer negativer Auswirkungen gestört sein. Die Einzelbefunde zusam-

menfassend werden hauptsächlich drei Modelle unterschieden (Jacob et al. 2001; ▶ Gut zu wissen).

Gut zu wissen

Modelle zur Entwicklung einer Drogenkonsumstörung
Modell mangelnder Verhaltenskontrolle
Bereits prämorbid zeigen sich häufig Störungen der Verhaltenskontrolle und der Impulsivität, die auf eine mangelnde Kontrollfähigkeit gegenüber Impulsen zu einem erneuten Konsum hinweisen, dessen dann eintretenden negativen Folgen wiederum Anlass zu erneutem Konsum darstellen (antisoziales Verhalten, mangelnde Sozialisation, Leistungsversagen in der Schule; s. zu letzterem Cosden 2001).

Modell negativer Affektregulation (Entspannung und Selbstmedikation)
Drogen werden benutzt, um aversive Zustände (von Langeweile bis zu angstbesetzten und depressiven Spannungszuständen) in ihren Auswirkungen erträglicher zu machen bzw. diese zu vermeiden. Außerdem führen u. U. Defizite in der Verhaltenskontrolle und Impulsivität zu Belastungssituationen, die initial mit Drogen kompensiert werden. Drogen können solche aversiven inneren Zustände kurzfristig beenden und – je nach Substanz – euphorische Zustände hervorrufen. Zu diesem Funktionsbereich passt die Entspannungs- oder Selbstmedikationshypothese.
Untersuchungsbefunde zu mangelnder Entscheidungsfähigkeit bei der Wahl von Verstärkern (s. neurobiologische Ebene) belegen die Relevanz des Modells der mangelnden Verhaltenskontrolle. In funktionaler Hinsicht kommt es in beiden Modellen dazu, dass die negative Rückkopplung und damit die Re-

duktion des Drogenkonsums geschwächt oder gestört und im Falle einer erfolgreichen Affektregulation die positive Rückkopplung und damit der Drogenkonsum verstärkt werden.

Modell einer pharmakologischen Vulnerabilität
Dieses Konzept eines genetisch vermittelten größeren Verstärkereffekts der Droge im Vergleich zu Kontrollpersonen ist für Alkohol gut belegt (Schuckit 1991), weist aber für die hier behandelten Substanzgruppen bislang nur hohe Plausibilität auf – was auch an den unterschiedlichen Wirkungen der einzelnen Drogen liegt. Die Grundannahme dieses Modells besteht darin, dass bei gefährdeten Personen die positive Drogenwirkung stärker ausgeprägt ist und die negativen, eine Hemmung verursachenden Folgen weniger stark auftreten als bei nicht gefährdeten Personen. Die Wahl der spezifischen Substanzgruppe ist bei gefährdeten Personen primär von individuellen Umfelderfahrungen abhängig, weniger von genetischen Faktoren, die eher eine drogenunspezifische Gefährdung bestimmen (Kendler et al. 2003).

■ **Neurobiologische Grundlagen**

Neurobiologische Grundlagen abhängigen Verhaltens stellen das **Belohnungssystem** des Verhaltens im ZNS mit den Zentren des limbischen Systems in den Mittelpunkt. Daneben wird verstärkt die Rolle des präfrontalen Kortex als Kontroll- und Entscheidungssystem wahrgenommen. Baler und Volkov (2006) unterscheiden vier Systeme:

1. das System für die Belohnungserwartung (Nucleus accumbens und ventrales Pallidum),
2. das Gedächtnis- und Lernsystem (Amygdala und Hippocampus),
3. das Motivations- und Antriebssystem (orbitofrontaler Kortex) und
4. das kognitive Kontrollsystem (präfrontaler Kortex und Gyrus cinguli).

Untersuchungsbefunde aus Studien, die mit Paradigmen aus der Spieltheorie durchgeführt wurden, weisen darauf hin, dass Drogenabhängige in einer Spielsituation, in der es um die Entscheidung kurz- oder langfristiger Gewinne und um die Gewinnhöhe geht, schlechtere Ergebnisse bei ihrer Entscheidungsbilanz erreichen als Kontrollpersonen ohne Drogenkonsumstörung. Diese Ergebnisse sind mit Defiziten im präfrontalen Kortex korreliert, die in einer Studie bei zwei Dritteln der drogenabhängigen Patienten aufgetreten sind (Bechara und Damasio 2002; Bechara et al. 2002).

Mit dem Belohnungssystem wird die Transmittersubstanz **Dopamin** in Verbindung gebracht. Eine Verstärkung von Verhalten kommt primär über dopaminerge Neurone im limbischen System des ZNS (mit

seinen verschiedenen Subsystemen) zustande. Körpereigene Endorphine wirken analgetisch und erzeugen ein euphorisches psychophysisches Wohlgefühl. Effekte von Opioiden auf dieses System sind an der Entstehung der Drogenkonsumstörung beteiligt (s. auch ▶ Gut zu wissen). Trotz Suche nach entsprechenden Genen für die Ausbildung (Exprimierung) von Dopaminrezeptoren (Kandidatengene) konnten bislang jedoch keine konsistenten Zusammenhänge eines dieser Kandidatengene mit der Suchtentstehung nachgewiesen werden. Die länger anhaltende Abhängigkeit erzeugende Wirkung einer Droge besteht neurobiologisch hauptsächlich in der Sensitivierung entsprechender Hirnstrukturen des limbischen Systems (**Suchtgedächtnis**). Diese langfristige Sensitivierung kann durch die Bildung einer verstärkten Anzahl von Rezeptoren oder durch eine Rezeptorveränderung in bestimmten Teilen des ZNS hervorgerufen werden (zu den einzelnen Prozessen im Neuron vgl. Spanagel 1997; Nicoll und Alger 2005).

Gut zu wissen

Gateway-Theorien
Unter dem Schlagwort der Gateway-Theorien bzw. der Einstiegsdroge wird diskutiert, ob ein früher Nikotin-, Cannabis- oder Alkoholmissbrauch eine Disposition für eine spätere Drogenkonsumstörung darstellt (s. z. B. Kandel et al. 1992). Insbesondere die Debatte über die Rolle von Cannabis als Wegbereiter für den Konsum anderer psychotroper Substanzen und problematischer Konsummuster wird seit Jahrzehnten geführt. Ursprünglich von vermuteten kausalen Verknüpfungen ausgehend, sind die Annahmen im Laufe der Jahre differenzierter. Epidemiologische Studien belegen, dass in Europa nur wenige Menschen andere illegale Drogen als Cannabis konsumieren, die nicht vorher bereits mit Cannabis Erfahrungen gemacht haben. Allerdings scheint diese assoziative Verbindung nicht auf Cannabis beschränkt und sie beginnt in der Regel auch nicht mit dieser Substanz, sondern mit Tabakkonsum und frühem Alkoholgebrauch (Hall und Pacula 2003). Um eine kausale Beziehung zwischen dem Konsum von Cannabis und anderer illegaler Substanzen zu belegen (was in vielen Diskussionen die grundlegende Hypothese ist – unabhängig davon, dass kausale Zusammenhänge im Zusammenhang mit psychischen Problemen oder Störungen in der Realität sehr selten sind und eher komplexe Wahrscheinlichkeitsmodelle mit vielen Einflussfaktoren zutreffen), wäre der Cannabiskonsum aber eine notwendige Voraussetzung für den Gebrauch anderer Drogen – und das ist nicht der Fall. Argumente, die für eine Erhöhung der Wahrscheinlichkeit sprechen, nach dem Konsum von Cannabis

40

auch andere illegale Drogen zu konsumieren, sind unter anderem:

- ein leichterer Zugang der Cannabiskonsumenten zu anderen illegalen Substanzen, da diese häufig über die gleichen Quellen bezogen werden können,
- individuelle Risikofaktoren und Prädispositionen, die die Wahrscheinlichkeit für den Konsum psychoaktiver Substanzen ganz allgemein erhöhen (z. B. das Bedürfnis nach Nervenkitzel und Abenteuer) und
- pharmakologische Effekte von Cannabis, die die Neigung zum Konsum anderer Drogen steigern.

Die ersten beiden Hypothesen werden durch Studien unterstützt, die nachweisen, dass Jugendliche, die Cannabis konsumiert haben, auch mehr Gelegenheiten zum Konsum von Kokain in jüngerem Alter hatten (Wagner und Anthony 2002) und dass Jugendliche mit sozial abweichendem Verhalten, deren Risiko für den Konsum von Kokain und Heroin höher war, auch früher Erfahrungen mit Cannabis machten als ihre Peers (Fergusson et al. 2008). Zudem gibt es für den Zusammenhang zwischen dem Konsum von Cannabis und anderen illegalen Substanzen Hinweise auf gemeinsame Risikofaktoren beider Gruppen aus einer Simulationsstudie (Morral et al. 2002) sowie auf von beiden Gruppen geteilte genetische Vulnerabilität aus Zwillingsstudien (Lynskey et al. 2003, 2006).

Der neurobiologische Ansatz bietet auch eine Erklärung für **körperliche Entzugserscheinungen**. Um die verschiedenartigen Wirkungen voneinander abzugrenzen, ist die akute Drogenwirkung von einer Langzeitwirkung (Sensitivierung) mit ihren strukturellen neurobiologischen Veränderungen zu unterscheiden (◘ Tab. 40.1 und ▶ Abschn. 40.3.3 zu Verlaufsaspekten).

40.3.3 Faktoren für Konsumbeginn und Spontanverlauf

Bedingungsfaktoren für Konsumbeginn und Verlauf sind bei allen Fragen der Prävention, Prognose und Behandlung von grundlegender Bedeutung.

Auch wenn die Reihenfolge des Einstiegs in den Konsum anderer illegaler Drogen letzten Endes unklar bleibt, bleiben die Befunde zum Zusammenhang zwischen dem Konsum von Cannabis und anderen illegalen Substanzen nach statistischer Kontrolle der Effekte konfundierender Variablen in Längsschnittstudien und diskordanten Zwillingsstudien konsistent bestehen (Hall 2014).

Für den Beginn des Drogenkonsums sind weiterhin soziale Einflussfaktoren wie die Peergroup von erheblicher Bedeutung, auch wenn deren Einfluss wiederum durch familiäre und Persönlichkeitsfaktoren moderiert wird. In einer umfassenden Theorie von Dawes et al. (2000) zum Drogenmissbrauch bei Jugendlichen bzw. jungen Erwachsenen werden Reifungsfaktoren (emotionale Regulationsstörungen in der Pubertät) sowie psychosoziale (mangelnde Sozialisation, Aggressivität) und neuroadaptive Prozesse (präfrontaler Kortex, Amygdala) integriert, die dann zu einem Substanzmissbrauch bei Heranwachsenden führen können.

Der Beginn eines regelmäßigen und intensiven Konsums illegaler Drogen hat neurobiologische, psychische und soziale Folgen in Abhängigkeit von der individuellen neurobiologischen und psychischen Disposition und der dominierenden Substanz. Langfristig gesehen ist häufig eine defizitäre Entwicklung sozialer Kompetenzen und Problemlösefähigkeiten zu beobachten. Die Folgen sind umso gravierender, je früher und intensiver der Konsum insbesondere während der sensiblen Entwicklungsphase der Adoleszenz aufgenommen wird. Hintergrund für diese Phase des erhöhten Risikos ist die Ausreifung zahlreicher körpereigener neurobiologischer Systeme, die sensibel auf die externe Zufuhr psychoaktiver Substanzen reagieren und Fehlentwicklungen zur Folge haben können. Soziale Folgen betreffen den Rückzug von Bezugspersonen, die keine Drogen konsumieren, und Leistungsprobleme in der Schule und/oder am Arbeitsplatz, die z. T. durch Konzentrationsprobleme, erhöhte Fehlzeiten und aufgrund unmittelbarer Folgen des Drogenkonsums (akute Wirkungen) entstehen. Langfristig kommt es häufig zu einem Abbau sozialer Integration, z. B. im Arbeitsbereich, sowie durch mit dem Rechtsstatus der Substanzen oder mit der Beschaffung in Zusammenhang stehenden u. U. erheblichen rechtlichen Problemen bis hin zu mehrfachen Inhaftierungen.

Eine wissenschaftlich abgeleitete Unterscheidung zweier **Entwicklungstypen** im weiteren lebenszeitlichen Verlauf stammt von Cloninger (1987):

- **Typ A:** frühe Entwicklung der Abhängigkeit beginnend in Kindheit und Jugend sowie
- **Typ B:** später Beginn nach Abschluss der Jugendphase mit etwa 24 Jahren.

Die verschiedenen Typologieversuche weisen trotz einiger Ähnlichkeiten und Gemeinsamkeiten darauf hin (vgl. die Typologien bei Alkoholkonsumstörung nach Babor 1996; für Cannabiskonsumenten s. Wittchen et al. 2009), dass es keine einheitliche Entwicklung für alle Abhängigen gibt.

Zum Spontanverlauf des Drogenkonsums und von Drogenkonsumstörungen gibt es bislang kaum Repräsentativerhebungen. Hinweise auf einen möglichen Verlauf stammen aus der klassischen Vietnam-Studie

◻ **Tab. 40.2** Anteile problematischen Konsumverhaltens für verschiedene illegale Substanzen gemäß ESDP-Studie. (Nach Lieb et al. 2000, mit freundlicher Genehmigung vom Hogrefe Verlag)

Substanz	Anzahl der Konsumenten	Problematisches Konsumverhalten[a] (%)	Missbrauch und Abhängigkeit[b] (%)
Opiate	114	49,1	7,8
Kokain	121	57,8	15,7
Halluzinogene	96	70,9	19,8
Amphetamine	168	63,6	14,8
Cannabis	996	54,9	12,5

Mehrfachnennungen bei den Substanzgruppen waren möglich; n = 3021
[a]Problematisches Konsumverhalten = riskanter Gebrauch (unterschwellige Diagnose, d. h. 2 von 7 Diagnosekriterien nach DSM-IV, oder problematischer Gebrauch, d. h. 3–4 Tage pro Woche)
[b]Missbrauch und Abhängigkeit nach DSM-IV

(Robins 1974a, b, 2003): Vor der Rekrutierung junger Soldaten für den von den USA geführten Krieg in Vietnam in den 60er Jahren des letzten Jahrhunderts hatten 11 % der eingezogenen Männer mindestens einmal Opiate (Narkotika) konsumiert, während der Einsatzzeit in Vietnam erhöhte sich die Prävalenz auf 43 % und in den ersten 8–10 Monaten nach Entlassung sank diese erneut auf 10 %. Regelmäßige Konsumenten (mindestens einmal pro Woche) von Opiaten waren vor der Teilnahme am Vietnamkrieg 0,5 % der Rekruten, während des Krieges stieg dieser Wert um das mehr als 50-fache auf 27 %, um in den ersten 8–10 Monaten nach der Entlassung erneut auf 3 % zu sinken. Etwa 3 % der Rekruten waren vor Kriegsbeginn regelmäßige Konsumenten von Amphetaminen, während des Krieges 7 % und danach 6 %. Die Vergleichswerte für den regelmäßigen Konsum von Cannabis betrugen 12 % (vor Kriegseintritt) und für die Zeit danach 25 % – für die Zeit während des Einsatzes liegen keine Angaben vor – diese liegen aber vermutlich deutlich über 30 %.

Hinsichtlich Cannabis kann die EDSP-Studie zu genaueren Aussagen beitragen (◻ Tab. 40.2). Danach haben von jenen, die zum Zeitpunkt der Baseline-Erhebung mindestens 5-mal pro Jahr Cannabis konsumiert haben, 56,1 % auch noch nach 4 Jahren dieses Kriterium erfüllt. Von denen, die damals eine Missbrauchs- oder eine Abhängigkeitsdiagnose bekommen haben (N = 44), weisen nach 4 Jahren noch 36,4 % (16 Fälle) eine solche Diagnose auf (Perkonigg et al. 2008). Ein metaanalytischer Überblick über Prädiktoren für einen fortgesetzten Opiatkonsum (Brewer et al. 1998) ergab nur niedrige korrelative Zusammenhänge (maximal r = 0,25, wobei nur Prädiktoren ohne zeitliche Überlappung mit der abhängigen Variable Opiatkonsum berücksichtigt wurden). Bei der Überprüfung von 28 Variablen mit mindestens 2 Studien waren die wichtigsten (gewichtetes r ≥ 0,1): Therapieabschluss (−0,25), Selbstwirksamkeitserwartung (−0,25), Freunde mit Drogenkonsum (0,20), vorhergehende Abstinenzphasen (−0,19), Stress, negative Lebensereignisse (0,17), berufliche Beschäftigung (−0,16), gesetzliche Probleme (0,11), Depression (0,10).

40.4 Epidemiologie

Drogenkonsum und besonders Drogenkonsumstörungen sind in epidemiologischen Studien schwer zu erfassen: Dies liegt teilweise an der Illegalität des Verhaltens (mangelnde Bereitschaft, das Verhalten zuzugeben), an der schwierigen Erreichbarkeit von Personen mit schweren Störungsausprägungen (z. T. erheblich marginalisierte Populationen) und an den hohen Kosten zur Durchführung von Studien aufgrund der zumeist kleinen Prävalenzzahlen (es handelt sich bei Drogenkonsum in der Allgemeinbevölkerung statistisch um ein seltenes Ereignis – einzige Ausnahme: Cannabis). Geht man z. B. von etwa 50 Mio. Erwachsenen und etwa 166.000 Opioidabhängigen (etwa 0,3 % der Erwachsenen) in Deutschland aus, so müsste man eine Stichprobe von 30.000 Personen ziehen, um etwa 100 dieser Menschen zu erreichen, eine kaum finanzierbare Untersuchung, die darüber hinaus voraussetzt, dass opioidabhängige Menschen mit einer solchen Studie ebenso wahrscheinlich zu erreichen sind wie alle anderen. Zur Veranschaulichung: Im Rahmen der mit Abstand größten wiederholt durchgeführten repräsentativen Studie zum Gebrauch psychoaktiver Substanzen in Deutschland, die etwa alle 3 Jahre wiederholt wird, werden nur rund 10.000 erwachsene Personen kontaktiert (Epidemiologischer Suchtsurvey, ESA; Atzendorf et al. 2019).

40.4.1 Prävalenz des Konsums illegaler Substanzen

Epidemiologische Daten zum Drogenkonsum in der Allgemeinbevölkerung liegen vor allem auf Grundlage wiederholter bundesweiter, repräsentativer Befragungen vor (die durch regionale Studien u. a. in wichtigen Ballungsräumen wie Frankfurt, Hamburg oder Berlin ergänzt werden). Vor allem zwei bundesweite Studien sind etabliert, die in regelmäßigen Abständen (derzeit etwa alle drei bis vier Jahre) Daten zur Verbreitung des Konsums verschiedener illegaler Drogen bereitstellen. Die Drogenaffinitätsstudie (DAS; zuletzt: Orth 2016) ist eine langfristig angelegte Untersuchung des Substanzkonsums bei Jugendlichen und jungen Erwachsenen (Altersgruppe 12–25 Jahre), die seit den 1970er Jahren von der Bundeszentrale für gesundheitliche Aufklärung (BZgA 2010) durchgeführt und veröffentlicht wird. Der Epidemiologische Suchtsurvey (ESA) untersucht seit 1980 das Konsumverhalten in der erwachsenen Wohnbevölkerung im Alter von 18 bis 64 Jahren (zuletzt: Atzendorf et al. 2019).

Basierend auf den aktuellsten Ergebnissen dieser beiden Studien haben in Deutschland etwa 15,2 Mio. Erwachsene im Alter von 18 bis 64 Jahren (Seitz et al. 2019) sowie etwa 480.000 Jugendliche im Alter von 12 bis 17 Jahren (Orth 2016) zumindest einmal in ihrem Leben eine illegale Droge konsumiert. Dies entspricht einer Lebenszeitprävalenz von 28,2 % bzw. 10,2 %. Bezogen auf die letzten 12 Monate ist bei einer Prävalenz von 8,2 % bzw. 7,5 % von 4,2 Mio. erwachsenen und 352.000 jugendlichen Konsumenten auszugehen. In den letzten 30 Tagen haben 3,4 % bzw. 2,5 % oder etwa 1,7 Mio. Erwachsene und 117.000 Jugendliche illegale Drogen zu sich genommen. Sowohl bei Jugendlichen als auch bei Erwachsenen nimmt Cannabis unter den illegalen Drogen die mit Abstand prominenteste Rolle ein. Im Vergleich zu anderen Drogen dominiert die Substanz mit einer 12-Monats-Prävalenz von 7,1 % unter den Erwachsenen und 7,3 % unter 12- bis 17-Jährigen deutlich. Die 12-Monats-Prävalenzen aller anderen Drogen bei Jugendlichen und Erwachsenen in der Allgemeinbevölkerung liegen bei etwa 1 % oder darunter. Unter den 12- bis 17-Jährigen werden nach Cannabis Ecstasy (0,5 %) sowie Amphetamine und Kokain/Crack (jeweils 0,3 %) am häufigsten konsumiert. Der Konsum von Heroin/anderen Opiaten, Schnüffelstoffen, sog. „neuen psychoaktiven Substanzen" und Methamphetamin kommt in dieser Altersgruppe statistisch nur sehr selten vor. Bei den Erwachsenen weisen neben Cannabis noch Amphetamine (1,2 %), die „neuen psychoaktiven Substanzen" (0,9 %) sowie Ecstasy und Kokain/Crack (jeweils 1,1 %) nennenswerte Prävalenzen auf. Im Allgemeinen ist der Konsum von illegalen Drogen unter Jungen bzw. Männern weiter verbreitet als unter Mädchen bzw. Frauen. Besonders auffällig ist dieser Geschlechtsunterschied bei Cannabis und Amphetaminen. Eine Stratifizierung der Erwachsenendaten nach Alter zeigte 2016 die höchsten Konsumprävalenzen unter 18- bis 20-Jährigen (25,7 % im bundesweiten Durchschnitt für irgendeine illegale

Droge). Mit steigendem Alter nimmt die Prävalenz des Konsums ab und liegt bei den 60- bis 64-Jährigen nur noch bei 1,3 %.

40.4.2 Prävalenz der Drogenkonsumstörungen

Im Rahmen des Epidemiologischen Suchtsurvey 2018 wurden zusätzlich zum Konsum auch Indikatoren eines klinisch relevanten Konsums von Cannabis, Kokain und Amphetaminen erfasst. Aufgrund der auf Bevölkerungsebene sehr niedrigen Prävalenzen wurden andere illegale Drogen nicht berücksichtigt. Erhoben wurden diese Informationen entsprechend der diagnostischen Kriterien des DSM-IV.

Demnach weisen 0,9 % der Männer und 0,3 % der Frauen im Alter von 18 bis 64 Jahren einen Missbrauch sowie 1,2 % der Männer und 0,4 % der Frauen eine Abhängigkeit mindestens einer der erfassten illegalen Drogen bezogen auf die letzten 12 Monate auf (Seitz et al. 2019). Der weitaus größte Anteil der Fälle geht auf Substanzkonsumstörungen aufgrund des Konsums von Cannabis zurück; 0,7 % der erwachsenen Männer erfüllen die Kriterien eines Missbrauchs, 1,0 % einer Abhängigkeit von Cannabis (Vergleichswerte für Frauen: 0,4 % bzw. 0,4 %). Für Amphetamine/Methamphetamin bzw. Kokain liegen die Vergleichswerte mit 0,2 % (Missbrauch Männer), 0,1 % (Abhängigkeit Männer) und <0,1 % für Missbrauch und Abhängigkeit unter den Frauen deutlich niedriger. In einer ähnlichen Größenordnung bewegen sich die Kennwerte für den Missbrauch (Männer und Frauen: jeweils 0,1 %) und die Abhängigkeit von Amphetamin/Methamphetamin (Männer und Frauen: jeweils 0,2 %).

Verschiedene Studien weisen darauf hin, dass es sich in vielen Fällen beim Konsum illegaler Drogen insbesondere während der Adoleszenz um ein passageres – d. h. vorübergehendes – Phänomen handelt. Andererseits steigt mit einem frühen Einstiegsalter (insbesondere in Verbindung mit hochfrequenten Konsummustern) auch das Risiko der Entwicklung einer Drogenkonsumstörung. Damit kommt präventiven Maßnahmen insbesondere in der sensiblen Lebensspanne zwischen 15 und 20 Jahren eine große Bedeutung zu, da ein späterer Einstieg in den problematischen Konsum illegaler Drogen deutlich weniger wahrscheinlich ist.

Die Zahl opioidabhängiger Menschen in Deutschland wird auf etwa 166.000 Personen geschätzt (Kraus et al. 2018). Der gelegentliche Konsum von Opioiden ist deutlich seltener als z. B. der von Cannabis. Der weit überwiegende Teil der Konsumenten von Opioiden entwickelt im Verlauf auch eine Opioidkonsumstörung, sodass die Zahl der „Opioidkonsumenten" und der „Opioidabhängigen" häufig synonym verwendet wird.

Die Schätzung basiert auf verschiedenen Indikatoren: Zahl der registrierten substanzbezogenen Betreuungen in Facheinrichtungen, durchgeführte Entzugsbehandlungen in Krankenhäusern, Todesfälle, einschlägige Verstöße gegen das Betäubungsmittelgesetz (BtMG) oder Zahl der in Substitutionsbehandlung befindlichen Personen.

40.5 Behandlung

40.5.1 Herausforderungen für die Behandlung: Ambivalente Veränderungsmotivation, hohe Komorbidität und hohes Rückfallrisiko

Überblick

Die Behandlung einer Abhängigkeit von illegalen Substanzen erfolgt in unterschiedlichen medizinischen, psychosozialen und psychotherapeutischen Strukturen, kann sehr unterschiedlich verlaufen und auch lange dauern.

Ambivalente Veränderungsmotivation

Der Gebrauch von psychotropen Substanzen ist bei den Konsumenten mit positiven Wirkungserwartungen verbunden. Die Substanzen können kurzfristig positive Gefühle von Euphorie oder Entspannung auslösen. Dies geschieht dadurch, dass sie die Areale des mesolimbisch-mesokortikalen Belohnungssystems im Gehirn aktivieren. Die positiven Drogeneffekte wirken verhaltensfördernd im Sinne der operanten Verstärkung (Hoch et al. 2017). Im Laufe der Abhängigkeitsentwicklung entstehen, ebenfalls ausgelöst durch die Einwirkung der Substanzen im Gehirn, die verschiedenen Entzugssymptome, wenn die Substanzen nicht konsumiert werden. Erneuter Substanzkonsum wirkt dann ebenfalls wieder operant verstärkend, da er zu einer Beendigung der als negativ erlebten Entzugssymptomatik führt. Beide Mechanismen tragen dazu bei, dass Substanzkonsum positiv bewertet und ihm zunächst keine ursächliche Rolle für die negativen Konsequenzen zugeschrieben wird. Mit dem Patienten die kurz- und langfristigen positiven und negativen Folgen des Substanzkonsums zu identifizieren und in einem nächsten Schritt die funktionalen Zusammenhänge des problematischen Substanzkonsums zu analysieren, ist deshalb eine zentrale Grundlage für den Aufbau einer Veränderungs- und Behandlungsmotivation.

Um die Ambivalenz zu erkennen, aufzulösen und eine Verhaltensänderung herbeizuführen, haben Miller und Rollnick die „motivierende Gesprächsführung" entwickelt (Miller und Rollnick 2015). Der Kerngedanke dieses zielgerichteten, patientenzentrierten Beratungskonzeptes ist es, Ambivalenz als normale Phase einer Verhaltensänderung zu akzeptieren und Veränderungsmotivation nicht als Voraussetzung für, sondern als das Ziel eines therapeutischen Gesprächs zu betrachten. Der Aufbau von Veränderungsmotivation ist insbesondere zu Beginn der Therapie außerordentlich wichtig. Die bisherige Sichtweise des Patienten soll gezielt „gestört" werden, um neue, für die Veränderung förderliche Perspektiven und Kognitionen zu ermöglichen. Durch den Aufbau von Ambivalenz bzw. Dissonanz hat er die Chance, seinen Substanzkonsum aus einer anderen, neuen Perspektive zu sehen. Auch im Verlauf einer Behandlung, in der der Patient Einsicht in die Risiken eines dauerhaften Konsums erworben hat, kann der Wunsch, die Substanz zu gebrauchen, wieder aktuell werden. Die Gründe hierfür können sehr unterschiedlich sein (z. B. Belastungen, positive Ereignisse, Langeweile, Substanzgebrauch anderer Personen).

Hohe Komorbidität

Nicht wenige Drogenabhängige sind auch abhängig von anderen psychoaktiven Substanzen (z. B. von Alkohol) oder weisen multiplen Drogenkonsum auf. Besonders kritisch ist die gleichzeitige Einnahme verschiedener Drogen und Medikamente mit schwer abschätzbaren Wechselwirkungen der verschiedenen Substanzen. Wie bei anderen Substanzkonsumstörungen besteht eine hohe Komorbidität mit anderen psychischen Störungen: In einer Metaanalyse von 16 Studien wiesen 78 % der Opiatabhängigen eine zusätzliche psychische Störung auf. Am häufigsten waren Persönlichkeitsstörungen mit 42 %, gefolgt von affektiven Störungen mit 31 % und Angststörungen mit 8 % (Frei und Rehm 2002; ▶ Kap. 39).

Hohes Rückfallrisiko

Bei Personen mit einer Drogenkonsumstörung bleibt auch nach der Therapie die Gefährdung für einen Rückfall bestehen, wobei das Risiko bei Opioiden, Methamphetaminen und Kokain im Vergleich zu anderen psychotropen Substanzen besonders hoch ist. Hier spielen mehrere Faktoren eine Rolle.

1. Verschiedene illegale Substanzen können innerhalb von Sekunden (z. B. bei intravenöser Applikation) das mesolimbisch-mesokortikale Belohnungssystem aktivieren und sehr schnell intensive, positive Gefühle auslösen (im Sinne der operanten Verstärkung). Die Substanzen können viel mehr Dopamin auslösen als beispielsweise natürliche Verstärker (wie Essen, Musik, Sport oder Sex; NIDA 2018).

40

2. Wer über viele Jahre intensiv Drogen konsumiert hat, ist einen Lebensstil gewohnt, bei dem sich der Tagesablauf um die Beschaffung, den Konsum, die Vermeidung von Entzugsbeschwerden oder die Folgen des Konsums dreht. Manche Personen haben nun noch wenige nicht drogenbezogene Lebensinhalte. Wird der Drogenkonsum bei Therapiebeginn eingestellt, so fehlen die drogenbezogenen Aktivitäten. Betroffene berichten ein Gefühl der „Leere".

3. Personen, die besonders früh in ihrem Leben mit dem Substanzkonsum begonnen haben, kann es an Ressourcen (z. B. Hobbys, Freundeskreis, Kompetenzen und Fertigkeiten) und daraus resultierender positiver Verstärkung fehlen.

4. Eine geringe Einschätzung der Selbstwirksamkeit und eigenen Kompetenzen für den Therapieerfolg („self efficacy") sowie eine geringe Abstinenzzuversicht erhöhen das Rückfallrisiko ebenfalls.

5. Nach Beendigung des Drogenkonsums können in einem abstinenten Leben ohne den „Schleier der Drogenwirkung" die Belastungen in verschiedenen Lebensbereichen deutlich werden. In der Therapie können nicht alle Probleme sofort und auf einmal gelöst werden und die dadurch entstehende Ungeduld kann das Rückfallrisiko erhöhen.

Zyklische Prozesse der Veränderungsbereitschaft und des Rückfallrisikos?

Ambivalenz der Behandlungs- und Abstinenzmotivation sind ein normaler Bestandteil des Veränderungsprozesses. Deshalb ist es besonders wichtig, den Patienten während der Behandlung ständig in seinen Abwägungs- und Entscheidungsprozessen zu unterstützen. Die Prinzipien der motivierenden Gesprächsführung (Miller und Rollnick 2015; für eine ausführliche Darstellung ▶ Gut zu wissen) haben sich hierfür als besonders wertvoll und wirksam erwiesen.

Gut zu wissen

Phasenmodell der Veränderungsbereitschaft
Nach dem Konzept von Prochaska und DiClemente (1986) werden die unterschiedlichen Phasen der Veränderungsbereitschaft von Abhängigen zumeist mehrfach durchlaufen. Nach einem anfangs geringen Problembewusstsein (Phase 1), das durch fehlende Einsicht und fehlende Veränderungsbereitschaft gekennzeichnet ist, kommt es zu einer Phase des „Nachdenkens" mit Selbstbeobachtung und Abwägung der Vor- und

Nachteile des Konsums (Phase 2), und erst dann zu einer Handlungsphase, die einen tatsächlichen Behandlungsbeginn ermöglicht (Phase 3). In einer 4. Phase entwickeln sich der Wunsch nach Aufrechterhaltung der Behandlungsziele und eine entsprechende Bereitschaft, durchgeführte Veränderungen beizubehalten. Danach kommt es häufig zu einer Rückfallphase, mit erneutem Missbrauch oder erneuter Abhängigkeit. Für die Behandlungsplanung muss die jeweilige Phase im Einzelfall erfasst werden, und die motivationsfördernden und therapeutischen Maßnahmen müssen der individuellen Bereitschaft des Patienten entsprechen. Das Modell hat einen heuristischen Wert und kann für Erläuterungen verschiedener Prozesse bei Patienten genutzt werden; die empirische Basis für die Zuordnungsregeln von Interventionen zu Phasen ist aber umstritten.

40.5.2 Therapeutische Zielbereiche

Je nach Störungskonzept (▶ Abschn. 40.5.3) setzen die therapeutischen Modelle ihre Schwerpunkte bei unterschiedlichen Zielen, wobei deren Relevanz im Einzelfall je nach Störungsausprägung variiert. (◘ Tab. 40.3 und 40.4).

■ **Akute Schadensminimierung**
Beim Gebrauch von illegalen Substanzen kann es zu Notfallsituationen kommen, die auch lebensbedrohlich werden können. Dazu gehören Überdosierungen mit Drogen und Medikamenten, Gebrauch von mehreren oder verunreinigten Substanzen, selbstinitiierte Entzüge (d. h. ohne ärztliche Begleitung), selbstverletzendes Verhalten (z. B. verunreinigte Spritzen, ungeschützter Geschlechtsverkehr), Selbst- und Fremdgefährdung. In all diesen Fällen ist sofortiges Handeln erforderlich (erste Hilfe, Notarzt, Polizei).

■ **Therapeutischen Kontakt aufbauen und halten**
Eine gute Therapeut-Patient-Beziehung im Sinne eines therapeutischen Arbeitsbündnisses (Hoch et al. 2011) stellt eine wichtige Rahmenbedingung für den therapeutischen Prozess dar. Nach einer ersten Phase des gegenseitigen Vertrauensaufbaus zwischen Patient und Therapeut werden Therapieziele vereinbart und erste Schritte zur Umsetzung angeregt. Die Motivationsförderung des Patienten zur Akzeptanz der Veränderung und Inanspruchnahme von Hilfe steht dabei im Vordergrund steht.

□ Tab. 40.3 Überblick über Schwerpunkte der verschiedenen therapeutischen Ansätze bei Drogenabhängigen mit einem umfassenden Störungsbild und anfänglich geringer Therapiemotivation

Therapieziele		Therapeutische Ansätze				
		Ansätze zur Überlebenshilfe („harm reduction")	Soziotherapeutische Ansätze	Psychotherapeutische Ansätze	Pharmakologische Ansätze	Selbsthilfeansätze
1	Therapeutischen Kontakt aufbauen und halten	X		X	X	
2	Basale gesundheitliche Situation verbessern, körperliche Störungen behandeln und Gesundheitsverhalten verbessern	X			X	
3	Basale Lebensbedingungen verbessern	X	X			
4	Kontrollierter risikoreduzierter Konsum von legalen Heroinersatzsubstanzen (Substitution), Selbstmanagement des Drogenkonsums				X	
5	Änderungsbereitschaft für Abstinenzorientierung aufbauen			X		
6	Selbstvertrauen in die eigene Änderungskompetenz („self efficacy") fördern			X		
7	Körperlicher Entzug (Teilentzug)				X	
8	Rückfallkritische Situationen bewältigen, Rückfallprävention			X	X	(X)

(Fortsetzung)

40

Tab. 40.3 (Fortsetzung)

| Therapieziele | Therapeutische Ansätze | | | | |
	Ansätze zur Überlebenshilfe ("harm reduction")	Soziotherapeutische Ansätze	Psychotherapeutische Ansätze	Pharmakologische Ansätze	Selbsthilfeansätze
9 Lebenskompetenzen außerhalb der Drogenszene verbessern, Alltagsstrukturierung		(X)	X		(X)
10 Folgestörungen im sozialen Bereich abbauen, Entwicklung und Förderung psychischer und sozialer Kompetenzen		(X)	X		
11 Neue Lebensplanung entwickeln, Aufbau sozialer Beziehungen, evtl. wert- und religionsorientierte Themen		X	X		X
12 Individuelle Ziele bei komorbiden Störungen			X	(X)	

X Schwerpunkt
(X) von sekundärer Bedeutung

◻ Tab. 40.4 Ziele und verhaltenstherapeutische Maßnahmen bei Drogenabhängigen

Ziele	Maßnahmen	Beitrag des Patienten
1 Förderung der Veränderungsbereitschaft	– Erfassung des Ist-Zustandes – Motivierende Gesprächsführung (Demmel 2003)	– Realistische Einschätzung des Konsumverhaltens und der negativen Konsequenzen – Zusammenstellung der Vorteile der Konsumreduktion, persönliche Zielformulierung
2 Förderung der Selbstwirksamkeitserwartung („self efficacy")	– Verbesserung der sozialen Kompetenz sowie der Kompetenzeinschätzung – Kognitive Verhaltenstherapie (Beck et al. 1997)	– Zusammenstellung persönlicher Ressourcen – Aufbau eines positiven Selbstkonzeptes – Modifizierung falscher Überzeugungen („beliefs") – Bewältigung aktueller kritischer Situationen
3 Rückfallprävention	– Wissensvermittlung zu Rückfallkonzepten und zur kritischen Rolle von Auslösersituationen (Marlatt und Gordon 1985) – Bewältigung von konditionierten Entzugserscheinungen und Craving – Training zur Ablehnung von Drogenangeboten – Vermeidung des vollständigen Rückfalls in alte Konsummuster bei erneutem Konsum	– Erstellung einer persönlichen Liste über rückfallkritische Situationen – Selbstinstruktion, Entspannungsverfahren, Gedankenstopp – Aufbau inkompatibler Verhaltensweisen – Rollenspiele, In-vivo-Übungen – Umgang mit Rückfall („lapse" und „relapse")
4 Verbesserung von Lebenskompetenzen und Lebensbedingungen	– Behandlung möglicher Störungen in relevanten Lebensbereichen (z. B. Partnerschaft, Familie, Arbeit und Freizeit) vor dem Hintergrund des kognitiven Modells zum Rückfall	– Bewältigung problematischer Lebenssituationen, die für einen Rückfall relevant sein können

■ **Gesundheitliche Situation klären, körperliche Störungen behandeln und Gesundheitsverhalten fördern**

Durch langjährigen Substanzkonsum können Folgeerkrankungen, wie z. B. Infektionen oder Hepatitis C vorliegen. Der körperliche Allgemeinzustand kann schlecht sein (Vitaminmangel, Blutbild, körperliche Fitness, Abszesse, Zahnstatus). Neben der Behandlung von Akuterkrankungen geht es um ein positives Gesundheitsverhalten in den Bereichen Ernährung, Bewegung, Schlaf, Sexualität und Gesundheitsvorsorge.

■ **Aktuelle soziale Lebenslage verbessern**

Bei Menschen ohne Arbeit, festen Wohnsitz, mit justiziellen Problemen oder Verschuldung steht eine Sicherung der sozialen Lebenslage im Vordergrund. Sozialtherapeutische Hilfen sind notwendig, um diese drängenden Lebensumstände zu verbessern.

■ **Selbstmanagement des Drogenkonsums fördern**

Wenn der schädigende Konsum illegaler Drogen unterbrochen wird, sei es durch Harm Reduction, Substitution oder durch Entzugsbehandlung, kann die fortlaufende Entwicklung negativer Folgen angehalten werden. Eine erhebliche Reduzierung des Drogenkonsums kann ebenfalls schon ein ausreichender erster Schritt sein. Einen Einfluss auf den dauerhaften Therapieerfolg hat die Vermittlung von Kompetenzen zur Bewältigung der mit der Abhängigkeitserkrankung verbundenen Rückfallsituationen (z. B. Vermeidung von Risikosituationen, Umgang mit Craving). Kommt es zum Rückfall, sollte das Beziehungsangebot aufrechterhalten werden, um negative Folgen aufzufangen und ein Abgleiten in frühere Missbrauchsmuster zu verhindern.

■ **Änderungsbereitschaft für eine Abstinenzorientierung aufbauen**

Im Verlauf der Therapie soll die Bereitschaft zu einem drogenfreien Leben gestärkt werden, indem natürliche Verstärkungsprozesse gefördert werden. Dies geschieht auch durch eine Auseinandersetzung mit den kurz- und langfristigen Folgen drogenbezogenen Verhaltens (im Sinne von Diskrepanzen deutlich machen) und gleichzeitiger Verstärkung drogenfreien Verhaltens (z. B. durch motivierende Gesprächsführung, ► Abschn. 24.2).

■ **Aufbau von Selbstvertrauen in die eigene Änderungskompetenz („self efficacy")**

Neben der Motivation ist die „Selbstwirksamkeitserwartung" („self efficacy") ein weiterer wichtiger Faktor für die Veränderungsbereitschaft. Selbstwirksamkeitserwartungen können durch das Ansprechen von Ressourcen (Stärken) des Patienten gefördert werden.

■ **Qualifizierten Entzug (Teilentzug) erleichtern und Drogenabstinenz erreichen**

Je nach Bereitschaft geht es um eine völlige Abstinenz oder einen Teilentzug von besonders kritischen Substanzen (z. B. Heroin, Methamphetamin). Von einem rein körperlichen Entzug, der nur die medizinische Behandlung der Entzugssymptome berücksichtigt, wird abgeraten. Im Rahmen einer qualifizierten Entzugsbehandlung findet eine komplexe Behandlung der Erkrankung statt. Neben der körperlichen Entgiftung werden psychotherapeutisch die Motivation, Problemlösekompetenzen und Alltagsfertigkeiten des Patienten gefördert und vorhandene Krisensituationen bearbeitet.

■ **Alltagsstrukturen, Freizeit und Lebenskompetenzen verbessern**

Neben der Sicherung von Wohnung, Unterhalt oder der Arbeit, wird der Alltagsablauf ohne Substanzkonsum geplant.

■ **Soziale Beziehungen fördern**

Partner oder Familienangehörige sollen in die Therapie einbezogen werden, damit bestehende Beziehungsprobleme thematisiert und gelöst werden können. Es kann sehr hilfreich sein, Gesprächsführungsregeln einzuführen, Problemlösefertigkeiten zu stärken und Positiva (z. B. gut funktionierende Bereiche innerhalb von Partnerschaften oder Familien) zu stärken.

■ **Verbesserung emotionaler und sozialer Kompetenzen sowie des Selbstwertes**

Mittels übender Kompetenztrainings sollen emotionale Fertigkeiten zum Erkennen, adäquaten Ausdruck und zur Steuerung von Gefühlen verbessert werden. Soziale Fertigkeiten können aufgebaut werden um beispielsweise Drogenangebote sozial kompetent anzulehnen oder eigene Bedürfnisse besser zum Ausdruck zu bringen. Ein Selbstwerttraining kann hilfreich sein, um Quellen für den persönlichen Selbstwert zu identifizieren und zu nutzen.

■ **Wert- und religionsorientierte Themen anbieten**

Wert- und religionsorientierte Themen können im Einzelfall ein eigenes Ziel darstellen.

40.5.3 Therapeutische Konzepte und Strategien

Für die Auswahl von Maßnahmen zur Behandlung gibt es ein breites Spektrum an therapeutischen Strategien und Konzepten. Diese können sich in ihrem Störungsmodell und den daraus abgeleiteten therapeutischen Schwerpunkten unterscheiden, überlappen oder ergänzen (WHO 2009a, b).

Therapeutische Konzepte der Schadensminimierung

1. Überlebenshilfen Niederschwellige Maßnahmen haben zum Ziel, das Leben der Betroffenen zu sichern. Durch niederschwellige Hilfen, sollen menschliche Grundbedürfnisse erfüllt werden (z. B. Notschlafstätten, Essenstafeln, medizinische Versorgung).

2. Safer-Use-Strategien Fokus dieser Strategie ist die Vermeidung oder Linderung von körperlichen Folgeproblemen, z. B. Abszesse bei Injektionen, Risiken für Infektionserkrankungen wie Hepatitis oder HIV/Aids. Dabei stehen edukative Maßnahmen und praktische Hilfen, z. B. Spritzentauschprogramme oder Konsumräume, im Mittelpunkt.

3. Substitution Reduzierung bzw. Einstellung des Drogenkonsums durch Substitution mit einem deutlich weniger problematischen Ersatzstoff (Agonisten). Das Überleben soll gesichert werden, der Konsument soll aus dem illegalen Drogenmilieu geholt werden. Entzugserscheinungen und Craving sollen im Rahmen der Substitution nicht mehr auftreten. Psychosoziale Begleitung und therapeutische Unterstützung des Konsumenten sollen eine Re-Integration in die Gesellschaft fördern.

4. Kontrollierter Drogenkonsum Bei dieser Therapiestrategie wird angenommen, dass eine kontrollierte Einnahme von Drogen durch die Stärkung der Selbstkontrolle und Reduzierung der Belastungen auch für Abhängige wieder lernbar wird.

5. Stressreduzierung Belastungen aller Art werden durch Erlernen effektiver Copingstrategien reduziert. Die Annahme ist dabei, dass Drogen primär zur Problembewältigung eingenommen werden. Damit lassen sich sowohl eine Abstinenzorientierung als auch ein kontrollierter Konsum verbinden.

Therapeutische Konzepte abstinenzorientierter Strategien

1. Pharmakologische Reduzierung des Drogenverlangens Durch Anti-Craving-Substanzen wird das Verlangen nach Drogen reduziert. Dahinter stehen unterschiedliche neurobiologische Annahmen wie z. B. eine Störung des mesolimbischen Verstärkungssystems mit einem Zuviel oder Zuwenig an Dopamin. Die Wirksamkeit dieses Ansatzes ist bislang nur bei Alkoholabhängigen nachgewiesen. Grundsätzlich ist dieser Ansatz auch als Maßnahme der Schadensminimierung denkbar.

2. Blockierung der Drogenwirkung Durch Antagonisten wie Naltrexon für Endorphine, die die Wirkung von Drogen (Agonisten) an den synaptischen Verbindungen aufheben, wird die problematische Drogenwirkung ausgeschaltet. Auch durch Impfung (Entwicklung von Antikörpern, die sich an die Droge anlagern, sodass der Wirkungsort nicht erreicht wird) kann eventuell eine Blockierung der Drogenwirkung erreicht werden (erste Versuche bei Kokainabhängigen; Kosten und Owens 2005).

3. Verstärkung drogenfreien Verhaltens Förderung des Verstärkungswertes alternativer drogenfreier Aktivitäten in den verschiedensten Lebensbereichen. Annahme ist, dass dadurch der Verstärkungswert von Drogen deutlich seltener zum Einsatz kommt und allmählich ausgeschaltet wird.

4. Löschung des Verstärkungswertes von Drogen (Cue-Exposure-Ansätze) Die Annahme ist, dass die positive Wirkungserwartung durch direkte Konfrontation und Bearbeitung reduziert werden kann.

5. Motivation zur Abstinenz Durch Abwägen von Vor- und Nachteilen des Substanzkonsums und Stärkung von zielorientiertem Verhalten wird die Abstinenzmotivation gestärkt. Die Annahme ist, dass einer Schwächung der Selbstkontrolle zielorientierten Verhaltens und speziell des Drogenkonsums nur durch eine klare Abstinenzorientierung begegnet werden kann.

6. Stärkung der Selbstkontrolle durch Rückfallprävention Durch Identifizierung von Rückfallsituationen, die als konditionierte Auslöser für Drogenverlangen fungieren, sowie durch Einüben kognitiver (z. B. Gedankenstopp) und handlungsorientierter Techniken (verbale Ablehnung von Drogen) wird die Selbstkontrollkompetenz gegenüber Drogen gestärkt.

40.5.4 Therapeutische Maßnahmen in der Praxis: Überblick

Unter Verwendung der oben dargestellten Strategien können in der Praxis hinsichtlich des Therapieangebotes folgende Ansätze unterschieden werden:

Ansätze zur Überlebenshilfe

Überdosierungen als Folge der gleichzeitigen Einnahme unterschiedlicher Substanzen, eine falsche Einschätzung des Reinheitsgrades von Drogen oder eine geringe Toleranz nach längerer Abstinenzphase stellen infolge der atemdepressiven Wirkung ein erhebliches Risiko dar. Durch die Abgabe von Antagonisten wie z. B. Naloxon an Drogenabhängige können diese die lebensbedrohlichen Überdosierungen vermeiden bzw. selbst behandeln. Weitere Maßnahmen sind Übernachtungs- und Essensangebote, Spritzentauschprogramme und Drogenkonsumräume.

Case Management

Der Begriff kommt aus der Sozialarbeit (Wendt 1997) und meint allgemein die fallbezogene Hilfeorganisation und Hilfeplanung für einen Klienten. In der deutschen Heroinstudie (Haasen et al. 2007) wurden Grundgedanken des Case Managements mit Prinzipien des Motivational Interviewing (Miller und Rollnick 2015) und einer nachgehenden Sozialarbeit zu einem psychosozialen Therapieprogramm (Motivational Case Management, MOCA; Vogt et al. 2007) verbunden. Vom Motivational Interviewing wurden die üblichen Grundprinzipien übernommen (siehe ausführlich in ▶ Kap. 39).

Psychoedukation

Psychoedukation beinhaltet die Vermittlung eines auf den Patienten bezogenen Wissens über die Störung sowie ein systematisches, meist lerntheoretisch fundiertes psychotherapeutisches Vorgehen zur Verhaltensmodifikation (Peukert und Bilke-Hentsch 2017). In der deutschen Heroinstudie wurde ein Manual zur Psychoedukation opiatabhängiger Menschen als Gruppenkonzept entwickelt und zusätzlich zur üblichen Drogenberatung eingesetzt (▶ https://www.heroinstudie.de, URL vom 16.06.2010; Farnbacher et al. 2008; Kuhn et al. 2007). In dem Therapiemanual wurde auch auf den Social-Skill-Ansatz von Bandura (1979), Lazarus (1978) und Beck (1999) – alle zitiert in Farnbacher et al. (2008) –zurückgegriffen. Es werden drei übergeordnete Module (Modul 1: Abhängigkeitserkrankung, Modul 2: Ressourcenförderung und Modul 3: Selbsthilfe und Strategien zur Problemlösung) unterschieden, die auf zwölf Sitzungen und vier Auffrischungssitzungen verteilt werden. Störungsmodell ist ein Vulnerabilitäts-Stress-Modell, nach dem sich aus dem Drogenkonsum eine Abhängigkeit entwickelt, die mit unkontrolliertem Konsum, kontrolliertem Konsum oder Abstinenz verbunden sein kann. Themenbereiche sind Umgang mit der Störung (z. B. Nebenwirkungen des Heroinkonsums), Suchtmodell, Komorbidität, Risikoprävention, Rekonstruktion des sozialen Netzes und Förderung von sozialen Ressourcen und Reintegration. Ein empirischer Vergleich im Rahmen der deutschen Heroinstudie ergab keine signifikanten Unterschiede der Psychoedukation mit dem oben dargestellten Motivational Case Management.

Soziotherapeutische Ansätze

Vor allem bei Konzepten der therapeutischen Gemeinschaft im stationären Bereich und für Selbsthilfeorganisationen wie z. B. SYNANON stehen die Gruppe und die Gemeinschaft als wichtige therapeutische Medien im Mittelpunkt der meist stationären Behandlung. In dem zugrunde gelegten Modell dominieren für die Störungsentwicklung das „krankmachende" Umfeld (Verfügbarkeit, drogenkonsumierende Freunde) sowie Defizite im Sozialverhalten. Es besteht die Annahme, dass der Patient stabilisiert werden kann durch sofortige Abstinenz, lange stationäre Aufenthalte abseits der kritischen Umwelt, das Vorbild der Gruppe und pädagogisch-arbeitstherapeutische Maßnahmen, mit dem Ziel einer völligen Distanzierung vom drogenbezogenen Lebensstil.

◘ Tab. 40.5 Medikamentöse Behandlung akuter, durch Kokain, Amphetamine, Ecstasy und Halluzinogene induzierter psychischer Störungen. (Nach Thomasius et al. 2004, © Georg Thieme Verlag KG)

	Art der Störung	Behandlung
Kokain	Psychotische Rauschverläufe, Erregungszustände, Entzugssymptome	Vorübergehend Benzodiazepine, antriebssteigernde trizyklische Antidepressiva, Amantadin
Amphetamin	Psychotische Rauschverläufe, induzierte psychotische Störungen, Entzug mit Rebound-Phänomenen	Vorübergehend Benzodiazepine und Neuroleptika, trizyklische Antidepressiva
Ecstasy	Psychotische Rauschverläufe, starke Nacheffekte	Vorübergehend Benzodiazepine **Cave:** keine Neuroleptika oder Antidepressiva
Halluzinogene	Psychotische Rauschverläufe	Vorübergehend Benzodiazepine **Cave:** keine Neuroleptika

Psychotherapeutische Ansätze

Für die Behandlung von Menschen mit einer Drogenkonsumstörung wurden psychotherapeutische Ansätze hauptsächlich in der integrativen Suchttherapie nach Petzold (1974, 2007), in der Verhaltenstherapie (Bandura 1979; Marlatt und Gordon 1985; Kanfer 1986 u. a.), in der motivationalen Gesprächsführung (Miller und Rollnick 2015) und in der systemischen Therapie (s. Molter und Osterhold 1992) entwickelt. Im Prinzip werden allgemeine Interventionstechniken der verschiedenen Therapieformen vom Psychodrama, der Familientherapie bis zur Muskelentspannung auf Abhängigkeitsstörungen übertragen und angepasst. Relativ spezifisch sind Rückfallpräventionsprogramme. In den letzten Jahren wurden auch Therapiemanuale zur Behandlung von Drogenabhängigen entwickelt (Küfner und Ridinger 2008). Unter den evidenzbasierten Ansätzen hat sich die Verhaltenstherapie seit Jahrzehnten mit der Behandlung von Drogenabhängigen beschäftigt (vgl. Bühringer 2005). Zentrale Merkmale sind ein individueller Ansatz in Hinblick auf die Problemanalyse und Therapieplanung, die Betonung motivationaler Aspekte für die aktive therapeutische Förderung der Änderungsbereitschaft und die intensive Beschäftigung mit rückfallkritischen Auslösern auf der kognitiven und Verhaltensebene. Weitere Ansätze der Psychotherapie bei Abhängigen sind Traumatherapien (vgl. Schäfer und Krausz 2006) und wie oben dargestellt das Motivational Interviewing als Basis der Gesprächsführung und psychoedukative Komponenten.

Pharmakologische Therapieansätze

Neben der Pharmakotherapie bei einer Überdosierung und für die Entzugsbehandlung (Entgiftung) kommt in der Praxis der Versorgung der Substitution eine zentrale Bedeutung zu. Die substitutionsgestützte Behandlung bei Opiatabhängigen wird überwiegend als Erhaltungsprogramm meist über Jahre ("maintenance therapy") eingesetzt (zur Beschreibung s. nächsten Abschnitt). Das Störungsmodell entspricht dem zuerst genannten Konzept einer chronischen nicht heilbaren Störung, wobei die Drogenfunktion durch andere Substanzen ersetzt werden soll, die mit geringeren negativen Auswirkungen verbunden sind (◘ Tab. 40.5).

40.5.5 Praxisbeispiele

Substitutionsgestützte Behandlung für Opioidkonsumstörungen

Eine Indikation für eine substitutionsgestützte Therapie ist gegeben, wenn eine Abwägung verschiedener Therapieoptionen für die Substitutionstherapie die größten Erfolgschancen verspricht. Neben der Diagnose Opiatabhängigkeit sind weitere Kriterien zur Konsummenge und zur Wahl des Substitutionsmittels zu beachten (BÄK 2017). Am häufigsten sind Substitutionstherapien mit Methadon und Buprenorphin, zum Teil auch zusammen mit Naltrexon zur Verhinderung eines eventuellen Missbrauchs von Buprenorphin (Havemann-Reinecke et al. 2004; Tretter 2016). In Ausnahmefällen ist auch Codein und Dihydrocodein (Remedacen) zugelassen (BÄK 2017; Uchtenhagen 1997). In besonders schweren Fällen erfolgt auch eine Diamorphin-gestützte Behandlung (Haasen et al. 2007). Methadon und Buprenorphin als Substitutionsmittel sollen das Verlangen nach Opiaten aufheben oder zumindest stark reduzieren, ohne selbst euphorisierend zu wirken, es soll die Beschaffungskriminalität abbauen und die Wiederaufnahme einer geregelten Arbeit erleichtern. Die Drogenabhängigen erhalten täglich eine bestimmte Menge Methadon Racemat oder Levomethadon (L-Polamidon), die sie unter Aufsicht zu sich nehmen. Zur Kontrolle zusätzlicher Drogeneinnahme sind Urinuntersuchungen erforderlich.

Die substitutionsgestützte Behandlung in Deutschland besteht nach den BUB Richtlinien 2003 und den BÄK Richtlinien (2017) neben der Behandlung von körperlichen Begleit- oder Folgeerkrankungen aus zwei therapeutischen Komponenten, nämlich der Substitution mit der Vergabe des Substitutionsmittels und zusätzlich heterogenen Komponenten, je nach Einzelfall einer psychosozialen Betreuung, psychiatrischen Maßnahmen (z. B. bei einer zusätzlichen Psychose) und

Psychotherapie. Unklar ist vor allem die Ausgestaltung der psychosozialen Betreuung (s. Stöver und Gerlach 2010.

Über die generelle Wirksamkeit, vor allem bezüglich der Haltequote und der Reduzierung des Heroinkonsums im Vergleich zu einer Placebobehandlung, besteht große Übereinstimmung. Eine Cochrane Metaanalyse von Mattick et al. (2009) mit 11 Studien und 1969 Patienten zeigt, dass eine Methadonbehandlung im Vergleich zu einer Behandlung ohne Substitution zu einer größeren Haltequote und zu einem reduzierten Heroinkonsum führt (RR = 0,66), aber nicht zu signifikant weniger Delinquenz oder zu reduzierter Mortalität beiträgt.

Die PREMOS Studie (Wittchen et al. 2011a, als Herausgeber eines Sonderhefts der Zeitschrift *Suchtmedizin* mit einer Reihe von Einzelartikeln) ist methodisch eine umfassende naturalistische repräsentative Verlaufsstudie mit 4 Erhebungszeitpunkten (Baseline N = 2442, 223 Ärzte/Ambulanzen, nach 1 Jahr, nach 4–5 Jahren und für eine Teilgruppe nach 6–7 Jahren). Merkmale eines günstigen Verlaufs sind demnach (Wittchen et al. 2011b, S. 233):

- stabile fortlaufende Substitution und
- keine längerfristigen Unterbrechungen (>3 Monate) oder
- stabile Abstinenz (>3 Monate) oder
- Wechsel in eine substitutionsfreie abstinenzorientierte Therapie.

In einer prospektiven Studie wurde die Machbarkeit substitutionsgestützter ambulanter medizinischer Rehabilitation untersucht (Gesamt N = 491; Küfner et al. 2000b). Nach einer 6-monatigen Klärungsphase N = 341 (vorzeitige Beendigung bei 129 (37,8 %) Patienten) konnten substituierte opiatabhängige Patienten, die eine mindestens einmonatige Beikonsumfreiheit erreicht hatten (N = 212, davon 86 ohne Antragsstellung), in ein ambulantes medizinisches Rehabilitationsprogramm übernommen werden (N = 123) und dort bis zu 18 Monate mit dem Teilziel der Abdosierung vom Substitutionsmittel behandelt werden. Die Ergebnisse der Einjahreskatamnesen ergaben: Das Teilziel der Abdosierung wurde bei nur 9,3 % der Patienten in Rehabilitation erreicht. Frei von „harten Drogen" (ohne Cannabis) waren 38,6 % (bezogen auf die Ausgangsstichprobe, bezogen auf die katamnestisch erreichten: 77,1 %), frei von „harten und weichen" Drogen waren 28,9 %.

In der deutschen Heroinstudie (Haasen et al. 2007) wurden zwei manualisierte Programme als psychosozialen Begleitung eingesetzt. Etwa 20 % haben das psychosoziale Programm MOCA (Motivierendes Case Management; Schmid et al. 2012) abgelehnt, die Haltequote bezogen auf ein Jahr betrug 45 %. Das psychoedukative Therapieprogramm EPOS (Psychoedukation und Drogenberatung; Farnbacher et al. 2008) wurde von 23 % abgelehnt und hatte eine Haltequote von 43 %. Die Effekte der beiden psychosozialen Therapieprogramme hinsichtlich primärer Erfolgskriterien (Substanzkonsum, Gesundheitszustand) wurden als gleich erfolgreich beurteilt (Kuhn et al. 2007).

Abstinenzorientierte medizinische Rehabilitationsbehandlung

Alternativ zur Substitutionstherapie wird die nicht pharmakologisch gestützte abstinenzorientierte Therapie als medizinische Rehabilitationsbehandlung ambulant, in Tageskliniken oder stationär angeboten, zumeist nur für schwer ausgeprägte Störungsbilder wie die Opioidsucht. Dieses Konzept der umfassendsten, im Wesentlichen psychosozialen und psychotherapeutischen Behandlung für Drogenabhängige erfolgt primär abstinenzorientiert mit der Erwartung, dass alle anderen Ziele der körperlichen und psychischen Gesundheit und der Lebensqualität einschließlich der beruflichen Rehabilitation erheblich von einer umfassenden Abstinenz von psychotropen Substanzen abhängig sind.

Die Ergebnisse der Behandlungsform lassen sich in folgender Weise zusammenfassen: Die Abstinenzquote für illegale Drogen (einschließlich nicht verordneter psychoaktiver Medikamente) in drei stationären Einrichtungen beträgt 18,4 % (bezogen auf alle aufgenommenen Patienten) bzw. 34,8 % (bezogen auf alle katamnestisch erreichten Personen) mit einer Bandbreite von 14,4–19,8 bzw. 20,0–47,2. Die „wahren" Werte liegen zwischen beiden Berechnungsarten, sodass eine realistische Schätzung der Abstinenzquote nach einem Jahr zwischen 20 und 30 % beträgt. Um den Effekt der Therapie zu beurteilen, ist noch eine schwer zu schätzende Spontanremissionsrate abzuziehen (neben der häufigen Weiterbehandlung oder Nachsorge). Zur Diskussion steht ein Abzug von etwa 10 % (basierend auf Latkin et al. 1999, u. a.). Ein Problem ist die geringe Inanspruchnahme dieser für Patienten sehr einschneidenden und fordernden Behandlungsform.

Behandlung der Cannabiskonsumstörung

Das modulare, kognitiv-behaviorale CANDIS-Programm (Hoch et al. 2011, 2017) besteht aus 10 Behandlungseinheiten und adressiert gezielt das motivationale, psychische und soziale Problemprofil von älteren Jugendlichen (≥16 Jahre) und Erwachsenen mit einer Cannabiskonsumstörung. Die drei wesentlichen Behandlungsmodule sind die motivierende Gesprächsführung, die kognitiv-behaviorale Therapie und ein psychosoziales Problemlösetraining. Die 10 Therapiesitzungen sind thematisch vorgegeben und unterstützen den Therapieablauf mit Arbeitsbögen und edukativen

Informationselementen. Es werden die Wirkweise von Cannabis im Gehirn erklärt und individuelle Mechanismen des Weges in die Abhängigkeit identifiziert. Zur Entwicklung bzw. Stärkung von Therapie- und Veränderungsmotivation werden die Vorteile des Konsums gegen die Vorteile einer Veränderung abgewogen und Ambivalenzen identifiziert und daraufhin Verhaltensänderung geplant und durchgeführt. Weitere Inhalte sind der Aufbau von Alternativverhalten und das Einholen von sozialer Unterstützung. Im Rahmen eines Problemlösetrainings lernen Patienten schließlich, Probleme aus unterschiedlichen Lebensbereichen zu bewältigen. Zum Abschluss werden komorbide Störungen und soziale Kompetenzen thematisiert. Vorliegende begleitende psychische Störungen werden diagnostiziert und zurückgemeldet, die Funktionalität des Cannabiskonsums in diesem Zusammenhang analysiert und Lösungs- bzw. weiterführende Behandlungsansätze aufgezeigt. Die Wirksamkeit des CANDIS-Programms wurde zunächst im Rahmen einer randomisiert-kontrollierten Studie im universitären Setting erprobt (Hoch et al. 2012). Es wurde anschließend in einer multizentrischen, randomisiert-kontrollierten Transferstudie in 11 Zentren der ambulanten Suchthilfe erfolgreich umgesetzt (Hoch et al. 2014). Das cannabisspezifische Therapieprogramm hat sich mittlerweile als Standard in Deutschland und anderen europäischen Ländern etabliert (EMCDDA 2015). Es wurde bisher in drei Sprachen übersetzt.

Selbsthilfeansätze

Viele Patienten finden den Erfahrungsaustausch mit anderen Betroffenen als hilfreich. Die Selbsthilfe ist eine Hilfe für Betroffene von Betroffenen, und zwar vor, während und nach der professionellen psychotherapeutischen und medizinischen Hilfe, und auch unabhängig davon. Im Rahmen einer Gemeinschaft lernen Betroffene und deren Angehörige gemeinsam mit anderen, die Störung zu bewältigen und eine dauerhafte, zufriedene Abstinenz zu erreichen. Eine Selbsthilfegruppe kann helfen, wieder soziale Kontakte und neue Perspektiven zu finden und Isolation und Ausgrenzung zu überwinden.

40.6 Prävention

Präventionskonzepte und Modelle werden in der modernen Suchtprävention zielgruppenspezifisch unterteilt in **universelle, selektive und indizierte Prävention.** Zur **universelle Prävention** zählen Maßnahmen, die sich an die allgemeine Bevölkerung richten, wie etwa Vorträge, Schulprogramme zur Förderung der Lebenskompetenzen, Maßnahmen am Arbeitsplatz, Informationsmaterialien oder Kampagnen (▶ Exkurs).

Selektive Prävention richtet sich an Menschen, die statistisch gesehen ein überdurchschnittlich hohes Risiko für eine Substanzkonsumstörung aufweisen. Zu dieser Gruppe zählen beispielsweise Kinder alkohol- oder drogenabhängiger Eltern. Mit **indizierter Prävention** lassen sich jene Aktivitäten zusammenfassen, die sich an Personen richten, die bereits ein manifestes Risikoverhalten etabliert haben. Eine andere, ebenfalls weit verbreitete Klassifikation unterscheidet zwischen **Verhaltensprävention** (direkte Ansprachen der Zielgruppen) und **Verhältnisprävention** (Beeinflussung von Umweltbedingungen und Strukturen). In der Praxis werden Verhaltens- und Verhältnisprävention häufig kombiniert, um einen optimalen Effekt zu erzielen (Leppin 2014).

Exkurs

Beispiel: Cannabisprävention im Setting Schule

Präventionsprogramme in der Schule sind kategorial der universellen Prävention zugeordnet. Sie basieren meist auf Konzepten zur Förderung der Lebenskompetenz („life skills"). In einer wissenschaftlichen Analyse zu Angeboten von Cannabisprävention in Schulen wurde ein deutliches Defizit an evidenzbasierten Programmen mit nachgewiesener Wirksamkeit beschrieben (Hoch et al. 2017). Für Deutschland und Europa konnten nur vier schulische Cannabisprogramme mit nachgewiesener Evidenz identifiziert werden („The Cannabis Show", „Unplugged", „Rebound – meine Entscheidung", „Xtpx.om"). Diese Programme beschreiben positive Effekte, nur eine Studie („Rebound") erwähnt eine verringerte Risikowahrnehmung von Cannabis der Schüler. Die Ansätze stammen überwiegend aus den USA.

Sie beruhen auf Modellen des sozialen Lernens oder der sozialen Kompetenzförderung, sind interaktiv gestaltet und schließen die Eltern ein. Negative Effekte waren nur vereinzelt in Publikationen beschrieben, jedoch nicht durch die großen Übersichtsarbeiten beobachtet worden. Auf der Basis dieser Datenlage wird deshalb empfohlen, für Schüler Cannabis-Präventionsprogramme zu erstellen und anzuwenden, die auf den wirksamsten Präventionsstrategien und Komponenten basieren. Das Fachpersonal im Bereich der Prävention beklagt häufig zu geringe Praktikabilität von wissenschaftlichen Präventionsstudien. Eine der größten Hürden für die künftige Präventionsforschung ist deshalb, qualitative hochwertige Begleitevaluation mit praktischer Machbarkeit zu vereinen.

40.7 Resümee

Die öffentliche Einschätzung und Bewertung des Konsums illegaler Drogen war bei Beginn der „Drogenwelle" um 1970 überwiegend einseitig negativ und basierte maßgeblich auf einer Betonung des „strafbaren Verhaltens". Entsprechend orientierte sich das Interesse am Umgang mit Drogenkonsumenten überwiegend an ordnungspolitischen Gesichtspunkten. Die Behandlung war eklektizistisch orientiert mit langen stationären Aufenthalten, konfrontativen Konzepten und als Folge sehr hohen Abbruchquoten sowie bei Opioidkonsumstörungen zunehmender somatischer und psychosozialer Verelendung. Dies hat sich in den letzten Jahrzehnten grundlegend verändert, Drogenkonsumstörungen werden heute als eine psychische Störung akzeptiert und behandelt. Als Ergebnis der Therapieforschung gibt es neben der klassischen hochschwelligen Therapie zusätzliche Angebote zur Schadensminimierung bei nichtabstinenzwilligen oder -fähigen Konsumenten. Trotz einer hohen Reichweite des Versorgungssystems für Opioidkonsumstörungen, die deutlich höher ist als z. B. für Personen mit Alkoholkonsumstörungen, bestehen unverändert Lücken in der Versorgungsstruktur als auch an praktischen therapeutischen Ansätzen für überprüfte Frühinterventionen zur Risikoreduktion durch Veränderung von Konsummuster, -menge und -situation, ähnlich wie bei modernen therapeutischen Konzepten bei riskantem Alkoholkonsum. Während das Versorgungssystem früher bei den illegalen Drogen primär an der Beratung und Behandlung von Personen mit einer Opioidkonsumstörung orientiert war, hat sich in den letzten Jahren die Gewichtung zugunsten der Störungen durch Cannabis, Stimulanzien und andere illegale Drogen verschoben.

❓ Prüfen Sie Ihr Wissen

1. Welche Ansätze zur Erklärung der Entstehung einer Drogenkonsumstörung kennen Sie und worin unterscheiden sich diese? ▶ Abschn. 40.3
2. Welche grundsätzlichen Probleme treten bei der Behandlung von Drogenkonsumstörungen auf? ▶ Abschn. 40.5.1
3. Welche therapeutischen Ziele werden bei der Behandlung von Drogenkonsumstörungen verfolgt? ▶ Abschn. 40.5.2
4. Welche therapeutischen Konzepte zur Behandlung von Drogenkonsumstörungen kennen Sie und worin unterscheiden sich diese? ▶ Abschn. 40.5.3
5. Worin liegen Schwerpunkte der Intervention bei den einzelnen Substanzklassen? ▶ Abschn. 40.5.4 und ▶ Abschn. 40.5.5

ℹ Weiterführende Literatur

Wer in erster Linie an der evidenzbasierten Behandlung von Drogenabhängigen interessiert ist, dem sei als Einstieg und Überblick die AWMF-Leitlinie zur Akut- und Postakutbehandlung unterschiedlicher Substanzstörungen empfohlen, herausgegeben von Schmidt et al. (2006). Ebenfalls empfehlenswert sind folgende Lehrbücher: Uchtenhagen und Zieglgänsberger (1999), Gastpar et al. (1999), Täschner et al. (2010), Tretter (2016) sowie Soyka et al. (2019). Über die Effekte unterschiedlichster Behandlungsmethoden geben Berglund et al. (2003) einen umfassenden metaanalytischen Überblick. Miller und Rollnick (2015) stellen Prinzipien der Gesprächsführung bei der Behandlung von Abhängigen dar. Einen anschaulichen praktischen Einblick in die *Psychotherapie der Sucht und Drogenabhängigkeit* gibt Baudis (1995), als Beispiel für Therapiemanuale sei verwiesen auf Küfner und Ridinger (2008) und Hoch et al. (2010).

Literatur

Agrawal, A., Jacobson, K. C., Prescott, C. A., & Kendler, K. S. (2004). A twin study of personality and illicit drug use and abuse/dependence. *Twin Research, 7*(1), 72–81.

Atzendorf, J., Rauschert, C., Seitz, N.-N., Lochbühler, K., & Kraus, L. (2019). Gebrauch von Alkohol, Tabak, illegalen Drogen und Medikamenten. *Deutsches Ärzteblatt, 116*(35–36), 577–584.

Babor, T. (1996). The classification of alcoholics: Typology theories from the 19th century to the present. *Alcohol Health and Research World, 20,* 6–14.

Baler, R. D., & Volkow, N. D. (2006). Drug addiction: The neurobiology of disrupted self-control. *Trends in Molecular Medicine, 12,* 559–566.

BÄK – Bundesärztekammer. (2017). *Richtlinie der Bundesärztekammer zur Durchführung der substitutionsgestützten Behandlung Opioidabhängiger. Mit der Veröffentlichung im Bundesanzeiger am 2. Oktober 2017 in Kraft getreten.* ▶ https://www.bundes-aerztekammer.de/fileadmin/user_upload/downloads/pdf-Ordner/RL/Substitution.pdf

Bandura, A. (1979). *Sozial-kognitive Lerntheorie.* Stuttgart: Klett-Cotta

Baudis, R. (1995). *Psychotherapie von Sucht und Drogenabhängigkeit oder Der goldene Vogel.* Geesthacht: Neuland.

Bechara, A., & Damasio, H. (2002). Decision-making and addiction (part I): Impaired activation of somatic states in substance dependent individuals when pondering decisions with negative future consequences. *Neuropsychologia, 40,* 1675–1689.

Bechara, A., Dolan, S., & Hindes, A. (2002). Decision-making and addiction (part II): Myopia for the future or hypersensitivity to reward? *Neuropsychologia, 40,* 1690–1705.

Beck, A. T., Wright, F. D., Newmann, C. F., & Liese, B. S. (1997). *Kognitive Therapie der Sucht.* Weinheim: PVU.

Berglund, M., Thelander, S., & Jonsson, E. (Hrsg.). (2003). *Treating alcohol and drug abuse. An evidence-based review.* Weinheim: Wiley VCH.

Brewer, D. D., Catalano, R. F., Haggerty, K., Gainey, R. R., & Fleming, C. B. (1998). A meta-analysis of predictors of continued drug use during and after treatment for opiate addiction. *Addiction, 93,* 73–92.

Bühringer, G. (2005). Störungen durch psychotrope Substanzen: Intervention. In U. Baumann & M. Perrez (Hrsg.), *Lehrbuch Klinische Psychologie – Psychotherapie* (S. 799–818). Bern: Huber.

Bundesministerium für Gesundheit und Soziale Sicherung Bekanntmachung. (1684 A). des Bundesausschusses der Ärzte und Krankenkassen über eine Änderung der Richtlinien über die Bewertung ärztlicher Untersuchungs- und Behandlungsmethoden gemäß § 135 Abs. 1 des Fünften Buches Sozialgesetzbuch („BUB-Richtlinien") vom 28. Oktober 2002. ▶ https://www.g-ba.de/downloads/39-261-7/2002-10-28-BUB-Methadon.pdf.

Bundeszentrale für gesundheitliche Aufklärung (BZgA). (2010). *Die Drogenaffinität Jugendlicher in der Bundesrepublik Deutschland 2008. Köln: Bundeszentrale für gesundheitliche Aufklärung.* URL vom 17.08.2010. ▶ https://www.bzga.de/studien.

Cloninger, C. R. (1987). A systematic method for clinical description and classification of personality variants. *Archives of General Psychiatry, 44,* 573–588.

Cosden, M. (2001). Risk and resilience for substance abuse among adolescents and adults with LD. *Journal of Learning Disabilities, 34*(4), 352–358.

Davids, E., & Gastpar, M. (2003). Attention-deficit/hyperactivity disorder and substance abuse. *Psychiatrische Praxis, 30*(4), 182–186.

Dawes, M. A., Antelman, S. M., Vanyukov, M. M., Giancola, P., Tarter, R. E., Susman, E. J., et al. (2000). Developmental sources of variation in liability to adolescent substance use disorders. *Drug and Alcohol Dependence, 61*(1), 3–14.

De Bellis, M. D. (2002). Development traumatology: A contributory mechanism for alcohol and substance use disorders. *Psychoneuroendocrinology, 27*(1–2), 155–170.

Demmel, R. (2003). *Motivational interviewing.* Göttingen: Hogrefe.

Esser, G., Wyschkon, A., Schmidt, M. H., Blanz, B., & Ihle, W. (2008). Entwicklungspsychopathologie. Ein Entwicklungsmodell des Substanzmissbrauchs im frühen Erwachsenenalter. *Kindheit und Entwicklung, 17*(1), 31–45.

European Monitoring Centre for Drugs and Drug Addiction. (2015). *Treatment of cannabis-related disorders in Europe. EMCDDA insight report.* Lisbon: EMCDDA.

Farnbacher, G., Brückner, E., & Haasen, Ch. (2008). *Manual zur Psychoedukation opiatabhängiger Menschen.* Freiburg: Lambertus.

Fergus, S., & Zimmerman, M. A. (2005). Adolescent resilience: A framework for understanding healthy development in the face of risk. *Annual Review of Public Health, 26,* 399–419.

Fergusson, D. M., Boden, J. M., & Horwood, L. J. (2008). The developmental antecedents of illicit drug use: Evidence from a 25-year longitudinal study. *Drug and Alcohol Dependence, 96*(1), 165–177.

Frei, A., & Rehm, J. (2002). Die Prävalenz psychischer Komorbidität unter Opiatabhängigen. *Psychiatrische Praxis, 29*(05), 258–262.

Gastpar, M., Mann, K., & Rommelspacher, H. (Hrsg.). (1999). *Lehrbuch der Suchterkrankungen.* Stuttgart: Thieme.

Geschwinde, Th. (2003). *Rauschdrogen – Marktformen und Wirkungsweisen (5).* Berlin: Springer.

Glantz, M., & Pickens, R. (Hrsg.). (1992). *Vulnerability to drug abuse.* Washington, DC: American Psychological Association.

Haasen, C., Verthein, U., Degkwitz, P., Kuhn, S., Hartwig, C., & Reimer, J. (2007). Eine multizentrische, randomisierte, kontrollierte Therapiestudie zur diamorphingestützten Behandlung Opiatabhängiger – Zielgruppenspezifische Ergebnisse. *Sucht, 53,* 268–277.

Hall, W. (2014). What has research over the past two decades revealed about the adverse health effects of recreational cannabis use? *Addiction, 110,* 19–35.

Hall, W., & Pacula, R. L. (2003). *Cannabis use and dependence: public health and public policy.* Cambridge: Cambridge University Press.

Havemann-Reinecke, U., Küfner, H., Schneider, U., Günthner, A., Schalast, N., & Vollmer, H. C. (2004). AWMF-Leitlinien: Postakutbehandlung bei Störungen durch Opioide. *Sucht, 50,* 226–257.

Havemann-Reinecke, U., Küfner, H., Schneider, U., Günthner, A., Schalast, N., & Vollmer, H. C. (2006): Postakutbehandlung bei Störungen durch Opioide. In: L. G. Schmidt, M. Gastpar, P. Falkai, & W. Gaebel (Hrsg.), *Evidenzbasierte Suchtmedizin. Behandlungsleitlinie Suchtbezogene Störungen* (S. 193–239). Köln: Dt. Ärzte-Verlag.

Hoch, E., Bühringer, G., Pixa, A., Dittmer, K., Rühlmann, A., Henker, A., & Wittchen, H. U. (2014). CANDIS treatment program for cannabis use disorders: Findings from a randomized multi-site translational trial. *Drug and Alcohol Dependence, 134,* 185–193.

Hoch E., Noack R., Henker J., Pixa A., Höfler, M., Behrendt, G., Bühringer G., & Wittchen, H. U., (2012). Efficacy of a targeted cognitive-behavioral treatment program for cannabis use disorders (CANDIS). *European Neuropsychopharmacology, 22,* 267–280.

Hoch, E., Zimmermann, P., Henker, J., Rohrbacher, H., Noack, R., Bühringer, G., & Wittchen, H.-U. (2011). *Modulare Therapie von Cannabisstörungen. Das CANDIS-Programm.* Göttingen: Hogrefe.

Hoch, E., Zimmermann, P., Henker, J., Rohrbacher, H., Noack, R., Bühringer, G., & Wittchen, H.-U. (2017). *CANDIS – A marijuana treatment program for Youth and Adults.* Minnesota: Hazelden Publishing.

Hoch, E., & Rohrbacher, H. (2017). CANDIS program: Modular treatment of cannabis use disorders. In V. Preedy (Hrsg.), *Handbook of Cannabis and Related pathologies.* ▶ https://doi.org/10.1016/B978-0-12-800756-3.00130-7.

Höfler, M., Lieb, R., Perkonigg, A., Schuster, P., Sonntag, H., & Wittchen, H.-U. (1999). Covariates of cannabis use progression in a representative population sample of adolescents: A prospective examination of vulnerability and risk factors. *Addiction, 94,* 1679–1694.

Hohm, E., Blomeyer, D., Schmidt, M. H., Esser, G., & Laucht, M. (2007). Jugendliche, die frühzeitig rauchen und trinken – Eine Risikogruppe? *Zeitschrift für Psychiatrie, Psychologie und Psychotherapie, 55*(3), 155–165.

Jacob, T., Sher, K. J., Bucholz, K. K., True, W. T., Sirevaag, E. J., Rohrbaugh, J., et al. (2001). An integrative approach for studying the etiology of alcoholism and other addictions. *Twin Research, 4*(2), 103–118.

Julien, R. M. (1997). *Drogen und Psychopharmaka.* Heidelberg: Spektrum.

Kandel, D. B., Yamaguchi, K., & Chen, K. (1992). Stages of progression in drug involvement from adolescence to adulthood: Further evidence for the Gateway Theory. *Journal of Studies on Alcohol, 53*(5), 447–457.

Kanfer, F. H. (1986). Implication of a self-regulation model of therapy for treatment of addictive behaviors. In W. R. Miller & N. Heather (Hrsg.), *Treating addictive behaviors: Process of change* (S. 29–47). New York: Plenum.

Kendler, K. S., Jacobson, K. C., Prescott, C. A., & Neale, M. C. (2003). Specificity of genetic and environmental risk factors for use and abuse/dependence of cannabis, cocaine, hallucinogens, sedatives, stimulants, and opiates in male twins. *American Journal of Psychiatry, 160*(4), 687–695.

Kendler, K. S., Karkowski, L. M., Neale, M. C., & Prescott, C. A. (2000). Illicit psychoactive substance use, heavy use, abuse, and dependence in a US population-based sample of male twins. *Archives of General Psychiatry, 57*(3), 261–269.

Kosten, T., & Owens, S. M. (2005). Immunotherapy for the treatment of drug abuse. *Pharmacological Therapy, 108*, 76–85.

Kraus, L., Seitz, N.-N., Schulte, B., Cremer-Schaeffer, P, Braun, B., Gomes de Matos, E., & Pfeiffer-Gerschel, T. (2018). *Schätzung Opioidabhängiger in Deutschland (Abschlussbericht). Bundesministerium für Gesundheit.* ▶ https://www.bundesgesundheitsministerium.de/service/publikationen/drogen-und-sucht/details.html?bmg%5Bpubid%5D=3167.

Küfner, H. (2000). Sucht als Symptom? Psychosoziale Diagnostik in der Suchtbehandlung. In Bundesverband für stationäre Suchtkrankenhilfe. In M. Beutel (Hrsg.), *Diagnose: Sucht* (S. 8–20). Geesthacht: Neuland-Verlagsgesellschaft mbH.

Küfner, H., & Ridinger, M. (2008). *Psychosoziale Behandlung von Drogenabhängigen unter Substitution (PSB-D) (Manual 2.0).* Lengerich: Pabst.

Küfner, H., Duwe, A., Schumann, J., & Bühringer, G. (2000a). Prädiktion des Drogenkonsums und der Suchtentwicklung durch Faktoren in der Kindheit: Grundlagen und Ergebnisse einer empirischen Studie. *Sucht, 46*, 32–53.

Küfner, H. Vogt, M., & Weiler, D. (2000b). Beigebrauch in der ambulanten medizinischen Rehabilitation unter Substitution. In C. Jellinek, B. Westermann, & G. U. Bellmann (Hrsg.), *Beigebrauch. Offene Grenzen der Substitution* (S. 159–174). Weinheim: Beltz.

Kuhn, S., Farnbacher, G., Vertheim, U., Krausz, M., & Haasen, C. (2007). Das psychoedukative Gruppenprogramm in der bundesdeutschen Heroinstudie – eine innovative Behandlungsmethode. *Suchttherapie, 8*, 26–32.

Lachner, G., & Wittchen, H.-U. (1997). Familiär übertragene Vulnerabilitätsmerkmale für Alkoholmissbrauch und -abhängigkeit. In H. Watzl & B. Rockstroh (Hrsg.), *Abhängigkeit und Missbrauch von Alkohol und Drogen* (S. 43–90). Göttingen: Hogrefe.

Latkin, C. A., Knowlton, A. R., Hoover, D., & Mandell, W. (1999). Drug network characteristics as a predictor of cessation of drug use among adult injection drug users: A prospective study. *The American Journal of Drug and Alcohol Abuse, 25*(3), 463–473.

Leppin, A. (2014). Konzepte und Strategien der Prävention. In K. Hurrelmann, T. Klotz, & J. Haisch (Hrsg.), *Lehrbuch Prävention und Gesundheitsförderung* (4., vollständig überarbeitete Aufl., S. 36–44). Bern: Verlag Hans Huber, Hogrefe AG.

Lieb, R., Schuster, P., Pfister, H., Fuetsch, M., Höfler, M., Isensee, B., et al. (2000). Epidemiologie des Konsums, Mißbrauchs und der Abhängigkeit von legalen und illegalen Drogen bei Jugendlichen und jungen Erwachsenen: Die prospektiv-longitudinale Verlaufsstudie EDSP. *Sucht, 46*, 18–31.

Lynskey, M. T., Heath, A. C., Bucholz, K. K., Slutske, W. S., Madden, P. A., Nelson, E. C., & Martin, N. G., et al. (2003). Escalation of drug use in early-onset cannabis users vs co-twin controls. *JAMA, 289*(4), 427–433.

Lynskey, M. T., Vink, J. M., & Boomsma, D. I. (2006). Early onset cannabis use and progression to other drug use in a sample of Dutch twins. *Behavior Genetics, 36*(2), 195.

Marlatt, G., & Gordon, J. (1985). *Relapse prevention.* New York: Guilford.

Mattick, R. P., Breen, C., Kimber, J., & Davoli, M. (2009). Methadone maintenance therapy versus no opioid replacement therapy for opioid dependence. *Cochrane Database of Systematic Reviews, 3*, CD002209. ▶ https://doi.org/10.1002/14651858.CD002209.pub2.

McGee, R., & Williams, S. (2000). Does low self-esteem predict health compromising behaviours among adolescents? *Journal of Adolescence, 23*(5), 569–582.

Merikangas, K. R., Mehta, R. L., Molnar, B. E., Walters, E. E., Swendsen, J. D., Aguilar-Gaziola, S., et al. (1998). Comorbidity of substance use disorders with mood and anxiety disorders: Results of the international consortium in psychiatric epidemiology. *Addictive Behaviors, 23*(6), 893–907.

Miller, W. R., & Rollnick, S. (2015). *Motivierende Gesprächsführung: Motivational Interviewing* (3. Aufl.). Freiburg: Lambertus.

Molter, H., & Osterhold, G. (1992). *Systemische Suchttherapie. Entstehung und Behandlung von Sucht und Abhängigkeit im sozialen Kontext.* Heidelberg: Asanger.

Morral, A., McCaffrey, D., & Paddock, S. (2002). Reassessing the marijuana gateway effect. *Addiction, 97*, 1493–1504.

Najavits, L. M., Weiss, R. D., & Shaw, S. R. (1997). The link between substance abuse and posttraumatic stress disorder in women. A research review. *American Journal on Addictions, 6*, 273–283.

Nicoll, R. A., & Alger, B. E. (2005). Das Gehirn und sein Marihuana. *Spektrum der Wissenschaft, 7*, 48–55.

Orth, B. (2016). *Die Drogenaffinität Jugendlicher in der Bundesrepublik Deutschland 2015. Rauchen, Alkoholkonsum und Konsum illegaler Drogen: Aktuelle Verbreitung und Trends. BZgA-Forschungsbericht.* Köln: Bundeszentrale für gesundheitliche Aufklärung.

Perkonigg, A., Goodwin, R. D., Fiedler, A., Behrendt, S., Beesdo, K., Lieb, R., et al. (2008). The natural course of cannabis use, abuse and dependence during the first decades of life. *Addiction, 103*, 439–449.

Petzold, H. (Hrsg.). (1974). *Drogentherapie – Methoden, Modelle, Erfahrungen.* Paderborn: Junfermann-Hoheneck.

Petzold, H. G., Schay, P., & Ebert, W. (Hrsg.). (2007). *Integrative Suchttherapie: Theorie, Methoden, Praxis, Forschung.* Wiesbaden: VS Verlag.

Peukert, P., & Bilke-Hentsch, O. (2017). Psychoedukation. In A. Batra & O. Bilke-Hentsch (Hrsg.), *Praxisbuch Sucht.* Stuttgart: Thieme.

Prochaska, J. O., & DiClemente, C. C. (1986). Toward a comprehensive model of change. In W. E. Miller & N. Heather (Hrsg.), *Treating addictive behaviors. Processes of change* (S. 3–27). New York: Plenum.

Rist, F., & Watzl, H. (1999). Modelle der Entstehung und Aufrechterhaltung süchtigen Verhaltens: Psychologische Ansätze. In M. Gastpar, K. Mann, & H. Rommelspacher (Hrsg.), *Lehrbuch der Suchterkrankungen* (S. 39–49). Stuttgart: Thieme.

Robins, L. N. (Hrsg). (1974a). Drug use in vietnam. In L. N. Robins (Hrsg.), *The vietnam drug user returns. Final report September 1973.* (2 Series A, S. 29–44). St. Louis, Missouri: Washington University, School of Medicine, Department of Psychiatry.

Robins, L.N. (Hrsg.). (1974b). Shifts in drug use over time. In L. N. Robins (Hrsg.), *The vietnam drug user returns. Final report September 1973.* (2 Series A, S. 77–85). St. Louis, Missouri: Washington University, School of Medicine, Department of Psychiatry.

Robins, L. N., & Slobodyan, S. (2003). Post-Vietnam heroin use and injection by returning US veterans: Clues to preventing injection today. *Addiction, 98*, 1053–1060.

Rommelspacher, H. (1999a). Amphetamine und Entaktogene. In M. Gastpar, K. Mann, & H. Rommelspacher (Hrsg.), *Lehrbuch der Suchterkrankungen* (S. 228–236). Stuttgart: Thieme.

Rommelspacher, H. (1999b). Cannabis. In M. Gastpar, K. Mann, & H. Rommelspacher (Hrsg.), *Lehrbuch der Suchterkrankungen* (S. 217–220). Stuttgart: Thieme.

Rommelspacher, H. (1999c). Halluzinogene. In M. Gastpar, K. Mann, & H. Rommelspacher (Hrsg.), *Lehrbuch der Suchterkrankungen* (S. 221–227). Stuttgart: Thieme.

Schäfer, I., & Krausz, M. (Hrsg.). (2006). *Trauma und Sucht. Konzepte – Diagnostik – Behandlung.* Stuttgart: Klett-Cotta.

Schmid, M., Schu, M., & Vogt, I. (2012). *Motivational Case Management: Ein Manual für die Suchthilfe.* Heidelberg: medhochzwei.

Schmidt, L. G., Gastpar, M., Falkai, P., & Gaebel, W. (Hrsg.). (2006). *Evidenzbasierte Suchtmedizin.* Köln: Deutscher Ärzte-Verlag.

Schuckit, M. A. (1991). A 10-year follow-up of sons of alcoholics: Preliminary results. *Alcohol and Alcoholism, Supplement, 1,* 147–149 (Oxford, Oxfordshire).

Seitz, N.-N., John, L., Atzendorf, J., Rauschert, C., & Kraus, L. (2019). Kurzbericht Epidemiologischer Suchtsurvey 2018. Tabellenband: Konsum illegaler Drogen, multiple Drogenerfahrung und Hinweise auf Konsumabhängigkeit und -missbrauch nach Geschlecht und Alter im Jahr 2018. ▶ www.esa-survey.de. Zugegriffen: 23. Apr. 2020.

Soyka, M., Batra, A., Heinz, A., Moggi, F. & Walter, M. (2019). *Suchtmedizin.* München: Elsevier.

Spanagel, R. (1997). Suchtkrankheiten. In T. Herdegen, R. Tölle, & M. Bähr (Hrsg.), *Klinische Neurobiologie* (S. 281–306). Heidelberg: Spektrum Akademischer.

Stöver, H., & Gerlach, R. (2010). Zur Bedeutung und zum Stellenwert der psycho-sozialen Betreuung in der Substitutionsbehandlung Opioidabhängiger. *Suchtmedizin, 12,* 63–73.

Täschner, K.-L., Bloching, B., Bühringer, G., & Wiesbeck, G. (2010). *Therapie der Drogenabhängigkeit* (2. Aufl.). Stuttgart: Kohlhammer.

Thomasius, R., Gouzoulis-Mayfrank, E., Karus, C., Wiedenmann, H., Hermle, L., Sack, P. M., et al. (2004). AWMF-guideline: cocaine-, amphetamine-, ecstasy- and hallucinogen-related disorders. *Fortschritte der Neurologie-Psychiatrie, 72*(12), 679–695.

Tretter, F. (2016). *Suchtmedizin kompakt. Suchtkrankheiten in Klinik und Praxis. Kompendium der Suchtmedizin* (3. Aufl.). Stuttgart: Schattauer.

Uchtenhagen, A. (1997). Summary of the synthesis report. In A. Uchtenhagen, F. Gutzwiller, A. Dobler-Mikola (Hrsg.), *Programme for a medical prescription of narcotics: final report of the research representatives. Institute of Social and Preventive Medicine.* Zurich: University of Zurich.

Uchtenhagen, A., & Zieglgänsberger, W. (1999). *Suchtmedizin. Konzepte, Strategien und therapeutisches Management.* München: Urban & Fischer.

Vogt, I., Schmid, M., Schu, M., Simmedinger, R., & Schlangstedt, G. (2007). Motivierende Case Management (MOCA) in der deutschen Studie zur heroin-geschützten Behandlung von Opiatabhängigen. *Suchttherapie, 8,* 19–25.

Wagner, F. A., & Anthony, J. C. (2002). Into the world of illegal drug use: Exposure opportunity and other mechanisms linking the use of alcohol, tobacco, marijuana, and cocaine. *American Journal of Epidemiology, 155*(10), 918–925.

Wendt, W. R. (1997). *Case Management im Sozial- und Gesundheitswesen. Eine Einführung.* Freiburg: Lambertus.

Wills, T. A., & Dishion, T. J. (2004). Temperament and adolescent substance use: a transactional analysis of emerging self-control. *Journal of Clinical Child and Adolescent Psychology, 33*(1), 69–81.

Wittchen, H.-U., Behrendt, S., Höfler, M., Perkonigg, A., Rehm, J., Lieb, R., et al. (2009). A typology of cannabis-related problems among individuals with repeated illegal drug use in the first three decades of life: Evidence for heterogeneity and different treatment needs. *Drug and Alcohol Dependence, 102,* 151–157.

Wittchen, H.-U., Bühringer, G., & Rehm, J. (2011a). Editorial: PRE-MOS-Studie. *Suchtmedizin in Forschung und Praxis, 13*(5), 200–201.

Wittchen, H.-U., Bühringer, G., Rehm, J., Soyka, M., Träder, A., Mark, K., & Trautmann, S. (2011b). Der Verlauf und Ausgang von Substitutionspatienten unter den aktuellen Bedingungen der deutschen Substitutionsversorgung nach 6 Jahren. *Suchtmedizin in Forschung und Praxis, 13*(5), 232–246.

Wittchen, H.-U., Perkonigg, A., Lachner, G., & Nelson, C. B. (1998). Early developmental stages of psychopathology study (EDSP): Objectives and design. *European Addiction Research, 4*(1–2), 18–27.

World Health Organization (WHO). (2009a). Treatment of opioid dependence. In WHO (Hrsg.), *Guidelines for the psychosocially assisted pharmacological treatment of opioid dependence* (S. 7). Genf: World Health Organization.

World Health Organization (WHO). (2009b). Treatment and overdose. In WHO (Ed.), *Guidelines for the psychosocially assisted pharmacological treatment of opioid dependence* (S. 48–49). Genf: World Health Organization.

Alkoholkonsumstörung

Johannes Lindenmeyer und Silke Behrendt

Inhaltsverzeichnis

© Springer-Verlag GmbH Deutschland, ein Teil von Springer Nature 2020
J. Hoyer und S. Knappe (Hrsg.), *Klinische Psychologie & Psychotherapie*,
https://doi.org/10.1007/978-3-662-61814-1_41

41.1 Einführung: Alkohol

Alkohol ist die älteste Droge der Menschheit. Wahrscheinlich durch das Vergären von Honig oder Früchten entdeckt, hatten bereits ab etwa 8000 v. Chr. die Chinesen, die Babylonier und Sumerer sowie später die Griechen, Römer, Wikinger und Germanen eine hoch entwickelte Alkoholkultur. Allerdings waren über viele Jahrtausende nur Bier und Wein bekannt, deren Konsum durch die geringe Haltbarkeit jeweils an bestimmte Jahreszeiten und durch die mangelnden Transportmöglichkeiten außerdem an bestimmte Regionen gebunden war.

Wichtigste soziale Funktion des gemeinsamen Alkoholtrinkens war zu allen Zeiten die Stärkung des Zusammengehörigkeitsgefühls und das kurzfristige Vergessen der Alltagsrealität. Entsprechend ist Alkohol in vielen Regionen der Welt zentraler Bestandteil der Ess- und Trinkkultur sowie Ausdruck individueller Lebenskunst und Genussfähigkeit. Lediglich 3 % (lebenslang) bzw. 10 % (in den letzten 12 Monaten) der Erwachsenenbevölkerung trinken hierzulande überhaupt keinen Alkohol (Piontek et al. 2016).

Als gefährliche Droge mit Abhängigkeitspotenzial trat der Alkohol erstmals mit der zunehmenden Verbreitung des Branntweins im 16. Jahrhundert in Erscheinung, als er aufgrund seiner unbegrenzten Haltbarkeit nunmehr ständig zur Verfügung stand. Es kam zu der bis heute typischen Aufspaltung der Bevölkerung in eine große Mehrheit mit einem maßvollen und kontrollierten Konsum und eine Minderheit mit teilweise schwerwiegenden Alkoholproblemen (▶ Gut zu wissen).

Gut zu wissen

Alkoholkonsum in Deutschland
In Deutschland besteht mit 9,6 L reinem Alkohol pro Kopf pro Jahr (das sind etwa 105,9 L Bier, 24,2 L Wein bzw. Sekt sowie 5,4 L Spirituosen) ein hoher und weitverbreiteter Alkoholkonsum (John et al.

2017). Seit 1979 ist zwar in Deutschland ein stetiger Rückgang des Alkoholkonsums zu verzeichnen. Allerdings ist hierbei aber auch eine verstärkte Polarisierung zu beklagen: Die Mehrheit der Bevölkerung trinkt weniger Alkohol, die Gruppe von Hochrisikotrinkern trinkt dagegen immer mehr Alkohol. Eine Alkoholabhängigkeit stellt in den westlichen Industrienationen bei Männern die häufigste und bei Frauen nach Angststörungen die zweithäufigste psychische Störung dar.

Die Behandlung von Alkoholproblemen nimmt innerhalb des Gesundheitswesens eine Sonderposition ein. Vor ca. 300 Jahren wurden „Trunksüchtige" zunächst als „vom Saufteufel befallen" von der Gesellschaft ausgeschlossen und lebenslang in Asyle gesperrt. Erst ab dem 19. Jahrhundert wurde das Phänomen der Sucht zum Gegenstand einer medizinisch-therapeutischen Betrachtungsweise. Angemessene Behandlungsangebote konnten allerdings erst entwickelt werden, als Alkoholabhängigkeit 1968 als Krankheit gesetzlich anerkannt wurde. Es entstand ein eigenes Behandlungssystem in Form von Suchtberatungsstellen und Fachkliniken, getragen von den Kommunen bzw. der Rentenversicherung. Nur die Akutbehandlung der körperlichen Folgeschäden erfolgt innerhalb des medizinischen Versorgungssystems zu Lasten der Krankenkassen. Das deutsche Behandlungssystem ist im internationalen Vergleich mit Erfolgsquoten von über 50 % äußerst effektiv, erreicht werden damit allerdings lediglich ca. 10 % aller Alkoholabhängigen. Außerdem gibt es in Deutschland bislang für Patienten mit einem schädlichen oder riskanten Konsum keine ausreichenden Behandlungsmöglichkeiten. Beides bewirkt enorme Belastungen für das Gesundheitssystem, weil die Betroffenen aufgrund der körperlichen und psychischen Alkoholfolgen immer wieder aufwendige medizinische und psychotherapeutische Behandlungen erfahren, ohne dass ihr Alkoholkonsum jemals systematisch erfasst bzw. unmittelbar behandelt wird (▶ Klinisch betrachtet).

Klinisch betrachtet

Fallbeispiel
Herr M. begann im Alter von 12 Jahren regelmäßig mit Freunden in der Kneipe Alkohol zu trinken. Er hatte damals erhebliche Probleme mit seinen Eltern. Außerdem fühlte er sich von Gleichaltrigen wegen seines fremden Dialekts und seiner abstehenden Ohren gehänselt und musste in der Grundschule eine Klasse wiederholen. Das Trinken von Alkohol wurde zu einem wichtigen Kontaktmittel: Nüchtern fühlte sich Herr M. stark gehemmt. Unter Alkohol konnte er sich dagegen entspannen, er wurde lustiger

und *risikofreudiger*. Nach wenigen Jahren betrug seine tägliche Trinkmenge ca. 2 L Bier.
Als Herr M. mit 16 Jahren nach dem Willen seines Vaters eine Lehre als Kaufmann beginnen musste, brach er diese zweimal ab. Im Kreis seiner Trinkkumpane ließ er sich unter Alkohol zu Straftaten hinreißen, um sich und anderen zu beweisen, was für ein Kerl er sei. Zu einem weiteren Anstieg des Alkoholkonsums kam es bei der Bundeswehr. Er wurde wiederholt wegen Trunkenheit im Dienst auffällig.

41

Im Zusammenhang mit seiner Heirat konnte Herr M. seinen Alkoholkonsum reduzieren. In den nächsten 4 Jahren wurden insgesamt 3 Kinder geboren. Außerdem schloss Herr M. mit 28 Jahren erfolgreich eine Ausbildung zum Krankenpfleger ab. Aus Scham, wegen seines Alkoholkonsums aufzufallen, entwickelte er sich zunehmend zum Einzelgänger. Auslöser für verstärkten Alkoholkonsum waren meist Konfliktsituationen mit seiner Umwelt. Offen wagte er nicht zu sagen, was er dachte und empfand, sondern verhielt sich angepasst und kooperativ. Die Einnahme von Alkohol diente als einzig verfügbarer Beweis der eigenen Handlungsfähigkeit und zur Distanzierung von Bewertungen seiner Umwelt. Ab seinem 31. Lebensjahr verspürte Herr M. erstmals körperliche Entzugserscheinungen (Zittern und Schweißausbrüche). Er war nunmehr mehrmals wöchentlich stark angetrunken. Es kam zu heftigen Konflikten mit der Ehefrau. Die tägliche Trinkmenge steigerte sich auf bis zu 13 Bier und 2 L Wein (seltener auch Kräuterlikör oder Weinbrand). Wegen der inzwischen sehr starken Entzugserscheinungen kam es vermehrt zu heimlichem Trinken. Oft hatte er Schwierigkeiten, seinen benötigten Alkoholspiegel über die Arbeitszeit zu halten.

Herr M. wurde schließlich zweimal wegen Alkohols im Betrieb verwarnt, seine Frau drohte ernsthaft mit Scheidung. Als es im 36. Lebensjahr zu einem schweren Autounfall unter Alkohol (2,8 Promille) mit anschließendem Krankenhausaufenthalt und Führerscheinentzug kam, entschloss sich Herr M. nach erfolglosen eigenständigen Abstinenzversuchen zu einer Behandlung seiner Abhängigkeit.

Bei einer Alkoholproblematik handelt es sich nicht um ein einheitliches, eindimensionales Phänomen, vielmehr können ein ganz unterschiedliches Trinkverhalten sowie eine Vielfalt von körperlichen, sozialen und psychischen Folgeschäden das klinische Bild dominieren (Lindenmeyer 2016a; s. Übersicht).

Alkoholabhängigkeit kann viele Gesichter haben

Trinkverhalten
- Häufige Räusche
- Dosissteigerung
- Toleranzsteigerung
- Toleranzminderung
- Alkoholvergiftung
- Spiegeltrinken
- Morgendliches Trinken
- Umsteigen auf harte Alkoholika
- Heimliches Trinken
- Trinken in Gesellschaft unter Niveau
- Periodische Trinkexzesse
- Erfolglose Abstinenzversuche
- Wiederholte Entgiftungsbehandlung
- Erfolglose Entwöhnungsbehandlung

Körperliche Folgeschäden
- Entzugserscheinungen
- Krampfanfälle
- Erhöhtes Krebsrisiko
- Verstärkte Infektanfälligkeit
- Sexuelle Funktionsstörungen
- Gelenkschmerzen
- Pankreatitis
- Kardiomyopathie
- Bluthochdruck
- Polyneuropathie
- Traumen
- Fettleber
- Leberentzündung
- Leberzirrhose
- Mangelernährung
- Anämie
- Gastritis
- Knochenbrüche durch Unfälle/Stürze

Soziale Folgeschäden
- Partnerschaftskonflikte
- Trennung/Scheidung
- Schulden
- Konflikte am Arbeitsplatz
- Arbeitsplatzverlust
- Verlust der Fahrerlaubnis
- Straftaten
- Wohnungsverlust
- Verwahrlosung
- Rückzug von Freunden
- Haftstrafen

Psychische Folgeschäden
- Aggressive Entgleisungen
- Verringertes Selbstwertgefühl
- Selektive Wahrnehmung
- Distanzlosigkeit
- Gefühlsschwankungen
- Konzentrationsschwierigkeiten
- Gedächtnisstörungen
- Depression
- Delirium tremens
- Alkoholhalluzinose
- Suizidalität
- Soziale Ängste
- Panikanfälle
- Chronische Eifersucht

41.2 Klassifikation und Diagnostik

Für die Beantwortung der Frage, ob bei einer Person die Vergabe einer alkoholbezogenen Diagnose gerechtfertigt ist, stehen heute die Definitionen von Substanzstörungen im DSM-5 und der ICD-10 zur Verfügung. Da diese in ▶ Kap. 39 bereits ausführlich beschrieben wurden, werden hier nur alkoholspezifische Besonderheiten dargestellt.

41.2.1 Klassifikation der Alkoholkonsumstörung

Neben der Diagnose der Alkoholkonsumstörung existiert im DSM-5 die Restkategorie „Nicht näher bezeichnete Störung im Zusammenhang mit Alkohol" für den Fall, dass die Kriterien für eine Störung in Zusammenhang mit Alkohol nicht vollständig erfüllt sind, jedoch Symptome vorliegen, die zu Leiden oder Einschränkungen in wichtigen Funktionsbereichen führen. Des Weiteren enthält das DSM-5 die Diagnosen Alkoholentzug, Alkoholintoxikation und die Kategorie der alkoholinduzierten Störungen. Der Alkoholentzug (gewöhnliche Dauer 4–5 Tage) ist durch Symptome autonomer Überaktivierung wie z. B. Schwitzen und Tachykardie sowie Handtremor, Insomnie, psychomotorische Unruhe, Angst, Krampfanfälle, Übelkeit und Erbrechen sowie vorübergehende Halluzinationen charakterisiert. Zur Alkoholintoxikation gehören Symptome wie verwaschene Sprache, Koordinationsstörungen, Aufmerksamkeits- und Gedächtnisstörungen, Stupor und Koma. Im DSM-5 existiert eine Reihe alkoholinduzierter Störungen, wie z. B. die psychotische, depressive oder bipolare alkoholinduzierte Störung sowie die alkoholinduzierte Angststörung. Zu den alkoholinduzierten neuro-kognitiven Störungen gehört das sog. Wernicke-Korsakoff-Syndrom mit gravierenden Gedächtnisstörungen (APA 2015).

> **Wichtig**
>
> Für das Behandlungssystem in Deutschland ist allerdings nach wie vor ausschließlich die Unterscheidung von Alkoholabhängigkeit und schädlichem Alkoholkonsum nach ICD-10 maßgeblich. Dies wird auch in der ICD-11 beibehalten werden. Dabei konzentriert sich das Suchthilfesystem auf die Behandlung von Alkoholabhängigen.

Alle Versuche, verschiedene Typen der Alkoholabhängigkeit wie Rauschtrinken oder Spiegeltrinken zu unterscheiden, konnten bislang empirisch nicht befriedigend validiert werden. Sie sind bestenfalls geeignet, die Beschreibung der spezifischen Problematik eines Alkoholabhängigen im klinischen Alltag zu erleichtern (Lindenmeyer 2016a).

41.2.2 Problematischer Alkoholkonsum

Da ein starker Alkoholkonsum mit einem erhöhten Risiko für gesundheitliche Folgen sowie die Entwicklung einer Alkoholstörung (Stolle et al. 2009) einhergeht, wurden verschiedene Begriffe für risikobehaftetes Trinkverhalten entwickelt. Zu beachten ist, dass diese Begriffe zumeist nicht einheitlich definiert sind, wie z. B. „Problemtrinken". Auch kann von einem ausgeprägten Konsum allein nicht auf das Vorliegen einer Alkoholkonsumstörung geschlossen werden (American Psychiatric Association 2013), obwohl bei einer Alkoholkonsumstörung typischerweise ein hoher Konsum vorliegt. Die Bundeszentrale für gesundheitliche Aufklärung (BZgA) empfiehlt, den Alkoholkonsum auf höchstens 12 g Reinalkohol am Tag für Frauen und 24 g für Männer zu begrenzen und außerdem zwei konsumfreie Tage pro Woche einzuhalten (BZgA 2017). Unbeachtet bleibt hierbei das Konsummuster, obwohl es für das gesundheitsschädliche Potenzial des Konsums relevant ist: Es ist weniger gesundheitsschädlich über die Woche verteilt kleine Mengen Alkohol zu trinken als eine große Menge in wenigen Stunden (Rauschtrinken; Rehm et al. 2006). Für Rauschtrinken („binge drinking") gibt es keine verbindliche Definition. Üblich sind mindestens 4 sog. Standarddrinks (je etwa 10 g) bei Frauen und 5 bei Männern innerhalb „kurzer Zeit". Zu beachten ist, dass die genannten Empfehlungen bezüglich der Trinkmenge sich an gesunde Personen richten, nicht für spezielle Situationen gelten (Teilnahme am Straßenverkehr, Schwangerschaft, Medikamenteneinnahme) und nicht auf spezielle Altersgruppen (Adoleszente) abgestimmt sind. Allerdings existieren besondere Empfehlungen für ältere Menschen (NIAAA 2016).

41.2.3 Blut- und Atemalkoholmessung und Alkoholmarker

Die Blutalkoholkonzentration stellt eine wichtige diagnostische Information bei der Identifizierung des aktuellen Alkoholkonsums dar. Es besteht eine hohe Übereinstimmung zwischen Blut- und Atemalkoholkonzentrationen (AWMF 2016), sodass im klinischen Alltag die Notwendigkeit einer Bestimmung der Konzentration von Alkohol im Blut durch Blutentnahme entfällt.

Eine Blutalkoholkonzentration von mehr als 1,5 Promille bei gleichzeitig fehlenden Intoxikationsanzeichen ist ein deutliches Anzeichen für das Vorliegen einer Alkoholtoleranz, die im Rahmen einer Alkoholkonsumstörung häufig vorkommt (vgl. DSM-5-Kriterien; Niemela 2016).

Mehrere Laborparameter können als Indikatoren (sog. Biomarker) für eine Alkoholproblematik verwendet werden (Conigrave et al. 2003; Niemela 2016):

- **Gammaglutamattransferase (γ-GT):** In der Leber lokalisiertes Enzym, das bei Schädigung der Leber ins Blut gelangt. Eine erhöhte γ-GT kann als indirekter Indikator für einen erhöhten, leberschädlichen Alkoholkonsum angesehen werden. Liegt kein Leberschaden vor, normalisiert sich der Wert nach 2- bis 3-wöchiger Abstinenz. Zur Spezifizierung alkoholbedingter Leberschäden können weitere Leberwerte (z. B. Aspartat-Aminotransferase ASAT bzw. Alanin-Aminotransferase ALAT) herangezogen werden.
- **Mittleres Volumen der Erythrozyten (MCV):** Ein erhöhtes mikrokorpuskuläres Volumen der Erythrozyten kann ebenfalls als indirekter Indikator für einen erhöhten Alkoholkonsum gewertet werden.
- **Carbohydrat-defizientes Transferin (CDT):** Der Vorteil dieses Verfahrens, bei dem ein bestimmtes Enzym im Blut gemessen wird, besteht in seiner Eignung zur Entdeckung eines chronisch erhöhten Alkoholkonsums. Allerdings muss die tägliche Trinkmenge hierbei mindestens 50–80 g über mehrere Wochen betragen (Niemela 2016).
- Die im Urin feststellbaren Alkoholabbauprodukte **Ethylglucuronid (EtG) und Ethylsulfat (EtS)** erlauben den Nachweis selbst geringer Mengen Alkohol (ab 10 g) auch noch nach 2–5 Tagen. Sie eignen sich dadurch zur lückenlosen Überwachung der Abstinenz in der Therapie, werden aber aufgrund des hohen Preises faktisch kaum angewandt. Allerdings kommt der EtG- bzw. EtS-Haaranalyse, mit denen ein Alkoholkonsum auch noch viele Wochen nach der Einnahme nachgewiesen kann, bei der Abstinenzüberwachung von Berufsgruppen mit besonderer Verantwortung eine zunehmende Bedeutung zu.

> ❯ **Wichtig**
>
> Der Nutzen von Laborparametern zur Identifizierung eines erhöhten Konsums ist begrenzt: Es gibt für erhöhte Leberwerte auch potenziell andere Ursachen, wie z. B. eine Infektionskrankheit der Leber (unzureichende Spezifität). Schließlich sind die Werte nicht bei allen Personen mit hohem Konsum erhöht (unzureichende Sensitivität). Weiterhin lässt sich eine Diagnose der Alkoholkonsumstörung durch auffällige Laborwerte grundsätzlich nicht feststellen, sie sind aber ein Hinweis für eine weiterführende Diagnostik.

41.2.4 Screeningfragebögen

Zum Screening bzgl. einer aktuell vorliegenden alkoholbezogenen Störung und eines aktuell problematischen Alkoholkonsums wird der „Alcohol Use Disorder Identification Test" (AUDIT) bzw. seine Kurzversion AUDIT-C empfohlen (AWMF 2016; Babor et al.

2001). Zweck des kurzen (10 Fragen) und einfach zu handhabenden Fragebogens ist die Erfassung des kürzlich zurückliegenden Alkoholkonsums bezüglich Quantität und Frequenz sowie von Hinweisen für riskanten Alkoholkonsum, aktuell schädlichen Alkoholgebrauch oder eine Alkoholabhängigkeit entsprechend ICD-10. Unterschiedliche AUDIT-Scores sollen dem Behandler spezifische Interventionen nahelegen, von Psychoedukation zu Alkohol und Gesundheit (niedrigste Risikostufe) bis hin zur ausführlichen Diagnostik zur Abklärung einer Alkoholabhängigkeit (ab einem Score von 20).

41.2.5 Diagnostische Interviews

Für die klassifikatorische Diagnostik einer Alkoholkonsumstörung bzw. Alkoholabhängigkeit stehen mehrere klinische Interviews zur Verfügung. Neben dem CIDI- und dem MATE-Interview (▶ Kap. 39) ermöglichen auch folgende Diagnostikinstrumente die Diagnose einer Alkoholstörung nach DSM bzw. ICD: „Diagnostisches Interview bei psychischen Störungen" (DIPS; Margraf et al. 2017), „Strukturiertes Klinisches Interview für DSM-5®-Störungen" (SCID-5-CV; Beesdo-Baum et al. 2019) und das „M.I.N.I. International Neuropsychiatric Interview" (M.I.N.I.; Ackenheil et al. 1999). Vor allem zu Forschungszwecken im englischsprachigen Raum wird das „Alcohol Use Disorder and Associated Disabilities Interview Schedule" (AUDADIS-5) eingesetzt (Hasin et al. 2015).

41.2.6 Alkoholspezifische Fragebögen

Eine Reihe von Fragebögen sind geeignet, sowohl im klinischen Einzelfall die Schwere einer Alkoholabhängigkeit und die behandlungsrelevanten Rückfallsituationen zu bestimmen, als auch in wissenschaftlichen Studien die spezifische Alkoholproblematik einer Stichprobe zu charakterisieren (❑ Tab. 41.1).

Der von Spyra et al. (2011) entwickelte **„RMK-Fragebogen Rehabilitanden-Management-Kategorien"** enthält aus einem Set von Fragebögen (u. a. „Beck-Depressions-Inventar" [BDI], „Symptom-Checklist-90" [SCL-90], AUDIT, „Alcohol Abstinence Self-Efficacy Scale" [AASE] und „Arbeitsbezogenes Verhaltens- und Erlebensmuster" [AVEM]) 217 Items, die in einer wiederholten Erhebung an insgesamt über 1800 Alkoholpatienten als entscheidend für die Therapiebedarfsermittlung und eine daraus abgeleitete Therapieplanung bei der stationären Entwöhnungsbehandlung erwiesen haben (Durchführungsdauer: max. 45 min). Ermittelt werden der spezifische Therapiebedarf innerhalb der 3 RMK-Dimensionen (substanzbezogene Beeinträchtigung, psychische Beeinträchtigung und soziale

◘ Tab. 41.1 Alkoholspezifische Fragebögen

Test	Autoren	Fragestellung
Trierer Alkoholismus Inventar (TAI)	Funke et al. (1987)	Beschreibung des spezifischen Alkoholproblems anhand von 7 Dimensionen: Schweregrad, soziales Trinken, abhängiges Trinken, positive Trinkmotive, Schädigung, Partnerprobleme wegen des Trinkens, Trinken wegen Partnerproblemen
Fragebogen zum funktionalen Trinken (FFT)	Berlitz-Weihmann und Metzler (1993)	Erfassung der beabsichtigten bzw. erlebten positiven Alkoholwirkungen sowie der sozialen Funktionen des Alkoholkonsums
Skala zur Erfassung der Schwere der Alkoholabhängigkeit (SESA)	John et al. (2001)	Schweregrad einer Alkoholabhängigkeit anhand folgender Kernsymptome: Einengung des Trinkverhaltens, körperliche Entzugssymptome, Alkoholkonsum zur Vermeidung von Entzugssymptomen, Alkoholverlangen, Toleranzsteigerung und Toleranzumkehr
Inventory of Drug Taking Situations für Alkoholabhängige (IDTSA)	Lindenmeyer und Florin (1998)	Identifizierung der relevanten Trinksituationen: negative Gefühlszustände, körperliche Beschwerden, Versuch kontrolliert zu trinken, angenehme Gefühlszustände, plötzliches Verlangen, interpersonelle Konflikte, Geselligkeit, soziale Verführung
Kurzfragebogen zur Abstinenzzuversicht (KAZ-35)	Körkel und Schindler (1996)	Erfassung der Zuversicht von Alkoholabhängigen, Rückfallrisikosituationen abstinent bewältigen zu können

Beeinträchtigung) und eine darauf abgestimmte Therapieempfehlung (evidenzorientierte Therapiemodulleistungen entsprechend den Qualitätsstandards der Deutschen Rentenversicherung).

41.3 Ätiologie der Alkoholstörung

Bislang existiert kein einheitliches Störungsmodell für die Entstehung einer Alkoholkonsumstörung. Alle eindimensionalen Hypothesen (z. B. Persönlichkeit, Genetik, Herkunftsfamilie) haben nur begrenzte empirische Bestätigung gefunden (▶ Gut zu wissen). Ein biopsychosoziales Modell erscheint am ehesten geeignet, die Entstehung und Aufrechterhaltung einer Alkoholkonsumstörung zu beschreiben (◘ Abb. 41.1).

> **Gut zu wissen**
>
> **Von einfachen Erklärungsmodellen zu Minitheorien**
> Viele Theorien zur Entstehung von Alkoholstörungen haben als einfaches Modell mit großem Geltungsbereich begonnen. Im Verlauf jahrzehntelanger Forschung mussten die Paradigmen durch immer mehr Zusatzannahmen erweitert und ihr Geltungsbereich immer mehr im Sinne sog. Minitheorien eingeschränkt werden. Ungeachtet dessen dienen diese Theorien in der Öffentlichkeit ebenso wie in vielen Therapieansätzen unverändert als allgemeine Grundlage für einzelne Präventions- bzw. Behandlungsmaßnahmen:
>
> **Spannungsreduktionshypothese**
> Vor dem Hintergrund von Hulls Triebreduktionstheorie entstand ab 1940 die Vorstellung, dass Alkohol vor allem zum Zweck der Spannungsreduktion getrunken wird. Entsprechend wurde im klinischen Alltag die Angst- bzw. Stressbewältigung durch Alkohol als zentrales Motiv bei der Entstehung einer Abhängigkeit verstanden. Dagegen zeigten experimentelle Studien, dass Alkohol je nach Individuum, Menge und Situation häufig keine Entspannung erzeugt, sondern dass Lernprozesse, genetische Unterschiede und kognitive Effekte eine entscheidende intervenierende Rolle spielen.
>
> **Persönlichkeit**
> In der ersten Version des DSM wurde Alkoholabhängigkeit als Persönlichkeitsstörung betrachtet. Unzählige Studien seit den 1950er Jahren brachten allerdings keine einheitliche „Alkoholikerpersönlichkeit" zutage. Andererseits unterschieden sich Subgruppen von Alkoholabhängigen in unterschiedlichen Persönlichkeitsdimensionen. Beispielsweise fand Cloninger (1981) bei einer Gruppe von Alkoholabhängigen mit frühem Beginn und Hang zu Dissozialität ein verstärktes Maß an „sensation seeking", Belohnungsabhängigkeit und Risikobereitschaft. Die Vorstellung von Persönlichkeitsstrukturen als kausalem Faktor hat sich mittlerweile dahin gewandelt, Persönlichkeit als eine intervenierende Variable für den Einfluss anderer Variablen zu sehen.
>
> **Vererbung**
> Eine Vielzahl von Zwillings- und Adoptionsstudien hat zwar übereinstimmend ergeben, dass bei der Entstehung einer Alkoholabhängigkeit ein genetischer Einfluss von ca. 40 % besteht. Nach neueren Erkenntnissen versteckt sich hierin allerdings teilweise der Effekt genetisch beeinflusster komorbider psychischer Störungen (Liu et al. 2004). Außerdem war die Suche

41

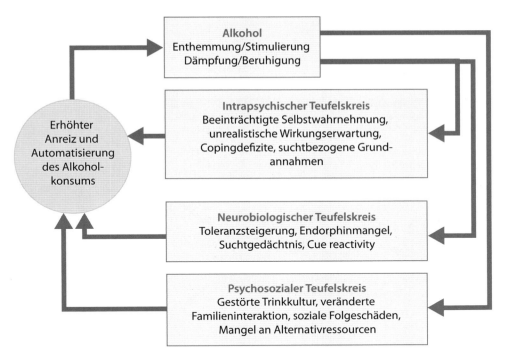

Alkohol
Enthemmung/Stimulierung
Dämpfung/Beruhigung

Erhöhter Anreiz und Automatisierung des Alkoholkonsums

Intrapsychischer Teufelskreis
Beeinträchtigte Selbstwahrnehmung, unrealistische Wirkungserwartung, Copingdefizite, suchtbezogene Grundannahmen

Neurobiologischer Teufelskreis
Toleranzsteigerung, Endorphinmangel, Suchtgedächtnis, Cue reactivity

Psychosozialer Teufelskreis
Gestörte Trinkkultur, veränderte Familieninteraktion, soziale Folgeschäden, Mangel an Alternativressourcen

Abb. 41.1 Biopsychosoziales Modell der Abhängigkeit. (Mod. nach Tretter und Küfner 1992)

nach einem Alkoholismusgen oder dem genetischen Code einer Alkoholabhängigkeit bislang erfolglos. Stattdessen werden heute verschiedene Vererbungsmodi für unterschiedliche Teilaspekte einer Abhängigkeitsentwicklung (z. B. erhöhte Alkoholverträglichkeit) angenommen, die als Vulnerabilitätsfaktoren immer erst im komplexen Zusammenwirken mit Umweltfaktoren phänotypisch relevant werden.

41.3.1 Konsumformen als Risikofaktoren

Bestimmte Formen des Alkoholkonsums sind mit einem höheren Risiko der Entwicklung einer Alkoholstörung verbunden, so z. B. wiederholtes Rauschtrinken (Stolle et al. 2009). Auch wurde in mehreren Studien gezeigt, dass ein besonders früher Beginn des Alkoholkonsums mit einem erhöhten Risiko der Alkoholstörungsentwicklung assoziiert ist (z. B. Behrendt et al. 2009).

41.3.2 Intrapsychische Modelle

Im Vergleich zu anderen Drogen hat Alkohol objektiv eine eher geringe Verstärkerqualität: langsame Wirkung, Notwendigkeit hoher Dosen, wenig spezifische Wirkung. Entsprechend wird die relative Verstärkerwirksamkeit von Alkohol bei einem Individuum sehr

stark von Lernerfahrungen und neurophysiologischen Adaptionsprozessen bestimmt. So konnte mit Hilfe des „ausbalancierten Placebodesigns" nachgewiesen werden, dass die Alkoholwirkung von der Wirkungserwartung des Trinkenden im Sinne eines Placeboeffektes beeinflusst wird (bei dieser Versuchsanordnung wird sichergestellt, dass die Probanden nicht wissen, ob sich Alkohol in ihrem Getränk befindet oder nicht).

In Bezug auf kognitive bzw. konditionierte Vermittlungsprozesse wurden mehrere kognitiv-behaviorale Modelle zur Entstehung einer Alkoholabhängigkeit bzw. von Rückfällen entwickelt:

Entwicklung abhängigkeitsbezogener Grundannahmen

Substanzbezogene Grundannahmen (z. B. „Alkohol ist die einzige Möglichkeit mich besser zu fühlen") werden nach Beck et al. (1995) vor dem Hintergrund persönlichkeitsspezifischer Grundüberzeugungen von Betroffenen vollkommen reflexartig in einer Vielzahl von Trinksituationen aktiviert, ohne jemals einer erneuten Überprüfung auf ihre situative Angemessenheit und ihren Wahrheitsgehalt hin unterzogen zu werden (◘ Abb. 41.2).

Kognitive Kontrolle und Cognitive Bias

In sog. „Dual Process Models of Addiction" werden Veränderungen in impliziten kognitiven Prozessen, die automatisch, schnell, zielunabhängig und nicht Gegenstand der bewussten Reflexion sind, als wichtige

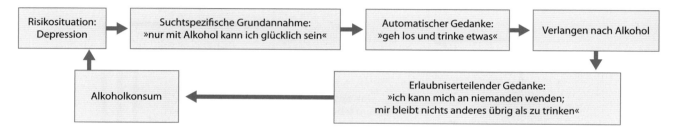

◘ Abb. 41.2 Entstehung und Aufrechterhaltung der Alkoholabhängigkeit. (Nach Beck 1993, republished with permission of Guilford Publications, Inc., © 1993; permission conveyed through Copyright Clearance Center, Inc.)

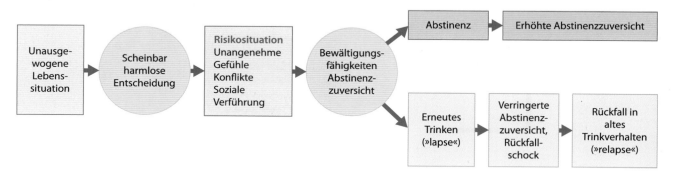

◘ Abb. 41.3 Sozialkognitives Rückfallmodell nach Marlatt und Gordon (1985, republished with permission of Guilford Publications, Inc., © 1985; permission conveyed through Copyright Clearance Center, Inc.)

Faktoren in der Entstehung und Aufrechterhaltung von Alkoholkonsumstörungen angesehen. Zu diesen Prozessen gehören z. B. ein Aufmerksamkeitsbias, ein positiver Assoziationsbias sowie ein Annäherungsbias für alkoholbezogene Stimuli (Stacy und Wiers 2010). Es wird angenommen, dass diese konsumbezogenes Verhalten beeinflussen und dabei über langsamere, bewusste Entscheidungsprozesse dominieren. Verwandte Modelle sehen ein Ungleichgewicht zwischen automatischen kognitiven Prozessen, die impulsives oder habituelles Verhalten ermöglichen und sog. kognitiven Kontrollfunktionen (z. B. Inhibition, Aufmerksamkeitsausrichtung), die zielorientiertes Verhalten ermöglichen, als wichtigen pathogenetischen und aufrechterhaltenden Faktor (Bühringer et al. 2008). Beide Ansätze können das Phänomen erklären, dass es bei Alkoholkonsumstörungen häufig trotz guter Motivation zu Rückfällen kommt. Es gibt Hinweise, dass schlechte kognitive Kontrolle z. B. Rauschtrinken vorhersagt (Peeters et al. 2015). Einige Studien finden auch Assoziationen zwischen Attentional bzw. Approach Bias und Rückfällen (Eberl et al. 2013), jedoch ist die Befundlage uneindeutig (Christiansen et al. 2015). Außerdem fehlen bislang prospektive Studien zur Vorhersage der Inzidenz einer Alkoholkonsumstörung.

Sozialkognitives Modell des Rückfalls

Marlatt und Gordon (1985) haben in ihrem sozialkognitiven Rückfallmodell den Zusammenhang zwischen drei Bestimmungsstücken des Rückfallgeschehens spezifiziert (► Gut zu wissen). Marlatt und Gordon postulieren ein 2-Phasen-Modell des Rückfalls. Danach fällt ein Alkoholabhängiger nach einmaligem Alkoholkonsum („lapse") insbesondere dann in sein früheres Trinkverhalten zurück („relapse"), wenn er hierauf mit einem starken Absinken seiner Abstinenzzuversicht im Sinne eines „Abstinenzverletzungssyndroms" reagiert. Angenommen wird eine kognitive (z. B. „Ich bin ein Versager") und eine emotionale (z. B. Panik) Komponente des Rückfallschocks (◘ Abb. 41.3). Auch wenn die einzelnen Elemente des sozialkognitiven Rückfallmodells empirisch nicht befriedigend gesichert sind, stellt es doch die Grundlage für die meisten Therapieansätze zur Rückfallprävention dar (► Gut zu wissen).

> **Gut zu wissen**
>
> **Bestimmungsstücke des Rückfallgeschehens**
> **Rückfallrisikosituation.** Durch eine „unausgewogene Lebenssituation" (ungünstiges Verhältnis zwischen Ereignissen und Umständen, die als unangenehm empfunden werden, und solchen, die als angenehm empfunden werden) steigt das Bedürfnis nach Entschädigung und Genugtuung, wodurch die Abstinenzbemühungen der Betroffenen unterminiert werden können. Nunmehr können „scheinbar irrelevante Entscheidungen" das Eintreten von konkreten Risikosituationen begünstigen (z. B. die Entscheidung, Alkohol zu Hause vorrätig zu haben, um Gäste damit bewirten zu können), selbst wenn sie von den Betroffenen und ihrer Umwelt nicht als relevant für einen Rückfall eingeschätzt werden.

41

Bewältigungsfertigkeiten. Die Wahrscheinlichkeit eines Rückfalls in einer Risikosituation hängt entscheidend von der Verfügbarkeit und dem Einsatz alternativer Bewältigungsfertigkeiten („coping skills") ab. Hierbei sind insbesondere aktiv-bewältigende und passiv-vermeidende Bewältigungsrichtungen sowie zwei Bewältigungsmodi (kognitive Strategien versus verhaltensorientierte Strategien) zu unterscheiden.

Abstinenzzuversicht. Sie beinhaltet die Überzeugung eines Alkoholabhängigen, in einer Rückfallrisikosituation über effektive Alternativen anstelle des früheren Trinkverhaltens zu verfügen. Personen mit hoher Abstinenzzuversicht in Rückfallrisikosituationen zeigen eher effektives Bewältigungsverhalten und werden weniger häufig rückfällig. Die Abstinenzzuversicht nimmt mit der Zahl erfolgreich bewältigter Rückfallrisikosituationen zu.

Psychische Störungen als Risikofaktoren

Verschiedene psychische Störungen sind mit einer erhöhten Wahrscheinlichkeit der späteren Entwicklung einer Alkoholstörung assoziiert, z. B. bipolare Störungen. Im Bereich der Angststörungen wurden besonders spezifische und soziale Phobie aber auch PTSD, Störung mit Trennungsangst und Panikstörung als Risikofaktoren identifiziert. Zur Erklärung der Assoziationen mit Angst- und affektiven Störungen wird häufig die „Selbstmedikationshypothese" (▶Kap. 39) herangezogen. Andere Substanzstörungen wie Nikotin-, Cannabis- und Kokainabhängigkeit sowie Störungen im Zusammenhang mit impulsivem und disruptivem Verhalten sind robuste Prädiktoren von Alkoholstörungen. Als Erklärung wird angenommen, dass eine gemeinsame Vulnerabilität für impulsives und risikobereites Verhalten besteht, welches wiederum eher zu besonders problematischem Konsum führt (Behrendt et al. 2011; Elkins et al. 2007; Lopez-Quintero et al. 2011; Swendsen et al. 2010).

41.3.3 Neurobiologische Modelle der Alkoholabhängigkeit

Verschiedene neurobiologische Mechanismen werden mit der Entwicklung und Aufrechterhaltung einer Alkoholabhängigkeit in Verbindung gebracht (Everitt und Robbins 2016). Die einzelnen Modellannahmen sind allerdings komplex und aufgrund der regen Forschungstätigkeit kommt es immer wieder kurzfristig zu Veränderungen.

Toleranzentwicklung und Entzugserscheinungen

Alkohol wirkt in zwei Phasen: Zunächst treten die erwünschten angenehmen Effekte (Sedierung, Relaxation, Disinhibierung) auf. In der zweiten Phase setzt eine unangenehme Nachwirkung ein. Diese ist zwar geringer ausgeprägt, aber länger anhaltend. Bei wiederholtem starkem Konsum kann es zu einem additiven Effekt kommen, d. h., die unangenehmen Nachwirkungen „türmen sich auf". Dies kann letztlich die Form der bekannten Entzugserscheinungen (Zittern, Erbrechen) annehmen. Gleichzeitig entsteht so eine um den Faktor 2 erhöhte Verträglichkeit von Alkohol (Toleranz), indem der Betroffene eine bis zu doppelt so große Menge Alkohol benötigt, um die angenehme Wirkung trotz der aufgetürmten Nachwirkungen noch wahrzunehmen. Bei langfristig erhöhtem Alkoholkonsum werden Toleranz und Entzug durch eine Anpassungsreaktion der Leber verstärkt, bei der sich die Kapazität der Leber zur Verarbeitung von Alkohol durch Bildung zusätzlicher Enzyme erhöht. Besondere Bedeutung hat dabei das mikrosomale Ethanoloxidationssystem (MEOS), mit dessen Hilfe der Abbau von Alkohol in der Leber durch Zuführung von Sauerstoff beschleunigt wird (Lindenmeyer 2016a).

Toleranzentwicklung und Entzugserscheinungen können über Mechanismen der operanten Konditionierung an der Entstehung und Aufrechterhaltung einer Alkoholkonsumstörung beteiligt sein. So beendet erneuter Konsum das unangenehme Entzugssyndrom (negative Verstärkung). Toleranz reduziert das Erleben unangenehmer akuter Konsumfolgen und kann so zur Progression des Trinkverhaltens beitragen (Behrendt et al. 2008).

Endorphinmangel

Im Mittelpunkt dieser Modelle steht das die Befindlichkeit bewertende sog. Belohnungssystem im Gehirn. Dieses vorwiegend dopaminerg-endorphinerg regulierte, mesolimbisch-mesokortikale System ist mit explorativer Neugiererkundung, Motivationsprozessen und der Beibehaltung von stabilisierenden Gewohnheitshierarchien verbunden. Eine Reihe von Erklärungsansätzen nimmt an, dass ein genetisch oder durch anhaltenden Alkoholkonsum bedingter Defekt verschiedener Transmittersysteme (u. a. dopaminerges und serotonerges System; endogene Endorphine) zu einer mangelnden Selbstaktivierung des Belohnungssystems führt, die durch Alkoholkonsum ausgeglichen wird (Lindenmeyer 2016a).

Reward Processing und das „Suchtgedächtnis"

Mehrere neurobiologische Modelle zur Entstehung von Alkoholstörungen beziehen sich auf implizite Informationsverarbeitungs-, Lern- und Gedächtnisprozesse sowie deren neurologische Korrelate bezüglich solcher Stimuli, die mit dem Alkoholkonsum assoziiert sind. Das Modell der „Cue Reactivity" geht z. B. davon aus, dass über den Mechanismus der klassischen Konditionierung vormals neutraler Stimuli (z. B. Anblick einer Flasche) mit dem Konsum assoziiert und zu konditionierten Stimuli werden. Eine Konfrontation mit diesen Stimuli kann ausreichen, um über neurobiologische Prozesse eine emotional-motivationale Veränderung auszulösen, die sich als subjektives Verlangen nach Alkohol äußert, das wiederum mit einem erhöhten Rückfallrisiko verbunden ist. Dieses Phänomen wird als „Suchtgedächtnis" bezeichnet. Das Modell ist geeignet (plötzliche) Rückfälle zu erklären (▶ Gut zu wissen). Weitere Modelle beziehen sich z. B. auf eine reduzierte neuronale Reaktivität bzgl. neutraler Stimuli bei Personen mit Alkoholabhängigkeit sowie auf Probleme in der neuronalen Verarbeitung von Fehlern in der Belohnungsvorhersage (Park et al. 2010; Wrase et al. 2007).

Gut zu wissen

Gibt es ein „Suchtgedächtnis"? – Zwei Forschungsansätze

Modell der Cue Reactivity als klassisch-konditionierte Reaktion

Stimulusbedingungen („trigger") einer Trinksituation können an die jeweilige Alkoholwirkung konditioniert werden, sodass sie physiologische, emotionale und motivationale Reaktionen („cue reactivity") auslösen, die von den Betroffenen als Verlangen nach Alkohol (Craving) erlebt werden. Die Auslösereize („alcohol-associated cues") können dadurch auch nach langer Alkoholabstinenz Aufforderungscharakter zum erneuten Konsum von Alkohol haben. Die meisten Modellannahmen konnten im Tierexperiment und in Humanstudien bestätigt werden, es zeigte sich allerdings nur ein begrenzter Zusammenhang zwischen subjektivem Alkoholverlangen und psychophysiologischen Maßen (Carter und Tiffany 1999).

Modell der subkortikalen Sensitivierung

Die neuronale Adaptation des Dopaminsystems bei ständigem Alkoholkonsum führt zu einer hochgradig löschungs- und überschreibungsresistenten Hypersensitivität des Belohnungssystems gegenüber der Anreizwirkung von Alkohol und alkoholspezifischen Stimuli (Wolffgramm und Heyne 2000, vgl. auch Kap. 5), und kann dadurch die Gefahr von Rückfällen auch nach langer Abstinenz erhöhen. Die erhöhte Alkoholsensitivität ist in hohem Maße kontextspezifisch, sie ist am stärksten in den früheren Trinksituationen und wird umso schwächer je unähnlicher der situative Kontext zu bekannten Trinksituationen ist. Allerdings konnten diese Effekte bei Alkohol bislang vorrangig nur im Tierexperiment gezeigt werden, während am Menschen aufgrund des enormen apparativen Aufwandes erst wenige Studien an kleinen Stichproben vorgelegt wurden.

41.3.4 Psychosoziale Modelle der Alkoholabhängigkeit

Das „Eisbergphänomen" in einer gestörten Trinkkultur

Hinsichtlich des Umgangs mit Alkohol lassen sich Abstinenzkulturen, in denen es kaum Alkohol gibt, von Trinkkulturen unterscheiden, in denen der Konsum von Alkohol weit verbreitet ist. Eine gestörte Trinkkultur zeichnet sich dadurch aus, dass es keine klaren und verbindlichen Regeln im Umgang mit Alkohol gibt. Vielmehr sind auch schädliche und riskante Formen des Umgangs mit Alkohol – z. B. Wetttrinken, wiederholte Räusche oder schwere Kater – akzeptiert und weit verbreitet. Eine Alkoholabhängigkeit wird dagegen meist als Problem von Randgruppen dargestellt.

Die Entstehung einer Alkoholabhängigkeit wird unter diesen Umständen durch das sog. Eisbergphänomen (Lindenmeyer 2016b) begünstigt: Einerseits werden entscheidende Schritte in Richtung einer Abhängigkeitsentwicklung vom Betroffenen selbst, aber auch seiner Umwelt oft jahrelang nicht erkannt, da sie sich noch unterhalb der allgemein üblichen Trinknormen befinden. Auch Hausärzte und niedergelassene Psychotherapeuten zögern aufgrund dieser Situation oftmals sehr lange, ihre Patienten auf ihren Alkoholkonsum anzusprechen. Andererseits besteht die Tendenz, alle auffällig gewordenen Alkoholprobleme einheitlich als Alkoholabhängigkeit zu verstehen und entsprechend aufwendig und langwierig zu behandeln.

Die somit erst spät, dann aber umso heftiger einsetzende Reaktion der Umwelt auf das Alkoholproblem eines Betroffenen ist nicht mehr dazu geeignet, diesen zu einem „normalen" Alkoholkonsum zurückzuführen, sondern hat meist nur heimliches Trinken oder andere Vermeidungsstrategien zur Folge, um der befürchteten Stigmatisierung als „Alkoholiker" zu entgehen. Erst wenn sich schwere negative Folgen einer dauerhaften Alkoholabhängigkeit entwickelt haben, sieht sich der Betroffene zu einer Veränderung gezwungen. Weniger aufwendige und niedrigschwellige Behandlungsansätze für leichtere oder erst seit kurzer Zeit bestehende Alkoholprobleme sind unzureichend entwickelt, was das Hinauszögern einer Behandlung noch begünstigt.

Das verhaltensökonomische Rückfallmodell

Um den Einfluss der sozialen Situation auf die Rückfallwahrscheinlichkeit von Substanzabhängigen zu berücksichtigen, hat Vuchinich (1999) Modellannahmen der Verhaltensökonomie auf den Konsum von psychotropen Substanzen übertragen. Danach wird der Konsum einer Person von dem Verhältnis der Verfügbarkeit über die Substanz im Vergleich zur Verfügbarkeit über andere Ressourcen (z. B. Partnerschaft, soziale Kontakte) zur Befriedigung seiner Grundbedürfnisse

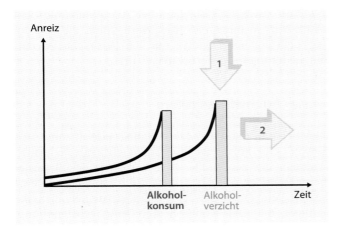

Anreiz

1

2

Alkohol-   Alkohol-   **Zeit**
konsum   verzicht

◘ **Abb. 41.4** Die permanente Rückfallgefahr bei **1** geringen/unsicheren bzw. **2** ausschließlich langfristigen Vorteilen durch Abstinenz: Die Anreizkurve für Alkoholkonsum liegt permanent oberhalb der Anreizkurve für Alkoholverzicht

bestimmt. Entscheidend ist hierbei neben dem Umstand, in welchem Umfang eine Person über alternative Ressourcen verfügt, auch die zeitliche Nähe dieser Verfügbarkeit. Während psychotrope Substanzen in der Regel sofort verfügbar sind, stehen alternative Ressourcen oft erst mit erheblicher zeitlicher Verzögerung zur Verfügung. Nach diesem Modell entsteht bei abstinent lebenden Abhängigen eine permanente Rückfallgefahr, wenn entweder die Vorteile von Abstinenz gering bzw. unsicher oder ausschließlich langfristig sind (◘ Abb. 41.4).

41.4 Epidemiologie

▪ Alkoholkonsum

Alkoholkonsum beginnt typischerweise im 2. Lebensjahrzehnt. So beträgt die Lebenszeitprävalenz für jeglichen Alkoholkonsum unter 12- bis 17-Jährigen in Deutschland fast 63 %, unter 18- bis 25-Jährigen 96 % (ESPAD Group 2016; Orth und Merkel 2019; Wittchen et al. 2008). Problematische Trinkmuster, wie z. B. täglicher Konsum, das Überschreiten empfohlener Konsumgrenzen oder Rauschtrinken sind in der Allgemeinbevölkerung weit verbreitet. Dies gilt grundsätzlich auch für Jugendliche sowie Personen im Alter 50+. So überschreiten z. B. 15 % der 18- bis 20-Jährigen und 17 % der 60- bis 64-Jährigen die Grenze von 12 bzw. 24 g Reinalkohol/Tag (ESPAD Group 2016; Piontek et al. 2016). Bei den 12- bis 17-Jährigen berichten 14 % Rauschtrinken in den letzten 30 Tagen (Orth und Merkel 2019). Männer berichten allgemein häufiger problematische Konsummuster als Frauen. Im höheren

Erwachsenenalter steigt der Anteil der abstinent lebenden Personen, besonders unter Frauen (Hapke et al. 2009; Piontek et al. 2016). In den letzten Jahren zeigt sich für Jugendliche ein rückläufiger Trend für die Lebenszeitprävalenz jeglichen Konsums (ESPAD Group 2016; Orth und Merkel 2019).

▪ Alkoholkonsumstörungen

Alkoholstörungen sind häufige psychische Störungen. In der Allgemeinbevölkerung in Deutschland liegen die 12-Monats-Prävalenzraten für Alkoholabhängigkeit und Alkoholmissbrauch gemäß DSM-IV bei jeweils 3 %. In Deutschland leben also hochgerechnet 1,8 Mio. Menschen mit Alkoholabhängigkeit (Pabst et al. 2013). Alkoholkonsumstörungen stellen in Deutschland die häufigsten Hauptdiagnosen in ambulanter und stationärer suchtspezifischer Behandlung dar (Dauber et al. 2018). Männer sind häufiger von Alkoholkonsumstörungen betroffen als Frauen, die höchsten 12-Monats Prävalenzraten finden sich unter jungen, die niedrigsten unter älteren Erwachsenen. Alkoholkonsumstörungen sind häufiger bei geschiedenen, getrennt lebenden oder nie verheirateten Personen. Sie treten nicht per se bei Menschen mit niedrigem sozioökonomischen Status gehäuft auf, aber ein niedriges Einkommen ist mit einem erhöhten Risiko für eine schwergradige Alkoholkonsumstörung gemäß DSM-5 assoziiert. Obwohl Alkoholstörungen mit ernsten individuellen Konsequenzen einhergehen, sind die 12-Monats- und Lebenszeitbehandlungsraten niedrig (Grant et al. 2015; Wittchen et al. 2008).

▪ Verlauf

Die erste Hochrisikophase für das inzidente Auftreten von Alkoholkonsumstörungen liegt im 2. und 3. Lebensjahrzehnt. Übergänge vom ersten Alkoholkonsum zum erstmaligen Auftreten der Störung vollziehen sich oft innerhalb weniger Jahre (Behrendt et al. 2009; Grant et al. 2015). Ein inzidentes Auftreten bei älteren Erwachsenen ist dagegen selten (Chou et al. 2011). Alkoholstörungen folgen einem variablen Verlauf, zu dem Phasen der Konsumreduktion oder Abstinenz ebenso gehören wie Phasen der Konsumsteigerung, Remission und Rückfall (Dawson et al. 2005). Dies gilt auch für die Alkoholabhängigkeit, von der man früher annahm, sie sei fast ausnahmslos stabil bzw. progredient. In epidemiologischen Studien erreicht die Mehrheit der Betroffenen mit der DSM-IV-Diagnose Abhängigkeit irgendwann im Leben die Remission, allerdings oft erst nach Jahren (Lopez-Quintero et al. 2010). Auch eine erste Behandlung erhalten Betroffene oft erst Jahre nach Störungsbeginn (Grant et al. 2015).

41.5 Behandlung

41.5.1 Therapieziele

Wissenschaftlich ist die Frage, ob Alkoholabhängige mit Hilfe einer entsprechenden Behandlung wieder zu einem kontrollierten Trinkstil zurückfinden können, bis heute nicht eindeutig zu entscheiden:

- Einerseits haben bevölkerungsbasierte Studien gezeigt, dass es im Verlauf einer Alkoholabhängigkeit auch zu längeren Perioden mit gemäßigtem Trinkverhalten kommen kann (Dawson et al. 2005). Entsprechend stellt in einigen skandinavischen Ländern, in Australien und in Kanada kontrolliertes Trinken ein akzeptiertes Therapieziel in der Behandlung von Alkoholabhängigen dar. Auch Hierzulande wurde mit Nalmefen ein Medikament auf den Markt gebracht, das mit Konsumreduktion als Alternative zur gegenwärtigen Abstinenzorientierung in der Suchtbehandlung wirbt.

- Andererseits konnten neurobiologische Studien übereinstimmend aufzeigen, dass bei Alkoholabhängigen die selbstbestimmte Regulation des Alkoholkonsums durch vielfältige neuropsychologische Veränderungen dauerhaft erschwert ist. Diese Annahme wird indirekt gestützt durch den Befund, dass unter alkoholabhängigen Patienten nur eine Minderheit langfristig kontrolliert konsumiert (Bottlender et al. 2007). Da der Konsum von Alkohol auch noch unmittelbar die rationalen Entscheidungs-, Bewertungs- und Steuerungsprozesse beeinträchtigt und außerdem bei länger anhaltendem Alkoholmissbrauch häufig chronische kognitive Beeinträchtigungen bei den Betroffenen entstehen, kann Konsumreduktion oder kontrolliertes Trinken nicht als Therapieziel der ersten Wahl angesehen werden.

In der aktuellen Leitlinie (AWMF 2016) wird Alkoholabstinenz eindeutig als übergeordnetes Therapieziel in der Behandlung von Alkoholabhängigen empfohlen. Lediglich wenn die Erreichung von Abstinenz aktuell nicht möglich ist, wird zu einer (vorübergehenden) Trinkmengenreduktion geraten. Entsprechend sind alle durch Kosten- und Leistungsträger finanzierten Behandlungsangebote für Alkoholabhängige abstinenzorientiert. Bei Personen mit riskantem bzw. schädlichem Alkoholkonsum empfiehlt die Leitlinie dagegen Konsumreduktion bzw. trinkzieloffene Angebote im Sinne einer möglichst niedrigschwelligen Frühintervention zur weiteren Schadensvermeidung.

Zu beachten ist, dass sich in Deutschland die Behandlungsangebote nach dem Sozialgesetzbuch IX nicht nur auf die Erreichung von Alkoholabstinenz beschränken, sondern im Sinne einer (Wieder-)Erreichung sozialer Teilhabe eine Überwindung der psychosozialen Folgeschäden der Alkoholabhängigkeit anstreben. In diesem Kontext wird durch die Rentenversicherung insbesondere auf die berufliche Wiedereingliederung fokussiert (DRV 2016).

41.5.2 Suchthilfesystem

Die Behandlung einer Alkoholabhängigkeit muss sich sowohl den körperlichen Abhängigkeitsmechanismen widmen, die psychische Standhaftigkeit des Betroffenen gegenüber Alkohol systematisch erhöhen und eine soziale Perspektive bzw. eine Stabilisierung erzielen. Sie umfasst die drei Komponenten Entzugsbehandlung, Entwöhnungsbehandlung und Nachsorge.

Entzugsbehandlung

Zur Vermeidung von Krampfanfällen oder einem Delirium tremens wird eine Entzugsbehandlung meist stationär durchgeführt. Es dauert 3–7 Tage, bis die körperlichen Entzugserscheinungen vollkommen abgeklungen sind. Die S3-Leitlinie (AWMF 2016) empfiehlt in Abhängigkeit von der Schwere des Entzugs die Gabe von Medikamenten (z. B. Benzodiazepine oder Clomethiazol). Da diese ein erhebliches Suchtpotenzial aufweisen, darf die Medikation nur unter strenger ärztlicher Kontrolle erfolgen. Außerdem können bestimmte Medikamente (z. B. Carbamazepin) zur Verhütung von Krampfanfällen erforderlich sein.

Im Rahmen einer kurzen Entzugsbehandlung kann sich die Psychotherapie allenfalls auf Krisenintervention und eine gezielte Motivationsförderung zur weiteren Inanspruchnahme des Suchthilfesystems beschränken. Ein Erfolg stellt sich manchmal erst über mehrere Wiederaufnahmen ein. Von daher wird in vielen Entzugseinrichtungen zusätzlich ein psychotherapeutisches Unterstützungsprogramm angeboten. Dieser sog. **qualifizierte Entzug** dauert ca. 14 Tage und umfasst Gruppentherapie, Informationsveranstaltungen und Maßnahmen zur Entspannung und Ablenkung. So können wesentlich mehr Betroffene dazu bewegt werden, nach erfolgreicher Entzugsbehandlung die erforderlichen Hilfen in Anspruch zu nehmen, um dauerhaft abstinent zu bleiben.

Entwöhnungsbehandlung

So gut sich ein Betroffener nach abgeschlossener Entzugsbehandlung auch fühlen mag, die Chancen dauerhaft abstinent zu bleiben, sind ohne weitere Behandlung gering. Die soziale und berufliche Situation ist oftmals desolat, die Familienbeziehungen angespannt oder zerbrochen. Die Versuchung, hiervor durch erneuten Alkoholkonsum die Augen zu verschließen, ist groß. Dazu kommt, dass in persönlich relevanten Risikosituationen erneut Verlangen nach Alkohol entstehen kann. Entwöhnungseinrichtungen verfügen daher über

■ **Tab. 41.2**   Behandlungsangebote für Alkoholabhängige in Deutschland (Lindenmeyer 2016a, mit freundlicher Genehmigung vom Hogrefe Verlag)

Behandlungsart	Behandlungsschwerpunkte	Setting	Behandlungseinrichtung	Dauer
Entzugsbehandlung	Überwindung von Entzugserscheinungen Motivierung zu weiteren Behandlungsmaßnahmen	Stationär	Allgemeinkrankenhäuser	3–7 Tage
			Spezialstationen in psychiatrischen Kliniken	2–4 Wochen
		Ambulant	Niedergelassener Arzt Suchtfachambulanzen	7–14 Tage
Entwöhnungsbehandlung	Aufbau von Abstinenzmotivation Soziale Stabilisierung Wiederherstellung der Erwerbsfähigkeit Rückfallprävention	Stationär	Fachkliniken	2–6 Monate
		Teilstationär	Spezialstationen in Psychiatrischen Kliniken/Fachkliniken	
		Ambulant	Suchtberatungsstellen	6–9 Monate
Ambulante Nachsorge	Abstinenzstabilisierung Behandlung von Komorbidität	Ambulant	Suchtberatungsstellen Niedergelassener Therapeut	2–6 Monate
Adaptionsbehandlung	Berufliche Wiedereingliederung	Stationär	Adaptionseinrichtungen	2–4 Monate
Langzeitbehandlung	Soziale Stabilisierung	Stationär	Soziotherapeutische Heime	≥12 Monate
Selbsthilfegruppen	Aufbau von abstinentem Lebensstil und Identität	Ambulant	Anonyme Alkoholiker; Guttempler Orden; Blaues Kreuz; Kreuzbund; Freundeskreise	Mindestens 1 Jahr

eine breite Palette differenzierter psychotherapeutischer und sozialtherapeutischer Therapieangebote zur Stabilisierung der Patienten. In der Regel handelt es sich hierbei um eine durch Rentenversicherungsträger finanzierte, mehrmonatige, stationäre oder ambulante Behandlung.

Nachsorge

Erfahrungsgemäß dauert es etwa 1 Jahr, bis die Alkoholabstinenz ausreichend stabilisiert werden kann. Entsprechend ereignen sich in diesem kritischen Zeitfenster auch die meisten Rückfälle. Es empfiehlt sich daher, nicht nur bis zum Ende der Entwöhnungsbehandlung zu planen, sondern einen gezielten 1-Jahres-Plan aufzustellen und für diesen Zeitraum weitere Unterstützung in Anspruch zu nehmen. Je nach Einzelfall kann dies ein Besuch einer Selbsthilfegruppe, eine ambulante Weiterbehandlung oder eine stationäre Form der Nachsorge sein.

In ■ Tab. 41.2 findet sich eine Übersicht über die Behandlungsangebote für Alkoholabhängige in Deutschland (Lindenmeyer 2016a). Entscheidend für den Behandlungserfolg ist neben der indikationsgerechten Auswahl der geeigneten Behandlungsmodule aber auch die systematische Vernetzung dieser Angebote in Bezug auf die Kompatibilität und zeitliche Abfolge der Therapiekonzepte und der schnelle Zugang zu einem individuellen Hilfeplan.

41.5.3 Ablauf der Behandlung

In Anlehnung an das transtheoretische Veränderungsmodell von Prochaska und DiClemente (1986) lässt sich die psychotherapeutische Behandlung der Alkoholabhängigkeit in drei Phasen unterteilen:

Selbstreflexionsphase Die Betroffenen setzen sich mit ihrer Abhängigkeitsentwicklung auseinander, um das ganze Ausmaß ihres Alkoholproblems und seiner Folgen gegenüber sich selbst und gegenüber anderen eingestehen zu können. Außerdem geht es darum, ein individuelles Erklärungsmodell für die Entstehung der Abhängigkeit (▶ Klinisch betrachtet) und insbesondere den Zusammenhang zu weiteren psychischen oder sozialen Problemlagen zu entwickeln, aus dem sich persönlich relevante Veränderungsziele ableiten lassen. Für diese Therapiephase hat sich ein gruppentherapeutisches Setting als besonders geeignet erwiesen, weil sich hier die Betroffenen mit Betroffenen vergleichen können und viel über direkte Rückmeldung bzw. Modellverhalten von Mitbetroffenen lernen. Hierzu wurden Informationsmaterialien (Lindenmeyer 2016b; Schneider 2015), Arbeitsmaterialien (Lindenmeyer und Mühlig 2019) sowie Gruppentherapiemanuale (Gutwinski et al. 2016) veröffentlicht.

Veränderungsphase Die Betroffenen arbeiten an ihren individuellen Veränderungszielen. Je nach Einzelfall

Klinisch betrachtet

Wie erklärt man Patienten die Entstehung einer Alkoholabhängigkeit?

Die Entstehung einer Alkoholabhängigkeit kann Patienten anhand einer typischen Trinksituation durch das Aufzeichnen und Erläutern der in ◻ Abb. 41.5 dargestellten Risikokurve erläutert werden. Der Patient soll hierbei das Zusammenwirken von zwei Mechanismen „entdecken" können:

Automatisierung des Alkoholkonsums

Im Verlauf einer Abhängigkeitsentwicklung wird der Alkoholkonsum zu einer situativ ausgelösten und ritualisierten Handlung, die einer rationalen Kontrolle immer schwerer zugänglich ist. Verschiedene Situationsmerkmale (Ort, Zeit, anwesende Personen, Anblick und Geruch von Alkohol, inhaltliches Thema, Verhalten der Interaktionspartner) sowie internale Bedingungen (Stimmung, Gedanken, Wirkungserwartung, Durst, physiologische Reaktionen) erhöhen unwillkürlich als Trigger additiv die Wahrscheinlichkeit für das Trinken.

Erhöhter Anreiz durch veränderte 2-Phasen-Wirkung von Alkohol

Aufgrund der einsetzenden Toleranzentwicklung benötigt der Betroffene einerseits größere Mengen Alkohol zur Erzielung einer angenehmen Hauptwirkung. Diese hält außerdem nicht mehr so lange an. Im Anschluss an die kurzfristig angenehm erlebte Alkoholwirkung (Trinkmotiv) treten andererseits verstärkt aversive Zustände ein, die wiederum Auslöser für die erneute Einnahme von Alkohol werden können. Es wird vom Einzelfall abhängen, ob hierbei eher intrapsychische Alkoholfolgen (z. B. negatives Selbstbild, Copingdefizite, Resignation nach einem Rückfall), somatische Veränderungen (z. B. Entzugserscheinungen) oder negative psychosoziale Auswirkungen (z. B. Konflikte) des Trinkens im Vordergrund stehen.

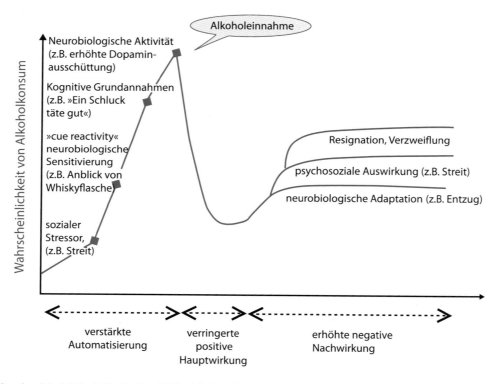

◻ **Abb. 41.5** Situatives Modell der individuellen Abhängigkeit. (Lindenmeyer 2016a, mit freundlicher Genehmigung vom Hogrefe Verlag)

kann hier der Schwerpunkt auf der Behandlung komorbider Störungen (z. B. Essstörungen, ADHS, PTSD, Persönlichkeitsstörungen), einer Optimierung unangemessener Verhaltensweisen (z. B. Selbstsicherheit und Kommunikation, Umgang mit Ärger und Aggression, Umgang mit Stress und Belastung), dysfunktionaler Einstellungen (z. B. übertriebene Leistungsorientierung, unzureichende Selbstwirksamkeitsüberzeugung) oder der Überwindung unzureichender sozialer Teilhabe (z. B. Arbeitslosigkeit, Wohnungslosigkeit, Überschuldung, Einsamkeit) liegen. Es ist hierbei unerheblich, ob es sich eher um Ursachen oder eher um Begleiterscheinungen oder Folgen der Suchtentwicklung handelt oder ob diese Problemlagen unabhängig entstanden sind. In jedem Fall stehen sie einer zufriedenen und stabilen Alkoholabstinenz entgegen. Die meisten Suchteinrichtungen haben daher ein breites

Tab. 41.3 Ergebnisse der 1-Jahres-Katamnese

Behandlungssetting	Erfolgsquote	Studie
Stationäre Entwöhnungsbehandlung (N = 13.050)	40,9 %	Bachmeier et al. (2017)
Ambulante Entwöhnungsbehandlung (N = 408)	52,9 %	Lange et al. (2017)
Ganztägig ambulante Entwöhnungsbehandlung (N = 112)	40,5 %	Schneider et al. (2017)

Angebot sog. indikativer Gruppen, in denen jeweilige Problemlagen der Betroffenen spezifisch behandelt werden. Auch hierzu wurden entsprechende Arbeitsmaterialien veröffentlicht (Lindenmeyer 2016c, 2011).

Aufrechterhaltungsphase Der Schwerpunkt der Rückfallprävention liegt darin, dass die Betroffenen durch gezielte Übungen lernen, ihre Alkoholabstinenz auch bei starker psychosozialer Belastung und bei Aktivierung ihrer neurophysiologischen Suchtmechanismen durch situative Trigger aufrechtzuerhalten. Gleichzeitig geht es darum, dass die Betroffenen einen verbindlichen Notfallplan mit ihren Bezugspersonen für den Fall eines Rückfalls vereinbaren. Hierzu wurden eine Reihe von spezifischen Trainingsverfahren veröffentlicht (Körkel und Schindler 2003; Lindenmeyer 2018).

41.5.4 Wirksamkeit

Zur Wirksamkeit der Alkoholentwöhnungsbehandlung liegen in Deutschland keine randomisiert-kontrollierten Studien vor. Allerdings werden vom Fachverband Sucht FVS jährlich umfangreiche 1-Jahres-Katamneseergebnisse („intention to treat") vorgelegt (□ Tab. 41.3).

Bei der Bewertung der Ergebnisse ist zu beachten, dass in den verschiedenen Behandlungssettings jeweils andere Zielgruppen mit unterschiedlich günstiger Prognose behandelt werden. Einschränkend ist außerdem zu bemerken, dass es sich um hochkomplexe Langzeittherapien mit einer Vielzahl von eklektisch-pragmatisch zusammengesetzten Komponenten aus unterschiedlichen Therapierichtungen handelt, sodass keine Aussagen über die Wirksamkeit einzelner konkreter Therapieelemente möglich sind. Insofern hat auch die in den Qualitätsstandards der Deutschen Rentenversicherung (DRV 2011) vorgesehene Anforderung an die Zusammensetzung der Gesamtbehandlung aus einem bestimmten Mix an Einzelmaßnahmen keine Evidenzbasierung. Andererseits liegen die Erfolgsquoten der Entwöhnungsbehandlungen deutlich über den Werten in anderen Ländern.

Entsprechend der Forderung nach evidenzbasierter Behandlung wurden verschiedene Metaanalysen zur Effektivität einzelner Behandlungsformen veröffentlicht. So zeigten in einer Metaanalyse von insgesamt 361 kontrollierten Studien Kurzintervention,

Motivational Interviewing, soziales Kompetenztraining, gemeindenahes Verstärkermodell („community reinforcement"), Verhaltensverträge, verhaltenstherapeutisch orientierte Paartherapie, Case Management, Selbstbeobachtung und kognitive Verhaltenstherapie die höchste Evidenzbasierung (Miller und Wilbourne 2002). Diese werden auch in der aktuellen S3-Leitlinie (AWMF 2016) empfohlen. Die geringste Evidenzbasierung bestand dagegen für allgemeine Aufklärung, konfrontative und einsichtsorientierte Verfahren.

Trotz der seit über 20 Jahren weltweit mit großem Aufwand betriebenen Forschung ist bislang keine substanzielle Verbesserung der Behandlungsergebnisse in der Praxis festzustellen:

- Die untersuchten Behandlungsansätze erzielen im Durchschnitt lediglich eine Effektstärke von 0,37 (Berglund et al. 2003). Die Mehrheit aller behandelten Alkoholabhängigen wird unverändert innerhalb eines Zeitraums von etwa 1 Jahr wieder rückfällig.
- Es zeigen sich zwischen den spezifischen Behandlungsmethoden selbst bei geradezu gegensätzlicher Vorgehensweise keine signifikanten Erfolgsunterschiede. Die Effektivitätsunterschiede zwischen den Behandlungsmethoden sind sogar umso geringer, je besser die Qualität der Studie ist (Finney 2000).
- Insbesondere erbrachten drei mit großem Aufwand betriebene Studien keine Fortschritte beim Versuch die Ergebnisse durch die Auswahl von spezifischen Behandlungsverfahren in Abhängigkeit von bestimmten Patientenmerkmalen („matching") zu steigern (Project Match Research Group 1997).
- Und schließlich konnten selbst bei den besonders erfolgreichen Behandlungsmethoden wie Motivational Interviewing oder kognitive Verhaltenstherapie so gut wie keinerlei empirische Hinweise über die Wirkmechanismen bzw. notwendigen Bedingungen für den Therapieerfolg (Spezifitätshypothese) erbracht werden (Morgenstern und McKay 2007).

Kritisch ist bei den Studien zu spezifischen Interventionsformen aus dem angloamerikanischen Raum anzumerken, dass hier oft Personen mit vergleichsweise leichten Alkoholproblemen dominierten („problem drinkers"), teilweise hohe Drop-out-Raten insbesondere bei den ambulanten Behandlungsformen zu verzeichnen waren, nur selten Frauen untersucht wurden und die Katamnesezeiträume oft nur wenige Wochen

◘ Tab. 41.4 Verändertes Motivationskonzept in der Abhängigkeitsbehandlung

Traditionelle Behandlung	Moderne Behandlung
Motivation = quantifizierbarer Status	Motivation = interaktioneller Prozess
Motivation = Voraussetzung für Therapie	Motivation = Teil der Therapie

umfassten. So konnten Berglund et al. (2003) feststellen, dass bei Personen mit psychischer Komorbidität und sozialer Belastung (Arbeitslosigkeit/Wohnungslosigkeit) Erfolge erst bei umfassenden Behandlungsangeboten erzielt werden konnten.

41.5.5 Psychotherapeutische Interventionen

In der aktuellen S. 3-Leitlinie (AWMF 2016) werden kognitive Verhaltenstherapie, Motivational Interviewing, tiefenpsychologisch fundierte Suchtbehandlung sowie Paartherapie als Methoden der ersten Wahl angegeben. Im Folgenden sollen einzelne psychotherapeutische Behandlungselemente exemplarisch dargestellt werden:

Motivational Interviewing

Der traditionell konfrontative Interaktionsstil hat sich in zahlreichen Studien als wenig effektive Motivierungsstrategie für Alkoholabhängige erwiesen. Mit der Einführung des Motivational Interviewing durch Miller und Rollnik (2015) wurde das Motivationskonzept grundlegend verändert (◘ Tab. 41.4; ◘ Abb. 41.6).

Das Motivational Interviewing stellt eine direktive, klientenzentrierte Behandlungsform dar, um Veränderungsambivalenzen zu überwinden (Phase 1) und konkrete Veränderungsziele und -wege zu erarbeiten (Phase 2).

Motivational Interviewing umfasst vier Behandlungsprinzipien, die über sieben Methoden in konkretes Therapeutenverhalten umgesetzt werden.

Ein zentrales Element des Motivational Interviewing besteht darin, dass mit den Begriffen „change talk" und „confidence talk" und „commitment talk" drei Zielgrößen für die Veränderungsmotivation operationalisiert wurden:

- Change Talk: Der Patient spricht über Nachteile seines derzeitigen Alkoholkonsums bzw. über Vorteile einer Verhaltensänderung.
- Confidence Talk: Der Patient drückt Optimismus hinsichtlich einer Verhaltensänderung bzw. der Wirksamkeit von Behandlungsangeboten aus.
- Commitment Talk: Der Patient formuliert eine Änderungsabsicht bzw. unterstreicht deren Ernsthaftigkeit.

Ziel des Motivational Interviewing ist es, die Rate solcher Äußerungen beim Klienten zu erhöhen, weil dies wiederum die Wahrscheinlichkeit tatsächlicher Veränderungsbemühungen nachweislich erhöht.

Informationsvermittlung

Die Vermittlung von Informationen über körperliche, soziale und psychische Aspekte einer Alkoholproblematik hat fünf Hauptziele:

1. Realisieren des Ausmaßes der eigenen Alkoholproblematik,

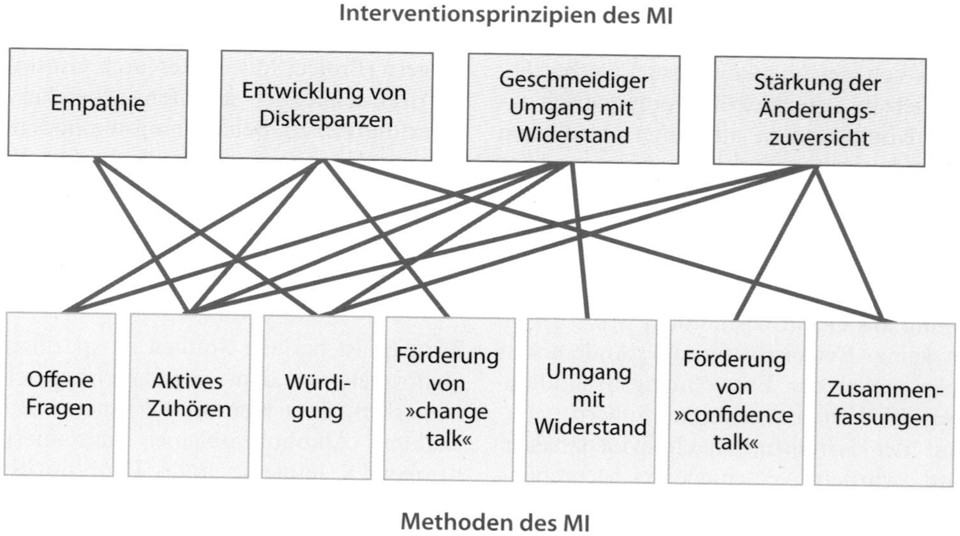

41

◘ Abb. 41.6 Komponenten des Motivational Interviewing (MI). (Mod. nach Körkel und Veltrup 2003, © Georg Thieme Verlag KG)

◻ Tab. 41.5 Ausgewählte Literatur für Patienten

Titel	Autor	Inhalt
Die Suchtfibel	Schneider (2015)	100 Frage-Antwort-Texte zum Selbststudium oder gemeinsamen Durcharbeiten in Patientengruppen
Lieber schlau als blau	Lindenmeyer (2016a)	14 Kapitel zum Selbststudium mit jeweils anschließendem Fragebogen als Vorbereitung für Therapiesitzung
Ratgeber Alkoholabhängigkeit	Lindenmeyer (2003)	Kurzinformation zur Vermittlung in das Suchthilfesystem aus ambulanter ärztlicher oder therapeutischer Betreuung
Ich höre auf, ehrlich	Merkle (2002)	11 Kapitel und 8 Fallbeispiele zur kognitiven Umstrukturierung bei Alkoholabhängigkeit
Motivationsprogramm	Petry (1996)	24 Gruppensitzungen unter therapeutischer Leitung
STAR	Körkel und Schindler (2003)	15 Gruppensitzungen à 90 min unter therapeutischer Leitung; jeweils Informationsinput, gruppendynamische Übung und Arbeitsblätter zur bewussten Auseinandersetzung mit spezifischen Aspekten der Rückfallprävention
Der springende Punkt	Lindenmeyer (2001)	7 Informationseinheiten unter therapeutischer Leitung für Personen mit schädlichem Alkoholkonsum

2. Herstellen von Kompatibilität zwischen dem persönlichen Erklärungssystem des Patienten und dem Therapierational,
3. Erzeugung von positiver Therapieerwartung und Compliance,
4. Förderung von Ambivalenz als Grundlage für eine fundierte Therapieentscheidung des Patienten,
5. Verdeutlichen der Notwendigkeit einer individuellen Nachsorge nach Beendigung der Behandlung.

Hierzu sind sowohl Patientenmaterialien für Alkoholabhängige als auch Gruppentherapiemanuale entwickelt worden (◻ Tab. 41.5).

Rückfallprävention

Die ersten 3 Monate nach Behandlungsende stellen die Zeit des größten Rückfallrisikos dar. Innerhalb des ersten Jahres gibt es nochmals relativ viele Rückfälle, danach werden Rückfälle selten. Als entscheidend für das Auftreten von Rückfällen erwiesen sich zum einen die Lebensumstände nach Ende der Behandlung (kritische Lebensereignisse, soziale Unterstützung, drohende negative Folgen eines Rückfalls) und zum anderen die Bewältigungsfertigkeiten der Betroffenen im Umgang mit „Risikosituationen". Etwa drei Viertel aller Rückfälle bei Alkoholabhängigen ereigneten sich in zeitlicher Nähe zu unangenehmen Gefühlszuständen, sozialen Konfliktsituationen und sozialer Verführung. Auf dem Hintergrund des Rückfallmodells von Marlatt und Gordon (1985) wurden spezifische Behandlungsmaßnahmen zur Rückfallprävention entwickelt (Lindenmeyer 2016a, 2018; ► Klinisch betrachtet).

Klinisch betrachtet

Behandlungsmaßnahmen zur Rückfallprävention

Ablehnungstraining

Immer wieder fühlen sich abstinent lebende Alkoholabhängige von Außenstehenden dazu gedrängt, Alkohol (mit-)zutrinken. In derartigen „sozialen Verführungssituationen" kommt es darauf an, die Aufforderung der Umwelt selbstsicher ablehnen zu können, ohne sich in eine längere Diskussion verwickeln zu lassen. Entsprechende Risikosituationen werden im Rollenspiel möglichst realistisch durchgespielt und dabei die eigenen Verhaltensmöglichkeiten schrittweise verbessert. Unter anderem gilt es in diesem Zusammenhang zu überlegen, in welchen Situationen die Betroffenen beim Ablehnen offen zu ihrer Alkoholabhängigkeit stehen wollen und in welchen dies eher nicht angezeigt ist. Relevante Übungssituationen sind u. a. der Besuch von früheren Trinkkumpanen, das Ablehnen von Alkoholangeboten bei Familienfeiern oder Partys und Ablehnen von Alkohol am Arbeitsplatz (Beförderung, Vertragsabschluss, Einstand, Messebesuch, Geschäftsessen).

Vorstellungsübung

Der Patient entwirft ein möglichst anschauliches Szenario einer möglichen Rückfallsituation und beschreibt, wie er diese Situation gerade noch rechtzeitig abstinent bewältigt. Er spricht das so entstandene Skript auf einen Tonträger und hört es sich im Sinne einer selbstgeleiteten Vorstellungsübung regelmäßig an. Ziel ist es, alkoholbezogene Assoziationsmuster und automatisierte Trinkgewohnheiten durch gezielte Bewältigungsstrategien und Abstinenzgedanken nach dem Paradigma der verdeckten Kontrolle zu überschreiben.

> **Expositionsübung**
> Patienten konfrontieren sich mit persönlich relevanten Auslösebedingungen (z. B. unmittelbare Konfrontation mit alkoholischen Getränken, Stimmungsinduktion durch Musik, gezielte Erinnerungen, das Aufsuchen bestimmter Örtlichkeiten oder Personen), um die abstinente Bewältigung von erheblicher Versuchung Alkohol zu trinken in vivo zu üben. Bei der ersten Expositionsübung erfolgt eine genaue Instruktion durch den Therapeuten.
> **Notfallplan zur Überwindung von Rückfällen**
> Ziel ist es, Rückfälle, wenn sie schon nicht verhindert werden konnten, im Sinne einer Schadensbegrenzung möglichst rasch beenden zu lernen. Aufgrund des drohenden Rückfallschocks kommt es darauf an, dass der Patient und – falls möglich – Angehörige über einen einfachen und vor allem fest eingeprägten „Notfallplan" verfügen. Ein Notfallplan sollte folgende Elemente enthalten:
> - einen geeigneten Ansprechpartner bei einem Rückfall,
> - eine geeignete Reihenfolge von Maßnahmen, um den Rückfall zu stoppen,
> - ein Vorgehen zur Wiedergewinnung von Abstinenzzuversicht.

41.5.6 Medikamentöse Behandlung

Im Rahmen neurobiologischer Suchtforschung wurde eine Reihe von sog. „Anti-Craving"-Medikamenten entwickelt mit dem Ziel, die Abstinenzraten im ambulanten Setting durch eine medikamentöse Verringerung des Verlangens nach Alkohol zu erhöhen.

- **Acamprosat (Campral®)** entwickelt eine erregungshemmende Wirkung im ZNS durch eine Hemmung der exzitatorischen Wirkung von Glutamat und durch eine Verstärkung der hemmenden Wirkung von GABA und Taurin. Allerdings haben sich in jüngster Zeit Hinweise darauf ergeben, dass die Wirksamkeit von Acamprosat möglicherweise lediglich auf dem im Präparat enthaltenem Calcium beruht. Eine kurzfristige Gabe von Acamprosat in Krisensituationen ist nicht sinnvoll, da ein wirksamer Spiegel erst nach etwa 7 Tagen erreicht wird.
- **Naltrexon (Nemexin®)** reduziert als Opiatantagonist die positive Wirkung von Alkohol auf das Belohnungssystem. Dadurch soll es Betroffenen erleichtert werden, einen eventuellen Rückfall zu begrenzen.
- **Nalmefen (Selincro®)** reduziert als Opiatantagonist ebenfalls die positive Wirkung von Alkohol auf das Belohnungssystem. Die bedarfsabhängige Einnahme ca. 1–2 h vor der antizipierten Trinkzeit, soll einen reduzierten Alkoholkonsum unterstützen. In Deutschland ist Selincro zugelassen für Personen mit einem schädlichen Alkoholkonsum und Alkoholabhängige, die nicht unter Entzugserscheinungen leiden.
- **Disulfiram (Antabus®)** blockiert die Verstoffwechselung des Alkoholabbauprodukts Acetaldehyd. Dadurch entsteht eine bis zu 4 Tage anhaltende Alkoholunverträglichkeit, die Alkoholabhängige von einem erneuten Konsum von Alkohol abhalten soll. Trotz guter Behandlungserfolge insbesondere in Kombination mit therapeutischen Kurzkontakten ist Antabus in Deutschland seit 2011 nicht mehr zugelassen. Eine Verordnung ist daher nur noch als „off-label use" möglich. Die aktuelle S3-Leitlinie (AWMF 2016) empfiehlt die Verordnung daher nur noch in Einzelfällen, wenn alle anderen Optionen ausgeschöpft sind.
- **Baclofen (Lioresal®)** ist als Muskelrelaxanz seit 1962 zur Behandlung von Spastizität zugelassen. Als GABA-Agonist soll es bei abstinent lebenden Alkoholabhängigen Verlangen und damit die Rückfallhäufigkeit senken. Mangels Zulassung als Anticraving-Substanz kann es lediglich als Off-Label-Medikation gegeben werden. Zur Wirksamkeit gibt es noch keine ausreichende Studienlage.
- Zwar wird der Einsatz der beiden sog. Anticraving-Substanzen Acamprosat und Naltrexon bei ambulanter Behandlung in den aktuellen S3-Leitlinien (AWMF 2016) als evidenzbasiert empfohlen, aktuelle Studien zeigen allerdings eine begrenzte Wirksamkeit (Rösner et al. 2010a, b). Ein großes Problem bei der Behandlung stellt dabei die hohe Abbruchrate im ambulanten Setting dar. Dagegen macht ihr Einsatz im stationären Setting keinen Sinn. Hier kann der Rückfallgefahr eher durch Vermeidung von Rückfallrisikosituationen entgegengewirkt werden.

41.5.7 Neuere Interventionen

Cognitive Bias Modification (CBM)   Vor dem Hintergrund des Dual-Process-Modells (Stacy und Wiers 2010) wurden verschiedene Versuche unternommen, die suchtspezifischen Informationsverarbeitungstendenzen durch PC-gesteuerte Trainingsprogramme gezielt zu überwinden (sog. Cognitive Bias Modification, CBM; ▶ Kap. 30). Zum Beispiel trainieren Patienten beim Anti-Alkohol-Training AAT (Eberl et al. 2013), mit Hilfe eines Joysticks auf präsentierte Alkoholabbildungen automatisch mit Ablehnung (Joystick wegschieben) und auf Bilder mit alkoholfreien Getränken automatisch mit Annäherung (Joystick heranziehen) zu reagieren (◻ Abb. 41.7). Um das Gefühl von Ablehnung und Annäherung zu verstärken, werden die Bilder auf dem Bildschirm entsprechend der Reaktion größer oder kleiner.

41

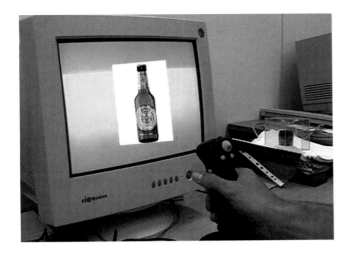

☐ **Abb. 41.7**   Joystick-Aufgabe des AAT. (© Lindenmeyer)

In mehreren Studien haben sich 6 Trainingssitzungen mit jeweils 200 Durchgängen als besonders günstig erwiesen, um die Abstinenzraten im Anschluss an eine stationäre Entwöhnungsbehandlung signifikant zu erhöhen.

Internetbasierte Therapieangebote (auch ▶ Kap. 35) Mit Hilfe anonym jederzeit zugänglicher Interventionsangebote sollen deutlich mehr Personen mit Alkoholproblemen als durch das klassische Hilfesystem erreicht werden. Durch den Einsatz des Internets sowie über Kurznachrichten und Social Media wird versucht, den Kontakt zu Suchtpatienten über die Behandlung hinaus zu halten. Bislang standen drei Ansätze im Vordergrund:

- **Brief Intervention:** Die Teilnehmer erhalten aufgrund ihrer Selbstangaben am Computer sofort eine nach einem bestimmten Logarithmus automatisch generierte, personifizierte Rückmeldung zu ihrem Alkoholkonsum, verbunden mit gezielten Änderungsempfehlungen. Hierbei wird den Teilnehmern ihr Prozentrang hinsichtlich ihres Alkoholkonsums im Vergleich zu ihrer Altersgruppe rückgemeldet. Außerdem berücksichtigt die Rückmeldung die Veränderungsphase des Teilnehmers entsprechend dem transtheoretischen Veränderungsmodell (TTM) von Prochaska und DiClemente (1986), um Reaktanz zu vermeiden. In mehreren Studien zeigte sich eine gleichhohe Wirksamkeit von computerbasierten Programmen wie bei Face-to-Face-Kurzinterventionen.
- **Selbsthilfeprogramme**: Die Programme fußen auf dem Selbstregulationsmodell der kognitiven Verhaltenstherapie. Die Teilnehmer legen zunächst ihr Veränderungsziel fest (Reduktion oder Abstinenz), protokollieren dann täglich ihre Zielerreichung und erledigen kleine Therapieaufgaben. Manche Programme enthalten zusätzlich einen Chatroom zum Austausch zwischen den Teilnehmern und therapeutische Unterstützung via einer Helpline. Zwar haben die Programme eine deutlich geringere Wirksamkeit als direkter Therapeutenkontakt, durch ihre große Reichweite und geringen Kosten stellen sie aber dennoch eine wichtige Ergänzung zum gegenwärtigen Hilfesystem dar. Ein besonders wirksames Selbsthilfeprogramm aus den Niederlanden (Blankers et al. 2011) liegt mittlerweile auf Deutsch vor unter ▶ www.selbsthilfealkohol.de.
- **Nachsorge:** Hier wird über Chats, elektronische Therapietagebücher oder SMS-Kontakte versucht, Patienten im Anschluss an eine Behandlung zu begleiten, ihre Wachsamkeit gegenüber möglichen Rückfallrisiken aufrechtzuerhalten, sie zu einem regelmäßigen Wiederauffrischen ihrer Rückfallpräventionsstrategien zu bewegen und vor allem sofort im Falle eines Rückfalls zu intervenieren. Zur Wirksamkeit liegen bislang widersprüchliche Ergebnisse einzelner Studien mit insgesamt geringer Qualität vor.

Das große Problem aller internetbasierten Therapieangebote ist die hohe Drop-out-Rate der Teilnehmer.

41.5.8   Offene Fragen

- **Wann sollte man Alkoholabhängige stationär und wann ambulant behandeln?**

Stationäre Behandlungen bieten ein umfassenderes und intensiveres Therapieprogramm als ambulante Therapien und ermöglichen eine unmittelbare Entlastung von beruflichen und familiären Alltagsproblemen. Sie entlasten auch kurzfristig das soziale Stützsystem des Betroffenen. Demgegenüber liegt der Vorteil einer ambulanten Behandlung in ihrer Niedrigschwelligkeit, der leichteren Einbeziehung von Bezugspersonen und in geringeren Behandlungskosten.

Aus ökonomischen Gründen wird von einigen Autoren vorgeschlagen, nach dem Prinzip der „stepped care" (Sobell und Sobell 2004) zunächst mit wenig aufwendigen, ambulanten Behandlungsangeboten zu beginnen und nur bei deren Scheitern zu stationären Behandlungsmaßnahmen überzugehen. Dem steht allerdings entgegen, dass jeder Behandlungsmisserfolg gefährliche Auswirkungen für den Betroffenen bzw. seine Umwelt haben kann und außerdem die prognostisch relevante Selbstwirksamkeitsüberzeugung des Betroffenen verringert. Entsprechend empfehlen andere Autoren nach dem Prinzip „safety first" (Lindenmeyer 2002) aus Sicherheitsüberlegungen zunächst mit den optimalen, stationären Behandlungsmaßnahmen zu beginnen, um diese bei Erfolg möglichst schnell in weniger aufwendige, ambulante Behandlungsmaßnahmen überzuleiten. Ein langfristiger Wirksamkeitsvergleich dieser beiden Behandlungsprinzipien steht noch aus.

41.5.9 Therapeutischer Umgang mit Rückfällen während der Behandlung

Rückfälle während der Behandlung stellen heute keinen Grund zur Beendigung der Behandlung dar, solange der Patient bei der Bewältigung des Rückfalls kooperiert und sinnvolle Konsequenzen aus dem Rückfall für die Weiterbehandlung gezogen werden

können. Allerdings existieren keine empirisch validierten Kriterien, wann eine Weiterbehandlung nach Rückfall erfolgversprechend ist und wann nicht. Denn nach einem Rückfall weiterbehandelte Patienten haben eine sehr viel schlechtere Prognose als Patienten, die die Behandlung ohne Rückfall regulär beendet haben.

41.6 Prävention

▶ Studienbox

Studienbox

Prävention von alkoholbezogenen Störungen: Aufklärung ist gut – Kontrolle ist besser

In einer internationalen Expertenkonsensusstudie untersuchten Babor et al. (2005) die Bewertung von Präventionsstrategien gegen Alkoholprobleme hinsichtlich ihrer Effektivität, ihrer wissenschaftlichen Bestätigung und der Kosten. Die Ergebnisse der Untersuchung zeigt ◘ Tab. 41.6.
Es zeigt sich, dass Maßnahmen zur Einschränkung der Verfügbarkeit und die Besteuerung von Alkohol hochwirksame Präventionsstrategien sind. Auch die meisten

Gegenmaßnahmen zu Alkohol am Steuer weisen eine hohe Effektivität auf. Von Erziehungsprogrammen und Konsumempfehlungen sind dagegen nur geringe Effekte auf den Alkoholkonsum zu erwarten. Frühinterventionsstrategien haben ebenfalls höchstens mittlere Effekte, da von ihnen nur jene Personen profitieren, die die entsprechenden Einrichtungen nutzen. Den größten Nutzen hat ein systematischer Mix verschiedener Strategien.

41.7 Resümee

Alkoholkonsumstörungen gehören zu den häufigsten psychischen Störungen und sind mit schwerem persönlichem Leid für die Betroffenen, aber auch hohen gesellschaftlichen Kosten verbunden. Fortschritte der Neurobiologie haben den Blick auf die suchtbedingten Einschränkungen der Willensfreiheit der Betroffenen gelenkt. Es existiert ein qualitativ hochwertiges und effektives Behandlungssystem für Alkoholkranke, durch das derzeit aber lediglich etwa 10 % der Betroffenen erreicht werden. Schwerpunkte

einer psychologischen Behandlung sind die Motivationsarbeit und die Rückfallprävention.

? Prüfen Sie Ihr Wissen
1. Was kennzeichnet den Verlauf von Alkoholstörungen? ▶ Abschn. 41.4
2. Welche diagnostischen Interviews sind für die Feststellung einer Alkoholstörungsdiagnose geeignet? Was sind geeignete Screeninginstrumente für Alkoholprobleme bzw. -störungen? ▶ Abschn. 41.2.4, und 41.2.5

41

◘ **Tab. 41.6** Wirksamkeit von Präventionsmaßnahmen

Strategie/Intervention	Effektivität	Wissenschaftliche Bestätigung	Kosten
Einschränkung der Verfügbarkeit durch gesetzliche Regelungen	+ + bis + + +	+ + bis + + +	Niedrig
Besteuerung/Preise	+ + bis + + +	+ + +	Niedrig
Veränderung der Trinksituation durch Regelung des Verkaufs	0 bis + +	+ bis + + +	Niedrig bis mäßig
Erziehungs- und Überzeugungsarbeit	0	+ bis + + +	Niedrig bis hoch
Regulierung der Alkoholwerbung	+	+ +	Niedrig
Alkohol am Steuer	+ + bis + + +	+ + bis + + +	Niedrig bis mäßig
Frühintervention	+ bis + +	+ bis + + +	Mäßig bis hoch

Effektivität: 0 = keine Effektivität bis + + + = hohe Effektivität; wissenschaftliche Bestätigung: 0 = keine Studien bis + + + = mindestens 5 Studien

3. Was versteht man unter dem Begriff „Suchtgedächtnis"? ► Abschn. 41.3.2, und 41.3.3

4. Erläutern Sie das therapeutische Vorgehen beim
Umgang mit Rückfällen! ► Abschn. 41.5.9

5. Nennen Sie Behandlungsmaßnahmen zur Rückfallprävention! ► Abschn. 41.5.5

6. Was ist Cognitive Bias Modification und welche
Rolle spielt sie in der Therapie von Alkoholstö-
rungen? Auf welchem Theoriemodell beruht sie?
► Abschn. 41.5.7

ⓘ Weiterführende Literatur

Eine ausführlichere Beschreibung der körperlichen
Aspekte einer Alkoholabhängigkeit findet sich bei
Feuerlein et al. (1998). Babor et al. (2005) untersuchen
weltweit die ökonomische Bedeutung des Alkohols
und die Wirksamkeit von gesundheitspolitischen Strategien. Konkrete Hinweise zur Behandlung von Alkoholabhängigen finden sich bei Lindenmeyer (2016a)
und Miller und Rollnik (2015). Lindenmeyer (2016b)
dient Patienten zur Selbstlektüre.

Literatur

Ackenheil, M., Stotz, G., Dietz-Bauer, R., & Vossen, A. (1999).
*M.I.N.I. Mini international neuropsychiatric interview German
Version 5.0.0.* München: Psychiatrische Universitätsklinik.

American Psychiatric Association (APA). (2013). *Diagnostic and statistical manual of mental disorders, fifth edition (DSM-5)*. Arlington: American Psychiatric Association.

American Psychiatric Association (APA). (2015). *Diagnostisches und
Statistisches Manual Psychischer Störungen – DSM-5* (deutsche
Ausgabe herausgegeben von Peter Falkai und Hans-Ulrich Witt-
chen, mitherausgegeben von Manfred Döpfner, Wolfgang Gae-
bel, Wolfgang Maier, Winfried Rief, Henning Saß und Michael
Zaudig). Göttingen: Hogrefe.

AWMF. (2016). S3-Leitlinie „Screening, Diagnose und Behandlung
alkoholbezogener Störungen". Arbeitsgemeinschaft der Wissenschaftlichen Medizinischen Fachgesellschaften (AWMF), Deutsche Gesellschaft für Psychiatrie und Psychotherapie, Psychosomatik und Nervenheilkunde (DGPPN), Deutsche Gesellschaft
für Suchtforschung und Suchttherapie e. V. (DG-SUCHT).

Babor, T., Caetano, R., Casswell, S., Edwards, G., Giesbrecht, N.,
Graham, K., et al. (2005). *Alkohol – Kein gewöhnliches Konsum-
gut*. Göttingen: Hogrefe.

Babor, T. F., Higgins-Biddle, J. C., Saunders, J. B., & Monteiro, M. G.
(2001). *AUDIT. The alcohol use disorders identification test. Guidelines for use in primary care*. World Health Organisation. Department of Mental Health and Substance Dependence.

Bachmeier, R., Missel, P., Schneider, B., Funke, W., Garbe, D., Herder,
F., et al. (2017). Effektivität der stationären Suchtrehabilitation –
FVS-Katamnese des Entlassjahrgangs 2014 von Fachkliniken für
Alkohol- und Medikamentenabhängige. *Sucht aktuell, 24*, 53–69.

Beck, A. T. (1993). *Cognitive therapy of substance abuse*. New York:
Guilford Press.

Beck, A. T., Wright, F. D., Newman, C. F., & Liese, B. S. (1995). *Kognitive Therapie der Sucht*. Weinheim: PVU.

Beesdo-Baum, K., et al. (2019). *SCID-5-CV. Strukturiertes Klinisches
Interview für DSM-5®-Störungen – Klinische Version*. Göttingen:
Hogrefe.

Behrendt, S., Beesdo-Baum, K., Zimmermann, P., Höfler, M., Perkonigg, A., Bühringer, G., Lieb, R., Wittchen, H.-U. (2011). The
role of mental disorders in the risk and speed of transition to alcohol use disorders among community youth. *Psychological Medicine, 41*, 1073–1085.

Behrendt, S., Wittchen, H.-U., Höfler, M., Lieb, R., & Beesdo, K.
(2009). Transitions from first substance use to substance use
disorders in adolescence: Is early onset associated with a rapid
escalation? *Drug and Alcohol Dependence, 99*, 68–78.

Behrendt, S., Wittchen, H.-U., Höfler, M., Lieb, R., Low, N. C. P.,
Rehm, J., & Beesdo, K. (2008). Risk and speed of transitions
to first alcohol dependence symptoms in adolescents: A 10-year
longitudinal community study in Germany. *Addiction, 103*, 1638–
1647.

Berglund, M., Thelander, E., & Jonsson, E. (2003). *Treating alcohol
and drug abuse. An evidence based review*. Weinheim: Wiley.

Berlitz-Weihmann, E., & Metzler, P. (1993). Ein Rasch-skalierter Fragebogen zum funktionalen Trinken (FFT). *Sucht, 39*(6), 384–398.

Blankers, M., Koeter, M., & Schippers, G. M. (2011). Internet therapy versus internet self-help versus no treatment for problematic
alcohol use: A randomized controlled trial. *Journal of Consulting
and Clinical Psychology, 9*(3), 330–341.

Bottlender, M., Spanagel, R., & Soyka, M. (2007). One drink, one
drunk – Controlled drinking by alcoholics? 3-year-outcome after intensive outpatient treatment. *Psychotherapie Psychosomatik
Medizinische Psychologie, 57*, 32–38.

Bühringer, G., Wittchen, H.-U., Gottlebe, K., Kufeld, C., &
Goschke, T. (2008). Why people change? The role of cognitive-control processes in the onset and cessation of substance abuse disorders. *International Journal of Methods in Psychiatric
Research, 17*, 4–15.

BZgA. (2017). ► https://www.kenn-dein-limit.info/alkohol-in-zahlen.
html. Zugegriffen: 12. Jan. 2017.

Carter, B. L., & Tiffany, S. T. (1999). Meta-analysis of cue-reactivity
in addiction research. *Addiction, 94*, 327–340.

Chou, K. L., Mackenzie, C. S., Liang, K., & Sareen, J. (2011). Three-
year incidence and predictors of first-onset of DSM-IV mood,
anxiety, and substance use disorders in older adults: Results from
wave 2 of the national epidemiologic survey on alcohol and related conditions. *Journal of Clinical Psychiatry, 72*, 144–155.

Christiansen, P., Schoenmakers, T. M., & Field, M. (2015). Less than
meets the eye: Reappraising the clinical relevance of attentional
bias in addiction. *Addictive Behaviors, 44*, 43–50.

Cloninger, C. R. (1981). Neurogenetic adaptive mechanisms in alcoholism. *Science, 236*, 410–416.

Conigrave, K. M., Davies, P., Haber, P., & Whitfiled, J. B. (2003). Traditional markers of excessive alcohol use. *Addiction, 98*(2), 31–44.

Dauber, H., Specht, S., Künzel, J., & Braun, B. (2018). *Suchthilfe in
Deutschland 2017. Jahresbericht der Deutschen Suchthilfestatistik
(DSHS)*. München: IFT Institut für Therapieforschung.

Dawson, D. A., Grant, B. G., Stinson, F. S., Chou, P. S., Huang, B.,
& Ruan, W. J. (2005). Recovery from DSM-IV alcohol dependence: United States 2001–2002. *Addiction, 100*, 281–292.

Deutsche Rentenversicherung DRV. (2011). *Reha-Therapiestandards
Alkoholabhängigkeit*. Berlin: Eigenverlag.

Deutsche Rentenversicherung DRV. (2016). *Beruflich orientierte Rehabilitation Abhängiger BORA*. Berlin: Eigenverlag.

Eberl, C., Wiers, R. W., Pawelczack, S., Rinck, M., Becker, E. S., &
Lindenmeyer, J. (2013). Approach bias modification in alcohol
dependence: Do clinical effects replicate and for whom does it
work best? *Developmental Cognitive Neuroscience, 4*, 38–51.

Elkins, I. J., McGue, M., & Iacono, W. G. (2007). Prospective effects
of attention-deficit/hyperactivity disorder, conduct disorder, and
sex on adolescent substance use and abuse. *Archives of General
Psychiatry, 64*, 1145–1152.

ESPAD Group. (2016). ESPAD report 2015. Results from the European school survey project on alcohol and other drugs. Lisbon.

Everitt, B. J., & Robbins, T. W. (2016). Drug addiction: Updating actions to habits to compulsions ten years on. *Annual Review of Psychology, 67,* 23–50.

Feuerlein, W., Küfner, H., & Soyka, M. (1998). *Alkoholismus – Missbrauch und Abhängigkeit. Entstehung – Folgen – Therapie* (5. Aufl.). Stuttgart: Thieme.

Finney, J. W. (2000). Limitations in using existing alcohol treatment trials to develop practice guidelines. *Addiction, 95,* 1491–1500.

Funke, W., Funke, J., Klein, M., & Scheller, R. (1987). *Trierer Alkoholismus Inventar (TAI).* Göttingen: Hogrefe.

Grant, B. F., Goldstein, R. B., Saha, T. D., Chou, S. P., Jung, J., Zhang, H. T., et al. (2015). Epidemiology of DSM-5 alcohol use disorder results from the national epidemiologic survey on alcohol and related conditions III. *JAMA Psychiatry, 72,* 757–766.

Gutwinski, R., Kienast, A., Lindenmeyer, J., Köb, M., Löber, S., & Heinz, A. (2016). *Alkoholabhängigkeit. Ein Leitfaden zur Gruppentherapie* (2. Aufl.). Stuttgart: Kohlhammer.

Hapke, U., Hanisch, C., Ohlmeier, C., & Rumpf, H.-J. (2009). Epidemiologie des Alkoholkonsums bei älteren Menschen in Privathaushalten: Ergebnisse des telefonischen Gesundheitssurvey 2007. Epidemiology of alcohol consumption among elderly people living in private households: Results from the 2007 Telephone Health Survey. *Sucht, 55,* 281–291.

Hasin, D. S., Greenstein, E., Aivadyan, C., Stohl, M., Aharonovich, E., Saha, T., et al. (2015). The alcohol use disorder and associated disabilities interview schedule-5 (AUDADIS-5): Procedural validity of substance use disorders modules through clinical re-appraisal in a general population sample. *Drug and Alcohol Dependence, 148,* 40–46.

John, U., Hapke, U., & Rumpf, H. M. (2001). *Skala zur Erfassung der Schwere der Alkoholabhängigkeit (SESA).* Göttingen: Hogrefe.

John, U., Hanke, M., Meyer, C., & Freyer-Adams, J. (2017). Alkohol. In Deutsche Hauptstelle für Suchtfragen DHS (Hrsg.), *DHS Jahrbuch Sucht 2017* (S. 35–50). Lengerich: Pabst Science Publishers.

Körkel, J., & Schindler, C. (1996). Der Kurzfragebogen zur Abstinenzzuversicht (KAZ-35). – Ein Instrument zur Erfassung der abstinenzorientierten Kompetenzzuversicht Alkoholabhängiger. *Sucht, 42,* 156–166.

Körkel, J., & Schindler, C. (2003). *Rückfallprävention mit Alkoholabhängigen. Das strukturierte Trainingsmanual STAR.* Berlin: Springer.

Körkel, J., & Veltrup, C. (2003). Motivational Interviewing: Eine Übersicht. *Suchttherapie, 4,* 115–124.

Lange, N., Neeb, K., Missel, P., Bick, S., Bachmeier, R., Brenner, R., et al. (2017). Effektivität der ambulanten Suchtrehabilitation. FVS-Katamnese der Entlassjahrgangs 2014 von Ambulanzen für Alkohol- und Medikamentenabhängige. *Sucht aktuell, 24,* 101–108.

Lindenmeyer, J. (2001). *Der springende Punkt. Stationäre Kurzintervention bei Alkoholmissbrauch.* Lengerich: Pabst.

Lindenmeyer, J. (2002). Kommt alles Gute wieder einmal in kleinen Päckchen aus Amerika? – Eine kritische Reflexion aktueller Entwicklungen in der Behandlung von Alkoholabhängigen. *Sucht aktuell, 2,* 11–17.

Lindenmeyer, J. (2003). *Ratgeber Alkoholabhängigkeit.* Göttingen: Hogrefe.

Lindenmeyer, J. (Hrsg.). (2011). *Therapie-Tools Offene Gruppen 2.* Weinheim: Beltz.

Lindenmeyer, J. (2016a). *Fortschritte der Psychotherapie: Band 6 Alkoholabhängigkeit* (3. Aufl.). Göttingen: Hogrefe.

Lindenmeyer, J. (2016b). *Lieber schlau als blau. Informationen zur Entstehung und Behandlung von Alkohol- und Medikamentenabhängigkeit* (9. Aufl.). Weinheim: PVU.

Lindenmeyer, J. (Hrsg.). (2016c). *Therapie-Tools Offene Gruppen 1* (2. Aufl.). Weinheim: Beltz.

Lindenmeyer, J. (2018). Rückfallprävention. In J. Margraf, S. Schneider (Hrsg.), *Handbuch der Verhaltenstherapie* (4. Aufl.). Berlin: Springer (S. 617–640).

Lindenmeyer, J., & Florin, I. (1998). Testgütekriterien einer deutschen Version des Inventory of Drug Taking Situations für Alkoholabhängige (IDTSA). *Verhaltenstherapie, 8,* 26–37.

Lindenmeyer, J., & Mühlig, S. (2019). *Therapie-Tools Alkohol- und Tabakabhängigkeit.* Weinheim: Beltz.

Liu, I. C., Blacker, D. L., Xu, R., Tsuang, M. T., & Lyons, M. (2004). Genetic and enviromental contributions to age of onset of alcohol dependence symptoms in male twins. *Addiction, 99,* 1403–1409.

Lopez-Quintero, C., de los Cobos, J. P., Hasin, D. S., Okuda, M., Wang, S., Grant, B. F., & Blanco, C. (2011). Probability and predictors of transition from first use to dependence on nicotine, alcohol, cannabis, and cocaine: Results of the national epidemiologic survey on alcohol and related conditions (NESARC). *Drug and Alcohol Dependence, 115,* 120–130.

Lopez-Quintero, C., Hasin, D. S., de los Cobos, J. P., Pines, A., Wang, S. A., Grant, B. F., & Blanco, C. (2010). Probability and predictors of remission from life-time nicotine, alcohol, cannabis or cocaine dependence: Results from the national epidemiologic survey on alcohol and related conditions. *Addiction, 106,* 657–669.

Margraf, J., et al. (2017). DIPS open access. Diagnostisches interview bei psychischen störungen. ▶ https://omp.ub.rub.de/index.php/RUB/catalog/book/100.

Marlatt, G. A., & Gordon, J. R. (1985). *Relapse prevention. Maintenance strategies in the treatment of addictive behavior.* New York: Guilford.

Merkle, R. (2002). *Ich höre auf, ehrlich. Ein praktischer Ratgeber für Betroffene und Angehörige.* Mannheim: PAL-Verlag.

Miller, W. R., & Rollnik, S. (2015). *Motivierende Gesprächsführung. Ein Konzept zur Beratung von Menschen mit Suchtproblemen.* Freiburg: Lambertus.

Miller, W. R., & Wilbourne, P. L. (2002). Mesa Grande: A methodological analysis of clinical trials of treatment for alcohol use disorders. *Addiction, 97,* 265–277.

Morgenstern, J., & McKay, J. R. (2007). Rethinking the paradigms that inform behavioral treatment research for substance use disorders. *Addiction, 102,* 1377–1389.

NIAAA (2016). ▶ https://www.niaaa.nih.gov/alcohol-health/special-populations-co-occurring-disorders/older-adults. Zugegriffen: 03. Febr. 2016.

Niemela, O. (2016). Biomarker-based approaches for assessing alcohol use disorders. *International Journal of Environmental Research and Public Health, 13,* 19.

Orth, B., & Merkel, C. l. (2019). *Der Alkoholkonsum Jugendlicher und junger Erwachsener in Deutschland. Ergebnisse des Alkoholsurveys 2018 und Trends.* BZgA-Forschungsbericht. Köln: Bundeszentrale für gesundheitliche Aufklärung.

Pabst, A., Kraus, L., Gomes de Matos, E., & Piontek, D. (2013). Substance use and substance use disorders in Germany in 2012. *Sucht, 59,* 321–331.

Park, S. Q., Kahnt, T., Beck, A., Cohen, M. X., Dolan, R. J., Wrase, J., & Heinz, A. (2010). Prefrontal cortex fails to learn from reward prediction errors in alcohol dependence. *Journal of Neuroscience, 30,* 7749–7753.

Peeters, M., Janssen, T., Monshouwer, K., Boendermaker, W., Pronk, T., Wiers, R., & Vollebergh, W. (2015). Weaknesses in executive functioning predict the initiating of adolescents' alcohol use. *Developmental Cognitive Neuroscience, 16,* 139–146.

Petry, J. (1996). *Alkoholismustherapie. Gruppentherapeutische Motivierungsstrategien* (3. Aufl.). Weinheim: PVU.

Piontek, D., et al. (2016). *Kurzbericht Epidemiologischer Suchtsurvey 2015 (Tabellenband: Alkoholkonsum, episodisches Rauschtrinken*

41

und Hinweise auf klinisch relevanten Alkoholkonsum nach Geschlecht und Alter im Jahr 2015). München: IFT Institut für Therapieforschung.

Prochaska, J. O., & DiClemente, C. C. (1986). Towards a comprehensive model of change. In W. R. Miller & N. Heather (Hrsg.), *Treating addictive behaviors: Processes of change* (S. 3–27). New York: Plenum.

Project Match Research Group. (1997). Matching alcoholism treatments to client heterogeneity: Project Match posttreatment drinking outcomes. *Journal of Studies on Alcohol, 58*, 7–29.

Rehm, J., Taylor, B., & Patra, J. (2006). Volume of alcohol consumption, patterns of drinking and burden of disease in the European region 2002. *Addiction, 101*, 1086–1095.

Rösner, S., Hackl-Herrwerth, A., Leucht, S., Lehert, P., Vecchi, S., & Soyka, M. (2010a). Acamprosate for alcohol dependence. *The Cochrane Database of Systematic Reviews.* ► https://doi.org/10.1002/14651858.CD004332.pub2

Rösner, S., Hackl-Herrwerth, A., Leucht, S., Lehert, P., Vecchi, S., & Soyka, M. (2010b). Opioid antagonists for alcohol dependence. *The Cochrane Database of Systematic Reviews.* ► https://doi.org/10.1002/14651858.CD001867.pub3

Schneider, B., Mielke, D., Bachmeier, R., Deichler, M., Herder, F., Kemmann, D., et al. (2017). Effektivität der ganztätig ambulanten Suchtrehabilitation. Katamnese des Entlassjahrganges 2014. *Sucht aktuell, 24*, 90–100.

Schneider, R. (2015). *Die Suchtfibel. Informationen zur Abhängigkeit von Alkohol und Medikamenten.* Baltmannsweiler: Schneider.

Sobell, M. B., & Sobell, L. C. (2004). The role of low risk drinking in the treatment of alcohol problems. A commentary. *Verhaltenstherapie, 14*, 127–131.

Spyra, K., Köhn, S., Ammelburg, N., Schmidt, C., Missel, P., & Lindenmeyer, J. (2011). Rehabilitanden Management Kategorien –

RMK. Entwicklungsprozess und ausgewählte Ergebnisse am Beispiel der Suchtrehabilitation. *Rehabilitation, 50*, 298–307.

Stacy, A. W., & Wiers, R. W. (2010). Implicit cognition and addiction: A tool for explaining paradoxical behavior. *Annual Review of Clinical Psychology, 6*, 551–575.

Stolle, M., Sack, P.-M., & Thomasius, R. (2009). Binge Drinking in childhood and adolescence epidemiology, consequences, and interventions. *Deutsches Ärzteblatt International, 106*, 323–328.

Swendsen, J., Conway, K. P., Degenhardt, L., Glantz, M., Jin, R., Merikangas, K. R., et al. (2010). Mental disorders as risk factors for substance use, abuse and dependence: Results from the 10-year follow-up of the National Comorbidity Survey. *Addiction, 105*, 1117–1128.

Tretter, F., & Küfner, H. (1992) Netzwerke der Sucht. *Supplement Psycho, 18.*

Vuchinich, R. (1999). Behavioral economics as a framework for organizing the expanded range of substance abuse interventions. In J. A. Tucker, D. M. Donovan, & G. A. Marlatt (Hrsg.), *Changing addicitve behavior – Bridging clinical and public health strategies* (S. 191–222). New York: Guilford.

Wittchen, H.-U., Behrendt, S., Höfler, M., Perkonigg, A., Lieb, R., Bühringer, G., & Beesdo, K. (2008). What are the high risk periods for incident substance use and transitions to abuse and dependence? Implications for early intervention and prevention. *International Journal of Methods in Psychiatric Research, 17*, 16–29.

Wolffgramm, J., & Heyne, A. (2000). Kommentar zum Artikel von F. Tretter „Anmerkungen zum Konstrukt, Suchtgedächtnis'". *Sucht, 46*, 284–286.

Wrase, J., Schlagenhauf, F., Kienast, T., Wustenberg, T., Bermpohl, F., Kahnt, T., et al. (2007). Dysfunction of reward processing correlates with alcohol craving in detoxified alcoholics. *Neuroimage, 35*, 787–794.

Tabakkonsumstörungen

Stephan Mühlig und Christoph B. Kröger

Inhaltsverzeichnis

Unter Mitarbeit von Franziska G. Loth

© Springer-Verlag GmbH Deutschland, ein Teil von Springer Nature 2020
J. Hoyer und S. Knappe (Hrsg.), *Klinische Psychologie & Psychotherapie*,
https://doi.org/10.1007/978-3-662-61814-1_42

Fallbeispiel

Die 35-jährige Ärztin Susanne R. ist an einer Universitätsklinik beschäftigt. „Mein Job ist ziemlich stressig, oft kann ich keine längere Arbeitspause machen. Dann rauche ich gemeinsam mit meinen Kollegen. Das tut gut und entspannt!" Die erste Zigarette hat Susanne im Alter von 13 Jahren probiert. „In meiner Clique hat damals wirklich jeder geraucht. Ich wollte dazugehören und von den anderen ernst genommen werden". Obwohl ihr der Tabak zunächst nicht wirklich gut geschmeckt hat, rauchte sie ziemlich schnell eine Schachtel am Tag. Während des Medizinstudiums stieg die Anzahl der pro Tag gerauchten Zigaretten. „Oft musste ich unter extremem Zeitdruck auf die Prüfungen lernen. Durch die Zigaretten habe ich mich leistungsfähiger gefühlt und konnte mich besser konzentrieren. Gleichzeitig hat mich das Nikotin beruhigt, ich war weniger angespannt". Heute raucht Susanne 20–25 Zigaretten pro Tag und fühlt sich abhängig. Eigentlich möchte sie „das Laster" aufgeben, vor allem weil sie im Krankenhaus tagtäglich mit den Folgeerkrankungen des Tabakkonsums konfrontiert ist. Zwei Rauchstoppversuche hat sie bereits auf eigene Faust probiert. Der Erfolg war allerdings nur von kurzer Dauer, der Stress auf der Arbeit war zu stark.

42.1 Tabak – die gefährlichste Droge

Die verharmlosend als „Genussmittel" bezeichnete Substanz Tabak wird in ihrer gesundheitsgefährdenden Bedeutung meist eklatant unterschätzt (▶ Klinisch betrachtet). Tabak ist unter allen Drogen diejenige mit der größten Verbreitung und dem höchsten gesellschaftlichen Schadenspotenzial. Weltweit gibt es derzeit über 1 Mrd. Tabakraucher, die täglich ca. 16 Mrd. Zigaretten rauchen (Ng et al. 2014). Das Abhängigkeitspotenzial der Droge Tabak bzw. des Nikotins ist vergleichbar mit dem von Heroin. Die gesundheitlichen Folgen des Tabakkonsums sind enorm: Regelmäßiges Tabakrauchen verursacht nicht nur die häufigste psychische Störung (Tabak-/Nikotinabhängigkeit), sondern ist kausal verantwortlich für zahlreiche schwerwiegende körperliche Erkrankungen und vorzeitigen Tod. Zudem begünstigt das Rauchen die Entstehung psychischer Störungen und deren Prognose. Die Folgen des Tabakkonsums stellen die wichtigste vermeidbare Todesursache weltweit dar: Jährlich sterben über 5 Mio. Menschen an den Folgen des Rauchens. Nach den Daten des Mikrozensus und der Todesursachenstatistik starben im Jahr 2013 allein in Deutschland ca. 121.000 Personen an den Folgen des Tabakrauchens (Pötschke-Langer et al. 2015). Dies entspricht einem Anteil von insgesamt 14 % der tabakbedingten Mortalität an allen Todesfällen. Rauchen ist dabei für ein Fünftel (20 %) aller vorzeitigen Todesfälle bei Männern und für 8 % bei Frauen verantwortlich. Die häufigsten tabakbedingten Todesursachen sind Krebserkrankungen, Herz-Kreislauf-Erkrankungen (inkl. Typ-2-Diabetes) sowie Atemwegserkrankungen. Inhalieren von Tabakrauch verursacht 80–90 % der chronischen Atemwegs-, 80–85 % aller Lungenkrebs- sowie 25–43 % aller koronaren Herzerkrankungen (IARC 2004; Pötschke-Langer et al. 2015). Im Rahmen der Langzeituntersuchung „British Doctors Study" ließ sich berechnen, dass jede einzelne Zigarette das Leben statistisch um 29 min verkürzt (Gohlke und Yusuf 2007). Trotz all dieser Risiken gehört jeder zweite Erwachsene in Deutschland zu den „Jemalsrauchern" (Lampert et al. 2013; Kröger et al. 2016).

42.2 Klassifikation und Diagnostik

Abhängiges Rauchen wird als psychische Störung in den beiden großen diagnostischen Klassifikationssystemen, der *Internationalen Klassifikation Psychischer Störungen* (ICD-10; Dilling et al. 2009) und dem *Diagnostischen und Statistischen Manual Psychischer Störungen* (DSM-IV-TR bzw. DSM-5; Saß et al. 2003 bzw. APA 2015), beschrieben. Die ICD spricht von „Tabakabhängigkeit", da die Abhängigkeit beim Tabakrauchen nicht ausschließlich durch den Inhaltsstoff Nikotin verursacht wird (Heatherton et al. 1991). Die Kategorie „schädlicher Gebrauch" (ICD-10) ist diagnostisch von geringem Wert, da dieses Kriterium beim Rauchen per se erfüllt ist. In der ICD-11 wird dieses Konzept jedoch weitergeführt. Die Klassifikationskriterien für abhängiges Rauchen entsprechen denen für die Abhängigkeit von verschiedenen psychoaktiven Substanzen (▶ Kap. 39). Die Neufassung der diagnostischen Kriterien für die substanzbezogenen Störungen im DSM-5 (APA 2015) erlaubt eine validere Diagnose der tabakbezogenen Störung, da diese beim Rauchen irrelevanten Aspekte (z. B. Aufwand für Beschaffung, Illegalität) unter den elf Kriterien relativ weniger ins Gewicht fallen und das Risiko falsch-negativer Diagnosen (Unterdiagnostik) vermindern sollten. Am häufigsten bilden die Kriterien Entzugssymptome, fortgesetzter Gebrauch trotz schädlicher Folgen und Kontrollminderung die Grundlage für die Diagnose der Tabakkonsumstörung (Hoch et al. 2004). Ausgeprägte Entzugssymptome werden von etwa der Hälfte aller Raucher, die einen Aufhörversuch unternommen haben, berichtet (Hughes et al. 2004a).

42

⬛ Tab. 42.1 Items und Skalenwerte des „Fagerström-Test für Zigarettenabhängigkeit"

Fragen	Antworten	Punkte
1. In welcher Zeitspanne nach dem Aufwachen rauchen Sie Ihre erste Zigarette?	Innerhalb von 5 min	3
	6 bis 30 min	2
	31 bis 60 min	1
	Nach 60 min	0
2. Empfinden Sie es als schwierig, an Orten, an denen das Rauchen verboten ist, nicht zu rauchen, z. B. in der Kirche, Bibliothek, im Kino etc.?	Ja	1
	Nein	0
3. Welche Zigarette möchten Sie am allerwenigsten aufgeben?	Die erste am Morgen	1
	Alle anderen	0
4. Wie viele Zigaretten pro Tag rauchen Sie?	10 oder weniger	0
	11 bis 20	1
	21 bis 30	2
	31 oder mehr	3
5. Rauchen Sie oft mehr in den ersten Stunden nach dem Aufwachen als am Rest des Tages?	Ja	1
	Nein	0
6. Rauchen Sie, wenn Sie so krank sind, dass Sie die meiste Zeit des Tages im Bett verbringen?	Ja	1
	Nein	0

Auswertung: 0–2 Punkte = keine bzw. sehr geringe Abhängigkeit; 3–4 Punkte = geringe Abhängigkeit; 5 Punkte = mittelschwere Abhängigkeit; 6–7 Punkte = schwere Abhängigkeit; 8–10 Punkte = sehr schwere Form der Abhängigkeit

Für die dimensionale Messung der symptomatischen Ausprägung von Tabakabhängigkeit hat sich international der „Fagerström-Test for Cigarette Dependence" (FTCD) durchgesetzt (Fagerström 2011). Er erfasst die Stärke der Tabakabhängigkeit eines Rauchers anhand von sechs Fragen (⬛ Tab. 42.1) mit einem maximalem Summenscore von 10. Morgendliches Craving (Frage 1) und die Anzahl der täglich konsumierten Zigaretten gelten als stabilste Prädiktoren der Abhängigkeitsstärke. Bei der Auswertung des Tests unterscheidet man von „keiner bzw. sehr geringer Abhängigkeit" (0–2 Punkte) bis zu „sehr schwerer Abhängigkeit" (8–10 Punkte). Der Fagerström-Test ist ein guter Prädiktor für den Abstinenzerfolg: Hohe FTCD-Werte sind assoziiert mit einer hohen Rückfallwahrscheinlichkeit innerhalb der ersten sechs Monate nach dem Rauchstopp (Fiore et al. 2008; Ockene et al. 2000). Während mit zunehmendem Alter immer weniger Raucher die DSM-Diagnosekriterien für die Nikotinabhängigkeit erfüllen, nimmt die mit dem Fagerström-Test gemessene Abhängigkeitsstärke zu. Da sich der Fagerström-Test in vielen internationalen Studien als konsistentes und valides Messinstrument bewährt hat und für die Therapieplanung von Bedeutung ist, wird sein routinemäßiger Einsatz in den aktuellen S3-Leitlinien empfohlen (Andreas et al. 2014; Batra et al. 2015; beide aktualisiert 2020).

42.3 Epidemiologie

In Deutschland liegt der Anteil **aktueller Raucher,** die täglich oder gelegentlich rauchen, in der Erwachsenenbevölkerung (18–79 Jahre) nach den Daten der „Studie zur Gesundheit Erwachsener in Deutschland" (DEGS1) bei 30 %, wobei der Raucheranteil unter den Männern (33 %) nach wie vor signifikant höher ausfällt als unter den Frauen (27 %; Lampert et al. 2013). Weitere 23 % der Frauen und 34 % der Männer geben an, früher geraucht, aber mittlerweile das Rauchen aufgegeben zu haben („**Exraucher**"). Eine Minderheit der Männer (34 %) und die Hälfte der Frauen (50 %) haben in ihrem Leben noch nie geraucht („**Niemalsraucher**"). Der Anteil aktueller Raucher ist bei beiden Geschlechtern in der jüngsten Kohorte 18–29 Jahre am höchsten (Männer 47 %; Frauen 40 %) und fällt dann kontinuierlich ab auf 30 % bzw. 27 % bei den 45- bis 64-Jährigen. Ein drastischer Rückgang der Raucherquote ist im höheren Lebensalter ab 65 Jahren (Männer 12 %; Frauen 9 %) zu verzeichnen. Für diesen signifikanten Abfall der Raucherprävalenzen im hohen Alter ist nicht allein die Übersterblichkeit von Rauchern verantwortlich, da der Anteil der Exraucher in den älteren Kohorten zugleich proportional zunimmt (Pabst et al. 2010). Etwa jeder vierte regelmäßige Tabakkonsument bei beiden Geschlechtern raucht mindestens 20 Zigaretten am Tag

(„**starke Raucher**"), was einer wahren Prävalenz von 8 % (Männer 11 %; Frauen 6 %) entspricht. Die Rauchprävalenz ist mit dem **Sozial- und Bildungsstatus** assoziiert: Die Raucherquote liegt bei beiden Geschlechtern in der Gruppe mit dem niedrigsten Sozialstatus am höchsten (Männer 42 %; Frauen 31 %; Lampert et al. 2013). Nicht jeder Raucher entwickelt ein klinisches Abhängigkeitssyndrom. Nach der DEGS-Erhebung erfüllen 38 % aller aktiven Raucher im Alter von 18 bis 79 Jahren die klinischen Diagnosekriterien für Tabakabhängigkeit und damit für eine psychische Störung. Die wahre 12-Monats-Prävalenz der Tabakabhängigkeit in der Bevölkerung liegt demnach in Deutschland bei 13 %, dies entspricht 8,4 Mio. Personen. Damit stellt die Tabakabhängigkeit nicht nur die am weitesten verbreitete Substanzstörung dar, sondern mit einer Lebenszeitprävalenz von 21 % (Hoch et al. 2008) und einer 12-Monats-Prävalenz von 13 % auch die häufigste psychische Störung überhaupt (Jacobi et al. 2014).

Der **Raucheranteil** in der Erwachsenenbevölkerung ist zwischen 2003 und 2015 um 8 Prozentpunkte bei den Frauen bzw. 11 Prozentpunkte bei den Männern **zurückgegangen** (Zeiher und Kuntz 2017). Unter den 11- bis 17-Jährigen ist der Anteil aktiver Raucher zwischen 2003 und 2017 um über 14 Prozentpunkte auf jetzt 7 % bei beiden Geschlechtern besonders deutlich zurückgefallen (Zeiher et al. 2018). Die **Aufhörquote,** d. h. der Anteil von Personen, die jemals mit dem regelmäßigen Rauchen begonnen, dann aber wieder aufgehört haben, liegt unter männlichen Rauchern bei 51 % und unter weiblichen bei 46 % (Lampert et al. 2013). Das **Ausstiegsverhalten** ist allerdings stark **schichtabhängig:** Bei den Frauen mit hohem Sozialstatus schaffen fast doppelt so viele Raucher den Ausstieg als in der Gruppe mit niedrigem Sozialstatus (62 % vs. 36 %), bei den Männern ist der Unterschied etwas geringer (66 % vs. 43 %). 65 % der befragten Raucher gaben an, bereits mindestens einmal einen **ernsthaften Aufhörversuch** unternommen zu haben, davon ungefähr die Hälfte innerhalb der letzten zwei Jahre. Unter den Exrauchern gab gut die Hälfte (54 %) an, den Rauchstopp ohne professionelle oder soziale Unterstützung geschafft zu haben. Die andere Hälfte hatte Unterstützung durch das soziale Umfeld, Selbsthilfemanuale, Nikotinersatzprodukte oder Tabakentwöhnungskurse in Anspruch genommen (Kröger et al. 2016).

42.4 Ätiologie, Spontanverlauf und Rückfall

Die Gründe für die Entwicklung einer tabakbezogenen Störung sind, wie bei anderen psychischen Störungen, vielfältig und individuell unterschiedlich. Im Falle der tabakbezogenen Störungen wirken neurobiologische, kognitive, psychologische und soziale Faktoren auf komplexe Weise mit den kurz- und langfristigen Wirkungen und Folgeerscheinungen der über 4.800 im Tabakrauch enthaltenen Substanzen zusammen. Ob eine Person mit dem Rauchen (Probierkonsum) beginnt, hängt in erster Linie von sozialen Einflüssen (Peers) und Einstellungsfaktoren ab, ob sie zum regelmäßigen und abhängigen Raucher wird, ist u. a. durch die individuelle Vulnerabilität (u. a. genetische Veranlagung) beeinflusst (Arzneimittelkommission der deutschen Ärzteschaft 2010; Hoch und Kröger 2006; auch ▶ Kap. 39).

42.4.1 Neurobiologische Ansätze

Nikotin und andere psychotrope Tabakinhaltsstoffe verändern neurobiologische, kognitive und physiologische Prozesse und somit das Befinden und das Verhalten eines Konsumenten (zu den Auswirkungen ◻ Abb. 42.1).

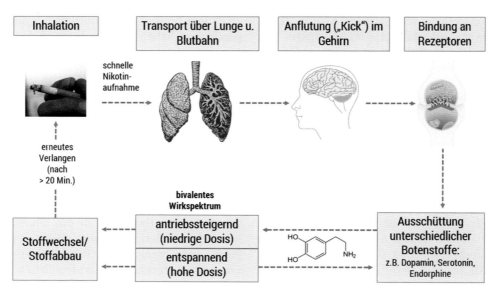

◻ **Abb. 42.1** Akutwirkungen des Nikotins auf den Organismus

Durch die Inhalation reizt das Nikotin beim Rauchen die sensorischen Nervenendigungen im Mund, in der Nase und im Rachen. Es überwindet die Kapillaren in der Lunge sowie die Blut-Hirn-Schranke sehr rasch und interagiert mit nikotinergen Azetylcholinrezeptoren im Gehirn. Bereits nach 7–10 s flutet das Nikotin im Gehirn an und löst ein subjektives Wohlbefinden aus, das für ca. 30 min anhält (Benowitz 1988). Im Gehirn aktiviert das Nikotin prä- und postsynaptisch lokalisierte nikotinerge Azetylcholinrezeptoren und löst eine Reihe physiologischer Reaktionen aus, in deren Verlauf die Ausschüttung bestimmter Neurotransmitter und Hormone aktiviert wird. Hierdurch kommt es u. a. zu einer Zunahme der Herzfrequenz, einem Blutdruckanstieg, einer Abnahme des Hautleitwiderstandes und einem Absinken der Hauttemperatur. Zu den zentralnervösen Effekten gehören vor allem die kurzfristige Steigerung der psychomotorischen Leistungsfähigkeit sowie der Aufmerksamkeits-, Konzentrations- und Gedächtnisleistungen.

Das hohe **Abhängigkeitspotenzial** von Tabak wird neben der direkten Wirkung auf die nikotinergen Azetylcholinrezeptoren vor allem der Beeinflussung des mesolimbisch-mesokortikalen Dopaminsystems (im Nucleus accumbens) zugeschrieben, das ein Hauptangriffspunkt für Nikotin ist (Balfour 2005). Nikotin bindet an diese dopaminergen Rezeptoren des Belohnungssystems und erhöht deren Aktivität, d. h., es kommt zu einer Dopaminausschüttung im mesolimbischen dopaminergen „Lust- und Belohnungszentrum" und damit zu einer motivierenden Wirkung, die das Rauchverhalten verstärkt (operante Konditionierung). Diese Aktivierung mesolimbisch-mesokortikaler Bahnen hat einen pharmakologisch vermittelten Effekt auf Verhaltensbewertung und Motivationsbildung. Die Ausschüttung des Neurotransmitters Dopamin ist belohnungsankündigend und aufmerksamkeitslenkend (Schultz et al. 1997) und verändert daher auf pharmakologische Weise die Bewertung des Konsumverhaltens und markiert dieses als „positiv". Damit wird die Tendenz zur Verhaltenswiederholung neurokognitiv verstärkt (Kiefer 2004). Die positive Bewertung führt zu einer Aufmerksamkeitsverschiebung hin zu substanzassoziierten Reizen („attentional bias") und zu einer habituell gesteigerten Belohnungserwartung. Diese anhaltende Belohnungsprädiktion wiederum steigert die prioritäre Verarbeitung von suchtassoziierten Stimuli und deren schnelleren Einbezug in die Handlungsplanung. Das belohnungsassoziierte Verhalten ist mit einer phasischen Erhöhung der synaptischen Dopaminmenge im Nucleus accumbens („Dopaminpeak") verbunden. Eine Prädiktion für eine Belohnung als „besser als erwartet" ist mit einem phasischen Anstieg der dopaminergen Transmission codiert (positiver Vorhersagefehler für Belohnungsereignisse) – und umgekehrt (negativer Vorhersagefehler für Belohnungen). Fatalerweise wird durch den pharmakologisch induzierten Anstieg der dopaminergen Transmis-

sion immer das Signal „besser als erwartet" erzeugt, unabhängig vom subjektiven Empfinden der Wirksamkeit des Suchtmittels, und führt auf Dauer zu einem pathologischen „Überlernen" der Wirkungserwartung auf drogenassoziierte Hinweisreize (Kiefer und Schuster 2017).

Diese Verstärkungsprozesse erklären die Neigung zur Wiederholung des Rauchens. Durch das wiederholte Rauchen nimmt langfristig die Anzahl der nikotinergen Azetylcholinrezeptoren in allen Hirnarealen zu. Diese **Rezeptor-up-Regulation** wird als kompensatorischer Mechanismus zur Wiederherstellung der Reagibilität der Nervenzellen interpretiert. Unmittelbar nach der Stimulation durch das Rauchen sind die Rezeptoren refraktär. Erst mit Abfallen des Nikotinspiegels werden sie wieder empfindlich und erregbar. Wenn die Dopaminkonzentration jedoch unter eine kritische Schwelle sinkt (z. B. beim Rauchstopp), entstehen Entzugssymptome oder Verlangen nach Nikotin (Craving). Einige andere (cholinerge) Neurone bleiben bei einem Entzug überaktiv: Dies führt zu Agitation und Unruhe. Diese überaktiven Neurone können erst wieder durch Nikotin desensitiviert werden, was subjektiv zu einem Gefühl der Beruhigung führt (Batra et al. 2010).

42.4.2 Psychologische Konzepte

Der erste Kontakt zu Tabak findet meist im Kindes- und Jugendalter statt. Oft stehen Experimentierfreude oder Neugier auf seine Wirkung im Vordergrund (Zeiher et al. 2018; BZgA 2011). Beim initialen Tabakkonsum stehen allerdings statt der positiven psychotropen Wirkungen eher die unangenehmen Auswirkungen im Vordergrund. Starke aversive Körperreaktionen beim Rauchen der ersten Zigarette, wie Schwindel, Übelkeit oder Erbrechen, können eine Konsumfortsetzung verhindern. Erst bei Gewöhnung treten diese Erscheinungen in den Hintergrund und es kommt zu positiv erlebten kognitiv-emotionalen Zuständen (z. B. gesteigerte Aufmerksamkeit, höhere Stresstoleranz, Abnahme von Aggressionen). Bei der Entwicklung vom ersten Probierkonsum bis zur Entstehung und Aufrechterhaltung von (abhängigem) Tabakrauchen spielen soziale Lernprozesse und Modelllernen eine entscheidende Rolle (Hoch und Lieb 2009). Das erworbene Rauchverhalten wird durch positive wie negative Verstärkung aufrechterhalten. Der Lernmechanismus des **operanten bzw. instrumentellen Konditionierens** (Thorndike 1932; Skinner 1938, 1953) erklärt, dass ein Verhalten (z. B. Tabakkonsum) in der Zukunft mit höherer Wahrscheinlichkeit auftreten wird, wenn es entweder zu befriedigenden Konsequenzen (Wohlbefinden, Entspannung, Glücksgefühlen, Verbesserung der sozialen Kontakte etc.) führt oder dadurch unangenehme Empfindungen (z. B. Reizbarkeit, Langeweile, Ängste, depressive Verstimmungen, Hungergefühle, Entzugserscheinungen) vermieden oder beseitigt werden können (negative Verstärkung).

Für die Aufrechterhaltung des Tabakrauchens spielt das **respondente Konditionieren** (oder: Assoziationslernen) eine wichtige Rolle (Pawlow 1927; ▶ Kap. 25). Bereits der spezifische Geruch des Tabaks kann zum konditionierten Auslöser für Suchtverlangen werden. Eine Kombination aus respondenter Konditionierung und operanter Verstärkung führt im Sinne der **Zwei-Faktoren-Theorie von Mowrer** (1960) zu sehr stabilem Lernen. Das trotz fehlender intensiver Rauschzustände hohe Abhängigkeitspotenzial beim Tabakrauchen resultiert u. a. daraus, dass das Gehirn eines Gewohnheitsrauchers täglich 200 bis 400 (und im Jahr: 73.000 bis 146.000) Mal mit Nikotin überflutet wird – und sich damit die Reiz-Reaktions-Verknüpfung ständig weiter stabilisiert. Interne und externe Auslösereize gewinnen zudem schnell die Qualität eines konditionierten Reflexes und lösen automatisch das Suchtverlangen aus. Hinzu treten vielfältige Einflüsse positiver operanter Verstärkungen des Rauchens (z. B. Geselligkeit, „Belohnungs"- oder „Pausenzigarette" etc.). Für die langfristige Aufrechterhaltung der Abhängigkeit sind dann primär Prozesse der negativen Verstärkung verantwortlich, also die Linderung von Entzugssymptomatik durch erneuten Konsum. Neuere neurokognitive Forschungsergebnisse zeigen, dass Suchtverhalten offenbar stärker von automatischen Informationsverarbeitungsprozessen gesteuert wird, als bis dato angenommen. Da Nikotin vor allem Hirnareale stimuliert, die für assoziative Lernprozesse „zuständig" sind, ist das Tabakrauchen besonders stark an rauchbezogene situative (Rauchpause, Kaffeetrinken, Feierabendbier), behaviorale (Griff zur Zigarettenschachtel), sensorische (Geruch, Geschmack) oder affektive (Stimmung) Stimuli (Cues) gekoppelt (Kröger und Lohmann 2007). **Kognitive Modelle** werden insbesondere herangezogen, um die Entstehung von Verlangen (z. B. Beck et al. 1997) oder das Rückfallgeschehen bei einer Abhängigkeitserkrankung zu erklären (z. B. Marlatt und Gordon 1985). Eine ausführlichere Darstellung dieser und weiterer psychologischer Ansätze findet sich in Kröger und Lohmann (2007).

42.4.3 Sozialwissenschaftliche Erklärungsmodelle

Tabakrauchen der Eltern ist häufig mit einem erhöhten Risiko des Rauchbeginns bei ihren Kindern assoziiert. Bei einer Minderheit der Kinder rauchender Eltern ist der umgekehrte Effekt zu beobachten: Diese scheinen vom Rauchen der Eltern eher abgeschreckt zu werden. Bei Heranwachsenden gewinnen Einstellungen und Verhaltensweisen der Peergroup an Bedeutung. Für den Beginn bzw. die Beibehaltung des Tabakrauchens sind auch gesellschaftliche Einflüsse relevant. Die mit Abstand höchsten Raucherquoten finden sich in unterprivilegierten Schichten und bildungsfernen Milieus (Zeiher und Kuntz 2017; Zeiher et al. 2018) sowie bei Personen mit psychischer Komorbidität. Dabei spielen kulturspezifische Konsumnormen ebenso eine Rolle wie Preis, Verfügbarkeit und Angebotsstrukturen von Tabakprodukten oder die aktuelle Tabakpolitik (z. B. Besteuerung, Gesetzgebung, Strafverfolgung; Pott et al. 2003).

42.4.4 Spontanverlauf und Rückfall

In der Tabakentwöhnung sind die Rückfallraten im Vergleich mit anderen Substanzen in der Suchttherapie besonders hoch. Nur etwa 3–6 % der Raucher mit eigenständig durchgeführten Rauchstoppversuchen sind nach einem Jahr noch abstinent (Fiore et al. 2008). In der Versorgungspraxis werden bei professionellen Tabakentwöhnungsbehandlungen 12-Monats-Abstinenzraten von 25–40 % berichtet, d. h. im Umkehrschluss, dass 60–75 % selbst der professionell unterstützten Abstinenzversuche innerhalb eines Jahres scheitern. Die zentrale Bedeutung von Auslösereizen („cue exposure") für das Rückfallrisiko gilt als gesichert. Empirische Verlaufsstudien zeigen allerdings, dass Rückfälle meist 2–3 Monate nach dem Rauchstopp bzw. dem Ende der Entwöhnungsintervention auftreten, d. h. meist erst *nach* Abklingen der körperlichen Entzugssymptomatik (Stapleton et al. 1995; Schneider et al. 1996; Covey et al. 2007). Selbst Jahre und Jahrzehnte nach dem Entzug können geringste Hinweisreize genügen, um Craving nach der Zigarette und einen Rückfall auszulösen. Die neurobiologischen und kognitionspsychologischen Ursachen dafür sind nicht befriedigend geklärt. Unklar war bislang vor allem, wieso dieser Effekt von Auslösereizen auf Suchtverhalten und Craving nach einer gewissen Zeit der Abstinenz nicht wieder gelöscht wird. Die kognitive Lernforschung liefert dafür neue Erklärungsansätze: Die Extinktion einer respondenten Konditionierung bedeutet neurobiologisch kein Verlernen im Sinne einer Entkoppelung synaptischer Verbindungen, sondern ein Neu- bzw. Umlernen, bei denen neue Reiz-Reaktions-Verknüpfungen geschaffen werden, während die alten nach wie vor prinzipiell verfügbar sind (Conklin und Tiffany 2010). Wahrscheinlich deshalb können alte Konditionierungen bei entsprechenden Triggern auch nach langer Latenzzeit wieder reaktiviert werden (z. B. durch Reinstatement oder Spontanerholung). Die hochgradig löschungs- und überschreibungsresistente Hypersensitivität („cue reactivity") gegenüber Suchtreizen wird zudem auf neuroplastische Veränderungen u. a. im mesolimbischen Dopaminsystem zurückgeführt (Chiamulera 2005; Due et al. 2002). Das Dual-Prozess-Modell (Strack und

Deutsch 2004) beschreibt die zugrunde liegenden psychopathologischen Mechanismen in der Ätiologie psychischer Störungen als Zusammenwirken gesteigerter störungsspezifischer impulsiver Reaktionen einerseits („horse") und geschwächter Fähigkeit zur exekutiven Kontrolle („horseman") andererseits. In den letzten Jahren wurden spezifischere Dual-Prozess-Modelle zur Erklärung von Suchtverhalten entwickelt (Bechara 2005; Evans und Coventry 2006; Wiers und Stacy 2006). Bezogen auf Sucht wird danach folgender Zusammenhang postuliert: Die Reaktion auf tabakassoziierte Reize erfolgt im Zusammenwirken von zwei unterschiedlichen Prozessen):

1. Die Annäherungsreaktion auf die suchtassoziierten Auslösereize läuft in Form des „automatic processing" ab, d. h. unbewusst, schnell, an bestimmte Auslösesituationen gekoppelt, mit geringer Kapazitätsbeanspruchung und wenig beeinflussbar.
2. Abstinenz (=Ablehnung, Vermeidung) erfordert dagegen eine intentionale Handlungsregulation, die mit bewusster Informationsverarbeitung und exekutiven Kontrollfunktionen („controlled processing") verbunden ist und intentional gesteuert, flexibel, aber vergleichsweise langsam, kognitiv aufwendig und begrenzt durch die Verarbeitungskapazität arbeitet.

Langfristig kommt es bei Tabaksucht zu einer zunehmenden Sensitivierung und Reagibilität auf Rauchreize (Annäherungstendenz) einerseits und einer zugleich stark abnehmenden Fähigkeit zum Treffen souveräner Entscheidungen und zur Handlungsregulation („exekutive Kontrolle") andererseits. Dabei sind drei Arten von Cognitive Biases beteiligt:

1. Attention Bias (selektive Aufmerksamkeit auf suchtassoziierte Reize),
2. Interpretation Bias (Neigung, suchtrelevante Reize als überwertig zu interpretieren) und
3. Memory Bias (Tendenz, suchtassoziierte Reize besser zu erinnern).

42.5 Behandlung

Psychologische Tabakentwöhnungsprogramme basieren meist auf kognitiv-behavioralen Ansätzen. Diese sind in der Regel in fünf Stufen strukturiert, die sich drei Phasen zuordnen lassen:

1. Informierung: Aufklärung, Psychoedukation;
2. Motivierung: Motivationsanalyse und -stärkung;
3. Präparierung: Vorbereitung des Rauchstopps und der Dauerabstinenz;
4. Instruierung und Umsetzung: Durchführung des Rauchstopps;
5. Stabilisierung: Erhalt der Totalabstinenz und Rückfallprophylaxe.

42.5.1 Vorbereitungsphase: Informierung, Motivierung, Präparierung

Raucher sind in Bezug auf ihre Aufhörbereitschaft sehr ambivalent. Obwohl die gesundheitlichen Risiken des Tabakkonsums allgemein bekannt sind und die Mehrheit der Raucher „eigentlich aufhören" will (80–90 %), setzt nur eine kleine Minderheit den Aufhörwunsch auch in die Tat um (Hoch et al. 2006). Die Risiken und Nachteile des Rauchens werden oft jahrelang kognitiv ausgeblendet und der Rauchstopp so lange vor sich her geschoben, bis irreversible Gesundheitsschäden eingetreten sind, u. a. aus übertriebenen Ängsten vor den Entzugserscheinungen oder unzutreffenden Befürchtungen vor Leistungseinbußen ohne die „Aufputschzigarette".

Im Rahmen der Vorbereitungsphase sollte zunächst psychoedukativ u. a. über die Rauchrisiken, die zugrunde liegenden Mechanismen und die Vorteile der Rauchfreiheit aufgeklärt werden. In dieser Anfangsphase erfolgt auch die kategoriale Diagnostik (Kriterien tabakbezogene Störung), die dimensionale Bestimmung der Ausprägung der Tabakabhängigkeit (Fagerström-Test), die Verhaltensanalyse der Konsummuster und Verstärkerbedingungen sowie die Analyse der Veränderungsbereitschaft (Motivationsanalyse). Zentrales Ziel in der Vorbereitungsphase ist eine systematische Stärkung der Aufhörmotivation sowie eine klare und konsequente Entscheidung des Patienten für die Rauchfreiheit (Commitment). Die Bereitschaft zum Beenden des Rauchverhaltens wird durch den Therapeuten gestärkt und das Vertrauen in die Fähigkeit des Patienten zur Abstinenz auf- bzw. ausgebaut.

Grundlage der Verhaltensanalyse ist die **Selbstbeobachtung.** Der Raucher beobachtet und protokolliert sein Rauchverhalten, indem er eine Woche lang die täglich konsumierten Zigaretten sowie die Rauch- und/oder Versuchungssituationen dokumentiert. Medizinische Parameter (CO-Messung der ausgeatmeten Atemluft, Lungenfunktionswerte, Lungenalter) können als objektive Parameter hinzugezogen werden. Zentrale Bestandteile dieser Phase sind das Entwickeln eines Störungsmodells und die **Auflistung der Vor- und Nachteile des Rauchens** bzw. Nichtrauchens in einer Pro-Kontra-Liste.

Gemeinsam mit dem Raucher wird ein individuelles Störungsmodell erarbeitet. Dabei sollte herausgearbeitet werden, wozu das Tabakrauchen im Alltag des Patienten dient (Funktionalität) und worin die (vermeintlichen) Vorteile des Rauchens bestehen (subjektive Verbesserung des Wohlbefindens, Entspannung, kognitive Leistungsfähigkeit). Diese positiven Aspekte des Rauchens sollten dann mit den Nachteilen (Abhängigkeit, Gesundheitsrisiken, Kosten, Belästigung) kontrastiert werden. Dabei ist es wichtig, zu erläutern, dass vermeintliche Vorteile des Rauchens (Entspannung, Stressbewältigung) tatsächlich nur Ausdruck dafür sind, dass

Wie **WICHTIG** ist es Ihnen, **jetzt** mit dem Rauchen aufzuhören und rauchfrei zu leben?

☐	☐	☐	☐	☐	☐	☐	☐	☐	☐
1	2	3	4	5	6	7	8	9	10
Überhaupt nicht wichtig									Sehr wichtig

Wie **ZUVERSICHTLICH** sind Sie, **jetzt** den Rauchstopp zu schaffen und rauchfrei zu leben?

☐	☐	☐	☐	☐	☐	☐	☐	☐	☐
1	2	3	4	5	6	7	8	9	10
Überhaupt nicht zuversichtlich									Sehr zuversichtlich

◘ Abb. 42.2   Motivations- und Zuversichtsbarometer (in Anlehnung an Motivational Interviewing)

die Zigarette die kurzfristigen Entzugssymptome lindert (negative Verstärkung). Hilfreich für das Verständnis des Suchtmodells ist das Verwenden von Beispielen und Bildern aus dem Alltag des Rauchers.

Beginnend mit der Sammlung aller Vorteile des Rauchens („Was ist für mich gut daran, wenn ich weiterrauche?", „Was gefällt mir am Rauchen?") werden die Nachteile des Weiterrauchens („Was passiert Schlimmes mit mir, wenn ich weiterrauche?"), die Argumente für das rauchfreie Leben („Welche Vorteile werde ich haben, wenn ich rauchfrei leben werde?") und die Argumente gegen das rauchfreie Leben („Welche unangenehmen Folgen hat das rauchfreie Leben?") schriftlich zusammengestellt. Die Argumente können hinsichtlich ihrer subjektiven Bedeutung und der Wahrscheinlichkeit ihres Auftretens gewichtet und diskutiert werden. Wichtig ist auch das Besprechen von Hindernissen und Befürchtungen auf dem Weg zum rauchfreien Leben.

Zur Motivierung werden hauptsächlich kognitive Therapietechniken (▶ Kap. 28) und Gesprächstechniken des motivierenden Interviews (Miller und Rollnick 2015) angewandt (◘ Abb. 42.2).

42.5.2 Beendigungsphase: Instruierung

Ziel dieser Phase ist die Durchführung des Rauchstopps und die Erlangung der Abstinenz. Wenn der Raucher sich konsequent entschlossen hat, mit dem Rauchen aufzuhören, werden die notwendigen Vorbereitungen für den Rauchstopp getroffen. Dabei wird zwischen der Punkt-Schluss-Methode und der Reduktionsmethode unterschieden. Bei beiden Methoden wird ein bestimmter Tag (Stopptag, „quit day") festgelegt, ab dem nicht mehr geraucht wird. Bei der **Punkt-Schluss-Methode** soll vor diesem Tag das Rauchverhalten nicht geändert werden, während bei der **Reduktionsmethode** die Abstinenz in Teilschritten erreicht werden soll. Bei Ansätzen des „kontrollierten Rauchens" wird nicht das Ziel der Totalabstinenz verfolgt,

sondern lediglich eine langfristige Rauchreduktion. Da eine solche Konsumkontrolle bei der Mehrheit der Patienten langfristig nicht funktioniert und eine Rauchmengenreduktion mit hohen Gesundheitsrisiken assoziiert bleibt, sind diese Ansätze umstritten und werden in den S3-Leitlinien nur in Ausnahmefällen empfohlen (Mühlig 2015; Mühlig et al. 2014).

Eine weitere Variante zur Tabakentwöhnung stellt die Aversionstherapie da. Mit Methoden wie dem forcierten Schnellrauchen soll Übelkeit induziert werden, um die Attraktivität des Rauchens zu verringern. Aufgrund des Nebenwirkungs- und Schädigungspotenzials wird aus ethischen und klinischen Gründen jedoch in den S3-Leitlinien von einer Anwendung abgeraten (Batra et al. 2015).

42.5.3 Aufrechterhaltungsphase: Stabilisierung

Ziel der Aufrechterhaltungsphase ist die Stabilisierung der Abstinenz und die Rückfallprophylaxe. Der Exraucher wird unterstützt, neue Verhaltensweisen als Alternativen zum Rauchen und eine stabile positive Einstellung zur Rauchfreiheit zu etablieren. Weiterhin wird die Bewältigung von Risikosituationen zur Verhinderung von Rückfällen thematisiert und trainiert.

Soziale Unterstützung für das Nichtrauchen stabilisiert den Abstinenzerfolg. Konkret soll der Raucher vertraute Personen, Familienangehörige oder Freunde über das Ziel, Nichtraucher zu werden, informieren und sie um aktive Unterstützung bitten (z. B. Schaffung einer rauchfreien Umgebung). Soziale Unterstützung kann mit Verhaltensverträgen gekoppelt werden, wobei Vereinbarungen schriftlich formuliert und für die Zielerreichung Belohnungen in Aussicht gestellt werden (▶ Klinisch betrachtet).

Alternativverhalten wie Entspannung, Bewegung und positive Selbstinstruktionen wirken selbstverstärkend. Mit dem Aufbau von Entspannungs- und Bewegungsverhalten können neben der Verstärkerwirkung

42

Umgang mit kritischen Situationen nach dem Rauchstopp

Die gründliche Vorbereitung des Stopptages soll die Abstinenzzuversicht und die Bewältigungskompetenzen erhöhen. Stimuluskontrolle, Aufbau von Alternativverhalten und Notfallkarte sind Bestandteile dieser Vorbereitung. Anhand einer Verhaltensanalyse werden mit dem Rauchen assoziierte Hinweisreize oder Situationen identifiziert. In der ersten Zeit nach dem Rauchstopp sollten Trigger vermieden und Umgebungsreize verändert werden (z. B. Entsorgen aller Restmengen an Zigaretten und von Rauchutensilien wie Aschenbechern). Auch kann es sinnvoll sein, vorübergehend bestimmte Auslösesituationen zu meiden (z. B. morgens keinen Kaffee zu trinken oder abends keinen Alkohol zu trinken) oder kritische Situationen notfalls zu verlassen.

Für kritische Situationen und das Auftreten von Verlangen nach einer Zigarette werden kurzfristig effektive Bewältigungsstrategien als Alternativen zum Rauchen eingeplant (z. B. Pfefferminz oder Chilipulver bzw. Tabasco auf der Zunge). Atemübungen können die entspannende Wirkung der Zigarette kompensieren. Betätigung der Finger kompensiert die Unruhe in den Händen und das Einziehen der Luft durch ein zusammengerolltes Stück Papier kann das Bedürfnis zu inhalieren verringern. Bewegung und Sport können kurzfristig als auch langfristig als Alternative zum Rauchen eingesetzt werden.

Eine Notfallkarte hilft dem Exraucher, in einer kritischen Situation abstinent zu bleiben. Sie besteht aus einem kleinen Zettel oder einer Karteikarte, auf die der wichtigste persönliche Grund gegen das Rauchen und/oder für die Abstinenz bzw. eine positive Selbstinstruktion geschrieben wurde. Sie sollte immer mit sich getragen und in der Notfallsituation gelesen werden. Ein Satz wie z. B. „Ich habe schon vieles im Leben geschafft, dann schaffe ich auch das" kann in der konkreten Versuchungssituation den Abstinenzwillen wieder stärken. An erster Stelle enthält die Notfallkarte eine Instruktion, was in der Risikosituation konkret getan werden soll („Ich verlasse die Situation, ich rufe eine bestimmte Person an"). Für den Notfall gilt die paradox anmutende Regel: Erst handeln, dann denken!

gleichzeitig andere Ziele erreicht werden: Entspannungs- und Bewegungsübungen reduzieren die Stressreaktionen, die das Risiko eines Rückfalls erhöhen. Bewegung wirkt dem Gewichtsanstieg entgegen und kann als kurzfristiges Alternativverhalten zum Rauchen in kritischen Situationen und zur Bewältigung von Craving eingesetzt werden.

> **Wichtig**
>
> Die Zufuhr von Nikotin beim Rauchen bedeutet eine Stimulation zentralnervöser Belohnungsstrukturen. Diese intensive und kurzfristig in fast jeder Lebenslage verfügbare Verstärkerwirkung entfällt nach dem Rauchstopp. Der Exraucher muss diesen Verstärkerverlust akzeptieren bzw. lernen ihn zu kompensieren.

„Naschen" als Kompensation für die Nikotinzufuhr ist besonders kritisch, da viele Raucher im Entzug nach dem Rauchstopp wegen der damit verbundenen Änderungen im Stoffwechsel auch ohne vermehrtes Essen an Gewicht zunehmen (3–5 kg im Durchschnitt). Da Nikotin zudem den Appetit zügelt, berichten viele Raucher von Heißhungerattacken, erhöhtem Appetit und Hungergefühl unmittelbar nach dem Aufhören. Aufklärung, Verhaltenstipps und ggf. ein systematisches Gewichtsmanagement können hier zur Gegenregulation eingesetzt werden.

Mittel- und langfristig soll sich der Exraucher im Rahmen der Selbstverstärkung explizit für die erreichten Erfolge (rauchfreie Tage, bestimmte Dauer der Abstinenz, Erreichen festgelegter Ziele) belohnen. Auch positive Selbstinstruktionen, der Stolz auf sich selbst sowie das „Sich-jeden-rauchfreien-Tag-Bewusstmachen" (im Kalender abhaken; das gesparte Geld in ein durchsichtiges Behältnis stecken) sind wirksame Methoden der Selbstverstärkung.

Ein Raucher hat meist über sehr viele Jahre eine Identität als Raucher aufgebaut, die sich in seinem Selbstbild und in dem Bild äußert, das andere von ihm haben. Eine Identitätsbildung als Nichtraucher wird u. a. erreicht, indem das Selbstverständnis des Rauchers („Ich sitze gerne mit Rauchern zusammen" oder „Ich gönne mir Rauchpausen") analysiert und durch alternative Konzepte, Gedanken und Bilder ersetzt wird („Ich bin ein Vorbild für meine Kollegen").

Rückfallprophylaxe

Der Weg zu einer dauerhaften Abstinenz ist mit einem hohen Risiko für Rückfälle behaftet. Eine Rückfallprophylaxe beinhaltet:

- Verbesserung der Selbstwahrnehmung und der Selbstbeurteilung von Kontrollüberzeugungen und Kompetenzerwartungen
- Antizipation von Risikosituationen (externe und interne Auslöser)
- Analyse des Umgangs mit früheren und zukünftigen Rückfällen
- Aufbau von kognitiven und verhaltensorientierten Bewältigungsstrategien (z. B. Problemlösefertigkeiten, selbstsicheres Verhalten)

42.5.4 Medikamentöse Begleitbehandlung des Tabakentzugssyndroms

Medikamente können eingesetzt werden, um die Entzugssymptomatik oder das Verlangen nach der Zigarette zu mildern. Derzeit stehen für die pharmakologische Behandlung des Entzugssyndroms drei Wirkstoffgruppen zur Verfügung:

1. Nikotinersatzprodukte,
2. Nikotinagonisten (Vareniclin) und
3. selektive Dopamin-Noradrenalin-Wiederaufnahmehemmer (Bupropion).

Nikotinersatzprodukte sind in Deutschland derzeit als Pflaster, Kaugummi, Inhaler und Lutschtablette erhältlich. Bei der **Nikotinersatztherapie** (NET) wird der Organismus durch die Medikamente mit reinem Nikotin versorgt, sodass neurobiologisch die Entzugserscheinungen gelindert und lernpsychologisch die Koppelung der positiven und negativen Verstärkung an die Zigarette aufgehoben werden kann. Die unterschiedliche Pharmakokinetik und Wirkstoffverläufe der einzelnen Applikationsformen von NET sind in ◻ Abb. 42.3 dargestellt. Pflaster eigenen sich zur „Grundversorgung" mit gleichmäßigem Wirkstoffspiegel, Kaugummis und Inhalator sind eher nach Bedarf zu verwenden. Die Präparate werden nach dem Rauchstopp angewendet und dann über 2–3 Monate schrittweise reduziert. Durch dieses „Ausschleichen" kann sich der Organismus langsam an den Nikotinentzug gewöhnen und reagiert nicht mit heftigen Entzugssymptomen. So können Gereiztheit, Konzentrationsstörungen, Rauchverlangen und andere negative Begleiterscheinungen des Rauchstopps abgeschwächt oder vermieden werden. Die Nikotinersatztherapie gilt insgesamt als gut verträglich, bei spezifischen Patientengruppen (z. B. Patienten mit Herz-Kreislauf-Erkrankungen) sollte die Indikation ärztlich abklärt werden.

Seit 2007 gibt es in Deutschland zur Tabakentwöhnung das nikotinfreie Medikament Champix® mit dem Wirkstoff Vareniclin, welcher sich an die Nikotinrezeptoren anlagert. Damit wird zum einen eine Freisetzung von Dopamin (ohne Nikotin) bewirkt, die die Entzugserscheinungen lindert. Zum anderen blockiert der Wirkstoff die Rezeptoren für Nikotin, sodass die gewohnte Wirkung einer gerauchten Zigarette ausbleibt. Vareniclin soll deshalb bereits ca. 2 Wochen vor dem Rauchstopp angewendet werden, u. a. um lernpsychologisch die Konditionierung auf die Zigarette zu löschen. Unerwünschte Arzneimittelwirkungen (vor allem Übelkeit, Kopfschmerzen, abnorme Träume) treten interindividuell sehr unterschiedlich auf.

Das ursprünglich als Antidepressivum (Elontril) entwickelte Medikament Bupropion (Zyban®) ist in Deutschland seit 2000 als Retardtablette für die Tabakentwöhnung zugelassen. Der Wirkstoff Bupropion greift im „Lust- und Belohnungszentrum" des Gehirns ein: Es hemmt die Wiederaufnahme von Katecholaminen (Adrenalin, Dopamin) in die Nervenenden, sodass die Menge des verfügbaren Botenstoffes Dopamin im intrazellulären Raum ansteigt. Da dies über einen anderen Mechanismus als bei Nikotin läuft, erzeugt Zyban® selbst keine Sucht. Es mildert Entzugserscheinungen, ohne dass dem Körper Nikotin zugeführt wird. Da für das Medikament

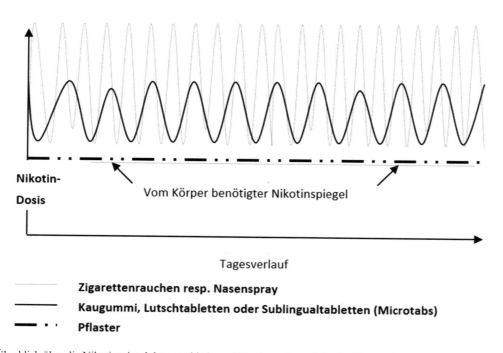

◻ **Abb. 42.3** Überblick über die Nikotinspiegel der verschiedenen Nikotinersatzprodukte im Tagesverlauf bei der Nikotinsubstitution

medizinische Kontraindikationen bestehen (z. B. Krampfleiden, Bulimie, Leberzirrhose, gleichzeitige Einnahme von MAO-Hemmern) und es zu starken Nebenwirkungen kommen kann (z. B. Schlaflosigkeit, Zittern, Krampfanfälle), darf seine Anwendung nur unter ärztlicher Aufsicht erfolgen. Zyban® und Champix® sind in Deutschland rezeptpflichtig, während Nikotinersatzpräparate derzeit frei in der Apotheke erhältlich sind.

42.5.5 Sonstige Maßnahmen

Neben den psychologischen Behandlungsprogrammen und den medikamentösen Therapien werden **Beratungen** durch fachqualifizierte Mitarbeiter (z. B. Psychologen, Ärzte, Sozialarbeiter, Pflegekräfte) im Rahmen von Gesundheitsuntersuchungen nach dem „5 A-Prinzip" eingesetzt (Abfragen des Rauchstatus, Anraten des Rauchverzichts, Ansprechen der Aufhörmotivation, Assistieren beim Rauchverzicht und Arrangieren von Folgekontakten; Fiore et al. 2008). Telefonische Beratung in Form spezieller „Helplines" für Raucher (z. B. von der BZgA) geben auf Anfrage Unterstützung, werden aber auf Wunsch auch selbst initiativ, indem sie den Raucher beim Aufhörprozess durch proaktive Telefonkontakte begleiten. **Selbsthilfeprogramme** in Form von Broschüren, Büchern, Online-Programmen oder smartphonebasierten Apps können den Raucher in allen Phasen des Rauchstopps und der Tabakentwöhnung wirksam unterstützen (▶ Kap. 22; Livingstone-Banks et al. 2019; Taylor et al. 2007, Whittaker et al. 2019). Alternative Behandlungsmethoden, wie etwa Akupunktur, Kräuterzigaretten, Naturheilkunde oder Homöopathie, sind nicht wirksamer als ein Placebo und aus wissenschaftlicher Sicht nicht zu empfehlen (Batra et al. 2015). Für die Hypnosetherapie und den Einsatz der E-Zigarette zur Tabakentwöhnung ist die Befundlage noch inkonsistent (Barnes et al. 2019; Fiore et al. 2008; Hartmann-Boyce et al. 2016).

42.5.6 Behandlungsprogramme und Therapieleitlinien

Die im Rahmen der Arbeitsgemeinschaft der wissenschaftlichen medizinischen Fachgesellschaften (AWMF) entwickelte S3-Leitlinie „Tabakentwöhnung" (Batra et al. 2015; aktualisiert 2020) empfiehlt eine Reihe von Tabakentwöhnungsverfahren und -interventionen (Batra et al. 2016), wie sie in diesem Kapitel vorgestellt wurden. Eine besondere Problemgruppe stellen die abhängigen Raucher mit psychischer Komorbidität dar: Da diese Patienten überproportional rückfällig werden, ist ein professionell begleiteter Rauchstopp für die meisten Betroffenen hilfreich und effektiv (Mühlig et al. 2016).

Die Behandlung von Rauchern wird in Deutschland bislang lediglich als präventive Maßnahme im Sinne des § 20 SGB V von den Krankenkassen erstattet, wenn ein den Leitlinien entsprechendes Gruppenprogramm, wie „Das Rauchfrei Programm" (Kröger und Gradl 2007) oder „Nichtraucher in 6 Wochen" (Batra und Buchkremer 2004), angewandt wird. Im Rahmen von Disease-Management-Programmen oder von Einzelvereinbarungen (z. B. AOK PLUS) werden Tabakentwöhnungen für besondere Patientengruppen mit rauchassoziierten Erkrankungen auch als Sekundärprävention erstattet. Eine Anerkennung als heilkundliche Leistung steht bislang immer noch aus (Hering et al. 2018).

42.5.7 Effektivität der Tabakentwöhnung

In der bisher umfangreichsten und am besten recherchierten Arbeit zur Effektivität von Tabakentwöhnungsmaßnahmen wurde ein Literaturreview von über 8.700 Artikeln vorgenommen, die im Zeitraum von 1975 bis 2007 in englischsprachigen „Peer-reviewed Journals" veröffentlicht wurden (Fiore et al. 1996, 2000, 2008; ◻ Tab. 42.2).

Mittlerweile liegen zahlreiche Cochrane-Metaanalysen zur Wirksamkeit verschiedener psychologischer Interventionsmethoden zur Tabakentwöhnung vor. Die größten Effektstärken bei zugleich bester Evidenzlage weisen die kognitiv-verhaltenstherapeutischen Gruppenprogramme (Stead et al. 2017, 2016) und Einzelberatungen auf. Bei den Online-Programmen, App-basierten Trainings und der Hypnotherapie liegen weniger Evidenzen, aber ermutigende Einzelbefunde mit guten Effektstärken vor. Raucher, die einen ärztlichen Rat zum Rauchstopp erhalten, sind nach 6 Monaten signifikant häufiger abstinent (10,2 %) als Raucher, die diesen Ratschlag nicht erhalten (Abstinenzquote 7,9 %; Fiore et al. 2008).

Die Cochrane-Metaanalysen zur Nikotinersatztherapie (Hartmann-Boyce et al. 2018), zu partiellen Antagonisten wie Vareniclin (Cahill et al. 2013) und zu Antidepressiva wie Bupropion (Hughes et al. 2014b) kommen ebenfalls zu hohen Effektstärken.

Auf Basis dieser Befundlage macht es Sinn, aufhörwilligen Rauchern je nach Problem- und Motivationslage ein differenziertes Interventionsangebot („stepped care") zu machen, das von Aufklärung, Motivierung und einfacher Beratung bei leichteren Fällen bis zu intensivtherapeutischen Komplexprogrammen und psychotherapeutisch-medikamentöser Kombinationstherapie bei schwer abhängigen und Risikorauchern reicht (Hartmann-Boyce et al. 2019; Lancaster und Stead 2017; Batra et al. 2015). Vollfinanzierte Tabakentwöhnungsangebote erhöhen nicht nur die Inanspruchnahmerate um das Dreifache, sondern auch den Abstinenzerfolg um 77 % (van den Brand et al. 2017).

Tab. 42.2   Effizienz und geschätzte Aufhörquote bei unterschiedlichen Tabakentwöhnungstherapien

Interventionsarten	Anzahl der Gruppen	Odds Ratio (95 % KI)	Geschätzte Erfolgsraten in % (95 % KI)
Screening[a]			
Kein Screening des Rauchstatus	3	1,0	3,1
Screening des Rauchstatus	3	2,0 (0,8–4,8)	6,4 (1,3–11,6)
Ärztlicher Ratschlag[b]			
Kein ärztlicher Ratschlag zum Rauchstopp	9	1,0	7,9
Ärztlicher Ratschlag zum Rauchstopp	10	1,3 (1,1–1,6)	10,2 (8,5–12,0)
Beratung[b]			
Kein Kontakt	30	1,0	10,9
Minimaler Kontakt (<3 min)	19	1,3 (1,0–1,6)	13,4 (10,9–16,1)
Kurze Beratung (3–10 min)	16	1,6 (1,2–2,0)	16,0 (12,8–19,2)
Beratung (>10 min)	55	2,3 (2,0–2,7)	22,1 (19,4–24,7)
Beratung und Verhaltenstherapie[b]			
Keine Beratung bzw. Verhaltenstherapie	35	1,0	11,2
Entspannung/Atemübungen	31	1,0 (0,7–1,3)	10,8 (7,9–13,8)
Kontingenzvertrag	22	1,0 (0,7–1,4)	11,2 (7,8–14,6)
Gewichtsmanagement	19	1,0 (0,8–1,3)	11,2 (8,5–14,0)
Reduktionsmethode	25	1,1 (0,8–1,5)	11,8 (8,4–15,3)
Negative Affekte	8	1,2 (0,8–1,9)	13,6 (8,7–18,5)
Soziale Unterstützung (innerhalb der Behandlung)	50	1,3 (1,1–1,6)	14,4 (12,3–16,5)
Soziale Unterstützung (außerhalb der Behandlung)	19	1,5 (1,1–2,1)	16,2 (11,8–20,6)
Allgemeines Problemlösen	104	1,5 (1,3–1,8)	16,2 (14,0–18,5)
Aversives Rauchen	19	1,7 (1,0–2,8)	17,7 (11,2–24,9)
Schnelles Rauchen	19	2,0 (1,1–3,5)	19,9 (11,2–29,0)
Behandlung[c]			
Ausschließlich Medikation	8	1,0	21,7
Medikation und Beratung	39	1,4 (1,2–1,6)	27,6 (25,0–30,3)
Behandlung[c]			
Ausschließlich Beratung	11	1,0	14,6
Beratung und Medikation	13	1,7 (1,3–2,1)	22,1 (18,1–26,8)

[a]Metaanalyse (Fiore et al. 1996)
[b]Metaanalyse (Fiore et al. 2000)
[c]Metaanalyse (Fiore et al. 2008)

42.6   Resümee

Tabakabhängigkeit (ICD-10) bzw. die tabakbezogene Störung (DSM-5) ist weltweit die häufigste Substanzstörung und zählt zu den verbreitetsten psychischen Störungen überhaupt. In Deutschland versucht die Mehrzahl der Raucher ohne professionelle Unterstützung aufzuhören. Die Ansprache von Rauchern durch Mitarbeiter im Gesundheitswesen (Ärzte, Hebammen, Pflegepersonal, Gesundheitspädagogen) in den verschiedenen Settings der Prävention und Krankenversorgung (Beratungsstellen, Arztpraxen, Akutkrankenhäuser und Rehabilitationskliniken) sollten Bestandteil der Routineversorgung sein, weil sich hier ein niederschwelliger Zugang zur Tabakentwöhnung eröffnet. Ein multimodaler Behandlungsansatz, in dem die psychischen und physischen Aspekte der Erkrankung gleichermaßen berücksichtigt werden, erreicht zwar wenig

42

Raucher, ist jedoch besonders erfolgreich. Tabakentwöhnung in Deutschland sollte als heilkundliche Kassenleistung anerkannt werden, um das Versorgungsangebot auszuweiten und die Versorgungsqualität weiter zu verbessern.

? Prüfen Sie Ihr Wissen

1. Welches sind die wichtigsten Indikatoren für eine Tabak- bzw. Nikotinabhängigkeit? ▶ Abschn. 42.2
2. Nennen Sie die wichtigsten psychologischen Konzepte zu Erwerb und Aufrechterhaltung des (abhängigen) Rauchverhaltens. ▶ Abschn. 42.4.2
3. Welche Schritte beinhaltet die kognitiv-verhaltenstherapeutische Tabakentwöhnung? ▶ Abschn. 42.5
4. Wie erklärt man die Gewichtszunahme nach einem Rauchstopp? ▶ Abschn. 42.5.3
5. Welches sind laut Metaanalysen und Therapieleitlinien die effektivsten Methoden zur Tabakentwöhnung? ▶ Abschn. 42.5.7

ⓘ Weiterführende Literatur

Praxisorientierte Veröffentlichungen zur Behandlung von Rauchern mit Manualcharakter und Kopiervorlagen finden sich bei Kröger und Lohmann (2007) sowie Lindenmeyer und Mühlig (2019) mit einem Schwerpunkt auf kognitiv-verhaltenstherapeutischen Interventionstechniken in der Einzelbehandlung und für die Gruppenbehandlung bei Unland (1995), Batra und Buchkremer (2004), sowie Kröger und Gradl (2007). Aktuelle epidemiologische Daten zum Rauchen werden jährlich im Jahrbuch „Sucht" von der Deutschen Hauptstelle für Suchtfragen e. V. herausgegeben. Kostenlose Broschüren für Raucher und Therapeuten sind über die DHS (▶ https://www.dhs.de) und die Bundeszentrale für gesundheitliche Aufklärung (▶ https://www.bzga.de) zu beziehen.

Literatur

Andreas, S., Batra, A., Behr, J., Chenot, J.-F., Gillissen, A., Hering, T., et al. (2014). *Leitlinie Tabakentwöhnung bei COPD*. Tübingen: AWMF.

American Cancer Society (2018). *Benefits of quitting smoking over time*. ▶ https://www.cancer.org/healthy/stay-away-from-tobacco/benefits-of-quitting-smoking-over-time.html#written_by

American Psychiatric Association (APA). (2015). *Diagnostisches und Statistisches Manual Psychischer Störungen – DSM-5* (deutsche Ausgabe herausgegeben von Peter Falkai und Hans-Ulrich Wittchen, mitherausgegeben von Manfred Döpfner, Wolfgang Gaebel, Wolfgang Maier, Winfried Rief, Henning Saß und Michael Zaudig). Göttingen: Hogrefe.

Arzneimittelkommission der deutschen Ärzteschaft. (2010). Tabakabhängigkeit. In *Arzneiverordnung in der Praxis*. ▶ https://www.akdae.de/Arzneimitteltherapie/TE/A-Z/PDF/Tabakabhaengigkeit.pdf.

Balfour, D. (2005). Biologische Aspekte des Rauchens. In A. Batra (Hrsg.), *Tabakabhängigkeit*. Stuttgart: Kohlhammer.

Barnes, J., McRobbie, H., Dong, C. Y., Walker, N., & Hartmann-Boyce, J. (2019). Hypnotherapy for smoking cessation. *Cochrane Database of Systematic Reviews, 6*, CD001008. ▶ https://doi.org/10.1002/14651858.CD001008.pub3.

Batra, A., Andreas, S., Bartsch, G., Gohlke, H., Jähne, A., Krause, E.-G., & Petersen, K. U. (2015). *Interdisziplinäre Leitlinie der Qualität S3 zum Screening, der Diagnostik und Behandlung des schädlichen und abhängigen Tabakkonsums*. Tübingen: AWMF.

Batra, A., & Buchkremer, G. (2004). *Tabakentwöhnung – ein Leitfaden für Therapeuten*. Stuttgart: Kohlhammer.

Batra, A., Mann, K., & Singer, M. V. (Hrsg., 2010) *Alkohol und Tabak: Grundlagen*. Stuttgart: Thieme.

Batra, A., Petersen, K. U., Hoch, E., Mann, K., Kröger, C., Schweizer, C., & Mühlig, S. (2016). Psycho- und Pharmakotherapie bei schädlichem Tabakgebrauch und -abhängigkeit. *Nervenarzt, 87*, 35–45.

Bechara, A. (2005). Decision making, impulse control and loss of willpower to resist drugs: A neurocognitive perspective. *Nature Neuroscience, 8*(11), 1458–1463.

Beck, A. T., Wright, F. D., Newman, C. F., & Liese, B. S. (1997). *Kognitive Therapie der Sucht*. Weinheim: PVU.

Benowitz, N. L. (1988). Pharmacologic aspects of cigarette smoking and nicotine addiction. *New England Journal of Medicine, 319*, 1318–1330.

Bundeszentrale für gesundheitliche Aufklärung (BZgA). (2011). *Der Tabakkonsum Jugendlicher und junger Erwachsener in Deutschland 2010. Ergebnisse einer aktuellen Repräsentativbefragung und Trends*. Köln: BZgA.

Cahill, K., Stevens, S., Perera, R., & Lancaster, T. (2013). Pharmacological interventions for smoking cessation: An overview and network meta-analysis. *Cochrane Database of Systematic Reviews, 2013*(5). ▶ https://doi.org/10.1002/14651858.CD009329.pub2.

Chiamulera, C. (2005). Cue reactivity in nicotine and tobacco dependence: A "multiple-action" model of nicotine as a primary reinforcement and as an enhancer of the effects of smoking-associated stimuli. *Brain Research Reviews, 48*, 74–97.

Conklin, C. A., & Tiffany, S. T. (2010). Applying extinction research and theory to cue-exposure addiction treatments. *Addiction, 97*(2), 155–167.

Covey, L. S., Glassman, A. H., Jiang, H., Fried, J., Masmela, J., LoDuca, C., et al. (2007). A randomized trial of bupropion and/or nicotine gum as maintenance treatment for preventing smoking relapse. *Addiction, 102*(8), 1292–1302.

Dilling, H., Mombour, W., & Schmidt, H. (2009). *Internationale Klassifikation psychischer Störungen, ICD-10* (7. Aufl.). Bern: Huber.

Due, D. L., Huettel, S. A., Hall, W. G., & Rubin, D. C. (2002). Activation in mesolimbic and visuospatial neural circuits elicited by smoking cues: Evidence from functional magnetic resonance imaging. *American Journal of Psychiatry, 159*(6), 954–960.

Evans, J. S. B., & Coventry, K. (2006). Approach to behavioral addiction: The case of gambling. In R. W. Wiers & A. W. Stacy (Hrsg.), *Handbook of implicit cognition and addiction* (S. 29–44). Thousand Oaks: Sage.

Fagerström, K. (2011). Determinants of tobacco use and renaming the FTND to the fagerström test for cigarette dependence. *Nicotine & Tobacco Research, 14*(1), 75–78.

Fiore, M. C., Bailey, W. C., Cohen, S. J., Dorfman, S. F., Goldstein, M. G., Gritz, E. R., et al. (1996). *Treating tobacco use and dependence: Clinical practice guideline*. Rockville: US Department of Health and Human Services. (Rockville: Public Health Service).

Fiore, M. C., Bailey, W. C., Cohen, S. J., Dorfman, S. F., Goldstein, M. G., Gritz, E. R., et al. (2000). *Treating tobacco use and dependence: Clinical practice guideline*. Rockville: US Department of Health and Human Services. (Rockville MD: Public Health Service).

Fiore, M. C., Jaén, R. J., Baker, T. B., Bailey, W. C., Benowitz, N. L., Curry, S. J., et al. (2008). *Treating tobacco use and dependence:*

2008 update. Clinical practice guideline. Rockville MD: Public Health Service (U.S. Department of Health and Human Services).

Gohlke, H., & Yusuf, S. (2007). Quantitating loss of life by smoking a single cigarette. *Clinical Research in Cardiology, 96*, 522–523.

Hartmann-Boyce, J., Chepkin, S. C., Ye, W., Bullen, C., & Lancaster, T. (2018). Nicotine replacement therapy versus control for smoking cessation. *Cochrane Database of Systematic Reviews, 5*, CD000146. ► https://doi.org/10.1002/14651858.CD000146.pub5.

Hartmann-Boyce, J., Hong, B., Livingstone-Banks, J., Wheat, H., & Fanshawe, T. R. (2019). Additional behavioural support as an adjunct to pharmacotherapy for smoking cessation. *Cochrane Database of Systematic Reviews, 6*, CD009670. ► https://doi.org/10.1002/14651858.CD009670.pub4.

Hartmann-Boyce, J., McRobbie, H., Bullen, C., Begh, R., Stead, L. F., & Hajek, P. (2016). Electronic cigarettes for smoking cessation. *Cochrane Database of Systematic Reviews, 9*, CD010216. ► https://doi.org/10.1002/14651858.CD010216.pub3.

Heatherton, T. F., Kozlowski, L. T., Frecker, R. C., & Fagerstroem, K. O. (1991). The fagerstroem test for nicotine dependence: A revision of the fagerström tolerance questionnaire. *British Journal of Addiction, 86*(9), 1119–1127.

Hering, T., Batra, A., & Mühlig, S. (2018). Tabakentwöhnung als Instrument der ärztlichen Behandlung. *Deutsche Medizinische Wochenschrift, 143*(21), 1573–1576.

Hoch, E., Höfler, M., Sonntag, H., Franke, A., Mühlig, S., & Wittchen, H.-U. (2006). Are smokers in primary health care motivated to change? *Sucht, 52*(3), 175–186.

Hoch, E., & Kröger, C. B. (2006). Nikotinabhängigkeit. In H.-U. Wittchen & J. Hoyer (Hrsg.), *Klinische Psychologie & Psychotherapie* (S. 661–673). Berlin: Springer.

Hoch, E., & Lieb, R. (2009). Substanzmissbrauch und -abhängigkeit. Störungen im Kindes- und Jugendalter. In S. Schneider & J. Margraf (Hrsg.), *Lehrbuch der Verhaltenstherapie* (Bd. 3, S. 763–783). Heidelberg: Springer.

Hoch, E., Mühlig, S., Höfler, M., Lieb, R., & Wittchen, H.-U. (2004). How prevalent is smoking and nicotine dependence in primary care? *Addiction, 99*, 1586–1590.

Hoch, E., Mühlig, S., Nowak, D., & Wittchen, H. U. (2008). Rauchen und Nikotinabhängigkeit in Deutschland. *Zeitschrift für klinische Psychologie und Psychotherapie, 37*(1), 1–14.

Hughes, J. R., Keely, J., & Naud, S. (2014a). Shape of the relapse curve and long-term abstinence among untreated smokers. *Addiction, 99*, 29–38.

Hughes, J. R., Stead, L. F., Hartmann-Boyce, J., Cahill, K., & Lancaster, T. (2014b). Antidepressants for smoking cessation. *Cochrane Database of Systematic Reviews, 1*, CD000031. ► https://doi.org/10.1002/14651858.CD000031.pub4.

IARC. (2004). *IARC Monographs on the evaluation of the carcinogenic risks to humans. Tobacco smoke and involuntary smoking.* Lyon: IARC.

Jacobi, F., Höfler, M., Strehle, J., Mack, S., Gerschler, A., Scholl, L., & Wittchen, H.-U., et al. (2014). Psychische Störungen in der Allgemeinbevölkerung. Studie zur Gesundheit Erwachsener in Deutschland und ihr Zusatzmodul Psychische Gesundheit (DEGS1-MH). *Nervenarzt, 85*(1), 77–87.

Kiefer, F. (2004). Funktion endogener Opioide im menschlichen Belohnungs-und Verstärkungssystem. *Suchtmedizin, 6*, 180–184.

Kiefer, F., & Schuster, R. (2017). Alkoholabhängigkeit. In H.-J. Möller, G. Laus, & H.-P- Kampfhammer (Hrsg.), *Psychiatrie, Psychosomatik, Psychotherapie* (Bd. 1, S. 1489–1519). Berlin: Springer.

Kröger, C. B., de Matos, E. G., Piontek, D., & Wenig, J. R. (2016). Ausstiegsversuche und Hilfsmittelnutzung unter Rauchern in Deutschland: Ergebnisse aus dem Epidemiologischen Suchtsurvey 2012. *Das Gesundheitswesen, 78*(11), 752–758.

Kröger, C. B., & Gradl, S. (2007). *Das Rauchfrei Programm. Kursleitermanual.* München: IFT.

Kröger, C. B., & Lohmann, B. (2007). *Tabakabhängigkeit.* Göttingen: Hogrefe.

Lampert, T., von der Lippe, E., & Müters, S. (2013). Verbreitung des Rauchens in der Erwachsenenbevölkerung in Deutschland. *Bundesgesundheitsblatt, 56*(5–6), 802–808. ► https://doi.org/10.1007/s00103-013-1698-1.

Lancaster, T., & Stead, L. F. (2017). Individual behavioural counselling for smoking cessation. *Cochrane Database of Systematic Reviews, 3*, CD001292. ► https://doi.org/10.1002/14651858.CD001292.pub3.

Lindenmeyer, J., & Mühlig, S. (2019). *Therapie-Tools Alkohol und Tabakabhängigkeit.* Weinheim: Beltz PVU.

Livingstone-Banks, J., Ordóñez-Mena, J. M., & Hartmann-Boyce, J. (2019). Print-based self-help interventions for smoking cessation. *Cochrane Database of Systematic Reviews, 1*, CD001118. ► https://doi.org/10.1002/14651858.CD001118.pub4.

Marlatt, G.A. & Gordon, J.R. (1985). *Relapse prevention. Maintenance strategies in the treatment of addictive behavior.* New York: Guilford.

Miller, R. M., & Rollnick, S. (2015). *Motivierende Gesprächsführung* (3. Aufl.). Freiburg: Lambertus.

Mowrer, O. H. (1960). *Learning theory and behavior.* Oxford: Wiley.

Mühlig, S. (2015). Zur Effektivität der Ansätze zum kontrollierten Rauchen – Ein Update. *Suchttherapie.* ► https://doi.org/10.1055/s-0035-1557519.

Mühlig, S., Andreas, S., Batra, A., Petersen, K. U., Hoch, E., & Rüther, T. (2016). Psychiatrische Komorbiditäten bei tabakbedingten Störungen. *Der Nervenarzt, 87*(1), 46–52.

Mühlig, S, Loth, F., Bickhardt, J., & Heindl, T. (2017). *Das TAMI-MA-MA Programm. Strukturierte Tabakentwöhnung über Minimal- und Maximalintervention nach S3-Leitlinie Tabakentwöhnung bei COPD. Handbuch für den Kursleiter.* Dresden: Berufsverband der Pneumologen e. V.

Mühlig, S., Winkler, D., & Neudeck, P. (2014). Tabakentwöhnung bei Patienten mit kardiovaskulärer Erkrankung: Studien- und Leitliniensituation BRD/EU. *Herzmedizin, 5*, 12–17.

Ng, M., Freeman, M.K., Fleming, T.D., Robinson, M., Dwyer-Lindgren, L., Thomson, B., . . . & Gakidou, E. (2014). Smoking prevalence and cigarette consumtion in 187 countries, 1980 – 2012. *JAMA, 311*(2), 183–192.

Ockene, J. K., Mermelstein, R. J., Bonollo, D. S., Emmons, K. M., Perkins, K. A., Voorhees, C. C., & Hollis, J. F. (2000). Relapse and maintenance issues for smoking cessation. *Health Psychology, 19*(1S), 17–31. ► https://doi.org/10.1037/0278-6133.19.1(S uppl.).17.

Pabst, A., Piontek, D., Kraus, L., & Müller, S. (2010). Substanzkonsum und substanzbezogene Störungen. Ergebnisse des Epidemiologischen Suchtsurveys 2009. *Sucht, 56*, 327–336.

Pawlow, I. P. (1927). *Conditioned reflexes.* London: Oxford University Press.

Pötschke-Langer, D. M., Kahnert, D.-B.S., Schaller, D. K., & Viarisio, D. V. (2015). *Tabakatlas Deutschland 2015.* Lengerich: Pabst Science Publishers.

Pott, E., Lang, P. & Töppich, J. (2003). Gesundheitsziel: Tabakkonsum reduzieren. *Bundesgesundheitsblatt – Gesundheitsforschung – Gesundheitsschutz, 46*(2), 150–155.

Saß, H., Wittchen, H.-U., & Zaudig, M. (2003). *Diagnostisches und Statistisches Manual Psychischer Störungen (DSM-IV-TR): Textrevision.* Göttingen: Hogrefe.

Schneider, N. G., Olmstead, R., Nilsson, F., Mody, F. V., Franzon, M., & Doan, K. (1996). Efficacy of a nicotine inhaler in smoking cessation: A double-blind, placebo-controlled trial. *Addiction, 91*(9), 1293–1306.

Schultz, W., Dayan, P., & Montague, P. R. (1997). A neural substrate of prediction and reward. *Science, 275*(5306), 1593–1599.

42

Skinner, B. F. (1938). *The behavior of organisms*. New York: Appleton-Century-Crofts.

Skinner, B. F. (1953). *Science and human behavior*. New York: Macmillan.

Stapleton, J. A., Russell, M. A., Feyerabend, C., Wiseman, S. M., Gustavsson, G., Sawe, U., & Wiseman, D. (1995). Dose effects and predictors of outcome in a randomized trial of transdermal nicotine patches in general practice. *Addiction, 90*(1), 31–42.

Stead, L. F., Carroll, A. J., & Lancaster, T. (2017). Group behaviour therapy programmes for smoking cessation. *Cochrane Database of Systematic Reviews, 3*, CD001007. ► https://doi.org/10.1002/14651858.CD001007.pub3.

Stead, L. F., Koilpillai, P., Fanshawe, T. R., & Lancaster, T. (2016). Combined pharmacotherapy and behavioural interventions for smoking cessation. *Cochrane Database of Systematic Reviews, 3*, CD008286. ► https://doi.org/10.1002/14651858.CD008286.pub3.

Strack, F., & Deutsch, R. (2004). Reflective and impulsive determinants of social behavior. *Personality and Social Psychology Review, 8*(3), 220–247.

Taylor, G. M. J., Dalili, M. N., Semwal, M., Civljak, M., Sheikh, A., & Car, J. (2007). Internet-based interventions for smoking cessation. *Cochrane Database of Systematic Reviews, 9*, CD007078. ► https://doi.org/10.1002/14651858.CD007078.pub5.

Thorndike, E. (1932). *The fundamentals of learning*. New York: Teachers College Press.

Unland, H. (1995). *Wir gewöhnen uns das Rauchen ab – Wieder frei und selbstbestimmt leben*. Tübingen: Dgvt.

Van den Brand, F. A., Nagelhout, G. E., Reda, A. A., Winkens, B., Evers, S. M. A. A., Kotz, D., et al. (2017). Healthcare financing systems for increasing the use of tobacco dependence treatment. *Cochrane Database of Systematic Reviews, 9*, CD004305. ► https://doi.org/10.1002/14651858.CD004305.pub5.

Wiers, R. W., & Stacy, A. W. (Hrsg.). (2006). *Handbook of implicit cognition and addiction*. Thousand Oaks: Sage.

Whittaker, R., McRobbie, H., Bullen, C., Rodgers, A., Gu, Y., & Dobson, R. (2019). Mobile phone text messaging and app-based interventions for smoking cessation. *Cochrane Database of Systematic Reviews, 10*, CD006611. ► https://doi.org/10.1002/14651858.CD006611.pub5.

Zeiher, J., & Kuntz, B. (2017). Rauchen bei Erwachsenen in Deutschland. *Journal of Health Monitoring, 2*(2), 59–65. ► https://doi.org/10.17886/RKI-GBE-2017-030.

Zeiher, J., Starker, A., & Kuntz, B. (2018). Rauchverhalten von Kindern und Jugendlichen in Deutschland-Querschnittergebnisse aus KiGGS Welle 2 und Trends. *Journal of Health Monitoring, 3*(1), 40–46. ► https://doi.org/10.17886/RKI-GBE-2018-008.

Störung durch Glücksspielen und andere abhängige Verhaltensweisen

Anja Kräplin und Gerhard Bühringer

Inhaltsverzeichnis

© Springer-Verlag GmbH Deutschland, ein Teil von Springer Nature 2020
J. Hoyer und S. Knappe (Hrsg.), *Klinische Psychologie & Psychotherapie*,
https://doi.org/10.1007/978-3-662-61814-1_43

43.1 Einführung

43.1.1 Abhängige Verhaltensweisen

Pathologische Formen exzessiv ausgeübten Verhaltens wie Glücksspielen, Internetnutzung, Computerspielen, Einkaufen, Arbeiten sowie sportliche und sexuelle Betätigungen haben ein zunehmendes öffentliches und fachliches Interesse gefunden. Als gemeinsame Merkmale gestörter Ausprägungen dieser Verhaltensweisen gelten die Einengung der Lebensinteressen, die fehlende Kontrolle über das exzessiv ausgeübte Verhalten und die Schädigung von sich selbst oder Dritten. Dabei besteht aktuell eine kontroverse Diskussion darüber, inwiefern diese exzessiven Verhaltensmuster Gemeinsamkeiten mit Substanzkonsumstörungen aufweisen. Auf der einen Seite werden Gemeinsamkeiten in phänomenologischen Merkmalen der Störungsbilder und in neurobiologischen Korrelaten hervorgehoben. Andererseits besteht die Gefahr einer Pathologisierung von alltäglichen Verhaltensweisen und einem damit einhergehenden Verlust der klinischen Bedeutsamkeit dieser sog. „Verhaltenssüchte". Die Debatte ist vor allem vor dem Hintergrund der veränderten nosologischen Einordnung der Störung durch Glücksspielen im DSM-5 als „abhängige Verhaltensweise" (▶ Kap. 39) sowie der momentan vergleichbar geplanten Veränderungen im ICD-11 von Bedeutung (▶ https://icd.who.int/browse11/l-m/en). Dieser Beitrag bezieht sich vor allem auf die Störung durch Glücksspielen als am besten untersuchte Störung im Bereich abhängiger Verhaltensweisen. Am Ende des Kapitels wird in Form eines kurzen, kritischen Überblicks die Forschungslage zu anderen exzessiven Verhaltensweisen dargestellt, welche sowohl bezüglich theoretischer Modelle als auch methodischer Herangehensweisen noch in ihren Anfängen steht.

43.1.2 Glücksspielen

> **Definition**
>
> Von einem **Glücksspiel** spricht man, wenn bei einem Spiel zwei oder mehrere Parteien involviert sind, wobei eine davon eine Organisation sein kann, der Ausgang allein oder überwiegend vom Zufall und nicht von der Kompetenz der Person abhängt und eine Umverteilung von Vermögenswerten erfolgt.
> Da der Kompetenzanteil zwischen verschiedenen Glücksspielen schwankt (z. B. Poker), ist die Abgrenzung nicht immer einfach und wird zum Teil sogar innerhalb einzelner Staaten unterschiedlich geregelt.

Glücksspiele haben in der kulturellen Geschichte der Menschheit bereits eine lange Tradition. Als aktuelle Beispiele seien hier Lotto, Klassenlotterien, Sportwetten und Spiele in Spielbanken und Spielhallen genannt. Mögliche Geldgewinne bei Glücksspielen üben eine hohe Faszination aus. Ein Lotto-Jackpot kann zum zentralen öffentlichen Thema über Wochen werden. Dass jemand wie im Fallbeispiel „Haus und Hof verspielt", zeigt aber auch die negativen Auswirkungen einer Störung durch Glücksspielen. Spaß, Unterhaltung und Wettbewerb werden dann verdrängt durch die Einengung des Denkens und Verhaltens und der gesamten Lebensinhalte auf das Glücksspielen bis hin zu existenzbedrohender Verschuldung und massiver familiärer Probleme (▶ Klinisch betrachtet).

43

Klinisch betrachtet

Fallbeispiel

Herr M. ist 43 Jahre und seit 8 Jahren Automatenspieler. Anfangs warf er aus Neugierde einige Münzen in einen Automaten in seiner Stammkneipe. Nach ein paar anfänglichen Geldgewinnen fand er großen Spaß an dem Kick, den er beim Gewinnen des Geldes empfand. Das Spielen lenkte ihn auch von Problemen des Alltags ab. Er spielte immer regelmäßiger, besonders wenn er wieder einmal Stress auf Arbeit oder Konflikte mit seiner Partnerin hatte. Nach etwa 2 Jahren begann Herr M. an mehreren Automaten und in mehreren Spielhallen zu spielen. Er verlor dabei erste größere Summen. Durch erneutes Spielen versuchte er, seine Verluste wieder wettzumachen. Schließlich würde seiner Meinung nach auf Spielverluste immer auch ein Spielgewinn folgen und außerdem wüsste er genau, wann seine Automaten „reif" für eine Gewinnausschüttung seien. Da trotz seiner Strategien die Verluste überwogen, nahm Herr M. einen Bankkredit auf. Er hatte die Kontrolle über die Zeit des Spielens und das verspielte Geld verloren, ohne dies für sich zu erkennen. Er kam seiner Arbeit noch nach, jedoch litten alle sozialen und familiären Beziehungen unter der fehlenden Zeit, die Herr M. an den Automaten verbrachte. Seine Partnerin wusste zwar, dass er spielte, aber sie wusste lange Zeit nichts vom Ausmaß der finanziellen Verluste. Als sie schließlich durch Zufall einen Brief bezüglich der Verschuldung von Herrn M. las, fiel sie aus allen Wolken (◻ Abb. 43.1).

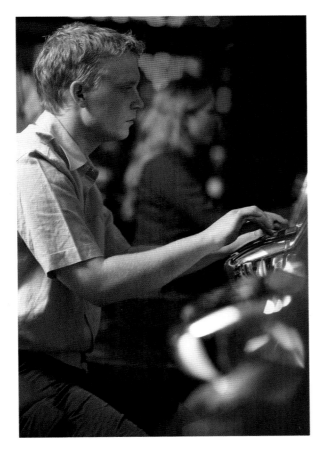

43.2 Klassifikation und Diagnostik

43.2.1 Klassifikation nach DSM-5 und ICD-10

Die Störung durch Glücksspielen wird nach DSM-5 (APA 2015) den „Störungen im Zusammenhang mit psychotropen Substanzen und abhängigen Verhaltensweisen" zugeordnet. Die Diagnose wird durch neun Kriterien definiert, von denen vier innerhalb eines 12-Monats-Zeitraums für eine Diagnose erfüllt sein müssen (■ Tab. 43.1). Einige Veränderungen des DSM-5 gegenüber DSM-IV sind zu beachten: Es kam zu einer veränderten nosologischen Einordnung der Störung, die vorher den „Störungen der Impulskontrolle nicht andernorts klassifiziert" zugeordnet wurde. Im Rahmen dessen wurde auch der Begriff „pathologisches Spielen" in „Störung durch Glücksspielen" analog zu den „Störungen durch psychotrope Substanzen" geändert. Weiterhin wurde auf ein Diagnosekriterium (illegale Aktivitäten zur Geldbeschaffung) verzichtet, da dessen geringe Prävalenz nicht signifikant zur Diagnostik beitrug (Strong und Kahler 2007). In der ICD-10 wird die Störung als „pathologisches Spielen"

unter „Persönlichkeits- und Verhaltensstörungen" (F6) als eine Form der „abnormen Gewohnheiten und Störungen der Impulskontrolle" (F63.0) eingeordnet. Die Diagnosekriterien beider Klassifikationssysteme unterscheiden sich in einem zentralen Aspekt deutlich: In der ICD-10 werden bei den diagnostischen Kriterien ausschließlich die negativen Folgen berücksichtigt, während im DSM-5 vor allem psychopathologische Symptome auf der kognitiven und emotionalen Ebene sowie die gestörte Funktionalität des Glücksspielens erfasst werden. Die diagnostischen Kriterien nach DSM-5 erscheinen wesentlich präziser und geben auch Anhaltspunkte für die Behandlung. In der ICD-11 ist ebenfalls eine gemeinsame Einordnung der Glücksspielstörung mit Substanzkonsumstörungen geplant (► https://icd.who.int/browse11/l-m/en). Dabei werden die ICD-10-Kriterien bezüglich der negativen Folgen des Glücksspielens beibehalten und um Kriterien bezüglich des Kontrollverlusts sowie der Einengung des Verhaltens ergänzt.

43.2.2 Diagnostik

■ **Composite International Diagnostic Interview (CIDI)**
Für den englischen Sprachraum liegt eine Sektion des CIDI (auch ► Abschn. 21.4.3) zur Diagnostik der Störung durch Glücksspielen vor. Die aktuelle Version 3.0 des World Mental Health CIDI (WMH-CIDI) der Weltgesundheitsorganisation (WHO) erfasst die Störung durch Glücksspielen nach den Kriterien des DSM-IV und der ICD-10 (Kessler und Üstün 2004). Im deutschen Sprachraum gibt es bereits im Rahmen verschiedener Forschungsprojekte Übersetzungen der WMH-CIDI-Sektion (z. B. Meyer et al. 2011). Bisher sind jedoch weder die englische noch die deutsche Version der Sektion hinsichtlich ihrer methodischen Gütekriterien überprüft worden.

■ **Fragebogen nach Stinchfield (2002)**
Dieser Screeningfragebogen basiert auf den zehn DSM-IV-Kriterien der Störung durch Glücksspielen (Stinchfield 2002). Er weist eine sehr gute Sensitivität (0,95) und Spezifität (0,99) bezüglich der Klassifikation von behandelten Spielern gegenüber einer Bevölkerungsstichprobe auf sowie eine sehr gute interne Reliabilität ($\alpha = 0,98$) und Validität (Stinchfield 2003). Im Rahmen des „Epidemiologischen Suchtsurvey" (ESA) wurde der Fragebogen ins Deutsche übersetzt (Bühringer et al. 2007) und ist z. B. im *Praxishandbuch Glücksspiel* der Landesstelle Glücksspielsucht in Bayern zu finden (Baur et al 2014). Für die aktuelle Kurzversion des Fragebogens mit 9 Items zum Screening der DSM-5-Diagnose (Stinchfield et al. 2016) liegt aktuell noch keine deutsche Übersetzung vor.

▢ Tab. 43.1 Diagnostische Kriterien einer Störung durch Glücksspielen nach ICD-10 und DSM-5 (Auszug; Abdruck erfolgt mit Genehmigung vom Hogrefe Verlag Göttingen aus dem Diagnostic and Statistical Manual of Mental Disorders, Fifth Edition, © 2013 American Psychiatric Association, dt. Version © 2018 Hogrefe Verlag. S. 803 f.)

DSM-5	ICD-10
Störungen im Zusammenhang mit psychotropen Substanzen und abhängigen Verhaltensweisen	**F63. Abnorme Gewohnheiten und Störungen der Impulskontrolle**
Störung ohne Substanzbezug F63.0 Störung durch Glücksspielen	F63.0 Pathologisches Spielen
A. Dauerhaftes und häufig auftretendes problematisches Glücksspielen führt nach Angaben der Person in klinisch bedeutsamer Weise zu Beeinträchtigungen oder Leiden, wobei mindestens vier der folgenden Kriterien innerhalb eines Zeitraums von 12 Monaten vorliegen: – Notwendigkeit des Glücksspielens mit immer höheren Einsätzen, um eine gewünschte Erregung zu erreichen – Unruhe und Reizbarkeit bei dem Versuch, das Glücksspielen einzuschränken oder aufzugeben – Wiederholte erfolglose Versuche, das Glücksspielen zu kontrollieren, einzuschränken oder aufzugeben – Starke gedankliche Eingenommenheit durch Glücksspielen (…) – Häufiges Glücksspielen in belastenden Gefühlszuständen (…) – Rückkehr zum Glücksspielen am nächsten Tag, um Verluste auszugleichen (dem Verlust „hinterherjagen" [„Chasing"]) – Belügen anderer, um das Ausmaß der Verstrickung in das Glücksspielen zu vertuschen – Gefährdung oder Verlust einer wichtigen Beziehung, eines Arbeitsplatzes, von Ausbildungs- oder Aufstiegschancen aufgrund des Glücksspielens – Verlassen auf finanzielle Unterstützung durch andere, um die durch das Glücksspielen verursachte finanzielle Notlage zu überwinden	Häufiges, episodenhaftes Glücksspielen Anhaltendes und oft noch gesteigertes Spielen trotz negativer sozialer Konsequenzen, wie – Verarmung – gestörte Familienbeziehungen – und Zerrüttung der persönlichen Verhältnisse
Ausschluss	**Ausschluss**
B. Das Glücksspielen kann nicht besser durch eine manische Episode erklärt werden	Gewohnheitsmäßiges Spielen bei dem die Person ihr Verhalten einschränkt, sobald es zu negativen Auswirkungen führt Exzessives Spielen manischer Patienten Personen mit dissozialer Persönlichkeit

■ **South Oaks Gamble Screen (SOGS)**

Der von Lesieur und Blume (1987) entwickelte SOGS ist ein weit verbreitetes Screeninginstrument. Grundlage für den Fragebogen sind die Kriterien einer Störung durch Glücksspielen nach DSM-III (APA 1980) sowie zusätzliche Fragen zur Art des Glücksspiels und zur Geldbeschaffung. Eine deutsche Fassung des SOGS liegt z. B. von Müller-Spahn und Markgraf (2003) vor. Je nach Gesamtwert erfolgt eine Einteilung in nicht problematisches (0 Punkte), problematisches (1–4 Punkte) und wahrscheinlich pathologisches Glücksspielen (5–20 Punkte). Der SOGS weist eine gute Reliabilität und konvergente Validität mit den DSM-IV-Kriterien auf (Stinchfield 2002). Weiterhin zeigte der SOGS eine sehr gute Klassifikationsgenauigkeit in einer klinischen Stichprobe. In der Bevölkerung ergab sich jedoch eine Falschpositivrate von 50 % (Stinchfield 2002), sodass er wegen einer Überschätzung der Prävalenzraten für Bevölkerungsumfragen nur unter Vorbehalt eingesetzt werden sollte (Ladouceur et al. 2000). Weiterhin ist kritisch zu erwähnen, dass der SOGS noch auf den DSM-III-Kriterien beruht und bestimmte aktuelle diagnostische Kriterien nicht erfasst. Dies ist insofern relevant, als ein Teil der epidemiologischen Studien die Störung durch Glücksspielen mit auf DSM-IV-Kriterien basierenden Fragebögen erfasst, während andere Studien, wie die der Bundeszentrale für gesundheitliche Aufklärung (BZgA), den SOGS einsetzen (z. B. Banz und Lang 2017; vgl. ► Abschn. 43.2.2).

■ **Kurzfragebogen zum Glücksspielverhalten (KFG)**

Der KFG (Petry und Baulig 1996 in Petry 1996) ist ein Screeninginstrument mit 20 Items, welche auf Fragen der anonymen Spieler und von Schwarz und Lindner (1990) basieren. Die Antworten werden auf einer 4-stufigen Skala (0–3) eingeschätzt, sodass sich ein Summenwert von 0 bis 60 ergeben kann. Ab einem Wert von 46 Punkten wird nach den Autoren von „fortgeschrittener Glücksspielsucht" gesprochen. Der KFG wurde an einer Stichprobe von 558 beratenen und behandelten Glücksspielern normiert. Hinsichtlich der internen Konsistenz und der Retest-Reliabilität wies der KFG gute Eigenschaften auf. Bezüglich der Validität zeigte der Fragebogen eine gute Diskrimination zwischen behandlungsbedürftigen Glücksspielern, Bridge-Spielern, die nicht um Geld spielten, und Kontrollpersonen (Denzer und Petry et al. 1995 in Petry 1996).

43.2.3 Komorbidität

Auffällig bei der Störung durch Glücksspielen ist der hohe Anteil komorbider psychischer Störungen. Besonders prävalent zeigen sich depressive Störungen, Angststörungen und Störungen durch Substanzkonsum (vor allem Alkohol und Nikotin; Lorains et al. 2011; Sleczka et al. 2013). Weiterhin zeigen Untersuchungen eine erhöhte Komorbidität von Persönlichkeitsstörungen (z. B. Premper und Schulz 2008). Auffällig ist der hohe Schwankungsbereich der angegebenen Komorbiditätsraten aus den unterschiedlichen Studien (z. B. 12–57 % für depressive Störungen bei Lorains et al. 2011). Dies ist möglicherweise bedingt durch verschiedene Stichproben (Bevölkerung vs. Behandlung) und unterschiedliche Erhebungsinstrumente. Unklar ist, ob die anderen psychischen Störungen der Störung durch Glücksspielen vorausgehen, daraus resultieren oder ob beiden Ausprägungen gemeinsame psychopathologische Prozesse zugrunde liegen. Erst Studien mit retrospektiver Befragung deuten darauf hin, dass andere psychische Störungen häufig der Störung durch Glücksspielen vorausgehen (z. B. Kotter et al. 2019).

43.3 Epidemiologie

■ **Prävalenz**

Nach einer repräsentativen Studie der BZgA im Jahr 2017 haben ca. 75 % der 16- bis 70-jährigen Deutschen bereits einmal in ihrem Leben an einem Glücksspiel teilgenommen. Etwa 37 % dieser Stichprobe spielten während des letzten Jahres (Banz und Lang 2017).

Weltweite Prävalenzschätzungen der 12-Monats-Prävalenz für eine Störung durch Glücksspielen nach den DSM-IV-Kriterien oder dem SOGS (▶ Abschn. 43.2.2) schwanken zwischen 0,2 und 2 % (Sassen et al. 2011). In Deutschland erfüllen aktuellen Studien zufolge 0,2–0,6 % der erwachsenen Gesamtbevölkerung in den vorangegangenen 12 Monaten die Störungskriterien nach DSM-IV, das sind etwa 100.000–300.000 Personen (Meyer 2018). Die Angabe bezieht sich auf die gesamte Bevölkerung (Bevölkerungsrisiko). Bezieht man diese Berechnung nur auf

solche Personen, die im letzten Jahr gespielt haben, beträgt die Prävalenz etwa 0,8–1 % (Glücksspielrisiko).

Die Unterschiede in den Schätzungen der Prävalenzstudien sind wahrscheinlich durch unterschiedliche Messmethoden und Stichproben bedingt (Sassen et al. 2011b), aber auch durch Länderunterschiede in Variablen wie Glücksspielmerkmale und Verfügbarkeit von Glücksspielen (Hodgins et al. 2011; ▶ Abschn. 43.4.1 „Risikofaktoren und Korrelate"). Problematisch für die Erfassung einer Störung durch Glücksspielen sind weiterhin Antwortfälschungen (z. B. sozial unerwünschtes Antwortverhalten) und die hohen Konfidenzintervalle bedingt durch die geringe Anzahl von Fällen. Viele Studien geben auch Prävalenzraten von „problematischem Glücksspielen" an, deren Angaben zwischen 0,3 und 0,6 % in den letzten 12 Monaten schwanken (Meyer 2018). Hierbei ist jedoch zu beachten, dass es keine einheitliche Definition dieser Gruppe gibt und Prävalenzraten daher schwer vergleichbar sind.

43.4 Ätiologie und Spontanverlauf

43.4.1 Ätiologie

Bislang existiert kein fachlich allgemein akzeptiertes Modell zur Entwicklung einer Störung durch Glücksspielen. Insgesamt zeigt sich, dass sowohl biologische, psychosoziale und glücksspielbezogene Faktoren mit möglicherweise individuell unterschiedlichen Anteilen zur Entstehung der Störung durch Glücksspielen beitragen (Dowling et al. 2017). Im Folgenden soll zunächst auf einzelne Risikofaktoren und Korrelate eingegangen werden, die eine Person möglicherweise vulnerabler für eine Störung durch Glücksspielen machen könnten. Danach folgt ein Überblick über heuristische Annahmen dazu, wie diese Faktoren zu einer Aufrechterhaltung der Störung durch Glücksspielen beitragen könnten, woraus sich wichtige Behandlungsrationale und -elemente ableiten lassen.

Risikofaktoren und Korrelate

Die Risikofaktoren und Korrelate einer Störung durch Glücksspielen werden für eine bessere Übersicht im Folgenden drei Bereichen zugeordnet.

■ **Person des Spielers**

Die soziodemografischen Faktoren jüngeres Alter, männliches Geschlecht und geringer sozioökonomischer Status wurden als mögliche Risikofaktoren für eine Störung durch Glücksspielen ermittelt, weiterhin auch bestimmte Persönlichkeitseigenschaften (Dowling et al. 2017). Allerdings wurde bisher nur erhöhte Impulsivität im Längsschnitt als

Geringe Inhibitionsfähigkeit und Traurigkeit erhöhen die Beharrlichkeit am Glücksspielautomaten

Devos et al. (2015) untersuchten 75 reguläre Glücksspieler an einem simulierten Glücksspielautomaten im Labor, um ihr Glücksspielverhalten zu erfassen. Weiterhin bearbeiteten die Probanden die Stop-Signal-Aufgabe zur Erfassung der Inhibitionsfähigkeit. Die Autoren konnten zeigen, dass eine verringerte Inhibitionsfähigkeit mit einer höheren objektiven Beharrlichkeit beim Glücksspielen und einem höheren subjektivem Verlangen weiterzuspielen zusammenhing. Später untersuchte die gleiche Arbeitsgruppe die Veränderung des Glücksspielverhaltens am simulierten Glücksspielautomaten im Labor nach induzierter Traurigkeit (Devos et al. 2018). Es sollte erstmals experimentell die Hypothese geprüft werden, dass depressive Verstimmung zu vermehrtem Glücksspielen führt. Dabei wurden 60 regelmäßige Glücksspieler randomisiert

zugeteilt und sahen entweder einen traurigen Film oder einen neutralen Film. Danach spielten sie an dem simulierten Glücksspielautomaten. Es zeigte sich, dass Probanden in der traurigen gegenüber der neutralen Bedingung eine signifikant erhöhte Beharrlichkeit beim Glücksspielen zeigten. Insgesamt verdeutlichen diese Studien zum einen, dass einer Glücksspielstörung sicher ein multifaktorielles Geschehen zugrunde liegt. Zum anderen wird deutlich, wie wichtig es ist, nicht nur Fall-Kontroll-Studien zwischen Personen mit einer Störung durch Glücksspielen gegenüber Kontrollpersonen durchzuführen. Um die Entstehung und Aufrechterhaltung der Störung wirklich zu verstehen, sind verhaltensnahe Studien notwendig, die das gestörte Glücksspielverhalten und deren Ursachen genauer betrachten.

---

voraussehender Risikofaktor bestätigt (Shenassa et al. 2012; Slutske et al. 2012). Neuere Studien fokussieren auf neurobiologische und neurokognitive Korrelate. Dabei zeigt sich, dass eine Störung durch Glücksspielen mit einer veränderten Belohnungs- und Bestrafungssensitivität, Aufmerksamkeitsverzerrungen, einer veränderten Emotionsregulation und verringerten kognitiven Kontrollfunktionen assoziiert ist (für einen Überblick s. Kräplin und Goudriaan 2018; Mörsen et al. 2011; auch ▶ Studienbox). Insgesamt fehlen jedoch Längsschnittuntersuchungen, um Aussagen über eine ursächliche Rolle dieser veränderten neurokognitiven Prozesse für die Störungsentwicklung treffen zu können.

■ **Charakteristika der Glücksspiele**

Parke and Griffiths (2006) nennen in ihrem Überblicksartikel u. a. folgende Glücksspielmerkmale, die einen Einfluss auf das Risiko einer Störungsentwicklung haben könnten: Involvierung des Spielers durch Tasten (Start, Risiko etc.), Fastgewinne, Ereignisfrequenz sowie Sound-, Licht- und Farbeffekte. Vergleicht man z. B. die Ereignisfrequenz eines Glücksspielautomaten von 5 s (◻ Abb. 43.2) mit der von Lotto mit maximal 2 Ereignissen pro Woche, so ist die Belohnung beim Automatenspiel direkter verfügbar und kann sofort wieder investiert werden. Als wichtige Aufstell- und Zugangsmerkmale, die mit einer Störung durch Glücksspielen zusammenhängen könnten, werden Verfügbarkeit (z. B. Entfernung vom Wohnort) und Öffnungszeiten genannt (Storer et al. 2009). In der Literatur findet sich häufig die Schlussfolgerung, dass bestimmte

Glücksspiele aufgrund ihrer Merkmale ein erhöhtes Risiko für Personen mit sich bringen, eine Störung durch Glücksspielen zu entwickeln. Diese kausale Schlussfolgerung ist jedoch angesichts der zugrunde liegenden Querschnittstudien und korrelativen Analysen nicht korrekt. Es wäre z. B. auch denkbar, dass vulnerable Personen bestimmte Glücksspiele bevorzugen.

■ **Soziale Umwelt**

Zu psychosozialen Faktoren, welche mit der Entstehung einer Störung durch Glücksspielen zusammenhängen könnten, gehören die Einstellung der Gesellschaft zum Glücksspiel sowie das Spielverhalten und die soziale Unterstützung innerhalb von Familie und Freunden (Hardoon et al. 2004; Langhinrichsen-Rohling et al. 2004; Wickwire et al. 2007). Bisher wurde jedoch nur elterliches Glücksspielen als vorausgehender Risikofaktor für späteres problematisches Glücksspielen in einer Längsschnittstudie ermittelt (Winters et al. 2002). Betrachtet man die geringe Prävalenz der Störung durch Glücksspielen innerhalb der spielenden Bevölkerung, spielen wahrscheinlich personenbezogene Faktoren die wichtigste Rolle.

Einzelne Modelle

■ **Lerntheoretische Ansätze**

Nach lerntheoretischen Ansätzen (▶ Kap. 4) wird die Störung durch Glücksspielen als erlerntes Verhalten betrachtet, welches nach den Gesetzmäßigkeiten des klassischen und operanten Konditionierens erworben, aufrechterhalten und verändert werden kann.

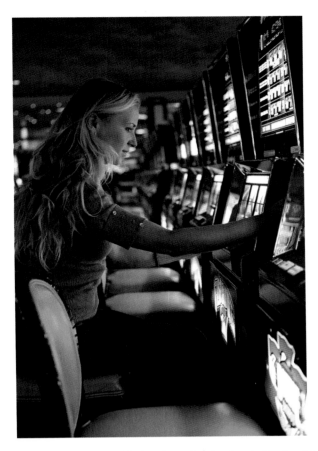

Abb. 43.2 Es besteht die Annahme, dass bestimmte Glücksspiele aufgrund ihrer Merkmale ein erhöhtes Risiko für Personen mit sich bringen, eine Störung durch Glücksspielen zu entwickeln. (© siart/shutterstock.com)

Zum anfänglichen Glücksspielen kann es durch einen Zufall oder durch Modelllernen innerhalb der Familie oder des Freundeskreises kommen (Grüsser und Thalemann 2006). Zur Aufrechterhaltung des Verhaltens tragen **operante Konditionierungsprozesse** bei. Das Glücksspielverhalten wird verstärkt, da es mit positiven Konsequenzen (z. B. hoher Gewinn = positive Verstärkung) oder dem Ausbleiben negativer Konsequenzen (z. B. Ablenkung von depressiver Stimmung = negative Verstärkung) assoziiert ist.

Durch die wiederholte Teilnahme an Glücksspielen kommt es weiterhin zu **klassischen Konditionierungsprozessen.** Beim Glücksspielen (= unkonditionierter Stimulus, US) kommt es zu neurobiologischen Reaktionen des Körpers wie z. B. veränderten Ausschüttungen von Neurotransmittern und peripher-physiologischer Aktivierung (= unkonditionierte Reaktion, UR). Diese Reaktionen werden durch das wiederholte Spielen an neutrale Reize geknüpft (= neutrale Stimuli; NS). Das Spielverhalten wird über die Zeit „automatisiert" und der vorab neutrale Reiz (z. B. negative Emotion, Anblick der Spielhalle) wird zum konditionierten Reiz (CS). Die durch den konditionierten Reiz ausgelöste konditionierte Reaktion (CR) führt zu einem motivationalen Zustand, welcher mit dem Verlangen nach Glücksspielen einhergeht und zu erneutem Spielen führt (Grüsser und Thalemann 2006).

Eine Implikation des lerntheoretischen Ansatzes für die Therapie besteht darin, dass die Wahrscheinlichkeit des Glücksspielens sich verringert, wenn der Spieler durch Reiz- und Verhaltenskontrolle die automatischen Verhaltensabläufe unterbrechen und das Spielen durch andere Tätigkeiten ersetzen kann.

▪ Kognitionstheoretische Ansätze

Kognitionstheoretische Konzepte gehen davon aus, dass spezifische verzerrte Kognitionen zur Entstehung und Aufrechterhaltung einer Störung durch Glücksspielen beitragen. Betroffene Personen sind überzeugt, das Spielgeschehen direkt oder indirekt beeinflussen oder vorhersagen zu können (Raylu und Oei 2002). Beispiele solcher kognitiver Verzerrungen und Fehlannahmen sind die Kontrollillusion („Bestimmte Strategien erhöhen meine Gewinnchancen.") oder die Überschätzung der eigenen Spielfähigkeit („Ich weiß genau, wann der Automat reif für eine Gewinnausschüttung ist." ▶ Klinisch betrachtet „Fallbeispiel" in ▶ Abschn. 43.1.2). Eine Implikation dieses Modells für die Therapie ist die zentrale Bedeutung des Aufdeckens und der Umstrukturierung dieser kognitiven Verzerrungen.

▪ Vulnerabilitäts-Risiko-Modell

Das Vulnerabilitäts-Risiko-Modell für die Störung durch Glücksspielen ist ein heuristisches Modell, welches zur Systematisierung der unter ▶ Abschn. 43.4.1 genannten Risikofaktoren erstellt wurde (Bühringer et al. 2019; ▫ Abb. 43.3). Eine Systematisierung erfolgt dabei zum einen anhand des zeitlichen Verlaufs. Der überwiegende Teil von Personen spielt nicht oder verbleibt beim risikoarmen Verhalten. Für einen kleinen Teil entwickelt sich ein problematisches Glücksspielen (erste Symptome einer Glücksspielstörung) oder sogar eine Störung durch Glücksspielen. Die Störung kann wieder remittieren, entweder als Folge einer Behandlung oder im Rahmen einer Spontanremission. Jedoch kann es auch zu einem chronisch rezidivierenden Verlauf kommen. Insgesamt sind die Verläufe individuell sehr unterschiedlich und die einzelnen Stufen nicht eindimensional zu betrachten, was Befunde zur geringen Stabilität der Störung durch Glücksspielen integriert (▶ Abschn. 43.4.2).

Eine Systematisierung erfolgt im Modell zum anderen anhand der Art der vermuteten Risikofaktoren. Es wird davon ausgegangen, dass der Störungsentwicklung eine komplexe Interaktion von individueller Vulnerabilität der Person mit Umweltmerkmalen und Glücksspielmerkmalen mit unterschiedlicher

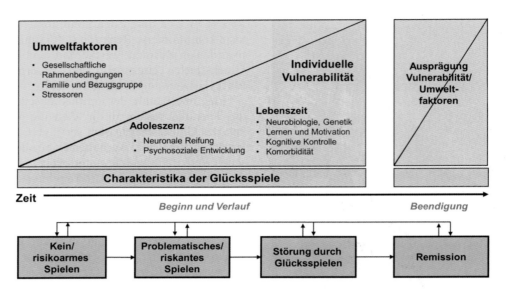

◻ Abb. 43.3 Das heuristische Vulnerabilitäts-Risiko-Modell zur Ätiologie der Störung durch Glücksspielen. (Mod. nach Bühringer et al. 2019, © Mohr Siebeck)

temporärer Relevanz zugrunde liegt. Zunächst spielen Umweltfaktoren (▶ Abschn. 43.4.1 „Risikofaktoren und Korrelate") eine wichtige Rolle dabei, ob jemand überhaupt an Glücksspielen teilnimmt oder in der frühen Adoleszenz ein riskantes Spielverhalten entwickelt. Der Übergang zu einer Glücksspielstörung erfolgt nur für eine Teilgruppe von Spielern mit einer erhöhten Vulnerabilität. Diese Annahme berücksichtigt den vergleichsweise geringen Anteil von Personen mit einer Glücksspielstörung unter allen aktiven Spielen (▶ Abschn. 43.3). Als weitere Gruppe von Risikofaktoren für die Entwicklung einer Störung durch Glücksspielen werden die Charakteristika der Glücksspiele wie Ereignisfrequenz (▶ Abschn. 43.4.1 „Risikofaktoren und Korrelate") betrachtet.

Das Wissen über Einflussfaktoren auf den langfristigen Verlauf einer Störung durch Glücksspielen (z. B. Spontanremission) ist noch gering. Daher sind bezüglich der Beendigung einer Störung im Modell noch keine konkreten Annahmen enthalten. Es wird jedoch vermutet, dass diejenigen eine höhere Wahrscheinlichkeit für Spontanremissionen haben, die durch eine geringer ausgeprägte Vulnerabilität und verbesserte soziale und psychosoziale Umweltbedingungen charakterisiert sind.

Insgesamt ist es wichtig zu beachten, dass ein solches Modell zwar einen Überblick geben und zur Generierung von Hypothesen genutzt werden kann, es jedoch nicht den Anspruch hat, die komplexe Entstehung einer Störung durch Glücksspielen vollständig zu erklären. Ein solches Modell ist entsprechend neuer Forschungsergebnisse im ständigen Wandel begriffen.

43.4.2 Spontanverlauf

Bislang liegen zum Verlauf einer Störung durch Glücksspielen erst wenige prospektive Längsschnittstudien vor. Die bisherigen Ergebnisse aus den Niederlanden, Schweden und den USA zeigen übereinstimmend, dass die Störung nicht stabil verläuft, sondern eher episodischen Charakter hat (Benschop und Korf 2009; Fröberg et al. 2015; Slutske 2006). Die Glücksspieler fluktuieren zwischen Verringerung des Glücksspielverhaltens, Abstinenz und Rückfällen ins alte Verhaltensmuster. So zeigte z. B. Slutske (2006), dass die Remissionsrate der Personen mit einer Lebenszeitdiagnose einer Störung durch Glücksspielen in ihrer Stichproben bei 40 % lag, obwohl nur 7–12 % von ihnen jemals formelle Behandlung beanspruchten.

43.5 Behandlung

43.5.1 Therapieziele und therapeutische Maßnahmen

Übergeordnetes Ziel der Behandlung einer Störung durch Glücksspielen ist analog zu den Störungen durch Substanzkonsum die Erreichung einer Abstinenz vom Glücksspielen sowie die Behandlung möglicher komorbider Störungen und psychosozialer Folgen (▶ Kap. 39). Ein Überblick über mögliche Unterziele der Therapie sowie entsprechende therapeutische Maßnahmen wird in ◻ Tab. 43.2 gegeben. In Deutschland liegen

Tab. 43.2 Überblick zu Problembereichen einer Störung durch Glücksspielen sowie den entsprechenden Maßnahmen und Zielen der therapeutischen Intervention

Problembereiche	Therapeutische Maßnahmen	Ziele der Intervention
Fehlende Problemwahrnehmung und Änderungsmotivation	Motivierende Strategien, z. B. Motivational Interviewing (▶ Kap. 24)	Störungseinsicht und Motivation zur Änderung des Verhaltens
Psychische Störungen als Ursache, Folge oder koexistent mit dem Glücksspielproblem	Gründliche Diagnostik und Verhaltensanalyse (▶ Kap. 21)	Erkennen komorbider Störungen und adäquater Einbezug in den therapeutischen Prozess
Verzerrte Wahrnehmung und Kognitionen	Kognitive Verfahren (z. B. ABC-Analyse, ▶ Kap. 28)	Verständnis des Zufallskonzeptes, Bewusstsein für fehlerhafte Wahrnehmungen und Überzeugungen
Hoch automatisiertes Verhalten (durch operante und klassische Konditionierungsprozesse)	Reizkonfrontationsmethoden in sensu und in vivo (▶ Kap. 26)	Verhinderung der automatisierten Reaktionen und Etablierung alternativer Verhaltensweisen (Neulernen)
Reizreaktivität und Verlangen (durch klassische Konditionierungsprozesse)	Stimuluskontrolle (▶ Kap. 25)	Bewusstmachen der Auslösereize und gezielte Kontrolle
Schulden	Geld- und Schuldnerberatung	Tilgung der Schulden und strukturierter Finanzplan
Berufliche oder strafrechtliche Probleme	Berufliche Wiedereingliederungsmaßnahmen, Klärung strafrechtlicher Probleme	Stabile berufliche und rechtschaffende Lebenssituation
Mangelnde soziale Kompetenz als mögliche Auslöser bzw. aufrechterhaltende Faktoren	Training sozialer Kompetenzen (▶ Kap. 31)	Hilfreiche und positive soziale Interaktionen
Defizitäre Bewältigungsmechanismen bei negativen Emotionen	Training der Stressbewältigung und des Problemlöseverhaltens (▶ Kap. 32)	Hilfreiche Stressbewältigung und adäquate Emotionsregulation
Probleme im sozialen und familiären Bereich	Einbeziehung Angehöriger und Interaktions- sowie Problemlösetraining (▶ Kap. 32)	Stabilisierung der sozialen Umwelt oder Etablierung von neuen und hilfreichen sozialen Kontakten
Rückfallgefahr	Rückfallpräventive Maßnahmen, besonders für Hochrisikosituationen	Kein „Alles-oder-nichts"-Denken bei einem Rückfall, fundierte Bewältigungsstrategien für die Rückfallsituation

mehrere Veröffentlichungen vor, die als Behandlungsgrundlage dienen können (Bachmann und El-Akhras 2010; Bernhard-Salzmann-Klinik Gütersloh 2005; Meyer und Bachmann 2011; Petry 1996). Jedoch fehlen kontrollierte Therapiestudien, sodass es keine evidenzbasierten Leitlinien zur Behandlung einer Störung durch Glücksspielen gibt. Analog zur langjährigen Diskussion über kontrollierten Substanzkonsum als Therapieziel ist diese Option für die Behandlung einer Glücksspielstörung bislang ungeklärt.

43.5.2 Struktur der Behandlungsangebote

In Deutschland nehmen nur etwa 2–7 % der Betroffenen eine Behandlung in Anspruch (Hildebrand et al. 2009). Der Großteil der Behandlungsfälle sind dabei Glücksspielautomatenspieler (etwa 75 %; z. B. Braun et al. 2014b). Die Behandlung einer Störung durch Glücksspielen erfolgt in Deutschland vorrangig in ambulanten Beratungs- und Behandlungsstellen. Hier gab es laut der deutschen Suchthilfestatistik 2018 8056 Patientenzugänge (Dauber et al. 2019). Einige Patienten mit einer Störung durch Glücksspielen werden auch von niedergelassenen Psychotherapeuten behandelt (Kraus et al. 2011). Eine stationäre Therapie ist indiziert, wenn ein ambulanter Therapieversuch gescheitert ist sowie bei ausgeprägten komorbiden Störungen (Suizidversuche, Substanzkonsumstörungen, Persönlichkeitsstörungen), sozialer Notlage oder drohender Delinquenz. In Deutschland wird eine Störung durch Glücksspielen sowohl in psychosomatischen Kliniken als auch in Suchtkliniken behandelt. Insgesamt lag die Zahl der Patientenzugänge im Jahr 2018 bei 1142 (Dauber et al. 2019). Die Dauer der Behandlung beträgt hier etwa 4–12 Wochen.

43.6 Prävention

Zur Prävention einer Störung durch Glücksspielen werden mehrere Strategien für wichtig erachtet, deren Wirksamkeit jedoch empirisch nicht abgesichert ist. Bei Jugendlichen gilt es, ein Verbot des Glücksspielens sicherzustellen und zu kontrollieren, weiterhin sollen die Gemeinden Abstandsregelungen zu Schulen und Jugendzentren festlegen können. Im Rahmen des Unterrichts und im Elternhaus soll das Prinzip des Zufalls und des abergläubischen Denkens und Handelns bei Zufallsspielen diskutiert werden.

Erwachsene Glücksspielteilnehmer sollen im Rahmen des Verbraucherschutzes über Wirkmechanismen, Gewinne und Verluste sowie über Parameter des eigenen Spielverlaufs (z. B. Spieldauer und Ausgaben) informiert werden. Weiterhin sind Werberichtlinien notwendig (für einen Überblick s. Braun et al. 2014a; Bühringer et al. 2018).

Zur Früherkennung vulnerabler Spieler und zur Vermeidung der (Weiter-)Entwicklung einer Störung durch Glücksspielen soll der Schwerpunkt auf selektiven und indizierten Präventionsmaßnahmen liegen. Dabei gilt es, gefährdete Personen an bestimmten Personenmerkmalen (z. B. kognitive Verzerrungen) sowie Spielmerkmalen (z. B. Steigerung von Frequenz, Dauer und Einsatz) früh zu erkennen und durch individuelle Ansprache, Vorschläge zur Spieleinschränkung oder Spielsperren zu schützen (Bühringer et al. 2018). Solche individuellen Schutzkonzepte sind für vulnerable Spieler eher geeignet als allgemeine Informationsprogramme. Diese erhöhen zwar den Wissensstand, verändern jedoch nicht das Glücksspielverhalten (Braun et al. 2014a, b). Dagegen zeigen Maßnahmen mit Trainingselementen bzw. Hinweisen zur Verhaltensänderung (Telefon- oder Online-Beratung, Selbsthilfematerialien) auch auf Verhaltensebene positive Effekte, die teilweise jedoch sehr gering sind (Buth und Kalke 2012).

43.7 Andere abhängige Verhaltensweisen

43.7.1 Internetnutzung und Computerspielen

Das Internet und dessen vielfältige Nutzungsmöglichkeiten sind ein selbstverständlicher Bestandteil unseres Alltags geworden. Jedoch gibt es Personen, welche die Häufigkeit und Dauer der Internetnutzung nicht mehr adäquat kontrollieren können, deren Denkinhalte sich nur noch darauf fokussieren und die durch den exzessiven Gebrauch des Internets negative psychosoziale und emotionale Konsequenzen erfahren. Dabei können verschiedene Bereiche betroffen sein, z. B. Computerspiele, Online-Pornografie oder Glücksspiele. Der für dieses Phänomen häufig gebrauchte Begriff „Internetsucht" birgt jedoch einige Probleme. Generell ist der Begriff Sucht stigmatisierend für Betroffene und impliziert ein ätiologisches Konzept, welches in der ICD und im DSM zugunsten besser konsensfähiger deskriptiver Syndrome ersetzt wurde. Weiterhin ist das Internet nicht die Ursache der Störung, sondern das Medium, innerhalb dessen spezifische Aktivitäten exzessiv durchgeführt werden.

Die Forschung zur exzessiven und pathologischen Nutzung des Internets oder speziell von Online-Computerspielen hat im letzten Jahrzehnt eine starke Entwicklung erlebt. Bisherige Forschungsergebnisse müssen jedoch vor allem hinsichtlich der Diagnostik kritisch betrachtet werden. Zum einen werden Konzepte aus dem

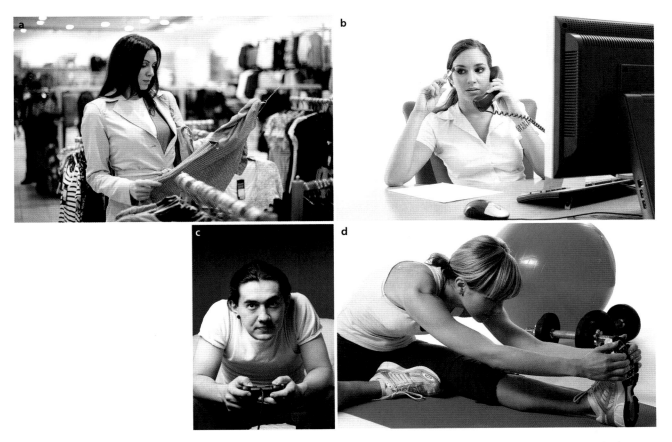

◻ Abb. 43.4 In der Forschung herrscht eine Debatte darüber, ob und welche Verhaltensweisen „süchtig" machen können und wie einer vorschnellen Pathologisierung exzessiv ausgeübter Verhaltensweisen entgegenzuwirken ist. (a: © TataN/shutterstock.com, b: © photos.com PLUS, c: © Sanzhar Murzin/shutterstock.com, d: © photos.com PLUS)

Bereich der Substanzkonsumstörungen (Entzugserscheinungen, Toleranzentwicklung) unhinterfragt auf Verhalten übertragen, wobei klinisch bedeutsames Leiden und Beeinträchtigung als wichtige Kernmerkmale psychischer Störungen und die Entwicklungsphänomenologie der Symptome keine Berücksichtigung finden (Kardefelt-Winther et al. 2017; Kräplin 2017). Zum anderen werden auf Grundlage dieser fehlerhaften Konzeptbildungen meist selbstentwickelte Erhebungsinstrumente basierend auf den Kriterien einer Substanzkonsumstörung nach DSM-IV oder ICD-10 ohne bekannte Gütekriterien in der Forschung verwendet. Damit kommt es u. a. auch zu einer Überschätzung der Prävalenz solcher gestörten Verhaltensweisen (Kardefelt-Winther et al. 2017). Dies erklärt die heterogenen und teilweise sehr hohen internationalen Prävalenzschätzungen von 1–18 % (z. B. Christakis 2010).

Trotz der genannten Punkte, die bei der Interpretation bisheriger Forschungen zu beachten sind, kann eine exzessive und pathologische Nutzung des Internets für einzelne Personen mit bedeutsamem Leiden und Beeinträchtigungen einhergehen. Dafür sprechen u. a. die hohen Komorbiditätsraten dieser Störungen z. B. mit Angststörungen oder depressiven Störungen (Ko

et al. 2012). Bisher erfolgt die Behandlung solcher Probleme direkt über Online-Selbsthilfeangebote, in ambulanten Suchtberatungs- und Behandlungseinrichtungen oder in ambulanten oder stationären Einrichtungen zur Behandlung von Störungen durch Glücksspielen. Die Behandlung erfolgt dabei entweder auf Grundlage einer komorbiden Störung, in deren Rahmen auch der exzessive Internetgebrauch behandelt wird, oder der ICD-10-Diagnose für sonstige bzw. nicht näher bezeichnete „Störungen der Impulskontrolle" (F 63.9). Im Vergleich zur Störung durch Glücksspielen ist dabei das Therapieziel einer vollständigen Abstinenz nicht sinnvoll. Vielmehr wird eine kontrollierte Nutzung mit meist kognitiv-verhaltenstherapeutischen Strategien vermittelt und eingeübt.

Im DSM-5 wurden erstmals aus der bisherigen Literatur Forschungskriterien für eine „Störung durch Spielen von Internetspielen" definiert, welche auch für die ICD-11 debattiert werden (s. Aarseth et al. 2016 versus Rumpf et al. 2018). Dabei wird spezifisch auf Spielen im Internet fokussiert, wobei Glücksspiele explizit ausgeschlossen sind. Eine einheitliche Definition der Störung ist ein erster wichtiger Schritt zur Verbesserung der Forschungslage.

43.7.2 Kaufen, Arbeiten, Sporttreiben und Sexualverhalten

Für Störungen im Rahmen von Kaufen, Arbeiten, Sporttreiben und Sexualverhalten sind bisher kursierende Prävalenzschätzungen ähnlich kritisch zu sehen wie für Internetnutzung und Computerspielen. Obwohl auch für diese Störungen eine Aufnahme in die „Störungen im Zusammenhang mit psychotropen Substanzen und abhängigen Verhaltensweisen" diskutiert wurde, ist die Forschungslage für diese Syndrome wenig eindeutig und es erfolgte daher bisher keine Aufnahme entsprechender Kriterien in die Klassifikationssysteme DSM-5 oder ICD-11.

Die Störungen haben gemeinsam, dass sich eine normale und angenehme Tätigkeit zu einer unangepassten und immer wiederkehrenden Verhaltensweise entwickelt. Die Verhaltensweisen werden aufgrund eines unwiderstehlichen Verlangens, Anreizes oder Impulses immer häufiger ausgeführt, was kurzfristig zu Befriedigung, Vergnügen und Spannungsreduktion führt. Langfristig birgt dies jedoch negative psychische, psychosoziale und körperliche Konsequenzen. Beispiele sind Schuldgefühle und Selbstvorwürfe sowie Verschuldung (Kaufen), Scheidung (Arbeiten), Verletzungen (Sport) oder Geschlechtskrankheiten (Sexualverhalten). Dennoch kann die Person das Verhalten nur schwer kontrollieren (Mann und Fauth-Bühler 2014). Die negativen Konsequenzen sorgen wiederkehrend für negative Emotionen und Spannungsgefühle, welche erneut durch das dysfunktionale Verhalten zu regulieren versucht werden. Die Behandlung dieser exzessiven pathologischen Verhaltensweisen erfolgt ebenfalls meist im Suchthilfebereich, wobei auch hier Abstinenz kein Therapieziel ist.

43.8 Resümee

Eine Störung durch Glücksspielen, aber auch Störungen im Rahmen von Internetnutzung, Kaufen, Arbeiten und Sexualverhalten werden in der Öffentlichkeit zunehmend als einheitliches Störungsbild einer „Verhaltenssucht" diskutiert (◘ Abb. 43.4), obwohl wissenschaftlich die Frage gemeinsamer Nosologie, diagnostischer Kriterien, Ätiologie und Behandlungsprinzipien offen ist und die Wiederverwendung des Suchtbegriffs viele Nachteile mit sich bringt (▶ Abschn. 43.7.1). Von den genannten Störungen wurde die Störung durch Glücksspielen in den letzten Jahren am besten untersucht. Es bestehen trotzdem zahlreiche offene Fragen zu ätiologischen Modellen für Entstehung, Verlauf und Remission der Störung oder zu Behandlungskonzepten. Die Forschung zu anderen abhängigen Verhaltensweisen ist demgegenüber theoretisch und methodisch noch

als defizitär zu bezeichnen. Die hauptsächlich auf atheoretischen und konfirmatorischen Herangehensweisen basierenden Erhebungsinstrumente ohne Einbezug von klinisch bedeutsamem Leiden und Beeinträchtigungen führen zu kaum sinnvoll interpretierbaren Ergebnissen und teilweise abstrusen Konstrukten wie „Tanzsucht". Insgesamt ist ein Umdenken in diesem Forschungsbereich absolut notwendig um der Pathologisierung von alltäglichen Verhaltensweisen entgegenzuwirken, jedoch auch Betroffenen eine adäquate Behandlung bieten zu können.

? Prüfen Sie Ihr Wissen
1. Wie unterscheiden sich die diagnostischen Kriterien einer Störung durch Glücksspielen zwischen ICD-10 und DSM-5? ▶ Abschn. 43.2.1
2. Welche Korrelate und Risikofaktoren stehen mit einer Störung durch Glücksspielen im Zusammenhang? ▶ Abschn. 43.4.1 „Risikofaktoren und Korrelate"
3. Welche lerntheoretischen Mechanismen tragen zur Entstehung und Aufrechterhaltung einer Störung durch Glücksspielen bei? ▶ Abschn. 43.4.1 „Einzelne Modelle"
4. Was sind therapeutische Maßnahmen bei der Behandlung einer Störung durch Glücksspielen? ▶ Abschn. 43.5
5. Welche Behandlungsmöglichkeiten einer Störung durch Glücksspielen bestehen in Deutschland? ▶ Abschn. 43.5.2
6. Welche Probleme birgt der Begriff „Internetsucht" zur Beschreibung der exzessiven und pathologischen Nutzung des Internets? ▶ Abschn. 43.7.1

ⓘ Weiterführende Literatur
Zum Thema abhängige Verhaltensweisen ohne Substanzbezug sei das Buch *Verhaltenssüchte – Grundlagen, Diagnostik, Therapie, Prävention* von Mann (2014) empfohlen. Einen umfassenden Überblick zum Thema Störung durch Glücksspielen bieten Meyer und Bachmann (2011) in ihrem Buch *Spielsucht: Ursachen und Therapie*. Bei Interesse an der Behandlung von Personen mit einer Störung durch Glücksspielen sei das *Praxishandbuch Glücksspiel* der Landesstelle Glücksspielsucht in Bayern empfohlen (Baur et al. 2014), welches sowohl therapeutisches Wissen vermittelt als auch Arbeitsmaterialien für die Behandlung enthält.

Literatur

Aarseth, E., Bean, A. M., Boonen, H., Carras, M. C., Coulson, M., & Deleuze, J.et al. (2016). Scholars' open debate paper on the World Health Organization ICD-11 gaming disorder proposal. *Journal of Behavioral Addictions, 6*(3), 1–4.

American Psychiatric Association (APA). (1980). *Diagnostic and statistical manual of mental disorders* (3. Aufl.). Washington, DC: American Psychiatric Association.

American Psychiatric Association (APA). (2015). *Diagnostisches und Statistisches Manual Psychischer Störungen – DSM-5* (deutsche Ausgabe herausgegeben von Peter Falkai und Hans-Ulrich Wittchen, mitherausgegeben von Manfred Döpfner, Wolfgang Gaebel, Wolfgang Maier, Winfried Rief, Henning Saß und Michael Zaudig). Göttingen: Hogrefe.

American Psychiatric Association (APA). (2018). *Diagnostisches und Statistisches Manual Psychischer Störungen – DSM-5* (deutsche Ausgabe herausgegeben von Peter Falkai und Hans-Ulrich Wittchen, mitherausgegeben von Manfred Döpfner, Wolfgang Gaebel, Wolfgang Maier, Winfried Rief, Henning Saß und Michael Zaudig). Göttingen: Hogrefe.

Bachmann, M., & El-Akhras, A. (2010). *Glücksspielfrei. Therapiemanual bei Spielsucht.* Berlin: Springer.

Banz, M., & Lang, P. (2017). *Glücksspielverhalten und Glücksspielsucht in Deutschland. Ergebnisse des Surveys 2017 und Trends. BZgA-Forschungsbericht.* Köln: Bundeszentrale für gesundheitliche Aufklärung. ▶ https://doi.org/10.17623/BZGA:225-GS-SY17-1.0.

Baur, T., Braun, B., Buchner, U.G., Koytek, A., Landgraf, K., & Mehrbrodt, L. (2014). *Praxishandbuch Glücksspiel.* München: Landesstelle Glücksspielsucht in Bayern.

Benschop, A., & Korf, D. J. (2009). The dynamics of gambling: A prospective study of the natural course of gambling behaviour. *Sucht, 55*(1), 10–18.

Bernhard-Salzmann-Klinik Gütersloh. (2005). Stationäres Konzept für pathologisches Glücksspiel. ▶ https://www.lwl.org/527-download/BSK/Konzepte/Pathologisches_Glueckspiel.pdf. Zugegriffen: 19. Juli 2018.

Braun, B., Kräplin, A., & Bühringer, G. (2014a). Verhaltensprävention von pathologischem Glücksspielen. In K. Mann (Hrsg.), *Verhaltenssüchte – Grundlagen, Diagnostik, Therapie, Prävention* (S. 177–193). Berlin, Heidelberg: Springer.

Braun, B., Ludwig, M., Sleczka, P., Bühringer, G., & Kraus, L. (2014b). Gamblers seeking treatment: Who does and who doesn't? *Journal of Behavioral Addictions, 3*(4), 189–198. ▶ https://doi.org/10.1556/JBA.3.2014.3.7.

Bühringer, G., Czernecka, R., Kotter, R., & Kräplin, A. (2019). Zur Relevanz der Merkmale von Spielstätten für die Regulierung des Glücksspiels am Beispiel der Geldspielgeräte. In J. Krüper (Hrsg.), *Strukturfragen der Glücksspielregulierung.* Tübingen: Mohr Siebeck.

Bühringer, G., Kotter, R., Czernecka, R., & Kräplin, A. (2018). Beyond Reno II: Who cares for vulnerable gamblers? *SUCHT, 64*(5–6), 325–334. ▶ https://doi.org/10.1024/0939-5911/a000566.

Bühringer, G., Kraus, L., Sonntag, D., Pfeiffer-Gerschel, T., & Steiner, S. (2007). Pathologisches Glücksspiel in Deutschland. *Sucht, 53*(5), 296–308.

Christakis, D. A. (2010). Internet addiction: A 21(st) century epidemic? *BMC Medicine, 8*(3) 61. ▶ https://doi.org/10.1186/1741-7015-8-61.

Dauber, H., Specht, S., Künzel, J., Pfeiffer-Gerschel, T., & Braun, B. (2019). *Deutsche Suchthilfestatistik 2018. Jahresbericht der deutschen Suchthilfestatistik (DSHS).* München: IFT Institut für Therapieforschung. ▶ https://www.suchthilfestatistik.de/fileadmin/user_upload_dshs/Publikationen/Jahresberichte/DSHS_Jahresbericht_2018.pdf. Zugegriffen: 19. Dez. 2019.

Devos, G., Clark, L., Maurage, P., & Billieux, J. (2018). Induced sadness increases persistence in a simulated slot machine task among recreational gamblers. *Psychology of Addictive Behaviors, 32*(3), 383.

Devos, G., Clark, L., Maurage, P., Kazimierczuk, M., & Billieux, J. (2015). Reduced inhibitory control predicts persistence in laboratory slot machine gambling. *International Gambling Studies, 15*(3), 408–421. ▶ https://doi.org/10.1080/14459795.2015.1068351.

Dowling, N. A., Merkouris, S. S., Greenwood, C. J., Oldenhof, E., Toumbourou, J. W., & Youssef, G. J. (2017). Early risk and protective factors for problem gambling: A systematic review and meta-analysis of longitudinal studies. *Clinical Psychology Review, 51*, 109–124. ▶ https://doi.org/10.1016/j.cpr.2016.10.008.

Fröberg, F., Rosendahl, I. K., Abbott, M., Romild, U., Tengström, A., & Hallqvist, J. (2015). The incidence of problem gambling in a representative cohort of Swedish female and male 16–24 year-olds by socio-demographic characteristics, in comparison with 25–44 year-olds. *Journal of Gambling Studies, 31*(3), 621–641.

Grüsser, S. M., & Thalemann, C. N. (2006). *Verhaltenssucht: Diagnostik, Therapie, Forschung.* Bern: Huber.

Hardoon, K. K., Gupta, R., & Derevensky, J. L. (2004). Psychosocial variables associated with adolescent gambling. *Psychology of Addictive Behaviors, 18*(2), 170–179.

Hildebrand, A., Sonntag, D., Bauer, C., & Bühringer, C. (2009). Versorgung Suchtkranker in Deutschland: Ergebnisse der Suchthilfestatistik 2007. *Sucht, 55*(S 1), 15–34.

Hodgins, D. C., Stea, J. N., & Grant, J. E. (2011). Gambling disorders. *The Lancet, 378*(9806), 1874–1884.

Kardefelt-Winther, D., Heeren, A., Schimmenti, A., van Rooij, A., Maurage, P., Carras, M., et al. (2017). How can we conceptualize behavioural addiction without pathologizing common behaviours? *Addiction.* ▶ https://doi.org/10.1111/add.13763.

Kessler, R. C., & Üstün, T. B. (2004). The world mental health (WMH) survey initiative version of the World Health Organization (WHO) composite international diagnostic interview (CIDI). *International Journal of Methods in Psychiatric Research, 13*(2), 93–121.

Ko, C. H., Yen, J. Y., Yen, C. F., Chen, C. S., & Chen, C. C. (2012). The association between Internet addiction and psychiatric disorder: A review of the literature. *European Psychiatry, 27*(1), 1–8.

Kotter, R., Kräplin, A., Pittig, A., & Bühringer, G. (2019). Gambling problems seldom come alone: Prevalence and temporal relationships of mental health problems in casino excluders. *International Gambling Studies.* ▶ https://doi.org/10.1080/14459795.2019.1575451.

Kräplin, A. (2017). Conceptualizing behavioural addiction in children and adolescents. *Addiction, 112*(10), 1721–1723.

Kräplin, A., & Goudriaan, A. E. (2018). Characteristics and risk factors of gambling disorder as basis for responsible gambling strategies. *SUCHT, 64*(5–6), 247–256. ▶ https://doi.org/10.1024/0939-5911/a000559.

Kraus, L., Sassen, M., Kroher, M., Taqi, Z., & Bühringer, G. (2011). Beitrag der Psychologischen Psychotherapeuten zur Behandlung pathologischer Glücksspieler: Ergebnisse einer Pilotstudie in Bayern. *Psychotherapeutenjournal, 2*, 152–156.

Ladouceur, R., Bouchard, C., Rhéaume, N., Jacques, C., Ferland, F., Leblond, J., et al. (2000). Is the SOGS an accurate measure of pathological gambling among children, adolescents and adults? *Journal of Gambling Studies, 16*(1), 1–24.

Langhinrichsen-Rohling, J., Rohde, P., Seeley, J. R., & Rohling, M. L. (2004). Individual, family, and peer correlates of adolescent gambling. *Journal of Gambling Studies, 20*(1), 23–46.

Lesieur, H. R., & Blume, S. B. (1987). The South Oaks gambling screen. *American Journal of Psychiatry, 144*(9), 1184–1188.

Lorains, F. K., Cowlishaw, S., & Thomas, S. A. (2011). Prevalence of comorbid disorders in problem and pathological gambling: Systematic review and meta-analysis of population surveys. *Addiction, 106*(3), 490–498.

Mann, K. (2014). *Verhaltenssüchte: Grundlagen, Diagnostik, Therapie, Prävention.* Berlin Heidelberg: Springer-Verlag.

Mann, K., & Fauth-Bühler, M. (2014). Konzept und Positionierung der Verhaltenssüchte in der Klassifikation psychischer Erkrankungen. In K. Mann (Hrsg.), *Verhaltenssüchte – Grundlagen, Diagnostik, Therapie, Prävention* (S. 1–9). Berlin: Springer.

Meyer, C., Rumpf, H.-J., Kreuzer, A., de Brito, S., Glorius, S., Jeske, C., et al. (2011). *Pathologisches Glücksspielen und Epidemiologie*

(PAGE): Entstehung, Komorbidität, Remission und Behandlung. Greifswald, Lübeck: Universitätsmedizin Greifswald, Institut für Epidemiologie und Sozialmedizin; Universität zu Lübeck, Forschungsgruppe S:TEP.

Meyer, G. (2018). *Glücksspiel – Zahlen und Fakten.* In Deutsche Hauptstelle für Suchtfragen e. V. (Hrsg.). Jahrbuch Sucht (18. Aufl., S. 113–133). Lengerich: Pabst.

Meyer, G., & Bachmann, M. (2011). *Spielsucht : Ursachen und Therapie* (Bd. 3). Berlin: Springer.

Mörsen, C. P., Heinz, A., Bühler, M., & Mann, K. (2011). Glücksspiel im Gehirn: Neurobiologische Grundlagen pathologischen Glücksspielens. *SUCHT, 57*(4), 259–273.

Müller-Spahn, F., & Margraf, J. (2003). *Wenn Spielen pathologisch wird.* Basel: Karger.

Parke, J., & Griffiths, M. (2006). The psychology of the fruit machine: The role of structural characteristics (revisited). *International Journal of Mental Health and Addiction, 4,* 151–179.

Petry, J. (1996). *Psychotherapie der Glücksspielsucht.* Weinheim: Psychologie Verlags Union.

Premper, V., & Schulz, W. (2008). Komorbidität bei Pathologischem Glücksspiel. *Sucht, 54*(3), 131–140.

Raylu, N., & Oei, T. P. S. (2002). Pathological gambling: A comprehensive review. *Clinical Psychology Review, 22,* 1009–1061.

Rumpf, H.-J., Achab, S., Billieux, J., Bowden-Jones, H., Carragher, N., Demetrovics, Z., Higuchi, S., King, D. L., Mann, K., Potenza, M., Saunders, J. B., Abbott, M., Ambekar, A., Aricak, O. T., Assanangkornchai, S., Bahar, N., Borges, G., Brand, M., Chan, E. M.-L., Chung, T., Derevensky, J., Kashef, A. E., Farrel, l., Fineberg, N. A., Gandin, C., Gentile, D. A., Griffiths, M. D., Goudriaan, A. E., Grall-Bronnec, M., Hao, W., Hodgins, D. C., Ip, P., Király, O., Lee, H. K., Kuss, D., Lemmens, J. S., Long, J., Lopez-Fernandez, O., Mihara, S., Petry, N. M., Pontes, H. M., Rahimi-Movaghar, A., Rehbein, F., Rehm, J., Scafato, E., Sharma, M., Spritzer, D., Stein, D. J, Tam, P., Weinstein, A., Wittchen, H.-U., Wölfling, K., Zullino, D., & Poznyak, V. (2018). Including gaming disorder in the ICD-11: The need to do so from a clinical and public health perspective. *Journal of Behavioral Addictions, 7*(3), 556–561. ▶ https://doi.org/10.1556/2006.7.2018.59.

Sassen, M., Kraus, L., Bühringer, G., Pabst, A., Piontek, D., & Taqi, Z. (2011). Gambling among adults in Germany: Prevalence, disorder and risk factors. *Sucht, 57*(4), 1–9.

Schwarz, J., & Lindner, A. (1990). Die stationäre Behandlung pathologischer Glücksspieler. *Suchtgefahren, 36,* 402–415.

Shenassa, E. D., Paradis, A. D., Dolan, S. L., Wilhelm, C. S., & Buka, S. L. (2012). Childhood impulsive behavior and problem gambling by adulthood: A 30-year prospective community-based study. *Addiction, 107*(1), 160–168.

Sleczka, P., Kraus, L., Braun, B., & Bühringer, G. (2013). Komorbide Störungen bei pathologischen Glücksspielern: Ein Überblick. *Wiener Zeitschrift für Suchttherapie, 2*(3), 171–177.

Slutske, W. S. (2006). Natural recovery and treatment-seeking in pathological gambling: Results of two U.S. National Surveys. *American Journal of Psychiatry, 163*(2), 297–302.

Slutske, W. S., Moffitt, T. E., Poulton, R., & Caspi, A. (2012). Undercontrolled temperament at age 3 predicts disordered gambling at age 32. *Psychological Science, 23*(5), 510–516.

Stinchfield, R. (2003). Reliability, validity, and classification accuracy of a measure of DSM-IV diagnostic criteria for pathological gambling. *American Journal of Psychiatry, 160*(1), 180–182. ▶ https://doi.org/10.1176/appi.ajp.160.1.180

Stinchfield, R., McCready, J., Turner, N. E., Jimenez-Murcia, S., Petry, N. M., Grant, J., et al. (2016). Reliability, validity, and classification accuracy of the DSM-5 diagnostic criteria for gambling disorder and comparison to DSM-IV. *Journal of Gambling Studies, 32*(3), 905–922.

Stinchfield, R. (2002). Reliability, validity, and classification accuracy of the South Oaks gambling screen (SOGS). *Addictive Behaviors, 27*(1), 1–19.

Storer, J., Abbott, M., & Stubbs, J. (2009). Access or adaptation? A meta-analysis of surveys of problem gambling prevalence in Australia and New Zealand with respect to concentration of electronic gaming machines. *International Gambling Studies, 9*(3), 225–244.

Strong, D. R., & Kahler, C. W. (2007). Evaluation of the continuum of gambling problems using the DSM-IV. *Addiction, 102*(5), 713–721.

Wickwire, E. M., Whelan, J. P., Meyers, A. W., & Murray, D. (2007). Environmental correlates of gambling behavior in urban adolescents. *Journal of Abnormal Child Psychology, 35,* 179–190.

Winters, K. C., Stinchfield, R. D., Botzet, A., & Anderson, N. (2002). A prospective study of youth gambling behaviors. *Psychology of Addictive Behaviors, 16*(1), 3–9.

43

Psychotische Störungen und Schizophrenie

Annika Clamor, Inga Frantz und Tania M. Lincoln

Inhaltsverzeichnis

© Springer-Verlag GmbH Deutschland, ein Teil von Springer Nature 2020
J. Hoyer und S. Knappe (Hrsg.), *Klinische Psychologie & Psychotherapie*,
https://doi.org/10.1007/978-3-662-61814-1_44

Erste Symptome einer psychotischen Störung

„Tim ist diese Woche auf Geschäftsreise unterwegs. Ich mag es nicht, wenn er weg ist. Es ist nicht die fehlende Unterhaltung oder das Schlafen im leeren Bett, was das Problem ist. Das Schwere ist die Zeit am Abend, wenn die Mädchen im Bett sind und das Haus leise und dunkel ist. Ich weiß, das klingt komisch, aber ich spüre etwas Schreckliches in der Gegenwart der Schatten in der Nacht. In dunklen Räumen fühle ich, wie eine Macht lauert; ich habe Angst, dass diese mich beobachtet. Ich mag nicht darüber nachdenken, was dies sein könnte, aber ich glaube, dass es etwas Totes ist, etwas das lebendig ist, obwohl es nicht lebendig sein sollte. Etwas Ruhiges, Verstohlenes, Böses; aus Knochen oder blutig, faulende Körperteile. Ich habe furchtbare Angst in die Schränke oder hinter Türen oder in die Garage zu schauen. Ich drehe mich ständig um, damit ich hinter mich schauen kann. Sogar ein bekanntes Geräusch wie die Katze, die vom Küchentresen springt, lässt mich hochfahren. Mein Herz rast, während das Wasser in der Dusche über mich fließt; aus Angst, dass mein Körper anfällig ist, wenn etwas sich auf mich zubewegt, während ich meine Augen geschlossen oder meinen Rücken gekehrt habe. Ich wünschte, Tim würde nach Hause kommen. Die bösen Dinge bleiben versteckt, wenn er am Abend da ist. Sie wollen mich alleine." (Aus dem Englischen übersetzt aus Fowler 2007).

44.1 Störungsbild

Fallbeispiel: Schizophrenie

Herr U., ein 20-jähriger Mann, stellt sich in der Klinik wegen Anspannungszuständen und Schlafstörungen vor. Seine Eltern, bei denen er wohne, hätten auf eine Behandlung gedrängt. Herr U. selbst fühle sich aber in der Abteilung für Psychiatrie nicht richtig aufgehoben. Er wolle lieber zur Polizei, werde er doch seit einigen Monaten von den Nachbarn abgehört und beobachtet.

Während der Exploration der Symptomatik ergibt sich, dass sich diese seit einigen Jahren schleichend entwickelte. In der weiterführenden Schule habe er sich oft unwohl gefühlt, sei zunehmend angespannt gewesen und habe sich nicht mehr auf die Inhalte konzentrieren können. Mit 14 Jahren habe Herr U. angefangen Cannabis zu konsumieren, da er sich damit endlich mal entspannt gefühlt habe. Mit 16 Jahren habe er seinen Realschulabschluss „gerade so" geschafft. Er habe dann mit 17 Jahren eine Lehrstelle als KFZ-Mechaniker begonnen, die ihm durch Kontakte seines Vaters vermittelt worden sei. Als er 18 Jahre alt war, habe sein einziger nahestehender Freund einen tödlichen Unfall gehabt. Herr U. berichtet, ab dieser Zeit vermehrt gegrübelt zu haben, sodass er sich immer weniger habe konzentrieren können. Der Schlaf sei schlechter geworden und seine Eltern hätten bemerkt, dass er oft gereizt war. Auch auf der Arbeit sei er angeeckt, habe vermehrt Fehler gemacht und Prüfungen nicht bestanden. Vor ein paar Monaten sei ihm schließlich gekündigt worden.

Seitdem habe Herr U. die meiste Zeit in seinem Zimmer verbracht, an einem Abend dann erstmals ein Klopfen von den Nachbarn gehört. Es sei ihm vorab beim Rausgehen schon aufgefallen, dass diese aufgehört hätten ihn zu grüßen. Er fühle sich von ihnen abfällig und mit Missgunst betrachtet, weshalb er den Blickkontakt meiden würde. Als er sie dann im Vorbeigehen seinen Namen und Schimpfwörter sagen hören konnte, habe er sich bestätigt gesehen, dass sie etwas gegen ihn hätten. Er grüble viel hierüber nach und sei sich seiner Sache immer sicherer. Er wolle sich weiter zurückziehen, jedoch höre er zuletzt auch ihre Stimmen durch die Wände, die seine Handlungen kommentieren würden. Um herauszufinden, woher seine Nachbarn diese Handlungen kennen können, habe er angefangen, die gesamte Wohnung nach Wanzen und Kameras abzusuchen. Dass er nichts finden konnte, sähe er als Bestätigung für die Gerissenheit und somit für die Gefährlichkeit der Nachbarn.

Unter den psychotischen Störungen werden Störungsbilder zusammengefasst, die durch ein bestimmtes Symptomspektrum charakterisiert sind (für einen Beginn der Symptomatik: ▶ Klinisch betrachtet „Erste Symptome einer psychotischen Störung"). Die **Kernsymptome** sind Halluzinationen (z. B. Stimmenhören), Wahn (z. B. die Überzeugung verfolgt zu werden; s. auch ▶ Exkurs), desorganisiertes Denken (z. B. Gedankenrasen) und grob desorganisiertes Verhalten (z. B. zerfahrenes Denken; langes, wächsernes Verharren in einer Körperhaltung: katatoner Stupor). Diese Charakteristika werden auch als „Positivsymptomatik" bezeichnet. Aber auch die „Negativsymptomatik" mit Rückzug, fehlender Motivation und Antriebsstörungen zählt zu den Kernsymptomen. In den spezifischen Störungen haben einzelne Symptome unterschiedliche Relevanz. Die bekannteste und häufigste psychotische Störung ist die Schizophrenie (▶ Klinisch betrachtet „Fallbeispiel: Schizophrenie"). Es zählen aber auch die wahnhafte Störung, die kurze psychotische Störung, die schizophreniforme Störung und die schizoaffektive Störung zu den **psychotischen Störungen** laut DSM-5 (Kapitel „Schizophrenie-Spektrum und andere psychotische Störungen"; APA 2015). In der ICD-10 lautet das entsprechende Kapitel F2 „Schizophrenie, schizotype und wahnhafte Störungen" und umfasst zusätzlich die schizotype Störung (◘ Abb. 44.1).

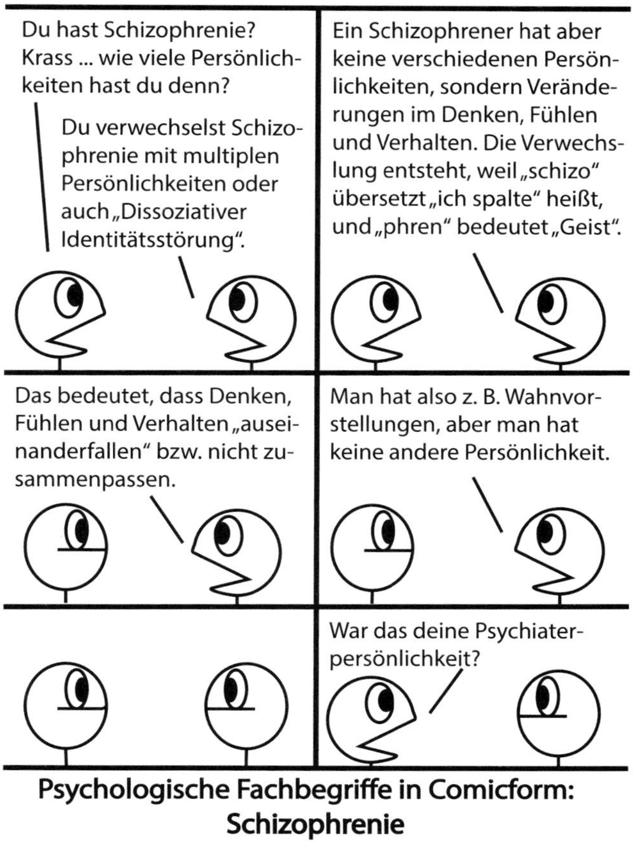

Psychologische Fachbegriffe in Comicform: Schizophrenie

◘ **Abb. 44.1** Missverständnisse bezüglich des Störungsbegriffs der „Schizophrenie" halten sich hartnäckig in der Allgemeinbevölkerung. (© erzaehlmirnix)

Berühmte Beispiele von psychotischen Störungen

Aus den historischen Überlieferungen zu **Isaac Newton** (◘ Abb. 44.2) geht hervor, dass der Wissenschaftler im Alter von 51 Jahren eine psychotische Episode erlebte, welche sich durch paranoide Wahnvorstellungen, Reizbarkeit, Schlaflosigkeit, und Appetitverlust auszeichnete. Newton fiel ferner dadurch auf, dass er in Briefen enge Bekannte und Freunde beschuldigte und sich dabei auf nicht stattgefundene Gespräche bezog oder den Kontakt zu ihnen unerwartet abbrach. Die psychotischen Symptome remittierten innerhalb von 18 Monaten und Newton nahm seine wissenschaftlichen Tätigkeiten wieder auf und entschuldigte sich bei seinen Freunden für seine Anfeindungen. Die Ursache für das späte Auftreten der psychotischen Symptomatik blieb jedoch bis heute im Unklaren und bietet Raum für Diskussionen (Jeste et al. 2000).

Der im Jahr 2015 verstorbene amerikanische Mathematiker **John F. Nash** (◘ Abb. 44.3) berichtet in einem biografischen Artikel von seinen psychotischen Symptomen, aufgrund derer er sich mehrmals in stationärer psychiatrischer Behandlung befunden hat. Die Symptome hätten sich erstmals im Jahre 1959 während der Schwangerschaft seiner Frau entwickelt. In Folge der Störung sei es ihm aufgrund zunehmender Wahnvorstellungen zwischenzeitlich nicht möglich gewesen, seiner wissenschaftlichen Karriere weiter nachzugehen. Nash berichtet, über einen Zeitraum von mehr als 25 Jahren mit kurzen Unterbrechungen unter den Wahnvorstellungen gelitten zu haben. Während kurzer symptomfreier Phasen habe er jedoch seine Forschung mit Erfolg voranbringen können (Nash 2014).

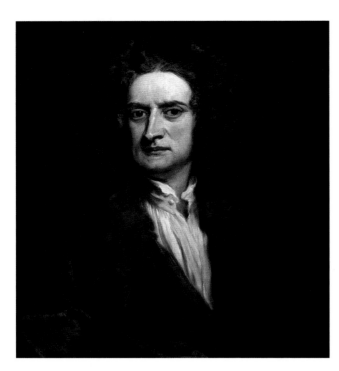

⬛ Abb. 44.2 Sir Isaac Newton. (© Photo12/Ann Ronan Picture Librar/picture alliance)

44

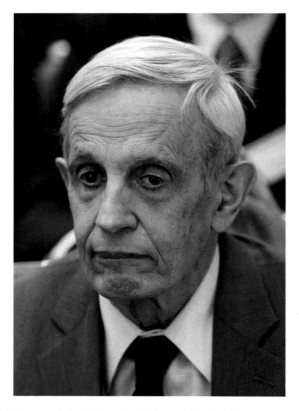

⬛ Abb. 44.3 John F. Nash Jr. (© Thomas Frey/dpa/picture alliance)

44.2 Klassifikation und Diagnostik

44.2.1 Historie der Klassifikation

Mit der Klassifikation der psychotischen Symptomatik beschäftigten sich Mediziner insbesondere seit dem Ende des 19. Jahrhunderts. Zu dieser Zeit prägte **Emil Kraepelin** den Begriff der **„Dementia praecox"** als einen Zustand vorzeitiger Demenz (damals auch: „Verblödung"). Er fasste hierunter mehrere Störungsbilder zusammen, „deren gemeinsame Eigenthümlichkeit der Ausgang in eigenartige Schwächezustände bildet." (Kraepelin 1899; S. 137). Er betonte somit insbesondere den ungünstigen Verlauf der Störung. Der Begriff „**Schizophrenie**" (aus dem Griechischen: schízein = spalten und phrén = Geist, Gemüt oder auch Zwerchfell) wurde ab dem Jahre 1908 durch **Eugen Bleuler** geprägt (für einen Überblick s. Fusar-Poli und Politi 2008). Schizophrenie bedeutet also – wörtlich übersetzt – „gespaltener Geist" oder genauer, „gespaltenes Zwerchfell". Der Begriff sollte die Denk- und Sprachstörungen sowie den inadäquaten Affekt beschreiben, die Bleuler für die wesentlichen Merkmale der Störung hielt. In Abgrenzung zur Dementia praecox (d. h. Hervorhebung des ungünstigen Verlaufs, längsschnittliche Betrachtung) betonte Bleuler in seiner Definition das Erscheinungsbild zu einem bestimmten Zeitpunkt (d. h. querschnittliche Betrachtung). Er tat dies aus der Beobachtung heraus, dass der Verlauf nicht zwangsläufig zu frühzeitigen demenziellen Zuständen führen müsse (Bleuler 1916). Zudem betonte er die Vielfältigkeit des Störungsbildes: „so erscheint uns die Schizophrenie doch nicht als eine Krankheit im engeren Sinne, sondern als eine Krankheitsgruppe (...) Man sollte deswegen eigentlich von Schizophrenien in der Mehrzahl sprechen." (Bleuler 1916, S. 278).

Der Fokus auf das quer- im Vergleich zum längsschnittlichen Bild der Symptomatik wurde auch von **Kurt Schneider** beibehalten. Er unterteilte die schizophrene Symptomatik in **Symptome 1. und 2. Ranges.** Laut Schneider lag die Diagnose einer Schizophrenie eindeutig vor, wenn bestimmte Symptome des 1. Ranges vorhanden waren, sofern sie nicht auf körperliche Krankheiten zurückführbar waren. Zu den Symptomen 1. Ranges nach Kurt Schneider gehören „Gedankenlautwerden, Hören von Stimmen in der Form von Rede und Gegenrede, Hören von Stimmen, die das eigene Tun mit Bemerkungen begleiten, leibliche Beeinflussungserlebnisse, Gedankenentzug und andere Gedankenbeeinflussungen, Gedankenausbreitung, Wahnwahrnehmung, sowie alles von andern Gemachte und Beeinflußte auf dem Gebiet des Fühlens, Strebens (der Triebe) und des Wollens." (Schneider 1946, S. 185). Einige dieser Symptome bezeichnete er aufgrund der

„Durchlässigkeit" der „Ich-Umwelt-Schranke" als Ich-Störung. Die Symptome 2. Ranges betrachtete er als weniger relevant. Sie mussten nicht vorliegen, um die Diagnose einer Schizophrenie zu stellen. Sie umfassten weitere Halluzinationen, Wahneinfälle, Ratlosigkeit, depressive und manische Verstimmungen und Gefühlsverarmung (Schneider 1946). Die aktuellen ICD-10-Diagnosekriterien folgen dieser Priorisierung von Schneider.

In den neueren Überarbeitungen der Diagnosemanuale ICD-11 und DSM-5 (▶ Abschn. 44.2.3) wird jedoch von der Gewichtung Schneiders Abstand genommen. So werden im DSM-5 fünf Hauptsymptombereiche unterschieden: Wahn, Halluzinationen, desorganisierte Sprechweise (z. B. Zerfahrenheit), grob desorganisiertes oder katatones Verhalten und Negativsymptome (z. B. Affektverflachung).

44.2.2 Symptome

In der Symptomatik von psychotischen Störungen wird traditionell und vereinfachend zwischen **Positiv- oder Plussymptomen** und **Negativ- oder Minussymptomen** unterschieden. Bei der Positivsymptomatik ist dem „normalen" Erleben etwas hinzugefügt. Bei der Negativsymptomatik hingegen findet eine Verminderung oder Verlust von Funktionen statt. Auch wenn es sich um vermeintlich gegensätzliche Pole handelt, können beide Formen auch gleichzeitig auftreten. Im Folgenden werden die Hauptsymptome näher beschrieben.

> **Wichtig**
> Die **Positivsymptomatik** beschreibt eine Steigerung des Erlebens im Vergleich zu Gesunden. Hierzu gehören

Wahn, Halluzinationen, desorganisiertes Denken und grob desorganisiertes Verhalten oder gestörte Motorik.

Die **Negativsymptomatik** beschreibt eine Verminderung oder einen Verlust von Funktionen oder Erleben im Vergleich zu Gesunden. Hierzu zählen die Verminderung von Mimik und Gestik sowie der Verlust von Freude und Motivation.

Definition

Wahn wird als eine unveränderbare Überzeugung definiert, die unabhängig von gegenteiliger Evidenz fest bestehen bleibt (APA 2015). Es gibt unterschiedliche Arten von Wahn, besonders charakteristisch für die Schizophrenie ist der Verfolgungswahn. In der psychiatrischen Terminologie wird Wahn als **inhaltliche Denkstörung** bezeichnet, da die Inhalte des Denkens verändert sind.

Der **Verfolgungswahn** beschreibt die feste Überzeugung von einer oder mehreren Personen bzw. Organisationen verfolgt, beschattet und/oder beeinträchtigt zu werden. Andere charakteristische Wahninhalte (◻ Abb. 44.4) sind

- das Beziehen von bestimmten Ereignissen oder Gegebenheiten wie Fernsehinhalte oder Liedtexte auf die eigene Person (**Beziehungswahn**);
- die Überzeugung, eine außergewöhnliche, besondere Person zu sein bzw. über besondere Kräfte oder Fähigkeiten zu verfügen (**Größenwahn**);
- die Überzeugung, eine Beziehung zu einer, z. B. prominenten, Person zu haben, obwohl eine solche Beziehung nachweislich nicht besteht (**Liebeswahn**);

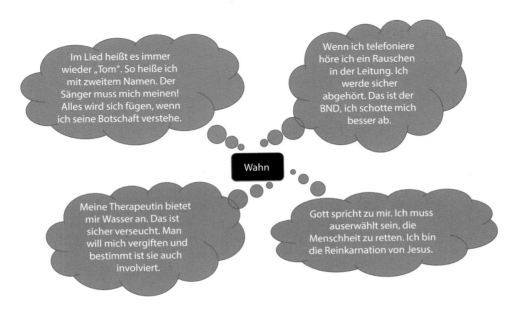

◻ **Abb. 44.4** Beispiele für wahnhafte Gedanken

- die Überzeugung von Gott oder einem anderen Wesen auserwählt zu sein, einen besonderen Auftrag zu erfüllen (**religiöser Wahn**);
- auf den Körper bezogene Überzeugungen (**körperbezogener Wahn**), wie die Überzeugung organisch tot zu sein, einen Peilsender einoperiert bekommen zu haben; bestimmten Operationen unterzogen worden zu sein oder an einer bestimmten Krankheit zu leiden (**hypochondrischer Wahn**);
- die Überzeugung, dass man selbst, andere oder die Welt in der eigentlichen Form nicht existieren können (**nihilistischer Wahn**).

Ein Wahninhalt wird als **bizarr** bezeichnet, wenn die Überzeugung unmöglich wahr und nicht aus kulturellen oder gewöhnlichen Lebenshintergründen abgeleitet sein kann. Demnach entspricht die feste Überzeugung von Geheimdiensten überwacht zu werden, wenngleich es keinerlei Anhaltspunkte hierfür gibt, einem

nichtbizarren Verfolgungswahn. Eine unverrückbare Überzeugung, dass die eigenen Gedanken und Handlungen durch eine fremde, äußere Macht kontrolliert, gesteuert, eingepflanzt und entzogen werden, entspräche in hiesigen Kulturkreisen hingegen einem **bizarren Kontrollwahn** (APA 2015).

> **Definition**
>
> **Halluzinationen** sind Erfahrungen, die wahrnehmungsähnlich sind, aber ohne eine entsprechende externale Reizquelle auftreten. Dieser Vorgang entzieht sich der Kontrolle der Person und wird in Intensität und Qualität wie eine normale Wahrnehmung erlebt (APA 2015). Prinzipiell kann jede Sinnesmodalität hierbei eine Rolle spielen. Besonders charakteristisch für die Schizophrenie sind jedoch auditive Halluzinationen in Form von Stimmenhören (◘ Abb. 44.5; ▶ Exkurs).

Exkurs

Stimmenhören

Die auditiven verbalen Halluzinationen, das „Stimmenhören", sind bei Schizophrenie und psychotischen Störungen häufig und ein charakteristisches Merkmal. Deshalb werden sie in der Praxis oft bereits als hinreichend für die Diagnose Schizophrenie, in jedem Fall aber als Symptom einer psychischen Störung gesehen. Empirische Studien zeigen jedoch, dass das Stimmenhören nicht per se klinisch relevant ist. So gibt es Menschen, die Stimmen hören, sich aber nie in Behandlung begeben. In einigen Kontexten (z. B. in spirituellen oder künstlerischen Zusammenhängen) mag es sogar angenehm sein und Vorteile mit sich bringen, eine Stimme zu hören.

In einer Studie wurden Unterschiede von klinisch relevantem (d. h. die Betroffenen litten unter dem Symptom und benötigten eine Behandlung) und klinisch nicht relevantem täglichem Stimmenhören untersucht. Dabei wurden viele Übereinstimmungen bezüglich akustischer Charakteristika, des Inhalts und des Auftretens der Stimmen gefunden. Im Unterschied zur Gruppe mit klinisch relevantem Stimmenhören, gab die Gruppe mit klinisch nicht relevantem Stimmenhören an, dass sie das Einsetzen oder Enden von Halluzinationen eher kontrollieren könne. Auch erlebten die gesunden Stimmenhörer das Stimmenhören als weniger belastend. Ihre Stimmeninhalte waren zudem häufiger neutral oder sogar angenehm. Zudem berichtete die Gruppe mit klinisch nicht relevantem Stimmenhören wesentlich häufiger, dass die erste Reaktion anderer auf ein Mitteilen ihrer Erfahrungen für sie positiv (z. B. „Du hast eine Gabe") – anstelle von negativ oder neutral – war (Powers et al. 2016; auch ◘ Abb. 44.6).

Ebenfalls kommt Stimmenhören bei vielen anderen psychischen Störungen vor. Hier sind insbesondere die Posttraumatische Belastungsstörung (z. B. Stimmenhören im

Rahmen von Flashbacks), die Borderline-Persönlichkeitsstörung (z. B. Stimmenhören bei starken Anspannungszuständen), aber auch schwere depressive und bipolar affektive Störungen zu nennen.

Das Wissen darüber, dass viele und auch gesunde Menschen Stimmen hören, stellt für Betroffene oft eine große Erleichterung dar und kann helfen, Scham zu reduzieren. Als Psychologin ebenso wie als Betroffene berichtete Eleanor Longden im Jahr 2013 in ihrem „TED Talk: The Voices in my Head" von ihrer Erfahrung mit auditiven Halluzinationen. Die erfolgreiche Wissenschaftlerin setzt sich aus ihrer Geschichte heraus seit Jahren für einen entstigmatisierenden Umgang ein, der Stimmenhören nicht als etwas „Verrücktes", sondern als eine bedeutsame und komplexe Erfahrung ansieht. Für sie persönlich sei das Zugeben des Stimmenhörens zunächst fatal gewesen: Während einer stressigen Studiumsphase habe sie Hilfe gesucht und sei ab dem Zeitpunkt, an dem sie über ihre Stimmen berichtete, schlagartig anders behandelt worden. In der Psychiatrie, in die sie überwiesen wurde, habe sich ihr Zustand zunehmend verschlechtert. Erst nach langer Behandlungszeit und dem Hinwenden zu den Stimmen als bedeutsame Anteile ihrer Selbst und ihrer Geschichte, stabilisierte sie sich. Heute könne sie die Stimmen gezielt für den achtsamen Umgang mit ihrem eigenen Befinden nutzen.

Das Netzwerk „Hearing Voices" (▶ www.hearing-voices.org) hat sich als Zusammenschluss von Menschen, die Stimmen hören, gebildet und bietet Betroffenen, Behandlern und Angehörigen wertvolle Einblicke in Erfahrungen und Fakten über das Stimmenhören. Eine informative Animation des vielfältigen Phänomens findet sich auf: ▶ https://www.intervoiceonline.org/3305/voices/what-is-hearing-voices/hearing-voices-animation.html (◘ Abb. 44.7).

44

Psychotische Störungen und Schizophrenie

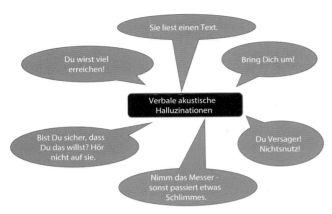

■ **Abb. 44.7** Link zur informativen Animation des Phänomens Stimmenhören

Ein weiteres Hauptsymptom, das **desorganisierte Denken**, beschreibt auffällige Denkmuster. Dies wird auch **formale Denkstörung** genannt, was bedeutet, dass die Art des Denkens verändert ist. Formale Denkstörungen erschweren häufig die Kommunikation mit der betroffenen Person. Hierunter fallen die **Assoziationslockerung** und **Ideenflucht**, bei denen von einem Gedanken – auf eine von außen nicht nachvollziehbare Art – zum nächsten Gedanken gesprungen wird. Bei der Ideenflucht ist das Denktempo stark erhöht. Das **Danebenreden** beschreibt Antworten oder Ausführungen, die für den Zuhörer nicht mit der eigentlichen Frage verknüpft sind. Bei der **Zerfahrenheit/Inkohärenz** besteht eine Desorganisation in der Sprache und die Äußerungen können bis hin zur Unverständlichkeit verzerrt ausfallen (APA 2015). Auch das **Gedankenabreißen**, das sich

in der plötzlichen Unterbrechung des Gedankengangs ausdrückt, sowie die **Perseveration** – als ständige, schleifenartige Wiederholung von Gedanken – können das Nachvollziehen des Inhaltes stark erschweren.

Als **grob desorganisiertes Verhalten** oder **Bewegungsstörungen** werden unterschiedliche Verhaltensauffälligkeiten zusammengefasst, die von einer ausgeprägten Unruhe, stereotypen Bewegungen und Grimassieren über Verharren in rigiden, unpassenden körperlichen Stellungen (d. h. katatoner Stupor) oder dem vollständigen Fehlen von verbalen oder motorischen Reaktionen (d. h. Mutismus) reichen (APA 2015).

Das letzte Hauptsymptom, die **Negativsymptomatik**, ist charakterisiert durch einen verminderten emotionalen Ausdruck sowie reduzierte zielgerichtete Aktivierung (▶ Klinisch betrachtet). Zudem sind eine Abnahme sprachlicher Äußerungen und Anhedonie zu beobachten (Erläuterungen der Begriffe in der folgenden Übersicht; APA 2015). Diese Symptome tragen möglicherweise besonders stark zu einer schlechten Prognose und einer geringen Lebensqualität für Patienten mit Schizophrenie bei (für einen Überblick s. Mäkinen et al. 2008). Ähnliche Beschwerden, wie z. B. Antriebslosigkeit und verringertes Erleben/Ausdruck von Gefühlen, können

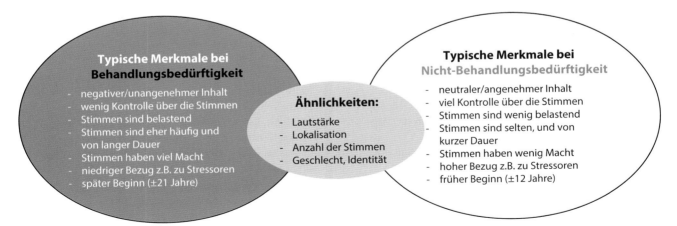

■ **Abb. 44.6**   Ausschnitt von Merkmalen auditiver verbaler Halluzinationen, die mit oder ohne Bedarf von Behandlung auftreten. (Adaptiert aus Johns et al. 2014)

Fallbeispiel: Stark ausgeprägte Negativsymptomatik

Herr R., 40 Jahre alt, kam mit dem Notarztwagen zur stationären Aufnahme, nachdem er von Passanten auf einer Treppe in der Nähe einer Wohnsiedlung sitzend aufgegriffen wurde. Deren Eindruck nach hatte er bereits ein paar Tage dort verharrt. Entsprechend wirkte er körperlich ungepflegt. Auf die eigene Befindlichkeit angesprochen, reagierte Herr R. nur langsam und mit sehr wenigen Worten. In der Mimik zeigte sich dabei eine Starrheit, ohne emotionale Regungen.

Im Verlaufe der Behandlung explorierte der behandelnde Psychotherapeut, dass Herr R. bereits seit mehreren Jahren komplett zurückgezogen lebe, keinem Beruf nachginge und sozialen Kontakt nur sporadisch zu der Mut-

ter pflege. In seiner Jugend habe es eine Zeit gegeben, in der er sich stark „andersartig" gefühlt habe. Er habe den Eindruck gehabt, seine Gedanken würden ihm entschwinden und seine Stimme klänge komisch. In Gesprächen mit Freunden habe er dann zunehmend den Anschluss verloren und die Gesprächsinhalte nicht begreifen können. Auch sei er gezielt ausgeschlossen worden. Andere hätten zudem oft gelacht, wenn er sich mit Verzögerung zu den Themen geäußert habe. Als er dies bemerkt habe, sei er immer unsicherer geworden, bis er irgendwann geglaubt habe, dass er nie eine angenehme freundschaftliche Beziehung zu anderen oder Erfolg im Leben haben könne. Er habe sich zunehmend aus dem Leben zurückgezogen.

---

auch Folge der antipsychotischen Medikation sein. Deshalb unterscheiden einige Forscher zwischen sog. primären (d. h. unbedingten, im Störungsverlauf entstehenden Kernsymptome) und sekundären (d. h. bedingt durch externe Faktoren wie Arzneimittelwirkung und langanhaltende Hospitalisierung) negativen Symptomen.

Der aktuelle Stand der Forschung deutet darauf hin, dass sich die Negativsymptomatik in fünf Bereichen widerspiegelt. Diese lassen sich zwei Faktoren zuordnen (Marder und Galderisi 2017)

1. **Verminderte Expressivität**
   - Alogie: Armut des Sprachinhalts, Hemmung, verzögerte Reaktion.
   - Affektverflachung: Reduktion des Affektausdrucks wie verminderte Mimik und Gestik (z. B. mit monotoner Stimme und neutralem Gesichtsausdruck über schreckliche Ereignisse berichten); nicht auf das Erleben bezogen.
2. **Vermindertes Erleben** (auch: Avolition/Apathie bzw. verminderte Motivation und Freude)
   - Anhedonie: Freudverlust, insbesondere Defizit in antizipatorischer Freude, Reduktion in der Ausübung von lustvollen Aktivitäten.
   - Asozialität: Reduktion von sozialer Initiative und Wunsch nach engen Kontakten.
   - Avolition: Reduktion der Initiierung und Persistenz in zielgerichteter und zweckgebundener Aktivität (z. B. Erledigung von Pflichten).

In der ICD-10 werden zudem die Störungen des Ich-Erlebens hervorgehoben (▶ Klinisch betrachtet). **Ich-Störungen** bezeichnen Symptome, bei denen die Be-

troffenen Grenzen des Ichs und Nicht-Ichs – also der Umwelt – als durchlässig empfinden. Hierzu gehören **Derealisation** (d. h. die Umwelt erscheint fremdartig, unwirklich, verzerrt), **Depersonalisation** (d. h. der Patient selbst kommt sich fremdartig, unwirklich, verzerrt vor), sowie **Gedankeneingebung, Gedankenausbreitung und Gedankenentzug** (d. h. die eigenen Gedanken fühlen sich von außen eingegeben oder entzogen bzw. sich unkontrollierbar nach außen ausbreitend an). Zudem fühlen sich manche Patienten auch in ihren Handlungen, Zielen oder Gefühlen von außen beeinflusst (d. h. **Fremdbeeinflussungserleben**).

Empirische Befunde auf faktorenanalytischer Basis legen ein **5-Faktoren-Modell** der psychotischen Symptomatik nah. Dies enthält die Faktoren Positivsympto-

Fallbeispiel: Ich-Störungen

Frau M. berichtet, dass sie oft den Eindruck habe, dass ihre Gedanken für jedermann hörbar seien. Meist kämen ihr die Gedanken auch sehr fremd vor, so als seien sie von jemand anderem. Sie sei daher sehr ängstlich und schäme sich schnell. Auf dem Weg zur Therapie habe sie z. B. einen jungen Mann gesehen und es sei ihr ein Gedanke eingegeben worden „Er ist attraktiv". Als er sie daraufhin angeschaut habe, habe sie sich bestätigt gesehen, dass er es gehört habe. Dies war ihr dann sehr unangenehm, sie habe schnell nach unten geschaut und zum Glück bald darauf aussteigen können. Sie habe Angst, Menschen mit diesen unkontrollierbaren Gedanken zu nahe zu treten und versuche daher oft, das Denken zu vermeiden. Dies führe zu starker Anspannung.

matik (z. B. Wahn, Halluzinationen), Negativsymptomatik (z. B. Affektverflachung, emotionaler Rückzug), desorganisierte Symptome (z. B. Aufmerksamkeitsdefizite, Schwierigkeiten in der Abstraktionsfähigkeit), Erregung/Impulsivität (z. B. mangelnde Impulskontrolle, Feindseligkeit) und emotionaler Stress (z. B. Angst, Schuld; van der Gaag et al. 2006).

44.2.3 Diagnostik

Die Diagnostik einer psychotischen Störung folgt den Diagnosekriterien im ICD-10 oder DSM-5. Dabei wird, wie eingangs erwähnt, zwischen unterschiedlichen psychotischen Störungsbildern unterschieden (◘ Tab. 44.1 für einen Überblick über die Klassifikation im ICD-10).

Als **Diagnosekriterien** für die **Schizophrenie** bedarf es laut DSM-5 zwei oder mehr Hauptsymptome, die im unbehandelten Zustand an den meisten Tagen einer einmonatigen Zeitspanne bestehen. Weniger ausgeprägte Symptome oder Einschränkungen (z. B. Leistungseinbußen) müssen für mindestens 6 Monate vorhanden sein (APA 2015). Laut ICD-10 und auch laut geplanter ICD-11 müssen die Symptome für eine Schizophrenie nur „mehr als einen Monat" bestehen und können hier schon vor dem Abwarten von einem halben Jahr diagnostiziert werden. Die genauen Kriterien sind in der folgenden Übersicht dargestellt (s. auch ► Wichtige Änderungen im DSM-5).

Diagnostische Kriterien für die Schizophrenie nach DSM-5

(Auszug; Abdruck erfolgt mit Genehmigung vom Hogrefe Verlag Göttingen aus dem Diagnostic and Statistical Manual of Mental Disorders, Fifth Edition, © 2013 American Psychiatric Association, dt. Version © 2018 Hogrefe Verlag)

A. Zwei oder mehr der folgenden Symptome, jedes bestehend für einen erheblichen Teil einer einmonatigen Zeitspanne (oder kürzer, wenn erfolgreich behandelt). Mindestens eines der Symptome muss (1), (2) oder (3) sein.
   1. Wahn.
   2. Halluzinationen.
   3. Desorganisierte Sprechweise (z. B. Zerfahrenheit).
   4. Grob desorganisiertes oder katatones Verhalten.
   5. Negativsymptome [z. B. verflachter Affekt].
B. Soziale/berufliche Leistungseinbußen.
C. Zeichen des Störungsbildes (…) für [≥6 Monate] (…); floride Symptome (A-Kriterium) über 1 Monat (oder weniger, falls erfolgreich behandelt). Prodromale und residuale Perioden können ausschließlich durch Negativsymptome gekennzeich-

net sein, Symptome des A-Kriteriums können sich zudem abgeschwächt manifestieren (seltsame Überzeugungen, ungewöhnliche Wahrnehmungserlebnisse).
D. Ausschluss von Schizoaffektiver und Affektiver Störung, d. h. keine Major Depression und keine manische oder gemischte Episode gleichzeitig mit den floriden Symptomen der Schizophrenie. Falls eine affektive Episode aufgetreten ist, war ihre Gesamtdauer im Verhältnis zu floriden/residualen Phasen nur kurz.
E. Ausschluss von Substanzeinfluss und medizinischen Krankheitsfaktoren.
F. Bei einer vorherigen Autismus-Spektrum-Störung oder einer Kommunikationsstörung mit Beginn im Kindesalter wird die zusätzliche Diagnose gestellt, wenn ≥ 1 Monat (oder weniger, falls erfolgreich behandelt) ausgeprägte Wahnphänomene oder Halluzinationen zusätzlich zu den anderen Symptomen der Schizophrenie vorhanden waren.

Wichtige Änderungen im DSM-5 (APA 2015)

Wichtige Änderungen von DSM-IV zu DSM-5 – Diagnosekriterien für die **Schizophrenie**:

— Während im DSM-IV TR nur 1 Symptom für die Erfüllung des A-Kriteriums erforderlich war, wenn bizarrer Wahn oder Halluzinationen 1. Ranges nach Schneider vorlagen, müssen im DSM-5 mindestens 2 Hauptsymptome (Wahn, Halluzinationen, desorganisierte Sprechweise, grob desorganisiertes oder katatones Verhalten, negative Symptome) vorliegen, wovon mindestens 1 Symptom Wahn, Halluzinationen *oder* desorganisierte Sprache sein muss.
— Die Subtypen (paranoider, desorganisierter, undifferenzierter und katatoner Typus) entfallen.
— Optionale Erfassung der Symptomschwere im A-Kriterium; Kontinuum von 0 bis 4, in der höchsten Intensität der letzten Woche.

◘ **Tab. 44.1** Differenzialdiagnosen Kapitel F2 ICD-10

F20.-	Schizophrenie
F21	Schizotype Störung
F22.-	Anhaltende wahnhafte Störungen
F23.-	Akute vorübergehende psychotische Störungen
F24	Induzierte wahnhafte Störung
F25.-	Schizoaffektive Störungen
F28	Sonstige nichtorganische psychotische Störungen
F29	Nicht näher bezeichnete nichtorganische Psychose

Wichtige Änderungen im gesamten Kapitel „Schizophrenie-Spektrum und andere psychotische Störungen":

- Die **schizoaffektive Störung** wird als längsschnittliche Diagnose erfasst. Neben der Erfüllung des A-Kriteriums muss eine affektive Episode über den Großteil der Störungsdauer vorhanden sein.
- Im A-Kriterium der **Wahnstörung** entfällt die bisherige Notwendigkeit eines nichtbizarren Wahns. Ein neues Ausschlusskriterium definiert, dass die Symptome nicht besser durch eine Zwangsstörung oder körperdysmorphe Störung mit mangelnder Einsicht erklärt werden können.
- **Katatonie** kann im DSM-5 einheitlich als Spezifikation im Rahmen einer psychotischen, affektiven oder medizinischen Störung diagnostiziert werden.

„Attenuiertes Psychosesyndrom" im Forschungsanhang:

- Nach einer intensiven Debatte, ob ein Risiko- oder Prodromalzustand (▶ Abschn. 44.3.2) als eine eigenständige Diagnose ins DSM-5 aufgenommen werden sollte, wurde diese Kategorie im Forschungsanhang hinzugefügt. Ziel ist, die Forschung zu diesem Thema weiter voranzubringen. Das attenuierte Psychosesyndrom beschreibt attenuierte – also abgeschwächte – psychotische Symptome in Form von Wahn, Halluzinationen und desorganisierter Sprache. Das Realitätserleben bleibt jedoch relativ intakt. Die Schwere und Frequenz der Symptome reichen aber aus, um klinisches Leid bei den Betroffenen zu verursachen.

In Abgrenzung zur Schizophrenie sind bei der **schizotypen Störung** (F21) die Hauptsymptome der Schizophrenie nicht eindeutig erfüllt. Es treten jedoch psychotisch anmaßende Charakteristika in Form von exzentrischen Verhalten, Anomalien im Denken und in der Stimmung auf. Zum Beispiel können paranoide Ideen auftreten, die jedoch nicht die Kriterien einer Wahnvorstellung erfüllen.

Sind ausschließlich Symptome eines andauernden Wahns vorhanden, besteht eine **anhaltende wahnhafte Störung** (F22.X). Wenn der Wahn nur kurze Zeit besteht, wird eine **akute vorübergehende psychotische Störung** (F23.X) diagnostiziert. Zu dieser können jedoch auch Halluzinationen und andere Wahrnehmungsstörungen gehören, die nur akut und innerhalb weniger Wochen auftreten.

Die **induzierte wahnhafte Störung** (F24) beschreibt eine wahnhafte Symptomatik, die von zwei nahestehenden Personen mit enger Beziehung zueinander geteilt wird. Der eine Teil leidet hierbei unter einer „echten" psychotischen Störung, während die Wahnvorstellungen des anderen von der psychotischen Person übernommen wurden.

Schizoaffektive Störungen (F25.X) verlaufen episodenhaft und es treten sowohl affektive (d. h. manische und/oder depressive Symptomatik) als auch psychotische Symptome (weitgehend denen der Schizophrenie entsprechend) auf. Hierbei muss aktuell eine ausgeprägte affektive Störung (F30-32) vorliegen bzw. in der Vergangenheit vorgelegen haben. Zudem muss das klinische Bild deutlich durch die Symptome *beider* Störungen (affektive und psychotische Störung) geprägt sein. Die affektive und psychotische Symptomatik tritt zumindest für einen Teil der Zeit überlappend auf. Es darf sich somit nicht um affektive Symptome handeln, die sich ausschließlich mit psychotischen Symptomen abwechseln.

Differenzialdiagnostisch gilt zunächst wie bei allen psychischen Störungen, dass – neben der psychologischen Diagnostik – auch eine körperliche Untersuchung erfolgen sollte. Außerdem muss eine akute Intoxikation oder Drogenabhängigkeit ausgeschlossen werden. Neben illegalen Drogen können auch Medikamente psychotische Symptome auslösen und müssen immer erfragt werden. Die Symptomatik kann ebenfalls durch körperliche Erkrankungen wie z. B. endokrinologische oder tumoröse Leiden verursacht sein. Darüber hinaus kann die Abgrenzung der psychotischen Störungen untereinander schwierig sein und z. T. erst im Zeitverlauf der Symptomatik erfolgen. Auch bezogen auf andere psychische Störungen kann es Überschneidungen in der Symptomatik geben (für einen Überblick ◻ Tab. 44.2).

> **Wichtig**
>
> Bei ausgeprägten manischen Störungen mit Wahnsymptomen, bei schwerer depressiver Symptomatik mit psychotischen Erleben wie Halluzinationen oder auch bei depressiver Symptomatik im Rahmen einer Schizophrenie oder schizoaffektiven Störung sowie bei starker Negativsymptomatik kann eine entsprechende Differenzialdiagnose innerhalb der psychotischen Störungen oder zwischen den verschiedenen psychischen Störungen schwierig werden. Oft bringt erst die Verlaufsbeobachtung Klarheit, da zusätzliche Informationen (z. B. symptomfreie Phasen, Dauer der Symptomatik) nötig sind, um eine korrekte Einstufung vorzunehmen.

Der Goldstandard zur Diagnosestellung (s. auch ▶ Exkurs) ist – wie bei anderen psychischen Störungen – ein strukturiertes klinisches Interview wie das "Strukturierte Klinische Interview für DSM-5-Störungen" (SCID-5-CV; Beesdo-Baum et al. 2019). Im SCID wird die Sektion B für psychotische Störungen standardmäßig, d. h. unabhängig von Screeningfragen, abgefragt.

Neben den strukturierten Interviews zur Diagnosestellung sollten zur Quantifizierung der Symptom-

◼ **Tab. 44.2** Übersicht einiger differenzialdiagnostischer Aspekte der Schizophrenie (für eine genauere Darstellung differenzialdiagnostischer Aspekte psychotischer Störungen s. First 2017)

Abzugrenzende Diagnose	(Mögliche) gemeinsame Symptome	Unterscheidende Aspekte
Wahnhafte Störung	Wahn	Keine weiteren charakteristischen Symptome wie Halluzinationen, desorganisiertes Denken und Verhalten oder Negativsymptomatik
Schizophreniforme Störung; kurze psychotische Störungen	Psychotische Symptome	Bestehen für weniger als 6 Monate
Schizoaffektive Störung	Psychotische Symptome	Zumindest zeitweise gleichzeitiges Bestehen affektiver Symptome; das klinische Bild ist deutlich durch beide Störungsbildern geprägt, Kriterien einer Major Depression/manischen Episode erfüllt
Schizotype Persönlichkeitsstörung	Eigentümliches Verhalten, Denk- und Wahrnehmungsverzerrungen	Symptome als Teil überdauernder Persönlichkeitsmerkmale (oft seit Jugend bestehend); weniger stark ausgeprägt
Affektive Störungen mit psychotischen Merkmalen	Psychotische Symptome	Psychotische Symptome wie Halluzinationen treten ausschließlich während depressiver oder manischer Episode auf
Zwangsstörung, körperdysmorphe Störung mit geringer/keiner Einsicht	Wahnnahe oder wahnhafte Gedanken	Zwangssymptome (z. B. Neutralisieren) bzw. die anhaltende Beschäftigung mit den Körpermerkmalen sind vorrangig
Posttraumatische Belastungsstörung	Flashbacks mit halluzinatorischem Charakter, Hypervigilanz paranoiden Ausmaßes	Traumatisches Erlebnis ist zwingend, Halluzinationen/Wahn nur mit traumanahen Inhalten; zusätzlich charakteristische Symptome wie Wiedererleben und Reagieren auf Ereignismerkmale
Soziale Phobie	Starke Angst vor Ablehnung durch andere mit intensiver Fokussierung hierauf	Die Angst beschränkt sich auf soziale Interaktions- und Leistungssituationen, und nicht auf bestimmte Personengruppen (z. B. Nachbarn), charakteristisches Sicherheitsverhalten und Selbstaufmerksamkeit
Autismus-Spektrum-Störungen, Kommunikationsstörungen	Psychosenahe Symptome, Negativsymptome	Vorrangig Beeinträchtigung der sozialen Interaktion, repetitives und eingeschränktes Verhalten; andere kognitive und kommunikative Defizite

---

Exkurs

Ein Plädoyer für den gewissenhaften Umgang mit Diagnostik

„If sanity and insanity exist, how shall we know them?" (Rosenhan 1973, S. 250).

Ein in den 1970er Jahren von David Rosenhan durchgeführtes Experiment stieß eine wichtige Debatte darüber an, was passieren kann, wenn auf eine standardisierte Diagnostik verzichtet wird.

Die Glaubwürdigkeit des Experiments, in dem sich „Pseudopatienten" in verschiedenen Psychiatrien vorstellten und ausschließlich aufgrund des Symptoms auditiver Halluzinationen eingewiesen wurden, ist zwar zuletzt stark angezweifelt worden. Rosenhans Aussage „Psychisches Leid existiert. Aber Normalität und Anomalität, Geistig gesund und Geisteskrank, sowie die Diagnosen, die sich hieraus ableiten mögen weniger stichhaltig sein als viele es glauben" (Rosenhan 1973, S. 250 f.) hat dennoch nichts an Relevanz und Aktualität eingebüßt: Ein prominentes Beispiel für eine psychiatrische Fehleinschätzung stellt der Fall von Gustl Mollath dar, der von 2006 bis 2013 in der forensischen Psychiatrie untergebracht worden war. Im Rahmen eines Scheidungsstreits wurde bei Herrn Mollath die Diagnose einer wahnhaften Störung gestellt, u. a. weil er heftige Beschuldigungen von Steuerhinterziehungen im großen, systematischen Maße gegen seine damalige Ehefrau und einen Bankmitarbeiter vorbrachte. Die Anschuldigungen erwiesen sich jedoch Jahre später, zumindest in wesentlichen Teilen, als begründet. Auch dieser Fall macht deutlich, wie wichtig es ist, Diagnosen stets kritisch zu überprüfen, da Irrtümer gravierende Folgen haben können.

---

schwere weitere Instrumente zum Einsatz kommen. Hierunter ist das Fremdbeurteilungsinstrument „Positive and Negative Syndrome Scale" (PANSS; Kay et al. 1987) weit verbreitet (▶ Klinisch betrachtet). Zudem können mittels der „Psychotic Symptom Rating Scales" (PSYRATS) verschiedene Dimensionen und Charakteristika von auditiven Halluzinationen (z. B. Häufigkeit, Dauer, Inhalte, Kontrollierbarkeit) sowie Wahn (z. B.

Beispielfragen aus dem Interviewleitfaden für die „Positive and Negative Syndrome Scale" PANSS (Kay et al. 1987)

- Manchmal sagen mir Leute, dass sie Geräusche oder Stimmen in ihrem Kopf hören, die andere Leute nicht hören können. Wie ist das bei Ihnen? (Halluzinationen)
- Haben Sie manchmal „Visionen" oder sehen Dinge, die andere nicht sehen können? (Halluzinationen)
- Können Sie die Gedanken anderer Leute lesen? (Wahnideen, ungewöhnliche Denkinhalte)

- Empfangen Sie manchmal persönliche Botschaften aus dem Radio oder Fernsehen? (Wahnideen, Halluzinationen)
- Glauben Sie, dass Sie den meisten Leuten trauen können? (Misstrauen/Verfolgungsideen)
- Nehmen Sie zusammen mit anderen an Aktivitäten teil? (Aktives soziales Vermeidungsverhalten)
- Haben Sie Talente oder Fähigkeiten, die die meisten Leute nicht haben? Bitte erläutern Sie das. (Größenideen)

Intensität, Beeinträchtigung) bewertet werden (Haddock et al. 1999). Zur Erfassung der Negativsymptomatik steht das „Clinical Assessment Interview of Negative Symptoms" (CAINS) zur Verfügung, welches Verhalten, Emotionsausdruck und kognitives sowie emotionales Erleben in diversen Lebensbereichen auf der Basis eines Interviewleitfadens erfasst (Horan et al. 2011). Zusätzliche diagnostische Informationen liefern das Verhalten im Gespräch („Psychopathologischer Befund") sowie Selbstbeurteilungsinstrumente (z. B. „Community Assessment of Psychic Experiences", CAPE; Stefanis et al. 2002), die auch das Kontinuum der Symptomatik abbilden können (► Gut zu wissen).

Kontinuumsannahme

Durch die Begegnung mit Extremzuständen im klinischen Setting wurden psychotische Symptome traditionell als etwas grundlegend Behandlungsbedürftiges, stark vom normalen Erleben Abweichendes angesehen. Beispielhaft hierfür sind die frühen Aussagen von Karl Jaspers (1883–1969), der etwa beschrieb, dass es sich bei Wahnsymptomen um „gänzlich fremde Erlebnisweisen" handelt und es unmöglich sei „einen Wahn in seiner Genese zu verstehen" (Jaspers 1913). Neuere Forschungen zeigen jedoch, dass auch hier – genau wie bei anderen psychischen Störungen – die Symptome auf einem Kontinuum verlaufen. Dieses reicht von häufigen Phänomenen wie gesundem Misstrauen und Tagträumen über subklinische Symptome wie stärkerem Misstrauen, halluzinationsähnlichen Erfahrungen oder gelegentlichem Stimmenhören bis hin zu selteneren Leid verursachenden Symptomen wie akutem Verfolgungswahn und bedrohlichen Stimmen. Diese dimensionale Annahme gewann in den letzten zwei Jahrzehnten zunehmend an Bedeutung (Johns und Van Os 2001) und hat weitreichende Implikationen für die Erforschung und Behandlung der Symptomatik (► Abschn. 44.5.2).
Untersuchungen zur Kontinuumsannahme: Die Annahme einer dimensionalen Struktur der psychotischen Symptomatik wird durch die Prävalenzraten in der All-

gemeinbevölkerung untermauert. In einer interkulturellen Untersuchung mit 31.261 Teilnehmern aus 18 Ländern, war die mittlere Lebenszeitprävalenz von psychotischen Erfahrungen in der Allgemeinbevölkerung 5,8 %. Die 12-Monats-Prävalenz war 2,0 %. Interessanterweise waren hier halluzinatorische Erlebnisse häufiger als wahnhafte Erfahrungen (McGrath et al. 2015).
Eine Erhebung von Wahn und Halluzination in der Allgemeinbevölkerung im Vergleich zu Probanden mit Schizophrenie in Deutschland zeigte, dass auch in der Bevölkerung Fragen zu Wahn und Halluzinationen von vielen Menschen bejaht wurden. Beispielsweise gab ein Viertel der Teilnehmer an, dass sie den Eindruck hätten, dass andere mit Absicht versuchten, ihnen zu schaden oder dass sie überzeugt seien, im Leben eine besondere Mission erfüllen zu müssen. Ferner hatten 10 % zumindest zeitweise den Eindruck, dass ihre Gedanken so laut seien, dass andere sie hören könnten. Gleichwohl zeichneten sich Unterschiede in der Häufigkeit ab. In der klinischen Stichprobe wurden im Schnitt 35 % der Items zu Wahn bejaht, in der Normalbevölkerung nur 17,5 %. Durch die Überlappung der Stichproben hätte man allein aufgrund der Anzahl der bejahten Items zu Wahn 24 % der Gesunden als „schizophren" klassifizieren müssen und 37 % der Probanden mit Schizophrenie als „gesund". Deutlichere Unterschiede ergaben sich bei der Frage, als wie beeinträchtigend die Überzeugungen empfunden wurden und wie viel sich die Befragten zeitlich mit ihnen befassten. Aber selbst wenn man alle diese Aspekte mitberücksichtigte, bestand noch eine erhebliche Überschneidung der Gruppen (Lincoln 2007).
Vom Traum zur Halluzination: Halluzinationsähnliche Erfahrungen, die in der Bevölkerung häufig zu finden sind, umfassen z. B. Phänomene im Übergang zwischen Schlaf- und Wachzustand (◘ Abb. 44.8). Das kann z. B. das Vernehmen einer Stimme, wie das Hören des eigenen Namens, oder die Interpretation von Schatten als Objekte oder Personen sein. Weitere Zwischenphänomene sind Wahrnehmungssensationen (z. B. Hören einer Melodie oder Geräusche im Rah-

44

men von Tagträumen) oder Gedanken laut ausgesprochen zu hören. Auch alltagsnahe Erlebnisse, wie zum Beispiel das fälschliche Hören des Handyklingelns oder die Wahrnehmung einer Handyvibration, wenn dringlich auf einen Anruf oder eine Nachricht gewartet wird, gehören zu den „Wahrnehmungsstreichen", die das Gehirn mit einem spielen kann.

Von der Idee zum Wahn: Auch im Übergang von überwertigen Ideen und festen Überzeugungen zu ausgeprägtem Wahn lassen sich leicht nachvollziehbare Dimensionen abbilden (◻ Abb. 44.9). Sicher kennen die meisten Menschen zum Beispiel die Befürchtung, dass bestimmte Personen einem nicht wohlgesonnen sind oder die Sorge, von anderen kritisiert oder abgelehnt zu werden. Normalerweise lässt man sich jedoch bereitwillig umstimmen, wenn sich gegenteilige Beweise zeigen (z. B. Person lächelt mich an). Je näher diese Überzeugungen an das klinische Ende des Kontinuums rücken, desto stärker wird jedoch der Überzeugungsgrad. Das heißt, man ist zunehmend weniger offen für gegenteilige Beweise, sondern sucht sogar nach Indizien, welche die eigene Annahme weiter bestätigen. Das führt dann dazu, dass man sich mehr und

mehr mit den Annahmen beschäftigt, diese zunehmend Angst auslösen und sich hierdurch auch immer realer und bedeutsamer anfühlen.

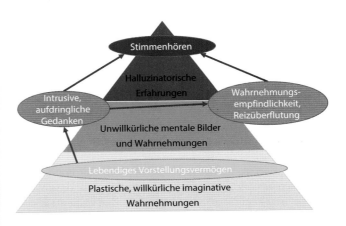

◻ **Abb. 44.8** Beispiel des Kontinuums von auditiven Halluzinationen. (Mod. nach Schlier et al. 2017, © 2017, with permission from Elsevier)

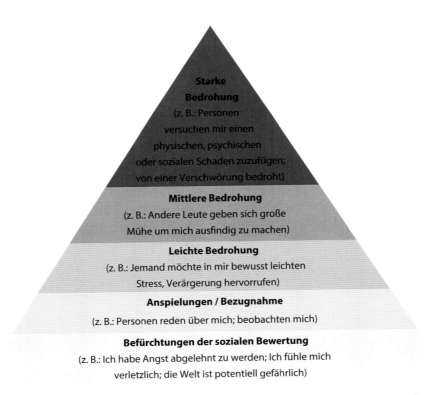

◻ **Abb. 44.9** Beispiel des Kontinuums von paranoiden Gedanken. Während die unterste breite Stufe an Ideen/Überzeugungen häufig vorkommt, ist die oberste, wahnnahe Ebene vergleichsweise selten: In einer Untersuchung in der sog. Normalbevölkerung Großbritanniens waren 30–40 % der Probanden der Überzeugung, dass negative Kommentare über sie im Umlauf waren. Noch 10–30 % berichteten mittelgradig bedrohliche Verfolgungsgedanken, aber nur 5 % äußerten die stark bedrohliche Sorge, dass ein Komplott gegen sie geschmiedet wird. (Freeman et al. 2005, reproduced with permission of Cambridge University Press)

44.3 Epidemiologie

44.3.1 Prävalenz, Inzidenz und Lebenszeitrisiko

Laut einer Zusammenfassung verschiedener Studien liegt die jährliche **Inzidenzrate** für die Schizophrenie bei einem Median von ca. 0,02 % und das **Lebenszeitrisiko** bei 0,7 % (McGrath et al. 2008). Laut World Health Organization (WHO) erfüllen rund 26 Mio. Menschen weltweit, davon ca. 4,4 Mio. in Europa, die Diagnosekriterien der Schizophrenie (WHO 2008). Die **Lebenszeitprävalenz** der schizoaffektiven Störung wird auf 0,3 %, die der wahnhaften Störung auf 0,2 % geschätzt. Die kurze psychotische Störung tritt selten auf: Unter den psychotischen Erstepisoden hat sie einen Anteil von ca. 9 % (APA 2015).

Schaut man, welche psychotischen Symptome bei Betroffenen am häufigsten auftreten, findet man, dass Wahn Schätzungen zufolge bei über 80 % der Patienten vorkommt (Andreasen und Flaum 1991). Der Verfolgungswahn ist dabei der häufigste Wahninhalt, gefolgt von Beziehungswahn, Größenwahn, religiösem Wahn, körperbezogenem Wahn, Kontrollwahn, Schuldwahn und Eifersuchtswahn (Garety et al. 2013). Zur Häufigkeit von Halluzinationen innerhalb der psychotischen Störungen zeigte eine Zusammenfassung diverser Studien, dass auditive Halluzinationen mit einer mittleren Prävalenz von 59 % weitaus häufiger vorkommen als visuelle Halluzinationen (mittlere Prävalenz 27 %; Waters et al. 2014). Negativsymptomatik kommt während der ersten psychotischen Episode bei 50–90 % und in persistierendem, chronischen Maße bei 20–40 % der Patienten vor (Mäkinen et al. 2008).

Lange wurde angenommen, dass die Verteilung der Schizophrenie sich zwischen den Geschlechtern nicht wesentlich unterscheidet. Neuere Hinweise deuten jedoch auf eine möglicherweise leicht erhöhte Inzidenzrate für Männer. In einer Analyse von 43 unabhängigen Stichproben mit 133.693 Inzidenzfällen von Schizophrenie weltweit zeigte sich ein 1,15-fach erhöhtes Risiko für Männer – im Vergleich zu Frauen – eine Schizophreniediagnose zu erhalten (van der Werf et al. 2014). Männer sind im Mittel früher betroffen. Es zeigt sich ein Median bei 20–29 Jahren (Inzidenz: 4,15 pro 10.000 Personenjahre). Bei Frauen gibt es hingegen zwei Spitzen. Die erste ebenfalls im Alter von 20–29 Jahren (Inzidenz: 1,71 pro 10.000 Personenjahre) und die zweite bei 30–39 Jahren (Inzidenz 1,24 pro 10.000 Personenjahre; van der Werf et al. 2014). Die berichteten Inzidenzraten sind in ländlichen Gebieten niedriger als in der Stadt und in Entwicklungsländern niedriger als in Industrienationen (van der Werf et al. 2014; ◻ Tab. 44.3). Weitere mögliche Einflussfaktoren auf Inzidenz- oder Prävalenzrate sind Migration und sozioökonomischer Status (auch ▶ Abschn. 44.4.2).

44.3.2 Verlauf

Im Vorfeld einer psychotischen Episode lassen sich in der Regel sog. **Prodromalsymptome** beobachten. Diese können entweder unspezifisch (z. B. Ängste, Reizbarkeit, Schlafstörungen) oder auch psychosenah (z. B. vermehrtes Misstrauen, Geräuschempfindlichkeit) sein. Da es sich hierbei um die Vorboten einer psychotischen Episode handeln kann, ist man dazu übergegangen, eine deutliche Ausprägung dieser Symptome – auch bei Personen, die noch nie das klinische Vollbild gezeigt haben – als Hinweis auf ein erhöhtes Risiko für eine psychotische Störung zu werten. Bei stärkerer Ausprägung einer solchen Symptomatik wird von einem „At-risk"-, oder „Ultra-high-Risk"-Status gesprochen (s. folgende Übersicht, ◻ Abb. 44.10) Dabei ist allerdings zu beachten, dass die Mehrzahl dieser „Risikopersonen" keine psychotische Störung entwickelt. In einer Metaanalyse von 773 Personen mit einem nach diesen Kriterien erhöhten Risiko für eine psychotische Störung, entwickelten ca. 73 % nach 2 Jahren *keine* klinisch relevante Symptomatik. Von diesen 73 % zeigte jedoch auch nur weniger als die Hälfte (46 %) eine vollständige Remission der prodromalen Symptome (Simon et al. 2013).

◻ **Tab. 44.3** Inzidenz- und Prävalenzraten der Schizophrenie sowie mögliche Einflussfaktoren zusammengefasst aus verschiedenen systematischen Reviews. (McGrath et al. 2008, by permission of Oxford University Press)

	Inzidenz pro 100.000 Personen	Lebenszeitprävalenz pro 1000 Personen
Männlich	21,8 (27,4) [15.0]	4,9 (4,5) [3,7]
Weiblich	21,3 (45,1) [10.0]	4,8 (3,8) [3,8]
Einflussfaktoren		
Geschlecht	Männlich > weiblich	Männlich = weiblich
Migration	Migriert > einheimisch	Migriert > einheimisch
Urbanität	Stadt > gemischt Stadt und Land	Kein Unterschied
Ökonomischer Status des Landes	Kein Unterschied	Entwickelt > am wenigsten entwickelte Länder

Anmerkung: Es werden Mittelwerte (Standardabweichungen) und [Median] dargestellt

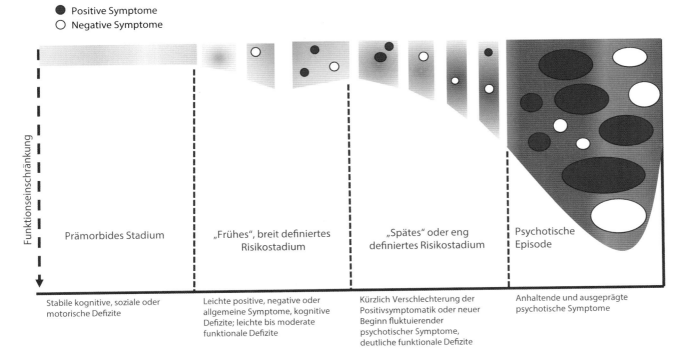

● Positive Symptome
○ Negative Symptome

Funktionseinschränkung

| Prämorbides Stadium | „Frühes", breit definiertes Risikostadium | „Spätes" oder eng definiertes Risikostadium | Psychotische Episode |

Stabile kognitive, soziale oder motorische Defizite

Leichte positive, negative oder allgemeine Symptome, kognitive Defizite; leichte bis moderate funktionale Defizite

Kürzlich Verschlechterung der Positivsymptomatik oder neuer Beginn fluktuierender psychotischer Symptome, deutliche funktionale Defizite

Anhaltende und ausgeprägte psychotische Symptome

■ **Abb. 44.10** Schematische Darstellung der frühen Phasen von psychotischen Störungen wie Schizophrenie. Häufigkeit, Art und Schwere der Positiv- und Negativsymptomatik kann genutzt werden, um zwischen den einzelnen Risikostadien zu differenzieren. (Nach Keshavan et al. 2011, © 2011, with permission from Elsevier)

Ultra-high-Risk-Kriterien für die Entwicklung einer psychotischen Störung nach Klosterkötter (2014)

Attenuierte psychotische Symptome

Mehrfach pro Woche für mindestens 1 Woche in den letzten 3 Monaten liegt mindestens 1 der folgenden Symptome vor:

- Beziehungsideen
- Paranoide Ideen
- Eigenartige Denk- und Sprechweise
- Eigentümliche Vorstellungen oder magisches Denken
- Ungewöhnliche Wahrnehmungserlebnisse

Transiente psychotische Symptome („brief limited intermittent psychotic symptoms", BLIPS)

Für mindestens 1 Woche liegt mindestens 1 der folgenden, dann spontan remittierenden, Symptome vor:

- Halluzinationen
- nhaltliche Denkstörungen
- Formale Denkstörungen

Psychoserisikofaktor plus Funktionsverlust

- Verwandter 1. Grades mit psychotischer Störung und/oder
- Vorliegen einer schizotypen Persönlichkeitsstörung (DSM)

plus

- „Global Assessment of Functioning" (GAF) Score während mindestens 1 Monat im Vorjahr um mindestens 30 % gemindert

Der Verlauf psychotischer Störungen ist schon aufgrund der einzelnen diagnostischen Kategorien unterschiedlich (z. B. kurze psychotische Störung ist per Definition nach 1 Monat abgeklungen; Symptome der Schizophrenie beinhalten einen Verlauf von mindestens einem halben Jahr). Aber auch innerhalb einer spezifischen Störung wie der Schizophrenie kommt es zu sehr unterschiedlichen Verläufen. Einige Betroffene erleben nur eine psychotische Episode und dann eine vollständige Remission. Andere zeigen ein chronisch-progressives, d. h. sich verschlechterndes Störungsbild ohne symptomfreie Intervalle zwischen einzelnen Episoden. Oft wird als grober Anhaltspunkt auf eine „Ein-Drittel-Regel" verwiesen: Es wird hierbei davon ausgegangen, dass bei ca. einem Drittel der Patienten nur eine einzige psychotische Episode, bei einem weiteren Drittel mehrere Episoden mit zwischenzeitlicher Symptomfreiheit und bei dem restlichen Drittel ein eher chronischer Verlauf, insbesondere mit persistierender Negativsymptomatik, vorkommt. Genauere Zahlen liefern diverse Langzeituntersuchungen (■ Abb. 44.11).

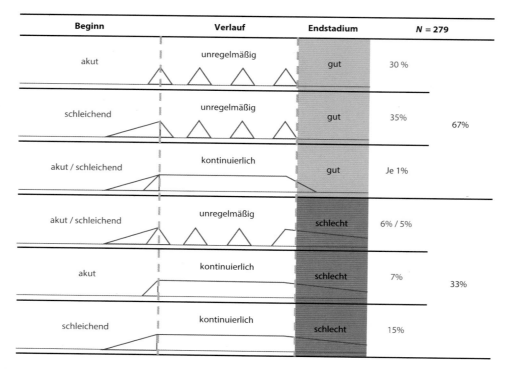

Beginn	Verlauf	Endstadium	N = 279
akut	unregelmäßig	gut	30 %
schleichend	unregelmäßig	gut	35%
akut / schleichend	kontinuierlich	gut	Je 1%
akut / schleichend	unregelmäßig	schlecht	6% / 5%
akut	kontinuierlich	schlecht	7%
schleichend	kontinuierlich	schlecht	15%

67% (für die ersten drei Zeilen), 33% (für die letzten drei Zeilen)

◻ **Abb. 44.11**   10-Jahres-Follow-up von ursprünglich 532 Inzidenzfällen von psychotischen Störungen in Großbritannien. Von den Probanden waren zu diesem Zeitpunkt 46 % seit 2 Jahren symptomfrei, ein gutes Outcome (d. h. keine psychotische Episode) war häufiger als ein ungünstigeres Outcome (d. h. Bestehen einer akuten psychotischen Episode nach 10 Jahren). (Morgan et al. 2014, reproduced with permission of Cambridge University Press)

In weiteren 21 Studien, die den Verlauf über mindestens 5 Jahre untersuchten, zeigte sich, dass die Schizophrenie mit schwereren Verläufen assoziiert war als schizoaffektive oder affektive Störungen. Ein Abklingen der Symptomatik (d. h. Remission) fand man – je nach Studie und Definition von Remission – bei 7–52 % der Betroffenen (Lang et al. 2013). In einer anderen Langzeitstudie zeigten 59 % der Patienten innerhalb von 1–5 Jahren nach einer ersten psychotischen Episode einen stabilen Rückgang der Positivsymptomatik. Während 13 % gar nicht auf eine Behandlung ansprachen, fluktuierte die Symptomatik bei knapp einem Drittel zwischen Remission und klinischem Vollbild. Für die Negativsymptomatik zeigte die Hälfte der Kohorte *keine* stabile Reduktion innerhalb von 10 Jahren. Jedoch erreichte ein knappes Drittel eine Reduktion der Symptomatik innerhalb der ersten 2 Jahre (Austin et al. 2015). Die Negativsymptomatik ist demnach persistierender und schwerer behandelbar als die Positivsymptomatik.

Ein bedeutsamer Prädiktor für einen ungünstigen Verlauf ist der komorbide Substanzmissbrauch. Er ist sowohl mit Rückfällen in eine erneute psychotische Episode als auch mit mangelnder Therapie-Response assoziiert (Austin et al. 2015). Ferner beeinflusst die „duration of untreated psychosis" (DUP), also die Länge der Zeit, in der die Symptome unbehandelt waren, den Verlauf der Schizophrenie. Eine längere DUP ist – einer Metaanalyse über 33 Studien zufolge – signifikant mit schwerer ausgeprägter Positiv- und Negativsymptomatik und einem schlechteren Funktionsniveau assoziiert (Penttilä et al. 2014). Wichtig zu wissen ist, dass die gefundenen Korrelationen zwar konsistent, jedoch recht klein waren. Zudem ist die Befragung zumeist nur bei Menschen möglich, die dann doch aufgrund eines Behandlungsbedarfs im Gesundheitssystem auftauchen. Möglicherweise ist dieser Effekt daher überschätzt, weil langfristige Verläufe *ohne* Behandlung schwer zu erfassen sind. Der DUP stellt somit offenbar nur einen von vielen Faktoren dar, die den Verlauf beeinflussen (s. auch ▶ Exkurs).

44

Das Entwicklungsland-Paradoxon

Die Debatte über Faktoren, die den Verlauf der Schizophrenie bedingen, wird auch durch Unterschiede zwischen sog. Entwicklungs- und Industrieländern befeuert. In den 1970er Jahren wurde eine internationale Pilotstudie zur Schizophrenie von der Weltgesundheitsorganisation (WHO) gestartet (WHO 1979). Weitere Studien folgten (z. B. Jablensky et al. 1992; Harrison et al. 2001). Ziel war es, charakteristische Merkmale und damit auch die Gültigkeit verschiedener Messinstrumente für die Diagnostik von psychotischen Störungen über verschiedene Sprachen und kulturelle Bedingungen hinweg zu untersuchen. Hierfür wurden der Verlauf und die Behandlungsergebnisse von ursprünglich 1202 Patienten mit Schizophrenie in 9 Ländern untersucht. Eine Aufteilung erfolgte in Entwicklungsländer (Kolumbien, Indien und Nigeria) sowie „entwickelte" Länder (Dänemark, Taiwan, Großbritannien, USA, Sowjetunion und Tschechoslowakei). Die typischen Symptome der Schizophrenie wurden dabei länderübergreifend mit vergleichbaren Inzidenzraten gefunden (◘ Tab. 44.3). Nach 2 bzw. 5 Jahren zeigte sich, dass der Verlauf (gemessen am Prozentsatz der Zeit ohne psychotische Symptome, Art der Remission, Grad der sozialen Beeinträchtigung) in den Entwicklungsländern z. T. deutlich günstiger ausfiel als in den „entwickelten" Ländern (Leff et al. 1992). Dies war trotz der, aus westlicher Sicht gesehen, nachteiligen Versorgungsbedingungen in den Entwicklungsländern (z. B. schlechterer Zugang zu Behandlungsmöglichkeiten) der Fall.

Diese mehrfach replizierten Ergebnisse, die auf eine bessere Prognose von Schizophrenie in Entwicklungsländern hinweisen, werden seitdem als fundamentale Kritik der westlichen Psychiatrie herangezogen. So werden die für westliche Industrienationen typische Dauermedikation von psychotischen Störungen sowie die Behandlung in Psychiatrien für die negativen Langzeitverläufe verantwortlich gemacht. Ein weiterer Erklärungsansatz besteht in der Annahme interkultureller Unterschiede in Bezug auf soziokulturelle Faktoren, insbesondere familiäre/soziale Einbindung und Stigma. So sind z. B. Menschen mit psychischen Störungen in Entwicklungsländern in der Regel stärker in den Familienbund integriert und werden anscheinend besser unterstützt (z. B. Isaac et al. 2007). Möglicherweise ist auch die Akzeptanz von Symptomen in westlichen Ländern aufgrund kultureller Unterschiede geringer als in Entwicklungsländern. Eine interkulturelle Studie zeigte beispielsweise, dass Teilnehmer mit Schizophrenie in Interviews über auditive Halluzinationen in den USA eher diagnostische Labels und Kriterien verwendeten und mehr gewalttätige Befehle berichteten während in Indien und Ghana eher deskriptive und positive Beziehungen zu den Stimmen berichtet wurden (Luhrmann et al. 2015). Eine positivere Einstellung könnte weniger wahrgenommene Stigmatisierung nach sich ziehen und damit zu besseren Verläufen beitragen. Allerdings handelt es sich bei all den diskutierten Gründen (z. B. Medikation, Familie, Stigma) bislang lediglich um Hypothesen, denen in gut angelegter Forschung weiter nachgegangen werden müsste.

Als weiterer Einflussfaktor auf den Verlauf gilt das emotionale Klima in einer Familie (**Expressed Emotions;** Vaughn und Leff 1976). Unterschieden wird, ob sich Angehörige durch „high expressed emotions" oder „low expressed emotions" auszeichnen. Hohe Ausprägungen bedeuten, dass die Familienangehörigen den Betroffenen ein hohes Maß an Kritik und Feindseligkeit und/oder emotionalem Überengagement entgegenbringen. Untersuchungen zeigen, dass „high expressed emotions" in einer Familie mit einer erhöhten Rückfallwahrscheinlichkeit der Patienten und vermehrten stationärer Wiederaufnahmen einhergehen (z. B. Cechnicki et al. 2013).

44.3.3 Komorbidität

Komorbide Störungen kommen bei psychotischen Störungen häufig vor. In einer Studie zeigte sich, dass die Mehrheit (d. h. 56 %) der erwachsenen Patienten mit Schizophrenie eine komorbide Angst-, depressive oder Substanzstörung in den vorangegangen 5 Jahren aufwies (Tsai und Rosenheck 2013). Unter den Angststörungen sind Panikstörung (15 %), posttraumatische Belastungsstörung (PTBS, 29 %) und Zwangsstörungen (23 %) besonders häufig; komorbide depressive Störungen werden sogar auf fast 50 % geschätzt (Buckley et al. 2009). Bei Personen mit Schizophrenie treten diese also deutlich häufiger auf als in der Allgemeinbevölkerung. Zudem wirken sie sich ungünstig auf den Verlauf der Schizophrenie aus (Buckley et al. 2009). Beispielsweise gehen Substanzkonsumstörungen, die – Tabakkonsum eingeschlossen – „eher die Regel als die Ausnahme" sind, mit mehr Positivsymptomatik, erhöhtem Rückfallrisiko und größerem Gewalt-, Suizid sowie medizinischem Risiko einher (Buckley et al. 2009).

44.3.4 Psychosoziale und gesundheitliche Folgen psychotischer Störungen

Bei den meisten Betroffen tritt die Störung erstmals zwischen dem 20. und 30. Lebensjahr auf. Dies ist ein Zeitraum, in den meist wichtige Entwicklungsschritte wie Ausbildungsabschluss, Berufsplanung, Familiengründung etc. fallen. Die erfolgreiche Meisterung dieser Schritte bildet wiederum die Grundlage für ein hohes soziales Funktionsniveau. Eine psychotische Episode, die oftmals mit längeren stationären Aufenthalten, Beziehungsabbrüchen und dem Verlust von Arbeitsplatz oder Ausbildungs- oder Studienfähigkeit einhergeht, führt für Betroffene daher oft zu erheblichen Einbußen in der Lebensqualität und dem Funktionsniveau. Das erklärt warum die globalen Folgen der Störung – trotz der niedrigen Prävalenz der Schizophrenie im Vergleich zu anderen psychischen Störungen – beträchtlich sind. Laut World Health Organization hielt die Schizophrenie im Jahr 2004 den drittgrößten prozentualen Anteil an „disability adjusted life years" (DALY) unter den neuropsychiatrischen Störungen (nach unipolarer Depression und Alkoholkonsumstörungen). An den gesamten DALYs aller körperlichen und psychischen Ursachen hält die Schizophrenie einen erheblichen Anteil von 1,1 % (WHO 2008).

Ferner ist die Lebenserwartung im Vergleich zur Allgemeinbevölkerung um ca. 20 % reduziert (Hennekens et al. 2005). Dies lässt sich zum einen auf eine hohe **Suizidrate,** zum anderen auf eine Vielzahl an koronaren Herzerkrankungen zurückführen (Hennekens et al. 2005). In einer großen 10-Jahres-Kohortenstudie von 557 Probanden mit Erstmanifestation einer psychotischen Störung war die Sterblichkeit im untersuchten Zeitraum insgesamt sogar um ein 4-Faches höher als in der Normalbevölkerung. In der genaueren Analyse zeigte sich ein 13- bzw. 20-fach erhöhtes Risiko eines unnatürlichen Todes bzw. Suizids (Reininghaus et al. 2015).

44.4 Ätiologie

Bei der Schizophrenie und weiteren psychotischen Störungen wird – wie bei anderen psychischen Störungen – von einer multifaktoriellen Entstehung ausgegangen. Seit Ende der 1970er Jahre haben Wissenschaftler die sog. Vulnerabilitäts-Stress-Modelle als Erklärungsmodelle für die Entstehung psychotischer Symptome entwickelt. Vulnerabilität beschreibt hierbei die Annahme, dass jedes Individuum einen Grad der Anfälligkeit (d. h. **Vulnerabilität**) hat, diese Anfälligkeit jedoch erst unter bestimmten äußeren Bedingungen (d. h. **Stress**) in psychotischen Symptomen mündet (Nuechterlein und Dawson 1984; Zubin und Spring 1977). Nachfolgend stellen wir zunächst einzelne **Risikofaktoren** dar, anschließend erläutern wir, auf welche Merkmale von Menschen mit Schizophrenie sich die Forschung bei der Suche nach **Vulnerabilitätsindikatoren** bisher konzentriert hat. Schließlich stellen wir dar, wie bisher versucht wurde, sowohl die Risikofaktoren als auch die Vulnerabilitätsindikatoren in **Vulnerabilitäts-Stress-Mode**llen zu integrieren.

44.4.1 Risikofaktoren

Genetische Risikofaktoren

Die Beobachtung einer familiären Häufung bei psychotischen Störungen löste zahlreiche Forschungsbemühungen aus, die genetische Mechanismen der Entstehung untersuchten. Populationsgenetische Studien (d. h. Familien-, Zwillings- und Adoptionsstudien) weisen dabei auf eine deutliche genetische Komponente der Störungen hin. So steigt die Lebenszeitprävalenz mit der Nähe des Verwandtschaftsgrades zu einem Betroffenen – und damit einem höheren Anteil geteilter Gene. Zwillingsstudien zeigen übereinstimmend die höchsten Konkordanzraten bei eineiigen (d. h. monozygoten) Zwillingen, gefolgt von zweieiigen (d. h. dizygoten) Zwillingen (Cardno et al. 1999), Geschwistern und Halbgeschwistern in absteigender Reihenfolge (Lichtenstein et al. 2009). In einer Zusammenfassung von 12 Zwillingsstudien ergab sich eine Schätzung der Erblichkeit (d. h. **Heredität**) der Schizophrenie von 81 % (95 %-Konfidenzintervall: 73–90 %). Der Erklärungsanteil der ähnlichen oder geteilten Umwelt an der Entstehung der Störung wurde auf insgesamt 11 % geschätzt (95 %-Konfidenzintervall: 3–19 %; Sullivan et al. 2003). Neuere und groß angelegte Untersuchungen mit Teilnehmern mit Schizophrenie und deren Familien (d. h. Kinder, Geschwister, adoptierte Geschwister) deuten jedoch auf niedrigere Raten der Heredität hin (z. B. 64 %, Lichtenstein et al. 2009). Bei Heritätsanalysen gilt es zu beachten, dass auch pränatal und in frühester Säuglingszeit eine Interaktion von Genen und Umweltfaktoren stattfinden kann (z. B. bei Infektionen der Mutter, Geburtskomplikationen oder frühkindlichen Traumata; Schmitt et al. 2014). Bei adoptierten Kindern entstehen möglicherweise bereits vor deren Trennung solche Gen-Umwelt-Interaktionen. Ebenso können bei eineiigen, gemeinsam aufwachsenden Zwillingen Übereinstimmungen aus Gen-Umwelt-Interaktionen wie mit geteilter, städtischer Umgebung entstehen. Der Anteil an epigenetischen Faktoren ist daher in vielen der klassischen Heritätsschätzungen wahrscheinlich unterschätzt worden (van Os et al. 2010).

> ❯ **Wichtig**
>
> Schätzungen einer hohen Heredität bedeuten nicht, dass ausschließlich Gene verantwortlich für die Entstehung der Störung sind. Die Werte sind vielmehr so zu interpretieren, dass bei einer gleichen Umwelt genetische Unterschiede einen starken Erklärungswert haben. Es ist wahrscheinlich, dass eine Kombination aus diversen Risikogenen in der Interaktion mit zahlreichen relevanten Umwelteinflüssen auf die Entstehung wirkt.

44

Genomweite Assoziationsstudien weisen darauf hin, dass an der Entwicklung einer psychotischen Symptomatik nicht ein Gen, sondern hunderte Gene beteiligt sind. In einer Zusammenfassung von diversen publizierten und unpublizierten genomweiten Assoziationsstudien, wurden die Genotypen von über 35.000 Patienten mit Schizophrenie und über 110.000 Kontrollpersonen berücksichtigt. In dieser Analyse wurden 108 Loci mit psychotischen Störungen assoziiert. Hierunter waren das Gen DRD2 (Ziel der antipsychotischen Medikation) und weitere Gene, die mit dem Glutamatsystem und der synaptischen Plastizität und Immunität verbunden werden (Europe PMC Funders Group 2014).

Psychosoziale Risikofaktoren

Das Erleben eines **Traumas** (z. B. massive Gewalteinwirkung, Unfälle, Überfälle) stellt eine Hochstresssituation mit Bedrohung der körperlichen Unversehrtheit dar, die das Risiko für die Entstehung psychotischer Symptomatik erhöht. Entsprechend zeigt eine Metaanalyse, dass die Gruppe mit psychotischen Störungen im Vergleich zu gesunden Kontrollprobanden ein signifikant erhöhtes Risiko für traumatische Ereignisse sowie für Mobbing und Vernachlässigung in der Kindheit hatte (Varese et al. 2012). In einer weiteren Untersuchung gaben 86 % der 228 Teilnehmer mit psychotischen Störungen an, mindestens ein traumatisches Ereignis in der Vergangenheit erlebt zu haben. Von denen, die ein Trauma erlebt hatten, erfüllten 22 % zusätzlich die Kriterien für eine PTBS (Hardy et al. 2016). Auch für Hochrisikogruppen für die Entwicklung einer psychotischen Störung (▶ Abschn. 44.3.2) zeigen Metaanalysen erhöhte Prävalenzraten (87 %) für Kindheitstraumata im Vergleich zu Gruppen ohne erhöhtes Risiko (Kraan et al. 2015). Darüber hinaus konnte bereits in der Normalbevölkerung ein Zusammenhang gefunden werden: In einer repräsentativen australischen Stichprobe mit über 10.000 Probanden zeigte sich ein Zusammenhang zwischen dem Auftreten traumatischer Erlebnisse und der Zustimmung zu wahnnahen Gedanken (▶ Gut zu wissen „Kontinuumsannahme"). Interessanterweise wurde hierbei ein möglicher Dosis-Wirkungs-Zusammenhang gefunden – d. h., je mehr traumatische Erfahrungen berichtet wurden, desto mehr wahnnahe Gedanken wurden angegeben (Scott et al. 2007).

> **Wichtig**
>
> Traumatische Ereignisse in der Vorgeschichte sind ein stabiler Risikofaktor für die Entwicklung psychotischer Symptome. Dieser Faktor hängt mit psychotischen Symptomen in klinischen, subklinischen und repräsentativen Bevölkerungsgruppen zusammen.

„Life Events" sind **kritische Lebensereignisse**, die wesentliche, aber nicht außergewöhnliche, Veränderungen beschreiben. Hierzu gehören z. B. Todesfälle, ein Arbeits- oder Wohnortswechsel, eine Scheidung oder die Geburt eines Kindes. Diese Ereignisse gehen mit vermehrtem Stress einher, der die Entwicklung von psychotischen Symptomen begünstigen kann. So zeigen retrospektive Studien eine Häufung von Life Events in der Zeit vor der Entwicklung von psychotischen Episoden. Es gibt jedoch auch gegenteilige Evidenz, was die Frage der Kausalität aufwirft: In einer der wenigen Längsschnittstudien wurden tatsächlich signifikant *weniger* Lebensereignisse in der Gruppe mit Schizophrenie als in der gesunden Kontrollgruppe berichtet. Auch können Life Events wie ein Arbeitsplatzverlust möglicherweise durch erste Symptome wie formale Denkstörungen und damit einhergehenden Funktionseinschränkungen bedingt sein (für einen Überblick s. Phillips et al. 2007). Die Relevanz kritischer Lebensereignisse für die Entwicklung psychotischer Symptome ergibt sich demnach möglicherweise nicht aus der Anzahl, sondern der Interpretation der Ereignisse: Die Gruppe mit Schizophrenie schätzte die negativen Ereignisse als weniger kontrollierbar und schlechter zu bewältigen ein (Horan et al. 2005).

In einem nächsten Schritt wandten sich Wissenschaftler der Frage zu, ob auch die Stressreaktion auf **alltägliche Stressoren** (z. B. den Bus zu verpassen, sich im Straßenverkehr zu ärgern) ein relevanter ätiologischer Faktor ist. Um das Erleben im Alltag zu erforschen, bedienten sie sich der Untersuchungsmethode des „Experience Sampling" (▶ Studienbox). Verschiedene solcher Studien zeigen, dass die emotionale Reaktion (d. h. mehr negativer Affekt, weniger positiver Affekt) auf kleine alltägliche Stressoren leichte Schwankungen in der aktuellen Positivsymptomatik erklären konnte (Myin-Germeys und van Os 2007). Auch Risikoprobanden berichteten signifikant mehr Alltagsstressoren als Kontrollprobanden. Zudem hing das Ausmaß der Stressbelastung in dieser Risikogruppe mit der späteren Entwicklung einer klinisch ausgeprägten psychotischen Störung zusammen (Trotman et al. 2014).

Studienbox

Sensibilisierung für alltäglichen Stress (Myin-Germeys et al. 2005)

In Anlehnung an das Vulnerabilitäts-Stress-Modell untersuchten Myin-Germeys und Kollegen in einer Serie von Studien, wie sich Alltagsstress auf die psychotische Symptomatik auswirkt. In einer der Studien wurden 42 Probanden mit psychotischen Störungen, die aktuell keine klinisch relevanten Symptome mehr aufwiesen, 47 Probanden mit einer genetischen Vulnerabilität (d. h. Verwandte 1. Grades) aber ohne psychotische Störung in der Vergangenheit und 49 Kontrollprobanden untersucht. Über 6 aufeinanderfolgende Tage beantworteten die Probanden täglich zu 10 randomisierten Zeitpunkten zwischen 7:30 und 22:30 Uhr Fragen, die ihre Gedanken, die aktuelle Situation und deren Bewertung, aktuelle Symptomatik und Stimmung erfassten.

Bei der sog. „**Experience-Sampling**"-**Methode** bekommen Probanden ein technisches Hilfsmittel (heutzutage meist Smartphone-Apps; ◘ Abb. 44.12), auf dem sie die vorprogrammierten Fragen direkt im täglichen Geschehen beantworten können. Hierdurch können zeitliche Zusammenhänge (z. B. Anstieg von Stress führt zu Anstieg von Misstrauen und Angst eine Stunde später) direkt analysiert werden.

Sowohl in der Gruppe mit psychotischen Störungen, als auch in der vulnerablen Gruppe der Verwandten zeigte sich ein Zusammenhang zwischen dem Auftreten von kleinen, alltäglichen Stressoren und der stärkeren Intensität der psychotischen Symptomatik im Alltag. Bei den gesunden Kontrollprobanden gab es diesen Zusammenhang nicht (Myin-Germeys et al. 2005).

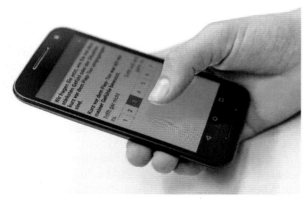

◘ **Abb. 44.12** „Experience-Sampling" mittels eines Smartphones. (© UHH, RRZ/MCC, Mentz)

> **Wichtig**
>
> Bei psychotischen Störungen besteht vermutlich eine erhöhte Neigung mit starkem Affekt auf alltägliche Stressoren zu reagieren. Dies konnte den Anstieg in der psychotischen Symptomatik in Folge von Stress erklären. Weitere Studien müssen untersuchen, welche Faktoren (z. B. Traumata, kritische Lebensereignisse oder bestimmte Gene) für diese Anfälligkeit maßgeblich verantwortlich sind.

44

Viele Befunde sprechen dafür, dass es noch **weitere psychosoziale Faktoren** gibt, die mit einem Risiko für die Entwicklung psychotischer Symptomatik zusammenhängen. So wird die Zugehörigkeit zu einer ethnischen Minderheit als ein von vielen Faktoren unabhängiger, stabiler Risikofaktor berichtet, der sowohl bei Erst- als auch Zweitgenerationen von Migranten auftritt. Aller-

dings scheint es nicht die ethnische Zugehörigkeit per se zu sein, die einen Einfluss auf ein erhöhtes Risiko für eine psychotische Störung nimmt, sondern eher bewertende, sekundäre Faktoren (z. B. zu welchem Grad – im Vergleich zur näheren sozialen Umgebung – ein Migrant heraussticht oder wie ausgeprägt der Minoritätenstatus ist; Veling et al. 2008; ◘ Abb. 44.13). Auch chronische soziale Widrigkeiten und Diskriminierung, die in sozialer Ausgrenzung oder einem Status von „**social defeat**" (d. h. chronische Erfahrung einer niedrigeren Stellung oder sozialem Ausschluss) münden, werden als bedeutsam erachtet (siehe van Os et al. 2010).

Ein weiterer Risikofaktor ist die städtische Umgebung. Metaanalysen zeigen konsistent ein erhöhtes Risiko für eine Schizophrenie in urbanen im Vergleich zu ländlichen Umgebungen. Darüber hinaus konnte eine Dosis-Wirkungs-Beziehung (d. h. je länger man dem Faktor ausgesetzt ist, desto höheres Risiko) berichtet werden. Möglicherweise konfundierende Faktoren wie z. B. mehr Drogenkonsum in der Stadt (▶ Gut zu wissen), höherer Anteil ethnischer Minderheiten und genetische Risikofaktoren wurden in den Studien oft kontrolliert. Ebenso gibt es Längsschnittstudien, die sogar zeigen, dass ein Umzug von einer städtischen in eine ländliche Umwelt in der Kindheit das entsprechende Risiko für eine Schizophrenie senkt (für eine Zusammenfassung s. van Os et al. 2010).

Gut zu wissen

Macht kiffen psychotisch?

Auch in Anbetracht der Debatte zur Legalisierung von **Cannabis**, wird viel diskutiert, ob der Konsum als ursächliche Komponente bei der Entstehung von psychotischen Störungen gesehen werden kann. Im Einklang mit der klinischen Beobachtung von erhöhtem Cannabiskonsum bei Patienten mit Schizophrenie zeigen auch zahlreiche Experimente, dass die psychoaktive Substanz von Cannabis (Tetrahydrocannabinol, THC) eine vorübergehende psychotische Symptomatik hervorrufen kann (Murray und Di Forti 2016). Wichtig hierbei ist es zu erkennen, ob es sich lediglich um kurzfristige, substanzinduzierte psychotische Störungen handelt (im ICD-10-Kapitel F1 „Substanzgebundene Störungen" codiert), die mit der Abstinenz von der Substanz enden. Es ist jedoch auch ein langfristiger Zusammenhang sowie eine „Dosis-Wirkungs-Beziehung" zu beobachten, die eine mögliche Kausalität nahelegen. So verzeichnen aktuelle Metaanalysen, dass die Häufigkeit und Intensität des Cannabiskonsums vor Störungsbeginn mit der Entwicklung psychotischer Symptomatik assoziiert ist. Dabei besteht ein Odds Ratio von 3,90 für das Risiko einer psychotischen Störung bei Menschen mit starkem im Vergleich zu denen mit gar keinem Konsum in der Vergangenheit. Die Dosis-Wirkungs-Beziehung war linear, d. h. je stärker der Konsum, desto höher das Risiko (Marconi et al. 2016). Die Annahme einer Kausalität ist nichtsdestotrotz umstritten: Auch konfundierende unbekannte Variablen, ein Publikationsbias oder eine umgedrehte Kausalität (d. h. Konsum aufgrund der schwelenden Symptomatik) wären möglich. Zudem könnte auch der Mischgebrauch von Cannabis und Tabak für das erhöhte Risiko verantwortlich sein (Macleod et al. 2007). Möglich ist auch hier eine Interaktion mit weiteren Risikofaktoren wie einer genetischen Vulnerabilität oder der Erfahrung von Traumata, durch die ein Gebrauch stärkere Auswirkungen haben kann (Gage et al. 2016). Zudem wird spekuliert, ob die Zusammensetzung des Cannabis, wie der THC-Gehalt, einen Einfluss auf die Inzidenz hat. Denn gerade in Ländern mit hochpotentem Cannabis, also hohem THC-Gehalt, auf dem Markt (z. B. Niederlande) ist die Inzidenzrate höher als in Ländern wie Italien, wo ein niedriger THC-Gehalt üblich ist (Murray und Di Forti 2016). Letztendlich ist die Frage, welchen Einfluss Cannabis auf die Entstehung von psychotischen Störungen hat, daher noch nicht abschließend geklärt. In der Behandlung sollte ein möglicher Cannabiskonsum dennoch auf jeden Fall besprochen werden, da es stabile Hinweise auf höhere Rückfallraten bei Patienten gibt, die weiter Cannabis konsumieren als bei denen, die aufhören oder nie konsumiert haben (Murray und Di Forti 2016).

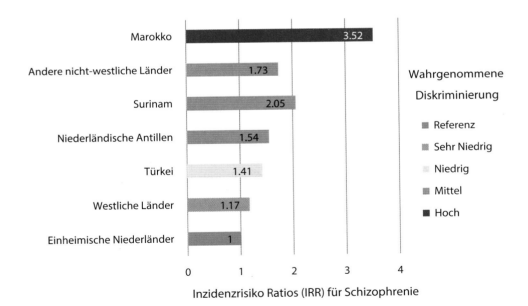

◻ Abb. 44.13 Inzidenzrisiko für Schizophrenie bei verschiedenen ethnischen Minoritäten in den Niederlanden (in Inzidenzrisiko Ratios; IRRs = Risiko, eine Schizophrenie zu entwickeln, im Vergleich zur einheimischen Bevölkerung; zu lesen wie Odds Ratios), gruppiert nach Ausmaß der wahrgenommenen Diskriminierung (d. h. niedrig, mittel, hoch; Farbe der Balken). Der Grad der wahrgenommenen Diskriminierung wurde anhand einer Populationsstudie sowie der Anzahl an berichteten Diskriminierungsfällen gewichtet. Es zeigt sich, dass das Inzidenzrisiko bei hoher wahrgenommener Diskriminierung (d. h. Gruppe der Marokkaner) am höchsten ist. In der Gruppe der ethnischen Minoritäten aus westlichen Ländern – mit der niedrigsten Diskriminierungswahrnehmung – war das Inzidenzrisiko am geringsten. Die IRRs wurden für die möglichen konfundierenden Faktoren Alter, Geschlecht und sozioökonomischer Status der Wohngegend angepasst. (Veling et al. 2007, by permission of Oxford University Press)

Weitere Umweltrisikofaktoren

Diverse Umwelteinflüsse, die vor, während oder nach der Geburt bis hin zum frühen Erwachsenenalter auftreten, werden als relevant für die Entstehung psychotischer Störungen angesehen. Eine Wirkung mag dabei direkt oder aber im Zuge epigenetischer Prozesse entstehen. Verschiedene Studien konnten zeigen, dass ein Zusammenhang zwischen **Schwangerschafts- und Geburtskomplikationen** und dem Risiko einer Schizophrenie besteht; mit erhöhten Raten bei Notkaiserschnitten, Plazentalösung und niedrigem Geburtsgewicht. Auch Infektionen während der Schwangerschaft erhöhen das Risiko. Ein wichtiger gemeinsamer Faktor vieler dieser Komplikationen ist die fetale Hypoxie, also die Unterversorgung des Neugeborenen mit Sauerstoff. Diese wiederum kann direkt auf die neuronale Entwicklung wie z. B. verminderte Myelinisierung wirken (für eine Zusammenfassung s. Schmitt et al. 2014).

Untersuchungen zur **Jahreszeit der Geburt** zeigten einen saisonalen Einfluss auf das Risiko von psychotischen Störungen. In einer Metaanalyse wurde in der nördlichen Hemisphäre ein mit 1,07-fach leicht höheres Risiko für Winter-Frühjahr-Geburten im Vergleich zu Sommer-Herbst-Geburten gefunden (Davies et al. 2003). Befunde zu möglichen sekundären ursächlichen Risikofaktoren, die mit der Jahreszeit der Geburt zusammenhängen (z. B. Geburtskomplikationen) sind uneindeutig. Auch genetische Einflüsse, nicht nachgewiesene Schwangerschaftskomplikationen oder Infektionen sind als Ursachen möglich (Exner und Lincoln 2012).

44.4.2 Vulnerabilitätsindikatoren

Biochemische Befunde

Lange Zeit galt die **Dopaminhypothese** als die zentrale Theorie zur Entstehung der Schizophrenie. Dabei entstand die Idee, dass Dopamin eine wesentliche Rolle zukommen könnte, zunächst aufgrund von Zufallsbefunden: So wurde bei der Gabe von dopaminergen Agonisten an Parkinson-Patienten festgestellt, dass die dadurch verstärkte Ausschüttung von Dopamin psychoseartige Symptome hervorrief. Auch bei gesunden Menschen konnten dopaminerg wirkende Substanzen diese Symptome auslösen. Die Feststellung, dass dopaminerg antagonistisch wirkende Neuroleptika geeignet waren, psychotische Symptome zu reduzieren, löste eine bis heute anhaltende Flut an Forschungsaktivitäten rund um den Neurotransmitter Dopamin aus.

> **Wichtig**
>
> Die erste Variante der Dopaminhypothese postulierte eine Überfunktion der dopaminergen Transmission im zentralen Nervensystem von Personen mit psychotischen Störungen aufgrund eines Überangebots des Neurotransmitters.

Als sich diese erste Annahme der Funktionsweise nicht durch Befunde halten ließ, wurde in einer zweiten Variante der Hypothese vermutet, dass Schizophrenie durch eine Übersensitivität der dopaminergen Rezeptoren erklärbar ist, die durch eine Überfunktion in limbischen Hirnregionen und eine Unteraktivität in frontalen Hirnregionen gekennzeichnet ist. Eine wichtige Funktion wird hierbei dem dopaminergen D_2-Rezeptor zugeschrieben, der auch die antipsychotische Wirkung der Medikamente vermittelt (Howes et al. 2017). Befunde aus einer genomweiten Assoziationsstudie, die eine Assoziation zwischen dem Gen DRD2 und Schizophrenie aufzeigte, bestätigen die Relevanz des D_2-Rezeptors (▶ Abschn. 44.4.1; Europe PMC Funders Group 2014). Dopaminerge Schaltkreise sind an motorischen, emotionalen und motivationalen Funktionen beteiligt, sodass Dysfunktionen hier möglicherweise einen Teil der psychotischen Symptomatik erklären können. Neuere Forschung deutet jedoch darauf hin, dass die Mechanismen wesentlich komplexer sind und dopaminerge Funktionen mit diversen Umweltfaktoren und weiteren Neurotransmittern interagieren (Howes et al. 2017). Untersuchungen zeigen z. B., dass die vermutete dopaminerge Dysregulation insbesondere präsynaptisch entsteht und von sozialem Stress beeinflusst wird (s. Howes und Murray 2014).

In der **Glutamathypothese** wurde später zusätzlich eine Unterfunktion des glutamatergen Systems postuliert. Diese wurde durch die psychotische Wirkung von glutamaterg wirkenden Mitteln (z. B. das Anästhetikum Ketamin) inspiriert. Darüber hinaus bestehen bis dato jedoch nur wenige Befunde, die für eine spezifische glutamaterge Wirkung sprechen (Falkai et al. 2016). Ferner muss auch dieses System in Zusammenhang mit seiner Interaktion mit den anderen Neurotransmittersystemen wie Dopamin und GABA gesehen werden. In jüngerer Zeit werden daher zunehmend integrative Ansätze formuliert, die Verbindungen innerhalb der Transmittersysteme aufgreifen (Howes et al. 2017).

> **Wichtig**
>
> Neuere Studien machen deutlich, dass einzelne Neurotransmittersysteme psychotische Störungen nicht umfassend erklären können. Es ist daher wahrscheinlich, dass eine komplexe Interaktion von Unter- und Überaktivierungen neuronaler Knotenpunkte besteht (Crossley et al. 2016). Es wird davon ausgegangen, dass auch bei den beteiligten Neurotransmittern (neben Dopamin und Glutamat z. B. auch GABA und Serotonin) ein vielschichtiges Wechselspiel aus neurochemischen Effekten zugrunde liegt. Die genauen Mechanismen und deren klinische Relevanz müssen noch weiter ergründet werden.

Psychophysiologische Befunde

Die relevante Rolle von äußeren Stressoren und ihrer Bedeutung für die Entstehung der Symptomatik

Psychotische Störungen und Schizophrenie

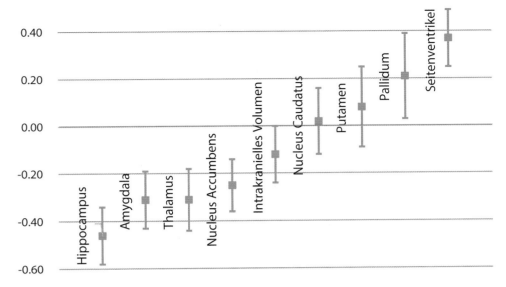

■ **Abb. 44.14** Regionale Unterschiede im Gehirnvolumen von Probanden mit Schizophrenie und gesunden Kontrollprobanden (in Effektstärken Cohen's *d* und 95 %-Konfidenzintervall; korrigiert für Alter, Geschlecht und intrakranielles Volumen, bei intrakraniellem Volumen für Alter und Geschlecht). Daten aus 15 querschnittlichen Studien aus der ganzen Welt; insgesamt 4568 Teilnehmer. Wichtige relevante Einflussfaktoren auf die veränderten Volumina waren Alter, „duration of untreated psychosis" und Medikation. (van Erp et al. 2016)

(▶ Abschn. 44.4.1) wirft auch die Frage auf, ob eine dysfunktionale physiologische Anpassung einen Beitrag zur Symptomentwicklung leistet. Die Forschung hat sich daher mit Veränderungen in den Stresssystemen des Körpers bei Personen mit psychotischen Störungen auseinandergesetzt. Insbesondere sind hier die **Hypothalamus-Hypophysen-Nebennierenrinden-Achse** (HHNA) und das autonome Nervensystem relevant.

Bezogen auf Veränderungen in der HHNA, wird aus diversen Untersuchungen der letzten Jahrzehnte geschlussfolgert, dass sowohl eine Über- als auch eine Unterfunktion in der Kortisolausschüttung bei Patienten mit psychotischen Störungen besteht (Bradley und Dinan 2010). In der Reaktivität auf einen Stressor (z. B. eine Rede halten) zeigt sich dabei in fast allen Studien eine Hypofunktionalität, d. h. eine verminderte Ausschüttung von Kortisol. Baseline-Untersuchungen ohne vorangehenden Stressor weisen eine größere Varianz auf (34 von 77 Studien zeigen einen erhöhten Kortisolspiegel im Vergleich zu den gesunden Kontrollprobanden; die meisten Studien fanden keinen signifikanten Unterschied). Eindeutigere Ergebnisse, die für eine Hyperfunktionalität der HHNA (d. h. erhöhte Kortisolspiegel) sprechen, werden für Probanden mit einer ersten psychotischen Episode berichtet, die noch keine Medikamente erhielten (Bradley und Dinan 2010). Neuere Übersichtarbeiten haben hierzu ein phasisch-tonisches Modell aufgestellt, in dem die verminderte phasische Reaktion der Kortisolausschüttung nach einem Stressor aus dem zunächst chronisch erhöhten tonischen Aktivierungslevel resultiert (Shah und Malla 2015).

Ein Parameter, der die Aktivität des **autonomen Nervensystems** widerspiegelt, ist die **Herzratenvariabilität** (HRV). Die HRV entsteht durch kontinuierliche Veränderungen in der Herzrate aufgrund des Einflusses des parasympathischen und sympathischen Nervensystems (für einen Überblick s. Mück-Weymann 2002). Während der Parasympathikus das Herz binnen Millisekunden bremst, erhöhen die sympathischen Nervenbahnen die Rate der Herzschläge weitaus langsamer. Die stetigen Anpassungen an die Umwelt können daher in der sich verändernden Länge der Intervalle zwischen den Herzschlägen wiedergefunden werden und spiegeln insbesondere die parasympathische Aktivität wider. In Bezug auf die Anpassungsfähigkeit an einen Stressor (d. h. Kopfrechnen) zeigte sich, dass Probanden mit psychotischen Störungen während der akuten Stresssituation eine vergleichbare HRV wie gesunde Kontrollprobanden aufwiesen. Jedoch waren bei den Probanden mit psychotischen Störungen in der Zeit nach dem Stressor die Herzrate weiter erhöht und die HRV vermindert, was für eine geringere Anpassungsfähigkeit spricht (Castro et al. 2008). Auch ohne die Anwesenheit eines Stressors konnte in einer Metaanalyse ein großer und signifikanter Effekt für eine verminderte parasympathische Aktivität bei Probanden mit psychotischen Störungen im Vergleich zu gesunden Kontrollprobanden gefunden werden (Clamor et al. 2016).

> ❯ **Wichtig**
>
> Bei psychotischen Störungen wird ein erhöhtes physiologisches Stresslevel in Form von dysregulierter Kortisolausschüttung und verminderter parasympathischer Aktivität gefunden.

Kann man Halluzinationen in der Gehirnaktivität sichtbar machen?

Die Frage, ob sich Halluzinationen auf neuronaler Ebene abbilden, hat Wissenschaftler lange fasziniert. Eine aktuelle Metaanalyse fasst 17 Studien zu diesem Thema aus den letzten 20 Jahren zusammen (Zmigrod et al. 2016). Die Probanden wurden während auditiver oder visueller Halluzinationen mittels fMRI- oder PET-Verfahren untersucht. Es wurden nicht nur Studien mit Probanden mit Schizophrenie eingeschlossen, sondern auch solche, die Halluzinationen bei gesunden oder anderen klinischen Gruppen untersuchten. Darunter waren 13 Studien zu auditiven-verbalen (d. h. Stimmenhören) und 4 Studien zu visuellen Halluzinationen. Die Ergebnisse zeigen, dass sich diese Phänomene in ihrem neuronalen Aktivierungsmuster unterscheiden. Während der auditiven verbalen Halluzinationen wurde eine signifikante Aktivierung im Wernicke-Areal ge-

funden, das klassischerweise mit dem Sprachverständnis verbunden wird. Während der visuellen Halluzinationen gab es hier keine signifikante Aktivierung, hingegen wurde die Hauptaktivität in den kortikalen Arealen festgestellt, die für die visuelle Verarbeitung zuständig sind (◘ Abb. 44.15). Dies spricht dafür, dass die einzelnen Formen von Halluzinationen ähnlich der jeweiligen nichthalluzinatorischen Sinnesempfindung im Gehirn verarbeitet werden. Zudem unterstreicht es die wahrnehmungsechte Form der Erlebnisse. Interessanterweise wurde bei den auditiven verbalen Halluzinationen zudem eine signifikante Aktivierung in Arealen gefunden, die mit dem episodischen Gedächtnis assoziiert sind. Es wird daher diskutiert, ob Stimmenhören eine Form der Gedächtnisintrusion darstellt, in dem sich abgespeicherte Lebenserfahrungen auditiv „aufdrängen".

Funktionelle und Strukturelle Befunde

Funktionelle und strukturelle **Bildgebungsstudien** weisen auf Veränderungen der neuronalen Funktionen bei psychotischen Störungen hin (▶ Studienbox). Die in diesen Studien typischerweise gefunden Abweichungen bei Schizophrenie sind eine Verminderung der grauen und weißen Substanz, Volumenreduktionen in thalamischen, temporalen und limbischen Strukturen so-

wie die Erweiterung der Hirnventrikel (van Erp et al. 2016; Haijma et al. 2013; ◘ Abb. 44.14). Das Gesamtvolumen der Gehirne von Patienten mit Schizophrenie wurde hier als 2,6 % kleiner als das der gesunden Kontrollprobanden (Größe des Effekts $d = 0{,}30$) berechnet. Diese Effektstärken waren in der Stichprobe von Patienten ohne Medikation bis zu 30 % niedriger (Haijma et al. 2013).

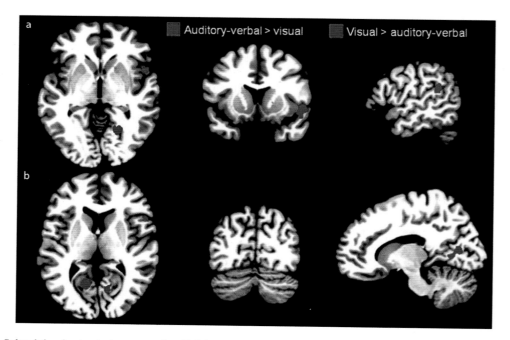

◘ **Abb. 44.15**   Subtraktionskontraste der neuronalen Aktivierung während auditiv-verbaler versus visueller Halluzinationen. **a** Die Kontraste von auditiven im Vergleich zu visuellen Halluzinationen zeigen signifikante Aktivität in Sprech- und Sprachverarbeitungsarealen (z. B. Gyrus temporalis superior, Wernicke-Areal, Teile des Broca-Areals). **b** Für visuelle im Vergleich zu auditiven Halluzinationen zeigt sich signifikante Aktivität in visuellen Verarbeitungsregionen (z. B. Gyrus lingualis, Okzipitalkortex, Cuneus). (Aus Zmigrod et al. 2016, mit freundlicher Genehmigung von Elsevier)

44

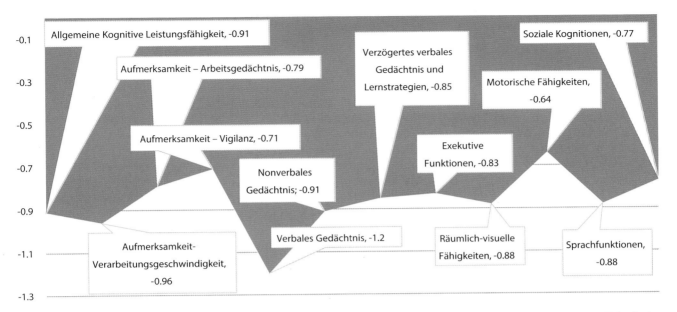

◘ Abb. 44.16   Auszug der Ergebnisse einer Metaanalyse der neuropsychologischen Funktionen bei Personen mit einer ersten Episode der Schizophrenie im Vergleich zu gesunden Kontrollpersonen. Dargestellt sind aus den Studien ermittelte standardisierte Mittelwertsdifferenzen. (Aus Mesholam-Gately et al. 2009, Copyright © 2009, American Psychological Association)

Mögliche Ursachen für diese Strukturveränderungen müssen weiter untersucht werden. In der Diskussion stehen dabei genetische Auslöser, die als Prädisposition für Hirnentwicklungs- und Hirnreifungsstörungen fungieren, aber auch frühe externe Einflüsse wie Sauerstoffmangel bei der Geburt, frühe Stressoren und Traumatisierung. Diese Umweltfaktoren scheinen besonders auf den Hippocampus zu wirken (► Abschn. 44.4.1). Zudem deuten einige Studien darauf hin, dass die **Volumenreduktion** auch eine Folge jahrelanger Neuroleptikaeinnahme sein kann (Murray et al. 2016). In einer Metaanalyse wird geschlussfolgert, dass die Reduktion der grauen Masse möglicherweise durch eine Kombination aus frühkindlichen Prozessen, welche die Entwicklung der Neurone beeinflussen (z. B. Infektionen), und dem Störungsverlauf (z. B. Medikation) entsteht (Haijma et al. 2013). Es muss auch berücksichtigt werden, dass die Überlappungen zwischen Personen mit Schizophrenie und gesunden Probanden insgesamt sehr groß sind, während große interindividuelle Unterschiede innerhalb der Gruppe von Patienten mit Schizophrenie bestehen, deren Ursachen vielfältig sein können.

Neuropsychologische Befunde

Bei Patienten mit psychotischen Störungen wurden für eine Reihe unterschiedlicher kognitiver Funktionen Defizite im Vergleich zu gesunden Kontrollpersonen gefunden. Metaanalysen zeigen, dass diese Defizite über Funktionsbereiche und Messinstrumente hinweg ca. eine Standardabweichung unter der Norm betragen. Da sich die Unterschiede stets auf einen Mittelwert mit einer deutlichen Varianz beziehen, befindet sich aber auch ein großer Teil der Patienten im Normalbereich (Exner und Lincoln 2012).

Spezifische Schwierigkeiten werden u. a. in der psychomotorischen Verarbeitungsgeschwindigkeit, der Vigilanz (vor allem bei anspruchsvollen Aufgabenformen), der selektiven Aufmerksamkeit und dem Gedächtnis gefunden (◘ Abb. 44.16; Mesholam-Gately et al. 2009). Es stellt sich die Frage, welche von den berichteten Unterschieden prämorbid (d. h. vor der psychischen Störung) auftreten und welche durch den Störungsverlauf oder die Medikation entstehen. Studien, welche die kognitive Leistungsfähigkeit vor und nach der Erstmanifestation einer psychotischen Störung untersuchen, weisen darauf hin, dass sich die neuropsychologischen Funktionen zur Follow-up-Messung eher verbessern – ähnlich wie bei gesunden Kontrollprobanden (Bora und Murray 2014). Dies bedeutet, dass die gefundenen Defizite eher nicht ein neurodegeneratives Problem darstellen, wie früher von der Namenswahl „Dementia praecox" suggeriert. Möglicherweise haben die Dysfunktionen eine starke genetische Komponente (Blokland et al. 2016). So zeigt es sich, dass auch gesunde Verwandte von Patienten mit Schizophrenie leichte neuropsychologische Einschränkungen haben (Cannon et al. 1994). Auch weisen Risikoprobanden für die Entwicklung einer psychotischen Störung bereits vor der prodromalen Phase kognitive Defizite auf (Bora und Murray 2014).

Weitere Faktoren, die in der Bewertung der Befunde bedacht werden müssen, sind die herangezogenen Vergleichsgruppen sowie die Bedingungen der Testungen. Werden die Patienten mit Schizophrenie beispielsweise

Jumping to Conclusions (Dudley et al. 2016)

Ein im Zusammenhang mit Wahn häufig untersuchtes kognitives Phänomen ist der „Jumping to Conclusions Bias", also das voreilige Schlussfolgern. Experimentell wird dies zumeist mit der sog. „Beads-Aufgabe" untersucht (◘ Abb. 44.17). In dieser Aufgabe werden den Probanden z. B. zwei Gläser mit Perlen („beads") gezeigt, in denen jeweils die gleiche Anzahl an Perlen, aber mit umgekehrten Farben sichtbar ist. Das heißt, in Glas 1 befinden sich z. B. 90 schwarze und 10 rote Perlen; in Glas 2 hingegen 10 schwarze und 90 rote Perlen. Es werden dann nacheinander Perlen aus einem der Gläser gezogen und die Probanden sollen raten, aus welchem der Gläser gezogen wird. Die Reihenfolge der Perlen ist immer festgelegt. Als abhängige Variablen gelten die Anzahl der gezogenen Perlen vor einer Entscheidung („draws to decision") sowie die Anzahl an Extremreaktionen (d. h. die Anzahl an Probanden, die ihre Entscheidung auf 2 oder weniger Perlen basieren).

In einer Metaanalyse (Dudley et al. 2016) wurden die bisherigen Ergebnisse aus 55 Studien mit der „Beads-Aufgabe" bei Personen mit psychotischen Störungen zusammengefasst. Die Ergebnisse untermauerten die Relevanz des Biases: Teilnehmer mit psychotischen Störungen verlangten im Mittel 1,4- bis 1,7-mal weniger Perlen, um eine

Entscheidung zu treffen, als gesunde Teilnehmer ($k = 33$, $N = 1.935$, $g = -0,53$, 95 %-Konfidenzintervall $-0,69$, $-0,36$) und als Teilnehmer mit anderen psychischen Störungen ($k = 13$, $N = 667$, $g = -0,58$, 95 %-Konfidenzintervall $-0,80$, $-0,35$). Teilnehmer mit psychotischen Störungen und aktuell ausgeprägtem Wahn brauchten im Mittel noch einmal 0,6 weniger Perlen, um eine Entscheidung zu fällen, als diejenigen ohne aktuellen Wahn. „Extremreaktionen" (d. h. bereits nach 1–2 gezogenen Perlen auf das Ursprungsglas festlegen) zeigten 29 % der gesunden Teilnehmer und 38 % der Teilnehmer mit anderen psychischen Störungen. Aus der gesamten Gruppe mit einer psychotischen Störung war dies bei 48–60 % der Teilnehmer der Fall. Es gab zudem eine kleine signifikante Korrelation zwischen „Extremreaktionen" und Wahnsymptomatik.

Interessant ist, dass also ebenfalls fast ein Drittel der gesunden Teilnehmer „Extremreaktionen" zeigte. Zudem zeigten 40–50 % der Teilnehmer mit psychotischen Störungen dies *nicht*. Jumping to Conclusions ist demnach zwar ein potenziell wahnrelevanter Bias, er scheint aber weder ausreichend noch nötig für die Entwicklung oder Aufrechterhaltung der Symptomatik zu sein.

---

mit Patienten mit anderen psychischen Störungen verglichen, so fällt der Unterschied deutlich geringer aus. Es kann also nicht von einem ausgeprägten störungsspezifischen Effekt gesprochen werden. Dies wird auch daran deutlich, dass die gefundenen Defizite keine klaren Zusammenhänge zur Positivsymptomatik und eher geringe Zusammenhänge zur Negativsymptomatik aufweisen. Eher haben sie Aussagekraft für das Funktionsniveau und die damit einhergehende Selbstständigkeit im Alltag (Exner und Lincoln 2012). Schließlich zeigt ein kritischer Blick auf die Studien zu neuropsychologischen Defiziten, dass in den meisten Fällen versäumt wurde, andere Einflussfaktoren auf die Testleistungen zu kontrollieren. So weisen neuere Studien darauf hin, dass z. B. mangelnde Motivation oder erhöhter Stress in der Testsituation zu schlechteren Ergebnissen bei Patienten mit Schizophrenie beitragen. Daher sind die Leistungsdefizite wahrscheinlich in der Vergangenheit etwas überschätzt worden (Krkovic et al. 2017; Moritz et al. 2017).

Kognitive Verzerrungen

Als **kognitive Verzerrungen** („biases") sind – im Gegensatz zu den neuropsychologischen Befunden – keine Defizite als solche gemeint, sondern bestimmte Bewertungstendenzen. Bei psychotischen Störungen lag das Augenmerk in der Forschung dabei insbesondere auf

der Tendenz zum sog. voreiligen Schlussfolgern („**Jumping to Conclusions Bias**"). Hiermit ist gemeint, dass Personen mit Schizophrenie bei einer uneindeutigen Informationslage schneller zu Schlussfolgerungen kommen als gesunde Personen (▶ Studienbox). Zudem wird die **Fähigkeit zu Mentalisierungsprozessen** als eingeschränkt betrachtet. Hierunter fallen Schwierigkeiten, sich in eine andere Person hineinzuversetzen (d. h. „**Theory of Mind**") und eine andere Perspektive einzunehmen. In einer Metaanalyse von 36 Studien zeigen sich in der Tat große Effekte für ein Mentalisierungsdefizit im Vergleich zu gesunden Kontrollprobanden (Cohen's $d = 0,90$–$1,08$). Bei remittierten oder teilremittierten Patienten war die Theory of Mind weniger stark eingeschränkt als bei akuten Patienten, aber im Vergleich zu gesunden Kontrollpersonen nach wie vor signifikant vermindert (Cohen's $d = 0,80$; Bora et al. 2009). Es zeigen sich zudem signifikante Korrelationen der Theory-of-Mind-Fähigkeit mit exekutiven- und Gedächtnisfunktionen (Bora et al. 2009). Neuropsychologische Defizite wie der erschwerte Abruf von autobiografischen Erinnerungen, führen also möglicherweise dazu, dass die Einbettung von Gefühlen, Verhaltensweisen und Motiven anderer Personen in einen Erfahrungshintergrund erschwert sind (Exner und Lincoln 2012). Dies wiederum würde zu einer verzerrten Wahrneh-

Psychotische Störungen und Schizophrenie

Es gibt zwei Töpfe: Einen größtenteils schwarzen Topf mit 85 schwarzen und 15 orangenen Perlen und einen größtenteils orangenen Topf mit 85 orangenen und 15 schwarzen Perlen.

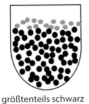 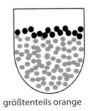

größtenteils schwarz　größtenteils orange

Nun werden die Töpfe durchmischt.

 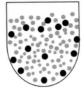

größtenteils schwarz　größtenteils orange

Die erste Perle, die gezogen wird, ist:

Wollen Sie noch weitere Perlen ziehen oder haben Sie entschieden, aus welchem Topf die Perle gezogen wurde?

Zeit

▣ **Abb. 44.17** Ablauf einer klassischen „Beads-Aufgabe" zur Erfassung des voreiligen Schlussfolgerns

mung, Verarbeitung oder Interpretation von Informationen führen, die Fehleinschätzungen begünstigen kann.

Kognitive Verzerrungen können somit beeinflussen, welche Schlussfolgern gezogen werden oder wie gut die Absichten anderer Menschen erkannt werden. Es liegt daher nahe, diese zur Erklärung der Wahnentstehung heranzuziehen. Insbesondere der Zusammenhang des „Jumping-to-Conclusions-Bias" mit Wahn ist in zahlreichen Studien gut belegt.

Schemata, Bindungsstile und Selbstwert

Viele Forschungsarbeiten haben sich zudem der Frage gewidmet, inwiefern Personen mit Schizophrenie in der Art, wie sie sich selbst und ihre Beziehungen zu anderen wahrnehmen, von gesunden Personen abweichen. Der Fokus dieser Arbeiten lag dabei vor allem auf kognitiven Schemata in Bezug auf sich und andere, Bindungsstilen und Selbstwert. Tatsächlich finden sich in all diesen Bereichen Auffälligkeiten.

So zeigen Probanden mit psychotischen Störungen ein ähnliches Ausmaß an maladaptiven frühkindlichen **Schemata** (z. B. Unzulänglichkeit/Scham) wie Personen mit Depression und weichen damit deutlich von gesun-

den Kontrollprobanden ab (Sundag et al. 2016). Dieses Bild ergibt sich auch für den globalen **Selbstwert,** der bei Personen mit psychotischen Störungen ähnlich beeinträchtigt ist wie bei Personen mit Depression (Kesting und Lincoln 2013). Ungünstige interpersonelle Schemata, also solche, die die Beziehungen zu anderen Personen berühren (z. B. sich selbst als von anderen nicht respektiert, anerkannt oder geliebt zu sehen), scheinen hingegen besonders charakteristisch für psychotische Störungen zu sein (Lincoln et al. 2010). Es liegt nahe zu vermuten, dass diese Schemata durch negative interpersonelle Erfahrungen und Bindungserfahrungen entstanden sein könnten. In der Tat wird ein Zusammenhang von unsicheren **Bindungsstilen,** wie die Typen ängstlich- und vermeidend-unsicher, insbesondere mit paranoiden Überzeugungen gefunden (Wickham et al. 2015).

Weitergehende Theorien und Studien haben sich mit der Frage befasst, ob und *wie* dysfunktionale Annahmen über die eigene Person zu den psychotischen Symptomen beitragen. In einer Untersuchung der Kausalität fanden „experience-sampling" und experimentelle Studien, dass ein Rückgang des Selbstwertes einen Anstieg der paranoiden Symptome vorhersagen konnte (Thewissen et al. 2011). Eine vieldiskutierte Annahme ist daher, dass Wahnsymptome möglicherweise eine selbstwertschützende Wirkung haben: Durch externale Attributionen (z. B. „Jemand anders hindert mich daran erfolgreich zu werden") statt internaler Kontrollüberzeugung („Ich bin nicht gut genug") würde der Selbstwert geschützt. So würde die Diskrepanz zwischen dem eigentlichen und dem idealen Selbstbild bei bedrohlichen Ereignissen (z. B. Jobverlust) reduziert werden. Diese Annahme lässt sich leider empirisch nicht gut untersuchen und konnte in Studien, die das trotzdem versuchten, bislang nicht überzeugend bestätigt werden. Andere Theorien zielen darauf ab, dass Wahnideen negative Selbstkonzepte direkt widerspiegeln (z. B. „Ich kann mich nicht wehren → ich bin ein leichtes Opfer → andere werden das ausnutzen"; für eine Zusammenfassung s. Kesting und Lincoln 2013). Auch Halluzinationen können durch einen negativen Selbstwert bedingt sein. So können sich z. B. negative Selbstwertanteile in den negativen Stimmen spiegeln. Auch könnten Halluzinationen durch dysfunktionales Coping in Folge eines geringen Selbstwertes aufrechterhalten werden (z. B. indem den Stimmen starke Macht zugeschrieben und die eigenen Einflussmöglichkeiten als gering eingestuft werden und so Ängste und Stress verstärkt werden).

Emotionsregulation

Wie bereits geschildert, reagieren Menschen mit psychotischen Symptomen mit einem stärkeren Anstieg des negativen Affekts auf Stressoren (Myin-Germeys und van Os 2007; ▶ Abschn. 44.4.1 „Psychosoziale Risikofaktoren"). Dysfunktionale **Emotionsregulation** könnte daher eine wichtige Verbindung zwischen erhöhtem Stress und psychotischen Symptomen darstellen. Diese Annahme wird durch Studien bestätigt, die bei Personen mit Schizophrenie im Vergleich zu gesunden Kontrollprobanden einen vermehrten Einsatz von dysfunktionaleren Emotionsregulationsstrategien (z. B. Unterdrückung von Gefühlen) und einen geringeren Einsatz von funktionalen Strategien (z. B. Akzeptanz von Gefühlen, Neubewertung der Situation) finden (Ludwig et al., 2019). Diese fehlende Regulation könnte den oben berichteten vermehrten Stress und negativen Affekt bei alltäglichen Ereignissen erklären. Im Einklang hiermit zeigten Probanden mit psychotischen Störungen nach einer Stressbedingung in Form von Baustellenlärm einen stärkeren Anstieg in selbstberichtetem und psychophysiologischem Stress als gesunde Kontrollprobanden. Dieser Anstieg wurde durch eine dysfunktionalere Emotionsregulation (z. B. weniger Akzeptanz unangenehmer Gefühle) vorhergesagt (Lincoln et al. 2015). Auch in Risikogruppen konnte der Pfad von negativem Affekt zu psychotischen Symptomen zum Teil durch den Gebrauch von dysfunktionaleren bzw. weniger funktionalen Emotionsregulationsstrategien im Vergleich zu Kontrollprobanden erklärt werden (Lincoln et al. 2018).

44.4.3 Mögliche Mechanismen

Es wurden diverse Modelle formuliert, um die verschiedenen Risikofaktoren und Vulnerabilitätsindikatoren zur Entstehung psychotischer Störungen zu vereinen. Zwar folgen alle Modelle letztlich der Grundannahme, dass die Störung aus einer Interaktion aus Vulnerabilität und Stress entsteht – die Definitionen von Vulnerabilität und Stress sowie die genauen vermittelnden Mechanismen unterscheiden sich jedoch erheblich. Aktuelle Modelle stehen außerdem vor der Herausforderung, der Komplexität des ständig steigenden Wissenszuwachses gerecht zu werden.

Klassische Vulnerabilitäts-Stress-Modelle

Im **Vulnerabilitäts-Stress-Modell** nach Zubin und Spring (1977), wird die individuelle Anfälligkeit einer Person für die Entwicklung einer Schizophrenie (d. h. Vulnerabilität) durch verschiedene Risikofaktoren (z. B. Genetik) geprägt. Kommen hierzu im weiteren Leben Umweltstressoren und die damit verbundene Belastung auf, kann eine psychotische Episode entstehen. Bei der Bewältigung der Stressoren spielen zusätzlich vorhandene Fähigkeiten zur Anpassung und Bewältigung (d. h. Coping) eine Rolle.

Ein etwas später von Nuechterlein und Dawson (1984) vorgeschlagenes Vulnerabilitäts-Stress-Modell ist in ◘ Abb. 44.18 dargestellt. In diesem Modell werden Vulnerabilitätsindikatoren insbesondere in neuropsychologischen Informationsverarbeitungsdefiziten (▶ Abschn. 44.4.2 „Neuropsychologische Befunde") gesehen, aber auch in der Reaktivität des autonomen Nervensystems, der mangelnden sozialen Kompetenz und Copingschwierigkeiten. Es wird angenommen, dass diese Vulnerabilitätsindikatoren (z. B. Aufmerksamkeitsdefizite) mit bestimmten Umweltstressoren interagieren (z. B. Expressed Emotions). Daraus entstehen sog. Zwischenzustände (z. B. Irritation, Denkzerfahrenheit), die wiederum mit dem Auftreten erneuter Umweltstressoren (z. B. mehr Kritik von der Familie) interagieren. Das führt zu einer akuten physiologischen Übererregung (z. B. vermehrtem Herzklopfen, Schlafschwierigkeiten) und einer Überlastung in der neuropsychologischen Verarbeitung. Zudem können soziale Reize (z. B. Verhalten der Eltern) nicht mehr vollständig verarbeitet werden. Dies kann wiederrum zu vermehrtem Stresserleben führen und sich gegenseitig verstärken: Je weniger die Person z. B. positives Verhalten der Eltern aufnehmen und verarbeiten kann, desto mehr steigt ihre körperliche Anspannung. Dies wiederum würde zu einer Einschränkung ihrer Wahrnehmung und zu mehr Fehlern führen, sodass sich psychotische Symptome entwickeln können. Weitere negative Umwelteinflüsse können diesen Prozess im Sinne eines Teufelskreises aufrechterhalten und verstärken.

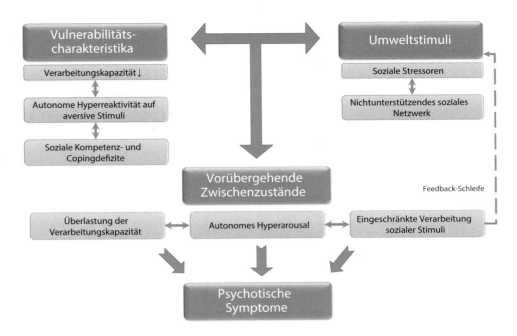

■ **Abb. 44.18** Ein Vulnerabilitäts-Stress-Modell für psychotische Symptome. (Nuechterlein und Dawson 1984, by permission of Oxford University Press)

Psychophysiologische Vulnerabilitäts-Stress-Modelle

Als eine Weiterentwicklung der Vulnerabilitäts-Stress-Modelle, führte das **neuronale Diathese-Stress-Modell** (Walker und Diforio 1997) konkretere Mechanismen ein, wie Vulnerabilität und Stress interagieren. Dabei wurden vor allem die Befunde zur Psychophysiologie einbezogen (▶ Abschn. 44.4.2). So wird die Entstehung psychotischer Störungen in diesem Modell in einer veränderten Stressregulation gesehen. Als Vulnerabilität gilt hier eine erhöhte Stressreaktivität, die durch eine Dysfunktion in der HHNA ausgelöst wird. Diese Dysfunktion kann durch psychosozialen Stress und Veränderungen im Hippocampus (entstanden durch prä- und perinatale Faktoren, wie z. B. Sauerstoffmangel während der Geburt) bedingt sein. Die Überaktivierung der HHNA wiederum kann zu einer Überaktivierung des Dopaminsystems und damit zu psychotischen Symptomen führen. Das Funktionsniveau der HHNA nimmt daher in diesem Modell eine zentrale und vermittelnde Rolle ein. Durch die langfristige Veränderung des dopaminergen Systems würde wiederum die Stressverarbeitung und somit auch die HHNA-Aktivierung beeinflusst werden und ein Teufelskreis entstünde.

Kognitive Vulnerabilitäts-Stress-Modelle

In der weiteren Entwicklung der Vulnerabilitäts-Stress-Modelle wurden vermehrt psychosoziale Risikofaktoren (z. B. Traumata) und psychologische Vulnerabilitätsindikatoren (z. B. Selbstkonzepte, kognitive Verzerrungen, Emotionen) einbezogen.

Entsprechend geht das **kognitive Modell der Positivsymptomatik** (Garety et al. 2001; vereinfacht dargestellt in ■ Abb. 44.19) davon aus, dass kognitive Verzerrungen und dysfunktionale Bewertungen von Ereignissen in der Entstehung- und Aufrechterhaltung der Symptome eine Rolle spielen. Die Autoren postulieren, dass eine erhöhte Vulnerabilität z. B. aufgrund genetischer Vorbelastung oder früher negativer Erfahrungen wie sozialer Ausschluss oder Kindheitstraumata entsteht. Die Vulnerabilität ist durch negative Schemata in Bezug auf sich und die Welt charakterisiert (z. B. die Überzeugung anfällig für bedrohliche Ereignisse zu sein oder, dass andere Menschen einem nicht wohlgesonnen sind). In Folge dieser erhöhten Anfälligkeit und negativer Erfahrungen leidet die Person unter vermehrten negativen Gefühlen (z. B. Angst vor erneutem Ausschluss) und geringem Selbstwert. Zudem treten mehr gedankliche Verzerrungen auf (z. B. neutrale Gesichtsausdrücke der Mitschüler werden eher im Sinne einer Bedrohung interpretiert). Akuter Stress (z. B. schlechte Noten, zwischenmenschliche Konflikte) führt bei einer vulnerablen Person zum einen zu körperlicher und emotionaler Erregung (Arousal) und zum anderen verstärkt sie die kognitiven Verzerrungen. Durch Wahrnehmungs- und Informationsverarbeitungsschwierigkeiten – verstärkt durch das hohe Erregungsniveau – kann es zu **ungewöhnlichen Wahrnehmungserlebnissen** kommen. Diese können eine Vermischung von innerer und äußerer Welt, Fremdbeeinflussungserleben, Gedankenrasen, Gedankenausbreitung oder die Wahrnehmung von Zusammenhängen zwischen verschiedenen

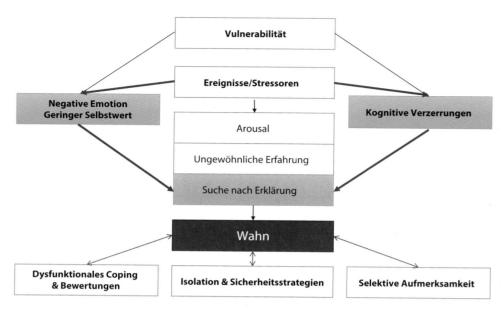

Abb. 44.19 Vereinfachte Darstellung eines kognitiven Models der Positivsymptomatik, wie in Garety et al. (2001, reproduced with permission of Cambridge University Press) diskutiert

Ereignissen sein. Eine wahnhafte Bewertung der ungewöhnlichen Wahrnehmungserlebnisse (z. B. die anderen haben sich gegen mich verschworen) entstünde durch das erhöhte Arousal, die bereits vorhandenen negativen Schemata (z. B. die Welt ist gefährlich, andere Menschen sind böse) und die kognitiven Verzerrungen (z. B. Jumping to Conclusions, Theory-of-Mind-Störungen).

Die zentralen Annahmen des Modells liegen auf den aufrechterhaltenden Faktoren der psychotischen externalen Bewertung; also der Frage, warum jemand eine wahnhafte Überzeugung nicht korrigiert, wenn die Beweise dafür ausbleiben. Hier spielt dem Modell zufolge der kognitive Stil einer Person, der bereits zur Entstehung beigetragen hat, eine entscheidende Rolle (z. B. Bewertung von Reizen eher im Sinne einer Bedrohung, die eigenen Kompetenzen eher als gering einstufen, selektive Aufmerksamkeit auf missgünstiges Verhalten anderer). Entsprechend werden die wahnhaften Überzeugungen eher beibehalten, da sie bereits vorhandene Selbstkonzepte bestätigen. Teilweise kommen auch externale Faktoren (wie z. B. Isolation, fehlende Freundschaften), die den Zugang zu alternativen Erklärungen reduzieren, erschwerend hinzu. Schließlich zählen aber auch dysfunktionale Bewertungen von Symptomen (z. B. die Stimmen sind übermächtig oder ich kann meine Gedanken nicht kontrollieren) und Sicherheits- und Vermeidungsstrategien (z. B. Rückzug als Reaktion auf paranoide Bewertungen) dazu. So halten sich die wahnhaften Bewertungen im Sinne eines Teufelskreises weiter aufrecht und verfestigen sich.

Integrative Modelle und Ausblick

Kritik an den bisher dargestellten Modellen besteht vor allem dahingehend, dass jedes auf bestimmte Aspekte fokussiert und eine hinreichende Integration aller relevanten Risiko- und Vulnerabilitätsindikatoren ausbleibt. Zukünftig wäre wichtig, stärker zu erforschen, wie einzelne Faktoren interagieren (z. B. Vernachlässigung und Misshandlung in der Kindheit → veränderte HHNA-Achse; Barker et al. 2015). Hierüber könnten die einzelnen Modelle zusammengeführt und neue überprüfbare Hypothesen generiert werden. Ein Beispiel für eine Integration dopaminerger, psychosozialer und kognitiver Faktoren bietet das „Sociodevelopmental-Cognitive Model" (Howes und Murray 2014; **Abb. 44.20**).

Weiterführende Modelle, die physiologische Faktoren mit anderen psychologischen Faktoren wie der Emotionsregulation (► Abschn. 44.4.2 "Emotionsregulation") zusammenführen, befinden sich in der Entstehung (Clamor et al. 2015). Zukünftige Forschung wird zudem prospektive Studien hervorbringen müssen, um die postulierten kausalen Mechanismen (z. B. Trauma → dysfunktionaler Bindungsstil → Symptome) zu untersuchen und in die Modelle zu integrieren (s. auch Hardy, 2017).

> **Wichtig**
>
> Neuere ätiologische Modelle der Schizophrenie berücksichtigen biologische, kognitive und psychosoziale Faktoren. Der Determinismus der frühen biologischen Modelle gilt als überholt. Stattdessen gibt es zahlreiche Anhaltspunkte dafür, dass soziale Faktoren sowohl kognitive Schemata als auch biochemische Prozesse verändern und so ein Teufelskreis entsteht. Weitere Forschung wird benötigt, um ein besseres Verständnis für die Interaktionen von psychologischen, physiologischen und neurobiologischen Veränderungen bei der Symptomentstehung zu erlangen.

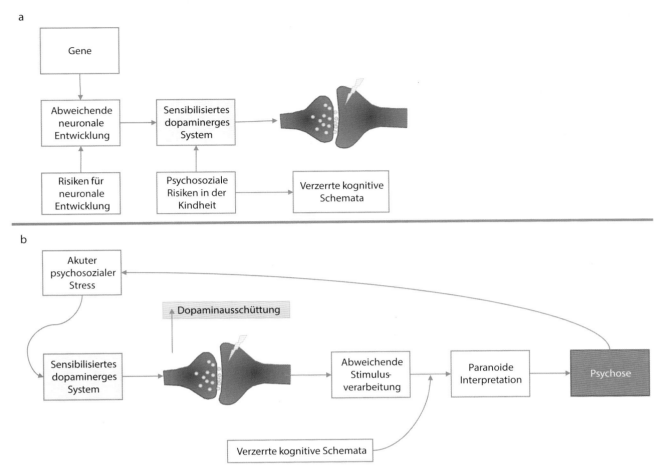

◘ **Abb. 44.20** Das „Sociodevelopmental-Cognitive Model". **a** Durch genetische, entwicklungsbedingte und psychosoziale Faktoren wird das dopaminerge System sensibilisiert. Zudem entstehen aus psychosozialen Risiken psychosenahe kognitive Verzerrungen. **b** Das Auftreten von akutem psychosozialem Stress trifft auf das bereits sensibilisierte dopaminerge System. Dadurch wird die Stimulusverarbeitung beeinflusst. Verstärkt durch die kognitiven Verzerrungen wird eine paranoide Interpretation der Umwelt begünstigt und es kann eine psychotische Episode entstehen. Diese hat erneuten akuten Stress zur Folge und ein Teufelskreis entsteht. (Howes und Murray 2014, reprinted from The Lancet, © 2014, with permission from Elsevier)

Als weiterer Ausblick sei zuletzt noch genannt, dass es in den letzten Jahren zunehmende Hinweise darauf gibt, dass sich symptomatische, ätiologische und genetische Faktoren der Schizophrenie mit denen affektiver Störungen überlappen. Daher wurde ein „Kontinuitätsmodell" der Symptomatik postuliert. Hierbei werden die affektive psychotische Störung (d. h. bipolare Störungen und psychotische Depressionen) von der nicht affektiven psychotischen Störung (d. h. Schizophrenie und schizophreniforme Störungen) unterschieden. Ausgehend von fünf Polen der Psychopathologie, zwei in der affektiven Dysregulation (Manie und Depression), zwei der Entwicklungsstörungen (Negativsymptomatik und kognitive Einschränkungen) und ein Pol der Psychosen (Wahn/Halluzinationen), können unterschiedliche Ausprägungen und Störungsverläufe abgetragen werden. Zudem bietet das Modell eine hilfreiche Grundlage für die weitere Erforschung der Ätiologie von psychotischen Störungen (van Os und Kapur 2009).

44.5 Behandlung

44.5.1 Medikamentöse Behandlung

> **Wichtig**
> Seit der Entdeckung der **Neuroleptika** (auch: **Antipsychotika**) in den 1950er Jahren stellt die Gabe von Psychopharmaka eine wichtige Säule der Behandlung psychotischer Störungen dar. In allen gängigen Behandlungsleitlinien wird medikamentöse Behandlung für die Akuttherapie und auch als Rezidivprophylaxe empfohlen.

Wie in ▶ Abschn. 44.4.2 „Biochemische Befunde" beschrieben, steht in der Erforschung der biochemischen Ätiologie psychotischer Symptome vor allem das dopaminerge System (in jüngerer Zeit auch in der Zusammenwirkung mit weiteren Neurotransmittern) im Fokus.

Die Dopaminhypothese entstand auch aus der Beobachtung, dass Neuroleptika einen antipsychotischen Effekt erzielten. Neuroleptika blockieren dopaminerge Rezeptoren im Gehirn und beeinflussen so kurzfristig die Weiterleitung von Impulsen. Der vermutete Wirkungsmechanismus wird vor allem in der Blockade postsynaptischer Dopamin-D_2-Rezeptoren innerhalb des limbischen Systems und im frontalen Kortex gesehen (für einen genaueren Einblick in Kategorisierungen, Gruppen und Wirkungen der Neuroleptika s. Falkai 2016).

Die Neuroleptika sind in ihrer kurzfristigen Wirksamkeit zur Reduktion psychotischer Symptome wie Wahn, Halluzinationen und erhöhte Erregbarkeit durch zahlreiche Studien gut belegt. So untersuchte z. B. eine Metaanalyse in 38 placebokontrollierten Studien die Effekte von Neuroleptika der 2. Generation (sog. **atypischen Neuroleptika**). Die gefundenen mittleren Effektstärken für die Reduktion der allgemeinen Symptomatik waren moderat ($-0,51$, 95 %-Konfidenzintervall $-0,58$; $-0,43$) und die „numbers needed to treat", also die Zahl an behandelten Patienten um bei einem Patienten einen klinisch relevanten Effekt zu erzielen, lag im Schnitt bei 6 (Konfidenzintervall: 5–7; Leucht et al. 2009). Die jeweiligen Effektstärken variieren für die einzelnen Wirkstoffe, weshalb in der Praxis Wirksamkeit und Nebenwirkungsprofil (s. unten) gegeneinander abgewogen werden müssen (Leucht et al. 2013).

Die meisten placebokontrollierten Studien zur Wirksamkeit beziehen sich auf kurze Zeiträume von 6–8 Wochen (Leucht et al. 2009). So kann zu der langfristigen Wirkung von Neuroleptika im Vergleich zu keiner oder anderer Behandlung aktuell keine gesicherte Aussage getroffen werden. Nichtsdestotrotz wird die längerfristige Einnahme insbesondere zur Rezidivprophylaxe in den Leitlinien empfohlen. Hierfür werden Befunde herangezogen, die auf eine erhöhte Rückfallwahrscheinlichkeit nach Absetzen der Medikation hinweisen. So fanden Leucht et al. (2012) auf der Grundlage von 16 randomisiert-kontrollierten Studien, die Patienten verglichen, die weiter Neuroleptika versus ein Placebo bekamen, dass von den Letzteren 26 % erneut stationär aufgenommen wurden. Im Vergleich dazu wurden nur 10 % in der Gruppe, die kontinuierlich Medikamente weiter einnahm erneut aufgenommen. Es wird jedoch auch diskutiert, ob die Gründe für die erhöhten Rückfallraten nach Absetzen des Medikaments auch auf neurobiologische Veränderungen zurückgeführt werden können, die durch die Medikation selbst ausgelöst wurden (Murray et al. 2016). Dann wäre der Mechanismus eher im Sinne einer „Entzugssymptomatik" und einer daraus entstehenden neuen Dysbalance zu werten.

Erwähnenswert ist im Zusammenhang mit der Frage nach einer Dauereinnahme von Neuroleptika auch, dass Leucht et al. (2012) auf der Basis ihrer Metaanalyse ausrechneten, dass im Schnitt 5 Patienten längerfristig mediziert bleiben müssen, um bei einem Patienten einen Rückfall zu verhindern („numbers nee-

ded to treat; Konfidenzintervall: 4–9). Ferner zeigen einige naturalistische Studien, dass es eine beträchtliche Anzahl an Patienten gibt, die langfristig gut ohne Medikation auszukommen scheint (z. B. Harrow et al. 2012). Insgesamt muss also der weitverbreiteten Praxis einer Dauermedikation mit Neuroleptika kritisch begegnet werden. Allerdings ist vor dem Hintergrund der erhöhten Rückfallgefahr nach dem Absetzen weitere Forschung zu den optimalen Zeitpunkten und Prädiktoren für „erfolgreiches Absetzen" erforderlich.

Des Weiteren sollte das Dilemma zwischen einer schnellen Entlastung der Betroffenen einerseits und den möglichen gravierenden, z. T. langfristigen **Nebenwirkungen** andererseits beachtet werden. Die Besetzung von D_2-Rezeptoren kann, neben den für die antipsychotische Wirkung als relevant erachteten Strukturen, auch die des Striatums betreffen. Hierdurch kommen extrapyramidal-motorische Nebenwirkungen zustande, die teilweise auch nach Absetzen der Medikation bestehen bleiben und für die Betroffenen oft sehr unangenehm sind. Dies ist vor allem für Neuroleptika der 1. Generation, im Vergleich zu den atypischen Neuroleptika der 2. Generation der Fall. Zu diesen Nebenwirkungen gehören beispielsweise:

- Muskelsteifheit,
- Dyskinesien (d. h. unnormale unwillkürliche Bewegungen wie z. B. Augenrollen),
- Akathisie (d. h. Bewegungs- oder Sitzunruhe)
- und Parkinson-artige Symptome (z. B. Zittern, Steifheit, Körperhaltung).

Neuere atypischen Neuroleptika werden aufgrund des geringeren Risikos extrapyramidaler Nebenwirkungen (wegen der selektiveren Blockade der D_2-Rezeptoren) in einigen Behandlungsleitlinien stärker empfohlen. Allerdings sind bei Gabe der atypischen Neuroleptika vor allem metabolische Nebenwirkungen möglich. Hierzu gehören z. B. Gewichtszunahme und Diabetes. Ferner können Neuroleptika zu kardiovaskulären und hormonellen Veränderungen (z. B. Erhöhung des Prolaktinspiegels mit möglicher Milchbildung in der Brust; sexuelle Funktionsstörungen) führen. In der bereits erwähnten Metaanalyse von Leucht et al. (2012) zeigte sich, dass mehr Patienten in den Neuroleptikagruppen an Gewicht zunahmen (10 % vs. 6 % in den Placebogruppen), Bewegungsstörungen hatten (16 % vs. 9 %) und sich sediert fühlten (13 % vs. 9 %). Neuroleptika sollten daher nur im Zusammenhang mit einer sorgfältigen medizinischen Vor- und Begleitabklärung verschrieben werden. Die Dosis sollte so gering wie möglich gehalten und Mehrfachmedikationen vermieden werden.

Patienten kommen oft mit wenig Vorwissen über die Wirkungsweise ihrer Medikamente in die Psychotherapie. Auch haben viele Patienten negative Erfahrungen mit erzwungener Medikamenteneinnahme gemacht. Beides kann sich nachteilig auf ihre Motivation, Medikamente über längere Zeiträume einzunehmen auswirken und abruptes Absetzen sowie Rückfälle begünstigen. Zudem beklagen viele Patienten ein unangenehmes Erleben aufgrund der Medikamente, was ebenfalls oft ein selbstständiges Absetzen zur Folge hat. Aufgabe des Psychotherapeuten ist es dann – möglichst in enger Kooperation mit den ärztlichen Behandlern – Patienten in der selbstständigen Abwägung von Vor- und Nachteilen zu unterstützen, damit sie eine informierte Entscheidung treffen können. Hierzu ist ein fundiertes Wissen über neurobiologische Störungsmechanismen und die Wirkweise von Neuroleptika erforderlich. Bei der Entscheidung für eine Medikation können in der Therapie zudem Copingstrategien zum Umgang mit Nebenwirkungen erarbeitet werden. Ausführliche Arbeitsblätter zur Information über Medikamente, deren Nebenwirkungen und den Umgang hiermit finden sich bei Mehl und Lincoln (2014).

44.5.2 Psychotherapeutische Ansätze

Die psychotherapeutische Behandlung von Schizophrenie und anderen psychotischen Störungen wurde lange Zeit stiefmütterlich behandelt (▶ Exkurs „Dorothea Buck"). Hartnäckig hielt sich die Annahme, dass psychotische Symptome wie Wahn verschlimmert werden, wenn man mit Patienten darüber spricht. Auch das Vorurteil, dass Patienten mit psychotischen Störungen für rationale oder einsichtsorientierte Verfahren nicht zugänglich seien, war weit verbreitet und hat gemeinsam mit anderen Vorurteilen mit dafür gesorgt, dass Menschen bis heute weniger Zugang zu psychotherapeutischen Inter-

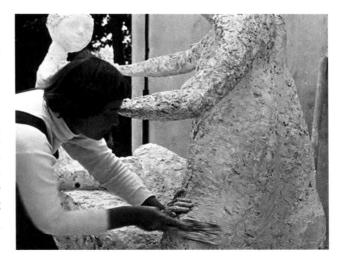

◘ Abb. 44.21   Dorothea Buck. (© Alexandra Pohlmeier Filmproduktion)

ventionen erhalten (▶ Exkurs „Der Einfluss von Stigma auf den Umgang mit Menschen mit Schizophrenie").

> **Wichtig**
>
> Psychotische Störungen wie die Schizophrenie wurden lange für viele psychotherapeutische Interventionen als Kontraindikation gelistet, ohne dass es hierfür empirische Belege gab. Ein solcher Pauschalausschluss lässt sich bei der Einführung neuer Verfahren auch heute gelegentlich noch beobachten.

Exkurs

Dorothea Buck

Dorothea Buck (1917–2019) erlebte im Jahre 1936 mit 19 Jahren eine erste psychotische Episode und wurde in der Bodelschwingh'schen Anstalt Bethel behandelt (◘ Abb. 44.21). Sie berichtet sehr anschaulich, wie sie dort Opfer menschenverachtender Behandlungen wie Dauerbäder unter einer Segeltuchplane und Kaltwasserkopfgüsse wurde. Ferner habe es vom Personal aus keine Gespräche mit den Patienten gegeben und trotz körperlicher Gesundheit wurden diese ohne Beschäftigung oder Abwechslung in den Betten liegengelassen. Dabei sei es nicht einmal erlaubt gewesen, mit den Mitpatienten zu reden. Auch sei Dorothea Buck nicht über die bei ihr erfolgte Zwangssterilisation aufgeklärt worden, sondern erfuhr nach der OP von einer Mitpatientin davon.

In ihrem weiteren Werdegang war es Dorothea Buck trotz erneuter psychotischer Episoden und stationärer Aufenthalte möglich, Kunst zu studieren und als Bildhauerin sowie als Lehrerin für Kunst und Werken tätig zu sein. Zunächst musste sie aber ihre Sterilisation und ihre Psychiatrieaufenthalte verschweigen, da ihr in der NS-Zeit sonst eine höhere Bildung verwehrt worden wäre.

Die weiterhin schlechten Bedingungen in den Psychiatrien und das An-die-Öffentlichkeit-Gelangen der Euthanasiemorde durch das NS-Regime (▶ Exkurs „Tödliche Medi-

zin") führten dazu, dass Dorothea Buck sich zunehmend engagierte, um die Gesellschaft über die Missstände aufzuklären. Unter anderem verfasste sie ein Theaterstück über den Massenmord an Psychiatriepatienten und behinderten Menschen in der NS-Zeit, schrieb Aufsätze und hielt Vorträge. Sie begann gemeinsam mit dem Psychologen Prof. Dr. Thomas Bock am Universitätsklinikum Hamburg-Eppendorf „Psychoseseminare" zu leiten und den sog. TRIALOG ins Leben zu rufen, in dem Patienten, Angehörige und Angestellte der Psychiatrie in einen Diskurs treten können. Unter anderem veröffentlichte sie einen Erlebnisbericht mit dem Titel „Auf der Spur des Morgensterns". Im Jahr 1997 erhielt sie das Bundesverdienstkreuz, in 2008 das Große Verdienstkreuz. Bei einer Rede bei der Gedenkveranstaltung für die Opfer der Euthanasie und Zwangssterilisation im Nationalsozialismus im September 2008 in Berlin wies Dorothea Buck darauf hin, wie wichtig es ist, mit Patienten zu sprechen, sie zu verstehen und zu erkennen, dass ihre psychotische Störung nicht „sinnloser Unsinn" ist. Stattdessen entstehen Symptome ihrer Ansicht nach durch vorausgegangene Lebenskrisen; eine bloße medikamentöse Behandlung sei daher nicht ausreichend (Informationen via: ▶ https://www.dorothea-buck.de).

Der Einfluss von Stigma auf den Umgang mit Menschen mit Schizophrenie

Menschen mit psychotischen Störungen scheinen besonders gravierend von Stigmatisierung betroffen zu sein. Insbesondere das Störungsbild der Schizophrenie wird oft mit einer multiplen Persönlichkeit, mit „Verrücktheit" oder mit besonders ausgeprägter Gewaltbereitschaft in Verbindung gebracht. Obwohl dies nicht der Wahrheit entspricht, halten sich diese Mythen hartnäckig in der Allgemeinbevölkerung. Hierzu können auch die ersten psychiatrischen Beschreibungen des Störungsbildes beigetragen haben, in denen die Paranoia auch als „Verrücktheit" beschrieben und auf Gefährlichkeit der Betroffenen fokussiert wurde: „Vielfach führen absonderliche oder gefährliche Handlungen verschiedenster Art zur Verbringung des Kranken in die Irrenanstalt" (Kraepelin 1899, S. 441). Wohin solche stigmatisierenden Einstellungen gegenüben Personen mit Schizophrenie im schlimmsten Fall führen können, wird im ▶ Exkurs „Tödliche Medizin" dargestellt. Aber auch heutzutage trägt eine reißerische Darstellung des Störungsbildes in den Medien zur Stigmatisierung bei. So zeigt eine Untersuchung, dass die gewünschte soziale Distanz zu Menschen mit Schizophrenie mit dem Ausmaß an TV-Konsum zusammenhing: Je mehr Konsum eine Person angab, desto höher war die gewünschte Distanz zu einem Betroffenen. Bei Printmedien war der Wunsch nach Distanz nicht abhängig vom Zeitunglesen per se, sondern von der Art der Zeitung (Angermeyer et al. 2005): Leser von Boulevardzeitschriften und regionalen Zeitungen hatten einen höheren Wunsch nach sozialer Distanz zu Personen mit Schizophrenie als regelmäßige Leser überregionaler Zeitungen sowie Personen, die keine Zeitung regelmäßig lesen. Eine weitere Studie zur Darstellung von Schizophrenie in deutschen Printmedien (Schlier und Lincoln 2014) fand in der BILD-Zeitung ein hohes Ausmaß an negativen Stereotypen, insbesondere des Stereotyps, dass Patienten mit Schizophrenie gefährlich seien. In den anderen untersuchten Zeitungen entstand die stigmatisierende Darstellung hauptsächlich durch die Verwendung von schizophren als Synonym für widersprüchlich bzw. unsinnig (◯ Abb. 44.22).

Stigmatisierung erfolgt nicht nur durch Laien; auch im Versorgungssystem werden Patienten mit Schizophrenie häufig anders behandelt als andere Patienten. Sie beklagen daher eine erschwerte Zugänglichkeit nichtmedikamentöser Behandlungsformen (z. B. Psychotherapie). Schlier und Lincoln (2016) untersuchten, ob es eine mögliche Unterversorgung und systematische Benachteiligung von Patienten mit Schizophrenie im Rahmen von psychotherapeutischer Behandlung gibt. In der ambulanten Psychotherapie zeigte sich eine deutlich geringere Versorgungsquote als erwartet: Der Anteil von Patienten mit diagnostizierten psychotischen Störungen an allen Patienten in ambulanter psychotherapeutischer Behandlung war wesentlich geringer, als man es aufgrund ihres Anteils an der Gesamtzahl psychischer Störungen erwarten würde. Eine Therapeutenbefragung ergab zudem, dass über 60 % der ambulanten Psychotherapeuten angab, gar keine Patienten mit psychotischen Störungen zu behandeln. Im Vergleich dazu war dies z. B. bei Patienten mit Borderline-Persönlichkeitsstörung bei nur einem Viertel der ambulanten Psychotherapeuten der Fall (Nübling et al. 2014). Insgesamt deutet dies auf eine relative Benachteiligung von Patienten mit psychotischen Störungen hin. Auch strukturelle Aspekte des Systems, wie lange Wartezeiten und die „Kommstruktur" der ambulanten Versorgung, tragen möglicherweise zu der Unterversorgung bei, da den Patienten viel Eigeninitiative abverlangt wird. Hierbei könnten patientenbezogene Gründe das Aufsuchen einer Behandlung erschweren (z. B. Antriebsstörungen im Rahmen der Negativsymptomatik, Misstrauen im Rahmen der Positivsymptomatik). Mögliche strukturelle Ursachen der Benachteiligung sind dabei z. B. auch die Aufrechterhaltung von Fehlannahmen über die Schizophrenie in der Psychotherapieausbildung sowie die fehlende Anpassung des Versorgungssystems an diese Patientengruppe. Zusätzlich können sich stigmatisierende Einstellungen von Behandlern, insbesondere ein Pessimismus über die Prognose, auf Behandlungsentscheidungen auswirken.

44

Exkurs

Tödliche Medizin, die „Aktion T4" – Psychische Störungen im Nationalsozialismus

Im Rahmen der nationalsozialistischen „Euthanasie"-Aktionen wurden 300.000 Menschen ermordet. Darunter befanden sich über 70.000 Menschen mit körperlichen oder geistigen Behinderungen. Zu diesen zählten zahlreiche Psychiatriepatienten mit Schizophrenie, die während der „Aktion T4" (Name aufgrund des Kürzels der Adresse der Zentraldienststelle; Tiergartenstraße 4, Berlin) zwischen 1940 und 1941 in eigens dafür errichteten Tötungsanstalten durch Giftgas erstickt wurden. Bereits 1939 unterzeichnete Hitler eine Ermächtigung, um die Befugnisse bestimmter Ärzte so zu erweitern, dass „unheilbar Kranken bei kritischer Beurteilung ihres Krankheitszustandes der Gnadentod gewährt werden kann". Die Auswahl der Patienten geschah mit Hilfe von Meldebögen (◻ Abb. 44.23), die an die einzelnen Heil- und Pflegeanstalten versendet wurden. Abgefragt wurden „rassehygienische" Kriterien, die im „Gesetz zur Verhütung erbkran-

ken Nachwuchses" enthalten waren. Ausschlaggebend für das Urteil waren Daten über die Kosten, die der Betroffene verursachte sowie die Dauer des Aufenthaltes in der Anstalt und die Arbeitsfähigkeit des Patienten. Die zum Tode bestimmten Patienten wurden in grauen Bussen in die Tötungsanstalten transportiert. Nach der Ermordung wurden Briefe mit falschen Angaben zu Todesursache und -zeitpunkt an die Angehörigen verschickt. Trotz aller Verschleierungsbemühungen war es unmöglich, diese Morde vollständig geheim zu halten. Hitler verfügte daher am 21.08.1941 einen „Euthanasie-Stopp" – den offiziellen Abbruch der „Aktion T4". Die Tötung von Menschen mit psychischen Störungen fand damit allerdings nicht ihr Ende. In fast allen psychiatrischen Anstalten im deutschen Machtbereich wurden Patienten weiterhin durch Medikamente und gezieltes Aushungern ermordet (s. Baader 2009).

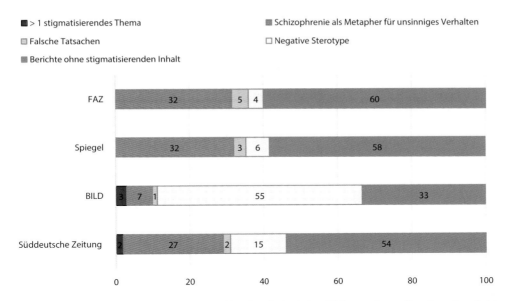

◻ **Abb. 44.22** Eine Analyse der medialen Darstellung von Schizophrenie im Jahre 2011 aus vier großen deutschen Printmedien. Der Gebrauch des Begriffes in den unterschiedlichen Kontexten variierte je nach Zeitung, negative Stereotype kamen insbesondere in Form der Darstellung als „gefährlich" vor. (Aus Schlier und Lincoln 2014)

Lfde. Nr. 4005

Name der Anstalt: **Direktion der Heil- und Pflegeanstalt der Stadt Wien „Am Steinhof"**
in: **Wien 109, 14. Baumgartner Höhe 1**

Erledigt

Vor- und Zuname des Patienten: B⬛ Klara Sara   geborene: am   6.8.40
Geburtsdatum: 19.2.1909   Ort: Wien   Kreis: Beurkundet in XII
Letzter Wohnort: Wien 20., Kluckygasse 5 I/15   Kreis: am 7.8.41
ledig, verh., verw. od. gesch.: led   Konf.: mos   Rasse: Jüdin   Staatsang.: DR
Anschrift d. nächsten Angeh.: Mutter Ida B⬛ Wien 2., Herminengasse 17/5

Regelmäßig Besuch und von wem (Anschrift): r. von Mutter

Vormund oder Pfleger (Name, Anschrift): Kurrator

Kostenträger: Seit wann in dortiger Anst.: 6.5.1939
In anderen Anstalten gewesen, wo und wielange: vorher Steinhof 1934, 1937, 1938
Seit wann krank: ??   Woher und wann eingeliefert: Klinik
Zwilling   Geisteskranke Blutsverwandte: unbekannt

Diagnose: Schizophrenie

Hauptsymptome: Persönlichkeitszerfall, versandet,

Vorwiegend bettlägerig? ja/nein nein   sehr unruhig? ja/nein nein   in festem Haus? ja/nein nein
Körperl. unheilb. Leiden: ja/nein   Kriegsbeschäd.: ja/nein
Bei Schizophrenie: Frischfall   Endzustand ja   gut remittierend nein
Bei Schwachsinn: debil: imbezill: Idiot:
Bei Epilepsie: psych. verändert   durchschnittliche Häufigkeit der Anfälle
Bei senilen Erkrankungen: stärker verwirrt   unsauber nein
Therapie (Insulin, Cardiazol, Malaria, Salvarsan usw.):   Dauererfolg: ja/nein nein
Eingewiesen auf Grund § 51, § 42b StrGB. usw.:   durch:
Delikt: Frühere Straftaten:

Art der Beschäftigung: (Genaueste Bezeichnung der Arbeit und der Arbeitsleistung, z. B. Feldarbeit, leistet nicht viel. — Schlosserei, guter Facharbeiter. — Keine unbestimmten Angaben, wie Hausarbeit, sondern eindeutig: Zimmerreinigung usw. Auch immer angeben, ob dauernd, häufig oder nur zeitweise beschäftigt.)
unbrauchbar

Ist mit Entlassung demnächst zu rechnen: nein

◻ Abb. 44.23 Meldebogen zur Auswahl von Psychiatriepatienten die im Nationalsozialismus der Aktion T4 zum Opfer fielen. (Aus Baader 2009, © Jüdisches Museum Berlin)

Zu einem Paradigmenwechsel in der Psychotherapie psychotischer Störungen haben insbesondere die vielen Befunde beigetragen, die ein Kontinuum der Symptome nahelegen (▶ Abschn. 44.3.1). Sie sprechen dafür, dass es sich bei psychotischem Erleben eher um extreme Varianten des normalen Erlebens als um eine andere Qualität handelt. Hinzu kamen immer mehr Belege für psychologische Mechanismen, die mit Symptomen wie Wahn, Halluzinationen oder Negativsymptomatik zusammenhängen. So scheint Wahn über das ganze Kontinuum hinweg (also z. B. von leichtem Misstrauen bis hin zu klinisch relevanter Paranoia) mit einem negativen Selbstbild oder kognitiven Verzerrungen assoziiert zu sein (▶ Abschn. 44.4.2 „Kognitive Verzerrungen" und „Schemata, Bindungsstile und Selbstwert"). Das weist darauf hin, dass normale Mechanismen der Wahrnehmung und des Urteilens zu wahnhaf-ten Bewertungsprozessen beitragen. Damit ergeben sich wichtige Ansatzmöglichkeiten für die Psychotherapie.

Zum einen kann die Therapie an den Symptomen selbst ansetzen, wie z. B. am Verfolgungswahn, dem Hören von Stimmen oder dem Verlust von Antrieb und Motivation im Rahmen der Negativsymptomatik. Zum anderen ziehen diese psychotischen Symptome häufig emotionale Probleme wie das Erleben von Angst, Ärger, Scham oder Niedergeschlagenheit nach sich (z. B. wenn Betroffene über die Bedeutung ihrer Symptome nachgrübeln oder sich Sorgen über die Folgen ihrer psychischen Störung machen). Hinzu kommen oft zwischenmenschliche Probleme, z. B. wenn Freunden und Angehörigen das Einfühlen in die Symptomatik schwerfällt oder sie angesichts ausgeprägter Antriebsstörungen ungeduldig werden und es deshalb zu Konflikten kommt. Darüber hinaus kann die Erfahrung einer psychotischen Episode, die häufig mit unfreiwilligen Krankenhausaufenthalten einhergeht, belastend und sogar traumatisierend sein. Viele Betroffene berichten intrusive Erinnerungen an die psychotische Episode und Zwangsbehandlungen sowie anhaltende Sorgen über mögliche Rückfälle. Die Erfahrung psychotischer Symptome kann bei Patienten den Eindruck hinterlassen, dass mit ihnen etwas Fundamentales nicht stimmt oder sie nie wieder ein normales Leben führen können. Ferner bieten die Einbußen bestimmter Fertigkeiten (z. B. zum effektiven Problemlösen, erfolgreichen Kommunizieren oder zur effektiven Emotionsregulation) gute Ansatzpunkte für die Psychotherapie. Daneben können Einschränkungen der Aufmerksamkeits- und Gedächtnisfunktionen im beruflichen und sozialen Alltag Schwierigkeiten bereiten. Viele Patienten wünschen sich deshalb und für weitere Probleme ausdrücklich psychotherapeutische Unterstützung. Entsprechend dieser Problembereiche gibt es eine breite Palette psychotherapeutischer Ansätze, die sich grob in drei Bereiche einteilen lassen:

1. individualisierte psychotherapeutische Ansätze (z. B. kognitiv-verhaltenstherapeutische Interventionen, die auf eine Reduktion von Symptomen und der Belastung hierdurch abzielen);
2. Familieninterventionen (z. B. psychoedukativ orientierte familientherapeutische Ansätze), die auf die Veränderung ungünstiger Kommunikations- und Verhaltensmuster in der Familie abzielen, um so einem Rückfall des Betroffenen vorzubeugen, und
3. verschiedene spezifische und integrative Fertigkeitentrainings, die vor allem auf das (Wieder)erlernen von Fertigkeiten fokussieren.

> **Wichtig**
>
> Es gibt eine breite Palette psychotherapeutischer Interventionen, die für die Behandlung der vielfältigen Probleme von Menschen mit einer psychotischen Störung geeignet sind. Hierzu gehören individualisierte psychotherapeutische Interventionen, Familieninterventionen und Fertigkeitentrainings. Welche Intervention bei welchem Patienten zum Einsatz kommt, sollte das Ergebnis einer sorgfältigen Diagnostik sein. Die Behandlungsleitlinien der Deutschen Gesellschaft für Psychologie (DGPs) empfehlen in erster Linie eine kognitive Verhaltenstherapie (zur Reduktion der Symptomatik) sowie psychoedukative Familieninterventionen mit Fertigkeitentraining, wenn der Betroffene mit seiner Familie zusammenlebt (und alle einverstanden mit dem Einbezug in die Therapie sind; Lincoln et al. 2019). Diese Empfehlungen werden auch durch die etwa zeitgleich erschienene S. 3-Leitlinie der Deutschen Gesellschaft für Psychiatrie und Psychotherapie, Psychosomatik und Nervenheilkunde (DGPPN) gestützt (DGPPN 2019).

Daher werden diese Interventionen im Folgenden etwas ausführlicher beschrieben. Gleichwohl gibt es auch vielversprechende Hinweise auf die Wirksamkeit weiterer Therapieansätze (▶ Abschn. 44.5.3). Die Auswahl der richtigen Intervention sollte sich vor allem nach dem Ausmaß an Evidenz für die Wirksamkeit der Intervention richten.

Individualisierte psychotherapeutische Interventionen

Kognitive Verhaltenstherapie

Eine wichtige Voraussetzung für eine Anwendung kognitiver Interventionen bei psychotischen Symptomen ist die Annahme, dass dysfunktionale Bewertungsprozesse zu der Entstehung und Aufrechterhaltung der Symptome beitragen (▶ Abschn. 44.4.3 „Kognitive Vulnerabilitäts-Stress-Modelle"). Vor diesem Hintergrund wurde die kognitive Verhaltenstherapie (KVT), die ursprünglich von Aaron T. Beck für die Behandlung von Depression entwickelt wurde, auf die Behandlung von psychotischen Symptomen übertragen (Chadwick et al. 1996; Fowler et al. 1995). Genauere deutschsprachige Anleitungen zur Durchführung der Interventionen können in entsprechenden Manualen gefunden werden (Lincoln 2019).

> **Wichtig**
>
> Wesentliches Ziel der kognitiven Verhaltenstherapie bei psychotischen Störungen ist es, psychotische Positivsymptomatik wie Wahn und Halluzinationen sowie die mit ihnen verbundene Belastung zu reduzieren und das Funktionsniveau der Patienten zu steigern. Dies geschieht durch den Aufbau von Verständnis für die Entstehung der eigenen Störung, durch die Entlastung der Patienten mittels einer entpathologisierenden Haltung der Therapeuten, durch eine Erhöhung der Denkflexibilität und durch eine Korrektur dysfunktionaler Selbstbewertungen, Annahmen und Copingstrategien. Zudem werden die Fähigkeiten von Patienten geschult, Symptome oder ihre ersten Anzeichen („Frühwarnzeichen") zu erkennen und rechtzeitig auf diese zu reagieren zu können.

■ **Praktisches Vorgehen**

Zu Beginn der Therapie ist zentral, dass sich die Therapeuten einen Überblick über die für die Patienten relevanten Probleme, die Entstehung der Symptome und Überzeugungen und bisherige Bewältigungsversuche (z. B. Rückzug, starker Medienkonsum um über das Weltgeschehen informiert zu bleiben) verschaffen. So kann die Entstehung der Wahngedanken (z. B. von der CIA überwacht zu werden) vor dem Hintergrund der bisherigen Lebensgeschichte und Gedankenwelt der Patienten (z. B. berufliche Kontakte des Vaters zu US-Konzern, als Student politisch links aktiv)

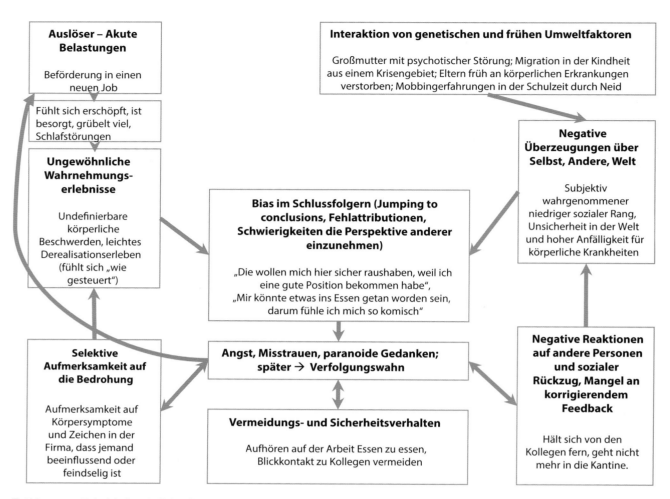

Auslöser – Akute Belastungen

Beförderung in einen neuen Job

Fühlt sich erschöpft, ist besorgt, grübelt viel, Schlafstörungen

Ungewöhnliche Wahrnehmungserlebnisse

Undefinierbare körperliche Beschwerden, leichtes Derealisationserleben (fühlt sich „wie gesteuert")

Selektive Aufmerksamkeit auf die Bedrohung

Aufmerksamkeit auf Körpersymptome und Zeichen in der Firma, dass jemand beeinflussend oder feindselig ist

Interaktion von genetischen und frühen Umweltfaktoren

Großmutter mit psychotischer Störung; Migration in der Kindheit aus einem Krisengebiet; Eltern früh an körperlichen Erkrankungen verstorben; Mobbingerfahrungen in der Schulzeit durch Neid

Bias im Schlussfolgern (Jumping to conclusions, Fehlattributionen, Schwierigkeiten die Perspektive anderer einzunehmen)

„Die wollen mich hier sicher raushaben, weil ich eine gute Position bekommen habe", „Mir könnte etwas ins Essen getan worden sein, darum fühle ich mich so komisch"

Negative Überzeugungen über Selbst, Andere, Welt

Subjektiv wahrgenommener niedriger sozialer Rang, Unsicherheit in der Welt und hoher Anfälligkeit für körperliche Krankheiten

Angst, Misstrauen, paranoide Gedanken; später → Verfolgungswahn

Negative Reaktionen auf andere Personen und sozialer Rückzug, Mangel an korrigierendem Feedback

Hält sich von den Kollegen fern, geht nicht mehr in die Kantine.

Vermeidungs- und Sicherheitsverhalten

Aufhören auf der Arbeit Essen zu essen, Blickkontakt zu Kollegen vermeiden

☐ **Abb. 44.24** Beispiel eines individuellen Störungsmodells im Rahmen des kognitiven Vulnerabilitäts-Stress-Modelles. (Mod. nach Lincoln und Beck 2014, republished with permission of John Wiley and Sons, © 2014; permission conveyed through Copyright Clearance Center, Inc.)

nachvollzogen werden. Es ist wichtig, sich zu Beginn der Therapie viel Zeit für diese Exploration der Symptomatik zu nehmen. So werden alle für die Therapie notwendigen Informationen gesammelt. Gleichzeitig signalisiert ein Therapeut seinem Patienten auf diese Weise, dass er Interesse für seine Gedanken und Anschauungen hat. Dies ist gerade für Patienten, die negative Erfahrung (z. B. mit Zwangsmaßnahmen) gemacht haben, eine wichtige vertrauensbildende Maßnahme. Hierauf aufbauend entwickeln Therapeuten und Patienten gemeinsam ein individuelles Erklärungsmodell der Symptomatik. Dies berücksichtigt, welche Vulnerabilitätsfaktoren eine Rolle gespielt haben könnten, wie die psychotischen Symptome anfingen und wodurch sie aufrechterhalten werden (☐ Abb. 44.24).

Der **Aufbau einer vertrauensvollen therapeutischen Beziehung** ist gerade bei stark misstrauischen oder paranoiden Patienten zu Therapiebeginn sehr wichtig. Hierfür kann es hilfreich sein, wenn die Therapeuten mögliche Befürchtungen der Patienten von sich aus ansprechen (z. B. „Haben Sie Sorge, dass ich auch in das Abhören verwickelt bin?"). Neben der Einnahme einer

entpathologisierenden Haltung (▶ Gut zu wissen), sollten die Therapeuten Angebote machen, die den Patienten helfen, Vertrauen aufzubauen (z. B. „Was könnten wir tun, um Ihnen die Therapiesituation zu erleichtern? Würde es helfen, wenn wir in einen Raum gehen, der weniger hellhörig ist?"). Eine weitere Schwierigkeit beim Aufbau einer guten therapeutischen Beziehung können vergangene negative Erfahrungen mit dem Gesundheitssystem sein. Beispielsweise haben einige Patienten die Erfahrung gemacht, dass ihnen nicht geglaubt wurde oder alles Erlebte als Symptome einer Erkrankung oder als „verrückt" abgetan wurde. Daher ist es wichtig, dass die Therapeuten den Patienten signalisieren, dass die aus den Erlebnissen folgenden Gefühle (und ggf. auch die Bewertungen) nachvollziehbar sind (z. B. „Ich kann sehr gut verstehen, dass das ständige Hören von bedrohlichen Stimmen sie verängstigt hat und Sie sich daher zurückgezogen und versteckt haben und nach Quellen für die Stimmen in ihrer Wohnung gesucht haben"). Die Therapeuten zeigen also Verständnis, ohne sich der wahnhaften Bewertung der Patienten anzuschließen.

44

Psychotische Störungen und Schizophrenie

Mit Hilfe der Illusion zur Entpathologisierung von Symptomen

Als entpathologisierende Interventionen können alltägliche Phänomene der Informationsverarbeitung genutzt werden, die verdeutlichen, dass unser Wahrnehmungsapparat auf vielfältige Weise fehleranfällig ist. Insbesondere am Beispiel von optischen Täuschungen (◘ Abb. 44.25) lässt sich gut veranschaulichen, zu welchen Fehlern es bei der automatisierten Verarbeitung von Reizen durch das Gehirn kommen kann. Anders als die Halluzination beschreibt die Illusion die Fehldeutung einer tatsächlich vorhandenen Reizquelle. So nimmt das Gehirn beispielsweise automatisierte Ergänzungen vor, wie im Falle der in der Abbildung dargestellten optischen Täuschung. Auch kann es durch unterschiedliche automatische Einberechnungen von Lichteinfällen zu verschiedenen Interpretationen von Farben kommen, wie die „Kleid-Debatte" (◘ Abb. 44.26) zeigt. Diese Phänomene können also helfen, Halluzinationen – also Fehldeu-

tungen *ohne* externe Reizquelle – in einen normalisierenden, nachvollziehbaren Zusammenhang von fehleranfälliger automatischer Verarbeitung zu bringen.

Ziel von **Interventionen für Halluzinationen** ist das Wiedererlangen der wahrgenommenen Kontrolle über das Symptom (also z. B. über die Stimmen). Dabei werden zunächst auslösende oder aufrechterhaltende emotionale, kognitive und psychophysiologische Faktoren herausgearbeitet. Auslösende Faktoren sind beispielsweise schwierige äußere Lebensumstände wie Partnerschaftskonflikte aber auch negative innere Zustände wie Grübeln. Als aufrechterhaltend gelten vor allem dysfunktionale Bewertungen. Diese können dysfunktionale Reaktionen (z. B. sozialer Rückzug, Ausführen der Befehle) nach sich ziehen. Typische dysfunktionale Bewertungen für auditive verbale Halluzinationen sind „Die Stimmen werden nie wieder weggehen", „Die Stimmen wollen mich bestrafen – wenn ich nicht tue, was sie sagen, wird etwas Schreckliches passieren", „Die

◘ **Abb. 44.25**   Beispiel einer optischen Täuschung, in denen automatisiert eine falsche Verarbeitung des eigentlichen Bildes stattfindet, indem graue Punkte bei der Betrachtung entstehen

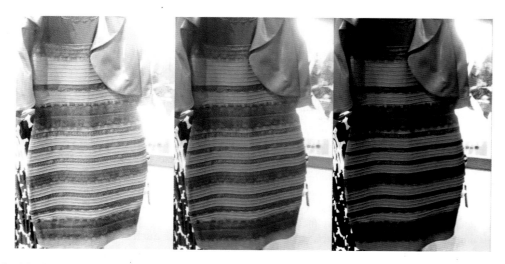

Abb. 44.26 Im Jahr 2015 sorgte #dressgate für eine Debatte der Farbwahrnehmung, da durch eine schlechte Fotografie *(links)*, je nach Interpretation des einfallenden Lichts das Kleid als blau-schwarz oder weiß-gold gesehen wurde. Zahlreiche Prominente beteiligten sich an der Debatte und einige reagierten sogar ziemlich verunsichert. (Kim Kardashian West: „What color is that dress? I see white & gold. Kanye sees black & blue, who is color blind?" [▶ https://twitter.com/KimKardashian/status/571168149871177730], Taylor Swift: „I don't understand this odd dress debate and I feel like it's a trick somehow. I'm confused and scared. PS it's OBVIOUSLY BLUE AND BLACK" [Tweet inzwischen gelöscht]; © Moira Kerr/StockPix/picture alliance)

Stimmen wissen alles über mich" oder „Ich werde nie mit den Stimmen fertig werden". Die Therapie arbeitet hier mit einfachen kognitiven Erklärungsmodellen, um die Zusammenhänge zwischen Bewertungen, Verhalten und Leidensdruck zu veranschaulichen (◻ Abb. 44.27) und setzt im Anschluss in erster Linie an diesen Bewertungen an. Für das Hinterfragen der Bewertungen von Halluzinationen werden die klassischen Techniken der **kognitiven Umstrukturierung** (▶ Kap. 28) und Verhaltensexperimente eingesetzt. Zum Beispiel kann die Überzeugung einer Patientin, dass die Stimme Macht über sie ausübt, in begleiteten, gestuften Expositionen geprüft werden, in denen die Anweisungen der Stimme schrittweise nicht befolgt, die Anspannung ausgehalten und Konsequenzen beobachtet werden. Um katastrophisierenden Bewertungen der Symptome an sich („Ich muss durchgeknallt sein") zu begegnen, werden sog. **Normalizing-Techniken** eingesetzt (▶ Gut zu wissen). Sie zielen auf eine Entlastung der Patienten durch die Entpathologisierung der Symptome ab. Hierbei wird z. B. darüber aufgeklärt, dass das Stimmenhören viel verbreiteter ist, als viele Menschen annehmen (auch ▶ Exkurs „Stimmenhören" in ▶ Abschn. 44.2.2). Hierfür können auch Alltagsbeispiele genutzt werden, die verdeutlichen, welche Rolle Erwartungen auf unsere Wahrnehmung haben (z. B. das Baby schreien hören, obwohl es schläft). Beispiele für potenziell hilfreiche Strategien im direkten Umgang mit Halluzinationen sind der Austausch mit anderen über die Stimmen, Musik hören oder sich auf eine Aufgaben (z. B. ein Kreuzworträtsel) zu konzentrieren.

Interventionen für Wahn sind vor allem indiziert, wenn die Überzeugungen mit extremer Beeinträchtigung einhergehen, z. B. diese den Patienten von wichtigen, persönlichen Zielen abhalten oder zu Selbst- oder

Fremdgefährdung führen. Bevor die Wahnüberzeugungen in Frage gestellt werden, sollten folgende Voraussetzungen erfüllt sein: Zuerst sollten die Therapeuten verstanden haben, warum und wie sich die Wahnüberzeugungen entwickelt haben. Hierzu erfragen sie zunächst den Beginn der Symptomatik, der oft einfacher nachzuvollziehen ist als ein komplexes Wahnsystem. Zudem ist es nötig, die Motivation der Patienten einzuschätzen, die Wahnüberzeugungen überhaupt in Frage zu stellen. Hierzu werden positive und negative Folgen für die Beibehaltung bzw. Aufgabe der Wahnüberzeugung gegenübergestellt. Den Patienten kann durch die Erarbeitung der jeweiligen Konsequenzen bewusst gemacht werden, dass die Aufgabe von Wahnüberzeugungen das Erreichen wichtiger Ziele erheblich erleichtern würde und insgesamt mehr Vorteile als Nachteile hat. Dies wird als motivationale Basis für die Arbeit am Wahn genutzt, die im weiteren Verlauf der Therapie massive Ängste für die Patienten mit sich bringen kann (z. B. „Ich fange an wieder in der Öffentlichkeit zu essen, obwohl es sein könnte, dass ich vergiftet werde"). Die Aussicht auf einen relevanten positiven Effekt (z. B. „Ich kann wieder mit den Kollegen in die Kantine gehen") ist dabei motivierend. Gibt es für Patienten hingegen durch die Aufgabe der Überzeugungen wenig zu gewinnen, aber viel zu verlieren (z. B. bei Größenwahn), ist es hilfreicher zunächst an anderen, möglicherweise ursächlichen, Bereichen anzusetzen (z. B. Arbeit am Selbstwert). In der eigentlichen Arbeit mit dem Wahn werden dann die Überzeugungen der Patienten als Hypothesen betrachtet. Diese können wahr oder auch nicht wahr sein, wobei gemeinsam Beweise, aber auch Gegenbeweise besprochen werden (▶ Klinisch betrachtet). Es geht hierbei nicht darum, die Patienten davon zu überzeugen, dass ihre Annahmen falsch

44

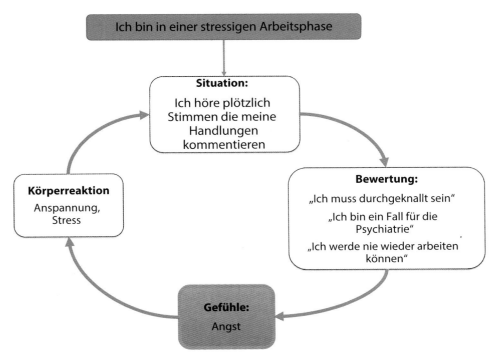

Ich bin in einer stressigen Arbeitsphase

Situation:

Ich höre plötzlich Stimmen die meine Handlungen kommentieren

Bewertung:

„Ich muss durchgeknallt sein"

„Ich bin ein Fall für die Psychiatrie"

„Ich werde nie wieder arbeiten können"

Körperreaktion

Anspannung, Stress

Gefühle:

Angst

☐ **Abb. 44.27** Beispiel für einen aufrechterhaltenden Teufelskreis von katastrophisierenden Bewertungen bei auditiven verbalen Halluzinationen. Auslösender Faktor im *blauen Kasten*. Emotionen wie Angst können hierbei vom Therapeuten validiert und in die therapeutische Arbeit einbezogen werden

---

Klinisch betrachtet

Die Arbeit mit Wahnüberzeugungen (verkürzt dargestellt aus Lincoln; in Falkai 2016)

Therapeut:	Sie sagen, dass Sie sich in der Mensa angespannt und ängstlich gefühlt haben, weil Sie den Eindruck hatten, dass Sie beobachtet wurden. Sie dachten, die Leute dort gehören auf jeden Fall dem BND an und bespitzeln sie. Durch Ihre Vorerfahrungen haben wir schon erkannt, warum Sie möglicherweise anfällig dafür sind, sich bedroht zu fühlen. Wäre es ok, wenn wir uns die Anhaltspunkte für und gegen Ihre Überzeugung in der Situation gemeinsam genau anschauen? *(Patient nickt)* Als erstes würde ich dann gerne wissen, wie überzeugt Sie jetzt gerade – auf einer Skala zwischen 0 und 100 % – sind, dass BND-Mitglieder in der Mensa waren und Sie dort bespitzelt haben?
Herr X:	Hm. Ich würde sagen, mindestens 85 %
Therapeut:	Ok, also welche Anhaltspunkte sprechen dafür, dass der BND Sie in der Mensa bespitzelt hat?
Herr X:	Na ja. Halt einfach der Fakt, dass mich dort alle angestarrt haben
Therapeut:	Können Sie mir einige Personen, bei denen Sie diesen Eindruck hatten, näher beschreiben?
Herr X:	Oh, das ist schwer. Ich habe sie eigentlich nicht richtig angeguckt, weil ich so Angst hatte, sie könnten es merken
Therapeut:	Das kann ich gut verstehen. Von Personen, die ich nicht kenne, angestarrt zu werden, würde ich auch beunruhigend finden. Ich frage mich, ob es dann möglich sein könnte, dass Sie zu angespannt und ängstlich waren, um überhaupt genau hinzugucken, wie viele Menschen Sie wirklich angestarrt haben?
Herr X:	Ja, ich habe lieber auf meinen Teller gestarrt. Aber mindestens ein Mann hat direkt auf mich geschaut, ganz sicher
Therapeut:	Könnten wir also festhalten, dass es anstatt mehrere Leute, die Sie anstarrten, auch nur einer gewesen sein mag? *(Patient nickt)* Gibt es vielleicht noch andere Erklärungen dafür, warum Sie von anderen Menschen angeschaut worden sind, außer dass diese Sie bespitzeln wollten? *(Therapeut und Herr X sammeln Anhaltspunkte **gegen** die Annahme. Bei einer erneuten Abfrage der Überzeugungsstärke der Annahme liegt diese bei 65 %.)*

sind. Vielmehr ist das Ziel, den mit der Annahme verbundenen Stress und die Funktionseinschränkung bewusst zu machen und zu lindern.

Auch im Rahmen der **Interventionen für Negativsymptomatik** geht es zunächst um Normalisierung des Verhaltens. Dies bedeutet zu validieren, dass der Rückzug zunächst eine verständliche und ggf. sogar sinnvolle Reaktion ist, um sich vor weiterer Belastung und Rückschlägen zu schützen. Auch hier wird im Anschluss gemeinsam mit dem Patienten erarbeitet, welche Faktoren zur Entstehung (z. B. neuropsychologische Defizite, Nebenwirkungen der Medikation; negative Erfahrungen durch Positivsymptomatik wie Klinikaufenthalte, Scham, Kontaktabbrüche) und Aufrechterhaltung (z. B. dysfunktionale Annahmen, Grübeln) der Symptomatik (z. B. verringertes Interesse an sozialen Kontakten, geringe Freude und Interesse an Aktivitäten) beigetragen haben (◘ Abb. 44.28). Hieraus können kurz- und langfristige Ziele für Veränderung abgeleitet werden. Dies ist entscheidend, um zum einen die Motivation zu Veränderungen zu fördern (z. B. um zu verdeutlichen, dass es für das langfristige Ziel „mehr Kontakte" notwendig ist, dass die Patientin in einem ersten Schritt morgens pünktlich aufsteht) und um zum anderen die therapeutischen Ziele mit denen des Patienten abzugleichen. Auch ist der – in der Depressionstherapie übliche – Aufbau positiver Aktivitäten (▶ Kap. 27) hilfreich. Hier lernen die Patienten angenehme positive Aktivitäten (z. B. Spaziergang machen, Musik hören, mit einem Freund telefonieren) und Pflichten (z. B. Anrufe erledigen, putzen) in ihren Alltag integrieren. In diesem Zusammenhang stellt bei vielen Patienten mit Negativsymptomatik der

Aufbau einer Tagesstruktur (morgens aufstehen, regelmäßige Mahlzeiten, Bewegung) und der Aufbau neuer bzw. die Intensivierung bestehender Kontakte eine weitere Komponente dar. Je nach individueller Problemlage kann es darüber hinaus wichtig sein, weitere Themen in der Therapie (z. B. komorbide Angststörungen, Probleme mit der Medikation, soziale Fertigkeiten) zu behandeln.

Ein weiteres Element der Behandlung der Negativsymptomatik ist die kognitive Therapie. Hierbei leiten die Therapeuten die Patienten an, ihre dysfunktionalen Annahmen, wie „Egal, was ich mache, ich werde eh wieder in der Klinik landen", kritisch zu prüfen (z. B. für die Annahme spricht: vergangene Erfahrungen, chronische Erkrankung etc.; gegen die Annahme spricht: Copingstrategien haben sich im Laufe der Zeit verbessert, es gibt Medikamente zur Rückfallprophylaxe, die Psychotherapie wurde begonnen, Phasen zwischen Episoden sind länger geworden etc.). So lernen die Patienten, ihre automatischen Gedanken kritisch zu hinterfragen und auf ihren Wahrheitsgehalt zu prüfen. Ziel ist zudem, dass sich die dysfunktionale Annahme verändert – also „umstrukturiert" wird (z. B. „Ich kann selbst mitbeeinflussen, ob ich nochmal in die Klinik gehe oder nicht: Wenn ich an meinen Zielen arbeite und auf meine Frühwarnsymptome achte, kann ich das Risiko verringern"). Eine weitere Technik zur Veränderung von dysfunktionalen Kognitionen im Rahmen der kognitiven Therapie sind Verhaltensexperimente. Hier werden Annahmen der Patienten in der Realität geprüft (▶ Klinisch betrachtet). Laut Beck et al. (2009) sind typische dysfunktionale Annahmen bei der Negativsymptomatik: „Ich werde eh keinen Spaß ha-

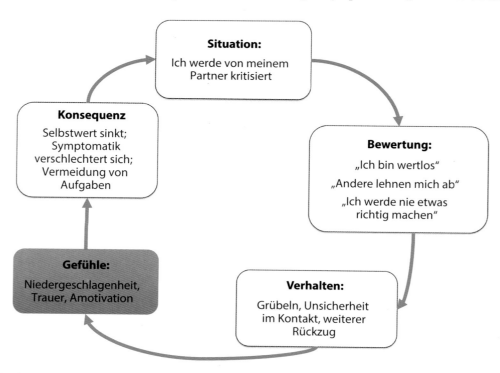

◘ **Abb. 44.28** Teufelskreis der Negativsymptomatik an einem Beispiel

Klinisch betrachtet

Verhaltensexperiment bei Negativsymptomatik

- **Annahme**: Es ist völlig egal, ob ich zur Therapie gehe oder nicht. Meine Stimmung ist eh immer schlecht.
- **Hypothese**: Meine Stimmung bleibt unverändert, wenn ich zur Therapie gehe.
- **Test**:
  1. Ich schätze meine Stimmung auf einer Skala von 0–10 ein.
  2. Ich stehe auf, dann gehe ich zur Therapie. Wenn es regnet, gönne ich mir ein Ticket und fahre mit der Bahn.
  3. Ich schätze meine Stimmung nach der Therapie erneut auf einer Skala von 0–10 ein.
- Überprüfung
  - **Ausgang 1**: Die Annahme stimmt → Die Einschätzung meiner Stimmung bleibt unverändert.
  - **Ausgang 2**: Die Einschätzung meiner Stimmung verbessert sich → Schlussfolgerung: Ich habe ein bisschen Einfluss auf meine Stimmung.

ben", „Ich werde nichts wissen, das ich sagen kann", „Ich werde keinen Fortschritt machen", „Das wird wieder nichts bringen" oder „Ich bin sowieso ein Einzelgänger".

Basierend auf den in ▶ Abschn. 44.4.2 „Schemata, Bindungsstile und Selbstwert" dargestellten Befunden, dass Personen mit einer psychotischen Symptomatik sich im Vergleich zu anderen oft als minderwertig sehen, ist die **Verbesserung von Selbstwert und Selbstakzeptanz** ebenfalls ein wichtiger Bestandteil der Therapie. Das Vorgehen unterscheidet sich dabei nicht von dem Vorgehen bei anderen psychischen Störungen.

In der **Rückfallprävention** geht es zum Ende der Therapie darum, die Patienten auf mögliche weitere psychotische Symptome vorzubereiten und ihnen zu helfen, zukünftig erste Symptome (**Frühwarnzeichen**) zu erkennen und darauf frühzeitig reagieren zu können. Hierfür werden Verhalten, Gefühle und Bewertungen im Vorfeld der letzten psychotischen Episode gemeinsam herausgearbeitet (z. B. Geschmack von Essen verändert sich) und Gegenmaßnahmen festgelegt (z. B. mehr Ruhephasen, Ansehen der Karteikarten mit hilfreichen Gedanken). Dabei wird darauf geachtet, katastrophisierende Bewertungen von Frühwarnzeichen (z. B. „Mein Schlaf war die letzten Nächte unruhig, ich bekomme bestimmt einen Rückfall und muss in die Klinik.") vorzubeugen, da sie Stress und Ängste verstärken und Rückfälle so ggf. begünstigen.

- Wirksamkeit

Die Metaanalysen, die im Rahmen der DGPs-Leitlinie ausgewertet wurden zeigen, dass in randomisiert-kontrollierten Studien eine Verbesserung der Gesamt- und Positivsymptomatik mit kleinen bis mittleren Effektstärken erzielt werden kann. Eine Reduktion von Negativsymptomatik, Rückfällen bzw. Rehospitalisierung sowie eine Verbesserung des Funktionsniveaus konnte nicht durchweg erreicht werden (Lincoln et al. 2019). Die Effektstärken sind im Vergleich zu Effektstärken von KVT bei anderen psychischen Störungen (z. B. Angststörungen) etwas niedriger. Dabei ist jedoch zu beachten, dass die KVT bei psychotischen Störungen in der Regel an Patienten untersucht wurde, die schon stabil auf antipsychotische Medikation eingestellt waren und bei denen die erste Akutphase bereits abgeklungen war. Daher handelt es sich um „Add-on"-Effekte zur medikamentösen Therapie, die nicht direkt mit den Effekten anderer Therapien zu vergleichen sind (für eine Ausnahme: ▶ Studienbox).

Studienbox

Die erste randomisiert-kontrollierte Studie zur Wirksamkeit von KVT in der Behandlung von Patienten mit psychotischen Störungen *ohne* die Einnahme von Neuroleptika (Morrison et al. 2014b).

Da es auch eine Reihe von Patienten gibt, die sich aus verschiedenen Gründen gegen eine Einnahme von Neuroleptika entscheiden, aber trotzdem einen Bedarf an Therapie formulieren, stellt sich die Frage, ob KVT auch für diese Gruppe eine wirkungsvolle Behandlung sein kann. Morrison et al. (2014b) untersuchten daher in einer ersten derartigen Studie, ob eine KVT bei Patienten mit einer Schizophrenie auch ohne die gleichzeitige medikamentöse Therapie wirksam ist. Untersucht wurden 74 Patienten mit einer Schizophrenie, die sich gegen eine Einnahme von Neuroleptika entschieden hatten. Sie erhielten in randomisierter Zuteilung entweder eine KVT in Kombination mit „treatment as usual" (n=37) oder nur „treatment as usual" (n=37) in Form von psychosozialen Interventionen, Familieninterventionen und Beratung.

Im Rahmen der KVT erhielten die Patienten 26 Therapiesitzungen über einen Zeitraum von ca. 1 Jahr. Die Wirksamkeit der Interventionen wurde durch die Erfassung möglicher Veränderungen mittels der „Positive and Negative Syndrome Scale" (PANSS; Fremdbeurteilungsinstrument) untersucht. Es zeigte sich, dass Patienten in der KVT-Gruppe nach Therapieende niedrigere Werte auf der PANSS aufwiesen als die Patienten, die lediglich „treatment as usual" erhielten (◌ Abb. 44.29).

Die Autoren schlussfolgerten, dass die KVT psychotische Symptome auch ohne zusätzliche medikamentöse Behandlung deutlich reduzieren kann. Daher kann sie eine wirksame alternative Therapieform darstellen, wenn Patienten sich gegen eine Einnahme von Neuroleptika entscheiden.

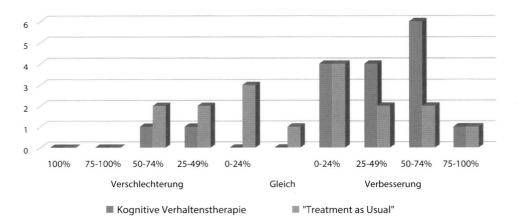

Abb. 44.29 Ergebnisse der 18-Monats-Follow-up-Untersuchung der ersten randomisiert-kontrollierten Studie, die KVT ohne die Einnahme von Neuroleptika untersuchte. Dargestellt sind die Anzahl der Probanden mit den jeweiligen prozentualen Veränderungen auf der PANSS Gesamtskala. (Nach Morrison et al. 2014b, reprinted from The Lancet, © 2014, with permission from Elsevier)

In einer deutschen „Effectiveness-Studie" wurde die Effektivität von KVT in Routinebedingungen des deutschen Versorgungssystems untersucht (Lincoln et al. 2012). Dabei wurden 80 Patienten mit psychotischen Störungen in einem ambulanten Behandlungssetting entweder der KVT oder einer Wartelistenbedingung zugelost. Die Ergebnisse zeigen, dass die KVT-Gruppe nach der Behandlung eine signifikant größere Reduktion der Positiv- und Gesamtsymptomatik aufwies als die Wartegruppe. Bei der Reduktion der Negativsymptomatik wurde kein Gruppenunterschied gefunden. Die geringe Anzahl der Dropouts (11 %) während der Behandlungsphasen weist auf eine gute Annahme der Therapie hin. Die positiven Effekte konnten auch nach einem Jahr noch festgestellt und somit langfristig erhalten bleiben. Die Effektivität der KVT für die psychotische Positivsymptomatik konnte also auch unter den Bedingungen des deutschen ambulanten Versorgungssystems (d. h. in einer anfallenden Stichprobe hilfesuchender Patienten, unter Anwendung des Antragverfahrens der Krankenkassen), demonstriert werden.

Verfahren der „dritten Welle"

Eine Weiterentwicklung der klassischen KVT stellen die Verfahren der „dritten Welle" der KVT (▶ Kap. 29) dar. Diese neueren Ansätze (z. B. metakognitive und achtsamkeitsbasierte Verfahren; ▢ Tab. 44.4) beschäftigen sich weniger mit der Reduktion von einzelnen Symptomen wie Wahn und Halluzinationen. Stattdessen haben sie eine Stressreduktion und den Rückgang von verbundenen Belastungen sowie eine Akzeptanz der Symptome zum Ziel. Bei Wahn wird somit eher auf Gedankenprozesse als auf die eigentlichen Inhalte fokussiert. In der Therapie wird den Patienten beispielsweise vermittelt, dass auch wahnhafte Bewertungen lediglich Gedanken sind, die kommen und gehen können. Ausgehend von dieser Haltung können Patienten üben,

ihre Gedanken wahrzunehmen, ohne diese jedoch weiter zu bewerten oder auf sie zu reagieren. Gleichzeitig lernen sie, durch gezieltes Umlenken der Aufmerksamkeit die Beschäftigung mit diesen Gedanken auf bestimmte Zeiträume zu limitieren.

▪ **Wirksamkeit**

Erste Studien zeigen vielversprechende Ergebnisse für einige dieser neuen Ansätze (z. B. Dannahy et al. 2011;

Tab. 44.4 Interventionen der „dritten Welle" der Verhaltenstherapie in der Behandlung psychotischer Störungen. (Aus Mehl et al. 2017, © 2017, with permission from Elsevier)

Therapieansätze	Interventionen
Person-based Cognitive Therapy (Chadwick 2006)	Kognitive Techniken zur Veränderung dysfunktionaler Bewertungen
	Achtsamkeitstraining und Stuhlinterventionen
Acceptance and Commitment Therapy (Hayes et al. 1999)	Training von Toleranz und einer akzeptierenden Haltung gegenüber den störenden Symptomen
	Achtsamkeitstraining
	Lebensziele trotz der Symptome erreichen
Compassion Focused Therapy (Gilbert 2010)	Kognitiv-verhaltenstherapeutische Techniken
	Imaginationsübungen und Stuhlinterventionen: – Reduktion von Scham, Selbstkritik – Veränderung von überkritischen Selbstdialogen
Metakognitive Therapie (Morrison et al. 2014a)	Veränderung der mit Stress assoziierten Strategien, um negative Gedanken in den Griff zu bekommen (d. h. Sorgen, Grübeln, Gedankenunterdrückung)
	Achtsamkeitsstrategien

44

Morrison et al.2014a). In Metaanalysen über alle Verfahren der „dritten Welle" hinweg konnten positive Effekte auf die Gesamtsymptomatik und Rehospitalisierungsraten gezeigt werden. Über diese Symptome hinaus fehlen Untersuchungen bzw. gab es keine robusten Effekte (Lincoln et al. 2019). Die Wirksamkeit der spezifischen Therapieansätze sollte daher in zukünftiger Forschung weiter evaluiert werden.

Familieninterventionen

Angesichts der wichtigen Rolle von Angehörigen in der Versorgung von Patienten mit psychotischen Störungen sowie in Anlehnung an die Befunde zur Expressed-Emotions-Forschung gibt es eine Reihe von Interventionen, bei denen die Angehörigen in die Behandlung einbezogen werden. Im Folgenden sollen psychoedukative Familieninterventionen mit oder ohne Fertigkeitentraining und die systemische Therapie dargestellt werden. Diese Interventionen bieten sich vor allem an, wenn ein enger Kontakt zwischen Betroffenen und Angehörigen besteht (z. B. der Betroffene mit seinem Partner zusammenlebt oder mit seinen Eltern im Haushalt).

Psychoedukative Familieninterventionen

Für die Behandlung von Schizophrenie gibt es eine Reihe unterschiedlicher Familienprogramme mit einem psychoedukativen Schwerpunkt. Ziel ist es, den Betroffenen und ihren Angehörigen mehr Wissen über die Störung, deren Entstehung (z. B. mittels Vulnerabilitäts-Stress-Modellen) und den Verlauf sowie Behandlungsmöglichkeiten zu vermitteln. Weitere Ziele sind die emotionale Entlastung, der Austausch und die Förderung der Bereitschaft zur regelmäßigen Medikamenteneinnahme. Viele Programme enthalten ebenfalls Module zur Identifikation von Frühwarnzeichen. Die Programme variieren im Ausmaß, in dem die Betroffenen mit einbezogen werden.

Psychoedukative Inhalte

– Theorien zur Entstehung von Schizophrenie mittels Vulnerabilitäts-Stress-Modellen und Expertenwissen der Patienten
– Kernsymptome, Häufigkeit, Verlauf und Prognose (insbesondere bei Patienten mit einer ersten Episode einer psychotischen Störung sollte die Möglichkeit eines günstigen Verlaufs betont werden, um Hoffnung zu vermitteln)
– Wahrscheinlichkeiten und Möglichkeiten zum Umgang und Vorbeugen von Rückfällen, Identifikation von Frühwarnzeichen und individuellen Copingstrategien

---

– Wissen zu Medikation, inklusive Vor- und Nachteile im Umgang mit Nebenwirkungen, Absetzgefahren

■ **Wirksamkeit**

Die Wirksamkeit von psychoedukativen Familieninterventionen konnte in verschiedenen Metaanalysen, die im Rahmen der Erstellung der DGPs-Leitlinie ausgewertet wurden, für die Reduktion von Rückfällen und Rehospitalisierungsraten bestätigt werden. Ein Effekt auf die Symptomatik oder das Funktionsniveau zeigte sich hingegen nicht (Lincoln et al. 2019).

Psychoedukative Familieninterventionen mit Fertigkeitentraining

Diese Gruppen von Familieninterventionen beinhalten neben der Psychoedukation von Betroffenen und ihren Angehörigen ein konkretes Kommunikations- und Problemlösetraining. Hierdurch sollen ungünstige Verhaltens- und Kommunikationsmuster in der Familie verbessert und so Rückfällen vorgebeugt werden.

Exemplarisch wird im Folgenden das Programm von Falloon et al. (1984) dargestellt, die detaillierte deutschsprachige Beschreibung findet sich bei Hahlweg et al. (2006). Die Therapie beinhaltet verschiedene Phasen, in denen Konflikte und Belastungen in der Familie analysiert, Informationen über Schizophrenie und Medikation vermittelt und Kommunikations- und Problemlösefähigkeiten trainiert werden.

In der ersten Phase der **Diagnostik und Informationsvermittlung** werden Einzelgespräche mit den beteiligten Familienmitgliedern und den Patienten geführt. Inhalte sind die Störungsentwicklung, bestehende familiäre Probleme sowie Kommunikationsdefizite und -stärken. Nach einer konkreten Zielfestlegung für alle Beteiligten werden Informationen über das Störungsbild und Behandlungsmöglichkeiten gegeben. So soll ein nachvollziehbares Rational für die Behandlungsformen gegeben, mögliche Missverständnisse und Vorurteile abgebaut und Selbstmanagementfähigkeiten im Umgang mit den Symptomen gefördert werden. Ein häufiges Ziel ist es, Kritik und überinvolviertes Verhalten der Angehörigen (z. B. dem Betroffenen alle Pflichten im Haushalt abnehmen; vgl. Expressed Emotions) zu verringern. Ferner sollen Lösungsprozesse für Probleme innerhalb der Familie (z. B. Betroffener fühlt sich durch ständige Streits zwischen den Eltern belastet; Mutter ist durch Kümmern um den Betroffenen belastet) angestoßen werden. Zudem werden individuelle Frühwarnsymptome (und passende Bewältigungsstrategien) erarbeitet. Diese werden im weiteren Therapieverlauf zu Beginn jeder Sitzung gemeinsam durchgegangen und bewertet.

◻ Tab. 44.5 Kommunikationsregeln nach Hahlweg et al. (2006, courtesy of Hogrefe)

Allgemein	Ich schaue den Gesprächspartner an Ich verwende die „Ich"-Form, wenn ich über mich spreche
Äußern positiver Gefühle	Ich beschreibe genau, was mir gefallen hat Ich sage, wie ich mich dabei gefühlt habe
Äußern von Wünschen	Ich formuliere genau und klar, worum ich bitte Ich sage, wie ich mich dabei fühlen würde
Äußern von negativen Gefühlen	Ich beschreibe genau, was mir missfallen hat Ich beschreibe, wie ich mich dabei gefühlt habe Ich mache einen Vorschlag, wie er/sie dies in Zukunft vermeiden kann
Aktives Zuhören	Ich höre aufnehmend zu durch Nicken, bestätigende Äußerungen Ich melde meinem Gegenüber zurück, was ich gehört habe, fasse zusammen Ich frage nach, wenn mir etwas unklar ist

In der folgenden Phase werden **Kommunikationsfertigkeiten** vermittelt, um den Ausdruck positiver Gefühle sowie das angemessene Ausdrücken negativer Gefühle zu fördern (und so möglichst ein hohes Ausmaß an Kritik zu reduzieren).

Begonnen wird mit dem Ausdruck positiver Gefühle. Nach der Vermittlung eines Rationals (wird im Alltag oft vergessen, wichtiger Ausgleich zum Negativen, bessert Stimmung und Atmosphäre) werden alle Familienmitglieder ermutigt, den Ausdruck von positiven Gefühlen anhand von Regeln (◻ Tab. 44.5) einzuüben. Eine Person fängt an und äußert ein kürzlich erlebtes positives Gefühl einer anderen Person gegenüber (z. B. „Dass du gestern gefragt hast, wie es mir geht, darüber habe ich mich gefreut. Ich habe mich wohl, wichtig und von dir gesehen gefühlt.") Der Zuhörer fragt ggf. nach und fasst das Gesagte zusammen („Als ich dich gestern gefragt habe, wie es dir geht, hast du dich gefreut und dich gut und von mir gesehen gefühlt"). Die Therapeuten mischen sich inhaltlich nicht ein und geben lediglich eine Rückmeldung zur Einhaltung der Regeln („Super, Sie haben genau beschrieben, was Ihnen gefallen hat und wie Sie sich dabei gefühlt haben"). Zudem unterstützen sie ggf. die Familienmitglieder, z. B. durch Soufflieren, Nachfragen oder Prompten während der Übungen. Im Verlauf der Sitzung übernimmt jedes Mitglied einmal die Sprecher- und die Zuhörerrolle. Im Anschluss soll die Familie das Ausdrücken positiver Gefühle weiter im Alltag üben.

Im weiteren Verlauf des Kommunikationstrainings wird dann der Ausdruck von Wünschen und negativen Gefühlen sowie das aktive Zuhören geübt (◻ Tab. 44.5). Letzteres ist wichtig, um sicherzustellen, dass die Äußerung vom Gegenüber gehört und richtig verstanden wurde. Zudem wird das Gespräch dadurch automatisch verlangsamt, sodass ungünstige Reaktionen (z. B. Unterbrechen, Rechtfertigungen, Gegenangriffe) weitgehend vermieden werden.

Nach dem Kommunikationstraining folgt ein **Problemlösetraining**. Dabei geht es darum, dass gemeinsame Probleme anhand eines Lösungsschemas besprochen und gelöst werden. Beispiele für solche Probleme sind Konflikte über Aufgaben des betroffenen Familienmitglieds im Haushalt oder auch Schwierigkeiten anderer Familienmitglieder, wie z. B. Defizite in der Erfüllung ihrer eigenen Bedürfnisse. Die einzelnen Schritte des Problemlöseschemas werden in der ◻ Tab. 44.6 dargestellt. Die Anwendung des Schemas (unter Einhaltung der vorab erarbeiteten Gesprächsregeln) wird zunächst in der Sitzung geübt. Auch hier unterstützen die Therapeuten bei der Anwendung der Kommunikationsregeln sowie des Schemas und geben keine inhaltlichen Rückmeldungen oder Empfehlungen. So können zum einen die Kompetenzen innerhalb der Familienmitglieder gestärkt werden und zum anderen die Therapeuten neutral bleiben ohne Partei zu ergreifen. Im Anschluss werden die Familien ermutigt, das Problemlösen weiter zu Hause zu üben. Die Abstände zwischen den Sitzungen werden sukzessiv vergrößert, sodass Probleme immer mehr in Eigenregie gelöst werden. Im Anschluss an das Problemlösetraining könnten, falls notwendig, individuelle Probleme des Betroffenen bearbeitet werden (z. B. starke Ängste, Depression)

■ **Wirksamkeit**

Die Metaanalysen, die im Rahmen der DGPs-Leitlinie ausgewertet wurden ermittelten positive Effekte im kleinen bis mittleren Bereich (im Vergleich zu Kontrollbedingungen) für die Gesamtsymptomatik, Rückfallrate, die Anzahl weiterer Krankenhausaufenthalte sowie auch das Funktionsniveau (Lincoln et al. 2019).

Systemische Therapie

Die systemische Theorie hat sich von jeher deutlich vom biologischen Modell distanziert, also der Annahme dass psychotische Symptome Ausdruck eines biologischen Defektes sind. Denn dies schreibt dem Problem etwas Stabiles zu, was als eher hinderlich für den Genesungsprozess angesehen wird. Ferner wird

◻ Tab. 44.6 Problemlöseschema nach Hahlweg et al. (2006, courtesy of Hogrefe)

Einzelschritte	Vorgehensweise	Beispiel
Schritt 1: Problem- und Zieldefinition	Alle Familienmitglieder beschreiben die individuellen Aspekte des Problems Zusammenfassung zu einer Problemdefinition	Gerechte Verteilung der Aufgaben im Haushalt
Schritt 2: Sammeln von Lösungsmöglichkeiten	Sammlung von Ideen und Vorschläge zur Lösung Alle Familienmitglieder werden ermutigt, Beiträge zu leisten (jeder sollte mindestens 2 Vorschläge nennen) Protokollieren, nicht bewerten	– Erstellung eines Haushaltsplans, wobei dem Betroffenen besondere Zeiten eingeräumt werden – Einstellung einer Haushaltshilfe – Jeder macht sein eigenes Zimmer und die eigene Wäsche, Gemeinschaftsaufgaben werden gerecht verteilt (feste Posten) – Anstehende Aufgaben werden jede Woche neu verteilt – …
Schritt 3: Bewerten der Lösungsmöglichkeiten	Alle Familienmitglieder äußern sich kurz zu jedem Vorschlag Benennen der Vor- und Nachteile aus der Sicht aller Beteiligen Jeder Lösungsvorschlag wird bewertet (+/–)	– Haushaltshilfe: könnte eine neutrale Unterstützung der Familienmitglieder darstellen (+), finanzielle Nachteile (–), möglicherweise Aufwand jemanden zu finden (–) – Jeder macht sein eigenes Zimmer: gerecht (+), kostengünstig (–), viel Arbeit (–), manchen fällt es leichter als anderen (–) – …
Schritt 4: Auswahl der besten Lösungsmöglichkeit	Vorschlag mit den meisten Punkten Nur Vorschläge, die von keinem Familienmitglied völlig abgelehnt werden, kommen in Frage	– Jeder räumt in seinem eigenen Zimmer auf und wischt Staub – Aufgabenverteilung: Elsa: Bad, Küche, Kochen, Staubsaugen; Bettina: Spülmaschine, Müll runterbringen, mindestens 1-mal wöchentlich beim Kochen helfen
Schritt 5: Konkretisierung des Lösungsvorschlags	Überlegungen, wie die Lösungsmöglichkeit umgesetzt werden kann Festlegen, wer welche Aufgabe übernehmen kann Besprechen möglicher Hindernisse Genaue Operationalisierung des Lösungsweg (schriftlich)	– Bettina schreibt die wöchentliche Aufgabenverteilung auf und hängt sie an den Kühlschrank – Jeder hakt seine Aufgaben nach Erledigung ab – …
Schritt 6: Rückblick und Bewertung	Welche geplanten Schritte haben geklappt? Was hat zur Lösung des Problems geholfen?	In 4 Wochen Einhaltung der Aufgaben prüfen und Verteilung ggf. anpassen war dann in der Bewältigung hilfreich

bemängelt, dass mit einer „inneren Ortung der Ursachen", eine gewisse Unbeeinflussbarkeit suggeriert wird. Systemisch orientierte Ansätze zielen stattdessen auf die Funktion ab, die die psychotischen Verhaltensweisen in dem System (z. B. der Familie, dem Behandlersystem) einnehmen. Symptome werden beispielsweise als eine kreative Leistung zur Lösung existenzieller Probleme oder als Kommunikation eines Problems interpretiert.

Ziel der Behandlung ist, den Leidensdruck zu reduzieren, indem das gegenseitige Verständnis für die Wünsche und Bedürfnisse aller Personen innerhalb eines Systems verbessert wird. In der Behandlung geht es dann darum, die Kommunikation innerhalb des Systems (also z. B. der Familie des Betroffenen) zu stärken oder überhaupt erst zu etablieren. Dabei werden entsprechende systemische Interventionen angewandt. Zu diesen zählt z. B. das zirkuläre Fragen, bei dem einer im Beisein des anderen über dessen Verhalten/Motive/ Gefühle befragt wird (z. B. „Was denken Sie, Herr F. (Patient) was Ihre Mutter dazu sagen würde?"). Beim Reframing wird die Interpretation, die einem „beklagten" Verhalten zugemessen wird, verändert (z. B. psy-

chotisches Erleben als Versuch der Aufarbeitung eines sehr belastenden Problems), das Verhalten von der dahinterliegenden Absicht getrennt (z. B. Rückzug als Versuch sich eine Erholungspause zu verschaffen) oder das Verhalten in einen anderen Kontext gebracht und so als Stärke gesehen (z. B. Stimmenhören in religiösen Kontexten etwas Positives). Retzer (2004) schlägt zudem vor, das Problem in konkret definierbares Verhalten zu übersetzen, in dem z. B. der Vater einer Patientin gefragt wird: „Was tut ihre Tochter, dass Sie als psychotisch bezeichnen?". Eine weitere therapeutische Intervention, die darauf abzielt, die wahrgenommenen Einflussmöglichkeiten der Patienten zu erhöhen ist etwas, das als „Externalisierung" von Problemen beschrieben wird (Retzer 2004). Ein solches Externalisierungsangebot wird beispielsweise durch folgende Fragen ausgelöst „Wenn der Wahnsinn eine Person wäre, wäre er dann ein Mann oder eine Frau?" oder „Wenn die Gesundheit eine Person wäre, wäre diese ein Mann oder Frau?". Beantwortet der Patient diese Fragen, kann gemeinsam weiter angeschaut werden, in welchem Verhältnis diese fiktiven Personen „Wahnsinn" oder „Gesundheit" zum Patienten stehen, und in welchen Situationen er der einen oder anderen näher ist (für eine nähere Beschreibung des systemischen Vorgehens s. Retzer 2004).

- ▪ **Wirksamkeit**

Eine Metaanalyse konnte positive Effekte der systemischen Therapie über verschiedene Outcomes hinweg im Vergleich zu „treatment as usual" zeigen (Pinquart et al. 2016). Die Metaanalyse sowie die Primärstudien haben jedoch einige methodische Mängel, sodass die Aussagekraft eingeschränkt ist. Daher fordern beide aktuellen Leitlinien, dass mehr Studien guter Qualität durchgeführt werden, um die Wirksamkeit zu beurteilen (DGPPN 2019; Lincoln et al. 2019).

Fertigkeitentrainings

Vor allem um den Erfolg einer beruflichen Rehabilitation von Patienten mit psychotischen Störungen zu unterstützen, sind weitere Trainingsverfahren zur Förderung oder dem Wiedererlangen von bestimmten „Skills" entwickelt worden. Verbesserungen sollten dabei insbesondere in den neuropsychologischen Bereichen, wie Gedächtnis, Aufmerksamkeit und planerisches Denken (z. B. Mesholam-Gately et al. 2009) erzielt werden. Auch kognitive Verzerrungen und die Reflexion eigener Annahmen werden in Trainingsprogrammen aufgegriffen. Andere Fertigkeitentrainings umfassen die Förderung von Bereichen der sozialen Kognitionen, wie z. B. der Theory of Mind, aber auch der sozialen Kompetenz.

Neuropsychologische Trainings

Neuropsychologische Trainings (auch genannt: **kognitive Remediation, kognitives Training, kognitive Rehabilitation**) wurden aus der Annahme entwickelt, dass durch eine Verbesserung der – oftmals eingeschränkten – kognitiven Leistungsfähigkeit (▶ Abschn. 44.4.2 „Neuropsychologische Befunde"), auch Problemlöse- und soziale Fertigkeiten der Betroffenen langfristig verbessert werden können. Somit würde der weitere Rehabilitationsverlauf auf zwei Wegen begünstigt werden. Die Trainings werden üblicherweise eher in der Stabilisierungsphase nach Abklingen der akuten Symptomatik durchgeführt.

Die Verbesserung der neuropsychologischen Fähigkeiten soll bei der kognitiven Remediation insbesondere in Bereichen erzielt werden, in denen individuelle Leistungsprobleme bestehen. Es ist somit vor dem Training eine spezifische Diagnostik mittels neuropsychologischer Tests durchzuführen (Exner und Lincoln 2012). In den meisten Trainings wird auf wiederholtes Üben von Fertigkeiten gesetzt, einige zielen dagegen auf den Aufbau kompensatorischer Strategien (z. B. Merkstrategien, Visualisierungstechniken, hilfreiche Selbstinst-

ruktionen) ab. Unterschiede gibt es auch in der Länge der Trainings und ob sie computergestützt oder als Paper–Pencil-Verfahren durchgeführt werden. Charakteristische Leistungsbereiche sind Visuomotorik, Aufmerksamkeit, Gedächtnis, Sprache, rechnerisches Denken, schlussfolgerndes Denken, und Exekutivfunktionen. In Deutschland, vor allem auch in Kliniken, war das Programm CogPack (Marker software) lange Zeit weit verbreitet. Es zielt darauf ab, kognitive Leistungen durch individuelle, computergestützte praktische Übung aufzubauen. Neuere Programme sind z. B. myBraintraining® (BBG Entertainment GmbH). Ein Beispiel für ein komplexes kognitives Programm, das auch kompensatorische Strategien zur Verfügung stellt ist das NEAR-Programm (Neuropsychological Educational Approach to Cognitive Rehabilitation; Medalia und Choi 2009). Die Kompensation von Defiziten in konkreten Problembereichen wie Medikamenteneinnahme und Körperpflege ausschließlich durch Hilfsstrategien (z. B. Hinweisreize, Listen) soll durch das CAT-Programm (Cognitive Adaptation Training; Velligan et al. 2008) erreicht werden. Die durchführenden Trainer besuchen hierbei die Patienten auch zu Hause und im Arbeitsumfeld, um dort gemeinsam praktische Lösungen für Probleme zu erarbeiten.

- ▪ **Wirksamkeit**

Die Wirksamkeit von neuropsychologischen Trainings konnte über mehrere Metaanalysen hinweg nachgewiesen werden; dabei wurden insbesondere positive Effekte von kognitiver Remediation auf die Positivsymptomatik und das Funktionsniveau gefunden (Lincoln et al. 2019). Für Negativsymptomatik zeigten sich keine Effekte. Die Effekte von kognitiver Remediation auf Rehospitalisierungs- und Rückfallraten wurden kaum untersucht. Die einzelnen Trainingsprogramme sind jedoch sehr unterschiedlich und die vielversprechenden Ergebnisse dieser Gesamtanalysen können nur bedingt auf einzelne Programme übertragen werden.

Integrative Programme

Integrative Programme, wie das **Integrierte Psychologische Therapieprogramm** (IPT; Roder et al. 2008), zielen auf die Verbindung von neuropsychologischen und weiteren Fertigkeitentrainings ab. Die Durchführung geschieht in einem Gruppensetting und es werden sowohl grundlegende neuropsychologische als auch sozial-kognitive Fertigkeiten trainiert. Die verschiedenen Module des Programms können der folgenden Übersicht entnommen werden. Die Unteraufgaben der Module sind so gestuft, dass die Anforderungen im Laufe der Übungen steigen. Die Dauer des Programms kann an den Störungsgrad der Betroffenen angepasst werden.

44

Module des Integrierten Psychologischen Therapieprogramms

- **Kognitive Differenzierung:** Die Bildung von verbalen Kategorien, eine Hierarchisierung dieser Kategorien und die Konzentration bzw. Aufmerksamkeitsfokussierung werden durch verschiedene Gruppenübungen trainiert (z. B. Karten nach Merkmalen sortieren, Worte definieren, Synonyme bilden).
- **Soziale Wahrnehmung:** Diese wird mit Hilfe von Bildern, die soziale Interaktionssituationen darstellen, trainiert. Bilder werden dabei mit Titeln versehen, mit denen sie beschrieben werden (z. B. „die erschrockene Frau"); zusätzlich werden die dargestellten Situationen bewertet und interpretiert.
- **Verbale Kommunikation:** Diese wird mittels des Nachsprechens und der sinngemäßen Wiedergabe von Sätzen, der Entwicklung von Fragen zu diesen Sätzen sowie Interviewübungen und freier Kommunikation trainiert.
- **Soziale Fertigkeiten:** Hierunter fallen Übungen zu unterschiedlichen Alltagssituationen. Zudem werden Fertigkeiten wie Kontaktaufnahme mittels Rollenspielen inklusive Rückmeldung und Alltagstransfer trainiert.
- **Interaktionelles Problemlösen:** Strukturiertes Problemlösen wird in der Gruppe trainiert.

■ **Wirksamkeit**

Die Beurteilung verschiedener Metaanalysen von randomisiert-kontrollierten Studien im Rahmen der DGPs-Leitlinienerstellung ergab einen kurzfristigen positiven Effekt von IPT auf die Gesamtsymptomatik und das Funktionsniveau, nicht aber auf die Positiv- oder Negativsymptomatik (Lincoln et al. 2019). Mögliche Effekte auf Rückfallraten bzw. weitere Krankenhausaufenthalte müssen zukünftig untersucht werden.

Weitere Fertigkeitentrainings

Weitere Fertigkeitentrainings zielen auf spezifische Skills wie die soziale Kompetenzen (z. B. das **Social-Cognitive Skills Training;** Horan et al. 2009) oder die Problemlösefertigkeit (z. B. Schmitz-Niehues und Erim 2000) ab. Das **Soziale-Kompetenz-Programm** von Bellack et al. (1997) ist ein ausführliches Training, das speziell für die Schizophrenietherapie entwickelt wurde. Die Module beziehen sich auf unterschiedliche Lebensbereiche wie Freizeitgestaltung, Kommunikationsfertigkeiten, Symptom- und Medikamentenmanagement.

Schließlich sind in jüngerer Zeit einige Trainings entwickelt worden, die darauf abzielen die kognitive Flexibilität beim Schlussfolgern und Urteilen zu verbessern. Ausgangspunkt dieser Programme sind die Be-

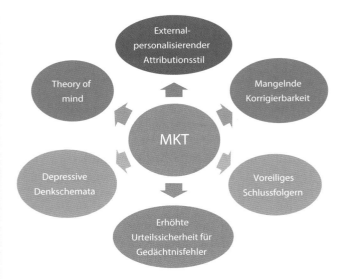

■ **Abb. 44.30** Denkstile, die im MKT (Moritz und Woodward 2007, adapted with permission from Wolters Kluwer Health, Inc.) bearbeitet werden

funde zu kognitiven Verzerrungen bei psychotischen Störungen (▶ Abschn. 44.4.2 „Kognitive Verzerrungen") und die Annahme, dass ein Abbau dieser Verzerrungen die bestehende Wahnsymptomatik reduzieren oder sogar der Entwicklung von (zukünftigen) Episoden vorbeugen könnte. Im **Metakognitiven Training (MKT)** von Moritz und Woodward (2007), werden Patienten zu Veränderungen in ihrem kognitiven Verarbeitungsstil in Form von spielerischen Übungen angeleitet. Hierzu gehören z. B. weniger voreilige Schlussfolgerungen zu ziehen und Ursachen in uneindeutigen Situationen ausgewogener zu attribuieren. Die Patienten sollen im Training vor allem üben, gründlich nachzudenken, bevor sie unter Umständen falsche, voreilige Entscheidungen treffen, die langfristig negativen Folgen haben können. Das Programm kann im Gruppensetting oder als individuelle Therapie durchgeführt werden. Die unterschiedlichen Denkstile, die im MKT bearbeitet werden, sind nachfolgend dargestellt (■ Abb. 44.30). Auch gibt es ein Modul zu Selbstwert und Stimmung sowie Übungen zum Umgang mit Stigmatisierung.

■ **Wirksamkeit**

Die kurz- und langfristigen positiven Effekte vom sozialen Kompetenztraining auf die Negativsymptomatik machen es zum einzigen psychotherapeutischen Verfahren, das für diesen Symptombereich in verschiedenen Metaanalysen robuste Wirkung zeigen konnte. Es wird daher in den Leitlinien hierfür empfohlen, während die Effekte für andere Bereiche nicht stabil waren (DGPPN 2019; Lincoln et al. 2019).

Für das MKT wird in den Leitlinien auf den signifikanten kontrollierten Effekt im Bereich der Positivsymptomatik hingewiesen, der sich in den beurteilten Metaanalysen fand (DGPPN 2019; Lincoln et al. 2019). Der Effekt liegt im kleinen Bereich und es gibt keine signifikanten Unterschiede zwischen Gruppen- und Einzelsetting (Eichner und Berna 2016). Für weitere Outcomes fehlen robuste Wirksamkeitsnachweise.

44.5.3 Weitere Therapieformen

Psychoanalytische Psychotherapien

Psychoanalytische Psychotherapien wurden bei psychotischen Störungen bereits vor Einführung der antipsychotischen Medikation in den 50er Jahren angewendet. Aufbauend auf den Annahmen Freuds wurde die Psychose in den Anfängen der psychoanalytischen Therapie zunächst als Resultat eines Konflikts zwischen Trieb und Abwehr aufgefasst. Freud selbst hielt die klassische Psychoanalyse für die Schizophrenie für ungeeignet. Einer seiner Schüler, Paul Federn, behandelte jedoch zahlreiche Patienten mit psychotischen Störungen psychoanalytisch. Ziel der Therapien war es, unbewusste Informationen dem Bewusstsein zugänglich zu machen, um so den Patienten zu Steuerungsfähigkeit zu verhelfen. Im Gegensatz zu Freud sprach er ihnen eine Übertragungsfähigkeit zu und beschrieb die zentrale Bedeutung der Ich-Grenze für das Verständnis und die Behandlung der Patienten. Ferner baute er auf zusätzliche unterstützende und externe Hilfen (für einen Überblick siehe Fromm-Reichmann 1948). Weitere Entwicklungen und neue theoretische Konzepte führten zu verschiedenen modifizierten Methoden der psychodynamischen Behandlung (z. B. nach Mentzos 2009). Dabei wurde die Funktion des psychotischen Erlebens für die Lösung existenziell bedrohlicher Dilemmata in den Fokus gerückt. In der therapeutischen Haltung müssten dann intensives Einfühlen und respektvolle Distanz abwechselnd vorliegen, um eine nicht bedrohliche Beziehungserfahrung zu ermöglichen. Innerhalb der therapeutischen Beziehung sorge so die Abmilderung des „schizophrenen Dilemmas" für eine bessere Mentalisierungsfähigkeit (Fonagy et al. 2015) und der Emotionsverarbeitung. So sollen neue interpersonelle Kompetenzen entstehen. Es wird angenommen, dass diese eine Integration von vorher unzugänglichen Erfahrungen in die eigene Biografie und letztlich auch die Rekonstruktion psychologischer Ursachen der Störung ermöglichen.

- Wirksamkeit

Im Bereich der empirischen Bewertung psychodynamischer und psychoanalytischer Therapien wird in den Behandlungsleitlinien auf die zu geringe Anzahl von Studien hingewiesen und die Therapie somit nicht empfohlen (DGPPN 2019; Lincoln et al. 2019). Stattdessen werden Pilotstudien zur Wirksamkeit der moderneren Verfahren der psychodynamischen Therapie im Vergleich zu einer Standardbehandlung oder anderen psychologischen oder psychosozialen Interventionen angeregt (NICE 2014). Ein erster Schritt in diese Richtung sind die aktuellen Bestrebungen im Bereich der tiefenpsychologisch fundierten Verfahren, Behandlungskonzepte für psychotische Störungen zu manualisieren, um deren Erforschung zu erleichtern (Lempa et al. 2013).

Neurostimulation

Neben medikamentösen, psychotherapeutischen und psychosozialen Interventionen (s. unten), werden für psychotische Störungen auch nichtinvasive Verfahren der Neurostimulation eingesetzt, insbesondere bei therapieresistenten Symptomen. Hierzu gehören transkranielle Stimulations- und Elektrokonvulsionstherapien. Bei der **transkraniellen Magnetstimulation (TMS)** wird mittels elektromagnetischer Induktion ein Magnetimpuls durch Haut und Schädeldecke appliziert, was ohne Narkose erfolgen kann. In der **Elektrokonvulsionstherapie (EKT)** wird durch einen gezielten und kontrollierten elektrischen Strom ein generalisierter epileptischer Anfall ausgelöst. Das Verfahren geschieht unter Narkose und Muskelrelaxation, erfolgt über ca. 20–30 s und es werden meist 6–12 Anwendungen durchgeführt (Falkai 2016). Die Wirksamkeitsstudien der Verfahren zeigen variierende Befunde. Größere, placebokontrollierte Studien werden benötigt, um Wirkungen und Nebenwirkungen genauer zu untersuchen (Nieuwdorp et al. 2015).

Sporttherapie

Bei psychotischen Störungen kann, ähnlich wie bei anderen psychischen Störungen, auch körperliche Aktivität in Form von **Sporttherapie** zur Prävention oder Behandlungsunterstützung genutzt werden. Einige empirische Studien sprechen dafür, dass hierdurch die Positiv- sowie Negativsymptomatik und kognitive Defizite verbessert werden (für einen Überblick s. Malchow et al. 2013). Auch zeigte ein 3-monatiges aerobes Ausdauertraining im Vergleich zu einer Kontrollbedingung (Fahrradfahren vs. Tischfußball) bei Menschen mit chronischen psychotischen Störungen einen positiven Effekt auf die kognitiven Fähigkeiten, der mit einer Vergrößerung des Hippocampusvolumens einherging (Pajonk et al. 2010).

Ambulante Soziotherapie

Ambulante Soziotherapie kann als Bindeglied zwischen psychiatrischer oder psychotherapeutischer Behandlung und dem sozialen Umfeld der Betroffenen dienen. Im Fokus stehen die Förderung von Copingstrategien und das Erlernen von sozialen und alltags-

Alternative Behandlungskonzepte

Soteria

Im Rahmen der Antipsychiatriebewegung der 1960er Jahre wurde ein – zum bestehenden Gesundheitssystem alternatives – Konzept für die Behandlung von Menschen mit psychotischen Störungen entwickelt: die Soteria. In den 1970er Jahren führte Loren Mosher das erste Pilotprojekt in den USA durch. Das Konzept breitete sich, beginnend über Luc Ciompi in der Schweiz, auch in anderen Teilen Europas aus. Im Gegensatz zur stationären Unterbringung werden die Betroffenen im Soteria-Konzept in kleinen Gruppen in einer wohnlichen Einrichtung engmaschig betreut. Die Verschreibung von Neuroleptika erfolgt eher zurückhaltend. Das Ziel ist, den Betroffenen das Leben mit psychotischen Episoden durch minimales Eingreifen, aber mit Hilfe maximaler Unterstützung so angenehm wie möglich zu machen. Hierbei wird gemeindezentriert, in einem respektvollen, sicheren sozialen Umfeld und unter der Erhaltung von persönlicher Autonomie gearbeitet. Das therapeutische Setting ist daher klein, entspannend und reizkontrolliert – und dabei so „normal" wie möglich. Das Stärken von zwischenmenschlichen Beziehungen soll auch durch ein personalisiertes „being-with" geschehen, also beim Patienten zu sein und diesen nicht alleine zu lassen; auch und vor allem während akuter Phasen. Zudem werden Angehörige bei Bedarf eng mit eingebunden. Für die Besetzung der Einrichtung gibt es überlappende 48-h-Schichten, sodass immer zwei Teammitglieder anwesend sind (Compi und Hoffmann 2004). Außerdem geht es bei dem Soteria-Konzept darum, die Symptomatik zu verstehen und ihr eine individuelle Bedeutung zuzuschreiben. Calton et al. (2008) fassen drei randomisiert-kontrollierte Studien zum Soteria-Konzept zusammen. Die Autoren schlussfolgern, dass durch die Soteria-Behandlung – auch bei niedriger Psychopharmakotherapie – vergleichbare und in einzelnen Bereichen sogar bessere Ergebnisse erzielt werden können als durch die Standardbehandlung, die initialen Kosten jedoch vergleichsweise hoch sind.

„Open-Dialogue"-Ansatz

Bei der skandinavischen „bedürfnisangepassten" Behandlung („need-adapted approach"; Alanen 2001) handelt es sich um ein stark individualisiertes Behandlungsangebot, in dem ein besonderer Fokus auf ein positives Verhältnis zum sozialen Umfeld des Patienten gelegt wird. Zu diesem Ansatz zählt auch der „Open-Dialogue"-Ansatz. Das Besondere an diesem Behandlungsangebot, das Betroffene mit einer ersten psychotischen Episode in Teilen Finnlands erhalten, ist die gemeinsame Betreuung von Patienten durch ein interdisziplinäres Behandlerteam, die aufsuchende Behandlung (die Therapie findet auch im häuslichen Kontext der Patienten statt) und die vergleichsweise geringe Medikamentengabe (die meisten Patienten mit ersten psychotischen Episoden werden nicht medikamentös behandelt). In zwei finnischen Studien wurden Betroffene, die mit Open Dialogue behandelt wurden, in einem historischen Vergleich kontrastiert zu Probanden, die zu einem früheren Zeitpunkt behandelt wurden. Die Betroffenen in der Open-Dialogue-Bedingung waren weniger Tage stationär aufgenommen und wiesen weniger Rückfälle und Residualsymptomatik auf als die Vergleichsprobanden. Zudem hatten sie ein besseres Beschäftigungsverhältnis (Seikkula et al. 2003; Lehtinen 1993).

Die 7 Behandlungsprinzipien des „Open Dialogue" zur Behandlung akuter psychotischer Störungen sind dabei (Seikkula et al. 2006):

1. *Sofortige Hilfe:* Das erste Treffen des Behandlerteams mit dem Betroffenen und seiner Familie findet innerhalb von 24 h nach der ersten Kontaktaufnahme statt, um einer Krankenhauseinweisung vorzubeugen.

2. *Soziales Netzwerk:* Das soziale Netzwerk des Patienten (Familie, weitere wichtige Personen, wie Kollegen, Freunde, Vorgesetzte, Lehrer) wird mit einbezogen, um maximale Unterstützung zu ermöglichen.

3. *Flexibilität und Mobilität:* Die Behandlung wird flexibel an die (wechselnden) Bedürfnisse jedes individuellen Patienten angepasst. Das erste Treffen findet in der Regel beim Patienten zu Hause statt.

4. *Verantwortlichkeit:* Der Behandler, der zuerst kontaktiert wurde, organisiert das erste Treffen des Behandlerteams mit dem Patienten. Bei diesem Treffen werden – in Abstimmung mit dem Patienten – erste Behandlungsentscheidungen getroffen.

5. *Kontinuität:* Das Behandlerteam begleitet den Patienten und seine Familie über den gesamten Heilungsprozess, dabei werden verschiedene Interventionsformen nach Bedarf kombiniert (z. B. Einzelpsychotherapie, Familientherapie, stationäre Therapie, medikamentöse Therapie).

6. *Unsicherheitstoleranz:* Eine sichere Umgebung für den Patienten und seine Familie wird gewährleistet (z. B. durch tägliche Treffen in akuten Krisen über 10–12 Tage), um voreilige Entscheidungen, z. B. zur Medikamenteneinnahme zu verhindern.

7. *Dialog:* Primäres Ziel ist der dialogische Austausch aller Beteiligten. Bei den Treffen mit dem Behandlerteam werden alle Schwierigkeiten und Probleme des Patienten offen -– vor allen anderen -– mit der Familie bzw. dem sozialen Netzwerk besprochen. Das Erreichen von Veränderungen bei Patient und Familie ist sekundäres Ziel.

Recovery-Bewegung
Die Recovery-Bewegung aus England setzt sich gegen negative Labels und Prognosen wie „Unheilbarkeit" ein und gewinnt als gesellschaftliche Kraft zunehmend an Bedeutung. Sie propagiert eine ganzheitliche Betrachtung von psychischen Störungen. Die Psychiatrie soll auf Augenhöhe mit den Patienten agieren und übergeordnete Fragen nach Sinn für Einzelne und die Gesellschaft berücksichtigen. Die Genesung wird dabei als ein persönlicher Prozess gesehen, in dem die zentralen Elemente Hoffnung, eine sichere Lebensbasis, zwischenmenschliche Beziehungen und Selbstbestimmung der Betroffenen gefördert werden müssen. Studien bei psychotischen Störungen deuten entsprechend darauf hin, dass subjektives Wohlbefinden und Lebenszufriedenheit auch dann gesteigert werden können, wenn die Symptomatik chronifiziert bestehen bleibt. Im Rahmen dieses Modells spielt die sog. **Peer-Beratung** eine große Rolle. In diesem Rahmen geben Betroffene ihre Erfahrungen an andere Menschen mit psychotischen Störungen weiter (s. z. B. Utschakowski et al. 2009).

praktischen Kompetenzen. Dies wird meist von Sozialarbeitern oder Fachkrankenpflegern für Psychiatrie durchgeführt. Weitere Behandlungskonzepte umfassen integrierte Behandlungsangebote mit ambulanter, tagesklinischer und stationärer Behandlung, Home Treatment, Ergotherapie, Kunst- und Musiktherapie (auch ► Exkurs). Dabei werden Angehörige in die Beratung mit einbezogen. Zudem können Betroffene in betreuten Wohngemeinschaften zusammenleben (für genauere Beschreibungen s. Falkai 2016).

44.6 Resümee

Die psychotischen Störungen sind insbesondere durch die Positivsymptomatik (d. h. Wahn, Halluzinationen, desorganisiertes Denken und grob desorganisiertes Verhalten oder gestörte Motorik) und die Negativsymptomatik (d. h. Verminderung von Mimik und Gestik sowie der Verlust von Freude und Motivation) gekennzeichnet. Das häufigste Störungsbild ist die Schizophrenie. Während die Symptomatik in den Anfängen ihrer Klassifikation noch als qualitativ anders vom normalen Erleben beschrieben wurde, sprechen neue Forschungsbefunde eher dafür, dass gesundes und psychotisches Erleben auf dem gleichen Kontinuum anzusiedeln ist – wobei sich lediglich die Ausprägung, nicht die Qualität des Erlebens unterscheidet.

Der Verlauf der Schizophrenie ist sehr heterogen. Er umfasst vollständige Remissionen nach einer einzigen Episode, aber auch chronische Verläufe. Da die Inzidenzspitzen in einem Alter (20.–29. Lebensjahr bzw. bei Frauen auch bis 39. Lebensjahr) auftreten, in das meist wichtige Entwicklungsschritte wie Ausbildungsabschluss, Berufs- und Familienplanung fallen, kann die Störung mit erheblichen Funktionseinbußen für die Betroffenen einhergehen.

In der Ätiologie der Schizophrenie wird von diversen Ursachen ausgegangen, im Vergleich zu anderen psychischen Störungen ist der Hereditätsanteil groß. Dabei werden aktuell über 100 Genloci als relevant identifiziert. Zudem werden Gen-Umwelt-Interaktionen häufig nicht ausreichend berücksichtigt. Als psychosoziale Risikofaktoren sind vor allem traumatische/belastende Ereignisse, Migration und das Leben in städtischen Ballungsgebieten zu nennen.

Bezüglich der Störungsmechanismen hat die Dopaminhypothese am meisten Beachtung gefunden. Dass Dopamin – in Interaktion mit anderen Transmittern – eine Rolle bei der Entstehung und Aufrechterhaltung von psychotischen Störungen zukommt, wird teilweise durch die Studienlage untermauert. Die Wirkweise der einzelnen Transmittersysteme ist jedoch komplex und bedarf weiterer Erforschung. Auch psychologische Faktoren wie kognitive Verzerrungen, Emotionsregulation und Selbstwert spielen vermutlich eine Rolle bei der Entstehung und/oder Aufrechterhaltung der Störung.

Ausgehend von klassischen Vulnerabilitäts-Stress-Modellen berücksichtigen aktuelle Entstehungsmodelle verstärkt die Zusammenwirkung biologischer, kognitiver und psychosozialer Faktoren. Zukünftige Forschung wird die genauen Mechanismen und deren Interaktionen aber noch weiter ergründen müssen. Dabei wird es wesentlich sein, ein besseres Verständnis der vielschichtigen Zusammenhänge von Vulnerabilität und Stress, Anlage und Umwelt zu erlangen.

In der Behandlung psychotischer Störungen wird an den vielschichtigen Problemen der Betroffenen angesetzt. Hierfür werden in der Regel verschiedene Behandlungsbausteine individuell kombiniert. Die ak-

44

tuellen Behandlungsleitlinien empfehlen eine medikamentöse Therapie mit Neuroleptika in der Akutphase und zur Rezidivprophylaxe. Zusätzlich sollte allen Patienten eine Psychotherapie in Form von kognitiver Verhaltenstherapie oder psychoedukativ orientierten Familieninterventionen mit Fertigkeitentraining angeboten werden. Weitere Angebote, wie z. B. soziales Kompetenztraining, neuropsychologisches Training oder Soziotherapie können bei Bedarf ergänzt werden.

? Prüfen Sie Ihr Wissen

1. Was sind die Hauptsymptome psychotischer Störungen? ▶ Abschn. 44.1
2. Was sind die 5 großen A der Negativsymptomatik? ▶ Abschn. 44.2.2
3. Welche psychosozialen Risikofaktoren spielen bei psychotischen Störungen eine Rolle? ▶ Abschn. 44.4.1
4. Was ist der Jumping-to-Conclusions-Bias und welche Befunde gibt es hierzu bei Schizophrenie? ▶ Abschn. 44.4.2
5. In welche drei Kategorien kann man die evidenzbasierten psychotherapeutischen Verfahren zur Behandlung psychotischer Störungen einteilen? ▶ Abschn. 44.5.2

ⓘ Weiterführende Literatur

Ein lesenswertes Beispiel eines integrativen Erklärungsmodells findet sich bei Howes und Murray (2014). Die meistzitierte Publikation zum kognitiven Modell der Positivsymptomatik stammt von Garety et al. (2001). Einen guten Überblick über diverse Behandlungsformen der Schizophrenie inklusive pharmakologischer Therapie und struktureller Versorgungsaspekte liefert Falkai (2016), die Evidenz der verschiedenen psychotherapeutischen Therapieansätze wird in der Behandlungsleitlinie der deutschen Gesellschaft für Psychologie zusammengefasst (Lincoln et al. 2019). Für das vertiefende und konkrete Verständnis der kognitiv-verhaltenstherapeutischen Behandlung ist das Manual von Lincoln (2019) gut geeignet. Eine frei verfügbare, sehr lesenswerte Zusammenstellung von Erfahrungen, Ursachen und Behandlungen psychotischer Symptome, die durch viele Beispiele und Sichtweisen von Betroffenen besticht, stammt von der British Psychological Society (Cooke 2017).

Literatur

Alanen, Y. A. (2001). *Schizophrenie. Entstehung, Erscheinungsformen und die bedürfnisangepasste Behandlung.* Stuttgart: Klett-Cotta.

American Psychiatric Association (APA). (2015). *Diagnostisches und Statistisches Manual Psychischer Störungen – DSM-5* (deutsche Ausgabe herausgegeben von Peter Falkai und Hans-Ulrich Wittchen, mitherausgegeben von Manfred Döpfner, Wolfgang Gaebel, Wolfgang Maier, Winfried Rief, Henning Saß und Michael Zaudig). Göttingen: Hogrefe.

American Psychiatric Association (APA). (2018). *Diagnostisches und Statistisches Manual Psychischer Störungen – DSM-5* (deutsche Ausgabe herausgegeben von Peter Falkai und Hans-Ulrich Wittchen, mitherausgegeben von Manfred Döpfner, Wolfgang Gaebel, Wolfgang Maier, Winfried Rief, Henning Saß und Michael Zaudig). Göttingen: Hogrefe.

Andreasen, N. C., & Flaum, M. (1991). Schizophrenia: The characteristic symptoms. *Schizophrenia Bulletin, 17*(1), 27–49.

Angermeyer, M. C., Dietrich, S., Pott, D., & Matschinger, H. (2005). Media consumption and desire for social distance towards people with schizophrenia. *European Psychiatry, 20*(3), 246–250.

Austin, S. F., Mors, O., Budtz-Jørgensen, E., Secher, R. G., Hjorthøj, C. R., Bertelsen, M., et al. (2015). Long-term trajectories of positive and negative symptoms in first episode psychosis: A 10 year follow-up study in the OPUS cohort. *Schizophrenia Research, 168*(1–2), 84–91.

Baader, G. (2009). Die Aktion T4. In M. Kampmeyer (Hrsg.), *Tödliche Medizin: Rassenwahn im Nationalsozialismus* (S. 56–65). Jüdisches Museum Berlin: Wallstein.

Barker, V., Gumley, A., Schwannauer, M., & Lawrie, S. M. (2015). An integrated biopsychosocial model of childhood maltreatment and psychosis. *British Journal of Psychiatry, 206*(3), 177–180.

Beck, A. T., Rector, N. A., Stolar, N., & Grant, P. (2009). *Schizophrenia. Cognitive theory, research, and therapy.* New York: Guilford.

Beesdo-Baum, K., Zaudig, M., & Wittchen, H.-U. (2019). *Strukturiertes Klinisches Interview für DSM-5®-Störungen – Klinische Version.* Göttingen: Hogrefe.

Bellack, A. S., Mueser, K. T., Gingerich, S., & Agresta, J. (1997). *Social skills training for schizophrenia. A step-by-step guide.* London: Guilford.

Bleuler, E. (1916). *Lehrbuch der Psychiatrie.* Berlin: Springer.

Blokland, G. A. M., Mesholam-Gately, R. I., Toulopoulou, T., Del Re, E. C., Lam, M., DeLisi, L. E., et al. (2016). Heritability of neuropsychological measures in schizophrenia and nonpsychiatric populations: A systematic review and meta-analysis. *Schizophrenia Bulletin.* ▶ https://doi.org/10.1093/schbul/sbw146.

Bora, E., & Murray, R. M. (2014). Meta-analysis of cognitive deficits in ultra-high risk to psychosis and first-episode psychosis: Do the cognitive deficits progress over, or after, the onset of psychosis? *Schizophrenia Bulletin, 40*(4), 744–755.

Bora, E., Yucel, M., & Pantelis, C. (2009). Theory of mind impairment in schizophrenia: Meta-analysis. *Schizophrenia Research, 109*, 1–9.

Bradley, A. J., & Dinan, T. G. (2010). A systematic review of hypothalamic-pituitary-adrenal axis function in schizophrenia: implications for mortality. *Journal of Psychopharmacology, 24*(4 Suppl), 91–118.

Buckley, P. F., Miller, B. J., Lehrer, D. S., & Castle, D. J. (2009). Psychiatric comorbidities and schizophrenia. *Schizophrenia Bulletin, 35*(2), 383–402.

Calton, T., Ferriter, M., Huband, N., & Spandler, H. (2008). A systematic review of the soteria paradigm for the treatment of people diagnosed with schizophrenia. *Schizophrenia Bulletin, 34*(1), 181–192.

Cannon, T. D., Zorrilla, L. E., Shtasel, D., Gur, R. E., Gur, R. C., Marco, E. J., et al. (1994). Neuropsychological functioning in siblings discordant for schizophrenia and healthy volunteers. *Archives of General Psychiatry, 51*(8), 651–661.

Cardno, A. G., Marshall, E. J., Coid, B., Macdonals, A. M., Ribchester, T. R., Davies, N. J., et al. (1999). Heritability estimates for psychotic disorders. The maudsley twin psychosis series. *Archives of General Psychiatry, 56*, 162–168.

Castro, M. N., Vigo, D. E., Weidema, H., Fahrer, R. D., Chu, E. M., de Achával, D., et al. (2008). Heart rate variability response to mental arithmetic stress in patients with schizophrenia. Autonomic response to stress in schizophrenia. *Schizophrenia Research, 99*, 294–303.

Cechnicki, A., Bielańska, A., Hanuszkiewicz, I., & Daren, A. (2013). The predictive validity of Expressed Emotions (EE) in schizophrenia. A 20-year prospective study. *Journal of Psychiatric Research, 47* (2), 208–214.

Chadwick, P. (2006). *Person-based cognitive therapy for distressing psychosis*. Chichester: Wiley.

Chadwick, P., Birchwood, M., & Trower, P. (1996). *Cognitive therapy for delusions*. Chichester: Voices and Paranoia.

Clamor, A., Lincoln, T. M., Thayer, J. F., & Koenig, J. (2016). Resting vagal activity in schizophrenia: Meta-analysis of heart rate variability as a potential endophenotype. *The British Journal of Psychiatry, 208*, 9–16.

Clamor, A., Schlier, B., Köther, U., Hartmann, M. M., Moritz, S., & Lincoln, T. M. (2015). Bridging psychophysiological and phenomenological characteristics of psychosis – Preliminary evidence for the relevance of emotion regulation. *Schizophrenia Research, 169*(1–3), 346–350.

Compi, L., & Hoffmann, H. (2004). Soteria Berne: an innovative milieu therapeutic approach to acute schizophrenia based on the concept of affect-logic. *World Psychiatry, 3*(3), 140–146.

Cooke, A. (2017). *Understanding Psychosis and Schizophrenia. Why people sometimes hear voices, believe things that others find strange or appear out of touch with reality, and what can help.* British Psychological Society. ► https://www1.bps.org.uk/system/files/user-files/.../public/CAT-1657.pdf.

Crossley, N. A., Mechelli, A., Ginestet, C., Rubinov, M., Bullmore, E. T., & Mcguire, P. (2016). Altered hub functioning and compensatory activations in the connectome: A meta-analysis of functional neuroimaging studies in schizophrenia. *Schizophrenia Bulletin, 42*(2), 434–442.

Dannahy, L., Hayward, M., Strauss, C., Turton, W., Harding, E., & Chadwick, P. (2011). Group person-based cognitive therapy for distressing voices: Pilot data from nine groups. *Journal of Behavior Therapy and Experimental Psychiatry, 42*(1), 111–116.

Davies, G., Welham, J., Chant, D., Torrey, E. F., & McGrath, J. (2003). A systematic review and meta-analysis of northern hemisphere season of birth studies in schizophrenia. *Schizophrenia Bulletin, 29*(3), 587–593.

DGPPN e. V. (Hrsg.) für die Leitliniengruppe: S3-Leitlinie Schizophrenie. Kurzfassung, 2019, Version 1.0. ► https://www.awmf.org/leitlinien/detail/ll/038-009.html. Zugegriffen: 15. März 2019.

Dudley, R., Taylor, P., Wickham, S., & Hutton, P. (2016). Psychosis, delusions and the „jumping to conclusions" reasoning bias: A systematic review and meta-analysis. *Schizophrenia Bulletin, 42*(3), 652–665.

Eichner, C., & Berna, F. (2016). Acceptance and efficacy of metacognitive training (MCT) on positive symptoms and delusions in patients with schizophrenia: A meta-analysis taking into account important moderators. *Schizophrenia Bulletin, 42*(4), 952–962.

Europe PMC Funders Group. (2014). Biological insights from 108 schizophrenia-associated genetic loci. *Nature, 511*(7510), 421–427.

Exner, C., & Lincoln, T. (2012). *Neuropsychologie schizophrener Störungen*. Göttingen: Hogrefe.

Falkai, P. (2016). *Praxishandbuch Schizophrenie*. München: Elsevier.

Falkai, P., Schennach, R., Lincoln, T., & Hasan, A. (2016). *Schizophrene Psychosen*. Berlin Heidelberg: Springer.

Fallon, I. R. H., Boyd, J. L., & McGill, C. W. (1984). *Family care of schizophrenia*. New York: Guilford.

First, M. B. (2017). *Handbuch der Differenzialdiagnosen – DSM-5*. W. Rief (Hrsg.). Göttingen: Hogrefe.

Fonagy, P., Gergely, G., Jurist, E. L., & Target, M. (2015). *Affektregulierung, Mentalisierung und die Entwicklung des Selbst*. Stuttgart: Klett-Cotta.

Fowler, K. B. (2007). Personal account: The first symptoms of psychosis. *Schizophrenia Bulletin, 33*(1), 16–18.

Fowler, D., Garety, P., & Kuipers, E. (1995). *Cognitive behaviour therapy for psychosis. Theory and practice*. Chichester: Wiley.

Freeman, D., Garety, P. A., Bebbington, P. E., Smith, B., Rollinson, R., Fowler, D., et al. (2005). Psychological investigation of the structure of paranoia in a non-clinical population. *The British Journal of Psychiatry, 186*, 427–435.

Fusar-Poli, P., & Politi, P. (2008). Paul Eugen Bleuler and the birth of schizophrenia (1908). *American Journal of Psychiatry, 165*(11), 1407.

Fromm-Reichmann, F. (1948). Notes on the development of treatment of schizophrenics by psychoanalytic psychotherapy. *Psychiatry, 11*(3), 263–273.

Gage, S. H., Hickman, M., & Zammit, S. (2016). Association between cannabis and psychosis: Epidemiologic evidence. *Biological Psychiatry, 79*(7), 549–556.

Garety, P. A., Kuipers, E., Fowler, D., Freeman, D., & Bebbington, P. E. (2001). A cognitive model of the positive symptoms of psychosis. *Psychological Medicine, 31*(2), 189–195.

Garety, P. A., Gittins, M., Jolley, S., Bebbington, P., Dunn, G., Kuipers, E., et al. (2013). Differences in cognitive and emotional processes between persecutory and grandiose delusions. *Schizophrenia Bulletin, 39*(3), 629–639.

Gilbert, P. (2010). *Compassion-focused therapy: Distinctive features*. London: Routledge Chapman & Hall.

Haddock, G., McCarron, J., Tarrier, N., & Faragher, E. B. (1999). Scales to measure dimensions of hallucinations and delusions: the psychotic symptom rating scales (PSYRATS). *Psychological Medicine, 29*(4), 879–889.

Hahlweg, K., Dürr, H., Dose, M., & Müller, M. J. (2006). *Familienbetreuung schizophrener Patienten. Ein verhaltenstherapeutischer Ansatz zur Rückfallprophylaxe*. Göttingen: Hogrefe.

Haijma, S. V., Van Haren, N., Cahn, W., Koolschijn, P. C. M. P., Hulshoff Pol, H. E., & Kahn, R. S. (2013). Brain volumes in schizophrenia: A meta-analysis in over 18 000 subjects. *Schizophrenia Bulletin, 39*(5), 1129–1138.

Hardy, A. (2017). Pathways from trauma to psychotic experiences: A theoretically informed model of posttraumatic stress in psychosis. *Frontiers in Psychology, 8*, 697. ► https://doi.org/10.3389/fpsyg.2017.00697.

Hardy, A., Emsley, R., Freeman, D., Bebbington, P., Garety, P. A., Kuipers, E. E., et al. (2016). Psychological mechanisms mediating effects between trauma and psychotic symptoms: The role of affect regulation, intrusive trauma memory, beliefs, and depression. *Schizophrenia Bulletin, 42*(1), S34–S43.

Harrison, G., Hopper, K., Craig, T., Laska, E., Siegel, C., Wanderling, J., et al. (2001). Recovery from psychotic illness: A 15- and 25-year follow-up study. *British Journal of Psychiatry, 178*, 506–517.

Harrow, M., Jobe, T. H., & Faull, R. N. (2012). Do all schizophrenia patients need antipsychotic treatment continuously throughout their lifetime? A 20-year longitudinal study. *Psychological Medicine, 42*(10), 2145–2155.

Hayes, S. C., Strosahl, K. D., & Wilson, K. G. (1999). *Acceptance and commitment therapy*. New York: Guilford.

Hennekens, C. H., Hennekens, A. R., Hollar, D., & Casey, D. E. (2005). Schizophrenia and increased risks of cardiovascular disease. *American Heart Journal, 150*(6), 1115–1121.

Horan, W. P., Ventura, J., Nuechterlein, K. H., Subotnik, K. L., Hwang, S. S., & Mintz, J. (2005). Stressful life events in recent-onset schizophrenia: reduced frequencies and altered subjective appraisals. *Schizophrenia Research, 75*(2–3), 363–374.

Horan, W., Kern, R., Shokat-Fadai, K., Sergi, M., Wynn, J., & Green, M. (2009). Social cognitive skills training in schizophrenia: An initial efficacy study of stabilized outpatients. *Schizophrenia Research, 107*, 47–54.

44

Horan, W. P., Kring, A. M., Gur, R. E., Reise, S. P., & Blanchard, J. J. (2011). Development and psychometric validation of the clinical assessment interview for negative symptoms (CAINS). *Schizophrenia Research, 132*(2–3), 140–145.

Howes, O. D., McCutcheon, R., Owen, M. J., & Murray, R. M. (2017). The role of genes, stress, and dopamine in the development of Schizophrenia. *Biological Psychiatry, 81*(1), 9–20.

Howes, O. D., & Murray, R. M. (2014). Schizophrenia: an integrated sociodevelopmental-cognitive model. *Lancet, 383*(9929), 1677–1687.

Isaac, M., Chand, P., & Murthy, P. (2007). Schizophrenia outcome measures in the wider international community. *The British Journal of Psychiatry, 50*, s71–s77.

Jablensky, A., Sartorius, N., Ernberg, G., Anker, M., Korten, A., Cooper, J. E., et al. (1992). Schizophrenia: manifestations, incidence and course in different cultures. A World Health Organization ten-country study. *Psychological Medicine, 20*, 1–97.

Jaspers, K. (1913). *Allgemeine Psychopathologie. Ein Leitfaden für Studierende, Ärzte und Psychologen*: Berlin, Springer.

Jeste, D. V., Harless, K. A., & Palmer, B. W. (2000). Chronic late-onset schizophrenia-like psychosis that remitted: Revisiting Newton's psychosis? *American Journal of Psychiatry, 157*(3), 444–449.

Johns, L. C., & Van Os, J. (2001). The continuity of psychotic experiences in the general population. *Clinical Psychology Review, 21*(8), 1125–1141.

Johns, L. C., Kompus, K., Connell, M., Humpston, C., Lincoln, T. M., Longden, E., et al. (2014). Auditory verbal hallucinations in persons with and without a need for care. *Schizophrenia Bulletin, 40*, S255–S264.

Kay, S. R., Fiszbein, A., & Opler, L. A. (1987). The positive and negative syndrome scale (PANSS) for schizophrenia. *Schizophrenia Bulletin, 13*(2), 261–276.

Keshavan, M. S., DeLisi, L. E., & Seidman, L. J. (2011). Early and broadly defined psychosis risk mental states. *Schizophrenia Research, 126*(1–3), 1–10.

Kesting, M. L., & Lincoln, T. M. (2013). The relevance of self-esteem and self-schemas to persecutory delusions: A systematic review. *Comprehensive Psychiatry, 54*(7), 766–789.

Klosterkötter, J. (2014). Prädiktion von Psychosen. *Der Nervenarzt, 85*(10), 1238–1248.

Kraan, T., Velthorst, E., Smit, F., de Haan, L., & van der Gaag, M. (2015). Trauma and recent life events in individuals at ultra high risk for psychosis: Review and meta-analysis. *Schizophrenia Research, 161*(2–3), 143–149.

Kraepelin, E. (1899). *Psychiatrie. Ein Lehrbuch für Studirende und Aerzte, II. Band. Klinische Psychiatrie*. Leipzig: Verlag von Johann Ambrosius Barth.

Krkovic, K., Moritz, S., & Lincoln, T. M. (2017). Neurocognitive deficits or stress overload: Why do individuals with schizophrenia show poorer performance in neurocognitive tests? *Schizophrenia Research, 183*, 151–156.

Lang, F. U., Kösters, M., Lang, S., Becker, T., & Jäger, M. (2013). Psychopathological long-term outcome of schizophrenia – A review. *Acta Psychiatrica Scandinavica, 127*, 173–182.

Leff, J., Sartorius, N., Jablensky, A., Korten, A., & Ernberg, G. (1992). The International pilot study of schizophrenia: Five-year follow-up findings. *Psychological Medicine, 22*, 131–145.

Lehtinen, K. (1993). Need-adapted treatment of schizophrenia: A five-year follow-up study from the Turku project. *Acta Psychiatrica Scandinavica, 87*(2), 96–101. ▶ https://doi.org/10.1111/j.1600-0447.1993.tb03337.x.

Lempa, G., Montag, C., & von Haebler, D. (2013). Auf dem Weg zu einem Manual der psychodynamischen Psychosentherapie. *Psychotherapeut, 4*, 327–338.

Leucht, S., Arbter, D., Engel, R. R., Kissling, W., & Davis, J. M. (2009). How effective are second-generation antipsychotic drugs? A meta-analysis of placebo-controlled trials. *Molecular Psychiatry, 14*, 429–447.

Leucht, S., Cipriani, A., Spineli, L., Mavridis, D., Örey, D., Richter, F., et al. (2013). Comparative efficacy and tolerability of 15 antipsychotic drugs in schizophrenia: A multiple-treatments meta-analysis. *The Lancet, 382*(9896), 951–962.

Leucht, S., Tardy, M., Komossa, K., Heres, S., Kissling, W., Salanti, G., et al. (2012). Antipsychotic drugs versus placebo for relapse prevention in schizophrenia: A systematic review and meta-analysis. *The Lancet, 379*(9831), 2063–2071.

Lichtenstein, P., Yip, B. H., Björk, C., Pawitan, Y., Cannon, T. D., Sullivan, P. F., et al. (2009). Common genetic determinants of schizophrenia and bipolar disorder in Swedish families: A population-based study. *The Lancet, 373*, 234–239.

Lincoln, T. M. (2007). Relevant dimensions of delusions. Continuing the continuum versus category debate. *Schizophrenia Research, 93*, 211–220.

Lincoln, T.M. (2019). *Kognitive Verhaltenstherapie der Schizophrenie. Ein individuenzentrierter Ansatz* (3. überarb. Aufl.). Göttingen: Hogrefe.

Lincoln, T.M., & Beck, A.T. (2014). Psychosis. In S. Hofmann & W. Rief (Hrsg.), *The Wiley Handbook of Cognitive Behavioral Therapy* (S. 437–461). Chichester: Wiley.

Lincoln, T. M., Mehl, S., Ziegler, M., Kesting, M.- L., Exner, C., & Rief, W. (2010). Is fear of others linked to an uncertain sense of self. The relevance of self-worth, interpersonal self-concepts and dysfunctional beliefs to paranoia. *Behavior Therapy, 41*, 187–197.

Lincoln, T. M., Ziegler, M., Mehl, S., Kesting, M.-L., Lüllmann, E., Westermann, S., et al. (2012). Moving from efficacy to effectiveness in cognitive behavioral therapy for psychosis: A randomized clinical practice trial. *Journal of Consulting and Clinical Psychology, 80*(4), 674–686.

Lincoln, T. M., Hartmann, M., Köther, U., & Moritz, S. (2015). Dealing with feeling: Specific emotion regulation skills predict responses to stress in psychosis. *Psychiatry Research, 228*(2), 216–222.

Lincoln, T. M., Sundag, J., Schlier, B., & Karow, A. (2018). The relevance of emotion regulation in explaining why social exclusion triggers paranoia in individuals at clinical high risk of psychosis. *Schizophrenia Bulletin, 44*(6), 757–767. ▶ https://doi.org/10.1093/schbul/sbx135.

Lincoln, T., Pedersen, A., Hahlweg, K., Wiedl, K., & Frantz, I. (2019). *Evidenzbasierte Leitlinie zur Psychotherapie von Schizophrenie und anderen psychotischen Störungen*. Göttingen: Hogrefe.

Luhrmann, T. M., Padmavati, R., Tharoor, H., & Osei, A. (2015). Differences in voice-hearing experiences of people with psychosis in the USA, India and Ghana: Interview-based study. *The British Journal of Psychiatry, 206*, 41–44.

Ludwig, L., Werner, D., & Lincoln, T. M. (2019). The relevance of cognitive emotion regulation to psychotic symptoms – A systematic review and meta-analysis. *Clinical Psychology Review, 72*, 101746. ▶ https://doi.org/10.1016/j.cpr.2019.101746.

Macleod, J., Smith, G. D., Hickman, M., & Egger, M. (2007). Cannabis and psychosis. *The Lancet, 370*(3), 1539–1539.

Mäkinen, J., Miettunen, J., Isohanni, M., & Koponen, H. (2008). Negative symptoms in schizophrenia: A review. *Nordic Journal of Psychiatry, 62*, 334–341.

Malchow, R., Reich-Erkelenz, D., Oertel-Knöchel, V., Keller, K., Hasan, A., Schmitt, A., et al. (2013). The effects of physical exercise in schizophrenia and affective disorders. *European Archives of Clinical Neuroscience, 263*, 451–467.

Marconi, A., Di Forti, M., Lewis, C. M., Murray, R. M., & Vassos, E. (2016). Meta-analysis of the association between the level of cannabis use and risk of psychosis. *Schizophrenia Bulletin, 42*(5), 1262–1269.

Marder, S. R., & Galderisi, S. (2017). The current conceptualization of negative symptoms in schizophrenia. *World Psychiatry, 16,* 14–24.

McGrath, J., Saha, S., Chant, D., & Welham, J. (2008). Schizophrenia: A concise overview of incidence, prevalence, and mortality. *Epidemiologic Reviews, 30,* 67–76.

McGrath, J. J., Saha, S., Al-Hamzawi, A., Alonso, J., Bromet, E. J., Bruffaerts, R., et al. (2015). Psychotic experiences in the general population. A cross-national analysis based on 31261 respondents from 18 countries. *JAMA Psychiatry, 72*(7), 697–705.

Medalia, A., & Choi, J. (2009). Cognitive remediation in schizophrenia. *Neuropsychology Review, 19,* 353–364.

Mehl, S., & Lincoln, T. (2014). *Therapietools.* Weinheim: Beltz.

Mehl, S., Lincoln, T. M., Roesch-Ely, D., & Moritz, S. (2017). Schizophrenie. In S. Herpertz, F. Caspar, & K. Lieb (Hrsg.), *Psychotherapie. Funktions- und störungsorientiertes Vorgehen* (S. 353–372). München: Elsevier.

Mentzos, S. (2009). *Lehrbuch der Psychodynamik. Die Funktion der Dysfunktionalität psychischer Störungen.* Göttingen: Vandenhoeck & Ruprecht.

Mesholam-Gately, R. I., Giuliano, A. J., Goff, K. P., Faraone, S. V., & Seidman, L. J. (2009). Neurocognition in first-episode schizophrenia: A meta-analytic review. *Neuropsychology, 23*(3), 315–336.

Morgan, C., Lappin, J., Heslin, M., Donoghue, K., Lomas, B., Reininghaus, U., et al. (2014). Reappraising the long-term course and outcome of psychotic disorders: The AESOP-10 study. *Psychological Medicine, 44*(13), 2713–2726.

Moritz, S., & Woodward, T. S. (2007). Metacognitive training in schizophrenia: From basic research to knowledge translation and intervention. *Current Opinion in Psychiatry, 20,* 619–625.

Moritz, S., Klein, J. P., Desler, T., Lill, H., Gallinat, J., & Schneider, B. C. (2017). Are we making mountains out of molehills? Neurocognitive deficits in schizophrenia. *Psychological Medicine, 47,* 2602–2612.

Morrison, A. P., Pyle, M., Chapman, N., French, P., Parker, S. K., & Wells, A. (2014a). Metacognitive therapy in people with a schizophrenia spectrum diagnosis and medication resistant symptoms: A feasibility study. *Journal of Behavior Therapy and Experimental Psychiatry, 45*(2), 280–284.

Morrison, A. P., Turkington, D., Pyle, M., Spencer, H., Brabban, A., Dunn, G., et al. (2014b). Cognitive therapy for people with schizophrenia spectrum disorders not taking antipsychotic drugs: a single-blind randomised controlled trial. *The Lancet, 383*(9926), 1395–1403.

Mück-Weymann, M. (2002). Die Variabilität der Herzschlagfolge. Ein globaler Indikator für Adaptivität in bio-psychosozialen Funktionskreisen. *Praxis Klinische Verhaltensmedizin und Rehabilitation, 60,* 324–330.

Murray, R. M., & Di Forti, M. (2016). Cannabis and psychosis: What degree of proof do we require? *Biological Psychiatry, 79,* 514–515.

Murray, R. M., Quattrone, D., Natesan, S., Van Os, J., Nordentoft, M., Howes, O., et al. (2016). Should psychiatrists be more cautious about the long-term prophylactic use of antipsychotics. *British Journal of Psychiatry, 209*(5), 361–365.

Myin-Germeys, I., & van Os, J. (2007). Stress-reactivity in psychosis: Evidence for an affective pathway to psychosis. *Clinical Psychology Review, 27*(4), 409–424.

Myin-Germeys, I., Delespaul, P., & Van Os, J. (2005). Behavioural sensitization to daily life stress in psychosis. *Psychological Medicine, 35*(5), 733–741.

Nash Jr., J. F. (2014). „Biographical". *Nobel Media.* ► https://www.nobelprize.org/nobel_prizes/economic-sciences/laureates/1994/nash-bio.html. Zugegriffen: 28. Febr. 2017

NICE. (2014). *Psychosis and schizophrenia in adults: Treatment and management [CG 178].* London: National Institute for Health and Clinical Excellence.

Nieuwdorp, W., Koops, S., Somers, M., & Sommer, I. E. C. (2015). Transcranial magnetic stimulation, transcranial direct current stimulation and electroconvulsive therapy for medication-resistant psychosis of schizophrenia. *Current Opinion in Psychiatry, 28*(3), 222–228.

Nübling, R., Jeschke, K., Ochs, M., & Schmidt, J. (2014). *Zur ambulanten psychotherapeutischen Versorgung in Deutschland. Eine Befragung von Psychotherapeutinnen und Psychotherapeuten in fünf Bundesländern als ein Beitrag zur psychotherapeutischen Versorgungsforschung. Ergebnisbericht.* Stuttgart: Landespsychotherapeutenklammer Baden-Württemberg.

Nuechterlein, K. H., & Dawson, M. E. (1984). A heuristic vulnerability/stress model of schizophrenic episodes. *Schizophrenia Bulletin, 10*(2), 300–312.

Pajonk, F.-G., Wobrock, T., Gruber, O., Scherk, H., Berner, D., Kaizl, I., et al. (2010). Hippocampal plasticity in response to exercise in schizophrenia. *Archives of General Psychiatry, 67*(2), 133–143.

Penttilä, M., Jääskeläinen, E., Hirvonen, N., Isohanni, M., & Miettunen, J. (2014). Duration of untreated psychosis as predictor of long-term outcome in schizophrenia: Systematic review and meta-analysis. *The British Journal of Psychiatry, 205*(2), 88–94.

Phillips, L. J., Francey, S. M., Edwards, J., & McMurray, N. (2007). Stress and psychosis: Towards the development of new models of investigation. *Clinical Psychology Review, 27*(3), 307–317.

Powers, A. R., Kelley, M. S., & Corlett, P. R. (2016). Varieties of voice-hearing: Psychics and the psychosis continuum. *Schizophrenia Bulletin.* ► https://doi.org/10.1093/schbul/sbw133.

Reininghaus, U., Dutta, R., Dazzan, P., Doody, G. A., Fearon, P., Lappin, J., et al. (2015). Mortality in schizophrenia and other psychoses: A 10-Year follow-up of the AESOP first-episode cohort. *Schizophrenia Bulletin, 41*(3), 664–673.

Retzer, A. (2004). *Systemische Familientherapie der Psychosen.* Göttingen: Hogrefe.

Roder, V., Brenner, H., & Kienzle, N. (2008). *Integriertes Psychologisches Therapieprogramm bei schizophren Erkrankten, IPT.* Weinheim: Beltz PVU.

Rogers, C. R. (1967). *The therapeutic relationship and its impact: A study of psychotherapy with schizophrenics.* Oxford: U. Wisconsin Press.

Rosenhan, D. L. (1973). On being sane in insane places. *Science, 179*(3), 250–258.

Schlier, B., & Lincoln, T. M. (2014). „Bluttaten" und „schizophrene Politik". Stigmatisierung von Schizophrenie in 4 großen deutschen Printmedien aus dem Jahr 2011. *Psychotherapeut, 59*(4), 293–299.

Schlier, B., & Lincoln, T. M. (2016). Blinde Flecken? Der Einfluss von Stigma auf die psychotherapeutische Versorgung von Menschen mit Schizophrenie. *Verhaltenstherapie, 26,* 279–290.

Schlier, B., Hennig, T., & Lincoln, T. M. (2017). Measuring Fluctuations across the Continuum of Auditory Hallucinations. Development and Validation of a State Inventory. *Psychiatry Research, 253,* 325–332.

Schmitt, A., Malchow, B., Hasan, A., & Falkai, P. (2014). The impact of environmental factors in severe psychiatric disorders. *Frontiers in Neuroscience, 8,* 1–10.

Schmitz-Niehues, B., & Erim, Y. (2000). *Problemlösetraining für schizophrene Patienten. Ein bewältigungsorientiertes Therapie-Manual zur Rezidivprophylaxe.* Tübingen: DGVT.

Schneider, K. (1946). *Klinische Psychopathologie.* Stuttgart: Thieme.

Scott, J., Chant, D., Andrews, G., Martin, G., & McGrath, J. (2007). Association between trauma exposure and delusional experiences in a large community-based sample. *British Journal of Psychiatry, 190,* 339–343.

44

Seikkula, J., Alakare, B., Aaltonen, J., Holma, J., Rasinkangas, A., & Lehtinen, V. (2003). Open dialogue approach: Treatment principles and preliminary results of a two- year follow-up on first episode schizophrenia. *Ethical and Human Sciences and Services, 5*(3), 163–182.

Seikkula, J., Aaltonen, J., Alakare, B., Haarakangas, K., Keränen, J., & Lehtinen, K. (2006). Five-year experience of first-episode nonaffective psychosis in open-dialogue approach: Treatment principles, follow-up outcomes, and two case studies. *Psychotherapy Research, 16*, 214–228.

Shah, J. L., & Malla, A. K. (2015). Much ado about much: Stress, dynamic biomarkers and HPA axis dysregulation along the trajectory to psychosis. *Schizophrenia Research, 162*(1–3), 253–260.

Simon, A. E., Borgwardt, S., Riecher-Rössler, A., Velthorst, E., de Haan, L., & Fusar-Poli, P. (2013). Moving beyond transition outcomes: Meta-analysis of remission rates in individuals at high clinical risk for psychosis. *Psychiatry Research, 209*(3), 266–272.

Stefanis, N. C., Hanssen, M., Smirnis, N. K., Avramopoulos, D. A., Evdokimidis, I., & Stefanis, C. N. (2002). Evidence that three dimensions of psychosis have a distribution in the general population. *Psychological Medicine, 32*(2), 347–358.

Sullivan, P. F., Kendler, K. S., & Neale, M. C. (2003). Schizophrenia as a complex trait. *Archives of General Psychiatry, 60*, 1187–1192.

Sundag, J., Ascone, L., de Matos Marques, A., Moritz, S., & Lincoln, T. M. (2016). Elucidating the role of early maladaptive schemas to psychotic symptomatology. *Psychiatry Research, 238*, 53–59.
► https://doi.org/10.1016/j.psychres.2016.02.008.

Thewissen, V., Bentall, R. P., Oorschot, M., A Campo, J., van Lierop, T., van Os, J., et al. (2011). Emotions, self-esteem, and paranoid episodes: An experience sampling study. *The British Journal of Clinical Psychology, 50*(2), 178–195.

Trotman, H. D., Holtzman, C. W., Walker, E. F., Addington, J. M., Bearden, C. E., Cadenhead, K. S., et al. (2014). Stress exposure and sensitivity in the clinical high-risk syndrome: Initial findings from the North American prodrome longitudinal study (NA-PLS) ☆. *Schizophrenia Research, 160*(1–3), 104–109.

Tsai, J., & Rosenheck, R. A. (2013). Psychiatric comorbidity among adults with schizophrenia: A latent class analysis. *Psychiatry Research, 210*(1), 16–20.

Utschakowski, J., Sielaff, G., & Bock, T. (2009). *Vom Erfahrenen zum Experten. Wie Peers die Psychiatrie verändern.* Bonn: Psychiatrie.

van der Gaag, M., Hoffman, T., Remijsen, M., Hijman, R., de Haan, L., van Meijel, B., et al. (2006). The five-factor model of the positive and negative syndrome scale II: A ten-fold cross-validation of a revised model. *Schizophrenia Research, 85*(1–3), 280–287.

van der Werf, M., Hanssen, M., Köhler, S., Verkaaik, M., Verhey, F. R., Investigators, R., et al. (2014). Systematic review and collaborative recalculation of 133 693 incident cases of schizophrenia. *Psychological Medicine, 44*(1), 9–16.

van Erp, T. G. M., Hibar, D. P., Rasmussen, J. M., Glahn, D. C., Pearlson, G. D., Andreassen, O. A., et al. (2016). Subcortical brain volume abnormalities in 2028 individuals with schizophrenia and 2540 healthy controls via the ENIGMA consortium. *Molecular Psychiatry, 21*(4), 547–553.

van Os, J., & Kapur, S. (2009). Schizophrenia. *The Lancet, 374*, 635–645.

van Os, J., Kenis, G., & Rutten, B. P. F. (2010). The environment and schizophrenia. *Nature, 468*(7321), 203–212.

Varese, F., Smeets, F., Drukker, M., Lieverse, R., Lataster, T., Viechtbauer, W., et al. (2012). Childhood adversities increase the risk of psychosis: A meta-analysis of patient-control, prospective-and cross-sectional cohort studies. *Schizophrenia Bulletin, 38*(4), 661–671.

Vaughn, C. E., & Leff, J. P. (1976). The measurement of expressed emotion in families of psychiatric patients. *British Journal of Social and Clinical Psychology, 15*, 157–165.

Veling, W., Selten, J. P., Susser, E., Laan, W., Mackenbach, J. P., & Hoek, H. W. (2007). Discrimination and the incidence of psychotic disorders among ethnic minorities in The Netherlands. *International Journal of Epidemiology, 36*(4), 761–768.

Veling, W., Susser, E., van Os, J., Mackenbach, J. P., Selten, J.-P., & Hoek, H. W. (2008). Ethnic density of neighborhoods and incidence of psychotic disorders among immigrants. *American Journal of Psychiatry, 165*, 66–73.

Velligan, D. I., Diamond, P. M., Mintz, J., Maples, N., Li, X., Zeber, J., et al. (2008). The use of individually tailored environmental supports to improve medication adherence and outcomes in schizophrenia. *Schizophrenia Bulletin, 34*, 483–493.

Walker, E. F., & Diforio, D. (1997). Schizophrenia: A Neural Diathesis-Stress Model. *Psychological Review, 104*(4), 667–685.

Waters, F., Collerton, D., Ffytche, D. H., Jardri, R., Pins, D., Dudley, R., et al. (2014). Visual hallucinations in the psychosis spectrum and comparative information from neurodegenerative disorders and eye disease. *Schizophrenia Bulletin, 40*, S233–S245.

World Health Organization (WHO). (1979). *Schizophrenia: An international follow-up study.* Chichester: Wiley.

World Health Organization (WHO). (2008). *The global burden of disease: 2004 update.* Geneva: WHO Press.

Wickham, S., Sitko, K., & Bentall, R. P. (2015). Insecure attachment is associated with paranoia but not hallucinations in psychotic patients: The mediating role of negative self-esteem. *Psychological Medicine, 45*, 1495–1507.

Zmigrod, L., Garrison, J. R., Carr, J., & Simons, J. S. (2016). The neural mechanisms of hallucinations: A quantitative meta-analysis of neuroimaging studies. *Neuroscience and Biobehavioral Reviews, 69*, 113–123.

Zubin, J., & Spring, B. (1977). Vulnerability – A new view of schizophrenia. *Journal of Abnormal Psychology, 86*(2), 103–126.

Bipolare Störungen

Thomas D. Meyer und Michael Bauer

Inhaltsverzeichnis

© Springer-Verlag GmbH Deutschland, ein Teil von Springer Nature 2020
J. Hoyer und S. Knappe (Hrsg.), *Klinische Psychologie & Psychotherapie*,
https://doi.org/10.1007/978-3-662-61814-1_45

Fallbeispiel Herr S.

Herr S., ein 25-jähriger Schauspieler, hat sich telefonisch in der Ambulanz gemeldet, um abzuklären, ob Psychotherapie in seinem Fall etwas bringen könne. Seine Mutter hatte ihn darum gebeten, da es in der Familiengeschichte mütterlicherseits mehrere Fälle bipolarer Störungen gab. Er selbst war bereits wegen ADHD, Depressionen und Verhaltensstörungen in kinder- und jugendpsychiatrischer Behandlung gewesen. Als er – begleitet von seiner Mutter, die draußen wartet – zum Erstgespräch erscheint, wirkt er sehr selbstbewusst. Er fängt spontan an, seine Lebensgeschichte zu erzählen, wobei er von einem Thema zum anderen springt – von der Schule zum ersten sexuellen Erlebnis über die Ausbildung zum Thema „Mutter und Großmutter". Herr S. lässt dem Therapeuten kaum Raum für Zwischenfragen und redet ohne Punkt und Komma. Er wirkt leicht fahrig. Zwischendurch versichert er dem Therapeuten immer wieder, dass er „sich keine Sorgen machen" solle und dass „alles im grünen Bereich" sei. Während seiner Erzählungen, die z. T. sehr prahlerisch wirken und in denen er seine exzellenten Fertigkeiten und Wissen im Bereich Schauspiel und Musicals in Relation zu seinem Alter immer wieder betont, muss er wiederholt spontan lachen. Seine Zukunftspläne erweisen sich hoch gesteckt: Er berichtet einerseits wahrheitsgemäß, er habe erst vor 2 Monaten seine Ausbildung in Deutschland erfolgreich abgeschlossen, andererseits aber auch, dass er davon ausgehe, in „nicht allzu ferner Zukunft im Londoner Westend ein nachgefragter Schauspieler" zu sein, „der sich seine Jobs aussuchen kann". Auf Nachfragen berichtet er, dass er sich in den letzten Tagen großartig fühlte, voller Energie sei und nur auf Drängen seiner Mutter mit Hilfe von Schlafmitteln ein paar Stunden pro Nacht schlafe. Motorisch wirkt Herr S. sehr zappelig und unruhig. Er rutscht oft auf seinem Stuhl hin und her und gestikuliert ausgeprägt während seiner Ausführungen. Gegen Ende des Erstgesprächs ist Herr S. bereit, sein gegenwärtiges Verhalten und Befinden „als etwas über dem Strich" zu bezeichnen. Unter Miteinbeziehung der Mutter wird vereinbart, dass zunächst die medikamentöse Behandlung zusammen mit einem Arzt überdacht und angepasst werden sollte und dann im weiteren Verlauf auch eine Psychoedukation oder Psychotherapie sinnvoll sei. Eine genauere Abklärung ergibt in der Folge, dass Herr S. eine Bipolar-I-Störung aufweist, die wahrscheinlich auch bereits zuvor manifest war. Das aktuelle Erscheinungsbild im Erstgespräch war das einer beginnenden manischen Episode.

45.1 Was sind bipolare Störungen?

Beschreibungen von manisch-depressiven Störungen bzw. von heute international offiziell als „bipolare Störungen" bezeichneten psychischen Problemen finden sich bereits seit der Antike. Im 2. Jahrhundert v. Chr. führte Aretaeus den Begriff der „Zyklothymie" ein, um den Zustand von Patienten zu beschreiben, deren Stimmung zwischen Manie und Depression wechselt. Die wissenschaftliche Erforschung der bipolaren Störungen wurde durch die bahnbrechenden katamnestischen Arbeiten des deutschen Psychiaters Emil Kraepelin zu Beginn des 20. Jahrhunderts stimuliert. Kraepelin benutzte den Terminus „manisch depressives Irresein" zur Kategorisierung aller affektiven Störungen. Die empirische Untermauerung der klinisch relevanten Differenzierung in unipolare Störungen einerseits – weitgehend synonym mit dem Begriff der „unipolaren Depression" – und bipolare Störungen andererseits erfolgte 1966 unabhängig voneinander in den Studien von Angst und Perris (vgl. Marneros und Angst 2000). Trotz immenser Bemühungen bestehen jedoch immer noch beträchtliche Wissensdefizite in der Diagnostik, Ätiologie und Behandlung dieser psychischen Störungen.

Die meisten Menschen erleben zumindest ab und zu Momente des Glücks, der Freude oder des Stolzes, in denen man eventuell das Gegenüber spontan umarmen könnte, lachen muss oder man sogar mit sich selbst redet oder tanzt. Ein Zustand, der Züge einer leichten Manie haben kann, ist das glückliche Verliebtsein: Man glaubt, Berge versetzen zu können, die Welt scheint offen und bunt, man macht eventuell weniger bedachte Geldausgaben und Geschenke. Auch Situationen, in denen man gereizt reagiert, sind den meisten nicht unbekannt: Jeder und alles geht einem auf die Nerven, und man kann eventuell sogar den Impuls verspüren, handgreiflich zu werden oder etwas gegen die Wand zu werfen. Von **Manien** spricht man dann, wenn diese Zustände in Intensität und Dauer anhalten, diese nicht mehr situationsangemessen sind, sodass man von einer bedeutsamen Stimmungsänderung sprechen kann, die zudem mit anderen Symptomen wie z. B. geringerem Schlafbedürfnis, gesteigertem Interesse an diversen Aktivitäten, Rededrang oder erhöhtem Antrieb einhergehen. Die Symptome müssen für die Diagnose einer Manie mindestens 1 Woche lang andauern und mit einer deutlichen Beeinträchtigung im sozialen und/oder beruflichen Bereich einhergehen, sofern es nicht bereits

◻ Tab. 45.1 Klassifikation bipolarer Störungen nach ICD-10 und DSM-5

ICD-10	DSM-5
Manische Episode (F30) – Hypomanie (F30. 0) – Manie (F30. 1) – Manie mit psychotischen Symptomen (F30. 2)	Hypomane Episode Manische Episode – leichtgradig – mittelgradig – schwergradig – mit psychotischen Symptomen
Bipolare affektive Störung (F31) – derzeitig hypomanisch (F31. 0) – derzeitig manisch (F31. 1 oder F31. 2) – derzeitig depressiv (F31. 3 oder F31. 4) – derzeitig gemischt (F31. 6) – in Remission (F31. 7)	Bipolar-I- und Bipolar-II-Störung – aktuelle oder letzte Episode hypoman – aktuelle oder letzte Episode manisch[a] – aktuelle oder letzte Episode depressiv – aktuelle oder letzte Episode nicht näher bezeichnet Bestimme ob – mit Angst – mit gemischten Merkmalen – mit Rapid Cycling – mit melancholischen Merkmalen – mit atypischen Merkmalen – mit Stimmungskongruenten psychotischen Merkmalen – mit Stimmungsinkongruenten psychotischen Merkmalen – mit Katatonie – mit peripartalem Beginn – mit saisonalem Muster

Anmerkung: Im DSM-5 sind Hypomanie und Manie keine eigenständigen Diagnosen, sondern Schlüsselsyndrome

früher zu einem Eingreifen kommt, z. B. in Form einer Klinikeinweisung. Eine **Hypomanie oder leichte Manie** kann bereits nach 4 Tagen Dauer diagnostiziert werden. Obwohl Freunde und Bekannte die Veränderung im emotionalen, kognitiven und behavioralen Bereich bei den Betroffenen als „untypisch für die Person" erkennen, so sind potenzielle Einschränkungen im Funktionsniveau minimal. Es können jedoch Hemmungen im zwischenmenschlichen Bereich abnehmen, sodass Dinge gesagt oder getan werden, die zu Missverständnissen oder Unmut bei Dritten führen können; auch Prahlerei sowie spontane und eigenmächtige Entscheidungen können auftreten und auf Unverständnis stoßen (s. auch Fallbeispiel ► Klinisch betrachtet).

Die ausgeprägten Wechsel zwischen Manien (gehobene Stimmungslage) und Depression (niedergedrückte Stimmungslage) treten oft lebenslang auf und sind im Einzelfall in ihrer Abfolge nicht wirklich vorhersehbar. Sie lösen ein erhebliches persönliches Leid und Beeinträchtigungen des sozialen Funktionsniveaus aus (Judd et al. 2002, 2008; Kessler et al. 2006).

Bis heute ist immer noch ein erhebliches Stigma für die Betroffenen zu beklagen. Als ein Grund hierfür wird angenommen, dass der ursprünglich von Kraepelin eingeführte und aus heutigem Sprachverständnis unglückliche Begriff des „manisch-depressiven Irreseins", der viele Jahrzehnte die offizielle Bezeichnung für diese Störung war, immer noch in weiten Kreisen der Bevölkerung kursiert. Auch im Hinblick auf eine einheitliche Nomenklatur affektiver Störungen wurde inzwischen der Begriff der „bipolaren Störung" bzw. „bipolar affektiven Störung" in den etablierten diagnostischen Klassifikationssystemen ICD und DSM eingeführt (◻ Tab. 45.1).

Neben dem umgangssprachlichen Gebrauch des Worts „Manie" bzw. „manisch" lassen sich beim manischen Syndrom (manische Episode) Auffälligkeiten auf affektiver, kognitiver, motivationaler, motorisch-interaktioneller und vegetativ-somatischer Ebene unterscheiden (► Gut zu wissen). Die gleichen Symptome gelten auch für die Hypomanie, allerdings in schwächerer Ausprägung. Auch bei dieser Auflistung manischer bzw. hypomanischer Symptome gilt, dass einzelne Beschwerden bei jedem vorkommen können, die Beschwerden oft wechseln und zudem in unterschiedlicher Stärke auftreten können.

> **Gut zu wissen**
>
> **Die vielen Gesichter der Manie**
> **Behavioral-motorische Symptome:**
> – *Sprache:* laut, drängend, deftig, beleidigend, unterbrechend, konfrontierend
> – *Aktivität:* gesteigert, wechselnd, unruhig, ruhelos, wenig zielgerichtet, unterhaltsam, im Mittelpunkt, gesellig
> – *Körperhaltung:* kraftvoll, aufrecht, gespannt, auf dem Sprung, unruhig, hektisch, zappelig, getrieben, kann nicht stillsitzen

— *Gesichtsausdruck:* lebendig, viel Mimik, übertrieben, aufdringlich

Emotionale Symptome: Heitere bis gehobene Stimmung, gereizt, enthemmt, flegelhaft, lustig, überzogen, positiv, angstfrei, sorglos, optimistisch, expansiv

Physiologisch-vegetative Symptome: Geringes bis fehlendes Schlafbedürfnis, hektisch, unter Strom, voller Energie, angespannt, erregt, wenig Schlaf, reduzierter Appetit, Gewichtsverlust, gesteigertes sexuelles Interesse oder sexuelle Überaktivität

Kognitive Symptome: Positive bis extreme optimistische Einstellung, positive Sichtweise der eigenen Person, der eigenen Fähigkeiten und der Zukunft, Gedankenrasen, Gedankendrängen, Konzentrationsprobleme, schlechte Problemlösefähigkeit, erhöhte Entscheidungsfreudigkeit, Impulsivität, Größenideen, wahnhafte Selbstüberschätzung, verantwortungslos, kann Risiken schlecht bzw. nicht einschätzen

45.2 Klassifikation

Den bipolaren Störungen wurde im DSM-5 (APA 2015) erstmals wie den depressiven Störungen ein eigenständiges Kapitel gewidmet, anstatt sie unter den affektiven Störungen zusammen aufzuführen (▶ Kap. 46). Es werden drei Hauptformen unterschieden:

Bipolar-I-Störung Bei ihr treten wiederholt manische Episoden auf, die sich mit depressiven Episoden abwechseln können. Das Auftreten depressiver Phasen ist jedoch keine Bedingung für die Diagnose einer Bipolar-I-Störung; auch rezidivierende manische Zustände werden als „Bipolar I" verschlüsselt.

Bipolar-II-Störung Hier wechseln sich depressive Episoden mit leichten manischen Phasen, sog. Hypomanien, ab. Sobald die hypomanen Symptome sich so intensivieren, dass sie deutlich mit dem Funktionieren im Alltag interferieren oder in zwischenmenschlichen Beziehungen massive Probleme hervorrufen, würde man die Diagnose in „Bipolar I" ändern.

Zyklothyme Störung Bei der Zyklothymie handelt es sich um eine chronische Störung der Stimmung und des Antriebs, bei der Betroffene an mehr als 50 % der Tage für mindestens 2 Jahre hypomane oder depressive Symptome berichten. Hypomane Symptome, die jedoch nie die Schwelle einer hypomanen Episode erreichen, wechseln sich mit depressiven Zuständen ab, wobei Letztere ebenfalls nie die Kriterien für eine Major-Depression-Episode erfüllen dürfen (▫ Abb. 45.1). Die Kategorie „Andere näher bezeichnete bipolare und verwandte Störung" dient zur Klassifizierung von maniformen Zuständen, die nicht die Kriterien für eine der drei Hauptkategorien erfüllen, aber der behandelnde Arzt oder Therapeut spezifizieren möchte, warum dies nicht der Fall ist, z. B. im Falle wiederkehrender hypomaner Zustände ohne Depressionen, Zyklothymie von kurzer Dauer oder wenn trotz deutlich reizbarer Stimmung keine weiteren vier Symptome erfüllt wären. Das DSM-5 erlaubt aber nach wie vor, eine „Nicht näher bezeichnete bipolare und verwandte Störung" zu diagnostizieren, wenn die vollständigen Kriterien für eine spezifische bipolare Störung nicht erfüllt sind, aber der Behandler den Grund nicht angeben möchte oder aufgrund unzureichender Informationen nicht kann (z. B. Notaufnahme). Zu Unterschieden in der Klassifikation zwischen DSM-5 und dem im deutschen Gesundheitssystem üblichen Diagnosesystem ICD-10 sei auf Meyer und Hautzinger (2013) verwiesen. Eine Gegenüberstellung der Schlüsselsyndrome und Diagnosen ist in ▫ Tab. 45.1 zu finden.

> **Wichtig**
> Das Vorliegen mindestens einer manischen Episode ist hinreichend für die Diagnose „bipolar".

45.2.1 Manie und Hypomanie

Manische und hypomane Episoden beginnen oft mit einem gesteigerten Antrieb und einem vermehrten Interesse an Dingen. Diesem Umstand wurde im DSM-5 Rechnung getragen, indem diagnostisch zusätzlich zu einer übertrieben gehobenen, euphorischen oder reizbaren Stimmung nun auch gefordert wird, dass Anzeichen für einen gesteigerten Antrieb vorliegen. Die Stimmungs- und Antriebsänderung geht zudem mit einem übersteigerten Selbstbewusstsein oder auch Größenideen, einem geringen bis sogar fehlenden Schlafbedürfnis, Gedankenrasen, gesteigerter Gesprächigkeit und erhöhtem Aktivitätsniveau einher. Impulsives Verhalten in Form einer vermehrten Beschäftigung mit Aktivitäten, die einerseits sehr angenehm und positiv sein können, aber andererseits ein hohes Potenzial für negative Konsequenzen in sich tragen, ist sehr häufig, z. B. wechselnde und ungeschützte Sexualkontakte, spontane luxuriöse Wochenendausflüge, teure Geschenke, unüberlegte Kündigung des Arbeitsverhältnisses zugunsten spontaner anderer Ideen. Im Fall einer Manie kann es zu einer Anhäufung von Schulden oder auch Konflikten mit dem Gesetz kommen. Auch aggressives Verhalten kann auftreten, das innerfamiliär zu massiven Spannungen und Konflikten führen kann. Ursprünglich galten ein Aufenthalt in einer Klinik oder Probleme mit dem Rechtssystem als Differenzierungsmerkmal zwischen Manie und Hypomanie. Da sich aber die Bedingungen im Laufe der Jahrzehnte geändert haben, wann eine Einweisung oder ein

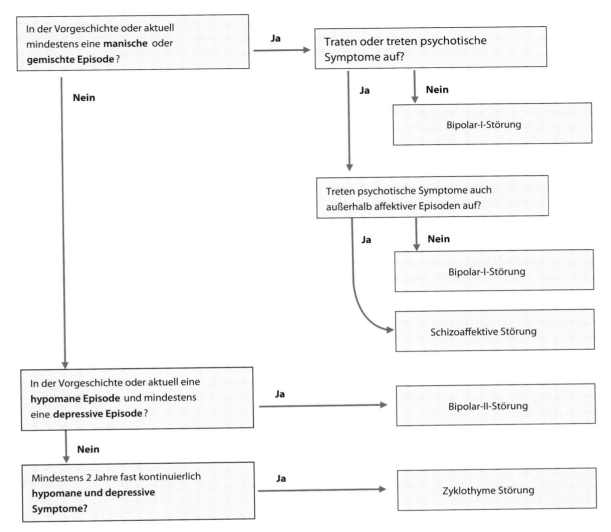

Abb. 45.1 Vereinfachter Diagnosealgorithmus für bipolare Störungen nach DSM-5

Klinikaufenthalt für nötig erachtet wird, kann die Unterscheidung zwischen Manie und Hypomanie im Einzelfall sehr schwierig und u. U. auch vorläufig sein (Meyer 2008a).

> **Wichtig**
> Der Begriff „euthym" (wörtlich: „was der Seele gut tut") wird oft im Zusammenhang mit bipolaren Störungen benutzt und kennzeichnet eine Stimmung, die weitgehend ausgeglichen und stabil ist bei gleichzeitigem Fehlen deutlicher Anzeichen anderer affektiver Symptome.

45.2.2 Zyklothyme Störung

Das Hauptmerkmal der zyklothymen Störung sind über mindestens 2 Jahre andauernde Stimmungsschwankungen mit hypomanen und depressiven Symptomen, die jedoch in Intensität, Anzahl und Dauer in den ersten 2 Jahren nie die Kriterien einer Hypomanie, Manie oder Major-Depression-Episode erfüllen. Die Betroffenen berichten von depressiven und hypomanen Symptomen an der Mehrheit von Tagen in diesen Jahren. Sofern die Betroffenen in der Zeit eine Phase mit stabiler, ausgeglichener Stimmung haben („euthym"), dauert diese weniger als 2 Monate an. Kennzeichnend sind Schwankungen in der Stimmung, im Antrieb, im Schlaf, im Selbstwert und anderen Bereichen. Dadurch dass die Betroffenen oft und relativ schnell zwischen produktiven, kreativen und aktiven Phasen und Phasen, die durch Inaktivität und Rückzug gekennzeichnet sind, wechseln, kommt es selten zum Aufsuchen professioneller Hilfen. Meistens werden zyklothyme Störungen erst und nur dann diagnostiziert, wenn die Symptome schwerwiegend genug sind, um die Diagnose einer Bipolar-I- oder -II-Störung zu rechtfertigen. In diesem Fall würden beide Diagnosen gestellt, aber die „Zyklothymie" mit dem Zusatz „in der Vorgeschichte" versehen.

45.3 **Diagnostik**

Die Diagnose einer bipolaren Störung erfordert die Berücksichtigung des aktuellen Zustands sowie entsprechender biografischer Informationen. Dies macht auch ersichtlich, warum eine zuverlässige und valide Erfassung der entsprechenden Symptome nicht mit Instrumenten wie der „Bech Rafealsen Manie Skala" (BRMAS; Bech et al. 1978) oder der „Internal State Scale" (Bauer et al. 1991; deutsch: Meyer und Hautzinger 2013) erfolgen kann, da diese nur den aktuellen Zustand berücksichtigen und ihr primäres Ziel die Bestimmung des aktuellen Schweregrads der Symptomatik nach erfolgter Diagnosestellung ist. Wie im Fall anderer psychischer Störungen ist der Einsatz strukturierter oder sogar standardisierter Interviews (▶ Kap. 21) wünschenswert, um der Komplexität der Diagnosestellung gerecht zu werden und eine hinreichende Reliabilität der Diagnosen zu gewährleisten. Entsprechende Screeninginstrumente können im Vorfeld erste Anhaltspunkte geben, inwieweit eine manische oder hypomanische Episode in der Anamnese wahrscheinlich ist. Aktuell liegen zwei Instrumente vor, die inzwischen auch für den deutschen Sprachraum evaluiert wurden (Meyer et al. 2011): der „Mood Disorder Questionnaire" (MDQ; Hirschfeld et al. 2000; deutsch: Hautzinger und Meyer 2002) sowie die „Hypomanie Checkliste-32" (HCL-32; Angst et al. 2005). Beide Instrumente eignen sich, um anhand entsprechender Cutoff-Werte abzuschätzen, ob eine bipolare Störung vorliegen könnte und eine ausführlichere klinische Diagnostik indiziert ist.

45.3.1 **Diagnostisches Vorgehen**

Die Diagnose einer bipolaren Störung wird durch eine Querschnitt-Längsschnitt-Beobachtung gestellt. Die Querschnittdiagnostik berücksichtigt die Kernsymptome der einzelnen affektiven Episoden (manisch, hypomanisch, depressiv, gemischt; ◻ Abb. 45.2) und die Längsschnittdiagnostik bezieht sich auf den bisherigen Störungsverlauf (Erstmanifestation, Episodenlänge, Anzahl der Zyklen, Syndromstabilität). Betroffene Personen verbringen durchschnittlich mehr Tage in den depressiven als in den manischen Phasen (Judd et al. 2002). Zwischen einer ausgeprägten depressiven und manischen Episode gibt es fließende Übergänge (Konzept des „bipolaren Kontinuums") in unterschwellige oder subsyndromale Zustände, die wiederum fließende Übergänge zum Normalen zeigen (◻ Abb. 45.3).

Meistens beginnt die Diagnostik affektiver Störungen mit der Beurteilung der akuten Symptomatik, wobei die Diagnose „bipolar" sich nicht hinreichend zuverlässig ohne anamnestische Daten stellen lässt. Das Spezifikum bipolarer Störungen ist das Vorliegen

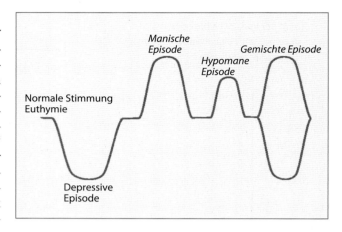

◻ **Abb. 45.2** Die verschiedenen Pole der bipolaren Störungen

manischer oder hypomaner Episoden, deren Kriterien in ◻ Tab. 45.2 dargestellt sind. Die Hauptunterschiede zwischen Manie und Hypomanie liegen in der erforderlichen Mindestdauer für die Symptome sowie dem Ausmaß der damit einhergehenden Beeinträchtigungen. Es kann sich auch um gemischte Zustände handeln, bei denen für die Mehrzahl der Tage die Kriterien für eine manische, hypomane oder depressive Episode gleichzeitig erfüllt sind. Dies äußert sich entweder darin, dass die Symptomatik im Tagesverlauf kippt oder eine dysphorisch-negative Stimmung mit typisch manischen Symptomen wie z. B. vermindertem Schlafbedürfnis und gesteigertem Antrieb einhergeht. In der ICD-11 werden wie in der noch aktuellen ICD-10 und dem früheren DSM-IV „gemischte Episoden" neben den manischen und hypomanen Episoden für die Definition einer bipolaren Störung berücksichtigt (DSM-5 spricht von gemischten Merkmalen als Zusatzcodierung für bipolare als auch für depressive Störungen).

45.3.2 **Diagnostische Abklärung organischer Ursachen**

Wie auch bei anderen psychiatrischen Störungen ist zu fordern, dass eventuelle organische Ursachen für die Symptomatik ausgeschlossen oder frühzeitig erkannt und behandelt werden (s. Übersicht). Hier steht eine gründliche körperliche Untersuchung durch den Arzt nach dem Anamnesegespräch im Vordergrund. Der Umfang von Blutuntersuchungen und apparativen Tests wie EKG, EEG und bildgebender Verfahren, wie CT und MRT, ist vom klinischen Status und der Vorgeschichte abhängig. Eine detaillierte Medikamentenanamnese ist für das Aufdecken substanzbedingter affektiver Symptome wichtig. Hier ist vor allem die Einnahme von Antibiotika, Hormonpräparaten, Zytostatika und im Rahmen kardiovaskulärer Erkrankungen eingesetzter Wirkstoffe zu beachten.

45

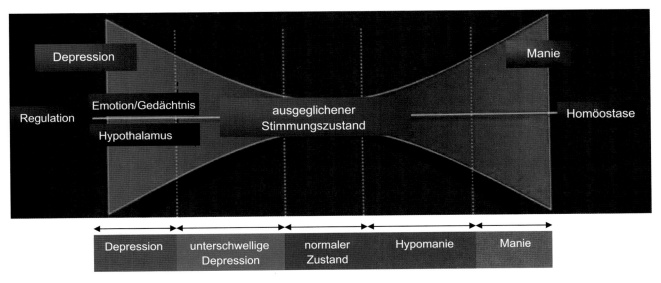

Depression

Manie

Regulation

Emotion/Gedächtnis

Hypothalamus

ausgeglichener
Stimmungszustand

Homöostase

Depression | unterschwellige Depression | normaler Zustand | Hypomanie | Manie

Abb. 45.3 Übergänge zwischen den extremen Polen „Depression" und „Manie" bei bipolaren Störungen

Mögliche somatische (organische) Ursachen manisch-depressiver Syndrome
- **Neurologisch/zerebrovaskulär**
  - Hirntumor
  - Schädel-Hirn-Trauma
  - Subarachnoidalblutung
  - Hirnstammläsion
  - Basalganglienläsion
  - Durchblutungsstörung
  - Schlaganfall
  - Epilepsie
  - Migräne
  - Morbus Parkinson
  - Chorea Huntington
  - Multiple Sklerose
  - Morbus Alzheimer
- **Endokrinologisch/stoffwechselbedingt**
  - Hyperparathyreoidismus
  - Morbus Cushing
  - Schilddrüsenfunktionsstörung
  - Mangel an Folsäure
- **Infektiös/immunologisch**
  - HIV
  - Lues
  - Systemischer Lupus erythematodes

45.4 Epidemiologie und Verlauf

45.4.1 Prävalenz

Bipolare Störungen treten deutlich seltener auf als unipolar depressive Störungen (Bauer und Pfennig 2005;

Abb. 45.4). Im Unterschied zur unipolaren Depression, die bei Frauen wesentlich häufiger vorkommt (Verhältnis von etwa 2,5:1), bestehen bei bipolaren Störungen keine Geschlechtsunterschiede. In der Allgemeinbevölkerung wird die Lebenszeitprävalenz bipolarer Störungen auf 1–5 % geschätzt (als Standardwerk summarisch: Goodwon und Jamison 2007). Dabei ergibt sich bei der Bipolar-I-Störung ein Median von 1,3 %. Bei der Bipolar-II-Störung lässt sich die Lebenszeitprävalenz weniger gut einschätzen, da diese Patienten in den meisten Studien nicht separat untersucht wurden; Schätzungen gehen von einem Wert zwischen 0,5 und 3 % aus. Ergebnisse epidemiologischer Studien zeigen, dass auf der Bevölkerungsebene neben den klassischen Bipolar-I- und -II-Störungen weitere Symptommuster vorliegen. Das Konzept des „bipolaren Spektrums" (Akiskal 1996) umfasst eine Reihe bipolarer Syndrome mit weniger augenscheinlichen Manifestationen. Schätzungen der Lebenszeitprävalenz liegen hier zwischen 2,8 und 6,5 % (Merikangas et al. 2007, 2011). Angst et al. (2003) untersuchten anhand der Daten der Zürich-Studie, welchen Einfluss weniger strikte Diagnosekriterien für z. B. Hypomanie auf die Prävalenz der manisch-depressiven Störungen haben. Die Daten implizieren, dass ein erheblicher Anteil bislang als unipolar depressiv diagnostizierter Patienten an einer nicht erkannten Bipolar-II-Störung leidet (Angst et al. 2003). Ein erheblicher Anteil (ca. 10 %) der mit einer Major Depression diagnostizierten Patienten leidet zudem vermutlich unter „unterschwelliger" bipolarer Störung (hierbei sind die Kriterien für die Major Depression erfüllt und zusätzlich manische Symptome vorhanden, die aber nie die Kriterien für Hypomanie erfüllt haben; Zimmermann et al. 2009; ► Klinisch betrachtet). Personen mit „unterschwelliger" bipolarer Störung haben ein erhöhtes Risiko, in eine „komplette" bipolare Störung überzugehen.

Tab. 45.2 Kriterien für eine manische und hypomane Epsiode nach DSM-5. (Auszug; Abdruck erfolgt mit Genehmigung vom Hogrefe Verlag Göttingen aus dem Diagnostic and Statistical Manual of Mental Disorders, Fifth Edition, © 2013 American Psychiatric Association, dt. Version © 2018 Hogrefe Verlag, S. 168 und 180)

	Manische Episode	Hypomane Episode
Kernsymptomatik	Eine abgrenzbare Periode von abnorm und anhaltend gehobener, expansiver oder reizbarer Stimmung und abnorm und anhaltend gesteigerter zielgerichteter Aktivität oder Energie (…)	Eine abgrenzbare Periode von abnorm und anhaltend gehobener, expansiver oder reizbarer Stimmung und abnorm und anhaltend gesteigerter zielgerichteter Aktivität oder Energie (…)
Dauer	(…) mindestens 1 Woche (…)	(…) mindestens 4 aufeinanderfolgende Tage
Anzahl erforderlicher Symptome	Mindestens 3 weitere Symptome (bei nur reizbarer Stimmung mindestens 4)	
Symptome	1. Übersteigertes Selbstwertgefühl oder Größenideen 2. Vermindertes Schlafbedürfnis (…) 3. Vermehrte Gesprächigkeit oder Rededrang 4. Ideenflucht oder subjektives Gefühl des Gedankenrasens 5. Erhöhte Ablenkbarkeit (…) 6. Zunahme zielgerichteter Aktivität (…) oder psychomotorischer Unruhe (…) 7. Übermäßige Beschäftigung mit Aktivitäten, die mit hoher Wahrscheinlichkeit unangenehme Konsequenzen nach sich ziehen (…)	
Art der psychosozialen Beeinträchtigung	(…) deutliche soziale oder berufliche Funktionsbeeinträchtigungen (…) oder eine Hospitalisierung (…) oder (…) psychotische Symptome	(…) ist nicht schwer genug, um deutliche soziale oder berufliche Funktionsbeeinträchtigungen zu verursachen oder eine Hospitalisierung erforderlich zu machen. (…)
Ausschlusskriterien	[Symptomatik] ist nicht Folge der physiologischen Wirkung einer Substanz (…) oder eines medizinischen Krankheitsfaktors. Beachte: Eine vollausgeprägte manische Episode, die während einer antidepressiven Behandlung (…) auftritt, aber über die physiologische Wirkung der Behandlung hinaus auf einem vollausgeprägten syndromalen Level fortbesteht, ist ein ausreichendes Indiz für das Vorliegen einer manischen Episode und somit für die Diagnose einer bipolaren Störung	[Symptomatik] ist nicht Folge der physiologischen Wirkung einer Substanz (…). Beachte: Eine vollausgeprägte hypomane Episode, die während einer antidepressiven Behandlung (…) auftritt, aber über die physiologische Wirkung der Behandlung hinaus auf einem vollausgeprägten syndromalen Level fortbesteht, ist ein ausreichendes Indiz für das Vorliegen einer hypomanen Episode. Jedoch sollte beachtet werden, dass das Vorliegen von ein oder zwei Symptomen (…) weder ausreichend für die Diagnose einer hypomanen Episode noch für das Vorliegen einer bipolaren Störung ist

45

Fallbeispiel Frau M.

Eine 28-jährige Frau hatte seit ihrem 16. Lebensjahr zahlreiche manische und depressive Stimmungsänderungen sowie wiederholt Phasen von Schlafstörungen und allgemeiner Ängstlichkeit. Ihre Leistungen in der Schule wurden schlechter, sie zog sich mitunter von sozialen Aktivitäten (Sportverein) zurück. Mit 18 wurde erstmals die Verdachtsdiagnose einer affektiven Störung gestellt, allerdings einer depressiven Störung. Ein Jahr später, in den Vorbereitungen zum Abitur, kam es dann zu einer depressiven Episode, in der die Patientin gegenüber einer Freundin suizidale Tendenzen äußerte. Eine kurzzeitige Behandlung mit einem Antidepressivum und stützender Psychotherapie besserte die Symptomatik deutlich. Nach Beginn eines Studiums und dem damit verbundenen Umzug kam es zu Überforderungssituationen und in der Folge zu schweren depressiven Episoden. Während der Depression hatte sie mehrere Male einen Selbstmord versucht. Nach der dritten depressiven Episode kippte das Bild relativ schnell innerhalb einiger Tage in eine Manie mit psychotischen Symptomen um. Während ihrer Manie geriet sie in Situationen, bei denen sie schwanger wurde und mit einer Geschlechtskrankheit angesteckt wurde. Sie erlebte die Manien als etwas Unerträgliches, als ob sie willenlos durch das Kraftfeld der Ereignisse gezogen wurde. Auf andere wirkte sie ungemein gutgelaunt und vital, aber selbst fühlte sie sich ganz in der Macht und in der Gewalt von unbekannten

Kräften. Die Patientin musste zu diesem Zeitpunkt auf einer geschützten Station über den Zeitraum von 2 Monaten behandelt werden. Bis zum Auftreten der ersten Manie wurde die Frau ausschließlich antidepressiv behandelt, im Rahmen der Manie wurde die Patientin dann auf Lithium und ein atypisches Antipsychotikum eingestellt, die bis dahin verordneten Antidepressiva wurden abgesetzt. Unter der Lithiumtherapie stabilisierte sich ihre Stimmung im Laufe weniger Monate. Die Angehörigen waren erleichtert und die Ärzte und das Pflegepersonal in der Klinik beobachteten, dass sie von Tag zu Tag mehr sie selbst wurde, mehr Kontrolle über ihre Gedanken und Gefühle bekam. Die einzige, die nicht zufrieden war, war die Patientin selbst. Sie erzählte, dass sie fortdauernd deprimiert war und nichts wie in alten Tagen war. Erst nach und nach wurde den behandelnden Ärzten klar, dass diese junge Frau zwischen ihren heftigen Depressionen und Manien die meiste Zeit in gehobener Stimmung (Hypomanie) gewesen war. Die Patientin war so sehr an diese Hypomanie mit ihrer sprudelnden Lebenslust und -energie gewöhnt, dass sie meinte, das sei ihre Natur und Persönlichkeit. Sie konnte sich in den manischen Phasen nicht leiden, aber sie liebte das sorglose Dasein ihres hypomanischen Zustandes. Das Lithium zog sie in den „grauen Alltag": Aus ihrer Sicht war dieses neutrale Stimmungsniveau düster und reizlos und sie fühlte sich unter Lithium leicht deprimiert.

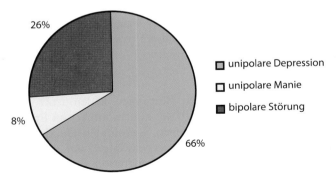

◻ Abb. 45.4 Anteil der bipolaren Störungen in der Gruppe der affektiven Störungen

26%

8%

66%

◻ unipolare Depression

◻ unipolare Manie

◼ bipolare Störung

45.4.2　**Manifestationsalter**

Bipolare Störungen manifestieren sich vornehmlich im jungen Erwachsenenalter, meist zwischen dem 15. und 19. Lebensjahr. Häufig werden Patienten mit bipolaren Störungen aber erst 5–10 Jahre nach der Erstmanifestation der Störung erstmals behandelt (Bauer et al. 2008c; s. auch ► Studienbox). In dieser Latenzzeit erleiden die Betroffenen in der Regel bereits mehrere Störungsphasen, wobei es wohl auch spontane Remissionen ohne weitere Rezidive gibt (Cicero et al. 2009).

Störungsbeginn in jungen Jahren

Nach wie vor besteht eine Unklarheit in der Frage der Inzidenzmuster und Konversionsraten affektiver Episoden in der Adoleszenz und im jungen Erwachsenenalter. Daten der prospektiv-longitudinalen Early-Developmental-Stages-of-Psychopathology-(EDSP-)Studie mit über 3000 adoleszenten Teilnehmern belegen, dass die ersten affektiven Episoden früh im Leben auftreten (Beesdo et al. 2009). In dieser Studie zeigte sich eine kumulative Inzidenz bis zum 33. Lebensjahr von 2,9 % für die Manie, 4,0 % für die Hypomanie, 29,4 % für major depressive Episoden und 19,0 % für minor depressive Episoden. Insgesamt 3,6 % der mit einer unipolar depressiven Episode diagnostizierten Personen entwickelten in der Folge eine Hypomanie oder Manie. 75,6 % der initial mit einer Manie erfassten Personen entwickelten in der Folge eine major oder minor depressive Episode.

Es ist ein aktuelles Bestreben klinischer Forschung, Prodromalsyndrome zu erkennen und möglichst frühzeitig effiziente Behandlungsmaßnahmen einzuleiten. Bipolare Störungen bilden dabei einen klinisch hoch relevanten Bereich, da sie oft erst Jahre nach Beginn der Störung korrekt diagnostiziert werden, was weitreichende Konsequenzen für die Betroffenen hat. Aus neueren Beobachtungsstudien mehren sich Hinweise, dass das Erkennen von Frühphasen bipolarer Störungen möglich ist. Durch Befragungen von erst vor Kurzem erkrankten Personen und deren Angehörigen zu bemerkten Symptomen vor der ersten Episode konnten Risikofaktoren für die Störung identifiziert werden (Özgürdal et al. 2009). Vor allem die Phase unmittelbar vor der ersten klinisch diagnostizierten Episode (die sog. Prodromalphase) scheint charakteristisch (d. h. symptomatisch zumindest teilweise von Frühstadien anderer psychiatrischer Störungen abgrenzbar; insbesondere Stimmungsschwankungen und Schlafstörungen sind von hoher Bedeutung) und lang genug zu sein, um Personen mit einem Risiko erkennen und ggf. behandeln zu können (Correll et al. 2007; Conus et al. 2008).

45.4.3 Verlauf

Bipolare Störungen gehen mit einer hohen Wiedererkrankungsrate einher. Dabei sind der Verlauf und die Symptomatik von Patient zu Patient sehr variabel. Es gibt Verläufe mit einigen wenigen Episoden bis hin zu 100 oder mehr Episoden im Laufe des Lebens. Zu-

dem leiden viele Patienten unter einer Residualsymptomatik, die das Risiko für eine Wiedererkrankung zusätzlich erhöht. Eine besonders schwerwiegende Form ist das Rapid Cycling, welches durch einen schnellen Wechsel von Phasen verschiedenen Typs gekennzeichnet ist. Bis zu 20 % der Patienten und vor allem Frauen mit einer bipolaren Störung erleben mindestens vier abgrenzbare Episoden innerhalb eines Jahres und erfüllen somit die Kriterien für die Spezifizierung Rapid Cycling (Bauer et al. 2008a), die aber häufig auch wieder zu einem stabilen Verlauf zurückkehrt. In der folgenden Übersicht sind Risikofaktoren für einen ungünstigen Krankheitsverlauf aufgeführt.

Faktoren, die mit einem ungünstigen Verlauf der bipolaren Störungen einhergehen

- **Für das Auftreten häufiger Episoden**
  - Junges Ersterkrankungsalter
  - Weibliches Geschlecht
  - Gemischte Symptomatik (zeitgleiches Vorhandensein von mindestens 3 spezifischen Symptomen der anderen Polarität)
  - Schwerwiegende Lebensereignisse
  - Psychotische Symptome
  - Unzureichendes Ansprechen auf die phasenprophylaktische Therapie
  - Schneller Phasenwechsel (Rapid Cycling)
- **Für chronische Verläufe**
  - Häufige Episoden
  - Prämorbide Persönlichkeitsmerkmale mit inadäquaten Copingstrategien
  - Unzureichendes Ansprechen auf die Akut- und phasenprophylaktische Therapie
  - Schlechte Compliance
  - Komorbider Substanzmissbrauch
  - Komorbidität mit anderen psychischen und somatischen Erkrankungen

---

Patienten mit bipolaren Störungen leiden trotz Behandlung auch außerhalb der akuten affektiven Episoden häufig unter depressiven Symptomen (Judd et al. 2002). Dies hat erhebliche Auswirkungen auf die soziale Funktionsfähigkeit und Integration der Betroffenen. Studien zur gesundheitsbezogenen Lebensqualität von Patienten mit bipolaren Störungen zeigen Beeinträchtigungen, die denen chronischer somatischer und anderer schwerer psychiatrischer Erkrankungen gleichen oder sie sogar übertreffen.

Die schwerwiegendste Konsequenz im Verlauf bipolarer Störungen ist suizidales Verhalten. Die Lebenszeitprävalenz von Suizidversuchen erreicht alarmierende 30 % (Oquendo und Mann 2001). In den Studiendaten der National Comorbidity Survey (NCS) lag das Odds Ratio für Suizidversuche bei 6,2 im Vergleich zu gesunden Kontrollpersonen (bei unipolaren depressiven Störungen war das Risikoverhältnis „nur" 3:1 im Vergleich zu den Kontrollpersonen; Kessler et al. 1994). Somit stehen manisch-depressive Patienten unter einem ca. 6-fach erhöhten Risiko, im Verlauf ihres Lebens einen Suizidversuch zu begehen, im Vergleich zu gesunden Probanden. Betroffene Personen haben ein etwa 2-fach erhöhtes Suizidrisiko im Vergleich zur Allgemeinbevölkerung – das höchste Risiko unter allen psychiatrischen Störungen (Baldessarini und Tondo 2003). Daten des Stanley Foundation Bipolar Network (SFBN) zeigen mehrere Faktoren, die mit diesem erhöhten Suizidrisiko assoziiert sind, u. a. genetische und familiäre Belastung, stressreiche Kindheits- und jüngste Lebensumstände, Verlust von sozialer und medizinischer Unterstützung, höhere psychiatrische Komorbidität und schwererer Verlauf der Störung (Leverich et al. 2003).

45.5 Entstehungsbedingungen

Nach heutigem Kenntnisstand wird von einer multifaktoriellen Genese der bipolaren Störung ausgegangen, wobei genetische, neurobiologische und psychosoziale Faktoren als pathogenetisch relevant angesehen werden (Newberg et al. 2008). Genetische Faktoren können die Grundlage für Vulnerabilität und klinischen Verlauf bilden. Die Annahme ist, dass durch fehlerhafte Genprodukte Zellfunktionen beeinträchtigt

werden können, was zu systemischen Veränderungen von Neurotransmission, neuronaler Plastizität und zirkadianer Rhythmik führen kann und sich schließlich auf der Verhaltensebene bzw. in der klinischen Symptomatik manifestiert.

Molekularbiologische wie auch neuroanatomische Befunde stützen die Annahme der in erster Linie neurobiologischen Grundlage dieser Störung. Psychosoziale Faktoren wie kritische Lebensereignisse und Persönlichkeitscharakteristika können bei entsprechender Prädisposition im Sinne des Vulnerabilitäts-Stress-Modells krankheitsauslösend bzw. -unterhaltend wirken (◻ Abb. 45.5). Eine kürzlich erschienene Metaanalyse belegt den Einfluss von Stress und kritischen Lebensereignissen auf den Beginn und Verlauf bipolarer Störungen (Lex et al. 2017). Auch wenn zum Teil sehr detaillierte Befunde einzelner Mechanismen bekannt sind, ist es noch nicht möglich, ein die verschiedenen Forschungsergebnisse integrierendes ätiopathogenetisches Modell der Störung abzuleiten. Inwieweit die klinischen Unterschiede der einzelnen Phasen Ausdruck einer neurobiologischen Heterogenität sind, ist noch unklar, aber sehr wahrscheinlich. Ob das gleiche Modell für die verschiedenen Typen bipolarer Störungen gleichermaßen Gültigkeit hat, ist ebenfalls noch ungeklärt.

Befunde aus (funktionell-)bildgebenden und neuropathologischen Post-mortem-Untersuchungen bei bipolaren Störungen lieferten Hinweise für dysfunktionale

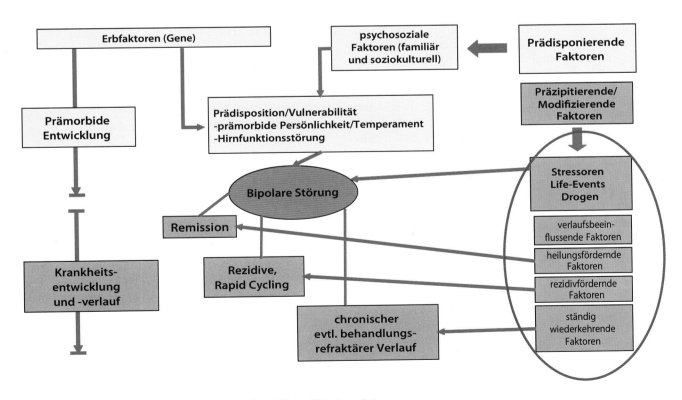

◻ Abb. 45.5   Multifaktorielles Entstehungsmodell und Verlauf bipolarer Störungen

kortikolimbische und kortikostriatale Regelkreise (Drevets et al. 1997; Strakowski et al. 2000; Bauer et al. 2005, 2016; Hibar et al. 2016). Allerdings konnten die hierbei beschriebenen mikro- und makroskopischen Veränderungen bisher wenig zur nosologischen Spezifizierung und Differenzierung bipolarer Störungen beitragen. Eine wesentliche Erklärung hierfür könnte darin bestehen, dass hirnfunktionelle und hirnmorphologische Veränderungen ihren Ausdruck in einzelnen Symptomen und nicht in nosologischen Entitäten finden. Darüber hinaus ist auch unklar, inwieweit histopathologische und morphometrische Untersuchungen die tatsächlichen komplexen neuronalen Verhältnisse und Interaktionen bei psychiatrischen Störungen widerspiegeln können. Trotz der methodischen Unzulänglichkeiten und der auf die Neuropathologie krankheitsassoziierten Einflussfaktoren (z. B. Medikation, Suizid, Anzahl der affektiven Episoden) konnten bei bipolaren Patienten Veränderungen in verschiedenen Hirnarealen gefunden werden, insbesondere im präfrontalem Kortex, Hippocampus, Amygdala und anderen subkortikalen/limbischen Regionen (Übersicht bei Juckel und Mavrogiorgou 2005; Hibar et al. 2016).

Das von Baumann et al. (2003) ausführlich dargestellte Diathese-Stress-Modell affektiver Störungen geht von genetisch determinierten und von äußeren Umweltfaktoren getriggerten funktionellen und hirnmorphologischen Veränderungen aus, die in eine gestörte Stressbewältigung münden. Vor allem die Befunde zu Veränderungen der Hypothalamus-Hypophysen-Nebennierenrinden-(HHN-)Achse scheinen diese Hypothese einer gestörten Stressverarbeitung bei affektiven Störungen zu stützen. Andere Modelle sind das sog. Kindling- und das Switch-Modell. Beim **Kindling-Modell** geht man davon aus, dass durch die zunehmende Abfolge von affektiven Phasen eine Zunahme der phasischen Störungsintensität, eine Beschleunigung der Phasenhäufigkeit, eine zunehmende Unabhängigkeit der affektiven Episoden von belastenden Lebensereignissen sowie progrediente Therapieresistenz „getriggert" wird. Die bisherige Evidenz für das Kindling-Modell ist nur bedingt aussagekräftig, und nur langfristige, prospektive Studien werden erlauben abzuschätzen, ob der Einfluss von Stress abnimmt oder inwieweit im Nachhinein Lebensereignisse im Zusammenhang mit den ersten Episoden besser erinnert werden, weil ihnen eine besondere Bedeutung zugeschrieben wird (Bender und Alloy 2011). Ausgehend von chronobiologischen Überlegungen wird bezüglich des **Switch-Modells** angenommen, dass eine Verlangsamung eines stimmungswirksamen Oszillators im Hirnstamm und eine Abschwächung der hemisphärischen Top-down-Regulation dieses Oszillators zu einer erhöhten Sensitivität für externe Stimuli und damit zu einem erhöhten Switch-Risiko entweder in eine depressive Phase (Dominanz der rechten Hemisphäre) oder in eine manische Phase (Dominanz der linken Hemisphäre) führt (Juckel und Mavrogiorgou 2005).

45.5.1 Genetik

Familien-, Zwillings- und Adoptionsuntersuchungen haben die Bedeutung genetischer Faktoren für bipolare Störungen unterstrichen (Duffy et al. 2009). So zeigten Familienstudien gegenüber der Allgemeinbevölkerung ein ca. 10-fach erhöhtes Störungsrisiko für Verwandte 1. Grades bipolar Erkrankter. Die Heritabilität von über 80 % ist eine der höchsten im Bereich psychiatrischer Störungen, was vor allem für die manische Seite der Störung zutrifft (McGuffin et al. 2003). Familienstudien zeigten ein gegenüber Kontrollgruppen 7- bis 10-fach erhöhtes Störungsrisiko für Verwandte 1. Grades bipolar Erkrankter (7–10 % statt 1 %), bei eineiigen Zwillingen fand sich eine Konkordanzrate von ca. 60 %. Wie bei allen komplex genetischen Störungen ist von einer multifaktoriellen und polygenen Ätiopathogenese auszugehen (Kato 2001). Das heißt zum einen, dass auch Umweltfaktoren eine Rolle spielen und zum anderen, dass sehr viele Gene an der Ausprägung des Phänotyps beteiligt sind. Jedes einzelne Gen trägt für sich allein genommen nur einen kleinen Teil zum Risiko bei. Die identifizierten Varianten (Polymorphismen) in diesen Genen besitzen allerdings nur kleine Effektstärken und können somit die hohe Heritabilität allein nicht erklären. Ein Großteil der genetischen Faktoren bedarf also noch der Aufklärung durch weitergehende Forschungsansätze. Hier sind z. B. Sequenzierungen des Genoms, Suche nach seltenen Varianten mit hohem genetischen Risiko oder pharmakogenetische Studien zu nennen. In der Zukunft werden darüber hinaus genetische Studien des Verlaufs sowie von speziell umschriebenen phänotypischen Subgruppen eine größere Bedeutung bekommen (Schulze 2010; Hou et al. 2016a, b).

45.5.2 Zirkadiane Rhythmik

Störungen der zirkadianen Rhythmik sind vermutlich wichtige Faktoren in der Pathophysiologie bipolarer Störungen (► Studienbox). Neben Veränderungen des Schlafmusters finden sich auch Auffälligkeiten in endokrinologischen Sekretionsprofilen und im zirkadianen Verlauf von Körpertemperatur und Herzfrequenz. Die Befunde weisen auf eine Verkürzung der zirkadianen Periode bei Patienten mit bipolarer Störung hin. Die typischen polysomnografischen Veränderungen in der Depression sind eine verkürzte REM-Latenz und eine erhöhte REM-Dichte. Während depressiver Episoden beschreiben bipolar erkrankte Patienten häufig Hypersomnie (vermehrter Schlaf), wohingegen Hyposomnie häufiger bei unipolarer Depression auftritt. Biologische

Rhythmen werden durch eine Kombination aus externen Schlüsselreizen wie Tag-Nacht-Zyklus und internen Schrittmachern, vor allem im N. suprachiasmaticus (SCN) bestimmt. Unter anderem modulieren serotonerge Neurone der Raphekerne die Aktivität des SCN; eine Reduktion dieser Neurone ist bei der bipolaren Störung berichtet worden (Juckel und Mavrogiorgou 2005).

Studienbox

Schlaf und Stimmung

Patienten mit bipolarer Störung weisen sowohl in depressiven als auch in manischen Phasen Alterationen des zirkadianen Rhythmus auf. Affektive Episoden bipolar Erkrankter können relativ plötzlich aus euthymer Stimmung heraus auftreten. Die Forschung befasst sich daher mit der Frage, mit Hilfe welcher Parameter kommende Episoden möglichst sicher vorausgesagt werden können. An einer Gruppe von 101 Patienten wurden über einen Zeitraum von durchschnittlich 265 Tagen Stimmung und Schlafdauer mit Hilfe eines elektronischen Tagebuches erfasst (Bauer et al. 2008a). In der Korrelationsanalyse zeigte sich, dass eine Veränderung der Schlafdauer von mehr als 3 Stunden mit hoher Wahrscheinlichkeit eine wesentliche Änderung der Stimmungslage am darauffolgenden Tag voraussagt. Diese Studie belegt für die klinische Praxis, dass erhebliche Änderungen der Schlafdauer vermieden werden sollten.

45.5.3 Intrazelluläre Signaltransduktion und die Rolle neurotropher Faktoren

Im zentralen Nervensystem sorgen komplexe intrazelluläre Signalnetzwerke für die integrierte Verarbeitung und funktionelle Balance der eingehenden Informationen. Durch Rezeptorbindung von Neurotransmittern oder Neurotrophinen werden diese Signaltransduktionskaskaden angestoßen. Mittlerweile finden sich zahlreiche Befunde zu veränderter intrazellulärer Signaltransduktion bei der bipolaren Störung (Übersicht bei Manjii und Lenox 2000). Insbesondere konnten Auffälligkeiten des Adenylatzyklasesystems, der G-Proteine, der intrazellulären Kalziumregulation, des Phosphatidylinostiol-(PI)Systems und von Proteinkinase C (PKC) mehrfach repliziert werden. GSK-3β (Glykogensynthetasekinase) ist ebenfalls in Signaltransduktionskaskaden und die Regulation von neuronaler Apoptose und synaptischer Plastizität involviert. Durch Modulation der GSK-3β-Aktivität konnten tierexperimentell sowohl antimanische als auch antidepressive Effekte beobachtet werden. Der neuroprotektive Effekt des Lithiums wird

zumindest teilweise einer GSK-3-Inhibition und der damit einhergehenden Veränderung der Genexpression von beispielsweise BDNF („brain-derived neurotrophic factor") zugeschrieben. Mehrere Untersuchungen haben Reduktionen von BDNF bei Depression feststellen können, sowie erhöhte BDNF-Expression unter Therapie u. a. mit Mood Stabilizer. Möglicherweise führt bei affektiven Störungen ein Mangel an Neurotrophinen zu einer eingeschränkten Plastizität des Gehirns, welche eine inadäquate hirnstrukturelle und funktionelle Adaption z. B. auf Stress bedingt (Gould et al. 2004; Quiroz et al. 2004).

45.5.4 Psychologische Faktoren

Lange Zeit dominierten rein biologische Erklärungsansätze, die die bipolaren Störungen als „endogen" beschrieben, was auch die Art der Behandlung bestimmte. Das ursprüngliche psychoanalytische Verständnis sah die Manie primär als eine extreme Abwehrreaktion auf unbewusst wahrgenommene depressive Gefühle, Frustrationen und Bedrohungen des Ichs (Abraham 1927). Eine kognitive Neuinterpretation dieses Modells wurde von Neale (1988) vorgelegt, die neuerdings im Rahmen von Untersuchungen zur emotionalen Informationsverarbeitung auch Gegenstand empirischer Studien ist (u. a. Lyon et al. 1999). Manische Symptome, vor allem Größenideen, werden als dysfunktionale Bewältigungsversuche aufgefasst, einen instabilen Selbstwert zu schützen. In einer klassischen Untersuchung zeigten Winters und Neale (1988), dass akut manische Patienten einen typisch depressiven Attributionsstil aufwiesen, wenn dieser indirekt bzw. implizit erhoben wurde.

Im Vergleich zu unipolaren Depressionen steckt die psychologische Modellentwicklung zu bipolaren Störungen und deren Evaluation aber noch in den Kinderschuhen. Ungeklärt ist z. B., inwieweit Manie und Depression als separate Störungsbilder aufgefasst werden sollten oder es sinnvoll ist, von einer bipolaren Störung zu sprechen, bei der beiden Anteilen eine gemeinsame Ätiologie zugrunde liegt. Es gibt durchaus Hinweise (z. B. differenzielle Wirksamkeit von Medikamenten auf depressive und manische Symptome, unterschiedliche Trigger für Manien und Depressionen), dass ein polaritätsspezifisches Verständnis wichtig ist (vgl. Johnson und Meyer 2004). Psychologische Modelle haben bislang auch nicht zwischen verschiedenen Formen bipolarer Störungen differenziert.

Die meisten Modelle beschreiben eine **Instabilität biologischer Prozesse** als zugrunde liegende Vulnerabilität. Die Theorie der „sozialen Zeitgeber" wird diskutiert, die sich mit den psychologischen Folgen der Störung zirkadianer Rhythmen beschäftigt (Ehlers et al. 1988; Malkoff-Schwartz et al. 1998). Da die psychologische Forschung sich intensiv mit der Rolle des

Verhaltensaktivierungssystems („behavioral activation system", BAS) und dessen Dysregulation beschäftigt (z. B. Alloy et al. 2008, 2015; Johnson 2005), sei das Modell von Depue und Kollegen (Depue und Iacono 1989; Depue und Zald 1993) kurz dargestellt. Zentral ist die Annahme, dass die Leichtigkeit, mit der das BAS zur **Dysregulation** tendiert, der entscheidende Faktor ist, der eine Person dazu prädisponiert, manische und depressive Symptome zu entwickeln. Dem BAS wird insbesondere eine motivationale Funktion zugeschrieben, wobei alle Reize mit potenziellem Verstärkungscharakter das System aktivieren, was mit einem gesteigerten Antrieb, einer erhöhten motorischen Aktivität und positivem Affekt einhergeht. Ein deaktiviertes BAS geht analog mit z. B. geringem Energie- und Antriebsniveau und Lustlosigkeit einher. Bipolar affektive Symptome lassen sich in diesem Modell als extreme Zustände des BAS auffassen. Studien zeigen, dass Lebensereignisse, die das BAS aktivieren, oder entsprechende kognitive Prozesse wie z. B. Attributionen eine Rolle für bipolare Störungen spielen (z. B. Johnson et al. 2008; Lam et al. 2004; Meyer et al. 2010).

Kognitive Modelle der Manie wurden in Anlehnung an die Depression formuliert. Danach führen dysfunktionale Schemata und kognitive Fehler wie z. B. Übergeneralisierung dazu, dass die Stimmung positiver oder reizbarer wird. Als Folge davon nimmt beispielsweise der Selbstwert zu, werden mehr Aktivitäten geplant, negative Rückmeldungen oder Warnungen anderer ignoriert, die Einnahme der Medikamente in Frage gestellt. Dies kann eine Spirale in Gang setzen, die zu einer Eskalation manischer Symptome führt. Analog zum **Hoffnungslosigkeitsmodell** der Depression (Kap. 45) wird angenommen, dass entsprechende globale und stabile Attributionen infolge von antizipierten oder aktuellen positiven Erlebnissen bei gegebener Vulnerabilität Manien begünstigen können (z. B. Alloy et al. 2015; Meyer 2008b; Newman et al. 2000).

Mansell et al. (2007) stellten ein **kognitiv-behaviorales Modell** vor, das einen transdiagnostischen Ansatz vertritt und versucht, Stimmungsschwankungen im Allgemeinen zu verstehen. Im Kern steht die subjektive Interpretation von internen Zuständen und deren Veränderungen. Beispiele für solche internen Zustände sind u. a. Müdigkeit, vermehrte Energie, vorzeitiges Aufwachen, Unruhe etc. Das Modell geht davon aus, dass eine angemessene und gesunde Emotionsregulation dadurch gestört wird, dass diesen Veränderungen in internen Zuständen eine sehr hohe persönliche Bedeutsamkeit zugeschrieben wird (z. B. Angst, dass Müdigkeit eine erneute Depression ankündigt, „vorzeitiges morgendliches Erwachen" als Anzeichen für eine kreative Phase). Dies führt dazu, dass immense Anstrengungen unternommen werden, diese internen Zustände zu kontrollieren. Mansell et al. (2007) klassifizieren diese kontraproduktiven Versuche, Kontrolle auszuüben, die das

Risiko erhöhen, klinisch relevante depressive oder manische Symptome zu entwickeln, als „ascent behaviours" und „descent behaviours". Erstere führen zu einer Zunahme in der Aktivierung (z. B. Einnahme von Stimulanzien gegen Müdigkeit; „aktivierende Verhaltensweisen") und Letztere dienen einer Abnahme des aktuellen Erregungszustands (z. B. „Vermeiden sozialer Kontakte" aufgrund von Befürchtungen, nicht unterhaltsam zu sein; „deaktivierende Verhaltensweisen"). Erste Studien zeigen, dass dieser Ansatz unser psychologisches Verständnis und die Behandlung bipolarer Störungen verbessern könnte.

45.6 Intervention

Bei den Interventionsansätzen zur Behandlung bipolarer Störungen lassen sich schematisch zwei Kategorien unterscheiden:
1. pharmakologische und andere biologische Behandlungen und
2. psychoedukative und psychotherapeutische Ansätze.

Während bei leichten bis mittelschweren unipolaren Depressionen diese beiden Behandlungsansätze weitgehend gleichberechtigt auch nebeneinander stehen können, werden psychoedukative und psychotherapeutische Ansätze bei bipolaren Störungen meistens als eine die medikamentöse Behandlung ergänzende Maßnahmen betrachtet. Nur in besonderen Fällen (z. B. Medikamentenunverträglichkeit) werden psychologische Interventionen auch als alleinige Maßnahme in Betracht gezogen.

45.6.1 Medikamentöse Therapie

Bei der medikamentösen Behandlung bipolarer Störungen wird zwischen Akuttherapie und prophylaktischer Therapie (Rezidivprophylaxe) unterschieden (Abb. 45.6). Von entscheidender Bedeutung ist eine sachgerechte medikamentöse Rezidivprophylaxe, um langfristig Rezidive und suizidale Handlungen zu vermeiden sowie eine möglichst normale Lebensführung der Erkrankten zu erreichen.

Rezidivprophylaktische Therapie

Die Rezidivprophylaxe durch sog. stimmungsstabilisierende Medikamente („mood stabilizer"; Tab. 45.3) steht dabei im Vordergrund. Sie sollte durch psychotherapeutische und psychoedukative Maßnahmen ergänzt werden. Neben der Verhütung neuer Episoden muss die Langzeitprophylaxe aber auch andere Ziele verfolgen, insbesondere die Suizidprophylaxe sowie die Beseitigung subsyndromaler Symptome.

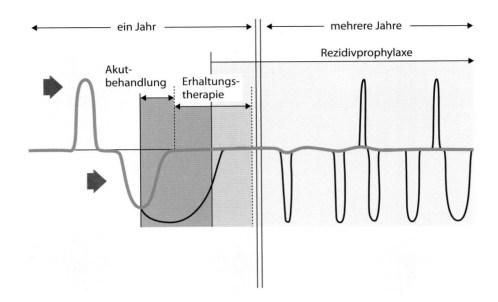

◨ Abb. 45.6 Stadien der Behandlung in der Therapie bipolarer Störungen

Nachdem Lithiumsalze viele Jahrzehnte die einzige Behandlungsoption darstellten, wurden in den vergangenen Jahren neue Therapieansätze entwickelt, die neben einer am individuellen Störungsverlauf des Patienten angepassten und häufig komplexen pharmakologischen Behandlung vor allem psychoedukative und psychotherapeutische Verfahren umfassen. Auch die Möglichkeiten der Selbsthilfe werden zunehmend genutzt. Bei Ausschöpfung und konsequenter Anwendung der therapeutischen Möglichkeiten ist heute schon eine bessere Kontrolle der Störung und Steigerung der Lebensqualität möglich als noch vor 10 Jahren.

Die Entscheidung zu einer phasenprophylaktischen Behandlung bei der bipolaren Störung sollte frühzeitig und konsequent erfolgen. Die beste Datenlage für die Rezidivprophylaxe bipolarer Störungen liegt noch immer für Lithium vor. Lithium ist daher nach wie vor das Mittel der ersten Wahl und ist vor allem bei der klassischen Bipolar-I-Störung effektiv (Müller-Oerlinghausen et al. 2002; Yatham et al. 2009; Bauer und Gitlin 2016). Zur rezidivprophylaktischen Behandlung von bipolaren Störungen wird Lithium in den internationalen Richtlinien als Therapie der ersten Wahl („Goldstandard") geführt (Bauer et al. 2006). Eine gewisse Renaissance von Lithium in den letzten Jahren, vor allem auch in den USA, dürfte zum einen mit der zunehmenden Evidenz dafür zusammenhängen, dass Lithium neben seiner phasenprophylaktischen Wirksamkeit auch suizidverhindernde Wirkungen hat (Lewitzka et al. 2013) – für Letzteres finden sich immer mehr Hinweise auch aus kontrollierten Studien (Lauterbach et al. 2008). Ein weiterer Grund sind Befunde, die dem Lithium neuerdings eine neuroprotektive Potenz zusprechen. Dazu liegen überzeugende

Ergebnisse grundlagenwissenschaftlicher Arbeiten vor. Die Wirksamkeit von Lithium in der Verhütung manischer Rezidive kann als nachgewiesen, in der Prophylaxe depressiver Rezidive als gut belegt gelten. Weniger gut belegt ist auch die Wirksamkeit von Carbamazepin (ein Antiepileptikum) zur Verhinderung affektiver Episoden. Während es bei klassischen Verläufen weniger wirksam ist als Lithium, wirkt es gut bei atypischen, sog. Bipolar-Spektrum-Störungen, und schizoaffektiven Störungen (Greil et al. 1998; ▶ Kap. 44). Weitere Behandlungsoptionen in der Rezidivprophylaxe sind der Einsatz von Lamotrigin (verhindert insbesondere depressive Episoden), Valproat (wirkt insbesondere akut und prophylaktisch gegen Manien) sowie in jüngerer Vergangenheit auch atypische Antipsychotika (Olanzapin, Aripiprazol und Quetiapin; Yatham et al. 2009) vor allem für Patienten, die in der Akuttherapie der Manie auf diese Substanzen angesprochen haben.

Behandlung der Manie

Die medikamentöse Therapie der Manie stellt eine besondere Herausforderung dar, weil viele Patienten sich während einer akuten Manie in aller Regel nicht unwohl oder „krank" fühlen, sondern sich eher in Glücksgefühlen überschlagen. Die medikamentöse Therapie der akuten Manie muss von daher auch nicht selten gegen den Willen und Widerstand des Patienten erfolgen, durch intravenöse oder intramuskuläre Applikation der Medikamente. Eine bessere Ausgangslage hinsichtlich der Krankheits- und Behandlungseinsicht besteht häufig nach vorangegangenen manischen Phasen, wenn die Patienten Frühwarnzeichen zu erkennen gelernt haben und über eine gewisse Behandlungseinsicht

Tab. 45.3 Übersicht über die in Deutschland für die Rezidivprophylaxe und Langzeitbehandlung bipolarer Störungen zugelassenen Substanzen

Substanz (Handelsnamen in Auswahl)	Gruppe	Dosierung	Wichtige unerwünschte Arzneimittelwirkungen	Nachteile
Lithium (Quilonum Retard, Hypnorex)	Lithiumsalze	Serumspiegel 0,6–0,8 mmol/l	Tremor, Polyurie, Polydipsie, Gewichtszunahme, Diarrhö, Schilddrüsenfunktionsstörungen (v. a. Unterfunktion und Struma)	Geringe therapeutische Breite; bei unsachgemäßer Anwendung Gefahr der Intoxikation mit bleibenden neurologischen Schäden
Carbamazepin (Tegretal, Timonil)	Antiepileptikum	Serumspiegel 4–7 mg/dl	Müdigkeit, Schwindel, Doppelbilder, Erhöhung der Leberwerte, allergische Hautreaktionen	Pharmakokinetische Interaktionen mit anderen Psychopharmaka ist zu beachten
Valproinsäure (Ergenyl, Orfiril)	Antiepileptikum	Serumspiegel 50–100 mg/dl	Übelkeit, Tremor, Müdigkeit, Gewichtszunahme, allergische Hautreaktionen	Pharmakokinetische Interaktionen mit Lamotrigin und Carbamazepin; Risiken für Embryo bei Einnahme in der Schwangerschaft und für Entwicklung polyzystischer Ovarien bei Frauen
Lamotrigin (Lamictal)	Antiepileptikum	200–300 mg/Tag	Kopfschmerzen, Gelenkschmerzen, allergische Hautreaktionen	Lebensbedrohliche Hautreaktionen bei zu schneller Aufdosierung; Interaktionen mit Valproat und Carbamazepin; verhindert weniger gut Manien
Olanzapin (Zyprexa)	Atypisches Antipsychotikum (Neuroleptikum)	10–20 mg/Tag	Gewichtszunahme, Müdigkeit, Hyperglykämie	Metabolische Folgen der Gewichtszunahme; eingeschränkte Zulassung (bei Patienten, die auf Olanzapin in der Akutbehandlung der Manie angesprochen haben)
Quetiapin (Seroquel)	Atypisches Antipsychotikum (Neuroleptikum)	300–600 mg/Tag	Sedierung, orthostatische Hypotonie, Gewichtszunahme	Fraglich metabolische Folgen der Gewichtszunahme
Aripiprazol (Abilify)	Atypisches Antipsychotikum (Neuroleptikum)	15–30 mg/Tag	Extrapyramidalmotorische Störungen, insbesondere Sitzunruhe (Akathisie) (aber seltener wie bei klassischen Neuroleptika)	Keine metabolischen Nebenwirkungen

verfügen. Die akute Behandlung ist gleichermaßen der erste Schritt der Langzeittherapie und dies sollte bei der Medikamentenauswahl berücksichtigt werden. Innerhalb der letzten 60 Jahre haben sich die medikamentösen Behandlungsmöglichkeiten der akuten Manien erheblich erweitert (Übersichten in Bauer 2005; Grunze et al. 2009; Yatham et al. 2009). Nach der Entdeckung des Lithiums 1948 als antimanische Substanz sind zahlreiche neue Substanzen hinzugekommen, die interessanterweise zunächst als Antiepileptika (Carbamazepin, Valproinsäure) oder Antipsychotika (Neuroleptika) eingesetzt wurden (▶ Kap. 9). Die Erfahrungen mit den neueren atypischen Antipsychotika (Aripirazol, Olanzapin, Quetiapin, Risperidon und Ziprasidon) sind zwar noch lange nicht so ausgereift wie für die „klassischen" drei Phasenprophylaktika Lithium, Carbamazepin und Valproinsäure. Vieles spricht jedoch dafür, dass diese modernen Neuroleptika gute Behandlungsalternativen sein können. Außerdem kommen atypische Neuroleptika zur Augmentation als Add-on-Therapie vermehrt zum Einsatz, wo sie die Wirksamkeit von Lithium und Valproinsäure verstärken.

Therapie der bipolaren Depression

Unter bipolarer Depression versteht man eine depressive Episode, die im Rahmen einer bipolaren Störung auftritt. Die medikamentöse Behandlung der bipolaren Depression unterscheidet sich von den beschriebenen Therapiemöglichkeiten der unipolaren Depression mitunter deutlich. Erst in den letzten Jahren trennt die Forschung konsequent uni- und bipolare Depressionsformen, dennoch ist die Therapie der unipolaren Depression deutlich besser untersucht als die der bipolaren. Dies führt häufig zu Therapiemaßnahmen, die nur auf unsystematischen klinischen Beobachtungen beruhen oder in Analogie zur unipolaren Depression erfolgen.

Besonderheiten in der Pharmakotherapie der bipolaren Störung ergeben sich durch den speziellen und variablen Krankheitsverlauf. Ein Problem für allgemeine Behandlungsempfehlungen stellen die unterschiedlichen Verlaufstypen der bipolaren Störung (Typ I, Typ II, Rapid Cycling, gemischte Symptomatik), sowie therapieresistente Verlaufsformen der depressiven Episoden dar. Ein Risiko der medikamentösen Therapie mit Antidepressiva besteht in der Induktion eines manischen Syndroms („switch"). Diese Problematik tritt auch bei dem natürlichen Krankheitsverlauf der Störung auf, jedoch wird die Wahrscheinlichkeit des Eintretens einer manischen Episode durch verschiedene Antidepressiva, insbesondere trizyklische Antidepressiva, erhöht.

Als weitere Komplikation in der medikamentösen Behandlung ist eine Verkürzung der Zyklusdauer zu nennen. Die Zyklusdauer umfasst dabei die Zeitspanne vom Beginn einer affektiven Phase bis zum Beginn der nächsten affektiven Phase. Eine zunehmende Verkürzung kann in einem medikamentös schwierig behandelbaren Rapid

Cycling (definiert als vier oder mehr affektive Phasen in den vergangenen 12 Monaten) enden. Eine weitere Herausforderung der medikamentösen Therapie stellt sich dann ein, wenn die depressive Symptomatik in einen affektiven Mischzustand bzw. gemischte Episode übergeht. Hier ist eine genaue Beschreibung der aktuellen Psychopathologie die Voraussetzung, um einen Behandlungsplan zu etablieren. Zur pharmakologischen Behandlung der Depression stehen Antidepressiva, Stimmungsstabilisierer (Phasenprophylaktika, s. oben) und atypische Antipsychotika zur Verfügung. Die gleichzeitige Therapie mit Antidepressiva und Mood Stabilizer (insbesondere zur Verhinderung eines Switch in die Manie) gilt als Methode der ersten Wahl (Übersichten in Bauer 2005; Yatham et al. 2009; Grunze et al. 2010).

45.6.2 Psychoedukation und Psychotherapie

Auch wenn es inzwischen unstrittig ist, dass Patienten mit bipolaren Störungen von psychosozialen Interventionen profitieren (DGBS und DGPPN 2019), so ist es erst in den letzten 10–15 Jahren zunehmend Teil der Behandlungspraxis, Psychoedukation oder auch Psychotherapie anzubieten. Hintergrund dafür ist, dass sich immer wieder zeigte, dass durch eine alleinige Pharmakotherapie oft keine langfristige und hinreichende Stabilisierung erreicht werden konnte und dass Medikamente die oft vorliegenden psychosozialen Probleme, wie z. B. innerfamiliäre Konflikte, Selbstwertprobleme oder inadäquate Stressbewältigung, nicht beseitigten (▶ Gut zu wissen).

> **Gut zu wissen**
>
> **Wann sind Psychoedukation und Psychotherapie indiziert?**
> - Nach einer akuten affektiven Episode zur weiteren Stabilisierung und zur Vermeidung weiterer Episoden (= „Rezidivprophylaxe")
> - Zur Behandlung akuter depressiver Symptome
> - Als Stütze in akuten manischen Zuständen, wenn eine tragfähige und stabile therapeutische Beziehung bereits existiert

Im Hinblick auf die Situation bei bipolaren Störungen erscheint eine Begriffsklärung bezüglich Psychoedukation und Psychotherapie wichtig, wobei viele Experten Psychoedukation als einen wichtigen und integralen Bestandteil von Psychotherapie beurteilen (▶ Kap. 22). Unter Psychoedukation versteht man eine hinreichende Information und Aufklärung der Betroffenen (und ggf. ihrer Angehörigen) über ihre Störung, deren Ursachen, Verlauf und Behandlungsmöglichkeiten. Eine eher formale Art der Informationsvermittlung (z. B. Bücher,

Patientenbroschüren, Vorträge) kann als Edukation verstanden werden, während Psychoedukation einen interaktionalen Prozess umfasst, in dem z. B. Patient und Therapeut gemeinsam im Gespräch anhand der individuellen Biografie das Wissen über die Störung erarbeiten.

Die drei derzeit am häufigsten eingesetzten Programme in der Rezidivprophylaxe bipolarer Störungen sind das „Family-Focused Treatment" (FFT; Miklowitz 2010), die „interpersonelle und soziale Rhythmustherapie" (IPSRT; Frank 2005), und die „kognitive Verhaltenstherapie" (KVT; Basco und Rush 1996; Meyer und Hautzinger 2013). Alle drei Ansätze beinhalten ein Modul, dessen Hauptziel Psychoedukation ist und im Idealfall den spezifischeren Interventionen vorausgeht. Was die Inhalte einer entsprechenden Psychoedukation betrifft, so herrscht weitgehende Übereinstimmung zwischen den drei Programmen (Meyer 2005). Eine zusammenfassende Übersicht der Themen, die im Rahmen einer psychoedukativen Maßnahme berücksichtigt werden sollten, findet sich in der folgenden Übersicht.

Mindestinhalte einer Psychoedukation bei bipolaren Störungen

- Beschreibung von Symptomen hypomaner, manischer, depressiver und gemischter Episoden
- Verlauf und Prognose bipolarer Störungen
- Vulnerabilitäts-Stress-Modell
- Rolle von Stress und belastenden Lebensereignissen
- Rolle genetisch-biologischer Faktoren (z. B. Risiko für Angehörige)
- Rolle von Risiko- und protektiven Faktoren (z. B. Substanzabusus, stabiler Arbeitsrhythmus)
- Individuelle Analyse der Entstehung der letzten Episoden unterschiedlicher Polarität
- Besprechen der Erfahrungen in der Psychiatrie
- Individuelle Warnsymptome bzw. Prodromalsymptome (versus normale Schwankungen in der Stimmung und im Verhalten)
- Medikamentöse Behandlungsoptionen (inklusive mögliche Nebenwirkungen)
- Psychologische Behandlungsoptionen und Ansatzpunkte

Family Focused Treatment (FFT)

Bei der FFT von Miklowitz (2010) handelt es sich um eine 21 Sitzungen umfassende, manualisierte verhaltenstherapeutisch orientierte Familientherapie. Ausgangspunkt dieser Intervention ist, dass bestimmte familiäre Interaktionsmuster das Risiko für Rezidive erhöhen (z. B. Butzlaff und Hooley 1998; Miklowitz et al. 1988). Zusätzlich zu einem psychoedukativen Modul liegt der Schwerpunkt der FFT auf einem Training der Betroffenen mit ihren Bezugspersonen sowohl im Hinblick auf kommunikative als auch auf Problemlösefertigkeiten. Als Rahmenbedingungen für die FFT sind die Präsenz zweier Therapeuten sowie die Durchführung der Behandlung in der häuslichen Umgebung der Betroffenen gesetzt.

Interpersonelle und soziale Rhythmustherapie (IPSRT)

Bei der IPSRT handelt es sich im Gegensatz zur FFT um ein einzeltherapeutisches Setting. Es ist eine an die Besonderheiten bipolarer Störungen adaptierte Version der interpersonellen Psychotherapie nach Klerman et al. (1984) mit einem entsprechenden Manual (Frank 2005). Die IPSRT versucht auf drei Wegen das Auftreten erneuter affektiver Episoden zu verhindern:

1. einem eigenverantwortlichen und bewussten Umgang mit der Medikation,
2. einer Stabilisierung des Alltags (z. B. regelmäßige Tagesstruktur, Schlaf-Wach-Rhythmus) und
3. einem Abbau interpersoneller Schwierigkeiten.

Sie kombiniert zu diesem Zweck Techniken aus der interpersonellen Psychotherapie (z. B. Reflexion von Beziehungen, Analyse von Kommunikationsprozessen) und verhaltenstherapeutische Techniken (z. B. Selbstbeobachtung von Stimmung und Symptomen, Aktivitätenplanung). Die IPSRT differenziert zwar zwischen 4 Phasen der Behandlung, aber im Gegensatz zu anderen Interventionen macht sie keine Angaben zur Anzahl geplanter Sitzungen und die Therapie scheint zum Teil Jahre zu umfassen (z. B. Frank 2005; Frank et al. 2005).

Kognitive Verhaltenstherapie

Im Vordergrund der kognitiven Verhaltenstherapie (KVT) zur Rezidivprophylaxe bipolarer Störungen steht eine genaue Verhaltens- und Bedingungsanalyse früherer affektiver Episoden, um u. a. die Auslöser, die ersten Frühwarnsymptome sowie vorherige erfolgreiche und weniger erfolgreiche Bewältigungsstrategien zu identifizieren. Dies umfasst dabei sowohl behaviorale als auch kognitive Elemente (z. B. Lam et al. 2010). Aufbauend auf dieser individuellen Rezidivanalyse wird gemeinsam erarbeitet, auf welche Ziele die Behandlung im Einzelfall fokussieren sollte, z. B. geht es primär um eine bessere Strukturierung des Alltags, um eine Bearbeitung dysfunktionaler Einstellungen, um Verbesserung interpersoneller Kompetenzen. Eine Förderung des Selbstmanagements, z. B. in Form des selbstständigen Erkennens von potenziellen ersten Symptomen und Auslösern für erneute depressive und manische Phasen, die Differenzierungsfähigkeit zwischen normalen Stimmungsschwankungen und

Krankheitssymptomen, wird als entscheidend gewertet, um in Zukunft eigenverantwortlich und adäquat mit entsprechenden Warnsymptomen umgehen zu können. Der Einsatz eines therapiebegleitenden Tagebuchs stellt in diesem Kontext sowohl eine Quelle der Daten- bzw. Informationssammlung als auch eine Möglichkeit der Selbstbeobachtung für die Betroffenen dar (weiterführende Informationen in Meyer 2008b; Meyer und Hautzinger 2013).

Evaluation psychotherapeutischer Maßnahmen bei bipolaren Störungen

Eine ausführliche Psychoedukation in Gruppen und über einen langen Zeitraum hinweg erweist sich als effektiv, wenn man die Verhinderung weiterer Rezidive als Kriterium heranzieht (Colom et al. 2003; ▶ Kap. 22). Sehr vielversprechende Ergebnisse liegen auch zur FFT, sprich verhaltenstherapeutisch orientierten Familientherapie, vor (z. B. Miklowitz et al. 2003). Das Problem bei der FFT liegt jedoch in der Praktikabilität, da die untersuchte Version von zwei Therapeuten zu Hause bei den Betroffenen mit ihren Angehörigen durchzuführen ist. Die IPSRT wurde bislang nur gezielt in einer Studie untersucht, deren Design die Interpretation im Hinblick auf die generelle Wirksamkeit der IPSRT in der Rezidivprophylaxe schwierig macht: Nur wenn die Patienten im *akuten* Stadium IPSRT erhielten, nicht aber im Anschluss an die Akutbehandlung, ließ sich ein rezidivprophylaktischer Effekt nachweisen, und zwar unabhängig davon, ob die Behandlung fortgesetzt wurde oder nicht (Frank et al. 2005). Wenn es um die KVT geht, so gibt es sowohl positive (z. B. Lam et al. 2003) als auch negative Befunde (z. B. Scott et al. 2006). In einer Metaanalyse kommen Lynch et al. (2010) zu der Schlussfolgerung, dass die KVT einer unspezifischen Behandlung nicht überlegen sei. Man muss aber hierbei bedenken, dass die Autoren nur 4 Studien mit sehr unterschiedlichen Designs einschlossen, z. B. hatte eine Studie Psychoedukation als Kontrollbedingung zur KVT, was nur bedingt als "unspezifische Behandlung" klassifiziert werden kann (Zaretsky et al. 2008), und eine andere schloss remittierte und akut symptomatische Patienten ein (Scott et al. 2006). Eine neue Metaanalyse kommt zu der Schlussfolgerung, dass eine zusätzliche Psychotherapie insgesamt positive Effekte für Patienten mit bipolaren Störungen hat (Oud et al. 2016). Es stellt sich aber auch die Frage, ob die Wirksamkeit psychosozialer Maßnahmen ausschließlich anhand der Zeit bis zum ersten Rezidiv gemessen werden sollte, wie in den meisten Studien der Fall. Selbst wenn Rezidive auftreten, kann eine Reduktion multipler Rezidive als ein Erfolg gewertet werden (z. B. Rea et al. 2003). Zudem wurden Indikatoren wie z. B. Verbesserungen in der Lebensqualität, im familiären Klima oder in dysfunktionalen Einstellungen bisher unzureichend berücksichtigt. Miklowitz et al. (2007)

konnten inzwischen zeigen, dass bipolare Depressionen erfolgreich mit KVT, IPSRT und FFT behandelt werden können, sodass eine ausschließliche Fokussierung auf Rezidivprophylaxe nicht gerechtfertigt ist. Dennoch ist festzuhalten, dass zentrale Fragen im Zusammenhang mit der Wirksamkeit psychotherapeutischer Interventionen bislang noch offen sind. Zum Beispiel ist offen, ob behaviorale Strategien den kognitiven Techniken überlegen sind, ob es adäquat ist, Bipolar-I- und Bipolar-II-Störungen therapeutisch gleich zu behandeln, ob eine Psychotherapie zu Beginn des Störungsverlaufs wirklich effektiver ist (wie es die Studie von Scott et al. 2006, nahelegt) oder wie stark der Einfluss von Moderatorvariablen wie z. B. komorbider Angststörungen oder neuropsychologischer Faktoren ist (Bauer et al. 2017; Deckersbach et al. 2014).

❓ Prüfen Sie Ihr Wissen

1. Grenzen Sie emotionale Zustände wie Glück und Freude, die beispielhaft für eine gehobene Stimmungslage sein können, von einer Manie ab! ▶ Abschn. 45.1
2. Was wird unter einer zyklothymen Störung verstanden? ▶ Abschn. 45.2
3. Beschreiben Sie das diagnostische Vorgehen bei Verdacht auf eine bipolare Störung! ▶ Abschn. 45.3
4. Was sind die Grundannahmen des Kindling- und des Switch-Modells? ▶ Abschn. 45.5
5. Was können psychotherapeutische und psychoedukative Maßnahmen zur Behandlung bipolarer Störungen sein? ▶ Abschn. 45.6.2

ℹ Weiterführende Literatur

Ein aktueller und umfassender Überblick über bipolare Störungen findet sich im Lehrbuch von Frederick K. Goodwin und Kay Redfield Jamison (2007) sowie in der „S3-Leitlinie: Diagnostik und Therapie bipolarer Störungen" (DGBS und DGPPN 2019).

Literatur

Abraham, K. (1927). Notes on the psychoanalytic investigation and treatment of manic-depressive insanity and allied conditions. In E. Jones (Hrsg.), *Selected papers of Karl Abraham* (S. 418–480). London: Hogarth (Erstveröffentlichung 1911).

Akiskal, H. S. (1996). The prevalent clinical spectrum of bipolar disorders: beyond DSM-IV. *Journal of Clinical Psychopharmacology, 16,* 4–14.

Alloy, L. B., Abramson, L. Y., Walshaw, P. D., Cogswell, A., Grandin, L. D., Hughes, M. E., et al. (2008). Behavioral approach system and behavioral inhibiton system sensitivities and bipolar spectrum disorders: Prospective prediction of bipolar mood disorders. *Bipolar Disorders, 10,* 310–322.

Alloy, L. B., Nusslock, R., & Boland, E. M. (2015). The development and course of bipolar spectrum disorders: an integrated reward and circadian rhythm dysregulation model. *Annual Review of Clinical Psychology, 11,* 213–250.

American Psychiatric Association. (1994). *Diagnostic and statistical manual of mental disorders* (4. Revision). Washington: American Psychiatric Press.

American Psychiatric Association (APA). (2015). *Diagnostisches und Statistisches Manual Psychischer Störungen – DSM-5* (deutsche Ausgabe herausgegeben von Peter Falkai und Hans-Ulrich Wittchen, mitherausgegeben von Manfred Döpfner, Wolfgang Gaebel, Wolfgang Maier, Winfried Rief, Henning Saß und Michael Zaudig). Göttingen: Hogrefe.

American Psychiatric Association (APA). (2018). *Diagnostisches und Statistisches Manual Psychischer Störungen – DSM-5* (deutsche Ausgabe herausgegeben von Peter Falkai und Hans-Ulrich Wittchen, mitherausgegeben von Manfred Döpfner, Wolfgang Gaebel, Wolfgang Maier, Winfried Rief, Henning Saß und Michael Zaudig). Göttingen: Hogrefe

Angst, J. (1998). The emerging epidemiology of hypomania and bipolar II disorder. *Journal of Affective Disorders, 50,* 143–151.

Angst, J., Gamma, A., Benazzi, F., Ajdacic, V., Eich, D., & Rossler, W. (2003). Toward a re-definition of subthreshold bipolarity: Epidemiology and proposed criteria for bipolar-II, minor bipolar disorders and hypomania. *Journal of Affective Disorders, 73,* 133–146.

Angst, J., Adolfsson, R., Benazzi, F., Gamma, A., Hantouche, E., Meyer, T. D., et al. (2005). The HCL-32: Towards a self-assessment tool for hypomanic symptoms in outpatients. *Journal of Affective Disorders, 84,* 217–233.

Baldessarini, R. J., & Tondo, L. (2003). Suicide risk and treatments for patients with bipolar disorder. *Journal of the American Medical Association, 290,* 1517–1519.

Basco M. R., & Rush A. J. (1996). *Cognitive-Behavioural Therapy for Bipolar Disorder.* New York: Guilford.

Bauer, I. E., Hautzinger, M., & Meyer, T. D. (2017). Memory performance predicts recurrence of mania in bipolar disorder following psychotherapy: A preliminary study. *Journal of Psychiatric Research, 84,* 207–213.

Bauer, M. (Hrsg.). (2005). *Neurobiologie und Therapie bipolarer Erkrankungen.* Bremen: Uni-Med.

Bauer, M., & Gitlin, M. (2016). *The essential guide to lithium treatment.* Basel: Springer International Publishing.

Bauer, M., & Pfennig, A. (2005). Epidemiology of bipolar disorders. *Epilepsia, 46*(Suppl. 4), 8–13.

Bauer, M., London, E. D., Rasgon, N., Berman, S. M., Frye, M. A., Altshuler, L., et al. (2005). Supraphysiological doses of levothyroxine alter regional cerebral metabolism and improve mood in women with bipolar depression. *Molecular Psychiatry, 10,* 456–469.

Bauer, M., Grof, P., & Müller-Oerlinghausen, B. (Hrsg.). (2006). *Lithium inneuropsychiatry – The comprehensive guide.* London-Abingdon: Informa Healthcare.

Bauer, M., Beaulieu, S., Dunner, D. L., Lafer, B., & Kupka, R. (2008a). Rapid cycling bipolar disorder – Diagnostic concepts. *Bipolar Disorders, 10,* 153–162.

Bauer, M., Glenn, T., Whybrow, P. C., Grof, P., Rasgon, N., Alda, M., et al. (2008b). Changes in self-reported sleep duration predict mood changes in bipolar disorder. *Psychological Medicine, 7,* 1069–1071.

Bauer, M., Juckel, G., Correll, C., Leopold, K., & Pfennig, A. (2008c). Diagnosis and treatment in the early illness phase of bipolar disorders. *European Archives of Psychiatry and Clinical Neuroscience, 258*(5), 50–54.

Bauer, M., Berman, S., Stamm, T., Plotkin, M., Adli, M., Pilhatsch, M.-, London, E. D., Hellemann, G. S., Whybrow, P. C., & Schlagenhauf, F. (2016). Levothyroxine effects on depressive symptoms and limbic glucose metabolism in bipolar disorder: A randomized, placebo-controlled positron emission tomography study. *Molecular Psychiatry, 21*(2), 229–336.

Bauer, M. S., Crits-Christoph, P., Ball, W. A., Dewees, E., McAllister, T., Alahi, P., et al. (1991). Independent assessment of manic and depressive symptoms by self-rating. *Archives of General Psychiatry, 48,* 807–812.

Baumann, B., Normann, C., & Bielau, H. (2003). Neurobiologische Grundlagen bipolarer affektiver Störungen. *Nervenarzt, 74,* 606–623.

Bech, P., Rafaelsen, O. J., Kramp, P., & Bolwig, T. G. (1978). The mania rating scale: Scale construction and inter-observer agreement. *Neuropharmacology, 17,* 430–431.

Beesdo, K., Höfler, M., Leibenluft, E., Lieb, R., Bauer, M., & Pfennig, A. (2009). Mood episodes and mood disorders: Patterns of incidence and conversion in the first three decades of life. *Bipolar Disorders, 11,* 637–649.

Bender, R. E., & Alloy, L. B. (2011). Life stress and kindling in bipolar disorder: Review of the evidence and integration with emerging biopsychosocial theories. *Clinical Psychology Reviews, 31,* 383–398.

Butzlaff, R. L., & Hooley, J. M. (1998). Expressed emotion and psychiatric relapse. *Archives of General Psychiatry, 55,* 547–552.

Cicero, D. C., Epler, A. J., & Sher, K. J. (2009). Are there developmentally limited forms of bipolar disorder? *Journal of Abnormal Psychology, 118,* 431–447.

Colom, F., Vieta, E., Martinez-Aran, A., Reinares, M., Goiholea, J. M., Benabarre, A., et al. (2003). A randomized trial of the efficacy of group psychoeducation in the prophylaxis of recurrences in bipolar patients whose disease is in remission. *Archives of General Psychiatry, 60,* 402–407.

Conus, P., Ward, J., Hallam, K. T., Lucas, N., Macneil, G., McGorry, P. D., & Berk, M. (2008). The proximal prodrome to first episode mania – A new target for early intervention. *Bipolar Disorders, 10,* 1–11.

Correll, C. U., Penzner, J. B., Lencz, T., Auther, A., Smith, C. W., Malhotra, A. K., et al. (2007). Early identification and high-risk strategies for bipolar disorder. *Bipolar Disorders, 9,* 324–338.

Deckersbach, T., Peters, A. T., Sylvia, L., Urdahl, A., Magalhaes, P. V. S., Otto, M. W., Frank, E., Miklowitz, D. J., Berk, M., Kinrys, G., & Nierenberg, A. (2014). Do comorbid anxiety disorders moderate the effects of psychotherapy for nipolar disorder? Results from STEP-BD. *American Journal of Psychiatry, 171,* 178–186.

Depue, R. A., & Iacono, W. G. (1989). Neurobehavioral aspects of affective disorders. *Annual Review of Psychology, 40,* 457–492.

Depue, R. A., & Zald, D. H. (1993). Biological and environmental processes in nonpsychotic psychopathology: A neurobehavioral perspective. In C. G. Costello (Hrsg.), *Basic issues in psychopathology* (S. 127–237). New York: Guilford.

Deutschen Gesellschaft für Bipolare Störungen e. V. (2006) *Weißbuch Bipolare Störungen in Deutschland* (2. Aufl.). Norderstedt BoD.

DGBS & DGPPN. (2019). S3-Leitlinie zur Diagnostik und Therapie Bipolarer Störungen. Langversion 2.0, Update Mai 2019 (► http://www.leitlinie-bipolar.de) *S3 Leitlinie: Diagnostik und Therapie bipolarer Störungen.* Berlin: Springer.

Drevets, W. C., Price, J. L., Simpson, J. R., Todd, R. D., Reich, T., Vannier, M., & Raichle, M. E. (1997). Subgenual prefrontal cortex abnormalities in mood disorders. *Nature, 386,* 824–827.

Duffy, A., Alda, M., Hajek, T., & Grof, P. (2009). Early course of bipolar disorder in high-risk offspring: Prospective study. *British Journal of Psychiatry, 195,* 457–458.

Ehlers, C. L., Frank, E., & Kupfer, D. J. (1988). Social Zeitgebers and biological rhythms. *Archives of General Psychiatry, 45,* 948–952.

Frank, E. (2005). *Treating bipolar disorder. A clinician's guide to interpersonal and social rhythm therapy.* New York: Guilford.

Frank, E., Kupfer, D. J., Thase, M. E., Mallinger, A. G., Swartz, H. A., Fagiolini, A. M., et al. (2005). Two-year outcomes for Interpersonal and Social Rhythm Therapy in individuals with bipolar I disorder. *Archives of General Psychiatry, 62,* 996–1004.

Goodwin, F. K., & Jamison, K. R. (2007). *Manic-depressive illness: Bipolar disorders and recurrent depression* (2. Aufl.). New York: Oxford University Press.

Gould, T. D., Quiroz, J. A., Singh, J., Zarate, C. A., & Manji, H. K. (2004). Emerging experimental therapeutics for bipolar disorder: Insights from the molecular and cellular actions of current mood stabilizers. *Molecular Psychiatry, 9,* 734–755.

Greil, W., Kleindienst, N., Erazo, N., & Müller-Oerlinghausen, B. (1998). Differential response to lithium and carbamazepine in the prophylaxis of bipolar disorder. *Journal of Clinical Psychopharmacology, 18,* 455–460.

Grunze, H., Vieta, E., Goodwin, G. M., Bowden, C., Licht, R. W., Möller, H. J., & Kasper, S. (2009). The World Federation of Societies of Biological Psychiatry (WFSBP) guidelines for the biological treatment of bipolar disorders: update 2009 on the treatment of acute mania. *World Journal of Biological Psychiatry, 10,* 85–116.

Grunze, H., Vieta, E., Goodwin, G. M., Bowden, C., Licht, R. W., Möller, H. J., Kasper, S., & WFSBP Task Force On Treatment Guidelines For Bipolar Disorders. (2010). The World Federation of Societies of Biological Psychiatry (WFSBP) guidelines for the biological treatment of bipolar disorders: Update 2010 on the treatment of acute bipolar depression. *World Journal of Biological Psychiatry, 11,* 81–109.

Hautzinger, M., & Meyer, T. D. (2002). *Diagnostik affektiver Störungen* (Kompendium Psychologische Diagnostik, Bd 3). Göttingen: Hogrefe.

Hibar, D. P., Westlye, L. T., van Erp, T. G., Rasmussen, J., Leonardo, C. D., Faskowitz, J., et al. (2016). Subcortical volumetric abnormalities in bipolar disorder. *Molecular Psychiatry, 21*(12), 1710–1716.

Hirschfeld, R. M. A., Williams, J. B. W., Spitzer, R. L., Calabrese, J. R., Flynn, L., Keck, P. E., Jr., et al. (2000). Development and validation of a screening instrument for bipolar spectrum disorder: The mood disorder questionnaire. *American Journal of Psychiatry, 157,* 1873–1875.

Hou, L., Bergen, S. E., Akula, N., Song, J., Hultman, C. M., Landén, M., et al. (2016a). Genome-wide association study of 40,000 individuals identifies two novel loci associated with bipolar disorder. *Human Molecular Genetics, 25*(15), 3383–3394.

Hou, L., Heilbronner, U., Degenhardt, F., Adli, M., Akiyama, K., Akula, N., et al. (2016b). Genetic variants associated with response to lithium treatment in bipolar disorder: A genome-wide association study. *Lancet, 387*(10023), 1085–1093.

Johnson, S. L. (2005). Mania and dysregulation in goal pursuit: A review. *Clinical Psychology Review, 25,* 241–262.

Johnson, S. L., Cuellar, A. K., Ruggero, C., Winett-Perlman, C., Goodnick, P., White, R., & Miller, I. (2008). Life events as predictors of mania and depression in bipolar I disorder. *Journal of Abnormal Psychology, 117,* 268–277.

Johnson, S. L., & Meyer, B. (2004). Psychosocial predictors of symptoms. In S. L. Johnson., & R. L. Leahy (Hrsg.), *Psychological treatment of bipolar disorder* (S. 83–105). New York: Guilford.

Juckel, G., & Mavrogiorgou, P. (2005). Neurobiologie bipolarer Störungen. In M. Bauer (Hrsg.), *Neurobiologie und Therapie bipolarer Erkrankungen* (S. 18–31). Bremen: UNIMED Science.

Judd, L. L., Akiskal, H. S., Schettler, P. J., Endicott, J., Maser, J., Solomon, D. A., et al. (2002). The long-term natural history of the weekly symptomatic status of bipolar I disorder. *Archives of General Psychiatry, 59,* 530–537.

Judd, L. L., Schettler, P. J., Solomon, D. A., Maser, J. D., Coryell, W., Endicott, J., & Akiskal, H. S. (2008). Psychosocial disability and work role function compared across the long-term course of bipolar I, bipolar II and unipolar major depressive disorders. *Journal of Affective Disorders, 108,* 49–58.

Kato, T. (2001). Molecular genetics of bipolar disorder. *Neuroscience Research, 40,* 105–113.

Kessler, R. C., Akiskal, H. S., Ames, M., Birnbaum, H., Greenberg, P., Hirschfeld, R., et al. (2006). Prevalence and effects of mood disorders on work performance in a nationally representative sample of U. S. workers. *American Journal of Psychiatry, 163,* 1561–1568.

Kessler, R. C., McGonagle, K. A., Zhao, S., Nelson, C. B., Hughes, M., Eshleman, S., et al. (1994). Lifetime and 12–month prevalence of DSM-III-R psychiatric disorders in the United States. Results from the National Comorbidity Survey. *Archives of General Psychiatry, 51,* 8–19.

Klerman, G. L., Weissman, M. M., Rounsaville, B. J., & Chevron, E. S. (1984). *Interpersonal psychotherapy of depression.* New York: Basic Books.

Lam, D., Jones, S. H., Hayward, P., & Bright, J. A. (1999). *Cognitive therapy for bipolar disorder. A therapist's guide to concepts, methods and practice.* New York: Wiley.

Lam, D., Jones, S. H., & Hayward, P. (2010). *Cognitive therapy for bipolar disorder. A therapist's guide to concepts, methods and practice* (2nd ed.). New York: Wiley.

Lam, D. H., Watkins, E. R., Hayward, P., Bright, J., Wright, K., Kerr, N., et al. (2003). A randomized controlled study of cognitive therapy for relapse prevention for bipolar affective disorder: Outcome of the first year. *Archives of General Psychiatry, 60,* 145–152.

Lam, D., Wright, K., & Smith, N. (2004). Dysfunctional assumptions in bipolar disorder. *Journal of Affective Disorders, 79,* 193–199.

Lauterbach, E., Felber, W., Müller-Oerlinghausen, B., Ahrens, B., Bronisch, T., Meyer, T., et al. (2008). Adjunctive lithium treatment in the prevention of suicidal behaviour in depressive disorders: A randomised, placebo-controlled, 1–year trial. *Acta Psychiatrica Scandinavica, 118,* 469–479.

Leverich, G. S., Altshuler, L. L., Frye, M. A., Suppes, T., Keck, P. E., McElroy, S. L., et al. (2003). Factors associated with suicide attempts in 648 patients with bipolar disorder in the Stanley Foundation Bipolar Network. *Journal of Clinical Psychiatry, 64,* 506–515.

Lewitzka, U., Bauer, M., Felber, W., & Müller-Oerlinghausen, B. (2013). Suizidprophylaktische Wirkung von Lithium. *Nervenarzt, 84*(3), 294–306.

Lex, C., Bäzner, E., & Meyer, T. D. (2017). Does stress play a significant role in bipolar disorder? A Meta-Analysis. *Journal of Affective Disorders, 208,* 298–308.

Lynch, D., Laws, K. R., & McKenna, P. J. (2010). Cognitive behavioural therapy for major psychiatric disorder: does it really work? A meta-analytical review of well-controlled trials. *Psychological Medicine, 40,* 9–24.

Lyon, H. M., Startup, M., & Bentall, R. P. (1999). Social cognition and the manic defense: Attributions, selective attention, and self-schema in bipolar affective disorder. *Journal of Abnormal Psychology, 108,* 273–282.

Malkoff-Schwartz, S., Frank, E., Anderson, B., Sherrill, J. T., Siegel, L., Patterson, D., & Kupfer, D. J. (1998). Stressful life events and social rhythm disruption in the onset of manic and depressive bipolar episodes. *Archives of General Psychiatry, 55,* 702–707.

Manjii, H. K., & Lenox, R. H. (2000). Signaling: Cellular insights into the pathophysiology of bipolar disorder. *Biological Psychiatry, 48,* 518–530.

Mansell, W., Morrison, A. P., Reid, G., Lowens, I., & Tai, S. (2007). The interpretation of, and responses to, changes in internal states: An integrative cognitive model of mood swings and bipolar disorders. *Behavioural and Cognitive Psychotherapy, 35,* 515–539.

Marneros, A., & Angst, J. (2000) Preface. *Bipolar disorders. 100 years after manic depressive insanity.* Dordrecht: Kluwer Academic Publishers.

Merikangas, K. R., Akiskal, H. S., Angst, J., Greenberg, P. E., Hirschfeld, R. M. A., Petukhova, M., & Kessler, R. C. (2007). Lifetime and 12-month prevalence of bipolar spectrum disorder in the National Comorbidity Survey Replication. *Archives of General Psychiatry, 64*, 543–557.

Merikangas, K. R., Jin, R., He, J.-P., Kessler, R. C., Lee, S., Sampson, N. A., Viana, M. C., Andrade, L. H., Hu, C., Karam, E. G., Ladea, M., Medina-Mora, M. E., Ono, Y., Posada-Villa, J., Sagar, R., Wells, J. E., & Zarkov, Z. (2011). Prevalence and correlates of bipolar spectrum disorder in the World Mental Health Survey Initiative. *Archives of General Psychiatry, 68*, 241–251.

McGuffin, P., Rijsdijk, F., Andrew, M., Sham, P., Katz, R., & Cardno, A. (2003). The heritability of bipolar affective disorder and the genetic relationship to unipolar depression. *Archives of General Psychiatry, 60*, 497–502.

Meyer, T. D. (2005). Psychoedukation und Selbstmanagement bei bipolar affektiven Störungen (Kapitel 8). In B. Behrendt & A. Schaub (Hrsg.), *Psychoedukation und Selbstmanagement. Verhaltenstherapeutische Ansätze zur Krankheitsbewältigung für die klinische Praxis* (S. 209–246). Tübingen: DGVT.

Meyer, T. D. (2008a). Hypomanie und Manie. In B. Röhrle, F. Caspar, & P. F. Schlottke (Hrsg.), *Lehrbuch der klinisch-psychologischen Diagnostik* (S. 433–474). Stuttgart: Kohlhammer.

Meyer, T. D. (2008b). Bipolare Störungen. In J. Margraf & S. Schneider (Hrsg.), *Lehrbuch der Verhaltenstherapie* (3. erw. Aufl.). Berlin. Springer.

Meyer, T. D., & Hautzinger, M. (2006). Psychotherapie und Psychoedukation. In M. Bauer & DGBS (Hrsg.), *Weissbuch Bipolare Störungen in Deutschland. Stand des Wissens – Defizite – Was ist zu tun?* (S. 325–398). Norderstedt: Books on Demand.

Meyer, T. D., & Hautzinger, M. (2013). *Bipolare Störungen. Kognitiv-verhaltenstherapeutisches Behandlungsmanual.* Weinheim: Beltz.

Meyer, T. D., Barton, S., Baur, M., & Jordan, G. (2010). Vulnerability factors for bipolar disorders as predictors of attributions in ability-based and chance-based tests. *Journal of Individual Differences, 31*, 29–37.

Meyer, T. D., Bernhard, B., Born, C., Fuhr, K., Gerber, S., Schaerer, L. et al. (2011). The Hypomania Checklist – 32 and Mood Disorder Questionnaire as screening tools – Going beyond sample of purely mood disordered patients. *Journal of Affective Disorders, 128*, 291–298.

Miklowitz, D. J. (2010). *Bipolar disorder. A family-focused treatment approach* (2. Aufl.). New York: Guilford Press.

Miklowitz, D. J., Goldstein, M. J., Nuechterlein, K. H., Snyder, K. S., & Mintz, J. (1988). Family factors and the course of bipolar affective disorder. *Archives of General Psychiatry, 45*, 225–231.

Miklowitz, D. J., George, E. L., Richards, J. A., Simoneau, T. L., & Suddath, R. L. (2003). A randomized study of family-focused psychoeducation and pharmacotherapy in the outpatient management of bipolar disorder. *Archives of General Psychiatry, 60*, 909–912.

Miklowitz, D. J., Otto, M., Frank, E., Reilly-Harrington, N. A., Wisniewski, S. R., Kogan, J. N., et al. (2007). Psychosocial treatments for bipolar depression. A 1-year randomized trial from the systematic treatment enhancement program. *Archives of General Psychiatry, 64*, 419–427.

Müller-Oerlinghausen, B., Berghöfer, A., & Bauer, M. (2002). Bipolar disorder. *Lancet, 359*, 241–247.

Neale, J. M. (1988). Defensive functions of manic episodes. In T. F. Oltmanns & B. A. Maher (Hrsg.), *Delusional beliefs* (S. 138–156). New York: Wiley.

Newberg, A. R., Catapano, L. A., Zarate, C. A., & Manji, H. K. (2008). Neurobiology of bipolar disorder. *Expert Review of Neurotherapeutics, 8*, 93–110.

Newman, C. F., Leahy, R. L., Beck, A. T., Reilly-Harrington, N. A., & Gyulai, L. (2002). *Bipolar disorder. A cognitive therapy approach.* Washington, D. C.: American Psychological Press.

Oquendo, M. A., & Mann, J. J. (2001). Identifying and managing suicide risk in bipolar patients. *Journal of Clinical Psychiatry, 62*(Suppl. 25), 31–34.

Oud, M., Mayo-Wilson, E., Braidwood, R., Schulte, P., Jones, S. H., Morriss, R., Kupka, R., Cuijpers, P., & Kendall, T. (2016). Psychological interventions for adults with bipolar disorder: Systematic review and meta-analysis. *The British Journal of Psychiatry, 208*(3), 213–222.

Özgürdal, S., Haren, E., Hauser, M., Ströhle, A., Bauer, M., Assion, H. J., & Juckel, G. (2009). Early mood swings as symptoms of the bipolar prodrome – Preliminary results by a retrospective analysis. *Psychopathology, 42*, 337–342.

Perris, C. (1966). A study of bipolar and unipolar recurrent depressive psychoses. *Acta Psychiatrica Scandinavica, 42* (Suppl. 194), 15–67, 102–152.

Quiroz, J. A., Singh, J., Gould, T. D., Denicoff, K. D., Zarate, C. A., & Manji, H. K. (2004). Emerging experimental therapeutics for bipolar disorder: Clues from the molecular pathophysiology. *Molecular Psychiatry, 9*, 756–776.

Rea, M. M., Thompson, M. C., Miklowitz, D. J., Goldstein, M. J., Hwang, S., & Mintz, J. (2003). Family-focused treatment versus individual treatment for bipolar disorder: Results of a randomized clinical trial. *Journal of Consulting and Clinical Psychology, 71*, 482–492.

Regier, D. A., Farmer, M. E., Rae, D. S., Locke, B. Z., Keith, S. J., Judd, L. L., & Goodwin, F. K. (1990). Comorbidity of mental disorders with alcohol and other drug abuse. Results from the Epidemiologic Catchment Area (ECA) Study. *Journal of the American Medical Association, 264*, 2511–2518.

Schulze, T. G. (2010). Genetic research into bipolar disorder: The need for a research framework that integrates sophisticated molecular biology and clinically-informed phenotype characterization. *Psychiatric Clinics of North America, 33*(1), 67–82.

Scott, J., Paykel, E., Morriss, R., Bentall, R., Kinderman, P., Johnson, T., Abbott, R., & Hayhurst, H. (2006). Cognitive behaviour therapy for severe and recurrent bipolar disorders: A randomized controlled trial. *British Journal of Psychiatry, 188*, 313–320.

Strakowski, S. M., DelBello, M. P., Adler, C., Cecil, D. M., & Sax, K. W. (2000). Neuroimaging in bipolar disorder. *Bipolar Disorders, 2*, 148–164.

Yatham, L. N., Kennedy, S. H., Schaffer, A., Parikh, S. V., Beaulieu, S., O'Donovan, C., et al. (2009). Canadian Network for Mood and Anxiety Treatments (CANMAT) and International Society for Bipolar Disorders (ISBD) collaborative update of CANMAT guidelines for the management of patients with bipolar disorder: update 2009. *Bipolar Disorders, 11*, 225–255.

Weltgesundheitsorganisation. (2000). *Internationale Klassifikation psychischer Störungen.* ICD-10 Kapitel V. Bern: Huber.

Winters, K. C., & Neale, J. M. (1985). Mania and low self-esteem. *Journal of Abnormal Psychology, 94*, 282–290.

Zaretsky, A., Lancee, W., Miller, C., Harris, A., & Parikh, S. V. (2008). Is cognitive-behavioural therapy more effective than psychoeducation in bipolar disorder? *Canadian Journal of Psychiatry, 53*, 441–448.

Zimmermann, P., Brückl, T., Nocon, A., Pfister, H., Lieb, R., Wittchen, H.-U., et al. (2009). Heterogeneity of DSM-IV major depressive disorder as a consequence of subthreshold bipolarity. *Archives of General Psychiatry, 66*, 1341–1352.

45

Depressive Störungen: Major Depression und Persistierende Depressive Störung (Dysthymie)

Katja Beesdo-Baum und Hans-Ulrich Wittchen

Inhaltsverzeichnis

© Springer-Verlag GmbH Deutschland, ein Teil von Springer Nature 2020
J. Hoyer und S. Knappe (Hrsg.), *Klinische Psychologie & Psychotherapie*,
https://doi.org/10.1007/978-3-662-61814-1_46

Klinisch betrachtet

Fallbeispiel Frau M.

Frau M., eine 57-jährige Geschäftsfrau in leitender Position, stellt sich aus eigener Initiative zur Behandlung vor, weil sie seit einigen Wochen ihren Alltag nicht mehr bewältigen könne. Sie berichtet, dass sie bereits in den frühen Morgenstunden aufwache und dann innerlich angespannt und unruhig im Zimmer ständig auf und ab laufe. Sie fühle sich den ganzen Tag über schlecht, aber am frühen Morgen ginge es ihr am schlimmsten – sie denke dann sogar zeitweise daran, sich das Leben zu nehmen. Frau M. gibt an, in kurzer Zeit 8–10 kg abgenommen zu haben. Ihre Mimik ist starr. Sie wirkt interessen- und freudlos. Sie klagt auch darüber, dass sie ihren Humor verloren habe, der in ihrem Leben normalerweise eine Stütze gewesen sei. Wenn ihre Enkelkinder sie besuchen, müsse sie sich regelrecht zu einem Lächeln zwingen. Sie fühle sich innerlich leer und energielos und schaffe es nicht mehr wie früher, mit den Enkeln zu spielen. Frau M. schildert darüber hinaus starke Schuldgefühle, die nicht bizarrer oder wahnhafter Natur sind. Sie fühle sich als „totale Versagerin" in allen Bereichen – in der Arbeit, als Ehefrau und Großmutter. Sie glaubt, ihre Firma und ihre Familie im Stich zu lassen und entschuldigt sich ständig dafür, dass es ihr immer noch nicht besser gehe.

Auf die Frage nach ihrer allgemeinen Stimmung beschreibt sich Frau M. als „innerlich tot". Obwohl sie schon viele depressive Episoden erlebt habe, sei es zuvor niemals so schlimm gewesen. Selbst nach dem Tod ihres Vaters, zu dem sie ein sehr enges Verhältnis hatte, sei es ihr nicht so schlecht gegangen. Frau M. falle es sehr schwer, ihre Gefühle zu beschreiben, und sie leide unter einem emotionalen Schmerz, den sie mit Worten kaum ausdrücken könne.

Aus der Vorgeschichte geht hervor, dass Frau M. mehrere depressive Episoden erlebt hatte, die von relativ kurzer Dauer waren und maximal nach 3–6 Wochen wieder vollständig ohne Medikation oder Hospitalisierung remittierten. Als Auslöser für diese Episoden konnte Frau M. jeweils psychosoziale Stressoren benennen. Ähnlich entwickelte sich auch die aktuelle depressive Episode nach einer geschäftlichen Niederlage. Allerdings trat diesmal keine Besserung nach der Stabilisierung der geschäftlichen Situation ein, sondern eine zunehmende Verschlechterung, die das gesamte Leben von Frau M. überschattet. Innerhalb von 6 Wochen war es Frau M. nicht mehr möglich, ihren Berufs- und Freizeitaktivitäten nachzugehen. Sie lag nahezu den ganzen Tag teilnahmslos im Bett.

46.1   Was sind depressive Störungen?

Fast jeder Mensch erlebt hin und wieder vereinzelte depressive **Symptome** wie Traurigkeit, Niedergeschlagenheit oder Antriebslosigkeit, z. B. im Zusammenhang mit belastenden Ereignissen, Erkrankungen oder sozialen Stresssituationen. Von einer behandlungsbedürftigen depressiven **Störung** spricht man allerdings erst, wenn die Symptome eine bestimmte Zeitdauer, Persistenz und Intensität überschreiten. Als Kernmerkmale einer Major Depression, als häufigste Form depressiver Störungen, gelten über mindestens 2 Wochen andauernde, d. h. durchgängig bzw. an den meisten Tagen auftretende typische Symptome des depressiven Syndroms. Hierzu gehören eine niedergeschlagene, depressive oder traurige Stimmungslage sowie der Verlust an Freude und Interesse an nahezu allen Tätigkeiten und Aktivitäten, die der Person üblicherweise Freude bereiten. Gleichzeitig treten bei einer Major Depression eine kritische Anzahl (s. unten) weiterer, von Person zu Person variabler typischer Symptome auf, wie Appetit- und/oder Gewichtsverlust, Schlafstörungen, Energieverlust, Konzentrationsstörungen, Verlust des Selbstwertgefühls oder Schuldgefühle, Suizidgedanken oder -handlungen. Treten insgesamt mindestens 5 derartige Symptome nahezu durchgängig über mindestens 2 Wo-

chen auf, sprechen wir von einem depressiven Syndrom. Beim depressiven Syndrom und bei depressiven Störungen handelt es sich also nicht einfach um eine ausgeprägte Traurigkeit, sondern um Störungen des gesamten Organismus; sie sind durch ein typisches Cluster von Symptomen auf der emotionalen, kognitiven, physiologischen, motorischen, sozial-interaktiven und verhaltensbezogenen (behavioralen) Ebene charakterisiert (► Klinisch betrachtet, ► Gut zu wissen).

Gut zu wissen

Die vielen Gesichter der Depression

Emotionale Symptome
Gefühle von Traurigkeit, Niedergeschlagenheit, Ängstlichkeit, Verzweiflung, Schuld, Schwermut, Reizbarkeit, Leere, Gefühllosigkeit.

Kognitive Symptome
Grübeln, Pessimismus, negative Gedanken, Einstellungen und Zweifel gegenüber sich selbst („Ich bin ein Versager"), den eigenen Fähigkeiten, seinem Äußeren, der Umgebung und der Zukunft, Hoffnungslosigkeit, Suizidgedanken, Konzentrations- und Gedächtnisschwierigkeiten, schwerfälliges Denken.

Physiologisch-vegetative Symptome
Energielosigkeit, Müdigkeit, Antriebslosigkeit, Weinen, Schlafstörungen, Morgentief, Appetitlosigkeit, Gewichtsverlust, Libidoverlust, innere Unruhe, Spannung, Reizbarkeit, allgemeine vegetative Beschwerden (u. a. Magenbeschwerden und Kopfdruck).

Behaviorale/motorische Symptome
Verlangsamte Sprache und Motorik, geringe Aktivitätsrate, Vermeidung von Blickkontakt, Suizidhandlungen, kraftlose, gebeugte, spannungslose Körperhaltung oder nervöse, zappelige Unruhe, starre, maskenhafte, traurige Mimik, weinerlich besorgter Gesichtsausdruck.

46.2 Klassifikation und Diagnostik

46.2.1 Klassifikation

Depressive Störungen werden im DSM-5 (APA 2015) nicht mehr neben den bipolaren Störungen unter der Kategorie „Affektive Störungen" geführt (vgl. DSM-IV; APA 1994, 2000), sondern in einer eigenen diagnostischen Hauptgruppe „Depressive Störungen", da sie nosologisch als hinlänglich distinkt und mit eigenen therapeutischen Implikationen erachtet werden. Sie beinhalten die unipolar verlaufenden depres-

siven Störungen, und zwar die Major Depression und die persistierende depressive Störung (Dysthymie), ebenso wie die prämenstruelle dysphorische Störung (vormals Forschungskategorie im DSM-IV), die neu im DSM-5 eingeführte disruptive Affektregulationsstörung, die depressiven Störungen, die auf medizinische Krankheitsfaktoren, Substanzen oder Medikamente zurückzuführen sind sowie die näher und nicht näher bezeichneten depressiven Störungen, welche von klinischer Relevanz sind, jedoch nicht die vollen Kriterien einer der spezifischen depressiven Störungen erfüllen (◘ Abb. 46.1). Die unipolaren depressiven Störungen werden von der Kategorie „**bipolare und verwandte Störungen**" differenziert, die zusätzlich durch das Auftreten manischer oder hypomaner Episoden charakterisiert sind (Bipolar-I-Störung, Bipolar-II-Störung, zyklothyme Störung; ▶ Kap. 45).

Bei der diagnostischen Verschlüsselung der Major Depression und persistierenden depressiven Störung sind eine Vielzahl von weiteren diagnostischen Zusatzcodierungen zu berücksichtigen, die sich auf den aktuellen Schweregrad (Anzahl und Ausprägungsgrad der Symptome sowie assoziierte funktionale Beeinträchtigungen: leicht, mittel und schwer), das Auftreten weiterer psychopathologischer Symptome (z. B. Vorliegen psychotischer Merkmale) sowie den Krankheitsverlauf (z. B. einzelne oder wiederkehrende [rezidivierende] Episoden; Remissionsstatus) beziehen. Darüber hinaus sind weitere Spezifikationen ohne Code möglich, z. B. mit Angst, mit gemischten, melancholischen oder aty-

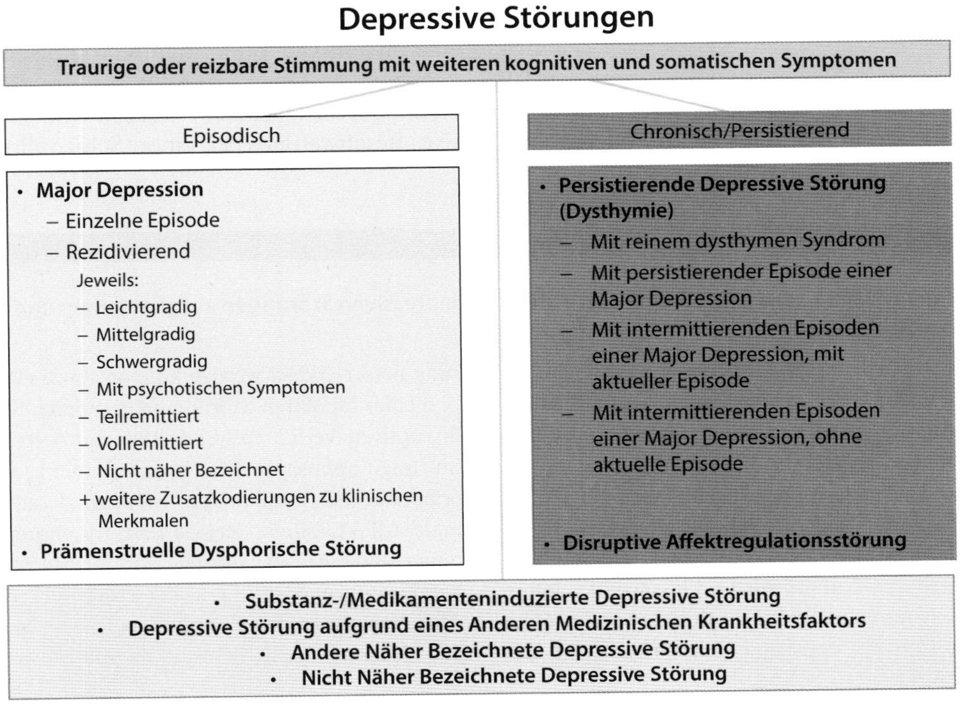

Abb. 46.1 Überblick – Depressive Störungen im DSM-5 und Differenzierung von Bipolaren Störungen

pischen Merkmalen, mit peripartalem Beginn, mit saisonalem Muster).

> **Wichtig**
>
> Zu beachten ist, dass bipolare Störungen aus diagnostischen und klinisch-therapeutischen Gesichtspunkten den depressiven Störungsdiagnosen übergeordnet sind; d. h., wann immer manische oder hypomane Episoden irgendwann im Störungsverlauf aufgetreten sind, ist die Diagnose einer bipolaren Störung – ungeachtet der Form der aktuellen Symptomatik – zu stellen. Daran wird deutlich, dass für die Differenzialdiagnose von depressiven und bipolaren Störungen eine lebenszeitbezogene Erfassung der Beschwerden des Patienten unerlässlich ist.

Traditionelle Begriffe wie „neurotische Depression", „reaktive Depression" oder „endogene Depression" finden in den deskriptiv orientierten Klassifikationssystemen seit der Einführung des DSM-III (APA 1980) bzw. der ICD-10 (WHO 1993; ▶ Kap. 2) aus verschiedenen inhaltlichen und methodischen Gründen keine Verwendung mehr, werden aber durchaus noch von einigen Praktikern angewandt.

Darüber hinaus gibt es einige nennenswerte Unterschiede in der Klassifikation der depressiven Störungen nach DSM-5 und ICD-10 bzw. der neu verabschiedeten ICD-11:

— Anders als im DSM-5 werden in der ICD-11 wie in der ICD-10 die bipolaren und depressiven Störungen weiter unter der Kategorie „Affektive Störungen" geführt.

— Nur im DSM-5 gibt es die disruptive Affektregulationsstörung.

— Die Prämenstruelle Dysphorische Störung wird in der ICD-11 auch bei den depressiven Störungen erwähnt, aber wie in der ICD-10 an anderer Stelle (Krankheiten des Urogenitalsystems) als Prämenstruelle Beschwerden codiert.

— Anders als im DSM-5 wird in der ICD-10 und der ICD-11 eine eigene Diagnose für gemischte depressive- und Angstsymptome geführt (in der ICD-10 unter Angststörungen, in der ICD-11 unter depressive Störungen).

Dieses Kapitel bezieht sich im Folgenden auf die Major Depression und die persistierende depressive Störung als die wichtigsten Vertreter der unipolaren depressiven Störungen. Der ▶ Exkurs informiert über neue unter den depressiven Störungen klassifizierte Störungsbilder.

46.2.2 Diagnostisches Vorgehen

Die Diagnose depressiver Störungen beginnt immer mit der Beurteilung des Vorliegens aktueller und früherer **depressiver Episoden,** gefolgt von hypomanen und manischen Episoden, um den Ausschluss einer Bipolaren Störung zu ermöglichen. Affektive Episoden selbst stellen keine codierbaren Störungen dar. Erst ihre typische Kombination mit weiteren Merkmalen des Verlaufs sowie differenzialdiagnostische Abgrenzungen unter Beachtung des bisherigen Lebensverlaufs erlauben die Diagnosestellung (▶ Kap. 45).

Eine depressive Störung wird diagnostiziert, wenn im bisherigen Lebensverlauf entweder depressive Episoden (Episode einer Major Depression) oder mildere, jahrelang persistierende depressive Symptome (Dysthymie) aufgetreten sind, ohne dass die Kriterien für eine hypomane oder manische Episode erfüllt wurden bzw. andere Störungen für das Beschwerdebild verantwortlich gemacht werden können (z. B. depressive Beschwerden bei einer Schizophrenie oder kör-

---

Exkurs

Warum wurden im DSM-5 zwei neue Diagnosen unter den depressiven Störungen aufgenommen und was sind deren Kernmerkmale?

Gänzlich neu wurden im DSM-5 in der Kategorie der depressiven Störungen zwei weitere Diagnosen aufgenommen: Die **disruptive Affektregulationsstörung** wurde aufgrund der potenziellen Gefahr der Überdiagnose bipolarer Störungen bei Kindern oder Jugendlichen eingeführt. Hier werden Kinder und Jugendliche zwischen 7 und 18 Jahren mit persistierender Reizbarkeit und häufigen Episoden schwerer Wutausbrüche klassifiziert, sofern diese Verhaltensweisen nicht nur im Rahmen einer Major Depression auftreten, durch eine andere psychische Störung besser erklärt werden können sowie nicht die Kriterien einer bipolaren Störung oder anderen Störungen mit disruptiven Verhaltensweisen (intermittierende explosible Störung, oppositionelles Trotzverhalten) vorliegen. Die **prämenstruelle dysphorische Störung,** deren Hauptmerkmale Affektlabilität, Reizbarkeit, dysphorische Verstimmung sowie Angstsymptome vor der Menstruation sind, wurde aufgrund substanzieller empirischer Evidenz aus dem Anhang zu den Forschungskriterien im DSM-IV in den Hauptteil des DSM-5 aufgenommen.

perliche Erkrankungen, die ein depressives Störungsbild verursachen und aufrechterhalten können). Die DSM-5-Kriterien der Major Depression und der persistierenden depressiven Störung (Dysthymie) sind dem Kasten ▶ Diagnostische Kriterien depressiver Störungen nach DSM-5 zu entnehmen.

Diagnostische Kriterien depressiver Störungen nach DSM-5

(Abdruck erfolgt mit Genehmigung vom Hogrefe Verlag Göttingen aus dem Diagnostic and Statistical Manual of Mental Disorders, Fifth Edition, 2013 American Psychiatric Association, dt. Version © 2018 Hogrefe Verlag, S. 217 ff. und S. 228 f.)

Major Depression (ICD-10: F32.x/F33.x)

A. Mindestens fünf der folgenden Symptome bestehen während derselben 2-Wochen-Periode und stellen eine Änderung gegenüber dem vorher bestehenden Funktionsniveau dar; mindestens eines der Symptome ist entweder 1) depressive Verstimmung oder 2) Verlust an Interesse oder Freude.

Beachte: Auszuschließen sind Symptome, die eindeutig durch einen medizinischen Krankheitsfaktor bedingt sind.

1. Depressive Verstimmung für die meiste Zeit des Tages an fast allen Tagen, von der betroffenen Person selbst berichtet (z. B. fühlt sich traurig, leer oder hoffnungslos) oder von anderen beobachtet (z. B. erscheint den Tränen nahe) (**Beachte:** Kann bei Kindern und Jugendlichen auch reizbare Stimmung sein.).

2. Deutlich vermindertes Interesse oder Freude an allen oder fast allen Aktivitäten, an fast allen Tagen, für die meiste Zeit des Tages (entweder nach subjektivem Bericht oder von anderen beobachtet).

3. Deutlicher Gewichtsverlust ohne Diät oder Gewichtszunahme (z. B. mehr als 5 % des Körpergewichts in einem Monat) oder verminderter oder gesteigerter Appetit an fast allen Tagen.

Beachte: Bei Kindern ist das Ausbleiben der zu erwartenden Gewichtszunahme zu berücksichtigen.

4. Insomnie oder Hypersomnie an fast allen Tagen.

5. Psychomotorische Unruhe oder Verlangsamung an fast allen Tagen (durch andere beobachtbar, nicht nur das subjektive Gefühl von Rastlosigkeit oder Verlangsamung).

6. Müdigkeit oder Energieverlust an fast allen Tagen.

7. Gefühle von Wertlosigkeit oder übermäßige oder unangemessene Schuldgefühle an fast allen Tagen (nicht nur Selbstvorwürfe oder Schuldgefühle wegen des Krankseins).

8. Verminderte Fähigkeit zu denken oder sich zu konzentrieren oder verringerte Entscheidungsfähigkeit an fast allen Tagen (entweder nach subjektivem Bericht oder von anderen beobachtet).

9. Wiederkehrende Gedanken an den Tod (nicht nur Angst vor dem Sterben), wiederkehrende Suizidvorstellungen ohne genauen Plan, tatsächlicher Suizidversuch oder genaue Planung eines Suizids.

B. Die Symptome verursachen in klinisch bedeutsamer Weise Leiden oder Beeinträchtigungen in sozialen, beruflichen oder anderen wichtigen Funktionsbereichen.

C. Die Symptome sind nicht Folge der physiologischen Wirkung einer Substanz oder eines medizinischen Krankheitsfaktors.

Beachte: Die Kriterien A bis C definieren die depressive Episode einer Major Depression.

Beachte: Reaktionen auf erhebliche Verlustereignisse (z. B. Trauerfall, finanzieller Ruin, materielle Verluste bei Naturkatastrophen, schwerwiegende Erkrankungen oder Behinderungen) können Gefühle intensiver Traurigkeit, Grübeln über den Verlust, Schlaflosigkeit, verminderten Appetit und Gewichtsverlust – wie in Kriterium A – zur Folge haben, die einer depressiven Episode ähneln. Auch wenn diese Symptome nachvollziehbar und bezogen auf den Verlust angemessen erscheinen, sollte sorgfältig geprüft werden, ob nicht dennoch eine Episode einer Major Depression diagnostiziert werden sollte. Diese Entscheidung erfordert einen einzelfallbezogenen klinischen Bewertungsprozess auf Grundlage der Vorgeschichte und die Berücksichtigung kultureller Normen bezüglich des Ausdrucks von psychischer Belastung im Zusammenhang mit Verlusterfahrungen.

D. Das Auftreten einer Episode einer Major Depression kann nicht besser durch eine Schizoaffektive Störung, Schizophrenie, Schizophreniforme Störung, Wahnhafte Störung oder Andere Näher Bezeichnete oder Nicht Näher Bezeichnete Störung aus dem Schizophrenie-Spektrum und Andere Psychotische Störungen erklärt werden.

E. Es bestand niemals eine manische oder hypomane Episode.

Beachte: Dieses Ausschlusskriterium trifft nicht zu, wenn alle manie- oder hypomanieähnlichen Episoden substanzinduziert oder Folge der physiologischen Wirkung einer Substanz oder eines medizinischen Krankheitsfaktors sind.

Codierungs- und Aufzeichnungskonventionen: Der diagnostische Code für die Major Depression hängt davon ab, ob es sich um eine einzelne oder eine rezidivierende Episode handelt sowie vom aktuellen Schweregrad, dem Vorhandensein psychotischer Merkmale und dem Status der Remission. Der aktuelle Schweregrad und das Vorhandensein psychotischer Merkmale werden nur codiert, wenn die Kriterien für die Episode einer Major Depression erfüllt sind. Die Remissionszusatzcodierungen werden nur verwendet, wenn die Kriterien für eine Episode einer Major Depression aktuell nicht erfüllt sind.

(...)

Persistierende Depressive Störung (Dysthymie) (ICD-10: F34.1)

Diese Störungskategorie fasst die DSM-IV-Diagnosen der „Chronischen Major Depression" und der „Dysthymen Störung" zusammen.

A. Depressive Verstimmung für die meiste Zeit des Tages an der Mehrzahl der Tage über einen mindestens 2-jährigen Zeitraum, von der betroffenen Person selbst berichtet oder von anderen beobachtet.

   Beachte: Bei Kindern und Jugendlichen kann die Stimmung auch reizbar sein und die Dauer muss mindestens 1 Jahr betragen.

B. Während der depressiven Verstimmung bestehen mindestens zwei der folgenden Symptome:

   1. Schlechter Appetit oder Überessen,
   2. Insomnie oder Hypersomnie,
   3. Geringe Energie oder Erschöpfungsgefühle,
   4. geringes Selbstbewusstsein,
   5. Konzentrationsschwierigkeiten oder Schwierigkeiten beim Treffen von Entscheidungen,
   6. Gefühle der Hoffnungslosigkeit.

C. Während des 2-Jahres-Zeitraums (1 Jahr bei Kindern und Jugendlichen) gab es keinen symptomfreien Zeitraum von mehr als 2 Monaten ohne die Symptome aus Kriterium A und B.

D. Die Kriterien der Major Depression können in dem 2-Jahres-Zeitraum durchgängig erfüllt sein.

E. Zu keinem Zeitpunkt ist eine manische Episode oder hypomane Episode aufgetreten und die Kriterien für eine Zyklothyme Störung waren niemals erfüllt.

F. Das Störungsbild kann nicht besser erklärt werden durch eine lang andauernde Schizoaffektive Störung, Schizophrenie, Wahnhafte Störung oder Andere Näher Bezeichnete oder Nicht Näher Bezeichnete Störung aus dem Schizophrenie-Spektrum und Andere Psychotische Störungen.

G. Die Symptome sind nicht Folge der physiologischen Wirkung einer Substanz (z. B. Substanz mit Missbrauchspotenzial, Medikament) oder eines medizinischen Krankheitsfaktors (z. B. Hypothyreose).

H. Die Symptome verursachen in klinisch bedeutsamer Weise Leiden und Beeinträchtigungen in sozialen, beruflichen oder anderen wichtigen Funktionsbereichen.

Beachte: Die Kriterien der Major Depression beinhalten vier Symptome, die in der Symptomliste der Persistierenden Depressiven Störung (Dysthymie) fehlen. Deshalb kann es Patienten geben, die trotz über 2 Jahre andauernder depressiver Symptomatik nicht die erforderlichen Kriterien der Persistierenden Depressiven Störung erfüllen. Sind im Krankheitsverlauf die Kriterien der Major Depression vollständig erfüllt, sollte die Diagnose der Major Depression gestellt werden. In anderen Fällen sollte die Diagnose einer Anderen Näher Bezeichneten Depressiven Störung bzw. der Nicht Näher Bezeichneten Depressiven Störung gestellt werden.

(...)

Major Depression

Die Diagnose Major Depression ist gekennzeichnet durch eine oder mehrere Episoden einer Major Depression, d. h. einer depressiven Verstimmung und/oder dem Verlust des Interesses bzw. der Freude an fast allen Aktivitäten fast täglich über einen Zeitraum von mindestens 2 Wochen. Zudem müssen weitere Symptome (► Diagnostische Kriterien depressiver Störungen nach DSM-5) an der Mehrzahl der Tage vorliegen, so dass in Summe mindestens 5 Symptome auftreten. In Abhängigkeit von der Anzahl im bisherigen Lebensverlauf aufgetretener Episoden einer Major Depression wird unterschieden zwischen einer einzelnen und einer rezidivierenden Major Depression. Chronische Verläufe, d. h., wenn die Kriterien der Major Depression über einen Zeitraum von mindestens 2 Jahren durchgängig erfüllt sind, werden mit dem DSM-5 neu durch eine Doppelcodierung mit der persistierenden depressiven Störung abgedeckt.

Persistierende depressive Störung (Dysthymie)

Kernmerkmal der Dysthymie ist eine über mindestens 2 Jahre an der Mehrzahl der Tage, die meiste Zeit des Tages auftretende depressive Verstimmung. Bei Kindern und Jugendlichen kann die Stimmung auch reizbar und die Dauer auf 1 Jahr begrenzt sein. Die für die Diagnose erforderlichen Symptome können stärker fluktuieren als bei der Major Depression, wobei die Symptomfreiheit nicht länger als 2 Monate anhält. Die depressive Symptomatik bei der Dysthymie erscheint weniger akut ausgeprägt als bei der Major Depression, besteht aber langjährig und wird daher von einem Teil der Betroffenen wie tägliches Erleben wahrgenommen („Ich war schon immer so") und erst auf Nachfrage berichtet. Episoden einer Major Depression im Verlauf einer dysthymen Symptomatik stellen im DSM-5 keinen Ausschlussgrund mehr dar. Eine chronische Episode einer Major Depression soll als Major Depression

46

und – sofern die Kriterien erfüllt sind – als persistierende depressive Störung codiert werden. Ob zusätzliche Episoden einer Major Depression im Rahmen einer persistierenden depressiven Störung (Dysthymie) auftreten oder eine reine dysthyme Symptomatik besteht, kann im DSM-5 zusätzlich spezifiziert werden. Bisher wurde der Begriff „Double Depression" verwendet, wenn sich nach einer mindestens 2-jährigen dysthymen Symptomatik eine Episode einer Major Depression aufsetzte.

Im DSM-5 sind für die Major Depression und die persistierende depressive Störung **Zusatzcodierungen** vorgesehen, um die diagnostische Genauigkeit zu erhöhen und damit auch die Prognose und die Wahl der Behandlungsmethode zu erleichtern. Über diese und weitere Änderungen bzw. Unterschiede zum DSM-IV bzw. der ICD-11 informieren die Kästen (▶ Gut zu wissen, ▶ Exkurs).

rien einer bipolaren Störung erfüllt sind, um die Möglichkeit der Koexistenz solcher Symptome im Rahmen depressiver Episoden zu betonen). Tiefergreifendere Änderungen wurden jedoch für die vormals dysthyme Störung vorgenommen, da Studien zeigten, dass sich chronische (d. h. mindestens 2 Jahre andauernde) Formen der Major Depression und die ebenfalls chronischen wenn auch milderen Dysthymien in Bezug auf Symptommuster, demografische Variablen, familiäre Psychopathologie oder Ansprechen auf Behandlung nicht wesentlich voneinander unterscheiden (z. B. McCullough et al. 2008), aber in derartigen Variablen in negativer Hinsicht von depressiven Störungen kürzerer Dauer differenzierbar sind. In der Diagnose persistierende depressive Störung werden daher chronische Major Depression und Dysthymie zusammengefasst. Chronische Formen der Major Depression sollen sowohl als Major Depression als auch als persistierende depressive Störung codiert werden. Für die milderen aber chronischen Formen der Depression – d. h. die Dysthymien – stellt jegliches Vorhandensein einer Episode einer Major Depression im Verlauf kein Ausschlussgrund mehr dar. Dies ist nunmehr auch ein wesentlicher Unterschied zur ICD-10 sowie auch der neuen ICD-11, in der die Diagnose Dysthymie nach wie vor ausgeschlossen wird, wenn in den ersten 2 Jahren der anhaltenden milden depressiven Symptomatik eine Episode einer Major Depression aufgetreten ist. Eventuell bestehende persistierende oder intermittierende Episoden einer Major Depression werden im DSM-5 hingegen in der Zusatzcodierung zur persistierenden depressiven Störung ausgewiesen und von reinen dysthymen Verläufen abgegrenzt. Wichtig ist, dass keinesfalls bei Vorliegen einer chronischen Major Depression *automatisch* die Kriterien für eine Dysthymie erfüllt sind, da die Symptomlisten nur partiell überlappen. Allerdings dürfte eine Nichtüberlappung in der Realität nur selten auftreten.

Gut zu wissen

Zentrale Änderungen von DSM-IV zu DSM-5
In der Revision vom DSM-IV zum DSM-5 gab es neben der Änderungen in der Klassifikation depressiver Störungen einige bedeutsame Änderungen in den diagnostischen Kriterien der Major Depression und der persistierenden depressiven Störung (Dysthymie). Bei der depressiven Episode wird nunmehr auf das sog. Trauer-Ausschlusskriterium verzichtet, d. h., es ist auch innerhalb der ersten 2 Monate nach dem Verlust einer geliebten Person möglich, eine Major Depression zu diagnostizieren, wenn dies aufgrund klinischer Bewertungsprozesse sinnvoll erscheint. Zudem wurden eine Reihe von Zusatzcodierungen eingeführt, z. B. mit Angst (Anspannung, Ruhelosigkeit, ängstliche Befürchtungen, etc., die häufig im Rahmen depressiver Störungen beobachtet werden) oder mit gemischten Merkmalen (mindestens 3 Symptome einer hypomanen/manischen Episode, ohne dass die Krite-

---

Exkurs

Unterschiede zwischen DSM und ICD
Hinsichtlich der Unterschiede zwischen ICD-10- und DSM-5-Kriterien ist wichtig zu wissen, dass die in der ICD-10 codierbare leichte depressive Episode etwas „weicher" definiert ist. So erfordern die ICD-10-Forschungskriterien mindestens 2 von 3 Hauptsymptomen (depressive Stimmung, Interessenverlust/Freudlosigkeit, verminderter Antrieb/Müdigkeit) und 2 weitere Symptome, d. h. insgesamt 4 aus 10 Symptomen. Die ICD-11-Kriterien der depressiven Episode nähern sich allerdings der DSM-5-Definition an: Hier werden mindestens 1 von 2 Hauptsymptomen (depressive Stimmung oder Interessen-/Freudeverlust) gefordert und insgesamt 5 aus 10 Symptomen. Hoffnungslosigkeit ist hier anders als im DSM-5 als ein separates kognitives Kriterium geführt (Reed et al. 2019); im DSM-5 ist Hoffnungslosigkeit als ein Merkmal der depressiven Verstimmung erwähnt.

46.2.3 Diagnostik

Die Diagnosestellung einer depressiven Störung erfordert zunächst die zuverlässige und valide Erfassung der entsprechenden Symptome inklusive ihrer zeitlichen Auftretensmuster und Intensität. Hierfür sind dimensionale Depressionsskalen wie das „Beck Depressions-Inventar" (BDI, Beck et al. 1995; BDI-II, Beck et al. 2006) als Selbstbericht durch den Patienten oder die „Hamilton Depression Scale" (HAM-D; Hamilton 1960) als Fremdbeurteilung durch den Kliniker allein kein geeignetes Mittel, da sie lediglich den aktuellen Schweregrad des depressiven Syndroms bestimmen. Gleiches gilt für Depressionsscreeninginstrumente wie das Depressionsmodul aus dem „Patient Health Questionnaire" (PHQ-9; Kroenke et al. 2001) oder den "Depression Screening Questionnaire" (DSQ, Wittchen und Perkonigg 1997), die zwar bei kategorialer Auswertung approximativ das aktuelle Vorliegen einer depressiven Episode nach ICD- oder DSM-Kriterien abbilden können, aber ebenfalls mangels Differenzialdiagnostik nicht als alleiniges Diagnoseinstrument geeignet sind.

Da aber für Diagnosen depressiver Störungen komplexe Entscheidungen zu treffen sind, empfiehlt es sich, in der Regel strukturierte (z. B. „Strukturiertes Klinisches Interview für DSM-5-Störungen", SCID-5-CV; Beesdo-Baum et al. 2019; „Diagnostisches Interview bei Psychischen Störungen", DIPS; Margraf et al. 2017) oder standardisierte (z. B. DIA-X/CIDI; Wittchen und Pfister 1997) diagnostische Interviews zur Diagnostik einzusetzen (▶ Kap. 21). Diese erlauben es, umfassend die zahlreichen differenzialdiagnostischen Erwägungen sowohl auf der Symptom- als auch auf der Diagnoseebene adäquat abzubilden (s. das Fallbeispiel in ▶ Klinisch betrachtet). Beispielsweise muss für die Diagnose der Major Depression und der persistierenden depressiven Störung (Dysthymie) ausgeschlossen werden, dass es sich um die pathophysiologischen Folgen von medizinischen Krankheitsfaktoren (z. B. Hypothyreose, Schlaganfall, multiple Sklerose) bzw. von Substanzen (z. B. Alkohol, Drogen, Medikamente oder Toxine) handelt. Ferner müssen bipolare Störungen ausgeschlossen werden: So führt das Vorliegen einer manischen oder hypomanen Episode in der Lebensgeschichte zur Diagnose einer bipolaren Störung. Bei zeitgleich zur depressiven Verstimmung bestehenden Schizophrenie-Symptomen und vorausgehenden bzw. nachfolgenden Wahnphänomenen bzw. Halluzinationen ohne vorherrschende depressive Symptomatik ist differenzialdiagnostisch eine schizoaffektive Störung heranzuziehen.

Klinisch betrachtet

Fallbeispiel Frau M. – Diagnosendiskussion

Mit Frau M. wurde nach dem Erstgespräch ein vollstandardisiertes diagnostisches Interview (DIA-X/CIDI) durchgeführt. Die Auswertung erbrachte die Diagnose **Major Depression, rezidivierend, schwer, ohne psychotische Merkmale** (ICD-10: F 33.2).

Frau M. erfüllt gegenwärtig die Kriterien einer Episode einer **Major Depression**. Manische oder hypomane Symptome berichtete sie nicht, sodass die Diagnose einer bipolaren Störung ausgeschlossen werden konnte. Da Frau M. in der Vorgeschichte unter einer Vielzahl von depressiven Episoden litt, zwischen denen die Kriterien für eine Major Depression für mindestens 2 Monate nicht erfüllt waren, ist die Zusatzcodierung **„rezidivierend"** zu vergeben. Zur Beurteilung des Schweregrades der aktuellen depressiven Symptomatik sind die Symptomanzahl, ihr Ausprägungsgrad und das Ausmaß der Beeinträchtigung heranzuziehen. Bei Frau M. bestehen deutlich mehr Symptome, als für die Diagnosestellung erforderlich wären. Darüber hinaus führen die Symptome zu einer deutlichen Beeinträchtigung der beruflichen Leistungsfähigkeit und der üblichen sozialen Aktivitäten und Beziehungen. Da auch keine Hinweise auf psychotische Merkmale vorliegen, ist die Zusatzcodierung **„schwer, ohne psychotische Merkmale"** zu vergeben.

Darüber hinaus kann die Diagnose bei Frau M. durch weitere **Spezifikationen** (ohne Code) näher bestimmt werden:

So erfüllt Frau M. sämtliche Kriterien für eine aktuelle depressive Episode **„mit melancholischen Merkmalen"**. Sie verlor die Freude und das Interesse an sämtlichen Aktivitäten (Kriterium A1 in den diagnostischen Kriterien für die Zusatzcodierung „mit melancholischen Merkmalen"). Selbst der Besuch ihrer Enkelkinder, die ihr normalerweise viel Freude bereiteten, konnte sie nicht aufheitern (A2). Zudem würde sich die aktuelle Episode qualitativ von allen anderen bisherigen depressiven Phasen unterscheiden; sie fühle sich „innerlich wie tot", und sogar nach dem Tod des geliebten Vaters habe sie nicht annähernd solche Empfindungen gehabt (B1). Am frühen Morgen ist die Depressivität besonders schlimm (B2). Frau M. wacht sehr früh morgens auf (B3) und es zeigt sich eine deutliche psychomotorische Unruhe (B4). Sie leidet unter Appetitlosigkeit, Gewichtsverlust (B5) und ständigen Schuldgefühlen darüber, dass sie in sämtlichen Lebensbereichen eine „Versagerin" sei (B6).

Eine ergänzende störungsspezifische Testuntersuchung mittels BDI erbrachte einen Punktwert von 32, was dem Bereich einer schweren Depression zuzuordnen ist.

Es wird deutlich, dass die Diagnosestellung einer depressiven Störung nur durch die Anwendung einer umfassenden Fragestruktur nach Symptomen, deren Ausprägung und zeitlichem Auftretensmuster und unter Berücksichtigung von Ein- und Ausschlusskriterien sowie differenzialdiagnostischen Aspekten möglich ist. Diagnostische Kernfragen stellen in diesem Kontext lediglich einen ersten Einstieg in den diagnostischen Prozess dar (▶ Klinisch betrachtet).

> **Klinisch betrachtet**
>
> **Diagnostische Kernfragen aus dem DIA-X/CIDI (Wittchen und Pfister 1997): Symptomatik einer Major Depression**
> — „Gab es in Ihrem Leben einmal eine Zeitspanne von 2 Wochen oder länger, in der Sie sich fast täglich, die meiste Zeit über traurig, niedergeschlagen oder deprimiert fühlten?"
> — „Gab es (jemals) eine Zeitspanne von 2 Wochen oder länger in der Sie Ihr Interesse an fast allen Dingen verloren haben? Ich meine damit z. B. Hobbys, Freizeit, Zusammensein mit Freunden, also Dinge, die Ihnen gewöhnlich Freude bereiten?"

46.3 Epidemiologie

46.3.1 Prävalenz

Depressionen im Sinne einer Major Depression und/oder Dysthymie gehören weltweit zu den häufigsten psychischen Störungen überhaupt (Wittchen et al. 2011, ▶ Studienbox); das Lebenszeitrisiko, eine Depression irgendwann im Lebensverlauf zu entwickeln, wird basierend auf Studien nach DSM-IV auf bis zu 30 % geschätzt (z. B. Kessler et al. 2005; Kessler et al. 2012; Beesdo-Baum et al. 2015). Darüber hinaus liegen aus epidemiologischen Studien Hinweise darauf vor, dass das Erkrankungsrisiko in den vergangenen Jahrzehnten stetig angestiegen ist. Hierfür wird verantwortlich gemacht, dass insbesondere jüngere Geburtskohorten ein substanziell höheres Risiko aufweisen, früher und häufiger als ältere Geburtskohorten eine Depression zu entwickeln (Kessler et al. 2003; Wittchen und Jacobi 2006; Wittchen und Uhmann 2010). In jedem Jahr sind ungefähr 6–8 % der Erwachsenen in der Allgemeinbevölkerung von einer depressiven Störung betroffen (12-Monats-Prävalenz; Lim et al. 2018; Wittchen et al. 2011; Jacobi et al. 2014). Dabei überwiegt die Major Depression (Lebenszeitprävalenz: 15–20 %, 12-Monats-Prävalenz: 6–7 %; Punktprävalenz: 3,5 %), während die dysthyme Störung seltener ist (12-Monats-Prävalenz: 2 %; Lebenszeitprävalenz: 4,5 %). Aktuelle Auswertungen unter Anlegen der DSM-5-Kriterien ergaben etwas höhere Prävalenzschätzungen, da Ausschlüsse (z. B. Trauer) und Hierarchieregeln (Major Depression und Dysthymie) gelockert wurden (z. B. Vandeleur et al. 2017; Hasin et al. 2018).

Die Major Depression ist zumeist eine episodische Störung. Bei erstmals Betroffenen klingen die Symptome nach 8–12 Wochen häufig auch ohne professionelle Behandlung spontan ab. Bei neuerlichen Episoden steigt jedoch die Episodendauer und das Chronizitätsrisiko deutlich an. Bei ca. einem Drittel aller von

> **Studienbox**
>
> **Major Depression – Die Größe des Problems in Europa**
>
> Eine Reanalyse über die Daten von 25 epidemiologischen Studien in Europa im Auftrag des European Brain Council zeigte, dass die Major Depression mit einem Median von 5,7 % in der Allgemeinbevölkerung (ab 14 Jahren) im vergangenen Jahr die häufigste der untersuchten psychischen Störungen war (Wittchen et al. 2011). Während die Schätzungen für die 12-Monats-Prävalenz zwischen 1,0 und 10,1 % variierten, war die Interquartilsrange mit 3,2–7,4 % bemerkenswert eng, was eine hohe Konvergenz der Befunde über die Studien dokumentiert und zeigt, dass es keine Hinweise für ausgeprägte regionale und kulturelle Unterschiede der Prävalenz gibt. Frauen sind mehr als doppelt so häufig von Major Depression betroffen wie Männer. Auf Basis dieser Daten wurde geschätzt, dass ca. 30,3 Mio. Menschen in der EU in den vergangenen 12 Monaten an einer Major Depression litten. Die
>
> Major Depression ging zudem unter allen der betrachteten psychischen Störungen insgesamt als diejenige mit der größten Krankheitslast – angegeben in „Disability Adjusted Life Years (DALYs)", ein Maß welches sowohl die verlorenen Lebensjahre aufgrund vorzeitigen Todes als auch die Lebensjahre mit Behinderungen durch die Störung einbezieht (▶ Kap. 3) – einher; 7,2 % aller DALYs in Europa waren auf die Major Depression zurückzuführen. Bei Frauen sind es aufgrund der höheren Prävalenz der Störung sogar 10,2 %; während bei den Männern die Alkoholabhängigkeit vor der Major Depression die führende Position einnimmt.
> Nach der „Global Burden of Disease Study 2017" ist die Major Depression unter allen Erkrankungen nach Rücken- und Kopfschmerz die dritthäufigste Ursache für beeinträchtigte Lebensjahre (James et al. 2018).

einer Major Depression Betroffenen tritt nur einmal eine Episode im Lebensverlauf auf; bei einem weiteren Drittel finden sich rezidivierende Episoden und bei einem Drittel kann die Depression in eine chronische Erkrankung einmünden (keine Remission oder nur Teilremission).

Depressive Störungen sind nahezu immer mit ausgeprägten akuten Einschränkungen der sozialen und beruflichen Rollenaufgaben verbunden sowie mit zumeist gravierenden Belastungen für das unmittelbare familiäre und Beziehungsnetzwerk. Nach Untersuchungen von Wittchen und Zerssen (1987) persistieren die psychosozialen Einschränkungen häufig über das Abklingen einer akuten depressiven Phase hinaus und können einen Rückfallfaktor für neue Episoden darstellen. Eine Metaanalyse aus Daten von 24 prospektiven Kohortenstudien konnte zeigen, dass Depression in der Adoleszenz mit negativen funktionalen Outcomes im Erwachsenenalter assoziiert war, u. a. mit einem fehlenden Schulabschluss, Arbeitslosigkeit und früher Schwangerschaft/Elternschaft (Clayborne et al. 2019), die wiederum zu weiteren Problemen im Lebensverlauf führen können. Depressionen sind ferner mit einem deutlich erhöhten Suizid- und Mortalitätsrisiko verbunden (▶ Klinisch betrachtet). Mehr als die Hälfte aller Menschen mit Major Depression haben Gedanken an den Tod oder Suizidgedanken und mehr als 10 % versuchen, sich das Leben zu nehmen (z. B. Hasin et al. 2018). Unter an einer *schweren* Major Depression Erkrankten versterben ca. 15 % durch Suizid (Paykel et al. 2005).

Im ärztlichen Versorgungssystem sowie bei körperlich Kranken ist sogar von einer noch erheblich höheren Prävalenz depressiver Störungen auszugehen. So zeigte sich in einer Stichtagsuntersuchung in deutschen Hausarztpraxen, dass 15,7 % der Patientinnen und 12,1 % der Patienten die ICD-10-Kriterien einer depressiven Episode basierend auf einem Depressionsscreeningfragebogen (DSQ) erfüllten (bei Forderung durchgängig vorhandener Hauptsymptome der Depression in den letzten 2 Wochen waren insgesamt 7,3 % betroffen (Punktprävalenz: 2,5 % leicht, 3,1 % mittelgradig und 1,7 % schwer; Beesdo-Baum et al. 2018). Allerdings wurde durch die Ärztinnen und Ärzte nur bei knapp jedem zweiten Patienten die Depression auch erkannt, wobei die Diagnoseraten mit zunehmendem Schweregrad der Depression zunahmen. Eine nicht korrekte oder gar fehlende Diagnosestellung ist zwangsläufig mit einer schlechten oder ausbleibenden Therapiezuweisung verbunden (Trautmann et al. 2017).

46.3.2 Korrelate und Risikofaktoren

Depressive Störungen sind also häufig und können unabhängig von Alter, Geschlecht und Status jeden treffen. ◙ Abb. 46.2 zeigt einige Personen, die unter Depressionen litten bzw. sich in der Presse dazu bekannt haben.

Klinisch betrachtet

Exploration von Suizidalität – Beispielitems

Suizidalität sollte immer in der Eingangsdiagnostik und im Verlauf wiederholt aktiv exploriert werden. Dies ist in der Regel entlastend für Patienten und führt nicht dazu, dass sie erst durch die Befragung „auf die Idee gebracht" werden. Hierbei können folgende Fragen hilfreich sein (vgl. DGPPN et al. 2015):

- „Haben Sie in letzter Zeit daran denken müssen, nicht mehr leben zu wollen?"
- „Kam das häufiger vor?"
- „Haben Sie auch daran denken müssen, ohne es zu wollen? Haben sich Suizidgedanken aufgedrängt?"
- „Konnten Sie diese Gedanken beiseiteschieben?"
- „Haben Sie konkrete Ideen, wie Sie es tun würden?"
- „Haben Sie Vorbereitungen getroffen?"
- „Umgekehrt: Gibt es etwas, was Sie davon abhält?"
- „Haben Sie schon mit jemandem über Ihre Suizidgedanken gesprochen?"
- „Haben Sie jemals einen Suizidversuch unternommen?"
- „Hat sich in Ihrer Familie oder Ihrem Freundes- und Bekanntenkreis schon jemand das Leben genommen?"

Sollte eine akute Suizidgefährdung vorliegen und keine Absprachefähigkeit bestehen, d. h. die Versicherung, bis zum nächsten vereinbarten Termin keinen Suizidversuch zu unternehmen, sollte zur Sicherheit des Patienten notfallmäßig eine psychiatrische Vorstellung erfolgen.

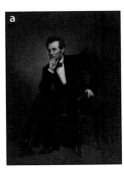
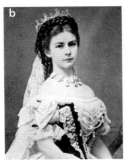
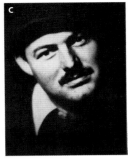
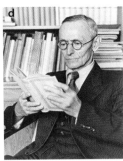
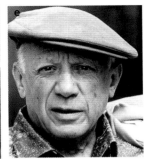

Abraham Lincoln
Präsident der USA

Elisabeth Eugenie Amalie von Wittelsbach, genannt Sisi
österreichische Kaiserin

Ernest Hemingway
Schriftsteller

Hermann Hesse
Schriftsteller

Pablo Picasso
Maler

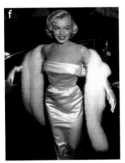
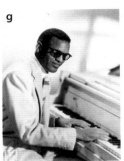
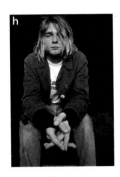
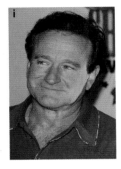
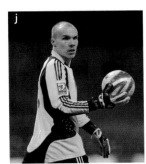

Marilyn Monroe
Schauspielern

Ray Charles
Musiker

Kurt Cobain
Musiker, Bandmitglied „Nirvana"

Robin Williams
Schauspieler

Robert Enke
Fußballer

◻ **Abb. 46.2** Berühmte Persönlichkeiten mit einer Depression. (**a**: National Portrait Gallery, Smithsonian Institution, this image is in the public domain; **b**: Foto: Emil Rabending, this image is in the public domain; **c**: © INTERFOTO/Granger, NYC; **d**: © ullstein bild/picture alliance; **e**, **f**: This image is in the public domain; **g**: © INTERFOTO/Friedrich; **h**: © Photoshot/picture alliance; **i**: © SBM/ PictureLux/ picture alliance; **j**: © Peter Kneffel/dpa/picture alliance)

Alter

Das Ersterkrankungsrisiko depressiver Störungen ist in der Kindheit bis zur Mitte der Adoleszenz eher gering und steigt dann relativ stetig bis ins hohe Erwachsenenalter an (z. B. Beesdo et al. 2010; Kessler et al. 2012). Die Querschnittsprävalenz fällt im Erwachsenenalter mit zunehmendem Alter geringer aus und ist bei über 65-Jährigen am niedrigsten (Jacobi et al. 2014; Kessler et al. 2010a, b). Hierfür sind bislang viele Erklärungen vorgebracht worden, von denen keine für sich genommen ausreichend diese zunehmend niedrigen Raten erklärt: ungeeignete diagnostische Erhebungsinstrumente, Geburtskoborteneffekte (relative Zunahme depressiver Störungen bei jüngeren Geburtskohorten), Erinnerungsverzerrungen, verstärkte Konfundierung mit körperlichen Erkrankungen sowie höhere Resilienz im Alter (vgl. auch Wittchen und Uhmann 2010; Fiske et al. 2009).

Geschlecht

Frauen sind im Vergleich zu Männern etwa doppelt so häufig von depressiven Störungen betroffen wie Männer. So zeigte sich beispielsweise im Zusatzmodul „psychische Gesundheit" der bundesweiten Studie zur Gesundheit Erwachsener in Deutschland (DEGS-MH) für depressive Störungen eine 12-Monats-Prävalenz von 11,3 % bei Frauen im Vergleich zu 5,1 % bei Männern (Jacobi et al. 2014). Interessanterweise differenziert sich das erhöhte Erkrankungsrisiko für das weibliche Geschlecht erst ab der Pubertät heraus (Bebbington 1998; Wittchen und Uhmann 2010). Als mögliche Erklärungen für die Geschlechtsunterschiede ab der Adoleszenz wurden u. a. hormonelle Unterschiede, Persönlichkeitsfaktoren, soziale bzw. Umweltfaktoren und die Erfahrung von Lebensereignissen sowie die Interaktion dieser Faktoren diskutiert (z. B. Cyranowski et al. 2000).

Familienstand

Epidemiologische Studien fanden recht einheitlich, dass depressive Störungen besonders häufig bei geschiedenen, getrennt lebenden oder verwitweten Personen auftreten (z. B. Kessler et al. 2003; Jacobi et al. 2014); Interaktionen mit dem Geschlecht sind zu beachten. So liegen z. B. Hinweise darauf vor, dass verheiratete im Vergleich zu alleinstehenden Frauen höhere Depressionsraten aufweisen (Paykel et al. 2005), insbesondere wenn sie jung sind und Kinder haben (Bebbington 1998). Ferner ist die Assoziation zwischen Trennung bzw. Scheidung und Depression bei Männern stärker ausgeprägt als bei Frauen (Weissman et al. 1996).

Sozioökonomischer Status

Ein geringer sozioökonomischer Status konnte relativ konsistent mit erhöhten Raten an depressiven Störungen in Verbindung gebracht werden (z. B. Kessler et al. 2003; Jacobi et al. 2014). Allerdings ist noch nicht ausreichend geklärt, ob ein geringerer sozioökonomischer Status ein Risikofaktor für depressive Störungen ist oder eine Konsequenz oder ob beide Bedingungen durch andere Faktoren verursacht werden. Es gibt jedoch Hinweise darauf, dass bereits ein geringerer sozioökonomischer Status der Familie in der Kindheit mit einem erhöhten Depressionsrisiko im Erwachsenenalter einhergeht (Gilman et al. 2003).

Geografische Region: Stadt versus Land

Bezüglich der Verteilung depressiver Störungen über geografische Regionen liegen gemischte Ergebnisse vor. So zeigt sich nur in einigen Studien, dass die Prävalenz depressiver Störungen in städtischen Regionen höher als in ländlichen Gebieten ist (z. B. Alonso et al. 2004; Patten et al. 2003; Jacbobi et al. 2014). Als mögliche Erklärung für diese Unterschiede wurden Faktoren wie Gewalt, Verfügbarkeit von Drogen, Arbeitslosigkeit, mangelnde soziale Unterstützung und stressreiche Lebensereignisse diskutiert.

Psychosoziale Stressoren und Lebensereignisse (Life Events)

Episoden einer Major Depression werden häufig mit psychosozialen Belastungsfaktoren und Stressoren wie dem Tod einer geliebten Person, Scheidung und Trennung und anderen sog. „Verlustereignissen" in Verbindung gebracht (z. B. Asselmann et al. 2015); insbesondere dann, wenn sie in Verbindung mit weiteren chronischen Belastungsfaktoren (finanzielle Probleme, Arbeitslosigkeit, Isolation) zusammen auftreten (Bifulco et al. 1998; Kendler et al. 2003; Paykel et al. 2005). Derartige psychosoziale Belastungsfaktoren spielen möglicherweise bei der Auslösung einer ersten depressiven Episode eine größere Rolle als bei späteren Episoden. Darüber hinaus verweisen einige Studien auch darauf, dass bereits durch sehr früh im Leben auftretende adverse Lebensereignisse und -bedingungen wie Trennungen von den Eltern, Traumata, Missbrauchserfahrungen oder Vernachlässigung im Kindesalter, eine Vulnerabilität für die spätere Entwicklung von Depressionen im Jugend- oder Erwachsenenalter herausgebildet wird (z. B. Bifulco et al. 1998; MacMillan et al. 2001; Beesdo et al. 2010).

Komorbidität

Viele epidemiologische Studien zeigten, dass depressive Störungen mit einer ausgeprägten Komorbidität mit anderen psychischen Störungen sowie körperlichen Erkrankungen einhergehen (z. B. Paykel et al. 2005; Kessler et al. 2010a; Hasin et al. 2018). Dabei können sich depressive Störungen als erstes entwickeln, z. B. nach einem kritischen Lebensereignis, und andere psychopathologische Komplikationen nach sich ziehen (z. B. Missbrauch von Alkohol zur „Selbstmedikation"), aber häufiger gehen andere Störungen oder Erkrankungen dem Beginn einer Depression voraus. Das Vorliegen von komorbiden Störungen oder Erkrankungen geht recht konsistent mit größeren Beeinträchtigungen und Einschränkungen sowie einer ungünstigeren Prognose (Schweregrad, Persistenz, Rückfälle) einher, sowohl in Bezug auf die depressive Störung als auch in Bezug auf die komorbid auftretenden Störungen bzw. Erkrankungen.

Die höchsten Komorbiditätsraten finden sich für **Angststörungen** (ca. 50–60 %). Diese treten zumeist zeitlich primär auf und gelten als machtvoller Risikofaktor für das Auftreten einer Depression, einen schlechteren Depressionsverlauf sowie als Faktor für erhöhte Suizidalität (Beesdo-Baum et al. 2015). Ähnliche zeitliche Muster lassen sich für Verhaltens- und emotionale Störungen der Kindheit, Aufmerksamkeitsdefizit-/Hyperaktivitätsstörungen (ADHD) und Essstörungen beobachten, aber auch für somatoforme Störungen und Persönlichkeitsstörungen. Substanzkonsumstörungen können depressiven Störungen ebenfalls vorausgehen, treten aber oftmals auch als Konsequenz aufgrund von „Selbstmedikation" bei depressiver Symptomatik ein. Neben der Komorbidität mit psychischen Störungen hat auch das Auftreten komorbider **körperlicher Erkrankungen** bei depressiven Störungen im höheren Alter zunehmendes Forschungsinteresse geweckt. So finden sich bei Personen mit Major Depression höhere Raten an körperlichen Beschwerden und Krankheiten. Ätiologische Verknüpfungen von Depression mit körperlichen Erkrankungen sind für Diabetes, koronare Herzerkrankungen, Schlaganfall (z. B. Pieper et al. 2008) und neurodegenerative Erkrankungen (Parkinson, Demenz; z. B. Riedel et al. 2010) gesichert. Dabei wird allerdings nicht von

46

unidirektionalen, sondern reziproken Wechselwirkungen ausgegangen. Außerdem konnte für verschiedene körperliche Erkrankungen ein ungünstiger Verlauf bei Vorliegen einer komorbiden Depression nachgewiesen werden.

46.3.3 Assoziierte Merkmale

Beeinträchtigungen und Einschränkungen der sozialen und beruflichen Rollen

Eine Vielzahl von Studien konnte zeigen, dass Depressionen besonders belastende, oft langfristig beeinträchtigende und folgenreiche psychische Störungen sind (z. B. Kessler et al. 2003; Clayborne 2019). Neben der individuellen Belastung, die Betroffene durch die Symptomatik einer depressiven Störung erleiden, sind Depressionen auch für Familie und Angehörige mit erheblichem Leid verbunden; Schwierigkeiten in sozialen Beziehungen oder der Partnerschaft sowie im schulischen bzw. beruflichen Kontext treten nahezu regelhaft auf. So kann es zu Partnerschaftsproblemen (z. B. Trennung oder Scheidung), beruflichen Problemen (z. B. Arbeitsplatzverlust) oder Problemen in der Ausbildung (z. B. Schuleschwänzen, Notenverschlechterungen, kein Schulabschluss/Berufsausbildung) kommen, die den Verlauf der Störung zusätzlich aggravieren können.

Suizidalität

Die schwerwiegendste Folge einer Episode einer Major Depression besteht in einem versuchten (20–60 %) oder vollendetem Suizid (15 %) bei schwerer Depression (Paykel et al. 2005). Vereinzelte oder wiederkehrende Gedanken an den Tod bzw. wiederkehrende Suizidvorstellungen werden sehr häufig von Betroffenen mit Major Depression berichtet (40–80 %). Eine Vorhersage, ob und wann eine von Major Depression betroffene Person einen Suizidversuch begehen wird, ist kaum möglich. Als Hinweise auf eine ernsthafte Suizidgefährdung gilt die genaue Planung des Suizids durch die Betroffenen, die u. a. die Festlegung von Ort, Zeit und Art des Suizides sowie die Beschaffung der notwendigen Utensilien (z. B. Seil oder Waffe) beinhaltet. Ein erhöhtes Suizidrisiko ist bei Betroffenen mit psychotischen Merkmalen oder gleichzeitigem Substanzgebrauch sowie bei vergangenen Suizidversuchen oder Suiziden in der Familie gegeben; ebenso zeigen sich höhere Suizidraten bei älteren Menschen und bei männlichem Geschlecht, wobei Suizidversuche bei Frauen überwiegen. Das Suizidmotiv besteht bei von Major Depression Betroffenen häufig darin, den schmerzhaften, als endlos andauernd wahrgenommenen Gefühlszustand zu beenden oder aufgrund unüberwindbar erscheinender Hindernisse aufzugeben.

46.4 Störungsverlauf

46.4.1 Major Depression

Erstauftreten

Depressive Episoden können sehr variabel beginnen. Ein akuter Beginn (quasi „über Nacht") ist ebenso möglich (wenn auch selten!) wie ein schleichender Beginn über Wochen oder Monate. In der Regel ist bei einer *unbehandelten* ersten Episode mit einer **Episodendauer** von ca. 3–4 Monaten zu rechnen, bis es zu einer **Remission** kommt (d. h., es bleiben keine Symptome einer Major Depression zurück und die vor Eintreten der Episode bestehende Leistungsfähigkeit wird wieder erreicht).

Eine erste Episode einer Major Depression kann in jedem Lebensalter auftreten. Das mittlere Erstauftretensalter liegt in Bevölkerungsstudien mit Erwachsenen bei 25–35 Jahren (z. B. Kessler et al. 2012; Hasin et al. 2018). Epidemiologische Studien verweisen darauf, dass sich in den letzten Jahrzehnten das mittlere Alter bei Auftreten der ersten Episode nach vorn verlagert hat. Depressive Episoden können bereits bei Kindern auftreten, jedoch gilt das Jugendalter als Risikophase für den erstmaligen Beginn: Hier zeigt sich ein starker Inzidenzanstieg, gefolgt von stetigen Inzidenzraten bis in das hohe Erwachsenenalter (Beesdo et al. 2010; Kessler et al. 2012). Häufig gehen psychosoziale Belastungsfaktoren (z. B. schulische, berufliche oder interaktionale Probleme, Tod einer geliebten Person) einer Episode einer Major Depression voraus. Allerdings ist das Auftreten kritischer Ereignisse an sich nur selten eine hinreichende und ausreichende Bedingung. Sie entfalten ihre pathogene Wirkung zumeist im Zusammenhang mit anderen Faktoren, wie z. B. einer vorbestehenden Angststörung oder medizinischen Krankheitsfaktoren, insbesondere wenn sie mit Schmerz, Leiden und drohender Behinderung oder Tod einhergehen.

Weiterer Verlauf

Die Major Depression ist zumeist eine episodische, d. h. phasenhaft verlaufende Störung. Bei etwa einem Drittel der Betroffenen tritt nur eine einzige Episode auf, bei einem Drittel findet sich ein rezidivierender Verlauf mit vollständigen Remissionen im Intervall (d. h. mindestens zwei Monate ohne Symptome einer Major Depression oder mit nur 1–2 milden Symptomen), und ein weiteres Drittel weist einen chronischen, langjährigen Verlauf ohne Remission (über mindestens 2 Jahre; im DSM-5 auch als persistierende depressive Störung zu codieren) oder mit nur teilweisen oder kurzzeitigen Remissionen auf (Paykel et al. 2005). Mit zunehmender Anzahl bereits aufgetretener Episoden einer Major Depression steigt die Wahrscheinlichkeit für weitere Episoden von ca. 60 % bei einer abgelaufenen Episode, auf ca. 70 % bei zwei und ca. 90 % bei drei abgelaufenen Episoden. Chronische Verläufe sind in der Regel mit einem langjährigen Persistieren der Symptomatik, einer schlechteren Behandlungsprognose und häufigeren Frühberentungen verbunden. Rezidivierende Störungsverläufe können sehr unterschiedlich sein. So treten bei einigen Betroffenen die Episoden gehäuft in relativ kurzer Zeit auf, während bei anderen nur vereinzelt Episoden und zwischenzeitlich jahrelange symptomfreie Intervalle zu finden sind. Häufig ist zu beobachten, dass mit höherem Alter und mit zunehmender Episodenanzahl die Episodenschwere größer wird sowie die Episodendichte bei kürzer werdenden symptomfreien Intervallen zunimmt. Wittchen und Uhmann (2010) konnten bei jungen Betroffenen häufigere Episoden von kürzerer Dauer (<10 Wochen) nachweisen, bei älteren Personen eher lange (≥21 Wochen) Episoden.

Als Bedingungsfaktoren für einen ungünstigen Verlauf einer Major Depression in Bezug auf Episodendauer und Rezidivneigung sind ein frühes Ersterkrankungsalter, ein größerer Schweregrad depressiver Episoden, nur teilweise Remissionen zwischen den Episoden, eine vorausgehende oder zugrunde liegende Dysthymie, eine familiär bedingte Prädisposition zu depressiven Störungen sowie komorbide Angststörungen, Substanzkonsumstörungen und medizinische Krankheitsfaktoren zu nennen. Mittels sog. Netzwerkanalysen konnten von Borkulo et al. (2015) zeigen, dass ein engeres Symptomnetzwerk mit nach 2 Jahren persistierender Depression (gegenüber Remission) zusammenhing und insbesondere Müdigkeit, Energieverlust und Schuldgefühle zu dieser hohen Konnektivität beitrugen.

Ob sich nach einer Episode einer Major Depression eine manische oder hypomane Episode zeigt (ca. 5–10 % der Betroffenen), was mit einem Diagnosenwechsel zu einer bipolaren Störung verbunden ist, ist schwer vorherzusagen. Ein erhöhtes Risiko hierfür scheint bei jüngeren Menschen (<17 Jahre) mit einer akut einsetzenden schweren Episode einer Major Depression gegeben zu sein (vgl. Beesdo et al. 2009) und wenn die initiale depressive Episode mit Suizidalität, Wertlosigkeits- oder exzessiven Schuldgefühlen, vollständigem Interessenverlust oder Tagesschwankungen einhergeht (Pfennig et al. 2016).

46.4.2 Persistierende depressive Störung (Dysthymie)

Erstauftreten

Die Dysthymie zeigt häufig einen frühen Beginn in der Kindheit, der Adoleszenz oder im jungen Erwachse-

nenalter, mit einschleichender Symptomatik. Tritt die dysthyme Symptomatik vor dem 21. Lebensjahr auf, so ist im DSM-5 die Zusatzcodierung **„früher Beginn"** vorgesehen; tritt sie danach ein, so ist **„später Beginn"** zu vermerken.

Weiterer Verlauf

Die Dysthymie verläuft definitionsgemäß chronisch und langjährig. Spontanremissionen bei einer unbehandelten Dysthymie treten nur in ca. 10 % der Fälle pro Jahr auf. Die Betroffenen haben ein erhöhtes Risiko, im weiteren Lebensverlauf eine Major Depression zu entwickeln (in Patientenstichproben bis zu 75 % innerhalb von 5 Jahren). Die Wahrscheinlichkeit für spontane Vollremissionen zwischen späteren Episoden einer Major Depression ist dann geringer und die Wahrscheinlichkeit für eine höhere Frequenz nachfolgender Episoden erhöht. Personen mit einem frühen Beginn der Dysthymie (d. h. vor dem 21. Lebensjahr) weisen eine höhere Wahrscheinlichkeit für das Eintreten einer sog. „Double Depression" auf (wenn zunächst über mindestens 2 Jahre hinweg ausschließlich eine dysthyme Symptomatik auftritt und sich dann eine Episode einer Major Depression „aufsetzt"). Bei einer Major Depression während einer dysthymen Störung ist eine Verbesserung der Symptomatik im Verlauf wahrscheinlich.

Eine stark vereinfachte grafische Veranschaulichung über die typischen Verlaufsformen depressiver Störungen gibt ☐ Abb. 46.3.

46.5 Entstehungsbedingungen

Angesichts der Heterogenität der Erscheinungsformen, des Ersterkrankungsalters und des Verlaufs depressiver Störungen kann es eigentlich kaum überraschen, dass es bislang keine einheitliche Störungstheorie der Depression gibt. Depressive Störungen sind multifaktoriell bedingt. Aus einer entwicklungsbezogenen Perspektive lässt sich das Entstehen einer Depression am besten im Rahmen von Vulnerabilitäts-Stress-Modellen beschreiben.

> **Wichtig**
>
> Gemäß eines Vulnerabilitäts-Stress-Modells wird angenommen, dass prädisponierende konstitutionelle Faktoren genetischer bzw. familiengenetischer Art und frühe adverse soziale und umweltbezogene Ereignisse und Bedingungen zur Ausbildung einer erhöhten Vulnerabilität beitragen, die sich wiederum über entwicklungsbiologische, psychologische und soziale Prozesse weiter akzentuieren oder abschwächen kann.

Der Ausbruch einer depressiven Episode wird vor dem Hintergrund dieser Vulnerabilitätskonstellationen zumeist über auslösende kritische (zumeist stressreiche)

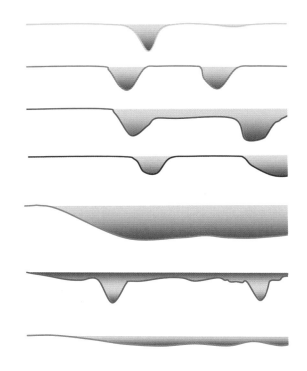

Major Depression, Einzelne Episode
- vollremittiert

Major Depression, Rezidivierend,
- vollremittiert

Major Depression, Rezidivierend,
- teilremittiert

Major Depression, Rezidivierend,
- aktuelle Episode mittelgradig

Major Depression, Einzelne Episode,
- schwergradig *(vormals auch: chronisch)*
& Persistierende Depressive Störung
- mit persistierender Episode einer
   Major Depression

Persistierende Depressive Störung
- mit intermittierenden Episoden
 einer Major Depression, ohne
 aktuelle Episode

Persistierende Depressive Störung
- mit reinem Dysthymen Syndrom
 (vormals Dysthymie)

◘ **Abb. 46.3**　Typische Verläufe depressiver Störungen über den Lebensverlauf

Lebensereignisse bzw. deren Kombination mit weiteren passenden proximalen Belastungskonstellationen erklärt. Diese ätiologischen Faktoren wirken über biochemische und psychologische Prozesse bei der Ausbildung des depressiven Syndroms zusammen; für den weiteren Verlauf und die Schwere der Depression werden z. T. ähnliche, z. T. andere aufrechterhaltende und ausgestaltende Faktoren verantwortlich gemacht.

Das in ◘ Abb. 46.4 dargestellte heuristische Ätiologiemodell der Depression ist durch eine Vielzahl von empirischen Untersuchungen in Teilkomponenten gut belegt, auch wenn sich die Vielgestaltigkeit der Faktoren und ihre Interaktion auf Dauer einer vollständigen Aufklärung entziehen wird. Ebenso ist bislang nicht ausreichend geklärt, inwieweit es sich um depressionsspezifische Vulnerabilitäten und Risikofaktoren handelt. Im Folgenden werden einige der relevanten distalen (früh im Lebensverlauf auftretenden) und proximalen (initial auslösenden) Faktoren diskutiert. Dabei werden neurobiologische und Transmittertheorien – mit Ausnahme eines ▶ Exkurses zu Biomarkern – mit Hinweis auf ▶ Kap. 5, 6, 7, 8, und 9 nicht einbezogen.

46.5.1　Distale Faktoren

Familiäre Belastung und Genetik

Es ist aus epidemiologischen und klinischen Studien gut belegt, dass Kinder von Eltern mit einer depressi-

ven Störung ein 2- bis 4-fach erhöhtes Risiko für die Entwicklung einer Depression aufweisen. Der Übertragungsweg ist noch unzureichend geklärt (s. unten), aber zweifellos spielen genetisch verankerte Risikokomponenten neben familiären Umweltkomponenten eine Rolle. Zwillingsstudien (z. B. Kendler et al. 1995) belegen eine moderate Heritabilität (30–40 %), die nur bei bipolar verlaufenden Depressionen ausgeprägt erscheint (McGuffin et al. 2003). Eine große genomweite Assoziationsmetaanalyse über Daten aus 35 Kohorten hat 44 Loci (Genomvarianten) identifiziert, die eine signifikante Assoziation mit Major Depression aufweisen (Wray et al. 2018). Kurze Zeit später wurden in einer noch größeren Stichprobe 102 unabhängige Genvarianten, 269 Gene und 15 Gensets mit Depression assoziiert, wovon viele in Verbindung mit der synaptischen Struktur und Neurotransmission stehen (Howard et al. 2019). Diese Arbeiten veranschaulichen das komplexe, polygenetische Risiko für Major Depression und die große Herausforderung für die Forschung, die Ursachen von Depression zu entschlüsseln. Nach den genetischen Analysen ist jedermann ein Risikoträger, aber diejenigen Personen mit einer höheren genetischen Belastung sind anfälliger für die Entwicklung einer Depression (▶ Studienbox).

Es ist wahrscheinlich, dass genetische Effekte über verschiedene, zumeist indirekte Mechanismen, zum Tragen kommen (Silberg et al. 1999). Dabei scheinen genetische Faktoren ihre pathogene Bedeutung sowohl

1. über **passive Gen-Umwelt-Interaktionen** durch die Vermittlung erhöhter Vulnerabilität bei Konfrontation mit nicht kontrollierbaren adversen Lebensereignissen zu entfalten, wie auch

2. über die Vermittlung einer erhöhten allgemeinen Anfälligkeit für die Herbeiführung depressionskritischer Lebensereignisse (z. B. Trennung von Partner, Schul- und Ausbildungsabbruch) im Sinne einer **aktiven Gen-Umwelt-Interaktion.**

Exkurs

Biomarker

Depression wird mit einer ganzen Reihe (neuro-)biologischer Dysfunktionen in Verbindung gebracht. Aufgrund der Komplexität der zugrunde liegenden endokrinen, humoralen, neuralen, autonomen, usw. Systeme, die zudem untereinander in komplexer Weise zusammenwirken (▶ Kap. 5, 6, und 7), und der insgesamt recht heterogenen und teils widersprüchliche Befundlage ist eine befriedigende kurze Darstellung kaum möglich. Daher sei an dieser Stelle auf entsprechende ausführliche Übersichtsarbeiten verwiesen (z. B. Baumeister et al. 2016; Joseph und Golden 2017; Strawbridge et al. 2017). Grob zusammengefasst hat die Forschung bisher eine große Anzahl potenzieller Biomarker für depressive Störungen untersucht, aber ihre spezifische Rolle und eventuelle Nützlichkeit für die Diagnose, Prognose und Behandlung ist noch nicht geklärt. Dies liegt u. a. an der großen Heterogenität depressiver Störungen selbst (Strawbridge et al. 2017) sowie an den oftmals vorhandenen Komorbiditäten (z. B. mit vs. ohne Angststörung) und deren oftmals fehlende oder mangelnde (z. B. nur kategoriale) Berücksichtigung in den entsprechenden Analysen (Kircanski et al. 2017). Daher wird u. a. vorgeschlagen, zukünftig über die kategorialen Diagnosen hinaus stärker Dimensionen der Psychopathologie zu betrachten, um Interaktionen zwischen verschiedenen Symptomdimensionen aufzudecken. Trotz aller methodischer Herausforderungen und der teils diskrepanten Befundlage kristallisiert sich jedoch heraus, dass biologische Marker inflammatorischer, neurotropher und

metabolischer Prozesse sowie Neurotransmitter und neuroendokrine Systemkomponenten vielversprechend sind (Strawbridge et al. 2017). Dabei sind Interaktionen zwischen den Systemen und Interaktionen mit Umweltkomponenten zu beachten. So verweisen z. B. Baumeister et al. (2016) im Zusammenhang mit der HPA-Achsen-Dysregulation auf die Notwendigkeit der Berücksichtigung von frühen Stressoren, die langfristig die Kortisolantwort auf se beeinflussen, sowie genetischen und epigenetischen Einflüssen. Auch wenn für die weitere Aufklärung der mit Depression assoziierten Biomarker und -mechanismen in den nächsten Jahren große Fortschritte zu erwarten sind und somit beispielsweise neue Behandlungsansätze identifiziert werden können, so ist ihr potenzieller Wert als Prädiktor für den Depressionsverlauf und Therapieerfolg fraglich. Beispielsweise zeigten Dinga und Kollegen (2018) in einer großen Stichprobe von über 800 Personen mit Depression, dass unter einer Vielzahl klinischer, psychologischer, demografischer und biologischer Variablen (unter den Letzteren diverse inflammatorische Marker, Herzrate und Herzratenvariabilität, Vitamin D, BDNF, Kortisol, Blutdruck, Cholesterol und Triglyzeridlevel), dass nur ein simples klinisches Maß – nämlich der der Depressionsscore – den Verlauf auf der Ebene des Individuums prospektiv vorhersagte. Ähnlich wie in der genetischen Forschung die „polygenic risk scores" werden in der Biomarkerforschung künftig ggf. sog. „Biomarkerpanels" zur Verbesserung der Prädiktion eingesetzt werden.

Studienbox

Familiäre Belastung und Depression

Lieb et al. (2002) konnten z. B. an einer epidemiologischen Stichprobe von über 2000 Jugendlichen nachweisen, dass bis zum 28. Lebensjahr Kinder von Eltern mit depressiver Störung ein nahezu 3-mal so hohes Risiko aufweisen, auch eine depressive Episode zu entwickeln wie Kinder von Eltern ohne eine Depression in der Vorgeschichte. Ferner konnten sie zeigen, dass familiäre Depressionen sich früher erstmals manifestieren und gehäuft eine ähnliche Symptomgestalt und einen ähnlichen Verlauf nehmen wie die Depression der Eltern. Jedoch ist bemerkenswert, dass dieses Übertragungsrisiko nur teilweise depressionsspezifisch ist, denn Kinder von Eltern mit

Depression hatten auch erhöhte Risiken für bestimmte Angststörungen und Substanzkonsumstörungen.

Aufgrund des technologischen Fortschritts ist es in jüngerer Zeit besser möglich, auch epigenetische Mechanismen als sog. „Brücke" zwischen Genen und Umweltfaktoren näher zu erforschen. Man geht davon aus, dass beispielsweise stressbedingte Veränderungen der DNA-Methylierung bei der Depressionsentwicklung sowie dem depressivem Verhalten selbst eine Rolle spielen. Für nähere Ausführungen und aktuelle Forschungsbefunde hierzu sei beispielsweise auf Peña und Nestler (2018) verwiesen.

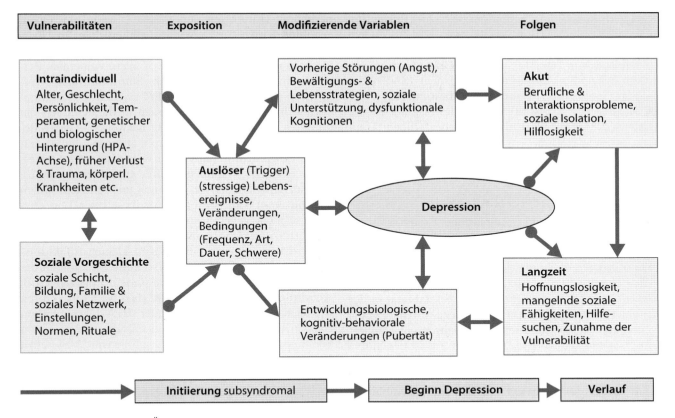

Vulnerabilitäten	Exposition	Modifizierende Variablen	Folgen

Intraindividuell
Alter, Geschlecht, Persönlichkeit, Temperament, genetischer und biologischer Hintergrund (HPA-Achse), früher Verlust & Trauma, körperl. Krankheiten etc.

Soziale Vorgeschichte
soziale Schicht, Bildung, Familie & soziales Netzwerk, Einstellungen, Normen, Rituale

Auslöser (Trigger) (stressige) Lebensereignisse, Veränderungen, Bedingungen (Frequenz, Art, Dauer, Schwere)

Vorherige Störungen (Angst), Bewältigungs- & Lebensstrategien, soziale Unterstützung, dysfunktionale Kognitionen

Entwicklungsbiologische, kognitiv-behaviorale Veränderungen (Pubertät)

Depression

Akut
Berufliche & Interaktionsprobleme, soziale Isolation, Hilflosigkeit

Langzeit
Hoffnungslosigkeit, mangelnde soziale Fähigkeiten, Hilfesuchen, Zunahme der Vulnerabilität

Initiierung subsyndromal → **Beginn Depression** → **Verlauf**

◘ Abb. 46.4 Konzeptuelles Ätiologiemodell der Depression

Trauma und frühe adverse Ereignisse

Retrospektive und prospektive Studien weisen seit vielen Jahren darauf hin, dass frühe Traumata und andere adverse Entwicklungsbedingungen in der Kindheit mit einer erhöhten Wahrscheinlichkeit für depressive Störungen einhergehen (z. B. Braithwaite et al. 2017). Unter diesen Begriffen wird ein Bündel sehr heterogener Bedingungen zusammengefasst, die von Deprivation, über Vernachlässigung, Trennungs- und Verlusterlebnissen bis hin zu schwerwiegenden Krankheitserfahrungen (z. B. bestimmte Viruserkrankungen) von der perinatalen bis Kindheitsphase reichen können. Die fundamentale Bedeutung, die derartige Erfahrungen für verschiedene Psychopathologien einschließlich der Depression haben können, ist bereits seit den frühen psychoanalytischen Modellen bekannt und seither unter verschiedenen wissenschaftlichen Modellperspektiven diskutiert worden. Hierzu gehören insbesondere verschiedene Formulierungen der Bindungstheorien sowie in der jüngeren Zeit neuro- und stressbiologische Konzepte. Während Bowlbys Bindungstheorie (Bowlby 1969) die phänomenologischen Implikationen gestörter Mutter-Kind-Bindungsstrukturen für eine ungünstige psychologische Weiterentwicklung des Kindes in den Vordergrund stellte, ist durch stressbiologische Tier- und Humanuntersuchungen deutlich geworden, welche neurobiologischen Prozesse dieser Störungsdyna-

mik unterliegen. Dabei steht die Hypothese im Vordergrund, dass frühe traumatische und adverse Ereignisse eine Entwicklungsstörung der Funktionsweise der Hypothalamus-Hypophysen-Nebennierenrinden-Achse (HPA) bedingen, die im späteren Leben zu einer veränderten und dysfunktionalen Stressregulation führt (z. B. Baumeister et al. 2016). Derart dauerhaft erhöhte HPA-Achsen-Aktivität ist nicht nur mit erhöhten autonomen und endokrinen Antworten auf Stressreize, sondern auch mit vielfältigen Folgen für die kognitive Weiterentwicklung sowie mit einer erhöhten Krankheitsanfälligkeit verbunden (► Kap. 7). Es wird vermutet, dass die Adaptation an diese Traumata im Sinne eines biologischen „Priming" mit neurobiologischen und insbesondere Transmitterveränderungen assoziiert ist, die das Individuum dauerhaft anfällig gegenüber Stress sowie möglicherweise auch depressionsspezifischen Auslöserkonstellationen machen können. Die Identifikation von modifizierbaren Prädiktoren für Depression nach erfolgter früher Traumatisierung bzw. Adversität ist vor diesem Hintergrund von besonderer Relevanz. Eine systematischen Literaturarbeit konnten beispielsweise zeigen, dass nach Missbrauchs- oder Vernachlässigungserfahrungen in der Kindheit neben einer unsicheren Bindung auch geringe soziale Unterstützung, kognitive Verzerrungen und externalisierende Verhaltensprobleme eine nachfolgende Depression vorhersagten und als Interventionsziele zur Prävention in Frage kommen (Braithwaite et al. 2017). Zudem sind Interaktionen mit dem Genotyp wahrscheinlich. So zeigte sich in einer Metaanalyse für a priori ausgewählte Single-Nukleotid-Polymorphismen (SNPs) des FKBP5-Gens, dass Personen mit bestimmtem Allelen (T-Allel des rs1360780, C-Allel des rs3800373 oder T-Allels des rs9470080), die gegenüber frühen Traumata exponiert waren, ein erhöhtes Depressionsrisiko wie auch ein erhöhtes Risiko für eine posttraumatische Belastungsstörung aufwiesen (Wang et al. 2018).

Temperament und Persönlichkeit

Familiengenetische und traumatische Ereignisse können auch depressionsförderlich durch die Effekte werden, die sie auf die Ausformung von Temperament und Persönlichkeit einschließlich des kognitiven Stils haben. Frühe kognitive und verhaltensbezogene Dispositionsstile wie Verhaltenshemmung und Affektlabilität in der Kindheit sind als bedeutsame Risikofaktoren für eine Depressionsentwicklung seit vielen Jahren gut etabliert (z. B. Goodyer et al. 1993a). Weniger gut ist der Status von Persönlichkeitseigenschaften als eindeutig der Erkrankung vorausgehender und potenziell kausal wirkender Risikofaktor belegt, da sich mit den üblichen Skalen nicht hinreichend sichern lässt, inwieweit z. B. eine neurotische Disposition (negative Affektivität) vor dem Erkrankungsbeginn bestand.

46.5.2   Proximale Faktoren

Lebensereignisse und chronische Belastungen

Während in den 1980er Jahren, das Konzept der „stressful life events" im Sinne von Brown und Harris (1989) als wichtigste Erklärung für das Auftreten von Depressionen angeführt wurde, hat sich diese Sichtweise inzwischen unter Betonung der Rolle von Vulnerabilitätsfaktoren deutlich relativiert. Zweifellos gehen dem Ausbruch einer Depression gehäuft stressreiche Lebensereignisse – oft in Kombination mit chronisch belastenden Lebensbedingungen – voraus (▶ Klinisch betrachtet). Jedoch haben epidemiologische Studien gezeigt, dass selbst schwerwiegendste Ereignisse (z. B. Trennung, Tod eines Elternteils) nur bei einer Minderzahl der Betroffenen auch zum Ausbruch einer psychischen Störung führen (▶ Gut zu wissen); umgekehrt finden sich bei nahezu einem Drittel aller Personen mit Depression überhaupt keine kritischen Lebensereignisse (Goodyer et al. 1993b). Es ist von einem komplexen Zusammenspiel von Vulnerabilitäts- und Risikofaktoren auszugehen. So zeigten Zimmermann et al. (2008), dass adverse Ereignisse (frühe Trennungen von den Eltern, schwere Traumata) nur bei gegebener Vulnerabilität (Eltern mit depressiver Störung) mit einem erhöhten Risiko für Depression einhergehen. In Übereinstimmung hierzu legten die Untersuchungen von Caspi et al. (2003) nahe, dass vor allem vulnerable Personen mit einem bestimmten Serotonintransportergenotyp (S-Allel des 5-HTTLPR vs. LL) und traumatischen bzw. adversen Ereignissen in der Kindheit ein erhöhtes Risiko für Depression aufweisen. Dieser Befund hat eine Vielzahl an Replikationsstudien stimuliert und wurde durchaus kontrovers diskutiert. Culverhouse et al. (2017) kamen in ihrer groß angelegten kollaborativen Metaanalyse, die auch unpublizierte Daten einschloss, zu dem Ergebnis, dass diese Interaktionshypothese nicht generell gestützt werden kann, sondern – sofern diese Genotyp-Stress-Interaktion auf Depression existiert – nur von einem sehr kleinen Effekt auszugehen ist, der zudem auf bestimmte Situationen begrenzt ist. Allerdings verweisen andere Forscher (z. B. Ancelin und Ryan 2017) darauf, dass weitere Faktoren wie Gen-Gen-Interaktionen oder HPA-Dysregulation ebenso Berücksichtigung finden müssen, um zu einem Verständnis des komplexen Zusammenspiels zwischen Genen und Umweltfaktoren bei der Entwicklung der Depression zu kommen.

Gut zu wissen

Trauer ein Risikofaktor?
Als ein naheliegendes Modell der Depressionsentstehung wird häufig die Trauerreaktion angeführt. Dies ist nur sehr eingeschränkt zutreffend. Trauer kann als ein angeborenes primäres Gefühl charakterisiert werden, das nach Trennung und Verlust von Bindungen bei Menschen nahezu aller Kulturen und allen höheren Säugern auftritt. Evolutionsgeschichtlich wird Trauer als psychobiologische Reaktion zur Aufrechterhaltung von Gruppenbindungen interpretiert, mit dem Aufforderungscharakter, sich dem Trauernden zuzuwenden und neue Bindungen zu knüpfen. Birbaumer und Schmidt (2006) weisen darauf hin, dass die kurzfristigen hormonellen und physiologischen Folgen der Trauer energiekonservierende Effekte, langfristig aber pathophysiologische Effekte haben, ähnlich dem Paradigma der Hilflosigkeit (s. unten). Im Gegensatz zur Trauerreaktion, bei der die vorherrschenden Affekte Gefühle von Leere und Verlust sind, handelt es sich bei der unipolaren Depression um ein wesentlich komplexeres Mischgefühl, das auch Gefühle wie Wut, Angst, Furcht, Schuld und Scham enthalten kann. Bei Depression ist die depressive Verstimmung und die Unfähigkeit, Glück und Freude zu empfinden, allgegenwärtig; bei Trauer können auch Phasen mit positiven Emotionen bis hin zu Humor auftreten. Wenn bei Trauerreaktionen Schuldgefühle oder Selbstvorwürfe auftreten, so beschrän-

ken sich diese in der Regel auf Versäumnisse dem Verstorbenen gegenüber. Die zeitliche Dynamik der Trauer und der Depression ist zumeist auch recht unterschiedlich. So ist bei Trauer die dysphorische Stimmung durch Wellen von Trauerschmerz charakterisiert und die Trauer nimmt meist über Tage bis Wochen in ihrer Intensität ab. Die depressive Stimmung ist anhaltend, nicht selten über viele Wochen oder Monate. Das DSM-5 spezifiziert diese und weitere Unterschiede und gibt an, wann in Folge einer Trauerreaktion eine Major Depression diagnostiziert werden sollte (s. oben).

Klinisch betrachtet

Das Burnout-Syndrom
Im Zusammenhang mit Stress wird oftmals das „Burnout-Syndrom" beschrieben, welches phänomenologisch der Depression durchaus ähneln kann. Allerdings ist Burnout keine Störung mit Krankheitswert und kann weder im DSM-5 noch in der ICD-10 oder ICD-11 als eigenständige Diagnose codiert werden. Beim Burnout-Syndrom handelt es sich um eine körperliche, emotionale und geistige Erschöpfung, die aufgrund beruflicher Überlastung eintritt. In der ICD-10 kann Burnout als „Ausgebranntsein" oder „Zustand der totalen Erschöpfung" als Grund für die Inanspruchnahme des Gesundheitswesens vermerkt werden (Z 73.0). Sind die Symptome einer depressiven Störung erfüllt, ist diese zu codieren und zu behandeln.

Soziale und psychologische Faktoren

Nichtsdestotrotz bleibt festzuhalten, dass Verlustereignisse z. B. durch Auflösungen von Bindungen an Menschen mit einem erhöhten Risiko für depressive Störungen einhergehen. Entscheidend für die Intensität und Dauer der depressiven Reaktion ist offensichtlich die Effizienz der sozialen und kognitiv-affektiven Bewältigung von stressreichen Ereignissen. Wenn keine ausreichenden Bewältigungsstrategien (z. B. Verdrängen, Umdeuten, Habituation, Reattribuierung) gelingen, können sich später dysfunktionale Erwartungshaltungen entwickeln, die bei zukünftigen Erlebnissen eine erfolgreiche Bewältigung unwahrscheinlicher werden lassen. Aus dieser Perspektive werden folgende übergreifende sozialpsychologische Risikokonstellationen als besonders kritisch für Depressionen diskutiert:

1. äußere Umstände, die den Betroffenen wenig oder keine Kontrolle bzw. Kontrollwahrnehmung ermöglichen (langfristige Arbeitslosigkeit, schlechte Lebensbedingungen, begrenzte Handlungsspielräume) und

2. starre und unflexible Kognitions- und Handlungsmuster (z. B. hohes Anspruchsniveau, Abhängigkeit von anderen).

Psychopathologische Faktoren

Prospektiv-longitudinale epidemiologische Studien legen nahe, neben den oben genannten Faktoren auch psychopathologische Symptomkonstellationen als zeitlich der Depression vorausgehende Risikofaktoren für depressive Störungen zu berücksichtigen (z. B. Pine et al. 2001; Beesdo-Baum et al. 2015). Diese Überlegungen gehen darauf zurück, dass die überwiegende Mehrzahl depressiver Störungen sich erstmals sekundär nach anderen psychischen Störungen entwickelt. Am häufigsten gehen Depressionen Angststörungen unterschiedlicher Form und Intensität voraus (Wittchen et al. 2003b; Wittchen et al. 2000). ◨ Abb. 46.5 zeigt, dass bei Vorliegen einer Angststörung vor dem 14. Lebensjahr das Risiko für die Entwicklung einer Depression ab dem 14. Lebensjahr deutlich erhöht ist.

Weiterführende Untersuchungen legen nahe, dass die Ausprägung der Risikokonstellation abhängig ist von der Schwere der Angststörung, der Anzahl der Angststörungen sowie dem Auftreten von Panikattacken (z. B. Bittner et al. 2004; Beesdo et al. 2007). Neben der Hypothese, dass langjährige Angststörungen zu einer depressionskritischen neurobiologischen und neurokognitiven Sensitivierung führen können, wird auch diskutiert, inwieweit sekundäre Depressionen eine Demoralisationskomplikation durch Anhäufung von depressionskritischen Risikofaktoren sein könnten. Dass Angststörungen und depressive Störungen nur deswegen so häufig komorbid auftreten, weil sie gemeinsame Vulnerabilitäts- und Risikofaktoren teilen, oder gar dass es sich lediglich um phänotypisch unterschiedliche Ausprägungen der gleichen zugrunde liegenden Störung handeln könnte, gilt empirisch als nicht haltbar (▶ Studienbox).

46.5.3 Psychologische Depressionstheorien

Es lassen sich grob drei genuin psychologische Depressionstheorien unterscheiden. Sie sind mit Ausnahme der „Theorie der erlernten Hilflosigkeit" eher als Theorien der Aufrechterhaltung und weniger des ätiologischen Bedingungsgefüges bei der Erstmanifestation depressiver Störungen zu verstehen. Nichtsdestotrotz sind sie aber insbesondere für psychotherapeutische Behandlungsansätze besonders relevant.

Risikofaktoren für depressive Störungen bei Jugendlichen und jungen Erwachsen: Gemeinsamkeiten und Unterschiede zu Angststörungen

Basierend auf Daten einer prospektiv-longitudinalen Studie bei über 3000 Jugendlichen und jungen Erwachsenen aus der Allgemeinbevölkerung untersuchten Beesdo et al. (2010), inwiefern sich die Risikofaktorenkonstellationen von depressiven Störungen mit denen von Angststörungen überlappen. Hierzu wurden 15 Faktoren aus den Gruppen elterliche Psychopathologie, Temperament/Persönlichkeit und familiäre Umwelt herangezogen. Spezifische Risikofaktoren für „reine", nicht angstkomorbide depressive Störungen waren

elterliche Depression, geringe Resilienz, elterliche Ablehnung und geringe emotionale Wärme. Für „reine", nicht depressionskomorbide Angststörungen waren spezifische Risikofaktoren: elterliche generalisierte Angststörung, Behavioral Inhibition, frühe Trennungen, elterliche Überbehütung. Nur ein Risikofaktor, nämlich das Persönlichkeitsmerkmal Harm Avoidance (Schadensvermeidung) stellte sich als transdiagnostischer Faktor heraus. Komorbide Angst- und depressive Störungen wiesen das breiteste Risikofaktorenprofil auf.

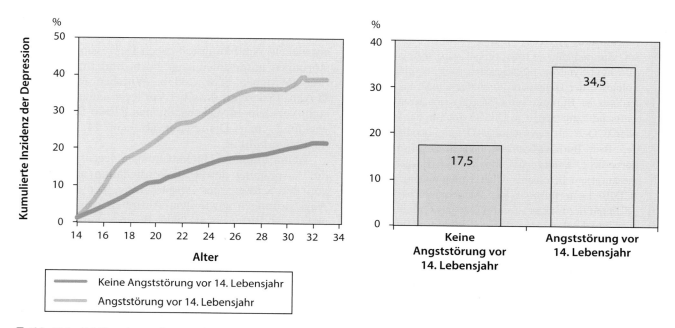

◻ **Abb. 46.5**   Erhöhen Angststörungen das Risiko für die Entwicklung einer Depression? (Befunde der Early Developmental Stages of Psychopathology-Studie an über 2000 Personen)

Verstärker-Verlust-Theorie nach Lewinsohn

Lewinsohn (1974) postuliert ein lernpsychologisch-verstärkungstheoretisches Erklärungsmodell für Depressionen, das von der gut belegten Beobachtung ausgeht, dass die depressive Symptomatik mit einer geringen Rate verhaltenskontingenter positiver Umweltverstärkung, insbesondere bezüglich sozialer Interaktionen, assoziiert ist (◻ Abb. 46.6). Dabei wird angenommen, dass die geringe Rate reaktionskontingenter positiver Verstärkung als unkonditionierter Stimulus für das Auftreten der depressiven Symptomatik wirkt. Die niedrige Gesamtrate potenzieller Verstärker kann unterschiedlich bedingt sein:

1. geringe Anzahl und niedrige Qualität potenziell verstärkender Ereignisse und Aktivitäten (z. B. aufgrund schlechter sozioökonomischer Bedingungen oder altersspezifischer Prozesse wie z. B. Isolation im höheren Alter),
2. mangelnde Erreichbarkeit bzw. Verfügbarkeit von Verstärkern (beeinflusst durch verschiedene situative und temporäre Merkmale, z. B. bei Scheidung, Arbeitsplatzverlust, Umzug),
3. ein defizitäres instrumentelles Verhaltensrepertoire, das mit einer niedrigen Verstärkungsrate assoziiert ist (z. B. mangelnde soziale Kompetenz).

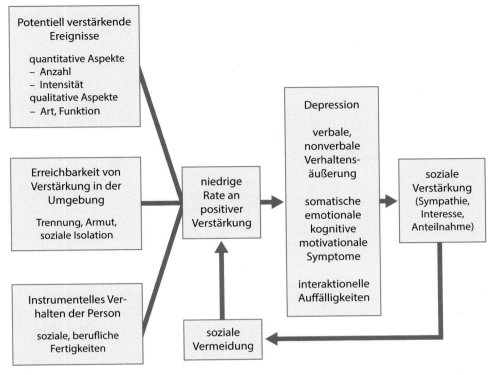

Abb. 46.6   Verstärkungstheroretisches Modell nach Lewinsohn (1974). (Aus Hautzinger 2013, © 1989, 2013 Programm PVU Psychologie Verlags Union in der Verlagsgruppe Beltz · Weinheim Basel)

Depressives Verhalten (z. B. Klagen, Inaktivität) wird also als eine Reaktionsform und Konsequenz einer niedrigen Verstärkerrate angesehen. Kurzfristig wird die depressive Symptomatik durch soziale Verstärkung aus der Umgebung (z. B. Aufmerksamkeit, Empathie, Hilfestellung durch Angehörige) intensiviert und aufrechterhalten. Langfristig hat jedoch depressives Verhalten negative Konsequenzen. So werden z. B. depressive Menschen durch andere eher gemieden, was mit einem weiteren Verstärkungsverlust verbunden ist und die Depression verstärken kann. Ein von Depression Betroffener ist also nach dieser Theorie lang anhaltenden Löschungsbedingungen ausgesetzt; er befindet sich in einer abwärts gerichteten Depressionsspirale.

Es gilt als bestätigt, dass Menschen mit Depressionen Defizite im Sozialverhalten zeigen (z. B. mangelnder Blickkontakt, leise und monotone Stimmlage, Vermeidung sozialer Interaktionen), die auch mit negativen Reaktionen aufseiten der sozialen Umwelt verbunden sind. Während dies die Aufrechterhaltung der Depression durch weiteren Verstärkerverlust gut erklären kann, so mangelt es jedoch an empirischen Befunden aus längsschnittlich angelegten Untersuchungen, die mangelnde soziale Fertigkeiten auch mit der Entstehung depressiver Störungen in Verbindung bringen. Die „Theorie" von Lewinsohn ist also eher deskriptiv und sie kann nicht als eine kausale und experimentell begründete Theorie eingeordnet werden; nichtsdesto-

trotz ist sie für die Therapie heuristisch wertvoll (s. unten).

Modell der dysfunktionalen Kognitionen und Schemata nach Beck

Aaron T. Beck (1970, 1974) sieht als Basis depressiver Störungen dysfunktionale kognitive Schemata (stabile kognitive Muster und Denkstrukturen, z. B. die Grundannahme: „Ich muss perfekt sein.") an, welche die Wahrnehmung und Interpretation der Realität negativ verzerren (Abb. 46.7). Die dysfunktionalen kognitiven Grundmuster bestehen in negativen, pessimistischen Einstellungen depressiver Personen zu sich selbst, zu ihrer Umwelt und zu ihrer Zukunft (auch „kognitive Triade" oder „negative Triade" genannt). Diese negativen Schemata und Überzeugungen wurden durch ungünstige frühe Erfahrungen und Lernprozesse (z. B. frühe Verlusterlebnisse, Zurückweisungen) erworben und können in der weiteren Lebensgeschichte durch Situationen, die der Entstehungssituation ähneln, aktiviert werden (z. B. die Annahme: „Ich muss perfekt sein, um akzeptiert zu werden."). Diese automatischen Gedanken zeigen sich dann in absolutistischen, verallgemeinernden, verzerrten, unlogischen oder unangemessenen Fehlschlüssen, die wiederum die negativen Schemata verstärken und zu dauerhaften persönlichen Überzeugungen und Ansprüchen werden (Kasten

◻ Abb. 46.7 Modell der dysfunktionalen Kognitionen und Schemata. (Aus Hautzinger 2013, © 1989, 2013 Programm PVU Psychologie Verlags Union in der Verlagsgruppe Beltz · Weinheim Basel)

▶ Kognitive Fehler). Zentrale Themen der dysfunktionalen Kognitionen und Schemata sind Hoffnungslosigkeit, Selbstkritik oder geringe Selbstachtung; diese sind aber durch die Betroffenen nur sehr schwer explizit wahrnehmbar. Nach Beck ist diese kognitive Störung für die depressive Symptomatik verantwortlich.

Auch diese Theorie ist deskriptiv und kann experimentell im Hinblick auf ihren kausalen Beitrag kaum geprüft werden. Dysfunktionale Denkweisen und Depression sind zweifelsohne miteinander assoziiert. Nicht schlüssig gezeigt werden konnte aber bisher, dass die negativen und unlogischen Denkmuster der Depression vorausgehen und diese auch verursachen.

Kognitive Fehler

Voreilige Schlüsse
Obwohl gegebene Tatsachen dagegen sprechen, werden negative Interpretationen bzw. Schlussfolgerungen vorgenommen.
- Beispiel: „Ich kann mich einfach nicht aufraffen, zu der Party zu gehen. Außerdem will mich dort niemand sehen."

Gedankenlesen
Man ist überzeugt davon zu wissen, was andere (Negatives) über einen denken.
- Beispiel: „Warum soll ich mich anstrengen? Schließlich denkt er, ich kann das ohnehin nicht."

Katastrophisieren
Man ist überzeugt, dass die eigene Entwicklung negativ verlaufen wird. Positive Aspekte oder Ereignisse werden nicht bedacht.
- Beispiel: „Ich werde immer der Fußabtreter vom Chef sein und nie etwas auf der Arbeit erreichen."

Selektive Abstraktion
Schlüsse, die nur auf der Grundlage *eines* Elements von vielen in einer bestimmten Situation gezogen werden.
- Beispiel: „Unser Referat wurde so schlecht bewertet, weil ich viel zu schnell gesprochen habe."

Übergeneralisierung
Durch das Erleben eines einzelnen negativen Erlebnisses, werden auch alle anderen Ereignisse als negativ verallgemeinert.
- Beispiel: „Bei einer so leichten Prüfung bin ich durchgefallen. Ich werde mit Sicherheit keine mehr bestehen."

Über- und Untertreibung
Leistungen und Situationen werden entweder über- oder unterschätzt. Bei einer Untertreibung werden die negativen Aspekte „vergrößert", positive werden „verkleinert". Übertreibt man, werden die negativen Aspekte „verkleinert" und die positiven „vergrößert."
- Beispiel Untertreibung: „Ich wurde zum neuen Abteilungsleiter ernannt, obwohl mir jegliche Fähigkeiten dafür fehlen."
- Beispiel Übertreibung: „Ich habe meine Freundin versetzt. Bestimmt will sie nun nichts mehr mit mir zu tun haben."

Alles-oder-nichts-Denken
Man sieht Situationen nicht mehr als Kontinuum, sondern nur in zwei Kategorien – schwarz und weiß.
- Beispiel: „Wenn ich meinen Mann nicht so verwöhne, wie er es verdient hat, bin ich eine sehr schlechte Ehefrau."

46

Tunnelblick

Man betrachtet nur noch die negativen Seiten eines Ereignisses oder einer Situation.

- Beispiel: „Ich habe keine Lust mit dir essen zu gehen. Am Ende streiten wir uns wieder und der ganze Abend ist ruiniert."

Geistiger Filter

Es wird nicht das Gesamtbild einer Situation betrachtet, sondern nur ein negativer Teil herausgesucht. Dadurch wird die Realität verzerrt wahrgenommen.

- Beispiel: „Unser erstes Date lief wirklich schlecht. Stell dir vor, ich habe mich aus Versehen bekleckert!"

Abwehr des Positiven

Das negative Grundbild wird aufrechterhalten, indem positive Erfahrungen, Taten und Eigenschaften nicht wertgeschätzt werden. Sie zählen nicht.

- Beispiel: „Dass ich den Job bekommen habe, war wirklich Glück. An meinen Fähigkeiten kann es jedenfalls nicht gelegen haben."

Emotionale Beweisführung

Obwohl es entkräftende Beweise gibt, glaubt man, die negativen Gefühle drücken das aus, was wirklich passiert.

- Beispiel: „Ich weiß, ich kümmere mich viel um meine Kinder, aber ich habe trotzdem das Gefühl, ich vernachlässige sie enorm."

Imperative

Man hat eine bestimmte Vorstellung davon, wie man sich selbst und wie sich andere verhalten sollten. Deshalb versucht man sich mit Aussagen wie „sollte" oder „müsste" zu motivieren. Dadurch entsteht jedoch Druck, der zur Teilnahmslosigkeit führt.

- Beispiel: „Eine halbe Stunde Pause ist zu lang. Ich sollte viel mehr lernen und mich weniger ausruhen."

Etikettierungen

Etikettierung ist eine übertriebene Form der Verallgemeinerung. Man gibt sich selbst, aber auch anderen, aufgrund von einem negativen Ereignis globale „Etiketten". Etikettieren bedeutet auch, dass jemand/etwas mit einer ungenauen und emotionalen Sprache beschrieben wird.

- Beispiel: „Ich werde immer zu blöd dazu sein.";
„Er taugt nichts."

Personalisierung

Man attribuiert bei negativen Ereignissen auf sich, obwohl man in Wirklichkeit nichts damit zu tun hat.

- Beispiel: „Mein Chef war heute sehr schlecht gelaunt. Wahrscheinlich habe ich irgendetwas falsch gemacht."

Modell der erlernten Hilflosigkeit nach Seligman

Seligman (1974) sieht Depressionen als erlerntes Verhalten an. Er entwickelte basierend auf tierexperimentellen Untersuchungen (► Studienbox) das Modell der „erlernten Hilflosigkeit", welches zunächst davon ausgeht, dass die wiederholte Erfahrung mangelnder Kontrolle über wichtige, insbesondere aversive Umweltaspekte eine generalisierte Erwartung von Unkontrollierbarkeit und schließlich depressive Reaktionsmuster nach sich ziehen.

Dieses erste Hilflosigkeitsmodell wurde später erweitert, da sich zeigte, dass es ohne kognitive Zusatzannahmen schlecht generalisierbar ist bzw. nur Teilaspekte der Depression erklärte. Es wurde daher um die entscheidende Rolle der **Kausalattribution,** d. h. der Ursachenzuschreibung für ein bestimmtes negatives Ereignis, ergänzt (Abramson et al. 1978). Menschen mit Depression weisen einen pessimistischen Attributionsstil auf, der dadurch gekennzeichnet ist, dass negative Ereignisse (z. B. Misserfolge) auf internale, globale und stabile Ursachen zurückgeführt werden. Nach der attributionsorientierten Fassung der Hilflosigkeitstheorie entsteht eine Depression, wenn man glaubt, keine Kontrolle über bestimmte Ereignisse zu haben, und wenn man sich global, stabil und internal für die mangelhafte Kontrolle verantwortlich macht, d. h., eine negative Erwartungshaltung bezüglich der eigenen Hilflosigkeit entwickelt (◻ Abb. 46.8).

Eine weitere Spezifizierung dieses Modells wurde von Abramson et al. (1989) für die sog. „Hoffnungslosigkeitsdepression" vorgelegt. Für eine bestimmte Subform depressiver Störungen wird hier die zentrale Rolle von negativen Kognitionsmustern zukunftsbezogener Art eingeräumt. Wenn Personen davon ausgehen, dass unerwünschte Ereignisse auftreten werden bzw. erwünschte Ereignisse nicht eintreten werden und sie zugleich nicht die Möglichkeit sehen, diese Situation zu verändern, so befinden sie sich im Zustand der Hoffnungslosigkeit, der eine Depression zur Folge hat (► Studienbox).

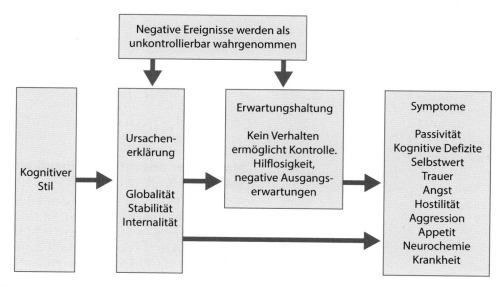

■ **Abb. 46.8** Modell der erlernten Hilflosigkeit. (Aus Hautzinger 2016, © 2000, 2016 Programm PVU Psychologie Verlags Union in der Verlagsgruppe Beltz · Weinheim Basel)

Studienbox

Seligmans Shuttle-Box-Experimente mit Hunden zur Untersuchung der Folgen von Kontrollverlust (Seligman 2010; Seligman und Maier 1967)

In einem sog. triadischen Versuchsplan wurden drei Gruppen von Versuchstieren (jeweils 8 Hunde) untersucht. Zunächst erfolgte ein Vortraining:

- Gruppe 1 (Fluchtbedingung): Jedes Tier bekam im Pawlow'schen Geschirr Elektroschocks. Diesem lernten sie durch Drücken einer Taste mit der Schnauze zu entfliehen, d. h., sie konnten die Elektroschocks kontrollieren.
- Gruppe 2 (Kontrollgruppe, Hilflosigkeitsbedingung): Jedes Tier dieser Gruppe hat ein entsprechendes Gegenüber aus der Gruppe 1 (wir sprechen hier von einer „yoked" oder „matched" Gruppe). Es erfährt im Vortraining jeweils die gleiche Anzahl, Dauer und Verteilung an Elektroschocks wie das entsprechende Gegenüber aus Gruppe 1. Allerdings hatten die Tiere der Gruppe 2 keine Kontrolle über den Schock, d. h., das Drücken der Taste mit der Schnauze beeinflusste die Elektroschocks nicht.
- Gruppe 3 (naive Vergleichsgruppe): Tiere dieser Gruppe erhalten kein Vortraining, d. h. keine Elektroschocks.

Alle drei Gruppen wurden 24 h nach dem Vortraining einem Flucht-Vermeidungs-Training in der sog. Shuttle-Box (Versuchskäfig mit einer Barriere, über die gesprungen werden kann, um einen Elektroschock zu vermeiden) ausgesetzt.

Dabei zeigte sich folgendes Ergebnis: Während die Tiere der Gruppe 1 (Fluchtbedingung) und 3 (naive Vergleichsgruppe) schnell mit Flucht reagierten und über die Barriere sprangen, reagierten die Versuchstiere der Gruppe 2 (Hilflosigkeitsbedingung) signifikant langsamer oder sogar gar nicht (6 von 8 Tieren). Hilfloses Verhalten bei Hunden zeigte sich darin, dass sie die schmerzhaften Elektroschocks passiv ertrugen (z. B. stehen bleiben, sich hinlegen, vor sich hin winseln) und Symptome zeigten, die einer menschlichen Depression sehr ähnlich sind (z. B. Passivität, Gewichtsverlust).

Durch diesen triadischen Versuchsplan konnte die Hypothese bestätigt werden, dass nicht der Schock selbst Hilflosigkeit verursacht, sondern die Erfahrung, den Schock nicht kontrollieren zu können.

Die Hunde lernten in der Hilflosigkeitsbedingung, dass die Elektroschocks unabhängig von ihrem eigenen Verhalten auftraten. Dies führte zu der Erwartung, dass auch in der Zukunft Konsequenzen unabhängig vom eigenen Verhalten sein würden (= Unkontrollierbarkeit), was ihr Verhalten in belastenden, aber kontrollierbaren Situationen ungünstig beeinflusste und zu den beobachteten Defiziten führte.

Sind kognitiv-behaviorale Theorien der Hilflosigkeit und Hoffnungslosigkeit valide Depressionsmodelle?

Dieser Frage sind Henkel et al. (2002) in einem kritischen Review nachgegangen und kommen zu dem Ergebnis, dass trotz des heuristischen Werts dieser Modelle für die Therapie viele Fragezeichen bleiben. Als problematisch heben sie folgende Aspekte hervor:

- Die meisten Studien zu diesen Modellen wurden an gesunden Personen oder Probanden mit depressiven Beschwerden, aber nicht an einer Patientenpopulation mit manifesten (aktuellen) Diagnosen depressiver Störungen durchgeführt.
- Die Modelle erklären dimensionale Verschiebungen der Depressivitätsschwere, nicht aber den Beginn einer Depression.
- Ein internaler, stabiler und globaler Attributionsstil ist zwar mit Depressivitätsveränderungen sowohl aktueller wie auch zukünftiger depressiver Manifestationen korreliert. Belege dafür, dass Hilflosigkeit und Hoffnungslosigkeit zeitlich einem Depressionsbeginn vorausgehen und diesen prospektiv vorhersagen, fehlen aber bislang.
- Erlernte Hilflosigkeit ist zwar signifikant mit erhöhten Kortisolwerten assoziiert, jedoch vermag dies nicht zu erklären, warum dies eine Depression verursacht. Eher ist die Annahme angemessener, dass diese erhöhten Kortisolwerte neuropsychologische Funktionen beeinflussen und damit indirekt Einfluss auf eine Verstärkung anderer depressionsspezifischer Vulnerabilitätsfaktoren nehmen.
- Ungeklärt bleibt auch, ob ein negativer, dysfunktionaler Attributionsstil ein State- oder Trait-Marker für Depression ist.

46.6 Interventionsansätze

Interventionsansätze zur Behandlung depressiver Störungen lassen sich grob in zwei Kategorien einteilen:
1. die pharmakologischen/somatischen Therapien und
2. die psychologischen Therapien.

Gemäß der *S3-Leitlinie/Nationale VersorgungsLeitlinie Unipolare Depression* (DGPPN et al. 2015) wird die Wahl der Intervention durch die aktuelle Symptomatik (insbesondere Schweregrad des Störungsbildes) und den bisherigen Verlauf bestimmt. So wird bei anhaltender leichter depressiver Störung sowie bei mittelgradigen depressiven Episoden eine Behandlung mit Psychotherapie oder Pharmakotherapie empfohlen und bei schwerer Depression eine Kombinationsbehandlung (◘ Abb. 46.9).

Beide Interventionsansätze verfolgen gleichermaßen zwei gleichrangige Ziele, nämlich zum einen die akute Linderung der depressiven Symptomatik bis zur Remission sowie zum anderen eine langfristig wirksame Rückfallprophylaxe. Die Patienten, ggf. auch Angehörige, sind über die Störung und alle Behandlungsoptionen sowie ihre Aus- und möglichen Nebenwirkungen ausführlich in verständlicher Sprache aufzuklären und aktiv in die Entscheidungsfindung einzubeziehen. So sollten beispielsweise Patienten mit chronischer Depression oder Double Depression darüber informiert werden, dass eine Kombinationsbehandlung mit Psychotherapie und Antidepressiva vielversprechender ist als eine Monotherapie. Bei psychotischer/wahnhafter Symptomatik sollte eine Pharmakotherapie erfolgen (Kombination von Antidepressiva und Antipsychotika).

46.6.1 Prinzipien

Pharmakologische Therapien

Pharmakologische Therapien gehen davon aus, dass Depressionen mit einer Reihe von Störungen im Transmitterstoffwechsel assoziiert sind. Diese sollten durch die Gabe entsprechender, auf den Transmitterstoffwechsel einwirkender, Medikamente beeinflusst werden (► Kap. 8), wobei unspezifische Therapiefaktoren (Gespräch, Zuwendung, Entlastung durch Psychoedukation etc.) eine zusätzliche, allerdings bislang schlecht quantifizierbare Rolle spielen können. Die große Bedeutung derartiger Faktoren wird in der Literatur zu klinischen Prüfstudien zumeist durch erhebliche Besserungseffekte auch in der Placebo-Kontrollgruppe verdeutlicht (ca. 20–50 %); allerdings als „Placeboeffekt" abgehandelt und somit selten genauer determiniert.

Psychologische Therapien

Psychologische Therapien der Depression sind zumeist vielschichtig und komplex und beinhalten eine Vielzahl von Komponenten, die je nach individueller Problemlage ausgeprägt sind. Die Begründungsstruktur der Therapie orientiert sich an den obigen Theorien:

Verhaltenstheoretische Ansätze im engeren Sinne (s. Lewinsohn) basieren auf der Annahme, dass Personen mit Depression fehlangepasste Reaktionen gelernt haben. In der Therapie soll ein adaptives Verhaltensrepertoire vermittelt werden, insbesondere bezüglich sozialer Interaktionen, das dem Patienten die Möglichkeit gibt, die Rate positiver Verstärkung zu erhöhen, was mit einer Reduktion der depressiven Symptomatik einhergehen sollte.

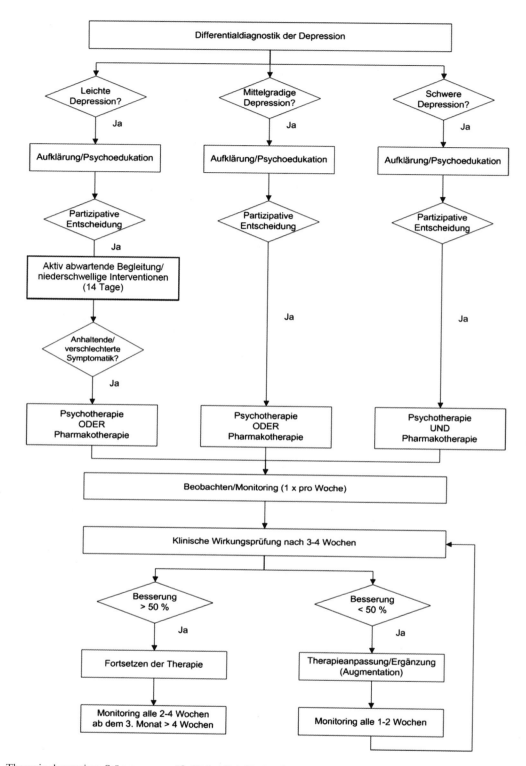

◻ Abb. 46.9   Therapie depressiver Störungen gemäß *S3-Leitlinie/Nationale VersorgungsLeitlinie Unipolare Depression*. (Aus DGPPN et al. 2015, © DGPPN, BÄK, KBV, AWMF)

Kognitive Ansätze gehen davon aus, dass Depressionen kognitiv-behaviorale Störungen sind, die sich vor allem in dysfunktionalen Gedanken und Schemata zeigen. Sie zielen daher in erster Linie auf die Identifikation und Modifikation negativer Denkstile und Grundannahmen ab, die der Depression zugrunde liegen.

◾ **Multimodalität**

In der Depressionstherapie werden beide Ansätze zumeist zusammen eingesetzt (= kognitiv-behaviorale Therapie, CBT oder KVT), sodass die Depressionstherapie auch als multimodal bezeichnet wird. So werden z. B. kognitive Techniken zur Bearbeitung depressionsfördernder dysfunktionaler Gedanken und Schemata (▶ Kap. 28), soziale Kompetenztrainings zur Verbesserung von Defiziten in der sozialen Interaktion (▶ Kap. 31) und Strukturierungsmethoden zur Steigerung der Aktivitätsraten bei reduzierten angenehmen Tätigkeiten (▶ Kap. 26) angewendet.

◾ **Strukturiertheit**

Als ein weiteres Grundprinzip kognitiv-behavioraler Therapien ist eine hohe Strukturiertheit bezüglich zeitlicher, formaler und inhaltlicher Aspekte zu nennen. So finden die Sitzungen mit zeitlicher Befristung (z. B. 24 Sitzungen), regelmäßig (z. B. 1- bis 2-mal wöchentlich), für einen umgrenzten Zeitraum (z. B. 50 min) in einem bestimmten Setting (z. B. Einzeltherapie) statt. Innerhalb jeder einzelnen Sitzung wird eine feste Struktur verfolgt (z. B. Besprechen der Agenda, Bearbeitung eines spezifischen Problems, Besprechen der Hausaufgaben), ebenso innerhalb jeder Intervention (z. B. strukturierter Ablauf von Rollenspielen). Zusammenfassungen und Rückmeldungen tragen ebenfalls wesentlich zur Strukturierung bei. Inhaltlich wird auf die gegenwärtigen Probleme des Patienten fokussiert und darauf, wie diese bewältigt werden können.

Unter den spezifischen kognitiv-verhaltenstherapeutischen Interventionstechniken sind hier auch psychoedukative Komponenten, der Einsatz unterstützender Materialien oder strukturierte Hausaufgaben zu nennen. Dies leitet zu einem weiteren Prinzip psychologischer Therapien über, der Übungs- und Zielorientiertheit.

◾ **Übungs- und Zielorientiertheit**

Zu Beginn jeder Therapie schließt sich einer strukturierten Problemanalyse eine Zielanalyse an; Übungen innerhalb und außerhalb der Therapiesitzungen zielen auf Annäherung an diese Ziele ab.

Dauer der Behandlung

Sowohl für die pharmakologische als auch für die psychologische Therapie ist als wichtiges Prinzip eine ausreichende Dichte (im Sinne der Anzahl von Therapiesitzungen pro Woche) und Dauer der Behandlung hervorzuheben (◾ Abb. 46.10). Die sog. **Akuttherapie** der Depression, ein Begriff aus der pharmakologischen Therapie, ist bis zum Eintreten bzw. dem Erreichen einer Remission der Symptomatik durchzuführen. Darüber hinaus geht es oft nicht nur um die schnelle und wirksame Reduktion der depressiven Symptomatik, sondern angesichts der oft ausgeprägten Komorbidität auch um die wirksame Reduzierung von anderen psychischen Störungen (z. B. Angststörungen).

Um die Behandlungserfolge zu stabilisieren und einen frühzeitigen Rückfall zu vermeiden, ist eine **Erhaltungstherapie** für ca. weitere 3–9 Monate (oder auch länger; vgl. DGPPN et al. 2015) notwendig. Für die medikamentöse Behandlung bedeutet dies dabei, dass

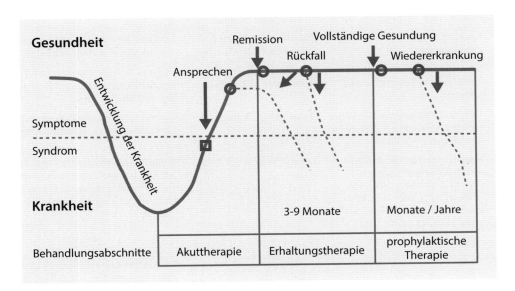

◾ **Abb. 46.10** Phasen der Behandlung depressiver Störungen. (Vgl. Hautzinger 1998, courtesy of Hogrefe)

die Medikation mit der Dosis, die zur Remission beigetragen hat, weiter verabreicht und dann schrittweise ausgeschlichen wird; psychotherapeutische Sitzungen hingegen können in geringerer Frequenz (z. B. einmal monatlich) fortgesetzt werden. Auch nach formaler Beendigung der Psychotherapie bzw. dem Absetzen des Medikaments nach einer vollständigen Remission sind bei Patienten mit erhöhtem Rückfallrisiko langfristig weitere Kontakte angeraten, um einen möglichen Rückfall rechtzeitig zu erkennen und zu behandeln bzw. bestenfalls zu verhindern (**Rezidivprophylaxe**). Bei Patienten mit rezidivierenden oder chronischen Formen der Depression und starken funktionalen Einschränkungen sollte die pharmakologische Therapie in dieser Phase über 2 Jahre oder länger in der Dosis weiter erfolgen, die sich in der Akutbehandlung als wirksam erwiesen hat.

Antidepressiva, eingesetzt werden (▶ Kap. 8). Es wird angenommen, dass Antidepressiva über eine Beeinflussung zentraler Neurotransmitter (vor allem Erhöhung der Serotonin- und Noradrenalinkonzentration im synaptischen Spalt) in komplexer Weise in die Regulation gestörter Transmitterprozesse, die an der Depression beteiligt sind, über verschiedene Mechanismen eingreifen (▶ Kap. 9). Ihre genaue Wirkweise ist allerdings ungeklärt. ◘ Tab. 46.1 gibt einen Überblick über einige der in Deutschland zugelassenen Antidepressiva. Darüber hinaus werden stets neue Substanzen auch mit anderen Wirkmechanismen erprobt und bei Effektivität zugelassen und eingesetzt. Welche dieser Medikamente für die Behandlung der Depression empfohlen sind, ist u. a. in der *S3-Leitlinie/Nationale VersorgungsLeitlinie Unipolare Depression* nachzulesen (DGPPN et al. 2015; ▶ Gut zu wissen).

46.6.2 Verfahren

Medikamentöse Behandlung mit Antidepressiva

Zur medikamentösen Behandlung depressiver Störungen können pharmakologische Substanzen, sog.

> **Gut zu wissen**
>
> **Johanniskraut gegen Depression**
> Die Wirksamkeit von **Johanniskrautextrakten** (Hypericum perforatum) ist nicht unumstritten. „Natürliche Produkte", die von einigen Patienten chemischen Antidepressiva gegenüber bevorzugt werden, sind bei

◘ Tab. 46.1 Medikamente zur Behandlung depressiver Störungen

Kategorien		Beispielsubstanz	Nebenwirkungen
Ältere Antidepressiva			
TZA NSMRI	Tri- und Tetrazyklische Antidepressiva – nichtselektive Monoaminwiederaufnahmehemmer	Imipramin (z. B. Tofranil) Amitriptylin (z. B. Saroten) Cymbalta (z. B. Cipramil)	Mundtrockenheit, Blutdruckabfall, Zittern, Benommenheit, Müdigkeit, Verstopfung (Obstipation)
MAOI	Monaminooxidaseinhibitor	Moclobemid (z. B. Aurorix)	Unruhe, Schwindel, Schlafstörungen, Kopfschmerzen, Mundtrockenheit, Übelkeit
Moderne Antidepressiva (auch Antidepressiva der zweiten Generation genannt)			
SSRI	Selektiver Serotoninwiederaufnahmehemmer	Fluoxetin (z. B. Fluctin) Citalopram (z. B. Cipramil)	Übelkeit, Unruhe, Schlafstörungen, Kopfschmerzen, sexuelle Funktionsstörungen, Müdigkeit
SSNRI	Selektiver Serotonin-/Noradrenalinwiederaufnahmehemmer	Venlafaxin (z. B. Trevilor) Duloxetin (z. B. Cymbalta)	Magen-Darm-Beschwerden, häufiges Wasserlassen, Schlafstörungen, sexuelle Funktionsstörungen, Blutdruckanstieg
NaSSA	Noradrenerg und spezifisch serotonerges Antidepressivum – Alpha2-Rezeptor-Antagonist	Mirtazapin (z. B. Remergil)	Leichte morgendliche Benommenheit, Müdigkeit, Gewichtszunahme, Mundtrockenheit
Melatoninrezeptoragonist	Selektiver und spezifischer Agonist an Melatoninrezeptoren (Typ MT$_1$ und MT$_2$, Stichwort „innere Uhr"), auch kompetitiver Antagonist an Serotoninrezeptoren (5-HT$_{2C}$ und 5-HT$_{2B}$)	Agomelatin (z. B. Valdoxan)	Typische Nebenwirkungen anderer Antidepressiva wie Libidoverlust, Erektionsstörungen und Gewichtszunahme waren bei Einnahme von Agomelatin seltener als unter den aktiven Vergleichssubstanzen
Pflanzliche Antidepressiva			
Hypericum perforatum		Johanniskraut (z. B. Jarsin)	Photosensibilität (Überempfindlichkeit der Haut gegen Sonnenlicht), hohes Wechselwirkungspotenzial (z. B. Risiken bei gleichzeitiger Einnahme von SSRI)

46

leichter bis mittelschwerer Depression eine initiale Behandlungsoption. Es bestehen allerdings aufgrund sehr variabler Zusammensetzung der Extrakte große Unsicherheiten über die richtige Dosierung und es können teilweise schwere Wechselwirkungen mit anderen Medikamenten (inkl. oraler Kontrazeptiva und Antiepileptika) auftreten, sodass eine ärztliche Mitbetreuung in jedem Fall erforderlich ist.

Die Wahl des Medikaments, die Dosis und Dauer der Behandlung sind spezifisch an den jeweiligen Patienten und seine Symptomatik anzupassen, wobei neben der Beeinflussung spezifischer Funktionen (z. B. Verbesserung quälender Schlafstörungen) auch komorbide Erkrankungen und Komplikationen (z. B. Arbeitsfähigkeit) sowie das potenzielle Nebenwirkungsprofil mit zu beachten sind. Spricht ein Patient nach 3–4 Wochen (Ältere bis 6 Wochen) noch nicht ausreichend auf die medikamentöse Monotherapie an, so ist eine Dosissteigerung (Aufdosieren jedoch nicht bei SSRI), eine Ergänzung des Präparats (z. B. Augmentation mit Lithium, Kombination zweier Antidepressiva) bzw. ein Wechsel des Therapieansatzes (Psychotherapie, somatische nicht medikamentöse Verfahren) angezeigt. In der Regel zeigt sich bereits nach 2–3 Wochen (sog. Latenzzeit) eine Reduktion der Symptomatik (= Ansprechen) und eine fortschreitende Besserung in den Folgewochen. Es gilt das Prinzip, möglichst bis zu einer vollen Remission zu behandeln.

Wie bereits angesprochen ist eine ausreichend lange Dauer der medikamentösen Therapie von herausragender Bedeutung, um einen Rückfall zu vermeiden. Als Richtlinie gilt bei einer erstmalig aufgetretenen depressiven Episode eine durchschnittliche Einnahmedauer von ca. einem halben Jahr nach der Remission der Symptomatik; bei zwei oder mehr depressiven Episoden erhöht sich diese empfohlene Einnahmedauer entsprechend; bei einigen Patienten wird auch eine Dauerbehandlung angeraten. Durch eine Langzeitbehandlung (1–3 Jahre) können nicht nur Rückfälle, sondern auch das Neuauftreten depressiver Episoden deutlich gemindert werden.

Andere somatische Behandlungen

Unter den medizinischen Behandlungsstrategien gilt die medikamentöse Behandlung als Mittel der ersten Wahl. Allerdings liegen für bestimmte Subgruppen von Patienten mit depressiven Störungen auch einige alternative Behandlungsmöglichkeiten vor:

- **Lichttherapie** (Phototherapie) z. B. bei Patienten mit saisonalem Muster der Depression (Patienten, deren depressive Episoden regelmäßig im Winter auftreten).

- **Schlafentzugstherapie (Wachtherapie)** ist nicht als alleinige Behandlung empfehlenswert. Allerdings eignet sich der partielle Schlafentzug in der zweiten Nachthälfte bzw. der vollständige Schlafentzug (bis zu 40 h) gut, um kurzfristig (noch am gleichen Tag) eine deutliche Besserung der Symptomatik zu erzielen.

- **Elektrokrampftherapie** (Elektrokonvulsive Therapie) ist eine Behandlung, die insbesondere bei schweren, therapieresistenten depressiven Störungen in Frage kommt, d. h., wenn auf zwei unterschiedliche medikamentöse Therapien nicht angesprochen wird.

Kognitive Verhaltenstherapie

In der kognitiven Verhaltenstherapie (KVT; ▶ Kap. 14) kann eine ganze Reihe unterschiedlicher Maßnahmen zur Anwendung kommen (s. Kasten ▶ Maßnahmen bei der psychotherapeutischen Behandlung von Depressionen). Es handelt sich also um eine höchst heterogene Klasse von Verfahren, bei der nur im Falle standardisierter Therapiemanuale klar erkennbar ist, was genau während einer Therapie passiert. Die Identifikation der wirksamsten Teilkomponenten einer KVT sowie der entscheidenden Wirkmechanismen ist in der psychologischen Depressionstherapie noch nicht gelungen.

Maßnahmen bei der psychotherapeutischen Behandlung von Depressionen – Ein unvollständiger Auszug

1. Hilfe bei Krisenbewältigung, Entlastung, Unterstützung
2. Gründliche Diagnostik und Erhebung der Lebensgeschichte
3. Genaue Analyse konkreter Lebenssituationen
4. Anleitung zur Selbstbeobachtung
5. Erarbeiten und Begründen einer Erklärung für die Erkrankung
6. Erkennen und Benennen von Problembereichen
7. Absprechen und Festlegen von Therapiezielen
8. Benennung und verständliche Erklärung der Wege zur Erreichung der Ziele
9. Erkennen des Zusammenhangs von Handeln und Fühlen
10. Sammeln von angenehmen, positiv erlebten Aktivitäten
11. Maßnahmen zur Aktivierung und Strukturierung
12. Protokoll führen, gestufter Aufbau angenehmer Tätigkeiten
13. Abbau unangenehmer, belastender Tätigkeiten und Erfahrungen
14. Weitere Maßnahmen zur Aktivierung und Strukturierung

15. Erproben neuer Strategien zur Problemlösung
16. Erkennen von Hemmungen von Verhaltenslücken im Sozialkontakt
17. Aufbau von Fertigkeiten; Übungen in Rollenspielen
18. Arbeiten am Zusammenhang von Gedanken und Gefühlen
19. Erkennen negativ verzerrter Denkmuster
20. Erarbeiten von alternativen Denk- und Handlungsmustern
21. Einüben dieser neuen Sichtweisen und Fertigkeiten im Alltag
22. Erkennen von sozialen Konflikten, Enttäuschungen, Verlusten
23. Bearbeiten dieser Problembereiche, Erarbeiten von Lösungen
24. Einbezug des Lebenspartners, der Familie
25. Umgang mit Krisen, zukünftigen Problemen, Schwierigkeiten

Es kommen in der Regel sowohl Prinzipien und Komponenten der kognitiven (Beck, Seligman) wie auch der verhaltenstheoretischen (Lewinsohn) Perspektive gleichermaßen zum Einsatz und werden durch vielfältige individuumspezifische Aspekte ergänzt. Während kaum eine Aussage darüber möglich ist, welche dieser einzelnen Maßnahmen spezifische Effekte erbringt, so konnte jedoch für Therapieprogramme, die aufeinander abgestimmte kognitive und/oder behaviorale Interventionskomponenten standardisiert anbieten, zumindest gezeigt werden, dass sie gegenüber anderen Therapieformen (z. B. Antidepressiva) gleich wirksam sind bzw. eine bessere rückfallprophylaktische Wirkung aufweisen (s. unten).

Im deutschsprachigen Raum liegen derartige kognitiv-verhaltenstherapeutische Therapiemanuale von Herrle und Kühner (1994a, b) sowie, wiederholt aufgelegt und auch für ältere Populationen angepasst, von Hautzinger (1994, 1998, 2010, 2013, 2016) vor. Sie basieren auf der Grundannahme, dass sowohl kognitive Prozesse (dysfunktionale Denkmuster und Einstellungen) als auch der Verlust von Verstärkern (bezüglich Aktivitätsrate, soziale Fertigkeiten, Belastungen) mit Depression einhergehen und sich diese Prozesse auch gegenseitig beeinflussen. Die kognitive Verhaltenstherapie analysiert daher zunächst den Zusammenhang von Gefühlen, Gedanken und Verhalten. Darauf aufbauend können die folgenden Aspekte angegangen werden:
– Aufbau von positiven Aktivitäten und Reduktion belastender Aktivität,
– Verbesserung des Sozial- und Interaktionsverhaltens sowie der sozialen Kontaktstruktur,
– Erkennen, Überprüfen und Korrigieren dysfunktionaler Kognitionen und Schemata.

Gegen Ende der Therapie ist eine umfassende Rückfallprophylaxe, d. h. der Aufbau eines Bewältigungsrepertoires für zukünftige Krisen unerlässlich.

■ **Phase 1: Diagnostik und Aufbau einer therapeutischen Beziehung**

Vor dem Beginn psychotherapeutischer Interventionen ist eine ausführliche **Eingangs- und Ausschlussdiagnostik** notwendig, um festzustellen, ob es sich um eine depressive Störung handelt und ob darüber hinaus möglicherweise noch weitere behandlungsbedürftige komorbide Störungen vorliegen. Dies bildet die Grundlage für die Indikation zu einem kognitiv-verhaltenstherapeutischen Programm zur Behandlung depressiver Störungen. Es schließt sich eine strukturierte **Verhaltens- und Problemanalyse** an (▶ Kap. 21). Diese beinhaltet u. a. die Darstellung des aktuellen depressiven Problemverhaltens auf gedanklicher (kognitiver), verhaltensbezogener (behavioraler), körperlicher (somatischer) und gefühlsbezogener (emotionaler) Ebene sowie deren Konsequenzen (◘ Abb. 46.11) und bildet die Grundlage für die Auswahl der Therapiestrategien.

In dieser ersten Therapiephase steht das Benennen von **Schlüsselproblemen** im Vordergrund, um einen Überblick zu bekommen und entscheiden zu können, welche Probleme zuerst bearbeitet werden sollen. Dabei wird nach den Kriterien Wichtigkeit, Dringlichkeit und Veränderbarkeit vorgegangen. Es werden kurz- (wenige Wochen), mittel- (bis Therapieende) und langfristige Ziele (8–12 Monate nach der Therapie) erarbeitet, die zur Präzisierung der angestrebten Veränderungen bei-

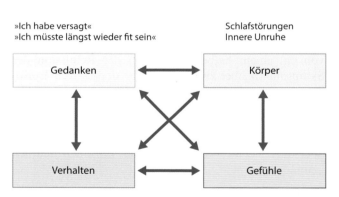

»Ich habe versagt«
»Ich müsste längst wieder fit sein«

Schlafstörungen
Innere Unruhe

Gedanken ⟷ Körper

Verhalten ⟷ Gefühle

· Patientin bleibt zu Hause und geht nicht zur Arbeit.
· Sie läuft morgens im Schlafzimmer auf und ab und bleibt den restlichen Tag im Bett liegen.
· Sie spielt nicht mehr mit den Enkelkindern.
· Sie entschuldigt sich ständig bei anderen, dass sie noch nicht wieder gesund ist.

Interessenlosigkeit
Traurigkeit
Schuldgefühle

◘ **Abb. 46.11** Problemanalyse unter Einbezug der gedanklichen, verhaltensbezogenen, körperlichen und gefühlsbezogenen Ebene am Beispielfall Frau M.

46

tragen, motivierend auf den Patienten wirken und darüber hinaus zur Transparenz des Vorgehens beitragen.

Während dieses Prozesses ist der Therapeut um den Aufbau einer positiven, **kooperativen Arbeitsbeziehung** bemüht. So wird er Interesse daran zeigen, was der Patient berichtet (aktives Zuhören) und den Patienten in seiner negativen Sichtweise akzeptieren. Zugleich wird er den Eindruck vermitteln, ein kompetenter und professioneller Therapeut zu sein, z. B. indem er ein sicheres Wissen über die Störung hat und dieses Wissen auch durch verständliche Erklärungen kommunizieren kann. Als weitere grundlegende Merkmale des Therapeutenverhaltens sind trotz oder gerade aufgrund des strukturieren, problemorientierten Ansatzes u. a. Echtheit, Empathie, Akzeptanz und Wärme zu nennen. „Beruhigende Versicherungen" des Therapeuten können gerade zu Beginn einer Therapie bzw. auch in Krisen zu einer deutlichen Entlastung des Patienten führen und Hoffnung vermitteln. Darunter versteht man, dass mit dem Patienten kommuniziert wird, dass er kein Einzelfall ist, dass es möglich ist, die Störung zu erklären und zu beseitigen, dass dies relativ rasch möglich ist sowie dass auch Krisen und Verschlechterungen während der Behandlung aufgefangen werden können. Es versteht sich von selbst, dass die grundlegenden therapeutischen Verhaltensweisen auch die folgenden Therapiephasen begleiten.

■ **Phase 2: Vermittlung des therapeutischen Modells**

Unter Vermittlung des therapeutischen Modells ist die patientengerechte Erarbeitung kognitiv-verhaltenstherapeutischer Annahmen zur Depression zu verstehen. Hierzu gehört neben einer ausführlichen Psychoedukation über das Störungsbild (typische Symptome einer Depression, Häufigkeit, Verlauf; ▶ Kap. 22) insbesondere, dass mittels der **Methode des geleiteten Entdeckens** anhand von individuellen Erlebnissen und Erfahrungen des Patienten der Zusammenhang von Gedanken (z. B. „Ich habe versagt"), Verhaltensweisen (z. B. im Bett liegen bleiben) und Gefühlen (z. B. Niedergeschlagenheit, innere Leere) herausgearbeitet wird. Bei der Herausarbeitung und dem Erreichen dieses Therapieziels haben sich standardisierte Patientenratgeber bewährt (z. B. *Ratgeber Depression. Informationen für Betroffene und Angehörige;* Hautzinger 2018).

In einem nächsten Schritt kann dann abgeleitet werden, dass es Möglichkeiten gibt, diese negative Depressionsspirale umzukehren. Da eine direkte Beeinflussung der Stimmung nicht möglich ist, wird an der Bearbeitung depressogener Gedanken und der reduzierten Verhaltensrate angesetzt, um dadurch indirekt eine Stimmungsverbesserung zu erreichen. Dieses grundlegende kognitiv-verhaltenstherapeutische Verständnis ist für die nachvollziehbare Ableitung der Therapieelemente und Vorgehensweisen notwendig und verschafft dem Patienten Hoffnung und Motivation.

■ **Phase 3: Aktivitätsaufbau (Verhaltensaktivierung)**

Unter dem Schlagwort „Aktivitätsaufbau" oder „Verhaltensaktivierung" (▶ Kap. 27) sind, abgeleitet aus dem Verstärkerverlustmodell der Depression nach Lewinsohn, verhaltensfördernde Maßnahmen zu verstehen, um dem Patienten bereits in frühen Phasen der Therapie positive Erfahrungen und Verstärkung zu verschaffen. Dabei ist zu beachten, dass nicht nur positive Aktivitäten und Erfahrungen gefördert, sondern auch belastende Aktivitäten und Erfahrungen eingeschränkt werden. Als wichtigstes Instrument beim Aktivitätenaufbau hat sich der **Tages- bzw. Wochenplan** erwiesen. Der erste Schritt besteht in einer Selbstbeobachtung des Patienten; er protokolliert über 1–2 Wochen stündlich seine Stimmung und die entsprechenden Aktivitäten oder Ereignisse (⬛ Abb. 46.12).

In einem nächsten Schritt werden die ausgefüllten Wochenpläne in der Sitzung ausgewertet. Ziel ist es herauszuarbeiten, dass Aktivitäten bzw. bestimmte Ereignisse (Handeln) im Zusammenhang mit der Stimmung und dem Befinden (Gefühl) stehen. Da man selbst eher einen Einfluss auf die Art und Menge der Aktivitäten als direkt auf die Stimmung hat, wird in einem weiteren Schritt eine Liste mit Aktivitäten erstellt, die für den Patienten angenehm sind. Dafür können im besten Fall Aktivitäten herangezogen werden, die im Wochenprotokoll mit einer verbesserten Stimmung einhergingen, aber auch Dinge, die der Patient als positiv erinnert, aber schon länger nicht mehr gemacht hat. Einige Autoren (vgl. z. B. Hautzinger 2013) bieten als Hilfestellung sog. Aktivitätslisten an, die potenziell angenehme Aktivitäten enthalten. Bei der Auswahl der Aktivitäten sollten insbesondere funktional relevante Aktivitäten gewählt werden, welche den Zielen und Werten des Patienten entsprechen und somit eher mit positiver Verstärkung einhergehen (▶ Kap. 27).

Nach der Erstellung dieser persönlichen Verstärkerliste kann in einem nächsten Schritt die konkrete Planung und Umsetzung der angenehmen Aktivitäten im Alltag des Patienten erfolgen. Als Hilfestellung sind wiederum Wochenpläne geeignet, wobei fortan einzelne Aktivitäten, Tage und schließlich die gesamte Woche des Patienten strukturiert werden. Hierbei werden sowohl Pflichten und Routinen eingeplant als auch ganz gezielt potenziell angenehme, insbesondere ziel- und wertbezogene Aktivitäten. Der Patient hat dann die Aufgabe, seinen Tag bzw. seine Woche entsprechend des Wochenplanes zu gestalten. Er wird darüber hinaus angehalten, nicht nur seine Stimmung zu beurteilen (Vergnügen), sondern auch, ob er die geplante Aktivität auch ausgeführt hat (Erfolg, ⬛ Abb. 46.13). Durch

Stimmungstagebuch: Bitte tragen Sie für jeden Wochentag Ihre Aktivitäten ein und beurteilen Ihre jeweilige Stimmung. Dabei bedeutet: ++ sehr gute Stimmung, + gute Stimmung, +/- weder noch, - schlechte Stimmung, -- sehr schlechte Stimmung

Tageszeit	Montag		Dienstag		Mittwoch		Donnerstag		Freitag	Samstag	Sonntag
7-8 Uhr	kurz eingeschlafen	--	Bad	--	dösen, im Bett	--	7 Uhr aufgewacht, gedöst	-			
8-9 Uhr	auf und ab laufen	--	Arztbesuch	-	auf und ab laufen	-	müde, im Bett	--			
9-10 Uhr	Bad	-	Arztbesuch	--	Bad	-	müde, im Bett	--			
10-11 Uhr	etw. gefrühstückt	-	Sofa, müde	--	Zeitung holen	+/-	Bad	--			
11-12 Uhr	Telefon Tochter	-	Sofa, eingeschlafen	-	Telefon, Freundin	+/-	etw. gefrühstückt	-			
12-13 Uhr	Sofa, TV	-	Tochter bringt Mittag (wenig gegessen)	+/-	Sofa, Zeitung	+/-	Post	+/-			
13-14 Uhr	Sofa, TV	-	Spaziergang mit Tochter	+	Sofa, müde	-	Sofa, grübeln	--			
14-15 Uhr	Enkelkinder	+/-	Sofa, grübeln	-	Sofa, TV	-	Telefon, Mann	-			
15-16 Uhr	Enkelkinder	+	Sofa, TV	-	Sofa, müde	--	Sofa, TV	+/-			
16-17 Uhr	Sofa, gedöst	+/-	Sofa, TV	--	Sofa, TV	-					
17-18 Uhr	Sofa, mit Mann geredet	-	Abendessen vorbereiten	-	mit Mann einkaufen	+/-					
18-19 Uhr	Abendessen vorbereitet	-	Essen	+/-	mit Mann einkaufen	+/-					
19-20 Uhr	Abendessen (1 Brot)	+/-	Bad	-	Abendessen	-					
20-24 Uhr	müde, Bad	-	grübeln	--	Sofa, mit Mann Film gucken	+/-					
Schlafenszeit	2 Uhr		0 Uhr		1 Uhr						

Abb. 46.12 Stimmungstagebuch im Wochenplan am Beispiel von Frau M.

diese sog. **Erfolg-Vergnügen-Technik** wird es möglich, dem Patienten von Beginn an Erfolgserlebnisse zu verschaffen, die dann verhaltensverstärkend wirken und zu einer zunehmenden Stimmungsverbesserung führen.

> **Wichtig**
>
> Bei allen Schritten ist darauf zu achten, dass der Patient nicht überfordert wird, sondern lernt, durch ein gestuftes und auf den Patienten individuell angepasstes Vorgehen realistische Kurzzeitziele zu setzen.

■ **Phase 4: Aufbau von Kompetenzen, z. B. Verbesserung der sozialen Kompetenz**

Eng verknüpft mit dem Aktivitätsaufbau ist z. B. die Verbesserung der sozialen Kompetenz. Depressive Störungen gehen sehr häufig mit reduzierten bzw. belasteten sozialen Beziehungen und somit mit einem Verstärkungsmangel einher (vgl. Lewinsohn-Modell). Zur Verbesserung sozialer Kompetenz (soziale Sicherheit, Kontaktverhalten, Kommunikationsfertigkeiten, partnerschaftliche Problembewältigungsfertigkeiten) werden daher u. a. **Rollenspiele** eingesetzt, wie sie aus Selbstsicherheitstrainings bekannt sind (z. B. „nein sagen", „Bedürfnisse äußern"; für die konkrete Durchführung ▶ Kap. 31).

Grundregel ist dabei, den Patienten nicht zu überfordern („Meet the patient where he/she is!"), sondern ihm anhand einfacher und realitätsnaher Übungen Erfolgserlebnisse zu verschaffen. Hierfür sind coachende Hilfestellungen des Therapeuten sowie konstruktive Rückmeldungen mit der Verstärkung sozial kompetenten Verhaltens dienlich. Hinweise auf Veränderungen sind auf ganz konkrete Äußerungen und Verhaltensweisen sowie Mimik oder Gestik zu beziehen. Die Rollenspiele werden innerhalb der Sitzungen mehrfach wiederholt und geübt (auch unter Einsatz von Videotechnik), um dann schrittweise einen Transfer sozial kompetenten Verhaltens in den Alltag zu ermöglichen.

46

Aktivitätstagebuch: Bitte planen Sie für jeden Wochentag angenehme Aktivitäten und beurteilen Sie den Erfolg (E) und Ihre Stimmung (Vergnügen). Dabei bedeutet: ++ sehr gute Stimmung, + gute Stimmung, +/- weder noch, - schlechte Stimmung, -- sehr schlechte Stimmung

Tageszeit	Montag	E	Dienstag	E	Mittwoch	E	Donnerstag		Freitag		Samstag		Sonntag	
6-8 Uhr	Aufwachen, gleich aufstehen	-	Aufwachen, gleich aufstehen	+/-	Aufwachen, gleich aufstehen	--								
8-10 Uhr	Bad frühstücken	+/-	Bad frühstücken	+/-	keine Energie aufzustehen	--								
10-12 Uhr	Aufräumen	+/-	Treff mit Kollege	+	aufgerafft Bad	-								
12-14 Uhr	Mittag für die Enkelkinder machen	+	Stimmungstief! Schlapp, müde	--	Arztbesuch mir geht's schon wieder besser	+								
14-16 Uhr	mit Enkelkindern spielen	+	wieder aufgerafft Freundin besucht	+	seit langem wieder einkaufen mit Freundin	+								
16-18 Uhr	müde! auf dem Sofa eingenickt	-	Freundin	++	müde! Sofa, TV	+								
18-20 Uhr	Abendessen	+	TV	+/-										
20-24 Uhr	TV	+/-	mit Mann ins Restaurant	++										

☐ Abb. 46.13 Erfolg-Vergnügen-Technik im Wochenplan am Beispiel von Frau M.

Dabei ist es wichtig, den Patienten auf Schwierigkeiten, Misserfolge und mögliche Enttäuschungen vorzubereiten.

Liegen Partnerschaftsprobleme vor, bietet es sich darüber hinaus an, den Partner in die Therapie einzubeziehen, um Übungen zur Verbesserung der Interaktion und Kommunikation durchzuführen. Beide Partner werden angeleitet, in ihrem partnerschaftlichen Umgang gewisse Regeln (z. B. aktives Zuhören, Paraphrasieren, eigene Gefühle ansprechen usw.) zu befolgen (▶ Kap. 31).

■ **Phase 5: Kognitionsveränderungen**
Depressionen sind durch negative, dysfunktionale Denkmuster charakterisiert (Beck, Seligman), welche durch kognitiv-therapeutische Maßnahmen verändert werden sollen (▶ Kap. 28). Basierend auf persönlichen Erfahrungen des Patienten wird zunächst der Einfluss von negativen Gedanken und Einstellungen auf das emotionale Erleben und Empfinden verdeutlicht. Hierfür hat sich der Einsatz von **Gedankenprotokollen** (auch ABC-Modell genannt) bewährt. Ausgehend von konkreten und genau umschriebenen Ereignis- und Erlebnisbeispielen (wann, wo, wie, was, wer) des Patienten („Beschreiben Sie die Situation so, als würden Sie wie durch eine Kamera die Situation von außen filmen") wird der Patient angeleitet, seine **automatischen Gedanken** wahrzunehmen (B), die in konkreten Situationen auftreten (A) und mit negativen Empfindungen und Emotionen einhergehen (C; ☐ Abb. 46.14).

Während in der anfänglichen Beobachtungsphase nur die ersten drei Spalten des Protokolls bearbeitet werden, und basierend darauf erkannt und benannt wird, welche automatischen Gedanken, Themen und kognitiven Fehler beim Patienten auftreten, werden in einem nächsten Schritt auch die letzten beiden Spalten (D, E) genutzt, um die negativen automatischen Gedanken schrittweise in rationalere, hilfreichere Ge-

A	B	C	D	E
Auslöser/ Situation	Automatische Gedanken (Selbstgespräche/ innere Sätze) [Wie gültig sind diese Gedanken? 0-100%]	Stimmung/ Gefühle [Einschätzen: 0-100%]	Rationalere/ hilfreichere Gedanken [Wie gültig sind diese Gedanken? 0-100%]	Ergebnis (Stimmung/ Gefühle) [Einschätzen: 0-100%]
Aktuelle Ereignisse, die zu unangenehmen Gefühlen führen; Gedanken, Tagträume	Die automatischen, negativen Gedanken angeben, die dem Gefühl vorausgingen	Genau angeben (z.B. Wut, Angst)	Rationale Reaktion auf automatische Gedanken aufschreiben	Gefühle nach den rationaleren Gedanken angeben und einschätzen
Besuch von Arbeitskollegin, die erzählt was bisher in der Firma passiert ist.	*Ich werde nie wieder so arbeiten können wie früher. (90)* *Ich bin selbst Schuld, so lange arbeitsunfähig zu sein. Warum werde ich auch nicht endlich gesund? (100)*	*Hoffnungslosigkeit (100)* *Wut auf mich selbst (90)* *traurig (85)*	*Früher bin ich immer wieder aus meinem Tief herausgekommen. Das werde ich auch dieses Mal schaffen. (80)* *Wenn ich an mir arbeite, werde ich auch schneller wieder gesund. (95)*	*Hoffnungslosigkeit (30)* *Wut auf mich selbst (30)* *traurig (50)*

◻ **Abb. 46.14**   Gedankenprotokoll am Beispiel von Frau M.

◻ **Tab. 46.2**   Dysfunktionale Grundannahmen und kognitive Interventionen. (Aus Hautzinger 2013, © 1989, 2013 Programm PVU Psychologie Verlags Union in der Verlagsgruppe Beltz · Weinheim Basel)

Grundannahme	Beispiel	Interventionen
Übergeneralisierung	Wenn es in einem Fall stimmt, dann trifft es in jedem ähnlichen Fall auch zu	Aufdecken der mangelhaften Logik. Suche nach Kriterien, welche Fälle „ähnlich" sind bzw. in welchem Ausmaß sie es sind
Selektive Abstraktion	Die einzigen Ereignisse, die zählen, sind Misserfolge, Entbehrungen usw. Man sollte sich an Irrtümern und Schwächen messen	Man lasse den Patienten Buch führen, um die von ihm unbeachteten Erfolge identifizieren zu können
Übertriebenes Verantwortungsgefühl	Ich bin verantwortlich für jedes Misslingen, Versagen usw.	Reattribuierung, alternative Erklärungen
Annehmen einer zeitlichen Kausalität, Vorhersage ohne zeitliche Evidenz	Wenn es in der Vergangenheit zutraf, wird es immer zutreffen	Aufdecken der mangelhaften Logik. Benennen von Faktoren, die das Ergebnis ungeachtet früherer Ereignisse beeinflussen können
Bezugnahme auf die eigene Person	Ich stehe im Mittelpunkt der allgemeinen Aufmerksamkeit	Benennen von Kriterien, um festzustellen, wann und unter welchen Bedingungen der Patient im Mittelpunkt der Aufmerksamkeit steht
Katastrophisieren	Denke immer an das Schlimmste. Es wird dir sicher zustoßen	Kalkulieren realistischer Wahrscheinlichkeiten. Konzentration auf Ereignisse, bei denen nicht das Schlimmste eintraf
Dichotomes Denken	Es gibt nur zwei extreme Beurteilungskriterien (schwarz oder weiß, gut oder schlecht)	Demonstrieren, dass Ereignisse anhand eines Kontinuums beurteilt werden

danken zu verändern und ihren Einfluss auf die Stimmung zu prüfen. Dem Therapeuten stehen dabei eine Reihe **kognitionsverändernder Methoden** zur Verfügung (▸ Kap. 28).

Ausgangspunkt für diese Strategien ist jeweils, dass die negativen, automatischen Gedanken als Hypothesen und nicht als Fakten betrachtet werden. Der Therapeut hilft dem Patienten durch **gelenktes und sokratisches Fragen** dabei, die Adäquatheit und den Rea-

litätsgehalt einzelner Gedanken und Annahmen zu überprüfen und zu testen, um selbstständig alternative, rationalere Gedanken zu Einstellungen und Grundannahmen zu entwickeln (◻ Tab. 46.2). Die Veränderung von Denkmustern (= kognitive Umstrukturierung) ist schwierig und langwierig. Sie erfordert vor allem viel Übung durch den Patienten, z. B. durch selbstständiges Bearbeiten negativer automatischer Gedanken in Form von Hausaufgaben.

Kognitionsverändernde Methoden

- Realitätstestung
- Reattribution
- alternative Erklärungen finden
- Entkatastrophisieren
- Pro- und Contra-Argumente sammeln
- Rollentausch
- Verhaltensexperimente

■ **Phase 6: Stabilisierung und Rückfallprophylaxe**

Im Therapieverlauf wird der Patient instruiert, das in der Therapiestunde Erarbeitete im Alltag zu erproben und zu üben (Hausaufgaben). Am Ende der Therapie werden die erzielten Erfolge herausgestellt und die erlernten Techniken wiederholt und gefestigt. Darüber hinaus wird ein Zukunftsmodell entwickelt, welches kurz- und längerfristige Ziele des Patienten enthält. Besonders wichtig ist es aber, den Patienten auch auf potenzielle Belastungen und Krisen vorzubereiten und ihn zu trainieren, die in der Therapie erlernten Techniken auch in solchen Situationen verfügbar zu haben und anzuwenden. Der Patient soll befähigt werden, mit zukünftigen depressiven Symptomen und möglichen Rückschlägen selbstständig umzugehen und nicht in die alten depressogenen Denk- und Verhaltensmuster zurück zu verfallen. Dafür ist es notwendig, Auslöser und erste Symptome möglichst frühzeitig zu erkennen und gegenzusteuern.

Andere psychotherapeutische Ansätze

Neben den kognitiv-behavioralen Therapieansätzen werden depressive Störungen u. a. auch durch psychodynamische Therapien oder tiefenpsychologisch orientierte Kurzinterventionen behandelt, auf welche im Folgenden nicht spezifisch eingegangen wird. Vielmehr sollen Ansätze vorgestellt werden, die als Erweiterung klassischer CBT betrachtet werden können, nämlich die Cognitive Behavioral Analysis System of Psychotherapy, die Well-Being Therapy, die achtsamkeits- und akzeptanzbasierte Therapie und die metakognitive Therapie, sowie die seit langer Zeit bewährte „Interpersonelle Therapie".

■ **Cognitive Behavioral Analysis System of Psychotherapy**

Chronische Depressionen erfordern zumeist spezielle Behandlungsstrategien. Beim Cognitive Behavioral Analysis System of Psychotherapy (CBASP) handelt es sich um einen speziell auf chronische Depression zugeschnittenen psychotherapeutischen Ansatz, der von McCullough (2003) vorgeschlagen wurde (dt. Manual: McCullough 2007). Ihm liegt die Auffassung zugrunde, dass es sich bei der chronischen Depression aufgrund früher adverser Ereignisse um eine Entwicklungsstörung handelt, bei der das Denken – nach

Piaget – „präoperational" bleibt, und somit zu Defiziten in der sozialen Problemlösung und interpersonellen Kommunikation führt. Einem Patienten mit chronischer Depression fällt es schwer, von einer augenblicklichen negativen Erfahrung zu abstrahieren, woraus sich spezielle Vorgaben für den Therapeuten ergeben, die sich teilweise von bisherigen verhaltenstherapeutischen Vorgehensweisen unterscheiden. So ist der Therapeut angehalten, es dem Patienten mittels gezielter Übungen (interpersonelle Diskiminationsübung) „schwer zu machen", die therapeutische Beziehung in sein negatives Schema früherer Beziehungen einzuordnen. Somit kann der Patient korrektive Erfahrungen sammeln. Er soll mittels Situationsanalysen verstehen lernen, wie sich sein soziales Verhalten auf andere auswirkt und welche (depressogenen) Konsequenzen dies hat. In der initialen Therapiephase werden dazu zunächst frühe adverse Kindheitserfahrungen angesprochen und analysiert, wie diese das aktuelle Leben beeinflussen. Im weiteren Verlauf der Behandlung verändert sich der Fokus dann zunehmend hin zum Aufbau interpersoneller Problemlösefähigkeiten. CBASP integriert somit verhaltenstherapeutische, kognitive, psychodynamisch-analytische und interpersonelle Ansätze. Eine praxisnahe Darstellung inklusive Lehrvideomaterial wird von Brakemeier und Normann (2012) bereitgestellt.

■ **Well-Being Therapy**

Unter Well-Being Therapy (Fava 1999; Fava et al. 2018) ist ein vereinfachtes verhaltenstherapeutisches Vorgehen im Sinne der positiven Psychologie zu verstehen. Der Patient soll im Rahmen einer Kurzzeitbehandlung (4 oder 8 Sitzungen) lernen, Störungen seines Wohlbefindens zu registrieren und zunächst unter Therapeutenanleitung und später selbstständig mit klassischen Strategien der Verhaltenstherapie wie Verhaltensaktivierung, kognitiven Umstrukturierungen oder Expositionen gegensteuern. Der Fokus liegt dabei explizit auf der Beobachtung und Herstellung des psychologischen Wohlbefindens, unter Berücksichtigung von Dimensionen wie Autonomie, persönliche Entwicklung, Lebensziele, Selbstakzeptanz oder positiven Beziehungen, im Gegensatz zur Symptomminderung. Die Well-Being-Therapie ist als Erhaltungstherapie oder zur Rezidivprophylaxe geeignet.

■ **Achtsamkeits- und akzeptanzbasierte Therapie**

Die achtsamkeits- und akzeptanzbasierte Therapie hat in der Rückfallprophylaxe und Akutbehandlung einer Reihe psychischer Störungen inklusive der Depression in den letzten Jahren exponentiell an Bedeutung gewonnen (vgl. Heidenreich und Michalak 2009; Zhang et al. 2018; Hofmann und Gomez 2017). Historisch im Buddhismus verwurzelt, stellt Achtsamkeit eine besondere Form der Aufmerksamkeitslenkung dar, wobei die Aufmerksamkeit absichtsvoll, nicht wertend und auf das bewusste Erleben des aktuellen Augenblicks gerichtet ist. Unter Akzeptanz ist – im Gegensatz zur Vermeidung – eine psychologische Haltung zu verstehen, die Ereignisse oder Situationen aktiv und offen aufnimmt. Diese Prinzipien werden in der sog. Mindfulness-Based Stress Reduction (Kabat-Zinn 2004), der Mindfulness-Based Cognitive Therapy (Segal et al. 2018) und der Acceptance and Commitment Therapy (Hayes et al. 2003) vermittelt.

■ Metakognitive Therapie

Die metakognitive Therapie ist eine durch Wells (2009) entwickelte Therapie, die auf dem metakognitivem Modell basiert. Dieses nimmt an, dass psychische Störungen wie die Depression aus einem unflexiblen und maladaptiven Reaktionsmuster auf kognitive Ereignisse resultieren. Patienten mit Depression reagieren mit Grübeln und Sorgen als maladaptive Copingstrategie auf initiale negative Gedanken (Triggergedanken). Im Rahmen der metakognitiven Therapie werden sog. positive Metakognitionen (z. B. „Wenn ich die Ursachen meiner Traurigkeit analysiert habe, wird mir das weiterhelfen") und negative Metakognitionen (z. B. „Ich kann meine negativen Gedanken nicht kontrollieren") identifiziert und modifiziert, um flexible Reaktionen auf negative internale Ereignisse zu ermöglichen. Ziel ist also, durch Hinterfragen der Gedankenprozesse, die aufrechterhaltend sind (positive Metakognitionen) und zu Leidensdruck führen (negative Metakognitionen), die depressive Symptomatik zu verbessern. Hierzu werden u. a. Verhaltensexperimente und Aufmerksamkeitslenkung eingesetzt.

■ Interpersonelle Therapie

Die interpersonelle Therapie nach Klerman und Weissman (Klerman et al. 1984) ist eine Form der manualisierten psychodynamischen Therapie mit verhaltenstherapeutischen Komponenten und fokussiert auf die alltägliche Interaktion zwischen der an Depression leidenden Person und ihrer sozialen Umgebung. Der Therapeut hilft dem Patienten dabei, Widersprüche zwischen dem Wunsch nach erfüllenden Beziehungen und seinem tatsächlichen interpersonellen Verhalten aufzudecken. Anschließend werden Fähigkeiten (z. B. bessere Kommunikationsstile) entwickelt, die dem Patienten eine bedürfnisgerechte und befriedigende Interaktion mit seiner sozialen Umgebung ermöglichen sollen (dt. Manual: Schramm, 2010).

46.6.3 Effektivität

Die Wirksamkeit pharmakologischer wie auch psychologischer Interventionen bei depressiven Störungen gilt

als gut belegt. Jüngere Forschungsaktivitäten beziehen sich u. a. stärker auf folgende Fragen:

- Welche Psychopharmaka sind anderen überlegen?
- Welche spezifischen psychotherapeutischen Ansätze sind anderen überlegen?
- Sind Psychopharmaka gegenüber psychotherapeutischen Ansätzen überlegen oder umgekehrt?
- Welche Behandlungsstrategie ist längerfristig überlegen?
- Welche Effekte bringt die Kombinationsbehandlung?
- Wie sind chronische bzw. „behandlungsresistente" Depressionen am besten zu behandeln?
- Welche Verfahren sind für die Rückfallprophylaxe am besten geeignet?
- Welche neuen, niederschwelligen Zugangswege gibt es für psychologische Interventionen?

Auch wenn die Studienlage zu derartigen Fragen stets weiter wächst und dazu beträgt, die Behandlungsempfehlungen weiter zu verfeinern, so ist dennoch zu beachten, dass die Wahl der Therapiestrategie auf die individuellen Gegebenheiten jedes einzelnen Patienten, seine Depressionsproblematik, den Störungsverlauf und die bestehenden Komorbiditäten unter Berücksichtigung bisheriger Therapieversuche abgestimmt werden muss – ein Standardvorgehen verbietet sich.

Wirksamkeit von Pharmakotherapie

Bei 70–80 % der Patienten mit einer depressiven Störung führt eine medikamentöse Behandlung zu einer Besserung der Beschwerden; 40–60 % erreichen eine Remission (DGPPN et al. 2015). Es wird geschätzt, dass etwa 50–75 % der Wirkung auf Placebo bzw. unspezifische Effekte zurückzuführen sind (▶ Gut zu wissen). Eine Überlegenheit der pharmakologischen Behandlung gegenüber Placebo ist umso größer, je schwerer die depressive Störung ausgeprägt ist bzw. chronischer diese ist (z. B. Dysthymie); sie ist bei akuten leichten Depressionen nicht nachweisbar, weswegen eine Erstbehandlung mit Antidepressiva in diesen Fällen nach angemessener Nutzen-Risiko-Abwägung nur auf Wunsch des Patienten, bei schwereren Episoden in der Vorgeschichte, bei gutem Ansprechen auf Pharmakotherapie in der Vorgeschichte oder bei Nichtansprechen auf andere Interventionen erwogen werden soll (DGPPN et al. 2015). Deutliche Unterschiede in der Wirksamkeit spezifischer Antidepressiva oder Antidepressivaklassen sind nicht festzustellen. Eine Metaanalyse von Anderson (2000) ergab aber, dass insbesondere die modernen Antidepressiva (z. B. SSRI) von den Patienten insgesamt aufgrund weniger gravierender und weniger häufigen Nebenwirkungen besser angenommen werden und deshalb zu signifikant geringeren Behandlungsabbrüchen führen.

Wie wirksam sind Antidepressiva wirklich?

Die Wirksamkeit von Antidepressiva ist durchaus nicht unumstritten. Irving Kirsch und Kollegen stellten in einer großen Reanalyse von Datensätzen fest: „Der Unterschied in der Besserung bei Patienten, die Placebos nehmen und Patienten, die Antidepressiva nehmen, ist nicht sehr groß." Nur bei schweren Depressionen würden sog. selektive Serotoninwiederaufnahmehemmer (SSRI) überhaupt wirken, so die Schlussfolgerung (Kirsch et al. 2008). Trotz oder gerade wegen einer darauf folgenden intensiven Kontroverse zur Wirksamkeit von Antidepressiva wurden fortwährend unter Berücksichtigung neuer Studiendaten weitere Metaanalysen durchgeführt, die nach Kirsch (2019) zu dem gleichen Ergebnis kommen: Der Anteil des Placeboeffekts an den Symptomverbesserungen bei Behandlung mit Antidepressiva ist sehr hoch und der Unterschied zwar statistisch, aber kaum klinisch signifikant.

Wirksamkeit von psychologischen Therapien

Zahlreiche Studien und Metaanalysen verweisen auf die Wirksamkeit kognitiver Verhaltenstherapien bei depressiven Störungen in unterschiedlichen Settings und Altersgruppen sowie unabhängig vom Depressionstypus (z. B. Cuijpers und Dekker 2005; Weersing et al. 2017). Dies gilt für kognitive, verhaltenstherapeutische ebenso wie für multimodale kognitiv-verhaltenstherapeutische Manuale. Auf Grundlage ihrer positiven Effekte wurden in den letzten Jahren auch zunehmend internetbasierte Applikationen entwickelt und geprüft 0 (▶ Exkurs). Andere Ansätze, die mit den Prinzipien der CBT gut vereinbar sind, sind ebenfalls effektiv. So zeigen sich für die achtsamkeits- und akzeptanzbasierten Ansätze moderate bis hohe Effektstärken (Hofmann et al. 2010; Hofmann und Gomez 2017), hohe Effektstärken für die metakognitive Therapie (Hagen et al. 2017) und auch die Wirksamkeit des CBASP-Ansatzes bei der schwierigen Patientengruppe mit schwerer, chronischer Depression konnte mit kleinen bis mittleren Effektstärken nachgewiesen werden (Negt et al. 2016). Unter den anderen psychologischen Therapie-

E-Health Ansätze in der Depressionsbehandlung

Aufgrund der hohen Prävalenz depressiver Störungen haben internetbasierte Therapieprogramme, die in der Regel auf kognitiv-verhaltenstherapeutischen Prinzipien und Vorgehensweisen basieren (iCBT), in den letzten Jahren zunehmendes Interesse und Aufmerksamkeit erfahren. Sie versprechen, leicht zugänglich und besonders kosteneffizient zu sein. Eine kürzliche Metaanalyse ermittelte kleine positive Effekte von iCBT bei Patienten mit erhöhten Depressionswerten gegenüber unbehandelten bzw. „Treatment-as-usual"-Kontrollgruppen (Hedges g = 0,29: Karyotaki et al. 2017), was diesen Ansatz zumindest als Überbrückung bis zu einer gängigen Behandlung vielversprechend erscheinen lässt. Allerdings steht die Frage möglicher „adverser Outcomes" im Raum, d. h., ob und bei wie vielen Patienten sich die Symptomatik während einer iCBT verschlechtert, denn dies ist insbesondere bei Programmen ohne Therapeutenbegleitung („self-guided iCBT") aufgrund des erhöhten Suizidrisikos bei dieser Patientengruppe kritisch. In einer Metaanalyse basierend auf den individuellen Daten von über 3800 Teilnehmern aus 13 randomisierten Kontrollgruppenstudien (RCT) zur internetbasierten Behandlung von Depression fanden Karyotaki et al. (2018a), dass sich in der selbst angeleiteten iCBT-Gruppe signifikant weniger Teilnehmer (5,8 %) gegenüber der unbehandelten Kontrollgruppe (9,1 %) klinisch bedeutsam („reliable change index" –1,96)

verschlechterten. Moderatoren – wie soziodemografische oder klinische – für eine klinisch signifikante Verschlechterung wurden nicht gefunden. Die Autoren schließen aus diesen Befunden, dass selbst angeleitete iCBT im Sinne eines „Stepped-Care"-Ansatzes ein erster Schritt in der Behandlung von Erwachsenen mit Depression sein könnte sowie auch eine Alternative zum „watchful waiting" nach initialer Erkennung in der Praxis. Alternativ erbringen durch Therapeuten angeleitete internetbasierte Interventionen noch bessere Ergebnisse (Karyotaki et al. 2018b; Ebert et al. 2018); allerdings sind solche Interventionen nicht kosteneffektiv (Kolovos et al. 2018), weshalb derzeit die Entwicklung in Richtung sog. „Blended-Care"-Ansätze geht, in denen individuelle Face-to-Face-Psychotherapien mit internet- oder appbasierten Ansätzen kombiniert werden (▶ Kap. 35). Zukunftweisend sind auch die neueren Entwicklungen auf dem Gebiet der „ecologic momentary interventions" (EMI; vgl. Schueller et al. 2017). Aufgrund des technologischen Fortschritts wird die Testung hoch integrativer und stark personalisierte EMI möglich, die beispielsweise auf Smartphone-inhärente passive Sensordaten zur Erfassung des psychischen Gesundheitszustands zurückgreifen und durch fortgeschrittene Analysemethoden („machine learning") eine individualisierte Intervention „in Echtzeit" ermöglichen könnten.

formen ist die Wirksamkeit der interpersonellen Psychotherapie gut belegt (Cuijpers et al. 2016; Weersing et al. 2017). Für psychodynamische Kurzzeittherapien fand sich metaanalytisch ebenfalls Evidenz, wobei die Studienlage deutlich hinter der kognitiv-verhaltenstherapeutischer Interventionen zurückbleibt (Driessen et al. 2016).

Auch für die längerfristige Aufrechterhaltung der Erfolge, d. h. die Verhinderung von Rückfällen und das Wiederauftreten depressiver Episoden, sind Interventionen basierend auf kognitiv-verhaltenstherapeutischen Prinzipen besonders geeignet (Zhang et al. 2018), weswegen Sie gemäß *S3-Leitlinie/Nationale Versorgungs-Leitlinie Unipolare Depression* nach einer Akuttherapie zur Stabilisierung und Vermeidung von Rezidiven angeboten werden sollen (DGPPN et al. 2015). Beispielsweise fanden Jarrett et al. (2001) bei Patienten mit rezidivierender Major Depression, die auf eine kognitive Therapie angesprochen hatten, geringere Rückfallraten in der Patientengruppe, die nach der akuten kognitiven Therapiephase für weitere 8 Monate 10 weiterführende Sitzungen erhielt, in denen Fähigkeiten zur Verhinderung von Rückfällen entwickelt wurden. Auch über einen 24-monatigen Zeitraum nach Abschluss der akuten Therapiephase zeigte die Gruppe mit weiterführenden Sitzungen ein besseres Outcome, insbesondere wenn die Patienten besondere Risikofaktoren (z. B. junges Alter bei Depressionsbeginn) aufwiesen.

Eine erfolgreiche kognitive Verhaltenstherapie wird dabei auch in Veränderungen im Gehirn sichtbar. So konnten beispielsweise Goldapple et al. (2004) zeigen, dass eine erfolgreiche kognitive Verhaltenstherapie bei Patienten mit Depression mit signifikanten metabolischen Veränderungen in limbischen (Hippocampus und Cingulum) und kortikalen Regionen (frontaler Kortex) assoziiert war und sich dieses Muster darüber hinaus von dem Muster erfolgreich medikamentös (Paroxetin) behandelter Patienten unterschied. Unklar bleibt jedoch, auf welche spezifischen Therapiekomponenten derartige Veränderungen zurückgeführt werden können. Zudem werden derartige Veränderungen in biologischen Variablen (einschließlich neurobiologischer, immunologischer und inflammatorischer) keinesfalls mehrheitlich oder konsistent gefunden, wie ein aktuelles systematisches Review aufzeigt (Cristea et al. 2019)

Vergleich der Wirksamkeit von pharmakologischen und psychologischen Therapien

Pharmakologische und psychologische Interventionen weisen bei depressiven Störungen kurzfristig eine ähnliche Effektivität auf (Amick et al. 2015; Cuijpers et al. 2020; Negt et al. 2016). So waren beispielsweise in einer randomisierten Kontrollgruppenstudie mit Patienten mit mittelschwerer bis schwerer Depression die Re-

sponse-Raten bei medikamentöser (Paroxetin) Behandlung (50 %) und bei kognitiver Therapie (43 %) nach 8 Wochen ähnlich und einer Placebogruppe (25 %) überlegen (DeRubeis et al. 2005). Nach 16 Wochen hatten in beiden Behandlungsbedingungen 58 % der Patienten ein Ansprechen gezeigt; 46 % waren unter der Medikationsbedingung und 40 % unter der kognitiven Therapie remittiert. Allerdings ist insbesondere eine längerfristige Wirksamkeit einer Intervention bei einer wiederkehrenden, episodischen Erkrankung wie der Depression von herausragender Bedeutung. So konnten Hollon et al. (2005) zeigen, dass Patienten, die von der kognitiven Therapie profitiert hatten, mit geringerer Wahrscheinlichkeit nach Beendigung der Behandlung einen Rückfall erlitten (30,8 %) als Patienten, die von einer medikamentösen Behandlung profitiert hatten (76,2 %). Sie hatten darüber hinaus auch nicht häufiger einen Rückfall als Patienten, die weiterhin unter medikamentöser Behandlung blieben (47,2 %). Nach Ergebnissen dieser Studie wirkte die kognitive Therapie in Bezug auf Rückfälle präventiv. Kirsch (2019) schlussfolgert aufgrund der Sichtung der aktuellen Befundlage, dass Psychotherapie die gleichen Effekte wie Antidepressiva erbringt, aber ohne die Nebenwirkungen und Gesundheitsrisiken der aktiven Medikamente. Psychotherapie und Placebobehandlungen zeigen auch geringere Rückfallraten im Vergleich zu antidepressiver Medikation.

Kombinierte Pharmakotherapie und psychologische Therapie

Es war lange Zeit umstritten, ob eine Kombinationstherapie von Pharmakotherapie und Psychotherapie effektiver als eine Monotherapie ist. Hauptproblem bei derartigen Studien ist, dass es schwierig ist, eine statistische Überlegenheit zu zeigen, wenn man zwei bereits allein effektive Verfahren kombiniert. Eine aktuelle Metaanalyse mit über 100 Studien und insgesamt fast 12.000 Patienten kommt zu dem Ergebnis, dass bei mindestens mittelschwerer Depression die Kombinationsbehandlung einer Monotherapie mit Antidepressiva oder Psychotherapie überlegen ist (Cuijpers et al. 2020). Dies gilt auch für chronische und behandlungsresistente Depression. Darüber hinaus zeigte sich eine größere Akzeptanz aufseiten der Patienten bei einer Kombinationsbehandlung und Psychotherapie allein. Psychotherapie scheint also die Behandlungscompliance positiv zu beeinflussen (vgl. auch Pampallona et al. 2004).

Die Behandlung „behandlungsresistenter" Depressionen

Trotz der insgesamt hohen Effektivität pharmakologischer und psychologischer Interventionen bei depressiven Störungen, gibt es dennoch einige Patienten, deren Symptomatik sich unter der Behandlung nicht bessert (sog. behandlungsresistente Depressionen). So ist davon auszugehen, dass ca. 30 % der mit Antidepressiva behandelten depressiven Patienten nicht auf die empfohlene Dosis des jeweiligen Medikamentes ansprechen (Stimpson et al. 2002); bis 60 % weisen nach 1 Jahr noch die Kriterien für eine Major Depression auf (McPherson et al. 2005). Es liegen einige randomisierte Kontrollgruppenstudien vor, die die Wirksamkeit weiterer Interventionsmaßnahmen (z. B. Wechsel der Medikation, Ergänzung einer weiteren Medikation, Wechsel zu oder Ergänzung durch Psychotherapie) bei behandlungsresistenter pharmakologisch behandelter Depression untersuchten. Thase et al. (2002) konnten beispielsweise zeigen, dass ca. 50 % der Patienten mit initialer Behandlungsresistenz gegenüber Sertralin oder Imipramin von der jeweils alternativen pharmakologischen Therapie profitierten. Lam et al. (2002) verweisen auf die Wirksamkeit antidepressiver Kombinationsbehandlungen. Auch ein Interventionswechsel zur Psychotherapie nach fehlgeschlagener medikamentöser Therapie erscheint aussichtsreich (McPherson et al. 2005; Trivedi et al. 2011) und wird in der aktuellen *S3-Leitlinie/Nationale VersorgungsLeitlinie Unipolare Depression* bei pharmakoresistenten Depressionen empfohlen (DGPPN et al. 2015). Eine Cross-over-Studie zur Wirksamkeit eines Therapiewechsels zwischen Pharmakotherapie und Psychotherapie von Schatzberg et al. (2005) zeigte, dass chronisch depressive Patienten, die entweder auf die pharmakologische Behandlung mit Nefazadone oder Cognitive Behavioral Analyses System of Psychotherapy nach 12 Wochen nicht angesprochen hatten und daraufhin der jeweils anderen Behandlung zugewiesen wurden, signifikante Symptomreduktionen unter der jeweils zweiten Behandlung erreichten. Ähnliche Ergeb-

nisse zeigen sich in praxisorientierten Studien (▶ Studienbox). Nach der Metaanalyse von Cuijpers et al. (2020) scheint eine kombinierte Therapie mit Antidepressiva und Psychotherapie bei behandlungsresistenter Depression das Mittel der Wahl.

46.7 Resümee

Unter depressiven Störungen ist eine heterogene Gruppe an Störungsbildern zu verstehen, die sich in Bezug auf den Schweregrad, Persistenz, Dauer und Verlauf der depressiven Symptomatik unterscheiden. Eine Diagnosestellung der Major Depression oder der persistierenden depressiven Störung (Dysthymie) ist nur durch eine valide und reliable lebenszeitbezogene Diagnostik unter Berücksichtigung differenzialdiagnostischer Besonderheiten, insbesondere den Ausschluss hypomaner, manischer und gemischter affektiver Episoden, möglich.

Depressive Störungen erbringen global unter allen psychischen Störungen die größte Krankheitslast. Sie treten mit einem Lebenszeitrisiko von ca. 20–30 % besonders häufig auf und nehmen häufig einen rezidivierenden oder jahrelang persistierenden Verlauf, sind mit deutlichen Belastungen und Einschränkungen für die Betroffenen verbunden, bis hin zur Lebensgefahr durch die erhöhte Suizidneigung.

So wird deutlich, dass depressive Störungen eine sorgfältige Auswahl einer für den Individualfall günstigen Therapiestrategie erfordern, die insbesondere für eine längerfristig anhaltende Symptomremission bzw. -besserung eine psychologische Behandlungskomponente (kognitive Verhaltenstherapie) beinhalten sollte. Obwohl nachweislich gute pharmakologische wie

---

Studienbox

Sequenzielle Behandlung der Depression in der Praxis

Das National Institute of Mental Health förderte mit 35 Mio. US$ über 6 Jahre eine groß angelegte pragmatische Studie zur sequenziellen Behandlung der Major Depression in psychiatrischen und Allgemeinarztpraxen, um die Effektivität von Pharmakotherapie und kognitiver Therapie sowie Behandlungsalternativen bei Nichtremission zu untersuchen (Sequenced Treatment Alternatives to Relieve Depression; STAR*D). Im Gegensatz zu randomisierten Kontrollgruppenstudien war die weniger strenge Patientenselektion (häufige Komorbidität) mit vergleichsweise geringen Remissionsraten (28 %) im ersten Behandlungsschritt (Citalopram für bis zu 14 Wochen) verbunden (Sinyor et al. 2010). Bei Nichtremission führte aber der Wechsel zu einer anderen antidepressiven Monotherapie

(Bupropion, Sertraline, Venlafaxine oder kognitive Therapie) oder die Ergänzung der Medikation (durch Buporion, Buspiron oder kognitive Therapie) zum Erfolg (Remission bei weiteren 18–30 % der Patienten), wobei sich keine signifikanten Unterschiede zwischen den einzelnen Behandlungsoptionen zeigten. Die positiven Effekte eines Behandlungswechsels reduzierten sich jedoch in folgenden Schritten nach erneuter Nichtremission (nur weitere 12–25 % remittierten). Die Studie unterstreicht darüber hinaus die wichtige Rolle der Remission im Vergleich zur Response. Patienten mit Remission hatten innerhalb eines Jahres mit geringerer Wahrscheinlichkeit einen Rückfall als Patienten, bei denen sich die Symptomatik verbesserte (Response), aber nicht remittierte.

psychologische Therapien zur Behandlung depressiver Störungen existieren, so erreichen diese jedoch häufig nicht die Betroffenen. Hierfür ist einerseits verantwortlich, dass Betroffene selbst keine gezielte Hilfe für ihre psychischen Probleme aufsuchen, andererseits ihr Leiden nicht oder nicht richtig erkannt wird und deswegen häufig keine adäquate Therapie eingeleitet wird.

Neben der Entwicklung wirksamer Therapiemethoden ist insbesondere die zunehmende Aufklärung ätiologie-relevanter Faktoren depressiver Störungen ein Forschungsschwerpunkt, der in Bezug auf die Ableitung, Entwicklung und Durchführung von präventiven Maßnahmen zur Senkung der Inzidenzraten depressiver Störungen auch von höchster praktischer Relevanz (Public Health) ist. Die Aufschlüsselung der hoch komplexen Wechselwirkungen einer Vielzahl von neurobiologisch-genetischen, sozialen wie psychologisch-individuellen und -umweltbedingten Faktoren steht noch aus; allerdings liefern methodisch (z. B. frühzeitig im Leben beginnende Longitudinalstudien) und technisch hochwertige Studien (z. B. experimentelle Psychopathologie unter Nutzung von bildgebenden Verfahren) bereits eine Vielzahl an Puzzleteilen, die es gilt, in den nächsten Jahren und Jahrzehnten weiter zusammenzufügen.

Die Herausforderung der Zukunft der psychologischen Interventionsforschung ist die Suche nach den entscheidenden Wirkfaktoren und den besten Formaten einer Therapie oder ideal gezielten Präventivmaßnahme (▶ Studienbox). Vor dem Hintergrund der (neuro-)biologischen Modelle geht es dabei auch um die Suche nach neuen Zugängen zur therapeutischen Wirkung. Es reicht sicherlich nicht aus, einfach nur bessere Auslösemechanismen zu identifizieren, da die ätiologische Forschung zeigt, dass Depressionen in einem komplexen entwicklungsabhängigen Wechselspiel von vielen distalen Vulnerabilitäten und proximalen Risikofaktoren entstehen. Eine entscheidende Frage könnte sein, wie man am effektivsten bei einer gegebenen patientenbezogenen Symptom- und Verlaufskonstellation diejenigen psychologischen und (neuro-)biologische Prozesse anstoßen kann, die eine Verbesserung der depressiven Symptomatik bewirken (vgl. Grawe 2004).

❓ Prüfen Sie Ihr Wissen

1. Was versteht das DSM-5 unter depressiven Störungen? ▶ Abschn. 46.2.1
2. Was sind die diagnostischen Kriterien der Major Depression und der persistierenden depressiven Störung (Dysthymie)? ▶ Abschn. 46.2.2
3. Skizzieren Sie die Komponenten und die Interaktionen des Vulnerabilitäts-Stress-Modells der Depression! ▶ Abschn. 46.5
4. Beschreiben Sie die Modellkomponenten der Theorie der erlernten Hilflosigkeit (Seligman) und skizzieren Sie die wesentlichen Grundannahmen und Erweiterungen! ▶ Abschn. 46.5.3
5. Welche gedanklichen Verzerrungen (kognitive Fehler) stehen im Vordergrund der kognitiven Therapie (Beck)? ▶ Abschn. 46.5.3
6. Welche Rolle spielt die Verstärker-Verlust-Theorie von Lewinsohn für unser Verständnis von depressiven Erkrankungen? ▶ Abschn. 46.5.3 und 46.6.2

ℹ️ Weiterführende Literatur

Einen umfassenden Überblick zum epidemiologischen, gesundheitsökonomischen und gesellschaftlichen Hintergrund- und Kontextwissen Depressiver Störungen geben in einem Herausgeberband Stoppe et al. (2006). Die Theorie der erlernten Hilflosigkeit wird ausführlich und aufgrund von Fallbeispielen sehr anschaulich in Seligman (2010) abgehandelt. Standard-Referenz zur leitlinienorientierten

---

Studienbox

Prävention von depressiven Episoden

Brent et al. (2015) berichteten längerfristige Effekte eines selektiven/indikativen kognitiv-behavioralen Präventionsprogramms, welches sie bei Jugendlichen von Eltern mit depressiven Störungen durchgeführt hatten. Im Rahmen einer randomisierten Multicenter-Kontrollgruppenstudie wurden 316 13- bis 17-Jährige mit mindestens einem Elternteil mit aktueller oder früherer Episode einer Major Depression eingeschlossen, wenn diese aktuell selbst einige Depressionssymptome aufwiesen oder früher einmal an einer depressiven Episode litten. Das Präventionsprogramm bestand aus 8 Gruppensitzungen à 90 min und 6-monatigen Booster-Sitzungen. Die Vergleichsbedingung war eine „Usual-Care"-Bedingung. Über den 75-monatigen Follow-up-Zeitraum hatten die Jugendlichen der aktiven Interventionsbedingung eine geringere Inzidenz einer Depression, auch wenn nach aktueller elterlicher Depression adjustiert wurde. Dieser positive Effekt wurde durch eine geringere Inzidenz während der ersten 9 Monate nach dem Studienstart bedingt und war evident bei Jugendlichen, deren Elternteil zu Beginn der Studie nicht depressiv war. Diese Ergebnisse erbringen Evidenz für die Effektivität gezielter CBT-basierter Prävention und zeigen Verbesserungspotenzial auf, etwa die gleichzeitige Behandlung elterlicher Depression.

Diagnostik und Behandlung depressiver Störungen ist die *S3-Leitlinie/Nationale VersorgungsLeitlinie Unipolare Depression* (DGPPN et al. 2015), welche in Lang- und Kurzform frei unter ▶ https://www.awmf.org/leitlinien/detail/ll/nvl-005.html abrufbar ist. Hier werden auch eventuelle weitere Aktualisierungen dieser Leitlinie zu finden sein.

Zum vertiefenden Studium kognitiv-verhaltenstherapeutischer Verfahren ist auf die bereits im Text genannten Manuale von Hautzinger (2010, 2013, 2016) auf die Arbeiten von Aaron T. Beck (Beck et al. 2010) und seiner Tochter Judith S. Beck (2013) zu verweisen sowie auf ein sehr gelungenes Taschenbuch von Wilken (2018) zur kognitiven Umstrukturierung. Diese Bücher zeichnen sich insbesondere durch ihre hohe Praxisorientiertheit aus; sie enthalten zahlreiche Fallbeispiele und Therapiematerialien. Die Therapie von Depressionen im Kindesalter wird in Groen und Petermann (2015) mit einer Vielzahl an Arbeitsmaterialien dargestellt und einen aktuellen Einblick in die Neuropsychotherapie der Depression und anderer psychischer Störungen gibt Eßing (2018).

Neben dieser fachbezogenen Lektüre möchten wir auf die Stiftung „Deutsche Depressionshilfe" verweisen (▶ https://www.deutsche-depressionshilfe.de), die auch Informationen zum gemeinnützigen Verein „Deutsches Bündnis gegen Depression e.V." enthält, welcher das Ziel verfolgt, die gesundheitliche Situation von Menschen mit Depression zu verbessern, das Wissen über diese Störung in der Bevölkerung zu erweitern und Suiziden vorzubeugen. Das Nationale Suizidpräventionsprogramm (NASPRO) ist ein Netzwerk aus mehr als 90 Institutionen, Organisationen und Verbänden in Deutschland mit dem Ziel der gesamtgesellschaftlichen Aktivierung auf dem Gebiet der Suizidprävention (▶ https://www.suizidpraevention-deutschland.de/). Diese und andere Initiativen helfen dabei, auf die Erreichung der nationalen Gesundheitsziele der Bundesrepublik Deutschland hinzuarbeiten, die auch die Verhinderung, Vorbeugung und nachhaltige Behandlung depressiver Störungen beinhalten (▶ https://www.bundesgesundheitsministerium.de/themen/gesundheitswesen/gesundheitsziele.html).

Literatur

Abramson, L. Y., Metalsky, G. I., & Alloy, L. B. (1989). Hopelessness depression: A theory-based subtype of depression. *Psychological Review, 96,* 358–372.

Abramson, L. Y., Seligman, M. E. P., & Teasdale, J. D. (1978). Learned helplessness in humans: Critique and reformulation. *Journal of Abnormal Psychology, 87,* 49–74.

Alonso, J., Angermeyer, M. C., Bernert, S., Bruffaerts, R., Brugha, T. S., Bryson, H., et al. (2004). Prevalence of mental disorders in Europe: Results from the European Study of the Epidemiology of Mental Disorders (ESEMeD) project. *Acta Psychiatrica Scandinavica,* 109(Suppl. 420), 21–27.

American Psychiatric Association (APA). (1980). *Diagnostic and Statistical Manual of Mental Disorders* (3. Aufl.). Washington, D.C.: American Psychiatric Press.

American Psychiatric Association (APA). (1994). *Diagnostic and Statistical Manual of Mental Disorders* (4. Aufl.). Washington, D.C.: American Psychiatric Press.

American Psychiatric Association (APA). (2000). *Diagnostic and Statistical Manual of Mental Disorders, fourth edition, text revision.* Washington, D.C.: American Psychiatric Press.

American Psychiatric Association (APA). (2015). *Diagnostisches und Statistisches Manual Psychischer Störungen – DSM-5 (deutsche Ausgabe herausgegeben von Peter Falkai und Hans-Ulrich Wittchen, mitherausgegeben von Manfred Döpfner, Wolfgang Gaebel, Wolfgang Maier, Winfried Rief, Henning Saß und Michael Zaudig).* Göttingen: Hogrefe.

American Psychiatric Association (APA). (2018). *Diagnostisches und Statistisches Manual Psychischer Störungen – DSM-5 (deutsche Ausgabe herausgegeben von Peter Falkai und Hans-Ulrich Wittchen, mitherausgegeben von Manfred Döpfner, Wolfgang Gaebel, Wolfgang Maier, Winfried Rief, Henning Saß und Michael Zaudig).* Göttingen: Hogrefe.

Amick, H. R., Gartlehner, G., Gaynes, B. N., Forneris, C., Asher, G. N., Morgan, L. C., Coker-Schwimmer, E., Boland, E., Lux, L. J., Gaylord, S., Bann, C., Pierl, C. B., & Lohr, K. N. (2015). Comparative benefits and harms of second generation antidepressants and cognitive behavioral therapies in initial treatment of major depressive disorder: Systematic review and meta-analysis. *Bmj, 351,* h6019.

Ancelin, M. L., & Ryan, J. (2017). 5-HTTLPR × stress hypothesis: Is the debate over? *Molecular Psychiatry.*

Anderson, I. M. (2000). Selective serotonin reuptake inhibitors versus tricyclic antidepressants: A meta-analysis of efficacy and tolerability. *Journal of Affective Disorders, 58*(1), 19–36.

Asselmann, E., Wittchen, H.-U., Lieb, R., Höfler, M., & Beesdo-Baum, K. (2015). Danger and loss events and the incidence of anxiety and depressive disorders: A prospective-longitudinal community study of adolescents and young adults. *Psychological Medicine, 45*(1), 153–163.

Baumeister, D., Lightman, S.L. & Pariante, C.M. (2016). The HPA axis in the pathogenesis and treatment of depressive disorders: Integrating clinical and molecular findings. *Psychopathology Review, a3*(1), 64-76.

Bebbington, P. E. (1998). Sex and depression. *Psychological Medicine, 28,* 1–8.

Beck, A. T. (1970). *Depression. Causes and treatment.* Philadelphia: University of Pennsylvania Press.

Beck, J. S. (2013). *Praxis der Kognitiven Therapie.* Weinheim: Beltz.

Beck, A. T., Hautzinger, M., Bailer, M., Worall, H., & Keller, F. (1995). *Beck-Depressions-Inventar (BDI)* (2. Aufl.). Bern: Huber.

Beck, A. T., Steer, R.-A. & Brown, G. K. (2009). *Beck-Depressions-Inventar Revision (BDI-II).* Deutsche Bearbeitung von M. Hautzinger, F. Keller, & C. Kühner (2. Aufl., Bd. 2). Frankfurt am Main: Pearson.

Beck, A. T., Rush, A. J., Shaw, B. F., & Emery, G. (2010). *Kognitive Therapie der Depression.* Weinheim: Beltz.

Beck, A. T. (1974). The development of depression. A cognitive model. In R. J. Friedman & M. M. Katz (Hrsg.), *The psychology of depression* (S. 3–28). New York: Wiley.

Beesdo, K., Bittner, A., Pine, D. S., Stein, M. B., Höfler, M., Lieb, R., & Wittchen, H.-U. (2007). Incidence of social anxiety disorder and the consistent risk for secondary depression in the first three decades of life. *Archives of General Psychiatry, 64*(8), 903–912.

Beesdo, K., Höfler, M., Leibenluft, E., Lieb, R., Bauer, M., & Pfennig, A. (2009). Mood episodes and mood disorders: Patterns of incidence and conversion in the first three decades of life. *Bipolar Disorders, 11,* 637–649.

Beesdo, K., Pine, D. S., Lieb, R., & Wittchen, H.-U. (2010). Incidence and risk patterns of anxiety and depressive disorders and categorization of Generalized Anxiety Disorder. *Archives of General Psychiatry, 67*(1), 47–57.

Beesdo-Baum, K., Knappe, S., Asselmann, E., Zimmermann, P., Brückl, T., Höfler, M., Behrendt, S., Lieb, R., & Wittchen, H.-U. (2015). The 'Early Developmental Stages of Psychopathology (EDSP) study': A 20 year review of methods and findings. *Social Psychiatry and Psychiatric Epidemiology, 50*(6), 851–866.

Beesdo-Baum, K., Knappe, S., Einsle, F., Knothe, L., Wieder, G., Venz, J., Rummel-Kluge, C., Heinz, I., Koburger, N., Schouler-Ocak, M., Wilbertz, T., Unger, H.-P., Walter, U., Hein, J., Hegerl, U., Lieb, R., Pfennig, A., Schmitt, J., Hoyer, J., Wittchen, H.-U., & Bergmann, A. (2018). Wie häufig werden Patienten mit depressiven Störungen in der hausärztlichen Praxis erkannt? *Bundesgesundheitsblatt – Gesundheitsforschung – Gesundheitsschutz, 61*(1), 52–64.

Bifulco, A., Brown, W., Moran, P., Ball, C., & Campbell, C. (1998). Predicting depression in women: The role of past and present vulnerability. *Psychological Medicine, 28,* 39–50.

Birbaumer, M., & Schmidt, R. F. (2010). *Biologische Psychologie* (7. Aufl.). Berlin: Springer.

Bittner, A., Goodwin, R. D., Wittchen, H.-U., Beesdo, K., Höfler, M., & Lieb, R. (2004). What characteristics of primary anxiety disorders predict subsequent major depressive disorder? *Journal of Clinical Psychiatry, 65*(5), 618–626.

Bowlby, J. (1969). *Attachment and loss:* Bd.1. Attachment. New York: Basic Books.

Braithwaite, E. C., O'Connor, R. M., Degli-Esposti, M., Luke, N., & Bowes, L. (2017). Modifiable predictors of depression following childhood maltreatment: A systematic review and meta-analysis. *Transl Psychiatry, 7*(7), e1162.

Brakemeier, E.-L., & Normann, C. (2012). *Praxisbuch CBASP: Behandlung chronischer Depression.* Weinheim: Beltz.

Brakemeier, E.-L., Schramm, E., & Hautzinger, M. (2012). *Chronische depression.* Göttingen: Hogrefe.

Brown, G. W., & Harris, T. O. (1989). *Life events and illness.* New York: Guilford.

Caspi, A., Sugden, K., Moffitt, T. E., Taylor, A., Craig, I. W., Harrington, H., et al. (2003). Influence of life stress on depression: Moderation by a polymorphism in the 5-HTT gene. *Science, 301*(5631), 386–389.

Clayborne, Z. M., Varin, M., & Colman, I. (2019). Systematic Review and Meta-Analysis: Adolescent Depression and Long-Term Psychosocial Outcomes. *Journal of the American Academy of Child & Adolescent Psychiatry, 58*(1), 72–79.

Cristea, I. A., Karyotaki, E., Hollon, S. D., Cuijpers, P., & Gentili, C. (2019). Biological markers evaluated in randomized trials of psychological treatments for depression: a systematic review and meta-analysis. *Neuroscience & Biobehavioral Reviews, 101,* 32–44.

Cuijpers, P., Cristea, I. A., Karyotaki, E., Reijnders, M., & Hollon, S. D. (2019). Component studies of psychological treatments of adult depression: A systematic review and meta-analysis. *Psychotherapy Research, 29*(1), 15–29.

Cuijpers, P., & Dekker, J. (2005). Psychological treatment of depression; a systematic review of meta-analyses. *Nederlands Tijdschrift voor Geneeskunde, 149*(34), 1892–1897.

Cuijpers, P., Donker, T., Weissman, M. M., Ravitz, P., & Cristea, I. A. (2016). Interpersonal Psychotherapy for Mental Health Problems: A Comprehensive Meta-Analysis. *Am J Psychiatry, 173*(7), 680–687.

Cuijpers, P., Noma, H., Karyotaki, E., Vinkers, C. H., Cipriani, A., & Furukawa, T. A. (2020). A network meta-analysis of the effects of psychotherapies, pharmacotherapies and their combination in the treatment of adult depression. *World Psychiatry, 19*(1), 92–107.

Culverhouse, R. C., Saccone, N. L., Horton, A. C., Ma, Y., Anstey, K. J., Banaschewski, T., Burmeister, M., Cohen-Woods, S., Etain, B., Fisher, H. L., Goldman, N., Guillaume, S., Horwood, J., Juhasz, G., Lester, K. J., Mandelli, L., Middeldorp, C. M., Olié, E., Villafuerte, S., Air, T. M., Araya, R., Bowes, L., Burns, R., Byrne, E. M., Coffey, C., Coventry, W. L., Gawronski, K. A. B., Glei, D., Hatzimanolis, A., Hottenga, J. J., Jaussent, I., Jawahar, C., Jennen-Steinmetz, C., Kramer, J. R., Lajnef, M., Little, K., zu Schwabedissen, H. M., Nauck, M., Nederhof, E., Petschner, P., Peyrot, W. J., Schwahn, C., Sinnamon, G., Stacey, D., Tian, Y., Toben, C., Van der Auwera, S., Wainwright, N., Wang, J. C., Willemsen, G., Anderson, I. M., Arolt, V., Åslund, C., Bagdy, G., Baune, B. T., Bellivier, F., Boomsma, D. I., Courtet, P., Dannlowski, U., de Geus, E. J. C., Deakin, J. F. W., Easteal, S., Eley, T., Fergusson, D. M., Goate, A. M., Gonda, X., Grabe, H. J., Holzman, C., Johnson, E. O., Kennedy, M., Laucht, M., Martin, N. G., Munafò, M. R., Nilsson, K. W., Oldehinkel, A. J., Olsson, C. A., Ormel, J., Otte, C., Patton, G. C., Penninx, B. W. J. H., Ritchie, K., Sarchiapone, M., Scheid, J. M., Serretti, A., Smit, J. H., Stefanis, N. C., Surtees, P. G., Völzke, H., Weinstein, M., Whooley, M., Nurnberger, J. I., Breslau, N., & Bierut, L.J. (2017). Collaborative meta-analysis finds no evidence of a strong interaction between stress and 5-HTT-LPR genotype contributing to the development of depression. *Molecular Psychiatry, 23,* 133.

Cyranowski, J. M., Frank, E., Young, E., & Shear, K. (2000). Adolescent onset of the gender difference in lifetime rates of major depression. A theoretical model. *Archives of General Psychiatry, 57,* 21–27.

DGPPN, BÄK, KBV, AWMF (Hrsg.) für die Leitliniengruppe Unipolare Depression*. *S3-Leitlinie und Nationale VersorgungsLeitlinie Unipolare Depression* – Langfassung (2. Aufl.). Version 5. 2015 [cited: 2018-09-30]. ▶ https://doi.org/10.6101/azq/000364. ▶ www.depression.versorgungsleitlinien.de.

DeRubeis, R. J., Hollon, S. D., Amsterdam, J. D., Shelton, R. C., Young, P. R., Salomon, R. M., et al. (2005). Cognitive therapy vs medications in the treatment of moderate to severe depression. *Archives of General Psychiatry, 62,* 409–416.

Dinga, R., Marquand, A. F., Veltman, D. J., Beekman, A. T. F., Schoevers, R. A., van Hemert, A. M., Penninx, B. W. J. H., & Schmaal, L. (2018). Predicting the naturalistic course of depression from a wide range of clinical, psychological, and biological data: A machine learning approach. *Translational Psychiatry, 8*(1), 241.

Driessen, E., Hegelmaier, L. M., Abbass, A. A., Barber, J. P., Dekker, J. J., Van, H. L., Jansma, E. P., & Cuijpers, P. (2015). The efficacy of short-term psychodynamic psychotherapy for depression: A meta-analysis update. *Clinical Psychology Review, 42,* 1–15.

Ebert, D. D., Daele, T. V., Nordgreen, T., Karekla, M., Compare, A., Zarbo, C., Brugnera, A., Øverland, S., Trebbi, G., Jensen, K. L., Kaehlke, F., & Baumeister, H. (2018). Internet- and Mobile-Based Psychological Interventions: Applications, Efficacy, and Potential for Improving Mental Health. *European Psychologist, 23*(2), 167–187.

Eßing, G. (2018). Praxis der Neuropsychotherapie: Wie die Psyche das Gehirn formt. Deutscher Psychologen Verlag.

Fava, G. A. (1999). Well-being therapy: Conceptual and technical issues. *Psychotherapy and Psychosomatics, 68,* 171–179.

Fava, G. A., & Brakemeier, E.-L. (2018). *Well-being Therapie.* Schattauer: Eine Kurzzeit-Therapie zur psychologischen Stabilisierung.

Fiske, A., Wetherell, J. L., & Gatz, M. (2009). Depression in older adults. *Annual Review of Clinical Psychology, 5,* 363–389.

Gilman, S. E., Kawachi, I., Fitzmaurice, G. M., & Buka, S. L. (2003). Socio-economic status, family disruption and residential stability in childhood: Relation to onset, recurrence and remission of major depression. *Psychological Medicine, 33,* 1341–1355.

Goldapple, K., Segal, Z., Garson, C., Lau, M., Bieling, P., Kennedy, S., & Mayberg, H. (2004). Modulation of cortical-limbic pathways in major depression. *Archives of General Psychiatry, 61,* 34–41.

Goodyer, I., Asby, L., Altham, P., Vize, C., & Cooper, P. (1993a). Temperament and major depression in 11–16 years olds. *Journal of Child Psychology and Psychiatry, 34,* 1409–1423.

Goodyer, I., Cooper, P., Vize, C., & Asby, L. (1993b). Depression in 11–16 years old girls: The role of past parental psychopathology and exposure to recent life events. *Journal of Child Psychology and Psychiatry, 34,* 1103–1115.

Grawe, K. (2004). *Neuropsychotherapie.* Göttingen: Hogrefe.

Groen, G., & Petermann, F. (2015). *Therapie-Tools Depression im Kindes- und Jugendalter: Mit E-Book inside und Arbeitsmaterial.* Weinheim: Beltz.

Hagen, R., Hjemdal, O., Solem, S., Kennair, L. E. O., Nordahl, H. M., Fisher, P., & Wells, A. (2017). Metacognitive therapy for depression in adults: A waiting list randomized controlled trial with six months follow-Up. *Frontiers in Psychology, 8*(31).

Hamilton, M. (1960). A rating scale for depression. *Journal of Neurology, Neurosurgery and Psychiatry, 23,* 56–62.

Hasin, D. S., Sarvet, A. L., Meyers, J. L., Saha, T. D., Ruan, W. J., Stohl, M., & Grant, B. F. (2018). Epidemiology of Adult DSM-5 Major Depressive Disorder and Its Specifiers in the United States. *JAMA Psychiatry, 75*(4), 336–346.

Hautzinger, M. (1994). *Kognitive Verhaltenstherapie bei Depressionen: Behandlungsanleitungen und Materialien* (3. Aufl.). Weinheim: Beltz PVU.

Hautzinger, M. (1998). *Depression.* Göttingen: Hogrefe.

Hautzinger, M. (2010). *Akute Depression.* Göttingen: Hogrefe.

Hautzinger, M. (2013). *Kognitive Verhaltenstherapie bei Depressionen* (7. Aufl.). Weinheim: Beltz.

Hautzinger, M. (2016). *Depression im Alter. Psychotherapeutische Behandlung für das Einzel- und Gruppensetting* (2. Aufl.). Weinheim: Beltz, PVU.

Hautzinger, M. (2018). *Ratgeber Depression. Informationen für Betroffene und Angehörige* (2. Aufl.). Göttingen: Hogrefe.

Hautzinger, M., Keller, F., & Kühner, C. (2006). *Beck Depressions-Inventar (BDI-II). Revision.* Frankfurt, a. M.: Harcourt Test Services.

Hayes, S. C., Strosahl, K. D., & Wilson, K. G. (2003). *Acceptance and commitment therapy: An experiential approach to behavior change.* New York: Guilford.

Heidenreich, T., & Michalak, J. (2009). *Achtsamkeit und Akzeptanz in der Psychotherapie* (3. Aufl.). Tübingen: DGVT.

Henkel, V., Bussfeld, P., Möller, H.-J., & Hegerl, U. (2002). Cognitive-behavioural theories of helplessness/hopelessness: Valid models of depression? *European Archives of Psychiatry and Clinical Neuroscience, 252,* 240–249.

Herrle, J., & Kühner, C. (1994a). *Depression bewältigen. Ein kognitiv-verhaltenstherapeutisches Programm nach P.M. Lewinsohn.* Weinheim: Beltz, PVU.

Herrle, J., & Kühner, C. (1994b). *Depression bewältigen. Ein kognitiv-verhaltenstherapeutisches Programm nach P.M. Lewinsohn. Übungsbuch für Kursteilnehmer.* Weinheim: Beltz, PVU.

Hofmann, S. G., Sawyer, A. T., Witt, A. A., & Oh, D. (2010). The effect of mindfulness-based therapy on anxiety and depression: A meta-analytic review. *Journal of Consulting and Clinical Psychology, 78*(2), 169–183.

Hollon, S. D., DeRubeis, R. J., Shelton, R. C., Amsterdam, J. D., Salomon, R. M., O'Reardon, J. P., et al. (2005). Prevention of relapse following cognitive therapy vs medications in moderate to severe depression. *Archives of General Psychiatry, 62,* 417–422.

Howard, D. M., Adams, M. J., Clarke, T.-K., Hafferty, J. D., Gibson, J., Shirali, M., Coleman, J. R. I., Hagenaars, S. P., Ward, J., Wigmore, E. M., Alloza, C., Shen, X., Barbu, M. C., Xu, E. Y., Whalley, H. C., Marioni, R. E., Porteous, D. J., Davies, G., Deary, I. J., Hemani, G., Berger, K., Teismann, H., Rawal, R., Arolt, V., Baune, B. T., Dannlowski, U., Domschke, K., Tian, C., Hinds, D. A., Trzaskowski, M., Byrne, E. M., Ripke, S., Smith, D. J., Sullivan, P. F., Wray, N. R., Breen, G., Lewis, C. M., & McIntosh, A. M. (2019) Major Depressive Disorder Working Group of the Psychiatric Genomics. Genome-wide meta-analysis of depression identifies 102 independent variants and highlights the importance of the prefrontal brain regions. *Nature Neuroscience, 22*(3), 343–352.

Jacobi, F., Hofler, M., Siegert, J., Mack, S., Gerschler, A., Scholl, L., Busch, M. A., Hapke, U., Maske, U., Seiffert, I., Gaebel, W., Maier, W., Wagner, M., Zielasek, J., & Wittchen, H. U. (2014a). Twelve-month prevalence, comorbidity and correlates of mental disorders in Germany: The Mental Health Module of the German Health Interview and Examination Survey for Adults (DEGS1-MH). *International Journal of Methods in Psychiatric Research, 23*(3), 304–319.

Jacobi, F., Höfler, M., Strehle, J., Mack, S., Gerschler, A., Scholl, L., Busch, M.A., Maske, U., Hapke, U., Gaebel, W., Maier, W., Wagner, M., Zielasek, J. & Wittchen, H.-U. (2014b). Psychische Störungen in der Allgemeinbevölkerung. Studie zur Gesundheit Erwachsener in Deutschland und ihr Zusatzmodul „Psychische Gesundheit" (DEGS1-MH). *Der Nervenarzt 85*(1): 77–87.

James, S. L., Abate, D., Abate, K. H., Abay, S. M., Abbafati, C., Abbasi, N. et al. (2018). Global, regional, and national incidence, prevalence, and years lived with disability for 354 diseases and injuries for 195 countries and territories, 1990–2017: a systematic analysis for the Global Burden of Disease Study 2017. *Lancet, 392*(10159), 1789–1858.

Jarrett, R. B., Kraft, D., Doyle, J., Foster, B. M., Eaves, G. G., & Silver, P. C. (2001). Preventing recurrent depression using cognitive therapy with and without a continuation phase. A randomized clinical trial. *Archives of General Psychiatry, 58,* 381–388.

Joseph, J. J., & Golden, S. H. (2017). Cortisol dysregulation: the bidirectional link between stress, depression, and type 2 diabetes mellitus. *Annals of the New York Academy of Sciences, 1391*(1), 20–34.

Kabat-Zinn, J. (2004). Achtsamkeitsbasierte Interventionen im Kontext: Vergangenheit, Gegenwart und Zukunft. In T. Heidenreich & J. Michalak (Hrsg.), *Achtsamkeit und Akzeptanz in der Psychotherapie* (S. 103–138). Tübingen: DGVT-Verlag.

Karyotaki, E., Riper, H., Twisk, J., Hoogendoorn, A., Kleiboer, A., Mira, A., Mackinnon, A., Meyer, B., Botella, C., Littlewood, E., Andersson, G., Christensen, H., Klein, J. P., Schroder, J., Breton-Lopez, J., Scheider, J., Griffiths, K., Farrer, L., Huibers, M. J., Phillips, R., Gilbody, S., Moritz, S., Berger, T., Pop, V., Spek, V., & Cuijpers, P. (2017). Efficacy of self-guided internet-based cognitive behavioral therapy in the treatment of depressive symptoms: A meta-analysis of individual participant data. *JAMA Psychiatry, 74*(4), 351–359.

Karyotaki, E., Kemmeren, L., Riper, H., Twisk, J., Hoogendoorn, A., Kleiboer, A., Mira, A., Mackinnon, A., Meyer, B., Botella, C., Littlewood, E., Andersson, G., Christensen, H., Klein, J. P., Schroder, J., Breton-Lopez, J., Scheider, J., Griffiths, K., Farrer, L., Huibers, M. J. H., Phillips, R., Gilbody, S., Moritz, S., Berger, T., Pop, V., Spek, V., & Cuijpers, P. (2018a). Is self-guided internet-based cognitive behavioural therapy (iCBT) harmful? An individual participant data meta-analysis. *Psychological Medicine, 48*(15), 2456–2466.

Karyotaki, E., Ebert, D. D., Donkin, L., Riper, H., Twisk, J., Burger, S., Rozental, A., Lange, A., Williams, A. D., Zarski, A. C., Geraedts, A., van Straten, A., Kleiboer, A., Meyer, B., Unlu Ince, B. B., Buntrock, C., Lehr, D., Snoek, F. J., Andrews, G., Andersson, G., Choi, I., Ruwaard, J., Klein, J. P., Newby, J. M., Schroder, J., Laferton, J. A. C., Van Bastelaar, K., Imamura, K., Vernmark, K., Boss, L., Sheeber, L. B., Kivi, M., Berking, M., Titov, N., Carlbring, P., Johansson, R., Kenter, R., Perini, S., Moritz, S., Nobis, S., Berger, T., Kaldo, V., Forsell, Y., Lindefors, N., Kraepelien, M., Bjorkelund, C., Kawakami, N., & Cuijpers, P. (2018b). Do guided internet-based interventions result in clinically relevant changes for patients with depression? An individual participant data meta-analysis. *Clinical Psychology Review, 63,* 80-92.

Kendler, K. S., Walters, E. E., Neale, M. C., Kessler, R. C., Heath, A. C., & Eaves, L. J. (1995). The structure of the genetic and environmental riskfactors for six major psychiatric disorders in women. *Archives of General Psychiatry, 52*(5), 374–383.

Kendler, K. S., Hettema, J. M., Butera, F., Gardner, C. O., & Prescott, C. A. (2003). Life event dimensions of loss, humiliation, entrapment, and danger in the prediction of onsets of major depression and generalized anxiety. *Archives of General Psychiatry, 60,* 789–796.

Kessler, R. C., Berglund, P., Demler, O., Jin, R., Koretz, D., Merikangas, K. R., Rush, A. J., Walters, E. E., & Wang, P. S. (2003). The epidemiology of major depressive disorder. Results from the National Comorbidity Survey Replication (NCS-R). *Journal of the American Medical Association, 289*(23), 3095–3105.

Kessler, R. C., Berglund, P., Demler, O., Jin, R., Merikangas, K. R., & Walters, E. E. (2005). Lifetime prevalence and age-of-onset distributions of DSM-IV disorders in the National Comorbidity Survey Replication. *Archives of General Psychiatry, 62*(7), 593–602.

Kessler, R. C., Birnbaum, H. G., Bromet, E., Hwang, I., Sampson, N., & Shahly, V. (2010a). Age differences in major depression: Results from the National Comorbidity Survey Replication (NCS-R). *Psychological Medicine, 40*(2), 225–237.

Kessler, R. C., Birnbaum, H. G., Shahly, V., Bromet, E., Hwang, I., McLaughlin, K. A., et al. (2010b). Age differences in the prevalence and co-morbidity of DSM-IV major depressive episodes: Results from the WHO World Mental Health Survey Initiative. *Depression and Anxiety, 27*(4), 351–364.

Kessler, R. C., Petukhova, M., Sampson, N. A., Zaslavsky, A. M., & Wittchen, H. U. (2012). Twelve-month and lifetime prevalence and lifetime morbid risk of anxiety and mood disorders in the United States. *International Journal of Methods in Psychiatric Research, 21*(3), 169–184.

Kircanski, K., LeMoult, J., Ordaz, S., & Gotlib, I. H. (2017). Investigating the nature of co-occurring depression and anxiety: Comparing diagnostic and dimensional research approaches. *The Journal of Affective Disorders, 216,* 123–135.

Kirsch, U., Deacon, B. J., Huedo-Medina, T. B., Scorboria, A., Moore, T. J., & Johnson, B. T. (2008). Initial severity and antidepressant benefits: A meta-analysis of data submitted to the Food and Drug Administration. *PLoS Medicine, 5*(2), e45.

Kirsch, I. (2019). Placebo effect in the treatment of depression and anxiety. *Frontiers in Psychiatry, 10*(407). doi:▶ https://doi.org/10.3389/fpsyt.2019.00407.

Klerman, G. L., Weissman, M. M., Rounsaville, B. J., & Chevron, E. S. (1984). *Interpersonal psychotherapy of depression* (S. 71–182). New York: Basic Books.

Kolovos, S., van Dongen, J. M., Riper, H., Buntrock, C., Cuijpers, P., Ebert, D. D., Geraedts, A. S., Kenter, R. M., Nobis, S., Smith, A., Warmerdam, L., Hayden, J. A., van Tulder, M. W., & Bosmans, J. E. (2018). Cost effectiveness of guided Internet-based interventions for depression in comparison with control conditions: An individual–participant data meta-analysis. *Depression and Anxiety, 35*(3), 209–219.

Kroenke, K., Spitzer, R. L., & Williams, J. B. W. (2001). The PHQ-9 - Validity of a brief depression severity measure. *Journal of General Internal Medicine, 16*(9), 606–613.

Lam, R. W., Wan, D. D., & Kennedy, S. H. (2002). Combining antidepressants for treatment-resistant depression. *A review. Journal of Clinical Psychiatry, 63*(8), 685–693.

Lewinsohn, P. M. (1974). A behavioral approach to depression. In R. Friedman & M. M. Katz (Hrsg.), *The psychology of depression: Contemporary theory and research* (S. 157–178). New York: Wiley.

Lieb, R., Isensee, B., Höfler, M., Pfister, H., & Wittchen, H.-U. (2002). Parental major depression and the risk of depression and other mental disorders in offspring. A prospective-longitudinal community study. *Archives of General Psychiatry, 59*(4), 365–374.

Lim, G. Y., Tam, W. W., Lu, Y., Ho, C. S., Zhang, M. W., & Ho, R. C. (2018). Prevalence of Depression in the Community from 30 Countries between 1994 and 2014. *Scientific Reports, 8*(1), 2861–2861. doi:▶ https://doi.org/10.1038/s41598-018-21243-x.

MacMillan, H. L., Fleming, J. E., Streiner, D. L., Lin, E., Boyle, M. H., Jamieson, E., et al. (2001). Childhood abuse and lifetime psychopathology in a community sample. *American Journal of Psychiatry, 158*(11), 1878–1883.

Margraf, J., Cwik, J. C., Suppiger, A., & Schneider, S. (2017). DIPS open access: Diagnostic interview for mental disorders. [DIPS open access: Diagnostisches interview bei psychischen Störungen.] Bochum: Mental Health Research and Treatment Center, Ruhr-Universität Bochum. Doi: ▶ https://doi.org/10.13154/rub.100.89.

McCullough, J. P. (2003). Treatment for chronic depression using Cognitive Behavioral Analysis System of Psychotherapy (CBASP). *Journal of Clinical Psychiatry, 59*(8), 833–846.

McCullough, J. P., Klein, D. N., Borian, F. E., Howland, R. H., Riso, L. P., Keller, M. B., & Banks, P. L. C. (2008). Group comparisons of DSM-IV subtypes of chronic depression: Validity of the distinctions Part II. *Journal of Abnormal Psychology, 112,* 614–622.

McCullough, J.P. (2007). *Behandlung von Depressionen mit dem Cognitive Behavioral Analysis System of Psychotherapy (CBASP)*. CIP.

McGuffin, P., Rijsdijk, F., Andrew, M., Sham, P., Katz, R., & Cardno, A. (2003). The heritability of bipolar affective disorder and the genetic relationship to unipolar depression. *Archives of General Psychiatry, 60,* 497–502.

McPherson, S., Carins, P., Carlyle, J., Shapiro, D. A., Richardson, P., & Taylor, A. (2005). The effectiveness of psychological treatment for treatment-resistant depression: A systematic review. *Acta Psychiatrica Scandinavica, 11,* 331–340.

Negt, P., Brakemeier, E. L., Michalak, J., Winter, L., Bleich, S., & Kahl, K. G. (2016). The treatment of chronic depression with cognitive behavioral analysis system of psychotherapy: A systematic review and meta-analysis of randomized-controlled clinical trials. *Brain and Behavior, 6*(8), e00486.

Pampallona, S., Bollini, P., Tibaldi, G., Kupelnick, B., & Munizza, C. (2004). Combined pharmacotherapy and psychological treatment for depression – A systematic review. *Archives of General Psychiatry, 61,* 714–719.

Patten, S. B., Stuart, H. L., Russell, M. L., Maxwell, C. J., & Arboleda-Flórez, J. (2003). Epidemiology of major depression in a predominantly rural health region. *Social Psychiatry and Psychiatric Epidemiology, 38*(7), 360–365.

Paykel, E. S., Brugha, T., & Fryers, T. (2005). Size and burden of depressive disorders in Europe. *European Neuropsychopharmacology, 15,* 411–423.

Peña, C. J., & Nestler, E. J. (2018). Progress in epigenetics of depression. *Progress in molecular biology and translational science, 157,* 41–66.

Pfennig, A., Ritter, P. S., Höfler, M., Lieb, R., Bauer, M., Wittchen, H.-U., & Beesdo-Baum, K. (2016). Symptom characteristics of depressive episodes prior to the onset of mania or hypomania. *Acta Psychiatrica Scandinavica, 133,* 196–204.

Pieper, L., Schulz, H., Klotsche, J., Eichler, T., & Wittchen, H.-U. (2008). Depression als komorbide Störung in der primärärztlichen Versorgung. *Bundesgesundheitsblatt Gesundheitsforschung Gesundheitsschutz, 4*(51), 411–421.

Pine, D. S., Cohen, P., & Brook, J. (2001). Adolescent fears as predictors of depression. *Biological Psychiatry, 50*(9), 721–724.

Reed, G. M., First, M. B., Kogan, C. S., Hyman, S. E., Gureje, O., Gaebel, W., Maj, M., Stein, D. J., Maercker, A., Tyrer, P., Claudino, A., Garralda, E., Salvador-Carulla, L., Ray, R., Saunders, J. B., Dua, T., Poznyak, V., Medina-Mora, M. E., Pike, K. M., Ayuso-Mateos, J. L., Kanba, S., Keeley, J. W., Khoury, B., Krasnov, V. N., Kulygina, M., Lovell, A. M., de Jesus Mari, J., Maruta, T., Matsumoto, C., Rebello, T. J., Roberts, M. C., Robles, R., Sharan, P., Zhao, M., Jablensky, A., Udomratn, P., Rahimi-Movaghar, A., Rydelius, P.-A., Bährer-Kohler, S., Watts, A. D., & Saxena, S. (2019). Innovations and changes in the ICD-11 classification of mental, behavioural and neurodevelopmental disorders. *World Psychiatry: Official Journal of the World Psychiatric Association (WPA), 18*(1), 3–19.

Riedel, O., Klotsche, J., Spottke, A., Deuschl, G., Förstl, H., Henn, F., et al. (2010). Frequency of dementia, depression, and other neuropsychiatric symptoms in 1,449 outpatients with Parkinson's disease. *Journal of Neurology, 257*(7), 1073–1082.

Schatzberg, A. F., Rush, A. J., Arnow, B. A., Banks, B. L. C., Blalock, J. A., Borian, F. E., et al. (2005). Chronic depression. Medication (Nefazodone) or psychotherapy (CBASP) is effective when the other is not. *Archives of General Psychiatry, 62,* 513–520.

Schramm, E. (Hrsg.). (2010). *Interpersonelle Psychotherapie. Mit dem Original-Therapiemanual von Klerman, Weissman, Ronnsaville & Chevron* (3. Aufl.). Stuttgart: Schattauer.

Schueller, S. M., Aguilera, A., & Mohr, D. C. (2017). Ecological momentary interventions for depression and anxiety. *Depress Anxiety, 34*(6), 540–545.

Segal, Z. V., Williams, J. M. G., & Teasdale, J. D. (2018). *Mindfulness-based cognitive therapy for depression: A new approach to preventing relapse* (2. Aufl.). New York: Guilford.

Seligman, M. E. P. (2010). *Erlernte Hilflosigkeit* (5. Aufl.). Weinheim: Beltz PVU.

Seligman, M. E. P. (1974). Depression and learned helplessness. In R. Friedman & M. M. Katz (Hrsg.), *The psychology of depression: Contemporary theory and research.* Washington, D.C.: Winston-Wiley.

Seligman, M. E. P., & Maier, S. F. (1967). Failure to escape traumatic shock. *Journal of Experimental Psychology, 74,* 1–9.

Silberg, J., Pickles, A., Rutter, M., Hewitt, J., Simmonoff, E., Maes, H., et al. (1999). The influence of genetic factors and life stress on depression among adolescent girls. *Archives of General Psychiatry, 56,* 225–232.

Sinyor, M., Schaffer, A., & Levitt, A. (2010). The Sequenced Treatment Alternatives to Relieve Depression (STAR*D) Trial: A Review. *Canadian Journal of Psychiatry, 55*(3), 126–135.

Stimpson, N., Agrawal, N., & Lewis, G. (2002). Randomised controlled trials investigating pharmacological and psychological interventions for treatment-refractory depression: Systematic review. *British Journal of Psychiatry, 181*(4), 284–294.

Stoppe, G., Bramesfeld, A., & Schwartz, F.-W. (2006). *Volkskrankheit Depression? Bestandsaufnahme und Perspektiven.* Berlin: Springer.

Strawbridge, R., Young, A. H., & Cleare, A. J. (2017). Biomarkers for depression: Recent insights, current challenges and future prospects. *Neuropsychiatric Disease and Treatment, 13,* 1245–1262.

Thase, M. E., Rush, A. J., Howland, R., Kornstein, S. G., Kocsis, J. H., Gelenberg, A. J., et al. (2002). Double-blind switch study of imipramine or sertraline treatment of antidepressant-resistant chronic depression. *Archives of General Psychiatry, 59,* 233–239.

Trautmann, S., Beesdo-Baum, K., Knappe, S., Einsle, F., Knothe, L., Wieder, G., Venz, J., Rummel-Kluge, C., Heinz, I., Koburger, N., Schouler-Ocak, M., Wilbertz, T., Unger, H.-P., Walter, U., Hein, J., Hegerl, U., Lieb, R., Pfennig, A., Schmitt, J., Hoyer, J., Wittchen, H.-U., & Bergmann, A. (2017). Behandlung depressiver Störungen in der primärärztlichen Versorgung – Eine epidemiologische Querschnittsstudie. *Deutsches Ärzteblatt, 114*(43), 121–128.

Trivedi, R. B., Nieuwsma, J. A., & Williams, J. W. (2011). Examination of the utility of psychotherapy for patients with treatment resistant depression: a systematic review. *J Gen Intern Med, 26*(6), 643–50.

van Borkulo, C., Boschloo, L., Borsboom, D., Penninx, B. W. J. H., Waldorp, L. J., & Schoevers, R. A. (2015). Association of Symptom Network Structure With the Course of Depression. *JAMA Psychiatry, 72*(12), 1219–1226.

Vandeleur, C. L., Fassassi, S., Castelao, E., Glaus, J., Strippoli, M. F., Lasserre, A. M., Rudaz, D., Gebreab, S., Pistis, G., Aubry, J. M., Angst, J., & Preisig, M. (2017). Prevalence and correlates of DSM-5 major depressive and related disorders in the community. *Psychiatry Res, 250,* 50–58.

WHO. (1993). *The ICD-10 classification of mental and behavioural disorders: diagnostic criteria for research.* Geneva, Switzerland: World Health Organization.

Wang, Q., Shelton, R. C., & Dwivedi, Y. (2018). Interaction between early-life stress and FKBP5 gene variants in major depressive disorder and post-traumatic stress disorder: A systematic review and meta-analysis. *Journal of affective disorders, 225,* 422–428.

Weersing, V. R., Jeffreys, M., Do, M. T., Schwartz, K. T., & Bolano, C. (2017). Evidence Base Update of Psychosocial Treatments for Child and Adolescent Depression. *Journal of Clinical Child & Adolescent Psychology, 46*(1), 11–43.

Weissman, M. M., Bland, R. C., Canino, G. J., Faravelli, C., Greenwald, S., Hwu, H.-G., et al. (1996). Cross-national epidemiology of major depression and bipolar disorder. *Journal of the American Medical Association, 276*(4), 293–299.

Wells, A. (2009). *Metacognitive therapy for anxiety and depression.* New York: The Guilford Press.

Wilken, B. (2018). *Methoden der kognitiven Umstrukturierung. Ein Leitfaden für die psychotherapeutische Praxis* (8. Aufl.). Stuttgart: Kohlhammer.

Wittchen, H.-U., Beesdo, K., & Bittner, A. (2003a). Depression – An underdiagnosed disease. *Medicographia, 25*(74), 9–18.

Wittchen, H.-U., Beesdo, K., Bittner, A., & Goodwin, R. D. (2003b). Depressive episodes – Evidence for a causal role of primary anxiety disorders? *European Psychiatry, 18,* 384–393.

Wittchen, H.-U., & Jacobi, F. (2006). Epidemiologie. In G. Stoppe, A. Bramesfeld, & F.-W. Schwartz (Hrsg.), *Volkskrankheit Depression? Bestandsaufnahme und Perspektiven* (S. 15–37). Berlin: Springer.

Wittchen, H.-U., Kessler, R. C., Pfister, H., & Lieb, R. (2000). Why do people with anxiety disorders become depressed? A prospective-longitudinal community study. *Acta Psychiatrica Scandinavica, 102*(Suppl. 406), 14–23.

Wittchen, H.-U., & Perkonigg, A. (1997). *DIA-X-Screening Verfahren: Fragebogen DIA-SSQ: Screening für psychische Störungen; Fragebogen DIA-ASQ: Screening für Angststörungen; Fragebogen DIA-DSQ: Screening für Depressionen.* Frankfurt: Swets & Zeitlinger bv.

Wittchen, H.-U., & Uhmann, S. (2010). The timing of depression: An epidemiological perspective. *Medicographia, 32*(2), 115–125.

Wittchen, H.-U., & Pfister, H. (1997). *DIA-X-Interviews: Manual für Screening-Verfahren und Interview; Interviewheft Längsschnittuntersuchung (DIA-X-Lifetime); Ergänzungsheft (DIA-X-Lifetime); Interviewheft Querschnittuntersuchung (DIA-X-12 Monate); Ergänzungsheft (DIA-X-12 Monate); PC-Programm zur Durchführung des Interviews (Längs- und Querschnittuntersuchung); Auswertungsprogramm.* Frankfurt: Swets & Zeitlinger.

Wittchen, H.-U., & von Zerssen, D. (Hrsg.). (1987). *Verläufe behandelter und unbehandelter Depressionen und Angststörungen. Eine klinisch-psychiatrische und epidemiologische Verlaufsuntersuchung.* Berlin: Springer.

Wray, N. R., Ripke, S., Mattheisen, M., Trzaskowski, M., Byrne, E. M., Abdellaoui, A. et al. (2018). Genome-wide association analyses identify 44 risk variants and refine the genetic architecture of major depression. *Nature Genetics, 50*(5), 668–681.

Zhang, Z., Zhang, L., Zhang, G., Jin, J., & Zheng, Z. (2018). The effect of CBT and its modifications for relapse prevention in major depressive disorder: A systematic review and meta-analysis. *BMC Psychiatry, 18*(1), 50.

Zimmermann, P., Brückl, T., Lieb, R., Nocon, A., Ising, M., Beesdo, K., & Wittchen, H. U. (2008). The interplay of familial depression liability and adverse events in predicting the first onset of depression during a 10-year follow-up. *Biological Psychiatry, 63,* 406–414.

Panik und Agoraphobie

Tina In-Albon und Jürgen Margraf

Inhaltsverzeichnis

© Springer-Verlag GmbH Deutschland, ein Teil von Springer Nature 2020
J. Hoyer und S. Knappe (Hrsg.), *Klinische Psychologie & Psychotherapie*,
https://doi.org/10.1007/978-3-662-61814-1_47

Klinisch betrachtet

Fallbeispiel

„Ich erlebe beinahe täglich das Gleiche beim Einkaufen, Bus fahren oder im Kino: Schwindelgefühle, Herzrasen, ein Gefühl der Kurzatmigkeit, Hitzewallungen. Natürlich war ich schon bei vielen Ärzten. Von der Schilddrüse bis zum Herz ist alles in Ordnung. Als mir dies zum ersten Mal geschah, dachte ich zunächst an einen Herzinfarkt; ich saß im Auto und fuhr über eine Schnellstraße, plötzlich spürte ich Beklemmung in der Herzgegend, mein Herz stolperte, ich bekam Schmerzen in der Brust, schwitzte und meine Hände wurden taub. Ich dachte, jetzt ist es aus mit mir! Im Krankenhaus sagten die Ärzte, dass mein erhöhter Puls *nur* ein Ausdruck von Stress sei. Von dort an hatte ich Angst. Was ist los mit meinem Herz? Werde ich verrückt? Jeder Arzt sagte mir immer das Gleiche: ‚Alles in Ordnung‘. Das ist jetzt 8 Jahre her. Seither habe ich mich immer mehr von meinen Freunden zurückgezogen, und wenn ich aus dem Haus gehe, habe ich immer eine Wasserflasche und mein Handy dabei und im Kino setze ich mich neben den Ausgang" (Martin, 38 Jahre).

Ein Patient mit Panikstörung, der aufgrund seiner Beschwerden den Notarzt ruft oder einen Arzt aufsucht, schildert typischerweise vor allem seine körperlichen Symptome wie Herzrasen, Atemnot, Schwitzen oder Parästhesien (= Kribbeln oder Missempfindungen in Körperteilen). Jedoch wird bei ärztlichen Untersuchungen auch nach sorgfältiger internistischer Untersuchung keine körperliche Ursache für die Symptome gefunden. Charakteristisch sind ferner die Entwicklung eines zunehmenden zumeist orts- und situationsgebundenen (= agoraphoben) Vermeidungsverhaltens, eine zunehmende Erwartungsangst sowie die vielen Jahre, die vergehen, bis die richtige Diagnose gestellt wird und die Chance einer angemessenen Behandlung eröffnet wird. Zur Therapie von Panikattacken, Panikstörung und der Agoraphobie stehen effektive und gut bewährte Interventionsverfahren aus der Verhaltenstherapie zur Verfügung. Daher ist es für Psychologen besonders wichtig, die diagnostischen Kriterien und das Erscheinungsbild dieser Angststörungen sowie die Grundzüge der Behandlung zu kennen, um die mangelhafte Versorgung dieser Patientengruppe nachhaltig zu verbessern.

47.1 Störungsbild und Klassifikation

47.1.1 Panikattacken und Panikstörung

Eine Panikattacke ist charakterisiert durch eine klar abgrenzbare Episode intensiver Angst oder Unbehagens, bei der mindestens vier Symptome (z. B. Palpitationen, Schwitzen, Zittern, Gefühl der Kurzatmigkeit, Angst zu sterben, Angst die Kontrolle zu verlieren oder verrückt zu werden; ▶ Klinisch betrachtet) abrupt auftreten und innerhalb von Minuten ihren Höhepunkt erreichen. Zu beachten ist, dass Panikattacken – unabhängig davon, dass sie das Leitsymptom der Panikstörung darstellen können – als Bestandteil aller Angststörungen, aber auch im Kontext anderer psychischer Störungen auftreten können; sie sind somit zunächst ein relativ unspezifisches psychopathologisches Merkmal für das Vorliegen einer psychischen Störung. Daher werden im DSM-5 (APA 2015) Panikattacken auch nicht als eigenständige Störung klassifiziert, sondern es werden lediglich die spezifischen Störungen klassifiziert, innerhalb derer die Panikattacken auftreten können. Dies unterstreicht, dass es darauf ankommt, differenzialdiagnostisch umfassend den Kontext und die Rahmenbedingungen des Auftretens von Panikattacken zu beurteilen, um zu einer richtigen diagnostischen Einordnung zu kommen. Praktisch bedeutet es, zunächst das Vorliegen einer **Panikattacke,** dann das Vorliegen einer **Panikstörung** und dann das Vorliegen einer **Agoraphobie** abzuklären (vgl. die ▶ Studienbox für eine Einordnung der Panikstörung in den Research Domain Criteria, RDoC).

47

Research Domain Criteria (RDoC)

Das National Institute of Mental Health (NIMH) veröffentlichte 2008 einen Vorschlag für die dimensionale Erfassung psychischer Störungen, die Research Domain Criteria (RDoC). Psychische Störungen werden in diesem Ansatz nicht nur durch Merkmale auf Verhaltensebene definiert, sondern umfassen auch neueste neurobiologische Erkenntnisse. RDoC beschreibt, dass Verteidigungsreaktionen dynamisch entlang dreier Stufen, die ineinander übergehen, in Abhängigkeit von der Nähe zur Bedrohung organisiert sind. Für die Panikstörung wären dies:

1. ein potenziell bedrohlich wahrgenommener Kontext (z. B. alleine auf einem großen Platz sein),
2. Sorgen/Befürchtungen (Wahrnehmung von Körpersymptomen, Erstarren, selektive Aufmerksamkeit, erhöhte Startle-Reaktionen) und
3. akute Panik (aktive Vermeidung, Flucht).

In einer Stichprobe von Patienten mit einer Panikstörung mit Agoraphobie (369 bzw. 124 Patienten in der Replika-tionsstichprobe) zeigten sich folgende Ergebnisse (Hamm et al. 2016): Panikattacken können tatsächlich als Angstreaktionen auf akute Bedrohungen mit einem Drang zur Vermeidung oder Flucht angesehen werden, wenn bedrohliche körperliche Symptome unmittelbar vorliegen. Diese Komponente stand wiederum in Beziehung zur genetischen Modulation innerhalb des serotonergen Systems. Zudem sprachen Patienten mit ausgeprägten passiven und aktiven Vermeidungstendenzen besser auf die Expositionstherapie an, wenn der Therapeut diese durch die Expositionsübungen leitete. Eine weitere Komponente des Störungsbildes sind die Sorgen und Befürchtungen um die Panikanfälle, charakterisiert durch erhöhte selektive Aufmerksamkeit. Diese scheinen mit allgemeinem Stress und depressiver Stimmung, sowie genetischer Modulation innerhalb der HPA-Achse zusammenzuhängen. Ob diese Komponente auch mit einem Therapieerfolgsmaß oder einer Komponente der KVT (z. B. kognitive Strategien) zusammenhängt, bedarf weiterer Forschung.

Zusatzcodierung Panikattacke nach DSM-5

(Abdruck erfolgt mit Genehmigung vom Hogrefe Verlag Göttingen aus dem Diagnostic and Statistical Manual of Mental Disorders, Fifth Edition, © 2013 American Psychiatric Association, dt. Version © 2018 Hogrefe Verlag, S. 291)
Eine plötzliche Anflutung intensiver Angst oder intensiven Unbehagens, die innerhalb von Minuten einen Höhepunkt erreicht, wobei in dieser Zeit vier (oder mehr) der folgenden Symptome auftreten:
Beachte: Die plötzliche Anflutung kann aus einem Ruhezustand oder einem ängstlichen Zustand heraus eintreten.

1. Palpitationen, Herzklopfen oder beschleunigter Herzschlag.
2. Schwitzen.
3. Zittern oder Beben.
4. Gefühl der Kurzatmigkeit oder Atemnot.
5. Erstickungsgefühle.
6. Schmerzen oder Beklemmungsgefühle in der Brust.
7. Übelkeit oder Magen-Darm-Beschwerden.
8. Schwindelgefühle, Unsicherheit, Benommenheit oder Gefühl, der Ohnmacht nahe sein.
9. Kälteschauer oder Hitzegefühle.
10. Parästhesien (Taubheit oder Kribbelgefühle).
11. Derealisation (Gefühl der Unwirklichkeit) oder Depersonalisation (sich von der eigenen Person losgelöst fühlen).
12. Angst die Kontrolle zu verlieren oder „verrückt zu werden".
13. Angst zu sterben.

Beachte: Kulturspezifische Symptome (z. B. Tinnitus, Nackenschmerz, Kopfschmerz, unkontrollierbares Schreien oder Weinen) können beobachtet werden. Solche Symptome sollten nicht als eines der vier erforderlichen Symptome gezählt werden.

Eine Panikstörung liegt vor, wenn zumindest ein Teil der Panikattacken (mindestens zwei) unerwartet – d. h. „wie aus heiterem Himmel" – auftreten. Ferner muss nach den Diagnosekriterien des DSM-5 (APA 2015; s. Übersicht) bei mindestens einer der Attacken über einen Monat oder länger eine anhaltende Besorgnis über das Auftreten weiterer Panikanfälle bestehen oder Sorgen über die Bedeutung der Anfälle oder ihrer Konsequenzen vorhanden sein (z. B. verrückt zu werden, einen Herzinfarkt zu erleiden) oder eine deutliche Verhaltensänderung infolge der Attacken eintreten (z. B. vermehrte medizinische Abklärungen, Bei-sich-Tragen von Medikamenten, Mobiltelefon, Vermeidung von Koffein oder körperlicher Aktivität). Die Panikattacken dürfen nicht auf die direkte körperliche Wirkung einer Substanz (z. B. Droge, Medikament) oder einen medizinischen Krankheitsfaktor (z. B. Hyperthyreose) zurückführbar sein, da es sich sonst nicht um eine Panikstörung, sondern beispielsweise um eine substanzinduzierte Angststörung handeln könnte. Zu beachten ist ferner, dass situational gebundene Panikattacken im Zusammenhang mit anderen Angststörungen (z. B. bei der sozialen Angststörung bei der Konfrontation mit sozialen Situationen) auftreten können. Sollten die Panikattacken also nur im Rahmen solcher Störungen (erwartet) auftreten, würde keine Panikstörung codiert. Treten Panikattacken im Rahmen anderer Störungsbilder, wie z. B. anderen Angststörungen, depressiven Störungen oder psychotischen Störungen auf, ohne dass die Kriterien für eine Panikstörung erfüllt sind, so wird nach DSM-5 die entsprechende Diagnose mit der Zusatzcodierung Panikattacke versehen (z. B. Major Depression mit Panikattacken).

Diagnosekriterien der Panikstörung in DSM-5
(Abdruck erfolgt mit Genehmigung vom Hogrefe Verlag Göttingen aus dem Diagnostic and Statistical Manual of Mental Disorders, Fifth Edition, © 2013 American Psychiatric Association, dt. Version © 2018 Hogrefe Verlag, S. 283)

A. Wiederholte unerwartete Panikattacken. Eine Panikattacke ist … [s. Übersicht „Zusatzcodierung Panikattacke"].

B. Bei mindestens einer der Attacken folgte ein Monat (oder länger) mit mindestens einem der nachfolgend genannten Symptome:
1. Anhaltende Besorgnis oder Sorgen über das Auftreten weiterer Panikattacken oder ihre Konsequenzen (z. B. die Kontrolle zu verlieren, einen Herzinfarkt zu erleiden, „verrückt" zu werden).
2. Eine deutlich fehlangepasste Verhaltensänderung infolge der Attacken (z. B. Verhaltensweisen, um Panikattacken zu vermeiden, wie die Vermeidung körperlicher Betätigung oder unbekannter Situationen).

C. Das Störungsbild ist nicht Folge der physiologischen Wirkung einer Substanz (z. B. Substanz mit Missbrauchspotenzial, medikamentöse Wirkstoffe) oder eines medizinischen Krankheitsfaktors (z. B. Hyperthyreose, kardiopulmonale Erkrankungen).

D. Das Störungsbild kann nicht besser durch eine andere psychische Störung erklärt werden (z. B. Panikattacken treten nicht nur in Reaktion auf gefürchtete soziale Situationen auf, wie bei der Sozialen Angststörung; in Reaktion auf umschriebene phobische Objekte oder Situationen, wie bei der Spezifischen Phobie; in Reaktion auf Zwangsgedanken, wie bei der Zwangsstörung; in Reaktion auf Erinnerungen an traumatische Ereignisse, wie bei der Posttraumatischen Belastungsstörung; oder in Reaktion auf die Trennung von Bezugspersonen, wie bei der Störung mit Trennungsangst).

> **Wichtig**

Vom DSM-IV-TR zum DSM-5 wurden die Kriterien für Panikattacken und die Panikstörung weitgehend unverändert gelassen. Bei der Panikattacke wurde die Beschreibung der Dauer, bis die Angstsymptome ihren Höhepunkt erreichen, von „innerhalb von 10 Minuten" in „innerhalb von Minuten" geändert. Des Weiteren sollen kulturspezifische Symptome während eines Panikanfalls beachtet werden, welche aber nicht in die Anzahl erforderlicher Symptome mitgezählt werden. Panikattacken können nun als Zusatzcodierung für alle DSM-5-Störungen vermerkt werden. Geändert wurden die Kriterien für die Agoraphobie (s. unten) und dass die Panikstörung und die Agoraphobie voneinander unabhängige Diagnosen sind. Die unabhängige Betrachtung der Störungsbilder wird auch durch eine Analyse von Komorbiditätsmustern unterstützt, die konzeptionell die Agoraphobie eher den Phobien und die Panikstörung eher der Gruppe mit den depressiven Störungen und der generalisierten Angststörung zuordnet (Greene und Eaton 2016).

47.1.2 Agoraphobie

Menschen mit Agoraphobie fürchten bestimmte Situationen und vermeiden diese häufig oder ertragen sie mit deutlichem Unbehagen. Häufig vermiedene Situationen oder unter Angst ertragene Situationen sind Kaufhäuser, Kinos, öffentliche Verkehrsmittel, Menschenmengen, offene Plätze, geschlossene Räume, Autofahren oder Brücken. Das Gemeinsame an agoraphobischen Situationen ist, dass – aus Sicht der Betroffenen – beim Auftreten von ausgeprägter Angst oder panikartigen oder peinlichen Symptomen die Situation nur schwer zu verlassen wäre oder keine Hilfe zur Verfügung stünde. Das Ausmaß der Agoraphobie kann bis zu sehr starken Einschränkungen des Lebensstils führen; manche Menschen mit Agoraphobie fürchten und vermeiden jegliches Verlassen ihrer Wohnung. Die meisten Patienten mit Agoraphobie geben an, in Begleitung die gefürchteten Situationen besser ertragen zu können.

Nachdem die Agoraphobie im DSM-III (APA 1980) als eigenständige phobische Störung betrachtet wurde, die mit oder ohne Panikattacken einhergehen konnte, wurde im DSM-III-R (APA 1987) und im DSM-IV-TR die Panikstörung diagnostisch als primäre Störung angesehen, welche sekundär mit oder ohne Agoraphobie auftreten konnte, da angenommen wurde, dass Panikattacken meistens der Agoraphobie zeitlich vorausgehen. Bestand eine Agoraphobie ohne Panikanfälle, wurde diese nach DSM-IV-TR als „Agoraphobie ohne Panikstörung in der Vorgeschichte" diagnostiziert. In der ICD-10 wird genau umgekehrt die Agoraphobie der Panikstörung vorgeordnet und als eigenständige Diagnose betrachtet. Die Diagnosen in der ICD-10 heißen entsprechend: Agoraphobie mit (F40.01) bzw. ohne Panikstörung (F40.00) (s. Übersicht). DSM-5 – wie auch voraussichtlich die ICD-11 – haben sich nun von einer diagnostischen Hierarchieregel gelöst: So können in beiden Diagnosesystemen die Panikstörung und die Agoraphobie unabhängig voneinander codiert werden.

DSM-5, Agoraphobie

(Abdruck erfolgt mit Genehmigung vom Hogrefe Verlag Göttingen aus dem Diagnostic and Statistical Manual of Mental Disorders, Fifth Edition, © 2013 American Psychiatric Association, dt. Version © 2018 Hogrefe Verlag, S. 295 f.)

A. Ausgeprägte Furcht oder Angst vor zwei (oder mehr) der folgenden fünf Situationen:
  1. Benutzen öffentlicher Verkehrsmittel (z. B. Autos, Busse, Züge, Schiffe, Flugzeuge).
  2. Auf offenen Plätzen sein (z. B. Parkplätze, Marktplätze, Brücken).
  3. In geschlossenen öffentlichen Räumen sein (z. B. Geschäfte, Theater, Kino).
  4. Schlange stehen oder in einer Menschenmenge sein.
  5. Allein außer Haus sein.
B. Diese Situationen werden gefürchtet oder vermieden, weil eine Flucht schwierig sein könnte oder, weil im Falle panikartiger Symptome oder anderer stark beeinträchtigender oder peinlicher Symptome (z. B. Furcht vor dem Fallen bei älteren Menschen, Furcht vor Inkontinenz) Hilfe nicht erreichbar sein könnte.
C. Die agoraphobischen Situationen rufen fast immer eine Furcht- oder Angstreaktion hervor.
D. Die agoraphobischen Situationen werden aktiv vermieden, können nur in Begleitung aufgesucht werden oder werden unter intensiver Furcht oder Angst durchgestanden.
E. Die Furcht oder Angst geht über das Ausmaß der tatsächlichen Gefahr durch die agoraphobischen Situationen hinaus und ist im soziokulturellen Kontext unverhältnismäßig.
F. Die Furcht, Angst oder Vermeidung ist andauernd, typischerweise über 6 Monate oder länger.
G. Die Furcht, Angst oder Vermeidung verursacht in klinisch bedeutsamer Weise Leiden oder Beeinträchtigung in sozialen, beruflichen oder anderen wichtigen Funktionsbereichen.
H. Falls ein anderer medizinischer Krankheitsfaktor vorliegt (z. B. Colitis Ulcerosa, Morbus Crohn, Morbus Parkinson), so ist die Furcht, Angst oder Vermeidung deutlich ausgeprägter, als dies normalerweise bei diesem medizinischen Krankheitsfaktor zu erwarten wäre.
I. Die Furcht, Angst oder Vermeidung kann nicht besser durch die Symptome einer anderen psychischen Störung erklärt werden. Zum Beispiel sind die Symptome nicht auf eine Spezifische Phobie vom Situativen Typ beschränkt. Das Symptommuster tritt nicht nur in sozialen Situationen auf (wie bei Sozialer Angststörung) und steht nicht ausschließlich im Zusammenhang mit Zwängen (wie bei Zwangsstörung), subjektiv wahrgenommenen Mängeln oder Makeln in der körperlichen Erscheinung (wie bei Körperdysmorpher Störung), Erinnerungen an traumatische Ereignisse (wie bei Posttraumatischer Belastungsstörung) oder Furcht vor Trennungen (wie bei Störung mit Trennungsangst).

Beachte: Agoraphobie wird ungeachtet des Vorhandenseins einer Panikstörung diagnostiziert. Wenn eine Person die Kriterien für Panikstörung und Agoraphobie erfüllt, sollten beide Diagnosen vergeben werden.

47.2 Epidemiologie und Verlauf

Die Epidemiologie der Panikstörung und der Agoraphobie ist gut untersucht. Nach Erhebungen in den USA (Kessler et al. 2006, 2012), in Deutschland (Wittchen et al. 1998; Jacobi et al. 2015) sowie in Europa (Goodwin et al. 2005; Wittchen et al. 2011) liegen die **Lebenszeitprävalenzen für die Panikstörung** nach DSM-III- bzw. DSM-IV-Kriterien zwischen 2 und 5 %; das Lebenszeitrisiko, bis zum hohen Alter an einer Panikstörung zu erkranken, liegt bei nahezu 7 %. Die 12-Monats-Querschnittsprävalenz wird auf etwa 2 % geschätzt (Wittchen et al. 2011; Kessler et al. 2012). Der geringe Unterschied zwischen 12-Monats-Querschnittsprävalenz und der Lebenszeitprävalenz deutet darauf hin, dass es sich bei der Panikstörung oftmals um eine chronisch verlaufende Störung handelt. Frauen erkranken doppelt so häufig wie Männer (z. B. Jacobi et al. 2015). Eine aktuelle Prävalenzschätzung über 25 Länder hinweg nach DSM-5 zeigt für die Panikstörung eine Lebenszeitprävalenz von 1,7 % und bis zum 75. Lebensjahr ein Risiko von 2,7 % (de Jonge et al. 2016).

> **Wichtig**
>
> Zu beachten ist, dass bei Frauen mehrheitlich ein früherer Beginn der Panikstörung zumeist mit Erstmanifestation in den ersten drei Lebensdekaden liegt, bei Männern findet sich eine zweigipflige Ersterkrankungskurve: Der erste Gipfel ähnelt dem Muster bei Frauen, jedoch findet sich nach dem 40. Lebensjahr bei Männern eine zweite Ersterkrankungshäufung.

Obwohl die Panikstörung bei Jugendlichen vergleichsweise niedrig ist (0,5–1,6 %, Essau et al. 2000; Reed und Wittchen 1998; Schneider und Hensdiek 2003), ist darauf hinzuweisen, dass Panikattacken selbst in dieser Altersgruppe mit 5 % recht häufig sein können (Reed und Wittchen 1998; Asselmann et al. 2014a). Eine höhere Lebenszeitprävalenz für die Panikstörung von 2,3 % zeigte sich im National Comorbidity Survey-Adolescent (NCS-A) für Jugendliche zwischen 13 und 18 Jahren (Merikangas et al. 2010). Über die gesamte Lebensspanne hinweg kann das Risiko für **Panikattacken** auf bis zu 13 % in der Gesamtbevölkerung geschätzt werden; dabei wurde darauf hingewiesen, dass Panikattacken ein sensibler diagnostischer Marker für spätere psychische Störungen sind: Nahezu 90 % aller Personen mit Panikattacken entwickeln im weiteren Verlauf eine Angst- oder depressive Störung, etwa jeder Zweite eine Panikstörung mit oder ohne Agoraphobie (Goodwin et al. 2005; Asselmann et al. 2014a; de Jonge et al. 2016). Bei über 90 % treten die ersten Panikanfälle an einem öffentlichen Ort bei einer bislang normalen Betätigung auf (Wittchen et al. 1998). Die Wahrnehmung der initialen Panikattacke als schreckliches Erlebnis sagt die Entwicklung einer Panikstörung vorher (Asselmann et al. 2014b; ► Gut zu wissen).

> **Gut zu wissen**
>
> **Panikstörung bei Kindern und Jugendlichen**
> Die Panikstörung tritt bis zur Pubertät äußerst selten auf, danach kommt es zu einem Anstieg von Panikattacken und Panikstörungen (Hayward et al. 2000; Ollendick et al. 1994; Wittchen et al. 2008). Die Panikstörung im Kindes- und Jugendalter ist mit einem erhöhten Risiko für affektive Störungen, Substanzabhängigkeit und weitere Angststörungen assoziiert (Essau et al. 2000; Goodwin und Gotlib 2004; Asselmann et al. 2014a). Trotz des ungünstigen Verlaufs erhalten jedoch die wenigsten Kinder mit Panikstörung professionelle Hilfe (Essau et al. 2000; für einen Überblick über Panikstörungen bei Kindern und Jugendlichen s. Schneider 2004), obwohl die Effektivität der psychologischen Paniktherapie auch in dieser Altersgruppe gut belegt ist. Epidemiologische Studien legen nahe, dass eine frühzeitige Hilfesuche von Personen mit Panikattacken mit einer reduzierten Inzidenz psychischer Störungen einhergeht (Asselmann et al. 2014c).

Für die **Agoraphobie** ergab eine Zusammenschau europäischer Studien eine 12-Monats-Prävalenz von 2 % (Wittchen et al. 2011); die Lebenszeitprävalenz wird auf etwa 4 % geschätzt (Kessler et al. 2012; Jacobi et al. 2015). Im NCS-A zeigte sich für die Agoraphobie eine Lebenszeitprävalenz von 2,4 % (Merikangas et al.

2010). Es gibt Hinweise darauf, dass der Geschlechtseffekt (F > M) für die Agoraphobie deutlicher ausgeprägt ist als für die Panikstörung (Somers et al. 2006). Die Altersverteilung ähnelt der Panikstörung, jedoch ist der Störungsbeginn häufiger in Richtung älterer Altersstufen verschoben.

Mehrere Längsschnittstudien haben für die Panikstörung und Agoraphobie einen chronischen und ungünstigen **Verlauf** gezeigt. In einer deutschen Studie an Erwachsenen im Alter zwischen 18 und 65 Jahren zeigten nur 14,3 % der Probanden nach 7 Jahren eine Spontanremission (Wittchen 1991). Bei 14- bis 24-Jährigen ergaben sich in einem 10-Jahres-Follow-up ähnlich ungünstige Werte sowohl für Agoraphobie wie auch für die Panikstörung (Wittchen et al. 2008). Des Weiteren hat sich gezeigt, dass bei behandelten Patienten, welche Remission erlangten, Rückfälle sehr häufig waren. Im Follow-up-Zeitraum von 3 Jahren lag die Wahrscheinlichkeit für das erneute Auftreten von Paniksymptomen bei 65 % für Frauen und 39 % für Männer (Keller et al. 1994). Insgesamt gilt, dass Personen, die sowohl eine Panikstörung wie auch eine Agoraphobie haben, unbehandelt eine deutlich schlechtere Gesamtprognose haben als diejenigen mit einer Panikstörung ohne Agoraphobie (Bruce et al. 2005; Pané-Farré et al. 2013).

> **❯ Wichtig**
>
> Patienten mit Panikstörung leiden häufig unter sozialen, beruflichen und physischen Einschränkungen, zudem berichten Betroffene häufig von einem schlechteren physischen Gesundheitszustand (Goodwin et al. 2005). Im Vergleich mit anderen psychischen Störungen greifen Panikpatienten am häufigsten auf Notfalleinrichtungen zurück, da sie die Symptome der Panikattacken oft einer ernsthaften körperlichen Erkrankung (z. B. Herzinfarkt o. Ä.) zuordnen (Weissman 1991).

Die Kosten der Panikstörung sind aufgrund direkter (z. B. Krankenhausaufenthalt, Medikation) und indirekter (z. B. Arbeitsausfall) Kosten erheblich: Nach einer Studie des European Brain Council liegen Panikstörungen unter den drei kostenintensivsten psychischen Störungen (Andlin-Sobocki und Wittchen 2005). Bei 51–60 % der Panikstörungen liegt im Querschnitt mindestens eine komorbide Störung vor; lebenszeitbezogen sind die Komorbiditätsraten sogar noch höher (Wittchen et al. 1998; Brown et al. 2001; de Jonge et al. 2016). Die häufigsten komorbiden Störungen sind andere Angststörungen, affektive Störungen, Substanzkonsumstörungen und Persönlichkeitsstörungen. Vor dem Hintergrund dieser Ergebnisse ist es umso wichtiger, Verbesserungen in der Identifikation und Behandlung von Patienten mit Panikstörung zu erreichen.

47.3 Erklärungsmodelle

Neben einer Vielzahl von neurobiologischen Erklärungsansätzen gibt es verschiedene psychologische, bzw. psychophysiologische Modelle. Im Folgenden werden zwei psychologische Erklärungsmodelle der Panikstörung näher erläutert.

47.3.1 Psychophysiologische und kognitive Modelle

Nach der Einführung der Panikstörung in das DSM-III wurden – zunächst mit Rückgriff auf die Zwei-Faktoren-Theorie von Mowrer (▶ Kap. 25) – verschiedene psychologische Erklärungsmodelle entwickelt. Den psychophysiologischen und kognitiven Ansätzen (Clark 1986; Margraf und Ehlers 1989; Ehlers und Margraf 1989) ist gemeinsam, dass während des Panikanfalls ein Aufschaukelungsprozess zwischen körperlichen und kognitiven Vorgängen angenommen wird. ◘ Abb. 47.1 zeigt den Teufelskreis der Angst.

Entscheidend dabei ist, dass kognitive und körperliche Vorgänge mit Gefahr assoziiert werden und so zu einer Panikattacke führen. Eine Vielzahl von Fragebogen-, Interview- und experimentellen Studien belegt diese zentralen Annahmen der Erklärungsansätze (für einen Überblick s. McNally 1994). Zusammengefasst zeigen diese Studien, dass Angststörungen mit einer generellen Tendenz zu kognitiven Verzerrungen verbunden sind und die Panikstörung mit spezifischen kognitiven Verzerrungen für panikrelevante Reize assoziiert ist (vgl. Ehlers und Lüer 1996).

Hinsichtlich des Erklärungswertes der beiden Modelle ist dem Modell von Ehlers und Margraf (1989; s. auch Margraf und Ehlers 1989) der Vorzug zu geben. Das Modell von Clark (1986) stellt in erster Linie ein Modell des Panikanfalles dar, während das Modell von Ehlers und Margraf (1989) neben prädisponierenden Faktoren auch das Nachlassen eines Panikanfalles durch negative Rückkopplungsprozesse erklärt. Weitergehende Fragen, etwa bezüglich der zunehmenden Sorge um weitere Anfälle, bezüglich der ungleichen Geschlechterverteilung, warum die Panikstörung meistens im späten Jugend- oder frühen Erwachsenenalter auftritt oder warum nur ein geringer Anteil von Personen, die gelegentlich Panikanfälle erleben, eine Panikstörung entwickelt, können diese Modelle nicht klären. Für weitere Hinweise des psychophysiologischen Modells wird auf das Kapitel „Paniksyndrom und Agoraphobie" in Margraf und Schneider (2018) verwiesen. ◘ Abb. 47.2 zeigt eine grafische Darstellung des psychophysiologischen Modells.

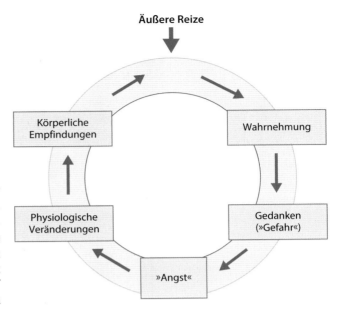

◘ **Abb. 47.1** Teufelskreis der Angst

47.3.2 Die moderne Lerntheorie der Panikstörung

Bouton et al. (2001) nehmen an, dass die Panikstörung aus der Konditionierung von Angst mit internen oder externen Reizen entsteht. Sie berücksichtigen in ihrer „modernen Lerntheorie der Panikstörung" neue Forschungsbefunde zur Konditionierung von Emotionen. In diesem Modell wird Angst als ein antizipatorischer emotionaler Zustand angesehen, der häufig durch somatische Symptome charakterisiert ist und der das Individuum auf einen möglichen nächsten Panikanfall vorbereitet. Panik hingegen stellt eine subjektiv empfundene starke Furcht bzw. ein subjektiv empfundenes drohendes Unheil dar, das durch eine starke autonome Erregung und eine ausgeprägte Kampf- bzw. Fluchtreaktion gekennzeichnet ist.

Für die Anfälligkeit eines Individuums für die Konditionierung einer Panikstörung werden drei Gruppen von **Vulnerabilitätsfaktoren** postuliert. Die Autoren unterscheiden zwischen zwei unspezifischen Vulnerabilitätsfaktoren, wovon einer biologischer und einer psychologischer Art ist, und einem spezifischen psychosozialen Vulnerabilitätsfaktor.

Unter dem **unspezifischen biologischen Vulnerabilitätsfaktor** verstehen sie die biologische Prädisposition (genetisch vermittelte Trait-Angst), auf negative Lebensereignisse mit Emotionalität, negativer Affektivität und vielleicht falschem Alarm (Panikanfälle) zu reagieren. Die Autoren betonen jedoch, dass es sich hierbei nicht um eine direkte genetische Vermittlung von Panik oder Angst handle, sondern dass die genetische Ausstattung

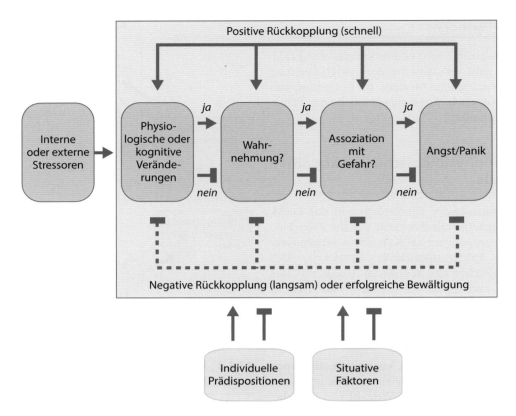

◻ Abb. 47.2   Psychophysiologisches Modell der Panikstörung. (Nach Margraf und Schneider 2000)

eines Individuums die Basis für das Auftreten von Panik oder Angst oder beidem lege. Infolge von Stress könne es dann zur Ausbildung einer Panikstörung kommen. Des Weiteren spekulieren sie, dass die beobachteten Geschlechterunterschiede bei Trait-Angst möglicherweise für die Vermittlung der Geschlechterunterschiede bei Panikstörung und Agoraphobie verantwortlich seien.

Als **unspezifische psychologische Vulnerabilitätsfaktoren** würden möglicherweise frühe Erfahrungen von Unvorhersagbarkeit und Unkontrollierbarkeit fungieren. Dies könnte beispielsweise ein durch Überbehütung gekennzeichneter elterlicher Erziehungsstil sein, der die Kontrollüberzeugung eines Kindes in seine eigenen Bewältigungsmöglichkeiten mindert. Hingegen können frühe Kontrollerfahrungen das Kind gegen die Entwicklung einer Panikstörung immunisieren. Erlebe ein Kind häufig die Erfahrung, Ereignisse kontrollieren zu können, könne dann auch eher der Umgang mit einem unerwarteten Panikanfall gemeistert werden.

Als **spezifische Vulnerabilitätsfaktoren** betrachten die Autoren spezifische Lernerfahrungen, die über Modell- und operantes Lernen vermittelt werden. So könnten beispielsweise Kinder durch ein elterliches Modell lernen, dass unerwartete Körpersymptome gefährlich sind und einen bestimmten Umgang erfordern. Dadurch entstünde eine Sensibilisierung für eine mögliche Bedrohung durch körperliche Symptome, die infolge von stressinduzierten Panikanfällen aktiviert werden würde und somit eine Konditionierung einer Panikstörung wahrscheinlich mache. Hier sehen die Autoren der Lerntheorie einen guten Ansatzpunkt für die Verknüpfung der Konditionierungstheorie mit der kognitiven Theorie der Panikstörung. Im Unterschied zu den kognitiven Ansätzen werden panikrelevante Kognitionen nicht als Ursache für die Entstehung einer Panikstörung angesehen, sondern als Vulnerabilitätsfaktor, der die Konditionierung der Panikstörung begünstigt (► Studienbox).

Zur Bedeutung elterlicher Modelle

So beobachten Kinder von Panikpatienten häufig Panikattacken bei ihren Eltern und erleben dabei, dass ihre Eltern körperliche Symptome als bedrohlich beurteilen. Es wurde daher vermutet, dass durch solche Beobachtungen die Kinder die Bewertungsstile und Umgangsweisen ihrer Eltern mit panikrelevanten Symptomen übernehmen und sie so über panikrelevante kognitive Schemata verfügen, ohne dass sie selbst zuvor einen Panikanfall erlebt haben. Schneider et al. (2002) untersuchten, ob die panikrelevanten Schemata der Kinder möglicherweise aktiviert werden können, wenn sie zuvor mit den ängstlichen Gedanken der Eltern geprimt werden. Nur Kinder von Panikpatienten, nicht aber Kinder von Patienten mit einer Tierphobie und Kinder von Kontrollpersonen, zeigten nach dem

Panikmodell signifikant häufiger bedrohliche Bewertungen panikrelevanter Symptome.

Weitere Studien konnten belegen, dass elterliche Modelle bei der Vermittlung von Interpretationsstilen und Umgang mit körperlichen Symptomen in der Tat eine Rolle spielen (Barrett et al. 1996; Ehlers 1993).

Elterliche Modelle stellen jedoch nicht nur einen Risikofaktor für die Transmission von Angststörungen dar, sondern es gibt auch Hinweise, dass Therapieeffekte weitergegeben werden können. In einer naturalistischen Langzeituntersuchung, in der Eltern mit einer Panikstörung, eine kognitive Verhaltenstherapie in Anspruch nahmen, zeigte sich in der Folge bei deren Kindern eine Reduktion ihrer Psychopathologie (Schneider et al. 2013).

Das Zusammenspiel dieser drei Vulnerabilitätsfaktoren wird in ◻ Abb. 47.3 illustriert. Für eine ausführlichere Beschreibung des Modells wird auf das Kapitel „Panikstörung und Agoraphobie" in Schneider (2004) verwiesen.

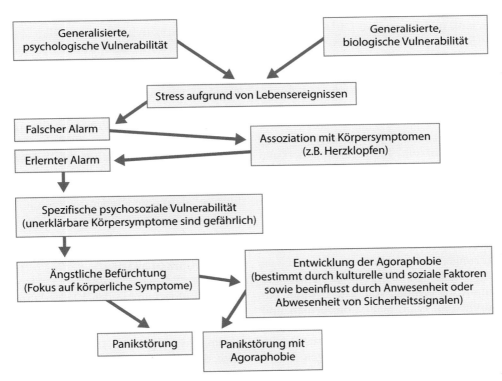

◻ **Abb. 47.3** Ätiologiemodell der Panikstörung und Panikstörung mit Agoraphobie. (Nach White und Barlow 2002, republished with permission of Guilford Publications, Inc., © 2002; permission conveyed through Copyright Clearance Center, Inc.)

47.4 Risikofaktoren

47.4.1 Genetische Faktoren

Die familiäre Häufung der Panikstörung kann heute als gut belegt gelten (Weissman 1993; Biederman et al. 2001; Nocon et al. 2008). Befunde aus Zwillingsstudien weisen darauf hin, dass für Agoraphobie, soziale Phobie und spezifische Phobie von einer gemeinsamen genetischen Basis ausgegangen werden kann, welche etwa 40 % der Varianz aufklären kann (Kendler et al. 1992; Überblick bei Schneider 1995), d. h., dass 60 % der Varianz auf Umwelteinflüsse zurückzuführen sind. Somit deuten gerade die genetischen Studien auf die Relevanz individuumsspezifischer Umweltfaktoren („nonshared environmental factors") für die Entwicklung psychischer Störungen hin (Pike und Plomin 1996). Die Formulierung überzeugender Gen-Umwelt-Interaktionsmodelle erfährt derzeit eine spannende Diskussion. Unter anderem wird die Rolle von nicht normativen Lebensereignissen (z. B. Bedrohungserfahrungen, Verlusterfahrungen) in Interaktion mit Neurotransmittersystemen für die Ätiologie der Panikstörung, aber auch für (eventuell komorbide) andere Angst- und depressive Störungen (Klauke et al. 2010) betrachtet. Ein Review von Gottschalk und Domschke (2016) beschreibt den aktuellen Stand von potenziellen genetischen und epigenetischen Risikomarkern, wobei insbesondere epigenetische Variationen als Prädiktoren für den Störungsverlauf und Therapieerfolg gelten.

Behavioral Inhibition

Unter Behavioral Inhibition (Verhaltenshemmung; Kagan et al. 1988) wird ein Temperamentsmerkmal verstanden, das vererbt ist und spezifische Reaktionen gegenüber Situationen und Personen prädisponiert. Behavioral Inhibition ist charakterisiert durch ein zurückgezogenes und schüchternes Verhalten in neuen, unvertrauten Situationen. Mehrere Studien konnten Behavioral Inhibition als einen Risikofaktor für Angststörungen belegen. So waren Kinder von Personen mit Panikstörung und Agoraphobie häufiger verhaltensgehemmt als Kinder von Eltern ohne Panikstörung (Rosenbaum et al. 2000). Biederman und Mitarbeiter konnten in prospektiven Studien zeigen, dass verhaltensgehemmte Kinder ein höheres Risiko für die Ausbildung kindlicher Angststörungen tragen (Biederman et al. 1990, 1993). Eine Metaanalyse von Sandstrom et al. (2020) verweist anhand von 27 Studien darauf, dass Behavioral Inhibition prospektiv das Risiko für eine Angststörung signifikant erhöht. Spezifisch zeigten sich kleine Effektstärken für spezifische Phobien bis große Effektstärken für soziale Angststörungen. Die Anzahl der Studien mit Panikstörungen war für eine Auswertung zu gering. Inwieweit Behavioral Inhibition ein spezifischer Vulnerabilitätsfaktor für Panikstörungen ist, gilt als fraglich, da dieses Konstrukt im Zusammenhang mit allen Angststörungen als relevant angesehen wird (z. B. Beesdo et al., 2010).

Angstsensitivität

Reiss und McNally (1985) führten das Konzept der Angstsensitivität als ein Trait-Merkmal zur Erklärung von Angststörungen ein. Unter Angstsensitivität wird die dauerhafte Überzeugung verstanden, dass Angst und die damit assoziierten Symptome (vor allem körperliche Symptome) zu schädigenden körperlichen, psychischen oder sozialen Konsequenzen führen, die über das unmittelbare körperliche Unbehagen während akuter Angst oder eines akuten Panikanfalls hinaus reichen. Reiss und McNally gingen dabei von einer interindividuell unterschiedlich stark ausgeprägten Variable aus, die durch verschiedene Faktoren, wie genetische Faktoren oder Lernerfahrungen, beeinflusst werden kann.

Hayward et al. (2000) zeigten in einer prospektiven Längsschnittstudie über 4 Jahre mit High-School-Schülern, dass Angstsensitivität ein signifikanter Prädiktor für Panikanfälle ist. Des Weiteren zeigte die Studie, dass Angstsensitivität Panikanfälle, aber nicht Major Depression, vorhersagen konnte. In die gleiche Richtung gehen die Ergebnisse einer neueren Untersuchung von Schmidt et al. (2010), bei der 277 Kinder zwischen 9 und 13 Jahren prospektiv über 1 Jahr begleitet wurden und gezeigt werden konnte, dass Angstsensitivität einen signifikanten Prädiktor für Angstsymptomatik darstellt. Federer et al. (2000) konnten nachweisen, dass Angstsensitivität schon bei 8-Jährigen ein wichtiger Indikator für Angststörungen ist. Kinder mit erhöhter Angstsensitivität erreichten häufiger eine Angstdiagnose als andere Kinder.

47.4.2 Biologische und neurobiologische Risikofaktoren

Mit der Entdeckung in den 1960er Jahren, dass antidepressive Medikamente die Anzahl von Panikattacken reduzieren, wurde die Aufmerksamkeit auf die Noradrenalinaktivität gelenkt. In der Folge fanden sich Hinweise, dass die Noradrenalinaktivität bei Menschen mit Panikattacken auffällig sein kann (Papp et al. 1992). Noradrenalin wird aus den Neuronen des Locus coeruleus ausgeschüttet. Affen zeigten in Untersuchungen mit elektrischer Reizung dieses Gebiets panikartige Reaktionen. Bei chirurgischer Schädigung dieses Hirngebiets, zeigten die Affen auch auf offensichtliche Gefahr keine Reaktionen mehr (Redmond 1981). Jedoch konnte McNally (1994) zeigen, dass Substanzen, die die Aktivität des Locus coeruleus blockieren, keine wirksamen Effekte bei der Behandlung von Panikattacken zeigten. Eine weitere Forschungsstrategie besteht in der Verabreichung von Substanzen, die die Noradrenalinaktivität verändern, z. B. die Substanz Yohimbin. Charney et al. (1987) zeigten, dass bei Patienten mit Panikstörung geringe Dosen von Yohimbin Panikanfälle auslösen können. Auch bei der Infusion von Natriumlaktat können bei prädisponierten Personen Panikattacken ausgelöst werden (Pine et al. 2000). Es liegen Hinweise vor auf eine Dysfunktion des serotonergen Systems, im Sinne der Hypersensitivität von 5-HT2C- und einer Hyposensitivität von 5-HT1A-Rezeptoren. Ein weiterer Hinweis ist die Wirksamkeit von selektiven Serotoninwiederaufnahmehemmern (SSRI; Broocks et al. 2000). Neuroanatomisch zeigt sich eine gesteigerte Empfindlichkeit in einem Angstnetzwerk, welches den Nucleus centralis der Amygdala, den Hippocampus, den Thalamus, den Hypothalamus und das periaquäduktale Grau umfasst (Gorman et al. 2000).

47.4.3 Kognitive Faktoren: Verzerrungen in der Informationsverarbeitung

Aus den kognitiven Modellen zur Panikstörung wurde abgeleitet, dass Verzerrungen in der Informationsverarbeitung auch bei der Entstehung der Panikstörung eine Rolle spielen könnten. Es werden dabei drei **Arten von Verzerrungen** („cognitive biases") unterschieden:

— die Neigung, angstrelevante Reize als bedrohlich zu interpretieren („interpretation bias"),
— selektive Aufmerksamkeit auf bedrohliche Reize („attention bias") und
— die Fähigkeit, bedrohliche Reize besser zu erinnern („memory bias").

Der Interpretations-Bias scheint zudem auch ein Prädiktor für das Neuauftreten einer Panikstörung zu sein und dies auch nach Kontrolle der Angstsensitivität und der Angst vor körperlichen Symptomen (Woud et al. 2014).

47.4.4 Weitere Risikofaktoren

Krankheitserfahrungen in der Kindheit

Craske et al. (2001) zeigten in einer prospektiven Längsschnittstudie, dass junge Erwachsene, die in ihrer Kindheit Erfahrungen mit Atemwegserkrankungen (z. B. Asthma) gesammelt hatten, signifikant häufiger Panikstörungen entwickelten als Kinder ohne eine solche Erkrankung. Die Autoren schlussfolgern daraus, dass solche Krankheitserfahrungen in der Kindheit möglicherweise die Neigung, körperliche Symptome als

gefährlich zu interpretieren, ausbilden. Inwieweit dies eine für die Panikstörung spezifische Risikokonstellation darstellt, ist jedoch nicht geklärt.

Trennungsangst

Klein (1980) postulierte die Annahme, dass die Trennungsangst bzw. der Verlust von wichtigen Bezugspersonen in der Kindheit eine spezifische prädisponierende Bedingung für die Entwicklung von Panikstörung und Agoraphobie sei. Die „Trennungsangsthypothese" wurde in den vergangenen Jahren verschiedentlich untersucht, die Ergebnisse einer Metaanalyse (Kossowsky et al. 2013) legen nicht nahe, dass die Trennungsangst ein spezifischer Risikofaktor für die Panikstörung sei, sie weisen stattdessen darauf hin, dass die Trennungsangst einen Risikofaktor für die Entwicklung einer Reihe psychischer Störungen darstellt.

In einer prospektiven Längsschnittstudie über 6 Jahre konnte gezeigt werden, dass Trennungsangst in der Kindheit ein spezifischer Risikofaktor für das Auftreten einer Panikstörung/Agoraphobie im jungen Erwachsenenalter ist (Schneider et al. 2001). Hingegen konnte die Längsschnittstudie von Aschenbrand et al. (2003) nicht zeigen, dass Kinder mit Trennungsangst im Vergleich zu Kindern mit einer anderen Angststörung ein erhöhtes Risiko hatten, eine Panikstörung zu entwickeln. Auch Brückl et al. (2007) fanden in einer prospektiven Längsschnittstudie, dass die Störung mit Trennungsangst in der Kindheit ein signifikanter Vulnerabilitätsmarker für nachfolgende Panikstörung, aber die Störung mit Trennungsangst zudem auch ein Prädiktor für andere Angststörungen, bipolare Störungen, Schmerzstörungen und Alkoholabhängigkeit in der Adoleszenz und im jungen Erwachsenenalter ist.

Zusammenfassend lässt sich sagen, dass die Störung mit Trennungsangst in der Kindheit einen allgemeinen Risikofaktor für die Entwicklung einer psychischen Störung im Jugend- und Erwachsenenalter darstellt (Lewinsohn et al. 2008; In-Albon und Schneider 2006).

Risikofaktoren zur Agoraphobie

Die Risikofaktorenforschung zur Agoraphobie wird sehr selten unabhängig von der Panikstörung durchgeführt. Dies wird allgemein darauf zurückgeführt, dass das DSM-IV-TR die Agoraphobie primär als sekundäre Komplikation von Panikstörungen konzeptualisierte. Eine Studie von Wilson und Hayward (2005) untersuchte prospektiv die Folgen von Panikattacken bei Adoleszenten. Die Ergebnisse zeigten, dass der Schweregrad der ersten Panikattacke agoraphobische und depressive Symptome vorhersagte. Die Ergebnisse sind konsistent mit der oben beschriebenen modernen Lerntheorie von Bouton et al. (2001), die die Rolle von Panikattacken als einen Faktor für panikrelevante Psychopathologie sieht. Wittchen et al. (2008) legen in ihrer Analyse nahe, dass Panikstörung und Agoraphobie zwar einige Vulnerabilitäts- und Risikofaktoren teilen, aber dass die Agoraphobie aufgrund ihrer Phänomenologie, ihres Beginns und Verlaufs sowie beeinflussender Faktoren hinreichend verschieden von der Panikstörung ist und somit als eigenständige Störung betrachtet werden sollte. Diese und ähnliche Befunde führten dazu, dass die Agoraphobie im DSM-5 nunmehr unabhängig von der Panikstörung klassifiziert wird (Wittchen et al. 2010; APA 2015).

47.5 Diagnostik

Eine umfassende Einschätzung der Panikstörung und Agoraphobie im Hinblick auf die Durchführung einer Verhaltenstherapie erfordert das diagnostische Standardvorgehen, wie es in ▶ Kap. 20 und 21 beschrieben ist. Empfohlen wird der Einsatz eines klinischen Interviews, einer medizinischen Abklärung, einer Problemanalyse einschließlich weiterer diagnostischer Maßnahmen wie dem Einsatz von Tagebüchern, störungsspezifischen Fragebogen und ggf. dem Durchführen von Verhaltenstests. Zur spezifischen Diagnosebestimmung sollte ein strukturiertes Interview zum Einsatz kommen. Das „Diagnostische Interview für Psychische Störungen" (DIPS-OA; Margraf et al. 2017) hat sich als zuverlässiges Instrument zur Differenzialdiagnose für verschiedene Angststörungen und affektive Störungen etabliert (Margraf et al. 2017). Neben der Klassifikation psychischer Störungen erfasst das Interview Informationen zur Planung und Durchführung der psychotherapeutischen Behandlung. Mit dem „Strukturiertes klinisches Interview für DSM-5 – Störungen" (SCID-5-CV; Beesdo-Baum et al. 2019) und dem „Expertensystem zur Diagnostik psychischer Störungen" (DIA-X/CIDI, Wittchen und Pfister 1997) liegen außerdem weitere strukturierte bzw. vollstandardisierte klinisch-diagnostische Interviews vor.

47.5.1 Differenzialdiagnostik

Panikattacken treten häufig auch im Rahmen anderer psychischer und Angststörungen auf. Die Abgrenzung zwischen der Panikstörung und anderen Angststörungen erfolgt über die Art der Panikattacke sowie über den Angstinhalt. Dazu werden zwei Typen von Panikattacken unterschieden, nämlich

- unerwartete Panikattacken (diese kennzeichnen die Panikstörung) sowie
- situationsgebundene und situationsbegünstigte Panikattacken (erwartete Panikattacken).

Die situationsgebundenen und situationsbegünstigten Panikattacken treten meist bei anderen Angststörungen auf. So kann sich beispielsweise die erlebte Angst bei der sozialen Angststörung bis zu einer Panikattacke steigern. Voneinander abzugrenzen sind die Panikstörung und soziale Angststörung vor allem durch den Inhalt der Kognitionen: Bei der sozialen Angststörung besteht die Angst darin, aufgrund des Verhaltens negativ bewertet zu werden oder Angstsymptome zu zeigen, die peinlich sein könnten. Dagegen stehen bei der Panikstörung das Auftreten von Panikattacken und deren Konsequenzen für die eigene Gesundheit im Vordergrund. Panikanfälle können, wie bereits beschrieben, auch bei allen anderen Angststörungen auftreten. So z. B. bei der Konfrontation mit spezifisch gefürchteten Objekten oder Situationen im Rahmen von spezifischen Phobien, wie z. B. beim Anblick von Blut, Tieren oder Höhen. Bei der Zwangsstörung steht die Angst vor der Konfrontation mit einem Objekt der Zwangsvorstellung im Vordergrund (z. B. Konfrontation mit Schmutz bei zwanghafter Angst vor Kontamination). Die posttraumatische Belastungsstörung ist dadurch gekennzeichnet, dass die Angst oder Vermeidung durch Reize ausgelöst wird, die an das Trauma erinnern. Bei der Störung mit Trennungsangst treten die Angstanfälle als Reaktion darauf auf, von der Bezugsperson getrennt zu sein. Daneben können Panikanfälle auch im Rahmen von depressiven Störungen oder psychotischen Störungen auftreten. Wenn das Auftreten von Panikattacken gesichert ist, kann dies bei der entsprechenden Störung zusätzlich vermerkt werden, z. B. soziale Angststörung mit Panikattacken.

Agoraphobie und Panikstörung nach DSM-5 können komorbid auftreten. Die differenzialdiagnostische Unterscheidung von Agoraphobie und spezifischer Phobie kann dadurch erfolgen, dass bei einer spezifischen Phobie vom situativen Typus die Furcht, Angst oder Vermeidung auf eine der agoraphobischen Situationen beschränkt ist. Bei der Agoraphobie besteht Furcht, Angst oder Vermeidung bezogen auf mindestens zwei der spezifizierten agoraphobischen Situationen.

47.5.2 Organische Differenzialdiagnosen

Die meisten Betroffenen mit Panikstörung haben vor der psychologischen Behandlung schon zahlreiche medizinische Untersuchungen hinter sich. Aufgrund des Vorherrschens körperlicher Symptome bei der Panikstörung ist, falls nicht schon erhoben, eine sorgfältige organische Differenzialdiagnostik notwendig. Auch wenn dies praktisch nicht sehr häufig vorkommt, können viele der körperlichen Symptome einer Panikstörung durch eine organische Erkrankung (mit-)verursacht sein, z. B. Hyper- oder Hypothyreose, Herz-Kreislauf-Erkrankungen oder Asthma. Eine organische Verursachung der Symptome bedeutet jedoch nicht notwendigerweise einen Ausschluss einer Angststörung. Wenn nachgewiesen werden kann, dass die Panikattacke oder Angst eine direkte pathophysiologische Folge eines anderen bekannten medizinischen Krankheitsfaktors darstellt und dieser dem Beginn der Angst vorausgeht, kann gemäß DSM-5 die Diagnose „Angststörung aufgrund eines medizinischen Krankheitsfaktors" vergeben werden. Die Diagnose einer Agoraphobie sollte bei Bestehen eines medizinischen Krankheitsfaktors, der agoraphobe Angst und Vermeidung bedingt (z. B. Vermeidung von Kaufhausbesuchen aus Angst vor Durchfall bei Morbus Crohn), nur gestellt werden, wenn die agoraphoben Symptome übermäßig sind.

47.5.3 Problemanalyse

Für die Ausgestaltung des individuellen Vorgehens in der kognitiv-behavioralen Therapie (KVT) ist sowohl hinsichtlich der kognitiven wie auch der expositionsbezogenen Anteile eine verhaltensanalytische Problem- und Plananalyse (▶ Kap. 21) wesentlich. Dabei werden alle Bedingungen analysiert, die die Ängste auslösen, verschlimmern, verringern und aufrechterhalten.

47.5.4 Weitere diagnostische Maßnahmen

Selbstbeobachtungsinstrumente für den Patienten, insbesondere Symptomtagebücher, beinhalten tägliche Aufzeichnungen von Häufigkeit, Intensität und Dauer von Panikanfällen, Angst und Vermeidung. ◌ Abb. 47.4 zeigt ein Beispiel eines Angsttagebuchs.

Symptomtagebücher liefern wichtige zusätzliche Informationen zu den klinischen Interviews und Fragebogen, erlauben die Herausarbeitung differenzierter bedingungsanalytischer Zusammenhänge und sind

Voraussetzung für eine kontinuierliche Kontrolle des Therapiefortschritts.

47.5.5 Störungsspezifische Fragebögen

Der „Anxiety Cognition Questionnaire" und der „Body Symptoms Questionnaire" (ACQ, BSQ; Chambless et al. 1984) erfassen angstbezogene Kognitionen wie körperliche Krisen, Kontrollverlust und Vermeidung respektive das Ausmaß der Angst vor der Angst und der Angst vor körperlichen Symptomen. Sie erleichtern eine besonders effiziente Beurteilung der störungsspezifisch relevanten Kognitionen. Speziell für das agoraphobische Vermeidungsverhalten ist das „Mobilitätsinventar" (MI, Chambless et al. 1985: dt. von Ehlers et al. 2001) geeignet. Die Einschätzung des Ausmaßes der Vermeidung erfolgt dabei in Abhängigkeit davon, ob der Patient alleine oder in Begleitung mit der Situation konfrontiert wird. Für den deutschsprachigen Raum liegt eine offizielle Ausgabe mit entsprechenden Normen vor („Fragebogen zu körperbezogenen Ängsten, Kognitionen und Vermeidung", AKV; Ehlers et al. 2001).

47.6 Behandlung

Die meisten der heute zur Verfügung stehenden, evaluierten Therapiemanuale für die Panikstörung kombinieren kognitive Methoden, die auf eine veränderte Interpretation der ursprünglich als bedrohlich erlebten Angstsymptome abzielen, Exposition mit internen Reizen (hauptsächlich körperliche Symptome) und die Vermittlung von Strategien zur Bewältigung von Angst und körperlichen Symptomen. Für Patienten mit agoraphobischem Vermeidungsverhalten ist die Expositionsbehandlung die Methode der Wahl.

Im Folgenden wird das kognitiv-verhaltenstherapeutische Behandlungsprogramm von Margraf und Schneider (1990; s. auch Schneider und Margraf 1998) mit Ergänzungen aus dem Therapiemanual von Barlow und Craske (2000) skizziert.

Datum (Anfang/ Ende)	Angst (0–10)	Symptome	Wo? Wer? Was?	Gedanken
15:22	6	Herzrasen, Schwitzen, Angst, Kontrolle zu verlieren	Alleine zu Hause	Ich verliere die Kontrolle

◌ **Abb. 47.4** Angsttagebuch

47.6.1 Informationsvermittlung (Psychoedukation)

Grundlage für die Behandlung bildet die Vermittlung eines glaubwürdigen Erklärungsmodells für Panikanfälle. Informationen und Erklärungen vermitteln den Betroffenen eine neue und erleichternde Sichtweise ihrer Störung, erhöhen die Wirksamkeit und Akzeptanz des therapeutischen Vorgehens, führen zu einer Generalisierung des Therapieerfolgs und tragen zur Prophylaxe von Rückfällen bei. Häufig reagieren die Panikpatienten mit Erleichterung auf das Erklärungsmodell, da sie nun endlich eine Erklärung für ihre Symptome bekommen. Vermittelt und erklärt werden folgende Inhalte:

— Natur der Angst,
— Teufelskreis der Angst,
— Komponenten der Angst (physiologisch, kognitiv, behavioral) und deren Zusammenhänge,
— Genesemodell der Angst (Auslösefaktoren, Prädispositionen, aufrechterhaltende Faktoren),
— Information über den typischen Angstverlauf,
— Vermittlung des Konfrontationskonzepts als Behandlungsprinzip.

Sowohl spontan auftretende Panikattacken als auch starke Angstreaktionen in phobischen Situationen werden als Ergebnis eines Teufelskreises aus den individuell relevanten körperlichen Symptomen (z. B. Herzrasen, Schwindel), Kognitionen (z. B. „Ich könnte ohnmächtig werden") und Verhaltensweisen (z. B. Hyperventilation, Vermeidung) dargestellt. Der Teufelskreis ist eine vereinfachte Version des oben besprochenen psychophysiologischen Modells. Durch gezielte Fragen des Therapeuten soll der Patient angeleitet werden, den Teufelskreis mit individuellen körperlichen Symptomen, Kognitionen und Verhaltensweisen selbst zu entdecken (Abb. 47.5 als Beispiel für einen Teufelskreis).

Grundsätzlich muss das Erklärungsmodell für den Patienten plausibel sein und mit seinen Erfahrungen übereinstimmen. Zu Beginn der Therapie sollte gegenüber dem Patienten auch die Wichtigkeit der Hausaufgaben betont werden (▶ Kap. 34). Da der Patient meistens nur wöchentlich für eine Stunde zur Therapie kommt, auch wenn eine höhere Frequenz mindestens ebenso wirksam ist (z. B. Bitran et al. 2008; Knuts et al. 2015), muss er zwischen den Sitzungen alleine für seine Fortschritte arbeiten. Im Weiteren sollte auch kommuniziert werden, dass es zu Beginn der Therapie zu einem Angstanstieg kommen kann, da der Patient sich nun des Öfteren in bisher vermiedene Situationen begibt und seine Aufmerksamkeit auf seine Ängste gerichtet wird.

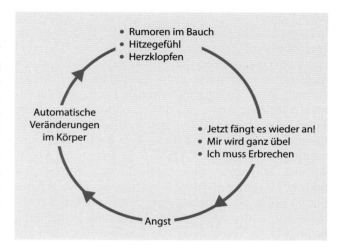

● **Abb. 47.5**   Individueller Teufelskreis der Angst

47.6.2 Kognitive Interventionen

Im Rahmen einer kognitiven Therapie werden die typischen angstauslösenden Gedanken, dysfunktionalen kognitiven Schemata sowie die Fehlinterpretationen der körperlichen Symptome (Gedanken, Vorstellungsbilder, Einschätzungen der Wahrscheinlichkeit von Ereignissen) während eines Angstanfalls systematisch erarbeitet (z. B. „Ich bekomme einen Herzinfarkt", „Ich könnte verrückt werden").

● Tab. 47.1 gibt einen Überblick über die Schritte zum Identifizieren und Korrigieren der Fehlinterpretationen während eines Panikanfalls. Bei dieser Intervention ist zu beachten, dass immer nur eine Fehlinterpretation bearbeitet wird.

Zunächst wird ausführlich analysiert, welche Gründe aus Sicht der Patienten für ihre Angst erzeugenden Interpretationen sprechen. Anschließend werden alternative Erklärungen für die Symptomatik, d. h. andere Ursachenzuschreibungen (Attribuierungen), gesammelt. Dabei wird vermittelt, dass die Einschätzung eine Auswirkung darauf hat, wie man sich fühlt. Vonseiten des Therapeuten sollte darauf geachtet werden, dass er nicht versucht, den Patienten zu überreden, sondern die Fehlinterpretationen mit Einfühlungsvermögen und Fragen im Sinne des geleiteten Entdeckens zu diskutieren.

Hat der Patient Überzeugungen wie z. B. „Ich werde in Ohnmacht fallen", kann die Technik des Entkatastrophisierens eingesetzt werden. Dieses Vorgehen ist charakterisiert durch „Was-wäre-wenn"-Fragestellungen. Dadurch wird überprüft, ob es sich beim Eintreffen der Befürchtungen wirklich um eine „Katastrophe" handeln würde. Durch gezieltes Fragen wird eine realistische und weniger bedrohliche Bewertung möglich.

47

Tab. 47.1 Korrigieren von Fehlinterpretationen

Schritt	Beispiel
1. Bestimmen einer Fehlinterpretation, die bearbeitet werden soll	„Wenn mein Herz schnell schlägt, bekomme ich einen Herzinfarkt"
2. Einschätzen der Fehlinterpretation auf den Überzeugungsratings	Skala von 0–100 %
3. Exploration der Beweise für die Fehlinterpretation	„In der Zeitung stand, dass starkes Herzklopfen ein Symptom von Herzkrankheiten ist."
4. Identifizieren von Beobachtungen, die den Fehlinterpretationen widersprechen	EKG ohne Befund. Die Beschwerden werden bei körperlicher Belastung nicht schlimmer. Ablenkung hilft, die Symptome zu reduzieren
5. Darstellung alternativer Erklärungen	z. B. Streit mit dem Partner
6. Identifizieren weiterer Beobachtungen, die die alternativen Erklärungen unterstützen	z. B. ähnliche Symptomatik wie während des Hyperventilationstests. Durchführung weiterer Verhaltensexperimente
7. Erneutes Einschätzen der Fehlinterpretationen auf den Überzeugungsratings	Skala von 0–100 %
8. Einschätzen der alternativen Erklärung auf den Überzeugungsratings	Skala von 0–100 %. Überprüfung, ob die Korrektur der Fehlinterpretation erfolgreich war

Tab. 47.2 Interozeptive Expositionen zur Provokation von Angstsymptomen

Experiment	Hervorgerufene Symptome
Kopf schnell hin und her bewegen (30 s)	Schwindel, Benommenheit
Kopf zwischen den Knien (30 s), dann Kopf schnell heben	Benommenheit
Körperliche Belastung: Treppen steigen, auf der Stelle laufen	Herzklopfen, Schwitzen, Hitzegefühle, Kurzatmigkeit
Muskelanspannung (1 min)	Muskelanspannung, Zittern
Schnelles Drehen des Körpers (Drehstuhl; sich am Ort mehrmals drehen)	Schwindel, Benommenheit
Hyperventilation	Schwindel, Herzklopfen, Benommenheit, Kurzatmigkeit, Hitzegefühle
Atmen durch Strohhalm	Kurzatmigkeit
Visuelle Effekte (optisch-räumliche Täuschungen, in eine Glühbirne schauen, dann Text lesen)	Derealisationseffekte

47.6.3 Interozeptive Expositionen

Die Patienten lernen durch interozeptive Expositionen, ihre Aufmerksamkeit auf unangenehme Körpersensationen zu lenken und ihre Hypothesen bezüglich gefürchteter körperlicher Zustände zu überprüfen. Tab. 47.2 gibt einen Überblick über interozeptive Expositionsübungen zur Provokation angstrelevanter Körpersymptome. Interozeptive Expositionen können transdiagnostisch bei verschiedenen Störungsbildern eine hilfreiche Intervention darstellen (Boettcher et al. 2016).

Im Kasten ▶ Klinisch betrachtet wird der Hyperventilationstest ausführlich dargestellt.

Klinisch betrachtet

Hyperventilationstest

Viele Panikpatienten hyperventilieren während eines Panikanfalls, ohne dies bewusst wahrzunehmen. Der Hyperventilationstest (Margraf und Schneider 1990) soll dazu dienen, Gemeinsamkeiten zwischen den Effekten der Hyperventilation und den Effekten eines Panikanfalls aufzuzeigen. Dies ermöglicht die Identifizierung angstfördernder Gedanken.

1. Exploration der Symptome während eines typischen Angstanfalls.
2. Einführung des Hyperventilationstests: Der Patient wird darüber aufgeklärt, dass manche Menschen während der Hyperventilation unangenehme Empfindungen wahrnehmen, dass diese aber schnell vorübergehen, wenn sie wieder normal atmen. Mehr Informationen zum Zweck des Tests sollten im Anschluss an den Test gegeben werden.
3. Durchführung des Hyperventilationstest: Der Therapeut fordert den Patienten auf, sich in eine aufrechte Sitzposition zu begeben und für 2 Minuten so tief wie möglich über die Brust zu atmen. Wenn die Angst des Patienten zu stark ist, sollte der Test abgebrochen werden. Nach Beendigung des Tests wird der Patient aufgefordert, die Aufmerksamkeit nach innen zu lenken und wahrzunehmen, was im Körper geschieht.
4. Auswertung des Hyperventilationstests. Der Patient wird aufgefordert, das Ausmaß der Angst und die Art der wahrgenommenen Symptome zu beschreiben.
5. Die Symptome des Hyperventilationstests werden mit denen während eines Panikanfalls verglichen. Der Patient wird aufgefordert, die Erfahrungen während des Tests mit denen während natürlicher Panikanfälle zu vergleichen: Was war ähnlich? Was waren die Unterschiede?

47.6.4 Exposition in vivo

Wie bereits angesprochen, ist die Expositionsbehandlung (▶ Kap. 26) bei der Agoraphobie die Methode der Wahl. Ein nützliches Hilfsmittel ist dabei das Erstellen einer Angst- und Vermeidungshierarchie. Im Verlauf der Expositionsbehandlung werden die Situationen graduell (vom einfachen zum schwierigen) oder massiert („flooding"; es wird mit dem schwersten Item der Hierarchie begonnen) bearbeitet. Forschungsergebnisse weisen darauf hin, dass die massierte Therapie langfristig die günstigste Prognose zeigt. Dies zeigen auch folgende klinische Erfahrungen:

- eindeutige Metabotschaft: Angst ist nicht gefährlich, also kann auch mit einer stark angstauslösenden Situation begonnen werden;
- weniger Belastung des Patienten durch schnelle Angstreduktion;
- weniger Erwartungsangst: Viele Patienten gewinnen nach den ersten starken Angstreaktionen Zuversicht, dass sie nun auch die weiteren Situationen auf der Hierarchie bewältigen können.

Im Folgenden wird das Vorgehen bei der massierten Exposition besprochen. Dabei wird mit der Vorbereitung auf die Übungen begonnen, da diese für die Durchführung der Therapie von zentraler Bedeutung ist. Für weiterführende Ausführungen wird auf Schneider und Margraf (1998) verwiesen.

Vorbereitung auf die Expositionsübungen

Es ist wichtig, dem Patienten zu verdeutlichen, dass das Vermeidungsverhalten zentral ist für die Aufrechterhaltung seiner Ängste und diese letztendlich stabilisiert: Kurzfristig führt das Vermeidungsverhalten zu einer Angstreduktion, aber langfristig verstärkt dieses Verhalten die Angst, da sich für den Patienten jedes Mal wieder bestätigt, dass die Situation hätte gefährlich werden können, wäre er länger in der Situation geblieben. Ähnlich wie bei der Ausarbeitung des Teufelskreismodells ist es auch hier entscheidend, die Erfahrungen des Patienten aufzunehmen. Für die Vermittlung des Zusammenhangs zwischen Vermeidung und Aufrechterhaltung der Angst haben sich die in ◘ Abb. 47.6 aufgeführten Verlaufskurven als sehr hilfreich erwiesen.

Massierte Exposition (Flooding)

Ziel der Exposition ist die Neubildung von Reiz-Reaktions-Erwartungen, also dass z. B. körperliche Symptome von Angst oder Unruhe (z. B. Zunahme des Herzschlages) nicht zwangsläufig mit katastrophisierenden Gedanken („Ich bekomme einen Herzinfarkt") einhergehen. Es sollte daher nicht nur innerhalb der Therapiesitzungen geübt werden, sondern auch zwischen den Sitzungen und in verschiedenen Kontexten (vgl. Craske et al. 2014; Craske 2015; ▶ Gut zu wissen). Im Sinne der Zwei-Faktoren-Theorie der Angst ist darauf zu achten, dass Verstärker auf das Verhalten bezogen werden, d. h., der Patient sollte dafür gelobt werden, dass er in die angstauslösende Situation gegangen ist und nicht, dass er diese als angstfrei erlebt oder bewältigt hat.

Panik und Agoraphobie

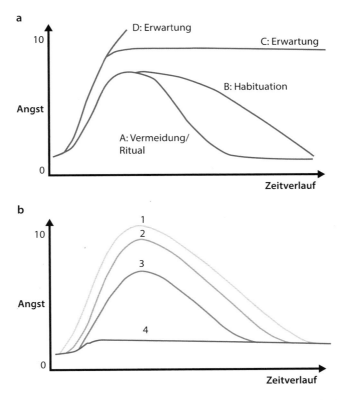

■ **Abb. 47.6** Grafische Darstellung des Verlaufes von Angst bzw. Erregung bei der Konfrontation mit Angstreizen. **a** Verlaufskurven ohne therapeutische Intervention: Typisch ist der rasche Anstieg mit einem langsameren Abfallen der Angst. Ohne Behandlung zeigen die Patienten in der Regel Vermeidungsverhalten (*Kurve A:* Vermeidung) und erreichen so nicht den Punkt, an dem die Kurve von allein abfällt (*Kurve B:* Habituation). Die *Kurven C* und *D* zeigen die vom Patienten befürchteten Verläufe mit einer scheinbar „unendlich" anhaltenden *(C)* oder immer weiter ansteigenden *(D)* Angst, die erst durch eine als imminent wahrgenommene Katastrophe (z. B. Herzinfarkt) beendet werden könnte. **b** Verlaufskurven bei therapeutischer Konfrontation: Dabei machen die Patienten die Erfahrung, dass Angst von allein abnimmt („habituiert"), wobei die Kurve bei wiederholter Konfrontation *(1.–4. Durchgang)* immer weiter abflacht

---

Gut zu wissen

Wie wirkt die Expositionstherapie?
Lange Zeit ging man davon aus, dass Habituation das entscheidende Lernprinzip für die Wirkung von Expositionstherapie darstellt. Unter Habituation versteht man die Gewöhnung an Ängste, die durch ein Verbleiben in der angstauslösenden Situation erreicht werden kann. Indem der Patient sich seiner Angst für eine längere Zeit wiederholt aussetzt, lernt er, dass die Situation an sich nicht gefährlich ist. Neuere Ergebnisse verweisen jedoch darauf, dass diese Erklärung alleine für eine langfristige Wirksamkeit der Therapie nicht ausreicht.
Zur Erklärung und Verbesserung der Effekte der Expositionstherapie sind Lerntheorien und Extinktion wichtig. Die Expositionstherapie gilt dabei als klinischer Proxy (Stellvertreter) für Extinktion. Bei der Extinktion (wörtlich „Löschung") wird, entgegen früherer Annahmen, jedoch die konditionierte Angstreaktion (CR) nicht gelöscht. Zentral für die Extinktion ist das inhibitorische Lernen. Inhibitorisches Lernen be-

sagt, dass die ursprüngliche Assoziation zwischen dem reaktionsauslösenden Reiz (CS) und dem unkonditionierten Stimulus (US) durch eine neu erlernte, nicht angstbesetzte Assoziation (CS–no US) gehemmt bzw. dass der CS nicht länger dem US vorausgeht. Es ist daher davon auszugehen, dass nach der Extinktion, der CS zwei Bedeutungen hat; die ursprüngliche Bedeutung (CS–US) und die zusätzliche inhibitorische Bedeutung (CS–no US). Dies erklärt die Vulnerabilität, dass die Angst wieder auftreten kann, wenn nach der Expositionstherapie keine weiteren „Übungssituationen" auftreten. Die konditionierte Angst kann zudem wieder verstärkt auftreten, wenn sich der Kontext zwischen Extinktion und Retestung verändert hat, wenn negative Ereignisse nach der Expositionstherapie aufgetreten sind und wenn die Assoziation CS–US wiederholt nach der Extinktion auftritt (siehe Craske et al. 2014).
Aufgrund dieser Faktoren, die das Wiedererstarken der Assoziation zwischen CS und US begünstigen, können umgekehrt verschiedene Strategien abgeleitet

werden, die das inhibitorische Lernen verstärken und somit Expositionsübungen optimieren können. Insgesamt zielen die Strategien zur Steigerung der Expositionswirksamkeit auf die Störung der inhibitorischen Assoziation durch Förderung des Extinktionslernens sowie Zugänglichkeit und Konsolidierung des Extinktionsgedächtnisses (Craske et al. 2008).

Zentral ist die Erwartungsverletzung im Hinblick darauf, dass die befürchtete Erwartung maximal verletzt wird. Je stärker der Widerspruch, desto stärker das inhibitorische Lernen. Die Erwartung bzw. der unkonditionierte Stimulus (US) sollte dabei möglichst spezifisch formuliert werden, d. h. „Ich könnte ängstlich werden" reicht nicht aus, sondern die Formulierung könnte beispielsweise lauten „Ich könnte einen Hirnschlag bekommen". Das Ende der Expositionsübung wird dadurch bestimmt, dass die Erwartung verletzt wurde und nicht, wie bei der Habituation, bei Angstreduktion. Das Lernen besteht in der Erkenntnis, ob das erwartete negative Ereignis eingetreten ist oder nicht. Zur Konsolidierung wird nach jeder Expositionsübung gefragt, was der Patient aufgrund des Nichtauftretens der Befürchtung gelernt hat (s. ▶ Kasten Beispiel für Fragen zu Erwartungsverletzungen). Dabei sollte die Aufmerksamkeit sowohl auf den CS als auch auf das Nichtauftreten des US gerichtet werden. Welche Verbindung hervorgerufen wird, hängt von dem entsprechenden Kontext ab, weshalb eine möglichst große Variabilität von Kontexten, Stimuli, Intensitäten und Durchführungsmodalitäten eingesetzt werden sollte. Kommt es zu einer Konfrontation mit einem angstauslösenden Objekt in einem ähnlichen Kontext wie während der Expositionstherapie, wird eher die neue, inhibitorische Verbindung aktiviert. Des Weiteren scheint die Verfügbarkeit von Hinweisreizen („retrieval cues") für Patienten hilfreich zu sein, da sie diese außerhalb des Therapiekontextes in neue Situationen mitnehmen können. In der Therapie mit Kindern kann das beispielsweise ein Mutmach-Stein sein, welcher sich leicht in der Hosentasche oder Schultasche unterbringen lässt. Hinweisreize lassen sich insofern von Sicherheitsmerkmalen unterscheiden, da diese den Patienten erinnern, was er bisher in Expositionsübungen gelernt hat. Ferner versteht man unter dem Begriff „deepened extinction", dass während der Exposition verschiedene Modalitäten einbezogen werden – wie beispielsweise bei der Panikbehandlung, wenn interozeptive und In-vivo-Expositionen kombiniert werden (Überblick bei Craske et al. 2014; Craske 2015).

Beispiel für Fragen zu Erwartungsverletzungen:

Vor der Exposition:
- Ziel? Drei Stockwerke die Treppe hochrennen
- Was ist die schlimmste Befürchtung, was passieren wird? Ich werde einen Herzinfarkt haben.
- Auf einer Skala von 0–100, wie wahrscheinlich ist das? 85 %

Nach der Exposition:
- Ist die schlimmste Befürchtung eingetreten? Ja/Nein: Nein
- Wie weißt du das? Mein Herz hat nicht aufgehört zu schlagen. Ich hatte keine Schmerzen.
- Was hast du gelernt? Ich habe wahrscheinlich keinen Herzinfarkt, auch wenn mein Herz schneller schlägt, also brauche ich meine Medikamente nicht, wenn ich einen schnelleren Herzschlag habe.

Des Weiteren werden in verschiedenen randomisierten, kontrollierten Therapiestudien **biologische Wirkstoffe** untersucht, welche die Konsolidierung des inhibitorischen Lernens während der Extinktion erleichtern sollen, z. B. D-Cycloserin. D-Cycloserin ist eine organische Verbindung und wird zur Behandlung der Tuberkulose eingesetzt. Es wirkt nicht angstdämpfend, sondern verstärkt die Wirkung der Angstexposition. Bereits wenige niedrige Dosen von D-Cycloserin scheinen dazu zu führen, dass der Lernprozess schneller abgeschlossen wird. Man geht davon aus, dass die Wirkung durch die Beeinflussung von NMDA-Rezeptoren in der Amygdala entsteht (In-Albon 2011; s. auch Cochrane Review von Ori et al. 2015). In einer Therapiestudie wurde Patienten mit Panikstörung 3-mal jeweils 1 Stunde vor der Konfrontationsübung eine Dosis von 50 mg D-Cycloserin verabreicht. Nach insgesamt 5 Therapiesitzungen zeigte sich in der Behandlungsgruppe eine Effektstärke von 1,1 (Otto et al. 2010). Jedoch konnte eine Überlegenheit von KVT+D-Cycloserin in der Studie von Siegmund et al. (2011) nicht gezeigt werden. Es ließen sich jedoch Hinweise finden, dass die Symptomreduktion beschleunigt wurde. Zusammengefasst beschreibt ◘ Tab. 47.3 verschiedene Strategien zur Optimierung von Expositionsübungen in der klinischen Praxis.

Andere Modelle zur Erklärung der Expositionstherapie beinhalten Habituation und Verhaltenstests. Habituationsmodelle gehen davon aus, dass die Angstreduktion während der Exposition entscheidend für den Therapieerfolg ist. Jedoch zeigte sich die Höhe der Angstreduktion während der Exposition nicht als Prädiktor für das Ausmaß der selbstberichteten Angst in der Katamneseuntersuchung. Ausgehend von inhibitorischem Lernen wird

Tab. 47.3 Strategien zur Optimierung von Expositionsübungen. (Nach Craske et al. 2014, © 2014, with permission from Elsevier; Craske, 2015, © Karger; Mohr und Schneider 2015, Copyright © 2015 S. Karger GmbH, Freiburg)

Strategie	Gestaltung der Expositionsübungen	Für den Therapeuten
Erwartungsverletzung	Gestaltung von Expositionsübungen, die spezifische Erwartungen widerlegen	Was ist die konkrete Befürchtung des Patienten? Was hat der Patient aufgrund des Nichtauftretens des US gelernt? Fokus auf CS und non-US legen
Vertiefende Extinktion	Präsentation zweier Hinweisreize oder Stimuli während derselben Exposition; beide Stimuli sollten denselben US voraussagen	Kombination von interozeptiven und In-vivo-Expositionen
Gelegentlich verstärkte Extinktion	Gelegentliche, unvorhersehbare Präsentation von CS-US-Assoziationen während der Extinktion, d. h. absichtliche Induktion von Panikattacken z. B. durch Yohimbine	Den Patienten ermutigen, Situationen mit negativem Ergebnis aufzusuchen
Variierte Extinktion/Variabilität	Variation von Stimuli, Durchführung, Intensität und Kontexten; dies erhöht die Speicherkapazität von neuen gelernten Informationen	Zum Beispiel unterschiedliche Stockwerke bei Höhenangst, unterschiedliche Orte, Tageszeiten, Zeitintervalle zwischen Expositionssitzungen
Verzicht von Sicherheitsmerkmalen	Reduktion von Sicherheitsmerkmalen und -verhalten	Am besten die unmittelbare Beseitigung von Sicherheitsmerkmalen, sonst graduell
Aufmerksamkeitsfokussierung	Die Aufmerksamkeit während der Exposition auf den konditionierten Stimulus (CS) lenken	Fokus auf die Angst lenken
Affektbenennung	Den Patienten während der Exposition sein emotionales Erleben beschreiben lassen	
Mentale Wiederherstellung/Reinstatement	Den Patienten anleiten, sich vorausgegangene erfolgreiche Expositionsübungen ins Gedächtnis zu rufen und diese mental neu zu durchleben	Positive Erinnerungen vergegenwärtigen
Einsatz von Hinweisreizen („retrieval cues")	Hinweisreize aus vorausgegangenen, erfolgreichen Expositionsübungen in neue Situationen mitnehmen	
Pharmakologische Unterstützung	Einsatz von D-Cycloserin zur Unterstützung des Extinktionslernens und der Gedächtniskonsolidierung	Zeitpunkt der DCS-Einnahme nach einer erfolgreichen Exposition

die Angstreduktion in der Expositionsübung nicht per se betont. Hingegen werden Strategien eingesetzt, um das Ausmaß der Angst in den Übungen aufrechtzuerhalten. Dies heißt aber nicht, dass die Habituation keine Rolle für die Wirksamkeit der Exposition spielt. Zwischen inhibitorischem Lernen und kognitiven Modellen, welche Verhaltenstests betonen, um explizit bedrohliche Annahmen und Vermutungen zu widerlegen, bestehen Überlappungen.

47.6.5 Rückfallprävention

Gegen Ende der Therapie wird dem Patienten immer mehr Eigenverantwortung für die Therapieplanung übertragen. Das heißt, sobald der Therapeut sicher ist, dass der Patient kein Flucht- oder Vermeidungsverhalten mehr zeigen wird, sollte der Patient alleine angstauslösende Situationen aufsuchen. Diese Phase gewährleistet, dass der Patient auch nach der Therapie die gelernten Fertigkeiten alleine anwenden kann. Dies dient auch einer Generalisierung der Therapieeffekte. Um die Angst vor Rückfällen zu vermindern, sollten Patienten darauf hingewiesen werden, dass es Schwankungen im Auftreten von Ängsten geben wird, die aber nicht als Katastrophe empfunden werden sollten. Es soll betont werden, dass ein Rückschlag nicht nach dem Alles-oder-Nichts-Prinzip zu bewerten ist, sondern dass einige Angstanfälle auch nützlich sein können, um die gelernten Fertigkeiten erneut zu üben. Schließlich werden am Ende der Therapie noch einmal alle Fehlinterpretationen durchgegangen und geprüft, ob noch Zweifel an den Alternativerklärungen bestehen.

Nach Abschluss der Therapie können Booster-Sitzungen ("Auffrischungssitzungen") vereinbart werden, die anfangs monatlich und dann in immer größer werdenden Zeitabschnitten abgehalten werden, um mögliche auftretende Schwierigkeiten zu besprechen.

47.7 Stand der Therapieforschung

In der Behandlung der Agoraphobie (Panikstörung mit Agoraphobie) ist die Effektivität von Expositionsverfahren klar belegt. Die Ergebnisse der Studien zur massierten Exposition zeigen mit einer Prä-post-Effektstärke von 1,64 sehr starke Effekte auf die Hauptsymptomatik (Ängste und Vermeidungsverhalten), aber auch auf individuell definierte Zielsymptome wie allgemeines Wohlbefinden, Arbeit und Freizeit. Insgesamt weist die massierte Exposition in vivo eine bessere Wirkung auf als graduierte bzw. In-sensu-Exposition oder systematische Desensibilisierung auf (Ruhmland und Margraf 2001).

Bereits die Literaturauswertung von Grawe et al. (1994) zeigte, dass Konfrontationsverfahren besonders häufig untersucht wurden und die methodische Qualität dieser Studien als sehr gut beurteilt werden kann (▶ Studienbox für eine aktuelle Metaanalyse).

Im Hinblick auf Prädiktoren für den Therapieerfolg zeigte eine systematische Literaturübersicht, dass das agoraphobische Vermeidungsverhalten den stärksten Prädiktor für einen geringen Therapieerfolg darstellte, gefolgt von einer geringen Veränderungserwartung, einer ausgeprägten funktionellen Einschränkung und einem Cluster-B-Persönlichkeitsstil (▶ Kap. 57; Porter und Chambless 2015). In der ▶ Studienbox wird auf die Frage „Wie wirkt KVT bei Panikstörung" eingegangen.

Eine Metaanalyse von Cuijpers et al. (2016) zur Wirksamkeit der KVT bei Angststörungen bezog 144 Studien mit ein, davon 42 für die Panikstörung. Im

---

Studienbox

Metaanalyse zur Effektivität kognitiv-verhaltenstherapeutischer Behandlungen bei Panikstörung

Pompoli et al. (2018) führten eine Netzwerk-Metaanalyse zur Wirksamkeit der Therapiekomponenten der KVT bei Panikstörung durch. Einbezogen wurden 72 Studien. Es zeigte sich, dass interozeptive Expositionsübungen und ein Face-to-Face-Setting mit einer besseren Therapiewirksamkeit und Akzeptanz einhergingen. Hingegen waren die Muskelrelaxation und Expositionen in virtueller Realität mit einer geringeren Wirksamkeit assoziiert. Atemübungen und In-vivo-Expositionsübungen erhöhten die Therapieakzeptanz, zeigten aber nur kleine Wirksamkeitseffekte. Zusammengefasst sollte die KVT für Panikstörungen interozeptive Expositionen und ein Face-to-Face-Setting beinhalten, jedoch keine Muskelrelaxation oder Expositionen in virtueller Realität.

Mechanisms of Action – Wie wirkt KVT bei Panikstörung?

Obwohl die kognitive Verhaltenstherapie (KVT) als effektive Therapie der Wahl bei Panikstörung mit und ohne Agoraphobie im Kurz- und Langzeitverlauf gut etabliert ist, besteht aus vielerlei Überlegungen weiterhin dringender Forschungsbedarf: Warum und auf welchen Wegen wirkt eigentlich eine KVT bei Panikstörung? Welches sind die entscheidenden Therapiekomponenten? Welche Rolle spielen kognitive, welche Rolle spielen Expositionselemente? Ist die Exposition in vivo mit Therapeutenbegleitung mit besseren und stabileren Outcomes assoziiert als unbegleitete Exposition? Diese entscheidenden Fragen wurden in einem vom Bundesministerium für Bildung und Forschung unterstützten Forschungsnetzwerk („Paniknetz") an vielen Einrichtungen in Deutschland untersucht (für einen Überblick zum Paniknetz s. Arolt et al. 2009). Dazu wurden 369 Patienten mit Panikstörung und/oder Agoraphobie aus verschiedenen Studienzentren (Aachen, Berlin-Adlershof, Berlin-Charité, Bremen, Dresden, Greifswald, Marburg, Münster und Würzburg) in einer randomisiert-kontrollierten Studie mit zwei aktiven Behandlungsbedingungen (T+, T−) und einer Wartekontrollgruppe (n = 68) untersucht. Die beiden Behandlungsvarianten waren identisch bezüglich Inhalt, Struktur und Dauer. In der Bedingung T+ (n = 163) planten und führten Therapeuten die In-vivo-Expositionen mit ihren Patienten außerhalb des Therapiezimmers gemeinsam durch; in der Bedingung T− (n = 138) planten Therapeuten die In-vivo-Expositionen und werteten sie anschließend gemeinsam mit dem Patienten aus, ohne den Patienten in der Übung zu begleiten. Alle Patienten wurden 2-mal wöchentlich über 12 Sitzungen behandelt. Im Vergleich zur Wartekontrollgruppe verbesserten sich Patienten beider Therapiebedingungen hinsichtlich aller Outcome-Kriterien. Die Effektstärken für den Prä-post-Vergleich lagen im höheren Bereich (−0,5 bis −2,5): Patienten der Bedingung T+ wiesen zudem bezüglich der globalen klinischen Krankheitsschwere („clinical global impression", CGI) und im Mobilitätsinventar stärkere Verbesserungen auf und berichteten weniger Panikattacken in der 6-Monats-Follow-up-Periode als Patienten der Bedingung T−. Demnach ist die therapeutengeleitete Exposition effektiver zur Minderung agoraphober Vermeidungstendenzen, zur Verbesserung des allgemeinen Funktionsniveaus und zur Reduktion von Panikattacken als die unbegleitete Exposition. Die Unterstützung des Therapeuten verstärkt die Behandlungseffekte der Exposition, da der Therapeut direkt und in Echtzeit den Verlauf der Exposition beobachten und ggf. modifizieren kann (Gloster et al. 2011). Im 2-Jahres-Follow-up (n = 146) konnten mehrheitlich die positiven Therapieeffekte in beiden Bedingungen (T+/T−) auf dem Niveau nach Therapieende aufrechterhalten bleiben. Im Vergleich zum 6-Monats-Follow-up waren die Ergebnisse vergleichbar. Das agoraphobe Vermeidungsverhalten scheint ein zentraler aufrechterhaltender Faktor zu sein. Jedoch berichtete ungefähr ein Drittel der Patienten zusätzliche Behandlungen in Anspruch genommen zu haben. Spezifische Prädiktoren konnten nicht ausgemacht werden (Gloster et al. 2013).

Vergleich zwischen KVT und Kontrollgruppen zeigten sich große Effektstärken (g = 0,81, „number needed to treat" [NNT] = 3,53). Die größten Effekte zeigten sich beim Vergleich zur Wartelistekontrollbedingung (n = 33, g = 0,96), die kleinsten und nicht signifikanten Effekte beim Vergleich zur Care-as-usual-Behandlung (n = 4, g = 0,27). Für die Panikstörung wurden wenige Hinweise auf einen Publikationsbias gefunden, dafür zeigte sich ein Einfluss der Qualität der Studien auf die Effektstärke. Werden nur die vier Studien mit hoher methodischer Qualität berücksichtigt, ergibt sich eine Effektstärke von g = 0,61 im Vergleich KVT und Wartelistekontrollgruppe.

Die Cochrane Netzwerk Metaanalyse zur Panikstörung mit oder ohne Agoraphobie (Pompoli et al. 2016) bezog 54 Studien ein, davon 32 KVT, 12 behaviorale Therapie, 10 physiologische Therapien (Entspannungstechniken, Atemtechniken, Biofeedback), 3 kognitive Therapien, 3 unterstützende Therapien und 2 psychodynamische Therapien. Es zeigte sich keine eindeutige Evidenz, dass ein Verfahren im Vergleich zu anderen Verfahren überlegen ist. Die meiste Evidenz, insbesondere auch bezüglich der Nachhaltigkeit der Effekte, liegt für die KVT vor, wobei die Effektstärken gegenüber anderen Verfahren teilweise klein waren. Die behaviorale Therapie scheint keine Alternative zur KVT zu sein.

Der Cochrane Review von Olthuis et al. (2015) zur internetbasierten KVT (iKVT) bei Angststörungen beinhaltet 8 Studien zur Panikstörung mit und ohne Agoraphobie. Zum gegenwärtigen Zeitpunkt kann festgehalten werden, dass eine therapeutenunterstützte internetbasierte KVT (► Kap. 35) wirksamer ist als verschiedene Kontrollbedingungen wie Gruppen zur Psychoedukation, Aufmerksamkeit und online Diskussion. Für den Vergleich Face-to-Face-KVT und therapeutenbegleitete IKVT sind randomisiert kontrollierte Therapiestudien (RCT) erforderlich.

47.8 Offene Fragen

Das vermehrte Interesse an Panikstörung und Agoraphobie und insbesondere neue Erkenntnisse zur Extinktion und zum inhibitorischem Lernen führte zu beachtlichen Fortschritten in der Diagnostik, der Therapie und in der Theorie. Offene Fragen bestehen hinsichtlich der Ätiologie der Panikstörung, aber auch hinsichtlich der spezifischen Wirkfaktoren der einzelnen Behandlungskomponenten.

Die im Kapitel besprochenen Modelle bedürfen Erweiterungen und Überprüfungen. Gegenwärtig stehen mehrere Risikofaktoren (Angstsensitivität, Behavioral Inhibition, Störung mit Trennungsangst, Krankheitserfahrungen in der Kindheit) zur Diskussion, jedoch müssten diese Risikofaktoren zur Prüfung der Kausalität nicht nur mit Hilfe beobachtender prospektiver Längsschnittstudien untersucht werden, sondern auch mittels RCT, welche untersuchen, ob die Änderung des Risikofaktors auch mit einer Veränderung des Outcomes einhergeht. Des Weiteren stellt sich die Frage nach der Spezifität der Risikofaktoren. Es hat sich erwiesen, dass gewisse Risikofaktoren (z. B. Temperamentseigenschaften) mit Angststörungen allgemein oder auch mit Depressivität assoziiert sind. Diesbezüglich können in den folgenden Jahren aufschlussreiche und vielversprechende Ergebnisse erwartet werden.

47.9 Resümee

Die Panikstörung und die Agoraphobie sind häufige und chronische Störungen. Bevor Patienten mit einer Panikstörung eine angemessene Behandlung erhalten, konsultieren sie meistens mehrere Ärzte. Des Weiteren dauert es durchschnittlich 7–8 Jahre, bis die Panikstörung diagnostiziert wird. Methode der Wahl für die Behandlung der Panikstörung und der Agoraphobie ist die kognitive Verhaltenstherapie, insbesondere die In-vivo-Expositionsbehandlung. Bei komorbider Panikstörung und Agoraphobie ist die kognitive Verhaltenstherapie und die Kombinationstherapie (KVT + Medikamente) Methode der Wahl.

? Prüfen Sie Ihr Wissen

1. Was ist bei der diagnostischen Codierung der Panikattacke zu beachten? ▶ Abschn. 47.1.1
2. Gibt es die Panikstörung im Kindes- und Jugendalter? ▶ Abschn. 47.4.3
3. Was versteht man unter Extinktion? ▶ Abschn. 47.6.4
4. Welche drei Vulnerabilitätsfaktoren postulieren Bouton et al. (2001) in ihrer modernen Lerntheorie der Panikstörung? ▶ Abschn. 47.3.2
5. Welches sind die Behandlungsschwerpunkte der Verhaltenstherapie bei der Panikstörung und der Agoraphobie? ▶ Abschn. 47.7

ⓘ Weiterführende Literatur

Allgemeine Informationen zur Panikstörung und Agoraphobie als auch zu Risikofaktoren für die Entwicklung der Panikstörung finden sich in Margraf und Schneider (2018) sowie Barlow (2002). Zur Diagnostik und Differenzialdiagnostik wird das DIPS für DSM-5 (Margraf et al. 2017) empfohlen. Zum Stand der Therapieforschung wird die *Evidenzbasierte Leitlinie zur Psychotherapie der Panikstörung und Agoraphobie* von Heinrichs et al. (2009) empfohlen. Die Behandlung der Panikstörung ist ausführlich aufgeführt in Schneider und Margraf (1998) und in Barlow und Craske (2000).

Literatur

American Psychiatric Association. (APA). (1980). *Diagnostic and Statistical Manual of Mental Disorders (DSM-III)*. Washington, DC: American Psychiatric Association.

American Psychiatric Association. (APA). (1987). *Diagnostic and Statistical Manual of Mental Disorders* (3th edn. Text Revision). Washington, DC: American Psychiatric Association.

American Psychiatric Association (APA). (2015). *Diagnostisches und Statistisches Manual Psychischer Störungen – DSM-5 (deutsche Ausgabe herausgegeben von Peter Falkai und Hans-Ulrich Wittchen, mitherausgegeben von Manfred Döpfner, Wolfgang Gaebel, Wolfgang Maier, Winfried Rief, Henning Saß und Michael Zaudig)*. Göttingen: Hogrefe.

American Psychiatric Association (APA). (2018). *Diagnostisches und Statistisches Manual Psychischer Störungen – DSM-5 (deutsche Ausgabe herausgegeben von Peter Falkai und Hans-Ulrich Wittchen, mitherausgegeben von Manfred Döpfner, Wolfgang Gaebel, Wolfgang Maier, Winfried Rief, Henning Saß und Michael Zaudig)*. Göttingen: Hogrefe.

Andlin-Sobocki, P., & Wittchen, H.-U. (2005). Cost of anxiety disorders in Europe. *European Journal of Neurology, 12*(Suppl. 1), 39–44.

Arolt, V., Zwangzger, P., Ströhle, A., Hamm, A., Gerlach, A., Kircher, T., & Deckert, J. (2009). Das Forschungsnetzwerk PANIC-NET – Von einem besseren Verständnis neurobiologischer Mechanismen der Furchtregulation zu effektiverer psychotherapeutischer Behandlung in der Praxis. *Psychother Psych Med, 59*(3), 124–131.

Aschenbrand, S. G., Kendall, P. C., Webb, A., Safford, S. M., & Flannery-Schröder, E. (2003). Is childhood separation anxiety disorder a predictor of adult panic disorder and agoraphobia? A seven-year longitudinal study. *Journal of the American Academy of Child and Adolescent Psychiatry, 42*(12), 1478–1485.

Asselmann, E., Pané-Farré, C., Isensee, B., Wittchen, H.-U., Lieb, R., Höfler, M., & Beesdo-Baum, K. (2014a). Characteristics of initial fearful spells and their associations with DSM-IV panic attacks and panic disorder in adolescents and young adults from the community. *Journal of Affective Disorders, 165,* 95–102.

Asselmann, E., Wittchen, H.-U., Lieb, R., Höfler, M., & Beesdo-Baum, K. (2014b). Does help-seeking alter the risk for incident psychopathology in adolescents and young adults with and without fearful spells or panic attacks? Findings from a 10-year prospective-longitudinal community study. *Journal of Affective Disorders, 169*, 221–227.

Asselmann, E., Wittchen, H. U., Lieb, R., Höfler, M., & Beesdo-Baum, K. (2014c). Associations of fearful spells and panic attacks with incident anxiety, depressive, and substance use disorders: A 10-year prospective-longitudinal community study of adolescents and young adults. *Journal of Psychiatric Research, 55*, 8–14.

Barlow, D. H. (Hrsg.). (2002). *Anxiety and its disorders*. New York: Guilford.

Barlow, D. H., & Craske, M. G. (2000). *Mastery of your anxiety and panic (MAP-3)* (3. Aufl.). San Antonio: Graywind Publications Incorporated/The Psychological Corporation.

Barrett, P. M., Rapee, R. M., Dadds, M. M., & Ryan, S. M. (1996). Family enhancement of cognitive style in anxious and aggressive children. *Journal of Abnormal Child Psychology, 24*, 187–203.

Beesdo, K., Pine, D. S., Lieb, R., & Wittchen, H. U. (2010). Incidence and risk patterns of anxiety and depressive disorders and categorization of Generalized Anxiety Disorder. *Archives of General Psychiatry, 67*(1), 47–57.

Beesdo-Baum, K., Zaudig, M., & Wittchen, H.-U. (2019) (Hrsg.). Strukturiertes Klinisches Interview für DSM-5-Störungen – Klinische Version. Dt. Bearbeitung des Structured Clinical Interview for DSM-5 Disorders– Clinician version von M. B. First, J. B. W. Williams, R. S. Karg & R. L. Spitzer. Göttingen: Hogrefe.

Biederman, J., Faraone, S. V., Hirshfeld-Becker, D. R., Friedman, D., Robin, J. A., & Rosenbaum, J. F. (2001). Patterns of psychopathology and dysfunction in high-risk children of parents with panic disorder and major depression. *American Journal of Psychiatry, 158*, 49–57.

Biederman, J., Rosenbaum, J. F., Bolduc-Murphy, E. A., Faraone, S. V., Chaloff, J., Hirshfeld, D. R., & Kagan, J. (1993). A 3-year follow-up of children with and without behavioural inhibition. *Journal of the American Academy of Child and Adolescent Psychiatry, 32*, 814–821.

Biederman, J., Rosenbaum, J. F., Hirschfeld, D. R., Faraone, S. V., Bolduc, E. A., Gersten, M., et al. (1990). Psychiatric correlates of behavioural inhibition in young children of parents with and without psychiatric disorders. *Archives of General Psychiatry, 47*, 21–26.

Bitran, S., Morissette, S. B., Spiegel, D. A., & Barlow, D. H. (2008). A pilot study of sensation-focused intensive treatment for panic disorder with moderate to severe agoraphobia: Preliminary outcome and benchmarking data. *Behavior Modification, 32*, 196–214.

Boettcher, H., Brake, C. A., & Barlow, D. H. (2016). Origins and outlook of interoceptive exposure. *Journal of Behavior Therapy and Experimental Psychiatry, 53*, 41–51.

Bouton, M. E., Mineka, S., & Barlow, D. H. (2001). A modern learning theory perspective on the etiology of panic disorder. *Psychological Review, 108*, 4–32.

Broocks, A., Bandelow, B., George, A., et al. (2000). Increased psychological responses and divergent neuroendocrine responses to m-CPP and ipsapirone in patients with panic disorder. *International Clinical Psychopharmacology, 15*(3), 153–161.

Brown, T. A., Campbell, L. A., Lehman, C. L., Grisham, J. R., & Mancill, R. B. (2001). Current and lifetime comorbidity of the DSM-IV anxiety and mood disorders in a large clinical sample. *Journal of Abnormal Psychology, 110*, 585–599.

Bruce, S. E., Yonkers, K. A., Otto, M. W., Eisen, J. L., Weisberg, R. B., Pagano, M., Shea, M. T., & Keller, M. B. (2005). Influence of psychiatric comorbidity on recovery and recurrence in generalized anxiety disorder, social phobia, and panic disorder: A 12-year prospective study. *American Journal of Psychiatry, 162*, 1179–1187.

Brückl, T., Wittchen, H.-U., Höfler, M., Pfister, H., Schneider, S., & Lieb, R. (2007). Childhood separation anxiety and the risk of subsequent psychopathology. Results from a community study. *Psychotherapy and Psychosomatics, 76*, 47–56

Chambless, D. L., Caputo, G. C., Bright, P., & Gallagher, R. (1984). Assessment of fear of fear in agoraphobics: The Body Sensations Questionnaire and the Agoraphobic Cognitions Questionnaire. *Journal of Consulting and Clinical Psychology, 52*, 1090–1097.

Chambless, D. L., Caputo, G. C., Jasin, S. E., Gracely, E. J., & Williams, C. (1985). The mobility inventory for agoraphobia. *Behaviour Research and Therapy, 23*, 35–44.

Charney, D. S., Woods, S. W., Goodan, W. K., & Heninger, G. R. (1987). Neurobiological mechanisms of panic anxiety: Biochemical and behavioral correlates of yohimbine-induced panic attacks. *American Journal of Psychiatry, 144*(8), 1030–1036.

Clark, D. M. (1986). A cognitive approach to panic. *Behaviour Research and Therapy, 24*, 461–470.

Cohen, J. (1988). *Statistical power analysis for the behavioral sciences* (2. Aufl.). Hillsdale: Lawrence Erlbaum.

Craske, M. (2015). Optimizing exposure therapy for anxiety disorders: An inhibitory learning and inhibitory regulation approach. *Verhaltenstherapie, 25*(2), 134–143.

Craske, M. G., Kircansk, K., Zelikowsk, M., Mystkowski, J., Chowdhury, N., & Baker, A. (2008). Optimizing inhibitory learning during exposure therapy. *Behaviour Research and Therapy, 46*, 5–27.

Craske, M. G., Treanor, M., Conway, C., Zbozinek, T., & Vervliet, B. (2014). Maximizing exposure therapy: an inhibitory learning approach. *Behaviour Research Therapie, 58*, 10–23.

Craske, M. G., Poulton, R., Tsao, J. C. I., & Plotkin, D. (2001). Paths to panic disorder/agoraphobia: An exploratory analysis from age 3 to 21 in an unselected birth cohort. *Journal of the American Academy of Child and Adolescent Psychiatry, 40*, 556–563.

Cuijpers, P., Cristea, I. A., Karyotaki, E., Reijnders, M., & Huibers, M. J. H. (2016). How effective are cognitive behavior therapies for major depression and anxiety disorders? A meta-analytic update of the evidence. *World psychiatry, 15*(3), 245–258.

Ehlers, A. (1993). Somatic symptoms and panic attacks: A retrospective study of learning experiences. *Behaviour Research and Therapy, 31*, 269–278.

Ehlers, A., & Lüer, G. (1996). *Pathologische Prozesse der Informationsverarbeitung: Kognitionspsychologische Interpretation von Depressionen und Angststörungen. Grundlagen der Klinischen Psychologie* (S. 351–403). Göttingen: Hogrefe.

Ehlers, A., & Margraf, J. (1989). The psychophysiological model of panic attacks. In P. M. G. Emmelkamp, W. T. Everaerd, F. Kraaimaat, & M. van Son (Hrsg.), *Fresh perspectives on anxiety disorders* (S. 1–29). Amsterdam: Swets & Zeitlinger.

Ehlers, A., Margraf, J., & Chambless, D. (Hrsg.). (2001). *Fragebogen zu körperbezogenen Ängsten, Kognitionen und Vermeidung* (AKV) (2. überarbeitete und neu normierte Aufl.). Weinheim: Beltz Test Gesellschaft.

Essau, C. A., Conradt, J., & Petermann, F. (2000). Frequency, comorbidity, and psychosocial impairment of anxiety disorders in German adolescents. *Journal of Anxiety Disorders, 14*, 263–279.

Federer, M., Schneider, S., Margraf, J., & Herrle, J. (2000). Wie erleben Achtjährige Panikanfälle? *Zeitschrift für Klinische Psychologie und Psychotherapie, 29*, 195–203.

Gloster, A. T., Wittchen, H.-U., Einsle, F., Höfler, M., Lang, T., Helbig-Lang, S. et al. (2009). Mechanism of Action in CBT (MAC): Methods of a multi-center randomized-controlled trail in 369 patients with panic disorder and agoraphobia. *European Archives of Psychiatry and Clinical Neuroscience, 259*(Suppl. 2), 155–166.

Gloster, A. T., Wittchen, H. U., Einsle, F., Lang, T., Helbig-Lang, S., Fydrich, T., et al. (2011). Psychological treatment for panic disorder with agoraphobia: a randomized controlled trial to examine the role of therapist guided exposure in situ in CBT. *Journal of Consulting and Clinical Psychology, 79*, 406–420.

Gloster, A. T., Hauke, C., Höfler, M., Einsle, F., Fydrich, T., Hamm, A., et al. (2013). Long-term stability of cognitive behavioral therapy effects for panic disorder with agoraphobia: A two-year follow-up study. *Behaviour Research Therapy, 51*(12), 830–839.

Goodwin, R. D., & Gotlib, I. H. (2004). Panic attacks and psychopathology among youth. *Acta Psychiatrica Scandinavica, 109,* 216–221.

Goodwin, R. D., Faravelli, C., Rosi, S., Cosci, F., Truglia, E., de Graaf, R., & Wittchen, H.-U. (2005). The epidemiology of panic disorder and agoraphobia in Europe. *European Neuropsychopharmacology, 15,* 435–443.

Gorman, J. M., Kent, J. M., Sullivan, G. M., & Coplan, J. D. (2000). Neuroanatomical hypothesis of panic disorder, revised. *The American Journal of Psychiatry, 157*(4), 493–505.

Gottschalk, M. G., & Domschke, K. (2016). Novel developments in genetic and epigenetic mechanisms of anxiety. *Current Opinion, 29,* 32–38.

Grawe, K., Donati, R., & Bernauer, F. (1994). *Psychotherapie im Wandel. Von der Konfession zur Profession*. Göttingen: Hogrefe.

Greene, A. L., & Eaton, N. R. (2016). Panic disorder and agoraphobia: A direct comparison of their multivariate comorbidity patterns. *Journal of Affective Disorders, 190,* 75–83.

Hamm, A. O., Richter, J., Pané-Farré, C., Westphal, D., Wittchen, H.-U., Vossbeck-Elsebusch, A. N., et al. (2016). Panic disorder with agoraphobia from a behavioral neuroscience perspective: Applying the research principles formulated by the Research Domain Criteria (RDoC) initiative. *Psychophysiology, 53*(3), 312–322.

Hayward, C., Killen, J. D., Kraemer, H. C., & Taylor, B. C. (2000). Predictors of panic attacks in adolescents. *Journal of the American Academy of Child and Adolescent Psychiatry, 39,* 207–214.

Heinrichs, N., Alpers, G. W., & Gerlach, A. L. (2009). *Evidenzbasierte Leitlinie zur Psychotherapie der Panikstörung und Agoraphobie*. Göttingen: Hogrefe.

In-Albon, T. (2011). *Kinder und Jugendliche mit Angststörungen*. Stuttgart: Kohlhammer.

In-Albon, T., & Schneider, S. (2006). Von der kindlichen Trennungsangst zur Panikstörung des Erwachsenenalters: Die Prävention der Trennungsangst. In N. Heinrichs, K. Hahlweg, & M. Döpfner (Hrsg.), *Strengthening families: Different evidence-based approaches tosupport child mental health* (S. 357–402). Münster: Psychotherapie-Verlag.

Insel, T., Cuthbert, B., Garvey, M., Heinssen, R., Pine, D. S., Quinn, K., et al. (2010). Research Domain Criteria (RDoC): Toward a New Classification Framework for Research on Mental Disorders. *The American Journal of Psychiatry, 167*(7), 748–751.

Jacobi, F., Höfler, M., Strehle, J., Mack, S., Gerschler, A., Scholl, L., et al. (2015). Twelve-months prevalence of mental disorders in the German Health Interview and Examination Survey for Adults-Mental Health Module (DEGS1-MH): A methodological addendum and correction. *International journal of methods in psychiatric research, 24*(4), 305–313.

de Jonge, P., Roest, A. M., Lim, C. C., Florescu, S. E., Bromet, E. J., Stein, D. J., et al. (2016). Cross-national epidemiology of panic disorder and panic attacks in the world mental health surveys. *Depression and Anxiety, 33*(12), 1155–1177.

Kagan, J., Reznick, J. S., & Snidman, N. (1988). Biological bases of childhood shyness. *Science, 240,* 167–171.

Keller, M. B., Yonkers, K. A., Warshaw, M. G., Pratt, L. A., Golan, J., Mathews, A. O., et al. (1994). Remission and relapse in subjects with panic disorder and agoraphobia: A prospective short interval naturalistic follow-up. *Journal of Nervous and Mental Disorders, 182,* 290–296.

Kendler, K. S., Neale, M. C., Kessler, R. C., Heath, A. C., & Eaves, L. J. (1992). The genetic epidemiology of phobias in women. The interrelationship of agoraphobia, social phobia, situational phobia, and simple phobia. *Archives of General Psychiatry, 49,* 273–281.

Kessler, R. C., McGonagle, K. A., Zhao, S., Nelson, C. B., Hughes, M., Eshleman, S., et al. (1994). Lifetime and 12-month prevalence of DSM-III-R psychiatric disorders in the United States: Results from the National Comorbidity Survey. *Archives of General Psychiatry, 51,* 8–19.

Kessler, R. C., Akiskal, H. S., Angst, J., Guyer, M., Hirschfeld, R. M., Merikangas, K. R., & Stang, P. E. (2006). Validity of the assessment of bipolar spectrum disorders in the WHO CIDI 3.0. *Journal of affective disorders, 96*(3), 259–269.

Kessler, R. C., Petukhova, M., Sampson, N. A., Zaslavsky, A. M., & Wittchen, H. U. (2012). Twelve-month and lifetime prevalence and lifetime morbid risk of anxiety and mood disorders in the United States. *International Journal of Methods in Psychiatric Research, 21*(3), 169–184.

Klauke, B., Deckert, Reif, A., Pauli, P., & Domschke, K. (2010). Life events in panic disorder – An update on "canditate stressors". *Depression and Anxiety, 27*(8), 716–730.

Klein, D. F. (1980). Anxiety reconceptualized. *Comprehensive Psychiatry, 21,* 411–427.

Knuts, I. J., Esquivel, G., Overbeek, T., & Schruers, K. R. (2015). Intensive behavioral therapy for agoraphobia. *Journal of Affective Disorders, 15*(174), 19–22.

Kossowsky, J., Pfaltz, M. C., Schneider, S., Taeymans, J., Locher, C., & Gaab, J. (2013). The Separation Anxiety Hypothesis of Panic Disorder Revisited: A Meta-Analysis. *The American Journal of Psychiatry, 170*(7), 768–781.

Lewinsohn, P. M., Holm-Denoma, J. M., Small, J. W., Seeley, J. R., & Joiner, T. E. (2008). Separation anxiety disorder in childhood as a risk factor for future mental illness. *Journal of the American Academy of Child & Adolescent Psychiatry, 47*(5), 548–555.

Margraf, J., Cwik, J. C., Pflug, V., & Schneider, S. (2017a). Strukturierte klinische Interviews zur Erfassung psychischer Störungen über die Lebensspanne: Gütekriterien und Weiterentwicklungen der DIPS-Verfahren. *Zeitschrift für Klinische Psychologie und Psychotherapie, 46,* 176–186.

Margraf, J., Cwik, J. C., Suppiger, A., & Schneider, S. (2017). DIPS Open Access: Diagnostisches Interview bei psychischen Störungen.] Bochum: Mental Health Research and Treatment Center, Ruhr-Universität Bochum. ► https://www.kli.psy.ruhr-uni-bochum.de/dips-interv/index.html.

Margraf, J., & Ehlers, A. (1989). Etiological models of panic – psychophysiological and cognitive aspects. In R. Baker (Hrsg.), *Panic disorder: Research and therapy* (S. 145–203). London: Wiley.

Margraf, J., & Schneider, S. (1990). *Panik. Angstanfälle und ihre Behandlung*. Berlin: Springer.

Margraf, J., & Schneider, S. (2000). Panikstörung und Agoraphobie. In: Margraf, J. (Hrsg.), *Lehrbuch der Verhaltenstherapie*, Bd. 2: Störungen – Glossar (2., vollst. überarb. und erw. Aufl.). Berlin: Springer.

Margraf, J., & Schneider, S. (2018). Panikstörung und Agoraphobie. In J. Margraf & Schneider, S. (Hrsg.), *Lehrbuch der Verhaltenstherapie* (4. Aufl., Bd 2, S. 3–27). Berlin: Springer

Margraf, J., & Schneider, S. (Hrsg.). (2018b). *Lehrbuch der Verhaltenstherapie* (4. Aufl.). Berlin: Springer.

McNally, R. J. (1994). *Panic disorder: A critical analysis* (S. 43–80). New York: Guilford.

Merikangas, R. K., He, J., Burstein, M., Swanson, A. S., Avenevoli, S., Cui, L., Benjet, C., et al. (2010). Lifetime prevalence of mental disorders in U.S. adolescents: Results from the national comorbidity survey replication-adolescent supplement (NCS-A). *Journal of the American Academy of Children & Adolescent Psychiatry, 49,* 980–989.

Mohr, C. & Schneider, S. (2015). Zur Rolle der Exposition bei der Therapie von Angststörungen. *Verhaltenstherapie, 25,* 32–39.

Nocon, A., Wittchen, H.-U., Beesdo, K., Brückl, T., Höfler, M., Pfister, H. et al. (2008). Differential familial liability of panic disorder and agoraphobia. *Depression and Anxiety, 25,* 422–434.

47

Ollendick, T. H., Mattis, S. G., & King, N. J. (1994). Panic in children and adolescents: A review. *Journal of Child Psychology and Psychiatry, 35,* 113–134.

Olthuis, J. V. Watt, M. C., Bailey, K., Hayden, J. A., & Stewart, S. H. (2015). Therapist-supported Internet cognitive behavioural therapy for anxiety disorders in adults. *The Cochrane database of systematic reviews, 3,* doi: 10.1002/14651858.CD011565.

Ori, R., Amos, T., Bergman, H., Soares-Weiser, K., Ipser, J. C., & Stein, D. J. (2015). Augmentation of cognitive and behavioural therapies (CBT) with d-cycloserine for anxiety and related disorders. *The Cochrane Database of Systematic Reviews, 5,* doi: 10.1002/14651858.CD007803.pub2.

Otto, M. W., Tolin, D. F., Simon, N. M., Pearlson, G. D., Basden, S., Meunier, S. A., et al. (2010). Efficacy of d-cycloserine for enhancing response to cognitive-behavior therapy for panic disorder. *Biological Psychiatry, 67,* 365–370.

Pané-Farré, C. A., Fenske, K., Stender, J. P., Meyer, C., John, U., Rumpf, H.-J., Hapke, U., & Hamm, A. O. (2013). Sub-threshold panic attacks and agoraphobic avoidance increase comorbidity of mental disorders: Results from an adult general population sample. *Journal of Anxiety Disorders, 27,* 485–493.

Papp, L. A., Coplan, J., & Gorman, J. M. (1992). Neurobiology of anxiety. In A. Tasman & M. B. Riba (Hrsg.), *Review of psychiatry* (Bd. 11). Washington, DC: American Psychiatric Press.

Pike, A., & Plomin, R. (1996). Importance of nonshared environmental factors for childhood and adolescent psychopathology. *Journal of the American Academy of Child and Adolescent Psychiatry, 35,* 560–570.

Pine, D. S., Klein, R. G., Coplan, J. D., Papp, L. A., Hoven, C. W., Martinez, J., Kovalenko, P., Mandell, D. J., Moreau, D., Klein, D. F., & Gorman, J. M. (2000). Differential carbon dioxide sensitivity in childhood anxiety disorders and non ill comparison group. *Archives of General Psychiatry, 57*(10), 960–967.

Pompoli, A., Furukawa, T. A., Imai, H., Tajika, A., Efthimiou, O., & Salanti, G. (2016). Psychological therapies for panic disorder with or without agoraphobia in adults: a network meta-analysis. *The Cochrane Database of Systematic Reviews, 4,* doi: 10.1002/14651858.CD011004.pub2.

Pompoli, A., Furukawa, T. A., Efthimiou, O., Imai, H., Tajika, A., & Salanti, G. (2018). Dismantling cognitive-behaviour therapy for panic disorder: A systematic review and component network meta-analysis. *Psychological Medicine, 48*(12), 1945–1953.

Porter, E., & Chambless, D. L. (2015). A systematic review of predictors and moderators of improvement in cognitive-behavioral therapy for panic disorder and agoraphobia. *Clinical Psychology Review, 42,* 179–192.

Redmond, D. E. (1981). Clondine and the primate locus coeruleus: Evidence suggesting anxiolytic and anti-withdrawal effects. In H. Lal & S. Fielding (Hrsg.), *Psychopharmacology of clonidine.* New York: Alan R. Liss.

Reed, V., & Wittchen, H.-U. (1998). DSM-IV panic attacks and panic disorder in a community sample of adolescents and young adults: How specific are panic attacks? *Journal of Psychiatric Research, 32,* 335–345.

Reiss, S., & McNally, R. J. (1985). Expectancy model of fear. In S. Reiss & R. R. Bootzin (Hrsg.), *Theoretical issues in behavior therapy* (S. 107–121). New York: Academic Press.

Rosenbaum, J. F., Biederman, J., Hirschfeld-Becker, D. R., Kagan, J., Snidman, N., Friedman, D., et al. (2000). A controlled study of behavioural inhibition in children of parents with panic disorder and depression. *American Journal of Psychiatry, 157,* 2002–2010.

Ruhmland, M., & Margraf, J. (2001). Effektivität psychologischer Therapien von Panik und Agoraphobie: Meta-Analysen auf Störungsebene. *Verhaltenstherapie, 11,* 41–53.

Sandstrom, A., Uher, R., & Pavlova, B. (2020). Prospective Association between Childhood Behavioral Inhibition and Anxiety: a Meta-Analysis. *Journal of Abnormal Child Psychology, 48,* 57–66. ▶ https://doi.org/10.1007/s10802-019-00588-5.

Schmidt, N. B., Keough, M. E., Mitchell, M. A., Reynolds, E. K., MacPherson, L., Zvolensky, M. J., & Lejuez, C. W. (2010). Anxiety sensitivity: Prospective prediction of anxiety among early adolescents. *Journal of Anxiety Disorders, 24,* 503–508.

Schneider, S. (1995). *Psychologische Transmission des Paniksyndroms.* Donauwörth: Auer.

Schneider, S. (Hrsg.). (2004). *Angststörungen bei Kindern und Jugendlichen.* Berlin: Springer.

Schneider, S., & Hensdiek, M. (2003). Panikanfälle und Angstsensitivität im Jugendalter. *Zeitschrift für Klinische Psychologie und Psychotherapie, 32,* 219–227.

Schneider, S., In-Albon, T., Nuendel, B., & Margraf, J. (2013). Parental panic treatment reduces children's long-term psychopathology: A prospective longitudinal study. *Psychotherapy and Psychosomatics, 82,* 346–348.

Schneider, S., & Margraf, J. (1998). *Agoraphobie und Panikstörung. Fortschritte der Psychotherapie.* Göttingen: Hogrefe.

Schneider, S., Nündel, B., Walter, B., Leiberg, S., & Ertle, A. (2001). Risk factors for panic disorder: results of a prospective longitudinal study. In N. Merker, P. Göpfert, & W. Kirch (Hrsg.), *Public health research on practice: Report of the Public Health Research Association Saxony.* Roderer: Regensburg.

Schneider, S., Unnewehr, S., Florin, I., & Margraf, J. (2002). Priming panic interpretations in children of patients with panic disorder. *Journal of Anxiety Disorders, 16,* 605–624.

Siegmund, A., Golfels, F., Finck, C., Halisch, A., Rath, D., Plag, J., & Strohle, A. (2011). D-Cycloserine does not improve but might slightly speed up the outcome of in-vivo exposure therapy in patients with severe agoraphobia and panic disorder in a randomized double blind clinical trial. *Journal of Psychiatric Research, 45*(8), 1042–1047.

Somers, J. M., Goldner, E. M., Waraich, P., & Hsu, L. (2006). Prevalence and incidence studies of anxiety disorders: A systematic review of the literature. *Canadien Journal of Psychiatry-Revue Canadienne de Psychiatrie, 51*(2), 100–113.

Weissman, M. M. (1991). Panic disorder: Impact on quality of life. *Journal of Clinical Psychiatry, 52* (Suppl. Feb), 6–8.

Weissman, M. M. (1993). Family genetic studies of panic disorder. *Journal of Psychiatric Research, 27*(Suppl. 1), 69–78.

White, K. S., & Barlow, D. H. (2002). Panic disorder and agoraphobia. In D. H. Barlow (Hrsg.), *Anxiety and its disorders* (S. 328–379). New York: Guilford.

Wilson, K. A., & Hayward, C. (2005). A perspective evaluation of agoraphobia and depression symptoms following panic attacks in a community sample of adolescents. *Journal of Anxiety Disorders, 19,* 87–103.

Wittchen, H.-U. (1991). *Der Langzeitverlauf unbehandelter Angststörungen. Verhaltenstherapie, 1,* 273–282.

Wittchen, H.-U. (1997). *Wenn Angst krank macht – Störungen erkennen, verstehen und behandeln.* München: Mosaik.

Wittchen, H.-U., Essau, C. A., von Zerssen, D., Krieg, J.-C., & Zaudig, M. (1992). Lifetime and six-month prevalence of mental disorders in the Munich follow-up study. *European Archives of Psychiatry and Clinical Neuroscience, 241,* 247–258

Wittchen, H.-U., Gloster, A. T., Beesdo-Baum, K., Fava, G. A., & Craske, M. G. (2010). Agoraphobia: A review of the diagnostic classificatory position and criteria. *Depression and Anxiety, 27*(2), 113–133.

Wittchen, H.-U., Jacobi, F., Rehm, J., Gustavsson, C., Svensson, M., Jönsson, B., Olesen, J., Allgulander, C., Alnso, J., Faravelli, C., Fratiglioni, L., Jennum, P., Lieb, R., Maercker, A., van Os, J., Preisig, M., Salador-Carulla, L., Simon, R., & Steinhausen, H.-C. (2011). The size and burden of mental disorders and other disorders of the brain in Europe 2010. *European Neuropsychopharmacology, 21,* 655–679.

Wittchen, H.-U., Nocon, A., Beesdo, K., Pine, D. S., Höfler, M., Lieb, R., & Gloster, A. T. (2008). Agoraphobia and panic. Prospective-longitudinal relations suggest a rethinking of diagnostic concepts. *Psychotherapy & Psychosomatics, 77*(3),147–157.

Wittchen, H.-U., & Pfister, H. (1997). *DIA-X Manual: Instrumentmanual zur Durchführung von DIA-X-Interviews.* Frankfurt: Swets & Zeitlinger.

Wittchen, H.-U., Reed, V., & Kessler, R. C. (1998). The relationship of agoraphobia and panic in a community sample of adolescents and young adults. *Archives of General Psychiatry, 55*(11), 1017–1024.

Woud, M. L., Zhang, X. C., Becker, E. S., McNally, R. J., & Margraf, J. (2014). Don't panic: Interpretation bias is predictive of new onsets of panic disorder. *Journal of Anxiety Disorders, 28*(1), 83–87.

Generalisierte Angststörung

Jürgen Hoyer und Katja Beesdo-Baum

Inhaltsverzeichnis

© Springer-Verlag GmbH Deutschland, ein Teil von Springer Nature 2020
J. Hoyer und S. Knappe (Hrsg.), *Klinische Psychologie & Psychotherapie*,
https://doi.org/10.1007/978-3-662-61814-1_48

Klinisch betrachtet

Fallbeispiel

Frau S. (63 Jahre, Rentnerin) berichtet spontan folgende Beschwerden: „Ich gerate einfach zu leicht in Unruhe und mache mir zu viele Gedanken, auch schon bei kleinen Problemen. Oft geht dies über mehrere Tage, und ich werde zunehmend lustlos und niedergeschlagen; gleichzeitig leide ich dann unter Zittern und erhöhtem Blutdruck. Ich mache dann nur das Nötigste. Durch einen Krankenhausaufenthalt vor Kurzem wurde mir klar, dass es so nicht mehr weitergeht."

Auf Nachfrage berichtet Frau S.:

„Oft reichen Kleinigkeiten aus, z. B. ein Familienangehöriger verspätet sich oder klagt über Schmerzen. Dann gerate ich schnell in Aufregung und stelle mir die schlimmsten Dinge vor. Ich rede mir ein, es ist etwas passiert und kann mich nicht beruhigen. Meistens rufe ich dann meinen Mann oder meinen Sohn an; einfach damit ich beruhigt bin. Aber auch wenn z. B. mein Sohn anruft und einfach nur meinen Mann sprechen will, denke ich gleich, es ist bestimmt ein Unfall passiert. Manchmal gehe ich gar nicht erst ans Telefon, wenn es klingelt. Ich fahre auch nicht mehr selbst Auto und habe Angst beim Mitfahren. Oder wenn ein Befund aussteht, steigere ich mich richtig rein. Hinterher, wenn alles gut gegangen ist, finde ich mein Verhalten selbst übertrieben. Wenn ich so unruhig und nervös bin, lasse ich alles liegen, was nicht unbedingt erledigt werden muss. Ich ertappe mich dann oft, wie ich minutenlang einfach nur ganz angespannt dasitze und grüble. Nur mein Ehemann weiß genau Bescheid, er versucht mich zu beruhigen oder abzulenken. Ich selbst sage mir oft still Gedichte auf, um an etwas anderes zu denken und mit der Angst fertig zu werden. Das hilft mir auch beim Einschlafen.

Die Angst kann jederzeit auftreten, aber wenn ich allein bin, baut sich mehr Angst auf."

Die von Frau S. geschilderte Symptomatik ist unspezifisch und ließe zunächst auch eine depressive Störung vermuten. Erst die genauere Exploration erbringt Anhaltspunkte für das Vorliegen einer generalisierten Angststörung. Bei diesem Störungsbild treten chronische, exzessive und unkontrollierbare Sorgen und ängstliche Erwartungen auf, die sich häufig in Form von Gedankenketten zeigen und sich auf unterschiedlichste Ereignisse oder Tätigkeiten beziehen können. (Bitte beachten Sie: Dies ist im obigen Fallbeispiel zwar der Fall, die Patientin spricht in ihrer spontanen Fallbeschreibung aber keineswegs von „Sorgen" – eine typische Schwierigkeit bei der Diagnostik der generalisierten Angststörung.) Begleitet werden die Sorgen von körperlichen Symptomen, wie Ruhelosigkeit, Nervosität, Reizbarkeit, Muskelspannung, aber auch von Schlafstörungen und Konzentrationsschwierigkeiten. Die ängstliche Besorgnis ist im Falle von Frau S. vor allem auf mögliche Unglücksfälle im Familienkreis gerichtet. Um sicher zu gehen, dass so ein Unglücksfall nicht eingetreten ist, greift Frau S. häufig zum Telefon – sie rückversichert sich. Andererseits vermeidet sie potenziell bedrohliche Informationen und Situationen, indem sie nicht ans Telefon geht oder aus Angst vor Unfällen das Autofahren vermeidet. Frau S. hat bereits vieles ausprobiert, um ihre ständige Angst und die Grübeleien loszuwerden: Sie versucht sich abzulenken, die Gedanken wegzuschieben, an etwas anderes zu denken oder sich vom Partner (oder Arzt) beruhigen zu lassen. Langfristig taugliche Lösungen sind dies jedoch nicht. Sie zieht sich zurück und fühlt sich zunehmend belastet und eingeschränkt in ihrer Lebensführung.

48.1 Diagnostik und Klassifikation

Merkmale der heutigen „generalisierten Angststörung" (s. Fallbeispiel in ▶ Klinisch betrachtet und ☐ Tab. 48.1) wurden schon von Freud im Rahmen der „Angstneurose" beschrieben. Das klinische Bild der Angstneurose beinhaltete als Kernsymptom die ängstliche Erwartung („frei flottierende Angst") und zusätzlich u. a. allgemeine Reizbarkeit, Angstanfälle, Schwindel und sekundär phobisches Vermeidungsverhalten. Als eigenständiges und von der Panikstörung getrenntes Störungsbild wurde die generalisierte Angststörung aber erst im DSM-III definiert. Seither wurden die diagnostischen Kriterien der generalisierten Angststörung in den Revisionen des DSM immer wieder verändert. Insbesondere wurden chronischen Sorgen bezüglich alltäglicher Ereignisse oder Tätigkeiten als zentrales Merkmal herausgestellt, welche seit dem DSM-IV (APA 1994) als „übermäßig und unkontrollierbar" beschrieben werden (☐ Abb. 48.1).

Die Sorgen werden von körperlichen Symptomen begleitet, wobei im DSM die Symptome der Hypervigilanz und motorischen Spannung im Vordergrund stehen (drei von sechs müssen gegeben sein), um die Abgrenzung zur Panikstörung zu verbessern, während in der ICD-10 noch Symptome der vegetativen Übererregbarkeit enthalten sind. Ab dem DSM-IV wurde zusätzlich die „Störung durch Überängstlichkeit" unter die generalisierte Angststörung subsumiert.

Für die generalisierte Angststörung ist das bei allen Angststörungen wichtige Merkmal des Vermeidungsverhaltens im DSM-5 (APA 2015) erneut nicht aufgegriffen worden, obgleich es entsprechende Vorschläge gab (Andrews et al. 2010). Auch wenn Vermeidung kein diagnostisches Kriterium der generalisierten Angststörung ist, so sind verdeckte oder offene Vermeidung bei diesen Patienten durchgängig zu finden (Beesdo-Baum et al. 2012). Vermieden werden dabei potenziell bedrohliche Gedanken oder Situationen (z. B. Öffnen von Rechnungen, Nachrichten in TV oder Radio – oder wie bei Frau S.: Abnehmen des Telefons, Autofahrten). Wie das Fallbeispiel zeigt, tritt bei Betroffenen auch häufig ein sog. Rückversicherungsverhalten auf (z. B. Telefonate, übertriebene Rücksprache mit anderen), welches ebenfalls – zumindest kurzzeitig – beruhigende Wirkung hat. Sicherheitsstrategien (z. B. Kinder in die Schule fahren und abholen), übertriebene Vorbereitung (z. B. genaueste Planungen von Einkäufen, Urlaubsreisen, etc.) oder Aufschubverhalten (z. B. Entscheidungen nicht treffen) werden ebenfalls häufig bei Betroffenen beobachtet, um Angst und Sorge zu reduzieren oder zu verhindern. Für die Aufnahme behavioraler Symptome als diagnostisches Kriterium der generalisierten Angststörung im DSM-5 reichte die empirische Datenbasis noch nicht aus. Inzwischen sprechen aber zunehmend mehr Befunde dafür, die behavioralen Symptome stärker zu beachten (z. B. Mahoney et al. 2016).

■ **Differenzialdiagnose**

Die differenzialdiagnostische Abklärung ist nicht immer einfach. Sorgen – das Kernmerkmal der generalisierten Angststörung – und ihre assoziierten körperlichen Merkmale treten bei zahlreichen psychischen Störungen auf. Nur bei der generalisierten Angststörung sind die Sorgen jedoch das Kardinalsymptom. Typische Sorgenthemen und ängstliche Erwartungen betreffen die eigene Gesundheit, die Gesundheit nahestehender Personen oder zukünftige Entwicklungen in Bereichen wie Familie, Finanzen, Arbeit, Schule, Ausbildung oder zwischenmenschliche Beziehungen.

> **Wichtig**
>
> Personen mit generalisierter Angststörung und Gesunde unterscheiden sich hinsichtlich der Themen und Inhalte ihrer Sorgen *nicht* – was sich jedoch unterscheidet, sind Dauer, Intensität und Kontrollierbarkeit der Sorgen sowie die Beeinträchtigung durch die Sorgen und die Anzahl assoziierter Symptome (Hoyer et al. 2001, 2002).

Bei der Zwangsstörung werden die Inhalte wiederkehrender Gedanken – anders als bei der generalisierten Angststörung – eher als ich-dyston (ich-fremd und nicht sinnvoll) erlebt und sind außerdem thematisch oft typisch für die Zwangsstörung. Sie beziehen sich z. B. auf Verschmutzung, die Ordnung von Dingen, aggressive oder schreckliche Impulse oder sexuelle Vorstellungen. Schwierig bleibt aber die Abgrenzung zwischen generalisierter Angststörung und Major Depression, da sich die physiologischen Symptome bei der generalisierten Angststörung und der Major Depression (z. B. Konzentrationsschwierigkeiten, Schlafstörungen) überschneiden. Für den Kliniker ist es differenzialdiagnostisch deshalb wichtig zu wissen, dass das für die Depression typische Grübeln mehr auf die Vergangenheit gerichtet ist und nicht – wie die Sorgen bei der generalisierten Angststörung – eher auf zukünftige Ereignisse. Während die Gedanken bei der Depression eher negativ und absolut sind und um die Themen Verlust und Versagen kreisen (z. B. „Ich bin wertlos"), sind bei der generalisierten Angststörung die Gedanken eher auf Gefahr und Bedrohung ausgerichtet (z. B. „Es könnte etwas Schreckliches passieren"; Becker und Hoyer 2005; Hoyer et al. 2009a). Eine wichtige neuere Ergänzung: Die generalisierte Angststörung kann komorbid zu depressiven (und anderen) psychischen Störungen diagnostiziert werden, sofern die Angst und Sorgen klinisch bedeutsam und nicht besser durch die anderen psychischen Störungen erklärbar sind (APA 2017).

■ **Störungsspezifische Fragebogen**

Zur formalen Diagnosestellung werden strukturierte oder standardisierte Interviews bevorzugt (► Kap. 21). Der Verdacht auf das Vorliegen einer generalisierten Angststörung kann zeitökonomisch auch durch Screeningbögen („Generalized Anxiety Disorder Screener", GAD-7, Hinz et al. 2017; „Anxiety Screening Questionnaire", ASQ, Wittchen und Perkonigg 1997) geprüft werden. Weitere Fragebögen beziehen sich weniger auf die diagnostischen Kriterien der generalisierten Angststörung, sondern vielmehr auf Merkmale der Sorgensymptomatik. Der „Penn State Worry Questionnaire" (PSWQ; dt.: Stöber 1995) erfasst Intensität und Unkontrollierbarkeit der Sorgen und gilt hier als Standardverfahren.

48.2 Epidemiologie

Die generalisierte Angststörung ist eine häufige Störung, die in allen Altersgruppen erstmalig auftreten kann. Unter Berücksichtigung der unterschiedlichen Studiencharakteristika weist sie eine Lebenszeitprävalenz von 3–6 %, eine 12-Monats-Prävalenz von 2–4 % und eine Punktprävalenz von 1–3 % auf. Für die EU schätzen Wittchen et al. (2011) in ihrer Reanalyse die 12-Monats-Prävalenz auf 1,7–3,4 %. Das Lebenszeitrisiko liegt bei etwa 9 % (Kessler et al. 2012). Die generalisierte Angststörung ist demzufolge häufiger als Panikstörungen und Zwangsstörungen. Zu beachten ist,

Tab. 48.1 Diagnostische Kriterien der generalisierten Angststörung. (Auszug; Abdruck erfolgt mit Genehmigung vom Hogrefe Verlag Göttingen aus dem Diagnostic and Statistical Manual of Mental Disorders, Fifth Edition, © 2013 American Psychiatric Association, dt. Version © 2018 Hogrefe Verlag)

Kriterien	DSM-IV/DSM-5[a]	ICD-10 (Forschungskriterien)[b]
Zentrale Merkmale	Übermäßige und unkontrollierbare Angst und Sorge (furchtsame Erwartung) bezüglich mehrerer Ereignisse oder Tätigkeiten	Anspannung, Besorgnis und Befürchtungen in Bezug auf alltägliche Ereignisse und Probleme
Mindestdauer	6 Monate an der Mehrzahl der Tage	6 Monate; vorherrschend
Symptome (Mindestzahl)	3 von 6 Symptomen: 1. Ruhelosigkeit oder ständiges „Auf-dem-Sprung-Sein" 2. Leichte Ermüdbarkeit 3. Konzentrationsschwierigkeiten oder Leere im Kopf 4. Reizbarkeit 5. Muskelspannung 6. Schlafstörungen	4 Symptome aus 6 Bereichen, dabei mindestens ein vegetatives Symptom: a) Vegetative Symptome (z. B. Schweißausbrüche) b) Symptome, die Thorax und Abdomen betreffen (z. B. Nausea oder abdominelle Missempfindungen) c) Psychische Symptome (z. B. Angst vor Kontrollverlust) d) Allgemeine Symptome (z. B. Hitzegefühle oder Kälteschauer) e) Symptome der Anspannung (z. B. Muskelverspannung) f) Andere unspezifische Symptome (z. B. Konzentrationsschwierigkeiten)
Beachte	Bei Kindern genügt ein Symptom	Bei Kindern und Jugendlichen weniger Beschwerden
Beeinträchtigung	Klinisch bedeutsames Leiden oder Beeinträchtigung	–
Ausschlusskriterien	Angst und Sorgen sind nicht auf Merkmale einer anderen Störung beschränkt[a]	Störung erfüllt nicht die Kriterien für Panikstörung, phobische Störung, Zwangsstörung, hypochondrische Störung, organische Krankheiten
	Störungsbild geht nicht auf die direkte körperliche Wirkung einer Substanz oder eines medizinischen Krankheitsfaktors zurück	Störung ist nicht auf organische Krankheit, organische psychische Störung oder durch psychotrope Substanzen bedingte Störung zurückzuführen

[a] Änderungen vom DSM-IV zum DSM-5 betreffen lediglich die Ausschlusskriterien. Im DSM-5 wurde gestrichen, dass die Symptome ausschließlich im Verlauf einer posttraumatischen Belastungsstörung, affektiven Störung, psychotischen Störung oder tiefgreifenden Entwicklungsstörung auftreten. Die generalisierte Angststörung ist im DSM-5 bei diesen und anderen psychischen Störungen als komorbide Störung diagnostizierbar, sofern die Symptome nicht vollständig im Rahmen der anderen Störungen erklärt werden können

[b] Die für die ICD-11 vorgesehenen Kriterien haben sich dem DSM-Kriterien angenähert, sind aber weiterhin weniger streng (kein Ansprechen von Kontrollverlust, Zeitdauer: mehrere Monate, sympathische autonome Symptome weiterhin berücksichtigt. Siehe: ▶ https://www.who.int/classifications/icd/revision/en/)

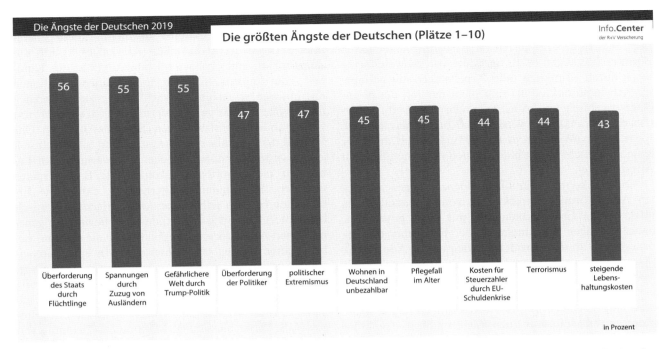

■ **Abb. 48.1** Wovor sich die Deutschen fürchten. Eine große Versicherung legt jährlich zu wechselnden Themen die Frage vor, ob Menschen sich darüber Sorgen machen. Regelhaft wird die Frage bei etlichen Themen von mehr als 40–50 % der Befragten einer Bevölkerungsstichprobe bejaht. Sorgen sind also normal. Für die Abgrenzung dieses Alltagsphänomens von einem klinischen Symptom ist deshalb das Kriterium unverzichtbar, dass die Sorgen „übermäßig und unkontrollierbar" sind. (Mit freundlicher Genehmigung der R+V Versicherung)

dass höhere Schätzwerte auf ICD-10-Kriterien beruhen (Slade und Andrews 2001). Die ICD erfasst die psychische Komponente der generalisierten Angststörung und die assoziierte Beeinträchtigung weniger streng als das DSM und es werden mehr physiologische Symptome – auch autonome berücksichtigt. Epidemiologische Studien bei Kindern und Jugendlichen ergeben geringere Prävalenzraten, zeigen jedoch, dass sich die Störung bereits im jungen Lebensalter manifestieren kann. Häufig ist nur eine noch zu kurze Episodendauer ein Grund für das knappe Verfehlen der Diagnose oder aber die Sorgen werden (noch) nicht als exzessiv oder beeinträchtigend eingeschätzt (Beesdo-Baum et al. 2011). Möglicherweise werden auch viele Kinder, die früher mit Überängstlichkeit diagnostiziert wurden, mittels der Kriterien der generalisierten Angststörung nicht entdeckt (Beesdo et al. 2009b). Bei älteren Personen (55+) wurden besonders hohe Prävalenzen für die generalisierte Angststörung gefunden (z. B. Canuto et al. 2018; Goncalves et al. 2011), wobei dies kein konsistenter Befund ist; andere Studien verweisen nämlich eher darauf, dass die Störung in mittleren Altersgruppen am häufigsten zu finden ist (z. B. Kessler et al. 2012).

In der medizinischen Versorgung, vor allem in Allgemeinarztpraxen, findet sich die generalisierte Angststörung überproportional häufig. Punktprävalenzen in der primärärztlichen Versorgung reichen von 3,7 bis 14,8 %. Der Hausarzt diagnostiziert die Störung allerdings nur in wenigen Fällen zutreffend (34,4 %,

gegenüber 64,3 % bei der Depression; Wittchen et al. 2002b), sodass diese Patienten häufig die fachspezifische Versorgung nicht erreichen. Sie werden deshalb oft zu sog. „high utilizern" von Gesundheitseinrichtungen (vgl. Wittchen et al. 2002a), mit besonders hohen direkten und indirekten Kosten für das Gesundheitswesen (s. hierzu Gustavsson et al. 2011).

Sowohl in Bevölkerungs- als auch in Versorgungsstudien sind Frauen ca. doppelt so häufig von der generalisierten Angststörung betroffen wie Männer. Die Störung tritt vermehrt bei unverheirateten (gegenüber verheirateten) Personen, bei geringerem Bildungsstand, bei geringem Haushaltseinkommen und „anderem" Beschäftigungsstand (primär arbeitslos gegenüber arbeitstätig) auf (Ruscio et al. 2017). Anhand der Daten des World Mental Health Surveys konnten auch höhere Lebenszeitprävalenzen der generalisierten Angststörung in Staaten mit durchschnittlich hohem Pro-Capita-Einkommen (5,0 %) nachgewiesen werden als in Staaten mit mittlerem (2,8 %) oder geringem (1,6 %) Durchschnittseinkommen (Ruscio et al. 2017).

Die generalisierte Angststörung geht häufig mit anderen psychischen Störungen einher. 81,9 % der Personen mit einer Lebenszeitdiagnose der generalisierten Angststörung erfüllen auch die Lebenszeitkriterien für irgendeine andere psychische Störung (Ruscio et al. 2017). Die höchsten Komorbiditätsraten zeigen sich dabei für die affektiven Störungen (63,0 %), insbesondere die Major Depression (52,6 %). Aber auch

48

Angststörungen treten über die Lebenszeit hinweg häufig komorbid auf (irgendeine Angststörung: 51,7 %). Die mit der generalisierten Angststörung assoziierten Beeinträchtigungen (z. B. im Sinne von Abwesenheitstagen durch Krankheit oder Arbeitstagen mit geringerer Arbeitsproduktivität) sind nicht nur mit denen anderer psychischer Störungen, sondern auch mit somatischen Erkrankungen vergleichbar und liegen teilweise sogar höher (Wittchen et al. 2003). Dies gilt auch für reine, d. h. nicht komorbide Formen der generalisierten Angststörung.

Die Risikophase für die Inzidenz der generalisierten Angststörung erstreckt sich vom Kindesalter bis in das hohe Erwachsenenalter, mit einer graduellen, nahezu stetigen Akkumulation der Fälle über die Lebensspanne ab dem Inzidenzanstieg in der Adoleszenz (Ruscio et al. 2017; Beesdo et al. 2010). Unbehandelt verläuft die generalisierte Angststörung zumeist chronisch und persistierend; nicht selten über ein Jahrzehnt oder länger. Dabei gibt es Schwankungen in der Symptomschwere, sodass es auch Phasen gibt, in denen die generalisierte Ängstlichkeit nur unterschwellig auftritt oder bestenfalls episodisch remittiert („waxing und waning"). Das Verhältnis von Perioden- zu Lebenszeitprävalenz, welches als indirekter Indikator für die Chronizität einer Störung herangezogen werden kann, liegt im Bereich zwischen 40 und 60 %, und damit höher als bei anderen Störungen. Vorliegende prospektive Langzeitdaten (über 12 Jahre) bestätigen dies und weisen nach, dass Komorbidität den Spontanverlauf negativ beeinflusst (z. B. Bruce et al. 2005; Ramsawh et al. 2009).

48.3 Ätiologie

Die generalisierte Angststörung beginnt zumeist langsam und schleichend. Viele Betroffene berichten, sie fühlten sich „schon immer" ängstlich. So wurde auch vorgeschlagen, die chronische Disposition zum Sorgen

als Trait oder „generalisiertes ängstliches Temperament" zu betrachten, wobei extreme Ausprägungen die generalisierte Angststörung darstellen (Akiskal 1998). Ein Zusammenhang mit „behavioral inhibition" in der Kindheit – die Tendenz, in neuen, unbekannten Situationen mit initialer Scheu und Zurückhaltung zu reagieren – findet sich für die generalisierte Angststörung ebenso wie für andere Angststörungen (Beesdo et al. 2010). Das Vollbild der generalisierten Angststörung entwickelt sich jedoch oftmals erst, wenn neue Anforderungen im Leben auf die Betroffenen zukommen (z. B. Elternhaus verlassen, Job beginnen, Elternschaft, chronische Erkrankung bei sich selbst oder Angehörigen; ▶ Klinisch betrachtet), was auch erklärt, dass der Beginn der generalisierten Angststörung (Vollbild) über die gesamte Lebensspanne hinweg beobachtet wird. In epidemiologischen Studien konnten Zusammenhänge zwischen sog. „daily hassles" und der generalisierten Angststörung ebenso nachgewiesen werden, wie ein überproportional häufiges Erstauftreten nach frühen adversen Erfahrungen (z. B. Vernachlässigung, Missbrauch, Trennung von Eltern während der Kindheit) und späteren stressreichen Lebensereignissen wie Unfälle, Todesfälle oder Arbeitsplatzverlust (Beesdo et al. 2010; Beesdo-Baum et al. 2011; Moreno-Peral et al. 2014).

Die Entstehung der generalisierten Angststörung kann, wie die anderer psychischer Störungen auch, im Moment durch Vulnerabilitäts-Stress-Modelle am besten erklärt werden. Im Folgenden sollen die wichtigsten „Bausteine" zur Entstehung der generalisierten Angststörung sowie empirische Befunde dazu dargestellt werden.

48.3.1 Genetische Faktoren

Populationsbasierte Familienstudien zeigen eine familiäre Häufung der generalisierten Angststörung (z. B. Beesdo-Baum et al. 2011; Newman und Bland 2006).

Klinisch betrachtet

Fallbeschreibung: Entstehung einer generalisierten Angststörung
Frau S.:
„Die Probleme stellten sich 1994 nach einer Operation ein. Zur gleichen Zeit verließen meine beiden Söhne das Haus. Allein sein war mir zwar schon immer ein Gräuel, aber mit Hilfe meines Mannes bewältigte ich diese Schwierigkeiten. Mir ging es einigermaßen gut, bis 2005 mein Sohn an Krebs erkrankte und verstarb. 2008 verunglückte mein zweiter Sohn (Schädel-Hirn-Trauma) und seine Frau verließ ihn. Nach diesen Unglücksfällen ließ mich die extreme

Angst vor eigenen oder Erkrankungen der Familienmitglieder endgültig nicht mehr los.
Ich war eigentlich schon immer etwas ängstlich. Ich bin sehr sensibel, da bin ich meiner Großmutter sehr ähnlich. Als Kind hatte ich immer Angst, dass meine Mutter stirbt. Sie war herzkrank und brauchte viel Ruhe. Sie war sehr fleißig und konnte Liebe nicht gut zeigen, aber sie war immer sehr besorgt, besonders um mich."

Eine Metaanalyse über Zwillingsstudien erbrachte eine moderate Erblichkeitsschätzung von 31,6 % (Hettema et al. 2001). Die Spezifität einer genetischen Komponente für das Auftreten einer generalisierten Angststörung ist jedoch fraglich. Es ist eher von einer genetischen Anfälligkeit für Angst allgemein auszugehen (Hettema et al. 2005; Waszczuk et al. 2014; Gottschalk und Domschke 2017). Neben genetischen Faktoren wurden in Zwillingsstudien Umweltfaktoren als bedeutsam herausgestellt, wobei individuumspezifische Umweltfaktoren einen größeren Einfluss haben als die geteilten, familiären Umweltfaktoren (Hettema et al. 2001). Die Arbeitsgruppe um Kendler (Kendler 1996) fand, dass die generalisierte Angststörung ein gemeinsames genetisches Risiko mit Major Depression teilt, was in jüngeren Studien bestätigt wurde, aber nicht nur auf die generalisierte Angst, sondern auch auf andere Angststörungen zutrifft (Waszczuk et al. 2014). Ob sich eine generalisierte Angststörung oder eine Major Depression entwickelt (oder eine andere Angststörung), wird primär durch individuelle Umweltfaktoren bestimmt. Es ist also von einer Gen-Umwelt-Interaktion in der Entstehung der generalisierten Angststörung (wie auch anderer Störungen) auszugehen (▶ Studienbox). Ein weiterer Wissenszuwachs wäre hier durch Adoptionsstudien zu erwarten, welche gegenwärtig jedoch noch nicht vorliegen.

Molekulargenetische Studien haben vor dem Hintergrund der Evidenz einer genetischen Komponente für Angst bzw. verwandten Traits (z. B. Neurotizismus) versucht, spezifische Risikogene zu identifizieren (umfassender Review in Gottschalk und Domschke 2017). Kandidatengenstudien haben konvergierende Evidenz für Suszeptibilitätsgene in serotonergen und katecholaminergen Systemen *(5-HTT, 5-HT1A, MAOA)* wie auch für das *BDNF*-Gen gefunden. Darüber hinaus bestehen Interaktionen zwischen Genen (z. B. kurzes Allel des 5-HTTLPR prädizierte erhöhte Sorgenwerte in einer Dose–Response-Beziehung bei Trägern des *BDNF* VAL66Met-Allels) und Umweltfaktoren wie frühen Traumata und kürzlichen Lebensereignissen *(5-HTT, NPSR1, COMT, MAOA, CRHR1, RGS2)*. Erste vielversprechende Ergebnisse liegen auch aus genomweiten Assoziationsstudien für Trait-Angst, Neurotizismus oder latente Faktoren von Angststörungen vor *(THBS2, CAMKMT,* SNPs in einem Inversionspolymorphismus auf Chromosom 8).

48.3.2 Neurobiologische Faktoren

Die neurobiologischen und neurochemischen Korrelate der generalisierten Angststörung sind in den letzten Jahren zunehmend in den Forschungsfokus

---

Studienbox

Generalisierte Angststörung: Angststörung oder depressive Störung?

Auf Grundlage von Befunden zur Komorbidität und gemeinsamen genetischen Faktoren bei generalisierter Angststörung und Major Depression wird immer wieder kontrovers diskutiert, ob die generalisierte Angststörung in Klassifikationssystemen eher unter den depressiven Störungen kategorisiert (vgl. z. B. Hettema 2008; Mennin et al. 2008) oder gar gänzlich eliminiert werden sollte (Tyrer 2018). Anhand der Daten der EDSP-Studie (Early Developmental Stages of Psychopathology), einer prospektiv-longitudinalen Studie bei Jugendlichen und jungen Erwachsenen, haben Beesdo et al. (2010) geprüft, ob die Inzidenz-, Komorbiditäts- und Risikofaktorenmuster der generalisierten Angststörung stärkere Ähnlichkeit mit depressiven Störungen aufweisen als mit Panikstörung und Phobien. Obwohl die generalisierte Angststörung und die depressiven Störungen eine ähnliche Altersverteilung bezüglich des Störungsbeginns aufweisen (andere Angststörungen beginnen zumeist früher, vor allem bedingt durch die spezifischen und sozialen Phobien), so sind doch die longitudinalen Komorbiditätsassoziationen zwischen generalisierter Angststörung und

depressiven Störungen nicht stärker als die zwischen generalisierter Angststörung und anderen Angststörungen oder die zwischen anderen Angststörungen und depressiven Störungen. Darüber hinaus wurde für die generalisierte Angststörung ein Risikofaktorenprofil identifiziert, welches stärker mit Risikofaktoren überlappt, die als spezifisch für andere Angststörungen identifiziert wurden (generalisierte Angststörung bei den Eltern, Behavioral Inhibition, Trennungsereignisse in der Kindheit, überbehütender Erziehungsstil). Eine Überlappung mit „depressionsspezifischen" Risikofaktoren zeigte sich nur in Bezug auf elterliche depressive Störungen. Der Persönlichkeitsstil „Harm Avoidance" war ein unspezifischer Risikofaktor und wurde in allen diagnostischen Gruppen in starker Ausprägung gefunden. Diese Befunde zeigen, dass die generalisierte Angststörung insgesamt stärker mit den anderen Angststörungen (Panikstörung und Phobien) verbunden ist als mit depressiven Störungen und darüber hinaus individuelle Charakteristika und Risikofaktoren aufweist, was die „Berechtigung" der Diagnose in der Angststörungskategorie im DSM-5 (APA 2015) stützt.

gerückt, wobei die Befundlage recht widersprüchlich bleibt (Fonzo und Etkin 2017; Hilbert et al. 2014; Martin et al. 2009; ▶ Gut zu wissen). In einem systematischen Review neurostruktureller und -funktionaler Veränderungen bei Patienten mit generalisierter Angststörung haben Hilbert et al. (2014) im Vergleich zu gesunden Vergleichspersonen eine erhöhtes Volumen grauer Substanz in den Amygdalae und eine reduzierte Konnektivität zum anterioren cingulären Kortex und zum präfrontalen Kortex herausgestellt, ebenso wie eine erhöhte Amygdalaaktivität in unterschiedlichen funktionellen Paradigmen, welche Aufmerksamkeit, Vigilanz oder Antizipation untersuchten. Zudem zeigt sich eine reduzierte funktionelle Konnektivität zwischen Amygdalae und lateralem präfrontalem Kortex sowie verschiedenen Regionen des cingulären Kortex. Fonzo und Etkin (2017) bestätigen in ihrem Review veränderte Aktivierungsmuster in limbischen und präfrontalen Regionen bei der Emotionsverarbeitung, wobei die Befundlage uneinheitlicher als bei anderen Angststörungen ausfällt, für welche sich mit größerer Konsistenz Hyperaktivierungen in Regionen wie Amygdala und Insula finden. Sie postulieren, dass Personen mit generalisierter Angststörung ein vergleichsweises hohes reizunabhängiges Potenzial für Sorgen haben. Dies geht einerseits mit Veränderungen im anterioren Default-Mode-Netzwerk einher (topdown medial präfrontale Systeme im Zusammenhang mit reizunabhängiger mentaler Aktivität). Andererseits sind die vorherrschenden reizunabhängigen Gehirnzustände, die die Grundlage für Sorgen bilden, eher unflexibel und veränderungsresistent bei externen Reizen (wie aufgabenbasierte Stimuli). Zusammen resultiert dies in einer größeren Anzahl unterschiedlicher Konfigurationen von Aktivierungen in präfrontalen und limbischen Hirnstrukturen, was die uneinheitliche Befundlage der Aktivierungs- und Konnektivitätsmuster bei Personen mit generalisierter Angststörung erklären könnte.

> **Gut zu wissen**
>
> **Die Rolle des zentralen autonomen Netzwerkes**
> Thayer und Lane (2000) haben bereits vor zwei Dekaden ein recht genaues neurobiologisches Modell der generalisierten Angststörung vorgestellt. Ihre Untersuchungen beziehen sich dabei auf die bei der generalisierten Angststörung eingeschränkte Variabilität der Herzrate. Letztere wird nach ihrem Modell vom zentralen autonomen Netzwerk („central autonomous network") gesteuert. Dieses erhält und integriert viszerale, humorale (d. h. das Hormonsystem betreffende) und Umgebungsinformationen und koordiniert die autonomen, endokrinen und verhaltensbezogenen Reaktionen. Das zentrale autonome Netzwerk wirkt über den Sympathikus aktivierende Schaltkreise, steht aber normalerweise unter tonischer vagaler (hemmender) Kontrolle (über GABA-Interneurone), die bei den Patienten nicht oder nicht stark genug einsetzt. Diese Disinhibition wird von Thayer und Lane als ursächlich für die Entstehung einer generalisierten Angststörung betrachtet und nicht nur als ein aufrechterhaltender Faktor. Sie erklärt auch, dass sich die Patienten ständig „auf dem Sprung" fühlen. Der ursprüngliche Anpassungswert des defensiven, auf Antizipation von Gefahren gerichteten Aufmerksamkeitsstils sei bei der generalisierten Angststörung verloren gegangen, weil letztendlich Furcht- und Nicht-Furcht-Reize nicht mehr auseinandergehalten werden könnten. Vereinfacht gesagt: Patienten mit generalisierter Angststörung können ihre Aufmerksamkeit nicht mehr flexibel von Furchtreizen abziehen, ihre Anspannung sinkt nicht und die Herzratenvariabilität ist dementsprechend gering. Für das Modell liegen zahlreiche bestätigende empirische Befunde vor (Park und Thayer 2014).

Obwohl das serotonerge System die Defensivreaktion bei der Verarbeitung bedrohungsrelevanter Reize stimuliert, so finden sich bisher die für die generalisierte Angststörung zu erwartenden Auffälligkeiten nicht in konsistenter Weise (Review s. Hilbert et al. 2014). Hinsichtlich des noradrenergen Systems, welches mit erhöhtem Arousal und Wachsamkeit in Verbindung steht, fanden Gerra et al. (2000) erhöhte Konzentrationen von Norepinephrin im Blutplasma nach Stress bei Personen mit generalisierter Angststörung im Vergleich zu Kontrollpersonen. Potenzieller Hyperkortisolismus als ein Index veränderter HHNA-Aktivität bei generalisierter Angststörung wurde in einer Reihe von Studien untersucht; jedoch ebenfalls mit uneinheitlicher Befundlage (Hilbert et al. 2014). Auf die Langzeitsekretion von Kortisol fokussierend, fanden Steudte et al. (2011) eine reduzierte Kortisolkonzentration in Haarsegmenten bei Patienten mit generalisierter Angststörung im Vergleich zu Kontrollpersonen.

Für die Pharmakotherapie der generalisierten Angststörung am bedeutendsten sind Veränderungen verschiedener Neurotransmittersysteme. ☐ Tab. 48.2 stellt überblicksartig die verschiedenen Transmittersysteme, die möglichen zugrunde liegenden Veränderungen bei der generalisierten Angststörung und die entsprechenden pharmakotherapeutischen Ansatzpunkte dar.

48.3.3 Psychologische Faktoren

Zahlreiche Studien weisen auf eine Assoziation zwischen dem Erziehungsstil der Eltern und der Entwicklung von Angst bei ihren Kindern hin, wobei die

Tab. 48.2 Relevante Transmittersysteme bei der generalisierten Angststörung

Transmittersystem	Potenzielle Veränderungen	Pharmakotherapie
GABA-System (Gammaaminobuttersäure)	Reduzierte GABA-A-Rezeptor-Sensitivität/-Anzahl *bzw.* Mangel an hemmenden Transmittern	Benzodiazepine
Serotonerges System	Reduzierte Transmitterlevel in der zerebrospinalen Flüssigkeit *bzw.* reduzierte postsynaptische Serotoninfunktion/Rezeptorsensitivität *oder* Erhöhte präsynaptische Transmitteraktivität *bzw.* übersensitive postsynaptische Rezeptoren	Selektive Serotoninwiederaufnahmehemmer (SSRI) Buspiron
Noradrenerges System	Reduzierte Rezeptorsensitivität	Serotonin-Norepinephrin-Wiederaufnahmehemmer (SNRI)

Befundlage nicht konsistent ausfällt (Barlow 2002; Rapee 1997). So werden Eltern von ängstlichen Kindern sowohl durch einen kritischen, ablehnenden, zurückweisenden Erziehungsstil als auch eine Tendenz zur überbehütenden, überkontrollierenden Erziehung charakterisiert. Überbehütung wird dabei am konsistentesten mit Angst in Verbindung gebracht, ohne dass sich deutliche Unterschiede zwischen den einzelnen Angststörungen zeigten (z. B. Beesdo et al. 2010). Überbehütung fördert die Etablierung von Annahmen über die potenzielle Gefährlichkeit der Welt und beeinträchtigt Kinder dabei, selbstständig Erfahrungen im Umgang mit schwierigen Situationen zu sammeln, also von Schemata, die später im Leben beispielsweise durch kritische Lebensereignisse aktiviert und zur Entwicklung einer generalisierten Angststörung beitragen können. Nachteilig ist, dass die meisten Studien auf retrospektiven Daten von Jugendlichen oder erwachsenen Personen und deren Wahrnehmung des Erziehungsverhaltens ihrer Eltern beruhen. Einige Beobachtungsstudien (ein Beispiel findet sich in der ► Studienbox) erhärten die retrospektiven Befunde jedoch und zeigen, dass ein überengagierter Erziehungsstil der Eltern mit Angst bei den Kindern einhergeht.

Studienbox

Studien zum Einfluss des Erziehungsstils

In seiner Beobachtungsstudie zum Einfluss des Erziehungsstils bat Rapee (2001) ängstliche Kinder (darunter Kinder mit generalisierter Angststörung), zwei komplexe kognitive Aufgaben zu erledigen, während ihre Mütter mit den Lösungen zu den Aufgaben neben ihnen saßen. Die Mütter wurden instruiert, nur zu helfen, wenn die Kinder es tatsächlich nötig hatten. Blinde Beurteiler bewerteten das Verhalten der Kinder und der Mütter. Verglichen mit Müttern der nicht ängstlichen Kinder waren Mütter der ängstlichen Kinder eher geneigt, Hilfe zu erteilen, und waren mehr in die Aufgabe involviert.

Eine methodisch sehr aufwendige Studie an einer großen Stichprobe von Zwillingen (n > 1000) konnte ebenfalls zeigen, dass der Erziehungsstil (Kälte, Überbehütung und autoritäres Verhalten durch die Mutter und Überbehütung und autoritäres Verhalten durch den Vater) auf die generalisierte Angststörung einen Einfluss hat (Kendler et al. 2000). Allerdings ist ein negativer Erziehungsstil auch mit anderen psychischen Störungen assoziiert und der Einfluss des Erziehungsstils auf die Ätiologie der generalisierten Angststörung (wie auch bei anderen psychischen Störungen) eher als gering einzuschätzen (Varianzanteil 3,4 %).

◻ Tab. 48.3 Probleme in der Informationsverarbeitung bei Sorgen und generalisierter Angststörung

Informationsverarbeitung	Merkmale
Aufmerksamkeitsbias	Aufmerksamkeitsausrichtung auf Gefahr und Bedrohung
Interpretationsbias	Negative Ereignisse werden als wahrscheinlich angenommen
	Mehrdeutige Situationen werden als bedrohlich interpretiert
Gedächtnisbias (implizites, nicht explizites Gedächtnis)	Bedrohliche Informationen werden schneller enkodiert als nicht bedrohliche Informationen
Geringe Problemorientierung	Geringeres Vertrauen in die Problemlösung
	Geringere wahrgenommene persönliche Kontrolle
Inadäquate Problemlösung	Längere Entscheidungsprozesse
	Umfangreicheres Sammeln von Beweisen
	Mehr abstrakte im Vergleich zu konkreten Problemelaborationen

Ähnlich unspezifisch sind die Hinweise, dass ein unsicher-ambivalentes **Bindungsverhalten** der Kinder bzw. die damit verbundene Verletzung ihres Bindungs- und Kontrollbedürfnisses diese später für Ängste deutlich anfälliger macht (Newman et al. 2016; Warren et al. 1997).

⟩ Wichtig

Die Erfahrung mangelnder Kontrolle in der Bindung zu den wichtigsten Bezugspersonen scheint die Entwicklung einer generalisierten Kontrollierbarkeits- bzw. Kompetenzerwartung zu behindern; dies stellt einen frühen Risikofaktor für Angststörungen dar (Cassidy et al. 2009; Chorpita und Barlow 1998).

Auch bedrohliche, negative Ereignisse (wie drohende Arbeitslosigkeit, berufliche Anforderungen, mögliche Erkrankungen) sind bei der Auslösung der generalisierten Angststörung im Erwachsenenalter relevant (s. obiges Fallbeispiel), wobei das Risiko besonders steigt, wenn mehrere ungünstige Ereignisse aufeinander treffen. Das Risiko für den Beginn von Störungen ist nicht nur direkt nach dem Ereignis erhöht, sondern für mehrere Monate oder sogar für viele Jahre (Kendler et al. 2003). Dass stressreiche Lebensereignisse das Risiko für eine generalisierte Angststörung erhöhen, wurde auch in prospektiven Längsschnittstudien nachgewiesen (Moreno-Peral et al. 2014).

Zusätzlich zu den genannten Ansätzen sind entwicklungspsychopathologische Studien zu fordern, die der Frage nachgehen, wie sich die Tendenz zur Vermeidung negativer Emotionen entwickelt, denn dieses Merkmal spielt in allen Erklärungsmodellen der Sorgen (s. unten) eine wichtige Rolle.

48.3.4 Funktionsmodelle der Sorgen

Im Zentrum des klinischen Bildes der generalisierten Angststörung stehen exzessive, subjektiv unkontrollierbare Sorgen. Für die klinisch-psychologische Grundlagenforschung war und ist es ein besonders herausforderndes Thema, diese pathologische Neigung zu Sorgen und ängstlicher Erwartung zu erklären. Dabei lassen sich zwei zentrale Merkmale nennen, hinsichtlich derer sich Patienten mit generalisierter Angststörung von Gesunden unterscheiden:

1. in der Wahrnehmung von Gefahrenreizen und
2. in der Reaktion auf potenzielle Gefahren.

Patienten mit pathologischen Sorgen zeigen konsistent Abweichungen in der Informationsverarbeitung (vgl. vertiefend das kognitive Modell pathologischer Sorgen: Hirsch und Matthews 2012; Goodwin et al. 2017). Die Aufmerksamkeit ist stärker auf die **Wahrnehmung von Gefahrenreizen** ausgerichtet und neutrale Reize werden eher als bei Gesunden als potenziell bedrohlich eingestuft (Reinecke et al. 2010). Gleichzeitig ist die sog. Unsicherheitstoleranz geringer (Dugas et al. 2004). Unsicherheits*in*toleranz, „the tendency to react negatively on the emotional, cognitive, and behavioral level to uncertain situations and events" (Dugas et al. 1998, S. 143), gibt Menschen zahlreiche Gründe, sich zu sorgen. Wer Unklarheiten und unsichere Ausgänge als schwierig auszuhalten und als belastend erlebt, wird versuchen, durch ein Abschätzen aller Eventualitäten (= Sorgen), die Unsicherheit wenigstens etwas erträglicher zu machen (Dugas et al. 2004).

Informationsverarbeitungsbias und Problemlöseprozesse bei pathologischen Sorgen und generalisierter Angststörung wurden in zahlreichen experimentellen Untersuchungen erforscht (Reviews: Aikins und Craske 2001; Barlow 2002; Goodwin et al. 2017). In ◻ Tab. 48.3 werden die wichtigsten potenziellen Verzerrungen und Probleme in der Informationsverarbeitung bei generalisierter Angststörung kurz dargestellt.

Die **Reaktion auf wahrgenommene Gefahren** von Patienten mit generalisierter Angststörung ist außerdem anders als die Gesunder; sie reagieren nämlich stärker, indem sie sich sorgen. Das deutet darauf hin, dass die

Sorgen für die Patienten auf verschiedenen Ebenen eine subjektiv positive Funktion erfüllen.

Besondere Bedeutung hat in diesem Zusammenhang aufgrund ihrer guten experimentalpsychologischen Fundierung die „Vermeidungstheorie der Sorgen und der generalisierten Angststörung" von Borkovec erlangt (zusammenfassend Borkovec et al. 2004; ◘ Abb. 48.2). Sie basiert auf der Annahme, dass Sorgen dazu beitragen, aversives Erleben und physiologischen Stress bzw. starke autonome Erregung zu reduzieren, wie sie z. B. durch überraschende oder bildhafte Reize hervorgerufen wird.

Der Slogan „Don't worry be happy", ebenso wie andere gut gemeinte Ratschläge („Denk einfach an etwas anderes!"), wirken bei der generalisierten Angststörung nicht oder *nicht mehr* (▶ Studienbox): Die Qualität der Sorgen ist eine andere, sie wird als „unkontrollierbar" wahrgenommen. Patienten können z. B. einer Fernsehsendung nicht mehr richtig folgen, weil sie eigentlich mit ihren Sorgen beschäftigt sind und diese eben nicht „abstellen" können.

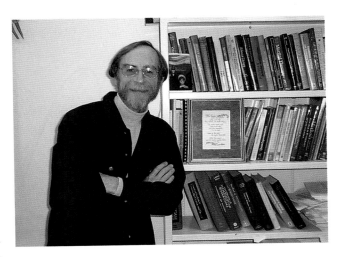

◘ **Abb. 48.2** Professor Thomas Borkovec (Philadelphia), inzwischen Emeritus, ist der wichtigste Forscher im Bereich der Sorgen und der generalisierten Angststörung. (Mit freundlicher Genehmigung von Thomas Borkovec)

Studienbox

Die erregungsmodulierende Wirkung von Sorgen

Die erregungsmodulierende Wirkung von Sorgen demonstrierte das Experiment von Borkovec und Hu (1990): Sprechängstliche Untersuchungsteilnehmer sollten sich zunächst entweder Sorgen machen oder sich entspannen. Anschließend sollten sie sich vorstellen, eine Rede zu halten. In der Entspannungsgruppe war während der angstbesetzten Vorstellung eine starke Erhöhung der Herzrate zu verzeichnen. In der Sorgengruppe war dieses nicht der Fall – Sorgen helfen also, physiologische Erregung *zu begrenzen*. Ein ähnlicher Befund stammt von Wells und Papageorgiou (1995). Patienten, die nach der Betrachtung eines angstauslösenden Filmes instruiert waren sich zu sorgen, berichteten weniger Angst, als Probanden, die sich die Szenen des Filmes noch einmal intensiv vorstellen sollten. Vermittelt wird der erregungsmodulierende Effekt der Sorgen vermutlich dadurch, dass während des Sorgenprozesses vornehmlich verbale Inhalte gegenüber bildhaften Vorstellungen dominieren (Borkovec et al. 1998). Diese Befunde legen insgesamt den Schluss nahe, dass der Verstärkungsmechanismus für die Sorgen nicht in der Vermeidung externer angstauslösender Stimuli liegt, sondern in der Vermeidung internaler Prozesse auf physiologischer Ebene.

Gleichzeitig zeigen zahlreiche Befunde, dass Menschen mit chronisch erhöhten Sorgenwerten keineswegs gelassener sind, im Gegenteil (vgl. z. B. Steinfurth et al. 2017). Wie ist das mit der Annahme in Vereinbarung zu bringen, dass Sorgen eigentlich die Erregung herunterregulieren sollen? In der Kontrastvermeidungstheorie von Newman und Ilera (2011) wird postuliert, dass (vorherige) Sorgen vor allem dadurch negativ verstärkend wirken, dass sie den aversiven Erregungsanstieg bei nachfolgenden aversiven Stimuli begrenzen; vereinfacht gesagt: wer sich dauernd sorgt, kann nicht so unangenehm überrascht werden. ◘ Abb. 48.3 erläutert dies am Beispiel des oben zitierten Experiments von Borkovec und Hu (1990).

Im operanten Modell von Wadström (2015) wird angenommen, dass sich Sorgengedanken ständig mit relativierenden, tröstenden Gedanken abwechseln. Sorgen werden in diesem Ansatz nicht nur über den Mechanismus der negativen Verstärkung aufrechterhalten (ein erwarteter negativer Zustand wird subjektiv vermieden oder abgemildert), sondern durch die darauffolgenden *positiven* Gedanken unmittelbar verstärkt. Daraus folgt, dass tröstende, relativierende Gedanken („es wird schon nicht passieren") therapeutisch kontraindiziert sind und dass eher die Konfrontation mit den Sorgeninhalten erlernt werden muss (s. unten).

Wenn man Menschen danach fragt, so werden sie als Grund für ihre Sorgen aber weniger den hier beschriebenen verdeckt ablaufenden Effekt der Vermeidung negativen Affekts und der damit verbundenen autonomen Reaktion angeben (vgl. jedoch ▶ Studienbox), sondern andere subjektive Gründe. Verbreitete

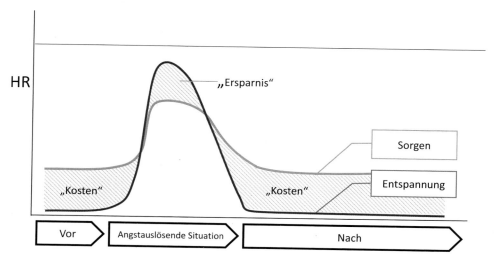

◘ **Abb. 48.3** Erläuterung der Kontrastvermeidungstheorie von Newman und Llera (2011, © 2011, with permission from Elsevier). Die Grafik zeigt den idealisierten und vereinfachten Verlauf der (aversiven) Erregung in dem Experiment von Borkovec und Hu (1990, © 1990, with permission from Elsevier): In der „Sorgenbedingung" ist zwar vor und nach einer angstauslösenden Situation die Erregung (hier: Herzrate, HR) höher als in der Entspannungsbedingung, dafür aber der „Kontrast", also der als besonders aversiv empfundene Erregungsanstieg, geringer. Es gilt, den Patienten in der psychoedukativen Phase der Therapie die hohen „Kosten" ihrer mentalen Strategie zu verdeutlichen

positive Annahmen über Sorgen sind z. B., dass Sorgen helfen, zukünftige negative Ereignisse zu verhindern oder Problemlösungen zu finden. Manche denken auch – im abergläubischen Sinne – Sorgen senkten die Wahrscheinlichkeit, dass etwas Negatives eintrete. Alle diese Annahmen gehen davon aus, dass negative Konsequenzen durch Sorgen verhindert werden können. Wenn etwas Negatives nicht eintritt, werden diese „beliefs" damit scheinbar bestätigt. Dabei wird aber übersehen, dass die meisten Sorgen sich auch ohne weiteres Zutun nicht bewahrheiten – 85 % der Sorgenszenarien, über welche die Versuchspersonen bei Borkovec et al. (1999) nachgrübelten, hatten schließlich einen positiven Ausgang. Positive Annahmen über die Sorgen sind also nur schwer zu falsifizieren. Für eine vertiefende Darstellung zu den lerntheoretischen Annahmen zur generalisierten Angststörung siehe Stewart et al. (2021).

Studienbox

Der inhibitorische Einfluss von Sorgen auf die emotionale Regulation

Hazlett-Stevens und Borkovec (2001) demonstrierten den inhibitorischen Einfluss der Sorgen auf die emotionale Verarbeitung von In-vivo-Expositionen. 42 Studierende mit Ängsten vor dem öffentlichen Reden wurden nach Zufall drei experimentellen Bedingungen zugeteilt: Sie sollten sich entweder entspannen, sich auf ihre Sorgen konzentrieren oder sich einer Kontrollaufgabe (Lernprogramm) widmen. Danach folgten fünf Durchgänge, in denen die Versuchspersonen eine Rede vor einer Kamera halten mussten. Herzrate und subjektive Angst waren die abhängigen Variablen.

Durchaus im Gegensatz zu den Positionen der Vermeidungstheorie der Sorgen zeigten alle drei Gruppen eine starke physiologische Erregung (Herzrate) während der ersten Exposition und einen kontinuierlichen Abfall der Erregung über die ersten vier Versuche. Die Furchtstruktur war also bei allen Gruppen, auch bei der Sorgengruppe, erfolgreich aktiviert worden und es zeigte sich ein Habituationseffekt. Die Analyse der begleitenden subjektiven Angst zeigte aber, dass diese bei der Sorgengruppe, anders als bei den anderen Gruppen, nicht kontinuierlich abfiel.

Dieser Befund wurde dahingehend interpretiert, dass die korrektive Information, dass nichts Negatives passiert ist, durch den stark distraktiven Sorgenprozess nicht verarbeitet werden kann („worry may make fewer attentional resources available for processing new information", Hazlett-Stevens und Borkovec 2001, S. 514).

Erklärungsbedürftig bleibt aber dennoch, warum Sorgenprozesse bei Patienten mit generalisierter Angststörung so persistent sind und warum sie als unkontrollierbar wahrgenommen werden. Unter Bezug auf den bekannten Ansatz der Furchtstruktur von Foa und Kozak (1986; ▶ Kap. 51) muss die Antwort lauten: Im für diese Patienten typischen Modus der Sorgenketten werden vorwiegend kognitive Anteile der Furchtstruktur aktiviert, während dies für ihre imaginativen (visuellen), emotionalen und physiologischen Aspekte allenfalls partiell geschieht. Damit ist die Aufnahme und Verarbeitung korrektiver Informationen eingeschränkt. Eine Habituation ist deshalb trotz der fortgesetzten Thematisierung ängstlicher Erwartungen nicht möglich (Hoyer und Beesdo 2010).

Wegen der mangelnden korrektiven Information (s. oben) kann es sein, dass in zunehmend mehr Situationen Sorgen getriggert werden, was die Betroffenen und nicht selten auch deren Partner (Parkinson und Simons 2012) belastet. Gegenregulationsprozesse spielen dann zunehmend eine Rolle: Je länger und je intensiver die Patienten sich sorgen, desto stärker werden Sorgen auch als unangenehm, unkontrollierbar und/oder gefährlich beurteilt, bis hin zu negativen „Metasorgen" (Wells 2011) im Sinne von Befürchtungen wie „Sorgen schaden mir". Dieses zieht die eingangs bereits beschriebenen kontraproduktiven Versuche nach sich, die Sorgen zu kontrollieren (z. B. Rückversichern, Gedankenunterdrückung, Ablenkung, Medikamente) oder sie zu verhindern (Sicherheits- und Vermeidungsverhalten). Diese Versuche sind jedoch in der Regel nicht langfristig wirksam, triggern eher den Sorgenprozess und tragen dazu bei, dass die generalisierte Angststörung langfristig aufrechterhalten bleibt. Für eine vertiefende Darstellung der metakognitiven Theorie der generalisierten Angststörung und Wells (2011).

Zusammenfassend kann festgehalten werden, dass die aktuellen psychologischen Theorien zur Erklärung der generalisierten Angststörungen – trotz unterschiedlicher Begrifflichkeiten und Akzentsetzungen –

hinsichtlich der Annahme konvergieren, dass Sorgen eingesetzt werden, um negative Emotionen zu vermeiden. Dies gilt für die

- Vermeidungstheorie der Sorgen (z. B. Borkovec et al. 2004), die
- Kontrastvermeidungstheorie der Sorgen (Newman und Llera 2011), die
- metakognitive Theorie (Wells, z. B. 2011), die
- Theorie der Unsicherheitsintoleranz (z. B. Dugas et al. 1998) sowie das hier nicht näher dargestellte
- Emotionsregulationsmodell der generalisierten Angststörung (Mennin et al. 2002) und das
- akzeptanzbasierte Modell der generalisierten Angststörung (Roemer und Orsillo 2002).

48.3.5 Integration verschiedener Erklärungsmodelle

In den vergangenen 30 Jahren unternahmen verschiedene Autoren den Versuch, die Befunde zur Entstehung und/oder der Aufrechterhaltung der generalisierten Angststörung miteinander zu verbinden. Die Mehrzahl dieser integrativen Modelle fokussiert mehr auf die aufrechterhaltenden Komponenten und weniger detailliert auf die Faktoren, die zur Entstehung der generalisierten Angststörung beitragen, einige beschränken sich allein auf Faktoren der Aufrechterhaltung und wurden eher aus einem Selbstverständnis als „Arbeitsmodell" für einen therapeutischen Ansatz entwickelt (Überblick in Behar et al. 2009; Koerner et al. im Druck). Wenn Vulnerabilitätsfaktoren benannt werden, so wird der Schwerpunkt oft sehr unterschiedlich gewählt (z. B. kognitiv, biologisch, auf Lernerfahrungen basierend), da Forschungsdaten, die den relativen Erklärungsbeitrag einzelner Variablen sicher benennen könnten, noch fehlen. Praktisch alle Modelle legen ein Diathese-Stress-Modell zugrunde. In ◨ Tab. 48.4 werden zentrale, in der Literatur häufig diskutierte Aspekte zusammenfassend dargestellt.

Tab. 48.4 Multifaktorielle Erklärung der generalisierten Angststörung

Erklärungsfaktoren	Spezifische Aspekte
Genetische und neurobiologische Vulnerabilität	Familiäre Aggregation
	Suszeptibilitätsgene in serotonergen und katecholaminergen Systemen sowie für das BDNF-Gen
	Veränderungen in Struktur und Aktivität limbischer und kortikaler Hirnregionen sowie veränderte kortikale-subkortikale Konnektivität; Veränderungen im Default-Mode-Netzwerk
Psychologische Vulnerabilität	Ängstliches, verhaltensgehemmtes Temperament
	Frühe adverse Erfahrungen
	Elterlicher Erziehungsstil (insb. Überprotektion)
	Gesteigerte Wahrnehmung von Gefahrenreizen
	Stark kognitive, emotionsvermeidende Reaktion auf Gefahrenreize („worrying")
Auslösende Faktoren	Kritische Lebensereignisse
	Veränderung der Lebensbedingungen
	Daily Hassles
Aufrechterhaltende Faktoren	Kontraproduktive Gegenregulationsversuche, Vermeidung und übertriebenes Rückversichern

48.4 Behandlung

In der Behandlung der generalisierten Angststörung sind psychotherapeutische sowie psychopharmakologische Therapien indiziert (Bandelow et al. 2014; ◻ Abb. 48.4). Neben Patientenpräferenzen sollen Aspekte wie Wirkeintritt, Nachhaltigkeit, Verfügbarkeit und unerwünschte Wirkungen berücksichtigt werden.

Metaanalysen zeigen, dass unter den Psychotherapien insbesondere die kognitive Verhaltenstherapie bei der generalisierten Angststörung erfolgreich ist und der Erfolg über einen Zeitraum von 6 Monaten katamnestisch stabil bleibt (z. B. Cuijpers et al. 2014; Hunot et al. 2007; Mitte 2005). Dies gilt für den Vergleich mit Wartekontrollgruppen wie auch für den Vergleich mit unspezifisch behandelten Kontrollgruppen. Neben der Verbesserung in der ängstlichen Symptomatik zeigen sich zudem Verbesserungen in der begleitenden depressiven Symptomatik. Allerdings war der Anteil der Patienten, die nach der Behandlung wieder vollständig funktionsfähig waren, mit ca. 40–60 % geringer als bei anderen Angststörungen. Wie auch bei der sozialen Angststörung ist bei der generalisierten Angststörung die Wahrscheinlichkeit einer therapeutischen Verbesserung geringer als bei der Panikstörung (Cuijpers et al. 2016). Bessere Quoten wurden auch dann nicht erreicht, wenn komorbide Störungen ausgeschlossen wurden. Neuere Studien, z. B. auf der Basis der akzeptanzbasierten Verhaltenstherapie (Roemer und Orsillo 2008), zeigen demgegenüber verbesserte Remissionsraten von 70–80 % (vgl. Hoyer und Gloster 2009). Außergewöhnlich erfolgreich waren erste Studien zur

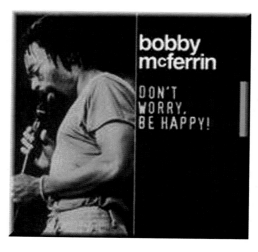

◻ Abb. 48.4 Der Slogan „Don't worry be happy", ebenso wie andere gut gemeinte Ratschläge („Denk einfach an etwas anderes!"), wirken bei der generalisierten Angststörung nicht oder nicht mehr: Die Qualität der Sorgen ist eine andere, sie wird als „unkontrollierbar" wahrgenommen. Patienten können zum Beispiel einer Fernsehsendung nicht mehr richtig folgen, weil sie eigentlich mit ihren Sorgen beschäftigt sind und diese eben nicht „abstellen" können. (© Original Artists)

metakognitiven Therapie der generalisierten Angststörung (Nordahl et al. 2018; van der Heiden et al. 2012).

Die Behandlungsansätze in bisherigen kontrollierten Psychotherapiestudien sind insgesamt eher eklektisch (Newman et al. 2021). Sie setzen sich aus verschiedenen Behandlungstechniken zusammen, deren jeweilige Begründungen und Therapieprinzipien nicht immer einer gemeinsamen Logik folgen (z. B. Entspannungstraining und Exposition). Sie sind eher auf eine multimodale Behandlung der verschiedenen Symptombereiche der generalisierten Angststörung hin konzipiert und verfügen damit nicht über ein konsequentes und konsistentes Behandlungsprinzip und-vorgehen. Im Folgenden sollen daher verschiedene Behandlungsansätze mit ihren jeweiligen Prinzipien klar voneinander abgegrenzt vorgestellt werden.

48.4.1 Sorgenexposition

Aus den oben dargestellten Vermeidungstheorien der Sorgen ergibt sich die Begründung für die Sorgenkonfrontation (Exposition in sensu): ein Verzicht auf vermeidendes Gegensteuern und stattdessen das Zu-En-de-Denken konkreter Sorgen bis zum „schlimmstmöglichen Ausgang" (vgl. Becker und Margraf 2007; Hoyer und Beesdo-Baum 2012). Um Sorgenketten zu verkürzen und vom Sich-Sorgen unabhängiger zu werden, sollen die Patienten lernen, den schlimmstmöglichen Gedanken nicht mehr zu vermeiden, sondern „kommen zu lassen". Dies sollte allerdings nicht in Form von Gedanken (und damit in einem tendenziell emotionsvermeidenden Modus), sondern in bildlich-imaginativen Vorstellungen geschehen. So kann es zu einer intensiven emotionalen Verarbeitung kommen, die zunächst zu einem Anstieg der Angst, spätestens über mehrere Durchgänge hinweg aber zur Hemmung der Sorgenkette und damit zum Neulernen führt. Befürchtungen wie „ich könnte eine solche Situation nicht aushalten" oder „allein die Vorstellung würde mich verrückt machen" werden auf diese Weise falsifiziert. Die Patienten können mit solchen Sorgenkonfrontationen die Erfahrung machen, dass sie die mit dem schlimmsten Ausgang von Sorgen assoziierten Emotionen (oftmals Traurigkeit, emotionaler Schmerz) aushalten können, was zur Reduktion der „Experiential Avoidance" beiträgt (Roemer und Orsillo 2008). Die Sorgenkonfrontationen werden zusammen mit dem Patienten erarbeitet und durchgeführt (◨ Abb. 48.5).

Selbstständige und regelmäßige Übungen zu Hause sind allerdings unerlässlich. Schließlich soll den Patienten eine neue und andere Art sich zu sorgen vermittelt werden – eine Fähigkeit, welche die Patienten nach Beendigung einer Therapie selbstständig anwenden sollen. Neben den Sorgenkonfrontationen erfolgen auch Konfrontationen in vivo, d. h., bisher offen vermiedene Situationen sollen aufgesucht und Rückversicherungsverhalten eingestellt werden.

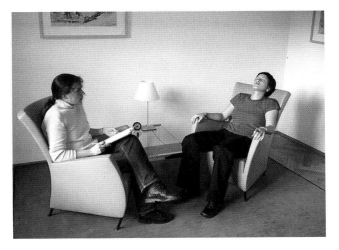

◨ **Abb. 48.5** Sorgenexposition: Die Therapeutin liest ein gemeinsam erarbeitetes „Sorgendrehbuch" vor, die Patientin konzentriert sich ganz auf dieses Szenario, um sich den dadurch ausgelösten Vorstellungen und Angstsymptomen zu stellen

Die Behandlung von Patienten mit generalisierter Angststörung mittels Sorgenexposition lässt sich grob in vier Bestandteile gliedern:

> **Bestandteile der Sorgenexpositionsbehandlung**
> 1. Psychoedukation
> 2. Vermittlung der grundlegenden Therapieprinzipien
> 3. Konfrontationsübungen (zunächst in sensu, dann ergänzend in vivo)
> 4. Rückfallprophylaxe

Bisher gibt es nur eine Face-to-Face-Studie, welche die Wirksamkeit der Sorgenexposition als alleinige Komponente in der Behandlung der generalisierten Angststörung überprüft. Die Ergebnisse (Hoyer et al. 2009b) und Erfahrungsberichte der Studientherapeuten sind vielversprechend. Andere Studien beinhalteten zwar die Sorgenexposition, allerdings nur als eine integrierte Teilkomponente ihrer verhaltenstherapeutischen Behandlung. Die Therapieerfolge auch dieser Studien und die Tatsache, dass die Konfrontationsbehandlung bei Angststörungen generell als die Therapiemethode der Wahl gilt, lassen – wenn auch nur indirekt – zusätzlich auf die Wirksamkeit der Sorgenexposition schließen (Hoyer und Gloster 2009). Erfolgreich war die Sorgenexposition zudem in einer groß angelegten Internettherapiestudie (► Studienbox).

Sorgenexposition und Internettherapie

Andersson et al. (2017) zeigten in einer Internetstudie weitere interessante Möglichkeiten, wie expositionsbasierte Therapie bei generalisierter Angststörung oder starker Sorgenneigung wirken kann: Den 70 Patienten wurde zunächst vermittelt, dass die Sorgengedanken durch nachfolgende positive Gedanken verstärkt würden und dass sie lernen müssten, *auf die positiven Gedanken zu verzichten*. Die Patienten wurden sodann via Internet zu drei verschiedenen Alternativen informiert, wie sie stattdessen auf Sorgen reagieren könnten:

a) auf nicht wertende achtsame Weise,

b) (entsprechend der Sorgenexposition) indem sie sich noch schlimmere mögliche Ausgänge der Situation vorstellten und

c) indem sie erlernten, Unsicherheit und die begleitenden Gefühle als Teil des Lebens anzuerkennen und zu akzeptieren.

Die Patienten nutzen sukzessive alle drei Strategien. Gegenüber einer Wartekontrollgruppe zeigten sich bei den behandelten Patienten im Hinblick auf die Sorgenproblematik sehr große Effekte (kontrollierte Effektstärke: $d = 1,39$), die auch nach 4 und 12 Monaten stabil blieben.

48.4.2 Angewandte Entspannung und selbst-kontrollierte Desensibilisierung

Ein weiteres bei der generalisierten Angststörung nachgewiesenes wirksames Verfahren ist die „angewandte Entspannung" – eine von Öst (1987) entwickelte Erweiterung der progressiven Muskelrelaxation (▶ Kap. 33); auch andere Entspannungsvarianten sind wirksam (Montero-Marin et al. 2017; Newman et al. 2021). Sorgenepisoden gehen in der Regel mit einer erhöhten körperlichen Anspannung einher. Ziel der angewandten Entspannung ist es, bei den ersten Anzeichen der Angst oder Anspannung in Sekundenschnelle zu entspannen und somit einem Aufschaukeln der Angst, Sorgen und Anspannung entgegenzuwirken. Das Erlernen der angewandten Entspannung erfolgt in mehreren Phasen. Wichtig ist, erst zur nächsten Übung weiterzugehen, wenn die vorherige Übung beherrscht wird (angezeigt durch den Grad der Entspannung). Parallel zu den Entspannungsübungen führt der Patient auch ein Angst- bzw. Anspannungstagebuch, welches dabei behilflich ist, die individuellen ersten Anzeichen der Angst und Anspannung zu identifizieren. Im Anwendungstraining wird geübt, die angewandte Entspannung bei den ersten Anzeichen der Angst und Anspannung als Copingstrategie einzusetzen.

Ein ähnliches Prinzip liegt der selbstkontrollierten Desensibilisierung zugrunde (Borkovec et al. 2002): Der Patient soll lernen die physiologischen Hinweisreize für Angst zu erkennen und die Anspannung selbstkontrolliert herunterzuregulieren.

48.4.3 Kognitive Therapie

Kognitive Therapie bei der generalisierten Angststörung basiert, wie die vieler anderer psychischer Störungen auch, auf dem Vorgehen nach Beck et al. (1979). Naheliegend sind hier die Techniken des Entkatastrophisierens und der Realitätsprüfung, begleitet von Verhaltensexperimenten. Der Versuch, einzelne Sorgen immer wieder durch kognitives Umstrukturieren zu entkräften, wird aber von neueren Autoren kritisch gesehen. Es besteht zumindest die Gefahr, dass Patienten ihre dysfunktionale Strategie, sich rückzuversichern, auch auf die Therapie anwenden. Eine Alternative besteht in der metakognitiven Therapie (▶ Gut zu wissen).

Fokussierung auf Metakognitionen
Wells (2011) schlägt vor, bei der kognitiven Therapie der generalisierten Angststörung auf die positiven und – vor allem – die negativen Annahmen über die Sorgen, zu fokussieren (Metakognitionen). Es sollen also weniger die Sorgen selbst, als die problematischen Annahmen über die Sorgen modifiziert werden. Nur wenn Patienten glauben, ihre Sorgen würden sie schwächen, „verrückt machen", ihre Partnerschaft oder ihren beruflichen Erfolg ruinieren (= Beispiele für Metasorgen), dann werden gemäß der Modellannahmen von Wells (2011) die oben beschriebenen kontraproduktiven Versuche notwendig, Sorgen unter Kontrolle zu halten. Aus diesem Grund ist es wesentlich, diese metakognitiven Annahmen zu verändern. Dazu dienen neben den

in ▶ Kap. 28 beschriebenen kognitiven Standardtechniken (Sammeln von „Beweisen" für diese Annahmen, Hinterfragen der Vor- und Nachteile dieser Annahmen usw.) spezifische Verhaltensexperimente. Patienten sollen z. B. erproben, was passiert, wenn sie – zunächst in der geschützten Situation der Therapie – ihre Kontrolle über die Sorgen aufgeben, wenn sie die Sorgen – anders als sonst – willkürlich übersteigern oder wenn sie aktiv versuchen, den gefürchteten Zustand (z. B. „verrückt werden") herzustellen. Ferner werden die Patienten im Ansatz von Wells instruiert und trainiert, ihre Aufmerksamkeit bewusst zu steuern, um nicht beständig an den Sorgengedanken festzuhalten.

48.4.4 Weitere Ansätze: Integrative Psychotherapie

In der Behandlung der generalisierten Angststörung wurden in der Vergangenheit weitere psychotherapeutische Einzeltechniken und Therapien herangezogen, welche jedoch ihre Wirksamkeit nicht ausreichend (Biofeedback und Desensibilisierung) oder nicht stabil (nondirektive Verfahren) nachweisen konnten (vgl. Hunot et al. 2007). Es ist nicht verwunderlich, dass bei der generalisierten Angststörung die Versuche nicht abreißen, durch Erweiterungen oder Modifikationen des etablierten Vorgehens bessere Erfolgsquoten zu erzielen.

Neuere Konzepte beziehen sich z. B. auf interpersonelle Aspekte („Integrative Interpersonal/Experiental Therapy", vgl. Newman et al. 2004), auf die für die generalisierte Angststörung typische Intoleranz von Unsicherheit (Ladouceur et al. 2000) oder auf die Achtsamkeit bzw. Akzeptanz hinsichtlich emotionaler und kognitiver Symptome (vgl. Hoyer und Beesdo 2009; Roemer und Orsillo 2008).

Ein viel beachteter Vorschlag stammt aus der Arbeitsgruppe um Borkovec und Newman an der Penn State University (Newman et al. 2008). Aus ihrer Sicht werden in den bisherigen kognitiv-verhaltenstherapeutischen Interventionen die folgenden, bei der generalisierten Angststörung bestehenden Probleme unzureichend aufgegriffen:
- interpersonelle Beziehungsmuster und -probleme,
- die Ursprünge dieser Probleme,
- interpersonelle Probleme innerhalb der therapeutischen Beziehung und
- die Vermeidung von emotionalen Erlebnissen.

Die Ergebnisse einer offenen Studie (Newman et al. 2008) zeigen, dass durch ergänzende Interventionen auf der interpersonellen und emotionalen Ebene die Effektstärken gegenüber der rein kognitiv-verhaltenstherapeutischen Behandlung steigen.

48.4.5 Medikamentöse Behandlung

Die generalisierte Angststörung wird häufig schon deswegen medikamentös behandelt, weil sich Personen mit diesem Krankheitsbild häufig bei ihrem Hausarzt vorstellen (Wittchen et al. 2002a), hier jedoch nicht von ihren Sorgen berichten, sondern vielmehr von den assoziierten körperlichen Symptomen wie Schlafstörungen, innerer Unruhe, Konzentrationsschwierigkeiten etc. Zur Behandlung der generalisierten Angststörung vorrangig zu empfehlen sind die sog. modernen Antidepressiva wie die selektiven Serotoninwiederaufnahmehemmer („selective serotonin reuptake inhibitors", SSRI; z. B. Paroxetin, Escitalopram) oder die Serotonin-Norepinephrin-Wiederaufnahmehemmer (SNRI; z. B. Venlafaxin, Duloxetin). Der Vorteil liegt darin begründet, dass diese Medikamentengruppen auch über einen längeren Zeitraum ohne Abhängigkeitspotenzial und mit nur moderaten Nebenwirkungen verabreicht werden können – was bei der Chronizität der generalisierten Angststörung notwendig wird. Zusätzlich haben Antidepressiva natürlich auch einen positiven Effekt auf die häufig bei der generalisierten Angststörung komorbid auftretende depressive Symptomatik. Auch Schmerzsyndrome, ein nicht seltenes Begleitphänomen bei generalisierter Angststörung, können sich unter dieser Therapie verbessern (z. B. Beesdo et al. 2009a).

Ein weiteres für die generalisierte Angststörung zugelassenes Medikament mit einem gänzlich anderen Wirkmechanismus (Kalziummodulator, Antikonvulsivum, ursprünglich indiziert bei Epilepsie und neuropathischen Schmerzen) ist Pregabalin. Positiv ist hier vor allem der relativ rasche Wirkungsbeginn (innerhalb einer Woche; vgl. Montgomery et al. 2006).

Nachteile aller dieser Medikamentengruppen beinhalten neben den verschiedenartigen unerwünschten Nebenwirkungen auch das Auftreten von Reboundeffekten und hohe Rückfallquoten beim Absetzen der Medikamente. Studien zum Vergleich oder zur Kombination psychotherapeutischer und pharmakologischer Interventionen fehlen bei der generalisierten Angststörung noch völlig. Einstweilen wird in den einschlägigen Leitlinien empfohlen, bei Nichtansprechen auf die psychopharmakologische oder psychotherapeutische Behandlung eine andere empfohlene Behandlung oder eine Kombinationsbehandlung zu initiieren (Bandelow et al. 2014).

48.5 Offene Fragen

Die genaue, für die Differenzialdiagnostik optimale Definition der Kriterien der generalisierten Angststörung war und ist stärker umstritten als bei anderen Angststörungen. Ihre definitorischen Merkmale sind weniger markant als etwa die der Phobien oder der Zwangsstörung.

Aufgrund der früheren Schwierigkeiten, die generalisierte Angststörung präzise zu diagnostizieren, war sie in der Angstforschung lange Zeit relativ unterrepräsentiert. Die mangelnde Klarheit in der Befundlage zu den neurobiologischen, genetischen und psychologischen Ursachen der Störung ist eine Folge. Möglicherweise ist die Störung aber tatsächlich eine diffuse „Grundangststörung" und die Schwierigkeit, die für die Störung *spezifischen* Faktoren nachzuweisen, liegt nicht in methodischen Schwächen der Forschung begründet, sondern ist ein Abbild der Störung selbst (vgl. z. B. Carleton 2016).

Auch die relative Bedeutung einzelner psychologischer Variablen für die Entstehung und Aufrechterhaltung der generalisierten Angststörung ist noch weitgehend ungeklärt. Dies führt zu einer Vielfalt recht ähnlicher Modelle, die schlecht als Ganzes überprüft werden können. Die Abweichungen in der Informationsverarbeitung und die Vermeidungstheorie der Sorgen bieten aber sehr fruchtbare, durch zahlreiche Grundlagenbefunde gestützte Erklärungsmodelle und zugleich eine gute Basis für weiterführende Forschung.

> **Wichtig**
>
> Die augenblickliche Suche nach verbesserten therapeutischen Ansätzen für die generalisierte Angststörung ist nicht nur unter der Zielsetzung einer verbesserten Versorgung von Patienten zu verstehen, sondern auch unter dem Ziel eines verbesserten Verständnisses der Störung selbst.

48.6 Resümee

Die generalisierte Angststörung ist eine häufige, chronische und stark beeinträchtigende Angststörung. Ihr zentrales Merkmal sind nicht an spezifische Themen gebundene und schwer kontrollierbare Sorgen bzw. Erwartungsängste. Die Störung weist hohe Komorbiditätsraten auf; dies gilt besonders hinsichtlich der Depression und anderer Angststörungen.

Es gibt kein einheitliches Erklärungsmodell, aber ein Zusammenspiel von genetischen, neurobiologischen und psychologischen Vulnerabilitäten (Erziehungsstil, Beobachtungslernen, Informationsverarbeitung) ist unbestritten. Das derzeit wichtigste Modell der Aufrechterhaltung der Störung ist die Vermeidungstheorie der

Sorgen und ihre Weiterentwicklung (Kontrastvermeidungstheorie). Die wesentliche Annahme ist dabei, dass Sorgen negativ verstärkt werden, da sie – eher subjektiv – zu einem Herunterregulieren und Begrenzen von negativen Emotionen führen.

Die kognitive Verhaltenstherapie ist die derzeit am besten bewährte Therapieform (Cuijpers et al. 2014), aber die Erfolge bei der generalisierten Angststörung sind tendenziell geringer als z. B. bei der Panikstörung (Cuijpers et al. 2016).

> ❓ **Prüfen Sie Ihr Wissen**
>
> 1. Welches sind – neben den unkontrollierbaren Sorgen – die Begleitsymptome der generalisierten Angst? Bitte nennen Sie die Unterschiede zwischen DSM und ICD! ▯ Tab. 48.1
> 2. Welches sind die Probleme bei der Informationsverarbeitung, die als typisch für die generalisierte Angststörung angenommen werden? ▯ Tab. 48.3
> 3. Nennen Sie einige Kernaussagen der Kontrastvermeidungstheorie der Sorgen! ▶ Abschn. 48.3.4
> 4. Welches sind die Bestandteile des therapeutischen Vorgehens bei der Sorgenexposition? ▶ Abschn. 48.4.1

> ℹ️ **Weiterführende Literatur**
>
> Vertiefende Darstellungen zur generalisierten Angststörung, mit einem Schwerpunkt auf der genauen Beschreibung des therapeutischen Vorgehens, finden sich bei Becker und Margraf (2007) und bei Becker und Hoyer (2005). Eine vereinfachte, patientenorientierte Darstellung findet sich in Hoyer et al. (2016). Behandlungsleitlinien finden sich unter: ▶ https://www.awmf.org/leitlinien/detail/ll/051-028.html. Einen ausführlichen Überblick zum Forschungsstand bieten Gerlach und Gloster (im Druck), Heimberg et al. (2004) und Portman (2009).

Literatur

Aikins, D. E., & Craske, M. G. (2001). Cognitive theories of generalized anxiety disorder. *The Psychiatric Clinics of North America, 24,* 57–74.

Akiskal, H. S. (1998). Toward a definition of generalized anxiety disorder as an anxious temperament type. *Acta Psychiatrica Scandinavica, 393*(Suppl. 98), 66–73.

American Psychiatric Association (APA). (1994). *Diagnostic and statistical manual of mental disorders* (4. Aufl.). Washington, DC: American Psychiatric Press.

American Psychiatric Association (APA). (2015). *Diagnostisches und Statistisches Manual Psychischer Störungen – DSM-5.* Göttingen: Hogrefe (deutsche Ausgabe herausgegeben von Peter Falkai und Hans-Ulrich Wittchen, mitherausgegeben von Manfred Döpfner, Wolfgang Gaebel, Wolfgang Maier, Winfried Rief, Henning Saß und Michael Zaudig).

American Psychiatric Association (APA). (2017). *DSM-5 update September 2016. Supplement to diagnostic and statistical manual of mental disorders (DSM-5)* (5. Aufl.). American Psychiatric Association. ▶ https://dsm.psychiatryonline.org/.

American Psychiatric Association (APA). (2018). *Diagnostisches und Statistisches Manual Psychischer Störungen – DSM-5*. Göttingen: Hogrefe (deutsche Ausgabe herausgegeben von Peter Falkai und Hans-Ulrich Wittchen, mitherausgegeben von Manfred Döpfner, Wolfgang Gaebel, Wolfgang Maier, Winfried Rief, Henning Saß und Michael Zaudig).

Andersson, E., Hedman, E., Wadström, O., Boberg, J., Andersson, E. Y., Axelson, E., et al. (2017). Internet-based extinction therapy for worry: A randomized controlled trial. *Behavior Therapy, 48,* 391–402.

Andrews, G., Hobbs, M. J., Borkovec, T. D., Beesdo, K., Craske, M. G., Heimberg, R. G., et al. (2010). Generalized worry disorder: A review of DSM-IV generalized anxiety disorder and options for DSM-V. *Depression and Anxiety, 27,* 134–147.

Bandelow, B., Lichte, T., Rudolf, S., Wiltink, J., & Beutel, M. (Hrsg.). (2014). *S3 Leitlinie Angststörungen*. Heidelberg: Springer.

Barlow, D. H. (2002). *Anxiety and its disorders. The nature and treatment of anxiety and panic* (2. Aufl.). New York: Guilford.

Beck, A. T., Rush, A. J., & Shaw, B. F. (1979). *Cognitive therapy of depression*. New York: Guilford.

Becker, E., & Margraf, J. (2007). *Generalisierte Angststörung. Ein Therapieprogramm* (2. Aufl.). Weinheim: Beltz.

Becker, E. S., & Hoyer, J. (2005). *Generalisierte Angststörung*. Göttingen: Hogrefe.

Beesdo, K., Hartford, J., Ball, S. G., Spann, M., Russel, J. M., & Wittchen, H.-U. (2009a). The short- and long-term effect of duloxetine on painful physical symptoms in patients with generalized anxiety disorder: Results from three clinical trials. *Journal of Anxiety Disorders, 23,* 1064–1071.

Beesdo, K., Knappe, S., & Pine, D. S. (2009b). Anxiety and anxiety disorders in children and adolescents: Developmental issues and implications for DSM-V. *Psychiatric Clinics of North America, 32,* 483–524.

Beesdo, K., Pine, D. S., Lieb, R., & Wittchen, H.-U. (2010). Incidence and risk patterns of anxiety and depressive disorders and categorization of generalized anxiety disorder. *Archives of General Psychiatry, 67,* 47–57.

Beesdo-Baum, K., Winkel, S., Pine, D. S., Hoyer, J., Höfler, M., Lieb, R., & Wittchen, H.-U. (2011). The diagnostic threshold of generalized anxiety disorder in the community: A developmental perspective. *Journal of Psychiatric Research, 45,* 962–972.

Beesdo-Baum, K., Jenjahn, E., Hoefler, M., Lueken, U., Becker, E. S., & Hoyer, J. (2012). Safety behaviour, avoidance and reassurance seeking in generalized anxiety disorder. *Depression & Anxiety, 29,* 948–957.

Behar, E., Dobrow DiMarco, I., Hekler, E. B., Mohlman, J., & Staples, A. M. (2009). Current theoretical models of generalized anxiety disorder (GAD): Conceptual review and treatment implications. *Journal of Anxiety Disorders, 23,* 1011–1023.

Borkovec, T. D., & Hu, S. (1990). The effect of worry on cardiovascular response to phobic imagery. *Behavior Research and Therapy, 28,* 69–73.

Borkovec, T. D., Ray, W. J., & Stöber, J. (1998). Worry: A cognitive phenomenon intimately linked to affective, physiological, and interpersonal behavioral processes. *Cognitive Therapy and Research, 22,* 561–576.

Borkovec, T. D., Hazlett-Stevens, H., & Diaz, M. L. (1999). The role of positive beliefs about worry in generalized anxiety disorder and its treatment. *Clinical Psychology and Psychotherapy, 6,* 126–138.

Borkovec, T. D., Newman, M. G., Pincus, A. L., & Lytle, R. (2002). A component analysis of cognitive-behavioral therapy for generalized anxiety disorder and the role of interpersonal problems. *Journal of Consulting and Clinical Psychology, 70,* 288–298.

Borkovec, T. D., Alcaine, O. M., & Behar, E. (2004). Avoidance theory of worry and generalized anxiety disorder. In R. G. Heimberg, C. L. Turk, & D. S. Mennin (Hrsg.), *Generalized anxiety disorder: Advances in research and practice* (S. 77–108). New York: Guilford.

Bruce, S. E., Yonkers, K. A., Otto, M. W., Eisen, J. L., Weisberg, R. B., Pagano, M., et al. (2005). Influence of psychiatric comorbidity on recovery and recurrence in generalized anxiety disorder, social phobia, and panic disorder: A 12-year prospective study. *American Journal of Psychiatry, 162,* 1179–1187.

Canuto, A., Weber, K., Baertschi, M., Andreas, S., Volkert, J., Dehoust, M. C., et al. (2018). Anxiety disorders in old age: Psychiatric comorbidities, quality of life, and prevalence according to age, gender, and country. *American Journal of Geriatric Psychiatry, 26,* 174–185.

Carleton, R. N. (2016). Fear of the unknown: One fear to rule them all? *Journal Of Anxiety Disorders, 41,* 5–21.

Cassidy, J., Lichtenstein-Phelps, J., Sibrava, N. J., Thomas, C. L., & Borkovec, T. D. (2009). Generalized anxiety disorder: Connections with self-reported attachment. *Behavior Therapy, 40,* 23–28.

Chorpita, B., & Barlow, D. H. (1998). The development of anxiety, the role of control in early environment. *Psychological Bulletin, 124,* 3–21.

Cuijpers, P., Sijbrandij, M., Koole, S., Huibers, M. J. H., Berking, M., & Andersson, G. (2014). Psychological treatment of generalized anxiety disorder: A meta-analysis. *Clinical Psychology Review, 34,* 130–149.

Cuijpers, P., Gentili, C., Banos, R. M., Garcia-Campayo, J., Botella, C., & Cristea, I. A. (2016). Relative effects of cognitive and behavioral therapies on generalized anxiety disorder, social anxiety disorder and panic disorder: A meta-analysis. *Journal of Anxiety Disorders, 43,* 79–86.

Dugas, M. J., Gagnon, F., Ladouceur, R., & Freeston, M. H. (1998). Generalized anxiety disorder: A preliminary test of a conceptual model. *Behaviour Research and Therapy, 36*(2), 215–226.

Dugas, M. J., Buhr, K., & Ladouceur, R. (2004). The role of intolerance of uncertainty in etiology and maintenance. In R. G. Heimberg, C. L. Turk, & D. S. Mennin (Hrsg.), *Generalized anxiety disorder: Advances in research and practice* (S. 143–163). New York: Guilford.

Foa, E. B., & Kozak, M. J. (1986). Emotional processing of fear: Exposure to corrective information. *Psychological Bulletin, 99,* 20–35.

Fonzo, G. A., & Etkin, A. (2017). Affective neuroimaging in generalized anxiety disorder: An integrated review. *Dialogues in Clinical Neuroscience, 19,* 169–179.

Gerlach, A., & Gloster, A. T. (Hrsg.) (im Druck). *The Wiley handbook of generalized anxiety disorder*. Chichester: Wiley.

Gerra, G., Zaimovic, A., Zambelli, U., Timpano, M., Reali, N., Bernasconi, S., & Brambilla, F. (2000). Neuroendocrine responses to psychological stress in adolescents with anxiety disorder. *Neuropsychobiology, 42,* 82–92.

Goncalves, D. C., Pachana, N. A., & Byrne, G. J. (2011). Prevalence and correlates of generalized anxiety disorder among older adults in the Australian National Survey of Mental Health and Well-Being. *Journal of Affective Disorders, 132,* 223–230.

Goodwin, H., Yiend, J., & Hirsch, C. R. (2017). Generalized anxiety disorder, worry and attention to threat: A systematic review. *Clinical Psychology Review, 54,* 107–122.

Gottschalk, M. G., & Domschke, K. (2017). Genetics of generalized anxiety disorder and related traits. *Dialogues in Clinical Neuroscience, 19,* 159–168.

Gustavsson, A., Svensson, M., Jacobi, F., Allgulander, C., Alonso, J., Beghi, E., et al. (2011). Cost of disorders of the brain in Europe 2010. *European Neuropsychopharmacology, 21,* 718–779.

Hazlett-Stevens, H., & Borkovec, T. D. (2001). Effects of worry and progressive relaxation on the reduction of fear in speech phobia. An investigation of situational exposure. *Behavior Therapy, 32,* 503–517.

Heimberg, R. G., Turk, C. L., & Mennin, D. S. (Hrsg.). (2004). *Generalized anxiety disorder: Advances in research and practice.* New York: Guilford.

Hettema, J. M. (2008). The nosological relationship between generalized anxiety disorder and major depression. *Depression and Anxiety, 25,* 300–316.

Hettema, J. M., Neale, M. C., & Kendler, K. S. (2001). A review and meta-analysis of the genetic epidemiology of anxiety disorders. *American Journal of Psychiatry, 158,* 1568–1578.

Hettema, J. M., Prescott, C. A., Myers, J. M., Neale, M. C., & Kendler, K. S. (2005). The structure of genetic and environmental risk factors for anxiety disorders in men and women. *Archives of General Psychiatry, 62,* 182–189.

Hilbert, K., Lueken, U., & Beesdo-Baum, K. (2014). Neural structures, functioning and connectivity in generalized anxiety disorder and interaction with neuroendocrine systems: A systematic review. *Journal of Affective Disorders, 158,* 114–126.

Hinz, A., Klein, A. M., Brähler, E., Glaesmer, H., Luck, T., Riedel-Heller, S. G., et al. (2017). Psychometric evaluation of the generalized anxiety disorder screener GAD-7, based on a large German general population sample. *Journal of Affective Disorders, 210,* 338–344.

Hirsch, C. R., & Mathews, A. (2012). A cognitive model of pathological worry. *Behaviour Research and Therapy, 50,* 636–646.

Hoyer, J., & Beesdo, K. (2009). Sorge dich nicht – erlebe! Achtsamkeitstherapie bei der Generalisierten Angststörung. In T. Heidenreich & J. Michalak (Hrsg.), *Achtsamkeit und Akzeptanz in der Psychotherapie* (3. überarb. u. erw. Aufl., S. 531–555). Tübingen: DGVT.

Hoyer, J., & Beesdo, K. (2010). Generalisierte Angststörung: Sorgen als kognitives Vermeidungsverhalten. *Verhaltenstherapie & Verhaltensmedizin, 31,* 151–163.

Hoyer, J., & Gloster, A. T. (2009). Psychotherapy for GAD: Don't worry – It works! *Psychiatric Clinics of North America, 32,* 629–640.

Hoyer, J., Becker, E. S., & Roth, W. T. (2001). Characteristics of worry in GAD patients, social phobics, and controls. *Depression and Anxiety, 13,* 89–96.

Hoyer, J., Becker, E. S., & Margraf, J. (2002). Generalized anxiety disorder and clinical worry episodes in young women. *Psychological Medicine, 32,* 1227–1237.

Hoyer, J., Gloster, A. T., & Herzberg, P. Y. (2009a). Is worry different from rumination? Yes, it is more predictive of psychopathology! *GMS Psycho-Social-Medicine, 6,* Doc 6.

Hoyer, J., Beesdo, K., Gloster, A. T., Runge, J., Höfler, M., & Becker, E. S. (2009b). Worry exposure versus applied relaxation in the treatment of generalized anxiety disorder. *Psychotherapy and Psychosomatics, 78,* 106–115.

Hoyer, J., & Beesdo-Baum, K. (2012). Prolonged imaginal exposure based on worry scenarios. In P. Neudeck & H.-U. Wittchen (Hrsg.), *Exposure therapy: Rethinking the model – Refining the method* (S. 245–260). New York: Springer Publishers.

Hoyer, J., Beesdo-Baum, K., & Becker, E. (2016). *Patientenratgeber Generalisierte Angststörung. Informationen für Betroffene und Angehörige.* Göttingen: Hogrefe.

Hunot, V., Churchill, R., Silva de Lima, M., & Teixeira, V. (2007). Psychological therapies for generalised anxiety disorder (Review). *Cochrane Database of Systematic Reviews, 1*(CD001848), 1465–1858.

Kendler, K. S. (1996). Major depression and generalised anxiety disorder. Same genes, (partly). Different environments – Revisited. *British Journal of Psychiatry, 168*(Suppl. 30), 68–75.

Kendler, K. S., Myers, J., & Prescott, C. A. (2000). Parenting and adult mood, anxiety and substance use disorders in female twins: An epidemiological, multi-informant, retrospective study. *Psychological Medicine, 30,* 281–294.

Kendler, K. S., Hettema, J. M., Butera, F., Gardner, C. O., & Prescott, C. A. (2003). Life event dimensions of loss, humiliation, entrapment, and danger in the prediction of onsets of major depression and generalized anxiety. *Archives of General Psychiatry, 60,* 789–796.

Kessler, R. C., Petukhova, M., Sampson, N. A., Zaslavsky, A. M., & Wittchen, H. U. (2012). Twelve-month and lifetime prevalence and lifetime morbid risk of anxiety and mood disorders in the United States. *International Journal of Methods in Psychiatric Research, 21,* 169–184.

Koerner, N., McEvoy, P. M., & Tallon, K. (im Druck). Traditional cognitive behavioural models of generalized anxiety disorder. In A. Gerlach & A. T. Gloster (Hrsg.), *The Wiley handbook of generalized anxiety disorder.* Chichester: Wiley.

Ladouceur, R., Dugas, M. J., Freeston, M. H., Léger, E., Gagnon, F., & Thibodeau, N. (2000). Efficacy of a cognitive-behavioral treatment for generalized anxiety disorder: Evaluation in a controlled clinical trial. *Journal of Consulting and Clinical Psychology, 68,* 957–964.

Mahoney, A. E. J., Hobbs, M. J., Newby, J. M., Williams, A. D., Sunderland, M., & Andrews, G. (2016). The worry behaviors inventory: Assessing the behavioral avoidance associated with generalized anxiety disorder. *Journal of Affective Disorders, 203,* 256–264.

Mahoney, A. E. J., Hobbs, M. J., Newby, J. M., Williams, A. D., & Andrews, G. (2018). Psychometric properties of the worry behaviors inventory: Replication and extension in a large clinical and community sample. *Behavioural and Cognitive Psychotherapy, 46,* 84–100.

Martin, E. I., Ressler, K. J., Binder, E., & Nemeroff, C. B. (2009). The neurobiology of anxiety disorders: Brain imaging, genetics, and psychoneuroendocrinology. *Psychiatric Clinics of North America, 32,* 549–575.

Mennin, D. S., Heimberg, R. G., Turk, C. L., & Fresco, D. M. (2002). Applying an emotion regulation framework to integrative approaches to generalized anxiety disorder. *Clinical Psychology: Science and Practice, 9,* 85–90.

Mennin, D. S., Heimberg, R. G., Fresco, D. M., & Ritter, M. R. (2008). Is generalized anxiety disorder an anxiety or mood disorder? Considering multiple factors as we ponder the fate of GAD. *Depression and Anxiety, 25,* 289–299.

Mitte, K. (2005). Meta-analysis of cognitive-behavioral treatments for generalized anxiety disorder. A comparison with pharmacotherapy. *Psychological Bulletin, 131,* 785–795.

Montero-Marin, J., Garcia-Campayo, J., López-Montoyo, A., Zabaleta-del-Olmo, E., & Cuijpers, P. (2017). Is cognitive–behavioural therapy more effective than relaxation therapy in the treatment of anxiety disorders? A meta-analysis. *Psychological Medicine, 48,* 1427–1436.

Montgomery, S. A., Tobias, K., Zornberg, G. L., Kasper, S., & Pande, A. C. (2006). Efficacy and safety of pregabalin in the treatment of generalized anxiety disorder: A 6-week, multicenter, randomized, double-blind, placebo-controlled comparison of pregabalin and venlafaxine. *Journal of Clinical Psychiatry, 67*(5), 771–782.

Moreno-Peral, P., Conejo-Ceron, S., Motrico, E., Rodriguez-Morejon, A., Fernandez, A., Garcia-Campayo, J., et al. (2014). Risk factors for the onset of panic and generalised anxiety disorders in the general adult population: A systematic review of cohort studies. *Journal of Affective Disorders, 168,* 337–348.

Newman, S. C., & Bland, R. C. (2006). A population-based family study of DSM-III generalized anxiety disorder. *Psychological Medicine, 36,* 1275–1281.

Newman, M. C., & Llera, S. J. (2011). A novel theory of experiential avoidance in generalized anxiety disorder: A review and synthesis of research supporting a contrast avoidance model of worry. *Clinical Psychology Review, 31,* 371–382.

Newman, M. G., Castonguay, L. G., Borkovec, T. D., & Molnar, C. (2004). Integrative psychotherapy. In R. G. Heimberg, C. L. Turk, & D. S. Mennin (Hrsg.), *Generalized anxiety disorder: Advances in research and practice* (S. 320–350). New York: Guilford Press.

Newman, M. G., Castonguay, L. G., Borkovec, T. D., Fisher, A. J., & Nordberg, S. S. (2008). An open trial of integrative therapy for generalized anxiety disorder. *Psychotherapy. Theory, Research, Practice, Training, 45,* 135–147.

Newman, M. G., Shin, K. E., & Zuellig, A. R. (2016). Developmental risk factors in generalized anxiety disorder and panic disorder. *Journal of Affective Disorders, 206,* 94–102.

Newman, M., Zainal, H., & Hoyer, J. (2021). Cognitive-Behavioral Therapy (CBT) for Generalized Anxiety Disorder (GAD). In A. L. Gerlach & A. T. Gloster (Hrsg.), *Generalized anxiety disorder and worrying: A comprehensive handbook for clinicians and researchers* (S. 203–230). Chichester: Wiley.

Nordahl, H. M., Borkovec, T. D., Hagen, R., Kennair, L. E. O., Hjemdal, O., Solem, S., Hansen, B., Haseth, S., & Wells, A. (2018). Metacognitive therapy versus cognitive–behavioural therapy in adults with generalised anxiety disorder. *BJPsych Open, 4*(5), 393–400. ▶ https://doi.org/10.1192/bjo.2018.54

Öst, L.-G. (1987). Applied relaxation: Description of a coping technique and review of controlled studies. *Behaviour Research and Therapy, 25,* 397–409.

Park, G., & Thayer, J. F. (2014). From the heart to the mind: Cardiac vagal tone modulates top-down and bottom-up visual perception and attention to emotional stimuli. *Frontiers in Psychology, 5,* 8.

Parkinson, B., & Simons, G. (2012). Worry spreads: Interpersonal transfer of problem-related anxiety. *Cognition & Emotion, 26,* 462–479.

Portman, M. E. (2009). *Generalized anxiety disorder across the lifespan: An integrative approach.* New York, NY: Springer.

Ramsawh, H. J., Raffa, S. D., Edelen, M. O., Rende, R., & Keller, M. B. (2009). Anxiety in middle adulthood: Effects of age and time on the 14-year course of panic disorder, social phobia and generalized anxiety disorder. *Psychological Medicine, 39,* 615–624.

Rapee, R. M. (1997). Potential role of childrearing practices in the development of anxiety and depression. *Clinical Psychology Review, 17*(1), 47–67.

Rapee, R. M. (2001). The development of generalized anxiety. In M. W. Vasey & M. R. Dadds (Hrsg.), *The developmental psychopathology of anxiety* (S. 481–503). New York: Oxford University Press.

Reinecke, A., Becker, E. S., Hoyer, J., & Rinck, M. (2010). Generalized implicit fear associations in generalized anxiety disorder. *Depression and Anxiety, 27,* 252–259.

Roemer, L., & Orsillo, S. M. (2002). Expanding our conceptualization of and treatment for generalized anxiety disorder: Integrating mindfulness/acceptance-based approaches with existing cognitive-behavioral models. *Clinical Psychology: Science and Practice, 9,* 54–68.

Roemer, L., & Orsillo, S. M. (2008). Efficacy of an acceptance-based behaviour therapy for generalized anxiety disorder: Evaluation in a randomized controlled trial. *Journal of Consulting and Clinical Psychology, 76,* 1083–1089.

Ruscio, A. M., Hallion, L. S., Lim, C. C. W., Aguilar-Gaxiola, S., Al-Hamzawi, A., Alonso, J., et al. (2017). Cross-sectional comparison of the epidemiology of DSM-5 generalized anxiety disorder across the globe. *JAMA Psychiatry, 74,* 465–475.

Slade, T., & Andrews, G. (2001). DSM-IV and ICD-10 generalized anxiety disorder: Discrepant diagnoses and associated disability. *Social Psychiatry and Psychiatric Epidemiology, 36,* 45–51.

Steinfurth, E. C. K., Alius, M. G., Wendt, J., & Hamm, A. O. (2017). Physiological and neural correlates of worry and rumination: Support for the contrast avoidance model of worry. *Psychophysiology, 54,* 161–171.

Steudte, S., Stalder, T., Dettenborn, L., Klumbies, E., Foley, P., Beesdo-Baum, K., & Kirschbaum, C. (2011). Decreased hair cortisol concentrations in generalised anxiety disorder. *Psychiatry Research, 186,* 310–314.

Stewart, I., Stephens, R. S., Roche, B., & Dymond, S. (2021). Learning science and generalized anxiety disorder. In A. L. Gerlach & A. T. Gloster (Hrsg.), *Generalized anxiety disorder and worrying: A comprehensive handbook for clinicians and researchers* (S. 203–230). Chichester: Wiley.

Stöber, J. (1995). Besorgnis: Ein Vergleich dreier Inventare zur Erfassung allgemeiner Sorgen. *Zeitschrift für Differentielle und Diagnostische Psychologie, 16,* 50–63.

Thayer, J. F., & Lane, R. D. (2000). A model of neurovisceral integration in emotion regulation and dysregulation. *Journal of Affective Disorders, 61,* 201–216.

Tyrer, P. (2018). Against the stream: Generalised anxiety disorder (GAD) – A redundant diagnosis. *Bjpsych Bulletin, 42*(2), 69–71.

Van der Heiden, C., Muris, P., & Van der Molen, H. T. (2012). Randomized controlled trial on the effectiveness of metacognitive therapy and tolerance-of-uncertainty therapy for generalised anxiety disorder. *Behavior Research and Therapy, 50,* 100–109.

Wadström, O. (2015). *Quit ruminating and brooding: It is easier to do with cognitive behavior therapy (CBT).* Linköping: Psychologinsats.

Warren, S. L., Huston, L., Egeland, B., & Stroufe, L. A. (1997). Child and adolescent anxiety disorders and early attachment. *Journal of the American Academy of Child and Adolescent Psychiatry, 36,* 637–644.

Waszczuk, M. A., Zavos, H. M. S., Gregory, A. M., & Eley, T. C. (2014). The phenotypic and genetic structure of depression and anxiety disorder symptoms in childhood, adolescence, and young adulthood. *JAMA Psychiatry, 71,* 905–916.

Wells, A. (2011). *Metakognitive Therapie bei Angststörungen und Depression.* Weinheim: Beltz.

Wells, A., & Papageorgiou, C. (1995). Worry and the incubation of intrusive images following stress. *Behaviour Research and Therapy, 33*(5), 579–583.

Wittchen, H.-U., & Perkonigg, A. (1997). *DIA-X-Screening Verfahren: Fragebogen DIA-SSQ: Screening für psychische Störungen; Fragebogen DIA-ASQ: Screening für Angststörungen; Fragebogen DIA-DSQ: Screening für Depressionen.* Frankfurt: Swets & Zeitlinger.

Wittchen, H.-U., Beesdo, K., & Kessler, R. C. (2002a). The impact of generalized anxiety disorder. In D. J. Nutt, K. Rickels, & D. J. Stein (Hrsg.), *Generalized anxiety disorder: Symptomatology, pathogenesis and management* (S. 11–26). London: Martin Dunitz.

Wittchen, H.-U., Kessler, R. C., Beesdo, K., Krause, P., Höfler, M., & Hoyer, J. (2002b). Generalized anxiety and depression in primary care: Prevalence, recognition and management. *Journal of Clinical Psychiatry, 63,* 24–34.

Wittchen, H.-U., Mühlig, S., & Beesdo, K. (2003). Mental disorders in primary care. *Dialogues in Clinical Neuroscience, 5,* 115–128.

Wittchen, H.-U., Jacobi, F., Rehm, J., Gustavsson, C., Svensson, M., Jönsson, B., Olesen, J., et al. (2011). The size and burden of mental disorders and other disorders of the brain in Europe 2010. *European Neuropsychopharmacology, 21,* 655–679.

Soziale Angststörung

Lydia Fehm und Susanne Knappe

Inhaltsverzeichnis

© Springer-Verlag GmbH Deutschland, ein Teil von Springer Nature 2020
J. Hoyer und S. Knappe (Hrsg.), *Klinische Psychologie & Psychotherapie*,
https://doi.org/10.1007/978-3-662-61814-1_49

49

Fallbeispiel

Als der 24-jährige Herr V. sich an eine Behandlungseinrichtung wendet, hat er sich bereits selbst mit Hilfe von Informationen aus dem Internet und aus Büchern die Diagnose „soziale Phobie" gestellt. Seine größte Angst sei das Auffallen durch einen Schweißausbruch während eines Angstanfalls. Um dies zu umgehen, vermeidet Herr V. eine Vielzahl von Situationen oder sucht sie nur nach Einnahme eines Anxiolytikums aus der Gruppe der Benzodiazepine oder von Alkohol auf. Vor allem das Medikament wirke bei ihm sehr gut. Er mache sich aber selbst schon Sorgen bezüglich einer möglichen Abhängigkeit, da er es bereits über 1 Jahr regelmäßig einnehme (empfohlene Dauer: max. 4 Wochen). Seit Herr V. vor 3 Jahren aus beruflichen Gründen in eine neue Stadt umgezogen ist, lebt er allein, weil er aufgrund seiner Ängste bislang keine Bekanntschaften geschlossen hat. Dabei wünscht sich Herr V. sehnlich eine feste Partnerin und eine Familie.

Herr V. war bereits als Kind sehr schüchtern und eher ängstlich. Etwa vor 5 Jahren sei nach seiner Beobachtung der Übergang von Schüchternheit zur Angst vollzogen worden. Zu dieser Zeit hatte Herr V. während eines Praktikums beim Mittagessen den ersten Angstanfall erlebt. Danach hatte er bereits damals weitere Mittagessen nur unter großer Angst durchgestanden. Heute vermeidet er das Essen vor anderen völlig. Phasen der Besserung sind seitdem nicht aufgetreten. Die Ängste haben sich nach seinen Angaben eher verstärkt.

49.1 Diagnostik und Klassifikation

49.1.1 Einordnung in die diagnostischen Systeme

Das Kernmerkmal der sozialen Angststörung oder auch der sozialen Phobie ist die übertriebene und irrationale Angst vor sozialen Situationen, in denen die Person von anderen negativ bewertet werden könnte (s. Fallbeispiel ▸ Klinisch betrachtet). Für die Diagnosestellung nach DSM-5 (APA 2015) sind dabei folgende Kriterien formuliert:

Diagnostische Kriterien für die Soziale Angststörung nach DSM-5

(Abdruck erfolgt mit Genehmigung vom Hogrefe Verlag Göttingen aus dem Diagnostic and Statistical Manual of Mental Disorders, Fifth Edition, © 2013 American Psychiatric Association, dt. Version © 2018 Hogrefe Verlag, S. 274 f.)

A. Ausgeprägte Furcht oder Angst vor einer oder mehreren sozialen Situationen, in denen die Person von anderen Personen beurteilt werden könnte, [z. B.] soziale Interaktionen (z. B. Gespräche mit anderen, Treffen mit unbekannten Personen), beobachtet zu werden (z. B. beim Essen oder Trinken) und vor anderen Leistungen zu erbringen (z. B. eine Rede halten).
Beachte: Bei Kindern muss die Angst gegenüber Gleichaltrigen und nicht nur in der Interaktion mit Erwachsenen auftreten.

B. Betroffene befürchten, dass sie sich in einer Weise verhalten könnten oder Symptome der Angst offenbaren, die von anderen negativ bewertet werden (d. h. die beschämend oder peinlich sind, zu Zurückweisung führen oder andere Personen kränken).

C. Die sozialen Situationen rufen fast immer eine Furcht- oder Angstreaktion hervor.
Beachte: Bei Kindern kann sich die Furcht oder Angst durch Weinen, Wutanfälle, Erstarren, Anklammern, Zurückweichen oder die Unfähigkeit in sozialen Situationen zu sprechen ausdrücken.

D. Die sozialen Situationen werden vermieden oder unter intensiver Furcht oder Angst ertragen.

E. Die Furcht oder Angst geht über das Ausmaß der tatsächlichen Bedrohung durch die soziale Situation hinaus und ist im soziokulturellen Kontext unverhältnismäßig.

F. Die Furcht, Angst oder Vermeidung ist andauernd; typischerweise über 6 Monate oder länger.

G. Die Furcht, Angst oder Vermeidung verursacht in klinisch bedeutsamer Weise Leiden oder Beeinträchtigungen in sozialen, beruflichen oder anderen wichtigen Funktionsbereichen.

H. Die Furcht, Angst oder Vermeidung ist nicht Folge der physiologischen Wirkung einer Substanz (…) oder eines medizinischen Krankheitsfaktors.

I. Die Furcht, Angst oder Vermeidung kann nicht besser durch die Symptome einer anderen psychischen Störung erklärt werden, wie z. B. Panikstörung, Körperdysmorphe Störung oder Autismus-Spektrum-Störung.

J. Falls ein medizinischer Krankheitsfaktor (z. B. Morbus Parkinson, Adipositas, eine Entstellung durch Verbrennung oder Verletzung) vorliegt, so steht die Furcht, Angst oder Vermeidung nicht damit im Zusammenhang der geht deutlich darüber hinaus.

Bestimme ob: „**Nur in Leistungssituationen**": Zu verwenden, wenn die Soziale Angststörung ausschließlich auf das Sprechen vor anderen bzw. das Erbringen von Leistungen vor anderen (oder in der Öffentlichkeit) beschränkt ist.

Das DSM-IV sah zusätzlich die Benennung eines „generalisierten Subtyps" vor, wenn „fast alle" sozialen Situationen von Ängsten betroffen sind. Da empirische Studien jedoch eher ein Kontinuum der Angstausprägung als zwei distinkte Subtypen nahelegten (Bögels et al. 2010; Fehm et al. 2008; Knappe et al. 2011), wurde für das DSM-5 eine Abkehr von dieser Unterscheidung empfohlen. Tatsächlich betont der Begriff "soziale Angststörung" eine große Bandbreite und verschiedenste Facetten sozialer Ängste. Zudem wird im DSM-5 spezifiziert, ob soziale Ängste nur in Leistungssituationen auftreten, also Situationen, die auf das Sprechen oder das Erbringen von Leistungen vor anderen beschränkt sind (APA 2015; ◻ Abb. 49.1). Zusätzlich wurde der Begriff „soziale Angststörung" eingeführt, der jedoch weiterhin synonym mit dem Begriff „soziale Phobie" verwendet wird.

Für das Behandlungssystem in Deutschland ist allerdings nach wie vor ausschließlich die ICD-10 maßgeblich. Für die ICD-11 wird erwartet, dass sich die Klassifikation stark an das DSM-5 annähert.

49.1.2 Diagnostische Verfahren

Zur Feststellung der Diagnose sind diagnostische Interviews der Goldstandard. Die drei am häufigsten verwendeten Interviews und Beispielfragen aus dem Bereich soziale Angststörung sind in ◻ Tab. 49.1 aufgeführt.

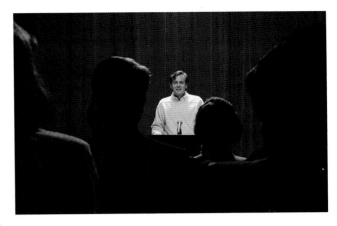

◻ **Abb. 49.1** Sprechen vor Publikum ist eine der häufigsten angstauslösenden sozialen Situationen. (© photos.com)

Zusätzlich muss der diagnostische Prozess durch weitere Maßnahmen ergänzt werden. Neben der Verhaltens-, Bedingungs-, und Plananalyse (▶ Kap. 21) stehen zur genaueren Exploration des Problemverhaltens Fragebögen für eine Reihe verschiedenster, mehr oder minder detaillierter Aspekte zur Verfügung. Zum Beispiel ist die Erfassung des Ausmaßes von Angst und Vermeidung in verschiedenen Situationen durch die „Liebowitz Social Anxiety Scale" (LSAS; Stangier und Heidenreich 2004), die „Social Phobia Scale" und die „Social Interaction Anxiety Scale" (SPS und SIAS; Stangier et al. 1999) möglich. Zur gezielteren Beschreibung kognitiver Aspekte hat sich u. a. die Skala „Angst vor negativer Bewertung" (SANB; Vormbrock und Neuser 1983) bewährt. Eine Übersicht mit Kurzbeschreibungen der Verfahren findet sich z. B. in Hoyer und Margraf (2003) oder Stangier et al. (2016).

◻ **Tab. 49.1** Interviews zur Diagnose einer sozialen Angststörung. (Aus Fehm und Wittchen 2010, mit freundlicher Genehmigung vom Hogrefe Verlag)

Instrument	Quelle	Vorgehen	Beispiel
Composite International Diagnostic Interview (CIDI)	WHO (1990); deutsche computerisierte Version: Wittchen und Pfister (1997)	Liste mit 6 Situationen und bis zu 8 Beispielen dafür; wenn 2 oder mehr Probleme relevant, weiterfragen	„Wie häufig haben Sie wegen Ihrer Angst solche Situationen, bei denen Sie im Mittelpunkt der Aufmerksamkeit anderer stehen, vermieden?"
Diagnostisches Interview für Psychische Störungen (DIPS)	Margraf et al. (2005)	2 Einstiegsfragen; weiterfragen wenn mindestens eine bejaht	„Fühlen Sie sich in sozialen Situationen, in denen Sie beobachtet oder von anderen beurteilt werden könnten, ängstlich, nervös oder sehr aufgeregt?"
Strukturiertes Klinisches Interview für Psychische Störungen – Achse I (SKID-I)	Wittchen et al. (1997)	Screeningfrage; wenn unklar oder bejaht, weiterfragen	„Hatten Sie schon einmal Angst davor oder war es Ihnen unangenehm, in Gegenwart anderer Menschen zu sprechen, zu essen oder zu schreiben?"

49.2 Epidemiologie

49.2.1 Prävalenz

Prävalenzschätzungen für die soziale Angststörung weisen erhebliche Schwankungen auf, die u. a. auf Unterschiede in der Stichprobengewinnung, die verwendeten diagnostischen Instrumente und die Alterszusammensetzung der Stichprobe zurückzuführen sein dürften (Wittchen und Fehm 2003; Fehm et al. 2005). Kulturelle Einflüsse sind mit Ausnahme des ostasiatischen und arabischen Raumes, für den durchweg niedrige Prävalenzraten gefunden wurden (Cho et al. 2010; Mohammadi et al. 2006), eher nicht anzunehmen. Die Daten der größeren epidemiologischen Studien an repräsentativen, zumeist westlichen Stichproben führen zu Prävalenzschätzungen von 7 % für die Lebenszeit und 2–4 % für ein Einjahresintervall (für einen Überblick über die europäischen Länder s. Fehm et al. 2005). Bei Berücksichtigung von asiatischen und afrikanischen Stichproben werden die 12-Monats-Prävalenz mit 2,4 % und die Lebenszeitprävalenz mit 4,0 % etwas niedriger geschätzt (Stein et al. 2017).

Frauen scheinen häufiger von einer sozialen Angststörung betroffen zu sein als Männer (Kessler et al. 1994; Wittchen 2000; Asher et al. 2017). Dieser Unterschied fällt mit einem 1,5- bis 2-fach höheren Risiko für Frauen jedoch deutlich geringer aus als für andere Angststörungen. In den meisten *klinischen* Studien wird ein annähernd gleiches Geschlechtsverhältnis berichtet (Heimberg und Juster 1995; Caballo et al. 2014). Als Erklärung hierfür wird diskutiert, dass Männer einem höheren Druck unterliegen, sich durchsetzungsfähig und selbstsicher zu präsentieren und daher eine höhere Behandlungsmotivation entwickeln (Turk et al. 1998; Weinstock 1999).

Die Häufigkeit einzelner sozialer Ängste liegt zwischen 3,4 % für die Angst, in Gegenwart anderer zu schreiben und 28,1 % für die Angst, eine Prüfung oder einen Test zu absolvieren. Die Häufigkeiten für soziale Ängste in nur *einer* bestimmten Situation (isolierte soziale Ängste) liegt in der Allgemeinbevölkerung zwischen 0,2 % für das Schreiben vor anderen und 11,2 % für Prüfungen und Tests bzw. zwischen 1,4 % und 14,3 % unter Personen, die auch die diagnostischen Kriterien einer sozialen Angststörung erfüllen (Knappe et al. 2011).

49.2.2 Komorbidität

Die soziale Angststörung ist mit erhöhten Auftretenswahrscheinlichkeiten für eine Reihe weiterer Störungen verbunden. Studien zeigen, dass nur eine Minderheit aller Betroffenen mit einer sozialen Angststörung

keine weitere Störung aufweist (z. B. Faravelli et al. 2000; Stein et al. 2017) – Komorbidität scheint also die Regel und nicht die Ausnahme zu sein. Besonders starke Assoziationen bestehen zu anderen Angststörungen, affektiven Störungen und Abhängigkeitsproblemen (für einen Überblick s. Fehm und Wittchen 2004). Vor allem depressive und Abhängigkeitsstörungen treten zeitlich oft nachgeordnet auf, sodass Überlegungen zu einem funktionalen Zusammenhang formuliert wurden. Demnach werden depressive Störungen als Folge der durch die soziale Angststörung verursachten Einschränkungen im sozialen und beruflichen Bereich und Substanzprobleme als der Versuch einer Selbstmedikation angesehen.

49.2.3 Beeinträchtigung

Eine soziale Angststörung wird oft auch als „starke Schüchternheit" bezeichnet, was suggeriert, dass es sich dabei lediglich um eine etwas stärker ausgeprägte Persönlichkeitseigenschaft handelt, die zu Unsicherheit und Rückzug aus größeren Gruppen führt (◘ Abb. 49.2). Dieses Bild wird jedoch dem mit einer sozialen Angststörung assoziierten Leiden und der dadurch verursachten Beeinträchtigungen nicht gerecht. Die soziale Angststörung führt nicht nur zu einer deutlich verminderten subjektiven Lebensqualität und Einschränkungen in sozialen Funktionsbereichen (Aufnahme von Beziehungen, Beziehungen zu Freunden und Bekannten), sondern auch zu einer Reihe von Einschränkungen in weiteren Lebensbereichen. Beispielsweise ist die soziale Angststörung assoziiert mit dem frühen Verlassen der Schule und einem höheren Risiko für Arbeitslosigkeit. Berufstätige Betroffene arbeiten überdies signifikant häufiger auf Positionen unterhalb ihrer eigentlichen Qualifikation (Bruch et al. 2003; Lampe et al. 2003; Patel et al. 2002). Hinweise aus den

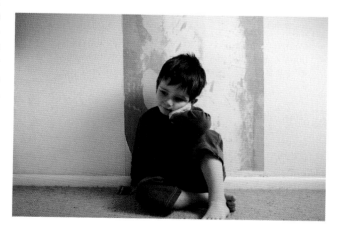

◘ **Abb. 49.2**   Eine von vielen möglichen Folgen einer sozialen Angststörung: Fehlende Freundschaften. (© photos.com PLUS)

Studienbox

In der multizentrischen Psychotherapiestudie SOPHO-NET (Leichsenring et al. 2009) wurden in einem randomisierten, kontrollierten Design die kognitive Verhaltenstherapie und psychodynamische Kurzzeittherapie bei der Behandlung von 512 Patienten mit sozialer Phobie verglichen. In einem Teilprojekt wurden die Behandlungsalternativen u. a. hinsichtlich ihrer direkten und indirekten Kosten miteinander verglichen. Direkte Kosten, also solche für die Versorgung der Betroffenen, sind für die soziale Angststörung meist geringer als die indirekten Kosten, z. B. durch krankheitsbedingte Produktivitätsausfällen. Für einen 6-Monats-Zeitraum wurden die direkten Kosten auf 4802 € pro Patient geschätzt; dies entspricht einem Anteil von 23 % an den Gesamtkosten eines Patienten. Die Kosten für die Gesundheitsversorgung waren für Patienten mit einer sozialen Angststörung dennoch vergleichsweise gering. Interessanterweise war die Symptomschwere der sozialen Angst nicht mit den direkten Kosten, wohl aber mit den indirekten Kosten infolge von Absentismus (z. B. Abwesenheit vom Arbeitsplatz, Krankschreibungen) assoziiert. Der überwiegende Anteil der indirekten Kosten war aber weniger auf die soziale Angst, als vielmehr auf Komorbiditäten wie depressive und Substanzstörungen zurückzuführen (Stuhldreher et al. 2014).

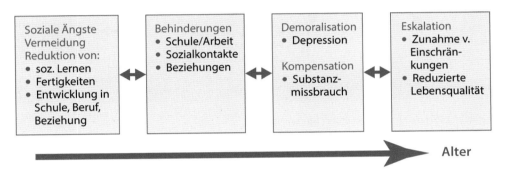

Abb. 49.3 Konsequenzen: Das Modell zunehmender sozialer Probleme, Behinderungen und psychopathologischer Komplikationen

prospektiv-longitudinalen Studien wie der Early Developmental Stages of Psychopathology-Studie deuten an, dass es im Störungsverlauf wahrscheinlich zu einer Eskalation der sozialen Dysfunktionen und Behinderungen kommt, die durch die häufige Komorbidität verstärkt werden können (Beesdo et al. 2007; ◘ Abb. 49.3). Dies führt wiederum zu individuellen, aber auch sozio-ökonomischen Beeinträchtigungen und Kosten (▶ Studienbox).

49.3 Ätiologie und Verlauf

Auch für die soziale Angststörung wird ein vielschichtiges Bedingungsgefüge angenommen, das sich gut in das bereits bekannte entwicklungsbezogene Vulnerabilitäts-Risiko-Modell einpasst ◘ Abb. 49.4. Dabei ähneln die Vulnerabilitäts- und Risikofaktoren weitgehend denen der anderen Angststörungen.

Spence und Rapee (2016) geben einen sehr umfassenden Überblick über genetische, biologische, temperamentsbezogene und kognitive Faktoren sowie Faktoren der individuellen Umwelt. Im Sinne des Vulnerabilität-Stress-Modells nehmen sie an, dass Temperaments- und Wesensmerkmale Defizite sozialer

Fertigkeiten und dysfunktionale Kognitionen begünstigen und im Zusammenspiel mit Umweltfaktoren wie elterlichem Verhalten, Erfahrungen mit Gleichaltrigen oder auch negativen (traumabezogenen) Ereignissen das Ausmaß sozialer Angst mitbestimmen und damit die Wahrscheinlichkeit für die Diagnose einer sozialen Angststörung erhöhen können.

49.3.1 Risikofaktoren

Genetische und neurobiologische Faktoren

Das Wissen über genetische und neurobiologische Faktoren für die Ätiologie und Aufrechterhaltung der sozialen Angststörung muss nach wie vor noch als lückenhaft bezeichnet werden. Die Erblichkeitsschätzungen zur sozialen Angststörung variieren zwischen 13 % und 76 % (Moreno et al. 2016) und basieren vornehmlich auf Studien unter Erwachsenen und Zwillingen. Allerdings bleibt unklar, welche Gene oder Polymorphismen letztlich für eine Weitergabe oder Transmission sozialer Ängste verantwortlich sind. In Zwillingsuntersuchungen wurden zwar erhöhte Konkordanzraten berichtet, allerdings sind die Effekte der genetischen gegenüber der

49

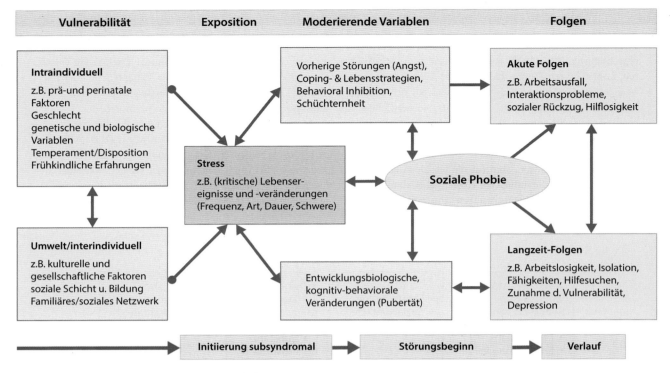

● **Abb. 49.4** Vulnerabilitäts-Stress-Modell psychischer Störungen

Umweltvarianz recht moderat. Zudem sind die Befunde wegen methodischer Schwächen bei der diagnostischen Definition mit Vorsicht zu interpretieren. Gegenwärtig wird am ehesten eine allgemeine Anfälligkeit oder Prädisposition für Angst angenommen, die im Zusammenspiel mit anderen Gen- und/oder Umweltfaktoren zur Entstehung sozialer Ängste beiträgt. So konnten Lieb et al. (2000) und Knappe et al. (2009) in einer familiären Aggregationsstudie zeigen, dass Kinder sozialphobischer Mütter ein erhöhtes Risiko aufweisen ebenfalls zu erkranken. Zugleich weisen Spezifitätsanalysen von Lieb et al. (2000) darauf hin, dass möglicherweise weniger die soziale Angststörung an sich, als vielmehr das grundsätzliche Vorliegen psychischer Störungen für einen großen Teil dieser familiären Assoziation verantwortlich ist. Dagegen sind Aspekte der familiären Umwelt wie etwa das Erziehungsverhalten oder das familiäre Klima möglicherweise spezifisch mit dem Vorliegen einer sozialen Angststörung assoziiert (Knappe et al. 2012).

Neuere Ansätze aus den Neurowissenschaften betonen die Rolle limbisch-mediopräfrontaler Netzwerke für die Pathophysiologie der sozialen Angststörung (Robinson et al. 2014), vor allem im Hinblick auf die Erkennung von Gesichtern oder der Bewertung sozialer Ereignisse. Auf der neuroanatomischen Ebene scheint vor allem der mediale Temporallappen bei der sozialphobischen Symptomatik eine bedeutsame Funktion einzunehmen (s. Überblick von Fredrikson und Furmark 2004). Eine Studie von Furmark et al. (2002) konnte zeigen, dass sowohl eine medikamentöse als auch eine psychotherapeutische Intervention Veränderungen in der Amygdala, dem Hippocampus und benachbarten kortikalen Regionen auslöst. Bei den endokrinen Systemen wurde vor allem für das serotonerge und dopaminerge System eine Verbindung zur sozialen Angststörung postuliert (Hermann 2002; Van Ameringen und Mancini 2004). Dies wird nicht zuletzt auch durch die Wirksamkeit von Medikamenten zur Behandlung der sozialen Angststörung nahegelegt, die eben diese Transmittersysteme beeinflussen. Diese Zusammenhänge wurden in ► Kap. 8 ausführlich behandelt.

Psychologische Faktoren

Die psychologischen Risikofaktoren für die soziale Angststörung sollen anhand des Beispiels von Frau Z. näher erläutert werden (► Klinisch betrachtet).

Fallbeschreibung: Risikofaktoren für die soziale Angststörung

Die Angst von Frau Z. bezieht sich vorrangig auf ihr Auftreten in Gruppensituationen. Vor allem weniger strukturierte Situationen, wie z. B. private Gespräche in kleineren Gruppen, sind für sie sehr schwierig. Sie befürchtet, in solchen Situationen angespannt und unnatürlich zu wirken. Dies würde dazu führen, dass sie von den anderen nicht gemocht und aus der Gruppe ausgeschlossen wird. Sie würde dann allein zurückbleiben und ihrem Schicksal ausgeliefert sein. Daher bereitet Frau Z. sich auf Gruppensituationen immer besonders gut vor und übt sogar themenbezogen Sätze ein, die sie sich dann vornimmt zu sagen. Sie bemüht sich auch, den Situationen so wenig wie möglich auszuweichen und währenddessen viel zu reden, um nicht passiv zu werden. Dennoch fühlt sie sich in der Situation nicht wohl, ist unsicher und körperlich sehr angespannt. Aufgrund ihres Unbehagens und der Ängste hat Frau Z. bereits eine Ausbildung abgebrochen, die häufig im Gruppenformat stattfand. Auch im Freizeitbereich fühlt sich Frau Z. allein am wohlsten z. B. beim Lesen. Unternehmungen absolviert sie am liebsten mit ihrer besten Freundin und sucht dann Orte auf, wo Kontakte zu anderen Menschen eher unwahrscheinlich sind, z. B. Diskotheken weit entfernt vom Wohnort.

Frau Z. ist die zweitjüngste von vier Geschwistern. Ihr Elternhaus beschreibt sie als von häufigen Streitereien zwischen den Eltern geprägt. Ihr Vater sei nicht stark in die Kindererziehung einbezogen gewesen und die häufig überlastete und dann depressive Mutter war ihre Hauptbezugsperson. Die Mutter hatte vor allem zu Frau Z. ein sehr enges Verhältnis und habe großen Anteil an ihrem Leben genommen. Sie habe sie zwar einerseits in vielen Alltagsdingen unterstützt, andererseits aber auch häufig kritisiert und für ihre Leistungen hohe Maßstäbe formuliert. Frau Z. berichtet weiterhin, dass auch zwei ihrer anderen Geschwister unter sozialen Ängsten litten und heute noch leiden. Zudem erzählte Frau Z., dass die Freundschaften während ihrer Grundschulzeit vor allem im Rahmen von Gruppenaktivitäten stattgefunden hätten. Teil der Gruppenrituale sei immer wieder der Ausschluss von einzelnen Personen gewesen, was sie selbst auch einige Mal betroffen habe. Die Zeiten, in denen sie von der Gruppe ausgeschlossen war, habe sie immer als besonders belastend erlebt. Wenn sie dann wieder in die Gruppe aufgenommen wurde, habe es einige Wochen gedauert, bis die Ängste wieder etwas nachließen.

■ **Persönlichkeit/Temperament**

Unter den Temperaments- und Persönlichkeitsvariablen ist das als „kindliche Verhaltenshemmung" („Behavioral Inhibition") bezeichnete Konstrukt besonders in den Blickpunkt der Aufmerksamkeit gerückt. Unter „Behavioral Inhibition" wird die Verhaltenstendenz eines Kindes verstanden, in neuen Situationen mit anfänglicher Zurückhaltung und Hemmung sowie verstärkter physiologischer Aktivierung zu reagieren. Eine Reihe von Studien konnte einen Zusammenhang zwischen Behavioral Inhibition und der Entwicklung von Angststörungen im Allgemeinen als auch der sozialen Angststörung im Speziellen nachweisen (z. B. Rosenbaum et al. 1991; für eine kritische Bewertung s. Neal und Edelmann 2003). Für Frau Z. konnte exploriert werden, dass sie von ihrer Mutter und den Großeltern als sehr scheues Kind beschrieben wurde, das sich vor allem mit unbekannten *sozialen* Situationen sehr schwer tat.

■ **Erziehungsstil**

In mehreren Studien und Überblicksarbeiten wurde vor allem die Kombination aus elterlicher Überbehütung mit starken Tendenzen zu Kritik und Zurückweisung als relevanter Risikofaktor identifiziert (für einen Überblick s. Hudson und Rapee 2000). Dies lässt sich am Beispiel von Frau Z. anschaulich nachvollziehen: Einerseits hat die Mutter als Hauptbezugsperson eine enge Bindung zu ihr und nimmt ihr viele Alltagsdinge ab bzw. unterstützt sie bei deren Erledigung. Andererseits erfährt Frau Z. von ihrer Mutter immer wieder Zurückweisungen, indem bei kleineren Verfehlungen diese Unterstützung entzogen wird. Des Weiteren achtete die Mutter von Frau Z. genau auf mögliche Fehler und bemängelte diese auch sofort.

■ **Modelllernen**

Ergebnisse aus anderen Angstbereichen (z. B. Gerull und Rapee 2002) legen nahe, dass Modelllernen auch für das Lernen des Verhaltens in sozialen Situationen bedeutsam ist. Zunehmend liegen auch Befunde speziell zum Zusammenhang zwischen sozial ängstlichem Verhalten der Bezugspersonen als Modell für soziale Angst bei Kindern vor (für einen Überblick siehe Knappe et al. 2014). So konnten Bögels et al. (2011) zeigen, dass ein eher vorsichtiges und behutsames Verhalten von Müttern (aber nicht von Vätern) in sozialen Situationen mit sozialer Angst beim Kind assoziiert war (Bögels et al. 2011). Bei Frau Z. könnten sowohl die Mutter als auch die ebenfalls ängstlichen Geschwister ihren eigenen Umgang mit sozialen Situationen geprägt haben.

49

■ **Kognitive Faktoren**

Bei Personen mit sozialer Angststörung wurde eine Reihe von störungsspezifischen Besonderheiten vor allem im Bereich der Aufmerksamkeit und Wahrnehmung sozialer Stimuli sowie für die Interpretation von sozialen Ereignissen nachgewiesen (Übersichten bei Cremers und Roelofs 2016; Wong und Rapee 2016). Die kognitiv orientierten Modelle von Clark und Wells (1995) sowie Rapee und Heimberg (1997) haben zu einem besseren Verständnis der kognitiven Vorgänge in sozial bedrohlichen Situationen beigetragen und die Entwicklung neuer Therapiemethoden stimuliert. Bislang ist jedoch nicht nachgewiesen, ob diese Besonderheiten lediglich als Epiphänomen der Symptomatik aufzufassen sind oder ob ihnen ein eigenständiger Beitrag für die Entstehung einer sozialen Angststörung beigemessen werden kann.

> **Wichtig**
>
> Nicht für alle Personen mit einer sozialen Angststörung liegt dieselbe Konstellation an Risikofaktoren vor. Diese müssen für jeden Einzelfall exploriert und mit weiteren Daten in ein individuelles Modell integriert werden.

49.3.2 Beginn und Verlauf

Der Beginn der sozialen Angststörung ist meist auf das Jugend- und frühe Erwachsenenalter zu datieren. Ein Störungsbeginn nach dem 25. Lebensjahr ist eher selten (Kessler et al. 2005). Für Einzelfälle werden jedoch Ersterkrankungen bis zur 5. Lebensdekade berichtet.

Der Verlauf der sozialen Angststörung wird in der Regel als chronisch bezeichnet, und in epidemiologischen Studien berichten die Betroffenen vom Andauern

ihrer Störung über mehrere Jahrzehnte (Davidson et al. 1993; DeWit et al. 1999). Wenn man jedoch die Ergebnisse prospektiver Längsschnittstudien betrachtet, zeigt sich ein abweichendes Bild: Nur ein geringer Teil der Personen weist über mehrere Messzeitpunkte hinweg das Vollbild einer sozialen Angststörung auf (► Studienbox). Bei vielen Personen, die die diagnostischen Kriterien nicht mehr erfüllen, sind jedoch noch deutliche soziale Ängste festzustellen. Der Verlauf kann also am besten durch eine Oszillation der Symptomatik um die in den diagnostischen Kriterien definierte Grenze beschrieben werden. Des Weiteren zeigen neuere Studien, dass auch soziale Ängste unterhalb der diagnostischen Schwelle mit deutlichen Beeinträchtigungen und Belastungen verbunden sind (Fehm et al. 2008).

49.4 Behandlung

49.4.1 Kognitiv-behaviorale Verfahren

Kognitiv-behaviorale Verfahren sind mit Abstand die am besten untersuchten klinisch-psychologischen Interventionen bei der sozialen Angststörung. Eine Vielzahl von Therapiestudien und Metaanalysen belegt die Wirksamkeit dieser Verfahren auch über längere Zeiträume hinweg (Metaanalysen: Acarturk et al. 2009; Mayo-Wilson et al. 2014; Ougrin 2011; längster Follow-up-Zeitraum: 5 Jahre; Heimberg et al. 1993). Zentrale Behandlungselemente bestehen im Aufsuchen angstauslösender Situationen, entweder in Form von Expositionsübungen (► Kap. 26) oder in Form von Verhaltensexperimenten. Dabei deutet sich eine Überlegenheit kognitiv orientierter gegenüber konfrontationsbasierter Ansätze an (Clark et al. 2006; Hofmann 2004; Metaanalyse: Ougrin 2011).

Studienbox

Der Verlauf der sozialen Angststörung im Längsschnitt

Die prospektiv-longitudinale epidemiologische Studie Early Developmental Stages of Psychopathology (EDSP) untersuchte 3021 Jugendliche und junge Erwachsene (Alter beim 1. Messzeitpunkt 14–24 Jahre) mit Hilfe eines diagnostischen Interviews mehrfach über einen Zeitraum von bis zu 10 Jahren. Bekannt ist, dass soziale Ängste wie im Fallbeispiel von Frau Z. in ihrer Intensität schwanken, also um die diagnostische Schwelle oszillieren, hier in Abhängigkeit von ihrem Status in der Freundinnengruppe. Übereinstimmend wurde in der EDSP-Studie eine erhebliche Persistenz der sozialen Angststörung beobachtet. Nach dem erstmaligen Auftreten des Vollbildes der Erkrankung berichteten 56,7 % der Betroffenen

mindestens einzelne Symptome sozialer Angst, 15,5 % erfüllten auch zu einem späteren Messzeitpunkt alle diagnostischen Merkmale und 15,1 % waren frei von Symptomen einer sozialen Angststörung oder einer anderen psychischen Erkrankung. Einerseits sagten klinische Merkmale, wie ein früher Erkrankungsbeginn, die Anzahl sozialphobischer Kognitionen, das Ausmaß an Beeinträchtigung und Vermeidung sowie komorbide Panikattacken, eine höhere Persistenz vorher. Andererseits waren auch Vulnerabilitätsmerkmale wie elterliche soziale Angststörung oder Depression und ein hohes Maß an Behavioral Inhibition mit hoher Persistenz assoziiert (Beesdo-Baum et al. 2012).

Bei der Behandlung der sozialen Angststörung kommt dem Konzept der „Sicherheitsverhaltensweisen" („safety behaviors"; Wells et al. 1995) eine zentrale Rolle zu. Das Konzept wurde im Rahmen der kognitiven Modelle eingeführt und bezeichnet Denk- und Verhaltensstrategien, die subjektiv in einer gefürchteten Situation zur Angstreduktion beitragen. Sicherheitsverhaltensweisen sind nicht über die Inhalte an sich definiert, sondern über ihre Funktion für die Person, d. h. alle Verhaltens- oder Denkweisen, die *subjektiv* in einer Situation zur Angstreduktion eingesetzt werden, können zu Sicherheitsverhaltensweisen werden. Sicherheitsverhaltensweisen können individuell sehr unterschiedlich ausfallen, wie z. B. nichts sagen, um keinen Fehler zu machen; besonders viel reden, um die Kontrolle über das Gespräch zu behalten; besonders auffällige Kleidung tragen, um vom Gesicht abzulenken; besonders unauffällige Kleidung tragen, um überhaupt nicht aufzufallen, etc. Sicherheitsverhaltensweisen müssen daher für jede Person individuell exploriert werden. Während Sicherheitsverhaltensweisen in der Situation selbst kurzfristig zur Angstreduktion beitragen, tragen sie mittel- und langfristig zur Aufrechterhaltung der sozialen Ängste bei, da sie die Korrektur der zugrunde liegenden Befürchtung verhindern (z. B. „Nur weil ich so wenig geredet habe, konnte ich die absolute Blamage vermeiden."). Das Erkennen und Abbauen von Sicherheitsverhaltensweisen stellt daher ein wichtiges Behandlungselement dar. Es gibt allerdings auch eine Gruppe von Forschern, die Sicherheitsverhaltensweisen durchaus positive Funktionen zuweisen, weil sie beispielsweise die subjektive Angst soweit reduzieren, dass angstauslösende Situationen überhaupt aufgesucht werden können (z. B. Blakey und Abramowitz 2016).

Als Beispiel für das kognitiv-verhaltenstherapeutische Vorgehen wird überblicksartig das Manual von Stangier et al. (2009) vorgestellt (▶ Klinisch betrachtet).

Diagnostische Phase

Im Rahmen der Diagnostik ist es günstig, sich zunächst mit Hilfe von Fragebögen ein genaues Bild über die angstauslösenden Situationen des Patienten zu machen.

Zusätzlich ist es oft noch nötig, die Situationen im Einzelnen durchzugehen und spezielle Aspekte zu identifizieren, welche die Angst verstärken oder abschwächen können, wie z. B. das Sitzen in einer ruhigen Ecke bei einer Betriebsfeier im Gegensatz zu einem Platz in der Mitte des Raumes. So kann gemeinsam eine Hierarchie für Übungen entwickelt werden.

> **Wichtig**
>
> **Vor der Übung** selbst sollten gemeinsam mit dem Patienten dessen Befürchtungen in Bezug auf die konkrete Situation herausgearbeitet werden.

Diese Befürchtungen können sich sowohl auf körperliche Symptome (z. B. „Meine Hände werden zittern.", „Ich werde knallrot anlaufen.") als auch auf bestimmte Konsequenzen richten (z. B. „Ich werde für meinen Redebeitrag herablassend belächelt werden."). Da sich die zentralen Befürchtungen bei der sozialen Angststörung auf die Reaktion der anderen bzw. deren Bewertungen beziehen, lohnt es sich, auch bei der Nennung von Körperreaktionen als primärer Befürchtung weiterzufragen: Was ist so schlimm daran, dass die Hände zittern?

Klinisch betrachtet

Behandlungsabschnitte der kognitiv-behavioralen Therapie der sozialen Angststörung

– **Phase 1**

  Diagnostik, Indikationsstellung und Ableitung eines individuellen Störungs- und Veränderungsmodells.
  Beispiel: Liegen neben der sozialen Angststörung noch andere psychische Störungen vor und in welcher Reihenfolge sollen sie ggf. bearbeitet werden?

– **Phase 2**

  Vorbereitung auf Expositionsübungen: Bedeutung von gesteigerter Selbstaufmerksamkeit und Sicherheitsverhalten, Übungen zur Identifikation und zum Abbau solcher Verhaltensweisen, Einführung in die Arbeit mit Videofeedback.
  Beispiel: Durchführung eines Rollenspiels mit und ohne vorher identifizierte Sicherheitsverhaltensweisen, Bewertung verschiedener Dimensionen.

– **Phase 3**

  Konfrontationsübungen in der Realität und verhaltensbasierte Überprüfung dysfunktionaler Annahmen.
  Beispiel: Situation aus der vorher erarbeiteten Angsthierarchie aufsuchen, Verhaltensexperimente durchführen.

– **Phase 4**

  Kognitive Arbeit an dysfunktionalen Gedanken und Überzeugungen sowie an antizipatorischer und nachträglicher Verarbeitung.
  Beispiel: Disputation negativer automatischer Gedanken, Erkennen von „Denkfehlern"

– **Phase 5**

  Therapieabschluss und Rückfallprophylaxe.
  Beispiel: Erstellen eines schriftlichen Berichtes über den Therapieverlauf zur Ableitung von Handlungsempfehlungen für zukünftige Situationen.

◻ Tab. 49.2 Variation des Sicherheitsverhaltens bei Frau Z. – Situation: In einer Gruppe sprechen, in der neben zwei bekannten auch drei neue Personen sind

	Durchgang 1	Durchgang 2	Durchgang 3
Viel sprechen	8	2	8
Wenig Blickkontakt	8	3	6
Aufmerksamkeit nach innen	7	3	6
Konzentration auf nächste Sätze	9	4	7
Angespanntheit	7	3	7
Angst	8	5	7
Wirkung nach außen: locker	1	5	1

0 = gar nicht/nie bis 10 = stark/immer

Meist schließen sich dann antizipierte negative Bewertungen an (z. B. „Wer zittert, könnte Alkoholiker sein und damit ein Mensch, der sich nicht selbst im Griff hat.").

Für die spätere Arbeit ist es wichtig, die Befürchtungen möglichst detailliert und konkret festzuhalten. Dies schließt sowohl die eigenen Symptome und Verhaltensweisen als auch die sichtbaren Reaktionen anderer Personen ein (◻ Tab. 49.2).

Vorbereitung auf Übungen

Im nächsten Schritt wird die Bedeutung von Selbstaufmerksamkeit und Sicherheitsverhaltensweisen erarbeitet. Hierbei hat es sich als hilfreich erwiesen, dies nicht nur theoretisch abzuleiten, sondern auch in einer Übung praktisch erfahrbar zu machen. Dazu werden die individuellen Sicherheitsverhaltensweisen identifiziert und dann gezielt variiert: Eine subjektiv angstauslösende Situation soll zunächst mit den bisher genutzten Sicherheitsverhaltensweisen, dann ohne und in einem dritten Durchgang wieder mit Sicherheitsverhaltensweisen absolviert werden. Ein dazu angefertigtes Protokoll fragt zum einen die genutzten Verhaltensweisen im Sinne eines „manipulation check" ab, d. h., ob die Instruktion zum Nutzen bzw. Unterlassen der Verhaltensweisen erfolgreich war. Zusätzlich werden angstbezogene Variablen erfragt, wie z. B. das Ausmaß der Angstgefühle und -symptome. Für Frau Z. sah dies so wie in ◻ Tab. 49.2 aus.

In der Regel führt das Unterlassen von Sicherheitsverhalten zu positiveren Erlebnissen. So fällt es durch die verringerte Selbstaufmerksamkeit leichter, sich auf andere Aspekte der Situation zu konzentrieren, wie z. B. auf die Gesprächsinhalte. Zudem empfinden viele Personen den Abbau der Sicherheitsverhaltensweisen als Entlastung. Aus dem positiven Erleben können dann Konsequenzen für das weitere Verhalten abgeleitet werden: Sicherheitsverhaltensweisen unterlassen und dies nun in den angstbesetzten Situationen erproben.

Durchführung von Verhaltensübungen

Damit ist auch der nächste Schritt der Behandlung eingeleitet: Konfrontationsübungen in der Realität. Im Gegensatz zu früheren Behandlungsansätzen liegt heute der Fokus weniger auf Habituationslernen, sondern vor allem auf der Kontrastierung der Erwartung mit dem tatsächlichen Ausgang einer Situation (vgl. Extinktionslernen, ► Kap. 26).

Zur Überprüfung von Annahmen müssen diese vor der Übung identifiziert und zur Überprüfung operationalisiert werden. Die Annahme „Irgendjemand könnte mich nicht mögen" ist beispielsweise schwer zu überprüfen. Im Gegensatz dazu könnte die folgende Annahme „Wenn ich eine fremde Person anspreche, wird sie unfreundlich und abweisend reagieren" durchaus konkret durch Ausprobieren getestet werden (► Klinisch betrachtet, Herr V.). Diese eine oder auch mehrere Befürchtungen in einer Situation herauszuarbeiten und in eine überprüfbare Formulierung zu fassen, stellt häufig eine wichtige therapeutische Leistung dar.

Sollte die Person bei der direkten Befragung kaum oder gar nicht in der Lage sein, die der Angst zugrunde liegenden Befürchtungen zu benennen, kann ein diagnostisches Rollenspiel durchgeführt werden. Dabei wird die Situation im Rollenspiel im Therapieraum nachgestellt, sodass der Therapeut an unterschiedlichen Momenten nach Symptomen, d. h. Körperreaktionen, Emotionen und Gedanken, fragen kann. Als weitere Möglichkeit können Situationen auch direkt ausprobiert und dann direkt danach besprochen werden, wie z. B. das Ansprechen von fremden Menschen.

Soziale Angststörung

Herr V. berichtete, dass er generell Situationen aus dem Weg gehe, in denen andere Menschen ihn direkt ansehen könnten. Er konnte jedoch nicht beschreiben, warum dies bei ihm Angst auslöse: „Eigentlich weiß ich ja, dass jeder Mensch irgendwohin gucken muss. Ich mag das eben einfach nicht." Herr V. erklärte sich jedoch bereit, die Situation auszuprobieren, um zu schauen, ob es doch auch angstauslösende Gedanken geben könnte. Der Therapieraum wurde daher kurz verlassen und ein nahegelegenes Einkaufszentrum aufgesucht. Herr V. sollte nacheinander mehrere Personen fragen, wo ein Zeitungskiosk sei – dabei würde die andere Person ihn in jedem Fall ansehen. Als Herr V. zwei Personen gefragt hatte, berichtete er in der Nachbesprechung, dass in dem Moment, wenn die Augen des Gegenübers auf ihn gerichtet seien, massive Unterlegenheitsgedanken aufträten „Ich kann doch nicht einfach jemanden fragen! Das muss ich schon selbst wissen – der hält mich doch für komplett bescheuert! Wer fragt, ist dumm!"

Frau Z. musste im Rahmen ihrer Tätigkeit mit Schichtdienst regelmäßig morgens in einer Gruppe von Kollegen Übergaben machen, die sie sehr ängstigten. Sie befürchtete dabei, inkompetent zu wirken und durch ihre Äußerungen so unfähig zu wirken, dass sie ihre Stelle schnell verlieren würde. Beim Herausarbeiten der konkreten Verhaltensweisen, wodurch sich diese Befürchtung bewahrheiten könnte, nannte Frau Z. unter anderem, dass die anderen in der Runde gähnen könnten, was ein Beleg für die Langweiligkeit ihrer Aussagen wäre. Bei der weiteren Exploration der Situation wurde deutlich, dass in der Kollegenrunde immer einige direkt aus der Nachtschicht kamen und es eigentlich bei allen Runden Personen gab, die gähnten. Das Gähnen der anderen wurde daher nicht mit als Indikator für die Überprüfung der Inkompetenz aufgenommen. Stattdessen wollte Frau Z. beobachten, ob jemand in der Gruppe nebenher andere Dinge tat (z. B. auf ein Blatt kritzeln) oder gelangweilt in die Luft schaute. Dies wollte sie beobachten, wenn sie selbst sprach sowie wenn zwei andere Kollegen sprachen, die ähnlich lang wie sie in diesem Team arbeiteten.

Im nächsten Schritt werden gemeinsam beobachtbare Indikatoren zur Überprüfung der Annahme gesammelt. Dabei ist es wichtig, die Indikatoren auf ihre Aussagekraft und Spezifität für die Überprüfung der Annahme genau zu hinterfragen (▶ Klinisch betrachtet, Frau Z.). Hier vermischen sich Verhaltensexperimente mit der Anwendung anderer kognitiver Techniken.

Im Falle von Frau Z. wurde vereinbart, dass sie selbst die vorher festgelegten Indikatoren beobachtet und protokolliert, da die Anwesenheit einer fremden Person im Kollegenkreis schwer zu realisieren gewesen wäre. Besonders zu Beginn der Übungen ist es jedoch günstiger, wenn der Therapeut als Beobachter dabei ist oder sogar eine Videoaufzeichnung möglich ist, durch die dann die vorher festgelegten Merkmale gemeinsam von Patient und Therapeut beobachtet werden können.

Weiterhin sollte das Verhalten des Patienten als auch des Therapeuten während der Übungen vorbesprochen werden: Der Patient hat die Aufgabe, sich möglichst ohne den Einsatz von Sicherheitsverhalten auf die Situation selbst zu konzentrieren und sich nicht von seiner Angst abzulenken. Der Therapeut hat die Aufgabe, den Patienten dabei zu unterstützen, indem er z. B. auf mögliche Sicherheitsverhaltensweisen achtet und keine Ablenkung bietet, sodass der Patient die vorher formulierte Befürchtung auch überprüfen kann.

Während der Übung sollte der Fokus auf der Übung selbst liegen. Die Aufgabe des Therapeuten ist es, den Patienten darin zu unterstützen, sich möglichst gut auf die Situation und das vereinbarte Verhalten zu konzentrieren. So sollte der Therapeut beispielsweise intervenieren, wenn der Patient Sicherheitsverhaltensweisen anwendet.

Es ist empfehlenswert, neben der Einschätzung und Bewertung des Patienten weitere Informationsquellen zu nutzen, wie z. B. andere Personen, die an der Situation beteiligt waren. Als Fazit der Übung werden die Einschätzungen vor und nach der Übung sowie verschiedene Informationsquellen (Patient, Beobachter, Video) miteinander verglichen (▶ Vergleich von Erwartung und Ergebnis einer Verhaltensübung). Dabei sollte der Therapeut besonders darauf achten, keine Vorgaben zu machen. Vielmehr soll der Patient aus der wahrscheinlich auftretenden Diskrepanz zwischen Erwartung und Realität sowie Eigen- und Fremdbeurteilung eigene Schlussfolgerungen ziehen.

Vergleich von Erwartung und Ergebnis einer Verhaltensübung

- „Was fällt Ihnen auf, wenn Sie Ihre Erwartung und das tatsächliche Ergebnis vergleichen?"
- „Was bedeutet dies für Ihre Angst?"
- „Was können Sie denn aus dieser Übung und dem Unterschied zwischen Erwartung und tatsächlichem Ergebnis für andere Situationen ableiten, in denen Sie Angst haben?"

Kognitive Arbeit an dysfunktionalen Überzeugungen und Grundeinstellungen

Zusätzlich zur Veränderung von Kognitionen durch das eigene Erleben ist die kognitive Arbeit eine wichtige Ergänzung und ein regulärer Bestandteil der Behandlung der sozialen Angststörung. Schwerpunkt des kognitiven Vorgehens ist die Identifikation und Modifikation dysfunktionaler Gedanken (▶ Kap. 28).

Beim Identifizieren dysfunktionaler Gedanken können mehrere Probleme auftreten:

- Für viele Menschen ist es ungewohnt, auf ihre Gedanken zu achten.
- Die dysfunktionalen Gedanken können auch als kurze Vorstellungsbilder oder Gedankenblitze ablaufen.
- Die ablaufenden Gedanken können als Banalitäten und daher als nicht berichtenswert empfunden werden.
- Die Gedanken können dem Patienten peinlich sein oder Angst auslösen, sodass sie nicht berichtet werden.
- Der Patient nimmt diese Gedanken u. U. gar nicht als hinderlich, sondern als selbstverständlich wahr.

Bei der Exploration der Gedanken sollten daher die oben genannten Schwierigkeiten antizipiert werden (▶ Hinterfragen bisheriger Gedanken). Falls der Patient bislang nie auf seine Gedanken geachtet hat, kann eine Vorstellungsübung durchgeführt werden, in welcher der Patient in eine Situation, in der er Angst hatte, versetzt wird. Auf diese Weise können während der Vorstellung die aufgetretenen Gedanken erfragt werden. Auch die Anleitung zur Selbstbeobachtung für kommende Situationen, z. B. in Form eines Tagebuchs, kann genutzt werden (◻ Abb. 49.5).

Hinterfragen bisheriger Gedanken

- „Wenn Sie alle bisherigen Erfahrungen in solchen Situationen überdenken, ist diese Gedankenverknüpfung angemessen?"
- „Was denken Sie über andere, die in einer solchen Situation sind? Was nehmen Sie von diesen Personen wahr?"

- „Gibt es irgendwelche offensichtlichen Hinweise, dass Ihr Gedanke unzutreffend, falsch oder übertrieben ist?"
- „Was würden andere Personen in dieser Situation denken?"

Daran schließt sich eine genauere Inspektion der in der Situation auftauchenden Gedanken an.

Die Leitfrage dabei ist, ob ein spezieller Gedanke für das Oberziel, weniger Angst zu haben, hilfreich oder hinderlich ist. Folgende Fragen können dabei unterstützen, die bisherigen Gedanken zu hinterfragen:

Bei der Entwicklung von Alternativgedanken (▶ Entwicklung realistischer Alternativgedanken) muss darauf geachtet werden, dass diese für die Situation angemessen und nicht übertrieben positiv sind, sodass die Person sie auch für sich selbst als möglicherweise zutreffend annehmen kann.

Entwicklung realistischer Alternativgedanken

„Dies ist ein wichtiger Hinweis, denn bei Alternativgedanken ist wichtig, dass sie für den Patienten überzeugend und für seine persönliche Lebenssituation angemessen sind. Achten Sie daher darauf, *realistische Alternativen* zu entwickeln. So wären z. B. in der Wartezeit bis zu einem Gespräch mit dem Vorgesetzten folgende Gedanken weniger günstig: ‚Es wird sicher grandios werden. Ich werde selbstsicher auftreten, der Chef wird mich loben und eine Beförderung aussprechen. Kritik des Chefs werde ich gelassen gegenübertreten und ich werde auf jede Äußerung eine Antwort wissen und sicher reagieren.' Realistischer und daher angemessener wäre eher: ‚Ich weiß nicht genau, was im kommenden Gespräch auf mich zukommt und es könnte auch Kritik geben. Das wäre unangenehm, aber alle Menschen machen Fehler und werden daher manchmal kritisiert. Kritik bedeutet nicht, dass ich meinen Arbeitsplatz verliere oder für immer als Idiot dastehe. Und genauso gut ist es möglich, dass in dem kommenden Gespräch gar keine Kritik zur Sprache kommt, sondern dass ich ein Lob bekomme oder es um eine neutrale Formalität geht. Ich muss erst einmal abwarten'. Lassen Sie uns überlegen, was in Ihrer Situation realistische, angemessene und gleichzeitig hilfreiche Gedanken wären."

Beim Arbeiten im Rahmen der Modifikation dysfunktionaler Kognitionen sollte immer betont werden, dass es sich dabei um einen Prozess handelt, der wie manche Verhaltensweisen auch *schrittweise eingeübt* werden muss. Je häufiger die „neuen" Gedanken in angstauslö-

Arbeitsblatt: Wie drückt sich Angst bei mir aus?

Welche Situation war das?

Musste spontan noch zwei Kleinigkeiten für das Abendessen besorgen

Wann war das, wie lange?

2.6.2005, ca. 17.30 – 18.15 Uhr

Wer war dabei?

allein

Was spürten Sie **körperlich** (z.B. Herzklopfen, Schwitzen, Rotwerden, Schwächegefühle, Übelkeit etc.)? Welche Symptome waren zuerst da, welche kamen später?

Herzklopfen
Zittern der Hände
wacklige Knie
Gefühl rot zu werden

Welche **Gedanken** hatten Sie? Beziehen Sie positive, negative als auch neutrale Gedanken mit ein! (z.B. „Ich werde es schon schaffen", „Gleich werden alle anfangen zu lachen!", „Mein Vortrag dauert noch 10 Minuten")

„Ich bin so aufgeregt, sicher werde ich die Hälfte der Dinge vergessen."
„Es ist ja nicht so viel, das werde ich schon schaffen."
„Alle werden mich ansehen, dann fangen meine Hände wieder an zu zittern, und dann lachen mich alle deswegen aus."

Wie haben Sie sich **verhalten**? Denken Sie sowohl an sehr gut sichtbare wie auch kaum wahrnehmbare Verhaltensweisen (z.B. den Raum verlassen, am Pullover nesteln).

versucht, die Erledigung so schnell wie möglich hinter mich zu bringen; an der Kasse niemanden angesehen; Geld schon bereitgehalten, dass es schnell geht

---

☐ **Abb. 49.5**   Arbeitsblatt: Wie drückt sich Angst bei mir aus?

senden Situationen tatsächlich eingesetzt werden, desto leichter und schneller werden die funktionaleren Gedanken zugänglich (☐ Tab. 49.3).

Manche Patienten empfinden das Entwickeln der Alternativgedanken als künstlich und unecht. Diesen Bedenken könnte beispielsweise mit der im Kasten ► Klinisch betrachtet ausgeführten Formulierung begegnet werden.

Neben der Arbeit in konkreten Situationen sollte zusätzlich auf einer Metaebene an der Entwicklung eines realistischeren, positiveren Selbstbildes gearbeitet werden (s. z. B. Stangier et al. 2009). Des Weiteren sollten mögliche kognitive Fehler vor und nach sozialen Situationen bearbeitet werden, d. h. die charakteristische antizipatorische Verarbeitung (das Schlimmste befürchten, Konzentration auf mögliche Schwierigkeiten) sowie

49

▢ Tab. 49.3 Unterschiedliche Gedanken führen zu unterschiedlichen Gefühlen. (Aus Fehm und Wittchen 2010, mit freundlicher Genehmigung vom Hogrefe Verlag)

Ereignis	Gedanken	Gefühl
Gleich muss ich im Seminar ein Referat halten	Alt: „Ich werde sicher keinen Ton herausbringen und herumstammeln und dann durchfallen." Neu: „Ich habe mich gut vorbereitet und daher eine gute Chance durchzukommen. Wenn mir die Stimme stockt, trinke ich einen Schluck Wasser und beginne den Satz noch mal. Wenn ich es nicht versuche, werde ich nie wissen, ob ich durchfalle oder nicht, und ohne Referate kann ich mein Studium auch nicht beenden."	Alt: Angst, Anspannung, Panik (Stärke 8) Neu: Anspannung, geringe Angst (Stärke 3–4)
In 2 Wochen steht eine mündliche Prüfung an	Alt: „Ich werde vor Nervosität zittern und rot werden und mich unsterblich blamieren." Neu: „Alle haben in Prüfungen Angst und es ist ganz natürlich, ängstlich und nervös zu sein. Rotwerden und Nervössein ist jedoch keine totale Blamage! Außerdem ist überhaupt nicht gesagt, dass irgendjemand bemerkt, dass ich nervöser bin als andere."	Alt: Anspannung, Angst, Nervosität (Stärke 9) Neu: Anspannung, Nervosität, Ehrgeiz (Stärke 5)
Im vollen Lokal nach einer Bedienung rufen	Alt: „Die hört mich ja doch nicht und dann gucken alle Leute und denken ‚Guck mal, wie blöde der sich anstellt'" Neu; „Andere rufen doch auch laut nach der Kellnerin – warum soll ich das nicht auch mal machen! Sollen die anderen doch denken, was sie wollen, ich will jetzt bestellen. Nächstes Mal, wenn ich weniger hungrig bin, kann ich ja wieder geduldig warten."	Alt: Angst, Unsicherheit (Stärke 7) Neu: Unsicherheit (Stärke 3)

Klinisch betrachtet

Bedenken bei der Formulierung von Alternativgedanken

„Sie haben insofern recht, dass es tatsächlich nicht alltäglich ist, seine Gedanken sozusagen mit der Lupe zu betrachten und Satz für Satz auseinanderzunehmen. Gedanken laufen meist viel schneller ab – im „normalen" Tempo lassen sie sich allerdings kaum bewusst machen und auch nur schwer verändern. Wenn Sie ein Musikinstrument spielen, kennen Sie diesen Vorgang vielleicht: Eine besonders schwierige Passage wird zunächst ganz langsam geübt, viel langsamer als sie später gespielt wird. Erst wenn die Passage im langsamen Tempo gut klappt, soll die Geschwindigkeit langsam bis zum endgültigen Tempo gesteigert werden. Ähnliches gilt auch für das Einführen neuer Denkweisen. Die Verlangsamung der Gedanken stellt nur eine Übergangslösung dar, in der Sie die alten Gedanken, die sich über Monate und Jahre hinweg eingeschliffen haben, herausarbeiten und überprüfen. Anfangs werden Sie dabei feststellen, dass Ihnen die Gedanken bei den Übungen, d. h. außerhalb sozialer Situationen, immer leichter einfallen werden. In angstmachenden Situationen wird es Ihnen jedoch schwer fallen, neue Gedanken zu entwickeln. Je häufiger Sie Übungen zum Verändern von Gedanken durchführen, desto selbstverständlicher werden Ihnen die „neuen" Gedanken vorkommen – sodass sie irgendwann nicht mehr neu, sondern für Sie alltäglich sind. Sie können also durch häufiges Üben selbst etwas dazu beitragen, in welchem Tempo bei Ihnen Veränderungen auftreten und sich stabilisieren."

---

die nachträgliche Verzerrung durch Grübeln über die vergangene Situation, bei dem der Fokus auf subjektiven „Fehlern" und möglichen Peinlichkeiten liegt (sog. „Post-Event Processing"; Fehm et al. 2007; Helbig-Lang et al. 2016; Interventionen s. z. B. Stangier et al. 2016).

49.4.2 Medikamentöse Behandlung

Bei der medikamentösen Behandlung der sozialen Angststörung gelten derzeit selektive Serotoninwiederaufnahmehemmer (SSRI) und Venlafaxin als Vertreter der selektiven Serotonin-Noradrenalin-Wiederaufnahmehemmer (SSNRI) als die Methode der Wahl (Blanco et al. 2013; Baldwin et al. 2016). Symptomverbesserungen wurden auch für Monoaminoxidasehemmer (MAO-Hemmer) und Benzodiazepine gezeigt. Bei Letzteren ist bei Dauergabe allerdings ein hohes Abhängigkeitspotenzial festzustellen.

Bei einer kritischen Betrachtung (Davidson 2003) zeigen sich jedoch einige Probleme. So ist die Responderquote mit Anteilen zwischen 35 und 65 % je nach Medikament als unbefriedigend zu bewerten. Des Weiteren kann es nach dem Absetzen des Medikaments zu Rückfällen kommen. Außerdem beschränkten sich bislang nahezu alle Wirksamkeitsstudien vorwiegend auf den generalisierten Subtyp der sozialen Phobie und auf Fälle ohne nennenswerte komorbide Störung. Für die (größte) Personengruppe mit komorbiden Störungen liegen daher äußerst wenige empirische Studien vor. Stein et al. (2002) berichten zumindest für den MAO-Hemmer Moclobemid eine vergleichbare Wirksamkeit und Verträglichkeit für reine und komorbide Fälle sozialer Angststörung. Auch Studien zur Langzeiteffektivität von medikamentöser Behandlung fehlen. Metaanalysen zum Vergleich der Effektivität von pharmakologischen, psychotherapeutischen und Selbsthilfebehandlungsansätzen (Mayo-Wilson et al. 2014; Mavranezouli et al. 2015) kommen zu dem Schluss, dass eine kognitiv-behaviorale Therapie im Einzelsetting (die mit geringeren Nebenwirkungen assoziiert ist als eine medikamentöse Behandlung) im Hinblick auf die sozialängstliche Symptomatik wirksamer ist und daher nach wie vor als Methode der Wahl anzusehen ist. Für sozial Ängstliche, die eine Psychotherapie ablehnen, können SSRI eine Alternative sein.

Darüber hinaus zeigen Metaanalysen, dass die Kombination pharmakologischer und psychotherapeutischer Behandlungen einer Monotherapie nicht überlegen ist (Mayo-Wilson et al. 2014). Möglicherweise interagiert die anxiolytische medikamentöse Behandlung mit der Glukokortikoidausschüttung, die für die Furchtextinktion bei einer Behandlung mittels Expositionsverfahren zentral ist (Otto et al. 2010). Studien zur Augmentation einer KVT mit SSRI, D-Cycloserin (DCS), Yohimbin oder Oxytozin implizieren, dass Veränderungen in der Emotionsregulation und im Extinktionslernen als psychologische Mediatoren zu einem günstigen Therapieergebnis beitragen (Stangier 2016). Hofmann et al. (2013) konnten in einer großangelegten multizentrischen Studie keinen zusätzlichen Nutzen von DCS, das ursprünglich zur Behandlung der Tuberkulose verwendet wurde, beobachten. DCS bewirkt an den NMDA-Rezeptoren der Amygdala eine veränderte neuronale Transmission und kann so auf die Furchtreaktion einwirken. Insgesamt ist es vor dem Hintergrund früherer gegenläufiger Befunde und methodischer Besonderheiten in der Stu-

die von Hofmann et al. derzeit nicht sinnvoll, abschließende Schlussfolgerungen zu ziehen. Auch Yohimbin, ein Norepinephrin, das sich u. a. im präfrontalen Kortex, in der Amygdala und im Hippocampus findet, kann das Extinktionslernen und die Konsolidierung emotionaler Stimuli und damit die Wirksamkeit einer Expositionsbehandlung positiv verstärken. Dagegen unterstützt das Neuropeptid Oxytozin das Annäherungsverhalten in sozialen Situationen und fördert so möglicherweise die Informationsverarbeitung positiver sozialer Stimuli.

Ob allerdings eine alleinige Pharmakotherapie ohne zusätzliche psychotherapeutische Behandlung oder die Behandlung in Kombination mit Neuroenhancern wie DCS, Yohimbin oder Oxytozin langfristig eine erfolgreiche Interventionsstrategie darstellt, bleibt weiter offen.

49.4.3 Training sozialer Kompetenz

Die Behandlung der sozialen Angststörung mit Hilfe des sozialen Kompetenztrainings (▶ Kap. 31) hat vor allem in Deutschland eine lange Tradition. Es weisen jedoch bei Weitem nicht alle Patienten mit einer sozialen Angststörung auch tatsächlich Kompetenzdefizite auf. Des Weiteren wird in Anlehnung an das Modell von Clark und Wells (1995) vermutet, dass die sozial unsicheren Verhaltensweisen, die bei manchen Patienten sichtbar sind, weniger tatsächliche Kompetenzdefizite, sondern vielmehr Performanzprobleme darstellen, d. h., aufgrund der gesteigerten Selbstaufmerksamkeit und der Sicherheitsverhaltensweisen können die Patienten ihr eigentlich vorhandenes Potenzial an selbstsicherem Verhalten nicht zeigen. Bevor Kompetenztrainings eingesetzt werden, sollte daher durch geeignete diagnostische Maßnahmen, wie z. B. Verhaltenstests oder eine Beobachtung in Alltagssituationen, überprüft werden, ob tatsächlich Defizite in der sozialen Kompetenz vorliegen. Nur so kann ein für den Patienten angemessenes Behandlungsangebot gemacht werden. Alternativ nehmen Hopko et al. (2001) an, dass die Performanz eine Funktion von Kompetenz und Ängstlichkeit ist. Sie beschreiben die Angst und die Kompetenz in vier verschiedenen Beziehungen zueinander:

1. hohe Angst und unzureichende Kompetenz,
2. niedrige Angst und unzureichende Kompetenz,
3. niedrige Angst und hohe Kompetenz,
4. hohe Angst und hohe Kompetenz.

Demnach könnte ein Kompetenztraining sogar einen zusätzlichen Nutzen zu der kognitiven Verhaltenstherapie nach Clark et al. (2003, 2006) bringen. Dies ist auch in zwei Studien (Beidel et al. 2014; Herbert et al. 2005) gezeigt worden. Allerdings könnten die Ergebnisse auch über den übenden (und damit letztlich kon-

49

frontativen oder verhaltensexperiment-bezogenen) Anteil vermittelt sein, der zwangsläufig mit einem Kompetenztraining einhergeht.

49.4.4 Internetgestützte Behandlung

In den letzten Jahren untersuchte eine Vielzahl von Studien die Wirksamkeit teilweise oder überwiegend internetbasierter Behandlungsansätze bei der sozialen Angststörung (z. B. Andrews et al. 2011; Gershkovich et al. 2016; Schulz et al. 2016; Stott et al. 2013; ▶ Kap. 35). Diese sind variantenreich und umfassen den therapeutischen Kontakt via E-Mail, die Psychoedukation und Vermittlung therapeutischer Inhalte auf Webseiten oder interaktive Programme mit (moderierten) Online-Foren für Patienten. Die Rolle des Therapeuten variiert ebenfalls, von kontinuierlichem Face-to-Face-Kontakt und paralleler internetgestützter Therapie, über minimale Begleitung durch einen Therapeuten bis hin zu gänzlich strukturierter Selbsthilfe mit automatisch computergenerierten Modulen und Antwortschemata bei einer unbegleiteten internetgestützten Form der Psychotherapie. Metaanalysen berichten die Wirksamkeit dieser Formate zur Behandlung der sozialen Angststörung (Andersson et al. 2014; Arnberg et al. 2014; Kampmann et al. 2016). In Deutschland kann diese Behandlungsform allerdings derzeit (Herbst 2020) nicht gegenüber den Krankenkassen abgerechnet werden.

49.4.5 Selbsthilfe

Selbsthilfe kann auf mehreren Ebenen erfolgen, von denen hier drei vorgestellt werden sollen:
— Selbsthilfegruppen,
— virtuelle Selbsthilfegruppen in Form von Foren und Mailinglisten im Internet (▶ Studienbox) sowie

— die Eigentherapie mit Hilfe von Büchern (Bibliotherapie)

Angaben über die Zahl und den Aufbau der derzeit existierenden **Selbsthilfegruppen** zur sozialen Angststörung sind nur schwer möglich, da es keine zentrale Registrierung entsprechender Gruppen gibt. Für Betroffene mit sozialer Angststörung bieten Selbsthilfegruppen einige Vorteile. So ist für viele der erste Kontakt mit anderen Betroffenen sehr entlastend. Gruppenteilnehmer, die bereits an der Bewältigung ihrer Ängste arbeiten, können als Modell dienen und andere Teilnehmer motivieren. Darüber hinaus wirken die regelmäßigen Treffen der Gefahr einer kompletten sozialen Isolation entgegen. Für viele Betroffene ist das Aufsuchen einer Gruppensituation jedoch mit Ängsten verbunden, sodass stark ängstliche Personen eine Gruppe eher nicht aufsuchen. Des Weiteren besteht das Risiko, dass sich die Betroffenen innerhalb der Gruppe eher im Vermeiden von Situationen und der Aufrechterhaltung der Symptomatik als in der aktiven Bewältigung ihrer Ängste unterstützen.

Bei **virtuellen Gruppen im Internet** besteht keine Notwendigkeit zu direktem sozialem Kontakt, was für viele Betroffene eine Alternative darstellt. Eine Reihe von Selbsthilfegruppen sind mit Foren und Chatgruppen im Internet vertreten (z. B. ▶ https://www.sozcafe. de; Stand Herbst 2020).

Im Bereich der **Selbsthilfebücher** sind mehrere Ratgeber zum Thema „soziale Ängste" erschienen (z. B. Consbruch und Stangier 2010; Fehm und Wittchen 2010; Hoyer und Härtling 2016). In Studien werden meist internetbasierte Selbsthilfeangebote überprüft, die durchaus ermutigende Ergebnisse zeigen (Dear et al. 2016; Nordgreen et al. 2012; Markway und Markway 2009).

Studienbox

Das Internet: Ein geeignetes Forum für Menschen mit sozialer Angststörung?

Eine Übersichtsarbeit wertete das Nutzungsverhalten von Menschen mit stark oder schwach ausgeprägten sozialen Ängsten aus (Schulz und Hoyer 2016). Dabei konnten insgesamt 43 Studien einbezogen werden. Die früher formulierte Hypothese, dass Personen mit starken sozialen Ängsten häufiger im Internet aktiv sind, weil sie dort direkte Kontakte vermeiden können, konnte anhand der vorliegenden

Daten jedoch nicht bestätigt werden. Weder nutzten Personen mit sozialen Ängsten häufiger oder intensiver Internetangebote, noch hatten sie mehr Online-Kontakte. Einige Studien zeigten jedoch, dass diese Personen in Online-Kontakten weniger Angst erlebten als in Face-to-Face-Begegnungen. Daten zu Personen mit einer klinisch relevanten sozialen Angststörung fehlen jedoch bislang.

49.5 Zukunftsperspektiven

Das Attribut „vernachlässigte Störung", mit dem die soziale Phobie oder soziale Angststörung noch 1985 belegt wurde (Liebowitz et al. 1985), ist heute sicher nicht mehr zutreffend. Die meisten Lücken bestehen wohl auf dem Feld der Ätiopathogenese – dies gilt jedoch aufgrund der Komplexität dieses Sachverhalts wohl für nahezu alle psychischen Störungen. Darüber hinaus bestehen folgende offene Fragen für die soziale Angststörung:

— Welche Faktoren beeinflussen den günstigen bzw. ungünstigen Verlauf einer sozialen Angststörung?
— Kann das Auftreten einer sozialen Angststörung durch im Jugendalter einsetzende Prävention wirksam reduziert werden?
— Sind E-Health-Ansätze tatsächlich geeignet, soziale Situationen im Real Life aufzusuchen und dysfunktional Annahmen zu korrigieren?

Aktueller Handlungsbedarf besteht vor allem in einer Verbesserung des Wissens über die soziale Angststörung sowohl in der Bevölkerung als auch bei potenziellen Zuweisern und Behandlern (z. B. Hausärzten). Den Betroffenen muss deutlich sein, dass die von ihnen erlebten Probleme eine behandlungsbedürftige Erkrankung darstellen, für die jedoch wirksame Interventionen vorliegen. Zuweiser und Behandler müssen für die Problematik sensibilisiert werden, sodass Betroffene deutlich früher als bisher ein angemessenes Behandlungsangebot bekommen. Internetbasierte Ansätze stellen international bereits einen recht vielversprechenden Ansatz zur Erkennung und Behandlung sozialer Ängste dar. Ungeachtet dessen bleiben behandlungsresistente soziale Ängste aber ein häufiges Problem in der klinischen Praxis. Ob hier Neuroenhancer (▶ Abschn. 49.4.2) zukünftig den Weg von der Grundlagenforschung in die Anwendung schaffen, bleibt abzuwarten.

49.6 Resümee

Die soziale Angststörung ist eine ernstzunehmende psychische Störung und umfasst weit mehr als starke Schüchternheit. Sie hat negative Auswirkungen in vielen Alltagsbereichen und beeinträchtigt die persönliche und berufliche Entwicklung zum Teil erheblich.

Unbehandelt verläuft die soziale Angststörung eher persistierend und erhöht das Risiko für eine Reihe anderer Störungen. Wirksame Interventionen stehen zwar zur Verfügung, die Versorgung der Betroffenen ist jedoch nicht zufriedenstellend. Weiterhin erhält z. B. nur ein kleiner Teil der Betroffenen die als wirksam dokumentierte kognitive Verhaltenstherapie (z. B. Runge et al. 2008).

? Prüfen Sie Ihr Wissen

1. Gibt es Geschlechtsunterschiede bei der sozialen Angststörung? Gehen Sie hierbei sowohl auf die Ergebnisse epidemiologischer als auch klinischer Studien ein! ▶ Abschn. 49.2.1
2. Erläutern Sie den Begriff „Behavioral Inhibition" und seine Bedeutung für die Entstehung einer sozialen Angststörung! ▶ Abschn. 49.3.1
3. Welche Ergebnisse liefern retrospektive und prospektiv-longitudinale Studien zur Frage der Stabilität der sozialen Phobie? ▶ Abschn. 49.3.2
4. Wie könnte die familiäre Transmission sozialer Ängste und Phobien erklärt werden? ▶ Abschn. 49.3.1
5. Erläutern Sie das Konzept der Sicherheitsverhaltensweisen und seine Bedeutung für die Behandlung der sozialen Angststörung! ▶ Abschn. 49.4.1
6. Wie können dysfunktionale sozial-ängstlich geprägte Kognitionen identifiziert und modifiziert werden? ▶ Abschn. 49.4.3
7. Erläutern Sie Vor- und Nachteile von realen und virtuellen Selbsthilfegruppen für Personen mit einer sozialen Phobie! ▶ Abschn. 49.4.4

ⓘ Weiterführende Literatur

Unter den verschiedenen Lehrbüchern zum Thema „soziale Phobie" bzw. „soziale Ängste" sei besonders auf die Werke von Beidel und Turner (1998) sowie Stangier und Fydrich (2002) verwiesen. Bei den Therapiemanualen ist als „Klassiker" für das gruppentherapeutische Vorgehen das Programm von Heimberg und Becker (2002) zu nennen. Für das Einzelsetting ist mit Stangier et al. (2009) eine deutsche Version des Programms von Clark et al. (2003) verfügbar, das viele Arbeitsmaterialien und konkrete Handlungsanleitungen enthält. Für Jugendliche liegt eine entsprechend angepasste Version vor (Steil et al. 2011). Stangier et al. (2016) beschreiben ebenfalls die wichtigsten Elemente der Behandlung der sozialen Angststörung.

Literatur

Acarturk, C., Cuijpers, P., van Straten, A., & de Graaf, R. (2009). Psychological treatment of social anxiety disorder: A meta-analysis. *Psychological Medicine, 39*(2), 241–254.

American Psychiatric Association (APA). (2015). *Diagnostisches und Statistisches Manual Psychischer Störungen – DSM-5.* Göttingen: Hogrefe (deutsche Ausgabe herausgegeben von Peter Falkai und Hans-Ulrich Wittchen, mitherausgegeben von Manfred Döpfner, Wolfgang Gaebel, Wolfgang Maier, Winfried Rief, Henning Saß und Michael Zaudig).

American Psychiatric Association (APA). (2018). *Diagnostisches und Statistisches Manual Psychischer Störungen – DSM-5.* Göttingen: Hogrefe (deutsche Ausgabe herausgegeben von Peter Falkai und Hans-Ulrich Wittchen, mitherausgegeben von Manfred Döpfner, Wolfgang Gaebel, Wolfgang Maier, Winfried Rief, Henning Saß und Michael Zaudig).

Andersson, G., Cuijpers, P., Carlbring, P., Riper, H., & Hedman, E. (2014). Guided internet-based vs. face-to-face cognitive behavior therapy for psychiatric and somatic disorders: A systematic review and meta-analysis. *World Psychiatry, 13*(3), 288–295.

Andrews, G., Davies, M., & Titov, N. (2011). Effectiveness randomized controlled trial of face to face versus Internet cognitive behaviour therapy for social phobia. *Australian And New Zealand Journal Of Psychiatry, 45*(4), 337–340.

Arnberg, F. K., Linton, S. J., Hultcrantz, M., Heintz, E., & Jonsson, U. (2014). Internet-delivered psychological treatments for mood and anxiety disorders: A systematic review of their efficacy, safety, and cost-effectiveness. *Plos One, 9*(5), e98118.

Asher, M., Asnaani, A., & Aderka, I. M. (2017). Gender differences in social anxiety disorder: A review. *Clinical Psychology Review, 56*, 1–12.

Baldwin, D. S., Asakura, S., Koyama, T., Hayano, T., Hagino, A., Reines, E., & Larsen, K. (2016). Efficacy of escitalopram in the treatment of social anxiety disorder: A meta-analysis versus placebo. *European Neuropsychopharmacology, 26*(6), 1062–1069.

Beesdo, K., Bittner, A., Pine, D. S., Stein, M. B., Höfler, M., Lieb, R., & Wittchen, H.-U. (2007). Incidence of social anxiety disorder and the consistent risk for secondary depression in the first three decades of life. *Archives of General Psychiatry, 64*(8), 903–912.

Beesdo-Baum, K., Knappe, S., Fehm, L., Höfler, M., Lieb, R., Hofmann, S. G., & Wittchen, H.-U. (2012). The natural course of social anxiety disorder among adolescents and young adults. *Acta Psychiatrica Scandinavica, 126*, 411–425.

Beidel, D. C., & Turner, S. M. (1998). *Shy children, phobic adults: Nature and treatment of social phobia.* Washington, DC: American Psychological Association.

Beidel, D. C., Alfano, C. A., Kofler, M. J., Rao, P. A., Scharfstein, L., & Sarver, N. W. (2014). The impact of social skills training for social anxiety disorder: A randomized controlled trial. *Journal of Anxiety Disorders, 28*(8), 908–918.

Blakey, S. M., & Abramowitz, J. S. (2016). The effects of safety behaviors during exposure therapy for anxiety: Critical analysis from an inhibitory learning perspective. *Clinical Psychology Review, 49*, 1–15.

Blanco, C., Bragdon, L. B., Schneier, F. R., & Liebowitz, M. R. (2013). The evidence-based pharmacotherapy of social anxiety disorder. *International Journal of Neuropsycho-pharmacology, 16*(1), 235–249.

Bögels, S. M., Alden, L., Beidel, D. C., Clark, L. A., Pine, D. S., Stein, M. B., & Voncken, M. (2010). Social anxiety disorder: Questions and answers for the DSM-V. *Depression and Anxiety, 27*, 169–189.

Bögels, S., Stevens, J., & Majdandzic, M. (2011). Parenting and social anxiety: fathers' versus mothers' influence on their children's anxiety in ambiguous social situations. *Journal of Child Psychology and Psychiatry, 52*(5), 599–606.

Bruch, M. A., Fallon, M., & Heimberg, R. G. (2003). Social phobia and difficulties in occupational adjustment. *Journal of Counselling Psychology, 50*(1), 109–117.

Caballo, V. E., Salazar, I. C., Irurtia, M. J., Arias, B., Hofmann, S. G., & Team, C.-A. R. (2014). Differences in social anxiety between men and women across 18 countries. *Personality and Individual Differences, 64*, 35–40.

Cho, M. J., Chang, S. M., Lee, Y. M., Bae, A., Ahn, J. H., Son, J., et al. (2010). Prevalence of DSM-IV major mental disorders among korean adults: A 2006 national epidemiologic survey (KECA-R). *Asian Journal of Psychiatry, 3*(1), 26–30.

Clark, D. M., & Wells, A. (1995). A cognitive model of social phobia. In R. G. Heimberg, M. Liebowitz, D. A. Hope, & F. Schneier (Hrsg.), *Social phobia: Diagnosis, assessment, and treatment* (S. 69–93). New York: Guilford.

Clark, D. M., Ehlers, A., McManus, F., Hackman, A., Fennell, M. J. V., Campbell, H., et al. (2003). Cognitive therapy vs. fluoxetine plus self-exposure in the treatment of generalized social phobia (social anxiety disorder): A randomized placebo controlled trial. *Journal of Consulting and Clinical Psychology, 71*, 1058–1067.

Clark, D. M., Ehlers, A., Hackmann, A., McManus, F., Fennell, M., Grey, N., Waddington, L. & Wild, J. (2006). Cognitive therapy versus exposure and applied relaxation in social phobia: a randomized controlled trial. *Journal of Consulting and Clinical Psychology, 74*(3), 568–578.

Consbruch, K. V., & Stangier, U. (2010). *Ratgeber Soziale Phobie: Informationen für Betroffene und Angehörige.* Göttingen: Hogrefe.

Cremers, H. R., & Roelofs, K. (2016). Social anxiety disorder: A critical overview of neurocognitive research. *Wiley Interdisciplinary Reviews-Cognitive Science, 7*(4), 218–232.

Davidson, J. R. T. (2003). Pharmacotherapy of social phobia. *Acta Psychiatrica Scandinavica, 417*, 65–71.

Davidson, J. R. T., Hughes, D. L., George, L. K., & Blazer, D. G. (1993). The epidemiology of social phobia: Findings from the duke epidemiological catchment area study. *Psychological Medicine, 23*, 709–718.

Dear, B. F., Staples, L. G., Terides, M. D., Fogliati, V. J., Sheehan, J., Johnston, L., et al. (2016). Transdiagnostic versus disorder-specific and clinician-guided versus self-guided internet-delivered treatment for social anxiety disorder and comorbid disorders: A randomized controlled trial. *Journal of Anxiety Disorders, 42*, 30–44.

DeWit, D. J., Ogborne, A., Offord, D. R., & MacDonald, K. (1999). Antecedents of the risk of recovery from DSM-III-R social phobia. *Psychological Medicine, 29*, 569–582.

Faravelli, C., Zucchi, T., Viviani, B., Salmoria, R., Perone, A., Paionni, A., Scarpato, A., Vigliaturo, D., Rosi, S., D'adamo, D., Bartolozzi, D., Cecchi, C., & Abrardi L. (2000). Epidemiology of social phobia: A clinical approach. *European Psychiatry, 15*, 17–24.

Fehm, L., & Wittchen, H.-U. (2004). Comorbidity in social anxiety disorder. In B. Bandelow & D. Stein (Hrsg.), *Social anxiety disorder* (S. 49–63). New York: Dekker.

Fehm, L., & Wittchen, H.-U. (2010). *Wenn Schüchternheit krank macht: Ein Selbsthilfeprogramm zur Bewältigung Sozialer Phobie.* Göttingen: Hogrefe.

Fehm, L., Pélissolo, A., Furmark, T., & Wittchen, H.-U. (2005). Size and burden of social phobia in Europe. *European Neuropsychopharmacology, 15*, 453–462.

Fehm, L., Schneider, G., & Hoyer, J. (2007). Is post-event processing specific for social phobia? *Journal of Behaviour Therapy and Experimental Psychiatry, 38*, 11–22.

Fehm, L., Beesdo, K., Jacobi, F., & Fiedler, A. (2008). Social phobia above and below the diagnostic threshold: Prevalence, comorbidity and impairment in the general population. *Social Psychiatry and Psychiatric Epidemiology, 43*(4), 257–265.

Fredrikson, M., & Furmark, T. (2004). Brain imaging studies in social anxiety disorder. In B. Bandelow & D. J. Stein (Hrsg.), *Social anxiety disorder* (S. 215–233). New York: Dekker.

Furmark, T., Tillfors, M., Marteinsdottir, I., Fischer, H., Pissiota, A., Langstrom, B., & Fredrikson, M. (2002). Common changes in cerebral blood flow in patients with social phobia treated with citalopram or cognitive-behavioral therapy. *Archives of General Psychiatry, 59*(5), 425–433.

Gerull, F. C., & Rapee, R. M. (2002). Mother knows best: Effects of maternal modelling on the acquisition of fear and avoidance behaviour in toddlers. *Behaviour Research and Therapy, 40*, 2729–2287.

Gershkovich, M., Herbert, J. D., Forman, E. M., & Glassman, L. (2016). Guided internet-based self-help intervention for social anxiety disorder with videoconferenced therapist support. *Cognitive and Behavioral Practice, 23*(2), 239–255.

Heimberg, R. G., & Becker, R. E. (2002). *Cognitive-behavioral group therapy for social phobia*. New York: Guilford.

Heimberg, R. G., Salzman, K. G., Holt, C. S., & Blendell, K. (1993). Cognitive behavioral group treatment for social phobia: Effectiveness at five-year follow-up. *Cognitive Therapy and Research, 17,* 325–339.

Heimberg, R. G., & Juster, H. R. (1995). Cognitive-behavioral treatments: Literature review. In R. G. Heimberg, M. Liebowitz, D. A. Hope, & F. R. Schneier (Hrsg.), *Social phobia* (S. 261–309). New York: Guilford.

Helbig-Lang, S., von Auer, M., Neubauer, K., Murray, E., & Gerlach, A. L. (2016). Post-event processing in social anxiety disorder after real-life social situations – An ambulatory assessment study. *Behaviour Research and Therapy, 84,* 27–34.

Herbert, J. D., Gaudiano, B. A., Rheingold, A. A., Myers, V. H., Dalrymple, K., & Nolan, E. M. (2005). Social skills training augments the effectiveness of cognitive behavioral group therapy for social anxiety disorder. *Behavior Therapy, 36*(2), 125–138.

Hermann, C. (2002). Neurobiologische Aspekte und lerntheoretische Grundlagen der Sozialen Phobie. In U. Stangier & T. Fydrich (Hrsg.), *Soziale Phobie und Soziale Angststörung* (S. 112–156). Göttingen: Hogrefe.

Hofmann, S. G. (2004). Cognitive mediation of treatment change in social phobia. *Journal of Consulting and Clinical Psychology, 72*(3), 392–399.

Hofmann, S. G., Smits, J. A., Rosenfield, D., Simon, N., Otto, M. W., Meuret, A. E., et al. (2013). D-Cycloserine as an augmentation strategy of cognitive behavioral therapy for socialanxiety disorder. *American Journal of Psychiatry, 170*(7), 751–758.

Hopko, D. R., McNeil, D. W., Zvolensky, M. J., & Eifert, G. H. (2001). The relation between anxiety and skill in performance-based anxiety disorders: A behavioral formulation of social phobia. *Behavior Therapy, 32,* 185–207.

Hoyer, J., & Härtling, S. (2016). *Soziale Angst verstehen und verändern*. Berlin: Springer.

Hoyer, J., & Margraf, J. (Hrsg.). (2003). *Angstdiagnostik. Grundlagen und Testverfahren*. Berlin: Springer.

Hudson, J. L., & Rapee, R. M. (2000). The origins of social phobia. *Behavior Modification, 24*(1), 102–129.

Kampmann, I. L., Emmelkamp, P. M. G., & Morina, N. (2016). Meta-analysis of technology-assisted interventions for social anxiety disorder. *Journal of Anxiety Disorders, 42,* 71–84.

Kessler, R. C., McGonagle, K. A., Zhao, S., Nelson, C. B., Hughes, M., Eshleman, S., & Wittchen, H.-U. (1994). Lifetime and 12-month prevalence of DSM-III-R psychiatric disorders in the united states. *Archives of General Psychiatry, 51,* 8–19.

Kessler, R. C., Berglund, P., Demler, O., Jin, R., & Walters, E. E. (2005). Lifetime prevalence and age-of-onset distributions' of DSM-IV disorders in the national comorbidity survey replication. *Archives of General Psychiatry, 62*(6), 593–602.

Knappe, S., Lieb, R., Beesdo, K., Fehm, L., Low, N. C. P., Gloster, A. T., & Wittchen, H.-U. (2009). The role of parental psychopathology and family environment for social phobia in the first three decades of life. *Depression and Anxiety, 26*(4), 363–370.

Knappe, S., Beesdo-Baum, K., Fehm, L., Stein, M. B., Lieb, R., & Wittchen, H.-U. (2011). Social fears and social phobia types among community youth: Differential clinical features and vulnerability factors. *Journal of Psychiatric Research, 45,* 111–120.

Knappe, S., Beesdo-Baum, K., Fehm, L., Lieb, R., & Wittchen, H.-U. (2012). Characterizing the association between parental rearing and adolescent social phobia. *Journal of Anxiety Disorders, 26*(5), 608–616.

Knappe, S., Sasagawa, S., & Creswell, C. (2014). Developmental epidemiology of social anxiety and social phobia in adolescents. In K. Ranta, A. M. La Greca, L.-J. Garcia-Lopez, & M. Marttunen (Hrsg.), *Social anxiety and phobia in adolescents – Development, manifestation and intervention strategies* (S. 39–70). Cham: Springer.

Lampe, L., Slade, T., Issakidis, C., & Andrews, G. (2003). Social phobia in the australian national survey of mental health and well-being (NSMHWB). *Psychological Medicine, 33,* 637–646.

Leichsenring, F., Salzer, S., Beutel, M. E., von Consbruch, K., Herpertz, S., Hiller, W., et al. (2009). SOPHO-NET – Forschungsverbund zur Psychotherapie der Sozialen Phobie. *Psychotherapie Psychosomatik Medizinische Psychologie, 59,* 117–123.

Lieb, R., Wittchen, H.-U., Höfler, M., Fuetsch, M., Stein, M. B., & Merikangas, K. R. (2000). Parental psychopathology, parenting styles, and the risk of social phobia in offspring: A prospective longitudinal community study. *Archives of General Psychiatry, 57,* 859–866.

Liebowitz, M. R., Gorman, J. M., Fyer, A. J., & Klein, D. F. (1985). Social phobia. Review of a neglected anxiety disorder. *Archives of General Psychiatry, 42*(7), 729–736.

Margraf, J., Schneider, S., & Ehlers, A. (2005). *Diagnostisches Interview bei psychischen Störungen (DIPS)* (3., vollst. überarb. Aufl.). Berlin: Springer.

Markway, B. G., & Markway, G. P. (2009). *Frei von Angst und Schüchternheit*. Weinheim: Beltz.

Mavranezouli, I., Mayo-Wilson, E., Dias, S., Kew, K., Clark, D. M., Ades, A. E., & Pilling, S. (2015). The cost effectiveness of psychological and pharmacological interventions for social anxiety disorder: A model-based economic analysis. *PLoS One, 10*(10), e0140704.

Mayo-Wilson, E., Dias, S., Mavranezouli, I., Kew, K., Clark, D. M., Ades, A. E., & Pilling, S. (2014). Psychological and pharmacological interventions for social anxiety disorder in adults: A systematic review and network meta-analysis. *Lancet Psychiatry, 1*(5), 368–376.

Mohammadi, M.-R., Ghanizadeh, A., Mohammadi, M., & Mesgarpour, B. (2006). Prevalence of social phobia and its comorbidity with psychiatric disorders in Iran. *Depression and Anxiety, 23*(7), 405–411.

Moreno, A. L., Osorio, F. D. L., Martin-Santos, R., & Crippa, J. A. (2016). Heritability of social anxiety disorder: A systematic review of methodological designs. *Archives of Clinical Psychiatry, 43*(4), 83–92.

Neal, J. A., & Edelmann, R. J. (2003). The etiology of social phobia: Toward a developmental profile. *Clinical Psychology Review, 23,* 761–786.

Nordgreen, T., Havik, O. E., Öst, L. G., Furmark, T., Carlbring, P., & Andersson, G. (2012). Outcome predictors in guided and unguided self-help for social anxiety disorder. *Behaviour Research and Therapy, 50*(1), 13.

Otto, M. W., McHugh, R. K., & Kantak, K. M. (2010). Combined pharmacotherapy and cognitive-behavioral therapy for anxiety disorders: medication effects, glucocorticoids, and attenuated treatment outcomes. *Clinical Psychology: Science and Practice, 17*(2), 91–103.

Ougrin, D. (2011). Efficacy of exposure versus cognitive therapy in anxiety disorders: Systematic review and meta-analysis. *BmcPsychiatry, 11*(1), 200.

Patel, A., Knapp, M., Henderson, J., & Baldwin, D. (2002). The economic consequences of social phobia. *Journal of Affective Disorders, 68*(2/3), 221–233.

Rapee, R. M., & Heimberg, R. G. (1997). A cognitive-behavioral model of anxiety in social phobia. *Behaviour Research and Therapy, 35,* 741–756.

Robinson, O. J., Krimsky, M., Lieberman, L., Allen, P., Vytal, K., & Grillon, C. (2014). Towards a mechanistic understanding of pathological anxiety: The dorsal medial prefrontal-amygdala ,aversive amplification' circuit in unmedicated generalized and social anxiety disorders. *Lancet Psychiatry, 1*(4), 294–302.

Runge, A. J., Beesdo, K., Lieb, R., & Wittchen, H.-U. (2008). Wie häufig nehmen Jugendliche und junge Erwachsene mit Angststörungen eine psychotherapeutische Behandlung in Anspruch? *Verhaltenstherapie, 18*(1), 26–34.

49

Rosenbaum, J. F., Biederman, J., Hirshfeld, D. R., Bolduc, E. A., & Chaloff, J. (1991). Behavioral inhibition in children: A possible precursor to panic disorder or social phobia. *Journal of Clinical Psychiatry, 52*(11), 5–9.

Schulz, A., & Hoyer, J. (2016). Online communication and social anxiety: A systematic review. *Zeitschrift für Klinische Psychologie und Psychotherapie, 45*(2), 132–144.

Schulz, A., Stolz, T., Vincent, A., Krieger, T., Andersson, G., & Berger, T. (2016). A sorrow shared is a sorrow halved? A three-arm randomized controlled trial comparing internet-based clinician-guided individual versus group treatment for social anxiety disorder. *Behaviour Research and Therapy, 84*, 14–26.

Spence, S. H., & Rapee, R. M. (2016). The etiology of social anxiety disorder: An evidence-based model. *Behaviour Research and Therapy, 86*, 50–67.

Stangier, U. (2016). New developments in cognitive-behavioral therapy for social anxiety disorder. *Current Psychiatry Reports, 18*(25).

Stangier, U., & Fydrich, T. (2002). *Soziale Phobie und Soziale Angststörung.* Göttingen: Hogrefe.

Stangier, U., & Heidenreich, T. (2004). Die Liebowitz Soziale Angst-Skala (LSAS). In C. I. P. Scalarum (Hrsg.), *Internationale Skalen für Psychiatrie.* Weinheim: PVU/Beltz.

Stangier, U., Heidenreich, T., Berardi, A., Golbs, U., & Hoyer, J. (1999). Die Erfassung sozialer Phobie durch die Social Interaction AnxietyScale (SIAS) und die SocialPhobiaScale (SPS). *Zeitschrift für Klinische Psychologie, 28*(1), 28–36.

Stangier, U., Heidenreich, T., & Peitz, M. (2009). *Soziale Phobien. Ein kognitiv-verhaltenstherapeutisches Behandlungsmanual* (2. Aufl.). Weinheim: Beltz.

Stangier, U., Clark, D. M., Ginzburg, D. M., & Ehlers, A. (2016). *Soziale Angststörung* (2. überarb. u. erw. Aufl.). Göttingen: Hogrefe.

Steil, R., Matulis, S., Schreiber, F., & Stangier, U. (2011). *Soziale Phobie bei Jugendlichen: Behandlungsmanual für die Kognitive Therapie.* Weinheim: Beltz.

Stein, D. J., Cameron, A., Amrein, R., Montgomery, S. A., Moclobemide Social Phobia Clin, S. (2002). Moclobemide is effective and well tolerated in the long-term pharmacotherapy of social anxiety disorder with or without comorbid anxiety disorder. *International Clinical Psychopharmacology, 17*(4), 161–170.

Stein, D. J., Lim, C. C. W., Roes, A. M., de Jonge, P., Aguilar-Gaxiola, S., Al-Hamzawi, A. (...) WHO World Mental Health Collaborators. (2017). The cross-national epidemiology of social anxiety disorder. Data from the World Mental Health Survey Initiatve. *BMC Medicine, 15*, 143. ▸ https://doi.org/10.1186/s12916-017-0889-2.

Stott, R., Wild, J., Grey, N., Liness, S., Warnock-Parkes, E., Commins, S., et al. (2013). Internet-delivered cognitive therapy for social anxiety disorder: A development pilot series. *Behavioural and Cognitive Psychotherapy, 41*(4), 383–397.

Stuhldreher, N., Leibing, E., Leichsenring, F., Beutel, M. E., Herpertz, S., Hoyer, J., et al. (2014). The costs of social anxiety disorder: The role of symptom severity and comorbidities. *Journal of Affective Disorders, 165*, 87–94.

Turk, C. L., Heimberg, R. G., Orsillo, S. M., Holt, C. S., Gitow, A., Street, L. L., et al. (1998). An investigation of gender differences in social phobia. *Journal of Anxiety Disorders, 12*, 209–223.

Van Ameringen, M., & Mancini, C. (2004). The promise of neurobiology in social phobia. In B. Bandelow & D. J. Stein (Hrsg.), *Social anxiety disorder* (S. 181–196). New York: Dekker.

Vormbrock, F., & Neuser, J. (1983). Konstruktion zweier spezifischer Trait-Fragebogen zur Erfassung von Angst in sozialen Situationen. *Diagnostica, 29*, 165–182.

Weinstock, L. S. (1999). Gender differences in the presentation and management of social anxiety disorder. *Journal of Clinical Psychiatry, 60*(9), 9–13.

Wells, A., Clark, D. M., Salkovskis, P., Ludgate, J., Hackmann, A., & Gelder, M. G. (1995). Social phobia: The role of in-situation safety behaviors in maintaining anxiety and negative beliefs. *Behavior Therapy, 26*, 153–161.

Wittchen, H.-U. (2000). *Zusatzsurvey „Psychische Störungen", Teil 2, Tabellenband (Grundauszählung). und Anleitung zum Public Use-File. Ergänzung II zum Schlussbericht.* München: Max Planck Institut für Psychiatrie.

Wittchen, H.-U., & Fehm, L. (2003). Epidemiology and natural course of social fears and social phobia. *Acta Psychiatrica Scandinavica, 108*(417), 4–18.

Wittchen, H.-U., & Pfister, H. (Hrsg.). (1997). *DIA-X-Interviews: Manual für Screening-Verfahren und Interview; Interviewheft für Längsschnittuntersuchung (DIA-X-Lifetime); Ergänzungsheft (DIA-X-Lifetime); Interviewheft Querschnittsuntersuchung (DIA-X-Monate); Ergänzungsheft (DIA-X-Monate); PC-Programm zur Durchführung des Interviews (Längs- und Querschnittsuntersuchung); Auswertungsprogramm.* Frankfurt: Swets & Zeitlinger.

Wittchen, H.-U., Wunderlich, U., Gruschwitz, S., & Zaudig, M. (1997). *Strukturiertes Klinisches Interview für DSM-IV, Achse I (Psychische Störungen).* Göttingen: Hogrefe.

Wong, Q. J. J., & Rapee, R. M. (2016). The aetiology and maintenance of social anxiety disorder: A synthesis of complimentary theoretical models and formulation of a new integrated model. *Journal of Affective Disorders, 203*, 84–100.

World Health Organization (WHO). (1990). *Composite international diagnostic interview (CIDI).* Geneva: World Health Organization, Division of Mental Health.

Spezifische Phobien

Alfons O. Hamm und Jan Richter

Inhaltsverzeichnis

© Springer-Verlag GmbH Deutschland, ein Teil von Springer Nature 2020
J. Hoyer und S. Knappe (Hrsg.), *Klinische Psychologie & Psychotherapie*,
https://doi.org/10.1007/978-3-662-61814-1_50

50

Fallbeispiel

Herr S., ein 45 Jahre alter, athletischer und erfolgreicher Geschäftsmann berichtet, dass er in den letzten 6 Jahren an einer zunehmenden Furcht vor Situationen leide, in denen er eingeschlossen sei und das Gefühl habe, nicht entkommen zu können. Dazu gehörten Situationen wie Aufzug fahren, aber auch mit der U-Bahn oder dem Auto zu fahren. In diesen Situationen würde er starke körperliche Symptome wie Herzrasen, Schwitzen, Luftnot, aber auch Schwindelgefühle erleben. Seine zentrale Befürchtung bestehe darin, dass er nicht aus der Situation heraus käme und deshalb die Gefahr bestünde zu ersticken und eben dann zu sterben. Daher vermeide er es, die oben genannten Situationen aufzusuchen. Wenn es sich absolut nicht vermeiden ließe, würde er versuchen die Situationen un-

ter großen Angstgefühlen durchzustehen, dabei aber verschiedene taktische Manöver einsetzen (z. B. sich ablenken durch entspannende Gedanken, mit anderen Leuten reden etc.). Die Furcht tritt nur in Situationen räumlicher Enge und nicht in anderen Situationen oder aus heiterem Himmel auf. Begonnen habe alles mit einer sehr starken Furchtreaktion („Panikattacke") in einem „vollgepackten" Skibus in Österreich, wo er plötzlich das Gefühl hatte nicht mehr rauszukommen und massive Erstickungsängste erlebt habe. Er habe danach begonnen Situationen zu vermeiden, bei denen er das Gefühl gehabt habe eingeschlossen zu sein. Diese Angst vor Enge und vor allem das Vermeiden von Situationen, in denen er sich eingeschlossen fühle, habe sich zunehmend immer weiter ausgedehnt.

50.1 Störungsbild

Dieser Fallbericht veranschaulicht die Kernsymptome spezifischer Phobien, welche gekennzeichnet sind durch *intensive* und *persistente* (6 Monate oder länger) Furcht, die durch *spezifische* Objekte oder Situationen ausgelöst wird und von dem zwingenden Wunsch begleitet ist, solchen Situationen aktiv zu *entfliehen* oder sie bereits im Vorfeld zu *vermeiden* (Kriterien A, C und E im DSM-5; APA 2015; s. Übersicht). Die berichteten Symptome ähneln häufig denen einer situationsgebundenen Panikattacke (▶ Klinisch betrachtet). Im Gegensatz zu spontanen Panikattacken, welche im Kontext einer Panikstörung auftreten, sind die panikartigen Furchtreaktionen im Fall einer spezifischen Phobie immer sehr eng an die auslösende Situation gebunden. Das bedeutet, das phobische Objekt bzw. die gefürchtete Situation löst *fast immer und unmittelbar* eine solche Furchtreaktion aus (Kriterium B im DSM-5), deren Intensität mit zunehmender zeitlicher oder räumlicher Nähe der Bedrohung ansteigt (z. B. mit zunehmender Dauer der räumlichen Enge oder mit zunehmender Nähe einer Spinne etc.) und unmittelbar abnimmt, wenn die situative Bedrohung verschwindet (d. h. wenn sich die Fahrstuhltür öffnet oder die Spinne gefangen und nach draußen gebracht wird). Diese situationsgebundene Form der Furcht und Vermeidung ist somit eines der wichtigsten Definitionsmerkmale einer spezifischen Phobie. Für die Diagnose einer psychischen Störung mit Krankheitswert müssen neben diesen genannten Kriterien noch zwei weitere diagnostische Merkmale erfüllt sein: Kriterium D – die Furcht ist unangemessen stark angesichts der tatsächlichen Gefahr der Situation oder des Objekts bezogen auf den kulturellen Kontext; Kriterium F – die Furcht oder die Vermeidung führt zu klinisch bedeutsamen Leiden

len, beruflichen oder anderen wichtigen Funktionsbereichen.

Dieses letzte, etwas unscharfe Kriterium der funktionellen Beeinträchtigung (Gleiches ließe sich auch zum Kriterium des Leidensdrucks sagen) welches in der ICD-10 und auch im DSM-5 häufig zur Definition des Krankheitswerts einer psychischen Störung verwendet wird, ist gerade im Fall von spezifischen Phobien durchaus problematisch (Emmelkamp und Wittchen 2009). Das Ausmaß der funktionellen Beeinträchtigung hängt nämlich in der Regel davon ab, ob die spezifische Phobie isoliert auftritt oder ob Überschneidungen (Komorbiditäten) mit anderen psychischen Störungen vorliegen. Tatsächlich treten im klinischen Kontext spezifische Phobien nur selten isoliert, sondern häufig in Verbindung mit anderen psychischen Störungen auf. In einer Stichprobe von über 1000 Patienten mit Angststörungen beobachteten Brown et al. (2001), dass insgesamt 70 % aller Patienten mit der Diagnose einer spezifischen Phobie, zusätzlich eine andere Angst- oder eine Stimmungsstörung aufwiesen, d. h., spezifische Phobien treten sehr häufig im Kontext anderer Angststörungen auf. Wenn jedoch die spezifische Phobie die Primärdiagnose war, reduzierte sich die Komorbiditätsrate auf 33 %. Mit anderen Worten, ob die Diagnose einer spezifischen Phobie die Primärdiagnose (und damit die gravierendste psychische Störung) darstellt oder nicht, prädiziert häufig das Ausmaß der funktionellen Beeinträchtigung. Vor diesem Hintergrund sind epidemiologische Daten der EDSP-Studie (Early Development Stages of Psychopathology) relevant, welche zeigen, dass die Komorbiditätsraten mit zunehmender Dauer der spezifischen Phobie linear ansteigen (Bittner et al. 2004). Laut Daten aus der National Comorbidity Study-Adolescent Supplement (NCS-A) berichten 19,3 % aller Heranwachsenden (in der Altersspanne von 13–18 Jahren) von einer Lebenszeitprävalenz einer spezifischen Phobie, aber nur 0,6 % aller Befragten berichten von einer „starken" oder gar extremen Beeinträchtigung sowie einem starken oder sehr starken Leidensdruck. Diese Daten legen nahe, dass nur ein geringer Anteil aller Betroffenen tatsächlich eine Störung mit „Krankheitswert" aufweist. Berücksichtigt man jedoch, dass spezifische Phobien häufig die zeitlich zuerst auftretende Störung ist, mit zunehmender Dauer der Störung das Risiko für die Entwicklung anderer psychischer Störungen zunimmt und diese Komorbidität wiederum mit der funktionellen Beeinträchtigung zusammenhängt, wird durch die Forderung einer funktionellen Beeinträchtigung als diagnostisches Kriterium der frühe Zugang zu einer effektiven Behandlung einer spezifischen Phobie verhindert. Dies ist vor allem auch deshalb problematisch, weil ausgesprochen effektive und kurze Behandlungsverfahren für isolierte Formen der spezifischen Phobien verfügbar sind.

50.2 Diagnostik und Klassifikation

Da die enge Verknüpfung der Furchtreaktion mit der sie auslösenden Situation eines der Schlüsselmerkmale für die Definition einer spezifischen Phobie darstellt, ist es möglicherweise auch nicht verwunderlich, dass traditionell phobische Störungen zunächst hinsichtlich der furchtauslösenden Situationen oder Objekte unterschieden wurden. Daraus resultierte eine schier endlose Liste von Phobien, bei denen lateinische oder griechische Übersetzungen der gefürchteten Situation dem Wort Phobie als Präfixe vorangestellt wurden. Eine Liste solcher Phobien reichte dann von Agnophobie (Furcht vor dem Erblinden oder Ertauben) über Arachnophobie (Furcht vor Spinnen), Akrophobie (Furcht vor Höhen), Klaustrophobie (Furcht vor engen Räumen), Kynophobie (Furcht vor Hunden), Nyktophobie (Furcht vor Dunkelheit) bis zur Zoophobie (Furcht vor Tieren). Obwohl solche Listen sehr attraktiv für die Medien sind, von denen Phobie-Experten angerufen werden, wenn zufällig ein Freitag auf den 13. Tag eines Monats fällt, um über Patienten mit einer Paraskevadekatriaphobie zu berichten, sind solche Listen wissenschaftlich, aber auch klinisch sinnlos.

Klinisch nosologische Klassifikationssysteme, wie die 5. Version des Diagnostic and Statistical Manual of Mental Disorders (DSM-5; APA 2015), codieren spezifische Phobien unter der Hauptkategorie der „Angststörungen". Diese Zusammenfassung aller Angststörungen als nosologische Einheit wurde erstmals im DSM-III (APA 1980) vorgenommen. Dieses Codiersystem brach erstmals mit der traditionellen Unterteilung von Neurosen und Psychosen zugunsten einer theoretisch neutralen, eher an deskriptiven Merkmalen

orientierten Klassifikation psychischer Störungen. Mit der Einführung der ICD-10 (Dilling et al. 1993) wurde zwar die Unterscheidung zwischen Neurose und Psychose aufgegeben, allerdings wird der Begriff „neurotisch" in Einzelfällen weiter verwendet. So werden in der ICD-10 die spezifischen Phobien der Hauptgruppe F4 „Neurotische- Belastungs- und somatoforme Störungen" zugeordnet. In der ICD-11 werden spezifische Phobien unter der neu benannten Kategorie „Angst und furchtbezogene Störungen" klassifiziert und sind mit der DSM-5-Definition kompatibel, mit Ausnahme eines weniger strikten Zeitkriteriums in der ICD-11. Innerhalb dieser Hauptgruppe zählen die spezifischen Phobien zur Gruppe der phobischen Störungen (F40) und werden mit F40.2 codiert.

> **Diagnostische Kriterien für Spezifische Phobien (300.29) nach DSM-5**
> (Auszug; Abdruck erfolgt mit Genehmigung vom Hogrefe Verlag Göttingen aus dem Diagnostic and Statistical Manual of Mental Disorders, Fifth Edition, © 2013 American Psychiatric Association, dt. Version, © 2018 Hogrefe Verlag, S. 267)
>
> A. Ausgeprägte Furcht oder Angst vor einem spezischen Objekt oder einer Situation (z. B. Fliegen, Höhen; Tiere, eine Spritze zu bekommen, Blut sehen).
>   *Beachte:* Bei Kindern kann sich die Furcht oder Angst durch Weinen, Wutanfälle, Erstarren oder Anklammern ausdrücken.
> B. Das phobische Objekt oder die phobische Situation ruft fast immer eine unmittelbare Furcht oder Angstreaktion hervor.
> C. Das phobische Objekt oder die phobische Situation wird aktiv vermieden bzw. nur unter starker Furcht oder Angst ertragen.
> D. Die Furcht oder Angst geht über das Ausmaß der tatsächlichen Gefahr durch das spezifische Objekt oder die spezifische Situation hinaus und ist im soziokulturellen Kontext unverhältnismäßig.
> E. Die Furcht, Angst, oder Vermeidung ist anhaltend, typischerweise über 6 Monate oder länger.
> F. Die Furcht, Angst, oder Vermeidung verursacht in klinisch bedeutsamer Weise Leiden oder Beeinträchtigung in sozialen, beruflichen oder anderen wichtigen Funktionsbereichen.
> G. Das Störungsbild kann nicht besser durch die Symptome einer anderen psychischen Störung erklärt werden. Dies umfasst Furcht, Angst und Vermeidung von Situationen, die mit panikartigen Symptomen oder anderen bedrohlich erscheinenden beeinträchtigenden Symptomen assoziiert sind (wie bei Agoraphobie); Objekten oder Situationen, die mit Zwangsinhalten verbunden sind (wie bei Zwangsstörung); Erinnerungen an trau-

matische Ereignisse (wie bei Post-traumatischer Belastungsstörung); Trennungen von Zuhause oder von Bezugspersonen (wie bei Störung mit Trennungsangst); oder sozialen Situationen (wie bei Sozialer Angststörung).

Zusätzlich zu den genannten diagnostischen und differenzialdiagnostischen Kriterien (s. Übersicht) werden im DSM-5 noch verschiedene Subtypen („specifier") unterschieden, welche auch in den Forschungskriterien der ICD-10 (Dilling et al. 2000) aufgeführt sind.

Diagnostische Unterteilung der spezifischen Phobien (F40.2)

Tier-Typus (F40.21) Die Furcht wird ausgelöst durch bestimmte Tiere (z. B. Spinnen, Schlangen, Insekten, Mäuse, Hunde, usw.)

Naturgefahren-Typus (F40.22) Die Furcht wird ausgelöst durch Gefahren in der Natur, wie Naturgewalten (z. B. Gewitter; Sturm), oder tiefes Gewässer.

Blut-Injektions-Verletzungs-Typus (F40.23) Die Furcht wird ausgelöst durch den Anblick von Blut, durch Injektionen oder andere invasive medizinische Maßnahmen und durch Verletzungen.

Situativer Typus (F40.24) Die Furcht wird in diesem Fall ausgelöst durch räumliche Enge und Eingeschlossensein (Klaustrophobie; F40.240), Höhen (F40.241), Brücken (F40.242), dem Fliegen (F40.243) oder durch Tunnel, dem Autofahren (F40.248).

Andere spezifische Phobien (F40.29) Diese Gruppe soll verwendet werden, wenn die Furcht durch andere Situationen ausgelöst wird. Hierzu zählt die Furcht sich zu Verschlucken, in deren Verlauf die Patienten häufig nur noch geringe Mengen „sicherer" Nahrung (z. B. Joghurt) zu sich nehmen. Außerdem gehören zu dieser Untergruppe die isolierte Furcht vor dem Erbrechen, sowie, bei Kindern, die Furcht vor lauten Geräuschen oder verkleideten Personen (z. B. Clowns).

Während Geschlechterverteilung, Krankheitsbeginn und Therapieresponse für die vier Subtypen sehr ähnlich sind (LeBeau et al. 2010), unterscheiden sich die physiologischen Muster der beobachteten Furchtreaktion, die funktionelle Beeinträchtigung und die Komorbiditätsraten.

Tier-Typus Die Patienten mit einer spezifischen Phobie vom Tier-Typus zeigen eine Furchtreaktion, welche durch eine Dominanz des sympathischen Teils des autonomen Nervensystems und starke Fluchttendenzen gekennzeichnet ist. Sie ist begleitet von der zentralen

Befürchtung „auszurasten oder die Kontrolle zu verlieren" (Hamm 2015).

Naturgefahren-Typus Patienten mit spezifischer Phobie vom Naturgefahren-Typus berichten sehr häufig von Schwindel (vor allem Patienten mit Höhenangst) und starken Vermeidungsdispositionen, oft begleitet von zentralen Befürchtungen potenzieller Gefahren der Naturereignisse (z. B. ein Blitz könnte in mein Haus einschlagen und es in Brand setzen).

Blut-Injektions-Verletzungs-Typus Patienten mit einer spezifischen Phobie vom Blut-Injektions-Verletzungs-Typus (auch: Blut-Spritzen-Verletzungs-Typus) zeigen ein biphasisches vegetatives Muster der Furchtreaktion. Nach einer anfänglichen sympathikoton dominierten vegetativen Reaktion (Anstieg von Blutdruck und Herzrate) kommt es plötzlich zu einer starken vasovagalen Reaktion mit einem deutlichen Abfall von Herzrate und Blutdruck, begleitet von Übelkeit und Schweißausbrüchen. 70 % der Phobiker sind im Laufe ihres Lebens schon einmal in Ohnmacht gefallen (dies ist auch die zentrale Befürchtung der Patienten). Obwohl die *Dentalphobie* mit einer Prävalenzrate von 3–5 % bei Erwachsenen und sogar von 6–7 % bei Kindern und Jugendlichen relativ häufig ist, taucht sie weder in der ICD-10 noch im DSM-5 explizit als eine eigenständige Form der spezifischen Phobie auf. Wegen der Symptomatik (biphasisches vegetatives Muster mit vasovagaler Reaktion) und aufgrund der Therapieindikation sollte sie aber am besten dem Typus der Blut-Injektions-Verletzungs-Phobien zugeordnet werden. Die zentralen Befürchtungen sind hier allerdings vor allem durch die Erwartung intensiver Schmerzen gekennzeichnet.

Situativer Typus Phobien vom situativen Typus (z. B. die Furcht eingeschlossen zu sein) sind gekennzeichnet durch physiologische und kognitive Paniksymptome, vor allem mit zentralen Befürchtungen, die Kontrolle zu verlieren oder zu ersticken und dem starken Drang der Enge zu entfliehen (▶ Klinisch betrachtet „Fallbeispiel Herr S.").

Bei der **Differenzialdiagnose** ist darauf zu achten, dass sich ein ähnliches Symptommuster auch bei Patienten mit Agoraphobie (▶ Kap. 47) findet. Ein wichtiges Kriterium der Agoraphobie ist die Furcht und Vermeidung von Situationen, in denen Flucht sehr schlecht möglich ist oder in denen im Falle von panikartigen Symptomen keine Hilfe verfügbar ist (Kriterium B; DSM-5). Tatsächlich weisen zwei Drittel aller Patienten mit Panikstörung und Agoraphobie ausgeprägte Furchtsymptome (Herzrasen, Schwitzen etc.) auf, wenn sie in einem engen Raum eingeschlossen sind (Richter et al. 2012). Im Unterschied zur spezifischen Phobie vom situativen Typus sind diese Furchtreaktionen bei Patienten mit Agoraphobie allerdings deutlich stärker generalisiert, d. h., eine spezifische Phobie sollte dann diagnostiziert werden, wenn die Furcht nur bei einem der fünf Situationscluster der Agoraphobie auftritt. Ist die Furcht auf zwei oder mehr dieser Situationsgruppen generalisiert, wird eine Agoraphobie diagnostiziert (Kriterium A; DSM-5). Bezieht sich die Furcht auf Situationen, in denen Zwangsvorstellungen bzw. -gedanken ausgelöst werden (z. B. Furcht mit Blut in Berührung zu kommen aus der Furcht sich mit HIV anzustecken; bzw. Furcht vor dem Autofahren, da dies zu Zwangsgedanken führt, man könnte jemand anderen überfahren), sollte eher eine Zwangsstörung (▶ Kap. 52) als eine spezifische Phobie diagnostiziert werden. Furcht vor spezifischen schweren Krankheiten wie beispielsweise Krebs, Amyotrophe Lateralsklerose (ALS) oder Alzheimer-Demenz sollten eher als hypochondrische Störung (▶ Kap. 53) diagnostiziert werden (F45.2).

50.3 Epidemiologie

Spezifische Phobien sind eine häufig auftretende psychische Störung. Nach Ergebnissen der National Comorbidity Study (NCS) mit 9000 Probanden in den USA (Kessler et al. 1994) beträgt die Lebenszeitprävalenz 11,3 % und die 12-Monats-Prävalenz 8,8 %. In Europa sind die Zahlen ähnlich. Kombiniert man die Ergebnisse aus 11 epidemiologischen Studien (N = 38.981 Probanden) so findet sich in Europa eine 12-Monats-Prävalenz von 10,8 %. Allerdings sind die Schwankungen zwischen den 11 Studien, die in diese Schätzung eingehen, sehr hoch (0,8–11,1 %) was auf starke methodische Unterschiede in den Erhebungsmethoden zurückgeht (Wittchen und Jacobi 2005). Studien, in denen geringere Prävalenzraten berichtet wurden, haben nicht alle Formen der spezifischen Phobien erfasst oder eine Reihe von Ausschlusskriterien festgelegt. Das Geschlechterverhältnis von Frauen zu Männern beträgt 2:1. Laut Daten der EDSP-Längsschnittstudie (Early Developmental Stages of Psychopathology) sind die Prävalenzraten für spezifische Phobien in der frühen Adoleszenz (in der Altersspanne von 14–17 Jahren; Beesdo et al. 2009) vergleichbar (10,9 %) mit denen bei Erwachsenen. Die Prävalenzraten der NCS-A-Studie sind demgegenüber deutlich höher, gehen jedoch deutlich zurück, wenn das Kriterium des Leidensdrucks berücksichtigt wird. Hier liegen die 12-Monats-Prävalenzen über die verschiedenen Studien hinweg bei 5 % (Ollendick et al. 1997).

Von den verschiedenen Subtypen spezifischer Phobien treten Tierphobien am häufigsten auf (4,5 %) gefolgt von dem situativen Typus (4,2 %) und dem Blut-Injektions-Verletzungs-Typus (1,9 %). Phobien vom Naturgewalten-Typus sind relativ selten. Diese Phobien beginnen ähnlich wie die Tierphobien relativ früh ab dem Alter von 3–4 Jahren, während Phobien vom situativen Typus erst während der frühen Adoleszenz im Alter von 15 Jahren beginnen (Becker et al. 2007).

50.4 Ätiologie

50.4.1 Spezifische Phobien: Eine transdiagnostische psychologische Perspektive

Intensive, situationsbezogene Furcht und Vermeidung sind die Kernsymptome spezifischer Phobien. Aus psychologischer Perspektive lassen sich Emotionen wie Furcht als Handlungsdispositionen definieren, mit der Funktion, drohende Gefahren abzuwenden. Aus neurowissenschaftlicher Perspektive werden die Encodierung von Gefahrenreizen und die Aktivierung defensiver Verhaltensprogramme durch Schaltkreise des Gehirns reguliert, welche das Überleben eines Organismus sichern (LeDoux 2012). Diese defensiven Schaltkreise haben Rückkopplungsschleifen zu sensorischen Systemen, welche das Entdecken von potenziellen Gefahrenreizen erleichtern. Außerdem organisieren diese Schaltkreise stark automatisierte defensive Verhaltensanpassungen (inklusive der damit verbunden vegetativen Veränderungen), um möglichst schnell und effektiv auf diese Bedrohung adäquat zu antworten (nicht selten wird der Leidensdruck durch die nahezu peinliche Intensität dieser Anpassungsleistung verstärkt). Tierexperimentelle Befunde und Humandaten belegen, dass diese defensiven Anpassungsreaktionen dynamisch in mehreren Stufen in Abhängigkeit von der physischen Distanz der Bedrohung (also des phobischen Objekts) organisiert werden („Threat Imminence Model"; Fanselow 1994; Teil a von ◻ Abb. 50.1 zeigt die verschiedenen Stufen der Bedrohung und die damit assoziierten Verhaltensanpassungen; in Teil b der Abbildung sind die entsprechenden Stufen der Defensivkaskade im Falle einer spezifischen Phobie verdeutlicht.

Die erste Stufe der Defensivkaskade wird eingeleitet, sobald der Organismus einen Kontext aufsucht, in dem er bereits früher selbst in Kontakt mit der Bedrohung gekommen ist (eigene Lernerfahrung), er es bei anderen erlebt hat (Modelllernen) oder davon gehört hat (z. B. dieser Fahrstuhl ist früher häufig stecken geblieben; Lernen durch Instruktion), die mögliche Bedrohung aber selbst noch nicht akut in der Situation aufgetreten ist („pre-encounter defense"). Der emotionale Zustand bei Erwartung einer Bedrohung, von der weder bekannt ist, wann oder ob sie überhaupt auftritt, wird in der Emotionspsychologie als Angst bezeichnet und von dem situationsgebundenen Zustand der Furcht semantisch abgegrenzt. Im Zustand die-

50

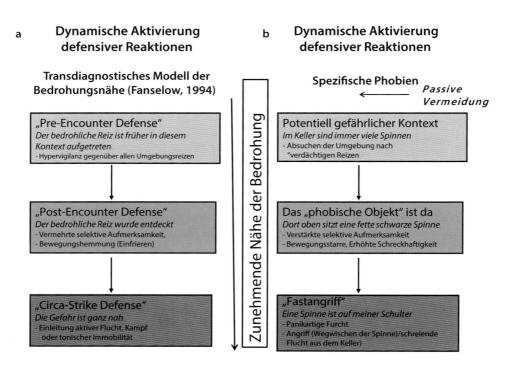

a Dynamische Aktivierung defensiver Reaktionen

Transdiagnostisches Modell der Bedrohungsnähe (Fanselow, 1994)

„Pre-Encounter Defense"
Der bedrohliche Reiz ist früher in diesem Kontext aufgetreten
- Hypervigilanz gegenüber allen Umgebungsreizen

„Post-Encounter Defense"
Der bedrohliche Reiz wurde entdeckt
- Vermehrte selektive Aufmerksamkeit,
- Bewegungshemmung (Einfrieren)

„Circa-Strike Defense"
Die Gefahr ist ganz nah
- Einleitung aktiver Flucht, Kampf oder tonischer Immobilität

Zunehmende Nähe der Bedrohung

b Dynamische Aktivierung defensiver Reaktionen

Spezifische Phobien   ← *Passive Vermeidung*

Potentiell gefährlicher Kontext
Im Keller sind immer viele Spinnen
- Absuchen der Umgebung nach "verdächtigen Reizen

Das „phobische Objekt" ist da
Dort oben sitzt eine fette schwarze Spinne
- Verstärkte selektive Aufmerksamkeit
- Bewegungsstarre, Erhöhte Schreckhaftigkeit

„Fastangriff"
Eine Spinne ist auf meiner Schulter
- Panikartige Furcht
- Angriff (Wegwischen der Spinne)/schreiende Flucht aus dem Keller)

◘ **Abb. 50.1**   **a** Das Modell der Bedrohungsnähe („Threat Imminence Model"): Defensives Verhalten ist bei Säugetieren in Form einer dreistufigen Kaskade organisiert, wobei sich die Form des defensiven Verhaltens mit zunehmender Proximität der Bedrohung verändert. Dieses Modell kann als transdiagnostischer Ansatz der Organisation von Furcht und Angst verwendet werden. **b** Anwendung dieses Modells dynamischer Organisation defensiven Verhaltens für den Fall spezifischer Phobien. Entscheidend für die klinische Praxis ist, dass das Vermeidungsverhalten sehr früh in dieser defensiven Kaskade aktiviert wird, d. h., die Erwartung eines Fast-Angriffs (zentrale Befürchtung oder „Erwartungsangst") motiviert dazu, dass der potenziell gefährliche Kontext vermieden wird.

ser „Erwartungsangst" ist der Organismus hypervigilant gegenüber allen möglichen Reizen, die auf die potenzielle Bedrohung hindeuten könnten (z. B. jedes Geräusch des Fahrstuhls wird intensiv wahrgenommen). In einer Studie konnten Michalowski et al. (2015) Folgendes zeigen: Nachdem man Patienten mit einer Spinnenphobie darüber aufgeklärt hatte, dass von nun an in dem Experiment auch Bilder von Spinnen gezeigt werden könnten (ohne dass die Patienten wussten, ob dies tatsächlich bzw. wann dies geschieht), reagierten die Probanden auf alle visuellen Reize – auch auf völlig langweilige – mit einer erhöhten Amplitude der P1 in ihren visuellen evozierten Hirnpotenzialen. Dies ist ein Beleg für die Hypervigilanz gegenüber allen Umgebungsreizen, welche bei diesen Patienten als Folge der ängstlichen Erwartungshaltung auftrat. Sobald der bedrohliche Reiz in der Distanz entdeckt wurde („post-encounter defense"), kommt es zu einer Furchtreaktion, welche durch eine erhöhte selektive Aufmerksamkeit gegenüber dem bedrohlichen Objekt und einer Bewegungsstarre (Einfrieren; „freezing") bei gleichzeitiger Bahnung von Schutzreflexen gekennzeichnet ist (Hamm et al. 1997). Mit zunehmender Nähe des be-

drohlichen Objekts (z. B. der Fahrstuhl ist stecken geblieben, Erstickungsgefühle stellen sich ein) wechselt der Organismus in die Phase der defensiven Aktion (die Phase des Fast-Angriffs). Hier kommt es zu einer starken Aktivierung des sympathischen Teils des autonomen Nervensystems, bis hin zu einer Panikattacke – eine Notfallreaktion, welche zur Flucht oder zum Angriff vorbereitet. In dieser Phase sind die Aufmerksamkeitskanäle für bedrohungsirrelevante Reize geschlossen. In Situationen, in denen Flucht oder Angriff nicht möglich ist oder peinlich wäre, kann eine tonische Immobilität eintreten, in der das Blut von der Peripherie abgezogen wird, und es zu einer vasovagalen Ohnmacht kommen kann.

Die Aktivierung des Vermeidungsverhaltens würde nach diesem Modell sehr früh – zu Beginn der Defensivkaskade – einsetzen, und wäre somit vor allem durch eine eher „kognitive" Erwartungsangst im Sinne einer Risikoabwägung und nicht so sehr durch starke physiologische Furchtreaktionen motiviert. Dieser Aspekt hat wichtige Implikationen für die klinische Praxis bei der Behandlung phobischer Störungen (► Klinisch betrachtet).

Fallbeispiel: Dynamische Organisation defensiver Reaktionen

Die dynamische Organisation defensiver Reaktionen soll nochmals exemplarisch am Beispiel einer Patientin mit Spinnenphobie erläutert werden:

Weil niemand sonst zu Hause ist, muss Frau K., welche an einer ausgeprägten Spinnenphobie leidet, heute selbst Kartoffeln aus dem Keller holen. Dort hat sie früher einmal eine dicke Hauswinkelspinne gesehen. Schon beim Betreten des Kellers hat sie ausgeprägte Erwartungsangst (Pre-Encounter Defense). Sie achtet auf jede kleine Bewegung eines Schattens, inspiziert jeden schwarzen Punkt an der Wand, sucht alle Ecken und Winkel ab und befindet sich in einer generellen „Hab-Acht"-Stellung. In dem Moment, wo sie eine Spinne in der oberen Ecke des Kellerraums entdeckt (Post-Encounter Defense), fängt der Puls an schneller zu schlagen. Sie bekommt feuchte Hände und springt schreckhaft zur Seite, als sie unbeabsichtigt mit den Schultern eine herabhängende Wäscheleine berührt. Plötzlich setzt sich die schwarze Spinne in Bewegung und rennt schnell in ihre Richtung. Schreiend rennt Frau K. die Treppe hinauf, stößt sich noch den Kopf an der niedrigen Tür (Circa-Strike), spürt aber erst den Schmerz als sie in der Küche in Sicherheit ist. Dieser Ausbruch ist ihr sehr peinlich. Dennoch geht sie lieber in den Supermarkt, um neue Kartoffeln einzukaufen, als nochmals den Keller zu betreten.

50.4.2 Neurowissenschaftliche Befunde

Dieses transdiagnostische, für alle Angststörungen gültige dynamische Modell integriert emotionale und kognitive Prozesse und wird auch durch neurowissenschaftliche Arbeiten gestützt. In diesen Forschungsarbeiten wurden diejenigen neuronalen Schaltkreise spezifiziert, welche an der Encodierung bedrohungsrelevanter Reize und bei der Aktivierung defensiver Reaktionsmuster beteiligt sind. Hier sind in den letzten Jahrzehnten erhebliche Erkenntnisfortschritte erzielt worden, deren ausführliche Darstellung den Rahmen dieses Kapitels sprengen würde. Dennoch soll auf die wichtigsten Aspekte dieser Befunde und ihre Bedeutung für das Verständnis der Ursache von Phobien kurz eingegangen werden. Mit Hilfe funktioneller Kernspintomografie untersuchten Mobbs et al. (2007) in einem virtuellen Verfolgungskontext die Aktivierung neuronaler Netzwerke beim Ausweichen eines immer näher kommenden Bedrohungsreizes. Sobald dieser Reiz mit dem Symbol der eigenen Position zusammentraf, wurde ein Schmerzreiz appliziert. Dabei war in einem Fall keine Flucht möglich (passive „Freezing"-Bedingung), im anderen Fall aber sehr wohl.

Im Stadium des Post-Encounter Defense (das Bedrohungssignal trat auf, war aber noch weit von der eigenen Position entfernt) kam es zu einer stärkeren Aktivierung der Amygdala (Tierbefunde zeigen, dass vor allem der laterale Kern der Amygdala als sensorische Schnittstelle bei der Encodierung von Gefahrenreizen relevant ist) und dem subgenualen anterioren Cingulum (ACC). Viele Studien zeigen, dass sich in dieser Phase der Bedrohungsantizipation auch eine starke Aktivierung der anterioren Insula nachweisen lässt (Etkin und Wager 2007; Wendt et al. 2008). Kurz vor der Kollision des Bedrohungsreizes mit dem eigenen Symbol (die Bedrohung wird imminent) verringerte sich die Aktivierung im präfrontalen Kortex, während die Aktivierung im zentralen Höhlengrau gleichzeitig anstieg. Diesen Wechsel der Aktivierung von präfrontalen Kortexarealen zur Aktivierung des Mittelhirns bei zunehmender Unmittelbarkeit der Bedrohung konnten wir eindrucksvoll bestätigen (Wendt et al. 2017). Tierbefunde zeigen, dass der dorsale Teil des periaquäduktalen Höhlengraus eher direktes Fluchtverhalten steuert, während der ventrolaterale Teil eher Verhaltensanpassungen bei expliziter, aber noch distaler Bedrohung reguliert (LeDoux 2012). Die zentralen neurowissenschaftlichen Befunde zu den neuronalen Schaltkreisen defensiver Reaktionsaktivierung sind in ◘ Abb. 50.2 nochmals veranschaulicht.

50.4.3 Erwerb von spezifischen Phobien

Vor dem Hintergrund dieses Modells stellt sich nun die zentrale Frage, wie es dazu kommt, dass ein spezifischer Reiz oder Kontext die Merkmale eines phobischen Objekts erwirbt (► Exkurs „Wovor fürchten sich Kinder?").

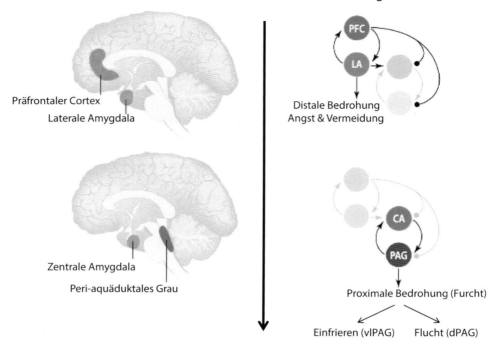

Zunehmende Proximität der Bedrohung

Präfrontaler Cortex
Laterale Amygdala

Distale Bedrohung
Angst & Vermeidung

Zentrale Amygdala
Peri-aquäduktales Grau

Proximale Bedrohung (Furcht)

Einfrieren (vlPAG)   Flucht (dPAG)

☐ Abb. 50.2   Mit zunehmender Proximität der Bedrohung verändert sich die neuronale Aktivierung. Bei distaler Bedrohung sind vor allem Areale des präfrontalen Kortex *(PFC)* aktiviert, welche mit Netzwerken im lateralen Kern der Amygdala *(LA)* interagieren. Semantisch wird dieser emotionale Zustand als Angst bezeichnet. Mit zunehmender Nähe der Bedrohung wird auf Netzwerke im Mittelhirn (das periaquäduktale Grau; *PAG*) umgeschaltet, welche mit Netzwerken des zentralen Kerns der Amygdala *(CA)* kommunizieren. Der ventrolaterale Teil des PAG *(vlPAG)* steuert das für Furcht typische aufmerksame Einfrieren, während der dorsale Teil des PAG *(dPAG)* stark automatisiertes Fluchtverhalten organisiert und die Wahrnehmungsschwellen auch für Schmerzreize anhebt

---

Exkurs

Wovor fürchten sich Kinder?

Werden Kinder befragt, vor was sie sich fürchten, lassen sich für die kindliche Furcht ähnliche Kategorien finden wie bei den Einteilungen phobischer Störungen im Erwachsenenbereich (vgl. ☐ Abb. 50.3).

Dabei verändern sich die Inhalte der berichteten Furcht im Zuge der ontogenetischen Entwicklung. Während Kinder im frühen Säuglingsalter (0–6 Monate) starke Furchtreaktionen auf intensive sensorische Reize zeigen (ein lautes aversives Geräusch wurde von Watson und Rayner 1920 als unkonditionierter Reiz in dem berühmten Konditionierungsexperiment mit dem „kleinen Albert" verwendet), reagieren Kinder im späten Säuglingsalter (6–12 Monate) bei Trennung und bei Fremden mit Furcht. Kleinkinder (2–4 Jahre) fürchten sich vor Phan-

tasiegestalten, gruseligen Filmen (in denen übrigens häufig riesige Spinnen oder Schlangen – wie z. B. Aragog oder der Basilisk in den Harry-Potter-Filmen – „auftreten"), Dunkelheit, und Einbrechern. In der frühen Kindheit (5–7 Jahre) kommen Befürchtungen bei natürlichen Gefahren (z. B. Gewitter) und die Furcht vor Tieren hinzu. Erst in der mittleren Kindheit (8–11 Jahre) und in der Adoleszenz befürchten Kinder soziale Abwertungen und Demütigungen, zunächst im Bereich sportlicher und akademischer Leistungen, später auch Abwertungen hinsichtlich ihrer äußeren Erscheinung durch Gleichaltrige. Diese Befunde stützen die These, dass fehlende Bewältigungen kindlicher Ängste zur Ätiologie spezifischer Phobien beitragen können.

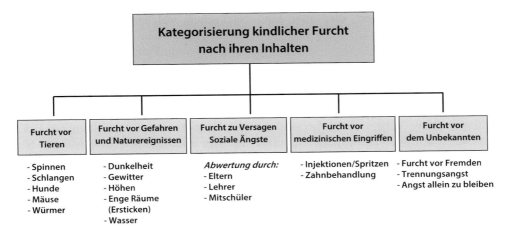

■ Abb. 50.3 Kategorisierung der typischen Inhalte kindlicher Furchtreaktionen. Es findet sich eine beeindruckende Übereinstimmung mit den Inhalten spezifischer Phobien im Erwachsenenalter

Prinzipiell können spezifische Phobien durch drei zentrale Lernerfahrungen erworben werden (s. Übersicht).

Entstehungsbedingungen spezifischer Phobien
- Direkte aversive Lernerfahrungen
- Beobachtung aversiver Lernerfahrungen anderer bzw. von Furchtreaktionen relevanter Modelle in bestimmten Situationen
- Information, dass bestimmte Objekte oder Situationen gefährlich sein könnten
- Mangelnde Bewältigung potenziell gefährlicher Situationen in der Natur (vor allem Höhen und Wasser) in der Kindheit

---

Direkte aversive assoziative Lernerfahrungen Über die Hälfte der Patienten mit spezifischer Phobie berichten von direkten aversiven Lernerfahrungen in der Kindheit. So berichtete eine Patientin mit einer starken Katzenphobie darüber, dass, als sie als Kind auf dem Heimweg von der Schule an der alten Schmiede vorbeigekommen sei, die Jungen aus dem Dorf ihr eine Katze auf den Rücken „geworfen" hätten. Diese habe sich dann festgekrallt, worauf sie in Panik verfallen und schreiend weggelaufen sei. Seitdem habe sie Angst davor, in die Nähe von Katzen zu kommen. Dieses Fallbeispiel veranschaulicht, dass Phobien durch assoziative Lernprozesse erworben werden können. Tatsächlich belegt eine Vielzahl von Studien, dass ein vormals neutraler Reiz, der mit einem Schmerzreiz assoziiert wurde (ein intensiver Schmerz ist für Menschen ein unkonditionierter Reiz, welcher automatisch angeborene Spezies-spezifische defensive Verhaltensweisen auslöst), eine auf mehreren Ebenen nachweisbare Furchtreaktion

auslöst (Hamm und Weike 2005). Dabei hat nicht jede Assoziation die gleiche Chance, gelernt und löschungsresistent behalten zu werden (sog. „Preparedness"-Hypothese; Seligman 1971). So assoziieren Menschen Übelkeitsempfindungen selektiv mit Geschmacks- und Geruchsreizen und weniger mit dem Ort an dem die Übelkeit aufgetreten ist, z. B. im Bett (vgl. Geschmacksaversionslernen; Garcia und Koelling 1966). Phobien vom Tier-Typus können durch direkte schmerzhafte Erfahrungen (z. B. Attacke eines Hundes), aber auch durch unkontrollierten Kontakt verbunden mit starken Furcht- oder Ekelgefühlen vor allem in der Kindheit entstehen. Aufgrund dieser assoziativen Lernerfahrung kann schon der Anblick der Tiere (distale Bedrohung) die defensiven Netzwerke aktivieren.

Modelllernen Diese Netzwerke werden auch dann aktiviert und führen zu entsprechenden Furchtreaktionen, wenn Individuen andere Personen bei solch einer schmerzhaften Erfahrung beobachten. Dies belegt, dass beim Furchterwerb durch Modelllernen die gleichen neuronalen Strukturen aktiviert sind wie bei selbst erlebten direkten aversiven Lernerfahrungen (Olsson et al. 2007). Die Studien mit Primaten von Susan Mineka und ihren Mitarbeitern belegen eindrucksvoll, welche zentrale Rolle Modelllernen beim Erwerb von Phobien spielt. Junge Affen griffen zunächst ohne zu Zögern über eine Glasbox mit einer Schlange, um sich ein Spielzeug zu holen. Sie hörten damit sofort auf, nachdem sie bei ihren Eltern beim Anblick der Schlange intensive Angstreaktionen beobachtet hatten und die Eltern auch nicht über die Glasbox mit der Schlange hinweg griffen, um sich eine Banane zu holen (Mineka und Cook 1993). Ähnliche Befunde sind für das Verhalten von Einjährigen beschrieben, welche sich weigern, über eine visuelle Klippe zu krabbeln, wenn ihre Mütter Angstreaktionen zeigen, dies aber tun, wenn ihre Mütter sie dazu ermutigen.

Erwartungsangst durch Informationen über potenzielle Gefahren Erwartungsangst und damit auch Vermeidungsverhalten kann auch durch Kommunikation über potenzielle Gefahren erlernt werden. Beispielsweise sind nach dem Terroranschlag in New York vom 11. September 2001 die Fluggastzahlen um 30 % zurückgegangen und es dauerte drei Jahre, bis sich die Buchungszahlen wieder normalisiert hatten. In die gleiche Richtung gehen Befunde, welche zeigen, dass die verbale Instruktion, einer von zwei Hinweisreizen werde von einem Schmerzreiz gefolgt, zu einer starken Furchtreaktion auf den Hinweisreiz führen, obwohl der Schmerzreiz nie auftrat (Grillon et al. 1991). Tatsächlich werden auch unter diesen Bedingungen wiederum die gleichen neuronalen Netzwerke aktiviert (Phelps et al. 2001) wie bei der direkten Lernerfahrung.

Angstimmunisierung durch positive Bewältigung kindlicher Ängste Daten einer prospektiven Längsschnittstudie (Dunedin-Studie) weisen darauf hin, dass nicht nur aversive Lernerfahrungen (direkt, beobachtet oder kommuniziert) die neuronalen Schaltkreise defensiver Reaktionssystem formen können, sondern dass positive Bewältigungsversuche und Mutproben in der Kindheit auch zu einer Immunisierung defensiver Netzwerke beitragen können. In ihrer Analyse über den Ursprung von Höhenangst fanden Poulton und Menzies (2002), dass Individuen mit Höhenangst sich nicht an schwere Stürze in ihrer Kindheit erinnerten, allerdings gaben sie an, seltener auf Bäume geklettert zu sein oder auf Klettergerüsten gespielt zu haben als Personen ohne Höhenangst. Ähnliches lässt sich für die Furcht vor tiefen Gewässern beobachten, welche besonders bei solchen Personen ausgeprägt ist, die sich nie weit vom Ufer ins Wasser gewagt haben. Dagegen weisen Personen, welche bereits negative Erfahrungen auf dem Wasser gemacht haben (z. B. mit dem Boot gekentert sind), keine Furcht vor Wasser auf. Zwar sind solche retrospektiven Befragungen nicht immer zuverlässig, allerdings sind diese Daten auch vor dem Hintergrund erfolgreicher therapeutischer Behandlungen von spezifischen Phobien interessant.

50.4.4 Genetische Modulatoren

Neben den oben genannten Lernerfahrungen werden die neuronalen Netzwerke, welche die Encodierung von Gefahren und die Aktivierung defensiver Reaktionsprogramme steuern, auch durch genetische Faktoren moduliert. Spezifische Phobien treten – wie andere Angststörungen auch – familiär gehäuft auf (Hettema et al. 2001). Auch Zwillingsstudien weisen darauf hin, dass 23 % der Varianz auf einen genetischen Faktor zu-

rückgehen, welcher gleichzeitig aber unabhängig von einem genetischen Risikofaktor für die Generalisierte Angststörung, Panikstörung und Agoraphobie zu sein scheint (Hettema et al. 2005). Allerdings ist es genauso wichtig zu betonen, dass im Fall spezifischer Phobien individuelle Umgebungsfaktoren insgesamt 72 % der Varianz erklären, was eben belegt, dass Lernerfahrungen ein ganz zentraler ätiologischer Faktor bei der Entstehung spezifischer Phobien sind. Natürlich werden auch diese Lernerfahrungen durch genetische Faktoren moduliert (vgl. Lonsdorf et al. 2009).

50.5 Expositionsbasierte Behandlung

50.5.1 Historische Entwicklungen

Während der 5-jährige „kleine Hans", der eine spezifische Phobie vom Tier-Typus (starke Furcht vor Pferden) entwickelt hatte und durch die Therapie von Siegmund Freud (1909) relativ berühmt wurde (Freud brachte die symbolische Bedeutung des phobischen Objekts mit dem Kastrationskomplex des „kleinen Hans" in Zusammenhang), ist der Fall des „kleinen Peter" weniger bekannt. Mary Cover Jones, welche mit John Watson zusammengearbeitet hatte, veröffentlichte 1924 erstmals eine Expositionsbehandlung des 2 Jahre und 10 Monate alten Jungen Peter. Peter hatte starke Furcht vor weißen Ratten, welche auch auf Kaninchen, Pelzmäntel etc. generalisiert war. („Little Peter reminded me in many ways of Little Albert just two years older", Jones 1924). Cover Jones versuchte nun die in Grundlagenexperimenten gefundenen Lernprinzipien auf die Behandlung anzuwenden. Sie exponierte Peter mit einem lebenden Kaninchen und reduzierte die Distanz zwischen Peter und dem gefürchteten Tier Schritt für Schritt, während Peter in seinem Hochstuhl seine Lieblingsspeise erhielt. In dieser Kasuistik wurden also bereits die Prinzipien der graduierten Exposition beschrieben, lange bevor Joseph Wolpe sein berühmtes Buch zur *reziproken Inhibition* veröffentlicht hatte, in dem er die Prinzipien der systematischen Desensibilisierung beschrieb (Wolpe 1958).

50.5.2 Systematische Desensibilisierung

Ausgehend von den Arbeiten von Masserman (1943) zur experimentellen Neurose konnte Wolpe zeigen, dass „neurotische Ängste" auch ohne einen Konflikt zu erzeugen gelernt und folglich auch durch Lernprozesse wieder abgebaut werden können. In seinen Studien mit Katzen entdeckte er zufällig, dass die Tiere in dem Käfig, in dem sie einer Serie schmerzhafter Reize ausgesetzt waren, keine Nahrung mehr zu sich nahmen. Er schloss daraus, dass Furcht und Nahrungsaufnahme zwei antagonistische Motivationssysteme (Annäherung vs. Abwehr) aktivieren und damit inkompatibel zueinander sind. Er nahm an, wenn es gelänge, die Katzen in einer furchteinflößenden Umgebung wieder zum Fressen zu bewegen, es durch die Aktivierung des appetitiven Motivationssystems automatisch zu einer Hemmung der Abwehrmotivation und damit zu einer Reduzierung der Fruchtreduktion kommen würde. Wolpe fütterte nun die Katzen zunächst in einem Käfig, welcher sich sehr stark von dem Käfig unterschied, in dem die Katzen ursprünglich die aversive Lernerfahrung gemacht hatten. Danach erhielten die Katzen ihr Futter in Käfigen, die schrittweise immer mehr dem Aussehen des gefürchteten Käfigs ähnelten, bis die Katzen schließlich in dem Käfig fressen konnten, in dem sie vorher die Schmerzreize erhalten hatten. Als Wolpe bei der Entwicklung der *systematischen Desensibilisierung* diese Ergebnisse aus der Tierforschung in die klinische Anwendung übertragen wollte, führte er zwei zentrale prozedurale Veränderungen durch:

1. anstelle von Nahrungsaufnahme verwendete er Entspannung (induziert durch eine Kurzvariante der progressiven Muskelentspannung), um eine appetitive zur Furcht inkompatible Reaktion zu erzeugen,
2. anstatt die furchtauslösenden Reize in der Realität zu verändern, führte er die Konfrontation mit den furchtauslösenden Situationen in der Vorstellung durch.

Die Wirkung der systematischen Desensibilisierung führte Wolpe auf das Prinzip der konditionierten Hemmung zurück, d. h., wenn die zur Furcht antagonistische Entspannungsreaktion in Gegenwart des furchtauslösenden Reizes ausgelöst wird und folgerichtig die Furcht reduziert wird, wird der Furchtreiz selbst zu einem *konditionierten Inhibitor (Gegenkonditionierung)*. Viele Studien in den 1960er Jahren zeigen jedoch eindeutig, dass die Induktion einer Entspannungsreaktion keine notwendige Voraussetzung für die Wirksamkeit einer Reizkonfrontationstherapie ist (Tryon 2005). Im Gegenteil, eine klassische Studie von Lang et al. (1970) zeigte, dass diejenigen Patienten mit einer spezifischen Phobie (Tier-Typus) die besten Therapieergebnisse bei einer Konfrontation in sensu aufwiesen, welche den stärksten Anstieg der Herzrate während der Imagination der phobischen Szenen aufwiesen. Folgerichtig, ist die systematische Desensibilisierung als Methode der Behandlung spezifischer Phobien auch nach und nach aus der Praxis verschwunden und durch die Exposition in vivo ersetzt worden.

50.5.3 Exposition in vivo: Klinische Praxis

Bei der Reizkonfrontation in vivo werden die Patienten mit der furchtauslösenden Situation bzw. dem furchtauslösenden Objekt in der Realität konfrontiert.

Diese Reizkonfrontation in vivo läuft immer in drei Phasen ab:

- kognitive Vorbereitung,
- eigentliche Reizkonfrontation,
- Aufrechterhaltung und Konsolidierung des Extinktionsgedächtnisses.

Kognitive Vorbereitung

Die kognitive Vorbereitung ist bei der für den Patienten oft emotional aufwühlenden und sehr anstrengenden Reizkonfrontation sehr wichtig. Dazu wird dem Patienten ein plausibles Störungsmodell über die Entstehung seiner Phobie gegeben und – was noch wichtiger ist – erklärt, warum sich die Phobie über eine so lange Zeit chronifiziert hat. Der Patient wird hier darüber aufgeklärt, dass einer der wichtigsten Gründe für die Aufrechterhaltung seiner Phobie seine bisher angewendeten Vermeidungsstrategien sind. Möglicherweise hat der Patient auch schon ein- oder mehrmals versucht, sich der furchtauslösenden Situation zu stellen, wobei er dann aber häufig auf dem Gipfel der panikartigen Furcht aus der Situation geflüchtet ist, was erneut die Phobie verstärkt hat. In der Folge werden dann die Veränderungsmechanismen erklärt, wenn der Patient sich entschließt, die Reizkonfrontationsbehandlung durchzuführen. Zunächst wird erläutert, dass es wichtig ist, so lange in der Situation zu verweilen, bis der Patient bemerkt, dass

1. die Furcht nicht weiter bis ins Unermessliche ansteigt (also irgendwann ein Plateau erreicht, wo immer das liegen mag) und
2. schließlich ab einem bestimmten Zeitpunkt die Furcht abnimmt.
3. – wenn er die Situation erneut aufsucht – der Anstieg der Furcht mit zunehmender Wiederholung der Übungen geringer ausfällt und die Reduktion der Furcht schneller einsetzt.

Diese erwarteten Verläufe der Furcht können auch grafisch veranschaulicht werden. Für den Beziehungsaspekt der Behandlung ist es wichtig, den Patienten darauf hinzuweisen, dass die Konfrontationstherapie immer Teamarbeit ist, d. h., jede Übung wird zunächst angekündigt, dann durch den Therapeuten gezeigt und erst dann begonnen, wenn der Patient einwilligt.

In dieser Phase der Therapie sollten auch die *zentralen Befürchtungen* des Patienten gezielt exploriert werden (▶ Klinisch betrachtet „Tipps für die Praxis"). Die zentralen Befürchtungen können lerntheoretisch als kognitive Repräsentationen des unkonditionierten Reizes aufgefasst werden. Der Patient soll also während der direkten Reizkonfrontation lernen, dass die ursprünglich mit dem phobischen Objekt assoziierte aversive Erfahrung *nicht* auftritt. Dieser Lernprozess wird als Extinktion bezeichnet und gilt als einer der zentralen der Wirkmechanismen der Expositionstherapie (Craske et al. 2008). ◻ Tab. 50.1 zeigt eine Auflistung typischer

□ Tab. 50.1 Typische zentrale Befürchtungen und entsprechende Verhaltensexperimente, um diese Befürchtungen in der Exposition in vivo zu überprüfen

Gefürchtetes Objekt	Zentrale Befürchtung	Verhaltenstest
Schlange	Die Schlange wird meine Beine hochkriechen und unter meinem Hosenbein verschwinden, mich beißen und ich werde sterben.	Lassen Sie eine nicht giftige Schlange 2–3 m frei auf dem Boden kriechen und instruieren Sie den Patienten zu beobachten, wohin die Schlange kriecht.
Spinne	Die Spinne wird unter meine Kleidung krabbeln, ich bekomme eine Panikattacke und sterbe an Herzversagen.	Lassen Sie eine Spinne auf der Hand oder dem Arm des Patient wandern und lassen Sie beobachten, wohin die Spinne krabbelt.
Vögel	Die Tauben fliegen mir auf den Kopf und durch ihren Kontakt werden sie eine tödliche Krankheit verbreiten.	Füttern Sie mit dem Patienten Tauben im Park. Der Therapeut stampft fest auf den Boden oder klatscht in die Hände. Der Patient soll beobachten, ob sich eine Taube auf ihn setzt.
Wespen	Wenn ich mit einer Wespe im Raum bin, fliegt sie auf mich und sticht mich. Ich sterbe von dem Schock.	Seien Sie in einem Raum mit geschlossenen Türen und Fenstern. Bringen Sie eine Wespe mit im Glas. Öffnen Sie den Deckel und lassen Sie den Patient beobachten, was die Wespe tut.
Aufzug	Der Aufzug wird zwischen zwei Stockwerken stecken bleiben, keiner wird den Alarm hören, die Luft wird ausgehen, ich werde ersticken.	Lassen Sie den Patienten in Fahrstuhl einsteigen und den Türverschlussknopf drücken, ohne den Knopf für ein Stockwerk zu drücken. Der Therapeut steht draußen und sprüht ein Deodorant in den Spalt zwischen den geschlossenen Türen. Der Patient soll von innen rufen, wenn er etwas riecht.
Höhen	Wenn ich auf der Brücke bin, wird mir schwindelig, ich werde über das Geländer gezogen, falle nach unten und sterbe.	Lassen Sie den Patienten über eine Brücke gehen, zunächst mit Therapeut, dann allein und beobachten Sie, was passiert.
Erbrechen	Wenn ich erbreche, werde ich die Kontrolle verlieren, verrückt werden, alle werden mich ansehen und ich werde den Rest meines Lebens in der Klinik verbringen.	Definieren Sie, was der Patient mit Kontrollverlust meint. Lassen Sie den Patient versuchen, Erbrechen auszulösen und beobachten Sie, was passiert.

Klinisch betrachtet

Tipps für die Praxis: Erfassung der zentralen Befürchtungen

Therapeut	Was glauben Sie, wird passieren, wenn Sie mit dem Fahrstuhl fahren?
Patient	Der Fahrstuhl wird zwischen zwei Stockwerken stecken bleiben.
Therapeut	Was würde dann mit Ihnen passieren?
Patient	Ich würde eine sehr heftige Panikattacke bekommen.
Therapeut	Was würde dann passieren?
Patient	Dann würde wahrscheinlich gar nichts mehr in meinem Leben passieren.
Therapeut	Was meinen Sie damit?
Patient	Ich wäre reif für die „Klapse" und würde für den Rest meines Lebens dort bleiben.
Therapeut	Sie meinen, wenn Sie zwischen zwei Stockwerken …
Patient	… ja, ich würde verrückt werden, durch den Wind, krank und komme in die „Klapse".
Therapeut	Gut, Stellen Sie sich vor, Sie nehmen den Aufzug und er bleibt stecken. Wie sicher sind Sie (0–100 %), *wenn Sie in der Situation sind,* dass es dazu kommt, dass Sie in eine Psychiatrie eingewiesen werden und für den Rest Ihres Lebens dort bleiben?
Patient	Absolut sicher!
Therapeut	100 %?
Patient	Nein, sagen wir 99 %.
Therapeut	Und hier, in dem Moment, wo Sie mit mir sprechen?
Patient	95 %.

Expositionsbehandlung: Tipps für die Praxis
- Die Behandlung ist Teamarbeit.
- Jede einzelne Übung wird zuerst angekündigt, bevor die Übung beginnt.
- Jede Übung wird zunächst vom Therapeuten gezeigt.
- Die Übung beginnt erst, wenn der Patient zugestimmt hat, die Übung durchzuführen.

Folgende Regeln müssen bei der Exposition in vivo beachtet werden:
- Der Patient stimmt zu, so lange in der Situation zu bleiben, bis die Furcht nachlässt. Er verpflichtet sich während der Behandlung nicht zu flüchten.
- Der Patient wird ermutigt, sich der gefürchteten Situation (bzw. dem Objekt) soweit wie möglich anzunähern und in dieser Situation so lange zu bleiben, bis die Furcht nachlässt.

- Wenn die Furcht nachlässt, nähert sich der Patient der Situation bzw. dem Objekt weiter an, bis die dann angestiegene Furcht wieder nachlässt.
- Die Reizkonfrontation ist erst beendet, wenn das Furchtniveau auf mindestens 50 % des höchsten Niveaus abgesunken oder ganz verschwunden ist.
- Der Therapeut fragt vor jeder Übung ab, wie hoch die Wahrscheinlichkeit ist (in %), dass die zentrale Befürchtung eintritt. Nach der Übung wird abgefragt, wie hoch die Wahrscheinlichkeit für das Eintreten der zentralen Befürchtung ist, wenn die Übung nun wiederholt wird. Auch hier sollte es zu einer deutlichen Reduktion (um 50 %) der Risikoeinschätzung kommen, die übrigens häufig sehr eng mit den Furchteinstufungen korreliert.
- Der Patient wird ermutigt, auf jedes Sicherheits- und gedankliches Vermeidungsverhalten zu verzichten.

zentraler Befürchtungen bei spezifischen Phobien sowie entsprechende Verhaltenstests, um diese Befürchtungen in der Exposition in vivo zu überprüfen (Öst 2012).

Eigentliche Reizkonfrontation in vivo

Nach der kognitiven Vorbereitung schließt sich die Reizkonfrontation in vivo an. Hier sind für die Praxis einige Tipps und spezifische Regeln zu beachten (▶ Klinisch betrachtet).

Umfangreiche Studien der Arbeitsgruppe von Lars Göran Öst aus Stockholm zeigen eindrucksvoll (Öst 1985, 1987, 1989) dass diese direkte Reizkonfrontation in Form einer intensivierten Behandlung in einer Sitzung („one-session treatment") durchgeführt werden kann. Prinzipiell unterscheidet sich das klinisch praktische Vorgehen bei der intensivierten Behandlung in einer Sitzung nicht von dem oben beschriebenen Ablauf. Der einzige Unterschied besteht darin, dass alle praktischen (Teil-)Übungen in einer einzigen Sitzung durchgeführt werden. Ansonsten gelten die oben genannten Regeln beim Durchführen der einzelnen Übungen. Wichtig ist es dabei, immer wieder die zentralen Befürchtungen vor, während und nach den einzelnen Konfrontationsübungen abzufragen. Mit zunehmender Wiederholung der Übungen kommt es dann langsam zu einer Veränderung der Erwartungen und damit auch der Erwartungsangst.

Aufrechterhaltung und Konsolidierung des Extinktionsgedächtnisses

Damit die in der Exposition gemachten Erfahrungen („ich habe drei Spinnen in meinen Haaren gehabt, ich bin nicht durchgedreht, die Spinnen sind nicht in irgendwelchen Körperöffnungen verschwunden und ich habe mich wieder beruhigt") konsolidiert werden, sollte ein Aufrechterhaltungsprogramm durchgeführt werden. Hierbei geht es darum, dass der Patient die in der Reizkonfrontationsphase bearbeiteten Übungen zunehmend selbstständig durchführt (Selbstexposition). Um den Patienten zu motivieren, diese Selbstexpositionen durchzuführen, bietet sich die Analogie an, dass eine Person, die gerade den Führerschein bestanden hat, auch weiter üben muss, um ein routinierter Fahrer oder Fahrerin zu werden.

50.5.4 Wirksamkeit

In einer Übersichtsarbeit berichtet Öst (1997) von 25 kontrollierten Studien aus der eigenen Arbeitsgruppe, in denen die Wirksamkeit der intensivierten Reizkonfrontation bei insgesamt 800 Patienten mit Daten von 150 Kontrollpatienten verglichen wurden. Die intensivierte Expositionsbehandlung in einer Sitzung führte bei 77–95 % aller Patienten mit einer spezifischen Phobie unterschiedlichen Typs zu klinisch signifikanten Verbesserungen (d. h. eine Verbesserung des mittleren Symptomwertes um zwei Standardabweichungen über dem Ausgangswert). Die durchschnittliche Sitzungsdauer variierte zwischen 1,9–3,5 h. Für die berichteten Symptomintensitäten war die mittlere Effektstärke bei $d = 1,98$ und damit sehr hoch (mit einer Varianz zwischen den Studien von 0,91–3,05) und für die berichtete Furcht in einem jeweils standardisierten Vermeidungstest sogar noch höher, $d = 2,20$ (Streubereich 0,79–3,80). Vergleichbare Effektstärken ($d = 1,41$) finden sich bei einer Expositionsbehandlung in vivo in einer 3-stündigen Sitzung bei 14 Patienten mit Flugphobie. Der Therapeut begleitete jeden Patienten auf der 30-min Busfahrt zum Flughafen, beim Einchecken, Einsteigen und auf einem Inlandflug (90 min). 93 % der Patienten (13 von 14) zeigten eine signifikante Reduktion ihrer Flugangst und konnten den Rückflug allein bewältigen. Haukebø et al. (2008) berichteten von bedeutsamen Verbesserungen bei einer Gruppe von 10 Patienten mit Dentalphobie. Entscheidend ist bei dieser Form der Behandlung, dass sie von in der Expositionstherapie geschulten Zahnärzten direkt bei der Zahnbehandlung durchgeführt wird. Diese Befunde werden auch durch Metaanalysen bestätigt.

50.5.5 Metaanalysen zur Wirksamkeit

In einer Metaanalyse nahmen Wolitzky-Taylor et al. (2008) eine Literaturrecherche für die Therapiestudien zur Behandlung der spezifischen Phobie im Zeitraum von 1966–2007 vor. Sie konnten 33 Studien finden, welche folgende Kriterien erfüllten:

1. Es handelte sich um eine randomisierte klinische Studie,
2. die teilnehmenden Patienten erfüllten alle Diagnosekriterien nach DSM und
3. in den Studien lagen Messungen der Zielvariablen vor.

Insgesamt wurden 33 Studien in die Metaanalyse eingeschlossen, in denen insgesamt 1193 Patienten behandelt wurden. In einer zweiten Metaanalyse von Choy et al. (2007) wurden 31 Studien ausgewählt, welche

1. ein Kontrollgruppendesign aufwiesen,
2. klinisch diagnostizierte Patienten mit spezifischer Phobie untersucht haben und
3. sowohl Selbstberichts- und Verhaltensdaten als Zielvariablen berichtet haben.

Obwohl beide Metanalysen bei ihrer Literaturrecherche vergleichbare Suchmaschinen verwendet haben, waren nur 7 Studien in beiden Metaanalysen gelistet mit der Konsequenz, dass 1527 weitere behandelte Patienten in die Analyse mit aufgenommen werden konnten.

Die Schlussfolgerungen, die aus diesen Metaanalysen gezogen werden können, sind sehr eindeutig. Expositionsbasierte Psychotherapien sind sehr effektiv sowohl hinsichtlich der Verbesserung der Symptomberichte, aber auch hinsichtlich des Reduktion des Vermeidungsverhaltens mit einer mittleren Effektstärke der behandelten Patienten vs. der Wartelisten-Kontrollgruppe von $d = 1,05$ mit vergleichbaren Werten für Fragebogen- und Verhaltensdaten.

Fasst man diese Befunde zusammen, so ist die expositionsbasierte Psychotherapie die Methode der Wahl

bei der Behandlung von spezifischen Phobien. Es besteht genereller Konsens, dass es keine ausreichende Evidenz dafür gibt, dass pharmakologische Behandlung einen positiven Therapieeffekt bei der Behandlung von spezifischen Phobien hat (Bandelow et al. 2014). Ob sich die Wirkungsweise der Expositionstherapie durch die Gabe von NMDA-Agonisten (z. B. durch Gabe von D-Cycloserin – ein Medikament, welches ursprünglich als Antibiotikum in der Tuberkulosetherapie eingesetzt wurde und die Glyzinbindungsstelle des NMDA-Rezeptors aktiviert und somit als partieller NMDA-Rezeptor Agonist wirkt) bei der Behandlung von spezifischen Phobien noch verbessern lässt, ist nach wie vor offen (für eine ausführliche Darstellung der Befunde zur pharmakologischen Unterstützung des Extinktionslernens bei der Expositionsbehandlung vgl. Hamm 2012).

50.5.6 Exposition in virtueller Realität

Mit der Verfügbarkeit neuer Technologien ist es zunehmend möglich, interaktive virtuelle Realitäten zu erstellen, welche neben visuellen Darstellungen sich bewegender Objekte auch andere sensorische Reize (auch propriozeptive Reize) beinhalten, welche in der Expositionstherapie verwendet werden können. Patienten werden mit diesen virtuellen Realitäten über einen gewissen Zeitraum wiederholt konfrontiert („Virtual Reality Exposure Therapy"; VRET). VRET ist vor allem dann sehr hilfreich, wenn die Exposition in vivo nicht so leicht durchzuführen ist. Deshalb ist die VRET vor allem bei der Behandlung von Flug- und Höhenangst empirisch evaluiert worden. In ihrer Metaanalyse fanden Powers und Emmelkamp (2008) 12 Studien, welche die Effektivität VRET bei der Behandlung spezifischer Phobien untersucht haben (8 Studien bezogen sich auf die Behandlungseffekte bei Flugangst, 4 Studien auf die Behandlung von Höhenangst). Die berichteten Effektstärken bewegen sich im mittleren bis oberen Bereich und umfassen sowohl berichtete Furcht, autonome Aktivierung und Vermeidungsverhalten als Zielvariablen (Mühlberger et al. 2006). Bei der Behandlung der Höhenangst ist die VRET genauso effektiv wie die Behandlung durch Exposition in vivo. Im Falle der Behandlung von Flugangst sind die Ergebnisse eher gemischt. Hier scheint es so zu sein, dass es für eine dauerhafte Reduktion der Flugangst erforderlich ist, nach der Behandlung in virtueller Realität tatsächlich einen Abschlussflug in vivo durchzuführen (Mühlberger et al. 2006). Es ist also nach wie vor offen, ob VRET bei der Behandlung von Flugangst genauso erfolgreich ist wie beispielsweise das 2-Tage-Programm der Exposition in vivo von Van Gerwen et al. (2002), wonach 98,6 % der 685 behandelten Patienten innerhalb der nächsten 12 Monate fliegen.

50.6 Resümee

Spezifische Phobien sind intensive und persistente Furchtreaktionen, welche durch spezifische Situationen ausgelöst werden und von dem zwingenden Wunsch begleitet sind, solchen Situationen zu entfliehen oder sie bereits im Vorfeld zu vermeiden. Spezifische Phobien mit "Krankheitswert" werden aber erst dann diagnostiziert, wenn Furcht und Vermeidung zu funktionellen Beeinträchtigungen oder bedeutsamem Leiden führen. Da die Komorbiditätsraten mit anderen psychischen Störungen mit zunehmender Dauer der spezifischen Phobie ansteigen und sich gleichzeitig die funktionelle Beeinträchtigung mit zunehmender Komorbidität verstärkt, wird der frühe Zugang zu einer effektiven Behandlung durch die Forderung dieses Diagnosekriteriums häufig erschwert. Spezifische Phobien gehören mit einer 12-Monats-Prävalenz von 9 % zu den häufigen psychischen Erkrankungen. Allerdings schwanken die Zahlen erheblich über die verschiedenen Studien. Vor allem bei Jugendlichen gehen die Prävalenzraten erheblich zurück, wenn man das Kriterium des Leidensdrucks berücksichtigt. Aufgrund des unterschiedlichen Musters der Furchtreaktion und der sie auslösenden Situationen werden vier Subtypen von spezifischen Phobien unterschieden, der Tier-Typus, Naturgefahren-Typus, Blut-Injektions-Verletzungs-Typus und der situative Typus. Spezifische Phobien werden erworben durch:

— direkte aversive Lernerfahrungen,
— die Beobachtung solcher Lernerfahrungen bei relevanten Modellen,
— Informationen über die potenzielle Gefahr solcher Objekte,
— mangelnde Bewältigung potenziell gefährlicher Situationen in der Natur (vor allem Höhen und Wasser) in der Kindheit.

Bei diesen Lernprozessen werden neuronale Schaltkreise des Gehirns rekrutiert, welche auf die Encodierung von Gefahrenreizen und die Organisation defensiver Verhaltensanpassungen spezialisiert sind. Die Aktivierungsmuster dieser Schaltkreise verändern sich mit zunehmender raumzeitlicher Nähe der Bedrohung. Mit zunehmender Unmittelbarkeit der Bedrohung verringert sich die Aktivierung des präfrontalen Kortex zugunsten einer stärkeren Aktivierung von Hirnstammregionen, die Furchtreaktion „entgleist", d. h., sie kann immer weniger reguliert werden. Vermeidungsverhalten setzt daher sehr früh ein, die Patienten vermeiden den Kontext, in dem die potenzielle Bedrohung auftreten könnte.

Expositionsbasierte Psychotherapie – die wirksamste Methode zur Behandlung spezifischer Phobien – setzt genau hier an. Patienten werden systematisch – am besten in vivo – mit ihren gefürchteten Objekten/Situationen konfrontiert, ohne dass sie diese Konfrontation vermeiden. Der Patient soll dabei lernen, dass die mit dem phobischen Objekt assoziierte Bedrohung *nicht* auftritt, ein Prozess welcher als Extinktionslernen bezeichnet wird. Metaanalysen belegen die Wirksamkeit dieser Therapie, die im Falle vieler spezifischer Phobien effektiv in einer einzigen Expositionssitzung durchgeführt werden kann. Inzwischen können Expositionsübungen auch in virtuelle Realitäten erfolgreich durchgeführt werden.

❓ Prüfen Sie Ihr Wissen

1. Was sind die Diagnosekriterien für eine spezifische Phobie? ▶ Abschn. 50.2
2. Welche Subtypen spezifischer Phobien werden unterschieden? ▶ Abschn. 50.2
3. Defensive Anpassungsreaktionen auf Bedrohungen verlaufen dynamisch in Abhängigkeit von der Distanz der Bedrohung. Welche Verhaltensanpassungen treten auf? ▶ Abschn. 50.4
4. Was gehört zu den gesicherten Ursachenfaktoren spezifischer Phobien? ▶ Abschn. 50.4
5. Was sind die wichtigsten Elemente expositionsbasierter Psychotherapie? ▶ Abschn. 50.5
6. Welche Regeln sollten bei der Exposition in vivo beachtet werden? ▶ Abschn. 50.5
7. Wie wirksam ist expositionsbasierte Psychotherapie? ▶ Abschn. 50.5

ℹ️ Weiterführende Literatur

Neben dem Klassiker von Marks (1987) *Fears, Phobias, and Rituals* kann man das von Davey (1997) herausgegebene Buch *Phobias* immer noch empfehlen. Ebenso ist das Buch *Intensive One-Session Treatment of Specific Phobias* von Davis et al. (2012) interessant zu lesen. Auch das Buch *Mastering your Fears and Phobias* von Craske et al. (2006), ein Manual für Therapeuten, ist lesenswert. Im deutschsprachigen Bereich sind natürlich die praxisnahen Bände aus der „blauen Reihe" *Fortschritte der Psychotherapie* zu empfehlen, die zu diesem Bereich erschienen sind: Bd. 27 *Spezifische Phobien* (Hamm 2006), Bd. 42 *Zahnbehandlungsphobie* (Sartory und Wannemüller 2010) und Bd. 50 *Blut-Spritzen-Verletzungsphobie* (Schienle und Leutgeb 2012).

Literatur

American Psychiatric Association. (1980). *Diagnostic and statistical manual of mental disorders* (3. Aufl.). Washington DC: APA.
American Psychiatric Association (APA). (2013). *Diagnostic and statistical manual of mental disorders* (5. Aufl.). Washington DC: APA.
American Psychiatric Association (APA). (2015). *Diagnostisches und Statistisches Manual Psychischer Störungen – DSM-5*. Göttingen: Hogrefe (deutsche Ausgabe herausgegeben von Peter Falkai und

Hans-Ulrich Wittchen, mitherausgegeben von Manfred Döpfner, Wolfgang Gaebel, Wolfgang Maier, Winfried Rief, Henning Saß und Michael Zaudig).

American Psychiatric Association (APA). (2018). *Diagnostisches und Statistisches Manual Psychischer Störungen – DSM-5.* Göttingen: Hogrefe (deutsche Ausgabe herausgegeben von Peter Falkai und Hans-Ulrich Wittchen, mitherausgegeben von Manfred Döpfner, Wolfgang Gaebel, Wolfgang Maier, Winfried Rief, Henning Saß und Michael Zaudig).

Bandelow, B., Wiltink, J., Alpers, G. W., et al. (2014). Deutsche S3-Leitlinie Behandlung von Angststörungen. ▶ www.awmf.org/leitlinien.html.

Becker, E., Rinck, M., Türke, V., et al. (2007). Epidemiology of specific phobia subtypes: Findings from the Dresden Mental Health Study. *European Psychiatry, 22,* 69–74.

Beesdo, K., Knappe, S., & Pine, D. S. (2009). Anxiety and anxiety disorders in children and adolescents: D23yju=4velopmental issues and implications for DSM-V. *Psychiatric Clinics of North America, 32,* 483–524.

Bittner, A., Goodwin, R. D., Wittchen, H.-U., et al. (2004). What characteristics of primary anxiety disorders predict subsequent major depressive disorder? *Journal of Clinical Psychiatry, 65,* 618–626.

Brown, T. A., Campbell, L. A., Lehman, C. L., et al. (2001). Current and lifetime comorbidity of the DSM-IV anxiety and mood disorders in a large clinical sample. *Journal of Abnormal Psychology, 110,* 585–599.

Choy, Y., Fyer, A. J., & Lipsitz, J. D. (2007). Treatment of specific phobia in adults. *Clinical Psychology, 27,* 266–286.

Craske, M. G., Antony, M. M., & Barlow, D. H. (2006). *Mastering your fears and phobias: Therapist guide* (2. Aufl.). Oxford: Oxford University Press.

Craske, M. G., Kircanski, K., Zelikowsky, M., Mystowski, J., Chowdhury, N., & Baker, A. (2008). Optimizing inhibitory learning during exposure therapy. *Behaviour Research and Therapy, 46,* 5–27.

Davey, G. C. L. (Hrsg.). (1997). *Phobias: A handbook of theory, research and treatment.* New York: Wiley.

Davis, T. E., III., Ollendick, T. H., & Öst, L.-G. (2012). *Intensive one-session treatment of specific phobias.* New York: Springer.

Dilling, H., Mombour, W., & Schmidt, M. H. (Hrsg.). (1993). *Internationale Klassifikation psychischer Störungen, ICD-10 Kapitel V (F). Klinisch-diagnostische Leitlinien* (2. Aufl.). Bern: Huber.

Dilling, H., Mombour, W., Schmidt, M. H., & Schulte-Markwort, E. (Hrsg.). (2000). *Internationale Klassifikation psychischer Störungen, ICD-10 Kapitel V (F). Diagnostische Kriterien für Forschung und Praxis* (2. Aufl.). Bern: Huber.

Emmelkamp, P. M. G., & Wittchen, H.-U. (2009). Specific phobias. In G. Andrews, D. S. Charney, P. J. Sirovatka, & D. A. Regier (Hrsg.), *Stress-induced and fear circuit disorders* (S. 85–110). Arlington: American Psychiatric Publishing Inc.

Etkin, A., & Wager, T. D. (2007). Functional neuroimaging of anxiety; A meta-analysis of emotional processing in PTSD, social anxiety disorder, and specific phobia. *American Journal of Psychiatry, 164,* 1476–1488.

Fanselow, M. S. (1994). Neural organization of the defensive behavior system responsible for fear. *Psychonomic Bulletin Review, 1,* 429–438.

Freud, S. (1909). Analyse der Phobie eines fünfjährigen Knaben (Der kleine Hans). Berlin: S. Fischer.

Garcia, J., & Koelling, R. A. (1966). Relation of cue to consequence in avoidance learning. *Psychonomic Science, 4,* 123–124.

Grillon, C., Ameli, R., Woods, S. W., Merikangas, K., & Davis, M. (1991). Fear potentiated startle in humans: Effects of anticipatory anxiety on the acoustic blink reflex. *Psychophysiology, 28,* 511–517.

Hamm, A. O. (2006). *Spezifische Phobien.* Göttingen: Hogrefe.

Hamm, A. O. (2012). Mechanismen der Veränderung von Angst- und Furchtnetzwerken. In R. Rupprecht & M. Kellner (Hrsg.), *Angststörungen* (S. 175–202). Stuttgart: Kohlhammer.

Hamm, A. O. (2015). Phobias across the lifespan. In J. D. Wright (Hrsg.), *International encyclopedia of the social & behavioral sciences* (Bd. 18, 2. Aufl., S. 37–44). Oxford: Elsevier.

Hamm, A. O., & Weike, A. I. (2005). The neuropsychology of fear learning and fear regulation. *International Journal of Psychophysiology, 57,* 5–14.

Hamm, A. O., Cuthbert, B. N., Globisch, J., & Vaitl, D. (1997). Fear and the startle reflex: Blink modulation and autonomic response patterns in animal and mutilation fearful subjects. *Psychophysiology, 34,* 97–107.

Haukebo, K., Skaret, E., Öst, L.-G., Raadal, M., Berg, E., Sundberg, H., & Kvale, G. (2008). One- vs. five-session treatment of dental phobia: A randomized controlled study. *Journal of Behavior Therapy and Experimental Psychiatry, 39,* 381–390.

Hettema, J. M., Neale, M. C., & Kendler, K. S. (2001). A review and meta-analysis of the genetic epidemiology of anxiety disorders. *American Journal of Psychiatry, 158,* 1568–1578.

Hettema, J. M., Prescot, C. A., Myers, J. M., Neale, M. C., & Kendler, K. S. (2005). The structure of genetic and environmental risk factors for anxiety disorders in men and women. *Archives of General Psychiatry, 62,* 182–189.

Jones, M. C. A. (1924). A laboratory study of fear: The case of Peter. *The Pedagogical Seminary, 31,* 308–315.

Kessler, R. C., McGonagle, A., Zhao, S., et al. (1994). Lifetime and 12-month prevalence of DSM-III-R psychiatric disorders. *Archives of General Psychiatry, 51,* 8–19.

Lang, P. J., Melamed, B. G., & Hart, J. (1970). A psychophysiological analysis of fear modification using an automated desensitization procedure. *Journal of Abnormal Psychology, 76,* 220–234.

LeBeau, R. T., Glenn, D., Liao, B., Wittchen, H.-U., Beesdo-Baum, K., Ollendick, T., & Craske, M. G. (2010). Specific phobia: A review of DSM-IV specific phobia and preliminary recommendations for DSM-V. *Depression and Anxiety, 27,* 148–167.

LeDoux, J. E. (2012). Rethinking the emotional brain. *Neuron, 73,* 653–676.

Lonsdorf, T. B., Weike, A. I., Nikamo, P., Schalling, M., Hamm, A. O., & Öhman, A. (2009). Genetic gating of human fear learning and extinction – Possible implications for gene-environment interaction in anxiety disorder. *Psychological Science, 20,* 198–206.

Masserman, J. H. (1943). *Behavior and neurosis.* Chicago: University of Chicago Press.

Michalowski, J. M., Pané-Farré, C. A., Löw, A., & Hamm, A. O. (2015). Temporal dynamics of visual attention during anticipation and encoding of threat and safe cues in individuals with spider phobia. *Social Cognitive and Affective Neuroscience, 10,* 1177–1186.

Mineka, S., & Cook, M. (1993). Mechanisms underlying observational conditioning of snake fear in monkeys. *Journal of Experimental Psychology: General, 122,* 23–38.

Mobbs, D., Petrovic, P., Marchant, J. L., et al. (2007). When fear is near: Threat imminence elicits prefrontal periaqueductal grey shifts in humans. *Science, 317,* 1079–1083.

Mühlberger, A., Weik, A., Pauli, P., & Wiedemann, G. (2006). One session virtual reality exposure treatment for fear of flying: One-year follow-up and graduation flight accompaniment effects. *Psychotherapy Research, 16,* 26–40.

Ollendick, T. H., Hagopian, L. P., & King, N. J. (1997). Specific phobias in children. In G. C. L. Davey (Hrsg.), *Phobias: A handbook of theory, research, and treatment* (S. 201–224). New York: Wiley.

Öst, L.-G. (1985). Single session exposure treatment of injection phobia. A case study with continuous heart rate measurement. *Scandinavian Journal of Behavior Therapy, 14,* 125–131.

Spezifische Phobien

Öst, L.-G. (1987). One session treatments for a case of multiple simple phobias. *Scandinavian Journal of Behavior Therapy, 16,* 175–184.

Öst, L.-G. (1989). One session treatment for specific phobias. *Behaviour Research and Therapy, 27,* 1–7.

Öst, L.-G. (1997). Rapid treatment of specific phobias. In G. C. L. Davey (Hrsg.), *Phobias* (S. 227–246). Chichester: Wiley.

Öst, L.-G. (2012). One-session treatment: Principles and procedures with adults. In T. E. Davis T. H. Ollendick, & L.-G. Öst (Hrsg.), *Intensive one-session treatment of specific phobias* (S. 59–95). New York: Springer.

Olsson, A., Nearing, K. I., & Phelps, E. A. (2007). Learning fears by observing others: The neural systems of social fear transmission. *Social Cognitive and Affective Neuroscience, 2,* 3–12.

Phelps, E. A., O'Connor, K. J., Gatenby, J. C., Gore, J. C., Grillon, C., & Davis, M. (2001). Activation of the left amygdala to a cognitive representation of fear. *Nature neuroscience, 4*(4),437–441.

Poulton, R., & Menzies, R. G. (2002). Non-associative fear acquisition: A review of the evidence from retrospective and longitudinal research. *Behaviour Research and Therapy, 36,* 17–35.

Powers, M. B., & Emmelkamp, P. M. G. (2008). Virtual reality exposure therapy for anxiety disorders: A meta-analysis. *Journal of Anxiety Disorders, 22,* 561–569.

Richter, J., Hamm, A. O., Pané-Farré, C. A., Gerlach, A. L., et al. (2012). Dynamics of defensive reactivity in patients with panic disorder and agoraphobia: Implications for the etiology of panic disorder. *Biological Psychiatry, 72,* 512–520.

Sartory, G., & Wannemüller, A. (2010). *Zahnbehandlungsphobie.* Göttingen: Hogrefe.

Schienle, A., & Leutgeb, V. (2012). *Blut-Spritzen-Verletzungsphobie.* Göttingen: Hogrefe.

Seligman, M. E. P. (1971). Phobias and preparedness. *Behavior Therapy, 2,* 307–321.

Tryon, W. W. (2005). Possible mechanisms for why desensitization and exposure therapy work. *Clinical Psychology Review, 25,* 67–95.

Van Gerwen, L. J., Spinhoven, P., Diekstra, R. F. W., & Van Dyck, R. (2002). Multicomponent standardized treatment program for fear of flying description and effectiveness. *Cognitive Behavioral Practice, 9,* 138–149.

Watson, J. B., & Rayner, R. (1920). Conditioned emotional reactions. *Journal of Experimental Psychology, 3,* 1–14.

Wendt, J., Lotze, M., Weike, A. I., Hosten, N., & Hamm, A. O. (2008). Brain activation and defensive response mobilization during sustained exposure to phobia-related and other affective pictures in spider phobia. *Psychophysiology, 45,* 205–215.

Wendt, J., Löw, A., Weymar, M., Lotze, M., & Hamm, A. O. (2017). Active avoidance and attentive freezing in the face of threat. *NeuroImage, 158,* 196–204.

Wittchen, H.-U. & Jacobi, F. (2005). Size and burden of mental disorders in Europe. A critical review and appraisal of 27 studies. *European Neuropsychopharmacology, 15,* 357–365.

Wolitzky-Taylor, K. B., Horowitz, J. D., Powers, M. B., & Telch, M. J. (2008). Psychological approaches in the treatment of specific phobias: A meta-analysis. *Clinical Psychology Review, 28,* 1021–1037.

Wolpe, J. (1958). *Psychotherapy by reciprocal inhibition.* Stanford: Stanford University Press.

Posttraumatische Belastungsstörung

Thomas Ehring und Anna Kunze

Inhaltsverzeichnis

© Springer-Verlag GmbH Deutschland, ein Teil von Springer Nature 2020
J. Hoyer und S. Knappe (Hrsg.), *Klinische Psychologie & Psychotherapie*,
https://doi.org/10.1007/978-3-662-61814-1_51

51

51.1 Einleitung

Sexuelle oder körperliche Gewalterfahrungen, Naturkatastrophen, Kriegshandlungen oder andere Ereignisse, die mit Todesbedrohung und/oder Verletzung einhergehen – derartige traumatische Erlebnisse begleiten Menschen schon seit Beginn der Menschheitsgeschichte. Dass diese Ereignisse auch psychische Folgen haben können, ist ebenfalls schon sehr lange bekannt, wie sich u. a. in einer 4000 Jahre alten Inschrift aus der antiken Stadt Ur (Ben Ezra 2002), in Homers Ilias sowie dem Shakespeare-Drama Henry IV zeigt (Shay 1995). Erst 1980 wurde im DSM-III jedoch erstmalig offiziell die Diagnose der posttraumatischen Belastungsstörung (PTBS) („posttraumatic stress disorder", PTSD) als eine spezifische Störung in Reaktion auf traumatische Erlebnisse eingeführt, was zu einer intensiven Forschung zur Ätiologie und Behandlung der Störung geführt hat. Das Kapitel gibt einen Überblick über den aktuellen Stand der Definition der PTBS, theoretische Modelle und empirische Befunde zur Ätiologie der Störung sowie evidenzbasierte Behandlungen (▶ Klinisch betrachtet).

Klinisch betrachtet

Fallbeispiel: Posttraumatische Belastungsstörung

Herr S. (28 Jahre) wollte mit seinem Fahrrad eine Kreuzung überqueren, als er von einem rechts abbiegenden Auto erfasst wurde. In dem Moment, in dem er das Auto auf sich zukommen sah, ging ihm der Gedanke durch den Kopf: „Das war es, jetzt sterbe ich!". Durch den Aufprall wurde er vom Fahrrad geschleudert und blieb verletzt auf der Fahrbahn liegen. Ein entgegenkommendes Auto konnte nur knapp vor ihm bremsen. Herr S. hatte große Schmerzen und es kam ihm endlos lang vor, bis der Krankenwagen kam, der ihn ins Krankenhaus brachte. Auch auf dem Weg ins Krankenhaus machte er sich noch große Sorgen, an inneren Verletzungen zu sterben. Im Krankenhaus stellte sich heraus, dass Herr S. keine inneren Verletzungen hatte, sondern neben mehreren Knochenbrüchen vor allem Prellungen und äußere Wunden, die im Krankenhaus versorgt wurden. Obwohl sich Herr S. rasch von den körperlichen Folgen des Unfalls erholte, merkte er bereits in den ersten Tagen und Stunden, dass ihm immer wieder ungewollt lebhafte Bilder des Unfalls vor Augen kamen. Diese konnten auch ganz plötzlich auftreten, ohne dass ihm ein besonderer Auslöser bewusst war. Zudem konnte er nur sehr schwer einschlafen und wurde in der Nacht häufig durch Albträume geweckt. Herrn S. fiel es sehr schwer, über den Unfall zu sprechen; er versuchte, Gedanken und Gespräche darüber zu vermeiden. Er vermied es außerdem, Fahrrad oder Auto zu fahren und benutzte nur noch öffentliche Verkehrsmittel. Auch als Fußgänger fühlte er sich nicht mehr sicher, vor allem an Ampeln. Wenn er auf dem Bürgersteig unterwegs war, versuchte er immer, Autos aus allen Richtungen im Blick zu behalten, und kam dadurch langsamer voran als sonst. Die Angstsymptome und belastenden Erinnerungen machten Herrn S. große Sorge; er fürchtete, verrückt zu werden. Viele Freunde und Kollegen konnten nicht verstehen, dass ihn der Unfall immer noch beschäftigte („Was willst Du denn, Du hast doch Glück gehabt!"). Er fühlte sich zunehmend von anderen Menschen entfremdet und begann, sich zurückzuziehen. Vor dem Unfall war er ein sehr aktiver Mensch gewesen: Er spielte Fußball im Verein, traf sich regelmäßig mit Freunden und ging am Wochenende gerne in die Berge. Seit dem Unfall hat er fast alle dieser Aktivitäten aufgegeben. Auch seine Arbeit fiel ihm nun sehr schwer, da er sich kaum noch auf seine Aufgaben konzentrieren konnte. Zusätzlich entwickelte er depressive Symptome, fühlte sich zunehmend niedergeschlagen und antriebslos.

51.2 Diagnostik und Klassifikation

51.2.1 Was ist ein Trauma?

Die Definition der PTBS nimmt innerhalb der Klassifikationssysteme psychischer Störungen eine Sonderstellung ein, da ein spezifischer ätiologischer Faktor – das Erleben eines Traumas – eine notwendige Voraussetzung für die Diagnosestellung ist. Der Traumabegriff, d. h., die Frage, welche Ereignisse als Traumata bezeichnet werden, hat damit einen großen Einfluss auf die Störungsdefinition, die Prävalenz der Störung sowie die Möglichkeit für Betroffene, Behandlung zu erhalten (Cougle et al. 2012).

Die genaue Definition eines Traumas wird bis heute kontrovers diskutiert und war über die Jahre hinweg wiederholt Veränderungen unterworfen. In den Anfängen der PTBS-Forschung wurden Traumata typischerweise definiert als außergewöhnliche Ereignisse, die bei fast jedem Menschen eine starke Belastungsreaktion hervorrufen. Diese Sichtweise findet sich auch noch in der ICD-10 wieder, in der Traumata definiert werden als „belastende Ereignisse oder Situationen außergewöhnlicher Bedrohung oder katastrophenartigen Ausmaßes (kurz- oder langanhaltend), die bei fast jedem eine tiefe Verzweiflung hervorrufen würden" (WHO 1994). Diese Traumadefinition steht jedoch in Widerspruch zu epidemiologischen Befunden, die zum einen zeigen, dass traumatische Ereignisse nicht selten sind, sowie zum anderen, dass Menschen sehr unterschiedlich auf traumatische Erlebnisse reagieren (▶ Abschn. 51.3). In der ICD-11 wurden diese problematischen Aspekte daher aus der Traumadefinition herausgenommen, die nun nur noch von Trauma als „exposure to an extremely threatening or horrific event or series of events" spricht (WHO 2018).

Im DSM-5 (APA 2015) wird ein traumatisches Ereignis operationalisiert als Konfrontation mit tatsächlichem Tod, schwerer Verletzung oder sexueller Gewalt, wobei diese Ereignisse entweder selbst erlebt wurden oder die betroffene Person Zeuge bzw. Zeugin davon war, wie das Ereignis einer anderen Person zugestoßen ist. Als zwei Sonderfälle definiert das DSM-5 zudem Traumata, bei denen jemand erfahren hat, dass eine nahestehende Person Gewalt oder einen Unfall erlebt hat, sowie die Konfrontation mit aversiven Details von traumatischen Erlebnissen, z. B. als Ersthelferin bzw. Ersthelfer oder Polizistin bzw. Polizist. Im bereits nicht mehr gültigen DSM-IV wurde im Rahmen des sog. „subjektiven Traumakriteriums" gefordert, dass die betroffene Person auf das Ereignis mit Furcht, Hilflosigkeit oder Entsetzen reagiert hat; dieses Kriterium wurde jedoch bei der Entwicklung des DSM-5 wieder fallengelassen, da sich gezeigt hat, dass sehr unterschiedliche Arten der peritraumatischen (d. h. während des Traumas ablaufenden) Reaktion zu einer PTBS führen können (Friedman et al. 2011).

> **Wichtig**
>
> Im Alltagsgebrauch werden häufig auch andere belastende Lebensereignisse oder Erfahrungen (z. B. Trennung von einer Partnerin, natürlicher Tod eines nahen Angehörigen, Mobbing, Abwertung durch andere) als traumatisch bezeichnet. Die Definitionen des DSM und der ICD sind demgegenüber spezifischer und fokussieren auf Ereignisse, die mit Verletzung, Tod oder sexueller Bedrohung einhergehen.

Beispiele für traumatische Erlebnisse (☐ Abb. 51.1)
- Verkehrsunfälle
- Arbeitsunfälle
- Naturkatastrophen
- Sexuelle oder körperliche Misshandlung in der Kindheit
- Kriminelle oder familiäre Gewalt
- Vergewaltigung
- Kriegserlebnisse
- Zivile Gewalterlebnisse (z. B. Geiselnahme)
- Terroranschläge
- Folter, Kriegsgefangenschaft

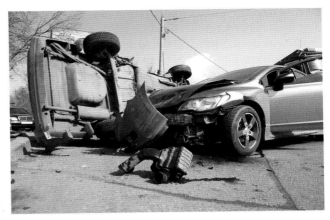

☐ **Abb. 51.1** Traumata sind Ereignisse, die mit (drohender) Verletzung, (drohendem) Tod oder sexueller Gewalt einhergehen. (© Alex Kalashnikov/shutterstock.com)

Verschiedene Autorinnen und Autoren haben Klassifikationen von Subtypen traumatischer Ereignisse vorgeschlagen (vgl. Cougle et al. 2012). Wie bereits dargestellt, beschreibt das DSM-5 verschiedene Untergruppen von Traumata, die sich hinsichtlich des Bezugs der betroffenen Person zum traumatischen Geschehen unterscheiden. Daneben wird häufig zwischen Traumata, in denen es einen Täter oder eine Täterin gibt („man-made trauma") auf der einen Seite, und Verkehrsunfällen, Naturkatastrophen oder anderen Unglücksfällen auf der anderen Seite differenziert. Schließlich hat Terr (1991) vorgeschlagen, zwischen Typ-I-Traumata (definiert als einmalige, unerwartete und plötzliche Ereignisse) und Typ-II-Traumata (wiederholte, daher nach einiger Zeit erwartete und lang andauernde Ereignisse) zu unterscheiden.

Obwohl sich traumatische Ereignisse auf diese verschiedenen Arten differenzieren lassen, zeigt sich insgesamt, dass verschiedene Traumata ähnliche Symptomprofile hervorbringen (Maercker 2013) und sich lediglich in der bedingten Wahrscheinlichkeit für die Entwicklung einer PTBS unterscheiden (Cougle et al. 2012), was für die Beibehaltung eines einheitlichen Traumabegriffs spricht. Auf der anderen Seite gibt es vielfältige Hinweise darauf, dass wiederholte und/oder lang anhaltende interpersonelle Traumata (z. B. wiederholte sexuelle oder körperliche Gewalt in der Kindheit, häusliche Gewalt über einen längeren Zeitraum, Folter; vgl. Überlappung mit dem Konzept des Typ-II-Traumas) mit höherer Wahrscheinlichkeit zu einem komplexen Symptombild führen als einmalige Traumata (Brewin et al. 2017).

51.2.2 Störungsbild und diagnostische Kriterien

Nicht nur die Traumadefinition, sondern auch die Symptomkriterien waren seit der Einführung der

51

PTBS-Diagnose in das DSM-III immer wieder Veränderungen unterworfen. Ebenso gibt es substanzielle Unterschiede in der Störungsdefinition zwischen der ICD und dem DSM, die sich in den aktuellen Auflagen der Klassifikationssysteme sogar noch weiter verschärft haben.

Nach der ICD-11 ist die **posttraumatische Belastungsstörung (6B40)** durch drei Gruppen von Symptomen gekennzeichnet:

- Wiedererleben des traumatischen Erlebnisses/der traumatischen Erlebnisse in Form lebhafter intrusiver Erinnerungen, Flashbacks oder Albträume (▶ Gut zu wissen);
- Vermeidung von Gedanken und Erinnerungen an das Erlebnis/die Erlebnisse oder Vermeidung von Aktivitäten, Situationen oder Menschen, die an das Ereignis/die Ereignisse erinnern;
- anhaltende Wahrnehmung erhöhter aktueller Bedrohung in Form von Hypervigilanz oder erhöhter Schreckreaktion.

Gut zu wissen

Intrusives Wiedererleben als Kernmerkmal der PTBS
Das ungewollte und belastende Wiedererleben des Traumas bzw. der Traumata wird häufig als Kernmerkmal der PTBS betrachtet.
Intrusive Erinnerungen: Traumaüberlebende mit PTBS erleben häufig ungewollt Erinnerungen an das Trauma, die eine Reihe von typischen Merkmalen aufweisen:

- Dominanz sensorischer Eindrücke (z. B. Gesicht des Täters; Geräusch von quietschenden Reifen; Geruch von Feuer);
- „Hier-und-Jetzt-Qualität": Erinnerungen werden (zu einem gewissen Grad) so erlebt, als würden sie jetzt wieder stattfinden;
- starke emotionale und körperliche Reaktionen während der Erinnerung;
- Erinnerungen enthalten die ursprünglichen Bewertungen, selbst dann, wenn später zusätzliche Informationen erhalten wurden, die diesen widersprechen (z. B. Intrusion mit Bild des entgegenkommenden Autos im Fallbeispiel von Herrn S. [▶ Abschn. 51.1, ▶ Klinisch betrachtet] enthält die Bewertung „Jetzt sterbe ich", obwohl er den Unfall überlebt hat);
- Erinnerungen werden durch vielfältige Reize ausgelöst, die mit dem Trauma verbunden waren.

Albträume: Teile des Traumas oder Situationen mit einer ähnlichen Bedeutung kehren in Albträumen wieder.
Flashbacks: Bei Flashbacks handelt es sich um dissoziative Reaktionen, bei denen die Person sich so fühlt oder so handelt, als ob das Trauma sich aktuell wieder ereignen würde. (Beispiel: Wenn Frau M., die in ihrer Kindheit wiederholt sexuelle Gewalt erlebt hat, mit ihrem Partner intim wird, erlebt sie häufig Flashbacks; sie fühlt sich dann wieder so, als wäre sie ein Kind und der Täter berühre sie gegen ihren Willen, sie ist bewegungsunfähig, kann nichts sagen oder tun und nimmt ihren Partner und die aktuelle Umgebung gar nicht mehr wahr. Wenn ihrem Partner dies auffällt und er sie anspricht, hört sie ihn zunächst gar nicht). Intrusive Erinnerungen und Flashbacks können durch den Grad der Dissoziation voneinander unterschieden werden. Es handelt sich dabei jedoch nicht um klar qualitativ abgrenzbare Phänomene, sondern eher um ein Kontinuum, bei dem dissoziative Flashbacks mit vollständigem Realitätsverlust als eine extreme Ausprägung angesehen werden können (vgl. auch Hackmann et al. 2004, für eine Studie zur Veränderung der dissoziativen Qualität des Wiedererlebens im Verlauf einer Behandlung).
Auch eine starke **emotionale und/oder physiologische Reaktivität** auf Reize, die an das Trauma bzw. die Traumata erinnern, gehört zu den Symptomen des Wiedererlebens. Während diese Phänomene in der ICD-11 als häufige Begleiterscheinungen von intrusivem Wiedererleben in Form von Erinnerungsbildern oder Flashbacks beschrieben werden, erlaubt das DSM-5 die Diagnosestellung einer PTBS auch dann, wenn lediglich eine ausgeprägte emotionale oder physiologische Reaktivität auf Erinnerungsreize ohne bewusstes Wiedererinnern gegeben ist.

Als weitere Diagnose wurde in der ICD-11 erstmalig auch die **komplexe posttraumatische Belastungsstörung (kPTBS; 6B41)** als Störung eingeführt, für die ebenfalls alle Kriterien einer PTBS erfüllt sein müssen, jedoch zusätzlich

- Probleme der Affektregulation,
- ein persistierendes negatives Selbstbild in Reaktion auf das Trauma/die Traumata, das von Gefühlen der Scham, Schuld oder des Versagens begleitet wird, sowie
- Schwierigkeiten, Beziehungen aufrechtzuerhalten und sich anderen Menschen nahe zu fühlen (für ein Fallbespiel ▶ Klinisch betrachtet).

Posttraumatische Belastungsstörung

Klinisch betrachtet

Fallbeispiel Komplexe PTBS

Frau M. (45 Jahre) war in Kindheit und Jugend wiederholt schweren körperlichen und sexuellen Gewalterfahrungen durch den Vater ausgesetzt. Noch als Erwachsene erlebt sie mehrfach pro Woche intrusive Bilder und Albträume in Bezug auf die Ereignisse und reagiert auf Situationen, die sie daran erinnern, mit starker Angst, körperlichen Reaktionen (Schmerzen, Zittern, Herzrasen) sowie dissoziativem Erleben (Gefühle der Unwirklichkeit, reduzierte Wahrnehmung der Umgebung). Sie vermeidet daher Gedanken und Gespräche in Bezug auf die Gewalterfahrungen sowie eine Vielzahl von Situationen, die sie an die Ereignisse erinnern (z. B. Sexualität, gewalttätige Filme, Kontakt zu fremden Männern). Zudem berichtet sie von niedergeschlagener Stimmung, exzessivem Grübeln, Verlust an Interesse und Antriebslosigkeit. Seit dem Tod ihrer Mutter vor einem Jahr hat sich die Symptomatik deutlich verstärkt, seitdem hat sie auch häufiger abendliche Essanfälle. Wenn die Belastung sehr stark wird, verletzt sie sich selbst (Kopf gegen die Wand schlagen; Schneiden am Bein). Sie fühlt sich durch die aktuellen Beschwerden stark belastet und ist nicht mehr in der Lage zu arbeiten. Frau M. berichtet von starken Schuldgefühlen anderen Menschen gegenüber, sie halte sich für „einen schlechten Menschen". Dieses Gefühl kennt sie schon seit ihrer Kindheit und es sei in manchen Situationen so stark, dass sie sich vor sich selbst ekle. Frau M. lebt seit 3 Jahren mit ihrem Partner zusammen, beschreibt die Beziehung aber als unglücklich. Sie hat schon seit Längerem vor, sich zu trennen, hat aber nicht die Kraft dazu. In ihrem Leben hatte Frau M. verschiedene Partnerschaften, die jedoch sehr instabil und konfliktbehaftet waren. Sie beschreibt sich zudem als sozial sehr isoliert („Ich habe nur Bekannte, keine echten Freunde.").

Die DSM-5-Definition der PTBS weist gegenüber der ICD-11-Definition einige Unterschiede auf (für einen Überblick ◻ Tab. 51.1):

- keine unterschiedlichen Diagnosen für einfache vs. komplexe Symptomatik;
- neben den drei mit der ICD-11 geteilten Symptomclustern zusätzlicher Symptomcluster mit „Veränderungen in Kognitionen und Emotionen";
- mehr Einzelsymptome pro Symptomcluster (insgesamt 20 Symptomkriterien);
- Unterscheidung von Subtypen einer PTBS mit vs. ohne dissoziative Symptome (Depersonalisation und Derealisation).

Definition

Als **Dissoziation** bezeichnet man die Desintegration psychischer Prozesse (z. B. Wahrnehmung, Motorik, Emotion, Gedächtnis), die üblicherweise integriert ablaufen. **Peritraumatische Dissoziation,** d. h. Dissoziation während des Traumas, erhöht das Risiko für die Entwicklung einer PTBS. **Posttraumatische dissoziative Symptome** treten im Rahmen der PTBS häufig auf, z. B. in Form von dissoziativen Flashbacks, aber auch Symptomen der Depersonalisation (Reduktion oder Verlust des Kontaktes zum Selbst, z. B. Erinnerungen, Gefühle, Körperempfindungen) und/oder Derealisation (Reduktion oder Verlust des Kontaktes zur Umgebung). Sie werden klinisch häufig als automatische Form der Vermeidung aversiver Erinnerungen, Gefühle oder Gedanken betrachtet. Differenzialdiagnostisch ist dies von dissoziativen Störungen zu unterscheiden, bei denen dissoziative Symptome als Leitsymptom auftreten.

❯ **Wichtig**

PTBS und komplexe PTBS sind lediglich zwei mögliche Störungen, die nach Traumata auftreten können. Traumatische Erlebnisse können jedoch auch eine Vielzahl anderer Störungen nach sich ziehen, z. B. Depression, substanzbezogene Störungen, Persönlichkeitsstörungen, dissoziative Störungen, Angststörungen oder Essstörungen.

51.2.3 Differenzialdiagnosen

Direkt nach der Konfrontation mit einem traumatischen Ereignis können Betroffene eine **akute Belastungsreaktion** (ICD-11, QE84) bzw. **akute Belastungsstörung** (DSM-5) ausbilden. Die Validität und Nützlichkeit dieser Störung wurde in den letzten Jahren kontrovers diskutiert, da es fraglich erscheint, ob kurzfristige emotionale, kognitive, behaviorale und/oder somatische Reaktionen auf ein traumatisches Ereignis pathologisiert werden sollten. Da außerdem gezeigt wurde, dass das Auftreten der akuten Belastungsreaktion kein spezifischer Prädiktor für eine chronische Traumafolgestörung ist (Bryant 2011), wird die akute Belastungsreaktion in der ICD-11 nicht mehr als krankheitswertiges Störungsbild, sondern als normale Reaktion auf belastende Ereignisse beschrieben. Nach DSM-5 dagegen kann die akute Belastungsstörung nach wie als Störung diagnostiziert werden, jedoch lediglich im ersten Monat nach einem traumatischen Ereignis.

Die **Anpassungsstörung** gehört gemeinsam mit der PTBS sowohl in der ICD-11 als auch im DSM-5 zur Gruppe von Störungen, die durch äußere Belastungen

51

◘ Tab. 51.1 Überblick PTBS-Diagnosen in ICD-11 vs. DSM-5. (Auszug; Abdruck erfolgt mit Genehmigung vom Hogrefe Verlag Göttingen aus dem Diagnostic and Statistical Manual of Mental Disorders, Fifth Edition © 2013 American Psychiatric Association, dt. Version © 2018 Hogrefe Verlag)

Kriterium	Posttraumatische Belastungsstörung (ICD-11)	Komplexe posttraumatische Belastungsstörung (ICD-11)	Posttraumatische Belastungsstörung (DSM-5)
Trauma	Trauma(-ta) als Auslöser (▶ Abschn. 51.2.1)	Trauma(-ta) als Auslöser (▶ Abschn. 51.2.1)	A. Konfrontation mit tatsächlichem oder drohendem Tod, ernsthafter Verletzung oder sexueller Gewalt (...) (▶ Abschn. 51.2.1)
Symptome des Wiedererlebens	Mind. 1 Form des Wiedererlebens – Lebhafte intrusive Erinnerungen – Flashbacks – Albträume	Wie PTBS (ICD-11)	B. Vorhandensein eines (oder mehrerer) der folgenden Symptome des Wiedererlebens (...), die auf das oder die traumatischen Ereignisse bezogen sind und die nach dem oder den traumatischen Ereignissen auftreten: [Mind. 1 aus 5 Symptomen] 1. Wiederkehrende, unwillkürlich sich aufdrängende belastende Erinnerungen (Intrusionen) (...) 2. Wiederkehrende, belastende Träume, deren Inhalte und/oder Affekte sich auf das oder die traumatischen Ereignisse beziehen (...) 3. Dissoziative Reaktionen (z. B. Flashbacks) (...) 4. Intensive oder anhaltende psychische Belastung bei der Konfrontation mit inneren oder äußeren Hinweisreizen (...) 5. Deutliche körperliche Reaktionen bei der Konfrontation mit inneren oder äußeren Hinweisreizen (...)
Vermeidung	Mind. 1 Form der Vermeidung – Vermeidung von Gedanken oder Erinnerungen an Trauma(-ta) – Vermeidung von Aktivitäten, Situationen oder Menschen, die an Traumat(-ta) erinnern	Wie PTBS (ICD-11)	C. Anhaltende Vermeidung von Reizen, die mit dem oder den traumatischen Ereignissen begannen (...) [Mind. 1 aus 2 Symptomen] 1. Vermeidung oder Bemühungen, belastende Erinnerungen, Gedanken oder Gefühle zu vermeiden, die sich auf das oder die Ereignisse beziehen (...) 2. Vermeidung oder Bemühungen, Dinge in der Umwelt (...) zu vermeiden, die belastende Erinnerungen, Gedanken oder Gefühle hervorrufen (...)
Negative Veränderungen in Kognitionen und Stimmung	–	(Überschneidungen mit Symptomgruppe „negative selbstbezogene Kognitionen, Probleme der Affektregulation und interpersonelle Probleme")	D. Negative Veränderungen von Kognitionen und der Stimmung im Zusammenhang mit dem oder den traumatischen Ereignissen (...) [Mind. 2 aus 7 Symptomen] 1. Unfähigkeit, sich an einen wichtigen Aspekt (...) zu erinnern (...) 2. Anhaltende und übertriebene negative Überzeugungen oder Erwartungen (...) 3. Anhaltende verzerrte Kognitionen hinsichtlich der Ursache und Folgen des oder der traumatischen Ereignisse (...) 4. Andauernder negativer emotionaler Zustand (...) 5. Deutlich vermindertes Interesse oder verminderte Teilnahme an wichtigen Aktivitäten 6. Gefühle der Abgetrenntheit oder Entfremdung von anderen 7. Anhaltende Unfähigkeit, positive Gefühle zu empfinden (...)

(Fortsetzung)

Tab. 51.1 (Fortsetzung)

Kriterium	Posttraumatische Belastungsstörung (ICD-11)	Komplexe posttraumatische Belastungsstörung (ICD-11)	Posttraumatische Belastungsstörung (DSM-5)
Übererregung	Erhöhte Wahrnehmung aktueller Bedrohung, z. B. Hypervigilanz oder erhöhte Schreckreaktion	Wie PTBS (ICD-11)	E. Deutliche Veränderungen des Erregungsniveaus oder der Reaktivität im Zusammenhang mit dem oder den traumatischen Ereignissen (…) [Mind. 2 aus 6 Symptomen] 1. Reizbarkeit und Wutausbrüche (…) 2. Riskantes oder selbstzerstörerisches Verhalten 3. Übertriebene Wachsamkeit (Hypervigilanz) 4. Übertriebene Schreckreaktionen 5. Konzentrationsschwierigkeiten 6. Schlafstörungen (…)
Probleme der Affektregulation	–	Stark ausgeprägt und persistierend	–
Negatives Selbstbild	–	Stark ausgeprägt und persistierend	(Überschneidungen mit Symptomcluster „negative Veränderungen in Kognitionen und Stimmung")
Interpersonelle Probleme	–	Stark ausgeprägt und persistierend	(Überschneidungen mit Symptomcluster „negative Veränderungen in Kognitionen und Stimmung")
Dauer	Mind. mehrere Wochen	–	Mind. 1 Monat
Leiden/Beeinträchtigung	Muss vorhanden sein	Muss vorhanden sein	Muss vorhanden sein

ausgelöst werden. Im Unterschied zur PTBS ist das auslösende Ereignis jedoch weniger stark spezifiziert. In der ICD-11 (6B43) werden als Beispiele Scheidung, Krankheit, sozioökonomische Probleme oder Konflikte am Arbeitsplatz genannt, die alle nicht der Definition eines Traumas entsprechen. Als Hauptmerkmale werden die Präokkupation mit dem Stressor (z. B. Sorgen, Grübeln) sowie eine Unfähigkeit, sich auf die neue Situation einzustellen (Maladaptation) genannt. Das DSM-5 unterscheidet demgegenüber verschiedene Subtypen mit unterschiedlichen Symptomprofilen. In beiden Klassifikationssystemen kann die Anpassungsstörung nur dann diagnostiziert werden, wenn die Kriterien für keine andere psychische Störung (inklusive der PTBS) erfüllt sind.

51.2.4 Diagnostische Instrumente

Die „Clinician-Administered PTSD Scale for DSM-5" (CAPS-5; Müller-Engelmann et al. 2018) ist ein strukturiertes Interview, das speziell für die PTBS-Diagnostik nach DSM-5 Kriterien entwickelt wurde. Die CAPS ermöglicht sowohl die Diagnosestellung einer PTBS als auch die Feststellung des Schweregrads der PTBS-Symptome im letzten Monat. Vor allem in der Forschung zählt die CAPS zu den am häufigsten eingesetzten diagnostischen Verfahren.

Neben diagnostischen Interviews eignen sich Selbstbeurteilungsfragebögen besonders gut zur Erfassung der Symptomhäufigkeit und -intensität. Zur Erfassung der PTBS-Symptomatik nach DSM-5 liegt in deutscher Übersetzung die „PTSD-Checklist for DSM-5" (PCL-5; Krüger-Gottschalk et al. 2017) vor. Weitere gängige Selbstberichtfragebogen, die sich jedoch an früheren DSM-Versionen orientieren, sind die „Impact of Event Skala-Revised" (IES-R; Maercker und Schützwohl 1998), sowie die „Posttraumatic Diagnostic Scale" (PDS; Griesel et al. 2006).

Der „International Trauma Questionnaire" (ITQ) ist ein neuer Selbstberichtfragebogen, der mit Hilfe von 23 Items die Symptomschwere der PTBS sowie kPTBS nach ICD-11 erfasst (Karatzias et al. 2017).

Eine ausführliche Übersicht über die Diagnostik und Differenzialdiagnostik der PTBS geben Schellong et al. (2019).

51.3 Epidemiologie

51.3.1 Prävalenz

Die Verbreitung der PTBS hängt stark von den gesellschaftlichen Rahmenbedingungen und dem regionalen Lebensraum ab, da diese die Häufigkeit traumatischer Ereignisse beeinflussen. Häufig zitierte epidemiologische Daten aus den USA zeigen, dass mehr als die Hälfte der dortigen Bevölkerung irgendwann in ihrem Leben einmal ein Trauma erlebt haben (Kessler et al. 1995). Ergebnisse der bisher größten bevölkerungsrepräsentativen Erhebung in Deutschland deuten jedoch daraufhin, dass die Rate hier mit 24 % deutlich niedriger liegt (Maercker et al. 2008). In manchen Ländern (z. B. Bürgerkriegsgebieten) ist demgegenüber davon auszugehen, dass fast die gesamte Bevölkerung bereits traumatische Erlebnisse hatte.

Nach der Konfrontation mit einem traumatischen Ereignis entwickeln im Durchschnitt lediglich 10–20 % der Betroffenen eine PTBS (Hidalgo und Davidson 2000), wobei die bedingte Wahrscheinlichkeit je nach Art, Schwere, Dauer und Häufigkeit der Erlebnisse stark variiert. Mit bedingten Wahrscheinlichkeiten von bis zu 55 % zählen sexuelle Gewalterfahrungen zu den pathogensten Traumata, wohingegen Unfälle mit einer bedingten Wahrscheinlichkeit von 7 % deutlich weniger häufig eine PTBS nach sich ziehen (Kessler et al. 1995; Perkonigg et al. 2000). Zudem ist das Risiko nach wiederholter Traumatisierung höher als nach einmaligen Erlebnissen (Neuner et al. 2004).

Die Lebenszeitprävalenz einer PTBS nach DSM-IV in der Gesamtbevölkerung liegt in den USA bei 6,8 % (Kessler et al. 2005). Maercker et al. (2008) berichten in einer repräsentativen deutschen Bevölkerungsstichprobe eine 1-Monats-Prävalenz von 2,3 % für die PTBS nach DSM-IV. In einer neueren Studie derselben Arbeitsgruppe, in der die neuen Störungsdefinitionen nach ICD-11 angewandt wurden, zeigten sich 1-Monats-Prävalenzen von 1,5 % für die PTBS sowie 0,5 % für die kPTBS (Maercker et al. 2018).

51.3.2 Verlauf

Unmittelbar nach Konfrontation mit einem Trauma oder mehreren Traumata treten bei Betroffenen oft akute Belastungssymptome auf (▶ Abschn. 51.2.3). Eine PTBS kann jedoch erst nach einem Monat (nach DSM-5) bzw. mehreren Wochen (nach ICD-11) diagnostiziert werden. Dieses Zeitkriterium trägt der Tatsache Rechnung, dass in den ersten Tagen und Wochen nach einem traumatischen Ereignis bei vielen Betroffenen eine spontane Erholung von der posttraumatischen Belastungssymptomatik zu beobachten ist. PTBS-Symptome in der unmittelbaren Folge eines Traumas können daher auch als normale Reaktion auf das traumatische Erlebnis betrachtet werden, d. h., eine PTBS entsteht nach dieser Sichtweise dann, wenn eine Erholung von der akuten Belastungsreaktion ausbleibt (vgl. Ehlers und Clark 2000; Foa et al. 2006). In einem Überblicksartikel zu Langzeitverläufen nach traumatischen Erlebnissen unterscheiden Bonanno et al. (2011) vier

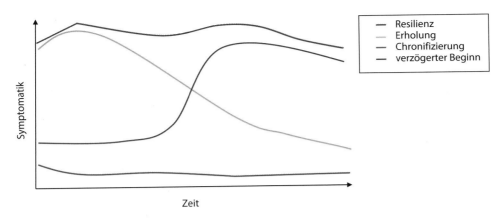

Abb. 51.2 Prototypische Verläufe nach Bonanno et al. (2011. Reproduced with permission from the Annual Review of Clinical Psychology, Volume 7 © 2011 by Annual Reviews, http://www.annualreviews.org)

prototypische Verläufe (◻ Abb. 51.2): Die größte Gruppe von Traumaüberlebenden erweist sich dabei als resilient, d. h., sie zeigt bereits kurz nach dem Ereignis keine oder nur eine geringe Ausprägung an Belastungssymptomen und behält diese langfristig bei. Eine weitere Gruppe erlebt zunächst starke Symptomatik, jedoch im weiteren Verlauf eine spontane Erholung. Bei einer dritten Gruppe zeigen sich bereits kurz nach dem Trauma ausgeprägte Belastungssymptome, die sich im weiteren Verlauf chronifizieren. Schließlich ist bei einer kleinen Gruppe von Traumaüberlebenden ein verzögerter Beginn festzustellen, mit zunächst niedriger Symptomausprägung und einem Erstauftreten der vollen PTBS-Symptomatik einige Wochen oder Monate nach dem Ereignis. Eine verspätete Verstärkung der Symptomatik kann u. a. durch kritische Lebensereignisse ausgelöst werden, tritt jedoch vergleichsweise selten auf (Andrews et al. 2007).

> **Wichtig**
> Traumatische Erlebnisse sind häufig. Nur eine Minderheit von Traumaüberlebenden entwickelt jedoch eine chronische PTBS.

51.3.3 Komorbidität

Die PTBS zeigt konsistent hohe Komorbiditätsraten mit anderen Störungen. In der Studie von Kessler et al. (1995) hatten 88 % der erwachsenen Männer und 79 % der Frauen mit PTBS mindestens eine komorbide psychische Störung. Untersuchungen an Jugendlichen und jungen Erwachsenen in Deutschland zeigten sehr ähnliche Befunde, hier litten 87,5 % der PTBS-Patienten unter mindestens einer weiteren Störung (Perkonigg et al. 2000). Die häufigsten komorbiden Störungen sind dabei Angststörungen, affektive Störungen und Substanzmissbrauch. Es ist allerdings zu berücksichtigen, dass es bisher wenig gesicherte Erkenntnisse darüber gibt, ob die PTBS oder die komorbiden Störungen die primäre

Störung darstellen. Einerseits ist es möglich, dass andere Störungen bereits vor der Traumatisierung vorlagen und somit die Vulnerabilität der Betroffenen für eine PTBS erhöhen (z. B. der/die Betroffene hatte einen schweren Unfall da er/sie trotz Missbrauchs von Substanzen Auto gefahren ist). Andererseits ist denkbar, dass die komorbiden Störungen sekundär, also als Komplikation, auftreten können (z. B. der/die Betroffene missbraucht Substanzen, um negative Gefühle oder Erinnerungen an einen traumatischen Unfall zu unterdrücken). In der epidemiologischen Studie von Kessler et al. (1995) zeigte sich, dass komorbide affektive Störungen oder Substanzmissbrauch in den meisten Fällen nach der PTBS entstanden waren. Bei etwa 50 % der Betroffenen stellte die PTBS die primäre Störung bei komorbiden Angststörungen dar.

51.4 Ätiologie

51.4.1 Risikofaktoren

Die Tatsache, dass traumatische Erlebnisse häufig sind, jedoch nur eine Minderheit der Traumaüberlebenden eine chronische PTBS entwickeln (▶ Abschn. 51.3), wirft die Frage auf, welche Faktoren die unterschiedlichen Verläufe nach Traumata und insbesondere die Entstehung und Aufrechterhaltung der PTBS-Symptome erklären können. In Längsschnittstudien konnten verschiedene Risikofaktoren identifiziert werden, u. a. prätraumatische Risikofaktoren (z. B. weibliches Geschlecht, niedriger sozioökonomischer Status, niedrige Intelligenz, frühere Traumatisierung, frühere psychische Störung), Merkmale des Traumas (z. B. Art, Schwere, Anzahl), die Verarbeitung während des Traumas (z. B. Angst, Hilflosigkeit, Dissoziation), frühe PTBS-Symptome sowie posttraumatische Risikofaktoren (z. B. geringe soziale Unterstützung, psychosoziale Belastungen, Vermeidung, Gedankenunterdrückung, exzessives Grübeln; Brewin et al. 2000; Ozer et al. 2003; Xue et al. 2015).

51.4.2 Psychologische Störungsmodelle

Emotional-Processing-Theorie

Die Emotional-Processing-Theorie zur Erklärung der PTBS (Foa und Rothbaum 1998) ist eine Adaptation des einflussreichen Modells selben Namens, das Foa und Kozak (1986) ursprünglich zur Erklärung der therapeutischen Wirkung von Expositionsverfahren bei Angststörungen entwickelt hatten (s. auch ► Kap. 26). Eine Grundannahme des für PTBS adaptierten Modells ist, dass traumatische Erinnerungen in sog. Furchtstrukturen im Gedächtnis repräsentiert sind, die ein Programm zum Umgang mit Bedrohung darstellen. Eine solche Furchtstruktur wird als Netzwerk mit folgenden Elementen beschrieben:

1. Repräsentation von Reizen, die während des Traumas anwesend waren, die durch assoziative Lernprozesse mit
2. behavioralen und physiologischen Reaktionen (z. B. wegrennen, sich verstecken, Herzklopfen, Schwitzen etc.) verknüpft sind, sowie
3. die subjektive und emotionale Bedeutung dieser Reiz-Reaktions-Verknüpfungen (z. B. „Ich werde sterben.").

Die Theorie schlägt nun vor, dass sich das Furchtgedächtnis von Personen mit und ohne PTBS in wichtigen Merkmalen unterscheidet:

1. Eine pathologische Furchtstruktur ist durch unrealistische Assoziationen zwischen eigentlich harmlosen Reizen (z. B. T-Shirt in einer bestimmten Farbe) mit bedrohungsbezogenen Reizen (z. B. Täter), Reaktionselementen (z. B. Angstreaktionen) und Bedeutungselementen (z. B. Gefahr) gekennzeichnet.
2. Die Furchtstruktur enthält bei PTBS besonders starke Reaktionselemente, z. B. Angst, physiologische Reaktionen oder Vermeidung.
3. Die Anzahl der im Netzwerk repräsentierten Stimuluselemente ist besonders hoch.

Aufgrund dieser Merkmale können viele verschiedene Reize die Traumaerinnerung auslösen, was dazu führt, dass traumabezogene Erinnerungen in Form von intrusivem Wiedererleben bewusst werden und die starken Reaktionselemente aktiviert werden (Angst, Übererregung, Vermeidung). In Erweiterungen ihres Modells postulieren Foa und Kolleginnen zudem, dass ein weiteres Merkmal pathologischer Furchtstrukturen eine Fragmentierung und Desorganisation der expliziten Erinnerung an das Trauma ist und dass sehr rigide prätraumatische Überzeugungen und Schemata die Entstehung einer pathologischen Furchtstruktur und damit einer PTBS begünstigen können (Foa und Riggs 1993). Zudem wird angenommen, dass die Vermeidung von traumabezogenen Reizen und der Angst zwar kurzfristig zu einem Ausbleiben bzw. einer Linderung

der Angstreaktion führt, langfristig die PTBS jedoch aufrechterhält, da keine Veränderung der Furchtstruktur stattfindet. ◘ Abb. 51.3 verdeutlicht modellhaft den Unterschied zwischen einer pathologischen und einer nicht pathologischen Furchtstruktur.

Als therapeutische Implikationen leiten die Autorinnen aus der Emotional-Processing-Theorie zwei notwendige Bedingungen für eine Veränderung der Furchtstruktur ab:

1. die Furchtstruktur muss in der Therapie aktiviert werden, damit
2. die Integration korrektiver Informationen erfolgen kann, die inkompatibel mit den Elementen der Furchtstruktur sind (Rauch und Foa 2006).

Diese inkompatiblen Informationen können dabei verschiedene Quellen haben: eine Abnahme der erfahrenen Angst (Habituation) während einer Konfrontationsübung sowie die Abnahme der Angst über Übungen und Sitzungen hinweg und die daraus folgende Erkenntnis, dass die Konfrontation mit dem Traumareiz nicht die gefürchtete Bedeutung bzw. Konsequenz hatte. Gelingt es, während der Therapie neue Informationen über die Furchtstruktur zu generieren, so können diese neu gewonnenen Erkenntnisse (z. B. „Ich bin meinen Emotionen nicht ausgeliefert") und körperlichen Erfahrungen (z. B. Angst nimmt ab) bezüglich der Reiz-Reaktions-Verbindungen in die Furchtstruktur integriert und fälschlicherweise erlernte Reiz-Reaktions-Verbindungen sowie dysfunktionale Kognitionen und Bewertungen im Hinblick auf Traumareize geschwächt werden. Vor dem Hintergrund dieser Überlegungen haben Foa et al. (2014) die **prolongierte Expositionstherapie** entwickelt (► Abschn. 51.5.2).

Die Emotional-Processing-Theorie ist bis heute eines der einflussreichsten Störungsmodelle für Angststörungen im Allgemeinen sowie PTBS im Speziellen, da sie neben den assoziativen Lernaspekten (Reiz-Reaktions-Verbindungen) die Relevanz von kognitiven Prozessen in dem Erwerb und der Behandlung von Angststörungen erkennt. Zudem bildet sie die theoretische Grundlage für die prolongierte Exposition als eine der am besten untersuchten evidenzbasierten Behandlungen für die PTBS (► Abschn. 51.5.2). Die Annahmen der Theorie zur Wirkweise der Expositionstherapie, insbesondere der Rolle der initialen Furchtreaktion sowie der Habituation innerhalb einer Sitzung, konnten jedoch empirisch nicht bestätigt werden (Craske et al. 2014; Rupp et al. 2017).

Duale Repräsentationstheorie

Auch die duale Repräsentationstheorie (Brewin et al. 1996) beschäftigt sich mit den Gedächtnisphänomenen, die der PTBS zugrunde liegen. Die Theorie geht davon aus, dass traumatische Erinnerungen in verschiedenen Gedächtnissystemen gespeichert werden, nämlich zum

a

Schematisches Modell einer nicht-pathologischen
Traumaerinnerung

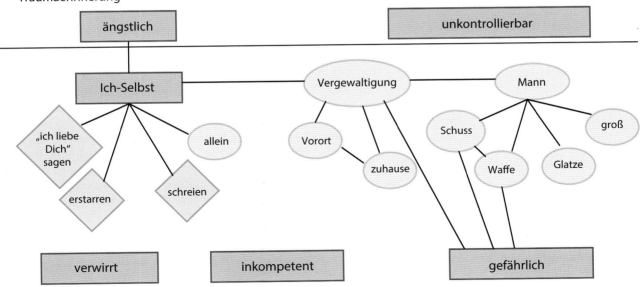

b

Schematisches Modell einer pathologischen
Traumaerinnerung

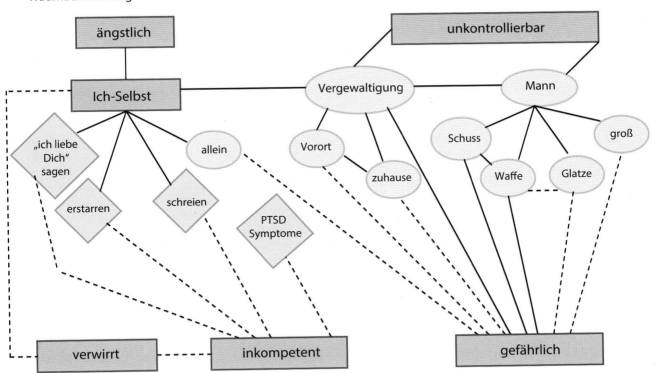

◘ **Abb. 51.3** Furchtstruktur nach einem abendlichen Überfall. **a** Ausgeprägte Furchtstruktur bei Vorliegen von PTB. **b** Deaktivierte Furchtstruktur bei genesenem Patienten (z. B. nach Konfrontationstherapie). (Aus Foa und Rothbaum 1998, republished with permission of Guilford Publications, Inc., © 1998; permission conveyed through Copyright Clearance Center, Inc.)

51

einen im sog. „verbally accessible memory" (VAM) und zum anderen im „situationally accessible memory" (SAM). Der im VAM abgespeicherte narrative „bewusste" Teil der Erinnerungen ist intentional abrufbar, mit anderen autobiografischen Erinnerungen integriert und damit für kognitive Bewertungen zugänglich. Der im SAM gespeicherte Teil der Erinnerung hingegen ist nicht bewusst zugänglich, sondern kann durch assoziierte Traumareize (internal oder external) automatisch hervorgerufen werden und tritt daher oft in Form von Flashbacks oder Albträumen auf. Sehr hohe Erregungs- und Stresszustände, wie sie durch traumatische Erlebnisse ausgelöst werden, hemmen dem Modell zufolge die Funktion des Hippocampus, welcher eine wichtige Rolle bei der Verarbeitung und Speicherung von Erinnerungen im VAM-System spielt, und verhindern dadurch eine Encodierung detaillierter und lückenloser Erinnerungen an das Trauma. Hinzu kommt, dass eine eingeschränkte kognitive Kapazität während des Traumas zu einer bevorzugten Encodierung des Traumas im SAM führt. Eine exzessive Repräsentation des Traumas im SAM bei geringer Repräsentation im VAM ist damit nach der Theorie für die häufige Auslösung sensorischer und hoch emotionaler SAM-Erinnerungen in Form intrusiven Wiedererlebens verantwortlich. In einer überarbeiteten Version der Theorie (Brewin et al. 2010) erklären die Autoren weiter, dass Erinnerungen im SAM-System (nun: S-rep für „sensory-bound memory representation") im Gegensatz zu Erinnerungen im VAM-System (nun C-rep für „contextual memory representation") nicht kontextualisiert sind, d. h., sie umfassen keine Information über Ort oder Zeit und führen daher bei Aktivierung zu einem sensorischen Wiedererleben im Hier und Jetzt (z. B. Intrusionen). Ein intentionales Hervorrufen der S-rep im Rahmen traumafokussierter Therapie soll folglich eine Integration von fehlenden bzw. neuen Erinnerungselementen befördern (Kontextualisierung) und so eine Zusammenführung von S-rep und C-rep zu einer ganzheitlichen Traumaerinnerung ermöglichen.

Einige experimentelle Befunde untermauern das Modell (z. B. Brewin und Burgess 2014; Holmes et al. 2004), jedoch ist die Theorie aufgrund divergierender Befunde sowie mangelnder Operationalisierbarkeit zentraler Konstrukte auch wiederkehrender Kritik ausgesetzt (Pearson et al. 2012; Pearson 2012; ▶ Studienbox).

Studienbox

Hilft Tetris-Spielen gegen Intrusionen?

Die duale Repräsentationstheorie geht davon aus, dass PTBS-Symptome, wie z. B. intrusive Erinnerungen, auf eine zu starke Encodierung des Erlebnisses im SAM im Zusammenhang mit einer schwachen Enkodierung im VAM zurückgehen. Emily Holmes und Kollegen haben diese Hypothese in einer Serie von Studien unter Verwendung des sog. Traumafilmparadigmas untersucht. Zu diesem Zweck wurden gesunde Probanden mit einer oder mehreren Filmszenen konfrontiert, die stark aversive Bilder (z. B. schwere Unfälle, körperliche oder sexuelle Gewalttaten) zeigen. Aus einer Vielzahl von Studien ist bekannt, dass auf diese Weise analoge PTBS-Symptome, insbesondere Intrusionen, hervorgerufen werden können (Holmes und Bourne 2008). Dies macht es möglich, den Effekt verschiedener Interventionen auf die Entstehung und/oder Aufrechterhaltung von Intrusionen zu untersuchen. Um die Annahmen der dualen Repräsentationstheorie zu überprüfen, setzten Holmes et al. (2004) verschiedene Aufgaben ein, die Probanden *während* des Traumafilms durchführen sollten. Vor dem Hintergrund der dualen Repräsentationstheorie wurde erwartet, dass die Ausführung einer visuell-räumlichen Aufgabe (z. B. Tippen eines vorgegebenen Musters auf einer Tastatur) während des Films im Vergleich zu Kontrollbedingungen zu *weniger* Intrusionen über diesen Film führen sollte, da diese Aufgabe Kapazität des visuell-räumlichen Arbeitsgedächtnisses fordert und damit mit der Encodierung des Films im SAM interferiert. Diese Annahme konnte bestätigt werden.

In einem zweiten Schritt untersuchten Holmes et al. (2009), ob Probanden, die *nach* einem Traumafilm das Computerspiel Tetris spielten, das ebenfalls visuell-räumliche Arbeitsgedächtniskapazität fordert, signifikant weniger visuelle Intrusionen an den Film berichteten, als Probanden, die keine Intervention bekamen (◌ Abb. 51.4). Auch dies konnte bestätigt werden. Weitere Studien zeigten, dass verbale Aufgaben, die der Modalität der VAM-Erinnerung entsprechen, die Intrusionshäufigkeit nicht verringern (Holmes und Bourne 2008). Die Ergebnisse dieser Studien unterstützen die Annahmen der dualen Repräsentationstheorie. Darüber hinaus bieten sie einen möglichen Ansatzpunkt für die Prävention von PTBS nach realen Traumata durch den gezielten Einsatz von Aufgaben, die mit der Konsolidierung traumatischer Erinnerungen interferieren (Iyadurai et al. 2017).

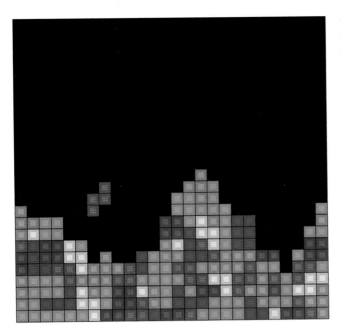

Kognitives Modell nach Ehlers und Clark (2000)

Im Zentrum des kognitiven Modells der PTBS nach Ehlers und Clark (2000) steht die Beobachtung, dass Traumaüberlebende mit PTBS eine *aktuelle* Bedrohung wahrnehmen, obwohl das Trauma bereits in der Vergangenheit liegt und bereits abgeschlossen ist. Dieses Gefühl der aktuellen Bedrohung und die nach Ansicht des Modells daraus resultierenden PTBS-Symptome haben nach Ehlers und Clark zwei zentrale Quellen. Zum einen postulieren die Autoren, dass sich die Bewertung des traumatischen Ereignisses und seiner Konsequenzen zwischen Personen mit und ohne PTBS unterscheidet. Der genaue Inhalt dieser Bewertungen ist idiosynkratisch und kann sich auf das traumatische Ereignis selbst (z. B. „Das Trauma zeigt, dass ich niemandem vertrauen kann."), das eigene Erleben und Verhalten während des Traumas (z. B. „Meine Reaktion während des Traumas zeigt, dass ich ein schlechter Mensch bin."), oder Folgen des Traumas beziehen (z. B. „Die Intrusionen bedeuten, dass ich verrückt werde."; „Mein Leben ist für immer zerstört."). Gemeinsames Merkmal dieser Bewertungen bei Personen mit PTBS ist nach Annahme des Modells jedoch, dass sie die Wahrnehmung einer aktuellen Bedrohung verstärken.

Zweitens gehen Ehlers und Clark (2000) davon aus, dass das Gefühl der aktuellen Bedrohung sowie das intrusive Wiedererleben auf Besonderheiten des Traumagedächtnisses zurückgehen. Dazu machen Sie eine Reihe spezifischer Annahmen. So postulieren sie, dass die Entwicklung einer PTBS dann wahrscheinlich ist,

wenn während des Traumas eine starke Encodierung perzeptueller Informationen bei gleichzeitig schwacher Encodierung kontextueller bzw. bedeutungshaltiger Informationen stattfindet. Die Autoren sprechen hier auch von der Dominanz einer datengeleiteten gegenüber einer konzeptuellen Verarbeitung (für ähnliche Annahmen im Rahmen der dualen Repräsentationstheorie ▶ Abschn. 51.4.2). Darüber hinaus soll eine reduzierte selbstbezogene Verarbeitung während des Traumas verhindern, dass das Ereignis in den Kontext autobiografischer Erinnerungen eingebettet wird. Als Folge dieser peritraumatischen Prozesse unterscheidet sich in der Folge nach Ehlers und Clark (2000) dann auch die konsolidierte Erinnerung an das Trauma in zwei wesentlichen Aspekten von Traumaerinnerungen bei Personen ohne PTBS: Zum einen dominieren auch hier perzeptuelle Inhalte sowie ursprüngliche Bewertungen, die während des Traumas vorlagen, zum anderen fehlt der Traumaerinnerung der autobiografische Kontext, d. h., sie ist nur unzureichend mit anderen autobiografischen Erinnerungen verbunden. Die häufige Auslösung intrusiver Erinnerung durch eine Vielzahl an Hinweisreizen erklärt das Modell darüber hinaus durch ein starkes perzeptuelles Priming (eine Form des impliziten Gedächtnisses) für traumabezogene Reize, was die Wahrnehmungsschwelle für diese Reize senkt, sowie durch besonders starke konditionierte Verbindungen zwischen neutralen Reizen mit dem Inhalt des Traumas.

Das kognitive Modell legt einen besonderen Schwerpunkt darauf zu erklären, welche Faktoren zur Aufrechterhaltung von posttraumatischen Belastungssymptomen auch über die akute Phase hinaus und schließlich zur Entwicklung einer chronischen PTBS beitragen. Dazu schlagen Ehlers und Clark (2000) vor, dass Personen, die unter einer PTBS leiden und eine starke aktuelle Bedrohung wahrnehmen, verschiedene kognitive und/oder behaviorale Strategien einsetzen, um die Symptome und die wahrgenommene Bedrohung zu kontrollieren. Diese Strategien können zwar unter Umständen kurzfristig wirksam sein, führen jedoch langfristig zur Aufrechterhaltung der PTBS, da sie eine Veränderung der traumabezogenen Bewertungen sowie eine Aktualisierung und Verarbeitung der Traumaerinnerung verhindern und teilweise paradoxerweise sogar direkt Symptome verstärken. Beispiele sind Gedankenunterdrückung, exzessives Grübeln, Vermeidungs- und Sicherheitsverhalten sowie problematischer Substanzkonsum. Zudem tragen nach Ehlers und Clark (2000) auch Veränderungen der Informationsverarbeitung zur Aufrechterhaltung der Störung bei (▶ Gut zu wissen). ◻ Abb. 51.5 gibt einen Überblick über die zentralen Prozesse innerhalb des kognitiven Modells sowie über Interventionen, die an jeweiligen Prozessen ansetzen (vgl. auch ▶ Abschn. 51.5.2 „Zentrale Therapiebausteine der TF-KVT").

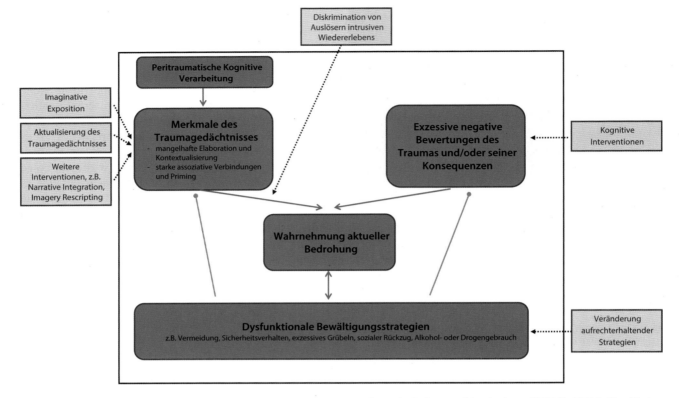

Abb. 51.5 Kognitives Modell der PTBS und Ansatzpunkte von Interventionen im Rahmen evidenzbasierter KVT für PTBS. (Aus Ehring 2019, mod. nach Ehlers und Clark 2000, © 2000, with permission from Elsevier)

Das kognitive Modell ist das derzeit elaborierteste und empirisch am besten fundierte Modell für die Entstehung und Aufrechterhaltung der chronischen PTBS (vgl. Brewin und Holmes 2003; Ehlers et al. 2012) und bildet die Basis für die kognitive Therapie der PTBS (vgl. ▶ Abschn. 51.5.2 „Beispiele für evidenzbasierte Therapieprogramme").

> **Gut zu wissen**
>
> **Veränderungen der Informationsverarbeitung bei der PTBS**
> Als weitere Prozesse, die zur Aufrechterhaltung der Störung beitragen, wurden Veränderungen in der Informationsverarbeitung bei Traumaüberlebenden mit PTBS identifiziert (für einen Überblick s. Ehlers et al. 2012). So gibt es Hinweise darauf, dass Traumaüberlebende mit PTBS eine selektiv erhöhte Aufmerksamkeit für traumabezogene Reize, eine bevorzugte Speicherung traumabezogener Reize im impliziten Gedächtnis sowie eine selektive Interpretation mehrdeutiger Reize im Sinne von Gefahr aufweisen, die die Wahrnehmung einer aktuellen Bedrohung weiter verstärken können. Zudem haben Personen mit PTBS – ähnlich wie jene mit Depression – Schwierigkeiten, sich auf spezifische Weise an (nicht traumatische) autobiografische Erlebnisse zu erinnern, was zur Aufrechterhaltung dysfunktionaler Bewertungen („Meine altes Leben ist für immer vorbei."; „Das Trauma hat meine Leben zerstört.") beitragen kann.

51.4.3 Psychobiologische Erklärungsansätze

Psychobiologische Modelle der PTBS gehen davon aus, dass eine der PTBS zugrunde liegende chronisch persistierende Stressreaktion für psychobiologische und neurofunktionale Veränderungen im Gehirn verantwortlich ist. Von besonderer Bedeutung sind dabei die Hypothalamus-Hypophysen-Nebennieren-Achse (HHNA) und verschiedene Gehirnareale, die mit Emotionsverarbeitung assoziiert sind (z. B. präfrontale Gebiete, Hippocampus und Amygdala). Im weiteren Verlauf werden die wichtigsten (neuro-)biologischen Befunde kurz dargestellt (für eine ausführliche Übersicht und Erläuterung des neurobiologischen Modells der PTBS vgl. Regenbogen und Pauly 2013).

Psychophysiologie Als Indikatoren für eine langfristige Stressreaktion wurden eine Anzahl psychophysiologischer Veränderungen bei PTBS-Patienten identifiziert. Dazu zählen ein erhöhtes autonomes Arousal im Ruhezustand (Herzrate und Blutdruck), verringerte Herzratenvariabilität und abnorme Schreckreaktionen auf auditive Reize (Morris et al. 2016) sowie ein gesteigertes Risiko für Herz-Kreislauf-Krankheiten (Boscarino 2008). Es sollte allerdings erwähnt werden, dass einige dieser Symptome nicht spezifisch für die PTBS sind, sondern auch bei anderen Störungsbildern, vor allem den Angststörungen, in unterschiedlichen Ausprägungen zu finden sind (Lissek und van Meurs 2015).

Endokrinologie Die HHNA gilt als zentrales Regelsystem bei der Entstehung und Aufrechterhaltung einer PTBS. Eine normale Aktivierung der HHNA bewirkt die Ausschüttung von Glukokortikoiden (z. B. Kortisol) durch die Nebennierenrinde sowie die Sekretion weiterer Hormone in Hypothalamus und Hypophyse. Ein Zusammenspiel der ausgeschütteten Hormone bewirkt unter gewöhnlichen Umständen die Hemmung weiterer Stressreaktionen. Bei lang anhaltendem Stress kann die erhöhte Ausschüttung von Glukokortikoiden jedoch zu Veränderungen im Gehirn führen (Regenbogen und Pauly 2013). So führt die initial vermehrte Ausschüttung von Glukokortikoiden langfristig zu einer chronischen Adaption der HHNA, welche sich u. a. durch eine niedrige basale Kortisolkonzentration sowie eine erhöhte Feedbacksensitivität bei PTBS-Patienten äußert (Morris et al. 2016). Allerdings gibt es auch abweichende Befunde, was die Suche nach Moderatoren dieses Zusammenhangs bedeutsam macht. So fanden Morris et al. (2016) eine negative Korrelation zwischen Kortisolspiegel und PTBS-Symptomen bei Probanden über 30 Jahren, jedoch eine positive Assoziation bei jüngeren Probanden.

Im Rahmen der Stressregulation wird der HHNA-Aktivität eine wichtige Rolle in der Gedächtnisverarbeitung eines traumatischen Ereignisses zugeschrieben. Da Glukokortikoidrezeptoren im Hippocampus (d. h. einer subkortikalen Hirnregion, die für komplexe Lernprozesse, inklusive der kontextuellen Verarbeitung von Erinnerungen, verantwortlich ist) eine besonders hohe Dichte aufweisen (de Kloet 2003), können abnorme Glukokortikoidspiegel zu Dysfunktionen in der Gedächtnisverarbeitung führen (► Abschn. 51.4.2 „Duale Repräsentationstheorie"). Das genaue Zusammenspiel zwischen HHNA und Gedächtnisprozessen bei der PTBS sowie die Bedeutung einer HHNA-Dysfunktion als prädisponierender Faktor für eine PTBS sind jedoch bisher noch nicht vollständig geklärt und bedürfen weiterer Forschung (Morris et al. 2016).

Neurofunktionelle Befunde Neben stressbedingten Veränderungen im Hormonhaushalt ist die PTBS durch eine Dysfunktion spezifischer Gehirnregionen und neuronaler Netzwerke charakterisiert. Vor allem das limbische System, welches eine Anzahl subkortikaler Strukturen enthält, die maßgeblich an (emotionalen) Gedächtnisprozessen und der Verarbeitung von Emotionen beteiligt sind (wie z. B. der Hippocampus und die Amygdala), ist von funktionalen Abweichungen im

Sinne einer Hyperaktivierung betroffen (Piefke et al. 2008; Shin et al. 2006). Kortikale Areale, wie z. B. der mediale präfrontale Kortex, zeigen bei PTBS-Patienten demgegenüber eine Hypoaktivierung (Milad et al. 2009). Da diese Hirnregionen stark mit Vermeidungsverhalten und verändertem Inhibitionsverhalten verbunden sind, kann eine fehlerhafte Verschaltung von mit Emotionen und Gedächtnis assoziierten subkortikalen Arealen mit präfrontalen kortikalen Arealen möglicherweise Probleme in der Emotionsverarbeitung (z. B. Inhibition, Kontrolle, Extinktionslernen) bei PTBS Patienten erklären (Regenbogen und Pauly 2013). Veränderungen der Konnektivität zwischen diesen Gebieten (Bluhm et al. 2009) bieten außerdem ein neurofunktionales Erklärungsmodell für wenig kontextualisierte und nonverbale emotionale Erinnerungen wie z. B. Intrusionen.

Neuromorphologie Abgesehen von funktionalen Abweichungen zeigen einige Hirnregionen außerdem anatomische Veränderungen. So weisen Traumatisierte ein reduziertes Hippocampusvolumen, eine Verminderung der weißen Substanz in frontalen Bereichen und ein verringertes Amygdalavolumen auf (Karl et al. 2006; Kitayama et al. 2005; Schuff et al. 2011). Zusammenfassend lässt sich eine Volumenreduktion in Gedächtnis- und emotionsassoziierten Arealen bei PTBS Patienten beobachten. Die observierten Veränderungen sind allerdings nicht unbedingt diagnosespezifisch und werden durch eine Vielzahl anderer Faktoren beeinflusst (z. B. Alter, Geschlecht, Medikation, Schwere der PTBS; vgl. Regenbogen und Pauly 2013), was zu einer Heterogenität der Befundlage führt. Es bleibt ferner unklar, ob die anatomischen Veränderungen eine Folge der PTBS sind oder ob sie einen Risikofaktor für die Krankheit darstellen.

51.4.4 Weitere ätiologische Faktoren

Im Zentrum der aktuell dominierenden Störungsmodelle zur Erklärung der PTBS stehen zum einen kognitive Faktoren (► Abschn. 51.4.2) sowie zum anderen psychobiologische Merkmale (► Abschn. 51.4.3). Darüber hinaus spielen jedoch **soziale und gesellschaftliche Faktoren** (z. B. soziale Unterstützung, gesellschaftliche Akzeptanz) eine zentrale Rolle (Maercker und Horn 2013). Auch **Probleme der Emotionsregulation** werden zunehmend als ein relevanter Faktor für die Entstehung und Aufrechterhaltung identifiziert (Seligowski et al. 2014; s. auch ► Gut zu wissen).

Gut zu wissen

**Ätiologie der komplexen posttraumatischen Belastungs-
störung**

Die bisherige Forschung zur Ätiologie der PTBS hat
sich hauptsächlich an der Störungsdefinition des DSM
in seiner jeweiligen Fassung orientiert. Die Entwicklung und empirische Testung theoretischer Modelle
zur Ätiologie der komplexen PTBS hat demgegenüber
bisher weniger Aufmerksamkeit erfahren. Dies wird
sich mit der Einführung der kPTBS-Diagnose in das
ICD-11 in der Zukunft voraussichtlich ändern.
Verschieden Autorinnen und Autoren haben darauf hingewiesen, dass frühe und wiederholte interpersonelle Traumata (z. B. sexuelle und körperliche Gewalt in der Kindheit durch Familienangehörige) nicht
nur zu den Kernsymptomen der PTBS führen (die
auch hier durch ähnliche Prozesse wie bei einmaligen
Traumata im Erwachsenenalter erklärt werden können), sondern darüber hinaus wichtige Entwicklungsprozesse negativ beeinflussen, was wiederum zur Entwicklung der komplexen Traumafolgesymptomatik
beiträgt (Cloitre et al. 2009; Terr 1991; van der Kolk
et al. 2005). Insbesondere wurden hier der Einfluss von
Traumata auf Bindungsprozesse (Cook et al. 2005),
Entwicklung von Selbst- und Emotionsregulation (Cicchetti und Toth 2005) sowie psychobiologische (u. a.
immunologische, endokrinologische, neurofunktionale
und neurostrukturelle) Prozesse (Binder 2017; Heim
et al. 1997; Regenbogen und Pauly 2013) untersucht.

51.5 Behandlung

51.5.1 Stand der Therapieforschung und Leitlinien

In nationalen und internationalen Leitlinien (z. B.
American Psychological Association 2017; Schäfer
et al. 2019) wird übereinstimmend die **traumafokussierte Psychotherapie** als Behandlung erster Wahl für
die PTBS empfohlen, insbesondere verschiedene Varianten der **traumafokussierten kognitive Verhaltenstherapie (TF-KVT)** sowie das **Eye Movement Desensitization
and Reprocessing (EMDR)**.

Definition

Traumafokussierte Psychotherapie ist ein Oberbegriff
für psychotherapeutische Ansätze zur Behandlung der
PTBS, bei denen die Verarbeitung der Traumaerinnerung und/oder die Veränderung traumabezogener Kognitionen im Vordergrund steht.

Ergebnisse aus mehr als 135 randomisierten kontrollierten Studien weisen darauf hin, dass PTBS mit traumafokussierter Psychotherapie hochwirksam behandelt werden kann (Ehring et al. 2019). So zeigten sich
z. B. in einer Metaanalyse von Bradley et al. (2005) eine
mittlere Prä-post-Effektstärke von d = 1,4 und Remissionsraten von ca. 70 % (für eine Zusammenfassung der
Befunde zur kPTBS: ► Exkurs).

Exkurs

**Behandlung der komplexen posttraumatischen Be-
lastungsstörung**

Da die kPTBS bisher keine offizielle Diagnose war, liegen bisher auch keine kontrollierten Interventionsstudien vor, die die spezifische Wirksamkeit von Behandlungen für kPTBS untersucht haben. Verschiedene
Leitlinien empfehlen die Kombination traumafokussierter Techniken mit Interventionen zur Verbesserung
der Emotionsregulation und Bearbeitung der interaktionellen Störungen (Cloitre et al. 2011; Schäfer et al.
2019). Die Frage, ob zur Behandlung der Kernsymptomatik der PTBS im Rahmen einer kPTBS existierende
Behandlungsansätze modifiziert werden sollten (z. B.
im Sinne phasenbasierter Behandlungen) oder ob dies
nicht notwendig ist, wird zurzeit jedoch kontrovers diskutiert (Cloitre 2016; De Jongh et al. 2016).

Daneben wurden ebenfalls **nicht traumafokussierte**
Varianten der PTBS-Therapie entwickelt, deren Haupt-
augenmerk weder auf der Verarbeitung der Traumaerinnerung noch auf der Bedeutung des Traumas liegt.
Inhalte dieser Behandlungsansätze sind stattdessen
u. a. die Vermittlung von Fertigkeiten der Emotionsregulation, Strategien zur Angstbewältigung im Alltag oder Hilfe bei der Problemlösung (Beispiele: stabi-
lierende Gruppenintervention, Dorrepaal et al. 2012;
Stressimpfungstraining, Foa et al. 1999). Ergebnisse
der Therapieforschung zeigen jedoch, dass die traumafokussierte Psychotherapie den nicht traumafokussierten Ansätzen in ihrer Wirksamkeit überlegen ist (Bisson et al. 2007; Lee et al. 2016).

Zur **pharmakotherapeutischen Behandlung** der PTBS
wurden verschiedene Substanzen vorschlagen; die Ergebnisse randomisierter kontrollierter Studien zeigen jedoch inkonsistente Ergebnisse. Neuere Metaanalysen
weisen auf eine moderate Wirksamkeit für die selektiven Serotoninwiederaufnahmehemmer (SSRI) Sertralin
und Paroxetin sowie den selektiven Serotonin- und No-
radrenalinwiederaufnahmehemmer (SNRI) Venlafaxin
hin, die jedoch der Wirksamkeit traumafokussierter
Psychotherapie deutlich unterlegen sind (Lee et al. 2016;
Schäfer et al. 2019). In nationalen und internationalen
Leitlinien wird Pharmakotherapie daher *nicht* als Be-

handlung erster Wahl für die PTBS empfohlen (American Psychological Association 2017; Schäfer et al. 2019). Benzodiazepine sind für die Behandlung der PTBS unwirksam (Guina et al. 2015) und sollten daher bei Patienten mit PTBS aufgrund der mit der Einnahme verbundenen Risiken nicht eingesetzt werden.

> **Wichtig**
>
> Bei der PTBS sind die traumafokussierte kognitive Verhaltenstherapie und das Eye Movement Desensitization and Reprocessing Behandlungen erster Wahl. Diese sind in ihrer Wirksamkeit sowohl rein stabilisierenden Therapiemaßnahmen als auch der Pharmakotherapie überlegen.

51.5.2 Traumafokussierte kognitive Verhaltenstherapie (TF-KVT)

Beispiele für evidenzbasierte Therapieprogramme

Die Gruppe der TF-KVT umfasst verschiedene evidenzbasierte Therapieprogramme, die sich u. a. in ihrer Schwerpunktsetzung auf konfrontative vs. kognitive Interventionen unterscheiden. Systematische Unterschiede in der Wirksamkeit zwischen diesen spezifischen Programmen wurden bisher nicht gefunden.

Die von Edna Foa und Kolleginnen entwickelte **prolongierte Exposition** („prolonged exposure", PE) (dt. Manual: Foa et al. 2014) ist eine der am besten untersuchten Therapieansätze bei PTBS. Hauptbestandteil der PE ist die imaginative Konfrontation mit der Traumaerinnerung, die in der Regel mit Exposition in vivo in Bezug auf vermiedene Situationen kombiniert wird.

Im Zentrum der **kognitiven Verarbeitungstherapie** („cognitive processing therapy", CBT) (Hauptautorin: Patricia Resick; dt. Manual: König et al. 2012) steht die Modifikation dysfunktionaler Überzeugungen, die

als Folge des Traumas entstanden sind. Sie enthält im Vergleich zur PE nur ein geringes Ausmaß an unmittelbarer Konfrontation mit der Traumaerinnerung, und zwar in Form von Schreibaufgaben.

Basierend auf ihrem kognitiven Modell (Ehlers und Clark 2000) haben Ehlers und Clark die **kognitive Therapie der PTBS** entwickelt, die kognitive Interventionen, Behandlungselemente zur Veränderung der Traumaerinnerung und behaviorale Strategien kombiniert (dt. Manual: Ehlers 1999).

Die **narrative Expositionstherapie** (Manual: Schauer et al. 2011) ist eine Variante der TF-KVT, die spezifisch für die Behandlung von Überlebenden politischer Gewalt, Vertreibung und Krieg entwickelt wurde. Im Zentrum der Therapie steht eine narrative Rekonstruktion der gesamten Lebensspanne sowie eine Konfrontation mit traumatischen Erlebnissen und deren Integration in die persönliche Autobiografie.

Das Skillstraining zur affektiven und interpersonellen Regulation in Kombination mit narrativer Therapie (STAIR/NT; Cloitre et al. 2014) sowie die dialektisch-behaviorale Therapie der PTBS (DBT-PTSD; Bohus et al. 2013) sind Beispiele für phasenbasierte Varianten der KVT, die speziell für Traumaüberlebende mit komplexer Symptomausprägung entwickelt wurden. In diesen Ansätzen wird der traumafokussierten Therapie eine erste Therapiephase vorgeschaltet, in der u. a. die Vermittlung von Fertigkeiten („skills") der Emotionsregulation, die Reduktion dissoziativer Symptome bzw. die Bearbeitung dysfunktionaler interpersoneller Schemata im Vordergrund stehen.

Zentrale Therapiebausteine der TF-KVT

Im Folgenden werden zentrale Therapiebausteine vorgestellt, die in den oben beschriebenen evidenzbasierten Programmen zur Behandlung der PTBS zum Einsatz kommen. In der Regel finden ein bis zwei Sitzungen pro Woche statt (▶ Studienbox).

Studienbox

Intensivtherapie zur Behandlung der PTBS

Psychotherapie für PTBS, z. B. die kognitive Therapie nach Ehlers und Clark (2000), findet üblicherweise in Form von wöchentlichen Sitzungen statt. Um eine schnellere Symptomreduktion zu erreichen und mögliche Probleme zwischen den Sitzungen zu reduzieren, entwickelten Ehlers und Kollegen eine intensive Version desselben Therapieprogramms, bei der alle Therapiesitzungen innerhalb von 7 Tagen durchgeführt wurden. In einer randomisierten kontrollierten Studie verglichen die Autorinnen (Ehlers et al. 2014) die intensive kognitive Therapie (Studienarm A) dann mit der Standardversion der kognitiven Therapie mit wöchentlichen Sitzungen (Studienarm B), einer aktiven Kontrollbedingung, in der Patientinnen eine supportive und emotionsfokussierte (aber

nicht traumafokussierte) Behandlung mit wöchentlichen Sitzungen erhielten (Studienarm C) sowie einer Wartelisten-Kontrollbedingung (Studienarm D). Die Ergebnisse zeigten, dass beide Varianten der kognitiven Therapie zu hohen Effektstärken führten – d (prä vs. post) = 1,95, Verlust der PTBS-Diagnose bei 73 bzw. 77 % – und damit sowohl der Warteliste als auch der aktiven Kontrollbedingung signifikant überlegen waren. Patientinnen in der intensiven Therapiebedingung zeigten eine schnellere Symptomreduktion als jene in der Standardbedingung, bei insgesamt vergleichbarer klinischer Wirksamkeit. Nach beiden Varianten der kognitiven Therapie blieben die Effekte bis zum Follow-Up nach 40 Wochen stabil.

Psychoedukation und Schaffung günstiger Ausgangsbedingungen

Die verschiedenen Varianten der TF-KVT unterscheiden sich darin, wie viel Vorbereitung auf die traumafokussierten Interventionen für notwendig erachtet wird. In allen Ansätzen findet in dieser frühen Phase der Therapie jedoch Psychoedukation statt. Da viele Patientinnen mit PTBS katastrophisierende Überzeugungen in Bezug auf ihre Symptome haben (z. B. „Die vielen Erinnerungen und Flashbacks zeigen, dass ich verrückt werde."), ist eine Normalisierung dieser Symptome durch Psychoedukation hilfreich. Zum anderen entwickeln Therapeutin und Patientin in dieser Phase gemeinsam Therapieziele sowie ein individuelles Störungsmodell, aus dem die Therapieplanung abgeleitet wird.

Ebenso ist es in allen Varianten der TF-KVT notwendig zu prüfen, ob günstige Ausgangsbedingungen für die traumafokussierte Therapie gegeben sind. So ist es wichtig sicherzustellen, dass keine aktuelle Bedrohung vorliegt (z. B. häusliche Gewalt; regelmäßiger Kontakt mit einem immer noch gefährlichen Täter). Zudem muss geklärt werden, ob notwendige organisatorische Rahmenbedingungen (z. B. Zeit für regelmäßige Therapiesitzungen und Hausaufgaben) und eine ausreichende Therapiemotivation gegeben sind. Schließlich ist bei Vorliegen von selbstschädigendem, fremdgefährdendem oder den Therapiefortschritt behinderndem Verhalten sowie bei starken komorbiden Symptomen (z. B. schwere Depression, problematischer Substanzgebrauch) zu prüfen, ob Interventionen zur Reduktion dieser Problemebereiche vor Beginn der traumafokussierten Therapie notwendig sind.

Modifikation des Traumagedächtnisses

Nach Ehlers und Clark (2000) sind Merkmale des Traumagedächtnisses ein zentraler Faktor bei der Aufrechterhaltung der PTBS. Ein wichtiger Bestandteil der meisten TF-KVT-Programme sind daher Interventionen zur Modifikation des Traumagedächtnisses.

Eine besondere Rolle nimmt hierbei die **imaginative Exposition** in Bezug auf die Traumaerinnerung ein. Im Rahmen von PE wird imaginative Exposition wiederholt in den Sitzungen durchgeführt. Als Hausaufgaben zwischen den Sitzungen hören sich die Patientinnen möglichst täglich die Audioaufnahme der jeweils letzten Sitzung an. Anzeichen für eine erfolgreiche Verarbeitung ist eine Habituation zwischen den Expositionssitzungen sowie eine Reduktion der durch die Traumaerinnerung ausgelösten Belastung.

> **Imaginative Exposition bei der PTBS**
> - **Grundprinzip:** Konfrontation mit dem Trauma in der Vorstellung. Die Patientin lässt die Erlebnisse chronologisch vor dem inneren Auge passieren und beschreibt diese.
> - **Art der Durchführung:** Detailliertes Wiedererleben und Beschreiben im Präsens und der ersten Person Singular („Als würde es jetzt wieder geschehen"); Schilderung beinhaltet objektives Geschehen, Sinneseindrücke in allen Modalitäten, Gedanken, Gefühle, Körperempfindungen und Handlungsimpulse
> - **Reaktionsverhinderung:** Patientin wird darin angeleitet, nicht zu vermeiden und kein Sicherheitsverhalten auszuführen.

In der kognitiven Therapie der PTBS nach Ehlers und Clark (2000) werden verschiedene Strategien zur **Aktualisierung und Kontextualisierung der Traumaerinnerung** durchgeführt. Um einen Überblick über die Geschehnisse während des Traumas zu erhalten und die Hotspots zu identifizieren, beginnt auch diese Therapie mit ein bis zwei Durchgängen der imaginativen Exposition.

> **Definition**
>
> Als **Hotspots** bezeichnet man die schlimmsten Momente während des Traumas; dies sind gleichzeitig in der Regel diejenigen Momente, die in Form von intrusiven Erinnerungen, Flashbacks oder Alpträumen wiedererlebt werden.

Im nächsten Schritt identifizieren Therapeutin und Patientin dann gemeinsam die in den Hotspots enthaltenen dysfunktionalen Bewertungen und damit verbundenen Emotionen. Die Bewertungen werden dann zunächst mit Hilfe kognitiver Interventionen disputiert und neue hilfreiche Bewertungen erarbeitet. Im letzten Schritt wird der Hotspot durch eine kurze imaginative Exposition reaktiviert und durch Integration korrektiver Informationen und/oder der erarbeiteten hilfreichen Bewertungen aktualisiert (s. das Fallbeispiel in ▶ Klinisch betrachtet).

Zur Modifikation des Traumagedächtnisses werden noch eine Reihe weiterer Interventionen eingesetzt, z. B.
- Konfrontation mit der Traumaerinnerung in Form von Schreibaufgaben;
- imaginatives Überschreiben („imagery rescripting") der Traumaerinnerung: ausgehend von der imaginativen Exposition findet in der Imagination eine Ver-

Fallbeispiel: Aktualisierung der Traumaerinnerung

Herr S. berichtete nach seinem schweren Fahrradunfall als einen Hotspot den Moment, in dem er das Auto auf sich zukommen sah (zentrale Bewertung: „Ich werde sterben."; zentrale Emotion: Todesangst). Ziel der Aktualisierung dieses Hotspots in der Therapie war es, die korrektive Information, dass Herr S. überlebt hat, mit dem Traumagedächtnis zu verbinden. Die Sitzung begann mit einer kurzen imaginativen Exposition zur Aktivierung des Hotspots.

An der Stelle des Hotspots und nach Aktivierung der damit verbundenen Sinneseindrücke, Bewertungen und Emotionen, half die Therapeutin dem Patienten mit leitenden Fragen (z. B. „Sie haben Angst zu sterben. Was wissen sie jetzt? Welche Beweise haben Sie, dass Sie überlebt haben?"), sich bewusst an die aktualisierende Information zu erinnern („Ich bin nicht gestorben; Ich wohne jetzt in einer anderen Stadt, das Leben ist weitergegangen.").

änderung des Ablaufs der Situation statt, sodass jemand interveniert und das Ergebnis und/oder die Bewertung der Situation verändert wird (Arntz 2012; Schmucker und Köster 2014);

- „imagery rehearsal" zur Reduktion von Albträumen: Einüben eines alternativen Endes für die belastenden Träume in der Imagination (Thünker und Pietrowsky 2011);
- Identifikation von Auslösern des intrusiven Wiedererlebens und Konfrontation mit diesen Auslösern mit dem Ziel der Diskrimination zwischen damals und heute (Ehlers 1999)

Kognitive Interventionen

Nach Ehlers und Clark (2000) sind neben Merkmalen des Traumagedächtnisses ebenfalls exzessive negative Bewertungen des Traumas und/oder seiner Konsequenzen für die Aufrechterhaltung der PTBS verantwortlich (◘ Abb. 51.5). In vielen Therapieansätzen werden daher kognitive Interventionen zur Veränderung dieser Bewertungen eingesetzt. Dabei ist folgende Unterscheidung sehr wichtig: Zur Bearbeitung *post-traumatischer Bewertungen,* d. h. Bewertungen und Überzeugungen, die sich in Folge des Traumas herausgebildet haben (z. B. „Das Trauma hat mein Leben zerstört."; „Ich bin nirgendwo sicher.") werden traditionelle Strategien der kognitiven Umstrukturierung eingesetzt (u. a. sokratischer Dialog, Perspektivwechsel, empirische Disputation, hedonistische Disputation) sowie Verhaltensexperimente. Zur Veränderung *peritraumatischer Bewertungen,* d. h. Bewertungen, die während des Traumas bereits vorhanden waren und Teil der unverarbeiteten Hotspots sind (z. B. „Ich sterbe gleich.") sollten nach Ehlers und Clark (2000) Strategien zur Modifikation des Traumagedächtnisses eingesetzt werden (s. oben).

Modifikation aufrechterhaltender Faktoren

Patientinnen mit PTBS zeigen häufig dysfunktionale Verhaltensweisen, mit denen sie versuchen, die Konfrontation mit der Erinnerung an das Trauma zu vermeiden und/oder sich vor erneuter Gefahr zu schützen. ◘ Tab. 51.2 gibt einen Überblick über häufig auftretende dysfunktionale Strategien und Beispiele für Interventionen zur Modifikation dieser Verhaltensweisen.

Behandlung weiterer Problembereiche

Viele Patientinnen mit PTBS weisen eine hohe Symptomkomplexität auf. Daher ist die Behandlung selbst bei erfolgreicher Reduktion der PTBS-Kernsymptomatik häufig noch nicht abgeschlossen, sondern es sind Interventionen zur Behandlung weiterer Problembereiche indiziert, z. B. Verbesserung interpersoneller Fertigkeiten, Verbesserung von Fertigkeiten der Emotionsregulation oder Reorientierung und Zielklärung. Während in phasenbasierten Therapieansätzen einige dieser Strategien bereits früh im Therapieablauf und vor Beginn der eigentlichen traumafokussierten Therapie eingesetzt werden (z. B. Bohus et al. 2013; Cloitre et al. 2014), gehen die meisten anderen Ansätze davon aus, dass der Schwerpunkt der Therapie zunächst auf den traumafokussierten Interventionen zur Behandlung der Kernsymptomatik der PTBS liegen sollte und erst in einem zweiten Schritt eine Behandlung der weiteren Problembereiche erfolgen sollte. Es gibt jedoch bisher kaum empirische Befunde zur relativen Wirksamkeit dieser alternativen Vorgehensweisen.

◘ Tab. 51.2 Interventionen zur Veränderung dysfunktionaler Verhaltensweisen bei PTBS

Dysfunktionale Verhaltensweise	Interventionen
Vermeidung traumabezogener Situationen	Exposition in vivo
Sicherheitsverhalten	Exposition in vivo unter Aufgabe von Sicherheitsverhalten; Verhaltensexperimente zu den Effekten von Sicherheitsverhalten
Exzessives Grübeln	Identifikation und Modifikation von Metakognitionen in Bezug auf das Grübeln; Verhaltensanalysen zur Identifikation der Funktionalität; Entwicklung alternativer Strategien (z. B. Problemlösen; Konfrontation; Akzeptanz)
Dysfunktionales Schlafverhalten	Psychoedukation; Strategien zur Verbesserung der Schlafhygiene
Problematischer Substanzkonsum	Psychoedukation; Pro-Contra-Analyse; Verhaltensanalysen, Skillsvermittlung
Selbstverletzendes Verhalten	
Dissoziation	

51.5.3 Eye Movement Desensitization and Reprocessing (EMDR)

EMDR wurde von Francine Shapiro (1995) als strukturierte und manualisierte Behandlung für traumatische Erinnerungen entwickelt, die verschiedene Phasen umfasst.

> **Acht Phasen der EMDR-Behandlung (Shapiro 1995)**
> 1. Erhebung der Vorgeschichte und Behandlungsplanung
> 2. Vorbereitung und Stabilisierung der Patientin
> 3. Evaluation einer belastenden Erinnerung
> 4. Desensibilisierung und Durcharbeiten („desensitization and reprocessing")
> 5. Verankerung
> 6. Körpertest
> 7. Abschluss
> 8. Nachbefragung

In Phase 3 identifizieren Therapeutin und Patientin eine Zielerinnerung in Form eines Standbildes (z. B. „Die Scheinwerfer des Autos kommen auf mich zu.") sowie damit verbundenen negativen Kognition (z. B. „Jetzt sterbe ich.") und Körperempfindungen (z. B. Herzrasen). Außerdem wird in diesem Schritt schon eine alternative positive Kognition zu diesem Bild entwickelt (z. B. „Ich habe überlebt."). In der darauffolgenden Phase 4 (der der Therapieansatz auch seinen Namen verdankt) wird die Patientin darin angeleitet, sich das identifizierte Bild sowie die damit verbundene negative

Kognition und Körperempfindung wieder in Erinnerung zu rufen. Gleichzeitig führt sie horizontale rhythmische Augenbewegungen durch, die üblicherweise von der Therapeutin mit entsprechenden Bewegungen der Hand geleitet werden. Die Patientin folgt dann im weiteren Verlauf den Assoziationen, die in diesem Prozess spontan entstehen. In gewissen Abständen findet dann eine Rückkehr zur ursprünglichen Erinnerung statt, bis die dadurch hervorgerufene Belastung deutlich reduziert oder völlig aufgelöst ist. In Phase 5 (Verankerung) wird das ursprüngliche Bild mit der in Phase 3 identifizierten positiven Zielkognition verbunden. Auch dieser Prozess wird durch geleitete Augenbewegungen begleitet (◘ Abb. 51.6).

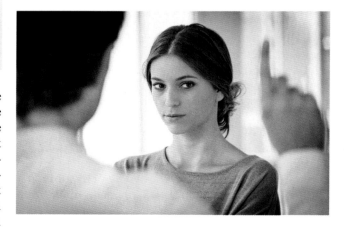

◘ Abb. 51.6 EMDR-Behandlung. (© GARO/PHANIE/picture alliance)

51.6 Resümee und Ausblick

Die posttraumatische Belastungsstörung ist eine mögliche Folge traumatischer Erlebnisse, die mit hoher Belastung und Funktionseinschränkung einhergeht. In den letzten vier Jahrzehnten konnten zentrale kognitive und psychobiologische Prozesse identifiziert werden, die zur Entstehung und Aufrechterhaltung der Störung beitragen. Die traumafokussierte Psychotherapie hat sich als Behandlung erster Wahl herausgestellt und sie zeigt eine hohe Wirksamkeit. Auf der anderen Seite gibt es zu einigen sehr zentralen Fragen nach wie vor noch keine eindeutige Antwort (u. a. Traumadefinition; Störungsdefinition; Klassifikation; differenzielle Indikation; Ätiologie und Behandlung der komplexen PTBS). Zu allen diesen Aspekten ist jedoch eine starke Forschungsaktivität zu verzeichnen, sodass in den kommenden Jahren weitere Fortschritte in dem Verständnis und der Behandlung der (k)PTBS zu erwarten sind.

❓ Prüfen Sie Ihr Wissen

1. Nennen Sie die Kernsymptome der PTBS, die sowohl nach ICD-11 als auch nach DSM-5 für die Störung charakteristisch sind. ▶ Abschn. 51.2.2
2. Intrusionen können durch eine Vielzahl von traumabezogenen Reizen ungewollt ausgelöst werden. Beschreiben Sie in jeweils einem Satz, wie dieses Phänomen a) aus Sicht der Emotional-Processing-Theorie, b) aus Sicht der dualen Repräsentationstheorie sowie c) aus Sicht des kognitiven Modells nach Ehlers und Clark (2000) erklärt werden kann. ▶ Abschn. 51.4.2
3. Was versteht man unter traumafokussierter Psychotherapie? ▶ Abschn. 51.5.1

ℹ️ Weiterführende Literatur

Einen umfassenden Überblick über den aktuellen Forschungsstand zur PTBS bieten das *Oxford Handbook of Traumatic Stress Disorders* (Beck und Sloan 2012) sowie das *Handbook of PTSD* (Friedman et al. 2015). Für die meisten evidenzbasierten Therapieprogramme liegen detaillierte Manuale auf Deutsch vor, die im entsprechenden Kapitel zitiert werden. Einen guten Überblick über Therapieansätze zur Behandlung der PTBS und kPTBS bietet Maercker (2019).

Literatur

American Psychiatric Association (APA). (2015). *Diagnostisches und Statistisches Manual Psychischer Störungen – DSM-5*. Göttingen: Hogrefe (deutsche Ausgabe herausgegeben von Peter Falkai und Hans-Ulrich Wittchen, mitherausgegeben von Manfred Döpfner, Wolfgang Gaebel, Wolfgang Maier, Winfried Rief, Henning Saß und Michael Zaudig).

American Psychological Association. (2017). *Clinical practice guideline for the treatment of PTSD*. APA.

American Psychiatric Association (APA). (2018). *Diagnostisches und Statistisches Manual Psychischer Störungen – DSM-5*. Göttingen: Hogrefe (deutsche Ausgabe herausgegeben von Peter Falkai und Hans-Ulrich Wittchen, mitherausgegeben von Manfred Döpfner, Wolfgang Gaebel, Wolfgang Maier, Winfried Rief, Henning Saß und Michael Zaudig).

Andrews, B., Brewin, C. R., Philpott, R., & Stewart, L. (2007). Delayed-onset posttraumatic stress disorder: A systematic review of the evidence. *American Journal of Psychiatry, 164*(9), 1319–1326. ▶ https://doi.org/10.1176/appi.ajp.2007.06091491.

Arntz, A. (2012). Imagery rescripting as a therapeutic technique: Review of clinical trials, basic studies, and research agenda. *Journal of Experimental Psychopathology, 3*, 189–208. ▶ https://doi.org/10.5127/jep.024211.

Beck, J. G., & Sloan, D. M. (2012). *The Oxford handbook of traumatic stress disorders*. New York: Oxford University Press.

Ben Ezra, M. (2002). Trauma 4,000 years ago? *American Journal of Psychiatry, 159*(8), 1437.

Binder, E. B. (2017). Dissecting the molecular mechanisms of gene x environment interactions: Implications for diagnosis and treatment of stress-related psychiatric disorders. *European Journal of Psychotraumatology, 8*(sup 5). ▶ https://doi.org/10.1080/20008198.2017.1412745.

Bisson, J. I., Ehlers, A., Matthews, R., Pilling, S., Richards, D., & Turner, S. (2007). Psychological treatments for chronic post-traumatic stress disorder. Systematic review and meta-analysis. *British Journal of Psychiatry, 190*, 97–104. ▶ https://doi.org/10.1192/bjp.bp.106.021402.

Bluhm, R. L., Williamson, P. C., Osuch, E. A., Frewen, P. A., Stevens, T. K., Boksman, K., Neufeld, R. W. J., Théberge, J., & Lanius, R. A. (2009). Alterations in default network connectivity in posttraumatic stress disorder related to early-life trauma. *Journal of Psychiatry and Neuroscience, 34*(3), 187–194.

Bohus, M., Dyer, A. S., Priebe, K., Krüger, A., Kleindienst, N., Schmahl, C., Niedtfeld, I., & Steil, R. (2013). Dialectical behaviour therapy for post-traumatic stress disorder after childhood sexual abuse in patients with and without borderline personality disorder: A randomised controlled trial. *Psychotherapy and Psychosomatics, 82*(4), 221–233. ▶ https://doi.org/10.1159/000348451.

Bonanno, G. A., Westphal, M., & Mancini, A. D. (2011). Resilience to loss and potential trauma. *Annual Review of Clinical Psychology, 7*, 511–535. ▶ https://doi.org/10.1146/annurev-clinpsy-032210-104526.

Boscarino, J. A. (2008). A prospective study of PTSD and early-age heart disease mortality among Vietnam veterans: Implications for surveillance and prevention. *Psychosomatic Medicine, 70*(6), 668–676. ▶ https://doi.org/10.1097/PSY.0b013e31817bccaf.

Bradley, R., Greene, J., Russ, E., Dutra, L., & Westen, D. (2005). A multidimensional meta-analysis of psychotherapy for PTSD. *American Journal of Psychiatry, 162*(2), 214–227. ▶ https://doi.org/10.1176/appi.ajp.162.2.214.

Brewin, C. R., & Burgess, N. (2014). Contextualisation in the revised dual representation theory of PTSD: A response to Pearson and colleagues. *Journal of Behavior Therapy and Experimental Psychiatry, 45*(1), 217–219. ▶ https://doi.org/10.1016/j.jbtep.2013.07.011.

Brewin, C. R., & Holmes, E. A. (2003). Psychological theories of posttraumatic stress disorder. *Clinical Psychology Review, 23*(3), 339–376. ▶ https://doi.org/10.1016/S0272-7358(03)00033-3.

Brewin, C. R., Dalgleish, T., & Joseph, S. (1996). A dual representation theory of posttraumatic stress disorder. *Psychological Review, 103*(4), 670–686. ▶ https://doi.org/10.1037/0033-295X103.4.670.

Brewin, C. R., Andrews, B., & Valentine, J. D. (2000). Meta-analysis of risk factors for posttraumatic stress disorder in trauma-exposed adults. *Journal of Consulting and Clinical Psychology, 68(5), 748–766. ▶ https://doi.org/10.1037/0022-006X.68.5.748.

Brewin, C. R., Gregory, J. D., Lipton, M., & Burgess, N. (2010). Intrusive images in psychological disorders: Characteristics, neural mechanisms, and treatment implications. *Psychological Review, 117*(1), 210–232. ▶ https://doi.org/10.1037/a0018113.

Brewin, C. R., Cloitre, M., Hyland, P., Shevlin, M., Maercker, A., Bryant, R. A., Reed, G. M., et al. (2017). A review of current evidence regarding the ICD-11 proposals for diagnosing PTSD and complex PTSD. *Clinical Psychology Review, 58*, 1–15. ▶ https://doi.org/10.1016/j.cpr.2017.09.001.

Bryant, R. A. (2011). Acute stress disorder as a predictor of posttraumatic stress disorder: A systematic review. *Journal of Clinical Psychiatry, 72*(2), 233–239. ▶ https://doi.org/10.4088/JCP.09r05072blu.

Cicchetti, D., & Toth, S. L. (2005). Child maltreatment. *Annual Review of Clinical Psychology, 1*, 409–438. ▶ https://doi.org/10.1146/annurev.clinpsy.1.102803.144029.

Cloitre, M. (2016). Commentary on De Jongh et al. (2016) critique of ISTSS complex PTSD guidelines: Finding the way forward. *Depression and Anxiety, 33*(5), 355–356. ▶ https://doi.org/10.1002/da.22493.

Cloitre, M., Stolbach, B. C., Herman, J. L., van der Kolk, B., Pynoos, R., Wang, J., & Petkova, E. (2009). A developmental approach to complex PTSD: Childhood and adult cumulative trauma as predictors of symptom complexity. *Journal of Traumatic Stress, 22*(5), 399–408. ▶ https://doi.org/10.1002/jts.20444.

Cloitre, M., Courtois, C. A., Charuvastra, A., Carapezza, R., Stolbach, B. C., & Green, B. L. (2011). Treatment of complex PTSD: Results of the ISTSS expert clinician survey on best practices. *Journal of Traumatic Stress, 24*(6), 615–627. ▶ https://doi.org/10.1002/jts.20697.

Cloitre, M., Cohen, L. R., & Koenen, K. C. (2014). *Sexueller Missbrauch und Misshandlung in der Kindheit: Ein Therapieprogramm zur Behandlung komplexer Traumafolgen*. Göttingen: Hogrefe.

Cook, A., Spinazzola, J., Ford, J., Lanktree, C., Blaustein, M., Cloitre, M., van der Kolk, B., et al. (2005). Complex trauma in children and adolescents. *Psychiatric Annals, 35*(5), 390–398. ▶ https://doi.org/10.3928/00485713-20050501-05.

Cougle, J. R., Kilpatrick, D. G., & Resnick, H. (2012). Defining traumatic events: Research findings and controversies. In J. G. Beck & D. M. Sloan (Hrsg.), *The Oxford handbook of traumatic stress disorders* (S. 211–227). New York: Oxford University Press.

Craske, M. G., Treanor, M., Conway, C. C., Zbozinek, T., & Vervliet, B. (2014). Maximizing exposure therapy: An inhibitory learning approach. *Behaviour Research and Therapy, 58*, 10–23. ▶ https://doi.org/10.1016/j.brat.2014.04.006.

De Jongh, A., Resick, P. A., Zoellner, L. A., van Minnen, A., Lee, C. W., Monson, C. M., Bicanic, I. A. E., et al. (2016). Critical analysis of the current treatment guidelines for complex PTSD in adults. *Depression and Anxiety, 33*(5), 359–369. ▶ https://doi.org/10.1002/da.22469.

de Kloet, E. R. (2003). Hormones, brain and stress. *Endocrine Regulations, 37*(2), 51–68.

Dorrepaal, E., Thomaes, K., Smit, J. H., van Balkom, A. J. L. M., Veltman, D. J., Hoogendoorn, A. W., & Draijer, N. (2012). Stabilizing group treatment for complex posttraumatic stress disorder related to child abuse based on psychoeducation and cognitive behavioural therapy: A multisite randomized controlled trial. *Psychotherapy and Psychosomatics, 81*(4), 217–225. ▶ https://doi.org/10.1159/000335044.

Ehlers, A. (1999). *Posttraumatische Belastungsstörungen*. Göttingen: Hogrefe.

Ehlers, A., & Clark, D. M. (2000). A cognitive model of posttraumatic stress disorder. *Behaviour Research and Therapy, 38*, 319–345. ▶ https://doi.org/10.1016/S0005-7967(99)00123-0.

Ehlers, A., Ehring, T., & Kleim, B. (2012). Information processing in posttraumatic stress disorder. In J. G. Beck & D. Sloane (Hrsg.), *The Oxford handbook of traumatic stress disorders* (S. 119–218). New York: Oxford University Press.

Ehlers, A., Hackmann, A., Grey, N., Wild, J., Liness, S., Albert, I., Clark, D. M., et al. (2014). A randomized controlled trial of 7-day intensive and standard weekly cognitive therapy for PTSD and emotion-focused supportive therapy. *American Journal of Psychiatry, 171*(3), 294–304. ▶ https://doi.org/10.1176/appi.ajp.2013.13040552.

Ehring, T. (2019). Kognitive Verhaltenstherapie. In A. Maercker (Hrsg.), *Traumafolgestörungen*. Berlin: Springer.

Ehring, T., Hofmann, A., Kleim, B., Liebermann, P., Lotzin, A., Maercker, A., Schellong, J., et al. (2019). Psychotherapeutische Behandlung. In I. Schäfer, U. Gast, A. Hofmann, C. Knaevelsrud, A. Lampe, P. Liebermann, et al. (Hrsg.), *S-3 Leitlinie Posttraumatische Belastungsstörung* (S. 23–29). Berlin: Springer.

Foa, E. B., & Kozak, M. J. (1986). Emotional processing of fear: Exposure to corrective information. *Psychological Bulletin, 99*(1), 20–35. ▶ https://doi.org/10.1037/0033-2909.99.1.20.

Foa, E. B., & Riggs, D. S. (1993). Posttraumatic stress disorder and rape. In J. M. Oldham, M. B. Riba, & A. Tasman (Hrsg.), *American Psychiatric Press review of psychiatry* (S. 273–303). Washington, DC: American Psychiatric Press.

Foa, E. B., & Rothbaum, B. O. (1998). *Treating the trauma of rape: Cognitive behavioral therapy for PTSD*. New York: Guilford Press.

Foa, E. B., Dancu, C. V., Hembree, E. A., Jaycox, L. H., Meadows, E. A., & Street, G. P. (1999). A comparison of exposure therapy, stress inoculation training, and their combination for reducing posttraumatic stress disorder in female assault victims. *Journal of Consulting and Clinical Psychology, 67*(2), 194–200. ▶ https://doi.org/10.1037/0022-066X.67.2.194.

Foa, E. B., Huppert, J. D., & Cahill, S. P. (2006). Emotional processing theory: An update. In B. O. Rothbaum (Hrsg.), *Pathological anxiety* (S. 3–24). New York: Guilford Press.

Foa, E. B., Hembree, E. A., & Rothbaum, B. O. (2014). *Handbuch der Prolongierten Exposition: Basiskonzepte und Anwendung – Eine Anleitung für Therapeuten*. Lichtenau: Probst.

Friedman, M. J., Resick, P. A., Bryant, R. A., & Brewin, C. R. (2011). Considering PTSD for DSM-5. *Depression and Anxiety, 28*, 750–769. ▶ https://doi.org/10.1002/da.20767.

Friedman, M. J., Keane, T. M., & Resick, P. A. (2015). *Handbook of PTSD*. New York: Guilford.

Griesel, D., Wessa, M., & Flor, H. (2006). Psychometric qualities of the German version of the Posttraumatic Diagnostic Scale (PDS). *Psychological Assessment, 18*(3), 262–268. ▶ https://doi.org/10.1037/1040-3590.18.3.262.

Guina, J., Rossetter, S. R., DeRhodes, B. J., Nahhas, R. W., & Welton, R. S. (2015). Benzodiazepines for PTSD: A systematic review and meta-analysis. *Journal of Psychiatric Practice, 21*(4), 281–303. ▶ https://doi.org/10.1097/pra.0000000000000091.

Hackmann, A., Ehlers, A., Speckens, A., & Clark, D. M. (2004). Characteristics and content of intrusive memories in PTSD and their changes with treatment. *Journal of Traumatic Stress, 17*(3), 231–240. ▶ https://doi.org/10.1023/B:JOTS.0000029266.88369.fd.

Heim, C., Owens, M. J., Plotsky, P. M., & Nemeroff, C. B. (1997). The role of early adverse life events in the etiology of depression and posttraumatic stress disorder. Focus on corticotropin-releasing factor. *Annals of the New York Academy of Sciences, 821*, 194–207.

Hidalgo, R. B., & Davidson, J. R. (2000). Posttraumatic stress disorder: Epidemiology and health-related considerations. *Journal of Clinical Psychiatry, 61*(Suppl 7), 5–13.

Holmes, E. A., & Bourne, C. (2008). Inducing and modulating intrusive emotional memories: A review of the trauma film paradigm.

Acta Psychologica, 127(3), 553–566. ► https://doi.org/10.1016/j. actpsy.2007.11.002.

Holmes, E. A., Brewin, C. R., & Hennessy, R. G. (2004). Trauma films, information processing, and intrusive memory development. *Journal of Experimental Psychology: General, 133*(1), 3–22. ► https://doi.org/10.1037/0096-3445.133.1.3.

Holmes, E. A., James, E. L., Coode-Bate, T., & Deeprose, C. (2009). Can playing the computer game „Tetris" reduce the build-up of flashbacks for trauma? A proposal from cognitive science. *PLoS ONE, 4*(1), e4153. ► https://doi.org/10.1371/journal.pone.0004153.

Iyadurai, L., Blackwell, S. E., Meiser-Stedman, R., Watson, P. C., Bonsall, M. B., Geddes, J. R., Holmes, E. A., et al. (2017). Preventing intrusive memories after trauma via a brief intervention involving Tetris computer game play in the emergency department: A proof-of-concept randomized controlled trial. *Molecular Psychiatry, 23*, 674. ► https://doi.org/10.1038/mp.2017.23.

Karatzias, T., Cloitre, M., Maercker, A., Kazlauskas, E., Shevlin, M., Hyland, P., Brewin, C. R., et al. (2017). PTSD and complex PTSD: ICD-11 updates on concept and measurement in the UK, USA, Germany and Lithuania. *European Journal of Psychotraumatology, 8*(sup7), 1418103. ► https://doi.org/10.1080/20008198. 2017.1418103.

Karl, A., Schaefer, M., Malta, L. S., Dorfel, D., Rohleder, N., & Werner, A. (2006). A meta-analysis of structural brain abnormalities in PTSD. *Neuroscience and Biobehavioral Reviews, 30*(7), 1004–1031. ► https://doi.org/10.1016/j.neubiobrev.2006.03.004.

Kessler, R. C., Sonnega, A., Bromet, E., Hughes, M., & Nelson, C. B. (1995). Posttraumatic stress disorder in the National Comorbidity Survey. *Archives of General Psychiatry, 52*(12), 1048–1060. ► https://doi.org/10.1001/archpsyc.1995.03950240066012.

Kessler, R. C., Berglund, P., Demler, O., Jin, R., Merikangas, K. R., & Walters, E. E. (2005). Lifetime prevalence and age-of-onset distributions of DSM-IV disorders in the National Comorbidity Survey Replication. *Archives of General Psychiatry, 62*(6), 593–602. ► https://doi.org/10.1001/archpsyc.62.6.593.

Kitayama, N., Vaccarino, V., Kutner, M., Weiss, P., & Bremner, J. D. (2005). Magnetic resonance imaging (MRI) measurement of hippocampal volume in posttraumatic stress disorder: A meta-analysis. *Journal of Affective Disorders, 88*(1), 79–86. ► https://doi. org/10.1016/j.jad.2005.05.014.

König, J., Resick, P. A., Karl, R., & Rosner, R. (2012). *Posttraumatische Belastungsstörung: Ein Manual zur Cognitive Processing Therapy*. Göttingen: Hogrefe.

Krüger-Gottschalk, A., Knaevelsrud, C., Rau, H., Dyer, A., Schäfer, I., Schellong, J., & Ehring, T. (2017). The German version of the posttraumatic stress disorder checklist for DSM-5 (PCL-5): Psychometric properties and diagnostic utility. *BMC Psychiatry, 17*(1), 379. ► https://doi.org/10.1186/s12888-017-1541-6.

Lee, D. J., Schnitzlein, C. W., Wolf, J. P., Vythilingam, M., Rasmusson, A. M., & Hoge, C. W. (2016). Psychotherapy versus pharmacotherapy for posttraumatic stress disorder: Systematic review and meta-analysis to determine first-line treatment. *Depression and Anxiety, 33*(9), 792–806. ► https://doi.org/10.1002/da.22511.

Lissek, S., & van Meurs, B. (2015). Learning models of PTSD: Theoretical accounts and psychobiological evidence. *International Journal of Psychophysiology, 98*(3), 594–605. ► https://doi.org/10.1016/j.ijpsycho.2014.11.006.

Maercker, A. (2013). Symptomatik, Klassifikation und Epidemiologie. In A. Maercker (Hrsg.), *Posttraumatische Belastungsstörungen* (S. 13–34). Heidelberg: Springer.

Maercker, A. (2019). *Traumafolgestörungen*. Berlin: Springer.

Maercker, A., & Horn, A. B. (2013). A socio-interpersonal perspective on PTSD: The case for environments and interpersonal processes. *Clinical Psychology and Psychotherapy, 20*(6), 465–481. ► https://doi.org/10.1002/cpp.1805.

Maercker, A., & Schützwohl, M. (1998). Erfassung von psychischen Belastungsfolgen: Die Impact of Event Skala – Revidierte Version. *Diagnostica, 44,* 133–141.

Maercker, A., Forstmeier, S., Wagner, B., Glaesmer, H., & Brähler, E. (2008). Posttraumatische Belastungsstörungen in Deutschland. *Der Nervenarzt, 79*(5), 577–586. ► https://doi.org/10.1007/s00115-008-2467-5.

Maercker, A., Hecker, T., Augsburger, M., & Kliem, S. (2018). ICD-11 Prevalence prevalence rates of posttraumatic stress disorder and complex posttraumatic stress disorder in a German nationwide sample. *Journal of Nervous and Mental Disease, 206*(4), 270–276. ► https://doi.org/10.1097/nmd.0000000000000790.

Milad, M. R., Pitman, R. K., Ellis, C. B., Gold, A. L., Shin, L. M., Lasko, N. B., Rauch, S. L., et al. (2009). Neurobiological basis of failure to recall extinction memory in posttraumatic stress disorder. *Biological Psychiatry, 66*(12), 1075–1082. ► https://doi.org/10.1016/j.biopsych.2009.06.026.

Morris, M. C., Hellman, N., Abelson, J. L., & Rao, U. (2016). Cortisol, heart rate, and blood pressure as early markers of PTSD risk: A systematic review and meta-analysis. *Clinical Psychology Review, 49,* 79–91. ► https://doi.org/10.1016/j.cpr.2016.09.001.

Müller-Engelmann, M., Schnyder, U., Dittmann, C., Priebe, K., Bohus, M., Thome, J., Steil, R., et al. (2018). Psychometric properties and factor structure of the German version of the clinician-administered PTSD scale for DSM-5. *Assessment, 1,* 1073191118774840. ► https://doi.org/10.1177/1073191118774840.

Neuner, F., Schauer, M., Karunakara, U., Klaschik, C., Robert, C., & Elbert, T. (2004). Psychological trauma and evidence for enhanced vulnerability for posttraumatic stress disorder through previous trauma among West Nile refugees. *BMC Psychiatry, 4*(1), 34. ► https://doi.org/10.1186/1471-244x-4-34.

Ozer, E. J., Best, S. R., Lipsey, T. L., & Weiss, D. S. (2003). Predictors of posttraumatic stress disorder and symptoms in adults: A meta-analysis. *Psychological Bulletin, 129*(1), 52–73. ► https://doi. org/10.1037/0033-2909.129.1.52.

Pearson, D. G. (2012). Contextual representations increase analogue traumatic intrusions: Evidence against a dual-representation account of peri-traumatic processing. *Journal of Behavior Therapy and Experimental Psychiatry, 43*(4), 1026–1031. ► https://doi.org/10.1016/j.jbtep.2012.04.002.

Pearson, D. G., Ross, F. D. C., & Webster, V. L. (2012). The importance of context: Evidence that contextual representations increase intrusive memories. *Journal of Behavior Therapy and Experimental Psychiatry, 43*(1), 573–580. ► https://doi.org/10.1016/j.jbtep.2011.07.009.

Perkonigg, A., Kessler, R. C., Storz, S., & Wittchen, H.-U. (2000). Traumatic events and post-traumatic stress disorder in the community: Prevalence, risk factors and comorbidity. *Acta Psychiatrica Scandinavica, 101*(1), 46–59. ► https://doi.org/10.1034/j.1600-0447.2000.101001046.x.

Piefke, M., Pestinger, M., Arin, T., Kohl, B., Kastrau, F., Schnitker, R., Erli, H. J., et al. (2008). The neurofunctional mechanisms of traumatic and non-traumatic memory in patients with acute PTSD following accident trauma. *Neurocase, 13,*(5–6), 342–357. ► https://doi.org/10.1080/13554790701851494.

Rauch, S. & Foa, E. (2006). Emotional Processing Theory (EPT) and Exposure Therapy for PTSD. *Journal of Contemporary Psychotherapy, 36*(2), 61–65. ► https://doi.org/10.1007/s10879-006-9008-y.

Regenbogen, C., & Pauly, K. (2013). Posttraumatische Belastungsstörung. In F. Schneider & G. R. Fink (Hrsg.), *Funktionelle MRT in Psychiatrie und Neurologie* (S. 703–713). Berlin: Springer.

Rupp, C., Doebler, P., Ehring, T., & Vossbeck-Elsebusch, A. N. (2017). Emotional processing theory put to test: A meta-analysis on the association between process and outcome measures in exposure therapy. *Clinical Psychology & Psychotherapy, 24*(3), 697–711. ► https://doi.org/10.1002/cpp.2039.

51

Schäfer, I., Gast, U., Hofmann, A., Knaevelsrud, C., Lampe, A., Liebermann, P., Wöller, W., et al. (2019). *S-3 Leitlinie Posttraumatische Belastungsstörung*. Berlin: Springer.

Schauer, M., Neuner, F., & Elbert, T. (2011). *Narrative exposure therapy: A short term intervention for traumatic stress disorders after war, terror, or torture*. Göttingen: Hogrefe.

Schellong, J., Schützwohl, M., Lorenz, P., & Trautmann, S. (2019). Diagnostik und Differenzialdiagnostik. In A. Maercker (Hrsg.), *Traumafolgestörungen* (S. 129–156). Berlin: Springer.

Schmucker, M., & Köster, R. (2014). *Praxishandbuch IRRT: Imagery Rescripting and Reprocessing Therapy bei Traumafolgestörungen, Angst, Depression und Trauer*. Stuttgart: Klett Cotta.

Schuff, N., Zhang, Y., Zhan, W., Lenoci, M., Ching, C., Boreta, L., Weiner, M. W., et al. (2011). Patterns of altered cortical perfusion and diminished subcortical integrity in posttraumatic stress disorder: An MRI study. *Neuroimage, 54,* 62–68. ► https://doi.org/10.1016/j.neuroimage.2010.05.024.

Seligowski, A. V., Lee, D. J., Bardeen, J. R., & Orcutt, H. K. (2014). Emotion regulation and posttraumatic stress symptoms: A meta-analysis. *Cognitive Behaviour Therapy, 44*(2), 87–102. ► https://doi.org/10.1080/16506073.2014.980753.

Shapiro, F. (1995). *Eye movement desensitization and reprocessing: Basic principles, protocols, and procedures*. New York: Guilford.

Shay, J. (1995). *Achilles in Vietnam: Combat trauma and the undoing of character*. New York: Simon & Schuster.

Shin, L. M., Rauch, S. L., & Pitman, R. K. (2006). Amygdala, medial prefrontal cortex, and hippocampal function in PTSD. *Annals of the New York Academy of Sciences, 1071,* 67–79. ► https://doi.org/10.1016/j.neuroimage.2010.05.024.

Terr, L. C. (1991). Childhood traumas: An outline and overview. *American Journal of Psychiatry, 148*(1), 10–20.

Thünker, J., & Pietrowsky, R. (2011). *Albträume: Ein Therapiemanual*. Göttingen: Hogrefe.

van der Kolk, B. A., Roth, S., Pelcovitz, D., Sunday, S., & Spinazzola, J. (2005). Disorders of extreme stress: The empirical foundation of a complex adaptation to trauma. *Journal of Traumatic Stress, 18*(5), 389–399. ► https://doi.org/10.1002/jts.20047.

WHO. (1994). *Internationale Klassifikation psychischer Störungen (ICD-10), Kapitel V*. Bern: Huber.

WHO. (2018). Posttraumatic stress disorder. ► https://icd.who.int/browse11/l-m/en#/http://id.who.int/icd/entity/2070699808.

Xue, C., Ge, Y., Tang, B., Liu, Y., Kang, P., Wang, M., & Zhang, L. (2015). A meta-analysis of risk factors for combat-related PTSD among military personnel and veterans. *PLoS One, 10*(3), e0120270. ► https://doi.org/10.1371/journal.pone.0120270.

Zwangsstörungen

Tanja Endrass und Raoul Dieterich

Inhaltsverzeichnis

© Springer-Verlag GmbH Deutschland, ein Teil von Springer Nature 2020
J. Hoyer und S. Knappe (Hrsg.), *Klinische Psychologie & Psychotherapie*,
https://doi.org/10.1007/978-3-662-61814-1_52

52.1 Symptome

Die Zwangsstörung ist durch Zwangsgedanken und Zwangshandlungen gekennzeichnet, deren Inhalt unterschiedliche Themenbereiche betrifft (◘ Tab. 52.1). **Zwangsgedanken** sind aufdringliche, wiederkehrende und unangenehme Gedanken, Bilder oder Impulse (z. B. sich mit einer schweren Erkrankung anzustecken). In Abgrenzung zu realen Lebensproblemen ist der Inhalt der Zwangsgedanken deutlich übertrieben und sie lösen Angst, Unruhe, Scham oder Ekel aus. Die Gedanken drehen sich typischerweise um potenzielle Gefahren, die durch Unachtsamkeit oder Fehler dazu führen, sich oder andere zu verletzen oder zu infizieren. Verbotene oder tabuisierte Inhalte, wie sie bei sexuellen, religiösen oder aggressiven Zwangsgedanken auftreten, stehen im Konflikt mit den Überzeugungen und Werten der Patienten. Die Gedanken werden als eigene Gedanken erkannt und typischerweise besteht eine gewisse Einsicht, dass die Gedanken übertrieben sind. Die Betroffenen versuchen die Gedanken zu ignorieren oder zu unterdrücken.

Wie im Fallbeispiel (▶ Klinisch betrachtet) dargestellt, sind **Zwangshandlungen** häufig Verhaltensweisen, die in Reaktion auf die Zwangsgedanken ausgeführt werden, um Gefahren abzuwenden bzw. die Unruhe zu reduzieren (z. B. exzessives Waschen, Kontrollieren, Ordnen). Die Handlungen sind typischerweise übertrieben in Relation zum angestrebten Ziel (z. B. wiederholtes Kontrollieren der elektrischen Geräte, um sicher zu

sein, dass diese wirklich ausgeschaltet sind) und sind mit einem erheblichen Zeitaufwand im Tagesablauf verbunden. Die Zwangshandlungen folgen häufig einer sehr individuellen Logik, die für Außenstehende schwer nachvollziehbar ist, und werden über die Zeit automatisiert bzw. nehmen ritualhafte Züge an.

Viele Patienten mit Zwangsstörungen zeigen auch **Vermeidungsverhalten,** um Situationen auszuweichen, die Zwangsgedanken oder Zwangshandlungen auslösen könnten. Beispielsweise vermeidet es eine junge Mutter mit ihrem Kind alleine zu sein, weil sie aufgrund ihrer aggressiven Zwangsgedanken befürchtet, sie könnte ihr Kind erwürgen (s. dazu auch das Fallbeispiel). Rückversicherungsverhalten und Neutralisieren stellen typischerweise keine Zwangshandlungen im Sinne repetitiver und ritualisierter Verhaltensweisen dar, werden aber auch eingesetzt, um mit Zwangsgedanken verbundene Befürchtungen abzuwenden. Durch **Rückversicherungsverhalten** wird die Verantwortung an beteiligte Personen abgegeben (z. B. nicht als letzte Person einen Raum verlassen und dadurch für das korrekte Verschließen der Tür nicht verantwortlich sein) oder Beruhigung erreicht (z. B. sich durch den Partner versichern lassen, dass bei der letzten Autofahrt keine Passanten angefahren wurden). **Neutralisieren** kann in Gedanken oder im Verhalten erfolgen und zielt darauf ab, Befürchtungen auszugleichen oder aufzuheben, wie z. B. sich abzulenken oder Gedanken zu unterdrücken, gute Gedanken zu denken, etwas anzutippen oder über etwas zu wischen.

◘ **Tab. 52.1**   Beispiele für Zwangsgedanken und Zwangshandlungen in den verschiedenen Symptombereichen der Zwangsstörung

Symptombereiche	Zwangsgedanken	Zwangshandlungen
Kontamination und Waschen	Befürchtung, sich oder andere durch zufällige Verunreinigung zu infizieren	Waschen Reinigen
Tabuisierte und verbotene Gedanken	Aggression: sich oder andere versehentlich zu verletzen Sexuelle: Gedanken an sexuelle Handlungen, die unerwünscht sind (z. B. jemanden zu vergewaltigen) Religiöse: Gedanken über ungewollte bzw. sanktionierte religiöse Inhalte (z. B. sich blasphemisch zu verhalten)	Kontrollrituale Rückversicherung Gedankliches Neutralisieren
Pathologisches Zweifeln und Fehler	Befürchtung, durch einen Fehler oder eine Fehlentscheidung gravierende negative Konsequenzen auszulösen	Kontrollrituale (Rückversicherung)
Symmetrie und Ordnung	Dinge müssen auf eine bestimmte Art und Weise gemacht werden	Ordnen Sortieren
Horten	Verlust von Dingen, die in der Zukunft oder für die Person relevant sein könnten	Sammeln und aufbewahren von sinnlosen Gegenständen (z. B. alte Tageszeitungen)

Fallbeispiel

Frau M. (31 Jahre alt) berichtet, dass sie fast den ganzen Tag mit Putzen und Aufräumen beschäftigt sei und zu nichts anderem mehr komme. Sie habe große Angst davor, sich oder ihre Familie mit HIV zu infizieren und würde deshalb insbesondere in Bad und Küche mehrfach täglich saubermachen und einmal am Tag die Böden wischen. Als gelernte Krankenschwester sei ihr eigentlich klar, dass diese Angst „etwas übertrieben" sei, aber sie könne das Risiko einfach nicht eingehen. Wenn sie das Haus verlasse, vermeide sie es, mit anderen Menschen in Berührung zu kommen (z. B. Händeschütteln), Dinge anzufassen, die von anderen Personen berührt wurden (z. B. Türgriffe, Haltegriffe in der U-Bahn) oder sich in öffentlichen Verkehrsmitteln hinzusetzen. Zuhause würde sie sich anschließend trotz des Vermeidungsverhaltens ausführlich Hände und Gesicht reinigen, um Keime und Verunreinigungen zu beseitigen. Neben den Wasch- und Reinigungszwängen beschreibt Frau M. Ordnungszwänge. Sie habe die Befürchtung wichtige Dokumente, aber auch alltägliche Haushaltsgegenstände nicht mehr finden zu können bzw. ins Chaos zu verfallen. Sie würde daher viel Zeit für das Ordnen und Aufräumen verwenden. Beispielsweise käme es häufig vor, dass sie beim Ausräumen der Spülmaschine die Küchenschränke neu ordnen müsse, weil sonst alles durcheinander käme.

52.2 Diagnostik und Klassifikation

In diesem Kapitel werden die aktuell gültigen Klassifikationen der Zwangsstörung nach ICD-10 und DSM-5 (APA 2015) vorgestellt. Die Diagnose der Zwangsstörung (F42) wird in Deutschland anhand der im Folgenden aufgeführten ICD-10-Kriterien (Dilling und Freyberger 2008) gestellt.

ICD-10-Kriterien der Zwangsstörung (F42)

A) Zwangsgedanken und/oder Zwangshandlungen für mindestens 2 Wochen
B) Zwangsgedanken und Zwangshandlungen haben folgende Merkmale:
 1. Sie werden als eigene Gedanken/Handlungen angesehen.
 2. Sie wiederholen sich und werden als unangenehm erlebt und es besteht Einsicht, dass Gedanken oder Handlungen übertrieben und unsinnig sind.
 3. Betroffene leisten Widerstand (z. B. versuchen Gedanken zu ignorieren oder Handlungen zu unterlassen).
 4. Ihre Ausführung ist nicht angenehm.
C) Beeinträchtigung der sozialen oder individuellen Leistungsfähigkeit.
D) Ausschluss: Störung ist nicht Folge einer psychotischen oder affektiven Störung.
— Formen der Zwangsstörung:
 – Zwangsstörung mit vorwiegend Zwangsgedanken oder Grübelzwang (F42.0)
 – Zwangsstörung mit vorwiegend Zwangshandlungen (Zwangsrituale) (F42.1)
 – Zwangsstörung mit Zwangsgedanken und -handlungen, gemischt (F42.2)

Die Unterscheidung von Zwangsgedanken und Zwangshandlungen ist nicht nur für die Diagnostik, sondern auch für das therapeutische Herangehen relevant. Generell sind reine Zwangsgedanken definiert als sich wiederholende, aufdringliche Gedanken, Bilder oder Impulse, die nicht von einer sichtbaren Zwangshandlung begleitet werden. Allerdings werden häufig verdeckte Zwangshandlungen, Vermeidungs- oder Neutralisierungsverhaltensweisen ausgeführt. Diese sog. mentalen Zwangshandlungen sind in ihrer Funktion nicht von sichtbaren Zwangshandlungen zu unterscheiden. Während das Auftreten von Zwangsgedanken nicht steuerbar und somit unwillkürlich ist, werden Zwangshandlungen willkürlich ausgeführt. Unter Berücksichtigung der verdeckten Zwangshandlungen treten in der Praxis Zwangsgedanken und Zwangshandlungen in den meisten Fällen gemeinsam auf (F42.2). In einer Stichprobe von 431 Patienten wiesen 91,0 % beide Symptombereiche auf, aber nur 8,5 % vorwiegend Zwangsgedanken sowie 0,5 % vorwiegend Zwangshandlungen (Foa et al. 1995).

Während im deutschen Gesundheitssystem die ICD-10 maßgeblich ist, ist das DSM-5 (APA 2015) insbesondere international in der Forschung etabliert. Die Unterschiede zwischen DSM und ICD liegen in der Definition von Zwangsgedanken und Zwangshandlungen und darin, wie diese sich aufeinander beziehen (s. Kasten ▶ Diagnostische Kriterien für eine Zwangsstörung).

Diagnostische Kriterien für eine Zwangsstörung nach DSM-5

(Auszug; Abdruck erfolgt mit Genehmigung vom Hogrefe Verlag Göttingen aus dem Diagnostic and Statistical Manual of Mental Disorders, Fifth Edition, © 2013 American Psychiatric Association, dt. Version, © 2018 Hogrefe Verlag, S. 322 f.)

A) Entweder Zwangsgedanken, Zwangshandlungen oder beides:

Zwangsgedanken sind durch (1) und (2) definiert:

1. Immer wiederkehrende und anhaltende Gedanken, Impulse oder Vorstellungen, die (…) als aufdringlich und ungewollt erlebt werden, und die meist ausgeprägte Angst oder großes Unbehagen hervorrufen.
2. Die Person versucht, diese Gedanken, Impulse oder Vorstellungen zu ignorieren oder zu unterdrücken oder (…) zu neutralisieren (z. B. durch Zwangshandlungen)

Zwangshandlungen sind durch (1) und (2) definiert:

1. Wiederholte Verhaltensweisen (…) oder mentale Handlungen (…), zu denen sich die Person als Reaktion auf einen Zwangsgedanken oder (…) [bestimmten] Regeln gezwungen fühlt.
2. Die Verhaltensweisen oder die mentalen Handlungen dienen dazu, Angst oder Unbehagen zu verhindern oder zu reduzieren oder gefürchteten Ereignissen oder Situationen vorzubeugen; diese Verhaltensweisen oder mentalen Handlungen stehen jedoch ohne realistischen Bezug zu dem, was sie zu neutralisieren oder zu verhindern versuchen, oder sie sind deutlich übertrieben.

B) Die Zwangsgedanken oder Zwangshandlungen sind zeitintensiv (sie beanspruchen z. B. mehr als 1 h pro Tag) oder verursachen in klinisch bedeutsamer Weise Leiden oder Beeinträchtigungen in sozialen, beruflichen oder anderen wichtigen Funktionsbereichen.

C) Die Symptome (…) sind nicht Folge der physiologischen Wirkung einer Substanz (…) oder eines medizinischen Krankheitsfaktors.

D) Das Störungsbild kann nicht besser durch das Vorliegen einer anderen psychischen Störung erklärt werden (…).(…)

Die Definition im DSM (APA 2015) orientiert sich stärker am ätiologischen Modell der Verhaltenstherapie, welches die Zwangsgedanken als Auslöser von Angst oder Unbehagen betrachtet, die durch die Ausführung von Zwangshandlungen verhindert oder reduziert werden sollen. Im DSM werden mentale Handlungen (z. B. Beten, Zählen) explizit als Beispiele für Zwangshandlungen genannt. In der ICD werden Zwangsgedanken mit den gleichen Merkmalen beschrieben wie Zwangshandlungen. In der ICD-10 ist eine Mindestdauer der Symptomatik von 2 Wochen für die Diagnose erforderlich. Im DSM-5 wird ein hoher Zeitaufwand für die Symptomatik (>1 h/Tag) bzw. eine klinisch bedeutsame Beeinträchtigung gefordert. In der ICD-11 wird diese tägliche Zeitdauer als Beispiel für

den hohen Zeitaufwand übernommen. Aktuell basieren noch viele Studien auf der Diagnose nach DSM-IV, daher werden im Folgenden die wesentlichen Änderungen von DSM-IV nach DSM-5 dargestellt:

❯ **Veränderungen im DSM-5**
- **Klassifikation: Bildung der neuen Kategorie Zwangsstörung und verwandte Störungen:** Zwangsstörung, körperdysmorphe Störung, pathologisches Horten, Trichotillomanie (pathologisches Haareausreißen), Dermatillomanie (pathologisches Hautzupfen)
- **Einführung der neuen Diagnose pathologisches Horten:** Horten kann weiterhin auch im Rahmen der Zwangsstörung vorkommen, aber das pathologische Horten ohne typische Zwangsgedanken wird nun als eigene Störung betrachtet, da sich Unterschiede zur Zwangsstörung auf verschiedenen Ebenen finden lassen (z. B. neuropsychologische Funktionen, funktionelle Bildgebung, Ansprechen auf Therapie)
- **Neue Zusatzcodierung der Störungseinsicht:** Ausmaß der Einsicht kann variieren: gute, geringe, keine Einsicht
- **Neue Zusatzcodierung der komorbiden Ticstörung:** Vorliegen einer gegenwärtigen oder zurückliegenden Ticstörung)

■ **Differentialdiagnostik**

Eine wesentliche Veränderung im DSM-5 ist die Einführung der Diagnose **pathologisches Horten,** die dann vergeben werden soll, wenn keine für die Zwangsstörung typischen Zwangsgedanken (z. B. Angst wichtige Gegenstände zu verlieren) das zwanghafte Horten motivieren. Sollten solche Gedanken jedoch vorliegen, wird weiterhin die Diagnose einer Zwangsstörung vergeben.

Zwangsgedanken müssen von depressivem Grübeln und ängstlicher Besorgnis bei der **generalisierten Angststörung** (▶ Kap. 48) unterschieden werden. Im Gegensatz zu Zwangsgedanken ist das Grübeln im Rahmen einer **Depression** (▶ Kap. 46) durch depressive Inhalte (z. B. selbstabwertende Gedanken) gekennzeichnet, wird als stimmungskongruent bezeichnet und weniger angstauslösend erlebt. Inhaltlich haben Sorgen im Rahmen einer generalisierten Angststörung gewöhnlich einen stärkeren Realitätsbezug als die manchmal schon „magisch" konnotierten Zwangsgedanken und sind häufiger auf zukünftige Ereignisse gerichtet. Weiterhin sind sowohl Grübeln als auch Sorgen weniger intrusiv und werden nicht durch ritualisierte Zwangshandlungen reguliert. Krankheitsängste, wie sie bei der **Hypochondrie** (▶ Kap. 53) auftreten, überlappen mit Befürchtungen bei Kontaminations- und Reinigungszwängen. Die Einsicht ist bei der Hypochondrie jedoch typischerweise geringer ausgeprägt und es liegen keine typischen Zwangshandlungen (wie Waschen oder Reinigen) vor.

Fallbeispiel für vorwiegend Zwangsgedanken

Frau M. (24 Jahre alt) berichtet über aufdrängende Zwangsgedanken mit aggressiven Inhalten. Sie gibt an, unter aufdringlichen Gedanken und Bildern zu leiden, welche sich damit beschäftigen, wie sie sich oder andere nahestehende Personen tödlich verletzt (z. B. das Bild mit einem Küchenmesser auf ihren Lebendgefährten einzustechen). Neben aggressiven Gedanken berichtet sie über zahlreiche abergläubische Befürchtungen, die sich vorwiegend um den eigenen Tod bzw. den von nahestehenden Personen drehen. Diese Gedanken würden starke Angst auslösen. Frau M. hat zahlreiche Rituale und Vermei-dungsverhaltensweisen entwickelt, um die antizipierte Gefahr abzuwenden. Sie hat die Vorstellung, der Inhalt ihrer Gedanken wäre ein Hinweis dafür, dass sie diese Ereignisse insgeheim wollen könnte. Daher vermeidet sie es beispielsweise, scharfe Messer zu benutzen oder mit ihrem Lebensgefährten in der Küche zu sein. Weiterhin würde sie sich beim Auftreten unangenehmer Gedanken gedanklich durch Zählen oder das bewusste Auslösen positiver Gedanken beruhigen. In der Exploration ergab sich außerdem, dass sie bereits in der Kindheit abergläubische Rituale ausgeführt hat.

Zwangshandlungen können mit repetitiven Verhaltensweisen verwechselt werden. Auf den Körper bezogene Kontrollverhaltensweisen treten bei der **körperdysmorphen Störung** (▶ Kap. 53) und bei **Essstörungen** (▶ Kap. 55) auf. Verhaltensweisen, die einem subjektiven Drang folgen, aber nicht als unangenehm erlebt werden, finden sich bei der Dermatillomanie, der Trichotillomanie sowie bei abhängigen Verhaltensweisen. Repetitive Verhaltensweisen ohne Intention oder Kontrolle finden sich bei der Ticstörung und dem Tourette-Syndrom.

Wie oben besprochen, wird bei der Zwangsstörung ein gewisses Maß an Einsicht gefordert, und nur wenige Patienten zeigen keine Einsicht (z. B. Überzeugung sich mit HIV zu infizieren, wenn die Hände nicht 10-mal gewaschen und anschließend desinfiziert werden). In Abgrenzung zu **psychotischen Störungen** (▶ Kap. 44) ist demzufolge meist ein gewisses Maß an Einsicht gegeben, die Zwangsgedanken werden als Produkt des eigenen Geistes angesehen und es werden Zwangshandlungen ausgeführt. Es werden auch keine Halluzinationen oder anderen für die Schizophrenie typischen Symptome (z. B. Gedankeneingebung) beobachtet. Insbesondere wenn aggressive Gedanken (▶ Klinisch betrachtet) berichtet werden, ist eine sorgfältige Abgrenzung zu psychotischen Symptomen notwendig.

Diagnostische Einstiegsfragen:

— Leiden Sie unter unangenehmen Gedanken, die Sie nicht loswerden?

— Gibt es bestimmte Handlungen, die Sie immer wieder ausführen oder nicht beenden können?

— Können Sie die Gedanken/Handlungen genauer beschreiben?

— Gibt es etwas, das Sie gegen die Gedanken/Handlungen unternehmen?

— Kommen Ihnen die Gedanken/Handlungen übertrieben oder unsinnig vor?

Zur Einschätzung des Schweregrads der Zwangsstörung liegen verschiedene diagnostische Instrumente vor. Das international gängigste Instrument ist die „Yale-Brown Obsessive-Compulsive Scale" (Y-BOCS; Goodman et al. 1989, deutsche Version: Büttner-Westphal und Hand 1991). Die Y-BOCS ist ein Fremdbeurteilungsinstrument, das aus zwei Teilen besteht. Zunächst wird anhand einer Checkliste exploriert, welche Zwangsgedanken und Zwangshandlungen vorliegen. Im anschließenden Interview wird der Schweregrad der Zwangsgedanken und Zwangshandlungen über einen detailliert operationalisierten Leitfaden herausgearbeitet (Zeitaufwand, Beeinträchtigung, Leidensdruck, Widerstand und wahrgenommene Kontrolle). Die Selbsteinschätzung des Schweregrads kann z. B. mit dem „Obsessive-Compulsive Inventory Revised" (OCI-R; Foa et al. 2002, deutsch: Gönner et al. 2007) oder dem „Hamburger Zwangsinventar – Kurzform" (HZI-K; Klepsch et al. 1993) erfolgen. Das OCI-R besteht aus 18 Fragen zu sechs Symptomdimensionen (Waschen, Kontrollieren, Ordnen, Zwangsgedanken, Horten, mentales Neutralisieren) und dauert ca. 5–10 min. Das HZI-K setzt sich aus 72 Items in ebenfalls sechs Skalen (Kontrollhandlungen, Reinigung, Ordnung, Zählen/Berühren/Sprechen, gedankliche Rituale, sich oder anderen Leid zufügen) zusammen.

Die **körperdysmorphe Störung** beschreibt die übermäßige Beschäftigung mit einem oder mehreren Defiziten in der körperlichen Erscheinung, die nicht erkennbar oder sehr gering sind, und repetitive Verhaltensweisen oder mentale Handlungen in Folge der Sorge um das Erscheinungsbild.

Pathologisches Horten ist die überdauernde Schwierigkeit, Gegenstände wegzuwerfen oder herzugeben, ungeachtet ihres tatsächlichen Wertes, weil sie noch benötigt werden könnten oder das Wegwerfen mit erheblicher Beunruhigung verbunden ist.

52

Trichotillomanie (pathologisches Haareausreißen) ist gekennzeichnet durch wiederholtes Ausreißen der eigenen Haare und Haarverlust sowie wiederholte Versuche das Haareausreißen zu reduzieren oder zu stoppen.

Dermatillomanie (pathologisches Hautzupfen) ist gekennzeichnet durch wiederholtes Zupfen der Haut („skin picking"), welches zu Hautverletzungen führt, sowie wiederholte Versuche, das Zupfen der Haut zu reduzieren oder zu stoppen.

52.3 Epidemiologie und Verlauf

Nach einer amerikanischen Studie liegt die Lebenszeitprävalenz bei 2,3 % und die 12-Monats-Prävalenz bei 1,2 % (Ruscio et al. 2010). Epidemiologische Studien in Europa berichten vergleichbare 12-Monats-Prävalenzen von 0,7 % (0,1–3,8 %; für einen Überblick: Jacobi et al. 2014; Wittchen und Jacobi 2005). Bisher gibt es keine Hinweise für regionale und kulturelle Unterschiede in der Entwicklung einer Zwangsstörung. Obwohl die Prävalenz für die Zwangsstörung recht gering ist, sind die Symptome der Zwangsstörung recht verbreitet. Etwa 28 % der Befragten in der amerikanischen epidemiologischen Studie gaben an, irgendwann in Ihrem Leben schon einen Zwangsgedanken oder eine Zwangshandlung gehabt zu haben (Ruscio et al. 2010).

Im Hinblick auf die verschiedenen Themenbereiche von Zwangsgedanken und Zwangshandlungen geben über 66 % der Patienten mit einer Lebenszeitdiagnose einer Zwangsstörung Symptome aus 3 oder mehr Bereichen an (Ruscio et al. 2010). Mit einer Prävalenz von 79,3 % sind Zwangshandlungen im Bereich des Kontrollierens das am häufigsten berichtete Symptom. Weitere häufige Symptome liegen in den Bereichen Ordnen (57,0 %) und Horten (62,3 %). Die Inhalte von Zwangsgedanken betreffen häufig moralische (43,0 %), sexuelle oder religiöse Themen (30,2 %), welche gefolgt werden von den Themen Kontamination (25,7 %), Verletzungen (24,2 %) und Krankheiten (14,3 %).

Generell scheinen etwas mehr Frauen betroffen zu sein, aber es werden keine signifikanten **Geschlechtsunterschiede** in der Prävalenz in epidemiologischen Studien berichtet (Jacobi et al. 2014; Ruscio et al. 2010). Die Störung beginnt typischerweise vor dem 35. Lebensjahr mit einem durchschnittlichen Störungsbeginn mit 19,5 Jahren. Der Beginn ist meist schleichend und verläuft anschließend chronisch mit einer durchschnittlichen Erkrankungsdauer von 9–10 Jahren. Retrospektive Erhebungen ergeben eine bimodale Verteilung des **Erkrankungsbeginns** (Taylor 2011). Ein früher Beginn vor dem 21. Lebensjahr liegt bei etwa 75 % der Patienten vor. Das durchschnittliche Alter bei Störungsbeginn liegt bei 11 Jahren für einen frühen und bei 23 Jahren für einen späten Erkrankungsbeginn. Eine Metaanalyse ergab, dass ein früher Beginn häufiger bei männlichen Personen auftritt, mit höherer Symptomschwere assoziiert ist, häufiger mit komorbiden Ticstörungen und anderen Zwangsspektrumsstörungen und mit einer höheren Prävalenz von Zwangsstörungen bei Verwandten verbunden ist (Taylor 2011).

In seltenen Fällen kommt es zu einem plötzlichen Beginn von Symptomen in der Kindheit, der durch eine Infektion mit Streptokokken ausgelöst wird und durch weitere psychische und neurologische Symptome (emotionale Instabilität, Nachlassen der Schulleistung, motorische Hyperaktivität, Verlangen nach Ritualen) geprägt ist. In vielen Fällen lassen die Symptome durch die Behandlung der Infektion wieder nach oder es kommt zu einem episodischen Verlauf (Swedo et al. 1998). Wichtigstes Erkennungsmerkmal dieser sog. PANDAS („pediatric autoimmune neuropsychiatric disorders associated with streptococcal infections") sind neben dem akuten Beginn der Symptome choreatische Bewegungen (z. B. Klavierspielen in der Luft) der Finger und Zehen (Murphy et al. 2012).

Über 90 % der Patienten mit einer Zwangsstörung weisen mindestens eine weitere **komorbide Störung** auf (Ruscio et al. 2010): 76 % Angststörungen, 63 % affektive Störungen, 56 % Impulskontrollstörungen und 39 % Störungen durch den Konsum von Alkohol oder Drogen. Insgesamt beginnt die Zwangsstörung meist (ca. 80 %) später als die komorbide Störung.

52.4 Ätiologie

Ähnlich wie bei anderen psychischen Störungen liegen bei der Zwangsstörung multifaktorielle Ursachen und Entstehungsbedingungen vor.

52.4.1 Genetische Faktoren

Zwangsstörungen treten familiär gehäuft auf. Die Lebenszeitprävalenz unter Verwandten 1. Grades (d. h. Eltern, Geschwister, Kinder) von Patienten mit Zwangsstörungen, deren Symptome erstmalig im Erwachsenenalter auftreten, wird mit bis zu 10–12 % beziffert (Pauls et al. 2014). Die Chance (Odds Ratio) dieser Verwandten an einer Zwangsstörung zu erkranken ist gegenüber Verwandten 1. Grades von gesunden Kontrollen um etwa das 5-fache erhöht (Nestadt et al. 2000). Bei Beginn der Zwangsstörung im Kindesalter liegt die Lebenszeitprävalenz von Verwandten 1. Grades mit bis zu 22,7 % (Odds Ratio von 32,5) sogar noch höher (do Rosario-Campos et al. 2005).

In Zwillingsstudien ergeben sich höhere Konkordanzraten für die Diagnose einer Zwangsstörung bei eineiigen im Vergleich zu zweieiigen Zwillingspaaren. Die aktuell größte Zwillingsstudie fand eine Konkordanzrate für die selbst berichteten Zwangssymptome (erfasst mit dem OCI-R) von 0,52 für eineiige und von 0,21 für zweieiige Paare. Die Erblichkeit der Zwangsstörung wurde auf 48 % geschätzt, d. h., 48 % der phänotypischen Varianz der Zwangsstörung können genetischen Faktoren zugeschrieben werden (Monzani et al. 2014). Bisher liegen keine Adoptionsstudien vor.

Es ist davon auszugehen, dass einzelne, eindeutige genetische Risikomarker für ein komplexes Störungsbild wie die Zwangsstörung eher unwahrscheinlich sind. Vielmehr dürfte das Zusammenspiel einer Vielzahl genetischer Veränderungen, z. B. im Bereich der Neurotransmission und der neuronalen Entwicklung, eine entscheidende Rolle spielen. Es wurden inzwischen über 100 Studien durchgeführt, die Assoziationen mit Kandidatengenen im Bereich der serotonergen, glutamatergen und dopaminergen Neurotransmission gefunden haben (Pauls 2010). Mit Ausnahme von Veränderungen im Bereich der Glutamattransportergene (SLC1A1, auch bekannt als EAAT3) auf dem Chromosom 9 (Hanna et al. 2002; Willour et al. 2004) haben die meisten Befunde keine Unterstützung durch genomweite Assoziationsstudien erhalten.

52.4.2 Neurobiologische Faktoren

Das derzeit prominenteste neurobiologische Modell erklärt die Symptome der Zwangsstörung im Rahmen frontostriataler Hyperaktivität, die sich aus Veränderungen in der Signalübertragung kortiko-striato-thalamo-kortikaler (CSTC) Schaltkreise ergibt (◻ Abb. 52.1; für einen Überblick: Pauls et al. 2014). Exzitatorische, überwiegend glutamaterge Projektionen aus dem frontalen, insbesondere dem orbitofrontalen (OFC) und anterioren cingulären Kortex (ACC), erreichen das Striatum. Von hier verlaufen die Bahnen auf einem direkten und einem indirekten Pfad durch die Basalganglien zum Thalamus. Der Schaltkreis schließt sich durch exzitatorische Projektionen vom Thalamus zum frontalen Kortex. Im direkten Pfad hemmen überwiegend GABAerge Neurone den internen Teil des Globus pallidus (GPi) und die Substantia nigra (SNr) und verringern deren hemmende Wirkung auf den Thalamus. Im indirekten Pfad wirken hemmende Projektionen auf den externen Teil des Globus pallidus, was wiederum dessen hemmende Wirkung auf den Nucleus subthalamicus verringert. In der Folge ermöglicht dies exzitatorische Signale an GPi und SNr, was deren hemmende Wirkung auf den Thalamus steigert. Im gesunden Zustand besteht eine Balance zwischen direktem und indirektem Pfad, wodurch der Thalamus und dessen exzitatorischer Einfluss auf den frontalen Kortex reguliert werden. Bei Patienten mit Zwangsstörung wird angenommen, dass die hemmende Wirkung des direkten Pfades überwiegt. In der Folge ist der Thalamus enthemmt und es kommt zur Überaktivierung frontaler und striataler Areale. Tatsächlich ist frontostriatale Hyperaktivität im Rahmen von Symptomprovokation, der Ausübung exekutiver Kontrolle und im Ruhezustand sowie eine Reduktion dieses Musters durch psychotherapeutische oder pharmakologische Behandlung ein sehr robuster Befund bei der Zwangsstörung (Menzies et al. 2008; Saxena 2003). Weiterhin zeigen sich auf struktureller Ebene reduzierte Volumina des OFC und ACC

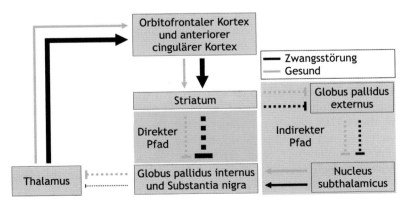

◻ **Abb. 52.1** Darstellung kortiko-striato-thalamo-kortikaler Schaltkreise im Vergleich zwischen Patienten mit Zwangsstörung *(schwarz)* und Gesunden *(grau)*. *Pfeile* stellen exzitatorische, *gestrichelte Linien* hingegen inhibitorische Projektionen dar. Signale vom orbitofrontalen (OFC) und anterioren cingulären Kortex (ACC) erreichen das Striatum, von wo ein direkter, hemmender Pfad und ein indirekter, in der Summe exzitatorischer Pfad über Globus pallidus externus und Nucleus subthalamicus die hemmende Wirkung von Globus pallidus internus und Substantia nigra auf den Thalamus regulieren. Die relative *Dicke der Pfeile und Linien* verdeutlicht das tonische Ungleichgewicht zwischen direktem und indirektem Pfad bei der Zwangsstörung sowie die damit verbundene Hyperaktivität frontaler und striataler Areale. (Adaptiert nach Pauls et al. 2014)

sowie erhöhte Volumina im Striatum und Thalamus (Piras et al. 2015; Rotge et al. 2009).

Derzeit ist jedoch unklar, wie diese Veränderungen sich im Einzelnen auf die Symptome der Zwangsstörung – insbesondere ihre äußerst heterogenen Ausprägungen – übertragen lassen. Entsprechende Versuche sind vage geblieben, mögliche Ansätze bieten jedoch die Rolle des OFC für flexibles Verhalten und inhibitorische Kontrolle (Chamberlain et al. 2008) und der Basalganglien, insbesondere des Striatum, bei der Ausbildung habitueller Verhaltensweisen (Gillan et al. 2015). Gleichzeitig bleibt offen, ob die beschriebenen neuronalen Veränderungen Zwangsstörungen kausal bedingen oder lediglich Korrelate der Symptomatik darstellen. Weiterhin ist der Fokus auf den OFC und das Striatum mit Sicherheit eine übermäßige Vereinfachung, weil beispielsweise auch Hyperaktivität im dorsolateralen Präfrontalkortex und parietalen Kortex einen robusten Befund für die Zwangsstörung darstellt (Menzies et al. 2008). In einer differenzierteren Erweiterung des ursprünglichen CSTC-Modells werden auch gegenläufige Einflüsse des medialen und lateralen OFC betrachtet (Milad und Rauch 2012). Diese Autoren schlagen vor, dass eine Hyperaktivität des lateralen OFC (mit Projektionen zum Putamen) Defizite in der motorischen Inhibition erklären könnte, wie sie im Rahmen von Zwangshandlungen auftreten. Auf der anderen Seite könnte eine Hypoaktivität des medialen OFC (mit Projektionen zum Nucleus accumbens) das stark affektiv-negative Erleben der Patienten begünstigen.

Darüber hinaus postulieren Milad und Rauch (2012) die Rolle des ACC und der Amygdala im Rahmen der Zwangsstörung. Der ACC ist ein wichtiger Knotenpunkt eines Handlungsüberwachungsnetzwerks, das auch für die Fehlerverarbeitung verantwortlich ist (Ullsperger et al. 2014). Es wurde berichtet, dass Cingulotomie (die chirurgische Läsion des anterioren Cingulum) mit einer Verbesserung der Zwangssymptomatik einhergeht (Dougherty et al. 2002). Weiterhin weist die bei Zwangsstörungen häufig beobachtete Hyperaktivität des ACC auf exzessive Fehlersignale und ein dysfunktionales Handlungsüberwachungssystem hin (Endrass und Ullsperger 2014; ► Studienbox). Dies könnte zur Generierung und Aufrechterhaltung von Zwangsgedanken und kompensatorischem Verhalten wie etwa repetitivem Überprüfen („checking") beitragen. Im Rahmen des DSM-5 (APA 2015) wurde die Zwangsstörung zwar klassifikatorisch aus der Gruppe der Angststörungen

herausgelöst. Es bestehen jedoch Hinweise einer übermäßigen Aktivierung der Amygdala bei der Verarbeitung zwangsrelevanter, aber auch allgemein negativer Reize (z. B. Simon et al. 2014). Dies ist im Sinne einer Hypervigilanz für potenziell bedrohliche Reize interpretierbar, wie sie auch bei Angststörungen gefunden wurde.

52.4.3 Umwelteinflüsse und psychologische Faktoren

Umwelteinflüsse

Neben genetisch bedingten Faktoren können auch bestimmte Umweltereignisse die Entwicklung einer Zwangsstörung begünstigen. Laut Zwillingsstudien könnten bis zu 52 % der phänotypischen Varianz auf nicht geteilte Umwelteinflüsse zurückgehen (Monzani et al. 2014). Aus der Vielzahl untersuchter möglicher Risikofaktoren (Brander et al. 2016) stechen einige als vielversprechende Kandidaten hervor, die es näher und methodisch hochwertiger zu untersuchen gälte. Hierunter fallen Komplikationen rund um die Geburt (z. B. geringes Geburtsgewicht oder lang andauernde Wehen) und ein erhöhtes Alter der Eltern sowie allgemein das Erleben kritischer Lebensereignisse (z. B. Verlust oder familiäre Probleme). Speziell könnten Schwangerschaften und insbesondere die Phase nach der Geburt mit einem erhöhten Risiko einhergehen, eine Zwangsstörung zu entwickeln (Brander et al. 2016) – möglicherweise auch für werdende Väter (Coelho et al. 2014). Zuletzt sind auch bestimmte Infektionen mit einem erhöhten Risiko für eine Zwangsstörung verbunden (Murphy et al. 2012; ► Abschn. 52.3). Bezüglich der Umweltfaktoren liegen nur wenige gesicherte Befunde vor. Die untersuchten Stichproben sind häufig klein und wurden in retrospektiven Designs untersucht. Die identifizierten Risikofaktoren sind eher allgemeine Risikofaktoren und nicht spezifisch für die Zwangsstörung.

Veränderungen der Informationsverarbeitung

Für Patienten mit Zwangsstörungen wurde einer Reihe typischer kognitiver Verzerrungen beschrieben, die durchaus eine Rolle in der Ätiologie (aber auch der Aufrechterhaltung; ► Abschn. 52.5) der Störung spielen könnten (Steketee et al. 2001; s. Kasten ► Typische dysfunktionale Annahmen bei der Zwangsstörung).

Handlungsüberwachung und ERN

Eine zentrale Funktion der Handlungsüberwachung ist die rasche Erkennung und Bewusstwerdung von Fehlern, um nachfolgende Fehler durch Verhaltensanpassungen zu vermeiden. Im Elektroenzephalogramm (EEG) lässt sich ein ereigniskorreliertes Potenzial (EKP) beobachten, das zumindest einen frühen dieser Teilprozesse repräsentieren dürfte. Die „error-related negativity" (ERN) ist eine negative Auslenkung des reaktionsgebundenen EKP, die sich ca. 50–100 ms nach der Begehung eines Fehlers an frontozentralen Elektroden beobachten lässt und mit großer Wahrscheinlichkeit im ACC generiert wird (Ullsperger et al. 2014). Passend zu den Ergebnissen aus Bildgebungsstudien zur Handlungsüberwachung konnte in zahlreichen Studien gezeigt werden, dass die Amplitude der ERN bei Patienten mit Zwangsstörungen größer (negativer) ist als bei gesunden Kontrollpersonen (Endrass und Ullsperger 2014). Die ERN stellt damit einen robusten und leicht zu erfassenden biologischen Marker für die exzessive Fehlerverarbeitung bei Zwangsstörungen dar. Um die Eignung der ERN als Endophänotyp für die Zwangsstörung zu prüfen, wurde sie bei Verwandten 1. Grades und im Therapieverlauf untersucht:

Die Untersuchung von Verwandten 1. Grades (d. h. Eltern, Kinder, Geschwister) erlaubt eine grobe Abschätzung des biologischen Risikos. Da nahe Verwandte entsprechend der epidemiologischen Befunde ein erhöhtes Risiko haben, ebenfalls eine Zwangsstörung zu entwickeln, sollten sie ebenfalls eine erhöhte ERN zeigen. In einer EEG-Studie (Riesel et al. 2011) führten 30 Patienten mit einer Zwangsstörung, 30 gesunde Kontrollprobanden und 30 nie von einer Zwangsstörung betroffene, Verwandte 1. Grades der Patienten eine leichte Reaktionszeitaufgabe durch. Entsprechend der Hypothese zeigte sich nicht nur die für Patienten typische Erhöhung der ERN, auch für die Verwandten wurde eine gegenüber den Kontrollpersonen gesteigerte Amplitude der ERN beobachtet (◻ Abb. 52.2). Gleichzeitig korrelierte die Amplitude der ERN nicht mit dem Schweregrad der Zwangssymptome.

In weiteren Studien wurden Zusammenhänge zwischen ERN und Symptomatik und Therapieverlauf untersucht. Die Ausprägung eines Endophänotyps sollte unabhängig vom Schwergrad der Symptomatik und von der Erkrankungsphase sein (Gottesman und Gould 2003). In einer Stichprobe von 70 Patienten mit der Diagnose einer Zwangsstörung ergaben sich keine Zusammenhänge zur Symptomschwere (Riesel et al. 2014) und die ERN-Amplitude reduzierte sich nicht nach erfolgreicher Symptomreduktion mit Psychotherapie (Riesel et al. 2015). Obwohl die ERN bei anderen psychischen Störungen weniger erforscht ist, gibt es Hinweise für eine ähnliche Erhöhung der Amplitude bei Angststörungen und bei leichten und mittleren depressiven Episoden (z. B. Endrass et al. 2014). Zusammen mit den Befunden bei der Zwangsstörung deutet dies darauf hin, dass die ERN ein symptomunabhängiges Maß darstellt, das auch bei Personen mit einem erhöhten genetischen Risiko auftritt. Die ERN könnte damit einen möglichen Indikator für die Trägerschaft von Risikogenen bzw. einen potenziellen Mediator zwischen Genetik und klinischem Phänotyp, also einen sog. Endophänotyp, darstellen. Die Befunde zu Angststörungen und Depression deuten darauf hin, dass nicht das spezifische Risiko für eine Zwangsstörung über die ERN vermittelt wird, aber dies erfordert weitere Studien zur Symptomunabhängigkeit und der Erblichkeit bei den betreffenden Störungen.

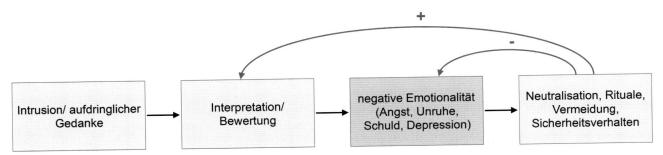

◻ **Abb. 52.2** Kognitiv-behaviorales Modell der Zwangsstörung in Anlehnung an Rachman (1997, © 1997, with permission from Elsevier) und Salkovskis (1985, © 1985, with permission from Elsevier)

Typische dysfunktionale Annahmen bei der Zwangsstörung

- **Perfektionismus** beschreibt die Überzeugung, dass Fehler oder Unvollkommenheit inakzeptabel seien und dass es möglich sei, diese vollständig zu vermeiden.
- **Gefahrenüberschätzung** geht mit der Tendenz einher, die Wahrscheinlichkeit und Intensität negativer Ereignisse zu hoch einzuschätzen.
- **Überbewertung von Gedanken:** Gedanken erfahren eine **übermäßige Bedeutungszuschreibung,** es entsteht die subjektive Notwendigkeit zur **Gedankenkontrolle** und es kommt zur **Verschmelzung von Gedanken und Handlungen** („thought action fusion"), d. h., einen Gedanken über eine Handlung zu haben, wird mit der Ausführung der Handlung gleichgesetzt.
- Eine **überhöhte Verantwortlichkeit** („inflated responsibility") beschreibt die Überzeugung, negative Ereignisse verursachen zu können bzw. verhindern zu müssen, die realistisch betrachtet nicht Konsequenz des eigenen Handelns sind oder sein können.
- **Unsicherheitsintoleranz** drückt sich in der Überzeugung aus, vollkommene Sicherheit (z. B., dass mögliche negative Ereignisse mit eindeutiger Sicherheit ausgeschlossen werden können) sei unbedingt notwendig und ein solcher Zustand sei auch erreichbar.
- Weiterhin erleben Patienten **Unvollständigkeitsgefühle** und **„Nicht-ganz-richtig-Erfahrungen"** („not-just-right experience"), die zu dem Eindruck führen, etwas würde nicht stimmen oder sei nicht abgeschlossen.

Psychodynamische Theorien

Psychodynamische Ansätze wurden vor allem zur Erklärung von Zwängen mit aggressiven oder sexuellen Inhalten entwickelt. Im Zentrum steht hier ein doppelter Konflikt des Ich (Kempke und Luyten 2007), in dem einerseits unmoralische Impulse des Es abgewehrt werden müssen und andererseits ein besonders strenges Über-Ich die Patienten mit entsprechenden Intrusionen straft. Dysfunktionale Abwehrmechanismen sind hierbei u. a. Reaktionsbildung, wodurch tabuisierten Inhalten mit Perfektionismus, Gewissenhaftigkeit und besonderem Verantwortungsbewusstsein begegnet wird, und das Ungeschehenmachen, bei dem exakt definierte Rituale unerwünschte Gedanken oder Impulse aufheben sollen. Die stetige Wiederkehr von Zwangsgedanken weist jedoch auf eine unzureichende Abwehr hin.

Die postulierte interpersonelle Ambivalenz wird durch den Befund unterstützt, dass Patienten mit Zwangsstörungen im Vergleich zu gesunden Kontrollprobanden sowohl höhere Verantwortlichkeit für und Sorge um ihre Mitmenschen als auch stärkere latente Aggression und Misstrauen gegenüber anderen berichten (Moritz et al. 2011). Diese Studie war jedoch querschnittlich angelegt und zeigte keinen eindeutigen Zusammenhang der untersuchten Variablen mit der Zwangssymptomatik. Entsprechend vorsichtig sind die Ergebnisse im Sinne einer Unterstützung psychodynamischer Konzeptionen der Zwangsstörung einzuordnen.

Zum Ursprung der Inhalte von Zwangsgedanken

Eine interessante, aber bisher wenig untersuchte Frage ist, weshalb bei Zwangsstörungen – bei aller Heterogenität der Symptome – die inhaltlich doch relativ deutlich umgrenzten Themenbereiche um Tod, Krankheit, Aggression, Unfälle, Sexualität und Religiosität eine so wichtige Rolle spielen. Diese Themen sind kulturübergreifend konsistent, auch wenn es kulturelle, beispielsweise konfessionsabhängige, Einflüsse auf inhaltliche Details von Zwangsgedanken zu geben scheint (Matsunaga und Seedat 2007). Eine Gemeinsamkeit der Themen ist die Beschäftigung mit dem Überleben und der Reproduktion. Ein Großteil der Allgemeinbevölkerung und insbesondere Eltern von Neugeborenen und Kleinkindern berichten über Gedanken und Intrusionen zu ähnlichen Inhalten (Leckman et al. 1999; Salkovskis und Harrison 1984). Die Tendenz zu diesbezüglichen Gedanken scheint also allgemein gültig und in reproduktionskritischen Lebensphasen erhöht. Feygin et al. (2006) schlagen daher vor, dass die thematische Dimension intrusiver Gedanken auf evolutionär geprägten Überlebensstrategien basieren könnte, die in Form von Zwangsgedanken jedoch eine extreme Ausprägung zeigt.

Kognitiv-behaviorale Theorien

In den letzten 70 Jahren wurden verschiedene kognitiv-behaviorale Modelle für die Zwangsstörung entwickelt. Dollard und Miller (1950) haben **Mowrers Zwei-Prozess-Theorie** der Entstehung und Aufrechterhaltung von Angst für die Zwangsstörung angepasst. Nach der Theorie kann ein neutraler Stimulus (konditionierter Reiz, CS) Angst auslösen, wenn er mehrfach mit einem Ereignis auftritt, das auf natürliche Weise Angst und Unbehagen auslöst (unkonditionierter Reiz, US). Nach der Konditionierung werden Verhaltensweisen entwickelt, um die Angstreaktion zu minimieren, wie Vermeidungs- und Fluchtverhalten. Als CS für die Zwangsstörung wurden hier sowohl Umgebungsreize (z. B. Schmutz, Türschloss) als auch mentale Ereignisse, wie etwa ein bestimmter Gedanke (z. B. „Gott ist tot.") definiert. Als Gegenmaßnahme werden neben der Vermeidung des CS vor allem ritualisierte Verhaltensweisen und Zwangshandlungen entwickelt, um Angst und Unbehagen zu reduzieren. Die Aufrechterhaltung der Störung bzw. der Zwangshandlungen erfolgt durch das Prinzip der negativen Verstärkung, indem negative Emotionen wie Angst oder Unruhe ausbleiben oder nachlassen. Obwohl das Modell recht gut die Aufrechterhaltung der Störung erklärt (d. h. ritualisiertes Verhalten reduziert Unbehagen durch Zwangsgedanken, z. B. Hodgson und Rachman 1972), gibt es wenig Evidenz für den Angsterwerb über assoziative Lernprozesse, und der Großteil der Patienten kann keine spezifische Situation für den Beginn der Störung benennen. Der vermutete funktionelle Zusammenhang zwischen Zwangsgedanken und Zwangshandlungen hat sich in den Diagnosekriterien und der Klassifikation als Angststörung ab DSM-III niedergeschlagen. Das Modell stellt den Kern späterer Modelle sowie die Grundlage verhaltenstherapeutischer Interventionen dar.

Das einflussreichste kognitive Modell basiert auf den Überlegungen von Salkovskis (1985) und Rachman (1997) und erweitert das ursprüngliche Modell um eine kognitive Bewertungskomponente. Die Grundlage dieses Modells ist, dass Intrusionen und aufdringliche Gedanken normale Phänomene sind, welche auch in gesunden Populationen beobachtet wurden. Patienten mit Zwangsstörungen weichen jedoch in der Bewertung von und im Umgang mit diesen Gedanken ab. Nach dem Modell lösen aufdringliche (Zwangs-)Gedanken bei Patienten dysfunktionale automatische Überzeugungen aus, wie übertriebene Verantwortlichkeit und Selbstanschuldigungen (s. Kasten ▶ Typische dysfunktionale Annahmen bei der Zwangsstörung). Durch sie wird Zwangsgedanken eine katastrophisierende Bedeutung zugeschrieben, wodurch negative Emotionen wie Angst, Unruhe oder Scham entstehen, welche wiederum durch offene oder gedankliche Zwangshandlungen neutralisiert werden. Dies führt kurzfristig zum Nachlassen der negativen Gefühle, aber bestätigt indirekt die fehlerhaften Interpretationen der Intrusionen (◘ Abb. 52.3). Foa und Kozak (1986) betrachten eine diesen dysfunktionalen Annahmen sehr ähnliche Neigung zur Evidenzumkehr als zentrales Problem der Zwangsstörung. Dieser Denkfehler äußert sich darin, dass prinzipiell alle Situationen als gefährlich und unsicher betrachtet werden, solange nicht ausreichend Evidenz für deren Sicherheit vorhanden ist. Die Folgen sind Vorsichtsmaßnahmen und beständiges Rückversicherungsverhalten.

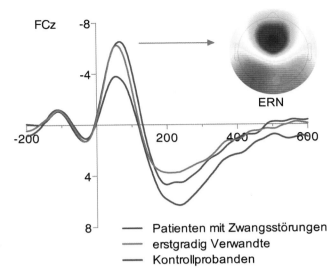

◘ **Abb. 52.3** Dargestellt sind die ereigniskorrelierten Potenziale nach Fehlern (Reaktion zum Zeitpunkt 0 ms). Die „error-related negativity" (ERN, Negativierung auf der Y-Achse nach oben dargestellt) ist bei Patienten mit einer Zwangsstörung und bei Verwandten 1. Grades im Vergleich zu Kontrollprobanden vergrößert. Die frontozentrale Topografie der ERN kann der topografischen Karte (rechts) entnommen werden

52.5 Behandlung

52.5.1 Kognitive Verhaltenstherapie

Die kognitive Verhaltenstherapie basiert auf den kognitiv-behavioralen Modellen, die im vorhergehenden Abschnitt beschrieben sind. Es handelt sich um eine Kombination aus kognitiven Interventionen und Exposition mit Reaktionsverhinderung (Franklin und Foa 2011).

> **Komponenten der Therapie**
> - Psychoedukation anhand des Störungsmodells und Vorbereitung der Exposition
> - Exposition mit Reaktionsverhinderung
> - Bearbeitung dysfunktionaler Bewertungen
> - Selbstmanagement und Umgang mit Symptomen

Psychoedukation Eine wichtige Grundlage für die erfolgreiche Behandlung ist es, Patienten möglichst umfassend über die Störung zu informieren. Anhand des Störungsmodells (◙ Abb. 52.3) können der Zusammenhang zwischen Zwangsgedanken und Zwangshandlungen sowie das Prinzip der Aufrechterhaltung durch negative Verstärkung verdeutlicht werden. Gerade bei Patienten mit mentalen Neutralisierungshandlungen ist es wichtig, diese willkürlichen gedanklichen Handlungen gegenüber den Zwangsgedanken, also unwillkürlich auftretenden Intrusionen, abzugrenzen. Zur Vertiefung des Störungswissens können Protokolle zum Auftreten von Zwangsgedanken und Zwangshandlungen eingesetzt werden.

In diesem Abschnitt der Therapie soll eine Veränderung der initialen Problemsicht erreicht werden. Das bedeutet, dass zwar die Zwangshandlungen und ihre Folgen als problematisch gesehen werden, aber nicht die dahinterstehenden Fehlinterpretationen, wie die Überschätzung von Gefahren. Die neue Problemdefinition stellt die Fehlinterpretationen über Gefahren und Gedanken in den Vordergrund, sodass diese nicht mehr als Tatsachen angesehen werden. Die Veränderung der Problemdefinition und die Verdeutlichung des Prinzips der negativen Verstärkung werden als Grundlage für die Ableitung des Expositionsrationales verwendet. In der ersten Phase der Therapie können bereits kognitive Techniken oder Verhaltensexperimente angewendet werden, um die Einsicht zu verbessern (z. B. Experimente zur Gedankenunterdrückung oder Versuche, Gedanken real werden lassen; s. unten).

Exposition mit Reaktionsverhinderung Die Exposition mit Reaktionsverhinderung stellt das Kernstück der Behandlung dar. Das Vorgehen ähnelt hierbei dem für Angststörungen (▶ Kap. 26). Es erfolgt eine Sammlung problematischer Situationen, die zum Auftreten von Zwangsgedanken oder zur Ausführung von Zwangshandlungen führen, inklusive einer Einschätzung ihrer Schwierigkeit, sodass eine Hierarchie erstellt werden kann. Die Sammlung kann für verschiedene Symptombereiche angelegt werden und ist sehr individuell. Für die konkrete Planung der Exposition ist es sinnvoll, eine Situation zu wählen, die gut herstellbar und kontrollierbar ist, und es sollte ausreichend Zeit eingeplant werden (ca. 2–3 h). Während der Exposition werden Patienten mit den Auslösern für Zwangsgedanken konfrontiert, ohne dass sie die üblichen Gegenmaßnamen – d. h. Zwangshandlungen, Neutralisieren oder Vermeidung – ausführen dürfen (= Reaktionsverhinderung). Wenn vorwiegend Zwangsgedanken vorliegen, können diese häufig durch entsprechende Hinweisreize ausgelöst bzw. zusätzlich bewusst provoziert werden (z. B. den Gedanken aufschreiben, aussprechen oder aufnehmen und anhören). Zentral für die Durchführung von Exposition ist es jedoch, dass eine gewisse Einsicht vorhanden ist, dass die Befürchtungen übertrieben sind (s. auch ▶ Klinisch betrachtet).

Bearbeitung dysfunktionaler Bewertungen Mit Hilfe der kognitiven Therapie sollen dysfunktionale bzw. irrationale Bewertungen bearbeitet werden (▶ Kap. 28). Einige der typischen Kognitionen bei der Zwangsstörung (s. Kasten ▶ „Typische dysfunktionale Annahmen bei der Zwangsstörung") betreffen den Umgang mit den eigenen Gedanken und die Kontrolle dieser Gedanken. Diese könnten mit Hilfe von Disputationstechniken und **Verhaltensexperimenten** hinterfragt und modifiziert werden. Ein Verhaltensexperiment kann zur Überprüfung einer Hypothese oder zur Exploration möglicher Konsequenzen eingesetzt werden (Teismann und Ertle 2011). Die Verhaltensexperimente bewegen sich im Grenzbereich zwischen kognitiver Therapie und Exposition. Ein mögliches Beispiel für ein Verhaltensexperiment bei der Zwangsstörung wäre, an eine Hand-

---

Klinisch betrachtet

Beispiele für Exposition
Eine Exposition für Wasch- und Reinigungszwang beinhaltet typischerweise das Herbeiführen einer befürchteten Verunreinigung, ohne dass eine anschließende Reinigung erlaubt wird. Die Verunreinigung wird durch das Anfassen oder Benutzen von Gegenständen oder Einrichtungen erreicht (z. B. Türklinken, Griffe in öffentlichen Verkehrsmitteln, öffentliche Toiletten, Fußboden, Schuhsohle, Mülleimer). Die Verunreinigung kann auf Körper und Kleidung und im weiteren Verlauf auch auf die eigene Wohnung aus-

geweitet werden, sodass die Trennung in „saubere" und „schmutzige" Bereiche aufgehoben wird.
Die Exposition bei Kontrollzwängen besteht darin, dass die gefährliche Situation hergestellt wird und die Patienten auf die üblichen Kontrollrituale verzichten. Die einzelnen Situationen können hier sehr unterschiedlich sein: z. B. An- und wieder Ausschalten von Elektrogräten, Wasserhahn; Verlassen der Wohnung; Öffnen und Schließen der Fenster; Autofahren.

lung oder ein Ereignis denken, um zu überprüfen, ob dieser Gedanke tatsächlich Konsequenzen hat. Der Schwierigkeitsgrad kann hier variiert werden (z. B. die Uhr auf dem Tisch in Gedanken anheben; daran denken, wie der Therapeut einen Unfall hat; daran denken, wie der Partner sich das Bein bricht). In einem anderen Experiment könnte die Fähigkeit zur Gedankenkontrolle überprüft werden (z. B. nicht an einen rosa Elefanten zu denken). In Vorbereitung eines Verhaltensexperiments sollten die Hypothesen bzw. Fragen sowie das Ausmaß der Überzeugung aufgeschrieben werden, sodass im Anschluss eine Überprüfung stattfinden kann.

52.5.2 Medikamentöse Therapie

Zur medikamentösen Therapie der Zwangsstörung werden selektive Serotoninwiederaufnahmehemmer (SSRI) eingesetzt. Die überlegene Wirksamkeit von SSRI gegenüber Placebomedikation wurde in zahlreichen Studien belegt (Bloch et al. 2010). Im Unterschied zur Behandlung von Depression und Angststörungen ist in der Regel eine höhere Dosierung erforderlich. Dem ebenfalls oft genannten weiteren Unterschied, dass SSRI bei Zwangsstörungen verzögert wirken, widerspricht eine kürzlich veröffentlichte Metaanalyse (Issari et al. 2016). Eine Augmentation mit antipsychotischen Medikamenten kann erfolgen, wenn die Behandlung durch SSRI keinen oder einen nur unzureichenden Effekt hat, was vor allem bei komorbider Ticstörung vorkommt.

52.5.3 Wirksamkeit der Therapie

Die Zwangsstörung galt sehr lange als schwer behandelbare Störung. Dies lässt sich teilweise mit der geringen Wirksamkeit analytischer Behandlungsmethoden erklären, aber auch damit, dass Expositionsverfahren in der Verhaltenstherapie nicht immer zum Einsatz kommen (Külz et al. 2010). Entsprechend der S3-Leitlinie für Zwangsstörung ist die Wirksamkeit von psychoanalytischen und tiefenpsychologischen Verfahren bei der Behandlung von Zwangsstörung nicht gesichert und es besteht erheblicher Forschungsbedarf (Hohagen et al. 2015).

Die Wirksamkeit von Exposition mit Reaktionsverhinderung und kognitiver Therapie sowie deren Kombination wurde in zahlreichen randomisiert-kontrollierten Studien und Metaanalysen belegt (Gava et al. 2007; Hohagen et al. 2015; McKay et al. 2015; Olatunji et al. 2013). Die verhaltenstherapeutischen Behandlungen zeigten sich gegenüber psychologischen Placebobehandlungen und Wartekontrollgruppen mit Effektstärken von 1,0–1,5 überlegen. Einige Studien mit längeren Follow-up-Untersuchungen (bis zu 5 Jahre) belegen eine hohe Stabilität der erreichten Symptom-

verbesserung. Im direkten Vergleich der Wirksamkeit von Exposition mit Reaktionsverhinderung, kognitiver Therapie und deren Kombination ergaben sich keine signifikanten Unterschiede zwischen den Behandlungsformen (Rosa-Alcazar et al. 2008). Die kognitive Therapie schließt jedoch häufig Verhaltensexperimente ein, die erfahrungsbasiertes Lernen in den Therapieprozess einbeziehen. Insgesamt ist die Wirksamkeit der kognitiven Verhaltenstherapie gut belegt und die Exposition mit Reaktionsverhinderung gilt als Psychotherapiemethode der ersten Wahl (Hohagen et al. 2015). Die ergänzende Anwendung kognitiver Therapie zur Behandlung spezifischer kognitiver Symptome kann dazu beitragen, diese Symptome zu verbessern, die Exposition erleichtern und das Risiko für einen Therapieabbruch reduzieren.

Trotz der sehr guten Wirksamkeit der Verhaltenstherapie profitieren nicht alle Patienten und es besteht noch Raum für Verbesserungen. Etwa 25–30 % der Patienten brechen die Therapie vorzeitig ab und 80 % derjenigen, die die Therapie zu Ende führen, erreichen eine Symptomreduktion von 40–60 % (Abramowitz 2006). Daher ist es nötig, Methoden zur Motivationsförderung (s. Kasten ▶ Strategien zur Motivationsförderung) sowie zur Verbesserung des inhibitorischen Lernens während der Expositionstherapie zu verbessern (Craske et al. 2014).

> **Strategien zur Motivationsförderung**
> — Erarbeiten von Veränderungszielen hinsichtlich der Symptomatik
> — Entwickeln von Zielen in allgemeinen Lebensbereichen (Beruf, Partnerschaft, Freizeit)
> — Antizipation von Besserung (Wie würde Ihr Leben aussehen?)
> — Pro-/Contra-Listen

Es gibt jedoch eine Gruppe von Patienten mit stark ausgeprägter Zwangssymptomatik, die weder durch pharmakologische noch psychotherapeutische Interventionen verändert werden kann. Diese therapieresistenten Patienten können unter strengen Auflagen und Einschlusskriterien (z. B. Mindestdauer der Symptomatik von 5 Jahren, Y-BOCS Score >25, mehrere Behandlungsversuche mit verschiedenen SSRI und Psychotherapie etc.) an Studien zur Tiefenhirnstimulation teilnehmen. Bei der Tiefenhirnstimulation werden in der Regel bilateral Elektroden implantiert, welche über ein externes Stimulationsgerät die elektrische Stimulation der betreffenden Region ermöglichen. Bei der Zwangsstörung wurden bisher vorwiegend Regionen des Striatums und der Nucleus subthalamicus als Zielregionen für die Stimulation verwendet. Basierend auf einer Metaanalyse über 116 Patienten sprechen ca. 60 % auf die Behandlung an und im Mittel wird eine Symptomreduktion von 45 %

erreicht, wobei keine Unterschiede bezüglich der stimulierten Region gefunden wurden (Alonso et al. 2015).

52.6 Resümee

Die Zwangsstörung ist gekennzeichnet durch spontan auftretende aversive Zwangsgedanken oder Intrusionen, die sich oft mit tabuisierten Themen wie Aggression, Tod, Krankheit und anderen Gefahren beschäftigen und die durch repetitive und ritualisierte Zwangshandlungen sowie Vermeidungs- und Neutralisierungsverhalten reguliert werden. Die Lebenszeitprävalenz liegt bei etwa 2 % und die Störung verläuft häufig chronisch. Die Ätiologie und Pathogenese der Störung basieren auf einem Zusammenwirken von genetischen und Umweltfaktoren, was von neuronalen und kognitiv-behavioralen Veränderungen begleitet wird. Die Störung tritt familiär gehäuft auf und die Konkordanzraten sind bei ein- im Vergleich zu zweieiigen Zwillingen erhöht. Die Erblichkeit wird auf knapp 50 % geschätzt und es wurden genetische Assoziationen in serotonergen, glutamatergen und dopaminergen Systemen identifiziert. In neurowissenschaftlichen Studien zeigen sich konsistente eine frontostriatale Überaktivierung sowie eine überaktive Handlungsüberwachung. Das wichtigste Modell für die psychologische Behandlung der Zwangsstörung operationalisiert die Zwangshandlungen im Sinne eines Vermeidungsverhaltens, das in Folge der Zwangsgedanken und deren fehlerhafter Bewertung ausgeführt wird. Ziel der Verhaltenstherapie ist es mit Hilfe von Expositionen, die die Ausführung der Zwangshandlungen unterbinden, die Zwangsgedanken auszuhalten und festzustellen, dass befürchtete Konsequenzen nicht eintreten. Die Bewertung der Gedanken sowie das Denken über die Gedanken werden mit kognitiven Interventionen modifiziert. Die pharmakologische Therapie erfolgt in der Regel mit SSRI, wobei zusätzlich Antipsychotika eingesetzt werden können.

? Prüfen Sie Ihr Wissen

1. Nennen Sie die diagnostischen Kriterien einer Zwangsstörung und geben Sie einige Beispiele für Zwangsgedanken/Zwangshandlungen. ▶ Abschn. 52.1
2. Nennen und beschreiben Sie Verfahren, die im Rahmen der Diagnostik für Zwangsstörungen zum Einsatz kommen. ▶ Abschn. 52.2
3. Welche neurobiologischen Faktoren sind mit der Zwangsstörung verbunden? ▶ Abschn. 52.4.2
4. Beschreiben Sie das kognitiv-behaviorale Störungsmodell der Zwangsstörung. ▶ Abschn. 52.4.3
5. Welche kognitiven Verzerrungen der Informationsverarbeitung werden bei der Zwangsstörung häufig beobachtet? ▶ Abschn. 52.4.3

ℹ Weiterführende Literatur

Die Arbeiten von Pauls und Kollegen (Pauls 2010; Pauls et al. 2014) eignen sich gut zur Vertiefung genetischer und neurobiologischer Aspekte der Zwangsstörung. Zur Psychotherapie der Zwangsstörung wird weiterführend auf Franklin und Foa (2011) sowie Lakatos und Reinecker (2016) verwiesen.

Literatur

Abramowitz, J. S. (2006). The psychological treatment of obsessive-compulsive disorder. *Canadian Journal of Psychiatry, 51,* 407–416.

Alonso, P., Cuadras, D., Gabriels, L., Denys, D., Goodman, W., Greenberg, B. D., et al. (2015). Deep brain stimulation for obsessive-compulsive disorder: A meta-analysis of treatment outcome and predictors of response. *PLoS ONE, 10,* e0133591.

American Psychiatric Association (APA). (2015). *Diagnostisches und Statistisches Manual Psychischer Störungen – DSM-5* (deutsche Ausgabe herausgegeben von Peter Falkai und Hans-Ulrich Wittchen, mitherausgegeben von Manfred Döpfner, Wolfgang Gaebel, Wolfgang Maier, Winfried Rief, Henning Saß und Michael Zaudig). Göttingen: Hogrefe.

American Psychiatric Association (APA). (2018). *Diagnostisches und Statistisches Manual Psychischer Störungen – DSM-5* (deutsche Ausgabe herausgegeben von Peter Falkai und Hans-Ulrich Wittchen, mitherausgegeben von Manfred Döpfner, Wolfgang Gaebel, Wolfgang Maier, Winfried Rief, Henning Saß und Michael Zaudig). Göttingen: Hogrefe.

Bloch, M. H., McGuire, J., Landeros-Weisenberger, A., Leckman, J. F., & Pittenger, C. (2010). Meta-analysis of the dose-response relationship of SSRI in obsessive-compulsive disorder. *Molecular Psychiatry, 15,* 850–855.

Brander, G., Perez-Vigil, A., Larsson, H., & Mataix-Cols, D. (2016). Systematic review of environmental risk factors for obsessive-compulsive disorder: A proposed roadmap from association to causation. *Neuroscience and Biobehavioral Reviews, 65,* 36–62.

Büttner-Westphal, H., & Hand, I. (1991). Yale-Brown obsessive compulsive scale (Y-BOCS). *Verhaltenstherapie, 1,* 226–233.

Chamberlain, S. R., Menzies, L., Hampshire, A., Suckling, J., Fineberg, N. A., del Campo, N., et al. (2008). Orbitofrontal dysfunction in patients with obsessive-compulsive disorder and their unaffected relatives. *Science, 321,* 421–422.

Coelho, F. M., da Silva, R. A., Quevedo, L. D., Souza, L. D., Pinheiro, K. A., & Pinheiro, R. T. (2014). Obsessive-compulsive disorder in fathers during pregnancy and postpartum. *Revista Brasileira De Psiquiatria, 36,* 271–273.

Craske, M. G., Treanor, M., Conway, C. C., Zbozinek, T., & Vervliet, B. (2014). Maximizing exposure therapy: An inhibitory learning approach. *Behaviour Research and Therapy, 58,* 10–23.

Dilling, H., & Freyberger, H. J. (2008). *Taschenführer zur ICD-10-Klassifikation psychischer Störungen. Mit Glossar und Diagnostischen Kriterien ICD-10 : DCR-10 und Referenztabellen ICD-10 v.s. DSM-IV-TR.* Bern: Huber, Hogrefe AG.

do Rosario-Campos, M. C., Leckman, J. F., Curi, M., Quatrano, S., Katsovitch, L., Miguel, E. C., & Pauls, D. L. (2005). A family study of early-onset obsessive-compulsive disorder. *American Journal of Medical Genetics Part B-Neuropsychiatric Genetics, 136b,* 92–97.

Dollard, J., & Miller, N. E. (1950). *Personality and psychotherapy; an analysis in terms of learning, thinking, and culture.* New York: McGraw-Hill.

Dougherty, D. D., Baer, L., Cosgrove, G. R., Cassem, E. H., Price, B. H., Nierenberg, A. A., et al. (2002). Prospective long-term follow-up of 44 patients who received cingulotomy for treatment-refractory obsessive-compulsive disorder. *American Journal of Psychiatry, 159,* 269–275.

Endrass, T., Riesel, A., Kathmann, N., & Buhlmann, U. (2014). Performance monitoring in obsessive-compulsive disorder and social anxiety disorder. *Journal of Abnormal Psychology, 123,* 705–714.

Endrass, T., & Ullsperger, M. (2014). Specificity of performance monitoring changes in obsessive-compulsive disorder. *Neuroscience and Biobehavioral Reviews, 46,* 124–138.

Feygin, D. L., Swain, J. E., & Leckman, J. F. (2006). The normalcy of neurosis: Evolutionary origins of obsessive-compulsive disorder and related behaviors. *Progress in Neuro-Psychopharmacology & Biological Psychiatry, 30,* 854–864.

Foa, E. B., Huppert, J. D., Leiberg, S., Langner, R., Kichic, R., Hajcak, G., & Salkovskis, P. M. (2002). The obsessive-compulsive inventory: Development and validation of a short version. *Psychological Assessment, 14,* 485–496.

Foa, E. B., & Kozak, M. J. (1986). Emotional processing of fear: Exposure to corrective information. *Psychological Bulletin, 99,* 20–35.

Foa, E. B., Kozak, M. J., Goodman, W. K., Hollander, E., Jenike, M. A., & Rasmussen, S. A. (1995). DSM-IV field trial: Obsessive-compulsive disorder. *American Journal of Psychiatry, 152,* 90–96.

Franklin, M. E., & Foa, E. B. (2011). Treatment of obsessive compulsive disorder. *Annual Review of Clinical Psychology, 7,* 229–243.

Gava, I., Barbui, C., Aguglia, E., Carlino, D., Churchill, R., De Vanna, M., & McGuire, H. F. (2007). Psychological treatments versus treatment as usual for obsessive compulsive disorder (OCD). *Cochrane Database Syst Rev, 2,* CD005333.

Gillan, C. M., Apergis-Schoute, A. M., Morein-Zamir, S., Urcelay, G. P., Sule, A., Fineberg, N. A., et al. (2015). Functional neuroimaging of avoidance habits in obsessive-compulsive disorder. *American Journal of Psychiatry, 172,* 284–293.

Gönner, S., Leonhart, R., & Ecker, W. (2007). Das Zwangsinventar OCI-R – Die deutsche Version des Obsessive-Compulsive Inventory-Revised - Ein kurzes Selbstbeurteilungsinstrument zur mehrdimensionalen Messung von Zwangssymptomen. *Psychotherapie, Psychosomatik, Medizinische Psychologie, 57,* 395–404.

Goodman, W. K., Price, L. H., Rasmussen, S. A., Mazure, C., Fleischmann, R. L., Hill, C. L., et al. (1989). The yale-brown obsessive compulsive scale. I. Development, use, and reliability. *Archives of General Psychiatry, 46,* 1006–1011.

Gottesman, I. I., & Gould, T. D. (2003). The endophenotype concept in psychiatry: Etymology and strategic intentions. *American Journal of Psychiatry, 160,* 636–645.

Hanna, G., Veenstra-Vander Weele, J., Cox, N., Boehnke, M., Himle, J., Curtis, G. et al. (2002). Genome-wide linkage analysis of families with obsessive-compulsive disorder ascertained through pediatric probands. *American Journal of Medical Genetics, 114,* 541–552.

Hodgson, R. J., & Rachman, S. (1972). The effects of contamination and washing in obsessional patients. *Behaviour Research and Therapy, 10,* 111–117.

Hohagen, F., Wahl-Kordon, A., Lotz-Rambaldi, W., & Muche-Borowski, C. (2015). *S3-Leitlinie Zwangsstörungen.* Berlin: Springer.

Issari, Y., Jakubovski, E., Bartley, C. A., Pittenger, C., & Bloch, M. H. (2016). Early onset of response with selective serotonin reuptake inhibitors in obsessive-compulsive disorder: A meta-analysis. *Journal of Clinical Psychiatry, 77,* E605–E611.

Jacobi, F., Hofler, M., Siegert, J., Mack, S., Gerschler, A., Scholl, L., et al. (2014). Twelve-month prevalence, comorbidity and correlates of mental disorders in Germany: The mental health module of the german health interview and examination survey for adults (DEGS1-MH). *International Journal of Methods in Psychiatric Research, 23,* 304–319.

Kempke, S., & Luyten, P. (2007). Psychodynamic and cognitive-behavioral approaches of obsessive-compulsive disorder: Is it time to work through our ambivalence? *Bulletin of the Menninger Clinic, 71,* 291–311.

Klepsch, R., Zawarka, W., Hand, I., Lünenschloß, K., & Jauernig, G. (1993). *Hamburger Zwangsinventar-Kurzform (HZI-K).* Weinheim: Beltz.

Külz, A. K., Hassenpflug, K., Riemann, D., Linster, H. W., Dornberg, M., & Voderholzer, U. (2010). Ambulante psychotherapeutische Versorgung bei Zwangserkrankungen – Ergebnisse einer anonymen Therapeutenbefragung. *Psychotherapie, Psychosomatik, Medizinische Psychologie, 60,* 194–201.

Lakatos, A., & Reinecker, H. (2016). *Kognitive Verhaltenstherapie bei Zwangsstörungen. Ein Therapiemanual* (4. Aufl.). Göttingen: Hogrefe.

Leckman, J. F., Mayes, L. C., Feldman, R., Evans, D. W., King, R. A., & Cohen, D. J. (1999). Early parental preoccupations and behaviors and their possible relationship to the symptoms of obsessive-compulsive disorder. *Acta Psychiatrica Scandinavica, 100,* 1–26.

Matsunaga, H., & Seedat, S. (2007). Obsessive-compulsive spectrum disorders: Cross-national and ethnic issues. *Cns Spectrums, 12,* 392–400.

McKay, D., Sookman, D., Neziroglu, F., Wilhelm, S., Stein, D. J., Kyrios, M., et al. (2015). Efficacy of cognitive-behavioral therapy for obsessive-compulsive disorder. *Psychiatry Research, 225,* 236–246.

Menzies, L., Chamberlain, S. R., Laird, A. R., Thelen, S. M., Sahakian, B. J., & Bullmore, E. T. (2008). Integrating evidence from neuroimaging and neuropsychological studies of obsessive-compulsive disorder: The orbitofronto-striatal model revisited. *Neuroscience and Biobehavioral Reviews, 32,* 525–549.

Milad, M. R., & Rauch, S. L. (2012). Obsessive-compulsive disorder: Beyond segregated cortico-striatal pathways. *Trends in Cognitive Sciences, 16,* 43–51.

Monzani, B., Rijsdijk, F., Harris, J., & Mataix-Cols, D. (2014). The structure of genetic and environmental risk factors for dimensional representations of DSM-5 obsessive-compulsive spectrum disorders. *JAMA Psychiatry, 71,* 182–189.

Moritz, S., Kempke, S., Luyten, P., Randjbar, S., & Jelinek, L. (2011). Was Freud partly right on obsessive-compulsive disorder (OCD)? Investigation of latent aggression in OCD. *Psychiatry Research, 187,* 180–184.

Murphy, T. K., Storch, E. A., Lewin, A. B., Edge, P. J., & Goodman, W. K. (2012). Clinical factors associated with pediatric autoimmune neuropsychiatric disorders associated with streptococcal infections. *Journal of Pediatrics, 160,* 314–319.

Nestadt, G., Samuels, J., Riddle, M., Bienvenu, O. J., Liang, K. Y., LaBuda, M., et al. (2000). A family study of obsessive-compulsive disorder. *Archives of General Psychiatry, 57,* 358–363.

Olatunji, B. O., Davis, M. L., Powers, M. B., & Smits, J. A. (2013). Cognitive-behavioral therapy for obsessive-compulsive disorder: A meta-analysis of treatment outcome and moderators. *Journal of Psychiatric Research, 47,* 33–41.

Pauls, D. L. (2010). The genetics of obsessive-compulsive disorder: A review. *Dialogues in Clin Neuroscience, 12,* 149–163.

Pauls, D. L., Abramovitch, A., Rauch, S. L., & Geller, D. A. (2014). Obsessive-compulsive disorder: An integrative genetic and neurobiological perspective. *Nature Reviews Neuroscience, 15,* 410–424.

Piras, F., Piras, F., Chiapponi, C., Girardi, P., Caltagirone, C., & Spalletta, G. (2015). Widespread structural brain changes in OCD: A systematic review of voxel-based morphometry studies. *Cortex, 62,* 89–108.

Rachman, S. (1997). A cognitive theory of obsessions. *Behaviour Research and Therapy, 35,* 793–802.

Riesel, A., Endrass, T., Auerbach, L. A., & Kathmann, N. (2015). Overactive performance monitoring as an endophenotype for obsessive-compulsive disorder: Evidence from a treatment study. *American Journal of Psychiatry, 172,* 665–673.

Riesel, A., Endrass, T., Kaufmann, C., & Kathmann, N. (2011). Overactive error-related brain activity as a candidate endophenotype for obsessive-compulsive disorder: Evidence from unaffected first-degree relatives. *American Journal of Psychiatry, 168,* 317–324.

Riesel, A., Kathmann, N., & Endrass, T. (2014). Overactive performance monitoring in obsessive-compulsive disorder is independent of symptom expression. *European Archives of Psychiatry and Clinical Neuroscience, 264,* 707–717.

Rosa-Alcazar, A. I., Sanchez-Meca, J., Gomez-Conesa, A., & Marin-Martinez, F. (2008). Psychological treatment of obsessive-compulsive disorder: A meta-analysis. *Clinical Psychology Review, 28,* 1310–1325.

Rotge, J. Y., Guehl, D., Dilharreguy, B., Tignol, J., Bioulac, B., Allard, M., et al. (2009). Meta-analysis of brain volume changes in obsessive-compulsive disorder. *Biological Psychiatry, 65,* 75–83.

Ruscio, A. M., Stein, D. J., Chiu, W. T., & Kessler, R. C. (2010). The epidemiology of obsessive-compulsive disorder in the National Comorbidity Survey Replication. *Mol Psychiatry, 15,* 53–63.

Salkovskis, P. M. (1985). Obsessional-compulsive problems: A cognitive-behavioural analysis. *Behaviour Research and Therapy, 23,* 571–583.

Salkovskis, P. M., & Harrison, J. (1984). Abnormal and normal obsessions – A replication. *Behaviour Research and Therapy, 22,* 549–552.

Saxena S. (2003). Neuroimaging and the pathophysiology of obsessive compulsive disorder (OCD). In C. Fu, C. Senior, T. Russell, D. Weinberger & R. Murray (Hrsg.), *Neuroimaging in Psychiatry.* Martin Dunitz, UK.

Simon, D., Adler, N., Kaufmann, C., & Kathmann, N. (2014). Amygdala hyperactivation during symptom provocation in obsessive-compulsive disorder and its modulation by distraction. *Neuroimage-Clinical, 4,* 549–557.

Steketee, G., Frost, R., Amir, N., Bouvard, M., Carmin, C., Clark, D. A., et al. (2001). Development and initial validation of the obsessive beliefs questionnaire and the interpretation of intrusions inventory. *Behaviour Research and Therapy, 39,* 987–1006.

Swedo, S. E., Leonard, H. L., Garvey, M., Mittleman, B., Allen, A. J., Perlmutter, S., et al. (1998). Pediatric autoimmune neuropsychiatric disorders associated with streptococcal infections: clinical description of the first 50 cases. *American Journal of Psychiatry, 155,* 264–271.

Taylor, S. (2011). Early versus late onset obsessive-compulsive disorder: Evidence for distinct subtypes. *Clinical Psychology Review, 31,* 1083–1100.

Teismann, T., & Ertle, A. (2011). Verhaltensexperimente in der kognitiven Therapie. *Verhaltenstherapie, 21,* 117–124.

Ullsperger, M., Fischer, A. G., Nigbur, R., & Endrass, T. (2014). Neural mechanisms and temporal dynamics of performance monitoring. *Trends in Cognitive Sciences, 18,* 259–267.

Willour, V. L., Yao Shugart, Y., Samuels, J., Grados, M., Cullen, B., Bienvenu, O. J. 3rd. et al. (2004). Replication study supports evidence for linkage to 9p24 in obsessive-compulsive disorder. *American Journal of Human Genetics, 75,* 508–513.

Wittchen, H.-U., & Jacobi, F. (2005). Size and burden of mental disorders in Europe – A critical review and appraisal of 27 studies. *European Neuropsychopharmacology, 15,* 357–376.

52

Somatoforme Störungen

Alexandra Martin und Winfried Rief

Inhaltsverzeichnis

© Springer-Verlag GmbH Deutschland, ein Teil von Springer Nature 2020
J. Hoyer und S. Knappe (Hrsg.), *Klinische Psychologie & Psychotherapie*,
https://doi.org/10.1007/978-3-662-61814-1_53

53.1 Störungsbild

Gemeinsames und zentrales Kennzeichen von somatoformen Störungen sind körperliche Beschwerden, die das Vorliegen eines medizinischen Krankheitsfaktors nahelegen, ohne dass jedoch eine hinreichende pathophysiologische Ursache für die Beschwerden festgestellt werden kann. Dies bedeutet, dass die ärztlich-medizinische Diagnostik entweder überhaupt keine organische Ursache der Beschwerden identifizieren kann oder dass das Ausmaß der erlebten und geschilderten Beschwerden deutlich über das aufgrund der organischen Befundlage zu erwartende Maß hinausgeht.

Viele Menschen erleben körperliche Beschwerden, ohne dass für diese Beschwerden eine organische Ursache bestimmbar wäre. In Abgrenzung zu solchen vorübergehenden Alltagsphänomenen müssen die körperlichen Beschwerden im Rahmen der somatoformen Störungen in klinisch bedeutsamer Weise zu Leiden oder Beeinträchtigungen in sozialen, beruflichen oder anderen wichtigen Funktionsbereichen führen.

> **Wichtig**
>
> Grundsätzlich kann jedes Organsystem des Menschen betroffen sein. Bestimmte Symptome sind jedoch weiter verbreitet als andere. Zu den häufigsten Einzelbeschwerden gehören die Schmerzsymptome.

Allein für Rückenschmerzen liegen die Punktprävalenzen zwischen 15–30 % (Andersson 1999). In einer repräsentativen Befragung der deutschen Allgemeinbevölkerung wurde die Liste der organisch unklaren körperlichen Beschwerden von diversen Schmerzsymptomen (Rückenschmerz, Gelenkschmerz, Kopfschmerz) angeführt, gefolgt von gastrointestinalen Symptomen (Blähung, Bauchschmerz und Unverträglichkeit verschiedener Nahrungsmittel) und kardiovaskulären Störungen (z. B. Palpitation; Rief et al. 2001). Nach Wittchen und Jacobi (2005) wird für die somatoformen Störungen in den EU-Ländern von einer bevölkerungsbezogenen 12-Monats-Prävalenz von 6,3 % (95 % KI: 2,1–7,8) ausgegangen.

Auch wenn die körperlichen Beschwerden im Vordergrund der Störungsgruppe stehen, zeigen sich weitere kognitive, affektive und verhaltensbezogene Besonderheiten des Störungsbildes:

Oftmals sind die Betroffenen wegen der Unerklärbarkeit ihrer Beschwerden verunsichert oder führen diese auf organische Fehlfunktionen oder eine schwere Krankheit zurück. Nicht selten sind die Betroffenen aufgrund der beschwerdebedingten Einschränkungen niedergeschlagen und ziehen sich sozial zurück.

Zu den typischen Verhaltensweisen gehören insbesondere

1. das körperliche Schonverhalten bzw. Vermeidung bestimmter körperlicher Aktivitäten aus Angst vor Schmerzen oder Symptomverschlechterung,
2. die (nicht verordnungsgemäße) Einnahme von Medikamenten und
3. die erhöhte Inanspruchnahme medizinischer Dienste bzw. häufige Arztwechsel („doctor shopping").

Insbesondere mit ausgeprägten Krankheitsängsten geht der Wunsch nach weiterer diagnostischer Abklärung und Rückversicherung über die Gutartigkeit der Beschwerden einher.

Ein Überblick über das im Laufe der Geschichte veränderte Verständnis der Beschwerdebilder mit organisch nicht hinreichend erklärten Körperbeschwerden findet sich im Kasten (▶ Exkurs).

Exkurs

Kurzer historischer Überblick

Organisch unklare Körperbeschwerden sind in der Medizin schon sehr lange bekannt. Im Altertum verstand man die „Hysterie" als Ausdruck eines Gebärmutterleidens, welches in Verbindung zu sexueller Abstinenz und unerwünschter Kinderlosigkeit gebracht wurde. Im Mittelalter wurden die Beschwerden teilweise als Ausdruck von Besessenheit gewertet. Die Psychoanalyse mit Einführung ihres Konversionskonzeptes Ende des 19. Jahrhunderts stellte die Verbindung motorischer und sensorischer Funktionsverluste ohne neurologische Grunderkrankung zu psychischen Konflikten her. Im 20. Jahrhundert schließlich fasste man das Störungsbild erstmals rein deskriptiv zusammen. Geprägt wurde der Begriff des „Briquet"-Syndroms, welches die Basis für die Somatisierungsstörung darstellt. Erst seit 1980 mit Einführung des DSM-III bilden die somatoformen Störungen eine eigenständige Diagnosekategorie, die auch in der ICD-10 eine entsprechende Diagnosegruppe bildet. Im DSM-5 (APA 2015) wurde die Klassifikation fundamental revidiert. Auch die Bezeichnung der Störungskategorie als „somatische Belastungsstörung und verwandte Störungen" löst damit nach mehr als 30 Jahren die Bezeichnung der somatoformen Störungen ab.

53.2 Diagnostik und Klassifikation

53.2.1 Klassifikation

In dem Klassifikationssystem ICD-10 werden im Kern der somatoformen Störungen (F45) die Somatisierungsstörung, die undifferenzierte Somatisierungsstörung, die hypochondrische Störung, die somatoforme autonome Funktionsstörung und die anhaltende Schmerzstörung unterschieden. Bis auf die somatoforme autonome Funktionsstörung fanden sich vergleichbare Störungen im DSM-IV, sodass sich die Forschung überwiegend auf diese bezieht. Zusätzlich werden verschiedene Störungen mit Verlust von motorischen oder sensorischen Funktionen bei fehlender neurologischer Grunderkrankung in der Kategorie der dissoziativen Störungen (Konversionsstörungen; F44) unterschieden.

Dabei sind die somatoformen Störungen eine Gruppe durchaus heterogener Störungsbilder mit dem gemeinsamen Merkmal der organisch unklaren Körperbeschwerden (vgl. zwei Beispiele unterschiedlicher Manifestationen in den Falldarstellungen im Kasten ▶ Klinisch betrachtet). Beispielsweise müssen bei der **Somatisierungsstörung** (F45.0) über mehrere Jahre (mindestens 2) eine große Anzahl verschiedenartiger Beschwerden vorliegen, die durch keine diagnostizierbare körperliche Krankheit erklärt werden können. Falls eine körperliche Krankheit vorliegt, kann diese jedoch nicht die Schwere, das Ausmaß, die Vielfalt und die Dauer der körperlichen Beschwerden erklären. Die Sorge um die Beschwerden verstärkt das Leiden und führt zu häufigen Arztkonsultationen oder wiederholten diagnostischen Maßnahmen. Definitionsgemäß

handelt es sich um eine chronische Störung, die zwar Fluktuationen unterliegt, jedoch selten vollständig remittiert.

Demgegenüber genügt es bei der **undifferenzierten Somatisierungsstörung** (F45.1), wenn die somatoformen Symptome über mindestens ein halbes Jahr bestehen. Diese Kategorie wurde als Ergänzung zur Somatisierungsstörung konzipiert, um anhaltende somatoforme Syndrome, die nicht allen Kriterien der Somatisierungsstörung entsprechen, zu klassifizieren.

Auch die **somatoforme autonome Funktionsstörung** (F45.3) ist durch multiple Körperbeschwerden gekennzeichnet. Es handelt sich dabei vor allem um Symptome der autonomen (vegetativen) Erregung. Diese beziehen sich einmal auf ein spezifisches Organ oder System, wie 1) das Herz und kardiovaskuläre System, 2) den oberen oder 3). unteren Gastrointestinaltrakt, 4) das respiratorische System und 5) das Urogenitalsystem. Zusätzlich müssen mindestens zwei allgemeine vegetative Symptome vorliegen. Für diese Störung gab es bislang keine eindeutige Entsprechung im DSM, zumeist wurden diese Fälle als undifferenzierte somatoforme Störung klassifiziert.

Bei der **anhaltenden somatoformen Schmerzstörung** (F45.4) bestehen kontinuierliche schwere und belastende Schmerzen in zumindest einem Körperteil. Die deutsche Adaptation der ICD-10 (ICD-10-GM, German Modification; Graubner 2009) hat ihre Klassifikation der somatoformen Schmerzstörung aktualisiert und erlaubt die Differenzierung zwischen der anhaltenden somatoformen Schmerzstörung (F45.40), bei welcher emotionalen Konflikten oder psychosozialen Belastungen ursächliche Bedeutung für die Schmerzsymptomatik beigemessen wird, und der chronischen Schmerzstörung mit somatischen und psychi-

---

Klinisch betrachtet

Fallbeispiele

Die Patientin Frau T. (38 Jahre) leidet seit mehr als 10 Jahren unter verschiedenartigsten körperlichen Beschwerden: Bauchschmerzen, Rückenschmerzen, Schmerzen beim Wasserlassen und beim Geschlechtsverkehr, Übelkeit, Völlegefühl, Durchfälle, Unverträglichkeit zahlreicher Speisen (sodass sie fast nur noch Haferschleim esse), sexuelle Gleichgültigkeit, Gleichgewichtsstörungen bei starkem Schwindel, Kloßgefühl im Hals. Über ihre Gesundheit und die weitere Verschlimmerung der Beschwerden macht sie sich ständig Sorgen. Ärztliche Rückversicherung kann sie nicht beruhigen. Sie vermeidet inzwischen jeglichen Sport, Bewegung, Autofahrten. Diagnose: Somatisierungsstörung (ICD-10: F45.0).

Herr V. (42 Jahre) berichtet unter starken konstanten Schmerzen am rechten Oberschenkel und der rechten Schulter (pochend, drückend) zu leiden. Deswegen habe er schon viele Ärzte aufgesucht und viele verschiedene Therapien unternommen (Akupunktur, Massage, Osteopathie, Krankengymnastik, Medikamente), die jedoch alle „mehr oder weniger erfolglos blieben". Begonnen habe es im Alter von 26 Jahren mit einer „Rückenmarkswurzelreizung" unklarer Genese. Bei anhaltender Schwäche in den Beinen habe er mehrere Monate nur mit Krücken gehen können. Inzwischen fühle er sich bei Schlafstörungen tagsüber sehr müde und antriebslos. Diagnose: anhaltende Schmerzstörung (ICD-10: F45.41).

schen Faktoren (F45.41), bei der psychische Faktoren auch eine wichtige Rolle für Schweregrad, Exazerbation oder Aufrechterhaltung der Schmerzen, jedoch nicht die ursächliche Rolle beigemessen wird. Die chronische Schmerzstörung mit somatischen und psychischen Faktoren wird in der Praxis wesentlich häufiger diagnostiziert als die anhaltende somatoforme Schmerzstörung.

Bei den vorgenannten Störungen stehen Leiden und Beeinträchtigung durch die organisch unklaren Beschwerden im Vordergrund. Die **hypochondrische Störung** (F45.2) weist dagegen auch Ähnlichkeiten mit den Angststörungen auf, da hier die Beschäftigung mit der Überzeugung oder Sorge, unter einer schweren Krankheit zu leiden, charakteristisch ist und das Leiden begründet. Die angenommene Krankheit wird als Ursache für die körperlichen Beschwerden gesehen und bleibt trotz unauffälliger medizinischer Untersuchungsbefunde oder ärztlicher Rückversicherung bestehen.

■ **Klassifikation nach DSM-5: Somatische Belastungsstörung und verwandte Störungen**

Seit ihrer Einführung in das Klassifikationssystem DSM-III wurde an den Kriterien der somatoformen Störungen vielfach Kritik geäußert (▶ Gut zu wissen). Einer der Hauptkritikpunkte richtet sich auf das zentrale Merkmal der somatoformen Störungen, die nur dann diagnostiziert werden dürfen, wenn eine organische Pathologie hinreichend ausgeschlossen wurde. Unklar bleibt, ab wann die medizinische Diagnostik ausgeschöpft ist, um zur Diagnose zu gelangen. Außerdem fehlen sog. „Positivsymptome" (z. B. kognitive oder verhaltensbezogene Besonderheiten) fast vollständig. Unklar ist außerdem, ob die unter der Störungskategorie subsumierten Einzeldiagnosen tatsächlich nosologisch voneinander abzugrenzende diagnostische Einheiten abbilden.

> **Gut zu wissen**
>
> **Kritikpunkte an bisheriger Klassifikation der somatoformen Störungen im Überblick**
> - Primärer Fokus auf medizinischer Ausschlussdiagnostik bei Fehlen von „Positivsymptomen"
> - Geforderte Dauer der Beschwerden führt vor allem zum Erkennen „chronifizierter" Fälle
> - Fragliche Unterteilung der somatoformen Störungen, die sich nicht an nosologischen Unterschieden orientiert

Das DSM-5 (APA 2015) hat daher umfassende Änderungen der Klassifikation der somatoformen Störungen einschließlich einer neuen Bezeichnung der Störungsgruppe vorgenommen. Die Störungsgruppe hat die Bezeichnung **„Somatische Belastungsstörung und Verwandte Störungen"** erhalten. Auch wurden mehrere der vormaligen einzelnen somatoformen Störungen zusammengefasst und in der neuen Kategorie mit anderen Beschwerdebildern, bei denen auch körperliche Beschwerden im Vordergrund stehen, eingeordnet (◘ Tab. 53.1 für eine Übersicht über die Störungen und ihrer Kernmerkmale nach DSM-5).

Kernstörungen sind jetzt die somatische Belastungsstörung („somatic symptom disorder") und die Krankheitsangststörung („illness anxiety disorder"). Die Forderung, dass die körperlichen Symptome „nicht hinreichend durch eine bekannte medizinische Krankheit erklärt werden", wurde aufgegeben. Die **somatische Belastungsstörung** kann diagnostiziert werden, wenn zumindest ein belastendes oder die Lebensführung beeinträchtigendes somatisches Symptom vorliegt, unabhängig davon, ob eine bekannte somatische Erkrankung vorliegt oder nicht. Stattdessen müssen weitere psychische Symptome in Verbindung mit den Körperbeschwerden vorliegen wie anhaltende Krankheitsängste, unangemessene Gedanken über die Ernsthaftigkeit der Symptome oder exzessiver Aufwand an Zeit und Energie, die für die Symptome oder Gesundheitssorgen aufgebracht werden. Letzteres schließt beispielsweise die wiederholte Suche nach medizinischer Abklärung oder Rückversicherung ein. Wenig spezifiziert finden sich jedoch die sonst typischen Verhaltensauffälligkeiten, die für somatoforme Störungen als relevant erachtet werden. Auch die bisherige Schmerzstörung wird mit einer Spezifikation als somatische Belastungsstörung klassifiziert.

Dominieren Krankheitsängste bzw. die Beschäftigung damit, eine ernsthafte Krankheit zu haben, das klinische Bild, steht die Diagnose der **Krankheitsangststörung** zur Verfügung. Diese kann allerdings nur bei Fehlen oder bei niedriger Intensität körperlicher Symptome diagnostiziert werden. Falls die körperlichen Symptome doch wiederkehrend und schwerer ausgeprägt sind, bleibt die Diagnose der somatischen Belastungsstörung. Dies hat zur Folge, dass etwa zwei Drittel der bislang als Hypochondrie klassifizierten Fälle als somatische Belastungsstörung und ein Drittel als Krankheitsangststörung diagnostiziert werden.

Eine kritische Würdigung der veränderten Klassifikation unter Berücksichtigung der bislang bekannten

□ Tab. 53.1 Somatische Belastungsstörung und verwandte Störungen nach DSM-5 (und ICD-10-Codierung)

Störung	Codierung ICD-10	Kernmerkmale nach DSM-5[a]
Somatische Belastungsstörung	F45.1	A. Eines oder mehrere somatische Symptome, die belastend sind oder zu erheblichen Einschränkungen in der alltäglichen Lebensführung führen B. Exzessive Gedanken, Gefühle oder Verhaltensweisen bezüglich der somatischen Symptome oder damit einhergehender Gesundheitssorgen (…): 1. Unangemessene und andauernde Gedanken bezüglich der Ernsthaftigkeit der Symptome 2. Anhaltende stark ausgeprägte Ängste in Bezug auf die Gesundheit oder die Symptome 3. Exzessiver Aufwand an Zeit und Energie, die für die Symptome oder Gesundheitssorgen aufgebracht werden C. Obwohl keines der einzelnen somatischen Symptome durchgängig vorhanden sein muss, ist der Zustand der Symptombelastung persistierend (typischerweise länger als 6 Monate) *Bestimme, ob:* „Mit Überwiegendem Schmerz" (früher Schmerzstörung) (…), „Andauernd (…)"
Krankheitsangststörung	F45.21	A. Übermäßige Beschäftigung damit, eine ernsthafte Krankheit zu haben oder zu bekommen B. Körperliche Symptome liegen nicht oder nur in geringer Intensität vor (…) C. (…) stark ausgeprägte Ängste hinsichtlich der Gesundheit (…) D. (…) übertriebene gesundheitsbezogene Verhaltensweisen (…) (z. B. wiederholtes Kontrollieren [des] eigenen Körpers …) oder (…) maladaptives Vermeidungsverhalten E. (…) Beschäftigung mit Krankheit(en) besteht seit mindestens 6 Monaten (…)
Konversionsstörung (Störung mit Funktionellen Neurologischen Symptomen)	F44.x (F44.4–F44.7)	A. Ein oder mehrere Symptome veränderter willkürmotorischer oder sensorischer Funktionen [ohne Vorliegen bekannter neurologischer oder körperlicher Störungen] *Bestimme den Symptomtyp:* „Mit Schwäche/Lähmung", „Mit Motorischen Symptomen (…)", „Mit Schluckstörungen", „Mit Auffälligkeiten der Sprache (…)", „Mit Krämpfen oder Anfällen", „Mit Taubheit oder Sensorischen Ausfällen", „Mit Speziellen Sensorischen Symptomen (…)", „Mit Gemischtem Erscheinungsbild"
Psychologische Faktoren, die eine körperliche Krankheit beeinflussen	F54	A. Es liegt ein körperliches Symptom oder eine körperliche Krankheit vor (psychische Störungen werden hierzu nicht gezählt) Psychologische oder Verhaltensfaktoren beeinflussen die körperliche Krankheit (…) nachteilig (…). [Diese Faktoren können z. B. den Verlauf der körperlichen Krankheit beeinflussen, die Behandlung beeinträchtigen, die Pathophysiologie beeinflussen oder stellen zusätzliche Gesundheitsrisiken dar.]
Vorgetäuschte Störung	F68.10	A. Vortäuschen körperlicher oder psychischer Merkmale oder Symptome oder Erzeugen einer Verletzung oder Krankheit in Verbindung mit identifiziertem Täuschungsverhalten B. Die Person stellt sich anderen gegenüber als krank, behindert oder verletzt dar C. Das Täuschungsverhalten ist offensichtlich, auch wenn keine offensichtlichen äußeren Anreize für das Verhalten vorliegen

[a]Auszug; Abdruck erfolgt mit Genehmigung vom Hogrefe Verlag Göttingen aus dem Diagnostic and Statistical Manual of Mental Disorders, Fifth Edition, © 2013 American Psychiatric Association, dt. Version © 2018 Hogrefe Verlag
Anmerkung: Neben diesen enthält diese Kategorie noch die „Andere Näher Bezeichnete Somatische Belastungsstörung und Verwandte Störungen" (F45.8) und die „Nicht Näher Bezeichnete Somatische Somatische Belastungsstörung und Verwandte Störungen" (F45.9) für Fälle, bei denen das Zeitkriterium oder die symptomatischen Kriterien nicht vollständig erfüllt sind.

◘ Tab. 53.2 Pros und Cons der neuen diagnostischen Kriterien der somatischen Belastungsstörung (nach DSM-5)

Vorteile	Kritische Aspekte
Einschluss von psychologischen Merkmalen	Geringer Differenzierungsgrad: z. B. Überzeugung zur Ernsthaftigkeit und Krankheitsangst korrelieren stark, keine Spezifikation von Verhaltensweisen
Rigide Vorgaben zur Symptomzahl und -verteilung aufgegeben	Schwelle (mindestens 1 körperliches Symptom) ist vergleichsweise liberal
Ausschluss medizinischer Krankheitsfaktoren nicht mehr zwingend	Unklar, ob vergleichbare Risikofaktoren bzw. pathogene Mechanismen bestehen wie bei somatoformen Störungen

Störungsmechanismen und Therapie findet sich bei Rief und Martin (2014), einzelne prominente Aspekte sind in ◘ Tab. 53.2 dargestellt.

Auch in der ICD-11 sind Veränderungen in der Klassifikation der somatoformen Störungen vorgesehen. Beispielsweise ist die „bodily distress disorder" die neue Diagnose bei Vorliegen multipler somatischer Symptome; die Hypochondrie wird den Zwangsspektrumstörungen zugeordnet.

Da der bisherige Forschungsstand sich primär auf Störungen mit organisch nicht hinreichend erklärten Körperbeschwerden bezieht und die ICD-10 nach wie vor Gültigkeit im Gesundheitsversorgungssystem hat, beziehen sich die nachfolgenden Ausführungen schwerpunktmäßig auf die somatoformen Störungen.

53.2.2 Differenzialdiagnose und Komorbidität

Generell müssen die somatoformen Störungen von der willentlichen Herbeiführung von Körperbeschwerden abgegrenzt werden. Bei der **Simulation** werden Symptome bewusst vorgetäuscht, um äußere Gewinne (z. B. finanzielle Entschädigung, Rückstellung vom Militär) zu erzielen. Auch bei der **vorgetäuschten Störung** werden Beschwerden willentlich herbeigeführt, wobei der Anreiz in der Annahme der Krankenrolle liegt, während äußere Anreize nicht bestehen.

Bei der Diagnose von **psychischen Faktoren, die medizinische Krankheitsfaktoren beeinflussen,** ist im Unterschied zu den somatoformen Störungen eine organisch-pathologische Ursache für die körperlichen Beschwerden bekannt (z. B. Asthma, Migräne, Hypertonie). Zusätzlich aber besteht ein ungünstiger Einfluss psychischer Faktoren, die das Auftreten oder die Intensivierung der Beschwerden bzw. den Verlauf oder die Behandlung beeinflussen (auch ► Kap. 54).

Auch **andere psychische Störungen** gehen z. T. mit unklaren körperlichen Beschwerden einher (z. B. Erschöpfungsgefühle bei der depressiven Episode, Herzklopfen und Atemnot bei den Angststörungen, oder Schmerzen beim Geschlechtsverkehr bei den sexuellen Funktionsstörungen). Im Rahmen der Diagnostik ist zu klären, ob das präsentierte Symptom „nicht besser durch eine andere psychische Störung" zu erklären ist.

Grundsätzlich ist die Komorbidität bei somatoformen Störungen allerdings hoch. Bei ca. 50 % der somatoformen Störungen sind zusätzlich die Kriterien einer affektiven Störung erfüllt, bei ca. 30–40 % der Fälle die Kriterien einer Angststörung.

53.2.3 Diagnostische Instrumente

Exploration und Krankheitsanamnese

Die ausführliche Beschwerdeanamnese zu Beginn der therapeutischen Kontakte ist wesentlicher Bestandteil des diagnostischen Prozesses (► Klinisch betrachtet). Darüber hinaus ist sie aber auch zur Entwicklung einer vertrauensvollen therapeutischen Beziehung wichtig.

Da die Diagnosestellung der somatoformen Störungen auf dem Ausschluss organischer Ursachen beruht, sollten die Angaben der Patienten durch die Rücksprache mit dem behandelnden Arzt und Sichtung der medizinischen Vorbefunde ergänzt werden.

Interviews

Die gängigen strukturierten oder teilstrukturierten diagnostischen Interviewverfahren enthalten eine eigene Sektion zu somatoformen Störungen bzw. zu der somatischen Belastungsstörung und verwandten Störungen, wobei nicht immer alle Unterkategorien berücksichtigt

Exploration bei somatoformen Störungen
- Vollständige Erhebung der Symptomatik
  „Unter welchen körperlichen Beschwerden leiden Sie aktuell? Seit wann? Unter welchen weiteren …?"
- Arztkonsultation, Vorbefunde
  „Waren Sie wegen der genannten Beschwerden beim Arzt? Welche Untersuchungen wurden (wie oft) durchgeführt? Was wurde dabei festgestellt? Was wurde Ihnen gesagt, woher … [Symptom] kommt?"
- Vorbehandlungen und Bewältigungsversuche
  „Was haben Sie bisher unternommen, um mit [Symptom] besser zurechtzukommen? Mit welchem Ergebnis?"
- Konsequenzen, Beeinträchtigungen und Leiden
  „Welche Auswirkungen hat … [Symptom] auf Ihre Lebensführung (beruflichen/sozialen/familiären Aktivitäten)? Wie sehr fühlen Sie sich durch … [Symptom] beeinträchtigt? Wie wirkt sich … [Symptom] auf Ihre Stimmung aus?"
- Schon- und Vermeidungsverhalten
  „Gibt es Dinge, die Sie seit Beginn von … [Symptom] nicht mehr oder seltener tun/unternehmen?"
- Subjektive Erklärungsmodelle

„Was denken Sie selbst, woher die Beschwerden kommen?"
- Krankheitsängste und Befürchtungen
  „Befürchten Sie manchmal, das … [Symptom] könnte auf eine schwere Krankheit hinweisen? Welche?"
- Rückversicherungswünsche
  „Wie oft suchen Sie Ihren behandelnden Arzt wegen … [Symptom] auf? Was ist für Sie der Anlass, Ihren Arzt aufzusuchen? Wenn Ihr Arzt Ihnen sagt, die Beschwerden gehen nicht auf … [befürchtete Krankheit] zurück, wie erleben Sie das dann?"
- Auslösebedingungen der Beschwerden
  „Wann verschlimmern sich … [Symptome]? Wann beobachten Sie Verbesserungen?"
- Selbstkonzept der Patienten
  „Wie belastbar schätzen Sie sich ein (körperlich, allgemeine Leistungsfähigkeit)? Gibt es Veränderungen seit Beschwerdebeginn?"
- Allgemeine Lebensbedingungen, Belastungen
  „Welche weiteren Belastungen haben Sie in Ihrem Alltag/in letzter Zeit seit Beginn von … [Symptom]? Gibt es noch weitere Probleme im häuslichen Umfeld?"

werden. Instrumente wie das „Diagnostische Interview bei psychischen Störungen" (DIPS; Margraf et al. 2017) bzw. das „Strukturierte klinische Interview für DSM-5-Störungen" (SKID; Beesdo-Baum et al. 2019) berücksichtigen bereits die Klassifikation nach DSM-5. Allerdings wird im SKID das Vorliegen der somatischen Belastungsstörung nur über ein kurzes Screening geprüft. In vielen epidemiologischen Studien erfolgte die Diagnostik der somatoformen Störungen mit Hilfe des „Composite International Diagnostic Interview" (CIDI; Wittchen und Pfister 1997) und der „Somatoform Disorders Schedule" (SDS; Janca et al. 1995) nach DSM-IV- bzw. nach ICD-10-Klassifikation. Die für die Praxis nützlichen teilstrukturierten „Internationalen Diagnose Checklisten" (IDCL; Hiller et al. 1995) basieren noch auf DSM-IV- und ICD-10-Kriterien.

Die visuelle Analogskala und das Beschwerdetagebuch

Ein sehr ökonomisches Verfahren zur Erfassung der Intensität der Beschwerden ist die „Visuelle Analogskala" (VAS). Ihre Tradition liegt vor allem in der Erfassung

der Schmerzintensität. Dabei geben die Patienten auf einer 10 cm langen Skala mit verbalen Verankerungen an ihren Polen („kein Schmerz" bis „maximal vorstellbarer Schmerz") ihre subjektive Einschätzung zur erlebten Schmerzintensität an. Varianten sind das „Algometer" mit numerischen Skalierungen (von z. B. 0–10) oder verbal markierte mehrstufige Ratingskalen. Für eine sensitive Verlaufsbeschreibung wird empfohlen, sowohl die Symptomstärke als auch die symptombedingte Beeinträchtigung bei Alltagsaktivitäten jeweils auf numerischen Ratingskalen (von 0 bis 10) in Bezug auf die letzten 7 Tage zu erfragen (Rief et al. 2017).

Oftmals sind solche Skalen Bestandteil von **Befindlichkeits- oder Schmerztagebüchern.** Mit ihrer Hilfe können weitere Informationen wie z. B. Dauer, vorausgehende Bedingungen und Konsequenzen, Beeinträchtigung und Kontrollempfinden sowie Stimmungsveränderungen kontinuierlich erhoben werden (z. B. täglich oder gar 4-mal täglich). Die Gestaltung richtet sich nach der diagnostischen und therapeutischen Zielsetzung (Erfassung des reinen Beschwerdeverlaufs versus funktionaler Zusammenhänge).

Fragebogenverfahren

Das „Screening für Somatoforme Störungen" (SOMS; Rief und Hiller 2008) liegt als Selbstbeurteilungsinstrument in zwei Versionen zur Statusdiagnostik und zur Veränderungsmessung vor. Im SOMS-2 werden die organisch unklaren körperlichen Beschwerden der vergangenen 2 Jahre erfragt. Aus den Angaben lassen sich die Gesamtsymptomzahl und spezifische Somatisierungsindizes (nach DSM-IV, ICD-10) errechnen. Die zweite Version, das SOMS-7, ist zur Veränderungsmessung geeignet, da es die aus den Beschwerden resultierende Beeinträchtigung (bezüglich der letzten 7 Tage) erfasst. International gängig ist zwischenzeitlich die Symptomskala des „Patient Health Questionnaire" (PHQ-15), mittels derer die mittlere Beeinträchtigung durch die 15 gängigsten Körperbeschwerden erfasst wird (Kroenke et al. 2002). Kombinieren lässt sich dies mit der „Somatic Symptom Disorder B Critieria Scale" (SSD-12; Toussaint et al. 2016), um die Ausprägung der kognitiven und verhaltensbezogenen Symptomatik nach DSM-5 zu messen.

Der „Whiteley Index" (WI; Hiller und Rief 2004) dient der Erfassung von Krankheitsängsten, Krankheitsüberzeugungen und multiplen körperlichen Beschwerden. Der Fragebogen ist mit nur 14 Items äußerst ökonomisch und weist eine sehr gute Reliabilität und Validität auf. Die „Illness Attitude Scales" (IAS; Hiller und Rief 2004) sind ein weiteres, international verbreitetes Verfahren zur Erfassung unterschiedlicher Aspekte des hypochondrischen Erlebens und Verhaltens mit insgesamt 29 Items. Favorisiert wird die empirisch abgesicherte Berücksichtigung des Gesamtscores und der zwei Skalen „Krankheitsängste" und „Krankheitsverhalten".

Mit Hilfe der „Schmerzempfindungsskala" (SES; Geissner 1996) beurteilen die Personen ihren Schmerz auf der Basis einer vorgegebenen Adjektivliste. Hieraus lassen sich Informationen für die beiden Globalfaktoren „sensorisches" und „affektives" Schmerzerleben (sowie für weiter differenzierte Einzeldimensionen) gewinnen.

Es sollte nicht nur die qualitative bzw. quantitative Abschätzung der Symptomatik, sondern – gerade auch im Hinblick auf eine Veränderungsmessung im Rahmen von Therapie – eine Abschätzung der beschwerdebedingten Einschränkungen bzw. des Funktionsniveaus erfolgen. So werden beispielsweise mit dem „Pain Disability Index" (PDI) mit Hilfe von 7 Ratings (schmerzbedingte) Behinderungen in verschiedenen Lebensbereichen (z. B. Beruf, soziale Aktivitäten) erfragt (Dillmann et al. 1994; erweitert für andere somatische Symptome: Mewes et al. 2009).

Zahlreiche weitere Instrumente wurden zur Diagnostik der somatoformen Störungen und speziell der Schmerzstörungen entwickelt. Im Rahmen einer multimethodalen Diagnostik stehen sowohl Verfahren der Verhaltensbeobachtung als auch der biologisch-physiologischen Diagnostik zur Verfügung.

53.3 Epidemiologie

Somatoforme Störungen gehören neben den Angststörungen und affektiven Störungen zu den am weitesten verbreiteten psychischen Störungen. Erhebungen in der **Allgemeinbevölkerung** (z. B. Bundesgesundheitssurvey, BGS), ergaben für die Gesamtgruppe der somatoformen Störungen eine 4-Wochen-Querschnittsprävalenz von 7,5 % (95 % KI: 6,6–8,3) (Wittchen et al. 1999). Weitere Erhebungen aus Deutschland (◻ Tab. 53.3) und im internationalen Bereich weisen auf ein ähnliches Verteilungsmuster der einzelnen somatoformen Störungen hin:

Sehr selten sind das Vollbild der Somatisierungsstörung (<0,01–0,84 %), das Vollbild der Hypochondrie (<0,01–0,2 %) und die Konversionsstörung (0,3–0,7 %). Demgegenüber stellen die Schmerzstörung und die undifferenzierte somatoforme Störung die größten Gruppen dar.

Die diagnostischen Kriterien sowohl der Somatisierungsstörung als auch der Hypochondrie wurden als zu restriktiv kritisiert und es wurde gezeigt, dass ihre unterschwelligen Syndrome bereits in der Allgemeinbevölkerung sehr häufige Phänomene darstellen. Prävalenzangaben für das Somatisierungssyndrom (SSI 4/6) variieren zwischen 4,4 und 19 %, für unterschwellige Formen der Hypochondrie zwischen 1,3 und 10,7 % (Creed und Barsky 2004).

53.3.1 Somatoforme Störungen bei Kindern und Jugendlichen

Bereits Jugendliche und junge Erwachsene sind in beträchtlichem Ausmaß von somatoformen Beschwerden betroffen. Nach einer Repräsentativbefragung an über 2500 14- bis 24-Jährigen wurde von einer Lebenszeitprävalenz von 12,5 % für irgendeine somatoforme Störung berichtet, wobei die undifferenzierte somatoforme Störung mit 9 % die größte Gruppe darstellte (Lieb et al. 2002).

53.3.2 Prävalenz in medizinischen Behandlungseinrichtungen

Patienten mit organisch unklaren körperlichen Beschwerden suchen vor allem in medizinischen Behandlungseinrichtungen Hilfe auf. Dies spiegelt sich in den durchgängig höheren Prävalenzraten im medizinischen Versorgungssystem wider. Die Somatisierungsstörung

◻ Tab. 53.3 Epidemiologische Studien zur Prävalenz somatoformer Störungen in der Allgemeinbevölkerung von Deutschland

Autoren; Studie	N Alter	Klassifikation (Instrument)	Prävalenz	Störung	Prävalenz in %
Jacobi et al. (2014); DEGS1-MH	5317 18–79 Jahre	DSM-IV (M-CIDI)	12 Monate	Schmerzstörung	3,2
				Somatisierungssyndrom SSI 4/6	0,8
Wittchen et al. (1999); BGS	4181 18–65 Jahre	DSM-IV (M-CIDI)	4 Wochen	Somatoforme Störung	7,5
Martin und Jacobi (2006); BGS	4181 18–65 Jahre	DSM-IV (M-CIDI)	4 Wochen	Hypochondrie	0,05
				Unterschwelliges hypochondrisches Syndrom	0,58
				Ausgeprägte, anhaltende Krankheitsängste	2,12
Meyer et al. (2000); TACOS	4075 18–64 Jahre	DSM-IV (M-CIDI)	Lebenszeit	Somatoforme Störung	12,9
				Somatisierungsstörung	0,0
				Schmerzstörung	12,2
				Hypochondrie	0,2
				Konversionsstörung	0,7
Rief et al. (2001)	2050 14–92 Jahre	DSM-IV (SOMS-2)	2 Jahre	Somatisierungsstörung	0,3
				Hypochondrisches Syndrom	7,0
Lieb et al. (2002); EDSP	2548 14–24 Jahre	DSM-IV (M-CIDI)	Lebenszeit	Somatoforme Störung oder Syndrom	12,5
				Somatisierungsstörung	0,0
				Undifferenzierte somatoforme Störung	9,0
				Schmerzstörung	1,7
				Hypochondrie	0,0
				Konversionsstörung	0,3

BGS Bundesgesundheitssurvey; *DEGS1-MH* Studie zur Gesundheit Erwachsener in Deutschland -Zusatzmodul Psychische Gesundheit; *TACOS* Transitions in Alcohol Consumption and Smoking Study; *EDSP* Early Developmental Stages of Psychopathology Study

(z. B. 2,8 % im Rahmen der WHO Primary Care Studie; Gureje et al. 1997) und die Hypochondrie (Median 4,2 %; Creed und Barsky 2004) kommen hier deutlich häufiger vor. Noch häufiger finden sich erwartungsgemäß ihre unterschwelligen Ausprägungsformen: Im Mittel liegen das Somatisierungssyndrom bei 16,6 % und hypochondrische Beschwerden bei 6,7 % der primärärztlichen Patienten vor.

53.3.3 Soziodemografische Besonderheiten

Das Erkrankungsrisiko für eine somatoforme Störung ist bei Frauen in etwa doppelt so hoch wie das der Männer. Besonders ausgeprägt ist das höhere Erkrankungsrisiko bei den polysymptomatischen Störungen bzw. dem Vollbild der Somatisierungsstörung.

Außerdem ist das Auftreten einer Somatisierungsstörung mit niedrigerer Bildung bzw. niedrigerem sozioökonomischen Status assoziiert.

53.4 Ätiologie

Die Entstehung somatoformer Störungen beruht auf multiplen Faktoren, ohne dass diese vollständig bekannt sind und ohne dass ein einheitliches Erklärungsmodell existiert.

53.4.1 Genetisches Risiko

Insgesamt liegen nur wenige Befunde zum genetischen Risiko bei somatoformen Störungen vor, sodass bislang noch nicht eindeutig die Relevanz abgeschätzt werden kann, insbesondere da verschiedene genetische Mechanismen denkbar sind (u. a. über primäres Stressreaktionssystem, serotonerges System, Immunsystem, Schmerzsensitivität). In der Zwillingsstudie von Torgersen (1986) wurde ein erhöhtes Erkrankungsrisiko für eine somatoforme Störung bei eineiigen Zwillingen gegenüber zweieiigen Zwillingen festgestellt. Von

35 Fällen mit einer somatoformen Störung wurde bei 29 % der monozygoten und 10 % der dizygoten Zwillingsgeschwister eine andere (aber nicht identische) somatoforme Störung beobachtet. Dieser Unterschied kann als Hinweis auf eine familiäre Übertragung gewertet werden. Von genetischen Einflüssen kann jedoch nicht sicher ausgegangen werden, da die Fallzahl sehr klein war. Es liegen bei weiteren „funktionellen Beschwerdesyndromen" (z. B. Fibromyalgie, chronischem Erschöpfungssyndrom, Reizdarmsyndrom) Hinweise auf eine familiäre Aggregation oder genetische Komponente vor (s. auch Holliday et al. 2010; Rief et al. 2010).

53.4.2 Neurobiologische und physiologische Risikofaktoren

Auch wenn es für die Klassifikation somatoformer Störungen zentral ist, dass die Beschwerden nicht oder nicht hinreichend durch organische Faktoren erklärt werden können, so ist dennoch anzunehmen, dass physiologische Besonderheiten als Risikofaktoren oder als aufrechterhaltende Faktoren beteiligt sind.

Erhöhte Muskelanspannung wird mit chronischen Schmerzen in Verbindung gebracht. Beobachtet wurde, dass das Sprechen über emotional relevante Themen bei Schmerzpatienten mit einer erhöhten Muskelanspannung in den betreffenden Körperbereichen einherging (Flor et al. 1991, 1985).

Bei Patienten mit Somatisierungssyndrom zeigten sich Hinweise für eine erhöhte kardiovaskuläre Aktivität und Reaktivitätsunterschiede (Rief et al. 1998). Studien, die sich mit der Aktivität der hormonalen „Stressachse" (Hypothalamus-Hypophysen-Nebennierenrinden-Aktivität) beschäftigten, erbrachten heterogene Ergebnisse.

Befunde zur Konzentration verschiedener Monoaminosäuren sprechen für eine Beteiligung des serotonergen Neurotransmittersystems, während bislang Hinweise für noradrenerge Beteiligung fehlen. Auch immunologische Besonderheiten scheinen vorzuliegen (Rief und Exner 2002). Weitere Befunde deuten auf veränderte Atmungsmuster und die Bedeutung von Hyperventilation bei nicht kardialem Brustschmerz und anderen somatoformen Störungen hin (Bass et al. 1990; Han et al. 1998).

> **Wichtig**
>
> Psychophysiologische und psychobiologische Aspekte tragen zum Verständnis somatoformer Störungen bei. Aussagen über die Spezifität der Befunde und über eine mögliche ätiologische Beteiligung können jedoch noch nicht getroffen werden.

53.4.3 Psychologische Risikofaktoren

Persönlichkeit

Im Zusammenhang mit der Erforschung der Ätiologie somatoformer Störungen wurde auch die Rolle zeitlich stabiler Persönlichkeitsmerkmale untersucht.

Das Eysenck'sche Persönlichkeitskonstrukt **Neurotizismus** beschreibt die Neigung, verschiedene emotionale dysphorische Zustände zu erleben. Die Befundlage legt tatsächlich einen Zusammenhang zwischen Neurotizismus und subjektiven somatischen Beschwerden bzw. Schmerzen nahe. Allerdings müssen diese Ergebnisse vorsichtig interpretiert werden, da bei der Erfassung von Neurotizismus oftmals Items zu somatischen Beschwerden eingeschlossen sind und daher die gefundenen Korrelationen möglicherweise auf methodische Artefakte zurückzuführen sind.

Es wurde vermutet, dass **Alexithymie** einen Risikofaktor bei der Ausbildung psychosomatischer Erkrankungen darstellt (Nemiah und Sifneos 1970). Das zentrale Merkmal der Alexithymie ist die reduzierte Fähigkeit, eigene Emotionen wahrzunehmen, auszudrücken und von körperlichen Symptomen zu unterscheiden. Eine ungünstige Folge könnte sein, dass sich die Aufmerksamkeit der Personen verstärkt auf somatische Aspekte von Gefühlen und Belastungsreaktionen lenkt. Tatsächlich gibt es Befunde, die einen Zusammenhang zwischen reduziertem Emotionsausdruck und somatoformen Störungen nahelegen. Fraglich ist aber die Spezifität für das Störungsbild, da ähnliche Befunde auch bei anderen psychischen Störungen bestehen. Außerdem ist unklar, ob der Alexithymie ursächliche Bedeutung zuzumessen ist oder ob sie eher als Bewältigungsstrategie bei belastenden Ereignissen und als Folge des Krankheitsgeschehens zu interpretieren ist.

Kritische Lebensereignisse

Kritische Lebensereignisse („life events") erfordern von den betroffenen Personen hohe Anpassungsleistungen. Bei somatoformen Störungen wurden belastende Erfahrungen in zwischenmenschlichen Beziehungen, Tod, schwere Krankheit von Bezugspersonen, z. T. bereits in der Kindheit gefunden. In verschiedenen Studien wurde auf die Bedeutung traumatischer Ereignisse hingewiesen. Israelische Soldaten, die sich im Libanonkrieg in lebensgefährlichen Situationen befunden hatten, zeigten noch 2 Jahre später gehäuft körperliche Beschwerden und gesteigerten Alkohol- und Medikamentenkonsum (Solomon et al. 1987). Auch nach Immigration scheint das Risiko erhöht zu sein.

Darüber hinaus legen einige Studien die Relevanz sexueller Übergriffe, sexuellen Missbrauchs und emotionaler Vernachlässigung für die Entstehung somatoformer Symptome nahe.

Modelllernen und Verstärkungslernen

Somatoforme Störungen finden sich gehäuft bei Kindern, deren Eltern oder nahe Angehörige von somatoformen Störungen oder aber schweren organischen Krankheiten betroffen waren.

Möglicherweise findet bei der Ausbildung von somatoformen Beschwerden Modelllernen statt, indem der kranke Elternteil als Modell für Krankheitsverhalten fungiert oder die Konsequenzen aus der Krankenrolle Verstärkungscharakter erhalten. Dafür spricht beispielsweise, dass bereits die Kinder eine erhöhte Anzahl schulischer Fehltage, Krankheitstage und Arztbesuche aufweisen, wenn Eltern unter somatoformen Beschwerden leiden (Livingston et al. 1995).

Diskutiert wird des Weiteren die Rolle des direkten Verstärkungslernens (für ein konkretes Beispiel s. auch ▶ Gut zu wissen). Auf Fordyce (1976) geht die Annahme zurück, dass die Chronifizierung von Schmerz von der Verstärkung beobachtbaren Krankheitsverhaltens maßgeblich beeinflusst wird. Folgende Verstärkungsbedingungen sind dabei grundsätzlich denkbar:

- Positive Verstärkung (z. B. Aufmerksamkeit, Trost) von verbalen Schmerzäußerungen und offen gezeigtem Krankheitsverhalten (z. B. stöhnen, humpeln).
- Negative Verstärkung (z. B. Schmerzabnahme) bei Einstellung körperlicher Aktivität und Medikamenteneinnahme.
- Mangelnde positive Verstärkung von „Gesundheitsverhalten" (z. B. Wiederaufnahme von Alltagsaktivitäten).

Gut zu wissen

Risiko Medikamentenmissbrauch

Lerntheoretisch lässt sich die Entwicklung von Medikamentenmissbrauch im Rahmen negativer Verstärkungsprozesse einordnen. Üblicherweise nimmt eine von Schmerzen betroffene Person entsprechende Medikamente bei Auftreten von intensiven Beschwerden ein. Die hierdurch eintretende Schmerzabnahme (Beendigung eines unangenehmen Zustands) wirkt damit verstärkend auf das gezeigte Verhalten (Medikamenteneinnahme). Die Medikamente werden immer schneller und häufiger eingenommen.

In der Behandlung wird in solchen Fällen versucht, die ungünstige Kontingenzverbindung aufzulösen, indem die Medikamente zeitkontingent und nicht mehr symptomkontingent verabreicht werden (d. h. zu festen regelmäßig vereinbarten Zeitpunkten unabhängig von der Beschwerdeintensität).

Kausalattribution und katastrophisierende Bewertung der Symptome

Bestimmte **kognitive Prozesse** wirken sich bei den somatoformen Störungen ungünstig auf ihren Verlauf aus. Zu diesen zählen

- organisch-somatische Kausalattributionen und katastrophisierende Bewertung der eigenen Beschwerden (z. B. „Mein Kopfschmerz ist Anzeichen für einen Tumor."),
- negative Verlaufserwartungen (z. B. „Es wird alles immer schlimmer, ich werde als Invalide enden.") und
- niedrige Kontrollerwartungen (z. B. „Ich kann nichts tun, damit es mir besser geht.").

In eine Studie (Rief et al. 1998) an Patienten einer psychosomatischen Klinik (n = 225) wurden verschiedene Untergruppen hinsichtlich kognitiver Faktoren untersucht (mit Hilfe des „Fragebogen zu Körper und Gesundheit", FKG; Hiller et al. 1997). Bei Patienten mit Somatisierungssyndrom zeigte sich im Vergleich zu Gesunden, aber auch im Vergleich zu Patienten mit anderen psychischen Störungen eine stärkere Tendenz, Körpersymptome katastrophisierend zu bewerten, die Überzeugungen, körperlich schwach zu sein, Belastungen weniger standhalten zu können und geringfügige Körpersensationen eher wahrzunehmen.

In der Forschung zur **Kausalattribution** (Ursachenzuschreibung) von körperlichen Empfindungen wird in Anlehnung an allgemeine Attributionstheorien zwischen situationalen (normalisierenden) und dispositionellen (physischen und psychischen) Ursachen unterschieden. Generell tendieren Menschen dazu, zunächst gutartige Erklärungen für Körperwahrnehmungen zu finden, indem sie Umgebungs- oder situationsbezogenen Faktoren ursächliche Bedeutung zuschreiben. Demgegenüber scheinen Patienten mit somatoformen Störungen nicht ausreichend in der Lage zu sein, gutartige bzw. normalisierende Erklärungen für ihre Beschwerden zu finden. Stattdessen werden für diese gehäuft organisch-somatische Ursachen verantwortlich gemacht, auch wenn die ärztliche Untersuchung hierfür keine Anhaltspunkte liefert. Sehr stark ist dies per Definition bei der Hypochondrie ausgeprägt. Aber auch bei den anderen somatoformen Störungen ist diese Tendenz zwar nicht durchgängig, aber in vielen Fällen zu beobachten (vgl. Review bei Martin und Rief 2011).

53

> **Wichtig**
>
> Wenn – wie bei der Hypochondrie – eine sehr restriktive Auffassung von Gesundheit besteht (als Zustand, der eine vollständige Abwesenheit von Symptomen beschreibt), dann steigt die Wahrscheinlichkeit, jedes ungewöhnliche oder unangenehme Körperempfinden als Zeichen einer bedrohlichen Krankheit aufzufassen (Barsky et al. 1993). Aus der wahrgenommenen Bedrohung resultiert das Bestreben nach ärztlicher Rückversicherung, Kontroll- und Vermeidungsverhalten und erhöhte Aufmerksamkeitsfokussierung für körperliche Vorgänge.

Selektive Aufmerksamkeit für körpereigene Vorgänge (somatosensorische Verstärkung)

Die Wahrnehmung eines Symptoms unterliegt verschiedenen Einflussfaktoren. Zu einem bestimmten Ausmaß basiert sie auf vorhandenen internalen Reizen („Bottom-up"-Prozess). Zugleich verarbeiten Personen die auf sie einströmenden Informationen nicht nur passiv, sondern sie suchen ihre Umwelt aktiv nach relevanten Informationen ab. Schemata über Symptome und Krankheiten, die sich aufgrund von Vorerfahrungen (Sozialisation, eigene Krankheitserfahrungen) ausgebildet haben, beeinflussen so die Aufmerksamkeitsfokussierung auf körperliche Vorgänge („Top-down"-Prozess).

Barsky und Wyshak (1990) betrachten Hypochondrie als Resultat perzeptueller und kognitiver Anomalien. Sie beschreiben als Kernstück ihrer Modellkonzeption die sog. **somatosensorische Verstärkung** („somatosensory amplification") als störungsspezifischen Wahrnehmungsstil. Die betreffenden Personen neigen dazu, körperliche Funktionen und Empfindungen genau zu beobachten. So bemerken sie auch alltägliche, schwache und vorübergehende körperliche Reaktionen, die andere wegen ihrer mangelnden Bedeutung nicht beachten. Auf diese wahrgenommenen Veränderungen reagieren sie mit katastrophisierenden Bewertungen. Die hieraus resultierende Angst führt zu weiterer Aufmerksamkeitsfokussierung und zu einer weiteren Intensivierung der Körperreaktionen und der Symptomwahrnehmung.

> **Wichtig**
>
> Eine Reihe experimenteller Studien belegt, dass Krankheitsängste mit einer erhöhten Aufmerksamkeit für körpereigene Vorgänge und krankheitsrelevante Informationen einhergehen.

Krankheitsverhalten

Dysfunktionales Krankheitsverhalten (Schon- und Vermeidungsverhalten, Rückversicherung, Checking) ist an der Aufrechterhaltung der somatoformen Beschwerden beteiligt. Bei chronischen Beschwerden stellt das

Vermeidungsverhalten eine maladaptive Bewältigungsstrategie dar, da sie den Abbau körperlicher Kondition, negative affektive Reaktionen und gedankliche Beschäftigung mit den Beschwerden fördert. Bei der Schmerzstörung ist die Vermeidung von Bewegung umso ausgeprägter, je größer die Angst vor aversiven somatischen Erfahrungen ist. Die Angst vor Schmerzen und das Vermeidungsverhalten können eine noch größere Beeinträchtigung der Betroffenen hervorrufen als die Schmerzen selbst (Asmundson et al. 1999).

Ein übergreifendes Störungsmodell

Rief und Hiller (1998) beschreiben ein übergreifendes Störungsmodell für Somatisierungsbeschwerden, in das zentrale Kernstücke der vorgenannten Konzeptionen einfließen. Das Modell (◘ Abb. 53.1) berücksichtigt einerseits die Rolle der selektiven Aufmerksamkeit und katastrophisierender Fehlinterpretation von körperlichen Wahrnehmungen (innerer Kreislauf) und andererseits die aufrechterhaltende Rolle von ungünstigem Krankheitsverhalten (äußerer Kreislauf).

53.5   Verlauf

In den ersten 3 Monaten nach Auftreten unklarer Körperbeschwerden ist die Wahrscheinlichkeit einer Spontanremission vermutlich relativ hoch. So erreichen beispielsweise ca. 90 % der von Rückenschmerz betroffenen Personen innerhalb dieses Zeitraumes wieder ihr ursprüngliches Funktionsniveau (Andersson 1999). Bei Patienten, die wegen ihrer organisch unklaren Beschwerden ihren Arzt aufsuchten, verzeichnet ca. die Hälfte dieser Personen im Verlauf des Folgejahres Verbesserungen (bei ca. 30 % sogar vollständige Heilung) (Gureje und Simon 1999; Speckens et al. 1996).

Andererseits weisen diese Daten auch auf das Risiko der Chronifizierung hin. Liegt bereits eine Somatisierungsstörung bzw. ein Somatisierungssyndrom vor, ist das Risiko für ein Fortbestehen deutlich erhöht. Zwar variieren häufiger Art und Intensität einzelner Symptome, jedoch weist das Beschwerdebild – gekennzeichnet durch das Leiden unter multiplen körperlichen Beschwerden – eine hohe Stabilität auf. Nach einem Jahr wurde bei 86 % untersuchter Personen mit multiplen somatoformen Symptomen (mindestens 3 zur Ersterhebung) die Diagnose bestätigt (Bailer et al. 2007). Bei Patienten, die in der Regel erst nach mehreren Jahren eine psychosomatische oder psychotherapeutische Behandlung aufsuchen, ist die Wahrscheinlichkeit einer Spontanremission sehr gering.

Bereits bei Jugendlichen und jungen Erwachsenen weisen somatoforme Störungen eine beachtliche Stabilität auf. Nach 4 Jahren bestanden noch 60 % aller somatoformen Störungen fort (Lieb et al. 2002).

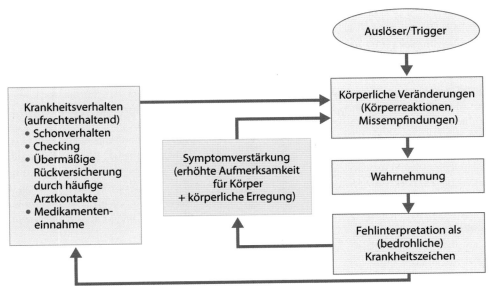

Abb. 53.1 Störungsmodell nach Rief und Hiller (1998, mit freundlicher Genehmigung vom Hogrefe Verlag)

Prädiktoren für einen ungünstigen Verlauf sind das Vorliegen multipler Beschwerden oder einer Schmerzstörung, ungünstige Kognitionen, Krankheitsangst, negative Affektivität und Krankenverhaltensaspekte wie beispielsweise angstassoziierte Vermeidung körperlicher Aktivität (u. a. Bailer et al. 2007; Klaus et al. 2015).

> ❯ **Wichtig**
> Zusammenfassend legen die Befunde nahe, dass die Wahrscheinlichkeit einer Verbesserung oder Heilung des Beschwerdebildes mit zunehmender Krankheitsdauer immer geringer wird.

Daraus ergibt sich die Frage nach dem „idealen" Zeitpunkt für präventive Maßnahmen, um die weitere Chronifizierung zu verhindern bzw. für spezifische Interventionen, um eine Behandlung erfolgreich durchzuführen.

53.6 Behandlung

Viele der unter körperlichen Beschwerden Leidenden suchen zunächst medizinische Hilfe auf. Ihr nachvollziehbares Ziel besteht darin, dass die Ursache ihrer Beschwerden gefunden wird und die Beschwerden beseitigt werden. Genau diese Erwartungen können in der medizinischen Behandlung chronischer körperlicher Beschwerden oftmals nicht erfüllt werden.

Häufig wird davon ausgegangen, dass Patienten mit somatoformen Störungen eine psychotherapeutische Behandlung ablehnen, da sie sich als körperlich und nicht psychisch krank einstufen. Berücksichtigt man die subjektiven Krankheitskonzepte und Veränderungserwartungen der Betroffenen in der Behandlungsplanung, gelingt auch der Aufbau der notwendigen Psychotherapiemotivation. Zur Beziehungsgestaltung ist grundsätzlich die Validierung der erlebten beschwerdebedingten Beeinträchtigung wichtig, indem auch Verständnis für das Erleben und die Sichtweisen des Patienten vermittelt wird.

Neben der Entwicklung störungsspezifischer Interventionen wurden ebenso Empfehlungen und Interventionen für die behandelnden Ärzte formuliert und evaluiert.

53.6.1 Arztbesuche und medizinische Maßnahmen

Die Empfehlungen für Ärzte richten sich auf die Gestaltung der ärztlichen Konsultationen, um organmedizinische Krankheitsvorstellungen und dysfunktionales Krankheitsverhalten nicht weiter zu verstärken. Rief und Nanke (2004) geben hierfür Beispiele (▶ Klinisch betrachtet).

Durch gezieltes Training bzw. Weiterbildung der behandelnden Ärzte lassen sich das Erkennen psychischer Probleme, die Diagnosestellung und Behand-

Klinisch betrachtet

Empfehlungen an ambulant tätige Ärzte zur Gestaltung der medizinischen Behandlung von Patienten mit somatoformen Störungen

- Die Phase der organmedizinischen (Ausschluss-)Diagnostik sinnvoll begrenzen und anschließend vorsichtig mit weiteren Maßnahmen umgehen.
- Die Gesamtbehandlung durch einen Arzt koordinieren, um unnötige Wiederholungsuntersuchungen zu vermeiden und die Behandlungsschritte transparent zu machen.
- Bei sehr häufigen Arztbesuchen zur kurzfristigen Rückversicherung kann es sinnvoll sein, regelmäßige Kontakte mit festen Zeitabständen (z. B. alle 4 Wochen) mit dem Patienten zu vereinbaren (zeit- statt symptomkontingent).

- Frühzeitig ansprechen, dass keine schwere organische Krankheit vorliegt. Hierzu die vorliegenden Untersuchungsbefunde (auch die unauffälligen) mit dem Patienten besprechen.
- Überprüfen der Indikation für eine psychotherapeutische Behandlung (z. B. wegen manifester psychischer Störung, psychosozialer Belastung oder mangelnden Bewältigungsstrategien). Dem Patienten signalisieren, dass „gemeinsame" Weiterbehandlung sinnvoll ist (und nicht ein Wegdelegieren beabsichtigt ist).

lungszuweisung verbessern. Frühe Arbeiten zeigten, dass ein Beratungsbrief an Ärzte zum Umgang mit Somatisierungsbeschwerden zu einem deutlichen Rückgang der jährlichen Behandlungskosten führte (Smith et al. 1995). Auch die Zufriedenheit der Patienten mit der medizinischen Versorgung verbesserte sich. Andere Ansätze schließen intensivere Schulungsmaßnahmen mit Vermittlung von Kommunikationsstrategien ein. Verschiedentlich wurde gezeigt, dass solche Maßnahmen zu einer Verbesserung der ärztlichen Behandlungszufriedenheit beitragen und auch eine Normalisierung inadäquaten Inanspruchnahmeverhaltens fördern können. Allerdings haben solche Maßnahmen erwartungsgemäß auch ihre Grenzen: Die emotionale Gesundheit, das Gesamtbefinden und das soziale Funktionsniveau der Patienten ließen sich nicht verbessern (Martin et al. 2013). Allgemeine Handlungsempfehlungen insbesondere für die primärärztliche Versorgung gibt auch die AWMF-S3-Leitlinie „Funktionelle Körperbeschwerden" (AWMF-Reg.-Nr. 051.001).

53.6.2 Kognitive Verhaltenstherapie

Zur Therapie von Patienten mit somatoformen Beschwerden oder Krankheitsängsten wurden inzwischen von mehreren Forschungsgruppen kognitiv-verhaltenstherapeutische Behandlungsansätze beschrieben (z. B. Barsky et al. 1988; Bass und Benjamin 1993; Bleichhardt und Martin 2010; Rief und Hiller 2011; Woolfolk und Allen 2007).

In Anlehnung an die Störungsmodelle der somatoformen Störungen fokussieren die therapeutischen Ansätze auf folgende Aspekte bzw. Störungsmechanismen:

1. Motivation, Beziehungsgestaltung, Therapieziel,

2. subjektives Krankheitskonzept, dysfunktionale Überzeugungen und selektive Aufmerksamkeitsfokussierung,
3. Physiologie und
4. Verhaltensebene (Krankheitsverhalten).

Motivation und Beziehungsgestaltung

Mit einem zunächst symptomorientierten Vorgehen wird der Einstieg in die psychotherapeutische Behandlung begünstigt. Das bedeutet, dass der Umgang mit den körperlichen Beschwerden im Vordergrund steht, auch wenn psychosoziale Problembereiche bestehen und an der somatoformen Störung beteiligt sind.

Die Therapie kann durch unterschiedliche Behandlungserwartungen des Patienten (medizinischer Art) und des Therapeuten (z. B. Verhaltensänderungen, Ansatz bei psychosozialen Problemen) erschwert werden. Die gemeinsame Zielformulierung – als wichtige Voraussetzung für einen erfolgreichen Therapieverlauf – sollte nicht die Beseitigung der Symptome, sondern die Entwicklung von Bewältigungsstrategien und die Verbesserung des Funktionsniveaus bzw. der Lebensqualität betreffen.

Kognitive Ebene

Kognitive Therapien konzentrieren sich vor allem auf ungünstige Kausalattributionen und Bewertungsmuster, die an der Entstehung, Aufrechterhaltung oder Intensivierung der Beschwerden beteiligt sind.

Da die Unerklärbarkeit der Symptome das Leiden der Patienten erhöht, wird die Vermittlung eines **Krankheitsmodells** bei der Behandlung von Patienten mit somatoformen Symptomen als ein zentraler Bestandteil erachtet. Dies schließt eine Hinführung an mögliche nichtorganische Auslösebedingungen für die körperlichen Beschwerden mit ein. Verhaltensexperimente (z. B. auch Biofeedbackdemonstrationen) verdeutlichen das Zusammenwirken von Auslösebedingungen, Bewertungsprozessen, Emotionen und körperlichen Reaktionen. Die Rolle von **Aufmerksamkeit** als wirkungsvoller Verstärker körperlicher Beschwerden wird vermittelt und kann ebenso in Verhaltensexperimenten demonstriert werden (z. B. Vergleich von Aufmerksamkeitszuwendung und Ablenkung auf Symptomstärke).

Dysfunktionale Überzeugungen von Patienten mit somatoformen Symptomen betreffen häufig die Interpretation körperlicher Empfindungen, die Auffassungen zu physischer Gesundheit oder Funktionsweisen. Zur Identifikation und Modifikation dysfunktionaler Gedanken werden kognitive Techniken eingesetzt, wie sie sich auch in der Behandlung von Depression und Angststörung bewährt haben. Dazu gehört es, den Patienten anzuleiten, symptomverstärkende Bewertungsmuster zu erkennen, zu hinterfragen und Alternativbewertungen zu finden (z. B. mit Hilfe von Symptomtagebüchern oder Spaltentechniken; ▸ Klinisch betrachtet).

> **Klinisch betrachtet**
>
> **Kognitive Umstrukturierung hypochondrischer Kognitionen (nach Warwick und Salkovskis 1989)**
> 1. Exploriere genau die hypochondrischen Kognitionen (z. B. „Meine Kopfschmerzen sind ein Zeichen für einen Hirntumor")!
> 2. Lasse die persönliche Überzeugung für diese Annahme auf einer Skala von 0–100 % einschätzen!
> 3. Was sind Gründe, die für diese Bewertung sprechen?
> 4. Gibt es Beobachtungen oder Informationen, die mit der Überzeugung nicht übereinstimmen?
> 5. Wie hoch ist die Überzeugung für die oben beschriebene katastrophisierende Bewertung, wenn alle Pros und Contras berücksichtigt werden (0–100 %)?
> 6. Leite eine Verhaltensaufgabe ab zur weiteren Überprüfung!

Physiologie

Zur Modifikation physiologischer Prozesse dienen Entspannungsübungen (z. B. progressive Muskelentspannung), Biofeedback, Imaginationsübungen, Atemtechniken (respondente Verfahren). Durch die Anwendung dieser aktiven Bewältigungsstrategien sollen die beteiligten körperlichen Vorgänge direkt beeinflusst werden. Zusätzlich können sie helfen, die Überzeugung der Betroffenen aufzubauen, dass sie selbst etwas im Umgang mit den Beschwerden tun können (Selbstkontrollerwartung).

Bei chronischen Schmerzen wird die **progressive Muskelrelaxation** nach Jacobson sehr häufig als Entspannungsverfahren gewählt. Beim **Biofeedback** werden des Weiteren körperliche Vorgänge, die weniger gut wahrnehmbar sind, gemessen und an den Patienten in wahrnehmbarer Form zurückgemeldet (optisches oder akustisches Signal). Hierdurch wird es dem Patienten ermöglicht, die oftmals automatisch ablaufenden körperlichen Vorgänge aktiv in die gewünschte Richtung zu beeinflussen. In der Behandlung von Kopf- und Rückenschmerz wird z. B. oftmals das EMG-Biofeedback eingesetzt. Dabei wird die Muskelaktivität am relevanten Schmerzort gemessen und grafisch über einen Bildschirm präsentiert oder akustisch in eine Tonabfolge übersetzt. Hierdurch ist es dem Patienten möglich, kleinste Veränderungen wahrzunehmen und korrigierend zu beeinflussen. Das Ziel des EMG-Biofeedbacks bei chronischem Rückenschmerz besteht z. B. darin, ungünstige Muskelmehraktivität auch unter Belastungsbedingungen zu identifizieren und zu reduzieren.

Verhaltensebene

Körperliche Schonhaltung Bei vielen der somatoformen Störungen, vor allem bei chronischem Schmerz, ist eine generelle Abnahme körperlicher Aktivitäten zu verzeichnen, da die Betroffenen in der Vergangenheit die Erfahrung gemacht haben, dass die Belastungen zu einer Verschlimmerung der Beschwerden führen. Problematisch wird dieses Schonverhalten im Zuge der Chronifizierung der Beschwerden gesehen, da ein Abbau körperlicher Belastbarkeit (z. B. Muskelmasse, kardiovaskuläre Belastbarkeit) die Folge ist. Entsprechend ist der Wiederaufbau dieser körperlichen Funktionsfähigkeit ein zentrales therapeutisches Ziel. Dem Patienten soll zunächst diese „Negativspirale" aus Symptomwahrnehmung, körperlichem Schonverhalten, Reduktion der körperlichen Belastbarkeit und verstärkter Symptomwahrnehmung vermittelt werden (◻ Abb. 53.2). Anschließend wird die körperliche Leistungsfähigkeit mit Hilfe eines individuell geplanten und gestuften Wiederaufbautrainings verbessert (▸ Klinisch betrachtet).

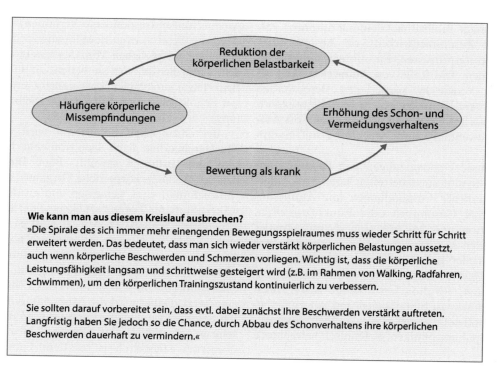

Wie kann man aus diesem Kreislauf ausbrechen?
»Die Spirale des sich immer mehr einengenden Bewegungsspielraumes muss wieder Schritt für Schritt erweitert werden. Das bedeutet, dass man sich wieder verstärkt körperlichen Belastungen aussetzt, auch wenn körperliche Beschwerden und Schmerzen vorliegen. Wichtig ist, dass die körperliche Leistungsfähigkeit langsam und schrittweise gesteigert wird (z.B. im Rahmen von Walking, Radfahren, Schwimmen), um den körperlichen Trainingszustand kontinuierlich zu verbessern.

Sie sollten darauf vorbereitet sein, dass evtl. dabei zunächst Ihre Beschwerden verstärkt auftreten. Langfristig haben Sie jedoch so die Chance, durch Abbau des Schonverhaltens ihre körperlichen Beschwerden dauerhaft zu vermindern.«

☐ Abb. 53.2 Patienteninformation zur Wirkung von Schonverhalten

---

Klinisch betrachtet

Exposition als Intervention bei chronischem Schmerz

Nach dem „Fear-Avoidance-Modell" (s. Überblick bei Vlaeyen und Linton 2000) wird generalisiertes Rückzugs- und Schonverhalten einer Person begünstigt, wenn zusätzlich zu bewegungsinduziertem Schmerzerleben die Angst vor Bewegung besteht, sodass es zu einer Vermeidung von Bewegung und negativen Verstärkung des Sicherheitsverhaltens durch Angstreduktion kommt. Bei generalisiertem Rückzugsverhalten wird zudem die Ausprägung depressiver Reaktionen begünstigt.

Auf Basis dieser Konzeption wird graduierte Exposition in vivo (an Bewegung) für die Therapie vorgeschlagen. Es geht auch hier um eine stufenweise Steigerung der körperlichen Aktivitäten. Im Unterschied zur „klassischen" graduierten Aktivierung steht hier jedoch die Angstbewältigung im Vordergrund: Eine (körperliche) Aktivität bzw. Bewegung (z. B. Bücken) wird als Verhaltensexperiment zur Überprüfung dysfunktionaler Erwartungen (z. B. „diese Bewegung schädigt ...") konzipiert. Die mehrfache Durchführung bei verschiedenen Aktivitäten entlang einer Angsthierarchie soll die Generalisierung fördern. Angewandt und evaluiert wurde diese Methode bislang vor allem bei chronischem unspezifischem Rückenschmerz. Gezeigt wurde, dass schmerzbezogene Angst, katastrophisierende Kognitionen und Beeinträchtigungserleben der Schmerzpatienten abnahmen. Varianten der Expositionstechniken finden sich auch in Behandlungskonzepten von Krankheitsängsten oder funktionellen Körperbeschwerden wie dem Reizdarmsyndrom, bei denen die Patienten angeleitet werden, in angstauslösenden oder bislang vermiedenen Situationen eigene Gefühlen und Körperempfindungen bewusst wahrzunehmen und Erwartungen zu überprüfen.

Allgemeine Leistungsfähigkeit Wenn sich das Schonverhalten auch auf alltägliche Aktivitäten, Haushalts- oder Berufstätigkeiten oder die Vermeidung sozialer Kontakte bezieht, sollte diesem ebenso mit gezieltem Wiederaufbau der Aktivitäten begegnet werden. Gerade die Steigerung sozialer Aktivitäten oder anderer Aktivitäten mit Verstärkerqualität dienen ähnlich wie in der Depressionstherapie auch einer positiven Beeinflussung von Stimmung und Antrieb. Die berufliche Reintegration kann durch soziotherapeutische Maßnahmen unterstützt werden (z. B. gestufte Wiedereingliederung am früheren Arbeitsplatz). Das gestufte Vorgehen trägt dem oftmals sehr negativ geprägten Selbstbild (z. B. „Ich bin schwach, kränklich und nicht mehr belastbar.") Rechnung, indem die Wahrscheinlichkeit für Erfolgserlebnisse erhöht wird.

53

Operante Schmerztherapieprogramme Hier wird insgesamt versucht, die Schmerzerfahrung und ungünstiges Krankheitsverhalten zu entkoppeln. Dazu werden auch Partner und andere wichtige Sozialpartner in die Behandlung mit einbezogen, damit diese lernen, die betroffenen Patienten im Schonverhalten nicht zu bestärken, sondern die Aktivitätsschritte adäquat zu unterstützen.

Kontrollverhalten Bei vielen Patienten mit Hypochondrie sind Kontrollverhaltensweisen („Checking"-Verhalten) beobachtbar. Beispiele sind das Abtasten von Körperteilen, um die Entstehung von Missbildungen oder Geschwüren rechtzeitig zu erkennen, oder häufiges Pulsfühlen, bei dem ängstlich beobachtet wird, ob sich dieser noch im normalen Rahmen bewegt. In der Therapie wird erarbeitet, wie gerade das Kontrollieren zur Intensivierung körperlicher Missempfindungen bzw. der Aufrechterhaltung der Ängste beiträgt; das Verhalten selbst wird reduziert bzw. durch Alternativen ersetzt.

Varianten der KVT

In den letzten Jahren fanden verstärkt auch achtsamkeits- und akzeptanzbasierte Therapien bei chronischen Körperbeschwerden und bei Krankheitsangst Anwendung. In der „Mindfulnessbased Stress Reduction" (MBSR; Kabat-Zinn 1990) steht die Förderung von Achtsamkeit über die bewertungsfreie Annahme allen inneren Erlebens und Meditationstechniken im Vordergrund, sodass ungünstigen Grübelprozessen (und damit vermutlich auch der somatosensorischen Verstärkung) entgegengewirkt wird. In der „Acceptance and Commitment Therapy" (ACT; Hayes et al. 1999) soll das werteorientierte Handeln einer Person gefördert werden, statt gegen Gefühle, Gedanken oder aversive Körperempfindungen zu kämpfen (oder diese zu vermeiden). In einigen KVT-Ansätzen finden sich Interventionen zur „Schulung des Bewusstseins für Gefühle" (Woolfork und Allen 2007) oder die Erweiterung der klassischen KVT um Strategien zur Verbesserung der Emotionsregulation (Kleinstäuber et al. 2019).

53.6.3 Evaluation der Therapieansätze

Besonders anhaltende Krankheitsängste und die Hypochondrie lassen sich effektiv mit den kognitiv-verhaltenstherapeutischen Maßnahmen behandeln. Die Analysen im Rahmen des Cochrane-Reviews von Thomson und Page (2007) auf Basis von sechs randomisiert-kontrollierten Studien (hier standardisierte mittlere Differenz: 0,86) und auch die jüngere Metaanalyse von Cooper et al. (2017) auf Basis von 14 randomisiert-kontrollierten Studien (einschließlich internetbasierter Interventionen; $d = 1,01$) ergaben im Mittel große Effekte im generellen Kontrollgruppenvergleich, wobei die Ergebnisse der Einzelstudien im Vergleich zu aktiven Therapiekontrollgruppen zwischen kleinen und großen Effekten variierten. Signifikante Verbesserungen zeigten sich aber nicht nur für die hypochondrische Hauptsymptomatik, sondern auch hinsichtlich der depressiven und körperlichen Symptomatik.

Demgegenüber wurde die Therapie der Konversionsstörung ungenügend evaluiert.

Kognitiv-verhaltenstherapeutische Maßnahmen erweisen sich auch effektiv in der Behandlung der Somatisierungsstörung und bei multiplen somatoformen Symptomen. Die in einem Cochrane-Review (van Dessel et al. 2014) und einer separaten Metaanalyse (Kleinstäuber et al. 2011) ermittelten Effektstärken liegen jedoch niedriger als bei der Hypochondrie, eher im kleinen bis mittleren Bereich im Kontrollgruppenvergleich.

In einer ähnlichen Größenordnung zeigt sich die Effektivität der KVT bei chronischen Schmerzen. In der Metaanalyse von Williams, Eccleston und Morley (2012) wurde die Wirksamkeit von psychologischen Therapien bei diversen chronischen Schmerzsyndromen (ohne Kopfschmerz) untersucht. Die kognitive Verhaltenstherapie zeigt eine globale Überlegenheit gegenüber den Standardversorgungs- oder Wartekontrollbedingungen mit kleinen bis maximal moderaten Effekten hinsichtlich Schmerzintensität, Beeinträchtigung, Stimmung und Katastrophisierungstendenz. Allerdings konnte im Follow-up der positive Effekt nicht mehr abgesichert werden.

Zu den wiederholt evaluierten Therapien zählen kognitive Interventionen (Identifikation und Modifikation von Kognitionen in Bezug auf Symptome und Verlauf), operante Interventionen (Verstärkung günstigen Verhaltens, Entzug von Aufmerksamkeit für Schmerzverhalten, Zeitkontingenz) und respondente Interventionen (progressive Muskelentspannung, Biofeedback). Es wurde bisweilen nicht nachgewiesen, dass eine der Interventionen gegenüber einer anderen systematisch überlegen ist. Diese Frage kann nach bisheriger Befundlage noch nicht hinreichend beantwortet werden, da die Studien mehrheitlich sowohl kognitive als auch behaviorale Techniken einsetzten. Auch für die achtsamkeits- und akzeptanzbasierten Therapien liegen zwischenzeitlich randomisiert-kontrollierte Evaluationsstudien bei chronischem Schmerz und bei diversen funktionellen Beschwerdesyndromen vor: Diese scheinen eine ähnliche Wirksamkeit hinsichtlich Symptomschwere, Lebensqualität und Depressivität aufzuweisen wie die traditionelle KVT, ohne aber dass bislang der Nachweis ihrer Überlegenheit erbracht wurde (u. a. Lakhan und Schofield 2013). Gleichwohl stellen diese Ansätze damit weitere, alternative Therapiestrategien

◻ Tab. 53.4 Empfehlungen der evidenzbasierten Leitlinie zur Psychotherapie somatoformer Störungen und assoziierter Syndrome. (Martin et al. 2013; beauftragt durch die DGPs Fachgruppe Klinische Psychologie und Psychotherapie, mit freundlicher Genehmigung vom Hogrefe Verlag)

Störung	Evidenzgrad	Therapieempfehlungen
Multiple Somatisierung/Somatisierungsstörung	I	KVT im ambulanten Setting als Einzel- oder Gruppentherapie für Kurz- und Langzeiteffekte
	II	Biofeedback-orientierte Behandlungsansätze für kurzzeitige Effekte und psychodynamisch-interpersonelle Psychotherapie für Langzeiteffekte
Hypochondrie	I	KVT im ambulanten Einzelsetting für Kurz- und Langzeiteffekte
	II	KVT-Psychoedukation im ambulanten Gruppensetting und Internetbasierte KVT für Kurz- und Langzeiteffekte
Chronischer Rückenschmerz	I	KVT, selbstregulative Verfahren (Biofeedback oder Entspannung), multidisziplinäre und Konfrontationstherapie für Kurz- und Langzeiteffekte
	II	Operante Therapie
Chronisches Erschöpfungssyndrom	I	KVT im ambulanten Setting einzeln oder in der Gruppe sowohl für Erwachsene als auch Kinder und Jugendliche
Reizdarmsyndrom	I	KVT im Einzel- und Gruppensetting für Kurz- und Langzeiteffekte, Psychodynamisch-interpersonelle Einzeltherapie für Kurz- und Langzeiteffekte Hypnotherapie, Entspannungsverfahren und Stressbewältigungstherapie für Kurzzeiteffekte
	II	Funktionelle Entspannung und Achtsamkeitstraining im Gruppensetting für Kurzzeiteffekte
Fibromyalgie	I	KVT im ambulanten Gruppensetting für Kurz- und Langzeiteffekte. EMG-Biofeedback und die Hypnotherapie (geleitete Imagination) für eine (kurzfristige) Verringerung der Schmerzintensität
	II	Operante Verhaltenstherapie; achtsamkeitsbasierte Stressreduktion (für eine Verbesserung der Depressivität); Neurofeedback (SMR-Training)

Anmerkungen: Evidenzgrad I = „wirksam", Evidenzgrad II = „möglicherweise wirksam"; *KVT* kognitive Verhaltenstherapie; s. Martin et al. (2013) für ausführliche Befundintegration, differenzierte Empfehlungen und weitere assoziierte Beschwerdesyndrome

dar. Es zählt zu den weiterhin offenen Fragen, welche Personengruppe von welcher Therapie stärker profitiert.

In ◻ Tab. 53.4 finden sich auszugsweise die Empfehlungen für evidenzbasierte Psychotherapien bei somatoformen Störungen und assoziierten Beschwerdebildern auf Basis vorliegender randomisiert-kontrollierter Studien und Metaanalysen. Unterschieden wird hier, ob die Interventionsprogramme als „wirksam" oder bei schwacher Befundlage (aber mindestens einem positiven RCT) als „möglicherweise wirksam" einzuschätzen sind.

53.6.4 Psychopharmakotherapie

Die bisherigen Versuche zum Einsatz von Psychopharmaka beziehen sich vor allem auf Antidepressiva. Bei verschiedenen Schmerz- oder funktionellen Syndromen (z. B. Fibromyalgie) wurden klassische trizyklische Antidepressiva oder selektive Serotoninwiederaufnahmehemmer (SSRI) als wirkungsvoll nachgewiesen, bei anderen fehlen jedoch überzeugende Wirkungsnachweise

(vgl. Übersicht bei Henningsen et al. 2018). Es gibt vor allem keine ausreichende Befundlage für die Langzeitwirkung und differenzielle Wirksamkeit einzelner Antidepressivatypen. Insgesamt muss festgehalten werden, dass die Gesamtbefundlage für Pharmakotherapie schwach ist und keinesfalls mit dem Evidenzgrad verglichen werden kann, wie er bei Angststörungen oder Depressionen besteht.

53.7 Ungelöste Probleme

53.7.1 Diagnostik

Im DSM wurden die Klassifikationskriterien der somatoformen Störungen erheblich geändert und mit der Einführung der „somatischen Belastungsstörung und verwandten Störungen" in DSM-5 auch neu bezeichnet. Auch für die ICD-11 werden wesentliche Änderungen erwartet. Nach den vorliegenden Entwürfen ist zu erwarten, dass die operationalisierten Kriterien und Einordnung in die Störungsgruppen weniger vergleichbar sind als in den bisherigen Auflagen der Klassifikationssysteme. Abzuwarten bleibt, ob die veränderte Klassifikation eine bessere Validität und Nützlichkeit aufweist.

53.7.2 Ätiologie

Inzwischen wurden für die verschiedenen somatoformen Störungen Erklärungstheorien und -modelle entwickelt, die empirisch teilweise abgesichert sind. Jedoch ist insgesamt das Wissen zur Entstehung noch sehr begrenzt. Auch bei Identifikation individueller Risikofaktoren ist die Vorhersage des Erkrankungsrisikos bisweilen nicht möglich. Außerdem stellt sich bei vielen Befunden noch die Frage nach der Störungsspezifität (z. B. belastende Lebensereignisse sind ein Risikofaktor bei somatoformen Störungen, aber auch bei affektiven Störungen oder der posttraumatischen Belastungsstörung).

53.7.3 Intervention

Auf der Basis der ätiologischen Vorstellungen wurden inzwischen psychotherapeutische Behandlungskonzepte entwickelt. Entgegen früheren Annahmen zeigt sich, dass somatoforme Störungen erfolgreich behandelbar sind. Zugleich bleibt es gegenwärtig eine Herausforderung für das Gesundheitswesen, Patienten mit den entsprechenden Störungen früher zu identifizieren, um der Chronifizierung vorbeugen zu können.

Die positiven Effekte der kognitiv-verhaltenstherapeutischen Behandlungen zeigten sich in den meisten Studien vor allem im Hinblick auf die körperliche Symptomatik (z. B. Abnahme der Beschwerdeintensität), während die Ergebnisse für andere wichtige Erfolgsvariablen heterogener, d. h. teilweise noch niedriger, ausfallen. Offen ist daher weiterhin die grundlegende Frage, wie sich die Effektivität der Therapie der Schmerzstörung oder multipler somatoformer Beschwerden weiter verbessern lässt. Außerdem liegen bisher wenige Ergebnisse zu Langzeiteffekten vor.

53.8 Resümee

Somatoforme Störungen bzw. die somatische Belastungsstörung – gekennzeichnet durch eine oder mehrere anhaltende Körperbeschwerden und damit assoziierte Krankheitsängste und Verhaltensweisen – stellen eine der größten Gruppen im Gesundheitssystem dar. Dabei müssen die Ansätze zur Klassifikation weiter verbessert und in ihrer Validität überprüft werden. Kognitive Stile (z. B. Katastrophisierung von

Körperempfindungen) und Verhaltenseigenschaften (z. B. Schonverhalten) gehen mit den Beschwerden einher. Unklar ist bislang, ob diese Merkmale ätiologische Bedeutung haben oder primär Korrelate des Krankheitsgeschehens sind. Psychologische Interventionen bei somatoformen Störungen haben ihre Wirksamkeit zwischenzeitlich gut belegt. Die Effektstärken bewegen sich bei multiplen Körperbeschwerden und chronischen Schmerzen maximal im mittleren Bereich, höher fallen sie für die Therapie von Krankheitsängsten aus.

❓ Prüfen Sie Ihr Wissen
1. Was sind die zentralen Merkmale einer somatoformen Störung und welche Untergruppen werden in der ICD-10 unterschieden? ▶ Abschn. 53.1 und 53.2
2. Welche Kennzeichen unterscheiden die somatische Belastungsstörung von der Krankheitsangststörung? ▶ Abschn. 53.2.1
3. Wie verbreitet sind somatoforme Störungen? ▶ Abschn. 53.3
4. Welche Faktoren sind für die Entstehung und Aufrechterhaltung einer somatoformen Störung relevant? ▶ Abschn. 53.4
5. Was versteht man unter somatosensorischer Verstärkung? ▶ Abschn. 53.4.3
6. Wie effektiv ist die Psychotherapie bei den somatoformen Störungen? ▶ Abschn. 53.6.3

ℹ Weiterführende Literatur
Die Therapie der somatoformen Störungen wurde von Rief und Hiller (2011) und Mayou et al. (1995), die der Hypochondrie von Bleichhardt und Martin (2010) im Überblick dargestellt. Ein evaluierter Ansatz zur psychodynamisch-interpersonellen Psychotherapie wird vom Arbeitskreis PISO (2012) beschrieben. Die Behandlung spezifischer Schmerzstörungen findet sich beispielsweise bei Kröner-Herwig et al. (2011) und Turk und Gatchel (2018). Auf der Basis der gängigen kognitiv-verhaltenstherapeutischen Konzepte wurden Patientenratgeber formuliert (z. B. Bleichhardt und Martin 2017; Rauh und Rief 2006).

Literatur

American Psychiatric Association (APA). (2015). *Diagnostisches und Statistisches Manual Psychischer Störungen – DSM-5* (deutsche Ausgabe herausgegeben von Peter Falkai und Hans-Ulrich Wittchen, mitherausgegeben von Manfred Döpfner, Wolfgang Gaebel, Wolfgang Maier, Winfried Rief, Henning Saß und Michael Zaudig). Göttingen: Hogrefe.

American Psychiatric Association (APA). (2018). *Diagnostisches und Statistisches Manual Psychischer Störungen – DSM-5* (deutsche Ausgabe herausgegeben von Peter Falkai und Hans-Ulrich Wittchen, mitherausgegeben von Manfred Döpfner, Wolfgang

Gaebel, Wolfgang Maier, Winfried Rief, Henning Saß und Michael Zaudig). Göttingen: Hogrefe.

Andersson, G. (1999). Epidemiological features of chronic low-back pain. *Lancet, 354,* 581–585.

Arbeitskreis, P. I. S. O. (Hrsg.). (2012). *Somatoforme Störungen: Psychodynamisch-Interpersonelle Therapie (PISO).* Göttingen: Hogrefe.

Asmundson, G. J. G., Norton, P. J., & Norton, G. R. (1999). Beyond pain: The role of fear and avoidance in chronicity. *Pergamon, 19,* 97–119.

Bailer, J., Witthöft, M., Bayerl, C., & Rist, F. (2007). Syndrome stability and psychological predictors of symptom severity in idiopathic environmental intolerance and somatoform disorder. *Psychological Medicine, 37,* 27–281.

Barsky, A. J., Coeytaux, R. R., Sarnie, M. K., & Cleary, P. D. (1993). Hypochondriacal patient's beliefs about good health. *American Journal of Psychiatry, 150,* 1085–1089.

Barsky, A. J., Geringer, E., & Wool, C. A. (1988). A cognitive-educational treatment for hypochondriasis. *General Hospital Psychiatry, 10,* 322–327.

Barsky, A. J., & Wyshak, G. L. (1990). Hypochondriasis and somatosensory amplification. *British Journal of Psychiatry, 157,* 404–409.

Bass, C., & Benjamin, S. (1993). The management of chronic somatization. *British Journal of Psychiatry, 162,* 472–480.

Bass, C., Chambers, J., & Gardner, W. N. (1990). Hyperventilation provocation in patients with chest pain and a negative treadmill exercise test. *Journal of Psychosomatic Research, 35,* 83–89.

Beesdo-Baum, K., Zaudig, M., & Wittchen, H.-U. (2019). *SCID-5-CV Strukturiertes Klinisches Interview für DSM-5®-Störungen – Klinische Version.* Göttingen: Hogrefe.

Bleichhardt, G., & Martin, A. (2010). *Hypochondrie und Krankheitsangst.* Göttingen: Hogrefe.

Bleichhardt, G., & Martin, A. (2017). *Krankheitsängste erkennen und bewältigen. Ein Ratgeber für Betroffene und Angehörige.* Göttingen: Hogrefe.

Cooper, K., Gregory, J. D., Walker, I., Lambe, S., & Salkovskis, P. M. (2017). Cognitive behaviour therapy for health anxiety: A systematic review and meta-analysis. *Behavioural and Cognitive Psychotherapy, 45,* 110–123.

Creed, F., & Barsky, A. (2004). A systematic review of the epidemiology of somatisation disorder and hypochondriasis. *Journal of Psychosomatic Research, 56,* 391–408.

Dillmann, U., Nilges, P., Saile, H., & Gerbershagen, H. U. (1994). Behinderungseinschätzung bei chronischen Schmerzpatienten. *Schmerz, 8,* 100–110.

Flor, H., Birbaumer, N., Schulte, W., & Roos, R. (1991). Stress-related electromyographic responses in chronic temperomandibular pain. *Pain, 46,* 145–152.

Flor, H., Turk, D., & Birbaumer, N. (1985). Assessment of stress-related psychophysiological responses in chronic back pain patients. *Journal of Consulting and Clinical Psychology, 53,* 354–364.

Fordyce, W. E. (1976). *Behavioral methods for chronic pain and illness.* St. Louis: Mosby.

Geissner, E. (1996). *Schmerzempfindungs-Skala SES.* Göttingen: Hogrefe.

Graubner, B. (Hrsg.). (2009). *ICD-10-GM. Alphabetisches Verzeichnis: Internationale Klassifikation der Krankheiten und verwandter Gesundheitsprobleme* (10. Aufl.). Köln: Deutscher Ärzte Verlag.

Gureje, O., & Simon, G. E. (1999). The natural history of somatization in primary care. *Psychological Medicine, 29,* 229–676.

Gureje, O., Simon, G. E., Üstün, T. B., & Goldberg, D. P. (1997). Somatization in cross-cultural perspective: A World Health Organization study in primary care. *American Journal of Psychiatry, 154,* 989–995.

Han, J. N., Stegen, K., Schepers, R., van den Bergh, O., & van de Woestijne, K. P. (1998). Subjective symptoms and breathing pattern at rest and following hyperventilation in anxiety and somatoform disorders. *Journal of Psychosomatic Research, 45,* 519–532.

Henningsen, P., Zipfel, S., Sattel, H., & Creed, F. (2018). Management of Functional Somatic Syndromes and Bodily Distress. *Psychotherapy and Psychosomatics, 87,* 12–31.

Hiller, W., & Rief, W. (2004). *Internationale Skalen für Hypochondrie.* Bern: Huber.

Hiller, W., Zaudig, M., & Mombour, W. (1995). *IDCL. Internationale Diagnosen Checklisten für ICD-10 und DSM-IV.* Bern: Huber.

Hiller, W., Rief, W., Elefant, S., et al. (1997). Dysfunktionale Kognitionen bei Patienten mit Somatisierungssyndrom. *Zeitschrift für Klinische Psychologie, 26,* 226–234.

Holliday, K. L., Macfarlane, G. J., Nicholl, B. I., Creed, F., Thomson, W., & McBeth, J. (2010). Genetic variation in neuroendocrine genes associates with somatic symptoms in the general population: Results from the EPIFUND study. *Journal of Psychosomatic Research, 68,* 469–474.

Jacobi, F., Höfler, M., Strehle, J., Mack, S., Gerschler, A., Scholl, L., Busch, M. A., Maske, U., Hapke, U., Gaebel, W., Maier, W., Wagner, M., Zielasek, J., & Wittchen, H.-U. (2014). Psychische Störungen in der Allgemeinbevölkerung. Studie zur Gesundheit Erwachsener in Deutschland und ihr Zusatzmodul Psychische Gesundheit (DEGS1-MH). *Der Nervenarzt, 85*(1), 77–87.

Janca, A., Burke, J. D., Isaac, M., Burke, K. C., Costa e Silva, J. A., Acuda, S. W. et al. (1995). The World Health Organization somatoform disorders schedule. A preliminary report on design and reliability. *European Psychiatry, 10,* 373–378.

Kabat-Zinn, J. (1990). *Full catastrophe living: The program of the stress reduction clinic at the University of Massachusetts Medical Center.* New York: Delta.

Klaus, K., Rief, W., Brähler, E., Martin, A., Glaesmer, H., & Mewes, R. (2015). Validating psychological classification criteria in the context of somatoform disorders: A one- and four-year follow-up. *Journal of Abnormal Psychology, 124,* 1092–1101.

Kleinstäuber, M., Allwang, C., Bailer, J., Berking, M., Brünahl, C., Erkic, M., Gitzen, H., Gollwitzer, M., Gottschalk, J.-M., Heider, J., Hermann, A., Lahmann, C., Löwe, B., Martin, A., Rau, J., Schröder, A., Schwabe, J., Schwarz, J., Stark, R., Weiss, F. D., & Rief, W. (2019). Cognitive behaviour therapy complemented with emotion regulation training for patients with persistent physical symptoms: A randomised clinical trial. *Psychotherapy and Psychosomatics, 88,* 287–299.

Kleinstäuber, M., Witthöft, M., & Hiller, W. (2011). Efficacy of short-term psychotherapy for multiple medically unexplained physical symptoms: A meta-analysis. *Clinical Psychology Review, 31,* 146–160.

Kröner-Herwig, B., Frettlöh, J., Klinger, R., & Nilges, P. (Hrsg.). (2011). *Schmerzpsychotherapie – Grundlagen, Diagnostik, Krankheitsbilder, Behandlung.* Berlin: Springer.

Kroenke, K., Spitzer, R. L., & Williams, J. B. W. (2002). The PHQ-15: Validity of a new measure for evaluating the severity of somatic symptoms. *Psychosomatic Medicine, 64,* 258–266.

Hayes, S. C., Strosahl, K. D., & Wilson, K. G. (1999). *Acceptance and Commitment Therapy.* New York: The Guilford Press.

Lakhan, S. E., & Schofield, K. L. (2013). Mindfulness-based therapies in the treatment of somatization disorders: A systematic review and meta-analysis. *PLoS ONE, 8*(8), 1–13.

Lieb, R., Zimmermann, P., Friis, R. H., Höfler, M., Tholen, S., & Wittchen, H.-U. (2002). The natural course of DSM-IV somatoform disorders and syndromes among adolescents and young adults: A prospective-longitudinal community study. *European Psychiatry, 17,* 321–331.

Livingston, R., Witt, A., & Smith, G. R. (1995). Families who somatize. *Developmental and Behavioural Pediatrics, 16,* 42–46.

Margraf, J., Cwik, J. C., Suppiger, A., & Schneider, S. (2017). *DIPS Open Access: Diagnostisches Interview bei psychischen Störungen.* Bochum: Mental Health Research and Treatment

Center, Ruhr-Universität Bochum. ▶ https://doi.org/10.13154/rub.100.89.

Martin, A., & Jacobi, F. (2006). Features of hypochondriasis and illness worry in the general population in Germany. *Psychosomatic Medicine, 68,* 770–777.

Martin, A., Härter, M., Henningsen, P., Hiller, W., Kröner-Herwig, B., & Rief, W. (2013). *Evidenzbasierte Leitlinie zur Psychotherapie somatoformer Störungen und assoziierter Syndrome.* Göttingen: Hogrefe.

Martin, A., & Rief, W. (2011). Relevance of cognitive and behavioral factors in medically unexplained syndromes and somatoform disorders. *Psychiatric Clinics of North America, 34,* 565–578.

Mayou, R., Bass, C., & Sharpe, M. (1995). *Treatment of functional somatic symptoms.* Oxford: Oxford University Press.

Mewes, R., Rief, W., Stenzel, N., Glaesmer, H., Martin, A., & Brähler, E. (2009). What is „normal" disability? An investigation of disability in the general population. *Pain, 142,* 36–41.

Meyer, C., Rumpf, H.-J., Hapke, U., Dilling, H., & John, U. (2000). Lebenszeitprävalenz psychischer Störungen in der erwachsenen Allgemeinbevölkerung. *Nervenarzt, 71,* 535–542.

Nemiah, J., & Sifneos, P. (1970). Affect and fantasy in patients with psychosomatic disorders. In O. Hill (Hrsg.), *Modern trends in psychosomatic medicine* (Bd. 2). London: Butterworths.

Rauh, E., & Rief, W. (2006). *Ratgeber somatoforme Beschwerden und Krankheitsängste.* Göttingen: Hogrefe.

Rief, W., Burton, C., Frostholm, L., Henningsen, P., Kleinstäuber, M., Kop, W. J., Löwe, B., Martin, A., Malt, U., Rosmalen, J., Schröder, A., Shedden-Mora, M., Toussaint, A., & van der Feltz-Cornelis, C. (2017). Core outcome domains for clinical trials on somatic symptom disorder, bodily distress disorder, and functional somatic syndromes: European network on somatic symptom disorders recommendations. *Psychosomatic Medicine, 79,* 1008–1015.

Rief, W., & Exner, C. (2002). Psychobiology of somatoform disorders. In H. A. H. D'haenen, J. A. denBoer, & P. Willner (Hrsg.), *Biological Psychiatry* (Bd. II, S. 1063–1078). New York: Wiley.

Rief, W., Hennings, A., Riemer, S., & Euteneuer, F. (2010). Psychobiological differences between depression and somatization. *Journal of Psychosomatic Research, 68,* 495–502.

Rief, W., Hessel, A., & Braehler, E. (2001). Somatization symptoms and hypochondriacal features in the general population. *Psychosomatic Medicine, 63,* 595–602.

Rief, W., & Hiller, W. (1998). *Somatisierungsstörung und Hypochondrie. Fortschritte der Psychotherapie, Manuale für die Praxis.* Göttingen: Hogrefe.

Rief, W., & Hiller, W. (2008). *SOMS- Screening für Somatoforme Störungen. Manual* (2., vollst. überarb. u. neu normierte Aufl.). Bern: Huber.

Rief, W., & Hiller, W. (2011). *Somatisierungsstörung* (2. akt. Aufl.). Göttingen: Hogrefe.

Rief, W., Hiller, W., & Margraf, J. (1998a). Cognitive aspects in hypochondriasis and the somatization syndrome. *Journal of Abnormal Psychology, 107,* 587–595.

Rief, W., & Martin, A. (2014). How to use the new DSM-5 somatic symptom disorder diagnosis in research and practice: A critical evaluation and a proposal for modifications. *Annual Review of Clinical Psychology, 10,* 339–367.

Rief, W., & Nanke, A. (2004). Somatoform disorders in primary care and inpatient settings. In A. Diefenbacher (Hrsg.), *Consultation-Liaison Psychiatry in Germany, Austria and Switzerland* (Bd. 26, S. 144–158). Basel: Karger.

Rief, W., Shaw, R., & Fichter, M. M. (1998b). Elevated levels of psychophysiological arousal and cortisol in patients with somatization syndrome. *Psychosomatic Medicine, 60,* 198–203.

Smith, G. R., Rost, K., & Kashner, M. (1995). A trial of the effect of a standardized psychiatric consultation on health outcomes and costs in somatizing patients. *Archives of General Psychiatry, 52,* 238–243.

Solomon, Z., Mikulinger, M., & Kotler, M. (1987). A two year follow-up of somatic complaints among israeli combat stress reaction casualities. *Journal of Psychosomatic Research, 31,* 463–469.

Speckens, A. E. M., van Hemert, A. M., Bolk, J. H., Rooijmans, H. G. M., & Hengeveld, M. W. (1996). Unexplained physical symptoms: Outcome, utilization of medical care and associated factors. *Psychological Medicine, 26,* 745–752.

Thomson, A. B., & Page, L. A. (2007). Psychotherapies for hypochondriasis. *Cochrane Database of Systematic Reviews, 4,* CD006520.

Torgersen, S. (1986). Genetics of somatoform disorders. *Archives of General Psychiatry, 43,* 502–505.

Toussaint, A., Murray, A. M., Voigt, K., Herzog, A., Gierk, B., Kroenke, K., & Löwe, B. (2016). Development and Validation of the Somatic Symptom Disorder–B Criteria Scale (SSD-12). *Psychosomatic Medicine, 78,* 5–12.

Turk, D. C., & Gatchel, R. J. (Hrsg.). (2018). *Psychological approaches to pain management – A practitioner's handbook* (3. Aufl.). New York: Guilford.

van Dessel, N., den Boeft, M., van der Wouden, J. C., Kleinstäuber, M., Leone, S. S., Terluin, B., et al. (2014). Non-pharmacological interventions for somatoform disorders and medically unexplained physical symptoms (MUPS) in adults. *Cochrane Database of Systematic Reviews, 11.* Doi: 10.1002/14651858.

Vlaeyen, J. W. S., & Linton, S. J. (2000). Fear avoidance and its consequences in chronic musculoskeletal pain: A state of the art. *Pain, 85,* 317–332.

Warwick, H. M. C., & Salkovskis, P. M. (1989). Hypochondriasis. In J. Scott, J. M. G. Williams, & A. T. Beck (Hrsg.), *Cognitive therapy in clinical practice.* London: Routledge.

Williams, A. C. D. C., Eccleston, C., & Morley, S. (2012). Psychological therapies for the management of chronic pain (excluding headache) in adults (Review). *Cochrane Database of Systematic Reviews, 11,* CD007407.

Wittchen, H.-U., & Jacobi, F. (2005). Size and burden of mental disorders in Europe – A critical review and appraisal of 27 studies. *European Neuropsychopharmacology, 15*(4), 357–376.

Wittchen, H.-U., Müller, N., Pfister, H., Winter, S., & Schmidtkunz, B. (1999). Affektive, somatoforme und Angststörungen in Deutschland – Erste Ergebnisse des Bundesweiten Zusatzsurveys „Psychische Störungen". *Gesundheitswesen, 61,* 216–222.

Wittchen, H.-U., & Pfister, H. (1997). *DIA-X Interviews.* Frankfurt: Swets & Zeitlinger.

Woolfolk, R. L., & Allen, L. A. (2007). *Treating somatization – A cognitive-behavioral approach.* New York: The Guilford Press.

Psychosomatische und stressabhängige körperliche Beschwerden

Urs Markus Nater, Beate Ditzen und Ulrike Ehlert

Inhaltsverzeichnis

© Springer-Verlag GmbH Deutschland, ein Teil von Springer Nature 2020
J. Hoyer und S. Knappe (Hrsg.), *Klinische Psychologie & Psychotherapie*,
https://doi.org/10.1007/978-3-662-61814-1_54

Klinisch betrachtet

Fallbeispiel

Die 25-jährige A.B. ist leidenschaftliche Architekturstudentin. Ehrgeizig und begabt zugleich hat sie es zur wissenschaftlichen Hilfskraft bei einem angesehenen Professor gebracht. Dennoch quälen sie fast täglich Selbstzweifel, die sie nachts nicht einschlafen lassen.

In der letzten Zeit hat A.B. immer häufiger Magenschmerzen und Kopfschmerzen. Die Selbstzweifel verstärken sich insbesondere in Perioden, die mit großer Arbeitsbelastung einhergehen. So hat die engagierte Studierende nicht nur ihre Pläne und Modelle pünktlich abzuliefern, sie denkt auch, um die entsprechenden Creditpoints zu

bekommen, müsse sie noch bessere und ausgefeiltere Arbeiten präsentieren als ihre Mitstudierenden. Kommt sie erschöpft nach Hause, gelten ihre Gedanken nur noch schnellstmöglicher Entspannung. Ein Sozialleben oder gar eine Partnerschaft ist aus zeitlichen Gründen nicht möglich. In Zeiten starker Belastung werden auch ihre Magenschmerzen und Kopfschmerzen stärker und halten länger an. Beunruhigt durch diese körperlichen Symptome geht A.B. zum Arzt, der aber nichts finden kann. Auch ein zweiter Spezialist findet keine medizinischen Ursachen für ihre Beschwerden.

54.1 Was ist Stress?

Das Fallbeispiel von A.B. (▶ Klinisch betrachtet) zeigt eine typische Entwicklung von körperlichen Beschwerden, die unter dem Einfluss von Stress entstehen und sich verstärken. Nicht immer ist jedoch der Zusammenhang so einfach zu ersehen wie hier. Dieses Kapitel über stressabhängige körperliche Beschwerden soll einen Überblick über einige ausgewählte körperliche Symptome vermitteln, bei deren Entstehung und Aufrechterhaltung Stressfaktoren eine gewichtige Rolle spielen. Doch zunächst bleibt die Frage zu klären, worum es sich bei dem allgegenwärtigen Phänomen Stress überhaupt handelt.

In der Umgangssprache bezieht sich das Wort Stress sowohl auf den Auslöser (Stressor) als auch auf die körperlichen Auswirkungen und die psychische Befindlichkeit (Stressreaktion). Ob jedoch ein Stressor eine Stressreaktion auszulösen vermag, ist das Resultat einer komplexen Interaktion unterschiedlicher Faktoren. So interagieren objektive Kennwerte des Stressors (Dauer, Intensität und Häufigkeit) mit den subjektiven Einschätzungen des Individuums (Bewertung von Stressor und Bewältigungsmöglichkeiten, frühere Erfahrungen, individuelle Stresssensitivität, soziales Umfeld). Es gibt zwar eine Vielzahl potenziell Stress auslösender Situationen, jedoch reagiert nicht jedes Individuum mit einer Stressreaktion. Die Bedeutung unterschiedlicher individueller Bewertungen und Bewältigungsressourcen ist ein wichtiger Faktor, der diese Reaktion auszulösen vermag. Gerade der Einfluss, den Stress auf unseren Körper haben kann, verdeutlicht, dass das Phänomen Stress sowohl von seiner psychologischen, als auch von seiner biologischen Seite her betrachtet werden muss.

■ Die psychologische Seite

Es werden nicht nur schwerwiegende kritische Lebensereignisse, wie der Verlust einer nahe stehenden Person oder das Verwickeltsein in einen Unfall als Stressor wahrgenommen, sondern auch kleinere und weniger markante Ereignisse in unserem Alltag („daily hassles"). Allerdings zeigt sich, dass nicht jedes Ereignis per se als Stressor empfunden wird. Die meisten potenziell stressreichen Ereignisse werden als durchaus normal erlebt, es sei denn, sie werden in Bezug auf die anforderungsreiche Natur der Umgebung, die Verfügbarkeit von Bewältigungsfertigkeiten oder beides zusammen als nicht zu bewältigen bewertet.

Auf diesem Grundgedanken basierend hat der Stressforscher Richard S. Lazarus ein **transaktionales Modell der Stressreaktion,** in dem gerade die psychologische Komponente, insbesondere die Bewertung, eine zentrale Rolle spielt, vorgeschlagen. Lazarus unterscheidet drei stressrelevante Bedingungen:
1. Schädigung bzw. Verlust,
2. Bedrohung und
3. Herausforderung.

Während Schädigung bzw. Verlust schon eingetretene Belastungen bezeichnen, kann eine antizipierte Belastung als Bedrohung gedeutet werden, wenn die Person ihre Ressourcen als ungenügend im Verhältnis zu den Anforderungen einschätzt. Eine solche antizipierte Belastung wird als Herausforderung gedeutet, wenn die Person meint, den Anforderungen unter besonderem Aufwand gewachsen zu sein. Diese erste Bewertung einer Situation als irrelevant, positiv oder Stress wird „primary appraisal" genannt. Auf diese Erstbewertung folgt eine zweite Bewertung, mit der abgeschätzt werden soll, ob zur erfolgreichen Bewältigung ausreichend Ressourcen zur Verfügung stehen, wie dem Stressor begegnet werden könnte und welche Konsequenzen damit verbunden sein könnten („secondary appraisal"). Gemäß Lazarus lassen sich die Bewältigungsversuche (Coping) von Stressoren grob in zwei Kategorien einteilen. Während **problemorientiertes Coping** die aktiv an das Problem herangehenden, „zupackenden" Strategien beinhaltet, ist **emotionsorientiertes Coping** dadurch gekennzeichnet, dass die negativen emotionalen Konsequenzen eines Stressors reguliert werden. Insbesondere Verhaltensweisen, die Auswirkungen auf die Gesundheit haben, können zum emotionsorientierten Coping gezählt werden. Die Transaktion zwischen Situation und Beurteilung der persönlichen Ressourcen sieht Lazarus als Bedingung für jede Handlung, sie ist damit die zentrale Komponente seines Stresskonzepts (Lazarus und Folkman 1984).

■ **Die biologische Seite**

Die biologische Komponente des Stressmodells beschreibt die physiologischen Konsequenzen von Stress auf das Stresssystem. Stress erhöht die Aktivität der Hypothalamus-Hypophysen-Nebennierenrinden-Achse (HHNA) und des autonomen Nervensystems. Die Freisetzung biologischer Substanzen wie Kortisol und Adrenalin bzw. Noradrenalin hat eine Reihe von physiologischen Veränderungen im Körper zur Folge, die den Organismus in optimaler Weise auf den Stressor und dessen Bewältigung vorbereiten. Gleichzeitig findet eine Aktivierung des Immunsystems statt; bei akutem Stress werden die Immunfunktionen erhöht, bei chronischem Stress hingegen unterdrückt. Die Verteilung von Immunzellen im Körper findet in einem engen Zusammenspiel von Stresshormonen und Immunsystem statt. Das Bindeglied zwischen den genannten Systemen ist das Gehirn, das auf die sich verändernden Umweltbedingungen reagiert und die entsprechenden Stresssysteme reguliert.

54.2 Ätiologie

54.2.1 Fehlanpassung führt zu Krankheit

Es stellt sich die Frage, an welcher Stelle denn solche Fehlanpassungen an Stress auftreten, die schließlich zu körperlichen Beschwerden führen können. Einen Erklärungsansatz stellt das Konzept des **Allostatic Load** (allostatische Belastung) dar (McEwen 1998). Wird Stress einfach definiert, dann stellt Stress eine **Bedrohung der Homöostase,** also des Gleichgewichts innerhalb der Körpersysteme, dar. Mit dem Begriff der Allostase ist nun ein neuer Begriff eingeführt worden, der die Strategien des Organismus beschreibt, sich einer sich ständig verändernden Umwelt anzupassen, indem verschiedene Körpersysteme (z. B. pH-Wert, Körpertemperatur) in ihrer Funktion trotz widriger Umstände im Gleichgewicht bleiben. Unsere physiologische Antwort auf einen Stressor, der uns in unserer psychischen und/oder physischen Integrität bedrohen könnte, ist also nichts anderes als ein Versuch, unseren Körper in einem Gleichgewichtszustand zu halten. Was passiert nun aber, wenn dieser Stresszustand zu lange anhält, z. B. wenn aufgrund mangelnder Bewältigungsfertigkeiten oder fehlerhafter Bewertungen mit einem chronischen Stressor nicht adäquat umgegangen werden kann? Gemäß McEwen entsteht dann allostatische Belastung. Damit ist der „Preis" gemeint, den der Körper dafür zu bezahlen hat, dass er sich zu lange an widrige psychosoziale oder physiologische Situationen anpassen musste. Die Konsequenzen sind ein „Raubbau am Körper", der sich in einer Schädigung körperlicher Systeme und damit einer Vielzahl von Symptomen zeigen kann. Das Allostatic-Load-Konzept integriert damit zwei bedeutende Faktoren stressabhängiger Erkrankungen – sowohl die Dosis als auch die Wirkungsdauer der Stressoren bestimmen die biologische Reaktion und die Konsequenzen. Robert Sapolsky (2015) zeichnet hierbei eine umgekehrte U-Kurve, die stark an das Yerkes-Dodson-Gesetz von vor über 100 Jahren erinnert: Sowohl sehr niedrige als auch sehr hohe langandauernde Belastung hat negative gesundheitliche Konsequenzen zur Folge, milde bis moderate Belastung hingegen wirkt stimulierend und gesundheitsfördernd.

> **Wichtig**
>
> Ein erster Schritt in Richtung Krankheit ist also die ungünstige Kombination von zu hohen Umgebungsherausforderungen, Bedrohungen oder Anforderungen (Stressoren) und individuellen Charakteristika wie z. B. der Art und Weise wie Stressoren und eigene psychologische Ressourcen wahrgenommen werden.

Spezielle Kombinationen, wie z. B. starke Umgebungsstressoren und mangelhafte psychologische Ressourcen resultieren in exzessiv hoher physiologischer Aktivität. Wenn diese physiologischen Veränderungen über eine längere Zeit hinweg anhalten, können sie physische Krankheit produzieren oder exazerbieren.

54.2.2 Stress, Hormone, immunologische Parameter und körperliche Auswirkungen

Wenn langfristiger Stress aufrechterhalten wird, kann als Konsequenz eine verringerte Aktivität und Reaktivität der endokrinen Stressachse resultieren. Kortisol hat aber als wichtige endokrine Variable einen hemmenden Einfluss auf das Immunsystem. Wie in der ► Studienbox dargestellt wird, kann erhöhter chronischer Stress zu gesundheitlichen Folgen führen.

Studienbox

Verzögerte Wundheilung durch chronischen Stress als Grundlagenparadigma für den Einfluss von Stress

Die Arbeitsgruppe um Janice Kiecolt-Glaser hat in den vergangenen Jahren untersucht, welchen Einfluss chronischer Stress auf immunologische Prozesse zu nehmen vermag. Als Paradigma haben sich die Forscher die Tatsache zunutze gemacht, dass die langjährige Betreuung von chronisch Kranken durch Angehörige mit einem stark erhöhten Stressniveau einhergeht. Studien haben gezeigt, dass die endokrinen Veränderungen bei den Angehörigen massiv sind; so zeigen sie deutlich erhöhte Kortisolwerte und Katecholaminkonzentrationen im Vergleich zu Kontrollpersonen.

Kiecolt-Glaser und ihr Team (Kiecolt-Glaser et al. 1995) haben bei Angehörigen von Demenzkranken und bei Kontrollpersonen eine Wunde mittels Gewebeentnahme von 3,5 mm am Arm appliziert. Eine sorgfältige Beobachtung der Entwicklung der Wundheilung zeigte, dass bei den Angehörigen nicht nur die Wundheilung deutlich verlangsamt war (24 % länger), sondern dass auch die Wunde selbst nach 5 Wochen noch signifikant größer

als bei den Kontrollpersonen war. Damit gelang erstmals der Nachweis, dass erhöhter chronischer Stress deutliche Konsequenzen für das Immunsystem hat.

In Nachfolgestudien wurde der Mechanismus dieser Auswirkungen genauer untersucht. Beispielsweise wurden bei 36 Frauen der wahrgenommene Stress sowie verschiedene immunologische Parameter gemessen, nachdem ihnen am Vorderarm eine experimentelle Wunde appliziert wurde (Glaser et al. 1999). Frauen mit höheren Stresswerten zeigten an den Wundstellen deutlich weniger IL-1a und IL-8, zwei proinflammatorische Zytokine, die die Wundheilung beschleunigen sollten. Außerdem berichteten Probandinnen, die tiefere Zytokinwerte hatten, 24 h nach der Baseline-Messung über mehr Stress und negativen Affekt und hatten höhere Kortisolwerte. Damit konnte gezeigt werden, dass der physiologische Mechanismus, über den psychischer Stress eine Reduktion der Immunfunktion ausübt, über die Kontrolle der Produktion von proinflammatorischen Zytokinen vermittelt ist.

54.2.3 Vorbedingungen – Frühe Stresserfahrungen und genetische Faktoren

Aber nicht nur die Konfrontation mit Stressoren ist wichtig, sondern das Auftreten von Stress muss auch auf einen „fruchtbaren Boden" fallen. Die Frage, warum die einen Menschen bei der Konfrontation mit Stressoren körperliche Symptome zeigen, während andere bei den gleichen Stressoren dies nicht tun, deutet auf eine dispositionelle Vulnerabilität hin. So können interindividuelle Unterschiede in der psychobiologischen Reaktion auf Stress mit Unterschieden in genetischen Faktoren, dem allgemeinem Gesundheitszustand, dem Ernährungszustand, der physischen Fitness und einer bereits bestehenden Pathologie erklärt werden. Dennoch können auch Personen mit einer ähnlichen Vulnerabilität durchaus bei gleichen Stressoren unterschiedliche körperliche Symptome zeigen.

Es existiert umfangreiche Literatur zum Einfluss von frühen Stresserfahrungen und nachfolgenden Störungen im Erwachsenenalter. Bei Erwachsenen mit traumatischen Erfahrungen im Kindheitsalter ist insbesondere eine erhöhte Stressvulnerabilität zu beobachten, die sich in einer dauerhaft erhöhten Aktivität der physiologischen Stresssysteme äußert. So hat z. B. die Arbeitsgruppe um Nemeroff und Heim gezeigt, dass Frauen mit Missbrauchserfahrungen in der Kindheit eine deutlich erhöhte zentrale Antwort der HHNA auf Stress aufweisen (Heim et al. 2000). Erste Studien

zu genetischen Faktoren zeigen, dass auch eine biologische Prädisposition die Antwort auf Stress im Erwachsenenalter bedingen kann; es konnte gezeigt werden, dass ein funktioneller Polymorphismus der Promoterregion des Serotonintransportergens (5-HTT) den Einfluss von stressreichen Lebensereignissen auf die Ausformung von Depression beeinflussen kann. Personen mit einer oder zwei Kopien des kurzen Allels dieses Polymorphismus zeigten mehr depressive Symptome in Bezug auf stressreiche Lebensereignisse als Personen, die das lange Allel aufwiesen (Caspi et al. 2003). Diese Studie zeigt eindrücklich, dass die negativen Konsequenzen einer Konfrontation mit Stressoren erst durch das Vorhandensein von genetischen Faktoren auftreten können. In den vergangenen Jahren ist es jedoch nur bedingt gelungen, diesen Befund zu replizieren. Während die Untersuchung von mehr oder weniger „unveränderlichen" genetischen Ausgangsbedingungen wenig Aufklärungswert bezüglich eines besseren Verständnisses von psychischen Störungen ergeben hat, ist in den letzten Jahren die sog. Epigenetik in den Fokus gerückt. Epigenetik umfasst eine Vielzahl von biologischen Prozessen, die beeinflussen, wie Gene arbeiten (u. a. „Genexpression"; ▶ Kap. 7). Erste Befunde (für eine Übersicht s. z. B. Zannas und Chrousos 2017) weisen darauf hin, dass im Verlauf der Lebensspanne, insbesondere im Kindesalter, biologische Vulnerabilitätsfenster existieren, die bei starker oder länger andauernder Stressbelastung eine psychische Störung wahrscheinlicher machen können. Es scheint dabei also nicht nur die genetische Grundausstattung relevant zu sein, sondern auch, wie Gene unter Stressbedingungen zu funktionieren in der Lage sind. Mit diesen epigenetischen Mechanismen ist möglicherweise ein wichtiges Bindeglied zwischen Biologie und Umwelt für die spätere Ausprägung von psychischer Krankheit gefunden worden.

54.3 Klassifikation

Für die sog. stressabhängigen körperlichen Beschwerden ist in der Regel zunächst die ICD-Diagnose F54 (psychologische Faktoren, die einen „medizinischen Krankheitsfaktor" beeinflussen) zu erwägen. Dabei ist sowohl der spezifische psychologische Faktor wie auch die körperliche Grunderkrankung zu benennen sowie zu vermerken, ob psychische Faktoren die körperliche Störung oder körperliche Faktoren die psychische Störung beeinflussen. Hinsichtlich der körperlichen Störung ist die zutreffende ICD-10-Kennziffer aus den somatischen Krankheitskapiteln der ICD-10 zusätzlich anzugeben. Also z. B. bei Herz-Kreislauf-Erkrankungen die zutreffende Kennziffer aus Kapitel I (I00 bis I99) oder bei gastrointestinalen Erkrankungen die ICD-10-Kennziffer aus Kapitel K (K00 bis K99). Bei der spezifischen Codierung des psychologischen Faktors ist besonders zu berücksichtigen, ob der psychologische Faktor die Kriterien einer vollständigen psychischen Störung erfüllt – in diesem Fall ist diese Störung auch explizit zu codieren. Daraus ergeben sich die in der folgenden Übersicht aufgeführten Codierungsmöglichkeiten.

> **Codierungsmöglichkeiten stressbezogener Störungen in DSM-5 und der ICD-10**
>
> 1. **Psychische Störung,** die … [benenne den medizinischen Krankheitsfaktor bzw. die entsprechende ICD-10-Codierung] beeinflusst.
>   Eine spezifische Störung beeinflusst in bedeutsamer Weise den Verlauf oder die Behandlung eines medizinischen Krankheitsfaktors (z. B. eine Major Depression verschlechtert die Prognose bei einem Herzinfarkt, bei einer Niereninsuffizienz oder bei einer Hämodialyse; eine Schizophrenie erschwert die Behandlung eines Diabetes mellitus). Zusätzlich zur Codierung dieses Zustandes ist die spezifische psychische Störung selbst zu codieren.
> 2. **Psychische Symptome,** die … [benenne den medizinischen Krankheitsfaktor] beeinflussen.
>   Symptome, die nicht die vollständigen Kriterien für psychische Störung erfüllen, beeinflussen in bedeutsamer Weise den Verlauf oder die Behandlung eines medizinischen Krankheitsfaktors (z. B. Symptome von Angst oder Depression, die aber nicht kriteriumsgemäß ausgeprägt sind, beeinflussen den Verlauf oder Schweregrad eines Reizdarmsyndroms oder einer peptischen Ulkuserkrankung oder komplizieren den postoperativen Verlauf).
> 3. **Persönlichkeitsmerkmale oder Bewältigungsstile,** die … [benenne den medizinischen Krankheitsfaktor] beeinflussen.
>   Ein Persönlichkeitsmerkmal oder ein unangemessener Bewältigungsstil können erheblich den Verlauf oder die Behandlung eines medizinischen Krankheitsfaktors beeinflussen. Es kann sich dabei um Persönlichkeitsmerkmale handeln, die die Kriterien für eigens zu diagnostizierende Persönlichkeitsstörung nicht erfüllen, oder um solche, die einen Risikofaktor für bestimmte Erkrankungen darstellen (z. B. „Typ A", angespanntes, feindseliges Verhalten für koronare Herzkrankheit). Problematische Persönlichkeitsmerkmale und unangemessene Bewältigungsstile können darüber hinaus die Compliance beeinträchtigen.
> 4. **Gesundheitsgefährdendes Verhalten,** das … [benenne den medizinischen Krankheitsfaktor] beeinflusst.
>   Gesundheitsgefährdendes Verhalten (z. B. sitzende Tätigkeit, risikobehaftete Sexualpraktiken, übermäßiges Essen, exzessiver Alkohol- und Medikamentenkonsum) beeinflusst in bedeutsamer Weise den Verlauf oder die Behandlung eines medizinischen Krankheitsfaktors. Wenn das unangemessene Verhalten im Rahmen einer psychischen Störung auftritt (z. B. übermäßiges Essen bei Bulimia nervosa, Alkoholkonsum im Rahmen einer Alkoholabhängigkeit), sollte stattdessen die Diagnose psychische Störung, die einen medizinischen Krankheitsfaktor beeinflusst, verwendet werden.
> 5. **Körperliche Stressreaktion,** die … [benenne den medizinischen Krankheitsfaktor] beeinflusst.
>   Körperliche Stressreaktionen beeinflussen erheblich den Verlauf oder die Behandlung eines medizinischen Krankheitsfaktors (führen z. B. zu Brustschmerzen oder zu einer Arrhythmie bei einem Patienten mit koronarer Herzkrankheit).
> 6. **Andere oder unspezifische Faktoren,** die … [benenne den medizinischen Krankheitsfaktor] beeinflussen.
>   Hier sind andere – oben nicht aufgeführte oder unspezifische psychologische oder verhaltensbezogene – Faktoren zu codieren, die in bedeutsamer Weise den Verlauf oder die Behandlung eines medizinischen Krankheitsfaktors beeinflussen.

Diese Aufstellung macht deutlich, dass DSM-5 (APA 2015) bzw. ICD-10 stressbezogene körperliche Beschwerden nur bedingt diagnostisch abbilden können.

In der zukünftigen ICD-11 wird es ähnlich sein. Weitere diagnostische Möglichkeiten ergeben sich aus der Zuhilfenahme der DSM-5-Kategorie „Somatische Belastungsstörung" („somatic symptom disorder"; ▶ Kap. 53).

54.4 Ausgewählte Störungsbilder

Bei einer Reihe von somatischen Beschwerden finden sich im Zusammenhang mit ihrer Ursache und ihrem Verlauf Stressoren, die entweder kurz- oder längerfristiger Natur sind. So heterogene Störungsbilder wie Schwangerschaftskomplikationen, chronische Schmerzsyndrome, Herz-Kreislauf-Erkrankungen, chronisches Erschöpfungssyndrom, gastrointestinale Erkrankungen, Karzinomerkrankungen, Rheuma und Diabetes mellitus sind mit Stressoren und daraus resultierenden Stressreaktionen assoziiert. In den nachfolgenden Ausführungen soll nun versucht werden, anhand von drei ausgewählten Beispielen die Rolle von Stress für die Entstehung und Aufrechterhaltung körperlicher Störungen und Therapiemöglichkeiten aufzuzeigen. Die genannten Störungen wurden ausgewählt, weil sich aufgrund der breiten Literaturbasis exemplarisch aufzeigen lässt, wie Stress und Krankheit zusammenspielen können, auf ein viertes aktuell vielbeachtetes Beispiel wird abschließend kurz verwiesen.

54.4.1 Beschwerden des Magen-Darm-Traktes

Die meisten Menschen kennen die Erfahrung, dass Angst und Stress sich auf die Funktion des Magen-Darm-Traktes auswirken können; Magenkrämpfe und Durchfall sind häufige Phänomene, die in diesem Zusammenhang auftreten können. Tatsächlich können Stressreize die intestinale Vaskularität, Sekretion, Motilität und Schmerzwahrnehmung beeinflussen. Interessanterweise konnte gezeigt werden, dass experimentelle Veränderungen im Magen-Darm-Trakt die emotionalen Zentren im Gehirn aktivieren können. Besonders gut untersucht sind die Auswirkungen von psychologischen Faktoren auf den Magen-Darm-Trakt im Reizdarmsyndrom (für eine Übersicht s. Mayer et al. 2015).

Erscheinung

Das Reizdarmsyndrom ist eine funktionelle Erkrankung des Magen-Darm-Traktes. Gemäß den Rom-III-Kriterien (Drossman 2006) ist es durch wiederkehrende Episoden abdominaler Schmerzen oder Beschwerden charakterisiert, die mindestens 3 Tage andauern und in den vergangenen 3 Monaten mindestens einmal pro Monat vorgekommen sein müssen. Darüber hinaus sollen mindestens 2 von den 3 folgenden Kriterien erfüllt sein:
1. Schmerzen und Beschwerden werden durch Defäkation gelindert;
2. der Beginn ist mit einer Veränderung der Stuhlfrequenz verbunden;
3. der Beginn ist mit einer Veränderung der Stuhlform verbunden.

Es werden dabei insbesondere 2 Untertypen des Syndroms beschrieben, deren eine sich durch die vorherrschende Symptomatik der Diarrhoe und die andere sich durch Konstipation auszeichnet. Prävalenzraten für das Reizdarmsyndrom und andere funktionelle (d. h. medizinisch nicht oder nur bedingt erklärbare) gastrointestinale Störungen in der Allgemeinbevölkerung schwanken je nach Studie zwischen 3 und 25 % (Cremonini und Talley 2005). Im Jahr 2016 wurden nun die Rom-IV-Kriterien vorgestellt, die sich gegenüber den Rom-III-Kriterien darin unterscheiden, dass neu nur noch von Schmerzen (jedoch nicht mehr von Beschwerden) die Rede ist, und dass diese lediglich mit Defäkation in Verbindung stehen (jedoch nicht mehr dadurch gelindert werden). Zudem verlangt das Zeitkriterium nun, dass die Schmerzen einmal pro Tag pro Woche (vs. an drei Tagen pro Monat) vorkommen sollen.

Ätiologie

Während ätiologische Konzepte in der Vergangenheit entweder ausschließlich auf psychologische Faktoren wie Stress und Depression oder auf pathophysiologische Prozesse wie Motilitätsstörungen abzielten, setzt sich in den letzten Jahren vermehrt die Erkenntnis durch, dass das Reizdarmsyndrom eine Störung der Achse zwischen zentralem und enterischem Nervensystem darstellt (Mayer et al. 2015) und damit sowohl durch psychische (Stress, Missbrauchserfahrungen usw.) als auch durch entzündliche (akute Gastroenteritis) Ereignisse ausgelöst werden kann. Die Interaktion dieser verschiedenen Faktoren zeigt also, dass das Reizdarmsyndrom weder eine körperliche noch eine psychische Störung ist, sondern ein eindrückliches Beispiel für das Zusammenspiel unterschiedlicher Faktoren bei der Auslösung des Störungsbildes darstellt.

> **⊗ Wichtig**
> Schon früh konnte gezeigt werden, dass die Anzahl der als belastend erlebten Ereignisse mit dem Auftreten von Störungen des Magen-Darm-Traktes korreliert. Entscheidend ist dabei jedoch nicht die objektive Tatsache des Auftretens von kritischen Lebensereignissen, sondern deren subjektive Bewertung.

In einer Vergleichsstudie zwischen Patienten mit organisch bedingten und Patienten mit medizinisch nicht erklärbaren (funktionellen) Magen-Darm-Störungen (Corney und Stanton1990) wurde deutlich, dass zwar in beiden Gruppen gleich viele Lebensereignisse auftraten, dass aber letztere Gruppe diese negativer bewertete. Studien an ambulanten Patienten mit Reizdarmsyndrom zeigen, dass ca. 50 % das erstmalige Auftreten ihrer Symptome einem subjektiv als belastend erlebten Ereignis zur Last legen. Eine andere Studie weist darauf hin, dass bei abdominellen Schmerzen Stress eher eine Konsequenz der Symptomatik sein könnte als ein bedingender Faktor (Halder et al. 2002). Hier liegen jedoch widersprüchliche Befunde vor. So wurde psychischer Stress als Prädiktor für die Persistenz von abdominellen Schmerzen identifiziert (Koloski et al. 2003). In einer Reihe von Studien konnte gezeigt werden, dass physischer bzw. sexueller Missbrauch (Drossman et al. 1995) in der Vergangenheit den Schweregrad und den Verlauf von Symptomen des Magen-Darm-Traktes beeinflussen kann.

In Tierstudien wurde nachgewiesen, dass Stress den Transit des Dünndarms hemmt, während der Dickdarmtransit beschleunigt wird, was zu einer erhöhten Stuhlfrequenz führt (Tache et al. 1993). Bei Untersuchungen an Menschen zeigte sich ein beschleunigter Transit des Dünndarms und eine Stimulation des Dickdarms unter akutem Stress (Jones et al. 2000). Ein vermittelnder Faktor scheint das Kortikotropin-Releasing-Hormon (CRH) zu sein. In experimentellen Studien wird CRH oftmals als exogenes Agens eingesetzt, um chronischen bzw. schweren Stress nachzuahmen. Die Applikation von CRH führt sowohl bei Gesunden als auch bei Patienten mit Reizdarmsyndrom zu einer Aktivität des Dick- und des Dünndarmes; diese Reaktionen fallen aber bei Patienten mit Reizdarmsyndrom stärker aus als bei gesunden Kontrollpersonen (Fukudo et al. 1998). Es sind aber offenbar auch weitere Hormone der endokrinen Stressachse beim Reizdarmsyndrom dysreguliert; bei Patienten mit Reizdarmsyndrom und anderen funktionellen gastrointestinalen Störungen konnte z. B. gezeigt werden, dass Kortisol im Vergleich zu Gesunden in einem deutlich verminderten Ausmaß ausgeschüttet wird (Böhmelt et al. 2005; Ehlert et al. 2005; Suárez-Hitz et al. 2012).

Therapie

Bei Patienten mit Reizdarmsyndrom ist besonders häufig der Einsatz von Antidepressiva, insbesondere selektiven Serotoninwiederaufnahmehemmern, untersucht worden, da diese die Schmerzwahrnehmung zu modulieren scheinen. Einer Reihe von Studien zufolge erzielen diese Medikamente eine relativ gute Wirksamkeit. An Wichtigkeit haben aber auch psychologische Therapieverfahren zugenommen, insbesondere

kognitiv-behaviorale Techniken (Ford et al. 2009; Laird et al. 2017). Im Mittelpunkt steht zunächst das Bemühen, den Patienten das Zusammenspiel von Körper und Psyche zu vermitteln: Kognitive, behaviorale, emotionale und physiologische Veränderungen haben wechselseitige Effekte und können einige der berichteten körperlichen Beschwerden erklären. So kann das Erleben von negativen Gefühlen über die Verbindung des Gehirns mit dem Magen-Darm-Trakt einen direkten Einfluss auf die Stuhlfrequenz haben. Weitere Elemente beinhalten das Vermitteln von genereller Information über das Reizdarmsyndrom, von Verhaltenstechniken, die auf eine verbesserte Funktionsweise der Darmtätigkeit abzielen, von kognitiven Strategien, die katastrophisierende und andere dysfunktionale Gedanken angehen, sowie von Stressbewältigungsfertigkeiten.

54.4.2 Chronische Erschöpfung

Erschöpfung ist ein ubiquitäres (allgegenwärtiges) Phänomen, das nach lang andauernder Anstrengung eintritt und sowohl Körper wie auch Psyche betrifft. Das Beschwerdebild des erschöpften Patienten ist von persistierender, starker und beeinträchtigender Müdigkeit gekennzeichnet. Darüber hinaus werden in der Regel weitere körperliche Beschwerden, vor allem Schmerzen, angegeben. Die Symptome sind mit Schwankungen während des Tages permanent vorhanden und können durch Ruhe bzw. Inaktivität nicht vermieden werden. Nach normalen psychischen und physischen Anstrengungen kommt es zu einer starken Verschlechterung des Zustands, der oft mit einer zeitlichen Verzögerung auftritt und über Tage andauern kann. Das Ausmaß der Funktionsbeeinträchtigung ist groß und umfasst alle Lebensbereiche. Für die erlebten Beschwerden können, trotz umfangreicher und wiederholter medizinischer Abklärungen, keine somatischen Ursachen gefunden werden. Der gesundheitliche Zustand wird meist nur als soweit kontrollierbar erlebt, dass eine kurzfristige Verschlechterung durch Belastungen und Aktivität vermieden werden kann. Die Prävalenz von Erschöpfungszuständen ist von der Dauer der Erschöpfung und der untersuchten Population abhängig. Besonders schwerwiegend ist das chronische Erschöpfungssyndrom („chronic fatigue syndrome", CFS), das im Folgenden dargestellt werden soll.

Erscheinung

Gemäß den Klassifikationskriterien der Centers for Disease Control and Prevention (CDC; Fukuda et al. 1994) ist das CFS definiert durch eine medizinisch nicht erklärbare Erschöpfung von mindestens 6 Monaten Dauer, die nicht das Resultat einer fortwährenden Anstrengung ist, die nicht durch Ruhe gemildert werden

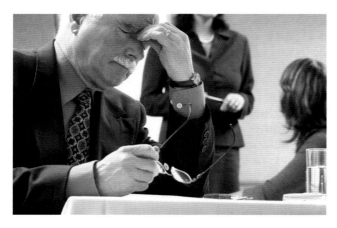

Abb. 54.1 Lange anhaltender Stress kann zu einem gestörten Gleichgewicht der Körpersysteme führen. (© photos.com)

kann und die zu einer substanziellen Reduktion von beruflichen und sozialen Aktivitäten führt (■ Abb. 54.1). Weiter müssen mindestens 4 von 8 begleitenden Symptomen vorliegen; dazu gehören nichterholsamer Schlaf, Gedächtnis- und Konzentrationsprobleme, Muskelschmerzen, Halsschmerzen und empfindliche Lymphknoten. Neuere Bestrebungen, das CFS diagnostisch einzuordnen, stellen die Rolle von Entzündungsprozessen in den Vordergrund und fordern die Bezeichnung ME/CFS, wobei ME für myalgische Enzephalitis steht. Dieser Doppelbegriff hat sich in der Literatur seit 2015 weitgehend durchgesetzt.

Ätiologie

Es wird ein negativer sozioökonomischer Gradient beobachtet, d. h., die Zugehörigkeit zu einer niedrigen sozialen Schicht und ein geringes Bildungsniveau sind mit einem höheren Ausmaß und größerer Häufigkeit von Erschöpfung assoziiert. Dies ist ein wichtiger Hinweis auf die mögliche Beeinflussung der Störung durch psychosoziale Faktoren. Betroffene Patienten können in der Regel einen bestimmten Zeitraum angeben, in dem die Beschwerden angefangen haben. Bei genauer Exploration zeigt sich aber oft schon vor dem wahrgenommenen Beginn der Störung eine Zunahme körperlicher Beschwerden.

> **Wichtig**
>
> Der Beginn der chronischen Erschöpfung ist oft mit einer akuten Belastung (Infektionen, Unfälle, Operationen, Arbeitsbelastungen, Trennung vom Partner, Scheidung, Tod von Angehörigen etc.) assoziiert. Vor allem Infektionen werden als Auslöser angegeben.
>
> Es ist aber wichtig, hier nicht den Auslöser mit der Ursache gleichzusetzen, da nicht die Art oder Stärke der Infektion, sondern vielmehr das Ausmaß der schon vor der Infektion vorliegenden psychischen Belastung die Dauer der postinfektiösen Erschöpfung vorhersagt.

Verschiedene Studien zeigen, dass Patienten mit CFS mehr subjektiv als belastend erlebte Lebensereignisse (Reyes et al. 1996) berichten als gesunde Kontrollpersonen. Die wichtige Rolle von Stressoren wird durch Befunde erhärtet, wonach stressreiche Lebensereignisse vor dem Auftreten der CFS-Symptome gehäuft auftreten (Salit 1997; Theorell et al. 1999). Der Einfluss von stressreichen Faktoren wird in Studien deutlich, in denen Personen untersucht worden sind, die schweren Stressoren ausgesetzt waren. So kommt CFS gehäuft bei Kriegsveteranen vor (Kang et al. 2003).

Es existieren zahlreiche Hinweise für eine erhöhte Stressexposition in frühen, vulnerableren Stadien der Entwicklung. Gemäß einer Fragebogenstudie an 1931 Frauen sind bei sexuellem oder körperlichem Missbrauch in der Kindheit sowohl Erschöpfung wie auch Schmerzen im Erwachsenenleben drastisch erhöht (McCauley et al. 1997). Studien an CFS-Patienten haben gezeigt, dass bei diesen Patienten ein deutlich höheres Vorkommen an emotionaler Vernachlässigung und körperlichem, wie auch emotionalem Missbrauch in der Kindheit zu beobachten ist (Van Houdenhove et al. 2001). In einer populationsbasierten Studie wurde berichtet, dass das Risiko für CFS sich um das 3- bis 6-fache erhöht, wenn früher Kindesmissbrauch vorgelegen hatte (Heim et al. 2006).

Stress scheint also auch bei der Entstehung der Erschöpfungssymptomatik eine wichtige Rolle zu spielen. Inwiefern hier genetische Faktoren als Prädisposition eine Rolle spielen, ist zu diesem Zeitpunkt noch nicht abzuschätzen. Familien- und Zwillingsstudien weisen darauf hin, dass bei chronischer Erschöpfung genetische Faktoren einen gewissen Einfluss ausüben (Sullivan et al. 2005). Es sind jedoch bisher keine genetischen Marker gefunden worden, die eindeutig belegen, dass bei frühem oder aktuellem Stress physiologische Veränderungen hervorgerufen werden, die schließlich zu den pathophysiologischen Veränderungen führen, die mit chronischer Erschöpfung assoziiert sind. Interessanterweise sind diese Veränderungen insbesondere im Stresssystem des Körpers zu finden; die Befunde sind zwar nicht einheitlich, eine Mehrheit der Daten weist aber darauf hin, dass bei CFS-Patienten, ähnlich wie wir es bereits bei Patienten mit Beschwerden des Magen-Darm-Traktes gesehen haben, eine verringerte Funktionsfähigkeit der endokrinen Stressachse zu beobachten ist (Cleare 2004). Insbesondere das vielfach replizierte Defizit des Stresshormons Kortisol scheint eine wichtige Rolle zu spielen, ist es doch bekannt als Hormon, das eng mit der Ausprägung von Lethargie und Erschöpfung verbunden ist (Nater et al. 2008). Interessant ist dabei zu erwähnen, dass diese Veränderungen nur bei Frauen zu finden waren, nicht jedoch bei Männern, und besonders deutlich ausgeprägt waren, wenn die Patienten frühen Kindesmissbrauch berichtet hatten (Heim et al. 2009).

Therapie

Der Befund geringer Kortisolkonzentrationen bei CFS-Patienten veranlasste einige Forscher dazu, diesen Mangel mittels Gabe von Glukokortikoiden auszugleichen. Während dies tatsächlich zu einer leichten Symptomverbesserung geführt hat, sind aber die Ergebnisse insgesamt nicht positiv ausgefallen und man sieht inzwischen von medikamentösen Therapien weitgehend ab. Als besonders wirksam haben sich kognitiv-behaviorale Techniken erwiesen (Gaab 2004). Hier sei insbesondere der stufenweise Aktivitätsaufbau genannt. Dabei wird mit den Patienten ein strukturierter Plan erstellt, wie bestimmte Tätigkeiten langsam wieder aufgenommen werden können. So haben viele Patienten „verlernt" sich zu bewegen und sehen sich in ständiger Angst sich zu überanstrengen. Diese Angst wird mit kognitiven Strategien angegangen. Weitere Ansätze zielen auf eine Verbesserung der negativen Effekte der sozialen Isolation, die zwangsweise mit dem Einstellen von körperlicher Tätigkeit einhergeht, auf kognitive Umstrukturierung von dysfunktionalen Gedanken bezüglich der Krankheitsgenese („für meine Erschöpfung sind bisher noch nicht bekannte Viren verantwortlich und eine psychische Mitverursachung lehne ich völlig ab") sowie eine psychotherapeutische Behandlung der depressiven Stimmung, die oft mit CFS einhergeht.

54.4.3 Schwangerschaftskomplikationen

Die meisten Schwangerschaften und Geburten verlaufen komplikationslos. Obwohl eine Schwangerschaft mit drastischen hormonellen Veränderungen einhergeht, treten psychische Störungen während der Schwangerschaft nicht häufiger auf als in der Normalbevölkerung. Vergleichsweise häufig berichten Frauen allerdings subklinische Ängstlichkeit oder depressive Gestimmtheit während einer Schwangerschaft. Diese Gefühle können einerseits als Folge individueller psychosozialer Veränderungen (wie Umzug, ggf. Heirat, geänderte Zukunftsperspektiven) auftreten; sie sind allerdings auch häufig auf das Kind und die Geburt bezogen und müssen in diesem Rahmen als mögliche Vermittler medizinischer Komplikationen ernst genommen werden. Tatsächlich berichten viele Frauen von stressreichen Erlebnissen und psychischer Belastung vor dem Auftreten von Schwangerschaftskomplikationen. Eine retrospektive Erfassung dieser Stressoren kann allerdings stark verfälscht sein durch die Tendenz, im Nachhinein eine Erklärung für die Komplikation finden zu wollen. Im Gegenzug werden die prospektive Erfassung von Stressoren während der Schwangerschaft und ihr möglicher Einfluss auf medizinische Parameter durch die geringe Häufigkeit der einzelnen Komplikationen erschwert (vgl. Ditzen und Beinder 2010).

Die häufigsten Schwangerschaftskomplikationen, bei denen eine psychische Mitverursachung und/oder Aufrechterhaltung angenommen wird, und erste empirische Prüfungen vorliegen (vgl. auch Ehlert 2004), sind

1. Hyperemesis gravidarum, also das schwere Schwangerschaftserbrechen, das primär das körperliche und psychische Befinden der Schwangeren beeinträchtigt,
2. hypertensive Erkrankungen während und unmittelbar nach der Schwangerschaft (Präeklampsie, Eklampsie, HELLP-Syndrom) sowie
3. Frühgeburten.
4. Im Folgenden werden die **Frühgeburt** und ihr Zusammenhang mit Stress näher betrachtet:

Erscheinung

Eine Geburt vor der abgeschlossenen 37. SW wird als Frühgeburt bezeichnet. Trotz umfangreicher Verbesserungen in der Geburtshilfe liegt die Häufigkeit von Frühgeburten in westlichen Ländern relativ unverändert bei 6 % (Frankreich) bis 12 % (USA). Die Frühgeburtsraten in Deutschland (im Jahr 2008: 8,8 %), Österreich (11,4 %) und der Schweiz (7,5 %) liegen damit im mittleren Bereich.

Ätiologie

Frühgeburten treten spontan auf oder sie werden medizinisch indiziert eingeleitet (ca. 30–40 % der Frühgeburten), z. B. im Rahmen der Behandlung einer Präeklampsie oder Eklampsie. Spontane Frühgeburten sind in den meisten Fällen (60–70 %) die Folge eines Blasensprungs, vorzeitiger Wehen oder dieser Faktoren gleichzeitig (Simhan und Caritis 2007). Diese unmittelbaren Auslöser einer Frühgeburt können selbst Folgen unterschiedlicher zugrunde liegender Faktoren vonseiten der Mutter (Anomalien des Uterus, Infektionen, endokrine Erkrankungen, hypertensive Erkrankungen, Plazenta- oder Zervixinsuffizienz) oder des Kindes (Chromosomenanomalien, Fehlbildungen oder Mangelentwicklung oder eine Mehrlingsschwangerschaft) sein.

Da Frühgeburten nach wie vor die Haupttodesursache bei Neugeborenen darstellen (in westlichen Ländern 70 % der perinatalen Mortalität), bleibt der Forschungsbedarf in diesem Bereich groß, und – wie bei vielen medizinischen Störungen ungeklärter Genese – wird Stress als eine Ursache von Frühgeburten gesehen. Tatsächlich existieren biopsychologische Modelle, die einen Einfluss von Stress auf die Funktion der Plazenta, der Gebärmutter und eine vorzeitige Geburt nahelegen (Gennaro und Hennessy 2003; Nepomnaschy et al. 2007):

– CRH kann gegen Ende der Schwangerschaft die Prostaglandinproduktion stimulieren und auf diese Weise Wehen auslösen. Stress könnte also vermittelt über die HHNA eine Frühgeburt mitverursachen. Wichtig ist in diesem Zusammenhang allerdings, dass – bedingt durch die plazentare CRH-Produktion – besonders die Spiegel des Hormons CRH auch bei gesunden Schwangeren im Verlauf der Schwangerschaft drastisch (um das 1000-fache!) zunehmen. Diese stark erhöhten CRH-Spiegel werden im Verlauf der Schwangerschaft durch das ebenfalls stark erhöhte CRH-Bindungsprotein gebunden und damit unwirksam gemacht. Unmittelbar vor der Geburt „kippt" dieses Gleichgewicht und freies CRH steigt exponentiell an. Da diese Anstiege einer termingerechten Geburt und auch einer Frühgeburt vorausgehen, wurde CRH auch als „plazentale Uhr" (McLean und Gallop 2003) bezeichnet. Welche Mechanismen für die plötzlich reduzierte Aktivität des Bindungsproteins verantwortlich sind, ist noch unklar. Wahrscheinlich liegt aber die Ursache der Wirkung von Stress auf Frühgeburten nicht in den Hormonspiegeln der HHNA selbst, sondern in der Aktivität der Bindungsproteine und Enzyme, die die Wirkung dieser Hormone modulieren. So wird während einer normalen Schwangerschaft der Fötus durch die Wirkung des Enzyms $11\text{-}\beta\text{-HSD}\ 2$ in der Plazenta vor einer chronischen Kortikosteroidbelastung bewahrt. Bei einer Unterfunktion der Plazenta (Plazentainsuffizienz) kann es zu einer verminderten Expression der $11\text{-}\beta\text{-HSD}\ 2$ kommen und somit können Kortikosteroide die Plazenta besser überwinden und zum Fetus gelangen.

– Stress kann die Aktivität bestimmter Zytokine (IL-2, IL-6, Interferon-γ, TNF-α) erhöhen, welche ihrerseits für die Öffnung und das Weichwerden des Muttermundes verantwortlich sind, einen Blasensprung auslösen können und, vermittelt über die verstärkte Expression von Oxytocinrezeptoren (durch IL-6), Wehen stimulieren können. Weiterhin kann Stress die allgemeine Infektanfälligkeit verstärken, was lokale Infektionen im Bereich des Muttermundes und der Gebärmutter triggern und so zur Frühgeburt führen könnte. Stresssensitive immunologische Parameter stehen seit Jahren im Fokus der Forschung um Schwangerschaftskomplikationen und Frühgeburten (s. z. B. Arck und Hecher 2013), bisher ist beim Menschen allerdings kein eindeutiger Wirkmechanismus von Stress über einzelne Zytokine auf die Geburt bekannt.

Während also durch die Schwangeren selbst und durch ihre Behandelnden häufig ein Zusammenhang zwischen stressreichen Ereignissen und Komplikationen während der Schwangerschaft hergestellt wird und sowohl epi-

demiologische Studien als auch biopsychologische Modelle diesen Zusammenhang nahelegen, ist der direkte (kausale) Einfluss von Stress auf Schwangerschaftskomplikationen bisher nicht sicher belegt. Sicher ist allerdings, dass stressbedingtes Verhalten wie Rauchen, Alkohol- und Drogenkonsum den Schwangerschaftsverlauf negativ beeinflusst. Es kann damit zumindest von einem negativen Einfluss von Stress auf die Schwangerschaft, vermittelt über das Verhalten, ausgegangen werden.

Therapie

Frühgeburtsbestrebungen werden medizinisch symptomatisch behandelt. So wird eine lokale Infektion mit Antibiotika behandelt und Wehen werden nach Möglichkeit durch Wehenhemmer (sog. Tokolyse) blockiert. Bei einem vorzeitigen Blasensprung und bei Blutungen wird in der Regel Bettruhe verordnet. Zwischen der 25. und der 30. Schwangerschaftswoche steigen die Überlebenschancen für das Kind drastisch an, und so dienen all diese Interventionen der Verlängerung der Schwangerschaft über diese kritische Phase hinaus.

Es gibt keine kausale psychologische Therapie zur Vorbeugung und Behandlung einer drohenden Frühgeburt. Psychologische Behandlungsansätze fokussieren deshalb auf
1. den Umgang mit der starken psychischen Belastung durch eine drohende Frühgeburt, u. a. durch die Mobilisierung sozialer Unterstützung, durch Ablenkung und/oder Paargespräche,
2. Entspannung und Imagination sowie Techniken der Emotionsregulation und schließlich ggf.
3. die Veränderung des Gesundheitsverhaltens (Ruhe, Reduktion von Rauchen, Koffein und Alkohol).

Diese psychologischen Interventionen können nachweislich das Wohlbefinden der Schwangeren steigern. Randomisiert kontrollierte Studien zur Wirkung psychologischer Behandlungsansätze auf medizinische Geburtsparameter sind bislang nicht bekannt.

54.4.4 Takotsubo – Stresskardiomyopathie

Im Jahr 2015 wurde durch eine internationale Multicenterstudie (Templin et al. 2015) auf ein Phänomen hingewiesen, das bis anhin vor allem in Asien beschrieben – und in der westlichen Welt als Randerscheinung interpretiert worden war: Takotsubo, eine stressbedingte akute Herzerkrankung mit schwerwiegendem Ausgang (mit über 20 % Komplikationen im Behandlungsverlauf und einer Todesrate von 4,5 % vergleichbar den Auswirkungen eines Herzinfarktes). Das Krankheitsbild beschreibt eine Kontraktionsstörung, die wie eine Lähmung einer Herzkammer aussieht.

Diese Herzkammer zeigt dann eine charakteristische Ausbeulung, was der Erkrankung auch ihren Namen gibt: Takotsubo geht auf den japanischen Begriff Tako-Tsubo zurück, ein Fanggefäß für Tintenfische, an welche das Herz der Betroffenen in bildgebenden Verfahren erinnert. Die Ursache der Erkrankung ist bisher unklar.

Die Registerstudie an 1750 Patienten aus 26 Zentren in Europa und den USA zeigte, dass Takotsubo zu 89,8 % (vor allem postmenopausale) Frauen betrifft. In mehr als zwei Drittel der Fälle berichteten die Patientinnen von emotionalen und/oder körperlichen Stressoren, die der Herzerkrankung vorausgegangen seien, was auch den Namen „Broken Heart Syndrome" begründet. Auch die Prävalenz komorbider psychischer Erkrankungen war unter Takotsubo-Patientinnen mit 55,8 % höher als in einer Vergleichsstichprobe anderer akut herzerkrankter Patienten (25,7 %). Noradrenalin-vermittelte Mechanismen der sympathischen Stressantwort werden als Auslöser von Takotsubo vermutet, eine Erklärung, wie Stress die Erkrankung genau bedingt, steht im Moment allerdings noch aus. Dies erschwert die spezifische Prävention von Takotsubo und verweist auf generelle Stresspräventionsmaßnahmen.

54.5 Messung von Stressphänomenen

Um der multidimensionalen Qualität von Stressphänomenen gerecht zu werden, erfordert auch die Messung von Stress eine multidimensionale Herangehensweise. Wie oben beschrieben, ist eine Differenzierung von physiologischen und psychologischen Konsequenzen von Stressoren zu treffen. In ◻ Tab. 54.1 ist beispielhaft aufgeführt, welche physiologischen Messungen und psychologischen Instrumente bei einer umfassenden

Stressmessung zum Einsatz kommen können. Wichtig ist dabei zu bedenken, dass eine solche Stressmessung vorwiegend in wissenschaftlichen Untersuchungen zum Einsatz kommt. Hierbei interessieren weniger Stressprofile einzelner Personen, als Durchschnittswerte über größere Gruppen von Versuchspersonen. In der klinisch-psychologischen Praxis hingegen sind der Aufwand und die Kosten einer umfassenden Stressmessung beim Patienten (noch) nicht mit dem Erkenntnisgewinn zu rechtfertigen.

Die Erfassung von Stressparametern mittels Fragebogen scheint eine einfache und ökonomische Möglichkeit zu sein, um wichtige Information für die Erklärung und Behandlung stressabhängiger körperlicher Beschwerden zu sammeln. Die Einschätzung einer erhöhten Stressreaktivität (SRS), von länger anhaltendem Stresserleben (TICS, PSS), stressbezogenen Bewertungsmustern (PASA) und Bewältigungsfertigkeiten (SEBV) kann wichtige Informationen über den möglichen Zusammenhang von körperlichen Beschwerden und Stressphänomenen liefern. Als Ergänzung dazu können störungsspezifische Fragebogen dienen.

54.6 Generelle Überlegungen zur Behandlung stressabhängiger körperlicher Beschwerden

Wenn Stressfaktoren in der Entstehung und Aufrechterhaltung von körperlichen Beschwerden eine Rolle spielen, müssen Interventionen auf eine Reduktion von bzw. einen adäquaten Umgang mit Stress abzielen. In diesem Zusammenhang hat sich eine Reihe von Techniken etabliert, die sich in Praxis und Forschung als valide erwiesen haben. Diese Techniken sind störungsunspezifisch wirksam; nicht die körperlichen

◻ **Tab. 54.1** Die Messung von Stress

	Maß bzw. Messinstrument	Was wird gemessen?
Physiologische Maße	Basale Kortisolwerte (Morgen- und Tagesprofil von Kortisol)	Zirkadianer Rhythmus der endokrinen Stressachse
	Stressreaktivität nach physiologischem (z. B. Fahrradergometer) oder psychologischem Stressor	Responsivität der endokrinen Stressachse
	Funktionstüchtigkeit der Stressachse nach pharmakologischer Stimulation	Integrität der endokrinen Stressachse
Psychologische Maße	Trierer Inventar zum chronischen Stress (TICS; Schulz et al. 2004)	Chronischer Stress in den letzten 3 Monaten
	Perceived Stress Scale (PSS; Cohen et al. 1983)	Subchronischer Stress in den letzten 4 Wochen
	Stressreaktivitätsskalen (SRS; Schulz et al. 2005)	Dispositionelle Stressreaktivität
	Primary Appraisal Secondary Appraisal (PASA; Gaab et al. 2005)	Einschätzung des Stresserlebens nach Lazarus
	Skala zur Erfassung des Bewältigungsverhaltens (SEBV; Ferring und Filipp 1989)	Messung von Bewältigungsressourcen

Beschwerden werden therapeutisch angegangen, sondern die zugrunde liegenden bzw. begleitenden Stressphänomene stehen im Mittelpunkt.

Stressreduzierende Interventionen setzen in Bezug auf die transaktionale Stressdefinition an allen drei Punkten an:

- an den Umgebungsfaktoren bzw. Stressoren,
- an den Bewertungen, die mit diesen Stressoren verbunden sind, sowie
- an den Bewältigungsressourcen, die einem Individuum zur Verfügung stehen.

Insbesondere der kognitiven Umstrukturierung stressbezogener Überzeugungen und dysfunktioneller Gedanken wird ein großer Stellenwert eingeräumt. Das Stressmanagementtraining nach Meichenbaum (Meichenbaum 1985; deutsches Manual: Meichenbaum 1991) hat sich in der Praxis bewährt und wird in einer Reihe von Forschungsuntersuchungen als Methode der Wahl eingesetzt. Das Training besteht aus mehreren kognitiv-behavioralen Techniken zur Stressreduktion: Stressmanagement (kognitive Umstrukturierung, Problemlösen, Selbstinstruktionen) und Entspannungstechniken (progressive Muskelrelaxation).

Die gesundheitlichen Effekte sind bei verschiedenen somatischen Krankheiten belegt. So haben Studien von Antoni (2003) gezeigt, dass 10 Wochen Stressmanagementtraining bei Männern mit HIV zu einer signifikanten Reduktion des subjektiven Stressniveaus und fikanten Reduktion des subjektiven Stressniveaus und

des Kortisols im Urin geführt haben. Ebenso wurde bei Frauen mit Brustkrebs nach der Operation mittels Stressmanagementtraining ein bedeutsames Absinken der abendlichen Kortisollevel erreicht (Cruess et al. 2000). Die Auswirkungen eines Stressmanagementtrainings auf stressabhängige körperliche Beschwerden sind bisher vor allem beim CFS untersucht worden. Die Ergebnisse zeigen deutlich, dass Personen mit CFS von solchen Trainings profitieren können (Hall et al. 2017). Die Techniken, die im Rahmen eines Stressmanagementtrainings vermittelt werden, können aber sogar bei Gesunden Erfolg zeigen, wie dies in einer Reihe von Studien veranschaulicht werden konnte (▶ Studienbox).

Entspannungsverfahren können sowohl im Rahmen eines Stressmanagementtrainings als auch als eigenständige therapeutische Interventionen im Zusammenhang mit stressbezogenen Beschwerden eingesetzt werden. Wichtig ist hier, dass dem Patienten verdeutlicht werden kann, inwiefern zwischen Stress und körperlichen Veränderungen ein kausaler Zusammenhang hergestellt werden kann.

54.7 Resümee

Stress (sowohl in der Bedeutung von Auslöser als auch als Reaktion) kann unterschiedlich an der Ausformung von körperlichen Beschwerden beteiligt sein; so kann

---

Studienbox

Der Einfluss eines psychologischen Stressmanagementtrainings auf das Stresshormon Kortisol

In einer Studie an 48 gesunden männlichen Studierenden haben Gaab und Mitarbeiter (Gaab et al. 2003) den Effekt eines standardisierten Stressmanagementtrainings auf psychologische und physiologische Stresskomponenten untersucht. Dabei wurden die Teilnehmer der Studie randomisiert auf zwei Gruppen verteilt, von denen nur eine Gruppe ein Stressmanagementtraining erhielt. Die erlernten Techniken sollten dann 2 Wochen später im Rahmen eines standardisierten psychosozialen Stresstests („Trier Sozialer Stress Test", TSST, ▶ Kap. 7) eingesetzt werden. Als abhängige Variablen wurden stressbezogene Kognitionen und die endokrine Stressantwort in Form von Kortisol gemessen und mit den Ergebnissen der Kontrollgruppe verglichen, die ebenfalls den Stresstest durchlaufen musste. Es zeigte sich, dass die Probanden mit dem Training signifikant weniger stressbezogene Kognitionen vor, während und nach dem Stresstest aufwiesen. Damit einhergehend zeigten sie auch eine deutlich verminderte Kortisolausschüttung. Damit war es das erste Mal gelungen, eine Stressmanagementintervention endokrinologisch zu validieren.

In einer Nachfolgestudie (Hammerfald et al. 2006) ging dieselbe Arbeitsgruppe der Frage nach, ob die durch das Stressmanagementtraining erzielten Effekte länger anhalten als die in der ersten Studie untersuchten 2 Wochen. Dabei nahmen 83 gesunde Studierende teil, wobei in dieser Studie sowohl Männer wie auch Frauen untersucht wurden. Während das Training und der Stresstest sich nicht von der ersten Studie unterschieden, wurde nun der Zeitraum dazwischen auf 4 Monate bemessen. Die Ergebnisse zeigen, dass selbst nach dieser Zeitspanne die Effekte zwischen einer Kontrollgruppe ohne Stressmanagementtraining und der Treatment-Gruppe mit Stressmanagementtraining sowohl in Bezug auf stressbezogene Kognitionen als auch auf die Kortisolreaktion unter Stress anhielten. Neu wurden in dieser Studie auch körperliche Beschwerden erfasst. Interessanterweise gab die Treatment-Gruppe signifikant weniger körperliche Beschwerden im Vergleich zur Kontrollgruppe nach 4 Monaten an.

Stress körperliche Beschwerden auslösen, aber auch den Verlauf der Krankheitssymptomatik, den Schweregrad und die Prognose mit bedingen. Dieses Kapitel zeigt auf, dass die Klinische Psychologie in gewissen Feldern durch den Einbezug von Wissen über biologische Faktoren erweitert werden kann. So ist ein Verständnis für die komplexe Natur von körperlichen Beschwerden möglich, die durch psychologische Faktoren hervorgerufen worden sind. Die traditionellen Grenzen zwischen den Disziplinen sollten zugunsten des besseren Verständnisses von Krankheit und Gesundheit transparenter gemacht werden.

Die Diagnose von Stressphänomenen ist störungsunspezifisch. Damit müssen aber dem Klinischen Psychologen Instrumente an die Hand gegeben werden, die es ermöglichen, Aussagen über das Vorhandensein von Stress und dessen Ausmaß bei einer Einzelperson zu machen. Während diese Aussagen über den Einsatz von Fragebogen relativ einfach zu erhalten sind, ist die gegenwärtige Forschung physiologischer Korrelate noch nicht so weit, dass anhand von physiologischen Stressmarkern Aussagen gemacht werden können, die über die Mittelwerte von Gruppen hinausreichen.

Wird die gegenwärtige wissenschaftliche Befundlage zu stressabhängigen körperlichen Beschwerden kritisch durchleuchtet, zeigen sich einige Wissenslücken auf. Es existiert eine Reihe von ungelösten Problemen: So fehlen Längsschnittstudien, die weitere Aussagen über Kausalzusammenhänge zwischen Stressoren und nachfolgenden körperlichen Konsequenzen aufzeigen könnten. Nur durch rigorose Kontrolle konfundierender Variablen (durch Einsatz von Kontrollgruppen und homogenen Patientengruppen) und adäquate Untersuchungsdesigns (prospektive anstelle von retrospektiven Messungen) wird es möglich sein, den Einfluss von Stress auf körperliche Beschwerden im Detail zu verstehen.

Zusammengenommen haben wir es bei stressabhängigen körperlichen Beschwerden mit einem außerordentlich interessanten, aber ebenso komplexen Phänomen zu tun. Wir wissen zwar, wie die Interaktion zwischen Anforderung und Ressourcen in einem Individuum eine psychobiologische Stressantwort generiert, über die verschlungenen Pfade jedoch, durch welche diese Stressantworten Krankheitsprozesse aktivieren und beeinflussen, ist noch wenig bekannt.

❓ Prüfen Sie Ihr Wissen

1. Wie lässt sich Stress definieren? ▶ Abschn. 54.1
2. Was ist Allostatic Load? ▶ Abschn. 54.2.1
3. Welche physiologischen Systeme spielen bei Stress eine Rolle? ▶ Abschn. 54.1
4. Für welche Schwangerschaftskomplikationen wird eine Beteiligung psychischer Faktoren bei ihrer Verursachung und/oder Aufrechterhaltung angenommen? ▶ Abschn. 54.4.3

ℹ️ Weiterführende Literatur

Eine klar verständliche Darstellung des Stressmodells von Lazarus findet sich in Lazarus und Folkman (1984). Das Modell der allostatischen Belastung wird ausführlich in McEwen (1998) besprochen. Das Reizdarmsyndrom als häufigste Störung der Gruppe der funktionellen gastrointestinalen Störungen wird in Ringel et al. (2001) dargestellt. Bei Drossman et al. (1995) findet sich eine Zusammenfassung der Evidenz zum Einfluss von Missbrauchserfahrungen bei Patienten mit funktionellen gastrointestinalen Störungen. Eine deutschsprachige Einführung zu chronischer Erschöpfung und deren Behandlung haben Gaab und Ehlert (2005) vorgestellt. Eine umfassende Beschreibung des Einflusses von Stress auf Schwangerschaft und Geburt gibt La Marca-Ghaemmaghami in Ehlert (2016).

Literatur

American Psychiatric Association (APA). (2015). *Diagnostisches und Statistisches Manual Psychischer Störungen – DSM-5* (deutsche Ausgabe herausgegeben von Peter Falkai und Hans-Ulrich Wittchen, mitherausgegeben von Manfred Döpfner, Wolfgang Gaebel, Wolfgang Maier, Winfried Rief, Henning Saß und Michael Zaudig). Göttingen: Hogrefe.

Antoni, M. H. (2003). Stress management effects on psychological, endocrinological, and immune functioning in men with HIV infection: Empirical support for a psychoneuroimmunological model. *Stress, 6*(3), 173–188.

Arck, P. C., & Hecher, K. (2013). Fetomaternal immune cross-talk and its consequences for maternal and offspring's health. *Nature Medicine, 19*(5), 548–556.

Böhmelt, A. H., Nater, U. M., Franke, S., Hellhammer, D. H., & Ehlert, U. (2005). Basal and stimulated hypothalamic-pituitary-adrenal axis activity in patients with functional gastrointestinal disorders and healthy controls. *Psychosomatic Medicine, 67*(2), 288–294.

Caspi, A., Sugden, K., Moffitt, T. E., Taylor, A., Craig, I. W., Harrington, H., et al. (2003). Influence of life stress on depression: Moderation by a polymorphism in the 5-HTT gene. *Science, 301*(5631), 386–389.

Cleare, A. J. (2004). The HPA axis and the genesis of chronic fatiguesyndrome. *Trendsin Endocrinology and Metabolism, 15*(2), 55–59.

Cohen, S., Kamarck, T., & Mermelstein, R. (1983). A global measure of perceived stress. *Journal of Health and Social Behavior, 24*(4), 385–396.

Corney, R. H., & Stanton, R. (1990). Physical symptom severity, psychological and social dysfunction in a series of outpatients with irritable bowel syndrome. *Journal of Psychosomatic Research, 34*(5), 483–491.

Cremonini, F., & Talley, N. J. (2005). Irritable bowel syndrome: Epidemiology, natural history, health care seeking and emerging risk factors. *Gastroenterology Clinics of North America, 34*(2), 189–204.

Cruess, D. G., Antoni, M. H., McGregor, B. A., Kilbourn, K. M., Boyers, A. E., Alferi, S. M., et al. (2000). Cognitive-behavioral stress management reduces serum cortisol by enhancing benefit finding among women being treated for early stage breast cancer. *Psychosomatic Medicine, 62*(3), 304–308.

Ditzen, B., & Beinder, E. (2010). Infertilität und Schwangerschaftskomplikationen. In U. Ehlert & R. von Kaenel (Hrsg.), *Psychoendokrinologie und Psychoimmunologie*. Berlin: Springer.

Drossman, D. A. (2006). The functional gastrointestinal disorders and the Rome III process. *Gastroenterology, 130*(5), 1377–1390.

Drossman, D. A., Talley, N. J., Leserman, J., Olden, K. W., & Barreiro, M. A. (1995). Sexual and physical abuse and gastrointestinal illness. Review and recommendations. *Annals of Internal Medicine, 123*(10), 782–794.

Ehlert, U. (2004). Einfluss von Stress auf den Schwangerschaftsverlauf und die Geburt. *Psychotherapeut, 49*, 367–376.

Ehlert, U. (2016). *Verhaltensmedizin*. Heidelberg: Springer.

Ehlert, U., Nater, U. M., & Böhmelt, A. H. (2005). Salivary cortisol levels in subgroups of patients with functional gastrointestinal disorders correspond to measures of depressive mood and pain perception. *Journal of Psychosomatic Research, 59*, 7–10.

Ferring, D., & Filipp, S. H. (1989). Bewältigung kritischer Lebensereignisse: Erste Erfahrungen mit einer deutschsprachigen Version der „Ways of Coping Checklist." *Zeitschrift für Differentielle und Diagnostische Psychologie, 10*(4), 189–199.

Ford, A. C., Talley, N. J., Schoenfeld, P. S., Quigley, E. M., & Moayyedi, P. (2009). Efficacy of antidepressants and psychological therapies in irritable bowel syndrome: Systematic review and meta-analysis. *Gut, 58*(3), 367–378.

Fukuda, K., Straus, S. E., Hickie, I., Sharpe, M. C., Dobbins, J. G., & Komaroff, A. (1994). The chronic fatigue syndrome: a comprehensive approach to its definition and study. International Chronic Fatigue Syndrome Study Group. *Annals of Internal Medicine, 121*(12), 953–959.

Fukudo, S., Nomura, T., & Hongo, M. (1998). Impact of corticotropin-releasing hormone on gastrointestinal motility and adrenocorticotropic hormone in normal controls and patients with irritablebowel syndrome. *Gut, 42*(6), 845–849.

Gaab, J. (2004). Psychotherapie chronischer Erschöpfungszustände. *Psychotherapeut, 49*, 431–445.

Gaab, J., Blattler, N., Menzi, T., Pabst, B., Stoyer, S., & Ehlert, U. (2003). Randomized controlled evaluation of the effects of cognitive-behavioral stress management on cortisol responses to acute stress in healthy subjects. *Psychoneuroendocrinology, 28*(6), 767–779.

Gaab, J., & Ehlert, U. (2005). *Chronische Erschöpfung und Chronisches Erschöpfungssyndrom*. Göttingen: Hogrefe.

Gaab, J., Rohleder, N., Nater, U. M., & Ehlert, U. (2005). Psychologicaldeterminants of the cortisol stress response: The role of anticipatory cognitive appraisal. *Psychoneuroendocrinology, 30*(6), 599–610.

Gennaro, S., & Hennessy, M. D. (2003). Psychological and physiological stress: Impact on preterm birth. *Journal of Obstetric, Gynecologic, and Neonatal Nursing, 32*(5), 668–675.

Glaser, R., Kiecolt-Glaser, J. K., Marucha, P. T., MacCallum, R. C., Laskowski, B. F., & Malarkey, W. B. (1999). Stress-related changes in proinflammatory cytokine production in wounds. *Archives of General Psychiatry, 56*(5), 450–456.

Halder, S. L., McBeth, J., Silman, A. J., Thompson, D. G., & Macfarlane, G.J. (2002). Psychosocial risk factors for the onset of abdominal pain. Results from a large prospective population-based study. *International Journal of Epidemiology, 31*(6), 1219–1226.

Hall, D. L., Lattie, E. G., Milrad, S. F., Czaja, S., Fletcher, M. A., Klimas, N., et al. (2017). Telephone-administered versus live group cognitive behavioral stress management for adults with CFS. *Journal of Psychosomatic Research, 93*, 41–47.

Hammerfald, K., Eberle, C., Grau, M., Kinsperger, A., Zimmermann, A., Ehlert, U., & Gaab, J. (2006). Persistent effects of cognitive-behavioral stress management on cortisol responses to acute stress in healthy subjects-A randomized controlled trial. *Psychoneuroendocrinology, 31*(3), 333–339.

Heim, C., Newport, D. J., Heit, S., Graham, Y. P., Wilcox, M., Bonsall, R., et al. (2000). Pituitary-adrenal and autonomic responses to stress in women after sexual and physical abuse in childhood. *Journal of the American Medical Association, 284*(5), 592–597.

Heim, C., Wagner, D., Maloney, E., Papanicolaou, D. A., Solomon, L., Jones, J. F., et al. (2006). Early adverse experience and risk for chronic fatigue syndrome. Results of a population-based study. *Archives of General Psychiatry, 63*, 1258–1266.

Heim, C., Nater, U. M., Maloney, E., Boneva, R., Jones, J. F., & Reeves, W. C. (2009). Childhood trauma and risk for chronic fatigue syndrome: Association with neuroendocrine dysfunction. *Archives of General Psychiatry, 66*(1), 72–80.

Jones, J., Boorman, J., Cann, P., Forbes, A., Gomborone, J., Heaton, K. et al. (2000). British Society of Gastroenterology guidelines for the management of the irritable bowel syndrome. *Gut, 47* (Suppl. 2), ii1–19.

Kang, H. K., Natelson, B. H., Mahan C. M., Lee, K. Y., & Murphy, F. M. (2003). Post-traumatic stress disorder and chronic fatigue syndrome-like illness among Gulf War veterans: A population-based survey of 30.000 veterans. *American Journal of Epidemiology, 157*(2), 141–148.

Kiecolt-Glaser, J. K., Marucha, P. T., Malarkey, W. B., Mercado, A. M., &Glaser, R. (1995). Slowing of wound healing by psychological stress. *Lancet, 346*(8984), 1194–1196.

Koloski, N. A., Talley, N. J., & Boyce, P. M. (2003). Does psychological distress modulate functional gastrointestinal symptoms and health care seeking? A prospective, community cohort study. *American Journal of Gastroenterology, 98*(4), 789–797.

La Marca-Ghaemmaghami, P. (2016). Gynäkologie und Geburtshilfe. In U. Ehlert (Hrsg.), *Verhaltensmedizin* (2. Aufl.). Heidelberg: Springer.

Laird, K. T., Tanner-Smith, E. E., Russell, A. C., Hollon, S. D., & Walker, L. S. (2017). Comparative efficacy of psychological therapies for improving mental health and daily functioning in irritable bowel syndrome: A systematic review and meta-analysis. *Clinical Psychology Review, 51*, 142–152.

Lazarus, R. S., & Folkman, S. (1984). *Stress, appraisal, and coping*. Berlin: Springer.

Mayer, E. A., Labus, J. S., Tillisch, K., Cole, S. W., & Baldi, P. (2015). Towards a systems view of IBS. *Nature Reviews: Gastroenterology & Hepatology, 12*(10), 592–605.

McCauley, J., Kern, D. E., Kolodner, K., Dill, L., Schroeder, A. F., DeChant, H. K., et al. (1997). Clinical characteristics of women with a history of childhood abuse: Unhealed wounds. *Journal of the American Medical Association, 277*(17), 1362–1368.

McEwen, B. S. (1998). Protective and damaging effects of stress mediators. *New England Journal of Medicine, 338*(3), 171–179.

McLean, L. M., & Gallop, R. (2003). Implications of childhood sexual abuse for adult borderline personality disorder and complex posttraumatic stress disorder. *American Journal of Psychiatry, 160*(2), 369–371.

Meichenbaum, D. (1985). *Stress inoculation training*. New York: Pergamon.

Meichenbaum, D. (1991). *Intervention bei Stress. Anwendung und Wirkung des Stressimpfungstrainings*. Bern: Huber.

Nater, U. M., Maloney, E., Boneva, R. S., et al. (2008). Attenuated morning salivary cortisol concentrations in a population-based study of persons with chronic fatigue syndrome and well controls. *Journal of Clinical Endocrinology and Metabolism, 93*(3), 703–709.

Nepomnaschy, P. A., Sheiner, E., Mastorakos, G., & Arck, P. C. (2007). Stress, immune function, and women's reproduction. *Annals of the New York Academy of Sciences, 1113*, 350–364.

Reyes, M., Dobbins, J. G., Mawle, A. C., et al. (1996). Risk factors for CFS: A case control study. *Journal of Chronic Fatigue Syndrome, 2*, 17–33.

Ringel, Y., Sperber, A. D., & Drossman, D. A. (2001). Irritable bowel syndrome. *Annual Review of Medicine, 52*, 319–338.

54

Salit, I. E. (1997). Precipitating factors for the chronic fatigue syndrome. *Journal of Psychiatric Research, 31*(1), 59–65.

Sapolsky, R. M. (2015). Stress and the brain: Individual variability and the inverted-U. *Nature Neuroscience, 18*(10), 1344–1346.

Schulz, P., Schlotz, W., & Becker, P. (2004). *Das Trierer Inventar zum chronischen Stress – Manual*. Göttingen: Hogrefe.

Schulz, P., Jansen, L., & Schlotz, W. (2005). Stressreaktivität: Theoretisches Konzept und Messung. *Diagnostica, 51,* 124–133.

Simhan, H. N., & Caritis, S. N. (2007). Prevention of preterm delivery. *New England Journal of Medicine, 357*(5), 477–487.

Suárez-Hitz, K. A., Otto, B., Bidlingmaier, M., Schwizer, W., Fried, M., & Ehlert, U. (2012). Altered psychobiological responsiveness in women with irritable bowel syndrome. *Psychosomatic Medicine, 74*(2), 221–231.

Sullivan, P. F., Evengard, B., Jacks, A., & Pedersen, N. L. (2005). Twin analyses of chronic fatigue in a Swedish national sample. *Psychological Medicine, 35,* 1–10.

Tache, Y., Monnikes, H., Bonaz, B., & Rivier, J. (1993). Role of CRF in stress-related alterations of gastric and colonic motor function. *Annals of the New York Academy of Science, 697,* 233–243.

Templin, C., Ghadri, J. R., Diekmann, J., Napp, C., Bataiosu, D. R., Jaguszewski, M., et al. (2015). Clinical features and outcomes of takotsubo (stress) cardiomyopathy. *New England Journal of Medicine, 373*(10), 929–938.

Theorell, T., Blomkvist, V., Lindh, G., & Evengard, B. (1999). Critical life events, infections, and symptoms during the year precedingchronic fatigue syndrome (CFS), an examination of CFS patients and subjects with a nonspecific life crisis. *Psychosomatic Medicine, 61*(3), 304–310.

Van Houdenhove, B., Neerinckx, E., Lysens, R., Vertommen, H., Van Houdenhove, L., Onghena, P., et al. (2001). Victimization in chronic fatigue syndrome and fibromyalgia in tertiary care: A controlled study on prevalence and characteristics. *Psychosomatics, 42*(1), 21–28.

Zannas, A. S., & Chrousos, G. P. (2017). Epigenetic programming by stress and glucocorticoids along the human lifespan. *Molecular Psychiatry, 22*(5), 640–646.

Fütter- und Essstörungen

Corinna Jacobi, Marina de Zwaan und Juliane Schmidt-Hantke

Inhaltsverzeichnis

© Springer-Verlag GmbH Deutschland, ein Teil von Springer Nature 2020
J. Hoyer und S. Knappe (Hrsg.), *Klinische Psychologie & Psychotherapie*,
https://doi.org/10.1007/978-3-662-61814-1_55

Fallbeispiel

Die 24-jährige Patientin berichtet von einer Essstörung, die seit ihrem 15. Lebensjahr bestehe. Derzeit leide sie unter Essanfällen (ca. 3-mal pro Woche), bei denen sie große Mengen an Lebensmitteln zu sich nehme (z. B. 6 doppelte Brötchen mit Butter, Nutella, Marmelade und Käse, 2–4 Pfannkuchen und eine 450 g-Packung Schokoriegel). Nach den Essanfällen fühle sie sich „abartig" und versuche, der extrem gefürchteten Gewichtszunahme durch Abführmittel (bis zu 200 Abführtabletten auf einmal) kompensatorisch entgegenzuwirken. Einer möglichen „Gewöhnung" ihres Körpers an die Abführmittel und dem damit assoziierten Wirkungsverlust versuche sie dabei durch Wechsel von Abführtabletten und Abführtee vorzubeugen. Zusätzlich treibe sie noch Sport (Schwimmen, Fahrradfahren, Ellipsentrainer; derzeit 1–2 h alle 2 Tage). Generell ernähre sie sich vegetarisch und versuche „fetthaltige und hochkalorische" Lebensmittel (z. B. Käse, Honig, Schokolade, Eigelb, Nudeln, Butter) zu vermeiden. Gegen ihr Hungergefühl trinke sie viel (mindestens 3 l), außerdem esse sie nicht mehr im spä-teren Tagesverlauf (z. B. nach 18.00 Uhr). Einige Male habe sie Nahrung auch wieder ausgespuckt oder diese gleich weggeschmissen. Sie beschäftige sich generell auch sehr stark mit ihrem Gewicht und ihrer Figur; beides sei wichtig für ihr Selbstwertgefühl. Sie habe in ihrem Leben extreme Gewichtsschwankungen erlebt (jemals niedrigstes Gewicht mit 18 Jahren 42 kg, entspricht einem BMI von 15,4 kg/m^2). Aktuell habe sie ihr jemals höchstes Gewicht mit 68,9 kg (BMI von 25,3 kg/m^2). Sie habe in den letzten 2 Monaten ca. 16 kg zugenommen, könne ihren Körper überhaupt nicht annehmen und trage kaschierende, unauffällige und immer die gleiche Kleidung. Ihr momentanes Wunschgewicht liege bei 50 kg (BMI von 18,3 kg/m^2). Sie habe bisher immer versucht, selbst mit diesem Problem klarzukommen. Dass sie es nicht schaffe, hänge auch damit zusammen, dass sie trotz einer intensiven Vorbereitungs- und Prüfungsphase kürzlich eine Absage für ihren „Traumjob" erhalten habe. Sie zweifle nun an sich und habe „Angst, immer wieder zu versagen".

55.1 Störungsbild und Klassifikation

Auffälligkeiten oder Störungen des Essverhaltens sind Phänomene, die besonders bei jungen Frauen in der Pubertät relativ häufig beobachtet werden können (▶ Klinisch betrachtet). Ein hoher Prozentsatz in dieser Altersgruppe ist unzufrieden mit Figur und Gewicht, hat den Wunsch, dünner zu sein und führt regelmäßig gewichtsreduzierende Maßnahmen durch. In den wenigsten Fällen haben diese Verhaltensweisen klinisch manifeste Störungen zur Folge. Dennoch stellen übermäßige Beschäftigung mit Figur und Gewicht und ständiges Diäthalten bedeutsame Risikofaktoren für spätere klinische Essstörungssyndrome dar. Ab welchem Ausmaß an Auffälligkeit die Wahrscheinlichkeit für das Auftreten von Essstörungen deutlich ansteigt, ist derzeit noch Gegenstand empirischer Untersuchungen.

In der 5. Revision des amerikanischen Klassifikationssystems **DSM** (DSM-5; APA 2015) werden Fütter- und Essstörungen erstmals in einem eigenen Kapitel zusammengefasst. Neben den Störungsbildern Anorexia nervosa (AN; ICD-10: F50.0 oder F50.1) und Bulimia nervosa (BN; ICD-10: F50.2 oder F50.3) wurde im DSM-5 die Binge-Eating-Störung (BES; ICD-10: F50.9) als eigenständige Diagnose aufgenommen. Es liegen zudem diagnostische Kriterien für die folgenden Störungen vor: Pica, Ruminationsstörung, Störung mit Vermeidung oder Einschränkung der Nahrungsaufnahme. Zusätzlich beinhaltet das DSM-5 die Kategorien „nicht näher bezeichnete Fütter- oder Essstörung" sowie „andere näher bezeichnete Fütter- oder Essstörung".

Adipositas ist im DSM-5 nicht als eigenständige Diagnose einer Essstörung aufgeführt, da ein erhöhtes Körpergewicht allein die Diagnose einer psychischen Störung nicht rechtfertigt und Adipositas multifaktoriell bedingt ist. Es zeigen sich jedoch Zusammenhänge zwischen Adipositas und einigen psychischen Störungen, wie beispielsweise der Binge-Eating-Störung oder der Schizophrenie.

55.1.1 Anorexia nervosa

Die aktuellen Diagnosekriterien nach DSM-5 (s. Übersicht) definieren Anorexia nervosa in erster Linie über eine in Relation zum Bedarf eingeschränkte Energieaufnahme und einem daraus resultierenden niedrigen Körpergewicht, ausgeprägte Angst vor einer Gewichtszunahme trotz des signifikant niedrigen Körpergewichts, eine Wahrnehmungsstörung bezogen auf Figur und Körpergewicht bzw. die übermäßige Bedeutsamkeit dieser Faktoren auf die Selbstbewertung (◻ Abb. 55.1). Nach DSM-5 wird ein signifikant niedriges Gewicht definiert als ein Gewicht, welches sich unterhalb des Minimums des normalen Gewichts bzw. unterhalb des minimal zu erwartenden Gewichts bewegt. Der Schweregrad der Anorexia nervosa wird bei Erwachsenen durch den Body-Mass-Index (BMI) sowie bei

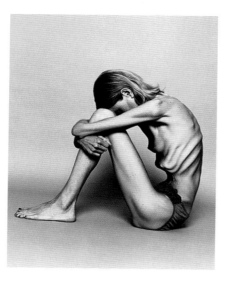

◘ Abb. 55.1 Anorexia nervosa. (Mit freundlicher Genehmigung von ANAD e.V. München)

55

Kindern durch die BMI-Altersperzentile bestimmt. Die Weltgesundheitsorganisation (WHO) legt für Erwachsene in Bezug auf **Untergewicht** die folgende Schweregradeinteilung fest:

- Leicht: BMI ≥ 17 kg/m²
- Mittel: BMI 16–16,99 kg/m²
- Schwer: BMI 15–15,99 kg/m²
- Extrem: BMI < 15 kg/m²

Diagnosekriterien der Anorexia nervosa nach DSM-5 (ICD-10: F50.01/F50.02; APA 2018)
(Abdruck erfolgt mit Genehmigung vom Hogrefe Verlag Göttingen aus dem Diagnostic and Statistical Manual of Mental Disorders, Fifth Edition, © 2013 American Psychiatric Association, dt. Version © 2018 Hogrefe Verlag, S. 465)

A) Eine in Relation zum Bedarf eingeschränkte Energieaufnahme, welche unter Berücksichtigung von Alter, Geschlecht, Entwicklungsverlauf und körperlicher Gesundheit zu einem signifikant niedrigen Körpergewicht führt. *Signifikant niedriges Gewicht* ist definiert als ein Gewicht, das unterhalb des Minimums des normalen Gewichts oder, bei Kindern und Jugendlichen, unterhalb des minimal zu erwartenden Gewichts liegt.

B) Ausgeprägte Angst vor einer Gewichtszunahme oder davor, dick zu werden, oder dauerhaftes Verhalten, das einer Gewichtszunahme entgegenwirkt, trotz des signifikant niedrigen Gewichts.

C) Störung in der Wahrnehmung der eigenen Figur oder des Körpergewichts, übertriebener Einfluss des Körpergewichts oder der Figur auf die Selbstbewertung, oder anhaltende fehlende Einsicht in

---

Bezug auf den Schweregrad des gegenwärtig geringeren Körpergewichts.

Codierhinweis: Der ICD-10-CM-Code ist abhängig vom Subtyp (siehe unten).

Restriktiver Typ (F50.01):
Während der letzten 3 Monate hat die Person keine wiederkehrenden Essanfälle gehabt oder kein „Purging"-Verhalten (d. h. selbstinduziertes Erbrechen oder Missbrauch von Laxanzien, Diuretika oder Klistieren) gezeigt. Dieser Subtyp beschreibt Erscheinungsformen, bei denen der Gewichtsverlust in erster Linie durch Diäten, Fasten und/oder übermäßige körperliche Bewegung erreicht wird.

Binge-Eating/Purging-Typ (F50.02):
Während der letzten 3 Monate hat die Person wiederkehrenden „Essanfälle" gehabt oder „Purging"-Verhalten (d. h. selbstinduziertes Erbrechen oder Missbrauch von Laxanzien, Diuretika oder Klistieren) gezeigt.

Bestimme, ob:

Teilremittiert: Nachdem zuvor alle Kriterien für Anorexia Nervosa erfüllt waren, wird Kriterium A (niedriges Körpergewicht) seit einem längeren Zeitraum nicht erfüllt, während entweder Kriterium B (starke Angst vor Gewichtszunahme oder davor, dick zu werden, oder dauerhaftes Verhalten, das einer Gewichtszunahme entgegenwirkt) oder Kriterium C (Störung in der Wahrnehmung der eigenen Figur und des Körpergewichts) weiterhin erfüllt ist.

Vollremittiert: Nachdem zuvor alle Kriterien für Anorexia Nervosa erfüllt waren, wird keines der Kriterien seit einem längeren Zeitraum erfüllt.

Der Gewichtsverlust wird überwiegend über eine dauerhafte Einschränkung der Energiezufuhr erreicht, hinzukommen können selbstinduziertes Erbrechen, Laxanzien- oder Diuretikamissbrauch sowie exzessive körperliche Aktivität als weitere Maßnahmen der Gewichtsreduktion oder der Verhinderung einer Gewichtszunahme (◘ Abb. 55.2). Bei Kindern und Jugendlichen kann es statt zu einem Gewichtsverlust zum Ausbleiben einer zu erwartenden Gewichtszunahme kommen. Begleitend zeigen sich eine starke Angst vor einer Gewichtszunahme oder dem Dickwerden und eine Störung der Wahrnehmung des eigenen Gewichts/ der Figur.

Das im DSM-IV geforderte Kriterium einer Amenorrhö stellt im DSM-5 (APA 2015) kein Diagnosekriterium mehr dar. Eine Amenorrhö kann infolge des Gewichtsverlusts bzw. im Zusammenhang mit den damit verbundenen verringerten Hormonausschüttungen von Östrogen auftreten. Bei präpubertären Frauen kann die Menarche durch den Erkrankungsbeginn verzögert werden. Bei Einnahme von Kontrazeptiva kann

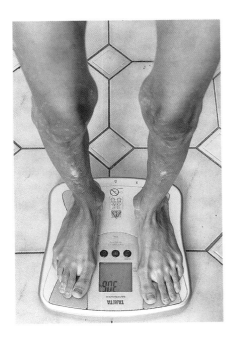

■ **Abb. 55.2** Die für Anorexia nervosa typische ausgeprägte Angst vor einer Gewichtszunahme. (© Thierry Lopez/MAXPPP/dpa/picture-alliance)

dieser Aspekt nicht eindeutig beurteilt werden; das Vorliegen einer Amenorrhö wird in diesem Fall aber dennoch angenommen. Das DSM-5 unterscheidet ebenso wie das DSM-IV zwischen einem „restriktivem Typ" und einem sog. „Binge-Eating-/Purging"-Typ bzw. bulimischem Typ der Anorexia nervosa in Abhängigkeit davon, ob Essanfälle oder Purging-Verhalten (d. h. selbstinduziertes Erbrechen oder Missbrauch von Laxanzien, Diuretika und Klistieren) regelmäßig auftreten. Für eine Krankheitsepisode dürfen die Diagnosen einer Anorexia nervosa, Bulimia nervosa und Binge-Eating-Störung nach DSM-5 nicht gleichzeitig gestellt werden.

Bei einem Teil der Personen mit Anorexia nervosa lässt sich körperliche Überaktivität beobachten (Exner et al. 2000). Diese auch als exzessiv bezeichnete körperliche Aktivität kann dazu dienen, einer Gewichtszunahme vorzubeugen oder eine Gewichtsreduktion zu erzielen. Im Verlauf der Erkrankung kann die exzessive Betätigung einen zunehmend zwanghaften Charakter annehmen (Herpertz-Dahlmann und Hebebrand 2008). Neben dieser eher bewussten Komponente körperlicher Überaktivität lässt sich auch eine zweite Komponente beobachten, welche auch als Ruhelosigkeit bezeichnet wird und eher unbewusst abläuft (Holtkamp et al. 2006; ▶ Klinisch betrachtet).

55.1.2 Bulimia nervosa

Hauptmerkmale der Bulimia nervosa (s. Übersicht) sind wiederholte Episoden von Essanfällen sowie verschiedene unangemessene Maßnahmen der Kompensation zur Verhinderung einer Gewichtszunahme (z. B. selbstinduziertes Erbrechen, Diäten, Laxanzienabusus, übermäßige körperliche Bewegung). Im DSM-5 wird ein Essanfall definiert als der Verzehr einer Nahrungsmenge innerhalb eines bestimmten Zeitraums (z. B. 2 h), wobei die Menge der gegessenen Nahrung eindeutig größer sein muss als die Menge, die die meisten Menschen innerhalb des gleichen Zeitraums und unter vergleichbaren Umständen (also z. B. auch an bestimmten Fest- oder Feiertagen) zu sich nehmen würden (■ Abb. 55.3). Die diagnostischen Kriterien des DSM-5 fordern damit das Vorhandensein sog. objektiver Essanfälle. Nach DSM-5 wird im Zusammenhang mit den Essanfällen das gleichzeitige Vorliegen von Kontrollverlust gefordert. Die Betroffenen beschreiben oftmals das Gefühl, dem Essen nicht widerstehen oder mit dem Essen nicht mehr aufhören zu können, die Art und Menge des Essens nicht mehr kontrollieren zu können. Während eines Essanfalls, der meist heimlich stattfindet, besteht die Neigung, Nahrungsmittel zu sich zu nehmen, die sonst vermieden werden. Dieses Kriterium wird im DSM-5 neben der „Objektivität" der

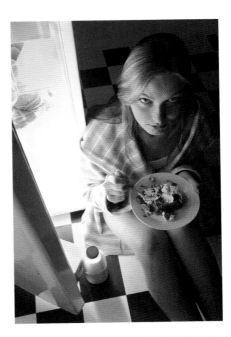

■ **Abb. 55.3** Essanfälle sind charakteristisch für Bulimia nervosa. (© Tomasz Trojanowski/shutterstock.com)

55

Klinisch betrachtet

Fallbeispiel: Symptome und Essverhalten bei Anorexia nervosa

Eine anorektische Patientin berichtet: „Am Anfang habe ich einfach die Menge an Lebensmitteln insgesamt reduziert, dann angefangen, auch auf die Kalorien und den Fettgehalt zu achten. Irgendwann habe ich mich nur noch vegetarisch ernährt. Jetzt nehme ich nur noch *eine* Mahlzeit am Tag zu mir, manchmal auch gar nichts. Etwas Warmes habe ich schon lange nicht mehr gegessen. Um meine Hungergefühle zu unterdrücken, trinke ich 5–6 Liter Wasser am Tag und kaue fast die ganze Zeit Kaugummis. Wenn ich doch etwas esse, dann ganz langsam. Ich zerschneide alles in kleinste Bissen. Während des Essens bin ich nervös, angespannt und unruhig, habe Herzklopfen, ein Kloßgefühl im Hals und kalte Hände. Sofort kommen Schuldgefühle hoch und ein schlechtes Gewissen. Essen ist eine Strafe; ich habe panische Angst davor. Angst, nicht wieder aufhören zu können; Angst zuzunehmen. Ich fühle mich jetzt schon fett und hässlich. Mehrmals am Tag kontrolliere ich mein Gewicht. 100 g mehr bedeutet, dass ich ein absoluter Versager bin. Ich bekomme Panik, Selbstzweifel, fühle mich wertlos. Ich versuche mich zu bewegen, die Kalorien abzubauen: mindestens 5 Stunden täglich laufen, Gymnastik oder Fahrradfahren. Wenn mein Magen ganz leer ist, vor Hunger schmerzt und sich mein Bauch nach innen wölbt, bin ich zufrieden mit mir. Ich fühle mich stark und überlegen. Ich gehe am Bäcker vorbei und denke, wie schwach diese Leute sind; sie schaufeln alles in sich hinein. Inzwischen wiege ich 38 kg. Mein nächstes Ziel habe ich schon gesteckt, noch mindestens 3 kg, dann wär ich zufrieden. Letztendlich dreht sich 24 Stunden am Tag alles ums Essen bzw. Nichtessen; ich kann mich schlecht auf irgendetwas anderes konzentrieren. Hobbys habe ich keine mehr. Meine Freunde sehe ich nur noch selten. Ich gehe nicht auf Partys, wo gegessen wird; nicht in die Pizzeria. Im Kino würde ich einschlafen, das halte ich nicht durch. Sonst fühle ich mich fit, federleicht, könnte Bäume ausreißen. Ich friere nur schnell, manchmal wird mir auch schwindelig; aber so ist das eben bei jungen Frauen (...)"

Essanfälle als ein wichtiges definitorisches Kriterium angesehen. Weiterhin lässt sich bei Personen mit Bulimia nervosa ein starker Einfluss von Figur und Körpergewicht auf die Selbstbewertung feststellen.

Diagnosekriterien für Bulimia nervosa nach DSM-5 (ICD-10: F50.2; APA 2018)

(Abdruck erfolgt mit Genehmigung vom Hogrefe Verlag Göttingen aus dem Diagnostic and Statistical Manual of Mental Disorders, Fifth Edition, © 2013 American Psychiatric Association, dt. Version © 2018 Hogrefe Verlag, S. 472)

A) Wiederholte Episoden von Essanfällen. Ein Essanfall ist durch die folgenden beiden Merkmale gekennzeichnet:
   1. Verzehr einer Nahrungsmenge in einem bestimmten Zeitraum (z. B. innerhalb eines Zeitraums von 2 h), wobei diese Nahrungsmenge erheblich größer ist als die Menge, die die meisten Menschen in einem vergleichbaren Zeitraum unter vergleichbaren Bedingungen essen würden.
   2. Das Gefühl, während der Episode die Kontrolle über das Essverhalten zu verlieren (z. B. das Gefühl, nicht mit dem Essen aufhören zu können oder keine Kontrolle über Art und Menge der Nahrung zu haben).

B) Wiederholte Anwendung von unangemessenen kompensatorischen Maßnahmen, um einer Gewichtszunahme entgegenzusteuern, wie z. B. selbstinduziertes Erbrechen, Missbrauch von Laxanzien, Diuretika oder anderen Medikamenten, Fasten oder übermäßige körperliche Bewegung.

C) Die Essanfälle und die unangemessenen kompensatorischen Maßnahmen treten im Durchschnitt mindestens einmal pro Woche über einen Zeitraum von 3 Monaten auf.

D) Figur und Körpergewicht haben einen übermäßigen Einfluss auf die Selbstbewertung.

E) Die Störung tritt nicht ausschließlich im Verlauf von Episoden einer Anorexia Nervosa auf.

Bestimme, ob:

Teilremittiert: Nachdem zuvor alle Kriterien einer Bulimia Nervosa erfüllt waren, werden noch manche, aber nicht alle Kriterien seit einem längeren Zeitraum erfüllt.
Vollremittiert: Nachdem zuvor alle Kriterien einer Bulimia Nervosa erfüllt waren, wird keines der Kriterien mehr seit einem längeren Zeitraum erfüllt.
Bestimme den aktuellen Schweregrad:
Die minimale Ausprägung des Schweregrades wird über die Häufigkeit von unangemessenen kompensatorischen Maßnahmen bestimmt (...). Der

Schweregrad kann höher angesetzt werden, um andere Symptome und den Grad der funktionellen Beeinträchtigung zu verdeutlichen.

Leicht: Durchschnittlich 1 bis 3 Episoden unangemessener kompensatorischer Maßnahmen pro Woche.

Mittel: Durchschnittlich 4 bis 7 Episoden unangemessener kompensatorischer Maßnahmen pro Woche.

Schwer: Durchschnittlich 8 bis 13 Episoden unangemessener kompensatorischer Maßnahmen pro Woche.

Extrem: Durchschnittlich 14 oder mehr Episoden unangemessener kompensatorischer Maßnahmen pro Woche.

Bei erwachsenen Personen mit einer Bulimia nervosa bewegt sich das Körpergewicht in der Regel bei einem BMI zwischen 18,5 und 30 kg/^{2}, d. h. im Bereich des Normalgewichts oder Übergewichts.

Zur Kompensation der Essanfälle wird wiederholt sog. Purging-Verhalten eingesetzt, d. h., es werden unangemessene Maßnahmen angewendet, die einer Gewichtszunahme entgegensteuern sollen. Dabei kommt es am häufigsten zu selbstinduziertem Erbrechen infolge eines Essanfalls. Weitere Purging-Verhaltensweisen sind der Missbrauch von Laxanzien, Diuretika oder Klistieren. Auch Fasten oder übermäßige körperliche Bewegung stellen kompensatorische Maßnahmen dar. Zur Diagnosestellung ist es ausreichend, wenn *eine* der genannten Maßnahmen der Kompensation regelmäßig eingesetzt wird (▶ Klinisch betrachtet). Um die Diagnose einer Bulimia nervosa zu stellen, wird weiterhin gefordert, dass Essanfälle und kompensatorische Maßnahmen mindestens einmal pro Woche über einen Zeitraum von 3 Monaten auftreten müssen. Ähnlich wie bei der Anorexia nervosa wird der Figur und dem Gewicht auch bei bulimischen Patientinnen eine besondere Bedeutsamkeit für die Selbstbewertung eingeräumt. Zur Abgrenzung von der Anorexia nervosa fordert das DSM-5, dass die bulimische Störung nicht ausschließlich während einer Episode einer Anorexia nervosa auftreten sollte. Bei Vorhandensein von Essanfällen während einer Episode einer Anorexia nervosa kommt es zur Vergabe der Diagnose einer Anorexia nervosa vom Binge-Eating-/Purging-Typ. Bei etwa 25–30 % der bulimischen Patientinnen kann eine Anorexia nervosa in der Vorgeschichte diagnostiziert werden, während der umgekehrte Verlauf sehr viel seltener ist. Wurde in der Vorgeschichte eine Anorexia nervosa vom Binge-Eating-/Purging-Typ diagnostiziert, deren Kriterien jedoch nicht mehr erfüllt sind (beispielsweise wenn sich das Körpergewicht im Normalbereich befindet), kann bei Vorhandensein von Binge-Eating-/Purging-Verhalten eine Bulimia nervosa diagnostiziert werden, insofern alle Kriterien für mindestens 3 Monate bestanden.

Klinisch betrachtet

Fallbeispiel: Essanfall bei Bulimia nervosa

Eine Patientin mit Bulimie berichtet: „Ich bin zu Hause, allein, weiß nichts mit mir anzufangen. Ich bin unruhig und angespannt, der Tag war sehr anstrengend. Plötzlich kommt wieder diese unendliche Gier, alles in mich hineinzustopfen. Ich muss das jetzt haben, es ist nicht mehr aufzuhalten. Ich verliere die Kontrolle, eile in die Küche, durchwühle den Kühlschrank, die Vorratskammer. Hastig reiße ich die Packungen auf, zuerst die Tomatensoße, so kann ich später sicher sein, dass auch alles wieder draußen ist. Dann alles wahllos durcheinander. Ich stopfe mir die Reste von gestern Mittag in den Mund. Gleichzeitig koche ich mir Nudeln, esse währenddessen gierig den Fleischsalat aus der Packung, löffle Marmelade und Nugatcreme, dann Cornflakes mit Milch, Babybrei – der kommt auch gut wieder raus. Die Packung Eiscreme, jetzt wieder was Herzhaftes. Ich schlinge nur noch, schmecke nichts mehr. Meine Anspannung und der ganze Druck vom Tag weichen. Ich bin ganz bei mir, spüre mich; vergesse für einen Moment alles um mich herum (...).

Mein Magen beginnt zu schmerzen, ich kann mich kaum noch bewegen, ich fühle mich übervoll. Das Zeug muss raus, sofort, sonst platze ich und werde fett.

Ganz automatisch steuere ich zur Toilette. Inzwischen reicht es aus, nur davor zu stehen, ich brauche mir nichts mehr in den Hals zu stecken. Ich stehe neben mir, sehe was ich tue, kann es aber nicht lassen. Tränen schießen mir ins Gesicht, es ist anstrengend, mein Hals brennt.

Ganz kurz fühle ich mich gut, erleichtert, entleert; aber eben nur kurz. Sofort übermannen mich Ekel, Scham und Schuldgefühle."

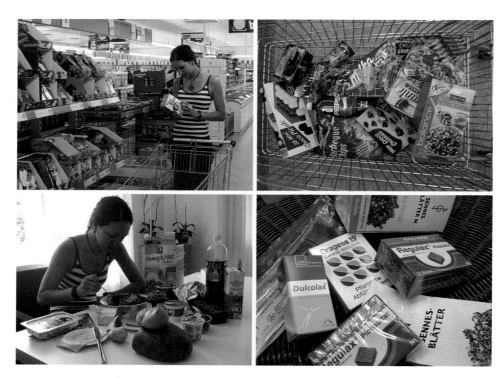

Abb. 55.4   Essen dominiert den Alltag

Das DSM-5 unterscheidet im Vergleich zum DSM-IV bei der Bulimia nervosa nicht mehr zwischen einem Purging-Typ und einem Nicht-Purging-Typ, dafür jedoch wie bei der Anorexia nervosa zwischen verschiedenen Schweregraden der Bulimia nervosa. Diese sind abhängig von der Häufigkeit unangemessener kompensatorischer Verhaltensweisen (■ Abb. 55.4):

- Leicht: Durchschnittlich 1 bis 3 Episoden unangemessener kompensatorischer Maßnahmen pro Woche.
- Mittel: Durchschnittlich 4 bis 7 Episoden unangemessener kompensatorischer Maßnahmen pro Woche.
- Schwer: Durchschnittlich 8 bis 13 Episoden unangemessener kompensatorischer Maßnahmen pro Woche.
- Extrem: Durchschnittlich 14 oder mehr Episoden unangemessener kompensatorischer Maßnahmen pro Woche.

55.1.3 Binge-Eating-Störung

Bereits 1959 wurde von Albert Stunkard eine Untergruppe übergewichtiger Patientinnen beschrieben, die durch wiederholte Episoden von Essanfällen ohne gegenregulatorische Maßnahmen gekennzeichnet waren (► Klinisch betrachtet). Erst 1994 wurde dieses Essverhalten unter der Bezeichnung Binge-Eating-Störung (BES) von der American Psychiatric Association (APA 1994) unter der Kategorie „eating disorders not otherwise specified" (EDNOS) in das amerikanische Klas-

sifikationssystem psychischer Störungen (DSM-IV) aufgenommen wurde. Mittlerweile wurde die BES dank umfassender, vieljähriger Forschungsarbeiten im DSM-5 als eigenständige Diagnose definiert (APA 2015). Die Diagnose hat sich als ausreichend valide und von anderen Störungsbildern (Essstörungen, Adipositas) abgrenzbar erwiesen (Wonderlich et al. 2009; s. Übersicht). Es ist davon auszugehen, dass die BES auch in der ICD-11 Berücksichtigung finden wird. Als BES werden Syndrome klassifiziert, bei denen regelmäßige Essanfälle entsprechend den bei der Bulimia nervosa beschriebenen Kriterien auftreten. Die Essanfälle müssen im Durchschnitt mindestens einmal pro Woche über einen Zeitraum von 3 Monaten auftreten. Zusätzlich wird das Vorhandensein bestimmter Verhaltensweisen, die als Zeichen von beeinträchtigter Kontrolle gelten (z. B. schnelleres Essen als normalerweise, Essen bis zu einem unangenehmen Völlegefühl, Essen großer Mengen, ohne hungrig zu sein, allein essen, Gefühle von Ekel, Traurigkeit oder Schuld nach dem Essen), gefordert. Der wesentliche Unterschied zur Bulimia nervosa besteht darin, dass bei der Binge-Eating-Störung keine regelmäßigen, einer Gewichtszunahme gegensteuernden Maßnahmen ergriffen werden. Die Betroffenen sind daher häufig übergewichtig oder adipös, obwohl das keine Voraussetzung für die Diagnose darstellt. Die Essanfälle sind bei Patienten mit BES mit 600–3000 kcal in der Regel kleiner als bei bulimischen Patienten und durch das Fehlen kompensatorischer Maßnahmen schlechter abgrenzbar. Sie können sich auch als kontinuierlich über den Tag verteilte Nahrungsaufnahme ohne feste Mahlzeiten manifestieren. Oft kommen die Essanfälle vermehrt abends vor.

Fallbeispiel: Symptome und Essverhalten bei Binge-Eating-Störung

Frau F. (48 J.) stellt sich beim Psychotherapeuten vor. Ihr Hausarzt habe ihr eine Psychotherapie empfohlen, sie selbst strebe eine bessere Kontrolle über ihr Essverhalten an. Mittlerweile habe sie ihr Höchstgewicht erreicht. Bei einer Körpergröße von 168 cm wiege sie 80 kg (BMI = 28,3 kg/m²). Sie sei schon als Kind „pummelig" gewesen, ihre Mutter habe sie daher immer zu Diäten motiviert. Die Patientin beschreibt, dass sie wiederholt, zumindest einmal wöchentlich, die Kontrolle über die Nahrungsaufnahme verlieren würde. Während der Essanfälle schlinge sie alles hinunter, was sie finden könne, bis sie ein unangenehmes, fast schmerzhaftes Völlegefühl verspüre. Damit ihr Mann und die Kinder nichts bemerken, gehe sie rasch Einkaufen und ersetze die verzehrten Lebensmittel. Sie habe in jungen Jahren sogar versucht Erbrechen selbst herbeizuführen. Das sei ihr aber nicht gelungen, zudem ekle sie sich vor dem Erbrechen, und sie habe es wieder aufgegeben. Andere gegenregulatorische Maßnahmen habe sie nie ergriffen. Immer wieder versuche sie kontrollierter zu essen und hochkalorische Nahrungsmittel zu vermeiden. Das schaffe sie auch für einige Tage. Das kleinste Stresserleben führe jedoch zum Kontrollverlust und einem erneuten Essanfall. Sie schäme sich sehr, dass sie so willensschwach sei. Sie bemerke, dass sich ihre Stimmung verschlechtert habe und sie sich zu vielen Aktivitäten aufraffen müsse. Einschlafen sei ihr problemlos möglich, sie wache während der Nacht jedoch 2- bis 3-mal auf, liege dann wach und grüble.

Ihr Hausarzt habe ihr das Antidepressivum Fluoxetin verschrieben. Sie merke eine leichte Besserung der Stimmung und des Antriebs, zu einer Abnahme der Essanfälle sei es jedoch nicht gekommen. Sie habe den Eindruck, dass sie durch Fluoxetin an Gewicht zugenommen habe und überlege, das Medikament wieder abzusetzen. Psychotherapeutische Vorerfahrung habe sie nicht.

Diagnosekriterien der Binge-Eating-Störung nach DSM-5 (APA 2018)

(Abdruck erfolgt mit Genehmigung vom Hogrefe Verlag Göttingen aus dem Diagnostic and Statistical Manual of Mental Disorders, Fifth Edition, © 2013 American Psychiatric Association, dt. Version © 2018 Hogrefe Verlag, S. 479)

A) Wiederholte Episoden von Essanfällen. Ein Essanfall ist durch folgende Merkmale charakterisiert:
   1. Verzehr einer Nahrungsmenge in einem bestimmten Zeitraum (z. B. innerhalb eines Zeitraumes von 2 h), wobei diese Nahrungsmenge erheblich größer ist als die Menge, die die meisten Menschen in einem vergleichbaren Zeitraum unter vergleichbaren Bedingungen essen würden.
   2. Das Gefühl während der Episode die Kontrolle über das Essverhalten zu verlieren (z. B. das Gefühl, nicht mit dem Essen aufhören zu können oder keine Kontrolle über Art und Menge der Nahrung zu haben)
B) Die Essanfälle treten gemeinsam mit mindestens drei der folgenden Symptome auf:
   1. Wesentlich schneller essen als normal.
   2. Essen bis zu einem unangenehmen Völlegefühl.
   3. Essen großer Nahrungsmengen, wenn man sich körperlich nicht hungrig fühlt.
   4. Allein essen aus Scham über die Menge, die man isst.
   5. Ekelgefühle gegenüber sich selbst, Deprimiertheit oder große Schuldgefühle nach dem übermäßigen Essen.

C) Es besteht deutlicher Leidensdruck wegen der Essanfälle.
D) Die Essanfälle treten im Durchschnitt mindestens einmal pro Woche über einen Zeitraum von 3 Monaten auf.
E) Die Essanfälle treten nicht gemeinsam mit wiederholten unangemessenen kompensatorischen Maßnahmen wie bei der Bulimia Nervosa und nicht ausschließlich im Verlauf einer Bulimia Nervosa oder Anorexia Nervosa auf.

(…)
[Der aktuelle Schweregrad wird über die Häufigkeit der Essanfälle bestimmt:]
Leicht: 1 bis 3 Essanfälle pro Woche.
Mittel: 4 bis 7 Essanfälle pro Woche.
Schwer: 8 bis 13 Essanfälle pro Woche.,
Extrem: 14 oder mehr Essanfälle pro Woche.

55.1.4 Andere näher bezeichnete Fütter- oder Essstörungen (F50.8)

Das DSM-5 versteht unter dieser Kategorie Störungen, die nicht die diagnostischen Kriterien für eine der Fütter- oder Essstörungen erfüllen, deren Symptome jedoch in klinisch bedeutsamer Weise Leiden oder Beeinträchtigungen in sozialen, beruflichen oder anderen wichtigen Funktionsbereichen nach sich ziehen.

Zu den Erscheinungsbildern der Kategorie „andere näher bezeichnete Fütter- und Essstörungen" zählen unter anderem:

Atypische Anorexia nervosa Hierbei sind sämtliche Kriterien der Anorexia nervosa erfüllt, außer dass das Körpergewicht der Person trotz erheblichen Gewichtsverlusts im oder über dem Normalbereich liegt.

Bulimia nervosa (von geringer Häufigkeit und/oder begrenzter Dauer) Sämtliche Kriterien der Bulimia nervosa sind erfüllt, jedoch treten die Essanfälle und das unangemessene Kompensationsverhalten im Durchschnitt seltener als einmal pro Woche und/oder weniger als 3 Monate lang auf.

Binge-Eating-Störung (von geringer Häufigkeit und/oder begrenzter Dauer) Sämtliche Kriterien der Binge-Eating-Störung sind erfüllt, jedoch treten die Essanfälle im Durchschnitt seltener als einmal pro Woche und/oder weniger als 3 Monate lang auf.

Purging-Störung Wiederkehrendes Purging-Verhalten, um Gewicht oder Figur zu beeinflussen (z. B. selbst herbeigeführtes Erbrechen, Missbrauch von Laxanzien, Diuretika oder anderen Medikamenten) ohne Auftreten von Essanfällen.

Night-Eating-Störung Wiederkehrende Episoden nächtlichen Essens in Form von Essen nach dem Erwachen aus dem Schlaf oder von übermäßiger Nahrungsaufnahme nach dem Abendessen. Die Personen sind sich des Essens bewusst und können sich auch daran erinnern. Das Night-Eating kann nicht besser durch externe Einflüsse, wie z. B. Veränderungen im individuellen Schlaf-Wach-Rhythmus oder regionale soziale Normen erklärt werden. Das Night-Eating verursacht in klinisch bedeutsamer Weise Leiden und/oder Beeinträchtigungen in psychosozialen Funktionsbereichen. Das gestörte Essverhalten kann nicht besser durch eine Binge-Eating-Störung oder eine andere psychische Störung, einschließlich Substanzkonsumstörungen, erklärt werden und ist nicht Folge einer körperlichen Erkrankung oder eines Medikaments.

55.1.5 Nicht näher bezeichnete Fütter- oder Essstörungen

Im DSM-5 finden sich in dieser Kategorie Beschwerdebilder, bei denen die typischen Symptome einer Fütter- oder Essstörung vorhanden sind sowie in klinisch bedeutsamer Weise Leiden oder Beeinträchtigungen in sozialen, beruflichen oder anderen wichtigen Funktionsbereichen nach sich ziehen. Hierbei werden die Kriterien für eine Fütter- oder Essstörungen jedoch nicht komplett erfüllt. Diese Kategorie kommt beispielsweise in einer Notfallsituation zum Einsatz, wenn der untersuchende Kliniker über unzureichende Informationen

für eine konkrete Diagnosestellung verfügt. Sofern weitere Informationen erhoben werden, sollte die passendere diagnostische Kategorie vergeben werden.

55.2 Epidemiologie

55.2.1 Prävalenz und Inzidenz

Symptome des gestörten Essverhaltens wie z. B. Unzufriedenheit mit Figur und Gewicht, gezügeltes Essverhalten und Essanfälle sind in der Normalbevölkerung relativ weit verbreitete Phänomene. Besonders häufig sind diese Symptome bei Frauen in der Adoleszenz bzw. im jungen Erwachsenenalter zu finden: Zwei Drittel dieser Population führen Maßnahmen zur Gewichtsregulation durch oder halten chronisch Diät und ca. jede fünfte Frau berichtet, gelegentlich (einmal im Monat bis einmal pro Woche) an Essanfällen zu leiden. Vollständige klinische Syndrome sind sehr viel weniger verbreitet. In Abhängigkeit von den verwendeten Störungsdefinitionen, diagnostischen Erfassungsmethoden und untersuchten Populationen unterscheiden sich die berichteten Inzidenz- und Prävalenzraten.

In einer prospektiv-longitudinalen Untersuchung an 3021 Personen im Alter zwischen 14 und 24 Jahre zeigten sich zur Baseline-Messung Lebenszeitprävalenzen für alle erfassten Essstörungen von 2,9 % bei weiblichen Personen und 0,1 % bei männlichen Personen. Die Beurteilung erfolgte zu allen Messzeitpunkten mit dem standardisierten, computergestützten „Munich-Composite International Diagnostic Review" (DIA-X/M-CIDI). Die 12-Monats-Prävalenz betrug zur Baseline-Messung 0,8 % für alle Essstörungen sowie 0,4 % für Anorexia nervosa und 0,3 % für Bulimia nervosa. Die kumulative Lebenszeitinzidenz betrug 2,6 % für alle erfassten Essstörungen, 1,7 % für Anorexia nervosa und 1,1 % für Bulimia nervosa (Nagl et al. 2016). Eine Übersichtsarbeit von Hoek und van Hoeken (2003) berichtet durchschnittliche Prävalenzraten von 0,3 % für Anorexia nervosa sowie 1 % für Bulimia nervosa bei jungen Frauen.

Bezogen auf die Entwicklung der Inzidenzraten über die Zeit zeigt sich seit 1970 eine relativ stabile Rate für die Anorexia nervosa (Smink et al. 2016) sowie eine tendenzielle Abnahme der Inzidenzrate für die Bulimia nervosa in den vergangenen drei Jahrzehnten in westeuropäischen Ländern (Hoek 2016).

Mustelin et al. (2016) untersuchten den Einfluss der neuen Diagnosekriterien im DSM-5 auf die Prävalenz und Inzidenz der Anorexia nervosa, indem sie die Interviewdaten einer früheren, in Finnland durchgeführten Studie recodierten und DSM-5-Kriterien zugrunde legten. Es zeigte sich dabei ein Anstieg der Lebenszeitprävalenz von 2,2 % auf 3,6 % sowie ein Anstieg der 15-Jahres-Inzidenzrate von 140 auf 230 pro 100.000 Personenjahre.

Das Verhältnis von Frauen zu Männern weist geschlechtsspezifische Unterschiede auf und wurde laut früheren Studien für die Anorexie mit 10:1 und für die Bulimie mit etwa 20:1 angegeben. Bei der Anorexia sowie der Bulimia nervosa gibt es Anzeichen für einen Anstieg der Raten insbesondere in jüngeren Kohorten (15–24 Jahre; vgl. Rastam et al. 2004; van Son et al. 2006). Neueren Untersuchungen zufolge liegt der Anteil männlicher Betroffener an der Gesamtgruppe in Gesellschaftsstudien sowohl für Anorexia nervosa als auch für Bulimia nervosa bei etwa 25 %. In klinischen Studien hingegen reduziert sich der Anteil der Männer auf 10 % oder weniger (Sweeting et al. 2015).

In der Allgemeinbevölkerung stellt die BES die häufigste Essstörung dar. Die Ergebnisse einer weltweiten, in 14 Ländern durchgeführten epidemiologischen Untersuchung (Kessler et al. 2013) ergaben eine durchschnittliche Lebenszeitprävalenz der BES von 1,9 % (von 0,2 % in Rumänien bis 4,7 % in Brasilien). Die Lebenszeitprävalenz bei Kindern und Jugendlichen beträgt 1,6 % und steigt mit zunehmendem Alter (Fichter 2019). Frauen hatten ein höheres Risiko als Männer an einer BES (Odds Ratio 2,4; KI 1,9–3,2) zu erkranken. Personen mit BES waren häufiger übergewichtig oder adipös im Vergleich zu Personen ohne Lebenszeitdiagnose einer Essstörung. Die Lebenzeitprävalenz der BES beträgt bei übergewichtigen Personen, die an Gewichtsreduktionsprogrammen teilnehmen, um die 30 %.

55.2.2 Burden of Disease/Krankheitslast

Die Krankheitslast lässt sich einerseits durch Bestimmung der sog. „disability-adjusted life Years" (DALY) quantifizieren. Dabei werden die Lebensjahre, die mit einer Erkrankung gelebt werden (YLD, „years lost due to disability") sowie die verloren gegangenen Lebensjahre aufgrund vorzeitigen Versterbens (YLL, „years of life lost due to premature mortality") summiert. Ein verlorenes gesundes Lebensjahr entspricht einem DALY (Stock et al. 2007). Weltweit wird eine Gesamthöhe von 183,9 Mio. DALY für psychische Störungen sowie Substanzstörungen berichtet. Essstörungen sind für 1,2 %, d. h. 2,2 Mio., dieser DALY sowie für 1,1 % der YLD und 2,4 % der YLL verantwortlich (Whiteford et al., 2013). Die „Global Burden of Diseases, Injuries, and Risk Factors Study" (GBD 2015) berichtet YLD in Höhe von 1,38 Mio. für Essstörungen allgemein, davon 620.500 für Anorexia nervosa sowie 765.600 für Bulimia nervosa. Bezüglich der DALY ließ sich in den Jahren von 2005 bis 2015 ein Anstieg von 1,20 Mio. auf 1,42 Mio. DALY für Essstörungen all-

gemein, von 584.900 auf 653.000 für Anorexia nervosa sowie von 613.300 auf 768.700 für Bulimia nervosa verzeichnen.

Die Krankheitslast lässt sich auf der anderen Seite auch anhand von entstehenden Kosten beurteilen. Krauth et al. (2002) berichten für Anorexia nervosa jährliche Gesamtkosten in Höhe €195,4 Mio. EUR in Deutschland (64,9 Mio. durch Klinikaufenthalte, Nachsorgeleistungen und Rehabilitation sowie 130.5 Mio. EUR indirekte Kosten durch Arbeitsausfall und vorzeitiges Ableben). Die Gesamtkosten für Bulimia nervosa betragen 127,3 Mio. EUR (9,8 Mio. durch Klinikaufenthalte und Nachsorgeleistungen sowie 113,9 Mio. indirekte Kosten durch Arbeitsausfall und vorzeitiges Ableben). Die jährlichen Krankheitskosten pro Patient betragen 5300 EUR für Anorexia nervosa und 1300 EUR für Bulimia nervosa.

Krauth et al. (2002) berichten ebenfalls höhere Kosten für Krankenhausaufenthalte bei Personen mit Anorexia nervosa (12.800 EUR pro Patient) im Vergleich zu den durchschnittlichen Kosten pro Krankenhausaufenthalt (3600 EUR).

In einem Review von Ágh et al. (2016) findet sich eine erhöhte Inanspruchnahme von Gesundheitsleistungen von Personen mit einer Essstörung (AN, BN, BES) im Vergleich zu Personen, die nicht an einer Essstörung leiden. Die jährlichen Kosten für die in Anspruch genommenen Gesundheitsleistungen bewegen sich für AN zwischen 2993 und 55.270 EUR, für BN zwischen 888 und 18.823 EUR sowie für BED zwischen 1762 und 2902 EUR. Die deutlichen Schwankungen kommen durch Unterschiede im Design sowie der Analyse der Kosten zustande, wie beispielsweise die Verwendung verschiedener Kostenkategorien.

Zusammenfassend lässt sich sagen, dass Essstörungen eine enorme Krankheitslast mit sich bringen und beachtliche Kosten verursachen.

55.2.3 Verlauf und Prognose

Essstörungen beginnen typischerweise in der Adoleszenz bzw. im frühen Erwachsenenalter, der überwiegende Anteil der Störungen wird vor dem Alter von 25 Jahren diagnostiziert (Woodside und Garfinkel 1992). Pubertät und Adoleszenz mit den dazugehörigen Veränderungen im Körperaufbau und Gewicht sowie die in dieser Zeit auftretenden Lebensübergänge (z. B. Auszug aus dem Elternhaus, Übergang in das Berufsleben) stellen besondere Risikoperioden für die Entstehung der Störungen dar.

Der Erkrankungsgipfel für Bulimia nervosa liegt bei 18–19 Jahren, bei der Anorexia nervosa 2–3 Jahre früher, obgleich auch zweigipfelige Verteilungen mit Häufungen im Alter von 14,5 und 18 Jahren berichtet wurden (Fombonne 1995; Halmi et al. 1979). Bei der Hälfte der Betroffenen mit einer Binge-Eating-Störung treten die ersten Essanfälle unabhängig von Diäten oder restriktivem Essverhalten bereits in der frühen Pubertät um das 11./12. Lebensjahr auf, und die vollen Kriterien einer Binge-Eating-Störung werden zwischen dem 17. und 25. Lebensjahr erreicht. Bei Betroffenen, die zuerst Diät halten, beginnen die Essanfälle deutlich später, im Alter von ca. 25 Jahren (de Zwaan 2002).

Die **langfristige Prognose der Anorexia nervosa** muss nach wie vor als relativ ungünstig eingeschätzt werden. Im Vergleich zu anderen psychischen Störungen weist die Anorexia nervosa die höchste Mortalitätsrate auf. Nach Sullivan (2002) versterben 10 % der Personen 10 Jahre nach dem Ausbruch der Erkrankung. Arcelus et al. (2011) berichten in einer Metaanalyse eine gewichtete jährliche Sterblichkeitsrate von 5,1 pro 1000 Personenjahren, wovon 1,3 Todesfälle durch Suizid bedingt sind, sowie eine standardisierte Mortalitätsrate von 5,86. Häufige Todesursachen bei Anorexia nervosa stellen neben dem Suizid die direkten Folgen der Mangelernährung sowie alkoholbezogene Erkrankungen dar (Franko et al. 2013).

Die Beurteilung des langfristigen Verlaufs und der Prognose von Essstörungen ist durch ein hohes Maß an unterschiedlichen Definitionen „Remission", „Heilung" oder „Besserung" gekennzeichnet. Hinzu kommen weitere methodische Unterschiede in den einzelnen Studien (z. B. Dauer des Follow-ups, Vorhandensein und Anzahl bestimmter Symptome oder Diagnosekriterien, Art der Erfassung der Kriterien etc.). Die entsprechenden Angaben können daher sehr unterschiedlich ausfallen (vgl. Williams et al. 2012); Konsensusdefinitionen, wie z. B. für die Anorexia nervosa vorgeschlagen (Couturier et al. 2006a, b), haben sich noch nicht ausreichend durchgesetzt. Langfristig werden 46,9 % der Betroffenen als geheilt und 33,5 % als gebessert angesehen, während 20,8 % einen chronischen Erkrankungsverlauf entwickeln (Sullivan 2002). Hierbei ist jedoch zu erwähnen, dass diese Angaben je nach zugrunde liegenden Kriterien variieren.

Ein erheblicher Anteil der Patientinnen weist zum Follow-up-Zeitpunkt allerdings andere psychische Störungen (Angststörungen, affektive Störungen, Substanzmissbrauchsstörungen, Borderline- und zwanghafte Persönlichkeitsstörungen) auf. Bei längerem Follow-up-Zeitraum (mehr als 10 Jahre) verbessert sich zwar der Anteil der geheilten Patientinnen, allerdings steigt auch die Mortalitätsrate auf über 9 %. Berücksichtigt werden muss hier aber, dass die Aussagekraft der Ergebnisse durch die über die Zeit verringerten Stichprobengrößen eingeschränkt ist. Der langfristige Verlauf bei adoleszenten Anorexiepatientinnen ist

günstiger: Circa 70–75 % erfüllen langfristig nicht mehr die Kriterien der Störung (Steinhausen 2002).

> **Wichtig**
> Ein jüngeres Alter bei Erkrankungsbeginn, eine kürzere Erkrankungsdauer sowie histrionische Persönlichkeitszüge gelten als prognostisch günstige Merkmale für die Anorexia nervosa. Prognostisch ungünstig sind hingegen das Vorliegen von Essanfällen und Erbrechen, längere Krankheitsdauer bzw. Chronizität der Erkrankung, ein besonders niedriges Gewicht zu Behandlungsbeginn und erhöhte Zwanghaftigkeit oder das Vorliegen einer zwanghaften Persönlichkeitsstörung (Steinhausen 2002).

Der **langfristige Verlauf der Bulimia nervosa** ist insgesamt deutlich günstiger: Laut einer Übersichtsarbeit von Steinhausen und Weber (2009), welche 79 Studien mit insgesamt 5653 Patientinnen mit BN einschloss, zeigen nahezu 45 % der Patientinnen eine vollständige Erholung, bei durchschnittlich 27 % lässt sich eine beachtliche Verbesserung feststellen. 23 % der Patientinnen entwickeln einen chronischen Verlauf der BN, zudem zeigte sich zur Follow-up-Messung in 23 Studien bei 22,5 % der Patientinnen ein Übergang zu einer anderen Essstörung. Keel et al. (2010) berichten eine Remissionsrate von etwa 75 % zum Zeitpunkt der Follow-up-Messung nach 20 Jahren. Insgesamt zeigen sich, je nach verwendeter Definition, deutliche Schwankungen in den berichteten Werten (vgl. Williams et al. 2012). So setzten Björk et al. (2011) in einer Untersuchung verschiedene Definitionen für eine Remission ein, was zu einem Range der Remissionswerte von 30–44 % für Bulimia nervosa führte.

Für Bulimia nervosa wird eine gewichtete Sterblichkeitsrate von 1,74 pro 1000 Personenjahren berichtet, die standardisierte Mortalitätsrate liegt bei 1,93 (Arcelus et al. 2011).

> **Wichtig**
> Prognostisch ungünstige Merkmale des langfristigen Verlaufs der Bulimia nervosa sind eine Vorgeschichte von Substanzmissbrauch und erhöhte Impulsivität.

Während einige Studien auch eine längere Erkrankungsdauer bzw. die Chronifizierung der Störung als negativen Prädiktor bestätigen konnten, sind die Befunde hierzu keineswegs einheitlich.

Die meisten Patientinnen mit einer **Binge-Eating-Störung** scheinen im Langzeitverlauf auf unterschiedliche Therapieansätze gut anzusprechen. Ein Jahr nach Therapieende erfüllen zwischen 60 und 80 % nicht mehr die Kriterien für eine Binge-Eating-Störung (Raymond et al. 2002; Peterson et al. 2001). In einer Untersuchung in der Allgemeinbevölkerung erfüllten nach 15 Monaten nur noch 24 % der untersuchten Personen mit Binge-Eating-Störung die diagnostischen Kriterien (Fairburn et al. 2000). Eine andere Untersuchung fand 12 Jahre nach stationärer Therapie, dass immerhin 67 % der Patientinnen keine Essstörung mehr aufwiesen (Fichter et al. 2008).

> **Wichtig**
> Die Befunde lassen die Hypothese zu, dass es sich bei der Binge-Eating-Störung möglicherweise um eine „gutartige" Störung mit eventuell schwankendem Verlauf handelt, die zur Spontanremission neigt.

55.3 Diagnostik

Die ausführliche Diagnostik der Essstörungen sowie möglicher komorbider Störungen kann anhand strukturierter Interviews (z. B. EDE-Q – Hilbert und Tuschen-Caffier 2006; SIAB – Fichter und Quadflieg 1999; SKID – Wittchen et al. 1997) erfolgen. Insbesondere sollte auf komorbide affektive Störungen, Angststörungen, Substanzmissbrauch und -abhängigkeit sowie Persönlichkeitsstörungen geachtet werden. Für eine grobe Orientierung können auch Checklisten zur Identifikation relevanter psychopathologischer Bereiche verwendet werden (vgl. z. B. Hiller et al. 1995).

Die wichtigsten diagnostischen Interviewverfahren und Fragebögen für die spezifische Diagnostik von Essstörungen sind in ◻ Tab. 55.1 mit Itembeispielen zusammenfassend dargestellt. Zur Erfassung der genauen Essstörungspsychopathologie bzw. zur Diagnosestellung sind insbesondere Interviews wie das „Eating Disorder Examination" (EDE; Cooper und Fairburn 1987; deutschsprachige Version Hilbert und Tuschen-Caffier 2006) oder das „Strukturierte Inventar für Anorexia und Bulimia nervosa" (SIAB; Fichter und Quadflieg 1999) geeignet.

Die wesentlichen Selbsteinschätzungsskalen, für die deutschsprachige Validierungen vorliegen, sind das „Eating Disorder Inventory" (EDI bzw. EDI-2; Garner et al. 1983 bzw. Garner 1991; deutsche Version von Paul und Thiel 2005) sowie der „Fragebogen zum Essverhalten" (FEV; Pudel und Westenhöfer 1989; deutsche Version des „Three-factor Eating Questionnaire", Stunkard und Messick 1985). Als diagnostisches Screeninginstrument ist die deutschsprachige Validierung der „Weight Concerns Scale" gut geeignet.

Neben der psychologischen Diagnostik sollte bei Patientinnen mit Essstörungen in jedem Fall aufgrund der vielfältigen medizinischen Risiken und Folgeschäden (▶ Abschn. 55.7.2) vor Behandlungsbeginn eine umfassende **medizinische Untersuchung** durchgeführt werden. Die Ergebnisse dieser Untersuchung können auch bei der Entscheidungsfindung des adäquaten Behandlungssettings wichtig sein.

55.4 Differenzialdiagnose und Komorbidität

Die Differenzialdiagnose bei Anorexia nervosa, Bulimia nervosa und Binge-Eating-Störung erfordert die Beachtung verschiedener somatischer und psychischer Erkrankungen. Einzelne Symptome psychogener Essstörungen (wie Gewichtsverlust, Erbrechen, Veränderung von Essverhalten und Appetit) können auch bei anderen psychischen Erkrankungen auftreten. Bei den meisten differenzialdiagnostisch auszuschließenden Erkrankungen berichten Patientinnen aber in aller Regel, essen zu wollen bzw. ihr Gewicht zu halten oder steigern zu wollen. Ferner fehlt die für Essstörungen charakteristische übermäßige Bedeutsamkeit von Gewicht und Figur für das Selbstwertgefühl der Patientinnen. Es handelt sich in diesen Fällen eher um einen ungewollten Gewichtsverlust, für die auf Nachfrage andere Gründe angegeben werden: so etwa Übelkeit oder Schmerzen (bei körperlichen Erkrankungen), Appetitlosigkeit (bei Depressionen oder Anpassungsstörungen) oder andere Befürchtungen (bei Zwangsstörungen, Ängsten oder Psychosen). Die ausgeprägte Angst vor einer Gewichtszunahme oder davor, zu dick zu werden, findet sich allenfalls (selten) bei körperdysmorphen Störungen, sie ist sehr spezifisch für die Anorexia und Bulimia nervosa. Zum Ausschluss potenziell zugrunde liegender körperlicher Erkrankungen sollte in jedem Fall eine ärztliche Untersuchung erfolgen.

Zu den häufigsten komorbiden Störungen bei Anorexia nervosa zählen Depressionen, Angststörungen und Zwangserkrankungen (O'Brien und Vincent 2003), aber auch Persönlichkeitsstörungen (Martinussen et al. 2017). Bei den depressiven komorbiden Erkrankungen zeigt sich eine Prävalenz zwischen 31 und 89 % (Godart et al. 2007). Swinbourne et al. (2012) berichten, dass etwa 65 % der an einer Anorexia nervosa leidenden Patientinnen die Kriterien einer komorbiden Angststörung, vor allem für die soziale Phobie, erfüllen. Die Lebenszeitprävalenz für eine komorbide Zwangsstörung liegt zwischen 10 und 70 % (Godart et al. 2000; Kaye et al. 2004) und scheint bei männlichen Personen im Vergleich zu weiblichen Betroffenen deutlich erhöht zu sein (Cederlöf et al. 2015). Etwa die Hälfte der Betroffenen zeigt eine komorbide Persönlichkeitsstörung, genauer betrachtet vor allem eine vermeidende oder eine Borderline-Persönlichkeitsstörung (Martinussen et al. 2017).

Bei der Bulimia nervosa zeigen sich komorbid bei 30–70 % der Personen eine Angststörung (Godart et al. 2000). Auch affektive Störungen (vor allem die Major Depression) treten häufig begleitend zur Bulimia nervosa auf (Fichter 2019). Ebenso wie bei der Anorexia nervosa sind etwa 50 % der Personen von einer Persönlichkeitsstörung betroffen, hohe Raten zeigen sich hierbei ebenfalls vor allem für die vermeidende sowie die Borderline-Persönlichkeitsstörung (Martinussen et al. 2017).

55

Tab. 55.1 Verfahren zur Erfassung der spezifischen Diagnostik von Essstörungen

Verfahren	Subskalen	Art	Itembeispiele (Skala)
Eating Disorder Examination (EDE; Cooper und Fairburn 1987; dt. Version Hilbert und Tuschen-Caffier 2006)	Vier Subskalen: – Restraint – Eating Concern – Weight Concern – Shape Concern	Strukturiertes Experteninterview	1. Haben Sie bewusst versucht, die Nahrungsmenge, die Sie essen, zu begrenzen, um Ihre Figur oder Ihr Gewicht zu beeinflussen? (Restraint Scale) 33. Wie unzufrieden waren Sie mit Ihrer Figur? (Shape Concern)
Strukturiertes Inventar für Anorexia und Bulimia nervosa (SIAB; Fichter und Quadflieg 1999)		Experteninterview (SIAB-EX) + Selbsteinschätzungsskala (SIAB-S)	
Eating Disorder Inventory (EDI bzw. EDI-2; Garner, 1991; dt. Version Paul und Thiel 2004)	Elf Subskalen: – Schlankheitsstreben – Bulimie – Unzufriedenheit mit dem Körper – Ineffektivität – Perfektionismus – Misstrauen – Interozeptive Wahrnehmung – Angst vor dem Erwachsenwerden – Askese – Impulsregulation – Soziale Unsicherheit	Selbsteinschätzung	16. Ich habe fürchterliche Angst, an Gewicht zuzunehmen. (Schlankheitsstreben) 5. Ich stopfe mich mit Essen voll. (Bulimie) 2. Ich glaube, mein Bauch ist zu dick. (Körperliche Unzufriedenheit)
Weight Concerns Scale (WCS; Killen et al. 1993, 1994; dt. Version Grund 2004)	1 Skala (WCS), 5 Items	Screeninginstrument, Selbsteinschätzung	Wann haben Sie zum letzten Mal eine Diät gemacht?
Erweiterte Form des Fragebogens zum Essverhalten (TWFEV; Pudel und Westenhöfer 1989; Westenhöfer 1992)	3 Dimensionen: – Kognitive Kontrolle des Essverhaltens (rigide vs. flexibel) – Störbarkeit des Essverhaltens – Hungergefühle	Selbsteinschätzung	Essen Sie kontrolliert, wenn Sie mit anderen zusammen sind, und lassen Sie sich dann gehen, wenn Sie alleine sind? (Kognitive Kontrolle)

Die BES ist mit erheblicher psychischer Komorbidität assoziiert, vergleichbar mit der von AN und BN. Die häufigsten komorbiden Störungen bei BES sind affektive Störungen, die bei klinischen Gruppen mit einer Prävalenz von 30–90 % auftreten, aber auch Angststörungen und – in geringerem Umfang – Substanzkonsumstörungen. Die psychische Komorbidität steht in Zusammenhang mit der Schwere der BES, nicht aber mit dem Grad der Adipositas. Liegen komorbide psychische Störungen vor, die einer medikamentösen Behandlung bedürfen, so ist die Mitbehandlung durch einen Facharzt für Psychiatrie oder psychosomatische Medizin angezeigt.

Bei Vorliegen komorbider Störungen sollte zusammen mit der Patientin geklärt werden, ob der vorrangige Behandlungsschwerpunkt auf die Essstörung gelegt werden sollte, beispielsweise wenn sich die komorbide Störung aus der Essstörung entwickelt hat.

> **Wichtig**
> Bei Vorliegen von erheblichem Substanzmissbrauch bzw. -abhängigkeit, bei massiver Depressivität, starker Antriebsverminderung, akuter Suizidalität oder auch bei starker interaktioneller Beeinträchtigung aufgrund einer Persönlichkeitsstörung empfiehlt es sich, zunächst mit der Behandlung der komorbiden Störung zu beginnen.

55.5 Ätiologie

Von den klassischen Störungsmodellen (z. B. kognitiv-behavioral, psychodynamisch, biologisch) kann derzeit keines die Entstehung einer Essstörung überzeugend vorhersagen. Entsprechend findet sich – wie auch bei anderen psychischen Störungen – häufig der Hinweis auf eine multifaktorielle Bedingtheit („biopsychosoziales oder Vulnerabilitäts-Stress-Modell"). Im Rahmen dieser Modelle ist der Grad der empirischen Absicherung für die verschiedenen Faktoren sehr unterschiedlich, oftmals bleibt auch die Frage des zeitlichen Auftretens der Faktoren im Verhältnis zum Beginn der Essstörung unberücksichtigt. Insgesamt muss davon ausgegangen werden, dass eine Vielzahl der postulierten Risiko- oder Ätiologiefaktoren eher Korrelate oder Folgen der Essstörung sind. Im Fallbeispiel (▶ Klinisch betrachtet) wird das Zusammenspiel verschiedener ätiologischer Einflussfaktoren dargestellt.

Im Folgenden wollen wir daher einen Überblick über empirisch abgesicherte Risikofaktoren für die Entwicklung von Essstörungen geben und anschließend das für die Behandlung besonders bedeutsame kognitiv-verhaltenstherapeutische Störungsmodell darstellen.

Klinisch betrachtet

Fallbeispiel: Entstehung einer Anorexia nervosa

Eine 19-jährige Patientin mit Anorexie (1,63 m, 39,5 kg, BMI von 14,87) berichtet: „Angefangen hat alles damit, dass ich in der Pubertät (mit ca. 12 Jahren) bemerkt habe, dass ich mit meiner körperlichen Entwicklung all meinen anderen Mitschülern stark voraus war, was mich ziemlich verunsichert hat. Ich habe mich irgendwie total anders als die anderen und dadurch ausgegrenzt gefühlt. Die blöden Kommentare meiner Mitschüler über meine Figur (Rundungen, Busen usw.) haben mich sehr verletzt, auch wenn ich versucht habe, es nicht zu zeigen. Schlimm waren auch die Einkaufsbummel mit meiner besten Freundin, die wesentlich dünner war als ich; ich bin einfach ständig daran erinnert worden, nicht in die gleichen Sachen zu passen wie sie, sondern ‚zu dick' zu sein. Ich habe einfach nur noch versucht nicht aufzufallen, mich den anderen anzupassen. Mein kaum noch vorhandenes Selbstwertgefühl habe ich versucht, mit ganz besonders guten Noten in der Schule aufzubauen. Gleichzeitig traten immer mehr Schwierigkeiten in unserer Familie auf, die Alkoholprobleme meines Vaters wurden totgeschwiegen – genauso wie die körperlichen Übergriffe (Schläge). Irgendwann zog meine Mutter mit uns Kindern einfach aus. Als wir dann zu ihrem neuen Partner in eine andere Stadt – in eine andere Schule – ziehen sollten, habe ich nicht mehr mitgemacht. Jetzt sollte mir auch noch meine letzte Sicherheit genommen werden; ich hatte das Gefühl, komplett die Kontrolle zu verlieren. Ich drohte meiner Mutter, mit dem Essen aufzuhören, wenn sie wegziehe. Meine Mutter zog mit meinem Bruder weg. Ich blieb allein in der Stadt, ging zu meinem Vater zurück und hörte auf zu essen (…)"

55.5.1 Risikofaktoren

Risikofaktoren werden definiert als Faktoren, für die zum einen ein signifikanter und klinisch relevanter Zusammenhang mit der Erstmanifestation der Erkrankung sowie zum anderen ein Vorliegen vor Erkrankungsbeginn nachgewiesen werden kann (vgl. Kraemer et al. 1997). Mit Ausnahme weniger Faktoren (sog. fester oder variabler Marker einschließlich Faktoren aus Geburts-, Krankenhaus oder Zwillingsregistern vor Störungsbeginn erhoben) wie z. B. Geschlecht, Geburtsjahr und ethnische Zugehörigkeit können Risikofaktoren daher nur in Längsschnittuntersuchungen nachgewiesen werden. Der überwiegende Teil potenzieller Risikofaktoren, die im Rahmen von Querschnittstudien erhoben wurden, sind Korrelate. Einen detaillierten aktuellen Überblick über Risikofaktoren für Essstörungen geben die Arbeiten von Jacobi et al. (2004) bzw. nachfolgende Updates (Jacobi und Fittig 2010; Jacobi et al. in press).

Grundsätzlich ist die Risikofaktorenforschung bei Essstörungen durch eine Reihe von methodischen Herausforderungen gekennzeichnet:

1. Auf dem Hintergrund der relativ geringen Inzidenz- und Prävalenzraten sind sehr große Stichproben für eine Vorhersage von Risikofaktoren für das Auftreten einer vollsyndromalen oder diagnostisch zumindest unterschwellig ausgeprägten Diagnose erforderlich. Während eine Fülle von Studien Symptome von Essstörungen (z. B. übermäßige Figur- und Gewichtssorgen, Diätverhalten) vorhersagt, ist die Zahl der „echten" Risikofaktorenstudien (meist Längsschnittstudien) zur Vorhersage von Essstörungsdiagnosen sehr überschaubar (derzeit etwas über 30 Studien).
2. Die häufigste Diagnose stellen subklinische bzw. diagnostisch unterschwellig ausgeprägte Essstörungen und andere näher bezeichnete Fütter- oder Essstörungen dar, die oftmals nicht genau definiert werden.
3. Hinsichtlich der neu auftretenden Diagnosen stellt die Anorexia nervosa die kleinste Gruppe dar; Kenntnisse zur Vorhersage von Risikofaktoren für die Diagnose einer Anorexia nervosa sind daher nach wie vor sehr eingeschränkt.
4. In den meisten Längsschnittstudien findet sich eine Mischung unterschiedlicher vollsyndromaler und subklinischer Essstörungsdiagnosen, sodass die Frage nach spezifischen Risikofaktoren für einzelne Essstörungsdiagnosen derzeit nur wenige Ergebnisse liefert (s. unten).
5. Aufgrund der insgesamt begrenzten Studienlage können Faktoren oftmals nicht repliziert werden und sind daher nicht sehr robust.

Legt man relativ strenge Kriterien für die Vorhersage von Risikofaktoren für einzelne Essstörungsdiagnosen an (der Faktor muss eine Diagnose bei mindestens 75 % der Fälle in 2 unabhängigen Stichproben vorhersagen), so ergibt sich folgendes Bild:

Für die **Anorexia nervosa** lässt sich anhand dieses Kriteriums kein Faktor bestätigen, d. h., es existieren weniger als 2 unabhängige Studien, in denen mindestens 75 % der neu auftretenden Diagnosen eine vollsyndromale oder unterschwellige Anorexia nervosa gefunden wurde. In Studien mit gemischten Diagnosen und einem geringen Anteil an AN-Diagnosen konnten vier Faktoren repliziert werden:

1. Körperliche Unzufriedenheit,
2. Diäthalten,
3. negativer Affekt bzw. depressive Symptome und
4. kindliche Probleme im Zusammenhang mit Essen.

Weiterhin wurden in jeweils einer Studie mit deutlich geringerem Anteil an AN-Diagnosen folgende Faktoren gefunden: Druck, schlank zu sein, und Verinnerlichung eines dünnen Schlankheitsideals, niedriger BMI, Zwangsstörungen, gesundheitliche Beeinträchtigungen (definiert über erhöhte Werte im „General Health Questionnaire"), das Gefühl, von Mutter oder Vater nicht ausreichend geliebt bzw. ignoriert zu werden, körperliche Vernachlässigung und sexueller Missbrauch, niedriges Selbstwertgefühl, mangelnde soziale Unterstützung und ein Flucht-Vermeidungs-Copingstil.

Für die **Bulimia nervosa** ließen sich zwei Faktoren auf dem Hintergrund von Studien mit mindestens 75 % von neu auftretenden BN-Fällen replizieren:

1. Diäthalten oder Fasten und
2. psychiatrische Morbidität, insbesondere negativer Affekt.

Zusätzlich wurden folgende Faktoren in mehreren Studien mit geringeren Raten von BN-Fällen repliziert: Körperliche Unzufriedenheit und Figur- und Gewichtssorgen, kompensatorische Verhaltensweisen, mangelnde soziale Unterstützung, negative Kommentare zu Figur und Gewicht und sozialer Druck, dünn zu sein, belastende Lebensereignisse und kindliche Probleme im Zusammenhang mit Essen. Neuere Studien konnten die Rolle eines erhöhten BMI – zuvor als Risikofaktor für BN eingestuft – nicht bestätigen.

Für die **Binge-Eating-Störung** konnten ebenfalls zwei Faktoren in zwei unabhängigen Studien mit über 75 % an BES-Fällen repliziert werden: Essen mit Kontrollverlust und (höherer) BMI. Weitere, replizierte Risikofaktoren aus Studien mit geringerer BES Fallzahl sind der Druck, schlank zu sein und die Verinnerlichung eines dünnen Schlankheitsideals, Figur- und Gewichtssorgen, psychiatrische Morbidität, insbesondere negativer Affekt (Lebenszeit-Diagnosen einer Depression oder Panikstörung) und Alkoholkonsum. Zusätzlich wurden in mehreren Studien einzelne Faktoren

(z. B. mütterliche gesundheitliche Probleme, frühere Essanfälle oder kompensatorische Verhaltensweisen, niedriges Selbstwertgefühl) gefunden (Jacobi et al. in press).

Neben Risikofaktoren aus Längsschnittstudien wurden in den letzten Jahren eine Vielzahl an Risikofaktoren für **Essstörungen** allgemein aus Registerstudien (Geburts-, Krankenhausregister, Zwillingsstudien), überwiegend durchgeführt im skandinavischen Raum, gefunden. Während der Zeitpunkt bzw. die Jahreszeit der Geburt im Rahmen mehrerer Studien als Risikofaktor für Essstörungen diskutiert wurde, kann dies aufgrund mehrerer neuerer Studien mit negativem Ergebnis nicht mehr bestätigt werden. Hingegen belegen mehrere Studien die Rolle von prä- und perinatalen Komplikationen (z. B. mütterliche Anämie, Präeklampsie, Plazentainfarkt) sowie von vorzeitiger Geburt und niedrigem Gestationsalter als Risikofaktoren (feste Marker) für Essstörungen.

Bei der Mehrzahl der empirisch gestützten Risikofaktoren handelt es sich um psychosoziale Faktoren. Für andere biologische Faktoren über die bereits genannten biologischen Marker hinaus (z. B. Schwangerschaftskomplikationen, Geburtrauma) liegen derzeit keine längsschnittlichen Belege vor. Neben der insgesamt mangelnden Spezifität der Risikofaktoren für einzelne Essstörungsdiagnosen wird bei vielen der oben genannten Faktoren deutlich, dass sie vermutlich nicht spezifisch für Essstörungen sind, sondern auch andere psychische Erkrankungen vorhersagen. Interaktionen zwischen den verschiedenen replizierten Risikofaktoren sind bislang nur in ganz wenigen Studien untersucht worden. Diese Erkenntnisse wären aber für die Identifikation der bedeutsamsten Risikofaktoren (also derjenigen mit den größten Effektstärken) für die Vorhersage sehr wichtig.

55.5.2 Kognitiv-verhaltenstherapeutisches Störungsmodell

Das den kognitiv-verhaltenstherapeutischen Ansätzen zugrunde liegende Störungsmodell geht davon aus, dass andauernde Nahrungsrestriktion und einseitiges Essverhalten mit Meidung spezifischer (in der Regel höher kalorischer, oft kohlenhydratreicher) Nahrungsmittel eine wesentliche Bedingung sowohl für die Entstehung als auch für die Aufrechterhaltung von Essstörungen darstellt (◘ Abb. 55.5). Hinzu kommt ein meist verzerrtes Gewichtsideal, d. h., die Patientin setzt sich selbst eine unrealistisch niedrige Gewichtsgrenze. Insbesondere junge Frauen mit niedrigem Selbstwertgefühl und eingeschränkten sozialen bzw. interpersonalen Fertigkeiten neigen dazu, ihrer Figur und ihrem Aussehen eine besonders hohe Bedeutung beizumessen und daher ihre Nahrungsaufnahme stärker zu reduzieren. Neben dem verzerrten Gewichtsideal spielen kognitive

Einflüsse auch eine Rolle im Zusammenhang mit der Auswahl und der Menge der erlaubten Nahrungsmittel. Eine Verletzung dieser strengen Regeln des eigenen Essverhaltens – oftmals ausgelöst durch Gefühle von Traurigkeit, Ärger, Wut, Enttäuschung oder Anspannung – führt zum kurzfristigen Durchbrechen des chronischen Diätverhaltens bzw. zu einem Essanfall, meist gefolgt von kompensatorischen Verhaltensweisen, um die drohende Gewichtszunahme zu verhindern. Obwohl die Patientinnen dies kurzfristig als spannungs-, angstreduzierend und damit erleichternd (und somit störungsaufrechterhaltend!) erleben, resultieren langfristig aus diesem Verhalten verstärkte Schuldgefühle, depressive Stimmung und eine weitere Verschlechterung des Selbstwertgefühls. Auf lange Sicht kommt es häufig eher zu einer Gewichtszunahme als zu einer Gewichtsreduktion.

55.6 Behandlung

55.6.1 Diagnosesicherung, Motivationsabklärung und Motivierung

Die Eingangsphase der Behandlung soll dazu dienen, die Diagnose zu sichern, komorbide Störungen zu identifizieren, medizinische Risiken zu erfassen, Therapie- und Veränderungsmotivation zu prüfen, um somit die Frage der Therapieindikation zu beantworten.

Das **Erst- bzw. Vorgespräch** soll der Patientin einen Eindruck von der Therapie, dem Therapeuten und den Rahmenbedingungen vermitteln. Zugleich werden Informationen zur Diagnosesicherung und zur Therapie- und Veränderungsmotivation der Patientin erhoben. Mit der Therapie sollte nur dann begonnen werden, wenn sich beide Seiten auf einen bezüglich der Therapieziele, Methoden und Rahmenbedingungen zur Erreichung von Veränderungen transparenten **Behandlungsauftrag** geeinigt haben. Im Laufe des therapeutischen Prozesses können diese Ziele dann weiter spezifiziert, modifiziert, erweitert oder beschränkt werden.

Die **Anamneseerhebung** dient der Erfassung der Vorgeschichte der Essstörung, um störungsauslösende und -aufrechterhaltende Faktoren identifizieren zu können. Ergänzend kann die Patientin eine **anamnestische Gewichtskurve** vom Beginn der Essstörung bis zum aktuellen Zeitpunkt erstellen. Starke Veränderungen oder Schwankungen im Gewicht können mit auslösenden Ereignissen (z. B. soziale Situationen wie Umzug oder bestimmte Gefühlslagen wie Enttäuschung, Einsamkeit) in Beziehung gesetzt werden. Die Anamneseerhebung schließt mit einem ersten, vorläu-

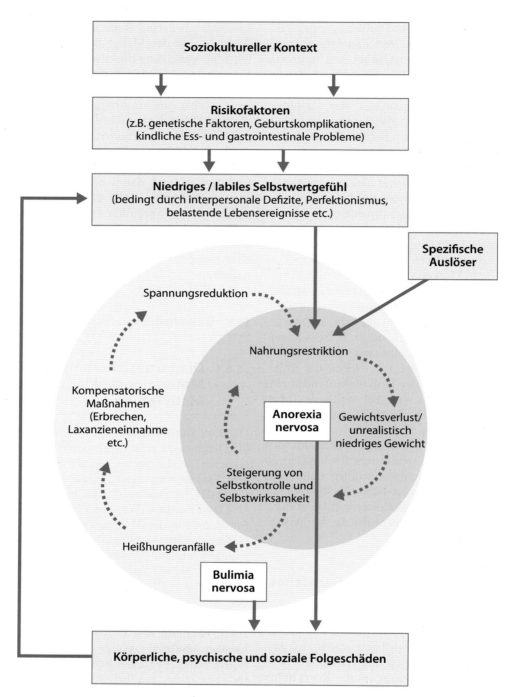

Soziokultureller Kontext

Risikofaktoren
(z.B. genetische Faktoren, Geburtskomplikationen,
kindliche Ess- und gastrointestinale Probleme)

Niedriges / labiles Selbstwertgefühl
(bedingt durch interpersonale Defizite, Perfektionismus,
belastende Lebensereignisse etc.)

**Spezifische
Auslöser**

Spannungsreduktion

Nahrungsrestriktion

Kompensatorische
Maßnahmen
(Erbrechen,
Laxanzieneinnahme
etc.)

**Anorexia
nervosa**

Gewichtsverlust/
unrealistisch
niedriges Gewicht

Steigerung von
Selbstkontrolle und
Selbstwirksamkeit

Heißhungeranfälle

**Bulimia
nervosa**

Körperliche, psychische und soziale Folgeschäden

■ **Abb. 55.5** Kognitiv-verhaltenstherapeutisches Störungsmodell

55

figen Modell der Störungsentwicklung ab, das im Therapieverlauf (z. B. in der Problemanalyse) weiter präzisiert werden kann.

Die oftmals ambivalente Veränderungsmotivation essgestörter Patientinnen erfordert die **Abklärung der Motivation** sowie **Strategien zur Motivierung** als wesentliche Therapiebestandteile. Folgende Strategien haben sich aus unserer Sicht als hilfreich erwiesen:

Strategien zur Motivierung

- Erfassung der individuellen Befürchtungen bezüglich einer Gewichtszunahme, ggf. Überprüfung dieser auf ihren Realitätsgehalt
- Informationsvermittlung zu physiologischen Faktoren der Entstehung und Aufrechterhaltung von Essanfällen und Erbrechen
- Erhebung der individuell vorliegenden Begleit- oder Folgeerscheinungen der Essstörung
- Verdeutlichung der Bedeutsamkeit von Figur und Gewicht in der Zeit vor der Essstörung
- Angebot, die Gewichtszunahme als ein „Experiment" anzusehen

---

Bestehen nach sorgfältiger Information über und Vorbereitung auf die Behandlung weiterhin große Vorbehalte bei der Patientin, ist eine weitere (zeitlich begrenzte) Phase der Motivierung erforderlich, in der es primär um diese Ängste und Befürchtungen geht, bevor konkrete Veränderungsschritte geplant werden können.

55.6.2 Stationäre versus ambulante Behandlung

Generell kann man davon ausgehen, dass bei bulimischen Patientinnen ohne schwerwiegende komorbide Störungen ein ambulantes Vorgehen die Therapie der ersten Wahl darstellt, während bei anorektischen Patientinnen ein stationäres Vorgehen als Therapie der ersten Wahl anzusehen ist.

Kriterien für eine stationäre Behandlung der Anorexia nervosa sind entsprechend der Empfehlungen der S3-Leitlinien zur Diagnostik und Therapie der Essstörungen (Zeeck et al. 2019) beispielsweise:

Indikationen für eine stationäre Behandlung bei der Anorexia nervosa (Herpertz et al. 2018)

- Rapider oder anhaltender Gewichtsverlust (>20 % über 6 Monate)
- Gravierendes Untergewicht (BMI < 15 kg/m² bzw. bei Kindern und Jugendlichen unterhalb der 3. Altersperzentile)
- Anhaltender Gewichtsverlust oder unzureichende Gewichtszunahme über 3 Monate (bei Kindern und Jugendlichen früher) trotz ambulanter oder tagesklinischer Behandlung
- Soziale oder familiäre Einflussfaktoren, die einen Gesundungsprozess stark behindern (z. B. soziale Isolation, problematische familiäre Situation)
- Ausgeprägte psychische Komorbidität
- Suizidalität
- Schwere bulimische Symptomatik (z. B. Laxanzien-/Diuretikaabusus, schwere Essanfälle mit Erbrechen) und/oder exzessiver Bewegungsdrang, die ambulant nicht beherrscht werden kann
- Körperliche Gefährdung oder Komplikationen
- Geringe Krankheitseinsicht
- Überforderung im ambulanten Setting (z. B. zu wenig strukturierte Vorgaben bzgl. Mahlzeitenstruktur und Essensmengen)

Vor dem Hintergrund eigener Erfahrungen würden wir jedoch Personen mit einer Anorexia nervosa bereits ab einem BMI von ≤16 eine stationäre Therapie mit anschließender ambulanter Weiterbehandlung empfehlen. Da es nicht selten vorkommt, dass die Betroffenen von der Notwendigkeit einer stationären Therapie nicht überzeugt sind, kann es sinnvoll sein, zunächst eine ambulante Therapie einzuleiten. In diesem Fall sollte jedoch klargestellt werden, dass es sich nur um einen **Therapieversuch** handelt, der an die folgenden Vereinbarungen gebunden ist:

- Mitbehandlung durch einen Facharzt für Innere Medizin oder Allgemeinmedizin, der den ambulanten Behandlungsversuch unterstützt;
- Aufgabe des restriktiven Essverhaltens und kontinuierlicher Einbezug von bisher vermiedenen Lebensmitteln;
- Ziel: Normalisierung des Körpergewichts, d. h. Festlegung eines BMI von ≥18,5 kg/m² bei Erwachsenen, bei Jugendlichen eignet sich die 25. BMI-Perzentile als Zielgewicht (Zeeck et al. 2019);
- Kontinuierliche Gewichtszunahme von 200–500 g/Woche bei ambulanten Behandlungen (Zeeck et al. 2019);
- Abbruch der Therapie bei weiterer Gewichtsabnahme;
- Nach maximal 20 Therapiestunden sollte geprüft werden, ob die vereinbarten Therapieziele im ambulanten Bereich erreichbar sind.

Während bei der überwiegenden Mehrzahl der Patientinnen mit **Bulimia nervosa** mit einer ambulanten Behandlung deutliche positive Veränderungen erzielt werden können, kann es unter folgenden Bedingungen zu einer gravierenden Gefährdung kommen, sodass eine stationäre Therapie notwendig erscheint:

> **Indikationen für eine stationäre Behandlung bei Bulimia nervosa (S3-Leitlinien zur Diagnostik und Therapie der Essstörungen, Svaldi et al. 2019)**
> - Psychische bzw. physische Komorbidität, die eine Indikation für eine stationäre bzw. teilstationäre Behandlung darstellt (z. B. Suizidalität, unzureichend eingestellter Diabetes mellitus, schwere Selbstverletzungen, Drogen- oder Alkoholabhängigkeit)
> - Erhebliche bulimische Symptomatik (inklusive erheblich entgleistes Essverhalten, Elektrolytverschiebung)
> - Essstörungsbedingte Komplikationen einer Schwangerschaft
> - Nicht ausreichende Wirksamkeit ambulanter Therapie
> - Therapieverhindernde Umstände im Umfeld der Patientin

Auch bei der Binge-Eating-Störung ist bei der Mehrzahl der Betroffenen eine positive Veränderung infolge einer ambulanten Behandlung zu erwarten. Ausnahmen stellen jedoch eine gravierende somatische oder psychische Komorbidität, hohe Krankheitsschwere oder beispielsweise soziale gesundungsbehindernde Faktoren dar (Hilbert et al. 2012).

Zu beachten ist, dass Patientinnen mit einer Essstörung generell von Therapeuten oder in ambulanten, teilstationären und stationären Einrichtungen behandelt werden sollten, die Expertise aufweisen und auf die Behandlung von Essstörungen spezialisiert sind.

55.6.3 Stand der Therapieforschung bei Anorexia nervosa

Psychotherapeutische Verfahren

Die Beurteilung der Wirksamkeit von psychotherapeutischen Verfahren zur Behandlung von Anorexia nervosa wird durch den anhaltenden Mangel an kontrollierten Studien sowie eine Vielzahl von methodischen Schwierigkeiten (kleine Stichproben, hohe Drop-out-Raten, hohe Ausschlussraten von Teilnehmerinnen durch die Leiter der Studien) in den vorhandenen Studien erschwert (NICE 2004; Hay et al. 2015). Bei der Behandlung der Anorexia nervosa stellt die Psychotherapie gemäß der S3-Leitlinie die Methode der Wahl dar. Als wesentlicher Wirkfaktor wird hierbei eine Kombination aus einem Anorexia-nervosa-spezifi-

schen Ansatz sowie einem Schwerpunkt auf einer Gewichtsnormalisierung genannt. Die Therapieansätze fokussieren in der Regel auf Verhaltensprobleme (z. B. selektive Nahrungsauswahl), kognitive Fehlannahmen, psychodynamische Faktoren (z. B. Selbstwert- und Körpererleben), körperliche Folgen sowie soziale Aspekte (Zeeck et al. 2019). In einer Metaanalyse konnte in Bezug auf eine Gewichtszunahme keine Überlegenheit eines spezifischen Therapieverfahrens gegenüber einem anderen gezeigt werden (Zeeck et al. 2019).

> **Wichtig**
>
> So lässt sich feststellen, dass zwar die kurzfristige Wirksamkeit (operanter) verhaltenstherapeutischer Methoden zur Veränderung der spezifischen Symptomatik (Gewichtssteigerung, Körperbildstörung) belegt ist, allerdings zur langfristigen Wirksamkeit dieser Methoden aus Mangel an kontrollierten Therapiestudien kaum Aussagen getroffen werden können.

Die zusätzliche Anwendung kognitiver Techniken zur Korrektur der verzerrten Einstellungen und Überzeugungen brachte gegenüber einem eher „behavioral" orientierten Vorgehen in einer Studie einen geringen Vorteil (Channon et al. 1989). Kognitive Verhaltenstherapie erwies sich aber im Vergleich zu einer reinen Diätberatung über eine Dauer von 6 Monaten als deutlich überlegen (Serfaty 1999), auch wenn diese im Anschluss an eine stationäre Behandlung über ein Jahr durchgeführt wurde (Pike et al. 2003). Eine weitere Untersuchung verglich psychoanalytische Fokaltherapie mit kognitiv-analytischer Therapie, Familientherapie und „Routinebehandlung" jeweils über die Dauer eines Jahres. Es zeigte sich hierbei bezüglich des Kriteriums der Gewichtssteigerung ein Vorteil der fokalen Psychotherapie sowie der Familientherapie gegenüber der Routinebehandlung (Dare et al. 2001). McIntosh et al. (2005) teilten die 56 Teilnehmerinnen einer Studie drei verschiedenen Therapiebedingungen zu: kognitive Verhaltenstherapie (KVT), interpersonale Therapie sowie einer unspezifischen, aus klinischer Behandlung und unterstützender Psychotherapie bestehenden Kontrollbedingung. Dabei zeigten sich keine signifikanten Unterschiede bezüglich des BMI zwischen den drei Therapieformen. In weiteren klinischen Untersuchungen fanden sich keine Unterschiede in Bezug auf den BMI: Beim Vergleich einer 6-monatigen kognitiv-behavioralen Therapie mit einer Kombinationsbehandlung aus einer 2-monatigen, auf neuronaler Ebene ansetzenden „Cognitive Remediation Therapy" und einer 4-monatigen KVT zeigte sich in der letzteren Behandlungsgruppe eine Überlegenheit in Bezug auf kognitive Beeinträchtigungen, jedoch fanden sich nur geringe BMI-Verbesserungen (Lock et al. 2013). Zipfel et al. (2014) verglichen in einer randomisierten, kontrollierten Untersuchung die Wirksamkeit einer ambulanten psychodynamischen Fokaltherapie, einer erweiterten, transdiagnostischen kognitiv-behavioralen Therapie (CBT-E) sowie einer optimierten Form einer Routinebehandlung. Es ergaben sich nach Abschluss der Behandlung sowie zum Follow-up-Zeitpunkt weder signifikante Unterschiede in der globalen Outcome-Variable noch signifikante BMI-Unterschiede. Der BMI zeigte in allen Untersuchungsgruppen eine Steigerung um 1,2–1,6 BMI-Punkte: Die Fokaltherapie führte zum Behandlungsende zu einer Steigerung um 0,73 kg/m^2 sowie zum 12-Monats-Follow-up um 1,64 kg/m^2, die erweiterte kognitiv-behaviorale Therapie ergab nach Abschluss der Behandlung eine Steigerung um 0,93 kg/m^2 sowie zum 12-Monats-Follow-up um 1,30 kg/m^2. Nach Abschluss der optimierten Routinebehandlung ließ sich eine Steigerung um 0,69 kg/m^2 sowie zum 12-Monats-Follow-up um 1,22 kg/m^2 verzeichnen. Auch Schmidt et al. (2015) konnten in einer Untersuchung an Personen mit Anorexia nervosa keine signifikanten BMI-Unterschiede nach Behandlungsende sowie zur Follow-up-Messung zwischen einer vom Londoner Maudsley Hospital entwickelten Behandlung (Maudsley Model of Anorexia Nervosa Treatment for Adults; MANTRA) und der spezifischen SSCM-Behandlung (Specialist Supportive Clinical Management; SSCM) zeigen. Beide Behandlungen führten zu einer signifikanten BMI-Steigerung: 6 Monate nach der Randomisierung zeigte sich in der MANTRA-Gruppe eine BMI-Steigerung um 1,06 sowie in der SSCM-Gruppe um 0,80. Von der Baseline-Erhebung bis zur 12-Monats-Erhebung zeigte sich in der MANTRA-Bedingung eine BMI-Steigerung um 1,83 und in der SSCM-Bedingung um 1,44. Ebenso erwies sich die Reduktion der Essstörungssymptomatik in beiden Gruppen als signifikant.

Zusammenfassend lässt sich festhalten, dass die Behandlungsansätze der erweiterten kognitiven Verhaltenstherapie (CBT-E), fokalen psychodynamischen Therapie (FPT), Maudsley Model of Anorexia Nervosa Treatment for Adults (MANTRA) sowie Specialist Supportive Clinical Management (SSCM) zur Verbesserung der Essstörungspathologie und zu einer Gewichtszunahme führen, jedoch für keinen der vier Ansätze eine Überlegenheit gegenüber einem anderen besteht (Zeeck et al. 2018). Für die Wirksamkeit psychoanalytischer Behandlungsansätze liegt bislang kein empirischer Nachweis vor (Zeeck et al. 2019).

Familientherapeutische Ansätze

Die Zahl randomisierter, kontrollierter Studien, welche verschiedene familientherapeutische Ansätze für jugendliche Personen mit AN einschließt, ist eher gering (Fisher et al. 2010). Die meisten bisherigen Untersuchungen berichten familientherapeutische Ansätze, die auf dem Ansatz nach Maudsley basieren (Zeeck

et al. 2019). Eine der ersten Untersuchungen mit Patientinnen mit Anorexia und Bulimia nervosa verglich ein familientherapeutisches mit einem supportiven einzeltherapeutischen Vorgehen. Das familientherapeutische Vorgehen erwies sich nur bei Patientinnen, deren Erkrankung vor dem Alter von 19 Jahren begonnen und maximal 3 Jahre gedauert hatte, gegenüber der Einzeltherapie kurz- und langfristig überlegen (Russell et al. 1987). In weiteren Studien wurden Vergleiche von verschiedenen Formen von Familientherapie bzw. mit anderen Behandlungsformen vorgenommen (Crisp et al. 1991; Robin et al. 1999; Geist et al. 2000; Lock et al. 2010; Agras et al. 2014). Lock et al. (2005) verglichen kurz- und langfristige familientherapeutische Behandlungen miteinander, konnten jedoch keine signifikanten Unterschiede feststellen. In einer Überblicksarbeit von Fisher et al. (2010) zeigte sich in Bezug auf die Remissionsrate eine kurzfristige Überlegenheit der Familientherapie gegenüber einer Standardtherapie. In einer weiteren Studie konnte die Überlegenheit familientherapeutischer Behandlungen im Vergleich zu anderen psychotherapeutischen Behandlungen zum Zeitpunkt der 6- und 12-Monats-Follow-up-Messung gezeigt werden, jedoch nicht zum Behandlungsende (Couturier et al. 2013).

Internetbasierte Interventionen

In den vergangenen Jahren ist das Angebot an internetbasierten Angeboten in der psychosozialen Versorgung stark gestiegen. E-Mental-Health-Interventionen, d. h., die Anwendung neuer Medien im Bereich der Prävention, Behandlung und Nachsorge von psychischen Erkrankungen (Nobis et al. 2016), bringen viele Vorteile mit sich, wie beispielsweise Orts- und Zeitunabhängigkeit, Verbesserung der Reichweite, einfache Zugänglichkeit, Anonymität oder aber den Wegfall von Wartezeiten. Zudem stellen sie auch ein Angebot für Personen dar, die sich aufgrund von Scham oder Angst vor Stigmatisierung nicht für eine konventionelle Therapie entscheiden. Die Angebote unterscheiden sich nicht nur in Bezug auf das Anwendungsgebiet und die zugrunde liegende Technik, sondern u. a. auch in ihrer Evidenzbasierung, Form und Intensität der angebotenen Unterstützung („guidance") sowie in ihrer Flexibilität und Individualisierbarkeit (▶ Kap. 35).

Im Bereich Essstörungen sind die meisten Studien zu internetbasierten Interventionen (universellen bis indizierten) präventiven Interventionen zuzuordnen, während echte Behandlungsansätze bisher noch eine Seltenheit darstellen. Eine Vielzahl der internetbasierten Interventionen beruht auf Grundlagen der kognitiv-behavioralen Therapie, wie beispielsweise das internetgestützte Präventionsprogramm „Student-Bodies" (SB-AN). Das Programm richtet sich als indizierte Intervention an Frauen mit erhöhtem Risiko für die Entwicklung einer Anorexia nervosa und beinhaltet 10 wöchentliche Online-Sitzungen zu verschiedenen Themen wie Essstörungen, Körperbild und Sport. SB-AN besteht aus psychoedukativen und interaktiven Elementen, zusätzlich wurden die Teilnehmerinnen über einen Online-Chat von Diplompsychologinnen betreut und erhielten Zugang zu einem Diskussionsforum, in welchem sie sich mit anderen Teilnehmerinnen austauschen konnten. Eine Untersuchung zur Wirksamkeit von SB-AN zeigte zum Zeitpunkt der 12-Monats-Follow-up-Messung in der Interventionssubgruppe der untergewichtigen Teilnehmerinnen einen signifikanten BMI-Anstieg sowie zur Postmessung bei allen Teilnehmerinnen der Interventionsgruppe eine signifikante Reduktion von Gewichtssorgen und gezügeltem Essverhalten. Weiterhin fanden sich eine signifikante Verbesserung der Variablen Körperzufriedenheit und Schlankheitsstreben. SB-AN konnte zudem die Ausbruchshäufigkeit einer subklinischen und vollsyndromalen AN reduzieren (Jacobi et al. 2016).

In einer Übersichtsarbeit von Aardoom et al. (2013) zur Beurteilung der Wirksamkeit der Behandlung von Essstörungen mit Hilfe internetbasierter Selbsthilfeinterventionen konnte gezeigt werden, dass internetbasierte Behandlungen gegenüber Wartelistenbedingungen in Bezug auf die Reduktion der Essstörungssymptomatik, die Häufigkeit von Essanfällen und Purging-Verhaltensweisen sowie die Verbesserung der Lebensqualität überlegen sind; 14 der 21 eingeschlossenen Studien berichteten dabei von internetbasierter kognitiv-verhaltenstherapeutischer Selbsthilfe. Die untersuchten Programme basierten auf CBT-Manualen und enthielten verschiedene Module, welche von den Teilnehmern in einer vorgegebenen Zeit durchgearbeitet werden sollten. Zudem bestand wöchentlicher Kontakt zu einem Coach.

Internetbasierte Selbsthilfeinterventionen erweisen sich als effektiv zur Reduktion der Essstörungs- sowie komorbider Psychopathologie. Eine zusätzliche Unterstützung durch einen Therapeuten führt zu einer Verbesserung der Zufriedenheit bei den Programmteilnehmern (Aardoom et al. 2016).

Bislang existieren nur wenige Untersuchungen, welche die Effektivität internetgestützter Interventionen im Vergleich zu konventioneller Psychotherapie beurteilen, die meisten bisherigen Untersuchungen verwenden Wartelisten-Kontrollbedingungen. Auch Aardoom et al. (2016) berichten die Effektivität internetbasierter Selbsthilfeinterventionen im Hinblick auf eine Reduktion der Essstörungs- sowie komorbider Psychopathologie. Haderlein (2019) konnte in einer aktuellen Metaanalyse zeigen, dass die Anwendung technologiebasierter Interventionen nicht nur im Vergleich zu Wartelisten-Kontrollbedingungen, sondern auch zu Minimalinterventionen zu signifikanten Ergebnissen in Bezug auf die Essstörungspsychopathologie führt. Es zeigten sich u. a. eine Reduktion essensbezogener Sorgen, objektiver Binge-Episoden, Figur- und Gewichtssorgen und Schlankheitsstreben.

Neben Präventions- und Interventionsprogrammen existieren auch Angebote zur Rückfallprophylaxe. Diese lassen sich direkt an eine stationäre Behandlung anschließen und ermöglichen damit Betroffenen eine Erleichterung des Überganges in den Alltag. In einer Studie von Fichter, Quadflieg, Nisslmüller, Lindner, Osen, Huber und Wünsch-Leiteritz (2012) wurde ein internetbasiertes Programm zur Rückfallprävention bei Anorexia untersucht. Im virtuellen Interventionsprogramm bei Anorexia nervosa „VIA" (Fichter et al. 2011) wurden die Teilnehmerinnen entweder der Bedingung „Rückfallprophylaxe" oder der Kontrollbedingung zugeordnet. Während der Programmteilnahme wurden 9 verschiedene Kapitel bereitgestellt, die sich u. a. mit den Themen Essen im Alltag, Körperbild, Selbstwertgefühl und zwischenmenschlichen Fertigkeiten befassen. Es zeigte sich bei den Teilnehmerinnen der Rückfallprophylaxe-Gruppe eine Gewichtszunahme im Verlauf der Intervention sowie innerhalb der 9 Monate nach Abschluss der Programmteilnahme, welche bei den Personen, die alle Kapitel des Programmes bearbeiteten, höher ausfiel als bei Teilnehmerinnen, die vergleichsweise weniger Kapitel bearbeiteten. In der Kontrollgruppe war ein Gewichtsverlust zu verzeichnen.

Auch für Angehörige von Personen mit einer Essstörung existieren internetbasierte Angebote, wie beispielsweise das Online-Selbsthilfeprogramm „Overcoming Anorexia Online" (OAO). Angehörige von Patientinnen mit AN spielen eine bedeutsame Rolle im Heilungsprozess, empfinden ihr Wissen und ihre Fähigkeiten in Bezug auf die Erkrankung jedoch oft als mangelhaft. Dies kann zu problematischem Verhalten seitens der Angehörigen führen und neben einer Verschlechterung bzw. Aufrechterhaltung der AN eine gesundheitliche Beeinträchtigung der Angehörigen bewirken. OAO ist ein auf einem systemischen und kognitiv-behavioralen Ansatz basierendes Fähigkeitstraining und zielt einerseits auf ungünstige Verhaltensweisen und Einstellungen der Angehörigen ab, richtet sich andererseits aber auch an deren eigene Bedürfnisse. In einer Pilotstudie führte OAO zu einer Reduktion der Variablen Depression, Angst, „expressed emotions" sowie der Belastung durch die Fürsorge (Grover et al. 2011a). Zwei randomisierte, kontrollierte Studien in Australien und Großbritannien ergaben ebenfalls eine signifikante Reduktion verschiedener Variablen wie beispielsweise der Fürsorgebelastung der Angehörigen. Zudem führte OAO bei den Angehörigen zu einer signifikanten Reduktion der Angst- und Depressionslevel (Grover et al. 2011b) sowie u. a. des negativen Empfindens der Fürsorge (Hoyle et al. 2013).

Während im Bereich der Prävention und Selbsthilfe mittlerweile mehrere internetgestützte Programme gute Wirksamkeit gezeigt haben, dürfte bei der Behandlung von Essstörungen derzeit – aufgrund des Mangels an Evidenz – weiterhin eine störungsorientierte Psychotherapie als Methode der Wahl gelten. Selbsthilfeprogramme können jedoch ein hilfreicher erster Schritt in Bezug auf eine Veränderung sein (Tuschen-Caffier und Herpertz 2012), wenn sie im Rahmen eines Stepped-Care-Vorgehens eingesetzt werden. Auch die Verknüpfung einer Face-to-Face-Behandlung mit internetbasierter Selbsthilfe („blended care") bietet sich an und kann u. a. das Selbstmanagement verbessern. Die meisten E-Health-Angebote wurden nicht im Sinne eines Ersatzangebotes für bereits bestehende Interventionen entwickelt, sondern als Ergänzung und können somit vor, während oder nach einer psychotherapeutischen Behandlung zum Einsatz kommen. Zudem bietet internetbasierte Selbsthilfe Unterstützung im Rahmen der Nachsorge (Aardoom et al. 2016) und kann zur Betreuung von Angehörigen eingesetzt werden.

Pharmakotherapie

Vorausgeschickt werden muss, dass die Studienlage weiterhin unbefriedigend ist. Das liegt daran, dass diese Patientengruppe eher ungern an Studien teilnimmt und dass die Ernsthaftigkeit der Erkrankung häufig ein multifaktorielles Vorgehen notwendig macht und die Wirkung einer Pharmakotherapie daher möglicherweise nicht sichtbar wird. Bislang ist kein Psychopharmakon für die Indikation AN zugelassen, sodass der Einsatz immer einen „off-label-use" bedeutet. Es liegt keine Evidenz für die spezifische Wirksamkeit von Antidepressiva bei der AN vor. Wenn Antidepressiva in der Therapie der AN (z. B. zur Behandlung einer Depression) eingesetzt werden, sollte auf Nebenwirkungen geachtet werden (z. B. kardiale Neben-

wirkungen). In den letzten Jahren sind einige kleine randomisiert-kontrollierte Studien (Randomized Controlled Trials, RCT) zur Wirksamkeit von atypischen Neuroleptika bei AN publiziert worden. De Vos et al. (2014) haben alle kontrollierten Studien zur Therapie der Anorexia nervosa mit Neuroleptika, Antidepressiva und Hormonen in einer Metaanalyse zusammengefasst. Es handelt sich um die insgesamt fünfte Metaanalyse zu Pharmakotherapie bei AN. Die Qualität der Studien wird als insgesamt gering bezeichnet, mit fast durchgängig deutlich zu kleinen Patientenzahlen. Wenn man alle Studien zusammen betrachtet, war die Effektstärke bezüglich einer Gewichtszunahme durch Pharmakotherapie im Vergleich zu Placebo gering: $d = 0{,}33$ (nach Entfernung eines Ausreißers $d = 0{,}25$). Alter, Dauer der Erkrankung, Dauer der Behandlung und BMI vor Therapiebeginn hatten keinen Einfluss auf das Ergebnis. Für Antidepressiva lag die Effektstärke bei 0,26 und für Neuroleptika bei 0,25; beides war gegenüber Placebo nicht signifikant. Antidepressiva und Neuroleptika scheinen gegenüber Placebo für die Gewichtszunahme keine Überlegenheit zu zeigen. Dies stimmt mit den Ergebnissen früherer Metaanalysen überein. Die Metaanalyse gibt keine Auskunft über andere Outcome-Parameter, wie den Verlauf essstörungsspezifischer oder allgemeiner Psychopathologie. Obwohl atypische Neuroleptika zur Erreichung einer Gewichtszunahme bei AN nicht geeignet sind, zeigt eine Untersuchung aus den USA, dass die Verschreibung von atypischen Neuroleptika in den letzten Jahren zugenommen hat.

> **Wichtig**
>
> Insgesamt verdeutlichen die Ergebnisse der pharmakologischen Studien mit unterschiedlichen Medikamenten, dass Pharmakotherapie nicht als vorrangige Behandlungsmethode bei anorektischen Patientinnen eingesetzt werden sollte, da sie keinen bedeutsamen Einfluss auf die Steigerung des Gewichts, die spezifischen Einstellungen zu Körper und Gewicht und die Stimmung hat. Die S3-Leitlinien (Zeeck et al. 2019) empfehlen im Einzelfall den Einsatz niedrig dosierter Neuroleptika bei erheblich auf Gewichtsängste und Essen eingeschränktem Denken und bei nicht zu beherrschendem Bewegungsdrang. Die Behandlungsindikation beschränkt sich auf die Dauer der oben genannten Symptomatik (keine Dauertherapie) und gilt nur im Rahmen eines Gesamtbehandlungsplans.

55.6.4 Stand der Therapieforschung bei Bulimia nervosa

Im Gegensatz zur Anorexia nervosa existiert für Bulimia nervosa eine relativ große Zahl randomisierter, kontrollierter Studien zu psychotherapeutischen, pharmakotherapeutischen sowie zu kombinierten Behandlungsansätzen. Die Effektivität dieser Ansätze wurde in verschiedenen Metaanalysen und systematischen Reviews notiert (Hay et al. 2009; Herpertz et al. 2011; Hay 2013).

Psychotherapeutische Verfahren

Innerhalb der Gruppe psychotherapeutischer Behandlungsansätze sind im Rahmen kontrollierter randomisierter Studien überwiegend verhaltenstherapeutische bzw. kognitiv-verhaltenstherapeutische Ansätze, interpersonale Psychotherapie (IPT) sowie einige psychodynamische Verfahren auf ihre Wirksamkeit hin untersucht worden (Herpertz et al. 2011; Treasure et al. 2010). Verhaltenstherapeutische bzw. kognitiv-verhaltenstherapeutische Ansätze (einschließlich ihrer erweiterten Formen) nehmen zahlenmäßig den größten Anteil an allen Psychotherapiestudien ein. Fasst man die Ergebnisse dieser psychotherapeutischen Behandlungsansätze aus kontrollierten Therapiestudien zusammen, so sind etwa 40 % der Patientinnen zum Therapieende symptomfrei bezogen auf die Essanfälle und etwa 45 % bezogen auf das Erbrechen. Darüber hinaus kommt es zu einer Reduktion von Essanfällen und Erbrechen um etwa 70 %. Positive Veränderungen zeigen sich auch in Bezug auf Depressivität und spezifische Einstellungen zu Körper und Gewicht. Mehrere Studien mit Katamnesen zwischen 6 Monaten und 6 Jahren weisen darauf hin, dass die Effekte auch langfristig stabil bleiben.

Die genannten Effekte gelten insbesondere für **verhaltenstherapeutische Ansätze,** die den größten Teil der kontrollierten Studien ausmachen. Ergebnisse ausgewählter Studien zeigen auch, dass insbesondere kognitiv-behaviorale Ansätze (d. h. Ansätze, die auch explizit auf die Korrektur der verzerrten Einstellungen zu Figur und Gewicht abzielen, und nicht nur auf die verhaltensbezogenen Anteile reduziert sind) langfristig den streng behavioralen Behandlungskonzepten überlegen sind. Eine erweiterte Form kognitiver Verhaltenstherapie mit einem breiteren interpersonalen Schwerpunkt sowie zusätzlichen Elementen (Umgang mit Emotionen, Perfektionismus und Selbstwertgefühl) zeigte keine deutlich verbesserten Effekte (Fairburn et al. 2009). Die S3-Behandlungsleitlinie empfiehlt die KVT als Behandlungsmethode erster Wahl bei Bulimia nervosa. Im Falle der Nichtverfügbarkeit einer KVT wird die **interpersonelle Psychotherapie** (IPT) empfohlen (Tuschen-Caffier und Herpertz 2012). Sie stammt ursprünglich aus der Depressionsbehandlung und wurde mittlerweile für Bulimia nervosa und Binge-Eating-Störung adaptiert. Der Schwerpunkt der Behandlung liegt dabei auf der Verbesserung gestörter interpersonaler Beziehungen. Spezifische Techniken zur Veränderung des Essverhaltens (z. B. Selbstbeobachtung, Informationsvermittlung) sind dabei ausdrücklich nicht Bestandteil der Behandlung. Lediglich in den ersten vier diagnostischen Sitzungen wird die Beziehung zwischen dem gestörten Essverhalten und interpersonalen Auslösern analysiert. Im direkten Vergleich von kognitiv-behavioraler Therapie und IPT hat sich wiederholt gezeigt, dass IPT in ihrer Wirkweise langsamer ist als KVT. Während Letztere zum Behandlungsende meist im Hinblick auf die Reduktion von Essanfällen und kompensatorischen Verhaltensweisen sowie auf die Abstinenzraten überlegen ist, verschwinden die Unterschiede langfristig (Agras et al. 2000; Fairburn et al. 1995; Wilfley et al. 1993). Daher wird die KVT als Methode der Wahl angesehen.

Psychodynamische Verfahren wie Psychoanalyse oder tiefenpsychologische Psychotherapie wurden bislang nur bei einer sehr kleinen Zahl randomisierter, kontrollierter Studien an kleinen Stichproben von Patientinnen mit Essstörungen untersucht. Die Durchführung von Metaanalysen wird durch die Tatsache erschwert, dass diese geringe Anzahl an Studien verschiedene Outcome-Maße enthält. Die KVT erwies sich in Einzelstudien bezüglich der Verringerung von Essanfällen und Erbrechen nicht nur als effektiver im Vergleich zur psychoanalytischen Psychotherapie, die Veränderungen traten auch deutlich schneller ein (Poulsen et al. 2014). Es zeigten sich zudem bei der KVT höhere Abstinenzraten für Essanfälle und Erbrechen (Herpertz et al. 2011).

Selbsthilfeansätze in angeleiteter oder nicht angeleiteter Form haben in den letzten Jahren deutlich an Bedeutung gewonnen und werden als erster Schritt im Rahmen eines „Stepped-Care"-Ansatzes diskutiert. Insbesondere angeleitete Selbsthilfe zeigt bei Bulimia nervosa Effekte, während Selbsthilfe ohne Anleitung für Patientinnen mit BN weniger indiziert scheint. Die Abstinenzraten für angeleitete Selbsthilfe liegen bei Bulimia nervosa bei 25 % (KI 14–37 %) und sind damit etwas geringer als die von Psychotherapie. Bezüglich der Reduktion von Essanfällen sowie essstörungsbezogenen Kognitionen und Einstellungen können mittlere Effekte erzielt werden (Beintner et al. 2014). In der S3-Behandlungsleitlinie ist vermerkt, dass Personen mit Bulimia nervosa von der Teilnahme an evidenzbasierten und vor allem auf KVT basierenden, manualisierten Selbsthilfeprogrammen profitieren können (Tuschen-Caffier und Herpertz 2012). Als einschränkender Aspekt bei Selbsthilfeverfahren ist zu erwähnen, dass die Adhärenz geringer ist als die bei Psychotherapie.

Zudem unterscheiden sich sowohl das Ausmaß und die Qualität der Anleitung deutlich. Beide Aspekte bedürfen weiterer Forschung.

Internetbasierte Interventionen

Die oben genannten Vorteile für internetbasierte Interventionen gelten gleichermaßen für die Bulimia nervosa. Darüber hinaus erhält nur ein geringer Anteil an Patientinnen mit Bulimia nervosa Zugang zu einer psychologischen Behandlung (Smink et al. 2013). Aus diesem Grund bieten internetbasierte Programme einen großen Vorteil, da sie leicht zugänglich sind und keine Wartezeiten bestehen (▶ Kap. 35).

Das bereits erwähnte Programm „Student-Bodies" (SB) wurde ursprünglich in den USA als universelles Präventionsprogramm entwickelt und im Laufe mehrerer randomisierter, kontrollierter Studien in Deutschland und den USA für unterschiedliche Risikopopulationen evaluiert (z. B. selektive: hohe Figur- und Gewichtssorgen; indizierte: hohe Figur- und Gewichtssorgen *und* erste, unterschwellige Symptome von Essstörungen wie z. B. Essanfälle und kompensatorische Verhaltensweisen, restriktives Essverhalten, Untergewicht; Winzelberg et al. 1998; Taylor et al. 2006, 2016; Jacobi et al. 2007, 2012). Insgesamt zeigten die verschiedenen Studien übereinstimmend gute (überwiegend mittlere) Effekte für die Reduktion bedeutsamer Risikofaktoren sowie von Verhaltensweisen (z. B. Essanfälle) gestörten Essverhaltens (Beintner et al. 2011) sowie teilweise auch eine Verringerung des Neuauftretens von Essstörungen. Gegenwärtig wird in den USA eine neue Programmvariante zur Behandlung für Patientinnen mit bulimischen Essstörungen evaluiert.

Das internetgestützte, KVT-basierte Selbsthilfeprogramm SALUT BN lässt sich in verschiedenen Behandlungsphasen einsetzen und besteht aus 7 Modulen, wie beispielsweise Motivation, Selbstbeobachtung, Verhaltensänderung und Rückfallprophylaxe. Die Teilnehmerinnen haben einmal pro Woche E-Mail-Kontakt zu einem Coach. Die Teilnahme an SALUT BN führte in einer Untersuchung von Carrard et al. (2006) bei 17,2 % der Teilnehmerinnen zur Abstinenz von Essanfällen und Purging-Verhalten, bei 68,9 % der Teilnehmerinnen zu einer Reduktion von Essanfällen und bei 58,6 % der Teilnehmerinnen zu einer Reduktion von Purging-Verhaltensweisen. Während der 4-monatigen Interventionsphase hatten die Teilnehmerinnen insgesamt drei persönliche Kontakte sowie einmal wöchentlich E-Mail-Kontakt zu einem Coach. Während der 2-monatigen Follow-up-Phase bestand ebenfalls die Möglichkeit, via E-Mail Kontakt aufzunehmen. Pretorius et al. (2009) untersuchten 101 Teilnehmerinnen des KVT-basierten Online-Programmes „Overcoming Bulimia Online". Das Programm bestand aus 8 verschiedenen Modulen kombiniert mit Zugang zu einem moderierten Forum sowie wöchentlichem E-Mail-Kontakt zu einem Therapeuten. Nach 3 Monaten zeigte sich im Vergleich zur Baseline-Messung eine signifikante Verbesserung der Essstörungssymptomatik, welche auch nach 6 Monaten noch fortbestand. Das Programm wird als erster Behandlungsschritt bei Patienten mit bulimischer Symptomatik empfohlen.

Sanchez-Ortiz et al. (2011) evaluierten die 3-monatige Teilnahme an einem 8 Sitzungen umfassenden internetgestützten KVT-Programm (iCBT), welches zusätzlich wöchentlichen oder 2-wöchigen E-Mail-Support durch einen Therapeuten anbot. Die Kontrollbedingung bestand aus einer 3-monatigen Warteliste gefolgt von iCBT. Dabei führte iCBT im Vergleich zur Wartelistenbedingung nach 3 sowie 6 Monaten zu einer signifikanten Reduktion der EDE-Gesamtwerte, Häufigkeit von Essanfällen sowie Angst- und Depressionswerten. Zerwas et al. (2017) untersuchten ein internetbasiertes, kognitiv-behaviorales Programm (CBT4BN), in welchem die Teilnehmerinnen Zugang zu einem von einem Therapeuten begleiteten Gruppenchat hatten. Dabei wurde ein Vergleich mit konventioneller Face-to-Face-Gruppentherapie (CBTF2F) vorgenommen, um der Frage der Nichtunterlegenheit der internetbasierten, manualisierten KVT gegenüber einer herkömmlichen manualisierten Gruppen-KVT nachzugehen. Nach Abschluss der Behandlung zeigte sich eine Unterlegenheit von CBT4BN gegenüber der Face-to-Face-Behandlung hinsichtlich der Abstinenz von Essanfällen und gegensteuerndem Verhalten. Zum Zeitpunkt der 12-Monats-Follow-up-Messung hingegen zeigte sich bei Teilnehmerinnen der internetbasierten Intervention eine weitere Reduktion der Häufigkeit von Essanfällen und gegensteuerndem Verhalten seit Beenden der Behandlung, nicht jedoch bei den Teilnehmerinnen der klassischen Gruppentherapie. Es scheint also, als ob KVT in Form eines internetbasierten Gruppenchats eine wirksame Behandlungsmethode bei Bulimia nervosa darstellt, auch wenn die Genesung langsamer stattfindet als bei Face-to-Face-Gruppentherapie. Eine weitere mit einer Wartelisten-Kontrollbedingung durchgeführte Untersuchung zeigte bei 22,6 % der Teilnehmerinnen einer internetbasierten kognitiven Verhaltenstherapie eine Abstinenz von Essanfällen sowie Erbrechen zur Post-Messung in der Interventionsgruppe, in der Kontrollgruppe zeigte sich hingegen bei 0 % der Teilnehmerinnen zur Post-Messung eine Abstinenz in diesen Variablen. Die Teilnehmerinnen der 4-monatigen Intervention hatten wöchentlichen E-Mail-Kontakt sowie zwei persönliche Face-to-Face-Kontakte mit einem Coach (Fernandez-Aranda et al. 2009).

In einer Studie von Mitchell et al. (2011) zeigte sich die Anwendung eines von einem Therapeuten begleiteten Selbsthilfeprogrammes als erster Schritt eines Stepped-Care-Ansatzes zum 1-Jahres-Follow-up überlegen im Vergleich zu konventioneller KVT. Der Stepped-Care-Ansatz, welcher, je nach Indikation, im zweiten Schritt aus Fluoxetin-Medikation sowie in einem dritten Schritt aus KVT bestand, führte zu einer signifikanten Überlegenheit in Bezug auf die Reduktion von Essanfällen und kompensatorischen Verhaltensweisen. Laut NICE-Richtlinien (2004) wird empfohlen, Personen mit Bulimia nervosa in einem ersten Schritt zur Teilnahme an einem evidenzbasierten Selbsthilfeprogramm zu ermutigen. Dabei sollten begleitende Therapeuten motivierend und unterstützend zur Seite stehen, um die Effekte der Teilnahme zu verbessern. Einer Übersichtsarbeit von Beintner, Jacobi und Schmidt (2014) zufolge führen besonders Selbsthilfeangebote mit persönlicher Unterstützung („guided self-help") zu einer höheren Adhärenz sowie stärkeren Effekten auf die untersuchten Outcomes. Je mehr Sitzungen mit persönlicher Unterstützung die Teilnehmerinnen absolvierten, desto größer waren die Essanfallabstinenzraten und die Reduktion von restriktivem Essen, Figur- und Gewichtssorgen. Wilson und Zandberg (2012) bezeichnen kognitiv-behaviorale Selbsthilfe als kosteneffektive, evidenzbasierte Behandlung, welche in verschiedenen Settings zur Anwendung kommen kann. Angeleitete Selbsthilfe, basierend auf kognitiv-behavioralen Prinzipien, sollte demnach nicht nur als Teil eines Stepped-Care-Ansatzes betrachtet werden, sondern auch als eigenständige Form der evidenzbasierten Behandlung bei Bulimia nervosa.

Auch für Personen mit Bulimia nervosa existieren internetgestützte Angebote zur Rückfallprophylaxe. In einer Studie zum manualisierten, KVT-basierten Nachsorgeprogramm IN@ wurden die Programmteilnehmerinnen über die Dauer von 9 Monaten direkt nach der stationären Therapie begleitet. Das Programm besteht aus 11 Sitzungen und enthält u. a. psychoedukative Elemente und Übungen zu den Themen Essverhalten, zwischenmenschliche Beziehungen und Emotionsregulation. Zudem haben die Teilnehmerinnen die Möglichkeit, sich mit einem ihnen zugeordneten Moderator auszutauschen und von diesem beispielsweise Feedback zu den Übungen zu erhalten sowie sich in einem moderierten Forum mit anderen Teilnehmerinnen auszutauschen. In einer randomisierten, kontrollierten Untersuchung fanden sich zum Zeitpunkt der Post-Messung keine signifikanten Unterschiede in Bezug auf Abstinenzraten zwischen den Personen, die Zugang zu IN@ hatten, und denen, die „treatment as usual" erhielten. Jedoch zeigte sich in der IN@-Gruppe eine um 46 % geringere Häufigkeit von Episoden mit Erbrechen; dieser Unterschied erwies sich als signifikant (Jacobi et al. 2017).

Da es insgesamt noch wenige randomisierte-kontrollierte Studien in diesem Bereich gibt, bedarf es weiterer Untersuchungen, um Aussagen über die Nichtunterlegenheit bzw. Überlegenheit der verschiedenen Behandlungsformen treffen zu können. Vor allem Un-

tersuchungen der Effektivität internetgestützter Interventionen im Vergleich zu konventioneller Psychotherapie stehen noch aus.

Pharmakotherapie

Von den verschiedenen Medikamenten, die zur pharmakologischen Behandlung der Bulimia nervosa untersucht wurden (z. B. Antikonvulsiva, Opiatantagonisten, Lithium etc.), hat sich nur die Gruppe der Antidepressiva bewährt (Jacobi et al. 1997; Bacaltchuk und Hay 2003). Am häufigsten wurden trizyklische Antidepressiva (Imipramin, Desipramin, Amitriptylin) sowie MAO-Hemmer (Phenelzin, Isocarboxazid) und in den letzten Jahren zunehmend selektive Serotoninwiederaufnahmehemmer (z. B. Fluoxetin) eingesetzt. In Deutschland ist Fluoxetin als einziger selektiver Serotoninwiederaufnahmehemmer zur Therapie der Bulimia nervosa zugelassen (Svaldi et al. 2019). Insgesamt erzielen pharmakologische Behandlungen mit Antidepressiva deutlich geringere Effekte als die verhaltenstherapeutische Behandlung. Sie sind der reinen Placebowirkung jedoch signifikant überlegen. Der Anteil der Patientinnen, die bei Behandlungsende symptomfrei sind, ist deutlich geringer als bei Psychotherapie (durchschnittlich maximal 20 % für Essanfälle und Erbrechen; Reduktion von Essanfällen und Erbrechen um ca. 50 %). Nachteile der Pharmakotherapie liegen in ihrer bislang kaum nachgewiesenen Langzeitwirkung, ihren Nebenwirkungen sowie höheren Drop-out-Raten. Zusammenfassend lässt sich sagen, dass SSRI, speziell Fluoxetin, aufgrund ihrer Akzeptanz durch die Patientinnen, ihres günstigen Nebenwirkungsprofils und der Symptomreduktion als Antidepressiva erster Wahl gelten müssen. Die effektive Dosis von Fluoxetin liegt bei BN in einem höheren Bereich (60 mg). Ein Effekt stellt sich oft rasch ein, über die Langzeitwirkung ist jedoch wenig bekannt. Ein Behandlungsversuch sollte mit einer Mindestdauer von 4 Wochen unternommen werden. Bei Therapieerfolg ist von einer längeren Behandlungsdauer auszugehen. Andere Medikamente können für den routinemäßigen Einsatz zur Behandlung der BN zurzeit nicht empfohlen werden. Die S3-Leitlinien (Svaldi et al. 2019) geben die Empfehlung, eine Pharmakotherapie nicht als alleinige Behandlungsform anzubieten.

Kombinationsbehandlung

Bacaltchuk et al. (2001) konnten in einem Review die Überlegenheit einer Kombinationsbehandlung aus Psychotherapie und Antidepressiva zeigen. Weiterhin werden für die Kombination der Psychotherapie und Psychopharmakotherapie die höchsten Remissionsraten berichtet (Sipos und Schweiger 2005). Es existieren jedoch auch Studien, die keinen additiven Effekt von Antidepressiva in Kombination mit kognitiver Verhaltenstherapie sowie eine erhöhte Abbruchrate bei

Hinzunahme antidepressiver Medikation berichten (Jacobi et al. 2002).

Sequenzielle Therapiestudien untersuchen die Wirksamkeit einer Therapie zweiter Wahl bei Nichtansprechen auf eine Therapie erster Wahl. Wenn KVT alleine nach 10 Sitzungen nicht zu einer deutlichen Symptomreduktion führt, wird die zusätzliche Gabe von Fluoxetin empfohlen. Als weitere mögliche Indikation kann die Rückfallprophylaxe nach Beendigung einer Psychotherapie diskutiert werden.

Mittlerweile liegen verschiedene Studien vor, in denen ein kognitiv-verhaltenstherapeutisches Vorgehen in Form eines Selbstbehandlungsmanuals für bulimische Patientinnen als alleinige Therapieform bzw. als Vorstufe einer, falls nötig, nachfolgenden therapeutengeleiteten kognitiven Verhaltenstherapie eingesetzt worden ist (Carter et al. 2003; Schmidt und Treasure 1993; Treasure et al. 1996). Die Effekte dieser Selbstbehandlung sind zwar meist geringer als die der Verhaltenstherapie, dennoch erreicht ein nicht zu unterschätzender Anteil der Patienten damit Symptomfreiheit. Erste Erfahrungen mit entsprechenden Manualen und begleitender Kurzzeittherapie liegen inzwischen auch im deutschen Sprachraum vor (Bailer et al. 2004; Thiels et al. 1998).

55.6.5 Stand der Therapieforschung bei Binge-Eating-Störung

Bei Patientinnen mit einer Binge-Eating-Störung ergibt sich aufgrund des oftmals vorhandenen Übergewichts häufig auch die Notwendigkeit einer Gewichtsreduktion neben der Reduktion der Essanfälle und der psychischen Beeinträchtigungen. Zur Erreichung der Gewichtsreduktion oder -konstanz stehen die aus dem Bereich der Adipositasbehandlung bekannten Verfahren (z. B. „very low calorie diets", verhaltenstherapeutische Methoden, chirurgische Methoden) zur Verfügung und sind in einer Vielzahl von Studien auch bei Patientinnen mit Binge-Eating-Störung untersucht worden. Differenzielle Effekte einzelner Verfahren im Hinblick auf die Gewichtsreduktion konnten dabei nicht gefunden werden (vgl. zusammenfassend de Zwaan 2002; Wonderlich et al. 2003). Daneben existieren psychologische und pharmakologische Behandlungsansätze, die in erster Linie auf die Reduktion der Essanfälle (bzw. die psychopathologischen Auffälligkeiten) abzielen.

Psychotherapeutische Verfahren

Die psychotherapeutischen Verfahren zur Behandlung der Binge-Eating-Störung sind größtenteils von Ansätzen zur Behandlung der Bulimia nervosa abgeleitet und für die Binge-Eating-Störung adaptiert. Die Normalisierung des Essverhaltens ist hier vorrangiges Ziel

vor einer Gewichtsreduktion. Die kognitive Verhaltenstherapie (KVT) verfügt über die sichersten Wirksamkeitsbelege bei erwachsenen Patientinnen mit BES und sollte nach der Empfehlung der deutschen S3-Leitlinien als Therapie der Wahl angeboten werden. Diese hat sich – ebenso wie die interpersonale Therapie – als wirksam bei der Reduktion der Essanfälle erwiesen. Die Abstinenzraten im Rahmen kontrollierter Studien liegen bei etwa 50 %, die Reduktionsraten schwanken zwischen 48 und 98 %. Es besteht begrenzte Evidenz, dass die dialektische Verhaltenstherapie (DVT) und die psychodynamische Therapie wirksam sind. Die bisherige Erfahrung hat gezeigt, dass die psychotherapeutische Behandlung einer BES die Essstörungssymptomatik und die psychische Befindlichkeit verbessert und einer weiteren Gewichtzunahme entgegenwirkt (Wilson et al. 2010; Hilbert et al. 2012). Gleichwohl resultiert ein Sistieren der BES nicht unbedingt in einer substanziellen Gewichtsreduktion. Allerdings scheint Abstinenz bezogen auf die Essanfälle (vor allem zu einem relativ frühen Zeitpunkt in der Behandlung) zu größerem Gewichtsverlust zu führen. Daher wird von einigen Autoren auch die Behandlung der Essstörung vor der Behandlung des Übergewichts priorisiert.

Internetbasierte Interventionen

Obwohl die kognitive Verhaltenstherapie derzeit als Goldstandardbehandlung für die Binge-Eating-Störung gilt, ist sie zeit- und arbeitsintensiv und wird derzeit nicht flächendeckend angeboten. Eine ökonomische Alternative stellen kognitiv-behaviorale Selbsthilfeansätze dar. Erste Wirksamkeitsbelege weisen darauf hin, dass auf kognitiv-behavioralen Prinzipien beruhende Selbsthilfeansätze, insbesondere mit professioneller Unterstützung („angeleitet"), zumindest kurzfristig ähnliche hohe Abstinenzraten erzielen wie die KVT.

Das Hauptziel der vom Bundesministeriums für Bildung und Forschung (BMBF) geförderten Internet-and-Binge-Eating-Disorder-(INTERBED-)Studie ist der Wirksamkeitsnachweis einer internetbasierten angeleiteten Selbsthilfe zur Behandlung erwachsener Patientinnen und Patienten mit BES im Vergleich zu einer manualisierten KVT im Einzelsetting. Die Therapiedauer betrug je 4 Monaten mit 20 Einzelsitzungen mit einem Therapeuten bzw. bis zu 20 E-Mail-Kontakten mit einem Internetcoach. Primärer Endpunkt ist die Differenz der Anzahl der Tage mit objektiven Essanfällen über die letzten 28 Tage hinweg zwischen Baseline und Ende der Behandlung nach 4 Monaten. Es handelt sich bei dieser RCT um eine zweiarmige Nichtunterlegenheitsstudie („non-inferiority") im Parallelgruppendesign mit 178 Patientinnen und Patienten. Der akuten Therapiephase folgt eine 6-monatige und 18-monatige Katamnesephase. Die

Ergebnisse der INTERBED-Studie werden derzeit evaluiert (de Zwaan et al. 2012).

Carrard et al. (2011) evaluierten die Wirksamkeit eines KVT-basierten, internetgestützten Selbsthilfeprogrammes für Erwachsene mit BES. Die Teilnehmer der Interventionsgruppe wurden dem 6-monatigen Online-Programm mit einem sich anschließenden 6-monatigen Follow-up-Zeitraum zugeordnet. Die Kontrollbedingung bestand aus einer 6-monatigen Warteliste, an welche sich die 6-monatige Online-Intervention anschloss. Die Teilnehmer der Interventionsgruppe hatten regelmäßig die Möglichkeit, via E-Mail Kontakt zu einem Coach aufzunehmen. Nach Abschluss der internetgestützten Selbsthilfeintervention zeigte sich eine signifikante Verbesserung des Binge-Eating-Verhaltens sowie der Variablen Schlankheitsstreben, Körperunzufriedenheit und interozeptive Bewusstheit. Ebenfalls konnte u. a. eine Reduktion der Anzahl objektiver Binge-Eating-Episoden gezeigt werden. Die Verbesserungen zeigten sich zudem noch zur Follow-up-Messung nach 6 Monaten. In einer in Schweden durchgeführten Untersuchung (Ljotsson et al. 2007) erhielten Teilnehmerinnen mit BN und BES Zugang zum kognitiv-behavioralen Selbsthilfebuch „Overcoming Binge Eating" sowie zu einem Online-Diskussionsforum und zusätzlich die Möglichkeit, via E-Mail Kontakt zum Studienteam aufzunehmen. Im Vergleich zur Wartelisten-Kontrollgruppe zeigte sich in einer „Intent-to-treat"-Analyse bei 37 % der Teilnehmerinnen eine Abstinenz von Essanfällen und Purging-Verhalten zum Ende der Intervention. Auch in dieser Untersuchung bestanden die Ergebnisse weiterhin zum 6-Monats-Follow-up.

Für den Bereich der BES lässt sich zusammenfassend ebenfalls festhalten, dass noch weitere Untersuchungen zur Überprüfung der Wirksamkeit internetgestützter Interventionen notwendig sind, vor allem im Vergleich zu herkömmlicher Face-to-Face-Therapie.

Pharmakotherapie

Ähnlich wie bei der pharmakologischen Behandlung der Bulimia nervosa wurden auch bei der Behandlung der BES überwiegend Antidepressiva eingesetzt. Serotoninwiederaufnahmehemmer (SSRI) und Serotonin-Noradrenalin-Wiederaufnahmehemmer (SNRI) sind in der Therapie der BES wirksam; allerdings ist derzeit kein Antidepressivum zur Behandlung der BES zugelassen. Langzeiteffekte von Psychopharmaka bei BES sind nicht ausreichend erforscht; eine langfristige Verordnung von Psychopharmaka zur Behandlung der BES kann daher nicht empfohlen werden.

Auch Substanzen, die zur Gewichtsreduktion eingesetzt werden bzw. eine gewichtsreduzierende Wirkung gezeigt haben wie Orlistat und Topiramat, konnten Essanfälle erfolgreich reduzieren. Vor allem bei Topiramat ist jedoch mit teilweise erheblichen Nebenwirkungen zu rechnen und bei allen Medikamenten sind Rückfälle nach Absetzen häufig.

In einer rezenten Studie konnte mit Lisdexamfetamin, das in Deutschland als Mittel für die Therapie des Aufmerksamkeitsdefizitsyndroms ADHS bei Kindern zugelassen ist, in einer Dosis von 70 mg eine 50%ige Reduktion der Essanfälle erzielt werden (Placebo 20 %). Die Nachhaltigkeit der Verbesserungen wurde nicht überprüft und es muss bedacht werden, dass es sich bei dem Wirkstoff Lisdexamfetamin um eine Substanz handelt, die ein Suchtpotenzial aufweist. In den USA ist dieser Wirkstoff als erstes Medikament zur Behandlung der BES zugelassen worden.

Kombinationsbehandlung

Die Ergebnisse von kombinierten Therapiestudien (KVT und Medikament) konnten keinen zusätzlichen Effekt der Medikation für die Reduktion der Essanfälle nachweisen, und KVT war der alleinigen medikamentösen Therapie in der Regel signifikant überlegen. Es gibt jedoch Hinweise darauf, dass Medikamente die Gewichtsreduktion unterstützen können und einen positiven Effekt auf Depression und auf essstörungsspezifische Psychopathologie aufweisen.

55.7 Kognitive Verhaltenstherapie: Ziele und Behandlungsschwerpunkte

Nachfolgend werden einzelne Elemente des kognitiv-verhaltenstherapeutischen Vorgehens bei Essstörungen beschrieben, die im Rahmen von Therapiestudien überprüft wurden und inzwischen Standardelemente der Behandlung darstellen. Zusätzlich werden wir auf spezifische Aspekte der Behandlung untergewichtiger anorektischer und bulimischer Patientinnen eingehen.

Zur Behandlung der Bulimia nervosa liegen mehrere Therapiemanuale vor, die detailliertere Angaben zum genauen Vorgehen bzw. zur Abfolge einzelner Behandlungselemente machen (Apple und Agras 1997; Fairburn et al. 1993; Jacobi et al. 2000). Diese Manuale stellen vor allem für Therapeuten, die mit den Störungsbildern und deren Behandlung wenig vertraut sind, eine Hilfe bei der Durchführung der wesentlichen, gut erprobten Behandlungselemente dar. In der klinischen Praxis wird aber oftmals ein standardisiertes Vorgehen über 20 Sitzungen den individuellen Problembereichen der Patientinnen nicht ausreichend gerecht. Wir beschränken uns daher hier auf die Beschreibung der wesentlichen Therapieelemente, die auch Bestandteil eines individuell angepassten, flexibleren Vorgehens sein können.

◻ Tab. 55.2 Ziele und Behandlungselemente bei Anorexia nervosa (AN), Bulimia nervosa (BN) und Binge-Eating-Störung (BES)

Ziel	Behandlungselemente	Relevant für		
		AN	BN	BES
1. Normalisierung von Essverhalten und Gewicht	Problemanalyse: Identifikation auslösender und aufrechterhaltender Bedingungen für gestörtes Essverhalten (Selbstbeobachtung)	✓	✓	✓
	Anamnestische Gewichtskurve	✓	✓	✓
	Normalisierung des Essverhaltens	✓	✓	✓
	Abbau der „schwarzen Liste"	✓	✓	✓
	Umgang mit Essanfällen und Erbrechen	✓	✓	✓[a]
	Stimuluskontrolle und Reaktionsverhinderung	✓	✓	✓[a]
	Stationäre Maßnahmen zur Gewichtsstabilisierung	✓	–	–
2. Bearbeitung der zugrunde liegenden Problembereiche	Problemanalyse	✓	✓	✓
	Zielorientierte Problembereichsbearbeitung	✓	✓	✓
	Kognitive Techniken	✓	✓	✓
	Andere spezifische Techniken: z. B. soziales Kompetenztraining, Einbezug von Familie/Familientherapie/Familienberatung, Einbezug des Partners/Partnertherapie/Paarberatung	✓	✓	✓
3. Verbesserung der Körperwahrnehmung und -akzeptanz	Körperübungen, Körpererfahrung	✓	✓	✓
	Kognitive Techniken	✓	✓	✓

[a]Da bei der Binge-Eating-Störung kein Erbrechen auftritt, bezieht sich dieses Behandlungselement jeweils auf Essanfälle

Wie in ◻ Tab. 55.1 ersichtlich ist, hat der überwiegende Teil der Behandlungselemente für alle diagnostischen Kategorien von Essstörungen (Bulimia nervosa, Anorexia nervosa, Binge–Eating-Störung) Gültigkeit. Ein davon teils abweichendes, spezifischeres Vorgehen ist vor allem für untergewichtige Patientinnen angezeigt. Im Folgenden soll das Vorgehen daher nicht getrennt für die einzelnen Störungsbilder geschildert werden (◻ Tab. 55.2).

55.7.1 Vermittlung grundlegender Prinzipien der Therapie

Zentrale Ansatzpunkte der kognitiv-verhaltenstherapeutischen Behandlung von Essstörungen sind das chronisch gezügelte Essverhalten und das verzerrte Gewichts- bzw. Schlankheitsideal. Anhaltende Nahrungsrestriktion, Untergewicht bzw. ein subjektiv zu niedriges Gewicht begünstigen das Auftreten von Essanfällen und nachfolgenden kompensatorischen Maßnahmen. Zusätzlich dienen die Essanfälle und das Erbrechen oftmals der Regulierung unangenehmer Gefühlszustände wie z. B. Angst, Frustration, Wut, Enttäuschung oder Traurigkeit, für die den Patientinnen keine angemessenen Fertigkeiten bzw. alternativen Konfliktlösungsmöglichkeiten zur Verfügung stehen.

> **Wichtig**
>
> Ziel der kognitiven Verhaltenstherapie ist es, den Kreislauf von verzerrtem Gewichtsideal, restriktivem Essverhalten und mangelnden alternativen Konfliktbewältigungsstrategien zu durchbrechen, indem das Essverhalten normalisiert, dysfunktionale Einstellungen zu Körper und Gewicht systematisch in Frage gestellt, die Angst vor unkontrollierbarer Gewichtszunahme reduziert, Auslöser, Hintergründe und die Funktion des gestörten Essverhaltens deutlich gemacht und neue Bewältigungsstrategien erarbeitet werden.

In der Regel ist der Ausgangspunkt in der Verhaltenstherapie das problematische (Symptom-)Verhalten, also in diesem Fall das gestörte Essverhalten. Der inhaltliche Schwerpunkt kann sich im Einzelfall oder im Verlauf der Behandlung aber verlagern, die Reihenfolge und Bedeutung der Therapieelemente kann demzufolge individuell unterschiedlich sein.

55.7.2 Informationsvermittlung und Psychoedukation

Neben der Vermittlung der Therapieprinzipien sollten die Patientinnen möglichst zu Beginn der Behandlung Informationen zu den nachfolgenden fünf Bereichen erhalten (für detailliertere Patientenmaterialien wird auf Jacobi et al. (2000) verwiesen):

- Zusammenhänge zwischen Hungern und Symptomen der Essstörung,
- Bedeutung eines bestimmten Körpergewichts,
- Folgeschäden im Zusammenhang mit Essstörungen,
- Wirksamkeit von Erbrechen und Abführmitteln zur Gewichtsreduktion,
- soziokulturelle Einflüsse – das Schlankheitsideal der Medien.

Zusammenhänge zwischen Hungern und Symptomen der Essstörung

Eine Vielzahl von Befunden belegt eine körperliche Mitbedingtheit von Essanfällen (zusammenfassend dargestellt bei Garner et al. 1985, 1991; Laessle et al. 1991). Anhaltende Diätversuche und Gewichtsverluste scheinen auch bei Menschen mit völlig ungestörtem Essverhalten das Auftreten von Symptomen analog zu bulimischen und anorektischen Verhaltensweisen zu begünstigen (vgl. Keys et al. 1950). Bei dem überwiegenden Teil bulimischer Patientinnen geht dem erstmaligen Auftreten von Essanfällen in der Regel auch eine länger dauernde Diätperiode voraus, oft begleitet von deutlichem Gewichtsverlust. Daher sollte die Vermittlung der Zusammenhänge zwischen Diäthalten und Essanfällen ein zentraler Bestandteil der Therapie sein.

Die Bedeutung eines bestimmten Körpergewichts

Empirische Studien (Keys et al. 1950) sprechen dafür, dass jeder Körper ein natürlicherweise vorprogrammiertes Gewicht, einen individuellen „set-point" bzw. „regulated weight" besitzt (Nisbett 1972). Demnach scheint das Körpergewicht nicht beliebig veränderbar zu sein. Der Körper reagiert auf Veränderungen in der Energiezufuhr u. a. auch mit entsprechenden metabolischen Veränderungen (s. auch Pirke et al. 1988; Laessle et al. 1991). Die Vermittlung der Bedeutung eines bestimmten Körpergewichts bzw. der Notwendigkeit des Erreichens eines gesunden Gewichtsbereichs (Zielgewicht) ist daher von Wichtigkeit in der Therapie (▶ Gut zu wissen). Hat eine Patientin deutliches Untergewicht oder bleibt sie dauerhaft unter ihrem vermuteten Set-Point-Gewicht, so ist auch bei therapeutisch erarbeiteter Einsicht in zugrunde liegende Probleme nicht damit zu rechnen, dass eine Besserung oder langfristige Stabilisierung der störungsbezogenen Symptome bzw. Folgeerscheinungen eintritt.

Gut zu wissen

Bestimmung des Zielgewichts

Generell besteht kein eindeutiges Kriterium für die Festlegung des Set-Point- bzw. Zielgewichts. Der beste Prädiktor für das Zielgewicht ist das prämorbide Gewicht, das eine Patientin nach Abschluss der Wachstumsperiode und *vor* Ausbruch der Essstörung über längere Zeit hatte. Da ein derartiger Zeitraum (z. B. bei jugendlichen Patientinnen) häufig nicht rekonstruierbar ist, wurden unterschiedliche Standards vorgeschlagen. Mittlerweile gilt als internationaler Standard für Patientinnen ab 18 Jahren ein Body Mass Index (BMI) von mindestens 20 als Zielgewicht, da dieser die untere Grenze des Normalgewichtsbereichs (BMI 20–25 kg/m^2) darstellt. Für Patientinnen zwischen 15 und 16 Jahren wird ein BMI-Wert von 18 kg/m^2 und für Patientinnen im Alter von 17 bis 18 Jahren ein BMI von 19 kg/m^2 als angemessen erachtet. Allerdings können diese Standards immer nur eine Ausgangsbasis darstellen, auf der ein geregeltes Essverhalten erprobt werden muss. Bei den wenigsten Patientinnen wird das Zielgewicht tatsächlich exakt bei einem BMI von 20 liegen. Sollte eine Patientin auch nach Erreichen ihres Zielgewichts (nach den genannten Kriterien) und längerer Therapiephase nicht in der Lage sein, ihr Essverhalten zu normalisieren, so muss daran gedacht werden, dass das vereinbarte Zielgewicht möglicherweise zu niedrig gesetzt wurde und der individuelle Set Point höher liegt. Allein durch die Gewichtssteigerung kann jedoch kein unauffälliges Essverhalten erreicht werden. Die Normalisierung des Essverhaltens (z. B. Abbau der „schwarzen Liste") gilt als wichtiger Bestandteil der Therapie, welcher Schritt für Schritt zu erarbeiten ist.

Folgeschäden im Zusammenhang mit Essstörungen

Betroffene sollten über die häufigsten körperlichen und psychischen Symptome, die im Zusammenhang mit chronischer Nahrungsrestriktion auftreten können (vgl. Keys et al. 1950), informiert werden, wobei zu betonen ist, dass der größte Teil mit der Normalisierung von Gewicht und Essverhalten rückläufig ist. Zu den häufigsten **körperlichen Folgeschäden** zählen Menstruations- und Fertilitätsstörungen bzw. Amenorrhö, Kreislaufstörungen, Kopfschmerzen, Müdigkeit, Sodbrennen, Störungen des

Elektrolythaushaltes und daraus resultierende Probleme, Parästhesien, Herzrhythmusstörungen, Zahnschäden sowie Vergrößerung der Ohrspeicheldrüsen. Es können ferner schwere Störungen des Knochenstoffwechsels auftreten, die zu einer Verminderung der Knochengrundsubstanz sowie Knochenerweichung führen mit der Folge, dass Knochenbrüche bereits nach minimalen Stürzen, manchmal sogar ohne erkennbaren Grund, auftreten.

Typische **psychische Begleit- und Folgeerscheinungen** sind Konzentrationsstörungen, depressive Stimmung bzw. häufige Stimmungsschwankungen, erhöhte Reizbarkeit, Angst, innere Unruhe, sozialer Rückzug, Interessenverlust und ständige gedankliche Beschäftigung mit Essen (vgl. auch Goebel und Fichter 1990/1991; Kaplan und Garfinkel 1993).

Wirksamkeit von Erbrechen und Abführmitteln zur Gewichtsreduktion

Viele Patientinnen glauben fälschlicherweise, dass die dick machenden Effekte der Essanfälle durch Erbrechen und die Einnahme von Abführmitteln verhindert werden können. Häufig ist ihnen dabei nicht bewusst, dass ein beträchtlicher Teil der Kalorien trotz dieser Gegenmaßnahmen absorbiert wird (vgl. Kaye et al. 1993). Hinzu kommt, dass die Patientinnen außerhalb ihrer Essanfälle meist ein stark gezügeltes Essverhalten sowie eine generell verringerte Stoffwechselaktivität aufweisen. Außerdem werden sie infolge des Erbrechens schneller wieder hungrig und begünstigen damit den nächsten Essanfall.

Soziokulturelle Einflüsse – Das Schlankheitsideal der Medien

Gestützt durch epidemiologische Befunde wird davon ausgegangen, dass soziokulturelle Faktoren wie Schlankheitsideal und Geschlechtsrollenerwartungen die Entstehung von Essstörungen begünstigen. Inwieweit eine Auseinandersetzung damit für die einzelne Patientin wichtig und notwendig ist, variiert relativ stark. Manche Patientinnen orientieren sich sehr stark an bestimmten Personen, die in den Medien als typische Beispiele des vorherrschenden Schönheits- und Schlankheitsideals präsentiert und vermarktet werden (z. B. Topmodels, Sängerinnen, Tänzerinnen). Vor allem bei adoleszenten jungen Frauen muss damit gerechnet werden, dass die Orientierung an solchen Idealen besonders groß ist.

55.7.3 Problemanalyse

Identifikation auslösender und aufrechterhaltender Bedingungen für gestörtes Essverhalten

Ein wesentlicher Bestandteil des kognitiv-verhaltenstherapeutischen Vorgehens besteht in der Identifikation der aktuellen auslösenden und aufrechterhaltenden Bedingungen für das pathologische Essverhalten und dem anschließenden Erstellen einer individuellen Problemanalyse. Die Patientinnen sollen zunächst ein möglichst genaues Bild ihres aktuellen Essverhaltens bekommen und lernen, die spezifischen Auslöser für das Auftreten von Essanfällen/Erbrechen/Laxanziengebrauch, Nicht-Essen und/oder Diäthalten zu identifizieren. Diese Auslöser beinhalten sowohl innere (Gedanken, Gefühle, Erwartungen bzw. körperliche Zustände) wie auch äußere (Anblick von Nahrungsmitteln etc.) Faktoren. Hierzu werden Selbstbeobachtungsprotokolle eingesetzt.

Nachdem die Patientinnen die Protokolle über einige Zeit (z. B. 4 Wochen) ausgefüllt haben, können sie versuchen, die wichtigsten und häufigsten Auslöser zusammenzufassen. Im weiteren Verlauf der Behandlung sind die Protokolle zum Erkennen der individuell bestehenden Konflikte bzw. Problembereiche und damit der Funktionalität der Essstörung hilfreich (Funktionsanalyse). Hierfür eignen sich vor allem die notierten Gefühle und Erwartungen. Mit zunehmender Besserung der Symptomatik haben die Protokolle dann vor allem die Funktion, noch bestehende „kritische" Situationen („Rückfallsituationen") zu identifizieren und hierfür Alternativverhalten zu planen.

Identifikation der ursprünglichen Auslösebedingungen

Ein zweiter Schwerpunkt der Problemanalyse besteht in der Identifikation der ursprünglichen Auslösebedingungen für die Entstehung der Störung (Bedingungsanalyse). Dazu gehören bereits von Geburt an bestehende Vulnerabilitäten (z. B. Frühgeburt, Geburtstraumen) bzw. familiäre Risikofaktoren (z. B. psychische Störungen der Eltern), Risikofaktoren in der frühen Kindheit, spezifische biografische Bedingungen und Belastungen sowie auslösende Faktoren im unmittelbaren Vorfeld der Erkrankung (▶ Abschn. 55.5.1). Ein Teil dieser Bedingungen dürfte bereits durch die Erhebung der Vorgeschichte (▶ Abschn. 55.6.1) bekannt sein, sollte aber unter Umständen durch weitere Faktoren ergänzt werden.

55.7.4 Veränderung des Essverhaltens

Normalisierung des Essverhaltens

Die Veränderung des pathologischen Essverhaltens, d. h. der **Abbau des restriktiven Essverhaltens** und der **Aufbau eines „ausgewogenen, individuell normalen"** **Essverhaltens,** stellen wesentliche Ziele der Behandlung dar. Die Patientinnen sollten ein Essverhalten erreichen, das in ausgewogener Weise aus Kohlenhydraten, Proteinen und Fetten zusammengesetzt ist. Sie sollen ferner langfristig lernen, sich wieder stärker an ihrem Appetit auf bestimmte Nahrungsmittel zu orientieren und sich nicht primär von diätetischen Gesichtspunkten leiten zu lassen. Essgestörte Patientinnen essen häufig nicht das, worauf sie eigentlich Lust haben (z. B. ein Eis oder ein Stück Kuchen), sondern bevorzugen fettarme, kohlenhydratarme und eiweißreiche Nahrungsmittel (z. B. Salat oder Obst). Diese Einseitigkeit begünstigt aber das Auftreten von Essanfällen. Daher sollten im Rahmen der Therapie schrittweise die gemiedenen Nahrungsmittel der sog. „schwarzen Liste" einbezogen werden.

Ein weiterer Aspekt betrifft die **Regelmäßigkeit des Essens.** Als Hilfestellung kann den Patientinnen empfohlen werden, täglich drei Haupt- und zwei Zwischenmahlzeiten zu sich zu nehmen. Bei einer ausgewogenen Ernährung wird der tägliche Kalorienbedarf – je nach Grundumsatz und Art der Tätigkeit – zwischen 2000 und 3500 kcal liegen. Dabei sind 2000 kcal für die meisten nicht Diät haltenden und nicht untergewichtigen Menschen das Minimum. Bei stark untergewichtigen Patientinnen kann diese Kalorienvorgabe während bestimmter Phasen der Gewichtszunahme zu niedrig sein.

> ❯ **Wichtig**
>
> Wichtig zur Etablierung eines geregelten Essverhaltens ist vor allem, dass geplante Mahlzeiten *unabhängig* von vorangegangenen Essanfällen und Erbrechen eingehalten werden. Dadurch soll verhindert werden, dass durch Hungergefühle oder gezügeltes Essverhalten erneute Essanfälle provoziert werden. Die Veränderung des Essverhaltens sollte mit der Patientin regelmäßig anhand der Selbstbeobachtungsprotokolle besprochen werden. Für manche Patientinnen kann es zusätzlich hilfreich sein, einen genauen Essensplan für einen bestimmten Zeitraum im Voraus (z. B. eine Woche) zu erstellen. Dabei ist zu beachten, den Essensplan gemeinsam mit der Patientin zu erstellen.

Intuitives Essen

Grundlage für ein geregeltes Essverhalten ist es, auf internale, physiologische Hunger- und Sättigungssignale angemessen reagieren zu können sowie regelmäßig zu essen, unabhängig von vorangegangenen Essanfällen und kompensatorischen Verhaltensweisen. Dies dient der Vermeidung physiologisch bedingten Heißhungers und daraus resultierender Essanfälle durch Hungergefühle oder überkontrolliertes Essverhalten.

Vor allem bei langjährig bestehenden Essstörungen kann die Interozeptionsfähigkeit erheblich eingeschränkt sein. Daher gilt es, die Patientinnen für die jeweiligen Signale der verschiedenen Hunger- und Sättigungsstadien zu sensibilisieren und somit intuitives Essen zu ermöglichen. Letzteres bedeutet, zu essen, auf was man Lust hat, wenn der Körper Hunger signalisiert, und das Essen bei Eintreten des Sättigungsgefühls zu beenden. Eine Grundlage dafür stellt auch das Vertrauen in den eigenen Körper dar, dass dieser signalisiert, wann und wie viel gegessen werden sollte (s. Avalos und Tylka 2006). Die Patientinnen werden angeleitet, sich genau zu beobachten und somit Hinweise des Körpers für Hunger (z. B. Magenknurren, Gedanken an Essen, Schwindel, Konzentrationsstörungen, Gereiztheit, Übelkeit) und Sättigung (z. B. langsameres Essen, angenehm volles Gefühl im Magen, Magendrücken, Magenschmerzen, Sodbrennen, Übelkeit) wahrzunehmen. Situationen, in denen Heißhunger oder die Aufnahme von Nahrung über das Sättigungsgefühl hinaus auftreten, dienen als Lerngelegenheiten. Gemeinsam können die Ursachen für den Kontrollverlust sowie hilfreiche Strategien zur Reduktion von Heißhunger, Essanfällen und kompensatorischen Verhaltensweisen erarbeitet werden.

Wichtig ist neben einer ausreichenden Energieaufnahme auch die Auswahl vielfältiger Nahrungsmittel. Die Patientinnen sollen u. a. auch schrittweise die bisher gemiedenen Nahrungsmittel der „schwarzen Liste" wieder in ihre Ernährung einbeziehen und lernen, sich langfristig wieder stärker an ihrem Appetit auf bestimmte Nahrungsmittel zu orientieren. Häufig ernähren sich Patientinnen nicht davon, worauf sie eigentlich Lust haben, wie z. B. ein Stück Kuchen, sondern essen stattdessen etwas anderes, was weniger Kalorien enthält und als vermeintlich gesünder gilt, wie beispielsweise Salat. Dieses einseitige, genussarme Essverhalten trägt jedoch häufig zum Auftreten von Essanfällen bei. Daher ist es unverzichtbar, dass die Patientinnen ohne Angst alle Nahrungsmittel essen können, was jedoch nicht bedeutet, dass sie sich nach einer Normalisierung ihres Essverhaltens nicht langfristig bewusst gegen bestimmte Nahrungsmittel entscheiden können.

Abbau der „schwarzen Liste"

Zu Beginn der Therapie sollten die Patientinnen eine Liste von Nahrungsmitteln, die sie sich erlauben und verbieten, aufstellen. Zu den erlaubten Nahrungsmitteln gehören meist diejenigen, die als kalorienarm und „gesund" (nicht dick machend) eingeschätzt werden, während zu den verbotenen meist diejenigen, die aus Angst vor einer Gewichtszunahme gemieden werden, gehören. Diese werden aber häufig im Rahmen der Essanfälle konsumiert. Im Rahmen der Normalisierung des Essverhaltens sollte die „verbotene" Seite schrittweise abgebaut werden. Mit der Patientin werden daher regelmäßig (anfangs jede Woche, später eher alle 14 Tage) die vollzogenen Veränderungen sowie die dabei aufgetretenen Umsetzungsschwierigkeiten besprochen und weitere Schritte festgelegt. Wenn ein Nahrungsmittel wieder fester Bestandteil der normalen Ernährung geworden ist, kann es von der „verbotenen" Seite gestrichen werden.

Umgang mit Essanfällen und kompensatorischen Verhaltensweisen

Über die Etablierung eines geregelten Essverhaltens hinaus sollten spezifische (kurz- und langfristige) Aktivitäten geplant werden, um das Auftreten von Essanfällen zu verringern bzw. verhindern. Diese Strategien können auch unabhängig von den möglicherweise zugrunde liegenden Konflikten hilfreich sein, wenngleich sie Lösungsansätze auf der Ebene der Konflikte nicht ersetzen.

Kurzfristige Strategien

Stimuluskontrolltechniken dienen dazu, das Problemverhalten (hier Essanfälle) unter Stimuluskontrolle zu bringen, d. h. die Reizbedingungen, unter denen das problematische Verhalten auftritt, systematisch einzugrenzen oder zu beseitigen. Diese ursprünglich aus der Adipositastherapie stammenden Techniken (Pudel 1978) können eingesetzt werden, um ein geregeltes Essverhalten z. B. hinsichtlich Vorratshaltung (das Vorhandensein „gefährlicher" Lebensmittel) oder Einkaufen (nur das, was vorher auf einer Liste aufgeschrieben wurde; nur eine begrenzte Menge Geld mitnehmen; nicht einkaufen gehen, wenn man hungrig ist) zu etablieren. Individuell zugeschnittene Strategien können aus Situationen abgeleitet werden, in denen es der Patientin gelungen ist, Essanfälle zu verhindern. Die Strategien (z. B. gezielte Ablenkung, Versuche des Aufschiebens, Verzögerns etc.) dienen dazu, wieder mehr Kontrolle zu bekommen, stellen jedoch keine dauerhaften Maßnahmen dar. Beispiele entsprechender Stimuluskontrollstrategien sind: eine Freundin anzurufen, wenn ein Essanfall bevorsteht, oder sich nach dem Essen mit jemandem zu verabreden, um Erbrechen zu verhindern.

Langfristige Strategien

Zusätzlich zu kurzfristig wirksamen Strategien sollten auch eher langfristig angelegte **Alternativverhaltensweisen** zum Umgang mit dem problematischen Essverhalten aufgebaut werden. Als Folge der Essstörung haben Patientinnen häufig viele ursprünglich sehr wichtige Aktivitäten vernachlässigt. Im Rahmen der Therapie kann es daher sinnvoll sein, der Patientin derartige

„positive Aktivitäten" wieder in Erinnerung zu rufen. Dies kann entweder unter Zuhilfenahme entsprechender „Verstärkerlisten" (z. B. „Liste zur Erfassung von Verstärkern", LEV, Schulte 1974; „Liste angenehmer Ereignisse", Hautzinger Stark und Treiber 1992) oder durch Erstellung eigener „persönlicher" Listen durch die Patientin selbst erfolgen. Die Aktivitäten können dann als direkte Alternativstrategien in „kritischen" Situationen verwendet werden (► Kap. 27).

Bei der Erarbeitung und Umsetzung gezielter Alternativen zum Umgang mit dem problematischen Essverhalten spielt auch das **Bewusstmachen von Kontrolle** und das Verdeutlichen der **eigenen Verantwortung** für das Problemverhalten eine wichtige Rolle. Da die Patientinnen sich der Symptomatik oft hilflos ausgeliefert fühlen, werden noch vorhandene Möglichkeiten der Kontrolle oft nicht mehr adäquat wahrgenommen bzw. vorzeitig aufgegeben. Aus diesem Grund sollte die aktive Rolle der Patientin im Zusammenhang mit dem problematischen Essverhalten immer wieder betont werden, ohne dass der Eindruck von Schuldzuweisungen oder therapeutischer Vorwurfshaltung entsteht.

Reaktionsverhinderung

Reizkonfrontation und Reaktionsverhinderung sind Techniken, die ursprünglich im Zusammenhang mit der Behandlung von Angststörungen entwickelt wurden. Modifiziert für den Einsatz bei Essstörungen sieht das Vorgehen vor, dass unter therapeutischer Begleitung angstauslösende, „verbotene" Nahrungsmittel konsumiert werden und anschließendes Erbrechen verhindert wird, bis der Drang hierzu nachlässt. Die Wirksamkeit dieser spezifischen Therapiebausteine hat sich jedoch als eher gering erwiesen, sodass sie kaum Eingang in die manualgestützten Therapiekonzepte gefunden haben, auch wenn sie im Einzelfall zusätzlich zu den anderen Behandlungselementen eine Unterstützung darstellen können.

55.7.5 Identifikation und Bearbeitung zugrunde liegender Konflikte

Neben der Veränderung des Essverhaltens richtet sich ein zweiter wichtiger Schwerpunkt kognitiv-verhaltenstherapeutischer Behandlungskonzepte auf die Bearbeitung der dem gestörten Essverhalten zugrunde liegenden Problembereiche. Der Umgang mit diesen Problembereichen oder Konflikten hat mindestens den gleichen Stellenwert wie der Umgang mit der spezifischen Symptomatik, soll im Folgenden aber nur kurz skizziert werden. Detaillierte Angaben zu den generellen Elementen und Phasen eines systematischen verhaltenstherapeutischen Vorgehens können beispielsweise Kanfer et al. (1996, Teil II, Phase 5) entnommen werden.

Identifikation der zugrunde liegenden Konflikte

Die Vorgeschichte sowie bedeutsame biografische Ereignisse im Leben der Patientin (z. B. Traumata, Trennungs- oder Verlusterlebnisse) können wichtige Hinweise zur Identifikation zugrunde liegender und aufrechterhaltender Konflikte liefern. Anhand der Selbstbeobachtung lassen sich ebenfalls individuell bedeutsame Problembereiche erkennen. Darüber hinaus kann die Gestaltung der therapeutischen Beziehung durch die Patientin bzw. ihr (verbales wie nonverbales) Verhalten in der Therapie oder ihre Interaktion in der Gruppe über zentrale Konflikte Aufschluss geben. Auch die Interaktion mit anderen Personen, wie beispielsweise der Familie, kann Zugang zu den zugrunde liegenden Konflikten verschaffen.

Die der Essstörung zugrunde liegenden Konflikte oder Problembereiche variieren individuell sehr stark. Zu den häufigsten – wenn auch nicht unbedingt für Essstörungen spezifischen – gehören ein niedriges Selbstwertgefühl, extremes Leistungs- und Perfektionsstreben, ein starkes Bedürfnis nach Kontrolle und Autonomie, mangelnde Selbstständigkeit, erhöhte Impulsivität, Probleme mit der Ablösung vom Elternhaus, Probleme in Beziehungen zu anderen Menschen und Probleme im Bereich der Sexualität.

Bearbeitung der Konflikte

Für die Bearbeitung der identifizierten Konflikte gibt es verschiedene Möglichkeiten. Je nach Art des Konflikts kann eine **Verbesserung der allgemeinen Problemlösefähigkeiten** der Patientin oder der **Aufbau neuer Kompetenzen** (z. B. die Verbesserung sozialer Kompetenzen durch ein Selbstsicherheitstraining) angezeigt sein. Im Falle eines Konflikts mit Eltern oder dem Partner wird der **Einbezug von Familienangehörigen bzw. des Partners** notwendig werden. Weitere Möglichkeiten bestehen über die Planung konkreter, auf kritische Situationen bezogene Alternativen zum Problemverhalten (z. B. unter Zuhilfenahme von positiven Aktivitäten) oder über den Einsatz **kognitiver Techniken** (▶ Abschn. 55.7.6) zur Korrektur der verzerrten Wahrnehmung zu Körper, Gewicht oder Einstellungen zur eigenen Person. Oftmals werden in der Praxis mehrere dieser Möglichkeiten zur Anwendung kommen. Diese können fallbezogen in unterschiedlicher Reihenfolge notwendig und sinnvoll sein (▶ Gut zu wissen).

> **Gut zu wissen**
>
> **Goal-Attainment Scaling**
> Eine für Einzel- wie Gruppentherapie anwendbare Möglichkeit des Umgangs mit Konflikten stellt das „Goal-Attainment Scaling" (Zielerreichungsskalierung) von Kiresuk und Sherman (1968) dar. Es handelt sich dabei um ein strukturiertes Problemlösevorgehen, bei dem jede Patientin zuerst ihre individuellen Problembereiche beschreibt, anschließend lang- und kurzfristige Ziele formuliert und in der Therapie konkrete Schritte zur Umsetzung plant, durchführt und bewertet.

55.7.6 Kognitive Techniken

Kognitive Techniken (vgl. Garner und Bemis 1982) spielen in verhaltenstherapeutischen Behandlungskonzepten für Essstörungen eine wichtige Rolle. Die Patientinnen sollen lernen, verzerrte Einstellungen zu Körper und Gewicht zu identifizieren und durch rationalere Einstellungen zu ersetzen. Ähnlich wie depressive Patientinnen haben Patientinnen mit Essstörungen häufig ein Schwarz-Weiß-Denken bezogen auf die eigene Person und auf die Bedeutung von Körper und Gewicht. Sie neigen zu den bekannten kognitiven Verzerrungen: dichotomes Denken, Personifizierung, abergläubisches Denken, selektive Abstraktion, Übergeneralisierung und Übertreibung. Kognitive Techniken zur Korrektur dieser verzerrten Wahrnehmungen sollten Bestandteil jeder Therapiestunde sein und nicht nur in bestimmten Phasen eingesetzt werden.

Zur Selbstbeobachtung und Überprüfung automatischer Gedanken können Formblätter, wie sie aus der kognitiven Therapie der Depression bekannt sind (Beck et al. 1986), in abgewandelter Form verwendet werden. Die Patientin soll dabei z. B. in Situationen, in denen ein Essanfall bevorsteht, ihre „automatischen Gedanken" beobachten und versuchen, rationalere Gedanken zu formulieren. Ziel ist es, das Selbstbewusstsein der Patientinnen durch die Korrektur dieser irrationalen Einstellungen und den Aufbau alternativer Bereiche so zu stärken, sodass Gewicht und Äußeres nicht mehr die entscheidende Rolle für das Selbstwertgefühl spielen. Dies ist auch im Hinblick auf die längerfristige Stabilität des im Rahmen der Therapie veränderten Verhaltens bedeutsam.

55.7.7 Bearbeitung der Körperbildstörung

Empirische Befunde zur Körperbildstörung

Die Befunde zum Konstrukt des Körperbildes sind in hohem Maße uneinheitlich (vgl. die Übersichtsarbeiten von Meermann 1991; Cash und Brown 1987): Sowohl für Patientinnen mit Anorexia nervosa als auch mit Bulimia nervosa ließ sich eine Überschätzung des Körperganzen oder von Teilen des Körpers ebenso wenig klar nachweisen wie die Spezifität der Störung im Verhältnis zu klinischen und nicht klinischen Kontrollgruppen. Auch ist die Wirksamkeit einer direkten therapeutischen Beeinflussung der Körperbildstörung empirisch nach wie vor ungesichert. Während einige Autoren (Wooley und Wooley 1985) der direkten Bearbeitung des gestörten Körperbildes mit gezielten Übungen (z. B. Spiegelübungen, Videofeedback) hohe Bedeutung beimessen, vertreten andere die Auffassung, dass die Körperbildstörung mit Bearbeitung der zugrunde liegenden Psychopathologie bzw. der Korrektur der verzerrten Einstellungen zu Körper und Gewicht indirekt beeinflusst wird und dadurch abklingt (Abb. 55.6). Die spezifische Wirksamkeit körperorientierter Vorgehensweisen bzw. deren Rolle als mögliches „additives" Therapieelement ist bislang im Rahmen kontrollierter Studien kaum untersucht worden.

Konkretes Vorgehen im Rahmen der psychomotorischen Therapie

Zielsetzung einer psychomotorischen Therapie ist die bewusste Auseinandersetzung mit dem Körper bzw. den damit verbundenen negativen Gefühlszuständen. Die Patientinnen sollen über neue Körpererfahrungen lernen, ihre verzerrte Wahrnehmung zu korrigieren, ihren Körper zu akzeptieren und somit ihre Körperzufriedenheit zu steigern. Hierfür bietet sich besonders ein gruppentherapeutisches Vorgehen an, da sowohl die Konfrontation mit Körperformen und -proportionen anderer Menschen als auch deren Rückmeldungen die Auseinandersetzung mit der eigenen (verzerrten) Wahrnehmung fördert. Zudem können Patientinnen, die schon länger in der Klinik therapiert werden und bereits eine Verbesserung erzielt haben, eine Modellfunktion für neue Patientinnen übernehmen und deren Motivation steigern. Aus unserer Erfahrung haben sich vier Schwerpunkte im Rahmen der psychomotorischen Therapie bewährt (vgl. Paul und Jacobi 1991):

> **Zentrale Übungen im Rahmen der psychomotorischen Therapie**
> 1. **Übungen zur Kontaktaufnahme:** Übungen, bei denen die Patientinnen mit anderen in Kontakt treten und Körperkontakt aufnehmen sollen.

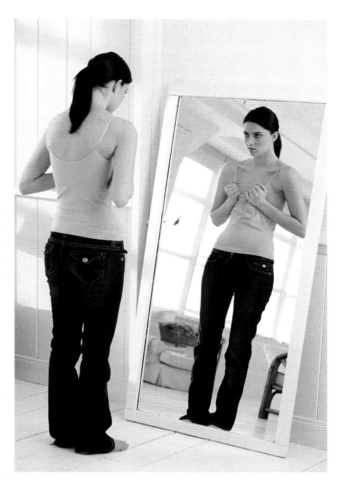

◘ Abb. 55.6   Die verzerrte Wahrnehmung des eigenen Körpers soll über spezifische Übungen, z. B. Spiegelexpositionen, verändert werden. (© Image Source)

> 2. **Vertrauensübungen:** Übungen, in denen die Patientinnen sich anderen „anvertrauen" sollen, sich z. B. in einem größeren Kreis fallen- und auffangen lassen.
> 3. **Übungen zur Körpererfahrung:** Abtasten verschiedener Körperregionen (z. B. Bauch), Konfrontationsübungen vor dem Spiegel oder mit Videoaufnahmen, Entspannungsübungen, spezielle Atemübungen und Massageübungen.
> 4. **Übungen zum Körperausdruck:** Bewegungsübungen nach Musik, freies Tanzen und pantomimische Übungen können die bewusstere Wahrnehmung und Verbesserung des Körperausdrucks fördern.

Im Rahmen einer ambulanten Behandlung werden die Übungen nur teilweise integriert werden können. Hier sollten zusätzlich andere Anregungen zur Verbesserung des Körpergefühls gegeben werden. Beispielsweise werden eher „sanfte" körperbezogene Übungen

(Entspannung, Yoga) auch in Fitnessstudios angeboten. Das Experimentieren mit neuer Frisur, Make-up etc. kann ebenfalls zur Verbesserung des Körpergefühls beitragen. Andere Möglichkeiten das Körpergefühl positiv zu beeinflussen sind: die bewusste Auswahl körperschmeichelnder Kleidung und das Aussortieren von Kleidungsstücken, die nicht mehr passen, sowie das Meiden von Themen wie Figur und Gewicht im Gespräch. Auch der Vergleich von Figur und Gewicht mit anderen Frauen sollte möglichst vermieden werden, da dies in der Regel zu einer Erhöhung der eigenen körperlichen Unzufriedenheit beiträgt. Ferner kann durch eine kritische Betrachtung des in den Medien vertretenen Schönheitsideals bis hin zu einer Meidung bestimmter Medien wie Frauenzeitschriften eine Quelle negativen Körpergefühls ausgeschlossen werden.

55.7.8 Stabilisierung, Rückfallanalyse und Rückfallprophylaxe

In der letzten Phase der Therapie stehen die Stabilisierung des veränderten Verhaltens und der Umgang mit „kritischen" Situationen oder „Rückfällen" (z. B. in Anlehnung an das kognitiv-verhaltensorientierte Rückfall-Analyse-Schema von Marlatt 1978, oder Cummings et al. 1983) zunehmend im Vordergrund (s. auch ► Klinisch betrachtet).

Die bislang verwendeten Strategien zur Veränderung des problematischen Verhaltens (sowohl bezogen auf das Essverhalten als auch auf die zugrunde liegenden Konflikte) sollten weitergeführt werden. Mit einem schrittweisen Ausblenden der Therapie kann dann festgestellt werden, inwieweit die Veränderungen unabhängig vom Therapeuten stabil bleiben. Gleichzeitig sollten etwaige externe Kontrollen abgebaut werden. So sollten sich die Patientinnen bei ihren Mahlzeiten weniger stark von kognitiver Steuerung beeinflussen lassen, sondern sich vermehrt nach Hunger- und Sättigungsgefühlen richten. Zusätzlich gilt es, den Genussaspekt des Essens wieder zu steigern.

Hat sich im Rahmen der bisherigen Therapie die primäre Symptomatik gebessert oder ist die Patientin inzwischen weitgehend symptomfrei, geht es jetzt in erster Linie darum, die auftretenden „Rückfall-" oder „Risikosituationen" zu erkennen und hinsichtlich ihrer Auslösebedingungen zu analysieren. Hierfür können die Selbstbeobachtungsbögen benutzt werden. Die Art der Auslöser hat sich vermutlich gegenüber dem Beginn der Behandlung verändert, so wird „Hunger" wahrscheinlich weniger häufig als Auslöser auftreten. Hingegen werden die noch bestehenden Konflikte eine stärkere Rolle spielen und es muss deutlich werden, an welchen dieser Konflikte die Patientin auch nach Beendigung der Therapie weiter arbeiten muss. Sowohl diese Konflikte als auch die in der Vergangenheit erfolgreichen Bewältigungsstrategien sollten notiert werden, um sie in Krisensituationen besser abrufen und anwenden zu können. Ergänzend wird das Erstellen eines „Rückfallverhinderungsplanes" gemeinsam mit der Patientin empfohlen.

Klinisch betrachtet

Fallbeispiel: Therapieeinschätzung durch eine Patientin
„Anfangs musste ich für jede einzelne Mahlzeit hart kämpfen. Es hat mir geholfen, das Ganze zunächst als ‚Experiment' zu betrachten, um herauszufinden, ob es stimmt, was mir die Therapeuten und auch andere Patientinnen erzählten. Ich konnte nicht glauben, dass sich mein Gewicht irgendwo im Normalbereich einpendeln würde; in meiner Phantasie würde ich ewig zunehmen. Trotzdem habe ich versucht, immer dran zu bleiben, die Nahrung zunächst als Medizin zu sehen, die mein Körper braucht; auch wenn ich mich nach dem Essen ekelhaft voll gefühlt habe und mein Bauch furchtbar schmerzte. Aber ich hatte ein Ziel vor Augen und Stück für Stück kam ich diesem etwas näher.

Besonders wichtig war für mich zu verstehen, weshalb ausgerechnet ich eine Essstörung bekommen hatte und vor allem auch, was mich darin hielt. Genauso wichtig war es jedoch, tatsächlich selbst zu erleben, dass die angekündigten Veränderungen, wie z. B. eine bessere Konzentrationsfähigkeit, weniger Stimmungsschwankungen, Hunger- und Sättigungsgefühle, tatsächlich mit der Zeit eintraten. Auch der intensive Austausch mit anderen Mitpatienten, die Ähnliches erlebten, war sehr hilfreich. Inzwischen esse ich wieder mehrere Mahlzeiten am Tag, versuche normale Portionen zu nehmen und kann das nicht nur aushalten, sondern z. T. auch genießen. Ich spüre wieder Hunger- und Sättigungsgefühle, was ich sogar als angenehm empfinde. Meine „schwarze Liste" hat sich sehr reduziert. Ich bewerte Essen nicht mehr als Strafe, sondern als Energietankstelle, die für mich lebensnotwendig ist. Vielleicht kann ich es irgendwann auch einfach nur genießen, ohne darüber nachzudenken. Jedenfalls bin ich wieder neugierig auf das Leben geworden, suche nach neuen Herausforderungen; schaffe es, mir auch mal etwas zu gönnen und mir Gutes zu tun."

55.8 Resümee

Obgleich es sich, historisch gesehen, bei der Bulimia nervosa und der Binge-Eating-Störung um neuere Störungsbilder handelt, sind sowohl die Kenntnisse zu Risikofaktoren und zu effizienten Behandlungsmöglichkeiten umfangreicher und die Prognose ist als besser einzustufen als bei der Anorexia nervosa. Der derzeitige Kenntnisstand zu Anorexia nervosa muss nach wie vor als unbefriedigend eingeschätzt werden, die Prognose der Störung als eher eingeschränkt. Bei allen drei Störungsbildern, aber insbesondere bei der Anorexia nervosa, ist das Wissen über das Zusammenwirken längsschnittlich gesicherter Risikofaktoren über die verschiedenen Entwicklungsperioden sowie über das Zusammenwirken von Faktoren auf biologischer und psychosozialer Ebene noch begrenzt. Während bei adoleszenten anorektischen Patientinnen ein Vorgehen, das die Familie einbezieht, die Methode der Wahl zu sein scheint, ist dies für ältere Patientinnen bzw. junge Erwachsene weit weniger klar. Bei bulimischen Patientinnen und Patientinnen mit Binge-Eating-Störung sind kognitiv-verhaltenstherapeutische Ansätze die Maßnahmen erster Wahl, während pharmakologische Ansätze mit Antidepressiva eine etwas geringere Wirksamkeit zeigen und deren langfristige Effekte weitgehend ungesichert sind.

Generell fehlen praxisbezogene Wirksamkeitsstudien, die u. a. auch flexiblere Konzepte berücksichtigen und langfristig eine Alternative zur in Deutschland überwiegend praktizierten stationären Behandlung mit oftmals unzureichender ambulanter Nachsorge darstellen. Internetgestützte Ansätze könnten eine wichtige Ergänzung zu bestehenden Selbsthilfe- und Behandlungsansätzen darstellen und mit einer größeren Flexibilisierung der existierenden Behandlungsangebote einhergehen.

? Prüfen Sie Ihr Wissen

1. Welches sind die wesentlichen diagnostischen Kriterien für Anorexia nervosa, Bulimia nervosa und Binge-Eating-Störung nach DSM-5 und wodurch unterscheiden sich die Störungsbilder? ▶ Abschn. 55.1

2. Welche Merkmale sind prognostisch ungünstige Merkmale für Anorexia und Bulimia nervosa? ▶ Abschn. 55.2.2

3. Über welche differenzialdiagnostischen Merkmale lassen sich Essstörungen von den meisten anderen psychischen oder somatischen Erkrankungen mit Symptomen gestörten Essverhaltens oder von Gewichtsverlust abgrenzen? ▶ Abschn. 55.4

4. Welche Risikofaktoren haben Anorexia und Bulimia nervosa gemeinsam? ▶ Abschn. 55.2 und 55.3

5. Welche psychotherapeutischen Verfahren werden zur Behandlung der Bulimia nervosa und der Binge-Eating-Störung eingesetzt und wie ist ihre Wirksamkeit einzuschätzen? ▶ Abschn. 55.6.4 und 55.6.5

ⓘ Weiterführende Literatur

Einen aktuellen wissenschaftlichen Überblick zu Grundlagen und Interventionen bei Essstörungen bieten das Handbuch von Brewerton (2004) bzw. die Handbuchreihen von Wonderlich, Mitchell und de Zwaan (2005, 2006). Zur methodischen Vertiefung des Bereichs Risiko- und Ätiologiefaktoren sei auf den Artikel von Kraemer (1997) sowie das *Oxford Handbook* (Jacobi et al. 2017) verwiesen. Aktuelle wissenschaftliche und praktische Leitlinien zur Behandlung von Essstörungen wurden vom National Institute of Clinical Excellence (NICE 2004) veröffentlicht.

Literatur

Aardoom, J., Dingemans, A., Spinhoven, P., & van Furth, E. (2013). Treating eating disorders over the internet: A systematic review and future research directions. *International Journal of Eating Disorders, 46,* 539–552.

Aardoom, J. J., Dingemans, A. E., & Van Furth, E. F. (2016). E-health interventions for eating disorders: Emerging findings, issues, and opportunities. *Current Psychiatry Reports, 18,* 42.

Ágh, T., Kovács, G., Supina, D., Pawaskar, M., Herman, B. K., Vokó, Z., & Sheehan D. V. (2016). A systematic review of the health-related quality of life and economic burdens of anorexia nervosa, bulimia nervosa, and binge eating disorder. *Eat Weight Disord.* [Epub ahead of print]

Agras, W. S., Lock, J., Brandt, H., Bryson, S. W., Dodge, E., Halmi, K. A., Jo, B., Johnson, C., Kaye, W., Wilfley, D., & Woodside, B. (2014). Comparison of 2 family therapies for adolescent anorexia nervosa: A randomized parallel trial. *JAMA Psychiatry, 71*(11), 1279–1286.

Agras, W. S., Walsh, T., Fairburn, C. G., Wilson, G. T., & Kraemer, H. (2000). A multicenter comparison of cognitive-behavioral therapy and interpersonal psychotherapy for bulimia nervosa. *Archives of General Psychiatry, 57,* 459–66.

American Psychiatric Association (APA). (1994). *Diagnostic and Statistical Manual of Mental Disorders, 4th edition (DSM-IV).* Washington: APA.

American Psychiatric Association (APA). (2018). *Diagnostisches und Statistisches Manual Psychischer Störungen – DSM-5* (deutsche Ausgabe herausgegeben von Peter Falkai und Hans-Ulrich Wittchen, mitherausgegeben von Manfred Döpfner, Wolfgang Gaebel, Wolfgang Maier, Winfried Rief, Henning Saß und Michael Zaudig). Göttingen: Hogrefe.

Apple, R., & Agras, W. S. (1997). *Overcoming eating disorders. A cognitive-behavioral treatment for bulimia nervosa and binge-eating disorder.* San Antonio: The Psychological Corporation.

Arcelus, J., Mitchell, A. J., Wales, J., & Nielsen, S. (2011). Mortality rates in patients with anorexia nervosa and other eating disorders. *Archives of General Psychiatry, 68*(7), 724–731.

Avalos, L. C., & Tylka, T. L. (2006). Exploring a model of intuitive eating with college women. *Journal of Counseling Psychology, 53*(4), 486–497.

Bacaltchuk, J., & Hay, P. (2003). Antidepressants versus placebo for people with bulimia nervosa. *Cochrane Database Systematic Review, 4,* CD003391.

Bacaltchuk, J., Hay, P., & Trefiglio, R. (2001). Antidepressants versus psychological treatments and their combination for bulimia nervosa. *Cochrane Database of Systematic Reviews, 4,* CD003385.

Bailer, U., de Zwaan, M., Leisch, F., Strnad, A., Lennkh-Wolfsberg, C., El-Giamal, N., et al. (2004). Guided self-help versus cognitive-behavioral group therapy in the treatment of bulimia nervosa. *International Journal of Eating Disorders, 35*(4), 522–537.

Beck, A. T., Rush, A. J., Shaw, B. F., & Emery, G. (1986). *Kognitive Therapie der Depression* (2. Aufl.). München: Urban & Schwarzenberg.

Beintner, I., Jacobi, C., & Schmidt, U. H. (2014). Participation and outcome in manualized self-help for bulimia nervosa and binge eating disorder – A systematic review and metare gression analysis. *Clinical Psychology Review, 34*(2), 158–176.

Björk, T., Clinton, D., & Norring, C. (2011). The impact of different outcome measures on estimates of remission in a 3-year follow-up of eating disorders. *European Eating Disorder Review, 19,* 2–11.

Brewerton, T. D. (Hrsg.). (2004). *Clinical handbook of eating disorders. An integrated approach.* New York: Dekker.

Carrard, I., Crépin, C., Rouget, P., Lam, T., Golay, A., & Van der Linden, M. (2011). Randomised controlled trial of a guided self-help treatment on the Internet for binge eating disorder. *Behaviour Research and Therapy, 49,* 482–491.

Carrard, I., Rouget, P., Fernandez-Aranda, F., Volkart, A. C., Damoiseau, M., & Lam, T. (2006). Evaluation and deployment of evidence based patient self-management support program for bulimia nervosa. *International Journal of Medical Informatics, 75,* 101–109.

Carter, J. C., Olmstedt, M. P., Kaplan, A. S., McCabe, R. E., Mills, J. S., & Aime, A. (2003). Self-help for bulimia nervosa: A randomized controlled trial. *American Journal of Psychiatry, 160,* 973–978.

Cash, T. F., & Brown, T. A. (1987). Body image in anorexia and bulimia nervosa. *Behavior Modification, 11,* 487–521.

Cederlöf, M., Thornton, L. M., Baker, J., Lichtenstein, P., Larsson, H., Rück, C., Bulik, C. M., & Mataix-Cols, D. (2015). Etiological overlap between obsessive-compulsive disorder and anorexia nervosa: A longitudinal cohort, multigenerational family and twin study. *World Psychiatry, 14*(3), 333–338.

Channon, S., de Silva, P., Hemsley, D., & Perkins, R. (1989). A controlled trial of cognitive-behavioural and behavioural treatment of anorexia nervosa. *Behavior Research and Therapy, 27,* 529–535.

Cooper, Z., & Fairburn, C. G. (1987). The eating disorder examination: A semistructured interview for the assessment of the specific psychopathology of eating disorders. *International Journal of Eating Disorders, 6,* 1–8.

Coutourier, J., Kimber, M., & Szatmari, P. (2013). Efficacy of family-based treatment for adolescents with eating disorders: A systematic review and meta-analysis. *International Journal of Eating Disorders, 46*(1), 3–11.

Couturier, J., & Lock, J. (2006a). What is remission in adolescent anorexia nervosa? A review of various conceptualizations and quantitative analysis. *International Journal of Eating Disorders, 39,* 175–183.

Couturier, J., & Lock, J. (2006b). What is recovery in adolescent anorexia nervosa. *International Journal of Eating Disorders, 39,* 550–555.

Crisp, A. H., Norton, K., Gowers, S., Halek, C., Bowyer, C., Yeldham, D., Levett, G., & Bhat, A. (1991). A controlled study of the effect of therapies aimed at adolescent and family psychopathology in anorexia nervosa. *British Journal of Psychiatry, 159,* 325–333.

Cummings, C., Gordon, J. R., & Marlatt, G. A. (1983). Relapse: Prevention and prediction. In W. R. Miller (Hrsg.), *The addictive behaviors* (S. 291–321). Oxford: Pergamon.

Dare, C., Eisler, I., Russel, G., Treasure, J., & Dodge, L. (2001). Psychological therapies of adults with anorexia nervosa. Randomised controlled trial of out-patient treatments. *The British Journal of Psychiatry, 178,* 216–221.

de Zwaan, M. (2002). Binge-Eating Disorder und Adipositas. *Verhaltenstherapie, 12,* 288–295.

de Zwaan, M., Herpertz, S., Zipfel, S., Tuschen-Caffier, B., Friederich, H.-C., Schmidt, F., Gefeller, O., Mayr, A., Lam, T., Schade-Brittinger, C., & Hilbert, A. (2012). INTERBED: internet-based guided self-help for overweight and obese patients with full or subsyndromal binge eating disorder. *A multicenter randomized controlled trial. Trials, 13,* 220.

Exner, C., Hebebrand, J., Remschmidt, H., Wewetzer, C., Ziegler, A., Herpertz, S., Schweiger, U., Blum, W. F., Preibisch, G., Heldmaier, G., & Klingenspor, M. (2000). Leptin suppresses semi-starvation induced hyperactivity in rats: Implications implications for anorexia nervosa. *Mol Psychiatry, 5*(5), 476–81.

Fairburn, C. G., Cooper, Z., Doll, H. A., Norman, P., & O'Connor, M. (2000). The natural course of bulimia nervosa and binge eating disorder in young women. *Archives of General Psychiatry, 57,* 659–665.

Fairburn, C. G., Cooper, Z., Doll, H. A., O'Connor, M. E., Bohn, K., Hawker, D. M., et al. (2009). Transdiagnostic cognitive-behavioral therapy for patients with eating disorders: A two-site trial with 60-week follow-up. *American Journal of Psychiatry, 166,* 311–319.

Fairburn, C. G., Marcus, M. D., & Wilson, G. T. (1993). Cognitive-behavioral therapy for binge-eating and bulimia nervosa: A comprehensive treatment manual. In C. G. Fairburn & G. T. Wilson (Hrsg.), *Binge eating: Nature, assessment and treatment* (S. 361–404). New York: Guilford.

Fairburn, C. G., Norman, P. A., Welch, S. L., O'Connor, M. E., Doll, H. A., & Peveler, R. C. (1995). A prospective study of outcome in bulimia nervosa and the long-term effects of three psychological treatments. *Archives of General Psychiatry, 52,* 304–312.

Fernandez-Aranda, F., Núñez, A., Martinez, C., Krug, I., Cappozzo, M., Carrard, I., Rouget, P., Jiménez-Murcia, S., Granero, R., Penelo, E., Santamaria, J., & Lam, T. (2009). Internet-based cognitive-behavioral therapy for bulimia nervosa: a controlled study. *Cyberpsychology and Behavior, 12,* 37–41.

Fichter, M. (2019). Epidemiologie der Ess- und Fütterstörungen. In S. Herpertz, M. Fichter, B. Herpertz-Dahlmann, A. Hilbert, B. Tuschen-Caffier, S. Vocks, & A. Zeeck (Hrsg.), *S3-Leitlinie Diagnostik und Behandlung der Essstörungen.* Berlin: Springer.

Fichter, M., & Quadflieg, N. (1999). *Strukturiertes Inventar für Anorektische und Bulimische Eßstörungen nach DSM-IV und ICD-10 (SIAB).* Göttingen: Hogrefe.

Fichter, M., Quadflieg, N., & Hedlund, S. (2008). Long-term course of binge eating disorder and bulimia nervosa: Relevance for nosology and diagnostic criteria. *International Journal of Eating Disorders, 41,* 577–586.

Fichter, M. M., Quadflieg, N., Nisslmüller, K., Lindner, S., Osen, B., Huber, T., et al. (2012). Does internet-based prevention reduce the risk of relapse for anorexia nervosa? *Behav Res Ther, 50,* 180–190.

Fisher, C. A., Hetrick, S. E., & Rushford, N. (2010). Family therapy for anorexia nervosa. *Cochrane Database of Systematic Reviews, 14*(4), CD004 780.

Fombonne, E. (1995). Anorexia nervosa. No evidence of an increase. *British Journal of Psychiatry, 166,* 462–471.

Franko, D. L., Keshaviah, A., Eddy, K. T., Krishna, M., Davis, M. C., Keel, P. K., & Herzog, D. B. (2013). A longitudinal investigation of mortality in anorexia nervosa and bulimia nervosa. *American Journal of Psychiatry, 170*(8), 917–925.

Garner, D. M. (1991). *Eating Disorder Inventory-2. Professional Manual.* Odessa: Assessment Resources.

Garner, D. M., & Bemis, K. M. (1982). A cognitive-behavioral approach to anorexia nervosa. *Cognitive Therapy and Research, 6,* 123–150.

55

Garner, D. M., Olmsted, M. P., & Polivy, J. (1983). Development and validation of a multidimensional eating disorder inventory for anorexia nervosa and bulimia. *International Journal of Eating Disorders, 2,* 15–34.

Garner, D. M., Rockert, W., Olmstedt, M. P., Johnson, C. L., & Coscina, D. V. (1985). Psychoeducational principles in the treatment of bulimia and anorexia nervosa. In D. M. Garner & P. E. Garfinkel (Hrsg.), *Handbook of psychotherapy for anorexia nervosa and bulimia* (S. 513–572). New York: Guilford.

Garner, D. M., Rockert, W., Olmstedt, M. P., Johnson, C. L., & Coscina, D. V. (1991). Die Auswirkungen von Diät und Hungern auf das Verhalten. In C. Jacobi & T. Paul (Hrsg.), *Bulimia und Anorexia nervosa. Ursachen und Therapie* (S. 24–54). Berlin: Springer.

Geist, R., Heinmaa, M., & Stephens, D. (2000). Comparison of family therapy and family group psychoeducation in adolescents with anorexia nervosa. *The Canadian Journal of Psychiatry, 45,* 346–364.

GBD. (2015). Disease and Injury Incidence and Prevalence Collaborators (2016). Global, regional, and national incidence, prevalence, and years lived with disability for 310 diseases and injuries, 1990–2015: A systematic analysis for the Global Burden of Disease Study 2015. *Lancet, 388,* 1545–1602.

Godart, N. T., Flament, M. F., Lecrubier, Y., & Jeammet, P. (2000). Anxiety disorders in anorexia nervosa and bulimia nervosa: co-morbidity and chronology of appearance. *European Psychiatry, 15,* 38–45.

Godart, N. T., Perdereau, F., Rein, Z., Berthoz, S., Wallier, J., Jeammet, P., & Flament, M. F. (2007). Comorbidity studies of eating disorders and mood disorders. Critical review of the literature. *Journal of Affective Disorders, 97*(1–3), 37–49.

Goebel, G., & Fichter, M. (1990/91). Medizinische Komplikationen bei Anorexia und Bulimia nervosa. Teil I–IV. *Therapiewoche,* 40–41.

Grover, M., Williams, C., Eisler, I., Fairbairn, P., McCloskey, C., Smith, G., Treasure, J., & Schmidt, U. (2011). An off-line pilot evaluation of a web-based systemic cognitive-behavioral intervention for carers of people with anorexia nervosa. *International Journal of Eating Disorders, 44*(8), 708–715.

Grover, M., Williams, C., Eisler, I., Fairbairn, P., McCloskey, C., Smith, G., Treasure, J., & Schmidt, U. (2011b). An off-line pilot evaluation of a web-based systemic cognitive-behavioral intervention for carers of people with anorexia nervosa. *International Journal of Eating Disorders, 44*(8), 708–715.

Grund, K. (2004). *Validierung der Weight Concerns Scale zur Erfassung von Essstörungen.* Unveröffentlichte Diplomarbeit, Universität Trier.

Haderlein, T. (2019). Efficacy of technology-based eating disorder treatment: A meta-analysis. Current Psychology. ▶ https://doi.org/10.1007/s12144-019-00448-x.

Halmi, K. A., Casper, R. C., Eckert, E. D., Goldberg, S. C., & Davis, J. M. (1979). Unique features associated with age of onset of anorexia nervosa. *Psychiatry Research, 1,* 209–215.

Hay, P. J. (2013). A systematic review of evidence for psychological treatments in eating disorders: 2005–2012. *International Journal of Eating Disorders, 46,* 462–469.

Hay, P. J., Bacaltchuk, J., Stefano, S., & Kashyap (2009). Psychological treatments for bulimia nervosa and binging. *Cochrane Database of Systematic Reviews, 4,* CD000 562.

Hay, P. J., Claudino, A. M., Touyz, S., & Abd Elbaky, G. (2015). Individual psychological therapy in the outpatient treatment of adults with anorexia nervosa. *Cochrane Database of Systematic Reviews, 7,* CD003 909.

Hautzinger, M., Stark, W., & Treiber, R. (1992). *Kognitive Verhaltenstherapie der Depression. Behandlungsanleitungen und Materialien.* Weinheim: Psychologie Verlags Union.

Herpertz-Dahlmann, B., & Hebebrand, J. (2008). Ess-Störungen. In B. Herpertz-Dahlmann, F. Resch, M. Schulte-Markwort, & A. Warnke (Hrsg.), *Entwicklungspsychiatrie* (2. Aufl., S. 835–864). Stuttgart: Schattauer.

Herpertz, S., Herpertz-Dahlmann, B., Fichter, M., Tuschen-Caffier, B., & Zeeck, A. (2011). *S3-Leitlinie Diagnostik und Behandlung der Essstörungen.* Berlin: Springer.

Hilbert, A., Bishop, M. E., Stein, R. I., Tanofsky-Kraff, M., Swenson, A., Welch, R. R., & Wilfley, D. E. (2012). Long-term efficacy of psychological treatments for binge eating disorder. *British Journal of Psychiatry, 200,* 232–237.

Hilbert, A., & Tuschen-Caffier, B. (2006). *Eating Disorder Examination: Deutschsprachige Übersetzung.* Münster: Verlag für Psychotherapie.

Hiller, W., Zaudig, M., & Mombour, W. (1995). *Internationale Diagnosen Checklisten für ICD-10.* Göttingen: Hogrefe.

Hoek, H. W. (2016). Review of the worldwide epidemiology of eating disorders. *Current Opinion in Psychiatry, 29,* 336–339.

Hoek, H. W., & van Hoeken, D. (2003). Review of the prevalence and incidence of eating disorders. *The International Journal of Eating Disorders, 34*(4), 383–396.

Hoyle, D., Slater, J., Williams, C., Schmidt, U., & Wade, T. (2013). Evaluation of a web-based skills intervention for carers of people with anorexia nervosa: A randomized controlled trial. *International Journal of Eating Disorders, 46*(6), 634–638.

Jacobi, C., Beintner, I., Fittig, E., Trockel, M., Braks, K., Schade-Brittinger, C., & Dempfle, A. (2017). Internet-based Aftercare (IN@) for Women with Bulimia Nervosa Following Inpatient Treatment: A Randomized Controlled Trial. Journal of Medical Internet Research, 19.

Holtkamp, K., Herpertz-Dahlmann, B., Hebebrand, K., Mika, C., Kratzsch, J., & Hebebrand, J. (2006). Physical activity and restlessness correlate with leptin levels in patients with adolescent anorexia nervosa. *Biological Psychiatry, 60*(3), 311–313.

Jacobi, C., & Fittig, E. (2010). Psychosocial risk factors for eating disorders. In W. S. Agras (Hrsg.), *Oxford handbook of eating disorders.* New York: Oxford University Press.

Jacobi, C., Hütter, K., & Fittig, E. (2017b). Psychosocial risk factors for eating disorders. In W. S. Agras & A. Robinson (Hrsg.), *Oxford Handbook of Eating Disorders.* N.Y: Oxford University Press.

Jacobi, C., Dahme, B., & Dittmann, R. W. (2002). Cognitive-behavioral, fluoxetine and combined treatment for bulimia nervosa: Short-term and long-term results. *European Eating Disorders Review, 10,* 179–198.

Jacobi, C., Dahme, B., & Rustenbach, S. (1997). Vergleich kontrollierter Psycho- und Pharmakotherapiestudien bei Anorexia und Bulimia nervosa. *Psychotherapie, Psychosomatik, Medizinische Psychologie, 47,* 346–364.

Jacobi, C., Thiel, A., & Paul, T. (2000). *Kognitive Verhaltenstherapie bei Anorexia und Bulimia nervosa* (2. Überarb. Aufl.). Weinheim: Beltz PVU.

Jacobi, C., Hayward, C., de Zwaan, M., Kraemer, H., & Agras, W. S. (2004). Coming to terms with risk factors for eating disorders: Application of risk terminology and suggestions for a general taxonomy. *Psychological Bulletin, 130*(1), 19–65.

Jacobi, C., Vollert, B., Hütter, K., von Bloh, P., Eiterich, N., Wilfley, D., & Taylor, C. B. (2016). Efficacy of an internet-based prevention program for women with subclinical anorexia nervosa. Talk at the XXIInd Annual Meeting of the Eating Disorders Research Society, 27–29 October 2016, New York, USA.

Kanfer, F. H., Reinecker, H., & Schmelzer, D. (1996). *Selbstmanagement-Therapie. Ein Lehrbuch für die klinische Praxis.* Berlin: Springer.

Kaplan, A. S., & Garfinkel, P. E. (Hrsg.). (1993). *Medical issues and the eating disorders: The interface.* New York: Brunner & Mazel.

Kaye, W. H., Weltzin, T. E., Hsu, L. K., McConaha, C. W., & Bolton, B. (1993). Amount of calories retained after binge eating and vomiting. *American Journal of Psychiatry, 150,* 969–971.

Kaye, W. H., Bulik, C., Thornton, L., Barbarich, N., & Masters, K. (2004). Comorbidity of anxiety disorders with anorexia and bulimia nervosa. *The American Journal of Psychiatry, 161,* 2215–2221.

Keel, P. K., Gravener, J. A., Joiner, T. E., Jr., & Haedt, A. A. (2010). Twenty-year follow-up of bulimia nervosa and related eating disorders not otherwise specified. *International Journal of Eating Disorders, 43,* 492–497.

Kessler, R. C., Berglund, P. A., Chiu, W. T., et al. (2013). The prevalence and correlates of binge eating disorder in the World Health Organization World Mental Health Surveys. *Biol Psychiatry, 73,* 904–914.

Keys, A., Brozek, J., Hentschel, A., Mickelsen, O., & Taylor, H. L. (1950). *The biology of human starvation.* Minneapolis: The University of Minnesota Press.

Killen, J. D., Taylor, C. B., Hammer, L. D., Litt, I., Wilson, D. M., Rich, T., et al. (1993). An attempt to modify unhealthful eating attitudes and weight regulation practices of young adolescent girls. *International Journal of Eating Disorders, 13*(4), 369–384.

Killen, J. D., Taylor, C. B., Hayward, C., Wilson, D. M., Haydel, K. F., Hammer, L. D., et al. (1994). Pursuit of thinness and onset of eating disorder symptoms in a community sample of adolescent girls: A three-year prospective analysis. *International Journal of Eating Disorders, 16*(3), 227–238.

Kiresuk, T. J., & Sherman, R. E. (1968). Goal attainment scaling: A general method for evaluating comprehensive mental health programs. *Community Mental Health Journal, 4,* 443–453.

Kraemer, H. C., Kazdin, A. E., Offord, D. R., Kessler, R. C., Jensen, P. S., & Kupfer, D. J. (1997). Coming to terms with the terms of risk. *Archives of General Psychiatry, 54,* 337–343.

Krauth, C., Buser, K., & Vogel, H. (2002). How high are the costs of eating disorders – anorexia nervosa and bulimia nervosa – for German society? *The European Journal of Health Economics, 3,* 244–250.

Laessle, R. G., Schweiger, U., Tuschl, R. J., & Pirke, K. M. (1991). Psychobiologische Aspekte bei Essstörungen. In C. Jacobi & T. Paul (Hrsg.), *Bulimia und Anorexia nervosa. Ursachen und Therapie* (S. 55–68). Berlin: Springer.

Lauterbach, K.W., Stock, S., & Radaélli, M. (2008). *Wörterbuch Gesundheitsökonomie.* Stuttgart: Kohlhammer.

Lock, J., Agras, W. S., Bryson, S., & Kraemer, H. C. (2005). A comparison of short- and longterm family therapy for adolescent anorexia nervosa. *Journal of the American Academy of Child and Adolescent Psychiatry, 44*(7), 632–639.

Lock, J., Agras, W. S., Fitzpatrick, K. K., Bryson, S. W., Jo, B., & Tchanturia, K. (2013). Is outpatient cognitive remediation therapy feasible to use in randomized clinical trials for anorexia nervosa? *International Journal of Eating Disorders, 46*(6), 567–575.

Lock, J., Le Grange, D., Agras, W. S., Moye, A., Bryson, S. W., & Jo, B. (2010). Randomized clinical trial comparing family-based treatment with adolescent-focused individual therapy for adolescents with anorexia nervosa. *Archives of General Psychiatry, 67*(10), 1025–1032.

Marlatt, G.A. (1978). Craving for alcohol, loss of control and relapse: A cognitive behavioral analysis. In P. E. Nathan, G. A. Marlatt, & T. Loberg (Hrsg.), *Alcoholism. New directions in behavioral research and treatment* (S. 271–314). New York: Plenum Press.

Martinussen, M., Friborg, O., Schmierer, P., Kaiser, S., Øvergård, K. T., Neunhoeffer, A.-L., Martinsen, E. W., & Rosenvinge, J. H. (2017). The comorbidity of personality disorders in eating disorders: A meta-analysis. *Eating and Weight Disorders, 22*(2), 201–209.

McIntosh, V. V., Jordan, J., Carter, F. A., Luty, S. E., McKenzie, J. M., Bulik, C. M., Frampton, C. M., & Joyce, P. R. (2005). Three psychotherapies for anorexia nervosa: a randomized, controlled trial. *American Journal of Psychiatry, 162,* 741–747.

Meermann, R. (1991). Body-image Störungen bei Anorexia und Bulimia nervosa und ihre Relevanz für die Therapie. In C. Jacobi & T. Paul (Hrsg.), *Bulimia und Anorexia nervosa. Ursachen und Therapie* (S. 69–85). Berlin: Springer.

Mitchell, J. E., Agras, S., Crow, S., Halmi, K., Fairburn, C. G., Bryson, S., & Kraemer, H. (2011). Stepped care and cognitive-behavioural therapy for bulimia nervosa: Randomised trial. *British Journal of Psychiatry, 198*(5), 391–397.

Mustelin, L., Silén, Y., Raevuori, A., Hoek, H. W., Kaprio, J., & Keski-Rahkonen, A. (2016). The DSM-5 diagnostic criteria for anorexia nervosa may change its population prevalence and prognostic value. *Journal of Psychiatric Research, 77,* 85–91.

Nagl, M., Jacobi, C., Paul, M., Beesdo-Baum, K., Höfler, M., Lieb, R., & Wittchen, H. U. (2016). Prevalence, incidence, and natural course of anorexia and bulimia nervosa among adolescents and young adults. *Eur Child Adolesc Psychiatry, 25,* 903–918.

National Institute for Clinical Excellence (NICE). (2004). *Clinical guideline 9. Eating disorders. Core interventions in the treatment and management of anorexia nervosa, bulimia nervosa and related eating disorders.* London: National Institute for Clinical Excellence.

Nisbett, R. E. (1972). Eating behavior and obesity in men and animals. *Advances in Psychosomatic Medicine, 7,* 173–193.

Nobis, S., Lehr, D., & Ebert, D. D. (2016). E-Mental-Health – am Beispiel von internetbasierten Gesundheitsinterventionen. In S. Müller-Mielitz & T. Lux (Hrsg.), *E-Health-Ökonomie* (S. 723–737). Wiesbaden: Springer Fachmedien.

O'Brien, K. M., & Vincent, N. K. (2003). Psychiatric comorbidity in anorexia and bulimia nervosa: Nature, prevalence, and cusal relationships. *Clinical Psychology Review, 23,* 57–74.

Paul, T., & Jacobi, C. (1991). Psychomotorische Therapie in der Behandlung anorektischer und bulimischer Patienten. In C. Jacobi & T. Paul (Hrsg.), *Bulimia und Anorexia nervosa. Ursachen und Therapie.* Berlin: Springer.

Paul, T., & Thiel, A. (2005). *Eating Disorder Inventory-2 (EDI-2) Deutsche Version.* Göttingen: Hogrefe.

Peterson, C. B., Mitchell, J. E., Engbloom, S., Nugent, S., Mussell, M. P., Crow, S. J., & Thuras, P. (2001). Self-help versus therapist-led group cognitive behavioral treatment of binge eating disorder at follow-up. *International Journal of Eating Disorders, 30,* 363–374.

Pike, K. M., Walsh, B. T., Vitousek, K., Wilson, G. T., & Bauer, J. (2003). Cognitive behavioral therapy in the posthospital treatment of anorexia nervosa. *American Journal of Psychiatry, 160,* 2046–2049.

Pirke, K. M., Vandereycken, W., & Ploog, D. (1988). *The psychobiology of bulimia nervosa.* Berlin: Springer.

Poulsen, S., Lunn, S., Daniel, S. I., Folke, S., Mathiesen, B. B., Katznelson, H., & Fairburn, C. G. (2014). A randomized controlled trial of psychoanalytic psychotherapy or cognitive-behavioral therapy for bulimia nervosa. *American Journal of Psychiatry, 171*(1), 109–116.

Pudel, V., & Westenhöfer, J. (1989). *Fragebogen zum Essverhalten (FEV). Handanweisung.* Göttingen: Hogrefe.

Pretorius, N., Arcelus, J., Beecham, J., et al. (2009). Cognitive-behavioural therapy for adolescents with bulimic symptomatology: The acceptability and effectiveness of internet-based delivery. *Behav Res Ther, 47*(9), 729–736.

Pudel, V. (1978). *Zur Psychogenese und Therapie der Adipositas*. Berlin: Springer.

Rastam, M., Gillberg, C. van Hoecken, D., & Hoek, H. W. (2004). Epidemiology of eating disorders and disordered eating. In T. D. Brewerton (Hrsg.), *Clinical handbook of eating disorders. An integrated approach*. New York: Dekker.

Raymond, N., de Zwaan, M., Mitchell, J. E., Ackard, D., & Thuras, P. (2002). Effect of a very low calorie diet on the diagnostic category of individuals with binge-eating disorder. *International Journal of Eating Disorders, 31,* 49–56.

Robin, A. L., Siegel, P. T., & Moye, A. W. (1999). A controlled comparison of family versus individual therapy for adolescents with anorexia nervosa. *Journal of the American Academy of Child & Adolescent Psychiatry, 38,* 1482–1489.

Russell, G. F. M., Szmukler, G. I., Dare, C., & Eisler, I. (1987). An evaluation of family therapy in anorexia nervosa and bulimia nervosa. *Archives of General Psychiatry, 44,* 1047–1056.

Sánchez-Ortiz, V. C., Munro, C., Stahl, D., House, J., Startup, H., Treasure, J., et al. (2011). A randomized controlled trial of internet-based cognitive-behavioural therapy for bulimia nervosa or related disorders in a student population. *Psychological Medicine, 41,* 407–417.

Schmidt, U., Magill, N., Renwick, B., Keyes, A., Kenyon, M., Dejong, H., Lose, A., Broadbent, H., Loomes, R., Yasin, H., Watson, C., Ghelani, S., Bonin, E. M., Serpell, L., Richards, L., Johnson-Sabine, E., Boughton, N., Whitehead, L., Beecham, J., Treasure, J., & Landau, S. (2015). The Maudsley outpatient study of treatments for anorexia nervosa and related conditions (MOSAIC): Comparison of the Maudsley model of anorexia nervosa treatment for adults (MANTRA) with specialist supportive clinical management (SSCM) in outpatients with broadly defined anorexia nervosa: A randomized controlled trial. *Journal of Consulting and Clinical Psychology, 83*(4), 796–807.

Schmidt, U. H., & Treasure, J. L. (1993). *Getting better bit(e) by bit(e)*. London: Erlbaum.

Schulte, D. (1974). *Diagnostik in der Verhaltenstherapie*. München: Urban & Schwarzenberg.

Serfaty, M. A. (1999). Cognitive therapy vs. dietary counselling in the outpatient treatment of anorexia nervosa: Effects of the treatment phase. *European Eating Disorders Review, 7,* 334–350.

Smink, F. R., van Hoeken, D., & Hoek, H. W. (2013). Epidemiology, course and outcome of eating disorders. *Current Opinion in Psychiatry, 26*(6), 543–548.

Smink, F. R., van Hoeken, D., Donker, G. A., Susser, E. S., Oldehinkel, A. J., & Hoek, H. W. (2016). Three decades of eating disorders in Dutch primary care: Decreasing incidence of bulimia nervosa, but not of anorexia nervosa. *Psychological Medicine, 46,* 189–1196.

Sullivan, P. F. (2002). Course and outcome of anorexia nervosa and bulimia nervosa. *Eating disorders and obesity: A comprehensive handbook, 2,* 226–232.

Svaldi, J., Hartmann Firnkorn, A., Legenbauer, T., von Wietersheim, J., de Zwaan, M., & Tuschen-Caffier, T. (2019). Bulimia nervosa. In S. Herpertz, M. Fichter, B. Herpertz-Dahlmann, A. Hilbert, B. Tuschen-Caffier, S. Vocks, & A. Zeeck (Hrsg.), *S3-Leitlinie Diagnostik und Behandlung der Essstörungen* (S. 217–274). Berlin: Springer.

Sweeting, H., Walker, L., MacLean, A., Patterson, C., Räisänen, U., & Hunt, K. (2015). Prevalence of eating disorders in males: a review of rates reported in academic research and UK mass media. *International Journal of Men's Health, 14*(2). ► https://doi.org/10.3149/jmh.1402.86.

Swinbourne, J., Hunt, C., Abbott, M., Russell, J., St Clare, T., & Touyz, S. (2012). The comorbidity between eating disorders and anxiety disorders: Prevalence in an eating disorder sample and anxiety disorder sample. *Australian & New Zealand Journal of Psychiatry, 46*(2), 118–131.

Van Son, G. E., van Hoeken, D., Bartelds, A., van Furth, E. F., & Hoek, H. W. (2006). Time trends in the incidence of eating disorders: A primary care study in the Netherlands. *International Journal of Eating Disorders, 39,* 565–569.

Steinhausen, H. C. (2002). The outcome of anorexia nervosa in the 20th century. *American Journal of Psychiatry, 159,* 1284–1293.

Steinhausen, H. C., & Weber, S. (2009). The outcome of bulimia nervosa: Findings from one-quarter century of research. *American Journal of Psychiatry, 166,* 1331–1341.

Stock, S., Radaélli, M., & Lauterbach, K. W. (2007). *Wörterbuch Gesundheitsökonomie*. Stuttgart: Kohlhammer.

Stunkard, A. J., & Messick, S. (1985). The three-factor eating questionnaire to measure dietary restraint, disinhibition and hunger. *Journal of Psychosomatic Research, 29,* 71–83.

Thiels, C., Schmidt, U., Treasure, J. L., Garthe, R., & Troop, N. (1998). Guided self-change for bulimia nervosa incorporating use of a self-care manual. *American Journal of Psychiatry, 155,* 947–953.

Treasure, J., Claudino, A. M., & Zucker, N. (2010). Eating disorders. *Lancet, 375,* 583–593.

Treasure, J. L., Schmidt, U., Troop, N., Tiller, J., Todd, G., & Turnbull, S. (1996). Sequential treatment for bulimia nervosa incorporating a self-care manual. *British Journal of Psychiatry, 168,* 94–98.

Tuschen-Caffier, B., & Herpertz, S. (2012). Behandlung von Essstörungen: Welche Empfehlungen gibt die S3-Behandlungsleitlinie? *Verhaltenstherapie, 22,* 191–198.

de Vos, J., Houtzager, L., Katsaragaki, G., van de Berg, E., Cuijpers, P., & Dekker, J. (2014). Meta-analysis on the efficacy of pharmacotherapy versus placebo on anorexia nervosa. *Journal of Eating Disorders, 2*(1), 27.

Westenhöfer, J. (1992). *Gezügeltes Essverhalten und Störbarkeit des Essverhaltens*. Göttingen: Hogrefe.

Whiteford, H. A., Degenhardt, L., Rehm, J., Baxter, A. J., Ferrari, A. J., Erskine, H. E., Charlson, F. J., Norman, R. E., Flaxman, A. D., Johns, N., Burstein, R., Murray, C. J., & Vos, T. (2013). Global burden of disease attributable to mental and substance use disorders: Findings from the global burden of disease study 2010. *Lancet, 382*(9904), 1575–1586.

Wilfley, D. E., Agras, W. S., Telch, C. F., Rossiter, E. M., Schneider, J. A., Cole, A. G., et al. (1993). Group cognitive-behavioral therapy and group interpersonal psychotherapy for the nonpurging bulimic: A controlled comparison. *Journal of Consulting and Clinical Psychology, 61,* 296–305.

Williams, S. E., Watts, T. K. O., & Wade, T. D. (2012). A review of the definitions of outcome used in the treatment of bulimia nervosa. *Clinical Psychology Review, 32,* 292–300.

Wilson, G. T., Wilfley, D. E., Agras, W. S., & Bryson, S. W. (2010). Psychological treatments of binge eating disorder. *Archives of General Psychiatry, 67,* 94–101.

Wilson, G. T., & Zandberg, L. J. (2012). Cognitive-behavioral guided self-help for eating disorders: Effectiveness and scalability. *Clinical Psychology Review, 32*(4), 343–357.

Wittchen, H.-U., Wunderlich, U., Gruschwitz, S., & Zaudig, M. (1997). *Strukturiertes Klinisches Interview für DSM-IV, Achse I (SKID). Interviewheft*. Göttingen: Hogrefe.

Wonderlich, S. A., Gordon, K. H., Mitchell, J. E., Crosby, R. D., & Engel, S. G. (2009). The validity and clinical utility of binge eating disorder. *International Journal of Eating Disorders, 42,* 687–705.

Wonderlich, S., Mitchell, J. E., de Zwaan, M., & Steiger, H. (Hrsg.). (2005). *Eating disorders review, Part I*. Radcliffe: Oxford.

Wonderlich, S., Mitchell, J. E., de Zwaan, M., & Steiger, H. (Hrsg.). (2006). *Eating disorders review, Part II*. Oxford: Radcliffe.

Wonderlich, S., Zwaan, M. de, Mitchell, J. E., Peterson, C., & Crow, S. (2003). Psychological and dietary treatments of binge eating disorder: conceptual implications. *International Journal of Eating Disorders, 34,* Suppl., S58–S73.

Woodside, D., & Garfinkel, P. E. (1992). Age of onset of eating disorders. *International Journal of Eating Disorders, 12,* 31–36.

Wooley, S. C., & Wooley, O. W. (1985). Intensive outpatient and residential treatment for bulimia nervosa. In D. M. Garner & P. E. Garfinkel (Hrsg.), *Handbook of psychotherapy for anorexia and bulimia nervosa* (S. 391–430). New York: Guilford Press.

Zeeck, A., Herpertz-Dahlmann, B., Friederich, H.-C., Brockmeyer, T., Resmark, G., Hagenah, U., & Hartmann, A. (2018). Psychotherapeutic treatment for anorexia nervosa: A systematic review and network meta-analysis. *Frontiers in Psychiatry, 9,* 158.

Zeeck, A., Cuntz, U., Herpertz-Dahlmann, B., Ehrlich, S., Friedrich, H.-C., Resmark, G., Hagenah, U., Haas, V., Hartmann, A., Greetfeld, M., Zipfel, S., & Brockmeyer, T. (2019). Anorexia nervosa. In S. Herpertz, M. Fichter, B. Herpertz-Dahlmann, A. Hilbert, B. Tuschen-Caffier, S. Vocks, & A. Zeeck (Hrsg.), *S3-Leitlinie Diagnostik und Behandlung der Essstörungen* (S. 67–196). Berlin: Springer.

Zerwas, S. C., Watson, H. J., Hofmeier, S. M., Levine, M. D., Hamer, R. M., Crosby, R. D., Runfola, C. D., Peat, C. M., Shapiro, J. R., Zimmer, B., Moessner, M., Kordy, H., Marcus, M. D., & Bulik, C. M. (2017). CBT4BN: A randomized controlled trial of online chat and face-to-face group therapy for bulimia nervosa. *Psychother Psychosom, 86,* 47–53.

Zipfel, S., Wild, B., Groß, G., Friederich, H. C., Teufel, M., Schellberg, D., Giel, K. E., de Zwaan, M., Dinkel, A., Herpertz, S., Burgmer, M., Löwe, B., Tagay, S., von Wietersheim, J., Zeeck, A., Schade-Brittinger, C., Schauenburg, H., Herzog, W., & ANTOP study group. (2014). Focal psychodynamic therapy, cognitive behaviour therapy, and optimized treatment as usual in outpatients with anorexia nervosa (ANTOP study): Randomised controlled trial. *Lancet, 383*(9912), 127–137.

Sexuelle Funktionsstörungen, paraphile Störungen, Geschlechtsdysphorie

Jürgen Hoyer, Julia Velten und Philipp Hammelstein

Inhaltsverzeichnis

© Springer-Verlag GmbH Deutschland, ein Teil von Springer Nature 2020
J. Hoyer und S. Knappe (Hrsg.), *Klinische Psychologie & Psychotherapie*,
https://doi.org/10.1007/978-3-662-61814-1_56

56

Klinisch betrachtet

Fallbeispiel

Ein ca. 40-jähriger leitender Angestellter meldet sich telefonisch im Sekretariat in einer Hochschulambulanz für Psychotherapie. Er könne am Telefon keinesfalls sagen, um welches Problem es sich handle, und bittet um ein Erstgespräch bei einem Therapeuten, der ihm persönlich empfohlen worden sei.

Im Erstgespräch erscheint ein korrekt gekleideter Mann (Anzug, Krawatte), verheiratet und Vater eines Kindes, der sehr freundlich und etwas submissiv erscheint. Der Mann hat deutliche Schwierigkeiten sein Problem direkt anzusprechen, es ist ihm offensichtlich außerordentlich peinlich. Schließlich bricht er in Tränen aus und schildert eine Reihe von schwerwiegenden depressiven Symptomen, u. a. Hoffnungslosigkeitserleben und Selbstwertprobleme. Die Gründe werden erst nach und nach klar. Der Patient schildert seine fetischistischen Praktiken, die sich auf das Fantasieren und Horten von hochhackigen weiblichen Schuhen beziehen. Er ziehe diese Schuhe ab und zu an und befriedige sich dann selbst. Er kämpfe seit vielen Jahren gegen diese Wünsche und Fantasien an, aber er schaffe es nicht. Dies erlebe er als demütigend und bewerte es als Zeichen, dass er „der letzte Dreck" sei. Niemand wisse von dem Problem, schon gar nicht seine Frau. Wenn sie es erführe, würde er sich umbringen. Auf entpathologisierende Interventionen des Therapeuten (wie er seine Taten im Vergleich zu Sexualstraftaten bewerte, ob er mit seinen Handlungen jemandem Schaden zufüge, woher er wisse, dass fetischistische Neigungen ein Zeichen äußerster Verwerflichkeit seien usw.) reagiert der Patient sehr entlastet und geradezu dankbar. Die Depression remittiert im Therapieverlauf in kurzer Zeit vollständig und er entwickelt wieder sexuelles Interesse an seiner Frau. Neben einer besseren Kontrolle seiner fetischistischen Impulse, wünscht sich der Patient nun therapeutische Hilfe angesichts seiner Schwierigkeiten beim Sex mit seiner Frau eine ausreichende Erektion zu bekommen. Dieses Problem wird im weiteren Verlauf mit klassischen sexualtherapeutischen Methoden behandelt (Behandlungsprogramm nach Masters und Johnson 1966; ◘ Abb. 56.1; vgl. Hoyndorf et al. 1995).

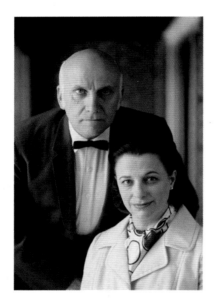

◘ **Abb. 56.1** William Masters und Virginia Johnson. (© Art Shay, 1970)

Das kurze Fallbeispiel (► Klinisch betrachtet) zeigt eine in Psychotherapieambulanzen seltene Problemstellung. Es ist nicht nur selten, dass sich ein Patient wegen sexueller Probleme vorstellt; auch das gemeinsame Vorkommen einer paraphilen Störung und einer sexuellen Funktionsstörung stellt eine Besonderheit dar. Gleichzeitig zeigt dieser Fall aber auch, wie aussichtslos eine Depressionsbehandlung ohne eine Berücksichtigung der sexuellen Probleme gewesen wäre.

56.1 Störungsbild

Während wir im Alltag mit Themen der Sexualität und Erotik häufig konfrontiert werden, wird das Thema im psychotherapeutischen Gespräch von Klienten selten direkt angesteuert. Hinzu kommt, dass auch Psychotherapeuten dazu neigen, das Thema zu vernachlässigen und nicht offen zu explorieren, solange der Patient oder die Patientin hierzu keinen direkten Hinweis liefert. Sexuelle Störungen und Probleme werden dadurch häufig nicht diagnostiziert und nicht behandelt (Hoyer 2013; Reinecke et al. 2006). Dies steht in eklatantem Widerspruch zur Häufigkeit sexueller Probleme und Störungen sowie zu dem diesbezüglichen Behandlungsbedarf (► Abschn. 56.2.3).

In diesem Kapitel fassen wir Störungen zusammen, die sich in ihrer Ätiopathogenese, ihrer Symptomatik und ihrer Veränderbarkeit deutlich unterscheiden, deren Symptome sich aber jeweils in der Domäne sexuellen Erlebens und Verhaltens zeigen oder die Geschlechtsidentität betreffen. Es geht um die folgenden drei Bereiche:

- **Sexuelle Funktionsstörungen** umfassen Störungen der sexuellen Appetenz, Störungen der sexuellen Erregung, Orgasmusstörungen sowie sexuelle Schmerzstörungen.
- Unter den **paraphilen Störungen** werden der sexuelle Drang nach einem unüblichen Sexualobjekt (z. B. Kindern im Fall der Pädophilie) oder nach unüblicher sexueller Stimulierung (z. B. Frotteurismus, Voyeurismus, sexueller Sadismus) verstanden.

- **Geschlechtsdysphorien** beschreiben die als belastend erlebte Nichtidentifikation mit dem eigenen Zuweisungsgeschlecht, verbunden mit dem Wunsch, die Rolle des anderen Geschlechts teilweise oder vollständig anzunehmen.

Sich verändernde gesellschaftliche Normen haben sowohl auf Patientenseite als auch auf der Seite der Fachwelt einen enormen Einfluss darauf, was genau als eine gestörte Sexualität aufgefasst wird (vgl. Hoyer und Velten 2017). Vermittelt über die Medien herrschen Vorstellungen über die Häufigkeit und Intensität von Sexualität in Partnerschaften vor, die Menschen unter Leistungsdruck setzen und dazu führen können, dass die selbst gelebte Sexualität als unzureichend beurteilt wird. Demgegenüber bemühen sich die diagnostischen Klassifikationssysteme, normative Standards für sexuelle Aktivitäten eher vorsichtig zu definieren (s. unten). Ob eine sexuelle Funktion in „zufriedenstellender" Weise gegeben ist, hängt vor allem von der individuellen Bewertung ab („If the individual is satisfied with his/her pattern of sexual experience and activity, even if it is different from what may be satisfying to other people or what is considered normative in a given culture or subculture, a sexual dysfunction should not be diagnosed"; Reed et al. 2016, S. 206). Dies ist bei den paraphilen Störungen anders: Diese können auch vergeben werden, wenn dritte Personen zu Schaden kommen, selbst wenn die betroffene Person angibt, unter ihrer paraphilen Neigung nicht zu leiden (APA 2015). Seit der Revision des DSM gilt eine Nichtidentifikation mit dem Zuweisungsgeschlecht an sich nicht länger als störungswertig: Nur wenn dies zu psychischem Leiden führt, ist die Vergabe einer Störungsdiagnose indiziert. Dies zeigt, dass gesellschaftliche Normen an vielen Stellen in die diagnostischen Kriterien einfließen (▶ Gut zu wissen).

> **Gut zu wissen**
>
> **Wandel der Auffassungen zur Homosexualität**
> Mit der Etablierung der Psychiatrie als eigenständige medizinische Disziplin wurde Homosexualität als schwere Pathologie betrachtet und in den Nosologiesystemen als „soziopathische Persönlichkeitsstörung" klassifiziert. Dies verstärkte die Stigmatisierung und Pathologisierung homo- und bisexueller Menschen und führte über Therapieschulen hinweg zu der Entwicklung von „Konversionstherapien", welche die sexuelle Orientierung modifizieren sollten. Durch das politische Aufbegehren homosexueller Menschen in den USA fand die American Psychiatric Association 1973 zu der Mehrheitsentscheidung, Homosexualität nicht mehr als psychische Störung (damals „Geisteskrankheit") aufzufassen, was sich 1980 im DSM-III

niederschlug. Heute wird die sexuelle Orientierung als ein dimensionales Merkmal betrachtet mit den Endpolen einer ausschließlich homosexuellen versus ausschließlich heterosexuellen Orientierung. Zusätzlich wird Asexualität, definiert als fehlende sexuelle Anziehung für Personen jedweden Geschlechts, als sexuelle Orientierung diskutiert. Eine Bewertung der sexuellen Orientierung als mehr oder weniger gesund, wird nicht mehr vorgenommen.

56.2 Diagnostik und Klassifikation

56.2.1 Sexuelle Funktionsstörungen

Sexuelle Funktionsstörungen können sich auf sexuelles Interesse (Störung mit verminderter sexueller Appetenz), auf die Erregung (Störung der sexuellen Erregung bei der Frau; Erektionsstörung beim Mann; vorzeitige Ejakulation) oder den Orgasmus (Orgasmusstörung) beziehen. Zusätzlich können sexuelle Schmerzstörungen diagnostiziert werden (◘ Tab. 56.1).

Im Folgenden beziehen wir uns auf die im DSM-5 (APA 2015) genannten Störungskriterien und stellen die Änderungen zum DSM-IV-TR vor. Im DSM-5 müssen die sexuellen Funktionsstörungen jeweils 4 Kriterien erfüllen. Die letzten drei Kriterien (B-, C- und D-Kriterium) sind für alle sexuellen Funktionsstörungen gleich. Das B-Kriterium wurde im DSM-5 neu eingeführt und legt einen Mindestzeitraum von 6 Monaten fest, in welchem sich die Störung manifestiert. Das C-Kriterium fordert, dass das Störungsbild deutliches Leid verursacht. Dies stellt eine bedeutende Änderung zum DSM-IV dar: Das Vorliegen zwischenmenschlicher Konflikte reicht nun für die Diagnosestellung nicht aus. Das D-Kriterium fordert, dass das Störungsbild nicht besser durch eine andere Achse-I-Störung erklärt werden kann (z. B. Major Depression oder posttraumatische Belastungsstörung) und nicht ausschließlich auf die direkte Wirkung einer Substanz, eines medizinischen Krankheitsfaktors oder partnerschaftliche Konflikte zurückgeht. ◘ Tab. 56.2 listet die A-Kriterien für die sexuellen Funktionsstörungen auf. Bei all diesen Störungen müssen Lebensalter und -umstände der betroffenen Person mit beachtet werden.

Die angemessene Sprachwahl bei der Exploration sexueller Probleme stellt eine Herausforderung dar (Buddeberg 1998; Fliegel 2004). Psychotherapeuten übernehmen hierbei eine Modellfunktion, d. h., sie selbst müssen über ihre Sprachwahl die Möglichkeit etablieren, offen über sexuelle Aspekte sprechen zu können. Verschiedene Autoren haben Vorschläge gemacht, wie eine ausführliche Sexualanamnese zu

◻ Tab. 56.1 Übersicht zu den sexuellen Funktionsstörungen des Mannes und der Frau

DSM-IV (302.7-)	DSM-5	ICD-10 (F52.-)
Störung mit verminderter sexueller Appetenz (302.71)	Störung mit verminderter sexueller Appetenz beim Mann Störung des sexuellen Interesses bzw. der Erregung bei der Frau	Mangel oder Verlust von sexuellem Verlangen (F52.0)
Störung mit sexueller Aversion (302.79)	–	Sexuelle Aversion und mangelnde sexuelle Befriedigung (F52.1)
Störung der sexuellen Erregung bei der Frau (302.72)	Störung des sexuellen Interesses bzw. der Erregung bei der Frau	Versagen genitaler Reaktionen (F52.2)
Erektionsstörung beim Mann (302.72)	Erektionsstörung	Versagen genitaler Reaktionen (F52.2)
Weibliche Orgasmusstörung (302.73)	Weibliche Orgasmusstörung	Orgasmusstörung (F52.3)
Männliche Orgasmusstörung (302.74)	Verzögerte Ejakulation	
Ejaculatio praecox (302.75)	Vorzeitige (frühe) Ejakulation	Ejaculatio praecox (F52.4)
–	Andere näher bezeichnete sexuelle Funktionsstörungen	Sonstige sexuelle Funktionsstörungen, nicht verursacht durch eine organische Störung oder Krankheit (F52.8)
Nicht näher bezeichnete sexuelle Funktionsstörung (302.70)	Nicht näher bezeichnete sexuelle Funktionsstörung	Nicht näher bezeichnete sexuelle Funktionsstörungen, nicht verursacht durch eine organische Störung oder Krankheit (F52.9)
Vaginismus (306.51) Dyspareunie (306.76)	Genitopelvine Schmerz-Penetrationsstörung	Nichtorganischer Vaginismus (F52.5)

56

gestalten sei (Arentewicz und Schmidt 1993; Fliegel 2004). Die hier beispielhaft dargestellten diagnostischen Kernfragen (► Klinisch betrachtet) können eine ausführliche Sexualanamnese nicht ersetzen.

Diese Fragen dienen der Vorbereitung einer vertieften Problemexploration bzw. -analyse. Im Hinblick auf die kategoriale Diagnostik sexueller Funktionsstörungen können strukturierte klinische Interviews eingesetzt werden (Reitz et al. 2005).

Es gibt im deutschen Sprachraum geeignete Fragebogeninstrumente, welche die Status- und Verlaufsdiagnostik sexueller Funktionsstörungen ergänzen sollten (► Gut zu wissen). Diese sind umfassend in Strauß und Brähler (2014) dargestellt.

Klinisch betrachtet

Diagnostische Kernfragen zur Exploration von sexuellen Funktionsstörungen

- Wie zufrieden sind Sie mit Ihrer Sexualität?
- Wie häufig haben Sie Sex mit einem Partner bzw. einer Partnerin? Sind Sie damit zufrieden?
- Wie häufig empfinden Sie sexuelles Verlangen?
- Erleben Sie Schwierigkeiten während sexueller Aktivität (Erektionsprobleme, Ausbleiben der Lubrikation, zu rasche Ejakulation, Ausbleiben des Orgasmus, Schmerzen beim Sexualverkehr etc.)?
- Wie sieht Ihr derzeitiges Sexualverhalten aus (Setting, Körperkontakt, sexuelle Aktivitäten, Umgang mit den sexuellen Problem etc.)?

- Selbst wenn häufige und belastende Probleme vorliegen, sind im Hinblick auf das mögliche Vorliegen einer sexuellen Funktionsstörung typische Bedingungsfaktoren sexueller Probleme auszuschließen:
- Liegen psychische Störungen oder körperlichen Erkrankungen, außergewöhnliche Stressbelastungen in und außerhalb der Partnerschaft oder Effekte von Drogen oder Medikamenten vor, die die sexuellen Symptome erklären könnten?

◻ Tab. 56.2 Die A-Kriterien der unterschiedlichen sexuellen Funktionsstörungen nach DSM-5. (Abdruck erfolgt mit Genehmigung vom Hogrefe Verlag Göttingen aus dem Diagnostic and Statistical Manual of Mental Disorders, Fifth Edition, © 2013 American Psychiatric Association, dt. Version © 2018 Hogrefe Verlag)

Bezeichnung der sexuellen Funktionsstörung	A-Kriterium des DSM-5
Verzögerte Ejakulation	Eines der folgenden Symptome muss bei fast allen oder allen Gelegenheiten (etwa 75–100 %), bei denen die Person mit einem Partner sexuell aktiv ist, erlebt werden (in bestimmten situativen Kontexten oder, wenn generalisiert, in allen Kontexten) und ohne dass die Person eine Verzögerung wünscht: – Deutliche Verzögerung der Ejakulation – Deutlich reduzierte Häufigkeit oder Fehlen der Ejakulation
Erektionsstörung	Mindestens eines der drei folgenden Symptome muss bei fast allen oder allen Gelegenheiten, bei denen die Person sexuell aktiv ist (etwa 75–100 %), erlebt werden (in bestimmten situativen Kontexten oder, wenn generalisiert, in allen Kontexten): – Deutliche Schwierigkeiten, eine Erektion während der sexuellen Aktivität zu erreichen – Deutliche Schwierigkeiten, eine Erektion bis zum Ende der sexuellen Aktivität aufrechtzuerhalten – Deutliche Verringerung der Rigidität der Erektion
Weibliche Orgasmusstörung	Auftreten eines der nachfolgenden Symptome bei fast allen oder allen Gelegenheiten (etwa 75–100 %), bei denen die Person mit einem Partner sexuell aktiv ist (in bestimmten situativen Kontexten oder, wenn generalisiert, in allen Kontexten): – Deutliche Verzögerung, deutlich reduzierte Häufigkeit oder Fehlen des Orgasmus – Deutliche Verminderung der Intensität des Orgasmuserlebens
Störung des sexuellen Interesses bzw. der Erregung bei der Frau	Fehlen oder deutliche Verminderung des sexuellen Interesses bzw. der sexuellen Erregung, welche sich in mindestens drei der nachfolgenden Indikatoren äußern: – Fehlendes/vermindertes Interesse an sexuellen Aktivitäten – Fehlende/verminderte sexuelle bzw. erotische Gedanken oder Fantasien – Keine/verminderte Initiative zu sexuellen Aktivitäten und typischerweise Unempfänglichkeit gegenüber Versuchen des Partners, sexuelle Aktivitäten einzuleiten – Fehlende/verminderte sexuelle Erregung/Lust während sexueller Aktivitäten in fast allen oder allen (etwa 75–100 %) sexuellen Begegnungen (in bestimmten situativen Kontexten oder, wenn generalisiert, in allen Kontexten) – Fehlendes/vermindertes reaktives Interesse bzw. reaktive Erregung bei jeglichen internen oder externen sexuellen oder erotischen Reizen (z. B. schriftlich, verbal, visuell) – Fehlende/verminderte genitale oder nichtgenitale Empfindungen während sexueller Aktivität bei allen oder fast allen (etwa 75–100 %) sexuellen Begegnungen (in bestimmten situativen Kontexten oder, wenn generalisiert, in allen Kontexten)
Genitopelvine Schmerz-Penetrationsstörung (Dyspareunie/Vaginismus)	Anhaltende oder wiederkehrende Schwierigkeiten in Bezug auf einen (oder mehrere) der folgenden Aspekte: – Vaginale Penetration während des Geschlechtsverkehrs – Deutliche vulvovaginale oder Beckenschmerzen während des Vaginalverkehrs oder bei Versuchen der Penetration – Deutliche Furcht oder Angst vor vulvovaginalen oder Beckenschmerzen in Erwartung von, während oder als Folge vaginaler Penetration – Deutlich Verkrampfung oder Anspannung der Beckenbodenmuskulatur während versuchter vaginaler Penetration
Störung mit verminderter sexueller Appetenz beim Mann	Anhaltender oder wiederkehrender Mangel an (oder Fehlen von) sexuellen/erotischen Gedanken oder Fantasien und des Verlangens nach sexueller Aktivität. Der Untersucher beurteilt den Mangel oder das Fehlen unter Berücksichtigung von Faktoren, die die sexuelle Funktionsfähigkeit beeinflussen, wie Lebensalter sowie allgemeine und soziokulturelle Lebensumstände der Person
Vorzeitige (frühe) Ejakulation	Ein anhaltendes oder wiederkehrendes Muster des Auftretens einer Ejakulation, das bei mit einer Partnerin ausgeübter sexueller Aktivität innerhalb etwa 1 min nach der vaginalen Penetration auftritt und bevor die Person es wünscht Beachte: Wenngleich die Diagnose einer vorzeitigen (frühen) Ejakulation auch bei Personen, die nichtvaginale Aktivitäten ausüben, vergeben werden kann, so sind für diese Aktivitäten keine spezifischen Zeitkriterien etabliert
Substanz-/medikamenteninduzierte sexuelle Funktionsstörung	Eine klinisch bedeutsame Beeinträchtigung der sexuellen Funktion steht im Vordergrund des klinischen Beschwerdebildes

56

Sexuelle Störungen, Angststörung und Depression
Bei der Untersuchung ambulanter Psychotherapiepatienten fällt auf, dass 63 % dieser Personen von **Symptomen** sexueller Störungen betroffen sind (Hoyer et al. 2009). Dies ist u. a. aufgrund der Tatsache verständlich, dass Risikofaktoren für Angststörungen und Depressionen gleichzeitig auch das Risiko sexueller Funktionsstörungen erhöhen (Forbes et al. 2017; Laurent und Simons 2009). Die Wahrscheinlichkeiten für depressive Patienten im Verlauf von 10 Jahren eine sexuelle Funktionsstörung zu entwickeln sind – im Vergleich zu Personen ohne Depression – um etwa 50–70 % erhöht, während das Risiko für eine Depression bei Patienten mit einer sexuellen Störung sogar um 130–210 % erhöht ist (Atlantis und Sullivan 2012). Sexuelle Störungen nehmen häufig ab, wenn eine primäre Angststörung oder Depression erfolgreich behandelt wurde; in ca. der Hälfte der Fälle persistieren sexuelle Funktionsstörungen allerdings dennoch (Hoyer et al. 2009). Dies verweist auf die Notwendigkeit, Symptome sexueller Funktionsstörungen zu Beginn und im Verlauf einer psychotherapeutischen Behandlung zu explorieren.

Der „Kurzfragebogen zur Sexualität" (KFS; Hoyer et al. 2015) erlaubt ein unaufwändiges Screening sexueller Funktionsstörungen in allen Settings der Gesundheitsversorgung.

56.2.2 Paraphile Störungen

In den diagnostischen Kriterien der paraphilen Störungen spiegeln sich deutlich bestimmte Wertvorstellungen der westlichen Industrienationen wider. Es wird von sexualwissenschaftlicher Seite auch diskutiert, bestimmte Formen der Sexualität wie beispielsweise den Fetischismus nicht mehr als sexuelle Störung aufzufassen (Laws und O'Donohue 2008). Gerade in den Bereichen, in denen der Sexualpartner sich mit der Sexualpraxis einverstanden erklärt (z. B. beim Fetischismus oder der sexuell masochistischen Störung) und ein Leidensdruck primär durch (Angst vor) Stigmatisierung entsteht, sollte die Diagnose einer paraphilen Störung nicht gestellt werden. Im DSM-5 wird explizit zwischen Paraphilien und paraphilen Störungen unterschieden. Erstere rufen nicht notwendigerweise einen Leidensdruck hervor, weshalb eine therapeutische Intervention nicht zwingend erforderlich ist. Im Vergleich zum DSM-IV-TR wurde das B-Kriterium der paraphilen Störungen dahingehend angepasst, dass entweder Leidensdruck besteht *oder* die Handlung mit einer „nicht einwilligenden Person" ausgeübt wurde. Zudem wurde ein Zeitkriterium (mindestens 6 Monate) festgelegt. ◘ Tab. 56.3 fasst die unterschiedlichen Diagnosekriterien nach DSM-5 zusammen.

Die Diagnostik von paraphilen Störungen bereitet in der Praxis einige Schwierigkeiten. Zum einen suchen Menschen, die nicht delinquente Formen der Paraphilien leben (wie Fetischismus, Transvestitismus, Masochismus), nur selten psychotherapeutische Hilfe, was vermuten lässt, dass viele Menschen ihre sexuellen Neigungen auf befriedigende Weise in ihr Sexualleben integrieren können. Zum anderen suchen Menschen, die eine Form der Paraphilien leben, die das Risiko straffälligen Verhaltens impliziert (wie Frotteurismus, Exhibitionismus, Voyeurismus oder Pädophilie), oft erst im Rahmen eines anhängigen Strafverfahrens eine Behandlung auf. Diese Patienten versuchen häufig, das problematische Sexualverhalten zu leugnen oder zumindest zu dissimulieren (▶ Klinisch betrachtet).

Dieses Beispiel zeigt, wie schwierig die diagnostische Abklärung einer Pädophilie ist. Das A-Kriterium

Fallbeispiel: Dissimulation problematischen Sexualverhaltens
In der psychotherapeutischen Hochschulambulanz erscheint ein 39-jähriger Mann. Sein Gang ist unbeholfen, seine gesamte Erscheinung wirkt etwas ungepflegt. Er habe im Rahmen eines Strafverfahrens die Auflage bekommen, eine Psychotherapie zu machen. Würde er dies tun, könne das Strafverfahren eingestellt werden. Dabei sei das alles ein großes Missverständnis. Er habe häufiger auf drei Mädchen im Alter zwischen 10 und 12 Jahren aufgepasst und mit diesen Videos geguckt. An einem Tag hätten sich die Mädchen im Bad eingeschlossen und mit der Videokamera des Patienten ihre entblößten Genitalien gefilmt. Dieser Film sei dann auf Umwegen in die Hände der Polizei geraten. Die Mädchen hätten sich einfach einen Spaß mit ihm machen wollen. Er selber würde eigentlich eher auf vollbusige Blondinen stehen und hätte gar kein Interesse an Sex mit Kindern. Er wüsste gar nicht, was er überhaupt beim Psychotherapeuten solle.

□ Tab. 56.3 Die DSM-5-Kriterien der unterschiedlichen paraphilen Störungen. (Abdruck erfolgt mit Genehmigung vom Hogrefe Verlag Göttingen aus dem Diagnostic and Statistical Manual of Mental Disorders, Fifth Edition, © 2013 American Psychiatric Association, dt. Version © 2018 Hogrefe Verlag)

Bezeichnung der paraphilen Störung	DSM-5-Kriterien	
Voyeuristische Störung	A.	Über einen Zeitraum von mindestens 6 Monaten wiederkehrende und intensive sexuelle Erregung durch das Beobachten einer nichtsahnenden Person, die nackt ist, sich gerade entkleidet oder sexuelle Handlungen ausführt, was sich in Fantasien, dranghaften Bedürfnissen oder Verhaltensweisen zeigt
	B.	Der Betroffene hat diese sexuell dranghaften Bedürfnisse mit einer nicht einwilligenden Person ausgelebt *oder* die sexuell dranghaften Bedürfnisse oder Fantasien verursachen in klinisch bedeutsamer Weise Leiden oder Beeinträchtigungen in sozialen, beruflichen oder anderen wichtigen Funktionsbereichen
	C.	Die Person, die diese Erregung erlebt und/oder die dranghaften Bedürfnisse auslebt, ist mindestens 18 Jahre alt
Exhibitionistische Störung	A.	Über einen Zeitraum von mindestens 6 Monaten wiederkehrende und intensive sexuelle Erregung durch das Zur-Schau-Stellen der eigenen Genitalien gegenüber einer nichtsahnenden Person, was sich in Fantasien, dranghaften Bedürfnissen oder Verhaltensweisen zeigt
	B.	Wie B-Kriterium bei voyeuristischer Störung
Frotteuristische Störung	A.	Über einen Zeitraum von mindestens 6 Monaten wiederkehrende oder intensive sexuelle Erregung durch das Berühren oder Sichreiben an einer nicht einwilligenden Person, was sich in Fantasien, dranghaften Bedürfnissen oder Verhaltensweisen zeigt
	B.	Wie B-Kriterium bei voyeuristischer Störung
Sexuell masochistische Störung	A.	Über einen Zeitraum von mindestens 6 Monaten wiederkehrende intensive sexuelle Erregung aufgrund von Handlungen, die Gedemütigt-, Geschlagen- oder Gefesseltwerden umfassen oder auf andere Weise Leiden hervorrufen. Die sexuelle Erregung äußert sich in Fantasien, dranghaften Bedürfnissen oder Verhaltensweisen
	B.	Die Fantasien, sexuell dranghaften Bedürfnisse oder Verhaltensweisen verursachen in klinisch bedeutsamer Weise Leiden oder Beeinträchtigungen in sozialen, beruflichen oder anderen wichtigen Funktionsbereichen
Sexuell sadistische Störung	A.	Über einen Zeitraum von mindestens 6 Monaten wiederkehrende intensive sexuelle Erregung aufgrund des physischen oder psychischen Leidens einer anderen Person. Die sexuelle Erregung äußert sich in Fantasien, dranghaften Bedürfnissen oder Verhaltensweisen
	B.	Wie B-Kriterium bei voyeuristischer Störung
Pädophile Störung	A.	Über einen Zeitraum von mindestens 6 Monaten wiederkehrende intensive sexuell erregende Fantasien, sexuell dranghafte Bedürfnisse oder Verhaltensweisen, die sexuelle Handlungen mit einem präpubertären Kind oder Kindern (in der Regel 13 Jahre oder jünger) beinhalten
	B.	Die Person hat die sexuell dranghaften Bedürfnisse ausgelebt oder die sexuell dranghaften Bedürfnisse oder Fantasien verursachen deutliches Leiden oder zwischenmenschliche Schwierigkeiten
	C.	Die Person ist mindestens 16 Jahre alt und mindestens 5 Jahre älter als das Kind oder die Kinder nach Kriterium A
Fetischistische Störung	A.	Über einen Zeitraum von mindestens 6 Monaten wiederkehrende intensive sexuelle Erregung durch entweder den Gebrauch von unbelebten Objekten oder einen ausgeprägten spezifischen Fokus auf mindestens ein nichtgenitales Körperteil, was sich in Fantasien, dranghaften Bedürfnissen oder Verhaltensweisen zeigt
	B.	Die Fantasien, sexuell dranghaften Bedürfnisse oder Verhaltensweisen verursachen in klinisch bedeutsamer Weise Leiden oder Beeinträchtigungen in sozialen, beruflichen oder anderen wichtigen Funktionsbereichen
	C.	Die fetischistischen Objekte beschränken sich nicht auf Teile der Kleidung, die zum Cross-Dressing verwendet werden (wie beim transvestitischen Fetischismus) oder auf Objekte, die zum Zweck der genitalen Stimulation hergestellt wurden (z. B. Vibrator)
Transvestitische Störung	A.	Über einen Zeitraum von mindestens 6 Monaten wiederkehrende und intensive sexuelle Erregung durch das Tragen der Kleidung des anderen Geschlechts (Cross-Dressing), was sich in Fantasien, dranghaften Bedürfnissen oder Verhaltensweisen zeigt
	B.	Die Fantasien, sexuell dranghaften Bedürfnisse oder Verhaltensweisen verursachen in klinisch bedeutsamer Weise Leiden oder Beeinträchtigungen in sozialen, beruflichen oder anderen wichtigen Funktionsbereichen

erfordert das Vorliegen entsprechender Bedürfnisse, die der Patient hier negiert. Das B-Kriterium fordert, dass der Patient die entsprechenden Bedürfnisse ausgelebt hat oder aber unter ihnen leidet. Auch dies negiert der Patient beim Erstgespräch. Im vorliegenden Fall konnte die Diagnose der Pädophilie erst nach weiteren Sitzungen gestellt werden, nachdem der Patient Vertrauen zum Therapeuten aufgebaut hatte. Dann begann er über seine pädophilen Fantasien und dranghaften Bedürfnisse zu sprechen.

Um paraphile Neigungen möglichst fälschungssicher zu erheben, wurden indirekte diagnostische Maße entwickelt, die abweichende sexuelle Präferenzen (z. B. für Kinder) durch weniger leicht manipulierbare körperliche Reaktionsmuster erfassen. Hierzu zählen die Penisplethysmografie, auch Phallografie genannt. Bei dieser Methode wird das Ausmaß der Umfangs- bzw. Volumenzunahme des Penis während der Präsentation sexueller Stimuli erfasst, ausgewertet und als Indikator für sexuelle Präferenzen interpretiert (Marshall und Fernandez 2000). Bei der Gesamtschau der Ergebnisse der knapp 50-jährigen Forschung zur Phallometrie kommt Marshall allerdings zu dem Schluss, dass die Testgütekriterien der Reliabilität und Validität nicht so ausgeprägt seien, dass sie die Anwendung in der Einzelfalldiagnostik gestatten würden (Marshall 2005). Reaktionszeitbedingte Paradigmen gelten als weitere indirekte kognitive Messmethoden. Diese beruhen auf der Annahme, dass präferierte und nicht präferierte sexuelle Stimuli zu unterschiedlichen Informationsverarbeitungsprozessen und folglich auch Reaktionszeiten führen. Verschiedene Paradigmen, wie das Viewing-Time-Paradigma, der emotionale Stroop-Test und der implizite Assoziationstest gelten als gut validiert für die Detektion paraphiler Neigungen (Schmidt 2013).

56.2.3 Geschlechtsdysphorie

Die Geschlechtsdysphorie (im DSM-IV-TR: Störung der Geschlechtsidentität) ist eine weitere Diagnose, bei der es einen Dissens darüber gibt, ob sie überhaupt weiterhin diagnostiziert, d. h. als ein psychopathologisches Problem aufgefasst werden sollte (Bartlett et al. 2000). Die diagnostischen Merkmale sind in der folgenden Übersicht aufgelistet. Im DSM-5 steht im Vergleich zum DSM-IV-TR nicht die Störung der Geschlechtsidentität im Vordergrund der Diagnose, sondern die Dysphorie mit dem Zuweisungsgeschlecht. Neben dem neu eingeführten Zeitkriterium (mindestens 6 Monate) wurden zudem bedeutende sprachliche Änderungen vorgenommen, so z. B. die Unterscheidung zwischen Gender (soziales Geschlecht) und dem Zuweisungsgeschlecht bei der Geburt. Ferner wurde die sprachliche Einschränkung auf das männliche oder

weibliche Geschlecht aufgehoben und der Zusatz „alternatives Gender, das sich vom Zuweisungsgeschlecht unterscheidet" formuliert. Dies impliziert eine Nichtwertung des Zugehörigkeitsgefühls zu einem (oder mehreren) sozialen Geschlecht(ern) sowie eine Heterogenität, die über die üblichen Kategorien männlich/weiblich hinausgeht. Es gibt neben den Kriterien für Jugendliche und Erwachsene auch Kriterien für Kinder. Bei der Diagnose einer Geschlechtsdysphorie nach DSM-5 kann zudem spezifiziert werden, ob gleichzeitig eine Störung der Geschlechtsentwicklung (Intersexualität) vorliegt (▶ Gut zu wissen).

> **Gut zu wissen**
>
> **Intersexualität**
> Von Intersexualität spricht man dann, wenn die geschlechtsdifferenzierenden und -determinierenden Merkmale des Körpers (wie z. B. Chromosomen, Hormone, äußere Geschlechtsorgane, Keimdrüsen) nicht eindeutig dem gleichen Geschlecht entsprechen. Diese Störung der Geschlechtsentwicklung wird häufig gleich nach der Geburt festgestellt, manchmal aber auch erst im Verlauf der Kindheit oder Pubertät. Während früher eine möglichst rasche Zuweisung zu einem Geschlecht gefordert wurde (mit den dazugehörigen chirurgischen Maßnahmen wie z. B. Klitoridektomie, Implementierung einer Vaginoplastik oder Phalloplastik), wird heute gerade durch die Erfahrungsberichte der Betroffenen eine wesentlich vorsichtigere Behandlung vorgeschlagen, die möglichst auch die Entscheidung dieser (sofern alt genug) mit einbezieht (ausführlich dazu Richter-Appelt und Schweizer 2010; Stalla 2006).

> **Diagnostische Merkmale für die Geschlechtsdysphorie nach DSM-5 bei Jugendlichen und Erwachsenen**
> (Abdruck erfolgt mit Genehmigung vom Hogrefe Verlag Göttingen aus dem Diagnostic and Statistical Manual of Mental Disorders, Fifth Edition, © 2013 American Psychiatric Association, dt. Version © 2018 Hogrefe Verlag, S. 621)
> A. Eine seit mindestens 6 Monaten bestehende ausgeprägte Diskrepanz zwischen Gender und Zuweisungsgeschlecht, wobei mindestens zwei der folgenden Kriterien erfüllt sein müssen:
> 1. Ausgeprägte Diskrepanz zwischen Gender und den primären und/oder sekundären Geschlechtsmerkmalen (oder, bei Jugendlichen, den erwarteten sekundären Geschlechtsmerkmalen).

2. Ausgeprägtes Verlangen, die eigenen primären und/oder sekundären Geschlechtsmerkmale loszuwerden (oder, bei Jugendlichen, das Verlangen, die Entwicklung der erwarteten sekundären Geschlechtsmerkmale zu verhindern).

3. Ausgeprägtes Verlangen nach den primären und/oder sekundären Geschlechtsmerkmalen des anderen Geschlechts.

4. Ausgeprägtes Verlangen, dem anderen Geschlecht anzugehören (oder einem alternativen Gender, das sich vom Zuweisungsgeschlecht unterscheidet).

5. Ausgeprägtes Verlangen danach, wie das andere Geschlecht behandelt zu werden (oder wie ein alternatives Gender, das sich vom Zuweisungsgeschlecht unterscheidet).

6. Ausgeprägte Überzeugung, die typischen Gefühle und Reaktionsweisen des anderen Geschlechts aufzuweisen (oder die eines alternativen Gender, das sich vom Zuweisungsgeschlecht unterscheidet).

B. Klinisch relevantes Leiden oder Beeinträchtigungen in sozialen, schulischen oder anderen wichtigen Funktionsbereichen.

Uneinigkeit besteht hier vor allem bezüglich der Diagnosestellung im Kindesalter. Es gilt als gesichert, dass nicht geschlechtsrollenkonformes Verhalten ein starker Prädiktor für eine spätere homosexuelle Orientierung ist. Katamnestische Untersuchungen liefern Hinweise, wonach nur bei etwa 15–20 % derjenigen Fälle, bei denen im Kindesalter geschlechtsatypische Verhaltensweisen vorlagen, im Erwachsenenalter eine Geschlechtsdysphorie zu beobachten ist (Korte et al. 2016). Zudem ist eine Inkongruenz zwischen Zuweisungsgeschlecht und empfundenem Geschlecht nicht bei allen betroffenen Kindern mit Leidensdruck verbunden. Allerdings bedürfen eventuell auch Kinder, die nicht geschlechtsrollenkonformes Verhalten zeigen, gemeinsam mit ihren Eltern therapeutischer Unterstützung. Es stellt sich allerdings die Frage, ob dies auf der Grundlage einer psychopathologischen Diagnose erfolgen sollte. Im Erwachsenenalter erfüllt die Diagnose im Zuge möglicher geschlechtsangleichender Interventionen (z. B. operative Maßnahmen) ihren Zweck. Im Jugendalter werden häufig pubertätsverzögernde Medikationen eingesetzt, um zu verhindern, dass die Diskrepanz zwischen Geschlecht und Gender zunimmt (Meyenburg et al. 2015), auch wenn es hier gegenteilige Auffassungen gibt (vgl. Korte et al. 2016).

56.3 Epidemiologie

Einzelne Symptome **sexueller Funktionsstörungen** sind in der Bevölkerung vermutlich weit verbreitet – z. B. berichten Laumann et al. (1999) hohe zweistelligen Prozentraten bei Frauen und Männern. Diese Symptome sind aber in vielen Fällen nicht in klinisch relevantem Maße beeinträchtigend (vgl. Hoyer 2013).

> **Wichtig**
> Beschwerden im Bereich der sexuellen Funktion sind häufig, auch wenn im Einzelfall die Kriterien für die Diagnose einer sexuellen Funktionsstörung nicht erfüllt sein mögen. Die Versorgungslage steht allerdings in deutlichem Widerspruch zur Häufigkeit sexueller Beschwerden, da weitaus weniger Personen eine Behandlung erhalten, als von sexuellen Problemen betroffen sind.

In einer aktuellen britischen Studie berichteten 42 % der sexuell aktiven Männer und 51 % der Frauen über sexuelle Probleme im vergangenen Jahr. Jedoch fühlten sich nur gut 10 % von diesen sexuellen Problemen belastet. Wenn die Kriterien des DSM-5 angelegt werden, reduzieren sich die Häufigkeitsangaben ein weiteres Mal: Etwa 4 % der Befragten erfüllten die Kriterien einer sexuellen Funktionsstörung nach DSM-5 (Mitchell et al. 2013, 2016).

Im Bereich der **paraphilen** Störungen sieht die epidemiologische Befundlage dürftiger aus, was nicht zuletzt daran liegt, dass abweichendes Sexualverhalten häufig deutlich schambesetzt ist (unabhängig davon, ob es zu klinisch bedeutsamem Leiden beiträgt oder nicht), stark stigmatisiert wird (besonders im Fall der Pädophilie; Jahnke et al. 2015) und deshalb weniger berichtet wird. Zudem gibt es bis heute kaum systematische Versuche, die Prävalenz paraphiler Störungen zu untersuchen.

Seit wenigen Jahren ist es mittels Erhebungen im Internet allerdings möglich, große Stichproben anonym zu befragen. In der aktuellen Arbeit von Dombert et al. (2016) war es möglich, in einer Bevölkerungsstichprobe von nahezu 10.000 Männern bei vollständiger Anonymität sexuelles Verhalten und sexuelle Neigungen zu erfragen. Eine ausschließlich auf Kinder fixierte sexuelle Präferenz erwies sich dabei als sehr selten (0,1 % der Stichprobe). Sexuelle Kontakte mit Kindern (1,5 %) und der Konsum von Kinderpornografie (2,4 %) waren demgegenüber viel häufiger.

Für die **Geschlechtsdysphorie** existieren ebenfalls keine verlässlichen Prävalenzangaben. Schätzungen, die insbesondere auf Patientenzahlen aus spezialisierten

Kliniken für geschlechtsangleichende Eingriffe beruhen, deuten auf Raten von 0,001 % für Erwachsene mit weiblichem, und 0,003 % für Erwachsene mit männlichem Zuweisungsgeschlecht hin. Neuere Untersuchungen gehen jedoch davon aus, dass die aktuelle Prävalenz mehr als 3-mal so hoch sein könnte (Zucker und Lawrence 2009).

56.4 Ätiologie

56.4.1 Sexuelle Funktionsstörungen

Ätiologische Modelle zur sexuellen Funktionsstörung kommen nicht umhin, das lineare Modell der sexuellen Reaktion von Masters und Johnson (1966) und Kaplan (1977) in ihre Theorien zu integrieren (◘ Abb. 56.2). Dies mag ein Grund dafür sein, dass sich die schulenspezifischen ätiologischen Konzepte weit weniger unterscheiden als in anderen psychopathologischen Bereichen. Im Folgenden wollen wir stark vereinfachend einen kognitions- und lerntheoretischen Ansatz von einem tiefenpsychologisch-systemischen Ansatz unterscheiden.

Der **kognitions- und lerntheoretische Ansatz** unterscheidet prädisponierende, auslösende und aufrechterhaltende Bedingungen. Er besagt, dass die Störung eine Eigendynamik entwickeln und auch weiterhin bestehen bleiben kann, wenn die auslösenden oder prädisponierenden Faktoren nicht mehr vorliegen. Als prädisponierende Faktoren kommen vor allem körperlich-biologische (z. B. chronische Krankheiten oder Hormonstörungen), psychologische (z. B. sexuelle Leistungsängste, sexuelle Inhibition, Informationsdefizite bzw. sexuelle Mythen), partnerschaftsbezogene (z. B. inadäquate sexuelle Kommunikation, Konflikte) oder soziokulturelle Faktoren (z. B. bestimmte Rollenerwartungen, negative sexuelle Skripte) in Betracht. Dabei beeinflussen sich diese Faktoren wechselseitig: Zum Beispiel können Informationsdefizite über die übliche Sexualität bestimmte Ängste bzw. Hemmungen fördern. Das Zusammenspiel auslösender und aufrechterhaltender Bedingungen zeigt ◘ Abb. 56.3.

Aus dieser theoretischen Sichtweise entsteht eine sexuelle Funktionsstörung durch das Zusammenwirken einer Vielzahl von Faktoren, die sowohl innerhalb der Person selbst liegen (z. B. spezifische Ängste), aber auch erst durch interaktionelle Prozesse entstehen (z. B. Partnerschaftskonflikte, Kommunikationsschwierigkeiten). Auf der Basis dieser Vulnerabilitätsfaktoren entsteht nun erstmalig eine sexuelle Schwierigkeit wie etwa ein Erektionsproblem oder aber ein Ausbleiben der Lubrikation. Dieses erstmalige Auftreten des Problems kann bereits durch paarspezifische Prozesse entstanden

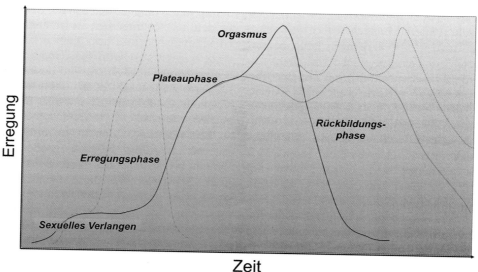

◘ **Abb. 56.2** Lineares Modell der sexuellen Reaktion. Die sexuelle Reaktion beinhaltet 5 abgrenzbare Phasen (sexuelles Verlangen, Erregungs-, Plateau-, Orgasmus- und Rückbildungsphase). Die *schwarze Linie* stellt den prototypischen Verlauf dar, während die *grauen Linien* Abweichungen davon abbilden. So kann es sehr schnell zu einem Orgasmus kommen *(graue Linie links)* bzw. zu sexueller Aktivität ohne Orgasmus *(graue Linie Mitte)* oder multiplen Orgasmen kommen *(graue Linie rechts)*

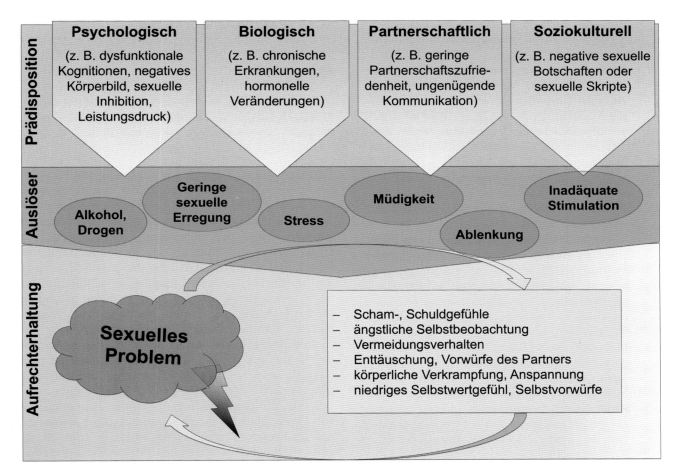

Prädisposition

Psychologisch
(z. B. dysfunktionale Kognitionen, negatives Körperbild, sexuelle Inhibition, Leistungsdruck)

Biologisch
(z. B. chronische Erkrankungen, hormonelle Veränderungen)

Partnerschaftlich
(z. B. geringe Partnerschaftszufriedenheit, ungenügende Kommunikation)

Soziokulturell
(z. B. negative sexuelle Botschaften oder sexuelle Skripte)

Auslöser

Alkohol, Drogen

Geringe sexuelle Erregung

Stress

Müdigkeit

Ablenkung

Inadäquate Stimulation

Aufrechterhaltung

Sexuelles Problem

- Scham-, Schuldgefühle
- ängstliche Selbstbeobachtung
- Vermeidungsverhalten
- Enttäuschung, Vorwürfe des Partners
- körperliche Verkrampfung, Anspannung
- niedriges Selbstwertgefühl, Selbstvorwürfe

Abb. 56.3 Entstehung und Aufrechterhaltung von sexuellen Funktionsstörungen. (Nach Velten 2018, mit freundlicher Genehmigung vom Hogrefe Verlag)

sein (z. B. Konflikte), kann aber auch mehr oder weniger „zufällig" aufgetreten sein. Es kommt möglicherweise nicht zum Koitus und entsprechend dieser theoretischen Auffassung entstehen nun entsprechende Ängste, beim nächsten Mal erneut „zu versagen", den Partner bzw. die Partnerin beim nächsten Mal „erneut nicht zu befriedigen" etc. Diese Erwartungsangst führt nun zu einer dysfunktionalen Selbstaufmerksamkeit beim nächsten Versuch der erotischen Annäherung („Ist mein Penis auch steif genug?" oder „Bin ich ausreichend feucht?" etc.) und interferiert mit dem Prozess der sexuellen Erregung. Durch die damit verbundenen unangenehmen Erfahrungen beginnen Betrof-

fene, sexuellen Situationen aus dem Wege zu gehen. Dieses Vermeidungsverhalten verstärkt allerdings die Erwartungsängste und beeinflusst gleichzeitig in negativer Weise die partnerschaftliche Situation. Somit verstärken und verfestigen sich das Problem und seine negativen Konsequenzen gegenseitig.

Die **psychodynamisch-systemischen Ansätze** bestreiten nicht die aufrechterhaltende Wirkung des Vermeidungs- oder Duldungsverhaltens, legen allerdings andere ursächliche Faktoren zugrunde. Richter-Appelt (2001) schlägt eine Differenzierung der sexuellen Funktionsstörungen auf der Basis möglicher ätiologischer Faktoren vor:

Ätiologische Differenzierung sexueller Funktionsstörungen

1. **Störungen der psychosexuellen Entwicklung einer Person in Kindheit, Jugend und Erwachsenenalter:** Hierunter fallen nach Richter-Appelt (2001) sexuelle Funktionsstörungen, die durch in der Kindheit liegende oder durch aktuelle psychische Konflikte (wie beispielsweise traumatische Erfahrungen in der Gegenwart) ausgelöst werden.
2. **Störungen der sexuellen Interaktion:** Hiermit sind sexuelle Funktionsstörungen gemeint, die auf der Basis unzureichender oder ungünstiger Paarkommunikation entstehen.
3. **Störungen infolge einer bestimmten Partnerwahl:** Durch die Wahl eines bestimmten Partners können kindliche (unerfüllte) Wünsche, die sich ursprünglich auf einen Elternteil bezogen, in der aktuellen Partnerschaft wiederbelebt werden und müssen dann zwangsläufig zu Enttäuschungen führen. Hier wird angenommen, dass die mangelnde Loslösung von den Eltern eine befriedigende und ungestörte (sexuelle) Paarbeziehung unmöglich mache.
4. **Störungen der sexuellen Entwicklung innerhalb einer Partnerschaft:** Partnerschaften tragen bestimmte Entwicklungsaufgaben in sich. So weicht das Gefühl des romantisch-leidenschaftlichen Verliebtseins dem Gefühl einer tiefen Vertrautheit und Zugehörigkeit, in welchem aber auch die Unterschiede von den Partnern akzeptiert werden. Diese Veränderungsprozesse innerhalb der Partnerschaft, der Umgang mit Ausgeschlossensein und Exklusivität, der Respekt vor dem Anderssein des jeweils anderen etc. können zu Paarkonflikten führen, die ihrerseits wiederum die Grundlage für eine sexuelle Funktionsstörung eines Partners bilden können.

Auffallend ist, dass moderne psychodynamische Ansätze das Postulat aufgegeben haben, die Ursache einer psychischen Problematik müsse zwangsläufig in der Kindheit liegen. Heute wird die Multideterminiertheit einer psychischen Problematik auch so verstanden, dass aktuelle psychische Konflikte die sexuelle Funktionsstörung bedingen können. Wie gezeigt wurde, gehen sowohl lern- und kognitionstheoretische als auch psychodynamisch-systemische Ansätze davon aus, dass die Ursachen sexueller Funktionsstörungen sowohl im individuellen als auch im partnerschaftlichen Bereich anzusiedeln sind (Hoyndorf et al. 1995; Richter-Appelt 2001; Strauß 1998).

56.4.2 Paraphile Störungen

> **Wichtig**
>
> Die meisten Erklärungsansätze zur Entstehung paraphiler Störungen sind derzeit nicht ausreichend empirisch belegt. Die klassischen lerntheoretischen als auch psychoanalytischen Thesen können dabei meist sogar schon als widerlegt gelten.

Lerntheoretische Zugänge zur Erklärung von Paraphilien fußten meist auf dem Prinzip der klassischen Konditionierung. Frühe Masturbationserfahrungen würden den Kontext der Situation an die sexuelle Erregung koppeln, sodass der ursprünglich neutrale Reiz (wie etwa Lackschuhe) nun als klassisch konditionierter Reiz fungieren würde, der dann die sexuelle Erregung auslöse. Ein solcher Ansatz erschien zunächst vor allem beim Fetischismus plausibel und erfolgversprechend. Dennoch erschien es auf der Grundlage dieses theoretischen Ansatzes schwierig zu erklären, warum die Fetischobjekte gehäuft bestimmte Merkmale aufwiesen (wie z. B. Lack, Leder etc.) und andere Objekte (wie beispielsweise Sofakissen, Handtücher etc.) nahezu niemals zum Objekt der Begierde konditioniert wurden. Die Hilfskonstruktion über eine „Preparedness" von Fetischobjekten (wie bei Angstobjekten angenommen, ▶ Kap. 50) erscheint dabei ebenfalls schwach, da es kaum möglich sein wird, einen plausiblen evolutionären Vorteil von Fetischobjekten zu begründen.

Theoretische Impulse kamen durch das Konzept der **Werbungsstörung** („courtship disorder") von Kurt Freund (z. B. Freund 1988). Freund geht davon aus, dass das normale Werbungsverhalten sich in 4 Phasen zergliedert:

1. die Sichtung des potenziellen Partners,
2. die prätaktile Interaktion, die das Anlächeln und Gespräche mit dem potenziellen Partner einschließt,
3. die taktile Interaktion und
4. letztlich der Genitalverkehr.

Freund ordnet nun verschiedene paraphile Störungen den einzelnen Phasen zu. Voyeurismus sei eine Störung der ersten Phase, Exhibitionismus oder obszöne Telefonanrufe Störungen der zweiten Phase, Frotteurismus eine Störung der dritten und Vergewaltigung ein Zeichen für das Fehlen sämtlichen Werbungsverhaltens. Diese Störungen lassen sich nach Freund unter der Bezeichnung „Werbungsstörungen" zusammenfassen, da sie seiner Auffassung nach gemeinsame Wurzeln haben. Einen Beleg hierfür sieht er darin, dass die einzelnen Werbungsstörungen häufig komorbid auft-

56

räten (so z. B. Voyeurismus und Exhibitionismus bzw. Frotteurismus und Exhibitionismus).

Einen weiteren theoretischen Impuls bietet das **Pfadmodell zur Erklärung des sexuellen Kindesmissbrauchs** (Ward und Sorbello 2003). Dieses trennt zwar nicht zwischen Pädophilie und Missbrauch, dürfte aber auch zur Erklärung der Pädophilie beitragen. Ward und Sorbello nehmen an, dass es verschiedenste Entwicklungspfade hin zum Vollzug eines sexuellen Kindesmissbrauchs gibt. Dabei spielt jeweils ein Primärfaktor die entscheidende Rolle, welcher dann die anderen Faktoren mit aktiviert und in Interaktion mit diesen zum Vollzug des sexuellen Missbrauchs führt (Abb. 56.4).

Zu den vier Primärfaktoren zählen Ward und Sorbello Defizite im Bereich Intimität und soziale Kompetenz, verzerrte sexuelle Skripte und Drehbücher, emotionale Dysregulation und kognitive Verzerrungen. Defizite im Bereich von **Intimität und sozialer Kompetenz** entstünden durch unsichere Bindungen. Die Personen hätten Schwierigkeiten, befriedigende soziale Beziehungen aufzubauen. Der Kindesmissbrauch stellte hier primär eine Ersatzbefriedigung dar. Die **verzerrten sexuellen Skripte** entstünden durch subtile Verzerrungen, bei denen Sex und Intimität gleichgesetzt würden. Menschen mit derartigen Skripten seien nur über Sexualität in der Lage, für sich eine

befriedigende Form der Nähe herzustellen. Angesichts einer häufig damit einhergehenden Angst vor Zurückweisung böte der Sex mit Kindern für diese Menschen die Möglichkeit, eine „sichere" Form der Nähe zu gewinnen. Schwierigkeiten, negative Affekte und Frustrationen zu regulieren, führen nach Ward und Sorbello zu einer **emotionalen Dysregulation.** Die damit einhergehenden Kontrollverluste führten zu einer Enthemmung und würden also gerade in belastenden Lebensumständen die Wahrscheinlichkeit des Missbrauchs erhöhen. Die **kognitiven Verzerrungen** entstünden durch eine antisoziale Entwicklung. So läge bei diesen Menschen bereits in der Jugend eine soziale Verhaltensauffälligkeit vor. Der Missbrauch diene hier der Selbstwerterhöhung und würde mit entsprechenden Einstellungen begründet. Nach Ward und Sorbello spielen diese vier Faktoren bei *jedem* sexuellen Missbrauch eine Rolle. Je nach Primärfaktor ist allerdings die Entwicklung zum sexuell delikthaften Verhalten jeweils eine andere. Der 5. Pfad, die sog. **multiplen dysfunktionalen Mechanismen,** spiegelten die Entwicklung zur „reinen Pädophilie" wider. Bereits in der Jugend lägen hier meist sexuell abweichende Verhaltensweisen vor mit lebhaften devianten Phantasien. Dieser multiple Pfad setzt sich aus den 4 Primärfaktoren zu gleichen Anteilen zusammen.

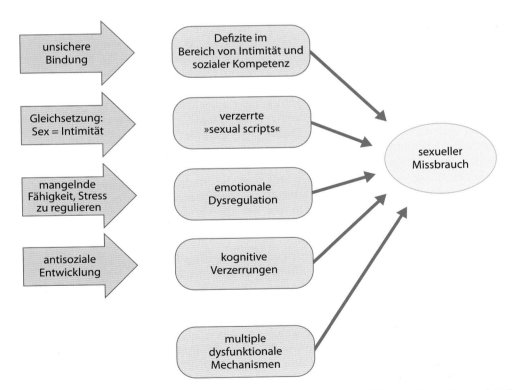

 Abb. 56.4 Das Pfadmodell des sexuellen Missbrauchs nach Ward und Sorbello (2003, republished with permission of SAGE, © 2003; permission conveyed through Copyright Clearance Center, Inc.). Die ätiologischen Bedingungen sind links abgebildet *(Pfeile),* die 4 Primärfaktoren stehen mittig gebündelt

56.4.3 Geschlechtsdysphorie

Die Ätiologie der Geschlechtsdysphorie liegt noch weitestgehend im Dunkeln. Die gerade von der Psychoanalyse angenommene kausale Rolle des elterlichen Erziehungsverhaltens konnte nicht belegt werden. Aus retrospektiven Studien zu schließen, dass geschlechtsrollenuntypisches Verhalten im Kindesalter zu einer Geschlechtsdysphorie bzw. Transsexualität im Erwachsenenalter führt, greift ebenfalls zu kurz. Prospektive Studien zeigen vielmehr, dass Geschlechtsnonkonformität im Kindesalter in der Mehrzahl der Fälle nicht mit einer Transsexualität im späteren Alter einhergeht, sondern zumeist mit einer nicht heterosexuellen Orientierung bei Akzeptanz des Zuweisungsgeschlechtes (Korte et al. 2016). Berichte über Geschlechtsdysphorie sind aus vielen Kulturen und Ländern bekannt; es handelt sich demnach nicht um ein spezifisches Syndrom westlicher Gesellschaften (ausführlicher bei Zucker und Brown 2014). Aufgrund der familiären Häufung von Transsexualismus unter Geschwistern sowie einer höheren Konkordanz bei zweieiigen gleichgeschlechtlichen Zwillingen, die bei eineiigen Zwillingen noch übertroffen wird (Heylens et al. 2012), kann von einer gewissen erblichen Komponente ausgegangen werden. Bildgebungsstudien konnten zudem zeigen, dass bei unbehandelten transsexuellen Personen bestimmte Gehirnareale in ihrer Größe eher dem empfundenen, nicht dem biologischen Geschlecht, entsprechen (Zubiaurre-Elorza et al. 2013).

56.5 Verlauf

Sexuelle Funktionsstörungen können einen hochgradig variablen Verlauf nehmen, in manchen Fällen verlieren sie sich auch bei einem Partnerwechsel. Die Erfahrungen mit Behandlungspopulationen zeigen aber, dass viele Störungsbilder einen langwierigen Verlauf nehmen. Betroffene leiden meist viele Jahre an einer Störung bevor sie sich in therapeutische Behandlung begeben. In Bezug auf sexuelle Schmerzstörungen sieht das Bild noch klarer aus: Es gibt wenige Hinweise darauf, dass diese Störungsbilder spontan ohne Behandlung remittieren; eher ist damit zu rechnen, dass es zu einer Verschlimmerung und Chronifizierung der Symptomatik über die Zeit kommt. Paraphile Störungen verlaufen ebenso in aller Regel chronisch. Haben sich die Störungen erst einmal etabliert, tendieren sie dazu, sich durch die Eigendynamik selbst aufrechtzuerhalten. Wie stabil „Geschlechtsdysphorien" insbesondere im Kindes- und Jugendalter sind, ist besonders schwer zu beurteilen, da sie – wie erwähnt – auch lediglich einen Zwischenschritt in der Entwicklung einer homosexuellen Orientierung darstellen können.

56.6 Behandlung

Das Behandlungsvorgehen bei sexuellen Störungen unterscheidet sich je nach therapeutischer Schule und in Abhängigkeit von der spezifischen Ausformung des jeweiligen Störungsbildes. Hier soll ein grober Überblick über die derzeit gängigsten und empirisch am besten überprüften Behandlungsansätze gegeben werden.

56.6.1 Sexuelle Funktionsstörungen

Bei der Behandlung sexueller Funktionsstörungen sind einzel-, paar- und gruppentherapeutische Interventionen möglich. Da sich sexuelle Störungen häufig innerhalb von Partnerschaften manifestieren hat sich ein paartherapeutisches Vorgehen als besonders effektiv herausgestellt.

Paartherapie

Die paartherapeutische Behandlung sexueller Funktionsstörungen hat sich aus dem Prinzip des „Sensate Focus" (Sensualitätstraining; ▶ Klinisch betrachtet) von Masters und Johnson (1970) entwickelt und ist dann von unterschiedlichen Arbeitsgruppen weiterentwickelt worden. Als Voraussetzung für eine paartherapeutische Sexualtherapie gilt vor allem, dass das Paar motiviert ist, die Partnerschaft aufrechtzuerhalten und keine sexuellen Nebenbeziehungen bestehen (Hauch 2006; Hoyndorf et al. 1995; Kockott und Fahrner 2000). Eine parallele Einzeltherapie für einen oder beide Teile des Paares gilt als kontraindiziert. Das Grundprinzip der Paartherapie ist jeweils gleich, wird aber in Abhängigkeit von der spezifischen Ausformung der sexuellen Funktionsstörung durch bestimmte Techniken und Übungen ergänzt.

Spezielle Techniken innerhalb des Sensualitätstrainings sind

- die Teasing-Technik bei Erektionsstörungen,
- die Stop-Start- bzw. Squeeze-Technik bei vorzeitigem Samenerguss,
- die Verwendung von Vaginaltrainern bzw. Dilatoren bei Vaginismus.

Als **Teasing-Technik** wird eine Übung bezeichnet, bei welcher der Mann die Erfahrung macht, dass eine Erektion, die verloren geht, durch Stimulation wiederhergestellt werden kann. Hierzu übt der Mann zunächst alleine, eine Erektion durch manuelle Stimulation herzustellen, den Penis erschlaffen zu lassen, um dann erneut die Erektion durch Stimulation zu provozieren. Später wird die Partnerin einbezogen. Bei der **Stop-Start- bzw. Squeeze-Technik** lernt der Mann, seine Ejakulation hinauszuzögern, entweder indem er die Stimulation beendet, bevor die Erregung zu groß wird und

Klinisch betrachtet

Ablauf des Sensualitätstraining

Das Sensualitätstraining gliedert sich in verschiedene Phasen und beginnt, nachdem die Diagnose abgesichert und eine gute therapeutische Arbeitsbeziehung hergestellt wurde. In der Regel wird vereinbart, dass vor allem während bzw. nach den vereinbarten Übungen kein Koitus stattfindet. Dieser sog. Koitusverzicht bleibt in der Regel bis zur 6. Stufe des Sensualitätstrainings bestehen. Diese Vereinbarung soll den Leistungsdruck sowie die Erwartungsängste des Paares reduzieren und damit an den aufrechterhaltenden Bedingungen für die sexuelle Funktionsstörung ansetzen. In der 1. Stufe des Sensualitätstrainings soll das Paar sich gegenseitig durch Streicheln erkunden, wobei die Genitalien und die Brust ausgespart bleiben. Ziel dieser Übungsphase ist das gegenseitige (erneute) Kennenlernen des Körpers, nicht eine sexuelle Erregung. In der 2. Stufe werden die Übungen fortgeführt und die Genitalien beim Streicheln oberflächlich einbezogen. Auch hier ist das Ziel nicht, sexuelle Erregung zu provozieren. Erfolgt diese, sollte kurz pausiert werden. Erst in der 3. Stufe werden die Genitalien verstärkt in den Prozess des Streichelns und Sich-gegenseitig-Erkundens einbezogen. Ziel ist es hier, dass das Paar die Genitalien des jeweils anderen besser kennenlernt und das Paar gemeinsam erfährt, dass Erregung (z. B. in Form einer Erektion)

eintreten, abklingen und wiederkommen kann. In der folgenden 4. Stufe wird nun der gesamte Körper gestreichelt mit dem Ziel sexueller Stimulation und Erregung. Die 5. Phase beinhaltet die Einführung des Penis in die „stille Vagina", was bedeutet, dass der Mann zwar unter Kontrolle der Frau den Penis in die Scheide einführt, aber eine rhythmische Bewegung unterbleibt und der Penis so lange in der Vagina verbleibt, bis die Erektion verschwindet. In dieser Phase werden auch weitere Übungen hinzugenommen, die speziell auf die unterschiedlichen Arten der Funktionsstörung ausgerichtet sind (▶ Abschn. 56.6). Erst in der 6. Stufe beginnt das Paar koital mit Lust und Erregung zu experimentieren.

Für die Übungen soll sich das Paar 2-mal die Woche eine Dreiviertelstunde Zeit nehmen, wobei nicht gleichzeitig gestreichelt wird, sondern sich die Partner beim Streicheln abwechseln. Der jeweils aktive Partner streichelt so wie er/sie will – der passive Partner gibt nur Feedback im Sinne eines Vetos, wenn etwas unangenehm ist. In allen Phasen soll das Paar sich nach den Übungen über die Empfindungen austauschen, die es beim Streicheln und Berühren erfährt. Der Therapeut lässt sich in jeder Sitzung die Erfahrungen des Paares mit den Übungen schildern, um Schwierigkeiten überwinden zu helfen.

---

der „point of no return" kommt, oder aber indem er die Stimulation verändert (z. B. langsamere Bewegungen oder weniger feste Bewegungen) oder durch die Squeeze-Technik, bei welcher mit den Händen Druck auf die Eichel (Daumen auf dem Frenulum und Zeigefinger auf die Glans) oder auf den Schaft ausgeübt wird. Auch diese Übungen führt zunächst der Mann alleine durch, bis diese Elemente in die Paarübungen integriert werden. Die **Verwendung von Vaginaltrainern,** auch Hegarstäbe oder Dilatoren genannt (◧ Abb. 56.5), empfiehlt sich bei Vaginismus. Dabei werden Stifte in unterschiedlichen Größen benutzt (zwischen 10 und 26 mm) und die Frau beginnt nun zunächst alleine und mit den kleineren Stiften. Hierzu sollte Gleitmittel als Unterstützung verwendet werden. Ziel der Übung ist das Erkunden der Vagina und die Erfahrung, dass sich die Scheide anpasst, wenn die Frau entspannter und angstfreier ist. Es kommt zu einer Korrektur angstbezogener Kognitionen, wenn die Frau merkt, dass das Einführen der Vaginaltrainer ohne Schmerzen möglich ist. Der Partner wird dann später in die Übungen mit einbezogen.

Diese behaviorale Seite der Behandlung wird nun ergänzt durch **kognitive Elemente.** So kann die Bearbeitung der zu Hause geleisteten Übungen als Grundstock für die eher kognitiv und klärungsorientierte

Arbeit über bestimmte Aspekte der Paardynamik dienen (Sexualitätsmythen, Fordernkönnen und Gefordertwerden, Sich-verwöhnen-lassen, Leistungsdruck etc.). Dabei ist die theoretische Orientierung, unter welcher die Bearbeitung dieser Paar- und Sexualitätsthemen erfolgt, nicht notwendigerweise auf eine kognitiv-verhaltenstherapeutische Ausrichtung beschränkt. Hier können ebenfalls psychodynamische als auch systemische Ansätze genutzt werden. Sexualtherapeutische Interventionen und Übungen sind vorrangig für heterosexuelle Paare konzipiert, können aber auch bei gleichgeschlechtlichen Paaren angewendet werden (vgl. z. B. Hauch 2006).

Pharmakotherapie

Seit der Einführung von Sildenafil (Viagra) im Jahr 1998 ist eine wirksame pharmakologische Behandlung für Erektionsstörungen vorhanden. Aufgrund der guten Wirksamkeit bei Erektionsproblemen unterschiedlicher Genese sowie einem relativ günstigen Nebenwirkungsprofil ist diese pharmakologische Behandlungsoption für viele Männer die Methode der ersten Wahl, noch vor einer möglichen Paar- oder Sexualtherapie. Seit 2009 ist mit Dapoxetin (Priligy) auch ein erstes Medikament zur Behandlung des vorzeitigen Samenergusses auf dem Markt. Obgleich die Effektivität dieses Medikaments im

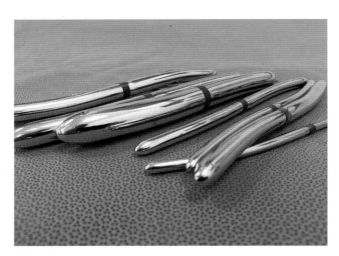

◘ Abb. 56.5 (© Senalfred/stock.adobe.com)

lung lautet, dass Betroffene lernen sollen, ihr sexuelles Interesse zu kontrollieren, damit es zu keinen sexuellen Übergriffen kommt. Selbstregulation und -kontrolle stehen im Vordergrund (Seto 2012). Andererseits gibt es Hinweise, dass sich pädophile sexuelle Interessen im Laufe des Lebens verändern können bzw. durch therapeutische Interventionen wie Aversionstherapie, verdeckte Sensibilisierung, masturbatorische Sättigung oder masturbatorische Rekonditionierung direkt oder indirekt beeinflussbar sind (vgl. von Franque und Briken 2016). Fast alle diesbezüglichen Studien sind aber bereits älteren Datums.

Mittlerweile gibt es allerdings auch Bemühungen, pädophile Männer zu einer *kostenlosen* Psychotherapie zu motivieren, und zwar *bevor* diese Männer (weitere) Übergriffe auf Kinder begehen bzw. strafrechtlich auffällig werden und damit therapeutisch schwerer zugänglich sind (Beier et al. 2015; ◘ Abb. 56.6).

Vergleich zum Placebo belegt ist, sind die dadurch erzielten Verbesserungen im Hinblick auf Verlängerung der Latenz bis zur Ejakulation eher moderat. Für sexuelle Störungen bei Frauen ist derzeit noch kein Medikament für den deutschen Markt zugelassen. Das 2015 in den USA für die Behandlung von verringerter sexueller Appetenz bei Frauen zugelassene Flibanserin (Addyi) wird im Hinblick auf eine geringe Effektivität sowie ein ungünstiges Neben- und Wechselwirkungsprofil, z. B. mit Alkohol, derzeit intensiv diskutiert (Brotto 2015).

56.6.2 Paraphile Störungen

Im klinischen Alltag spielt die Behandlung von paraphilen Störungen, wie Fetischismus oder Voyeurismus, eine untergeordnete Rolle (aber s. Fallbeispiel zu Beginn des Kapitels). Inwiefern dies auch damit zusammenhängt, dass derartige Themen sehr schambesetzt sind, vom Klienten von sich aus nicht genannt und vom Therapeuten übersehen werden, lässt sich derzeit nicht sagen.

Im Hinblick auf pädophile Interessen aber gilt: Sie sind ein Risikofaktor für den sexuellen Missbrauch von Kindern. Die Frage, inwieweit solche Interessen veränderlich sind, ist deshalb von besonderer Bedeutung. (Sexualstraftaten haben nur zu einem Teil mit abweichenden sexuellen Interessen zu tun. Für den aktuellen Stand der empirischen Bewährung von Therapieprogrammen zur Rückfallprophylaxe s. Schmucker und Lösel 2015.)

Therapeutische Ansatzpunkte zur Pädophilie Pädophile Interessen werden von vielen Autoren als nicht veränderbar eingeschätzt (z. B. APA 2015, S. 962; Seto 2012). Die dementsprechende therapeutische Empfeh-

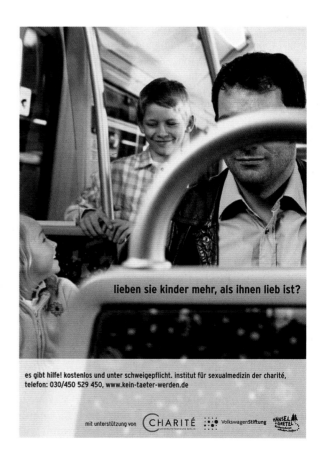

◘ Abb. 56.6 In einem bislang einzigartigen Forschungs- und Therapieprojekt am Institut für Sexualmedizin der Charité Berlin wird versucht, Männer, die auf Kinder gerichtete sexuelle Fantasien haben, zu einer Therapie zu motivieren. Mittels Werbeplakaten – wie hier abgebildet – sollen also genau diejenigen Männer erreicht werden, die keine sexuellen Übergriffe auf Kinder (mehr) begehen wollen und noch nicht unter dem Druck der Strafverfolgungsbehörde stehen. (► https://www.kein-taeter-werden.de. © Scholz und Friends AG)

56.6.3 Geschlechtsdysphorie

Im Hinblick auf die therapeutische Begleitung von Personen mit Geschlechtsdysphorie muss zwischen Ansätzen für Kinder auf der einen Seite und Jugendliche und Erwachsene auf der anderen Seite differenziert werden. In Bezug auf Kinder, die geschlechtsatypisches Verhalten zeigen, werden verschiedene Ansätze durchaus kontrovers diskutiert. So kann eine Therapie darauf abziehen,

1. das Risiko einer Persistenz der Geschlechtsdysphorie zu reduzieren,
2. eine neutrale Haltung in Bezug auf die Geschlechtsidentität einzunehmen und die Kinder dabei zu unterstützen mögliche Ausgrenzungserfahrungen zu bewältigen („watch and wait") oder
3. das Kind in seiner Transidentität zu bestärken und ihm möglichst früh ein Leben in der gewünschten Geschlechtsrolle zu gewähren.

Welchen Einfluss die verschiedenen Ansätze auf die Persistenz der Geschlechtsdysphorie, aber auch auf das langfristige psychosoziale Funktionsniveau der Betroffenen haben, ist unklar (Korte et al. 2016). Bei Jugendlichen oder Erwachsenen fokussiert sich eine therapeutische Begleitung zumeist darauf, die Betroffenen bei einem Wechsel der Geschlechtsrolle im Alltag zu begleiten und somit mögliche geschlechtsangleichende Maßnahmen (z. B. Hormonbehandlung, Operation) vorzubereiten.

56.7 Offene Fragen

Im Vergleich zu anderen psychopathologischen Syndromen sind sexuelle Störungen weit weniger erforscht, was eine Vielzahl ungelöster Probleme und Aufgaben nach sich zieht:

- Die Symptome sexueller Störungen werden in den gängigen übergreifenden klinisch strukturierten Interviews nicht exploriert. Dies führt einerseits dazu, dass die Kenntnisse zur Epidemiologie noch mangelhaft sind, zum anderen aber auch, dass die Wahrscheinlichkeit, sexuelle Störungen im therapeutischen Alltag zu übersehen, erhöht ist.
- Für viele sexuelle Phänomen- und Problembereiche liegen kaum validierte und reliable psychometrische Erfassungsmethoden vor.
- Für die meisten paraphilen Störungen ist die Ätiologie bislang weitgehend unklar. Longitudinale Studien zur Ätiologie und Pathogenese fehlen.
- Die diagnostischen Kriterien für paraphile Störungen entsprechen in Teilen nicht der heutigen Auffassung von gesunder Sexualität. Insbesondere das Kriterium des „klinisch bedeutsamen Leids" ist für den Bereich der sexuellen Störungen nicht ausreichend operationalisiert (denn gemäß DSM darf das

Leid explizit nicht durch einen Konflikt zwischen Individuum und Gesellschaft entstanden sein, vgl. Laws und O'Donohue 1997).

- Andere Phänomene, wie beispielsweise die sog. „Sexsucht" (Alternativbezeichnungen sind hypersexuelle Störungen, sexuelle Impulskontrollstörung, „sexual compulsivity", Don Juanismus), finden im derzeitigen DSM keine eigene Bezeichnung, sondern werden als „sexuelle Störungen nicht andernorts klassifiziert" diagnostiziert. Dabei gibt es zu diesem Problembereich eine verstärkte Forschungsaktivität sowie Überlegungen zur diagnostischen Klassifikation und Behandlung (Goodman 1998; Stark und Wehrum-Osinsky 2017).

56.8 Resümee

Unter sexuellen Störungen werden verschiedenste psychopathologische Syndrome wie sexuelle Funktionsstörungen, paraphile Störungen und Geschlechtsdysphorie verstanden. Davon können die sexuellen Funktionsstörungen als diejenigen Störungen betrachtet werden, die bereits am besten erklärbar und behandelbar sind. Demgegenüber zeigt sich ein noch deutliches Defizit bei empirisch fundierten ätiologischen Theorien der Paraphilien.

? **Prüfen Sie Ihr Wissen**

1. An welchem Beispiel kann man den Einfluss gesellschaftlicher Wertungen auf die Beurteilung vermeintlicher sexueller Abweichungen gut verdeutlichen? ▶ Abschn. 56.1 und ▶ Gut zu wissen „Wandel der Auffassungen zur Homosexualität"
2. Mit welchen diagnostischen Kernfragen können Sie das Vorliegen einer sexuellen Funktionsstörung abschätzen? ▶ Abschn. 56.2.1
3. Beschreiben Sie den linearen sexuellen Reaktionszyklus! ▶ Abschn. 56.4.1
4. Erörtern Sie das Vorgehen beim „Sensate Focus"! ▶ Abschn. 56.6.1
5. Welche therapeutischen Ansatzpunkte werden bei störungswertigen pädophilen Interessen diskutiert? ▶ Abschn. 56.6.2

ⓘ **Weiterführende Literatur**

Für den Bereich der sexuellen Funktionsstörungen liegen zahlreiche gute Lehrbücher vor, zum Beispiel Briken und Berner (2013) oder Hartmann (2017). Das konkrete therapeutische Vorgehen bei sexuellen Funktionsstörungen der Frau ist bei Velten (2018) beschrieben. Einen ausführlichen Überblick über die historische Entwicklung der Diagnostik und theoretischen Betrachtung sexueller Störungen bietet Fiedler (2018). Hier finden sich auch umfangreiche Erörterungen zur Ätiologie und Psychotherapie von Paraphilien.

Literatur

Abel, G. G., Huffman, J., Warberg, B., & Holland, C. L. (1998). Visual reaction time and plethysmography as measures of sexual interest in child molesters. *Sexual Abuse: A Journal of Research and Treatment, 10*, 81–95.

Alexander, M. A. (1999). Sexual offender treatment efficacy revisited. *Sexual Abuse: Journal of Research and Treatment, 11*, 101–116.

American Psychiatric Association (APA). (2015). *Diagnostisches und Statistisches Manual Psychischer Störungen – DSM-5*. Göttingen: Hogrefe (deutsche Ausgabe herausgegeben von Peter Falkai und Hans-Ulrich Wittchen, mitherausgegeben von Manfred Döpfner, Wolfgang Gaebel, Wolfgang Maier, Winfried Rief, Henning Saß und Michael Zaudig).

American Psychiatric Association (APA). (2018). *Diagnostisches und Statistisches Manual Psychischer Störungen – DSM-5*. Göttingen: Hogrefe (deutsche Ausgabe herausgegeben von Peter Falkai und Hans-Ulrich Wittchen, mitherausgegeben von Manfred Döpfner, Wolfgang Gaebel, Wolfgang Maier, Winfried Rief, Henning Saß und Michael Zaudig).

Arentewicz, G., & Schmidt, G. (1993). *Sexuell gestörte Beziehungen. Konzept und Technik der Paartherapie*. Stuttgart: Enke.

Atlantis, E., & Sullivan, T. (2012). Bidirectional association between depression and sexual dysfunction: A systematic review and meta-analysis. *The Journal of Sexual Medicine, 9*, 1497–1507.

Balon, R., Segraves, R. T., & Clayton, A. (2007). Issues for DSM-V: Sexual dysfunction, disorder, or variation along normal distribution: Toward rethinking DSM criteria of sexual dysfunctions. *American Journal of Psychiatry, 164*, 198–200.

Barbaree, H., & Seto, M. C. (1997). Pedophilia: Assessment and treatment. In D. R. Laws & W. T. O'Donohue (Hrsg.), *Sexual deviance. Theory, assessment, and treatment* (S. 152–174). New York: Guilford.

Bartlett, N. H., Vasey, P. L., & Bukowski, W. M. (2000). Is gender identity disorder in children a mental disorder? *Sex Roles, 43*, 753–785.

Beier, K. M., Grundmann, D., Kuhle, L. F., Scherner, G., Konrad, A., & Amelung, T. (2015). The German Dunkelfeld project: A pilot study to prevent child sexual abuse and the use of child abusive images. *Journal of Sexual Medicine, 12*, 529–542.

Berger, W. (2001). *Funktionelle Sexualstörungen bei schwulen Männern. AIDS-Forum DAH* (Bd. 43). Berlin: Deutsche AIDS-Hilfe.

Buddeberg, C. (1998). Praktische Probleme bei der Diagnostik sexueller Störungen. In B. Strauß (Hrsg.), *Psychotherapie der Sexualstörungen. Krankheitsmodelle und Therapiepraxis – störungsspezifisch und schulenübergreifend* (S. 31–37). Stuttgart: Thieme.

Brotto, L. A. (2015). Flibanserin. *Archives of Sexual Behavior, 44*(8), 2103–2105.

Briken, P., & Berner, M. (Hrsg.). (2013). *Praxisbuch Sexuelle Störungen*. Stuttgart: Thieme.

Dombert, B., Schmidt, A. F., Banse, R., Briken, P., Hoyer, J., Neutze, J., & Osterheider, M. (2016). Frequency of pedophilic sexual fantasy and behavior in a community sample of German men. *Journal of Sex Research, 53*, 214–223.

Dowden, C., Antonowicz, D., & Andrews, D. A. (2003). The effectiveness of relapse prevention with offenders: A meta-analysis. *International Journal of Offender Therapy and Comparative Criminology, 47*, 516–528.

Dunn, K. M., Croft, P. R., & Hackett, G. I. (1998). Sexual problems: A study of the prevalence and need for health care in the general population. *Family Practice, 15*, 519–524.

Fagan, P. J., Wise, T. N., Schmidt, C. W., Jr., & Berlin, F. S. (2002). Pedophilia. *JAMA: Journal of the American Medical Association, 288*, 2458–2465.

Fiedler, P. (2018). *Sexuelle Störungen*. Weinheim: Beltz.

Fliegel, S. (2004). Sexualität – Sexuelle Störungen – Sexualtherapie. Vom Aufhören, Penis und Scheide zwingen zu wollen. *Verhaltenstherapie und psychosoziale Praxis, 36*, 523–537.

Forbes, M. K., Baillie, A. J., Eaton, N. R., & Krueger, R. F. (2017). A place for sexual dysfunctions in an empirical taxonomy of psychopathology. *The Journal of Sex Research, 53*, 1–21.

Freund, K. (1988). Courtship disorder: Is this hypothesis valid? *Annals of the New York Academy of Sciences, 528*, 172–182.

Goodman, A. (1998). *Sexual addiction: An integrated approach*. Madison: International University Press.

Grossman, L. S., Martis, B., & Fichtner, C. G. (1999). Are sex offenders treatable? A research overview. *Psychiatric Services, 50*, 349–361.

Hauch, M. (2006). *Paartherapie bei sexuellen Störungen: Das Hamburger Modell: Konzept und Technik*. Stuttgart: Thieme.

Hartmann, U. (2017). *Sexualtherapie*. Heidelberg: Springer.

Heylens, G., De Cuypere, G., Zucker, K. J., Schelfaut, C., Elaut, E., Vanden Bossche, H., et al. (2012). Gender identity disorder in twins: A review of the case report literature. *The Journal of Sexual Medicine, 9*, 751–757.

Hoyer, J. (2013). Ambulante Psychotherapie und sexuelle Funktionsstörungen. *Psychotherapeut, 58*, 371–378.

Hoyer, J., & Velten, J. (2017). Sexuelle Funktionsstörungen: Wandel der Sichtweisen und Kriterien. *Bundesgesundheitsblatt – Gesundheitsforschung – Gesundheitsschutz, 60*, 979–986.

Hoyer, J., Uhmann, S., Rambow, J., & Jacobi, F. (2009). Reduction of sexual dysfunction: By-product of cognitive-behavioural therapy for psychological disorders? *Sexual and Relationship Therapy, 24*, 64–73.

Hoyer, J., Klein, V., Schierz, K., & Briken, P. (2015). Ein Screeninginstrument für sexuelle Funktionsstörungen nach DSM-5. *Zeitschrift für Sexualforschung, 28*, 36–42.

Hoyndorf, S., Reinhold, M., & Christmann, F. (1995). *Behandlung sexueller Störungen. Ätiologie, Diagnostik, Therapie: Sexuelle Dysfunktionen, Mißbrauch, Delinquenz*. Weinheim: Beltz.

Jahnke, S., Imhoff, R., & Hoyer, J. (2015). Stigmatization of people with pedophila: Two comparative surveys. *Archives of Sexual Behavior, 44*, 21–34.

Kaplan, H. S. (1977). Hypoactive sexual desire. *Journal of Sex & Marital Therapy, 3*(1), 3–9.

Kockott, G., & Fahrner, E. M. (2000). *Sexualstörungen des Mannes. Fortschritte der Psychotherapie* (Bd. 9). Göttingen: Hogrefe.

Korte, A., Beier, K. M., & Bosinski, H. A. G. (2016). Behandlung von Geschlechtsidentitätsstörungen (Geschlechtsdysphorie) im Kindes- und Jugendalter – Ausgangsoffene psychotherapeutische Begleitung oder frühzeitige Festlegung und Weichenstellung durch Einleitung einer hormonellen Therapie? *Sexuologie, 23*(3–4), 117–132.

Kunst, H., & Hoyer, J. (2004). Verhaltenstherapie bei Sexualstraftätern: Ein Überblick. *Verhaltenstherapie und Verhaltensmedizin, 25*, 23–37.

Labbate, L. A., & Lare, S. B. (2001). Sexual dysfunction in male psychiatric outpatients: Validity of the Massachusetts General Hospital Sexual Functioning Questionnaire. *Psychotherapy and Psychosomatics, 70*, 221–225.

Laumann, E. O., Paik, A., & Rosen, R. C. (1999). Sexual dysfunction in the United States: Prevalence and predictors. *Journal of the American Medical Association, 281*, 537–544.

Laurent, S. M., & Simons, A. D. (2009). Sexual dysfunction in depression and anxiety: Conceptualizing sexual dysfunction as part of an internalizing dimension. *Clinical Psychology Review, 29*, 573–585.

Laws, D. R., & O'Donohue, W. T. (1997). Fundamental issues in sexual deviance. In D. R. Laws & W. T. O'Donohue (Hrsg.), *Sexual deviance. Theory, assessment, and treatment* (S. 1–21). New York: Guilford.

56

Laws, D. R., & O'Donohue, W. T. (Hrsg.). (2008). *Sexual deviance: Theory, assessment, and treatment.* New York: Guilford Press.

Marshall, W. L. (2005). Grenzen der Phallometrie. *Recht und Psychiatrie, 23,* 11–23.

Marshall, W. L., & Fernandez, Y. M. (2000). *Phallometric testing with sexual offenders: Theory, research, and practice.* Brandon: Safer Society Press.

Mason, F. L. (1997). Fetishism: Psychopathology and theory. In D. R. Laws & W. T. O'Donohue (Hrsg.), *Sexual deviance: Theory, assessment, and treatment* (S. 75–92). New York: Guilford.

Masters, W. H., & Johnson, V. E. (1966). *Human sexual response.* Boston: Little Brown.

Masters, W. H., & Johnson, V. E. (1970). *Human sexual inadequacy.* Boston: Little Brown.

Meyenburg, B., Kröger, A., & Neugebauer, R. (2015). Transidentität im Kindes- und Jugendalter. Behandlungsrichtlinien und Ergebnisse einer Katamneseuntersuchung. *Zeitschrift für Kinder- und Jugendpsychiatrie und Psychotherapie, 43*(1), 47–55.

Melnik, T., & Abdo, C. H. N. (2005). Psychogenic erectile dysfunction: Comparative study of three therapeutic approaches. *Journal of Sex & Marital Therapy, 31,* 243–255.

Mitchell, K. R., Mercer, C. H., Ploubidis, G. B., Jones, K. G., Datta, J., Field, N., et al. (2013). Sexual function in Britain: Findings from the third National Survey of Sexual Attitudes and Lifestyles (Natsal-3). *Lancet, 382*(9907), 1817–1829. ▶ https://doi.org/10.1016/s0140-6736(13)62366-1

Mitchell, K. R., Jones, K. G., Wellings, K., Johnson, A. M., Graham, C. A., Datta, J., et al. (2016). Estimating the prevalence of sexual function problems: The impact of morbidity criteria. *Journal of Sex Research, 53*(8), 955–967. ▶ https://doi.org/10.1080/00224499.2015.1089214

Pithers, W. D., Marques, J. K., Gibat, C. C., & Marlatt, G. A. (1983). Relapse prevention with sexual aggressives: A self-control model of treatment and maintenance of change. In J. G. Greer & L. R. Stuart (Hrsg.), *The sexual aggressor: Current perspectives on treatment* (S. 214–239). New York: Von Nostrand Reinhold.

Reed, G. M., Drescher, J., Krueger, R. B., Atalla, E., Cochran, S. D., First, M. B., . . . Saxena, S. (2016). Disorders related to sexuality and gender identity in the ICD-11: Revising the ICD-10 classification based on current scientific evidence, best clinical practices, and human rights considerations. *World Psychiatry, 15,* 205–221.

Reinecke, A., Schöps, D., & Hoyer, J. (2006). Sexuelle Dysfunktionen bei Patienten einer verhaltenstherapeutischen Hochschulambulanz: Häufigkeit, Erkennen und Behandlung. *Verhaltenstherapie, 16,* 166–172.

Reitz, D., Küpper, B., & Hoyer, J. (2005). Strukturiertes Interview für sexuelle Funktionsstörungen – Erste Ergebnisse. *Psychotherapie, Psychosomatik und medizinische Psychologie, 55,* 147.

Richter-Appelt, H. (2001). Psychoanalyse und sexuelle Funktionsstörungen. In V. Sigusch (Hrsg.), *Sexuelle Störungen und ihre Behandlung* (S. 261–279). Stuttgart: Thieme.

Richter-Appelt, H., & Schweizer, K. (2010). Intersexualität oder Störungen der Geschlechtsentwicklung. *Psychotherapeut, 55,* 36–42.

Schmidt, A. F. (2013). Indirekte Messverfahren pädophiler sexueller Interessen – Ein Überblick über empirische Ergebnisse und methodische Implikationen. *EFPPP Jahrbuch 2013 – Empirische Forschung in der forensischen Psychiatrie, Psychologie und Psychotherapie,* 65–75.

Schmucker, M., & Lösel, F. (2015). The effects of sexual offender treatment on recidivism: An international meta-analysis of sound quality evaluations. *Journal of Experimental Criminology, 11,* 597–630.

Seto, M. C. (2012). Is pedophilia a sexual orientation? *Archives of Sexual Behavior, 41,* 231–236.

Stalla, G. K. (2006). *Therapieleitfaden Transsexualität.* Bremen: Uni-Med.

Stark, R., & Wehrum-Osinsky, S. (2017). *Sexuelle Sucht.* Göttingen: Hogrefe.

Strauß, B. (1998). Klinik sexueller Funktionsstörungen und sexueller Deviationen. In B. Strauß (Hrsg.), *Psychotherapie der Sexualstörungen. Krankheitsmodelle und Therapiepraxis – störungsspezifisch und schulenübergreifend* (S. 24–30). Stuttgart: Thieme.

Strauß , B., & Brähler, E. (Hrsg.). (2014). *Deutschsprachige Verfahren in der Sexualwissenschaft.* Göttingen: Hogrefe.

Velten, J. (2018). *Sexuelle Funktionsstörungen bei Frauen. Fortschritte der Psychotherapie.* Göttingen: Hogrefe.

von Franqué, F., & Briken, P. (2016). Techniken masturbatorischer Rekonditionierung zur Veränderung pädophiler Interessen – Eine systematische Übersicht. *Zeitschrift für Sexualforschung, 29,* 224–249.

Ward, T., & Sorbello, L. (2003). Explaining child sexual abuse: Integration and elaboration. In T. Ward, D. R. Laws, & S. M. Hudson (Hrsg.), *Sexual deviance: Issues and controversies* (S. 1–20). Thousand Oaks: Sage.

Zubiaurre-Elorza, L., Junque, C., Gómez-Gil, E., Segovia, S., Carrillo, B., Rametti, G., & Guillamon, A. (2013). Cortical thickness in untreated transsexuals. *Cerebral Cortex, 23,* 2855–2862.

Zucker, K. J., & Brown, N. (2014). Gender dysphoria. In Y. M. Binik & K. S. K. Hall (Hrsg.), *Principles and practice of sex therapy* (5. Aufl., S. 235–262). New York: Guilford.

Zucker, K. J., & Lawrence, A. A. (2009). Epidemiology of gender identity disorder: Recommendations for the standards of care of The World Professional Association for Transgender Health. *International Journal of Transgenderism, 11*(1), 8–18.

Persönlichkeitsstörungen

Sven Barnow und Annemarie Miano

Inhaltsverzeichnis

© Springer-Verlag GmbH Deutschland, ein Teil von Springer Nature 2020
J. Hoyer und S. Knappe (Hrsg.), *Klinische Psychologie & Psychotherapie*,
https://doi.org/10.1007/978-3-662-61814-1_57

Klinisch betrachtet

Fallbeispiel: Borderline-Persönlichkeitsstörung

Frau E. ist 25 Jahre alt und hat bereits einige psychiatrische und psychotherapeutische Behandlungen hinter sich, als sie zum Erstgespräch zu mir (SB) kommt. Sie studiert seit 7 Jahren, ohne – aufgrund massiver Prüfungsängste – das Studium abschließen zu können. Im Gespräch wirkt sie kontrolliert, angenehm, es fällt mir anfänglich schwer die Diagnose Borderline-Persönlichkeitsstörung zu replizieren, die sie während eines stationären Aufenthaltes erhalten hatte, bis wir beginnen über ihre Familie zu sprechen. Plötzlich ändert sich das Bild: Die eben noch rationale, durchaus gut reflektierte Patientin wird starr, verkrampft, und es bedarf therapeutischer Erfahrung, sie aus dem schweren dissoziativen Zustand herauszuholen, der meist ein Signal extremer emotionaler Anspannung ist. Im weiteren Gespräch werden Abwertungen durch den Vater deutlich, die Mutter ist kühl und nie wirklich „anwesend". Die Patientin verfällt immer wieder in Pha-

sen der Selbstverletzung und erlebt eine tiefe innere Leere. Sie beschreibt heftige Stimmungsschwankungen zwischen Hoffnung, Euphorie, Hilflosigkeit und Scham. In der Vergangenheit hat sie bereits zweimal versucht, sich das Leben zu nehmen. Im Laufe der Therapie, nach etwa 12 Monaten, schafft sie die Abschlussprüfungen und hat einen studentischen Hilfskraftjob. Sie ist besser integriert, offener, hat einige Fertigkeiten zur Regulation ihrer Emotionen gelernt, die sie auch anwendet. Die Selbstverletzungen werden seltener. Es hat sich eine stabile, wertschätzende therapeutische Allianz gebildet. Diese ist jedoch immer wieder von kurzen Abbrüchen, Entfremdung und dissoziativen Phasen durchbrochen. Während einer Reise scheitert Ihre Beziehung. Das löst eine tiefe Identitätskrise und ein kurzes Abdriften in alte problematische Verhaltensweisen aus. Zu einer ernsthaften Selbstverletzung kommt es jedoch diesmal nicht.

57.1 Störungsbild

Einige Probleme, denen Menschen begegnen, entstehen primär durch äußere Krisen oder Stress. Andere Schwierigkeiten werden durch ein lang anhaltendes Muster von gestörter Interaktion mit der Umgebung verursacht; sie sind durch die Persönlichkeitsmerkmale einer Person stark beeinflusst (▶ Klinisch betrachtet). Persönlichkeitsmerkale äußern sich in einer relativen Stabilität in Verhaltens-, Denk- und Erlebensweisen von Individuen, z. B. in der Tendenz, Aufgaben eher

nachlässig oder besonders gründlich zu erledigen („Ich mag es, mir Zeit zu nehmen und meine Aufgaben sorgfältig zu erfüllen", Persönlichkeitsmerkmal „Gewissenhaftigkeit"). Jede Person lässt sich auf dem Spektrum von Persönlichkeitsmerkmalen verorten. Die Abgrenzung zwischen auffälligen Persönlichkeitsmerkmalen und solchen, die psychopathologisch relevant sind, ist dabei fließend (◘ Abb. 57.1). Menschen mit einer Persönlichkeitsstörung weisen jedoch extreme Ausprägungen von Persönlichkeitsmerkmalen auf (z. B., „Ich überprüfe meine Arbeit noch einmal und noch einmal

Persönlichkeitsstil	Persönlichkeitsstörung
Wachsam	Paranoid
Ungesellig	Schizoid
Exzentrisch	Schizotypisch
Abenteuerlich	Antisozial
Sprunghaft	Borderline
Dramatisch	Histrionisch
Selbstbewusst	Narzisstisch
Sensibel	Selbstunsicher
Anhänglich	Dependent
Gewissenhaft	Zwanghaft

Kontinuum

◘ **Abb. 57.1** Persönlichkeitsstile und Persönlichkeitsstörungen. (Oldham und Morris 1995. Excerpted from The New Personality Self-Portrait (Bantam Books, 1995), copyright © 1995 by John M. Oldham, M.D., and Lois B. Morris. Used by permission of Bantam Books, an imprint of Random House, a division of Penguin Random House LLC. All rights reserved. Reprinted with the permission of Lowenstein Associates.)

bis ich absolut sicher bin, dass kein einziger Fehler mehr in meiner Arbeit steckt."). Besonders auffällige und rigide Persönlichkeitszüge reichen jedoch nicht, um von einer Persönlichkeitsstörung zu sprechen. Die Person muss zudem

A. ein in viele Bereiche übergreifendes, von den soziokulturellen Erwartungen ihrer Umgebung abweichendes Erleben und Verhalten zeigen. Dies kann sich im Denken und Schlussfolgern (z. B. paranoide Interpretation von Ereignissen), in der Affektivität (z. B. extreme Variationsbreite oder Intensität von Emotionen), der Gestaltung zwischenmenschlicher Beziehungen (z. B. übermäßige Abhängigkeit oder völliges Desinteresse) oder der Impulskontrolle (z. B. häufige Wutausbrüche) äußern. Dieses überdauernde Muster muss außerdem

B. zu Leid oder zur Beeinträchtigungen in sozialen, beruflichen oder anderen wichtigen Bereichen führen,

C. stabil und langandauernd sein, und

D. nicht besser einer anderen psychischen Störung,

E. physiologischen Wirkung oder medizinischen Krankheitsfaktor zuzuordnen sein.

Dies sind die allgemeinen diagnostischen Kriterien für eine Persönlichkeitsstörung gemäß DSM-5 (APA 2015; ▶ Abschn. 57.2).

Folgen der Persönlichkeitsstörung Persönlichkeitsstörungen führen zu einem Mangel an Handlungsoptionen und machen die Betroffenen unflexibel. In Situationen, in denen es von außen Verhaltenseinschränkungen oder -bestimmungen gibt (z. B. auf der Arbeit, in Gruppen), haben diese Personen Schwierigkeiten, sich der Umgebung anzupassen. Der Mangel an Adaptivität und Flexibilität führt zu einem Teufelskreis von sich immer wiederholenden Problemen mit ähnlichen pathologischen Themen (z. B. nicht die Anerkennung finden, die einem zusteht, oder die Trennungen von Partnerschaften aus den immer wieder gleichen Gründen; Millon et al. 2004). Oftmals führen negative Reaktionen anderer oder wiederkehrende, berufliche und soziale Konflikte zu akuten, psychischen Symptomen wie Depressivität oder Angst. Meistens wird erst dann nach professioneller Hilfe gesucht, wenn solche Symptome auftreten, denn die charakteristischen Merkmale der Persönlichkeitsstörung selbst werden von Betroffenen oft nicht als störend empfunden (Persönlichkeitsmerkmale werden als ich-synton beschrieben [APA 2013], wobei es hier in der Praxis auch Ausnahmen gibt, wie vor allem bei der Borderline- und selbstunsicher-vermeidenden Persönlichkeitsstörung). Eine stärkere Ausprägung von Persönlichkeitspathologie ist verbunden mit einer höheren Wahrscheinlichkeit alleine zu leben, keine Kinder und Partner zu haben, keiner Arbeit nachzugehen und erhöht die Häufigkeit von Konflikten mit Freunden und Partnern (Hengartner et al. 2014).

Persönlichkeitsstörungen betreffen also viele Lebensbereiche und reduzieren die Lebensqualität von Betroffenen maßgeblich (Skodol et al. 2007).

57.2 Klassifikation

Das *Diagnostische Statistische Manual Psychischer Störungen* in der 5. überarbeiteten Version (DSM-5; APA 2015) beschreibt Diagnosekriterien für zehn spezifische Persönlichkeitsstörungen. Die *Internationale Klassifikation Psychischer Störungen* beschreibt acht (ICD-10; World Health Organization 1992; ◘ Tab. 57.1 für eine kurze Darstellung der spezifischen Persönlichkeitsstörungen). Während das DSM-5 das Standardwerk in der Forschung ist, wird im deutschen Gesundheitssystem mit den ICD-10-Diagnose-Codes gearbeitet. Die spezifischen Störungsbeschreibungen sind jedoch überlappend. Die 2019 von der WHO verabschiedete ICD-11 soll 2022 in Kraft treten. Hier werden die im DSM-5 und in der ICD-10 beschriebenen einzelnen Persönlichkeitsstörungen durch eine Diagnose ersetzt (mehr dazu in ▶ Abschn. 57.3).

Medial bekannt und oft Vorlage für bedrohliche Persönlichkeiten in Filmen ist die antisoziale Persönlichkeitsstörung (z. B. American Psycho; ▶ Gut zu wissen „Keine Synonyme: Antisoziale Persönlichkeitsstörung und Psychopathie"). Am klinisch relevantesten ist die Borderline-Persönlichkeitsstörung, da diese am meisten Versorgung im Gesundheitssystem beansprucht (Bender et al. 2001). Aufgrund deskriptiver Ähnlichkeiten wurden im DSM die 10 Persönlichkeitsstörungen in 3 Cluster eingeteilt. Persönlichkeitsstörungen des Cluster A (paranoid, schizoide und schizotype Persönlichkeitsstörung) wirken oft exzentrisch oder sonderbar. Das Cluster B (antisoziale, Borderline-, histrionische und narzisstische Persönlichkeitsstörung) wird als dramatisch, emotional oder launisch beschrieben, das Cluster C (vermeidend-selbstunsichere, dependente und zwanghafte Persönlichkeitsstörung) als ängstlich oder furchtsam. Jede dieser 10 spezifischen Persönlichkeitsstörungen sind im DSM-5 (APA 2015) mit zwischen 7 und 9 Merkmalen definiert, von denen eine Person aber nur 3–5, abhängig von der jeweiligen Persönlichkeitsstörung, erfüllen muss, um die betreffende Diagnose zu erhalten. Für alle Persönlichkeitsstörungen gelten die oben genannten allgemeinen Kriterien (▶ Abschn. 57.1). Im Vergleich zur Vorgängerversion, dem DSM-IV-TR, blieb der Bereich Persönlichkeitsstörungen im DSM-5 weitestgehend unverändert. Zwar war man mit den Diagnosekriterien unzufrieden, z. B. sind Persönlichkeitsstörungen teilweise schlecht voneinander abzugrenzen und eine Person erfüllt oft die Kriterien mehrerer Persönlichkeitsstörungen (Coid et al. 2006), jedoch wurde trotz intensiver Bemühungen das zuletzt vorgeschlagene neue hybride

☐ **Tab. 57.1** Kurzbeschreibung und Prävalenzen der spezifischen Persönlichkeitsstörungen in DSM-5 und ICD-10

Beschreibung nach DSM-5 (ICD-10-Code falls anders)	Prävalenz[a] (%)
Cluster A (sonderbar/exzentrisch)	
Paranoide Persönlichkeitsstörung (F60.0) Muster von Misstrauen und Argwohn in dem die Motive von anderen Personen als böswillig wahrgenommen werden	0,7–2,7
Schizoide Persönlichkeitsstörung (F60.1) Muster von Distanziertheit in sozialen Beziehungen und von eingeschränkter Bandbreite emotionaler Ausdruckmöglichkeiten	0,5–1,1
Schizotypische Persönlichkeitsstörung (F21)[b] Muster von starkem Unbehagen in nahen Beziehungen, von Verzerrungen des Denkens und des Wahrnehmung und von Eigentümlichkeiten des Verhaltens	<0,01–0,6
Cluster B (dramatisch/emotional)	
Antisoziale Persönlichkeitsstörung (F60.2) Muster von Missachtung und Verletzung der Rechte anderer Personen	<0,01–4,1
Borderline-Persönlichkeitsstörung (F60.3/60.31)[c] Muster von deutlicher Impulsivität und Instabilität in den zwischenmenschlichen Beziehungen, im Selbstbild und in den Affekten	0,1–0,7
Histrionische Persönlichkeitsstörung (F60.4) Muster von übermäßiger Emotionalität und von Heischen nach Aufmerksamkeit	<0,01–0,5
Narzisstische Persönlichkeitsstörung (F60.81)[d] Muster von Großartigkeitsgefühlen, mangelnder Empathie und Bedürfnis danach bewundert zu werden	<0,01–0,5
Cluster C (ängstlich/furchtsam)	
Vermeidend-selbstunsichere Persönlichkeitsstörung (F60.6) Muster von sozialer Hemmung, Unzulänglichkeitsgefühlen und Überempfindlichkeit gegenüber negativer Bewertung	0,8–1,2
Dependente Persönlichkeitsstörung (F60.7) Muster von unterwürfigem und anklammernden Verhalten, das in Beziehung zu einem übermäßigen Bedürfnis nach Umsorgt werden steht	0,1–1,0
Zwanghafte Persönlichkeitsstörung (F60.5) Muster von Perfektionismus und Kontrolle, sowie ständiger Beschäftigung mit Ordnen	0,9–7,6
Nicht näher bezeichnete Persönlichkeitsstörung	
Persönlichkeitsmuster erfüllt die allgemeinen Kriterien einer Persönlichkeitsstörung, weist Persönlichkeitszüge mehrerer verschiedener Formen auf, die Kriterien irgendeiner spezifischen Persönlichkeitsstörung sind nicht erfüllt	
Persönlichkeitsmuster erfüllt die allgemeinen Kriterien einer Persönlichkeitsstörung, die in Frage kommende spezifische Form ist jedoch nicht in Klassifikation aufgenommen (z. B. passiv-aggressive Persönlichkeitsstörung)	

[a]Prävalenzen in der Allgemeinbevölkerung bezogen auf die letzten 5–10 Jahre, basierend auf 3 Studien aus Großbritannien (Coid et al. 2006), USA (Samuels et al. 2002) und Deutschland (Barnow et al. 2010b). Für eine ausführliche Beschreibung der Störungen siehe DSM-5 oder ICD-10

[b]In der ICD-10 nicht den Persönlichkeitsstörungen, sondern als schizotype Störung den schizophrenen und wahnhaften Störungen zugeordnet (F21)

[c]In der ICD-10 wird die emotional instabile Persönlichkeitsstörung mit 2 Subtypen (impulsiver Typ und Borderline-Typ) beschrieben

[d]Wird in der ICD-10 nur unter sonstige spezifische Persönlichkeitsstörungen (F60.8) aufgeführt, ohne dort näher charakterisiert zu werden

Modell für Persönlichkeitsstörungen (▶ Gut zu wissen „Das alternative DSM-5-Modell für Persönlichkeitsstörungen") nicht als eigenständiges Diagnosesystem aufgenommen, da es noch nicht ausreichend genug validiert erschien.

Gut zu wissen

Keine Synonyme: Antisoziale Persönlichkeitsstörung und Psychopathie

Obwohl die antisoziale Persönlichkeitsstörung und Psychopathie oft synonym verwendet werden, bestehen unterschiedliche Definitionen der beiden Konstrukte. Im DSM-5 (APA 2015) wird die antisoziale Persönlichkeitsstörung definiert, Kriterien für die Psychopathie werden hier nicht gesondert vorgegeben. Das klinische Konstrukt der Psychopathie wurde von Hare (1980) eingeführt. **Psychopathie** bezeichnet eine kleine Gruppe von oft besonders gefährlichen Personen, die mit Charme, Manipulation und Gewalt andere Personen zu kontrollieren versuchen, um ihre eigenen Bedürfnisse zu befriedigen. Die meisten Psychopathen erfüllen auch die Kriterien der antisozialen Persönlichkeitsstörung, aber nur einige Personen mit einer antisozialen Persönlichkeitsstörung zeigen gleichzeitig hohe Psychopathiewerte. In forensischen Stichproben erfüllen rund 15–25 % die Kriterien für Psychopathie und 50–75 % die der antisozialen Persönlichkeitsstörung.

Gut zu wissen

Das alternative DSM-5-Modell für Persönlichkeitsstörungen

Im Teil III des DSM-5 („In Entwicklung befindliche Instrumente und Modelle"; APA 2015) wird das alternative Modell der Persönlichkeitsstörungen vorgestellt. Dieses erlaubt sowohl die dimensionale als auch kategoriale Erfassung von Persönlichkeitsstörung (deswegen „hybrides Modell"). Persönlichkeitsstörungen werden hier durch die zwei Kriterien charakterisiert:

A. Beeinträchtigung im Funktionsniveau der Persönlichkeit (basierend auf den Dimensionen Identität, Selbstbestimmung, Empathie und Intimität) und

B. problematische Persönlichkeitsmerkmale.

Letztere sind untergliedert in 5 Merkmalsdomänen (negative Affektivität, Verschlossenheit, Antagonismus, Enthemmtheit und Psychotizismus), die wiederum aus 25 Merkmalsfacetten bestehen (z. B. sozialer Rückzug oder Vermeidung von Nähe bei der Domäne Verschlossenheit). Beide Kriterien (A und B) lassen sich dimensional beschreiben. Auch weiterhin werden Diagnoseprofile für 6 spezifische Persönlichkeitsstörungen vorgeschlagen (antisoziale, vermeidend-selb-stunsichere, Borderline-, narzisstische, zwanghafte und schizotype Persönlichkeitsstörung). Wenn ein Patient diese Profile nicht erfüllt, wird die Diagnose Persönlichkeitsstörung, merkmalsspezifiert (PS-MS) vergeben. Diese kann mit Hilfe einer spezifischen Beschreibung der maladaptiven Persönlichkeitsmerkmale abgebildet werden.

In der ICD-11 konnte sich jedoch ein neues Diagnosesystem durchsetzen. Anders als in der ICD-10, gibt es keine Spezifikation einzelner Persönlichkeitsstörungen mehr. Stattdessen soll zunächst nur bestimmt werden, ob eine Persönlichkeitsstörung anhand allgemeiner Kriterien vorliegt oder nicht. Ist das Vorhandensein einer Persönlichkeitsstörung im ersten Schritt bestätigt, soll im zweiten Schritt die Schwere der Persönlichkeitsstörung dimensional eingestuft werden (leichte, mäßige oder schwere Persönlichkeitsstörung). In einem dritten, optionalen Schritt kann die Merkmalsausprägung über 5 mögliche Merkmalsdomänen codiert werden (negative Affektivität, Distanziertheit, Dissozialität, Enthemmung und Zwanghaftigkeit). Lediglich die Borderline-Persönlichkeitsstörung soll als gesonderte Diagnosekategorie bestehen bleiben.

■ **Kann man Persönlichkeitsstörungen auch bei Personen unter 18 Jahren diagnostizieren?**

In Ausnahmefällen können auch bei Kindern und Jugendlichen Persönlichkeitsstörungen diagnostiziert werden, wenn die Persönlichkeitszüge tiefgreifend sind, seit mindestens einem Jahr andauern und nicht auf eine bestimmte Entwicklungsphase oder eine andere psychische Störung zurückzuführen sind. Eine Ausnahme ist die antisoziale Persönlichkeitsstörung, diese darf generell nicht unter einem Alter von 18 Jahren diagnostiziert werden, hier ist stattdessen eine Störung des Sozialverhaltens zu vergeben. Es muss aber berücksichtigt werden, dass Persönlichkeitsveränderungen von der Kindheit bis in das Erwachsenenalter wahrscheinlich sind. Das heißt, dass Diagnosen die vor dem 18. Lebensjahr gestellt wurden, im Erwachsenenalter nochmals überprüft werden müssen.

57.3 Diagnostik

Zur Feststellung einer Persönlichkeitsstörung müssen die allgemeinen Kriterien (▶ Abschn. 57.1) vorliegen. Ist dies der Fall, wird entschieden, ob die Erlebens- und Verhaltensweisen den Kriterien einer spezifischen Persönlichkeitsstörung zuzuordnen sind. Eine Person kann gleichzeitig die Kriterien mehrerer spezifischer Persönlichkeitsstörungen erfüllen.

Zur Diagnose von Persönlichkeitsstörungen wird vorzugsweise ein strukturiertes klinisches Interview durchgeführt. Mit Hilfe vorhandener Interviewleitfäden, wie dem Strukturierten Klinischen Interview für DSM-5 Persönlichkeitsstörungen (SCID-5-PD; Beesdo-Baum et al. 2019) oder dem „International Personality Disorder Examination" (IPDE; Loranger et al. 1994) und geschulten Interviewern ist die Übereinstimmung der Diagnosen gut bis ausgezeichnet (Lobbestael et al. 2011; Loranger et al. 1994). Diese Leitfäden orientieren sich an den im DSM-IV bzw. DSM-5 oder in der ICD-10 vorgegebenen Diagnosekriterien für Persönlichkeitsstörungen. Die „Operationalisierte Psychodynamische Diagnostik" (OPD; Arbeitskreis OPD 1996; ▶ Kap. 15) ist ein psychodynamisches Interview, welches u. a. das Strukturniveau der Betroffenen hinsichtlich vier verschiedener Dimensionen erfasst (Selbst- und Objektwahrnehmung, Steuerungsfähigkeit, emotionale Kommunikation und Bindung). Das Kriterium der Funktionsfähigkeit im alternativen DSM-5-Modell hat eine hohe Überschneidung mit dem erfassten Strukturniveau des OPD (Zimmermann et al. 2013).

Zur dimensionalen Einschätzung der Ausprägung der im DSM-IV und ICD-10 aufgeführten Persönlichkeitsstörungen besteht der „Fragebogen zur Erfassung der Persönlichkeitsstörungen" (Doering et al. 2007) oder das „Inventar Klinischer Persönlichkeitsakzentuierung" (IKP, Andresen 2006). Darüber hinaus gibt es eine Reihe persönlichkeitsstörungsspezifischer Fragebögen, z. B. die „Borderline Symptomliste" (BSL; Bohus et al. 2001) oder den „Narcissistic Personality Inventory" (NPI; engl. Originalversion: Raskin und Terry 1988; dt. Version: Schütz et al. 2004), die die Ausprägungen der spezifischen Persönlichkeitsmerkmale dimensional erfassen. Für eine gesicherte Diagnose ist ein Interview jedoch unverzichtbar. Selbstbeurteilungsfragebögen können einen ersten klinischen Eindruck verschaffen oder für die dimensionale Darstellung in der Forschung genutzt werden.

> **Definition**
>
> **Dissoziative Symptome** sind vorübergehend auftretende Störungen des Bewusstseins, des Gedächtnisses, der Identität oder der Wahrnehmung der Umwelt. Typische dissoziative Symptome sind u. a. Unwirklichkeitsgefühle, die Empfindung, neben sich zu stehen oder sich selbst beim Handeln beobachten zu können, als ob man auf eine andere Person schaut, sich erstarrt oder gelähmt zu fühlen oder bewegungslos zu verharren.

57.4 Epidemiologie und Komorbidität

In Stichproben aus der Allgemeinbevölkerung wurden Prävalenzen zwischen 9 und 15 % für mindestens eine Persönlichkeitsstörung festgestellt (Barnow et al. 2010b; Coid et al. 2006; Samuels et al. 2002; Skodol et al. 2007).

Die Prävalenzen der einzelnen Persönlichkeitsstörungen schwanken dabei zwischen 0,1 und 7,6 % (◻ Tab. 57.1). Persönlichkeitsstörungen sind weiter verbreitet unter Personen in urbanen Lebensräumen und mit niedrigem sozial-ökonomischen Status (Coid et al. 2006). Sie kommen häufiger bei jungen als bei älteren Erwachsenen vor (Barnow et al. 2010b; Skodol et al. 2007) oder wenn eines der Elternteile eine Persönlichkeitsstörung aufweist (Barnow et al. 2010b). Es wird davon ausgegangen, dass Borderline-, histrionische und dependente Persönlichkeitsstörungen häufiger bei Frauen als bei Männern vorkommen, während die schizoide, schizotypische, narzisstische, paranoide, antisoziale und zwanghafte eher bei Männern als bei Frauen auftritt (APA 2015), was aber nicht durch alle Studien bestätigt werden konnte (Lenzenweger et al. 2007; Torgersen et al. 2001).

Das Vorkommen von Persönlichkeitsstörungen bei Personen in klinischen Stichproben ist deutlich höher. Hier wird die Prävalenz auf 30–50 % geschätzt (Beckwith et al. 2014; Loranger 1990; Newton-Howes et al. 2010; Zimmerman et al. 2005). Dabei wird, wie bereits erwähnt, die Borderline-Persönlichkeitsstörung am häufigsten angetroffen (ca. 15–23 %; Korzekwa et al. 2008; Widiger und Weissman 1991), dicht gefolgt von selbstunsicher-vermeidender (1–15 %), histrionischer (4–7 %) und dependenter Persönlichkeitsstörung (rund 5 %; Loranger et al. 1994).

Personen mit einer Persönlichkeitsstörung haben ein etwa sechsfach erhöhtes Risiko auch eine andere psychische Störung aufzuweisen. Die Komorbidität bei Cluster-B-Störungen (dramatisch/emotional) ist insgesamt höher als bei Cluster A (sonderbar/exzentrisch) und C (ängstlich/furchtsam). Bei Cluster A und C gibt es zudem kaum Differenzierungen mit bestimmten anderen psychischen Störungen, während bei Cluster B besonders häufig Dysthymie, bipolare Störungen und ADHS zusätzlich auftreten (Lenzenweger et al. 2007). Das Risiko an einer Alkohol- oder Substanzabhängigkeit zu leiden, ist bei Vorhandensein einer Persönlichkeitsstörung, im Vergleich zu Personen ohne Persönlichkeitsstörung, doppelt so hoch. Die antisoziale, dependente und histrionische Persönlichkeitsstörung zeigen die höchste Komorbidität mit einer Alkoholoder Drogenkonsumstörungen (Grant et al. 2004).

57.5 Ätiologie

57.5.1 Biopsychosoziales Modell der Persönlichkeitsstörung

» Jedes Erleben und Verhalten ist als Ergebnis einer langen Kette von Interaktionen zwischen Anlage und Umwelt zu sehen. (E. Bleuler)

Das Verständnis der Ätiologie von Persönlichkeitsstörungen erfordert eine interdisziplinäre Herangehensweise, deren Basis ein biopsychosoziales Diathese-Stress-Modell ist. Dabei müssen genetische Aspekte, frühe Einflüsse wie beispielsweise Geburtskomplikationen, Temperamentsmerkmale und familiäre bzw. außerfamiliäre (soziale) Mikro- und Makrobedingungen und deren Interaktion Berücksichtigung finden. Im Diathese-Stress-Modell wird angenommen, dass verschiedene (teilweise angeborene) Faktoren zu einer Störungsneigung führen, die beim Zusammentreffen mit akuten oder chronischen Stressoren und in Abhängigkeit von vorhandenen Copingstrategien zum Entstehen der psychischen Störung führt. Das Vorhandensein von Risiko- und Schutzfaktoren beeinflusst dabei die kritische Grenze, bei der Stressoren zur Ausbildung einer Störung führen.

Genetik und Temperament

Legt man die im DSM-5 (APA 2015) beschriebenen Cluster (A, B, C) der Persönlichkeitsstörungen zugrunde, ergibt sich unter Berücksichtigung verschiedener Zwillings- und Adoptionsstudien ein genetischer Einfluss von 30–80 % für die einzelnen Persönlichkeitsstörungen (Amad 2014; Fontaine und Viding 2008). Zudem dokumentieren die einbezogenen Studienbefunde die Bedeutung einer Gen-Umwelt-Interaktion und -Korrelation. Interessanterweise kommen die Autoren jedoch zu dem Schluss, dass keine ausreichenden Belege für die Bedeutung sog. Kandidatengene (also Gene, die in Assoziationsstudien als bedeutsam für eine Störung angesehen wurden) existieren. In Familienstudien konnte gezeigt werden, dass Kinder von Eltern mit einer Borderline-Persönlichkeitsstörung ein 4- bis 12-fach erhöhtes Risiko aufweisen, eine Borderline-Persönlichkeitsstörung zu entwickeln (White et al. 2003). In einer Studie unserer Arbeitsgruppe unter Verwendung der Daten der Greifswalder Familienstudie, in der wir etwa 300 Familien über 10 Jahre und an 3 Messzeitpunkten untersucht haben, ergab sich ein bis zu 5-fach erhöhtes Risiko einer Persönlichkeitsstörung für Kinder aus Familien mit elterlicher Cluster-B-Persönlichkeitsstörung. Für die Cluster-A- und -C-Persönlichkeitsstörungen war das Risiko etwas geringer (immer im Vergleich zu Kindern aus Familien ohne elterliche Persönlichkeitsstörung; Barnow et al. 2010b). In einer weiteren Studie (Barnow et al. 2013) konnten wir dokumentieren, dass Kinder von Müttern mit Borderline-Persönlichkeitsstörung ein erhöhtes Risiko aufweisen, verschiedene Borderline-Symptome zu entwickeln. Dabei zeigte sich ein linearer Zusammenhang: Je mehr Symptome die Mutter aufwies, desto größer die Wahrscheinlichkeit der Kinder, Symptome wie emotionale Instabilität, geringes Selbstwertgefühl oder Suizidalität zu berichten, und desto höher das Ausmaß an Psychopathologie generell.

Wenn es um die Erblichkeit von Persönlichkeitsmerkmalen geht, spielt vor allem das Temperament eine wichtige Rolle. Mit Temperament wird auf den erblichen Aspekt von Persönlichkeit verwiesen, während

Persönlichkeit das Ergebnis der Vermischung aus Temperament und sozialen Erfahrungen darstellt (Rutter 1987a). Einige Studien zeigen einen Link zwischen Vorläufern in der Kindheit und Persönlichkeitsstörungen im Erwachsenenalter. Beispielsweise gibt es einen starken Zusammenhang zwischen Verhaltensstörungen in der Kindheit und antisozialer Persönlichkeitsstörung im Erwachsenenalter (Hill 2003) oder zwischen sozialem Rückzug in der Schulzeit und schizoider Persönlichkeitsstörung im Erwachsenenalter (Wolff und Chick 1980).

Frühe Einflüsse: Prä-, peri- und postnatale Risikofaktoren

Schwangerschafts- und Geburtsrisiken lassen sich grob in prä- (z. B. Stress der Mutter während der Schwangerschaft, Konsum von Nikotin oder Alkohol), peri- (z. B. Nabelschnurkomplikationen, Frühgeburt) und postnatale Einflüsse (z. B. Infektionen im ersten Lebensjahr, Probleme beim Stillen etc.) gliedern. Solche Komplikationen können zu verschiedenen psychobiologischen Defiziten führen, die später eine Anpassung an problematische Umweltbedingungen erschweren. Allerdings existieren kaum Studien, die untersucht haben, inwiefern Geburtskomplikationen und Persönlichkeitsstörungen miteinander vergesellschaftet sind. Erste Befunde deuten darauf hin, dass prä- und perinatale Risikofaktoren wie Stress und Tabakrauchen der Mutter während der Schwangerschaft oder Probleme beim Stillen mit einem erhöhten Risiko für die Borderline-Persönlichkeitsstörung assoziiert sind (Schwarze et al. 2013, 2015). Es wurde außerdem ein konsistenter Zusammenhang zwischen Nikotinkonsum während der Schwangerschaft und einer Zunahme dissozialen Verhaltens bei den Kindern berichtet (Amad et al. 2014; Reichborn-Kjennerud 2010; Zill 2015).

Familiäre und außerfamiliäre Einflüsse

> » Traumatische Erfahrungen sind wesentliche Bestandteile des Menschseins. (van der Kolk et al. 2000, S. 27)

Wie wir bereits gezeigt haben, sind Persönlichkeitsstörungen genetisch zu etwa 50 % mit determiniert. Das bedeutet andererseits, dass familiäre und außerfamiliäre Einflüsse ebenso von großer Bedeutung sind. Solche Umgebungsfaktoren beinhalten negative Lebensereignisse (u. a. Traumatisierungen), positive Bedingungen (enge Bindung an Bezugspersonen, soziale Unterstützung), aber auch Einflüsse durch die Peergroup und gesamtgesellschaftliche Bedingungen, wie den Umgang mit Minderheiten, Zugang zum Gesundheitssystem und soziale Normen.

Kindheitstraumata, also Missbrauch oder Vernachlässigung in der Kindheit und Jugend, kommen bei Persönlichkeitsstörungen häufig vor. Eine der methodisch aufwendigsten Studien hierzu stammt von Johnson et al. (1999), die den Zusammenhang zwischen Kindheitstraumata und verschiedenen Persönlichkeitsstörungen in einer großen Allgemeinbevölkerungsstichprobe längsschnittlich untersuchten. Hierbei zeigen sich signifikante Assoziationen zwischen Missbrauch oder Vernachlässigung und dem Vorhandensein einer Persönlichkeitsstörung. Bezogen auf die Cluster gemäß DSM-5 (APA 2015) hatten Personen mit Missbrauchserfahrungen im Vergleich zu Personen ohne berichteten Missbrauch oder Vernachlässigung ein doppelt so hohes Risiko eine Cluster–A-, ein 9-faches Risiko eine Cluster–B- und 4-fach erhöhtes Risiko eine Cluster-C-Persönlichkeitsstörung zu entwickeln. Hervorzuheben ist, dass die Befunde für eine Vielzahl konfundierender Variablen kontrolliert wurden.

Dieselbe Arbeitsgruppe (Johnson et al. 2006) hat zudem untersucht, inwiefern bestimmte **Erziehungsstile** (erfasst im Alter von 6 und 14–16 Jahren) Persönlichkeitsstörungssymptome im jungen Erwachsenenalter (22–33 Jahre) vorhersagen. In dieser Studie wurden die Daten von 593 Familien einbezogen. Erfasste Erziehungsstile waren u. a. ein hohes Ausmaß an Bestrafung, geringer emotionaler Ausdruck, wenig Beaufsichtigung und negative Kommunikation. Hierbei ergaben sich signifikante Zusammenhänge zwischen problematischem Erziehungsverhalten und nahezu allen Persönlichkeitsstörungen. Die Autoren schlussfolgerten, dass Erziehungsstile wie schroffe Bestrafung und das Fehlen elterlicher Zuneigung das Aufkommen von Persönlichkeitsstörungen der Nachkommen begünstigen. Zusammenfassend konnten die Autoren dokumentieren, dass traumatischer Stress und negatives Erziehungsverhalten während der Kindheit signifikant häufiger von Personen mit Persönlichkeitsstörungen berichtet werden als von Individuen ohne solche Erfahrungen. Systematische Reviews bestätigen diese Befunde (Carr et al. 2013).

Kindheitstraumata und Erziehungsstile stellen aber weder notwendige noch hinreichende Bedingungen für die Entwicklung einer Persönlichkeitsstörung dar. Im Rahmen des Diathese-Stress-Modells stellen sie aber Risikofaktoren dar, die das Auftreten einer Persönlichkeitsstörung wahrscheinlicher machen. Bei der Frage, ob traumatische Ereignisse zur Ausbildung einer Persönlichkeitsstörung beitragen, ist auch das Vorhandensein von **Resilienzfaktoren** bedeutsam. Im Gegensatz zu Risikofaktoren wirken sie als schützende Bedingungen und beschreiben die häufig beobachteten Merkmale von Individuen, die trotz widrigen, frühen Lebensbedingungen eine gesunde Entwicklung zeigen (Rutter 1987b). Beispiele sind das Vorhandensein mindestens einer stabilen, empathischen Bezugsperson, bestimmte Temperamentseigenschaften wie Gewissenhaftigkeit oder die Fähigkeit, nach sozialer Unterstützung zu fragen. Mehr Forschung ist jedoch nötig, um die genauen ätiologischen Bedingungsfaktoren und Mechanismen ausfindig zu machen, die erklären, wie sich die genannten Faktoren, auf welche psychische Störung und Persönlichkeitsstörungsdimensionen aus-

wirken. Das Heidelberger Modell zur Entwicklung von Persönlichkeitsstörungen (▶ Abschn. 57.5.2) bietet einen übergreifenden theoretischen Rahmen, in dem sich diese Mechanismen untersuchen lassen.

■ **Persönlichkeitsstörungen und Bindung: Befunde aus der Bindungsforschung**

In der Bindungstheorie von Bowlby (2010) werden Grundannahmen formuliert, nach denen sich Personen, in Abhängigkeit von ihrem Temperament und ihren Bindungserfahrungen (auch traumatische Erlebnisse) in Bindungstypen einteilen lassen, die sich im Erwachsenenalter auf zwei Dimensionen, Bindungsängstlichkeit und Bindungsvermeidung, aufspannen (Fraley et al. 2000). Zentraler Bestandteil der Bindungstheorie ist, dass sich in Abhängigkeit von den Bindungserfahrungen sog. **innere Arbeitsmodelle** herausbilden, die stark auf das Interaktionsverhalten des Heranwachsenden Einfluss nehmen und zeitlich relativ stabil sind. Es ist naheliegend anzunehmen, dass innere Arbeitsmodelle bedeutsam für die Entwicklung und Verlauf von Persönlichkeitsstörungen sind, da Probleme im interpersonellen Verhalten zu deren Kernschwierigkeiten gehören. Die inneren Arbeitsmodelle stellen zudem einen möglichen Vermittler dar zwischen Kindheitstraumata und Erziehungsstil auf der einen Seite und Persönlichkeitsstörungen auf der anderen Seite. Eine Vielzahl von Studienbefunden bestätigt eine Assoziation zwischen Bindungsunsicherheit und der Diagnose einer Persönlichkeitsstörung (Levy et al. 2015). Mehr als die Hälfte der Personen mit einer Persönlichkeitsstörung zeigt ein unsicheres Bindungsmuster, mit erhöhter Bindungsängstlichkeit, Bindungsvermeidung oder beides (Brennan und Shaver 1998).

Neurobiologische Korrelate

Gern wird der Fall des Phineas Gage angeführt, der als Eisenbahnarbeiter einen schweren Unfall erlitt, wobei eine Eisenstange den Unterkiefer, das linke Auge und Teile des präfrontalen Kortex (PFC) zerstörte (▶ Kap. 5). Danach soll sich seine Persönlichkeit stark verändert haben. Bei Damasio heißt es: „In this regard his mind was radically changed, so decidedly that his friends said, he was no longer Gage" (aus Harlow 1868, S. 340). In einem späteren Beitrag wurde jedoch angezweifelt, dass die Verhaltensveränderungen allein auf die Hirnschädigungen zurückzuführen seien, auch die veränderte soziale Situation (Wegfall sozialer Strukturen) erkläre diese (Macmillan und Lena 2010). Dieses Beispiel dokumentiert wie bedeutsam es ist, Persönlichkeitsstörungen als multikausal bedingt zu verstehen, die folgenden Befunde sollten vor diesem Hintergrund interpretiert werden.

Neuronale Korrelate Generell liegt die Vermutung nahe, dass sich Kernprobleme von Persönlichkeitsstörungen wie Dysfunktionen der zwischenmenschlichen Beziehungen, der Identität und der Affekt- oder Impulskontrolle auch (neuro-)biologisch manifestieren. Viele Autoren gehen davon aus, dass das Zusammenspiel zwischen subkortikalen, für die Emotionsverarbeitung zuständigen Strukturen (z. B. Amygdala, Insel) und kortikalen, für die Handlungsplanung zuständigen Arealen im Gehirn bei Personen mit Persönlichkeitsstörungen wenig effizient ist. Etwas detaillierter: Es wird eine unzureichende Top-down-Kontrolle (Inhibition aufsteigender Impulse) des PFC in Richtung subkortikale Emotionsverarbeitung beschrieben. In verschiedenen Studien haben sich vor allem der orbitofrontale Kortex (OFC), der ventromediale Kortex (vmPFC) und z. T. temporale Regionen des PFC als bedeutsam in diesem Zusammenhang herausgestellt. Im Bereich des limbischen Systems dokumentieren aktuelle Studien, dass u. a. Amygdala, Insel, Hippocampus und das anteriore (vordere) Cingulum bedeutsam für Emotions- und Selbstregulationsprozesse sind – und damit auch entscheidend für das Verständnis von Persönlichkeitsstörungen. Zusammenfassend wird angenommen, dass die Effizienz des Zusammenwirkens, also die Konnektivität dieser sub- und kortikalen Areale, suboptimal ist.

Biochemische Korrelate Bei der Frage, was den Veränderungen der Konnektivität zwischen subkortikalen und kortikalen Arealen bei Persönlichkeitsstörungen zugrunde liegt, sind besonders Befunde zu Neuromodulationen interessant. Dabei handelt es sich um Neurotransmitter (z. B. Serotonin, Gammaaminobuttersäure GABA), Neuropeptide (z. B. Oxytozin, Vasopressin) und Hormone (z. B. Testosteron, Kortisol). Verschiedene Studien zeigen, dass impulsives Verhalten, ein wesentliches Merkmal der Cluster–B-Persönlichkeitsstörungen, mit einer verminderten Serotoninverfügbarkeit zusammenhängt. Hierbei scheint vor allem die Transporteraffinität für Serotonin im OFC herabgesetzt zu sein. Gleichzeitig legen Studien eine verringerte Aktivität glutaminerger Neurotransmitter, vor allem GABA nahe, wobei GABA eine inhibitorische Wirkung im Gesamtgehirn entfaltet. Andere Studien berichten über eine erhöhte Sensitivität noradrenerger Rezeptoren, wobei eine vermehrte Verfügbarkeit von Noradrenalin vor allem mit einer verstärkten Reagibilität (Ansprechbarkeit) auf Umweltreize in Verbindung gebracht wird. Dies könnte beispielsweise den sog. „Kindling"-Effekt (Post 2007) erklären, bei dem es zu einer zunehmenden Sensitivierung bei mehrfachen Reiz-Reaktions-Assoziationen kommt. So bewirken bereits geringe Stressoren verstärkte Aktivierungen in limbischen Strukturen wie der Amygdala und erhöhen die Stressreaktion der HPA-Achse (d. h., es kommt zu einer erhöhten Kortikotropin- und Kortisolausschüttung). Die dargestellten Befunde zu neuronalen und biochemischen Korrelaten bei Persönlichkeitsstö-

rungen beruhen auf einer Vielzahl von Studien, die in mehreren Übersichtsarbeiten zusammengefasst wurden (Gawda et al. 2016; Rosell und Siever 2015; Siever 2008).

Diese Studienergebnisse müssen jedoch auch kritisch reflektiert werden:

1. Die Befundlage zu neuronalen und biochemischen Korrelaten ist teilweise inkonsistent.
2. Die Ergebnisse sind unspezifisch, da sie sich auch bei anderen Störungen (u. a. Depression, Angst) zumindest teilweise nachweisen lassen.
3. Es ist zumindest zweifelhaft, dass komplexe, die Persönlichkeitsstörungen betreffenden Kernprobleme (u. a. Emotionsdysregulation), ausreichend durch die Methoden der Neurowissenschaften abgebildet werden können.

> **Wichtig**
>
> Die Entstehung von Persönlichkeitsstörungen lässt sich ganz allgemein über bedeutsame Wechselwirkungen zwischen genetischen, familiären, außerfamiliären, neurobiologischen und psychosozialen Faktoren erklären, wobei sich Risiko- und Resilienzfaktoren voneinander unterscheiden lassen. Es wird als entscheidend angesehen, inwiefern dieses Zusammenspiel zu Problemen in den Kernbereichen der Persönlichkeit (Identität, Selbstbestimmung/Regulation, Empathie) und in der Affektregulation führt. Ein einseitiges biologisches oder ausschließlich psychosoziales Verständnis von Persönlichkeitsstörungen kann nicht die Komplexität dieses Störungsbildes erklären. Das Zusammenspiel der einzelnen Faktoren ist folgend im Heidelberger Modell der Persönlichkeitsstörungen (HEID-PS) beschrieben.

57.5.2 Zusammenfassende Darstellung der Einflussfaktoren: Das Heidelberger Modell zur Entwicklung von Persönlichkeitsstörungen (HEID-PS)

>> When disorders systematically covary, it is reasonable to argue that one or more latent dimensions account for co-occurence pattern. Studies … have found only modest support for the discrete DSM-based personality disorder constructs. (Sharp et al. 2015, S. 1)

Das **Heidelberger-PS Modell (HEID-PS)** ist ein heuristisches Modell, das durch S. Barnow entwickelt wurde und sich an Diathese-Stress-Modellen orientiert. Außerdem wurden aktuelle Befunde integriert, die nahelegen, dass den Persönlichkeitsstörungen, ähnlich wie in der Intelligenzforschung berichtet, ein genereller Faktor (p) zugrunde zu liegen scheint, dessen Ausprägung ganz entscheidend die Schwere und den Verlauf der Persönlichkeitsstörungspathologie beeinflusst (Caspi et al.

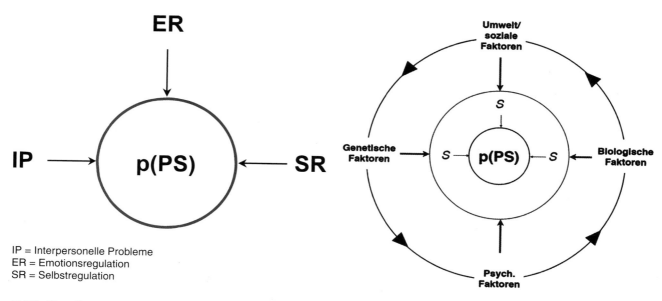

IP = Interpersonelle Probleme
ER = Emotionsregulation
SR = Selbstregulation

Abb. 57.2   Der generelle Faktor p im HEID-PS-Modell

Abb. 57.3   Der Circulus vitiosus im HEID-PS-Modell

2014; Jahng et al. 2011; Rushton et al. 2010; Sharp et al. 2015). In Anlehnung an Sharp et al. (2015) und das DSM-5 Hybrid-Modell (▶ Abschn. 57.2) lässt sich dieser allgemeine Faktor p über das Ausmaß an Problemen in der Selbstregulation und Identitätsbildung, interpersonellen Schwierigkeiten und Emotionsdysregulation charakterisieren (■ Abb. 57.2). Der Faktor p, der folgend als p(PS) dargestellt wird, ist im Modell also die zentrale (latente) abhängige Variable, auf die genetische, biologische und psychosoziale Einflüsse wirken. Des Weiteren ist anzunehmen, dass eine bifaktorielle Lösung mit einem allgemeinen (p) und weiteren spezifischen Faktoren (s) für die einzelnen Persönlichkeitsstörungen die beste Anpassung an die Daten ermöglicht (Sharp et al. 2015). Spezifische Faktoren umfassen u. a. Merkmalsbereiche, die typischerweise bei Personen mit einer bestimmten Persönlichkeitsstörung auftreten, wie geringe Empathie bei der narzisstischen Persönlichkeitsstörung oder hohe Ängstlichkeit bei der ängstlich-vermeidenden Persönlichkeitsstörung.

Die **zweite zentrale Annahme** des HEID-PS ist, dass von einem Circulus vitiosus (Teufelskreis) ausgegangen wird, in dem die einzelnen, in ■ Abb. 57.3 dargestellten Bedingungen, miteinander interagieren und im Laufe der Lebensspanne differenzielle Effekte entfalten, sich also gegenseitig verstärken oder abschwächen können. Diese Faktoren wirken nicht unmittelbar auf einzelne Persönlichkeitsstörungen, sondern, wie oben bereits angedeu-

tet, auf dimensional beschreibbare Kernprobleme von Persönlichkeitsstörungen wie u. a. Emotionsdysregulation und interpersonelle Probleme. Je höher die Ladung auf p(PS), desto größer die Wahrscheinlichkeit, eine Persönlichkeitsstörung zu entwickeln. So wäre beispielsweise bei einer Patientin mit erheblichen Interaktionsproblemen und Emotionsdysregulation eine hohe Ladung auf p(PS) zu erwarten. Im Modell sind die einzelnen biopsychosozialen Einflussfaktoren grob dargestellt, wie wir sie weiter oben bereits diskutiert haben (u. a. Genetik, Temperament, Geburtskomplikationen, Kindheitstraumata, soziale Bedingungen). Im Modell wird das Zusammenwirken und Interagieren der einzelnen Faktoren durch den Teufelskreis symbolisiert. So lassen sich beispielsweise Störungen der Selbst- und Affektregulation auf eine unzureichende Top-Down-Regulation und strukturell-funktionelle Veränderungen im Gehirn (biologische Bedingungen) zurückführen, die sich jedoch erst im Zusammenspiel mit traumatischen Erfahrungen und/oder negativem Erziehungsverhalten und problematischen sozialen Bedingungen manifestieren oder gar deren Folge sind. Invalidierungen und traumatische Erlebnisse hängen zudem u. a. mit einem unsicheren Bindungsstil zusammen, der sich wiederum auf das interpersonelle Verhalten auswirkt, wobei jeder dieser Prozesse und deren Wirkungen durch das Vorhandensein von Resilienzfaktoren (u. a. emotionale, soziale Unterstützung) neutralisiert oder abgeschwächt werden kann.

Persönlichkeitsstörungen

> **Definition**
>
> Unter **Invalidierung** versteht man eine Reaktion gegenüber einer Person, die deren (emotionalen) Bedürfnissen nicht gerecht wird. In einem invalidierenden Umfeld wird die Reaktionen der Person permanent als inakkurat, unrealistisch, trivial oder pathologisch behandelt, unabhängig davon ob das Verhalten eigentlich gerechtfertigt ist. Beispiel: Die Mutter sagt zu ihrem Kind: „Wie kann irgendjemand ein so unartiges Kind wie Dich lieben?" Oder: Aussagen wie „Man weint nicht öffentlich", obwohl sich das Kind durch einen Sturz sehr weh getan hat.

57.5.3 Ätiologie Schwerpunkt: Borderline-Persönlichkeitsstörung

Nachfolgend werden verkürzt und übersichtsartig die wichtigsten Ätiologiemodelle der Borderline-Persönlichkeitsstörung dargestellt. Detaillierte Beschreibungen der einzelnen Theorien und Modelle finden sich in der weiterführenden Literatur.

Psychodynamisches Modell von Otto F. Kernberg

Nach der psychodynamischen Klassifikation von Otto F. Kernberg (1967) werden einzelne Persönlichkeitsstörungen in das breite Spektrum der Borderline-Persönlichkeitsorganisation eingeordnet. Je nach Qualität der Integration intrapsychischer Elemente können diese dimensional von normal über neurotisch bis psychotisch angeordnet werden. Die Borderline-Persönlichkeitsstörung wird hierbei an der Grenze zwischen neurotischer und psychotischer Integration gesehen (Millon et al. 2004, S. 491). Kernberg geht weiterhin davon aus, dass sich die Grundlagen der Borderline-Persönlichkeitsstörung bereits im frühen Lebensalter (in den ersten 2 Lebensjahren) entwickeln. Er nimmt an, dass frühe, die Bedürfnisse des Kindes frustrierende Beziehungserfahrungen prägend sind, wodurch die Patienten in einem Entwicklungsabschnitt, von Mahler (Mahler et al. 1978) definiert als Individuations-Separations-Phase, verbleiben. So können die Patienten entwicklungspsychologisch gedacht grundlegende psychologische Fähigkeiten („strukturelle Fähigkeiten") wie u. a. Fähigkeiten zur Affektregulation nur defizitär ausbilden. Durch die unzureichende Regulation der Affekte entwickelt sich laut Kernberg u. a. eine biologische Disposition zur übermäßigen Aggression aufgrund früher und schwerer Frustrationen. Aus seiner Sicht führt dies zur Identitätsdiffusion, verbunden mit der Herausbildung sog. primitiver Objektrepräsentanzen. Hierbei misslingt die Integration von „guten" (z. B. hilfreichen, liebevollen, unterstützenden Eigenschaften) und „bösen" (strafenden, kritischen) Anteilen. Dies erkläre die ausgeprägten Interak-

tionsprobleme und Identitätsschwierigkeiten, die typisch für Patienten mit Borderline-Persönlichkeitsstörung sind. Die Borderline-Persönlichkeitsstörung ist gemäß Kernberg zudem dadurch gekennzeichnet, dass überwiegend unreife Abwehrmechanismen, vor allem Spaltung und Projektion vorliegen. Die Fähigkeit zur Realitätsprüfung wird jedoch weitgehend als intakt beschrieben. Kritisch ist anzumerken, dass Traumatisierungen in jeder Lebensphase bedeutsam sein können. Dies wird zwar von Kernberg nicht bestritten, jedoch geht er explizit von der primären Bedeutung früher prägender Beziehungserfahrungen aus, die ja meist im familiären Kontext stattfinden. Auf Basis der theoretischen und therapeutischen Konzepte von Kernberg und seinen Kollegen wurde die übertragungsfokussierte Psychotherapie entwickelt („Transference Focused Psychotherapy", TFP), ein störungsorientiertes psychodynamisches Psychotherapieverfahren zur Behandlung von Borderline-Pathologie und anderen Persönlichkeitsstörung (Kernberg et al. 2008; Bateman und Fonagy 2006). Die Wirksamkeit ist empirisch nachgewiesen (Levy et al. 2006).

Kognitive Theorie der (Borderline-) Persönlichkeitsstörung

In der kognitiven Theorie von Beck (Beck und Freeman 1999; Beck et al. 2004) wird das Vorhandensein starrer kognitiver Schemata und Grundannahmen in den Vordergrund gestellt und als ursächlich für die Entwicklung von Persönlichkeitsstörungen herausgearbeitet. Diese Muster oder Schemata sind hypervalent und beeinflussen die Verarbeitung der Stimuli, mit denen ein Individuum konfrontiert wird. Sie werden durch relevante Ereignisse aktiviert und führen dazu, dass Erfahrungen und Wahrnehmungen selektiv und verzerrt bewertet und interpretiert werden. Diese Verzerrungen dienen dem Schutz der Persönlichkeit und führen dazu, dass Risiken nicht eingegangen oder aber sogar jegliche neuen Erfahrungen vermieden werden. Genetische Dispositionen (z. B. hohe Ängstlichkeit) und negative Erfahrungen (z. B. Kritik, Ablehnung, Traumata) während der Kindheit, können zu kritischen Annahmen über das Selbst (z. B. „Ich bin nicht liebenswert") führen, die wiederum Einfluss auf die Wahrnehmung und Emotionsverarbeitung haben. Solche Grundannahmen bilden sich vor allem während sog. sensibler Phasen heraus und werden durch wiederholte Erfahrungen verstärkt (Beck et al. 2004, S. 30). Grundannahmen (z. B., „Ich bin unzulänglich" oder auch „Ich bin etwas Besonderes") sind dabei zumeist erst einmal funktional und stellen eine sinnvolle Anpassung an die Lebensumstände des Kindes dar. Möglicherweise war es notwendig ruhig und unscheinbar zu sein, um den gewalttätigen Vater nicht zu verärgern, oder im Gegenteil „auf sich aufmerksam zu machen", um überhaupt Aufmerksamkeit zu erhalten. Im weiteren Verlauf werden schließlich neue Situationen durch die bis dahin angelegte kognitive Struktur möglichst „geschützt" interpretiert, d. h. kognitiv-affektiv voreingenommen und verzerrt evaluiert. Persönlichkeitsmerkmale und dazugehörige typische Verhaltensweisen stellen somit die äußere Manifestation dieser Schemata und Grundgedanken dar. Für die Borderline-Persönlichkeitsstörung werden Grundannahmen wie: „Die Welt und andere sind gefährlich", „Ich bin hilflos und verletzlich", „Ich bin böse und nicht akzeptabel" postuliert, die aus den oft traumatischen Lebensbedingungen und Invalidierungserfahrungen resultieren. Beck und Kollegen beschreiben typische Grundannahmen für alle spezifischen Persönlichkeitsstörungen.

Um diese Annahmen der kognitiven Theorie zu prüfen, hat unsere Arbeitsgruppe u. a. eine Untersuchung unter Verwendung kurzer Videos (10 s) durchgeführt. Diese sog. Thin-Slice Methode erlaubt die Untersuchung impliziter Einstellungen und Annahmen. In den Videos waren Personen zu sehen (Studenten), die ohne zu sprechen einen Raum betraten und auf einem Stuhl Platz nahmen. Diese Personen wurden von den Probanden, u. a. auch Borderline-Patienten und -Patientinnen, bezüglich der Ausprägung verschiedener Eigenschaftswörter, wie zuverlässig, gefährlich, seriös und brutal bewertet. Dabei zeigte sich, dass Patienten mit Borderline-Persönlichkeitsstörung, die in den Videos zu sehenden und ihnen nicht bekannten Personen als bedrohlicher, brutaler, weniger seriös und weniger freundlich beschrieben im Vergleich zu den Kontrollpersonen (psychisch gesunde bzw. Patienten mit Depression; Barnow et al. 2009). Besonders interessant war dabei, dass die Borderline-Patienten die gezeigten Personen vor allem als signifikant gefährlicher und bedrohlicher bewerteten. Dieser Befund stützt indirekt die Annahme der kognitiven Theorie, dass die postulierten Grundannahmen zu verzerrten Evaluati-

onen führen (u. a. dass die Welt und andere Personen potenziell gefährlich und bedrohlich sind).

Neurobehaviorales Modell der Borderline-Persönlichkeitsstörung nach Linehan

Basierend auf dem kognitiven Modell der Borderline-Persönlichkeitsstörung hat Marsha Linehan (1993a) das neurobehaviorale Modell entwickelt. In diesem geht sie davon aus, dass biologische Risikofaktoren (Genetik, impulsives Temperament) mit traumatischen- und Invalidierungserfahrungen interagieren und im Falle fehlender Ressourcen oder protektiver Faktoren zur in diesem Modell postulierten Kernstörung der Borderline-Persönlichkeitsstörung, der **Affektregulationsstörung**, führen (▶ Studienbox). Diese Affektregulationsstörung beschreibt Linehan mit einer erhöhten Sensitivität für emotionale Reize, einer verstärkten Intensität der emotionalen Reaktion und verzögerten Habituation nach emotionalen Reizen. Das neurobehaviorale Modell ist in einer Vielzahl von Studien überprüft worden, wobei der Großteil der Annahmen Bestätigung findet, nicht jedoch eine generell erhöhte Intensität der emotionalen Reagibilität. Hierbei scheint es eher so zu sein, dass Patienten mit Borderline-Persönlichkeitsstörung nur auf Borderline-spezifische Reize wie selbstwertrelevante, negative Skripte oder Traumaerinnerungen eine verstärkte emotionale Reaktion zeigen, wie wir und andere zeigen konnten (Limberg et al. 2011; Sauer et al. 2014). Die dialektisch-behaviorale Therapie (DBT, ◘ Abb. 57.4) basiert auf diesem Modell und beinhaltet eine Hierarchie von Therapiezielen, die sehr systematisch abgearbeitet werden (u. a. Suizidalität verringern, therapiegefährdendes Verhalten reduzieren, Emotionsverarbeitung und soziale Situation

---

Studienbox

Affektregulationsstörung bei Borderline-Persönlichkeitsstörung: Kontextabhängigkeit und der Einfluss auf zwischenmenschliche Beziehungen

Die Forschung der emotionalen Instabilität bei Borderline-Persönlichkeitsstörung ergibt erstaunlicherweise inkonsistente Befunde, je nach angewandter Methode und verwendeten Stimuli. Während subjektive Maße oft die Annahme einer generell verstärkten Emotionalität und Instabilität rechtfertigen, zeigten sich meist keine signifikanten Unterschiede unter Verwendung eher objektiver Maße wie u. a. psychophysiologischer Messungen. Unsere Arbeitsgruppe hat sich deshalb intensiv damit auseinandergesetzt, unter welchen Bedingungen diese Patienten eine verstärkte emotionale Reaktion und emotionale Instabilität aufweisen und welche Mechanismen dabei von Bedeutung sind. So konnten wir beispielsweise nachweisen, dass unter Verwendung psychophysiologischer Messungen (u. a. Schreckreflex) Patienten mit Borderline-Persönlichkeitsstörung nur dann eine verstärkte physiologische

Reaktion aufwiesen, wenn das Stimulusmaterial selbstwertrelevante und individualisierte Traumainhalte (Skripte) enthielt, nicht jedoch bei unspezifischen negativen Stimuli (Limberg et al. 2011). Ebenfalls konnten wir die negativen Folgen der Affektregulationsstörung auf interpersonelles Verhalten in einer der ersten Paarstudien mit Borderline-Patientinnen dokumentieren (Miano et al. 2017). Eine höhere Stressreaktivität während negativer Paargespräche erklärte statistisch u. a. eine größere Feindseligkeit von Frauen mit einer Borderline-Persönlichkeitsstörung gegenüber ihren Partnern. Diese Befunde belegen die Kontextabhängigkeit der Affektdysregulation bei Borderline-Störung und zeigen mögliche Wege auf, wie Affektdysregulation soziale Beziehungen nachteilig beeinflussen kann.

Filmtipp: *Durchgeknallt* (orig. *Girl, Interrupted*), mit Angelina Jolie in Höchstform (Konrad et al. 2000).

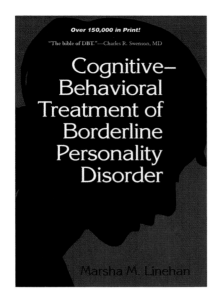

◘ Abb. 57.4 Einführung in die dialektisch-behaviorale Therapie (DBT) nach Marsha Linehan. (Mit freundlicher Genehmigung von Guilford Publications)

verbessern). Die Einzeltherapie wird zudem durch ein einjähriges Skills-Training ergänzt, in dem die Patienten lernen mit Anspannungszuständen umzugehen und ihre Fertigkeiten bezüglich Emotionsregulation zu verbessern. Die DBT gehört zu den erfolgreichsten und am besten evaluierten Therapien bei Borderline-Persönlichkeitsstörung (Kliem et al. 2010).

57.6   Behandlung

Da Persönlichkeitsstörungen oft durch Probleme mit der Identität und Affektregulation auffallen, sind übliche Reaktionen im Umgang mit diesen Personen oft durch Unverständnis und Irritation, Ablehnung, Zurückweisung, Verstimmtheit und Ungeduld gekennzeichnet. Diese Reaktionen sind natürlich im therapeutischen Kontext wenig hilfreich. Deshalb müssen

Psychotherapeuten, noch stärker als bei der Behandlung von anderen psychischen Störungen, lernen, sich in ihre Patienten einzufühlen und diese erst einmal bedingungslos zu akzeptieren. Zudem sollten sie in der Lage sein, flexibel therapeutische Fertigkeiten in die Beziehung einzubringen. ◘ Tab. 57.2 stellt „unmittelbare, naive" und „professionelle" Reaktionen auf typische Interaktionsprobleme mit Personen mit Persönlichkeitsstörungen dar.

57.6.1   Psychotherapie als Behandlung der ersten Wahl

Psychotherapeutische Verfahren sind die Behandlung der Wahl für Persönlichkeitsstörungen. Neben der Formulierung allgemeiner Leitlinien für die Behandlung von Persönlichkeitsstörungen (zusammengefasst in Renneberg et al. 2010) wurden in den letzten Jahren für einige spezifische Persönlichkeitsstörungen manualgeleitete Therapieverfahren entwickelt und empirisch überprüft. Für die Borderline-Persönlichkeitsstörung liegen mittlerweile empirisch abgesicherte Empfehlungen für die dialektisch-behaviorale Therapie (DBT), die mentalisierungsbasierte Psychotherapie (MBT), die übertragungsfokussierte Therapie (TFP) und die schemafokussierte Therapie vor, wobei letztere Therapieform mittlerweile auch für andere Cluster-B- und Cluster-C-Störungen erfolgreich empirisch überprüft wurde (Bamelis et al. 2014). Kognitive Verhaltenstherapie ist für die antisoziale Persönlichkeitsstörung und ängstlich-vermeidende Persönlichkeitsstörung indiziert. Befunde weisen ebenfalls darauf hin, dass die ängstlich-vermeidende Persönlichkeitsstörung auch mit interpersoneller Therapie und psychodynamischen Therapieansätzen behandelt werden kann (Renneberg et al. 2010). Die unterschiedlichen therapeutischen Methoden haben verschiedene Schwerpunkte. Während die Verhaltenstherapie auf die Modifikation von Kognitionen, Verhalten und Emotion fokussiert, legt die psychodynamische Psychotherapie ihren Schwerpunkt

◘ Tab. 57.2   Übliche und professionelle Reaktionen auf typische Interaktionsprobleme bei Persönlichkeitsstörungen. (Mod. nach Linden 2008, mit freundlicher Genehmigung vom Hogrefe Verlag)

Unmittelbar (naive) Reaktion	Professionelle Reaktion/Vorgehen
Ablehnen, Zurückweisung	Bedingungsloses Akzeptieren
Direkte emotionale Reaktion, Verstimmtheit	Emotionale Wärme
Selbstbetroffenheit, Selbstverteidigung	Interaktion zwischen Patient und Therapeut von der Metaebene betrachten
Fixiertheit auf Sekundärfolgen	Unterscheidung von Kern- und Folgeproblem
Aufforderung und Ratschläge zur Besserung	Erarbeitung kompensatorischer interaktioneller Fertigkeiten
Bedrängung, Ungeduld	Geduld

auf die Arbeit in und an der therapeutischen Beziehung mit dem Ziel einer korrigierenden Beziehungserfahrung. Für alle Verfahren gilt: Für die Behandlung von Persönlichkeitsstörungen im ambulanten Setting ist eine längere Dauer nötig, um die gleichen Effekte zu erreichen wie für die anderen psychischen Störungen (Lutz 2003). Therapieeffizienzstudien sind meist auf mindestens 2 bis hin zu 3 Jahren angesetzt. Für manche Patienten ist auch eine noch längere Behandlung sinnvoll. Weiterhin gilt, dass komorbide psychische Störungen wie schwere depressive oder manische Episoden, Anorexia nervosa oder Substanzabhängigkeit vorrangig behandelt werden sollten, bevor die Persönlichkeitsstörung im Fokus stehen kann.

Allgemeine Prinzipien der Behandlung

Wichtige verhaltenstherapeutische Behandlungsschwerpunkte von Persönlichkeitsstörungen lassen sich grob in 4 Aspekte unterteilen (Fiedler und Herpertz 2016):

1. Aufbau einer engen therapeutischen Beziehung,
2. Erstellung einer positiven Funktionsanalyse der bisherigen Persönlichkeitsstile,
3. Verstärkung von Änderungsmotivation (vor allem durch Kosten-Nutzen-Analysen) und Suche nach interpersonellen Problem- und Konfliktbereichen, in denen die bisherigen Persönlichkeitsstile sich als nicht hinreichend erwiesen haben, und
4. Maßnahmen die helfen, die Persönlichkeit der Patienten zu festigen und den Transfer in den Alltag zu bewältigen.

Generell ist für die Behandlung aller Persönlichkeitsstörungen die zentrale Bedeutung des Beziehungsaufbaus hervorzuheben, da diese Personen – stärker als Patienten mit anderen Störungen – Probleme mit der Identität und Beziehungsstabilität aufweisen. Hier sollte eine „dialektische Vorgehensweise" sensu Linehan (1993a) gewählt werden, die eine uneingeschränkte Akzeptanz des Störungsbilds einerseits, gleichzeitig aber auch Erwartung von Änderungen beinhaltet. Psychotherapeuten sind hier als authentische Interaktionspartner mit emotionalem Erleben und klarem Gesprächsstil präsent. Des Weiteren ist speziell bei Personen mit Persönlichkeitsstörungen, die oft den Zugang zu ihren Emotionen verloren haben, das unaufhörliche Bemühen, Gefühle zu beschreiben, verbunden mit grundlegenden Validierungstechniken von besonderer Bedeutung. Ebenso wichtig ist die positive Funktionsanalyse, also das Verständnis, warum sich bestimmte Persönlichkeitsstile und Verhaltensweisen in der Kindheit herausgebildet haben, weshalb sie damals durchaus hilfreich waren und, um schließlich zur negativen Funktionsanalyse überzuleiten, die Frage, wann und unter welchen Bedingungen sich diese Persönlichkeits-

stile aktuell negativ auswirken (die heutigen Kosten; Fiedler und Herpertz 2016).

Des Weiteren ist die Arbeit und Modifikation kognitiv-affektiver Schemata zentral bei der Behandlung von Persönlichkeitsstörungen. Dies beinhaltet in der kognitiven Therapie beispielsweise die Verdeutlichung und Modifikation kognitiver Verzerrungen und daraus resultierender Emotionsdysregulation (z. B. Schwarzweiß-Denken) und anderer Denkfehler (u. a. Dramatisierung, unzulässiges Schlussfolgern) sowie kognitive Umstrukturierung. In der kognitiven Theorie werden u. a. vier Techniken der Veränderung von solchen hypervalenten Schemata und Kompensationsstrategien beschrieben (Beck und Freeman 1999; Livesley und Larstone 2018). Dabei handelt es sich um die

- Modifikation,
- Rekonstruktion,
- Reinterpretation und
- Camouflage.

Die **Schemamodifikation** beinhaltet eine Abschwächung beispielsweise eines Unzulänglichkeitsschemas, sodass die Aussagen weniger global und vernichtend ausfallen. Bei der **Schemarekonstruktion** wird das „alte, jetzt problematische" Schema durch ein adaptiveres Schema ersetzt. Techniken zur Schemakonstruktion und -modifikation beinhalten u. a. die Arbeit mit Karteikarten, beispielsweise „Meine alte Annahme war (…), ich denke das jedoch nicht mehr, weil meine neue Annahme ist …" oder mit dem historischen Test, in dem negative Grundannahmen hinterfragt werden, wobei man Bezug auf die Lebensgeschichte nimmt. Beispielsweise wird die Annahme „Ich bin (generell) schlecht", dadurch hinterfragt, dass man den Patienten darüber nachdenken lässt, ab wann diese Annahme eigentlich zutraf: Ist der Patient bereits „schlecht, böse" zur Welt gekommen? Welche Beweise liegen vor? Außerdem werden hier bereits Argumente, die gegen das Schema sprechen gesammelt. Als dritte Technik kommt die **Schemareinterpretation** zur Anwendung. Hier steht nicht eine Schemaänderung im Fokus, sondern die funktionalere Nutzung: Beispielsweise könnte bei der histrionischen Persönlichkeitsstörung der Wunsch nach Aufmerksamkeit durch die Suche eines passenden Berufes sichergestellt werden. **Camouflage** meint das Überspielen typischer problematischer Verhaltensweisen durch funktionaleres Verhalten. Bei Personen mit schizotyper Persönlichkeitsstörung könnte beispielsweise ein soziales Kompetenztraining hilfreich sein, in dem die Patienten lernen sich u. a. freundlich zu verhalten, andere anzulächeln und sich gegen ihr eigentlich eher zurückhaltendes oder „merkwürdiges" Verhalten zu entscheiden. Weitere Techniken zur Arbeit mit Schemata und Grundannahmen beinhalten verhaltensbezogene Techniken, wie z. B. Realitätstestung oder den Abbau von Vermeidungsstrategien (für eine detaillierte Beschreibung s. Livesley und Larstone 2018, Part IV Treatment).

Schematherapie – Eine manualisierte Therapieform für spezifische Persönlichkeitsstörungen

Die von Jeffrey Young (Young et al. 2008) beschriebene Schematheorie geht davon aus, dass sich durch biologische Einflüsse und traumatische Erfahrungen frühe maladaptive Schemata herausbilden, die ein weit gestecktes, umfassendes Thema beinhalten. Diese Schemata bestehen aus Erinnerungen, Emotionen, Kognitionen und Körperempfindung, die sich in der Kindheit und Adoleszenz herausbilden und später einseitig verstärkt werden. Die Schematheorie wurde in den letzten Jahren weiterentwickelt und um das Konzept der *Schema*modi erweitert. Als Schemamodi werden verschiedene Zustände bezeichnet, die auftreten können, wenn maladaptive Schemata aktiviert werden (Jacob und Arntz 2011). Basierend auf dem Modusmodell der Schematheorie wurde die **Schematherapie** für Persönlichkeitsstörungen entwickelt (Young et al. 2003). Diese kombiniert kognitive, behaviorale, erlebnisorientierte und interpersonelle Techniken. Im störungsübergreifenden Ansatz werden vier verschiedene Moduskategorien postuliert:

1. **Maladaptive Kindmodi,** die das Ergebnis von in der Kindheit nicht erfüllten Bedürfnissen, wie zum Beispiel Bindungsbedürfnissen, sind. Sie sind erkennbar an starken negativen Gefühlen wie Angst vor dem Verlassen werden, Traurigkeit (verletzliche Kindmodi), Wut oder Ärger (wütende Kindmodi).
2. **Dysfunktionale Elternmodi** beinhalten Selbsthass, Selbstabwertung oder extremen Druck auf sich selbst. Sie reflektieren verinnerlichte negative Annahmen über sich selbst, die der Patient aufgrund von Kindheits- und Jugenderfahrungen mit anderen entwickelt hat.
3. **Dysfunktionale Bewältigungsmodi** sind charakterisiert durch einen übermäßigen Gebrauch der Copingstile, Überkompensation, Vermeidung oder Unterwerfung.
4. Im **gesunden Erwachsenenmodus** werden adäquates Erleben und Handeln zusammengefasst.

Es bestehen störungsspezifische Zusammensetzungen typischer Modi für einzelne Persönlichkeitsstörungen. Beispielsweise wurden für die **Borderline-Persönlichkeitsstörung** insgesamt 5 Modi vorgestellt:

1. der distanzierte Selbstschutzmodes,
2. der Modus des verlassenen oder missbrauchten Kindes,
3. der Modus des wütenden oder impulsiven Kindes,
4. der bestrafende oder überkritische Modus und
5. der gesunde Erwachsenenmodus.

Während der Therapie sollen Kindmodi getriggert, getröstet und geheilt und dysfunktionale Eltern- und Bewältigungsmodi reduziert werden. Mit Techniken der kognitiven Verhaltenstherapie wird die individuelle Entstehungsgeschichte der dysfunktionalen Modi erarbeitet und es werden damit in Verbindung stehende kognitive Verzerrungen korrigiert. Symptomatische Verhaltensweisen, die oft im Bewältigungsmodus vorkommen, werden z. B. durch soziales Kompetenztraining zur Durchsetzung der eigenen Bedürfnisse reduziert. Zur Bearbeitung der Kind- und Elternmodi werden u. a. emotionsfokussierte Techniken, vor allem das imaginative Überschreiben, Stuhldialoge oder biografische Rollenspiele eingesetzt. Die therapeutische Beziehung wird betont und als begrenzte Möglichkeit genutzt, um Bedürfnisse zu erfüllen **(begrenztes Nachbeeltern).** Der Therapeut zeigt sich warm und herzlich, heißt Kindmodi willkommen, weist Elternmodi und dysfunktionale Bewältigungsmodi aktiv in die Schranken und agiert als Modell für den gesunden Erwachsenenmodus (Jacob 2011).

Arbeit an der Affektregulation und am Selbstwert

Als zentral wird weiterhin ein Training der Affektregulation und des Selbstwerts angesehen. Bei der Affektregulation geht es um die exakte Analyse und Aufzeichnung affektiv aufgeladener Reaktionen und deren Regulation (z. B. Vermeidung, Grübeln, Neubewertung). Dies kann beispielsweise durch die sog. **Spaltentechnik** (Verfahren zur Selbstbeobachtung, dabei werden Zeit des Auftretens, Inhalt automatischer Gedanken, daraus resultierende Gefühle inklusive Intensität und modifizierte Gedanken/Gefühle in Tabellenform ausgefüllt) geschehen oder durch den von uns entwickelten „Heidelberger Fragebogen zur Erfassung von Emotionsregulationsstrategien" (H-FERST; Izadpanah et al. 2019), der es ermöglicht, die Frequenz verschiedener Strategien zu erfassen. Hierbei ist es wichtig, eine kontinuierliche Selbstbeobachtung zu erreichen und mittels Tagesprotokoll auf den Ebenen von Verhalten, Kognition und Emotion im Zeitverlauf festzuhalten. Ein Training der Affektregulation beinhaltet u. a. Prozesse wie die Emotionserkennung, Aufmerksamkeitslenkung, Kontextsensitivität, Ziele und das Emotionsregulationsrepertoire (Barnow 2020).

Eine hilfreiche Technik zur Steigerung des Selbstwerts ist beispielsweise die **Kontinuumstechnik.** Dabei geht es darum, dass globale Einschätzungen des Selbst, beispielsweise „Ich bin wertlos" hin zu Einschätzungen, die eher Subthemen beinhalten, ausdifferenziert werden. Die Idee dahinter ist, dass globale Bewertungen meist dramatischer und wenig flexibel ausfallen, während Bewertungen spezifischer Merkmale oft weniger negativ ausfallen (von „Ich bin faul und ein Nichtsnutz" zu „Gestern habe ich es mal nicht geschafft, pünktlich aufzustehen"). Meist stehen die Einschätzungen ganz spezifischer Merkmale im Widerspruch zu den oft vernichtend ausfallenden globalen Bewertungen (Livesley und Larstone 2018).

Gruppentherapie oder Einzeltherapie?

Gruppentherapie allein ist nicht ausreichend, um Personen mit Persönlichkeitsstörungen effizient zu behandeln. Bewährt hat sich hingegen die Kombination aus Einzel- und Gruppentherapie, obwohl bisher wenige Studien zu spezifischen Effekten vorliegen. Die dialektisch-behaviorale Therapie (DBT) beinhaltet eine Einzeltherapie und ergänzend ein Kompetenztraining im Gruppensetting (▶ Klinisch betrachtet: DBT Skillstraining).

57.6.2 Psychopharmakologische Behandlung

Eine alleinige pharmakologische Behandlung ist bei Persönlichkeitsstörungen nicht empfehlenswert, sondern ist eher angezeigt, um einzelne Symptomcluster wie u. a. eine komorbide Depression oder Ängste zu behandeln. So können beispielsweise Antidepressiva wie selektive Serotoninwiederaufnahmehemmer (SSRI) dazu eingesetzt werden, die affektive Instabilität und Impulsivität abzuschwächen. Generell existieren jedoch kaum Studien, die die Effizienz dieser Medikamente bei Persönlichkeitsstörung nachweisen bzw. sind die Effekte eher klein oder wurden an unzureichend großen Stichproben gewonnen (Paris 2011). Des Weiteren bietet sich an, bei kognitiven Problemen, wie u. a. Gedankenrasen und Pseudohalluzinationen zeitweise atypische Neuroleptika einzusetzen (Barnow et al. 2010a). Gleichzeitig ist jedoch zu bedenken, dass speziell bei Pseudohalluzination Patienten auch oft über erlernte Fertigkeiten zum Spannungsabbau in der Lage sind, solche Episoden zu beenden. Sogenannte Stimmungsstabilisierer wie u. a. Carbamazepin haben sich nicht bewährt. Benzodiazepine sollten generell nicht zur Anwendung kommen, da hier das Risiko einer Abhängigkeit und verstärkten Impulsivität besteht, stattdessen können temporär niederpotente

Neuroleptika eingesetzt werden. Eine detaillierte Auseinandersetzung zur Psychopharmakotherapie bei Persönlichkeitsstörungen findet sich bei Herpertz (2012).

Zusammenfassend ist festzuhalten, dass für die Behandlung von Persönlichkeitsstörungen eine längere Therapiedauer notwendig ist. Zudem sollte die Therapie entlang der Leitlinien (DGPPN 2009) strukturiert erfolgen. Es ist wichtig, dass Psychotherapeuten, die mit Personen arbeiten, die eine Persönlichkeitsstörung aufweisen, die Spezifika der jeweiligen Persönlichkeitsstörung kennen. Es ist von großem Vorteil, wenn Psychotherapeuten zusätzlich zur Grundausbildung in einem der spezifischen Verfahren für Persönlichkeitsstörungen, wie sie weiter oben genannt werden, ausgebildet sind. Eine Kombination aus Einzel- und Gruppentherapien ist bei der Behandlung von Persönlichkeitsstörungen angezeigt. Eine alleinige Psychopharmakotherapie ist wenig hilfreich, kann aber begleitend zur Behandlung einzelner Symptomcluster und komorbider Störungen eingesetzt werden.

57.6.3 Behandlung: Fazit

Wie können wir die Behandlung von Persönlichkeitsstörungen weiterentwickeln und noch effizienter gestalten? Brauchen wir spezifischere Therapieformen und Manuale? Oder eine noch komplexere integrative Therapie? Bei aller Notwendigkeit der gründlichen Klassifikation, Diagnostik und Verfahrenstreue bleibt ein wesentlicher Bestandteil der Behandlung von Persönlichkeitsstörungen die Stärkung des Selbst und die Anerkennung der Leistung der Patienten durch die Psychotherapeuten. In diesem Zusammenhang stehen also die Fähigkeiten des Psychotherapeuten, frühere Invalidierungen abzuschwächen und eine eigene (sichere) Identität zu fördern (sog. Nachbeeltern) im Vordergrund.

Ebenso zentral ist es, mit und an den Gefühlen der Patienten und deren Regulation zu arbeiten und durch hypervalente Schemata verzerrte Wahrnehmungen und daraus resultierende Bewertungen und Gefühle zu verdeutlichen und zu modifizieren. Denn gerade für die Behandlung von Persönlichkeitsstörungen ist die stän-

---

Klinisch betrachtet

DBT Skillstraining

Das Skillstraining wurde als Teilkomponente der DBT speziell für Patienten mit Borderline-Persönlichkeitsstörung entwickelt (Linehan 1993b). Es beinhaltet die Module Achtsamkeit, Stresstoleranz, Umgang mit Gefühlen, zwischenmenschliche Fertigkeiten und ergänzend Selbstwert. Das Skillstraining findet begleitend zur Einzeltherapie als Gruppentherapie statt und umfasst wöchentliche Sitzungen über 12 Monate. Für Patienten mit schwerer Symptomatik und Verhaltensproblemen stehen

zunächst die Module zur Stresstoleranz und Umgang mit Gefühlen im Vordergrund. Grundlage des Einsatzes der einzelnen Fertigkeiten ist die Spannungskurve, d. h., die Patienten lernen, dass je nach Intensität des Gefühls, unterschiedliche Skills hilfreich sind. Für den deutschsprachigen Raum ist das interaktive Skillstraining für Borderline-Patienten sehr anschaulich im gleichnamigen Handbuch von Bohus und Wolf-Arehult (2013) beschrieben.

dige Arbeit an der Beziehung im Hier und Jetzt entscheidend, ohne dabei das Repertoire hilfreicher Techniken aus den Augen zu verlieren. Menschen mit einer Persönlichkeitsstörung sind letztendlich vor allem sich selbst Suchende, die vor allem in einer stabilen Beziehung reifen und eine adaptive und flexible Selbst- und Affektregulation entwickeln können. Aspekte der emotionalen Verarbeitung negativer Erfahrungen, der Bewältigung daraus resultierender Emotionsdysregulationen und Stabilität im therapeutischen Kontext, die auch Krisen und Invalidierungen übersteht, sind maßgeblich für den Erfolg der Behandlung.

57.7 Verlauf und Prognose

Auch wenn ein Kriterium der Persönlichkeitsstörung die relative zeitliche Stabilität der Merkmale ist, sind sie nicht unveränderbar. Persönlichkeitsmerkmale wandeln sich im Lebensverlauf. Im Vergleich zu Symptomen, wie z. B. der Konzentrationsstörung oder Niedergeschlagenheit, die eher kommen und gehen, sind Persönlichkeitsmerkmale, wie z. B. Impulsivität, jedoch stabiler. Das Vorkommen von Persönlichkeitsstörungen ist im jungen Erwachsenenalter am höchsten und sinkt mit steigendem Alter. Prospektive Studien zum natürlichen Verlauf der Borderline-Persönlichkeitsstörung zeigen, dass nach 10 Jahren, 85–90 % der Patienten die Kriterien der Persönlichkeitsstörung nicht mehr erfüllen (Gunderson et al. 2011; Zanarini et al. 2010). Die Remissionsrate bei aktiver Psychotherapie und verschiedenen Persönlichkeitsstörungen liegen Schätzungen zufolge bei rund 26 % pro Jahr (Perry et al. 1999). Auch wenn es nicht zu jeder Persönlichkeitsstörung spezifische Behandlungsmanuale und randomisierte Therapieeffizienzstudien gibt, sind die Studien die bereits bestehen, vielversprechend (Leichsenring und Leibing 2003), mit bis zu 80 % Gesundung nach 3 Jahren Psychotherapie (Bamelis et al. 2014; Giesen-Bloo et al. 2006). Jedoch stellt die Behandlung von Psychopathie eine oft genannte Ausnahme dar: Hier scheint es durch Psychotherapie zum erhöhten Aufkommen von Rückfällen von Straftaten zu kommen (Harris und Rice 2006; Seto und Barbaree 1999), allerdings gibt es auch abweichende Ergebnisse (Salekin 2002). Es bleibt festzuhalten, dass Einschränkungen im beruflichen und zwischenmenschlichen Funktionsniveau meist länger bestehen bleiben, auch wenn alle Symptome für eine Persönlichkeitsstörung nicht mehr bestehen.

❓ Prüfen Sie Ihr Wissen

1. Was sind die allgemeinen Kriterien für die Diagnose einer Persönlichkeitsstörung? ▶ Abschn. 57.1 und 57.2

2. Welche Persönlichkeitsstörungen gibt es und wie werden sie laut DSM-5 zusammengefasst? ▶ Abschn. 57.2
3. Wie werden Persönlichkeitsstörungen diagnostiziert? ▶ Abschn. 57.3
4. Welche unterschiedlichen Faktoren und Entwicklungsbedingungen können dazu beitragen, dass es zur Ausbildung einer Persönlichkeitsstörung kommt? ▶ Abschn. 57.5.1
5. Wie unterscheiden sich die antisoziale Persönlichkeitsstörung und Psychopathie? ▶ Abschn. 57.2
6. Was sind die zentralen Aspekte bei der psychotherapeutischen Behandlung von Persönlichkeitsstörungen? ▶ Abschn. 57.6.1

ℹ️ Weiterführende Literatur

Zur Vertiefung und allgemeine Übersicht zum Thema Persönlichkeitsstörungen empfehlen wir Livesley und Larstone (2018) und Fiedler und Herpertz (2016). Psychodynamische Theorien und Behandlungsansätze für Persönlichkeitsstörungen (speziell Borderline) sind in Clarkin et al. (2006) dargestellt. Eine gute Übersicht zu kognitiven Theorien und KVT-basierter Behandlung der Persönlichkeitsstörungen findet sich im Klassiker von Beck et al. (2004). Die Schematherapie wird in dem Arbeitsbuch von Young et al. (2008) sehr anschaulich beschrieben. Zudem ist in dem Buch von Bohus und Wolf-Arehult (2013) das Konzept der dialektisch-behavioralen Therapie mit Schwerpunkt Fertigkeitentraining praxisorientiert abgebildet.

Literatur

Amad, A. (2014). New developments in the genetics of borderline personality disorder. *European Psychiatry, 29*(8), 556.

Amad, A., Ramoz, N., Thomas, P., Jardri, R., & Gorwood, P. (2014). Genetics of borderline personality disorder: Systematic review and proposal of an integrative model. *Neuroscience and Biobehavioral Reviews, 40*, 6.

Andresen, B. (2006). *Inventar Klinischer Persönlichkeitsakzentuierungen (IKP): dimensionale Diagnostik nach DSM-IV und ICD-10.* Göttingen: Hogrefe.

Arbeitskreis, O. P. D. (1996). *Operationalisierte Psychodynamische Diagnostik. Grundlagen und Manual.* Bern: Huber.

American Psychiatric Association (APA). (2013). *Diagnostic and statistical manual of mental disorders (DSM-5®), Fifth Edition.* Washington, DC: American Psychiatric Association Publishing.

American Psychiatric Association (APA). (2015). *Diagnostisches und Statistisches Manual Psychischer Störungen – DSM-5.* Göttingen: Hogrefe (deutsche Ausgabe herausgegeben von Peter Falkai und Hans-Ulrich Wittchen, mitherausgegeben von Manfred Döpfner, Wolfgang Gaebel, Wolfgang Maier, Winfried Rief, Henning Saß und Michael Zaudig).

Bamelis, L. L., Evers, S. M., Spinhoven, P., & Arntz, A. (2014). Results of a multicenter randomized controlled trial of the clinical effectiveness of schema therapy for personality disorders. *American Journal of Psychiatry. 171*, 305–322.

Barnow, S. (2020). *Handbuch Emotionsregulation*. Heidelberg: Springer.

Barnow, S., Stopsack, M., Grabe, H. J., Meinke, C., Spitzer, C., Kronmuller, K., & Sieswerda, S. (2009). Interpersonal evaluation bias in borderline personality disorder. *Behaviour Research and Therapy, 47,* 359–365.

Barnow, S., Arens, E. A., Sieswerda, S., Dinu-Biringer, R., Spitzer, C., & Lang, S. (2010a). Borderline personality disorder and psychosis: A review. *Current Psychiatry Reports, 12,* 186–195.

Barnow, S., Stopsack, M., Ulrich, I., Falz, S., Dudeck, M., Spitzer, C., et al. (2010b). Prävalenz und Familiarität von Persönlichkeitsstörungen in Deutschland: Ergebnisse der Greifswalder Familienstudie. *PPmP-Psychotherapie· Psychosomatik· Medizinische Psychologie, 60*(9–10), 334–341.

Barnow, S., Aldinger, M., Arens, E. A., Ulrich, I., Spitzer, C., Grabe, H. J., & Stopsack, M. (2013). Maternal transmission of borderline personality disorder symptoms in the community-based Greifswald Family Study. *Journal of Personality Disorders, 27*(6), 806–819.

Bateman, A., & Fonagy, P. (2006). *Mentalization-based treatment for borderline personality disorder: A practical guide.* London: Oxford University Press.

Beck, A. T., & Freeman, A. (1999). *Kognitive Therapie der Persönlichkeitsstörungen* (4. Aufl.). Weinheim: Beltz PVU.

Beck, A. T., Freeman, A., Davis, D. D., & Associates. (2004). *Cognitive therapy of personality disorders.* New York: Guilford.

Beckwith, H., Moran, P. F., & Reilly, J. (2014). Personality disorder prevalence in psychiatric outpatients: A systematic literature review. *Personality and Mental Health, 8*(2), 91–101.

Beesdo-Baum, K., Zaudig, M., & Wittchen, H.-U. (2019). SCID-5-PD Strukturiertes Klinisches Interview für DSM-5® – Persönlichkeitsstörungen. Göttingen: Hogrefe. (Deutsche Bearbeitung des Structured Clinical Interview for DSM-5® – Personality Disorders von Michael B. First, Janet B.W. Williams, Lorna Smith Benjamin, Robert L. Spitzer).

Bender, D. S., Dolan, R. T., Skodol, A. E., Sanislow, C. A., Dyck, I. R., McGlashan, T. H., et al. (2001). Treatment utilization by patients with personality disorders. *American Journal of Psychiatry, 158*(2), 295–302.

Bohus, M., & Wolf-Arehult, M. (2013). *Interaktives SkillsTraining für Borderline Patienten* (2. Aufl.). Stuttgart: Schattauer.

Bohus, M., Limberger, M. F., Frank, U., Sender, I., Gratwohl, T., & Stieglitz, R.-D. (2001). Entwicklung der Borderline-Symptom-Liste. *PPmP-Psychotherapie· Psychosomatik· Medizinische Psychologie, 51*(5), 201–211.

Bolwby, J. (2010). *Bindung als sichere Basis – Grundlagen und Anwendung der Bindungstheorie.* München: Reinhardt.

Brennan, K. A., & Shaver, P. R. (1998). Attachment styles and personality disorders: Their connections to each other and to parental divorce, parental death, and perceptions of parental caregiving. *Journal of Personality, 66*(5), 835–878.

Carr, C. P., Martins, C. M. S., Stingel, A. M., Lemgruber, V. B., & Juruena, M. F. (2013). The role of early life stress in adult psychiatric disorders: A systematic review according to childhood trauma subtypes. *The Journal of Nervous and Mental Disease, 201*(12), 1007–1020.

Caspi, A., Houts, R. M., Belsky, D. W., Goldman-Mellor, S. J., Harrington, H., Israel, S., et al. (2014). The p factor: One general psychopathology factor in the structure of psychiatric disorders? *Clinical Psychological Science, 2*(2), 119–137.

Clarkin, J. F., Yeomans, F. E., & Kernberg, O. F. (2006). *Psychotherapy for borderline personality focusing on object relations.* Washington, DC: American Psychiatric Publishing, Inc.

Coid, J., Yang, M., Tyrer, P., Roberts, A., & Ullrich, S. (2006). Prevalence and correlates of personality disorder in Great Britain. *The British Journal of Psychiatry, 188*(5), 423–431.

Deutsche Gesellschaft für Psychiatrie. (2009). *Behandlungsleitlinie Persönlichkeitsstörungen.* Heidelberg: Steinkopff.

Doering, S., Renn, D., Höfer, S., Rumpold, G., Smrekar, U., Janecke, N., et al. (2007). Validierung der deutschen Version des Fragebogens zur Erfassung von DSM-IV Persönlichkeitsstörungen (ADP-IV). *Zeitschrift für Psychosomatische Medizin und Psychotherapie, 53*(2), 111–128.

Fiedler, P., & Herpertz, S. C. (2016). *Persönlichkeitsstörungen.* Weinheim: Beltz.

Fraley, R. C., Waller, N. G., & Brennan, K. A. (2000). An item response theory analysis of self-report measures of adult attachment. *Journal of Personality and Social Psychology, 78*(2), 350.

Fontaine, N., & Viding, E. (2008). Genetics of personality disorders. *Psychiatry, 7*(3), 137–141. ► https://doi.org/10.1016/j.mppsy.2008.01.002.

Fydrich, T., Renneberg, B., Schmitz, B., & Wittchen, H.-U. (1997). *SKID-II. Strukturiertes Klinisches Interview für DSM-IV. Achse II: Persönlichkeitsstörungen. Interviewheft.* Göttingen: Hogrefe.

Gawda, B., Bernacka, R., & Gawda, A. (2016). The neural mechanisms underlying personality disorders. *NeuroQuantology, 14*(2), 348–356.

Giesen-Bloo, J., Van Dyck, R., Spinhoven, P., Van Tilburg, W., Dirksen, C., Van Asselt, T., et al. (2006). Outpatient psychotherapy for borderline personality disorder: Randomized trial of schema-focused therapy vs transference-focused psychotherapy. *Archives of General Psychiatry, 63*(6), 649–658.

Grant, B. F., Stinson, F. S., Dawson, D. A., Chou, S., Ruan, W., & Pickering, R. P. (2004). Co-occurrence of 12-month alcohol and drug use disorders and personalitydisorders in the united states: Results from the national epidemiologic survey on alcohol and relatedconditions. *Archives of General Psychiatry, 61*(4), 361–368. ► https://doi.org/10.1001/archpsyc.61.4.361.

Gunderson, J. G., Stout, R. L., McGlashan, T. H., Shea, M. T., Morey, L. C., Grilo, C. M., et al. (2011). Ten-year course of borderline personality disorder: Psychopathology and function from the Collaborative Longitudinal Personality Disorders study. *Archives of General Psychiatry, 68*(8), 827–837.

Hare, R. D. (1980). A research scale for the assessment of psychopathy in criminal populations. *Personality and Individual Differences, 1*(2), 111–119.

Harlow, J. M. (1868). Recovery from the passage of an iron bar through the head. *Publications of the Massachusetts Medical Society, 2*(3), 329–347.

Harris, G. T., & Rice, M. E. (2006). Treatment of psychopathy: A review of empirical findings. In C. J. Patrick (Hrsg.), *Handbook of psychopathy* (S. 555–572). New York: Guilford.

Hengartner, M. P., Müller, M., Rodgers, S., Rössler, W., & Ajdacic-Gross, V. (2014). Interpersonal functioning deficits in association with DSM-IV personality disorder dimensions. *Social Psychiatry and Psychiatric Epidemiology, 49*(2), 317–325.

Herpertz, S. C. (2012). Persönlichkeitsstörungen: Klinische Psychopharmakotherapie. In G. Gründer & O. Benkert (Hrsg.), *Handbuch der psychiatrischen Pharmakotherapie* (2., vollst. überarb. akt. Aufl., S. 1098–1108). Berlin: Springer.

Hill, J. (2003). Early identification of individuals at risk for antisocial personality disorder. *The British Journal of Psychiatry, 182*(S44), s11–s14.

Izadpanah, S., Barnow, S., Neubauer, A. B., & Holl, J. (2019). Development and validation of the Heidelberg Form for emotion regulation strategies (HFERST): Factor structure, reliability, and validity. *Assessment, 26*(5), 880–906.

Jacob, G. A. (2011). Was ist innovativ an der Schematherapie? *Zeitschrift für Psychiatrie, Psychologie und Psychotherapie, 59*(3), 179–186.

Jacob, G. A., & Arntz, A. (2011). Schematherapie. *Psychotherapeut, 56*(3), 247–258.

57

Jahng, S., Trull, T. J., Wood, P. K., Tragesser, S. L., Tomko, R., Grant, J. D., & Sher, K. J. (2011). Distinguishing general and specific personality disorder features and implications for substance dependence comorbidity. *Journal of Abnormal Psychology, 120*(3), 656–669.

Johnson, J. G., Cohen, P., Brown, J., Smailes, E. M., & Bernstein, D. P. (1999). Childhood maltreatment increases risk for personality disorders during early adulthood. *Archives of General Psychiatry, 56*(7), 600–606.

Johnson, J. G., Cohen, P., Chen, H., Kasen, S., & Brook, J. S. (2006). Parenting behaviors associated with risk for offspring personality disorder during adulthood. *Archives of General Psychiatry, 63*(5), 579–587.

Kernberg, O. (1967). Borderline personality organization. *Journal of the American Psychoanalytic Association, 15*(3), 641–685.

Kernberg, O. F., Yeomans, F. E., Clarkin, J. F., & Levy, K. N. (2008). Transference focused psychotherapy: Overview and update. *The International Journal of Psychoanalysis, 89*(3), 601–620.

Kliem, S., Kröger, C., & Kosfelder, J. (2010). Dialectical behavior therapy for borderline personality disorder: A meta-analysis using mixed-effects modeling. *Journal of Consulting and Clinical Psychology, 78*(6), 936.

Konrad, C., Wick, D., & Mangold, J. (2000). *Durchgeknallt*. United States: Columbia Pictures (engl. orig. *Girl, Interrupted*; Motion Picture).

Korzekwa, M. I., Dell, P. F., Links, P. S., Thabane, L., & Webb, S. P. (2008). Estimating the prevalence of borderline personality disorder in psychiatric outpatients using a two-phase procedure. *Comprehensive Psychiatry, 49*(4), 380–386. ▶ https://doi.org/10.1016/j.comppsych.2008.01.007.

Leichsenring, F., & Leibing, E. (2003). The effectiveness of psychodynamic therapy and cognitive behavior therapy in the treatment of personality disorders: A meta-analysis. *American Journal of Psychiatry, 160*(7), 1223–1232.

Lenzenweger, M. F., Lane, M. C., Loranger, A. W., & Kessler, R. C. (2007). DSM-IV personality disorders in the national comorbidity survey replication. *Biological Psychiatry, 62*(6), 553–564.

Levy, K. N., Meehan, K. B., Kelly, K. M., Reynoso, J. S., Weber, M., Clarkin, J. F., & Kernberg, O. F. (2006). Change in attachment patterns and reflective function in a randomized control trial of transference-focused psychotherapy for borderline personality disorder. *Journal of Consulting and Clinical Psychology, 74*(6), 1027.

Levy, K. N., Johnson, B. N., Clouthier, T. L., Scala, J. W., & Temes, C. M. (2015). An attachment theoretical framework for personality disorders. *Canadian Psychology/Psychologie canadienne, 56*(2), 197–207.

Limberg, A., Barnow, S., Freyberger, H. J., & Hamm, A. O. (2011). Emotional vulnerability in borderline personality disorder is cue specific and modulated by traumatization. *Biological Psychiatry, 69*(6), 574–582.

Linden, M. (2008). Was sind eigentlich Persönlichkeitsstörungen? In S. Barnow, H. J. Freyberger, W. Fischer, & M. Linden (Hrsg.), *Von Angst bis Zwang (Vol 3. Aufl., S. 225–238)*. Bern: Huber.

Linehan, M. M. (1993a). *Cognitive-behavioral treatment of borderline personality disorder*. New York: Guilford.

Linehan, M. M. (1993b). *Skills training manual for treating borderline personality disorder*: New York: Guilford.

Livesley, W. J., & Larstone, R. (2018). *Handbook of personality disorders: Theory, research and treatment* (2. Aufl.). New York: Guilford.

Lobbestael, J., Leurgans, M., & Arntz, A. (2011). Inter-rater reliability of the structured clinical interview for DSM-IV axis I disorders (SCID I) and axis II disorders (SCID II). *Clinical Psychology & Psychotherapy, 18*(1), 75–79.

Loranger, A. W. (1990). The impact of DSM-III on diagnostic practice in a university hospital: A comparison of DSM-II and DSM-III in 10 914 patients. *Archives of General Psychiatry, 47*(7), 672–675.

Loranger, A. W., Sartorius, N., Andreoli, A., Berger, P., Buchheim, P., Channabasavanna, S., et al. (1994). The international personality disorder examination: The World Health Organization/Alcohol, Drug Abuse, and Mental Health Administration international pilot study of personality disorders. *Archives of General Psychiatry, 51*(3), 215–224.

Lutz, W. (2003). Efficacy, effectiveness, and expected treatment response in psychotherapy. *Journal of Clinical Psychology., 59*(7), 745–750.

Macmillan, M., & Lena, M. L. (2010). Rehabilitating Phineas Gage. *Neuropsychological Rehabilitation, 20*(5), 641–658.

Mahler, M. S., Pine, F., & Bergman, A. (1978). *Die psychische Geburt des Menschen*. Frankfurt: Fischer.

Miano, A., Grosselli, L., Roepke, S., & Dziobek, I. (2017). Emotional dysregulation in borderline personality disorder and its influence on communication behavior and feelings in romantic relationships. *Behaviour Research and Therapy, 95*, 148–157.

Millon, T., Grossman, S., Millon, C., Meagher, S., & Ramnath, R. (2004). *Personality disorders in modern life* (2. Aufl.). Hoboken: Wiley.

Newton-Howes, G., Tyrer, P., Anagnostakis, K., Cooper, S., Bowden-Jones, O., & Weaver, T. (2010). The prevalence of personality disorder, its comorbidity with mental state disorders, and its clinical significance in community mental health teams. *Social Psychiatry and Psychiatric Epidemiology, 45*(4), 453–460.

Oldham, J., & Morris, L. (1995). *The new personality self-portrait* (rev Aufl.). New York: Bantam Books.

Paris, J. (2011). Pharmacological treatments for personality disorders. *International Review of Psychiatry, 23*(3), 303–309.

Perry, J. C., Banon, E., & Ianni, F. (1999). Effectiveness of psychotherapy for personality disorders. *American Journal of Psychiatry, 156*(9),1312–1321.

Post, R. M. (2007). Kindling and sensitization as models for affective episode recurrence, cyclicity, and tolerance phenomena. *Neuroscience & Biobehavioral Reviews, 31*, 858–873.

Raskin, R., & Terry, H. (1988). A principal-components analysis of the Narcissistic Personality Inventory and further evidence of its construct validity. *Journal of Personality and Social Psychology, 54*(5), 890.

Reichborn-Kjennerud, T. (2010). The genetic epidemiology of personality disorders. *Dialogues in Clinical Neuroscience, 12*(1), 103–114.

Renneberg, B., Schmitz, B., Doering, S., Herpertz, S., Bohus, M., & Persönlichkeitsstörungen, L. (2010). Behandlungsleitlinie Persönlichkeitsstörungen. *Psychotherapeut, 55*(4), 339–354.

Rosell, D. R., & Siever, L. J. (2015). The neurobiology of aggression and violence. *CNS Spectrum, 20*(3), 254–279.

Rushton, J. P., Irwing, P., & Booth, T. (2010). A general factor of personality (GFP) in the personality disorders: Three studies of the dimensional assessment of personality pathology – basic questionnaire (DAPP-BQ). *Twin Research and Human Genetics, 13*(4), 301–311.

Rutter, M. (1987a). Temperament, personality and personality disorder. *The British journal of psychiatry, 150*(4), 443–458.

Rutter, M. (1987b). Psychosocial resilience and protective mechanisms. *American Journal of Orthopsychiatry, 57*(3), 316.

Salekin, R. T. (2002). Psychopathy and therapeutic pessimism: Clinical lore or clinical reality? *Clinical Psychology Review, 22*(1), 79–112.

Samuels, J., Eaton, W. W., Bienvenu, O. J., Brown, C. H., Costa, P. T., & Nestadt, G. (2002). Prevalence and correlates of personality disorders in a community sample. *The British Journal of Psychiatry, 180*(6), 536–542.

Sauer, C., Arens, E. A., Stopsack, M., Spitzer, C., & Barnow, S. (2014). Emotional hyper-reactivity in borderline personality disorder is related to trauma and interpersonal themes. *Psychiatry Research, 220*(1), 468–476.

Schütz, A., Marcus, B., & Sellin, I. (2004). Die Messung von Narzissmus als Persönlichkeitskonstrukt. *Diagnostica, 50*(4), 202–218.

Schwarze, C. E., Mobascher, A., Pallasch, B., Hoppe, G., Kurz, M., Hellhammer, D., & Lieb, K. (2013). Prenatal adversity: A risk factor in borderline personality disorder? *Psychological Medicine, 43*(06), 1279–1291.

Schwarze, C. E., Hellhammer, D. H., Stroehle, V., Lieb, K., & Mobascher, A. (2015). Lack of breastfeeding: A potential risk factor in the multifactorial genesis of borderline personality disorder and impaired maternal bonding. *Journal of Personality Disorders, 29*(5), 610–626.

Seto, M. C., & Barbaree, H. E. (1999). Psychopathy, treatment behavior, and sex offender recidivism. *Journal of Interpersonal Violence, 14*(12), 1235–1248.

Sharp, C., Wright, A. G., Fowler, J. C., Frueh, B. C., Allen, J. G., Oldham, J., & Clark, L. A. (2015). The structure of personality pathology: Both general ('g') and specific ('s') factors? *Journal of Abnormal Psychology, 124*(2), 387–398.

Siever, L. J. (2008). Neurobiology of aggression and violence. *American Journal Psychiatry, 165*, 429–442.

Skodol, A. W. E., Johnson, J. G., Cohen, P., Sneed, J. R., & Crawford, T. N. (2007). Personality disorder and impaired functioning from adolescence to adulthood. *The British Journal of Psychiatry, 190*(5), 415–420.

Torgersen, S., Kringlen, E., & Cramer, V. (2001). The prevalence of personality disorders in a community sample. *Archives of General Psychiatry, 58*(6), 590–596.

van der Kolk, B., McFarlane, A., & Weisaeth, L. (2000). *Traumatic stress. Grundlagen und Behandlungsansätze.* Junfermann, Paderborn.

White, C. N., Gunderson, J. G., Zanarini, M. C., & Hudson, J. I. (2003). Family studies of borderline personality disorder: A review. *Harvard Review of Psychiatry, 11*(1), 8–19.

Widiger, T. A., & Weissman, M. M. (1991). Epidemiology of borderline personality disorder. *Hospital and Community Psychiatry, 42*(10), 1015–1021.

Wolff, S., & Chick, J. (1980). Schizoid personality in childhood: A controlled follow-up study. *Psychological Medicine, 10*(1), 85–100.

World Health Organization. (1992). *The ICD-10 classification of mental and behavioural disorders: Clinical descriptions and diagnostic guidelines.* Geneva: World Health Organization.

Young, J. E., Klosko, J. S., & Weishaar, M. (2003). *Schema Therapy: A practitioner's guide.* New York: The Guilford Press.

Young, J. E., Klosko, J. S., & Weishaar, M. E. (2008). *Schematherapie: Ein praxisorientiertes Handbuch (Vol* 3. Aufl.). Paderborn: Junfermann.

Zanarini, M. C., Frankenburg, F. R., Reich, D. B., & Fitzmaurice, G. (2010). Time to attainment of recovery from borderline personality disorder and stability of recovery: A 10-year prospective follow-up study. *American Journal of Psychiatry, 167*(6), 663–667.

Zill, P. (2015). Epigentische Mechanismen bei Persönlichkeitsstörungen. In Kernberg et al. (Hrsg.), *Persönlichkeitsstörungen: Theorie und Praxis* (Bd. 3, S. 187-194). Stuttgart: Schattauer.

Zimmerman, M., Rothschild, L., & Chelminski, I. (2005). The prevalence of DSM-IV personality disorders in psychiatric outpatients. *American Journal of Psychiatry, 162*(10), 1911–1918.

Zimmermann, J., Benecke, C., Bender, D. S., Skodol, A. E., Krueger, R. F., & Leising, D. (2013). Persönlichkeitsdiagnostik im DSM-5. *Psychotherapeut, 58*(5), 455–465.

57

Serviceteil

Glossar

Abhängigkeitssyndrom Charakteristisches Muster körperlicher, kognitiver, verhaltensbezogener, sozialer und emotionaler Symptome, das durch den kontinuierlichen Konsum von psychotropen Substanzen entsteht.

Ablehnungstraining Technik zur Rückfallprävention, die speziell bei der Behandlung von Abhängigkeitserkrankungen eingesetzt wird. Der Patient soll im Rollenspiel geeignete soziale Fertigkeiten entwickeln, um in „sozialen Verführungssituationen" die Aufforderung durch andere (z. B. zum Alkoholkonsum) selbstsicher ablehnen zu können.

Absentismus Fernbleiben von Terminen, Verpflichtungen wie etwa der Schule, dem Ausbildungs- oder Arbeitsplatz, obgleich es keine Verhinderungsgründe wie Krankheit o. Ä. gibt. Mögliche Ursachen sind z. B. fehlende Arbeitsmotivation oder fehlende Leistungsbereitschaft.

Abulie Willenlosigkeit, unangemessene Schwäche bzw. Unvermögen, Entscheidungen zu treffen, Entschlüsse zu fassen und durchzuführen. Tritt u. a. auf bei einigen Formen depressiver Störungen sowie verschiedenen organischen Hirnschädigungen.

Abwehrmechanismus Ein Konstrukt, das in der psychoanalytischen Theorie einen automatisierten psychischen Prozess beschreibt, der das Individuum vor Angst und vor der Wahrnehmung innerer und äußerer Belastungen und Gefahren schützt. Abwehrmechanismen regulieren die Reaktion des Individuums auf emotionale Konflikte und auf äußere Belastungen. Einige Abwehrmechanismen (z. B. Projektion, Spaltung und Ausagieren) sind fast immer unangepasst. Andere, wie Unterdrückung und Verleugnung, können in Abhängigkeit von ihrem Ausprägungsgrad, ihrer Flexibilität und dem Kontext, in dem sie auftreten, sowohl unangepasst als auch angepasst sein.

Acceptance and Commitment Therapy (ACT) Psychotherapieverfahren, welches als Weiterentwicklung der kognitiven Verhaltenstherapie angesehen werden kann. Im Vordergrund steht die Förderung einer akzeptierenden Haltung ohnehin unkontrollierbarer Erlebenszustände. So werden Ressourcen zurückerhalten zur Erreichung individueller wertebasierter Ziele.

Achtsamkeit Prozess, die eigene Aufmerksamkeit absichtsvoll und nicht wertend auf das bewusste Erleben des gegenwärtigen Moments, des Hier und Jetzt, zu richten; das Gewahrsein des gegenwärtigen Augenblickes, d. h., sich konzentriert, bewusst und flexibel auf das einzulassen, was gegenwärtig ist.

Adhärenz Compliance.

Adipositas Fettleibigkeit infolge eines langfristigen Übermaßes von aufgenommener zu verbrauchter Energie, definiert ab einem BMI von 30 kg/m^2.

Adoptionsstudien Forschungsansatz der Verhaltensgenetik zur Abklärung der relativen Bedeutsamkeit von genetischen und Umweltfaktoren. Dabei werden Personen untersucht, die bei Adoptiveltern aufwuchsen. Durch den Vergleich der Ähnlichkeit zwischen den Adoptierten und ihren biologischen bzw. Adoptiveltern kann der Einfluss der Umwelt bzw. der genetischen Ausstattung abgeschätzt werden. Wichtige Ergänzung zu Zwillingsstudien.

Adrenalin Hormon aus dem Nebennierenmark, das dem Einfluss des autonomen Nervensystems unterliegt. Unterstützt die Aktivität des sympathischen Nervensystems.

Affekt Psychopathologischer Begriff; bezeichnet ein beobachtbares Verhaltensmuster als Ausdruck eines subjektiv empfundenen Gefühlszustandes (Emotion). Geläufige Beispiele für Affekt sind Traurigkeit, Freude und Wut. Im Gegensatz zur Stimmung als ausgedehnteres und überdauernderes emotionales „Klima" bedeuten Affekte eher fluktuierende Änderungen des emotionalen „Wetters". Was als normaler Bereich des Ausdrucks von Affekten angesehen wird, variiert beträchtlich sowohl innerhalb von Kulturkreisen als auch zwischen diesen. Störungen der Affekte umfassen: **Abgestumpft:** Die Intensität des emotionalen Ausdrucks ist stark vermindert. **Eingeschränkt oder eingeengt:** Bandbreite und Intensität des emotionalen Ausdrucks sind leicht herabgesetzt. **Flach:** Merkmale des affektiven Ausdrucks fehlen gänzlich oder beinahe ganz. **Inadäquat:** Es besteht eine deutliche Diskrepanz zwischen affektivem Ausdruck und Inhalt von Rede und Vorstellung. **Labil:** Abnorme Variabilität der Affekte mit wiederholten, schnellen und abrupten Wechseln im affektiven Ausdruck.

Affektive Störung Psychische Störungen, die sich besonders durch klinisch bedeutsame Veränderungen der Stimmungslage auszeichnen.

Affektverflachung Mangel an affektiver Auslenkbarkeit, Affektstarrheit (Abgestumpfte zeigen weniger Wut, Trauer, Freude etc.), verflachter Affekt (zeigen keine Emotionen, unbewegtes Gesicht).

Agitiertheit Übermäßige motorische Aktivität, die mit einem Gefühl innerer Anspannung einhergeht. Die Aktivität ist gewöhnlich unproduktiv und wiederholt sich ständig. Sie zeigt sich in Verhaltensweisen wie Hin- und Herlaufen, Zappeln, Händeringen, Zerren an den Kleidern und Nicht-Stillsitzen-Können.

Agonismus/Antagonismus Agonismus: erregender Mechanismus. Antagonismus: hemmender Mechanismus. Zwei Einheiten eines dualen funktionellen Systems, die entgegengesetzte Wirkungen entfalten.

Agoraphobie Das Hauptmerkmal der Agoraphobie ist die Angst, sich an Orten oder in Situationen zu befinden, in denen im Falle des Auftretens einer Panikattacke oder panikartiger Syndrome (z. B. Angst, einen plötzlichen Schwindelanfall oder eine plötzliche Durchfallattacke zu erleiden) eine Flucht schwierig (oder peinlich) oder keine Hilfe verfügbar wäre. Die Angst führt üblicherweise zu einer anhaltenden Vermeidung vieler Situationen, wie z. B. außerhalb des Hauses oder zu Hause allein sein, in einer Menschenmenge sein, Reisen im Auto, im Bus oder Flugzeug, sich auf einer Brücke oder im Aufzug befinden.

Akathisie Subjektive Klagen über Ruhelosigkeit, die von beobachtbaren Bewegungen (z. B. unruhige Bewegungen der Beine, Trippeln von einem Fuß auf den anderen, ständiges Umhergehen, Unfähigkeit, zu sitzen oder still zu stehen) begleitet sind.

Akkulturation Das Hineinwachsen einer Person in ihre kulturelle Umwelt. Dies bezieht sich sowohl auf Kinder und Jugendliche als auch auf Migranten.

Aktionspotenzial Vorübergehende Änderung der Ionenleitfähigkeit und des elektrischen Potenzials einer erregbaren Zelle; ermöglicht die Kommunikation des Nervensystems. Überschreitet das Potenzial eine gewisse Schwelle, so kommt es nach dem Alles-oder-nichts-Prinzip zu einer Depolarisation mit Anstieg des (negativen) Membranpotenzials durch Na+ und einer anschließenden Repolarisation nach Zunahme der K+-Leitfähigkeit bis zur Wiederherstellung des Ruhemembranpotenzials.

Aktivitätsaufbau Operantes Verfahren der Verhaltenstherapie, das hauptsächlich im Rahmen der Behandlung von depressiven Störungen eingesetzt wird. Durch den Aufbau angenehmer Aktivitäten erfährt der Patient positive Verstärkung. Der „Teufelskreis" von Antriebslosigkeit und Verstärkermangel soll damit unterbrochen werden.

Akzeptanz Eine psychologische Haltung, in der Ereignisse oder Situationen aktiv und offen aufgenommen werden.

Aktualisierungstendenz Zugrunde liegende Annahme humanistischer Therapieverfahren, insbesondere der personzentrierten Psychotherapie, wonach die menschliche Natur danach strebt sich selbst zu erhalten bzw. sich zu entfalten.

Alarmtherapie Behandlungsverfahren bei Enuresis. Ein Feuchtigkeitssensor in der Unterhose, Windel- oder Matratzenauflage löst beim ersten Tropfen Urin einen Alarmton aus, sodass das Kind geweckt und der Miktionsreflex unterbrochen wird.

Alexie Unfähigkeit zu lesen. Verlust der Lesefähigkeit durch kortikale Hirnverletzungen oder -erkrankungen.

Alexithymie Ein Begriff der psychosomatischen Störungslehre, der Gefühlsarmut oder „Gefühlsblindheit" bedeutet. Die Betroffenen sind nicht oder kaum in der Lage, Gefühle bei sich oder anderen wahrzunehmen.

Alogie Eine Denkverarmung, auf die aus der Beobachtung von Rede und Sprachverhalten geschlossen wird. Es können kurze und konkrete Antworten auf Fragen sowie eine Verminderung des spontanen Sprechens (Sprecharmut) vorkommen. Manchmal ist die Sprechweise hinsichtlich der Menge adäquat, vermittelt aber nur wenig Information, da sie überkonkret, überabstrakt, repetitiv oder stereotyp ist (Inhaltsarmut).

Amenorrhoe Ausbleiben der monatlichen Regelblutung, z. B. aufgrund exzessiver Nahrungsverweigerung.

Amnesie Erinnerungsverlust. Arten von Amnesie sind: **anterograd** (Erinnerungsverlust für Ereignisse, die nach dem Beginn der ursächlichen Erkrankung oder des ursächlichen Einflussfaktors auftreten) und **retrograd** (Erinnerungsverlust für Ereignisse, die vor dem Beginn der ursächlichen Erkrankung oder des ursächlichen Einflussfaktors auftraten).

Amphetamine Substanzen, die die neuronale Aktivität stimulieren und zu einer Beschleunigung der Körperfunktionen führen. Der Energiepegel steigt an, und die Stimmung verbessert sich.

Amygdala Mandelkern, zum limbischen System gehörende Struktur des Temporallappens.

Analytische Psychotherapie Psychoanalytisch begründetes und sozialrechtlich anerkanntes Therapieverfahren.

Anamnese Feststellung der Vorgeschichte einer Störung.

Angewandte Anspannung (Applied Tension) Methode von Öst, um Blut-Spritzen-Verletzungsphobien zu behandeln. Zunächst wird erlernt, durch Muskelanspannung den Blutdruck stabil zu halten und damit eine Ohnmacht zu vermeiden. Dann wird die In-vivo-Konfrontation durchgeführt.

Angewandte Entspannung (Applied Relaxation) Ein komplexes, kognitiv-behaviorales Entspannungsverfahren nach Öst, das sich u. a. der progressiven Muskelrelaxation bedient.

Angsthierarchie Anordnung bzw. Zusammenstellung von Angstreizen im Hinblick auf das Ausmaß ihrer angstauslösenden Qualität, häufige Verwendung im Rahmen der systematischen Desensibilisierung.

Angstbewältigungstraining Form der Reizkonfrontation, bei der die Exposition in sensu in milder Form durchgeführt und das Entspannungstraining als Bewältigungstechnik in vivo eingesetzt werden. Bei ersten Anzeichen von Angst soll eine zuvor erlernte Entspannungstechnik eingesetzt werden (Entspannungsreaktion). Es wird erwartet, dass die Erregung sinkt, während sich der Patient entspannt und weiterhin mit der kritischen Szene konfrontiert ist.

Angstmotivierte Aggression Aggressives Verhalten als Mittel, um Bedrohung zu reduzieren.

Angststörungen Psychische Störungen, die gekennzeichnet sind durch eine quälende, übermäßige Angst oder unangemessene Verhaltensweisen, um die Angst zu reduzieren.

Anhedonie Unfähigkeit, Freude zu empfinden und Vergnügen zu genießen.

Anorexia nervosa Synonym: Anorexie. Essstörung; Betroffene weisen ein niedriges Körpergewicht auf, das als Folge einer in Relation zum Bedarf eingeschränkten Energieaufnahme resultiert. Es besteht eine ausgeprägte Angst vor einer Gewichtszunahme trotz zu niedrigen Körpergewichts; eine Wahrnehmungsstörung bezogen auf Figur und Gewicht bzw. die übermäßige Bedeutsamkeit von diesen für das Selbstkonzept.

Anosognosie Unfähigkeit, eine eigene Krankheit oder Behinderung wahrnehmen zu können.

Anticholinergika Medikamente, welche die Wirkung des Neurotransmitters Azetylcholin unterdrücken.

Antidepressiva Pharmakologisch unterschiedliche Gruppen zur Behandlung von Depression und Angststörungen, z. B. trizyklische Antidepressiva, Serotoninwiederaufnahmehemmer (SSRI).

Anxiolytika Medikament gegen Angststörungen, gleichbedeutend mit Beruhigungsmitteln (Tranquilizer), heute meist vom Typ der Benzodiazepine.

Apathie Gefühllosigkeit, Teilnahmslosigkeit.

Aphasie Psychopathologischer Begriff: eine Beeinträchtigung im Verstehen oder Übermitteln von Gedanken durch Sprache in gelesener, geschriebener oder gesprochener Form, verursacht durch eine Verletzung oder Erkrankung der Hirnareale, die für Sprache zuständig sind.

Apraxie Störung der willkürlichen zielgerichteten Bewegung bei intakter Motorik.

Äquifinalität Vergleichbares Entwicklungsoutcome trotz verschiedener Entwicklungsbedingungen und -wege; so kann ein Faktor A vergleichsweise zum Outcome beitragen wie Faktor B; Multifinalität.

Assertives Training Selbstsicherheitstraining, bei dem die Durchsetzung eigener Interessen im Vordergrund steht.

Assoziationsstörung Nach Bleuler ein Hauptsymptom der Schizophrenie, welches sich vorwiegend in einer Verarmung der verbalen Artikulation äußert. Dabei verstand er Assoziationsstörung sowohl als soziale als auch individuelle Krise (Gedankenverbindungen und Verbindungen mit Menschen seien gestört).

Assoziationsstudie Forschungsansatz der Verhaltensgenetik bei dem untersucht wird, ob Varianten eines Gens bei Trägern eines interessierenden Merkmals häufiger oder seltener vorkommen als bei Kontrollpersonen, die das Merkmal nicht aufweisen.

Ataxie Partieller oder vollständiger Verlust der Koordination willentlicher Muskelbewegungen.

Ätiologie Medizinische Lehre von den Krankheits- bzw. Störungsursachen.

Attributable Risk Maßzahl in der Epidemiologie. Gibt den Anteil der Risikoerhöhung am Risiko unter denen mit dem Risikofaktor an, also wie häufig ein Merkmal A bei Fällen mit Merkmal B beteiligt ist. Nicht kausal interpretierbar.

Attributionstheorie Nimmt an, dass wir dazu neigen, Verhaltensweisen kausal zu erklären, und zwar oft, indem wir diese entweder der jeweiligen Situation (externe Attribution) oder der Veranlagung des betreffenden Menschen (interne Attribution) zuschreiben.

Aufmerksamkeit Bezeichnet in der Psychopathologie die Fähigkeit, sich längerfristig auf einen bestimmten Reiz oder eine Aufgabe zu konzentrieren. Eine Aufmerksamkeitsstörung kann sich äußern in leichter Ablenkbarkeit, in Schwierigkeiten, eine Aufgabe zu Ende zu führen oder sich auf die Arbeit zu konzentrieren.

Aufmerksamkeitsverzerrung Bestimmte Reize werden als bedrohlich wahrgenommen, intensiver verarbeitet und mit einer erhöhten Wahrscheinlichkeit in der Umwelt wahrgenommen.

Autistische Störung Hauptmerkmale der autistischen Störung sind eine deutlich abnorme und beeinträchtigte Entwicklung im Bereich der sozialen Interaktion und der Kommunikation sowie ein deutlich eingeschränktes Repertoire an Aktivitäten und Interessen. Die Störung weist je nach Entwicklungs- und Altersstufe des Betroffenen eine große Variationsbreite auf. Die autistische Störung wird manchmal auch als frühkindlicher Autismus, Autismus in der Kindheit oder Kanner-Syndrom bezeichnet.

Autogenes Training Methode der Selbstentspannung bzw. Selbstbeeinflussung; durch autosuggestive Übungen werden autonome, zentralnervöse und psychologische Funktionen beeinflusst.

Aversionstherapie Therapeutisches Verfahren, bei dem ein aversiver Reiz (z. B. Elektroschock) mit Situationen gekoppelt wird, die in sozial unerwünschter Weise attraktiv sind.

Azetylcholin (ACh) Neurotransmitter, der u. a. für die Muskelkontraktion verantwortlich ist.

Bedingungsanalyse Untersuchung der Bedingungen, die an der Entwicklung, Aufrechterhaltung und Auslösung einer symptomatischen Reaktion beteiligt sind.

Behavioral Approach System (BAS) Zentralnervöses System, das nach Gray Annäherungsverhalten auslöst, wenn Reize Belohnung oder Nichtbestrafung signalisieren. Höhere Aktivität ist u. a. mit manischen Zuständen assoziiert. Behavioral Inhibition System (BIS).

Behavioral Inhibition Verhaltenshemmung; Verhaltenstendenz bei Kindern, in unbekannten Situationen mit Scheu oder Zurückhaltung zu reagieren.

Behavioral Inhibition System (BIS) Zentralnervöses System, das nach Gray Verhalten hemmt, wenn konditionierte Strafreize, Nichtbelohnung, angeborene Fluchtreize oder neuartige Reize aversive Konsequenzen signalisieren. Höhere Aktivität ist u. a. mit Angststörungen und negativer Affektivität assoziiert. Behavioral Approach System (BAS).

Belastungsfaktor, psychosozialer Lebensereignisse oder Veränderungen der Lebensumstände, die zeitlich mit Ausbruch, Auftreten oder Verschlechterung einer psychischen Störung in Beziehung stehen können.

Belohnung Positives Ereignis oder Reiz, der auf ein Verhalten folgt und es positiv verstärkt. Führt zur Erhöhung der Auftretenswahrscheinlichkeit des Verhaltens.

Benzodiazepine Substanz aus der Wirkgruppe der GABAergen Beruhigungsmittel, z. T. auch als Einschlafmittel eingesetzt. Es besteht Suchtgefahr.

Bestrafung Verhaltenskonsequenz, die auf ein unerwünschtes Verhalten hin erfolgt und entweder im Hinzufügen eines aversiven Reizes (direkte bzw. positive Bestrafung) oder im Entfernen eines bis dahin vorliegenden angenehmen Reizes (indirekte bzw. negative Bestrafung) besteht. Bezweckt wird damit eine Reduzierung der Auftretenswahrscheinlichkeit des unerwünschten Verhaltens.

Beziehungswahn Ein Wahn mit dem Thema, dass Ereignisse, Objekte oder andere Personen aus der unmittelbaren Umgebung des Betroffenen eine einzigartige und ungewöhnliche Bedeutung haben. Diese Wahnphänomene sind meist negativer oder beeinträchtigender Natur, können aber auch grandiosen Inhalt haben. Der Beziehungswahn ist von einer Beziehungsidee zu unterscheiden, bei der die falsche Überzeugung weder so starr festgehalten, noch so vollständig zu einer wahren Überzeugung umkonstruiert wird.

Bibliotherapie Behandlung mittels schriftlicher Materialien, vor allem im Rahmen von Psychoedukation und kognitiver Therapieansätze weit verbreitet.

Big-Five-Modell Anhand des lexikalischen Ansatzes generiertes Modell zur Beschreibung der Hauptdimensionen von Persönlichkeit mittels der 5 unabhängigen und kulturstabilen Faktoren Neurotizismus, Extraversion, Offenheit für Erfahrungen, Gewissenhaftigkeit und Verträglichkeit.

Bindung Angeborenes Verhaltensrepertoire für soziale Interaktionen und Emotionsregulation oder auch besondere Art der affektiven Verbindung eines Individuums (z. B. Säugling) zu einer spezifischen anderen Person (z. B. primäre Bezugsperson).

Binge Eating Essstörung. Hauptmerkmale sind wiederholte Episoden von Essanfällen. Anders als bei der Bulimie werden keine regelmäßigen, einer Gewichtszunahme gegensteuernden Maßnahmen ergriffen.

Biofeedback Methode, bei der Informationen über einen kaum wahrnehmbaren physiologischen Status wie etwa Blutdruck oder Muskelspannung elektronisch aufgezeichnet, verstärkt und an den Benutzer rückgemeldet werden.

Bipolare Störung Diese Form der affektiven Störung zeichnet sich aus durch eine oder mehrere manische, hypomane oder gemischte Episoden, die gewöhnlich mit Episoden einer Major Depression einhergehen.

Bizarrer Wahn Beinhaltet ein Phänomen, das im kulturellen Umfeld des Betroffenen als völlig unplausibel bezeichnet werden würde.

Body Mass Index (BMI) Maß zur Normierung von Körpergewicht, definiert als Körpergewicht in Kilogramm geteilt durch die quadrierte Körpergröße in Metern ($BMI = kg/m^2$).

Bulimia nervosa Auch: Bulimie. Essstörung. Hauptmerkmale sind wiederholte Episoden von Essanfällen, deren Einsetzen und Beenden die Betroffenen als kaum kontrollierbar erleben, sowie verschiedene unangemessene Kompensationsmaßnahmen zur Verhinderung einer Gewichtszunahme (z. B. Erbrechen, Diäten, Laxanzienabusus).

Cannabinoide Gruppe von z. T. psychoaktiven Substanzen, die in der Hanfpflanze vorkommen (z. B. Tetrahydrocannabinol) oder synthetisch hergestellt werden; aus chemischer Sicht terpenoide Benzopyranderivate.

Chaining Operantes Verfahren zum Aufbau komplexer Verhaltensmuster in kleinen Schritten. Das Kriterium für die Verstärkung wird schrittweise verändert. Es werden Verhaltensketten eingeübt, die sukzessiv durch weitere Glieder verlängert werden können.

Cognitive Bias Modification Training Eine Intervention zur Veränderung kognitiver Verzerrungen.

Compliance Befolgung therapeutischer Verordnungen, Ratschläge, Maßnahmen.

Coping Bewältigungsverhalten.

Craving Starker, schwer zu widerstehender Wunsch oder ein Verlangen, Drogen einzunehmen, welches z. T. mit entzugsähnlichen Symptomen einhergehen kann.

Delinquenz Verhalten, das von sozialen Normen abweicht und eine Bestrafung provoziert. Straffälligkeit im weitesten Sinne.

Delir Ist gekennzeichnet durch eine sich über einen kurzen Zeitraum entwickelnde Bewusstseinsstörung und eine Veränderung kognitiver Funktionen.

Demenz Das Hauptmerkmal einer Demenz ist die Entwicklung multipler kognitiver Defizite, wobei eine Gedächtnisstörung und mindestens eine der folgenden kognitiven Einbußen vorhanden sein müssen: Aphasie, Apraxie oder eine Beeinträchtigung der Exekutivfunktionen. Die kognitiven Defizite müssen schwer genug sein, um eine Beeinträchtigung des beruflichen oder sozialen Leistungsniveaus zu verursachen und müssen eine Verschlechterung gegenüber einem vormals höheren Leistungsniveau darstellen.

Denkstörung Unterschieden werden 1. formale Denkstörungen (den Vorgang des Denkens betreffend bzw. Störungen des Gedankenablaufes) und 2. inhaltliche Denkstörungen (die Inhalte des Denkens betreffend). Zu den formalen Denkstörungen gehören gehemmtes, verlangsamtes, beschleunigtes oder ideenflüchtiges, eingeengtes, umständliches, unklares, paralogisches und inkohärentes (zerfahrenes) Denken sowie Gedankensperrungen, Gedankenabreißen und Perseveration des Denkens. Zu den inhaltlichen Denkstörungen zählen der Wahn und überwertige Ideen.

Depersonalisation Veränderung der Selbstwahrnehmung oder des Selbsterlebens, sodass man sich als Beobachter von seinen eigenen geistigen oder körperlichen Prozessen abgelöst empfindet (z. B. ein Gefühl, als befinde man sich in einem Traum).

Depression Affektive Störung, vor allem gekennzeichnet durch gedrückte Stimmung, Interessenverlust, Antriebslosigkeit, geminderte Leistungsfähigkeit.

Derealisation Veränderung der Wahrnehmung der äußeren Welt oder Erleben, sodass diese fremd und irreal erscheint (z. B. Menschen sehen ungewohnt oder mechanisch aus).

Diagnostik Erhebung von qualitativen und quantitativen Merkmalen zur Beschreibung des Zustandsbildes einer Person, ihrer Position innerhalb eines bestimmten Bezugssystems sowie zur Beschreibung der Bedingungen und Ursachen, die zu dem jeweiligen Störungsbild geführt haben. Wird unterteilt in 1. klassifikatorische Diagnostik, 2. funktionale Diagnostik, 3. prozedurale Diagnostik.

Differenzialdiagnose Würdigung der Symptome, Syndrome, ätiologischer und pathogenetischer Besonderheiten eines Krankheitsbildes, um es ggfs. von einem anderen abzugrenzen.

Differenzierungslernen Extraktion von Information aus dem Reizstrom wird fortlaufend verfeinert und dadurch effizienter, verändert die Wahrnehmungssysteme selbst. Die Person verfeinert ihre Fähigkeiten zum Herausfiltern bestimmter Bedeutungseinheiten. Es findet demnach ein individuelles Lernen statt. Reaktionsweisen auf scheinbar gleiche Reize können durch das Hineinspielen anderer Faktoren (z. B. die Art der Konsequenz: direkte oder indirekte Bestrafung) in ihrer Art und Weise differieren.

Diskriminativer Hinweisreiz Reiz mit Signalcharakter. Er zeigt dem Organismus an, ob ein Verstärker (oder eine Bestrafung) folgen wird, wenn eine bestimmte Reaktion ausgeführt wird.

Disposition Angeborene oder erworbene Anfälligkeit eines Organismus für Erkrankungen. Vulnerabilität

Disputationstechnik Kognitive Technik, bei der die Angemessenheit der Gedanken und Interpretationen beurteilt wird.

Dissimulation Verheimlichung von tatsächlich existierenden körperlichen oder psychischen Sachverhalten, insbesondere von körperlichen oder psychischen Krankheiten bzw. abnormen Gedanken, Erlebnissen, Wünschen, Befürchtungen (Simulation im Gegensatz hierzu). Fragebogen- und Explorationsergebnisse können durch eine Dissimulationstendenz verfälscht werden, sodass z. B. ein Patient mit einer substanzbezogenen Störung in einem Screeningfragebogen als psychisch unauffällig erscheint.

Dissoziation Anteilige oder vollständige Abspaltung psychischer Funktionen (z. B. Bewusstsein, Gedächtnis), eigener Gefühle und Körperempfindungen (z. B. Schmerz, Hunger), der Wahrnehmung der eigenen Person und/oder der Umgebung.

Dissoziative Identitätsstörung Seltene Form einer dissoziativen Störung, in der eine Person zwei oder mehr unterscheidbare und einander abwechselnde Persönlichkeiten zeigt; früher bezeichnet als multiple Persönlichkeitsstörung.

Dissoziative Störungen Störungen, bei denen das Bewusstsein sich von früheren Erinnerungen, Gedanken und Gefühlen abspaltet (dissoziiert).

Distaler Reiz Im Rahmen der Analyse des Wahrnehmungsvorganges wird das wahrzunehmende physikalische Objekt als distaler Reiz bezeichnet (im Unterschied zum proximalen Reiz).

Dopamin Neurotransmitter aus der Gruppe der Katecholamine. Störungen im Gleichgewicht des Dopaminhaushaltes spielen vor allem bei Psychosen und Substanzstörungen eine Rolle.

Double Depression Gleichzeitiges Vorliegen sowohl einer Major Depression als auch einer Dysthymie.

Double-Bind-Hypothese Systemische Familientheorie. Kritischer Kommunikationsstil, dem früher eine Schizophrenie erzeugende Wirkung zugeschrieben wurde. Kennzeichen der Double-Bind-Kommunikation sind widersprüchliche Informationen, die einen wichtigen Bereich betreffen und eine Reaktion dringend erforderlich machen. Der Grundwiderspruch zwischen den Informationen wird so verdeckt oder verleugnet, dass er in der Situation nicht erkannt werden kann.

Dritte Welle Terminus für die konzeptuell wichtigsten neueren Entwicklungen der Verhaltenstherapie, u. a. Dialektik, therapeutische Beziehung, Achtsamkeit, Akzeptanz, metakognitive Prozesse, mentale Simulation, Emotionsregulation, Werte oder Spiritualität.

DSM Diagnostic and Statistical Manual of Mental Disorders. Klassifikationssystem psychischer Störungen, herausgegeben von der American Psychiatric Association (APA).

Dyade Beziehung zweier Menschen, die sich wechselseitig beeinflussen.

Dyskalkulie Rechenschwäche.

Dyskinesie Verzerrung von willkürlichen Bewegungen durch unwillkürliche Muskelaktivitäten.

Dyspareunie Das Hauptmerkmal der Dyspareunie sind genitale Schmerzen, die mit dem Geschlechtsverkehr einhergehen. Obwohl dies meist während des Koitus erlebt wird, kann es auch vor oder nach dem Geschlechtsverkehr zu Schmerzen kommen. Die Störung kann sowohl bei Männern als auch bei Frauen auftreten.

Dysthymie Chronische, mindestens 2 Jahre anhaltende depressive Verstimmung, die weder hinreichend schwer noch hinsichtlich einzelner Episoden anhaltend genug ist, um die diagnostischen Kriterien einer Depression zu erfüllen. Symptomfreie Intervalle sind selten bzw. von kurzer Dauer.

Echtheit Nach C. R. Rogers neben Empathie und Wertschätzung eine der drei notwendigen Bedingungen für den Therapieerfolg. Meint authentisches, offenes (kongruentes) Verhalten des Therapeuten gegenüber dem Klienten. Zeigt sich in Übereinstimmung von innerem Erleben des Therapeuten mit seiner Mimik, Gestik, Sprache.

Effektstärke Ausmaß eines Effekts, z. B. in Form eines Mittelwertunterschieds, relativiert an einer bestimmten vom Kontext abhängigen Standardabweichung. Man unterscheidet hiervon die Effektintensität, die auf eine solche Relativierung verzichtet. Bei Studien, bei denen die Teilnehmer unterschiedlich zusammengesetzt sind, sollte man besser die Effektintensität zum Vergleich heranziehen.

Eifersuchtswahn Der Wahn, dass der Sexualpartner untreu ist.

Ejaculatio praecox Das Hauptmerkmal einer Ejaculatio praecox ist ein anhaltendes oder wiederkehrendes Einsetzen des Orgasmus und der Ejakulation bereits bei minimaler sexueller Stimulation vor, bei oder kurz nach der Penetration und bevor die Person es wünscht.

Eklektizimus Freie Kombination von psychotherapeutischen Interventionen, die aufgrund der individuellen Erfahrung oder Ausbildung des Therapeuten als erfolgreich oder sinnvoll für eine erfolgreiche Behandlung erachtet werden, wobei die theoretische Kompatibilität der Elemente keine Rolle spielt.

Embodiment Ein interdisziplinärer Forschungsbereich, der sich mit der Interaktion von körperlichen, kognitiven und emotionalen Prozessen befasst.

E-Mental Health Nutzung technologiebasierter Interventionen in der Klinischen Psychologie, z. B. im Bereich der Prävention oder Behandlung.

Emotionale Taubheit (Numbing) Typisches Symptom der akuten Belastungsstörung, welches durch ein Fehlen der emotionalen Reaktionsfähigkeit gekennzeichnet ist.

Empathie Fähigkeit der Einfühlung des Erkennens und Verstehens der Gefühle anderer. Therapeutische Grundhaltung; Kernverhalten in der Gesprächspsychotherapie.

Empirically Supported Treatment Intervention/Therapieverfahren, welche/welches in randomisierten Kontrollgruppenstudien als wirksam nachgewiesen werden konnte.

Endophänotyp Neurobiologische Krankheitskorrelate, die zeitlich stabil und durch Gene beeinflusst sind. Annahme, dass psychische Störungen nicht nur neurobiologische Korrelate aufweisen, sondern neurobiologisch bedingt bzw. verursacht sind.

Endorphine Natürliche, den Opiaten ähnelnde Neurotransmitter, die in Verbindung zu Schmerzlinderung und Freude stehen.

Enkopresis Ausscheidungsstörung: Wiederholtes, willkürliches oder unwillkürliches Absetzen von Faeces (Einkoten).

Entspannungsreaktion Physiologisch: spezifischer psychophysiologischer Prozess, bei dem es zu einer Absenkung des Arousal-Niveaus kommt, was sich wiederum auf den Ebenen Körper, Verhalten, Emotion und Kognition niederschlägt. Psychologisch: Verschiebung auf Erregungs-, Spannungs- oder Unlust-Dimensionspolen in Richtung Beruhigung, Lösung oder Wohlbefinden.

Entwicklungsaufgabe Aufgabe im Rahmen der persönlichen Entwicklung und Reifung des Menschen, deren erfolgreiche Bewältigung zu einer Veränderung (Weiterentwicklung) führt.

Entwicklungspsychopathologie Beschreibung der Entstehung und des Verlaufs psychischer Störungen im Vergleich zur normalen Entwicklung (Norm).

Entzug Unangenehme und quälende Folgen des Absetzens der suchterzeugenden Substanz.

Enuresis Ausscheidungsstörung: Nichtorganische (funktionelle) Harninkontinenz (Einnässen).

Epidemiologie (analytisch, deskriptiv) Lehre von der Verbreitung der Krankheiten bzw. Störungen in der Bevölkerung.

Epigenetik Beschäftigt sich mit Umweltbedingungen wie z. B. pharmakologischen Manipulationen, psychotherapeutischen Interventionen oder Lebensereignissen und den Mechanismen, wie einzelne Gene und/oder Genabschnitte an- und abgeschaltet werden, ohne dass sich die Abfolge der DNA ändert.

Epiphänomen Begleiterscheinung; Nach- oder Nebenwirkung eines kausalen Faktors.

Erlernte Hilflosigkeit Hoffnungslosigkeit und Resignation, die Tiere und Menschen lernen, wenn sie wiederholt auftretenden aversiven Ereignissen nicht ausweichen können.

Error-related-negativity (ERN) Negative Auslenkung des reaktionsgebundenen EKP, die sich ca. 50–100 ms nach der Begehung eines Fehlers an frontozentralen Elektroden beobachten lässt.

Exposition Im epidemiologischen Sinn: Vorhandensein eines krankheitsverursachenden Reizes. Im therapeutischen Sinn: Psychotherapeutisch angeleitete Übungen zum Abbau von Vermeidungsverhalten und Abbau der negativen kognitiv-emotionalen Reaktion auf bestimmte Situationen, Objekte, Problemfelder oder Personen; Reizkonfrontation.

Expositionstherapie Technik der Verhaltensmodifikation zur Behandlung von Ängsten. Dabei werden die Patienten (in der Phantasie oder in der Realität) mit den Dingen konfrontiert, vor denen sie Angst haben und die sie vermeiden.

Extinktionslernen (Auch: inhibitorisches Lernen): Methode oder Mechanismus zur Furchtreduktion. Hierbei wird der angstbesetzte Reiz wiederholt in der Abwesenheit der damit verknüpften (aversiven) Konsequenz präsentiert. Dabei findet inhibitorisches Lernen statt: Das Individuum lernt, dass dem angstbesetzte Reiz nicht die erwartete aversive Konsequenz folgt, was der zuvor gelernten Assoziation widerspricht und somit deren Auftretenswahrscheinlichkeit reduziert (sie hemmt).

Extrapyramidal-motorische Nebenwirkungen Auswirkungen auf motorische Systeme, die nicht die Pyramidenbahn als efferente Bahn benutzen.

Explizites Gedächtnis Das direkte Abrufen oder Wiedererkennen von Gedächtnisinhalten.

Eye Movement Desensitization and Reprocessing (EMDR) Therapeutische Methode bei der Behandlung traumatischer Belastungen, Panikattacken und Phobien. Durch schnelle rhythmische Augenbewegungen bei gleichzeitigem Denken an das belastende Ereignis sollen die psychischen Belastungen verringert werden.

Fading Ausblenden, schrittweises Zurücknehmen einer therapeutischen Hilfestellung, um Selbstständigkeit des Patienten zu erreichen.

Familientherapie Behandelt die Familie als Gesamtsystem. Sie geht davon aus, dass das unerwünschte Verhalten des Einzelnen von anderen Familienmitgliedern beeinflusst oder sogar geleitet wird, und versucht, die Familienmitglieder zu einer positiven Beziehung und besserer Kommunikation zu bringen.

Fixierung 1) Freud glaubte, dass die Entwicklung eines Menschen in einer bestimmten psychosexuellen Phase zum Stillstand kommt, wenn spezifische Konflikte nicht gelöst werden. 2) Unfähigkeit, ein Problem aus einem neuen Blickwinkel zu sehen; sehr hinderlich bei der Problembewältigung.

Flashback Wiederauftreten einer Erinnerung, eines Gefühls oder einer Wahrnehmungserfahrung aus der Vergangenheit.

Flooding Reizüberflutung, Verfahren bei der intensivierten Reizkonfrontation mit angstauslösenden Reizen.

Freie Assoziation Wichtige Behandlungstechnik in der psychoanalytischen Therapie, wonach der Patient aufgefordert wird, möglichst frei und ungehindert seinen Einfällen, Gedanken und Phantasien zu folgen und diese unzensiert zu äußern.

Furchtstruktur Bezeichnung für das komplexe kognitive Schema über eine angstauslösende Situation mit drei wesentlichen Komponenten: 1) Informationen über das erlebte Trauma bzw. den Stimulus, 2) die kognitiven und emotionalen Reaktionen der betroffenen Person und 3) die Bedeutung der bedrohlichen Reize und der eigenen Reaktionen.

Gammaaminobuttersäure (GABA) Neurotransmitter im Zentralnervensystem mit inhibitorischer (hemmender) Wirkweise. GABA übt eine beruhigende Wirkung auf die Nervenbahnen aus und ist wesentlich am reibungslosen Funktionsprozess des Gehirns beteiligt. Weiterhin regt dieser Neurotransmitter den Hypophysenvorderlappen zur vermehrten Ausschüttung des Wachstumshormons an. Viele Substanzen, wie z. B. Alkohol, verstärken die hemmende Wirkung. GABA wirkt angstlindernd, verringert das Konzentrationsvermögen und lässt die Muskeln erschlaffen.

Gedächtnisverzerrung Prozesse die (implizit und explizit) unser Wissen über uns selbst und die Welt beeinflussen.

Gedankenausbreitung Der Wahn, dass die eigenen Gedanken sich laut ausbreiten, sodass sie von anderen wahrgenommen werden können.

Gedankeneingebung Der Wahn, dass bestimmte Gedanken nicht von einem selbst stammen, sondern vielmehr dem eigenen Denken eingegeben werden.

Gedankenexperiment Vorstellungsübung zur Vorbereitung von Reizkonfrontation, in der der Patient sich in Gedanken in eine subjektiv sehr belastende Situation begibt, in der es zu einem starken Anstieg der Angst bis hin zu einem Angstanfall kommen wird und in der keine Vermeidung möglich ist. Das Experiment wird nur beendet, wenn die Angst ohne das Zutun der Patienten oder eines äußeren Einflusses von selbst nachlässt.

Gedankenstopp Technik zur Verhinderung (zwanghaft) auftretender Gedanken. Es werden verschiedene

Imaginationstechniken angewandt, oft mit Selbstinstruktion gekoppelt.

Gedankenunterdrückung Im Sinne eines Vermeidungsverhaltens werden angstauslösende Gedanken unterdrückt, was allenfalls kurzfristig funktioniert. Aufgrund des Rebound-Effekts.

Gegenkonditionierung Verfahren der Verhaltenstherapie, mit dem neue Reaktionen auf jene Stimuli konditioniert werden, die unerwünschtes Verhalten auslösen; beruht auf dem klassischen Konditionieren. Dazu gehören Techniken wie die systematische Desensibilisierung und die Aversionstherapie.

Geleitetes Entdecken Gesprächstechnik, bei der Patienten durch gezielte Fragen angeleitet werden, selbst zu entdecken, wo sie falsche Annahmen oder unüberprüfte Schlussfolgerungen machen. Spielt eine besondere Rolle bei kognitiven Therapieverfahren.

Gene Biochemische Elemente der Vererbung, die die Chromosomen bilden. Gene sind Segmente der DNA, die an der Proteinsynthese beteiligt sind.

Genetischer Polymorphismus Genort mit zwei oder mehr Allelen.

Genom Enthält die vollständigen Instruktionen, um einen Organismus herzustellen; besteht aus dem kompletten genetischen Material in den Chromosomen (Chromosomensatz). Das menschliche Genom verfügt über 3 Mrd. lose verbundene Nukleotidpaare, die als spiralförmige DNS-Ketten angelegt sind.

Genotyp Gesamtheit aller in der DNA gespeicherten genetischen Informationen, also der vollständige Satz aller Gene eines Organismus.

Gesprächspsychotherapie Systematische, selektive und qualifizierte Form verbaler und nonverbaler Kommunikation und sozialer Interaktion zwischen zwei oder mehreren Personen mit dem Ziel einer Verminderung der psychischen Beeinträchtigung mittels differenzierter Selbst- und Umweltwahrnehmung zur Neuorientierung des Patienten auf der Basis der Lern- und Sozialpsychologie.

Gesundheit Gesundheit wird oft verstanden bzw. definiert als Abwesenheit von Krankheit. Durch die WHO (Weltgesundheitsorganisation) wird dieses Verständnis erweitert: Sie beschreibt es zusätzlich als „Zustand des vollkommenen körperlichen, seelischen und sozialen Wohlbefindens".

Glücksspiel Ein Spiel, bei dem zwei oder mehr Parteien involviert sind (hier kann auch eine Organisation beteiligt sein), dessen Ausgang allein oder überwiegend vom Zufall und nicht von der Kompetenz der Person abhängt und bei dem eine Umverteilung von Vermögenswerten erfolgt.

Glutamat Neurotransmitter, wirkt erregend in den limbischen Kernen, im Neokortex, Striatum und im Hippocampus, vor allem aber in jenen Fasersystemen, die vom Neokortex in subkortikale Regionen projizieren. Damit beteiligt an Aktivierung und Gedächtnis. Störungen vor allem bei Schizophrenie bedeutsam.

Gratifikationskrisen Zunehmende psychische Unzufriedenheit/Belastung am Arbeitsplatz, welche durch ein Ungleichgewicht zwischen erbrachter Leistung und Belohnung entsteht.

Größenwahn Ein Wahn, der übertriebenen Selbstwert, Macht, Wissen, Identität oder eine besondere Beziehung zu Gott oder einer berühmten Person beinhaltet.

Grübeln Perseveration des Denkens mit chronischen und unangemessenen Sorgen.

Habituation Abnahme der Reaktionswahrscheinlichkeit und -stärke zentralnervöser und peripherer Strukturen nach wiederholter Darbietung eines Stimulus, der zunächst eine Reaktion auslöst.

Halluzination Eine Sinneswahrnehmung, die den unmittelbaren Realitätseindruck einer echten Wahrnehmung hat, die jedoch ohne äußeren Reiz auf das betroffene Sinnesorgan auftritt. Halluzinationen müssen von Illusionen, die Fehlwahrnehmungen oder Fehldeutungen eines äußeren Reizes darstellen, unterschieden werden. Die Person kann sich über die Tatsache, dass sie eine Halluzination hat, im Klaren sein, muss es aber nicht. Manche Personen mit akustischen Halluzinationen erkennen, dass sie eine falsche Sinneserfahrung haben, während andere davon überzeugt sind, dass die Quelle ihrer Sinneserfahrung eine unabhängige physikalische Realität besitzt. Der Ausdruck Halluzination wird in der Regel nicht für die falschen Wahrnehmungen im Traum, beim Einschlafen (hypnagog) oder beim Aufwachen (hypnopomp) gebraucht. Passagere halluzinatorische Erfahrungen können auch bei Personen ohne psychische Störung vorkommen. Es gibt akustische, gustatorische, körperbezogene, olfaktorische, optische und taktile Halluzinationen.

Halluzination, akustische Eine Halluzination, die die Wahrnehmung von Geräuschen, meist Stimmen, betrifft.

Einige Kliniker und Untersucher würden Erfahrungen, die als aus dem Kopf kommend wahrgenommen werden, nicht dazurechnen, sondern die Konzeption „echter" akustischer Halluzinationen auf solche Laute begrenzen, deren Quelle als external erlebt wird. Allerdings wird im DSM-IV nicht danach unterschieden, ob die Stimmen als von innerhalb oder außerhalb des Kopfes kommend wahrgenommen werden.

Halluzination, gustatorische Eine Halluzination, die die Wahrnehmung eines (meist unangenehmen) Geschmackes betrifft.

Halluzination, körperbezogene Eine Halluzination, die mit der Wahrnehmung eines körperlichen Vorgangs im Organismus einhergeht (z. B. das Gefühl, elektrisiert zu sein). Körperbezogene Halluzinationen müssen unterschieden werden von körperlichen Empfindungen, die aus einem noch nicht diagnostizierten medizinischen Krankheitsfaktor oder aus hypochondrischer Sorge um normale körperliche Vorgänge entstehen, sowie von taktilen Halluzinationen.

Halluzination, olfaktorische Eine Halluzination, die mit der Wahrnehmung von Gerüchen einhergeht, z. B. von verbranntem Gummi oder verwesendem Fisch.

Halluzination, optische Eine Halluzination, die das Sehen betrifft. Sie kann aus geformten Bildern, z. B. Menschen, bestehen oder aus ungeformten wie Lichtblitzen. Optische Halluzinationen sind von Illusionen zu unterscheiden, die Fehlwahrnehmungen von realenäußeren Reizen sind.

Halluzination, taktile Eine Halluzination mit der Wahrnehmung des Berührtwerdens oder dass sich etwas unter der Haut befindet. Die häufigsten taktilen Halluzinationen sind die Empfindung von elektrischen Schlägen oder Ameisenkrabbeln (das Gefühl, dass etwas auf oder unter der Haut krabbelt oder kriecht).

Halluzinogene Psychedelische („bewusstseinserweiternde") Substanzen wie LSD, die Wahrnehmungen verzerren und sensorische Bilder ohne sensorischen Input generieren.

Heuristik Einfache Denkstrategie für effizientere Urteile und Problemlösungen; schneller, aber auch fehleranfälliger als der Algorithmus.

High-Risk-Studien Sonderform der Familienstudie. Untersucht werden Personen mit erhöhtem Krankheitsrisiko (z. B. Kinder von der Krankheit betroffener Eltern).

Hippocampus Neuronenzentrum im limbischen System, das an der Verarbeitung expliziter Erinnerungen für die endgültige Speicherung beteiligt ist.

Hirnorganisches Psychosyndrom Psychosyndrom bei diffusen Hirnschädigungen (z. B. bei Gefäßprozessen, Hirnverletzungen, chronischen Stoffwechselschäden, Alkoholismus); äußert sich z. B. mit Hirnleistungsschwäche (z. B. Merk- und Kombinationsfähigkeit) und Persönlichkeitsveränderungen.

Homosexuelle Orientierung Überdauernde sexuelle Attraktivität und Wunsch nach Geschlechtsverkehr mit gleichgeschlechtlichen Partnern. Sie kann als der eine Endpunkt eines Kontinuums „sexuelle Orientierung" mit dem gegensätzlichen Endpol „heterosexuelle Orientierung" beschrieben werden. Wird seit dem DSM-III als eine mögliche Variante einer gesunden sexuellen Orientierung aufgefasst.

Humanistische Psychotherapie Sammelbegriff für psychotherapeutische Ansätze, die eine kongruente, empathische und wertschätzende therapeutische Beziehung in den Mittelpunkt des therapeutischen Prozesses stellen und diese sowohl als notwendige wie auch als hinreichende Bedingung für persönliches Wachstum ansehen.

Hyperaktivität Übersteigerter Drang zu motorischen Äußerungen bei psychischer Unruhe, z. B. bei Manie, psychotischen/organisch bedingten Erregungszuständen.

Hyperemesis gravidarum Übermäßiges Schwangerschaftserbrechen, vermutlich infolge schwangerschaftsbedingter hormonaler, metabolischer und immunologischer Umstellungen in der Frühschwangerschaft. Geht einher mit Dehydratation (Austrocknung), Störungen des Stoffwechsels sowie des Elektrolythaushalts und macht mitunter eine stationäre Behandlung erforderlich.

Hyperventilationstest Der Hyperventilationstest wird bei der Behandlung von Angststörungen verwendet, insbesondere bei Panikstörungen. Dabei wird der Patient gebeten, so tief und schnell wie möglich einzuatmen (willentliches hyperventilieren) wodurch verschiedene körperliche Symptome provoziert werden, die Paniksymptomen sehr ähnlich sein können. Der Test kann als diagnostisches Instrument, als Hilfsmittel zur interozeptiven Exposition und im Rahmen von Verhaltensexperimenten herangezogen werden.

Hypervigilanz Übermäßig ausgeprägte Wachsamkeit, Aufmerksamkeit und z. T. Wahrnehmung.

Hypnose Soziale Interaktion, in der eine Person (der Hypnotiseur) einer anderen (dem Hypnotisierten) suggeriert, dass bestimmte Wahrnehmungen, Gefühle, Gedanken oder Verhaltensweisen spontan auftreten.

Hypochondrie Somatoforme Störung. Übermäßige Beschäftigung mit der Angst oder der Überzeugung, eine ernsthafte Erkrankung zu haben, was auf einer Fehlinterpretation körperlicher Symptome beruht.

Hypomanie Affektive Störung, charakterisiert durch anhaltende, leicht gehobene Stimmung, gesteigerten Antrieb und Aktivität und meist auffallendes Gefühl von Wohlbefinden, körperlicher und seelischer Leistungsfähigkeit; häufig begleitet von gesteigerter Gesprächigkeit, Geselligkeit, Vertrautheit, Libido oder Reizbarkeit, vermindertes Schlafbedürfnis. Führt anders als manische Episoden nicht zwangsläufig zu Abbruch der Berufstätigkeit oder sozialer Ablehnung.

Hypophyse Einflussreichste Drüse des endokrinen Systems. Unter dem Einfluss des Hypothalamus reguliert sie das Wachstum und die Aktivität anderer Drüsen.

Hypothalamus Neuronale Struktur, die unterhalb („hypo") des Thalamus liegt. Von hier aus werden die lebenserhaltenden Aktivitäten (wie Essen, Trinken und die Körpertemperatur) gesteuert. Außerdem beeinflusst der Hypothalamus über die Hypophyse das endokrine System und die Gefühle.

Hypothalamus-Hypophysen-Nebennierenrinden-Achse (HPA-Achse) Physiologisches „Stresssystem", welches das Stresshormon Kortisol produziert und damit Einfluss auf den Stoffwechsel, das Immunsystemund das Gehirn nimmt. Erkrankungen bzw. Störungen wie Depression, Angst oder Übergewicht werden u. a. auf Dysfunktionen der HPA-Achse zurückgeführt.

ICD-10 International Statistical Classification of Diseases. Klassifikationssystem der Weltgesundheitsorganisation (WHO), welches im Kapitel v(F) psychische Störungen klassifiziert. Es unterscheidet sich im Wesentlichen vom DSM dadurch, dass es sein Augenmerk nicht allein auf die psychischen Störungen richtet, sondern auch auf somatische Erkrankungen.

Ich-Dystonie Ich-fremd, als nicht zur eigenen Persönlichkeit gehörend empfunden, z. B. Zwangsgedanken und -handlungen. Ich-Syntonie.

Ich-Syntonie Auftretende Gedanken, Impulse oder Affekte werden als dem Ich zugehörig erlebt. Ich-Dystonie.

Idiographisch Den Einzelfall betreffend.

Imagery Exposure Verfahren der Reizkonfrontation in sensu.

Implizites Gedächtnis Der Effekt von vorhergehenden Erlebnissen auf späteres Verhalten, ohne das bewusste Abrufen dieser Ereignisse.

Implosion Überflutung; therapeutisches Verfahren zur Reduktion von Angstbeschwerden; bei der Reizkonfrontation in sensu angewandt.

Impulskontrollstörung Störung der Impulskontrolle, gekennzeichnet durch unreflektierte Handlungen als Folge eines imperativen Dranges, dessen Folgen nicht bedacht werden; die willentliche Hemmung tritt entweder erst gar nicht auf oder setzt sich nicht gegen den Drang durch.

Indikation Grund zur Anwendung eines bestimmten diagnostischen oder therapeutischen Verfahrens in einem definierten Störungsfall. Bei welchem Patient mit welchem Problem ist welche Behandlung durch welchen Therapeuten angemessen, wirksam und effizient?

Inkongruenz Unvereinbarkeit von internen oder externen Erfahrungen mit dem Selbstkonzept; zentraler ätiologischer Faktor im Störungsverständnis humanistischer Therapieverfahren.

Insomnie Wiederholt auftretende Einschlaf- oder Durchschlafschwierigkeiten.

Intend-to-treat-Analysen Auswertungsstrategie bei klinischen Studien mit Compliance-Problemen. Die tatsächliche Behandlung kann von der beabsichtigten Behandlung abweichen. Die Daten werden jedoch so analysiert, als ob das Behandlungsprotokoll perfekt eingehalten worden wäre. Der Begriff wird aber auch verwendet, um einfache Ersetzungsstrategien bei Drop-out im Verlauf einer Studie zu bezeichnen. Die gebräuchlichste, aber oft inadäquate Strategie dabei ist „last observation carried forward" (LOCF), bei der angenommen wird, dass der letzte beobachtete Wert bis zum Ende der Studie beibehalten wird.

Internetsucht Exzessive Form der Internetnutzung, bei der die Dauer und Häufigkeit von der Person nicht mehr kontrolliert werden können.

Interozeption Wahrnehmung von Vorgängen aus dem körperinternen Milieu, bezieht sich auf körperliche, nicht auf geistige Vorgänge.

Interozeptive Exposition Gezielte Provokation (Aktivierung) von mit unangenehmen Gedanken und Gefühlen verbundenen körperlichen Symptomen durch Körperübungen. Der Wahrnehmungsfokus liegt während der

Exposition sowohl nur auf der Beobachtung körperlicher Prozesse als auch auf der Überprüfung befürchteter Katastrophen. Reizkonfrontation.

Interpretationsverzerrung Die Tendenz nicht eindeutige Informationen (Situationen oder Stimuli) negativ zu interpretieren.

Intersexualität Störung der vorgeburtlichen sexuellen Orientierung, bei der die Person in unterschiedlichem Ausmaß eine Vermischung der Merkmale beider Geschlechter aufweist, sowohl im Hinblick auf den Körperbau, Reproduktionsorgane als auch auf das Sexualverhalten.

Intrusion Besonders eindringlicher, „aufdringlicher" Gedanke bzw. Vorstellungsinhalt, typischerweise wahrgenommen als wenig kontrollierbar, in normalen Gedankenstrom eindringend und von dessen Inhalten deutlich abgegrenzt, wobei dem Betroffenen klar ist, dass der Gedanke/Vorstellungsinhalt Produkt des eigenen Geistes ist.

Invalidierung Reaktion, die dem (emotionalen) Bedürfnis nach Bestätigung durch andere zuwiderläuft (z. B., indem eine bestimmte emotionale Reaktion wie Trauer oder Betroffenheit vom Gegenüber als nicht angemessen signalisiert wird).

Inzidenz Epidemiologischer Kennwert. Anzahl neuer Erkrankungs- bzw. Störungsfälle in einer bestimmten Zeiteinheit und einer definierten Region.

Kandidatengen Gen, das in Assoziationsstudien als bedeutsamer Risikofaktor für eine Erkrankung angesehen wird.

Katatones Verhalten Ausgeprägte motorische Anomalien. Dazu gehören: motorische Unbeweglichkeit, verschiedene Formen exzessiver motorischer Aktivität, extremer Negativismus und Mutismus, Posieren oder stereotype Bewegungen sowie Echolalie, Echopraxie.

Kausalität Beziehung zwischen zwei Variablen. Ein kausaler Effekt bei festem Individuum und festem Zeitpunkt von Bedingung A versus Bedingung B liegt dann vor, wenn die abhängige Variable (die zeitlich nach der Bedingung liegt) unter Bedingung A und unter Bedingung B unterschiedlich ausgeprägt ist.

Klassische Konditionierung Von Pawlow entdeckte Form des Lernens, bei der ein Organismus Reize koppelt. Ein neutraler Reiz wird durch wiederholte Darbietung mit einem unkonditionierten Reiz, auf den eine Reflexreaktion folgt, gekoppelt. In der Folge löst der ursprünglich neutrale Reiz auch alleine die Reaktion aus.

Klientenzentrierte Therapie Von Carl Rogers entwickelte humanistische Therapie, bei der der Therapeut in einem echten, akzeptierenden und empathischen Setting Techniken wie aktives Zuhören anwendet, um das Wachstum des Klienten zu fördern (auch personzentrierte Therapie genannt).

Klinische Psychologie Teildisziplin der Psychologie, die sich mit psychischen Störungen und den psychischen Aspekten somatischer Störungen und Krankheiten in der Forschung, der Diagnostik und Therapie beschäftigt; umfasst die Erforschung, Diagnostik und Therapie der Gesamtheit psychischer Störungen bei Menschen aller Altersstufen; weist enge Beziehungen zur Psychiatrie, Soziologie, Neurobiologie, Psychopharmakologie, Neurologie und anderen medizinischen Fächern auf.

Klinische Signifikanz Bedeutsamkeit, Größenordnung der Befunde ist klinisch relevant bzw. von praktischer Bedeutung.

Kognition Alle geistigen Aktivitäten, die mit Denken, Wissen, Erinnerung und Kommunikation zu tun haben.

Kognitive Fehler/Denkfehler Systematische Fehler in der Verarbeitung relevanter Informationen über die eigene Person oder die Umwelt. Zu den Denkfehlern zählen u. a. dichotomes Denken, Maximierung/Minimierung, Übergeneralisierung, willkürliches Schlussfolgern.

Kognitive Reaktivität Die Tendenz, dass moderate negative Stimmung negative Gedankenmuster reaktiviert.

Kognitive Therapie Lehrt die Patienten neue, sinnvollere Denk- und Handlungsweisen. Die kognitive Therapie beruht auf der Annahme, dass zwischen Ereignis und Reaktion Gedanken vermittelnd Einfluss nehmen.

Kognitive Triade Von Beck postuliertes kognitives Muster, das mit einer verzerrt-negativen Sicht der eigenen Person, der Welt und der Zukunft verbunden ist.

Kognitive Umstrukturierung Neubewertung, Reattribution. Interventionsstrategien im Rahmen der kognitiven Verhaltenstherapie, die es dem Patienten ermöglichen sollen, ein möglichst verzerrungsfreies Bild der Umwelt aufzubauen oder irrationale Einstellungen zu hinterfragen. Zu Strategien im Rahmen der kognitiven Umstrukturierung zählen Realitätstest, geleitetes Entdecken, Entkatastrophisieren und Reattribution.

Kognitive Verhaltenstherapie Verbreitete integrative Therapie, bei der die Techniken der kognitiven Therapie (Veränderung der selbstabwertenden Gedankenmuster) mit den Techniken der Verhaltenstherapie (Verhaltensänderungen) kombiniert werden.

Kohärenzsinn Salutogenetisches Konzept, auch Ressource. Beschreibt, in welchem Maße eine Person ein durchdringendes, andauerndes und dennoch dynamisches Gefühl des Vertrauens hat. Beruht auf der Annahme, dass Lebensereignisse, strukturierbar, vorhersagbar und erklärbar sind, es Möglichkeiten zur Bewältigung von Problemen und zur Bedürfnisbefriedigung gibt, und Probleme des Lebens Herausforderungen darstellen, für die Lösungen gesucht und gefunden werden sollen.

Kohorte Gruppe von Personen, die im selben Zeitraum geboren wurden.

Komorbidität Gemeinsames Auftreten verschiedener voneinander abgrenzbarer psychischer oder somatischer Störungen in einem definierten Zeitintervall.

Komplementäre Beziehungsgestaltung Therapeutisches Prinzip, nach dem der Therapeut sich komplementär, d. h. erfüllend und bestätigend, zu den wichtigsten interaktionellen Zielen des Patienten verhält. Die Bestätigung wichtiger Beziehungsziele des Patienten soll den Abbau von Defensivverhalten gegen therapeutische Interventionen fördern.

Komplizierte Trauer Anhaltende Trauerreaktion auf den Verlust eines nahe stehenden Menschen, die mit einer ausgeprägten Beeinträchtigung des Funktionsniveaus, Wertlosigkeitsempfinden, Suizidgedanken, psychotischen Merkmalen oder einer psychomotorischen Verlangsamung einhergeht und die Kriterien einer Major Depression erfüllt.

Konditionierte Reaktion (CR) In der klassischen Konditionierung die gelernte Antwort auf einen zunächst neutralen konditionierten Reiz (CS).

Konditionierter Stimulus (CS) In der klassischen Konditionierung ein zunächst bedeutungsloser Reiz, der nach der Assoziation mit einem unkonditionierten Reiz (US) eine konditionierte Reaktion auslöst.

Konkordanz Übereinstimmung, häufig im Zusammenhang mit Erblichkeitsschätzungen. Beschrieben wird hiermit, wie häufig ein Merkmal bei zwei oder mehr Individuen (z. B. Zwillingsgeschwistern) gleichermaßen beobachtet wird. Die Konkordanzrate beschreibt das Ausmaß der Übereinstimmung bestimmter Merkmale, z. B. in Zwillingsstudien.

Kontiguität Räumlich-zeitliche Nähe zwischen dem Verhalten, seinen vorausgehenden Bedingungen und/oder seinen Verhaltenskonsequenzen z. B. im Rahmen operanter Konditionierung. Eine hohe Kontiguität liegt vor, wenn die Konsequenz unmittelbar auf das Verhalten erfolgt.

Kontingenz Struktur, Regelmäßigkeit und Vorhersagbarkeit des Zusammentreffens von Verhalten, seinen vorausgehenden Bedingungen und/oder seinen Verhaltenskonsequenzen. Eine hohe Kontingenz liegt vor, wenn eine Konsequenz immer auf ein bestimmtes Verhalten erfolgt.

Kontrolliertes Trinken Zur Abstinenz alternatives Verhaltensziel in der Therapie der Alkoholabhängigkeit. Angestrebt wird ein sozial und gesundheitlich adäquates Trinkverhalten.

Kopplungsstudien (Linkage-Studien) Untersuchung der gemeinsamen Vererbung von genetischen Markern und einer interessierenden Krankheit in Familien. Als Marker dienen natürlich vorkommende Variationen in den Basenpaaren (Polymorphismen). Aufgrund eines überzufällig häufigen gemeinsamen Auftretens von Krankheit und Marker kann so auf eine (nicht zwangsläufig kausale) Bedeutung dieses genetischen Faktors für die Erkrankung geschlossen werden.

Körperbezogener Wahn Ein Wahn, dessen Inhalt dem Aussehen oder der Funktion des Körpers gilt.

Körperschemastörung Verzerrte Wahrnehmung des eigenen Körpers oder von Teilen des eigenen Körpers. Kernsymptom der Anorexia nervosa, bei der eine Überschätzung des eigenen Gewichts und Körperumfangs vorliegt.

Krankheit Subjektives und objektives Bestehen körperlicher oder psychischer Störungen bzw. Veränderungen.

Law of Effect Zusammenhang zwischen Verhalten und Verhaltenskonsequenzen; Schlüsselelement für die systematische funktionale Verhaltensanalyse und -modifikation.

Legasthenie Lese-Rechtschreib-Schwäche.

Lernbehinderung Andauerndes schwerwiegendes und umfängliches Schulleistungsversagen.

Lernen Eine auf Erfahrung basierende dauerhafte Veränderung in der Verhaltensdisposition eines Individuums.

Lernschwäche Defizite im Erlernen oder der Anwendung schulischer Fertigkeiten trotz hinreichender Intelligenzleistung.

Liebeswahn Der Wahn, dass eine Person, gewöhnlich von höherem Status, in den Betroffenen verliebt ist.

Limbisches System Ringförmiges neuronales System zwischen dem Hirnstamm und den zerebralen Strukturen. Die Aktivität des Systems ist verbunden mit Gefühlen wie Angst und Aggression sowie dem Nahrungs- und Sexualtrieb. Zum limbischen System gehören der Hippocampus, die Amygdala und der Hypothalamus.

Lithium Chemikalie, die als wirksame medikamentöse Therapie bei den Stimmungsschwankungen der bipolaren (manisch-depressiven) Störung eingesetzt wird (Phasenprophylaxe).

Löschung Kontinuierliches Schwächerwerden der konditionierten Antwort. In der klassischen Konditionierung tritt Löschung ein, wenn ein unkonditionierter Reiz (US) nicht dem konditionierten Reiz (CS) folgt; in der operanten Konditionierung geschieht dies, wenn eine Reaktion nicht mehr verstärkt wird.

Lubrikationsstörung Mangelnde Befeuchtung der Scheide bei sexueller Erregung.

Manische Episode Abgrenzbare Periode mit abnorm und anhaltender euphorischer oder reizbarer Stimmung sowie übersteigertem Selbstwert oder Größenideen, vermindertem Schlafbedürfnis, vermehrtem Rededrang, erhöhter Ablenkbarkeit, Gedankenrasen, Ideenflucht, psychomotorischer Unruhe oder Beschäftigung mit angenehmen Aktivitäten, die mit hoher Wahrscheinlichkeit negative Konsequenzen nach sich ziehen. Syndrom, das im Rahmen der bipolaren affektiven Störung (Typ I) auftritt.

Mere Exposure Effect Beschreibt die Ausbildung impliziter affektiver Präferenzen: Reize werden umso angenehmer oder schöner eingeschätzt, je häufiger sie zuvor dargeboten wurden. Dieser Grundlage ihrer Präferenzen sind sich Personen jedoch nicht bewusst.

Metakognitionen Das Erleben, Bewerten und der Umgang mit den eigenen Gedanken (und Gefühlen).

Missbrauch Zeitlich andauerndes Muster unangepassten Verhaltens oder Gebrauchs einer Substanz, das wiederholt zu negativen Konsequenzen bzw. Leistungseinbußen in einem oder mehreren Funktionsbereichen führt.

Modelllernen Form des Lernens, bei der das Individuum durch die Beobachtung eines Modells lernt. Es können sowohl neue Verhaltensweisen als auch die Konsequenzen von bekannten oder neuen Verhaltensweisen gelernt werden.

Morbidität Epidemiologischer Kennwert. Anteil der Erkrankten in einer definierten Population innerhalb eines bestimmten Zeitraums.

Mortalität Epidemiologischer Kennwert. Sterberate, Anteil der Sterbefälle in einer definierten Population innerhalb eines bestimmten Zeitraums.

Motivational Interviewing Motivierende Gesprächsführung. Ein klientenzentrierter direktiver Beratungsstil, welcher das Ziel verfolgt, intrinsische Motivation zur Verhaltensänderung durch Explorieren und Auflösen von Ambivalenz aufzubauen. Wurde vor allem für die Arbeit bei Patienten mit substanzbezogenen Störungen entwickelt.

Multiaxiales System System zur diagnostischen Einordnung klinisch relevanter Informationen auf verschiedenen Dimensionen (sog. Achsen). Ein Beispiel für ein multiaxiales System ist das DSM-IV, das die fünf Achsen klinische Syndrome, Persönlichkeitsstörungen und geistige Behinderungen, körperliche Störungen und Zustände, psychosoziale und Umweltprobleme sowie allgemeines Niveau der sozialen Anpassung umfasst.

Multifinalität Ein und derselbe Entwicklungsweg bzw. die dabei auftretende Kombination von Bedingungen führen zu unterschiedlichen Krankheitsbildern oder Störungen, je nachdem, wie das System bzw. der Organismus die Bedingungen verarbeitet. Äquifinalität.

Naturalistische Studie Beobachtungsstudie ohne experimentelle Variation.

Negative Verstärkung Verhaltenskonsequenz, die auf ein Verhalten hin erfolgt und in der Entfernung oder Verringerung der Intensität eines bis dahin vorliegenden aversiven Reizes besteht.

Negativsymptomatik (Minussymptomatik) Symptomatik, bei der im Vergleich zum normalen Zustand etwas fehlt oder geringer ausgeprägt ist, z. B. Verhaltensauffälligkeiten wie Affekt- und Sprachverarmung, Verlangsamung, Aktivitätsminderung, Kontaktmangel, sozialer Rückzug und Einbuße an Initiative.

Neglect Störung der Aufmerksamkeit für eine Körperseite oder deren Umgebung; führt zu Vernachlässigung oder Unaufmerksamkeit gegenüber dieser Körperseite.

Neurofeedback Spezialform des Biofeebacks. Rückmeldung über im EEG abgeleitete Gehirnwellen. Angenehme optische oder akustische Reize erfolgen, wenn die Frequenz der EEG-Wellen im Gehirn eine als günstig angenommene Verteilung aufweist.

Neuroleptika (Antipsychotika) Gruppe der Psychopharmaka, die antipsychotisch wirken. Man unterscheidet hochpotente Neuroleptika mit starker antipsychotischer Wirkung und niederpotente Neuroleptika, die vorwiegend sedierend wirken.

Neurose Aus psychodynamischer Perspektive heraus entwickelte Annahme, dass misslungene Verarbeitungsversuche von ungelösten und unbewussten Konflikten zwischen Trieben und Grundbedürfnissen einerseits und triebabwehrenden Kräften des Ich andererseits Ursache einiger psychischer Störungen seien. Neurotische Symptome werden als oder Ersatz für derartige verdrängte Konflikte und Impulse gesehen.

Neurotransmitter Chemische Botenstoffe, die den synaptischen Spalt überqueren. Die Stoffe werden vom präsynaptischen Neuron ausgeschüttet und wandern über den Spalt zum postsynaptischen Neuron, wo sie an Rezeptorenmoleküle gebunden werden. Damit beeinflussen die Neurotransmitter die Entstehung eines neuronalen Impulses (Aktionspotenzial) in der postsynaptischen Zelle.

Nicht-Direktivität Therapeutische Haltung, welche vorwiegend in humanistischen Therapieverfahren eingenommen wird. Prozess des aktiven Zuhörens, bei dem keine Richtung durch den Therapeuten vorgegeben wird und dieser sich mit eigenen emotionalen oder intellektuellen Stellungnahmen zurückhält. Der Fokus liegt auf dem Erleben des Klienten, sodass der Patient sich seinem eigenen inneren Bezugsrahmen zuwendet, diesen versteht und daraus neue Möglichkeiten der Entwicklung und Entfaltung entstehen können.

Nootropika Gruppe von Medikamenten, die höhere Hirnfunktionen wie Gedächtnis, Auffassungs-, Denk- und Konzentrationsfähigkeit verbessern soll, obwohl noch kein spezifischer einheitlicher Wirkmechanismus bekannt ist.

Noradrenalin Neurotransmitter des Zentralnervensystems sowie Hormon des Nebennierenmarks, das ähnliche Wirkungen wie Adrenalin hat. Störungen des Noradrenalinhaushalts werden im Zusammenhang mit Depressionen und der Manie diskutiert.

Odds Ratio (OR) Assoziationsmaß in der Epidemiologie. Quotient zweier Odds (= Verhältnis zwischen der Wahrscheinlichkeit des Auftretens und des Nichtauftretens eines Ereignissen). Nicht kausal interpretierbar.

Operante Konditionierung Form des Lernens, bei der ein Verhalten dadurch zunimmt, dass ihm ein Verstärker folgt, oder abnimmt, weil eine Bestrafung folgt.

Opioide Synthetisch oder halbsynthetisch hergestellte Opiate mit opiatähnlichen Wirkungen wie z. B. Heroin, Morphium oder Methadon.

Orientierungsreaktion Unkonditionierte, unspezifische Reaktion auf Veränderungen der Reizumgebung, die mit Veränderungen der zentralnervösen und vegetativen Aktivität einhergeht. Bewirkt eine optimierte Bereitschaft des Körpers zur Aufnahme und Verarbeitung relevanter Reize.

Oxytozin Hormon des Hypophysenhinterlappens. Neurotransmitter, der u. a. eine Kontraktion der glatten Muskulatur der Gebärmutter bewirkt. Begünstigt Partnerbindungsverhalten.

Pädophilie Störung der Sexualpräferenz. Das paraphile Hauptinteresse bei Pädophilie beinhaltet sexuelle Handlungen mit einem präpubertären Kind (in der Regel 13 Jahre und jünger). Für die Diagnosestellung muss die Person mit Pädophilie 16 Jahre oder älter sein und mindestens 5 Jahre älter als das Kind.

Panikattacken Umschriebene Perioden mit plötzlich einsetzender intensiver Besorgnis, Angst oder Schrecken, häufig verbunden mit dem Gefühl drohenden Unheils. Während dieser Attacken bestehen Symptome wie Kurzatmigkeit oder Erstickungsgefühle, Palpitationen, Herzklopfen oder beschleunigter Herzschlag, Brustschmerzen oder -beschwerden, Beklemmungen und Angst, den Verstand oder die Beherrschung zu verlieren. Panikattacken können **unerwartet** sein (ohne Hinweisreiz), wobei das Einsetzen der Attacken nicht mit einem situativen Auslöser verbunden ist, sondern „aus heiterem Himmel" auftritt. Oder die Panikattacken können **situationsgebunden** sein, wobei sie fast ausnahmslos sofort bei der Konfrontation mit oder der Erwartung von einem situativen Auslöser (Hinweisreiz) auftreten. Oder es besteht eine situative Prädisposition, wobei die Panikattacken bei der Konfrontation mit einem situativen Auslöser mit größerer Wahrscheinlichkeit auftreten, aber nicht unveränderlich daran gebunden sind.

Paraphilie Die Hauptmerkmale einer Paraphilie sind wiederkehrende intensive sexuell erregende Phantasien, sexuell dranghafte Bedürfnisse oder Verhaltensweisen, die sich im allgemeinen auf 1. nichtmenschliche Objekte, 2. das Leiden oder die Demütigung von sich selbst oder seines Partners oder 3. Kinder oder andere nicht einwilligende oder nicht einwilligungsfähige Personen beziehen und die über einen Zeitraum von mindestens 6 Monaten auftreten.

Parästhesie Kribbeln oder Missempfindungen in Körperteilen.

Pathogenese Gesetzmäßigkeiten des weiteren Verlaufs einer Erkrankung. Darunter fallen typische Erkrankungsdauer und -form, Komplikationen sowie vorübergehende oder bleibende Konsequenzen.

Pathologisches Glücksspielen Ein chronisch-rezidivierendes, maladaptives Spielverhalten, das persönliche, familiäre oder Freizeitbeschäftigungen stört oder beeinträchtigt.

Persönlichkeit Überdauerndes Muster des Wahrnehmens, der Beziehungsgestaltung und des Denkens über die Umwelt und sich selbst. Persönlichkeitszüge sind ausgeprägte Aspekte der Persönlichkeit, die in einem breiten Spektrum wichtiger sozialer und persönlicher Zusammenhänge zum Ausdruck kommen. Nur wenn die Persönlichkeitszüge unflexibel und schlecht angepasst sind und entweder eine deutliche funktionale Beeinträchtigung oder subjektives Leiden hervorrufen, bilden sie eine Persönlichkeitsstörung.

Persönlichkeitsstörung Eine Persönlichkeitsstörung stellt ein überdauerndes Muster von innerem Erleben und Verhalten dar, das merklich von den Erwartungen der soziokulturellen Umgebung abweicht, tiefgreifend und unflexibel ist, seinen Beginn in der Adoleszenz oder im frühen Erwachsenenalter hat, im Zeitverlauf stabil ist und zu Leid oder Beeinträchtigungen führt.

Phänotyp Inneres und äußeres Erscheinungsbild eines Organismus, d. h. sämtliche beobachtbaren Merkmale, Eigenschaften und Verhalten.

Phasenprophylaxe Medikamentöse Langzeitbehandlung bei Patienten mit rezidivierenden oder manisch depressiven Störungen, die dem Wiederauftreten einer depressiven oder manischen Phase vorbeugen soll. Die gebräuchlichsten Phasenprophylaktika sind Lithium, Carbamazepin und Valproinsäure.

Phobie Anhaltende und unbegründete oder übertriebene Furcht vor einem bestimmten Objekt, einer Handlung oder einer Situation (phobischer Stimulus), die den Wunsch hervorruft, den phobischen Stimulus zu vermeiden. Der phobische Stimulus wird vermieden oder nur mit starker Angst ertragen.

Pica Ess-/Fütterstörung. Hauptmerkmal ist das ständige Essen nicht nahrhafter, nicht zum Verzehr bestimmter Stoffe (dem Entwicklungsstand unangemessen).

Placebo Scheinpräparat oder Scheinintervention ohne aktive Wirkstoffe oder wirksame Bestandteile.

Plananalyse Diagnostisches Verfahren der vertikalen Verhaltensanalyse. Versuch, von konkreten Verhaltensweisen auf allgemeine Handlungsregeln und Pläne einer Person zu schließen.

Positive Verstärkung Ein im weitesten Sinne angenehmer Reiz folgt auf ein Verhalten und erhöht damit die Wahrscheinlichkeit, dass eine bestimmte Handlung oder ein Verhalten erneut gezeigt werden.

Positivsymptomatik (Plussymptomatik) Symptomatik, die einen pathologischen Überschuss oder bizarre Zusätze zum normalen Verhaltensrepertoire beinhaltet, wie z. B. Wahn oder Halluzinationen. Tritt im Rahmen schizophrener Psychosen auf.

Prävalenz Häufigkeit des Vorhandenseins eines bestimmten Merkmals (z. B. einer psychischen Störung) in einer definierten Population zu einem bestimmten Zeitpunkt oder über eine bestimmte Zeitspanne.

Prävention Maßnahme zur Vorbeugung psychischer oder somatischer Störungen. Es werden primäre und sekundäre Prävention unterschieden, wobei primäre Prävention auf die Verhinderung des Erstauftretens einer Störung und sekundäre Prävention auf die Verhinderung des Wiederauftretens einer Störung (Rückfallprophylaxe) zielt.

Preparedness Nach Seligman biologische Prädisposition, auf bestimmte Reize besonders empfindlich zu reagieren. Diese Reiz-Reaktions-Verbindungen werden leichter gelernt, weil sie biologisch gebahnt sind (klassische Konditionierung).

Problemlösetraining Verfahren der kognitiven Verhaltenstherapie zur Steigerung der allgemeinen Problemlösefähigkeit. Besteht in der Regel aus fünf bis sieben Stufen, die eine Definition des Problems, die Erarbeitung von möglichen Lösungen, die Auswahl der günstigsten Lösungsmöglichkeit sowie die Umsetzung und Kontrolle des Ergebnisses beinhalten.

Prodromalphase Die Phase einer Krankheit, die vor Ausbruch florider Symptome oder Ausbildung des Gesamtsyndroms auftritt. Meist durch das Auftreten unspezifischer Symptome oder Krankheitszeichen gekennzeichnet.

Progressive Muskelrelaxation Systematisches Entspannungsverfahren nach Jacobson, das auf der differenzierten Wahrnehmung von Muskelanspannung und Entspannung beruht. Dabei werden aufeinanderfolgend verschiedene Muskelgruppen zunächst angespannt und wieder entspannt.

Prompting Operantes Verfahren, bei dem der Aufbau erwünschten Verhaltens schrittweise durch verbale oder nonverbale Hilfestellungen unterstützt wird.

Prospektive Longitudinalstudie Man versteht darunter einen Untersuchungsansatz, bei dem eine oder mehrere Stichproben mehrfach hintereinander (längsschnittlich) über einen längeren Zeitraum untersucht werden.

Proximale Faktoren Faktoren, die eine direkte und unmittelbare Wirkung auf ein Verhalten oder ein Symptom haben bzw. ihm (un-)mittelbar vorausgehen.

Psychische Flexibilität Fähigkeit, als bewusster Mensch in umfassender Weise zum gegenwärtigen Augenblick in Kontakt zu treten, wobei das Verhalten, jeweils der konkreten Situation entsprechend, entweder beibehalten oder verändert wird, um als wertvoll eingeschätzte Ziele zu erreichen.

Psychoaktive Substanzen Natürliche, chemisch aufbereitete oder synthetische Stoffe, die zentralnervös auf den Organismus einwirken und Wahrnehmung, Denken, Fühlen und Handeln beeinflussen.

Psychoanalyse Teilgebiet der Psychotherapie, das sich auf psychoanalytische Konzepte bezieht, wie sie vor allem von Sigmund Freud entwickelt wurden. Zugleich psychologische Theorie und Methode zur Untersuchung seelischer Vorgänge und Therapie psychischer Störungen. Psychoanalyse als Verfahren meint die Behandlung psychischer Störungen in einem definierten Setting, zu dessen Kernen u. a. Übertragungs- und Gegenübertragungsphänomene, Widerstandsanalysen und Deutungstechniken gehören.

Psychodynamik Ursachen von Verhalten und psychischen Störungen werden in intrapsychischen, zumeist unbewussten Konflikten, Impulsen und Prozessen gesehen.

Psychoedukation Systematische und strukturierte Vermittlung wissenschaftlich fundierter gesundheits- und/oder störungsrelevanter Informationen und Kompetenzen.

Psychopathologie Psychiatrische Lehre von der Beschreibung krankheitswertigen Erlebens und Verhaltensweisen.

Psychopharmakologie Wissenschaftsrichtung, die sich mit Medikamenten befasst, die eine steuernde Wirkung auf die psychischen Abläufe im Menschen ausüben und zur Behandlung psychischer Störungen eingesetzt werden.

Psychotherapie Zielgerichteter interaktioneller Prozess, bei dem in einem festgelegten räumlich-zeitlichen Rahmen mithilfe psychologischer Interventionen Veränderungsprozesse bei vorliegenden psychischen Störungen angestrebt werden.

Psychotisch Die engste Definition beschränkt sich auf Wahnphänomene oder auf ausgeprägte Halluzinationen, wobei die Halluzinationen ohne Einsicht in ihre pathologische Natur auftreten. Eine etwas weniger enge Definition würde auch solche ausgeprägten Halluzinationen mit einbeziehen, die der Betroffene als halluzinatorisches Erleben erkennt. Eine noch weitere Definition schließt andere positive Symptome der Schizophrenie ein (z. B. desorganisierte Sprache, grob desorganisiertes oder katatones Verhalten).

Purging-Verhalten Unangemessene kompensatorische Verhaltensweisen im Rahmen von Essstörungen, die eine Gewichtszunahme verhindern sollen. Zu Purging-Verhaltensweisen werden selbstinduziertes Erbrechen und Missbrauch von Laxanzien oder Diuretika gezählt.

Randomized Controlled Trial Standardprüfverfahren bei der Zulassung von Medikamenten; kontrollierte Interventionsstudie bei der die Zuweisung von Personen oder Objekten zu den Untersuchungsbedingungen zufällig erfolgt.

Rapid Cycling Schwerwiegende Verlaufsform bipolarer Störungen, die durch einen schnellen Wechsel (mindestens 4-mal pro Jahr) von depressiven, manischen und/oder hypomanen Phasen gekennzeichnet ist.

Reaktionsverhinderung Konfrontation mit Reaktionsverhinderung. Ein meist bei Zwangsstörungen eingesetztes Verfahren bei dem der Patient mit einer gefürchteten Situation oder einem gefürchteten Stimulus konfrontiert und anschließend an der Ausführung von Neutralisierungsverhalten zur Reduktion von Angst oder Unbehagen gehindert wird (z. B. darf ein Patient mit Kontaminierungsangst nach einer Verschmutzung sich so lange nicht waschen, bis der Drang und das dadurch entstehende Unbehagen deutlich reduziert sind).

Rebound-Effekt Paradoxer Effekt, der beim Versuch der Unterdrückung ängstlicher oder negativer Gedanken dazu führt, dass die Auftretenshäufigkeit dieser Gedanken steigt.

Regulationsstörung Extreme Ausprägungen typisch kindlicher Verhaltensweisen in den ersten 3 Lebensjahren wie exzessives Schreien, Ein- und Durchschlaf- oder Fütterstörungen.

Rehabilitation Die Gesamtheit aller Bemühungen, einen seelisch behinderten Menschen über die Akutbehandlung hinaus durch umfassende Maßnahmen auf medizinischem, schulischem, beruflichem und allgemein sozialem Gebiet in die Lage zu versetzen, eine Lebensform und Lebensstellung, die ihm entspricht und seiner würdig ist, im Alltag, in der Gemeinschaft und im Beruf zu finden bzw. wiederzuerlangen.

Reizdiskrimination Bezeichnung für einen Konditionierungsprozess, in welchem der Organismus lernt, in unterschiedlicher Weise auf Reize zu reagieren, die sich von dem konditionierten Stimulus unterscheiden.

Reizkonfrontation Gruppe von Verfahren, Techniken oder Methoden, bei deren Anwendung Patienten mit den von ihnen gefürchteten Reizen (extern oder intern) nach bestimmten Regeln konfrontiert werden. Konfrontation bedeutet dabei im Sinne der Lerntheorien das hinreichend lange und häufige Sich-dem-konditionierten-Reiz-Aussetzen (Exposition) in Abwesenheit des unkonditionierten Reizes.

Rekonsolidierung Durch das Aufrufen einer Erinnerung wird diese kurzzeitig instabil und veränderbar.

Relatives Risiko (RR) Epidemiologischer Kennwert. Verhältnis des Erkrankungsrisikos bei exponierten im Vergleich zu nicht exponierten Personen.

Reliabilität Zuverlässigkeit, formale Messgenauigkeit, Testgütekriterium eines psychologischen Tests. Unterschieden werden die Retest-Reliabilität, Split-Half-Methode, Paralleltest-Reliabilität, innere Konsistenz, Interrater-Reliabilität.

Remission Rückgang oder Nachlassen psischer oder körperlicher Störungszeichen. Kann die vollständige oder teilweise Wiederherstellung der Gesundheit betreffen. Remissionen, die ohne professionelle Einwirkungen auf die Störung auftreten, bezeichnet man als Spontanremission.

Residualsymptome Restsymptomatik nach Abklingen eines akuten Störungsbildes.

Resilienz Fähigkeit einer Person, auch in Gegenwart von extremen Belastungsfaktoren und ungünstigen Lebenseinflüssen adaptiv und proaktiv zu handeln.

Ressource/Gesundheitsressource Sehr vielseitiger Begriff; umfasst sowohl sämtliche unterstützenden Aspekte der Psyche als auch der gesamten Lebenssituation eines Menschen. Darunter sind also z. B. Motivation, Wünsche, Ziele, Überzeugungen, Interessen, Werte, Einstellungen, Bildung, Fähigkeiten und Gewohnheiten zu verstehen. Aber auch Merkmale wie Aussehen, Fitness, finanzieller Status und zwischenmenschliche Beziehungen können Menschen bei der Bewältigung von Problemen helfen.

Return of Fear Wiederauftreten von zuvor bestehenden Ängsten, die sich jedoch vermindert hatten bzw. völlig verschwunden waren. Häufig im Zusammenhang mit dem Wiederauftreten von Ängsten nach erfolgreicher Behandlung verwendet.

Richtlinienverfahren, psychotherapeutische Sozialrechtlich anerkannte Verfahren der Psychotherapie, deren Kosten von den gesetzlichen Krankenkassen übernommen werden. In Deutschland sind das derzeit: Verhaltenstherapie, tiefenpsychologisch fundierte Therapie und Psychoanalyse.

Risiko Wahrscheinlichkeit für das Eintreten eines unerwünschten Ereignisses, z. B. eine Krankheit zu bekommen.

Risikofaktor Faktor, der die Wahrscheinlichkeit eines Outcomes erhöht oder senkt.

Rollenspiel Therapeutisches Verfahren, bei dem Personen eine ihnen zugewiesene Rolle übernehmen und entsprechend agieren. Kann diagnostische und therapeutische Funktion haben.

Rückfallprophylaxe Therapeutische Maßnahmen zur Vorbeugung gegen Rückfälle.

Rumination Grübeln.

Ruminationsstörung Ess-/Fütterstörung. Hauptmerkmal ist das wiederholte Hochwürgen von Nahrung nach dem Essen bzw. Füttern.

Schonverhalten Reelle oder eingebildete körperliche Krankheitssymptome lösen beim Betroffenen schonende Verhaltensweisen aus, welche in ihrer Ausprägung deutlich über dem „normalen" Niveau liegen.

Schreckreflex (Startle Reflex) Protektive Reflexantwort der Muskulatur auf unerwartete Reize. Bei bestehender Furcht wird der Reflex verstärkt, bei positiver Grundstimmung gehemmt.

Schutzfaktor (protektiver Faktor) Distaler oder proximaler, äußerer oder innerer Faktor, der das Auftreten einer Erkrankung oder Störung bei gegebener Risikokonstellationen verhindert, z. B. soziale Unterstützung.

Screening Screeningtests bezeichnen zeit- und kostengünstige Vortests zur ersten Identifizierung von Personen mit klinisch relevanten Merkmalen oder solchen, die potenziell gefährdet sind (engl. „to screen" = sieben).

Sedativa Psychopharmaka, die ähnlich wie Anxiolytika beruhigen und Angst, reduzieren; mindern dabei oft, zumindest initial, die psychische Aktivität und Leistungsfähigkeit.

Segregationsanalyse Methode der genetischen Analyse. Untersucht, ob ein beobachtetes Auftretensmuster von Phänotypen in Familien mit einer bestimmten Vererbungstheorie vereinbar ist.

Selbstaufmerksamkeit Ausrichtung der Aufmerksamkeit auf die eigene Person bzw. interozeptive Reize, die eine intensivere Wahrnehmung von Ist-Soll-Diskrepanzen bewirkt.

Selbstinstruktion Offene oder verdeckte Selbstanweisung, die der Veränderung von Gedanken, Gefühlen oder Verhaltensweisen in Problemsituationen dient.

Selbstkonzept (Selbstbild) Gesamtheit der Auffassungen, Emotionen und Überzeugungen bezüglich der eigenen Person.

Selbstwertgefühl Gefühl für den eigenen hohen oder niedrigen Eigenwert.

Selektionsbias Systematischer Fehler bei der Stichprobenziehung, der zu Verzerrungen der Untersuchungsergebnisse führen kann. Solche Störvariablen können sein: Alter, Geschlecht, Ort der Auswahl von Merkmalsträgern (klinische Einrichtung vs. Allgemeinbevölkerung; Stadt vs. Land).

Sensualitätstraining (Sensate Focus) Technik der Therapie sexueller Störungen. Aufbau eines befriedigenden Sexualverhaltens durch schrittweise durchgeführte Übungen, die zunächst Koitusverbot und Streicheln einzelner Körperregionen (mit Ausnahme der Genitalregion) beinhalten. Die Übungen werden bis hin zur uneingeschränkten sexuellen Aktivität stufenweise gesteigert.

Serotonin Neurotransmitter. Störungen im Serotoninhaushalt werden mit einer Reihe von psychischen Störungen, aber insbesondere mit depressiven Störungen in Verbindung gebracht.

Set Point Überwiegend biologisch determinierter individueller Gewichtsbereich, der relativ unabhängig von der Kalorienaufnahme aufrechterhalten wird.

Sexuelle Funktionsstörungen Eine sexuelle Funktionsstörung ist gekennzeichnet durch ein Störungsbild im Ablauf des sexuellen Reaktionszyklus oder durch Schmerzen im Zusammenhang mit Geschlechtsverkehr.

Sexueller Missbrauch Jede sexuelle Handlung, die an oder vor einem Kind (bzw. Erwachsenen) entweder gegen den Willen des Kindes (bzw. des Erwachsenen) vorgenommen wird oder der das Kind (bzw. der Erwachsene) aufgrund körperlicher, psychischer, kognitiver oder sprachlicher Unterlegenheit nicht wissentlich zustimmen kann.

Sexueller Reaktionszyklus Prozess des Geschlechtsverkehrs in fünf sequenziell ablaufenden Phasen: Appetenzphase, Erregungsphase, Plateauphase, Orgasmusphase und Entspannungsphase.

Shaping Vorgang innerhalb der operanten Konditionierung; das Zielverhalten wird schrittweise von der ersten Teilhandlung des Verhaltensablaufs aufgebaut. Verstärkung erfolgt für eine Annäherung an dieses Teilverhalten.

Sicherheitsverhalten Alle Denk- oder Verhaltensweisen, die von der betroffenen Person eingesetzt werden, um eine unerwünschte emotionale, behaviorale oder kognitive Reizreaktion abzuschwächen, deren Auftreten zu verhindern oder deren Dauer zu reduzieren. Beispielsweise tragen Patienten mit Panikstörung Tabletten mit sich oder gehen nur in Begleitung aus dem Haus; Patienten mit sozialer Angststörung tragen beispielsweise besonders dicke Pullover, damit ihr Schwitzen nicht zu sehen ist.

Skills-Training Bestandteil der dialektisch-behavioralen Therapie, bei der alternative Verhaltensweisen für emotionale, soziale Stresssituationen erlernt werden.

Sokratischer Dialog Methode der kognitiven Umstrukturierung. Gesprächstechnik, bei der der Patient durch hypothesengeleitetes gezieltes Fragen unterstützt wird, die Situationsangemessenheit und Rationalität seiner Gedanken oder Einstellungen zu überprüfen und ggf. zu korrigieren.

Somatosensorische Verstärkung Prozess, bei dem durch eine verstärkte Aufmerksamkeitslenkung auf körperliche Missempfindungen diese Missempfindungen verstärkt wahrgenommen und fälschlicherweise als Gefahr interpretiert werden. Wird vor allem bei der Konzeption somatoformer Störungen diskutiert.

Sonografie Bildgebendes Untersuchungsverfahren unter Anwendung von Ultraschall.

Sorgenexposition Sonderform der Konfrontation bei Patienten mit chronischen unangemessenen Sorgen, die als unkontrollierbar erlebt werden. Der Patient wird aufgefordert, seinen Grübelgedanken bis zum schlimmstmöglichen Ausgang in bildhaft-imaginativen Vorstellungen zu Ende zu denken.

SORKC-Analyse Schema zur Erarbeitung einer Verhaltensanalyse. Geht davon aus, dass unter bestimmten situativen Bedingungen oder Stimuli (S) bei einer bestehenden Veranlagung des Organismus (O) eine Reaktion (R) gezeigt wird, die durch die Verhaltenskonsequenzen (C) aufrechterhalten wird, wenn die Konsequenzen mit hoher Kontingenz (K) auf die Reaktion folgen.

Soziale Kompetenz Bündel von Fähigkeiten einer Person, eigene Interessen und Bedürfnisse in sozialen Interaktionen zu äußern, zu verfolgen und durchzusetzen, ohne die Rechte und Bedürfnisse anderer unnötig zu verletzen.

Stigmatisierung Charakterisierung einer Person durch gesellschaftlich oder gruppenspezifisch negativ bewertete Merkmale (z. B. „psychisch gestört"). Die damit verbundene Abwertung und Diskriminierung psychisch Kranker bildet einen Stressfaktor, der den Verlauf psychischer Störungen negativ beeinflusst.

Stimulanzien Medikamente oder Drogen, die die Aktivität des zentralen Nervensystems steigern und körperliche Erregung erzeugen.

Stimuluskontrolle Verhaltenstherapeutische Technik, bei der die für ein Verhalten diskriminativen Hinweisreize so modifiziert werden, dass eine Verhaltensänderung erleichtert wird. Die Kontrolle der diskriminativen Stimulusbedingungen führt demnach zu einer Reduktion des Problemverhaltens; die gezielte Schaffung günstiger Stimulusbedingungen erleichtert den Aufbau neuer Verhaltensweisen.

Stress Komplexes Muster psychophysiologischer Reaktionen, physiologisches Korrelat ist die sog. HPA-Achse auf der sich übermäßig stark und unkontrollierbar erlebte Belastungen (z. B. Katastrophen und Kriege, den Verlust einer geliebten Person, Arbeitslosigkeit, soziale Zurückweisung, Partnerschaftskonflikte oder berufliche Überforderung) niederschlagen.

Substitution Behandlungsform bei Substanzabhängigkeiten. Ersetzen der problematischen Substanz durch eine Ersatzmedikation mit meist ähnlichen Wirkungen, aber geringeren negativen Folgeschäden.

Suchtgedächtnis Dauerhafte Veränderung von Gehirnstrukturen. Es werden vermehrt Rezeptoren gebildet, die auf Substanzkonsum ansprechen. Es entsteht eine feste Reiz-Reaktions-Verbindung zwischen positiver Stimmung und der Einnahme einer Substanz, die als löschungsresistent gilt und für hohe Rückfallraten verantwortlich gemacht wird.

Suizid Selbsttötung. Eigene und bewusst intendierte Handlung, die den Tod nach sich zieht.

Suizidalität Gesamtheit aus Suizidgedanken, Suizidankündigungen, Suizidplänen und Suizidversuchen.

Symptom Subjektive Manifestation eines pathologischen Zustands.

Synapse Verbindungsstelle zwischen der axonalen Endigung des präsynaptischen Neurons, das Impulse weitergibt, und einem Dendrit oder dem Zellkörper des postsynaptischen Neurons, das die Impulse empfängt. Der winzige Zwischenraum zwischen beiden Zellen wird als synaptischer Spalt bezeichnet.

Syndrom Zusammenfassung von häufig zeitgleich auftretenden Zeichen und Symptomen, die Gemeinsamkeiten hinsichtlich der zugrunde liegenden Pathogenese, des Verlaufs oder anderer Merkmale aufweisen.

Systematische Desensibilisierung Auf Wolpe zurückgehendes Verfahren der Reizkonfrontation. Die Vorstellung angstauslösender Reize wird mit einer zuvor gut trainierten angstinkompatiblen Entspannungsreaktion gekoppelt. Dabei erfolgt ein schrittweises Vorgehen von wenig angstauslösenden Reizen bis hin zu stark angstauslösenden Reizen.

Taxonomie Systematische Ordnung nach festen Regeln.

Tic Eine unwillkürliche, plötzliche, schnelle, wiederholte, nicht rhythmische, stereotype Bewegung oder Lautäußerung.

Tiefenpsychologisch fundierte Psychotherapie Psychoanalytisch begründetes und sozialrechtlich anerkanntes Therapieverfahren.

Tokensystem (Token Economy) Verfahren beim operanten Konditionieren zur Verstärkung von gewünschtem Verhalten. Ein Patient kann Symbolgeld (sog. Token) erwerben, indem er das gewünschte Verhalten zeigt; anschließend kann er die Token gegen Vergünstigungen eintauschen.

Toleranzentwicklung Anstieg der Empfindlichkeitsschwelle gegenüber psychoaktiven Substanzen. Die zum Erreichen einer bestimmten Wirkung benötigte Substanzmenge nimmt zu.

Trait Relativ überdauernde Disposition, in Trait-spezifischen Situationen mit einer bestimmten Wahrscheinlichkeit ein Trait-spezifisches Verhalten zu zeigen.

Transmission Übertragung. Im klinischen Bereich als familiäre Transmission als Weitergabe psychischer Störungen zwischen den Generationen einer Familie.

Transparenz Durchschaubarkeit, Nachvollziehbarkeit und Offenlegung therapeutischer Ziele und Interventionen.

Transsexualismus Ausgeprägte Störung der Geschlechtsidentität, die mit einem anhaltenden Bedürfnis einhergeht, körperliche Merkmale und soziale Rollen des anderen Geschlechts innezuhaben.

Transvestitismus Störung der Geschlechtsidentität. Sexueller Lustgewinn durch Tragen der Kleidung des anderen Geschlechts.

Trauma Traumatisches Ereignis: Konfrontation mit einem oder mehreren Ereignissen, die den tatsächlichen oder drohenden Tod bzw. die Gefährdung der körperlichen Integrität der eigenen oder anderer Personen beinhaltet. Auf dieses Ereignis wird mit intensiver Furcht, Hilflosigkeit oder Entsetzen reagiert.

Traumagedächtnis Gedächtnisstruktur, in der alle mit einem Trauma assoziierten, z. T. impliziten Erinnerungen netzwerkartig gespeichert sind.

Trennungsangst Psychische Störung des Kindes- und Jugendalters, bei der eine übermäßig starke Angst vor oder bei einer Trennung von Bezugspersonen auftritt.

Über-Ich Teil der Persönlichkeit, der in der psychoanalytischen Theorie die internalisierten Ideale und Normen repräsentiert, die Richtschnur für die Urteilsfähigkeit (Gewissen) liefert und Ziele für die Zukunft setzt.

Übertragung Wichtiger Wirkmechanismus in der psychoanalytischen Theorie, wonach der Patient unbewusste Wünsche, Phantasien und Beziehungsmuster, die ursprünglich gegenüber wichtigen Bezugspersonen bestanden, in die Beziehung zum Therapeuten übertragen werden.

Übung Bewusste Wiederholung von Informationen, um sie im Bewusstsein zu behalten oder für die Speicherung zu enkodieren. Sie wird häufig im Rahmen der Psychotherapie zum Aufbau erwünschter Verhaltensweisen angewandt.

Unkonditionierte Reaktion (UCR) In der klassischen Konditionierung die nicht gelernte, sich natürlich ereignende Reaktion auf einen unkonditionierten Stimulus (US), wie etwa Speichelfluss, wenn sich Futter im Maul befindet.

Unkonditionierter Stimulus (UCS) In der klassischen Konditionierung ein Reiz, der unkonditioniert (ungelernt) – natürlich und automatisch – eine Reaktion auslöst.

Unsicherheitstoleranz Ausmaß der empfundenen Bedrohung durch unbekannte oder unsichere Situationen.

Vaginismus Das Hauptmerkmal des Vaginismus ist eine wiederkehrende oder anhaltende unwillkürliche Kontraktion der perinealen Muskulatur im äußeren Drittel der Vagina, wenn eine vaginale Penetration mit dem Penis, dem Finger, einem Tampon oder einem Spekulum versucht wird.

Validität Gültigkeit. Gütekriterium für Untersuchungsverfahren und Studien, das beschreibt, wie geeignet ein Verfahren zur Abbildung eines zu messenden Sachverhaltes ist. Externe Validität meint, wie gut Ergebnisse der untersuchten Stichprobe auf die gesamte interessierende Population generalisierbar sind; interne Validität meint, wie eindeutig die gezogenen Schlüsse durch die Versuchsplanung möglich sind (auch methodische Validität).

Verdrängung In der psychoanalytischen Theorie der Abwehrmechanismus, auf dem alle anderen Formen der Abwehr beruhen und mit dessen Hilfe Gedanken, Gefühle und Erinnerungen, die Angst auslösen, aus dem Bewusstsein gedrängt werden.

Verfolgungswahn Hierbei ist das zentrale Thema, dass der Betroffene (oder jemand, der ihm nahesteht) angegriffen, verfolgt oder betrogen wird, dass eine Verschwörung gegen ihn besteht oder dass ihm nachgestellt wird.

Verhaltensanalyse, funktionale Verhaltensorientierte Form der Problemanalyse. Integration relevanter diagnostischer Informationen in ein individuelles funktionales Bedingungsmodell der Störung.

Verhaltensdiagnostik Im Rahmen einer Verhaltensdiagnostik wird neben der Verhaltensanalyse auch versucht, die Bedingungen zu bestimmen (Bedingungsanalyse), die zur Entwicklung und/oder zur Auslösung des Symptoms beitragen.

Verhaltensexperiment Therapeutische Intervention. Verfahren der kognitiven Umstrukturierung, bei dem der Patient dazu angeleitet wird, in einer bewusst hergestellten Situation Evidenz für seine negative Erwartungen, irrationale Einstellungen oder Befürchtungen zu suchen. Durch die wiederholte Erfahrung, dass die Erwartungen und Befürchtungen in der Realität nicht eintreten, kommt es zum Aufbau neuer Wahrnehmungs- und Interpretationsmuster.

Verhaltensmedizin Interdisziplinäres Arbeitsfeld, in dem Gesundheits- und Krankheitsmechanismen unter Berücksichtigung psychosozialer, verhaltensbezogener und biomedizinischer Wissenschaften erforscht und die gewonnenen Erkenntnisse in Diagnostik, Prävention, Therapie und Rehabilitation eingesetzt werden.

Verhaltenssucht Pathologische Formen exzessiv ausgeübten Verhaltens (z. B. Glücksspielen, Internetnutzung, Computerspielen, Einkaufen, Arbeiten).

Verhaltenstherapie Psychotherapeutische Grundorientierung; umfasst störungsspezifische und unspezifische Therapieverfahren, die aufgrund eines fundierten

Störungs- und Änderungswissens eine systematische Verbesserung der Problematik anstreben.

Verhaltensvertrag Therapeutische Vereinbarung, die bestimmte Regeln der Zusammenarbeit oder des therapeutischen Vorgehens sowie Konsequenzen für deren Einhaltung oder Nichteinhaltung enthält.

Vermeidung Verhalten, das auf die Beseitigung oder das Umgehen angstauslösender Situationen oder Objekte gerichtet ist.

Verstärker Verhaltenskonsequenzen, die die Auftretenswahrscheinlichkeit des Verhaltens erhöhen (operante Konditionierung).

Vigilanz Daueraufmerksamkeit, Wachheit, Wachsamkeit. Bereitschaft des Organismus, auf zufällige Reize bewusst zu reagieren.

Vulnerabilität Erblich-konstitutionelle oder erworbene Disposition oder Anfälligkeit zu abnormen oder krankhaften Reaktionen an bestimmten Organen oder Systemen.

Vulnerabilitäts-Stress-Modell Annahme der Psychopathologie, dass Belastungen (Stress) bei Personen mit einer bestehenden Anfälligkeit für abweichendes Verhalten (Vulnerabilität) zu psychischen Störungen führen.

Wahn Eine falsche Überzeugung aufgrund unrichtiger Schlussfolgerungen über die äußere Realität. Die Überzeugung wird trotz abweichender Ansichten fast aller anderen Personen und trotz aller unwiderlegbaren und klaren Gegenbeweise aufrechterhalten und wird nicht von den Angehörigen desselben Kulturkreises oder derselben kulturellen Gruppe geteilt (ist also z. B. kein religiöser Glaubensinhalt). Wenn eine solche falsche Überzeugung ein Werturteil betrifft, wird dies nur dann als Wahn angesehen, wenn dieses Werturteil so extrem ist, dass ihm jegliche Glaubhaftigkeit fehlt. Wahnhafte Gewissheit tritt in einem Kontinuum auf und kann manchmal aus dem Verhalten der Person abgeleitet werden. Wahn und überwertige Idee (bei der eine unbegründete Überzeugung oder Vorstellung vorliegt, an der aber nicht so starr festgehalten wird wie beim Wahn) sind manchmal schwer zu unterscheiden. Wahnphänomene werden nach ihrem Inhalt unterschieden. Die häufigsten sind: Beziehungswahn, Eifersuchtswahn, Gedankenausbreitung, Gedankeneingebung, Größenwahn, Liebeswahn, körperbezogener Wahn, Verfolgungswahn und Wahnphänomene der Beeinflussung oder des Gemachten.

Wahnphänomene der Beeinflussung oder des Gemachten Hierbei werden Empfindungen, Impulse, Gedanken oder Handlungen als nicht der eigenen Kontrolle unterliegend, sondern als von einer äußeren Macht kommend erlebt.

Wertschätzung Therapeutische Grundhaltung, nicht an Bedingungen geknüpftes Akzeptieren, emotionale Wärme.

Wirkfaktoren (Wirkprinzipien) Allgemeine oder methodenspezifische Mechanismen, die einer angestrebten Veränderung zugrunde liegen. Für die Psychotherapie werden u. a. von Grawe die vier Wirkfaktoren Ressourcenaktivierung, Problemaktualisierung, Problembewältigung und motivationale Klärung benannt.

Zero-to-Three Speziell für die Altersgruppe der 0- bis 3-Jährigen entwickeltes multiaxiales Klassifikationssystem, das die Beschreibung der primären Diagnose (Achse 1), Beziehungsstörungen (Achse 2), pädiatrischer und Entwicklungsstörungen (Achse 3), psychosozialer Stressoren (Achse 4) und des funktionalen und emotionalen Entwicklungsniveaus (Achse 5) erlaubt.

Zirkuläres Fragen Fragetechnik, die vor allem im Rahmen systemischer Therapien eingesetzt wird. Erfragt aus Sicht einer dritten Person, z. B.: „Was denkst du, wie es deinem Bruder geht, wenn die Mutter so mit ihm spricht?"

Zwangsgedanken Wiederkehrende, sich aufdrängende Gedanken, Impulse und Vorstellungen, die ausgeprägte Angst und Unbehagen hervorrufen und als persönlichkeitsfremd erlebt werden. Die betroffene Person versucht, die Gedanken zu ignorieren, zu unterdrücken oder sich von ihnen abzulenken bzw. sie durch Rituale oder Zwangshandlungen zu neutralisieren. Häufige Zwangsgedanken betreffen Kontamination, Kontrollieren und Aggressionen.

Zwangshandlung Zwangshandlungen sind sich wiederholende Verhaltensweisen (z. B. Hände waschen, ordnen, prüfen) oder geistige Handlungen (z. B. beten, zählen, Wörter leise wiederholen), deren Ziel es ist, Angst oder Unwohlsein zu verhindern oder zu reduzieren (nicht: Wohlbefinden oder Befriedigung hervorzurufen). In den meisten Fällen fühlt sich die Person gezwungen, die Zwangshandlung auszuführen, um das Unwohlsein, das die Zwangsgedanken begleitet, zu reduzieren oder die befürchteten Ereignisse oder Situationen zu verhindern.

Zwillingsstudie Forschungsansatz der Verhaltensgenetik, bei dem Konkordanzraten psychischer oder somatischer Auffälligkeiten bei monozygoten und dizygoten Zwillingen verglichen werden, um den Einfluss genetischer Faktoren auf das untersuchte Phänomen zu schätzen.

Zyklothymie Affektive Störung; chronische Störung der Stimmung und des Antriebs, bei der für mindestens 2 Jahre deutliche Schwankungen zu beobachten sind. Hypomane Phasen wechseln sich mit depressiven Zuständen ab, wobei Letztere nie die Kriterien für eine Major-Depression-Episode erfüllen dürfen.

Sofern die im Glossar verwendeten Begriffe nicht von den Herausgebern oder Kapitelautoren definiert wurden, wurden sie, teilweise in modifizierter Form, aus folgenden Werken übernommen: Birbaumer, N. & Schmidt, R. F. (2006). *Biologische Psychologie.* Heidelberg: Springer; Margraf, J. & Schneider, S. (Hrsg.). (2000). *Lehrbuch der Verhaltenstherapie.* Heidelberg: Springer; Myers, D. G. (2005). *Psychologie.* Heidelberg: Springer; Margraf, J. & Müller-Spahn, F. (2009). Pschyrembel® Psychiatry, Klinische Psychologie und Psychotherapie. Berlin: De Gruyter und Saß, H., Wittchen, H.-U., Zandig, M. & Houben, I. (2003). *Diagnostische Kriterien des Diagnostischen und Statistischen Manuals Psychischer Störungen – Textrevision – DSM-IV-TR.* Göttingen: Hogrefe.

Stichwortverzeichnis